Thieme Leximed

Pocket Dictionary of Medicine
Taschenwörterbuch Medizin

English-German / Englisch-Deutsch
Deutsch-Englisch / German-English

2. Auflage

Peter Reuter
Christine Reuter

Georg Thieme Verlag
Stuttgart · New York

Herrn Dr. med. Peter Reuter
Reuter medical, Inc.
13656 Admiral Court
Fort Myers FL 33912
USA

Frau
Christine Reuter
836 James Street
Fort Myers, FL 33916
USA

*Die Deutsche Bibliothek –
CIP-Einheitsaufnahme*

Reuter, Peter :
Thieme Leximed : pocket dictionary of medicine : Taschenwörterbuch Medizin ; English – German, Deutsch – Englisch / Peter Reuter : Christine Reuter. – Stuttgart ; New York : Thieme, 2002

Geschützte Warennamen (Warenzeichen) werden **nicht** besonders kenntlich gemacht. Aus dem Fehlen eines solchen Hinweises kann also nicht geschlossen werden, dass es sich um einen freien Warennamen handele.

Das Werk, einschließlich aller seiner Teile, ist urheberrechtlich geschützt. Jede Verwertung außerhalb der engen Grenzen des Urheberrechtsgesetzes ist ohne Zustimmung des Verlages unzulässig und strafbar. Das gilt insbesondere für Vervielfältigungen, Übersetzungen, Mikroverfilmungen und die Einspeicherung und Verarbeitung in elektronischen Systemen.

1. Aufl. 1998

Any reference to or mention of manufacturers or specific brand names should **not** be interpreted as an endorsement or advertisement for any company or product.

Some of the product names, patents and registered designs referred to in this book are in fact registered trademarks or proprietary names even though specific reference to this fact is not always made in the text. Therefore, the appearance of a name without designation as proprietary is not to be construed as a representation by the publisher that it is in the public domain.

This book, including all parts thereof, is legally protected by copyright. Any use, exploitation or commercialization outside the narrow limits set by copyright legislation, without the publisher's consent, is illegal and liable to prosecution. This applies in particular to photostat reproduction, copying, mimeographing or duplication of any kind, translating, preparation or microfilms, and electronic data processing and storage.

© 2002 Georg Thieme Verlag,
Rüdigerstraße 14, D-70469 Stuttgart
Printed in Germany
Datenaufbereitung: BiLex Dr. Peter Reuter,
Christine Reuter, Shipmeadow, UK
Satz: Mitterweger Werksatz GmbH,
68723 Plankstadt
Druck: Druckhaus Götz GmbH,
Ludwigsburg

ISBN 3-13-110592-5   3 4 5 6

Preface for the first edition

Just like the other, already published books of the Leximed family, this pocket dictionary of medical English for doctors and students has been planned and compiled with the needs and expectations of its users in mind. Our intention was to create a dictionary covering most areas of medical everyday life. Needless to say that the limitations in size imposed certain quantitative restrictions upon the authors. Yet, we are positive that this dictionary will prove its value, not least due to the newly designed anatomical table in the appendix.

We would like to take the opportunity to thank all those users who have helped us in our task with their positive and constructive response to our first dictionaries. We are looking forward to receiving even more helpful and encouraging letters from critical users.

As always, our special thanks go to Dr. Bob and his team for their support and understanding.

Shipmeadow, Suffolk, Great Britain
January 1998

Vorwort zur 1. Auflage

Wie schon bei den bereits veröffentlichten Werken der Leximed-Reihe, wurde während der Planung und Bearbeitung dieses Taschenwörterbuches Englisch für Ärzte und Studenten versucht, soweit als möglich den Erwartungen und Bedürfnissen der Benutzer Rechnung zu tragen. Wir haben uns bemüht ein Werk zu schaffen, das möglichst viele Bereiche des medizinischen Alltags abdeckt. Die notwendige Beschränkung des Umfangs hat zu unvermeidlichen Kürzungen geführt. Trotzdem sind wir sicher, daß der Band, vor allem durch die anatomische Tabelle im Anhang, allen Anforderungen gerecht wird.

Wir möchten uns an dieser Stelle bei allen Benutzern der ersten Werke, die uns durch ihre positive und konstruktive Resonanz in unserer Arbeit unterstützt haben, bedanken. Wir hoffen, dass wir auch in Zukunft auf aktive und kritische Benutzer vertrauen können.

Unser besonderer Dank gilt erneut Herrn Dr. Bob und seinen Mitarbeitern für ihre Hilfe und Unterstützung.

Peter Reuter
Christine Reuter

Christine Reuter

Apart from language studies (English, French, Spanish, Italian) Mrs. Reuter read biology at Johannes Gutenberg Universität in Mainz, Germany. During this time she also worked in the Department of Clinical Biochemistry at the University Hospital in Mainz. After moving to Great Britain she took up freelance translating as well as medical journalism.

Neben Sprachstudien (Englisch, Französisch, Spanisch und Italienisch) Grundstudium der Biologie an der Johannes Gutenberg Universität in Mainz. Mitarbeiterin in der Abteilung für Klinische Chemie und Labormedizin der Universitätskliniken Mainz. Freiberufliche Übersetzerin in Großbritannien.

Peter Reuter

Medical studies at Johannes Gutenberg Universität in Mainz, Germany. During this time part-time work in the Department of Clinical Biochemistry at the University Hospital. Before and during this time language studies (English, French, Spanish) as well as taking the FMGEMS. In England Dr. Reuter worked as senior house officer in the orthopedic department of a busy district general hospital before starting a new career as a medical writer.

Medizinstudium an der Johannes Gutenberg Universität in Mainz. Während dieser Zeit Mitarbeiter in der Abteilung für Klinische Chemie und Labormedizin der Universitätskliniken. Vor und während des Studiums Sprachkurse in Englisch, Französisch und Spanisch und Ablegung des amerikanischen Staatsexamens. Nach Abschluß des Studiums Umzug nach Großbritannien und Assistenzarztzeit in der Orthopädie und Unfallchirurgie.

Over the last nine years the authors have built up a successful enterprise specializing in monolingual and bilingual medical lexicography. Based on one of the most comprehensive medical data bases the following dictionaries of the Lexmed family have already been published:

In den vergangenen neun Jahren haben die Autoren ein Büro für einsprachige und mehrsprachige medizinische Lexikographie aufgebaut. Auf der Basis einer umfassenden Datenbank entstanden unter anderem die folgenden, bereits veröffentlichten Werke der Lexmed-Reihe:

Lexmed Medical Dictionary English - German 1995
ISBN 3-13-100471-1

Lexmed Medizinisches Wörterbuch Deutsch - Englisch 1996
ISBN 3-13-100491-6

Lexmed compact Wörterbuch Klinische Medizin Deutsch - Englisch 1997
ISBN 3-13-108431-6

Lexmed compact Dictionary of Clinical Medicine English - German 1997
ISBN 3-13-108441-3

Lexmed CD-ROM English - German / Deutsch - Englisch 1998
ISBN 3-13-107121-4

VII

Contents	page / Seite	Inhaltsverzeichnis
A Guide to the Dictionary	IX	**Hinweise zur Benutzung des Wörterbuches**
I. Organization of Entries	IX	I. Anordnung der Einträge
1. Alphabetization of Main Entries	IX	1. Alphabetische Einordnung der Hauptstichwörter
2. Alphabetization of Subentries	IX	2. Alphabetisierung von Untereinträgen
3. Alphabetization of Eponyms	IX	3. Alphabetische Einordnung von Eponymen
II. General Structure of Entries	IX	II. Allgemeiner Stichwortaufbau
1. Typeface	IX	1. Schriftbild
2. Subdivision of Entries	X	2. Unterteilung der Stichwörter
3. Syllabification	X	3. Silbentrennung
4. Homographs	X	4. Homonyme
5. Parts of Speech	X	5. Wortarten
6. Restrictive Labels	XI	6. Bestimmende Zusätze
III. Cross-References	XI	III. Verweise
A Guide to Pronunciation	XII	**Hinweise zur Verwendung der Lautschrift**
Phonetic Symbols	XII	Lautschriftsymbole
1. Vowels and Diphthongs	XII	1. Vokale und Diphthonge
2. Consonants	XII	2. Konsonanten
3. Additional Symbols used for non-English Entries	XIII	3. Zusätzliche Symbole für nicht-englische Stichwörter
4. Stress Marks	XIII	4. Betonungsakzente
Abbreviations Used in this Dictionary	XIV	**Verzeichnis der verwandten Abkürzungen**
English - German Dictionary	1 - 435	**Englisch - Deutsches Wörterbuch**
German - English Dictionary	437 - 889	**Deutsch - Englishes Wörterbuch**
Appendix	A1 - A75	**Anhang**
Contents Appendix	A1	Inhaltsverzeichnis Anhang
Weights and Measures	A2	Maße und Gewichte
Conversion Tables for Temperatures	A4	Umrechnungstabellen für Temperaturen
Anatomical Table	A5 - A75	Anatomische Tabelle

IX

A Guide to the Dictionary

Hinweise zur Benutzung des Wörterbuchs

I. Organization of Entries

I. Anordnung der Einträge

1. Alphabetization of Main Entries

1. Alphabetische Einordnung der Hauptstichwörter

Main entries are alphabetized using a letter-for-letter system.

Hauptstichwörter werden auf der Grundlage eines Buchstaben-für-Buchstaben-Systems eingeordnet.

Capitalized entries commonly precede lower case entries.

Großgeschriebene Einträge werden gewöhnlich vor kleingeschriebenen Varianten eingeordnet.

Umlauts are ignored in alphabetization and ä, ö, ü will be treated as a, o, u, respectively.

Umlaute werden bei der Alphabetisierung nicht besonders berücksichtigt, d.h. ä, ö, ü werden als a, o bzw. u eingeordnet.

Italic prefixes, numbers, Greek letters and the prefixes L, D, l, d are ignored in the alphabetization.

Kursiv geschriebene Vorsilben, numerische Präfixe, griechische Buchstaben und die Präfixe L, D, l, d werden bei der alphabetischen Einordnung nicht beachtet.

Multiple-word terms are ordinarily given as subentries under a logical main entry.

Mehrworteinträge erscheinen in der Regel als Untereinträge zu einem logischen Überbegriff.

2. Alphabetization of Subentries

2. Alphabetisierung von Untereinträgen

Subentries are alphabetized letter by letter just like the main entries. The plural form is always completely disregarded in alphabetizing subentries. The same applies to prepositions, conjunctions and articles as well as the apostrophe-s denoting the possessive in eponymic terms [English - German part only]

Untereinträge werden genauso wie Hauptstichwörter alphabetisch eingeordnet. Die Pluralform wird bei der Einordnung nicht berücksichtigt. Das gleiche gilt für Präpositionen, Konjunktionen und Artikel, als auch für das Apostroph-s bei Eponymen im englisch-deutschen Teil.

3. Alphabetization of Eponyms

3. Alphabetische Einordnung von Eponymen

Eponymic terms are listed as subentries of the name or names comprising the eponym.

Eponyme werden als Untereinträge unter dem/den Namen der betreffenden Person(en) verzeichnet.

As subentries compound eponymic terms are alphabetized on the usual letter-for-letter basis.

Als Untereinträge werden Eponyme aufgrund ihrer Buchstabenfolge eingeordnet.

II. General Structure of Entries

II. Allgemeiner Stichwortaufbau

1. Typeface

1. Schriftbild

Five different styles of type are used for the following categories of information:

Fünf verschiedene Schriftarten werden zur Gliederung der Einträge eingesetzt:

boldface type for the main entry

Halbfett für den Haupteintrag

X

lightface type for subentries, illustrative phrases and idiomatic expressions

plainface type for the translation

italic for explanations, restrictive labels abbreviations and definitions

SMALL CAPITALS for cross references [see also III. Cross References]

Auszeichnungsschrift für Untereinträge, Anwendungsbeispiele und Redewendungen

Grundschrift für die Übersetzung

Kursiv für erklärende und bestimmende Zusätze, Abkürzungen und Definitionen

KAPITÄLCHEN für Hinweise und Verweise [siehe auch III. Verweise und Hinweise]

2. Subdivision of Entries

If the entry word is used in more than one grammatical form, Roman numerals are used to distinguish the various parts of speech.

Arabic numerals are used to distinguish the various meanings of the entry. This consecutive numbering is used regardless of the Roman numerals mentioned above.

2. Unterteilung der Stichwortartikel

Hat das Stichwort mehrere grammatische Bedeutungen, werden die einzelnen Wortarten durch römische Ziffern unterschieden.

Arabische Ziffern werden zur Unterscheidung der verschiedenen Bedeutungsfacetten eingesetzt. Ihre fortlaufende Numerierung ist unabhängig von den obengenannten römischen Ziffern.

3. Syllabification

For singleword entries of more than one syllable syllabification is given.

In the German - English part the division of entries with <ck> is indicated by [k•k] following the entry word.

For German entries containing double consonants and where division involves the trebling of the consonant, the syllabification is shown immediately following the entry word.

For eponyms and compound entries no syllable dividers are given.

3. Silbentrennung

Bei mehrsilbigen Stichwörtern wird die Silbentrennung angezeigt.

Im deutsch-englischen Teil wird für Einträge mit <ck> die Silbentrennung durch [k•k] hinter dem Stichwort angegeben.

Für deutsche Einträge mit Doppelkonsonant, der sich bei Trennung verdreifacht, wird die Silbentrennung unmittelbar hinter dem Stichwort angegeben.

Für Eponyme und Komposita werden keine Silbentrennpunkte angegeben.

4. Homographs

Main entries that are spelled identically but are of different derivation are marked with superior numbers.

4. Homonyme

Hauptstichwörter gleicher Schreibung aber unterschiedlicher Herkunft werden durch Exponenten gekennzeichnet.

5. Parts of Speech

Main entries are given a part-of-speech label. [see also 'Abbreviations used in this Dictionary']

If the entry word is used in more than one grammatical form, the appropriate italicized part-of-speech label is given immediately after every Roman numeral.

5. Wortarten

Haupteinträge, erhalten eine Wortartangabe. [siehe auch 'Verzeichnis der verwandten Abkürzungen']

Gehört ein Haupteintrag mehreren grammatikalischen Kategorien an, steht die entsprechende kursive Wortartbezeichnung unmittelbar hinter jeder römischen Ziffer.

6. Restrictive Labels

Restrictive labels (e.g. subject labels, usage labels etc.) are used to mark entries that are limited (in whole or in part) to a particular region, time, subject, or level of usage etc.

If the label applies to the entire entry it appears before the first part-of-speech label, or after it if there is only one part of speech.

If the label applies to a certain part of speech only, it follows the part-of-speech label and precedes the subsequent translation(s).

If the restriction applies to a certain meaning only, it follows the Arabic numeral and precedes the translation(s).

III. Cross References

Cross references within the A-Z vocabulary are indicated by arrows.

References to the anatomical table in the Appendix use [S.U.]

References to related terms are indicated by [S.A.]

6. Bestimmende Zusätze

Bestimmende Zusätze (z.B. Sachgebietsangaben, Stilangaben etc.) werden dazu verwendet, Einträge zu kennzeichnen, die in ihrer Gesamtheit oder in Teilbedeutungen Einschränkungen unterliegen.

Wenn der Zusatz für die gesamte Übersetzung gilt, steht er vor der ersten Wortartangabe oder direkt hinter ihr, wenn es nur eine gibt.

Gilt die Einschränkung nur für eine Wortart, steht sie unmittelbar hinter der Wortartangabe aber vor der Übersetzung.

Wenn das Label nur für eine Bedeutung gilt, erscheint die entsprechende Abkürzung direkt hinter einer arabischen Ziffer aber vor der betreffenden Übersetzung.

III. Verweise und Hinweise

Verweise innerhalb des Lexikonteils werden durch Pfeile gekennzeichnet.

Verweise auf die anatomische Tabelle des Anhangs sind mit [S.U.] markiert.

Auf Stichworte mit ähnlicher Bedeutung wird mit [S.A.] hingewiesen.

A Guide to Pronunciation

The pronunciation of this dictionary is indicated by the alphabet of the <International Phonetic Association> (IPA).

The first pronunciation shown is generally the one considered to be in most frequent use, although there may be very little difference in usage between any consecutive pronunciations.

If the pronunciation changes for different parts of speech, the variant pronunciations are given immediately after the entry preceding the first part of speech.

Phonetic Symbols

1. Vowels and Diphthongs

[æ]	hat	[hæt]
[e]	red	[red]
[eɪ]	rain	[reɪn]
[ɑ]	got	[gɑt]
[ɑː]	car	[kɑːr]
[eə]	chair	[tʃeə]
[iː]	key	[kiː]
[ɪ]	in	[ɪn]
[ɪə]	fear	[tɪər]
[aɪ]	eye	[aɪ]
[f]	fast	[fæst]

[ː] indicates the long pronunciation of a vowel.

2. Consonants

[r]	arm	[ɑːrm]
[s]	salt	[sɔːlt]
[v]	vein	[veɪn]
[w]	wave	[weɪv]
[z]	zoom	[zuːm]
[tʃ]	chief	[tʃiːf]
[j]	yoke	[jəʊk]

[b] [d] [g] [h] [k] [l] [m] [n] [p] [t]

The use of these consonants in English and German pronunciation is the same.

Hinweise zur Verwendung der Lautschrift

Die in diesem Wörterbuch angebenen Aussprachen benutzen die Zeichen der <International Phonetic Association> (IPA).

Die erste angegebene Aussprache wird als die allgemein Übliche angesehen, auch wenn es kaum Unterschiede in der Häufigkeit der Verwendung zu folgenden Formen geben mag.

Gibt es für verschiedene Wortarten eines Stichwortes unterschiedliche Aussprachen, so werden die verschiedenen Aussprachen unmittelbar hinter dem Stichwort vor der ersten Wortartangabe aufgeführt.

Lautschriftsymbole

1. Vokale und Diphthonge

[ɔː]	raw	[rɔː]
[ʊ]	sugar	[ˈʃʊgər]
[uː]	super	[ˈsuːpər]
[ʊə]	crural	[ˈkrʊərəl]
[ʌ]	cut	[kʌt]
[aʊ]	out	[aʊt]
[ɜ]	hurt	[hɜrt]
[əʊ]	focus	[ˈfəʊkəs]
[ɔɪ]	soil	[sɔɪl]
[ə]	hammer	[ˈhæmər]
[ɔ̃ː]	chaiselongue	[ʃeɪzˈlɔ̃ːŋg]

[ː] gibt die lange Betonung eines Vokals an.

2. Konsonanten

[dʒ]	bridge	[brɪdʒ]
[ŋ]	pink	[pɪŋk]
[ʃ]	shin	[ʃɪn]
[ʒ]	vision	[ˈvɪʒən]
[θ]	throat	[θrəʊt]
[ð]	there	[ðeər]
[x]	loch	[lɑx]

[b] [d] [g] [h] [k] [l] [m] [n] [p] [t]

Die Verwendung dieser Konsonanten ist im Deutschen und Englischen gleich.

XIII

3. Additional Symbols used for non-English Entries

3. Zusätzliche Symbole für nicht-englische Stichwörter

[a]	natif	[na'tɪf]	Backe	[bakə]
[ɑ̃]	emploi	[ɑ̃'plwa]		
[ɛ̃]	pain	[pɛ̃]		
[ɛ]	lettre	['lɛtrə]	Bett	[bɛt]
[i]	iris	[i'ris]	Titan	[ti'taːn]
[o]	dos	[do]	Hotel	[ho'tel]
[y]	dureé	[dy're]	mürbe	['myrbə]
[ɔ]	note	[nɔt]	toll	[tɔl]
[u]	nourrir	[nu'riːr]	mutieren	[mu'tiːrən]
[õ]	bon	[bõ]		
[œ]	neuf	[nœf]	Mörser	['mœrzər]
[ɥ]	cuisse	[kɥis]		
[ø]	feu	[fø]	Ödem	[ø'deːm]
[ɲ]	baigner	[bɛ'ɲe]		
[œ̃]	lundi	[lœ̃di]		
[œj]	feuille	[fœj]		
[ɑːj]	tenailles	[tə'nɑːj]		
[ij]	cochenille	[koʃ'nij]		
[ɛj]	sommeil	[sɔ'mɛj]		
[aj]	maille	[maj]		
[ç]			Becher	['bɛçər]

4. Stress Marks

['] indicates primary stress. The syllable following it is pronounced with greater prominence than other syllables in the word.

[ˌ] indicates secondary stress. Syllables marked for secondary stress are pronounced with greater prominence than those bearing no stress mark at all but with less prominence than those marked for primary stress.

4. Betonungsakzente

['] steht für den Hauptakzent. Die auf das Zeichen folgende Silbe wird stärker betont als die anderen Silben des Wortes.

[ˌ] steht für den Nebenakzent. Silben, die mit diesem Symbol gekennzeichnet sind, werden stärker betont als nicht markierte Silben aber schwächer als mit einem Hauptakzent markierte Silben.

Abbreviations used in this Dictionary		Verzeichnis der verwandten Abkürzungen
arteria, arteriae	A., Aa.	Arteria, Arteriae
also	a.	auch
adjective	adj	Adjektiv
adverb	adv	Adverb
general	allg.	allgemein
anatomy	anat.	Anatomie
andrology	andro.	Andrologie
anesthesiology	anes.	Anästhesiologie
articulatio, articulationes	Artic., Articc.	Articulatio, Articulationes
Bacterium	Bact.	Bacterium
biology	bio.	Biologie
biochemistry	biochem.	Biochemie
British	Brit.	britisch
respectively, or (in German)	bzw.	beziehungsweise
carcinoma	Ca.	Carcinoma
cardiology	card.	Kardiologie
chemistry	chem.	Chemie
(general) surgery	chir.	(Allgemein-)Chirurgie
clinical medicine	clin.	Klinische Medizin
dentistry, odontology	dent.	Zahnheilkunde, Odontologie
dermatology and venereology	derm.	Dermatologie und Venerologie
electricity	electr.	Elektrizitätslehre
embryology	embryo.	Embryologie
endocrinology	endo.	Endokrinologie
epidemiology	epidem.	Epidemiologie
et cetera	etc.	et cetera
something (in German)	etw.	etwas
feminine	f	Femininum; weiblich
figurative(ly)	fig.	figurativ, übertragen
foramen, foramina	For., Forr.	Foramen, Foramina
forensic medicine	forens.	Rechtsmedizin, forensische Medizin
French	French	Französisch
gastroenterology	GE	Gastroenterologie
genetics	genet.	Genetik
ganglion, ganglia	Ggl., Ggll.	Ganglion, Ganglia
glandula, glandulae	Gl., Gll.	Glandula, Glandulae
general practice, general medicine	GP	Allgemeinmedizin
obstetrics and gynecology	gyn.	Gynäkologie und Geburtshilfe
physiotherapy	heilgymn.	Heil-, Krankengymnastik
hematology	hema.	Hämatologie
histology	histol.	Histologie
historical	histor.	geschichtlich, historisch
ear, nose and throat (ENT)	HNO	Hals-Nasen-Ohrenheilkunde
heart, thorax and vascular surgery	HTG	Herz-, Thorax- und Gefäßchirurgie
hygiene	hyg.	Hygiene
intensive care medicine	IC	Intensivmedizin, -pflege
immunology, allergology	immun.	Immunologie, Allergologie
incisura, incisurae	Inc., Incc.	Incisura, Incisurae
informal	inf.	umgangssprachlich
someone, to someone, someone, of someone (in German)	jd., jdm., jdn., jds.	jemand, jemandem, jemanden, jemandes
chemical/clinical pathology, clinical biochemistry	lab.	Labormedizin, Klinische Chemie
ligamentum, ligamenta	Lig., Ligg.	Ligamentum, Ligamenta
musculus, musculi	M., Mm.	Musculus, Musculi
masculine	m	Masculinum; männlich
mathematics	mathe.	Mathematik
microbiology	micro.	Mikrobiologie
nervus, nervi	N., Nn.	Nervus, Nervi

Abbreviations used in this Dictionary		Verzeichnis der verwandten Abkürzungen
noun	n	Substantiv, Hauptwort
nucleus, nuclei	Nc., Ncc.	Nucleus, Nuclei
neurology	neuro.	Neurologie
neurosurgery	neurochir.	Neurochirurgie
neuter	nt	Neutrum; sächlich
or (in German)	od.	oder
old, obsolete	old	veraltet, obsolet
oncology	oncol.	Onkologie
ophthalmology	ophthal.	Augenheilkunde, Ophthalmologie
optics	opt.	Optik
orthopedic surgery, traumatology	ortho.	Orthopädie, Unfallchirurgie, Traumatologie
oneself	o.s.	sich (auf englisch)
pathology	patho.	Pathologie
pediatrics	ped.	Kinderheilkunde, Pädiatrie
pharmacology and toxicology	pharm.	Pharmakologie und Toxikologie
photography	photo.	Photographie
physics	phys.	Physik
physiology	physiol.	Physiologie
plural	pl	Plural, Mehrzahl
prefix	pref.	Vorsilbe, Präfix
preposition	prep	Präposition
processus, processus	Proc., Procc.	Processus, Processus
psychiatry	psychia.	Psychiatrie
psychology	psycho.	Psychologie
past participle	ptp	Partizip Perfekt
pulmonology, pneumology	pulmo.	Pulmo(no)logie, Pneumo(no)logie
radiology, nuclear medicine, radiotherapy	radiol.	Radiologie, Nuklearmedizin, Strahlentherapie
recessus, recessus	Rec., Recc.	Recessus, Recessus
oneself (in German)	s.	sich
see also	s.a.	siehe auch
somebody	sb.	jemand (auf englisch)
singular	sing	Singular, Einzahl
slang	sl.	Slang
someone	s.o.	jemand (auf englisch)
sociology	socio.	Soziologie
sports medicine	sport.	Sportmedizin
statistics	stat.	Statistik
something	sth.	etwas (auf englisch)
see under	s.u.	siehe unter
technology	techn.	Technik
and (in German)	u.	und
urology	urol.	Urologie
(US) American	US	(US-)amerikanisch
vena, venae	V., Vv.	Vena, Venae
verb	v	Verb
intransitive verb	vi	intransitives Verb
reflexive verb	vr	reflexives Verb
transitive verb	vt	transitives Verb

A

Aaron ['eərən, 'ɑːr-]: **Aaron's sign** (von) Aaron-Zeichen *nt.*
Aarskog ['ɑːrskɑg]: **Aarskog's syndrome** Aarskog-Syndrom *nt.*
Aase [ɑːz]: **Aase syndrome** Aase-Syndrom *nt.*
a·bac·te·ri·al [ˌeɪbæk'tɪərɪəl] *adj* bakterienfrei, abakteriell.
Abadie [æbə'diː]: **Abadie's sign 1.** Abadie-Zeichen *nt.* **2.** *ortho.* Abadie-Rocher-Zeichen *nt.*
A band *histol.* A-Band *nt,* A-Streifen *m,* A-Zone *f,* anisotrope Bande *f.*
a·ba·sia [ə'beɪʒ(ɪ)ə] *n* Gehunfähigkeit *f,* Abasie *f.*
a·bate [ə'beɪt] **I** *vt* (*Schmerzen*) lindern, dämpfen; (*Temperatur*) senken. **II** *vi* abnehmen, nachlassen, s. legen, abklingen.
Abbé ['æbiː, 'ɑbə]: **Abbé's flap** Abbé-Hautlappen *m.*
Abbé's operation *ortho.* Abbé-Operation *f.*
Abbott-Miller ['æbət 'mɪlər]: **Abbott-Miller tube** Miller-Abbott-Sonde *f.*
Abbott-Rawson ['æbət 'rɔːsən]: **Abbott-Rawson tube** Abbott-Rawson-Sonde *f.*
ab·do·men ['æbdəmən] *n* Bauch *m,* Unterleib *m,* Abdomen *nt.*
ab·dom·i·nal [æb'dɑmɪnl] *adj* abdominal, abdominell, Bauch-, Abdominal-.
abdominal aneurysm Abdominalaneursma *nt.*
abdominal angina Morbus Ortner *m,* Angina abdominalis/intestinalis.
abdominal aorta Bauchschlagader *f,* Abdominalaorta *f,* Aorta abdominalis.
abdominal bleeding abdominelle Blutung *f.*
abdominal breathing Bauchatmung *f.*
abdominal cavity Bauchraum *m,* Bauchhöhle *f,* Cavitas abdominalis.
abdominal distension abdominelles Spannungsgefühl *nt.*
abdominal examination abdominelle Untersuchung *f.*
abdominal fistula (äußere) Bauchfistel *f.*
ab·dom·i·nal·gia [æbˌdɑmɪ'nældʒ(ɪ)ə] *n* Abdominal-, Bauchschmerzen *pl,* Abdominalgie *f.*
abdominal guarding abdominelle Abwehrspannung *f.*

abdominal hemorrhage abdominelle Blutung *f.*
abdominal hernia Bauch(wand)hernie *f,* Hernia abdominalis/ventralis.
abdominal incision Bauchschnitt *m.*
abdominal influenza Darmgrippe *f.*
abdominal injury → abdominal trauma.
abdominal pad *chir.* Bauchtuch *nt.*
abdominal pain Bauch-, Leib-, Abdominalschmerzen *pl,* Abdominalgie *f.*
   lower abdominal pain Unterbauch-, Unterleibsschmerzen.
   upper abdominal pain Oberbauchschmerzen.
abdominal pregnancy Bauchhöhlenschwangerschaft *f,* Abdominalschwangerschaft *f.*
abdominal radiograph Röntgenaufnahme *f* des Abdomens, Abdomenaufnahme *f.*
abdominal reflex Bauchdeckenreflex *m,* Bauchhautreflex *m.*
abdominal regions *pl anat.* Bauchwandregionen *pl,* Regiones abdominales.
abdominal respiration Bauchatmung *f.*
abdominal rigidity *patho.* bretthartes Abdomen *nt.*
abdominal sonogram Bauchsonogramm *nt.*
abdominal surgery Abdominalchirurgie *f,* Bauchchirurgie *f.*
abdominal testis Bauchhoden *m,* Abdominalhoden *m.*
abdominal trauma Bauchverletzung *f,* -trauma *nt,* Abdominaltrauma *nt.*
   blunt abdominal trauma stumpfes Bauchtrauma.
   penetrating abdominal trauma perforierendes/penetrierendes Bauchtrauma.
abdominal viscera Baucheingeweide *pl,* abdominelle Viszera *pl.*
ab·dom·i·no·cen·te·sis [æbˌdɑmɪnəʊsen'tiːsɪs] *n* Bauchpunktion *f,* Abdominozentese *f.*
ab·dom·i·no·hys·ter·ec·to·my [æbˌdɑmɪnəʊhɪstə'rektəmɪ] *n gyn.* transabdominelle Hysterektomie *f,* Laparohysterektomie *f.*
ab·dom·i·no·jug·u·lar reflux [æbˌdɑmɪnəʊ'dʒʌgjələr] hepatojugulärer Reflux *m.*

abducens paralysis

ab•du•cens paralysis [æb'd(j)u:sənz] Abduzensparese f.

ab•du•cent nerve [æb'd(j)u:sənt] [S.U. NERVUS ABDUCENS]

ab•duc•tion contracture [æb'dʌkʃn] Abduktionskontraktur f.

ab•duc•tor muscle [æb'dʌktər] [S.U. MUSCULUS ABDUCTOR]

ab•er•rant complex [ə'berənt] (*EKG*) aberrierende Überleitung f.

aberrant goiter Struma aberrans.

aberrant pancreas heterotopes/ektopes Pankreas *nt*, Pankreasektopie f.

a•be•ta•lip•o•pro•tein•e•mia [eɪˌbeɪtəˌlɪpəˌprəʊtiː'niːmɪə] *n* Abetalipoproteinämie f, Bassen-Kornzweig-Syndrom *nt*.

ab•lac•ta•tion [ˌæblæk'teɪʃn] *n* Abstillen *nt*, Ablaktation f.

ab•late [æb'leɪt] *vt chir.* entfernen, abtragen; amputieren.

ab•la•tion [æb'leɪʃn] *n* **1.** *patho.* Ablösung f, Abtrennung f, Ablation f. **2.** *chir.* (operative) Entfernung f, Abtragung f, Amputation f.

ab•nor•mal [æb'nɔːrml] *adj* **1.** abnorm(al), anormal, ungewöhnlich. **2.** abnorm(al).

ab•nor•mal•cy [æb'nɔːrmlsɪ] *n* → abnormality.

ab•nor•mal•i•ty [ˌæbnɔːr'mælətɪ] *n* **1.** Abnormalität f. **2.** Anomalie f.

ABO antigen ABO-Antigen *nt*.

ABO compatibility *hema.* ABO-Verträglichkeit f, ABO-Kompatibilität f.

ABO cross-match *hema.* ABO-Kreuzprobe f.

ABO incompatibility *hema.* ABO-Unverträglichkeit f, ABO-Inkompatibilität f.

a•bort [ə'bɔːrt] **I** *vi* **1.** Fehlgeburt f, Abgang *m*, Abort *m*. **2.** Schwangerschaftsunterbrechung f, -abbruch *m*, Abtreibung f. **have an abortion** eine Abtreibung vornehmen lassen, abtreiben (lassen). **procure an abortion** eine Abtreibung vornehmen lassen (*on* bei). **II** *vt* abtreiben. **III** *vi* abortieren.

a•bor•ti•fa•cient [əˌbɔːrtə'feɪʃnt] **I** *n* Abortivum *nt*, Abortifaciens *nt*. **II** *adj* abortiv.

a•bor•tion [ə'bɔːrʃn] *n* → abort I.

a•bor•tive [ə'bɔːrtɪv] **I** *n* → abortifacient I. **II** *adj* **1.** → abortifacient II. **2.** gemildert, abortiv.

ABO system ABO-System *nt*.

a•bove-elbow amputation [ə'bʌv] Oberarmamputation f.

above-elbow cast Oberarmgips(verband *m*) *m*.

above-knee amputation Oberschenkelamputation f.

above-knee prosthesis Oberschenkelprothese f.

above-knee stump Oberschenkelstumpf *m*.

a•brade [ə'breɪd] *vt* **1.** abschaben, abreiben. **2.** *chir.* (*Haut*) abschürfen, aufscheuern.

Abrahams ['eɪbrəhəms]: **Abrahams' sign** Abrahams-Zeichen *nt*.

Abrami [ə'brɑːmɪ]: **Abrami's disease** hämolytische Anämie f.

a•brase [ə'breɪz] *vt* → abrade.

a•bra•sion [ə'breɪʒn] *n* **1.** Abschürfen *nt*, Abschaben *nt*, Abreiben *nt*. **2.** (Haut-) Abschürfung f, Ablederung f.

ab•scess ['æbses] *n* Abszeß *m*.

abscess cavity Abszeßhöhle f.

abscess fistula Abszeßfistel f.

abscess-forming *adj* abszessbildend, abszedierend.

abscess membrane Abszeßmembran f.

ab•scise ['æbsaɪz] *vt* wegschneiden, abtrennen, entfernen.

ab•sence ['æbsəns] *n* **1.** Abwesenheit f, Fehlen *nt*; Mangel *m* (*of* an). **2.** *psychia.* Absence f. **3.** *neuro.* Petit-mal(-Epilepsie f).

absence seizure *neuro.* Petit-mal(-Epilepsie f) *nt*.

ab•so•lute alcohol ['æbsəluːt] absoluter Alkohol *m*.

ab•sorb•a•ble [æb'sɔːrbəbl] *adj* absorbierbar, resorbierbar.

absorbable suture *chir.* resorbierbares Nahtmaterial *nt*, resorbierbare Naht f.

ab•sorbed dose [æb'sɔːrbd] *radiol.* Energiedosis f.

ab•sorb•ent [æb'sɔːrbənt] *adj* saugfähig, absorbierend, resorbierend.

absorbent cotton (Verbands-)Watte f, Tupfer *m*.

ab•sorp•tion [æb'sɔːrpʃn] *n* Absorption f, Resorption f, Aufnahme f.

absorption atelectasis (*Lunge*) Absorptions-, Resorptionsatelektase f.

ab•sti•nence ['æbstənəns] *n* Enthaltung f, Enthaltsamkeit f, Abstinenz f (*from* von).

abstinence symptoms Entzugssymptome *pl*, Entzugssymptomatik f.

abstinence syndrome Entzugssyndrom *nt*.

ab•sti•nent ['æbstənənt] *adj* enthaltsam (*from* von), abstinent.

Abuna [ə'buːnə]: **Abuna splint** *ortho.* Fingerschiene f nach Abuna.

a•buse [*n* ə'bjuːs; *v* ə'bjuːz] **I** *n* **1.** Mißbrauch *m*, Abusus *m*. **2.** Mißhandlung f. **II** *vt* **3.** mißbrauchen; (*Gesundheit*) Raubbau treiben mit. **4.** mißhandeln.

a•can•tho•cyte [ə'kænθəsaɪt] *n* Akanthozyt *m*.

a•can•tho•cy•to•sis [əˌkænθəsaɪ'təʊsɪs] *n* Akanthozytose f.

ac•an•tho•ma [ækən'θəʊmə] *n* Akanthom *nt*.

ac•an•tho•sis [ækən'θəʊsɪs] *n* Akanthose f.

a•cap•nia [ə'kæpnɪə] *n* Akapnie f.

a•cap•nic [ə'kæpnɪk] *adj* akapnoisch.

a•car•i•cide [ə'kærəsaɪd] **I** *n* Akarizid *nt*. **II** *adj* milben(ab)tötend, akarizid.

ac•a•ro•der•ma•ti•tis [ˌækərəʊˌdɜːrmə'taɪtɪs] *n* Milbendermatitis f, Acarodermatitis f, Skabies f.

Ac•a•rus scabiei ['ækərəs] Krätzmilbe f, Acarus scabiei, Sarcoptes scabiei.

ac•cel•er•ate [æk'seləreɪt] **I** *vt* beschleunigen, akzelerieren; (*Entwicklung*) fördern,

beschleunigen. **II** *vi* s. beschleunigen, akzelerieren.
ac•cel•er•at•ed rejection [æk'seləreɪtɪd] *chir.* (*Transplantation*) beschleunigte Abstoßung(sreaktion) *f.*
accelerated respiration beschleunigte Atmung *f.*
ac•cel•er•a•tion [æk‚selə'reɪʃn] *n* **1.** Beschleunigung *f*, Akzeleration *f.* **2.** Akzeleration *f*, Entwicklungsbeschleunigung *f.*
ac•cel•er•in [æk'selərɪn] *n* Accelerin *nt*, Faktor VI *m.*
ac•cept [æk'sept] *vt* **1.** (*Patient*) (zur Behandlung) annehmen, akzeptieren. **2.** (*Hypothese*) akzeptieren, gelten lassen.
ac•cess ['ækses] *n* **1.** Zutritt *m*, Zugang *m* (*to* zu). **2.** *chir.* operativer Zugang *m;* (*Gefäß*) Zugang *m*, (liegender) Katheter *m.*
ac•ces•so•ry [æk'sesərɪ] *adj* **1.** akzessorisch, zusätzlich, Neben-, Hilfs-, Zusatz-. **2.** untergeordnet, nebensächlich, Neben-.
accessory breasts/mammae akzessorische Brustdrüsen *pl*, Mammae aberrantes/accessoriae/erraticae.
accessory nerve [S.U. NERVUS ACCESSORIUS]
accessory nipples *embryo.* akzessorische Brustwarzen *pl;* Polythelie *f.*
accessory pancreas Nebenpankreas *nt*, Pancreas accessorium.
accessory placenta akzessorische Plazenta *f*, Placenta accessoria.
accessory sign/symptom Begleitsymptom *nt*, Nebensymptom *nt.*
ac•ci•dent ['æksɪdənt] *n* **1.** Unfall *m*, Unglück(sfall *m*) *nt.* **have an accident** verunglücken, einen Unfall haben. **2.** Zufall *m*, zufälliges Ereignis *nt.* **by accident** zufällig; versehentlich.
ac•ci•den•tal [‚æksɪ'dentl] *adj* **1.** Unfall-. **2.** versehentlich, akzidentell, Zufalls-.
accidental abortion akzidentaler/traumatischer Abort *m.*
accidental death Unfalltod *m.*
accidental injury Unfallverletzung *f.*
accidental murmur akzidentelles (Herz-)Geräusch *nt.*
accident and emergency (department) (allgemeine) Notaufnahme *f.*
ac•com•mo•date [ə'kɑmədeɪt] *vi ophthal.* s. akkommodieren.
ac•com•mo•da•tion [ə‚kɑmə'deɪʃn] *n* (*a. ophthal.*) Anpassung *f*, Akkommodation *f* (*to* an).
accommodation apparatus *physiol.* Akkommodationsapparat *m.*
accommodation reflex *physiol.* Naheinstellungsreaktion *f*, Akkommodationsreflex *m.*
accommodation spasm *ophthal.* Akkommodationskrampf *m.*
ac•com•mo•da•tive strabismus [ə'kɑmədeɪtɪv] *ophthal.* Strabismus accommodativus.
ac•cre•tion [ə'kriːʃn] *n* **1.** pathologische Verwachsung *f*, Verklebung *f.* **2.** → accumulation.
ac•cu•mu•la•tion [ə‚kjuːmjə'leɪʃn] *n* Ansammlung *f*, Anhäufung *f*, Akkumulation *f;* (*a. psycho.*) (Auf-)Stauung *f.*
accumulation disease Speicherkrankheit *f*, Thesaurismose *f.*
ac•cu•rate ['ækjərɪt] *adj* genau, exakt, akurat; (*Test, Diagnose*) präzise, exakt.
A cells 1. (*Pankreas*) A-Zellen *pl*, α-Zellen *pl.* **2.** (*Adenohypophyse*) azidophile Zellen, α-Zellen *pl.*
A cell tumor (*Pankreas*) Glukagonom *nt*, A-Zell-Tumor *m.*
ac•e•tab•u•lar [‚æsɪ'tæbjələr] *adj* azetabulär, Hüftpfannen-, Acetabulum-.
acetabular angle Pfannendachwinkel *m.*
acetabular cavity → acetabulum.
acetabular dysplasia (Hüft-)Pfannendysplasie *f*, Acetabulumdysplasie *f.*
acetabular edge Pfannenrand *m.*
acetabular fracture Hüftpfannenbruch *m*, Acetabulumfraktur *f.*
acetabular index *ortho.* Pfannendachwinkel *m.*
acetabular labrum Pfannenlippe *f.*
acetabular limbus → acetabular edge.
acetabular notch Incisura acetabuli/acetabularis.
ac•e•tab•u•lec•to•my [‚æsɪ‚tæbjə'lektəmɪ] *n ortho.* Azetabulektomie *f.*
ac•e•tab•u•lo•plas•ty [‚æsɪ'tæbjələʊ‚plæstɪ] *n ortho.* Azetabuloplastik *f.*
ac•e•tab•u•lum [‚æsɪ'tæbjələm] *n* Hüft(gelenks)pfanne *f*, Acetabulum *nt.*
a•ce•tic acid [ə'siːtɪk] Essigsäure *f.*
a•ce•to•a•ce•tyl coenzyme A [‚æsɪtəʊə'siːtl] Acetoacetylcoenzym A *nt*, Azetoazetyl-CoA *nt.*
ac•e•tone ['æsɪtəʊn] *n* Aceton *nt*, Dimethylketon *nt.*
acetone bodies Keto(n)körper *pl.*
a•ce•to•ne•mia [‚æsɪtə'niːmɪə] *n* Azetonämie *f*, Ketonämie *f.*
a•ce•to•ne•mic [‚æsɪtə'niːmɪk] *adj* azetonämisch, ketonämisch.
a•ce•to•nu•ria [‚æsɪtə'n(j)ʊərɪə] *n* Acetonurie *f*, Ketonurie *f.*
a•ce•tyl•cho•line [‚æsətɪl'kəʊliːn] *n* Acetylcholin *nt.*
acetylcholine antagonist Acetylcholinantagonist *m.*
acetylcholine receptor antibodies Acetylcholin-Rezeptor-Antikörper *pl.*
a•ce•tyl•cho•lin•er•gic [‚æsətɪl‚kəʊlə'nɜrdʒɪk] *adj* acetylcholinerg.
ac•e•tyl•cho•lin•es•ter•ase [‚æsɪtɪlkəʊlɪ'nestəreɪz] *n* Acetylcholinesterase *f*, echte Cholinesterase *f.*
acetylcholinesterase inhibitor (Acetyl-)Cholinesterasehemmer *m.*
a•ce•tyl•sal•i•cyl•ic acid [‚æsətɪl‚sælə'sɪlɪk] Acetylsalicylsäure *f*, Azetylsalizylsäure *f.*
ach•a•la•sia [‚ækə'leɪʒ(ɪ)ə] *n* Achalasie *f.*

ache

ache [eɪk] **I** *n* (anhaltender) Schmerz *m.* **II** *vi* (anhaltend) schmerzen, weh tun.
aches and pains *inf.* Wehwehchen *pl.*
Achilles [əˈkɪliːz]: **Achilles jerk** → Achilles tendon reflex.
Achilles tendon Achillessehne *f,* Tendo calcaneus.
Achilles tendon reflex Achillessehnenreflex *m.*
a•chil•lo•bur•si•tis [əˌkiːloʊbɜrˈsaɪtɪs] *n* Achillobursitis *f,* Bursitis achillea.
ach•il•lor•rha•phy [ækɪˈlɔrəfɪ] *n* Achillessehnennaht *f,* Achillorrhaphie *f.*
ach•ing [ˈeɪkɪŋ] *adj* schmerzend; weh tun.
a•chlor•hy•dria [ˌeɪkləːrˈhaɪdrɪə] *n* Magensäuremangel *m,* Achlorhydrie *f.*
a•cho•lia [eɪˈkəʊlɪə] *n* Gallenmangel *m,* Acholie *f.*
ach•o•lu•ric jaundice [ækəˈlʊərɪk] Kugelzellanämie *f,* familiärer hämolytischer Ikterus *m,* Morbus Minkowski-Chauffard *m.*
a•chres•tic anemia [əˈkrestɪk] achrestische Anämie *f.*
a•chro•ma•sia [ˌeɪkrəʊˈmeɪʒ(ɪ)ə] *n* **1.** Achromasie *f.* **2.** *histol.* Achromasie *f,* Achromie *f.*
ach•ro•mat•ic vision [ˌækrəˈmætɪk] → achromatopsy.
achro•ma•tin [eɪˈkrəʊmətɪn] *n* Achromatin *nt,* Euchromatin *nt.*
a•chro•ma•top•sy [eɪˌkrəʊməˈtɑpsɪ] *n* Farbenblindheit *f,* Achromatopsie *f.*
a•chro•mic nevus [æˈkrəʊmɪk] hypomelanotischer Nävus *m,* Naevus achromicus/depigmentosus/albus.
a•chro•mo•cyte [eɪˈkrəʊməsaɪt] *n hema.* Achromozyt *m,* Schilling-Halbmond *m.*
a•chy•lia [æˈkaɪlɪə] *n patho.* Achylie *f.*
ac•id [ˈæsɪd] **I** *n chem.* Säure *f.* **II** *adj chem.* sauer, säurehaltig, Säure-.
acid-base balance/equilibrium *physiol.* Säure-Basen-Haushalt *m.*
acid-base status *physiol.* Säure-Basen-Status *m.*
acid cell (*Magen*) Belegzelle *f,* Parietalzelle *f.*
acid-fast bacteria säurefeste Bakterien *pl.*
acid indigestion (*Magen*) Hyperazidität *f,* Hyperchlorhydrie *f.*
acid-induced injury → acid injury.
acid injury Säureverletzung *f,* -verätzung *f.*
a•cid•o•phil [əˈsɪdəʊfɪl] **I** *n* (*Hypophyse*) azidophile Zelle *f,* α-Zelle *f.* **II** *adj* azido-, oxyphil.
acidophil adenoma eosinophiles (Hypophysen-)Adenom *nt.*
ac•i•do•phil•ic adenoma [əˌsɪdəʊˈfɪlɪk] azidophiles/azidophilzelliges (Hypophysen-)Adenom *nt.*
ac•i•do•sis [æsɪˈdəʊsɪs] *n* Azidose *f,* Acidose *f.*
ac•i•dot•ic [æsɪˈdɑtɪk] *adj* azidotisch, Azidose-.
acid reflux Säurereflux *m.*
ac•i•du•ria [æsɪˈd(j)ʊərɪə] *n* Azidurie *f.*

4

ac•i•nar adenocarcinoma/carcinoma [ˈæsɪnər] (*Lunge*) azinöses/alveoläres Adenokarzinom *nt.*
ac•i•nous adenocarcinoma/carcinoma [ˈæsɪnəs] → acinar adenocarcinoma.
AC joint → acromioclavicular articulation.
ac•ne [ˈæknɪ] *n* Akne *f,* Acne *f.*
acne bacillus Propionibacterium acnes.
ac•ne•gen•ic [ˌæknɪˈdʒenɪk] *adj* aknegen.
a•cous•tic [əˈkuːstɪk] *adj* akustisch, Gehör-, Schall-, Hör-.
acoustic aphasia Worttaubheit *f,* akustische Aphasie *f.*
acoustic fatigue *HNO* Hörermüdung *f.*
acoustic hallucination akustische Halluzination *f.*
acoustic impedance akustische Impedanz *f,* (Schall-)Impedanz *f.*
acoustic meatus [S.U. MEATUS ACUSTICUS]
acoustic nerve [S.U. NERVUS VESTIBULOCOCHLEARIS]
acoustic neurinoma Akustikusneurinom *nt.*
acoustic organ Corti-Organ *nt,* Organum spirale.
acoustic shadow (*Ultraschall*) Schallschatten *m.*
ac•quired [əˈkwaɪərd] *adj* erworben, sekundär.
acquired agammaglobulinemia erworbene Agammaglobulinämie *f.*
acquired anemia erworbene/sekundäre Anämie *f.*
acquired hernia erworbener Bruch *f,* Hernia acquisita.
acquired immune deficiency syndrome → acquired immunodeficiency syndrome.
acquired immunity erworbene Immunität *f.*
acquired immunodeficiency syndrome erworbenes Immundefektsyndrom *nt,* acquired immunodeficiency syndrome *nt,* AIDS *nt.*
acquired tolerance *immun.* erworbene Immuntoleranz *f.*
ac•ro•an•es•the•sia [ˌækrəʊˌænɪsˈθiːʒə] *n neuro.* Akroanästhesie *f.*
ac•ro•as•phyx•ia [ˌækrəʊæsˈfɪkʃə] *n* **1.** Akroasphyxie *f.* **2.** → acrocyanosis.
ac•ro•bys•ti•o•lith [ˌækrəʊˈbɪstɪəlɪθ] *n urol.* Vorhautstein *m,* Postholith *m,* Smegmolith *m.*
ac•ro•bys•ti•tis [ˌækrəʊbɪsˈtaɪtɪs] *n* Vorhautentzündung *f,* Posthitis *f.*
ac•ro•ceph•a•lo•syn•dac•ty•ly [ˌækrəʊˌsefələʊsɪnˈdæktəlɪ] *n* Akrozephalosyndaktylie *f,* Apert-Syndrom *nt.*
ac•ro•chor•don [ˌækrəʊˈkɔːrdən] *n* Stielwarze *f,* Akrochordon *n.*
ac•ro•cy•a•no•sis [ˌækrəʊˌsaɪəˈnəʊsɪs] *n* Akroasphyxie *f,* Akrozyanose *f.*
ac•ro•der•ma•ti•tis [ˌækrəʊˌdɜrməˈtaɪtɪs] *n* Akrodermatitis *f.*
ac•ro•der•ma•to•sis [ˌækrəʊˌdɜrməˈtəʊsɪs] *n* Akrodermatose *f.*
ac•ro•dyn•ia [ˌækrəʊˈdiːnɪə] *n* Feer-

Krankheit *f*, Swift-Syndrom *nt*, Akrodynie *f*.
ac•ro•e•de•ma [ˌækrəʊiˈdiːmə] *n* Akrenödem *nt*.
ac•ro•es•the•sia [ˌækrəʊesˈθiːʒ(ɪ)ə] *n* Extremitätenschmerz *m*, Akroästhesie *f*.
ac•ro•fa•cial dysostosis/syndrome [ˌækrəʊˈfeɪʃl] *embryo.* Weyers-Syndrom *nt*, Dysostosis acrofacialis.
ac•ro•mas•ti•tis [ˌækrəʊmæˈstaɪtɪs] *n* Brustwarzenentzündung *f*.
ac•ro•me•gal•ic gigantism [ˌækrəʊmɪˈgælɪk] akromegaler Riesenwuchs *m*.
ac•ro•meg•a•lo•gi•gan•tism [ˌækrəʊˌmegələʊdʒaɪˈgæntɪzəm] *n* Akromegalogigantismus *m*.
ac•ro•meg•a•ly [ˌækrəʊˈmegəlɪ] *n* Akromegalie *f*, Marie-Krankheit *f*.
ac•ro•me•lal•gia [ˌækrəʊmɪˈlældʒ(ɪ)ə] *n* Gerhardt-Syndrom *nt*, Mitchell-Gerhardt-Syndrom *nt*, Akromelalgie *f*, Erythromelalgie *f*.
a•cro•mi•al [əˈkrəʊmɪəl] *adj* akromial.
acromial process → acromion.
a•cro•mi•o•cla•vic•u•lar articulation [əˌkrəʊmɪəʊklə'vɪkjələr] Akromioklavikulargelenk *nt*, Schultereckgelenk *nt*, Articulatio acromioclavicularis.
a•cro•mi•on [əˈkrəʊmɪən] *n* Akromion *nt*.
ac•ro•mi•on•ec•to•my [əˌkrəʊmɪəʊˈnektəmɪ] *n ortho.* Akromionresektion *f*, Akromionektomie *f*.
acromion presentation *gyn.* Schulterlage *f*.
acromion process → acromion.
ac•ro•pachy [ˈækrəpækɪ] *n* Marie-Bamberger-Syndrom *nt*, Akropachie *f*, hypertrophische-pulmonale Osteoarthropathie *f*.
ac•ro•pa•ral•y•sis [ˌækrəʊpəˈrælɪsɪs] *n* Extremitätenlähmung *f*, Akroparalyse *f*.
ac•ro•par•es•the•sia [ˌækrəʊˌpærəsˈθiːʒ(ɪ)ə] *n* Akroparästhesie *f*.
ac•ro•pos•thi•tis [ˌækrəʊpəsˈθaɪtɪs] *n* → acrobystitis.
ac•ro•some [ˈækrəʊsəʊm] *n* (*Spermium*) Kopfkappe *f*, Akrosom *nt*.
ac•ro•syn•dac•ty•ly [ˌækrəʊsɪnˈdæktəlɪ] *n* Akrosyndaktylie *f*.
a•crot•ic [əˈkrɑtɪk] *adj* 1. (*Prozeß*) oberflächlich. 2. akrot.
ac•ro•tism [ˈækrətɪzəm] *n* Pulslosigkeit *f*, Akrotie *f*, Akrotismus *m*.
ACTH stimulation test ACTH-Test *m*.
ac•tin [ˈæktn] *n* Aktin *nt*, Actin *nt*.
ac•tin•ic [ækˈtɪnɪk] *adj* aktinisch, Strahlen-.
actinic conjunctivitis *ophthal.* Conjunctivitis actinica/photoelectrica, Keratoconjunctivitis/Ophthalmia photoelectrica.
actinic dermatitis aktinische Dermatitis *f*, Dermatitis actinica.
actinic elastosis aktinische/senile Elastose *f*, Elastosis actinica/solaris/senilis.
actinic keratitis Keratitis actinica.
actinic keratosis aktinische/senile Keratose *f*, Keratosis actinica/solaris/senilis.
actinic retinitis aktinische Retinitis/Retinopathie *f*.
ac•ti•no•cu•ti•tis [ˌæktɪnəʊkjuːˈtaɪtɪs] *n* Strahlendermatitis *f*, aktinische Dermatitis *f*.
ac•ti•no•der•ma•ti•tis [ˌæktɪnəʊdɜːrməˈtaɪtɪs] *n* Aktinodermatitis *f*, Aktinodermatose *f*.
Ac•ti•no•my•ces israelii [ˌæktɪnəʊˈmaɪsiːz] *micro.* Strahlenpilz *m*, Actinomyces israelii.
ac•ti•no•my•ce•to•ma [ˌæktɪnəʊmaɪsəˈtəʊmə] *n* Aktinomyzetom *nt*.
ac•ti•no•my•cin [ˌæktɪnəʊˈmaɪsn] *n* Aktinomyzin *nt*, Actinomycin *nt*.
ac•ti•no•my•co•ma [ˌæktɪnəʊmaɪˈkəʊmə] *n* Aktinomykom *nt*.
ac•ti•no•my•co•sis [ˌæktɪnəʊmaɪˈkəʊsɪs] *n* Strahlenpilzkrankheit *f*, Aktinomykose *f*.
ac•ti•no•neu•ri•tis [ˌæktɪnəʊnʊˈraɪtɪs] *n* Strahlenneuritis *f*.
ac•ti•no•phy•to•sis [ˌæktɪnəʊfaɪˈtəʊsɪs] *n* 1. → actinomycosis. 2. Nokardieninfektion *f*, Nokardiose *f*.
ac•ti•no•ther•a•peu•tics [ˌæktɪnəʊˌθerəˈpjuːtɪks] *pl* → actinotherapy.
ac•ti•no•ther•a•py [ˌæktɪnəʊˈθerəpɪ] *n* Bestrahlung(sbehandlung *f*) *f*.
ac•tive [ˈæktɪv] *adj* 1. aktiv, wirksam, wirkend. **be active against** wirksam sein/helfen gegen. 2. aktiv, tätig; rege, lebhaft.
active congestion/hyperemia aktive/arterielle Hyperämie *f*.
active immunity aktive Immunität *f*.
active immunization aktive Immunisierung *f*.
active movement aktive Bewegung *f*, Willkürbewegung *f*.
active sleep *physiol.* REM-Schlaf *m*, Traumschlaf *m*, paradoxer Schlaf *m*.
ac•tiv•i•ty [ækˈtɪvətɪ] *n* 1. (*a. physiol.*) Tätigkeit *f*, Betätigung *f*, Aktivität *f*. 2. *pharm.* Wirkung *f*.
a•cu•i•ty [əˈkjuːətɪ] *n* Sehschärfe *f*, Visus *m*.
a•cu•mi•nate condyloma/wart [əˈkjuːməneɪt] Feig-, Feuchtwarze *f*, spitzes Kondylom *nt*, Condyloma acuminatum.
ac•u•pres•sure [ˈækjʊpreʃər] *n* Akupressur *f*.
ac•u•punc•ture [ˈækjʊpʌŋktʃər] **I** *n* Akupunktur *f*. **II** *vt* akupunktieren.
a•cute [əˈkjuːt] *adj* 1. akut, Akut-. 2. (*Schmerz*) scharf, stechend; (*Auge*) scharf; (*Gehör*) fein.
acute abdomen akutes Abdomen *nt*, Abdomen acutum.
acute alcoholism Alkoholrausch *m*, akuter Alkoholismus *m*.
acute anterior poliomyelitis (spinale) Kinderlähmung *f*, Heine-Medin-Krankheit *f*, Poliomyelitis (epidemica) anterior acuta.
acute appendicitis akute Blinddarmentzündung/Appendizitis *f*, Appendicitis acuta.
acute brain syndrome Delirium *nt*, Delir *nt*.
acute catarrhal conjunctivitis *ophthal.* akute Konjunktivitis *f*, Conjunctivitis acuta.

acute catarrhal cystitis 6

acute catarrhal cystitis akute katarrhalische Blasenentzündung *f*, akuter Blasenkatarrh *m*.

acute chorea Sydenham-Chorea *f*, Chorea minor, Chorea juvenilis/rheumatica/simplex.

acute confusional state Delirium *nt*, Delir *nt*.

acute erythremia Di Guglielmo-Syndrom *nt*, akute Erythrämie *f*.

acute febrile polyneuritis 1. Landry-Lähmung *f*, Paralysis spinalis ascendens acuta. **2.** Guillain-Barré-Syndrom *nt*, Neuronitis *f*, (Poly-)Radikuloneuritis *f*.

acute fulminating meningococcemia Waterhouse-Friderichsen-Syndrom *nt*.

acute glaucoma akutes Winkelblockglaukom *nt*, Glaucoma acutum.

acute histiocytosis of the newborn Abt-Letterer-Siwe-Krankheit *f*, akute/maligne Säuglingsretikulose *f*, maligne generalisierte Histiozytose *f*.

acute leukemia akute/unreifzellige Leukämie *f*.

acute lichenoid pityriasis Mucha-Habermann-Syndrom *nt*, Pityriasis lichenoides et varioliformis acuta.

acute megacolon akutes/toxisches Megakolon *nt*.

a•cute•ness [əˈkjuːtnɪs] *n* **1.** (*Krankheit*) akutes Stadium *nt*, Akutsein *nt*. **2.** (*Schmerz*) Intensität *f*, Schärfe *f*.

acute nonspecific lymphadenitis Sinuskatarrh *m*, akute unspezifische Lymphadenitis *f*.

acute pain akuter Schmerz *m*.

acute-phase protein/reactant Akute-Phase-Protein *nt*.

acute posterior ganglionitis Gürtelrose *f*, Zoster *m*, Zona *f*, Herpes zoster.

acute posthemorrhagic anemia (akute) Blutungsanämie *f*, akute (post-)hämorrhagische Anämie *f*.

acute radiation syndrome akutes Strahlensyndrom *nt*.

acute rejection *chir.* (*Transplantation*) akute Abstoßung(sreaktion *f*) *f*.

acute rheumatic arthritis/polyarthritis rheumatisches Fieber *nt*, Febris rheumatica, akuter Gelenkrheumatismus *m*, Polyarthritis rheumatica acuta.

acute rhinitis Nasenkatarrh *m*, Coryza *f*, Rhinitis acuta.

acute vascular purpura Schoenlein-Henoch-Syndrom *nt*, Purpura Schoenlein-Henoch *f*, rheumatoide Purpura *f*, Immunkomplexpurpura *f*, Purpura anaphylactoides/rheumatica.

a•cy•clia [eɪˈsaɪklɪə] *n* Kreislaufstillstand *m*.

Adam's apple [ˈædəm] Adamsapfel *m*, Prominentia laryngea.

Adams-Stokes [ˈædəmz stəʊks]: **Adams-Stokes disease/syncope** Adams-Stokes-Anfall *m*, Adams-Stokes-Synkope *f*.

ad•ap•ta•tion [ˌædæpˈteɪʃn] *n* Anpassung *f*, Adaptation *f*, Adaption *f* (*to* an).

adaptation diseases Adaptationssyndrom *nt*, allgemeines Anpassungssyndrom *nt*.

adaptation hyperplasia Anpassungs-, Adaptationshyperplasie *f*.

adaptation syndrome Anpassungs-, Adaptationssyndrom *nt*.

a•dapt•a•tive hypertrophy [əˈdæptətɪv] adaptative Hypertrophie *f*.

a•dapt•ed milk [əˈdæptɪd] adaptierte (Säuglings-)Milch *f*.

a•dap•tive immunity [əˈdæptɪv] erworbene Immunität *f*.

ad•dict [*n* ˈædɪkt; *v* əˈdɪkt] **I** *n* Süchtige(r *m*) *f*, Suchtkranke(r *m*) *f*. **II** *vt* jdn. süchtig machen, jdn. gewöhnen (*to* an). **III** *vi* süchtig machen.

ad•dict•ed [əˈdɪktɪd] *adj* süchtig, abhängig (*to* von). **be/become addicted to heroin/alcohol** heroin-/alkoholabhängig sein/werden.

ad•dic•tion [əˈdɪkʃn] *n* Sucht *f*, Abhängigkeit *f*.

ad•dic•tive [əˈdɪktɪv] *adj* suchterzeugend. **be addictive** süchtig machen.

addictive drug Suchtmittel *nt*, suchterzeugendes Medikament *nt*.

Addison [ˈædɪsən]: **Addison's anemia** perniziöse Anämie *f*, Addison-Anämie *f*, Morbus Biermer *m*, Vitamin B₁₂-Mangelanämie *f*.

Addison's disease Addison-Krankheit *f*, Morbus Addison *m*, Bronze(haut)krankheit *f*, primäre chronische Nebenniereninsuffizienz *f*.

Addison-Biermer [ˈædɪsən ˈbɪərmər]: **Addison-Biermer anemia/disease** → Addison's anemia.

ad•di•so•ni•an crisis [ˌædəˈsəʊnɪən] Addison-Krise *f*, akute Nebenniereninsuffizienz *f*.

ad•duc•tion [əˈdʌkʃn] *n* Adduktion *f*.

ad•duc•tor [əˈdʌktər] *n* → adductor muscle.

adductor canal Adduktorenkanal *m*, Canalis adductorius.

adductor muscle Adduktor *m*, Adduktionsmuskel *m*. [S.U. MUSCULUS ADDUCTOR]

adductor reflex Adduktorenreflex *m*.

ad•e•ni•tis [ˌædəˈnaɪtɪs] *n* **1.** Drüsenentzündung *f*, Adenitis *f*. **2.** Lymphknotenentzündung *f*, Lymphknotenvergrößerung *f*, Lymphadenitis *f*.

ad•e•no•car•ci•no•ma [ˌædənəʊˌkɑːrsəˈnəʊmə] *n* Adenokarzinom *nt*, Carcinoma adenomatosum.

ad•e•no•cys•to•ma [ˌædənəʊsɪsˈtəʊmə] *n* Adenokystom *nt*, Cystadenom *nt*.

ad•e•no•dyn•ia [ˌædənəʊˈdiːnɪə] *n* Drüsenschmerz(en *pl*) *m*, Adenodynie *f*.

ad•e•nog•ra•phy [ˌædəˈnɒgrəfɪ] *n* Adenographie *f*.

ad•e•no•hy•poph•y•sec•to•my [ˌædənəʊhaɪˌpɒfəˈsektəmɪ] *n chir.* Adenohypophysektomie *f*.

ad•e•no•hy•po•phy•si•al [ˌædənəʊˌhaɪpəˈfiːzɪəl] *adj* adenohypophysär, Hypophysen-

vorderlappen-, HVL-.
adenohypophysial hormones (Hypophysen-)Vorderlappenhormone *pl*, HVL-Hormone *pl*.
ad•e•no•hy•poph•y•sis [ˌædənəʊhaɪ-ˈpɑfəsɪs] *n* Adenohypophyse *f*, Hypophysenvorderlappen *m*.
ad•e•noid disease [ˈædnɔɪd] adenoide Vegetationen *pl*, Adenoide *pl*, Rachenmandelhyperplasie *f*.
ad•e•noid•ec•to•my [ˌadənɔɪˈdektəmɪ] *n* Adenotomie *f*, Adenoidektomie *f*.
adenoid facies Facies adenoidea.
ad•e•noids [ˈædnɔɪdz] *pl* → adenoid disease.
adenoid tonsil Rachenmandel *f*, Tonsilla pharyngea(lis)/adenoidea.
adenoid vegetation → adenoid disease.
ad•e•no•lym•pho•ma [ˌædənəʊlɪmˈfəʊmə] *n* Warthin-Tumor *m*, Adenolymphom *nt*.
ad•e•no•ma [ædəˈnəʊmə] *n* Adenom *nt*.
ad•e•no•ma•to•sis [ædəˌnəʊməˈtəʊsɪs] *n* Adenomatose *f*. **adenomatosis of the colon** familiäre Polypose/Polyposis *f*, Polyposis familiaris, Adenomatosis coli.
ad•e•nom•a•tous goiter [ædəˈnɑmətəs] adenomatöse Struma *f*, Struma adenomatosa.
adenomatous hyperplasia (*Endometrium*) adenomatöse Hyperplasie *f*.
ad•e•no•meg•a•ly [ˌædnəʊˈmegəlɪ] *n* Drüsenvergrößerung *f*, Adenomegalie *f*.
ad•e•no•my•o•ma•to•sis [ˌædənəʊˌmaɪəməˈtəʊsɪs] *n* Adenomyomatose *f*.
ad•e•no•my•o•me•tri•tis [ˌædənəʊˌmaɪəmɪˈtraɪtɪs] *n* → adenomyosis.
ad•e•no•my•o•sis [ˌædənəʊmaɪˈəʊsɪs] *n* Endometriosis uteri interna.
ad•e•nop•a•thy [ˌædəˈnɑpəθɪ] *n* 1. Drüsenschwellung *f*, Drüsenvergrößerung *f*, Adenopathie *f*. 2. Lymphknotenschwellung *f*, Lymphknotenvergrößerung *f*, Lymphadenopathie *f*.
a•den•o•sine [əˈdenəsiːn] *n* Adenosin *nt*.
adenosine 3',5'-cyclic phosphate zyklisches Adenosin-3',5'-phosphat *nt*, cylco-AMP *nt*.
adenosine diphosphate Adenosindiphosphat *nt*.
adenosine monophosphate Adenosinmonophosphat *nt*, Adenylsäure *f*.
adenosine triphosphate Adenosintriphosphat *nt*.
ad•e•no•sis [ædəˈnəʊsɪs] *n* 1. Adenopathie *f*. 2. Adenomatose *f*.
ad•e•no•tome [ˈædnəʊtəʊm] *n HNO* Adenotom *nt*.
ad•e•not•o•my [ædəˈnɑtəmɪ] *n HNO* Adenotomie *f*, Adenoidektomie *f*.
ad•e•no•ton•sil•lec•to•my [ˌædnəʊˌtɑnsəˈlektəmɪ] *n* Adenotonsillektomie *f*.
ad•e•no•vi•ral pneumonia [ˌædənəʊˈvaɪrəl] Adenoviruspneumonie *f*.
ad•e•no•vi•rus [ˌædənəʊˈvaɪrəs] *n* Adenovirus *nt*.

ad•her•ent [ædˈhɪərənt] *adj* (an-)klebend, (an-)haftend (*to* an); adhärent, verklebt, verwachsen (*to* mit).
adherent lens Kontaktlinse *f*.
adherent leukoma *ophthal.* adhärentes Leukom *nt*, Leukoma adhaerens.
ad•he•sion [ædˈhiːʒn] *n patho.* Adhäsion *f*, Verklebung *f*, Verwachsung *f* (*to* mit).
adhesion phenomenon *immun.* Immunadhärenz *f*.
ad•he•si•ot•o•my [ædˌhiːzɪˈɑtəmɪ] *n chir.* Adhäsiotomie *f*, Adhäsiolyse *f*.
ad•he•sive [ædˈhiːsɪv] **I** *n* Klebstoff *m*. **II** *adj* (an-)haftend, adhäsiv, Adhäsiv-, Adhäsions-, Haft-.
adhesive band *patho.* Verwachsungsstrang *m*, Bride *f*.
adhesive inflammation adhäsive/verklebende Entzündung *f*.
adhesive pericarditis adhäsive/verklebende Perikarditis *f*, Pericarditis adhaesiva.
adhesive peritendinitis schmerzhafte Schultersteife *f*, Periarthritis/Periarthropathia humeroscapularis.
adhesive plaster → adhesive tape.
adhesive pleurisy/pleuritis verklebende/adhäsive Pleuritis *f*.
adhesive strangulation of intestines *chir.* Adhäsionsileus *m*, Bridenileus *m*.
adhesive tape Heftpflaster *nt*, *inf.* Pflaster *nt*.
Adie [ˈædɪ]: **Adie's pupil** Adie-Pupille *f*, Pupillotonie *f*.
Adie's syndrome Adie-Syndrom *nt*.
ad•i•po•cyte [ˈædɪpəʊsaɪt] *n* Fett(speicher)zelle *f*, Lipozyt *m*.
ad•i•po•der•mal graft [ˌædɪpəʊˈdɜrml] Hautfettlappen *m*.
ad•i•po•ne•cro•sis [ˌædɪpəʊnɪˈkrəʊsɪs] *n* Fettgewebsnekrose *f*, Adiponecrosis *f*.
ad•i•pos•al•gia [ˌædɪpəˈsældʒ(ɪ)ə] *n* Adiposalgie *f*.
ad•i•pose [ˈædɪpəʊs] **I** *n* (Speicher-)Fett *nt*. **II** *adj* 1. adipös, fettig, Fett-. 2. fett, fettleibig.
adipose body [S.U. CORPUS ADIPOSUM]
adipose tissue Fettgewebe *nt*.
 brown adipose tissue braunes Fettgewebe.
 white/yellow adipose tissue weißes *od.* gelbes Fettgewebe.
adipose tumor Fettgeschwulst *f*, Lipom *nt*.
ad•i•pos•i•ty [ˌædɪˈpɑsətɪ] *n* Fettleibigkeit *f*, Adipositas *f*, Fettsucht *f*.
ad•i•po•so•gen•i•tal degeneration/dystrophy [ˌædɪˌpəʊsəʊˈdʒenɪtl] Babinsky-Fröhlich-Syndrom *nt*, Morbus Fröhlich *m*, Dystrophia adiposogenitalis.
A disk *histol.* A-Band *nt*, A-Streifen *m*, A-Zone *f*, anisotrope Bande *f*.
ad•i•tus [ˈædɪtəs] *n* [S.U. ADITUS]
ad•just•ment [əˈdʒʌstmənt] *n* 1. *psycho.* optimale Anpassung *f*, Adjustment *nt*. 2. (*Fraktur*) Einrichtung *f*.
ad•ju•vant [ˈædʒəvənt] *n pharm., immun.*

adjuvant chemotherapy 8

Adjuvans *nt;* Hilfsmittel *nt.*
adjuvant chemotherapy adjuvante Chemotherapie *f.*
adjuvant radiotherapy adjuvante Strahlentherapie *f.*
ad•min•is•ter [æd'mɪnəstər] *vt (Hilfe)* leisten; *(Medikament)* verabreichen *(to sb.* jdm.).
ad•min•is•tra•tion [æd,mɪnə'streɪʃn] *n (Medikament)* Verabreichung *f.*
ad•mis•sion [æd'mɪʃn] *n Brit. (Patient)* (stationäre) Aufnahme *f.*
ad•mit [æd'mɪt] *vt* **1.** jdn. einlassen, jdm. Zutritt gewähren. **2.** *Brit. (Patient)* (stationär) aufnehmen (*into* zu).
ad•nex•ec•to•my [,ædnek'sektəmɪ] *n chir.* Adnexektomie *f,* Adnektomie *f.*
ad•nex•i•tis [,ædnek'saɪtɪs] *n gyn.* Adnexitis *f.*
ad•o•les•cence [ædə'lesəns] *n* Jugendalter *nt,* Adoleszenz *f.*
ad•o•les•cent [ædə'lesənt] **I** *n* Jugendliche(r *m*) *f,* Heranwachsende(r *m*) *f.* **II** *adj* heranwachsend, jugendlich, adoleszent, Adoleszenten-.
adolescent crisis Pupertäts-, Adoleszentenkrise *f.*
adolescent scoliosis Adoleszentenskoliose *f.*
a•dopt [ə'dɑpt] *vt (Kind)* adoptieren.
a•dop•tion [ə'dɑpʃn] *n (Kind)* Adoption *f,* Annahme *f* an Kindes Statt.
ad•re•nal [ə'driːnl] **I** *n* → adrenal gland. **II** *adj* adrenal, Nebennieren-.
adrenal adenoma Nebennierenadenom *nt.*
adrenal apoplexy Nebennierenapoplexie *f,* Apoplexia adrenalis.
adrenal bleeding Nebennieren(ein)blutung *f.*
adrenal carcinoma Nebennierenkarzinom *nt.*
adrenal cortex Nebennierenrinde *f,* Cortex (gl. suprarenalis).
adrenal crisis Addison-Krise *f,* akute Nebenniereninsuffizienz *f.*
a•dre•nal•ec•to•my [ə,driːnə'lektəmɪ] *n* Nebennierenresektion *f,* Adrenalektomie *f.*
adrenal gland Nebenniere *f,* Glandula suprarenalis/adrenalis.
adrenal hemorrhage → adrenal bleeding.
adrenal hyperplasia 1. Nebennierenhyperplasie *f.* **2.** Nebennierenrindenhyperplasie *f.*
adrenal hypertension adrenale Hypertonie *f.*
a•dren•a•line [ə'drenlɪn] *n* Adrenalin *nt,* Epinephrin *nt.*
a•dren•a•lin•e•mia [ə,drenəlɪ'niːmɪə] *n* (Hyper-)Adrenalinämie *f.*
adrenal insufficiency 1. Nebenniereninsuffizienz *f,* Hyp(o)adrenalismus *m.* **2.** Nebennierenrindeninsuffizienz *f,* Hypokortikalismus *m,* Hypokortizismus *m.*
a•dre•nal•i•tis [ə,drenə'laɪtɪs] *n* Adrenalitis *f.*

adrenal marrow/medulla Nebennierenmark *nt,* Medulla (gl. suprarenalis).
adrenal metastasis Nebennierenmetastase *f.*
a•dre•nal•op•a•thy [ə,drenə'lɑpəθɪ] *n* Nebennierenerkrankung *f.*
adrenal tumor Nebennierentumor *m.*
adrenal vein Nebennierenvene *f,* V. suprarenalis.
ad•ren•ar•che [,ædrə'nɑːrkɪ] *n* Adrenarche *f.*
ad•re•ner•gic [,ædrə'nɜːrdʒɪk] **I** *n* Sympathomimetikum *nt.* **II** *adj* adrenerg(isch).
adrenergic block/blockade Adrenorezeptorenblock(ade *f*) *m.*
α–adrenergic receptor α-adrenerger Rezeptor *m,* α-Rezeptor *m.*
β–adrenergic receptor β-adrenerger Rezeptor *m,* β-Rezeptor *m.*
a•dre•no•cor•ti•cal [ə,driːnəʊ'kɔːrtɪkl] *adj* adrenokortikal, Nebennierenrinden-, NNR-.
adrenocortical adenoma Nebennierenrindenadenom *nt,* NNR-Adenom *nt.*
adrenocortical atrophy Nebennierenrindenatrophie *f,* NNR-Atrophie *f.*
adrenocortical carcinoma Nebennierenrindenkarzinom *nt,* NNR-Karzinom *nt.*
adrenocortical hormone Nebennierenrindenhormon *nt,* NNR-Hormon *nt.*
adrenocortical hyperplasia Nebennierenrindenhyperplasie *f,* NNR-Hyperplasie *f.*
adrenocortical insufficiency *f,* Hypoadrenokortizismus *m,* Hypokortikalismus *m,* Hypokortizismus *m.*
acute adrenocortical insufficiency Addison-Krise *f,* akute Nebenniereninsuffizienz.
chronic adrenocortical insufficiency primäre chronische Nebennieren(rinden)insuffizienz, Bronze(haut)krankheit *f,* Addison-Krankheit *f,* Morbus Addison *m.*
a•dre•no•cor•ti•co•tro•pic hormone [ə,driːnəʊ,kɔːrtɪkəʊ'trəʊpɪk] (adreno-)cicotropes Hormon *nt,* (Adreno-)Kortikotropin *nt.*
a•dre•no•cor•ti•co•tro•pin [ə,driːnəʊ,kɔːrtɪkəʊ'trəʊpɪn] *n* → adrenocorticotropic hormone.
a•dre•no•gen•i•tal syndrome [ə,driːnəʊ'dʒenɪtl] kongenitale Nebennierenrindenhyperplasie *f,* adrenogenitales Syndrom *nt.*
a•dre•no•leu•ko•dys•tro•phy [ə,driːnəʊ,luːkə'dɪstrəfɪ] *n* Adrenoleukodystrophie *f.*
a•dren•o•lyt•ic [ə,driːnəʊ'lɪtɪk] **I** *n* Adrenolytikum *nt,* Sympatholytikum *nt.* **II** *adj* adrenolytisch, sympatholytisch.
a•dre•no•med•ul•lary hormone [ə,driːnəʊ'medə,lerɪ] Nebennierenmarkhormon *nt,* NNM-Hormon *nt.*
a•dre•no•meg•a•ly [ə,driːnəʊ'megəlɪ] *n* Nebennierenvergrößerung *f,* Adrenomegalie *f.*
a•dre•no•mi•met•ic [ə,driːnəʊmaɪ'metɪk] **I** *n* Adrenomimetikum *nt,* Sympathomime-

tikum *nt.* **II** *adj* sympathikomimetisch, adrenomimetisch.
ad•re•nop•a•thy [ˌædrəˈnɒpəθɪ] *n* → adrenalopathy.
ad•sorb [ædˈsɔːrb] *vt* adsorbieren.
ad•sorb•ent [ædˈsɔːrbənt] **I** *n* adsorbierende Substanz *f*, Adsorbens *nt.* **II** *adj* adsorbierend.
ad•sorp•tion [ædˈsɔːrpʃn] *n* Adsorption *f*.
a•dult [əˈdʌlt] **I** *n* Erwachsene(r *m*) *f*. **II** *adj* erwachsen, Erwachsenen-.
adult respiratory distress syndrome Schocklunge *f*.
adult tuberculosis postprimäre Tuberkulose *f*.
ad•vance [ədˈvæns] *vt* **1.** (*Katheter*) vorschieben. **2.** *ortho.* (*Sehne, Muskel*) vorverlegen. **3.** (*Wachstum*) beschleunigen. **4.** fördern, vorantreiben, weiterbringen.
ad•vance•ment [ədˈvænsmənt] *n ortho.* (*Sehne, Muskel*) Vorverlagerung *f*.
advancement flap Verschiebelappen *m*, -plastik *f*, Vorschiebelappen *m*, -plastik *f*.
ad•ven•ti•tia [ˌædvenˈtɪʃ(ɪ)ə] *n* **1.** (*Gefäß*) Adventitia *f*, Tunica adventitia. **2.** (*Organ*) Adventitia *f*, Tunica externa.
ad•ven•ti•tial [ˌædvenˈtɪʃ(ɪ)əl] *adj* adventitiell, Adventitial-.
ad•vice [ədˈvaɪs] *n* Rat *m*, Ratschlag *m*. **follow advice** einen Rat befolgen. **give advice** einen Rat geben. **on the advice of sb.** auf Anraten von. **seek/take (medical) advice** (ärztlichen) Rat suchen *od.* einholen. **take sb.'s advice** jds. Rat befolgen.
ad•vise [ədˈvaɪz] **I** *vt* **1.** jdm. raten, jdn. beraten, jdm. einen Rat erteilen *od.* geben (*about* über; *to do* etw. zu tun). **2.** jdn. warnen (*against* vor). **II** *vi* s. beraten (*with* mit).
a•dy•nam•ic ileus [eɪdaɪˈnæmɪk] paralytischer Ileus *m*, Ileus paralyticus.
aer•a•tion [eəˈreɪʃn] *n* **1.** (Be-, Durch-)Lüftung *f*. **2.** Sauerstoffzufuhr *f*.
aer•o•bic respiration [eəˈrəʊbɪk] aerobe Atmung *f*.
ae•ro•col•pos [ˌeərəˈkɒlpəs] *n* Aerokolpos *m*.
aer•o•em•bo•lism [ˌeərəˈembəlɪzəm] *n* Luftembolie *f*, Aeroembolismus *m*.
aer•o•gen•ic tuberculosis [ˌeərəˈdʒenɪk] Inhalationstuberkulose *f*.
aer•o•med•i•cine [ˌeərəˈmedəsən] *n* Luftfahrtmedizin *f*, Aeromedizin *f*.
aero-otitis *n* Aer(o)otitis *f*, Bar(o)otitis *f*, Otitis barotraumatica.
aer•o•si•nus•i•tis [ˌeərəsaɪnəˈsaɪtɪs] *n* Fliegersinusitis *f*, Aerosinusitis *f*, Barosinusitis *f*.
aer•o•sol [ˈeərəsɒl] *n* **1.** *pharm.* Aerosol *nt.* **2.** Sprüh-, Spraydose *f*.
aerosol infection *micro.* Tröpfcheninfektion *f*.
aerosol inhalation Aerosolinhalation *f*.
aerosol therapy Aerosoltherapie *f*.
aer•o•ti•tis [ˌeərəˈtaɪtɪs] *n* → aero-otitis.
a•fe•brile [eɪˈfebrəl] *adj* fieberfrei, afebril.

af•fect [*n* ˈæfekt; *v* əˈfekt] **I** *n psycho.* Affekt *m*, Erregung *f*. **II** *vt* **1.** betreffen, berühren, beeinträchtigen. **2.** angreifen, befallen, affizieren.
af•fect•ed [əˈfektɪd] *adj* **1.** befallen (*with* von). **2.** betroffen, berührt.
af•fec•tive disorder/psychosis [ˈæfektɪv] affektive Psychose *f*.
affect spasms Affektkrämpfe *pl*.
af•fer•ent [ˈæfərənt] **I** *n physiol.* Afferenz *f*. **II** *adj* hin-, zuführend, afferent.
afferent arteriole/artery of glomerulus zuführende Glomerulusarterie *f*, Arteriola glomerularis afferens, Vas afferens.
afferent loop syndrome *chir.* Syndrom *nt* der zuführenden Schlinge, Afferent-loop-Syndrom *nt*.
afferent vessel afferentes/zuführendes Gefäß *nt*.
af•flict•ed [əˈflɪktɪd] *adj* befallen, geplagt (*with* mit); leidend (*with* an).
af•flic•tion [əˈflɪkʃn] *n* Gebrechen *nt;* **afflictions** *pl* Beschwerden *pl*
a•fraid [əˈfreɪd] *adj* **be afraid** s. fürchten, Angst haben (*of* vor).
Af•ri•can anemia [ˈæfrɪkən] Sichelzellanämie *f*, Herrick-Syndrom *nt*.
African lymphoma Burkitt-Lymphom *nt*, B-lymphoblastisches Lymphom *nt*.
African trypanosomiasis afrikanische Schlafkrankheit/Trypanosomiasis *f*.
af•ter•birth [ˈæftərbɜːθ] *n gyn.* Nachgeburt *f*.
af•ter•care [ˈæftərkeər] *n* Nachsorge *f*, -behandlung *f*.
af•ter•ef•fect [ˌæftərɪˈfekt] *n* Nachwirkung *f;* Folge *f*.
af•ter•im•age [ˌæftərˈɪmɪdʒ] *n ophthal.* Nachbild *nt*.
af•ter•pains [ˌæftərˈpeɪnz] *pl gyn.* Nachwehen *pl*.
af•ter•treat•ment [ˌæftərˈtriːtmənt] *n* → aftercare.
a•ga•lac•tia [eɪgəˈlækʃ(ɪ)ə] *n gyn.* Agalaktie *f*.
a•gal•or•rhea [əˌgæləˈriːə] *n gyn.* Agalaktorrhoe *f*.
a•gam•ma•glob•u•li•ne•mia [eɪˌgæməˌglɒbjələˈniːmɪə] *n* Agammaglobulinämie *f*.
a•gan•gli•on•ic megacolon [eɪˌgæŋglɪˈɒnɪk] aganglionäres/kongenitales Megakolon *nt*, Morbus Hirschsprung *m*, Megacolon congenitum.
a•gar [ˈæɡər] *n* Agar *m/nt*.
agar medium Agarnährboden *m*, Agar *m/nt*.
agar plate *micro.* Agarplatte *f*.
age [eɪdʒ] **I** *n* **1.** Alter *nt*, Lebensalter *nt*. **at the age of 65/65 years of age** im Alter von 65 Jahren, mit 65 Jahren. **what is her age?/what age is she?** wie alt ist sie? **be of age** mündig *od.* volljährig sein. **come of age** mündig *od.* volljährig werden. **at what age?** in welchem Alter?, mit wieviel Jahren? **2.** Epoche *f*, Ära *f*. **II** *vi* altern, alt werden.
a•ged [1,1 ˈeɪdʒɪd; 2 eɪdʒd] **I the aged** *pl* die

Alten *pl*, die alten Menschen. **II** *adj* **1.** alt, betagt. **2.** im Alter von ..., ... Jahre alt.
age•ing ['eɪdʒɪŋ] **I** *n* Altern *nt*, Älterwerden *nt*. **II** *adj* alternd, älter werdend.
age involution Altersinvolution *f.*
a•gen•i•tal•ism [eɪ'dʒenɪtəlɪzəm] *n* Agenitalismus *m.*
a•gent ['eɪdʒənt] *n* **1.** *pharm.* Wirkstoff *m*, Mittel *nt*, Agens *nt*. **2.** *patho.* Krankheitserreger *m.*
age-related *adj* altersbedingt, -bezogen.
ag•glu•ti•nat•ing antibody [ə'gluːtə-ˌneɪtɪŋ] kompletter/agglutinierender Antikörper *m.*
ag•glu•ti•na•tion [əˌgluːtə'neɪʃn] *n* **1.** Zusammen-, Verkleben *nt*, Zusammenballung *f*, Verklumpen *nt*, Agglutination *f*. **2.** Zusammen-, Verheilen *nt*.
agglutination assay/test Agglutinationsprobe *f*, -test *m.*
ag•gra•vate ['ægrəveɪt] *vt* verschlimmern, erschweren, verschärfen, verschlechtern.
ag•gra•vat•ed risk ['ægrəveɪtɪd] erhöhtes Risiko *nt.*
ag•gra•va•tion [ægrə'veɪʃn] *n* Verschlimmerung *f*, Verschärfung *f*, Aggravation *f.*
ag•gre•gat•ed follicles/glands ['ægrɪ-geɪtɪd] Peyer-Plaques *pl*, Folliculi lymphatici aggregati.
ag•gre•ga•tion [ˌægrɪ'geɪʃn] *n* **1.** (An-)Häufung *f*, Ansammlung *f*, Aggregation *f*. **2.** Aggregat *nt.*
ag•gres•sion [ə'greʃn] *n psycho.* Aggression *f*, Angriffsverhalten *nt* (*on, upon* auf).
ag•ing *n, adj* → ageing.
aging process Alterungsprozeß *m.*
ag•i•tat•ed ['ædʒɪteɪtɪd] *adj* aufgeregt, erregt, agitiert.
agitated depression *psychia.* agitierte Depression *f.*
ag•i•ta•tion [ædʒɪ'teɪʃn] *n* **1.** körperliche Unruhe *f*, Agitation *f*, Agitiertheit *f*. **2.** Aufregung *f*, Erregung *f*, Unruhe *f.*
a•gly•ce•mia [əˌglaɪ'siːmɪə] *n* Aglukosämie *f*, Aglykämie *f.*
a•go•nad•al [eɪ'gɑnædl] *adj* agonadal.
a•go•nad•ism [eɪ'gɑnədɪzəm] *n* Agonadismus *m.*
ag•o•nal leukocytosis ['ægənl] terminale Leukozytose *f.*
ag•o•nist ['ægənɪst] *n physiol., pharm.* Agonist *m.*
ag•o•nis•tic [ægə'nɪstɪk] *adj* agonistisch, Agonisten-.
ag•o•niz•ing pain ['ægənaɪzɪŋ] qualvolle Schmerzen *pl.*
ag•o•ny ['ægənɪ] *n* **1.** Todeskampf *m*, Agonie *f*. **2.** heftiger unerträglicher Schmerz *m*. **be in agony** unerträgliche Schmerzen haben, Höllenqualen ausstehen.
a•gran•u•lar [eɪ'grænjələr] *adj* agranulär.
agranular cortex agranuläre Rinde *f*, agranulärer Kortex *m.*
agranular leukocyte → agranulocyte.
agranular reticulum glattes/agranuläres endoplasmatisches Retikulum.
a•gran•u•lo•cyte [eɪ'grænjələʊsaɪt] *n* agranulärer/lymphoider Leukozyt *m*, Agranulozyt *m.*
a•gran•u•lo•cyt•ic angina [eɪˌgrænjələʊ-'sɪtɪk] → agranulocytosis.
a•gran•u•lo•cy•to•sis [eɪˌgrænjələʊsaɪ-'təʊsɪs] *n* Agranulozytose *f*, maligne/perniziöse Neutropenie *f.*
a•graph•ia [eɪ'græfɪə] *n* Schreibunfähigkeit *f*, Agraphie *f.*
A-H conduction time *card.* AH-Intervall *nt.*
A-H interval *card.* AH-Intervall *nt.*
Ahumada-Del Castillo [ahu'mada del kas'tiljo]: **Ahumada-Del Castillo syndrome** *gyn.* Argonz-Del Castillo(-Ahumada)-Syndrom *nt.*
aid [eɪd] **I** *n* **1.** Hilfe *f* (*to* für), Unterstützung *f*, Beistand *m*. **by/with aid of** mit Hilfe von, mittels. **2.** Helfer(in *f*) *m*, Assistent(in *f*) *m*. **3.** Hilfsmittel *nt*, -gerät *nt*. **II** *vt* **4.** unterstützen, beistehen (*in* bei; *to do* zu tun). **5.** (*Entwicklung*) fördern. **III** *vi* helfen (*in* bei).
AIDS [eɪdz]*n* → acquired immunodeficiency syndrome.
AIDS-related complex AIDS-related-Complex *m.*
AIDS virus human immunodeficiency virus *nt*, Aids-Virus *nt.*
ail [eɪl] **I** *vt* schmerzen, weh tun. **II** *vi* kränkeln, kränklich sein.
ail•ing ['eɪlɪŋ] *adj* kränkelnd, kränklich, leidend.
ail•ment ['eɪlmənt] *n* Krankheit *f*, Erkrankung *f*, Leiden *nt*, Gebrechen *nt.*
air [eər] **I** *n* Luft *f*. **II** *adj* pneumatisch, Luft-.
air block *pulmo.* Air-Block-Syndrom *nt.*
air•borne infection ['eərbɔːrn] aerogene Infektion *f.*
air embolism Luftembolie *f.*
air-fluid level *radiol.* (Flüssigkeits-)Spiegel *m.*
air hunger Lufthunger *m*, Kussmaul(-Kien)-Atmung *f.*
air lock Luftschleuse *f.*
air passage Luft-, Atemweg *m.*
air thermometer Luftthermometer *nt.*
air trapping *radiol.* Lufteinschluß *m.*
air•way ['eərweɪ] *n* **1.** *anat.* Atem-, Luftweg *m*. **2.** Beatmungsrohr *nt*, Tubus *m.*
airway compression Atemwegskompression *f.*
airway obstruction Atemwegsobstruktion *f.*
airway resistance *physiol.* Atemwegswiderstand *m*, Resistance *f.*
a•ki•net•ic ataxia [eɪkaɪ'netɪk] akinetische Ataxie *f.*
akinetic autism akinetischer Mutismus *m*, Coma vigile.
akinetic epilepsy akinetische Epilepsie *f.*
akinetic mutism → akinetic autism.
a•la ['eɪlə] *n* [S.U. ALA]
al•a•nine aminotransferase ['æləniːn]

Alaninaminotransferase *f*, Alanintransaminase *f*, Glutamatpyruvattransaminase *f*.

a•lar bone ['eɪlər] Keilbein *nt*, Os sphenoidale.

alar ligaments Flügelbänder *pl*, Ligamenta alaria.

a•la•ryn•ge•al speech [eɪlə'rɪndʒ(ɪ)əl] *HNO* Ösophagussprache *f*, Ösophagusersatzstimme *f*.

Albee ['ɔːlbiː]: **Albee's operation** *gyn*. Albee-Operation *f*.

Albee-Delbet ['ɔːlbiː del'bɛj]: **Albee-Delbet operation** *gyn*. Albee-Delbet-Operation *f*.

Albers-Schönberg ['ælbərs 'ʃønbɜrg]: **Albers-Schönberg disease** Albers-Schönberg-Krankheit *f*, Marmorknochenkrankheit *f*, Osteopetrosis *f*.

Albert ['ælbərt]: **Albert's disease** Albert-Krankheit *f*.

Albert's operation *ortho*. Albert-Operation *f*.

Albert's suture *chir*. Albert-Naht *f*.

al•bi•nism ['ælbənɪzəm] *n* Weißsucht *f*, Albinismus *m*.

al•bi•no [æl'baɪnəʊ] *n* Albino *m/f*.

al•bi•not•ic fundus [ælbɪ'nɑtɪk] *ophthal*. albinotischer Fundus *m*, Fundus albinoticus.

Albright ['ɔːlbraɪt]: **Albright's syndrome** **1.** Albright-Syndrom *nt*, McCune-Albright-Syndrom *nt*, polyostotische fibröse Dysplasie *f*. **2.** Martin-Albright-Syndrom *nt*.

al•bu•gin•e•ous coat/tunic [ælbjuː-'dʒɪnɪəs] Tunica albuginea testis/ovarii.

al•bu•gi•ni•tis [ˌælbjuːdʒɪ'naɪtɪs] *n* Albuginitis *f*.

al•bu•go [æl'bjuːɡəʊ] *n ophthal*. Leukom *nt*, Albugo *f*.

al•bu•men [æl'bjuːmən] *n* **1.** Eiweiß *nt*, Albumen *nt*. **2.** → albumin.

al•bu•min [æl'bjuːmɪn] *n* Albumin *nt*.

al•bu•mi•ne•mia [ˌælˌbjuːmɪ'niːmɪə] *n* Albuminämie *f*.

albumin-globulin ratio Albumin-Globulin-Quotient *m*, Eiweißquotient *m*.

al•bu•mi•noid [æl'bjuːmɪnɔɪd] **I** *n* Gerüsteiweiß *nt*, Albuminoid *nt*. **II** *adj* eiweißartig, albuminoid.

al•bu•mi•nor•rhea [ælˌbjuːmɪnə'riːə] *n* Albuminorrhoe *f*.

al•bu•min•u•ria [ælˌbjuːmɪ'n(j)ʊərɪə] *n* Albuminurie *f*; Proteinurie *f*.

al•bu•min•u•ric [ælˌbjuːmɪ'n(j)ʊərɪk] *adj* proteinurisch, albuminurisch.

al•cap•ton *n* → alkapton.

al•cap•ton•u•ria *n* → alkaptonuria.

al•co•hol ['ælkəhɑl] *n* **1.** *chem*. Alkohol *m*. **2.** Äthylalkohol *m*, Äthanol *m*, Ethanol *m*.

alcohol abuse Alkoholmißbrauch *m*, -abusus *m*.

alcohol addict Alkoholiker(in *f*) *m*, Alkoholsüchtige(r *m*) *f*.

alcohol addiction → alcoholism.

alcohol amnestic syndrome Alkoholamnesiesyndrom *nt*.

alcohol dehydrogenase Alkoholdehydrogenase *f*.

alcohol dependence → alcoholism.

al•co•hol•ic [ˌælkə'hɑlɪk] **I** *n* Alkoholiker(in *f*) *m*, Alkoholsüchtige(r *m*) *f*. **II** *adj* **1.** alkoholisch, Alkohol-. **2.** alkoholsüchtig.

alcoholic abuse → alcohol abuse.

alcoholic amblyopia *ophthal*. alkoholtoxische Amblyopie *f*.

alcoholic cardiomyopathy alkoholische/alkohol-toxische Kardiomyopathie *f*.

alcoholic cirrhosis Alkoholzirrhose *f*, Cirrhosis alcoholica.

alcoholic coma Coma alcoholicum.

alcoholic delirium Alkoholdelir *nt*, Delirium tremens/alcoholicum.

alcoholic hepatitis (chronische) Alkoholhepatitis *f*, alkohol-toxische Hepatitis *f*.

alcoholic pancreatitis alkoholische Pankreatitis *f*.

alcoholic poisoning Alkoholvergiftung *f*, -intoxikation *f*.

alcohol intoxication Betrunkenheit *f*, Alkoholrausch *m*, -intoxikation *f*.

al•co•hol•ism ['ælkəhɑlɪzəm] *n* Trunksucht *f*, Alkoholabhängigkeit *f*, Äthylismus *m*, Alkoholismus *m*.

alcohol withdrawal Alkoholentzug *m*.

al•dos•ter•one [æl'dɑstərəʊn] *n* Aldosteron *nt*.

aldosterone antagonist Aldosteronantagonist *m*.

al•do•ster•on•ism [ˌældə'sterəʊnɪzəm] *n* (Hyper-)Aldosteronismus *m*.

a•lert [ə'lɜrt] **I** *adj* **1.** wachsam, aufmerksam. **2.** (*Patient*) rege, munter. **II** *vt* warnen (*to* vor). **alert sb. to the risks** jdn. vor den Risiken warnen.

a•lert•ness [ə'lɜrtnɪs] *n* **1.** Wachsamkeit *f*, Aufmerksamkeit *f*. **2.** Regsamkeit *f*, Munterkeit *f*, Aufgewecktheit *f*.

a•leu•ke•mia [əluː'kiːmɪə] *n* **1.** Leukozytopenie *f*. **2.** → aleukemic leukemia.

a•leu•ke•mic leukemia [əluː'kiːmɪk] aleukämische Leukämie *f*.

aleukemic myelosis leukoerythroblastische Anämienämie *f*, Leukoerythroblastose *f*.

a•leu•ko•cy•the•mic leukemia [əˌluːkəʊsaɪ'θiːmɪk] aleukämische Leukämie *f*.

a•leu•ko•cy•to•sis [əˌluːkəʊsaɪ'təʊsɪs] *n* Aleukozytose *f*.

Alexander-Adams [ælɪɡ'zændər 'ædəmz]: **Alexander-Adams operation** *gyn*. Alexander-Adams-Operation *f*.

a•lex•ia [ə'leksɪə] *n* Leseunfähigkeit *f*, Alexie *f*.

al•ge•sic [æl'dʒiːzɪk] *adj* schmerzhaft, schmerzend, algetisch.

al•ge•sim•e•try [ældʒə'sɪmətrɪ] *n* Alg(es)imetrie *f*.

al•get•ic [æl'dʒetɪk] *adj* → algesic.

Alibert [ali'bɛr]: **Alibert's disease** Alibert-(Bazin-)Krankheit *f*, Mycosis fungoides.

al•i•men•ta•ry [ælɪ'mentərɪ] *adj* **1.** nahr-

alimentary canal 12

haft, nährend. **2.** Nahrungs-, Ernährungs-, alimentär. **3.** Verdauungs-, Speise-.
alimentary canal [S.U. TRACTUS ALIMENTARIUS]
alimentary diabetes alimentäre Glykosurie *f.*
alimentary edema Hungerödem *nt.*
alimentary glycosuria alimentäre Glucosurie/Glykosurie *f.*
alimentary lipemia alimentäre/postprandiale Lipämie *f.*
alimentary osteopathy alimentäre/nutritive Osteopathie *f,* Hungerosteopathie *f.*
alimentary tract [S.U. TRACTUS ALIMENTARIUS]
al•i•quor•rhea [ˌælɪkwəˈrɪə] *n* Aliquorrhoe *f.*
a•live [əˈlaɪv] *adj* lebend, lebendig, am Leben. **be alive** leben. **keep sb./sth. alive** jdn./etw. am Leben erhalten.
al•ka•le•mia [ælkəˈliːmɪə] *n* Alkal(i)ämie *f.*
al•ka•li [ˈælkəlaɪ] *chem.* **I** *n* Alkali *nt.* **II** *adj* alkalisch, basisch, Alkali-.
al•ka•li•nu•ria [ˌælkəlɪˈn(j)ʊərɪə] *n* Alkaliurie *f.*
alkali reserve *physiol.* Alkalireserve *f.*
al•ka•lo•sis [ælkəˈləʊsɪs] *n* Alkalose *f.*
al•ka•lot•ic [ælkəˈlɒtɪk] *adj* alkalotisch, Alkalose(n)-.
al•kap•ton [ælˈkæptɒn] *n* Alkapton *nt.*
alkapton bodies Alkaptonkörper *pl.*
al•kap•ton•u•ria [æl,kæptəˈn(j)ʊərɪə] *n* Alkaptonurie *f.*
al•kap•ton•u•ric [æl,kæptəˈn(j)ʊərɪk] *adj* alkaptonurisch.
al•kyl•at•ing agent [ˈælkəleɪtɪŋ] **1.** alkylierendes Agens. **2.** *pharm.* Alkylanz *f.*
al•kyl•a•tor [ˈælkəleɪtər] *n* → alkylating agent.
al•lan•ti•a•sis [ælənˈtaɪəsɪs] *n* Wurstvergiftung *f,* Allantiasis *f.*
al•lan•to•is [əˈlæntɔɪs] *n* embryonaler Harnsack *m,* Allantois *f.*
al•lay [əˈleɪ] *vt* **1.** beruhigen, beschwichtigen; *(Angst)* zerstreuen. **2.** *(Schmerz)* lindern, verringern, mildern; *(Durst)* stillen.
al•ler•gen [ˈælərdʒən] *n* Allergen *nt.*
al•ler•gen•ic [ælərˈdʒenɪk] *adj* allergen.
al•ler•gic [əˈlɜːrdʒɪk] *adj* allergisch, überempfindlich *(to* gegen).
allergic alveolitis exogen allergische Alveolitis *f,* Hypersensitivitätspneumonitis *f.*
allergic asthma konstitutionsallergisches (Bronchial-)Asthma *nt.*
allergic cold Heuschnupfen *m,* -fieber *nt.*
allergic conjunctivitis allergische/atopische Konjunktivitis *f.*
allergic coryza → allergic cold.
allergic dermatitis/eczema atopische Dermatitis *f,* atopisches/endogenes Ekzem *nt.*
allergic granulomatosis Churg-Strauss-Syndrom *nt,* allergische granulomatöse Angiitis *f.*
allergic purpura 1. allergische Purpura *f,*

Purpura allergica. **2.** Schoenlein-Henoch-Syndrom *nt,* Purpura Schoenlein-Henoch *f,* rheumatoide Purpura *f,* Immunkomplexpurpura *f,* Purpura anaphylactoides/rheumatica.
allergic reaction Überempfindlichkeitsreaktion *f.*
allergic rhinitis allergische Rhinitis *f,* Rhinopathia vasomotorica allergica. **seasonal allergic rhinitis** allergische saisongebundende Rhinitis.
allergic shock allergischer/anaphylaktischer Schock *m,* Anaphylaxie *f.*
allergic vasculitis Immunkomplexvaskulitis *f,* leukozytoklastische Vaskulitis *f.*
al•ler•gi•za•tion [ˌælərdʒɪˈzeɪʃn] *n* Allergisierung *f.*
al•ler•gize [ˈælərdʒaɪz] *vt* allergisieren.
al•ler•gol•o•gy [ælərˈgɒlədʒɪ] *n* Allergologie *f.*
al•ler•go•sis [ælərˈgəʊsɪs] *n* allergische Erkrankung *f,* Allergose *f.*
al•ler•gy [ˈælərdʒɪ] *n* Überempfindlichkeit(sreaktion *f) f,* Allergie *f (to* gegen).
al•le•vi•a•tion [ə,liːvɪˈeɪʃn] *n* **1.** Linderung *f,* Milderung *f.* **2.** Linderungsmittel *nt,* Palliativ *nt.*
al•le•vi•a•tive [əˈliːvɪətɪv] *adj* lindernd, mildernd, palliativ.
al•li•ga•tor skin [ˈælɪgeɪtər] **1.** Fischschuppenkrankheit *f,* Ichthyosis vulgaris. **2.** Saurier-, Alligatorhaut *f,* Sauriasis *f.*
Allis [ˈælɪs]: **Allis clamp/forceps** Allis-Klemme *f.*
Allis' sign *ortho.* Allis-Zeichen *nt.*
al•lo•ge•ne•ic [ˌæləʊdʒəˈniːɪk] *adj* allogenetisch, allogen(isch), homolog.
allogeneic antigen Alloantigen *nt,* Isoantigen *nt.*
allogeneic graft/transplant → allograft 1.
allogeneic transplantation → allograft 2.
al•lo•gen•ic [ˌæləʊˈdʒenɪk] *adj* → allogeneic.
al•lo•graft [ˈæləʊgræft] *n* **1.** allogenes/allogenetisches/homologes Transplantat *nt,* Homo-, Allotransplantat *nt.* **2.** allogene/allogenetische/homologe Transplantation *f,* Allo-, Homotransplantation *f.*
al•lo•path [ˈæləʊpæθ] *n* Allopath *m.*
al•lo•path•ic [ˌæləʊˈpæθɪk] *adj* allopathisch.
al•lop•a•thy [əˈlɒpəθɪ] *n* Allopathie *f.*
al•lo•plast [ˈæləʊplæst] *n* Alloplast(ik *f) m.*
al•lo•plas•tic [æləʊˈplæstɪk] *adj* alloplastisch.
al•lo•plas•ty [ˈæləʊplæstɪ] *n* **1.** Alloplastik *f,* Alloendoprothese *f.* **2.** *(Operation)* Alloplastik *f.*
al•lo•rhyth•mia [ˌæləʊˈrɪðmɪə] *n* Allo(r)rhythmie *f.*
al•lo•rhyth•mic [ˌæləʊˈrɪðmɪk] *adj* allo(r)rhythmisch.
al•lo•trans•plan•ta•tion [ˌæləʊtrænz-ˌplænˈteɪʃn] *n* → allograft 2.
al•o•pe•cia [ˌæləˈpiːʃɪə] *n* Kahlheit *f,* Haarausfall *m,* Alopezie *f.*

alopecia of the immediate type anagendystrophe Alopezie, Alopezie vom Frühtyp.
alopecia of the late type telogene Alopezie, Alopezie vom Spättyp.
al•pha-adrenergic blockade ['ælfə] → alpha blockade.
alpha-adrenergic blocking agent → alpha-blocker.
alpha blockade Alpha(rezeptoren)blockade f.
alpha-blocker n Alpha(rezeptoren)blocker m, α-Adrenorezeptorenblocker m.
alpha blocking agent → alpha-blocker.
alpha cells 1. (*Pankreas*) A-Zellen pl, α-Zellen pl. **2.** (*Adenohypophyse*) azidophile Zellen, α-Zellen pl.
alpha cell tumor Glukagonom nt, A-Zell-Tumor m.
alpha chain disease Alpha-Kettenkrankheit f, α-Kettenkrankheit f, Alpha-Schwerekettenkrankheit f.
alpha-fetoprotein n alpha$_1$-Fetoprotein nt, α$_1$-Fetoprotein nt.
alpha-hemolytic streptococci micro. alphahämolytische Streptokokken pl.
alpha-lipoprotein n Lipoprotein nt mit hoher Dichte, α-Lipoprotein nt.
al•pha•mi•met•ic [ˌælfəmaɪ'metɪk] **I** n Alphamimetikum nt. **II** adj alphamimetisch.
alpha rhythm α-Rhythmus m, Alpha-Rhythmus m.
alpha waves α-Wellen pl, alpha-Wellen pl.
al•ter•a•tion [ɔːltə'reɪʃn] n (Ver-, Ab-, Um-)Änderung f (*to* an), Alteration f. **alteration of consciousness** Bewußtseinsveränderung.
al•ter•a•tive inflammation ['ɔːltəreɪtɪv] alterative Entzündung f, Alteration f.
al•ter•nate ['ɔːltənət] adj alternierend, abwechselnd. **on alternate days** jeden zweiten Tag.
al•ter•nat•ing ['ɔːltəneɪtɪŋ] adj abwechselnd, Wechsel-, alternierend.
alternating calculus urol. Kombinationsstein m, kombinierter Harnstein m.
alternating current electr. Wechselstrom m.
alternating hemiplegia gekreuzte Hemiplegie f, Hemiplegia alternans/cruciata.
alternating pulse Alternans m, Pulsus alternans.
alternating strabismus ophthal. alternierendes Schielen nt, Strabismus alternans.
al•ti•tude anoxia/disease ['æltət(j)uːd] (akute) Höhenkrankheit f.
altitude erythremia Monge-Krankheit f, chronische Höhenkrankheit f.
altitude sickness 1. Höhenkrankheit f. **2.** d'Acosta-Syndrom nt, akute Bergkrankheit f.
al•u•min•i•um [ˌæljuː'mɪnɪəm] n → aluminum.
a•lu•mi•num [ə'luːmɪnəm] n Aluminium nt, inf. Alu nt.
al•ve•o•bron•chi•ol•i•tis [ˌælvɪəˌbrɑŋkɪəʊ'laɪtɪs] n Alveo(lo)bronchiolitis f.
al•ve•o•lar [æl'vɪələr] adj alveolär, Alveo-

len-, Alveolar-, Alveolo-.
alveolar adenocarcinoma azinöses/alveoläres Adenokarzinom nt.
alveolar air Alveolarluft f, alveolares Gasgemisch nt.
alveolar arch [S.U. ARCUS ALVEOLARIS]
alveolar bronchioles Alveolarbronchiolen pl, Bronchioli alveolares/respiratorii.
alveolar cancer → alveolar carcinoma.
alveolar-capillary block (*Lunge*) Alveo(lo)kapillarblock m.
alveolar carcinoma azinöses/alveoläres Adenokarzinom nt.
alveolar cell carcinoma/tumor bronchiolo-alveoläres Lungenkarzinom nt, Alveolarzellenkarzinom nt, Lungenadenomatose f.
alveolar emphysema alveoläres Lungenemphysem nt.
alveolar gas → alveolar air.
alveolar hypoventilation (*Lunge*) alveoläre Minderbelüftung/Hypoventilation f.
alveolar sacs Alveolarsäckchen pl, Sacculi alveolares.
alveolar septa Alveolarsepten pl, Interalveolarsepten pl.
alveolar ventilation (*Lunge*) alveoläre Ventilation/Belüftung f.
al•ve•o•lec•to•my [ˌælvɪə'lektəmɪ] n chir. Alveolektomie f.
al•ve•o•li•tis [ˌælvɪə'laɪtɪs] n (*Lunge*) Alveolitis f.
al•ve•o•lo•cap•il•lary block [ælˌvɪəlɔʊ'kæpəˌlerɪː] (*Lunge*) Alveo(lo)kapillarblock m.
al•ve•o•lus [æl'vɪələs] n [S.U. ALVEOLUS]
a•lym•pho•cy•to•sis [eɪˌlɪmfəsaɪ'təʊsɪs] n Alymphozytose f.
Alzheimer ['ɑltshaɪmər]: **Alzheimer's disease** Alzheimer-Krankheit f, präsenile Alzheimer-Demenz f, Demenz f vom Alzheimer-Typ.
am•au•ro•sis [æmɔ'rəʊsɪs] n (totale) Blindheit f, Erblindung f, Amaurose f.
am•au•rot•ic mydriasis [æmɔ'rɑtɪk] ophthal. amaurotische Mydriasis f.
am•bly•o•pia [ˌæmblɪ'əʊpɪə] n Amblyopie f.
am•bly•op•ic [ˌæmblɪ'ɑpɪk] adj amblyop(isch).
am•bu•lance ['æmbjələns] n **1.** Kranken-, Rettungswagen m, Ambulanz f. **2.** Feldlazarett nt.
ambulance driver Krankenwagenfahrer(in f)m.
ambulance service Rettungs-, Sanitätsdienst m; Rettungswesen nt.
am•bu•lant ['æmbjələnt] adj gehfähig, Geh-, ambulant, ambulatorisch.
am•bu•la•to•ry ['æmbjələtɔːriː] adj → ambulant.
ambulatory care ambulante Betreuung f.
ambulatory patient gehfähiger Patient m, gehfähige Patientin f.
a•me•ba [ə'miːbə] n micro. Wechseltierchen

amebiasis 14

nt, Amöbe *f.*
am•e•bi•a•sis [æmə'baɪəsɪs] *n* Amöbiasis *f.*
a•me•bic [ə'miːbɪk] *adj* amöbisch, Amöben-.
amebic abscess Amöbenabszeß *m.*
amebic colitis/dysentery Amöbenruhr *f,* -dysenterie *f,* intestinale Amöbiasis *f.*
a•me•bi•ci•dal [ə,miːbə'saɪdl] *adj* amöbenabtötend, amöbizid.
a•me•bi•cide [ə'miːbəsaɪd] *n* Amöbizid *nt.*
amebic pneumonia Amöbenpneumonie *f.*
am•e•bi•o•sis [,æmɪbaɪ'əʊsɪs] *n* → amebiasis.
a•mel•a•no•tic melanoma [eɪ,melə'nɑtɪk] amelanotisches (malignes) Melanom *nt.*
amelanotic nevus amelanotischer Nävus *m.*
a•mel•ia [ə'miːlɪə] *n* Amelie *f.*
a•mel•io•ra•tion [ə,miːljə'reɪʃn] *n* (*Zustand*) Verbesserung *f* Besserung *f.*
a•me•nia [ə'miːnɪə] *n* → amenorrhea.
a•men•or•rhea [ə,mænə'rɪə] *n gyn.* Amenorrhoe *f.* **amenorrhea of pregnancy** Schwangerschaftsamenorrhoe.
a•men•or•rhe•al [ə,mænə'rɪəl] *adj* amenorrhoisch.
am•e•tria [ə'miːtrɪə] *n* Uterusaplasie *f,* Ametrie *f.*
am•e•tro•pia [æmɪ'trəʊpɪə] *n ophthal.* Ametropie *f.*
a•mine [ə'miːn] *n* Amin *nt.*
a•mi•no acid [ə'miːnəʊ] Aminosäure *f.*
dispensable amino acid → non-essential amino acid.
essential amino acid essentielle Aminosäure.
non-essential amino acid nicht-essentielle Aminosäure.
a•mi•no•ac•i•de•mia [ə,miːnəʊ,æsə'diːmɪə] *n* (Hyper-)Aminoazidämie *f.*
am•i•no•ac•i•du•ria [ə,miːnəʊ,æsə'd(j)ʊərɪə] *n* Aminoazidurie *f.*
***p*-a•mi•no•ben•zo•ic acid** [ə,miːnəʊben'zəʊɪk] *p*-Aminobenzoesäure *f,* para-Aminobenzoesäure *f.*
a•mi•no•gly•co•side [ə,miːnəʊ'glaɪkəsaɪd] *n* Aminoglykosid(-Antibiotikum) *nt.*
am•i•nop•ter•in [æmɪ'nɑptərɪn] *n pharm.* Aminopterin *nt,* 4-Aminofolsäure *f.*
***p*-a•mi•no•sa•lic•y•late** [ə,miːnəʊsə'lɪsəleɪt] *n pharm.* Paraaminosalizylat *nt, p*-Aminosalizylat *nt.*
***p*-a•mi•no•sal•i•cyl•ic acid** [ə,miːnəʊ,sælə'sɪlɪk] *pharm. p*-Aminosalizylsäure *f,* Paraaminosalizylsäure *f.*
am•mo•nia [ə'məʊnjə] *n* Ammoniak *nt.*
ammonia dermatitis Windeldermatitis *f,* Dermatitis ammoniacalis, Dermatitis glutaealis infantum, Erythema glutaeale.
am•mo•ni•um urate calculus/stone [ə'məʊnɪəm] Ammoniumuratstein *m.*
am•ne•sia [æm'niːʒ(ɪ)ə] *n* Erinnerungs-, Gedächtnisstörung *f,* Amnesie *f.*
am•ne•si•ac [æm'niːzɪæk] *adj* amnesisch,

amnestisch.
am•ne•sic [ɑm'niːzɪk] *adj* → amnesiac.
amnesic aphasia Wortfindungsstörung *f,* amnestische Aphasie *f.*
amnesic syndrome → amnestic syndrome.
am•nes•tic [æm'nestɪk] *adj* **1.** → amnesiac. **2.** amnesieerzeugend, amnestisch.
amnestic aphasia → amnesic aphasia.
amnestic-confabulatory syndrome → amnestic syndrome.
amnestic syndrome amnestisches Syndrom *nt,* Korsakow-Syndrom *nt.*
am•ni•o•cen•te•sis [,æmnɪəʊsen'tiːsɪs] *n* Fruchtblasenpunktion *f,* Amniozentese *f.*
am•ni•og•ra•phy [æmnɪ'ɑgrəfɪ] *n* Amniographie *f.*
am•ni•on ['æmnɪən] *n* Schafshaut *f,* Amnion *nt.*
am•ni•o•ni•tis [,æmnɪə'naɪtɪs] *n* Amnionentzündung *f,* Amnionitis *f.*
am•ni•or•rhea [,æmnɪə'rɪə] *n* Amniorrhoe *f.*
am•ni•or•rhex•is [,æmnɪə'reksɪs] *n gyn.* Blasensprung *m,* Amnionruptur *f.*
am•ni•o•scope ['æmnɪəʊskəʊp] *n* Amnioskop *nt.*
am•ni•os•co•py [,æmnɪ'ɑskəpɪ] *n* Fruchtwasserspiegelung *f,* Amnioskopie *f.*
am•ni•ot•ic adhesions/bands [,æmnɪəʊ'ɑtɪk] amniotische Stränge *pl,* Simonart-Bänder *pl.*
amniotic cavity Amnionhöhle *f.*
amniotic fluid Fruchtwasser *nt,* Aqua/Liquor amnii.
amniotic fluid aspiration Fruchtwasseraspiration *f.*
amniotic fluid embolism Fruchtwasserembolie *f.*
amniotic fluid syndrome Fruchtwasserembolie *f.*
amniotic sac Amnionsack *m,* Fruchtblase *f.*
am•ni•ot•o•my [æmnɪ'ɑtəmɪ] *n* Amniotomie *f.*
a•mox•i•cil•lin [ə,mɑksə'sɪlɪn] *n pharm.* Amoxicillin *nt.*
am•per•age ['æmpərɪdʒ] *n* (elektrische) Stromstärke *f.*
am•pere ['æmpɪər] *n* Ampere *nt.*
am•phor•ic [æm'fɔːrɪk] *adj* (*Schall*) amphorisch.
amphoric murmur Amphorenatmen *nt.*
amphoric rales (*Auskultation*) amphorische Rasselgeräusche *pl,* Amphorenrasseln *nt.*
amphoric resonance Kavernen-, Amphorengeräusch *nt.*
amphoric respiration amphorisches Atmen *nt,* Amphorophonie *f,* Krugatmen *nt.*
am•pi•cil•lin [,æmpə'sɪlɪn] *n pharm.* Ampicillin *n.*
am•pul ['æmp(j)uːl] *n pharm.* Ampulle *f.*
am•pul•la [æm'pʌlə] *n* [S.U. AMPULLA]
am•pul•lar [æm'pʌlər] *adj* → ampullary.
ampullar abortion ampullärer Abort *m,* Abort *m* bei Ampullenschwangerschaft.
ampullar pregnancy ampulläre Tubargra-

vidität f, Graviditas tubaria ampullaris.
am•pul•lary [æm'pʌlərɪ] *adj* ampullär.
ampullary stenosis Ampullenstenose f.
am•pu•tate ['æmpjʊteɪt] *vt* abnehmen, amputieren.
am•pu•ta•tion [,æmpjʊ'teɪʃn] *n chir.* Abnahme f, Amputation f.
amputation of/through the arm Oberarmamputation.
amputation of/through the forearm (hohe) Vorarm-/Unterarmamputation.
amputation of/through the leg Unterschenkelamputation.
amputation of/through the lower leg → amputation of/through the leg.
amputation of/through the thigh Oberschenkelamputation.
amputation of/through the upper arm Oberarmamputation.
amputation at/through the wrist Handgelenkexartikulation f, Absetzung f im Handgelenk.
amputation neuroma Amputationsneurom *nt.*
am•pu•tee [æmpjʊ'tiː] *n* Amputierte(r *m*) f.
Amsler ['amslər]: **Amsler's chart** *ophthal.* Amsler-Gitter *n.*
Amsler test Amsler-Test *m.*
am•y•loid bodies ['æməlɔɪd] Amyloidkörper *pl,* Corpora amylacea.
amyloid kidney Amyloid(schrumpf)niere f, Wachsniere f.
amyloid nephrosis Amyloidnephrose f.
am•y•loi•do•sis [,æməˌlɔɪ'dəʊsɪs] *n* Amyloidose f, amyloide Degeneration f.
am•y•lo•pec•ti•no•sis [,æmɪləʊˌpektɪ-'nəʊsɪs] *n* Andersen-Krankheit f, Amylopektinose f, Glykogenose Typ IV f.
a•my•o•troph•ic lateral sclerosis [eɪ-ˌmaɪə'trɒfɪk] amyotrophische/amyotrophe/myatrophische Lateralsklerose f.
a•my•ot•ro•phy [eɪmaɪ'ɒtrəfɪ] *n* Muskelschwund *m,* Amyotrophie f.
an•a•bol•ic [ænə'bɒlɪk] *adj* anabol, anabolisch.
a•nab•o•lism [ə'næbəlɪzəm] *n* Aufbaustoffwechsel *m,* Anabolismus *m.*
an•ac•id [æn'æsɪd] *adj* anazid.
an•a•cid•i•ty [,ænæ'sɪdətɪ] *n* Anazidität f.
an•a•crot•ic [ænə'krɒtɪk] *adj* anakrot.
anacrotic pulse Anakrotie f, anakroter Puls *m.*
a•nac•ro•tism [ə'nɒkrətɪzəm] *n (Puls)* Anakrotie f.
an•a•di•crot•ic pulse [,ænədaɪ'krɒtɪk] Anadikrotie f, anadikroter Puls *m.*
an•aer•obe ['ænərəʊb] *n micro.* Anaerobier *m,* Anaerobiont *m.*
an•aer•o•bic [ænə'rəʊbɪk] *adj* **1.** *micro.* anaerob. **2.** *chem.* sauerstofffrei, ohne Sauerstoff.
anaerobic respiration anaerobe Atmung f.
an•a•gen-dystrophic alopecia/effluvium ['ænədʒen] anagen-dystrophe Alopezie f, anagen-dystrophisches Effluvium *nt,* Alo-

pezie f vom Frühtyp.
an•a•ku•sis [ænə'kuːsɪs] *n* (vollständige) Taubheit f, Anakusis f.
a•nal [eɪnl] *adj* anal, After-, Anal-.
anal abscess Analabszeß *m.*
anal atresia Analatresie f, Atresia ani.
an•al•bu•mi•ne•mia [ænæl,bjuːə'niːmɪə] *n* Analbuminämie f.
anal canal Analkanal *m,* Canalis analis.
anal carcinoma Afterkrebs *m,* Analkarzinom *nt.*
anal columns Analsäulen *pl,* Morgagni-Papillen *pl,* Columnae anales/rectales.
anal crypts → anal sinuses.
an•a•lep•tic [ænə'leptɪk] **I** *n pharm.* Analeptikum *nt.* **II** *adj* belebend, anregend, stärkend, analeptisch.
anal fistula Analfistel f.
an•al•ge•sia [ænl'dʒiːzɪə] *n* Schmerzunempfindlichkeit f, Schmerzlosigkeit f, Analgesie f.
an•al•ge•sic [ænl'dʒiːzɪk] **I** *n* Schmerzmittel *nt,* Analgetikum *nt.* **II** *adj* **1.** schmerzstillend, analgetisch. **2.** schmerzunempfindlich.
analgesic kidney Analgetika-, Phenacetinniere f.
analgesic nephropathia/nephropathy Analgetika-, Phenacetinnephropathie f.
an•al•get•ic [ænl'dʒetɪk] *n, adj* → analgesic.
an•al•gia [æn'ældʒɪə] *n* Schmerzlosigkeit f, Analgie f.
an•al•gic [æn'ældʒɪk] *adj* schmerzunempfindlich.
anal glands zirkumanale Drüsen *pl,* Glandulae anales/circumanales.
anal mucosa Anal-, Afterschleimhaut f.
an•al•pha•lip•o•pro•tein•e•mia [æn,ælfə-ˌlɪpə,prəʊtiː'niːmɪə] *n* Tangier-Krankheit f, Analphalipoproteinämie f.
anal prolaps Analprolaps *m,* Prolapsus ani.
anal pruritus Afterjucken *nt,* Pruritus ani.
anal reflex Analreflex *m.*
anal sinuses Morgagni-Krypten *pl,* Analkrypten *pl,* Sinus anales.
a•nal•y•sis [ə'næləsɪs] *n* **1.** *lab.* Analyse f. **2.** Analyse f; Untersuchung f; Auswertung f. **make an analysis** eine Analyse vornehmen, analysieren. **3.** *psycho.* Psychoanalyse f.
an•a•lys•or *n* → analyzer.
an•a•lyst ['ænəlɪst] *n* **1.** Analytiker(in f) *m.* **2.** Psychoanalytiker(in f) *m.*
an•a•lyt•ic [ænə'lɪtɪk] *adj* analytisch, Analysen-; psychoanalytisch.
an•a•lyze ['ænəlaɪz] *vt* **1.** analysieren, auswerten; etw. genau untersuchen. **2.** eine (Psycho-)Analyse durchführen.
an•a•lyz•er ['ænəlaɪzər] *n* **1.** *chem.* Analysator *m,* Autoanalyzer *m.* **2.** Psychoanalytiker(in f) *m.*
an•am•ne•sis [,ænæm'niːsɪs] *n* **1.** Wiedererinnerung f, Anamnese f. **2.** *(Patient)* Vorgeschichte f, Krankengeschichte f, Anamnese f.
an•am•nes•tic [,ænæm'nestɪk] *n* anamne-

anamnestic reaction/response

tisch, anamnestisch, Anamnese(n)-.
anamnestic reaction/response *immun.* anamnestische Reaktion *f,* Anamnesephänomen *nt.*
an•an•cas•tic [ˌænənˈkæstɪk] *adj psychia.* zwanghaft, obsessiv-kompulsiv, anankastisch.
an•a•phy•lac•tic [ˌænəfɪˈlæktɪk] *adj* anaphylaktisch.
anaphylactic hypersensitivity anaphylaktische Überempfindlichkeit *f,* anaphylaktischer Typ *m* der Überempfindlichkeitsreaktion.
anaphylactic shock → anaphylaxis 1.
an•a•phy•lac•toid [ˌænəfɪˈlæktɔɪd] *adj* anaphylaxie-ähnlich, anaphylaktoid.
anaphylactoid crisis → anaphylactoid reaction.
anaphylactoid purpura 1. allergische Purpura *f,* Purpura allergica. 2. Schoenlein-Henoch-Syndrom *nt,* Purpura Schoenlein-Henoch *f,* rheumatoide Purpura *f,* Immunkomplexpurpura *f,* Purpura anaphylactoides/rheumatica.
anaphylactoid reaction anaphylaktoide Reaktion *f.*
anaphylactoid shock → anaphylactoid reaction.
an•a•phy•lax•is [ˌænəfɪˈlæksɪs] *n* 1. allergischer/anaphylaktischer Schock *m,* Anaphylaxie *f.* 2. → anaphylactic hypersensitivity.
an•a•plas•tic [ˌænəˈplæstɪk] *adj* anaplastisch.
an•a•spa•di•as [ˌænəˈspeɪdɪæs] *n urol.* Anaspadie *f.*
an•a•stig•mat•ic lens [ˌænəstɪgˈmætɪk] anastigmatisches Glas *nt.*
a•nas•to•mose [əˈnæstəmoʊz] *vt, vi* eine Anastomose bilden, anastomosieren.
a•nas•to•mo•sis [əˌnæstəˈmoʊsɪs] *n* 1. *anat.* Anastomose *f.* 2. *chir.* Anastomose *f;* Shunt *m;* Fistel *f.*
a•nas•to•mot•ic [əˌnæstəˈmɒtɪk] *adj* anastomotisch, Anastomosen-.
anastomotic abscess Anastomosenabszeß *m.*
anastomotic leak Anastomoseninsuffizienz *f,* -leck *nt.*
anastomotic stricture Anastomosenstriktur *f.*
anastomotic ulcer Anastomosenulkus *nt.*
a•nat•o•mist [əˈnætəmɪst] *n* Anatom *m.*
a•nat•o•my [əˈnætəmɪ] *n* Anatomie *f;* Körperbau *m.*
an•a•tri•crot•ic pulse [ˌænətraɪˈkrɒtɪk] Anatrikrotie *f,* anatrikroter Puls *m.*
an•co•ne•al [æŋˈkoʊnɪəl] *adj* Ell(en)bogen-.
anconeal bursa Bursa subcutanea olecrani.
anconeal fossa Fossa olecrani.
anconeal process of ulna Ell(en)bogenfortsatz *m,* Olecranon *nt.*
An•cy•los•to•ma [æŋkɪˈlɒstəmə] *n micro.* Ancylostoma *nt.* **Ancylostoma duodenale** (europäischer) Hakenwurm *m,* Ancylostoma duodenale.
an•cy•lo•sto•mi•a•sis [ˌæŋkɪloʊstoʊˈmaɪəsɪs] *n* Hakenwurmbefall *m,* Ankylostomiasis *f.*
Andersen [ˈændərəsn]**: Andersen's disease** Andersen-Krankheit *f,* Amylopektinose *f,* Glykogenose Typ IV *f.*
Andersen's syndrome Andersen-Syndrom *nt.*
Andral [anˈdral]**: Andral's decubitus/sign** Andral-Zeichen *nt.*
an•dro•blas•to•ma [ˌændroʊblæsˈtoʊmə] *n* 1. Androblastom *nt.* 2. Arrhenoblastom *nt.* 3. Sertoli-Leidig-Zelltumor *m.*
an•dro•cyte [ˈændroʊsaɪt] *n* männliche Keimzelle *f,* Androzyt *m.*
an•dro•gen [ˈændroʊdʒən] *n* männliches Geschlechtshormon *nt,* Androgen *nt.*
an•dro•ge•net•ic alopecia in women [ˌændroʊdʒəˈnetɪk] weiblicher Typ *m* der Alopecia androgenetica.
androgenetic effluvium androgenetische Alopezie *f,* Haarausfall *m* vom männlichen Typ, androgenetisches Effluvium *nt,* Alopecia androgenetica.
an•dro•gen•ic [ˌændroʊˈdʒenɪk] *adj* androgen.
androgenic hormone → androgen.
an•dro•gen•i•za•tion [ˌændroʊdʒenɪˈzeɪʃn] *n* Vermännlichung *f,* Androgenisation *f.*
an•droid pelvis [ˈændrɔɪd] androides Becken *nt.*
an•drol•o•gy [ænˈdrɒlədʒɪ] *n* Männerheilkunde *f,* Andrologie *f.*
Anel [ˈænl; aˈnel]**: Anel's lacrimal probe** *pharm.* Anel-Sonde *f.*
Anel's lacrimal syringe *ophthal.* Anel-Spritze *f.*
Anel's method/operation Anel-Operation *f.*
a•ne•mia [əˈniːmɪə] *n* Blutarmut *f,* Anämie *f.*
a•ne•mic [əˈniːmɪk] *adj* blutarm, anämisch.
anemic hypoxia anämische Hypoxie *f.*
anemic infarct ischämischer/anämischer/weißer Infarkt *m.*
an•en•ceph•a•ly [ˌænənˈsefəlɪ] *n* Hirnlosigkeit *f,* Anenzephalie *f.*
an•es•the•sia [ˌænəsˈθiːʒə] *n* 1. (Schmerz-, Temperatur-, Berührungs-)Unempfindlichkeit *f,* Anästhesie *f.* 2. Narkose *f,* Betäubung *f,* Anästhesie *f.*
anesthesia-induced hepatitis anästhetika-induzierte/narkose-induzierte Hepatitis *f.*
anesthesia paralysis postanästhetische Paralyse *f.*
an•es•the•si•ol•o•gist [ˌænəsˌθiːzɪˈɒlədʒɪst] *n* Narkosearzt *m,* -ärztin *f,* Anästhesist(in *f*) *m.*
an•es•the•si•ol•o•gy [ˌænəsˌθiːzɪˈɒlədʒɪ] *n* Anästhesiologie *f.*
an•es•thet•ic [ˌænəsˈθetɪk] **I** *n* Betäubungsmittel *nt,* Narkotikum *nt,* Anästheti-

kum *nt.* **give an anesthetic. II** *adj* anästhetisch, narkotisch, betäubend, Anästhesie-, Narkose-.
an•es•the•tize [ə'nesθɪtaɪz; *Brit.* -'niːs-] *vt* betäuben, narkotisieren, anästhesieren.
an•eu•rysm ['ænjərɪzəm] *n* Aneurysma *nt.*
an•eu•rys•mal [ænjə'rɪzml] *adj* aneurysmatisch, Aneurysma-.
aneurysmal thrill *card.* Aneurysmaschwirren *nt.*
aneurysmal varix Aneurysmaknoten *m.*
an•eu•rys•mat•ic [ˌænjərɪz'mætɪk] *adj* → aneurysmal.
an•eu•rys•moid varix ['ænjərɪzmɔɪd] Aneurysmaknoten *m.*
an•eu•rys•mo•plas•ty [anjə'rɪzməplæstɪ] *n chir.* Aneurysmaplastik *f.*
an•eu•rys•mor•rha•phy [ænjərɪz'mɔrəfɪ] *n chir.* Aneurysmorrhaphie *f.*
an•eu•rys•mot•o•my [ænjərɪz'mɑtəmɪ] *n* Aneurysmotomie *f.*
aneurysm rupture Aneurysmaruptur *f.*
Angelucci [ˌændʒɪ'luːtʃɪ]**: Angelucci's syndrome** *ophthal.* Angelucci-Syndrom *nt.*
an•gi•al•gia [ˌændʒɪ'ældʒ(ɪ)ə] *n* Angialgie *f,* Angiodynie *f.*
an•gi•ec•ta•sis [ˌændʒɪ'ektəsɪs] *n* (Blut-)Gefäßerweiterung *f,* Angiektasie *f.*
an•gi•ec•tat•ic [ˌændʒɪek'tætɪk] *adj* angiektatisch.
an•gi•ec•to•my [ˌændʒɪ'ektəmɪ] *n chir.* Gefäßentfernung *f,* Angiektomie *f.*
an•gi•i•tis [ˌændʒɪ'aɪtɪs] *n* Gefäßentzündung *f,* Angiitis *f,* Vaskulitis *f.*
an•gi•na [æn'dʒaɪnə] *n* **1.** Halsentzündung *f,* Angina *f.* **2.** → angina pectoris.
angina cruris intermittierendes Hinken *nt,* Charcot-Syndrom *nt,* Claudicatio intermittens, Angina cruris.
angina pectoris Stenokardie *f,* Angina pectoris.
an•gi•o•car•di•o•gram [ˌændʒɪəʊ'kɑːrdɪəʊɡræm] *n* Angiokardiogramm *nt.*
an•gi•o•car•di•og•ra•phy [ˌændʒɪəʊˌkɑːrdɪ'ɑɡrəfɪ] *n* Angiokardiographie *f.*
an•gi•o•car•di•op•a•thy [ˌændʒɪəʊˌkɑːrdɪ'ɑpəθɪ] *n* Angiokardiopathie *f.*
an•gi•o•dyn•ia [ˌændʒɪəʊ'diːnɪə] *n* Gefäßschmerzen *pl,* Angialgie *f,* Angiodynie *f.*
an•gi•o•e•de•ma [ˌændʒɪəʊɪ'diːmə] *n* angioneurotisches Ödem *nt,* Quincke-Ödem *nt.*
an•gi•o•gram ['ændʒɪəʊɡræm] *n* Angiogramm *nt.*
an•gi•o•graph•ic [ˌændʒɪəʊ'ɡræfɪk] *adj* angiographisch, Angiographie-.
angiographic catheter Angiographiekatheter *m.*
an•gi•og•ra•phy [ˌændʒɪ'ɑɡrəfɪ] *n radiol.* Gefäßdarstellung *f,* Angiographie *f.*
an•gi•o•he•mo•phil•ia [ˌændʒɪəʊˌhiːmə'fɪlɪə] *n* Angiohämophilie *f,* von Willebrand-Jürgens-Syndrom *nt,* konstitutionelle Thrombopathie *f.*
an•gi•o•in•va•sive [ˌændʒɪəʊɪn'veɪsɪv] *adj* gefäß-, angioinvasiv.
an•gi•o•lith ['ændʒɪəʊlɪθ] *n* Gefäßstein *m,* Angiolith *m.*
an•gi•ol•o•gy [ˌændʒɪ'ɑlədʒɪ] *n* Gefäßlehre *f,* Angiologie *f.*
an•gi•o•ma [ændʒɪ'əʊmə] *n* Gefäßtumor *m,* Angiom *nt.*
an•gi•o•neu•ro•sis [ˌændʒɪəʊnjʊə'rəʊsɪs] *n* Gefäß-, Angioneurose *f.*
an•gi•o•neu•rot•ic anuria [ˌændʒɪəʊnjʊə'rɑtɪk] angioneurotische Anurie *f.*
angioneurotic edema → angioedema.
an•gi•o•pa•ral•y•sis [ˌændʒɪəʊpə'rælǝsɪs] *n* vasomotorische Lähmung *f,* Angioparalyse *f,* Angioparese *f.*
an•gi•o•pa•re•sis [ˌændʒɪəʊpə'riːsɪs] *n* → angioparalysis.
an•gi•op•a•thy [ændʒɪ'ɑpəθɪ] *n* Gefäßerkrankung *f,* Angiopathie *f.*
an•gi•o•plas•ty ['ændʒɪəʊplæstɪ] *n* **1.** Angioplastie *f.* **2.** Gefäßplastik *f,* Angioplastik *f.*
an•gi•o•re•tic•u•lo•en•do•the•li•o•ma [ˌændʒɪəʊrɪˌtɪkjələʊˌendəʊˌθiːlɪ'əʊmə] *n* Kaposi-Sarkom *nt,* Morbus Kaposi *m,* Retikuloangiomatose *f,* Angioretikulomatose *f.*
an•gi•or•rha•phy [ændʒɪ'ɑrəfɪ] *n* Gefäßnaht *f,* Angiorrhaphie *f.*
an•gi•o•scope ['ændʒɪəʊskəʊp] *n* Kapillarmikroskop *nt,* Angioskop *nt.*
an•gi•o•sco•to•ma [ˌændʒɪəʊskə'təʊmə] *n ophthal.* Angioskotom *nt.*
an•gi•o•sco•tom•e•try [ˌændʒɪəʊskə'tɑmətrɪ] *n ophthal.* Angioskotometrie *f.*
an•gi•o•spasm ['ændʒɪəʊspæzəm] *n* Gefäßkrampf *m,* Angiospasmus *m,* Vasospasmus *m.*
an•gi•o•spas•tic anesthesia [ˌændʒɪəʊ'spæstɪk] *neuro.* angiospastische Anästhesie *f.*
angiospastic retinopathy angiospastische Retinopathie *f,* Retinopathia angiospastica.
an•gi•o•ste•no•sis [ˌændʒɪəʊstɪ'nəʊsɪs] *n* Gefäß-, Angiostenose *f.*
an•gi•os•to•my ['ændʒɪ'ɑstəmɪ] *n chir.* Angiostomie *f.*
an•gi•o•ten•sin [ˌændʒɪəʊ'tensɪn] *n* Angiotensin *nt.*
angiotensin converting enzyme (Angiotensin-)Converting-Enzym *nt.*
angiotensin converting enzyme inhibitor Angiotensin-Converting-Enzym-Hemmer *m,* ACE-Hemmer *m.*
an•gi•o•ten•sin•o•gen [ˌændʒɪəʊten'sɪnədʒən] *n* Angiotensinogen *nt.*
an•gi•ot•o•my [ˌændʒɪ'ɑtəmɪ] *n chir.* Angiotomie *f.*
an•gi•o•tribe ['ændʒɪəʊtraɪb] *n chir.* Gefäßquetschklemme *f,* Angiotriptor *m.*
an•gi•o•trip•sy ['ændʒɪəʊtrɪpsɪ] *n* Angiotripsie *f,* -thrypsie *f.*
an•gi•tis [æn'dʒaɪtɪs] *n* → angiitis.
an•gle ['æŋɡl] *n* Winkel *m.*
angle of anomaly *ophthal.* Anomaliewinkel.
angle of anteversion *ortho.* (*Femur*)

angle-closure glaucoma 18

Anteversionswinkel.

angle of chamber Iridokorneal-, Kammerwinkel, Angulus iridocornealis.

angle of convergence *ophthal.* Konvergenzwinkel.

angle of declination → angle of anteversion.

angle of deviation *ophthal.* Anomaliewinkel.

angle of elevation Elevationswinkel.

angle of iris Iridokorneal-, Kammerwinkel, Angulus iridocornealis.

angle of strabismus *ophthal.* Schielwinkel.

angle-closure glaucoma akutes Winkelblockglaukom *nt*, Engwinkelglaukom *nt*, Glaucoma acutum.

chronic angle-closure glaucoma chronisches Winkelblockglaukom, chronisch-kongestives Glaukom, Glaucoma chronicum congestivum.

intermittent angle-closure glaucoma intermittierendes Winkelblockglaukom.

latent angle-closure glaucoma latentes Winkelblockglaukom, Glaucoma prodromale.

an•gu•lar ['æŋgjələr] *adj* wink(e)lig, winkelförmig, Winkel-.

angular artery Augenwinkelarterie *f*, Arteria angularis.

angular blepharitis *ophthal.* Augenwinkelblepharitis *f*, Blepharitis angularis.

angular cheilitis/cheilosis → angular stomatitis.

angular conjunctivitis *ophthal.* Diplobazillenkonjunktivitis *f*, Conjunctivitis/Blepharoconjunctivitis angularis.

angular curvature Pott-Buckel *m*, Pott-David-Syndrom *nt*.

angular stomatitis Faulecken *pl*, Mundwinkelrhagaden *pl*, Angulus infectiosus oris/candidamycetica.

angular vein Augenwinkelvene *f*, V. angularis.

an•gu•lat•ed fracture ['æŋgjəleɪtɪd] *ortho.* abgeknickte Fraktur *f*, winklige Frakturdislokation *f*.

an•gu•la•tion osteotomy [æŋgjə'leɪʃn] *ortho.* Angulationsosteotomie *f*.

an•ic•ter•ic hepatitis [ænɪk'terɪk] anikterische Virushepatitis *f*.

an•i•sa•ki•a•sis [,ænɪsə'kaɪəsɪs] *n* Heringswurmkrankheit *f*, Anisakiasis *f*.

an•i•so•ac•com•mo•da•tion [æn,aɪsəə,kɑmə'deɪʃn] *n ophthal.* Anisoakkommodation *f*.

an•i•so•co•ria [æn,aɪsə'kɔːrɪə] *n ophthal.* unterschiedliche Pupillenweite *f*, Pupillendifferenz *f*, Anisokorie *f*.

an•i•so•cy•to•sis [æn,aɪsəsaɪ'təʊsɪs] *n ophthal.* Anisozytose *f*.

an•i•so•me•tro•pia [æn,aɪsəme'trəʊpɪə] *n ophthal.* Anisometropie *f*.

an•i•so•pho•ria [æn,aɪsə'fəʊrɪə] *n ophthal.* Höhenschielen *nt*, Anisophorie *f*.

an•i•so•pia [ænɪ'səʊpɪə] *n ophthal.* ungleiche Sehschärfe *f*, Anisopie *f*.

an•i•so•poi•ki•lo•cy•to•sis [æn,aɪsəpɔɪ,kɪləʊsaɪ'təʊsɪs] *n* Anisopoikilozytose *f*.

an•i•so•rhyth•mia [æn,aɪsə'rɪðmɪə] *n* Aniso(r)rhythmie *f*.

an•kle ['æŋkl] *n* **1.** (Fuß-)Knöchel *m*; Knöchelregion *f*. **2.** → ankle joint. **3.** → ankle bone.

ankle bone Sprungbein *nt*, Talus *m*.

ankle clonus *neuro.* Fußklonus *m*.

ankle fracture Knöchelbruch *m*, Malleolarfraktur *f*.

ankle jerk → ankle reflex.

ankle joint oberes Sprunggelenk *nt*, Talokruralgelenk *nt*, Articulatio talocruralis.

ankle reflex Achillessehnenreflex *m*.

an•ky•lo•bleph•a•ron [,æŋkɪləʊ'blefərən] *n ophthal.* Lidverwachsung *f*, Ankyloblepharon *nt*.

an•ky•lo•col•pos [,æŋkɪləʊ'kɑlpəs] *n gyn.* Scheidenatresie *f*.

an•ky•lo•glos•sia [,æŋkɪləʊ'glɑsɪə] *n* Zungenverwachsung *f*, Ankyloglossie *f*.

an•ky•lo•poi•et•ic [,æŋkɪləʊpɔɪ'etɪk] *adj* versteifend, ankylosierend.

an•ky•lose ['æŋkələʊs] **I** *vt ortho.* (*Gelenk*) steif machen, versteifen, ankylosieren. **II** *vi ortho.* steif werden, versteifen.

an•ky•los•ing spondylitis ['æŋkələʊsɪŋ] Bechterew-Krankheit *f*, Morbus Bechterew *m*, Spondylitis ankylopoetica/ankylosans.

an•ky•lo•sis [æŋkə'ləʊsɪs] *n* Gelenkversteifung *f*, Ankylose *f*.

an•ky•lot•o•my [æŋkə'lɑtəmɪ] *n ortho.* Ankylotomie *f*.

an•nu•lar ['ænjələr] *adj* ringförmig, anulär, zirkulär, Ring-.

annular bands amniotische Stränge *pl*, Simonart-Bänder *pl*.

annular cartilage Ringknorpel *m*, Cartilago cricoidea.

annular cataract *ophthal.* ringförmige/scheibenförmige Katarakt *f*.

annular keratitis Randkeratitis *f*, Keratitis marginalis.

annular placenta Ringplazenta *f*, Placenta anularis.

annular psoriasis *derm.* Psoriasis anularis.

annular scotoma *ophthal.* Ringskotom *nt*.

annular staphyloma *ophthal.* Ringstaphylom *nt*, Staphyloma anulare.

an•nu•lo•plas•ty [,ænjələʊ'plæstɪ] *n chir.* Anuloplastik *f*.

an•nu•lor•rha•phy [,ænjə'lɔrəfɪ] *n chir.* Anulo(r)rhaphie *f*.

a•no•coc•cyg•e•al [,eɪnəkɑk'sɪdʒɪəl] *adj* anokokzygeal.

an•ode rays ['ænəʊd] Anodenstrahlen *pl*, -strahlung *f*.

a•nom•a•lo•scope [ə'nɑmələ,skəʊp] *n ophthal.* Anomaloskop *nt*.

a•nom•a•lous [ə'nɑmələs] *adj* regel-, normwidrig, anomal, abnorm.

anomalous complex (*EKG*) abnormaler/pathologischer Komplex *m*.

a•nom•a•ly [ə'nɑmərlɪ] *n* Anomalie *f*,

Unregelmäßigkeit *f,* Ungewöhnlichkeit *f;* Mißbildung *f.*
an•o•nych•ia [ænəˈnɪkɪə] *n* Anonychie *f,* Anonychosis *f.*
an•oph•thal•mia [ænɑfˈθælmɪə] *n ophthal.* Anophthalmie *f,* Anophthalmus *m.*
a•no•plas•ty [ˈeɪnəplæstɪ] *n* After-, Anusplastik *f.*
an•or•chia [ænˈɔːrkɪə] *n* Anorchie *f,* Anorchidie *f,* Anorchismus *m.*
an•or•chism [ænˈɔːrkɪzəm] *n* → anorchia.
a•no•rec•tal abscess [ˌeɪnəˈrektl] anorektaler Abszeß *m.*
anorectal fistula After-Mastdarm-Fistel *f,* Anorektalfistel *f.*
an•o•rec•tic [ˌænəˈrektɪk] *pharm.* **I** *n* Appetitzügler *m,* -hemmer *m,* Anorektikum *nt.* **II** *adj* appetithemmend, anorektisch.
an•o•rec•ti•tis [ˌeɪnərekˈtaɪtɪs] *n* Anorektitis *f.*
a•no•rec•tum [ˌeɪnəˈrektəm] *n* Anorektum *nt.*
an•o•rex•ia [ænəˈreksɪə] *n* Appetitlosigkeit *f,* Anorexie *f,* Anorexia *f.* **anorexia nervosa** (Pubertäts-)Magersucht *f,* Anorexia nervosa/mentalis.
an•o•rex•ic [ænəˈreksɪk] *n, adj* → anorectic.
an•or•tho•pia [ˌænɔːrˈθoʊpɪə] *n ophthal.* **1.** Anorthopie *f.* **2.** Schielen *nt,* Strabismus *m.*
a•nos•co•py [eɪˈnɑskəpɪ] *n* Anoskopie *f.*
a•no•sig•moid•os•co•py [eɪnəˌsɪgmɔɪ-ˈdɑskəpɪ] *n* Anosigmoidoskopie *f.*
an•os•mia [əˈnɑzmɪə] *n neuro.* Anosmie *f.*
an•o•var•ism [ænˈoʊvərɪzəm] *n gyn.* Anovarie *f.*
an•ov•u•lar menstruation [ænˈɑvjələr] anovulatorische Menstruation *f.*
an•ov•u•la•tion [ˌænɑvjəˈleɪʃn] *n gyn.* fehlende Ovulation *f,* Anovulation *f.*
an•ov•u•la•to•ry cycle [ænˈɑvjələtɔːrɪ] *gyn.* anovulatorischer Zyklus *m.*
anovulatory menstruation anovulatorische Menstruation *f.*
an•ox•ia [ænˈɑksɪə] *n* Sauerstoffmangel *m,* Anoxie *f.*
an•ox•ic [ænˈɑksɪk] *adj* anoxisch.
anoxic injury anoxische/anoxie-bedingte Schädigung *f.*
Anrep [ˈænrep]**: Anrep effect** *card.* Anrep-Effekt *m.*
ant•ac•id [æntˈæsɪd] **I** *n* Ant(i)azidum *nt.* **II** *adj* säure(n)neutralisierend, antazid.
an•tag•o•nism [ænˈtægənɪzəm] *n* **1.** Antagonismus *m,* Gegensatz *m* (*to, against*). **2.** *pharm.* Antagonismus *m,* Gegenwirkung *f* (*to, against*).
an•tag•o•nist [ænˈtægənɪst] *n* **1.** *physiol.* Antagonist *m* (*to, against*). **2.** *pharm.* Hemmstoff *m,* Antagonist *m* (*to, against*).
an•tag•o•nis•tic reflex [æn,tægəˈnɪstɪk] antagonistischer Reflex *m.*
antagonist inhibition Antagonistenhemmung *f.*
ant•al•ge•sic [æntælˈdʒiːzɪk] *n, adj* → antalgic.
ant•al•gic [æntˈældʒɪk] **I** *n* Schmerzmittel *nt,* Analgetikum *nt.* **II** *adj* **1.** schmerzlindernd, analgetisch. **2.** schmerzvermeidend.
ant•ar•thrit•ic [ˌæntɑːrˈθrɪtɪk] *n* Antarthritikum *nt.*
ant•asth•mat•ic [ˌæntæzˈmætɪk] *n* Antasthmatikum *nt.*
an•te•ce•dent sign [æntɪˈsiːdnt] Prodromalsymptom *nt.*
an•te•grade [ˈæntɪɡreɪd] *adj* nach vorne gerichtet, anterograd.
antegrade pyelography ante(ro)grade Pyelographie *f.*
antegrade urography *radiol.* antegrade Urographie *f.*
an•te•na•tal [æntɪˈneɪtl] *adj* vor der Geburt, antenatal, pränatal.
antenatal clinic Schwangerensprechstunde *f.*
antenatal exercises Schwangerschaftsgymnastik *f.*
an•te•par•tal [æntɪˈpɑːrtl] *adj* vor der Entbindung, antepartal, präpartal.
an•te•ri•or [ænˈtɪərɪər] *adj* **1.** vordere(r, s), anterior, Vorder-. **2.** (*zeitlich*) früher (*to* als).
anterior chamber of eye vordere Augenkammer *f,* Camera oculi anterior, Camera anterior.
anterior cord syndrome *neuro.* Vorderstrangsyndrom *nt.*
anterior cornual syndrome *neuro.* Vorderhornsyndrom *nt.*
anterior fontanelle vordere/große Fontanelle *f,* Stirnfontanelle *f.*
anterior fornix vorderes Scheidengewölbe *nt,* Pars anterior fornicis vaginae.
anterior funiculus Vorderstrang *m,* Funiculus anterior/ventralis.
anterior horn cell Vorderhornzelle *f.*
anterior mediastinum vorderer Mediastinalraum *m,* vorderes Mediastinum *nt.*
anterior nephrectomy *chir.* vordere/transabdominelle Nephrektomie *f.*
anterior pituitary Hypophysenvorderlappen *m,* Adenohypophyse *f.*
anterior pituitary hormone (Hypophysen-)Vorderlappenhormon *nt,* HVL-Hormon *nt.*
anterior rhizotomy *neurochir.* Rhizotomia anterior.
anterior root (of spinal nerves) vordere/motorische Spinalnervenwurzel *f,* Radix anterior/motoria.
anterior staphyloma Hornhautstaphylom *nt,* Staphyloma corneae.
anterior tibial compartment syndrome Tibialis-anterior-Syndrom *nt.*
anterior tibial sign Tibialis-anterior-Zeichen *nt.*
an•ter•o•grade amnesia [ˈæntərəʊɡreɪd] anterograde Amnesie *f.*
anterograde block *card.* (*Herz*) anterograder Block *m.*
anterograde conduction *card.* antero-

anteroposterior diameter

grade Erregungsleitung *f.*

an•ter•o•pos•te•ri•or diameter [,æntərəʊpə'stɪərɪər] anteroposteriorer Durchmesser *m.*

anteroposterior radiograph a.p.-Röntgenbild *nt,* a.p.-Aufnahme *f.*

an•te•vert•ed hip ['æntɪvɜrtɪd] Coxa antetorta.

ant•he•lix [ænt'hi:lɪks] *n* → antihelix.

ant•he•lix•plas•ty [ænt,hi:lɪks'plæstɪ] *n* HNO Anthelixplastik *f.*

ant•hel•min•tic [,ænthel'mɪnθɪk] **I** *n* Wurmmittel *nt,* Anthelmintikum *nt.* **II** *adj* wurmtötend, anthelmintisch.

an•thra•co•sis [ænθrə'kəʊsɪs] *n* Kohlenstaublunge *f,* Anthrakose *f.*

an•thrax ['ænθræks] *n* Milzbrand *m,* Anthrax *m.*

anthrax antiserum Milzbrandserum *nt.*

anthrax bacillus Milzbrandbazillus *m,* Bacillus anthracis.

anthrax sepsis Milzbrandsepsis *f.*

anthrax spore Milzbrandspore *f.*

anthrax toxin Milzbrandtoxin *nt.*

anthrax vaccine Anthraxvakzine *f.*

an•thro•poid pelvis ['ænθrəpɔɪd] anthropoides Becken *nt.*

an•thro•pol•o•gy [,ænθrə'pɑlədʒɪ] *n* Menschenkunde *f,* Anthropologie *f.*

an•thro•po•zo•o•no•sis [,ænθrəpə,zəʊə'nəʊsɪs] *n* Anthropozoonose *f.*

an•ti•ad•re•ner•gic [ænti,ædrə'nɜrdʒɪk] **I** *n* Adrenalinantagonist *m,* Antiadrenergikum *nt.* **II** *adj* antiadrenerg.

an•ti•al•ler•gic [æntɪə'lɜrdʒɪk] **I** *n* Antiallergikum *nt.* **II** *adj* antiallergisch.

an•ti•an•ti•body [æntɪ'æntɪbɑdɪ] *n* Anti-Antikörper *m.*

an•ti•ar•rhyth•mic [æntɪə'rɪðmɪk] **I** *n* Antiarrhythmikum *nt.* **II** *adj* antiarrhythmisch.

an•ti•asth•mat•ic [æntɪæz'mætɪk] *n* → antasthmatic.

an•ti•bac•te•ri•al chemotherapy [æntɪbæk'tɪərɪəl] antibakterielle Chemotherapie *f.*

antibacterial immunity antibakterielle Immunität *f.*

an•ti•bi•o•gram [æntɪ'baɪəgræm] *n* Antibiogramm *nt.*

an•ti•bi•ot•ic [,æntɪbaɪ'ɑtɪk] **I** *n* Antibiotikum *nt.* **II** *adj* antibiotisch.

antibiotic-associated colitis/diarrhea antibiotika-assoziierte Kolitis *f,* postantibiotische Enterokolitis *f.*

antibiotic-induced *adj* durch Antibiotika verursacht *od.* hervorgerufen, antibiotikainduziert.

antibiotic prophylaxis Antibiotikaprophylaxe *f.*

antibiotic resistance Antibiotikaresistenz *f.*

antibiotic-resistant *adj* antibiotikaresistent.

antibiotic sensitivity test Antibiotikasensibilitätstest *m.*

antibiotic therapy Antibiotikatherapie *f,* antibiotische Therapie *f.*

an•ti•body ['æntɪbɑdɪ] *n* Antikörper *m (to).*

antibody deficiency disease/syndrome Antikörpermangelsyndrom *nt.*

antibody immunodeficiency Immundefekt *m* mit mangelhafter Antikörperbildung, B-Zell-Immundefekt *m.*

antibody-mediated rejection *immun.* antikörpervermittelte Abstoßung *f.*

an•ti•can•cer drug therapy [æntɪ'kænsər] zytostatische/antineoplastische Chemotherapie *f.*

an•ti•car•cin•o•gen•ic [æntɪ,kɑːrsɪnə'dʒenɪk] *adj* antikarzinogen.

an•ti•cho•les•ter•e•mic [æntɪkə,lestə'riːmɪk] *n* Cholesterinsenker *m.*

an•ti•cho•les•ter•ol•e•mic [æntɪkə,lestərə'liːmɪk] *n* → anticholesteremic.

an•ti•cho•lin•er•gic [æntɪ,kəʊlə'nɜrdʒɪk] **I** *n* Anticholinergikum *nt.* **II** *adj* anticholinerg.

an•ti•cho•lin•es•ter•ase [æntɪkəʊlə'nestəreɪz] *n* (Acetyl-)Cholinesterasehemmer *m.*

an•ti•co•ag•u•lant [,æntɪkəʊ'ægjələnt] **I** *n* Antikoagulans *nt.* **II** *adj* gerinnungshemmend, antikoagulierend.

an•ti•co•ag•u•lat•ed blood [,æntɪkəʊ'ægjəleɪtɪd] antikoaguliertes Blut *nt.*

an•ti•co•ag•u•la•tion [,æntɪkəʊ,ægjə'leɪʃn] *n* Antikoagulation *f.*

an•ti•co•ag•u•la•tive [,æntɪkəʊ'ægjəleɪtɪv] *adj* gerinnungshemmend, antikoagulierend.

an•ti•con•cep•tive [,æntɪkən'septɪv] *adj* empfängnisverhütend, kontrazeptiv, antikonzeptionell.

an•ti•con•cip•i•ens [,æntɪkən'sɪpɪəns] *n* Verhütungsmittel *nt,* Kontrazeptivum *nt,* Antikonzeptivum *nt.*

an•ti•con•vul•sant [,æntɪkən'vʌlsənt] **I** *n* Antikonvulsivum *nt.* **II** *adj* krampflösend, antikonvulsiv.

an•ti•con•vul•sive [,æntɪkən'vʌlsɪv] *n,* *adj* → anticonvulsant.

an•ti•de•pres•sant [,æntɪdɪ'presənt] **I** *n* Antidepressivum *nt.* **II** *adj* antidepressiv.

an•ti•di•a•bet•ic [,æntɪdaɪə'betɪk] **I** *n* Antidiabetikum *nt.* **II** *adj* antidiabetisch.

an•ti•di•ar•rhe•al [,æntɪdaɪə'rɪəl] *n* Antidiarrhoikum *nt.* **II** *adj* antidiarrhoisch.

an•ti•di•u•ret•ic hormone [,æntɪdaɪə'retɪk] antidiuretisches Hormon *nt,* Vasopressin *nt.*

anti-DNA antibody Anti-DNA-Antikörper *m.*

an•ti•do•nor antibody [æntɪ'dəʊnər] Antispender-Antikörper *m.*

an•ti•dote ['æntɪdəʊt] *n* Gegengift *nt,* Antidot *nt (to, against* gegen).

an•ti•e•met•ic [,æntɪə'metɪk] **I** *n* Ant(i)emetikum *nt.* **II** *adj* antiemetisch.

an•ti•en•zyme [æntɪ'enzaɪm] *n* Antienzym

nt, Antiferment *nt.*
an•ti•ep•i•lep•tic [ˌæntɪepɪˈleptɪk] **I** *n* Antiepileptikum *nt.* **II** *adj* antiepileptisch.
an•ti•es•tro•gen [ˌæntɪˈestrədʒən] *n* Antiöstrogen *nt,* Östrogenantagonist *m.*
an•ti•fe•brile [ˌæntɪˈfiːbrɪl] *n, adj* → antipyretic.
an•ti•fer•ment [æntɪˈfɜrmənt] *n* → antienzyme.
an•ti•fi•bril•la•to•ry [æntɪˈfaɪbrɪlətɔːriː] **I** *n* Antifibrillans *nt.* **II** *adj* antifibrillant.
an•ti•fi•bri•no•lyt•ic [ˌæntɪˌfaɪbrənoʊˈlɪtɪk] *adj* antifibrinolytisch.
antifibrinolytic agent Antifibrinolytikum *nt.*
an•ti•fun•gal [æntɪˈfʌŋgəl] **I** *n* Antimykotikum *nt.* **II** *adj* antimykotisch, antifungal.
an•ti•gen [ˈæntɪdʒən] *n* Antigen *nt.*
antigen-antibody complex Antigen-Antikörper-Komplex *m,* Immunkomplex *m.*
antigen-binding capacity Antigenbindungskapazität *f.*
antigen-dependent *adj* antigenabhängig.
an•ti•ge•ne•mia [ˌæntɪdʒəˈniːmɪə] *n* Antigenämie *f.*
an•ti•gen•ic [æntɪˈdʒenɪk] *adj* antigen, Antigen-.
antigen-independent *adj* antigenunabhängig.
antigen-reactive cell antigen-reaktive Zelle *f,* antigen-reaktiver Lymphozyt *m.*
antigen receptor Antigenrezeptor *m.*
antigen-responsive cell → antigen-reactive cell.
antigen-sensitive cell → antigen-reactive cell.
antigen-specific *adj* antigenspezifisch.
antigen-stimulated *adj* antigenstimuliert.
antigen-unspecific *adj* antigenunspezifisch.
an•ti•glob•u•lin [æntɪˈglɒbjəlɪn] *n* Antiglobulin *nt.*
antiglobulin consumption test Antiglobulin-Konsumptionstest *m,* AGK-Test *m.*
antiglobulin test Antiglobulintest *m,* Coombs-Test *m.*
an•ti•graft antibody [ˈæntɪgræft] Antitransplantat-Antikörper *m.*
an•ti•he•lix [æntɪˈhiːlɪks] *n* Anthelix *f.*
an•ti•hel•min•tic [ˌæntɪhelˈmɪnθɪk] *n, adj* → anthelmintic.
an•ti•he•mo•lyt•ic [æntɪˌhiːməˈlɪtɪk] *adj* antihämolytisch.
an•ti•he•mo•phil•ic globulin [æntɪˌhiːməˈfɪlɪk] antihämophiles Globulin *m,* Antihämophiliefaktor *m,* Faktor VIII *m.*
an•ti•hem•or•rhag•ic [æntɪˌheməˈrædʒɪk] **I** *n* blutstillendes Mittel *nt,* Antihämorrhagikum *nt,* Hämostatikum *nt,* Hämostyptikum *nt.* **II** *adj* blutstillend, antihämorrhagisch, hämostatisch, hämostyptisch.
an•ti•his•ta•mine [æntɪˈhɪstəmiːn] *n* → antihistaminic I.
an•ti•his•ta•min•ic [ˌæntɪhɪstəˈmɪnɪk] **I** *n* Antihistaminikum *nt,* Histaminantagonist *m.* **II** *adj* antihistaminisch.
an•ti•hor•mone [æntɪˈhɔːrmoʊn] *n* Hormonblocker *m,* -antagonist *m,* Antihormon *nt.*
an•ti•hy•a•lu•ron•i•dase [æntɪˌhaɪəluˈrɒnɪdeɪz] *n* Antihyaluronidase *f,* Hyaluronidasehemmer *m.*
an•ti•hy•per•ten•sive [æntɪˌhaɪpərˈtensɪv] **I** *n* Blutdrucksenker *m,* Antihypertonikum *nt,* Antihypertensivum *nt.* **II** *adj* blutdrucksenkend, antihypertensiv, antihypertonisch.
anti-infective I *n* Antiinfektiosum *nt.* **II** *adj* infektionsverhindernd, antiinfektiös.
anti-inflammatory I *n* Entzündungshemmer *m,* Antiphlogistikum *nt.* **II** *adj* entzündungshemmend, antiphlogistisch.
anti-insulin antibody Insulinantikörper *m.*
an•ti•li•pe•mic [ˌæntɪlɪˈpiːmɪk] **I** *n pharm.* Lipidsenker *m,* Antilipidämikum *nt,* Antihyperlipämikum *nt.* **II** *adj* antilipidämisch.
an•ti•lym•pho•cyte antibody [æntɪˈlɪmfəsaɪt] Antilymphozyten-Antikörper *m.*
antilymphocyte globulin Antilymphozytenglobulin *nt.*
antilymphocyte serum Antilymphozytenserum *nt.*
an•ti•me•tab•o•lite [ˌæntɪməˈtæbəlaɪt] *n* Antimetabolit *m.*
an•ti•mi•cro•bi•al chemotherapy [ˌæntɪmaɪˈkroʊbɪəl] antimikrobielle Chemotherapie *f;* Antibiotikatherapie *f.*
an•ti•mi•cro•so•mal antibody [æntɪˌmaɪkrəˈsoʊməl] (*Schilddrüse*) mikrosomaler Antikörper *m.*
an•ti•mi•to•chon•dri•al antibodies [æntɪˌmaɪtəˈkɒndrɪəl] (Anti-)Mitochondrienantikörper *pl.*
an•ti•mi•tot•ic [ˌæntɪmaɪˈtɒtɪk] **I** *n* Mitosehemmer *m,* Antimitotikum *nt.* **II** *adj* mitosehemmend, antimitotisch.
an•ti•my•cot•ic [ˌæntɪmaɪˈkɒtɪk] *adj* antimykotisch, antifungal.
an•ti•ne•o•plas•tic [æntɪˌniːoʊˈplæstɪk] **I** *n* antineoplastische Substanz *f,* Antineoplastikum *nt.* **II** *adj* antineoplastisch.
an•ti•neu•ral•gic agent/drug [ˌæntɪnʊˈrældʒɪk] Antineuralgikum *nt.*
an•ti•nu•cle•ar antibodies [æntɪˈn(j)uːklɪər] antinukleäre Antikörper *pl.*
antinuclear factor antinukleärer Faktor *m.*
an•ti•ov•u•la•to•ry [æntɪˈɒvjələtɔːriː] *adj* ovulationshemmend, antiovulatorisch.
an•ti•par•kin•so•ni•an [æntɪˌpɑːrkɪnˈsoʊnɪən] **I** *n* Antiparkinsonmittel *nt,* Antiparkinsonikum *nt.* **II** *adj* gegen Parkinson-Krankheit wirkend.
an•ti•pe•dic•u•lot•ic [ˌæntɪpɪˌdɪkjəˈlɒtɪk] *n* Antipedikulosum *nt,* Läusemittel *nt.*
an•ti•per•spi•rant [æntɪˈpɜrspɪrənt] **I** *n* Antiperspirant *n.* **II** *adj* schweißhemmend, ant(i)hidrotisch.
an•ti•phlo•gis•tic [ˌæntɪfloʊˈdʒɪstɪk] **I** *n* Entzündungshemmer *m,* Antiphlogistikum *nt.* **II** *adj* entzündungshemmend, antiphlo-

antiplatelet antibody 22

gistisch.
an•ti•plate•let antibody [ˌæntɪˈpleɪtlɪt] Plättchen-, Thrombozytenantikörper *m*.
an•ti•pru•rit•ic [ˌæntɪpruəˈrɪtɪk] I *n* Antipruriginosum *nt*. II *adj* antipruriginös.
an•ti•pso•ri•at•ic [ˌæntɪsɔːrɪˈætɪk] *n* Antipsorikum *nt*.
an•ti•psy•chot•ic [ˌæntɪsaɪˈkɑtɪk] *adj* antipsychotisch.
antipsychotic agent/drug Antipsychotikum *nt*, Neuroleptikum *nt*.
an•ti•py•ret•ic [ˌæntɪpaɪˈretɪk] I *n* Antipyretikum *nt*. II *adj* fiebersenkend, antipyretisch, antifebril.
an•ti•re•cep•tor antibody [ˌæntɪrɪˈseptər] Antirezeptorantikörper *m*.
an•ti•re•flux procedure [æntɪˈriːflʌks] *chir*. Antirefluxoperation *f*, -plastik *f*.
an•ti•rheu•mat•ic [ˌæntɪruːˈmætɪk] I *n* Rheumamittel *nt*, Antirheumatikum *nt*. II *adj* antirheumatisch.
an•ti•sep•sis [æntɪˈsepsɪs] *n* Antisepsis *f*, Antiseptik *f*.
an•ti•sep•tic [æntɪˈseptɪk] I *n* Antiseptikum *nt*. II *adj* 1. aseptisch, antiseptisch. 2. antiseptisch.
an•ti•se•rum [æntɪˈsɪərəm] *n* Immun-, Antiserum *nt*.
an•ti•spas•mod•ic [ˌæntɪspæzˈmɑdɪk] I *n* Antispasmodikum *nt*; Spasmolytikum *nt*. II *adj* krampflösend, spasmolytisch.
an•ti•spas•tic [æntɪˈspæstɪk] *adj* krampflösend, antispastisch.
an•ti•staph•y•lol•y•sin [æntɪˌstæfəˈlɑləsɪn] *n* Antistaphylolysin *nt*.
an•ti•strep•to•ly•sin [æntɪˌstreptəˈlaɪsɪn] *n* Antistreptolysin *nt*.
an•ti•te•tan•ic prophylaxis [ˌæntɪtəˈtænɪk] Tetanusprophylaxe *f*.
antitetanic serum Tetanusserum *nt*.
an•ti•throm•bin [æntɪˈθrɑmbɪn] *n* Antithrombin *nt*.
an•ti•throm•bot•ic [æntɪˌθrɑmˈbɑtɪk] I *n* Antithrombotikum *nt*. II *adj* antithrombotisch, Anti-Thrombose(n)-.
an•ti•thy•ro•glob•u•lin antibodies [æntɪˌθaɪrəˈɡlɑbjəlɪn] (Anti-)Thyreoglobulinantikörper *pl*.
an•ti•thy•roid antibody [æntɪˈθaɪrɔɪd] (Anti-)Schilddrüsenantikörper *m*.
an•ti•tox•ic [æntɪˈtɑksɪk] *adj* antitoxisch, Antitoxin-.
antitoxic immunity antitoxische Immunität *f*.
an•ti•tox•in [æntɪˈtɑksɪn] *n* 1. *pharm*. Gegengift *nt*, Antitoxin *nt*. 2. *immun*. (Anti-)Toxinantikörper *m*, Antitoxin *nt*.
an•ti•tu•ber•cu•lot•ic [ˌæntɪt(j)uːˌbɜrkjəˈlɑtɪk] I *n pharm*. Tuberkulostatikum *nt*, Antituberkulotikum *nt*. II *adj* antituberkulös, tuberkulostatisch.
an•ti•tu•ber•cu•lous [ˌæntɪt(j)uːˈbɜrkjələs] *adj* → antituberculotic II.
an•ti•tus•sive [æntɪˈtʌsɪv] I *n pharm*. Hustenmittel *nt*, Antitussivum *nt*. II *adj* hustenstillend, antitussiv.
an•ti•ul•cer therapy [æntɪˈʌlsər] Ulkustherapie *f*.
an•ti•vi•ral [æntɪˈvaɪrəl] *adj* antiviral; virustatisch; viruzid.
an•ti•vi•ta•min [æntɪˈvaɪtəmɪn] *n* Antivitamin *nt*, Vitaminantagonist *m*.
an•ti•zyme [ˈæntɪzaɪm] *n* Anti(en)zym *nt*.
an•tral biopsy [ˈæntrəl] *chir*. (*Magen*) Antrumbiopsie *f*.
antral carcinoma (*Magen*) Antrumkarzinom *nt*.
antral gastritis Antrumgastritis *f*.
antral lavage *HNO* Kieferhöhlenspülung *f*.
an•trec•to•my [ænˈtrektəmɪ] *n chir*. Antrumresektion *f*, Antrektomie *f*.
an•tri•tis [ænˈtraɪtɪs] *n* Antrumentzündung *f*, Antritis *f*.
an•tro•at•ti•cot•o•my [ˌæntrəʊˌætɪˈkɑtəmɪ] *n HNO* Attik(o)antrotomie *f*, Antroattikotomie *f*.
an•tros•co•py [ænˈtrɑskəpɪ] *n* Antroskopie *f*.
an•tros•to•my [ænˈtrɑstəmɪ] *n HNO* Antrostomie *f*, Kieferhöhlenfensterung *f*.
an•trot•o•my [ænˈtrɑtəmɪ] *n HNO* Antrotomie *f*.
an•tro•tym•pa•ni•tis [ˌæntrəʊˌtɪmpəˈnaɪtɪs] *n HNO* Antrotympanitis *f*.
An•trum [ˈæntrəm] *n* [S.U. ANTRUM]
antrum gastritis → antral gastritis.
an•u•lo•plas•ty [ˌænjələʊˈplæstɪ] *n* → annuloplasty.
an•u•re•sis [ˌænjəˈriːsɪs] *n* 1. Harnverhalt *m*, Anurese *f*. 2. → anuria.
a•nu•ria [ænˈ(j)ʊərɪə] *n* Anurie *f*.
a•nu•ric [ænˈ(j)ʊərɪk] *adj* anurisch.
a•nus [ˈeɪnəs] *n* After *m*, Anus *m*.
a•nus•i•tis [eɪnəˈsaɪtɪs] *n* After-, Anusentzündung *f*, Anusitis *f*.
an•vil sound [ˈænvɪl] Münzenklirren *nt*.
anx•i•e•ty [æŋˈzaɪətɪ] *n* 1. Angst *f*, Angstgefühl *nt*, Ängstlichkeit *f*; Unruhe *f* (*for, about* wegen, um). 2. *psycho*. Beängstigung *f*, Beklemmung *f*.
anxiety attack Angstanfall *m*.
anxiety hysteria/neurosis *psychia*. hysterische Angst *f*, Angstneurose *f*.
anx•i•o•lyt•ic [ˌæŋzɪəˈlɪtɪk] I *n* Anxiolytikum *nt*. II *adj* angstlösend, anxiolytisch.
anx•ious [ˈæŋ(k)ʃəs] *adj* ängstlich, unruhig; besorgt (*for, about* wegen, um).
a•or•ta [eɪˈɔːrtə] *n* [S.U. AORTA]
a•or•tal [eɪˈɔːrtl] *adj* → aortic.
a•or•tal•gia [eɪɔːrˈtældʒ(ɪ)ə] *n* Aortenschmerz *m*, Aortalgie *f*.
a•or•tec•ta•sis [eɪɔːrˈtektəsɪs] *n* Aortendilatation *f*, -ektasie *f*.
a•or•tec•to•my [eɪɔːrˈtektəmɪ] *n chir*. Aortenresektion *f*, Aortektomie *f*.
aor•tic [eɪˈɔːrtɪk] *adj* aortal, aortisch, Aorten-, Aorto-.
aortic aneurysm Aortenaneurysma *nt*.
aortic arch Aortenbogen *m*, Arcus aortae.
double aortic arch Aortenringbildung *f*,

doppelter Aortenbogen.
right aortic arch Rechtslage *f* des Aortenbogens, Arcus aortae dexter.
aortic arch angiography Aortenbogenangiographie *f.*
aortic arch anomaly Aortenbogenanomalie *f*, -fehlbildung *f.*
aortic arch syndrome Aortenbogensyndrom *nt.*
aortic atresia Aorten(klappen)atresie *f.*
aortic body tumor Glomus-aorticum-Tumor *m.*
aortic bulb Aortenbulbus *m*, Bulbus aortae.
aortic catheter Aortenkatheter *m.*
aortic coarctation Aortenisthmusstenose *f*, Coarctatio aortae.
aortic glomus Glomus aorticum.
aortic hiatus Hiatus aorticus.
aortic incompetence → aortic insufficiency.
aortic insufficiency Aorten(klappen)insuffizienz *f.*
aortic isthmus Aortenisthmus *m*, Isthmus aortae.
aortic isthmus stenosis → aortic coarctation.
aortic murmur Aortengeräusch *nt.*
a•or•ti•co•pul•mo•nary septal defect [eɪˌɔːrtɪkəʊˈpʌlməˌneriː] → aortic septal defect.
aortic pressure Aortendruck *m.*
aortic puncture Aortenpunktion *f.*
aortic regurgitation → aortic insufficiency.
aortic septal defect *card.* Aortikopulmonalfenster *nt*, aortopulmonaler Septumdefekt *m.*
aortic sinus Aortensinus *m*, Sinus aortae.
aortic stenosis 1. Aortenstenose *f.* **2.** Aortenklappenstenose *f*, valvuläre Aortenstenose *f.* **subvalvular aortic stenosis** infra/subvalvuläre Aortenstenose.
aortic thrill *card.* Aortenschwirren *nt.*
aortic valve Aortenklappe *f*, Valva aortae.
aortic ventricle of heart linke Kammer *f*, linker Ventrikel *m.*
a•or•ti•tis [ˌeɪɔːrˈtaɪtɪs] *n* Aortenentzündung *f*, Aortitis *f.*
a•or•to•cor•o•nary bypass [eɪˌɔːrtəˈkɔːrənerɪ] *HTG* aortokoronarer Bypass *m.*
a•or•to•fem•o•ral bypass [eɪˌɔːrtəˈfemərəl] *HTG* aortofemoraler Bypass *m.*
a•or•to•gram [eɪˈɔːrtəgræm] *n radiol.* Aortogramm *nt.*
a•or•tog•ra•phy [ˌeɪɔːrˈtɑgrəfɪ] *n radiol.* Aortographie *f.*
a•or•to•il•i•ac bypass [eɪˌɔːrtəˈɪlɪæk] *HTG* aortoiliakaler Bypass *m.*
a•or•top•a•thy [ˌeɪɔːrˈtɑpəθɪ] *n* Aortenerkrankung *f.*
a•or•tor•rha•phy [ˌeɪɔːrˈtɔrəfɪ] *n chir.* Aortennaht *f*, Aortorrhaphie *f.*
a•or•to•scle•ro•sis [eɪˌɔːrtəsklɪˈrəʊsɪs] *n* Aortensklerose *f*, -verkalkung *f.*
a•or•to•ste•no•sis [eɪˌɔːrtəstɪˈnəʊsɪs] *n* (supravalvuläre) Aortenstenose *f.*

ap•a•thet•ic [æpəˈθetɪk] *adj* apathisch, teilnahmslos, indifferent.
ap•a•thy [ˈæpəθɪ] *n* Apathie *f*, Teilnahmslosigkeit *f*, Indifferenz *f* (*to* gegenüber).
a•per•i•os•te•al amputation [eɪˌperɪˈɑstɪəl] *ortho.* Bunge-Amputation *f*, aperiostale Amputation *f.*
a•per•i•stal•sis [eɪˌperɪˈstɔːlsɪs] *n* Peristaltikschwäche *f*, Aperistaltik *f.*
ap•er•ture [ˈæpərtʃʊər] *n* **1.** Öffnung *f*, Eingang *m*, Spalt *m*, Schlitz *m.* **2.** *anat.* Apertur *f.*
a•pex [ˈeɪpeks] *n* [S.U. APEX]
apex beat Herzspitzenstoß *m.*
a•pex•car•di•o•gram [ˌeɪpeksˈkɑːrdɪəgræm] *n* Apexkardiogramm *nt.*
a•pex•car•di•og•ra•phy [ˌeɪpeksˌkɑːrdɪˈɑgrəfɪ] *n* Apexkardiographie *f.*
apex impulse Herzspitzenstoß *m.*
apex murmur Herzspitzengeräusch *nt.*
apex pneumonia Spitzenpneumonie *f.*
Apgar [ˈæpgɑːr]: **Apgar scale/score** Apgar-Index *m*, -Schema *nt.*
a•pha•kia [əˈfeɪkɪə] *n* Aphakie *f.*
a•pha•kic eye [əˈfeɪkɪk] aphakes/linsenloses Auge *nt.*
a•pha•sia [əˈfeɪʒə] *n* Sprachversagen *nt*, Aphasie *f.*
a•pho•nia [eɪˈfəʊnɪə] *n* Stimmlosigkeit *f*, -verlust *m*, Aphonie *f.*
a•phon•ic [eɪˈfɑnɪk] *adj* stimm-, tonlos, aphon(isch).
aph•tha [ˈæfθə] *n* Aphthe *f.*
aph•thoid [ˈæfθɔɪd] *adj* aphthenähnlich, -förmig, aphthoid.
aph•tho•sis [æfˈθəʊsɪs] *n* Aphthose *f*, Aphthosis *f.*
aph•thous stomatitis [ˈæfθəs] aphthöse Stomatitis *f*, Mundfäule *f*, Gingivostomatitis/Stomatitis herpetica.
aphthous ulceration aphthöse Ulzeration *f.*
a•pi•cal [ˈæpɪkl] *adj anat.* apikal, Spitzen-, Apikal-.
apical abscess 1. (Organ-)Spitzenabszeß *m.* **2.** Lungenspitzenabszeß *m.*
apical impulse Herzspitzenstoß *m.*
apical pneumonia Spitzenpneumonie *f.*
apical reinfection (*Tuberkulose*) apikaler Reinfekt *m.*
apical segment (*Lunge*) Spitzensegment *nt*, Segmentum apicale.
apical tuberculosis (Lungen-)Spitzentuberkulose *f.*
a•pi•cec•to•my [æpɪˈsektəmɪ] *n HNO* Apikektomie *f.*
a•pi•col•y•sis [æpɪˈkɑləsɪs] *n chir.* (*Lunge*) Apikolyse *f.*
a•pi•co•pos•te•ri•or segment [ˌæpɪkəʊpɑˈstɪərɪər] (*Lunge*) apikoposteriores Segment *nt*, Segmentum apicoposterius.
a•pi•cot•o•my [æpɪˈkɑtəmɪ] *n HNO* Apikotomie *f*, Apikoektomie *f.*
a•pi•tu•i•tar•ism [eɪpɪˈt(j)uːətərɪzəm] *n* **1.** Hypophysenaplasie *f.* **2.** Hypophysenvorderlappeninsuffizienz *f*, Hypopituita-

rismus *m.*
ap•la•nat•ic lens [æplə'nætɪk] aplanatische Linse *f*, aplanatisches Glas *nt.*
a•plan•a•tism [æ'plænətɪzəm] *n ophthal.* Aplanatie *f.*
a•pla•sia [ə'pleɪʒ(ɪ)ə] *n* Aplasie *f.*
a•plas•tic anemia [eɪ'plæstɪk] aplastische Anämie *f.* **congenital aplastic anemia** Fanconi-Anämie *f*, konstitutionelle infantile Panmyelopathie *f.*
aplastic crisis *hema.* aplastische Krise *f.*
ap•nea ['æpnɪə] *n* **1.** Atemstillstand *m*, Apnoe *f.* **2.** → asphyxia.
ap•ne•ic [æp'niːɪk] *adj* apnoisch.
ap•o•crine gland ['æpəkraɪn] apokrine Drüse *f*, Glandula apocrinae.
apocrine miliaria Fox-Fordyce-Krankheit *f*, apokrine Miliaria *pl.*
ap•o•en•zyme [æpəʊ'enzaɪm] *n* Apoenzym *nt.*
ap•o•neu•rec•to•my [ˌæpəʊnjʊə'rektəmɪ] *n* Aponeurosenresektion *f*, Aponeur(os)ektomie *f.*
ap•o•neu•ror•rha•phy [ˌæpəʊnjʊə'rʊrəfɪ] *n chir.* Aponeurosennaht *f*, Aponeurorrhaphie *f.*
ap•o•neu•ro•sis [ˌæpəʊnjʊə'rəʊsɪs] *n* [S.U. APONEUROSIS]
ap•o•phys•e•al fracture [əˌpɑfə'siːəl, ˌæpə'fiːzɪəl] traumatische Apophysenlösung *f*, Apophysenabriß *m.*
apophyseal necrosis (aseptische) Apophysennekrose *f.*
ap•o•phys•e•op•a•thy [ˌæpəfiːzɪ'ɑpəθɪ] *n* **1.** Apophysenerkrankung *f.* **2.** Osgood-Schlatter-Krankheit *f*, Schlatter-Osgood-Krankheit *f.*
a•poph•y•sis [ə'pɑfəsɪs] *n anat.* Apophyse *f*, Apophysis *f.*
a•poph•y•si•tis [əˌpɑfɪ'saɪtɪs] *n* **1.** Apophysenentzündung *f*, Apophysitis *f.* **2.** (aseptische) Apophysennekrose *f.* **3.** Haglund-Syndrom I *nt*, Apophysitis calcanei.
ap•o•plec•tic [æpə'plektɪk] *adj* apoplektisch.
apoplectic coma Coma apoplecticum.
apoplectic fit → apoplexy 1.
apoplectic glaucoma hämorrhagisches Glaukom *nt*, Glaucoma haemorrhagicum/apoplecticum.
apoplectic retinitis Zentralarterienthrombose *f*, Apoplexia retinae.
apoplectic stroke → apoplexy 1.
ap•o•plec•ti•form [æpə'plektɪfɔːrm] *adj* apoplexieartig, apoplektiform.
ap•o•plexy ['æpəpleksɪ] *n* **1.** Schlaganfall *m*, Gehirnschlag *m*, apoplektischer Insult *m*, Apoplexie *f.* **2.** Organ(ein)blutung *f*, Apoplexie *f.*
a•po•stax•is [æpəʊ'stæksɪs] *n* Sickerblutung *f*, leichte Blutung *f.*
ap•pa•rat•us [æpə'reɪtəs] *n* **1.** [S.U. APPARATUS] **2.** Apparat *m*, Gerät *nt.*
ap•par•ent [ə'pærənt] *adj* **1.** sichtbar, manifest, apparent. **2.** offensichtlich, ersichtlich, klar. **without apparent cause** ohne ersichtlichen Grund.
apparent infection apparente/klinisch-manifeste Infektion *f.*
ap•pear [ə'pɪər] *vi* **1.** erscheinen, s. zeigen, sichtbar werden; (*Ausschlag*) ausbrechen; (*Symptome*) zu Tage treten. **2.** scheinen, den Anschein haben, aussehen.
ap•pear•ance [ə'pɪərəns] *n* **1.** Erscheinung(sbild *nt*) *f*, Phänomen *nt.* **2.** äußerer (An-)Schein *m*, Erscheinung *f.* **at first appearance** beim ersten Anblick. **in appearance** anscheinend, dem Anschein nach.
ap•pend•age [ə'pendɪdʒ] *n* (*a. anat.*) Anhang *m*, Anhängsel *nt*, Fortsatz *m.*
ap•pen•dal•gia [æpən'dældʒ(ɪ)ə] *n* Appendalgie *f.*
ap•pen•dec•to•my [æpən'dektəmɪ] *n chir.* Appendektomie *f.*
ap•pen•di•ce•al abscess [æpən'dɪʃl] appendizitischer Abszeß *m.*
ap•pen•di•cec•to•my [əˌpendə'sektəmɪ] *n* → appendectomy.
ap•pen•di•ci•tis [əˌpendə'saɪtɪs] *n* Wurmfortsatzentzündung *f*, *inf.* Blinddarmentzündung *f*, Appendicitis *f.*
ap•pen•di•col•y•sis [əˌpendɪ'kɑləsɪs] *n chir.* Appendikolyse *f.*
ap•pen•di•cos•to•my [əˌpendɪ'kɑstəmɪ] *n chir.* Appendikostomie *f.*
ap•pen•dic•u•lar [æpən'dɪkjələr] *adj* **1.** Appendic(o)-, Appendik(o)-, Appendix-. **2.** Gliedmaßen-.
appendicular abscess appendizitischer Abszeß *m.*
appendicular artery Appendixarterie *f*, Arteria appendicularis.
appendicular skeleton Gliedmaßenskelett *nt*, Skeleton appendiculare.
appendicular vein Appendixvene *f*, Vena appendicularis.
ap•pen•dix [ə'pendɪks] *n* **1.** Anhang *m*, Anhängsel *nt*, Fortsatz *m.* **2.** [S.U. APPENDIX] **have one's appendix out** s. den Blinddarm herausnehmen lassen.
ap•pe•tite ['æpɪtaɪt] *n* **1.** Appetit *m* (*for* auf), Eßlust *f.* **have no appetite** keinen Appetit haben (*for* auf). **have a good appetite** einen guten *od.* gesunden Appetit haben. **have a bad appetite** einen schlechten Appetit haben. **2.** Verlangen *nt*, Begierde *f* (*for* nach); Hunger *m* (*for* nach), Neigung *f*, Lust *f* (*for* zu).
appetite suppressant Appetitzügler *m.*
ap•pla•na•tion tonometer [æplə'neɪʃn] *ophthal.* Applanationstonometer *nt.*
ap•pla•nom•e•ter [æplə'nɑmɪtər] *n* → applanation tonometer.
ap•pla•nom•e•try [æplə'nɑmətrɪ] *n ophthal.* Applanationstometrie *f.*
ap•pli•ance [ə'plaɪəns] *n* Vorrichtung *f*, Gerät *nt*, (Hilfs-)Mittel *nt.*
ap•pli•ca•tion [æplɪ'keɪʃn] *n* **1.** Applikation *f* (*to* auf), Anwendung *f*, Verwendung *f*, Gebrauch *m* (*to* für). **for external applica-**

tion zum äußeren Gebrauch. **2.** (*Salbe*) Auftragen *nt;* (*Verband*) Anlegen *nt;* (*Medikament*) Verabreichung *f.* **3.** Bewerbung *f,* Antrag *m,* Anmeldung *f* (*for* um, für).
ap•pli•ca•tor ['æplɪkeɪtər] *n* Applikator *m.*
ap•ply [ə'plaɪ] **I** *vt* **1.** (*Salbe*) auftragen; (*Pflaster*) anlegen. **2.** anwenden (*to* auf), verwenden (*to* für). **apply externally** äußerlich anwenden. **II** *vi* s. bewerben (*for* um).
ap•point•ment [ə'pɔɪntmənt] *n* Termin *m* (*with* bei); Terminvereinbarung *f.* (geschäftliche) Verabredung *f.* **by appointment** nach Vereinbarung, mit (Vor-)Anmeldung.
ap•pre•hen•sion [æprɪ'henʃn] *n* **1.** Erfassen *nt,* Begreifen *nt,* Apprehension *f.* **2.** Auffassungsvermögen *nt,* Verstand *m.* **3.** *psychia.* Apprehension *f.*
ap•proach [ə'prəʊtʃ] *n* **1.** Zugang *m,* Approach *m.* **2.** *chir.* (operativer) Zugang *m.*
ap•proved [ə'pruːvd] *adj* **1.** erprobt. **2.** genehmigt, zugelassen.
a.p. radiograph → a.p. roentgenogram.
a•prax•ia [ə'præksɪə] *n* Apraxie *f.*
a.p. roentgenogram a.p.-Röntgenbild *nt,* a.p.-Aufnahme *f.*
ap•ti•tude ['æptɪt(j)uːd] *n* **1.** Begabung *f,* Talent *nt* (*for* für), Geschick *nt,* Eignung *f* (*for* zu). **2.** Neigung *f,* Hang *m* (*for* zu). **3.** Auffassungsgabe *f,* Intelligenz *f.*
ap•ty•a•lia [ˌeɪtaɪ'eɪlɪə] *n* Aptyalismus *m,* Asialie *f,* Xerostomie *f.*
a•py•ret•ic [ˌeɪpaɪ'retɪk] *adj* fieberfrei, ohne Fieber, apyretisch, afebril.
a•py•rex•ia [ˌeɪpaɪ'reksɪə] *n* Fieberlosigkeit *f,* Apyrexie *f.*
aq•ua•co•bal•a•min [ˌækwəkəʊ'bæləmɪn] *n* Aquacobalamin *nt,* Vitamin B$_{12b}$ *nt.*
a•que•ous ['eɪkwɪəs] **I** *n* Kammerwasser *nt,* Humor aquosus. **II** *adj* wäßrig, Wasser-.
aqueous humor → aqueous I.
aq•uo•co•bal•a•min [ˌækwəʊkəʊ'bæləmɪn] *n* → aquacobalamin.
ar•a•bin•o•a•den•o•sine [ˌærəbɪnəʊə'denəsiːn] *n* Vidarabin *nt,* Adenin-Arabinosid *nt.*
a•rab•i•no•syl•cy•to•sine [əˌrəbɪnəʊsɪl'saɪtəsiːn] *n* Cytarabin *nt,* Cytosin-Arabinosid *nt.*
ar•ach•ni•tis [æræk'naɪtɪs] *n* → arachnoiditis.
a•rach•noid [ə'ræknɔɪd] **I** *n* *anat.* Spinnwebenhaut *f,* Arachnoidea *f.* **II** *adj* arachnoid, arachnoidal, Arachnoidal-.
arachnoid of brain kranielle Spinnwebenhaut, Arachnoidea (mater) encephali/cranialis.
arachnoid of spine spinale Spinnwebenhaut, Arachnoidea (mater) spinalis.
ar•ach•noi•dea [æræk'nɔɪdɪə] *n* → arachnoid I.
a•rach•noid•i•tis [əˌræknɔɪ'daɪtɪs] *n* Arachnoiditis *f,* Arachnitis *f.*
arachnoid membrane → arachnoid I.
Aran-Duchenne [ə'ræn dy'ʃen]: **Aran-Duchenne muscular atrophy** Aran-Duchenne-Krankheit *f,* Duchenne-Aran-Krankheit *f,* spinale progressive Muskelatrophie *f.*
ar•bor•i•za•tion block [ˌɑːrbərɪ'zeɪʃn] Arborisations-, Ast-, Verzweigungsblock *m.*
ar•bo•vi•ral infection [ɑːrbə'vaɪrəl] Arbovireninfektion *f,* Arbovirose *f.*
ar•bo•vi•rus [ɑːrbə'vaɪrəs] *n* Arbovirus *nt,* ARBO-Virus *nt.*
arch [ɑːrtʃ] **I** *n* Bogen *m,* Wölbung *f,* Gewölbe *nt.* **II** *vi* s. wölben.
arch of aorta Aortenbogen, Arcus aortae.
arch of foot Fußgewölbe.
arch support *ortho.* (Schuh-)Einlage *f.*
ar•cu•ate fibers ['ɑːrkjʊɪt] Bogenfasern *pl,* Fibrae arcuatae cerebri.
arcuate suture *anat.* Kranznaht *f,* Sutura coronalis.
arcuate veins of kidney (*Niere*) Bogenvenen *pl,* Venae arcuatae (renis).
ar•ea ['eərɪə] *n* **1.** Gebiet *nt,* Zone *f,* Region *f;* (Ober-)Fläche *f.* **2.** *anat.* [S.U. AREA]
a•re•flex•ia [eɪrɪ'fleksɪə] *n* Reflexlosigkeit *f,* Areflexie *f.*
a•re•gen•er•a•tive [eɪrɪ'dʒenərətɪv] *adj* aregenerativ; aplastisch.
aregenerative anemia aplastische Anämie *f.* **chronic congenital aregenerative anemia** Blackfan-Diamond-Anämie *f,* chronische kongenitale aregenerative Anämie *f.*
a•re•o•la (of mammary gland) [ə'rɪələ] Warzenvorhof, Areola mammae.
a•re•o•lar choroiditis [ə'rɪələr] Förster-Chorioiditis *f,* Areolarchorioiditis *f.*
areolar glands Montgomery-Knötchen *pl,* Warzenvorhofdrüsen *pl,* Glandulae areolares.
areolar plexus Plexus venosus areolaris.
a•re•o•li•tis [ˌeərɪəʊ'laɪtɪs] *n* *gyn.* Warzenvorhofentzündung *f,* Areolitis *f.*
Arey ['eɪriː]: **Arey's rule** *gyn.* Arey-Regel *f.*
ar•gen•taf•fine cells [ɑːr'dʒentəfiːn] **1.** argentaffine Zellen *pl.* **2.** enterochromaffine/argentaffine Zellen *pl,* Kultschitzky-Zellen *pl.*
ar•gen•taf•fi•no•ma [ɑːrˌdʒentəfɪ'nəʊmə] *n* Argentaffinom *nt;* Karzinoid *nt.*
argentaffinoma syndrome Flush-, Karzinoidsyndrom *nt,* Biörck-Thorson-Syndrom *nt.*
Argyll Robertson [ɑːr'gaɪl 'rɑbərtsən]: **Argyll Robertson pupil/sign** Argyll Robertson-Phänomen *nt,* -Pupille *f.*
Arlt [ɑːrlt]: **Arlt's trachoma** Trachom *nt,* trachomatöse Einschlußkonjunktivitis *f,* Conjunctivitis trachomatosa.
arm [ɑːrm] *n* **1.** *anat.* Arm *m.* **make a long arm** den Arm ausstrecken. **2.** *techn.* (Hebel-, Maschinen-)Arm *m.*
ar•ma•men•tar•i•um [ˌɑːrməmən'teərɪəm] *n* (*Praxis*) Ausrüstung *f,* Einrichtung *f,* Instrumentarium *nt.*
Armanni-Ebstein [ɑːr'mani 'ebstaɪn]: **Armanni-Ebstein lesion** Armanni-Ebstein-

armarium

Läsion *f.*

ar•mar•i•um [ɑːrˈmeərɪəm] *n* → armamentarium.

armed tapeworm [ɑːrmd] *micro.* Schweine(finnen)bandwurm *m*, Taenia solium.

ar•mored heart [ˈɑːrmərd] Panzerherz *nt*, Pericarditis calcarea.

ar•mour heart [ˈɑːrmər] → armored heart.

arm pit Achselhöhle *f.*

arm splint *ortho.* Armschiene *f.*

Arneth [ɑːrˈnet]: **Arneth's classification/index** Arneth-Leukozytenschema *nt.*

Arnold-Chiari [ˈɑːrnld ˈkɪɑːrɪ]: **Arnold-Chiari deformity/syndrome** Arnold-Chiari-Hemmungsmißbildung *f.*

ar•rest [əˈrest] **I** *n* An-, Aufhalten *nt*, Stillstand *m;* Hemmung *f*, Stockung *f.* **II** *vt* an-, aufhalten, zum Stillstand bringen, hemmen.

arrest of development Entwicklungshemmung.

arrest of growth Wachstumsstillstand.

ar•rest•ed tuberculosis [əˈrestɪd] inaktive/vernarbte/verheilte Tuberkulose *f.*

ar•rhe•no•blas•to•ma [əˌriːnəʊblæsˈtəʊmə] *n* **1.** Arrhenoblastom *n.* **2.** Sertoli-Leidig-Zelltumor *m.*

ar•rhyth•mia [əˈrɪðmɪə] *n* Herzrhythmusstörung *f*, Arrhythmie *f.*

ar•rhyth•mic [əˈrɪðmɪk] *adj* arrhythmisch.

ar•rhyth•mo•gen•ic [əˌrɪðməˈdʒenɪk] *adj* arrhythmogen.

ar•se•nic [ˈɑːrs(ə)nɪk] *n* **1.** Arsen *nt.* **2.** Arsentrioxid *nt*, Arsenik *nt.*

arsenic keratosis Arsenkeratose *f*, Arsenwarzen *pl.*

ar•ter•ec•to•my [ˌɑːrtəˈrektəmɪ] *n* → arteriectomy.

ar•ter•e•nol [ˌɑːrtəˈriːnɔl] *n* Noradrenalin *nt*, Arterenol *nt.*

ar•te•ria [ɑːrˈtɪərɪə] *n* [S.U. ARTERIA]

ar•te•ri•al [ɑːrˈtɪərɪəl] *adj* arteriell, arteriös, Arterien-.

arterial anastomosis Arterienanastomose *f.*

arterial bleeding arterielle Blutung *f.*

arterial blood arterielles/sauerstoffreiches Blut *nt*, Arterienblut *nt.*

arterial blood gases arterielle Blutgase *pl.*

arterial blood pressure arterieller (Blut-)Druck *m.*

arterial catheter Arterienkatheter *m.*

arterial duct Ductus Botalli, Ductus arteriosus.

arterial embolus arterieller Embolus *m.*

arterial flap Arterienlappen *m.*

arterial gases → arterial blood gases.

arterial hemorrhage arterielle Blutung *f.*

arterial hyperemia aktive/arterielle Hyperämie *f.*

arterial hypertension Bluthochdruck *m*, arterielle Hypertonie *f.*

arterial hypotension niedriger Blutdruck *m*, Hypotonie *f*, Hypotonus *m.*

arterial hypoxia arterielle Hypoxie *f.*

ar•te•ri•al•i•za•tion [ɑːrˌtɪərɪəlaɪˈzeɪʃn] *n* **1.** Arterialisierung *f*, Arterialisation *f.* **2.** *chir.* Versorgung *f* mit arteriellem Blut.

arterial injury Arterienverletzung *f.*

arterial murmur Arteriengeräusch *nt.*

arterial occlusive disease (periphere) arterielle Verschlußkrankheit *f.*

arterial pressure Arteriendruck *m*, arterieller Druck *m.*

  diastolic arterial pressure diastolischer Arteriendruck, diastolischer arterieller Druck.

  mean arterial pressure arterieller Mitteldruck.

  systolic arterial pressure systolischer Arteriendruck, systolischer arterieller Druck.

arterial pulse Arterienpuls *m.*

arterial rete Arteriengeflecht *nt*, Rete arteriosum.

arterial supply arterielle Versorgung *f.*

arterial thrombus arterieller Thrombus *m*, Arterienthrombus *m.*

ar•te•ri•ec•ta•sis [ˌɑːrtɪərɪˈektəsɪs] *n* diffuse Arterienerweiterung *f*, Arteriektasie *f.*

ar•te•ri•ec•to•my [ˌɑːrtɪərɪˈektəmɪ] *n chir.* Arterien(teil)resektion *f*, Arteriektomie *f.*

ar•te•ri•og•ra•phy [ɑːrˌtɪərɪˈɑgrəfɪ] *n radiol.* Arteriographie *f.*

ar•te•ri•o•la [ɑːrˌtɪərɪˈəʊlə] *n* [S.U. ARTERIOLA]

ar•te•ri•o•lar [ɑːrtəˈrɪələr] *adj* arteriolär, Arteriolen-.

arteriolar nephrosclerosis interkapilläre Nephrosklerose *f*, Glomerulosklerose *f.*

arteriolar necrosis → arteriolonecrosis.

arteriolar sclerosis → arteriolosclerosis.

arteriolar spasm Arteriolenspasmus *m*, -krampf *m.*

ar•te•ri•ole [ɑːrˈtɪərɪəʊl] *n* kleine Arterie *f*, Arteriole *f.*

ar•te•ri•o•lith [ɑːrˈtɪərɪəlɪθ] *n* Arterienstein *m*, Arteriolith *m.*

ar•te•ri•o•li•tis [ɑːrˌtɪərɪəˈlaɪtɪs] *n* Arteriolen(wand)entzündung *f*, Arteriolitis *f.*

ar•te•ri•o•lo•ne•cro•sis [ɑːrˌtɪərɪəˌəʊlənɪˈkrəʊsɪs] *n* Arteriolennekrose *f*, Arteriolonekrose *f.*

ar•te•ri•o•lo•scle•ro•sis [ɑːrˌtɪərɪəˌəʊləskliˈrəʊsɪs] *n* Arteriolosklerose *f.*

ar•te•ri•o•lo•scle•rot•ic [ɑːrˌtɪərɪˌəʊləskliˈrɑtɪk] *adj* arteriolosklerotisch.

ar•te•ri•o•ne•cro•sis [ɑːrˌtɪərɪənɪˈkrəʊsɪs] *n* Arterionekrose *f.*

ar•te•ri•o•neph•ro•scle•ro•sis [ɑːrˌtɪərɪəˌnefrəskliˈrəʊsɪs] *n* Arterionephrosklerose *f.*

ar•te•ri•op•a•thy [ˌɑːrtərɪˈɑpəθɪ] *n* Arterienerkrankung *f*, Arteriopathie *f.*

ar•te•ri•o•plas•ty [ɑːrˈtɪərɪəˈplæstɪ] *n chir.* Arterienplastik *f.*

ar•te•ri•or•rha•phy [ɑːrˌtɪərɪˈɑrəfɪ] *n* Arteriennaht *f*, Arterio(r)rhaphie *f.*

ar•te•ri•or•rhex•is [ɑːrˌtɪərɪəˈreksɪs] *n* Arterienruptur *f*, Arterio(r)rhexis *f.*

ar•te•ri•o•scle•ro•sis [ɑːrˌtɪərɪəsklɪ-ˈrəʊsɪs] *n inf.* Arterienverkalkung *f,* Arteriosklerose *f.*

ar•te•ri•o•scle•rot•ic aneurysm [ɑːrˌtɪərɪəsklɪˈrɒtɪk] arteriosklerotisches Aneurysma *nt.*

arteriosclerotic retinopathy arteriosklerotische Retinopathie *f.*

ar•te•ri•o•spasm [ɑːrˈtɪərɪəspæzəm] *n* Arterienkrampf *m,* Arteriospasmus *m.*

ar•te•ri•o•ste•no•sis [ɑːrˌtɪərɪəstɪˈnəʊsɪs] *n* Arterienstriktur *f,* -stenose *f.*

ar•te•ri•ot•o•my [ɑːrˌtɪərɪˈɒtəmɪ] *n chir.* Arteriotomie *f.*

ar•te•ri•o•ve•nous [ɑːrˌtɪərɪəˈviːnəs] *adj* arteriovenös.

arteriovenous anastomosis arteriovenöse Anastomose *f,* AV-Anastomose *f.*

arteriovenous aneurysm arteriovenöses Aneurysma *nt,* Aneurysma arteriovenosum.

arteriovenous difference arteriovenöse Differenz *f.*

arteriovenous fistula 1. *patho.* arteriovenöse Fistel *f.* **2.** *chir.* arteriovenöse Fistel *f,* arteriovenöser Shunt/Bypass *m*

arteriovenous shunt *chir.* arteriovenöser Shunt/Bypass *m.*

ar•te•ri•tis [ɑːrtəˈraɪtɪs] *n* Arterienentzündung *f,* Arteriitis *f.* **arteritis nodosa** Kussmaul-Meier-Krankheit *f,* Periarteriitis nodosa.

ar•tery [ˈɑːrtərɪ] *n anat.* Schlagader *f,* Pulsader *f,* Arterie *f.*

ar•thral•gia [ɑːrˈθrældʒ(ɪ)ə] *n* Gelenkschmerz(en *pl*) *m,* Arthralgie *f,* Arthrodynia *f.*

ar•thrit•ic [ɑːrˈθrɪtɪk] **I** *n* Arthritiker(in *f*) *m.* **II** *adj* arthritisch.

arthritic psoriasis Arthritis/Arthropathia psoriatica.

ar•thri•tis [ɑːrˈθraɪtɪs] *n* Gelenkentzündung *f,* Arthritis *f.*

ar•thro•cen•te•sis [ˌɑːrθrəʊsenˈtiːsɪs] *n* Gelenkpunktion *f,* Arthrozentese *f.*

ar•throd•e•sis [ɑːrˈθrɒdəsɪs] *n ortho.* operative Gelenkversteifung *f,* Arthrodese *f.*

ar•thro•dyn•ia [ˌɑːrθrəˈdiːnɪə] *n* → arthralgia.

ar•thro•em•py•e•sis [ˌɑːrθrəˌempaɪˈiːsɪs] *n* Gelenkeiterung *nt.*

ar•thro•en•dos•co•py [ˌɑːrθrəenˈdɒskəpɪ] *n* → arthroscopy.

ar•thro•gen•ic [ˌɑːrθrəˈdʒenɪk] *adj* gelenkbedingt, arthrogen.

ar•thro•gram [ˈɑːrθrəgræm] *n radiol.* Arthrogramm *nt.*

ar•throg•ra•phy [ɑːrˈθrɒgrəfɪ] *n radiol.* Arthrographie *f.*

ar•thro•lith [ˈɑːrθrəlɪθ] *n* Gelenkstein *m,* Arthrolith *m.*

ar•throl•y•sis [ɑːrˈθrɒləsɪs] *n ortho.* Gelenkmobilisierung *f,* Arthrolyse *f.*

ar•thro•neu•ral•gia [ˌɑːrθrəʊnjʊˈrældʒə] *n* Gelenkneuralgie *f.*

ar•throp•a•thy [ɑːrˈθrɒpəθɪ] *n* Gelenkerkrankung *f,* Arthropathie *f.*

ar•thro•plas•ty [ˈɑːrθrəplæstɪ] *n* **1.** Gelenkplastik *f,* Arthroplastik *f.* **2.** Gelenkprothese *f.*

ar•thro•pneu•mog•ra•phy [ˌɑːrθrənjuː-ˈmɒgrəfɪ] *n* Pneumoarthrographie *f,* Arthropneumografie *f.*

ar•thro•py•o•sis [ˌɑːrθrəpaɪˈəʊsɪs] *n* Gelenkeiterung *f.*

ar•thro•ri•sis [ˌɑːrθrəˈraɪsɪs] *n ortho.* Arthrorise *f.*

ar•thro•scin•ti•gram [ˌɑːrθrəˈsɪntəgræm] *n radiol.* Gelenkszintigramm *nt.*

ar•thro•scin•tig•ra•phy [ˌɑːrθrəsɪnˈtɪgrəfɪ] *n radiol.* Gelenkszintigraphie *f.*

ar•thro•scope [ˈɑːrθrəskəʊp] *n* Arthroskop *nt.*

ar•thros•co•py [ɑːrˈθrɒskəpɪ] *n* Gelenkspiegelung *f,* Arthroskopie *f.*

ar•thro•sis [ɑːrˈθrəʊsɪs] *n* **1.** degenerative Gelenkerkrankung *f,* Arthrose *f.* **2.** Gelenk *nt.*

ar•thros•to•my [ɑːrˈθrɒstəmɪ] *n ortho.* Arthrostomie *f.*

ar•throt•o•my [ɑːrˈθrɒtəmɪ] *n ortho.* Gelenkeröffnung *f,* Arthrotomie *f.*

Arthus [ˈɑːrθəs]**: Arthus phenomenon/reaction** Arthus-Phänomen *nt.* **Arthus-type reaction** Arthus-Typ *m* der Überempfindlichkeitsreaktion, Immunkomplex-vermittelte Überempfindlichkeitsreaktion *f.*

ar•tic•u•lar [ɑːrˈtɪkjələr] *adj* artikulär, Gelenk-, Glieder-.

articular calculus Gelenkstein *m,* -konkrement *nt.*

articular capsule Gelenkkapsel *f,* Capsula articularis.

articular cartilage Gelenk(flächen)knorpel *m,* Cartilago articularis.

articular cavity Gelenkhöhle *f,* Gelenkspalt *m,* Cavitas articularis.

articular chondrocalcinosis Pseudogicht *f,* Chondrokalzinose *f.*

articular condyle Gelenkkondyle *f,* Gelenkkopf *m.*

articular crepitus *ortho.* Gelenkreiben *nt.*

articular crescent → articular meniscus.

articular discus/disk Gelenkzwischenscheibe *f,* Discus articularis.

articular gout Gelenkgicht *f,* Arthragra *f.*

articular lip Gelenklippe *f,* Labrum articulare.

articular meniscus Meniskus *m,* Meniscus articularis.

articular rheumatism → arthritis. **chronic articular rheumatism** rheumatoide Arthritis *f,* progrediente/primär chronische Polyarthritis *f.*

articular serum Gelenkschmiere *f,* Synovia *f.*

ar•tic•u•late [*adj* ɑːrˈtɪkjəlɪt; *v* -leɪt] **I** *adj* **1.** *anat.* gegliedert, Gelenk-, Glieder-. **2.** artikuliert, verständlich. **II** *vt* artikulieren, (deutlich) aussprechen. **III** *vi* **3.** ein Gelenk bilden (*with* mit). **4.** artikulieren, deutlich

articulatio

sprechen.
ar•ti•cu•la•tio [ɑːrˌtɪkjəˈleɪʃɪəʊ] *n* [s.u. ARTICULATIO]
ar•tic•u•la•tion [ɑːrˌtɪkjəˈleɪʃn] *n* **1.** *anat.* Gelenk *nt*, Verbindung(sstelle *f*) *f*. **2.** Artikulation *f*, (deutliche) Aussprache *f*; Artikulieren *nt*, Aussprechen *nt*.
ar•ti•fi•cial [ˌɑːrtɪˈfɪʃl] *adj* artifiziell, künstlich, Kunst-.
artificial abortion induzierter/artifizieller Abort *m*, Schwangerschaftsabbruch *m*, Abortus artificialis.
artificial alimentation künstliche Ernährung *f*.
artificial ankylosis *ortho.* operative Gelenkversteifung *f*, Arthrodese *f*.
artificial anus künstlicher Darmausgang *m*, Kunstafter *m*, Stoma *nt*, Anus praeter(naturalis).
artificial dentition (Teil-)Gebiß *nt*, Zahnprothese *f*.
artificial eye Glasauge *nt*, künstliches Auge *nt*.
artificial heart künstliches Herz *nt*, Kunstherz *nt*.
artificial hibernation *anes.* künstlicher Winterschlaf *m*, artifizielle Hibernation *f*.
artificial insemination künstliche Befruchtung *f*, artifizielle Insemination *f*.
artificial kidney künstliche Niere *f*, Hämodialysator *m*.
artificial labor induzierte Geburt *f*.
artificial limb Prothese *f*, Kunstglied *nt*.
artificial lung künstliche Lunge *f*, Oxygenator *m*.
artificial pacemaker künstlicher (Herz-)Schrittmacher *m*.
artificial respiration künstliche Beatmung *f*.
artificial teeth → artificial dentition.
artificial ventilation künstliche Beatmung *f*.
ar•y•te•noid [ærɪˈtiːnɔɪd] **I** *n* Aryknorpel *m*, Cartilago arytaenoidea. **II** *adj* arytänoid.
arytenoid cartilage → arytenoid I.
ar•y•te•noid•ec•to•my [ˌærɪˌtiːnɔɪˈdektəmɪ] *n chir.* Aryknorpelresektion *f*, Arytänoidektomie *f*.
ar•y•te•noi•di•tis [əˌrɪtnɔɪˈdaɪtɪs] *n* Aryknorpelentzündung *f*, Arytänoiditis *f*.
ar•y•te•noi•do•pexy [ˌærɪtɪˈnɔɪdəʊˌpeksɪ] *n HNO* Kelly-Operation *f*, Kelly-Arytänoidopexie *f*.
as•bes•tos [æsˈbestəs] *n* Asbest *m*.
asbestos bodies Asbestkörperchen *pl*.
as•bes•to•sis [æsbesˈtəʊsɪs] *n* Asbeststaublunge *f*, Asbestose *f*.
asbestos-like tinea Asbestgrind *m*, Tinea amiantacea/asbestina, Pityriasis amiantacea.
asbestos needles Asbestnadeln *pl*.
A-scan *n radiol.* (*Ultraschall*) A-Scan *m*, A-Mode *nt/m*.
as•ca•ri•a•sis [æskəˈraɪəsɪs] *n* Spulwurminfektion *f*, Askariasis *f*.
as•car•i•cide [əˈskærəsaɪd] *n* Askarizid *nt*.
as•car•i•o•sis [əˌskærɪˈəʊsɪs] *n* → ascariasis.

As•ca•ris [ˈæskərɪs] *n micro.* Askaris *f*, Ascaris *f*. **Ascaris lumbricoides** Spulwurm *m*, Ascaris lumbricoides.
as•cend•ing [əˈsendɪŋ] *adj* (auf-, an-)steigend, aszendierend.
ascending aorta aufsteigende Aorta *f*, Aorta ascendens, Pars ascendens aortae.
ascending cholecystitis aufsteigende/aszendierende Gallenblasenentzündung *f*.
ascending colon aufsteigendes Kolon *nt*, Colon ascendens.
ascending pyelography retrograde Pyelographie *f*.
ascending pyelonephritis aufsteigende/aszendierende Pyelonephritis *f*.
ascending ramus of pubis oberer Schambeinast *m*, Ramus superior ossis pubis.
ascending urography *radiol.* retrograde Urographie *f*.
Asc•hel•min•thes [ˌæskhelˈmɪnθiːz] *pl micro.* Schlauch-, Rundwürmer *pl*, Nemathelminthes *pl*, Aschelminthes *pl*.
Aschheim-Zondek [ˈæʃhaɪm ˈzɑndɪk]: **Aschheim-Zondek test** *gyn.* Aschheim-Zondek-Reaktion *f*.
Aschner [ˈæʃnər]: **Aschner's phenomenon** Aschner-Versuch *m*, Aschner-Dagnini-Versuch *m*, Bulbusdruckversuch *m*.
Aschner's reflex/sign Aschner-Dagnini-Bulbusreflex *m*, okulokardialer Reflex *m*, Bulbusdruckreflex *m*.
Aschner's test → Aschner's phenomenon.
Aschner-Dagnini [ˈæʃnər dægˈnɪnɪ]: **Aschner-Dagnini reflex** → Aschner's reflex.
Aschner-Dagnini test → Aschner's phenomenon.
Aschoff [ˈæʃɔf]: **Aschoff's bodies/nodules** Aschoff-Knötchen *pl*.
Aschoff-Tawara [ˈæʃɔf təˈwɑːrə]: **Aschoff-Tawara's node** Atrioventrikularknoten *m*, AV-Knoten *m*, Aschoff-Tawara-Knoten *m*, Nodus atrioventricularis.
as•ci•tes [əˈsaɪtiːz] *n* Bauchwassersucht *f*, Aszites *m*.
as•cit•ic fluid [əˈsɪtɪk] Aszites(flüssigkeit *f*) *m*.
As•co•my•ce•tes [ˌæskəmaɪˈsiːtiːz] *pl micro.* Schlauchpilze *pl*, Askomyzeten *pl*, Ascomycetes *pl*.
a•scor•bic acid [əˈskɔːrbɪk] Ascorbinsäure *f*, Vitamin C *nt*.
a•sep•sis [əˈsepsɪs] *n* **1.** Keimfreiheit *f*, Asepsis *f*. **2.** Asepsis *f*, Aseptik *f*, Sterilisation *f*.
a•sep•tic [əˈseptɪk] *adj* **1.** keimfrei, aseptisch; steril. **2.** *patho.* aseptisch; avaskulär.
a•sep•ti•cism [əˈseptəsɪzəm] *n* keimfreie Wundbehandlung *f*, Aseptik *f*.
aseptic meningitis lymphozytäre Meningitis *f*.
aseptic necrosis aseptische Nekrose *f*.
aseptic necrosis of bone asepti-

sche/spontane Knochennekrose *f.*
aseptic osteochondrosis *ortho.* aseptische Epiphysennekrose *f,* Chondroosteonekrose *f.*
aseptic wound *ortho.* saubere/aseptische Wunde *f.*
a•si•a•lia [ˌeɪsaɪˈeɪlɪə] *n* Asialie *f,* Aptyalismus *m.*
A•sian influenza [ˈeɪʒn] asiatische Grippe *f.*
a•sid•ent sign/symptom [əˈsaɪdnt] Nebensymptom *nt.*
a•sid•er•o•sis [ˌeɪˌsɪdəˈrəʊsɪs] *n* Eisenmangel *m,* Asiderose *f.*
a•sleep [əˈsliːp] *adj* **1.** schlafend. **be (fast/sound) asleep** (fest) schlafen. **fall asleep** einschlafen. **2.** (*Fuß, Hand*) eingeschlafen, taub.
as•par•tate aminotransferase [əˈspɑːrteɪt] Aspartataminotransferase *f,* Aspartattransaminase *f,* Glutamatoxalacetattransaminase *f.*
a•spe•cif•ic [əspɪˈsɪfɪk] *adj patho.* unspezifisch.
as•per•gil•lo•ma [ˌæspərdʒɪˈləʊmə] *n* Aspergillom *nt.*
as•per•gil•lo•sis [ˌæspərdʒɪˈləʊsɪs] *n* Aspergillusmykose *f,* Aspergillose *f.*
as•per•gil•lus [ˌæspərˈdʒɪləs] *n* Kolbenschimmel *m,* Aspergillus *m.*
a•sper•mat•ic [ˌeɪspərˈmætɪk] *adj* asperm, aspermatisch.
a•sper•ma•tism [eɪˈspɜrmətɪzəm] *n* **1.** Aspermatie *f,* Aspermatismus *m.* **2.** Aspermie *f.*
a•sper•ma•to•gen•ic sterility [əˌspɜrmətəˈdʒenɪk] *urol.* aspermatogene Sterilität *f.*
a•sper•mia [eɪˈspɜrmɪə] *n* Aspermie *f.*
a•sper•mic [eɪˈspɜrmɪk] *adj* → aspermatic.
as•phyc•tic [æsˈfɪktɪk] *adj* asphyktisch.
as•phyg•mia [æsˈfɪgmɪə] *n* Asphygmie *f.*
as•phyx•ia [æsˈfɪksɪə] *n* Asphyxie *f.* **asphyxia of the newborn** Neugeborenenasphyxie, Atemdepressionszustand *m* des Neugeborenen.
as•phyx•i•ate [æsˈfɪksɪeɪt] *vt, vi* ersticken.
as•pi•rate [*n, adj* ˈæspərɪt; *v* -reɪt] **I** *n* Aspirat *nt;* Punktat *nt.* **II** *adj* aspiriert. **III** *vt* ab-, an-, aufsaugen, aspirieren; (*Gelenk*) punktieren.
as•pi•ra•tion [ˌæspəˈreɪʃn] *n* **1.** (Ein-)Atmen *nt,* Aspiration *f.* **2.** An-, Ab-, Aufsaugen *nt,* Aspiration *f;* (*Gelenk*) Punktion *f.* **3.** *patho.* Fremdstoffeinatmung *f,* Aspiration *f.*
aspiration biopsy Aspirations-, Saugbiopsie *f.*
aspiration cannula Aspirations-, Punktionskanüle *f.*
aspiration needle Aspirations-, Punktionsnadel *f.*
aspiration pneumonia Aspirationspneumonie *f.*
aspiration syringe Aspirations-, Punktionsspritze *f.*

as•pi•ra•tor [ˈæspəreɪtər] *n* Aspirator *m.*
a•sple•nia [əˈspliːnɪə] *n* Asplenie *f.*
as•say [*n* ˈæseɪ, æˈseɪ; *v* æˈseɪ] *lab.* **I** *n* **1.** Analyse *f,* Test *m,* Probe *f,* Bestimmung *f,* Assay *m.* **carry out an assay on a sample** eine Probenbestimmung/-analyse durchführen. **2.** Probe(material *nt*) *f.* **II** *vt* analysieren, testen, bestimmen, untersuchen, messen.
as•sess•ment [əˈsesmənt] *n* Einschätzung *f,* Bewertung *f,* Beurteilung *f.*
as•sis•tance [əˈsɪstəns] *n* Hilfe *f,* Beistand *m;* Unterstützung *f,* Beihilfe *f;* Hilfeleistung *f,* Mitarbeit *f.* **render/give assistance to sb.** bei jdm. Hilfe leisten. **be of assistance (to sb.)** jdm. helfen *od.* behilflich sein. **come to sb.'s assistance** jdm. zu Hilfe kommen. **in need of assistance** hilfsbedürftig.
as•sis•tant [əˈsɪstənt] **I** *n* **1.** Assistent(in *f*) *m;* Gehilfe *m,* Gehilfin *f,* Mitarbeiter(in *f*) *m.* **2.** Hilfe *f,* Hilfsmittel *nt.* **II** *adj* behilflich (*to*), assistierend, stellvertretend, Hilfs-, Unter-.
assist-control ventilation [əˈsɪst] assistierte Spontanatmung *f.*
as•sist•ed circulation [əˈsɪstɪd] assistierte Zirkulation *f.*
assisted respiration/ventilation assistierte Beatmung *f.*
as•so•ci•at•ed movement [əˈsəʊʃɪeɪtɪd] Begleitbewegung *f.*
as•so•ci•a•tion [əˌsəʊʃɪˈeɪʃn] *n* **1.** Verbindung *f,* Verknüpfung *f,* Vereinigung *f* (*with* mit). **2.** *psycho.* (Ideen-, Gedanken-)Assoziation *f.*
as•so•ci•a•tive aphasia [əˈsəʊʃɪeɪtɪv] assoziative Aphasie *f,* Leitungsaphasie *f.*
as•suage [əˈsweɪdʒ] *vt* **1.** (*Schmerz*) lindern, mildern. **2.** (*Hunger*) stillen, befriedigen.
as•ta•sia [əˈsteɪʒ(ɪ)ə] *n neuro.* Unfähigkeit *f* zu stehen, Astasie *f.*
astasia-abasia *n neuro.* Astasie-Abasie-Syndrom *nt.*
as•tat•ic [əˈstætɪk] *adj* astatisch.
as•te•a•tot•ic eczema [ˌæstɪəˈtɑtɪk] → asteatosis.
as•te•a•to•sis [ˌæstɪəˈtəʊsɪs] *n* Exsikkationsekzem *nt,* asteatotisches Ekzem *nt,* Austrocknungsekzem *nt.*
a•ster•e•og•no•sis [əˌstɪərɪɑgˈnəʊsɪs] *n neuro.* taktile Agnosie *f,* Astereognosie *f.*
as•te•rix•is [ˌæstəˈrɪksɪs] *n neuro.* Flattertremor *m,* Asterixis *f.*
as•the•nia [æsˈθiːnɪə] *n* Kraftlosigkeit *f,* Schwäche *f,* Asthenie *f.*
as•the•no•co•ria [æsˌθɪnəʊˈkəʊrɪə] *n ophthal.* Arrojo-Zeichen *nt,* Asthenokorie *f.*
as•the•no•pia [ˌæsθəˈnəʊpɪə] *n* Schwachsichtigkeit *f,* Asthenopie *f.*
asth•ma [ˈæzmə] *n* **1.** anfallsweise Atemnot *m,* Asthma *nt.* **2.** Bronchialasthma *nt,* Asthma bronchiale.
asthma crystals Charcot-Leyden-Kristalle *pl,* Asthmakristalle *pl.*
asth•mat•ic [æzˈmætɪk] **I** *n* Asthmatiker(in

asthmatic attack

f) *m*. **II** *adj* asthmatisch, kurzatmig.
asthmatic attack Asthmaanfall *m*.
asth•mo•gen•ic [ˌæzməˈdʒenɪk] *adj* asthmaauslösend, asthmogen.
as•tig•mat•ic [ˌæstɪgˈmætɪk] *adj* astigmatisch.
astigmatic lens Zylinderglas *nt*.
a•stig•ma•tism [əˈstɪgmətɪzəm] *n ophthal*. Stabsichtigkeit *f*, Astigmatismus *m*.
a•stig•ma•tom•e•try [əˌstɪgməˈtɑmətrɪ] *n ophthal*. Astigm(at)ometrie *f*.
a•stig•ma•tos•co•py [əˌstɪgməˈtɑskəpɪ] *n ophthal*. Astigm(at)oskopie *f*.
as•tig•mom•e•try [əˌstɪgˈmɑmətrɪ] *n* → astigmatometry.
a•stig•mos•co•py [əˌstɪgˈmɑskəpɪ] *n* → astigmatoscopy.
as•trin•gent [əˈstrɪndʒənt] **I** *n* Adstringens *nt*. **II** *adj* adstringierend, zusammenziehend.
Astrup [ˈɑstrup]: **Astrup procedure** Astrupmethode *f*, -verfahren *nt*.
a•symp•to•mat•ic [eɪˌsɪm(p)təˈmætɪk] *adj* symptomlos, -arm, asymptomatisch.
a•sys•to•le [eɪˈsɪstəlɪ] *n* Herzstillstand *m*, Asystolie *f*.
a•sys•tol•ic [eɪsɪsˈtɑlɪk] *adj* asystolisch.
at•a•rac•tic [ætəˈræktɪk] **I** *n pharm*. Beruhigungsmittel *nt*, Ataraktikum *nt*. **II** *adj* beruhigend, ataraktisch.
at•a•rax•ic [ætəˈræksɪk] *n, adj* → ataractic.
a•tax•ia [əˈtæksɪə] *n neuro*. Ataxie *f*. **ataxia of gait** Gangataxie, lokomotorische Ataxie.
ataxia-teleangiectasia (syndrome) progressive zerebelläre Ataxie *f*, Louis-Bar-Syndrom *f*, Ataxia-Teleangiectasia *f*, Teleangiektasie-Ataxie-Syndrom *nt*.
a•tax•ic aphasia [əˈtæksɪk] *neuro*. motorische Aphasie *f*, Broca-Aphasie *f*.
ataxic gait *neuro*. ataktischer Gang *m*.
at•el•ec•ta•sis [ætəˈlektəsɪs] *n* **1.** Atelektase *f*. **2.** Lungenkollaps *m*, -atelektase *f*.
at•e•lec•tat•ic [ætlekˈtætɪk] *adj* atelektatisch, Atelektasen-.
atelectatic rales Entfaltungsknistern *nt*, -rasseln *nt*.
ath•er•o•em•bo•lism [ˌæθərəʊˈembəlɪzəm] *n* Atheroembolie *f*.
ath•er•o•em•bo•lus [ˌæθərəʊˈembələs] *n* Atheroembolus *m*.
ath•er•o•gen•ic [ˌæθərəʊˈdʒenɪk] *adj* atherogen.
ath•er•o•ma [æθəˈrəʊmə] *n* (*Gefäß*) Atherom *nt*, atherosklerotische Plaque *f*.
ath•er•o•ma•to•sis [ˌæθərəʊməˈtəʊsɪs] *n* Atheromatose *f*, Atherosis *f*.
ath•er•om•a•tous [æθəˈrɑmətəs] *adj* atheromatös.
atheromatous cyst (echtes) Atherom *nt*, Grützbeutel *m*, Epidermoid *nt*.
atheromatous degeneration → atheroma.
atheromatous plaque atheromatöses Beet *nt*.
ath•er•o•scle•ro•sis [ˌæθərəʊskləˈrəʊsɪs] *n* Atherosklerose *f*.
ath•er•o•scle•rot•ic aneurysm [ˌæθərəʊsklɪˈrɑtɪk] arteriosklerotisches Aneurysma *nt*.
ath•e•to•sis [æθəˈtəʊsɪs] *n neuro*. Athetose *f*.
ath•lete's foot [ˈæθliːt] Sportlerfuß *m*, Fußpilz *m*, Fußpilzerkrankung *f*, Tinea pedis.
ath•let•ic heart [æθˈletɪk] Sport-, Sportlerherz *nt*.
athletic proteinuria Marsch-, Anstrengungsproteinurie *f*.
a•thy•rea [eɪˈθaɪrɪə] *n* **1.** Athyrie *f*. **2.** Schilddrüsenunterfunktion *f*, Hypothyreose *f*, Hypothyr(e)oidismus *m*.
a•thy•re•o•sis [eɪˌθaɪrɪˈəʊsɪs] *n* Athyreose *f*.
a•thy•ria [eɪˈθaɪrɪə] *n* **1.** Athyreose *f*. **2.** Schilddrüsenunterfunktion *f*, Hypothyreose *f*, Hypothyr(e)oidismus *m*.
a•thy•ro•sis [ˌeɪθaɪˈrəʊsɪs] *n* Athyreose *f*.
a•thy•rot•ic [ˌeɪθaɪˈrɑtɪk] *adj* athyreot.
at•lan•to-occipital articulation/joint [ætˌlæntəʊ] oberes Kopfgelenk *nt*, Atlantookzipitalgelenk *nt*, Articulatio atlanto-occipitalis.
at•las [ˈætləs] *n* **1.** *anat*. erster Halswirbel *m*, Atlas *m*. **2.** (*Fach-*)Atlas *m*.
atlas fracture *ortho*. Atlasfraktur *f*.
at•mo•spher•ic pressure [ˌætməˈsfɪərɪk] atmosphärischer Druck *m*, Luftdruck *m*.
at•om [ˈætəm] *n* Atom *nt*.
a•tom•ic [əˈtɑmɪk] *adj* atomar, Atom-.
at•om•i•za•tion [ˌætəmaɪˈzeɪʃn] *n* Zerstäubung *f*, Zerstäuben *nt*, Atomisierung *f*.
at•om•iz•er [ˈætəmaɪzər] *n* Zerstäuber *m*.
a•ton•ic [əˈtɑnɪk] *adj* atonisch; schlaff, kraftlos.
atonic bladder atonische Blase *f*, (Harn-)Blasenatonie *f*.
atonic epilepsy atonische Epilepsie *f*.
a•o•nic•i•ty [ætəˈnɪsətɪ] *n* **1.** Atonizität *f*. **2.** → atony.
at•o•ny [ˈætnɪ] *n* Schwäche *f*, Schlaffheit *f*, Erschlaffung *f*, Tonusmangel *m*, Atonie *f*.
at•o•pen [ˈætəpən] *n* Atopen *nt*.
a•top•ic [eɪˈtɑpɪk] *adj* **1.** atopisch. **2.** ursprungsfern, heterotopisch, ektop(isch).
atopic allergy atopische Allergie *f*.
atopic asthma konstitutionsallergisches (Bronchial-)Asthma *nt*.
atopic conjunctivitis allergische/atopische Konjunktivitis *f*, Conjunctivitis allergica.
atopic dermatitis atopische Dermatitis *f*, atopisches/endogenes/konstitutionelles Ekzem *nt*, Morbus *m* Besnier, Ekzemkrankheit *f*.
atopic disease/disorder Atopie *f*.
atopic eczema → atopic dermatitis.
at•o•py [ˈætəpɪ] *n* **1.** Atopie *f*. **2.** atopische Allergie *f*.
a•trau•mat•ic [eɪtrɔːˈmætɪk] *adj chir*. nicht-gewebebeschädigend, atraumatisch.
atraumatic clamp *chir*. atraumatische Klemme *f*.
atraumatic needle *chir*. atraumatische Nadel *f*.

atraumatic suture atraumatisches Nahtmaterial *nt*, atraumatische Naht *f.*

a•tre•sia [əˈtriːʒ(ɪ)ə] *n* **1.** Atresie *f.* **2.** Involution *f*, Rückbildung(sprozeß *m*) *f.*

a•tret•ic follicle [əˈtretɪk] atretischer Ovarialfollikel *m.*

a•tri•al [ˈeɪtrɪəl] *adj* atrial, aurikulär, Vorhof-, Atrio-.

atrial appendage (of heart) Herzohr *nt*, Aurikel *nt*, Auricula atrialis.

atrial arrhythmia *card.* Vorhofarrhythmie *f*, atriale Arrhythmie *f.*

atrial auricle/auricula Herzohr *nt*, Auricula atrialis.

atrial beat *card.* Vorhofsystole *f.*

atrial bigeminy *card.* Vorhofbigeminie *f.*

atrial complex *card.* (*EKG*) Vorhofkomplex *m*, P-Welle *f*, P-Zacke *f.*

atrial contraction Vorhofkontraktion *f.* **premature atrial contraction** → atrial extrasystole.

atrial diastole Vorhofdiastole *f.*

atrial dissociation *card.* Vorhofdissoziation *f.*

atrial excitation Vorhoferregung *f.*

atrial extrasystole *card.* Vorhofextrasystole *f*, atriale Extrasystole *f.*

atrial fibrillation *card.* Vorhofflimmern *nt*, Delirium cordis.

atrial filling pressure *card.* Vorhoffüllungsdruck *m.*

atrial flutter *card.* Vorhofflattern *nt.*

atrial gallop *card.* Vorhofgalopp(rhythmus) *m*, präsystolischer Galopp *m.*

atrial natriuretic factor atrialer natriuretischer Faktor *m*, Atriopeptid *nt.*

atrial premature contraction *card.* Vorhofextrasystole *f*, atriale Extrasystole *f.*

atrial receptors Vorhofrezeptoren *pl.*

atrial septal defect Vorhofseptumdefekt *m*, Atriumseptumdefekt *m.*

atrial sound Vorhofton *m*, vierter Herzton *m.*

atrial standstill *card.* Vorhofstillstand *m.*

atrial systole Vorhofsystole *f.*

atrial tachycardia Vorhoftachykardie *f*, atriale Tachykardie *f.*

atrial veins Vorhofvenen *pl*, Venae atriales.

a•trich•ia [əˈtrɪkɪə] *n* Haarlosigkeit *f*, Atrichie *f.*

a•tri•o•com•mis•su•ro•pexy [ˌeɪtrɪəʊˌkɒməˈʃʊərəpeksɪ] *n HTG* Atriokommissuropexie *f.*

a•tri•o•pep•tide [ˌeɪtrɪəʊˈpeptaɪd] *n* → atrial natriuretic factor.

a•tri•o•sep•tal defect [ˌeɪtrɪəʊˈseptəl] → atrial septal defect.

a•tri•o•sep•to•pexy [ˌeɪtrɪəʊˈseptəʊpeksɪ] *n HTG* Atrioseptopexie *f.*

a•tri•o•sep•to•plas•ty [ˌeɪtrɪəʊˌseptəʊˈplæstɪ] *n HTG* Vorhofseptumplastik *f.*

a•tri•o•sys•tol•ic murmur [ˌeɪtrɪəʊsɪsˈtɒlɪk] präsystolisches/spät-diastolisches (Herz-)Geräusch *nt.*

a•tri•ot•o•my [eɪtrɪˈɒtəmɪ] *n HTG* Vorhoferöffnung *f*, Atriotomie *f.*

a•tri•o•ven•tric•u•lar [ˌeɪtrɪəʊvenˈtrɪkjələr] *adj* atrioventrikulär, Atrioventrikular-.

atrioventricular band → atrioventricular bundle.

atrioventricular block atrioventrikulärer Block *m*, AV-Block *m.*

complete atrioventricular block kompletter/totaler AV-Block, AV-Block III. Grades.

first degree atrioventricular block AV-Block I. Grades.

incomplete atrioventricular block partieller AV-Block, AV-Block II. Grades.

partial atrioventricular block → incomplete atrioventricular block.

second degree atrioventricular block → incomplete atrioventricular block.

third degree atrioventricular block → complete atrioventricular block.

atrioventricular bundle His-Bündel *nt*, Fasciculus atrioventricularis.

atrioventricular conduction atrioventrikuläre (Erregungs-)Überleitung *f.*

atrioventricular dissociation *card.* atrioventrikuläre Dissoziation *f.*

atrioventricular extrasystole *card.* nodale Extrasystole *f.*

atrioventricular groove (Herz-)Kranzfurche *f*, Sulcus coronarius.

atrioventricular interval *card.* PQ-Intervall *nt.*

atrioventricular nodal bigeminy *card.* Knotenbigeminie *f.*

atrioventricular nodal rhythm *physiol.* Knotenrhythmus *m*, AV-Rhythmus *m.*

atrioventricular nodal tachycardia AV-Knoten-Tachykardie *f.*

atrioventricular node Atrioventrikularknoten *m*, AV-Knoten *m*, Aschoff-Tawara-Knoten *m*, Nodus atrioventricularis.

atrioventricular opening Ostium atrioventriculare.

atrioventricular rhythm *physiol.* AV-Rhythmus *m*, Knotenrhythmus *m.*

atrioventricular septum (*Herz*) Vorhofkammerseptum *nt*, Septum atrioventriculare.

atrioventricular sulcus → atrioventricular groove.

atrioventricular trunk His-Bündel *nt*, Fasciculus atrioventricularis.

atrioventricular valve Atrioventrikularklappe *f*, Valva atrioventricularis.

left atrioventricular valve Mitralklappe, Mitralis *f*, Bicuspidalis *f*, Valva mitralis, Valvula bicuspidalis, Valva atrioventricularis sinistra.

right atrioventricular valve Trikuspidalklappe, Tricuspidalis *f*, Valva/Valvula tricuspidalis, Valva atrioventricularis dextra.

a•tri•um [ˈeɪtrɪəm] *n* [S.U. ATRIUM]

a•troph•ic [əˈtrɒfɪk] *adj* atrophisch.

atrophic arthritis rheumatoide Arthritis *f*, progrediente/primär chronische Polyarthritis *f.*

atrophic gastritis chronisch-atrophische Gastritis *f.*

atrophic glossitis

atrophic glossitis (Möller-)Hunter-Glossitis *f,* atrophische Glossitis *f.*

atrophic-hyperplastic gastritis atrophisch-hyperplastische Gastritis *f.*

at•ro•phied ['ætrəfiːd] *adj* **1.** geschrumpft, verkümmert, atrophiert. **2.** ausgemergelt, abgezehrt.

at•ro•pho•der•ma [,ætrəfəʊ'dɜrmə] *n derm.* Hautatrophie *f,* Atrophoderma *n.*

at•ro•phy ['ætrəfɪ] **I** *n* Schwund *m,* Verkümmerung *f,* Atrophie *f.* **II** *vt* atrophieren; aus-, abzehren. **III** *vi* verkümmern, schrumpfen, atrophieren.

at•ro•pine ['ætrəpiːn] *n pharm.* Atropin *nt.*

at•ro•pin•ism ['ætrəpɪnɪzəm] *n* Atropinvergiftung *f.*

at•ro•pin•i•za•tion [,ætrəpɪnɪ'zeɪʃn] *n* Atropinisierung *f.*

at•tack [ə'tæk] **I** *n* Attacke *f,* Anfall *m.* **II** *vt* **1.** angreifen, anfallen, herfallen (*on* über), attackieren. **2.** (*Krankheit*) befallen. **III** *vi* angreifen, attackieren. **attack of asthma** Asthmaanfall.

at•tempt [ə'tempt] **I** *n* Versuch *m* (*to do/doing sth.*). **II** *vt* versuchen, den Versuch wagen. **make an attempt to do/doing sth.** versuchen, etw. zu tun.

at•tend [ə'tend] **I** *vt* **1.** pflegen, versorgen; s. kümmern (*to* um); (ärztlich) behandeln. **attend (on) a patient** einen Kranken behandeln. **the attending doctor** der zuständige/behandelnde Arzt. **2. be attended by/with** einhergehen mit, begleitet von; zur Folge haben, nach s. ziehen. **II** *vi* **3.** s. kümmern (*to* um). **4.** anwesend sein, teilnehmen an (*at* bei). **attend at a birth** bei einer Geburt anwesend sein. **attend a lecture** an einer Vorlesung teilnehmen.

at•tend•ance [ə'tendəns] *n* **1.** Dienst *m,* Bereitschaft *f.* **a doctor in attendance** diensthabender Arzt. **2.** Pflege *f,* Versorgung *f;* (ärztliche) Behandlung *f.* **medical attendance** ärztliche Behandlung.

at•ten•tion [ə'tenʃn] *n* **1.** Aufmerksamkeit *f,* selektives Bewußtsein *nt.* **receive attention** Beachtung finden. **2.** (medizinische) Behandlung *od.* Versorgung *od.* Betreuung *f.* **under medical attention** in ärztlicher Behandlung. **seek medical attention** s. in ärztliche Behandlung begeben.

attention-deficit hyperactivity disorder hyperkinetisches Syndrom *nt* des Kindesalters.

at•ten•u•ate [*adj* ə'tenjəwɪt; *v* -eɪt] **I** *adj* vermindert, (ab-)geschwächt, attenuiert. **II** *vt micro.* (*Virulenz*) vermindern, abschwächen, attenuieren.

at•ten•u•at•ed vaccine [ə'tenjəweɪtɪd] attenuierte Vakzine *f.*

attenuated virus attenuiertes Virus *nt.*

at•ten•u•a•tion [ə,tenjə'weɪʃn] *n* **1.** Verdünnen *nt,* Abschwächen *nt,* Vermindern *nt.* **2.** *micro.* Attenuierung *f.*

at•tic ['ætɪk] *n anat.* Kuppelraum *m,* Attikus *m,* Epitympanum *nt,* Recessus epitympanicus.

at•ti•ci•tis [ætə'kaɪtɪs] *n HNO* Kuppelraumentzündung *f,* Attizitis *f.*

at•ti•co•an•trot•o•my [,ætɪkəʊæn'trɑtəmɪ] *n HNO* Attik(o)antrotomie *f,* Antroattikotomie *f.*

at•ti•cot•o•my [ætɪ'kɑtəmɪ] *n HNO* Attikotomie *f.*

a•typ•ia [eɪ'tɪpɪə] *n* (*Krankheitsverlauf*) Regellosigkeit *f,* Atypie *f.*

a•typ•i•cal [eɪ'tɪpɪkl] *adj* atypisch, untypisch (*for, of* für).

atypical achromatopsy/monochromasy atypische/inkomplette Farbenblindheit *f.*

atypical mycobacteria *micro.* atypische/nicht-tuberkulöse Mykobakterien *pl.*

atypical pneumonia atypische/primär-atypische Pneumonie *f.*

atypical tuberculosis Mykobakteriose *f.*

atypical verrucous endocarditis atypische verruköse Endokarditis *f,* Libman-Sacks-Syndrom *nt,* Endokarditis-Libman-Sacks, Endocarditis thrombotica.

au•di•mu•tism [ɔː'dɪ'mjuːtɪzəm] *n* (motorische) Hörstummheit *f,* Audimutitas *f.*

au•di•o•met•ric [,ɔːdɪə'metrɪk] *adj* audiometrisch.

au•di•om•e•try [ɔː'dɪ'ɑmətrɪ] *n* Audiometrie *f.*

au•di•to•ry ['ɔːdɪt(ə)rɪ] *adj* auditiv, akustisch, Gehör-, Hör-.

auditory agnosia psychogene/sensorische Hörstummheit *f,* akustische Agnosie *f.*

auditory amnesia/aphasia Worttaubheit *f,* akustische Aphasie *f.*

auditory canal Gehörgang *m,* Meatus acusticus.

auditory fatique *HNO* Hörermüdung *f.*

auditory hallucination akustische Halluzination *f.*

auditory meatus [S.U. MEATUS ACUSTICUS]

auditory nerve [S.U. NERVUS VESTIBULOCOCHLEARIS]

auditory ossicles Gehörknöchelchen *pl,* Ossicula auditus/auditoria.

auditory radiation Hörstrahlung *f,* Radiatio acustica.

auditory threshold Hör(barkeits)schwelle *f.*

auditory tube Ohrtrompete *f,* Eustach-Röhre *f,* Tuba auditiva/auditoria.

Auer ['aʊər]: **Auer's bodies** *hema.* Auer-Stäbchen *pl.*

au•ra ['ɔːrə] *n* **1.** Aura *f.* **2.** epileptische Aura

au•ral discharge ['ɔːrəl] Ohr(en)fluß *m,* Ohrenausfluß *m,* Otorrhoe *f.*

aural fistula Ohrfistel *f.*

aural polyp Ohrpolyp *m.*

aural scotoma *HNO* Skotom *nt* des Ohres, Scotoma auris.

aur•an•ti•a•sis [,ɔːrən'taɪəsɪs] *n* Karotinikterus *m,* Aurantiasis *f* (cutis), Carotinodermie *f.*

au•ri•a•sis [ɔː'raɪəsɪs] *n* Auriasis *f,* Pigmen-

tatio aurosa.
au•ri•cle [ˈɔːrɪkl] *n anat.* **1.** Ohrmuschel *f,* Aurikel *f.* **2.** Herzohr *nt,* Auricula atrialis.
au•ric•u•lar [ɔːˈrɪkjələr] *adj* aurikular, Ohr(en)-, Gehör-, Hör-.
auricular appendage/appendix → auricle 2.
auricular cartilage Ohrmuschelknorpel *m,* Cartilago auricularis.
auricular complex *card.* (*EKG*) Vorhofkomplex *m,* P-Welle *f,* P-Zacke *f.*
auricular extrasystole *card.* Vorhofextrasystole *f,* atriale Extrasystole *f.*
auricular fibrillation *card.* Vorhofflimmern *nt.*
auricular flutter *card.* Vorhofflattern *nt.*
auricular muscles 1. Ohrmuschelmuskeln *pl,* Musculi auriculares. **2.** Ohrmuskeln *pl.*
auricular standstill *card.* Vorhofstillstand *m.*
auricular systole Vorhofsystole *f.*
auricular tachycardia Vorhoftachykardie *f,* atriale Tachykardie *f.*
au•ric•u•lo•tem•po•ral neuralgia [ˌɔː-ˌrɪkjələʊˈtemprəl] Aurikulotemporalisneuralgie *f.*
auriculotemporal syndrome aurikulotemporales Syndrom *nt,* Frey-Baillarger-Syndrom *nt.*
au•ric•u•lo•ven•tric•u•lar band [ˌɔː-ˌrɪkjələʊvenˈtrɪkjələr] His-Bündel *nt,* Fasciculus atrioventricularis.
auriculoventricular dissociation *card.* atrioventrikuläre Dissoziation *f.*
auriculoventricular extrasystole → atrioventricular extrasystole.
auriculoventricular interval *card.* PQ-Intervall *nt.*
au•ri•scope [ˈɔːrəskəʊp] *n* Auriskop *nt,* Otoskop *nt.*
au•ro•ther•a•py [ɔːrəˈθerəpɪ] *n pharm.* Gold-, Aurotherapie *f.*
aus•cult [ˈɔːskəlt] *vt* → auscultate.
aus•cul•tate [ˈɔːskəlteɪt] *vt* auskultieren, abhören, -horchen.
aus•cul•ta•tion [ˌɔːskəlˈteɪʃn] *n* Auskultation *f,* Abhören *nt,* Abhorchen *nt.*
aus•cul•ta•to•ry [ɔːˈskʌltəˌtɔːriː] *adj* auskultatorisch.
auscultatory gap auskultatorische Lücke *f.*
auscultatory percussion auskultatorische Perkussion *f.*
auscultatory sound Auskultationsgeräusch *nt.*
Austin Flint [ˈɔːstən flɪnt]: **Austin Flint murmur** *card.* Austin Flint-Geräusch *nt,* Flint-Geräusch *nt.*
Austin Flint respiration (*Auskultation*) Kavernenatmen *nt.*
Aus•tral•ia antigen [ɔːˈstreɪljə] Australiaantigen *nt,* Hepatitis B surface-Antigen *nt.*
au•tism [ˈɔːtɪzəm] *n* **1.** Autismus *m.* **2.** frühkindlicher Autismus *m,* Kanner-Syndrom *nt.*
au•tis•tic [ɔːˈtɪstɪk] **I** *n* Autistiker(in *f*) *m.* **II** *adj* autistisch.

autistic disorder → autism 2.
autistic thinking → autism 1.
au•to•ag•gres•sive disease [ˌɔːtəʊəˈgresɪv] → autoimmune disease.
au•to•al•ler•gic [ˌɔːtəʊəˈlɜrdʒɪk] *adj* → autoimmune.
au•to•al•ler•gy [ˌɔːtəʊˈælərdʒɪ] *n* → autoimmunity.
au•to•a•nal•y•sis [ˌɔːtəʊəˈnæləsɪs] *n psychia.* Auto(psycho)analyse *f.*
au•to•an•am•ne•sis [ˌɔːtəʊˌænəmˈniːsɪs] *n* Autoanamnese *f.*
au•to•an•ti•body [ˌɔːtəʊˈæntɪbɑdɪ] *n* Autoantikörper *m.*
au•to•an•ti•gen [ˌɔːtəʊˈæntɪdʒən] *n* Autoantigen *nt.*
au•to•cath•e•ter•ism [ˌɔːtəʊˈkæθɪtərɪzəm] *n* Autokatheterisierung *f.*
au•toch•tho•nous graft [ɔːˈtɑkθənəs] autologes/autogenes Transplantat *nt,* Autotransplantat *nt.*
autochthonous transplantation Autotransplantation *f,* autogene/autologe Transplantation *f.*
au•to•de•struc•tion [ˌɔːtəʊdɪˈstrʌkʃn] *n* Selbstzerstörung *f,* Autodestruktion *f.*
au•to•di•ges•tion [ˌɔːtəʊdɪˈdʒestʃn] *n* Selbstverdauung *f,* Autodigestion *f.*
au•to•di•ges•tive [ˌɔːtəʊdɪˈdʒestɪv] *adj* selbstverdauend, autodigestiv.
au•to•drain•age [ˌɔːtəʊˈdreɪnɪdʒ] *n chir.* Autodrainage *f,* interne Drainage *f.*
au•to•ec•ze•ma•ti•za•tion [ˌɔːtəʊɪgˌziːmətɪˈzeɪʃn] *n derm.* Autoekzematisation *f.*
au•tog•e•nous [ɔːˈtɑdʒənəs] *adj* **1.** autogen. **2.** endogen, autogen, autolog.
autogenous graft autologes/autogenes Transplantat *nt,* Autotransplantat *nt.*
autogenous vaccine Eigenimpfstoff *m,* Autovakzine *f.*
au•to•graft [ˈɔːtəʊɡræft] *n* Autotransplantat *nt,* autogenes/autologes Transplantat *nt.*
au•to•graft•ing [ˌɔːtəʊˈɡræftɪŋ] *n* Autotransplantation *f,* autogene/autologe Transplantation *f.*
au•to•he•mol•y•sis [ˌɔːtəʊhɪˈmɑləsɪs] *n* Autohämolyse *f.*
au•to•he•mo•ther•a•py [ˌɔːtəʊˌhiːməˈθerəpɪ] *n* Eigenblutbehandlung *f,* Autohämotherapie *f.*
au•to•he•mo•trans•fu•sion [ˌɔːtəʊˌhiːmətrænsˈfjuːʒn] *n* Eigenbluttransfusion *f,* Autotransfusion *f.*
au•to•hyp•no•sis [ˌɔːtəʊhɪpˈnəʊsɪs] *n* Selbst-, Autohypnose *f.*
au•to•im•mune [ˌɔːtəʊɪˈmjuːn] *adj* autoimmun, Autoimmun-.
autoimmune disease Autoimmunerkrankung *f,* Autoimmunopathie *f,* Autoaggressionskrankheit *f.*
autoimmune response Autoimmunreaktion *f.*
autoimmune thyroiditis 1. (Auto-)Immunthyr(e)oiditis *f.* **2.** Hashimoto-Thyreoiditis *f,*

autoimmunity

Struma lymphomatosa.

au•to•im•mu•ni•ty [ˌɔːtəʊɪˈmjuːnətɪ] *n* Autoimmunität *f.*

au•to•im•mu•ni•za•tion [ˌɔːtəʊˌɪmjənəˈzeɪʃn] *n* Autoimmunisierung *f.*

au•to•in•fec•tion [ˌɔːtəʊɪnˈfekʃn] *n* Selbstinfizierung *f,* Autoinfektion *f.*

au•to•in•fu•sion [ˌɔːtəʊɪnˈfjuːʒn] *n* Autoinfusion *f.*

au•to•in•tox•i•ca•tion [ˌɔːtəʊɪnˌtɒksɪˈkeɪʃn] *n* Selbstvergiftung *f,* Autointoxikation *f.*

au•to•ki•ne•sis [ˌɔːtəʊkɪˈniːsɪs] *n* willkürliche Bewegung *f,* Willkürmotorik *f.*

au•to•la•vage [ˌɔːtəʊləˈvɑːʒ, -ˈlævɪdʒ] *n chir.* Autolavage *f.*

au•tol•o•gous [ɔːˈtɒləgəs] *adj* → autogenous.

autologous antibody Autoantikörper *m,* autologer Antikörper *m.*

autologous graft autologes/autogenes Transplantat *nt,* Autotransplantat *nt.*

autologous transfusion → autotransfusion.

autologous transplantation → autografting.

au•tol•y•sis [ɔːˈtɒləsɪs] *n* Selbstauflösung *f,* Autolyse *f.*

au•to•lyt•ic [ˌɔːtəˈlɪtɪk] *adj* selbstauflösend, autolytisch.

au•to•mat•ic [ˌɔːtəʊˈmætɪk] *adj* **1.** unwillkürlich, automatisch. **2.** selbsttätig, automatisch.

automatic behavior → automatism.

automatic bladder *neuro.* Reflexblase *f.*

automatic movement automatische/unwillkürliche Bewegung *f.*

au•tom•a•tism [ɔːˈtɒmətɪzəm] *n* unwillkürliche Handlung *f,* Automatismus *m.*

au•to•nom•ic [ˌɔːtəʊˈnɒmɪk] *adj* autonom, unabhängig; selbstgesteuert.

autonomic ataxia vasomotorische Dystonie *f.*

autonomic bladder autonome (Harn-)Blase *f.*

autonomic epilepsy autonome Epilepsie *f,* Epilepsie *f* mit autonomen Symptomen.

autonomic ganglia autonome Grenzstrangganglien *pl,* Ganglia autonomica/visceralia.

autonomic nerve Eingeweidenerv *m,* Nervus autonomicus/visceralis.

autonomic plexus autonomes Nervengeflecht *nt,* autonomer Plexus *m.*

autonomic reflex vegetativer Reflex *m.*

au•ton•o•mous adenoma [ɔːˈtɒnəməs] autonomes Adenom *nt.*

autonomous bladder autonome (Harn-) Blase *f.*

au•ton•o•my [ɔːˈtɒnəmɪ] *n* Selbständigkeit *f,* Unabhängigkeit *f,* Autonomie *f.*

auto-ophthalmoscopy *n ophthal.* Autoophthalmoskopie *f.*

au•to•path•ic [ɔːtəʊˈpæθɪk] *adj* selbständig, idiopathisch; essentiell, primär, genuin.

au•top•a•thy [ɔːˈtɒpəθɪ] *n patho.* idiopathische Erkrankung *f,* Autopathie *f.*

au•to•phag•o•some [ɔːtəʊˈfægəsəʊm] *n* autophagische Vakuole *f,* Autophagosom *nt.*

au•to•plast [ˈɔːtəʊplæst] *n* → autograft.

au•to•plas•tic [ˌɔːtəʊˈplæstɪk] **I** *n* → autograft. **II** *adj* autoplastisch.

autoplastic graft → autograft.

au•to•plas•ty [ˈɔːtəʊplæstɪ] *n chir.* Autoplastik *f.*

au•top•sy [ˈɔːtɒpsɪ] **I** *n* Leicheneröffnung *f,* Autopsie *f,* Obduktion *f.* **conduct** *od.* **carry out an autopsy** eine Autopsie vornehmen. **examine/discover at autopsy** während einer Autopsie untersuchen/feststellen. **II** *vt* eine Autopsie vornehmen an.

au•to•re•in•fec•tion [ˌɔːtəʊriːɪnˈfekʃn] *n* **1.** → autoinfection. **2.** autogene Reinfektion *f.*

au•to•re•in•fu•sion [ˌɔːtəʊriːɪnˈfjuːʒn] *n* Autoreinfusion *f,* Autotransfusion *f.*

au•to•sen•si•ti•za•tion [ˌɔːtəʊˌsensɪtɪˈzeɪʃn] *n* Autosensibilisierung *f,* Autoimmunisierung *f.*

au•to•sep•ti•ce•mia [ˌɔːtəʊˌseptəˈsiːmɪə] *n* Auto-, Endosepsis *f.*

au•to•se•ro•ther•a•py [ˌɔːtəʊˌsɪərəʊˈθerəpɪ] *n* → autoserum therapy.

au•to•se•rum therapy [ˌɔːtəʊˈsɪərəm] Eigenserumbehandlung *f,* Autoserotherapie *f.*

au•to•so•mal [ˌɔːtəˈsəʊml] *adj* autosomal, Autosomen-.

au•to•some [ˈɔːtəʊsəʊm] *n* **1.** *genet.* Autosom *nt,* Euchromosom *nt.* **2.** → autophagosome.

autosome aberration autosomale Chromosomenaberration *f,* Autosomenaberration *f.*

au•to•ther•a•py [ˌɔːtəʊˈθerəpɪ] *n* **1.** Selbstheilung *f,* Autotherapie *f.* **2.** Spontanheilung *f.*

au•to•tox•in [ˌɔːtəʊˈtɒksɪn] *n* Autotoxin *nt.*

au•to•trans•fu•sion [ˌɔːtəʊtrænsˈfjuːʒn] *n* Eigenbluttransfusion *f,* Autotransfusion *f.*

au•to•trans•plant [ˌɔːtəʊˈtrænsplænt] *n* Autotransplantat *nt,* autogenes/autologes Transplantat *nt.*

au•to•trans•plan•ta•tion [ˌɔːtəʊˌtrænsplænˈteɪʃn] *n* Autotransplantation *f,* autogene/autologe Transplantation *f.*

au•to•vac•ci•na•tion [ˌɔːtəʊˌvæksəˈneɪʃn] *n* Autovakzinebehandlung *f.*

au•to•vac•cine [ˌɔːtəʊˈvæksiːn] *n* Eigenimpfstoff *m,* Autovakzine *f.*

au•to•vac•ci•no•ther•a•py [ˌɔːtəʊˌvæksɪnəʊˈθerəpɪ] *n* → autovaccination.

au•tum•nal catarrh [ɔːˈtʌmnl] Heuschnupfen *m,* -fieber *nt.*

aux•il•ia•ry [ɔːɡˈzɪljərɪ] **I** *n* Helfer(in *f) m,* Hilfskraft *f,* Assistent(in *f) m.* **II** *adj* Ersatz-, Hilfs-, Reserve-.

auxiliary nurse Schwesternhelfer(in *f) m.*

AV anastomosis → arteriovenous anastomosis.

a•vas•cu•lar [eɪˈvæskjələr] *adj* gefäßlos, avaskulär.
avascular necrosis aseptische/avaskuläre Nekrose *f.* **avascular necrosis of bone** aseptische/spontane Knochennekrose.
a-v block atrioventrikulärer Block *m,* AV-Block *m.*
AV bundle → atrioventricular bundle.
A-V conduction *card.* atrioventrikuläre (Erregungs-)Überleitung *f.*
av•er•age [ˈæv(ə)rɪdʒ] **I** *n* Durchschnitt *m,* Mittelwert *m.* **above (the) average** über dem Durchschnitt, überdurchschnittlich. **below (the) average** unter dem Durchschnitt, unterdurchschnittlich. **on (an/the) average** im Durchschnitt, durchschnittlich. **II** *adj* durchschnittlich, Durchschnitts-.
average dose Durchschnittsdosis *f.*
a•vi•a•tion medicine [ˌeɪvɪˈeɪʃn] Luftfahrtmedizin *f,* Aeromedizin *f.*
aviation otitis Aer(o)otitis *f,* Bar(o)otitis *f,* Otitis barotraumatica.
A-V interval *card.* PQ-Intervall *nt.*
a•vir•u•lence [eɪˈvɪrjələns] *n micro.* Avirulenz *f.*
a•vir•u•lent [eɪˈvɪrjələnt] *adj* nicht-virulent, nicht-ansteckungsfähig, avirulent.
a•vi•ta•min•o•sis [eɪˌvaɪtəmɪˈnəʊsɪs] *n* Vitaminmangelkrankheit *f,* Avitaminose *f.*
a•vive•ment [avɪvˈmɔ̃ˈɔ] *n chir.* Wundrandausschneidung *f.*
A-V nodal bigeminy *card.* Knotenbigemie *f.*
A-V nodal rhythm *physiol.* Knotenrhythmus *m,* AV-Rhythmus *m.*
A-V nodal tachycardia AV-Knoten-Tachykardie *f.*
AV node → atrioventricular node.
A-V rhythm *physiol.* Knotenrhythmus *m,* AV-Rhythmus *m.*
A-V shunt *chir.* arteriovenöser Shunt *m.*
a•vul•sion fracture [əˈvʌlʃn] Ab-, Ausrißfraktur *f.*
avulsion injury/trauma Ausriß-, Abrißverletzung *m,* Ausriß *m,* Abriß *m.*
a wave *card.* a-Welle *f,* Vorhofwelle *f.*
Axenfeld [ˈæksənfelt]: **Axenfeld's anomaly** Embryotoxon posterius.
Axenfeld's syndrome *ophthal.* Axenfeld-Syndrom *nt.*
ax•i•al [ˈæksɪəl] *adj* axial, achsenförmig, Achsen-.

axial ametropia *ophthal.* Achsenametropie *f.*
axial cataract Spindelstar *m,* Cataracta fusiformis.
axial deviation Achsenabweichung *f.*
axial hyperopia *ophthal.* Achsenhyperopie *f.*
axial myopia *ophthal.* Achsenmyopie *f.*
ax•il•la [ægˈzɪlə] *n* Achselhöhle *f,* Axilla *f,* Fossa axillaris.
ax•il•lary [ˈæksəˌleriː] *adj* axillar, Axillar-, Achsel-.
axillary anesthesia *anes.* Axillarisblock *m,* Axillaranästhesie *f.*
axillary artery Axillaris *f,* Arteria axillaris.
axillary block (anesthesia) Axillarisblock *m,* Axillaranästhesie *f.*
axillary dissection *chir.* Axilladissektion *f,* -revision *f.*
axillary fossa → axilla.
axillary glands Achsellymphknoten *pl,* Nodi lymphatici axillares.
axillary metastasis Achsellymphknotenmetastase *f.*
axillary temperature Achsel(höhlen)-, Axillatemperatur *f.*
axillary vein Achselvene *f,* V. axillaris.
ax•is [ˈæksɪs] *n* (Körper-, Gelenk-, Organ-) Achse *f,* Axis *m.*
axis of heart Herzachse.
axis of lens Linsenachse, Axis lentis.
axis of pelvis Beckenführungslinie *f,* Beckenachse, Axis pelvis.
axis deviation (*EKG*) Achsenabweichung *f.*
axis fracture *ortho.* Axisfraktur *f.*
ax•on [ˈæksɑn] *n* Achsenzylinder *m,* Axon *nt,* Neuraxon *nt.*
Ayer [eər]: **Ayer's test** *neuro.* Ayer-Test *m,* -Zeichen *nt.*
Ayer-Tobey [eər ˈtəʊbɪ]: **Ayer-Tobey test** Tobey-Ayer-Test *m.*
Ayerza [aˈjerθa]: **Ayerza's disease** Ayerza-Krankheit *f,* primäre Pulmonalsklerose *f.*
azo•o•sper•mia [eɪˌzəʊəˈspɜrmɪə] *n* Azoospermie *f.*
az•o•tem•ic retinitis [æzəˈtemɪk] azotämische Retinitis/Retinopathie *f.*
az•y•gog•ra•phy [æzɪˈgɑgrəfɪ] *n radiol.* Azygographie *f.*
az•y•gos (vein) [ˈæzɪgəs] Azygos *f,* Vena azygos.
a•zym•ia [əˈziːmɪə] *n* Azymie *f.*

B

Babcock ['bæbkɑk]: **Babcock's operation** *chir.* Babcock-Krampfaderoperation *f*, - Venenstripping *nt*.
Babinski [bə'bɪnskɪ]: **Babinski's phenomenon/reflex** → Babinski's toe sign.
Babinski's sign 1. Babinski-Zeichen *nt*. **2.** → Babinski's toe sign.
Babinski's syndrome Babinski-Vaquez-Syndrom *nt*.
Babinski's toe sign Babinski-Zeichen *nt*, Zehenreflex *m*.
Babinski-Fröhlich [bə'bɪnskɪ 'frɛɪlɪç; 'frøːlɪx]: **Babinski-Fröhlich syndrome** Babinski-Fröhlich-Syndrom *nt*, Dystrophia adiposogenitalis.
ba•by ['beɪbɪ] **I** *n* Säugling *m*, Baby *nt*. **II** *adj* Baby-, Säuglings-. **from a baby** von frühester Kindheit an. **have a baby** ein Kind bekommen.
baby boy Sohn *m*, kleiner Junge *m*.
baby food Baby-, Säuglingsnahrung *f*.
baby girl Tochter *f*, kleines Mädchen *nt*.
ba•by•hood ['beɪbɪhʊd] *n* frühe Kindheit *f*, Säuglingsalter *nt*.
baby tooth Milchzahn *m*, Dens deciduus.
bac•il•la•ry dysentery ['bæsəleri:] Bakterienruhr *f*, bakterielle Ruhr *f*, Dysenterie *f*.
bac•il•le•mia [ˌbæsəˈliːmɪə] *n* Bazillensepsis *f*, Bazillämie *f*.
bac•il•lu•ria [ˌbæsəˈl(j)ʊərɪə] *n* Bazillurie *f*.
Ba•cil•lus [bəˈsɪləs] *n micro.* Bacillus *m*.
Bacillus anthracis Milzbrandbazillus, Bacillus anthracis.
Bacillus Calmette-Guérin Bacillus Calmette-Guérin.
back [bæk] *nanat.* Rücken *m*; Rückgrat *nt*. **be (flat) on one's back** bettlägrig sein.
back of foot Fußrücken(seite *f*) *m*, Dorsum pedis.
back of hand Handrücken(seite *f*) *m*, Dorsum manus.
back of (the) head Hinterkopf *m*, Hinterhaupt *nt*.
back•ache ['bækeɪk] *n* Rückenschmerzen *pl*.
back•bone ['bækbəʊn] *n anat.* Rückgrat *nt*, Wirbelsäule *f*, Columna vertebralis.
back muscles Rückenmuskeln *pl*, Musculi dorsi.
back pain Rückenschmerzen *pl*. **low/lower back pain** Kreuzschmerzen *pl*.

bac•ter•e•mia [ˌbæktəˈriːmɪə] *n* Bakteriämie *f*.
bac•te•ri•al [bækˈtɪərɪəl] *adj* bakteriell, Bakterien-.
bacterial antigen Bakterienantigen *nt*.
bacterial arthritis akut-eitrige Arthritis *f*, Gelenkeiterung *f*, Pyarthrose *f*.
bacterial cast *urol.* Bakterienzylinder *m*.
bacterial infection bakterielle Infektion *f*.
bac•te•ri•cid•al [bækˌtɪərɪˈsaɪdl] *adj* bakterientötend, bakterizid.
bac•te•ri•cide [bækˈtɪərəsaɪd] *n* Bakterizid *nt*, bakterientötender Stoff *m*.
bac•te•ri•e•mia [bækˌtɪərɪˈiːmɪə] *n* → bacteremia.
bac•te•ri•o•gen•ic [bækˌtɪərɪəˈdʒenɪk] *adj* bakteriogen, bakteriell, Bakterien-.
bac•te•ri•ol•o•gy [bækˌtɪərɪˈɒlədʒɪ] *n* Bakteriologie *f*, Bakterienkunde *f*.
bac•te•ri•o•phage [bækˈtɪərɪəfeɪdʒ] *n* Bakteriophage *m*, Phage *m*.
bac•te•ri•o•stat•ic [bækˌtɪərɪəʊˈstætɪk] *adj* bakteriostatisch.
bac•te•ri•o•tox•in [bækˌtɪərɪəʊˈtɒksɪn] *n* Bakteriengift *nt*, -toxin *nt*, Bakteriotoxin *nt*.
bac•te•ri•um [bækˈtɪərɪəm] *n* Bakterie *f*, Bakterium *nt*.
bac•te•ri•u•ria [bækˌtɪərɪˈ(j)ʊərɪə] *n* Bakteriurie *f*.
bad [bæd] *adj* **1.** schlecht; schlimm, arg, schwer. **2.** (*Prognose*) ungünstig, schlecht. **3.** schädlich, ungesund, schlecht (*for* für). **4.** (*Schmerz*) schlimm, arg, heftig.
bag [bæg] *n* Sack *m*, Beutel *m*; Tasche *f*. **bags under the eyes** Ringe unter den Augen; Tränensäcke *pl*. **bag of waters** *inf.* Amniosack *m*, Fruchtblase *f*.
Baker ['beɪkər]: **Baker's cyst** Baker-Zyste *f*.
bal•ance ['bæləns] *n* Balance *f*, Gleichgewicht *nt*, (*a. physiol.*) Haushalt *m*. **keep one's balance** (*a. fig.*) das Gleichgewicht (be-)halten. **lose one's balance** das Gleichgewicht *od.* die Fassung verlieren.
bal•anced diet ['bælənst] ausgewogene *od.* balancierte Diät/Ernährung/Kost *f*.
balance disorder Gleichgewichtsstörung *f*.
bal•a•ni•tis [bæləˈnaɪtɪs] *n* Eichelentzündung *f*, Balanitis *f*.
bal•a•no•cele ['bælənəʊsiːl] *n urol.* Bala-

nozele f.
bal•a•no•plas•ty ['bælənəʊplæstɪ] n urol. Eichel-, Balanoplastik f.
bal•a•no•pos•thi•tis [,bælənəʊpɒs'θaɪtɪs] n Eichel-Vorhautkatarrh m, Balanoposthitis f.
bal•a•nor•rha•gia [,bælənəʊ'rædʒ(ɪ)ə] n Balanorrhagie f.
bal•an•or•rhea [,bælənəʊ'rɪə] n purulente Balanitis f, Balanorrhoe f.
bal•an•tid•i•al colitis [bælən'tɪdɪəl] Balantidenkolitis f.
balantidial dysentery → balantidiasis.
bal•an•ti•di•a•sis [,bæləntɪ'daɪəsɪs] n Balantidienruhr f, Balantidiose f, Balantidiasis f.
bald [bɔːld] adj kahl(köpfig), glatzköpfig; haarlos.
bald•head•ed ['bɔːldhedɪd] adj kahl, glatzköpfig.
ball [bɔːl] n 1. Ball m; Kugel f; Knäuel m; Klumpen m. 2. anat. Ballen m.
ball of the eye Augapfel m, Bulbus oculi.
ball of (the) foot (Fuß-)Ballen.
ball of thumb Daumenballen, Thenar nt, Eminentia thenaris.
ball bleeding Kugelblutung f.
Ballet [ba'lɛ]: Ballet's sign ophthal. Ballet-Zeichen nt.
ball hemorrhage → ball bleeding.
bal•lis•mus [bə'lɪzməs] n neuro. Ballismus m.
bal•lis•to•car•di•og•ra•phy [bə,lɪstə-,kɑːrdɪ'ɑgrəfɪ] n Ballistokardiographie f.
bal•loon [bə'luːn] I n Ballon m. II adj balloniert, aufgebläht.
balloon angioplasty Ballonangioplastik f.
balloon catheter → balloon-tipped catheter.
balloon cell nevus Ballonzellnävus m.
balloon dilatation Ballondilatation f.
bal•loon•ing [bə'luːnɪŋ] n patho. Ballonierung f.
balloon tamponade chir. Ballontamponade f.
balloon-tipped catheter Ballonkatheter m.
bal•lotte•ment [bə'lɑtmənt] n Ballottement nt.
ball valve HTG Kugelventilprothese f.
balm [bɑːm] n Balsam m; pharm. Balsamum nt.
balmy ['bɑːmɪ] adj balsamisch, heilend, lindernd, Balsam-.
bal•ne•o•ther•a•peu•tics [,bælnɪəʊθerə-'pjuːtɪks] pl → balneotherapy.
bal•ne•o•ther•a•py [,bælnɪəʊ'θerəpɪ] n (Heil-)Bäderbehandlung f, Balneotherapie f.
Baló [beɪ'ləʊ; ba'lo]: Baló's disease Baló-Krankheit f, konzentrische Sklerose f.
Balzer ['bɑːlzər]: Balzer type sebaceous adenoma derm. Adenoma sebaceum Balzer.
Bamberger-Marie ['bæmbɔrgər ma'riː]: Bamberger-Marie disease/syndrome Marie-Bamberger-Syndrom nt, Bamberger-Marie-Syndrom nt, Akropachie f.
bam•boo spine [bæm'buː] radiol. Bam-busstabwirbelsäule f, Bambusform f.
band [bænd] n 1. Band nt, Schnur f, Riemen m. 2. anat. Band nt. 3. → bandage I.
band•age ['bændɪdʒ] I n Verband m; Binde f; Bandage f. II vt verbinden, bandagieren, einen Verband anlegen.
bandage sign Rumpel-Leede-Phänomen nt.
band•box resonance ['bændbɑks] hypersonorer Klopfschall m.
band cell/form stabkerniger Granulozyt m, inf. Stabkerniger m.
band•ing ['bændɪŋ] n chir. Bändelung f.
Bang [bæŋ]: Bang's bacillus Bang-Bazillus m, Brucella abortus.
Bang's disease Bang-Krankheit f, Rinderbrucellose f.
bank [bæŋk] I n Bank f; Vorrat m, Reserve f (of an). II vt (Blut, Gewebe) konservieren u. aufbewahren.
banked blood [bæŋkt] konserviertes (Voll-)Blut nt, Blutkonserve f.
Banti ['banti]: Banti's syndrome Banti-Syndrom nt.
Bárány ['bɑːrɑːni]: Bárány's sign neuro. Bárány-Zeichen nt.
Bárány's symptom 1. Bárány-Drehstarkreizprüfung f. 2. Bárány-Kalorisation f.
Bárány's syndrome Bárány-Syndrom nt, Hemicrania cerebellaris.
Bárány's test 1. Bárány-Versuch m, -Kalorisation f. 2. Bárány-Zeigeversuch m.
Barber ['bɑːrbər]: Barber's psoriasis Psoriasis pustulosa Typ Königsbeck-Barber, Psoriasis pustulosa palmaris et plantaris.
bar•ber's itch/rash ['bɑːrbər] 1. Bartflechte f, Sycosis barbae/simplex/vulgaris. 2. tiefe Bartflechte f, Tinea barbae, Trichophytia (profunda) barbae. 3. Pseudofollikulitis f.
bar•bi•tal•ism ['bɑːrbɪtɔlɪzəm] n → barbituism.
bar•bi•tu•ism [bɑːr'bɪtʃəwɪzəm] n pharm. (chronische) Barbituratvergiftung f, Barbitalismus m, Barbiturismus m.
bar•bi•tu•rate [bɑːr'bɪtʃərɪt] n Barbiturat nt.
bar•bi•tu•ric acid [,bɑːrbɪ't(j)ʊərɪk] Barbitursäure f.
bar•bi•tu•rism [bɑːr'bɪtʃərɪzəm] n → barbituism.
Bard [bɑr(d)]: Bard's sign neuro. Bard-Zeichen nt.
Bardet-Biedl [bɑr'de 'biːdel]: Bardet-Biedl syndrome Bardet-Biedl-Syndrom nt.
Bard-Pic [bɑr(d) pɪk]: Bard-Pic syndrome Bard-Pic-Syndrom nt.
bare [beər] I adj nackt, bloß, unbekleidet. bare to the waist mit nacktem Oberkörper. II vt freimachen, entblößen. bare one's arm den Arm freimachen.
bare•foot ['beərfʊt] adj, adv barfuß, barfüßig.
bare•leg•ged [beər'leg(ɪ)d] adj, adv mit bloßen Beinen.
bar•i•um contrast enema ['beərɪəm]

radiol. Bariumkontrasteinlauf *m.*
barium enema *radiol.* Bariumeinlauf *m.*
barium meal *radiol.* Bariumbrei *m.*
bark [bɑːrk] *vi inf.* (bellend) husten.
bark•ing cough [ˈbɑːrkɪŋ] bellender Husten *m.*
Barlow [ˈbɑːrləʊ]: **Barlow syndrome** Barlow-Syndrom *nt,* Mitralklappenprolaps-Syndrom *nt.*
Barnes [ˈbɑːrnz]: **Barnes's curve** *gyn.* Barnes-Krümmung *f.*
bar•o•met•ric pressure [bærəˈmetrɪk] atmosphärischer Druck *m,* Atmosphärendruck *m.*
bar•o•si•nus•i•tis [bærəˌsaɪnəˈsaɪtɪs] *n* Aero-, Barosinusitis *f.*
bar•o•ti•tis [bærəˈtaɪtɪs] *n* Aero(o)titis *f,* Baro(o)titis *f,* Otitis barotraumatica.
bar•o•trau•ma [bærəˈtrɔːmə] *n* **1.** Druckverletzung *f,* Barotrauma *nt.* **2.** (*Ohr*) Barotrauma *nt.*
Barré [baˈre]: **Barré's (pyramidal) sign** Barré-Beinhalteversuch *m.*
Barré-Guillain [baˈre giˈjɛ̃]: **Barré-Guillain syndrome** Guillain-Barré-Syndrom *nt,* (Poly-)Radikuloneuritis *f,* Neuronitis *f.*
bar•rel [ˈbærəl] *n* Faß *nt,* Tonne *f;* (*Spritze*) Zylinder *m.*
barrel chest Faßthorax *m,* faß-/tonnenförmiger Thorax *m.*
barrel-shaped thorax → barrel chest.
bar•ren [ˈbærən] *adj* unfruchtbar, steril, infertil.
bar•ren•ness [ˈbærənɪs] *n* Unfruchtbarkeit *f,* Infertilität *f,* Sterilität *f.*
Barrett [ˈbærɪt]: **Barrett's esophagus** Barrett-Ösophagus *m.*
Barrett's syndrome Barrett-Syndrom *nt.*
Barrett's ulcer Barrett-Ulkus *nt.*
Barth [bɑːrt]: **Barth's hernia** Barth-Hernie *f.*
Bartholin [ˌbɑːrˈtəʊlɪn]: **Bartholin's cyst** Bartholin-Zyste *f.*
bar•tho•lin•i•an abscess [bɑːrtəˈlɪnɪən] Bartholin-Abszeß *m.*
bar•tho•lin•i•tis [ˌbɑːrtəlɪˈnaɪtɪs] *n gyn.* Bartholinitis *f.*
Barton [ˈbɑːrtn]: **Barton's bandage** Barton-Kinnverband *m.*
Barton's fracture *ortho.* Barton-Fraktur *f.*
bar•ton•el•lo•sis [ˌbɑːrtneˈləʊsɪs] *n* Carrión-Krankheit *f,* Bartonellose *f.*
ba•sal [ˈbeɪsl] *adj* basal, Basal-, Grund-.
basal acid output (*Magen*) basale Säuresekretion *f,* Basalsekretion *f.*
basal anesthesia Basisnarkose *f,* -anästhesie *f.*
basal artery → basilar artery.
basal cell Basalzelle *f.*
basal cell adenoma Basalzelladenom *nt.*
basal cell carcinoma Basalzellkarzinom *nt,* Carcinoma basocellulare.
basal cell epithelioma Basalzellepitheliom *nt,* Basaliom *nt,* Epithelioma basocellulare.

basal cell nevus Basalzellnävus *m.*
basal cell nevus syndrome Gorlin-Goltz-Syndrom *nt,* Basalzellnävus-Syndrom *nt,* nävoide Basaliome *pl.*
basal fracture of femoral neck *ortho.* intertrochantäre Oberschenkelfraktur *f.*
basal ganglia → basal nuclei.
basal membrane Basalmembran *f,* -lamina *f.*
basal metabolic rate *physiol.* Basal-, Grundumsatz *m.*
basal metabolism *physiol.* Grundstoffwechsel *m,* -umsatz *m.*
basal neck fracture intertrochantere Oberschenkelfraktur *f.*
basal nuclei Basalganglien *pl,* Nuclei basales.
basal vein Rosenthal-Vene *f,* Vena basalis.
base [beɪs] *n* **1.** *anat., fig.* Basis *f.* **2.** *chem.* Base *f.* **3.** *pharm.* Grund-, Hauptbestandteil *m,* Grundstoff *m.*
base of brain Hirnbasis.
base of heart Herzbasis, Basis cordis.
base of lung Lungenbasis, Basis pulmonis/pulmonalis.
base of skull Schädelbasis, Basis cranii.
base•ball finger [ˈbeɪsbɔːl] *ortho.* Hammerfinger *m.*
base deficit *physiol.* Basendefizit *nt,* negativer Basenüberschuß *m.*
Basedow [ˈbɑːzədəʊ]: **Basedow's disease** Basedow-Krankheit *f,* Morbus Basedow.
Basedow's goiter Basedow-Struma *f,* Struma basedowiana.
base excess *physiol.* Basenüberschuß *m,* Basenexzess *m.*
base injury Laugenverätzung *f.*
ba•sic [ˈbeɪsɪk] *adj* **1.** grundlegend, wesentlich, Grund-. **2.** *chem.* basisch, alkalisch.
basic needs Grundbedürfnisse *pl.*
bas•i•lar [ˈbæsɪlər] *adj* **1.** basilar, basilär, Schädelbasis-. **2.** → basal.
basilar artery Schädelbasisarterie *f,* Arteria basilaris.
basilar cell → basal cell.
basilar membrane Basalmembran *f,* -lamina *f.*
basilar meningitis Basalmeningitis *f.*
basilar skull fracture Schädelbasisbruch *m,* -fraktur *f.*
ba•sil•ic vein [bəˈsɪlɪk] Basilika *f,* V. basilica. **intermedian basilic vein** Intermedia/Mediana *f* basilica, V. mediana basilica.
ba•sis [ˈbeɪsɪs] *n* Basis *f,* Grund *m,* Grundlage *f,* Fundament *nt.* **on the basis of** auf der Basis von, aufgrund. **be treated on an outpatient basis** als ambulanter Patient behandelt werden.
ba•si•ver•te•bral veins [beɪsɪˈvɜrtəbrəl] Wirbelkörpervenen *pl,* Venae basivertebrales.
ba•so•phil [ˈbeɪsəʊfɪl] **I** *n* **1.** *hema.* basophiler Leukozyt *m.* **2.** (*Adenohypophyse*) basophile Zelle *f,* β-Zelle *f.* **II** *adj* basophil.
basophil adenoma → basophilic adenoma.

ba•so•phil•ia [ˌbeɪsəʊˈfiːlɪə] *n hema.* Basophilie *f.*
ba•so•phil•ic [ˌbeɪsəʊˈfɪlɪk] *adj* basophil.
basophilic adenoma basophiles (Hypophysen-)Adenom.
basophilic cell 1. basophile Zelle *f.* **2.** (*Adenohypophyse*) basophile Zelle *f,* β–Zelle *f.*
basophilic granulocyte → basophilic leukocyte.
basophilic leukemia Basophilenleukämie *f,* Blutmastzell-Leukämie *f.*
basophilic leukocyte *hema.* basophiler Leukozyt *m.*
basophilic leukocytosis Basophilie *f,* Basozytose *f.*
basophilic leukopenia Basopenie *f.*
ba•so•phil•o•cyt•ic leukemia [ˌbeɪsəʊfɪləˈsɪtɪk]→ basophilic leukemia.
Bassen-Kornzweig [ˈbæsn ˈkɔːrnzwaɪɡ]: **Bassen-Kornzweig syndrome** Bassen-Kornzweig-Syndrom *nt,* Abetalipoproteinämie *f.*
Bassini [bəˈsiːnɪ]: **Bassini's operation** Bassini-Operation *f.*
Bassini's suture Bassini-Naht *f.*
Bassler [ˈbæslər]: **Bassler's sign** *chir.* Bassler-Zeichen *nt.*
Bastedo [bæsˈtiːdəʊ]: **Bastedo's sign** *chir.* Bastedo-Zeichen *nt.*
bath [bæθ; bɑːθ] **I** *n* **1.** Bad *nt,* Badezimmer *nt.* **2.** (Bade-)Wanne *f.* **3.** Baden *nt,* Bad *nt.* **take/have a bath** baden, ein Bad nehmen. **II** *vt, vi* baden.
bathe [beɪð] **I** *vt* **1.** baden. **2.** (*Wunde*) baden, spülen. **II** *vi* baden.
bath•room [ˈbæθruːm] *n* **1.** Bad(ezimmer *nt*) *nt.* **2.** Toilette *f.* **go to/use the bathroom** auf Toilette gehen.
bath towel Badetuch *nt.*
bath tub (Bade-)Wanne *f.*
bath water Badewasser *nt.*
bath•y•car•dia [ˌbæθəˈkɑːrdɪə] *n* Bathykardie *f,* Herzsenkung *f,* Kardioptose *f.*
bath•y•pnea [ˌbæθɪˈ(p)niːə] *n* vertiefte Atmung *f,* Bathypnoe *f.*
bat•tered child syndrome [ˈbætərd] Syndrom *nt* des geschlagenen Kindes, Battered-child-Syndrom *nt.*
battered parents syndrome Syndrom *nt* der geschlagenen Eltern, Battered-parents-Syndrom *nt.*
Battle [ˈbætl]: **Battle's incision** Battle-Schnitt *m.*
Battle's sign *ortho.* Battle-Zeichen *nt.*
bay•o•net forceps [ˈbeɪənɪt] *chir.* Bajonettpinzette *f.*
bayonet needle holder *chir.* Bajonettnadelhalter *m.*
bayonet scissors *chir.* Bajonettschere *f.*
B cell 1. (*Pankreas*) β–Zelle *f,* B-Zelle *f.* **2.** (*Adenohypophyse*) basophile Zelle *f,* β–Zelle *f.* **3.** *hema.* B-Lymphozyt *m,* B-Zelle *f.*
B-cell lymphoma B-Zellymphom *nt,* B-Zellenlymphom *nt.*

B cell tumor (*Pankreas*) B(eta)-Zelltumor *m,* Insulinom *nt.*
BCG vaccination BCG-Impfung *f.*
BCG vaccine BCG-Impfstoff *m,* BCG-Vakzine *f.*
beak [biːk] *n* (*Gefäß*) Tülle *f,* Ausguß *m;* (*Katheter*) Spitze *f.*
beaked pelvis [biːkt] (*Becken*) Schnabelform *f.*
Bean [biːn]: **Bean's syndrome** Blaue-Gummiblasen-Nävus-Syndrom *nt,* Bean-Syndrom *nt.*
bear [beər] *vt* **1.** (*Verantwortung*) tragen; (*Gefühle*) empfinden; (*Spuren*) aufweisen, zeigen. **2.** (*Schmerzen*) ertragen, aushalten, (er-)leiden. **3.** zur Welt bringen, gebären.
bear down *vi* (*bei der Geburt*) pressen.
beard [bɪərd] *n* Bart *m.*
beard•ed [ˈbɪərdɪd] *adj* bärtig.
bear•ing-down [ˈbeərɪŋ] *gyn.* **I** *n* Pressen *nt.* **II** *vt* pressen.
bearing-down pain *gyn.* Senkungsschmerz *m.*
beat [biːt] **I** *n* **1.** Pochen *nt,* Schlagen *nt,* Klopfen *nt.* **2.** (*Puls, Herz*) Schlag *m.* **II** *vi* schlagen, pulsieren, pochen, klopfen.
beat frequency Schlagfrequenz *f.*
Bechterew → Bekhterev.
Becker [ˈbekər]: **Becker's dystrophy** Becker-Muskeldystrophie *f.*
Becker's nevus Becker-Nävus *m,* Becker-Melanose *f.*
Becker's phenomenon/sign *ophthal.* Becker-Zeichen *nt.*
Beckwith-Wiedemann [ˈbekwɪθ ˈwiːdəmən]: **Beckwith-Wiedemann syndrome** Beckwith-Wiedemann-Syndrom *nt,* Exomphalos-Makroglossie-Gigantismus-Syndrom *nt.*
Béclard [beˈklaːr]: **Béclard's amputation** Béclard-Amputation *f.*
Béclard's hernia Béclard-Hernie *f.*
Béclard's sign *ped.* Béclard-Reifezeichen *nt.*
bed [bed] **I** *n* **1.** Bett *nt;* (Feder-)Bett *nt.* **be confined to bed/confinement to bed** bettläg(e)rig sein. **be in bed** im Bett sein; das Bett hüten. **die in one's bed** eines natürlichen Todes sterben. **go to bed** ins Bett gehen. **keep one's bed** das Bett hüten. **get/put to bed** jdn. ins/zu Bett bringen. **take to one's bed** s. (krank) ins Bett legen. **2.** *anat.* Bett *nt.* **II** *vt* zu Bett bringen, ins Bett legen. **be bedded** bettlägerig sein.
bed•bug [ˈbedbʌɡ] *n* (gemeine) Bettwanze *f,* Cimex lectularius.
bed•case [ˈbedkeɪs] *n* bettlägriger Patient *m.*
bed•clothes [ˈbedkləʊðs] *pl* Bettzeug *nt.*
bed•cov•er [ˈbedkʌvər] *n* Bettdecke *f.*
bed•lamp [ˈbedlæmp] *n* Nachttischlampe *f.*
bed•pan [ˈbedpæn] *n* Bettpfanne *f.*
bed rest Bettruhe *f.* **place/keep a patient on complete bed rest** einem Patienten absolute Bettruhe verordnen.

bedridden

bed•rid•den ['bedrɪdn] *adj* bettläg(e)rig.
bed•room ['bedruːm] *n* Schlafzimmer *nt*.
bed•sore ['bedsɔːr] *n* Druckgeschwür *nt*, Dekubitalulkus *nt*, Dekubitus *m*. **get bedsores** s. wund- *od.* aufliegen.
bed•stand ['bedstænd] *n* Nachttisch *m*.
bed•time ['bedtaɪm] *n* Schlafenszeit *f.* **be taken at bedtime** vor dem Schlafengehen (ein-)nehmen.
bed•wet•ting ['bedwetɪŋ] *n* Bettnässen *nt*, nächtliches Einnässen *nt*.
beef tapeworm [biːf] Rinder(finnen)bandwurm *m*, Taenia saginata.
be•fore term [bɪ'fɔːr] *gyn.* (*Geburt*) vorzeitig.
be•hav•ior [bɪ'heɪvjər] *n psycho.* Verhalten *nt* (*to, towards* gegenüber, zu).
be•hav•ior•al adaptation [bɪ'heɪvjərəl] Verhaltensanpassung *f.*
behavioral disturbance Verhaltensstörung *f.*
behavior disorder *psycho.* Verhaltensstörung *f.*
Behçet ['beɪset]: **Behçet's disease** Behçet-Krankheit *f*, bipolare/maligne Aphthose *f.*
Behr [ber]: **Behr's disease** Behr-Krankheit *f*, Optikusatrophie *f.*
Beigel ['baɪgəl]: **Beigel's disease** Beigel-Krankheit *f*, Piedra *f*, Trichomycosis nodosa.
Bekhterev ['bektə‚ref]: **Bekhterev's disease** Bechterew-Krankheit *f*, Morbus Bechterew, Marie-Strümpell-Krankheit *f*, Spondylitis ankylopoetica/ankylosans.
Bekhterev's reflex 1. Bechterew-Hackenreflex *m*. **2.** Bechterew-Augenreflex *m*. **3.** femoroabdominaler Reflex *m*. **4.** Bechterew-Reflex *m*, paradoxer Pupillenreflex *m*.
Bekhterev's sign 1. Bechterew-Symptom *nt*. **2.** → Bekhterev's reflex.
Bekhterev's syndrome Bechterew-Syndrom *nt*.
Bekhterev's test Bechterew-Ischiasphänomen *nt*.
belch [beltʃ] **I** *n* Aufstoßen *nt*. **II** *vi* (*a*: **belch wind**) aufstoßen.
Bell [bel]: **Bell's palsy/paralysis** einseitige Fazialisparese *f*, Bell-Lähmung *f.*
Bell's phenomenon/sign *neuro.* Bell-Phänomen *nt*.
Bell's spasm Bell-Spasmus *m*, Fazialiskrampf *m*, Gesichtszucken *nt*, Tic convulsif/facial.
bell [bel] *n* **1.** Glocke *f*, Klingel *f*. **2.** (*Stethoskop*) (Schall-)Trichter *m*.
bel•la•don•na (alkaloids) [‚belə'dɑnə] Belladonnaalkaloide *pl*.
Bell-Dally [bel 'dælɪ]: **Bell-Dally dislocation** *ortho.* Bell-Dally-Dislokation *f*, spontane nicht-traumatische Atlasluxation *f.*
bell•met•al resonance ['belmetl] Münzenklirren *nt*.
Bellocq [be'lɔk]: **Bellocq's procedure** *HNO* Bellocq-Tamponade *f.*
Bellocq's tube *HNO* Bellocq-Röhrchen *nt*.
bell sound Münzenklirren *nt*.

40

bel•ly ['belɪ] *n* **1.** Bauch *m*, Abdomen *nt*. **2.** *gyn.* Gebärmutter *f*, Uterus *m*.
bel•ly•ache ['belɪeɪk] *n inf.* Bauchschmerzen *pl*, Bauchweh *nt*.
bel•ly•but•ton ['belɪbʌtn] *n inf.* Nabel *m*.
be•low-elbow amputation [bɪ'ləʊ] (hohe) Vorarm-/Unterarmamputation *f.*
below-elbow cast *ortho.* Unterarmgips(verband *m*) *m*.
below-knee amputation *ortho.* (hohe) Unterschenkelamputation *f.*
below-knee cast *ortho.* Unterschenkelgips(verband *m*) *m*.
below-knee prosthesis *ortho.* Unterschenkelprothese *f.*
below-knee stump *ortho.* Unterschenkelstumpf *m*.
Bence-Jones ['ben(t)s 'dʒəʊnz]: **Bence-Jones myeloma** Bence-Jones-Plasmozytom *nt*, L-Ketten-Krankheit *f.*
Bence-Jones protein Bence-Jones-Eiweiß *nt*.
bend [bend] **I** *vt* **1.** um-, durch-, aufbiegen, krümmen. **2.** beugen, neigen. **bend one's head** den Kopf neigen. **bend one's knee** das Knie beugen. **II** *vi* **3.** s. krümmen, s. (um-, durch-, auf-)biegen. **4.** s. neigen, s. nach unten biegen.
bend back *vi* s. zurück- *od.* nach hinten biegen.
bend down *vi* s. beugen, s. neigen, s. bücken.
bend over *vi* s. beugen *od.* neigen über, s. nach vorn beugen.
bend•ing fracture ['bendɪŋ] Biegungsbruch *m*, -fraktur *f.*
ben•e•fi•cial [benə'fɪʃl] *adj* **1.** zuträglich, wohltuend. **2.** nützlich, vorteilhaft, förderlich (*to* für). **have a beneficial effect on** nützlich *od.* förderlich sein für.
be•nign [bɪ'naɪn] *adj* **1.** (*Tumor*) gutartig, benigne. **2.** nicht rezidivierend, benigne. **3.** (*Verlauf*) günstig, vorteilhaft.
be•nig•nant [bɪ'nɪgnənt] *adj* → benign.
benign cyst of ovary *gyn.* (*Ovar*) Dermoid(zyste *f*) *nt*, Teratom *nt*.
benign glycosuria renale Glukosurie/Glycosurie *f.*
benign hypertension benigne Hypertonie *f.*
benign lymphogranulomatosis → Boeck's disease.
benign lymphoreticulosis Katzenkratzkrankheit *f*, benigne Inokulationslymphoretikulose *f.*
benign mastopathia zystische/fibrös-zystische Mastopathie *f*, Mammadysplasie *f.*
benign polycythemia Gaisböck-Syndrom *nt*, Polycythaemia (rubra) hypertonica.
benign tetanus neuromuskuläre Übererregbarkeit *f*, Tetanie *f.*
benign tumor gutartiger Tumor *m*.
Bennett ['benɪt]: **Bennett's fracture** Bennett-Luxationsfraktur *f.*
be•numbed [bɪ'nʌmd] *adj* betäubt, gefühl-

los, erstarrt. **benumbed by alcohol** vom Alkohol benommen. **benumbed by cold** starr vor Kälte.
be•reaved [bɪ'riːvd] *n* der *od.* die Hinterbliebene, die Hinterbliebenen.
be•reave•ment [bɪ'riːvmənt] *n* **1.** schmerzlicher Verlust *m (durch Tod)*, Beraubung *f.* **2.** Trauerfall *m.*
Berger [ber'ʒe]: **Berger's rhythm** *neuro.* α-Rhythmus *m*, Berger-Rhythmus *m*.
Berger's sign/symptom *ophthal.* Berger-Zeichen *nt.*
Berger ['bɜrgər]: **Berger's cell** *(Ovar)* Berger-Zelle *f*, Hiluszelle *f.*
Berger's focal glomerulonephritis Berger-Nephropathie *f*, mesangiale/fokalbetonte Glomerulonephritis *f.*
Berlin ['bɜrlɪn]: **Berlin's disease** Commotio retinae.
Berlin's edema Berlin-Netzhautödem *nt*, -Netzhauttrübung *f.*
Bernard-Soulier [ber'naːr su'lje]: **Bernard-Soulier syndrome** Bernard-Soulier-Syndrom *nt.*
Bernhardt-Roth ['bɜrnhaːrt raθ]: **Bernhardt-Roth disease** Bernhardt-Roth-Syndrom *nt*, Meralgia paraesthetica.
Besnier [bes'nje]: **Besnier's prurigo** *derm.* Besnier-Prurigo *f*, Prurigo Besnier.
Besnier-Boeck-Schaumann [bes'nje bek 'ʃɔːmən]: **Besnier-Boeck-Schaumann disease/syndrome** → Boeck's disease.
Best [best]: **Best's disease** *ophthal.* Best-Krankheit *f.*
be•ta-adrenergic blockade ['beɪtə] → beta blockade.
beta-adrenergic blocking agent/drug → beta-blocker.
beta-adrenergic receptor β-adrenerger Rezeptor *m*, β-Rezeptor *m*.
beta blockade Beta(rezeptoren)blockade *f.*
beta-blocker *n* Betablocker *m*, Beta-Rezeptorenblocker *m*, β-Adrenorezeptorenblocker *m*.
beta-blocking agent/drug → beta-blocker.
beta cell 1. *(Pankreas)* β-Zelle *f*, B-Zelle *f.* **2.** *(Adenohypophyse)* basophile Zelle *f*, β-Zelle *f.*
beta cell adenoma *(Pankreas)* B(eta)-Zelladenom *nt.*
beta cell tumor *(Pankreas)* B(eta)-Zelltumor *m*, Insulinom *nt.*
beta-hemolytic streptococci β-hämolytische Streptokokken *pl.*
beta-lipoprotein *n* Lipoprotein *nt* mit geringer Dichte, β-Lipoprotein *nt.*
beta rhythm β-Rhythmus *m*, Betarhythmus *m*.
bet•ter ['betər] **I** *n* das Bessere. **a change for the better** eine Wende zum Guten. **change for the better** besser werden, s. bessern. **II** *adj* besser. **get better** s. erholen; s. bessern, besser werden. **III** *vt* verbessern. **IV** *vi* s. (ver-)bessern, besser werden.
Bevan ['bevən]: **Bevan's incision** Bevan-Pararektalschnitt *m*.
be•zoar ['biːzɔːr] *n patho.* Bezoar *m*.
Bezold [beɪt'sɔːld]: **Bezold's abscess** *HNO* Bezold-Abszeß *m*.
Bezold's mastoiditis *HNO* Bezold-Mastoiditis *f.*
Bezold's perforation *HNO* Bezold-Mastoidperforation *f.*
Bezold's sign/symptom *HNO* Bezold-Zeichen *nt.*
Bezold's triad *HNO* Bezold-Trias *f.*
Biber-Haab-Dimmer ['bibər 'haːb 'dimər]: **Biber-Haab-Dimmer dystrophy** *ophthal.* Haab-Dimmer-Dystrophie *f.*
bi•car•bo•nate [baɪ'kaːrbənɪt] *n* Bicarbonat *nt*, Hydrogencarbonat *nt.*
bicarbonate buffer Bicarbonatpuffer *m*.
bi•car•bo•nat•e•mia [baɪˌkaːrbəneɪ'tiːmɪə] *n* (Hyper-)Bikarbonatämie *f.*
bi•ceps ['baɪseps] *n* Bizeps *m*, Musculus biceps.
biceps brachii (muscle) Bizeps *m* (brachii), Musculus biceps brachii.
biceps femoris (muscle) Bizeps *m* femoris, Musculus biceps femoris.
biceps femoris reflex Bizeps-Femoris-Reflex *m*.
biceps jerk/reflex Bizeps(sehnen)reflex *m*.
bi•cip•i•tal aponeurosis/fascia [baɪ'sɪpɪtl] Bizepsaponeurose *f.*
bicipital fissure/sulcus Bizepsrinne *f*, Sulcus bicipitalis.
bi•clon•al gammopathy [baɪ'kləʊnl] biklonale Gammopathie *f.*
bi•con•cave lens [baɪ'kɑŋkeɪv] bikonkave Linse *f*, Bikonkavlinse *f.*
bi•con•vex lens [baɪ'kɑnveks] bikonvexe Linse *f*, Bikonvexlinse *f.*
bi•cus•pid [baɪ'kʌspɪd] **I** *n* Prämolar *m*, vorderer Backenzahn *m*. **II** *adj* bikuspidal.
bicuspid tooth → bicuspid I.
bicuspid valve Mitralklappe, Mitralis *f*, Bicuspidalis *f*, Valva mitralis, Valvula bicuspidalis.
bi•cy•cle ergometer ['baɪsɪkl] Fahrradergometer *nt.*
bicycle ergometry Fahrradergometrie *f.*
Biedl ['biːdl]: **Biedl's disease** Bardet-Biedl-Syndrom *nt.*
Biedl's syndrome 1. Laurence-Moon-Syndrom *nt.* **2.** Laurence-Moon-Bardet-Biedl-Syndrom *nt*, dienzephalo-retinale Degeneration *f.*
Bielschowsky [ˌbiːlˈʃɔvski]: **Bielschowsky's disease** Jansky-Bielschowsky-Krankheit *f*, Bielschowsky-Syndrom *nt.*
Bielschowsky's phenomenon/sign *ophthal.* Bielschowsky-Zeichen *nt*, -Phänomen *nt.*
Bier [biər]: **Bier's block** intravenöse Regionalanästhesie *f.*
Bier's hyperemia Bier-Stauung *f.*
Bier's local anesthesia → Bier's block.
Bier's method 1. Bier-Stauung *f.* **2.** → Bier's block.
bier [biər] *n* (Toten-)Bahre *f.*

Biermer ['bɪərmer]: **Biermer's anemia/disease** Addison-Anämie f, Morbus Biermer, perniziöse Anämie f, Vitamin B₁₂-Mangelanämie f.
Biermer's sign Biermer-Schallwechsel m, Gerhardt-Schallwechsel m.
bi•fer•i•ous pulse [baɪ'ferɪəs] → bisferious pulse.
bi•fid uvula ['baɪfɪd] Zäpfchenspalte f, Uvula bifida.
bi•fo•cal [baɪ'foʊkl] I n 1. **bifocals** pl Bifokal-, Zweistärkenbrille f. 2. → bifocal lens. II adj bifokal, Zweistärken-, Bifokal-.
bifocal lens Zweistärken-, Bifokallinse f.
bi•fur•cat•ed prosthesis ['baɪfərkeɪtɪd] chir. Bifurkationsprothese f.
bi•fur•ca•tion [ˌbaɪfər'keɪʃn] n Gabelung f, Bifurkation f.
bifurcation of aorta Aortengabel.
bifurcation of pulmonary trunk Trunkusbifurkation.
bifurcation of trachea Luftröhrengabelung, Trachealbifurkation.
bifurcation prosthesis chir. Bifurkationsprothese f.
bi•gem•i•nal pregnancy [baɪ'dʒemɪnl] Zwillingsschwangerschaft f.
bigeminal pulse/rhythm card. Bigeminus m, Bigeminuspuls m, -rhythmus m.
bi•gem•i•ny [baɪ'dʒemɪnɪ] n card. Doppelschlägigkeit f, Bigeminie f.
bi•lat•er•al [baɪ'lætərəl] adj 1. beidseitig, bilateral. 2. seitensymmetrisch, beidseitig, Bilateral-.
bilateral deafness beidseitige/bilaterale Schwerhörigkeit f.
bilateral hemianopia/hemianopsia ophthal. bilaterale/binokuläre Hemianop(s)ie f.
bilateral paralysis neuro. Diplegie f, Diplegia f.
bilateral paresis neuro. Diparese f.
bilateral strabismus ophthal. alternierendes Schielen nt, Strabismus alternans.
bile [baɪl] n Galle f, Gallenflüssigkeit f.
bile acids Gallensäuren pl.
bile canaliculi/capillaries Gallenkanälchen pl, Canaliculi biliferi.
bile cast urol. Galle(n)zylinder m.
bile drainage chir. Gallendrainage f.
bile duct Gallengang m, Ductus biliferus.
common bile duct Hauptgallengang, Choledochus m, Ductus choledochus.
bile duct abscess → biliary abscess.
bile duct calculus → bile duct stone.
bile duct carcinoma Gallengangskarzinom nt.
bile duct drain chir. Gallengangsdrain m.
bile duct obstruction chir. Gallengangsobstruktion f.
bile duct stone chir. Gallengang(s)stein m.
bile fistula → biliary fistula.
bile papilla Vater-Papille f, Papilla duodeni major.
bile peritonitis gallige Peritonitis f, Choleperitonitis f.

bile pigments pl Gallenfarbstoffe pl.
bile reflux Galle(n)reflux m.
bile stasis Galle(n)stauung f, -stase f.
bile thrombi Galle(n)zylinder pl, -thromben pl.
bil•har•zia [bɪl'hɑːrzɪə] n micro. Pärchenegel m, Schistosoma nt, Bilharzia f.
bil•har•zi•a•sis [ˌbɪlhɑːr'zaɪəsɪs] n Bilharziose f, Bilharziase f, Schistosomiasis f.
bil•i•ary ['bɪlɪˌeriː] adj gallig, biliär, biliös, Gallen(gangs)-.
biliary abscess biliärer/biliogener/cholangitischer Leberabszeß m.
biliary anastomosis chir. Gallengangsanastomose f.
biliary atresia Gallengangsatresie f.
biliary calculus Gallenstein m, Cholelith m, Calculus biliaris/felleus.
biliary canaliculi → bile canaliculi.
biliary catheterization Gallengangskatheterisierung f.
biliary cirrhosis biliäre (Leber-)Zirrhose f.
primary biliary cirrhosis primär biliäre Zirrhose, nicht-eitrige destruierende Cholangitis f.
biliary colic Gallenkolik f, Colica hepatica.
biliary-cutaneous fistula patho. biliokutane Fistel f, äußere Gallenfistel f.
biliary drainage 1. Galle(n)abfluß m. **2.** chir. Gallendrainage f, Cholangiodrainage f.
biliary duct → bile duct.
biliary dyskinesia/dyssynergia Gallenblasendyskinesie f, biliäre Dyskinese/Dystonie f.
biliary-enteric anastomosis → bilidigestive anastomosis.
biliary-enteric fistula patho. Gallen-Darm-Fistel f, biliodigestive Fistel f.
biliary fistula patho. Galle(n)fistel f. **external biliary fistula** → biliary-cutaneous fistula.
biliary pressure Gallengangsdruck m.
biliary stasis Galle(n)stauung f, -stase f.
biliary stone → biliary calculus.
bil•i•di•ges•tive [ˌbɪlədaɪ'dʒestɪv] adj biliodigestiv.
bilidigestive anastomosis chir. biliodigestive Anastomose f, biliodigestiver Bypass m.
bil•ious ['bɪljəs] adj → biliary.
bilious attack Gallenkolik f, Colica hepatica.
bilious vomiting galliges Erbrechen nt, Galleerbrechen nt.
bil•i•ru•bin ['bɪlɪruːbɪn] n Bilirubin nt.
bil•i•ru•bin•ate [bɪlə'ruːbɪneɪt] n Bilirubinsalz nt, Bilirubinat nt.
bilirubin-calcium calculus/stone Bilirubinkalkstein m, Kalziumbilirubinatstein m.
bil•i•ru•bi•ne•mia [ˌbɪlɪruːbɪ'niːmɪə] n Bilirubinämie f.
bilirubin encephalopathy Kernikterus m, Bilirubinencephalopathie f.
bil•i•ru•bi•nu•ria [ˌbɪlɪruːbɪ'n(j)ʊərɪə] n Bilirubinurie f.

bil•i•ver•din [bɪlə'vɜrdɪn] *n* Biliverdin *nt.*
Billroth ['bɪlrɑʊt]: **Billroth hypertrophy** idiopathische benigne Pylorushypertrophie *f,* Billroth-Syndrom *nt.*
Billroth's operation I Billroth-I-Magenresektion *f.*
Billroth's operation II Billroth-II-Magenresektion *f.*
bi•lo•bate placenta [baɪ'lɔʊbeɪt] zweigeteilte Plazenta *f,* Placenta bilobata/bipartita.
bi•lobed placenta ['baɪlɔʊbt] → bilobate placenta.
bi•mal•le•o•lar fracture [baɪmə'liələr] bimalleoläre (Knöchel-)Fraktur *f.*
bi•man•u•al [baɪ'mænjʊəl] *adj* bimanuell, beidhändig.
bimanual percussion Finger-Finger-Perkussion *f.*
bimanual version *gyn.* bimanuelle/kombinierte Wendung *f.*
B immunoblast B-Immunoblast *m.*
bi•na•sal hemianopia/hemianopsia [baɪ'neɪzl] *ophthal.* binasale Hemianop(s)ie *f.*
bin•au•ral diplacusis [baɪ'nɔːrəl] *HNO* binaurale Diplakusis *f.*
binaural hearing binaurales/beidohriges Hören *nt.*
bin•oc•u•lar [bɪ'nɑkjələr] **I** *n* (*oft* binoculars *pl*) Binokular *nt;* Brille *f;* Fernglas *nt;* Binokularmikroskop *nt.* **II** *adj* **1.** binokular, beidäugig. **2.** binokular.
binocular diplopia *ophthal.* binokuläre Diplopie *f.*
binocular hemianopia/hemianopsia *ophthal.* bilaterale/binokuläre Hemianop(s)ie *f.*
binocular ophthalmoscope *ophthal.* binokuläres Ophthalmoskop *nt,* Stere(o)ophthalmoskop *nt.*
binocular polyopia Doppel-, Doppeltsehen *nt,* Diplopie *f.*
binocular strabismus *ophthal.* alternierendes Schielen *nt,* Strabismus alternans.
binocular vision binokulares/binokuläres Sehen *nt.*
bin•ov•u•lar twins [bɪn'ɑvjələr] binovuläre/dizygote/heteroovuläre/zweieiige Zwillinge *pl.*
Binswanger ['bɪnswæŋər]: **Binswanger's dementia/encephalopathy** Binswanger-Enzephalopathie *f,* subkortikale progressive Enzephalopathie *f.*
bi•o•as•say [ˌbaɪəʊə'seɪ, baɪəʊ'æseɪ] *n* Bioassay *m.*
bi•o•a•vail•a•bil•i•ty [baɪəʊəˌveɪlə'bɪlətɪ] *n pharm.* biologische Verfügbarkeit *f,* Bioverfügbarkeit *f.*
bi•o•en•gi•neer•ing [baɪəʊˌendʒɪ'nɪərɪŋ] *n* Biotechnik *f,* Bioengineering *f.*
bi•o•im•plant [baɪəʊ'ɪmplænt] *n chir.* Bioimplantat *nt.*
bi•o•log•i•cal assay [baɪə'lɑdʒɪkl] → bioassay.
biological child leibliches Kind *nt.*

biological clock *physiol.* biologische Uhr *f,* innere Uhr *f.*
biological engineering → bioengineering.
biological father leiblicher Vater *m.*
biological mother leibliche Mutter *f.*
biological parents *pl* leibliche Eltern *pl.*
biological rhythm → biorhythm.
bi•ol•o•gy [baɪ'ɑlədʒɪ] *n* Biologie *f.*
bi•op•sy ['baɪɑpsɪ] **I** *n* Biopsie *f.* **II** *vt* eine Biopsie vornehmen, biopsieren.
biopsy forceps Biopsie-, Probeexzisionszange *f,* PE-Zange *f.*
biopsy needle Biopsienadel *f.*
bi•o•rhythm ['baɪəʊrɪðm] *n* biologischer Rhythmus *m,* Biorhythmus *m.*
Biot [biː'o]: **Biot's breathing/respiration** Biot-Atmung *f.*
bi•pa•ri•e•tal diameter [baɪpə'raɪɪtl] *gyn.* biparietaler Durchmesser *m.*
bi•par•tite placenta [baɪ'pɑːrtaɪt] → bilobate placenta.
bi•plane mammogram ['baɪpleɪn] *radiol.* Zwei-Ebenen-Mammogramm *nt.*
bi•po•lar disorder [baɪ'pəʊlər] manisch-depressive Psychose/Krankheit *f.*
bipolar lead *physiol.* (*EKG*) bipolare Ableitung *f.*
bipolar psychosis → bipolar disorder.
bipolar recording → bipolar lead.
birth [bɜrθ] *n* **1.** Geburt *f.* from/since (one's) birth von Geburt an. **2.** Geburt *f,* Entbindung *f.* at birth bei/unter der Geburt. give birth (to) gebären, zur Welt bringen, entbinden.
birth canal *gyn.* Geburtskanal *m.*
birth certificate Geburtsurkunde *f.*
birth•con•trol ['bɜrθkən,trəʊl] *n* Geburtenregelung *f,* -kontrolle *f,* -beschränkung *f.*
birth•day ['bɜrθdeɪ] *n* Geburtstag *m.*
birth palsy/paralysis Geburtslähmung *f,* geburtstraumatische Lähmung *f.*
birth•place ['bɜrθpleɪs] *n* Geburtsort *m.*
birth•rate ['bɜrθreɪt] *n* Geburtenziffer *f,* Natalität *f.*
birth•stool ['bɜrθstuːl] *n* Gebärstuhl *m.*
birth•weight ['bɜrθweɪt] *n* Geburtsgewicht *nt.*
bis•fer•i•ous pulse [bɪs'ferɪəs] Pulsus bisferiens.
bite [baɪt]**I** *n* **1.** Beißen *nt;* Biß *m.* **2.** Biß(wunde *f*) *m.* **3.** (Insekten-)Biß *m,* (-)Stich *m.* **4.** Bissen *m,* Happen *m.* **II** *vt* **5.** beißen. bite one's nails an den Nägeln kauen. **6.** (*Insekt*) beißen, stechen. **III** *vi* **7.** zubeißen. **8.** (*Insekt*) beißen, stechen.
bi•tem•po•ral diameter [baɪ'temp(ə)rəl] *gyn.* bitemporaler Durchmesser.
bitemporal hemianopia/hemianopsia bitemporale Hemianop(s)ie *f.*
Bjerrum ['bjerum]: **Bjerrum's scotoma** Bjerrum-Zeichen *nt,* -Skotom *nt.*
Bjerrum screen Bjerrum-Schirm *m.*
black [blæk] **I** *n* **1.** Schwarz *nt.* **2.** (*Person*) Farbige(r *m*) *f.* **II** *adj* **3.** schwarz. be black and blue all over am ganzen Körper blaue Flecken haben. **4.** (*Person*) dunkelhäutig.

black-and-blue mark blauer Fleck *m*, Hämatom *nt*.
black cataract schwarzer Altersstar *m*, Cataracta nigra.
black eye blaues Auge *nt*. **give s.o. a black eye** jdm. ein blaues Auge schlagen.
Blackfan-Diamond ['blækfæn 'daɪəmənd]: **Blackfan-Diamond anemia** Blackfan-Diamond-Anämie *f*, chronische kongenitale aregenerative Anämie *f*.
black•out ['blækaʊt] *n neuro.* (kurze) Ohnmacht *f*, Bewußtlosigkeit *f*, Blackout *m/nt*.
blad•der ['blædər] *n* **1.** *anat.* Blase *f*. **2.** *anat.* Harnblase *f*, Vesica urinaria. **3.** *patho.* Blase *f*, Bläschen *nt*, Bulla *f*.
bladder atony Blasenatonie *f*.
bladder carcinoma Blasenkrebs *m*, -karzinom *nt*.
bladder dilatation Blasen(über)dehnung *f*.
bladder diverticulum Blasendivertikel *nt*.
bladder evacuation reflex Blasenentleerungsreflex *m*.
bladder exstrophy Spaltblase *f*, Blasenekstrophie *f*, -exstrophie *f*.
bladder injury Blasenverletzung *f*.
bladder neck Blasenhals *m*, Cervix vesicae.
bladder outlet obstruction *urol.* Blasenhalsobstruktion *f*.
bladder reflex → bladder evacuation reflex.
bladder syringe Blasenspritze *f*.
blade [bleɪd] *n* Klinge *f*, Blatt *nt*.
blade holder *chir.* Klingenhalter *m*.
Blalock-Hanlon ['bleɪlɑk 'hænlən]: **Blalock-Hanlon operation** Blalock-Hanlon-Operation *f*.
Blalock-Taussig ['bleɪlɑk 'tɔːsɪg]: **Blalock-Taussig anastomosis** Blalock-Taussig-Anastomose *f*.
bland embolism [blænd] blande Embolie *f*.
bland embolus blander Embolus *m*.
bland infarct blander Infarkt *m*.
blast [blæst] *n* **1.** Explosion *f*, Detonation *f*. **2.** *histol.* Blast *m*.
blast cell Blast(enzelle *f*) *m*.
blast cell leukemia Stammzellenleukämie *f*, akute undifferenzierte Leukämie *f*.
blast crisis *hema.* Blastenkrise *f*.
blast injury Explosions-, Knalltrauma *nt*.
blas•to•ma [blæs'təʊmə] *n* **1.** Blastom *nt*, Blastozytom *nt*. **2.** Geschwulst *f*, Neubildung *f*, Blastom *nt*.
blas•to•my•ces [blæstə'maɪsiːz] *n* Hefe-, Sproßpilz *m*, Blastomyzet *m*.
blas•to•my•ce•tic dermatitis [ˌblæstəmaɪ'siːtɪk] Blastomyzetendermatitis *f*, Dermatitis blastomycotica.
blas•top•a•thy [blæs'tɑpəθɪ] *n* Blastopathie *f*.
blast trauma Explosions-, Knalltrauma *nt*.
blear eye [blɪər] Triefauge *nt*, Lidrandentzündung *f*, Lippitudo *f*.
blear-eyed *adj* → bleary-eyed.
bleary ['blɪərɪ] *adj* (*Augen, Blick*) trübe, getrübt.

bleary-eyed *adj* **1.** mit trüben Augen. **2.** kurzsichtig.
bleb [bleb] *n* **1.** Bläschen *nt*, Blase *f*. **2.** (Haut-)Blase *f*, Bulla *f*.
bleed [bliːd] *vi* bluten. **bleed to death** verbluten.
bleed•er ['bliːdər] *n* Bluter *m*, Hämophile(r *m*) *f*.
bleeder's joint Blutergelenk *nt*, hämophile Arthritis *f*.
bleed•ing ['bliːdɪŋ] **I** *n* **1.** Bluten *nt*, Blutung *f*. **2.** Aderlaß *m*. **II** *adj* blutend.
bleeding abnormality Blutgerinnungsstörung *f*, -anomalie *f*.
bleeding diathesis Blutungsneigung *f*, hämorrhagische Diathese *f*.
bleeding disorders Blutungsübel *pl*; Blutgerinnungsstörungen *pl*.
bleeding tendency Blutungsneigung *f*.
bleeding time Blutungszeit *f*.
blen•noph•thal•mia [blenəf'θælmɪə] *n* **1.** Bindehautentzündung *f*, Conjunctivitis *f*. **2.** → blennorrheal conjunctivitis.
blen•nor•rha•gia [blenə'rædʒ(ɪ)ə] *n* Blennorrhagie *f*.
blen•nor•rhea [blenə'rɪə] *n* Blennorrhö *f*, Blennorrhoea *f*.
blen•nor•rhe•al conjunctivitis [blenə'rɪəl] Gonoblennorrhö *f*, Conjunctivitis gonorrhoica.
bleph•ar•ad•e•ni•tis [ˌblefərˌædə'naɪtɪs] *n ophthal.* Lidranddrüsenentzündung *f*, Blephar(o)adenitis *f*.
bleph•a•rec•to•my [blefə'rektəmɪ] *n ophthal.* Lid(knorpel)exzision *f*, Blepharektomie *f*.
bleph•ar•e•de•ma [ˌblefərɪ'diːmə] *n* Lidödem *nt*.
bleph•a•rism ['blefərɪzəm] *n* Lidkrampf *m*, Blepharismus *m*.
bleph•a•ri•tis [ˌblefə'raɪtɪs] *n ophthal.* Lidentzündung *f*, Blepharitis *f*.
bleph•a•ro•ad•e•ni•tis [ˌblefərəˌædə'naɪtɪs] *n* → blepharadenitis.
bleph•a•ron ['blefərən] *n* (Augen-)Lid *nt*, Palpebra *f*, Blepharon *nt*.
bleph•a•ro•plas•ty ['blefərəplæstɪ] *n ophthal.* Lidplastik *f*, Blepharoplastik *f*.
bleph•a•ro•ple•gia [ˌblefərə'pledʒ(ɪ)ə] *n ophthal.* Lidlähmung *f*, Blepharoplegie *f*.
bleph•a•ro•pto•sis [ˌblefərə'təʊsɪs] *n ophthal.* (Lid-)Ptose *f*, Ptosis *f*, Blepharoptose *f*.
bleph•a•ro•spasm ['blefərəspæzəm] *n ophthal.* Lidkrampf *f*, Blepharospasmus *m*.
bleph•a•ro•stat ['blefərəstæt] *n ophthal.* Lidhalter *m*, Blepharostat *m*.
bleph•a•ro•syn•ech•ia [ˌblefərəsɪ'nekɪə] *n ophthal.* Lidverklebung *f*, Blepharosynechie *f*, Symblepharon *nt*.
bleph•a•rot•o•my [blefə'rɑtəmɪ] *n ophthal.* Blepharotomie *f*.
blind [blaɪnd] **I** *n* **in the blind** *pl* die Blinden. **II** *adj* blind, Blinden-. **a blind man/woman** ein Blinder/eine Blinde. **blind from birth** von

Geburt an blind. **blind in one eye** auf einem Auge blind. **III** *vt* (*a. fig.*) blenden, blind machen. **strike blind** (*a. fig.*) blenden.
blind fistula inkomplette/blinde Fistel *f.*
blind gut Blinddarm *m*, Zäkum *nt.*
blind•ing disease ['blaɪndɪŋ] Onchozerkose *f*, Onchocerca-volvulus-Infektion *f.*
blinding worm Knäuelfilarie *f*, Onchocerca volvulus.
blind intestine → blind gut.
blind-loop syndrome *chir.* Blindsack-Syndrom *nt*, Syndrom *nt* der blinden Schlinge.
blind•ness ['blaɪnɪs] *n* **1.** Blindheit *f*, Erblindung *f.* **2.** totale Blindheit *f*, Amaurose *f.*
blind spot (*Auge*) blinder Fleck *m*, Discus nervi optici.
blink [blɪŋk] **I** *n* Blinzeln *nt.* **II** *vi* blinzeln, zwinkern.
blink reflex Korneal-, Blinzel-, Lidreflex *m.*
blis•ter ['blɪstər] **I** *n* **1.** (Haut-)Blase *f*, Bläschen *nt*, Pustel *f.* **2.** Brand-, Wundblase *f.* **II** *vt* Blasen hervorrufen. **III** *vi* Blasen ziehen *od.* bekommen.
bloat•ed ['bləʊtɪd] *adj* (an-)geschwollen, aufgebläht, aufgeblasen; (*Gesicht*) aufgedunsen.
block [blɒk] **I** *n* **1.** Blockade *f*, Sperre *f.* **2.** (*Nerv*) Block *m*, Blockade *f.* **3.** Leitungs-, Regionalanästhesie *f.* **4.** *psycho.* (mentale) Blockierung *f*, Sperre *f.* **II** *vt* (*a. fig.*) hemmen; blockieren, versperren.
block•ade [blɒ'keɪd] **I** *n* **1.** Blockade *f*, Block *m.* **2.** Sperre *f*, Hindernis *nt.* **II** *vt* blockieren, ab-, versperren.
block•age ['blɒkɪdʒ] *n* **1.** Blockieren *nt.* **2.** Blockierung *f;* Verstopfung *f;* Obstruktion *f.* **3.** Sperre *f*, Hindernis *nt.* **4.** *psycho.* (innere) Blockierung *od.* Sperre *f.*
block anesthesia *anes.* Leitungsanästhesie *f*, -block *m.* **field block anesthesia** Feldblock.
block•er ['blɒkər] *n* → blocking agent.
block•ing agent ['blɒkɪŋ] *pharm.* Blocker *m.*
block vertebrae Blockwirbel(bildung *f*) *pl.*
blood [blʌd] *n* Blut *nt.* **give blood** Blut spenden. **take blood** Blut entnehmen.
blood alcohol Blutalkohol *m.*
blood bank Blutbank *f.*
blood-borne infection hämatogene Infektion *f.*
blood-brain barrier Blut-Hirn-Schranke *f.*
blood cells Blutkörperchen *pl*, Hämozyten *pl.*
 packed blood cells Erythrozytenkonzentrat *nt*, Erythrozytenkonserve *f.*
 red blood cells rote Blutkörperchen, Erythrozyten *pl.*
 white blood cells weiße Blutkörperchen, Leukozyten *pl.*
blood clot Blutgerinnsel *nt.*
blood clotting factor (Blut-)Gerinnungsfaktor *m*, Koagulationsfaktor *m.*

blood coagulation Blutgerinnung *f.*
blood corpuscles → blood cells.
blood count Blutbild *nt.*
 complete blood count → full blood count.
 differential blood count Differentialblutbild.
 full blood count großes Blutbild.
 red blood count Erythrozytenzahl *f.*
 white blood count weißes Blutbild, Leukozytenzahl *f.*
blood culture *micro.* Blutkultur *f.*
blood donation Blutspende *f.*
blood donor Blutspender(in *f*) *m.*
blood gas analysis Blutgasanalyse *f.*
blood gases Blutgase *pl.*
blood glucose level Blutzuckerspiegel *m*, -wert *m*, Glukosespiegel *m.*
blood group Blutgruppe *f.*
blood-group antibody Blutgruppenantikörper *m.*
blood-group antigens Blutgruppenantigene *pl.*
blood group incompatibility Blutgruppenunverträglichkeit *f*, -inkompatibilität *f.*
blood grouping Blutgruppenbestimmung *f.*
blood level Blutspiegel *m*, -konzentration *f.*
blood loss Blutverlust *m.*
blood picture *lab.* Blutbild *nt.*
blood plasma Blutplasma *nt.*
blood platelet Blutplättchen *nt*, Thrombozyt *m.*
blood poisoning Blutvergiftung *f;* Sepsis *f*, Septikämie *f.*
blood pressure Blutdruck *m.*
 arterial blood pressure arterieller (Blut-)Druck.
 basal blood pressure Ruheblutdruck, basaler Blutdruck.
 diastolic blood pressure diastolischer Blutdruck.
 mean blood pressure arterieller Mitteldruck.
 static blood pressure mittlerer Füllungsdruck, statischer Blutdruck.
 systolic blood pressure systolischer Blutdruck.
 venous blood pressure venöser (Blut-)Druck.
blood sample Blutprobe *f.*
blood smear Blutausstrich *m.*
blood substitute Blutersatz *m.*
blood sugar Blutzucker *m*, Glukose *f.*
blood test Blutuntersuchung *f*, -test *m.*
blood transfusion Bluttransfusion *f*, -übertragung *f.*
blood type → blood group.
blood typing Blutgruppenbestimmung *f.*
blood vessel Blutgefäß *nt.*
blood vomiting Bluterbrechen *nt*, Hämatemesis *f.*
bloody ['blʌdɪ] *adj* blutig, bluthaltig, blutbefleckt, Blut-.
bloody diarrhea blutiger Durchfall *m*, Blutstuhl *m.*
bloody stool Blutstuhl *m*, blutiger Stuhl *m;*

blown 46

Hämatochezie *f.*
blown [bləʊn] *adj* geschwollen, aufgedunsen; *(Magen)* (auf-)gebläht, überbläht.
blow-out fracture [bləʊ] Blow-out-Fraktur *f.*
blue asphyxia [bluː] blaue Apnoe/Asphyxie *f.*
blue atrophy blaue (Haut-)Atrophie *f.*
blue blindness Blaublindheit *f,* -schwäche *f,* Tritanop(s)ie *f.*
blue navel Cullen-Zeichen *nt,* Cullen-Hellendall-Zeichen *nt.*
blue nevus *derm.* blauer Nävus *m,* Jadassohn-Tièche-Nävus *m.*
blue rubber bleb nevus syndrome Bean-Syndrom *nt,* Blaue-Gummiblasen-Nävus-Syndrom *nt.*
blue sclerae blaue Skleren *pl.*
blue vision Blausehen *nt,* Zyanop(s)ie *f.*
blue-yellow blindness Blaugelbschwäche *f,* Tritanomalie *f.*
Blumberg ['blʌmbɔrg]: **Blumberg's sign** *chir.* Loslaßschmerz *m,* Blumberg-Zeichen *nt.*
blunt [blʌnt] **I** *n* *(Skalpell)* stumpfe Seite *f,* (Klingen-)Rücken *m.* **II** *adj* stumpf.
blunt curet *chir.* stumpfe Kürette *f.*
blunt dissection *chir.* stumpfes Präparieren *nt.*
blunt hook *chir.* stumpfer Haken *m.*
blunt scissors *chir.* stumpfe Schere *f.*
blunt trauma stumpfes Trauma *nt,* stumpfe Verletzung *f.*
blurred [blɜrd] *adj* unscharf, verschwommen, verwischt, nebelhaft.
blush [blʌʃ] **I** *n* Erröten *nt,* (Scham-)Röte *f.* **II** *vi* erröten, rot werden (*at* bei).
blush•ing ['blʌʃɪŋ] **I** *n* → blush I. **II** *adj* errötend.
B-lymphocyte *n* B-Lymphozyt *m,* B-Lymphocyt *m,* B-Zelle *f.*
B memory cell B-Gedächtniszelle *f.*
B-mode *n radiol.* *(Ultraschall)* B-Mode *m/nt,* B-Scan *m.*
board-like rigidity ['bɔʊərd] *chir.* bretthartes Abdomen *nt.*
boat-shaped abdomen [bəʊt] Kahnbauch *m.*
boat-shaped heart Aortenherz *nt,* Aortenkonfiguration *f,* Schuhform *f.*
Bochdalek ['bɑkdælek]: **Bochdalek's hernia** *chir.* Bochdalek-Hernie *f.*
bod•i•ly ['bɑdɪlɪ] *adj* körperlich, physisch, Körper-.
bodily harm → bodily injury.
bodily illness körperliche Erkrankung *f.*
bodily injury Körperverletzung *f.*
body ['bɑdɪ] **I** *n* **1.** Körper *m; anat.* Corpus *nt.* **2.** Leiche *f,* Leichnam *m.* **3.** Rumpf *m,* Leib *m.* **II** *adj* körperlich, physisch, Körper-.
body of femur Femurschaft *m,* Corpus femoris.
body of fibula Fibulaschaft *m,* Corpus fibulae.
body of humerus Humerusschaft *m,* Corpus humeri.
body of pancreas Pankreaskörper, Corpus pancreatis.
body of tibia Tibiaschaft *m,* Corpus tibiae/tibiale.
body of ulna Ulnaschaft *m,*Corpus ulnae.
body of uterus Gebärmutter-, Uteruskörper, Corpus uteri.
body of vertebra Wirbelkörper, Corpus vertebrae/vertebrale.
body cavity Körperhöhle *f.*
body cell Körper-, Somazelle *f.*
body clock innere Uhr *f.*
body heat Körperwärme *f,* -temperatur *f.*
body louse *micro.* Kleiderlaus *f,* Pediculus humanus corporis/humanus/vestimenti.
body mass index Quetelet-Index *m,* Körpermasseindex *m.*
body rhythm biologischer Rhythmus *m,* Biorhythmus *m.*
body temperature Körpertemperatur *f.*
basal body temperature basale Körpertemperatur, Basaltemperatur.
body weight Körpergewicht *nt.*
Boeck [bek]: **Boeck's disease/sarcoid** Sarkoidose *f,* Morbus Boeck *m,* Boeck-Sarkoid *nt,* Lymphogranulomatosa benigna.
boil1 [bɔɪl] *n patho.* Eiterbeule *f,* Furunkel *m/nt.*
boil2 [bɔɪl] **I** *n* Kochen *nt,* Sieden *nt.* **II** *vt* kochen (lassen). **III** *vi* kochen, sieden.
bo•lus ['bəʊləs] *n* **1.** *pharm.* große Pille *f,* Bolus *f.* **2.** Bolus(injektion *f*) *m.*
bolus injection Bolusinjektion *f,* intravenöse Schnellinjektion *f.*
bone [bəʊn] *n* **1.** Knochen *m; anat.* Os *nt.* **2.** **bones** *pl* Gebein(e *pl*) *nt.*
bones of the foot Fußknochen *pl,* Ossa pedis.
bones of the hand Handknochen *pl,* Ossa manus.
bones of wrist Handwurzel-, Karpalknochen *pl,* Carpalia *pl,* Ossa carpi.
bone abscess Knochenabszeß *m.*
bone age Knochenalter *nt.*
bone atrophy Knochenatrophie *f.*
bone bank Knochenbank *f.*
bone cyst Knochenzyste *f.*
bone density *radiol.* Knochendichte *f.*
bone fracture Knochenbruch *m,* *inf.* Bruch *m,* Fraktur *f.*
bone graft *ortho.* **1.** Knochentransplantat *nt.* **2.** Knochentransplantation *f.*
bone grafting *ortho.* Knochentransplantation *f.*
bone infarct Knocheninfarkt *m.*
bone marrow Knochenmark *nt,* Medulla ossium.
bone marrow abscess Knochenmarkabszeß *m.*
bone marrow aplasia Knochenmarkaplasie *f.*
bone marrow biopsy Knochenmarkbiopsie *f.*
bone marrow culture Knochenmarks-

kultur *f.*
bone marrow puncture Knochenmarkpunktion *f.*
bone marrow smear Knochenmarkausstrich *m.*
bone marrow transplantation Knochenmarktransplantation *f.*
bone metastasis Knochenmetastase *f,* ossäre Metastase *f.*
bone necrosis Knochen-, Osteonekrose *f.*
bone pain Knochenschmerz(en *pl*) *m,* Ostealgie *f,* Osteodynie *f.*
bone scan *radiol.* **1.** Knochenszintigraphie *f,* -scan *m.* **2.** Knochenszintigramm *nt,* -scan *m.*
bone scanning → bone scan 1.
Bonnevie-Ullrich [bɔnˈvi ˈʊlrɪx]: **Bonnevie-Ullrich syndrome** Bonnevie-Ullrich-Syndrom *nt,* Pterygium-Syndrom *nt.*
bony [ˈbəʊnɪ] *adj* knochig, knöchern, ossär, Knochen-.
bony ankylosis *ortho.* knöcherne Gelenkversteifung/Ankylose *f.*
bony callus (Knochen-)Kallus *m,* Callus *m.*
bony crepitus *ortho.* Knochenreiben *nt,* Crepitus *m.*
bony focus (*Entzündung*) Knochenherd *m.*
bony labyrinth (*Innenohr*) knöchernes/ossäres Labyrinth *nt.*
bony lesion *ortho.* Knochenläsion *f,* -schädigung *f.*
bony metastasis → bone metastasis.
bony sequestrum *ortho.* Knochensequester *nt.*
bony traction *ortho.* Knochenzug *m,* -extension *f.*
bony union *ortho.* (*Fraktur*) knöcherne Vereinigung *f,* knöcherne Konsolidierung *f.*
boost•er [ˈbuːstər] *n immun.* Auffrischung(simpfung *f*) *f,* Verstärkung(sreaktion *f*) *f.*
booster response immunologisches Gedächtnis *nt.*
booster shot Auffrischung(simpfung *f*) *f.*
bor•der•line hypertension [ˈbɔːrdərlaɪn] labile Hypertonie *f.*
borderline schizophrenia Borderline-Psychose *f,* Borderline-Schizophrenie *f.*
borderline tumor Borderline-Tumor *m.*
Bor•de•tel•la pertussis [ˌbɔːrdɪˈtelə] *micro.* Keuchhustenbakterium *nt,* Bordetella pertussis.
bor•ing pain [ˈbəʊərɪŋ] bohrender Schmerz *m.*
born [bɔːrn] **I** *adj* geboren. **be born** geboren werden. **I was born in 1955** ich bin/wurde 1955 geboren. **when were you born?** wann sind Sie geboren? **II** *ptp* → bear.
borne [bɔːrn] **I** *adj* übertragen, weitergegeben. **II** *pret.* → bear.
bos•om [ˈbʊzəm] *n* **1.** Brust *f,* Brustregion *f.* **2.** (weibliche) Brüste *pl,* Busen *m.*
bot•tle [ˈbɑtl] *n* Flasche *f.* **bring up on the bottle** mit der Flasche großziehen. **bottle up** *vt fig. psycho.* (*Gefühle*) in s. aufstauen, in s.

hineinfressen, unterdrücken.
bottle sound Amphorenatmen *nt.*
bot•tom [ˈbɑtəm] *n* Gesäß *nt.*
bot•u•lin [ˈbɑtʃəlɪn] *n* Botulinustoxin *nt.*
bot•u•li•nus toxin [bɑtʃəˈlaɪnəs] → botulin.
bot•u•lism [ˈbɑtʃəlɪzəm] *n* Botulismus *m.*
Bouchard [buːˈʃɑːr]: **Bouchard's nodes/nodules** Bouchard-Knoten *pl.*
bou•gie [ˈbuːdʒɪ] *n chir.* Dehnsonde *f,* Bougie *m.*
bou•gie•nage [buːʒiˈnɑːʒ] *n chir.* Bougieren *nt,* Bougierung *f.*
Bourneville [burnˈvil]: **Bourneville's disease** Bourneville-Syndrom *nt,* tuberöse Sklerose *f.*
Bourneville-Pringle [burnˈvil ˈprɪŋgl]: **Bourneville-Pringle disease** Bourneville-Pringle-Syndrom *nt,* Pringle-Bournville-Syndrom *nt.*
Bouveret [buvəˈrɛ]: **Bouveret's disease** Bouveret-Syndrom *nt,* paroxysmale Tachykardie *f.*
Bouveret's sign Bouveret-Zeichen *nt.*
bo•vine heart [ˈbəʊvaɪn] Ochsenherz *nt,* Bukardie *f,* Cor bovinum.
bow•el [ˈbaʊ(ə)l] *n* (*meist* **bowels** *pl*) Darm *m;* Eingeweide *pl.* **open/move the bowels** abführen.
bowel cleansing Darmreinigung *f.* **mechanical bowel cleansing** mechanische Darmreinigung.
bowel distension Darm(über)blähung *f.*
bowel diverticulum Darmdivertikel *nt.*
bowel evacuation → bowel movement 1.
bowel habits Stuhlgewohnheiten *pl,* -frequenz *f.*
bowel injury Darmverletzung *f,* -schädigung *f.*
bowel motility Darmmotilität *f.*
bowel movement 1. Darmentleerung *f,* Stuhlgang *m,* Defäkation *f.* **2.** Stuhl *m,* Kot *m,* Faeces *pl,* Fäkalien *pl.*
bowel obstruction *chir.* Darmverlegung *f,* Darmverschluß *m;* Ileus *m.*
bowel perforation *chir.* Darmdurchbruch *m,* -perforation *f.*
bowel sounds Darmgeräusche *pl.* **high-pitched bowel sounds** hochgestellte Darmgeräusche *pl,* klingendes Preßstrahlgeräusch *nt.*
Bowen [ˈbəʊən]: **Bowen's carcinoma** Bowen-Karzinom *nt.*
Bowen's precancerous dermatitis/dermatosis Bowen-Dermatose *f,* Morbus Bowen *m.*
bowl [bəʊl] *n* **1.** Schüssel *f,* Schale *f.* **2.** (Wasch-)Becken *nt;* (Toiletten-)Schüssel *f.*
bow•leg [ˈbəʊleg] *n* O-Bein *nt,* Genu varum.
box•er's encephalopathy [ˈbɑksər] Boxerencephalopathie *f,* Encephalopathia traumatica.
boxer's fracture Boxer-Fraktur *f.*
boy [bɔɪ] *n* Junge *m; inf.* Sohn *m.*
boy•hood [ˈbɔɪhʊd] *n* Kindheit *f,* Jugend-

Bozeman 48

(zeit *f*) *f*.
Bozeman ['bəʊzmən]: **Bozeman's catheter** → Bozeman-Fritsch catheter.
Bozeman's operation *gyn.* Bozeman-Operation *f*, Hysterozystokleisis *f*.
Bozeman-Fritsch ['bəʊzmən fritʃ]: **Bozeman-Fritsch catheter** Bozeman-Fritsch-Katheter *m*.
brace [breɪs] *n* **1.** *ortho.* Schiene *f*, Schienenapparat *m;* Korsett *nt;* Orthese *f*. **2.** *ortho.* (Gips-, Kunststoff-)Schale *f*, Hülse *f*. **3.** *dent.* **braces** *pl* Zahnklammer *f*, -spange *f*.
bra•chi•al ['breɪkɪəl] *adj* brachial, Arm-.
brachial anesthesia *anes.* Brachialisblock *m*.
brachial artery Armschlagader *f*, Arteria brachialis.
bra•chi•al•gia [ˌbreɪkɪ'ældʒ(ɪ)ə] *n* Brachialgie *f*.
bra•chi•a•lis (muscle) [ˌbreɪkɪ'eɪlɪs] Brachialis *m*, Musculus brachialis.
brachial palsy/paralysis *neuro.* Armplexuslähmung *f*.
lower brachial palsy untere Armplexuslähmung, Klumpke-Lähmung.
upper brachial palsy obere Armplexuslähmung, Erb-Lähmung.
brachial plexus Armplexus *m*, Plexus brachialis.
brachial syndrome Thoracic-outlet-Syndrom *nt*, Engpaß-Syndrom *nt*.
bra•chi•o•ce•phal•ic vein [ˌbreɪkɪəʊsə'fælɪk] V. brachiocephalica.
bra•chi•o•ra•di•a•lis (muscle) [ˌbreɪkɪəʊˌreɪdɪ'eɪlɪs] Brachioradialis *m*, Musculus brachioradialis.
bra•chi•ot•o•my [breɪkɪ'ɑtəmɪ] *n gyn.* Brachiotomie *f*.
Brachmann-de Lange ['brækmən də 'læŋɪ]: **Brachmann-de Lange syndrome** Cornelia de Lange-Syndrom *nt*, Brachmann-de-Lange-Syndrom *nt*.
brach•y•car•dia [brækɪ'kɑrdɪə] *n* → bradycardia.
brach•y•chei•ria [brækɪ'kaɪrɪə] *n patho.* Kurzhändigkeit *f*, Brachych(e)irie *f*.
brach•y•dac•ty•ly [brækɪ'dæktəlɪ] *n patho.* Brachydaktylie *f*.
brach•y•e•soph•a•gus [brækɪɪ'sɑfəgəs] *n patho.* Brachyösophagus *m*.
brach•y•pha•lan•gia [ˌbrækɪfə'lændʒ(ɪ)ə] *n patho.* Brachyphalangie *f*.
brach•y•ther•a•py [brækɪ'θerəpɪ] *n radiol.* Brachytherapie *f*.
brad•y•ar•rhyth•mia [ˌbrædɪə'rɪðmɪə] *n* (*Herz*) Bradyarrhythmie *f*.
brad•y•car•dia [brædɪ'kɑrdɪə] *n card.* Bradykardie *f*.
brad•y•car•di•ac [brædɪ'kɑrdɪæk] *adj* bradykard(isch), bradykardisierend.
bradycardia-tachycardia syndrome Bradykardie-Tachykardie-Syndrom *nt*.
brad•y•car•dic [brædɪ'kɑrdɪk] *adj* → bradycardiac.
brad•y•crot•ic [brædɪ'krɑtɪk] *adj* pulsreduzierend, bradykrot.
brad•y•di•as•to•le [ˌbrædɪdaɪ'æstəlɪ] *n card.* verlangsamte Diastole *f*, Bradydiastolie *f*.
brad•y•ki•ne•sia [ˌbrædɪkɪ'niːʒ(ɪ)ə] *n neuro.* Bewegungsverlangsamung *f*, Bradykinesie *f*.
brad•y•men•or•rhea [ˌbrædɪmenə'riːə] *n gyn.* verlängerte Menstruation *f*, Bradymenorrhoe *f*.
brad•y•pnea [brædɪ'(p)nɪə] *n* verlangsamte Atmung *f*, Bradypnoe *f*.
brad•y•rhyth•mia [brædɪ'rɪðmɪə] *n* → bradycardia.
brad•y•tach•y•car•dia [brædɪˌtækɪ'kɑrdɪə] *n card.* Bradykardie-Tachykardie(-Syndrom *nt*) *f*.
brad•y•to•cia [brædɪ'təʊsɪə] *n gyn.* Wehenschwäche *f*, Bradytokie *f*.
brad•y•troph•ic [brædɪ'trɑfɪk] *adj* bradytroph.
brad•y•u•ria [brædɪ'(j)ʊərɪə] *n urol.* Bradyurie *f*.
brain [breɪn] *n* **1.** Gehirn *nt; anat.* Encephalon *nt*, Cerebrum *nt*. **2.** (*a.* **brains** *pl*) Verstand *m*, Intelligenz *f*, Intellekt *m*.
brain abscess Hirnabszeß *m*.
brain aneurysm Hirn(arterien)aneurysma *nt*.
brain atrophy Hirnatrophie *f*.
brain concussion Gehirnerschütterung *f*, Kommotionssyndrom *nt*, Commotio cerebri.
brain contusion Hirnprellung *f*, -kontusion *f*, Contusio cerebri.
brain damage Hirnschaden *m*, Hirnschädigung *f*, Enzephalopathie *f*.
brain-damaged *adj* hirngeschädigt.
brain-dead *adj* hirntod.
brain death Hirntod *m*.
brain edema Hirnödem *nt*.
brain hemorrhage Hirnblutung *f*.
brain injury Gehirnverletzung *f*, -trauma *nt*.
brain metastasis Hirnmetastase *f*.
brain stem Hirnstamm *m*, Truncus cerebri/encephali.
brain swelling Hirnschwellung *f*.
brain trauma Hirnverletzung *f*, -trauma *nt*.
brain tumor Hirntumor *m*.
branch [bræntʃ, brɑntʃ] *n* Ast *m;* (*a. fig.*) Zweig *m; anat.* [s.u. RAMUS].
branch•er deficiency ['bræntʃər] Andersen-Krankheit *f*, Amylopektinose *f*, Glykogenose Typ IV *f*.
brancher enzyme Branchingenzym *nt*, Glucan-verzweigende Glykosyltransferase *f*.
bran•chi•al cleft ['bræŋkɪəl] Schlundfurche *f*, Kiemenspalte *f*.
branchial cyst laterale Halszyste *f*, branchiogene Zyste *f*.
bran•chi•og•e•nous cyst [ˌbræŋkɪ'ɑdʒənəs] → branchial cyst.
Brandt-Andrews [brænt 'ændruːz]: **Brandt-Andrews maneuver/method** *gyn.* Brandt-Andrews-Handgriff *m*.
Branham ['brænhæm]: **Branham's brady-**

cardia/sign *card.* Branham-Zeichen *nt,* Nicoladoni-Branham-Phänomen *nt.*
bran•ny tetter [ˈbrænɪ] (Kopf-)Schuppen *pl,* Pityriasis simplex capitis.
Braun [braʊn]**: Braun's anastomosis** *chir.* Braun-(Fußpunkt-)Anastomose *f.*
Braun's splint *ortho.* Braun-Schiene *f.*
Braxton-Hicks [ˈbrækstən hɪks]**: Braxton-Hicks version** *gyn.* Braxton-Hicks-Version *f,* Hicks-Version *f.*
break [breɪk] **I** *n* **1.** Bruch *m,* (Ab-, Zer-)Brechen *nt.* **2.** Bruch *m,* Riß *m,* Lücke *f.* **3.** Pause *f.* **without a break** ununterbrochen. **II** *vt* **4.** ab-, auf-, durchbrechen, (zer-)brechen. **break s.o.'s head** jdm. den Schädel einschlagen. **break one's leg** s. das Bein brechen. **5.** zerreißen, -schlagen. **III** *vi* **6.** brechen; zerbrechen, zerreißen, platzen. **7.** (*Wunde*) aufgehen, (auf-)platzen, (auf-)reißen.
break down *vi* (*a. fig.*) zusammenbrechen, versagen.
break open I *vt* aufbrechen. **II** *vi* aufspringen, -platzen.
break out I *vt* heraus-, aus-, losbrechen. **II** *vi* (*Krankheit*) ausbrechen (*in, with* in). **break out in a rash** einen Ausschlag bekommen.
break out in tears in Tränen ausbrechen.
break through I *vt* durchbrechen. **II** *vi* durchbrechen, hervorkommen, den Durchbruch schaffen.
break up I *vt* abbrechen, aufheben, beendigen, schließen. **II** *vi* (*physisch, psychisch*) zusammenbrechen.
break•down [ˈbreɪkdaʊn] *n* **1.** Zusammenbruch *m.* **2.** Schaden *m,* Störung *f.*
break•fast [ˈbrekfəst] **I** *n* Frühstück *nt.* **for breakfast** zum Frühstück. **have breakfast** frühstücken. **II** *vi* frühstücken.
break•out [ˈbreɪkaʊt] *n* (*Krankheit*) Ausbruch *m.*
break•up [ˈbreɪkʌp] *n* **1.** (*physisch, psychischer*) Zerfall *m,* Zusammenbruch *m.* **2.** (*Gesundheit*) Zerrüttung *f.*
breast [brest] *n* **1.** (weibliche) Brust *f, anat.* Mamma *f.* **give the breast to a baby** einem Kind die Brust geben, ein Kind stillen. **2.** Brustdrüse *f,* Glandula mammaria. **3.** Brust(kasten *m*) *f,* Pectus *nt,* Thorax *m.*
breast abscess Brust(drüsen)abszeß *m.*
breast biopsy Brust(drüsen)biopsie *f.*
breast•bone [ˈbrestbəʊn] *n* Brustbein *nt,* Sternum *nt.*
breast cancer/carcinoma Brust(drüsen)krebs *m,* Mammakarzinom *n.*
ductal breast cancer Milchgangskarzinom.
familial breast cancer familiäres/familiärgehäuftes Brustkarzinom.
intraductal breast cancer intraduktales Brustkarzinom.
scirrhous breast cancer szirrhöses Brustkarzinom, Szirrhus *m.*
breast-feed *vt, vi* stillen, die Brust geben.
breast-feeding *n* Brustfütterung *f,* -ernährung *f,* Stillen *nt.*

breast milk Frauen-, Muttermilch *f.*
breast-preserving procedure/technique *gyn.* brusterhaltende Technik/Operation *f.*
breath [breθ] *n* **1.** Atem(luft *f*) *m.* **catch one's breath** Atem holen, verschnaufen. **draw breath** Atem holen. **hold one's breath** den Atem anhalten. **gasp for breath** nach Luft schnappen. **out of breath** außer Atem, atemlos. **short of breath** kurzatmig. **2.** Atmung *f,* Atmen *nt,* Atemzug *m.* **take a deep breath** tief luftholen *od.* einatmen.
breathe [briːð] **I** *vt* atmen, ein- u. ausatmen. **II** *vi* **1.** atmen, luftholen, ein- u. ausatmen.
breathe heavily schwer atmen, keuchen.
breathe one's last sterben, seinen letzten Atemzug tun. **2.** Atem holen, (s.) verschnaufen.
breathe in *vi* einatmen.
breathe out *vi* ausatmen.
breath•er [ˈbriːðər] *n* Atem-, Verschnaufpause *f.*
breath•ing [ˈbriːðɪŋ] *n* **1.** Atmen *nt,* Atmung *f.* **2.** Atemzug *m.* **3.** Atem-, Verschnaufpause *f.*
breathing apparatus Atem-, Sauerstoffgerät *nt.*
breathing exercise(s) Atemübung(en *pl*) *f,* -gymnastik *f.*
breathing difficulties Atembeschwerden *pl.*
breath•less [ˈbreθlɪs] *adj* atemlos, außer Atem, dyspnoisch.
breath•less•ness [ˈbreθlɪsnɪs] *n* **1.** Dyspnose *f,* Atemnot *f,* Kurzatmigkeit *f.* **2.** Atemlosigkeit *f.*
breath sounds Atemgeräusche *pl.*
bronchial breath sounds Bronchialatmen *nt,* bronchiale Atemgeräusche.
bronchovesicular breath sounds bronchivesikuläres Atmen *nt,* bronchivesikuläre Atemgeräusche.
vesicular breath sounds Vesikulär-, Bläschenatmen *nt,* vesikuläre Atemgeräusche.
breath test (Atem-)Alkoholtest *m.*
breech [briːtʃ] *n* **1.** Hinterteil *nt,* Gesäß *nt.* **2.** → breech delivery.
breech delivery *gyn.* Steißgeburt *f,* Geburt *f* aus Beckenendlage.
breech presentation *gyn.* Beckenendlage *f;* Steißlage *f.*
complete breech presentation vollkommene Steiß-Fuß-Lage.
double breech presentation → complete breech presentation.
frank breech presentation einfache Steißlage.
incomplete breech presentation unvollkommene Steißlage.
single breech presentation → frank breech presentation.
Breisky [ˈbraɪskɪ]**: Breisky's disease** Breisky-Krankheit *f,* Kraurosis vulvae.
Brenner [ˈbrenər]**: Brenner's tumor** Brenner-Tumor *m.*

Brescia-Cimino ['breʃa 'simino]: **Brescia-Cimino shunt** *chir.* (Brescia-)Cimino-Shunt *m.*

Breus [brɔɪs]: **Breus mole** *gyn.* Breus-Mole *f.*

Bricker ['brɪkər]: **Bricker's ileouretostomy/operation** Bricker-Operation *f,* - Blase *f,* Ileum-Conduit *m/nt.*

bridge [brɪdʒ] *n* **1.** *anat.* (Nasen-)Brücke *f.* **2.** *dent.* (Zahn-)Brücke *f.* **bridge of nose** (Nasen-)Brücke.

bridge•work ['brɪdʒwɜrk] *n dent.* (Zahn-)Brücke *f.*

bri•dle stricture ['braɪdl] Bridenstriktur *f.*

bright pain [braɪt] heller Schmerz *m.*

Brill-Symmers [brɪl 'sɪmərs]: **Brill-Symmers disease** Brill-Symmers-Syndrom *nt,* zentroplastisch-zentrozytisches Lymphom *n.*

Brill-Zinsser [brɪl 'zɪnsər]: **Brill-Zinsser disease** Brill(-Zinsser)-Krankheit *f.*

brisk [brɪsk] *adj* **1.** (*Diurese*) forciert, stark. **2.** lebhaft, rege.

brisk reflexes gute Reflexe *pl.*

brit•tle bones ['brɪtl] **1.** Osteogenesis imperfecta, Osteopsathyrosis *f.* **2.** Osteoporose *f.*

brittle diabetes insulinabhängiger Diabetes (mellitus) *m,* Typ 1 Diabetes (mellitus).

broad-beta disease [brɔːd] (primäre/essentielle) Hyperlipoproteinämie Typ III *f,* Hyperlipoproteinämie *f* mit breiter Betabande.

broad condyloma breites Kondylom *nt,* Condyloma latum/syphiliticum.

broad foot Spreizfuß *m,* Pes transversus.

broad-spectrum antibiotic *pharm.* Breitspektrum-, Breitbandantibiotikum *nt.*

broad tapeworm *micro.* (breiter) Fischbandwurm *m,* Diphyllobothrium latum, Bothriocephalus latus.

Broca ['brəʊkə, brɔ'ka]: **Broca's amnesia** Broca-Amnesie *f.*
Broca's aphasia *neuro.* motorische Aphasie *f,* Broca-Aphasie *f.*
Broca's area motorisches Sprachzentrum *nt,* motorische/frontale Broca-Region *f.*

Brock [brɒk]: **Brock's infundibulotomy** *HTG* Brock-Operation *f,* transventrikuläre Infundibulektomie *f.*
Brock's operation *HTG* **1.** Brock-Operation *f,* transventrikuläre Valvotomie *f.* **2.** → Brock's infundibulotomy.

Brocq [brɒk]: **Brocq's disease** Brocq-Krankheit *f,* Parapsoriasis en plaques.

Brodie ['brəʊdɪ]: **Brodie's abscess** Brodie-(Knochen-)Abszeß *m.*
Brodie's sign *urol.* Brodie-Zeichen *nt.*

bro•ken ['brəʊkn] *adj* **1.** zerbrochen; (*Knochen*) gebrochen. **2.** (*Gesundheit*) zerrüttet. **3.** (*körperlich, seelisch*) gebrochen. **4.** (*Schlaf*) unterbrochen.

broken dose fraktionierte Dosis *f,* Dosis refracta.

broken-down *adj* **1.** verbraucht, erschöpft; kaputt. **2.** (*Nerven*) zerrüttet; (*seelisch*) gebrochen; (*gesundheitlich*) am Ende, verbraucht.

bro•ma•tox•ism [brəʊmə'tɑksɪzəm] *n* Lebensmittelvergiftung *f.*

bronch•ad•e•ni•tis [brɑŋkædɪ'naɪtɪs] *n* Bronch(o)adenitis *f.*

bron•chi•al ['brɑŋkɪəl] *adj* bronchial, Broncho-, Bronchial-.

bronchial asthma Bronchialasthma *nt,* Asthma bronchiale.

bronchial breathing Bronchialatmen *nt,* bronchiales Atemgeräusch *nt.*

bronchial calculus Bronchialstein *m,* Broncholith *m,* Calculus bronchialis.

bronchial carcinoid Bronchialkarzinoid *nt.*

bronchial carcinoma → bronchogenic carcinoma.

bronchial cast *patho.* Bronchialausguß *m.*

bronchial dissimination *patho.* bronchogene Aussaat *f.*

bronchial fistula Bronchusfistel *f.*

bronchial fremitus Bronchialfremitus *m,* Fremitus bronchialis.

bronchial glands Bronchialdrüsen *pl,* Glandulae bronchiales.

bronchial hemorrhage Bluthusten *nt,* Hämoptoe *f,* Hämoptyse *f.*

bronchial lavage Bronchiallavage *f,* Bronchuslavage *f.*

bronchial mucosa Bronchialschleimhaut *f,* Tunica mucosa bronchiorum.

bronchial murmur Bronchialatmen *nt,* bronchiales Atemgeräusch *nt.*

bronchial pneumonia Bronchopneumonie *f,* lobuläre Pneumonie *f.*

bronchial rales → bronchial murmur.

bronchial respiration Bronchialatmen *nt,* bronchiales Atmen *nt.*

bronchial tuberculosis Bronchustuberkulose *f.*

bronchial voice → bronchophony.

bron•chi•ec•ta•sis [ˌbrɑŋkɪ'ektəsɪs] *n* Bronchiektase *f,* -ektasie *f.*

bron•chi•ec•tat•ic [ˌbrɑŋkɪek'tætɪk] *adj* bronchiektatisch.

bron•chi•o•gen•ic carcinoma [brɑŋkɪəʊ'dʒenɪk] → bronchogenic carcinoma.

bron•chi•ol•i•tis [brɑŋkɪəʊ'laɪtɪs] *n* **1.** Bronchiolenentzündung *f,* Bronchiolitis *f.* **2.** Bronchopneumonie *f,* lobuläre Pneumonie *f.*

bron•chi•ole ['brɑŋkɪəʊl] *n* Bronchiole *f,* Bronchiolus *m.*

bron•chi•o•lo•al•ve•o•lar carcinoma [ˌbrɑŋkɪəʊləʊæl'vɪələr] bronchiolo-alveoläres Lungenkarzinom *nt,* Alveolarzellenkarzinom *nt,* Lungenadenomatose *f.*

bron•chit•ic [brɑŋ'kɪtɪk] *adj* bronchitisch.

bronchitic asthma bronchitisches/katarrhalisches Asthma *nt,* Asthmabronchitis *f.*

bron•chi•tis [brɑŋ'kaɪtɪs] *n* Bronchitis *f.*

bron•cho•ad•e•ni•tis [ˌbrɑŋkəʊˌædə'naɪtɪs] *n* → bronchadenitis.

bron•cho•al•ve•o•lar carcinoma [ˌbrɑŋkəʊæl'vɪələr] bronchiolo-alveoläres Lungenkarzinom *nt,* Alveolarzellenkarzinom *nt,*

Lungenadenomatose f.
bron•cho•al•ve•o•li•tis [ˌbraŋkəʊˌælvɪə-ˈlaɪtɪs] n Bronch(o)alveolitis f.
bron•cho•dil•a•tor [ˌbraŋkəʊˈdaɪlətər] **I** n pharm. Bronchodilatator m. **II** adj bronchodila(ta)torisch.
bron•cho•e•goph•o•ny [ˌbraŋkəʊɪˈgafənɪ] n (Auskultation) Ziegenmeckern nt, Kompressionsatmen nt, Ägophonie f.
bron•cho•fi•ber•sco•py [ˌbraŋkəʊfaɪˈbɜrskəpɪ] n Bronchofiberendoskopie f.
bron•cho•gen•ic [ˌbraŋkəʊˈdʒenɪk] adj bronchogen.
bronchogenic carcinoma 1. Bronchialkrebs m, -karzinom nt. **2.** Lungenkrebs m, -karzinom nt.
bronchogenic spread bronchogene Aussaat f.
bron•cho•gram [ˈbraŋkəʊgræm] n radiol. Bronchogramm nt.
bron•chog•ra•phy [branˈkagrəfɪ] n radiol. Bronchographie f.
bron•cho•lith [ˈbraŋkəʊlɪθ] n Bronchialstein m, Broncholith m, Calculus bronchialis.
bron•chop•a•thy [braŋˈkapəðɪ] n Bronchialerkrankung f, Bronchopathie f.
bron•choph•o•ny [braŋˈkafənɪ] n Bronchialstimme f, Bronchophonie f.
bron•cho•plas•ty [ˈbraŋkəʊplæstɪ] n chir. Bronchusplastik f.
bron•cho•ple•gia [ˌbraŋkəʊˈpliːdʒ(ɪ)ə] n Bronchoplegie f, Bronchuslähmung f.
bron•cho•pleu•ral fistula [ˌbraŋkəʊˈplʊərəl] bronchopleurale Fistel f.
bron•cho•pleu•ro•pneu•mo•nia [ˌbraŋkəʊˌplʊərəʊn(j)uːˈməʊnɪə] n Bronchopleuropneumonie f.
bron•cho•pneu•mo•nia [ˌbraŋkəʊn(j)uːˈməʊnɪə] n Bronchopneumonie f, lobuläre Pneumonie f.
bron•cho•pneu•mon•ic focus [ˌbraŋkəʊn(j)uːˈmanɪk] bronchopneumonischer Herd m.
bron•cho•pneu•mo•ni•tis [ˌbraŋkəʊˌn(j)uːmənaɪtɪs] n → bronchopneumonia.
bron•cho•pneu•mop•a•thy [ˌbraŋkəʊn(j)uːˈmapəθɪ] n Bronchopneumopathie f.
bron•cho•pul•mo•nary [ˌbraŋkəʊˈpʌlməˌnerɪː] adj bronchopulmonal.
bron•cho•ra•di•og•ra•phy [ˌbraŋkəʊˌreɪdɪˈagrəfɪ] n radiol. Bronchoradiographie f.
bron•chor•rha•gia [ˌbraŋkəʊˈrædʒ(ɪ)ə] n Bronchial-, Bronchusblutung f, Bronchorrhagie f.
bron•chor•rha•phy [branˈkarəfɪ] n HTG Bronchusnaht f, Bronchorrhaphie f.
bron•chor•rhea [ˌbraŋkəʊˈrɪə] n Bronchorrhoe f.
bron•cho•scope [ˈbraŋkəʊskəʊp] n Bronchoskop nt.
bron•chos•co•py [branˈkaskəpɪ] n Bronchoskopie f.
bron•cho•spasm [ˈbraŋkəʊspæzəm] n Bronchial-, Bronchospasmus m.

bron•cho•ste•no•sis [ˌbraŋkəʊstɪˈnəʊsɪs] n Bronchusstenose f, Bronchostenosis f.
bron•chos•to•my [branˈkastəmɪ] n chir. Bronchostomie f.
bron•chot•o•my [branˈkatəmɪ] n chir. Bronchotomie f.
bron•cho•ve•sic•u•lar breathing/respiration [ˌbraŋkəʊvəˈsɪkjələr] bronchovesikuläres/vesikobronchiales Atmen/Atmungsgeräusch nt.
bron•chus [ˈbraŋkəs] n [s.u. BRONCHUS]
bronzed diabetes [branzt] Hämochromatose f, Bronzediabetes m.
bronzed disease Addison-Krankheit f, Bronze(haut)krankheit f, primäre chronische Nebennieren(rinden)insuffizienz f.
Brooke [brʊk]: **Brooke's disease** Brooke-Krankheit f, Trichoepitheliom nt.
broth•er [ˈbrʌðər] **I** n Bruder m. **II** adj Bruder-. **brothers and sisters** Geschwister pl.
brow [braʊ] n **1.** Stirn f. **2.** (Augen-)Braue f.
brown [braʊn] **I** n Braun nt, braune Farbe f. **II** adj braun; (Gesichtsfarbe) bräunlich; (Haar) brünett.
brown bread 1. Schwarzbrot nt. **2.** Mischbrot nt. **3.** Vollkornbrot nt.
brown cataract brauner Altersstar m, Cataracta brunescens.
brown colon Dickdarmmelanose f, Melanosis coli.
Brown-Séquard [braʊn seˈkaːr]: **Brown-Séquard disease** Brown-Séquard-Syndrom nt.
Brown-Symmers [braʊn ˈsɪmərs]: **Brown-Symmers disease** Brown-Symmers-Krankheit f.
brow pang 1. Supraorbitalneuralgie f. **2.** Halbseitenkopfschmerz m, Hemikranie f.
brow presentation gyn. Stirnlage f.
Bru•cel•la [bruːˈselə] n micro. Brucella f. **Brucella abortus** Bang-Bazillus m, Brucella abortus.
bru•cel•lo•sis [bruːsəˈləʊsɪs] n **1.** Brucellose f. **2.** Malta-, Mittelmeerfieber nt.
Brudzinski [bruːdˈzɪnskɪ]: **Brudzinski's sign 1.** Brudzinski-Nackenzeichen nt, Brudzinski-Zeichen nt. **2.** Brudzinski-Kontralateralreflex m, Brudzinksi-Zeichen nt.
bruise [bruːz] **I** n **1.** Quetschung f, Prellung f. **2.** blauer Fleck m, Bluterguß m. **II** vt quetschen, jdn. grün u. blau schlagen.
Bruns [bruːnz]: **Bruns' ataxia (of gait)** Bruns-Gangataxie f.
Bruns' disease Bruns-Krankheit f.
Bruns' sign neuro. Bruns-Syndrom nt.
brush biopsy [brʌʃ] Bürstenbiopsie f.
Brushfield [ˈbrʌʃfiːld]: **Brushfield's spots** ophthal. Brushfield-Flecken pl.
Brushfield-Wyatt [ˈbrʌʃfiːld ˈwaɪət]: **Brushfield-Wyatt syndrome** Brushfield-Wyatt-Syndrom nt.
Bruton [ˈbruːtn]: **Bruton's agammaglobulinemia** Bruton-Typ m der Agammaglobulinämie, infantile X-chromosomale Agam-

maglobulinämie *f.*
brux•ism ['brʌksɪzəm] *n* (unwillkürliches) Zähneknirschen *nt*, Bruxismus *m.*
Bryant ['braɪənt]: **Bryant's line** Bryant-Linie *f.*
Bryant's sign *ortho.* Bryant-Zeichen *nt.*
Bryant's traction *ortho.* Bryant-Extension *f*, vertikale Überkopfextension *f.*
Bryant's triangle *ortho.* Bryant-Dreieck *nt*, Iliofemoraldreieck *nt.*
B-scan *n radiol.* (*Ultraschall*) B-Scan *m*, B-Mode *nt/m.*
bu•bo ['b(j)u:bəʊ] *n patho.* Bubo *m.*
bu•bon•o•cele [b(j)u:'bɒnəsi:l] *n* inkompletter Leistenbruch *m*, Bubonozele *f.*
bu•car•dia [b(j)u:'kɑ:rdɪə] *n card.* Ochsenherz *nt*, Bukardie *f*, Cor bovinum.
buc•cal ['bʌkəl] *adj* bukkal, Wangen-, Bukkal-.
buccal artery Backenschlagader *f*, Arteria buccalis.
buccal fat pad Bichat-Fettpfropf *m*, Wangenfettpfropf *m.*
buccal mucosa Wangenschleimhaut *f.*
buccal teeth Backenzähne *pl.*
buck•et-handle deformity/tear ['bʌkɪt] *ortho.* (*Meniskus*) Korbhenkelriß *m.*
buck•led aorta ['bʌkəlt] *radiol.* Pseudocoarctatio aortae.
Budd [bʌd]: **Budd's cirrhosis** Budd-Zirrhose *f.*
Budd-Chiari [bʌd kɪ'ɑ:rɪ]: **Budd-Chiari syndrome** Budd-Chiari-Syndrom *nt*, Endophlebitis hepatica obliterans.
Buerger ['bɜrgər]: **Buerger's disease** Winiwarter-Buerger-Krankheit *f*, Endangiitis/Thrombangiitis obliterans.
buff•er ['bʌfər] **I** *n* Puffer *m*; Pufferlösung *f.* **II** *vt* (*a. chem.*) puffern.
bug [bʌg] *n* **1.** Wanze *f*; Insekt *nt.* **2.** Infekt *nt.* **3.** *inf.* Bazillus *m*, Erreger *m.*
build [bɪld] *n* **1.** Körperbau *m*, Statur *f*, Figur *f.* **2.** Form *f*, Gestalt *f.*
build up I *vt* **1.** vergrößern, (ver-)stärken.
build up one's health seine Gesundheit stärken *od.* kräftigen. **2.** (*Dosis*) erhöhen, steigern. **II** *vi* s. bilden, entstehen, s. aufbauen; zunehmen.
bulb [bʌlb] *n* **1.** *anat.* Bulbus *m.* **2.** (Glas-)Ballon *m*, (Glüh-)Birne *f*, (*Thermometer*) Kolben *m.*
bulb of aorta Aortenbulbus, Bulbus aortae.
bulb of eye Augapfel *m*, Bulbus oculi.
bulb of penis Bulbus penis.
bul•bar ['bʌlbər] *adj* bulbär, Bulbär-, Bulbus-.
bulbar palsy/paralysis (progressive) Bulbärparalyse *f*, Duchenne-Syndrom *nt.*
bul•bi•tis [bʌl'baɪtɪs] *n urol.* Bulbitis *f.*
bul•bo•spon•gi•o•sus (muscle) [ˌbʌlbəʊˌspʌndʒɪ'əʊsəs] Bulbospongiosus *m*, Musculus bulbospongiosus/bulbocavernosus.
bu•lim•ia [b(j)u:'lɪmɪə] *n* **1.** Heißhunger *m*, Eßsucht *f*, Bulimie *f.* **2.** Bulimia nervosa, Eß-Brechsucht *f.*
bu•lim•ic [b(j)u:'lɪmɪk] *adj* bulimisch.
bulk•age ['bʌlkɪdʒ] *n* Balaststoffe *pl.*
bulk•i•ness ['bʌlkɪnɪs] *n* (*Person*) Beleibtheit *f*, Korpulenz *f.*
bul•la ['bʊlə] *n* **1.** *derm.* Blase *f*, Bulla *f.* **2.** *anat.* Höhle *f*, Bulla *f.*
Buller ['bʊlər]: **Buller's bandage/shield** *ophthal.* Buller-Augenschutz *m*, -Schild *nt.*
bul•lous ['bʊləs] *adj* bullös, (groß-)blasig.
bullous emphysema bullöses (Lungen-)-Emphysem *nt.*
bullous myringitis bullöse Trommelfellentzündung *f*, Myringitis bullosa.
bullous pemphigoid bullöses Pemphigoid *nt*, Alterspemphigus *m.*
bullous urticaria bullöse Urtikaria *f*, Urticaria bullosa/vesiculosa.
bump•er fracture ['bʌmpər] Stoßstangenfraktur *f.*
bun•dle ['bʌndl] *n* (*a. anat.*) Bündel *nt.*
bundle-branch block *card.* Schenkelblock *m.*
left bundle-branch block Linksschenkelblock.
right bundle-branch block Rechtsschenkelblock.
Bunge ['bʊŋə]: **Bunge's amputation** *ortho.* Bunge-Amputation *f*, aperiostale Amputation *f.*
Bunge's spoon *ophthal.* Bunge-Augenlöffel *m.*
Bunnel ['bʌnl]: **Bunnel's suture** *chir.* Ausziehnaht *f*, Bunnell-Naht *f* mit Ausziehdraht.
buph•thal•mos [ˌb(j)ʊf'θælməs] *n ophthal.* Ochsenauge *nt*, Hydrophthalmus *m*, Buphthalmus *m.*
Burger ['bʊrgər]: **Burger's sign** Burger-Zeichen *nt*, Heryng-Zeichen *nt.*
Bürger-Grütz ['bʏrgər grʏts]: **Bürger-Grütz disease** Bürger-Grütz-Syndrom *nt*, (primäre/essentielle) Hyperlipoproteinämie Typ I *f.*
Burkitt ['bɜrkɪt]: **Burkitt's lymphoma** Burkitt-Lymphom *n*, epidemisches Lymphom *nt*, B-lymphoblastisches Lymphom *nt.*
burn [bɜrn] **I** *n* **1.** Verbrennen *nt.* **2.** Brandwunde *f*, Verbrennung *f.* **II** *vi* **3.** (*Wunde*) brennen. **4.** *chem.* verbrennen, oxydieren. **5.** in den Flammen umkommen, verbrennen; den Feuertod erleiden.
burn away I *vt* (*Haut*) wegbrennen. **II** *vi* (vor s. hin) brennen; herunterbrennen; verbrennen.
burn out *vt* **1.** ausbrennen. **2. burn o.s. out** s. (gesundheitlich) ruinieren, s. kaputtmachen.
burn care *ortho.* Verbrennungsversorgung *f*, -behandlung *f.*
burn eschar Verbrennungsschorf *m.*
Burnett ['bɜrnɪt, bɜr'net]: **Burnett's syndrome** Milchalkalisyndrom *nt*, Burnett-Syndrom *nt.*
burn•ing feet syndrome ['bɜrnɪŋ] Gopa-

lan-Syndrom *nt*, Syndrom *nt* der brennenden Füße.
burning pain brennender Schmerz *m*.
burn injury Verbrennungsverletzung *f*, Verbrennung *f*.
burn shock Verbrennungsschock *m*.
burn unit Verbrennungsstation *f*, -einheit *f*.
burn wound Brandwunde *f*, Verbrennung *f*.
burp [bɜrp] **I** *n* Aufstoßen *nt; inf.* (*Säugling*) Bäuerchen *nt.* **II** *vi* aufstoßen,; (*Säugling*) ein Bäuerchen machen.
bur•row [ˈbɜrəʊ] *n* **1.** *derm.* Hautgang *m.* **2.** *patho.* Fistel *f.*
bur•sa [ˈbɜrsə] *n* [S.U. BURSA]
bur•sal [ˈbɜrsl] *adj* Schleimbeutel-.
bursal cyst Schleimbeutel(retentions)zyste *f.*
bursal synovitis → bursitis.
bur•sec•to•my [bɜrˈsektəmɪ] *n ortho.* Schleimbeutelresektion *f,* Bursektomie *f.*
bur•si•tis [bɜrˈsaɪtɪs] *n ortho.* Schleimbeutelentzündung *f,* Bursitis *f.*
bur•so•lith [ˈbɜrsəlɪθ] *n ortho.* Bursolith *m.*
bur•sop•a•thy [bɜrˈsɑpəθɪ] *n* Schleimbeutelerkrankung *f,* Bursopathie *f.*
bur•sot•o•my [bɜrˈsɑtəmɪ] *n chir.* Schleimbeuteleröffnung *f,* Bursotomie *f.*
burst fracture [bɜrst] *ortho.* (*Wirbelkörper*) Berstungsbruch *m,* -fraktur *f.*
Buschke-Löwenstein [ˈbʊʃkə ˈleɪvənstaɪn]: **Buschke-Löwenstein tumor** Buschke-Löwenstein-Tumor *m,* Condylomata gigantea.

Busse-Buschke [ˈbʊsə ˈbʊʃkə]: **Busse-Buschke disease** Busse-Buschke-Krankheit *f,* europäische Blastomykose *f,* Kryptokokkus-Mykose *f,* Torulose *f.*
but•ter•fly fracture [ˈbʌtərflaɪ] **1.** Schmetterlings-, Butterflyfraktur *f.* **2.** (*Becken*) Schmetterlingsbruch *m,* doppelseitiger vorderer Ringbruch *m.*
butterfly-shaped vertebra *radiol.* Schmetterlingswirbel *m.*
but•tock [ˈbʌtək] *n* **1.** Gesäßbacke *f.* **2. buttocks** *pl* Gesäß *nt,* Hinterbacken *pl.*
but•ton•hole [ˈbʌtnhəʊl] *n* **1.** Knopfloch *m.* **2.** → buttonhole incision.
buttonhole deformity 1. *ortho.* Knopflochdeformität *f.* **2.** (*Mitralis*) Knopflochstenose *f,* Fischmaulstenose *f.*
buttonhole incision *chir.* Knopflochschnitt *m.*
Buzzard [ˈbʌzərd]: **Buzzard's maneuver** Buzzard-Kunstgriff *m.*
by•pass [ˈbaɪpæs] **I** *n* **1.** *chir.* Umgehungsplastik *f,* Bypass *m;* Shunt. *m.* **2.** *phys.* Nebenschluß *m,* Shunt *m.* **II** *vt* umgehen; ab-, um-, vorbeileiten, shunten.
bypass operation *chir.* Bypassoperation *f.*
bys•si•no•sis [ˌbɪsəˈnəʊsɪs] *n pulmo.* Baumwollfieber *nt,* Baumwollpneumokoniose *f,* Byssinose *f.*
Bywaters [ˈbaɪwɔːtərs]: **Bywaters' syndrome** Crush-, Bywaters-Syndrom *nt.*

C

Cacchi-Ricci [ˈkætʃi ˈritʃi]: Cacchi-Ricci disease Cacchi-Ricci-Syndrom *nt*, Schwammniere *f*.
ca•chec•tic [kəˈkektɪk] *adj* ausgezehrt, kachektisch.
ca•chec•tin [kəˈkektɪn] *n* Tumor-Nekrose-Faktor *m*, Cachectin *nt*.
ca•dav•er [kəˈdævər] *n* Leiche *f*, Leichnam *m*; Kadaver *m*.
cadaver donor *chir*. Leichenspender *m*.
ca•dav•er•ic ecchymoses [kəˈdævərɪk] Leichenflecken *pl*.
cadaveric rigidity Leichen-, Totenstarre *f*, Rigor mortis.
cadaveric transplant Leichen-, Kadavertransplantat *nt*.
caged-ball valve [keɪdʒt] *HTG* Kugelventilprothese *f*.
caked breast [keɪkt] *gyn*. Stauungsmastitis *f*.
cake kidney [keɪk] *patho*. Kuchen-, Klumpenniere *f*.
cal•ca•ne•al [kælˈkeɪnɪəl] *adj* kalkaneal, Fersenbein-, Kalkaneus-.
calcaneal apophysitis *ortho*. Haglund-Syndrom *nt*, Apophysitis calcanei.
calcaneal bone Fersenbein *nt*, Kalkaneus *m*, Calcaneus *m*.
calcaneal fracture *ortho*. Fersenbeinbruch *m*, -fraktur *f*, Kalkaneusfraktur *f*.
calcaneal region *anat*. Ferse *f*, Fersenregion *f*, Calx *f*.
calcaneal spur *ortho*. Fersen-, Kalkaneussporn *m*.
calcaneal tendon Achillessehne *f*, Tendo calcaneus.
cal•ca•ne•an [kælˈkeɪnɪən] *adj* → calcaneal.
cal•ca•ne•i•tis [kælˌkeɪnɪˈaɪtɪs] *n ortho*. Fersenbeinentzündung *f*, Kalkaneitis *f*.
cal•ca•ne•o•cu•boid joint [kælˌkeɪnɪəʊ-ˈkjuːbɔɪd] Kalkaneokuboidgelenk *nt*, Articulatio calcaneocuboidea.
cal•ca•ne•o•dyn•ia [kælˌkeɪnɪəʊˈdiːnɪə] *n ortho*. Fersenschmerz(en *pl*) *m*, Kalkaneodynie *f*.
cal•ca•ne•us [kælˈkeɪnɪəs] *n* **1.** Fersenbein *nt*, Calcaneus *m*. **2.** Hackenfuß *m*, Pes calcaneus.
cal•car•e•ous cataract [kælˈkeərɪəs] Kalkstar *m*, Cataracta calcarea.
cal•ci•di•ol [kælsɪˈdaɪɔl] *n* 25-Hydroxycholecalciferol *nt*, Calcidiol *nt*.
cal•cif•er•ol [kælˈsɪfərɔl] *n* **1.** Calciferol *nt*, Vitamin D *nt*. **2.** Ergocalciferol *nt*, Vitamin D₂ *nt*.
cal•ci•fi•ca•tion [ˌkælsəfɪˈkeɪʃn] *n* **1.** Kalkbildung *f*. **2.** *patho*. Verkalkung *f*, Kalkeinlagerung *f*, Kalzifikation *f*.
cal•ci•fied thrombus [ˈkælsɪfaɪd] Phlebolith *m*.
cal•ci•fy [ˈkælsɪfaɪ] *vt, vi* verkalken, kalzifizieren.
cal•ci•no•sis [ˌkælsɪˈnəʊsɪs] *n patho*. Kalzinose *f*, Calcinosis *f*.
cal•ci•pe•nia [ˌkælsɪˈpiːnɪə] *n* Kalziummangel *m*, Kalzipenie *f*.
cal•ci•phy•lax•is [ˌkælsɪfɪˈlæksɪs] *n* Kalziphylaxie *f*.
cal•ci•priv•ic [ˌkælsɪˈprɪvɪk] *adj* kalzipriv.
cal•ci•to•nin [ˌkælsɪˈtəʊnɪn] *n* Calcitonin *nt*, Thyreocalcitonin *nt*.
cal•ci•tri•ol [kælˈsɪtrɪɔl] *n* 1,25-Dihydroxycholecalciferol *nt*, Calcitriol *nt*.
cal•ci•um [ˈkælsɪəm] *n* Kalzium *nt*, Calcium *nt*.
calcium antagonist Kalziumblocker *m*, -antagonist *m*, Ca-Blocker *m*, Ca-Antagonist *m*.
calcium-blocking agent → calcium antagonist.
calcium carbonate calculus/stone Kalziumkarbonatstein *m*.
calcium channel Kalziumkanal *m*, Ca-Kanal *m*.
calcium channel blocker → calcium antagonist.
calcium deficiency Kalziummangel *m*.
calcium oxalate calculus/stone Kalziumoxalatstein *m*.
calcium phosphate calculus/stone Kalziumphosphatstein *m*.
calcium urate calculus/stone Kalziumuratstein *m*.
cal•ci•u•ria [kælsəˈ(j)ʊərɪə] *n* Kalziurie *f*.
cal•cu•lo•sis [kælkjəˈləʊsɪs] *n patho*. Steinleiden *nt*, Lithiasis *f*, Calculosis *f*.
cal•cu•lous [ˈkælkjələs] *adj* kalkulös, Stein-.
cal•cu•lus [ˈkælkjələs] *n* Steinchen *nt*,

Konkrement *nt*, Stein *m*, Calculus *m*.
calf [kæf, kɑːf] *n* Wade *f*.
calf bone Wadenbein *nt*, Fibula *f*.
cal•i•ce•al [kælə'sɪəl] *adj* Kalix/Kelch betr., Kelch-.
caliceal diverticulum (*Niere*) Kelchdivertikel *nt*.
cal•i•cec•ta•sis [kælə'sektəsɪs] *n urol.* Nierenkelchdilatation *f*, Kalikektasie *f*.
ca•li•ec•ta•sis [kælɪ'ektəsɪs] *n* → calicectasis.
ca•lix ['keɪlɪks] *n* [S.U. CALIX]
call [kɔːl] **I** *n* **1.** Ruf *m*, Schrei *m* (*for* nach). **a call for help** ein Hilferuf. **2.** (kurzer) Besuch *m*; (*Arzt*) Konsultation *f*. **make a call (at the hospital/on sb.)** aufsuchen; jdn. besuchen, jdm. einen Besuch abstatten. **3. on call** diensttuend, -habend, im Dienst. **4.** (Telefon-)Anruf *m*. **give s.o. a call** jdn. anrufen. **make a call** telefonieren. **II** *vt* **5.** jdn. (herbei-)rufen, jdn. kommen lassen. **6. be called** heißen. **What's she called?** Wie heißt sie? **a lady called Reuter** eine Dame namens Reuter. **III** *vi* **7.** rufen, schreien. **call for help** um Hilfe rufen. **8.** telefonieren.
call for *vi* **1.** jdn. rufen, jdn./etw. kommen lassen; verlangen (nach). **2.** verlagen, erfordern.
call in *vt* **1.** jdn. zu Rate ziehen, hinzuziehen, konsultieren. **2.** jdn. heineinrufen. **II** *vi* (kurz) besuchen.
call out *vi* rufen, schreien. **call out for help** um Hilfe rufen.
cal•lo•sal agenesis [kæ'ləʊsl] Balkenmangel *m*, Agenesis corporis callosi.
callosal fibers Balkenfasern *pl*.
cal•los•i•ty [kæ'lɒsətɪ] *n* → callus 1.
cal•lous ['kæləs] **I** *adj* schwielig, verhärtet, verhornt, kallös. **II** *vt* verhärten. **III** *vi* s. verhärten.
cal•lus ['kæləs] *n* **1.** Hornschwiele *f*, Kallus *m*, Callus *m*. **2.** (Knochen-)Kallus *m*, Callus *m*.
calm [kɑːm] **I** *n* Ruhe *f*, Stille *f*. **II** *adj* ruhig, still. **III** *vt* beruhigen, besänftigen. **IV** *vi* s. beruhigen. **calm down I** *vt* beruhigen, besänftigen. **II** *vi* s. beruhigen.
calm•a•tive ['kɑːmətɪv] **I** *n pharm.* Beruhigungsmittel *nt*, Sedativum *nt*. **II** *adj* beruhigend, sedativ.
Calmette [kal'met]: **Calmette's conjunctival/ophthalmic reaction** → Calmette's test.
Calmette's test Calmette-Konjunktivaltest *m*.
Calmette's vaccine BCG-Impfstoff *m*, BCG-Vakzine *f*.
Calmette-Guérin [kal'met ge'rɛ̃]: **Calmette-Guérin bacillus** Bacillus Calmette-Guérin *m*.
calm•ness ['kɑːmnɪs] *n* → calm I.
ca•lor•ic [kə'lɒrɪk] *adj* **1.** kalorisch, Wärme-, Energie-. **2.** kalorisch.
caloric equivalent Energieäquivalent *nt*, kalorisches Äquivalent *nt*.
caloric quotient kalorischer Quotient *m*.

caloric requirement Kalorienbedarf *m*.
cal•o•rie ['kælərɪ] *n* **1.** *phys.* (Standard-)Kalorie *f*, (kleine) Kalorie *f*, Gramm-Kalorie *f*. **2.** (große) Kalorie *f*, Kilokalorie *f*.
cal•o•rim•e•try [kælə'rɪmətrɪ] *n* Wärmemessung *f*, Kalorimetrie *f*.
cal•var•i•um [kæl'veərɪəm] *n* knöchernes Schädeldach *nt*, Kalotte *f*, Calvaria *f*.
Calvé [kal've]: **Calvé's disease** Calvé-Syndrom *nt*, Vertebra plana osteonecrotica.
Calvé-Perthes [kal've 'pertiːz, 'perθ-]: **Calvé-Perthes disease** Perthes-Krankheit *f*, Perthes-Legg-Calvé-Krankheit *f*, Coxa plana (idiopathica).
cal•vi•ti•es [kæl'vɪʃɪˌiːz] *n* Kahlheit *f*, Haarausfall *m*, Alopezie *f*.
cal•y•ce•al *adj* → caliceal.
ca•ly•ec•ta•sis [kælə'ektəsɪs] *n* → calicectasis.
cam•el•oid anemia ['kæmələɪd] *hema.* hereditäre Elliptozytose *f*, Ovalozytose *f*, Kamelozytose *f*, Elliptozytenanämie *f*.
cameloid cell *hema.* Elliptozyt *m*, Ovalozyt *m*.
cam•era ['kæm(ə)rə] *n* **1.** *anat.* Kammer *f*. **2.** Kamera *f*, Fotoapparat *m*, Film-, Fernsehkamera *f*.
cam•pim•e•try [kæm'pɪmətrɪ] *n ophthal.* Kampimetrie *f*.
camp•to•cor•mia [ˌkæm(p)tə'kɔːrmɪə] *n ortho.* Kamptokormie *f*.
camp•to•spasm ['kæm(p)təspæzəm] *n* → camptocormia.
Cam•py•lo•bac•ter enteritis [ˌkæmpɪlə-'bæktər] Campylobacter-Enteritis *f*.
Canada-Cronkhite ['kænədə 'krɒŋkaɪt]: **Canada-Cronkhite syndrome** Cronkhite-Canada-Syndrom *nt*.
ca•nal [kə'næl] *n* Gang *m*, Röhre *f*, Kanal *m*.
can•a•lic•u•lar abscess [kænə'lɪkjələr] kanalikulärer Brustdrüsenabzeß *m*.
canalicular ducts Milchgänge *pl*, Ductus lactiferi.
can•a•lic•u•li•tis [kænəˌlɪkjə'laɪtɪs] *n ophthal.* Kanalikulitis *f*.
Canavan ['kænəvæn]: **Canavan's disease** Canavan-Syndrom *nt*, Canavan-van Bogaert-Bertrand-Syndrom *nt*, frühinfantile spongiöse Dystrophie *f*.
can•cel•lat•ed bone ['kænsəleɪtɪd] Spongiosa *f*, Substantia spongiosa/trabecularis.
can•cel•lous bone ['kænsələs] → cancellated bone.
cancellous screw *ortho.* Spongiosaschraube *f*.
can•cer ['kænsər] *n* Krebs *m*, maligner Tumor *m*, Malignom *nt*. [S.A. CARCINOMA]
cancer in situ Oberflächenkarzinom *nt*, präinvasives/intraepitheliales Karzinom *nt*, Carcinoma in situ.
cancer-causing *adj* krebserregend, onkogen, karzinogen, kanzerogen.
cancer cell Krebs-, Tumorzelle *f*.
cancer chemotherapy zytostatische/anti-

canceremia 56

neoplastische Chemotherapie *f.*
can•cer•e•mia [ˌkænsə'riːmɪə] *n patho.* Kanzerämie *f.*
can•cer•o•gen•ic [ˌkænsərəʊ'dʒenɪk] *adj* → cancer-causing.
can•cer•ous ['kænsərəs] *adj* kanzerös, karzinomatös.
cancer patient Krebspatient(in *f*) *m*, Patient(in *f*) *m* mit Krebserkrankung.
cancer risk Krebsrisiko *nt.*
cancer surgery Tumorchirurgie *f*, Chirurgie *f* maligner Tumoren.
Can•di•da ['kændɪdə] *n micro.* Candida *f.*
Candida albicans Candida albicans.
candida antigen Candidaantigen *nt.*
candida granuloma → candidal granuloma.
can•di•dal granuloma ['kændɪdəl] Candida-, Soorgranulom *nt.*
candidal vulvovaginitis Candida-Vulvovaginitis *f.*
can•di•de•mia [kændə'diːmɪə] *n* Candidämie *f.*
can•di•di•a•sis [kændə'daɪəsɪs] *n* Candidamykose *f*, Candidiasis *f*, Candidose *f.* **candidiasis of the oral mucosa** Mundsoor.
can•di•did ['kændədɪd] *n* Candidid *nt*, Candida-Mykid *nt.*
can•di•du•ria [kændə'd(j)ʊərɪə] *n* Candidurie *f.*
cane sugar [keɪn] Rüben-, Rohrzucker *m*, Saccharose *f.*
ca•nine ['keɪnaɪn] *n* Eck-, Reißzahn *m*, Dens caninus.
ca•ni•ti•es [kə'nɪʃɪˌiːz] *n derm.* Grau-, Weißhaarigkeit *f*, Canities *f.*
can•na•bism ['kænəbɪzəm] *n* **1.** Cannabisintoxikation *f.* **2.** Haschischsucht *f*, Cannabisabusus *m*, Cannabismus *m.*
can•non•ball pulse ['kænənbɔːl] **1.** Corrigan-Puls *m*, Pulsus celer et altus. **2.** Wasserhammerpuls *m.*
can•non beat/sound ['kænən] Kanonenschlag *m*, Bruit de canon.
can•nu•la ['kænjələ] *n* Hohlnadel *f*, Kanüle *f.*
can•nu•late ['kænjəˌleɪt] *vt* eine Kanüle legen/einführen, kanülieren.
can•nu•la•tion [kænjə'leɪʃn] *n* Kanülenlegen *nt*, Kanülierung *f.*
can•nu•li•za•tion [ˌkænjəlɪ'zeɪʃn] *n* → cannulation.
Cantelli [kæn'telɪ]: **Cantelli's sign** Cantelli-Zeichen *n*, Puppenaugenphänomen *nt.*
can•ter•ing rhythm ['kæntərɪŋ] Galopp *m*, Galopprhythmus *m.*
can•thal hypertelorism ['kænθəl] *ophthal.* Telekanthus *m.*
can•thec•to•my [kæn'θektəmɪ] *n ophthal.* Kanthektomie *f.*
can•thi•tis [kæn'θaɪtɪs] *n ophthal.* Augenwinkelentzündung *f*, Kanthitis *f.*
can•thol•y•sis [kæn'θɑləsɪs] *n ophthal.* Kantholyse *f.*
can•tho•plas•ty ['kænθəplæstɪ] *n ophthal.*

Kanthoplastik *f.*
can•thor•rha•phy [kæn'θɑrəfɪ] *n ophthal.* Kantho(r)rhaphie *f.*
can•thot•o•my [kæn'θɑtəmɪ] *n ophthal.* Kanthotomie *f.*
can•thus ['kænθəs] *n* Augenwinkel *m*, Canthus *m.*
Cantor ['kæntər, -tɔr]: **Cantor tube** Cantor-Sonde *f.*
ca•nu•la *n* → cannula.
cap [kæp] *n* **1.** *anat.* Kniescheibe *f*, Patella *f.* **2.** *dent.* (Ersatz-)Krone *f.* **3.** (Schutz-, Verschluß-)Kappe *f*, Deckel *m.* **4.** (Schwestern-)Haube *f.*
cap•il•lar•ec•ta•sia [ˌkæpɪˌlerək'teɪʒ(ɪ)ə] *n* Kapillarektasie *f.*
cap•il•lar•i•tis [kəpɪlə'raɪtɪs] *n* Kapillarenentzündung *f*, Kapillaritis *f.*
cap•il•la•ros•co•py [kəpɪlə'rɑskəpɪ] *n* Kapillarmikroskopie *f*, Kapillaroskopie *f.*
cap•il•lary ['kæpəlerɪ] **I** *n* **1.** Haargefäß *nt*, Kapillare *f*, Vas capillare. **2.** Lymphkapillare, Vas lymphocapillare. **II** *adj* haarfein, kapillar, kapillär.
capillary bed Kapillarbett *nt*, -stromgebiet *nt.*
capillary circulation Kapillarkreislauf *m*, -zirkulation *f.*
capillary embolism Kapillarembolie *f.*
capillary embolus Kapillarembolus *m.*
capillary fracture Haarbruch *m*, Knochenfissur *f.*
capillary fragility test Kapillarresistenzprüfung *f.*
capillary hemangioma 1. Kapillarhämangiom *nt*, Haemangioma capillare. **2.** Blutschwamm *m*, Haemangioma planotuberosum/simplex.
capillary hemorrhage Kapillarblutung *f.*
capillary permeability Kapillardurchlässigkeit *f*, -permeabilität *f.*
capillary pulse Kapillarpuls *m*, Quincke-Zeichen *nt.*
capillary vessel Kapillargefäß *nt*, Vas capillare.
cap•i•stra•tion [kæpɪ'streɪʃn] *n urol.* Phimose *f.*
cap•i•tate (bone) ['kæpɪteɪt] Kapitatum *nt*, Os capitatum.
ca•pit•u•lum [kə'pɪtʃələm] *n* **1.** Knochenkopf *m*, Capitulum *nt.* **2.** Humerusköpfchen *nt*, Capitulum humeri.
capitulum ulnae syndrome *ortho.* Caputulnae-Syndrom *nt.*
Caplan ['kæplæn]: **Caplan's syndrome** Caplan-Syndrom *nt*, Caplan-Colinet-Petry-Syndrom *nt*, Silikoarthritis *f.*
cap•line bandage ['kæplaɪn] *ortho.* Kopfmütze(nverband *m*) *f.*
cap•ne•ic ['kæpniːɪk] *adj* kapnoisch.
ca•pril•o•quism [kə'prɪləkwɪzəm] *n* (*Auskultation*) Ziegenmeckern *nt*, Kompressionsatmen *nt*, Ägophonie *f.*
cap•sid ['kæpsɪd] *n micro.* Kapsid *nt.*
cap•si•tis [kæp'saɪtɪs] *n ophthal.* Kapsitis *f.*

cap•sot•o•my [kæp'sɑtəmɪ] *n* → capsulotomy.
cap•su•lar ['kæpsələr] *adj* **1.** kapsulär, kapselartig, Kapsel-. **2.** → capsulate.
capsular abscess *ortho.* (*Gelenk*) Kapselphlegmone *f.*
capsular antigen Kapselantigen *nt*, K-Antigen *nt.*
capsular cataract Kapselstar *m*, Cataracta capsularis.
capsular glaucoma Kapselhäutchenglaukom *nt*, Glaucoma capsulare.
capsular thrombosis syndrome Capsula-interna-Thrombose-Syndrom *nt.*
cap•su•late ['kæpsəleɪt] *adj* eingekapselt, verkapselt.
cap•sule ['kæpsəl] **I** *n* **1.** *anat.* (Organ-)Kapsel *f.* **2.** *pharm.* (Arznei-)Kapsel *f.* **II** *vt* ein-, verkapseln.
cap•sul•ec•to•my [kæpsə'lektəmɪ] *n chir.* Kapsulektomie *f.*
cap•su•li•tis [kæpsə'laɪtɪs] *n* Kapselentzündung *f*, Kapsulitis *f.*
cap•su•lo•plas•ty ['kæpsjələʊplæstɪ] *n ortho.* Kapselplastik *f.*
cap•su•lor•rha•phy [kæpsjə'lɔrəfɪ] *n chir.* Kapselnaht *f*, Kapsulorrhaphie *f.*
cap•su•lot•o•my [kæpsjə'lɑtəmɪ] *n chir.* Kapselspaltung *f*, Kapsulotomie *f.*
cap•ut ['keɪpət] *n* [S.U. CAPUT]
caput-epiphysis angle *ortho.* (*Femur*) Kopf-Epiphysen-Winkel *m.*
car•bo•he•mia [kɑːrbəʊ'hiːmɪə] *n* (*Blut*) Kohlendioxidüberschuß *m*, Karbohämie *f.*
car•bo•hy•drate [kɑːrbəʊ'haɪdreɪt] *n* Kohle(n)hydrat *nt*, Saccharid *nt.*
carbohydrate catabolism Kohlenhydratkatabolismus *m.*
carbohydrate-induced hyperlipemia 1. Hyperlipoproteinämie Typ III *f*, Hyperlipoproteinämie *f* mit breiter Betabande. **2.** Hyperlipoproteinämie Typ IV *f*, endogene/kohlenhydratinduzierte Hyperlipidämie/Triglyzeridämie *f.*
carbohydrate-induced hypertriglyceridemia Hyperlipoproteinämie Typ III *f*, Hyperlipoproteinämie *f* mit breiter Betabande.
carbohydrate malabsorption Kohlenhydratmalabsorption *f.*
carbohydrate metabolism Kohlenhydratstoffwechsel *m*, -metabolismus *m.*
car•bol•fuch•sin paint [kɑːrbɑl-'f(j)uːksɪn] *derm.* Castellani-Lösung *f.*
car•bol•ic acid [kɑːr'bɑlɪk] Phenol *nt*, Karbolsäure *f.*
car•bo•li•za•tion [kɑːrbəlaɪ'zeɪʃn] *n* Karbolisierung *f*, Phenolisierung *f.*
car•bon ['kɑːrbən] *n* Kohlenstoff *m*; *chem.* Carboneum *nt.*
car•bon•ate ['kɑːrbəneɪt] *n* Karbonat *nt*, Carbonat *nt.*
carbonate dehydratase → carbonic anhydrase.
carbon dioxide Kohlendioxid *nt.*

carbon dioxide acidosis *physiol.* respiratorische Azidose *f.*
carbon dioxide bath Kohlendioxidbad *nt.*
carbon dioxide narcosis Kohlensäurenarkose *f.*
car•bo•ne•mia [kɑːrbə'niːmɪə] *n* → carbohemia.
car•bon•ic anhydrase [kɑːr'bɑnɪk] Kohlensäureanhydrase *f*, Karbonatdehydratase *f*, Carboanhydrase *f.*
carbon monoxide Kohlenmonoxid *nt*, Kohlenoxid *nt.*
carbon monoxide hemoglobin → carboxyhemoglobin.
carbon monoxide poisoning Kohlenmonoxidvergiftung *f*, CO-Vergiftung *f.*
car•box•y•he•mo•glo•bin [kɑːrˌbɑksɪ-'hiːməˌgləʊbɪn] *n* Carboxyhämoglobin *nt*, Kohlenmonoxidhämoglobin *nt.*
car•box•y•he•mo•glo•bi•ne•mia [kɑːrˌbɑksɪˌhiːməgləʊbə'niːmɪə] *n* Carboxyhämoglobinämie *f.*
car•box•yl•ic acid [ˌkɑːrbɑk'sɪlɪk] Karbon-, Carbonsäure *f.*
car•bun•cle ['kɑːrbʌŋkl] *n* Karbunkel *m*, Carbunculus *m.*
car•cass ['kɑːrkəs] *n* **1.** (Tier-)Kadaver *m*, Aas *nt.* **2.** Leiche *f*, Leichnam *m.*
car•ci•no•em•bry•on•ic antigen [ˌkɑːrsɪnəʊ'embrɪɑnɪk] karzinoembryonales Antigen *nt.*
car•cin•o•gen [kɑːr'sɪnədʒən] *n* krebserregende/karzinogene Substanz *f*, Karzinogen *nt*, Kanzerogen *nt.*
car•ci•no•gen•e•sis [ˌkɑːrsɪnəʊ'dʒenəsɪs] *n patho.* Krebsentstehung *f*, Karzino-, Kanzerogenese *f.*
car•cin•o•gen•ic [ˌkɑːrsɪnə'dʒenɪk] *adj* krebserregend, onkogen, kanzerogen, karzinogen.
car•ci•noid ['kɑːrsɪnɔɪd] *n* Karzinoid *nt.*
carcinoid of the appendix Appendixkarzinoid.
carcinoid of the ileum Ileumkarzinoid.
carcinoid flush Karzinoidflush *m.*
carcinoid syndrome Flush-, Karzinoidsyndrom *nt*, Biörck-Thorson-Syndrom *nt.*
carcinoid tumor → carcinoid.
car•ci•no•ma [ˌkɑːrsə'nəʊmə] *n* Karzinom *nt*, *inf.* Krebs *m*, Carcinoma *nt.*
carcinoma of the body of uterus *gyn.* Korpuskarzinom, Gebärmutterkörperkrebs.
carcinoma of the choledochal duct Choledochuskarzinom.
carcinoma of the common bile duct → carcinoma of the choledochal duct.
carcinoma of the cystic duct Zystikuskarzinom.
carcinoma of the fallopian tube *gyn.* Tubenkarzinom.
carcinoma of the head of pancreas (Pankreas-)Kopfkarzinom.
carcinoma of the lip Lippenkrebs, -karzinom.
carcinoma of the sigmoid colon Sigma-

carcinoma in situ 58

karzinom.
carcinoma of the stomach Magenkrebs, -karzinom.
carcinoma of the tail of pancreas (Pankreas-)Schwanzkarzinom.
carcinoma of the tongue Zungenkrebs, -karzinom.
carcinoma of the uterine cervix Gebärmutterhalskrebs, Kollum-, Zervixkarzinom.
carcinoma in situ Oberflächenkarzinom *nt*, präinvasives/intraepitheliales Karzinom *nt*, Carcinoma in situ.
car•ci•no•ma•toid [kɑːrsəˈnɑmətɔɪd] *adj* karzinomähnlich, karzinomatös.
car•ci•no•ma•to•sis [ˌkɑːrsə͵nəʊməˈtəʊsɪs] *n* Karzinomatose *f*, Karzinose *f*.
car•ci•no•ma•tous [ˌkɑːrsəˈnəʊmətəs] *adj* krebsig, karzinomartig, karzinomatös.
carcinomatous meningitis Meningealkarzinose *f*, Meningitis carcinomatosa.
carcinomatous metastasis Krebs-, Karzinommetastase *f*.
car•ci•no•sis [kɑːrsəˈnəʊsɪs] *n* → carcinomatosis.
car•ci•no•stat•ic [ˌkɑːrsɪnəʊˈstætɪk] *adj* karzinostatisch.
car•ci•nous pericarditis [ˈkɑːrsnəs] Perikard-, Herzbeutelkarzinose *f*.
car•di•ac [ˈkɑːrdɪæk] **I** *n* **1.** Herzkranke(r *m*) *f*, Herzpatient(in *f*) *m*. **2.** *pharm.* Kardiakum *nt*. **II** *adj* **3.** kardial, Herz-. **4.** Kardia-.
cardiac aneurysm Kammerwand-, Ventrikelaneurysma *nt*.
cardiac antrum Antrum cardiacum.
cardiac arrest Herzstillstand *m*.
cardiac asthma Herzasthma *nt*, Asthma cardiale.
cardiac atrophy Herz(muskel)atrophie *f*.
cardiac calculus Herzkonkrement *nt*, Kardiolith *m*.
cardiac catheter Herzkatheter *m*.
cardiac catheterization Herzkatheterismus *m*, -katheterisierung *f*.
cardiac cirrhosis Stauungsinduration *f* der Leber, Cirrhose cardiaque.
cardiac conducting/conduction system Erregungsleitungssystem *nt* des Herzens, kardiales Erregungsleitungssystem *nt*.
cardiac contusion Herzprellung *f*, Contusio cordis.
cardiac death Herztod *m*.
cardiac decompensation Herzdekompensation *f*, kardiale Dekompensation *f*.
cardiac decompression Herzdekompression *f*.
cardiac denervation kardiale Denervierung *f*, Herzdenervierung *f*.
cardiac depressor reflex Depressorreflex *m*.
cardiac disease Herzerkrankung *f*, -krankheit *f*, -leiden *nt*.
cardiac dullness Herzdämpfung *f*.
cardiac dyspnea kardiale Dyspnoe *f*.
cardiac edema kardiales Ödem *nt*.
cardiac failure → cardiac insufficiency.

cardiac hypertrophy Herzhypertrophie *f*.
cardiac index Herzindex *m*.
cardiac infarction Herz(muskel)infarkt *m*, Myokardinfarkt *m*, *inf.* Infarkt *m*. [S.A. MYOCARDIAL INFARCTION]
cardiac insufficiency Herzinsuffizienz *f*, -versagen *nt*, Herzmuskelschwäche *f*, Myokardinsuffizienz *f*. **congestive cardiac insufficiency** dekompensierte Herzinsuffizienz.
cardiac massage Herzmassage *f*.
cardiac murmur *card.* Herzgeräusch *nt*.
cardiac muscle Herzmuskel *m*, Herzmuskelgewebe *nt*; Myokard *nt*.
cardiac neurosis Herzneurose *f*.
cardiac opening/orifice Speiseröhren(ein)mündung *f*, Ostium cardiacum, Cardia *f*.
cardiac output 1. Herzzeitvolumen *nt*. **2.** Herzminutenvolumen *nt*.
cardiac-output hypertension Minutenvolumenhochdruck *m*.
cardiac pacemaker 1. *physiol.* Herzschrittmacher *m*. **2.** *card.* künstlicher Herzschrittmacher *m*, Pacemaker *m*.
cardiac perfusion Herzdurchblutung *f*, -perfusion *f*.
cardiac shock kardialer/ kardiogener/kardiovaskulärer Schock *m*, Kreislaufschock *m*.
cardiac sound Herzton *m*. **abnormal cardiac sound** Herzgeräusch *nt*.
cardiac standstill *card.* Herzstillstand *m*, Asystolie *f*.
cardiac surgery Herzchirurgie *f*, Kardiochirurgie *f*. **open cardiac surgery** Chirurgie am offenen Herzen, offene Herzchirurgie.
cardiac tachyarrhythmia Tachyarrhythmie *f*.
cardiac transplant Herztransplantat *nt*.
cardiac transplantation Herztransplantation *f*.
cardiac valve replacement Herzklappenersatz *m*.
cardiac valves Herzklappen *pl*.
cardiac valvular disease Herzklappenerkrankung *f*.
cardiac valvular injury Herzklappenverletzung *f*.
cardiac veins *pl* Herzvenen *pl*, Venae cordis.
car•di•a•gra [ˈkɑːrdɪəgrə] *n* Stenokardie *f*, Angina pectoris.
car•di•al•gia [kɑːrdɪˈældʒ(ɪ)ə] *n* **1.** Herzschmerz(en *pl*) *m*, Kardiodynie *f*, Kardialgie *f*. **2.** Magenschmerzen *pl*; Sodbrennen *nt*; Kardialgie *f*.
car•di•ec•ta•sis [kɑːrdɪˈektəsɪs] *n* Herzdilatation *f*, Kardiektasie *f*.
car•di•ec•to•my [kɑːrdɪˈektəmɪ] *n* *chir.* Kardiaresektion *f*, Kardiektomie *f*.
car•di•ec•to•py [kɑːrdɪˈektəpɪ] *n* Herz-, Kardi(o)ektopie *f*.
car•di•nal symptom [ˈkɑːrdɪnl] Primär-, Haupt-, Leit-, Kardinalsymptom *nt*.
car•di•o•an•gi•og•ra•phy [ˌkɑːrdɪəʊ͵ændʒɪˈɑgrəfɪ] *n* Angiokardiographie *f*.
car•di•o•cen•te•sis [ˌkɑːrdɪəʊsenˈtiːsɪs] *n*

Herzpunktion *f*, Kardiozentese *f*.
car•di•o•cha•la•sia [ˌkɑːrdɪəʊkəˈleɪzɪə] *n chir.* Kardiochalasie *f*.
car•di•o•cir•cu•la•to•ry [ˌkɑːrdɪəʊˈsɜːrkjələtɔːriː] *adj* Herz-Kreislauf-.
car•di•o•dy•nam•ics [ˌkɑːrdɪəʊdaɪˈnæmɪks] *pl* Herz-, Kardiodynamik *f*.
car•di•o•dyn•ia [ˌkɑːrdɪəʊˈdiːnɪə] *n* → cardialgia 1.
car•di•o•gen•ic shock [ˌkɑːrdɪəʊˈdʒenɪk] → cardiac shock.
car•di•o•graph•ic [ˌkɑːrdɪəʊˈɡræfɪk] *adj* kardiographisch.
car•di•og•ra•phy [kɑːrdɪˈɑɡrəfɪ] *n* Kardiographie *f*.
car•di•o•ki•net•ic [ˌkɑːrdɪəʊkɪˈnetɪk] **I** *n* Kardiokinetikum *nt*. **II** *adj* kardiokinetisch.
car•di•o•ky•mog•ra•phy [ˌkɑːrdɪəʊkaɪˈmɑɡrəfɪ] *n* Kardiokymographie *f*.
car•di•o•lip•in [ˌkɑːrdɪəʊˈlɪpɪn] *n* Cardiolipin *nt*, Diphosphatidylglycerin *nt*.
car•di•o•lith [ˈkɑːrdɪəʊlɪθ] *n* Herzkonkrement *nt*, Kardiolith *m*.
car•di•ol•o•gist [kɑːrdɪˈɑlədʒɪst] *n* Kardiologe *m*, -login *f*.
car•di•ol•o•gy [kɑːrdɪˈɑlədʒɪ] *n* Kardiologie *f*.
car•di•ol•y•sis [kɑːrdɪˈɑləsɪs] *n HTG* Herzlösung *f*, Kardiolyse *f*.
car•di•o•meg•a•ly [ˌkɑːrdɪəʊˈmeɡəlɪ] *n patho.* Herzvergrößerung *f*, Kardiomegalie *f*.
car•di•om•e•try [kɑːrdɪˈɑmətrɪ] *n* Kardiometrie *f*.
car•di•o•my•op•a•thy [ˌkɑːrdɪəʊmaɪˈɑpəθɪ] *n* Myokardiopathie *f*, Kardiomyopathie *f*.
car•di•o•my•o•pexy [kɑːrdɪəʊˈmaɪəpeksɪ] *n chir.* Kardiomyopexie *f*.
car•di•o•my•ot•o•my [ˌkɑːrdɪəʊmaɪˈɑtəmɪ] *n chir.* Kardiomyotomie *f*, Ösophagokardiomyotomie *f*, Heller-Operation *f*.
car•di•o•ne•cro•sis [ˌkɑːrdɪəʊnɪˈkrəʊsɪs] *n* Herz(muskel)nekrose *f*.
car•di•op•a•thy [kɑːrdɪˈɑpəθɪ] *n* Herzerkrankung *f*, -leiden *nt*, Kardiopathie *f*.
car•di•o•plas•ty [ˈkɑːrdɪəʊplæstɪ] *n chir.* Kardiaplastik *f*, Ösophagogastroplastik *f*.
car•di•o•ple•gia [kɑːrdɪəʊˈpliːdʒ(ɪ)ə] *n* (künstlich induzierter) Herzstillstand *m*, Kardioplegie *f*.
car•di•o•pneu•mon•o•pexy [ˌkɑːrdɪəʊnjuːˈmɑnəpeksɪ] *n HTG* Kardiopneumopexie *f*.
car•di•op•to•sis [kɑːrdɪˈɑptəsɪs] *n* Herzsenkung *f*, Wanderherz *nt*, Kardioptose *f*.
car•di•o•pul•mo•nary bypass [ˌkɑːrdɪəʊˈpʌlmə.neriː] *HTG* kardiopulmonaler Bypass *m*, Herz-Lungen-Bypass *m*.
cardiopulmonary murmur → cardiorespiratory murmur.
cardiopulmonary resuscitation kardiopulmonale Reanimation/Wiederbelebung *f*.
cardiopulmonary transplantation Herz-Lungen-Transplantation *f*.
car•di•o•punc•ture [kɑːrdɪəʊˈpʌŋ(k)tʃər] *n* → cardiocentesis.
car•di•o•res•pi•ra•to•ry murmur [ˌkɑːrdɪəʊrɪˈspaɪrətɔːriː] kardiorespiratorisches Geräusch *nt*.
car•di•or•rha•phy [kɑːrdɪˈɔrəfɪ] *n HTG* Herzmuskelnaht *f*, Kardiorrhaphie *f*.
car•di•or•rhex•is [ˌkɑːrdɪəʊˈreksɪs] *n* Herz(wand)ruptur *f*, Kardiorrhexis *f*.
car•di•o•se•lec•tive [ˌkɑːrdɪəʊsɪˈlektɪv] *adj* kardioselektiv.
car•di•o•spasm [ˈkɑːrdɪəʊspæzəm] *n* Ösophagusachalasie *f*, Kardiospasmus *m*.
car•di•o•sphyg•mo•graph [kɑːrdɪəʊˈsfɪɡməɡræf] *n* Kardiosphygmograph *m*.
car•di•o•ste•no•sis [ˌkɑːrdɪəʊstɪˈnəʊsɪs] *n* Kardiastenose *f*.
car•di•o•throm•bus [ˌkɑːrdɪəʊˈθrɑmbəs] *n* Herzthrombus *m*.
car•di•o•thy•ro•tox•i•co•sis [ˌkɑːrdɪəʊθaɪrəˌtʌksɪˈkəʊsɪs] *n* Thyreokardiopathie *f*.
car•di•o•to•co•gram [kɑːrdɪəʊˈtəʊkəʊɡræm] *n gyn.* Kardiotokogramm *nt*, Cardiotokogramm *nt*.
car•di•o•to•co•graph [kɑːrdɪəʊˈtəʊkəʊɡræf] *n gyn.* Kardiotokograph *m*.
car•di•o•to•cog•ra•phy [ˌkɑːrdɪəʊtəʊˈkɑɡrəfɪ] *n gyn.* Kardiotokographie *f*.
car•di•ot•o•my [kɑːrdɪˈɑtəmɪ] *n* **1.** Herzeröffnung *f*, Kardiotomie *f*. **2.** → cardiomyotomy.
car•di•o•ton•ic [ˌkɑːrdɪəʊˈtɑnɪk] **I** *n* stärkendes Herzmittel *nt*, Kardiotonikum *nt*. **II** *adj* herzstärkend, kardiotonisch.
car•di•o•tox•ic [ˌkɑːrdɪəʊˈtɑksɪk] *adj* herzschädigend, kardiotoxisch.
car•di•o•val•vot•o•my [ˌkɑːrdɪəʊvælˈvɑtəmɪ] *n* → cardiovalvulotomy.
car•di•o•val•vu•lar [ˌkɑːrdɪəʊˈvælvjələr] *adj* Herzklappen-.
car•di•o•val•vu•li•tis [ˌkɑːrdɪəʊˌvælvjəˈlaɪtɪs] *n* Herzklappenentzündung *f*.
car•di•o•val•vu•lot•o•my [ˌkɑːrdɪəʊˌvælvjəˈlɑtəmɪ] *n HTG* Herzklappenspaltung *f*, Kardiovalvulotomie *f*.
car•di•o•vas•cu•lar [ˌkɑːrdɪəʊˈvæskjələr] *adj* kardiovaskulär, Herz-Kreislauf-, Kreislauf-.
cardiovascular center (Herz-)Kreislaufzentrum *nt*.
cardiovascular collapse Herz-Kreislauf-Kollaps *m*, kardiovaskulärer Kollaps *m*.
cardiovascular disease Herz-Kreislauf-Erkrankung *f*, kardiovaskuläre Erkrankung *f*.
cardiovascular shock → cardiac shock.
cardiovascular system Herz-Kreislauf-System *nt*, (Blut-)Kreislauf *m*, kardiovaskuläres System *nt*.
car•di•o•ver•sion [ˈkɑːrdɪəvɜːrʒn] *n* Kardioversion *f*.
car•di•o•ver•ter [ˈkɑːrdɪəʊvɜːrtər] *n* Defibrillator *m*.
car•di•tis [kɑːrˈdaɪtɪs] *n* Herzentzündung *f*, Karditis *f*, Carditis *f*.
care [keər] **I** *n* **1.** (Haut-)Pflege *f*; (Kranken-, Säuglings-)Pflege *f*, Betreuung *f*, Behand-

care unit

lung f. **be under the care of a doctor** in ärztlicher Behandlung sein. **come under medical care** in ärztliche Behandlung kommen. **take care of** aufpassen auf, etw./jdn. pflegen, s. kümmern um. 2. Schutz *m*, Fürsorge *f*, Obhut *f*. II *vi* s. sorgen (*about* über, um); s. kümmern (*about* um).
care for *vi* s. kümmern um; (jdn.) versorgen, pflegen, betreuen. **(well) cared-for** (*Person*) gut versorgt, gepflegt.
care unit spezialisierte Pflegeeinheit/-station *f*.
  coronary care unit kardiologische Wach-/Intensivstation.
  intensive care unit Intensiv-, Wachstation.
Carey Coombs ['keərɪ kuːmz]: **Carey Coombs murmur** *card*. Coombs-Geräusch *nt*.
car•ies ['keər(ɪ)iːz] *n* **1.** Knochenkaries *f*, Karies *f*. **2.** *dent*. (Zahn-)Karies *f*, Zahnfäule *f*.
car•i•o•gen•ic [ˌkeərɪəˈdʒenɪk] *adj* kariogen.
Carman ['kɑːmən]: **Carman's sign** *radiol*. Carman-Meniskus *m*.
car•min•a•tive [kɑːrˈmɪnətɪv] *n pharm*. Carminativum *nt*.
Carnett ['kɑːrnet]: **Carnett's sign** *chir*. Carnett-Zeichen *nt*.
car•ni•fi•ca•tion [ˌkɑːrnəfɪˈkeɪʃn] *n patho*. Karnifikation *f*.
car•o•te•ne•mia [kærətɪˈniːmɪə] *n* Karotinämie *f*, Carotinämie *f*.
ca•rot•e•no•der•ma [kəˌrɑtnəʊˈdɜrmə] *f* Karotingelbsucht *f*, Karotinodermie *f*, Xanthodermie *f*.
ca•rot•id [kəˈrɑtɪd] **I** *n* Halsschlagader *f*, Karotis *f*, Arteria carotis. **II** *adj* Karotis-.
carotid angiogram Karotisangiogramm *nt*.
carotid angiography Karotisangiographie *f*.
carotid artery: common carotid artery Halsschlagader *f*, Arteria carotis communis.
  external carotid artery Karotis *f* externa, Arteria carotis externa.
  internal carotid artery Karotis *f* interna, Arteria carotis interna.
carotid bifurcation Karotisgabel(ung *f*) *f*, Bifurcatio carotidis.
carotid body → carotid glomus.
carotid bulbus → carotid sinus.
carotid canal Karotiskanal *m*, Canalis caroticus.
carotid glomus Karotisdrüse *f*, Paraganglion/Glomus caroticum.
carotid occlusive disease Karotisstenose *f*.
carotid pulse Karotispuls *m*.
carotid pulse curve Karotispulskurve *f*.
carotid sinus Karotissinus *m*, Bulbus/Sinus caroticus.
carotid sinus reflex 1. Karotissinisreflex *m*. **2.** Karotissinussyndrom *nt*, hyperaktiver Karotissinusreflex *m*, Charcot-Weiss-Baker-Syndrom *nt*.

carotid sinus syncope/syndrome → carotid sinus reflex 2.
carotid sinus test Karotissinusdruckversuch *m*.
carotid stenosis Karotisstenose *f*.
ca•rot•i•dyn•ia [kəˌrɑtɪˈdiːnɪə] *n* Karotidodynie *f*.
car•pal ['kɑːrpəl] *adj* karpal, Handwurzel(knochen)-, Karpal-, Karpo-.
carpal articulations Interkarpalgelenke *pl*, Articulationes intercarpales.
carpal bones Handwurzel-, Karpalknochen *pl*, Ossa carpi.
carpal canal Handwurzelkanal *m*, Karpaltunnel *m*, Canalis carpi/carpalis.
carpal joints → carpal articulations.
carpal tunnel → carpal canal.
carpal tunnel syndrome Karpaltunnelsyndrom *nt*.
car•pec•to•my [kɑːrˈpektəmɪ] *n ortho*. Karpalknochenresektion *f*, Karpektomie *f*.
Carpenter ['kɑːrpəntər]: **Carpenter syndrome** Carpenter-Syndrom *nt*, Akrozephalo(poly)syndaktylie II *f*.
car•po•met•a•car•pal articulation/joint [kɑːrpəˌmetəˈkɑːrpl] Karpometakarpalgelenk *nt*, CM-Gelenk *nt*.
car•po•pe•dal contraction/spasm [kɑːrpəˈpiːdl] Karpopedalspasmus *m*.
car•pop•to•sis [ˌkɑːrpəpˈtəʊsɪs] *n neuro*. Fall-, Kußhand *f*.
car•pus ['kɑːrpəs] *n* Handwurzel *f*, Handwurzelgelenk *nt*, Carpus *m*.
car•ri•er ['kærɪər] *n* **1.** *micro*. (Über-)Träger *m*, Infektions-, Keimträger *m*, Vektor *m*; Carrier *m*. **2.** *genet*. Träger *m*. **3.** *chir*. Halter *m*, Träger *m*; Nadel *f*.
car•ry ['kærɪ] *vt* **1.** tragen, (über-)bringen; transportieren, befördern. **2.** *gyn*. schwanger sein, ein Kind austragen. **3.** (*Krankheit*) weiter-, übertragen, verbreiten.
car•ti•lage ['kɑːrtlɪdʒ] *n* Knorpel *m*, Knorpelgewebe *nt*; *anat*. Cartilago *f*.
cartilage cell Knorpelzelle *f*, Chondrozyt *m*.
cartilage chip *ortho*. Knorpelspan *m*, -chip *m*.
cartilage plate Epiphysen(fugen)knorpel *m*, Cartilago epiphysialis.
car•ti•lag•i•nous [kɑːrtəˈlædʒɪnəs] *adj* knorpelig, kartilaginär, Knorpel-.
car•ti•la•go [ˌkɑːrtəˈleɪgəʊ] *n* [S.U. Cartilago]
Carus ['kærəs]: **Carus' circle/curve** *gyn*. Carus-Krümmung *f*.
Carvallo [kɑːrˈvajo]: **Carvallo's sign** *card*. Carvallo-Zeichen *nt*.
case [keɪs] *n* **1.** (Krankheits-)Fall *m*; Patient(in *f*) *m*. **2.** (*Person*) Fall *m*. **a typical case** ein typischer Fall (*of* von). **3.** Fall *m*, Lage *f*, Umstand *m*. **in case of emergency** im Notfall. **in any case** auf jeden Fall; jedenfalls. **in no case** unter keinen Umständen, auf keinen Fall; keinesfalls. **case of conscience** Gewissensfrage *f*.
ca•se•at•ing pneumonia ['keɪsɪeɪtɪŋ]

käsige/verkäsende Pneumonie *f.*
ca•se•a•tion [ˌkeɪsɪ'eɪʃn] *n patho.* Verkäsung *f,* Verkäsen *nt.*
case-control study Fallkontrollstudie *f.*
case history 1. Fall-, Krankengeschichte *f.* **2.** Fallbeispiel *nt,* typisches Beispiel *nt.*
ca•se•ous ['keɪsɪəs] *adj (a. patho.)* käsig, verkäst.
caseous abscess verkäsender Abszeß *m.*
caseous pneumonia käsige/verkäsende Pneumonie *f.*
case study 1. → case history 1. **2.** Fallstudie *f.*
Casoni [kə'səʊnɪ]: **Casoni's reaction/test** Casoni-Test *m.*
cast [kæst, kɑːst] *n* **1.** *ortho.* fester Verband *m,* Stützverband *m.* **2.** *ortho.* Gips(verband *m*) *m.* **3.** *ophthal.* (leichtes) Schielen *nt,* Strabismus *m.* **4.** *urol.* (Harn-)Zylinder *m.*
Castellani [kæstə'lænɪ]: **Castellani's paint** *derm.* Castellani-Lösung *f.*
Castellani-Low [kæstə'lænɪ ləʊ]: **Castellani-Low sign/symptom** Castellani-Low-Zeichen *nt.*
cast immobilization *ortho.* Immobilisation *f* im Gipsverband.
cas•trate ['kæstreɪt] **I** *n* Kastrat *m.* **II** *vt* kastrieren, entmannen.
cas•tra•tion [kæs'treɪʃn] *n* Kastrierung *f,* Kastration *f.*
cas•u•al•ty ['kæʒəltiː] *n* **1.** Unfall *m.* **2.** (Unfall-)Verletzung *f.* **3.** Verletzte(r *m*) *f,* Verwundete(r *m*) *f,* Opfer *nt.* **4.** *inf.* Unfallstation *f,* Notaufnahme *f.*
cas•u•is•tics [kæʒʊ'ɪstɪks] *pl* Kasuistik *f.*
cat•a•bol•ic [kætə'bɒlɪk] *adj* katabol(isch).
ca•tab•o•lism [kə'tæbəlɪzəm] *n* Abbaustoffwechsel *m,* Katabolismus *m,* Katabolie *f.*
ca•tab•o•lite [kə'tæbəlaɪt] *n* Katabolit *m.*
cat•a•crot•ic pulse [kætə'krɒtɪk] Katakrotie *f,* katakroter Puls *m.*
ca•tac•ro•tism [kə'tækrətɪzəm] *n card. (Pulswelle)* Katakrotie *f.*
cat•a•di•crot•ic pulse [ˌkætədaɪ'krɒtɪk] Katadikrotie *f,* katadikroter Puls *m.*
cat•a•di•cro•tism [kætə'daɪkrətɪzəm] *n card. (Pulswelle)* Katadikrotie *f.*
cat•a•lep•sy ['kætəlɛpsɪ] *n psychia.* Katalepsie *f.*
cat•a•lep•tic [kætə'lɛptɪk] **I** *n psychia.* Kataleptiker(in *f*) *m.* **II** *adj* kataleptisch.
cat•a•lyst ['kætlɪst] *n* Katalysator *m,* Akzelerator *m.*
cat•a•lyt•ic [ˌkætə'lɪtɪk] *adj* katalytisch, Katalyse-.
cat•a•lyz•er ['kætlaɪzər] *n* → catalyst.
cat•a•me•nia [kætə'miːnɪə] *n gyn.* Regelblutung *f,* Menstruation *f,* Menses *pl.*
cat•a•men•o•gen•ic [kætəˌmɛnə'dʒɛnɪk] *adj* menstruationsauslösend.
cat•am•ne•sis [ˌkætæm'niːsɪs] *n* Katamnese *f.*
cat•am•nes•tic [ˌkætæm'nɛstɪk] *adj* katamnestisch.

cat•a•pho•ria [kætə'fɔːrɪə] *n ophthal.* Kataphorie *f.*
cat•a•phy•lax•is [ˌkætəfɪ'læksɪs] *n immun.* Kataphylaxie *f.*
cat•a•plasm ['kætəplæzəm] *n pharm.* Breipackung *f,* Kataplasma *nt.*
cat•a•ract ['kætərækt] *n ophthal.* grauer Star *m,* Katarakt *f.*
cataract extraction *ophthal.* Kataraktextraktion *f.*
cataract lens Kataraktglas *nt.*
cat•a•rac•to•gen•ic [kætəˌræktə'dʒɛnɪk] *adj* kataraktogen.
ca•tarrh [kə'tɑːr] *n* katarrhalische Entzündung *f,* Katarrh *m.*
ca•tarrh•al [kə'tɑːrəl] *adj* katarrhalisch.
catarrhal appendicitis katarrhalische Appendizitis *f,* Appendicitis catarrhalis.
catarrhal asthma bronchitisches/katarrhalisches Asthma *nt,* Asthmabronchitis *f.*
catarrhal bronchitis Bronchialkatarrh *m,* katarrhalische Bronchitis *f,* Bronchitis catarrhalis.
catarrhal conjunctivitis Bindehautkatarrh *m,* Conjunctivitis catarrhalis.
catarrhal cystitis Desquamationskatarrh *m,* Cystitis catarrhalis.
catarrhal gastritis katarrhalische Gastritis *f,* Magenkatarrh *m.*
catarrhal inflammation → catarrh.
cat•a•thy•mia [ˌkætə'θaɪmɪə] *n psychia.* Katathymie *f.*
cat•a•thy•mic [ˌkætə'θaɪmɪk] *adj* katathym.
cat•a•to•nia [ˌkætə'təʊnɪə] *n* → catatonic schizophrenia.
cat•a•ton•ic dementia [ˌkætə'tɒnɪk] katatone Demenz *f.*
catatonic schizophrenia *psychia.* katatone Schizophrenie *f,* Katatonie *f.*
cat•a•tri•crot•ic pulse [ˌkætətraɪ'krɒtɪk] Katatrikrotie *f,* katatrikroter Puls *m.*
cat•a•tri•cro•tism [kætə'traɪkrətɪzəm] *n card. (Pulswelle)* Katatrikrotie *f.*
cat-bite disease/fever [kæt] Katzenbißfieber *nt.*
cat•e•chol•a•mine [ˌkætə'kɒləmiːn] *n* Katecholamin *nt,* Katechinamin *nt.*
cat•e•chol•a•min•er•gic [kætəˌkɒləmɪ'nɜːrdʒɪk] *adj* katecholaminerg(isch).
cat•gut ['kætgʌt] *n chir.* Katgut *nt,* Catgut *nt.*
catgut suture → catgut.
ca•thar•tic [kə'θɑːrtɪk] **I** *n pharm.* Abführmittel *nt,* Kathartikum *nt,* Laxans *nt.* **II** *adj* **1.** *pharm.* abführend, kathartisch, purgierend, Abführ-. **2.** *psychia.* kathartisch.
ca•thar•ti•cal [kə'θɑːrtɪkl] *adj* → cathartic II.
cath•e•ter ['kæθɪtər] *n* Katheter *m.*
catheter angiography Katheterangiographie *f.*
catheter arteriography Katheterarteriographie *f.*
catheter aspiration Katheteraspiration *f.*

catheter blockade Katheterblockade f.
catheter clamp Katheterklemme f.
catheter dilatation Katheterdilatation f.
catheter drainage Katheterdrainage f.
catheter embolization Katheterembolisation f.
catheter fever Katheter-, Harnfieber nt.
catheter forceps Kathetereinführzange f.
cath•e•ter•ism ['kæθɪterɪzəm] n → catheterization.
cath•e•ter•ize ['kæθɪtəraɪz] vt katheterisieren, kathetern.
cath•e•ter•i•za•tion [kæθɪtəraɪ'zeɪʃn] n Katheterisierung f, Katheterismus m.
catheter sepsis Kathetersepsis f.
catheter tip Katheterspitze f.
cath•o•dal ['kæθədl] adj kathodisch, Kathoden-.
cath•ode ['kæθəʊd] n Kathode f.
cathode rays Kathodenstrahlen pl, -strahlung f.
cathode-ray tube Kathodenstrahlröhre f.
cat-scratch disease/fever Katzenkratzkrankheit f, benigne Inokulationslymphoretikulose f.
cat's cry syndrome → cri-du-chat syndrome.
cau•da ['kaʊdə, 'kɔːdə] n [s.u. CAUDA]
cauda equina syndrome Kauda-Syndrom nt, Cauda-equina-Syndrom nt.
cau•dal ['kɔːdl] adj 1. kaudal, caudal. 2. Kauda-, Cauda-.
caudal analgesia/anesthesia anes. Kaudalanästhesie f. **continuous caudal analgesia** Dauerkaudalanästhesie, kontinuierliche Kaudalanästhesie.
caudal block → caudal analgesia.
caudal canal Kauda(l)kanal m.
caudal pancreatectomy chir. distale Pankreatektomie f, Linksresektion f.
caudal vertebrae → coccygeal vertebrae.
cau•date vertebrae ['kɔːdeɪt] → coccygeal vertebrae.
cau•dec•to•my [kɔː'dektəmɪ] n neurochir. Kaudektomie f.
caus•al ['kɔːzl] adj ursächlich, kausal, Kausal-; verursachend.
cau•sal•gia [kɔː'zældʒ(ɪ)ə] n neuro. Kausalgie f.
causal treatment Kausalbehandlung f.
caus•a•tive ['kɔːzətɪv] adj verursachend, begründend, kausal (of).
cause [kɔːz] **I** n Ursache f; Grund m, Anlaß m (for zu). **II** vt verursachen, hervorrufen, bewirken.
caus•tic ['kɔːstɪk] **I** n Ätzmittel nt, Kaustikum nt. **II** adj kaustisch, ätzend, beißend, brennend.
caustic burn Verätzung f.
caustic substance → caustic I.
cau•ter•i•za•tion [ˌkɔːtəraɪ'zeɪʃn] n (Aus-)Brennen nt, Kauterisation f, Kauterisieren nt, Kauterisierung f.
cau•ter•ize ['kɔːtəraɪz] vt (aus-)brennen, (ver-)ätzen, kauterisieren.

cau•tery ['kɔːtərɪ] n 1. → cauterization. 2. Brenneisen nt, Kauter m. 3. → caustic I.
cautery snare chir. Diathermieschlinge f.
cav•a•scope ['kævəskəʊp] n Kavernoskop nt.
cav•ern ['kævərn] **I** n 1. (pathologischer) Hohlraum m, Kaverne f. 2. anat. Hohlraum m, Höhle f, Kaverne f. **II** vt aushöhlen.
caverns of cavernous bodies Schwellkörperkavernen pl.
cav•er•ni•tis [kævər'naɪtɪs] n urol. Kavernitis f, Cavernitis f.
cav•er•no•ma [kævər'nəʊmə] n → cavernous hemangioma.
cav•er•nos•co•py [ˌkævər'nɒskəpɪ] n Kavernoskopie f.
cav•er•nos•to•my [ˌkævər'nɒstəmɪ] n chir. Kavernostomie f.
cav•er•not•o•my [ˌkævər'nɒtəmɪ] n chir. Kaverneneröffnung f, Kavernotomie f.
cav•ern•ous ['kævərnəs] adj 1. anat. kavernös. 2. patho. porös, kavernös, schwammig. 3. (Augen) tiefliegend; (Wangen) eingefallen, hohl. 4. (Atmung) amphorisch.
cavernous angioma → cavernous hemangioma.
cavernous body of clitoris Klitorisschwellkörper m, Corpus cavernosum clitoridis.
cavernous body of penis (Penis-)Schwellkörper m, Corpus cavernosum penis.
cavernous-carotid aneurysm Karotis-Kavernosus-Aneurysma nt.
cavernous hemangioma kavernöses Hämangiom nt, Kavernom nt.
cavernous plexus Sinus cavernosus-Plexus m, Plexus cavernosus.
cavernous rales (Auskultation) Kavernenjauchzen nt, -juchzen nt.
cavernous resonance Kavernen-, Amphorengeräusch nt.
cavernous respiration (Auskultation) Kavernenatmen nt.
cavernous rhonchi → cavernous rales.
cavernous sinus Sinus cavernosus.
cavernous sinus fistula Sinus-cavernosus-Fistel f.
cavernous sinus syndrome Sinus-cavernosus-Syndrom nt.
cavernous sinus thrombosis Sinus-cavernosus-Thrombose f.
cavernous veins (of penis) Schwellkörpervenen pl, Venae cavernosae.
cav•i•ty ['kævɪtɪ] n 1. Hohlraum m, (Aus-)Höhlung f. 2. anat. Höhle f, Höhlung f, Cavum nt. **cavity of middle ear** Paukenhöhle f, Cavum tympani, Cavitas tympanica.
cavity carcinoma Kavernenkarzinom nt.
cavity hemorrhage pulmo. Kavernenblutung f.
ca•vog•ra•phy [keɪ'vɒgrəfɪ] n radiol. Kavographie f.
C cells 1. (Pankreas) γ–Zellen pl, C-Zellen pl. 2. (Schilddrüse) parafollikuläre Zellen pl,

C-Zellen *pl.*
ce•cal ['si:kəl] *adj* zökal, zäkal; Blinddarm-.
cecal appendage/appendix Wurmfortsatz *m, inf.* Wurm *m,* Appendix *f* (vermiformis).
cecal volvulus Zäkalvolvulus *m.*
ce•cec•to•my [sɪ'sektəmɪ] *n chir.* Blinddarmresektion *f,* Zäkektomie *f,* Typhlektomie *f.*
ce•ci•tis [sɪ'saɪtɪs] *n* Zäkumentzündung *f,* Typhlitis *f.*
ce•co•cele ['si:kəʊsi:l] *n chir.* Zäkozele *f.*
ce•co•cen•tral scotoma [si:kə'sentrəl] *ophthal.* zentrozäkales Skotom *nt.*
ce•co•co•lo•pexy [si:kə'kəʊləpeksɪ] *n chir.* Zäkokolopexie *f.*
ce•co•co•los•to•my [,si:kəkəʊ'lɒstəmɪ] *n chir.* Zäkum-Kolon-Fistel *f,* Zäkokolostomie *f.*
ce•co•fix•a•tion [,si:kəfɪk'seɪʃn] *n* → cecopexy.
ce•co•il•e•os•to•my [,si:kəɪlɪ'ɒstəmɪ] *n chir.* Zäkum-Ileum-Fistel *f,* Zäkoileostomie *f.*
ce•co•pexy ['si:kəpeksɪ] *n chir.* Zäkumanheftung *f,* Zäkopexie *f.*
ce•cor•rha•phy [sɪ'kɔrəfɪ] *n chir.* Zäkumnaht *f,* Zäkorrhaphie *f.*
ce•co•sig•moi•dos•to•my [,si:kəʊ- ,sɪgmɔɪ'dɒstəmɪ] *n chir.* Zäkum-Sigma-Fistel *f,* Zäkosigmoidostomie *f.*
ce•cos•to•my [sɪ'kɒstəmɪ] *n chir.* Zäkumfistel *f,* Zäkostomie *f.*
ce•cot•o•my [sɪ'kɒtəmɪ] *n chir.* Zäko-, Typhlotomie *f.*
ce•cum ['si:kəm] *n* [S.U. CAECUM]
Ceelen-Gellerstedt ['si:lən 'gelərstet]: **Ceelen-Gellerstedt syndrome** Ceelen-Gellerstedt-Syndrom *nt,* primäre/idiopathische Lungenhämosiderose *f.*
ce•li•ac axis ['si:lɪæk] *anat.* Truncus c(o)eliacus.
celiac disease Zöliakie *f,* gluteninduzierte Enteropathie *f.*
celiac trunk Truncus coeliacus.
ce•li•al•gia [si:lɪ'ældʒ(ɪ)ə] *n* Bauch-, Leibschmerzen *pl,* Abdominalgie *f.*
ce•li•o•cen•te•sis [,si:lɪəsen'ti:sɪs] *n chir.* Bauch(höhlen)punktion *f,* Zöliozentese *f.*
ce•li•o•dyn•ia [,si:lɪə'di:nɪə] *n* → celialgia.
ce•li•o•en•ter•ot•o•my [si:lɪə,entə'rɒtəmɪ] *n chir.* (trans-)abdominale Enterotomie *f,* Laparoenterotomie *f.*
ce•li•o•hys•ter•ec•to•my [si:lɪə,hɪstə-'rektəmɪ] *n* **1.** *gyn.* transabdominelle Hysterektomie *f,* Laparohysterektomie *f.* **2.** *gyn.* Hysterectomia caesarea.
ce•li•o•hys•ter•ot•o•my [si:lɪə,hɪstə-'rɒtəmɪ] *n gyn.* transabdominelle Hysterotomie *f,* Abdomino-, Laparohysterotomie *f.*
ce•li•os•co•py [,si:lɪ'ɒskəpɪ] *n* Bauch-(höhlen)spiegelung *f,* Zölio-, Laparoskopie *f.*
ce•li•ot•o•my [,si:lɪ'ɒtəmɪ] *n chir.* **1.** Bauch(höhlen)eröffnung *f,* Zölio-, Laparotomie *f.* **2.** Bauch(decken)schnitt *m.*
cell [sel] *n* **1.** *histol.* Zelle *f.* **2.** *phys.* (Speicher-)Zelle *f,* Element *nt.*

cell antibody Zellantikörper *m.*
cell atrophy Zellatrophie *f.*
cell-bound antibody zellgebundener Antikörper *m.*
cell count Zellzählung *f.*
 red cell count Erythrozytenzahl *f.*
 white cell count Leukozytenzahl *f.*
cell culture Zellkultur *f.* **human diploid cell culture** humane diploide Zell(en)kultur.
cell cycle Zellzyklus *m.*
cell death Zelltod *m,* -untergang *m,* Zytonekrose *f.*
cell-fixed antibody → cell-bound antibody.
cell immunity Zell-, Gewebsimmunität *f.*
cell-mediated hypersensitivity *immun.* T-zellvermittelte Überempfindlichkeitsreaktion *f,* Tuberkulin-Typ/Spät-Typ/Typ IV *m* der Überempfindlichkeitsreaktion.
cell-mediated immunity zellvermittelte/zelluläre Immunität *f.*
cell membrane Zellmembran *f,* -wand *f,* Plasmalemm *nt.*
cel•lo•phane rales ['seləfeɪn] (*Auskultation*) trockenes Knisterrasseln *nt.*
cell plasma Zell-, Zytoplasma *nt.*
cell-surface antibody Oberflächenantikörper *m.*
cell-surface antigen (Zell-)Oberflächenantigen *nt.*
cell-surface marker *immun.* Zelloberflächenmarker *m.*
cel•lu•lar ['seljələr] *adj* zellular, Zell-, Zyto-.
cellular defence (system) zelluläre Abwehr *f,* zelluläres Abwehrsystem *nt.*
cellular immunity → cell-mediated immunity.
cellular immunodeficiency zellulärer Immundefekt *m,* T-Zell-Immundefekt *m.*
cellular nevus Nävuszellnävus *m,* Naevus naevocellularis.
cellular oncogene zelluläres Onkogen *nt.*
cellular pathology Zell-, Zytopathologie *f.*
cel•lu•li•tis [seljə'laɪtɪs] *n* Zellulitis *f,* Cellulitis *f.*
cell wall antigen Zellwandantigen *nt.*
ce•los•chi•sis [sɪ'lɒskəsɪs] *n embryo.* Bauchwandspalte *f,* Zeloschisis *f,* Gastroschisis *f.*
Celsius ['selsɪəs]: **Celsius scale** Celsiusskala *f.*
Celsius thermometer Celsiusthermometer *nt.*
Celsus ['selsəs]: **Celsus' alopecia/area** Pelade *f,* kreisrunder Haarausfall *m,* Alopecia areata, Area Celsi.
Celsus' kerion Celsus-Kerion *nt,* Kerion Celsi.
cen•ti•grade thermometer ['sentɪgreɪd] Celsiusthermometer *nt.*
cen•ti•me•ter ['sentɪmi:tər] *n* Zentimeter *m/nt.*
cen•tral ['sentrəl] *adj* **1.** zentral, zentrisch, Zentral-. **2.** *anat.* zentral.
central anesthesia *neuro.* zentrale/zentral-

central bone	64

bedingte Anästhesie f.
central bone Os centrale.
central bradycardia card. zentrale Bradykardie f.
central callus ortho. zentraler/innerer Kallus m.
central cataract ophthal. Zentralstar m, Cataracta centralis.
central cyanosis zentrale Zyanose f.
central deafness zentrale Hörstörung/Schwerhörigkeit f.
central disk-shaped retinopathy ophthal. Kuhnt-Junius-Krankheit f, scheibenförmige senile feuchte Makuladegeneration f.
Central European encephalitis zentraleuropäische Zeckenenzephalitis f, Frühsommer-Enzephalitis f, Frühsommer-Meningo-Enzephalitis f.
central fovea of retina Sehgrube f, Fovea centralis.
central gray zentrales Höhlengrau nt, Substantia grisea centralis.
central line → central venous catheter.
central nervous system Zentralnervensystem nt, Gehirn u. Rückenmark nt.
central pain zentraler Schmerz m.
central pit Sehgrube f, Fovea centralis.
central scotoma ophthal. Zentralskotom nt, zentrales Skotom nt.
central vein Zentralvene f. **central vein of retina** Zentralvene der Netzhaut, V. centralis retinae.
central venous alimentation zentralvenöse Ernährung f.
central venous catheter zentraler Venenkatheter m, zentraler Venenkatheter m.
central venous feeding zentralvenöse Ernährung f.
central venous nutrition zentralvenöse Ernährung f.
central venous pressure zentralvenöser Druck m, zentraler Venendruck m.
cen•tri•fuge ['sentrɪfjuːdʒ] **I** n Zentrifuge f, (Trenn-)Schleuder f. **II** vt zentrifugieren, schleudern.
cen•trip•e•tal obesity [sen'trɪpɪtl] Stammfettsucht f.
cen•tro•blast ['sentrəʊblæst] n Germino-, Zentroblast m.
cen•tro•ce•cal scotoma [sentrəʊ'siːkl] ophthal. zentrozäkales Skotom nt.
cen•tro•cyte ['sentrəʊsaɪt] n Germino-, Zentrozyt m.
ceph•a•lal•gia [sefə'læl(d)ʒ(ɪ)ə] n Kopfschmerz(en pl) m, Kephalgie f, Cephalalgia f, Kephal(a)ea f, Kephalalgie f, Kephalodynie f.
ceph•al•e•de•ma [sefəlɪ'diːmə] n Kephal-, Zephalödem nt.
ceph•al•em•a•to•ma [sefəl,emə'təʊmə] n → cephalhematoma.
ce•phal•gia [sɪ'fæl(d)ʒ(ɪ)ə] n → cephalalgia.
ceph•al•he•ma•to•ma [sefəl,hiːmə'təʊmə] n Kephalhämatom nt.
ceph•al•hy•dro•cele [sefəl'haɪdrəsiːl] n Kephalohydrozele f.
ce•phal•ic presentation [sɪ'fælɪk] gyn. Kopf-, Schädellage f.
cephalic reflexes Hirnnervenreflexe pl.
cephalic vein Cephalica f, Vena cephalica.
ce•phal•o•cele ['sefələʊsiːl] n Kephalo-, Zephalozele f.
ceph•a•lo•cen•te•sis [,sefələʊsen'tiːsɪs] n chir. Zephalozentese f.
ceph•a•lo•dyn•ia [,sefələʊ'dɪːnɪə] n → cephalalgia.
ceph•a•lo•gram ['sefələʊgræm] n Kephalogramm nt.
ceph•a•lo•he•ma•to•ma [,sefələʊ,hiːmə'təʊmə] n → cephalhematoma.
ceph•a•lo•meg•a•ly [,sefələʊ'megəlɪ] n Kopfvergrößerung f, Kephalomegalie f.
ceph•a•lo•met•ric radiograph [,sefələʊ'metrɪk] → cephalogram.
ceph•a•lom•e•try [sefə'lɒmətrɪ] n Schädelmessung f, Kephalometrie f.
ceph•a•lop•a•thy [sefə'lɒpəθɪ] n Kopferkrankung f, Kephalopathie f.
ceph•a•lo•ple•gia [,sefələʊ'pliːdʒ(ɪ)ə] n neuro. Kephaloplegie f.
ceph•a•lo•spor•in [,sefələʊ'spɔːrɪn] n pharm. Cephalo-, Kephalosporin nt.
ceph•a•lot•o•my [sefə'lɒtəmɪ] n embryo. Kephalotomie f.
ceph•a•lo•tribe ['sefələʊtraɪb] n gyn. Kephalotrib m, -tripter m.
ceph•a•lo•trip•sy ['sefələʊtrɪpsɪ] n gyn. Kephalotripsie f, -thrypsie f.
cer•am•i•dase deficiency [sə'ræmɪdeɪz] Farber-Krankheit f, disseminierte Lipogranulomatose f.
cer•a•mide trihexosidase deficiency ['serəmaɪd] Fabry-Syndrom nt, hereditäre Thesaurismose Ruiter-Pompen-Weyers f.
cer•a•tec•to•my [serə'tektəmɪ] n ophthal. Hornhautstaphylom nt, Keratektasie f.
cer•car•ia [sər'keərɪə] n micro. Schwanzlarve f, Zerkarie f, Cercaria f.
cer•car•i•al dermatitis [sər'keərɪəl] Schwimmbadkrätze f, Bade-, Zerkariendermatitis f.
cer•clage [sɛr'klɑːʒ] n chir., gyn. Zerklage f, Cerclage f.
cer•e•bel•lar [serə'belər] adj zerebellar, Kleinhirn-, Zerebello-.
cerebellar abscess Kleinhirnabszeß m.
cerebellar apoplexy 1. Kleinhirnapoplexie f, Apoplexia cerebelli. **2.** Kleinhirn(ein)blutung f.
cerebellar arteries Kleinhirnarterien pl.
cerebellar ataxia neuro. zerebelläre Ataxie f. **hereditary cerebellar ataxia** Nonne-Marie-Krankheit f, Pierre Marie-Krankheit f, zerebelläre Heredoataxie.
cerebellar cortex Kleinhirnrinde f, Cortex cerebellaris.
cerebellar cyst Kleinhirnzyste f.
cerebellar epilepsy zerebellare Epilepsie f.
cerebellar gait neuro. zerebellärer Gang m.
cerebellar hemisphere Kleinhirnhälfte f,

Hemisphaerium cerebelli.
cerebellar peduncle Kleinhirnstiel *m*, Pedunculus cerebellaris.
cerebellar syndrome Kleinhirnsyndrom *nt*.
cerebellar tracts Kleinhirnbahnen *pl*.
cerebellar veins Kleinhirnvenen *pl*, Vv. cerebelli.
cer•e•bel•li•tis [ˌserəbəˈlaɪtɪs] *n* Kleinhirnentzündung *f*, Cerebellitis *f*.
cer•e•bel•lo•med•ul•lary cistern [serəˌbeləʊˈmedəˌlerɪː] Cisterna magna/cerebellomedullaris.
cer•e•bel•lo•pon•tile angle [serəˌbeləʊˈpɑntiːl] Kleinhirn-Brücken-Winkel *m*, Angulus pontocerebellaris.
cer•e•bel•lo•pon•tine angle [serəˌbeləʊˈpɑntiːɪn] → cerebellopontile angle.
cerebellopontine angle syndrome Kleinhirnbrückenwinkel-Syndrom *nt*, Cushing-Syndrom II *nt*.
cer•e•bel•lo•spi•nal tract [serəˌbeləʊˈspaɪnl] zerebellospinale Bahn *f*, Tractus cerebellospinalis.
cer•e•bel•lum [serəˈbeləm] *n* Kleinhirn *nt*, Zerebellum *nt*, Cerebellum *nt*.
ce•re•bral [səˈriːbrəl, ˈserə-] *adj* zerebral, Hirn-, Zerebral-, Zerebro-.
cerebral abscess Hirnabszeß *m*.
cerebral aneurysm Hirn(arterien)aneurysma *nt*.
cerebral angiography Zerebralangiographie *f*.
cerebral apoplexy Schlaganfall *m*, Gehirnschlag *m*, apoplektischer Insult *m*, Apoplexie *f*, Apoplexia (cerebri) *f*.
cerebral aqueduct Aquädukt *m*, Aquaeductus cerebri.
cerebral arteriography Zerebralarteriographie *f*.
cerebral arteriosclerosis Zerebralarterienklerose *f*, zerebrale Arteriensklerose *f*.
cerebral arteries *pl* Hirnarterien *pl*, Arteriae cerebrales.
cerebral artery aneurysm Hirn(arterien)aneurysma *nt*.
cerebral ataxia *neuro*. zerebrale Ataxie *f*.
cerebral atrophy Hirnatrophie *f*.
cerebral bleeding (Groß-)Hirnblutung *f*, (Ein-)Blutung *f* ins Großhirn.
cerebral blood flow Hirndurchblutung *f*.
cerebral claudication Claudicatio intermittens cerebralis.
cerebral compression Hirnkompression *f*, -quetschung *f*.
cerebral concussion Gehirnerschütterung *f*, Kommotionssyndrom *nt*, Commotio cerebri.
cerebral contusion Hirnprellung *f*, -kontusion *f*, Contusio cerebri.
cerebral cortex (Groß-)Hirnrinde *f*, Kortex *m*.
cerebral cortical infarction Hirnrindeninfarkt *m*.
cerebral death Hirntod *m*, biologischer Tod *m*.
cerebral decompression Schädeldekompression *f*; Entlastungstrepanation *f*.
cerebral electrotherapy zerebrale Elektrotherapie *f*, Elektroschlaftherapie *f*.
cerebral embolism zerebrale Embolie *f*.
cer•e•bral•gia [serəˈbrældʒ(ɪ)ə] *n* Kopfschmerz(en *pl*) *m*, Kephalgie *f*, Cephalalgia *f*, Kephalalgie *f*, Kephalodynie *f*.
cerebral hemisphere Großhirnhälfte *f*, Hemisphaerium cerebralis.
cerebral hemorrhage → cerebral bleeding.
cerebral infarction Hirninfarkt *m*.
cerebral injury Gehirnverletzung *f*, -trauma *nt*.
cerebral lobes Hirnlappen *pl*, Lobi cerebrales.
cerebral meningitis Hirnhautentzündung *f*, Meningitis cerebralis.
cerebral metastasis (Groß-)Hirnmetastase *f*.
cerebral palsy Zerebralparese *f*. **infantile cerebral palsy** infantile Zerebralparese *f*, zerebrale Kinderlähmung *f*.
cerebral paralysis Zerebralparalyse *f*; Zerebralparese *f*.
cerebral peduncle Hirnstiel *m*, Pedunculus cerebralis/cerebri.
cerebral purpura Hirnpurpura *f*, Purpura cerebri.
cerebral respiration Corrigan-Atmung *f*.
cerebral tracts (Groß-)Hirnbahnen *pl*.
cerebral trauma Gehirnverletzung *f*, -trauma *nt*.
cerebral veins *pl* Großhirnvenen *pl*, Venae cerebri.
cer•e•bri•tis [serəˈbraɪtɪs] *n* Großhirnentzündung *f*, Cerebritis *f*.
cer•e•bro•hep•a•to•re•nal syndrome [ˌserəbrəʊˌhepətəʊˈriːnl] zerebrohepatorenales Syndrom *nt*, Zellweger-Syndrom *nt*.
cer•e•bro•ma•la•cia [ˌserəbrəʊməˈleɪʃ(ɪ)ə] *n* Hirnerweichung *f*, Cerebromalacia *f*.
cer•e•bro•me•nin•ge•al [ˌserəbrəʊmɪˈnɪndʒɪəl] *adj* meningozerebral.
cer•e•bro•men•in•gi•tis [ˌserəbrəʊˌmenɪnˈdʒaɪtɪs] *n* Meningoenzephalitis *f*, Enzephalomeningitis *f*.
cer•e•brop•a•thy [serəˈbrʌpəθɪ] *n* Hirnerkrankung *f*, Enzephalopathie *f*, Zerebropathie *f*.
cer•e•bro•ret•i•nal angiomatosis [ˌserəbrəʊˈretnəl] Netzhautangiomatose *f*, (von) Hippel-Lindau-Syndrom *nt*.
cer•e•bro•si•do•sis [serəˌbrəʊsaɪˈdəʊsɪs] *n* **1.** Zerebrosidspeicherkrankheit *f*, Zerebrosidose *f*. **2.** Gaucher-Erkrankung *f*, Glukozerobrosidose *f*, Zerebrosidlipidose *f*.
cer•e•bro•spi•nal [ˌserəbrəʊˈspaɪnl] *adj* zerebro-, cerebrospinal.
cerebrospinal fluid Hirnflüssigkeit *f*, Liquor *m*.
cerebrospinal meningitis Meningitis cerebrospinalis.

cerebrospinal pressure 66

cerebrospinal pressure Liquordruck *m.*
cerebrospinal rhinorrhea nasale Liquorrhoe *f.*
cer•e•bro•vas•cu•lar [ˌserəbrəʊ'væskjələr] *adj* zerebrovaskulär.
cerebrovascular accident Hirnschlag *m,* Schlaganfall *m,* apoplektischer Insult *m,* Apoplexie *f,* Apoplexia cerebri.
cerebrovascular disease zerebrovaskuläre Verschlußkrankheit *f.*
cerebrovascular insufficiency zerebrovaskuläre Insuffizienz *f.*
cerebrovascular occlusive disease → cerebrovascular disease.
cer•e•brum ['serəbrəm] *n* Großhirn *nt,* Cerebrum *nt.*
cer•ti•fi•a•ble [sɜrtə'faɪəbl] *adj (Krankheit)* meldepflichtig.
cer•ti•fi•ca•tion [ˌsɜrtəfɪ'keɪʃn] *n* **1.** *(Krankheit)* Meldung *f.* **2.** Zwangseinweisung *f* in eine Anstalt.
cer•ti•fy ['sɜrtəfaɪ] *vt* **1.** bescheinigen, attestieren. **2.** *(Krankheit)* (an-)melden. **3.** *(Patient)* für geisteskrank erklären. **4.** *(Patient)* zwangseinweisen.
ce•ru•men [sɪ'ruːmən] *n* Ohr(en)schmalz *nt,* Zerumen *nt,* Cerumen *nt.*
ce•ru•mi•nal impaction [sɪ'ruːmɪnl] Zeruminalpfropf *m.*
ce•ru•mi•nol•y•sis [sɪˌruːmɪ'nɑləsɪs] *n* HNO Zeruminolyse *f.*
ce•ru•mi•no•lyt•ic [sɪˌruːmɪnə'lɪtɪk] *adj* zerumenauflösend, zeruminolytisch.
ce•ru•mi•nous glands [sɪ'ruːmɪnəs] Ohrschmalz-, Zeruminaldrüsen *pl.*
cer•vi•cal ['sɜrvɪkl; *Brit.* ˌsɜr'vaɪkl] *adj* **1.** zervikal, Hals-, Zervikal-, Nacken-. **2.** zervikal, Gebärmutterhals-, Zervix-, Cervix-.
cervical achalasia hohe/zervikale/krikopharyngeale Achalasie *f.*
cervical adhesions *gyn.* Zervixverwachsungen *pl,* -verklebungen *pl.*
cervical atresia Zervixatresie *f,* Atresia cervicalis.
cervical canal (of uterus) Zervikalkanal *m,* Canalis cervicis uteri.
cervical carcinoma (of uterus) Gebärmutterhalskrebs *m,* Kollum-, Zervixkarzinom *nt.*
cervical collar *ortho.* Halskrawatte *f.*
cervical compression syndrome → cervical disc syndrome.
cervical cord Halssegmente *pl,* Halsmark *nt,* Halsabschnitt *m* des Rückenmarks.
cervical cord injury/trauma Halsmarkverletzung *f,* -trauma *nt.*
cervical cytology *gyn.* Zervixzytologie *f.*
cervical disc syndrome zervikales Bandscheibensyndrom *nt.*
cervical dysplasia → cervical intraepithelial neoplasia.
cervical dystocia *gyn.* Zervixdystokie *f.*
cervical ectropion *gyn.* Portioektropion *nt,* -ektopie *f.*
cervical forceps *gyn.* Portiofaßzange *f.*

cervical fusion *ortho.* Halswirbelfusion *f.*
cervical fusion syndrome Klippel-Feil-Syndrom *nt.*
cervical glands (of uterus) Zervixdrüsen *pl,* Glandulae cervicales.
cervical intraepithelial neoplasia *gyn.* zervikale Plattenepitheldysplasie *f,* cervicale intraepitheliale Neoplasie *f.*
cervical mucosa *gyn.* Zervixschleimhaut *f.*
cervical mucus Zervixschleim *m.*
cervical muscles Halsmuskeln *pl,* -muskulatur *f.*
cervical nerves *pl* Hals-, Zervikalnerven *pl,* Nervi cervicales.
cervical plexus Halsplexus *m,* Plexus cervicalis.
cervical polyp *gyn.* Zervixpolyp *m.*
cervical pregnancy Zervixschwangerschaft *f,* -gravidität *f.*
cervical rib Halsrippe *f,* Costa cervicalis.
cervical rib syndrome *neuro.* Skalenus-Syndrom *nt,* Naffziger-Syndrom *nt.*
cervical segments of spinal cord Halssegmente *pl,* Halsmark *nt,* Halsabschnitt *m* des Rückenmarks.
cervical smear *gyn.* (Zervix-)Abstrich *m.*
cervical spine Halswirbelsäule *f.*
cervical spine fracture Halswirbelsäulenfraktur *f.*
cervical spine injury/trauma Halswirbelsäulenverletzung *f,* -trauma *nt.*
cervical sympathectomy zervikale Sympathektomie *f.*
cervical syndrome *neuro.* Zervikalsyndrom *nt.*
cervical tension syndrome posttraumatisches Halswirbelsäulensyndrom *nt.*
cervical vertebrae Halswirbel *pl,* Vertebrae cervicales.
cer•vi•cec•to•my [sɜrvɪ'sektəmɪ] *n gyn.* Zervixresektion *f.*
cer•vi•ci•tis [sɜrvɪ'saɪtɪs] *n gyn.* Zervixentzündung *f,* Zervizitis *f,* Cervicitis *f.*
cer•vi•co•bra•chi•al•gia [ˌsɜrvɪkəʊˌbrækɪ'ældʒɪə] *n neuro.* Zervikobrachialgie *f.*
cer•vi•co•bra•chi•al neuralgia [ˌsɜrvɪkəʊ'breɪkɪəl] *neuro.* zervikobrachiale Neuralgie *f.*
cervicobrachial syndrome → cervical rib syndrome.
cer•vi•co•col•pi•tis [ˌsɜrvɪkəʊkɑl'paɪtɪs] *n gyn.* Zervikokolpitis *f,* -vaginitis *f.*
cer•vi•co•dyn•ia [ˌsɜrvɪkəʊ'diːnɪə] *n* Nackenschmerzen *pl,* Zervikodynie *f.*
cer•vi•co•pexy ['sɜrvɪkəʊpeksɪ] *n gyn.* Zervikopexie *f.*
cer•vi•co•plas•ty ['sɜrvɪkəʊplæstɪ] *n gyn.* Zervixplastik *f.*
cer•vi•cot•o•my [ˌsɜrvɪ'kɑtəmɪ] *n gyn.* Zervixschnitt *m,* Zerviko-, Trachelotomie *f.*
cer•vi•co•vag•i•nal [ˌsɜrvɪkəʊ'vædʒənl] *adj gyn.* zervikovaginal, vaginozervikal.
cer•vi•co•vag•i•ni•tis [ˌsɜrvɪkəʊˌvædʒə'naɪtɪs] *n* → cervicocolpitis.

cer•vix ['sɜrvɪks] *n* [S.U. CERVIX]
ce•sar•e•an hysterectomy [sɪ'zeərɪən] *gyn.* Hysterectomia caesarea.
cesarean section *gyn.* Kaiserschnitt *m*, Schnittentbindung *f*, Sectio caesarea.
ces•sa•tion [se'seɪʃn] *n* Einstellung *f*, Einstellen *nt*; Ende *nt*, Stillstand *m*.
cessation of breathing Atmungsstillstand, Apnoe *f*.
cessation of growth Wachstumsstillstand.
ces•tode ['sestəʊd] *n* Bandwurm *m*, Zestode *f*.
CFS-brain barrier Hirn-Liquor-Schranke *f*.
Chaddock ['tʃædɔk]: **Chaddock reflex/sign** Chaddock-Zeichen *nt*, -Reflex *m*.
Chagas ['ʃɑːgəs]: **Chagas' disease** Chagas-Krankheit *f*, amerikanische Trypanosomiasis *f*.
chain [tʃeɪn] *n* (*a. techn.*) Kette *f*. **chain of infection** Infektionskette.
cha•la•sia [kə'leɪzɪə] *n* **1.** Chalasie *f*. **2.** gastroösophagealer Reflux *m*.
cha•las•to•der•mia [ˌkəˌlæstə'dɜrmɪə] *n* → chalazodermia.
cha•la•zi•on [kə'leɪzɪən] *n ophthal.* Hagelkorn *nt*, Chalazion *nt*.
cha•la•zo•der•mia [kəˌleɪzəʊ'dɜrmɪə] *n derm.* Fallhaut *f*, Cutis-laxa-Syndrom *nt*, Zuviel-Haut-Syndrom *nt*, Dermatochalasis *f*, Chalazodermie *f*.
chal•co•sis [kæl'kəʊsɪs] *n* Chalkose *f*, Chalcosis *f*.
chal•i•co•sis [ˌkælɪ'kəʊsɪs] *n* Kalkstaublunge *f*, Chalikose *f*.
chal•ki•tis [kæl'kaɪtɪs] *n ophthal.* Chalkitis *f*.
cham•ber ['tʃeɪmbər] *n anat., techn.* Kammer *f*. **chamber of (the) heart** Herzkammer.
Chamberlen ['tʃeɪmbərlən]: **Chamberlen forceps** *gyn.* Chamberlen-Zange *f*.
Chance [tʃæns, tʃɑːns]: **Chance fracture** *ortho.* Chance-Fraktur *f*.
chan•cre ['ʃæŋkər] *n* **1.** Schanker *m*. **2.** harter Schanker *m*, Hunter-Schanker *m*, Ulcus durum.
chan•croid (ulcer) ['ʃæŋkrɔɪd] Chankroid *nt*, weicher Schanker *m*, Ulcus molle.
change [tʃeɪndʒ] **I** *n* **1.** (Ver-)Änderung *f*; (*a. chem.*) Wandel *m*, (Ver-, Um-)Wandlung *f*; Wechsel *m*. **change for the better** Fortschritt *m*, (Ver-)Besserung *f*. **change for the worse** Verschlechterung *f*, Verschlimmerung *f*. **2.** (Aus-)Tausch *m*. **II** *vt* (ver-, um-)ändern; (*a. chem.*) umwandeln (*in, into* in); umformen, verwandeln (*in, into* zu). **change color** die Farbe wechseln; blaß werden, erröten. **III** *vi* s. (ver-)ändern, wechseln. **change for the better** besser werden, s. bessern. **change for the worse** schlimmer werden, s. verschlimmern, s. verschlechtern.
change of dressing Verbandswechsel.
change of life 1. Menopause *f*. **2.** Klimakterium *nt*.
change of personality Persönlichkeits-, Wesensveränderung.
char•ac•ter ['kærɪktər] *n* **1.** Charakter *m*, Wesen *nt*, Art *f*. **2.** Charakteristikum *nt*, Merkmal *nt*, Kennzeichen *nt*, Eigenschaft *f*. **3.** Persönlichkeit *f*, Charakter *m*.
character analysis Charakteranalyse *f*.
character disorder Persönlichkeitsstörung *f*.
char•ac•ter•is•tic [ˌkærɪktə'rɪstɪk] **I** *n* Charakteristikum *nt*, Merkmal *nt*, Kennzeichen *nt*, Eigenschaft *f*. **II** *adj* charakteristisch, bezeichnend, typisch (*of* für).
characteristic symptom charakteristisches Symptom *nt*.
Charcot [ʃar'ko]: **Charcot's arthropathy** → Charcot's disease 2.
Charcot's disease 1. *neuro.* Charcot-Krankheit *f*, myatrophische/amyotroph(isch)e Lateralsklerose *f*. **2.** Charcot-Gelenk *nt*, tabische Arthropathie *f*.
Charcot's foot *neuro.* Charcot-Fuß *m*.
Charcot's gait Charcot-Gang *m*.
Charcot's joint → Charcot's disease 2.
Charcot's sclerosis → Charcot's disease 1.
Charcot's sign 1. Charcot-Zeichen *nt*, -Steppergang *m*. **2.** Charcot-Zeichen *nt*, -Predigerhand *f*.
Charcot's syndrome 1. → Charcot's disease 1. **2.** *card.* Charcot-Syndrom *nt*, intermittierendes Hinken *n*, Angina cruris, Claudicatio intermittens.
Charcot's triad 1. *neuro.* Charcot-Trias *f*. **2.** *chir.* (*Galle*) Charcot-Trias *f*, -Symptomenkomplex *m*.
Charcot-Leyden [ʃar'ko 'laɪdən]: **Charcot-Leyden crystals** Charcot-Leyden-Kristalle *pl*, Asthmakristalle *pl*.
Charcot-Marie [ʃar'ko ma'riː]: **Charcot-Marie atrophy** Charcot-Marie-Syndrom *nt*, Charcot-Marie-Tooth-Hoffmann-Syndrom *nt*.
Charcot-Weiss-Baker [ʃar'ko vaɪs 'beɪkər]: **Charcot-Weiss-Baker syndrome** *card.* Charcot-Weiss-Baker-Syndrom *nt*, Karotissinussyndrom *nt*.
chart [tʃɑːrt] **I** *n* **1.** Tabelle *f*; graphische Darstellung *f*, Diagramm *nt*. **2.** (Fieber-)Kurve *f*, Kurve(nblatt *nt*) *f*. **II** *vt* graphisch darstellen, eintragen.
Chauffard [ʃo'faːr]: **Chauffard's syndrome** Chauffard-Ramon-Still-Syndrom *nt*, Still-Syndrom *nt*.
Chaussé [ʃo'se]: **Chaussé view** *radiol.* Aufnahme *f* nach Chaussé.
check [tʃek] **I** *n* Check *m*, Untersuchung *f*, (Über-, Nach-)Prüfung *f*, Kontrolle *f*. **make a check on sth./sb.** jdn./etw. überprüfen; bei jdm./etw. eine Kontrolle durchführen. **give sth. a check** etw. nachsehen, überprüfen. **II** *vt* **1.** checken, kontrollieren, (über-, nach-)prüfen; vergleichen (*against* mit). **2.** stoppen, auf-, anhalten, hemmen. **III** *vi* etw. nach-, überprüfen (*upon*).
check on *vi* → check upon.
check over *vt* checken, kontrollieren, (über-,

check-over 68

nach-)prüfen.
check upon *vi* über-, nachprüfen, untersuchen; recherchieren.
check-over *n* (gründliche) Untersuchung *f*, Überprüfung *f*, Kontrolle *f*.
check-up *n* **1.** → check-over. **2.** Check-up *m*; (umfangreiche) Vorsorgeuntersuchung *f*. **have a check-up/go for a check-up** einen Check-up machen lassen.
check x-ray Kontroll(röntgen)aufnahme *f*.
cheek [tʃiːk] *n* **1.** Backe *f*, Wange *f*; *anat.* Bucca *f*, Mala *f*. **2.** *inf.* (Po-)Backe *f*.
cheek area Wangengegend *f*, -region *f*, Regio buccalis.
cheek•bone ['tʃiːkbəʊn] *n* Jochbein *nt*, Os zygomaticum.
cheek teeth Backenzähne *pl*.
cheesy ['tʃiːzɪ] *adj* käsig, käseartig, verkäsend.
cheesy abscess verkäsender Abszeß *m*.
cheesy bronchitis käsige Bronchitis *f*.
cheesy pneumonia käsige/verkäsende Pneumonie *f*.
chei•lal•gia [kaɪˈlældʒ(ɪ)ə] *n* Lippenschmerz(en *pl*) *m*, Ch(e)ilalgie *f*.
chei•lec•to•my [kaɪˈlektəmɪ] *n* **1.** HNO Lippenexzision *f*, Cheilektomie *f*. **2.** *ortho.* Cheilektomie *f*.
cheil•ec•tro•pi•on [ˌkaɪlekˈtrəʊpɪɑn] *n* HNO Cheilektropion *nt*.
chei•li•tis [kaɪˈlaɪtɪs] *n* Lippenentzündung *f*, Cheilitis *f*.
chei•lo•gna•tho•pal•a•tos•chi•sis [ˌkaɪləʊˌneɪθəˌpælə'tɑskəsɪs] *n* Wolfsrachen *m*, Lippen-Kiefer-Gaumen-Spalte *f*, Cheilognathopalatoschisis *f*.
chei•lo•gna•thos•chi•sis [ˌkaɪləʊneɪˈθɑskəsɪs] *n* Lippen-Kiefer-Spalte *f*, Cheilognathoschisis *f*.
chei•lo•plas•ty ['kaɪləʊplæstɪ] *n* *chir.* Lippenplastik *f*, Cheiloplastik *f*.
chei•lor•rha•phy [kaɪˈlɔrəfɪ] *n* *chir.* Lippennaht *f*, Cheilorrhaphie *f*.
chei•los•chi•sis [kaɪˈlɑskəsɪs] *n* Lippenspalte *f*, Hasenscharte *f*, Cheiloschisis *f*.
chei•lo•sis [kaɪˈləʊsɪs] *n* (Lippen-)Rhagaden *pl*, Cheilosis *f*.
chei•lot•o•my [kaɪˈlɑtəmɪ] *n* *chir.* Lippeninzision *f*, Cheilotomie *f*.
chei•rag•ra [kaɪˈrægrə] *n* Ch(e)iragra *f*.
chei•ral•gia [kaɪˈrældʒ(ɪ)ə] *n* Handschmerz *m*, Ch(e)iralgie *f*, Ch(e)iralgia *f*.
chei•ro•meg•a•ly [ˌkaɪrəʊˈmegəlɪ] *n* Tatzenhand *f*, Ch(e)iromegalie *f*.
chei•ro•plas•ty ['kaɪrəʊplæstɪ] *n* *chir.* (plastische) Handchirurgie *f*, Ch(e)iroplastik *f*.
chei•ro•spasm ['kaɪrəʊspæzəm] *n* Handmuskelkrampf *m*, Chirospasmus *m*.
che•loid ['kiːlɔɪd] *n* Wulstnarbe *f*, Keloid *nt*.
chem•a•bra•sion [ˌkeməˈbreɪʒn] *n* *chir.* Chemoabrasion *f*, -abradierung *f*.
chem•ex•fo•li•a•tion [ˌkemeksˌfəʊlɪˈeɪʃn] *n* → chemabrasion.
chem•i•cal ['kemɪkl] **I** *n* **1.** Chemikalie *f*, chemische Substanz *f*. **2. chemicals** *pl inf.* Rauschgift *nt*, bewußtseinsverändernde Drogen *pl*. **II** *adj* chemisch, Chemo-.
chemical agent chemisches Agens *nt*, chemische Verbindung *f*.
chemical burn chemische Verbrennung *f*, Verätzung *f*.
chemical cautery → chemocautery.
chemical dependency Drogenabhängigkeit *f*, -sucht *f*, Alkoholabhängigkeit *f*, -sucht *f*.
chemical gastritis Ätzgastritis *f*, Gastritis corrosiva.
chemical injury Verletzung *f* durch Chemikalien; Verätzung *f*.
chemical prophylaxis → chemoprophylaxis.
chem•ist ['kemɪst] *n* **1.** Chemiker(in *f*) *m*. **2.** *Brit.* Apotheker(in *f*) *m*, Drogist(in *f*) *m*.
che•mo•cau•tery [kiːməʊˈkɔːtərɪ] *n* *chir.* Chemokauterisation *f*, -kaustik *f*.
che•mo•co•ag•u•la•tion [ˌkiːməʊkəʊˌægjəˈleɪʃn] *n* *chir.* Chemokoagulation *f*.
che•mo•em•bo•li•za•tion [kiːməʊˌembəlɪˈzeɪʃn] *n* Chemoembolisation *f*.
che•mo•nu•cle•ol•y•sis [kiːməʊˌn(j)uːklɪˈɑlɑsɪs] *n* *neurochir.* (Chemo-)Nukleolyse *f*.
che•mo•pro•phy•lax•is [ˌkiːməʊprəʊfɪˈlæksɪs] *n* *pharm.* Chemoprophylaxe *f*.
che•mo•ther•a•peu•tic [kiːməʊˌθerəˈpjuːtɪk] *adj* chemotherapeutisch.
chemotherapeutic agent Chemotherapeutikum *nt*.
chemotherapeutic index therapeutische Breite *f*, therapeutischer Index *m*.
che•mo•ther•a•peu•tics [kiːməʊˌθerəˈpjuːtɪks] *pl* → chemotherapy.
che•mo•ther•a•py [kiːməʊˈθerəpɪ] *n* Chemotherapie *f*.
Chernez ['tʃernez; ʃerˈneː]: **Chernez incision** *gyn.* Chernez-Schnitt *m*.
cher•ry angiomas ['tʃerɪ] senile Angiome/Hämangiome *pl*, Alters(häm)angiome *pl*.
chest [tʃest] *n* Brust *f*, Brustkorb *m*, Thorax *m*; Oberkörper *m*.
chest film → chest x-ray.
chest injury Brustkorbverletzung *f*, Thoraxtrauma *nt*.
blunt chest injury stumpfes Thoraxtrauma.
penetrating chest injury perforierendes Thoraxtrauma.
chest lead (*EKG*) Brustwandableitung *f*.
chest pain Brustschmerzen *pl*, Schmerzen *pl* im Brustkorb.
chest physiotherapy Atemgymnastik *f*.
chest trauma → chest injury.
chest tube *chir.* Thoraxdrain *m*.
chest x-ray Thorax(röntgen)aufnahme *f*.
chesty ['tʃestɪ] *adj* (*Husten*) tiefsitzend; bronchitisch; verschleimt.
chew [tʃuː] **I** *n* Kauen *nt*; das Gekaute. **II** *vt* (zer-)kauen. **III** *vi* kauen.
Cheyne-Stokes ['tʃeɪn 'stəʊks]: **Cheyne-Stokes breathing/respiration** Cheyne-

Stokes-Atmung *f,* periodische Atmung *f.*
Chiari [kiˈaːri]: **Chiari's disease/syndrome** Budd-Chiari-Syndrom *nt,* Endophlebitis hepatica obliterans.
Chiari-Frommel [kiˈaːri ˈfrɔməl]: **Chiari-Frommel disease/syndrome** Chiari-Frommel-Syndrom *nt,* Laktationsatrophie *f* des Genitals.
chi•as•mat•ic cistern [ˌkaɪəzˈmætɪk] Cisterna chiasmatica.
chiasmatic syndrome Chiasma-Syndrom *nt.*
chick•en breast [ˈtʃɪkɪn] Kiel-, Hühnerbrust *f,* Pectus gallinatum/carinatum.
chicken fat clot/thrombus *patho.* Speckhautgerinnsel *nt.*
chick•en•pox [ˈtʃɪkənˌpɑks] *n* Wind-, Wasserpocken *pl,* Varizellen *pl.*
chickenpox virus Varicella-Zoster-Virus *nt.*
chief complaint [tʃiːf] Primär-, Haupt-, Leitsymptom *nt,* führendes Symptom *nt.*
chi•lal•gia [kaɪˈlældʒ(ɪ)ə] *n* → cheilalgia.
chil•blain [ˈtʃɪlbleɪn] *n* Frostbeule *f,* Erythema pernio, Pernio *m.*
chilblain lupus Lupus pernio.
Child [tʃaɪld]: **Child's operation/procedure** *chir.* Child-Methode *f,* subtotale distale/linksseitige Pankreatektomie *f.*
child [tʃaɪld] *n* Kind *nt;* Kleinkind *nt;* Baby *nt,* Säugling *m;* Nachkomme *m.* **with child** schwanger. **from a child** von Kindheit an.
child abuse Kindesmißhandlung *f.*
child-battering *n* (körperliche) Kindesmißhandlung *f.*
child•bed [ˈtʃaɪldbed] *n* Kind-, Wochenbett *nt,* Puerperium *nt.*
childbed fever *patho.* Kindbett-, Wochenbettfieber *nt,* Puerperalfieber *nt.*
child benefit Kindergeld *nt.*
child•birth [ˈtʃaɪldbɜrθ] *n* Geburt *f,* Niederkunft *f,* Entbindung *f.*
child•hood [ˈtʃaɪldˌhʊd] *n* Kindheit *f.* **from childhood** von Kindheit an.
child•less [ˈtʃaɪldləs] *adj* kinderlos.
child neglect Kindesvernachlässigung *f.*
chill [tʃɪl] **I** *n* **1.** Frösteln *nt,* Kältegefühl *nt,* (Fieber-)Schauer *m.* **2.** (*a.* **chills** *pl*) Schüttelfrost *m.* **3.** *Brit.* Erkältung *f.* **catch a chill** s. erkälten. **II** *vi* zittern, frösteln.
chills and fever Schüttelfrost *m.*
chilly [ˈtʃɪli] *adj* (*a. fig.*) kalt, kühl; fröstelnd. **feel chilly** frösteln.
chi•lo•gna•tho•pal•a•tos•chi•sis *n* → cheilognathopalatoschisis.
chi•lo•gna•thos•chi•sis *n* → cheiloschisis.
chi•lo•plas•ty *n* → cheiloplasty.
chi•los•chi•sis *n* → cheiloschisis.
chin [tʃɪn] *n* Kinn *nt,* Kinnvorsprung *m.*
chin area Kinngegend *f,* -region *f,* Regio mentalis.
chin jerk/reflex Masseter-, Unterkieferreflex *m.*
chi•rag•ra *n* → cheiragra.
chi•ro•meg•a•ly *n* → cheiromegaly.

chi•ro•plas•ty *n* → cheiroplasty.
chi•rop•o•dist [kɪˈrɑpədɪst] *n* Fußpfleger(in *f*) *m,* Pediküre *f.*
chi•rop•o•dy [kɪˈrɑpədɪ] *n* Fußpflege *f,* Pediküre *f.*
chi•ro•prac•tic [ˌkaɪrəʊˈpræktɪk] *n* **1.** Manipulationstherapie *f,* Chiropraktik *f.* **2.** → chiropractor.
chi•ro•prac•tor [ˌkaɪrəʊˈpræktər] *n* Chiropraktiker(in *f*) *m,* -praktor *m.*
chi•ro•prax•is [ˌkaɪrəʊˈpræksɪs] *n* → chiropractic.
chis•el fracture [ˈtʃɪzəl] *ortho.* (*Radiusköpfchen*) Meißelfraktur *f.*
chla•myd•ia [kləˈmɪdɪə] *n micro.* Chlamydie *f,* Chlamydia *f.*
chla•myd•i•al pneumonia/pneumonitis [kləˈmɪdɪəl] Chlamydienpneumonie *f.*
chla•myd•i•o•sis [kləˌmɪdɪˈəʊsɪs] *n* Chlamydienerkrankung *f,* -infektion *f,* Chlamydiose *f.*
CH length → crown-heel length.
chlo•as•ma [kləʊˈæzmə] *n derm.* Chloasma *nt.*
chlor•ac•ne [kləʊərˈækni] *n derm.* Chlorakne *f,* Akne chlorica.
chlor•am•phen•i•col [ˌkləʊəræmˈfenɪkɔl] *n pharm.* Chloramphenicol *nt.*
chlor•hy•dria [kləʊərˈhaɪdrɪə] *n* (Hyper-) Chlorhydrie *f.*
chlo•ride [ˈkləʊəraɪd] *n* Chlorid *nt.*
chlo•ri•du•ria [ˌkləʊrɪˈd(j)ʊərɪə] *n* Chloridurie *f,* Chlorurese *f.*
chlo•rine [ˈklɔːriːn] *n* Chlor *nt.*
chlo•ro•form [ˈklɔːrəʊfɔːrm] *n* Chloroform *nt,* Trichlormethan *nt.*
chlo•ro•leu•ke•mia [ˌklɔːrəʊluːˈkiːmɪə] → chloroma.
chlo•ro•ma [kləˈrəʊmə] *n patho.* Chlorom *nt,* Chloroleukämie *f,* Chlorosarkom *nt.*
chlo•ro•pe•nia [ˌklɔːrəʊˈpiːnɪə] *n* Chloridmangel *m,* Hypochlorämie *f,* Chloropenie *f.*
chlo•ro•pia [kləʊˈrəʊpɪə] *n* → chloropsia.
chlo•ro•pri•vic [ˌklɔːrəʊˈpraɪvɪk] *adj* chloropriv.
chlo•rop•sia [kləʊˈrɑpsɪə] *n ophthal.* Grünsehen *nt,* Chlorop(s)ie *f.*
chlo•ro•sis [kləˈrəʊsɪs] *n hema.* Chlorose *f.*
chlor•u•ria [kləʊrˈ(j)ʊərɪə] *n* → chloriduria.
cho•a•na [ˈkəʊənə] *n anat.* Choane *f.*
cho•a•nal atresia [ˈkəʊənəl] Choanalatresie *f.*
choanal polyp *HNO* Choanalpolyp *m.*
choc•o•late agar [ˈtʃɑk(ə)lət] Kochblut-, Schokoladenagar *m/nt.*
chocolate cyst *gyn.* Schokoladen-, Teerzyste *f.*
choice [tʃɔɪs] *n* **1.** Wahl *f,* Auswahl *f.* **have the choice** die Wahl haben. **have no choice about doing/but to do** keine andere Wahl haben als. **make a choice** wählen, eine Wahl treffen. **2.** (das) Beste *od.* Bessere. **drug of choice** das bevorzugte Medikament; das Mittel der Wahl. **treatment of choice** die

choke

bevorzugte Behandlung, die Behandlung der Wahl.

choke [tʃəʊk] **I** n **1.** Würgen nt, Ersticken nt. **2.** Erdrosseln nt. **II** vt (er-, ab-)würgen; ersticken, erdrosseln. **III** vi **3.** ersticken (on an). **4.** würgen.

choked disk [tʃəʊkt] ophthal. Papillenödem nt, Stauungspapille f.

cho•la•gogue ['kəʊləgɒg] **I** n pharm. Cholagogum nt. **II** adj cholagog.

chol•an•gi•ec•ta•sis [kə,lændʒɪ'ektəsɪs] n Gallengangserweiterung f, Cholangioektasie f.

chol•an•gi•o•ad•e•no•ma [kəʊ,lændʒɪə-,ædɪ'nəʊmə] n Gallengangsadenom nt, benignes Cholangiom nt.

chol•an•gi•o•car•ci•no•ma [kəʊ,lændʒɪə-,kɑːrsə'nəʊmə] n Gallengangskarzinom nt, chlorangiozelluläres Karzinom n.

chol•an•gi•o•cel•lu•lar carcinoma [kəʊ-,lændʒɪə'seljələr] → cholangiocarcinoma.

chol•an•gi•o•en•ter•os•to•my [kəʊ-,lændʒɪə,entə'rɒstəmɪ] n chir. Gallengang-Darm-Fistel f, Cholangioenterostomie f.

chol•an•gi•o•gram [kə'lændʒɪəgræm] n radiol. Cholangiogramm nt.

chol•an•gi•og•ra•phy [kə,lændʒɪ'ɒgrəfɪ] n radiol. Cholangiographie f.

chol•an•gi•o•hep•a•to•ma [kəʊ,lændʒɪə-,hepə'təʊmə] n patho. Cholangiohepatom(a) nt.

chol•an•gi•ole [kəʊ'lændʒɪəʊl] n Cholangiole f.

chol•an•gi•o•li•tis [kəʊ,lændʒɪə'laɪtɪs] n Cholangiolenentzündung f, Cholangiolitis f.

chol•an•gi•o•ma [kəʊ,lændʒɪ'əʊmə] n Gallengangstumor m, Cholangiom nt.

chol•an•gi•o•pan•cre•a•tog•ra•phy [kəʊ-,lændʒɪə,pæŋkrɪə'tægrəfɪ] n radiol. Cholangiopankreat(ik)ographie f.

chol•an•gi•os•co•py [kəʊ,lændʒɪ'ɒskəpɪ] n Gallenwegsendoskopie f, Cholangioskopie f.

chol•an•gi•os•to•my [kəʊ,lændʒɪ'ɒstəmɪ] n chir. **1.** Gallengangsfistelung f, Cholangiostomie f. **2.** Gallengangsfistel f, Cholangiostomie f.

chol•an•gi•ot•o•my [kəʊ,lændʒɪ'ɒtəmɪ] n chir. Gallengangseröffnung f, Cholangiotomie f.

chol•an•git•ic abscess [,kəʊlæn'dʒɪtɪk] biliärer/biliogener/cholangitischer Leberabszeß m.

chol•an•gi•tis [kəʊlæn'dʒaɪtɪs] n Gallengangsentzündung f, Cholangitis f.

cho•las•cos [kəʊ'læskəs] n **1.** Cholaskos nt, Choleperitoneum nt. **2.** biliärer Aszites m.

cho•le•cal•cif•er•ol [,kəʊlə'kælsɪfərɒl] n Cholecalciferol nt, Vitamin D₃ nt.

cho•le•cys•ta•gogue [kəʊlə'sɪstəgɒg] n pharm. Cholekinetikum nt, Cholezystagogum nt.

cho•le•cys•ta•gog•ic [kəʊlə,sɪstə'gɒdʒɪk] adj cholekinetisch.

cho•le•cys•tal•gia [,kəʊləsɪs'tældʒ(ɪ)ə] n Gallenblasenschmerz m, Cholezystalgie f.

cho•le•cys•tec•ta•sia [,kəʊlə,sɪstek-'teɪʒ(ɪ)ə] n Gallenblasenektasie f, Cholezystektasie f.

cho•le•cys•tec•to•my [,kəʊləsɪs'tektəmɪ] n chir. Gallenblasenentfernung f, Cholezystektomie f.

cho•le•cys•ten•ter•ic [,kəʊlə,sɪsten-'terɪk] adj → cholecystointestinal.

cho•le•cys•ten•ter•os•to•my [,kəʊləsɪs-,tentə'rɒstəmɪ] n chir. Gallenblasen-Darm-Fistel f, Cholezys(t)oenterostomie f.

cho•le•cys•ti•tis [,kəʊləsɪs'taɪtɪs] n Gallenblasenentzündung f, Cholezystitis f.

cho•le•cys•to•cho•lan•gi•og•ra•phy [kəʊlə,sɪstəkəʊ,lændʒɪ'ɒgrəfɪ] n radiol. Cholezyst(o)cholangiographie f.

cho•le•cys•to•co•los•to•my [kəʊlə-,sɪstəkə'lɒstəmɪ] n chir. Gallenblasen-Kolon-Fistel f, Cholezystokolostomie f.

cho•le•cys•to•du•o•de•nos•to•my [kəʊlə,sɪstə,d(j)uːədɪ'nɒstəmɪ] n chir. Gallenblasen-Duodenum-Fistel f, Cholezystoduodenostomie f.

cho•le•cys•to•en•ter•ic fistula [kəʊlə-,sɪstəen'terɪk] → cholecystointestinal fistula.

cho•le•cys•to•en•te•ros•to•my [kəʊlə-,sɪstə,entə'rɒstəmɪ] n → cholecystenterostomy.

cho•le•cys•to•gram [kəʊlə'sɪstəgræm] n radiol. Cholezystogramm nt.

cho•le•cys•tog•ra•phy [,kəʊləsɪs'tɒgrəfɪ] n radiol. Cholezystographie f.

cho•le•cys•to•in•tes•ti•nal [kəʊlə,sɪstə-ɪn'testənl] adj cholezystointestinal, Gallenblasen-Darm-.

cholecystointestinal fistula 1. patho. Gallenblasen-Darm-Fistel f, cholezystointestinale Fistel f. **2.** chir. Gallenblasen-Darm-Fistel f, Cholezystoenterostomie f.

cho•le•cys•to•ki•net•ic [kəʊlə,sɪstəkɪ-'netɪk] adj → cholecystagogic.

cho•le•cys•to•ki•nin [kəʊlə,sɪstə'kaɪnɪn] n Cholezystokinin nt, Pankreozymin nt.

cho•le•cys•to•li•thi•a•sis [kəʊlə,sɪstəlɪ-'θaɪəsɪs] n patho. Cholezystolithiasis f.

cho•le•cys•to•lith•o•trip•sy [kəʊlə,sɪstə-'lɪθətrɪpsɪ] n chir. Cholezystolithotripsie f.

cho•le•cys•top•a•thy [,kəʊləsɪs'tɒpəθɪ] n Gallenblasenerkrankung f, Cholezystopathie f.

cho•le•cys•to•pexy [kəʊlə'sɪstəpeksɪ] n chir. Gallenblasenanheftung f, Cholezystopexie f.

cho•le•cys•top•to•sis [kəʊlə,sɪstə'təʊsɪs] n Gallenblasensenkung f, Cholezystoptose f.

cho•le•cys•tor•rha•phy [,kəʊləsɪs'tɔrəfɪ] n chir. Gallenblasennaht f, Cholezysto(r)rhaphie f.

cho•le•cys•to•so•nog•ra•phy [kəʊlə-,sɪstəsə'nɒgrəfɪ] n Gallenblasensonographie f.

cho•le•cys•tos•to•my [,kəʊləsɪs'tɒstəmɪ]

n chir. Gallenblasenfistel *f,* Cholezystostomie *f.*
cho•le•cys•tot•o•my [ˌkəʊləsɪsˈtɑtəmɪ] *n chir.* Gallenblaseneröffnung *f,* Cholezystotomie *f.*
cho•le•doch•al calculus [ˈkəʊləˌdɑkl] *chir.* Choledochusstein *m,* Choledocholith *m.*
choledochal cyst Choledochuszyste *f.*
choledochal diverticulum Choledochusdivertikel *nt.*
choledochal duct → choledochus.
choledochal stone → choledochal calculus.
cho•led•o•chec•to•my [kəʊˌledəʊˈkektəmɪ] *n chir.* Choledochusresektion *f,* Choledochektomie *f.*
cho•led•o•cho•chol•e•do•chos•to•my [kəˈledəkəkəˌledəˈkɑstəmɪ] *n chir.* Choledochocholedochostomie *f,* -anastomose *f.*
cho•led•o•cho•en•ter•os•to•my [kəˌledəkəˌentəˈrɑstəmɪ] *n chir.* Choledochus-Darm-Fistel *f,* Choledochoenterostomie *f.*
cho•led•o•chog•ra•phy [kəˌledəˈkɑɡrəfɪ] *n radiol.* Choledochographie *f.*
cho•led•o•cho•lith [kəˈledəkəlɪθ] *n* Choledochusstein *m,* Choledocholith *m.*
cho•led•o•cho•li•thi•a•sis [kəˌledəkəlɪˈθaɪəsɪs] *n* Choledocholithiasis *f.*
cho•led•o•cho•lith•ot•o•my [kəˌledəkəlɪˈθɑtəmɪ] *n chir.* Choledochussteinentfernung *f,* Choledocholithotomie *f.*
cho•led•o•cho•lith•o•trip•sy [kəˌledəkəˈlɪθətrɪpsɪ] *n chir.* Choledocholithotripsie *f.*
cho•led•o•cho•li•thot•ri•ty [kəˌledəkəlɪˈθɑtrətɪ] *n* → choledocholithotripsy.
cho•led•o•cho•plas•ty [kəˈledəkəˈplæstɪ] *n chir.* Choledochusplastik *f.*
cho•led•o•chor•rha•phy [kəˌledəˈkɔrəfɪ] *n chir.* Choledocho(r)rhaphie *f,* Choledochusnaht *f.*
cho•led•o•chos•co•py [kəˌledəˈkɑskəpɪ] *n* Choledochoskopie *f.*
cho•led•o•chos•to•my [kəˌledəˈkɑstəmɪ] *n chir.* Choledochostomie *f.*
cho•led•o•chot•o•my [kəˌledəˈkɑtəmɪ] *n chir.* Choledochuseröffnung *f,* Choledochotomie *f.*
cho•led•o•chus [kəˈledəkəs] *n* Hauptgallengang *m,* Choledochus *m,* Ductus choledochus/biliaris.
cho•le•lith [ˈkəʊləlɪθ] *n* Gallenstein *m,* -konkrement *nt,* Cholelith *m.*
cho•le•li•thi•a•sis [ˌkəʊləlɪˈθaɪəsɪs] *n* Gallensteinleiden *nt,* Cholelithiasis *f.*
cho•le•li•thot•o•my [ˌkəʊləlɪˈθɑtəmɪ] *n chir.* Gallensteinentfernung *f,* Cholelithotomie *f.*
cho•le•lith•o•trip•sy [ˌkəʊləˈlɪθətrɪpsɪ] *n chir.* Gallensteinzertrümmerung *f,* Cholelithotripsie *f.*
cho•le•li•thot•ri•ty [ˌkəʊləlɪˈθɑtrətɪ] *n* → cholelithotripsy.
cho•le•mia [kəʊˈliːmɪə] *n* Cholämie *f.*
cho•lem•ic tubulopathy [kəʊˈliːmɪk] *(Niere)* cholämische Tubulopathie *f.*

cho•le•per•i•to•ne•um [kəʊləˌperɪtəˈniːəm] *n* galliger Aszites *m,* Choleperitoneum *nt,* Cholaskos *nt.*
chol•era [ˈkɑlərə] *n* Cholera *f.*
cholera bacillus Komma-Bazillus *m,* Vibrio cholerae/comma.
cholera vaccine Cholera-Impfstoff *m,* -Vakzine *f.*
cholera vibrio → cholera bacillus.
chol•e•scin•tig•ra•phy [ˌkəʊləsɪnˈtɪɡrəfɪ] *n radiol.* Gallenwegsszintigraphie *f,* Choleszintigraphie *f.*
cho•le•sta•sis [kəʊləˈsteɪsɪs] *n* Galle(n)stauung *f,* Cholestase *f.*
cho•le•stat•ic jaundice [kəʊləˈstætɪk] cholestatische Gelbsucht *f,* cholestatischer Ikterus *m.*
cho•les•te•a•to•ma [kəˌlestɪəˈtəʊmə] *n* HNO Perlgeschwulst *f,* Cholesteatom *nt.*
cho•les•te•a•to•sis [kəˌlestɪəˈtəʊsɪs] *n* Cholesteatose *f.*
cho•les•ter•e•mia [kəˌlestəˈriːmɪə] *n* → cholesterolemia.
cho•les•ter•in [kəˈlestərɪn] *n* → cholesterol.
cho•les•ter•in•e•mia [kəˈlestərɪˈniːmɪə] *n* → cholesterolemia.
cho•les•ter•in•u•ria [kəˈlestərɪˈn(j)ʊərɪə] *n* → cholesterolenuria.
cho•les•ter•ol [kəˈlestərəʊl] *n* Cholesterin *nt,* Cholesterol *nt.*
cholesterol calculus Cholesterinstein *m.*
cho•les•ter•ol•e•mia [kəˌlestərəˈliːmɪə] *n* Hypercholesterinämie *f.*
cholesterol stone Cholesterinstein *m.*
cho•les•ter•ol•u•ria [kəˌlestərəˈl(j)ʊərɪə] *n* Cholesterinurie *f.*
cho•les•ter•o•sis [kəˌlestəˈrəʊsɪs] *n* Cholesterinose *f.*
cho•line [ˈkəʊliːn] *n* Cholin *nt.*
cho•lin•er•gic [ˌkəʊləˈnɜrdʒɪk] **I** *n* Parasympathikomimetikum *nt,* Cholinergikum *nt.* **II** *adj* cholinerg(isch).
cholinergic blockade Cholinorezeptor(en)blockade *f.*
cholinergic blocker Cholinorezeptorenblocker *m.*
cholinergic urticaria Anstrengungsurtikaria *f,* cholinergische Urtikaria *f.*
cho•lin•es•ter•ase [ˌkəʊlɪˈnestəreɪz] *n* unspezifische/unechte Cholinesterase *f,* Pseudocholinesterase *f,* Typ II-Cholinesterase *f.*
cholinesterase inhibitor Cholinesterasehemmer *m,* -inhibitor *m.*
cho•li•no•mi•met•ic [ˌkəʊlɪnəʊmɪˈmetɪk] *adj* cholinomimetisch, parasymp(ik)omimetisch.
chol•o•lith [ˈkɑləlɪθ] *n* → cholelith.
chon•dral [ˈkɑndrəl] *adj* knorp(e)lig, kartilaginär, chondral.
chon•dral•gia [kɑnˈdrældʒ(ɪ)ə] *n* → chondrodynia.
chon•drec•to•my [kɑnˈdrektəmɪ] *n ortho.* Knorpelresektion *f,* Chondrektomie *f.*

chon•dri•tis [kənˈdraɪtɪs] *n* Knorpelentzündung *f,* Chondritis *f.*

chon•dro•blas•to•ma [ˌkɑndrəʊblæsˈtəʊmə] *n* Chondroblastom *nt,* Codman-Tumor *m.*

chon•dro•cal•ci•no•sis [kɑndrəʊˌkælsəˈnəʊsɪs] *n* Chondrokalzinose *f,* Pseudogicht *f.*

chon•dro•car•ci•no•ma [kɑndrəʊˌkɑːrsəˈnəʊmə] *n patho.* Chondrokarzinom *nt.*

chon•dro•cyte [ˈkɑndrəʊsaɪt] *n* Knorpelzelle *f,* Chondrozyt *m.*

chon•dro•der•ma•ti•tis [kɑndrəʊˌdɜrməˈtaɪtɪs] *n patho.* Dermatochondritis *f,* Chondrodermatitis *f.*

chon•dro•dyn•ia [kɑndrəʊˈdiːnɪə] *n* Knorpelschmerz *m,* Chondrodynie *f,* Chondralgie *f.*

chon•dro•dys•pla•sia [ˌkɑndrəʊdɪsˈpleɪʒ(ɪ)ə] *n* **1.** Knorpelbildungsstörung *f,* Chondrodysplasie *f.* **2.** → chondrodystrophy.

chon•dro•dys•tro•phy [kɑndrəʊˈdɪstrəfɪ] *n* Chondrodystrophie *f,* Chondr(o)alloplasie *f.*

chon•dro•ma [kɑnˈdrəʊmə] *n patho.* Knorpelgeschwulst *f,* Chondrom *nt.*

chon•dro•ma•la•cia [ˌkɑndrəʊməˈleɪʃ(ɪ)ə] *n patho.* Knorpelerweichung *f,* Chondromalazie *f.* **chondromalacia patellae** *ortho.* Büdinger-Ludloff-Läwen-Syndrom *nt,* Chondromalacia patellae.

chon•dro•ma•to•sis [ˌkɑndrəʊməˈtəʊsɪs] *n ortho.* multiple Chondrome *pl,* Chondromatose *f.*

chondro-osteoma *n* Osteochondrom *nt,* (osteo-)kartilaginäre Exostose *f.*

chon•drop•a•thy [kɑnˈdrɑpəθɪ] *n patho.* (degenerative) Knorpelerkrankung *f,* Chondropathie *f.*

chon•dro•plas•ty [ˈkɑndrəʊplæstɪ] *n chir.* Knorpel-, Chondroplastik *f.*

chon•dro•sar•co•ma•tous osteosarcoma [ˌkɑndrəʊsɑːrˈkɑmətəs] chondroblastisches/chondrosarkomatöses Osteosarkom *nt.*

chon•dro•tome [ˈkɑndrəʊtəʊm] *n ortho.* Knorpelmesser *nt,* Chondrotom *nt.*

chon•drot•o•my [kɑnˈdrɑtəmɪ] *n ortho.* Knorpeldurchtrennung *f,* Chondrotomie *f.*

Chopart [ʃɔˈpɑːr]: **Chopart's amputation** Chopart-Amputation *f,* -Exartikulation *f.* **Chopart's joint** Chopart-Gelenklinie *f,* Articulatio tarsi transversa.

chor•da tympani canal [ˈkɔːrdə] Chordakanal *m,* Canaliculus chordae tympani.

chor•dec•to•my [kɔːrˈdektəmɪ] *n HNO* Stimmbandausschneidung *f,* Chordektomie *f.*

chor•di•tis [kɔːrˈdaɪtɪs] *n* **1.** *HNO* Stimmbandentzündung *f,* Chorditis *f* (vocalis). **2.** *urol.* Samenstrangentzündung *f,* Funiculitis *f.*

chor•do•pexy [ˈkɔːrdəpeksɪ] *n HNO* Stimmbandfixierung *f,* Chordopexie *f.*

chor•dot•o•my [kɔːrˈdɑtəmɪ] *n neurochir.* Chordotomie *f.*

cho•rea [kəˈrɪə] *n neuro.* Chorea *f.* **chorea in pregnancy** Schwangerschaftschorea, Chorea gravidarum.

cho•re•ic [kəˈriːɪk] *adj* choreaartig, choreatisch, Chorea-.

cho•re•i•form [kəˈrɪəfɔːrm] *adj* choreaähnlich, choreiform, choreatiform.

cho•ri•al [ˈkəʊrɪəl] *adj* chorial, Chorio(n)-.

cho•ri•o•al•lan•to•ic membrane [kɔːrɪəʊˌælənˈtəʊɪk] → chorioallantois.

cho•ri•o•al•lan•to•is [ˌkɔːrɪəʊəˈlæntəʊɪs] *n* Chorioallantois *f,* Chorioallantoismembran *f.*

cho•ri•o•am•ni•o•ni•tis [kɔːrɪəʊˌæmnɪəˈnaɪtɪs] *n gyn.* Chorioamnionitis *f.*

cho•ri•o•car•ci•no•ma [kɔːrɪəʊˌkɑːrsɪˈnəʊmə] *n gyn.* Chorioblastom *nt,* Chorionkarzinom *nt,* fetaler Zottenkrebs *m.*

cho•ri•o•ep•i•the•li•o•ma [ˌkɔːrɪəʊˌepəˌθɪlɪˈəʊmə] *n* → choriocarcinoma.

cho•ri•o•ma [kɔʊrɪˈəʊmə] *n* Choriom *nt.*

cho•ri•o•mam•mo•tro•pin [ˌkəʊrɪəʊˌmæməˈtrəʊpɪn] *n* humanes Plazenta-Laktogen *nt,* Chorionsomatotropin *nt.*

cho•ri•o•men•in•gi•tis [ˌkəʊrɪəʊˌmenɪnˈdʒaɪtɪs] *n* Choriomeningitis *f.*

cho•ri•on [ˈkɔːrɪən] *n embryo.* Zottenhaut *f,* Chorion *nt.* **chorion laeve** Zottenglatze *f,* Chorion laeve.

cho•ri•on•ep•i•the•li•o•ma [ˌkəʊrɪənˌepəˌθɪlɪˈəʊmə] *n* → choriocarcinoma.

cho•ri•on•ic [kɔːrɪˈɑnɪk] *adj* chorial, chorial, Chorion-.

chorionic carcinoma/epithelioma → choriocarcinoma.

chorionic gonadotropin Choriongonadotropin *nt.* **human chorionic gonadotropin** humanes Choriongonadotropin.

chorionic sac → chorion sac.

chorionic villi Chorionzotten *pl.*

cho•ri•o•ni•tis [kɔːrɪəˈnaɪtɪs] *n gyn.* Chorionentzündung *f,* Chorionitis *f.*

chorion sac *embryo.* Zottenhaut *f,* Chorion *nt.*

cho•ri•o•ret•i•ni•tis [kɔːrɪəˌretəˈnaɪtɪs] *n ophthal.* Chorioretinitis *f.*

cho•ri•o•ret•i•nop•a•thy [kɔːrɪəˌretəˈnɑpəθɪ] *n ophthal.* Chorioretinopathie *f.*

cho•roid [ˈkɔːrɔɪd] **I** *n* Aderhaut *f,* Chor(i)oidea *f.* **II** *adj* Chorion-.

cho•roi•dal cataract [kəˈrɔɪdl] Uveitiskatarakt *f,* Cataracta chorioidealis.

cho•roi•dea [kəˈrɔɪdɪə] *n* → choroid I.

cho•roid•i•tis [ˌkɔːrɔɪˈdaɪtɪs] *n ophthal.* Aderhautentzündung *f,* Chor(i)oiditis *f.*

cho•roi•do•cyc•li•tis [kəˌrɔɪdəʊsɪkˈlaɪtɪs] *n ophthal.* Chor(i)oidozyklitis *f.*

cho•roi•do•i•ri•tis [kəˌrɔɪdəʊaɪˈraɪtɪs] *n ophthal.* Chor(i)oidoiritis *f.*

cho•roi•do•ret•i•ni•tis [kəˌrɔɪdəʊretəˈnaɪtɪs] *n* → chorioretinitis.

cho•roi•do•sis [ˌkəʊrɔɪˈdəʊsɪs] *n ophthal.* Aderhauterkrankung *f,* Chorioidose *f.*

choroid plexus Plexus choroideus.

Christian [ˈkrɪstʃən]: **Christian's disease** **1.** Hand-Schüller-Christian-Krankheit *f,*

Schüller-Hand-Christian-Krankheit *f*, Schüller-Krankheit *f*. **2.** → Christian-Weber disease.

Christian-Weber ['krɪstʃən 'vaɪbər]: **Christian-Weber disease** Weber-Christian-Syndrom *nt*, rezidivierende fieberhafte nichteitrige Pannikulitis *f*.

Christmas ['krɪsməs]: **Christmas disease** Hämophilie B *f*, Christmas-Krankheit *f*, Faktor IX-Mangel(krankheit *f*) *m*.
Christmas factor Faktor IX *m*, Christmas-Faktor *m*.

Christ-Siemens-Touraine [krɪst 'siːmənz tuːˈrɛːn]: **Christ-Siemens-Touraine syndrome** Christ-Siemens-Syndrom *nt*, ektodermale kongenitale Dysplasie *f*.

chro•maf•fin [krəʊˈmæfɪn] *adj histol*. chromaffin, chromaphil, phäochrom.

chomaffin body Paraganglion *nt*.

chro•maf•fi•no•ma [krəʊməfɪˈnəʊmə] *n patho*. chromaffiner Tumor *m*, Chromaffinom *nt*.

chro•mat•ic vision [krəʊˈmætɪk] → chromatopsia.

chro•ma•tid [ˈkrəʊmətɪd] *n* Chromatid *nt*, Chromatide *f*.

chro•ma•to•der•ma•to•sis [krəʊmətəʊˌdɜːrməˈtəʊsɪs] *n derm*. Chromatodermatose *f*, Chromatose *f*, Pigmentanomalie *f*.

chro•ma•tom•e•ter [krəʊməˈtɑmɪtər] *n* **1.** Chromometer *nt*, Kolorimeter *nt*. **2.** Chromatoptometer *nt*, Chromoptometer *nt*.

chro•ma•top•a•thy [krəʊməˈtɑpəθɪ] *n* → chromatodermatosis.

chro•ma•top•sia [krəʊməˈtɑpsɪə] *n* Farbensehen *nt*, Chromatop(s)ie *f*, Chromopsie *f*.

chro•ma•top•tom•e•try [ˌkrəʊmətɑpˈtɑmətrɪ] *n ophthal*. Chromatoptometrie *f*, Chromoptometrie *f*.

chro•mat•o•scope [krəˈmætəskəʊp] *n* Chromatoskop *nt*, Chromoskop *nt*.

chro•ma•tos•co•py [ˌkrəʊməˈtɑskəpɪ] *n* **1.** *ophthal*. Chromatoskopie *f*, Chromoskopie *f*. **2.** Chromodiagnostik *f*, Chrom(at)oskopie *f*.

chro•ma•tu•ria [krəʊməˈt(j)ʊərɪə] *n* (pathologische) Harnverfärbung *f*, Chromaturie *f*.

chro•mic catgut [ˈkrəʊmɪk] *chir*. Chromcatgut *nt*.

chro•mi•cized catgut [ˈkrəʊməsaɪzd] *chir*. Chromcatgut *nt*.

chro•mo•di•ag•no•sis [krəʊməʊˌdaɪəgˈnəʊsɪs] *n* Chromodiagnostik *f*.

chro•mo•phobe adenoma [ˈkrəʊməfəʊb] chromophobes (Hypophysen-)Adenom *nt*.

chro•mo•pho•to•ther•a•py [ˌkrəʊməˌfəʊtəˈθɛrəpɪ] *n* Chromophototherapie *f*, Buntlichttherapie *f*.

chro•mo•pro•tein•u•ric nephrosis [krəʊməʊˌprəʊtɪˈn(j)ʊərɪk] *patho*. chromoproteinurische Nephrose *f*, Chromoproteinniere *f*; Crush-Niere *f*.

chro•mop•sia [krəʊˈmɑpsɪə] *n* → chromatopsia.

chro•mo•ret•i•nog•ra•phy [ˌkrəʊmərɛtɪˈnɑgrəfɪ] *n ophthal*. Chromoretinographie *f*.

chro•mo•scope [ˈkrəʊməskəʊp] *n* → chromatoscope.

chro•mos•co•py [krəʊˈmɑskəpɪ] *n* → chromatoscopy.

chro•mo•so•mal [ˌkrəʊməˈsəʊml] *adj* chromosomal, Chromosomen-.

chromosomal anomaly Chromosomenanomalie *f*.

chromosomal mutation Chromosomenmutation *f*.

chromosomal sex chromosomales/genetisches Geschlecht *nt*.

chro•mo•some [ˈkrəʊməsəʊm] *n* Chromosom *nt*.

chromosome aberration Chromosomenaberration *f*.

chron•ic [ˈkrɑnɪk] *adj* s. langsam entwickelnd, langsam verlaufend, (an-)dauernd, anhaltend, langwierig, chronisch, Dauer-.

chronic abscess chronischer/kalter Abszeß *m*.

chronic active/aggressive hepatitis chronisch-aktive/chronisch-aggressive Hepatitis *f*.

chronic brain syndrome chronisch-organisches Psychosyndrom *nt*, chronisches psychoorganisches Syndrom *nt*.

chronic carrier *micro*. Dauerträger *m*, -ausscheider *m*.

chronic familial icterus/jaundice hereditäre Sphärozytose *f*, Kugelzellanämie *f*, Morbus Minkowski-Chauffard.

chronic glaucoma Simplex-, Weitwinkelglaukom *nt*, Glaucoma simplex.

chronic idiopathic hypotension Shy-Drager-Syndrom *nt*.

chronic idiopathic jaundice Dubin-Johnson-Syndrom *nt*.

chronic inflammatory arthritis rheumatoide Arthritis *f*, progrediente/primär chronische Polyarthritis *f*.

chro•nic•i•ty [krəˈnɪsətɪ] *n* langsamer schleichender Verlauf *m* (*einer Krankheit*); chronischer Zustand *m*, Chronizität *f*.

chronic leukemia chronische/reifzellige Leukämie *f*.

chronic lymphadenoid thyroiditis Hashimoto-Thyreoiditis *f*, Struma lymphomatosa.

chronic mountain sickness Monge-Krankheit *f*, chronische Höhenkrankheit *f*.

chronic obstructive airways disease → chronic obstructive lung disease.

chronic obstructive lung disease chronisch-obstruktive Lungenerkrankung/Atemwegserkrankung *f*.

chronic organic brain syndrome → chronic brain syndrome.

chronic pain chronischer Schmerz *m*, chronische Schmerzen *pl*.

chronic persistent/persisting hepatitis chronisch-persistierende Hepatitis *f*.

chronic rejection 74

chronic rejection *chir.* chronische Abstoßung(sreaktion *f*) *f.*
chronic stroke Monge-Krankheit *f,* chronische Höhenkrankheit *f.*
chronic subcortical encephalitis Binswanger-Enzephalopathie *f,* subkortikale progressive Enzephalopathie *f.*
chronic superficial dermatitis Brocq-Krankheit *f,* chronische superfizielle Dermatitis *f.*
chronic thyroiditis Riedel-Struma *f,* chronische hypertrophische Thyreoiditis *f.*
chronic ulcer chronisches Geschwür *nt.*
chronic urticaria chronische Urtikaria *f,* Urticaria chronica.
chron•o•log•i•cal age [krɑnəʊˈlɑdʒɪkl] kalendarisches Alter *nt.*
chron•o•log•ic disorientation [krɑnəʊ-ˈlɑdʒɪk] *neuro.* zeitliche Desorientiertheit *f.*
chry•si•a•sis [krɪˈsaɪəsɪs] *n* **1.** *derm.* Chrysiasis *f,* Auriasis *f.* **2.** → chrysoderma.
chrys•o•der•ma [krɪsəˈdɜrmə] *n derm.* Chrysoderma *nt,* Chrysosis *f.*
chrys•o•ther•a•py [krɪsəˈθerəpɪ] *n* Gold-, Chryso-, Aurotherapie *f.*
Churg-Strauss [tʃɜrg straʊs]: **Churg-Strauss syndrome** Churg-Strauss-Syndrom *nt,* allergische granulomatöse Angiitis *f.*
Chvostek [ˈvɑstek]: **Chvostek's sign/symptom** *neuro.* Chvostek-Zeichen *nt.*
chyle [kaɪl] *n* Chylus *m.*
chyle bladder/cistern Cisterna chyli.
chyl•ec•ta•sia [kaɪlekˈteɪʒ(ɪ)ə] *n* → chyle cyst.
chyle cyst Chyluszyste *f,* Chyl(angi)ektasie *f.*
chyl•e•mia [kaɪˈliːmɪə] *n* Chylämie *f.*
chyle stasis Chylusstauung *f.*
chy•lif•er•ous duct [kaɪˈlɪf(ə)rəs] Brustmilchgang *m,* Ductus thoracicus.
chy•li•form ascites [ˈkaɪləfɔːrm] → chyloperitoneum.
chy•lo•me•di•as•ti•num [ˌkaɪləˌmɪdɪəˈstaɪnəm] *n patho.* Chylomediastinum *nt.*
chy•lo•mi•cron [kaɪləˈmaɪkrɑn] *n* Chylo-, Lipomikron *nt,* Chyluströpfchen *nt.*
chy•lo•mi•cro•ne•mia [kaɪləˌmaɪkrəˈniːmɪə] *n patho.* (Hyper-)Chylomikronämie *f.*
chy•lo•per•i•to•ne•um [ˌkaɪləˌperɪtəˈnɪəm] *n patho.* Chyloperitoneum *nt,* Chylaskos *m,* Chylaszites *m.*
chy•lor•rhea [kaɪləˈrɪə] *n patho.* **1.** Chylorrhö *f,* Chylorrhoe *f.* **2.** chylöser Durchfall *m,* Chylorrhö *f,* Chylorrhoe *f.*
chy•lo•tho•rax [kaɪləˈθɔʊræks] *n patho.* Chylothorax *m.*
chy•lous [ˈkaɪləs] *adj* chylusartig, chylös, Chylus-.
chylous ascites → chyloperitoneum.
chylous diarrhea → chylorrhea 2.
chylous stasis Chylusstauung *f.*
chylous urine chylöser Urin *m.*
chy•lu•ria [kaɪˈl(j)ʊərɪə] *n* Chylurie *f,* Chylolipurie *f,* Galakturie *f.*

cic•a•trec•to•my [sɪkəˈtrektəmɪ] *n chir.* Narbenausschneidung *f,* -exzision *f.*
cic•a•tri•cial [sɪkəˈtrɪʃl] *adj* narbig, zikatriziell, Narben-.
cicatricial alopecia narbige Alopezie *f,* Alopecia cicatricans.
cicatricial contracture *ortho.* Narbenkontraktur *f.*
cicatricial ectropion *ophthal.* Ektropium cicatriceum.
cicatricial keloid Narbenkeloid *nt.*
cicatricial scoliosis *ortho.* Narbenskoliose *f.*
cicatricial stenosis narbige Stenose *f.*
cic•a•tri•cle [ˈsɪkətrɪkl] *n gyn.* Cicatricula *f.*
cic•a•trix [ˈsɪkətrɪx] *n* Narbe *f,* Narbengewebe *nt,* Cicatrix *f.*
cic•a•tri•za•tion [ˌsɪkətrɪˈzeɪʃn] *n* Narbenbildung *f,* Vernarben *nt,* Synulosis *m.*
cil•ia [ˈsɪlɪə] *pl* (Augen-)Wimpern *pl,* Zilien *pl,* Cilia *pl.*
cil•i•a•ris (muscle) [sɪlɪˈeərɪs] Ziliarmuskel *m,* Musculus ciliaris.
cil•i•a•rot•omy [ˌsɪlɪəˈrɑtəmɪ] *n ophthal.* Ziliarkörperdurchtrennung *f,* Ziliarotomie *f.*
cil•i•ary [ˈsɪlɪeriː] *adj* ziliar, Wimpern-, Ziliar-, Cilio-.
ciliary arteries Ziliararterien *pl,* Arteriae ciliares.
ciliary blepharitis Lidrandentzündung *f,* Blepharitis ciliaris/marginalis.
ciliary body Strahlenkörper *m,* Ziliarapparat *m,* Corpus ciliare.
ciliary glands Moll-Drüsen *pl,* Glandulae ciliares.
ciliary reflex Ziliarreflex *m.*
ciliary staphyloma Staphyloma ciliare.
ciliary veins Ziliarvenen *pl,* Vv. ciliares.
ciliary zonule Zinn-(Strahlen-)Zone *f,* Zonula ciliaris.
cil•i•ec•to•my [sɪlɪˈektəmɪ] *n ophthal.* **1.** Ziliektomie *f,* Zyklektomie *f.* **2.** Lidrandresektion *f,* Ziliektomie *f.*
cil•i•ot•o•my [sɪlɪˈɑtəmɪ] *n ophthal.* Ziliarnervendurchtrennung *f,* Ziliotomie *f.*
cil•i•um [ˈsɪlɪəm] *n* **1.** Augenlid *nt.* **2.** (Kino-)Zilie *f.*
Ci•mex [ˈsaɪmeks] *n micro.* Bettwanze *f,* Cimex *m.* **Cimex lectularius** gemeine Bettwanze, Cimex lectularius.
Cimino [ˈsɪmənəʊ]: **Cimino shunt** (Brescia-)Cimino-Shunt *m.*
cin•e•an•gi•og•ra•phy [ˌsɪnəˌændʒɪˈɑgrəfɪ] *n radiol.* Kineangiographie *f.*
cin•e•mat•ic amputation [sɪnəˈmætɪk] → cineplasty.
cin•e•mat•i•za•tion [sɪnəˌmætɪˈzeɪʃn] *n* → cineplasty.
cin•e•ma•tog•ra•phy [ˌsɪnəməˈtɑgrəfɪ] *n* → cineradiography.
cin•e•ma•te•i•og•ra•phy [sɪnəˌmætəˌreɪdɪˈɑgrəfɪ] *n* → cineradiography.
cin•e•phle•bog•ra•phy [ˌsɪnəflɪˈbɑgrəfɪ] *n radiol.* Kinephlebographie *f.*
cin•e•plas•tic amputation [sɪnəˈplæstɪk]

→ cineplasty.
cin•e•plas•ty [ˈsɪnəplæstɪ] *n chir., ortho.* plastische Amputation *f*, Kineplastik *f*.
cin•e•ra•di•og•ra•phy [ˌsɪnəˌreɪdɪˈɑɡrəfɪ] *n radiol.* (Röntgen-)Kinematographie *f*, Kineradiographie *f*.
ci•o•nec•to•my [saɪəˈnektəmɪ] *n HNO* Uvularesektion *f*, Uvulektomie *f*.
ci•o•ni•tis [saɪəˈnaɪtɪs] *n HNO* Zäpfchenentzündung *f*, Uvulitis *f*, Kionitis *f*.
ci•on•op•to•sis [ˌsaɪənɑpˈtəʊsɪs] *n HNO* Zäpfchensenkung *f*, Uvuloptose *f*.
ci•o•not•o•my [saɪəˈnɑtəmɪ] *n HNO* Zäpfchenspaltung *f*, Uvulotomie *f*.
cir•ca•di•an rhythm [sɜrˈkeɪdɪən] zirkadianer Rhythmus *m*, 24-Stunden-Rhythmus *m*, Tagesrhythmus *m*.
cir•cu•lar [ˈsɜrkjələr] *adj* rund, kreisförmig, zirkulär, Kreis-, Rund-.
circular amputation *chir.* Amputation *f* mit Zirkelschnitt.
circular bandage Zirkulärverband *m*.
circular cut *chir.* Zirkelschnitt *m*.
circular incision Zirkelschnitt *m*.
cir•cu•late [ˈsɜrkjəleɪt] *vi* zirkulieren, umlaufen.
cir•cu•la•tion [sɜrkjəˈleɪʃn] *n physiol.* (Blut-)Kreislauf *m*, (-)Zirkulation *f*.
cir•cu•la•to•ry [ˈsɜrkjələtəʊrɪ] *adj* zirkulierend, Zirkulations-, (Blut-)Kreislauf-.
circulatory arrest Kreislaufstillstand *m*.
circulatory center Kreislaufzentrum *nt*.
circulatory collapse Kreislaufkollaps *m*.
circulatory disturbance Kreislaufstörung *f*.
circulatory shock Kreislaufschock *m*.
circulatory system *physiol.* (Blut-)Kreislauf *m*, (-)Zirkulation *f*.
cir•cum•a•re•o•lar incision [ˌsɜrkəməˈrɪələr] *gyn.* Warzenhofrandschnitt *m*, periareolärer Schnitt *m*.
cir•cum•cise [ˈsɜrkəmsaɪz] *vt* **1.** *urol.* beschneiden. **2.** *chir.* umschneiden.
cir•cum•ci•sion [sɜrkəmˈsɪʒn] *n* **1.** *urol.* Beschneidung *f*, Zirkumzision *f*. **2.** *chir.* Umschneidung *f*, Zirkumzision *f*.
cir•cum•o•ral cyanosis [sɜrkəmˈɔːrəl] zirkumorale/periorale Zyanose *f*.
cir•cum•scribed albinism [ˈsɜrkəmskraɪbd] *derm.* partieller/umschriebener Albinismus *m*, Piebaldismus *m*.
circumscribed edema Quincke-Ödem *nt*, angioneurotisches Ödem *nt*.
circumscribed neurodermatitis Vidal-Krankheit *f*, Neurodermitis circumscriptus.
circumscribed peritonitis örtlich umschriebene Bauchfellentzündung *f*, Peritonitis circumscripta.
cir•cum•stances [ˈsɜrkəmstænz] *pl* **1.** Umstände *pl*, Verhältnisse *pl*, (Sach-)Lage *f*. **in/under no circumstances** auf keinen Fall, unter keinen Umständen. **in certain circumstances** unter Umständen, eventuell. **in/under the circumstances** unter diesen Umständen. **2.** Verhältnisse *pl*, Lage *f*. **in easy/poor/reduced circumstances** in gesicherten/ärmlichen/bescheidenen Verhältnissen. **the social circumstances** die sozialen Verhältnisse.
cir•cum•ton•sil•lar abscess [sɜrkəmˈtɑnsɪlər] *HNO* Peritonsillarabszeß *m*.
cir•rho•sis [sɪˈrəʊsɪs] *n* **1.** Zirrhose *f*, Cirrhosis *f*. **2.** (**cirrhosis of liver**) Leberzirrhose, Cirrhosis hepatis.
cirrhosis of lung Lungenzirrhose, diffuse interstitielle Lungenfibrose *f*.
cir•rhot•ic [sɪˈrɑtɪk] **I** *n* Zirrhotiker(in *f*) *m*. **II** *adj* zirrhös, zirrhotisch, Zirrhose(n)-.
cir•sec•to•my [sɜrˈsektəmɪ] *n chir.* Varizenresektion *f*, -exzision *f*, Cirsektomie *f*.
cir•so•cele [ˈsɜrsəsiːl] *n* Krampfaderbruch *m*, Cirsocele *f*, Varikozele *f*.
cir•sod•e•sis [sɜrˈsɑdəsɪs] *n chir.* Varizenumstechung *f*, -ligatur *f*, Cirsodesis *f*.
cis•ter•na [sɪsˈtɜrnə] *n* [S.U. CISTERNA]
cis•ter•nal puncture [sɪsˈtɜrnl] Subokzipital-, Zisternenpunktion *f*.
cis•ter•nog•ra•phy [ˌsɪstərˈnɑɡrəfɪ] *n radiol.* Zisterno-, Cisternographie *f*.
cit•rate [ˈsɪtreɪt] *n* Zitrat *nt*, Citrat *nt*.
cit•rat•ed plasma [ˈsɪtreɪtɪd] Zitrat-, Citratplasma *nt*.
cit•ric acid [ˈsɪtrɪk] Zitronensäure *f*.
C-J disease → Creutzfeldt-Jakob disease.
clam•my [ˈklæmɪ] *adj* (*Haut*) feuchtkalt, klamm.
clamp [klæmp] **I** *n chir.* Klemme *f*, Klammer *f*. **II** *vt* (ein-)spannen, (fest-, ab-)klemmen, (ver-, an-)klammern.
Clarke [klɑːrk]: **Clarke's column/nucleus** Clarke-Säule *f*, -Kern *m*, Columna thoracica, Nucleus thoracicus.
Clarke's ulcer **1.** knotiges/noduläres Basaliom *nt*, Ulcus rodens. **2.** *gyn.* Zervikalulkus *nt*.
clasp-knife effect/phenomenon [klæsp] *neuro.* Taschenmesserphänomen *nt*, Klappmesserphänomen *nt*.
class [klæs, klɑːs] **I** *n* **1.** Gruppe *f*, Kategorie *f*, Klasse *f*. **2.** *socio.* (Gesellschafts-)Klasse *f*, (Bevölkerungs-)Schicht *f*. **II** *vt* klassifizieren.
clas•sic [ˈklæsɪk] *adj* **1.** klassisch, traditionell, konventionell. **the classic method** die klassische od. konventionelle Methode. **2.** elementar, grundlegend; typisch. **the classic(al) symptoms of a disease**.
clas•si•cal [ˈklæsɪkl] *adj* → classic.
classical hemophilia Hämophilie A *f*, klassische Hämophilie *f*, Faktor-VIII-Mangel *m*.
classical hysteria klassische Hysterie *f*, klassisches Konversionssyndrom *nt*.
classic typhus epidemisches/klassisches Fleckfieber *nt*, Flecktyphus *m*.
Claude [kloːd]: **Claude's hyperkinesis sign** Claude-(Hyperkinese-)Zeichen *nt*.
Claude's syndrome *neuro.* Claude-Syndrom *nt*.
clau•di•ca•tion [ˌklɔːdɪˈkeɪʃn] *n* Hinken *nt*,

claustrophobia 76

Claudikation f.
claus•tro•pho•bia [klɔːstrəˈfəʊbɪə] n psychia. Platzangst f, Klaustrophobie f.
claus•tro•pho•bic [klɔːstrəˈfəʊbɪk] adj klaustrophobisch, -phob.
clav•i•cle [ˈklævɪkl] n Schlüsselbein nt, Klavikula f.
cla•vic•u•lar [kləˈvɪkjələr] adj klavikular, Schlüsselbein-, Klavikula(r)-, Kleido-.
clavicular incisure/notch of sternum Incisura clavicularis.
clavicular region Schlüsselbeinregion f, Regio clavicularis.
clavicular sign Higouménakis-Zeichen nt.
cla•vus [ˈkleɪvəs] n Hühnerauge nt, Leichdorn m, Clavus m.
claw foot [klɔː] ortho. Klauenfuß m, Klauenhohlfuß m.
claw hand ortho. Klauen-, Krallenhand f.
claw toe ortho. Krallenzeh(e f) m.
clean [kliːn] I adj 1. sauber, rein; frisch. 2. (Wunde) sauber, rein; aseptisch, keimfrei; sterilisiert. 3. (Substanz) unvermischt, rein. **clean air/water.** 4. (Schnitt) glatt, eben. 5. nicht radioaktiv. II vt säubern, reinigen, putzen; waschen.
clean•er [ˈkliːnər] n Reiniger m; (Fenster-) Putzer m, Reinemachefrau f; Reinigungsmittel nt.
cleanse [klenz] vt säubern, reinigen (of, from von; with mit).
cleans•er [ˈklenzər] n Reiniger m; Reinigungsmittel nt.
clean wound chir. saubere/aseptische Wunde f.
clear [klɪər] I adj 1. (Licht, Augen) klar, hell; (Stimme) rein, hell; (Kopf) klar, hell; (Haut) klar; (Lunge) frei; (Flüssigkeit) klar, durchsichtig, rein; (Zugang) offen, frei, unbehindert (of von). 3. klar, offensichtlich. **a clear case of** ein klarer od. eindeutiger Fall von. II vt 4. (weg-, ab-)räumen, wegschaffen, beseitigen; freimachen. **clear the airways.** 5. s. räuspern. **clear one's throat.** 6. (Darm) entleeren. III vi heilen.
clear cell carcinoma hellzelliges Karzinom nt, Klarzellkarzinom nt. **clear cell carcinoma of kidney** hypernephroides Karzinom, klarzelliges Nierenkarzinom, Grawitz-Tumor m.
clear cells Helle-Zellen pl, Klarzellen pl.
cleav•age [ˈkliːvɪdʒ] n 1. (a. fig.) Spaltung f, (Auf-)Teilung f. 2. Spalt m. 3. (Zell-)Teilung f, Furchung(steilung f) f.
cleavage fracture ortho. Abscher-, Abschälungsfraktur f.
cleavage lines (Haut) Spaltlinien pl.
cleft [kleft] n Spalt(e f) m, Furche f, Fissur f.
cleft foot Spaltfuß m.
cleft hand Spalthand f.
cleft jaw Kieferspalte f, Gnathoschisis f.
cleft lip Hasenscharte f, Lippenspalte f, Cheiloschisis f.
cleft palate Gaumenspalte f, Palato-, Uranoschisis f, Palatum fissum.

cleft spine Spondyloschisis f, Rhachischisis posterior.
cleft tongue gespaltene Zunge f, Lingua bifida.
cleft vertebra Spaltwirbel m, Spina bifida.
clei•do•cra•ni•al dysostosis/dysplasia [klaɪdəʊˈkreɪnɪəl] Dysplasia/Dysostosis cleidocranialis, Scheuthauer-Marie-Syndrom nt.
click syndrome [klɪk] card. Click-Syndrom nt, Klick-Syndrom nt.
cli•mac•te•ri•al [klaɪˌmækˈtɪərɪəl] adj klimakterisch.
cli•mac•ter•ic [klaɪˈmæktərɪk] I n physiol. Klimakterium nt, Klimax f, Wechseljahre pl. II adj 1. kritisch, entscheidend, Krisen-. 2. → climacterial.
cli•mac•ter•i•cal [ˌklaɪmækˈterɪkl] adj kritisch, entscheidend, Krisen-.
climacteric melancholia Involutionspsychose f.
climacteric syndrome Menopausensyndrom nt.
cli•mac•te•ri•um [klaɪmækˈtɪərɪəm] n → climacteric I.
cli•max [ˈklaɪmæks] n 1. Höhepunkt m, Gipfel m; physiol. Höhepunkt m, Orgasmus m, Klimax f. 2. → climacteric I.
clin•ic [ˈklɪnɪk] I n 1. Poliklinik f, Ambulanz f. 2. Sprechstunde f; Beratungs- od. Therapiegruppe f. **have a clinic** eine Sprechstunde abhalten. 3. Gemeinschaftspraxis f. 4. Klinik f. II adj → clinical.
clin•i•cal [ˈklɪnɪkl] adj 1. klinisch. 2. fig. nüchtern, sachlich, unpersönlich.
clinical course (Krankheit) klinischer Verlauf m, Befund m.
clinical death klinischer Tod m.
clinical diagnosis klinische Diagnose f.
clinical examination klinische Untersuchung f.
clinical finding(s) klinischer Befund m.
clinical medicine 1. klinische Medizin f. 2. klinischer Studienabschnitt m, klinisches Studium nt.
clinical picture klinisches (Krankheits-)Bild nt, Befund m.
clinical sign (klinischer) Befund m.
clinical staging klinisches Staging nt.
clinical status klinischer Status m.
clinical study 1. klinische Studie f. 2. **clinical studies** pl klinischer Abschnitt m des Medizinstudiums.
clinical test klinischer Test m.
clinical thermometer Fieberthermometer nt.
cli•no•scope [ˈklaɪnəskəʊp] n ophthal. Klinoskop nt.
clip [klɪp] n Klemme f, Klammer f; Spange f; chir. Klipp m, Clip m.
clip-applying forceps chir. Clipzange f.
clip forceps chir. Clipzange f.
clit•o•ral [ˈklɪtərəl] adj Klitoris-.
clit•o•ri•dec•to•my [ˌklɪtərɪˈdektəmɪ] n gyn. Klitorisresektion f, Klitorisektomie f,

Klitoridektomie f.
clit•o•ri•di•tis [ˌklɪtərɪˈdaɪtɪs] n → clitoritis.
clit•o•ri•dot•o•my [ˌklɪtərɪˈdatəmɪ] n gyn. **1.** Klitorisinzision f, Klitorotomie f. **2.** Klitoridotomie f.
clit•o•ri•meg•a•ly [ˌklɪtərɪˈmegəlɪ] n Klitorisvergrößerung f.
clit•o•ris [ˈklɪtərɪs] n Kitzler m, Klitoris f, Clitoris f.
clit•o•rism [ˈklɪtərɪzəm] n gyn. **1.** Klitorishypertrophie f, Klitorismus m. **2.** Klitorisschwellung f, Klitorismus m.
clit•o•ri•tis [klɪtəˈraɪtɪs] n gyn. Klitorisentzündung f, Klitoritis f.
clo•a•ca [kləʊˈeɪkə] n patho. Kloake f.
clo•a•cal exstrophy [kləʊˈeɪkl] urol. Kloakenekstrophie f, -exstrophie f.
clock [klɑk] n **1.** Uhr f. **(a)round the clock** rund um die Uhr; 24 Stunden (lang); ununterbrochen. **2.** Kontroll-, Stoppuhr f.
clon•al [ˈkləʊnl] adj klonal, Klon-.
clone [kləʊn] **I** n Klon m, Clon m. **II** vt klonen.
clon•ic contraction [ˈklɑnɪk] klonische Kontraktion f.
clon•i•co•ton•ic [ˌklɑnɪkəʊˈtɑnɪk] adj klonisch-tonisch.
clonic spasm → clonus.
clon•ing [ˈkləʊnɪŋ] n Klonierung f, Klonbildung f.
clo•nus [ˈkləʊnəs] n physiol. Klonus m, Clonus m.
Cloquet [kləʊˈkeɪ, klɔːˈkɛ]: **Cloquet's hernia** Cloquet-Hernie f, Hernia femoralis pectinea.
close [adj kləʊs; v kləʊz] **I** adj **1.** (Struktur) fest, dicht. **2.** dicht, nah. **close together** nah(e) beieinander. **close to** in der Nähe von, nahe od. dicht bei; (zeitlich) nahe bevorstehend; fig. (jdm.) nahestehend. **3.** (Person) vertraut, eng, nah. **4.** eingehend, genau, gründlich. **close investigation.** **II** vt **5.** (ab-, zu-, ver-)schließen, zumachen. **close in layers** chir. (Wunde) schichtweise verschließen. **6.** verstopfen, blockieren; versperren. **III** vi allg. s. schließen; (Wunde) heilen, zugehen. **close up** vi (Wunde) s. schließen, zugehen, heilen.
closed amputation [kləʊzd] chir. geschlossene Amputation f, Amputation f mit Lappendeckung.
closed anesthesia anes. geschlossene Narkose/Anästhesie f.
closed-angle glaucoma patho. akutes Winkelblockglaukom nt, Glaucoma acutum.
closed dislocation ortho. einfache/geschlossene Luxation f.
closed fracture ortho. einfache/geschlossene/unkomplizierte Fraktur f.
closed reduction ortho. geschlossene Reposition f.
close vision Nahsehen nt, Nahsicht f.
Clos•trid•i•um [klɑˈstrɪdɪəm] n micro. Clostridium nt.
Clostridium botulinum Botulinusbazillus m, Clostridium botulinum.
Clostridium perfringens Welch-Fränkel-Bazillus m, Clostridium perfringens.
Clostridium tetani Tetanusbazillus m, Wundstarrkrampferreger m, Clostridium tetani.
clostridium botulinum toxin Clostridium botulinum-Toxin nt.
clo•sure [ˈkləʊʒər] n **1.** allg. Schließung f, (Zu-, Ab-)Schließen nt; Stillegung f. **2.** (Wunde) Verschließen nt. **3.** Verschluß nt.
closure in (anatomic) layers chir. schichtweiser Wundverschluß, Etagennaht f.
clot [klɑt] **I** n **1.** Klumpen m. **2.** (Blut-, Fibrin-)Gerinnsel nt. **II** vi gerinnen; (Blut) koagulieren.
cloth [klɔθ, klɑθ] n Tuch nt, Gewebe nt; Lappen m.
clothes [kləʊ(ð)z] pl Kleider pl, Kleidung f; (Bett-)Wäsche f.
clothes louse micro. Kleiderlaus f, Pediculus humanis corporis/humanus/vestimenti.
cloth•ing [ˈkləʊðɪŋ] n (Be-)Kleidung f.
clo•trim•a•zole [kləʊˈtrɪməzəʊl] n pharm. Clotrimazol nt.
clot•ting [ˈklɑtɪŋ] n (Blut-, Fibrin-)Gerinnung f, Koagulation f.
clotting factors (Blut-)Gerinnungsfaktoren pl.
clotting time (Blut-)Gerinnungszeit f.
reptilase clotting time Reptilasezeit.
thrombin clotting time (Plasma-)Thrombinzeit, Antithrombinzeit.
cloud•ing [ˈklaʊdɪŋ] n Verschwommenheit f; (Verstand) (Ein-)Trübung f, Umwölkung f.
clouding of consciousness Bewußtseinseintrübung.
cloudy urine [ˈklaʊdɪ] trüber/getrübter Urin m.
Clough-Richter [klʌf ˈrɪktər]: **Clough-Richter's syndrome** Clough-Syndrom nt, Clough-Richter-Syndrom nt, Kältehämagglutinationskrankheit f.
Clouston [ˈklaʊstən]: **Clouston's syndrome** Clouston-Syndrom nt, hydrotisch ektodermale Dysplasie f.
clubbed digits/fingers [ˈklʌbt] Trommelschlegelfinger pl, Digiti hippocratici.
club•bing [ˈklʌbɪŋ] n Trommelschlegelbildung f.
club•foot [ˈklʌbfʊt] n ortho. Klumpfuß m, Pes equinovarus (excavatus et adductus).
club•hand [ˈklʌbhænd] n ortho. Klumphand f, Manus vara.
clump foot [klʌmp] → clubfoot.
clu•ne•al cleft [ˈkluːnɪəl] Gesäßspalte f, Afterfurche f, Rima ani.
cluneal nerves Clunialnerven pl, Rami clunium/glutaeales.
clus•ter headache [ˈklʌstər] (Bing-)Horton-Syndrom nt, Erythroprosopalgie f, Histaminkopfschmerz m.
cly•sis [ˈklaɪsɪs] n Infusionslösung f, -flüssigkeit f, Nährlösung f.
clys•ma [ˈklɪzmə] n Einlauf m, Klistier nt,

Klysma *nt.*
clys•ter ['klɪstər] **I** *n* → clysma. **II** *vt* → clysterize.
clys•ter•ize ['klɪstəraɪz] *vt* jdm. einen Einlauf geben.
CMC joint → carpometacarpal articulation.
CNS disease ZNS-Erkrankung *f*, Erkrankung *f* des zentralen Nervensystems.
CNS metastasis ZNS-Metastase *f*, Metastase *f* ins ZNS.
co•ag•u•la•bil•i•ty [kəʊ,ægjələ'bɪlətɪ] *n* Gerinnbarkeit *f*, Koagulabilität *f*.
co•ag•u•la•ble [kəʊ'ægjələbl] *adj* gerinnbar, koagulierbar, koagulabel.
co•ag•u•lant [kəʊ'ægjələnt] **I** *n* Koagulans *nt*. **II** *adj* gerinnungs-, koagulationsfördernd.
co•ag•u•late [kəʊ'ægjəleɪt] *vi* gerinnen, koagulieren.
co•ag•u•la•tion [kəʊ,ægjə'leɪʃn] *n* **1.** Gerinnung *f*, Koagulation *f*. **2.** Blutgerinnung *f*.
coagulation defect *hema.* (Blut-)Gerinnungsstörung *f*.
coagulation factors (Blut-)Gerinnungsfaktoren *pl*.
coagulation status *lab.* Gerinnungsstatus *m*.
coagulation test *lab.* Gerinnungstest *m*.
coagulation thrombus Gerinnungs-, Schwanzthrombus *m*.
coagulation time (Blut-)Gerinnungszeit *f*.
co•ag•u•lop•a•thy [kəʊ,ægjə'lɒpəθɪ] *n* (Blut-)Gerinnungsstörung *f*, Koagulopathie *f*.
co•ag•u•la•tor [kəʊ'ægjəleɪtər] *n chir.* Koagulator *m*.
co•ag•u•lum [kəʊ'ægjələm] *n* (Blut-)Gerinnsel *nt*, Koagel *nt*.
co•apt [kəʊ'æpt] *vt* (*Wundränder*) annähern; (*Frakturenden*) annähern, einrichten.
co•ap•ta•tion [,kəʊæp'teɪʃn] *n* (*Wundränder*) Annähern *nt; ortho.* Einrichten *nt*.
co•arc•ta•tion [,kəʊɑːrk'teɪʃn] *n* Verengung *f*, Verengerung *f*, Striktur *f*, Koarktation *f*. **coarctation of aorta** Aortenisthmusstenose *f*, Coarctatio aortae.
coarse tremor [kɔːrs] grobschlägiger Tremor *m*.
coat [kəʊt] **I** *n* **1.** Haut *f*, Hülle *f*; Überzug *m*, Schicht *f*. **2.** Mantel *m*, (Arzt-)Kittel *m*. **II** *vt* beschichten, überziehen.
coat•ed ['kəʊtɪd] *adj* **1.** beschichtet, überzogen (*with* mit); *pharm.* dragiert. **2.** (*Zunge*) belegt.
coat•ing ['kəʊtɪŋ] *n* Schicht *f*; (*Zunge*) Belag *m; pharm.* Überzug *m*.
Coats [kəʊts]: **Coats' disease/retinitis** Coats-Syndrom *nt*, Retinitis exsudativa externa.
cob•ble•stone mucosa ['kɒbəlstəʊn] *patho.* (*Schleimhaut*) Pflastersteinrelief *nt*.
co•caine [kəʊ'keɪn] *n* Kokain *nt*, Cocain *nt*.
cocaine abusus → cocainism 1.
co•cain•ism [kəʊ'keɪnɪzəm] *n* **1.** Kokainmißbrauch *m*, -abusus *m*, Kokainismus *m*. **2.** chronische Kokainvergiftung *f*, Kokainismus *m*.
co•cain•i•za•tion [kəʊ,keɪnɪ'zeɪʃn] *n anes.* Kokainisierung *f*, Cocainisierung *f*.
co•car•cin•o•gen [kəʊkɑːr'sɪnədʒən] *n* Kokarzinogen *nt*.
co•car•ci•no•gen•e•sis [kəʊ,kɑːrsnəʊ-'dʒenəsɪs] *n* Kokarzinogenese *f*.
coc•cid•i•al disease [kɑk'sɪdɪəl] → coccidiosis.
coc•cid•i•oi•dal granuloma [kɑk,sɪdɪ-'ɔɪdl] **1.** → coccidioidomycosis. **2.** sekundäre/progressive Kokzidioidomykose *f*.
Coc•cid•i•oi•des [kɑk,sɪdɪ'ɔɪdiːz] *n* Kokzidioidespilz *m*, Coccidioides *m*.
coc•cid•i•oi•din [kɑk,sɪdɪ'ɔɪdɪn] *n* Kokzidioidin *nt*, Coccidioidin *nt*.
coc•cid•i•oi•do•my•co•sis [kɑk,sɪdɪ-,ɔɪdəmaɪ'kəʊsɪs] *n* Wüstenfieber *nt*, Posada-Mykose *f*, Kokzidioidomykose *f*.
coc•cid•i•o•sis [kɑk,sɪdɪ'əʊsɪs] *n* Kokzidienbefall *m*, Kokzidiose *f*, Coccidiosis *f*.
coc•cus ['kɑkəs] *n* Kokke *f*, Coccus *m*.
coc•cy•al•gia [,kɑksə'ældʒ(ɪ)ə] *n* → coccygodynia.
coc•cyg•e•al [kɑk'sɪdʒɪəl] *adj* kokzygeal, Steißbein-, Kokzygo-.
coccygeal bone → coccyx.
coccygeal fistula Steißbeinfistel *f*.
coccygeal foveola Steißbeingrübchen *nt*, Foveola coccygea.
coccygeal glomus Steiß(bein)knäuel *m/nt*, Corpus/Glomus coccygeum.
coccygeal vertebrae Steiß(bein)wirbel *pl*, Vertebrae coccygeae.
coc•cy•gec•to•my [,kɑksə'dʒektəmɪ] *n chir.* Steißbeinresektion *f*, Kokzygektomie *f*.
coc•cy•ge•o•pu•bic diameter [kɑk-,sɪdʒɪəʊ'pjuːbɪk] *gyn.* Distantia pubococcygea.
coc•cy•go•dyn•ia [,kɑksɪgəʊ'dɪnɪə] *n* Steißbeinschmerz *m*, Kokzygodynie *f*, Coccygodynie *f*.
coc•cy•got•o•my [,kɑksə'gɑtəmɪ] *n chir.* Steißbeinlösung *f*, Kokzygotomie *f*.
coc•cy•o•dyn•ia [,kɑksɪəʊ'dɪnɪə] *n* → coccygodynia.
coc•cyx ['kɑksɪks] *n* Steißbein *nt*, Coccyx *f*, Os coccygis.
coch•lea ['kɑklɪə] *n anat.* **1.** Cochlea *f*. **2.** (Gehörgangs-)Schnecke *f*, Kochlea *f*, Cochlea *f*.
coch•le•ar canal/duct ['kɑklɪər] (häutiger) Schneckengang *m*, Ductus cochlearis.
cochlear ganglion Corti-Ganglion *nt*, Ganglion cochleare, Ganglion spirale cochlearis.
cochlear labyrinth Schneckenlabyrinth *nt*, Labyrinthus cochlearis.
cochlear nerve Hörnerv *m*, Nervus cochlearis.
cochlear window rundes Fenster *nt*, Fenestra cochleae/rotunda.
coch•le•i•tis [kɑklɪ'aɪtɪs] *n HNO* Kochleitis *f*, Cochl(e)itis *f*.
coch•le•o•neu•ral deafness [,kɑklɪəʊ-

'njʊərəl] *HNO* kochleoneurale Schwerhörigkeit *f.*
coch•le•o•ves•tib•u•lar neuritis [ˌkaklɪəʊveˈstɪbjələr] Neuritis cochleovestibularis.
coch•li•tis [kakˈlaɪtɪs] *n* → cochleitis.
co•deine [ˈkəʊdiːn] *n* Kodein *nt,* Codein *nt.*
Codman [ˈkɑdmən]: **Codman's triangle** *radiol.* Codman-Dreieck *nt.*
Codman's tumor Chondroblastom *nt,* Codman-Tumor *m.*
co•dom•i•nance [kəʊˈdɑmɪnəns] *n genet.* Kodominanz *f.*
co•dom•i•nant inheritance [kəʊˈdɑmɪnənt] kodominante Vererbung *f.*
co•en•zyme [kəʊˈenzaɪm] *n* Koenzym *nt,* Coenzym *nt.*
co•fac•tor [ˈkəʊfæktər] *n biochem.* Ko-, Cofaktor *m.*
co•fer•ment [ˈkəʊfɜrment] *n* → coenzyme.
cof•fee-ground vomit [ˈkɑfɪ] Kaffeesatzerbrechen *nt.*
cof•fin lid crystals [ˈkɑfɪn] *urol.* Sargdeckelkristalle *pl.*
Coffin-Lowry [ˈkɑfɪn ˈlaʊrɪ]: **Coffin-Lowry syndrome** Coffin-Lowry-Syndrom *nt.*
Cogan [ˈkəʊgən]: **Cogan's disease/syndrome** *ophthal.* Cogan-Syndrom *nt.*
cog•wheel phenomenon/rigidity [ˈkɑg(h)wiːl] *neuro.* Zahnradphänomen *nt.*
Cohn [kəʊn]: **Cohn's test** *ophthal.* Cohn-Test *m.*
co•hort study [ˈkəʊhɔːrt] Kohortenstudie *f.*
coil [kɔɪl] *n* **1.** *gyn.* Spirale *f,* (Intrauterin-)Pessar *nt.* **2.** *techn.* Spirale *f,* Spule *f.*
co•in•cide [ˌkəʊɪnˈsaɪd] *vi* **1.** *(zeitlich, räumlich)* zusammenfallen, -treffen *(with* mit). **2.** übereinstimmen *(with* mit).
co•in•ci•dence [kəʊˈɪnsɪdəns] *n* **1.** *(räumliches, zeitliches)* Zusammenfallen *nt,* -treffen *nt.* **2.** Übereinstimmung *f.* **3.** Zufall *m.*
co•in•ci•den•tal [kəʊˌɪnsɪˈdentl] *adj* zufällig.
coin-counting [kɔɪn] *n neuro.* Münzenzählen *nt,* Pillendrehen *nt.*
coin lesion *(Lunge)* Rundherd *m.*
coin test Münzenklirren *nt.*
co•i•tal [ˈkəʊɪtəl] *adj* koital, Koitus-.
co•i•tus [ˈkəʊɪtəs] *n* Geschlechtsverkehr *m,* Beischlaf *m,* Coitus *m.*
cold [kəʊld] **I** *n* **1.** Kälte *f.* **2.** Erkältung *f,* Schnupfen *m.* **have a cold** erkältet sein; (einen) Schnupfen haben. **a heavy/bad cold** eine schwere Erkältung. **get/catch/take a cold** s. eine Erkältung zuziehen, s. erkälten. **II** *adj* **3.** kalt, kühl. **4.** *inf.* bewußtlos. **cold in the head** akuter Nasenkatarrh *m,* Coryza *f,* Rhinitis acuta.
cold abscess 1. chronischer/kalter Abszeß *m.* **2.** tuberkulöser Abszeß *m.*
cold agglutination Kälteagglutination *f.*
cold agglutinin disease Kälteagglutininkrankheit *f.*
cold agglutinin pneumonia atypische/primär-atypische Pneumonie *f.*
cold allergy Kälteallergie *f,* -überempfindlichkeit *f.*
cold antibody Kälteantikörper *m.*
cold cautery Kryokauter *m.*
cold ischemia kalte Ischämie *f.*
cold nodule *(Schilddrüse)* kalter Knoten *m.*
cold pack kalter Wickel/Umschlag *m.*
cold-reactive antibody Kälteantikörper *m.*
cold shock 1. kalter Schock *m.* **2.** Kälteschock *m.*
cold sore(s) Herpes simplex (febrilis); *inf.* Fieberbläschen *pl.*
Cole [kəʊl]: **Cole's sign** *radiol.* Cole-Zeichen *nt.*
Cole-Cecil [kəʊl ˈsesəl]: **Cole-Cecil murmur** *card.* Cole-Cecil-Geräusch *nt.*
col•ec•ta•sia [ˌkəʊlekˈteɪʒ(ɪ)ə] *n* Kolonerweiterung *f,* Kolektasie *f.*
col•ec•to•my [kəˈlektəmɪ] *n chir.* Dickdarmentfernung *f,* Kolektomie *f.*
co•li•bac•il•le•mia [kəʊlɪˌbæsɪˈliːmɪə] *n* Kolibakteriämie *f,* -bazillämie *f.*
co•li•bac•il•lu•ria [kəʊlɪˌbæsɪˈl(j)ʊərɪə] *n* Kolibazillurie *f,* Koliurie *f.*
coli bacillus Escherich-Bakterium *nt,* Kolibazillus *m,* Escherichia coli.
col•ic [ˈkɑlɪk] **I** *n* Kolik *f.* **II** *adj* **1.** kolisch, Kolon-, Kol(o)-. **2.** → colicky.
colic flexure Kolonflexur *f,* Flexura coli.
colic intussusception Dickdarm-, Koloninvagination *f.*
col•icky [ˈkɑlɪkɪ] *adj* kolikartig, Kolik-.
colicky pain kolikartiger Schmerz *m.*
col•i•form bacteria [ˈkɑlɪfɔːrm] koliforme Bakterien *pl,* Colibakterien *pl.*
co•li•tis [kəˈlaɪtɪs] *n* Dickdarmentzündung *f,* Kolitis *f,* Colitis *f.*
col•la•gen [ˈkɑlədʒən] *n* Kollagen *nt.*
collagen disease → collagenosis.
col•la•gen•o•sis [ˌkɑlədʒəˈnəʊsɪs] *n* Kollagenkrankheit *f,* Kollagenose *f,* Kollagenopathie *f.*
col•lapse [kəˈlæps] **I** *n* *(physischer, psychischer)* Zusammenbruch *m,* Kollaps *m.* **II** *vi* *(psychisch, physisch)* zusammenbrechen, einen Kollaps erleiden, kollabieren.
col•laps•ing pulse [kəˈlæpsɪŋ] **1.** Corrigan-Puls *m,* Pulsus celer et altus. **2.** Wasserhammerpuls *m.*
col•lar [ˈkɑlər] *n* Kragen *m;* Halsband *f,* Halskrause *f.*
collar bone Schlüsselbein *nt,* Klavikel *f,* Clavicula *f.*
collar-button abscess Kragenknopfabszeß *m.*
collar-button ulcers *radiol.* Kragenknopfulzerationen *pl,* -relief *nt.*
col•lat•er•al [kəˈlætərəl] *adj* **1.** seitlich, kollateral, Seiten-, Kollateral-. **2.** nebeneinander, parallel, kollateral. **3.** zusätzlich, Zusatz-.
collateral circulation Kollateralkreislauf *m.*
collateral hyperemia kollaterale Hyper-

collateral ligament 80

ämie f.
collateral ligament Seitenband nt, Kollateralband nt, Ligamentum collaterale.
collateral vessel Kollateralgefäß nt, Vas collaterale.
col•lect•ing lens [kə'lektɪŋ] Sammellinse f.
collecting tubes (*Niere*) Sammelröhrchen pl.
Colles ['kɑlɪs, 'kɑliːz]: **Colles' fracture** *ortho*. Colles-Fraktur f.
reverse Colles' fracture *ortho*. Smith-Fraktur f.
Collet-Sicard [kɔ'lɛ si'kɑːr]: **Collet-Sicard syndrome** *neuro*. Collet-Syndrom nt, Sicard-Syndrom nt.
col•lic•u•lec•to•my [kə͵lɪkjə'lektəmɪ] n *urol*. Kollikulektomie f.
col•lic•u•li•tis [kə͵lɪkjə'laɪtɪs] n *urol*. Samenhügelentzündung f, Colliculitis f.
col•liq•ua•tive diarrhea ['kɑlɪkweɪtɪv] profuse/kolliquative Diarrhö f.
col•li•sion tumor [kə'lɪʒn] *patho*. Kollisionstumor m.
col•lo•di•a•phys•e•al angle [͵kɑlə͵daɪə-'fiːzɪəl] Kollodiaphysenwinkel m, Collum-Corpus-Winkel m, CD-Winkel m.
col•loid ['kɑlɔɪd] n **1.** *chem*. Kolloid nt, kolloiddisperses System nt. **2.** *histol*. Kolloid nt.
colloid adenoma (*Schilddrüse*) Kolloidadenom nt, makrofollikuläres Adenom nt.
colloid cancer/carcinoma Gallertkrebs m, Kolloidkarzinom nt.
colloid cyst Kolloidzyste f.
colloid goiter Kolloid-, Gallertstruma f.
colloid osmotic pressure kolloidosmotischer Druck m.
col•o•bo•ma [͵kɑlə'bəʊmə] n *ophthal*. Kolobom nt, Coloboma nt.
coloboma of choroid Aderhautkolobom.
coloboma of ciliary body Kolobom des Ziliarkörpers.
coloboma of fundus Funduskolobom.
coloboma of iris Iriskolobom.
coloboma of lens Linsenkolobom.
coloboma of optic disk/nerve Sehnervenkolobom.
coloboma of retina Netzhautkolobom.
coloboma of vitreous Glaskörperkolobom.
co•lo•cen•te•sis [͵kəʊləsen'tiːsɪs] n *chir*. Kolonpunktion f, Kolozentese f.
co•lo•cly•sis [kəʊlə'klaɪsɪs] n Kolonspülung f.
co•lo•clys•ter [kəʊlə'klɪstər] n Dickdarm-, Koloneinlauf m, Kolonklysma nt.
co•lo•co•los•to•my [͵kəʊləkə'lɑstəmɪ] n *chir*. Kolokolostomie f.
co•lo•cu•ta•ne•ous fistula [͵kəʊləkjuː-'teɪnɪəs] äußere Dickdarmfistel f, kolokutane Fistel.
co•lo•en•ter•ic fistula [͵kəʊləen'terɪk] *patho*. Dickdarm-Darm-Fistel f, innere Dickdarmfistel f.
co•lo•fix•a•tion [͵kəʊləfɪk'seɪʃn] n *chir*. Kolonanheftung f, Kolofixation f.

co•lon ['kəʊlən] n Kolon nt, Colon nt, Intestinum colon.
co•lon•al•gia [͵kəʊlə'nældʒ(ɪ)ə] n Dickdarmschmerz m, Kolonalgie f.
colon carcinoma Kolon-, Dickdarmkarzinom nt.
co•lon•ic [kəʊ'lɑnɪk] *adj* Kolon-, Dickdarm-.
colonic anastomosis *chir*. Kolonanastomose f.
colonic crypt Kolon-, Dickdarmkrypte f.
colonic dilatation Kolondilatation f. **toxic colonic dilatation** toxische Kolondilatation, toxisches Megakolon nt.
colonic diverticulosis Dickdarm-, Kolondivertikulose f.
colonic diverticulum Dickdarm-, Kolondivertikel nt.
colonic evacuation reflex Darmentleerungsreflex m.
colonic fistula Dickdarm-, Kolonfistel f.
colonic injury Dickdarm-, Kolonverletzung f.
colonic interposition *chir*. **1.** Koloninterposition f, -zwischenschaltung f. **2.** Koloninterponat nt.
colonic ischemia Kolonischämie f.
colonic mucosa Kolonschleimhaut f.
colonic perforation *chir*. Dickdarm-, Kolonperforation f.
colonic polyp Dickdarm-, Kolonpolyp m.
colonic resection *chir*. Kolon(teil)entfernung f, Kolonresektion f.
colonic stricture *chir*. Kolonstriktur f.
colon injury → colonic injury.
colon interposition → colonic interposition.
co•lo•ni•tis [͵kəʊlə'naɪtɪs] n → colitis.
colon obstruction *chir*. Dickdarmobstruktion f, Kolonobstruktion f.
co•lo•nop•a•thy [͵kəʊlə'nɑpəθɪ] n Dickdarm-, Kolonerkrankung f.
co•lon•or•rha•gia [͵kəʊlənə'rædʒ(ɪ)ə] n Dickdarmblutung f, Kolorrhagie f.
co•lon•o•scope [kəʊ'lɑnəskəʊp] n Kolo-, Kolonoskop nt.
co•lon•os•co•py [kəʊlə'nɑskəpɪ] n Dickdarmspiegelung f, Kolonspiegelung f, Koloskopie f, Kolonoskopie f.
colon resection → colonic resection.
colon tube Dickdarmsonde f, -rohr nt, Kolonsonde f.
col•o•ny ['kɑlənɪ] n *micro*. Kolonie f.
co•lop•a•thy [kə'lɑpəθɪ] n → colonopathy.
co•lo•pexy ['kəʊləpeksɪ] n *chir*. Kolonanheftung f, Kolopexie f.
co•lo•pli•ca•tion [͵kəʊləplaɪ'keɪʃn] n *chir*. Koloplikation f, Coloplicatio f.
co•lo•proc•ti•tis [͵kəʊləprɑk'taɪtɪs] n Koloproktitis f, Proktokolitis f.
co•lop•to•sis [kəʊlə'təʊsɪs] n *patho*. Dickdarmsenkung f, Koloptose f.
col•or ['kʌlər] **I** n **1.** Farbe f, Farbstoff m. **2.** Haut-, Gesichtsfarbe f, Teint m. **change color** erröten; blaß werden. **have color**

gesund aussehen. **have little color** blaß aussehen. **lose color** erbleichen, blaß werden. **II** *vi* erröten, rot werden.
color amblyopia *ophthal.* Farbenamblyopie *f.*
color anomaly *ophthal.* → color blindness 1.
color anomia *ophthal.* Farbenanomie *f.*
color-blind *adj* farbenblind.
color blindness 1. Farbenfehlsichtigkeit *f,* Chromatodysop(s)ie *f,* Dyschromatop(s)ie *f.* 2. Farbenblindheit *f,* Achromatop(s)ie *f,* Monochromasie *f.*
col•o•rec•tal cancer/carcinoma [ˌkəʊləˈrektl] kolorektales Karzinom *nt.*
co•lo•rec•ti•tis [ˌkəʊlərekˈtaɪtɪs] *n* → coloproctitis.
co•lo•rec•tos•to•my [ˌkəʊlərekˈtɒstəmɪ] *n chir.* Kolon-Rektum-Fistel *f,* Kolorektostomie *f.*
col•o•rec•tum [ˌkəʊləˈrektəm] *n* Kolorektum *nt.*
col•ored [ˈkʌlərd] **I** *n* Farbige(r *m*) *f.* **the colored** Farbige *pl.* **II** *adj* 1. farbig-, Farb-. 2. (*Person*) farbig, dunkelhäutig.
colored vision 1. → color vision. 2. → chromatopsia.
color hemianopsia *ophthal.* Farbenhemianopsie *f,* Hemiachromatopsie *f,* Hemichromatopsia *f.*
color index Färbeindex *m,* Hämoglobinquotient *m.*
co•lor•rha•phy [kəʊˈlɒrəfɪ] *n chir.* Dickdarmnaht *f,* Kolorrhaphie *f.*
color scotoma *ophthal.* Farbskotom *nt.*
color vision Farbensehen *nt,* Chromatop(s)ie *f,* Chromopsie *f.*
color-vision deficit *ophthal.* Farbsinnesstörung *f.*
co•los•co•py [kəˈlɒskəpɪ] *n* → colonoscopy.
co•lo•sig•moi•dos•to•my [ˌkəʊləˌsɪgmɔɪˈdɒstəmɪ] *n chir.* Kolon-Sigma-Fistel *f,* Kolosigmoidostomie *f.*
co•los•to•my [kəˈlɒstəmɪ] *n chir.* 1. Dickdarmfistelung *f,* Kolostomie *f.* 2. Dickdarmfistel *f,* Kolostoma *nt.*
co•los•trum [kəˈlɒstrəm] *n* Vormilch *f,* Kolostrum *nt.*
colostrum bodies/corpuscles Donné-Körperchen *pl,* Kolostrumkörperchen *pl.*
co•lot•o•my [kəˈlɒtəmɪ] *n chir.* Dickdarmeröffnung *f,* Kolotomie *f.*
co•lo•vag•i•nal fistula [ˌkəʊləˈvædʒɪnl] *patho.* Dickdarm-Scheiden-Fistel *f,* kolovaginale Fistel *f.*
col•pal•gia [kalˈpældʒ(ɪ)ə] *n gyn.* Scheidenschmerz *m,* Kolpalgie *f,* Vaginodynie *f.*
col•pa•tre•sia [ˌkalpəˈtriːʒ(ɪ)ə] *n* Scheidenatresie *f,* Atresia vaginalis.
col•pec•ta•sis [kalˈpektəsɪs] *n gyn.* Scheidenerweiterung *f,* Kolpektasie *f.*
col•pis•mus [kalˈpɪzməs] *n* Scheidenkrampf *m,* Vaginismus *m.*
col•pi•tis [kalˈpaɪtɪs] *n gyn.* Scheidenentzündung *f,* Kolpitis *f,* Vaginitis *f.*
col•po•cele [ˈkalpəsiːl] *n gyn.* Scheidenbruch *m,* Kolpozele *f,* Hernia vaginalis.
col•po•clei•sis [kalpəˈklaɪsɪs] *n gyn.* operativer Scheidenverschluß *m,* Kolpokleisis *f.*
col•po•cys•tot•o•my [ˌkalpəsɪsˈtɒtəmɪ] *n gyn.* transvaginale Zystotomie *f,* Kolpozystotomie *f.*
col•po•cy•to•gram [kalpəˈsaɪtəgræm] *n gyn.* Kolpozytogramm *nt.*
col•po•cy•tol•o•gy [ˌkalpəsaɪˈtɒlədʒɪ] *n gyn.* Vaginal-, Kolpozytologie *f.*
col•po•dyn•ia [kalpəˈdiːnɪə] *n* → colpalgia.
col•po•hys•ter•ec•to•my [ˌkalpəˌhɪstəˈrektəmɪ] *n gyn.* transvaginale Gebärmutterentfernung *f,* Hysterectomia vaginalis.
col•po•hys•ter•o•pexy [kalpəˈhɪstərəʊpeksɪ] *n gyn.* transvaginale Hysteropexie *f,* Kolpohysteropexie *f.*
col•po•mi•cros•co•py [ˌkalpəmaɪˈkrɒskəpɪ] *n gyn.* Kolpomikroskopie *f.*
col•po•my•co•sis [ˌkalpəmaɪˈkəʊsɪs] *n* Scheiden-, Vaginalmykose *f.*
col•pop•a•thy [kalˈpapəθɪ] *n* Scheidenerkrankung *f,* Kolpo-, Vaginopathie *f.*
col•po•per•i•ne•o•plas•ty [kalpəˌperɪˈnɪəplæstɪ] *n gyn.* Scheidendammplastik *f,* Kolpoperineoplastik *f.*
col•po•per•i•ne•or•rha•phy [kalpəˌperɪnɪˈɔrəfɪ] *n gyn.* Scheidendammnaht *f,* Kolpoperineorrhaphie *f.*
col•po•pexy [ˈkalpəpeksɪ] *n gyn.* Scheidenanheftung *f,* Kolpopexie *f.*
col•po•plas•ty [ˈkalpəplæstɪ] *n* Scheiden-, Kolpoplastik *f.*
col•pop•to•sis [kalpə(p)ˈtəʊsɪs] *n gyn.* Scheidenvorfall *m,* Kolpoptose *f.*
col•por•rha•gia [kalpəˈrædʒ(ɪ)ə] *n* vaginale Blutung *f,* Kolporrhagie *f.*
col•por•rhex•is [kalpəˈreksɪs] *n* Scheidenriß *m,* Kolporrhexis *f.*
col•po•scope [ˈkalpəskəʊp] *n* Kolposkop *nt.*
col•po•scop•ic [kalpəˈskɒpɪk] *adj* kolposkopisch.
col•pos•co•py [kalˈpaskəpɪ] *n* Kolposkopie *f.*
col•po•spasm [ˈkalpəspæzəm] *n* Scheiden-, Vaginalkrampf *m.*
col•pot•o•my [kalˈpatəmɪ] *n gyn.* Vaginalschnitt *m,* Kolpotomie *f.*
co•lum•na [kəˈlʌmnə] *n* [S.U. COLUMNA]
co•lum•nar epithelium [kəˈlʌmnər] hochprismatisches (Zylinder-)Epithel *nt.*
co•ma [ˈkəʊmə] *n* 1. tiefe Bewußtlosigkeit *f,* Koma *nt,* Coma *nt.* **be in a coma** im Koma liegen. **fall/go into (a) coma** ins Koma fallen, komatös werden. 2. *phys.* Asymmetriefehler *m,* Linsenfehler *m.*
coma cast (*Harn*) Komazylinder *m.*
com•a•tose [ˈkamətəʊs] *adj* komatös.
com•bi•na•tion [ˌkʌmbəˈneɪʃn] *n* 1. Vereinigung *f;* Verbindung *f,* Kombination *f.* **in combination with** zusammen *od.* gemeinsam mit. 2. *chem.* Verbindung *f.*

combination beat *card.* Kombinationssystole *f.*
combination calculus *urol.* Kombinationsstein *m,* kombinierter Harnstein *m.*
combination chemotherapy kombinierte Chemotherapie *f.*
combination therapy Kombinationsbehandlung *f,* -therapie *f.*
com•bined hemorrhoids [kəm'baɪnd] intermediäre Hämorrhoiden *pl.*
combined immunodeficiency (syndrome) kombinierter Immundefekt *m.*
combined version *gyn.* bimanuelle/kombinierte Wendung *f.*
come [kʌm] *vi* **1.** kommen; erscheinen, auftreten. **come and go** kommen u. gehen. **2.** (her-)kommen, abstammen (*of, from* von). **3.** werden, s. entwickeln. **come all right** in Ordnung kommen. **4.** kommen, s. entwickeln, s. ereignen.
come around *vi* das Bewußtsein wiedererlangen, wieder zu s. kommen.
come back *vi* **1.** wieder einfallen (*to s.o.* jdm.), s. wieder erinnern. **2.** zurückkommen, -gehen.
come by *vi* kriegen, s. eine Verletzung *od.* Krankheit zuziehen.
come down *vi* **1.** erkranken, krank werden (*with* an). **2.** (*Temperatur*) sinken, (he-)runtergehen.
come on *vi* **1.** Fortschritte machen, vorankommen. **2.** (*Schmerzen, Symptome*) anfangen, beginnen, einsetzen.
come out *vi* **1.** s. zeigen, herauskommen, zum Vorschein kommen, (*Ausschlag*) ausbrechen. **come out in a sweat** in Schweiß ausbrechen. **come out in a rash** einen Ausschlag bekommen. **2.** (*Haare*) ausfallen, ausgehen. **3.** (*Fakten*) bekanntwerden, ans Licht kommen.
come over *vi* (*Übelkeit*) befallen, überkommen.
come round *vi* **1.** → come around. **2.** s. wieder beruhigen, wieder vernünftig werden.
come through *vi* (*Patient*) durchkommen, (*Krankheit*) überstehen.
come to *vi* → come around.
come up *vi* (*Essen*) wieder hochkommen, erbrochen werden.
com•e•do ['kɑmɪdəʊ] *n derm.* Komedo *m,* Comedo *m; inf.* Mitesser *m.*
com•e•do•car•ci•no•ma [ˌkɑmɪdəʊˌkɑːrsə'nəʊmə] *n gyn.* (*Brust*) Komedokarzinom *nt.*
com•e•do•mas•ti•tis [ˌkɑmɪdəʊmæs'taɪtɪs] *n gyn.* Komedomastitis *f.*
comedo nevus Naevus comedonicus, Naevus comedo-follicularis.
com•fort•a•ble ['kʌmftəbl] *adj* bequem, komfortabel. **make s.o./o.s. comfortable** es jdm./s. bequem machen. **the patient had a comfortable night** der Patient hatte eine ruhige Nacht. **her condition is comfortable** sie ist wohlauf. **are you comfortable?** liegen *od.* sitzen Sie bequem? haben Sie es bequem?
com•i•tant squint/strabismus ['kʌmɪtənt] *ophthal.* Begleitschielen *nt,* Strabismus comitans.
com•ma bacillus ['kɑmə] Komma-Bazillus *m,* Vibrio cholerae/comma.
com•mi•nut•ed fracture ['kɑmən(j)uːtɪd] *ortho.* Trümmer-, Splitterbruch *m,* Komminutivfraktur *f.*
com•mis•su•ral [kə'mɪʃərəl] *adj* kommissural, Kommissuren-.
commissural cheilitis Faulecken *pl,* Mundwinkelcheilitis *f,* Angulus infectiosus oris/candidamycetica.
com•mis•sure ['kɑməʃʊər] *n anat.* [S.U. COMMISSURA]
com•mis•sur•or•rha•phy [ˌkɑməʃʊə'ɔrəfɪ] *n HTG* Kommissurenraffung *f,* Kommissurorrhaphie *f.*
com•mis•sur•ot•o•my [ˌkɑməʃʊə'rɑtəmɪ] *n HTG* Kommissurenschnitt *m,* Kommissurotomie *f.*
com•mit [kə'mɪt] *vt* **1.** jdn. einweisen (*to* in). **2.** begehen, verüben. **commit suicide** Selbstmord begehen.
com•mit•ment [kə'mɪtmənt] *n* Einlieferung *f,* Einweisung *f* (*to* in); (Zwangs-)Einweisung *f* in eine Heilanstalt.
com•mit•tal [kə'mɪtl] *n* → commitment.
com•mon ['kɑmən] *adj* **1.** häufig (anzutreffend), weitverbreitet, normal. **2.** gemeinsam, gemeinschaftlich; öffentlich, allgemein, Gemein-. **3.** üblich, allgemein (gebräuchlich). **be common with** üblich bei.
common acne Akne/Acne vulgaris.
common bedbug (gemeine) Bettwanze *f,* Cimex lectularius.
common bile duct → common duct.
common cold (banale) Erkältung *f,* Erkältungskrankheit *f,* Schnupfen *m.*
common cold viruses Schnupfenviren *pl.*
common duct Choledochus *m,* Ductus choledochus.
common duct exploration *chir.* Choledochusrevision *f.*
common duct stones → choledocholithiasis.
common flea Menschenfloh *m,* Pulex irritans.
common migraine einfache Migräne *f.*
common variable immunodeficiency *immun.* variabler nicht-klassifizierbarer Immundefekt *m.*
common verruca/wart *derm.* gemeine/gewöhnliche Warze *f,* Stachelwarze *f,* Verruca vulgaris.
com•mo•tion [kə'məʊʃn] *n* Gehirnerschütterung *f,* Kommotionssyndrom *nt,* Commotio cerebri.
com•mu•ni•ca•ble [kə'mjuːnɪkəbl] *adj* (*Krankheit*) übertragbar, ansteckend.
communicable disease übertragbare/ansteckende Krankheit *f.*
com•mu•ni•cate [kə'mjuːnɪkeɪt] **I** *vt* **1.** mitteilen (*sth. to s.o.* jdm. etw.); übermitteln

2. (*Krankheit*) übertragen (*to* auf). **II** *vi* kommunizieren, in Verbindung stehen (*with* mit); *s.* in Verbindung setzen (*with* mit).

com•mu•ni•cat•ing veins [kəˈmjuːnɪkeɪtɪŋ] Verbindungs-, Perforansvenen *pl,* Venae perforantes.

com•mu•ni•ca•tion [kəˌmjuːnɪˈkeɪʃn] *n* **1.** *epidem.* Übertragung *f* (*to* auf). **2.** (Meinungs-, Gedanken-)Austausch *m,* Verständigung *f,* Kommunikation *f.* **in communication with** in Verbindung stehen mit.

com•mu•ni•ty [kəˈmjuːnətɪ] *n* **1.** (*soziale, politische*) Gemeinschaft *f.* **2. the community** die Öffentlichkeit, die Gesellschaft, die Allgemeinheit. **3.** Gemeinde *f.*

community care Gemeindepflege *f.*

community center Gemeindezentrum *nt.*

community nurse Gemeindeschwester *f.*

com•pac•ta [kəmˈpæktə] *n* Kompakta *f,* Compacta *f,* Lamina/Pars compacta, Stratum compactum endometrii.

com•pact bone [ˈkɒmpækt] Kompakta *f,* Substantia compacta.

compact layer of endometrium → compacta.

compact substance of bone → compact bone.

com•par•a•tive percussion [kəmˈpærətɪv] vergleichende Perkussion *f.*

com•part•ment syndrome [kəmˈpɑːrtmənt] *ortho.* Kompartmentsyndrom *nt.*

com•pat•i•bil•i•ty [kəmˌpætəˈbɪlətɪ] *n* Verträglichkeit *f,* Vereinbarkeit *f,* Kompatibilität *f* (*with* mit).

com•pat•i•ble [kəmˈpætɪbl] *n* vereinbar, verträglich, kompatibel (*with* mit).

com•pen•sate [ˈkɒmpənseɪt] **I** *vt* (*a. psycho.*) ausgleichen, kompensieren. **II** *vi psycho.* kompensieren.

com•pen•sat•ed acidosis [ˈkɒmpənseɪtɪd] *physiol.* kompensierte Azidose *f.*

compensated glaucoma Simplex-, Weitwinkelglaukom *nt,* Glaucoma simplex.

com•pen•sat•ing emphysema [ˈkɒmpənseɪtɪŋ] → compensatory emphysema.

com•pen•sa•to•ry atrophy [kəmˈpensətɔːrɪ] *patho.* kompensatorische Atrophie *f.*

compensatory circulation → collateral circulation.

compensatory emphysema kompensatorisches (Lungen-)Emphysem *nt.*

compensatory hypertrophy *patho.* Arbeits-, Aktivitätshypertrophie *f.*

compensatory pause *card.* kompensatorische Pause *f.*

compensatory scoliosis *ortho.* kompensatorische Skoliose *f.*

com•pe•tence [ˈkɒmpətəns] *n* **1.** *physiol.* (regelrechte) Funktion *f;* (*Herzklappen*) (vollständiger) Schluß *m.* **2.** *immun.* Immunkompetenz *f.*

com•plain [kəmˈpleɪn] *vi* s. beklagen, s. beschweren (*of, about* über); klagen (*of* über).

com•plaint [kəmˈpleɪnt] *n* **1.** Leiden *nt,* Erkrankung *f,* Beschwerden *pl;* Symptom *nt.* **a rare complaint** eine seltene Krankheit. **2.** Klage *f,* Beschwerde *f* (*about* über).

com•ple•ment [ˈkɒmpləmənt] *n immun.* Komplement *nt,* Complement *nt*

complement binding reaction → complement fixation reaction.

complement factor Komplementfaktor *m.*

complement fixation reaction *immun.* Komplementbindungsreaktion *f.*

complement-fixing antibody komplementbindender Antikörper *m.*

complement-fixing antigen komplementbindendes Antigen *nt.*

com•plete [kəmˈpliːt] *adj* **1.** vollständig, komplett, völlig, total, Gesamt-. **2.** fertig, abgeschlossen, beendet.

complete abortion kompletter/vollständiger Abort *m,* Abortus completus.

complete achromatopsy *ophthal.* Farbenblindheit *f,* Achromatop(s)ie *f,* Monochromasie *f.*

complete antibody kompletter/agglutinierender Antikörper *m.*

complete antigen *immun.* komplettes Antigen *nt,* Vollantigen *nt.*

complete cast *ortho.* zirkulärer Gips(verband *m) m.*

complete cataract *ophthal.* kompletter/vollständiger Star *m,* Totalstar *m.*

complete dislocation *ortho.* komplette Luxation/Dislokation *f.*

complete fistula komplette Fistel *f,* Fistula completa.

complete fracture *ortho.* vollständige Fraktur *f,* (Knochen-)Durchbruch *m.*

complete hemianopia/hemianopsia *ophthal.* komplette Hemianop(s)ie *f.*

complete hernia *chir.* kompletter/vollständiger Bruch *m,* Hernia completa.

complete monochromasy → complete achromatopsy.

complete recovery vollständige *od.* komplette Wiederherstellung/Heilung *f;* Restitutio ad integrum.

complete remission *oncol.* Vollremission *f,* komplette Remission *f.*

complete transposition of great arteries/vessels *card.* Transposition *f* der großen Arterien/Gefäße.

com•plex [ˈkɒmpleks] *n* **1.** Komplex *m,* Gesamtheit *f,* (das) Gesamte. **2.** *psycho.* Komplex *m.* **3.** *chem.* Komplex *m.*

com•plex•ion [kəmˈplekʃn] *n* (Haut-, Gesichts-)Farbe *f,* Teint *m.*

com•pli•cat•ed cataract [ˈkɒmplɪkeɪtɪd] *ophthal.* komplizierter Star *m,* Cataracta complicata.

complicated dislocation *ortho.* komplizierte Luxation *f.*

complicated fracture Fraktur *f* mit Weichteilverletzung.

complicated labor komplizierte Geburt *f.*

com•pli•ca•tion [ˌkɒmplɪˈkeɪʃn] *n* Komplikation *f;* Kompliziertheit *f.* **experi-**

composite flap

ence/encounter/have complications auf Komplikationen stoßen.
com•pos•ite flap [kəm'pazıt] *chir.* zusammengesetzter (Haut-)Lappen *m.*
composite graft/transplant *chir.* gemischtes Transplantat *nt,* Mehrorgantransplantat *nt.*
com•pound ['kampaʊnd] **I** *n* **1.** *chem.* Verbindung *f.* **2.** *pharm.* Kombination(spräparat *nt*) *f,* Compositum *nt.* **II** *adj* (*Fraktur*) kompliziert.
compound astigmatism *ophthal.* Astigmatismus compositus.
compound dislocation *ortho.* offene Luxation *f.*
compound flap → composite flap.
compound fracture *ortho.* offener/komplizierter (Knochen-)Bruch *m,* Wundfraktur *f.*
compound nevus *derm.* Kombinationsnävus *m,* Compound-Nävus *m.*
com•pre•hen•sion [kamprı'henʃn] *n* **1.** Begriffs-, Wahrnehmungsvermögen *nt,* Fassungskraft *f,* Auffassungsgabe *f,* Verstand *m* (*of* für). **2.** Begreifen *nt,* Verstehen *nt* (*of*). **be quick/slow of comprehension** schnell/langsam begreifen.
com•press [*n* 'kampres; *v* kəm'pres] **I** *n* Kompresse *f;* (feuchter) Umschlag *m.* **II** *vt* **1.** zusammendrücken, -pressen. **2.** (*Arterie*) stauen.
com•pres•sion [kəm'preʃn] *n* Zusammenpressen *nt,* -drücken *nt,* Kompression *f.*
compression of the brain Hirnkompression, -quetschung *f.*
compression of the trachea Luftröhren-, Trachea(l)kompression.
compression atelectasis *pulmo.* Kompressionsatelektase *f.*
compression atrophy Druckatrophie *f.*
compression bandage Druck-, Kompressionsverband *m.*
compression fracture *ortho.* Kompressionsfraktur *f,* Stauchungsbruch *m,* -fraktur *f.*
compression paralysis Druck-, Kompressionslähmung *f.*
compression plate *ortho.* Zugplatte *f.*
compression screw *ortho.* Zugschraube *f.*
compression syndrome Crush-Syndrom *nt,* Quetschungssyndrom *nt,* myorenales/tubulovaskuläres Syndrom *nt.*
com•pres•sor [kəm'presər] *n* **1.** *anat.* Kompressor *m,* Musculus compressor. **2.** Kompressorium *nt;* Gefäß-, Arterienklemme *f.*
com•pres•so•ri•um [,kampre'sɔ:rıəm] *n* → compressor 2.
com•pul•sion [kəm'pʌlʃn] *n* *psychia.* (innerer) Zwang *m,* unwiderstehlicher Drang *m.* **under compulsion** unter Zwang *od.* Druck, gezwungen, zwangsweise.
compulsion neurosis Zwangsneurose *f,* Anankasmus *m,* anankastisches Syndrom *nt,* obsessiv-kompulsive Reaktion *f.*
com•pul•sive [kəm'pʌlsıv] *adj psychia.* zwanghaft, zwingend, kompulsiv, Zwangs-, Kompulsiv-.
compulsive neurosis → compulsion neurosis.
compulsive personality zwanghafte/anankastische Persönlichkeit(sstörung *f*) *f,* Zwangscharakter *m.*
com•pu•ted tomography [kəm'pju:tıd] → computerized axial tomography.
com•put•er diagnostics [kəm'pju:tər] Computerdiagnostik *f.*
com•put•er•ized axial tomography [kəm'pju:tərazd] *radiol.* Computertomographie *f.*
con•cave lens [kan'keıv] konkave Linse *f,* Konkavlinse *f,* (Zer-)Streuungslinse *f.*
con•ca•vo•con•cave lens [kan,keıvəʊ-kan'keıv] konkavokonkave/bikonkave Linse *f,* Bikonkavlinse *f.*
con•ca•vo•con•vex lens [kan,keıvəʊ-kan'veks] konkavokonvexe Linse *f.*
con•cealed [kən'si:ld] *adj* verborgen, verdeckt; nicht-palpierbar.
concealed hemorrhage innere Blutung *f.*
concealed hernia *chir.* nicht-palpierbare Hernie *f.*
con•cep•tion [kən'sepʃn] *n gyn.* Empfängnis *f,* Befruchtung *f,* Konzeption *f.*
con•cep•tive [kən'septıv] *adj gyn.* konzeptions-, empfängnisfähig, Empfängnis-, Konzeptions-.
con•cha ['kaŋkə] *n* [S.U. CONCHA]
con•chal cartilage ['kaŋkəl] Ohrmuschelknorpel *m,* Cartilago auricularis.
con•chot•o•my [kaŋ'katəmı] *n* HNO Muschelresektion *f,* Konchotomie *f.*
con•cli•na•tion [,kaŋklı'neıʃn] *n ophthal.* Konklination *f,* Inzyklovergenz *f.*
con•com•i•tance [kən'kamıtəns] *n* Begleiterscheinung *f.*
con•com•i•tant [kən'kamıtənt] **I** *n* Begleiterscheinung *f.* **II** *adj* begleitend, gleichzeitig, Begleit-.
concomitant immunity begleitende Immunität *f,* Prämunition *f.*
concomitant strabismus *ophthal.* Begleitschielen *nt,* Strabismus concomitans.
concomitant symptom Begleit-, Nebensymptom *nt.*
con•cre•ment ['kaŋkrəmənt] *n* Stein *m,* Konkrement *nt.*
con•cus•sion [kən'kʌʃn] *n* Erschütterung *f,* Kommotion *f,* Commotio *f.*
concussion of/on the brain Gehirnerschütterung, Kommotionssyndrom *nt,* Commotio cerebri.
concussion of the labyrinth Labyrintherschütterung, Commotio labyrinthi.
concussion of the spinal cord Rückenmarkserschütterung, Commotio (medullae) spinalis.
concussion of the retina Commotio retinae.
concussion syndrome Kommotions-Syndrom *nt.*
con•di•tion [kən'dıʃn] *n* **1.** Bedingung *f,* Voraussetzung *f.* **on condition that** voraus-

gesetzt, daß; unter der Bedingung, daß. **on no condition** keinesfalls, auf keinen Fall. **2. conditions** *pl* Verhältnisse *pl*, Bedingungen *pl*. Umstände *pl*. **3.** (physischer *od.* psychischer) Zustand *m*, Verfassung *f*, Befinden *nt;* Kondition *f*, Form *f*. **in (a) good condition** in guter Verfassung, gesund. **in (a) bad/poor condition** in schlechter Verfassung, krank.
con•di•tioned reflex [kən'dıʃənd] erworbener/bedingter Reflex *m*.
con•dom ['kʌndəm] *n* Kondom *nt/m*, Präservativ *nt*.
con•duct•ing system [kən'dʌktıŋ] *physiol.* (Erregungs-)Leitungssystem *nt*. **cardiac conducting system** Erregungsleitungssystem des Herzens.
con•duc•tion anesthesia [kən'dʌkʃn] *anes.* Leitungsanästhesie *f*, -block *m*.
conduction block *card.* (*Herz*) Leitungsblock *m*.
conduction deafness *HNO* Schalleitungsstörung *f*, -schwerhörigkeit *f*.
conduction disturbance *card.* (*Herz*) Leitungsstörung *f*.
conduction system → conducting system.
conduction time *card.* Überleitungszeit *f*, Intervall *nt*.
con•duc•tive deafness [kən'dʌktıv] → conduction deafness.
con•duit ['kand(w)ıt, -d(j)u:ıt] *n chir.* Conduit *nt/m*.
con•dy•lar fracture ['kandılər] *ortho.* Kondylenbruch *m*, -fraktur *f*.
con•dyle ['kandaıl] *n* Gelenkkopf *m*, Kondyle *f*.
condyle of femur Femurkondyle.
condyle of humerus Humeruskondyle.
condyle of tibia Tibiakondyle.
con•dy•lec•to•my [kandə'lektəmı] *n ortho.* Kondylenresektion *f*, Kondylektomie *f*.
con•dy•lo•ma [kandə'ləumə] *n derm.* Kondylom *nt*, Condyloma *nt*.
con•dy•lo•ma•to•sis [kandə,ləumə-'təusıs] *n derm.* Kondylomatose *f*.
con•dy•lom•a•tous [kandə'lamətəs] *adj derm.* kondylomatös.
con•dy•lot•o•my [kandə'latəmı] *n ortho.* Kondylotomie *f*.
cone biopsy [kəun] Konusbiopsie *f*.
cone cells (*Auge*) Zapfen(zellen *pl*) *pl*.
con•fine [kən'faın] *vt* **1.** (*Bewegungsfreiheit*) einschränken. **2. be confined of (a child)** entbinden, entbunden werden (von), niederkommen (mit).
con•fined [kən'faınd] *adj* **1.** begrenzt, beschränkt (*to* auf); beengt. **2.** in den Wehen liegen. **3.** gebunden *od.* gefesselt sein (*to* an). **confined to bed** ans Bett gefesselt, bettlägerig. **confined to a wheelchair** an den Rollstuhl gefesselt.
con•fine•ment [kən'faınmənt] *n* **1.** Ein-, Beschränkung *f* (*to* auf); Ein-, Beengung *f;* Beengtheit *f*. **2.** Gefesseltsein *nt* (*to* an). **confinement to bed** Bettlägerigkeit *f*. **3.** Niederkunft *f*, Entbindung *f*.
con•fused [kən'fju:zd] *adj* **1.** verlegen, bestürzt. **2.** (*Person, Gedanken*) konfus, verworren, wirr. **3.** (*Gedanken, Sprache*) undeutlich, verworren.
con•fu•sion [kən'fju:ʒn] *n* **1.** (geistige) Verwirrung *f*, Desorientierung *f*, Desorientiertheit *f*. **2.** Bestürzung *f*, Verlegenheit *f*. **in (a state of) confusion** verwirrt, bestürzt, verlegen.
con•gen•i•tal [kən'dʒenıtl] *adj* angeboren, kongenital.
congenital alopecia kongenitale Alopezie *f*, Alopecia congenitalis.
congenital anemia of the newborn *ped.* fetale Erythroblastose *f*, Erythroblastosis fetalis.
congenital atelectasis (*Lunge*) angeborene/kongenitale Atelektase *f*.
congenital cataract angeborener Star *m*, Cataracta congenita.
congenital clubfoot angeborener Klumpfuß *m*, Pes equinovarus (excavatus et adductus).
congenital conus *ophthal.* Fuchs-Kolobom *nt*.
congenital defect Geburtsfehler *m*, kongenitaler Defekt *m*.
congenital dislocation *ortho.* angeborene/konnatale Luxation *f*. **congenital dislocation of the hip** kongenitale Hüftgelenkluxation, anthropologische Luxation *f*.
congenital dysplasia of the hip kongenitale Hüftdysplasie *f*, Dysplasia coxae congenita.
congenital familial icterus hereditäre Sphärozytose *f*, Kugelzellanämie *f*, familiärer hämolytischer Ikterus *m*, Morbus Minkowski-Chauffard *m*.
congenital fracture kongenitale Fraktur *f*, intrauterin erworbene Fraktur *f*.
congenital glaucoma *ophthal.* angeborenes Glaukom *nt*, Hydrophthalmus *m*, Buphthalmus *m*.
congenital goiter angeborene/kongenitale Struma *f*, Neugeborenenstruma *f*.
congenital hernia angeborene/kongenitale Hernie *f*, Hernia congenita.
congenital leukokeratosis *derm.* weißer Schleimhautnävus *m*, Naevus spongiosus albus mucosae.
congenital megacolon aganglionäres/kongenitales Megakolon *nt*, Hirschsprung-Krankheit *f*.
congenital pancytopenia Fanconi-Anämie *f*, konstitutionelle infantile Panmyelopathie *f*.
congenital pylorostenosis *ped.* kongenitale Pylorusstenose *f*, Pylorostenose *f* der Säuglinge.
congenital stenosis of mitral valve Duroziez-Syndrom *nt*, angeborene Mitral(klappen)stenose *f*.
con•gest•ed [kən'dʒestıd] *adj* (mit Blut) überfüllt, gestaut, Stauungs-.

congested kidney Stauungsniere f.
congested liver Stauungsleber f.
congested lung Stauungslunge f.
con•ges•tion [kənˈdʒestʃn] n (Blut-)Stauung f, Kongestion.
con•ges•tive bronchitis [kənˈdʒestɪv] Stauungsbronchitis f.
congestive cardiomyopathy kongestive Kardiomyopathie f, dilatative Kardiomyopathie f.
congestive cirrhosis (of liver) Stauungsinduration f der Leber, Cirrhose cardiaque.
congestive gastritis Stauungsgastritis f.
congestive glaucoma akutes Winkelblockglaukom nt, Glaucoma acutum.
congestive hemorrhage Stauungsblutung f.
con•i•cal cornea [ˈkɑnɪkl] ophthal. Hornhautkegel m, Keratokonus m.
co•ni•o•fi•bro•sis [ˌkəʊnɪəʊfaɪˈbrəʊsɪs] n pulmo. Koniofibrose f.
co•ni•ot•o•my [kəʊnɪˈɑtəmɪ] n chir. Koniotomie f, Konikotomie f.
co•ni•o•tox•i•co•sis [ˌkəʊnɪəʊˌtɑksɪˈkəʊsɪs] n pulmo. Koniotoxikose f.
con•i•za•tion [kəʊnɪˈzeɪʃn] n 1. chir. Konisation f. 2. gyn. Portio-, Zervixkonisation f.
con•ju•gat•ed bilirubin [ˈkɑndʒəgeɪtɪd] direktes/konjugiertes Bilirubin nt.
conjugated hyperbilirubinemia konjugierte Hyperbilirubinämie f.
con•ju•gate diameter (of pelvis) [ˈkɑndʒəgɪt] Beckenlängsdurchmesser m, Conjugata f (pelvis), Diameter conjugata.
conjugate paralysis Konjugationslähmung f.
con•junc•ti•va [ˌkɑndʒʌŋkˈtaɪvə] n (Augen-)Bindehaut f, Konjunktiva f, Tunica conjunctiva.
con•junc•ti•val [ˌkɑndʒʌŋkˈtaɪvl] adj konjunktival, Bindehaut-, Konjunktival-.
conjunctival arteries Bindehautarterien pl, Arteriae conjunctivales.
conjunctival edema ophthal. Bindehaut-, Konjunktivalödem nt.
conjunctival glands Krause-Drüsen pl, Glandulae conjunctivales.
conjunctival reaction immun. Konjunktivalprobe f, Ophthalmoreaktion f.
conjunctival sac Bindehautsack m, Saccus conjunctivalis.
conjunctival swab ophthal. Bindehaut-, Konjunktivalabstrich m.
conjunctival veins Bindehautvenen pl, Vv. conjunctivales.
con•junc•ti•vi•tis [kənˌdʒʌŋktəˈvaɪtɪs] n ophthal. Bindehautentzündung f, Konjunktivitis f, Conjunctivitis f.
con•junc•ti•vo•plas•ty [ˌkɑndʒʌŋkˈtaɪvəplæstɪ] n Bindehautplastik f.
Conn [kɑn]: **Conn's syndrome** primärer Hyperaldosteronismus m, Conn-Syndrom nt.
con•na•tal [ˈkɑneɪtl] adj angeboren, bei der Geburt vorhanden, konnatal.

con•nate [ˈkɑneɪt] adj → connatal.
con•nec•tive tissue [kəˈnektɪv] Bindegewebe nt, Binde- u. Stützgewebe nt.
connective tissue callus ortho. bindegewebiger (Knochen-)Kallus m.
connective tissue cell Bindegewebszelle f.
connective tissue massage Bindegewebsmassage f.
connective tissue nevus Bindegewebsnävus m.
connective tissue scar Bindegewebsnarbe f, -schwiele f.
con•oph•thal•mus [ˌkəʊnɑfˈθælməs] n ophthal. Hornhautstaphylom nt, Konophthalmus m.
Conradi [kənˈrɑːdɪ]: **Conradi's disease** Conradi-Syndrom nt, Conradi-Hünermann-(Raap-)Syndrom nt, Chondrodysplasia/Chondrodystrophia calcificans congenita.
con•sci•en•tious [ˌkɑnʃɪˈenʃəs] adj Gewissens-. **on conscientious grounds** aus Gewissensgründen.
con•scious [ˈkɑnʃəs] adj 1. (Patient) bei Bewußtsein. 2. bewußt, dem Bewußtsein gegenwärtig. **diet-conscious/weight-conscious** gewichtsbewußt. **be/become conscious of** s. einer Sache bewußt sein/werden.
con•scious•ness [ˈkɑnʃəsnɪs] n Bewußtsein nt. **lose consciousness** das Bewußtsein verlieren, ohnmächtig werden. **regain consciousness** das Bewußtsein wieder erlangen, wieder zu s. kommen.
con•sen•su•al [kənˈsenʃʊəl] adj 1. gleichsinnig, übereinstimmend, konsensuell. 2. physiol. unwillkürlich, Reflex-.
consensual reaction/reflex gekreuzter/diagonaler/konsensueller Reflex m.
con•sent [kənˈsent] I n Zustimmung f (to zu); Einwilligung f (to in); Einverständnis(erklärung f) f (to zu). **by mutual consent** in gegenseitigem Einverständnis. **give (written) consent** (schriftliche) Einwilligung geben. **obtain consent** Einverständnis einholen. II vi zustimmen (to zu); einwilligen (to in); s. bereit erklären (to do zu tun).
con•se•quence [ˈkɑnsɪkwens] n 1. Konsequenz f, Folge f, Resultat nt (of). **in consequence** folglich, daher. **in consequence of** infolge (von). **in consequence of which** infolgedessen. 2. Tragweite f, Wichtigkeit f. **of consequences** wichtig (to für). **of no consequences** ohne Bedeutung, unbedeutend (to für).
con•serv•a•tive [kənˈsɜrvətɪv] adj (Therapie) zurückhaltend, konservativ.
con•serve [kənˈsɜrv] vt konservieren; erhalten, bewahren.
con•so•na•ting rales [ˈkɑnsəneɪtɪŋ] pulmo. metallische Rasselgeräusche pl, metallisches Rasseln nt.
con•sti•pat•ed [ˈkɑnstəpeɪtɪd] adj verstopft, konstipiert, obstipiert.
con•sti•pa•tion [ˌkɑnstəˈpeɪʃn] n (Stuhl) Verstopfung f, Obstipation f, Konstipation f.

con·sti·tu·tion·al [kɑnstə't(j)u:ʃənl] *adj* **1.** konstitutionell, anlagebedingt. **2.** gesundheitsfördernd. **3.** grundlegend, wesentlich; Struktur-, Konstitutions-.

constitutional disease konstitutionelle/anlagebedingte Erkrankung/Krankheit *f.*

constitutional emphysema Altersemphysem *nt*, konstitutionelles/seniles Lungenemphysem *nt.*

constitutional symptom Allgemeinsymptom *nt.*

constitutional thrombopathy 1. (von) Willebrand-Jürgens-Syndrom *nt*, konstitutionelle Thrombopathie *f*, Angiohämophilie *f.* **2.** Glanzmann-Naegeli-Syndrom *nt*, Thrombasthenie *f.*

constitutional type Konstitutionstyp *m.*

constitutional ulcer symptomatisches Ulkus *nt.*

con·stric·tive [kən'strɪktɪv] *adj* zusammenziehend, einschnürend, konstriktiv.

constrictive endocarditis Löffler-Endokarditis *f*, Endocarditis parietalis fibroplastica.

constrictive pericarditis *card.* konstriktive Perikarditis *f*, Pericarditis constrictiva.

con·sump·tion [kən'sʌmpʃn] *n* **1.** Verbrauch *m*, Konsumption *f.* **2.** Auszehrung *f*, Konsumption *f.*

consumption coagulopathy 1. *hema.* Verbrauchskoagulopathie *f.* **2.** disseminierte intravasale Koagulation *f*, disseminierte intravasale Gerinnung *f.*

con·sump·tive [kən'sʌmptɪv] *adj* konsumptiv, Verbrauchs-; auszehrend.

con·tact ['kɑntækt] *n* **1.** (*a. fig.*) Kontakt *m*, Fühlung *f*, Berührung *f*, Verbindung *f.* **come into contact with** in Berührung kommen mit. **make contact with** berühren; in Kontakt kommen mit; Verbindung herstellen mit. **2.** *epidem.* Kontaktperson *f.*

contact acne Kontaktakne *f*, Akne/Acne vinenata.

contact allergy Kontaktallergie *f.*

contact dermatitis 1. Kontaktdermatitis *f*, Kontaktekzem *nt.* **2.** allergische Kontaktdermatitis *f*, allergisches Kontaktekzem *nt.*

contact eczema *derm.* Kontaktekzem *nt*, Kontaktdermatitis *f.*

contact infection Kontaktinfektion *f.*

contact lens Kontaktlinse *f*, Haftschale *f.*

corneal contact lens Korneallinse.

hard contact lens harte Kontaktlinse.

scleral contact lens Sklerallinse.

soft contact lens weiche Kontaktlinse.

con·ta·gion [kən'teɪdʒən] *n* **1.** übertragbare/kontagiöse Krankheit *f.* **2.** kontagiöses Partikel *nt*, Kontagion *f*, Kontagium *nt.*

con·ta·gi·os·i·ty [kən,teɪdʒɪ'ɑsətɪ] *n* Übertragbarkeit *f*, Ansteckungsfähigkeit *f*, Kontagiosität *f.*

con·ta·gious [kən'teɪdʒəs] *adj* (direkt) übertragbar, ansteckend, kontagiös, Kontagions-.

contagious disease → communicable disease.

con·tam·i·nate [kən'tæmɪneɪt] *vt* verunreinigen, verschmutzen, vergiften, infizieren, verseuchen, kontaminieren.

con·tam·i·nat·ed wound [kən'tæmɪneɪtɪd] *ortho.* kontaminierte Wunde *f.*

con·tam·i·na·tion [kən,tæmɪ'neɪʃn] *n* Verseuchung *f*, Verunreinigung *f*; Vergiftung *f*, Kontamination *f.*

con·ti·nence ['kɑntnəns] *n* **1.** Kontinenz *f.* **2.** (sexuelle) Enthaltsamkeit *f*, Zurückhaltung *f*, Mäßigung *f.*

con·ti·nent ['kɑntnənt] *adj* **1.** kontinent. **2.** (sexuell) enthaltsam, zurückhaltend.

con·tin·ued [kən'tɪnju:d] *adj* anhaltend, stetig, unaufhörlich, kontinuierlich.

continued fever kontinuierliches Fieber *nt*, Continua *f*, Febris continua.

con·tin·u·ous [kən'tɪnjəwəs] *adj* ununterbrochen, fortlaufend, fortwährend, andauernd, ständig, unaufhörlich, kontinuierlich.

continuous arrhythmia *card.* absolute Arrhythmie *f*, Arrhythmia absoluta/perpetua.

continuous drip Dauertropf(infusion *f*) *m.*

continuous fever → continued fever.

continuous instillation Dauertropf(infusion *f*) *m.*

continuous murmur kontinuierliches Geräusch *nt.*

continuous positive airway pressure (breathing) CPAP-Beatmung *f.*

continuous positive pressure breathing/ventilation kontinuierliche assistierte Überdruckbeatmung *f.*

continuous suture *chir.* fortlaufende Naht *f.*

con·tra·cep·tion [,kɑntrə'sepʃn] *n* Empfängnisverhütung *f*, Konzeptionsverhütung *f*, Antikonzeption *f*, Kontrazeption *f.*

con·tra·cep·tive [,kɑntrə'septɪv] **I** *n* Verhütungsmittel *nt*, Kontrazeptivum *nt.* **II** *adj* empfängnisverhütend, kontrazeptiv, antikonzeptionell.

contraceptive device *gyn.* (mechanisches) Verhütungsmittel *nt*, Kontrazeptivum *nt.*

contraceptive diaphragm *gyn.* Diaphragma(pessar *nt*) *nt.*

con·tract [kən'trækt] **I** *vt* **1.** (*Muskel*) zusammenziehen, kontrahieren; (*Pupille*) verengen. **2.** (*Krankheit*) s. zuziehen. **II** *vi* (*Muskel*) s. zusammenziehen, (s.) kontrahieren; (*Pupille*) s. verengen.

con·trac·tion [kən'trækʃn] *n* **1.** (Muskel-)Kontraktion *f*; (*Pupille*) Verengen *nt.* **2.** → contracture. **3.** *gyn.* Wehe *f*, Kontraktion *f.*

contraction period Anspannungsphase *f.*

con·trac·ture [kən'træktʃər] *n* *physiol.*, *patho.* Kontraktur *f.*

con·tra·in·di·cat·ed [,kɑntrə'ɪndɪkeɪtɪd] *adj* nicht anwendbar, nicht zur Anwendung empfohlen, kontraindiziert.

con·tra·in·di·ca·tion [kɑntrə,ɪndɪ'keɪʃn] *n* Gegenanzeige *f*, Gegen-, Kontraindi-

contralateral hemiplegia

kation f.
con•tra•lat•er•al hemiplegia [ˌkɑntrə-ˈlætərəl] kontralaterale Hemiplegie f.
contralateral reflex/sign Brudzinski-Zeichen nt, Brudzinski-Kontralateralreflex m.
con•trast [ˈkɑntræst] n **1.** Kontrast m, (starker) Gegensatz m, (auffallender) Unterschied m (between zwischen; to, with zu). **form a contrast to** einen Kontrast bilden zu. **in contrast to/with** im Gegensatz zu. **2.** radiol. (Bild-)Kontrast m.
contrast agent → contrast medium.
contrast bath heilgymn. Wechselbad nt.
contrast dye 1. → contrast medium. **2.** histol. Kontrastfärbemittel nt.
contrast enema radiol. Bariumkontrasteinlauf m.
con•tra•stim•u•lant [ˌkɑntrəˈstɪmjələnt] **I** n pharm. Beruhigungsmittel nt. **II** adj kontrastimulierend; beruhigend.
contrast medium radiol. Kontrastmittel nt, Röntgenkontrastmittel nt.
contrast radiography radiol. Röntgenkontrastdarstellung f.
con•tre•coup contusion [ˈkɑntrəkuː] Contre-coup-Hirnprellung f.
con•trol [kənˈtrəʊl] **I** n **1.** Kontrolle f, Herrschaft f (of, over über). **be under control** unter Kontrolle sein. **bring/get under control** unter Kontrolle bringen. **be/get out of control** außer Kontrolle sein/geraten. **have sth. under control** etw. unter Kontrolle haben; etw. beherrschen. **keep under control** unter Kontrolle haben, fest in der Hand haben. **lose control over/of** die Kontrolle od. Gewalt verlieren über. **lose control of o.s.** die (Selbst-)Beherrschung verlieren. **2.** Selbstbeherrschung f; Körperhaltung f. **3.** Kontrolle f, Aufsicht f, Überwachung f (of, over über). **II** vt **4.** in Schranken halten, eindämmen, im Rahmen halten. **control o.s.** s. beherrschen. **5.** beherrschen, unter Kontrolle haben/bringen. **6.** kontrollieren, überwachen, beaufsichtigen.
con•trolled ventilation [kənˈtrəʊld] kontrollierte Beatmung f.
con•tused wound [kənˈt(j)uːzd] Quetschwunde f.
con•tu•sion [kənˈt(j)uːʒn] n Prellung f, Quetschung f, Kontusion f.
contusion cataract ophthal. Kontusionskatarakt f, -star m.
con•va•les•cence [ˌkɑnvəˈlesəns] n Genesung f, Rekonvaleszenz f.
convalescence serum → convalescents' serum.
con•va•les•cent [ˌkɑnvəˈlesənt] **I** n Genesende(r m) f, Rekonvaleszent(in f) m. **II** adj rekonvaleszent, Rekonvaleszenten-.
convalescents' serum Rekonvaleszentenserum nt.
con•ver•gent strabismus [kənˈvɜrdʒənt] Einwärtsschielen nt, Strabismus convergens/internus.

con•ver•ging lens [kənˈvɜrdʒɪŋ] → convex lens.
con•ver•sion [kənˈvɜrʒn] n **1.** psycho. Konversion f. **2.** micro. lysogene Konversion f, Phagenkonversion f.
conversion disorder/hysteria psycho. Konversionsreaktion f, -neurose f, hysterische Neurose f.
conversion-neurotic pain konversionsneurotischer Schmerz m.
conversion reaction → conversion disorder.
con•vex lens [kɑnˈveks] konvexe Linse f, Konvexlinse f, Sammellinse f.
convexo-concave lens Konvexokonkavlinse f.
convexo-convex lens Konvexokonvexlinse f.
con•vo•lu•tion [kɑnvəˈluːʃn] n **1.** anat. (Gehirn-)Windung f, Gyrus m. **2.** histol. Konvolut nt.
convolutions of cerebellum Kleinhirnwindungen pl, Gyri/Folia cerebelli.
convolutions of cerebrum (Groß-)Hirnwindungen pl, Gyri cerebrales.
con•vul•sion [kənˈvʌlʃn] n Krampf m, Zuckung f, Konvulsion f.
con•vul•sive tic [kənˈvʌlsɪv] neuro. Bell-Spasmus m, Fazialiskrampf m, Gesichtszucken nt, Tic convulsif/facial.
coo•ing murmur [ˈkuːɪŋ] musikalisches (Herz-)Geräusch nt.
Cooley [ˈkuːlɪ]: **Cooley's anemia** Cooley-Anämie f, homozygote β-Thalassämie f, Thalassaemia major.
Coombs [kuːms]: **Coombs' murmur** card. Coombs-Geräusch nt.
Coombs test immun. Antiglobulintest m, Coombs-Test m.
Cooper [ˈkuːpər, ˈkʊpər]: **Cooper's hernia 1.** Hey-Hernie f, Hernia encystica. **2.** Hesselbach-Hernie f, Cooper-Hernie f.
Cooper's irritable breast Cooper-Syndrom nt, -Mastodynie f.
Cooper's irritable testis Cooper-Hodenneuralgie f.
Coopernail [ˈkuːpərneɪl]: **Coopernail's sign** ortho. Coopernail-Zeichen nt.
Cope [kəʊp]: **Cope's clamp** chir. Cope-Klemme f.
Cope's sign chir. Psoaszeichen nt, Cope-Zeichen nt.
cop•per cataract [ˈkɑpər] ophthal. Kupferstar m, Chalcosis lentis.
copper nose → rhinophyma.
cop•rem•e•sis [kɑpˈreməsɪs] n Koterbrechen nt, Kopremesis f.
cop•ro•lith [ˈkɑprəlɪθ] n Kotstein m, Koprolith m.
cop•ro•ma [kɑpˈrəʊmə] n Kotgeschwulst f, Fäkulom nt, Koprom nt.
cop•ro•por•phyr•ia [ˌkɑprəpɔːrˈfɪərɪə] n Koproporphyrie f.
cop•ro•por•phy•rin [ˌkɑprəˈpɔːrfərɪn] n Koproporphyrin nt.

cop•ro•por•phy•rin•u•ria [kɑprəˌpɔːrfərɪ-
ˈn(j)ʊərɪə] *n* Koproporphyrinurie *f.*
co•pros•ta•sis [kəˈprɑstəsɪs] *n* Kotstauung
f, Koprostase *f.*
cop•u•late [ˈkɑpjəleɪt] *vi* koitieren.
cop•u•la•tion [ˌkɑpjəˈleɪʃn] *n* → coitus.
cor•a•co•a•cro•mi•al ligament [ˌkɔːrə-
kəʊəˈkrəʊmɪəl] Ligamentum coracoacro-
miale.
cor•a•co•bra•chi•a•lis (muscle) [ˌkɔːrə-
kəʊˌbreɪkɪˈeɪlɪs] Korakobrachialis *m,*
Musculus coracobrachialis.
cor•a•co•cla•vic•u•lar ligament [ˌkɔːrə-
kəʊkləˈvɪkjələr] Ligamentum coracoclavi-
culare.
cor•a•coid (process) [ˈkɔːrəkɔɪd] Raben-
schnabelfortsatz *m,* Processus coracoideus.
cor•al calculus [ˈkɔːrəl] *urol.* Korallenstein
m, (Becken-)Ausgußstein *m.*
cor•al•li•form cataract [kəˈrælɪfɔːrm]
Korallenstar *m,* Cataracta coralliformis.
cord [kɔːrd] *n* **1.** *anat.* Strang *m,* Band *nt,*
Chorda *f.* **2.** Leine *f,* Strang *m,* Schnur *f.*
cord bladder *neuro.* Reflexblase *f.*
cord blood Nabelschnurblut *nt.*
cor•dec•to•my [kɔːrˈdektəmɪ] *n HNO*
Chordektomie *f.*
cor•di•form pelvis [ˈkɔːrdəfɔːrm] Karten-
herzbecken *nt.*
cord injury Rückenmarksverletzung *f.*
cor•di•tis [kɔːrˈdaɪtɪs] *n neuro.* Sa-
menstrangentzündung *f,* Funiculitis *f.*
cor•do•pexy [ˈkɔːrdəpeksɪ] *n HNO* Chor-
dopexie *f.*
cor•dot•o•my [kɔːrˈdɑtəmɪ] *n* **1.** *HNO*
Stimmlippendurchtrennung *f,* Chordotomie
f. **2.** *neurochir.* Chordotomie *f.*
cord paralysis Stimmbandlähmung *f.*
cord swelling Rückenmarksschwellung *f.*
cor•e•cli•sis [kəʊrɪˈklaɪsɪs] *n ophthal.* **1.**
Pupillenverschluß *m,* -okklusion *f.* **2.** Iris-
einklemmung *f,* Korenklisis *f,* Iridenkleisis.
cor•ec•ta•sis [kəʊrˈektəsɪs] *n* (pathologi-
sche) Pupillenerweiterung *f,* Korektasie *f.*
cor•ec•to•my [kəʊrˈektəmɪ] *n ophthal.*
Irisresektion *f,* Korektomie *f.*
cor•ec•to•pia [kəʊrekˈtəʊpɪə] *n ophthal.*
Pupillenverlagerung *f,* Korektopie *f.*
cor•e•di•al•y•sis [ˌkəʊrɪdaɪˈæləsɪs] *n oph-
thal.* Irisablösung *f,* Iridodialyse *f.*
cor•e•di•as•ta•sis [ˌkəʊrɪdaɪˈæstəsɪs] *n*
Pupillenerweiterung *f,* Korediastasis *f.*
co•rel•y•sis [kəʊˈreləsɪs] *n ophthal.* (operati-
ve) Irislösung *f,* Korelyse *f.*
cor•en•cli•sis [ˌkəʊrenˈklaɪsɪs] *n ophthal.*
operative Iriseinklemmung *f,* Korenklisis *f,*
Iridenkleisis *f.*
cor•e•om•e•ter [ˌkəʊrɪˈɑmɪtər] *n ophthal.*
Pupillenmesser *m,* Koriometer *nt.*
cor•e•om•e•try [ˌkəʊrɪˈɑmɪtrɪ] *n ophthal.*
Pupillenmessung *f,* Koriometrie *f.*
cor•e•o•plas•ty [ˈkəʊrɪəʊplæstɪ] *n oph-
thal.* Pupillen-, Irisplastik *f.*
cor•e•pexy [ˌkəʊrɪˈpeksɪ] *n* → corepraxy.
cor•e•praxy [ˌkəʊrɪˈpræksɪ] *n ophthal.*
Koreopraxie *f.*
co•ret•o•my [kəʊˈretəmɪ] *n ophthal.*
Iridotomie *f,* Koretotomie *f.*
Cori [ˈkɔːrɪ, ˈkəʊ-]: **Cori's disease** Cori-
Krankheit *f,* hepatomuskuläre benigne
Glykogenose *f,* Glykogenose Typ III *f.*
co•ri•um [ˈkɔːrɪəm] *n anat.* Lederhaut *f,*
Corium *nt,* Dermis *f.*
corn [kɔːrn] *n* Hühnerauge *nt,* Clavus *m.*
cor•nea [ˈkɔːrnɪə] *n anat.* (Augen-)Horn-
haut *f,* Kornea *f,* Cornea *f.*
cor•ne•al astigmatism [ˈkɔːrnɪəl] *ophthal.*
Hornhautastigmatismus *m,* kornealer Astig-
matismus *m.*
corneal burn Hornhaut-, Korneaverbren-
nung *f.*
corneal endothelium Korneaendothel *nt,*
Endothelium corneae.
corneal epithelium Hornhautepithel *nt,*
Epithelium anterius (corneae).
corneal lens Korneallinse *f.*
corneal pannus *ophthal.* Pannus corneae.
corneal reflex 1. *neuro.* Korneal-, Lidreflex
m. **2.** *ophthal.* Hornhautreflex *m,* -reflexion
f.
corneal staphyloma Hornhautstaphylom
nt, Staphyloma corneae.
corneal ulcer Hornhautgeschwür *nt,* -ulkus
nt, Ulcus corneae.
Cornelia de Lange [kɔːrˈniːljə də ˈlɑːŋə]:
Cornelia de Lange syndrome Cornelia de
Lange-Syndrom *nt,* Amsterdamer Degene-
rationstyp *m.*
cor•ne•o•i•ri•tis [ˌkɔːrnɪəʊaɪˈraɪtɪs] *n*
Korneoiritis *f,* Iridokeratitis *f.*
cor•ni•fi•ca•tion [ˌkɔːrnəfɪˈkeɪʃn] *n*
Verhornung *f.*
cor•ni•fied [ˈkɔːrnəfaɪd] *adj* verhornt, ver-
hornend.
cor•nu [ˈkɔːrn(j)uː] *n* [S.U. CORNU]
cor•o•nal [kəˈrəʊnl] *adj anat.* koronal,
Kranz-.
cor•o•na•ria [kɔːrəˈneərɪə] *n* → coronary
artery.
cor•o•na•rism [ˈkɔːrənærɪzəm] *n* **1.** →
coronary insufficiency. **2.** Stenokardie *f,*
Angina pectoris.
cor•o•na•ri•tis [ˌkɔːrənəˈraɪtɪs] *n* → coro-
nary arteritis.
cor•o•nary [ˈkɔːrənerɪ] **I** *n* **1.** → coronary
artery. **2.** → coronary occlusion. **3.** → coro-
nary thrombosis. **II** *adj anat.* koronar,
Koronar(arterien)-.
coronary angiography *radiol.* Koronar-
angiographie *f,* Koronarographie *f.*
coronary arteriography → coronary
angiography.
coronary arteriosclerosis Koronar-
(arterien)sklerose *f.*
coronary arteritis Koronararterienentzün-
dung *f,* Koronar(i)itis *f,* Koronarangiitis *f.*
coronary artery 1. (Herz-)Kranzarterie *f,*
Herzkranzgefäß *nt,* Koronararterie *f,* Koro-
narie *f,* Arteria coronaria. **2.** Kranzarterie *f,*
Kranzgefäß *nt,* Arteria coronaria.

coronary artery bypass

coronary artery bypass *HTG* aorto-koronarer Bypass *m.*
coronary artery disease → coronary heart disease.
coronary blood flow → coronary perfusion.
coronary bypass *HTG* aorto-koronarer Bypass *m.*
coronary care unit kardiologische Wach-/Intensivstation *f.*
coronary cataract *ophthal.* Kranzstar *m,* Cataracta coronaria.
coronary circulation Koronarkreislauf *m.*
coronary dilatator/dilator *pharm.* Koronardilatator *m.*
coronary failure akute Koronarinsuffizienz *f.*
coronary heart disease koronare Herzkrankheit *f,* koronare Herzerkrankung *f.*
coronary insufficiency Koronarinsuffizienz *f.*
coronary occlusion Koronar(arterien)verschluß *m.*
coronary perfusion Koronardurchblutung *f,* -perfusion *f.*
coronary reflex Koronar(arterien)reflex *m.*
coronary reserve Koronarreserve *f.*
coronary sclerosis Koronar(arterien)sklerose *f.*
coronary thrombosis Koronar(arterien)thrombose *f.*
cor•o•ner ['kɔrənər] *n forens.* Coroner *m.*
co•ros•co•py [kə'rɑskəpɪ] *n ophthal.* Retinoskopie *f,* Skiaskopie *f.*
co•rot•omy [kə'rɑtəmɪ] *n* → corectomy.
cor•po•re•al [kɔːr'pɔːrɪəl] *adj anat.* körperlich, leiblich, Körper-, Korpus-.
corporeal adhesions *gyn.* Korpusverwachsungen *pl,* -verklebungen *pl.*
corpse [kɔːrps] *n* Leiche *f,* Leichnam *m.*
cor•pu•lence ['kɔːrpjələns] *n* Beleibtheit *f,* Korpulenz *f.*
cor•pu•lent ['kɔːrpjələnt] *adj* beleibt, korpulent.
cor•pus ['kɔːrpəs] *n* [s.u. Corpus]
corpus carcinoma *gyn.* Korpuskarzinom *nt,* Gebärmutterkörperkrebs *m.*
cor•pus•cle ['kɔːrpəsl] *n* **1.** *anat.* Körperchen *nt,* Korpuskel *nt.* **2.** *phys.* Elementarteilchen *nt,* Korpuskel *nt.*
corpus luteum Gelbkörper *m,* Corpus luteum.
corpus luteum cyst Corpus-luteum-Zyste *f.*
corpus luteum deficiency syndrome Corpus-luteum-Insuffizienz *f.*
corpus luteum hormone Gelbkörperhormon *nt,* Corpus-luteum-Hormon *nt,* Progesteron *nt.*
Correra [kɔ'rerə]: **Correra's line** *radiol.* Correra-Linie *f.*
Corrigan ['kɒrɪgən]: **Corrigan's disease** Aorteninsuffizienz *f.*
Corrigan's line *card.* Corrigan-Linie *f.*
Corrigan's pulse Corrigan-Puls *m,* Pulsus celer et altus.
Corrigan's respiration Corrigan-Atmung *f.*
Corrigan's sign 1. → Corrigan's line. **2.** → Corrigan's respiration.
cor•ro•sive [kə'rəʊsɪv] **I** *n chem.* Ätz-, Korrosionsmittel *nt.* **II** *adj chem.* korrodierend, ätzend, Korrosions-.
corrosive burn Verätzung *f.*
corrosive gastritis Ätzgastritis *f,* Gastritis corrosiva.
corrosive injury Verätzung *f.*
cor•set ['kɔːrsɪt] *n ortho.* (Stütz-)Korsett *nt.*
corset cancer *patho.* Panzerkrebs *m,* Cancer en cuirasse.
cor•tex ['kɔːrteks] *n* [s.u. Cortex]
cortex of lens Linsenrinde, Cortex lentis.
cortex of ovari Eierstockrinde, Cortex ovarii.
cortex of suprarenal gland Nebennierenrinde, Cortex gl. suprarenalis.
cor•ti•cal ['kɔːrtɪkl] *adj* kortikal, Rinden-, Kortiko-, Cortico-.
cortical adenoma Nierenrindenadenom *nt.*
cortical aphasia *neuro.* kortikale Aphasie *f.*
cortical area (*ZNS*) Rindenfeld *nt,* -areal *nt.*
cortical atrophy Rindenatrophie *f.*
cortical audiometry *HNO* Kortexaudiometrie *f,* EEG-Audiometrie *f.*
cortical blindness *ophthal.* Rindenblindheit *f.*
cortical bone Kortikalis *f,* Substantia corticalis (ossium).
cortical cataract *ophthal.* Rindenstar *m,* Cataracta corticalis.
cortical deafness *HNO* kortikale Schwerhörigkeit *f.*
cortical epilepsy Rindenepilepsie *f,* Epilepsia corticalis.
cortical field → cortical area.
cortical hormone Nebennierenrindenhormon *nt,* NNR-Hormon *nt.*
cor•ti•co•ad•re•nal [ˌkɔːrtɪkəʊəˈdriːnl] *adj* adrenokortikal, Nebennierenrinden-.
cor•ti•coid ['kɔːrtɪkɔɪd] *n* Kortikoid *nt,* Corticoid *nt.*
cor•ti•co•lib•er•in [ˌkɔːrtɪkəʊˈlɪbərɪn] *n* → corticotropin releasing factor.
cor•ti•co•pu•pil•lary reflex [ˌkɔːrtɪkəʊ-ˈpjuːpəˌlerɪː] Haab-Reflex *m,* Rindenreflex *m* der Pupille.
cor•ti•co•spi•nal fibers [ˌkɔːrtɪkəʊ-ˈspaɪnl] Pyramidenbahnfasern *pl,* Fibrae corticospinales.
corticospinal tract Pyramidenbahn *f,* Tractus corticospinalis/pyramidalis.
anterior corticospinal tract direkte/vordere Pyramidenbahn, Tractus pyramidalis/corticospinalis anterior.
lateral corticospinal tract seitliche/gekreuzte Pyramidenbahn, Tractus corticospinalis/pyramidalis lateralis.
cor•ti•co•ster•oid [ˌkɔːrtɪkəʊˈsterɔɪd] *n* Kortiko-, Corticosteroid *nt.*
corticosteroid-induced glaucoma Kortison-, Cortisonglaukom *nt.*

cortico-striatal-spinal degeneration Creutzfeldt-Jakob-Erkrankung *f*, Creutzfeldt-Jakob-Syndrom *nt*, Jakob-Creutzfeldt-Erkrankung *f*, Jakob-Creutzfeldt-Syndrom *nt*.

cor•ti•co•tro•phin [ˌkɔːrtɪkəʊˈtrəfɪn] *n* → corticotropin.

cor•ti•co•trop•ic [ˌkɔːrtɪkəʊˈtrɒpɪk] *adj* kortikotrop, adrenokortikotrop.

cor•ti•co•tro•pin [ˌkɔːrtɪkəʊˈtrəʊpɪn] *n* Kortikotropin *nt*, (adreno-)corticotropes Hormon *nt*, Adrenokortikotropin *nt*.

corticotropin releasing factor/hormone Kortikoliberin *nt*, Corticoliberin *nt*.

cor•ti•sol [ˈkɔːrtɪsɒl] *n* Kortisol *nt*, Cortisol *nt*, Hydrocortison *nt*.

cortisol-binding globulin Transkortin *nt*, Cortisol-bindendes Globulin *nt*.

cor•ti•sone [ˈkɔːrtɪzəʊn] *n* Kortison *nt*, Cortison *nt*.

Corvisart [kɔrviˈsɑːr]: **Corvisart's disease** *card.* Corvisart-(Fallot-)Komplex *m*.

Corvisart's facies Corvisart-Gesicht *nt*.

Cor•y•ne•bac•te•ri•um [ˌkɔːrənɪbækˈtɪərɪəm] *n micro.* Corynebacterium *nt*.

Corynebacterium diphtheriae Diphtheriebazillus *m*, (Klebs-)Löffler-Bazillus *m*, Corynebacterium diphtheriae.

co•ry•za [kəˈraɪzə] *n* (Virus-)Schnupfen *m*, Nasenkatarrh *m*, Koryza *f*.

cos•met•ic [kɑzˈmetɪk] **I** *n* kosmetisches Mittel *nt*, Kosmetikum *nt*. **II** *adj* kosmetisch, Schönheits-.

cosmetic dermatitis Dermatitis cosmetica.

cosmetic operation kosmetische Operation *f*.

cosmetic surgery kosmetische Chirurgie *f*, Schönheitschirurgie *f*.

cos•tal [ˈkɒstl, ˈkɔstl] *adj* kostal, Rippen-, Kostal-.

costal angle *anat.* Angulus costae.

costal arch Rippenbogen *m*, Arcus costalis.

costal cartilage Rippenknorpel *m*, Cartilago costalis.

costal chondritis 1. → costochondritis. **2.** Tietze-Syndrom *nt*.

cos•tal•gia [kɒsˈtældʒ(ɪ)ə] *n* Rippenschmerz *m*, Kostalgie *f*.

costal pleurisy Rippenfellentzündung *f*.

costal respiration Brustatmung *f*.

cos•tec•to•my [kɒsˈtektəmɪ] *n chir.* Rippenresektion *f*, Kostektomie *f*.

Costen [ˈkɒstn]: **Costen's syndrome** Costen-Syndrom *nt*, temporomandibuläres Syndrom *nt*.

cos•to•cer•vi•cal trunk [kɒstəˈsɜrvɪkl] Truncus costocervicalis.

cos•to•chon•dral syndrome [kɒstəˈkɒndrəl] kostochondrales Syndrom *nt*.

cos•to•chon•dri•tis [ˌkɒstəkɒnˈdraɪtɪs] *n* Rippenknorpelentzündung *f*, Kostochondritis *f*.

cos•to•cla•vic•u•lar syndrome [ˌkɒstəkləˈvɪkjələr] Kostoklavikularsyndrom *nt*.

cos•to•di•a•phrag•mat•ic recess/sinus [kɒstəˌdaɪəfrægˈmætɪk] Kostodiaphragmalsinus *m*, Sinus phrenicocostalis, Recessus costodiaphragmaticus.

cos•to•me•di•as•ti•nal recess [kɒstəˌmiːdɪəˈstaɪnl] Kostomediastinalsinus *m*, Recessus costomediastinalis.

cos•tot•o•my [kɒsˈtɒtəmɪ] *n chir.* Rippendurchtrennung *f*, Kostotomie *f*.

cos•to•trans•ver•sec•to•my [kɒstəˌtrænzvərˈsektəmɪ] *n chir.* Kostotransversektomie *f*.

cos•to•ver•te•bral angle [kɒstəˈvɜrtəbrəl] Kostovertebralwinkel *m*.

cot [kɒt] *n* Kinderbett(chen *nt*) *nt*.

cot death *ped.* plötzlicher Kindstod *m*, Krippentod *m*.

co-trimoxazole *n pharm.* Cotrimoxazol *nt*.

cot•ton applicator [ˈkɒtn] *chir.* Watteträger *m*.

cotton-dust asthma Baumwollfieber *nt*, Baumwoll(staub)pneumokoniose *f*, Byssinose *f*.

cotton probe → cotton wool probe.

cotton wool exudates/patches → cotton wool spots.

cotton wool probe *chir.* Watteträger *m*.

cotton wool spots *ophthal.* Cotton-wool-Herde *pl*.

cot•y•le•don [kɒtəˈliːdn] *n* Plazentalappen *m*, Cotyledo *f*, Kotyledone *f*.

cot•y•loid cavity [ˈkɒtlɔɪd] Hüft(gelenks)-pfanne *f*, Azetabulum *nt*, Acetabulum *nt*.

cotyloid incisure/notch Incisura acetabuli/acetabularis.

cough [kɒf, kɑf] **I** *n* **1.** Husten *m*. **have a cough** Husten haben. **2.** Husten *nt*. **II** *vt* (ab-, aus-)husten. **III** *vi* husten. **cough out/up** → cough II. **cough up blood** Blut husten.

cough•ing reflex [ˈkɒfɪŋ] Hustenreflex *m*.

cough syrup Hustensaft *m*, -sirup *m*.

cou•ma•rin [ˈkuːmərɪn] *n* Kumarin *nt*, Cumarin *nt*.

coun•ter [ˈkaʊntər] *n* Zähler *m*, Zählgerät *nt*.

coun•ter•act [ˌkaʊntərˈækt] *vt* entgegenwirken; kompensieren, neutralisieren; bekämpfen.

coun•ter•ac•tion [ˌkaʊntərˈækʃn] *n* Gegenwirkung *f*; Gegenmaßnahme *f*.

coun•ter•ef•fect [ˌkaʊntərɪˈfekt] *n* Gegenwirkung *f*.

coun•ter•ex•ten•sion [ˌkaʊntərɪkˈstenʃn] *n* → countertraction.

coun•ter•in•ci•sion [ˌkaʊntərɪnˈsɪʒn] *n chir.* Gegenschnitt *m*, -inzision *f*.

coun•ter•poi•son [ˈkaʊntərpɔɪzən] *n* Gegengift *nt*, Gegenmittel *nt*, Antitoxin *nt*, Antidot *nt*.

coun•ter•pul•sa•tion [ˌkaʊntərpʌlˈseɪʃn] *n card.* Gegenpulsation *f*.

coun•ter•trac•tion [ˌkaʊntərˈtrækʃn] *n ortho.* Gegenzug *m*, -extension *f*.

count•ing cell/chamber [ˈkaʊntɪŋ] *lab.* Zählkammer *f*.

coup [kuː] *n* Schlag *m*, Stoß *m*, Hieb *m*.

cou·pled beat ['kʌpəld] *card.* Bigeminus *m.*

coupled pulse/rhythm Bigeminus *m*, Bigeminuspuls *m*, -rhythmus *m*.

course [kɔ:rs, kəʊrs] *n* **1.** (Ver-)Lauf *m*, Ablauf *m*, (Fort-)Gang *m.* **in the course of** im (Ver-)Lauf, während. **in (the) course of time** im Laufe der Zeit. **the course of a disease** Krankheitsverlauf. **2.** Kur *f*, Behandlungszyklus *m.* **undergo a course of treatment** s. einer (längeren) Behandlung unterziehen. **3.** Monatsblutung *f*, Periode *f*, Regel *f*, Menses *pl*, Menstruation *f.*

Courvoisier [kurvwa'sje]: **Courvoisier's gallbladder** Courvoisier-Gallenblase *f.*
Courvoisier's law Courvoisier-Regel *f.*
Courvoisier's sign Courvoisier-Zeichen *nt.*

Couvelaire [kuve'lε:r]: **Couvelaire syndrome/uterus** Couvelaire-Uterus *m*, Uterusapoplexie *f.*

cov·er ['kʌvər] **I** *n* **1.** (*a. fig.*) Decke *f*; Abdeckung *f*; Deckel *m.* **2.** → coverage. **3.** Schutz *m* (*from* vor, gegen). **II** *vt* zu-, bedecken (*with* mit).

cov·er·age ['kʌv(ə)rɪdʒ] *n pharm.* (antibiotische) Abdeckung *f.*

cov·ered perforation ['kʌvərd] *chir.* gedeckte Perforation *f.*

cov·er·glass ['kʌvərglæs] *n* Deckglas *nt.*

cov·er·slip ['kʌvərslɪp] *n* → coverglass.

cover test *ophthal.* Abdecktest *m.*

cover-uncover test *ophthal.* Abdeck-Aufdecktest *m.*

Cowper ['ku:pər, 'kaʊ-]: **Cowper's cyst** Cowper-Zyste *f.*

cow·per·i·tis [kaʊpə'raɪtɪs] *n urol.* Cowperitis *f.*

cox·al bone ['kaksəl] *adj* Hüftbein *nt*, -knochen *m*, Os coxae/pelvicum.

cox·al·gia [kak'sældʒ(ɪ)ə] *n* **1.** Hüft(gelenk)schmerz *m*, Koxalgie *f.* **2.** → coxarthrosis. **3.** → coxitis.

cox·ar·thri·tis [,kaksa:r'θraɪtɪs] *n* → coxitis.

cox·ar·throp·a·thy [kaksa:r'θrapəθɪ] *n* Hüftgelenk(s)erkrankung *f*, Koxarthropathie *f.*

cox·ar·thro·sis [kaksa:r'θrəʊsɪs] *n* Koxarthrose *f*, Arthrosis deformans coxae.

cox·i·tis [kak'saɪtɪs] *n* Hüftgelenk(s)entzündung *f*, Coxitis *f.*

cox·o·dyn·ia [,kaksəʊ'dɪ:nɪə] *n* → coxalgia 1.

cox·o·fem·o·ral articulation/joint [,kaksəʊ'femərəl] Hüftgelenk *nt*, Articulatio coxae/iliofemoralis.

cox·sack·ie·vi·rus [kak'sækɪvaɪrəs] *n micro.* Coxsackievirus *nt.*

CPAP breathing → continuous positive airway pressure (breathing).

crab hand [kræb] *derm.* Erysipeloid *nt*, Pseudoerysipel *nt*, Erythema migrans.

crab louse *micro.* Filzlaus *f*, Phthirus pubis, Pediculus pubis.

crack [kræk] **I** *n* **1.** Sprung *m*, Riß *m*; *ortho.* Haarbruch *m*, Knochenfissur *f.* **2.** Spalt(e *f*) *m*, Schlitz *m*, Ritz(e *f*) *m.* **II** *vt* zerbrechen, (zer-)spalten, (zer-)sprengen. **III** *vi* **3.** krachen, knallen, knacken. **4.** (zer-)springen, (zer-)platzen, (zer-)bersten, (auf-)reißen.

cracked-pot resonance/sound [krækt] Geräusch *nt* des gesprungenen Topfes, Bruit du pot f lé. **cranial cracked-pot resonance** Macewen-Zeichen *nt*, Schädelschettern *nt.*

crack·ling rales ['kræklɪŋ] *pulmo.* Knisterrasseln *nt.*

cra·dle ['kreɪdl] *n* Wiege *f.*

cradle cap Milchschorf *m*, frühexsudatives Ekzematoid *nt*, konstitutionelles Säuglingsekzem *nt.*

cramp [kræmp] *n* (Muskel-)Krampf *m;* Spasmus *m.*

cramp·ing pain ['kræmpɪŋ] krampfender/krampfartiger Schmerz *m.*

cra·ni·al ['kreɪnɪəl] *adj* kopfwärts, kranial; Schädel-.

cranial arteritis Horton-Riesenzellarteriitis *f*, Arteriitis cranialis/gigantocellularis/temporalis.

cranial base Schädelbasis *f.*

cranial cavity Schädelhöhle *f.*

cranial fossa Schädelgrube *f.*

cranial meningocele Hirnhautbruch *m*, kraniale Meningozele *f.*

cranial nerves Hirnnerven *p.*

cranial puncture → cisternal puncture.

cranial sinuses Durasinus *pl*, Hirnsinus *pl.*

cranial sutures Schädelnähte *pl.*

cranial vault Schädeldach *nt*, Kalotte *f.*

cra·ni·ec·to·my [kreɪnɪ'ektəmɪ] *n neurochir.* Kraniektomie *f.*

cra·ni·o·cele ['kreɪnɪəʊsi:l] *n* Kraniozele *f*, Enzephalozele *f.*

cra·ni·o·cla·sis [kreɪnɪ'akləsɪs] *n gyn.* Kranioklasie *f*, Kraniotomie *f.*

cra·ni·o·clast ['kreɪnɪəklæst] *n gyn.* Kranioklast *m.*

cra·ni·o·clas·ty ['kreɪnɪəʊklæstɪ] *n* → cranioclasis.

cra·ni·o·fa·cial dysostosis [,kreɪnɪəʊ-'feɪʃl] Crouzon-Syndrom *nt*, Dysostosis cranio-facialis.

cra·ni·o·me·nin·go·cele [,kreɪnɪəʊmɪ-'nɪŋɡəsi:l] *n* Kraniomeningozele *f.*

cra·ni·om·e·try [kreɪnɪ'amətrɪ] *n* Schädelmessung *f*, Kraniometrie *f.*

cra·ni·o·plas·ty ['kreɪnɪəʊplæstɪ] *n neurochir.* Schädelplastik *f*, Kranioplastik *f.*

cra·ni·o·punc·ture ['kreɪnɪəʊpʌŋ(k)tʃər] *n* Schädelpunktur *f.*

cra·ni·os·chi·sis [,kreɪnɪ'askəsɪs] *n* Schädelspalte *f*, Kranioschisis *f.*

cra·ni·os·co·py [kreɪnɪ'askəpɪ] *n* Kranioskopie *f.*

cra·ni·os·to·sis [,kreɪnɪ'astəsɪs] *n* Kraniostose *f.*

cra·ni·o·syn·os·to·sis [,kreɪnɪəʊ,sɪnas-'təʊsɪs] *n* Kraniosynostose *f.*

cra·ni·ot·o·my [kreɪnɪ'atəmɪ] *n* **1.** *neurochir.* Schädeleröffnung *f*, Kraniotomie *f*,

Trepanation *f.* 2. → cranioclasis.
cra•ni•o•to•nos•co•py [ˌkreɪnɪətəˈnɒskəpɪ] *n* auskultatorische Schädelperkussion *f.*
cra•ni•um [ˈkreɪnɪəm] *n* Schädel *m*, Kranium *nt*, Cranium *nt*.
crash [kræʃ] **I** *n* Unfall *m*, Zusammenstoß *m*. **II** *vt* einen Unfall haben (mit).
crash cart Notfall-, Reanimationswagen *m*.
cra•ter [ˈkreɪtər] *n patho.* (*Ulkus*) Krater *m*.
cra•vat (bandage) [krəˈvæt] Krawatte(nverband *m*) *f.*
cream [kriːm] *n* 1. *pharm.* Creme *f*, Krem *f.* 2. (*Milch*) Rahm *m*, Sahne *f.*
cre•a•tine [ˈkriːətiːn, -tɪn] *n* Kreatin *nt*, Creatin *nt.*
creatine kinase Kreatin-, Creatinkinase *f*, Kreatin-, Creatinphosphokinase *f.*
cre•a•tin•e•mia [krɪətɪˈniːmɪə] *n* Kreatinämie *f*, Creatinämie *f.*
creatine phosphokinase → creatine kinase.
cre•at•i•nine [krɪˈætəniːn] *n* Kreatinin *nt*, Creatinin *nt.*
creatinine clearance Kreatinin-, Creatininclearance *f.*
Credé [kreˈdeː]: **Credé's antiseptic** Silbernitrat *nt.*
Credé's maneuver/method 1. Credé-Prophylaxe *f*, Credéisieren *nt*. 2. Credé-Handgriff *m.*
creep•ing disease/eruption [ˈkriːpɪŋ] *micro.* Hautmaulwurf *m*, Larva migrans.
creeping ulcer 1. Ulcus serpens. 2. Ulcus corneae serpens. 3. Ulcus molle serpiginosum.
cre•mas•ter (muscle) [krɪˈmæstər] Kremaster *m*, Musculus cremaster.
cre•mas•ter•ic reflex [ˌkreməˈsterɪk] Hoden-, Kremasterreflex *m.*
cre•mate [ˈkriːmeɪt] *vt* (*Leichnam*) verbrennen, einäschern.
cre•ma•tion [krɪˈmeɪʃn] *n* (*Leichnam*) Verbrennung *f*, Einäscherung *f*, Feuerbestattung *f.*
cre•nat•ed erythrocyte [ˈkriːneɪtɪd] Stechapfelform *f*, Echinozyt *m.*
cren•o•cyte [ˈkrenəsaɪt] *n* → crenated erythrocyte.
crep•i•tant [ˈkrepɪtənt] *adj* (*Lunge*) knisternd, rasselnd.
crepitant rales (*Lunge*) feinblasiges Knisterrasseln *nt.*
crep•i•tate [ˈkrepɪteɪt] *vt* knacken, knistern, rasseln, knarren.
crep•i•ta•tion [krepɪˈteɪʃn] *n* 1. Knistern *nt*, Knarren *nt*. 2. (*Lunge*) Knistern *nt*, Knisterrasseln *nt*, Crepitatio *f*, Crepitus *m*. 3. *ortho.* (*Fraktur*) Reiben *nt*, Reibegeräusch *nt*, Crepitatio *f*, Crepitus *m.*
crep•i•tus [ˈkrepɪtəs] *n* → crepitation.
cres•scen•do murmur [krɪˈʃendəʊ] Crescendogeräusch *nt.*
crescendo-decrescendo murmur Crescendo-Decrescendo-Geräusch *nt.*

cres•cent cell [ˈkresənt] Sichelzelle *f.*
crescent cell anemia Sichelzellanämie *f*, Herrick-Syndrom *nt.*
crest [krest] *n* 1. Leiste *f*, Kamm *m*, Grat *m*. 2. *anat.* (Knochen-)Leiste *f*, (-)Kamm *m*, Crista *f.* **crest of ilium** Darmbeinkamm, Crista iliaca.
Creutzfeldt-Jakob [ˈkrɔʏtsfelt ˈjaːkɔp]: **Creutzfeldt-Jakob disease** Creutzfeldt-Jakob-Erkrankung *f*, Creutzfeldt-Jakob-Syndrom *nt*, Jakob-Creutzfeldt-Erkrankung *f*, Jakob-Creutzfeldt-Syndrom *nt.*
crib death [krɪb] → cot death.
Crichton-Browne [ˈkraɪtn braʊn]: **Crichton-Browne's sign** *neuro.* Crichton-Browne-Zeichen *nt.*
cri•co•ar•y•te•noi•de•us lateralis (muscle) [ˌkraɪkəʊˌærɪtɪˈnɔɪdɪəs] *inf.* Lateralis *m*, Musculus cricoaryt(a)enoideus lateralis.
cricoarytenoideus muscle Cricoarytänoideus *m*, Musculus cricoaryt(a)enoideus.
cricoarytenoideus posterior (muscle) *inf.* Postikus *m*, Musculus cricoaryt(a)enoideus posterior.
cri•coid [ˈkraɪkɔɪd] *anat.* **I** *n* Ringknorpel *m*, Cartilago cricoidea. **II** *adj* ringförmig, krikoid, Kriko-.
cricoid cartilage → cricoid I.
cri•coi•dec•to•my [ˌkraɪkɔɪˈdektəmɪ] *n* HNO Krikoidektomie *f.*
cri•co•pha•ryn•ge•al achalasia [ˌkraɪkəʊfəˈrɪndʒɪəl] hohe/zervikale/krikopharyngeale Achalasie *f.*
cricopharyngeal achalasia syndrome Asherson-Syndrom *nt.*
cricopharyngeal myotomy *chir.* krikopharyngeale Myotomie *f.*
cri•co•thy•re•ot•o•my [ˌkraɪkəʊˌθaɪrɪˈɒtəmɪ] *n chir.* Krikothyreotomie *f.*
cri•co•thy•roid [ˌkraɪkəʊˈθaɪrɔɪd] *adj* krikothyroid(al), krikothyreoid.
cri•co•thy•roi•de•us (muscle) [ˌkraɪkəʊˌθaɪˈrɔɪdɪəs] Krikothyroideus *m*, Musculus cricothyroideus.
cricothyroid ligament/membrane Ligamentum cricothyroideum.
cri•co•thy•roid•ot•o•my [ˌkraɪkəʊˌθaɪrɔɪˈdɒtəmɪ] *n* → cricothyrotomy.
cri•co•thy•rot•o•my [ˌkraɪkəʊθaɪˈrɒtəmɪ] *n chir.* Krikothyroidotomie *f.*
cri•cot•o•my [kraɪˈkɒtəmɪ] *n chir.* Ringknorpelspaltung *f*, Krikotomie *f.*
cri•co•tra•che•al [ˌkraɪkəʊˈtreɪkɪəl] *adj* krikotracheal.
cri•co•tra•che•ot•o•my [ˌkraɪkəʊˌtreɪkɪˈɒtəmɪ] *n chir.* Krikotracheotomie *f.*
cri-du-chat syndrome [kri dy ʃa] Katzenschreisyndrom *nt*, Cri-du-chat-Syndrom *nt.*
Crigler-Najjar [ˈkrɪɡlər ˈnadʒar]: **Crigler-Najjar disease** Crigler-Najjar-Syndrom *nt*, idiopathische Hyperbilirubinämie *f.*
crim•i•nal abortion [ˈkrɪmənl] illegaler/krimineller Schwangerschaftsabbruch *f.*
crip•ple [ˈkrɪpl] **I** *n* (Körper-)Behinderter *m*;

crippled

Krüppel *m*. **II** *vt* lähmen. **III** *vi* humpeln, hinken.
crip•pled ['krɪpəld] *adj* verkrüppelt; gelähmt.
Critchett ['krɪtʃet]: **Critchett's operation** *ophthal*. Critchett-Schieloperation *f*.
crit•i•cal care unit ['krɪtɪkəl] Intensiv-, Wachstation *f*.
critical condition kritischer Zustand *m*.
C.R. length → crown-rump length.
cro•ci•dis•mus [krɑsɪ'dɪzməs] *n neuro*. Flockenlesen *nt*, Floccilegium *nt*, Karphologie *f*, Crocidismus *m*.
croc•o•dile skin ['krɑkədaɪl] **1.** Fischschuppenkrankheit *f*, Ichthyosis vulgaris. **2.** Krokodil-, Alligatorhaut *f*, Sauriasis *f*.
crocodile tears syndrome Krokodilstränenphänomen *nt*, gustatorisches Weinen *nt*.
Crohn [kroʊn]: **Crohn's disease** Crohn-Krankheit *f*, Morbus Crohn *m*, Enteritis regionalis, Ileitis regionalis/terminalis.
cro•mo•gly•cate [kroʊmə'glaɪkeɪt] *n pharm*. Cromoglykat *nt*.
cro•mo•gly•cic acid [kroʊmə'glaɪsɪk] → cromolyn.
cro•mo•lyn ['kroʊməlɪn] *n pharm*. Cromoglicin-, Cromoglycinsäure *f*, Cromolyn *nt*.
Cronkhite-Canada ['krɑŋkaɪt 'kænədə]: **Cronkhite-Canada syndrome** Cronkhite-Canada-Syndrom *nt*.
Cross [krɔs, krɑs]: **Cross syndrome** Cross-McKusick-Breen-Syndrom *nt*.
cross agglutination [krɔːs] *hema*. Kreuzagglutination(sreaktion *f*) *f*.
cross-arm flap Cross-arm-Plastik *f*.
cross•birth ['krɔsbɜrθ] *n gyn*. (*Fetus*) Querlage *f*.
crossed adductor reflex [krɔːst] gekreuzter Adduktorenreflex *m*.
crossed anesthesia *neuro*. gekreuzte/alternierende Hemianästhesie *f*.
crossed diplopia *ophthal*. gekreuzte/heteronyme/temporale Diplopie *f*.
crossed embolism paradoxe/gekreuzte Embolie *f*.
crossed hemianesthesia → crossed anesthesia.
crossed hemianopia/hemianopsia gekreuzte/heteronyme Hemianop(s)ie *f*.
crossed hemiplegia gekreuzte Hemiplegie *f*, Hemiplegia alternans/cruciata.
crossed jerk → crossed reflex.
crossed metastasis gekreuzte Metastase *f*.
crossed reflex gekreuzter/diagonaler/konsensueller Reflex *m*.
cross-eye *n ophthal*. Einwärtsschielen *nt*, Esotropie *f*, Strabismus convergens/internus.
cross-finger flap Cross-finger-Plastik *f*.
cross flap Cross-over-Plastik *f*.
cross-immunity *n* Kreuzimmunität *f*.
cross infection Kreuzinfektion *f*.
cross-leg flap Cross-leg-Plastik *f*.
cross•match ['krɔːsmætʃ] *n* Kreuzprobe *f*.
cross matching 1. → crossmatch. **2.**

94

Crossmatching *nt*.
Cross-McKusick-Breen [krɔs məˈkjuːzɪk briːn]: **Cross-McKusick-Breen syndrome** Cross-McKusick-Breen-Syndrom *nt*.
cross•o•ver flap ['krɔsəʊvər] *chir*. Cross-over-Plastik *f*.
cross-react *vt* kreuzreagieren, eine Kreuzreaktion geben.
cross-reacting antibody kreuzreagierender Antikörper *m*.
cross-reacting antigen kreuzreagierendes Antigen *nt*.
cross-reaction *n* Kreuzreaktion *f*.
cross-reactive *adj* kreuzreaktiv, -reagierend.
cross-sensitivity *n immun*. Kreuzsensibilität *f*.
cross-sensitization *n immun*. Kreuzsensibilisierung *f*.
croup [kruːp] *n* **1.** Krupp *m*, Croup *m*. **2.** echter/diphtherischer Krupp *m*. **3.** falscher Krupp *m*, Pseudokrupp *m*.
croup•ous ['kruːpəs] *adj* **1.** → croupy. **2.** pseudomembranös, entzündlich-fibrinös.
croupous bronchitis kruppöse/(pseudo-)membranöse Bronchitis *f*.
croupous conjunctivitis kruppöse/pseudomembranöse Konjunktivitis *f*, Bindehautkrupp *m*.
croupous inflammation → croupy inflammation.
croupous laryngitis kruppöse Laryngitis *f*.
croupous membrane Pseudomembran *f*.
croupous pharyngitis kruppöse/pseudomembranöse Pharyngitis *f*.
croupous rhinitis pseudomembranöse/fibrinöse Rhinitis *f*.
croupy ['kruːpɪ] *adj* kruppartig, -ähnlich, kruppös.
croupy inflammation kruppöse Entzündung *f*.
Crouzon [kruˈzɔ̃]: **Crouzon's syndrome** Crouzon-Syndrom *nt*, Dysostosis craniofacialis.
crown [kraʊn] **I** *n* **1.** *anat*. Scheitel *m*. **2.** *dent*. Krone *f*. **II** *vt dent*. überkronen.
crown-heel length Scheitel-Fersen-Länge *f*.
crown-rump length Scheitel-Steiß-Länge *f*.
cru•ci•ate ligament ['kruːʃɪət] Kreuzband *nt*.
cruciate ligament of ankle Y-Band *nt*.
anterior cruciate ligament vorderes Kreuzband.
posterior cruciate ligament hinteres Kreuzband.
crude fiber [kruːd] Ballaststoffe *pl*.
cru•or ['kruːɔːr] *n* Blutgerinnsel *nt*, Kruor *m*.
cru•ral ['kruərəl] *adj* (krural, (Unter-)Schenkel-.
crural aponeurosis/fascia oberflächliche Unterschenkelfaszie *f*.
crural hernia *chir*. Schenkelhernie *f*, Merozele *f*, Hernia femoralis/cruralis.
crural ligament Leistenband *nt*, Ligamentum inguinale, Arcus inguinale.

cru•ro•ta•lar articulation/joint [ˌkruərəʊ-'teɪlər] oberes Sprunggelenk *nt*, Talokruralgelenk *nt*, Articulatio talocruralis.
crush [krʌʃ] **I** *n* (Zer-)Quetschen *nt*. **II** *vt* **1.** zerquetschen, -drücken, -malmen. **2.** auspressen, -drücken.
crush fracture *ortho.* (Wirbelkörper-)Kompressionsfraktur *f*.
crush injury Quetschung *f*, Quetschungsverletzung *f*.
crush kidney Crush-Niere *f*, Chromoproteinniere *f*, chromoproteinurische Niere *f*.
crush syndrome → compression syndrome.
crust [krʌst] **I** *n* Kruste *f*, Borke *f*, Grind *nt*, Schorf *m*. **II** *adj* → crusted. **III** *vi* verkrusten.
crust•ed ['krʌstɪd] *adj* verkrustet, krustig.
crusted ringworm *derm.* Erb-, Kopfgrind *m*, Favus *m*, Tinea favosa.
crusted tetter Eiter-, Grindflechte *f*, Impetigo contagiosa/vulgaris.
crutch ['krʌtʃ] *n ortho.* Krücke *f*. **go on crutches** auf/an Krücken gehen.
crutch palsy/paralysis Krückenlähmung *f*.
Cruveilhier [kryve'je]: **Cruveilhier's disease** Cruveilhier-Krankheit *f*, spinale progressive Muskelatrophie *f*.
Cruveilhier-Baumgarten [kryvɛ'je 'baʊmgartən]: **Cruveilhier-Baumgarten cirrhosis** → Cruveilhier-Baumgarten syndrome.
Cruveilhier-Baumgarten disease Cruveilhier-Baumgarten-Krankheit *f*.
Cruveilhier-Baumgarten murmur *card.* Cruveilhier-Baumgarten-Geräusch *nt*.
Cruveilhier-Baumgarten syndrome Cruveilhier(-von)-Baumgarten-Syndrom *nt*.
cry [kraɪ] **I** *n* **1.** Schrei *m*, Ruf *m*. **2.** Geschrei *nt*. **a cry for help** ein Hilferuf. **3.** Weinen *nt*. **II** *vt* weinen. **III** *vi* **4.** schreien, (laut) rufen (*for* nach). **5.** weinen.
cry•al•ge•sia [ˌkraɪæl'dʒiːzɪə] *n* Kälteschmerz *m*, Kryalgesie *f*.
cry•mo•an•es•the•sia [ˌkraɪməʊˌænəs-'θiːʒə] *n* Kälte-, Kryoanästhesie *f*.
cry•mo•dyn•ia [ˌkraɪməʊ'diːnɪə] *n* → cryalgesia.
cry•mo•ther•a•py [ˌkraɪməʊ'θerəpɪ] *n* → cryotherapy.
cry•o•an•es•the•sia [kraɪəʊˌænəs'θiːʒə] *n* → crymoanesthesia.
cry•o•bank ['kraɪəʊbæŋk] *n* Kryobank *f*.
cry•o•car•di•o•ple•gia [kraɪəʊˌkɑːrdɪəʊ-'pliːdʒ(ɪ)ə] *n* Kryokardioplegie *f*.
cry•o•cau•tery [kraɪəʊ'kɔːtərɪ] *n* Kryokauter *m*.
cry•o•con•i•za•tion [kraɪəʊˌkəʊnə'zeɪʃn] *n gyn.* Kryokonisation *f*.
cry•ode ['kraɪəʊd] *n* → cryoprobe.
cry•o•ex•trac•tion [ˌkraɪəʊɪk'strækʃn] *n ophthal.* Kryoextraktion *f*.
cry•o•gam•ma•glob•u•lin [kraɪəʊˌgæmə-'glʌbjəlɪn] *n* → cryoglobulin.
cry•o•gen•ic block [kraɪəʊ'dʒenɪk] → crymoanesthesia.
cry•o•glob•u•lin [kraɪəʊ'glʌbjəlɪn] *n* Kälte-, Kryoglobulin *nt*.
cry•o•glob•u•lin•e•mia [kraɪəʊˌglʌbjəlɪ-'niːmɪə] *n* Kryoglobulinämie *f*.
cry•op•a•thy [kraɪ'ɑpəθɪ] *n* Kryopathie *f*.
cry•o•pexy ['kraɪəpeksɪ] *n ophthal.* Kryo(retino)pexie *f*.
cry•o•probe ['kraɪəʊprəʊb] *n* Kältesonde *f*, -stab *m*, Kryosonde *f*, Kryode *f*.
cry•o•pros•ta•tec•to•my [kraɪəʊˌprɑstə-'tektəmɪ] *n urol.* Kryoprostatektomie *f*.
cry•o•stat ['kraɪəstæt] *n* Kryostat *m*.
cry•o•sur•gery [kraɪəʊ'sɜːrdʒ(ə)rɪ] *n* Kälte-, Kryochirurgie *f*.
cry•o•sur•gi•cal [kraɪəʊ'sɜːrdʒɪkl] *adj* kryochirurgisch.
cry•o•ther•a•py [kraɪəʊ'θerəpɪ] *n* Kälte-, Kryotherapie *f*.
crypt abscess [krɪpt] Kryptenabszeß *m*.
cryp•tic ['krɪptɪk] *adj* verborgen, versteckt, kryptisch.
cryp•to•coc•co•sis [ˌkrɪptəʊkə'kəʊsɪs] *n* europäische Blastomykose *f*, Busse-Buschke-Krankheit *f*, Cryptococcose *f*, Torulose *f*.
cryp•to•gen•ic [ˌkrɪptəʊ'dʒenɪk] *adj* kryptogen, kryptogenetisch.
cryptogenic epilepsy idiopathische/essentielle/endogene/kryptogenetische Epilepsie *f*.
cryptogenic infection kryptogene Infektion *f*.
cryp•to•men•or•rhea [krɪptəʊˌmenə'rɪə] *n gyn.* Kryptomenorrhoe *f*.
cryp•toph•thal•mus syndrome [krɪptəf-'θælməs] Fraser-Syndrom *nt*, Kryptophthalmus-Syndrom *nt*.
cryp•tor•chi•dism [krɪp'tɔːrkədɪzəm] *n* Hodenretention *f*, Kryptorchismus *m*, Retentio/Maldescensus testis.
cryp•tor•chi•do•pexy [krɪpˌtɔːrkɪdə-'peksɪ] *n urol.* Hodenfixierung *f*, Orchio-, Orchidopexie *f*.
cryp•tor•chism [krɪp'tɔːrkɪzəm] *n* → cryptorchidism.
crys•tal ['krɪstl] **I** *n* Kristall *m*. **II** *adj* → crystalline. **III** *vt* kristallisieren.
crys•tal•line ['krɪstliːn] *adj* kristallartig, kristallin, kristallen, Kristall-.
crystalline capsule Linsenkapsel *f*, Capsula lentis.
crystalline humor 1. Humor vitreus. **2.** Glaskörper *m*, Corpus vitreum.
crystalline lens *anat.* (Augen-)Linse *f*, Lens *f* (cristallina).
crys•tal•liz•a•ble fragment ['krɪstlaɪzəbl] kristallisierbares Fragment *nt*, Fc-Fragment *nt*.
CSF-brain barrier Hirn-Liquor-Schranke *f*.
CSF pressure Liquordruck *m*.
cu•bi•tal ['kjuːbɪtl] *adj* **1.** kubital, Ell(en)bogen-. **2.** ulnar, Unterarm-, Ulna-.
cubital articulation Ell(en)bogengelenk *nt*, Articulatio cubiti/cubitalis.
cubital fossa Ellenbeugengrube *f*, Fossa cubitalis.
cubital joint → cubital articulation.

cubital tunnel syndrome 96

cubital tunnel syndrome *neuro.* Kubitaltunnelsyndrom *nt.*

cu•bi•tus ['kju:bɪtəs] *n* **1.** Ell(en)bogengelenk *nt*, Ell(en)bogen *m*, Articulatio cubiti/cubitalis. **2.** Unterarm *m.*

cu•boid (bone) ['kju:bɔɪd] Würfelbein *nt*, Kuboid *nt*, Os cuboideum.

cu•boi•do•dig•i•tal reflex [kju:ˌbɔɪdəʊ-'dɪdʒɪtl] *neuro.* Mendel-Bechterew-Reflex *m.*

cuff [kʌf] *n* (aufblasbare) Manschette *f*, Cuff *m.*

cul•do•cen•te•sis [ˌkʌldəsen'ti:sɪs] *n gyn.* Kuldozentese *f.*

cul•dos•co•py [kʌl'dɑskəpɪ] *n gyn.* Kuldoskopie *f*, Douglas(s)kopie *f.*

cul•dot•o•my [kʌl'dɑtəmɪ] *n gyn.* Kuldotomie *f.*

cul•ture ['kʌltʃər] **I** *n* **1.** Kultur *f.* **2.** Zucht *f*, Kultur *f.* **II** *vt* züchten, eine Kultur anlegen von.

culture dish Petrischale *f.*

culture fluid Kulturflüssigkeit *f.*

culture medium Kultursubstrat *nt*, (künstlicher) Nährboden *m.*

culture plate Kulturplatte *f.*

cu•ma•rin ['k(j)u:mərɪn] *n* → coumarin.

cu•mu•la•tive dose ['kju:mjələtɪv] *radiol.* kumulierte (Strahlen-)Dosis *f.*

cu•ne•i•form (bone) [kjʊ'nɪ(ə)fɔ:rm] *anat.* Keilbein *nt*, Os cuneiforme.

cuneiform cartilage Wrisberg-Knorpel *m*, Cartilago cuneiformis.

cuneiform cataract *ophthal.* (*Linse*) periphere Speichentrübungen *pl*, Cataracta cuneiformis.

cup [kʌp] **I** *n* Tasse *f*; Becher *m*, Napf *m*, Schale *f*, Kelch *m.* **II** *vt* schröpfen.

cup•ful ['kʌpfʊl] *n* eine Tasse(voll).

cup pessary *gyn.* Portiokappe *f.*

cup•ping ['kʌpɪŋ] *n* Schröpfen *nt.*

cupping glass Schröpfkopf *m*, -glas *nt.*

cu•pre•mia [k(j)u'pri:mɪə] *n* Kuprämie *f.*

cu•pri•u•ria [ˌk(j)uprɪ'(j)ʊərɪə] *n* Kupriurie *f.*

cu•pru•re•sis [ˌk(j)uprə'ri:sɪs] *n* Kuprurese *f.*

cu•pu•lo•li•thi•a•sis [ˌkju:p(j)ələlɪ'θaɪəsɪs] *n HNO* Kupulolithiasis *f.*

cur•a•bil•i•ty [ˌkjʊərə'bɪlətɪ] *n* Heilbarkeit *f*, Kurabilität *f.*

cur•a•ble ['kjʊərəbl] *adj* heilbar, kurabel.

cu•ra•re [k(j)ʊə'rɑ:rɪ] *n* Kurare *nt*, Curare *nt.*

cu•ra•re•mi•met•ic [k(j)ʊəˌrɑ:rɪmɪ'metɪk] *adj* curaremimetisch.

cu•ra•rize [k(j)u:'rɑ:raɪz] *vt* kurarisieren.

cur•a•tive ['kjʊərətɪv] **I** *n* Heilmittel *nt.* **II** *adj* heilend, kurativ, Heil(ungs)-.

curative dose Dosis curativa.

curative ratio therapeutische Breite *f*, therapeutischer Index *m.*

curative resection *chir.* kurative Resektion *f.*

curative treatment kurative Behandlung *f.*

cure [kjʊər] **I** *n* **1.** Kur *f*, Heilverfahren *nt*, Behandlung *f* (*for* gegen). **2.** Behandlungsverfahren *nt*, -schema *nt*, Therapie *f.* **3.** (*Krankheit*) Heilung *f.* **4.** (Heil-)Mittel *nt* (*for* gegen). **II** *vt* jdn. heilen, kurieren (*of* von); (*Krankheit*) heilen. **III** *vi* **5.** Heilung bringen, heilen. **6.** eine Kur machen, kuren.

cu•ret *n, vt* → curette.

cu•ret•ment [kjʊə'retmənt] *n* → curettage.

cu•ret•tage [kjʊə'retɪdʒ] *n chir.* Ausschabung *f*, Kürettage *f*, Curettage *f.*

cu•rette [kjʊə'ret] **I** *n chir.* Kürette *f.* **II** *vt* ausschaben, auskratzen, kürettieren.

cu•rette•ment [kjʊə'retmənt] *n* → curettage.

cu•rie ['kjʊərɪ, kjʊə'ri] *n* Curie *nt.*

Curling ['kɜrlɪŋ]: **Curling's ulcer** Curling-Ulkus *nt.*

cur•ling esophagus ['kɜrlɪŋ] *radiol.* Korkenzieherösophagus *m.*

cur•rant jelly clot/thrombus ['kɜrənt] *hema.* Kruorgerinnsel *nt*, Cruor sanguinis.

cur•sive epilepsy ['kɜrsɪv] Dromolepsie *f*, Epilepsia cursiva.

cur•va•ture ['kɜrvətʃər] *n* **1.** Krümmung *f*, Wölbung *f*; *anat.* Kurvatur *f.* **2.** Magenkrümmung *f*, -kurvatur *f.*

curvature ametropia *ophthal.* Krümmungsametropie *f.*

curvature hyperopia *ophthal.* Krümmungshyperopie *f.*

curvature myopia *ophthal.* Krümmungsmyopie *f.*

curve [kɜrv] **I** *n* (*a. mathe.*) Kurve *f*; Krümmung *f*, Biegung *f.* **II** *vt* biegen, krümmen. **III** *vi* s. biegen.

curved applicator [kɜrvd] *chir.* gebogener Wattetäger *m.*

curved scissors *chir.* gebogene Schere *f.*

Cushing ['kʊʃɪŋ]: **Cushing's disease** zentrales Cushing-Syndrom *nt*, Morbus Cushing *m.*

Cushing's effect/phenomenon Cushing-Effekt *m*, -Phänomen *nt.*

Cushing's suture *chir.* Cushing-Naht *f.*

Cushing's syndrome 1. Cushing-Syndrom *nt.* **2.** Kleinhirnbrückenwinkel-Syndrom *nt*, Cushing-Syndrom II *nt.*

Cushing's ulcer Cushing-Ulkus *nt.*

cush•in•goid ['kʊʃɪŋɡɔɪd] *adj* Cushingähnlich, cushingoid.

cusp [kʌsp] *n* Herzklappenzipfel *m*, Klappensegel *nt*, Cuspis *f.*

cut [kʌt] **I** *n* **1.** Schnitt *m.* **2.** Schnittwunde *f*, -verletzung *f.* **3.** (Haar-)Schnitt *m.* **II** *adj* (zu-, auf-)geschnitten, Schnitt-. **III** *vt* **4.** (an-, be-, zer-)schneiden, ab-, durchschneiden, einen Schnitt machen in. **cut one's finger** s. in den Finger schneiden. **cut to pieces** zerstückeln, -trennen. **5.** (*a.* **cut one's teeth**) zahnen, Zähne bekommen. **6.** verletzen. **IV** *vi* **7.** schneiden, stechen (*in, into* in). **8.** (*Zähne*) durchbrechen.

cut off *vt* abschneiden, -trennen; amputieren.

cut open *vt* aufschneiden.

cut out *vt* (her-)ausschneiden.
cut through *vt* durchschneiden.
cut up *vt* **1.** zerschneiden. **2.** zerlegen.
cu•ta•ne•ous [kjuːˈteɪnɪəs] *adj* kutan, dermal, Haut-, Derm(a)-.
cutaneous amputation *chir.* Amputation *f* mit Hautlappendeckung.
cutaneous cyst dermale/kutane Zyste *f*, Hautzyste *f*.
cutaneous emphysema Hautemphysem *nt*, Emphysema subcutaneum.
cutaneous horn *derm.* Hauthorn *nt*, Cornu cutaneum.
cutaneous leishmaniasis kutane Leishmaniase *f*, Hautleishmaniose *f*.
cutaneous porphyria Porphyria cutanea.
cutaneous reaction Haut-, Kuti-, Dermoreaktion *f*.
cutaneous schistosomiasis *derm.* Schwimmbadkrätze *f*, Schistosomen-, Zerkariendermatitis *f*.
cutaneous sebum Hauttalg *m*, Sebum cutaneum.
cutaneous tag Stielwarze *f*, Akrochordon *nt*, Acrochordom *nt*.
cutaneous test Hauttest *m*.
cutaneous tuberculosis Hauttuberbukose *f*, Tuberculosis cutis.
cutaneous vein Hautvene *f*, V. cutanea.
cu•ti•cle [ˈkjuːtɪkl] *n* **1.** *anat.* Häutchen *nt*, Cuticula *f*. **2.** Nagelhäutchen *nt*, Eponychium *nt*.
cu•ti•re•ac•tion [ˌkjuːtərɪˈækʃn] *n* → cutaneous reaction.
cu•tis [ˈkjuːtɪs] *n anat.* Haut *f*, Kutis *f*, Cutis *f*.
cutis graft Kutislappen *m*.
cutis laxa Schlaffhaut *f*, Cutis-laxa-Syndrom *nt*, Dermatochalasis *f*, Chalazodermie *f*.
cut surface Schnittfläche *f*.
c wave *card.* c-Welle *f*.
cy•a•nide [ˈsaɪənaɪd] *n* Zyanid *nt*, Cyanid *nt*.
cyanide poisoning Zyanidvergiftung *f*.
cy•an•met•he•mo•glo•bin [ˌsaɪənmetˈhiːməɡləʊbɪn] Cyanmethämoglobin *nt*, Methämoglobinzyanid *nt*.
cy•a•no•co•bal•a•min [ˌsaɪənəʊkəʊˈbæləmɪn] *n* Cyanocobalamin *nt*, Vitamin B₁₂ *nt*.
cy•a•nop•ia [saɪəˈnəʊpɪə] *n* → cyanopsia.
cy•a•nop•sia [saɪəˈnɒpsɪə] *n* Blausehen *nt*, Zyano(p)sie *f*.
cy•a•nop•sin [saɪəˈnɒpsɪn] *n* Zyanopsin *nt*.
cy•a•nose [ˈsaɪənəʊs] *n* → cyanosis.
cy•a•nosed [ˈsaɪənəʊsd] *adj* → cyanotic.
cy•a•no•sis [saɪəˈnəʊsɪs] *n* Blausucht *f*, Zyanose *f*.
cy•a•not•ic [saɪəˈnɒtɪk] *adj* zyanotisch.
cy•cle [ˈsaɪkl] *n* Zyklus *m*, Kreis(lauf *m*) *m*; (*a. phys.*) Periode *f*. **in cycles** periodisch.
cyc•lec•to•my [sɪkˈlektəmɪ] *n ophthal.* **1.** Ziliarkörperentfernung *f*, Ziliektomie *f*, Zyklektomie *f*. **2.** Ziliektomie *f*.
cy•clic [ˈsaɪklɪk] *adj* zyklisch, periodisch,

Kreislauf-. **2.** *chem.* Ring-, Zyklo-.
cyclic albuminuria zyklische/intermittierende Albuminurie *f*.
cyclic AMP zyklisches Adenosin-3',5'-Phosphat *nt*, Zyklo-AMP *nt*, Cyclo-AMP *nt*.
cyclic neutropenia periodische/zyklische Neutropenie *f*.
cy•cli•cot•o•my [ˌsaɪklɪˈkɒtəmɪ] *n* → cyclotomy.
cyclic vomiting periodisches/zyklisches/rekurrierendes Erbrechen *nt*.
cyc•li•tis [sɪkˈlaɪtɪs] *n* Ziliarkörperentzündung *f*, Zyklitis *f*, Cyclitis *f*.
cy•clo•cho•roid•i•tis [ˌsaɪkləʊˌkəʊrɔɪˈdaɪtɪs] *n ophthal.* Zyklochorioiditis *f*.
cy•clo•cry•o•ther•a•py [ˌsaɪkləʊˌkraɪəˈθerəpɪ] *n ophthal.* Zyklokryotherapie *f*.
cy•clo•di•al•y•sis [ˌsaɪkləʊdaɪˈæləsɪs] *n ophthal.* Zyklodialyse *f*.
cy•clo•di•a•ther•my [ˌsaɪkləʊˈdaɪəθɜːmɪ] *n ophthal.* Zyklodiathermie *f*.
cy•clo•duc•tion [ˌsaɪkləʊˈdʌkʃn] *n ophthal.* Zykloduktion *f*.
cy•clo•e•lec•trol•y•sis [ˌsaɪkləʊˌɪlekˈtrɒləsɪs] *n ophthal.* Zykloelektrolyse *f*.
cy•cloid disorder [ˈsaɪklɔɪd] → cyclothymia.
cy•clo•ker•a•ti•tis [ˌsaɪkləʊˌkerəˈtaɪtɪs] *n ophthal.* Zyklokeratitis *f*.
cy•clo•pho•ria [ˌsaɪkləʊˈfəʊrɪə] *n ophthal.* Zyklophorie *f*.
cy•clo•pho•rom•e•ter [ˌsaɪkləʊfəˈrɒmɪtər] *n ophthal.* Zyklophorometer *nt*.
cy•clo•pho•to•co•ag•u•la•tion [ˌsaɪkləʊˌfəʊtəʊkəʊˌæɡjəˈleɪʃn] *n ophthal.* Zyklophotokoagulation *f*.
cy•clo•pia [saɪˈkləʊpɪə] *n embryo.* Zyklopie *f*, Zyklozephalie *f*.
cy•clo•ple•gia [ˌsaɪkləʊˈpliːdʒ(ɪ)ə] *n ophthal.* Akkommodationslähmung *f*, Zykloplegie *f*.
cy•clops [ˈsaɪklɒps] *n embryo.* Zyklop *m*, Zyklozephalus *m*.
cy•clo•thy•mia [ˌsaɪkləʊˈθaɪmɪə] *n psychia.* zyklothymes Temperament *nt*, zyklothyme Persönlichkeit *f*, Zyklothymie *f*.
cy•clo•thy•mic personality (disorder) [ˌsaɪkləʊˈθaɪmɪk] → cyclothymia.
cy•clot•o•my [saɪˈklɒtəmɪ] *n ophthal.* Ziliarmuskeldurchtrennung *f*, Zyklotomie *f*.
cy•clo•tro•pia [ˌsaɪkləʊˈtrəʊpɪə] *n ophthal.* Zyklotropie *f*, Strabismus rotatorius.
cyl•in•droid [ˈsɪlɪndrɔɪd] **I** *n urol.* Zylindroid *nt*, Pseudozylinder *m*. **II** *adj* zylinderähnlich, zylindroid.
cyl•in•dro•ma [sɪlɪnˈdrəʊmə] *n* Zylindrom *nt*, Spiegler-Tumor *m*.
cyl•in•dru•ria [sɪlɪnˈdrʊərɪə] *n* Zylindrurie *f*.
cyst [sɪst] *n* **1.** *patho.* sackartige Geschwulst *f*, Zyste *f*. **2.** *micro.* Zyste *f*.
cyst•ad•e•no•car•ci•no•ma [sɪstˌædnəʊˌkɑːrsɪˈnəʊmə] *n patho.* Zystadenokarzinom *nt*, Cystadenocarcinoma *nt*.
cyst•ad•e•no•ma [sɪstædəˈnəʊmə] *n*

cystalgia 98

Zystadenom *nt*, Adenokystom *nt*, Cystadenoma *nt*.

cys•tal•gia [sɪs'tældʒ(ɪ)ə] *n urol*. Blasenschmerz *m*, Blasenneuralgie *f*, Zystalgie *f*.

cys•ta•tro•phia [sɪstə'trəʊfɪə] *n urol*. Blasenatrophie *f*, Zystatrophie *f*.

cys•tau•che•ni•tis [ˌsɪstɔːkɪ'naɪtɪs] *n urol*. Blasenhalsentzündung *f*, Zystokollitis *f*, Cystitis colli.

cys•tec•ta•sy [sɪs'tektəsɪ] *n urol*. **1.** Blasenerweiterung *f*, Blasendilatation *f*, Zystektasie *f*. **2.** Gallenblasenerweiterung *f*, Cholezystektasie *f*.

cys•tec•to•my [sɪs'tektəmɪ] *n* **1.** *chir*. Zystenausschneidung *f*, Zystektomie *f*. **2.** *urol*. Blasenentfernung *f*, Zystektomie *f*.

cys•tic ['sɪstɪk] *adj* **1.** zystisch, Zysten-. **2.** (Harn-)Blasen-, Gallenblasen-, Zysto-.

cystic adenoma → cystadenoma.

cystic artery Gallenblasenarterie *f*, Cystica *f*, Arteria cystica.

cystic disease: cystic disease of the breast zystische/fibrös-zystische Mastopathie *f*, Zystenmamma *f*.

cystic disease of the liver Zystenleber *f*.

cystic disease of the lung Zystenlunge *f*.

cystic duct Gallenblasengang *m*, Zystikus *m*, Ductus cysticus.

cystic duct obstruction *chir*. Zystikusverschluß *m*, Ductus-cysticus-Verschluß *m*.

cystic duct stone *chir*. Zystikusstein *m*.

cys•ti•cer•co•sis [ˌsɪstəsər'kəʊsɪs] *n* Zystizerkose *f*, Cysticercose *f*.

cys•ti•cer•cus [sɪstə'sɜrkəs] *n micro*. Blasenwurm *m*, Zystizerkus *m*, Cysticercus *m*.

cystic fibrosis (of the pancreas) Mukoviszidose *f*, zystische (Pankreas-)Fibrose *f*.

cystic hyperplasia zystische Hyperplasie *f*.

cystic hyperplasia of the breast → cystic mastopathia.

cystic kidney Zystenniere *f*.

cystic lung Zystenlunge *f*.

cystic mastopathia zystische/fibrös-zystische Mastopathie *f*, Zystenmamma *f*.

cystic mole *gyn*. Blasenmole *f*, Mola hydatidosa.

cystic polyp zystischer Polyp *m;* gestielte Zyste *f*.

cystic teratoma *gyn*. (*Ovar*) Dermoid(zyste *f*) *nt*, (zystisches) Teratom *nt*.

cystic vein Gallenblasenvene *f*, Vena cystica.

cys•tine calculus ['sɪstiːn] Zystinstein *m*.

cystine disease → cystinosis.

cystine stone → cystine calculus.

cys•ti•no•sis [ˌsɪstə'nəʊsɪs] *n* Zystinspeicherkrankheit *f*, Zystinose *f*, Lignac-Syndrom *nt*.

cys•ti•nu•ria [ˌsɪstə'n(j)ʊərɪə] *n* Zystin-, Cystinurie *f*.

cys•ti•tis [sɪs'taɪtɪs] *n* (Harn-)Blasenentzündung *f*, Zystitis *f*, Cystitis *f*.

cys•ti•tome ['sɪstətəʊm] *n ophthal*. Kapselfliete *f*, Zystitom *nt*.

cys•tit•o•my [sɪs'tɪtəmɪ] *n ophthal*.

(Linsen-)Kapselinzision *f*, Zystitomie *f*.

cys•to•cele ['sɪstəsiːl] *n* (Harn-)Blasenhernie *f*, -bruch *m*, Zystozele *f*.

cys•to•co•los•to•my [ˌsɪstəkə'lɒstəmɪ] *n urol*. Blasen-Kolon-Fistel *f*, Zystokolostomie *f*.

cys•to•di•aph•a•nos•co•py [ˌsɪstədaɪˌæfə'nɑskəpɪ] *n urol*. Zystodiaphanoskopie *f*.

cys•to•dyn•ia [sɪstə'diːnɪə] *n* (Harn-)Blasenschmerz *m*, Zystodynie *f*.

cys•to•en•ter•ic [ˌsɪstəen'terɪk] *adj* zystoenterisch, vesikointestinal.

cystoenteric anastomosis Blasen-Darm-Fistel *f*, zystoenterische/vesikointestinale Anastomose *f*.

cys•to•en•ter•os•to•my [sɪstəˌentə'rɑstəmɪ] *n chir*. Zystoenterostomie *f*.

cys•to•gram ['sɪstəgræm] *n radiol*. Zystogramm *nt*.

cys•tog•ra•phy [sɪs'tɑgrəfɪ] *n radiol*. Zystographie *f*.

cys•to•lith ['sɪstəlɪθ] *n* Blasenstein *m*, Zystolith *m*, Calculus vesicae.

cys•to•li•thec•to•my [ˌsɪstəlɪ'θektəmɪ] *n urol*. Blasensteinschnitt *m*, Zystolithektomie *f*.

cys•to•li•thi•a•sis [ˌsɪstəlɪ'θaɪəsɪs] *n urol*. Blasensteinleiden *nt*, Zystolithiasis *f*.

cys•to•li•thot•o•my [ˌsɪstəlɪ'θɑtəmɪ] *n* → cystolithectomy.

cys•tom•e•ter [sɪs'tɑmɪtər] *n urol*. Zysto(mano)meter *nt*.

cys•tom•e•try [sɪs'tɑmətrɪ] *n urol*. Zysto(mano)metrie *f*.

cys•to•myx•o•ma [ˌsɪstəmɪk'səʊmə] *n patho*. muzinöses Zystadenom *nt*, Cystomyxoma *nt*.

cys•to•pexy ['sɪstəpeksɪ] *n urol*. (Harn-)Blasenanheftung *f*, Zystopexie *f*.

cys•to•plas•ty ['sɪstəplæstɪ] *n urol*. (Harn-)Blasenplastik *f*, Zystoplastik *f*.

cys•to•ple•gia [sɪstə'pliːdʒ(ɪ)ə] *n* (Harn-)Blasenlähmung *f*, Zystoplegie *f*.

cys•to•proc•tos•to•my [ˌsɪstəprɑk'tɑstəmɪ] *n urol*. Blasen-Enddarm-Fistel *f*, Zystorektostomie *f*.

cys•to•py•e•li•tis [sɪstəˌpaɪə'laɪtɪs] *n urol*. Zystopyelitis *f*.

cys•to•py•e•log•ra•phy [sɪstəˌpaɪə'lɑgrəfɪ] *n radiol*. Zystopyelographie *f*.

cys•to•py•e•lo•ne•phri•tis [sɪstəˌpaɪələʊnɪ'fraɪtɪs] *n urol*. Zystopyelonephritis *f*.

cys•tor•rha•gia [sɪstə'rædʒ(ɪ)ə] *n* Blasenblutung *f*, Zystorrhagie *f*.

cys•tor•rha•phy [sɪs'tɑrəfɪ] *n* Blasennaht *f*, Zystorrhaphie *f*.

cys•tos•chi•sis [sɪs'tɑskəsɪs] *n patho*. Blasenspalte *f*, Zystoschisis *f*.

cys•to•scope ['sɪstəskəʊp] *n urol*. Blasenspiegel *m*, Zystoskop *nt*.

cys•to•scop•ic urography [sɪstə'skɑpɪk] *radiol*. retrograde Urographie *f*.

cys•tos•co•py [sɪs'tɑskəpɪ] *n urol*. Blasenspiegelung *f*, Zystoskopie *f*.

cys•to•spasm ['sıstəspæzəm] *n* Blasenkrampf *m*, Zystospasmus *m*.
cys•to•sper•mi•tis [ˌsıstəspɜr'maıtıs] *n urol.* Samenblasenentzündung *f*, Spermatozystitis *f*, Vesiculitis *f*.
cys•tos•to•my [sıs'tɑstəmı] *n* **1.** *chir.* Blasenfistel *f*, Zystostoma *nt*. **2.** Blasenfistelung *f*, Zystostomie *f*.
cys•to•tome ['sıstətəʊm] *n* **1.** *urol.* Blasenmesser *nt*, Zystotom *nt*. **2.** → cystitome.
cys•tot•o•my [sıs'tɑtəmı] *n* **1.** *urol.* Blasenschnitt *m*, Zystotomie *f*. **2.** *chir.* Zysteneröffnung *f*, Zystotomie *f*.
cys•to•u•re•ter•o•gram [ˌsıstəjʊə-'riːtərəgræm] *n radiol.* Zystoureterogramm *nt*.
cys•to•u•re•ter•og•ra•phy [ˌsıstəjʊəˌriːtə'rɑgrəfı] *n radiol.* Zystoureterographie *f*.
cys•to•u•re•thri•tis [sıstəˌjʊərə'θraıtıs] *n urol.* Zystourethritis *f*.
cys•to•u•re•thro•gram [ˌsıstəjə'riːθrəgræm] *n radiol.* Zystourethrogramm *nt*.
cys•to•u•re•throg•ra•phy [sıstəˌjʊərə-'θrɑgrəfı] *n radiol.* Urethrozystographie *f*.
cys•to•u•re•thro•scope [ˌsıstəjə'riːθrəskəʊp] *n urol.* Zystourethroskop *nt*, Urethrozystoskop *nt*.
cys•to•u•re•thros•co•py [sıstəˌjʊərə-'θrɑskəpı] *n urol.* Zystourethroskopie *f*, Urethrozystoskopie *f*.
cy•to•an•a•lyz•er [saıtəʊ'ænlaızər] *n* Zell-, Zytoanalysator *m*.
cy•to•ci•dal [saıtəʊ'saıdl] *adj* zellabtötend, zytozid.
cy•to•di•ag•no•sis [saıtəʊˌdaıəg'nəʊsıs] *n* Zell-, Zytodiagnostik *f*.
cy•to•di•ag•nos•tic [saıtəʊˌdaıəg'nɑstık] *adj* zytodiagnostisch.
cy•to•his•tol•o•gy [ˌsaıtəʊhıs'tɑlədʒı] *n* Zytohistologie *f*.
cy•to•log•ic diagnosis [saıtəʊ'lɑdʒık] zytologische/zytohistologische Diagnostik *f*, Zytodiagnostik *f*.
cy•tol•o•gy [saı'tɑlədʒı] *n* **1.** Zell(en)lehre *f*, Zytologie *f*. **2.** → cytodiagnosis.
cy•tol•y•sis [saı'tɑləsıs] *n* Zellauflösung *f*, -zerfall *m*, Zytolyse *f*.
cy•to•lyt•ic [saıtəʊ'lıtık] *adj* zytolytisch.

cy•to•me•gal•ic inclusion disease [ˌsaıtəʊmə'gælık] Zytomegalie(-Syndrom *nt*) *f*, Zytomegalievirusinfektion *f*, zytomegale Einschlußkörperkrankheit *f*.
cy•to•meg•a•lo•vi•rus [saıtəʊˌmegələ-'vaırəs] *n* Zytomegalievirus *nt*.
cytomegalovirus mononucleosis Zytomegalievirusmononukleose *f*, Paul-Bunnelnegative infektiöse Mononukleose *f*.
cytomegalovirus pneumonia Zytomegalieviruspneumonie *f*, CMV-Pneumonie *f*.
cy•to•path•ic effect [saıtəʊ'pæθık] zytopathischer Effekt *m*.
cy•to•path•o•gen•e•sis [saıtəʊˌpæθə-'dʒenəsıs] *n* Zytopathogenese *f*.
cy•to•path•o•gen•ic virus [saıtəʊˌpæθə-'dʒenık] *micro.* zytopathogenes Virus *nt*.
cy•to•pa•thol•o•gy [ˌsaıtəʊpə'θɑlədʒı] *n* Zell-, Zytopathologie *f*.
cy•to•plasm ['saıtəʊplæzəm] *n* (Zell-)Protoplasma *nt*, Zytoplasma *nt*.
cy•to•plas•mic [saıtəʊ'plæzmık] *adj* zytoplasmatisch, Zytoplasma-.
cy•tos•co•py [saı'tɑskəpı] *n* Zytoskopie *f*.
cy•tos•ta•sis [saı'tɑstəsıs] *n* Zytostase *f*.
cy•to•stat•ic [ˌsaıtə'stætık] **I** *n* Zytostatikum *nt*. **II** *adj* zytostatisch.
cytostatic chemotherapy zytostatische/antineoplastische Chemotherapie *f*.
cy•to•tox•ic [saıtəʊ'tɑksık] *adj* zellschädigend, zytotoxisch.
cytotoxic antibiotic zytotoxisches Antibiotikum *nt*.
cytotoxic antibody zytotoxischer Antikörper *m*.
cytotoxic chemotherapy zytotoxische Chemotherapie *f*.
cytotoxic hypersensitivity *immun.* Überempfindlichkeitsreaktion *f* vom zytotoxischen Typ, Typ II *m* der Überempfindlichkeitsreaktion.
cytotoxic T-cell/T-lymphocyte zytotoxische T-Zelle *f*, zytotoxischer T-Lymphozyt *m*, T-Killerzelle *f*.
Czerny ['tʃernı]: **Czerny's suture 1.** Czerny-Naht *f*. **2.** Czerny-Pfeilernaht *f*.
Czerny-Lembert ['tʃernı lem'beːr]: **Czerny-Lembert suture** Czerny-Lembert-Naht *f*.

D

DaCosta [dəˈkɒstə]: **DaCosta's syndrome** Effort-Syndrom *nt*, DaCosta-Syndrom *nt*, Phrenikokardie *f*.

dac•ry•a•gogue [ˈdækrɪəgɔg] **I** *n pharm.* Dakryagogum *nt*. **II** *adj* tränentreibend.

dac•ry•o•ad•e•nal•gia [ˌdækrɪəʊˌædɪˈnældʒ(ɪ)ə] *n* Tränendrüsenschmerz *m*, Dakryoadenalgie *f*.

dac•ry•o•ad•e•nec•to•my [ˌdækrɪəʊˌædəˈnektəmɪ] *n ophthal.* Tränendrüsenentfernung *f*, Dakry(o)adenektomie *f*.

dac•ry•o•ad•e•ni•tis [ˌdækrɪəʊˌædəˈnaɪtɪs] *n* Tränendrüsenentzündung *f*, Dakryoadenitis *f*.

dac•ry•o•blen•nor•rhea [ˌdækrɪəʊˌblenəˈrɪə] *n ophthal.* Dakryoblennorrhoe *f*.

dac•ry•o•can•a•lic•u•li•tis [ˌdækrɪəʊˌkænəˌlɪkjəˈlaɪtɪs] *n* Tränenröhrchenentzündung *f*, Dakryokanalikulitis *f*.

dac•ry•o•cyst [ˈdækrɪəʊsɪst] *n* Tränensack *m*, Saccus lacrimalis.

dac•ry•o•cys•tec•ta•sia [ˌdækrɪəʊˌsɪstekˈteɪʒ(ɪ)ə] *n* Tränensackerweiterung *f*, Dakryozystektasie *f*.

dac•ry•o•cys•tec•to•my [ˌdækrɪəʊˌsɪsˈtektəmɪ] *n ophthal.* Tränensackresektion *f*, Dakryozystektomie *f*.

dac•ry•o•cys•ti•tis [ˌdækrɪəʊˌsɪsˈtaɪtɪs] *n* Tränensackentzündung *f*, Dakryozystitis *f*.

dac•ry•o•cys•tit•o•my [ˌdækrɪəʊˌsɪsˈtɪtəmɪ] *n* Tränenröhrcheninzision *f*, Dakryozystitomie *f*.

dac•ry•o•cys•to•blen•nor•rhea [ˌdækrɪəʊˌsɪstəˌblenəˈrɪə] *n ophthal.* Tränensackeiterung *f*, Dakryozystoblennorrhoe *f*.

dac•ry•o•cys•to•cele [ˌdækrɪəʊˈsɪstəsiːl] *n* Tränensackbruch *m*, Dakryo(zysto)zele *f*.

dac•ry•o•cys•to•ste•no•sis [ˌdækrɪəʊˌsɪstəstɪˈnəʊsɪs] *n* Tränensackstenose *f*, Dakryozystostenose *f*.

dac•ry•o•cys•tos•to•my [ˌdækrɪəʊˌsɪsˈtɒstəmɪ] *n ophthal.* Dakryozystostomie *f*.

dac•ry•o•cys•tot•o•my [ˌdækrɪəʊˌsɪsˈtɒtəmɪ] *n ophthal.* Tränensackeröffnung *f*, Dakryozystotomie *f*.

dac•ry•o•lith [ˈdækrɪəlɪθ] *n* Tränenstein *m*, Dakryolith *m*.

dac•ry•o•py•or•rhea [ˌdækrɪəˌpaɪəˈrɪə] *n ophthal.* eitriger Tränenfluß *m*, Dakryopyorrhoe *f*.

dac•ry•or•rhea [ˌdækrɪəʊˈriːə] *n* Tränenträufeln *nt*, Dakryorrhoe *f*, Epiphora *f*.

dac•ry•o•so•le•ni•tis [ˌdækrɪəʊˌsəʊləˈnaɪtɪs] *n* Tränenröhrchenentzündung *f*, Dakryosolenitis *f*.

dac•ry•o•ste•no•sis [ˌdækrɪəʊstɪˈnəʊsɪs] *n* Tränengangsstenose *f*, Dakryostenose *f*.

dac•ry•o•syr•inx [ˌdækrɪəʊˈsɪrɪŋks] *n* **1.** Tränenröhrchen *nt*, Canaliculus lacrimalis. **2.** Tränengang(s)fistel *f*.

dac•ty•lal•gia [dæktəˈlældʒ(ɪ)ə] *n* Daktylalgie *f*, Daktylodynie *f*.

dac•ty•li•tis [dæktəˈlaɪtɪs] *n* Daktylitis *f*.

dac•tyl•o•dyn•ia [ˌdæktɪləʊˈdiːnɪə] *n* → dactylalgia.

dai•ly dose [ˈdeɪlɪ] Tagesdosis *f*.

daily output Tagesleistung *f*; (*Urin*) Tagesmenge *f*.

dal•ton•ism [ˈdɔːltnɪzəm] *n ophthal.* **1.** Farbenblindheit *f*, Daltonismus *m*. **2.** Rot-Grün-Blindheit *f*, Daltonismus *m*.

dam•age [ˈdæmɪdʒ] **I** *n* Schaden *m*, Schädigung *f*, Beschädigung *f* (*to* an). **do damage to** beschädigen. **II** *vt* beschädigen.

dam•aged [ˈdæmɪdʒd] *adj* beschädigt, defekt.

damp [dæmp] **I** *adj* feucht. **II** *vt* **1.** be-, anfeuchten. **2.** *phys.* dämpfen.

damp•ness [ˈdæmpnɪs] *n* Feuchtigkeit *f*.

dan•druff [ˈdændrəf] *n* **1.** (Kopf-, Haar-)Schuppe(n *pl*) *f*. **2.** *derm.* Pityriasis simplex capitis.

Dane [deɪn]: **Dane particle** Hepatitis-B-Virus *nt*.

dan•ger [ˈdeɪndʒər] *n* Gefahr *f* (*to* für). **be in danger of one's life** in Lebensgefahr schweben. **be out of danger** außer Gefahr sein; über dem Berg sein.

dan•ger•ous [ˈdeɪndʒ(ə)rəs] *adj* gefährlich (*to, for* für), gefahrvoll. **dangerous to life** lebensgefährlich.

dark adaptation [dɑːrk] *physiol.* Dunkeladaptation *f*, -anpassung *f*.

dark-eyed *adj* dunkeläugig.

dark-haired *adj* dunkelhaarig.

dark-skinned [ˈdɑːrkskɪnd] *adj* dunkelhäutig.

dar•tos (muscle) [ˈdɑːrtɒs] Muskelhaut *f* des Skrotums, Musculus dartos.

da•ta [ˈdeɪtə, ˈdætə] *pl* **1.** Daten *pl*, Angaben

pl. **2.** Meß-, Versuchswerte *pl*, -daten *pl*.
date [deɪt] *n* **1.** Datum *nt*, Tag *m;* Zeitpunkt *m*. **2. out of date** veraltet, überholt. **up to date** zeitgemäß, modern. **bring up to date** auf den neuesten Stand bringen. **date of birth** Geburtsdatum.
daugh•ter ['dɔːtər] *n* (*a. fig.*) Tochter *f.*
daughter chromosome Tochterchromosom *nt.*
daughter cyst Tochterzyste *f*, sekundäre Zyste *f.*
Daviel [da'vjɛl]: **Daviel's operation** *ophthal.* Daviel-Operation *f*, -Linsenextraktion *f.*
Davis ['deɪvɪs]: **Davis' graft** *chir.* Davis-Hautinsel *f*, -Hauttransplantat *nt.*
Dawson ['dɔːsən]: **Dawson's encephalitis** subakute sklerosierende Panenzephalitis *f*, Einschlußkörperchenenzephalitis *f* Dawson.
day [deɪ] *n* Tag *m;* Termin *m.* **all day** den ganzen Tag. **before day** vor Tagesanbruch. **the day before** tags zuvor, der vorhergehende Tag. **from day to day** von Tag zu Tag, zusehends. **twice a day** zweimal täglich/am Tage.
day blindness Nykt(er)alopie *f*, Tagblindheit *f.*
day-care center Tagesstätte *f*, -heim *nt.*
day hospital Tagesklinik *f.*
day•lamp ['deɪlæmp] *n* Tageslichtlampe *f.*
day•light ['deɪlaɪt] *n* **1.** Tageslicht *nt.* **by/in daylight** bei Tag(eslicht). **2.** Tagesanbruch *m.* **at daylight** bei Tagesanbruch.
daylight vision → day vision.
day nursery (Kinder-)Tagesstätte *f*, -heim *nt.*
day sight *ophthal.* Nachtblindheit *f*, Hemeralopie *f.*
day terrors *ped.* Tagangst *f*, Pavor diurnus.
day•time ['deɪtaɪm] **I** *n* Tag *m.* **in the daytime** tagsüber, während des Tages. **II** *adv* am Tag(e), Tages-.
day vision Tages(licht)sehen *nt*, photopisches Sehen *nt.*
daze [deɪz] **I** *n* (*a. fig.*) Betäubung *f*, Lähmung *f*, Benommenheit *f.* **II** *vt* **1.** (*a. fig.*) betäuben, lähmen. **2.** blenden, verwirren.
dazed [deɪzd] *adj* **1.** betäubt, benommen. **2.** geblendet, verwirrt.
dead [ded] **I** *pl* **the dead** die Toten. **II** *adj* **1.** tot, gestorben; leblos. **2.** tief. **a dead sleep. 3.** abgestorben; gefühllos, taub. **4.** (*Ton*) dumpf; (*Augen*) matt, stumpf, glanzlos. **III** *adv* absolut, völlig, total. **dead tired** todmüde. **dead asleep** im tiefsten Schlaf.
dead body Leiche *f*, Leichnam *m.*
dead•en ['dedn] *vt* **1.** dämpfen, (ab-)schwächen; (*Schmerz*) mildern. **2.** (*Nerv*) abtöten; (*Gefühl*) abstumpfen (*to* gegenüber).
dead•house ['dedhaʊs] *n* Leichenschauhaus *nt;* Leichenhalle *f.*
dead•ly ['dedlɪ] *adj* tödlich, todbringend, zum Tode führend.
dead space ventilation *physiol.* Totraumventilation *f.*

deaf [def] **I** *pl* **the deaf** die Tauben. **II** *adj* taub, gehörlos; schwerhörig, hörgeschädigt. **deaf in one ear** taub auf einem Ohr.
deaf aid Hörgerät *nt*, -apparat *m*, -hilfe *f.*
deaf-and-dumb *adj* → deaf-mute II.
deaf•en ['defən] *vi* taub machen.
deaf•en•ing ['defənɪŋ] *n* Ertaubung *f*, Taubwerden *nt*, Ertauben *nt.*
deaf-mute I *n* Taubstumme(r *m*) *f.* **II** *adj* taubstumm, Taubstummen-.
deaf-muteness *n* Taubstummheit *f*, Mutisurditas *f*, Surdomutitas *f.*
deaf•ness ['defnɪs] *n* Taubheit *f*, Gehörlosigkeit *f;* Schwerhörigkeit *f.*
de•al•ler•gi•za•tion [diːˌælərdʒɪˈzeɪʃn] *n* Desensibilisierung *f*, Deallergisierung *f.*
de•ar•te•ri•al•i•za•tion [dɪɑːrˌtɪəriəlaɪˈzeɪʃn] *n* Dearterialisation *f.*
death [deθ] *n* Tod *m*, Exitus *m;* Todesfall *m.* **after death** postmortal, post mortem. **before death** prämortal, ante mortem.
death by accident Tod durch Unfall, Unfalltod.
death by asphyxia Tod durch Ersticken, Ersticken *nt*, Erstickungstod.
death from drowning Tod durch Ertrinken, Ertrinken *nt.*
death in utero intrauteriner Fruchttod *m;* Totgeburt *f.*
death•bed ['deθbed] *n* Sterbe-, Totenbett *nt.* **be on one's deathbed** im Sterben liegen.
death certificate Totenschein *m*, Sterbeurkunde *f.*
death•ly ['deθlɪ] *adj* → deadly.
death•place ['deθpleɪs] *n* Sterbeort *m.*
death rate Sterbe-, Sterblichkeitsziffer *f*, Mortalität *f.*
death rigor Leichen-, Totenstarre *f*, Rigor mortis.
death•watch ['deθwɒtʃ] *n* Totenwache *f.*
de•bil•i•ty [dɪˈbɪlətɪ] *n* **1.** Schwäche *f*, Kraftlosigkeit *f.* **2.** Schwäche-, Erschöpfungszustand *m.*
de•bride [dɪˈbriːd] *vt* (*Wunde*) reinigen, eine Wundtoilette durchführen.
de•bride•ment [dɪˈbriːdmənt] *n* Wundtoilette *f*, -reinigung *f*, Débridement *nt.*
de•bris [dəˈbriː, ˈdebriː] *n* (nekrotische) Zelltrümmer *pl*, Gewebstrümmer *pl.*
de•cal•ci•fi•ca•tion [diːˌkælsəfɪˈkeɪʃn] *n patho.* Dekalzifikation *f*, Dekalzifizierung *f.*
de•can•nu•la•tion [diːˌkænjəˈleɪʃn] *n* Kanülenentfernung *f*, Dekanülierung *f*, Décanulation *f.*
de•cap•i•ta•tion [dɪˌkæpɪˈteɪʃn] *n* Dekapitation *f*, Dekapitierung *f.*
de•cap•su•la•tion [dɪˌkæps(j)əˈleɪʃn] *n* **1.** *chir.* Kapselentfernung *f*, Dekapsulation *f.* **2.** *urol.* Nierenkapselentfernung *f*, Dekapsulation *f.*
de•cay [dɪˈkeɪ] **I** *n* **1.** (Alters-)Schwäche *f.* **2.** Zerfall *m;* Verwesung *f*, Auflösung *f*, Zersetzung *f;* Fäule *f*, Fäulnis *f;* (*Zähne*) Karies *m.* **3.** *phys.* (*Radium*) Zerfall *m.* **II** *vi* verwesen, s. auflösen, s. zersetzen, (ver-)fau-

len; (*Zähne*) kariös werden.
de•cease [dɪ'siːs] **I** *n* Tod *m*, Ableben *nt*. **II** *vi* (ver-)sterben, verscheiden.
de•ceased [dɪ'siːst] **I** *n* the deceased der/die Verstorbene *od.* Tote; die Verstorbenen *od.* Toten. **II** *adj* ver-, gestorben.
de•cel•er•a•tion [dɪˌseləˈreɪʃn] *n gyn.* Dezeleration *f.*
deceleration injury/trauma *ortho.* Dezelerationstrauma *nt.*
de•cer•e•bra•tion rigidity [dɪˌserəˈbreɪʃn] Enthirnungs-, Dezerebrierungsstarre *f.*
de•cid•ua [dɪˈsɪdʒəwə] *n* Schwangerschaftsendometrium *nt*, Dezidua *f.*
de•cid•u•al [dɪˈsɪdʒəwəl] *adj* dezidual, Dezidua-.
decidual membrane → decidua.
de•cid•u•i•tis [dɪˌsɪdʒəˈwaɪtɪs] *n gyn.* Deziduaentzündung *f*, Decidu(al)itis *f.*
de•cid•u•ous dentition/teeth [dɪˈsɪdʒəwəs] Milchzähne *pl*, -gebiß *nt*, Dentes decidui.
dec•li•na•tion [ˌdeklɪˈneɪʃn] *n ophthal.* Deklination *f.*
de•cline [dɪˈklaɪn] **I** *n* Verschlechterung *f*, Abnahme *f*, Rückgang *m*, Verfall *m* (*of, in*). **II** *vi* s. verschlechtern, abnehmen, zurückgehen; (*körperlich*) verfallen.
de•col•or•a•tion [ˌdɪkʌləˈreɪʃn] *n* Entfärben *nt.*
de•col•or•i•za•tion [dɪˌkʌlərɪˈzeɪʃn] *n* → decoloration.
de•col•or•ize [dɪˈkʌləraɪz] *vt* entfärben, dekolorieren.
de•com•pen•sate [dɪˈkɑmpənseɪt] *vi* entgleisen, dekompensieren.
de•com•pen•sat•ed [dɪˈkɑmpənseɪtɪd] *adj* entgleist, dekompensiert.
de•com•pen•sa•tion [ˌdɪkɑmpənˈseɪʃn] *n* **1.** Dekompensation *f.* **2.** Herzdekompensation *f*, kardiale Dekompensation *f.*
de•com•press [ˌdɪkəmˈpres] *vt* dekomprimieren.
de•com•pres•sion [ˌdɪkəmˈpreʃn] *n* Druckentlastung *f*, Dekompression *f.*
decompression of heart/pericardium Herzdekompression.
decompression of spinal cord *neurochir.* Rückenmark(s)dekompression.
decompression hyperemia Entlastungshyperämie *f.*
de•con•ges•tant [ˌdɪkənˈdʒestənt] **I** *n pharm.* abschwellendes Mittel *nt*, Dekongestionsmittel *nt.* **II** *adj* abschwellend.
de•con•ges•tive [ˌdɪkənˈdʒestɪv] *adj* abschwellend.
de•con•tam•i•nate [ˌdɪkənˈtæmɪneɪt] *vt* entgiften, entseuchen, dekontaminieren.
de•con•tam•i•na•tion [ˌdɪkənˌtæmɪˈneɪʃn] *n* Entgiftung *f*, Entseuchung *f*, Dekontamination *f*, Dekontaminierung *f.*
de•cor•ti•ca•tion [dɪˌkɔːrtɪˈkeɪʃn] *n chir.* Rindenentfernung *f*, Dekortikation *f.*
de•cru•des•cence [dɪkrəˈdesəns] *n* (*Symptom*) Abnahme *f*, Dekrudeszenz *f.*
de•cu•ba•tion [dɪkjəˈbeɪʃn] *n* Dekubation *f*, Dekubationsperiode *f.*
de•cu•bi•tal [dɪˈkjuːbɪtl] *adj* dekubital, Dekubital-, Dekubitus-.
decubital ulcer → decubitus.
de•cub•i•tus [dɪˈkjuːbɪtəs] *n* Wundliegen *nt*, Dekubitalulkus *nt*, Dekubitus *m*, Decubitus *m.*
decubitus ulcer → decubitus.
de•cus•sa•tion [ˌdekəˈseɪʃn] *n* (Über-)Kreuzung *f.* **decussation of optic nerve** Sehnervenkreuzung, Chiasma opticum.
deep [diːp] *adj* **1.** (*Wunde*) tief. **2.** (*Stimme*) dunkel; (*Schlaf*) tief; (*Atemzug*) tief; (*Forschung*) eingehend, gründlich. **3.** vertieft, versunken. **deep in thought** in Gedanken versunken.
deep breathing vertiefte Atmung *f*, Bathypnoe *f.*
deep fascia tiefe Körperfaszie *f*, Fascia profunda.
deep mycosis tiefe Mykose *f*, Systemmykose *f.*
deep pain Tiefenschmerz *m.*
deep psychology Psychoanalyse *f.*
deep sensibility Tiefensensibilität *f*, Bathyästhesie *f.*
deep sleep tiefer Schlaf *m*, Tiefschlaf *m.*
deep vein thrombosis tiefe Venenthrombose *f.*
def•e•cate ['defɪkeɪt] *vi* Stuhl(gang) haben, den Darm entleeren, defäkieren.
def•e•ca•tion [ˌdefɪˈkeɪʃn] *n* Darmentleerung *f*, Stuhlgang *m*, Defäkation *f.*
de•fect ['dɪfekt, dɪˈfekt] *n* **1.** Defekt *m*, Fehler *m*, Schaden *m* (*in* an). **2.** Mangel *m*, Schwäche *f.* **3.** (geistiger *od.* psychischer) Defekt *m*; (körperliches) Gebrechen *nt.*
de•fem•i•ni•za•tion [dɪˌfemənaɪˈzeɪʃn] *n gyn.* Entweiblichung *f*, Defeminisierung *f.*
de•fense [dɪˈfens] *n* Verteidigung *f*, Schutz *m*, Abwehr *f.* **in defense of** im Notwehr.
defense mechanism 1. *psycho.* Abwehrmechanismus *m.* **2.** *physiol.* Abwehrapparat *m*, -mechanismus *m.*
de•fen•sive system [dɪˈfensɪv] Abwehrsystem *nt.*
cellular defensive system zelluläre Abwehr *f*, zelluläres Abwehrsystem.
humoral defensive system humorale Abwehr *f*, humorales Abwehrsystem.
nonspecific defensive system unspezifisches Abwehrsystem.
specific defensive system spezifisches Abwehrsystem.
def•er•ent duct ['defərənt] Samenleiter *m*, Ductus deferens.
def•er•en•tec•to•my [defərənˈtektəmɪ] *n urol.* Deferentektomie *f*, Vasektomie *f.*
def•er•en•ti•tis [defərənˈtaɪtɪs] *n urol.* Samenleiterentzündung *f*, Deferentitis *f.*
de•fi•bril•la•tion [dɪˌfɪbrəˈleɪʃn] *n card.* Defibrillation *f.*
de•fi•bril•la•tor [dɪˌfɪbrɪˈleɪtər] *n card.*

Defibrillator m.
de•fi•bri•nat•ed blood [dɪ'faɪbrɪneɪtɪd] defibriniertes/fibrinfreies Blut nt.
de•fi•cien•cy [dɪ'fɪʃənsɪ] n **1.** Mangel m, Defizit nt (of an); Fehlen nt (of von). **2.** Unzulänglichkeit f, Mangelhaftigkeit f.
deficiency anemia Mangelanämie f, nutritive/alimentäre Anämie f.
deficiency disease Mangelkrankheit f.
deficiency symptom Mangelerscheinung f, -symptom nt.
de•fi•cient [dɪ'fɪʃənt] adj **1.** Mangel leidend (in an). **be deficient in** ermangeln, arm sein an. **2.** unzulänglich, mangelhaft.
def•i•cit ['defəsɪt] n Mangel m (in an); Defizit nt.
de•form•i•ty [dɪ'fɔːrmətɪ] n **1.** Deformität f, Verunstaltung f, Mißbildung f. **2.** Mißgestalt f.
de•gen•er•a•cy [dɪ'dʒenərəsɪ] n **1.** Degeneration f, Degeneriertheit f, Entartung f. **2.** Degenerieren nt.
de•gen•er•ate [adj dɪ'dʒenərɪt; v -reɪt] **I** adj degeneriert, zurückgebildet; entartet. **II** vi degenerieren (into zu); s. zurückbilden; entarten (into zu).
de•gen•er•a•tion [dɪˌdʒenə'reɪʃn] n **1.** Degeneration f, Entartung f. **2.** patho. Degeneration f, Rückbildung f, Entartung f.
de•gen•er•a•tive arthritis [dɪ'dʒenərətɪv] degenerative Gelenkentzündung f, Osteoarthrose f, Arthrosis deformans.
degenerative inflammation degenerative Entzündung f.
degenerative myopia ophthal. bösartige/maligne Myopie f.
de•ger•mi•nate [dɪ'dʒɜrməneɪt] vt → disinfect.
de•glu•ti•tion apnea [ˌdɪɡlʊ'tɪʃn] Deglutitionsapnoe f.
deglutition pneumonia Aspirationspneumonie f.
deglutition reflex Schluckreflex m.
Degos [dɪ'gəʊ; də'go]: **Degos' disease/syndrome** Köhlmeier-Degos-Syndrom nt, tödliches kutaneointestinales Syndrom nt, Papulosis maligna atrophicans.
de•his•cence [dɪ'hɪsəns] n (Wunde) Klaffen nt, Auseinanderweichen nt, Dehiszenz f.
de•hy•dra•tion [ˌdɪhaɪ'dreɪʃn] n **1.** Dehydration f, Wasserentzug m; Entwässerung(stherapie f) f. **2.** patho. Wassermangel m, Dehydration f, Dehydratation f.
dehydration fever ped. Durstfieber nt.
de•hy•dro•ep•i•an•dros•ter•one [dɪˌhaɪdrəˌepɪæn'drɒstərəʊn] n Dehydroepiandrosteron nt, Dehydroisoandrosteron nt.
Déjérine [deʒe'rin]: **Déjérine's reflex** Déjérine-Handreflex m.
Déjérine's sign neuro. Déjérine-Zeichen nt.
Déjérine-Klumpke [deʒe'rin 'klʊmpkə]: **Déjérine-Klumpke paralysis** untere Armplexuslähmung f, Klumpke-Lähmung f, Klumpke-Déjérine-Lähmung f.

Déjérine-Landouzy [deʒe'rin lɑ̃du'si]: **Déjérine-Landouzy atrophy** fazio-skapulohumerale Muskeldystrophie f, Landouzy-Déjérine-Syndrom n.
de•lay [dɪ'leɪ] **I** n Aufschub m, Verzögerung f; Verspätung f. **II** vt **1.** ver-, aufschieben, verzögern. **2.** hemmen, aufhalten.
de•layed [dɪ'leɪd] adj verzögert, verschleppt, verspätet; Spät-.
delayed allergy → delayed-type hypersensitivity.
delayed apoplexy Spätapoplexie f, verzögerte traumatische Apoplexie f.
delayed complication Spätkomplikation f.
delayed conduction card. AV-Block I. Grades m.
delayed dentition verspätete/verzögerte Zahnung/Dentition f, Dentitio tarda.
delayed epilepsy Spätepilepsie f, Epilepsia tarda/tardiva.
delayed graft/grafting verzögerte/aufgeschobene Hautdeckung/Transplantation f.
delayed hypersensitivity → delayed-type hypersensitivity.
delayed menstruation verzögerte Menstruation f, Menstruatio tarda.
delayed pain zweiter/verzögerter Schmerz m.
delayed reflex verzögerter Reflex m.
delayed shock verzögerter Schock m.
delayed suture verzögerte Wundnaht f.
delayed-type hypersensitivity T-zellvermittelte Überempfindlichkeitsreaktion f, Tuberkulin-Typ od. Spät-Typ od. Typ IV m der Überempfindlichkeitsreaktion f.
delayed union ortho. verzögerte Frakturheilung f.
del•e•te•ri•ous [ˌdelɪ'tɪərɪəs] adj (gesundheits-)schädlich, deletär.
de•lib•er•ate hyperventilation [dɪ'lɪbərɪt] forcierte Atmung f, willkürliche Hyperventilation f.
de•lir•i•ous [dɪ'lɪərɪəs] adj delirant, deliriös.
de•lir•i•um [dɪ'lɪərɪəm] n Delirium nt, Delir nt.
delirium alcoholicum Alkoholdelir nt, Delirium tremens/alcoholicum.
delirium tremens 1. → delirium alcoholicum. **2.** Entzugssyndrom nt, Delirium tremens.
de•liv•er [dɪ'lɪvər] vt **1.** gyn. entbinden; (Kind) gebären, zur Welt bringen. **2.** gyn. (Plazenta) manuell lösen. **3.** ophthal. (Linse) entbinden.
de•liv•ery [dɪ'lɪvərɪ] n **1.** gyn. Geburt f, Entbindung f, Partus m. **2.** gyn. (Plazenta) manuelle Lösung f. **3.** ophthal. (Linse) Entbindung f.
delivery date rule gyn. Naegele-Regel f.
delivery room Kreißsaal m.
de•louse [diː'laʊs] vt entlausen.
de•lous•ing [diː'laʊsɪŋ] n Entlausen nt, Entlausung f.
del•ta agent ['deltə] Deltaagens nt, Hepatitis-Delta-Virus nt.

delta antigen

delta antigen (Hepatitis-)Deltaantigen *nt.*
delta cell adenoma (*Pankreas*) Delta-Zelladenom *nt,* D-Zelladenom *nt.*
delta cells (*Pankreas*) D-Zellen *pl,* δ-Zellen *pl.*
delta cell tumor D-Zell-Tumor *m,* Somatostatinom *nt.*
delta hepatitis Hepatitis D *f,* Deltahepatitis *f.*
delta rhythm δ-Rhythmus *m,* Deltarhythmus *m.*
delta waves *physiol.* Deltawellen *pl,* δ-Wellen *pl.*
del•toid ['deltɔɪd] *n* Deltamuskel *m,* Musculus deltoideus.
deltoid ligament Deltaband, Innenknöchelband, Ligamentum deltoideum, Ligamentum mediale.
deltoid muscle → deltoid.
deltoid tuberosity of humerus Tuberositas deltoidea.
de•lu•sion [dɪ'luːʒn] *n* **1.** *psychia.* Wahn *m,* Wahnidee *f.* **2.** Wahn *m,* Selbsttäuschung *f.*
  delusion of grandeur expansiver Wahn, Größenwahn, Megalomanie *f.*
  delusion of persecution persekutorischer Wahn, Verfolgungswahn.
  delusion of poverty Verarmungswahn.
  delusion of reference Beziehungswahn.
de•lu•sion•al disorders [dɪ'luːʒnl] paranoide Syndrome *pl,* Paranoia *f.*
delusional idea *psychia.* Wahnidee *f.*
de•mand pacemaker [dɪ'mænd] *card.* Demand-Herzschrittmacher *m.*
de•mas•cu•lin•i•za•tion [dɪˌmæskjələnɪ'zeɪʃn] *n* Demaskulinisation *f.*
de•ment•ed [dɪ'mentɪd] *adj* dement.
de•men•tia [dɪ'menʃ(ɪ)ə] *n* geistiger Verfall *m,* Demenz *f.*
de•min•er•al•i•za•tion [dɪˌmɪn(ə)rəlaɪ'zeɪʃn] *n* Demineralisation *f.*
de•mul•cent [dɪ'mʌlsənt] **I** *n pharm.* Demulcens *nt.* **II** *adj* (reiz-)lindernd.
de•my•e•li•nat•ing disease [dɪ'maɪəlɪneɪtɪŋ] Entmarkungskrankheit *f,* demyelinisierende Erkrankung/Krankheit *f.*
demyelinating encephalopathy demyelinisierende Enzephalopathie *f.*
de•na•tured alcohol [dɪ'neɪtʃərd] vergällter/denaturierter Alkohol *m.*
den•dri•form keratitis ['dendrəfɔːrm] Keratitis dendrica, Herpes-simplex-Keratitis *f.*
dendriform ulcer Ulcus dendriticum.
den•drite ['dendraɪt] *n* Dendrit *m.*
den•drit•ic calculus [den'drɪtɪk] *urol.* Korallenstein *m,* Hirschgeweihstein *m,* (Becken-)Ausgußstein *m.*
dendritic keratitis → dendriform keratitis.
dendritic ulcer Ulcus dendriticum.
de•ner•vate [dɪ'nɜːrveɪt] *vt* denervieren.
de•ner•vat•ed bladder [dɪ'nɜːrveɪtɪd] *neuro.* autonome Blase *f.*
den•gue (fever) ['deŋgeɪ, -gɪ] Dengue *nt,* Dengue-Fieber *nt,* Dandy-Fieber *nt.*

dengue hemorrhagic fever Denguehämorrhagisches Fieber *nt.*
dengue shock syndrome Dengue-Schocksyndrom *nt.*
Denman ['denmən]: **Denman's spontaneous evolution/version** *gyn.* Denman-Spontanentwicklung *f.*
dense [dens] *adj* **1.** dicht. **2.** (*Negativ*) überbelichtet.
dense•ness ['densnɪs] *n* → density.
den•si•tom•e•try [ˌdensɪ'tɑmətrɪ] *n* Dichtemessung *f,* -bestimmung *f,* Densi(to)metrie *f.*
den•si•ty ['densətɪ] *n* **1.** (*a. phys.*) Dichte *f,* Dichtheit *f.* **2.** (*Negativ*) Schwärzung *f.*
den•tag•ra [den'tægrə] *n* → dentalgia.
den•tal ['dentl] *adj* **1.** dental, zahnärztlich, Zahn-. **2.** dentogen.
dental abscess (*Zahn*) Wurzelspitzenabszeß *m.*
dental alveoli Zahnfächer *pl,* Alveoli dentales.
dental arch Zahnbogen *m,* Arcus dentalis.
dental calculus Zahnstein *m,* Calculus dentalis/dentis.
dental care Zahn-, Mundpflege *f.*
dental caries (Zahn-)Karies *f,* Caries dentium.
dental clinic Zahnklinik *f.*
den•tal•gia [den'tældʒ(ɪ)ə] *n* Zahnschmerz(en *pl*) *m,* Dentalgie *f,* Dentagra *f.*
dental hygiene Zahnhygiene *f,* Mundpflege *f.*
dental plaque *dent.* Zahnbelag *m,* Plaque *f.*
dental prosthesis künstliches Gebiß *nt,* Zahnersatz *m,* -prothese *f,* (Teil-)Gebiß *nt.*
dental surgery Zahn- u. Kieferchirurgie *f.*
den•tist ['dentɪst] *n* Zahnarzt *m,* -ärztin *f.*
den•tis•try ['dentɪstrɪ] *n* Zahn(heil)kunde *f,* Zahnmedizin *f,* Dentologie *f,* Odontologie *f.*
den•ti•tion [den'tɪʃn] *n* **1.** Zahnen *nt,* Dentition *f.* **2.** Zahnreihe *f,* Gebiß *nt.*
den•to•fa•cial orthopedics [ˌdentəʊ'feɪʃl] Kieferorthopädie *f.*
dentofacial surgery Gesichts- u. Kieferchirurgie *f.*
den•ture ['dentʃər] *n* (Teil-)Gebiß *nt,* Zahnersatz *m,* -prothese *f.*
de•o•dor•ant [dɪ'əʊdərənt] **I** *n* Desodorans *nt,* Deodorant *nt.* **II** *adj* geruch(s)tilgend, de(s)odorierend, de(s)odorisierend.
de•o•dor•ize [dɪ'əʊdəraɪz] *vt, vi* de(s)odorieren, de(s)odorisieren.
de•os•si•fi•ca•tion [dɪˌɑsɪfɪ'keɪʃn] *n patho.* (*Knochen*) Demineralisation *f.*
de•ox•i•da•tion [dɪˌɑksə'deɪʃn] *n chem.* Sauerstoffentzug *m,* Desoxidation *f.*
de•ox•i•dize [dɪ'ɑksədaɪz] *vt* desoxidieren.
de•ox•y•ge•nat•ed blood [dɪ'ɑksɪdʒəneɪtɪd] venöses/sauerstoffarmes Blut *nt.*
deoxygenated hemoglobin → deoxyhemoglobin.
de•ox•y•gen•a•tion [dɪˌɑksɪdʒə'neɪʃn] *n chem.* Sauerstoffentzug *m,* Desoxygenierung *f,* Desoxygenation *f.*

de•ox•y•he•mo•glo•bin [dɪˌɑksɪ'hiːməglǝʊbɪn] *n* reduziertes/desoxygeniertes Hämoglobin *nt*, Desoxyhämoglobin *nt*.

de•ox•y•ri•bo•nu•cle•ic acid [dɪˌɑksɪˌraɪbǝʊn(j)uː'kliːɪk] Desoxyribonukleinsäure *f*.

de•pend [dɪ'pend] *vi* anhängen, abhängig sein (*on, upon* von).

de•pend•ance *n* → dependence.

de•pend•an•cy [dɪ'pendǝnsɪ] *n* → dependence 1.

de•pend•ant *n, adj* → dependent.

de•pend•ence [dɪ'pendǝns] *n* 1. Abängigkeit *f* (*on, upon* von). 2. (Substanz-)Abhängigkeit *f*, Sucht *f*, Dependence *f*.

de•pend•en•cy [dɪ'pendǝnsɪ] *n* → dependence 1.

de•pend•ent [dɪ'pendǝnt] **I** *n* 1. Abhängige(r *m*) *f*; (Familien-)Angehörige(r *m*) *f*. 2. Abhängige(r *m*) *f*, Süchtige(r *m*) *f*. **II** *adj* abhängig (*on, upon* von).

de•per•son•al•i•za•tion [dɪˌpɜrsnǝlaɪ'zeɪʃn] *n psychia.* Depersonalisation *f*.

depersonalization disorder/neurosis (neurotisches) Depersonalisationssyndrom *nt*.

de•pig•men•ta•tion [dɪˌpɪgmǝn'teɪʃn] *n* Pigmentverlust *m*, -mangel *m*, Depigmentierung *f*.

dep•i•la•tion [depǝ'leɪʃn] *n* Enthaarung *f*, Depilation *f*.

de•pil•a•to•ry [dɪ'pɪlǝtɔːriː] **I** *n* Enthaarungsmittel *nt*, Depilatorium *nt*. **II** *adj* enthaarend.

de•ple•tion•al hyponatremia [dɪ'pliːʃnl] Verlusthyponatr(i)ämie *f*.

de•po•lar•iz•er [dɪ'pǝʊlǝraɪzǝr] *n pharm.* depolarisierendes Muskelrelaxans *nt*.

de•pot ['depǝʊ] *n physiol.* Depot *nt*, Speicher *m*; Speicherung *f*, Ablagerung *f*.

depot fat/lipid Depot-, Speicherfett *nt*.

de•press [dɪ'pres] *vt* 1. (*Person*) deprimieren. 2. (*Leistungsfähigkeit*) herabsetzen; (*Funktion*) dämpfen; (*Körperkraft*) schwächen.

de•pres•sant [dɪ'presǝnt] **I** *n* Beruhigungsmittel *nt*, Sedativ(um) *nt*. **II** *adj* 1. dämpfend, hemmend. 2. beruhigend, sedativ.

de•pressed [dɪ'prest] *adj* 1. deprimiert, niedergeschlagen, bedrückt. 2. eingedrückt; abgeflacht, abgeplattet.

de•pres•sion [dɪ'preʃn] *n* 1. Depression *f*, Niedergeschlagenheit *f*. 2. Schwächung *f*, Herabsetzung *f*; (*Funktion*) Dämpfung *f*.

depression of consciousness Bewußtseinseintrübung *f*, -störung *f*.

de•pres•sive [dɪ'presɪv] *adj* 1. deprimierend. 2. *psycho.* depressiv, an Depression(en) leidend.

depressive delusion depressiver Wahn *m*.

de•pres•sor [dɪ'presǝr] *n* 1. *anat.* Depressor *m*, Musculus depressor. 2. Spatel *m*. 3. *pharm.* Depressor(substanz *f*) *m*.

depressor reflex Depressorreflex *m*.

dep•ri•va•tion [ˌdeprɪ'veɪʃn] *n* 1. Entzug *m*, Entziehung *f*, Deprivation *f*. 2. *psychia.* Mangel *m*, Deprivation *f*.

deprivation disease → deficiency disease.

depth dose [depθ] *radiol.* Tiefendosis *f*.

depth perception Tiefenwahrnehmung *f*, -perzeption *f*.

depth psychology Tiefenpsychologie *f*.

de Quervain [dǝ ker'vɛ̃]: **de Quervain's disease** de Quervain-Krankheit *f*, Tendovaginitis stenosans de Quervain.

de Quervain's thyroiditis de Quervain-Thyreoiditis *f*, subakute nicht-eitrige Thyreoiditis *f*, granulomatöse Thyreoiditis *f*, Riesenzellthyreoiditis *f*.

der•ma ['dɜrmǝ] *n* 1. Haut *f*, Derma *nt*, Cutis *f*. 2. Lederhaut *f*, Dermis *f*, Corium *nt*.

der•ma•bra•sion [ˌdɜrmǝ'breɪʒn] *n derm.* Dermabrasion *f*.

der•mal ['dɜrmǝl] *adj* 1. dermal, Dermis-. 2. dermal, kutan, Haut-, Dermal-.

dermal cyst dermale/kutane Zyste *f*, Hautzyste *f*.

dermal graft Dermislappen *m*.

dermal nevus (intra-)dermaler/korialer Nävus *m*.

dermal papillae Hautpapillen *pl*, Papillae dermatis/corii.

dermal ridges Hautleisten *pl*, Cristae cutis.

der•ma•tal•gia [ˌdɜrmǝ'tældʒ(ɪ)ǝ] *n* Hautschmerz *m*, Dermatalgie *f*, Dermatodynie *f*.

der•mat•ic [dɜr'mætɪk] *adj* → dermal.

der•ma•ti•tis [ˌdɜrmǝ'taɪtɪs] *n* Hautentzündung *f*, Dermatitis *f*. **dermatitis herpetiformis** Duhring-Krankheit *f*, Dermatitis herpetiformis Duhring.

der•ma•to•al•lo•plas•ty [ˌdɜrmǝtǝʊ'ælǝplæstɪ] *n* → dermatohomoplasty.

der•ma•to•au•to•plas•ty [ˌdɜrmǝtǝʊ'ɔːtǝplæstɪ] *n chir.* autologe Hautplastik *f*, Hautautoplastik *f*, Dermatoautoplastik *f*.

der•ma•to•dyn•ia [ˌdɜrmǝtǝʊ'diːnɪǝ] *n* → dermatalgia.

der•ma•to•gen•ic [ˌdɜrmǝtǝʊ'dʒenɪk] *adj* dermatogen.

dermatogenic contracture dermatogene Kontraktur *f*.

der•ma•tog•ra•phism [dɜrmǝ'tɑgrǝfɪzǝm] *n derm.* Hautschrift *f*, Dermographie *f*, Dermographismus *m*.

der•ma•to•het•er•o•plas•ty [ˌdɜrmǝtǝ'hetǝrǝplæstɪ] *n chir.* heterologe Hautplastik *f*, Dermatoheteroplastik *f*.

der•ma•to•ho•mo•plas•ty [ˌdɜrmǝtǝʊ'hǝʊmǝplæstɪ] *n* homologe Hautplastik *f*, Dermatohomoplastik *f*.

der•ma•to•log•ic [ˌdɜrmǝtǝʊ'lɑdʒɪk] *adj* dermatologisch.

der•ma•tol•o•gist [dɜrmǝ'tɑlǝdʒɪst] *n* Hautarzt *m*, -ärztin *f*, Dermatologe *m*, -login *f*.

der•ma•tol•o•gy [dɜrmǝ'tɑlǝdʒɪ] *n* Dermatologie *f*.

der•ma•tome ['dɜrmǝtǝʊm] *n* 1. *embryo.* Dermatom *nt*. 2. *chir.* Dermatom *nt*.

der·ma·to·my·co·sis [ˌdɜrmətəʊmaɪ-'kəʊsɪs] *n* Dermatomykose *f*, Dermatomycosis *f*.

der·ma·to·my·o·si·tis [ˌdɜrmətəʊˌmaɪə-'saɪtɪs] *n* Lilakrankheit *f*, Dermatomyositis *f*.

der·ma·to·neu·ro·sis [ˌdɜrmətəʊnjʊə-'rəʊsɪs] *n* Dermato-, Dermoneurose *f*.

der·ma·to·path·ic [ˌdɜrmətəʊ'pæθɪk] *adj* dermatopathisch, dermopathisch.

der·ma·top·a·thy [ˌdɜrmə'tɑpəθɪ] *n* Hauterkrankung *f*, -leiden *nt*, Dermatopathie *f*, Dermatose *f*.

der·mat·o·phyte [dɜr'mætəfaɪt] *n* Dermatophyt *m*.

der·ma·to·phyt·ic onychomycosis [ˌdɜrmətə'fɪtɪk] *derm.* Onychomykose *f*, Tinea unguium.

der·ma·to·phy·tid [ˌdɜrmətəʊ'faɪtɪd] *n* Dermatophytid *nt*.

der·ma·to·phy·to·sis [ˌdɜrmətəʊfaɪ-'təʊsɪs] *n* Dermatophytose *f*, -phytie *f*.

der·ma·to·plas·tic [ˌdɜrmətəʊ'plæstɪk] *adj* dermatoplastisch.

der·ma·to·plas·ty ['dɜrmətəʊplæstɪ] *n chir.* Haut(lappen)plastik *f*, Dermatoplastik *f*.

der·ma·tor·rha·gia [ˌdɜrmətəʊ'rædʒ(ɪ)ə] *n* Haut(ein)blutung *f*, Dermatorrhagie *f*, Dermorrhagie *f*.

der·ma·tor·rhex·is [ˌdɜrmətəʊ'reksɪs] *n* Dermatorrhexis *f*.

der·ma·to·sis [ˌdɜrmə'təʊsɪs] *n* Hauterkrankung *f*, -krankheit *f*, krankhafte Hautveränderung *f*, Dermatose *f*.

der·ma·to·trop·ic [ˌdɜrmətəʊ'trɑpɪk] *adj* dermatotrop, dermotrop.

der·ma·to·zo·on [ˌdɜrmətəʊ'zəʊɑn] *n* Hautparasit *m*, -schmarotzer *m*, Dermatozoon *nt*.

der·ma·to·zo·o·no·sis [ˌdɜrmətəʊzəʊə-'nəʊsɪs] *n* Dermatozoonose *f*.

der·ma·tro·phy [dɜr'mætrəfɪ] *n* Hautatrophie *f*, Dermatrophie *f*.

der·mic ['dɜrmɪk] *adj* → dermal.

der·mis ['dɜrmɪs] *n* Lederhaut *f*, Dermis *f*, Corium *nt*.

der·mog·ra·phism [dɜr'mɑgrəfɪzəm] *n* → dermatographism.

der·moid ['dɜrmɔɪd] **I** *n* **1.** Dermoid(zyste *f*) *nt*. **2.** *gyn.* (*Ovar*) Dermoid(zyste *f*) *nt*, Teratom *nt*. **II** *adj* dermoid, dermatoid.

dermoid cyst/tumor → dermoid I.

der·mop·a·thy [dɜr'mɑpəθɪ] *n* → dermatopathy.

der·mo·plas·ty ['dɜrməplæstɪ] *n* → dermatoplasty.

der·mo·re·ac·tion [ˌdɜrmərɪ'ækʃn] *n* Haut-, Dermoreaktion *f*.

de·ro·ta·tion osteotomy [dɪrəʊ'teɪʃn] *ortho.* Derotationsosteotomie *f*.

Desault [de'so]: **Desault's bandage/dressing** Desault-Verband *m*.

Desault's ligature Desault-Ligatur *f*.

Desault's plaster bandage Desault-Gipsverband *m*.

Descemet [desə'meɪ; desə'mɛ]: **Descemet's membrane** Descemet-Membran *f*, hintere Basalmembran *f*, Lamina limitans posterior (corneae).

des·ce·me·ti·tis [desəmɪ'taɪtɪs] *n ophthal.* Descemetitis *f*.

des·ce·met·o·cele [desə'metəsiːl] *n ophthal.* Descemetozele *f*, Keratozele *f*.

de·scend·ant [dɪ'sendənt] *n* Nachkomme *m*, Abkömmling *m*, Deszendent *m*.

de·scend·ing aorta [dɪ'sendɪŋ] absteigende Aorta *f*, Aorta descendens, Pars descendens aortae.

descending colon absteigendes Kolon *nt*, Colon descendens.

descending ramus of pubis unterer Schambeinast *m*, Ramus inferior ossis pubis.

descending urography *radiol.* Ausscheidungsurographie *f*.

de·scent [dɪ'sent] *n patho., embryo.* Vorfall *m*, Descensus *m*. **descent of testicle/testis** Hodendeszensus, Descensus testis.

de·sen·si·ti·za·tion [dɪˌsensɪtə'zeɪʃn] *n* **1.** *immun.* Desensibilisierung *f*, Hyposensibilisierung *f*. **2.** *psychia.* Desensibilisierung *f*.

de·sen·si·tize [dɪ'sensɪtaɪz] *vt* **1.** *immun.* desensibilisieren, hyposensibilisieren, unempfindlich machen (*to* gegen). **2.** *psychia.* desensibilisieren.

des·ert fever ['dezərt] **1.** Wüstenfieber *nt*, Posada-Mykose *f*, Coccioidomycose *f*. **2.** San Joaquin-Valley-Fieber *nt*, Wüstenfieber *nt*.

des·ic·cant ['desɪkənt] **I** *n* (Aus-)Trockenmittel *nt*, Desikkans *nt*, Exsikkans *nt*. **II** *adj* (aus-)trocknend, exsikkativ.

des·ic·cate ['desɪkeɪt] *vt, vi* (aus-)trocknen, (aus-)dörren.

des·ic·ca·tion keratitis [ˌdesɪ'keɪʃn] Keratitis/Keratopathia e lagophthalmo.

des·mi·tis [dez'maɪtɪs] *n ortho.* Bänderentzündung *f*, Desmitis *f*.

des·mor·rhex·is [ˌdezmə'reksɪs] *n* Bänderriß *m*, Desmorrhexis *f*.

des·mot·o·my [dez'mɑtəmɪ] *n ortho.* Bänderdurchtrennung *f*, Desmotomie *f*.

des·ox·y·ri·bo·nu·cle·ic acid [ˌdesɑksɪ-ˌraɪbəʊn(j)uː'kliːɪk] → deoxyribonucleic acid.

des·qua·ma·tion [ˌdeskwə'meɪʃn] *n* (Ab-)Schuppung *f*, Abschilferung *f*, Desquamation *f*.

des·qua·ma·tive [dɪ'skwæmətɪv] *adj* abschuppend, abschilfernd, desquamativ, Desquamations-, Desquamativ-.

desquamative and regenerative phase Desquamations-Regenerations-Phase *f*.

desquamative phase *gyn.* Desquamationsphase *f*.

desquamative pneumonia käsige Pneumonie *f*.

de·syn·chro·nized sleep [dɪ'sɪŋkrə-naɪzd] *physiol.* paradoxer/desynchronisierter Schlaf *m*, REM-Schlaf *m*, Traum-

schlaf *m*.
de•tached iris [dɪ'tætʃst] *ophthal.* Iridodialyse *f.*
detached retina → detachment of retina.
de•tach•ment [dɪ'tætʃmənt] *n* (Ab-)Trennung *f,* (Los-)Lösung *f* (*from* von). **detachment of retina** *ophthal.* Netzhautablösung, Ablatio retinae, Amotio retinae.
de•terge [dɪ'tɜrdʒ] *vt ortho.* (*Wunde*) reinigen.
de•ter•gent [dɪ'tɜrdʒənt] **I** *n* **1.** Netzmittel *nt,* Detergens *nt.* **2.** (*Wunde*) Reinigungsmittel *nt,* Detergens *nt.* **II** *adj* reinigend.
de•te•ri•o•rate [dɪ'tɪərɪəreɪt] **I** *vt* verschlechtern, verschlimmern, beeinträchtigen. **II** *vi* (*Zustand*) s. verschlechtern, s. verschlimmern, schlechter werden.
de•te•ri•o•ra•tion [dɪˌtɪərɪə'reɪʃn] *n* (*Zustand*) Verschlechterung *f,* Verschlimmerung *f,* Deterioration *f,* Deteriorisierung *f.*
de•tox•i•fi•ca•tion [dɪˌtɑksəfɪ'keɪʃn] *n* Entgiftung *f,* Detoxikation *f,* Desintoxikation *f.*
de•tox•i•fy [dɪ'tɑksəfaɪ] *vt* entgiften.
det•ri•ment ['detrəmənt] *n* Nachteil *m,* Schaden *m* (*to* für). (**be**) **a detriment to health** gesundheitsschädlich (sein).
det•ri•men•tal [detrə'mentl] *adj* nachteilig, schädlich (*to* für).
de•tri•tion [dɪ'trɪʃn] *n* Abreibung *f,* Abnützung *f,* Abnutzung *f.*
de•tri•tus [dɪ'traɪtəs] *n patho.* (Gewebs-, Zell-)Trümmer *pl,* Geröll *nt,* Detritus *m.*
de•trun•ca•tion [dɪtrʌŋ'keɪʃn] *n gyn.* Dekapitation *f.*
de•tru•sor vesicae (muscle) [dɪ'trusər] Blasenwandmuskulatur *f,* Musculus detrusor vesicae.
deu•ter•a•nom•a•lous [ˌd(j)utərə'nɑmələs] *adj ophthal.* deuteranomal.
deu•ter•a•nom•a•ly [ˌd(j)utərə'nɑməlɪ] *n ophthal.* Grünschwäche *f,* Deuteranomalie *f.*
deu•ter•a•no•pia [ˌd(j)utərə'noupɪə] *n ophthal.* Grünblindheit *f,* Rot-Grün-Dichromasie *f,* Deuteranop(s)ie *f.*
deu•ter•a•nop•ic [ˌd(j)utərə'nɑpɪk] *adj ophthal.* deuteranop.
deu•ter•a•nop•sia [ˌd(j)utərə'nɑpsɪə] *n* → deuteranopia.
deu•ter•o•path•ic [ˌd(j)utərou'pæθɪk] *adj* deuteropathisch; (*Krankheit, Symptom*) sekundär, zusätzlich.
deu•te•rop•a•thy [ˌd(j)utə'rɑpəθɪ] *n* Sekundärleiden *nt,* -erkrankung *f,* Deuteropathie *f.*
de•vas•cu•lar•i•za•tion [dɪˌvæskjələrɪ'zeɪʃn] *n patho., chir.* Devaskularisation *f,* Devaskularisierung *f.*
de•vel•op [dɪ'veləp] **I** *vt* **1.** entwickeln (*into, in* zu). **2.** (*Krankheit*) s. zuziehen. **II** *vi* s. entwickeln, s. bilden (*from* aus; *into* zu); entstehen, werden.
de•vel•op•ment [dɪ'veləpmənt] *n* **1.** Entwicklung *f.* **2.** Werden *nt,* Entstehen *nt,* Wachstum *nt,* Bildung *f.*

de•vel•op•men•tal age [dɪˌveləp'mentl] Entwicklungsalter *nt.*
developmental anomaly Entwicklungsanomalie *f,* -störung *f.*
de•vi•a•tion [dɪvɪ'eɪʃn] *n* **1.** Abweichung *f,* Abweichen *nt* (*from* von). **2.** *ophthal.* Schielen *nt,* Strabismus *m.*
deviation to the left Linksverschiebung *f.*
deviation to the right Rechtsverschiebung *f.*
de•vi•om•e•ter [dɪvɪ'ɑmɪtər] *n ophthal.* Schielmesser *m,* Deviometer *nt.*
de•vis•cer•a•tion [dɪvɪsə'reɪʃn] *n chir.* Eingeweideentfernung *f,* Deviszeration *f.*
de•vi•tal•ize [dɪ'vaɪtəlaɪz] *vt* abtöten, devitalisieren.
dex•a•meth•a•sone [ˌdeksə'meθəzoun] *n pharm.* Dexamethason *nt.*
dex•tral•i•ty [deks'trælətɪ] *n* Rechtshändigkeit *f,* Dext(e)ralität *f.*
dex•tran ['dekstrən] *n* Dextran *nt.*
dex•tro•car•dia [ˌdekstrə'kɑrdɪə] *n patho.* Rechtsverlagerung *f* des Herzens, Dextrokardie *f.*
dex•tro•car•di•o•gram [ˌdekstrə'kɑrdɪəgræm] *n* Dextrokardiogramm *nt.*
dex•tro•car•di•og•ra•phy [ˌdekstrəˌkɑrdɪ'ɑgrəfɪ] *n* Dextrokardiographie *f.*
dex•tro•gram ['dekstrəgræm] *n card.* Dextrogramm *nt.*
dex•tro•po•si•tion [ˌdekstrəpə'zɪʃn] *n* Rechtsverlagerung *f,* Dextroposition *f.* **dextroposition of aorta** Rechtsverlagerung der Aorta, Dextropositio aortae.
dex•trose ['dekstrous] *n* Traubenzucker *m,* D-Glucose *f,* Glukose *f,* Dextrose.
dex•tro•ver•sion [ˌdekstrə'vɜrʒn] *n* **1.** Rechtsdrehung *f,* Dextroversion *f.* **2.** *card.* Dextroversio cordis.
di•a•be•tes [daɪə'bitɪs] *n* **1.** Diabetes *m.* **2.** → diabetes mellitus.
diabetes insipidus Diabetes insipidus.
central diabetes insipidus zentraler Diabetes insipidus.
nephrogenic diabetes insipidus renaler/nephrogener Diabetes insipidus.
diabetes mellitus Zuckerkrankheit *f,* Diabetes mellitus.
growth-onset diabetes mellitus → insulindependent diabetes mellitus.
insulin-dependent diabetes mellitus insulinabhängiger Diabetes (mellitus), Typ-I-Diabetes (mellitus), Insulinmangeldiabetes.
juvenile-onset diabetes mellitus → insulindependent diabetes mellitus.
juvenile-onset diabetes mellitus of adult Typ-I-Diabetes des Erwachsenen.
maturity-onset diabetes mellitus → non-insulin-dependent diabetes mellitus.
maturity-onset diabetes mellitus of youth Typ-II-Diabetes mellitus bei Jugendlichen.
non-insulin-dependent diabetes mellitus nicht-insulinabhängiger Diabetes mellitus, Typ-II-Diabetes mellitus.
di•a•bet•ic [daɪə'betɪk] **I** *n* Diabetiker(in *f*) *m.* **II** *adj* **1.** zuckerkrank, diabetisch, Diabe-

diabetic acidosis

tes-. 2. diabetisch; diabetogen.
diabetic acidosis diabetische/diabetogene Azidose f.
diabetic amaurosis diabetische/diabetogene Blindheit/Amaurose f.
diabetic cataract Zuckerstar m, Cataracta diabetica.
diabetic coma diabetisches/hyperglykämisches Koma nt, Coma diabeticum/hyperglycaemicum.
diabetic dermopathy diabetische Derm(at)opathie f, Diabetid nt.
diabetic glomerulosclerosis Kimmelstiel-Wilson-Syndrom nt, diabetische Glomerulosklerose f.
diabetic ketoacidosis diabetische Ketoazidose f.
diabetic microangiopathy diabetische Mikroangiopathie f.
diabetic nephrosclerosis → diabetic glomerulosclerosis.
diabetic neuropathy diabetische Neuropathie f.
diabetic retinopathy diabetische Retinopathie f, Retinopathia diabetica.
diabetic vulvitis diabetische Vulvitis/Vulvovaginitis f, Vulvitis/Vulvovaginitis diabetica.
di•a•be•tid [daɪə'biːtɪd] n → diabetic dermopathy.
di•a•be•tog•e•nous [daɪəbɪ'tɑdʒənəs] adj diabetogen; diabetisch.
di•ac•e•tyl•mor•phine [daɪˌæsɪtl'mɔːrfiːn] n pharm. Heroin nt, Dia(cetyl)morphin nt.
di•ac•la•sis [daɪ'æklɔsɪs] n 1. ortho. Osteoklase f, Osteoklasie f. 2. patho. vermehrte Osteoklastentätigkeit f, Osteoklasie f, Osteoklase f.
di•a•con•dy•lar fracture [daɪə'kʌndɪlər] transkondyläre Fraktur f.
di•ac•ri•sis [daɪ'ækrɔsɪs] n 1. → diagnosis. 2. patho. Diakrisie f.
di•a•crit•ic [daɪə'krɪtɪk] adj 1. → diagnostic II. 2. unterscheidend, diakritisch.
di•ac•yl•glyc•er•in [ˌdaɪæsɪl'glɪsərɪn] n Diacylglycerin nt, Diglycerid nt.
di•ac•yl•glyc•er•ol [ˌdaɪæsɪl'glɪsərɔl] n → diacylglycerin.
di•ag•nose [daɪəg'noʊz] I vt diagnostizieren. II vi eine Diagnose stellen.
di•ag•no•sis [ˌdaɪəg'noʊsɪs] n 1. Diagnose f. **make a diagnosis** eine Diagnose stellen. 2. Diagnostik f. **diagnosis by exclusion** Ausschlußdiagnose f.
di•ag•nos•tic [ˌdaɪəg'nɑstɪk] I n 1. Symptom nt, charakteristisches Merkmal nt. 2. Diagnose f. II adj diagnostisch.
diagnostic biopsy diagnostische Biopsie f, Probebiopsie f.
di•ag•nos•tics [ˌdaɪəg'nɑstɪks] pl Diagnostik f.
di•al•y•sate [daɪ'æləseɪt] n Dialysat nt.
di•al•y•sis [daɪ'æləsɪs] n Dialyse f.
dialysis catheter Dialysekatheter m.

dialysis disequilibrium syndrome Dysäquilibriumsyndrom nt, zerebrales Dialysesyndrom nt.
dialysis encephalopathy (syndrome) chronisch-progressive dialysebedingte Enzephalopathie f, Dialyseenzephalopathie f.
dialysis fluid Dialyseflüssigkeit f, Dialysierflüssigkeit f.
dialysis shunt Dialyseshunt m.
di•a•lyz•a•ble ['daɪəlaɪzəbl] adj dialysierbar, dialysabel.
di•a•lyze ['daɪəlaɪz] vt mittels Dialyse trennen, dialysieren.
di•a•mor•phine [ˌdaɪə'mɔːrfiːn] n → diacetylmorphine.
di•a•per ['daɪ(ə)pər] n Windel f.
diaper dermatitis/rash ped. Windeldermatitis f, Dermatitis ammoniacalis, Dermatitis glutaealis infantum, Erythema glutaeale.
di•aph•a•nos•co•py [daɪˌæfə'nɑskəpɪ] n Diaphanoskopie f, Durchleuchten nt, Diaphanie f.
di•a•pho•ret•ic [ˌdaɪəfə'retɪk] I n Sudoriferum nt. II adj schweißtreibend, diaphoretisch.
di•a•phragm ['daɪəfræm] n 1. anat. Zwerchfell nt, Diaphragma nt. 2. phys. Blende f. 3. gyn. (Scheiden-)Diaphragma nt.
di•a•phrag•mal•gia [ˌdaɪəfræg'mældʒ(ɪ)ə] n Zwerchfellschmerz m, Diaphragmalgie f, Diaphragmodynie f.
di•a•phrag•mat•ic breathing [ˌdaɪəfræg'mætɪk] Zwerchfellatmung f.
diaphragmatic crura Zwerchfellschenkel pl.
diaphragmatic eventration Zwerchfellhochstand m.
diaphragmatic flutter Zwerchfellflattern nt.
diaphragmatic hernia Zwerchfellhernie f, Hernia diaphragmatica.
diaphragmatic paralysis Zwerchfellähmung f, -paralyse f.
diaphragmatic pleurisy basale Pleuritis f, Pleuritis diaphragmatica.
diaphragmatic respiration Zwerchfellatmung f.
di•a•phrag•ma•ti•tis [daɪəˌfrægmə'taɪtɪs] n → diaphragmitis.
di•a•phrag•mat•o•cele [ˌdaɪəfræg'mætəsiːl] n → diaphragmatic hernia.
di•a•phrag•mi•tis [ˌdaɪəfræg'maɪtɪs] n Zwerchfellentzündung f, Diaphragmatitis f, Diaphragmitis f.
di•a•phrag•mo•dyn•ia [ˌdaɪəˌfrægmə'diːnɪə] n → diaphragmalgia.
diaphragm pessary gyn. Diaphragmapessar nt, Diaphragma nt.
di•a•phys•e•al fracture [daɪə'fɪzɪəl] Schaftbruch m, Diaphysenfraktur f.
di•a•phys•ec•to•my [daɪəfɪz'ektəmɪ] n ortho. Diaphysenresektion f, Diaphysektomie f.
di•aph•y•sis [daɪ'æfəsɪs] n Knochenschaft m, Diaphyse f.

di•a•phys•i•tis [daɪəfɪ'zaɪtɪs] *n* Diaphysenentzündung *f*, Diaphysitis *f.*

di•a•pla•cen•tal [ˌdaɪəplə'sentəl] *adj* diaplazentär, diaplazentar.

di•ar•rhea [daɪə'rɪə] *n* Durchfall *m*, Diarrhoe *f*, Diarrhö(e) *f.*

di•ar•rhe•al [daɪə'rɪəl] *adj* diarrhoisch, Durchfall-, Diarrhoe-.

diarrheal illness Durchfallerkrankung *f.*

di•ar•rhe•ic [daɪə'rɪɪk] *adj* → diarrheal.

di•a•scope ['daɪəskəup] *n derm.* Glasplättchen *nt*, -spatel *m*, Diaskop *nt.*

di•as•co•py [daɪ'æskəpɪ] *n* **1.** *radiol.* Durchleuchtung *f*, Diaskopie *f*, Transillumination *f.* **2.** *derm.* Diaskopie *f.*

di•as•ta•sis [daɪ'æstəsɪs] *n* **1.** *patho.* Auseinanderklaffen *nt*, Diastase *f.* **2.** *card.* Diastase *f*, Diastasis cordis.

di•as•to•le [daɪ'æstəlɪ] *n* Diastole *f.*

di•as•tol•ic [daɪə'stɑlɪk] *adj* diastolisch, Diastolen-.

diastolic murmur diastolisches (Herz-)Geräusch *nt*, Diastolikum *nt*.
early diastolic murmur frühdiastolisches (Herz-)Geräusch.
late diastolic murmur *card.* präsystolisches/spät-diastolytisches (Herz-)Geräusch.

diastolic pressure diastolischer (Blut-)Druck *m*.

diastolic thrill *card.* diastolisches Schwirren *nt*.

di•a•ther•mic [daɪə'θɜrmɪk] *adj* diatherm.

di•a•ther•mo•co•ag•u•la•tion [daɪəˌθɜrməkəʊˌægjʊ'leɪʃn] *n* chirurgische Diathermie *f*, Elektrokoagulation *f.*

di•a•ther•my ['daɪəθɜrmɪ] *n* Diathermie *f.*

di•ath•e•sis [daɪ'æθəsɪs] *n* Neigung *f*, Bereitschaft *f*, Disposition *f*, Diathese *f.*

di•az•e•pam [daɪ'æzəpæm] *n pharm.* Diazepam *nt*.

di•cho•ri•on•ic twins [daɪˌkɔːrɪ'ɑnɪk] → dizygotic twins.

di•chro•ma•sy [daɪ'krəʊməsɪ] *n ophthal.* Dichromasie *f*, Dichromatopsie *f.*

di•chro•mat•ic vision [ˌdaɪkrə'mætɪk] → dichromasy.

di•chro•ma•tism [daɪ'krəʊmətɪzəm] *n* → dichromasy.

di•chro•ma•top•sia [daɪˌkrəʊmə'tɑpsɪə] *n* → dichromasy.

di•clox•a•cil•lin [ˌdaɪˌklɑksə'sɪlɪn] *n pharm.* Dicloxacillin *n.*

di•co•ria [daɪ'kɔːrɪə] *n* → diplocoria.

di•cou•ma•rin [daɪ'k(j)uːmərɪn] *n* → dicumarol.

di•crot•ic [daɪ'krɑtɪk] *adj phys.* dikrot.

dicrotic pulse Dikrotie *f*, dikroter Puls *m*.

di•cro•tism ['daɪkrətɪzəm] *n phys.* Dikrotie *f.*

di•cu•ma•rol [daɪ'k(j)uːmərɑl] *n* Dic(o)umarol *nt.*

did•y•mal•gia [ˌdɪdə'mældʒ(ɪ)ə] *n* Hodenschmerz(en *pl*) *m*, Hodenneuralgie *f*, Orchialgie *f.*

did•y•mi•tis [ˌdɪdə'maɪtɪs] *n* Hodenentzündung *f*, Orchitis *f*, Didymitis *f.*

did•y•mo•dyn•ia [ˌdɪdəməʊ'diːnɪə] *n* → didymalgia.

did•y•mus ['dɪdəməs] *n* Hoden *m*, Testis *m*, Didymus *m*.

die [daɪ] *vi* sterben. **die of old age** an Altersschwäche sterben. **die of hunger** verhungern. **die of thirst** verdursten.

di•en•ceph•a•lon [ˌdaɪən'sefəlɑn] *n* Zwischenhirn *nt*, Dienzephalon *nt.*

di•ent•a•me•ba diarrhea [daɪˌentə'miːbə] Dientamoeba fragilis-Diarrhö *f.*

di•et ['daɪət] **I** *n* **1.** Nahrung *f*, Kost *f*, Ernährung *f*, Diät *f.* **2.** Schon-, Krankenkost *f*, Diät *f.* **be/go on a diet** eine Diät machen, Diät leben (müssen), auf Diät gesetzt sein. **put sb. on a diet** jdm. eine Diät verordnen, jdn. auf Diät setzen. **II** *vi* Diät halten, Diät leben.

di•e•tary ['daɪətəriː] *adj* diätetisch, Diät-, Ernährungs-.

dietary amenorrhea *gyn.* Notstandsamenorrhoe *f*, ernährungsbedingte/nutritive Amenorrhoe *f.*

dietary fiber Ballaststoffe *pl.*

di•e•tet•ic [daɪə'tetɪk] *adj* diätetisch, Diät-, Ernährungs-.

di•e•tet•ics [daɪə'tetɪks] *pl* Diät-, Ernährungslehre *f*, Diätetik *f.*

dietetic treatment diätetische Behandlung *f.*

di•e•ti•cian *n* → dietitian.

di•e•ti•tian [daɪɪ'tɪʃn] *n* Diätetiker(in *f*) *m*.

di•e•to•ther•a•py [ˌdaɪətəʊ'θerəpɪ] *n* Diäto-, Ernährungstherapie *f.*

dif•fer•ence ['dɪf(ə)rəns] *n* Unterschied *m* (*between*, *in* zwischen). **difference in leg length** Beinlängendifferenz.

dif•fer•en•tial diagnosis [dɪfə'renʃl] Differentialdiagnose *f.*

dif•fi•cult ['dɪfɪkʌlt] *adj* **1.** schwer, schwierig (*for* für). **2.** (*Person*) schwierig.

difficult breathing erschwerte Atmung *f*, Atemnot *f*, Dyspnoe *f*.

difficult menstruation schmerzhafte Regelblutung *f*, Dysmenorrhoe *f*, Menorrhalgie *f*.

difficult respiration → difficult breathing.

dif•fi•cul•ty ['dɪfɪkʌltɪ] *n* Schwierigkeit *f*; Problem *nt*; Beschwerden *pl*. **difficulty in breathing** Atembeschwerden *pl.*

dif•fuse [dɪ'fjuːz] **I** *adj* ver-, zerstreut, unscharf, diffus. **II** *vt phys.* zerstreuen, diffundieren. **III** *vi phys.* diffundieren, s. zerstreuen.

diffuse abscess Phlegmone *f.*

diffuse emphysema diffuses/panazinäres/panlobuläres Lungenemphysem *nt.*

diffuse goiter diffuse Schilddrüsenhyperplasie/Struma *f*, Struma diffusa.

diffuse inflammation diffuse Entzündung *f*.

diffuse intravascular coagulation → disseminated intravascular coagulation.

diffuse peritonitis generalisierte Bauchfellentzündung *f*, Peritonitis diffusa.

diffuse pleurisy diffuse Brustfellentzündung/Pleuritis f.
diffuse scleroderma/sclerosis diffuse/progressive/systemische Sklerodermie f, Systemsklerose f.
dif•fu•sion [dɪˈfjuːʒn] n **1.** phys. Diffusion f; (a. fig.) Aus-, Verbreitung f. **2.** Dialyse f. **3.** Immundiffusion f.
di•gas•tric (muscle) [daɪˈɡæstrɪk] Digastrikus m, Musculus digastricus.
DiGeorge [dɪˈdʒɔːrdʒ]: **DiGeorge syndrome** DiGeorge-Syndrom nt, Schlundtaschensyndrom nt, Thymusaplasie f.
di•gest [daɪˈdʒest] **I** vt verdauen, digerieren. **II** vi verdauen, digerieren; s. verdauen lassen, verdaulich sein. **digest well** leicht verdaulich sein.
di•gest•ant [daɪˈdʒestənt] n → digestive I.
di•gest•i•ble [daɪˈdʒestəbl] adj verdaulich, -bar, digestierbar.
di•ges•tion [daɪˈdʒestʃn] n Verdauung f, Digestion f. **have a good/bad digestion** eine gute/schlechte Verdauung haben.
di•ges•tive [daɪˈdʒestɪv] **I** n Digestionsmittel nt, Digestivum nt. **II** adj verdauungsfördernd, digestiv, Verdauungs-, Digestions-.
digestive albuminuria diätetische Albuminurie/Proteinurie f.
digestive apparatus Verdauungsapparat m, Apparatus digestorius, Systema alimentarium.
digestive canal → digestive tract.
digestive glycosuria alimentäre Glukosurie/Glycosurie f.
digestive leukocytosis Verdauungsleukozytose f, postprandiale Leukozytose f.
digestive proteinuria → digestive albuminuria.
digestive system → digestive apparatus.
digestive tract Verdauungskanal m, -trakt m, Canalis alimentarius/digestivus, Tractus alimentarius.
dig•it [ˈdɪdʒɪt] n **1.** Finger m, Zeh(e f) m. **2.** mathe. Ziffer f, Digit nt.
dig•it•al [ˈdɪdʒɪtl] adj **1.** fingerähnlich, digital, Finger-. **2.** mathe. digital.
digital examination digitale Untersuchung f.
Dig•i•tal•is [ˌdɪdʒɪˈtælɪs] n **1.** bio. Fingerhut m, Digitalis f. **2.** pharm. Digitalis purpurea folium.
digitalis glycoside pharm. Digitalisglykosid nt, Herzglykosid nt.
dig•i•tal•ism [ˈdɪdʒɪtlɪzəm] n Digitalisvergiftung f, -intoxikation f, Digitalismus m.
digitalis poisoning → digitalism.
digitalis therapy → digitalization.
dig•i•tal•i•za•tion [ˌdɪdʒɪˌtælɪˈzeɪʃn] n Digitalistherapie f, Digitalisierung f.
dig•i•tal•ize [ˈdɪdʒɪtlaɪz] vt digitalisieren.
digital joints Interphalangealgelenke pl, IP-Gelenke pl, Articulationes interphalangeales.
digital reflex neuro. Fingerbeugereflex m, Trömner-Reflex m, Knipsreflex m.
digital subtraction angiography radiol.

digitale Subtraktionsangiographie f.
dig•i•tate warts [ˈdɪdʒɪteɪt] Verrucae digitatae.
dig•i•tox•in [ˌdɪdʒɪˈtɑksɪn] n pharm. Digitoxin nt.
di•glyc•er•ide [daɪˈɡlɪsəraɪd] n → diacylglycerin.
dig•ox•in [dɪdʒˈɑksɪn, daɪˈɡɑksɪn] n pharm. Digoxin nt.
Di Guglielmo [dɪ ɡuˈljelmo]: **Di Guglielmo syndrome** Di Guglielmo-Syndrom nt, akute Erythrämie f.
di•hy•dro•cal•cif•er•ol [daɪˌhaɪdrəʊkælˈsɪfərɔl] n Dihydrocalciferol nt, Vitamin D₄ nt.
di•hy•dro•co•deine [daɪˌhaɪdrəʊˈkəʊdiːn] n pharm. Dihydrocodein nt.
di•hy•dro•cor•ti•sol [daɪˌhaɪdrəʊˈkɔːrtəsɔl] n pharm. Dihydrokortisol nt, Dihydrocortisol nt.
di•hy•dro•er•got•a•mine [daɪˌhaɪdrəʊərˈɡɑtəmiːn] n pharm. Dihydroergotamin nt.
(1,25-)di•hy•drox•y•cho•le•cal•cif•er•ol [ˌdaɪhaɪˌdrɑksɪˌkəʊləkælˈsɪfərɔl] n (1,25-)Dihydroxycholecalciferol nt.
di•lac•er•a•tion [daɪˌlæsəˈreɪʃn] n ophthal. Dilazeration f.
dil•a•ta•tion [ˌdɪləˈteɪʃn] n **1.** phys. Dilatation f, (Aus-)Dehnung f. **2.** (pathologische od. künstliche) Erweiterung f, Dilatation f.
dilatation of the left ventricle Linksherzerweiterung, -dilatation, linksventrikuläre Dilatation.
dilatation of right ventricle Rechtsherzerweiterung, -dilatation, rechtsventrikuläre Dilatation.
dil•a•ta•tor [ˈdɪləteɪtə(r)] n **1.** chir. Dilatator m, Dilatorium nt. **2.** anat. Dilatator m, Musculus dilatator/dilator. **3.** pharm. Dilatans nt, Dilatorium nt.
dilatator muscle → dilatator 2.
dilatator pupillae (muscle) Pupillenöffner m, Musculus dilator/dilatator pupillae.
di•late [daɪˈleɪt] **I** vt dilatieren, (aus-)dehnen, (aus-)weiten. **II** vi dilatieren, s. (aus-)dehnen, s. (aus-)weiten.
di•la•ter [daɪˈleɪtər] n → dilator.
dilating catheter [daɪˈleɪtɪŋ] Dilatationskatheter m.
di•la•tion [daɪˈleɪʃn] n → dilatation.
dilation catheter Dilatationskatheter m.
di•la•tor [daɪˈleɪtər] n → dilatator.
di•lu•tion [dɪˈl(j)uːʃn] n Verdünnung f; verdünnte Lösung f, Dilution f.
di•lu•tion•al hyponatremia [dɪˈl(j)uːʃnl] Verdünnungshyponatr(i)ämie f.
dilution anemia Verdünnungsanämie f; Hydrämie f, Hydroplasmie f.
dilution coagulopathy Verdünnungskoagulopathie f.
Dimmer [ˈdɪmər]: **Dimmer's keratitis** ophthal. Dimmer-Keratitis f, Keratitis nummularis.
di•op•sim•e•ter [daɪɑpˈsɪmɪtər] n ophthal. Gesichtsfeldmesser m.

di•op•ter [daɪˈɑptər] *n* Dioptrie *f.*
di•op•tom•e•ter [daɪɑpˈtɑmɪtər] *n ophthal.* Refraktionsmesser *m*, Dioptometer *nt.*
di•op•tom•e•try [daɪɑpˈtɑmətrɪ] *n ophthal.* Refraktionsmessung *f*, Dioptometrie *f.*
di•op•tric [daɪˈɑptrɪk] **I** *n* → diopter. **II** *adj* dioptrisch; (licht-)brechend.
di•op•trom•e•ter [daɪɑpˈtrɑmɪtər] *n* → dioptometer.
di•op•trom•e•try [daɪɑpˈtrɑmətrɪ] *n* → dioptometry.
di•op•try [ˈdaɪɑptrɪ] *n* → diopter.
dip [dɪp] *n* **1.** (Unter-, Ein-)Tauchen *nt.* **2.** (Tauch-)Bad *nt*, Lösung *f.* **3.** *gyn.* Dip *m.* **4.** *card.* Dip *m.*
di•phas•ic complex [daɪˈfeɪzɪk] (*EKG*) diphasischer Komplex *m.*
di•phen•yl•hy•dan•to•in [daɪˌfenlhaɪˈdæntəwɪn] *n pharm.* Diphenylhydantoin *nt*, Phenytoin *nt.*
diph•the•ria [dɪfˈθɪərɪə] *n* Diphtherie *f*, Diphtheria *f.*
diphtheria anatoxin Diphtherie-Anatoxin *nt*, Diphtherie(formol)toxoid *nt.*
diphtheria antitoxin Diphtherieantitoxin *nt.*
diphtheria bacillus Diphtheriebazillus *m*, (Klebs-)Löffler-Bazillus *m*, Corynebacterium diphtheriae.
diph•the•ri•al [dɪfˈθɪərɪəl] *adj* → diphtheric.
diphtheria toxin Diphtherietoxin *nt.*
diphtheria toxoid → diphtheria anatoxin.
diph•ther•ic [dɪfˈθerɪk] *adj* diphtherisch, Diphtherie-.
diphtheric conjunctivitis Conjunctivitis diphtherica.
diphtheric inflammation diphtherische Entzündung *f*, pseudomembranös-nekrotisierende Entzündung *f.*
diphtheric paralysis (post-)diphtherische Lähmung *f.*
diph•the•rit•ic [ˌdɪfθəˈrɪtɪk] *adj* → diphtheric.
diphtheritic croup echter/diphtherischer Krupp *m.*
diphtheritic laryngitis Kehlkopfdiphtherie *f*, Laryngitis diphtherica.
diphtheritic membrane diphtherische Pseudomembran *f.*
diphtheritic myocarditis diphtherische Myokarditis *f*, Myokarditis *f* bei Diphtherie.
diphtheritic paralysis → diphtheric paralysis.
diphtheritic pharyngitis Rachendiphtherie *f.*
diph•the•roid [ˈdɪfθərɔɪd] **I** *n* **1.** coryneformes Bakterium *nt.* **2.** Pseudodiphtherie *f*, Diphtheroid *nt.* **II** *adj* diphtherieähnlich, diphtheroid.
diph•the•ro•tox•in [ˌdɪfθərəʊˈtɑksɪn] *n* → diphtheria toxin.
di•phyl•lo•both•ri•a•sis [daɪˌfɪləʊbɑθˈraɪəsɪs] *n* Fischbandwurminfektion *f*, Diphyllobothriose *f*, Diphyllobothriasis *f*, Bothriozephalose *f.*

Di•phyl•lo•both•ri•um latum [daɪˌfɪləʊˈbɑθrɪəm] *micro.* (breiter) Fischbandwurm *m*, Diphyllobothrium latum, Bothriocephalus latus.
DIP joint distales Interphalangealgelenk *nt*, DIP-Gelenk *nt*, Articulatio interphalangealis distalis.
dip•la•cu•sis [dɪpləˈk(j)uːsɪs] *n* Doppelhören *nt*, Diplakusis *f*, Diplacusis *f.*
di•ple•gia [daɪˈpliːdʒ(ɪ)ə] *n neuro.* doppelseitige Lähmung *f*, Diplegie *f.*
di•ple•gic [daɪˈpliːdʒɪk] *adj* diplegisch.
Dip•lo•coc•cus [dɪpləˈkɑkəs] *n micro.* Diplococcus *m.*
Diplococcus gonorrhoeae Gonokokkus *m*, Gonococcus *m*, Neisseria gonorrhoeae.
Diplococcus intracellularis Meningokokkus *m*, Neisseria meningitidis.
Diplococcus lanceolatus/pneumoniae Fränkel-Pneumokokkus *m*, Pneumokokkus *m*, Streptococcus/Diplococcus pneumoniae.
dip•lo•co•ria [dɪpləˈkɔːrɪə] *n ophthal.* Dikorie *f*, Diplokorie *f.*
dip•loë [ˈdɪpləʊɪ] *n* Diploë *f*, Spongiosa *f* des Schädeldaches.
dip•lo•ic canals [dɪˈpləʊɪk] Breschet-, Diploekanäle *pl*, Canales diploici.
diploic vein Diploëvene *f*, Breschet-Vene *f*, V. diploica.
dip•loid [ˈdɪplɔɪd] **I** *n* diploide Zelle *f.* **II** *adj* diploid.
dip•loi•dy [ˈdɪplɔɪdɪ] *n genet.* Diploidie *f.*
di•plo•pia [dɪˈpləʊpɪə] *n ophthal.* Doppel-, Doppeltsehen *nt*, Diplopie *f.*
dip•lo•pi•om•e•ter [dɪˌpləʊpɪˈɑmɪtər] *n ophthal.* Diplopiemesser *m.*
dip•lo•scope [ˈdɪpləskəʊp] *n ophthal.* Diploskop *nt.*
dipped speech [dɪpt] *neuro.* verwaschene Sprache/Artikulation *f.*
dip•so•ma•nia [dɪpsəˈmeɪnɪə] *n* periodische Trunksucht *f*, Dipsomanie *f.*
di•rect [dɪˈrekt, daɪ-] **I** *adj* direkt, gerade; unmittelbar, persönlich. **II** *vt* **1.** richten, lenken (*to* an; *towards* auf). **2.** leiten, regeln, führen; anordnen, bestimmen. **as directed** wie verordnet.
direct astigmatism *ophthal.* Astigmatismus *m* nach der Regel, Astigmatismus rectus.
direct auscultation direkte Auskultation *f.*
direct bilirubin direktes/konjugiertes/gepaartes Bilirubin *nt.*
direct current *electr.* Gleichstrom *m.*
direct diplopia *ophthal.* direkte/gleichseitige/ungekreuzte/homonyme Diplopie *f.*
direct fracture *ortho.* direkte Fraktur *f*, direkter Bruch *m.*
direct hernia *chir.* innerer/direkter/gerader Leistenbruch *m*, Hernia inguinalis interna/medialis/directa.
di•rec•tion•al hearing [daɪˈrekʃənl] Richtungshören *nt.*
direct laryngoscopy direkte Kehlkopfspiegelung/Laryngoskopie *f*, Autoskopie *f.*

direct percussion direkte Perkussion *f.*
direct transfusion direkte Transfusion *f.*
direct vision direktes/zentrales Sehen *nt.*
dirt [dɜrt] *n* Schmutz *m,* Dreck *m;* Kot *m.*
dirty ['dɜrtɪ] **I** *adj* **1.** schmutzig, verschmutzt, Schmutz-. **2.** (*Wunde*) infiziert, septisch. **II** *vt* be-, verschmutzen. **III** *vi* schmutzig werden.
dirty wound 1. verschmutzte Wunde *f.* **2.** infizierte/septische Wunde *f.*
dis•a•bil•i•ty [ˌdɪsə'bɪlətɪ] *n* **1.** Leiden *nt,* Gebrechen *nt,* Behinderung *f.* **2.** Arbeits-, Erwerbsunfähigkeit *f,* Invalidität *f.*
dis•a•ble [dɪs'eɪbl] *vt* verkrüppeln, behindern.
dis•a•bled [dɪs'eɪbəld] **I the disabled** *pl* die Behinderten. **II** *adj* **1.** (*körperlich, geistig*) behindert; verkrüppelt. **2.** arbeits-, erwerbsunfähig, invalid(e).
dis•a•ble•ment [dɪs'eɪbəlmənt] *n* **1.** (*körperliche, geistige*) Behinderung *f.* **2.** Arbeits-, Erwerbsunfähigkeit *f,* Invalidität *f.* **3.** → disability 1.
di•sac•cha•ri•dase [daɪ'sækərɪdeɪz] *n* Disaccharidase *f.*
disaccharidase deficiency Disaccharidasemangel *m.* **intestinal disaccharidase deficiency** → disaccharide intolerance.
di•sac•cha•ride [daɪ'sækəraɪd] *n* Zweifachzucker *m,* Disaccharid *nt.*
disaccharide intolerance Disaccharidintoleranz *f.*
di•sac•cha•rid•u•ria [daɪˌsækəraɪ'd(j)ʊərɪə] *n* Disacchariduria *f.*
dis•ar•tic•u•la•tion [dɪsɑːrˌtɪkjə'leɪʃn] *n* ortho. Exartikulation *f.* **disarticulation of the knee** Kniegelenk(s)exartikulation *f.*
disc *n* → disk.
dis•cec•to•my [dɪs'ektəmɪ] *n* → diskectomy.
dis•charge [*n* 'dɪstʃɑːrdʒ; *v* dɪs'tʃɑːrdʒ] **I** *n* **1.** *patho., physiol.* Ausfluß *m,* Absonderung *f,* Ausscheidung *f,* Sekret *nt.* **2.** Abgabe *f;* Freisetzung *f;* (*a. electr.*) Entladung *f.* **3.** (*Patient*) Entlassung *f.* **II** *vt* **4.** *patho., physiol.,* absondern, ausscheiden. **5.** (*Patient*) entlassen (*from* aus). **6.** abgeben, ablassen; *electr.* entladen. **III** *vi* **7.** eitern. **8.** *s.* ergießen; abfließen; ausströmen lassen; *s.* entladen.
dis•ci•form ['dɪsɪfɔːrm] *adj* scheibenförmig, disziform.
disciform degeneration of macula retinae *ophthal.* Kuhnt-Junius-Krankheit *f,* scheibenförmige/disziforme senile feuchte Makuladegeneration *f.*
disciform keratitis scheibenförmige Keratitis *f,* Keratitis disciformis.
disciform retinitis → disciform degeneration of macula retinae.
dis•cis•sion [dɪ'sɪʃn] *n* **1.** *chir.* operative Spaltung *f,* Diszision *f.* **2.** (**discission of cataract**) *ophthal.* Eröffnung der Linsenkapsel, Diszision, Discisio cataractae.
dis•ci•tis [dɪs'kaɪtɪs] *n* **1.** Diskusentzündung *f,* Discitis *f.* **2.** *ortho.* Bandscheibenentzündung *f,* Discitis *f.*
dis•cli•na•tion [ˌdɪsklɪ'neɪʃn] *n* ophthal. Disklination *f.*
dis•co•gen•ic [ˌdɪskəʊ'dʒenɪk] *adj* diskogen, Bandscheiben-.
dis•co•gram *n* → diskogram.
dis•cog•ra•phy *n* → diskography.
dis•coid ['dɪskɔɪd] *adj* scheibenförmig, diskoid, disziform.
dis•coid•ec•to•my [ˌdɪskɔɪd'ektəmɪ] *n* → diskectomy.
discoid meniscus *ortho.* (*Kniegelenk*) diskoider Meniskus *m,* Scheibenmeniskus *m.*
discoid psoriasis *derm.* Psoriasis discoidea.
dis•col•or [dɪs'kʌlər] **I** *vt* **1.** verfärben. **2.** entfärben, dekolorieren. **II** *vi s.* verfärben.
dis•col•or•a•tion [dɪsˌkʌlə'reɪʃn] *n* **1.** Verfärbung *f.* **2.** Entfärbung *f,* Farbverlust *m.* **3.** Fleck *m.*
dis•com•fort [dɪs'kʌfərt] *n* **1.** (körperliche) Beschwerde *f.* **2.** Unannehmlichkeit *f,* Verdruß *m;* Sorge *f,* Qual *f.*
dis•cop•a•thy [dɪs'kɑpəθɪ] *n* ortho. Bandscheibenerkrankung *f,* -schaden *m,* Diskopathie *f.*
dis•cus ['dɪskəs] *n* [S.U. DISCUS]
dis•ease [dɪ'ziːz] **I** *n* Krankheit *f,* Erkrankung *f,* Leiden *nt.* **II** *vt* krank machen. [S.A. SYNDROME]
diseases of childhood Kinderkrankheiten *pl,* Erkrankungen *pl* des Kindesalters.
diseases of civilization Zivilisationskrankheiten *pl.*
diseases of old age Alterskrankheiten *pl,* Erkrankungen *pl* des Alters.
dis•eased [dɪ'ziːzd] *adj* krank, erkrankt, Krankheits-; krankhaft.
disease process Krankheitsprozeß *m,* -verlauf *m.*
dis•em•bow•el•ment [dɪsem'baʊəlmənt] *n chir.* Eingeweideentfernung *f,* Eviszeration *f.*
dis•in•fect [dɪsɪn'fekt] *vt hyg.* keimfrei machen, desinfizieren.
dis•in•fect•ant [dɪsɪn'fektənt] *hyg.* **I** *n* Desinfektionsmittel *nt,* Desinfektans *nt,* Desinfiziens *nt.* **II** *adj* desinfizierend, keim(ab)tötend.
dis•in•fec•tion [dɪsɪn'fekʃn] *n hyg.* Entseuchung *f,* Entkeimung *f,* Desinfektion *f,* Desinfizierung *f.*
dis•in•fec•tor [dɪsɪn'fektər] *n hyg.* Desinfektionsapparat *m,* Desinfektor *m.*
dis•in•fest [dɪsɪn'fest] *vt hyg.* von Ungeziefer befreien, entwesen.
dis•in•fes•ta•tion [ˌdɪsɪnfes'teɪʃn] *n hyg.* Entwesung *f,* Desinfestation *f.*
dis•in•sec•tion [ˌdɪsɪn'sekʃn] *n* → disinsectization.
dis•in•sec•ti•za•tion [dɪsɪnˌsektɪ'zeɪʃn] *n hyg.* Ungezieferbekämpfung *f,* Dis-, Desinsektion *f.*
dis•in•sec•tor [dɪsɪn'sektər] *n hyg.* Dis-,

Desinsektor *m.*
dis•in•ser•tion [dɪsɪn'sɜrʃn] *n* **1.** *ortho.* Sehnenabriß *m* am Ansatz. **2.** *ophthal.* periphere Netzhautablösung *f.*
dis•joint ['dɪsdʒɔɪnt] *vt ortho.* verrenken, ausrenken.
disk [dɪsk] *n* **1.** *allg.* Scheibe *f; anat.* Discus *m.* **2.** Bandscheibe *f,* Zwischenwirbelscheibe *f,* Discus intervertebralis.
dis•kec•to•my [dɪs'kektəmɪ] *n neurochir.* Bandscheibenresektion *f,* Diskektomie *f.*
dis•ki•tis [dɪs'kaɪtɪs] *n* → discitis.
disk kidney scheibenförmige Niere *f,* Scheibenniere *f.*
dis•ko•gram ['dɪskəgræm] *n radiol.* Diskogramm *nt.*
dis•kog•ra•phy [dɪs'kɑgrəfɪ] *n radiol.* Diskographie *f.*
disk oxygenator Scheibenoxygenator *m.*
disk prolapse *neuro.* Bandscheibenvorfall *m,* -prolaps *m,* -hernie *f.*
pendulating disk prolapse pendelnder Bandscheibenprolaps.
sequestrated disk prolapse sequestrierter/freier Bandscheibenprolaps.
disk removal → diskectomy.
disk-shaped cataract ringförmige/scheibenförmige Katarakt *f.*
disk syndrome Bandscheibensyndrom *nt.*
dis•lo•cate ['dɪslǝʊkeɪt] *vt* **1.** verrücken, verschieben. **2.** *ortho.* aus-, verrenken, auskugeln, luxieren, dislozieren.
dis•lo•ca•tion [dɪslǝʊ'keɪʃn] *n* **1.** Verlagerung *f,* Lageanomalie *f,* Dislokation *f.* **2.** *genet.* (Chromosomen-)Dislokation *f.* **3.** *ortho.* Verrenkung *f,* Ausrenkung *f,* Luxation *f;* Dislokation *f.* **4.** *ortho.* Fragmentverschiebung *f,* Dislokation *f.*
dislocation of the elbow Ellenbogen(gelenk)luxation.
dislocation of the hip Hüftgelenk(s)luxation.
dislocation of the knee joint Kniegelenk(s)luxation.
dislocation of the lens *ophthal.* Linsenluxation.
dislocation of the patella Patellaluxation.
dislocation fracture Luxationsfraktur *f,* Verrenkungsbruch *m.*
dis•mem•ber [dɪs'membǝr] *vt* **1.** zergliedern, zerstückeln. **2.** *(Arm, Bein)* amputieren.
dis•mem•ber•ment [dɪs'membǝrmǝnt] *n* **1.** Zerstückelung *f,* Zergliederung *f.* **2.** *ortho.* Gliedmaßen(teil)amputation *f.*
dis•or•der [dɪs'ɔːrdǝr] *n* pathologischer Zustand *m,* Störung *f,* Erkrankung *f,* Krankheit *f.* [S.A. DISEASE]
disorder of sound conduction Schalleitungsstörung.
disorder of sound perception Schallwahrnehmungsstörung.
dis•o•ri•en•tat•ed [dɪs'ɔːrɪǝnteɪtɪd] *adj* verwirrt, desorientiert.
dis•o•ri•en•ta•tion [dɪs‚ɔːrɪǝn'teɪʃn] *n* Verwirrtheit *f,* Desorientiertheit *f.*
dis•pa•rate•ness ['dɪspǝrɪtnɪs] *n* → disparity.
dis•par•i•ty [dɪs'pærǝtɪ] *n ophthal.* Disparation *f.*
dis•pen•sa•ry [dɪ'spensǝrɪ] *n* **1.** Poliklinik *f,* Ambulanz *f.* **2.** Arzneimittelausgabe(stelle *f) f;* Krankenhausapotheke *f.*
dis•pense [dɪ'spens] *vt pharm.* dispensieren.
dis•pens•er [dɪ'spensǝr] *n* **1.** *pharm.* Spender *m.* **2.** Automat *m,* Spender *m.*
dis•pens•ing chemist [dɪ'spensɪŋ] *Brit.* Apotheker(in *f) m.*
dis•placed fracture [dɪs'pleɪsd] dislozierte Fraktur *f.*
dis•place•ment [dɪs'pleɪsmǝnt] *n* **1.** Verlagerung *f,* Verschiebung *f,* Verrückung *f.* **2.** *(a. psycho.)* Verdrängung *f.* **3.** *ortho. (Fraktur)* Fragmentverschiebung *f,* Dislokation *f.* **4.** *psycho.* Affektverlagerung *f.*
displacement osteotomy *ortho.* Umstellungsosteotomie *f.*
dis•po•si•tion [dɪspǝ'zɪʃn] *n* Veranlagung *f,* Disposition *f.*
dis•sect [dɪ'sekt, daɪ-] *vt anat., chir.* zergliedern, zerlegen, sezieren, präparieren.
dis•sect•ing aneurysm [dɪ'sektɪŋ] *n,* Aneurysma dissecans.
dissecting scissors *chir.* Präparierschere *f.*
dis•sec•tion [dɪ'sekʃn, daɪ-] *n* **1.** Zergliederung *f,* Zerlegung *f;* (genaue) Analyse *f.* **2.** *anat., patho.* Zergliedern *nt,* Zerlegen *nt,* Sezieren *nt.* **3.** *patho.* Leicheneröffnung *f,* Sektion *f,* Obduktion *f.* **4.** *chir.* Präparieren *nt,* Darstellen *nt;* Ausräumung *f,* Resektion *f,* Dissektion *f.* **5.** *chir., patho.* Präparat *nt.*
dis•sec•tor [dɪ'sektǝr, daɪ-] *n anat., patho.* Dissektor *m.*
dis•sem•i•nat•ed inflammation [dɪ-'semǝneɪtɪd] disseminierte Entzündung *f.*
disseminated intravascular coagulation 1. disseminierte intravasale Koagulation *f,* disseminierte intravasale Gerinnung *f.* **2.** Verbrauchskoagulopathie *f.*
disseminated lipogranulomatosis Farber-Krankheit *f,* disseminierte Lipogranulomatose *f.*
disseminated metastatic disease disseminierte Metastasierung *f.*
disseminated neurodermatitis atopische Dermatitis *f,* Ekzemkrankheit *f,* atopisches/endogenes/exsudatives/neuropathisches/konstitutionelles Ekzem *nt.*
disseminated sclerosis *patho.* multiple Sklerose *f,* Sclerosis multiplex, Encephalomyelitis disseminata.
disseminated tuberculosis 1. disseminierte Tuberkulose *f.* **2.** Miliartuberkulose *f,* Tuberculosis miliaris.
dis•sem•i•na•tion [dɪ‚semɪ'neɪʃn] *n* **1.** Ausstreuung *f,* Verbreitung *f.* **2.** *patho.* Aussaat *f,* Streuung *f,* Dissemination *f.* **3.** *micro.* Dissemination *f.*

dissimilar twins 114

dis•sim•i•lar twins [dɪ'sɪmɪlər] → dizygotic twins.

dis•sim•u•la•tion [dɪˌsɪmjə'leɪʃn] *n* Dissimulation *f*.

dis•so•ci•at•ed anesthesia [dɪ'səʊʃɪ-eɪtɪd] *neuro*. dissoziierte Sensibilitätsstörung *f*.

dis•so•ci•a•tion [dɪˌsəʊʃɪ'eɪʃn] *n* **1.** (Ab-)Trennung *f*, Auf-, Loslösung *f*. **2.** *chem., psycho.* Dissoziation *f*.

dissociation anesthesia → dissociated anesthesia.

dis•tal ['dɪstl] *adj* distal.

distal convolution (*Niere*) distales Konvolut *nt*.

distal phalanx distales Glied *nt*, Endglied *nt*, Nagelglied *nt*, Phalanx distalis.

distal tingling on percussion Tinel-Hoffmann-Klopfzeichen *nt*.

distal tubule (*Niere*) Mittelstück *nt*, distaler Tubulus *m*.

dis•tance ['dɪstəns] *n* **1.** Entfernung *f* (*from* von); Distanz *f*, Abstand *m* (*between* zwischen); Entfernung *f*, Strecke *f*. **2.** (zeitlicher) Abstand *m*, Zeitraum *m*. **distance of vision** Sehweite *f*.

dis•tant ['dɪstənt] *adj* **1.** (*a. zeitl.*) entfernt, fern, weit (*from* von); auseinanderliegend. **2.** (*Verwandtschaft*) entfernt.

distant flap Fernplastik *f*.

distant metastasis Fernmetastase *f*.

distant vision Fernsehen *nt*, -sicht *f*.

dis•tend•ed [dɪ'stendɪd] *adj* (aus-)gedehnt, erweitert; aufgetrieben, (auf-)gebläht.

distended abdomen geblähtes/überblähtes Abdomen *nt*.

dis•ten•sion [dɪ'stenʃn] *n* **1.** (Aus-)Dehnung *f*. **2.** (Auf-)Blähung *f*.

dis•ten•tion *n* → distension.

dis•tor•tion [dɪ'stɔːrʃn] *n ortho*. Verstauchung *f*, Distorsion *f*.

dis•trac•tion [dɪ'strækʃn] *n ortho*. Distraktion *f*.

dis•tress [dɪ'stres] **I** *n* **1.** (*körperliche, geistige*) Qual *f*, Pein *f*, Schmerz *m*. **2.** Leid *nt*, Kummer *m*, Sorge *f*; Not *f*; Notlage *f*, Notstand *m*. **II** *vt* **3.** quälen, peinigen. **4.** bedrücken, beunruhigen.

dis•tri•bu•tion shock [ˌdɪstrə'bjuːʃn] Verteilungsschock *m*.

dis•turb [dɪ'stɜrb] **I** *vt* stören; behindern, beeinträchtigen; beunruhigen. **II** *vi* stören.

dis•turb•ance [dɪ'stɜrbəns] *n* **1.** Störung *f*; Behinderung *f*, Beeinträchtigung *f*; Beunruhigung *f*. **2.** *psycho*. (seelische) Erregung *f*; (geistige) Verwirrung *f*; Verhaltensstörung *f*. [S.A. DISORDER]

disturbance of balance Gleichgewichtsstörung.

disturbance of circulation Kreislaufstörung.

disturbance of sound conduction Schalleitungsstörung.

dis•turbed [dɪ'stɜrbd] *adj* **1.** (geistig) gestört; verhaltensgestört. **2.** beunruhigt (*at*, *by* über).

dis•use atrophy [dɪs'juːs] Inaktivitätsatrophie *f*.

disuse osteoporosis Inaktivitätsosteoporose *f*.

di•u•re•sis [daɪə'riːsɪs] *n* Harnausscheidung *f*, Harnfluß *m*, Diurese *f*.

di•u•ret•ic [daɪə'retɪk] **I** *n pharm*. Diuretikum *nt*. **II** *adj* harntreibend, diuresefördernd, diuretisch.

di•u•ria [daɪ'(j)ʊərɪə] *n urol*. Diurie *f*.

di•ur•nal rhythm [daɪ'ɜrnl] Tagesrhythmus *m*, tageszyklischer/tagesperiodischer Rhythmus *m*.

di•ver•gent squint/strabismus [dɪ-'vɜrdʒənt] *ophthal*. Auswärtsschielen *nt*, Exotropie *f*, Strabismus divergens.

di•verg•ing lens [dɪ'vɜrdʒɪŋ] Konkavlinse *f*, (Zer-)Streuungslinse *f*.

div•er's palsy/paralysis ['daɪvər] Druckluft-, Caissonkrankheit *f*.

di•ver•tic•u•lar [daɪvər'tɪkjələr] *adj* divertikelähnlich, Divertikel-.

diverticular abscess Divertikelabszeß *m*.

diverticular bleeding Divertikelblutung *f*.

diverticular carcinoma Divertikelkarzinom *nt*.

diverticular hemorrhage Divertikelblutung *f*.

diverticular inflammation → diverticulitis.

di•ver•tic•u•lec•to•my [daɪvərˌtɪkjə'lektəmɪ] *n chir*. Divertikelresektion *f*, -abtragung *f*, Divertikelektomie *f*.

di•ver•tic•u•li•tis [daɪvərˌtɪkjə'laɪtɪs] *n* Divertikelentzündung *f*, Divertikulitis *f*.

di•ver•tic•u•lo•pexy [daɪvərˌtɪkjələ'peksɪ] *n chir*. Divertikelanheftung *f*, Divertikulopexie *f*.

di•ver•tic•u•lo•sis [daɪvərˌtɪkjə'ləʊsɪs] *n* Divertikulose *f*.

di•ver•tic•u•lum [ˌdaɪvər'tɪkjələm] *n anat*. Divertikel *nt*.

di•vid•ed dose [dɪ'vaɪdɪd] fraktionierte Dosis *f*, Dosis refracta.

div•ing goiter ['daɪvɪŋ] Tauchkropf *m*.

di•zy•got•ic twins [ˌdaɪzə'gɑtɪk] binovuläre/dissimiläre/dizygote/erbungleiche/heteroovuläre/zweieiige Zwillinge *pl*.

diz•zi•ness ['dɪzɪnɪs] *n* **1.** (subjektiver) Schwindel *m*, Schwind(e)ligkeit *f*. **2.** Schwindelanfall *m*. **3.** Benommenheit *f*.

diz•zy ['dɪzɪ] **I** *adj* **1.** schwind(e)lig. **2.** verwirrt, benommen. **3.** wirr, konfus. **II** *vi* schwind(e)lig machen; verwirren.

DNA viruses *micro*. DNA-Viren *pl*, DNS-Viren *pl*.

do [duː] **I** *vt* tun, machen; vollbringen, leisten. **do a test/examination** einen Test/eine Untersuchung machen. **II** *vi* **1.** handeln, tun. **2. do well** weiter-, voran-, vorwärtskommen (*with* bei, mit). **3. do well** gedeihen, s. gut erholen; gesund sein.

doc•tor ['dɑktər] *n* **1.** Arzt *m*, Ärztin *f*, Doktor(in *f*) *m*. **2.** Doktor *m* (*of*... der...).

doc•to•rand ['dɑktərænd] *n* Dokto-

rand(in *f*) *m.*
doctor-patient-relationship Arzt-Patient-Beziehung *f.*
dog tapeworm [dɑg] **1.** Blasenbandwurm *m,* Hundebandwurm *m,* Echinococcus granulosus, Taenia echinococcus. **2. (double-pored dog tapeworm)** Gurkenkernbandwurm *m,* Dipylidium caninum.
dog tick *micro.* **1.** Hundezecke *f,* Haemaphysalis leachi. **2. (American dog tick)** amerikanische Hundezecke, Dermacentor variabilis.
doll's eye reflex/sign [dɑl] Cantelli-Zeichen *nt,* Puppenaugenphänomen *nt.*
dome [dəʊm] *n* Kuppel *f,* Gewölbe *nt.*
  dome of diaphragm Zwerchfellkuppel.
  dome of pleura Pleurakuppel.
do•mes•tic [dəˈmestɪk] *adj* häuslich, Haus-, Haushalts-, Familien-.
domestic accident Unfall *m* im Haushalt, häuslicher Unfall *m.*
dom•i•cil•i•ary treatment [dɑməˈsɪlɪərɪ] Hausbehandlung *f.*
domiciliary visit Hausbesuch *m.*
do•nate [dəʊˈneɪt, ˈdəʊ-] *vt* (*Blut*) spenden; stiften.
do•na•tion [dəʊˈneɪʃn] *n* **1.** (*Blut, Organ*) Spende *f.* **2.** Spende *f,* Stiftung *f.*
do•nor [ˈdəʊnər] *n* (Blut-, Organ-)Spender(in *f*) *m*
donor antigen Spenderantigen *nt.*
donor blood Spenderblut *nt.*
donor card Organspenderausweis *m.*
donor insemination heterologe Insemination *f,* künstliche Befruchtung *f* mit Spendersperma.
donor organ Spenderorgan *nt.*
donor-recipient matching *immun.* Spender-Empfänger-Matching *nt.*
donor serum Spenderserum *nt.*
donor-specific transfusion spenderspezifische Transfusion *f.*
do•pa [ˈdəʊpə] *n* 3,4-Dihydroxyphenylalanin *nt,* Dopa *nt.*
do•pa•mine [ˈdəʊpəmiːn] *n* Dopamin *nt,* Hydroxytyramin *nt.*
do•pa•mi•ner•gic [ˌdəʊpəmɪˈnɜrdʒɪk] *adj* dopaminerg.
Doppler [ˈdɑplər]: **Doppler effect** Doppler-Effekt *m,* -Prinzip *nt.*
  Doppler ultrasonography Doppler-Sonographie *f.*
dor•sal [ˈdɔːrsl] *adj* rückseitig, dorsal, Rück(en)-, Dorsal-.
dorsal column Hintersäule *f,* Columna dorsalis/posterior.
dorsal decubitus Rückenlage *f.*
dorsal funiculus Hinterstrang *m,* Funiculus dorsalis/posterior.
dor•sal•gia [dɔːrˈsældʒ(ɪ)ə] *n* Rückenschmerz(en *pl*) *m,* Dorsalgie *f,* Dorsodynie *f.*
dorsal horn Hinterhorn *nt,* Cornu dorsale/posterius.
dorsal position Rückenlage *f.*
dorsal root hintere/sensible Spinal(nerven)-wurzel *f,* Radix dorsalis/posterior/sensoria.
dorsal root ganglion (sensorisches) Spinalganglion *nt,* Ganglion spinale/sensorium.
dorsal spine Wirbelsäule *f,* Rückgrat *nt,* Columna vertebralis.
dorsal vertebrae Thorakal-, Brustwirbel *pl,* Vertebrae thoracicae.
dor•si•flex [ˈdɔːrsɪfleks] *vt* nach rückwärts beugen, dorsalflektieren.
dor•si•flex•ion [dɔːrsɪˈflekʃn] *n* Dorsalflexion *f.*
dor•so•sa•cral position [dɔːrsəʊˈsækrəl] *chir.* Steinschnittlage *f.*
dor•sum [ˈdɔːrsəm] *n* *anat.* Rücken *m,* Dorsum *nt.*
  dorsum of foot Fußrücken, Dorsum pedis, Regio dorsalis pedis.
  dorsum of hand Handrücken(seite), Dorsum manus.
  dorsum of nose Nasenrücken, Dorsum nasi.
dos•age [ˈdəʊsɪdʒ] *n pharm.* **1.** Dosierung *f,* Verabreichung *f.* **2.** Dosis *f,* Menge *f.*
dosage-meter *n* → dosimeter.
dose [dəʊs] **I** *n* **1.** *pharm.* Dosis *f,* Gabe *f.* **2.** *radiol.* (Strahlen-)Dosis *f.* **II** *vt pharm.* dosieren, in Dosen verabreichen.
dose-dependent *adj* dosisabhängig.
do•sim•e•ter [dəʊˈsɪmɪtər] *n* *radiol.* Dosismesser *m,* Dosimeter *nt.*
do•sim•e•try [dəʊˈsɪmətrɪ] *n* *radiol.* Strahlendosismessung *f,* Dosimetrie *f.*
do•sis [ˈdəʊsɪs] *n* → dose I.
dot•ted tongue [ˈdɑtɪd] Stippchenzunge *f.*
dou•ble-barrel colostomy [ˈdʌbl] *chir.* doppelläufiger Dickdarmafter *m.*
double-blind experiment *pharm., psycho.* Doppelblindversuch *m.*
double-blind test/trial → double-blind experiment.
double-channel catheter doppelläufiger Katheter *m.*
double-contrast arthrography *radiol.* Doppelkontrastarthrographie *f.*
double-contrast radiography *radiol.* Doppelkontrast-, Bikontrastmethode *f.*
double-current catheter doppelläufiger Katheter *m.*
double fracture Zweietagenfraktur *f.*
double-lumen catheter doppelläufiger Katheter *m.*
double pedicle flap zweigestielter (Haut-)Lappen *m.*
double vision *ophthal.* Doppel-, Doppeltsehen *nt,* Diplopie *f.*
doub•ling dose [ˈdʌblɪŋ] *radiol.* Verdopplungsdosis *f.*
douche [duːʃ] **I** *n* **1.** Dusche *f,* Brause *f.* **2.** Spülung *f.* **3.** Irrigator *m,* Dusche *f.* **II** *vt* **4.** (ab-)duschen. **5.** (aus-)spülen. **III** *vi* **6.** s. duschen. **7.** eine Spülung machen, spülen.
dough•nut kidney [ˈdəʊnət] Ringniere *f.*
Douglas [ˈdʌɡləs]: **Douglas' abscess** Douglas-Abszeß *m.*
  Douglas' cul-de-sac Douglas-Raum *m,*

Down

Excavatio recto-uterina.
Douglas' mechanism/method → Douglas' spontaneous evolution.
pouch of Douglas → Douglas' cul-de-sac.
Douglas' spontaneous evolution *gyn.* Douglas-Selbstentwicklung *f*, -Wendung *f*.
Down [daʊn]: **Down's syndrome** Down-Syndrom *nt*, Trisomie 21(-Syndrom *nt*) *f*, Mongoloidismus *m*.
down [daʊn] **I** *n* **1.** Depression *f*, Tiefpunkt *f*. **2.** → downer. **3.** *embryo.* Wollhaar(kleid *nt*) *nt*, Lanugo *f*. **II** *adj* deprimiert, niedergeschlagen.
down•er ['daʊnər] *n inf.* Beruhigungsmittel *nt*, Sedativum *nt*.
dra•cun•cu•li•a•sis [drəˌkʌŋkjəˈlaɪəsəs] *n* Medinawurminfektion *f*, Guineawurminfektion *f*, Drakunkulose *f*.
Dra•cun•cu•lus medinensis [drəˈkʌŋkjələs] *micro.* Medinawurm *m*, Dracunculus/Filaria medinensis.
dra•gée [dræˈʒeɪ] *n pharm.* Dragée *nt*.
drain [dreɪn] **I** *n* **1.** Ableitung *f*; Ableiten *nt*, Drainieren *nt*, Drainage *f*. **2.** *chir.* Drain *m*, Drän *m*. **II** *vt* drainieren, dränieren, durch Drain(s) ableiten.
drain•age ['dreɪnɪdʒ] *n* **1.** Drainage *f*, Dränage *f*, Ableitung *f* (*von Wundflüssigkeit*); Abfluß *m*. **2.** Drainieren *nt*, Dränieren *nt*, Ableiten *nt*.
drape [dreɪp] *chir.* **I** *n* (Abdeck-)Tuch *nt*. **II** *vt* abdecken.
dras•tic ['dræstɪk] **I** *n* starkes Abführmittel *nt*, Drastikum *nt*. **II** *adj* **1.** (*Abführmittel*) drastisch, stark. **2.** drastisch, durchgreifend, gründlich, rigoros.
draw•er phenomenon/sign ['drɔːr] *ortho.* Schubladenphänomen *nt*, -zeichen *nt*.
draw•ing pain ['drɔːɪŋ] ziehender Schmerz *m*.
dream•ing sleep ['driːmɪŋ] REM-Traumschlaf *m*, paradoxer/desynchronisierter Schlaf *m*.
drep•a•no•cyte ['drepənəʊsaɪt] *n hema.* Sichelzelle *f*, Drepanozyt *m*.
drep•a•no•cy•te•mia [ˌdrepənəʊsaɪˈtiːmɪə] *n* → drepanocytic anemia.
drep•a•no•cyt•ic anemia [ˌdrepənəʊˈsɪtɪk] Sichelzellanämie *f*, Herrick-Syndrom *nt*.
drep•a•no•cy•to•sis [ˌdrepənəʊsaɪˈtəʊsɪs] *n hema.* Drepanozytose *f*.
Dresbach ['drezbæk, -bɑx]: **Dresbach's anemia** Dresbach-Syndrom *nt*, hereditäre Elliptozytose *f*, Ovalozytose *f*, Kamelozytose *f*, Elliptozytenanämie *f*.
dress [dres] **I** *n* Kleidung *f*. **II** *vt* **1.** an-, bekleiden, anziehen. **2.** *ortho.* (*Wunde*) verbinden, behandeln, einen Verband anlegen.
dres•sing ['dresɪŋ] *n* **1.** Verbinden *nt*, Verband anlegen *nt*. **2.** Verband *m*. **3.** Verbandsmaterial *nt*.
dressing cart Verbandswagen *m*.
dressing change Verbandswechsel *m*.
dressing trolley Verbandswagen *m*.

Dressler ['dreslər]: **Dressler's syndrome** *card.* Dressler-Myokarditis *f*, Postmyokardinfarktsyndrom *nt*.
dried plasma [draɪd] Trockenplasma *nt*.
drill [drɪl] **I** *n* Bohrmaschine *f*, -gerät *nt*, (Drill-)Bohrer *m*. **II** *vt* bohren; durchbohren. **III** *vi* bohren.
drink [drɪŋk] **I** *n* **1.** Getränk *n*. **have/take a drink** etw. trinken. **give s.o. a drink** jmd. etw. zu trinken geben. **2.** Schluck *m*. **a drink of water** ein Schluck Wasser. **II** *vt* trinken. **III** *vi* trinken; ein Trinker sein.
drink•a•ble ['drɪŋkəbl] *adj* trinkbar; genießbar.
drink•ing test ['drɪŋkɪŋ] *ophthal.* Wasser(belastungs)versuch *m*, Wasserstoß *m*.
drinking water Trinkwasser *nt*.
drip [drɪp] *n* (Dauer-)Tropfinfusion *f*, Dauertropf *m, inf.* Tropf *m*.
drip-feed *vt* parenteral/künstlich ernähren.
drip•feed ['drɪpfiːd] *n* → dripfeeding.
drip•feed•ing ['drɪpfiːdɪŋ] *n* parenterale/künstliche Ernährung *f*.
drive [draɪv] *n* **1.** *psycho.* Antrieb *m*, Drang *m*, Trieb *m*. **2.** *physiol.* Antrieb *m*.
drop [drɒp] **I** *n* **1.** Tropfen *m*. **2.** **drops** *pl pharm.* Tropfen *pl*. **3.** Fall *m*; Sturz *m*. **II** *vi* **4.** (herab-, herunter-)fallen (*from* von; *out of* aus). **5.** (nieder-)sinken, fallen; umfallen.
drop finger *ortho.* Hammerfinger *m*.
drop foot Fallfuß *m*.
drop-foot gait *neuro.* Steppergang *m*.
drop hand *neuro.* Fall-, Kußhand *f*.
drop heart Herzsenkung *f*, Wanderherz *nt*, Kardioptose *f*.
drop•let ['drɒplɪt] *n* Tröpfchen *nt*.
droplet infection Tröpfcheninfektion *f*.
dropped beat [drɒpt] *card.* Kammersystolenausfall *m*.
dropped-beat pulse intermittierender Puls *m*, Pulsus intermittens.
drop•per ['drɒpər] *n pharm.* Tropfenzähler *m*, -glas *nt*, Tropfer *m*.
drop•sy ['drɒpsɪ] *n* Hydrops *m*.
dropsy of amnion *gyn.* Hydramnion *nt*.
dropsy of brain Wasserkopf *m*, Hydrozephalus *m*.
drown [draʊn] **I** *vt* ertränken. **drown o.s.** s. ertränken. **II** *vi* ertrinken.
drown•ing ['draʊnɪŋ] *n* Ertrinken *nt*.
drow•si•ness ['draʊzɪnɪs] *n* Schläfrigkeit *f*, Benommenheit *f*.
drow•sy ['draʊzɪ] *adj* **1.** schläfrig, benommen; verschlafen. **2.** einschläfernd.
drug [drʌg] **I** *n* **1.** Arzneimittel *nt*, Arznei *f*, Medikament *nt*. **2.** Droge *f*, Rauschgift *nt*. **be on drugs** rauschgiftsüchtig sein. **3.** Betäubungsmittel *nt*, Droge *f*. **II** *vt* **4.** jdm. Medikamente geben; unter Drogen setzen. **5.** betäuben.
drug abuse 1. Arzneimittel-, Medikamentenmißbrauch *m*. **2.** Drogenmißbrauch *m*.
drug addict 1. Drogenabhängige(r *m*) *f*, -süchtige(r *m*) *f*. **2.** Arzneimittel-, Medikamentensüchtige(r *m*) *f*.

drug-addicted *adj* **1.** drogen-, rauschgiftsüchtig. **2.** arzneimittel-, medikamentensüchtig.
drug addiction 1. Drogen-, Rauschgiftsucht *f.* **2.** Arzneimittel-, Medikamentensucht *f.*
drug allergy Arzneimittelallergie *f,* -überempfindlichkeit *f.*
drug dependence 1. Drogen-, Rauschgiftabhängigkeit *f.* **2.** Arzneimittel-, Medikamentenabhängigkeit *f.*
drug-dependent *adj* **1.** drogen-, rauschgiftabhängig. **2.** medikamenten-, arzneimittelabhängig.
drug eruption *derm.* Arzneimitteldermatitis *f,* -exanthem *nt.*
drug•gist ['drʌgɪst] *n* Apotheker(in *f*) *m.*
drug hypersensitivity Arzneimittelallergie *f,* -überempfindlichkeit *f.*
drug interactions Arzneimittelwechselwirkungen *pl.*
drug rash → drug eruption.
drug resistance Arzneimittelresistenz *f.*
drug therapy Arzneimittel-, Medikamententherapie *f,* medikamentöse Therapie *f.*
drug treatment medikamentöse Behandlung *f.*
drum•head ['drʌmhed] *n* → drum membrane.
drum membrane [drʌm] Trommelfell *nt,* Membrana tympanica.
drum•stick fingers ['drʌmstɪk] Trommelschlegelfinger *pl,* Digiti hippocratici.
dru•sen ['druːzn] *pl* **1.** *micro.* (Strahlenpilz-)Drusen *pl.* **2.** *ophthal.* Drusen *pl.*
dry [draɪ] **I** *adj* trocken, Trocken-; ausgetrocknet. **II** *vt* **1.** trocknen. **2.** austrocknen. **III** *vi* trocknen, trocken werden; ein-, aus-, vertrocknen. **dry up** *vt, vi* austrocknen.
dry abscess trockener Abszeß *m.*
dry bronchitis trockene Bronchitis *f,* Bronchitis sicca.
dry cough trockener Husten *m.*
dry labor *gyn.* Xerotokie *f.*
dry pack trockene Packung *f.*
dry pericarditis trockene Perikarditis *f,* Pericarditis sicca.
dry pleurisy/pleuritis trockene Rippenfellentzündung/Pleuritis *f,* Pleuritis sicca.
dry rales (*Lunge*) trockene Rasselgeräusche *pl.*
Dubin-Johnson ['djuːbɪn 'dʒɑnsən]: **Dubin-Johnson syndrome** Dubin-Johnson-Syndrom *nt.*
Duchenne [dy'ʃen]: **Duchenne's atrophy** Duchenne-Muskeldystrophie *f,* pseudohypertrophe pelvifemorale Form *f,* Dystrophia musculorum progressiva Duchenne.
Duchenne's disease 1. → Duchenne-Aran disease. **2.** Duchenne-Syndrom *nt,* progressive Bulbärparalyse *f.* **3.** → Duchenne's atrophy.
Duchenne's gait Hüfthinken *nt,* Trendelenburg(-Duchenne)-Hinken *nt.*
Duchenne's muscular dystrophy → Duchenne's atrophy.

Duchenne's paralysis 1. → Duchenne's disease 2. **2.** → Duchenne-Erb paralysis. **3.** → Duchenne's atrophy.
Duchenne's type → Duchenne's atrophy.
Duchenne-Aran [dy'ʃen ə'ræn]: **Duchenne-Aran disease** Duchenne-Aran-Syndrom *nt,* adult-distale Form *f* der spinalen Muskelatrophie *f,* spinale progressive Muskelatrophie *f.*
Duchenne-Erb [dy'ʃen ɔrb; ɛːrb]: **Duchenne-Erb paralysis** Erb-Duchenne-Lähmung *f,* Erb-Lähmung *f,* obere Armplexuslähmung *f.*
Duchenne-Landouzy [dy'ʃen læn'duːzɪ; lɑdu'ziː]: **Duchenne-Landouzy dystrophy/type** fazioskapulohumerale Form *f* der Dystrophia musculorum progressiva, Duchenne-Landouzy-Atrophie *f.*
duct [dʌkt] *n* **1.** Röhre *f,* Kanal *m,* Leitung *f.* **2.** *anat.* Gang *m,* Kanal *m,* Ductus *m.*
duc•tal ['dʌktl] *adj* duktal, Gang-.
ductal stenosis Gangstenose *f.*
duc•tog•ra•phy [dʌk'tɑgrəfɪ] *n gyn.* Duktographie *f;* Galaktographie *f.*
duct papilloma *gyn.* (*Brustdrüse*) intraduktales Papillom *nt.*
duc•tus arteriosus ['dʌktəs] Ductus Botalli, Ductus arteriosus. **patent ductus arteriosus** offener/persistierender Ductus arteriosus Botalli.
ductus venosus Arantius-Kanal *m,* Ductus venosus.
Duhring ['d(j)ʊərɪŋ]: **Duhring's disease** Duhring-Krankheit *f,* Dermatitis herpetiformis Duhring.
dul•ness *n* → dullness.
dull [dʌl] **I** *adj* **1.** (*Messer*) stumpf; (*Schmerz*) dumpf; (*Schall*) dumpf, abgeschwächt. **2.** teilnahmslos, abgestumpft, gleichgültig. **II** *vt* (ab-)schwächen; mildern, dämpfen; (*Schmerz*) betäuben.
dull•ness ['dʌlnɪs] *n* **1.** (*Schmerz, Schall*) Dumpfheit *f.* **2.** Teilnahmslosigkeit *f,* Abgestumpftheit *f,* Gleichgültigkeit *f.*
dull pain dumpfer Schmerz *m.*
dumb [dʌm] **I** *n* **the dumb** *pl* die Stummen. **II** *adj* **1.** stumm, ohne Sprache. **2.** sprachlos, stumm.
dumb•bell crystals ['dʌmbel] *urol.* Hantelformen *pl.*
dumb•ness ['dʌmnɪs] *n* **1.** Stummheit *f.* **2.** Sprachlosigkeit *f.*
dum•my ['dʌmɪ] *n* Plazebo *nt,* Placebo *nt.*
dump•ing ['dʌmpɪŋ] *n* → dumping syndrome.
dumping syndrome Dumpingsyndrom *nt.*
early postprandial dumping syndrome Frühdumping *nt,* postalimentäres Frühsyndrom *nt.*
late postprandial dumping syndrome Spätdumping *nt,* postalimentäres Spätsyndrom *nt,* reaktive Hypoglykämie *f.*
du•o•de•nal [ˌd(j)uːəʊ'diːnl, d(j)uː'ɑdnəl] *adj* duodenal, Duodenal-, Duodeno-, Duodenum-.

duodenal ampulla

duodenal ampulla Ampulla duodeni.
duodenal anastomosis *chir.* Duodenumanastomose *f.*
duodenal atresia Duodenal-, Duodenumatresie *f.*
duodenal bulb Bulbus duodeni, Pars superior duodeni.
duodenal diverticulum Duodenum-, Duodenaldivertikel *nt.*
duodenal fistula *patho.* Duodenal-, Duodenumfistel *f.*
duodenal glands Brunner-Drüsen *pl,* Duodenaldrüsen *pl,* Glandulae duodenales.
duodenal papilla Duodenalpapille *f,* Papilla duodeni.
duodenal perforation Duodenumperforation *f.*
duodenal ulcer Duodenalulkus *nt,* Ulcus duodeni.
duodenal veins Duodenumvenen *pl,* Vv. duodenales.
du•o•de•nec•to•my [‚d(j)u:ədɪ'nektəmɪ] *n chir.* Duodenumresektion *f,* Duodenektomie *f.*
du•o•de•ni•tis [‚d(j)u:ədɪ'naɪtɪs] *n* Duodenitis *f.*
du•o•de•no•du•o•de•nos•to•my [d(j)u:ə-‚di:nə‚d(j)u:ədɪ'nɒstəmɪ] *n chir.* Duodenoduodenostomie *f.*
du•o•de•no•en•ter•os•to•my [d(j)u:ə-‚di:nə‚entə'rɒstəmɪ] *n chir.* Duodenoenterostomie *f.*
du•o•de•no•il•e•os•to•my [d(j)u:ə‚di:nəɪ-lɪ'ɒstəmɪ] *n chir.* Duodenoileostomie *f.*
du•o•de•no•je•ju•nal flexure [d(j)u:ə-‚di:nədʒɪ'dʒu:nl] Duodenojejunalflexur *f,* Flexura duodenojejunalis.
du•o•de•no•je•ju•nos•to•my [d(j)u:ə-‚di:nə‚dʒɪdʒu:'nɒstəmɪ] *n chir.* Duodenojejunostomie *f.*
du•o•de•no•pan•cre•a•tec•to•my [d(j)u:ə‚di:nə‚pæŋkrɪə'tektəmɪ] *n chir.* Duodenopankreatektomie *f.*
du•o•de•no•plas•ty [d(j)u:ə'di:nəʊplæstɪ] *n chir.* Duodenumplastik *f.*
du•o•de•nos•co•py [‚d(j)u:ədɪ'nɒskəpɪ] *n* Duodenoskopie *f.*
du•o•de•nos•to•my [‚d(j)u:ədɪ'nɒstəmɪ] *n chir.* Duodenostomie *f.*
du•o•de•not•o•my [‚d(j)u:ədɪ'nɒtəmɪ] *n chir.* Duodenumeröffnung *f,* Duodenotomie *f.*
du•o•de•num [d(j)u:əʊ'di:nəm, d(j)u:-'ɒdnəm] *n* Zwölffingerdarm *m,* Duodenum *nt,* Intestinum duodenum.
du•pli•ca•tion [‚d(j)u:plɪ'keɪʃn] *n* **1.** *genet.* Duplikation *f.* **2.** *anat.* Verdoppelung *f,* Doppelbildung *f,* Duplikatur *f.*
Dupuytren [dypɥɑ'trɛ̃]: **Dupuytren's contraction/disease** Dupuytren-Kontraktur *f,* -Erkrankung *f.*
Dupuytren's sign *ortho.* Dupuytren-Zeichen *nt.*
Dupuytren's suture *chir.* Dupuytren-Naht *f,* kontinuierliche Lembert-Naht *f.*

du•ra ['d(j)ʊərə] *n* → dura mater.
du•ral ['d(j)ʊərəl] *adj* dural, Dura-.
dural metastasis Durametastase *f.*
dura ma•ter ['meɪtər] Dura *f,* Dura mater.
  dura mater of brain harte Hirnhaut *f,* Dura mater cranialis/encephali.
  dura mater of spinal cord harte Rückenmarkshaut *f,* Dura mater spinalis.
du•ra•ma•tral [d(j)ʊərə'meɪtrəl] *adj* → dural.
du•ra•plas•ty ['d(j)ʊərəplæstɪ] *n neurochir.* Duraplastik *f.*
du•ro•ar•ach•ni•tis [d(j)ʊərəʊ‚æræk-'naɪtɪs] *n* Duroarachnitis *f.*
Duroziez [dyrɔz'je]: **Duroziez's disease** Duroziez-Syndrom *nt,* angeborene Mitralklappenstenose *f.*
Duroziez's murmur/sign/symptom *card.* Duroziez-Doppelgeräusch *nt.*
dust [dʌst] *n* Staub *m;* Pulver *nt,* Puder *m.*
dust asthma staubalIergisches Asthma *nt.*
dwarf•ism ['dwɔ:rfɪzəm] *n* Zwergwuchs *m,* Nan(n)osomie *f,* Nan(n)ismus *f.*
dwarf kidney [dwɔ:rf] *patho.* Zwergniere *f.*
dwarf pelvis Zwergbecken *nt,* Pelvis nana.
dwarf tapeworm *micro.* Zwergbandwurm *m,* Hymenolepis nana.
dye [daɪ] **I** *n* **1.** Farbstoff *m.* **2.** Färbung *f,* Farbe *f.* **II** *vt* färben.
dy•er ['daɪər] *n* Farbstoff *m,* Färbemittel *nt.*
dy•nam•ic block [daɪ'næmɪk] Liquorblock(ade *f*) *m.*
dynamic hip screw *ortho.* dynamische Hüftschraube *f.*
dynamic ileus *chir.* spastischer Ileus *m.*
dynamic murmur dynamisches Herzgeräusch *nt.*
dys•ar•thro•sis [‚dɪsɑ:r'θrəʊsɪs] *n ortho.* Gelenkfehlbildung *f,* Dysarthrose *f.*
dys•au•to•no•mia [dɪs‚ɔ:tə'nəʊmɪə] *n* Riley-Day-Syndrom *nt,* Dysautonomie *f.*
dys•ba•sia [dɪs'beɪzɪə] *n neuro.* Gehstörung *f,* Dysbasie *f.*
dys•cal•cu•lia [dɪskæl'kju:lɪə] *n neuro.* Dyskalkulie *f.*
dys•che•zia [dɪs'ki:zɪə] *n* erschwerte/gestörte Defäkation *f,* Dyschezie *f.*
dys•cho•lia [dɪs'kəʊlɪə] *n patho.* Dyscholie *f.*
dys•chro•ma•sia [dɪskrəʊ'meɪʒ(ɪ)ə] *n* → dyschromatopsia.
dys•chro•ma•top•sia [dɪs‚krəʊmə'tɒpsɪə] *n ophthal.* Farbenfehlsichtigkeit *f,* Dyschromatopsie *f,* Chromatodyopsie *f.*
dys•chy•lia [dɪs'kaɪlɪə] *n patho.* Dyschylie *f.*
dys•co•ria [dɪs'kɔːrɪə] *n* **1.** *ophthal.* Dyskorie *f.* **2.** *neuro.* abnorme Pupillenreaktion *f,* Dyskorie *f.*
dys•en•ter•ic [dɪsn'terɪk] *adj* dysenterisch, Dysenterie-.
dysenteric diarrhea dysenterieähnliche Diarrhoe *f.*
dys•en•tery ['dɪsntərɪ] *n* Ruhr *f,* Dysenterie *f,* Dysenteria *f.*

dys•e•qui•lib•ri•um [dɪsˌɪkwəˈlɪbrɪəm] *n* Ungleichgewicht *nt*, Dysäquilibrium *nt*.

dys•es•the•sia [dɪsesˈθiːʒ(ɪ)ə] *n* Dysästhesie *f.*

dys•fi•brin•o•gen [dɪsfaɪˈbrɪnədʒən] *n* nicht-gerinnbares Fibrinogen *nt*, Dysfibrinogen *nt.*

dys•fi•brin•o•ge•ne•mia [ˌdɪsfaɪˌbrɪnədʒəˈniːmɪə] *n* Dysfibrinogenämie *f.*

dys•func•tion [dɪsˈfʌŋkʃn] *n* Funktionsstörung *f,* Dysfunktion *f.*

dys•hi•dro•sis [dɪshaɪˈdrəʊsɪs] *n* Dys(h)idrosis *f,* Dyshidrie *f.*

dys•hi•drot•ic eczema [dɪshaɪˈdrɒtɪk] dyshidrotisches Ekzem *nt.*

dys•hor•mo•no•gen•e•sis [dɪsˌhɔːrmənəˈdʒenəsɪs] *n* fehlerhafte Hormonbildung *f,* Dyshormonogenese *f.*

dys•ker•a•to•sis [dɪsˌkerəˈtəʊsɪs] *n derm.* Verhornungsstörung *f,* Dyskeratose *f,* Dyskeratosis *f.*

dys•ker•a•tot•ic [dɪsˌkerəˈtɒtɪk] *adj* dyskeratotisch.

dys•ki•ne•sia [dɪskɪˈniːʒ(ɪ)ə, -kaɪ-] *n* motorische Fehlfunktion *f,* Dyskinesie *f.*

dys•lex•ia [dɪsˈleksɪə] *n neuro.* Leseschwäche *f,* Dyslexie *f,* Legasthenie *f.*

dys•ma•ture [dɪsməˈt(j)ʊər] *adj* **1.** *patho.* unreif, dysmatur. **2.** *ped.* unreif, hypotroph, hypoplastisch.

dys•ma•tu•ri•ty [dɪsməˈt(j)ʊərətɪ] *n* **1.** *patho.* Reifestörung *f,* Dysmaturität *f.* **2.** *ped.* pränatale Dystrophie *f,* Dysmaturität *f.*

dys•me•lia [dɪsˈmiːlɪə] *n embryo.* Gliedmaßenfehlbildung *f,* Dysmelie *f.*

dysmelia syndrome Dysmelie-Syndrom *nt,* Thalidomid-Embryopathie *f,* Contergan-Syndrom *nt.*

dys•men•or•rhea [dɪsˌmenəˈrɪə] *n* schmerzhafte Regelblutung *f,* Dysmenorrhoe *f,* Menorrhalgie *f.*

dys•men•or•rhe•al [dɪsˌmenəˈrɪəl] *adj gyn.* dysmenorrhoisch.

dys•me•trop•sia [dɪsmɪˈtrɒpsɪə] *n ophthal.* Dysmetropsie *f.*

dys•mim•ia [dɪsˈmɪmɪə] *n neuro.* Dysmimie *f.*

dys•mne•sia [dɪsˈniːʒ(ɪ)ə] *n neuro.* Gedächtnisstörung *f,* Dysmnesie *f.*

dys•mor•phism [dɪsˈmɔːrfɪzəm] *n embryo.* Gestaltanomalie *f,* Fehlbildung *f,* Dysmorphie *f.*

dys•mor•phop•sia [dɪsmɔːrˈfɒpsɪə] *n ophthal.* Dysmorphopsie *f.*

dys•o•pia [dɪsˈəʊpɪə] *n ophthal.* Sehstörung *f,* Dysop(s)ie *f,* Dysdopsia *f.*

dys•op•sia [dɪsˈɒpsɪə] *n* → dysopia.

dys•os•to•sis [dɪsɒsˈtəʊsɪs] *n* fehlerhafte/gestörte Knochenentwicklung *f,* Dysostose *f.*

dys•pa•reu•nia [dɪspəˈruːnɪə] *n gyn.* schmerzhafter Koitus *m,* Dyspareunie *f,* Algopareunie *f.*

dys•pep•sia [dɪsˈpepsɪə] *n patho.* Dyspepsie *f.*

dys•pep•tic [dɪsˈpeptɪk] *adj* dyspeptisch.

dys•per•ma•tism [dɪˈspɜrmətɪzəm] *n* → dyspermatism.

dys•pho•nia [dɪsˈfəʊnɪə] *n HNO* Stimmstörung *f,* Stimmbildungsstörung *f,* Dysphonie *f.*

dys•pla•sia [dɪsˈpleɪʒ(ɪ)ə] *n patho.* Fehlbildung *f,* Dysplasie *f.* **dysplasia of cervix** *gyn.* zervikale Plattenepitheldysplasie, cervicale intraepitheliale Neoplasie *f.*

dys•plas•tic kidney [dɪsˈplæstɪk] dysplastische Niere *f,* Nierendysplasie *f.*

dysplastic nevus *derm.* dysplastischer Nävus *m.*

dysp•nea [dɪspˈnɪə] *n* erschwerte Atmung *f,* Atemnot *f,* Kurzatmigkeit *f,* Dyspnoe *f.* **dyspnea of exertion** Belastungsdyspnoe.

dysp•ne•ic [dɪspˈnɪɪk] *adj* dyspnoisch.

dys•pro•tein•e•mia [dɪsˌprəʊtɪˈniːmɪə] *n patho.* Dysproteinämie *f.*

dys•re•flex•ia [dɪsrɪˈfleksɪə] *n neuro.* Reflexstörung *f,* Dysreflexie *f.*

dys•rhyth•mia [dɪsˈrɪðmɪə] *n* Rhythmusstörung *f,* Dysrhythmie *f.*

dys•som•nia [dɪˈsɒmnɪə] *n* Schlafstörung *f,* Dyssomnie *f.*

dys•sper•ma•tism [dɪˈspɜrmətɪzəm] *n* Dysspermatismus *m.*

dys•sper•ma•to•gen•ic sterility [dɪsˌspɜrmətəˈdʒenɪk] *urol.* dysspermatogene Sterilität *f.*

dys•sper•mia [dɪˈspɜrmɪə] *n* → dysspermatism.

dys•sys•to•le [dɪˈsɪstəlɪ] *n card.* gestörte/abnormale Systole *f.*

dys•to•cia [dɪsˈtəʊʃ(ɪ)ə] *n gyn.* gestörter/erschwerter Geburtsverlauf *m,* Dystokie *f.*

dys•to•nia [dɪsˈtəʊnɪə] *n patho.* mangelhafter Tonus *m,* Dystonie *f.*

dys•to•pia [dɪsˈtəʊpɪə] *n patho.* Verlagerung *f,* Dystopie *f,* Heterotopie *f.*

dys•top•ic [dɪsˈtɒpɪk] *adj* verlagert, dystop, heterotop.

dys•troph•ic gait [dɪsˈtrɒfɪk] watschelnder Gang *m,* Watschelgang *m,* Watscheln *nt.*

dys•tro•phy [ˈdɪstrəfɪ] *n patho.* Dystrophie *f.*

dys•u•ria [dɪsˈjʊərɪə] *n urol.* schmerzhafte Miktion *f,* Fehlharnen *nt,* Dysurie *f.*

dys•u•ric [dɪsˈjʊərɪk] *adj* dysurisch.

dys•zo•o•sper•mia [dɪszəʊəˈspɜrmɪə] *n embryo.* Dyszoospermie *f.*

E

EAHF complex EAHF-Komplex *m*, Ekzem-Asthma-Heufieber-Komplex *m*.
ear [ɪər] *n* **1.** Ohr *nt*. **2.** Gehör *nt*, Ohr *nt*. **3.** Öse *f*, Öhr *nt*.
ear•ache ['ɪəreɪk] *n* Ohr(en)schmerzen *pl*, Otalgie *f*.
ear block *HNO* Tubenblockade *f*.
ear bones Gehörknöchelchen *pl*, Ossicula auditoria/auditus.
ear drops Ohrentropfen *pl*.
ear•drum ['ɪərdrʌm] *n* Trommelfell *nt*, Membrana tympanica.
ear•lobe ['ɪərləʊb] *n* → ear lobule.
ear lobule Ohrläppchen *nt*, Lobulus auricularis.
ear•ly abortion ['ɜrlɪ] *gyn.* Frühabort *m*, früher Abort *m*.
early cancer I. *patho.* Frühkarzinom *nt*. **2.** (**early cancer of stomach**) Frühkarzinom des Magens, Magenfrühkarzinom.
early deceleration *gyn.* Frühdezeleration *f*, Frühtief *nt*, frühe Dezeleration *f*.
early diagnosis Frühdiagnose *f*.
early diastolic dip *card.* frühdiastolischer Dip *m*, Dip-Phänomen *nt*.
early diastolic murmur frühdiastolisches (Herz-)Geräusch *nt*.
early operation *chir.* Frühoperation *f*.
early satiety *chir.* Syndrom *nt* des zu kleinen Restmagens.
early systemic dissemination *patho.* Frühgeneralisation *f*.
ear, nose and throat Hals-Nasen-Ohrenheilkunde *f*, Otorhinolaryngologie *f*.
ear ossicles Gehörknöchelchen *pl*, Ossicula auditus/auditoria.
ear•piece ['ɪərpiːs] *n* **1.** (*Stethoskop*) Ohrstück *nt*. **2.** (Brillen-)Bügel *m*.
ear speculum Ohrtrichter *m*, -spekulum *nt*.
ear•wax ['ɪərwæks] *n* Ohr(en)schmalz *nt*, Zerumen *nt*.
ease [iːz] **I** *n* **1.** Erleichterung *f*, Befreiung *f* (*from* von). **give s.o. ease** jdm. Erleichterung verschaffen. **2.** Mühelosigkeit *f*, Leichtigkeit *f*. **with ease** mühelos, leicht. **II** *vt* erleichtern; (*Schmerz*) lindern; beruhigen; (*Druck*) verringern; lockern, entspannen. **ease off/up** *vi* nachlassen, s. entspannen.
easy breathing ['iːzɪ] → eupnea.
easy death leichter/schmerzloser Tod *m*,

Euthanasie *f*.
eat•a•ble ['iːtəbl] **I** eatables *pl* Lebens-, Nahrungsmittel *pl*. **II** *adj* eß-, genießbar.
E•bo•la [ɪ'bəʊlə]: **Ebola fever** Ebola-Fieber *nt*, Ebola hämorrhagisches Fieber *nt*.
Ebola hemorrhagic fever → Ebola fever.
Ebola virus *micro.* Ebola-Virus *nt*, Sudan-Zaire-Virus *nt*.
Ebstein ['ebstaɪn]: **Ebstein's anomaly** *card.* Ebstein-Anomalie *f*.
eb•ur•nat•ed vertebra ['ebərneɪtɪd] *ortho.* Elfenbeinwirbel *m*.
eb•ur•na•tion [ebər'neɪʃn] *n ortho.* Osteosklerose *f*, Eburnisation *f*, Eburneation *f*.
EB virus → Epstein-Barr virus.
ec•bol•ic [ek'bɑlɪk] **I** *n* **1.** Wehenmittel *nt*. **2.** Abortivum *nt*. **II** *adj* **3.** wehenfördernd. **4.** abtreibend, abortiv.
ec•chy•mo•sis [ekɪ'məʊsɪs] *n* kleinflächige Hautblutung *f*, Ekchymose *f*.
ec•crine gland ['ekrɪn] ekkrine Drüse *f*, Glandula eccrina.
ec•cy•e•sis [eksaɪ'iːsɪs] *n* → extrauterine pregnancy.
e•chi•no•coc•cal cystic disease [ɪ-ˌkaɪnə'kɑkl, ˌekənə-] → echinococcosis.
e•chi•no•coc•co•sis [ɪˌkaɪnəʊkə'kəʊsɪs, ˌekənə-] *n* Echinokokkenkrankheit *f*, Echinokokkose *f*, Hydatidose *f*.
E•chi•no•coc•cus [ɪˌkaɪnəʊ'kɑkəs, ˌekənə-] *n micro.* Echinokokkus *m*, Echinococcus *m*.
Echinococcus granulosus Blasenbandwurm *m*, Hundebandwurm *m*, Echinococcus granulosus.
Echinococcus multilocularis Echinococcus multilocularis.
echinococcus cyst Echinokokkenblase *f*, -zyste *f*, Hydatide *f*.
e•chi•no•cyte [ɪ'kaɪnəsaɪt] *n hema.* Stechapfelform *f*, Echinozyt *m*.
echo ['ekəʊ] **I** *n* Echo *nt*, Widerhall *m*. **II** *vi* echoen, widerhallen (*with* von).
ech•o•a•cou•sia [ekəʊə'kuːʒɪə] *n HNO* Echohören *nt*, Echoakusis *f*.
ech•o•car•di•o•gram [ekəʊ'kɑːrdɪəgræm] *n* Echokardiogramm *nt*.
ech•o•car•di•o•graph•ic [ekəʊˌkɑːrdɪə-'græfɪk] *adj* echokardiographisch.

ech•o•car•di•og•ra•phy [ekəʊˌkɑːrdɪ-'ɑgrəfɪ] *n* Echokardiographie *f.*

ech•o•en•ceph•a•lo•gram [ekəʊen'sefə-ləʊgræm] *n* Echoenzephalogramm *nt.*

ech•o•en•ceph•a•log•ra•phy [ekəʊenˌsefə'lɑgrəfɪ] *n* Echoenzephalographie *f.*

ech•o•gen•ic [ekəʊ'dʒenɪk] *adj radiol.* echogen.

ech•o•gram ['ekəʊgræm] *n radiol.* Echogramm *nt*, Sonogramm *nt.*

e•chog•ra•phy [e'kɑgrəfɪ] *n radiol.* Ultraschalldiagnostik *f*, Echographie *f*, Sonographie *f.*

ech•o•lu•cent [ekəʊ'luːsnt] *adj* schalldurchlässig.

ech•o•pho•no•car•di•og•ra•phy [ekəʊˌfəʊnəˌkɑːrdɪ'ɑgrəfɪ] *n* Echophonokardiographie *f*, Ultraschallphonokardiographie *f.*

ec•lamp•sia [ɪ'klæmpsɪə] *n gyn.* Eklampsie *f*, Eclampsia *f.*

ec•lamp•sism [ɪ'klæmpsɪzəm] *n gyn.* Präeklampsie *f*, Eklampsismus *m.*

ec•lamp•tic [ɪ'klæmptɪk] *adj* eklamptisch.

eclamptic toxemia *gyn.* Schwangerschaftstoxikose *f*, Gestose *f.*

ec•lamp•to•gen•ic toxemia [ɪˌklæmptə-'dʒenɪk] → eclamptic toxemia.

ec•o•cide ['ekəʊsaɪd, ˌiːkəʊ-] *n* Umweltzerstörung *f.*

e•co•ge•net•ics [ekəʊdʒə'netɪks, ˌiːkəʊ-] *pl* Ökogenetik *f.*

ec•o•log•i•cal [ekəʊ'lɑdʒɪkl, ˌiːkəʊ-] *adj* ökologisch.

ecological system → ecosystem.

e•col•o•gy [ɪ'kɑlədʒɪ] *n* Ökologie *f.*

Economo [eɪ'kɑnəməʊ]: **Economo's encephalitis** (von) Economo-Krankheit *f*, - Enzephalitis *f*, europäische Schlafkrankheit *f*, Encephalitis epidemica/lethargica.

ec•o•sys•tem ['ekəʊsɪstəm, ˌiːkəʊ-] *n* Ökosystem *nt*, ökologisches System *nt.*

ec•stro•phy ['ekstrəfɪ] *n* → exstrophy.

ec•tat•ic [ek'tætɪk] *adj* erweitert, (aus-)gedehnt, ektatisch.

ec•thy•ma [ek'θaɪmə] *n derm.* Ekthym *nt*, Ecthyma *nt.*

ec•to•car•dia [ektəʊ'kɑːrdɪə] *n embryo.* Herzektopie *f*, Ektokardie *f.*

ec•to•cer•vix [ektəʊ'sɜːrvɪks] *n* Ektozervix *f*, Portio vaginalis cervicis.

ec•to•derm ['ektəʊdɜːrm] *n embryo.* äußeres Keimblatt *nt*, Ektoderm *nt.*

ec•to•der•mal [ektəʊ'dɜːrml] *adj* ektodermal.

ec•tog•e•nous [ek'tɑdʒənəs] *adj* → exogenous.

ec•to•pia [ek'təʊpɪə] *n* Ektopie *f*, Extraversion *f*, Eversion *f.*

ec•top•ic [ek'tɑpɪk] *adj* **1.** ursprungsfern, heterotopisch, ektop(isch). **2.** ektopisch.

ectopic beat *card.* ektope/ektopische Erregung(sbildung *f*) *f.*

ectopic pacemaker ektoper/ektopischer Schrittmacher *m.*

ectopic pancreas heterotopes//ektopes Pankreas(gewebe *nt*) *nt*, Pankreasektopie *f.*

ectopic pregnancy → extrauterine pregnancy.

ectopic rhythm ektope/ektopische Erregungsbildung *f.*

ectopic tachycardia heterotope Tachykardie *f.*

ec•tro•pi•on [ek'trəʊpɪən] *n* **1.** *ophthal.* Ektropion *nt*, Ektropium *nt.* **2.** *gyn.* Ektropium *nt*, Ektopia portionis.

ec•tro•pi•o•nize [ek'trəʊpɪənaɪz] *vt ophthal.* (*Lid*) umstülpen, ektropionieren.

ec•ze•ma ['eksəmə, ɪg'ziː-] *n derm.* Ekzem *nt*, Ekzema *nt*, Eccema *nt.* **eczema herpeticum** *derm.* Kaposi-Dermatitis *f*, varizelliforme Eruption Kaposi *f*, Ekzema herpeticatum.

ec•zem•a•ti•za•tion [ɪgˌziːmətɪ'zeɪʃn] *n derm.* Ekzematisation *f.*

ec•zem•a•tous [ɪg'ziːmətəs] *adj* ekzematös.

eczematous dermatitis → eczema.

e•de•ma [ɪ'diːmə] *n* Ödem *nt.* **edema of lung** Lungenödem *nt.*

e•dem•a•ti•za•tion [ɪˌdemətɪ'zeɪʃn] *n* Ödematisierung *f.*

e•dem•a•tous [ɪ'demətəs] *adj* ödematös.

edematous pancreatitis Zöpfel-Ödem *nt*, Pankreasödem *nt.*

edge [edʒ] *n* **1.** (*Messer*) Schneide *f.* **2.** Rand *m*, Saum *m*; Kante *f.*

ed•i•ble ['edɪbl] *n*, *adj* → eatable.

Edinger-Westphal ['edɪŋgər 'vestfɑːl; 'edɪŋər]: **Edinger-Westphal nucleus** Edinger-Westphal-Kern *m*, Nucleus oculomotorius accessorius/autonomicus.

Edwards ['edwərds]: **Edwards' syndrome** *genet.* Edwards-Syndrom *nt*, Trisomie 18-Syndrom *nt.*

ef•fect [ɪ'fekt] **I** *n* **1.** Wirkung *f*, Effekt *m*; Auswirkung *f* (*on, upon* auf). **2.** Folge *f*, Wirkung *f*, Resultat *nt.* **of no effect/without effect** ohne Erfolg; ohne Wirkung; erfolg-, wirkungslos. **have a good effect on** eine Wirkung haben *od.* wirken auf. **be of effect** wirken. **II** *vt* be-, erwirken, herbeiführen.

ef•fec•tive [ɪ'fektɪv] *adj* wirksam, wirkungsvoll, effektiv. **become effective** wirken, wirksam werden. **be effective** wirken (*on* auf).

effective dose Effektivdosis *f*, Wirkdosis *f.*

effective renal blood flow effektiver renaler Blutfluß *m.*

effective renal plasma flow effektiver renaler Plasmafluß *m.*

ef•fec•tor [ɪ'fektər] *n* Effektor *m.*

ef•fem•i•na•cy [ɪ'femɪnəsɪ] *n* → effemination.

ef•fem•i•na•tion [ɪˌfemɪ'neɪʃn] *n psycho.* Feminisierung *f*, Effemination *f.*

ef•fer•ence ['efərəns] *n* → efferent I.

ef•fer•ent ['efərənt] **I** *n physiol.* Efferenz *f.* **II** *adj* zentrifugal, efferent; wegführend, heraus-, ableitend.

efferent arteriole/artery of glomerulus

efferent arteriole/artery of glomerulus abführende/efferente Glomerulusarteriole *f*, Arteriola glomerularis efferens, Vas efferens.

efferent loop syndrome *chir.* Efferent-loop-Syndrom *nt*, Syndrom *nt* der abführenden Schlinge.

efferent vessel ableitendes/efferentes Gefäß *nt*.

ef•flo•resce [eflə'res] *vi derm.* aufblühen, s. entfalten.

ef•flo•res•cence [eflə'resəns] *n derm.* Hautblüte *f*, Effloreszenz *f*.

ef•flo•res•cent [eflə'resənt] *adj derm.* (auf-)blühend.

ef•fort ['efərt] *n* Anstrengung *f*, Versuch *m*; Leistung *f*.

effort proteinuria Marschproteinurie *f*, Anstrengungsproteinurie *f*.

ef•fu•sion [ɪ'fju:ʒn] *n* **1.** *patho.* Erguß *m*, Flüssigkeitsansammlung *f*. **2.** Ergußflüssigkeit *f*, Exsudat *nt*, Transsudat *nt*.

egg [eg] *n* **1.** Ei *nt*, Ovum *nt*. **2.** → egg cell.

egg cell Eizelle *f*, Oozyt *m*, Ovozyt *m*, Ovum *nt*.

egg white Eiklar *nt*, Eiweiß *nt*.

e•go ['i:gəʊ, 'egəʊ] *n* **1.** *psycho.* Ich *nt*, Selbst *nt*, Ego *nt*. **2.** Selbstgefühl *nt*.

e•go•bron•choph•o•ny [ˌi:gəʊbrʌn-'kɒfənɪ] *n (Auskultation)* Ziegenmeckern *nt*, Kompressionsatmen *nt*, Ägophonie *f*.

e•go•ism ['i:gəʊɪzəm, 'egəʊ-] *n psycho.* Ich-, Selbstsucht *f*, Egoismus *m*.

e•go•is•tic [ˌi:gəʊ'ɪstɪk, ˌegəʊ-] *adj* egoistisch, selbstsüchtig.

e•goph•o•ny [ɪ'gɒfənɪ] *n* → egobronchophony.

Ehlers-Danlos ['eɪlərz 'dænləs]: **Ehlers-Danlos syndrome** Ehlers-Danlos-Syndrom *nt*.

ei•ko•nom•e•ter [aɪkə'nɒmɪtər] *n ophthal.* Eikonometer *nt*.

Einthoven ['aɪnthəʊvən]: **Einthoven's method** → standard Einthoven's triangle.

standard Einthoven's triangle Standardableitung *f* nach Einthoven, Einthoven-Dreieck *nt*.

Eisenmenger ['aɪsənmeŋər]: **Eisenmenger's complex/tetralogy** Eisenmenger-Komplex *m*, -Tetralogie *f*.

e•jac•u•late [*n* ɪ'dʒækjəlɪt; *v* -leɪt] **I** *n* Samenflüssigkeit *f*, Ejakulat *nt*. **II** *vt* ejakulieren. **III** *vi* ejakulieren.

e•jac•u•la•tion [ɪˌdʒækjə'leɪʃn] *n* Samenerguß *m*, Ejakulation *f*.

ejaculation center Erektions-, Ejakulationszentrum *nt*.

e•jec•tion [ɪ'dʒekʃn] *n* **1.** Ausstoßen *nt*, Auswerfen *nt*, Ejektion *f*. **2.** Ausstoß *m*, Auswurf *m*.

ejection clicks *card.* Austreibungsgeräusche *pl*, -töne *pl*.

ejection fraction *(Herz)* Auswurf-, Austreibungs-, Ejektionsfraktion *f*.

ejection murmur Austreibungs-, Ejektionsgeräusch *nt*.

ejection period *(Herz)* Austreibungsphase *f*.
ejection sounds → ejection clicks.

Ekbom ['ekbɑm]: **Ekbom syndrome** Ekbom-Syndrom *nt*, Syndrom *nt* der unruhigen Beine.

e•las•tic [ɪ'læstɪk] **I** *n* Gummi *nt*, Gummiband *nt*. **II** *adj* **1.** elastisch, dehnbar, biegsam. **2.** Gummi-.

e•las•ti•ca [ɪ'læstɪkə] *n* **1.** Naturgummi *nt*, Kautschuk *m*. **2.** *anat.* Elastika *f*, Tunica elastica. **3.** Media *f*, Tunica media.

elastic bandage elastische Binde *f*.

elastic cone (of larynx) Conus elasticus, Membrana cricovocalis.

elastic pulse elastischer Puls *m*.

elastic stocking Gummistrumpf *m*, Stützstrumpf *m*.

e•las•toi•do•sis [ɪˌlæstɔɪ'dəʊsɪs] *n derm.* Elastoidose *f*.

e•las•tol•y•sis [ɪlæs'tɒləsɪs] *n derm., patho.* Elastolyse *f*.

e•las•to•sis [ɪlæs'təʊsɪs] *n* **1.** *patho.* (Gefäß-)Elastose *f*. **2.** *derm.* (Haut-)Elastose *f*, Elastosis *f*.

el•bow ['elbəʊ] *n* **1.** Ell(en)bogen *m*; *anat.* Cubitus *m*. **2.** Ell(en)bogengelenk *nt*, Articulatio cubiti/cubitalis.

elbow disarticulation *ortho.* Ellenbogen(gelenk)exartikulation *f*.

elbow dislocation *ortho.* Ellenbogen(gelenk)luxation *f*.

elbow joint → elbow 2.

elbow reflex Trizepssehnenreflex *m*.

el•co•sis [el'kəʊsɪs] *n* Geschwür(s)leiden *nt*, Helkosis *f*.

e•lec•tive procedure [ɪ'lektɪv] *chir.* Wahl-, Elektiveingriff *m*.

e•lec•tric [ɪ'lektrɪk] *adj* elektrisch, Elektro-, Elektrizitäts-, Strom-.

e•lec•tri•cal [ɪ'lektrɪkl] *adj* → electric.

electrical axis *physiol.* elektrische Achse *f*.

electrical burn elektrische/elektro-thermische Verbrennung *f*.

electric anesthesia → electroanesthesia.

electric cataract Blitzstar *m*, Cataracta electrica.

electric cautery → electrocautery.

electric chorea Dubini-Syndrom *nt*, Chorea electrica.

electric coagulation → electrocoagulation.

electric convulsive therapy → electroshock therapy.

electric current elektrischer Strom *m*.

e•lec•tric•i•ty [ɪlek'trɪsətɪ] *n* Elektrizität *f*; Strom *m*.

electric shock 1. Stromschlag *m*. **2.** *physiol.* Elektroschock *m*.

electric shock therapy/treatment → electroshock therapy.

e•lec•tri•fi•ca•tion [ɪˌlektrəfɪ'keɪʃn] *n (Behandlung)* Elektrisierung *f*, Elektrisieren *nt*.

e•lec•tri•fy [ɪ'lektrəfaɪ] *vt* mit elektrischem Strom behandeln, elektrisieren.

e•lec•tro•ac•u•punc•ture [ɪˌlektrəʊ-

electroshock

ˈækjʊpʌŋktʃər] n Elektroakupunktur f.
e•lec•tro•aer•o•sol [ɪˌlektrəʊˈeərəsɔl] n Elektroaerosol nt.
e•lec•tro•an•al•ge•sia [ɪˌlektrəʊˌænlˈdʒiːzɪə] n Elektroanalgesie f.
e•lec•tro•an•es•the•sia [ɪˌlektrəʊˌænəsˈθiːʒə] n anes. Elektroanästhesie f.
e•lec•tro•a•tri•o•gram [ɪˌlektrəʊˈeɪtrɪəgræm] n card. Elektroatriogramm nt.
e•lec•tro•car•di•o•gram [ɪˌlektrəʊˈkɑːrdɪəgræm] n Elektrokardiogramm nt.
e•lec•tro•car•di•o•graph [ɪˌlektrəʊˈkɑːrdɪəgræf] n Elektrokardiograph m.
e•lec•tro•car•di•o•graph•ic [ɪˌlektrəʊˌkɑːrdɪəˈgræfɪk] adj elektrokardiographisch.
e•lec•tro•car•di•og•ra•phy [ɪˌlektrəʊˌkɑːrdɪˈɑgrəfɪ] n Elektrokardiographie f.
e•lec•tro•car•di•o•pho•no•gram [ɪˌlektrəʊˌkɑːrdɪəˈfəʊnəgræm] n Elektrokardiophonogramm nt.
e•lec•tro•car•di•os•co•py [ɪˌlektrəʊˌkɑːrdɪˈɑskəpɪ] n Elektrokardioskopie f, (Oszillo-)Kardioskopie f.
e•lec•tro•cau•ter•i•za•tion [ɪˌlektrəʊˌkɔːtərəɪˈzeɪʃn] n → electrocautery 2.
e•lec•tro•cau•tery [ɪˌlektrəʊˈkɔːtərɪ] n **1.** Elektrokauter m, Elektrokaustiknadel f. **2.** Elektrokauterisation f, -kaustik f.
e•lec•tro•ce•re•bral silence [ɪˌlektrəʊsəˈriːbrəl] neuro. Null-Linien-EEG nt, isoelektrisches Elektroenzephalogramm nt.
e•lec•tro•co•ag•u•la•tion [ɪˌlektrəʊkəʊˌægjəˈleɪʃn] n Elektrokoagulation f, Kaltkaustik f.
e•lec•tro•con•vul•sive shock/therapy [ɪˌlektrəʊkənˈvʌlsɪv] → electroshock therapy.
e•lec•tro•cute [ɪˈlektrəkjuːt] vt durch elektrischen Strom töten.
e•lec•tro•cu•tion [ɪˌlektrəˈkjuːʃn]n Tod m durch elektrischen Strom.
e•lec•tro•cys•tog•ra•phy [ɪˌlektrəsɪsˈtɑgrəfɪ] n urol. Elektrozystographie f, Elektrourographie f.
e•lec•trode [ɪˈlektrəʊd] n Elektrode f.
e•lec•tro•der•ma•tome [ɪˌlektrəʊˈdɜːrmətəʊm] n Elektrodermatom nt.
e•lec•tro•di•ag•no•sis [ɪˌlektrəʊdaɪəgˈnəʊsɪs] n Elektrodiagnostik f.
e•lec•tro•di•ag•nos•tics [ɪˌlektrəʊdaɪəgˈnɑstɪks] pl → electrodiagnosis.
e•lec•tro•di•al•y•sis [ɪˌlektrəʊdaɪˈæləsɪs] n Elektrodialyse f.
e•lec•tro•di•aph•a•nos•co•py [ɪˌlektrəʊdaɪˌæfəˈnɑskəpɪ] n Durchleuchten nt, Transillumination f, Diaphanie f, Diaphanoskopie f.
e•lec•tro•en•ceph•a•lo•gram [ɪˌlektrəʊenˈsefələgræm] n Elektroenzephalogramm nt.
e•lec•tro•en•ceph•a•lo•graph•ic dysrhythmia [ɪˌlektrəʊenˌsefələˈgræfɪk] neuro. (EEG) diffuse/paroxysmale Dysrhythmie f.
e•lec•tro•en•ceph•a•log•ra•phy [ɪˌlektrəʊenˌsefəˈlɑgrəfɪ] n Elektroenzephalographie f.
e•lec•tro•ex•cis•ion [ɪˌlektrəʊekˈsɪʒn] n chir. elektrochirurgische Exzision f, Elektroexzision f.
e•lec•tro•ky•mog•ra•phy [ɪˌlektrəʊkaɪˈmɑgrəfɪ] n radiol. Elektrokymographie f, Fluorokardiographie f.
e•lec•tro•li•thot•ri•ty [ɪˌlektrəʊlɪˈθɑtrətrɪ] n urol. elektrische Steinauflösung f, Elektrolitholyse f; Elektrolithotripsie f.
e•lec•trol•y•sis [ɪlekˈtrɑləsɪs] n derm. (therapeutische) Elektrolyse f, Elektro-, Galvanopunktur f, Elektrostixis f.
e•lec•tro•lyte [ɪˈlektrəlaɪt] n Elektrolyt m.
electrolyte deficit Elektrolytmangel m, -defizit nt.
electrolyte intoxication Elektrolytintoxikation f.
e•lec•tro•mag•net [ɪˌlektrəʊˈmægnɪt] n Elektromagnet m.
e•lec•tro•mag•net•ic field [ɪˌlektrəʊmægˈnetɪk] elektromagnetisches Feld nt.
electromagnetic radiation elektromagnetische Strahlung f.
electromagnetic spectrum elektromagnetisches Spektrum nt.
e•lec•tro•mas•sage [ɪˌlektrəʊməˈsɑːʒ, -sɑːdʒ] n Elektromassage f.
e•lec•tro•my•og•ra•phy [ɪˌlektrəʊmaɪˈɑgrəfɪ] n Elektromyographie f.
e•lec•tron [ɪˈlektrɑn] **I** n Elektron nt. **II** adj Elektronen-.
e•lec•tro•nar•co•sis [ɪˌlektrəʊnɑːrˈkəʊsɪs] n Elektronarkose f.
electron beam Elektronenstrahl m.
e•lec•tro•neu•rog•ra•phy [ɪˌlektrəʊnjʊəˈrɑgrəfɪ] n → electroneuronography.
e•lec•tro•neu•rol•y•sis [ɪˌlektrəʊnjʊəˈrɑləsɪs] n Elektroneurolyse f.
e•lec•tro•neu•ro•my•og•ra•phy [ɪˌlektrəʊˌnjʊərəmaɪˈɑgrəfɪ] n Elektroneuromyographie f.
e•lec•tro•neu•ro•nog•ra•phy [ɪˌlektrəʊˌnjʊərəˈnɑgrəfɪ] n Elektroneurographie f, Elektroneuronographie f.
electron microscope Elektronenmikroskop nt.
e•lec•tro•oc•u•log•ra•phy [ɪˌlektrəʊɑkjəˈlɑgrəfɪ] n Elektrookulographie f.
e•lec•tro•pho•re•sis [ɪˌlektrəʊfəˈriːsɪs] n Elektrophorese f.
e•lec•tro•pho•to•ther•a•py [ɪˌlektrəʊˌfəʊtəˈθerəpɪ] n Elektrophototherapie f.
e•lec•tro•phren•ic respiration [ɪˌlektrəʊˈfrenɪk] elektrophrenische (Be-)Atmung f.
e•lec•tro•plexy [ɪˈlektrəʊpleksɪ] n elektrischer Schock m, Elektroschock m.
e•lec•tro•punc•ture [ɪˌlektrəʊˈpʌŋktʃər] n Elektropunktur f.
e•lec•tro•re•sec•tion [ɪˌlektrəʊrɪˈsekʃn] n chir. Elektroresektion f.
e•lec•tro•ret•i•nog•ra•phy [ɪˌlektrəʊretɪˈnɑgrəfɪ] n Elektroretinographie f.
e•lec•tro•shock [ɪˈlektrəʊʃɑk] n **1.** elektri-

electroshock therapy 124

scher Schock *m*, Elektroschock *m.* **2.** → electroshock therapy. **3.** *card.* Elektroschock *m.*
electroshock therapy Elektroschock-, Elektrokrampftherapie *f*, Elektrokrampfbehandlung *f.*
e•lec•tro•sleep [ɪ'lektrəʊsli:p] *n* zerebrale Elektrotherapie *f*, Elektroschlaftherapie *f.*
e•lec•tro•stim•u•la•tion [ɪˌlektrəʊˌstɪmjə'leɪʃn] *n* elektrische Reizung *f*, Elektrostimulation *f.*
e•lec•tro•sur•gery [ɪˌlektrəʊ'sɜrdʒərɪ] *n* Elektrochirurgie *f.*
e•lec•tro•sur•gi•cal [ɪˌlektrəʊ'sɜrdʒɪkl] *adj* elektrochirurgisch.
e•lec•tro•ther•a•peu•tics [ɪˌlektrəʊˌθerə-'pju:tɪks] *pl* Elektrotherapie *f.*
e•lec•tro•ther•a•py [ɪˌlektrəʊ'θerəpɪ] *n* → electrotherapeutics.
e•lec•tro•to•me [ɪ'lektrəʊtəʊm] *n* elektrisches Skalpell *nt*, Elektrotom *nt.*
e•lec•trot•o•my [ɪlek'trɑtəmɪ] *n chir.* Elektrotomie *f.*
e•lec•tro•va•go•gram [ɪˌlektrəʊ'veɪgəʊgræm] *n* (Elektro-)Vagogramm *nt.*
e•lec•tro•ver•sion [ɪˌlektrəʊ'vɜrʒn] *n card.* Elektrokonversion *f*, Elektroversion *f*, Elektroreduktion *f*, Synchrondefibrillation *f*, Kardioversion *f.*
e•lec•tro•vert [ɪ'lektrəʊvɜrt] *vt card.* eine Elektrokonversion durchführen.
el•e•men•tal [elə'mentl] *adj* elementar, ursprünglich; wesentlich, grundlegend, Elementar-, Ur-.
elemental diet Elementardiät *f*, bilanzierte synthetische Diät *f.*
el•e•o•ma [elɪ'əʊmə] *n patho.* Elaiom *nt*, Oleom *nt*, Paraffinom *nt.*
el•e•phan•ti•a•sis [eləfən'taɪəsɪs] *n* **1.** *patho.* Elephantiasis *f.* **2.** Elephantiasis tropica.
el•e•va•tor [elə'veɪtər] *n* **1.** *anat.* Levator *m*, Musculus levator. **2.** *chir.* Elevatorium *nt.*
e•lin•gua•tion [ɪlɪŋ'gweɪʃn] *n chir.* Zungen(teil)amputation *f*, Glossektomie *f.*
el•ko•sis [el'kəʊsɪs] *n* Geschwür(s)leiden *nt*, Helkosis *f.*
el•lip•soid [ɪ'lɪpsɔɪd] **I** *n* (*Milz*) Ellipsoid *nt*, Schweigger-Seidel-Hülse *f.* **II** *adj* ellipsoid, elliptisch.
ellipsoid arterioles → ellipsoid I.
el•lip•to•cy•ta•ry anemia [ɪˌlɪptə'saɪtərɪ] → elliptocytosis.
el•lip•to•cyte [ɪ'lɪptəsaɪt] *n hema.* Elliptozyt *m*, Ovalozyt *m.*
el•lip•to•cyt•ic anemia [ɪˌlɪptə'sɪtɪk] → elliptocytosis.
el•lip•to•cy•to•sis [ɪˌlɪptəsaɪ'təʊsɪs] *n hema.* Dresbach-Syndrom *nt*, hereditäre Elliptozytose *f*, Ovalozytose *f*, Kamelozytose *f*, Elliptozytenanämie *f.*
el•lip•to•cy•tot•ic anemia [ɪˌlɪptəsaɪ-'tɑtɪk] → elliptocytosis.
Ellis ['elɪs]: **Ellis' curve/line** Ellis-Damoiseau-Linie *f.*
El Tor vibrio *micro.* Vibrio El-Tor *nt*, Vibrio cholerae biovar eltor.
e•ma•ci•at•ed [ɪ'meɪʃɪeɪtɪd] *adj* abgemagert, ab-, ausgezehrt, ausgemergelt.
e•ma•ci•a•tion [ɪˌmeɪʃɪ'eɪʃn] *n* Auszehrung *f*, (extreme) Abmagerung *f*, Emaciatio *f.*
em•a•no•ther•a•py [ˌemənəʊ'θerəpɪ] *n* Emantionstherapie *f.*
e•mas•cu•late [ɪ'mæskjəleɪt] *vt* entmannen, kastrieren.
e•mas•cu•la•tion [ɪˌmæskjə'leɪʃn] *n* Entmannung *f*, Kastration *f*, Emaskulation *f.*
em•bo•le ['embəlɪ] *n* → emboly.
em•bo•lec•to•my [embə'lektəmɪ] *n chir.* intraluminale Desobliteration *f*, Embolektomie *f.*
embolectomy catheter Embolektomiekatheter *m.*
em•bol•ic [em'bɑlɪk] *adj* embolisch, Embolie-, Embolus-.
embolic abscess embolischer Abszeß *m.*
embolic aneurysm embolisches Aneurysma *n.*
embolic apoplexy embolische Apoplexie *f*, embolischer Hirninfarkt *m.*
embolic disease → embolism.
embolic infarct embolischer Infarkt *m.*
embolic pneumonia (post-)embolische Pneumonie *f.*
embolic therapy → embolization.
em•bo•lism ['embəlɪzəm] *n* Embolie *f*, Embolia *f.*
em•bo•li•za•tion [ˌembəlɪ'zeɪʃn] *n chir.* (therapeutische) Embolisation *f*; Katheterembolisation *f.*
em•bo•lize ['embəlaɪz] *vt chir.* embolisieren.
em•bo•lus ['embələs] *n* Embolus *m.*
em•bo•ly ['embəlɪ] *n embryo.* Embolie *f.*
em•brace reflex [ɪm'breɪs] *ped.* Moro-Reflex *m.*
em•bry•ec•to•my [embrɪ'ektəmɪ] *n gyn.* Embryektomie *f.*
em•bryo ['embrɪəʊ] **I** *n* Embryo *m.* **II** *adj* → embryonic.
em•bry•o•car•dia [embrɪəʊ'kɑːrdɪə] *n card.* Pendel-, Ticktack-Rhythmus *m*, Embryokardie *f.*
em•bry•o•gen•e•sis [embrɪəʊ'dʒenəsɪs] *n* Embryogenese *f*, Embryogenie *f.*
em•bry•o•gen•ic [embrɪəʊ'dʒenɪk] *adj* embryogen.
em•bry•ol•o•gy [embrɪ'ɑlədʒɪ] *n* Embryologie *f.*
em•bry•o•ma [embrɪ'əʊmə] *n* embryonaler Tumor *m*, Embryom *nt.*
em•bry•o•nal ['embrɪənl] *adj* → embryonic.
embryonal carcinoma embryonales Karzinom *nt*, Carcinoma embryonale.
embryonal carcinosarcoma → embryonal nephroma.
embryonal leukemia *hema.* Stammzellenleukämie *f*, akute undifferenzierte Leukämie *f.*
embryonal nephroma Wilms-Tumor *m*,

embryonales Adeno(myo)sarkom *nt*, Nephroblastom *nt*.
embryonal period Embryonalperiode *f.*
embryonal tumor → embryoma.
em•bry•on•ic [embrɪ'ɑnɪk] *adj* embryonal, embryonisch, Embryo-, Embryonal-.
embryonic period Embryonalperiode *f.*
em•bry•op•a•thy [embrɪ'ɑpəθɪ] *n* Embryopathie *f*, Embryopathia *f.*
em•bry•ot•o•my [embrɪ'ɑtəmɪ] *n chir.* Embryotomie *f*, Dissectio fetus.
em•bry•o•tox•ic [embrɪəʊ'tɑksɪk] *adj* embryotoxisch.
em•bry•o•tox•on [embrɪəʊ'tɑksɑn] *n* **1.** *ped.* Embryotoxon *nt.* **2.** *ophthal.* Embryotoxon *nt*, Arcus lipoides juveniles.
embryo transfer/transplant Embryo(nen)transfer *m*, Embryonenübertragung *f*, Embryonenimplantation *f.*
e•mer•gen•cy [ɪ'mɜrdʒənsɪ] **I** *n* Notfall *m*; Not(lage *f*) *f.* **in case of emergency, in an emergency** im Notfall. **II** *adj* Not-, Behelfs-, Hilfs-. **for emergency use only** nur für den Notfall.
emergency call Notruf *m.*
emergency medicine Notfallmedizin *f.*
emergency operation Not(fall)operation *f*, Not-OP *f.*
emergency treatment Not(fall)behandlung *f.*
emergency ward Notaufnahme *f.*
em•e•sis ['eməsɪs] *n* (Er-)Brechen *nt*, Emesis *f.*
e•met•ic [ə'metɪk] **I** *n pharm.* Brechmittel *nt*, Emetikum *nt.* **II** *adj* emetisch.
em•e•to•gen•ic [emətəʊ'dʒenɪk] *adj* emetogen.
em•is•sary (vein) ['emɪˌserɪː] Emissarium *nt*, V. emissaria.
em•men•a•gogue [ə'menəgɒg] *n pharm.* Emmenagogum *nt.*
em•men•ia [ə'menɪə] *n* Monatsblutung *f*, Periode *f*, Regel *f*, Menses *pl*, Menstruation *f.*
em•men•ic [ə'menɪk] *adj* menstrual, Menstruations-, Regel-.
em•me•tro•pia [emɪ'trəʊpɪə] *n ophthal.* Normalsichtigkeit *f*, Emmetropie *f.*
em•me•trop•ic [emɪ'trɒpɪk] *adj ophthal.* normalsichtig, emmetrop.
e•mol•lient [ɪ'mɑljənt] **I** *n pharm.* Emolliens *nt*, Emollientium *nt.* **II** *adj* lindernd, beruhigend, weichmachend.
e•mo•tion [ɪ'məʊʃn] *n* Gefühl *nt*, Gemütsbewegung *f*, Emotion *f.*
e•mo•tion•al [ɪ'məʊʃənl] *adj* emotional, gefühlmäßig, Gefühls-, Gemüts-.
emotional amenorrhea *gyn.* emotionalbedingte Amenorrhoe *f.*
emotional disturbance 1. seelische Erregung *f.* **2.** Verhaltensstörung *f.*
emotional leukocytosis Streßleukozytose *f.*
em•phrax•is [em'fræksɪs] *n* (*Gefäß*) Verstopfung *f*, Blockierung *f*, Emphraxis *f.*
em•phy•se•ma [emfə'siːmə] *n* **1.** Emphysem *nt.* **2.** (**emphysema of lung**) Lungenemphysem *nt*, Emphysema pulmonum.
em•phy•sem•a•tous [emfə'semətəs] *adj* emphysematig, emphysematös.
emphysematous asthma emphysematöses Asthma *nt.*
emphysematous bulla Emphysemblase *f.*
emp•ty ['emptɪ] **I** *adj* leer. **empty of** ohne. **take on an empty stomach** auf nüchternen Magen nehmen. **II** *vt* **1.** (aus-, ent-)leeren, leer machen. **2.** leeren, (aus-)gießen (*into* in). **III** *vi* **3.** leer werden, s. leeren. **4.** (*Blase/Darm*) s. entleeren.
empty sella syndrome *radiol.* Syndrom *nt* der leeren Sella.
emp•ty•sis ['emtəsɪs] *n* **1.** Aushusten *nt*, Abhusten *nt*, Expektoration *f.* **2.** Bluthusten *nt*, -spucken *nt*, Hämoptyse *f.*
em•py•e•ma [empaɪ'iːmə] *n* Empyem *nt.*
e•nam•el [ɪ'næml] *nanat.* (Zahn-)Schmelz *m*, Adamantin *nt.*
en•an•the•ma [ɪˌnæn'θiːmə] *n* Schleimhautausschlag *m*, Enanthem *nt.*
en•an•them•a•tous [ɪˌnæn'θemətəs] *adj* enanthematös, Enanthem-.
en•cap•su•lat•ed [ɪn'kæps(j)əleɪtɪd] *adj* verkapselt, eingekapselt.
en•cap•suled [ɪn'kæpsjuːld] *adj* → encapsulated.
en•car•di•tis [enkɑːr'daɪtɪs] *n* → endocarditis.
en•ce•phal•ic [ˌensɪ'fælɪk] *adj* enzephal, Hirn-, Gehirn-, Enzephal(o)-.
encephalic nerves Hirnnerven *pl*, Nervi craniales/encephalici.
encephalic trunk Hirnstamm *m*, Truncus cerebri/encephali.
en•ceph•a•li•tis [enˌsefə'laɪtɪs] *n* Gehirnentzündung *f*, Enzephalitis *f*, Encephalitis *f.*
encephalitis B japanische B-Enzephalitis *f*, Encephalitis japonica B.
encephalo-arteriography *n radiol.* Enzephaloarteriographie *f*, Hirnangiographie *f.*
en•ceph•a•lo•cele [en'sefələsiːl] *n* Hirnbruch *m*, Enzephalozele *f.*
en•ceph•a•lo•dyn•ia [enˌsefələ'diːnɪə] *n* Kopfschmerzen *pl*, Kephalgie *f*, Kephalodynie *f.*
en•ceph•a•lo•fa•cial angiomatosis [enˌsefələ'feɪʃl] Sturge-Weber-Krabbe-Syndrom *nt*, enzephalofaziale Angiomatose *f*, Angiomatosis encephalotrigeminalis.
en•ceph•a•log•ra•phy [enˌsefə'lɑgrəfɪ] *n radiol.* Enzephalographie *f.*
en•ceph•a•lo•lith [en'sefələlɪθ] *n* Hirnkonkrement *nt*, Enzephalolith *m.*
en•ceph•a•lo•ma [ˌensəfə'ləʊmə] *n patho.* Hirntumor *m*, Enzephalom *nt.*
en•ceph•a•lo•ma•la•cia [enˌsefələmə'leɪʃ(ɪ)ə] *n neuro.* Hirnerweichung *f*, Enzephalomalazie *f.*
en•ceph•a•lo•men•in•gi•tis [enˌsefələˌmenɪn'dʒaɪtɪs] *n* Enzephalomeningitis *f*, Meningoenzephalitis *f.*
en•ceph•a•lo•me•nin•go•cele [enˌsefələ-

encephalomeningopathy

mɪ'nɪŋgəsiːl] *n* Enzephalomeningozele *f*, Meningoenzephalozele *f*.

en•ceph•a•lo•me•nin•gop•a•thy [en-ˌsefələˌmɪnɪŋ'gɑpəθɪ] *n* Enzephalomeningopathie *f*, Meningoenzephalopathie *f*.

en•ceph•a•lo•my•e•li•tis [enˌsefələʊmaɪ-ə'laɪtɪs] *n* Enzephalomyelitis *f*.

en•ceph•a•lo•my•e•lo•men•in•gi•tis [enˌsefələˌmaɪəlɒʊˌmenɪn'dʒaɪtɪs] *n* Enzephalomyelomeningitis *f*.

en•ceph•a•lo•my•e•lop•a•thy [enˌsefələˌmaɪə'lɑpəθɪ] *n* Enzephalomyelopathie *f*.

en•ceph•a•lo•my•o•car•di•tis [enˌsefələˌmaɪəkɑːr'daɪtɪs] *n* Enzephalomyokarditis *f*, EMC-Syndrom *nt*.

en•ceph•a•lon [ɪn'sefələn, en'kefə-] *n* Gehirn *nt*, Enzephalon *nt*, Encephalon *nt*.

en•ceph•a•lop•a•thy [enˌsefə'lɑpəθɪ] *n* Enzephalopathie *f*, Encephalopathia *f*.

en•ceph•a•lor•rha•gia [enˌsefələ'rædʒ(ɪ)ə] *n* **1.** Hirn(ein)blutung *f*, Enzephalorrhagie *f*. **2.** apoplektischer Insult *m*, Apoplexie *f*, Apoplexia cerebri.

en•ceph•a•los•co•py [enˌsəfə'lɑskəpɪ] *n* Enzephaloskopie *f*.

en•ceph•a•lo•spi•nal axis [enˌsefələʊ-'spaɪnl] Zentralnervensystem *nt*, Systema nervosum centrale.

en•ceph•a•lot•o•my [enˌsefə'lɑtəmɪ] *n* **1.** *neurochir.* Enzephalotomie *f*. **2.** *gyn.* Enzephalotomie *f*, Kraniotomie *f*.

en•ceph•a•lo•tri•gem•i•nal angiomatosis [enˌsefələtraɪ'dʒemɪnl] → encephalofacial angiomatosis.

En•ces•to•da [ense'stəʊdə] *pl micro.* Bandwürmer *pl*, Cestoda *pl*, Cestodes *pl*.

en•chon•dro•ma [ˌenkɑn'drəʊmə] *n* echtes/zentrales (Osteo-)Chondrom *nt*, Enchondrom *nt*.

en•chon•dro•ma•to•sis [enˌkɑndrəmə-'təʊsɪs] *n* Ollier-Erkrankung *f*, Enchondromatose *f*.

en•cop•re•sis [enkɑ'priːsɪs] *n* Einkoten *nt*, Enkopresis *f*.

en•cyst•ed [en'sɪstɪd] *adj* verkapselt, enzystiert.

encysted calculus verkapselter Blasenstein *m*.

encysted peritonitis 1. Peritonitis encapsulans. **2.** Bauchfell-, Peritonealabszeß *m*.

en•dan•ger [en'deɪndʒər] *vi* in Gefahr bringen, gefährden.

en•dan•gi•i•tis [ˌendændʒɪ'aɪtɪs] *n* Endang(i)itis *f*, Endoang(i)itis *f*.

en•dan•gi•um [en'dændʒɪəm] *n* Gefäßinnenwand *f*, Endangium *nt*, Intima *f*.

end•a•or•ti•tis [ˌendeɪɔːr'taɪtɪs] *n* Endaortitis *f*.

end•ar•ter•ec•to•my [ˌendɑːrtə'rektəmɪ] *n chir.* Ausschälplastik *f*, Endarteriektomie *f*, Intimektomie *f*.

end•ar•te•ri•tis [ˌendɑːrtə'raɪtɪs] *n* Endarter(i)itis *f*, Endoarter(i)itis *f*.

end colostomy *chir.* endständiger Dickdarmafter *m*, endständiges Kolostoma *nt*.

end-diastolic pressure enddiastolischer (Füllungs-)Druck *m*.

end-diastolic volume enddiastolisches Füllungsvolumen *nt*.

en•deic•tic [en'daɪktɪk] *adj* kennzeichnend, bezeichnend, symptomatisch (*of* für).

en•de•mia [en'diːmɪə] *n* Endemie *f*, endemische Krankheit *f*.

en•dem•ic [en'demɪk] **I** *n* → endemia. **II** *adj* endemisch.

endemic disease → endemia.

endemic goiter endemische Struma *f*, Jodmangelstruma *f*.

en•de•mic•i•ty [ˌendə'mɪsətɪ] *n* **1.** Endemie *f*. **2.** *bio.* Endemismus *m*.

endemic typhus endemisches/murines Fleckfieber *nt*, Ratten-, Flohfleckfieber *nt*.

en•de•mism ['endəmɪzəm] *n* → endemicity.

en•de•mo•ep•i•dem•ic [ˌendɪməʊepɪ-'demɪk] **I** *n* Endemoepidemie *f*. **II** *adj* endemoepidemisch.

en•der•mic [en'dɜrmɪk] *adj* endermal, intrakutan.

en•der•mism [en'dɜrmɪzəm] *n pharm.* endermale/intrakutane Medikation *f*.

en•do•an•gi•i•tis [endəʊˌændʒɪ'aɪtɪs] *n* → endangiitis.

en•do•a•or•ti•tis [endəʊˌeɪɔːr'taɪtɪs] *n* → endaortitis.

en•do•ar•te•ri•tis [endəʊˌɑːrtə'raɪtɪs] *n* → endarteritis.

en•do•aus•cul•ta•tion [endəʊˌɔːskəl-'teɪʃn] *n* Endoauskultation *f*.

en•do•bron•chi•al anesthesia [endəʊ-'brɑŋkɪəl] Endobronchialanästhesie *f*, -narkose *f*.

endobronchial catheter Endobronchialkatheter *m*.

endobronchial intubation endobronchiale Intubation *f*.

endobronchial tube Endobronchialtubus *m*.

en•do•bron•chi•tis [endəʊbran'kaɪtɪs] *n* Endobronchitis *f*.

en•do•car•di•ac [endəʊ'kɑːrdɪæk] *adj* → endocardial.

en•do•car•di•al [endəʊ'kɑːrdɪəl] *adj* endokardial.

endocardial biopsy Endokardbiopsie *f*.

endocardial fibroelastosis Endokardfibroelastose *f*, Fibroelastosis endocardii.

endocardial fibrosis Endokardfibrose *f*.

en•do•car•di•op•a•thy [endəʊˌkɑːrdɪ-'ɑpəθɪ] *n* Endokarderkrankung *f*, Endokardopathie *f*.

en•do•car•di•tis [endəʊkɑːr'daɪtɪs] *n* Endokardentzündung *f*, Endokarditis *f*.

en•do•car•di•um [endəʊ'kɑːrdɪəm] *n* Endokard *nt*, Endocardium *nt*.

en•do•cer•vi•cal carcinoma [endəʊ-'sɜrvɪkl] *gyn.* Zervixhöhlenkarzinom *nt*.

en•do•cer•vi•ci•tis [endəʊˌsɜrvə'saɪtɪs] *n gyn.* Endozervixentzündung *f*, Endozervizitis *f*.

en•do•cer•vix [endəʊ'sɜrvɪks] *n* Endozervix *f.*

en•do•cra•ni•um [endəʊ'kreɪnɪəm] *n* Endokranium *nt*, Dura mater encephali.

en•do•crine ['endəʊkrɪn, -kraɪn] **I** *n* → endocrine gland. **II** *adj* endokrin.

endocrine atrophy endokrine/endokrinogene Atrophie *f.*

endocrine gigantism endokriner/endokrinbedingter Riesenwuchs *m.*

endocrine gland endokrine Drüse *f*, Glandula endocrina, Glandula sine ductibus.

endocrine hypertension endokrine Hypertonie *f*, endokrinbedingter Hochdruck *m.*

endocrine ophthalmopathy endokrine Ophthalmopathie *f*, endokrine Orbitopathie *f.*

endocrine osteoporosis endokrine/hormonale Osteoporose *f.*

endocrine part of pancreas endokrines Pankreas *nt*, Langerhans-Inseln *pl*, Inselorgan *nt.*

endocrine system → endocrinium.

en•do•crin•i•um [endəʊ'krɪnɪəm] *n* endokrines System *nt*, Endokrin(i)um *nt.*

en•do•cri•nol•o•gy [endəʊkrɪ'nɑlədʒɪ] *n* Endokrinologie *f.*

en•do•cri•nop•a•thy [endəʊkrɪ'nɑpəθɪ] *n* Endokrinopathie *f.*

en•do•crin•o•ther•a•py [endəʊ,krɪnə-'θerəpɪ] *n* Endokrinotherapie *f;* Hormontherapie *f.*

en•do•gen•ic [endəʊ'dʒenɪk] *adj* → endogenous.

en•dog•e•nous [en'dɑdʒənəs] *adj* **1.** endogen. **2.** anlagebedingt, endogen.

endogenous depression *psychia.* endogene Depression *f.*

endogenous eczema *derm.* endogenes/atopisches/konstitutionelles Ekzem *nt*, atopische Dermatitis *f*, Ekzemkrankheit *f.*

endogenous infection endogene Infektion *f.*

endogenous reinfection endogene Reinfektion *f.*

en•do•in•tox•i•ca•tion [endəʊɪn,tɑksɪ-'keɪʃn] *n* Endo(toxin)intoxikation *f*, Autointoxikation *f.*

en•do•lym•phat•ic duct [endəʊlɪm'fætɪk] Endolymphgang *m*, Ductus endolymphaticus.

endolymphatic hydrops Ménière-Krankheit *f*, Morbus Ménière *m.*

endolymphatic sac Saccus endolymphaticus.

en•do•me•tri•al [endəʊ'miːtrɪəl] *adj* endometrial, Endometrium-.

endometrial atrophy Endometriumatrophie *f.*

endometrial carcinoma Endometriumkarzinom *nt*, Carcinoma endometriale.

endometrial hyperplasia Endometriumhyperplasie *f*, Hyperplasia endometrii.

en•do•me•tri•o•sis [endəʊ,miːtrɪ'əʊsɪs] *n gyn.* Endometriose *f.*

en•do•me•tri•tis [endəʊmɪ'traɪtɪs] *n gyn.* Endometriumentzündung *f*, Endometritis *f.*

en•do•me•tri•um [endəʊ'miːtrɪəm] *n* Gebärmutterschleimhaut *f*, Endometrium *nt.*

en•do•my•o•car•di•al fibrosis [endəʊ-,maɪə'kɑːrdɪəl] Endomyokardfibrose *f*, Endokardfibroelastose *f*, Endomyokardose *f.*

en•do•my•si•um [endəʊ'mɪzɪəm] *n* Endomysium *nt.*

en•do•phle•bi•tis [endəʊflɪ'baɪtɪs] *n* Endophlebitis *f.*

en•doph•thal•mi•tis [endɑfθæl'maɪtɪs] *n ophthal.* Endophthalmitis *f*, Endophthalmie *f.*

en•do•plasm ['endəʊplæzəm] *n* Endo(zyto)plasma *nt.*

en•do•plas•mic reticulum [endəʊ-'plæzmɪk] endoplasmatisches Retikulum *nt.*

rough endoplasmic reticulum rauhes/granuläres endoplasmatisches Retikulum, Ergastoplasma *nt.*

smooth endoplasmic reticulum glattes/agranuläres endoplasmatisches Retikulum.

en•do•pros•the•sis [,endəʊprɑs'θiːsɪs] *n ortho.* Endoprothese *f.*

en•do•ra•di•og•ra•phy [endəʊ,reɪdɪ-'ɑgrəfɪ] *n* Endoradiographie *f.*

en•do•sal•pin•go•sis [endəʊ,sælpɪn-'gəʊsɪs] *n gyn.* **1.** Tubenendometriose *f*, Endometriosis tubae. **2.** Ovarialendometriose *f*, Endometriosis ovarii.

en•do•sal•pinx [endəʊ'sælpɪŋks] *n* Tubenschleimhaut *f*, Endosalpinx *f.*

en•do•scope ['endəʊskəʊp] *n* Endoskop *nt.*

en•do•scop•ic biopsy [endəʊ'skɑpɪk] endoskopische Biopsie *f.*

endoscopic polypectomy endoskopische Polypenabtragung/Polypektomie *f.*

en•dos•co•py [en'dɑskəpɪ] *n* Spiegelung *f*, Endoskopie *f.*

en•do•sep•sis [endəʊ'sepsɪs] *n patho.* Endosepsis *f.*

en•dos•te•i•tis [en,dɑstɪ'aɪtɪs] *n ortho.* Endostentzündung *f*, Endostitis *f.*

en•dos•te•um [en'dɑstɪəm] *n* innere Knochenhaut *f*, Endost *nt.*

en•dos•ti•tis [endɑs'taɪtɪs] *n* → endosteitis.

en•do•the•li•al [endəʊ'θiːlɪəl] *adj* endothelial, Endothel-.

endothelial cell Endothel(ial)zelle *f.*

en•do•the•li•o•sar•co•ma [endəʊ,θiːlɪə-sɑːr'kəʊmə] *n* Kaposi-Sarkom *nt*, Angioretikulomatose *f*, idiopathisches multiples Pigmentsarkom Kaposi *nt.*

en•do•the•li•o•sis [endəʊ,θiːlɪ'əʊsɪs] *n* Endotheliose *f*, Retikuloendotheliose *f.*

en•do•the•li•um [endəʊ'θiːlɪəm] *n* Endothel *nt*, Endothelium *nt.*

en•do•tox•e•mia [,endəʊtɑk'siːmɪə] *n* endogene Toxämie *f*, Endotoxämie *f.*

en•do•tox•i•co•sis [endəʊ,tɑksɪkəʊsɪs] *n* Endotoxikose *f.*

endotoxic shock Endotoxinschock *m.*

en•do•tox•in [endəʊ'tɑksɪn] *n* Endo-

endotoxin poisoning

toxin nt.
endotoxin poisoning Endotoxinvergiftung f.
endotoxin shock → endotoxic shock.
en•do•tra•che•al [endəʊ'treɪkɪəl] adj endo-, intratracheal.
endotracheal anesthesia Endotrachealanästhesie f, -narkose f.
endotracheal catheter Endotrachealkatheter m.
endotracheal intubation endotracheale Intubation f.
endotracheal tube Endotrachealtubus m.
end-systolic adj endsystolisch.
end-systolic volume endsystolisches (Rest-)Volumen nt.
end-tidal adj (Lunge) endexspiratorisch.
end-to-end anastomosis chir. End-zu-End-Anastomose f, terminoterminale Anastomose f.
end-to-side anastomosis chir. End-zu-Seit-Anastomose f, terminolaterale Anastomose f.
en•dure [ɪn'dʊr, -'djʊər] I vt (er-)leiden, aushalten, ertragen, erdulden. II vi an-, fortdauern; durchhalten.
en•e•ma ['enəmə] n Einlauf m, Klistier nt, Klysma nt, Clysma nt.
en•er•gom•e•ter [enər'gɑmɪtər] n Pulsmesser m, Energometer nt.
en•er•gy ['enərdʒɪ] n 1. phys. Energie f, Kraft f. 2. (Tat-)Kraft f, Energie f.
energy balance physiol. Energiehaushalt m, -bilanz f.
energy consumption Energieverbrauch m.
energy metabolism Energiestoffwechsel m.
en•er•vat•ed ['enərveɪtɪd] adj 1. entkräftet, geschwächt. 2. neuro. enerviert, denerviert.
en•er•va•tion [enər'veɪʃn] n 1. Entkräftung f, Schwächung f. 2. Schwäche f, Entkräftung f. 3. neuro. Enervation f, Denervation f; Enervierung f, Denervierung f.
en•gorged [en'gɔːrdʒd] adj patho. prall, gefüllt, (an-)geschwollen.
en•gorge•ment [en'gɔːrdʒmənt] n patho. 1. (An-)Schwellung f. 2. Anschoppung f, Engorgement nt.
en•gram ['engræm] n physiol. Gedächtnisspur f, Engramm nt.
en•hance•ment [en'hænsmənt] n pharm., immun. Enhancement nt.
en•keph•a•lin [en'kefəlɪn] n Enkephalin nt.
en•keph•a•lin•er•gic [en‚kefəlɪ'nɜrdʒɪk] adj enkephalinerg(isch).
en•larged [ɪn'lɑːrdʒd] adj vergrößert, ausgedehnt, erweitert.
enlarged spleen Milzvergrößerung f, -schwellung f, Splenomegalie f.
en•larg•ing follicle [ɪn'lɑːrdʒɪŋ] (Ovar) Sekundärfollikel m, wachsender Follikel m.
en•oph•thal•mos [enɑf'θælməs] n ophthal. Enophthalmie f, Enophthalmus m.
en•os•to•sis [enɑs'təʊsɪs] n ortho. Enostose f.

en•si•form appendix/cartilage ['ensəfɔːrm] anat. Schwertfortsatz m, Processus xiphoideus.
ent•am•e•bi•a•sis [entæmɪ'baɪəsɪs] n Entamoebainfektion f, Entamöbose f.
Ent•a•moe•ba histolytica [entə'miːbə] micro. Ruhramöbe f, Entamoeba histolytica/dysenteriae.
en•ter•ad•e•ni•tis [entər‚ædɪ'naɪtɪs] n Darmdrüsenentzündung f.
en•ter•al ['entərəl] adj enteral, intestinal, Darm-, Intestinal-, Enter(o)-.
enteral alimentation enterale Ernährung f.
enteral diarrhea Diarrhö f bei Enteritis, enteritische Diarrhö f.
enteral feeding → enteral alimentation.
en•ter•al•gia [entə'rældʒ(ɪ)ə] n Darmschmerz(en pl) m, Enteralgie f.
enteral nutrition → enteral alimentation.
en•ter•ec•to•my [entər'ektəmɪ] n chir. Darmentfernung f, Enterektomie f.
en•ter•ic [en'terɪk] adj enterisch, Dünndarm-, Darm-, Entero-.
enteric alimentation → enteral alimentation.
enteric bacteria Entero-, Darmbakterien pl.
enteric intussusception Dünndarminvagination f.
en•ter•i•tis [entə'raɪtɪs] n Darmentzündung f, Dünndarmentzündung f, Enteritis f. **enteritis necroticans** Darmbrand m, Enteritis necroticans.
en•tero•a•nas•to•mo•sis [‚entərəʊə‚næstə'məʊsɪs] n chir. Darmanastomose f, Enteroanastomose f, Enteroenterostomie f.
en•tero•cele [entərəʊsiːl] n 1. chir. Darmbruch m, Enterozele f. 2. gyn. Enterozele f, Hernia vaginalis posterior.
en•tero•chro•maf•fin cells [entərəʊ'krəʊməfɪn] enterochromaffine/enteroendokrine Zellen pl, Kultschitzky-Zellen pl.
en•tero•clei•sis [entərəʊ'klaɪsɪs] n 1. chir. Darm(wand)verschluß m, Enterokleisis f. 2. patho. Darmverschluß m, Enterokleisis f.
en•te•roc•ly•sis [entə'rɑkləsɪs] n 1. Dünndarmeinlauf m, hoher Einlauf m, Enteroklysma nt. 2. (Nährlösung) Enteroklysma nt.
en•tero•coc•cus [entərəʊ'kɑkəs] n micro. Enterokokke f, Enterococcus m.
en•tero•col•ic [entərəʊ'kɑlɪk] adj enterokolisch.
enterocolic fistula patho. Dünndarm-Kolon-Fistel f, enterokolische Fistel f.
en•tero•co•li•tis [entərəʊkə'laɪtɪs] n Enterokolitis f, Enterocolitis f.
en•tero•co•los•to•my [entərəʊkə'lɑstəmɪ] n chir. Dünndarm-Dickdarm-Fistel f, Enterokolostomie f.
en•tero•cu•ta•ne•ous fistula [entərəʊkjuː'teɪnɪəs] patho. enterokutane Fistel f, äußere Darmfistel f.
en•tero•en•do•crine cells [entərəʊ'endəkraɪn] → enterochromaffin cells.

en·ter·o·en·ter·os·to·my [entərəʊˌentə-ˈrɒstəmɪ] *n* → enteroanastomosis.

en·ter·o·e·pip·lo·cele [ˌentərəʊɪˈpɪpləsiːl] *n chir.* Darmnetzbruch *m*, Enter(o)epiplozele *f.*

en·ter·o·gas·tri·tis [entərəʊgæˈstraɪtɪs] *n* Magen-Darm-Katarrh *m*, Gastroenteritis *f.*

en·ter·o·glu·ca·gon [entərəʊˈgluːkəgɒn] *n* Enteroglukagon *nt*, intestinales Glukagon *nt.*

en·ter·o·he·pat·ic circulation [entərəʊhɪˈpætɪk] enterohepatischer Kreislauf *m.*

en·ter·o·lith [ˈentərəʊlɪθ] *n* Darmstein *m*, Enterolith *m.*

en·te·rol·y·sis [entəˈrɒləsɪs] *n chir.* Darmlösung *f*, Enterolyse *f.*

en·ter·o·meg·a·ly [entərəʊˈmegəlɪ] *n* Darmvergrößerung *f*, Enteromegalie *f.*

en·ter·o·mer·o·cele [entərəʊˈmerəsiːl] *n chir.* Schenkelhernie *f*, Merozele *f.*

en·ter·o·pa·re·sis [entərəʊpəˈriːsɪs] *n* Darmlähmung *f*, Enteroparese *f.*

en·te·rop·a·thy [entəˈrɒpəθɪ] *n* Darmerkrankung *f*, Enteropathie *f.*

en·ter·o·pexy [ˈentərəʊpeksɪ] *n chir.* Darmanheftung *f*, Enteropexie *f.*

en·ter·o·plas·ty [ˈentərəʊplæstɪ] *n chir.* Darm-, Enteroplastik *f.*

en·ter·o·ple·gia [entərəʊˈpliːdʒ(ɪ)ə] *n chir.* adynamischer/paralytischer Ileus *m.*

en·ter·op·to·sis [ˌentərɒpˈtəʊsɪs] *n patho.* Darm-, Eingeweidesenkung *f*, Enteroptose *f*, Splanchnoptose *f.*

en·ter·or·rha·gia [entərəʊˈrædʒ(ɪ)ə] *n* Darmblutung *f*, Enterorrhagie *f.*

en·ter·or·rha·phy [entəˈrɒrəfɪ] *n chir.* Darmnaht *f*, Enterorrhaphie *f.*

en·ter·or·rhex·is [entərəʊˈreksɪs] *n* Darmriß *m*, Enterorrhexis *f.*

en·ter·o·sep·sis [entərəʊˈsepsɪs] *n* Enterosepsis *f.*

en·ter·o·ste·no·sis [entərəʊstɪˈnəʊsɪs] *n* Darmstenose *f*, Enterostenose *f.*

en·ter·os·to·my [entəˈrɒstəmɪ] *n* **1.** *chir.* (Dünn-)Darmausleitung *f*, Enterostomie *f.* **2.** *chir.* Enterostoma *nt.* **3.** → enteroanastomosis.

en·te·rot·o·my [entəˈrɒtəmɪ] *n chir.* Darmeröffnung *f*, Enterotomie *f.*

en·ter·o·tox·ic [entərəʊˈtɒksɪk] *adj* enterotoxisch.

en·ter·o·tox·in [entərəʊˈtɒksɪn] *n* Enterotoxin *nt.*

en·to·derm [ˈentəʊdɜːm] *n embryo.* inneres Keimblatt *nt*, Entoderm *nt.*

en·to·der·mal [entəʊˈdɜːml] *adj* entodermal.

ent·op·tos·co·py [entɒpˈtɒskəpɪ] *n ophthal.* Entoptoskopie *f.*

en·trap·ment neuropathy [enˈtræpmənt] Nervenkompressionssyndrom *nt.*

en·tro·pi·on [enˈtrəʊpɪən] *n ophthal.* Entropion, Entropium *nt.*

en·tro·pi·o·nize [enˈtrəʊpɪənaɪz] *vt* umstülpen, entropionieren.

en·tro·pi·um [enˈtrəʊpɪəm] *n* → entropion.

e·nu·cle·ate [ɪˈn(j)uːklɪeɪt] *vt chir.* ausschälen, enukleieren.

e·nu·cle·a·tion [ɪˌn(j)uːklɪˈeɪʃn] *n chir.* Ausschälung *f*, Enukleation *f.*

en·u·re·sis [enjəˈriːsɪs] *n* Einnässen *nt*, Bettnässen *nt*, Enuresis *f.*

en·vi·ron·ment [enˈvaɪ(r)ənmənt] *n* Umgebung *f*; Umwelt *f*; Milieu *nt.*

en·vi·ron·men·tal [enˌvaɪ(r)ənˈmentl] *adj* Umgebungs-, Umwelt-, Milieu-.

environmental conditions Umweltbedingungen *pl.*

environmental factor Umweltfaktor *m*, -einfluß *m.*

environmental medicine Umweltmedizin *f.*

en·zy·got·ic twins [enzaɪˈgɒtɪk] eineiige/identische/monozygote/monovuläre Zwillinge *pl.*

en·zy·mat·ic [enzɪˈmætɪk] *adj* enzymatisch, Enzym-.

enzymatic adaptation induzierte Enzymsynthese *f*, Enzyminduktion *f.*

enzymatic débridement *chir.* enzymatisches Débridement *nt.*

enzymatic pancreatitis tryptische Pankreatitis *f*, Pankreasnekrose *f.*

en·zyme [ˈenzaɪm] *n* Enzym *nt.*

enzyme antagonist Enzymantagonist *m*, Antienzym *nt.*

enzyme immunoassay Enzymimmunoassay *m.*

enzyme induction Enzyminduktion *f.*

en·zy·mop·a·thy [enzaɪˈmɒpəθɪ] *n* Enzymopathie *f.*

e·o·sin·o·cyte [ɪəˈsɪnəsaɪt] *n* → eosinophil I.

e·o·sin·o·pe·nia [ɪəˌsɪnəˈpiːnɪə] *n hema.* Eosinopenie *f.*

e·o·sin·o·phil [ɪəˈsɪnəfɪl] **I** *n* eosinophiler Leukozyt/Granulozyt *m*, *inf.* Eosinophiler *m.* **II** *adj* → eosinophilic.

eosinophil adenoma eosinophiles (Hypophysen-)Adenom *nt.*

e·o·sin·o·phil·ia [ɪəˌsɪnəˈfɪlɪə] *n* Eosinophilie *f*, Eosinophilämie *f.*

e·o·sin·o·phil·ic [ɪəˌsɪnəˈfɪlɪk] *adj* **1.** *histol.* eosinophil. **2.** *hema.* eosinophil.

eosinophilic adenoma eosinophiles (Hypophysen-)Adenom *nt.*

eosinophilic granulocyte → eosinophil I.

eosinophilic leukemia Eosinophilenleukämie *f.*

eosinophilic leukocyte → eosinophil I.

eosinophilic leukopenia Eosinopenie *f.*

eosinophilic pneumonia eosinophilzellige Pneumonie *f.*

e·o·sin·o·phil·o·cyt·ic leukemia [ɪəˌsɪnəˌfɪləˈsɪtɪk] Eosinophilenleukämie *f.*

ep·ar·sal·gia [epɑːˈsældʒ(ɪ)ə] *n* Schmerzen *pl* bei Überbelastung, Eparsalgie *f.*

ep·en·dy·ma [əˈpendɪmə] *n* Ependym *nt.*

ep·en·dy·mal cyst [əˈpendɪməl] Ependymzyste *f*, ependymale Zyste *f.*

ependymitis 130

ep•en•dy•mi•tis [əˌpəndɪ'maɪtɪs] *n* Ependymentzündung *f*, Ependymitis *f*.

ep•en•dy•mo•cyte [ə'pendɪməʊsaɪt] *n* Ependymzelle *f*, Ependymozyt *m*.

e•phel•i•des [ɪ'felɪdiːz] *pl* Sommersprossen *pl*, Epheliden *pl*.

e•phem•er•al fever [ɪ'femərəl] Eintagsfieber *nt*, Ephemera *f*.

ep•i•al•lo•preg•nan•o•lone [epiˌæləʊpreg'nænələʊn] *n* Epiallopregnanolon *nt*.

ep•i•an•dros•ter•one [epiæn'drɒstərəʊn] *n* Epi-, Isoandrosteron *nt*.

ep•i•can•thal fold [epɪ'kænθl] → epicanthus.

ep•i•can•thus [epɪ'kænθəs] *n* Mongolenfalte *f*, Epikanthus *m*, Plica palpebronasalis.

ep•i•car•di•al [epɪ'kɑːrdɪəl] *adj* epikardial.

ep•i•car•di•ec•to•my [epiˌkɑːrdɪ'ektəmɪ] *n HTG* Epikardresektion *f*, Epikardektomie *f*.

ep•i•car•di•um [epɪ'kɑːrdɪəm] *n* Epikard *nt*, viszerales Perikard *nt*.

ep•i•con•dyl•ar [epɪ'kɒndlər] *adj* epikondylär, Epikondylen-.

epicondylar fracture Epikondylenfraktur *f*.

ep•i•con•dyle [epɪ'kɒndaɪl] *n* Gelenkhöcker *m*, Epikondyle *f*.

epicondyle of femur Femurepikondyle, Epicondylus femoris.

epicondyle of humerus Humerusepikondyle, Epicondylus humeri.

ep•i•con•dy•li•tis [epiˌkɒndɪ'laɪtɪs] *n ortho.* Epikondylenentzündung *f*, Epikondylitis *f*.

ep•i•cor•ne•a•scle•ri•tis [epiˌkɔːrnɪəsklɪə'raɪtɪs] *n ophthal.* Epikorneaskleritis *f*.

ep•i•cra•ni•al aponeurosis [epɪ'kreɪnɪəl] Kopfhautaponeurose *f*, Galea aponeurotica, Aponeurosis epicranialis.

ep•i•cra•ni•um [epɪ'kreɪnɪəm] *n* Epikranium *nt*, Epicranium *nt*.

ep•i•cra•ni•us (muscle) [epɪ'kreɪnɪəs] Epikranius *m*, Musculus epicranius.

ep•i•cri•sis ['epɪkraɪsɪs] *n* **1.** *patho.* Epikrise *f*. **2.** *med.* Schlußbeurteilung *f*, Epikrise *f*.

ep•i•crit•ic [epɪ'krɪtɪk] *adj* **1.** epikritisch. **2.** *physiol.* epikritisch.

ep•i•cys•tot•o•my [ˌepɪsɪs'tɒtəmɪ] *n urol.* suprapubischer Blasenschnitt *m*, suprapubische Zystotomie *f*, Epizystotomie *f*.

ep•i•dem•ic [epɪ'demɪk] **I** *n* epidemische Krankheit/Erkrankung *f*, Epidemie *f*. **II** *adj* epidemisch.

epidemic cerebrospinal meningitis Meningokokkenmeningitis *f*, Meningitis cerebrospinalis epidemica.

epidemic conjunctivitis Koch-Weeks-Konjunktivitis *f*, akute kontagiöse Konjunktivitis *f*.

epidemic diarrhea of newborn infektiöse Säuglingsenteritis/Säuglingsdyspepsie *f*.

epidemic disease → epidemic I.

epidemic erythema Feer-Krankheit *f*, vegetative Neurose *f* der Kleinkinder, Swift-Syndrom *nt*, Akrodynie *f*.

epidemic hepatitis Hepatitis A *f*, epidemische Hepatitis *f*.

epidemic parotiditis/parotitis Mumps *m/f*, Ziegenpeter *m*, Parotitis epidemica.

epidemic pleurodynia Bornholmer-Krankheit *f*, epidemische Pleurodynie *f*.

epidemic poliomyelitis epidemische Poliomyelitis *f*.

epidemic typhus epidemisches/klassisches Fleckfieber *nt*, Läusefleckfieber *nt*, Flecktyphus *m*.

ep•i•de•mi•ol•o•gist [epiˌdiːmɪə'ɑlədʒɪst] *n* Epidemiologe *m*, -login *f*.

ep•i•de•mi•ol•o•gy [epiˌdiːmɪə'ɑlədʒɪ] *n* Epidemiologie *f*.

ep•i•der•mal [epɪ'dɜrml] *adj* **1.** epidermal, Epidermis-, Epiderm(o)-. **2.** epidermisähnlich, epidermoid.

epidermal cyst → epidermoid I.

epidermal nevus epidermaler Nävus *m*.

ep•i•der•ma•ti•tis [ˌepɪdɜrmə'taɪtɪs] *n* Epidermisentzündung *f*, Epidermatitis *f*, Epidermitis *f*.

ep•i•der•mat•o•plas•ty [ˌepɪdɜr'mætəplæstɪ] *n chir.* Epidermisplastik *f*.

ep•i•der•mic [epɪ'dɜrmɪk] *adj* → epidermal 1.

epidermic-dermic nevus Übergangsnävus *m*, junktionaler Nävus *m*.

epidermic graft *chir.* Reverdin-Läppchen *nt*, Epidermisläppchen *nt*.

ep•i•der•mis [epɪ'dɜrmɪs] *n* Oberhaut *f*, Epidermis *f*.

ep•i•der•mi•tis [ˌepɪdɜr'maɪtɪs] *n* → epidermatitis.

ep•i•der•mi•za•tion [ˌepɪdɜrmɪ'zeɪʃn] *n chir.* Epidermistransplantation *f*, Hauttransplantation *f*.

ep•i•der•moid [epɪ'dɜrmɔɪd] **I** *n* Epidermoid *nt*, Epidermis-, Epidermoidzyste *f*, (echtes) Atherom *nt*, Talgretentionszyste *f*. **II** *adj* epidermisähnlich, epidermoid.

epidermoid cancer/carcinoma Plattenepithelkarzinom *nt*, Carcinoma planocellulare/platycellulare.

epidermoid cyst → epidermoid I.

ep•i•der•mol•y•sis [ˌepɪdɜr'mɑləsɪs] *n derm.* Epidermolysis *f*.

ep•i•der•mo•my•co•sis [epiˌdɜrməmaɪ'kəʊsɪs] *n derm.* Dermatophytose *f*, -phytie *f*, Epidermomykose *f*.

ep•i•der•moph•y•tid [ˌepɪdɜr'mɑfətɪd] *n* Epidermophytid *nt*, Dermatophytid *nt*.

ep•i•did•y•mec•to•my [epiˌdɪdə'mektəmɪ] *n urol.* Nebenhodenentfernung *f*, Epididymektomie *f*.

ep•i•did•y•mid•ec•to•my [epiˌdɪdəmɪ'dektəmɪ] *n* → epididymectomy.

ep•i•did•y•mis [epɪ'dɪdəmɪs] *n* Nebenhoden *m*, Epididymis *f*.

ep•i•did•y•mi•tis [ˌepɪdɪdə'maɪtɪs] *n urol.* Nebenhodenentzündung *f*, Epididymitis *f*.

ep•i•did•y•mo•def•er•en•ti•tis [epiˌdɪdəməʊˌdefərən'taɪtɪs] *n urol.* Epididymodeferentitis *f*, -funikulitis *f*.

epididymo-orchitis *n urol.* Epididymoorchitis *f.*
ep•i•did•y•mot•o•my [epɪˌdɪdə'matəmɪ] *n urol.* Epididymotomie *f.*
ep•i•did•y•mo•vas•ec•to•my [epɪˌdɪdəməʊvæ'sektəmɪ] *n urol.* Epididymovasektomie *f.*
ep•i•du•ral [epɪ'dʊrəl] **I** *n* → epidural anesthesia. **II** *adj* epi-, extradural, Epidural-.
epidural abscess epiduraler/extraduraler Abszeß *m,* Epiduralabszeß *m.*
epidural analgesia Epiduralanalgesie *f.*
epidural anesthesia Epidural-, Periduralanästhesie *f, inf.* Epidurale *f, inf.* Peridurale *f.*
epidural bleeding extradurale Blutung *f,* Epiduralblutung *f.*
epidural block → epidural anesthesia.
epidural cavity → epidural space.
epidural hematoma Epiduralhämatom *nt,* epidurales/extradurales Hämatom *nt.*
epidural hemorrhage → epidural bleeding.
epidural space Epiduralraum *m,* -spalt *m,* Spatium epidurale/peridurale.
ep•i•du•rog•ra•phy [ˌepɪdjʊə'rαgrəfɪ] *n radiol.* Epidurographie *f.*
ep•i•gas•tral•gia [epɪgæ'strældʒ(ɪ)ə] *n* Oberbauchschmerz(en *pl*) *m,* Epigastralgie *f.*
ep•i•gas•tric angle [epɪ'gæstrɪk] epigastrischer Winkel *m,* Rippenbogenwinkel *m,* Angulus infrasternalis.
epigastric fossa Magengrube *f,* Fossa epigastrica.
epigastric fullness epigastrisches Völlegefühl *nt,* Völlegefühl *nt* im Oberbauch.
epigastric hernia *chir.* epigastrische Hernie *f,* Epigastrozele *f.*
epigastric incision Mittel-, Medianschnitt *m.*
epigastric pain → epigastralgia.
ep•i•gas•tri•um [epɪ'gæstrɪəm] *n anat.* Oberbauch(gegend *f*) *m,* Epigastrium *nt.*
ep•i•gas•tro•cele [epɪ'gæstrəsiːl] *n* → epigastric hernia.
ep•i•glot•tec•to•my [epɪglα'tektəmɪ] *n* → epiglottidectomy.
ep•i•glot•tic cartilage [epɪ'glαtɪk] **1.** → epiglottis. **2.** Cartilago epiglottica.
ep•i•glot•ti•dec•to•my [epɪˌglαtɪ'dektəmɪ] *n HNO* Kehldeckelresektion *f,* Epiglottidektomie *f,* Epiglottektomie *f.*
ep•i•glot•ti•di•tis [epɪˌglαtɪ'daɪtɪs] *n HNO* Kehldeckelentzündung *f,* Epiglottiditis *f,* Epiglottitis *f.*
ep•i•glot•tis [epɪ'glαtɪs] *n* Kehldeckel *m,* Epiglottis *f.*
ep•i•glot•ti•tis [ˌepɪglα'taɪtɪs] *n* → epiglottiditis.
ep•i•late ['epɪleɪt] *vt* enthaaren, epilieren, depilieren.
ep•i•la•tion [epɪ'leɪʃn] *n* Enthaarung *f,* Epilation *f,* Epilierung *f,* Depilation *f.*
ep•i•lep•sy ['epɪlepsɪ] *n neuro.* Epilepsie *f.*
ep•i•lep•tic [epɪ'leptɪk] *neuro.* **I** *n* Epileptiker(in *f*) *m.* **II** *adj* epileptisch, Epilepsie-.

epileptic aura *neuro.* epileptische Aura *f.*
epileptic seizure *neuro.* epileptischer Anfall *m.*
epileptic state *neuro.* Status epilepticus.
epileptic stupor *neuro.* postkonvulsiver Stupor *m.*
ep•i•lep•ti•form convulsion [epɪ'leptɪfɔːrm] epileptiformer Krampf(anfall *m*) *m.*
ep•i•lep•to•gen•ic [ˌepɪleptə'dʒenɪk] *adj neuro.* epileptogen.
ep•i•men•or•rha•gia [epɪˌmenə'reɪdʒ(ɪ)ə] *n gyn.* Epimenorrhagie *f.*
ep•i•men•or•rhea [epɪˌmenə'rɪə] *n gyn.* Epimenorrhoe *f.*
ep•i•mys•i•ot•o•my [epɪˌmɪsɪ'αtəmɪ] *chir.* Epimysiotomie *f.*
ep•i•my•si•um [epɪ'mɪzɪəm] *n* Muskelscheide *f,* Epimysium *nt.*
ep•i•neph•rine [epɪ'nefrɪn] *n* Adrenalin *nt,* Epinephrin *nt.*
ep•i•neph•ri•ne•mia [epɪˌnefrɪ'niːmɪə] *n* (Hyper-)Adrenalinämie *f.*
ep•i•o•nych•i•um [epɪə'niːkɪəm] *n* Nagelhäutchen *nt,* Eponychium *nt.*
ep•i•phar•yn•gi•tis [epɪˌfærɪn'dʒaɪtɪs] *n* Epipharynx-, Nasopharynxentzündung *f,* Epipharyngitis *f,* Nasopharyngitis *f.*
ep•i•phar•ynx [epɪ'færɪŋks] *n* Nasenrachen *m,* Epi-, Naso-, Rhinopharynx *m.*
ep•i•phe•nom•e•non [ˌepɪfɪ'namənən] *n* Begleiterscheinung *f,* Begleitsymptom *nt,* Epiphänomen *nt.*
e•piph•o•ra [ɪ'pɪfərə] *n ophthal.* Tränenträufeln *nt,* Epiphora *f.*
ep•i•phren•ic diverticulum [epɪ'frenɪk] (*Ösophagus*) epiphrenisches/epiphrenales/parahiatales Divertikel *nt.*
ep•i•phys•e•al [epɪ'fiːzɪəl, ˌɪpɪfə'siːəl] *adj* epiphysär, Epiphysen-, Epiphyseo-.
epiphyseal cartilage Epiphysen(fugen)knorpel *m,* Cartilago epiphysialis.
epiphyseal disk → epiphyseal plate 1.
epiphyseal dysplasia *ortho.* Epiphysendysplasie *f,* epiphysäre Dysplasie *f.*
epiphyseal fracture traumatische Epiphysenlösung *f,* Epiphysenfraktur *f.*
epiphyseal plate 1. epiphysäre Wachstumszone *f,* Epiphysenfuge *f.* **2.** → epiphyseal cartilage.
ep•i•phys•e•od•e•sis *n* → epiphysiodesis.
ep•i•phys•i•al *adj* → epiphyseal.
ep•i•phys•i•od•e•sis [epɪˌfɪzɪ'αdəsɪs] *n ortho.* Epiphyseodese *f.*
ep•i•phys•i•ol•y•sis [epɪˌfɪzɪ'αləsɪs] *n ortho.* Epiphysenlösung *f,* Epiphysiolyse *f.*
ep•i•phys•i•op•a•thy [epɪˌfɪzɪ'αpəθɪ] *n* **1.** *ortho.* Epiphysenerkrankung *f,* Epiphysiopathie *f.* **2.** *neuro.* Epiphysenerkrankung *f,* Epiphysiopathie *f.*
e•piph•y•sis [ɪ'pɪfəsɪs] *n* **1.** (Knochen-)Epiphyse *f.* **2.** Zirbeldrüse *f,* Epiphyse *f.*
e•piph•y•si•tis [ɪˌpɪfə'saɪtɪs] *n ortho.* Epiphysenentzündung *f,* Epiphysitis *f.*
ep•i•phyte ['epɪfaɪt] *n derm.* Hautschmarotzer *m,* Epi(dermo)phyt *m.*

epiplocele 132

e•pip•lo•cele [ɪ'pɪpləsiːl] *n chir.* Netzbruch *m*, Epiplozele *f.*

ep•i•plo•ec•to•my [ˌepɪplə'ektəmɪ] *n chir.* Omentumresektion *f*, Epiploektomie *f.*

e•pip•lo•en•ter•o•cele [ɪˌpɪplə'entərəʊsiːl] *n* Epiploenterozele *f*, Omentoenterozele *f.*

ep•i•plo•ic abscess [epɪ'pləʊɪk] epiploischer Abszeß *m.*

epiploic foramen Winslow-Foramen *nt*, Foramen epiploicum/omentale.

epiploic sac Netzbeutel *m*, Bauchfelltasche *f*, Bursa omentalis.

e•pip•lo•i•tis [ɪ'pɪpləwaɪtɪs] *n* (Bauch-)Netzentzündung *f*, Epiploitis *f.*

e•pip•lo•me•ro•cele [ɪˌpɪplə'merəsiːl] *n chir.* Epiplomerozele *f.*

ep•i•plom•phal•o•cele [epɪplɒm'fæləsiːl] *n chir.* Epiplomphalozele *f.*

e•pip•lo•on [ɪ'pɪpləwɒn] *n* **1.** (Bauch-)Netz *nt*, Omentum *nt*, Epiploon *nt*. **2.** großes Netz *nt*, Omentum majus.

e•pip•lo•pexy [ɪ'pɪpləpeksɪ] *n chir.* Omentopexie *f*, Epiplopexie *f.*

e•pip•lo•plas•ty [ɪ'pɪpləplæstɪ] *n chir.* Netz-, Omentumplastik *f.*

ep•i•scle•ra [epɪ'sklɪərə] *n* Episklera *f*, Lamina episcleralis.

ep•i•scle•ral space [epɪ'sklɪərəl] Tenon-Raum *m*, Spatium episclerale.

ep•i•scle•ri•tis [ˌepɪsklɪə'raɪtɪs] *n ophthal.* Episkleraentzündung *f*, Episkleritis *f.*

e•pi•si•o•per•i•ne•o•plas•ty [əˌpɪzɪəˌperɪ'nɪəplæstɪ] *n gyn.* Episioperineoplastik *f.*

e•pi•si•o•per•i•ne•or•rha•phy [əˌpɪzɪəˌperɪnɪ'ɒrəfɪ] *n gyn.* Vulva-Damm-Naht *f*, Episioperineorrhaphie *f.*

e•pi•si•o•plas•ty [ə'pɪzɪəplæstɪ] *n gyn.* Vulvaplastik *f*, Episioplastik *f.*

e•pi•si•or•rha•phy [əˌpɪzɪ'ɒrəfɪ] *n gyn.* **1.** Schamlippennaht *f*, Episiorrhaphie *f.* **2.** Episiorrhaphie *f.*

e•pi•si•ot•o•my [əˌpɪzɪ'ɒtəmɪ] *n gyn.* (Scheiden-)Dammschnitt *m*, Episiotomie *f.*

ep•i•sode ['epɪsəʊd] *n* **1.** *psychia.* Episode *f.* **2.** Anfall *m*, Attacke *f*, Episode *f.*

ep•i•sod•ic pain [epɪ'sɒdɪk] episodischer/episodenartiger Schmerz *m.*

ep•i•spa•di•as [epɪ'speɪdɪəs] *n urol.* obere Harnröhrenspalte *f*, Epispadie *f.*

ep•i•stax•is [epɪ'stæksɪs] *n* Nasenbluten *nt*, -blutung *f*, Epistaxis *f.*

ep•i•tar•sus [epɪ'tɑːrsəs] *n ophthal.* angeborenes Pterygium *nt*, Epitarsus *m.*

ep•i•the•li•al [epɪ'θiːlɪəl] *adj* epithelial, Epithel-.

epithelial body Nebenschilddrüse *f*, Epithelkörperchen *nt*, Parathyr(e)oidea *f.*

epithelial cancer Karzinom *nt*, *inf.* Krebs *m*, Carcinoma *nt.*

epithelial cast (*Harn*) Epithelien-, Epithelzylinder *m.*

epithelial cell Epithelzelle *f.*

epithelial cyst **1.** epitheliale Zyste *f.* **2.** Epidermoid *nt*, Epidermis-, Epidermoidzyste *f*, (echtes) Atherom *nt*, Talgretentionszyste *f.*

epithelial nevus epidermaler Nävus *m.*

epithelial tissue → epithelium.

epithelial tumor → epithelioma.

ep•i•the•li•o•ma [epɪˌθɪlɪ'əʊmə] *n* **1.** epithelialer Tumor *m*, Epitheliom *nt.* **2.** Karzinom *nt*, *inf.* Krebs *m*, Carcinoma *nt.*

ep•i•the•li•o•sis [epɪˌθɪlɪ'əʊsɪs] *n* **1.** *ophthal.* Epitheliosis *f.* **2.** *gyn.* Epitheliosis *f.*

ep•i•the•li•um [epɪ'θiːlɪəm] *n* Deckgewebe *nt*, Epithelialgewebe *nt*, Epithel *nt.* **epithelium of lens** Linsenepithel, Epithelium lentis.

ep•i•tope ['epɪtəʊp] *n immun.* antigene Determinante *f*, Epitop *nt.*

ep•i•tym•pan•ic recess [ˌepɪtɪm'pænɪk] → epitympanum.

ep•i•tym•pa•num [epɪ'tɪmpənəm] *n* Kuppelraum *m*, Attikus *m*, Epitympanum *nt.*

ep•i•typh•li•tis [ˌepɪtɪf'laɪtɪs] *n* **1.** Wurmfortsatzentzündung *f*, *inf.* Blinddarmentzündung *f*, Appendizitis *f.* **2.** Paratyphlitis *f.*

ep•i•ty•phlon [epɪ'taɪflən] *n anat.* Wurmfortsatz *m*, *inf.* Blinddarm *m*, Appendix vermiformis.

ep•o•nych•i•um [epə'nɪkɪəm] *n* **1.** Nagelhäutchen *nt*, Eponychium *nt.* **2.** Nagelhaut *f*, Cuticula *f*, Perionychium *nt*, Perionyx *m.*

ep•o•oph•o•rec•to•my [epəʊˌɒfə'rektəmɪ] *n gyn.* Epoophorektomie *f.*

ep•o•oph•o•ron [epəʊ'ɒfərən] *n* Nebeneierstock *m*, Epoophoron *nt.*

Epstein-Barr ['epstaɪn bɑːr]: **Epstein-Barr nuclear antigen** Epstein-Barr nukleäres Antigen *nt*, Epstein-Barr nuclear antigen.

Epstein-Barr virus *micro.* Epstein-Barr-Virus *nt*, EB-Virus *nt.*

Epstein-Barr virus antigen Epstein-Barr-Virus-Antigen *nt*, EBV-Antigen *nt.*

e•qui•an•es•thet•ic [ɪkwɪˌænəs'θetɪk] *adj* äquianästhetisch.

e•qui•lib•ri•um [ɪkwə'lɪbrɪəm] *n* Gleichgewicht *nt*, Äquilibrium *nt.* **in equilibrium** im Gleichgewicht (*with* mit). **keep** *od.* **maintain one's equilibrium** das Gleichgewicht halten. **lose one's equilibrium** das Gleichgewicht verlieren.

e•quine gait ['iːkwaɪn] *neuro.* Steppergang *m.*

e•qui•no•val•gus [ɪˌkwaɪnə'vælgəs] *n ortho.* Pes equinovalgus.

e•qui•no•va•rus [ɪˌkwaɪnə'væərəs] *n ortho.* Klumpfuß *m*, Pes equinovarus (excavatus et adductus).

e•qui•nus [ɪ'kwaɪnəs] *n ortho.* Spitzfuß *m*, Pes equinus.

e•quip•ment [ɪ'kwɪpmənt] *n* Ausrüstung *f*, Ausstattung *f*; Einrichtung *f*; Gerät(e *pl*) *nt*, Anlage(n *pl*) *f*, Maschine(n *pl*) *f.*

e•rase [ɪ'reɪs] *vt chir.* ausschaben, auskratzen, ausräumen.

e•ra•sion [ɪ'reɪʒn] *n chir.* Ausschabung *f*, Ausräumung *f*, Auskratzung *f.*

Erb [ɜrb]: **Erb's atrophy** → Erb's disease.

Erb's disease Erb-Muskeldystrophie *f*,

Dystrophia musculorum progressiva Erb.
Erb's palsy/paralysis 1. → Erb's disease. **2.** → Erb-Duchenne paralysis.
Erb's syndrome Erb-Goldflam-Syndrom *nt*, Myasthenia gravis pseudoparalytica.
Erb-Charcot [ɜrb ʃarˈkoː]: **Erb-Charcot disease** Erb-Charcot-Syndrom *nt*, spastische Spinalparalyse *f*.
Erb-Duchenne [ɜrb dyˈʃen]: **Erb-Duchenne paralysis** obere Armplexuslähmung *f*, Erb-Lähmung *f*, Erb-Duchenne-Lähmung *f*.
Erb-Goldflam [ɜrb ˈgɔltflam]: **Erb-Goldflam disease** Erb-Goldflam-Syndrom *nt*, Myasthenia gravis pseudoparalytica.
Erb-Landouzy [ɜrb lænˈduːziː lɑduˈziː]: **Erb-Landouzy disease** Erb-Landouzy-Déjérine-Syndrom *nt*, fazioskapulohumeraler Typ *m* der Muskeldystrophie.
Erb-Westphal [ɜrb ˈvɛstfaːl]: **Erb-Westphal sign** Erb-Westphal-Zeichen *nt*, Erb-Zeichen *nt*.
e•rect [ɪˈrekt] *adj* gerade, aufrecht, aufgerichtet. **stand erect** gerade *od.* aufrecht stehen.
e•rec•tile [ɪˈrektl, -tɪl] *adj* **1.** erigibel, schwellfähig, erektionsfähig, erektil. **2.** aufrichtbar, aufgerichtet.
e•rec•tion [ɪˈrekʃn] *n* **1.** Auf-, Errichtung *f*; (Auf-, Er-)Bauen *nt*, Aufstellen. **2.** *physiol.* Erektion *f*.
erect position aufrechte Körperhaltung *f*, Orthostase *f*.
er•go•cal•cif•er•ol [ˌɜrgəʊkælˈsɪfərəl] *n* Ergocalciferol *nt*, Vitamin D₂ *nt*.
er•go•car•di•og•ra•phy [ɜrgəʊˌkɑːrdɪˈɑgrəfɪ] *n* Ergokardiographie *f*.
er•gog•ra•phy [ɜrˈgɑgrəfɪ] *n* *physiol.* Ergographie *f*.
er•gom•e•ter [ɜrˈgɑmɪtər] *n* Ergometer *nt*.
ergometer work Ergometerarbeit *f*.
er•go•met•ric [ɜrgəˈmetrɪk] *adj* ergometrisch.
er•gom•e•try [ɜrˈgɑmətrɪ] *n* Ergometrie *f*.
er•go•nom•ics [ɜrgəˈnɑmɪks] *pl* Ergonomie *f*, Ergonomik *f*.
er•got•a•mine [ɜrˈgɑtəmiːn] *n* *pharm.* Ergotamin *nt*.
er•go•ther•a•py [ɜrgəˈθerəpɪ] *n* Beschäftigungstherapie *f*, Ergotherapie *f*.
er•got•ism [ˈɜrgətɪzəm] *n* Ergotismus *m*.
er•got poisoning [ˈɜrgət] → ergotism.
er•go•trop•ic [ɜrgəʊˈtrɑpɪk] *adj* *physiol.* leistungssteigernd, ergotrop.
e•ro•sion [ɪˈroʊʒn] *n* **1.** oberflächlicher (Schleim-)Hautdefekt *m*, Erosion *f*. **2.** Abtragung *f*, Auswaschung *f*; Ätzung *f*; Zerfressung *f*; Erosion *f*.
e•ro•sive [ɪˈroʊsɪv] *adj* zerfressend, ätzend, erosiv.
erosive gastritis erosive Gastritis *f*, Gastritis erosiva.
er•rat•ic [ɪˈrætɪk] *adj* **1.** (*Schmerzen*) erratisch; (*im Körper*) umherwandernd. **2.** (*Bewegung*) ungleichmäßig, unregelmäßig, regellos, ziellos.
er•ror [ˈerər] *n* **1.** Fehler *m*, Irrtum *m*, Versehen *nt*. **2.** *stat.* Fehler *m*, Abweichung *f*.
e•ruct [ɪˈrʌkt] *vi* aufstoßen.
e•ruc•ta•tion [ɪrʌkˈteɪʃn] *n* Aufstoßen *nt*, Ruktation *f*, Eruktation *f*.
e•rupt [ɪˈrʌpt] *vi* **1.** ausbrechen, hervorbrechen (*from* aus); eruptieren. **2.** (*Zähne*) durchbrechen, durchkommen.
e•rup•tion [ɪˈrʌpʃn] *n* **1.** Ausbruch *m*, Hervortreten *nt*, Hervorbrechen *nt*, Eruption *f*. **2.** *dent.* (*Zähne*) Durchbruch *m*. **3.** *derm.* (*Ausschlag*) Ausbruch *m*, Eruption *f*. **4.** *derm.* Ausschlag *m*, Eruption *f*.
e•rup•tive [ɪˈrʌptɪv] *adj* *derm.* eruptiv.
er•y•sip•e•las [erɪˈsɪpələs] *n* *derm.* Wundrose *f*, Rose *f*, Erysipel *nt*, Erysipelas *nt*.
er•y•sip•e•loid [erɪˈsɪpəlɔɪd] **I** *n* *derm.* Erysipeloid *nt*, Rotlauf *m*, Pseudoerysipel *nt*, Erythema migrans. **II** *adj* erysipelähnlich, erysipeloid.
er•y•sip•e•lo•tox•in [erəˌsɪpələʊˈtɑksɪn] *n* Erysipelotoxin *nt*.
er•y•the•ma [erəˈθiːmə] *n* *derm.* (entzündliche) Hautrötung *f*, Erythem *nt*.
erythema chronicum migrans Wanderröte *f*, Erythema chronicum migrans.
erythema infectiosum Ringelröteln *pl*, Erythema infectiosum.
erythema nodosum Knotenrose *f*, Erythema nodosum.
er•y•them•a•tous [erəˈθemətəs] *adj* *derm.* erythematös.
er•y•thre•mia [erɪˈθriːmɪə] *n* *hema.* Osler-Krankheit *f*, Osler-Vaquez-Krankheit *f*, Polycythaemia (rubra) vera, Erythrämie *f*.
e•ryth•ri•tyl tetranitrate [ɪˈrɪθrətɪl] *pharm.* Erythrityltetranitrat *nt*.
e•ryth•ro•blast [ɪˈrɪθrəblæst] *n* Erythroblast *m*, Erythrozytoblast *m*.
e•ryth•ro•blas•tic [ɪˌrɪθrəˈblæstɪk] *adj* *derm.* Erythroblasten-.
e•ryth•ro•blas•to•sis [ɪˌrɪθrəblæsˈtəʊsɪs] *n* *hema.* Erythroblastose *f*, Erythroblastämie *f*.
e•ryth•ro•cyte [ɪˈrɪθrəsaɪt] *n* rotes Blutkörperchen *nt*, Erythrozyt *m*.
erythrocyte aggregation Erythrozytenaggregation *f*.
erythrocyte antigen Erythrozytenantigen *nt*.
erythrocyte autosensitization syndrome Erythrozytenautosensibilisierung *f*, schmerzhaftes Ekchymosen-Syndrom *nt*.
erythrocyte color coefficient *hema.* Erythrozytenfärbekoeffizient *m*, Färbekoeffizient *m*.
erythrocyte color index *hema.* Erythrozytenfärbeindex *m*, Färbeindex *m*.
erythrocyte count Erythrozytenzahl *f*, Erythrozytenzählung *f*.
erythrocyte fragility test Erythrozytenresistenztest *m*.
erythrocyte ghost Blutkörperchenschatten *m*, Erythrozytenghost *m*.

erythrocyte membrane Erythrozytenmembran f.

erythrocyte resistance Erythrozytenresistenz f.

erythrocyte sedimentation rate Blutkörperchensenkung f, Blutkörperchensenkungsgeschwindigkeit f, inf. Blutsenkung f.

e•ryth•ro•cy•the•mia [ɪˌrɪθrəsaɪˈθiːmɪə] n 1. Erythrozythämie f, Erythrozytose f. 2. Polyzythämie f, Polycythaemia.

e•ryth•ro•cyt•ic [ɪˌrɪθrəˈsɪtɪk] adj erythrozytär, Erythrozyten-, Erythrozyto-, Erythro-.

erythrocytic leukemia → erythroleukemia.

e•ryth•ro•cy•to•blast [ɪˌrɪθrəˈsaɪtəblæst] n → erythroblast.

e•ryth•ro•cy•tol•y•sis [ɪˌrɪθrəsaɪˈtɑləsɪs] n hema. 1. Erythrozytenauflösung f, Erythro(zyto)lyse f. 2. Erythro(zyto)lyse f, Hämolyse f.

e•ryth•ro•cy•to•pe•nia [ɪˌrɪθrəˌsaɪtəˈpɪnɪə] n → erythropenia.

e•ryth•ro•cy•to•poi•e•sis [ɪˌrɪθrəˌsaɪtəpɔɪˈiːsɪs] n → erythropoiesis.

e•ryth•ro•cy•to•sis [ɪˌrɪθrəsaɪˈtəʊsɪs] n hema. Erythrozytose f, Erythrozythämie f.

e•ryth•ro•cy•tu•ria [ɪˌrɪθrəsaɪˈt(j)ʊərɪə] n Erythrozyturie f; Hämaturie f.

e•ryth•ro•der•ma [ɪˌrɪθrəˈdɜrmə] n derm. Erythroderma nt, Erythrodermie f, Erythrodermatitis f.

e•ryth•ro•der•ma•ti•tis [ɪˌrɪθrədɜrməˈtaɪtɪs] n → erythroderma.

e•ryth•ro•der•mic psoriasis [ɪˌrɪθrəˈdɜrmɪk] derm. psoriatische Erythrodermie f, Erythrodermia psoriatica.

e•ryth•ro•gen•ic toxin [ɪˌrɪθrəˈdʒɛnɪk] micro. Scharlachtoxin nt, erythrogenes Toxin nt.

e•ryth•ro•leu•ke•mia [ɪˌrɪθrəluːˈkiːmɪə] n hema. Erythroleukämie f.

e•ryth•ro•leu•ko•blas•to•sis [ɪˌrɪθrəˌluːkəblæsˈtəʊsɪs] n Icterus neonatorum gravis.

e•ryth•ro•leu•ko•sis [ɪˌrɪθrəluːˈkəʊsɪs] n Erythroleukose f.

e•ryth•ro•mel•al•gia [ɪˌrɪθrəmɛlˈældʒ(ɪ)ə] n derm. Gerhardt-Syndrom nt, Weir-Mitchell-Krankheit f, Erythromelalgie f, Erythralgie f.

e•ryth•ro•my•cin [ɪˌrɪθrəˈmaɪsɪn] n pharm. Erythromycin nt.

er•y•throp•a•thy [ɛrɪˈθrɑpəθɪ] n hema. Erythro(zyto)pathie f.

e•ryth•ro•pe•nia [ɪˌrɪθrəˈpiːnɪə] n hema. Erythrozytenmangel m, Erythro(zyto)penie f.

er•y•thro•pia [ɛrɪˈθrəʊpɪə] n → erythropsia.

e•ryth•ro•pla•kia [ɪˌrɪθrəˈpleɪkɪə] n derm. Erythroplakie f, Erythroplakia f.

e•ryth•ro•pla•sia [ɪˌrɪθrəˈpleɪʒ(ɪ)ə] n derm. Erythroplasie f.

e•ryth•ro•poi•e•sis [ɪˌrɪθrəpɔɪˈiːsɪs] n Erythro(zyto)genese f, Erythrozytenbildung f, Erythropo(i)ese f.

e•ryth•ro•poi•et•ic [ɪˌrɪθrəpɔɪˈɛtɪk] adj erythropo(i)etisch.

e•ryth•ro•poi•e•tin [ɪˌrɪθrəˈpɔɪətɪn] n Erythropo(i)etin nt, erythropoetischer Faktor m.

e•ryth•ro•pros•o•pal•gia [ɪˌrɪθrəˌprɑsəˈpældʒ(ɪ)ə] n Histaminkopfschmerz m, Bing-Horton-Syndrom nt, Erythroprosopalgie f.

er•y•throp•sia [ɛrɪˈθrɑpsɪə] n ophthal. Rotsehen nt, Erythro(p)sie f.

er•y•throp•sin [ˌɛrɪˈθrɑpsɪn] n Sehpurpur nt, Rhodopsin nt.

er•y•thro•sis [ɛrɪˈθrəʊsɪs] n derm. Erythrose f, Erythrosis f.

es•cape beat/contraction [ɪˈskeɪp] → escaped beat.

es•caped beat [ɪˈskeɪpd] card. Ersatzsystole f, escaped beat (m).

escaped contraction → escaped beat.

escape reflex Fluchtreflex m.

escape rhythm card. Ersatzrhythmus m.

es•char [ˈɛskɑːr, -kər] n (Verbrennungs-, Gangrän-)Schorf m, Eschar f.

es•cha•rot•ic [ɛskəˈrɑtɪk] I n Ätzmittel nt, Kaustikum nt, Escharotikum nt. II adj (ver-)ätzend, korrodierend.

es•cha•rot•o•my [ɛksəˈrɑtəmɪ] n chir. Escharotomie f.

Esch•e•rich•ia [ɛʃəˈrɪkɪə] n micro. Escherichia nt.

Escherichia coli Escherich-Bakterium nt, Colibakterium nt, Kolibazillus m, Escherichia coli.

enterohemorrhagic Escherichia coli enterohämorrhagisches Escherichia coli.

enteroinvasive Escherichia coli enteroinvasives Escherichia coli.

enteropathogenic Escherichia coli enteropathogenes Escherichia coli.

enterotoxicogenic Escherichia coli enterotoxisches Escherichia coli.

Esmarch [ˈɛsmɑːrk; ˈɛsmɑrç]: **Esmarch's tourniquet/wrap** Esmarch-Binde f.

e•so•de•vi•a•tion [ˌɛsədɪvɪˈeɪʃn] n 1. → esophoria. 2. → esotropia.

e•soph•a•gal•gia [ɪˌsɑfəˈgældʒ(ɪ)ə] n esophagodynia.

e•soph•a•ge•al [ɪˌsɑfəˈdʒiːəl, ɪsəˈfædʒɪəl] adj ösophageal, Speiseröhren-, Ösophag(o)-, Ösophagus-.

esophageal achalasia (Ösophagus-)Achalasie f.

esophageal atresia Ösophagusatresie f.

esophageal cancer/carcinoma Speiseröhrenkrebs m, Ösophaguskarzinom nt.

esophageal cardiogram card. Ösophagealableitung f, Ösophaguskardiogramm nt.

esophageal dilatation chir. Speiseröhrendehnung f, Ösophagusdilatation f.

esophageal diverticulum Speiseröhren-, Ösophagusdivertikel nt.

esophageal glands Speiseröhrendrüsen pl, Glandulae oesophagae.

esophageal hiatus Hiatus oesophageus.

esophageal injury Speiseröhrenverletzung f, Ösophagusverletzung f.

esophageal manometry Ösophagusma-

nometrie f, -druckmessung f.
esophageal mucosa Speiseröhren-, Ösophagusschleimhaut f.
esophageal obstruction Speiseröhren-, Ösophagusobstruktion f.
esophageal perforation Speiseröhren-, Ösophagusperforation f.
esophageal reflux Speiseröhrenreflux m, gastroösophagealer Reflux m.
esophageal rupture Ösophagusriß m, -ruptur f. **postemetic/spontaneous esophageal rupture** Boerhaave-Syndrom nt, spontane/postemetische/emetogene Ösophagusruptur.
esophageal sound Ösophagussonde f.
esophageal spasm Speiseröhrenkrampf m, Ösophagospasmus m. **symptomatic idiopathic diffuse esophageal spasm** idiopathischer diffuser Ösophagusspasmus.
esophageal speech Ösophagusstimme f, -sprache f, -ersatzstimme f.
esophageal sphincter Ösophagussphinkter m.
lower esophageal sphincter unterer Ösophagussphinkter.
upper esophageal sphincter oberer Ösophagussphinkter, Ösophagusmund m.
esophageal stenosis Speiseröhrenverengerung f, Ösophagusstenose f.
esophageal stricture Speiseröhren-, Ösophagusstriktur f.
esophageal ulcer Speiseröhren-, Ösophagusulkus nt.
esophageal variceal bleeding Ösophagusvarizenblutung f.
esophageal varices Ösophagusvarizen pl.
esophageal veins Speiseröhren-/Ösophagusvenen pl, Vv. oesophageales.
e•soph•a•gec•to•my [ɪˌsɑfə'dʒɛktəmɪ] n chir. Ösophagusresektion f, Ösophagektomie f.
e•soph•a•gi•tis [ɪˌsɑfə'dʒaɪtɪs] n Speiseröhrenentzündung f, Ösophagitis f.
e•soph•a•go•an•tros•to•my [ɪˌsɑfəgəʊæn'trɑstəmɪ] n chir. Ösophagoantrostomie f.
e•soph•a•go•car•di•o•my•ot•o•my [ɪˌsɑfəgəʊˌkɑːrdɪəʊmaɪ'ɑtəmɪ] n chir. Ösophagokardiomyotomie f, Kardiotomie f.
e•soph•a•go•car•di•o•plas•ty [ɪˌsɑfəgəʊ'kɑːrdɪəplæstɪ] n chir. Ösophagokardioplastik f.
e•soph•a•go•dyn•ia [ɪˌsɑfəgəʊ'diːnɪə] n Speiseröhrenschmerz m, Ösophagodynie f.
e•soph•a•go•en•te•ros•to•my [ɪˌsɑfəgəʊˌɛntə'rɑstəmɪ] n chir. Ösophagoenterostomie f.
e•soph•a•go•fun•do•pexy [ɪˌsɑfəgəʊˌfʌndə'pɛksɪ] n chir. Ösophagofundopexie f.
e•soph•a•go•gas•trec•to•my [ɪˌsɑfəgəʊgæs'trɛktəmɪ] n chir. Ösophagogastrektomie f.
e•soph•a•go•gas•tric orifice [ɪˌsɑfəgəʊ'gæstrɪk] Speiseröhren-, Ösophagus(ein)-mündung f, Ostium cardiacum, Cardia f.
e•soph•a•go•gas•tro•my•ot•o•my [ɪˌsɑfəgəʊˌgæstrəmaɪ'ɑtəmɪ] n → esophagocardiomyotomy.
e•soph•a•go•gas•tro•plas•ty [ɪˌsɑfəgəʊ'gæstrəplæstɪ] n chir. Ösophagogastroplastik f, Kardiaplastik f.
e•soph•a•go•gas•tros•co•py [ɪˌsɑfəgəʊgæs'trɑskəpɪ] n Ösophagogastroskopie f.
e•soph•a•go•gas•tros•to•my [ɪˌsɑfəgəʊgæs'trɑstəmɪ] n chir. Speiseröhren-Magen-Fistel f, Ösophagogastrostomie f.
e•soph•a•gog•ra•phy [ɪˌsɑfə'gɑgrəfɪ] n radiol. Ösophagographie f.
e•soph•a•go•my•co•sis [ɪˌsɑfəgəʊmaɪ'kəʊsɪs] n Speiseröhren-, Ösophagusmykose f.
e•soph•a•go•my•ot•o•my [ɪˌsɑfəgəʊmaɪ'ɑtəmɪ] n chir. 1. Ösophagomyotomie f. 2. → esophagocardiomyotomy.
e•soph•a•go•plas•ty [ɪ'sɑfəgəʊplæstɪ] n chir. Speiseröhren-, Ösophagusplastik f.
e•soph•a•go•pli•ca•tion [ɪˌsɑfəgəʊplaɪ'keɪʃn] n chir. Speiseröhrenplikatur f, Ösophagusplikatur f, -plikation f.
e•soph•a•gos•co•py [ɪˌsɑfə'gɑskəpɪ] n Speiseröhrenspiegelung f, Ösophagoskopie f.
e•soph•a•go•spasm [ɪ'sɑfəgəʊˌspæzəm] n Speiseröhrenkrampf m, Ösophagospasmus m.
e•soph•a•go•ste•no•sis [ɪˌsɑfəgəʊstɪ'nəʊsɪs] n Speiseröhrenverengerung f, Ösophagus-, Ösophagostenose f.
e•soph•a•gos•to•ma [ɪˌsɑfə'gɑstəmə] n chir. Ösophagostoma nt.
e•soph•a•gos•to•my [ɪˌsɑfə'gɑstəmɪ] n chir. Ösophagostomie f.
e•soph•a•got•o•my [ɪˌsɑfə'gɑtəmɪ] n chir. Speiseröhrenschnitt m, Ösophagotomie f, Oesophagotomia f.
e•soph•a•go•tra•che•al fistula [ɪˌsɑfəgəʊ'treɪkɪəl] Ösophagotracheal-, Tracheoösophagealfistel f.
e•soph•a•gus [ɪ'sɑfəgəs] n Speiseröhre f, Ösophagus m.
esophagus atresia Speiseröhren-, Ösophagusatresie f.
esophagus stenosis Speiseröhrenverengerung f, Ösophagus-, Ösophagostenose f.
es•o•pho•ria [ɛsə'fəʊrɪə] n ophthal. latentes Einwärtsschielen nt, Esophorie f.
es•o•tro•pia [ɛsə'trəʊpɪə] n ophthal. Einwärtsschielen nt, Esotropie f.
es•sen•tial [ə'sɛnʃl] adj 1. essentiell, wesentlich, grundlegend; Haupt-, Grund-. 2. patho. essentiell; idiopathisch; primär.
essential asthma essentielles/primäres Asthma nt.
essential bradycardia essentielle Bradykardie f.
essential dysmenorrhea gyn. primäre/essentielle Dysmenorrhö f.
essential fever idiopathisches Fieber nt.
essential hypertension essentielle/idiopathische/primäre Hypertonie f.

essential hypotension

essential hypotension essentielle/primäre/konstitutionelle Hypotonie f.

essential thrombocytopenia idiopathische thrombozytopenische Purpura f, essentielle/idiopathische Thrombozytopenie f, Morbus Werlhof m.

es•thet•ic surgery [es'θetɪk] kosmetische Chirurgie f, Schönheitschirurgie f.

es•tra•di•ol [ˌestrə'daɪɔl] n Estradiol nt, Östradiol nt.

es•trin ['estrɪn] n → estrogen.

estrin phase → estrogenic phase.

es•tro•gen ['estrədʒən] n Estrogen nt, Östrogen nt.

es•tro•gen•ic [estrə'dʒenɪk] adj östrogen.

estrogenic hormones östrogene Hormone pl.

estrogenic phase gyn. östrogene/proliferative Phase f, Proliferationsphase f.

es•trog•e•nous [es'trɑdʒənəs] adj → estrogenic.

estrogen-receptor analysis Östrogenrezeptoranalyse f, Estrogenrezeptoranalyse f.

estrogen replacement therapy Östrogen-, Estrogen(ersatz)therapie f.

estrogen therapy → estrogen replacement therapy.

eth•a•nol ['eθənɔl] n Äthanol nt, Ethanol nt, Äthylalkohol m.

e•ther ['eθər] n **1.** Äther m, Ether m. **2.** Diäthyläther m, Diethylether m; inf. Äther m.

eth•i•cal ['eθɪkl] adj **1.** ethisch; moralisch, sittlich. **2.** dem Berufsethos entsprechend. **3.** pharm. rezeptpflichtig.

eth•ics ['eθɪks] pl Ethik f.

eth•moid ['eθmɔɪd] **I** n Siebbein nt, Os ethmoidale. **II** adj → ethmoidal.

eth•moi•dal [eθ'mɔɪdl] adj ethmoidal, Siebbein-.

ethmoidal bulla Bulla ethmoidalis.

ethmoidal cells Siebbeinzellen pl, Cellulae ethmoidales.

ethmoidal labyrinth Siebbeinlabyrinth nt, Labyrinthus ethmoidalis.

ethmoidal sinuses Sinus ethmoidales.

ethmoidal sinusitis → ethmoiditis 1.

ethmoid bone → ethmoid I.

eth•moi•dec•to•my [eθmɔɪ'dektəmɪ] n neurochir. Siebbeinausräumung f, Ethmoidektomie f.

eth•moi•di•tis [eθmɔɪ'daɪtɪs] n **1.** Ethmoiditis f, Sinusitis ethmoidalis. **2.** Siebbeinentzündung f, Ethmoiditis f.

eth•moi•dot•o•my [eθmɔɪ'dɑtəmɪ] n neurochir. Ethmoidotomie f.

eth•yl alcohol ['eθɪl] → ethanol.

eth•yl•ism ['eθəlɪzəm] n Äthanolvergiftung f, -intoxikation f, Äthylismus m.

e•ti•o•gen•ic [ɪtɪəʊ'dʒenɪk] adj (Ursache) auslösend, verursachend, kausal.

e•ti•ol•o•gy [ɪtɪ'ɑlədʒɪ] n Ätiologie f.

e•ti•o•path•ol•o•gy [ˌɪtɪəʊpə'θɑlədʒɪ] n Krankheitsentstehung f, -entwicklung f, Pathogenese f.

e•ti•o•trop•ic [ɪtɪəʊ'trɑpɪk] adj ätiotrop, kausal, Kausal-.

eu•cap•nia [juː'kæpnɪə] n physiol. Eukapnie f.

eu•chro•ma•tin [juː'krəʊmətɪn] n Achromatin nt, Euchromatin nt.

eu•gly•ce•mia [juːglaɪ'siːmɪə] n physiol. normaler Blutzuckerspiegel m, Euglykämie f.

eu•gly•ce•mic [juːglaɪ'siːmɪk] adj euglykämisch.

eu•men•or•rhea [juːmenə'rɪə] n gyn. normale/regelrechte Monatsblutung f, Eumenorrhoe f.

Eu•my•ce•tes [juːmaɪ'sɪtiːz] pl micro. echte Pilze pl, Eumycetes pl.

eu•nuch ['juːnək] n Eunuch m, Eunuche m.

eu•nuch•ism ['juːnəkɪzəm] n Eunuchismus m.

eu•nuch•oid gigantism ['juːnəkɔɪd] eunuchoider Riesenwuchs m.

eu•pep•sia [juː'pepsɪə] n physiol. normale Verdauung f, Eupepsie f.

eup•nea ['juːpnɪə, juː'pnɪə] n normale/freie Atmung f, normale Ruheatmung f, Eupnoe f.

eup•ne•ic [juːp'niːɪk] adj eupnoisch.

eu•rhyth•mia [juː'rɪðmɪə] n card. regelmäßiger Puls/Herzschlag m, Eurhythmie f.

Eu•ro•pe•an hookworm [jʊərə'piːən] (europäischer) Hakenwurm m, Grubenwurm m, Ancylostoma duodenale.

eu•sta•chi•an [juː'steɪʃɪən, -kɪən]: **eustachian canal** Ohrtrompete f, Eustach-Röhre f, Tuba auditiva/auditoria.

eustachian salpingitis → eustachitis.

eustachian tube → eustachian canal.

eu•sta•chi•tis [juːstə'kaɪtɪs] n Tubenentzündung f, Syringitis f.

eu•sys•to•le [juː'sɪstəlɪ] n card. Eusystole f.

eu•tha•na•sia [juːθə'neɪʒ(ɪ)ə] n **1.** leichter/schmerzloser Tod m, Euthanasie f. **2.** Sterbehilfe f, Euthanasie f.

eu•thy•roid goiter [juː'θaɪrɔɪd] euthyreote Struma f.

eu•thy•roid•ism [juː'θaɪrɔɪdɪzəm] n endo. Euthyreose f.

eu•to•cia [juː'təʊsɪə] n gyn. normale Entbindung f, Eutokie f.

eu•top•ic pregnancy [juː'tɑpɪk] gyn. eutopische/intrauterine Schwangerschaft/Gravidität f.

e•vac•u•ant [ɪ'vækjəwənt] **I** n **1.** Abführmittel nt, Evacantium nt, Kathartikum nt. **2.** Brechmittel nt, Emetikum nt. **3.** harntreibendes Mittel nt, Diuretikum nt. **II** adj abführend.

e•vac•u•ate [ɪ'vækjəweɪt] **I** vt **1.** aus-, entleeren. **2.** (Flüssigkeit, Luft) absaugen, abziehen, abpumpen. **3.** (Blase) entleeren; (Darm) abführen. **4.** gyn. eine (Vakuum-)Kürettage durchführen. **II** vi (Darm) entleeren, Stuhlgang haben; (Blase) entleeren, urinieren, Wasser lassen.

e•vac•u•a•tion [ɪˌvækjə'weɪʃn] n **1.** Aus-,

Entleerung f, Evakuation f. **2.** (*Darm*) Entleerung f; Stuhlgang m; (*Blase*) Entleerung f, Miktion f. **3.** gyn. (Vakuum-)Kürettage f, Gebärmutterausräumung f, Evakuation f, Evacuatio uteri.
evacuation reflex Entleerungsreflex m.
bladder evacuation reflex Blasenentleerungsreflex.
colonic evacuation reflex Darmentleerungsreflex.
e•val•u•ate [ɪ'væljuːeɪt] vt **1.** abschätzen, bewerten, beurteilen, evaluieren. **2.** berechnen, bestimmen. **3.** auswerten.
e•val•u•a•tion [ɪˌvæljuː'eɪʃn] n **1.** Schätzung f, Festsetzung f. **2.** Bewertung f, Beurteilung f. **3.** Berechnung f, Bestimmung f. **4.** Auswertung f.
e•vent [ɪ'vent] n **1.** Fall m. **at all events** auf alle Fälle, jedenfalls. **in the event of death** im Todesfall. **2.** Ereignis nt, Vorkommnis nt.
e•ven•tra•tion [ɪven'treɪʃn] n **1.** patho. (Bauch-)Eingeweidevorfall m, Eventration f. **2.** patho. Eingeweidevorfall m, Eviszeration f. **3.** chir. Eingeweideentfernung f, Eviszeration f, Exenteration f.
e•vide•ment [evid'mɑ̃ˌ] n chir. Ausräumung f, Ausschabung f, Auskratzung f, Kürettage f, Exkochleation f.
ev•i•dence [ˈevɪdəns] **I** n **1.** Klarheit f, Offenkundigkeit f, Augenscheinlichkeit f; Beweis m, Beweismittel nt, -stück nt, -material nt. **give evidence** aussagen. **2.** (An-)Zeichen nt, Spur f. **II** vt be-, nachweisen, zeigen.
e•vis•cer•a•tion [ɪˌvɪsə'reɪʃn] n **1.** patho. Eingeweidevorfall m, Eviszeration f. **2.** chir. Eingeweideentfernung f, Eviszeration f, Exenteration f. **3.** ophthal. Eviszeration f.
e•voked potential [ɪ'vəʊkd] evoziertes Potential nt.
auditory evoked potential akustisch evoziertes Potential.
somatic evoked potential somatisch/somatosensorisch evoziertes Potential.
visual evoked potential visuell evoziertes Potential.
ev•o•lute [ˈevəluːt] **I** vt entwickeln (*into* zu). **II** vi s. entwickeln (*into* zu).
ev•o•lu•tion [evə'luːʃn] n **1.** bio. Entwicklung f, Evolution f. **2.** phys. Entwicklung f; techn. Umdrehung f, Bewegung f. **3.** gyn. Entwicklung f, Evolution f.
e•volve [ɪ'vɒlv] **I** vt **1.** entwickeln, entfalten. **2.** phys. verströmen. **II** vi **3.** s. entwickeln, s. entfalten (*into* zu). **4.** entstehen (*from* aus).
e•vul•sion [ɪ'vʌlʃn] n ortho. (gewaltsames) Herausreißen nt, Herausziehen nt.
Ewing [ˈjuːɪŋ]: **Ewing's sarcoma** Ewing-(Knochen-)Sarkom nt.
ex•ac•er•bate [ɪɡ'zæsərbeɪt] vt (*Krankheit, Schmerzen*) verschlimmern, verschärfen, exazerbieren; wiederaufbrechen.
ex•ac•er•ba•tion [ɪɡˌzæsər'beɪʃn] n (*Krankheit, Schmerzen*) Verschlimmerung f, Verschärfung f, Exazerbation f; Wiederaufbrechen nt.
ex•air•e•sis n → exeresis.
ex•am•i•na•tion [ɪɡˌzæmə'neɪʃn] n **1.** Untersuchung f. **2.** Untersuchung f, Prüfung f (*of, into* sth. einer Sache). **3.** Prüfung f, Examen nt.
ex•am•ine [ɪɡ'zæmɪn] **I** vt **1.** untersuchen. **2.** untersuchen, prüfen (*for* auf). **3.** (*wissenschaftlich*) untersuchen, erforschen. **II** vi **examine into** sth. etw. prüfen *od.* untersuchen.
ex•am•in•er [ɪɡ'zæmɪnər] n Prüfer(in f) m.
ex•am•in•ing hook [ɪɡ'zæmɪnɪŋ] chir. Tasthaken m.
ex•am•ple [ɪɡ'zæmpl] n **1.** Muster nt, Probe f. **2.** Beispiel nt (*of* für). **for example** zum Beispiel. **beyond/without example** beispiellos.
ex•a•nia [eɡ'zænɪə] n Mastdarmvorfall m, Rektumprolaps m, Exanie f.
ex•an•i•ma•tion [eɡˌzænə'meɪʃn] n **1.** Leblosigkeit f. **2.** Bewußtlosigkeit f, Koma nt.
ex•an•them [eɡ'zænθəm] n Hautausschlag m, Exanthem nt.
ex•an•them•a•tous [eɡzæn'θemətəs] adj exanthemartig, exanthematisch, exanthematös.
exanthematous typhus epidemisches/klassisches Fleckfieber nt, Läusefleckfieber nt, Flecktyphus m, Typhus exanthematicus.
ex•ar•tic•u•la•tion [eksɑːrˌtɪkjə'leɪʃn] n ortho. Exartikulation f.
ex•ca•vate [ˈekskəveɪt] vt aushöhlen, ausbuchten; chir. exkavieren.
ex•ca•va•tion [ekskə'veɪʃn] n **1.** Aushöhlung f, Ausbuchtung f, Höhle f, Vertiefung f; anat. Exkavation f. **2.** Aushöhlen nt.
ex•change [ɪks'tʃeɪndʒ] **I** n (Aus-)Tausch m, Auswechs(e)lung f. **in exchange** anstatt, als Ersatz. **II** vt (aus-)tauschen, (aus-)wechseln (*for* gegen).
exchange transfusion (Blut-)Austauschtransfusion f, Blutaustausch m.
ex•cise [ɪk'saɪz] vt chir. (her-)ausschneiden, entfernen, exzidieren (*from* aus).
ex•ci•sion [ek'sɪʒn] n chir. **1.** (Her-)Ausschneiden nt, Exzidieren nt. **2.** (Her-)Ausschneidung f, Entfernung f, Exzision f (*from* aus).
ex•ci•sion•al biopsy [ek'sɪʒənl] Exzisionsbiopsie f, Probeexzision f.
ex•cit•a•bil•i•ty [ɪkˌsaɪtə'bɪlətɪ] n physiol. Erregbarkeit f, Reizbarkeit f, Exzitabilität f.
ex•cit•a•ble [ɪk'saɪtəbl] adj erregbar, reizbar, exzitabel.
ex•cit•ant [ɪk'saɪtnt, 'eksɪtənt] **I** n pharm. Reizmittel nt, Stimulans nt, Analeptikum nt. **II** adj er-, anregend, belebend, stimulierend.
ex•ci•ta•tion [eksaɪ'teɪʃn] n **1.** physiol. Anregung f, Reizung f; Exzitation f. **2.** psycho. Erregung f, Exzitation f.
ex•cit•a•tive phase/stage [ɪk'saɪtətɪv] anes. (*Narkose*) Exzitationsstadium nt.

excite

ex•cite [ɪk'saɪt] *vt* **1.** auf-, erregen. **excite o.s.** s. aufregen (*over* über). **2.** (*Nerv*) reizen, anregen; (*Appetit*) anregen;. **3.** *phys.* erregen, anregen.

ex•cit•ed [ɪk'saɪtɪd] *adj* aufgeregt, erregt; *phys.* angeregt.

ex•cite•ment [ɪk'saɪtmənt] *n* **1.** Er-, Aufregung *f* (*over* über). **2.** *physiol.* Reizung *f*; Erregung *f.*

ex•coch•le•a•tion [eks‚kɑklɪ'eɪʃn] *n chir.* Auslöffeln *nt*, Auskratzen *nt*, Exkochleation *f.*

ex•co•ri•a•tion [ɪk‚skɔːrɪ'eɪʃn] *n* (Haut-)Abschürfung *f*, Exkoriation *f.*

ex•cre•ment ['ekskrəmənt] *n* **1.** Ausscheidung *f*, Exkrement *nt*. **2.** Stuhl *m*, Kot *m*, Exkremente *pl*, Fäzes *pl.*

ex•cre•men•ti•tious [‚ekskrəmen'tɪʃəs] *adj* fäkal, kotig, Kot-, Fäkal-.

ex•cres•cence [ɪk'skresəns] *n patho.* Auswuchs *m*, Exkreszenz *f.*

ex•crete [ɪk'skriːt] *vt* absondern; ausscheiden; sezernieren.

ex•cre•tion [ɪk'skriːʃn] *n* **1.** Ausscheidung *f*, Absonderung *f*, Exkretion *f*; Ausscheiden *nt*. **2.** Ausscheidung *f*, Exkret *nt.*

excretion pyelography Ausscheidungspyelographie *f*, intravenöse Pyelographie *f.*

excretion test Ausscheidungs-, Exkretionstest *m.*

excretion urography Ausscheidungsurographie *f.*

ex•cre•to•ry ['ekskrə‚tɔːrɪ, ek'skriːtərɪ] *adj* exkretorisch, Exkretions-, Ausscheidungs-.

excretory gland exkretorische Drüse *f.*

excretory urography → excretion urography.

ex•cru•ci•at•ing pain [ɪk'skruːʃɪ‚eɪtɪŋ] unerträglich starker Schmerz *m*, Schmerz *m* mit Vernichtungsgefühl.

ex•cy•clo•pho•ria [‚eksaɪkləʊ'fəʊrɪə] *n ophthal.* Exzyklophorie *f.*

ex•cy•clo•tro•pia [‚eksaɪkləʊ'trəʊpɪə] *n ophthal.* Exzyklotropie *f.*

ex•en•ter•a•tion [ek‚sentə'reɪʃn] *n chir.* Ausweidung *f*, Eingeweideentfernung *f*, Exenteration *f.*

ex•er•cise ['eksərsaɪz] **I** *n* (*körperliche, geistige*) Übung *f*, (*körperliche*) Bewegung *f*. **II** *vt* (*Körper, Geist*) üben, trainieren; (*Körper*) bewegen. **III** *vi* üben, trainieren.

exercise tests *card.* Belastungstests *pl.*

exercise therapy Bewegungstherapie *f.*

ex•er•e•sis [eks'erəsɪs] *n chir.* **1.** (Teil-)Entfernung *f*, Resektion *f*, Exhärese *f*. **2.** Herausziehen *nt*, Exhärese *f.*

ex•er•tion [ɪg'zɜrʃn] *n* Anstrengung *f*, Belastung *f*; Strapaze *f.*

ex•er•tion•al dyspnea [ɪg'zɜrʃənl] Belastungsdyspnoe *f.*

ex•fo•li•ate [eks'fəʊlɪeɪt] **I** *vt* (*Haut*) abschälen, ablegen. **II** *vi* abblättern, s. abschälen.

ex•fo•li•a•tion [eks‚fəʊlɪ'eɪʃn] *n derm.* Abblättern *nt*, Abschälen *nt*; Abblätterung *f*, Abschälung *f*, Abstoßung *f*, Exfoliation *f.*

ex•fo•li•a•tive [eks'fəʊlɪətɪv] *adj* s. schuppend, abblätternd, exfoliativ, Exfoliativ-.

exfoliative cytodiagnosis/cytology Exfoliativzytologie *f*, exfoliative Zytodiagnostik *f.*

exfoliative dermatitis Wilson-Krankheit *f*, Dermatitis exfoliativa.

exfoliative toxin Exfoliativtoxin *nt.*

ex•ha•la•tion [‚eks(h)ə'leɪʃn] *n* Ausatmen *nt*; Ausatmung *f*, Exhalation *f.*

ex•hale [eks'heɪl, ek'seɪl] **I** *vt* ausatmen, exhalieren. **II** *vi* ausatmen, exhalieren.

ex•haust [ɪg'zɔːst] *vt* erschöpfen, auf-, verbrauchen; jdn. erschöpfen, ermüden, entkräften.

ex•haust•ed [ɪg'zɔːstɪd] *adj* **1.** (*körperlich, geistig*) erschöpft, entkräftet, ermüdet, ermattet. **2.** verbraucht, erschöpft, aufgebraucht.

ex•haus•tion [ɪg'zɔːstʃn] *n* (*extreme*) Ermüdung *f*, Entkräftigung *f*, Erschöpfung(szustand *m*) *f.*

ex•it dose ['egzɪt] *radiol.* Exit-, Austrittsdosis *f.*

ex•o•cer•vi•cal carcinoma [eksəʊ'sɜrvɪkəl] *gyn.* Portiokarzinom *nt.*

ex•o•cer•vix [eksəʊ'sɜrvɪks] *n gyn.* Ektozervix *f*, Portio vaginalis cervicis.

ex•o•crine ['eksəkrɪn, -kraɪn] **I** *n* → exocrine gland. **II** *adj* exokrin.

exocrine gland Drüse *f* mit äußerer Sekretion, exokrine Drüse *f.*

exocrine part of pancreas exokrines Pankreas(teil *m*) *nt*, Pars exocrina pancreatica.

ex•o•de•vi•a•tion [eksəʊ‚dɪvɪ'eɪʃn] *n* **1.** → exophoria. **2.** → exotropia.

ex•og•e•nous [ek'sɑdʒənəs] *adj* exogen.

exogenous disease exogene Krankheit *f*, Exopathie *f.*

exogenous infection exogene Infektion *f.*

exogenous reinfection exogene Reinfektion *f*, exogener Reinfekt *m.*

ex•om•pha•los [eks'ɑmfələs] *n* **1.** Nabelbruch *m*, Exomphalos *m*, Exomphalozele *f*. **2.** Nabelschnurbruch *m*, Exomphalos *m*, Exomphalozele *f.*

ex•op•a•thy [eks'ɑpəθɪ] *n* exogene Krankheit *f*, Exopathie *f.*

ex•o•pho•ria [eksəʊ'fəʊrɪə] *n ophthal.* Exophorie *f.*

ex•oph•thal•mic [eksɑf'θælmɪk] *adj* exophthalmisch, Exophthalmus-, Exophthalmo-.

exophthalmic goiter Basedow-Krankheit *f*, Morbus Basedow *m.*

ex•oph•thal•mos [eksɑf'θælməs] *n* Exophthalmus *m*, Exophthalmie *f.*

ex•o•phyt•ic [eksəʊ'fɪtɪk] *adj patho.* exophytisch.

ex•or•bi•tism [ek'sɔːrbətɪzəm] *n* → exophthalmos.

ex•o•sep•sis [eksəʊ'sepsɪs] *n patho.* exogene Sepsis *f,* Exosepsis *f.*

ex•os•to•sis [eksɑs'təʊsɪs] *n ortho.* Exostose *f.*

ex•o•tox•in [eksəʊ'tɑksɪn] *n* Exo-, Ektotoxin *nt.*

ex•o•tro•pia [eksəʊ'trəʊpɪə] *n ophthal.* Auswärtsschielen *nt,* Exotropie *f.*

ex•pan•sive [ɪk'spænsɪv] *adj* **1.** (s.) ausdehnend, expansiv, Ausdehnungs-, Expansions-. **2.** *patho.* (*Wachstum*) verdrängend, expansiv. **3.** *psychia.* größenwahnsinnig.

expansive delusion expansiver Wahn *m,* Größenwahn *m,* Megalomanie *f.*

expansive growth *patho.* expansives/verdrängendes Wachstum *nt.*

ex•pan•sive•ness [ɪk'spænsɪvnɪs] *n* **1.** Ausdehnung *f.* **2.** Ausdehnungsvermögen *nt.* **3.** → expansive delusion.

ex•pect•ant [ɪk'spektənt] *adj* **1.** (*Behandlung*) er-, abwartend, exspektativ. **be expectant of sth.** etw. erwarten. **2.** schwanger.

ex•pec•to•rant [ɪk'spektərənt] **I** *n* Expektorans *nt.* **II** *adj* schleimlösend, auswurffördernd.

ex•pec•to•rate [ɪk'spektəreɪt] *vt* (*Schleim*) auswerfen, aus-, abhusten, expektorieren; (*Blut*) spucken.

ex•pec•to•ra•tion [ɪk͵spektə'reɪʃn] *n* **1.** Aus-, Abhusten *nt,* Expektoration *f,* Expektorieren *nt.* **2.** Auswurf *m,* Expektorat *nt,* Sputum *nt.*

ex•per•i•ment [*n* ɪk'sperəmənt; *v* ek-'sperəmənt] **I** *n* Versuch *m,* Experiment *nt.* **II** *vi* experimentieren.

ex•per•i•men•tal [ɪk͵sperə'mentl] *adj* experimentell, Versuchs-, Experimental-.

experimental medicine experimentelle Medizin *f,* Experimentalmedizin *f.*

ex•pert ['ekspɜrt] **I** *n* Fachmann *m,* Experte *m,* Expertin *f;* Sachverständige(r *m*) *f,* Gutachter(in *f*) *m* (*at, in* in; *on* auf dem Gebiet). **II** *adj* **1.** erfahren, Erfahrung haben in. **2.** fachmännisch, fach-, sachkundig, sachverständig. **3.** Sachverständigen-, Experten-.

ex•per•tise [ekspɜr'tiːz] *n* **1.** Expertise *f.* **2.** Fach-, Sachkenntnis *f.*

ex•pi•rate ['ekspɪreɪt] *n* ausgeatmete/abgeatmete Luft *f,* Exspirat *nt.*

ex•pi•ra•tion [ekspɪ'reɪʃn] *n* Ausatmen *nt,* Ausatmung *f,* Exspiration *f.*

ex•pi•ra•to•ry [ek'spaɪərətɔːriː] *adj* exspiratorisch, Ausatmungs-, Exspirations-.

expiratory dyspnea exspiratorische Dyspnoe *f.*

expiratory reserve volume exspiratorisches Reservevolumen *nt.*

expiratory stridor exspiratorischer Stridor *m.*

ex•pire [ɪk'spaɪər] **I** *vt* (*Luft*) ausatmen, exspirieren. **II** *vi* **1.** ausatmen, exspirieren. **2.** sterben.

ex•plo•ra•tion [eksplə'reɪʃn] *n* **1.** Untersuchung *f,* Erkundung *f,* Ausforschung *f,* Exploration *f.* **2.** Anamneseerhebung *f,* Exploration *f.*

ex•plor•a•tive [ɪk'splɔːrətɪv] *adj* **1.** untersuchend, explorativ, Explorativ-, Probe-. **2.** (er-)forschend, Forschungs-.

explorative laparotomy explorative Laparotomie *f,* Probelaparotomie *f.*

ex•plor•a•to•ry [ɪk'splɔːrətɔːriː] *adj* → explorative.

exploratory operation operative Exploration *f.*

exploratory thoracotomy explorative Thorakotomie *f,* Probethorakotomie *f.*

ex•plore [ɪk'splɔːr] *vt* untersuchen, explorieren, sondieren. **II** *vi* forschen.

ex•pose [ɪk'spəʊz] *vt* **1.** (*Kind*) aussetzen. **2.** *chir.* bloß-, freilegen, darstellen. **3.** entblößen, enthüllen, zeigen. **4.** *radiol.* (*einer Einwirkung*) aussetzen; *photo.* belichten.

ex•po•sure [ɪk'spəʊʒər] *n* **1.** (Kindes-) Aussetzung *f.* **2.** Aussetzen *nt,* Preisgabe *f,* Exponieren *nt,* Exposition *f.* **3.** Ausgesetztsein *nt,* Gefährdung *f,* Exposition *f* (*to* durch). **4.** *chir.* Frei-, Bloßlegung *f,* Darstellung *f.* **5.** *phys.* Belichtung(szeit *f*) *f.* **exposure to radiation** *radiol.* Strahlenbelastung *f,* -exposition *f.*

exposure dose *radiol.* Ionendosis *f.*

ex•pul•sion [ɪk'spʌlʃn] *n chir., gyn.* Austreibung *f,* Expulsion *f.*

ex•pul•sive [ɪk'spʌlsɪv] *adj* expulsiv, Austreibungs-, Expulsions-.

expulsive pains *gyn.* Austreibungsschmerz *m.*

expulsive stage *gyn.* Austreibungsphase *f.*

ex•san•gui•na•tion [eks͵sæŋgwə'neɪʃn] *n* massiver Blutverlust *m,* Ausblutung *f,* Aus-, Verbluten *nt,* Exsanguination *f.*

exsanguination transfusion (Blut-)Austauschtransfusion *f,* Blutaustausch *m,* Exsanguinationstransfusion *f.*

ex•scind [ek'sɪnd] *vt* → exsect.

ex•sect [ek'sekt] *vt chir.* (her-)ausschneiden, entfernen, exzidieren.

ex•sec•tion [ek'sekʃn] *n* → excision.

ex•sic•ca•tion [eksɪ'keɪʃn] *n* (Aus-) Trocknen *nt,* Austrocknung *f,* Exsikkation *f.*

exsiccation fever *ped.* Durstfieber *nt.*

ex•stro•phy ['ekstrəfɪ] *n urol.* Ekstrophie *f,* Exstrophie *f.* **exstrophy of bladder** Spaltblase *f,* Blasenekstrophie, -exstrophie.

exstrophy of cloaca Kloakenekstrophie, -exstrophie.

ex•ten•sion [ɪk'stenʃn] *n* **1.** (*a. fig.*) Ausdehnung *f* (*to* auf); Erweiterung *f,* Vergrößerung *f;* (*a. zeitl.*) Verlängerung *f.* **2.** *ortho.* Extension *f,* Zug *mt.*

extension bandage *ortho.* Streck-, Extensionsverband *m.*

extension splint *ortho.* Extensionsschiene *f.*

ex•ten•sor [ɪk'stensər] *n* Streckmuskel *m,* Extensor *m,* Musculus extensor. [s.u. MUSCULUS EXTENSOR]

extensor muscle → extensor.

extensor reflex Streck-, Extensorreflex *m.*
extensor spasm *neuro.* Extensorenkrampf *m,* Extensorspasmus *m.*
extensor tendon Extensor-, Streckersehne *f.*
ex•te•ri•or•i•za•tion [ɪk‚stɪərɪəɪ'zeɪʃn] *n* **1.** *chir. (Organ)* Exteriorisation *f.* **2.** *psychia.* Externalisieren *nt,* Externalisierung *f.*
ex•ter•nal [ek'stɜrnl] *adj* **1.** äußere(r, s), äußerlich, extern, Außen-. **2.** von außen kommend *od.* (ein-)wirkend. **for external use** äußerlich, zum äußeren Gebrauch.
external axis of bulb/eye äußere/anatomische Augenachse *f,* Axis bulbi externus.
external base of cranium äußere Schädelbasis *f,* Basis cranii externa.
external capsule äußere Kapsel *f,* Capsula externa.
external carotid steal syndrome Karotissyndrom *nt,* Karotis-Anzapfsyndrom *nt,* Karotis-Steal-Syndrom *nt.*
external ear äußeres Ohr *nt,* Auris externa.
external fistula *patho.* äußere Fistel *f,* Fistula externa.
external genitalia äußere Geschlechtsorgane/Genitalien *pl,* Organa genitalia externa.
external hemorrhage äußere Blutung *f.*
external hemorrhoids äußere Hämorrhoiden *pl.*
external hernia *chir.* **1.** äußerer/indirekter Leistenbruch *m,* Hernia inguinalis externa/indirecta. **2.** äußere Hernie *f,* Hernia externa.
external hydrocephalus *neuro., patho.* Hydrocephalus externus.
ex•ter•nal•i•za•tion [ɪk‚stɜrnlə'zeɪʃn] *n* → exteriorization.
external mouth of uterus äußerer Muttermund *m,* Ostium uteri.
external nose äußere Nase *f,* Nasus externus.
external pacemaker *card.* externer Herzschrittmacher *m.*
external pneumatic compression (externe) pneumatische Kompression *f.*
external rotation Außenrotation *f.*
external sphincter (muscle) of anus *(After)* äußerer Schließmuskel *m,* Musculus sphincter ani externus.
external squint/strabismus *ophthal.* Auswärtsschielen *nt,* Exotropie *f,* Strabismus divergens.
external version *gyn.* äußere Wendung *f.*
ex•tir•pate ['ekstɜrpeɪt] *vt chir.* (völlig) entfernen, exstirpieren.
ex•tir•pa•tion [‚ekstər'peɪʃn] *n chir.* (vollständige) Entfernung *f,* Exstirpation *f.*
ex•tor•sion [ɪk'stɔːrʃn] *n ophthal.* Extorsion *f;* (positive) Disklination *f.*
extra-articular arthrodesis *ortho.* extraartikuläre Gelenkversteifung/Arthrodese *f.*
extra-articular fracture *ortho.* extraartikuläre Fraktur *f.*
ex•tra•cap•su•lar ankylosis [ekstrə-'kæpsələr *ortho.* extrakapsuläre Ankylose *f.*
extracapsular fracture extrakapsuläre Fraktur *f.*
ex•tra•cel•lu•lar [ekstrə'seljələr] *adj* extrazellulär, Extrazellulär-.
extracellular fluid Extrazellulärflüssigkeit *f.*
extracellular space extrazellulärer Raum *m,* Extrazellularraum *m.*
extracellular water extrazelluläres Wasser *nt.*
ex•tra•cer•e•bral hematoma [ekstrə-'serəbrəl] extrazerebrales Hämatom *nt.*
ex•tra•cor•po•re•al circulation [ekstrəkɔːr'pɔːrɪəl] extrakorporaler Kreislauf *m,* extrakorporale Zirkulation *f.*
extracorporeal dialysis extrakorporale Dialyse *f;* Hämodialyse *f.*
extracorporeal membrane oxygenation extrakorporale Membranoxygenation *f.*
ex•tra•cor•ti•co•spi•nal system/tract [ekstrə‚kɔːrtɪkəʊ'spaɪnl] → extrapyramidal system.
ex•tra•cra•ni•al bypass [ekstrə'kreɪnɪəl] extrakranialer/extrakranieller Bypass/Shunt *m.*
extracranial-intracranial bypass *neurochir.* extrakranial-intrakranialer Bypass/Shunt *m.*
ex•tract [*n* 'ekstrækt; *v* ɪk'strækt] **I** *n* Extrakt *m,* Auszug *m (from* aus). **II** *vt* herausnehmen, -ziehen, -holen *(from* aus); *(Fremdkörper)* entfernen.
ex•trac•tion [ɪk'strækʃn] *n* **1.** *chir.* Herausziehen *nt,* Entfernen *nt,* Extrahieren *nt,* Extraktion *f.* **2.** *gyn.* Herausziehen *nt* des Kindes, Extraktion *f.*
ex•trac•tor [ɪk'stræktər] *n* Extraktionszange *f,* Extraktor *m; gyn.* (Geburts-)Zange *f.*
ex•tra•du•ral [ekstrə'dʊrəl] *adj* extradural; epidural.
extradural abscess epiduraler/extraduraler Abszeß *m,* Epiduralabszeß *m.*
extradural anesthesia extradurale Anästhesie *f.*
extradural bleeding Epiduralblutung *f,* epidurale/extradurale Blutung *f.*
extradural hematoma Epiduralhämatom *nt,* epidurales/extradurales Hämatom *nt.*
extradural hemorrhage → extradural bleeding.
extradural space → epidural space.
ex•tra•he•pat•ic cholestasis [ekstrəhɪ-'pætɪk] extrahepatische Cholestase *f.*
extrahepatic jaundice extrahepatischer Ikterus *m.*
ex•tra•in•tes•ti•nal air [ekstraɪn'testənl] *radiol.* freie Luft *f* im Bauchraum.
ex•tra•med•ul•lary hemopoiesis [ekstrə'medəleri:] extramedulläre Blutbildung *f.*
ex•tra•per•i•to•ne•al [ekstrə‚perɪtə'niːəl] *adj* extraperitoneal, Extraperitoneal-.
extraperitoneal fascia Fascia extraperitonealis.

extraperitoneal space Extraperitonealraum *m*, Spatium extraperitoneale.

ex•tra•py•ram•i•dal system/tract [ekstrəpɪ'ræmɪdl] extrapyramidal-motorisches System *n*.

ex•tra•re•nal [ekstrə'riːnl] *adj* extrarenal.

ex•tra•sys•to•le [ekstrə'sɪstəlɪ] *n card.* vorzeitige Herz(muskel)kontraktion *f*, Extrasystole *f*.

ex•tra•u•ter•ine [ekstrə'juːtərɪn] *adj* extrauterin.

extrauterine pregnancy Extrauterinschwangerschaft *f*, -gravidität *f*, ektopische Schwangerschaft *f*, Graviditas extrauterina.

ex•trav•a•sate [ɪk'strævəseɪt] *n* Extravasat *nt*.

ex•trav•a•sa•tion [ɪkˌstrævə'seɪʃn] *n* 1. Extravasation *f*. 2. Extravasat *nt*.

ex•tra•vas•cu•lar [ekstrə'væskjələr] *adj* extravasal.

ex•tra•ven•tric•u•lar [ˌekstrəven'trɪkjələr] *adj* extraventrikulär.

ex•tra•ver•sion [ekstrə'vɜrʒn] *n* → extroversion.

ex•tra•vert ['ekstrəvɜrt] *adj, vt* → extrovert.

ex•trem•i•ty [ɪk'stremətɪ] *n* 1. äußeres Ende *nt*, Endstück *nt*, Spitze *f*. 2. Extremität *f*, Gliedmaße *f*, Glied *nt*.

extremity of kidney Nierenpol *m*, Extremitas renis.

extremity of ovary Eierstockpol *m*, Extremitas ovarii.

extremity of testis Hodenpol *m*, Extremitas testis.

extremity fracture Extremitätenfraktur *f*.

extremity injury Extremitätenverletzung *f*.

extremity paralysis *neuro.* Extremitätenlähmung *f*, -parese *f*.

ex•trin•sic [ɪk'strɪnsɪk] *adj* äußerlich, exogen, extrinsisch, extrinsic.

extrinsic alveolitis exogen-allergische Alveolitis *f*, Hypersensitivitätspneumonitis *f*.

extrinsic asthma Extrinsic-Asthma *nt*, exogen-allergisches Asthma (bronchiale) *nt*.

extrinsic factor Cobalamin *nt*, Vitamin B_{12} *nt*.

extrinsic reflex Fremdreflex *m*.

ex•tro•ver•sion [ekstrəʊ'vɜrʒn] *n* 1. *ortho.* Auswärtsdrehung *f*, -wendung *f*, Extraversion *f*, Extraversion *f*. 2. *psychia.* Extraversion *f*, Extroversion *f*.

ex•tro•vert ['ekstrəʊvɜrt] **I** *adj* 1. *ortho.* extra-, extrovertiert. 2. *psychia.* offen, extra-, extrovertiert. **II** *vt* 3. *ortho.* extra-, extrovertieren. 4. *psychia.* extra-, extrovertieren.

ex•tu•bate [ek'st(j)uːbeɪt] *vt* extubieren.

ex•tu•ba•tion [ˌekst(j)ə'beɪʃn] *n* Tubusentfernung *f*, Extubieren *nt*, Extubation *f*.

ex•u•date ['eksjʊdeɪt] *n patho.* Exsudat *nt*, Ausschwitzung *f*.

ex•u•da•tion [eksjʊ'deɪʃn] *n* 1. → exudate. 2. *patho.* Ausschwitzung *f*, Ausschwitzen *nt*, Exsudation *f*.

ex•u•da•tive ascites [ɪg'zuːdətɪv] exsudativer Aszites *m*, Aszites *m* durch Exsudat.

exudative enteropathy exsudative Enteropathie *f*.

exudative inflammation exsudative Entzündung *f*.

exudative pleurisy/pleuritis exsudative Rippenfellentzündung *f*, Pleuritis exsudativa.

exudative retinitis/retinopathy *ophthal.* Coats-Syndrom *nt*, Retinitis exsudativa.

eye [aɪ] *n* 1. Auge *nt*; *anat.* Oculus *nt*. 2. (Nadel-)Öhr *nt*, Öse *f*.

eye•ball ['aɪbɔːl] *n* Augapfel *m*, Bulbus *m* (oculi).

eyeball compression reflex → eyeball-heart reflex.

eyeball-heart reflex okulokardialer Reflex *m*, Bulbusdruckreflex *m*, Aschner-Dagnini-Bulbusdruckversuch *m*.

eye bank Augenbank *f*.

eye•brow ['aɪbraʊ] *n* 1. (Augen-)Braue *f*, Supercilium *nt*. 2. Augenbrauenhaare *pl*, Supercilia *pl*.

eye chart *ophthal.* Seh(proben)tafel *f*.

eye drops Augentropfen *pl*.

eye•ground ['aɪgraʊnd] *n* Augenhintergrund *m*, Fundus *m* (oculi).

eye•lash ['aɪlæʃ] *n* (Augen-)Wimper *f*, Cilium *nt*.

eye•lid ['aɪlɪd] *n* (Augen-)Lid *nt*, Palpebra *f*.

eyelid closure reflex Korneal-, Blinzel-, Lidreflex *m*.

eye muscles *pl* (äußere) Augenmuskeln *pl*, Musculi bulbi.

eye-muscle paralysis Augenmuskellähmung *f*, -parese *f*.

eye patch Augenklappe *f*.

eye•piece ['aɪpiːs] *n* Okular *nt*.

eye•pit ['aɪpɪt] *n anat.* Augenhöhle *f*, Orbita *f*, Cavitas orbitale.

eye reflex Fundusreflex *m*.

eye•sight ['aɪsaɪt] *n* Sehkraft *f*, -vermögen *nt*, Visus naturalis. **have good/poor eyesight** gute/schwache Augen haben. **loose one's eyesight** das Augenlicht verlieren, erblinden.

eyesight test Sehtest *m*, Seh(schärfen)prüfung *f*; Augenuntersuchung *f*.

eye socket → eyepit.

eye speculum *ophthal.* Lidhalter *m*, Blepharostat *m*.

eye•wash ['aɪwɒʃ] *n pharm.* Augenwasser *nt*, Collyrium *nt*.

F

Faber ['fɑ:bər]: **Faber's anemia** Faber-Anämie f, Chloranämie f.
Fab fragment antigenbindendes Fragment nt, Fab-Fragment nt.
face [feɪs] n **1.** Gesicht nt; anat. Facies f. **2.** Gesichtsausdruck m, Miene f.
face•ache ['feɪseɪk] n Gesichtsschmerz m; Trigeminusneuralgie f.
face mask chir. Mundschutz m.
face presentation gyn. Gesichtslage f.
fac•et articulation ['fæsɪt] Zwischenwirbelgelenk nt, Articulatio intervertebralis.
fac•e•tec•to•my [fæsɪ'tektəmɪ] n neurochir. Facettektomie f.
facet joint → facet articulation.
fa•cial ['feɪʃl] adj fazial, Gesichts-.
facial artery Gesichtsschlagader f, Arteria facialis.
facial burn Gesichtsverbrennung f, Verbrennung im Gesicht.
facial canal Fazialiskanal m, Canalis facialis.
facial cleft embryo. Gesichtsspalte f, Prosoposchisis f.
facial edema Gesichtsödem nt.
facial hemiplegia faziale Hemiplegie f.
facial injury Gesichtsverletzung f.
facial muscles Gesichtsmuskulatur f, mimische Muskulatur f, Musculi faciales.
facial nerve Fazialis m, Nervus facialis.
facial nerve palsy/paralysis → facial paralysis.
facial neuralgia Trigeminusneuralgie f, Neuralgia trigeminalis.
facial pain Gesichtsschmerz m.
facial palsy → facial paralysis.
facial paralysis Fazialisparese f, Gesichtslähmung f, Fazioplegie f, Prosopoplegie f.
central facial paralysis zentrale Fazialislähmung.
peripheral facial paralysis periphere Fazialislähmung.
unilateral facial paralysis Bell-Lähmung, einseitige Fazialislähmung.
facial spasm/tic Bell-Spasmus m, Fazialiskrampf m, Gesichtszucken nt, mimischer Gesichtskrampf m, Tic convulsif/facial.
facial vein Gesichtsvene f, V. facialis.
fa•ci•es ['feɪʃɪi:z] n **1.** anat. Gesicht nt, Facies f. **2.** Gesichtsausdruck m, Miene f.
fa•cil•i•ties [fə'sɪlɪti:z] pl Einrichtung(en pl) f, Anlage(n pl) f.
fa•ci•o•fa•cial anastomosis [feɪʃɪəʊ-'feɪʃl] neurochir. faziofaziale Anastomose f.
fa•ci•o•plas•ty [feɪʃɪəʊ'plæstɪ] n chir. Gesichtsplastik f.
fa•ci•o•ple•gia [feɪʃɪəʊ'pli:dʒ(ɪ)ə] n → facial paralysis.
fa•ci•o•scap•u•lo•hu•mer•al dystrophy [feɪʃɪəʊˌskæpjələʊ'h(j)u:mərəl] Landouzy-Déjérine-Syndrom nt, fazio-skapulohumerale Muskeldystrophie f.
fac•ti•tial dermatitis [fæk'tɪʃl] Dermatitis artefacta.
factitial proctitis/rectitis radiol. Strahlenproktitis f.
fac•tor ['fæktər] n hema., immun. Faktor m.
factor I Fibrogen nt, Faktor I m.
factor I deficiency Fibrinogenmangel m, Hypofibrinogenämie f.
factor II Prothrombin nt, Faktor II m.
factor II deficiency Faktor II-Mangel m, Hypoprothrombinämie f.
factor III Gewebsthromboplastin nt, Faktor III m.
factor V Proaccelerin nt, Acceleratorglobulin nt, Faktor V m.
factor V deficiency Owren-Syndrom nt, Faktor V-Mangel m, Hypoproaccelerinämie f.
factor VI Accelerin nt, Faktor VI m.
factor VII Proconvertin nt, Faktor VII m.
factor VII deficiency Faktor VII-Mangel, Hypoproconvertinämie f.
factor VIII antihämophiles Globulin nt, Antihämophiliefaktor m, Faktor VIII m.
factor VIII-associated antigen Faktor VIII-assoziiertes-Antigen nt, von Willebrand -Faktor m.
factor IX Faktor IX m, Christmas-Faktor m.
factor IX deficiency Hämophilie B f, Christmas-Krankheit f, Faktor IX-Mangel m.
factor X Faktor X m, Stuart-Prower-Faktor m.
factor XI Faktor XI m, Plasmathromboplastinantecedent m.
factor XII Faktor XII m, Hageman-Faktor m.
factor XII deficiency Hageman-Syndrom nt, Faktor XII-Mangel m.
factor XIII Faktor XIII m, fibrinstabilisieren-

der Faktor *m*, Laki-Lorand-Faktor *m*.
fac•ul•ty ['fækəltɪ] *n* **1.** Fähigkeit *f*, Vermögen *nt*. **2.** Begabung *f*, Talent *nt*, Gabe *f*. **3.** (*Universität*) Fakultät *f*. **the medical faculty** die medizinische Fakultät.
fae•cal *adj Brit.* → fecal.
fae•ces *pl Brit.* → feces.
Fahr-Volhard [fær 'fəʊlhɑːrt; faːr 'fɔlhaːrt]: **Fahr-Volhard disease** Fahr-Volhard-Nephrosklerose *f*, maligne Nephrosklerose *f*.
fail [feɪl] *vi* (*Funktion*) abnehmen, schwächer werden; versagen.
fail•ure ['feɪljər] *n* **1.** *patho.* Versagen *nt*, Störung *f*, Insuffizienz *f*. **2.** Versiegen *nt*; Ausbleiben *n*. **3.** *techn.* Störung *f*, Defekt *m*.
failure to thrive *ped.* Gedeihstörung.
faint [feɪnt] **I** *n* Ohnmacht *f*, Ohnmachtsanfall *m*, Synkope *f*. **II** *adj* schwach, matt, kraftlos (*with* vor). **III** *vi* ohnmächtig werden, in Ohnmacht fallen (*with, from* vor).
fal•ci•form cartilage ['fælsɪfɔːrm] (*Kniegelenk*) Innenmeniskus *m*, Meniscus medialis artic. genus.
falciform hymen *gyn.* sichelförmiges Hymen *nt*, Hymen falciformis.
fal•cip•a•rum fever/malaria [fæl-'sɪpərəm] Falciparum-Malaria *f*, Malaria tropica.
fall [fɔːl] **I** *n* **1.** Fall *m*, Sturz *m;* Fallen *nt*. **2.** (*Temperatur*) Fallen *nt*, Sinken *nt*, Abnehmen *nt*, Abfallen *nt*. **II** *vi* **3.** (ab-)fallen; (um-, hin-)fallen; (um-)stürzen. **4.** (*Temperatur*) (ab-)fallen, abnehmen, sinken.
fall down *vi* hin(unter)fallen, herunterfallen; umfallen.
fall over *vi* hin-, umfallen, stürzen.
fall•ing of the womb ['fɔːlɪŋ] *gyn.* Gebärmuttersenkung *f*, Descensus uteri.
fal•lo•pi•an [fə'ləʊpɪən]: **fallopian canal** Fazialiskanal *m*, Canalis facialis.
fallopian neuritis Fazialislähmung *f*, -parese *f*, Fazioplegie *f*.
fallopian pregnancy Eileiterwangerschaft *f*, Tubargravidität *f*, Graviditas tubaria.
fallopian tube Eileiter *m*, Tube *f*, Ovidukt *m*, Salpinx *f*, Tuba uterina.
Fallot [fa'lo]: **Fallot's disease** Fallot-Tetralogie *f*, Fallot IV *m*.
pentalogy of Fallot Fallot-Pentalogie *f*, Fallot V *m*.
Fallot's syndrome/tetrad → Fallot's disease.
trilogy of Fallot Fallot-Trilogie *f*, Fallot III *m*.
false [fɔːls] *adj* falsch; unecht, Pseudo-, Schein-.
false aneurysm falsches Aneurysma *nt*, Aneurysma spurium.
false angina Angina (pectoris) vasomotoria.
false anuria falsche Anurie *f*.
false articulation Pseudo-, Scheingelenk *nt*, Pseudarthrose *f*.
false cast (*Harn*) Pseudozylinder *m*, Zylindroid *nt*.

false crepitus *ortho.* Gelenkreiben *nt*.
false croup falscher Krupp *m*, Pseudokrupp *m*.
false cyanosis Pseudozyanose *f*, falsche Zyanose *f*.
false cyst Pseudozyste *f*, falsche Zyste *f*.
false diverticulum falsches Divertikel *nt*, Diverticulum spurium.
false hematuria Pseudohämaturie *f*, falsche Hämaturie *f*.
false hypertrophy Pseudohypertrophie *f*.
false joint → false articulation.
false knot 1. *chir.* falscher Knoten *m*, Weiberknoten *m*. **2.** *gyn.* falscher Nabelschnurknoten *m*.
false labor *gyn.* Senkwehen *pl*.
false membrane Pseudomembran *f*.
false neck of humerus chirurgischer Humerushals *m*, Collum chirurgicum humeri.
false pains *gyn.* Senkwehen *pl*.
false pregnancy *gyn.* Scheinschwangerschaft *f*, Pseudogravidität *f*.
false teeth (künstliches) Gebiß *nt*.
false twins binovuläre/dissimilare/dizygote/ zweieiige Zwillinge *pl*.
fa•mil•ial [fə'mɪljəl] *adj* familiär, Familien-.
familial ataxia Friedreich-Ataxie *f*, spinale/spinozerebellare Heredoataxie *f*.
familial cancer/carcinoma familiär gehäuft auftretendes Karzinom *nt*.
familial clustering *epidem.* familiäre Häufung *f*.
familial immunity angeborene Immunität *f*.
familial polyposis familiäre Polypose *f*, Polyposis familiaris, Adenomatosis coli.
familial splenic anemia Gaucher-Krankheit *f*, Morbus Gaucher *m*, Zerebrosidlipidose *f*.
familial tremor hereditärer/essentieller Tremor *m*.
fam•i•ly ['fæmǝlɪ] **I** *n* **1.** Familie *f*. **2.** *bio.* Familie *f*. **II** *adj* Familien-.
family ataxia → familial ataxia.
family planning Familienplanung *f*, Geburtenregelung *f*.
family therapy Familientherapie *f*.
Fanconi [fæn'kəʊnɪ]: **Fanconi's anemia** Fanconi-Anämie *f*, konstitutionelle infantile Panmyelopathie *f*.
Fanconi's disease 1. → Fanconi's anemia. **2.** → Fanconi's syndrome 2.
Fanconi's pancytopenia → Fanconi's anemia.
Fanconi's syndrome 1. → Fanconi's anemia. **2.** renalglykosurische Rachitis *f*, Fanconi-Syndrom *nt*. **3.** Debré-de Toni-Fanconi-Syndrom *nt*.
Farber ['fɑːrbər]: **Farber's disease** Farber-Krankheit *f*, disseminierte Lipogranulomatose *f*.
Farber's test *ped.* Farber-Test *m*.
farm•er's lung ['fɑːrmər] Farmerlunge *f*, Drescherkrankheit *f*, Drescherfieber *nt*.
farmer's skin Farmer-, Landmanns-,

Seemannshaut f.
far point [fɑːr] ophthal. Fernpunkt m, Punctum remotum. **far point of convergence** ophthal. Konvergenzfernpunkt.
far sight → farsightedness.
far•sight•ed [fɑːrˈsaɪtɪd] adj weitsichtig, hyperop.
far•sight•ed•ness [fɑːrˈsaɪtɪdnɪs] n Weitsichtigkeit f, Hyperopie f, Hypermetropie f.
far vision Fernsehen nt, Fern-, Weitsicht f.
fas•cia [ˈfæʃ(ɪ)ə] n [S.U. FASCIA]
fas•ci•al closure [ˈfæʃ(ɪ)əl] chir. Faszienverschluß m, -naht f.
fascial hernia Faszienbruch m, -hernie f.
fas•ci•cle [ˈfæsɪkl] n (Faser-)Bündel nt, Strang m, Faszikel m, anat. [S.U. FASCICULUS]
fas•cic•u•lar [fəˈsɪkjələr] adj faszikulär.
fas•cic•u•lat•ed bladder [fəˈsɪkjəleɪtɪd] Balkenblase f.
fas•cic•u•la•tion [fəˌsɪkjəˈleɪʃn] n faszikuläre Zuckungen pl, Faszikulation f.
fas•cic•u•lus [fəˈsɪkjələs] n [S.U. FASCICULUS]
fas•ci•ec•to•my [fæʃɪˈektəmɪ] n ortho. Faszienresektion f, Fasziektomie f.
fas•ci•i•tis [fæʃɪˈaɪtɪs] n Faszienentzündung f, Fasciitis f.
fas•ci•od•e•sis [fæʃɪˈɑdəsɪs] n ortho. Fasziodese f.
fas•ci•o•gen•ic contracture [fæsɪəˈdʒenɪk] ortho. fasziogene Kontraktur f.
fas•ci•o•plas•ty [ˈfæʃɪəplæstɪ] n ortho. Faszienplastik f.
fas•ci•or•rha•phy [fæʃɪˈɔrəfɪ] n ortho. Fasziennaht f, Fasziorrhaphie f.
fas•ci•ot•o•my [fæʃɪˈɑtəmɪ] n ortho. Faszienspaltung f, -schnitt m, Fasziotomie f.
fas•ci•tis [fæˈsaɪtɪs] n → fasciitis.
fast [fæst, fɑːst] I n Fasten nt. II adj **1.** fest; befestigt, sicher. **make fast** festmachen, befestigen. **a fast grip** ein fester Griff. **2.** widerstandsfähig, beständig (to gegen). III vi fasten. **fast asleep** fest od. tief schlafen.
fas•tig•i•um [fæsˈtɪdʒɪəm] n (Fieber, Krankheitsverlauf) Gipfel m, Höhepunkt m, Fastigium nt.
fast•ing [ˈfæstɪŋ] I n Fasten nt. II adj fastend, Fast-.
fasting cure Fasten-, Hungerkur f.
fasting hypoglycemia Fastenhypoglykämie f.
fast sleep fester od. tiefer Schlaf m.
fast wave sleep REM-Schlaf m, Traumschlaf m, paradoxer/desynchronisierter Schlaf m.
fat [fæt] I n **1.** Fett nt, Lipid nt. **2.** Fettgewebe nt. **3.** → fatness. II adj **4.** dick, beleibt, fett, korpulent, adipös. **5.** fett, fettig, fetthaltig.
fa•tal [ˈfeɪtl] I n tödlicher Unfall m. II adj tödlich, fatal, letal.
fatal disease tödlich verlaufende Erkrankung f.
fatal dose tödliche/letale Dosis f, Dosis letalis.
fa•tal•i•ty [feɪˈtælətɪ] n **1.** (Krankheit) tödlicher Verlauf m; tödlicher Unfall m. **2.** (Todes-)Opfer nt.
fatality rate Sterbe-, Sterblichkeitsziffer f, -rate f, Mortalität f.
fat body anat. Fettkörper m, Corpus adiposum. **fat body of cheek** Wangenfettpropf m, Bichat-Fettpropf m, Corpus adiposum buccae.
fat cell Fettzelle f, Adipo-, Lipozyt m.
fat deposition Fetteinlagerung f.
fat digestion Fettverdauung f, -digestion f.
fat embolism Fettembolie f.
fat heart 1. Fettherz nt, Cor adiposum. **2.** Herzmuskelverfettung f.
fa•ther [ˈfɑːðər] I n Vater m. II adj Vater-. III vt ein Kind zeugen.
father-in-law Schwiegervater m.
fat•i•ga•bil•i•ty [ˌfætɪɡəˈbɪlətɪ] n patho. leichte/schnelle Ermüdbarkeit f.
fa•tigue [fəˈtiːɡ] I n **1.** Ermüdung f; Ermattung f, Erschöpfung f. **2.** Überanstrengung f, -müdung f. II vt ermüden; erschöpfen. III vi ermüden.
fatigue fracture Ermüdungsfraktur f, Streßfraktur f.
fat malabsorption Fettmalabsorption f.
fat marrow gelbes Knochenmark nt, Fettmark nt.
fat metabolism Fettstoffwechsel m, -metabolismus m.
fat necrosis Fett(gewebs)nekrose f.
fat•ness [ˈfætnɪs] n Fettleibigkeit f, Fettsucht f, Adipositas f.
fat pad Fettpolster nt, -pfropf m. **buccal fat pad** Wangenfettpfropf, Bichat-Fettpfropf, Corpus adiposum buccae.
fat-soluble vitamin fettlösliches Vitamin nt.
fat-storing cell (Leber) Fettspeicherzelle f.
fat tissue Fettgewebe nt.
fat tissue necrosis Fettgewebsnekrose f.
fat•ty [ˈfætɪ] adj **1.** fett, fetthaltig, adipös, Fett-. **2.** fett, fettleibig, adipös, Fett-.
fatty acid Fettsäure f.
fatty ascites fettiger/adipöser Aszites m.
fatty body → fat body.
fatty cardiopathy patho. fettige/verfettende Kardiopathie f.
fatty cast (Harn) Fettkörnchenzylinder m.
fatty diarrhea Fettdurchfall m, Steatorrhö f.
fatty hepatitis patho. Fettleberhepatitis f.
fatty liver Fettleber m, Hepar adiposum.
fatty marrow → fat marrow.
fatty stool Fettstuhl m.
fau•ces [ˈfɔːsiːz] n anat. **1.** Schlund m, Fauces f. **2.** Rachen m, Pharynx m.
fau•cial cavity [ˈfɔːʃl] Schlund-, Rachenhöhle f, Cavitas pharyngis.
faucial tonsil Gaumenmandel f, Tonsilla palatina.
fau•ci•tis [fɔːˈsaɪtɪs] n HNO Faucitis f.
fa•vid [ˈfɑːvɪd] n derm. Favid nt.
fa•vus [ˈfeɪvəs] n derm. Erb-, Kopfgrind m, Favus m, Tinea favosa.

feb•ri•cant ['febrɪkənt] *n, adj* → febrifacient.

feb•ri•cide ['febrɪsaɪd] **I** *n* Antipyretikum *nt*. **II** *adj* fiebersenkend, antipyretisch.

feb•ri•fa•cient [febrɪ'feɪʃənt] **I** *n* fiebererzeugendes Mittel *nt*, Pyretikum *nt*, Pyrogen *nt*. **II** *adj* fiebererzeugend, pyrogen, pyretisch.

fe•brif•u•gal [fɪ'brɪf(j)əgəl] *adj* fiebersenkend, antipyretisch.

feb•ri•fuge ['febrɪfjuːdʒ] **I** *n* Antipyretikum *nt*. **II** *adj* → febrifugal.

feb•rile ['febrɪl] *adj* fieberhaft, febril, Fieber-.

febrile albuminuria Fieberproteinurie *f,* febrile Albuminurie/Proteinurie *f.*

febrile convulsion Fieberkrampf *m.*

febrile crisis Fieberkrise *f.*

febrile delirium Fieberdelir *nt.*

febrile proteinuria → febrile albuminuria.

febrile urine Fieberurin *m.*

fe•cal ['fiːkl] *adj* kotig, fäkal, Fäkal-, Kot-, Stuhl-.

fecal abscess Kot-, Fäkalabszeß *m.*

fecal fistula Kotfistel *f.*

fecal flora Stuhlflora *f.*

fecal impaction Koteinklemmung *f.*

fecal incontinence Stuhl-, Darminkontinenz.

fe•ca•lith ['fiːkəlɪθ] *n* Kotstein *m,* Koprolith *m.*

fe•ca•lo•ma [fiːkə'ləʊmə] *n* Kotgeschwulst *f,* Fäkalom *nt,* Koprom *nt.*

fecal peritonitis kotige/fäkulente Peritonitis *f.*

fecal softener Stuhlerweichungsmittel *nt,* Laxans *nt.*

fecal tumor → fecaloma.

fe•ca•lu•ria [fiːkə'l(j)ʊərɪə] *n* Fäkalurie *f.*

fecal vomiting Koterbrechen *nt,* Kopremesis *f.*

fe•ces ['fiːsiːz] *pl* Stuhl *m,* Kot *m,* Fäzes *pl,* Fäkalien *pl.*

fec•u•lent vomiting ['fekjələnt] fäkulentes Erbrechen *nt.*

fee•ble ['fiːbl] *adj* schwach, matt.

feed [fiːd] **I** *n (Säugling)* Füttern *nt,* Mahlzeit *f; inf.* Essen *nt.* **II** *vt* **1.** *(Kinder, Kranke)* füttern *(on, with* mit). **feed o.s.** *(Kind, Patient)* alleine *od.* ohne Hilfe essen (können). **feed at the breast** stillen. **feed by force** zwangsernähren. **2.** *(Familie)* ernähren, unterhalten.

feed•ing ['fiːdɪŋ] *n* Füttern *nt,* (Er-)Nähren *nt,* Ernährung *f,* Mahlzeit *f.*

feeding catheter Ernährungs-, Nahrungskatheter *m.*

feeding cup Schnabeltasse *f.*

feel [fiːl] **I** *n* **1.** Gefühl *nt.* **2.** Gefühl *nt,* Empfindung *f,* Eindruck *m.* **II** *vt* **3.** anfassen, (be-, an-)fühlen. **4.** fühlen, (ver-)spüren, wahrnehmen. **III** *vi* **5.** fühlen. **6.** s. fühlen, s. befinden, sein. **7.** s. anfühlen.

feel•ing ['fiːlɪŋ] *n* **1.** Gefühl *nt,* Gefühlssinn *m.* **2.** (Gefühls-)Eindruck *m.* **3.** Empfindung *f,* Einstellung *f,* Ansicht *f.*

Feer [feːr]: **Feer's disease** Feer-Krankheit *f,* Swift-Syndrom *nt,* Akrodynie *f.*

feet [fiːt] *pl* → foot.

fel•on ['felən] *n* eitrige Fingerspitzenerkrankung *f;* tiefes Fingerpanaritium *nt.*

felt•work ['feltwɜːk] *n histol.* filzartiges Geflecht *nt.*

Felty ['feltɪ]: **Felty's syndrome** Felty-Syndrom *nt,* Erwachsenenform *f* des Still-Syndroms.

fe•male ['fiːmeɪl] **I** *n* Frau *f;* Mädchen *nt.* **II** *adj* **1.** weiblich. **2.** weiblich, Frauen-.

female circumcision 1. weibliche Beschneidung *f,* Klitoridektomie *f,* Klitorisektomie *f.* **2.** Infibulation *f.*

female genitalia weibliche Geschlechtsorgane *pl,* Organa genitalia feminina.

female pudendum (weibliche) Scham *f,* Vulva *f,* Pudendum *nt.*

female sterility weibliche Sterilität *f.*

fem•i•nine ['femənɪn] *adj* **1.** weiblich, Frauen-. **2.** feminin.

fem•i•nin•i•ty [femə'nɪnətɪ] *n* **1.** Weiblichkeit *f.* **2.** Fraulichkeit *f.*

fem•i•ni•za•tion [ˌfemənaɪ'zeɪʃn] *n patho.* Verweiblichung *f,* Feminisierung *f.*

fem•i•niz•ing testis syndrome ['femənaɪzɪŋ] Goldberg-Maxwell-Morris-Syndrom *nt,* testikuläre Feminisierung *f.*

fem•o•ral ['femərəl] *adj* femoral, Femur-, Oberschenkel(knochen)-.

femoral artery Oberschenkelschlagader *f,* Arteria femoralis. **deep femoral artery** tiefe Oberschenkelarterie, Arteria profunda femoris.

femoral articulation Hüftgelenk *nt,* Articulatio coxae/iliofemoralis.

femoral bone → femur 1.

femoral epiphysis Femurepiphyse *f.*

femoral fascia Oberschenkelfaszie *f,* Fascia lata.

femoral fracture Oberschenkelbruch *m,* Femurfraktur *f.*

distal femoral fracture distale Femurfraktur.

intercondylar femoral fracture interkondyläre Femurfraktur.

intertrochanteric femoral fracture intertrochantäreFemurfraktur.

intracondylar femoral fracture intrakondyläre Femurfraktur.

percondylar femoral fracture perkondyläre Femurfraktur.

pertrochanteric femoral fracture pertrochantäreFemurfraktur.

proximal femoral fracture proximale/hüftgelenksnahe Femurfraktur.

subtrochanteric femoral fracture subtrochantäre Fremurfraktur.

supracondylar femoral fracture suprakondyläre Femurfraktur.

unicondylar femoral fracture monokondyläre Femurfraktur.

femoral head Femurkopf *m,* Caput femoris.

femoral head prosthesis *ortho.* Hüft-

femoral hernia 146

kopfprothese f.
femoral hernia chir. Schenkelhernie f, Merozele f.
femoral joint → femoral articulation.
femoral neck (Ober-)Schenkelhals m, Collum femoris.
femoral neck fracture Schenkelhals-, Femurhalsfraktur f.
lateral femoral neck fracture laterale Schenkelhalsfraktur.
medial femoral neck fracture mediale/subkapitale Schenkelhalsfraktur.
midcervical femoral neck fracture intermediäre Schenkelhalsfraktur.
subcapital femoral neck fracture → medial femoral neck fracture.
femoral nerve Femoralis m, Nervus femoralis.
femoral pulse Femoralispuls m.
femoral reflex Femoralisreflex m, Remak-Zeichen nt.
femoral shaft (Ober-)Schenkel-, Femurschaft m.
femoral shaft fracture Oberschenkelschaft-, Femurschaftfraktur f.
femoral trigone Schenkeldreieck nt, Scarpa-Dreieck nt, Trigonum femorale.
femoral vein Oberschenkelvene f, V. femoralis.
deep femoral vein tiefe Oberschenkelvene, V. profunda femoris.
fem•o•ro•pop•lit•e•al bypass [ˌfemərəpɑpˈlɪtɪəl] *HTG* femoropoplitealer Bypass m.
fe•mur [ˈfiːmər] n 1. Oberschenkelknochen m, Femur nt, Os femoris. 2. Oberschenkel m.
fen•es•tra•tion [fenəˈstreɪʃn] n 1. chir. Fensterung f, Fenestration f. 2. patho. Fenster nt; Defekt m.
Ferguson [ˈfɜrgəsən]: **Ferguson's method** ortho. (*Skoliose*) Ferguson-Methode f.
Ferguson's operation urol. Ferguson-Operation f.
Fergusson [ˈfɜrgəsən]: **Fergusson's speculum** gyn. Scheidenspekulum nt nach Fergusson.
fern•ing [ˈfɜrnɪŋ] n gyn. Farnkrautphänomen nt, Arborisationsphänomen nt.
fern phenomenon [fɜrn] → ferning.
fern test gyn. Farnkrautphänomen nt, Farntest m.
fer•ro•ther•a•py [feroʊˈθerəpɪ] n Eisentherapie f.
fer•tile [ˈfɜrtl; *Brit.* -taɪl] adj fruchtbar, zeugungs-, fortpflanzungsfähig, fertil.
fer•til•i•ty [fɜrˈtɪlətɪ] n Fruchtbarkeit f, Fertilität f.
fes•ter [ˈfestər] I n 1. Geschwür nt, Ulkus nt. 2. eiternde Wunde f. II vi 3. eitern. 4. verwesen, verfaulen.
fe•tal [ˈfiːtl] adj fötal, fetal, Feto-, Fetus-.
fetal alcohol syndrome Alkoholembryopathie(syndrom nt) f.
fetal asphyxia fetale Asphyxie f.
fetal bradycardia fetale Bradykardie f.
fetal circulation kindlicher/fetaler Kreislauf m.
fetal death intrauteriner Fruchttod m; Todgeburt f.
fetal erythroblastosis fetale Erythroblastose f, Morbus haemolyticus neonatorum.
fetal fracture kongenitale Fraktur f, intrauterin erworbene Fraktur f.
fetal hemoglobin fetales Hämoglobin nt.
fetal life Fötal-, Fetalperiode f.
fetal membranes embryo. Eihäute pl.
fetal movements gyn. Kindsbewegungen pl.
fetal period Fötal-, Fetalperiode f.
fetal placenta fötale Plazenta f, kindlicher Teil m der.
fetal rhythm card. Pendel-Rhythmus m, Tick-Tack-Rhythmus m, Embryokardie f.
fetal tachycardia fetale Tachykardie f.
fe•ti•cide [ˈfiːtəsaɪd] I n Fetusschädigung f, Fetizid m. II adj fetusschädigend, fetizid.
fet•id [ˈfetɪd] adj übelriechend, stinkend, fetid, fötid.
fe•to•gen•e•sis [fiːtoʊˈdʒenəsɪs] n Föto-, Fetogenese f.
fe•to•ma•ter•nal hemorrhage/transfusion [ˌfiːtoʊməˈtɜrnl] gyn. fetomaternale Transfusion f.
fe•tom•e•try [fiːˈtɑmətrɪ] n gyn. Fetometrie f.
fe•top•a•thy [fiːˈtɑpəθɪ] n 1. Embryopathie f. 2. Fetopathie f.
fe•to•pla•cen•tal [ˌfiːtoʊpləˈsentl] adj fetoplazentar.
α-**fe•to•pro•tein** [fiːtoʊˈproʊtiːn] n alpha₁-Fetoprotein nt.
fe•tos•co•py [fɪˈtɑskəpɪ] n Fetoskopie f.
fe•tus [ˈfiːtəs] n Foetus m, Fetus m, Fet m.
fe•ver [ˈfiːvər] n 1. Fieber nt, Pyrexie f. 2. fieberhafte Erkrankung f, Fieber nt.
fever blister(s) Fieberbläschen nt, Herpes simplex der Lippen, Herpes febrilis/labialis.
fe•ver•ish [ˈfiːvərɪʃ] adj 1. fieb(e)rig, febril, Fieber-. 2. fiebererzeugend.
fi•ber [ˈfaɪbər] n 1. anat. Faser f. 2. Ballaststoffe pl.
fiber bundle Faserbündel nt.
fi•ber•glass cast [ˈfaɪbərglæs] ortho. Fiberglasverband m, Kunststoffgips m.
fi•ber•op•tic endoscope [faɪbərˈɑptɪk] → fiberscope.
fi•ber•op•tics [faɪbərˈɑptɪks] pl (Glas-)Faser-, Fiberoptik f.
fi•ber•scope [ˈfaɪbərskoʊp] n Fibroskop nt, Faser-, Fiberendoskop nt.
fi•bril [ˈfaɪbrəl] n Fibrille f, Filament nt, Filamentbündel nt.
fi•bril•lary contraction [ˈfaɪbrɪleriː] fibrilläre/faszikuläre Kontraktion f.
fi•bril•late [ˈfaɪbrɪleɪt] patho. zucken, flimmern, fibrillieren.
fi•bril•la•tion [faɪbrɪˈleɪʃn] n 1. patho. Faserbildung f, Auffaserung f. 2. patho. Fibrillieren nt, Fibrillation f. 3. card. Flimmern nt.
fi•brin [ˈfaɪbrɪn] n Fibrin nt.

fibrin calculus Fibrinstein *m*.
fibrin coagulum Fibringerinnsel *nt*.
fi•bri•ne•mia [faɪbrə'niːmɪə] *n* Fibrinämie *f*.
fi•brin•o•gen [faɪ'brɪnədʒən] *n* Fibrinogen *nt*, Faktor I *m*.
fibrinogen deficiency Fibrinogenmangel *m*, Hypofibrinogenämie *f*.
fibrinogen degradation products → fibrinolytic split products.
fi•brin•o•ge•ne•mia [faɪˌbrɪnədʒə'niːmɪə] *n* Fibrinogenämie *f*.
fi•brin•o•gen•o•pe•nia [faɪˌbrɪnəˌdʒenə'piːnɪə] *n* Fibrinogenmangel *m*, Fibrinopenie *f*.
fi•brin•oid ['faɪbrɪnɔɪd] **I** *n* Fibrinoid *nt*. **II** *adj* fibrinähnlich, -artig, fibrinoid.
fi•bri•nol•y•sin [faɪbrə'nɑləsɪn] *n* Fibrinolysin *nt*, Plasmin *nt*.
fi•bri•nol•y•sis [faɪbrə'nɑləsɪs] *n* Fibrinspaltung *f*, Fibrinolyse *f*.
fi•bri•no•lyt•ic split products [ˌfaɪbrɪnə-'lɪtɪk] Fibrinogen-, Fibrinspaltprodukte *pl*.
fi•brin•ous ['faɪbrɪnəs] *adj* fibrinartig, fibrinös, Fibrin-.
fibrinous bronchitis kruppöse/membranöse/pseudomembranöse Bronchitis *f*.
fibrinous cast (*Harn*) fibrinöser Zylinder *m*.
fibrinous cystitis fibrinöse Blasenentzündung/Zystitis *f*.
fibrinous inflammation fibrinöse Entzündung *f*.
fibrinous pericarditis fibrinöse Perikardentzündung/Perikarditis *f*.
fibrinous peritonitis fibrinöse Peritonitis *f*.
fibrinous pleurisy/pleuritis fibrinöse Rippenfellentzündung/Pleuritis *f*.
fibrinous polyp *gyn*. fibrinöser Polyp *m*.
fibrin stabilizing factor Faktor XIII *m*, fibrinstabilisierender Faktor *m*, Laki-Lorand-Faktor *m*.
fibrin thrombus Fibrinthrombus *m*.
fi•bro•ad•e•no•ma [faɪbræədə'nəʊmə] *n patho*. Fibroadenom *nt*, Adenofibrom *nt*.
fi•bro•blast ['faɪbrəblæst] *n* juvenile Bindegewebszelle *f*, Fibroblast *m*.
fi•bro•blas•tic interferon [faɪbrə'blæstɪk] β-Interferon *nt*.
fi•bro•car•ti•lage [faɪbrə'kɑːrtlɪdʒ] *n* Faserknorpel *m*, Cartilago fibrosa/collagenosa.
fi•bro•cyst ['faɪbrəsɪst] *n patho*. zystisches Fibrom *nt*, Fibrozystom *nt*.
fi•bro•cys•tic disease of the breast [faɪbrə'sɪstɪk] *gyn*. zystische/fibrös-zystische Mastopathie *f*, Mammadysplasie *f*, Zystenmamma.
fibrocystic disease of the pancreas Mukoviszidose *f*, zystische (Pankreas-)Fibrose *f*.
fi•bro•cyte ['faɪbrəsaɪt] *n* Bindegewebszelle *f*, Fibrozyt *m*.
fi•bro•my•o•ma [ˌfaɪbrəmaɪ'əʊmə] *n patho*. Fibromyom(a) *nt*.
fi•bro•my•o•mec•to•my [faɪbrəˌmaɪə-'mektəmɪ] *n chir*. Fibromyomektomie *f*.

fi•brose ['faɪbrəʊs] **I** *adj* → fibrous. **II** *vt* fibrosieren.
fi•bros•ing alveolitis ['faɪbrəʊsɪŋ] idiopathische Lungenfibrose *f*, fibrosierende Alveolitis *f*.
fi•bro•sis [faɪ'brəʊsɪs] *n patho*. Fibrose *f*.
fi•bro•si•tis [faɪbrə'saɪtɪs] *n* Weichteilrheumatismus *m*, Fibrositis-Syndrom *nt*.
fi•brot•ic [faɪ'brɑtɪk] *adj* fibrotisch.
fi•brous ['faɪbrəs] *adj* faserig, fibrös, Faser-.
fibrous ankylosis fibröse Gelenkversteifung/Ankylose *f*.
fibrous capsule fibröse Kapsel *f*.
fibrous cartilage → fibrocartilage.
fibrous cavernitis Peyronie-Krankheit *f*, Penisfibromatose *f*, Induratio penis plastica.
fibrous dysplasia fibröse Dysplasie *f*, Fibrodysplasie *f*. **fibrous dysplasia of bone** Jaffé-Lichtenstein-Krankheit *f*, fibröse (Knochen-)Dysplasie.
fibrous goiter fibröse Struma *f*, Struma fibrosa.
fibrous pericarditis fibrinöse Perikardentzündung/Perikarditis *f*.
fibrous skeleton of heart Herzskelett *nt*.
fib•u•la ['fɪbjələ] *n* Wadenbein *nt*, Fibula *f*.
fib•u•lar ['fɪbjələr] *adj* fibular, Wadenbein-, Fibula-.
fibular artery Wadenbeinschlagader *f*, Fibularis *f*, Arteria fibularis.
fibular bone → fibula.
fibula fracture *ortho*. Wadenbeinbruch *m*, -fraktur *f*, Fibulafraktur *f*.
fibular malleolus Außenknöchel *m*, Malleolus lateralis.
Fiedler ['fiːdlər]: **Fiedler's myocarditis** idiopathische Myokarditis *f*, Fiedler-Myokarditis *f*.
field [fiːld] *n* **1.** (*a. anat.*) Feld *nt*, Gebiet *nt*, Bereich *m*. **2.** *psycho*. (Um-)Feld *nt*.
field block *anes*. Feldblock *m*.
field block anesthesia *anes*. Feldblock *m*.
field blocking → field block.
field hospital Feldlazarett *nt*.
fifth finger [fɪfθ] Kleinfinger *m*, Digitus minimus/quintus.
fig•u•rate erythema ['fɪgjərɪt] *derm*. Erythema gyratum/figuratum.
figurate psoriasis *derm*. Psoriasis figurata.
fig•ure ['fɪgjər] *n* **1.** Zahl *f*, Ziffer *f*; Betrag *m*, Summe *f*. **2.** Figur *f*, Form *f*, Gestalt *f*. **3.** Figur *f*, Diagramm *nt*, Zeichnung *f*.
figure-of-eight bandage *ortho*. Achter-(gang)verband *m*, Fächerverband *m*, Schildkrötenverband *m*.
figure-of-eight suture *chir*. 8er-Naht *f*, Achternaht *f*.
fig wart [fɪg] Feig-, Feuchtwarze *f*, spitzes Kondylom *nt*, Condyloma acuminatum.
fil•a•ment ['fɪləmənt] *n* **1.** Faser *f*; (*a. techn.*) (dünner) Faden *m*, feiner Draht *m*. **2.** *anat*. Filament *nt*.
fi•lar•ia [fɪ'leərɪə] *n micro*. Filarie *f*.
fil•a•ri•a•sis [fɪlə'raɪəsɪs] *n* Filarieninfektion *f*, Filariose *f*, Filariasis *f*.

fil•i•al ['fɪlɪəl] *adj genet.* Filial-.
fil•i•form bougie ['fɪləfɔːrm] Filiformbougie *m,* Gleitsonde *f.*
filiform papillae fadenförmige Papillen *pl,* Papillae filiformis.
filiform pulse fadenförmiger/dünner Puls *m.*
fill•ing ['fɪlɪŋ] *n* **1.** Füllung *f,* Füllmasse *f.* **2.** *dent.* (Zahn-)Füllung *f,* (-)Plombe *f.*
filling defect *radiol.* Füllungsdefekt *m.*
filling pressure Füllungsdruck *m.* **mean filling pressure** mittlerer Füllungsdruck, statischer Blutdruck.
film [fɪlm] *n* **1.** Film *m,* Membran(e) *f,* Häutchen *nt.* **2.** Schleier *m;* (*Auge*) Trübung *f.* **3.** Film *m,* Überzug *m,* Schicht *f,* Häutchen *nt,* Belag *m.* **4.** *photo.* Film *m.*
film badge *radiol.* Strahlenschutzplakette *f.*
film contrast *radiol.* Filmkontrast *m.*
film oxygenator Filmoxygenator *m.*
filmy ['fɪlmɪ] *adj* (*Auge*) trüb, verschleiert.
fil•ter ['fɪltər] **I** *n* Filter *m/nt.* **II** *vt* filtern, filtrieren. **III** *vi* durchsickern (*through* durch); (*Licht*) durchscheinen, -schimmern (*through* durch).
fil•trate ['fɪltreɪt] **I** *n* Filtrat *nt.* **II** *vt* (ab-)filtern, filtrieren.
fil•tra•tion [fɪl'treɪʃn] *n* Filtration *f,* Filtrierung *f,* Filtrieren *nt.*
filtration angle Iridokorneal-, Kammerwinkel *m,* Angulus iridocornealis.
fim•bria ['fɪmbrɪə] *n anat.* Franse *f,* Fimbrie *f.* **fimbriae of uterine tube** Tubenfimbrien *pl,* Fimbriae tubae.
fim•bri•ec•to•my [fɪmbrɪ'ektəmɪ] *n gyn.* Fimbrienentfernung *f,* Fimbriektomie *f.*
fim•bri•ol•y•sis [fɪmbrɪ'ɒləsɪs] *n gyn.* Fimbrienlösung *f,* Fimbriolyse *f.*
fim•bri•o•plas•ty ['fɪmbrɪəplæstɪ] *n gyn.* Fimbrienplastik *f.*
find•ing ['faɪndɪŋ] *n* (*a.* **findings** *pl*) Befund *m;* Beobachtung *f;* Feststellung(en *pl*) *f.*
fine [faɪn] *adj* fein; dünn, zart, zierlich; rein, pur.
fine-needle biopsy Feinnadelbiopsie *f.*
fine tremor feinschlägiger Tremor *m.*
fin•ger ['fɪŋgər] **I** *n* **1.** Finger *m.* **2.** (Uhr-)Zeiger *m.* **3.** (*Handschuh*) Fingerling *m.* **II** *vt* befühlen, betasten, (be-)fingern, anfassen, herumfingern (*an*).
finger amputation Fingeramputation *f.*
finger cellulitis → felon.
fin•ger•nail ['fɪŋgərneɪl] *n* (Finger-)Nagel *m.*
finger-nose test *neuro.* Finger-Nase-Versuch *m.*
finger percussion Finger-Finger-Perkussion *f.*
finger pulp Fingerkuppe *f,* -beere *f.*
fin•ger•tip ['fɪŋgərtɪp] *n* Fingerspitze *f.*
finger-to-finger test *neuro.* Finger-Finger-Versuch *m.*
fire ['faɪər] *n* **1.** Feuer *nt,* Flamme *f.* **2.** *derm.* Wundrose *f,* Rose *f,* Erysipel.
first aid [fɜrst] Erste Hilfe *f.*
first degree burn Verbrennung *f* 1. Grades.

first nerves Riechfäden *pl,* Fila olfactoria, Nervi olfactorii.
first sound erster Herzton *m,* I. Herzton *m.*
first stage (of labor) *gyn.* Eröffnungsphase *f,* -periode *f.*
fish skin [fɪʃ] **1.** Fischschuppenkrankheit *f,* Ichthyosis vulgaris. **2.** Saurier-, Alligatorhaut *f,* Sauriasis *f.*
fish•mouth mitral stenosis [fɪʃmauθ] *card.* (*Mitralis*) Knopflochstenose *f,* Fischmaulstenose *f.*
fish tapeworm *micro.* (breiter) Fischbandwurm *m,* Diphyllobothrium latum, Bothriocephalus latus.
fis•sure ['fɪʃər] **I** *n* **1.** Spalt(e *f*) *m,* Ritze *f,* Riß *m.* **2.** *anat.* Spalt(e *f*) *m,* Furche *f,* Rinne *f,* Fissur *f.* **3.** Fissur *f,* (Knochen-)Riß *m;* (*Haut*) Schrunde *f,* Rhagade *f.* **II** *vt* spalten. **III** *vi* s. spalten, rissig werden, aufspringen.
fis•su•rec•to•my [fɪʃə'rektəmɪ] *n chir.* Fissurektomie *f.*
fis•sured ['fɪʃərd] *adj* **1.** gespalten, eingerissen, rissig. **2.** (*Haut*) (auf-)gesprungen, schrundig, rissig.
fissured fracture Haarbruch *m,* Knochenfissur *f.*
fist [fɪst] *n* Faust *f.*
fis•tu•la ['fɪstjələ] *n* **1.** *patho.* Fistel *f.* **2.** *chir.* Fistel *f;* Shunt *m.*
fistula knife *chir.* Fistelmesser *nt,* Syringotom *nt.*
fis•tu•lar ['fɪstjələr] *adj* → fistulous.
fis•tu•la•tion [fɪstjə'leɪʃn] *n* → fistulization.
fis•tu•lec•to•my [fɪstjə'lektəmɪ] *n chir.* Fistelgangsexzision *f,* Fistulektomie *f.*
fis•tu•li•za•tion [fɪstjəlɪ'zeɪʃn] *n* **1.** *patho.* Fistelbildung *f.* **2.** *chir.* Fistelung *f.*
fis•tu•lot•o•my [fɪstjə'lɒtəmɪ] *n chir.* Fistelspaltung *f,* Fistulotomie *f.*
fis•tu•lous ['fɪstjələs] *adj* fistelartig, Fistel-.
fistulous tract Fistelgang *m.*
fit¹ [fɪt] **I** *n* Sitz *m,* Paßform *f.* **a good/bad fit** es paßt gut/nicht gut. **II** *adj* **1.** passend, geeignet; (*Zeitpunkt*) günstig. **fit to drink** trinkbar. **fit to eat** eß-, genießbar. **2.** *sport.* fit, (gut) in Form; gesund. **keep fit** s. fit halten. **look fit** gesund aussehen. **fit to drive** fahrtauglich, -tüchtig. **fit for service** (*Militär*) diensttauglich. **fit for transport** transportfähig. **fit for work** arbeitsfähig. **III** *vt* anpassen (*to* an); passend machen (*for* für); einpassen, -setzen, -bauen (*into* in). **IV** *vi* **3.** (*Prothese, Verband*) passen, sitzen. **4.** passen (*into* in); s. einfügen (*into* in).
fit² [fɪt] *n* Anfall *m,* Ausbruch *m,* Episode *f.* **have a fit** einen Anfall bekommen.
fit•ness ['fɪtnɪs] *n* **1.** Gesundheit *f;* Fitness *f,* Fitneß *f,* Kondition *f.* **2.** Eignung *f,* Tauglichkeit *f.*
fitness training Fitneßtraining *nt.*
fitness test Fitneßtest *m.*
five-year survival rate [faɪv] Fünfjahresüberlebensrate *f.*

fix [fɪks] *vt* **1.** festmachen, befestigen (*to* an, auf). **2.** *histol.* fixieren. **3.** (*Augen*) (fest) richten *od.* heften (*on, upon* auf). **4.** (*Glied*) ruhigstellen.

fix•a•tion [fɪkˈseɪʃn] *n* **1.** Befestigung *f,* Fixierung *f.* **2.** *chir.* Befestigung *f,* Fixierung *f,* Fixation *f.* **3.** *ophthal.* Einstellung *f,* Fixierung *f.* **4.** *histol., photo.* Fixierung *f,* Fixieren *nt.* **5.** *psycho.* → fixed idea. **6.** *psycho.* Bindung *f,* Fixierung. **7.** (*Glied*) Ruhigstellung *f,* Fixation *f.*

fixation reaction Komplementbindung *f.*

fixed [fɪkst] *adj* **1.** befestigt, angebracht; (fest) eingebaut. **2.** *histol., photo.* fixiert. **3.** (*Blick*) starr, starrend. **4.** (*Idee*) fix.

fixed idea fixe Idee *f,* Zwangsvorstellung *f,* Komplex *m.*

fixed pupil starre/fixierte Pupille *f,* Pupillenstarre *f.*

fixed-rate pacemaker *card.* frequenzstabiler/festfrequenter/starrfrequenter Herzschrittmacher *m.*

flac•cida [ˈflæksɪdə] *n anat.* Flaccida *f,* Pars flaccida.

flaccida cholesteatoma *HNO* Flaccidacholesteatom.

flac•cid areflexia [ˈflæksɪd] *neuro.* schlaffe Areflexie *f.*

flaccid ectropion *ophthal.* Ektropium paralyticum.

flaccid paralysis *neuro.* schlaffe Lähmung *f.*

Flack [flæk]: **Flack's node** Sinus-Knoten *m,* Sinoatrial-Knoten *m,* SA-Knoten *m,* Keith-Flack-Knoten *m,* Nodus sinuatrialis.

fla•gel•lar antigen [fləˈdʒelər] *micro.* Geißelantigen *nt,* H-Antigen *nt.*

fla•gel•lum [fləˈdʒeləm] *n* Geißel *f,* Flimmer *m,* Flagelle *f.*

flail chest [fleɪl] Brustwand-, Thoraxwandflattern *nt.*

flail joint *ortho.* Schlottergelenk *nt.*

flame [fleɪm] *n* Flamme *f.* **be in flames** in Flammen stehen.

flam•ma•ble [ˈflæməbl] **I** *n* Brennstoff *m,* -material *nt.* **II** *adj* brennbar, entflammbar, (leicht) entzündlich; feuergefährlich.

flam•me•ous nevus [ˈflæmɪəs] *derm.* Feuer-, Gefäßmal *nt,* Portweinfleck *m.*

flank [flæŋk] *n* Flanke *f,* Weiche *f.*

flank bone Darmbein *nt,* Ilium *nt,* Os ilii/iliacum.

flank incision *chir.* Flanken-, Lenden-, Lumbalschnitt *m.*

flank pain Flankenschmerz *m.*

flap [flæp] *n* **1.** *chir.* (Haut-, Gewebe-) Lappen *m.* **2.** *neuro.* (grob-)schlägiges Zittern *nt,* Flattern *nt.*

flap amputation *chir.* geschlossene Amputation *f,* Amputation *f* mit Lappendeckung.

flap extraction *ophthal.* Lappenextraktion *f.*

flap•less amputation [ˈflæplɪs] *ortho.* offene Amputation *f,* Amputation *f* ohne Stumpfdeckung.

flap•ping tremor [ˈflæpɪŋ] *neuro.* Flattertremor *m,* Asterixis *f.*

flare [ˈfleər] **I** *n* → flare-up. **II** *vi* (**flare up**) aufflammen, aufflackern, auflodern.

flare-up *n* Aufflackern *nt,* Auflodern *nt,* Aufflammen *nt;* Ausbruch *m.*

flash keratoconjunctivitis/ophthalmia [flæʃ] *ophthal.* Conjunctivitis actinica/photoelectrica, Keratoconjunctivitis/Ophthalmia photoelectrica.

flat [flæt] *adj* **1.** flach, eben, Flach-. **2.** (*Nase*) platt; (*Stimme*) ausdruckslos; (*Gesicht*) flach; (*Geräusch*) dumpf, gedämpft. **3.** flach liegend. **lay flat** flach hinlegen. **lie flat** flach liegen.

flat back Flachrücken *m.*

flat condyloma breites Kondylom *nt,* Condyloma latum/syphiliticum.

flat electroencephalogram *neuro.* Null-Linien-EEG *nt,* isoelektrisches Elektroenzephalogramm *nt.*

flat•foot [ˈflætfʊt] *n* Plattfuß *m,* Pes planus.

flat-footed *adj* plattfüßig.

flat pelvis flaches/plattes Becken *nt,* Pelvis plana.

flat•u•lence [ˈflætʃələns] *n* Geblähtsein *nt,* Blähung(en *pl*) *f,* Flatulenz *f.*

flat•u•lent colic [ˈflætʃələnt] Tympanie *f.*

fla•tus [ˈfleɪtəs] *n* **1.** Wind *m,* Blähung *f,* Flatus *m.* **2.** Darmluft *f,* -gas *nt,* Flatus *m.*

flat verruca *derm.* Flachwarze *f,* Verruca plana.

flat vertebra *ortho.* Plattwirbel *m.*

flat wart → flat verruca.

flat worm *micro.* Plattwurm *m,* Plathelminth *f.*

fla•val ligaments [ˈfleɪvl] gelbe Bänder *pl,* Ligamenta flava.

fla•vin [ˈfleɪvɪn] *n* Flavin *nt.*

flea [fliː] *n micro.* Floh *m.*

flea-borne typhus endemisches/murines Fleckfieber *nt,* Ratten-, Flohfleckfieber *nt.*

flec•tion *n* → flexion.

Fleischer [ˈflaɪʃər]: **Fleischer ring** *ophthal.* Fleischer-Ring *m.*

flesh [fleʃ] *n* **1.** Muskelgewebe *nt;* Fleisch *nt.* **2.** (Frucht-, Tier-)Fleisch *nt.*

fleshy columns of heart [ˈfleʃɪ] → fleshy trabeculae of heart.

fleshy mole *gyn., patho.* **1.** Fleischmole *f,* Mola carnosa. **2.** Blutmole *f,* Mola sanguinolenta.

fleshy trabeculae of heart Herztrabekel *pl,* Muskelbälkchen *pl.*

flex [fleks] **I** *n* Biegen *nt,* Beugen *nt.* **II** *vt* **1.** beugen, biegen. **flex one's arm. 2.** (*Muskeln*) anspannen. **flex one's muscle. III** *vi* s. biegen (lassen).

flex•i•ble [ˈfleksɪbl] *adj* flexibel; (*Material*) biegsam, elastisch; (*Person*) beweglich, anpassungsfähig.

flex•ion [ˈflekʃn] *n* **1.** Beugung *f,* Biegung *f,* Krümmung *f.* **2.** Biegen *nt,* Beugen *nt.* **3.** *gyn.* Flexio uteri. **4.** *gyn.* Flexionslage *f,* -haltung *f.*

flexion contracture *ortho.* Flexions-,

flexion deformity 150

Beugekontraktur *f.*
flexion deformity *ortho. (Gelenk)* Beugefehlstellung *f.*
Flexner ['fleksnər]: **Flexner's bacillus** Flexner-Bacillus *m*, Shigella flexneri.
Flexner's dysentery Bakterienruhr *f*, Dysenterie *f.*
flex•or ['fleksər] *n* Beuger *m*, Flexor *m*, Musculus flexor. [S.U. MUSCULUS FLEXOR]
flexor canal Handwurzelkanal *m*, Karpaltunnel *m*, Canalis carpi/carpalis.
flexor muscle → flexor.
flex•or•plas•ty ['fleksərplæstı] *n ortho.* Flexorplastik *f.*
flexor tendon Beugersehne *f.*
flex•ur•al psoriasis ['flekʃərəl] *derm.* Psoriasis inversa.
flex•ure ['flekʃər] *n* **1.** Biegung *f*, Beugung *f*, Krümmung *f*, Flexur *f*; *anat.* [S.U. FLEXURA] **2.** Biegen *nt*, Beugen *nt*. **flexure of duodenum** Zwölffingerdarmkrümmung, Duodenalflexur, Flexura duodeni.
flick•er ['flıkər] *n* **1.** Flackern *nt*. **2.** *(Auge)* Flimmern *nt.*
flight [flaıt] *n* **1.** Flucht *f.* **2.** Flug *m*, Fliegen *nt.* **flight of ideas** *psychia.* Ideenflucht.
flight blindness *ophthal.* Amaurosis fugax der Flieger.
Flint [flınt]: **Flint's murmur** *card.* Austin Flint-Geräusch *nt*, Flint-Geräusch *nt.*
flit•ter•ing scotoma ['flıtərıŋ] *ophthal.* Flimmerskotom *nt*, Scotoma scintillans.
float•ers ['fləʊtərs] *pl ophthal.* Mückensehen *nt*, Myiodesonsia *f*, Mouches volantes.
float•ing-beta disease [ˌfləʊtıŋ] Hyperlipoproteinämie Typ III *f*, Hyperlipoproteinämie *f* mit breiter Betabande.
floating gallbladder flottierende Gallenblase *f.*
floating kidney *patho.* Wanderniere *f*, Ren mobilis/migrans.
floating patella *ortho.* tanzende Patella *f.*
floating spleen *patho.* Wandermilz *f*, Lien migrans/mobilis.
floc•ci•le•gi•um [flɑksə'lıdʒıəm] *n* → floccillation.
floc•cil•la•tion [flɑksə'leıʃn] *n neuro.* Flockenlesen *nt*, Floccilatio *f*, Floccilegium *nt.*
flood•ing ['flʌdıŋ] *n* **1.** *gyn.* starke Uterusblutung *f*; Menorrhagie *f.* **2.** *psychia.* Reizüberflutung *f.*
floor [flɔːr] *n* Boden *m*; *(Ulkus)* Grund *m.*
flop•py ['flɑpı] *adj* schlaff (herabhängend), schlapp, schlotterig.
floppy infant syndrome Floppy-infant-Syndrom *nt.*
floppy mitral valve syndrome *card.* Barlow-Syndrom *nt*, Mitralklappenprolaps-Syndrom *nt.*
flor•id ['flɔʊrıd] *adj patho.* blühend, florid(e).
flo•ri•form cataract ['flɔːrıfɔːrm] *ophthal.* Blütenstar *m*, Cataracta floriformis.
flow [fləʊ] **I** *n* **1.** Fließen *nt*, Strömen *nt*; *phys.* Flow *m.* **2.** Monatsblutung *f*, Periode *f*, Regel *f*, Menses *pl*, Menstruation *f.* **II** *vi* **3.** fließen, rinnen, strömen *(from* aus). **4.** menstruieren.
flow cytometry *urol.* Durchflußzytometrie *f.*
flow-directed catheter Einschwemmkatheter *m.*
flu [fluː] *n inf.* Grippe *f*, Influenza *f.* **have (the) flu** (die) Grippe haben.
flu•clox•a•cil•lin [ˌfluːklɑksə'sılın] *n pharm.* Flucloxacillin *nt.*
flu•id ['fluːıd] **I** *n* Flüssigkeit *f*; *chem.* Fluid *nt.* **II** *adj* flüssig, fließend; *chem.* fluid.
fluid balance Flüssigkeitsbilanz *f*, -haushalt *m.*
fluid consumption Flüssigkeitsverbrauch *m.*
fluid deficit Flüssigkeitsmangel *m*, -defizit *nt.*
fluid equilibrium → fluid balance.
flu•id•ex•tract [fluːıd'ekstrækt] *n pharm.* flüssiger Extrakt *m*, Fluidextrakt *m.*
fluid intake Flüssigkeitszufuhr *f*, -aufnahme *f.*
fluid loss Flüssigkeitsverlust *m.*
fluid lung 1. Flüssigkeitslunge *f*, Wasserlunge *f.* **2.** urämische Wasserlunge *f.*
fluid manometer Flüssigkeitsmanometer *nt.*
fluid output Flüssigkeitsausscheidung *f*, Flüssigkeitsabgabe *f.*
fluid overload Flüssigkeitsüberladung *f*, -überbelastung *f.*
fluid replacement Flüssigkeitsersatz *m.*
fluid restriction Flüssigkeitsbeschränkung *f.*
fluid retention Flüssigkeitsretention *f.*
fluid status Flüssigkeitsstatus *m.*
fluid therapy Flüssigkeitstherapie *f.*
fluid uptake Flüssigkeitsaufnahme *f.*
fluke [fluːk] *n micro.* Saugwurm *m*, Egel *m*, Trematode *f.*
flu•like ['fluːlaık] *adj* grippeähnlich.
flu•or ['fluːɔːr] *n patho.* Ausfluß *m*, Fluor *m.*
flu•o•res•cence microscopy [fluə'resəns] Fluoreszenzmikroskopie *f.*
flu•o•res•cent antibody [fluə'resənt] fluoreszierender Antikörper *m.*
fluorescent antibody test *immun.* Immunfluoreszenz(test *m*) *f*, Fluoreszenz-Antikörper-Reaktion *f.*
fluorescent screen *radiol.* Leuchtschirm *m.*
fluorescent treponemal antibody *immun.* Fluoreszenz-Treponemen-Antikörper *m.*
fluorescent treponemal antibody absorption test Fluoreszenz-Treponemen-Antikörper-Absorptionstest *m*, FTA-Abs-Test *m.*
flu•o•ri•da•tion [ˌfluərı'deıʃn] *n* Fluoridierung *f*, Fluorierung *f.*
flu•o•ride ['fluəraıd] *n* Fluorid *nt.*
flu•o•rine ['fluərın] *n* Fluor *nt.*
flu•o•ro•roent•ge•nog•ra•phy [fluərəʊˌrentgə'nɑgrəfı] *n radiol.* Röntgendurch-

leuchtung *f,* (Röntgen-)Schirmbildverfahren *nt.*
flu•o•ro•scope [ˈfluərəuskəup] *n radiol.* Fluoroskop *nt.*
flu•o•ros•co•py [fluəˈrɒskəpɪ] *n radiol.* (Röntgen-)Durchleuchtung *f,* Fluoroskopie *f.*
flu•o•ro•sis [fluəˈrəusɪs] *n* chronische Fluorvergiftung *f,* Fluorose *f.*
flush [flʌʃ] **I** *n* **1.** Erröten *nt;* Röte *f.* **2.** Wallung *f,* Hitze *f,* Flush *m,* Flushing *nt.* **II** *vt* erröten lassen. **III** *vi* (**flush up**) erröten, rot werden.
flut•ter [ˈflʌtər] **I** *n card., neuro.* Flattern *nt.* **II** *vi* flattern.
flutter-fibrillation *n card.* Flimmerflattern *nt,* Flatterflimmern *nt.*
flutter waves *card.* Flatterwellen *pl.*
fo•cal [ˈfəukl] *adj* **1.** fokal, Brennpunkt-, Fokal-. **2.** *patho.* fokal, Fokal-, Herd-.
focal choroiditis *pharm.* herdförmige/fokale/lokalisierte Chorioiditis *f.*
focal dose *oncol.* Herddosis *f.*
focal embolic glomerulonephritis Löhlein-Herdnephritis *f.*
focal epilepsy fokale Epilepsie *f.*
focal glomerulonephritis Berger-Krankheit *f,* fokale/fokalbetonte Glomerulonephritis *f.*
focal infection Fokal-, Herdinfektion *f.*
focal nephritis → focal glomerulonephritis.
focal pneumonia Herd-, Fokalpneumonie *f,* Bronchopneumonie *f.*
fo•com•e•ter [fəuˈkɒmɪtər] *n ophthal.* Fokometer *nt.*
fo•cus [ˈfəukəs] **I** *n* **1.** *phys.* Brennpunkt *m,* Fokus *m.* **2.** *patho.* Herd *m,* Fokus *m.* **3.** *radiol.* Brennfleck *m,* Fokus *m.* **II** *vt* fokussieren, (scharf) einstellen (*on* auf). **III** *vi* s. scharf einstellen.
foetal *adj* → fetal.
foe•tus *n* → fetus.
fo•late [ˈfəuleɪt] *n* Folat *nt.*
folate deficiency Folsäuremangel *m.*
fold [fəuld] **I** *n anat.* Falte *f,* Plica *f.* **II** *vt* **1.** falten. **fold one's arms** die Arme verschränken. **2.** zusammenlegen, -falten, -klappen.
fold•ed fundus gallbladder [ˈfəuldɪd] phrygische Mütze *f.*
fold•ing fracture [ˈfəuldɪŋ] Wulstbruch *m.*
Foley [ˈfəulɪ]: **Foley catheter** Foley-Katheter *m.*
Foley operation *urol.* Foley-Plastik *f.*
fo•li•ate papillae [ˈfəulɪət] (*Zunge*) blattförmige Papillen *pl,* Papillae foliatae.
fo•lic acid [ˈfəulɪk] Folsäure *f,* Pteroylglutaminsäure *f.*
folic acid antagonist Folsäureantagonist *m.*
folic acid deficiency Folsäuremangel *m.*
folic acid deficiency anemia Folsäuremangelanämie *f.*
fo•lie [fɔˈli] *n* psychische Erkrankung *f,* Psychose *f,* Folie *f.*
folk medicine [fəuk] Laien-, Haus-, Volksmedizin *f.*

fol•li•cle [ˈfɒlɪkl] *n anat.* Follikel *m.*
follicle cell → follicular cell.
follicle maturation Follikelreifung *f.*
follicle-maturation phase → follicular phase.
follicle stimulating hormone follikelstimulierendes Hormon *nt,* Follitropin *nt,* Follikelreifungshormon *nt.*
fol•lic•u•lar [fəˈlɪkjələr] *adj* follikelähnlich, follikulär, Follikel-.
follicular abscess Follikelabszeß *m.*
follicular adenoma follikuläres (Schilddrüsen-)Adenom *nt.*
follicular arteries of spleen (*Milz*) Zentralarterien *pl.*
follicular atresia Follikeluntergang *m,* -atresie *f.*
follicular carcinoma follikuläres Karzinom *nt.* **follicular carcinoma of thyroid** follikuläres Schilddrüsenkarzinom *nt,* metastasierendes Schilddrüsenadenom *nt.*
follicular cell Follikelzelle *f.*
follicular conjunctivitis *ophthal.* follikuläre Konjunktivitis *f,* Follikularkatarrh *m.*
follicular epithelium Follikelepithel *nt,* Granulosazellen *pl.*
follicular fluid Follikelflüssigkeit *f,* Liquor folliculi.
follicular hyperkeratosis *derm.* Krötenhaut *f,* Phrynoderm *nt,* Hyperkeratosis follicularis.
follicular lymphoma Brill-Symmers-Syndrom *nt,* großfollikuläres Lymphom *nt.*
follicular maturation Follikelreifung *f.*
follicular phase Proliferations-, Follikel(reifungs)phase *f,* östrogene Phase *f.*
follicular rupture Ei-, Follikelsprung *m,* Ovulation *f.*
follicular stage → follicular phase.
follicular stigma *gyn.* Stigma *nt,* Macula pellucida.
follicular tonsillitis Kryptentonsillitis *f,* Angina follicularis.
fol•lic•u•li•tis [fəˌlɪkjəˈlaɪtɪs] *n* **1.** Follikelentzündung *f,* Follikulitis *f.* **2.** *derm.* Haarfollikelentzündung *f,* Follikulitis *f.*
fol•lic•u•lo•ma [fəˌlɪkjəˈləumə] *n patho.* Granulosa(zell)tumor *m,* Folliculoma *nt.*
fol•li•tro•pin [fɒlɪˈtrəupɪn] *n* → follicle stimulating hormone.
follow-up *n* Nachbetreuung *f,* -behandlung *f,* -sorge *f.*
fon•ta•nelle [fɒntəˈnel] *n anat.* Fontanelle *f,* Fonticulus *m.*
food [fuːd] *n* **1.** Essen *nt,* Nahrung *f,* Kost *f.* **2.** → foodstuff.
food additive Nahrungsmittelzusatz *m,* Lebensmittelzusatz *m.*
food allergy Nahrungsmittelallergie *f.*
food ball Phytobezoar *m.*
food-borne *adj* durch Nahrung(smittel) übertragen.
food coloring Lebensmittelfarbstoff *m.*
food consumption Nahrungsaufnahme *f,* -verbrauch *m.*

food intake Nahrungsaufnahme *f.*
food poisoning Lebensmittelvergiftung *f.*
food•stuff ['fuːdstʌf] *n* Nahrungs-, Lebensmittel *pl;* Nährstoffe *pl.*
foot [fʊt] *n* **1.** Fuß *m; anat.* Pes *m.* **2.** Gang *m,* Schritt *m.*
foot•bath ['fʊtbæθ] *n* Fußbad *nt;* Fußbadewanne *f.*
foot•gear ['fʊtgɪər] *n* Fußbekleidung *f,* Schuhe *pl,* Schuhwerk *nt.*
foot•ling presentation ['fʊtlɪŋ] *gyn.* Fußlage *f.*
  complete/double footling presentation vollkommene Steiß-Fuß-Lage.
  incomplete/single footling presentation unvollkommene Steiß-Fuß-Lage.
foot presentation → footling presentation.
foot•rest ['fʊtrest] *n* Fußstütze *f.*
foot skeleton Fußskelett *nt.*
foot•wear ['fʊtweər] *n* → footgear.
for•age [fə'rɑːʒ] *n chir.* Forage *f.*
fo•ra•men [fə'reɪmən] *n* [S.U. FORAMEN]
for•a•mi•not•o•my [ˌfəʊrəmɪ'nɑtəmɪ] *n neurochir.* Foraminotomie *f.*
Forbes [fɔːrbz]: **Forbes' disease** Forbes-Syndrom *nt,* hepatomuskuläre benigne Glykogenose *f,* Glykogenose *f* Typ III.
force [fɔəʊrs] **I** *n* **1.** Kraft *f,* Stärke *f.* **by force of** durch, mittels. **2.** Zwang *m,* Druck *m.* **by force** gewaltsam, mit Gewalt; zwangsweise. **resort to force** Gewalt anwenden. **II** *vt* **3.** s./jdn. zwingen *od.* nötigen *(to do* zu tun). **4.** etw. erzwingen; etw. aufzwingen.
  force back *vt (Tränen)* unterdrücken, zurückdrängen.
  force down *vt (Essen)* hinunterzwingen; *(Lachen)* unterdrücken.
  force out *vt* herausdrücken.
forced [fɔʊrst] *adj* **1.** erzwungen, Zwangs-. **2.** gezwungen, gequält.
forced alimentation Zwangsernährung *f.*
forced attitude Zwangshaltung *f,* -stellung *f,* -lage *f.*
forced feeding Zwangsernährung *f.*
forced respiration forcierte Atmung *f,* willkürliche Hyperventilation *f.*
force-feed *vt* zwangsernähren.
for•ceps ['fɔːrsəps] *n* **1.** *(a.* **a pair of forceps)** *chir.* Zange *f,* Klemme *f;* Pinzette *f,* Forzeps *m.* **2.** *anat.* Forceps *m.*
forceps baby Zangengeburt *f.*
forceps delivery *gyn.* Zangengeburt *f,* -entbindung *f,* -extraktion *f.*
  high forceps delivery hohe Zangengeburt.
  low/outlet forceps delivery tiefe Zangengeburt.
for•ci•ble alimentation/feeding ['fɔərsɪbl] Zwangsernährung *f.*
Fordyce ['fɔːrdaɪs]: **Fordyce's disease 1.** Fordyce-Krankheit *f,* freie/ektopische Talgdrüsen *pl.* **2.** Fox-Fordyce-Krankheit *f,* apokrine Miliaria *f.*
Fordyce's granules/spots → Fordyce's disease 1.
fore•arm ['fɔːrɑːrm] *n* Unter-, Vorderarm *m.*

forearm fracture *ortho.* Unterarmschaftfraktur *f.*
fore•foot amputation ['fɔːrfʊt] *ortho.* Vorfußamputation *f.*
fore•head ['fɔːrɪd, 'fɔːrhed] *n* Stirn *f.*
for•eign ['fɑrɪn] *adj* fremd *(to);* nicht passend *(to* zu).
foreign antigen Fremdantigen *nt.*
foreign body Fremdkörper *m.*
foreign-body appendicitis Fremdkörperappendizitis *f.*
foreign-body aspiration Fremdkörperaspiration *f.*
foreign-body granuloma Fremdkörpergranulom *nt.*
foreign substance körperfremde Substanz *f,* Fremdsubstanz *f.*
fore•milk ['fɔːrmɪlk] *n* Vormilch *f,* Kolostrum *nt.*
fore•name ['fɔːrneɪm] *n* Vorname *m.*
fo•ren•sic [fə'rensɪk] *adj* forensisch, gerichtlich, Gerichts-.
forensic medicine forensische/gerichtliche Medizin *f,* Gerichtsmedizin *f,* Rechtsmedizin *f.*
fore•run•ner ['fɔːrrʌnər] *n fig.* Vorbote *m,* (erstes) Anzeichen *nt.*
fore•skin ['fɔːrskɪn] *n* Vorhaut *f,* Präputium *nt.*
fore•st-spring encephalitis ['fɔːrɪst] russische Früh(jahr)-Sommer-Enzephalitis *f,* russische Zeckenenzephalitis *f.*
fore•wat•ers ['fɔːrwɔːtərs] *pl gyn.* Vorwasser *nt.*
fork [fɔːrk] *n* **1.** Gabel *f.* **2.** Gabel *f,* Gabelung *f,* Abzweigung *f.*
forked uvula [fɔːrkt] Zäpfchen-, Uvulaspalte *f.*
form [fɔːrm] **I** *n* **1.** Form *f,* Gestalt *f.* **take form** Form *od.* Gestalt annehmen. **in the form of** in Form von. **in tablet form** in Tablettenform. **2.** (körperliche *od.* geistige) Verfassung *f,* Form *f.* **be in good form** gut in Form sein, in guter Verfassung sein. **II** *vt* formen, bilden, gestalten *(into* zu).
form•al•de•hyde [fɔːr'mældəˌhaɪd] *n* Formaldehyd *m.*
for•ma•lin ['fɔːrməlɪn] *n* Formalin *nt.*
for•mol ['fɔːrmɑl] *n* Formol *nt.*
for•mu•la ['fɔːrmjələ] *n* **1.** *chem., mathe.* Formel *f.* **2.** *pharm.* Rezeptur *f.* **3.** *ped.* künstliche Säuglingsnahrung *f.*
for•nix ['fɔːrnɪks] *n* [S.U. FORNIX] **fornix of vagina** Scheidengewölbe *nt,* Fornix vaginae.
fornix column Gewölbepfeiler *m,* Columna fornicis.
Forrester-Brown ['fɔrɪstər braʊn]: **Forrester-Brown splint** *ortho.* Forrester-Brown-Schiene *f.*
Forssman ['fɔːrsmən]: **Forssman antibody** Forssman-Antikörper *m,* F-Antikörper *m.*
Forssman antigen Forssman antigen *nt,* F-Antigen *nt.*
Förster ['ferstər; 'fœr-]: **Förster's choroid-**

itis Förster-Chorioiditis f, Areolarchorioiditis f.
for•ward conduction ['fɔːrwərd] card. anterograde Erregunsleitung f.
forward failure [flʊə'resənt] Vorwärtsversagen n.
fos•sa ['fɑsə] n [S.U. FOSSA]
Foster Kennedy ['fɔstər 'kenɪdiː]: **Foster Kennedy syndrome** Foster-Kennedy-Syndrom nt, Kennedy-Syndrom nt.
Fothergill ['fɑðərgɪl]: **Fothergill's disease 1.** Scarlatina anginosa. **2.** Trigeminusneuralgie f, Neuralgia trigeminalis.
Fothergill's operation gyn. Fothergill-Operation f, Manchester-Operation f.
Fothergill's sign Fothergill-Phänomen nt.
fourth finger [fəʊrθ] Ringfinger m, Digitus anularis/quartus.
fourth sound card. IV. Herzton m; Vorhofton m.
fourth ventricle vierter (Hirn-)Ventrikel m, Ventriculus quartus.
four-vessel angiography [fəʊr, fɔːr] radiol. Viergefäßangiographie f.
fo•ve•al vision ['fəʊvɪəl] direktes/zentrales Sehen nt.
Fox-Fordyce [fɑks 'fɔːrdaɪs]: **Fox-Fordyce disease** Fox-Fordyce-Krankheit, apokrine Miliaria f.
frac•ture ['fræktʃər] **I** n **1.** Bruch m, Riß m. **2.** Knochenbruch, inf. Bruch, Fraktur. **II** vt, vi brechen, frakturieren; zerbrechen.
fracture of the anterior column (Hüfte) Fraktur des vorderen Pfeilers, vordere Beckenpfeilerfraktur.
fracture of the clavicle Schlüsselbeinbruch, Klavikulafraktur.
fracture of the coccyx Steißbeinbruch, -fraktur.
fracture of the humerus Oberarmbruch, Humerusfraktur.
fracture of the inferior pubic ramus untere Schambein(ast)fraktur.
fracture of the ischial ramus Sitzbein(ast)fraktur.
fracture of the olecranon Olekranonfraktur.
fracture of the patella Kniescheibenbruch, Patellafraktur.
fracture of the pelvic ring Beckenringfraktur.
fracture of the posterior column (Hüfte) Fraktur des hinteren Pfeilers, hintere Beckenpfeilerfraktur.
fracture of the proximal humerus proximale Humerusfraktur.
fracture of the pubic arch Schambogenfraktur.
fracture of the sacrum Kreuzbeinbruch, -fraktur.
fracture of the spinal column Wirbelsäulenfraktur.
fracture of the superior pubic ramus obere Schambein(ast)fraktur.
fracture of the tibial plateau Schienbeinkopffraktur, Tibiakopffraktur.
fracture blister Spannungsblase f.
fracture callus (Fraktur-, Bruch-)Kallus m.
frac•tured ['fræktʃərd] adj gebrochen, frakturiert.
fractured acetabulum Hüftpfannenbruch m, Acetabulumfraktur f.
fractured clavicle Schlüsselbeinbruch m, -fraktur f, Klavikulafraktur f.
fractured coccyx Steißbeinbruch m, -fraktur f.
fractured dislocation → fracture-dislocation.
fractured femur Oberschenkelbruch m, -fraktur f, Femurfraktur f.
fractured fibula Wadenbeinbruch m, -fraktur f, Fibulafraktur f.
fractured humerus Oberarmbruch m, -fraktur f, Humerusfraktur f.
fracture-dislocation n Luxationsfraktur f, Verrenkungsbruch m.
fractured neck of femur Schenkelhalsbruch m, -fraktur f, Femurhalsfraktur.
fractured patella Kniescheibenbruch m, -fraktur f, Patellafraktur f.
fractured radius Speichenbruch m, Radiusfraktur f.
fractured rib Rippenbruch m, -fraktur f.
fractured sacrum Kreuzbeinbruch m, -fraktur f.
fractured skull Schädel(dach) fraktur f.
fractured spine Wirbelsäulenfraktur f.
fractured talus Sprungbein-, Talusfraktur f.
fractured tibia Schienbeinbruch m, -fraktur f, Tibiafraktur f.
fractured ulna Ellenbruch m, Ulnafraktur f.
fractured wrist Handgelenksbruch m, -fraktur f.
fracture fragment Bruchstück nt, -fragment nt.
fracture healing Frakturheilung f.
fracture non-union Pseudarthrose(nbildung f) f.
fracture treatment Frakturbehandlung f.
frag•ile ['frædʒəl] adj zerbrechlich, brüchig, gebrechlich, fragil.
fragile X syndrome fragile-X-Syndrom nt, Marker-X-Syndrom nt, Martin-Bell-Syndrom nt.
fra•gil•o•cyte [frə'dʒɪləsaɪt] n hema. Fragilozyt m.
fra•gil•o•cy•to•sis [frə‚dʒɪləsaɪ'təʊsɪs] n hema. Fragilozytose f.
frame [freɪm] n **1.** Rahmen m, Gestell nt; anat. Gerüst m. **2.** (Brillen-)Gestell nt. **3.** (Körper-)Bau m, Gestalt f, Figur f. **frame of mind** (Gemüts-)Verfassung, Gemütszustand.
Franceschetti [frɑntʃə'skeɪti]: **Franceschetti syndrome** Franceschetti-Syndrom nt, Treacher-Collins-Syndrom nt, Dysostosis mandibulo-facialis.
Franceschetti-Jadassohn [frɑntʃə-'skeɪti 'jɑːdazoːn]: **Franceschetti-Jadassohn syndrome** Franceschetti-Jadassohn-Syndrom nt, retikuläre Pigmentdermatose f.
Fränkel ['freŋkəl; 'freŋ-]: **Fränkel's sign**

Fränkel-Zeichen *nt.*
Franklin ['fræŋklɪn]: **Franklin's disease** Franklin-Syndrom *nt,* Schwerekettenkrankheit *f,* H-Krankheit *f.*
Frank-Starling [fræŋk 'stɑːrlɪŋ]: **Frank-Starling mechanism** Frank-Starling-Mechanismus *m,* Starling-Gesetz *nt.*
freck•le ['frekl] *n* **1.** Sommersprosse *f,* Ephelide *f.* **2.** (Haut-)Fleck *m,* Fleckchen *nt.*
free [friː] **I** *adj* frei, befreit *(from, of* von); ohne. **free from infection** frei von ansteckenden Krankheiten. **free from pain** schmerzfrei. **II** *vt* befreien *(from* aus, von); (auf-)lösen.
free bilirubin freies/indirektes/unkonjugiertes Bilirubin *nt.*
free flap *chir.* freier (Haut-, Gewebe-)Lappen *m.*
free graft *chir.* freies Transplantat *nt.*
free•ing of the arms ['friːɪŋ] *gyn.* Armlösung *f.*
Freeman-Sheldon ['friːmən 'ʃeld(ə)n]: **Freeman-Sheldon syndrome** Freeman-Sheldon-Syndrom *nt,* kranio-karpo-tarsales Dysplasie-Syndrom *nt.*
free perforation *chir.* freie Perforation *f.*
freeze [friːz] **I** *vt* **1.** gefrieren; einfrieren, tiefkühlen **2.** *clin.* vereisen. **II** *vi* frieren; gefrieren, zu Eis werden; hart *od.* fest werden, erstarren.
freeze-dry *vt* gefriertrocknen.
freeze-drying *n* Gefriertrocknung *f,* lyophile Trocknung *f,* Lyophilisation *f.*
freeze-etching *n histol., patho.* Gefrierätzung *f,* -ätzmethode *f.*
freeze-etch method → freeze-etching.
freez•ing ['friːzɪŋ] *n* **1.** Einfrieren *nt.* **2.** *clin.* Vereisung *f.* **3.** Erfrierung *f,* Kongelation *f.*
Frei [fraɪ]: **Frei's antigen** Frei-Antigen *nt.*
Frei's skin reaction/test Frei-Hauttest *m,* -Intrakutantest *m.*
Freiberg ['fraɪbɔrg]: **Freiberg's disease/infarction** *ortho.* Freiberg-Köhler-Krankheit *f,* Morbus Köhler II *m.*
frem•i•tus ['fremɪtəs] *n* Vibration *f,* Schwirren *nt,* Fremitus *m.*
fre•nec•to•my [frɪ'nektəmɪ] *n HNO* Frenektomie *f,* Frenulektomie *f.*
Frenkel ['freŋkl]: **Frenkel's intracutaneous test** Frenkel-Intrakutantest *m.*
fre•no•plas•ty ['friːnəˈplæstɪ] *n HNO* Zungenbändchenplastik *f,* Fren(ul)oplastik *f.*
fre•not•o•my [frɪ'nɑtəmɪ] *n* **1.** Frenulum- -durchtrennung *f,* Fren(ul)otomie *f.* **2.** *HNO* Zungenbändchendurchtrennung *f,* Fren(ul)otomie *f,* Ankylotomie *f.*
fren•u•lum ['frenjələm] *n* [S.U. FRENULUM]
fre•quen•cy ['friːkwənsɪ] *n* **1.** *phys., stat.* Frequenz *f.* **2.** Häufigkeit *f.*
fre•quent ['friːkwənt] *adj* **1.** häufig (vorkommend), frequent; regelmäßig. **2.** *(Puls)* frequent, beschleunigt.
frequent pulse schneller/frequenter Puls *m.*
fresh blood [freʃ] Frischblut *nt.*
fresh frozen plasma Fresh-frozen-Plasma *nt.*
fric•tion ['frɪkʃn] *n phys.* Reibung *f,* Friktion *f.*
friction knot doppelter Knoten *m.*
friction murmur/sound *card.* Reibegeräusch *nt,* Reiben *nt.*
Friedländer ['friːdlendər, -'lɛndər]: **Friedländer's bacillus/pneumobacillus** Friedländer-Bakterium *nt,* Klebsiella pneumoniae.
Friedländer's pneumonia Friedländer-Pneumonie *f,* Klebsiellenpneumonie *f.*
Friedreich ['friːdraɪk, -raɪç]: **Friedreich's ataxia** Friedreich-Ataxie *f,* spinale Heredoataxie *f.*
Friedreich's disease 1. → Friedreich's ataxia. **2.** Friedreich-Syndrom *nt,* Paramyoclonus multiplex.
Friedreich's foot Friedreich-Fuß *m.*
Friedreich's heredoataxia → Friedreich's ataxia.
Friedreich's phenomenon *pulmo.* Friedreich-Zeichen *nt,* -Kavernenzeichen *nt.*
Friedreich's sign 1. Friedreich-Zeichen *nt,* Halsvenenkollaps *m.* **2.** Friedreich-Zeichen *nt,* -Kavernenzeichen *nt.*
frig•o•ther•a•py [frɪgə'θerəpɪ] *n* Kältetherapie *f,* Kryotherapie *f.*
Fröhlich ['freɪlɪk; 'frøːlɪç]: **Fröhlich's syndrome** Babiński-Fröhlich-Syndrom *nt,* Morbus Fröhlich *m,* Dystrophia adiposogenitalis (Fröhlich).
Froment [frɔ'mɑ̃]: **Froment's (paper) sign** *neuro.* Froment-Zeichen *nt.*
fron•tal ['frʌntl] **I** *n* → frontal bone. **II** *adj* frontal, Stirn-, Vorder-.
frontal bone Stirnbein *nt,* Os frontale.
frontal brain Frontal-, Stirnhirn *nt.*
frontal fontanelle vordere/große Fontanelle *f,* Stirnfontanelle *f.*
frontal horn of lateral ventricle Vorderhorn *nt* des Seitenventrikels, Cornu anterius/frontale.
frontal incisure Incisura frontalis, Foramen frontale.
frontal lobe Frontal-, Stirnlappen *m,* Lobus frontalis.
frontal-lobe abscess Stirnhirn-, Frontallappenabszeß *m.*
frontal-lobe lesion Stirnhirnläsion *f.*
frontal-lobe tumor Stirnhirn-, Frontallappentumor *m.*
frontal mirror Stirnspiegel *m.*
frontal nerve Frontalis *m,* Nervus frontalis.
frontal notch → frontal incisure.
frontal sinus Stirnhöhle *f,* Sinus frontalis.
frontal sinusitis Stirnhöhlenentzündung *f,* Sinusitis frontalis.
frontal sinus lavage Stirnhöhlenspülung *f.*
frontal speech area/field motorisches Sprachzentrum *nt,* Broca-Feld *nt.*
fron•to•oc•cip•i•tal diameter [frʌntəʊɑk-'sɪpɪtl] *gyn.* frontookzipitaler/okzipitofrontaler Durchmesser *m.*
frost•bite ['frɔstbaɪt] *n* Erfrierung *f,*

Kongelation *f.*
fro•zen section [ˈfrəʊzən] *patho., histol.* Gefrierschnitt *m.*
frozen shoulder schmerzhafte Schultersteife *f,* Periarthritis/Periarthropathia humeroscapularis.
fruc•tose [ˈfrʌktəʊs] *n* Fruchtzucker *m,* Fruktose *f,* Fructose *f.*
fructose intolerance (erbliche) Fruktoseintoleranz *f,* Fruktoseintoleranzsyndrom *nt.*
fruc•to•se•mia [frʌktəʊˈsiːmɪə] *n* Fruktosämie *f,* Fructosämie *f.*
fruc•to•su•ria [frʌktəʊˈs(j)ʊərɪə] *n* Fruktosurie *f,* Fructosurie *f.*
Fuchs [f(j)uːks; fʊks]: **Fuchs' adenoma** *ophthal.* Fuchs-Adenom *nt.*
Fuchs' coloboma *ophthal.* Fuchs-Kolobom *nt.*
crypts of Fuchs Iriskrypten *pl.*
Fuchs' (epithelial) dystrophy *ophthal.* Fuchs-Hornhautdystrophie *f,* Dystrophia epithelialis corneae.
Fuchs' syndrome *ophthal.* Fuchs-Syndrom *nt,* -Heterochromie *f.*
fu•gi•tive verruca/wart [ˈfjuːdʒətɪv] *derm.* Flachwarze *f,* Verruca plana (juvenilis).
full [fʊl] **I** *n* (das) Ganze. **in full** vollständig, ganz. **II** *adj* **1.** voll, angefüllt (mit). **2.** voll, ganz; vollständig, ausführlich, genau. **3.** (*Gesicht*) voll, rund; (*Figur*) vollschlank; (*Stimme*) voll, kräftig.
full bath Vollbad *nt.*
full diet Voll-, Normalkost *f.*
full recovery vollständige/komplette Wiederherstellung/Erholung *f; chir.* Restitutio ad integrum.
full-term *adj gyn.* (*Geburt*) termingerecht.
full-thickness burn Verbrennung *f* dritten Grades.
full thickness flap/graft *chir.* Vollhautlappen *m,* Vollhauttransplantat *nt.*
ful•mi•nant [ˈfʌlmɪnənt] *adj* fulminant, foudroyant; perakut.
fulminant hyperpyrexia maligne Hyperthermie/Hyperpyrexie *f.*
ful•mi•nat•ing anoxia [ˈfʌlmɪneɪtɪŋ] fulminante Anoxie *f.*
fulminating apoplexy fulminante Apoplexie *f.*
fulminating appendicitis fulminante/perakute Appendizitis *f.*
fume [fjuːm] **I** *n* Dampf *m,* Dunst *m,* Rauch *m,* Nebel *m.* **II** *vi* rauchen, dampfen.
func•tion [ˈfʌŋkʃn] **I** *n* **1.** *physiol.* Funktion *f,* Tätigkeit *f.* **2.** (*Person*) Aufgabe *f,* Amt *nt.* **II** *vi* fungieren *od.* tätig sein (*as* als); dienen (*as* als); *physiol.* funktionieren, arbeiten.
func•tion•al [ˈfʌŋkʃnəl] *adj* (*a. mathe.*) funktionell, Funktions-; *physiol.* funktionsfähig. **be functional** funktionieren, arbeiten.
functional albuminuria funktionelle/physiologische Proteinurie/Albuminurie *f.*
functional amblyopia *ophthal.* funktionelle Amblyopie *f.*

functional asplenia/asplenism funktionelle Asplenie *f.*
functional blindness psychogene Blindheit *f.*
functional disease/disorder funktionelle Erkrankung/Störung *f,* Funktionsstörung *f.*
functional diverticulum *radiol.* funktionelles Divertikel *nt.*
functional dysmenorrhea *gyn.* funktionelle Dysmenorrhö *f.*
functional dyspnea funktionelle Dyspnoe *f.*
functional headache funktioneller/psychogener Kopfschmerz *m.*
functional impairment Funktionsbeeinträchtigung *f,* -einschränkung *f.*
functional murmur *card.* funktionelles Herzgeräusch *nt.*
functional paralysis funktionelle Lähmung *f.*
functional pathology funktionelle Pathologie *f.*
functional reserve funktionelle Reserve *f.*
fun•dec•to•my [fʌnˈdektəmɪ] *n* → fundusectomy.
fun•do•pexy [ˈfʌndəpeksɪ] *n chir.* Fundopexie *f.*
fun•do•pli•ca•tion [ˌfʌndəplɪˈkeɪʃn] *n chir.* Fundoplikation *f* nach Nissen, Fundoplicatio *f.*
fun•dus [ˈfʌndəs] *n* **1.** *anat.* (Hinter-)Grund *m,* Boden *m,* Fundus *m.* **2.** (**fundus of eye**) Augenhintergrund, Fundus *m* (oculi). **3.** (**fundus of stomach**) Magenfundus, Fundus gastricus/ventricularis. **fundus of uterus** Gebärmutter-, Uterusfundus *f,* Fundus uteri.
fun•du•scope [ˈfʌndəskəʊp] *n ophthal.* Augenspiegel *m,* Funduskop *nt.*
fun•dus•co•py [fʌnˈdʌskəpɪ] *n* Augenspiegelung *f,* Funduskopie *f.*
fun•du•sec•to•my [fʌndəˈsektəmɪ] *n chir.* Fundusresektion *f,* Fundektomie *f.*
fundus reflex Fundusreflex *m.*
fun•gal [ˈfʌŋgəl] *adj* fungal, Pilz-, Fungus-.
fungal endocarditis Pilzendokarditis *f,* Endocarditis mycotica.
fungal infection Pilzerkrankung *f,* -infektion *f,* Mykose *f,* Mycosis *f.*
fungal pneumonia Pilzpneumonie *f.*
fun•ge•mia [fʌŋˈgiːmɪə] *n patho.* Pilzsepsis *f,* Fungämie *f,* Mykämie *f.*
Fun•gi [ˈfʌndʒaɪ] *pl micro.* Pilze *pl,* Fungi *pl,* Myzeten *pl,* Mycetes *pl.*
fun•gi•cid•al [fʌndʒəˈsaɪdl] *adj* pilz(ab)tötend, fungizid.
fun•gi•cide [ˈfʌndʒəsaɪd] *n pharm.* fungizides Mittel *nt,* Fungizid *nt.*
fun•gi•sta•sis [fʌndʒəˈsteɪsɪs] *n* Fungistase *f.*
fun•gi•stat [ˈfʌndʒəstæt] *n pharm.* Fungistatikum *nt.*
fun•gi•stat•ic [fʌndʒəˈstætɪk] *adj* fungistatisch.
fun•gus [ˈfʌŋgəs] *n* → Fungi.
fu•nic•u•lar artery [fjuːˈnɪkjələr] Hoden-

funicular hydrocele

arterie *f*, Arteria testicularis.
funicular hydrocele Hydrocele funicularis.
funicular myelitis Dana-Lichtheim-Krankheit *f*, funikuläre Myelose *f*.
funicular myelopathy funikuläre Myelopathie *f*.
fu•nic•u•li•tis [fjuːˌnɪkjəˈlaɪtɪs] *n* **1.** *urol*. Samenstrangentzündung *f*, Funikulitis *f*. **2.** *neuro*. Funikulitis *f*, Funiculitis vertebralis.
fu•nic•u•lo•pexy [fjuːˈnɪkjələʊpeksɪ] *n urol*. Funikulopexie *f*.
fu•nis [ˈfjuːnɪs] *n* Nabelschnur *f*, Funiculus umbilicalis.
funis presentation *gyn*. Nabelschnurvorfall *m*.
fun•nel breast/chest [ˈfʌnl] Trichterbrust *f*, Pectus excavatum/infundibulum/recurvatum.
funnel-shaped pelvis Trichterbecken *nt*.
fur•nace•men's cataract [ˈfɜrnɪsmen] Feuer-, Glasbläserstar *m*, Infrarotkatarakt *f*.
fu•run•cle [ˈfjʊərʌŋkl] *n* Eiterbeule *f*, Furunkel *m/nt*.
fused kidney [fjuːzd] Verschmelzungsniere *f*.

fused vertebrae *ortho*. Blockwirbel(bildung *f*) *pl*.
fu•si•form cataract [ˈfjuːzəfɔːrm] *ophthal*. Spindelstar *m*, Cataracta fusiformis.
fusiform-cell layer Spindelzellschicht *f*, Lamina multiformis.
fu•sion [ˈfjuːʒn] *n ophthal*. Fusion *f*.
fusion beat *card*. Kombinationssystole *f*.
fu•so•spi•ril•lary gingivitis/stomatitis [fjuːzəʊˈspaɪrəˌleriː] Plaut-Vincent-Angina *f*, Fusospirillose *f*, Fusospirochätose *f*, Angina ulcerosa/ulceromembranacea.
fu•so•spi•ril•lo•sis [fjuːzəʊˌspaɪrɪˈləʊsɪs] *n* → fusospirillary gingivitis.
fu•so•spi•ro•che•tal disease [fjuːzəʊ-ˌspaɪrəʊˈkiːtl] → fusospirochetosis.
fusospirochetal gingivitis/stomatitis → fusospirillary gingivitis.
fu•so•spi•ro•che•to•sis [fjuːzəʊˌspaɪrə-kɪˈtəʊsɪs] *n* Fusospirochätose *f*, Fusoborreliose *f*.
FW sleep → fast wave sleep.

G

gadg•et ['gædʒɪt] *n* Apparat *m*, Gerät *nt*, Vorrichtung *f*.
Gaenslen ['genzlən]: **Gaenslen's sign/test** *ortho.* Gaenslen-Zeichen *nt*.
gag [gæg] **I** *n HNO* Mundsperrer *m*, -spreizer *m*. **II** *vt* zum Würgen reizen. **III** *vi* würgen.
gage [geɪdʒ] *n*, *vt* → gauge.
gag reflex Würg(e)reflex *m*.
Gaisböck ['gaɪsbek, -bœk]: **Gaisböck's syndrome** Gaisböck-Syndrom *nt*, Polycythaemia (rubra) hypertonica.
gait [geɪt] *n* Gang *m*, Gangart *f*.
gait ataxia Gangataxie *f*, lokomotorische Ataxie *f*.
gait pattern Gangbild *nt*, -muster *nt*.
ga•lac•to•blast [gə'læktəblæst] *n* Kolostrumkörperchen *nt*, Donné-Körperchen *nt*.
ga•lac•to•cele [gə'læktəsiːl] *n* **1.** Milchzyste *f*, Galaktozele *f*. **2.** *urol.* Galaktozele *f*.
gal•ac•tog•e•nous [gælæk'tɑdʒənəs] *adj* milchbildend, galaktogen.
gal•ac•tog•ra•phy [gælæk'tɑgrəfɪ] *n radiol.* Galaktographie *f*.
ga•lac•to•phle•bi•tis [gə,læktəflɪ'baɪtɪs] *n* Phlegmasia alba dolens.
ga•lac•to•pho•ri•tis [gə,læktəfə'raɪtɪs] *n gyn.* Milchgangentzündung *f*, Galaktophoritis *f*.
gal•ac•toph•o•rous canals/ducts [gælæk'tɑfərəs] Milchgänge *pl*, Ductus lactiferi.
ga•lac•to•poi•e•sis [gə,læktəpɔɪ'iːsɪs] *n* Milchbildung *f*, Galaktopoese *f*.
ga•lac•to•poi•et•ic factor/hormone [gə,læktəpɔɪ'etɪk] Prolaktin *nt*, Prolactin *nt*, laktogenes Hormon *nt*.
ga•lac•to•py•ra [gə,læktə'paɪrə] *n gyn.* Milchfieber *nt*, Galaktopyra *f*.
ga•lac•tor•rhea [gə,læktə'rɪə] *n gyn.* Milchfluß *m*, Galaktorrhö *f*.
galactorrhea-amenorrhea syndrome Galaktorrhö-Amenorrhö-Syndrom *nt*, Amenorrhö-Galaktorrhö-Syndrom *nt*.
ga•lac•tose [gə'læktoʊs] *n* Galaktose *f*, Galactose.
galactose cataract Katarakt *f* bei Galaktosämie.
galactose diabetes 1. → galactosemia. **2.** Galaktosediabetes *m*, Galaktokinasemangel *m*.

ga•lac•tos•e•mia [gə,læktə'siːmɪə] *n* Galaktosämie *f*, Galaktoseintoleranz *f*.
ga•lac•tos•e•mic cataract [gə,læktə-'siːmɪk] → galactose cataract.
galactose tolerance test Galaktosetoleranztest *m*, Bauer-Probe *f*.
gal•ac•tos•ta•sis [gælæk'tɑstəsɪs] *n gyn.* Milchstauung *f*, Galaktostase *f*.
ga•lac•to•su•ria [gə,læktə's(j)ʊərɪə] *n* Galaktosurie *f*.
ga•lac•to•syl•cer•a•mide lipidosis [gə,læktəsɪl'serəmaɪd] Krabbe-Syndrom *nt*, Globoidzellen-Leukodystrophie *f*, Galaktozerebrosidlipidose *f*, Galaktozerebrosidose *f*.
ga•lac•to•ther•a•py [gə,læktə'θerəpɪ] *n* **1.** Galaktotherapie *f*, Laktotherapie *f*. **2.** Milchdiät *f*, -kur *f*.
gal•ac•tu•ria [,gælæk't(j)ʊərɪə] *n* Galakturie *f*, Chylurie *f*.
Galant [gə'lænt]: **Galant's reflex** Galant-Reflex *m*.
ga•lea (aponeurotica) ['geɪlɪə] *n anat.* Kopfschwarte *f*, Galea aponeurotica.
Galeazzi [gælɪ'ætziː]: **Galeazzi's fracture/fracture-dislocation** *ortho.* Galeazzi-Fraktur *f*.
Galeazzi's sign *ortho.* Galeazzi-Zeichen *nt*, relative Beinverkürzung *f*.
ga•len•ic [gə'liːnɪk] *adj* galenisch, Galen-.
ga•len•i•ca [gə'lenɪkə] *pl* → galenicals.
ga•len•i•cals [gə'lenɪkəls] *pl pharm.* galenische Mittel *pl*, Galenica *pl*.
gall [gɔːl] *n* **1.** Galle *f*. **2.** → gallbladder.
gall•blad•der ['gɔːlblædər] *n* Gallenblase *f*, *inf.* Galle *f*, Vesica fellea/biliaris.
gallbladder bed → gallbladder fossa.
gallbladder carcinoma Gallenblasenkarzinom *nt*.
gallbladder cholesteatosis/cholesterolosis Stippchengallenblase *f*, Gallenblasencholesteatose *f*.
gallbladder diseases Gallenblasenerkrankungen *pl*.
gallbladder empyema Gallenblasenempyem *nt*.
gallbladder fossa Gallenblasengrube *f*, Leberbett *nt*.
gallbladder perforation *chir.* Gallenblasenperforation *f*.
gallbladder rupture Gallenblasenruptur *f*.

gall duct 158

gall duct Gallengang *m.*
gal•lop (rhythm) ['gæləp] *card.* Galopp *m*, Galopprhythmus *m.*
gal•lows traction ['gæləʊz] *ortho.* Bryant-Extension *f,* vertikale Überkopfextension *f,* Overheadtraction *f.*
gall•stone ['gɔːlstəʊn] *n* Gallenstein *nt,* Galle(n)konkrement *nt,* Cholelith *m.*
gallstone disease Gallensteinleiden *nt,* Cholelithiasis *f.*
gallstone ileus Gallensteinileus *m.*
gal•van•ic skin reaction/response [gæl-'vænɪk] psychogalvanischer (Haut-)Reflex *m.*
gal•va•ni•za•tion [,gælvənɪ'zeɪʃn] *n* Galvanotherapie *f.*
gal•va•no•cau•tery [,gælvənəʊ'kɔːtərɪ] *n* **1.** Galvanokaustik *f,* Elektrokaustik *f,* Elektrokauterisation *f.* **2.** Galvanokauter *m,* Elektrokauter *m,* Elektrokaustiknadel *f.*
gal•va•no•sur•gery [,gælvənəʊ'sɜːdʒərɪ] *n chir.* Galvanochirurgie *f.*
gal•va•no•ther•a•peu•tics [,gælvənəʊ-,θerə'pjuːtɪks] *pl* → galvanotherapy.
gal•va•no•ther•a•py [,gælvənəʊ'θerəpɪ] *n* Galvanotherapie *f.*
gam•ete ['gæmiːt] *n* Geschlechtszelle *f,* Gamet *m.*
ga•me•to•ci•dal [gə,miːtə'saɪdl] *adj* gametozid.
ga•me•to•cide [gə'miːtəsaɪd] *n* Gametozid *nt.*
ga•me•to•gen•e•sis [gə,miːtə'dʒenəsɪs] *n* Gametogenese *f.*
ga•me•to•gen•ic [gə,miːtə'dʒenɪk] *adj* gametogen.
gam•e•top•a•thy [gæmɪ'tɑpəθɪ] *n genet.* Gametopathie *f.*
gam•ma angle ['gæmə] *ophthal.* Gamma-Winkel *m.*
gamma camera *radiol.* Gammakamera *f.*
gamma cells of hypophysis (*Hypophyse*) chromophobe Zellen *pl,* γ-Zellen *pl.*
gamma cells of pancreas (*Pankreas*) C-Zellen *pl,* γ-Zellen *pl.*
gamma chain disease Gamma-Typ *m* der Schwerekettenkrankheit, γ-H-Kettenkrankheit *f.*
gamma globulin Gammaglobulin *nt,* γ-Globulin *nt.*
gam•ma•glob•u•lin•op•a•thy [gæmə-,glʌbjəlɪ'nɑpəθɪ] *n immun.* Gammopathie *f.*
gam•ma•gram ['gæməgræm] *n radiol.* Szintigramm *nt.*
gamma-hemolytic streptococci → gamma streptococci.
gamma radiation *phys.* Gammastrahlung *f,* γ-Strahlung *f.*
gamma rays Gammastrahlen *pl,* γ-Strahlen *pl.*
gamma streptococci *micro.* gamma-hämolytische/nicht-hämolysierende Streptokokken *pl.*
gam•mop•a•thy [gæ'mɑpəθɪ] *n immun.* Gammopathie *f.*

Gamstorp ['gæmstɔːrp]: **Gamstorp's disease** Gamstorp-Syndrom *nt,* Adynamia episodica hereditaria.
gan•glia ['gæŋglɪə] *pl* → ganglion.
gan•gli•at•ed cord['gæŋglɪeɪtɪd] Grenzstrang *m,* Truncus sympatheticus/sympathicus.
gan•gli•ec•to•my [gæŋglɪ'ektəmɪ] *n* → ganglionectomy.
gan•gli•o•cyte ['gæŋglɪəsaɪt] *n* → ganglion cell 1.
gan•gli•on ['gæŋglɪən] *n* **1.** *anat.* [S.U. GANGLION] **2.** *chir.* Überbein *nt,* Ganglion *nt.*
ganglia of sympathetic trunk Grenzstrangganglien *pl,* Ganglia trunci sympathetici.
gan•gli•o•nat•ed cord ['gæŋglɪəneɪtɪd] → gangliated cord.
ganglion-blocking agent *pharm.* Ganglienblocker *m,* Ganglioplegikum *nt.*
ganglion cell 1. Ganglienzelle *f,* Gangliozyt *m.* **2.** (*Auge*) retinale Ganglienzelle *f.*
gan•gli•on•ec•to•my [,gæŋglɪə'nektəmɪ] *n* **1.** *ortho.* Ganglionexzision *f,* Gangliektomie *f,* Ganglionektomie *f.* **2.** *neurochir.* Ganglionektomie *f,* Gangliektomie *f.*
gan•gli•on•ic blockade [gæŋglɪ'ɑnɪk] Ganglienblockade *f.*
ganglionic blocking agent *pharm.* Ganglienblocker *m,* Ganglioplegikum *nt.*
ganglionic cyst (*Knochen*) Geröll-, Trümmerzyste *f.*
gan•gli•on•i•tis [gæŋglɪə'naɪtɪs] *n* Ganglienentzündung *f,* Ganglionitis *f.*
gan•gli•on•o•ple•gic [gæŋglɪ,ɑnə'pliːdʒɪk] *n, adj* → ganglioplegic.
gan•gli•o•ple•gic [,gæŋglɪə'pliːdʒɪk] **I** *n pharm.* Ganglienblocker *m,* Ganglioplegikum *nt.* **II** *adj* ganglienblockend, ganglioplegisch.
gan•gli•o•sym•pa•thec•to•my [gæŋglɪə-,sɪmpə'θektəmɪ] *n neurochir.* Gangliosympathektomie *f.*
gan•grene ['gæŋgriːn] *n* Gangrän *f,* Brand *m,* gangräne Nekrose *f.*
gan•gre•nous ['gæŋgrɪnəs] *adj* gangränös.
gangrenous appendicitis gangräne Appendizitis *f.*
gangrenous balanitis Corbus-Krankheit *f,* gangränöse Balanitis *f.*
gangrenous cholecystitis gangränöse Gallenblasenentzündung *f.*
gangrenous cystitis gangränöse (Harn-)Blasenentzündung *f.*
gangrenous emphysema Gasbrand *m,* -gangrän *f,* malignes Ödem *nt,* Gasphlegmone *f.*
gangrenous stomatitis Noma *f,* Wangenbrand *m,* Stomatitis gangraenosa.
Ganser ['gænzər; 'gans-]: **Ganser's diverticula** Ganser-Divertikel *pl.*
Ganser's syndrome Ganser-Syndrom *nt,* Pseudodemenz *f,* Scheinblödsinn *m.*
gap [gæp] *n* **1.** Lücke *f.* **fill/close a gap** eine Lücke (aus-)füllen/schließen. **2.** Spalt(e *f*) *m,*

Öffnung *f*, Loch *nt*, Riß *m*.
gap•ing ['geɪpɪŋ] *adj (Wunde)* klaffend, weit geöffnet.
gar•gle ['gɑːrgl] **I** *n* **1.** Gurgeln *nt*. **2.** Gurgelmittel *nt*, -wasser *nt;* Mundwasser *nt*. **II** *vt, vi* gurgeln.
Garré [ga're]: **Garré's disease/osteomyelitis** sklerosierende/nicht-eitrige Osteomyelitis *f*, Garré-Osteomyelitis *f*.
Garrod ['gærəd]: **Garrod's nodes** Garrod-Knötchen *pl*, (echte) Fingerknöchelpolster *pl*.
gar•rot(t)e tourniquet [gə'raʊt, -'rɑt] *ortho.* Abbindung *f*.
gas [gæs] *n* **1.** *chem.* Gas *nt*. **2.** Lachgas *nt*, Distickstoffoxid *nt*, Stickoxidul *nt.* **have gas** Lachgas bekommen. **3.** Blähung *f*, Wind *m*, Flatus *m*.
gas abscess Gasabszeß *m*.
gas bacillus Welch-Fränkel-Gasbrandbazillus *m*, Clostridium perfringens.
gas embolism Luft-, Gasembolie *f*.
gas endarterectomy *chir.* Gasendarterektomie *f*.
gas•e•ous ['gæsɪəs] *adj* gasförmig, -artig, Gas-.
gaseous anesthetic gasförmiges Anästhetikum *nt*, Narkosegas *nt*.
gaseous edema Gasödem *nt*.
gaseous gangrene → gas gangrene.
gas gangrene *patho.* Gasbrand *m*, -gangrän *f*, malignes Ödem *nt*, Gasphlegmone *f*.
gasp [gæsp] **I** *n* Keuchen *nt*, Schnaufen *nt*, Schnappatmung *f*. **II** *vi* keuchen, schnaufen, schwer atmen. **gasp for breath** nach Luft schnappen *od.* ringen.
gasp•ing ['gæspɪŋ] **I** *n* → gasp I. **II** *adj* keuchend, schnaufend, schwer atmend.
Gasser ['gæsər]: **Gasser's ganglion** Gasser-Ganglion *nt*, Ganglion trigeminale/semilunare.
Gasser's syndrome Gasser-Syndrom *nt*, hämolytisch-urämisches Syndrom *nt*.
gas•se•ri•an ganglionitis [gæ'sɪərɪən] Herpes zoster ophthalmicus, Zoster ophthalmicus.
gas•trad•e•ni•tis [ˌgæstrædɪ'naɪtɪs] *n* Magendrüsenentzündung *f*, Gastr(o)adenitis *f*.
gas•tral•gia [gæ'strældʒ(ɪ)ə] *n* **1.** Magenschmerz(en *pl*) *m*, Gastrodynie *f*, Gastralgie *f*. **2.** Magenkrampf *m*, -kolik *f*, Gastrospasmus *m*.
gas•trec•ta•sia [gæstrek'teɪʒ(ɪ)ə] *n* Magenerweiterung *f*, Gastrektasie *f*.
gas•trec•to•my [gæs'trektəmɪ] *n chir.* Magenentfernung *f*, totale Magenresektion *f*, Gastrektomie *f*.
gas•tric ['gæstrɪk] *adj* gastrisch, gastral, Magen-, Gastro-.
gastric achylia Magensaftmangel *m*, Achylie *f*.
gastric acid Magensäure *f*.
gastric anacidity Magenanazidität *f*, Magensäuremangel *m*, Achlorhydrie *f*.

gastric resection

gastric antrum präpylorischer Magenabschnitt *nt*, Antrum *nt* (pyloricum).
gastric areas Magenschleimhautfelder *pl*, Areae gastricae.
gastric atonia → gastroatonia.
gastric atrophy Magen(schleimhaut)-atrophie *f*. **idiopathic gastric atrophy** chronisch-atrophische Gastritis *f*.
gastric biopsy Magen-, Gastrobiopsie *f*.
gastric bleeding Magenblutung *f*.
gastric bubble Magenblase *f*.
gastric calculus → gastrolith.
gastric canal Magenstraße *f*, Canalis gastricus/ventricularis.
gastric cancer/carcinoma Magenkrebs, -karzinom *nt*. **early gastric cancer/carcinoma** Frühkarzinom des Magens, Magenfrühkarzinom.
gastric cirrhosis entzündlicher Schrumpfmagen *m*, Magenszirrhus *m*, Brinton-Krankheit *f*.
gastric colic Magenkrampf *m*, -kolik *f*, Gastrospasmus *m*.
gastric curvature Magenkrümmung *f*, -kurvatur *f*, Curvatura gastrica/ventricularis.
gastric digestion Magenverdauung *f*, peptische Verdauung *f*.
gastric dilatation Magen(über)dehnung *f*, -dilatation *f*.
gastric emptying Magenentleerung *f*.
gastric fistula 1. *patho.* Magenfistel *f*. **2.** *chir.* Magenfistel *f*.
gastric folds Magenschleimhautfalten *pl*, Plicae gastricae.
gastric fornix Magenkuppel *f*, Fornix gastricus/ventricularis.
gastric foveolae Magengrübchen *pl*, Foveolae gastricae.
gastric fundic flap/patch *chir.* (gestielter) Magenfunduslappen *m*.
gastric fundus Magenfundus *m*, Fundus gastricus/ventricularis.
gastric glands Magendrüsen *f*, Glandulae gastricae propriae.
gastric hemorrhage Magenblutung *f*.
gastric hyperacidity Hyperazidität *f* des Magensaftes, Hyperchlorhydrie *f*.
gastric indigestion *patho.* Dyspepsie *f*.
gastric juice Magensaft *m*, -speichel *m*.
gastric mucosal barrier Magenschleimhautbarriere *f*.
gastric mucosal bleeding Magenschleimhautblutung *f*.
gastric mucosal ulcer/ulveration Magenschleimhautgeschwür *nt*, Ulcus ventriculi simplex.
gastric outlet obstruction/stenosis Magenausgangsstenose *f*.
gastric pH Magensaft-pH *m*.
gastric pits → gastric foveolae.
gastric plicae → gastric folds.
gastric polyp Magenpolyp *m*.
gastric polyposis Magenpolypose *f*, Polyposis gastrici/ventriculi.
gastric resection Magenresektion *f*, partiel-

gastric secrete

le Gastrektomie f.
gastric secrete Magensekret nt.
gastric secretion 1. Magensekretion nt. **2.** Magensekret nt.
gastric spasm → gastrospasm.
gastric stump cancer chir. Magenstumpfkarzinom m.
gastric surgery Magenchirurgie f.
gastric tumor Magengeschwulst f, -tumor m.
gastric ulcer Magengeschwür nt, -ulkus nt, Ulcus ventriculi.
gastric varices Magen(fundus)varizen pl.
gas•trin ['gæstrɪn] n physiol. Gastrin nt.
gas•trin•o•ma [gæstrɪ'nəʊmə] n Gastrinom nt.
gas•tri•tis [gæs'traɪtɪs] n Magenkatarrh m, Magen(schleimhaut)entzündung f, Gastritis f.
gas•tro•ad•e•ni•tis [gæstrəʊædə'naɪtɪs] n → gastradenitis.
gas•tro•a•to•nia [gæstrəʊə'təʊnɪə] n Magenatonie f, Gastroatonie f.
gas•tro•car•di•ac syndrome [gæstrəʊ-'kɑːrdɪæk] gastrokardialer Symptomenkomplex m, Roemheld-Syndrom nt.
gas•tro•cele ['gæstrəʊsiːl] n **1.** Magenhernie f, Gastrozele f. **2.** Magendivertikel nt, Gastrozele f.
gas•troc•ne•mi•us (muscle) [ˌgæstrɒk-'niːmɪəs] Gastrocnemius m, Musculus gastrocnemius.
gas•tro•col•ic fistula [gæstrəʊ'kɒlɪk] Magen-Kolon-Fistel f, gastrokolische Fistel m.
gastrocolic reflex gastrokolischer Reflex m.
gas•tro•co•li•tis [gæstrəʊkə'laɪtɪs] n Gastrokolitis f.
gas•tro•co•los•to•my [gæstrəʊkə-'lɒstəmɪ] n chir. Magen-Kolon-Anastomose f, Gastrokolostomie f.
gas•tro•co•lot•o•my [gæstrəʊkə'lɒtəmɪ] n chir. Gastrokolotomie f.
gas•tro•cu•ta•ne•ous fistula [gæstrəʊkjuː'teɪnɪəs] äußere Magenfistel f, gastrokutane Fistel f.
gas•tro•du•o•de•nal fistula [gæstrəʊˌd(j)uːəʊ'diːnl] Magen-Duodenum-Fistel f, gastroduodenale Fistel f.
gas•tro•du•o•de•nec•to•my [gæstrəʊˌd(j)uːədɪ'nektəmɪ] n chir. Gastroduodenektomie f.
gas•tro•du•o•de•ni•tis [gæstrəʊˌd(j)uːədɪ'naɪtɪs] n Gastroduodenitis f.
gas•tro•du•o•de•nos•co•py [gæstrəʊˌd(j)uːədɪ'nɒskəpɪ] n Gastroduodenoskopie f.
gas•tro•du•o•de•nos•to•my [gæstrəʊˌd(j)uːədɪ'nɒstəmɪ] n chir. gastroduodenale Anastomose f, Gastroduodenostomie f.
gas•tro•dyn•ia [gæstrə'diːnɪə] n Magenschmerz(en pl) m, Gastrodynie f, Gastralgie f.
gas•tro•en•ter•ic anastomosis [gæs-

trəʊen'terɪk] → gastroenterostomy.
gastroenteric influenza (Magen-)Darmgrippe f.
gas•tro•en•ter•i•tis [gæstrəʊˌentə'raɪtɪs] n Magen-Darm-Entzündung f, Gastroenteritis f.
gas•tro•en•ter•ol•o•gy [gæstrəʊˌentə-'rɒlədʒɪ] n Gastroenterologie f.
gas•tro•en•te•rop•a•thy [gæstrəʊˌentə'rɒpəθɪ] n Magen-Darm-Erkrankung f, Gastroenteropathie f.
gas•tro•en•ter•o•plas•ty [gæstrəʊ'entərəʊplæstɪ] n chir. Magen-Darm-Plastik f, Gastroenteroplastik f.
gas•tro•en•ter•os•to•my [gæstrəʊˌentə'rɒstəmɪ] n chir. Magen-Darm-Anastomose f, Gastroenteroanastomose f, gastrointestinale Anastomose f, Gastroenterostomie f.
gas•tro•en•ter•ot•o•my [gæstrəʊˌentə'rɒtəmɪ] n chir. Gastroenterotomie f.
gas•tro•e•soph•a•ge•al reflux [gæstrəʊɪˌsəfə'dʒiːəl] gastroösophagealer Reflux m.
gastroesophageal varices gastroösophageale Varizen pl.
gas•tro•gen•ic diarrhea [gæstrəʊ'dʒenɪk] gastrogene Diarrhö f, Magendiarrhö f.
gas•trog•e•nous diarrhea [gæs'trɒdʒənəs] → gastrogenic diarrhea.
gas•tro•in•tes•ti•nal [gæstrəʊɪn'testənl] adj gastrointestinal, gastroenteral, Magen-Darm-.
gastrointestinal anastomosis → gastroenterostomy.
gastrointestinal bleeding Magen-Darm-Blutung f, gastrointestinale Blutung f. **upper gastrointestinal bleeding** obere Magen-Darm-Blutung, obere gastrointestinale Blutung.
gastrointestinal bypass chir. Magen-Darm-Bypass m, gastrointestinaler Bypass m.
gastrointestinal canal → gastrointestinal tract.
gastrointestinal fistula patho. Magen-Darm-Fistel f, gastrointestinale Fistel f.
gastrointestinal hemorrhage → gastrointestinal bleeding.
gastrointestinal influenza (Magen-)Darmgrippe f.
gastrointestinal tract Magen-Darm-Trakt m, Gastrointestinaltrakt m.
gas•tro•je•ju•nal loop obstruction syndrome [ˌgæstrəʊdʒɪ'dʒuːnl] chir. Syndrom nt der zuführenden Schlinge, Afferent-loop-Syndrom nt.
gas•tro•la•vage [ˌgæstrəʊlə'vɑːʒ] n Magenspülung f, Gastrolavage f.
gas•tro•lith ['gæstrəʊlɪθ] n Magenstein m, Gastrolith m.
gas•tro•li•thi•a•sis [ˌgæstrəʊlɪ'θaɪəsɪs] n Gastrolithiasis f.
gas•trol•o•gy [gæs'trɒlədʒɪ] n Gastrologie f.
gas•tro•meg•a•ly [gæstrəʊ'megəlɪ] n Magenvergrößerung f, Gastromegalie f.

general surgical disease

gas•trop•a•thy [gæ'strɑpəθɪ] *n* Magenerkrankung *f*, -leiden *nt*, Gastropathie *f*.
gas•tro•pexy ['gæstroʊpeksɪ] *n chir.* Magenanheftung *f*, Gastropexie *f*.
gas•tro•plas•ty ['gæstrəplæstɪ] *n chir.* Magenplastik *f*, Gastroplastik *f*.
gas•tro•pli•ca•tion [ˌgæstroʊplaɪ'keɪʃn] *n chir.* Gastroplikation *f*, Gastroplicatio *f*.
gas•trop•to•sis [ˌgæstrɑp'toʊsɪs] *n patho.* Magensenkung *f*, Gastroptose *f*.
gas•tro•py•lo•rec•to•my [gæstroʊˌpaɪlə-'rektəmɪ] *n chir.* Gastropylorektomie *f*.
gas•tror•rha•gia [gæstroʊ'rædʒ(ɪ)ə] *n* Magenblutung *f*, Gastrorrhagie *f*.
gas•tror•rha•phy [gæ'strɔrəfɪ] *n chir.* **1.** Magennaht *f*, Gastrorrhaphie *f*. **2.** → gastroplication.
gas•tros•chi•sis [gæ'strɑskəsɪs] *n embryo.* Bauchspalte *f*, Gastroschisis *f*.
gas•tros•co•py [gæ'strɑskəpɪ] *n* Magenspiegelung *f*, Gastroskopie *f*.
gas•tro•se•lec•tive [ˌgæstrəsɪ'lektɪv] *adj* magenselektiv, gastroselektiv.
gas•tro•spasm ['gæstroʊspæzəm] *n* Magenkrampf *m*, -kolik *f*, Gastrospasmus *m*.
gas•tros•to•ma [gæ'strɑstəmə] *n chir.* äußere Magenfistel *f*, Gastrostoma *nt*.
gas•tros•to•my [gæ'strɑstəmɪ] *n chir.* Gastrostomie *f*.
gas•trot•o•my [gæs'trɑtəmɪ] *n chir.* Magenöffnung *f*, -schnitt *m*, Gastrotomie *f*.
Gaucher [goʊ'ʃe]: **Gaucher's disease** Gaucher-Krankheit *f*, Morbus Gaucher *m*, Glukozerebrosidose *f*, Zerebrosidlipidose *f*.
gauge [geɪdʒ] **I** *n* **1.** Meßgerät *nt*, Messer *m*, Anzeiger *m*. **2.** Maß-, Zollstab *m*. **II** *vt* (ab-, aus-)messen, prüfen.
gaunt•let anesthesia ['gɔːntlɪt] *neuro.* Handschuhanästhesie *f*.
gauntlet bandage *ortho.* Handschuhverband *m*.
gauntlet flap Stiellappen *m*, gestielter (Haut-)Lappen *m*.
gauze [gɔːz] *n* Gaze *f*, Verband(s)mull *m*.
gauze bandage Mullbinde *f*.
gauze dressing Gazeverband *m*.
gaze [geɪz] **I** *n* (starrer) Blick *m*, Starren *nt*. **II** *vi* anstarren, starren (*at* auf).
gear [gɪər] *n* Ausrüstung *f*, Gerät *nt*, Werkzeug(e *pl*) *nt*, Zubehör *nt*, Vorrichtung *f*.
Gee-Herter-Heubner [giː 'hɜrtər 'hɔʏbnər]: **Gee-Herter-Heubner disease/syndrome** Herter-Heubner-Syndrom *nt*, Gee-Herter-Heubner-Syndrom *nt*, Zöliakie *f*, glutenbedingte Enteropathie *f*.
Geigel ['gaɪgl]: **Geigel's reflex** Geigel-Reflex *m*, Femoroabdominalreflex *m*.
gel [dʒel] **I** *n* Gel *nt*. **II** *vi* gelieren, ein Gel bilden.
ge•lat•i•nous [dʒə'lætnəs] *adj* gel-, gallertartig, gelatinös, Gallert-.
gelatinous ascites Gallertbauch *m*, Pseudomyxoma peritonei.
gelatinous cancer/carcinoma Gallert-, Schleimkrebs *m*.

gelatinous nucleus Gallertkern *m*, Nucleus pulposus.
gel diffusion test Geldiffusionstest *m*, Agardiffusionstest *m*.
Gellé [ʒə'le]: **Gellé's test** *HNO* Gellé-Versuch *m*.
gem•el•lary pregnancy ['dʒemɪleriː] Zwillingsschwangerschaft *f*.
gem•el•lip•a•ra [dʒemə'lɪpərə] *n gyn.* Gemellipara *f*.
gem•i•ni ['dʒemɪniː, -naɪ] *pl* → geminus.
gem•i•nus ['dʒemɪnəs] *n* Zwilling *m*, Geminus *m*.
gen•der ['dʒendər] *n* (anatomisches) Geschlecht *nt*.
gene [dʒiːn] *n* Gen *nt*, Erbfaktor *m*.
gene map Genkarte *f*.
gene mutation Genmutation *f*.
gene pool Genpool *m*.
gen•e•ra ['dʒenərə] *pl* → genus.
gen•er•al ['dʒenərəl] *adj* allgemein, generell, Allgemein-; allgemeingültig, üblich. **for general use** für den allgemeinen *od.* normalen Gebrauch.
general-adaptation reaction/syndrome Adaptationssyndrom *nt*, allgemeines Anpassungssyndrom *nt*.
general anesthesia Vollnarkose *f*, Allgemeinanästhesie *f*, *inf.* Narkose *f*.
general anesthetic (Allgemein-)Narkotikum *nt*, Narkosemittel *nt*.
general condition Allgemeinzustand *m*, -befinden *nt*.
general donor *immun.* Universalspender *m*.
general health Allgemeinzustand *m*.
general hospital allgemeines Krankenhaus *nt*.
gen•er•al•i•za•tion [ˌdʒenərəlɪ'zeɪʃn] *n* **1.** Verallgemeinerung *f*, Generalisation *f*. **2.** *patho.* Generalisierung *f*, Generalisation *f*; Metastasierung *f*.
gen•er•al•ize ['dʒenərəlaɪz] **I** *vt* verallgemeinern, generalisieren. **II** *vi* (*Krankheit*) s. generalisieren.
gen•er•al•ized amnesia ['dʒenərəlaɪzd] generalisierte Amnesie *f*, Totalamnesie *f*.
generalized anaphylaxis anaphylaktischer Schock *m*, Anaphylaxie *f*.
generalized epilepsy generalisierte Epilepsie *f*.
generalized psoriasis *derm.* Psoriasis generalisata/universalis.
generalized scleroderma progressive/diffuse Sklerodermie *f*, Systemsklerose *f*.
general medicine Allgemeinmedizin *f*.
general practitioner praktischer Arzt *m*, praktische Ärztin *f*, Arzt *m*/Ärztin *f* für Allgemeinmedizin, Allgemeinmediziner(in *f*) *m*.
general recipient *immun.* Universalempfänger(in *f*) *m*.
general surgery Allgemeinchirurgie *f*.
general surgical disease allgemeinchirurgische Erkrankung *f*.

generative 162

gen•er•a•tive ['dʒenərətɪv] *adj* **1.** generativ, geschlechtlich, Zeugungs-, Fortpflanzungs-. **2.** fortpflanzungsfähig, fruchtbar.
generative organs → genitalia.
ge•ner•ic [dʒə'nerɪk] *n (meist generics pl)* → generic drugs.
generic drugs *pharm.* Fertigarzneimittel *pl,* Generica *pl.*
ge•net•ic [dʒə'netɪk] *adj* genetisch, Vererbungs-, Erb-.
genetic analysis Erbanalyse *f.*
genetic counseling genetische Beratung *f.*
genetic disease/disorder genetische/genetisch-bedingte Erkrankung/Krankheit *f.*
genetic engineering Genmanipulation *f,* genetische Manipulation *f.*
ge•net•ics [dʒə'netɪks] *pl* **1.** Genetik *f,* Erb-, Vererbungslehre *f.* **2.** Erbanlagen *pl.*
genetic sex chromosomales/genetisches Geschlecht *nt.*
ge•nic•u•lar [dʒə'nɪkjələr] *adj* Knie-, Kniegelenks-
ge•nic•u•late neuralgia/otalgia [dʒə-'nɪkjəlɪt] *neuro.* Genikulatumneuralgie *f,* Ramsay Hunt-Syndrom *nt,* Zoster oticus, Herpes zoster oticus.
ge•ni•o•plas•ty ['dʒi:nɪəʊplæstɪ] *n chir.* Kinnplastik *f,* Genioplastik *f.*
gen•i•tal ['dʒenɪtl] *adj* **1.** genital, Zeugungs-, Fortpflanzungs-. **2.** genital, Geschlechts-, Genital-.
genital cycle Genital-, Monats-, Menstrual-, Menstruationszyklus *m.*
genital herpes Herpes genitalis.
gen•i•ta•lia [dʒenɪ'teɪlɪə] *pl* Geschlechts-, Genitalorgane *pl,* Genitalien *pl.*
genital organs → genitalia.
genital pruritus Pruritus genitalis.
gen•i•tals ['dʒenɪtlz] *pl* → genitalia.
genital wart Feig-, Feuchtwarze *f,* spitzes Kondylom *nt,* Condyloma acuminatum.
gen•i•to•u•ri•nary apparatus/tract [dʒenɪtəʊ'jʊərɪnerɪ:] Urogenitaltrakt *m,* Apparatus urogenitalis.
ge•nome ['dʒi:nəʊm] *n* Erbinformation *f,* Genom *nt.*
ge•no•mic mutation [dʒɪ'nəʊmɪk] Genommutation *f.*
gen•o•type ['dʒenətaɪp] *n* Genotyp(us *m*) *m,* Erbbild *nt.*
ge•nu ['dʒi:n(j)u:] *n* [S.U. GENU]
 genu recurvatum überstreckbares Knie *nt,* Hohlknie *nt,* Genu recurvatum.
 genu valgum X-Bein *nt,* Genu valgum.
 genu varum O-Bein *nt,* Genu varum.
gen•u•al ['dʒenjəwəl] *adj* Knie-.
ge•nus ['dʒi:nəs] *n bio.* Gattung *f,* Genus *nt.*
ge•o•med•i•cine [dʒi:əʊ'medəsən] *n* Geomedizin *f.*
ge•o•pa•thol•o•gy [dʒi:əʊpə'θɒlədʒɪ] *n* Geopathologie *f.*
ge•rat•ic [dʒə'rætɪk] *adj* → gerontal.
ger•a•tol•o•gy [dʒerə'tɒlədʒɪ] *n* → gerontology.
Gerhardt ['gerhɑːrt]: **Gerhardt's disease** Gerhardt-Syndrom *nt,* Mitchell-Gerhardt-Syndrom *nt,* Erythromelalgie *f,* Erythralgie *f.*
 Gerhardt's phenomenon/sign Biermer-Schallwechsel *m,* Gerhardt-Schallwechsel *m.*
ger•i•at•ric [dʒerə'ætrɪk] *adj* geriatrisch, Alters-.
ger•i•a•tri•cian [dʒerɪə'trɪʃn] *n* Geriater *m.*
geriatric medicine → geriatrics.
ger•i•at•rics [dʒerɪ'ætrɪks] *pl* Alters-, Greisenheilkunde *f,* Geriatrie *f.*
germ [dʒɜrm] **I** *n* **1.** Keim *m,* Anlage *f.* **2.** Keim *m,* Bazillus *m,* (Krankheits-)Erreger *m.* **II** *vt* keimen lassen. **III** *vi* keimen.
Ger•man measles ['dʒɜrmən] Röteln *pl,* Rubella *f,* Rubeola *f.*
germ carrier Bazillen-, Keimträger *m.*
germ cell Germinal-, Keimzelle *f.*
ger•mi•cid•al [dʒɜrmɪ'saɪdl] *adj* keim(ab)tötend, germizid.
ger•mi•cide ['dʒɜrmɪsaɪd] *n* keim(ab)tötendes Mittel *nt,* Germizid *nt.*
ger•mi•nal ['dʒɜrmɪnl] *adj* **1.** germinal, germinativ, Keim(zellen)-, Germinal-. **2.** bakteriell, Keim-, Bakterien-.
ger•mi•no•blast [dʒɜrmɪnəblæst] *n hema.* Germinoblast *m,* Zentroblast *m.*
ger•mi•no•cyte ['dʒɜrmɪnəsaɪt] *n* **1.** Keimzelle *f,* Germinozyt *m.* **2.** *hema.* Germinozyt *m,* Zentrozyt *m.*
germ killer Desinfektionsmittel *nt.*
germ•proof ['dʒɜrmpruːf] *adj* keimsicher, -frei.
ger•o•co•mia [dʒerə'kəʊmɪə] *n* **1.** Gerontokomie *f.* **2.** Altershygiene *f,* Gerontokomie *f,* Gerohygiene *f.*
ger•o•der•mia [dʒerə'dɜrmɪə] *n* **1.** Gerodermie *f,* Gerodermia *f.* **2.** atrophische Altershaut *f,* Greisenhaut *f,* Geroderma *nt.*
ger•o•ma•ras•mus [dʒerəmə'ræzməs] *n* senile Atrophie *f.*
ger•on•tal [dʒɪ'rɒntl] *adj* Alters-, Geronto-, Gero-.
ger•on•tol•o•gy [dʒerən'tɒlədʒɪ] *n* Alternsforschung *f,* Gerontologie *f,* Geratologie *f.*
ger•on•to•ther•a•peu•tics [dʒəˌrɒntəˌθerə'pjuːtɪks] *pl* Gero-, Gerontotherapie *f.*
ger•on•to•ther•a•py [dʒəˌrɒntə'θerəpɪ] *n* → gerontotherapeutics.
ger•on•tox•on [dʒerən'tɒksən] *n ophthal.* Gerontoxon *nt,* Arcus senilis (corneae).
ger•o•psy•chi•a•try [dʒerəsaɪ'kaɪətrɪ] *n* Geronto-, Geropsychiatrie *f.*
ges•ta•gen ['dʒestədʒən] *n* Gestagen *nt,* gestagenes Hormon *nt.*
ges•ta•gen•ic hormone [dʒestə'dʒenɪk] → gestagen.
gestagenic phase *gyn.* gestagene Phase *f,* Sekretions-, Lutealphase *f.*
ges•ta•tion [dʒe'steɪʃn] *n* Schwangerschaft *f,* Gravidität *f.*
ges•ta•tion•al diabetes [dʒe'steɪʃnl] Gestationsdiabetes *m.*
gestational edema Schwangerschaftsödem *nt.*

gestational proteinuria Schwangerschaftsproteinurie *f*, -albuminurie *f.*
gestational psychosis Schwangerschaftspsychose *f.*
gestational toxicosis → gestosis.
gestation period/time Schwangerschaftsdauer *f.*
ges•to•sis [dʒesˈtəʊsɪs] *n gyn.* Gestations-, Schwangerschaftstoxikose *f*, Gestose *f.*
get [get] **I** *vt* **1.** bekommen, erhalten; (*Wunde*) s. zuziehen; (*Erkältung*) s. holen. **2.** erwerben; s. besorgen, s. beschaffen; (*Hilfe*) holen. **II** *vi* werden. **get dressed** s. anziehen. **get drunk** betrunken werden. **get married** heiraten. **get old** alt werden. **get tired** müde werden. **get o.s. pregnant** schwanger werden.
get back *vi* zurückbekommen, -erhalten, -gewinnen.
get by *vi* zurecht-, aus-, durchkommen.
get down I *vt* **1.** (*Essen*) hinunterbringen, -schlucken. **2.** deprimieren, fertigmachen. **3.** (*Fieber*) herunterbekommen. **II** *vi* s. bücken.
get off I *vt* **get off into sleep** jdn. zum (Ein-)Schlafen bringen. **II** *vi* (*a.* **get off to sleep**) einschlafen.
get on *vi* voran-, vorwärtskommen; *a.* **get on well** Fortschritte machen.
get out I *vt* (*Splitter*) herausmachen, -ziehen. **II** *vi* **get out of bed** aufstehen.
get over *vi* s. erholen von, überstehen; (*Problem*) überwinden.
get through I *vt* durchbringen, durch(be-)kommen (durch). **II** *vi* durchkommen.
get up *vi* aufstehen; s. (vom Stuhl) erheben.
Ghon [gɑːn]: **Ghon complex/focus** *pulmo.* Ghon-Primärkomplex *m*, -Herd *m.*
ghost (cell) [gəʊst] *histol.* Erythrozytenghost *m*, Schattenzelle *f*, Blutkörperchenschatten *m.*
Gianotti-Crosti [dʒɑːˈnɒtɪ ˈkrɔːstɪ]: **Gianotti-Crosti syndrome** Gianotti-Crosti-Syndrom *nt*, infantile papulöse Akrodermatitis *f.*
gi•ant [ˈdʒaɪənt] **I** *n* Riese *m nt.* **II** *adj* riesenhaft, riesig, Riesen-.
giant cell Riesenzelle *f.*
bone marrow giant cell Knochenmarksriesenzelle, Megakaryozyt *m.*
foreign body giant cell Fremdkörperriesenzelle.
tumor giant cell Tumorriesenzelle.
giant-cell arteritis (senile) Riesenzellarteriitis *f*, Horton-Riesenzellarteriitis *f*, Arteriitis cranialis/gigantocellularis/temporalis.
giant cell pneumonia Masernpneumonie *f*, Riesenzellpneumonie *f.*
giant cell thyroiditis de Quervain-Thyr(e)oiditis *f*, subakute nicht-eitrige Thyr(e)oiditis *f*, granulomatöse Schilddrüsenentzündung *f*, Riesenzellthyr(e)oiditis *f.*
giant cell tumor Riesenzelltumor *m.*
giant colon Megakolon *nt.*
giant condyloma (acuminatum) *derm.* Buschke-Löwenstein-Tumor *m*, Condylomata gigantea.
giant follicular lymphoma Brill-Symmers-Syndrom *nt*, großfollikuläres Lymphom *nt*, zentroblastisch-zentrozytisches (malignes) Lymphom *nt.*
giant hypertrophy of gastric mucosa Riesenfaltengastritis *f*, Morbus Ménétrier *m.*
gi•ant•ism [ˈdʒaɪəntɪzəm] *n* **1.** → giantism. **2.** übermäßige Größe *f.*
giant pelvis allgemein vergrößertes Becken *nt.*
giant pigmented nevus Badehosennävus *m*, Schwimmhosennävus *m.*
giant platelet disease/syndrome Bernard-Soulier-Syndrom *nt.*
giant pyramidal cells Betz-Riesen-(pyramiden)zellen *pl.*
giant pyramids → giant pyramidal cells.
giant urticaria Quincke-Ödem *nt*, angioneurotisches Ödem *nt.*
gib•bos•i•ty [gɪˈbɒsətɪ] *n* **1.** Bucklikeit *f.* **2.** Buckel *m*, Höcker *m.* **3.** Kyphose *f.*
gib•bous [ˈgɪbəs] *adj* **1.** gewölbt, konvex. **2.** buck(e)lig, höckerig. **3.** kyphotisch.
gib•bus [ˈgɪbəs] *n ortho.* Spitzbuckel *m*, anguläre Kyphose *f*, Gibbus *m.*
Gibson [ˈgɪbsən]: **Gibson's murmur** *card.* Gibson-Geräusch *nt.*
gid•di•ness [ˈgɪdɪnɪs] *n* **1.** (subjektiver) Schwindel *m*, Schwind(e)ligkeit *f.* **2.** Schwindelanfall *m.*
gid•dy [ˈgɪdɪ] *adj* **1.** schwind(e)lig. **2.** verwirrt, benommen. **3.** wirr, konfus.
gi•gan•tism [dʒaɪˈgæntɪzəm] *n* Riesenwuchs *m*, Gigantismus *m.*
gi•gan•to•me•lia [dʒaɪˌgæntəʊˈmiːlɪə] *n patho.* Gigantomelie *f.*
gi•gan•to•so•ma [dʒaɪˌgæntəʊˈsəʊmə] *n* → gigantism.
Gigli [ˈdʒɪljiː]: **Gigli's operation** *gyn.* Gigli-Operation *f.*
Gilchrist [ˈgɪlkrɪst]: **Gilchrist bandage** Gilchrist-Verband *m.*
Gilchrist's disease/mycosis Gilchrist-Krankheit *f*, nordamerikanische Blastomykose *f.*
Gilles de la Tourette [dʒɪl də la tuˈret]: **Gilles de la Tourette's disease** Gilles-de-la-Tourette-Syndrom *nt*, Maladie des tics, Tic impulsif.
Gillies [ˈgɪliːz]: **Gillies' flap** Rundstiellappen *m.*
Gillies' operation 1. *ophthal.* Gillies-Operation *f.* **2.** *HNO* Gillies-Technik *f.*
Gimbernat [gɪmbərˈnæt; hɪmbərˈnɑːt]: **Gimbernat's hernia** Gimbernat-Hernie *f*, Laugier-Hernie *f.*
gin•gi•va [dʒɪnˈdʒaɪvə] *n* Zahnfleisch *nt*, Gingiva *f.*
gin•gi•val [dʒɪnˈdʒaɪvl] *adj* gingival, Zahnfleisch-, Gingiva(l)-.
gingival abscess Zahnfleischabszeß *m.*
gingival cyst Zahnfleischzyste *f.*
gingival hyperplasia Zahnfleischhyper-

gingivitis

plasie *f.*
gin•gi•vi•tis [,dʒɪndʒə'vaɪtɪs] *n* Zahnfleischentzündung *f,* Gingivitis *f.*
Girard [ʒi'raːr]: **Girard's method/operation** *chir.* Girard-Hernienoperation *f.*
gir•dle ['gɜrdl] *n* (*a. anat.*) Gürtel *m.*
girdle anesthesia *neuro.* gürtelförmige Anästhesie(zone *f*) *f.*
girdle pain gürtelförmiger Schmerz *m.*
girdle sensation *neuro.* Gürtelgefühl *nt,* Zonästhesie *f.*
give [gɪv] **I** *vt* **1.** geben; (*Rat, Befehl*) erteilen. **2.** (*Zeit*) geben, gewähren; (*Hilfe*) gewähren; (*Medikament*) verabreichen; (*Spritze*) geben. **give relief** Linderung verschaffen. **3.** äußern, von s. geben. **give a cry** einen Schrei ausstoßen. **4.** verursachen. **give s.b. pain** jdm. weh tun, jdm. Schmerzen bereiten. **5.** (er-)geben. **give no result** ohne Ergebnis bleiben. **II** *vi* **6.** geben; (*Blut*) spenden. **7.** (*Beine*) nachgeben; (*Nerven*) versagen.
give in *vi* nach-, aufgeben; s. jdm. geschlagen geben (*to sb.*).
give out *vi* (*Kräfte*) zu Ende gehen; (*Stimme, Nieren*) versagen.
give up I *vt* aufgeben; aufhören mit. **give up smoking** das Rauchen aufgeben; (*Hoffnung, einen Kranken*) aufgeben. **II** *vi* s. geschlagen geben, aufgeben; resignieren.
gland [glænd] *n anat.* Drüse *f;* [S.U. GLANDULA] **glands of tongue** Zungen(speichel)drüsen *pl,* Glandulae linguales.
gland cell Drüsenzelle *f.*
glan•ders ['glændərz] *n* Rotz *m,* Malleus *m,* Maliasmus *m.*
glan•do•trop•ic hormone [glændəʊ-'trɒpɪk] glandotropes Hormon *nt.*
glan•du•la ['glændʒələ] *n* [S.U. GLANDULA]
glan•du•lar ['glændʒələr] *adj* **1.** glandulär, Drüsen-. **2.** Glans-.
glandular-cystic hyperplasia *gyn.* glandulär-zystische Hyperplasie *f.*
glandular epispadias *urol.* glanduläre Epispadie *f.*
glandular epithelium Drüsenepithel *nt.*
glandular fever infektiöse Mononukleose *f,* Pfeiffer-Drüsenfieber *nt,* Monozytenangina *f.*
glandular hyperplasia glanduläre Hyperplasie *f.*
glandular hypospadias *urol.* glanduläre Hypospadie *f.*
glandular tissue Drüsengewebe *nt.*
glandular ureteritis glandulärer Harnleiterentzündung *f,* Ureteritis glandularis.
glans (of penis) [glænz] *anat.* Eichel *f,* Glans *f* (penis), Balanos *f.* **glans of clitoris** Klitoris-, Clitorisspitze *f,* Glans clitoridis.
Glanzmann ['glænzmən; 'glantsman]: **Glanzmann's disease** Glanzmann-Naegeli-Syndrom *nt,* Thrombasthenie *f.*
Glasgow ['glæsgəʊ]: **Glasgow's sign** *card.* Glasgow-Zeichen *nt.*
glass [glæs] *n* **1.** Glas *nt;* Glasscheibe *f;* Trinkglas *nt.* **2.** (*a.* **a pair of glasses** *pl*) Brille *f.* **3.** Vergrößerungsglas *nt,* Linse *f.*
glass•blow•er's cataract ['glæsbləʊər] *ophthal.* Feuer-, Glasbläserstar *m,* Infrarotkatarakt *f.*
glass eye Glasauge *nt,* künstliches Auge *nt.*
glass•i•ness ['glæsɪnɪs] *n* **1.** (*Augen*) Glasigkeit *f.* **2.** glasiges Aussehen *nt.*
glass•work•er's cataract ['glæswɜrkər] → glassblower's cataract.
glassy ['glæsɪ] *adj* **1.** glasartig, gläsern, glasig. **2.** (*Augen*) glasig, starr.
glau•co•ma [glɔː'kəʊmə] *n* grüner Star *m,* Glaukom *nt.*
glau•co•ma•to•cy•clit•ic crisis [glɔː-,kəʊmətəʊsaɪ'klɪtɪk] zyklitisches Glaukom *nt,* glaukomatozyklitische Krise *f.*
glau•co•ma•tous [glɔː'kəʊmətəs] *adj* glaukomatös, Glaukom-.
glaucomatous cataract Glaukomflecken *pl,* Cataracta glaucomatosa.
glaucomatous cup/excavation *ophthal.* Glaukomexkavation *f.*
glaucomatous halo/ring *ophthal.* Halo glaucomatosus.
gleet [gliːt] *n* **1.** chronisch gonorrhoische Urethritis *f.* **2.** Harnröhrenausfluß *m.*
Glenn [glen]: **Glenn's operation** Glenn-Operation *f,* Kava-Pulmonalis-Anastomose *f.*
gle•no•hu•mer•al articulation [glenəʊ-'(h)juːmərəl] Schultergelenk *nt,* Articulatio humeri/glenohumeralis.
glenohumeral ligaments Ligamenta glenohumeralia.
gle•noid cavity/fossa ['gliːnɔɪd] Cavitas glenoidalis.
glenoid labrum/lip Labrum glenoidale.
glia ['glaɪə, 'gliːə] *n anat.* Glia *f,* Neuroglia *f.*
glia cell → gliacyte.
gli•a•cyte ['glaɪəsaɪt] *n* (Neuro-)Gliazelle *f,* Gliozyt *m.*
gli•o•cyte ['glaɪəsaɪt] *n* (Neuro-)Gliazelle *f,* Gliozyt *m.*
gli•o•ma•to•sis [,glaɪəmə'təʊsɪs] *n patho.* Gliomatose *f.*
gli•o•sis [glaɪ'əʊsɪs] *n patho.* Gliose *f.*
Glisson ['glɪsn]: **Glisson's capsule** Glisson-Kapsel *f,* Capsula fibrosa perivascularis.
Glisson's cirrhosis Glisson-Zirrhose *f.*
glis•so•ni•tis [glɪsə'naɪtɪs] *n* Glissonitis *f.*
glob•al ['gləʊbl] *adj* umfassend, global, Gesamt-, Global-, Total-.
global aphasia *neuro.* Total-, Globalaphasie *f.*
globe cell anemia [gləʊb] hereditäre Sphärozytose *f,* Kugelzellanämie *f,* Morbus Minkowski-Chauffard *m.*
glo•bin ['gləʊbɪn] *n* Globin *nt.*
glo•boid cell leukodystrophy ['gləʊbɔɪd] Krabbe-Syndrom *nt,* Globoidzellen-Leukodystrophie *f,* Galaktozerebrosidlipidose *f,* Galaktozerebrosidose *f.*
glob•u•lar sputum ['glʌbjələr] Sputum globosum.
globular value Färbeindex *m,* Hämoglobin-

glob•u•lin ['glʌbjəlɪn] n Globulin nt.
glo•man•gi•o•ma [gləʊˌmændʒɪ'əʊmə] n → glomus tumor.
glo•mec•to•my [gləʊ'mektəmɪ] n chir. Glomektomie f.
glo•mer•u•lar [gləʊ'merjələr] adj glomerulär, Glomerulo-.
glomerular arteriole Glomerulusarteriole/-arteriole f.
glomerular basement membrane (Glomerulum-)Basalmembran f.
glomerular capsule Bowman-Kapsel f, Capsula glomerularis.
glomerular filtrate Glomerulumfiltrat nt, glomeruläres Filtrat nt.
glomerular filtration rate glomeruläre Filtrationsrate f.
glo•mer•u•li•tis [gləʊˌmerjə'laɪtɪs] n patho. Glomerulumentzündung f.
glo•mer•u•lo•ne•phri•tis [gləʊˌmerjələʊnɪ'fraɪtɪs] n Glomerulonephritis f.
glo•mer•u•lo•ne•phrop•a•thy [gləʊˌmerjələʊnɪ'frɒpəθɪ] n Glomerulonephrose f, Glomerulonephropathie f.
glo•mer•u•lop•a•thy [gləʊˌmerjə'lɒpəθɪ] n Glomerulopathie f.
glo•mer•u•lus [gləʊ'merjələs] n [S.U. GLOMERULUS]
glo•mi•form body/gland ['gləʊmɪfɔːrm] → glomus organ.
glo•mus (body) ['gləʊməs] → glomus organ.
glomus organ Glomusorgan nt, Hoyer-Grosser-Organ nt, Knäuelanástomose f.
glomus tumor Glomustumor m, Glomangiom nt.
glos•sal ['glɒsl] adj lingual, Zungen-, Glosso-.
glos•sal•gia [glɒ'sældʒ(ɪ)ə] n Zungenbrennen nt, Zungenschmerz(en pl) m, Glossalgie f, Glossodynie f.
glos•sec•to•my [glɒ'sektəmɪ] n chir. Glossektomie f.
Glos•si•na [glɒ'saɪnə] n micro. Zungen-, Tsetsefliege f, Glossina f.
glos•si•tis [glɒ'saɪtɪs] n Zungen(schleimhaut)entzündung f, Glossitis f.
glos•so•dyn•ia ['glɒsəʊ'diːnɪə] n → glossalgia.
glos•son•cus [glɒ'sɒŋkəs] n Zungenschwellung f.
glos•sop•a•thy [glɒ'sɒpəθɪ] n Zungenerkrankung f, Glossopathie f.
glos•so•pha•ryn•ge•al nerve [ˌglɒsəʊfə'rɪndʒ(ɪ)əl] Glossopharyngeus m, Nervus glossopharyngeus.
glossopharyngeal neuralgia Glossopharyngeusneuralgie f, Neuralgia glossopharyngealis.
glos•so•phyt•ia [glɒsəʊ'fɪtɪə] n schwarze Haarzunge f, Glossophytie f, Melanoglossie f.
glos•so•plas•ty ['glɒsəʊplæstɪ] n chir. Zungenplastik f, Glossoplastik f.

glucosylceramide lipidosis

glos•so•ple•gia [glɒsəʊ'pliːdʒ(ɪ)ə] n Zungenlähmung f, Glossoplegie f.
glos•sop•to•sis [ˌglɒsɒp'təʊsɪs] n Glossoptose f.
glos•sor•rha•phy [glɒ'sɔrəfɪ] n chir. Zungennaht f, Glossorrhaphie f.
glos•so•spasm ['glɒsəspæzəm] n Zungenkrampf m, Glossospasmus m.
glos•sot•o•my [glɒ'sɒtəmɪ] n chir. Zungenschnitt m, Glossotomie f.
glos•so•trich•ia [glɒsə'trɪkɪə] n Haarzunge f, Glossotrichie f, Trichoglossie f.
glossy skin ['glɒsɪ] Glanzhaut f, Atrophoderma neuriticum.
glot•tic spasm ['glɒtɪk] Stimmritzenkrampf m, Laryngospasmus m.
glot•tis ['glɒtɪs] n Glottis f (vocalis).
glot•ti•tis [glɒ'taɪtɪs] n Glottisentzündung f, Glottitis f.
glove [glʌv] n Handschuh m.
glove anesthesia neuro. Handschuhanästhesie f.
glu•ca•gon ['gluːkəgɒn] n Glukagon nt, Glucagon nt.
glu•ca•go•no•ma [gluːkəgə'nəʊmə] n Glukagonom nt, Glucagonom f, A-Zell-Tumor m.
glu•co•cer•e•bro•side [gluːkə'serəbrəʊsaɪd] n Glukozerebrosid nt, Glucocerebrosid nt.
glu•co•cor•ti•coid [gluːkə'kɔːrtəkɔɪd] I n Glukokortikoid nt, Glucocorticoid nt. II adj glukokortikoidähnlich.
glu•co•gen•e•sis [gluːkə'dʒenəsɪs] n Glukosebildung f, Gluko-, Glucogenese f.
glu•co•gen•ic [gluːkə'dʒenɪk] adj glukogen, glucogen.
glu•co•ne•o•gen•e•sis [gluːkəˌniːə'dʒenəsɪs] n Gluko-, Gluconeogenese f.
glu•co•sa•mine [gluː'kəʊsəmiːn] n Glukosamin nt, Aminoglukose f.
glu•cose ['gluːkəʊz] n Glukose f, Traubenzucker m, Dextrose f, Glucose f.
glucose intolerance Glukoseintoleranz f.
glucose level (Blut-)Zuckerspiegel m, (Blut-)Zuckerwert m, Glukosespiegel m.
glucose metabolism Glukosestoffwechsel m.
glucose-6-phosphate dehydrogenase (disease) Glukose-6-Phosphatdehydrogenasemangel m, G-6-PDH-Mangel(krankheit f) m.
glucose threshold (Niere) Glukoseschwelle f.
glucose tolerance Glukosetoleranz f. **impaired glucose tolerance** pathologische Glukosetoleranz.
glucose tolerance test Glukosetoleranztest m. **oral glucose tolerance test** oraler Glukosetoleranztest.
glucose value → glucose level.
glu•cos•u•ria [gluːkə'sjʊərɪə] n Glukosurie f, Glucosurie f, Glukosurese f.
glu•co•syl•cer•a•mide lipidosis [ˌgluːkəsɪl'serəmaɪd] Gaucher-Erkrankung f, Mor-

glucuronic acid 166

bus Gaucher *m*, Glukozerebrosidose *f*, Glykosylzeramidlipidose *f*.

glu•cu•ron•ic acid [gluːkjəˈrɒnɪk] Glukuron-, Glucuronsäure *f*.

glue [gluː] *n* Leim *m*, Kleber *m*, Klebstoff *m*.

glue ear *HNO* Seromukotympanon *nt*.

glu•tam•ic-oxaloacetic transaminase [gluːˈtæmɪk] Glutamatoxalacetattransaminase *f*, Aspartataminotransferase *f*.

glutamic-pyruvic transaminase Glutamatpyruvattransaminase *f*, Alaninaminotransferase *f*.

γ-glu•ta•myl•trans•fer•ase [ˌgluːtəmɪlˈtrænsfəreɪz] *n* γ-Glutamyltransferase *f*, γ-Glutamyltranspeptidase *f*.

glu•te•al cleft [ˈgluːtɪəl] Gesäßspalte *f*, Afterfurche *f*, Crena ani, Rima ani.

gluteal groove Gesäßfurche *f*, -falte *f*, Sulcus glutaealis.

gluteal hernia Beckenhernie *f*, Ischiozele *f*, Hernia ischiadica.

gluteal muscle → gluteus (muscle).

gluteal nerves Clunialnerven *pl*, Rami clunium/glutaeales medii.

gluteal reflex Glutäal-, Glutealreflex *m*.

gluteal region Gesäßgegend *f*, -region *f*, Regio glutaealis.

gluteal sulcus → gluteal groove.

gluteal tuberosity of femur Tuberositas glutaealis.

glu•ten [ˈgluːt(ɪ)n] *n* Klebereiweiß *nt*, Gluten *nt*.

gluten enteropathy gluteninduzierte Enteropathie *f*, Zöliakie *f*.

glu•te•us (muscle) [ˈgluːtɪəs] Musculus glutaeus.

gluteus maximus (muscle) Glutäus *m* maximus, Musculus glutaeus maximus.

gluteus medius (muscle) Glutäus *m* medius, Musculus glutaeus medius.

gluteus minimus (muscle) Glutäus *m* minimus, Musculus glutaeus minimus.

gly•can [ˈglaɪkæn] *n* Polysaccharid *nt*, Glykan *nt*.

gly•ce•mic gangrene [glaɪˈsiːmɪk] diabetische Gangrän *f*.

glyc•er•ide [ˈglɪsəraɪd] *n* Acylglycerin *nt*, Glyzerid *nt*.

glyc•er•in [ˈglɪsərɪn] *n* → glycerol.

glyc•er•ol [ˈglɪsərɒl] *n* Glyzerin *nt*, Glycerin *nt*, Glycerol *nt*.

gly•cine [ˈglaɪsiːn] *n* Glyzin *nt*, Glycin *nt*, Glykokoll *nt*.

gly•ci•ne•mia [ˌglaɪsəˈniːmɪə] *n* Hyperglyzinämie *f*, Glykokollkrankheit *f*, Glycinosis *f*.

gly•ci•ner•gic [ˌglaɪsəˈnɜːdʒɪk] *adj* glycinerg.

gly•ci•nu•ria [ˌglaɪsəˈn(j)ʊərɪə] *n* Glyzinurie *f*.

gly•co•gen [ˈglaɪkədʒən] *n* Glykogen *nt*, tierische Stärke *f*.

gly•co•gen•e•sis [ˌglaɪkəˈdʒenəsɪs] *n* Glykogenbildung *f*, Glykogenese *f*.

gly•co•ge•nol•y•sis [ˌglaɪkədʒɪˈnɒləsɪs] *n* Glykogenabbau *m*, Glykogenolyse *f*.

gly•co•gen•o•lyt•ic [glaɪkəˌdʒenəˈlɪtɪk] *adj* glykogenspaltend, glykogenolytisch.

gly•co•ge•no•sis [ˌglaɪkədʒɪˈnəʊsɪs] *n* → glycogen storage disease.

glycogen storage disease Glykogenspeicherkrankheit *f*, Glykogenthesaurismose *f*, Glykogenose *f*.

type I glycogen storage disease (von) Gierke-Krankheit, hepatorenale Glykogenose, Glykogenose Typ I.

type II glycogen storage disease Pompe-Krankheit, generalisierte maligne Glykogenose, Glykogenose Typ II.

type III glycogen storage disease Cori-Krankheit, Forbes-Syndrom *nt*, hepatomuskuläre benigne Glykogenose, Glykogenose Typ III.

type IV glycogen storage disease Andersen-Krankheit, Amylopektinose *f*, leberzirrhotische retikuloendotheliale Glykogenose, Glykogenose Typ IV.

type V glycogen storage disease McArdle-Krankheit, muskuläre Glykogenose, Muskelphosphorylasemangel *m*, Glykogenose Typ V.

type VI glycogen storage disease Hers-Erkrankung, Leberphosphorylaseinsuffizienz *f*, Glykogenose Typ VI.

type VII glycogen storage disease Tarui-Krankheit, Muskelphosphofruktokinaseinsuffizienz *f*, Glykogenose Typ VII.

type VIII glycogen storage disease hepatische Glykogenose, Phosphorylase-b-kinase-Insuffizienz *f*, Glykogenose Typ VIII.

glycogen storage myopathy Glykogenspeichermyopathie *f*.

gly•col•y•sis [glaɪˈkɒləsɪs] *n* Glykolyse *f*, Embden-Meyerhof-Weg *m*.

gly•co•lyt•ic [glaɪkəˈlɪtɪk] *adj* glykolytisch.

gly•co•pe•nia [glaɪkəˈpiːnɪə] *n* patho. Glykopenie *f*.

gly•co•pro•tein [glaɪkəˈprəʊtiːn] *n* Glykoprotein *n*, Glycoprotein *nt*.

gly•co•sam•ine [glaɪkəˈsæmɪn] *n* Glykosamin *nt*, Aminozucker *m*.

gly•cos•a•mi•no•gly•can [ˌglaɪkəʊsəˌmiːnəʊˈglaɪkæn] *n* Glykosaminoglykan *nt*.

gly•co•side [ˈglaɪkəsaɪd] *n* Glykosid *nt*, Glycosid *nt*.

gly•cos•u•ria [glaɪkəˈs(j)ʊərɪə] *n* Glukosurie *f*, Glucosurie *f*, Glucerese *f*.

gly•co•sy•lat•ed hemoglobin [glaɪˈkəʊsɪleɪtɪd] glykosyliertes Hämoglobin *nt*.

glycosylated hemoglobin test HbA$_{1c}$-Bestimmung *f*.

gly•co•syl•cer•a•mide lipidosis [ˌglaɪkəsɪlˈserəmaɪd] Gaucher-Krankheit *f*, Morbus Gaucher *m*, Glukozerebrosidose *f*, Glykosylzeramidlipidose *f*.

gnat [næt] *n* **1.** *US* Kriebelmücke *f*. **2.** *Brit.* (Stech-)Mücke *f*.

gna•thal•gia [næˈθældʒ(ɪ)ə] *n* Kieferschmerz(en *pl*) *m*, Gnathalgie *f*, Gnathodynie *f*.

gna•thi•tis [næˈθaɪtɪs] *n* Kieferentzündung

f, Gnathitis *f*.
gnath•o•dyn•ia [ˌnæθəˈdiːnɪə] *n* → gnathalgia.
gnath•o•pal•a•tos•chi•sis [ˌnæθəˌpæləˈtɑskəsɪs] *n embryo.* Kiefer-Gaumen-Spalte *f*, Gnathopalatoschisis *f*.
gnath•o•plas•ty [ˈnæθəplæstɪ] *n HNO* Kieferplastik *f*, Gnathoplastik *f*.
gna•thos•chi•sis [næˈθɑskəsɪs] *n embryo.* Kieferspalte *f*, Gnathoschisis *f*.
go [gəʊ] *vi* **1.** gehen (*to* nach); s. (fort-)bewegen. **go on foot** zu Fuß gehen. **2.** werden. **go bad** verderben, schlecht werden. **go blind** erblinden. **go mad** verrückt *od.* wahnsinnig werden. **go sick** s. krankmelden. **go to sleep** einschlafen. **go with child** schwanger sein.
go back *vi* zurückgehen.
go down *vi* **1.** (*Essen*) hinunterrutschen. **2.** (*Fieber*) fallen, sinken, zurückgehen; nachlassen, s. beruhigen.
go for *vi* **1.** (*Arzt*) holen (gehen). **2.** losgehen auf, s. stürzen auf, angreifen.
go into *vi* **1.** (genau) untersuchen/prüfen, s. befassen mit. **2.** einen Anfall bekommen; ins Koma fallen. **3. go into mourning** trauern, Trauer tragen.
go off *vi* **1.** (*Schmerz*) nachlassen. **2.** s. verschlechtern; (*Nahrungsmittel*) verderben. **3.** ohnmächtig werden. **4.** einschlafen.
go on *vi* **1.** weitermachen, fortfahren (*with* mit, *doing* zu tun). **2. go on the pill** die Pille nehmen. **go on a diet** eine Schlankheitskur machen.
go out *vi* **1.** (*Licht, Feuer*) ausgehen, erlöschen. **2.** zu Ende gehen, enden. **3.** ohnmächtig werden. **4.** einschlafen.
go through *vi* **1.** durchgehen, -nehmen, -sprechen. **2.** durchmachen, erleiden. **3. go through with** zu Ende führen, aus-, durchführen, durchziehen.
go under *vi* **1.** eine Narkose haben. **2.** einer Krankheit zum Opfer fallen.
go up *vi* (*Fieber*) steigen.
go with *vi* **1.** jdn./etw. begleiten. **2.** passen zu.
go without *vi* auskommen ohne, s. behelfen ohne, verzichten (müssen) auf.
gog•gle [ˈgɑgl] *n* **1.** Augenschutz(schild *nt*) *m*. **2. goggles** *pl* Schutzbrille *f*.
goi•ter [ˈgɔɪtər] *n* Kropf *m*, Struma *f*.
goi•tro•gen•ic [ˌgɔɪtrəˈdʒenɪk] *adj* strumigen.
goi•trog•e•nous [gɔɪˈtrɑdʒənəs] *adj* → goitrogenic.
goi•trous [ˈgɔɪtrəs] *adj* kropfartig, strumaartig, Kropf-, Struma-.
Goldberger [ˈgəʊldbɜrgər]: **Goldberger's augmented limb leads** Goldberger-(Extremitäten-)Ableitungen *pl*.
Goldberg-Maxwell [ˈgəʊldbɜrg ˈmækswel]: **Goldberg-Maxwell syndrome** testikuläre Feminisierung *f*, Goldberg-Maxwell-Morris-Syndrom *nt*.
Goldblatt [ˈgəʊldblæt]: **Goldblatt hypertension** → Goldblatt's mechanism.

gonitis

Goldblatt's kidney Goldblatt-Niere *f*, vaskuläre Schrumpfniere *f*.
Goldblatt's mechanism Goldblatt-Mechanismus *m*, -Phänomen *nt*.
Goldflam-Erb [ˈgɔltflam ɜrb]: **Goldflam-Erb disease** Erb-Goldflam-Syndrom *nt*, Myasthenia gravis pseudoparalytica.
Goldman [ˈgəʊldmən]: **Goldman's applanation tonometer** *ophthal.* Goldmann-Applanationstonometer *nt*.
Goltz-Gorlin[gəʊlts ˈgɔːrlɪn]: **Goltz-Gorlin syndrome** fokale dermale Hypoplasie *f*, Goltz-Gorlin-Syndrom II *nt*.
go•nad [ˈgəʊnæd] *n* Keim-, Geschlechtsdrüse *f*, Gonade *f*.
go•nad•al agenesia [gəʊˈnædl] Gonadenagenesie *f*.
gonadal dysgenesis Gonadendysgenesie *f*.
gonadal insufficiency Gonadeninsuffizienz *f*.
gonadal shield *radiol.* Gonadenschutz *m*.
go•nad•ec•to•my [gəʊnæˈdektəmɪ] *n chir.* Gonadenentfernung *f*, Gonadektomie *f*.
go•na•do•gen•e•sis [gəʊˌnædəˈdʒenəsɪs] *n embryo.* Gonadenentwicklung *f*, Gonadogenese *f*.
go•na•do•lib•er•in [gəʊˌnædəˈlɪbərɪn] *n* → gonadotropin releasing factor.
go•na•dop•a•thy [gəʊnæˈdɑpəθɪ] *n* Gonadenerkrankung *f*, Gonadopathie *f*.
go•nad•o•pause [ˈgəʊnædəpɔːz] *n* Gonadopause *f*.
go•na•do•trop•ic hormone [gəʊˌnædəˈtrɑpɪk] → gonadotropin.
go•na•do•tro•pin [gəʊˌnædəˈtrəʊpɪn] *n* gonadotropes Hormon *nt*, Gonadotropin *nt*.
gonadotropin releasing factor/hormone Gonadotropin-releasing-Faktor *m*, Gonadotropin-releasing-Hormon *nt*, Gonadoliberin *nt*.
go•nag•ra [gɑˈnægrə] *n* Gonagra *f*.
go•nal•gia [gəʊˈnældʒ(ɪ)ə] *n* Knieschmerz *m*, Gonalgie *f*.
gon•ar•thri•tis [gɑnɑːrˈθraɪtɪs] *n* → gonitis.
gon•ar•thro•sis [gɑnɑːrˈθrəʊsɪs] *n* Kniegelenkarthrose *f*, Gonarthrose *f*.
gon•e•cyst [ˈgɑnəsɪst] *n* Bläschendrüse *f*, Samenbläschen *nt*, Gonezystis *f*.
gon•e•cys•ti•tis [ˌgɑnəsɪsˈtaɪtɪs] *n* Samenblasenentzündung *f*, Vesikulitis *f*, Spermatozystitis *f*.
gon•e•i•tis [gɑnɪˈaɪtɪs] *n* → gonitis.
Gonin [gɔˈnɛ̃]: **Gonin's operation** *ophthal.* Gonin-Operation *f*.
go•ni•o•punc•ture [ˌgəʊnɪəˈpʌŋ(k)tʃər] *n ophthal.* Kammerwinkelpunktion *f*, Goniopunktion *f*.
go•ni•os•co•py [gəʊnɪˈɑskəpɪ] *n ophthal.* Gonioskopie *f*.
go•ni•o•syn•ech•ia [ˌgəʊnɪəsɪˈnekɪə] *n ophthal.* Goniosynechie *f*.
go•ni•ot•o•my [gəʊnɪˈɑtəmɪ] *n ophthal.* Goniotomie *f*, Trabekulotomie *f*.
go•ni•tis [gəʊˈnaɪtɪs] *n* Knie(gelenk)ent-

gonoblennorrhea

zündung f, Gonitis f, Gonarthritis f.
gon•o•blen•nor•rhea [ˌɡɑnəʊˌblenəˈrɪə] n gonorrhoische Bindehautentzündung f, Gonoblennorrhoe f.
gon•o•cele [ˈɡɑnəʊsiːl] n Gonozele f, Spermatozele f.
gon•o•coc•cal arthritis [ɡɑnəʊˈkɑkl] Gonokokkenarthritis f, gonorrhoische Arthritis f.
gonococcal cervicitis Gonokokkenzervizitis f.
gonococcal conjunctivitis → gonoblennorrhea.
gonococcal proctitis Gonokokkenproktitis f.
gonococcal urethritis gonorrhoische Urethritis f, Urethritis gonorrhoica.
gon•o•coc•ce•mia [ˌɡɑnəʊkɑkˈsiːmɪə] n Gonokokkämie f, Gonokokkensepsis f.
gon•o•coc•cus [ɡɑnəʊˈkɑkəs] n Gonokokkus m, Gonococcus m, Neisseria gonorrhoeae.
gon•or•rhea [ɡɑnəʊˈrɪə] n Tripper m, Gonorrhö f.
gon•or•rhe•al [ɡɑnəʊˈrɪəl] adj gonorrhoisch, Gonorrhö-.
gonorrheal arthritis → gonococcal arthritis.
gonorrheal conjunctivitis → gonoblennorrhea.
gonorrheal gonitis Tripperrheumatismus m, Gonitis gonorrhoica.
gonorrheal ophthalmia gonorrhoische Ophthalmie f, Ophthalmia gonorrhoica.
gonorrheal urethritis → gonococcal urethritis.
gon•o•some [ˈɡɑnəʊsəʊm] n genet. Sex-, Heterochromosom nt, Gonosom nt.
Goodpasture [ɡʊdˈpæstʃər]: **Goodpasture's syndrome** Goodpasture-Syndrom nt.
Gopalan [ɡəʊˈpɑlən]: **Gopalan's syndrome** 1. Gopalan-Syndrom nt. 2. Gopalan-Syndrom nt, Syndrom nt der brennenden Füße, heiße Greisenfüße pl.
Gordon [ˈɡɔːrdn]: **Gordon's reflex** Gordon-Reflex m, Gordon-Scharfer-Reflex m, Gordon-Zehenzeichen nt.
Gordon's sign Gordon-Fingerspreizzeichen nt.
Gorlin-Goltz [ˈɡɔːrlɪn ɡəʊlts]: **Gorlin-Goltz syndrome** Gorlin-Goltz-Syndrom nt, Basalzellnävus-Syndrom nt, nävoide Basaliome pl.
Gosselin [ɡɔsˈlẽ]: **Gosselin's fracture** ortho. Gosselin-Fraktur f.
Gougerot-Blum [ɡuːʒeˈro blʌm; blym]: **Gougerot-Blum syndrome** derm. Gougerot-Blum-Syndrom nt, Gougerot-Dermatitis f, lichenoide Purpura f.
gout [ɡaʊt] n Gicht f.
gout kidney Urat-, Gichtniere f.
gout nephropathy Urat-, Gichtnephropathie f.
gouty [ˈɡaʊtɪ] adj gichtartig, Gicht-.

gouty arthritis Gichtarthritis f, Arthritis urica.
gouty crystals Gichtkristalle pl.
gouty diathesis Gichtdiathese f, harnsaure/uratische Diathese f.
gouty kidney Gicht-, Uratniere f.
gouty nephropathy Gicht-, Uratnephropathie f.
gouty ulcer Gichtgeschwür nt.
gouty urethritis Gichturethritis f.
Gowers [ˈɡaʊərs]: **Gowers' phenomenon/sign** neuro. Gowers-Zeichen nt, Ansich-selbst-Hochklettern nt.
Gowers' syndrome vasovagale Synkope f.
Goyon [ɡɔɪən]: **Goyon's canal** Goyon-Loge f, Ulnartunnel m.
graaf•ian follicles/vesicles [ˈɡrɑːfɪən] Graaf-Follikel pl, Tertiärfollikel pl.
grac•i•lis (muscle) [ˈɡræsəlɪs] Musculus gracilis.
grad•ing [ˈɡreɪdɪŋ] n patho. Grading nt.
Graefe [ˈɡreɪf; ˈɡrɛːfə]: **Graefe's disease** (von) Graefe-Syndrom nt, obere Bulbärparalyse f, Ophthalmoplegia chronica progressiva.
Graefe's operation ophthal. 1. von Graefe-Operation f, -Schielkorrektur f. 2. von Graefe-Operation f, -Linsenextraktion f.
Graefe's sign von Graefe-Zeichen nt.
Graefe's spot von Graefe-Fleck m.
Graefe's test ophthal. von Graefe-Versuch m.
graft [ɡræft] **I** n **1.** Transplantat nt, transplantiertes Gewebe nt. **2.** Transplantation f. **II** vt transplantieren, eine Transplantation durchführen.
graft destruction immun. Transplantatzerstörung f.
graft•ing [ˈɡræftɪŋ] n Transplantation f, Implantation f.
graft rejection immun. Transplantatabstoßung f.
graft-versus-host disease/reaction Transplantat-Wirt-Reaktion f, Graft-versus-Host-Reaktion f.
Graham Little [ˈɡreɪəm ˈlɪtl; ɡræm]: **Graham Little syndrome** Graham Little-Syndrom nt, Little-Syndrom nt.
Graham Steell [ˈɡreɪəm stiːl; ɡræm]: **Graham Steell's murmur** Graham Steell-Geräusch nt, Steell-Geräusch nt.
Gram [ɡræm]: **Gram's method/stain** Gram-Färbung f.
gram-negative adj Gram-negativ, gramnegativ.
gram-positive adj Gram-positiv, grampositiv.
grand•daugh•ter cyst [ˈɡrændɔːtər] Enkelzyste f, tertiäre Zyste f.
grand mal (epilepsy) [ɡræn mɑl; ɡrɑːmɑl] Grand-mal(-Epilepsie f) nt.
gran•ny knot [ˈɡrænɪ] chir. falscher Knoten m, Weiberknoten m.
gran•u•lar [ˈɡrænjələr] adj körnig, gekörnt, granulär, granuliert.

granular cast *urol.* granulierter Zylinder *m.*
granular cell Körnerzelle *f.*
granular conjunctivitis Trachom *nt,* trachomatöse Einschlußkonjunktivitis *f.*
granular leukocyte → granulocyte.
granular lids/ophthalmia → granular conjunctivitis.
granular powder *pharm.* Granulat *nt.*
gran•u•late ['grænjəleɪt] **I** *vt* körnen, granulieren. **II** *vi* körnig werden, granulieren.
gran•u•la•tion [grænjʊ'leɪʃn] *n* **1.** *anat.* Granulation *f.* **2.** Körnchenbildung *f,* Körnen *nt,* Granulieren *nt.* **3.** *patho.* Granulation *f;* Granulierung *f.* **4.** → granulation tissue.
granulation tissue *patho.* Granulationsgewebe *nt,* Granulation *f.*
granulation tumor → granuloma.
gran•u•lo•cyte ['grænjələʊsaɪt] *n* Granulozyt *m,* granulärer Leukozyt *m.*
granulocyte count Granulozytenzahl *f.*
gran•u•lo•cyt•ic [grænjələʊ'sɪtɪk] *adj* granulozytär, Granulozyten-, Granulozyto-.
granulocytic leukemia myeloische/granulozytäre Leukämie *f.*
gran•u•lo•cy•to•pe•nia [grænjələʊˌsaɪtə-'piːnɪə] *n* **1.** Granulo(zyto)penie *f.* **2.** Agranulozytose *f,* maligne/perniziöse Neutropenie *f.*
gran•u•lo•cy•to•poi•e•sis [grænjələʊ-ˌsaɪtəpɔɪ'iːsɪs] *n* → granulopoiesis.
gran•u•lo•cy•to•poi•et•ic [grænjələʊ-ˌsaɪtəpɔɪ'etɪk] *adj* → granulopoietic.
gran•u•lo•cy•to•sis [ˌgrænjələʊsaɪ-'təʊsɪs] *n hema.* Granulozytose *f.*
gran•u•lo•ma [grænjə'ləʊmə] *n* Granulationsgeschwulst *f,* Granulom *nt.*
gran•u•lo•ma•to•sis [grænjəˌləʊmə-'təʊsɪs] *n* Granulomatose *f,* Granulomatosis *f.*
gran•u•lom•a•tous [grænjə'ləʊmətəs] *adj* granulomatös.
granulomatous enteritis Crohn-Krankheit *f,* Morbus Crohn *m,* Enteritis regionalis.
granulomatous lymphoma Hodgkin-Lymphom *nt,* Morbus Hodgkin *m,* (maligne) Lymphogranulomatose *f.*
granulomatous rosacea *derm.* lupoide Rosazea *f,* Rosacea granulomatosa.
granulomatous thyroiditis de Quervain-Thyr(e)oiditis *f,* subakute nicht-eitrige Thyr(e)oiditis *f,* granulomatöse Schilddrüsenentzündung *f.*
granulomatous uveitis *ophthal.* granulomatöse Uveitis *f.*
gran•u•lo•pe•nia [grænjələʊ'pɪnɪə] *n* → granulocytopenia.
gran•u•lo•poi•e•sis [ˌgrænjələʊpɔɪ'iːsɪs] *n* Granulozytenbildung *f,* Granulozytopo(i)ese *f,* Granulopoese *f.*
gran•u•lo•poi•et•ic [ˌgrænjələʊpɔɪ'etɪk] *adj* granulo(zyto)poetisch.
gran•u•lo•sa [grænjə'ləʊzə] *n histol.* Granulosa *f,* Stratum granulosum ovarii.
granulosa carcinoma → granulosa cell carcinoma.

granulosa cell carcinoma Granulosa(zell)tumor *m,* Folliculoma *nt.*
granulosa cells Follikelepithel *nt,* Granulosazellen *pl.*
granulosa-lutein cells Granulosaluteinzellen *pl.*
granulosa-theca cell tumor Granulosa-Thekazelltumor *m,* Theka-Granulosazelltumor *m.*
granulosa tumor → granulosa cell carcinoma.
gran•u•lo•sis [grænjə'ləʊsɪs] *n* Körnerkrankheit *f,* Granulose *f.*
grape cell [greɪp] *hema.* Morula-, Traubenzelle *f.*
grape mole Traubenmole *f,* Mola bothryoides.
grape sugar → glucose.
graph [græf] *n* graphische Darstellung *f,* Diagramm *nt,* Schaubild *nt,* Kurvenblatt *nt,* -bild *nt.*
graph•ic ['græfɪk] *adj* **1.** graphisch, zeichnerisch. **2.** anschaulich, plastisch.
graphic aphasia *neuro.* zerebrale Agraphie *f.*
graph•o•spasm ['græfəspæzəm] *n* Schreibkrampf *m,* Graphospasmus *m,* Mogigraphie *f.*
Graser ['græsər; 'grɑːzər]: **Graser's diverticulum** Graser-Divertikel *nt.*
grasp [græsp] **I** *n* **1.** (fester) Griff *m.* **2.** Auffassungsgabe *f,* Fassungskraft *f,* Verständnis *n.* **II** *vt* **3.** packen, (er-)greifen. **4.** verstehen, begreifen, erfassen.
grasp•ing reflex ['græspɪŋ] → grasp reflex.
grasp reflex Greifreflex *m.*
grass dermatitis [græs] Wiesengrasdermatitis *f,* Pflanzendermatitis *f,* Phytodermatitis *f,* Dermatitis (bullosa) pratensis.
Grasset [grɑ'seː]: **Grasset's phenomenon 1.** → Grasset's sign. **2.** → Grasset-Gaussel-Hoover sign.
Grasset's sign Grasset-Zeichen *nt,* Bychowski-Zeichen *nt.*
Grasset-Gaussel-Hoover [grɑ'seː go'sel 'huːvər]: **Grasset-Gaussel-Hoover sign** Grasset-Zeichen *nt,* Hoover-Zeichen *nt,* Phänomen *nt* der komplementären Opposition.
grat•tage [græ'tɑːʒ; grɑ'tɑːʒ] *n chir.* Aufreiben *nt,* Aufrauhen *nt,* Aufraspeln *nt.*
grave[1] [greɪv] *n* Grab *nt.*
grave[2] [greɪv] *adj* ernst, bedenklich, bedrohlich.
grav•el ['grævəl] *n urol.* Harngrieß *m.*
Graves ['greɪvz]: **Graves' disease** Basedow-Krankheit *f,* Morbus Basedow *m.*
grav•id ['grævɪd] *adj* schwanger, gravid.
grav•i•da ['grævɪdə] *n* Schwangere *f,* Gravida *f.*
grav•i•da•tion abscess [grævɪ'deɪʃn] Senkungsabszeß *m.*
gra•vid•ic [græ'vɪdɪk] *adj* Schwangeren-, Schwangerschafts-, Graviditäts-.
gravidic retinitis/retinopathy Retinopa-

thia eclamptica gravidarum.
grav•id•ism ['grævɪdɪzəm] *n* → gravidity.
gra•vid•i•ty [grə'vɪdətɪ] *n* Schwangerschaft *f*, Gravidität *f*.
gravid uterus Schwangerschaftsuterus *m*.
grav•i•ta•tion•al ulcer [grævɪ'teɪʃnl] Stauungsulkus *nt*, Ulcus (cruris) venosum.
grav•i•ty ['grævɪtɪ] *n* Schwerkraft *f*, Gravitation(skraft *f*) *f*.
gravity abscess Senkungsabszeß *m*.
Grawitz ['gra:vɪts; 'gra-]: **Grawitz's tumor** Grawitz-Tumor *m*, Hypernephrom *nt*, hypernephroides Karzinom *nt*, klarzelliges Nierenkarzinom *nt*.
gray[1] [greɪ] *n radiol.* Gray *nt*.
gray[2] [greɪ] **I** *n* **1.** Grau *nt*, graue Farbe *f*. **2.** → gray matter. **II** *adj* **3.** grau. **4.** trübe, grau. **III** *vi* grau werden, ergrauen.
gray atrophy *ophthal.* graue/sekundäre Optikusatrophie *f*.
gray fibers marklose (Nerven-)Fasern *pl*, Remak-Fasern *pl*.
gray•ish ['greɪɪʃ] *adj* graulich, gräulich.
gray matter/substance graue Substanz *f*, Substantia grisea.
gray syndrome Gray-Syndrom *nt*.
great cistern [greɪt] Cisterna magna/cerebellomedullaris.
great•er circulation ['greɪtər] großer (Körper-)Kreislauf *m*.
greater curvature of stomach große Magenkurvatur *f*, Curvatura gastrica/ventricularis major.
greater lip of pudendum große Schamlippe *f*, Labium majus pudendi.
greater omentum großes Netz *nt*, Omentum majus.
greater pelvis großes Becken *nt*, Pelvis major.
greater tubercle of humerus Tuberculum majus.
greater tuberosity of humerus Tuberculum majus.
greater wing of sphenoid bone großer Keilbeinflügel *m*, Ala major.
great foramen großes Hinterhauptsloch *nt*, Foramen magnum.
great-toe reflex Babinski-Reflex *m*, (Groß-)Zehenreflex *m*.
great wing of sphenoid bone → greater wing of sphenoid bone.
green [gri:n] **I** *n* Grün *nt*, grüne Farbe *f*, grüner Farbstoff *m*. **II** *adj* **1.** grün. **2.** (*Wunde*) frisch, neu.
green blindness *ophthal.* Grünblindheit *f*, -schwäche *f*, Deuteranop(s)ie *f*.
green•stick fracture ['gri:nstɪk] *ortho.* Grünholzfraktur *f*.
green vision Grünsehen *nt*, Chlorop(s)ie *f*.
Greig [gri:g]: **Greig's syndrome** Greig-Syndrom *nt*, okulärer Hypertelorismus *m*.
grey *n, adj, v Brit.* → gray[2].
grid•i•ron incision ['grɪdaɪərn] *chir.* Schräginzision *f* nach McBurney.
grief [gri:f] *n* Gram *m*, Kummer *m*, Leid *nt*,

Schmerz *m*.
grind [graɪnd] **I** *n* Knirschen *nt*. **II** *vt* **1.** (zer-)mahlen, zerreiben, zerstoßen. **2.** (*Messer*) schleifen, schärfen. **3.** (*Zähne*) knirschen. **grind one's teeth** mit den Zähnen knirschen. **III** *vi* mahlen, knirschen.
grip [grɪp] *n* Grippe *f*, Influenza *f*.
gripe [graɪp] **I** *n* (*meist* **gripes** *pl*) Bauchschmerzen *pl*, Krämpfe *pl*, Kolik *f*. **II** *vt* **be griped** Bauchschmerzen/eine Kolik haben.
gripp•al ['grɪpl] *adj* grippal, Grippe-.
Grocco ['grɔkəʊ]: **Grocco's sign 1.** Grocco-Leberzeichen *nt*. **2.** Grocco-Rauchfuß-Dreieck *nt*.
groin [grɔɪn] *n anat.* Leiste *f*, Leistengegend *f*, -region *f*, Regio inguinalis.
grommet ['grɑmɪt] *n HNO* Paukenröhrchen *nt*.
grommet (drain) tube → grommet.
groove [gru:v] *n* Furche *f*, Rinne *f*; *techn.* Nut *f*, Rille *f*.
grooved tongue [gru:vd] Faltenzunge *f*, Lingua plicata/scrotalis.
gross [grəʊs] *adj* **1.** grob(körnig). **2.** makroskopisch, Makro-. **3.** (*Wachstum*) dicht, stark, üppig.
gross hematuria makroskopische Hämaturie *f*, Makrohämaturie *f*.
gross lesion makroskopische Läsion *f*.
ground [graʊnd] *n* **1.** Grund *m*, Boden *m*. **2.** Grundlage *f*, Basis *f*. **3.** Ursache *f*, (Beweg-) Grund *m*. **on health/medical grounds** aus gesundheitlichen/medizinischen Gründen. **on grounds of age** aus Altersgründen. **on the grounds of** auf Grund von.
ground-glass hepatocyte *patho.* Milchglashepatozyt *m*.
ground substance Grund-, Interzellular-, Zwischenzellsubstanz *f*.
group [gru:p] **I** *n* **1.** Gruppe *f*; (Patienten-)Kollektiv *nt*. **2.** *chem.* Gruppe *f*. **II** *vt* gruppieren, in Gruppen einteilen; klassifizieren. **III** *vi* s. gruppieren.
group analysis *psycho., psychia.* Gruppenanalyse *f*.
group antigen Gruppenantigen *nt*.
group medicine/practice Gemeinschaftspraxis *f*.
group-reactive *adj immun.* gruppenreaktiv.
group-specific *adj* gruppenspezifisch.
group therapy *psychia.* Gruppentherapie *f*.
group treatment *psychia.* Gruppentherapie *f*.
Grover ['grəʊvər]: **Grover's disease** Morbus Grover *m*, transitorische akantholytische Dermatose *f*.
grow [grəʊ] **I** *vt* züchten. **II** *vi* wachsen; (*Person*) größer werden, wachsen. **grow together** zusammenwachsen. **grow up** *vi* auf-, heranwachsen; erwachsen werden.
growth [grəʊθ] *n* **1.**(*a. fig.*) Wachsen *nt*, Wachstum *nt*; Wuchs *m*, Größe *f*. **2.** Entwicklung *f*. **3.** *patho.* Gewächs *nt*, Wucherung *f*, Geschwulst *f*, Neoplasma *nt*.
growth curve Wachstumskurve *f*.

growth cycle Wachstumszyklus *m.*
growth disk epiphysäre Wachstumszone *f,* Epiphysenfuge *f.*
growth factor Wachstumsfaktor *m.*
growth hormone Wachstumshormon *nt,* somatotropes Hormon *nt,* Somatotropin *nt.*
growth hormone inhibiting factor/hormone Somatostatin *nt.*
growth hormone releasing factor/hormone Somatoliberin *nt,* Somatotropin-releasing-Faktor *m.*
growth-onset diabetes insulinabhängiger Diabetes (mellitus) *m,* Typ 1 Diabetes (mellitus).
growth parameter Wachstumsparameter *m,* wachstumsbeeinflußender Parameter *m.*
growth phase Wachstumsphase *f,* -periode *f.*
growth plate → growth disk.
growth retardation Wachstumsverzögerung *f.*
grum•bling appendix ['grʌmblɪŋ] *inf.* Blinddarmreizung *f.*
gru•mose ['gruːməʊs] *adj* → grumous.
gru•mous ['gruːməs] *adj* (*Blut*) geronnen, dick, klumpig.
Grynfeltt ['grɪnfelt; 'gryːn-]: **Grynfeltt's hernia** *chir.* Grynfeltt-Hernie *f.*
guard [gɑːrd] **I** *n* **1.** Schutz *m,* Schutzvorrichtung *f,* -gitter *nt.* **2.** Vorsichtsmaßnahme *f,* Sicherung *f.* **II** *vt* (be-)hüten, (be-)schützen, bewachen; sichern (*against, from* gegen, vor).
guard•ing ['gɑːrdɪŋ] *n chir.* (*Bauchdecke*) Abwehrspannung *f.*
Gubler ['guːblər]: **Gubler's hemiplegia/paralysis** → Gubler's syndrome.
Gubler's sign Gubler-Tumor *m,* -Zeichen *nt.*
Gubler's syndrome Gubler-Lähmung *f,* Millard-Gubler-Syndrom *nt,* Brücken-Mittelhirn-Syndrom *nt,* Hemiplegia alternans inferior.
Gubler's tumor → Gubler's sign.
Guillain-Barré [giˈjɛ̃ baˈre]: **Guillain-Barré polyneuritis/syndrome** Guillain-Barré-Syndrom *nt,* (Poly-)Radikulonephritis *f,* Neuronitis *f.*
Guillen ['gwɪlən]: **Guillen's view** *radiol.* Aufnahme *f* nach Guillen.
guil•lo•tine ['gɪlətiːn, 'gɪə-] *n chir.* Guillotine *f.*
guillotine amputation *ortho.* offene Amputation *f,* Amputation *f* ohne Stumpfdeckung.
Guin•ea worm ['gɪnɪ] *micro.* Medina-, Guineawurm *m,* Dracunculus medinensis.
Guinea worm disease Medinawurmbefall *m,* Guineawurmbefall *m,* Drakunkulose *f,* Dracontiasis *f.*
gul•let ['gʌlɪt] *n* **1.** Schlund *m,* Kehle *f.* **2.** Speiseröhre *f,* Ösophagus *m.*
gum [gʌm] *n* **1.** *anat.* Zahnfleisch *nt,* Gingiva *f.* **2.** Gummi *m/nt,* Gummiharz *nt,* Kautschuk *m.*
gum•boil ['gʌmbɔɪl] *n* Zahnfleischabszeß *m.*

gynecopathy

gum hypertrophy Zahnfleischhypertrophie *f.*
Gumprecht ['gʊmprɛçt]: **Gumprecht's shadows** *hema.* Gumprecht-Kernschatten *pl.*
Gunn [gʌn]: **Gunn's sign 1.** Gunn-Zeichen *nt,* Kreuzungsphänomen *nt.* **2.** Gunn-Zeichen *nt,* Kiefer-Lid-Phänomen *nt.*
gun•shot ['gʌnʃɒt] *n* Schußwunde *f,* -verletzung *f.*
gunshot injury *HNO* (*Ohr*) Knalltrauma *nt.*
gunshot wound Schußwunde *f,* -verletzung *f.*
gun•stock deformity ['gʌnstɑk] *ortho.* Cubitus varus.
Günther ['gɪntər; 'gyn-]: **Günther's disease** Günther-Krankheit *f,* Morbus Günther *m,* kongenitale erythropoetische Porphyrie *f.*
gur•gling rales ['gɜrglɪŋ] großblasige Rasselgeräusche *pl.*
gus•ta•to•ry ['gʌstəˌtɔːriː] *adj* gustatorisch, gustativ, Geschmacks-.
gustatory bud/bulb Geschmacksknospe *f,* Caliculus gustatorius, Gemma gustatoria.
gustatory receptor Geschmacksrezeptor *m.*
gustatory sweating syndrome aurikulotemporales Syndrom *nt,* Frey-Baillarger-Syndrom *nt,* Geschmacksschwitzen *nt.*
gut [gʌt] *n* **1.** Darm(kanal *m*) *m;* Gedärme *pl,* Eingeweide *pl.* **2.** *chir.* Catgut *nt.*
gut•tate choroidopathy ['gʌteɪt] *ophthal.* Altersdrusen *pl,* Chorioiditis guttata senilis.
guttate parapsoriasis *derm.* Parapsoriasis guttata, Pityriasis lichenoides.
guttate psoriasis *derm.* Psoriasis guttata.
gyn•an•drism [dʒɪˈnændrɪzəm] *n* **1.** Zwittertum *nt,* Hermaphroditismus *m.* **2.** Gynandrie *f,* Gynandrismus *m,* Pseudohermaphroditismus femininus.
gyn•an•droid [dʒɪˈnændrɔɪd] *adj* gynandroid.
gyn•a•tre•sia [dʒɪnəˈtriːʒ(ɪ)ə] *n patho., gyn.* Gynatresie *f.*
gy•ne•cog•ra•phy [dʒɪnɪˈkɑgrəfɪ, gaɪnɪ-] *n radiol.* Utero-, Hysterosalpingographie *f,* Utero-, Hysterotubographie *f.*
gyn•e•coid pelvis ['dʒɪnɪkɔɪd, 'gaɪnɪ-] gynäkoides Becken *nt.*
gyn•e•co•log•ic [ˌdʒɪnɪkəˈlɑdʒɪk, ˌgaɪnɪ-] *adj* gynäkologisch.
gyn•e•co•log•i•cal forceps [ˌdʒɪnɪkəˈlɑdʒɪkl, gaɪnɪ-] Geburtszange *f.*
gynecologic disease gynäkologische Erkrankung *f.*
gyn•e•col•o•gist [dʒɪnɪˈkɑlədʒɪst, gaɪnɪ-] *n* Frauenarzt *m,* -ärztin *f,* Gynäkologe *m,* -login *f.*
gyn•e•col•o•gy [dʒɪnɪˈkɑlədʒɪ, gaɪnɪ-] *n* Frauenheilkunde *f,* Gynäkologie *f.*
gyn•e•co•mas•tia [dʒɪnɪkəˈmæstɪə, gaɪnɪ-] *n* Gynäkomastie *f.*
gyn•e•co•mas•ty ['dʒɪnɪkəmæstɪ, 'gaɪnɪ-] *n* → gynecomastia.
gyn•e•cop•a•thy [dʒɪnɪˈkɑpəθɪ, gaɪnɪ-] *n* Gynäkopathie *f.*

gynoplasty

gy·no·plas·ty [ˈdʒɪnɪplæstɪ, ˈgaɪnɪ-] *n gyn.* Gynoplastik *f.*

gy·rase inhibitor [ˈdʒaɪreɪz] Gyrasehemmer *m.*

gy·rate psoriasis [ˈdʒaɪreɪt] *derm.* Psoriasis gyrata.

gyrate scalp *derm.* faltenartige Pachydermie *f,* Cutis/Pachydermia verticis gyrata.

gy·rec·to·my [dʒaɪˈrektəmɪ] *n neurochir.* Gyrektomie *f.*

gy·rus [ˈdʒaɪrəs] *n anat.* Hirnwindung *f,* Gyrus *m.*

gyri of cerebellum Kleinhirnwindungen *pl,* Gyri/Folia cerebelli.

gyri of cerebrum (Groß-)Hirnwindungen *pl,* Gyri cerebrales.

gyri of insula Windungen/Gyri *pl* der Insel, Gyri insulae.

H

hab•it ['hæbɪt] *n* **1.** (An-)Gewohnheit *f.* **out of habit/by habit** gewohnheitsmäßig, aus Gewohnheit. **2.** (*Drogen*) Sucht *f.* **3.** *psycho.* Habit *nt/m.*
habit-forming *adj* suchterzeugend.
ha•bit•u•al [hə'bɪtʃəwəl] *adj* gewohnheitsmäßig, habitual, habituell, Gewohnheits-.
habitual abortion *gyn.* habitueller Abort *m.*
habitual dislocation *ortho.* habituelle Luxation *f.*
ha•bit•u•a•tion [hə,bɪtʃə'weɪʃn] *n* **1.** Gewöhnung *f* (*to* an). **2.** *psycho.* Gewöhnung *f,* Habituation *f.* **3.** *pharm.* Gewöhnung *f,* Habituation *f.*
habituation dependence psychische Abhängigkeit *f.*
hab•i•tus ['hæbɪtəs] *n* **1.** Körperbau(typus *m*) *m,* Konstitution *f,* Habitus *m.* **2.** Körperhaltung *f,* Habitus *m.* **3.** *gyn.* Fruchthaltung *f,* Habitus *m.*
hack•ing cough ['hækɪŋ] abgehackter Husten *m.*
Hae•moph•i•lus [hiː'mɑfɪləs] *n micro.* Haemophilus *m.*
Haemophilus aegyptius Koch-Weeks-Bazillus *m,* Haemophilus aegypti(c)us/conjunctivitidis.
Haemophilus influenzae Pfeiffer-Bazillus *m,* Haemophilus influenzae.
Haemophilus influenzae meningitis Influenzabazillenmeningitis *f,* Haemophilus-influenzae-Meningitis *f.*
Hageman ['hægəmən]: **Hageman factor** Faktor XII *m,* Hageman-Faktor *m.*
Hageman factor deficiency Hageman-Syndrom *nt,* Faktor XII-Mangel *m.*
Haglund ['hɑːglʊnd]: **Haglund's disease 1.** Haglund-Krankheit *f,* Apophysitis calcanei. **2.** Haglund-Ferse *f,* -Exostose *f.*
Hailey-Hailey ['heɪlɪ]: **Hailey-Hailey disease** Hailey-Hailey-Syndrom *nt,* gutartiger Pemphigus *m.*
hair [heər] *n* Haar *nt,* Haare *pl;* (Körper-)Haare *pl,* Behaarung *f.* **lose one's hair** die Haare verlieren, kahl werden.
hairs of axilla Achsel(höhlen)haare *pl,* Hirci *pl.*
hairs of head Kopfhaare *pl,* Capilli *pl.*
hairs of nose Nasenhaare *pl,* Haare *pl* des Naseneingangs, Vibrissae *pl.*

hair cells Haarzellen *pl.*
hair follicle Haarfollikel *m,* -balg *m,* Folliculus pili.
hair-follicle cyst piläre Hautzyste *f.*
hair•less ['heərlɪs] *adj* ohne Haar(e), haarlos, unbehaart, kahl.
hair-line fracture *ortho.* Haarbruch *m,* Knochenfissur *f.*
hair loss Haarausfall *m;* Alopezie *f.*
hair-on-end appearance/configuration *radiol.* Bürstenschädel *m.*
hair root Haarwurzel *f,* Radix pili.
hairy cell leukemia ['heərɪ] *hema.* Haarzellenleukämie *f,* leukämische Retikuloendotheliose *f.*
hairy heart Zottenherz *nt,* Cor villosum.
hairy mole/nevus Haarnävus *m,* -mal *nt,* Naevus pilosus.
half-antigen [hæf] *n* Halbantigen *nt,* Hapten *nt.*
half brother Halbbruder *m.*
half-life *n pharm.* Halbwert(s)zeit *f*
 biological half-life biologische Halbwertzeit.
 effective half-life effektive Halbwertzeit.
half sister Halbschwester *f.*
half-time *n* → half-life.
half•way house ['hɑːfweɪ] Rehabilitationszentrum *nt.*
Hallervorden-Spatz ['hɑlərfɔrdən ʃpats]: **Hallervorden-Spatz disease/syndrome** Hallervorden-Spatz-Erkrankung *f,* -Syndrom *nt.*
hal•lu•ci•nate [hə'luːsɪneɪt] *vt, vi* halluzinieren.
hal•lu•ci•na•tion [hə,luːsɪ'neɪʃn] *n* Halluzination *f,* Sinnestäuschung *f.*
hal•lu•ci•no•gen [hə'luːsɪnədʒən] *n* Halluzinogen *nt.*
hal•lu•ci•no•gen•ic [hə,luːsɪnə'dʒenɪk] **I** *n* → hallucinogen. **II** *adj* halluzinogen.
hal•lux ['hæləks] *n* Großzehe *f,* Hallux *m.*
 hallux valgus Ballengroßzehe *f,* X-Großzehe *f,* Hallux valgus.
ha•lo ['heɪləʊ] *n* **1.** Hof *m,* Saum *m,* Halo *m.* **2.** Warzenvorhof *m,* Areola mammae. **3.** *patho.* Halo *m.* **4.** *ortho.* Halo *m.*
halo immobilization → halo traction.
halo nevus Halo-Nävus *m,* Sutton-Nävus *m.*
halo sign *radiol.* Halozeichen *nt,* Deuel-

halo symptom

Halozeichen *nt.*
halo symptom *ophthal.* Halo glaucomatosus.
hal•o•thane ['hæləθeɪn] *n anes.* Halothan *nt*, Fluothan *nt.*
halothane hepatitis Halothanhepatitis *f.*
halo traction *ortho.* Halo-Extension *f.*
halo vision Halosehen *nt.*
Halsted ['hɔ:lstɛd]: **Halsted's mastectomy/operation** Halsted-Operation *f*, radikale Mastektomie *f.*
Halsted's suture *chir.* Halsted-Naht *f.*
ha•mate bone ['heɪmeɪt] Hakenbein *nt*, Os hamatum.
Hamilton ['hæmɪltən]: **Hamilton's method** *gyn.* Hamilton-Methode *f.*
Hamman ['hæmæn]: **Hamman's disease/syndrome** Hamman-Syndrom *nt*, (spontanes) Mediastinalemphysem *nt*, Pneumomediastinum *nt.*
Hamman-Rich ['hæmæn rɪtʃ]: **Hamman-Rich syndrome** Hamman-Rich-Syndrom *nt*, diffuse progressive interstitielle Lungenfibrose *f.*
ham•mer finger ['hæmər] *ortho.* Hammerfinger *m.*
hammer toe *ortho.* Hammerzehe *f*, Digitus malleus.
ham•string muscles ['hæmstrɪŋ] ischiokrurale Muskeln *pl*/Muskulatur *f.*
ham•strings ['hæmstrɪŋs] *pl* → hamstring muscles.
Hancock ['hænkɑk]: **Hancock's amputation/operation** *ortho.* Hancock-Amputation *f.*
Hancock valve *HTG* Hancock-Prothese *f.*
hand [hænd] *n* 1. Hand *f.* 2. (Uhr-)Zeiger *m.*
hand•ba•sin ['hændbeɪsn] *n* (Hand-)Waschbecken *nt.*
hand•book ['hændbʊk] *n* Handbuch *nt.*
hand•i•cap ['hændɪkæp] *n* Handikap *nt*; Hindernis *nt* (*to* für); Behinderung *f.*
hand•i•capped ['hændɪkæpt] **I the handicapped** *pl* die Behinderten. **II** *adj* gehandikapt, benachteiligt, behindert (*with* durch).
hand lens Vergrößerungsglas *nt*, Lupe *f.*
Hand-Schüller-Christian [hænd 'ʃɪlər 'krɪstʃən]: **Hand-Schüller-Christian disease** Hand-Schüller-Christian-Krankheit *f*, Schüller-Hand-Christian-Krankheit *f.*
hand-shoulder syndrome Schulter-Arm-Syndrom *nt.*
hand surgery Handchirurgie *f.*
hang•ing arm cast ['hæŋɪŋ] *ortho.* Hänge-, Pendelgips(verband) *m.*
hanging cast → hanging arm cast.
Hanot [a'no]: **Hanot's cirrhosis/disease** 1. biliäre (Leber-)Zirrhose *f*, Hanot-Zirrhose *f.* 2. primär biliäre (Leber-)Zirrhose *f.*
hap•lo•pia [hæp'loʊpɪə] *n ophthal.* Einfachsehen *nt*, Haplopie *f.*
hap•ten ['hæptɛn] *n* Halbantigen *nt*, Hapten *nt.*
hap•ten•ic [hæp'tɛnɪk] *adj* Hapten-.
hap•tic hallucination ['hæptɪk] *psychia.*

haptische/taktile Halluzination *f.*
hard [hɑ:rd] *adj* 1. hart; fest. 2. schwierig, schwer. 3. (*Droge*) hart; (*Wasser*) hart. **hard of hearing** schwerhörig.
hard cataract harte Katarakt *f*, Cataracta dura.
hard cerumen *HNO* angetrockneter/verkeilter Zeruminalpfropf *m.*
hard chancre harter Schanker *m*, Hunter-Schanker *m*, Ulcus durum.
hard•en ['hɑ:rdn] **I** *vt* härten, hart *od.* härter machen. **II** *vi* erhärten, hart werden.
hard•en•ing ['hɑ:rdnɪŋ] *n* Härten *nt*, (Ver-, Ab-)Härtung *f.* **hardening of the arteries** *inf.* Arterienverkalkung *f*, Arteriosklerose *f.*
hard palate harter Gaumen *m*, Palatum durum.
hard pulse harter/gespannter Puls *m*, Pulsus durus.
hard sore/ulcer → hard chancre.
hare•lip ['heərlɪp] *n* Hasenscharte *f*, Lippenspalte *f*, Cheiloschisis *f.*
har•le•quin fetus ['hɑ:rləkwɪn] 1. *ped.* Harlekinfetus *m*, Ichthyosis congenita (gravis/universalis), Keratosis diffusa maligna, Hyperkeratosis universalis congenita. 2. → harlequin reaction.
harlequin reaction/sign *ped.* Harlekinfetus *m*, Harlekin-Farbwechsel *m.*
har•ness ['hɑ:rnɪs] *n* 1. *ped.* Laufgeschirr *nt.* 2. *ortho.* Gurt *m*, Zügel *m*, Bandage *f.*
harsh respiration [hɑ:rʃ] bronchovesikuläres/vesikobronchiales Atmen/Atmungsgeräusch *nt.*
Hartmann ['hɑ:rtmən]: **Hartmann's colostomy/operation** *chir.* Hartmann-Operation *f.*
Hartnup ['hɑ:rtnəp]: **Hartnup disease** Hartnup-Krankheit *f.*
har•vest ['hɑ:rvɪst] *chir.* (*Transplantat*) **I** *n* Ernte *f*, Entnahme *f.* **II** *vt* entnehmen.
Hashimoto [hæʃɪ'moʊtoʊ]: **Hashimoto disease/struma** Hashimoto-Thyreoiditis *f*, Struma lymphomatosa.
Haudek ['hɔ:dɛk; 'haʊ-]: **Haudek's niche/sign** *radiol.* Haudek-Nische *f.*
haus•tra•tion [hɔ:'streɪʃn] *n* 1. Haustrenbildung *f*, Haustrierung *f.* 2. Haustrum *nt.*
haus•trum ['hɔ:strəm] *n anat.* Haustrum *nt.*
haustra of colon Dickdarm-, Kolonhaustren *pl*, Haustra/Sacculations coli.
haut mal (epilepsy) [əʊ mal; o] Grandmal(-Epilepsie *f*) *nt.*
ha•ver•sian [hə'vɜrʒn]: **haversian canal** Havers-Kanal *m*, Canalis nutriens.
haversian lamella Havers-(Knochen-)Lamelle *f.*
haversian system Havers-System *nt*, Havers-Ringlamellensystem *nt.*
hay fever [heɪ] Heufieber *nt*, -schnupfen *m.*
H band H-Bande *f*, H-Streifen *m*, H-Zone *f*, helle Zone *f.*
HB vaccine Hepatitis B-Vakzine *f.*
Head [hɛd]: **Head's areas/zones** Head-Zonen *pl.*
head [hɛd] *n* 1. Kopf *m*, Haupt *nt*; *anat.*

Caput *m.* **2.** Leiter(in *f*) *m,* Chef(in *f*) *m,* Direktor(in *f*) *m.* **3.** (*Abszeß*) Durchbruchstelle *f.* **come to a head** eitern, durch-, aufbrechen.

head of biceps brachii muscle Bizepskopf, Caput musculi bicipitis brachii.

head of femur Femur-, Oberschenkelkopf, Caput femoris.

head of fibula Wadenbein-, Fibulaköpfchen *nt,* Caput fibulae/fibulare.

head of humerus Humerus-, Oberarmkopf, Caput humeri/humerale.

head of mandible Gelenkkopf des Unterkiefers, Caput mandibulae.

head of pancreas Pankreaskopf, Caput pancreatis.

head of radius Speichen-, Radiuskopf, Caput radii/radiale.

head of rib Rippenköpfchen *nt,* Caput costae.

head of talus Taluskopf, Caput tali/talare.

head of testis oberer Hodenpol *m,* Extremitas superior testis.

head of triceps brachii muscle Trizepskopf, Caput musculi tricipitis brachii.

head of ulna Ellen-, Ulnaköpfchen *nt,* Caput ulnae.

head•ache ['hedeɪk] *n* Kopfschmerz(en *pl*) *m,* Kopfweh *nt,* Kephalgie *f,* Kephalalgie *f,* Cephal(a)ea *f.* **have a headache** Kopfschmerzen haben.

head injury 1. Kopfverletzung *f,* -trauma *nt.* **2.** Schädelverletzung *f,* -trauma *nt.* **open head injury** offene Schädelverletzung, offenes Schädeltrauma.

head louse Kopflaus *f,* Pediculus humanus capitis.

head mirror Stirnspiegel *m.*

head presentation *gyn.* Kopf-, Schädellage *f.*

head•rest ['hedrest] *n* Kopfstütze *f,* -lehne *f.*

head trauma → head injury.

heal [hiːl] **I** *vt* heilen (*sb. of sth.*) jdn. von einer Krankheit); gesund machen. **II** *vi* (ver-, zu-)heilen; (aus-)heilen; gesund werden, genesen. **heal up/over** → heal II.

healed tuberculosis [hiːld] inaktive/vernarbte/verheilte Tuberkulose *f.*

healed ulcer verheiltes Ulkus *nt.*

heal•ing ['hiːlɪŋ] **I** *n* **1.** Heilung *f,* (Aus-, Zu-, Ver-)Heilen *nt.* **2.** Gesundung *f,* Genesung *f.* **II** *adj* heilend, heilsam, Heil-, Heilungs-.

healing by first intention Primärheilung *f,* Heilung *f* per primam intentionem.

healing by granulation → healing by second intention.

healing by second intention Sekundärheilung *f,* Heilung *f* per secundam intentionem.

health [helθ] *n* **1.** Gesundheit *f.* **2.** Gesundheitszustand *m.* **in good health** gesund. **in poor health** kränklich.

health care medizinische Versorgung *f,* Gesundheitsfürsorge *f.*

health center Ärzte-, Gesundheitszentrum *nt.*

health certificate ärztliches Attest *nt,* Gesundheitszeugnis *nt.*

health education Gesundheitserziehung *f.*

health food Reformkost *f;* Biokost *f.*

health•ful ['helθfəl] *adj* → healthy.

health hazard Gesundheitsrisiko *nt.*

health•i•ness ['helθɪnɪs] *n* Gesundheit *f.*

health insurance Krankenversicherung *f.*

health resort Kurort *m.*

healthy ['helθɪ] *adj* gesund; gesundheitsfördernd, bekömmlich, heilsam.

hear [hɪər] *vt, vi* hören.

hear•ing ['hɪərɪŋ] *n* **1.** Gehör(sinn *m*) *nt,* Hörvermögen *nt.* **2.** Hören *nt.* **within hearing/out of hearing** in Hörweite/außer Hörweite.

hearing aid Hörgerät *nt,* -apparat *m,* -hilfe *f.*

hearing disorders Hörstörungen *pl.*

hearing impairment Einschränkung *f* des Hörvermögens.

hearing loss Hörverlust *m,* Hörstörung *f,* Schwerhörigkeit *f.*

hearing test Hörprüfung *f.*

hearing threshold Hörschwelle *f.*

heart [hɑːrt] *n* Herz *nt; anat.* Cor *nt.*

heart arrest Herzstillstand *m.*

heart atrophy Herzatrophie *f.*

heart attack Herzanfall *m,* -attacke *f;* Herzinfarkt *m.*

heart•beat ['hɑːrtbiːt] *n* Puls-, Herzschlag *m.*

heart block *card.* Herzblock *m,* kardialer Block *m.*

aborization heart block Aborisations-, Ast-, Verzweigungsblock.

atrioventricular heart block atrioventrikulärer Block, AV-Block.

bundle-branch heart block Schenkelblock.

complete heart block → third degree heart block.

first degree heart block AV-Block I. Grades.

incomplete heart block → second degree heart block.

interventricular heart block → bundle-branch heart block.

intraventricular heart block intraventrikulärer Block.

partial heart block → second degree heart block.

second degree heart block partieller AV-Block, AV-Block II. Grades.

sinoatrial/sinoauricular/sinus heart block sinuatrialer/sinuaurikulärer Block, SA-Block.

third degree heart block kompletter/totaler AV-Block, AV-Block III. Grades.

heart•burn ['hɑːrtbɜrn] *n* Sodbrennen *nt,* Pyrosis *f.*

heart defect Herzfehler *m,* (Herz-)Vitium *nt,* Vitium cordis.

heart disease Herzerkrankung *f,* -krankheit *f,* -leiden *nt.*

coronary heart disease koronare Herz-

heart failure 176

krankheit, koronare Herzerkrankung.
valvular heart disease Herzklappenerkrankung.
heart failure Herzinsuffizienz *f*, -versagen *nt*, Myokardinsuffizienz *f.*
congestive heart failure dekompensierte Herzinsuffizienz.
left-sided heart failure Links(herz)insuffizienz, Linksversagen.
left-ventricular heart failure → left-sided heart failure.
right-sided heart failure Rechts(herz)insuffizienz.
right-ventricular heart failure → right-sided heart failure.
heart-failure cell Herzfehlerzelle *f.*
heart hypertrophy Herz(muskel)hypertrophie *f.*
left heart hypertrophy Linksherzhypertrophie, linksventrikuläre Hypertrophie.
right heart hypertrophy Rechtsherzhypertrophie, rechtsventrikuläre Hypertrophie.
heart insufficiency → heart failure.
heart-lung machine Herz-Lungen-Maschine *f.*
heart-lung transplantation Herz-Lungen-Transplantation *f.*
heart murmur *card.* Herzgeräusch *nt.*
heart rate Herzfrequenz *f.*
heart shadow *radiol.* Herzschatten *m.*
heart-shaped pelvis Kartenherzbecken *nt.*
heart sound Herzton *m.*
abnormal heart sound Herzgeräusch *nt.*
first heart sound erster Herzton, I. Herzton.
fourth heart sound vierter Herzton, IV. Herzton, Vorhofton.
second heart sound zweiter Herzton, II. Herzton.
third heart sound dritter Herzton, III. Herzton.
heart surgery Kardio-, Herzchirurgie *f.*
open heart surgery offene Herzchirurgie, Chirurgie am offenen Herzen.
heart transplantation Herztransplantation *f*, -verpflanzung *f.*
heart valve Herzklappe *f.* **prosthetic heart valve** künstliche Herzklappe, Herzklappenersatz *m*, -prothese *f.*
heat [hi:t] **I** *n* Hitze *f*, (große) Wärme *f.* **II** *vt* erwärmen, erhitzen. **III** *vi* s. erwärmen, s. erhitzen, heiß werden. **heat up I** *vt* → heat II. **II** *vi* → heat III.
heat adaptation Hitzeadaptation *f.*
heat apoplexy Hitzschlag *m*, Thermoplegie *f.*
heat balance Wärmehaushalt *m*, -bilanz *f.*
heat cataract *ophthal.* Feuer-, Glasbläserstar *m*, Infrarotkatarakt *f.*
heat collapse → heat exhaustion.
heat cramp Hitzekrampf *m*, -tetanie *f.*
heat exhaustion Hitzeerschöpfung *f*, -kollaps *m.*
heat hyperpyrexia → heatstroke.
heat loss Wärmeabgabe *f*, -verlust *m.*
heat prostration → heat exhaustion.

heat rash *derm.* Roter Hund *m*, tropische Flechte *f*, Miliaria rubra.
heat shock Hitzeschock *m.*
heat spots Schweißfrieseln *pl*, Hitzepickel *pl*, Miliaria *pl.*
heat sterilization Hitzesterilisation *f.* **moist heat sterilization** Dampfsterilisation.
heat stress Wärme-, Hitzebelastung *f.*
heat•stroke ['hi:tstrəʊk] *n* Hitzschlag *m*, Thermoplegie *f.*
heat syncope Hitzekollaps *m.*
heat urticaria Wärmeurtikaria *f*, Urticaria e calore.
heave [hi:v] *vt* schwer atmen, (*Seufzer*) ausstoßen.
heav•i•ness ['hevɪnɪs] *n* **1.** Schwere *f*; Stärke *f.* **2.** Schläfrigkeit *f.*
heavy ['hevɪ] *adj* **1.** schwer. **2.** groß, beträchtlich; (*Schlaf*) tief; (*Raucher, Trinker*) stark, übermäßig; (*Essen*) schwer, schwerverdaulich. **3.** bedrückt, niedergeschlagen. **4.** schläfrig, benommen (*with* von).
heavy-chain disease Franklin-Syndrom *nt*, Schwerekettenkrankheit *f*, H-Krankheit *f.*
heavy metal poisoning Schwermetallvergiftung *f.*
Heberden ['hebərdən]: **Heberden's angina/asthma/disease** Stenokardie *f*, Angina pectoris.
Heberden's nodes/nodosities Heberden-Knoten *pl.*
Hebra ['hi:brə]: **Hebra's disease** Hebra-Krankheit *f*, Kokardenerythem *nt.*
heel [hi:l] *n* **1.** *anat.* Ferse *f*, Fersenregion *f*, Calx *f.* **2.** (*Schuh*) Absatz *m*; (*Strumpf*) Ferse *f.*
heel bone Fersenbein *nt*, Kalkaneus *m*, Calcaneus *m.*
heel fracture *ortho.* Fersenbeinbruch *m*, -fraktur *f*, Kalkaneusfraktur *f.*
heel-knee test Knie-Hacken-Versuch *m.*
heel tendon Achillessehne *f*, Tendo calcaneus.
Heerfordt ['heərfɔ:rt]: **Heerfordt's disease/syndrome** Heerfordt-Syndrom *nt*, Febris uveoparotidea.
Hegar ['heɪɡɑ:r]: **Hegar's bougie/dilator** Hegarstift *m.*
Hegar's sign *gyn.* Hegar-Zeichen *nt.*
Heiberg-Esmarch ['haɪbɜrɡ 'esmɑ:rk]: **Heiberg-Esmarch maneuver** Esmarch-Handgriff *m*, Heiberg-Handgriff *m.*
height [haɪt] *n* Höhe *f*, Größe *f*; Körpergröße *f.*
Heimlich ['haɪmlɪk]: **Heimlich maneuver** Heimlich-Handgriff *m.*
Heine-Medin ['haɪnə 'meɪdɪn]: **Heine-Medin disease** (epidemische) Kinderlähmung *f*, Heine-Medin-Krankheit *f*, Poliomyelitis (epidemica) anterior acuta.
Heinz-Ehrlich [haɪnts 'eərlɪk; eːrlɪç]: **Heinz-Ehrlich bodies** Heinz-Innenkörperchen *pl*, Heinz-Ehrlich-Körperchen *pl.*
hel•co•ma [hel'kəʊmə] *n* *ophthal.* Hornhautulkus *nt*, Ulcus corneae.

hel•i•cal fracture ['helɪkəl] Torsionsbruch *m*, Drehbruch *m*, Spiralbruch *m*.
he•li•op•a•thy [hi:lɪ'ɑpəθɪ] *n* Heliopathie *f.*
he•li•o•sis [hi:lɪ'əʊsɪs] *n* Sonnenstich *m*, Heliosis *f.*
he•li•o•ther•a•py [hi:lɪəʊ'θerəpɪ] *n* Heliotherapie *f.*
he•li•um ['hi:lɪəm] *n* Helium *nt.*
he•lix ['hi:lɪks] *n* **1.** *anat.* Helix *f.* **2.** *biochem.* Helix *f.*
Heller ['helər]: **Heller's operation** Heller-Kardiomyotonie *f.*
Hellin ['helɪn]: **Hellin's law** *gyn.* Hellin-Regel *f.*
hel•minth ['helmɪnθ] *n micro.* parasitischer Wurm *m*, Helminthe *f.*
hel•min•tha•gogue [hel'mɪnθəgɔg] **I** *n* Wurmmittel *nt*, Anthelmintikum *nt.* **II** *adj* anthelmintisch.
hel•min•thi•a•sis [helmɪn'θaɪəsɪs] *n* Wurmerkrankung *f*, Helminthiasis *f*, Helminthose *f.*
hel•min•thic [hel'mɪnθɪk] **I** *n* → helminthagogue I. **II** *adj* **1.** Helminthen-, Wurm-. **2.** → helminthagogue II.
helminthic abscess Helminthen-, Wurmabszeß *m.*
helminthic disease → helminthiasis.
hel•min•thi•cide [hel'mɪnθəsaɪd] *n* Vermizid *nt.*
hel•min•thism ['helmɪnθɪzəm] *n* Helminthen-, Wurmbefall *m.*
he•lo•ma [hɪ'ləʊmə] *n* Hautschwiele *f*, Heloma *nt.*
he•lot•o•my [hɪ'lɑtəmɪ] *n chir.* Helotomie *f.*
help•er cell ['helpər] T-Helferzelle *f.*
hem•ad•sorp•tion test [,hemæd'sɔ:rpʃn] Hämadsorptionstest *m.*
hem•a•fe•cia [hɪmə'fi:sɪə] *n* blutiger/bluthaltiger Stuhl *m*, Blutstuhl *m.*
he•mag•glu•ti•na•tion [hi:mə,glu:tə-'neɪʃn] *n* Hämagglutination *f.*
hemagglutination-inhibition assay/test Hämagglutinationshemmtest *m*, Hämagglutinationshemmungsreaktion *f.*
he•ma•nal•y•sis [hi:mə'nɑləsɪs] *n* Blutuntersuchung *f*, -analyse *f*, Häm(o)analyse *f.*
he•man•gi•ec•ta•sis [hɪ,mændʒɪ'ektəsɪs] *n* Blutgefäßerweiterung *f*, Hämangiektasie *f.*
he•man•gi•o•blas•to•ma [hɪ,mændʒɪəʊblæs'təʊmə] *n* Lindau-Tumor *m*, Hämangioblastom *nt.*
he•man•gi•o•ma [hɪ,mændʒɪ'əʊmə] *n patho.* Hämangiom *nt*, Haemangioma *nt.*
he•man•gi•o•ma•to•sis [hɪ,mændʒɪəʊmə'təʊsɪs] *n patho.* Hämangiomatose *f.*
hem•a•poi•e•sis [,hemə pɔɪ'i:sɪs] *n* → hemopoiesis.
hem•a•poi•et•ic [,hemə pɔɪ'etɪk] *n, adj* → hemopoietic.
he•mar•thro•sis [hɪmɑ:r'θrəʊsɪs] *n* blutiger Gelenkerguß *m*, Hämarthros *m*, Hämarthrose *f.*
he•ma•tem•e•sis [hi:mə'teməsɪs] *n* Bluterbrechen *nt*, Hämatemesis *f.*

hem•a•tim•e•try [hi:mə'tɪmətrɪ] *n* → hemocytometry.
he•ma•tin ['hi:mətɪn] *n* Hämatin *nt*, Hydroxyhämin *nt.*
hem•a•ti•ne•mia [,hemətɪ'ni:mɪə] *n* Hämatinämie *f.*
hem•a•tin•u•ria [,hemətɪ'n(j)ʊərɪə] *n* Hämatinurie *f.*
hem•a•to•cele ['hemətəʊsi:l] *n* **1.** Blutbruch *m*, Hämatozele *f.* **2.** *urol.* Hämatozele *f*, Haematocele testis.
hem•a•to•che•zia [hemətəʊ'ki:zɪə] *n* Blutstuhl *m*, Hämatochezie *f.*
hem•a•to•col•po•me•tra [hemətəʊ,kɑlpə-'mi:trə] *n gyn.* Hämatokolpometra *f.*
hem•a•to•col•pos [hemətəʊ'kɑlpəs] *n gyn.* Hämatokolpos *m*, Hämokolpos *m.*
he•mat•o•crit ['hemətəʊkrɪt] *n* **1.** Hämatokrit *m.* **2.** Hämatokritröhrchen *nt.*
hem•a•to•cyst ['hemətəʊsɪst] *n* hämorrhagische/blutgefüllte Zyste *f*, Blutzyste *f.*
he•mat•o•cyte ['hemətəʊsaɪt] *n* → hemocyte.
hem•a•to•cy•tol•y•sis [,hemətəʊsaɪ-'tɑləsɪs] *n* → hemolysis.
hem•a•to•cy•to•pe•nia [hemətəʊ,saɪtə-'pi:nɪə] *n hema.* Panzytopenie *f.*
hem•a•to•cy•tu•ria [,hemətəʊsaɪ'tʊərɪə] *n* (echte) Hämaturie *f*, Hämatozyturie *f.*
hem•a•to•di•al•y•sis [,hemətəʊdaɪ-'æləsɪs] *n* → hemodialysis.
hem•a•to•gen•e•sis [,hemətəʊ'dʒenəsɪs] *n* → hemopoiesis.
hem•a•to•gen•ic [,hemətəʊ'dʒenɪk] **I** *n* → hemopoietic I. **II** *adj* **1.** → hemopoietic II. **2.** → hematogenous.
hematogenic shock Volumenmangelschock *m*, hypovolämischer Schock *m.*
he•ma•tog•e•nous [hi:mə'tɑdʒənəs] *adj* hämatogen.
hematogenous abscess hämatogener Abszeß *m.*
hematogenous metastasis hämatogene Metatase *f.*
he•ma•tol•o•gist [hi:mə'tɑlədʒɪst] *n* Hämatologe *m*, -login *f.*
he•ma•tol•o•gy [hi:mə'tɑlədʒɪ] *n* Hämatologie *f*, Hämologie *f.*
he•ma•tol•y•sis [,hemə'tɑləsɪs] *n* → hemolysis.
he•ma•to•ma [hemə'təʊmə] *n* Bluterguß *m*, Hämatom *nt.*
hem•a•to•me•tra [hemətəʊ'mi:trə] *n gyn.* Hämato-, Hämometra *f.*
hem•a•tom•e•try [hi:mə'tɑmətrɪ] *n* Hämatometrie *f.*
hem•a•to•my•e•lia [,hemətəʊmaɪ'i:lɪə] *n* Rückenmarks(ein)blutung *f*, Hämatomyelie *f.*
hem•a•to•ne•phro•sis [,hemətəʊnɪ'frəʊsɪs] *n* Hämatonephrose *f*, Hämatopelvis *f.*
hem•a•to•poi•e•sis [,hemətəʊpɔɪ'i:sɪs] *n* → hemopoiesis.
hem•a•to•poi•et•ic tissue [,hemətəʊpɔɪ-

hematoporphyria 178

'etɪk] hämopoetisches/blutbildendes Gewebe nt.

hem•a•to•por•phyr•ia [ˌhemətəʊpɔːrˈfɪərɪə] n **1.** Porphyrie f. **2.** erythropoetische Porphyrie f, Günther-Syndrom nt, Hämatoporphyrie f.

hem•a•tor•rha•chis [heməˈtɔːrəkɪs] n **1.** spinale Meningealapoplexie f, Hämatorrhachis f. **2.** → hematomyelia.

hem•a•tor•rhea [ˌhemətəʊˈrɪə] n **1.** massive Blutung f, Massenblutung f, Blutsturz m, Hämatorrhö f. **2.** → hemoptysis.

hem•a•to•sal•pinx [ˌhemətəʊˈsælpɪŋks] n gyn. Hämatosalpinx f.

hem•a•to•stat•ic [ˌhemətəʊˈstætɪk] **I** n → hemostatic I. **II** adj → hemostatic II.

hem•a•tu•ria [ˌhiːməˈt(j)ʊərɪə] n Blutharnen nt, Hämaturie f.

heme [hiːm] n Häm nt, Protohäm nt.

hem•er•a•lo•pia [hemərəˈləʊpɪə] n ophthal. Tagblindheit f, Nykteralopie f, Nyktalopie f.

hem•er•a•no•pia [hemərəˈnəʊpɪə] n → hemeralopia.

hem•i•a•chro•ma•top•sia [hemɪəˌkrəʊməˈtɒpsɪə] n ophthal. Farbenhemianopsie f, Hemiachromatopsie f, Hemichromatopsie f.

hem•i•al•gia [hemɪˈældʒ(ɪ)ə] n neuro. Halbseitenschmerz m, Hemialgie f.

hem•i•am•bly•o•pia [hemɪˌæmblɪˈəʊpɪə] n → hemianopia.

hem•i•an•al•ge•sia [ˌhemɪænlˈdʒiːzɪə] n neuro. Hemianalgesie f.

hem•i•an•es•the•sia [ˌhemɪænəsˈθiːʒə] n neuro. Hemianästhesie f.

hem•i•a•no•pia [ˌhemɪəˈnəʊpɪə] n ophthal. Halbseitenblindheit f, Hemianopsie f, -anopie f.

hem•i•a•no•pic scotoma [ˌhemɪəˈnɒpɪk] ophthal. hemianopes Skotom f.

hem•i•a•nop•sia [ˌhemɪəˈnɒpsɪə] n → hemianopia.

hem•i•ar•thro•plas•ty [hemɪˈɑːrθrəplæstɪ] n ortho. Hemiarthroplastik f, Hemiprothese f.

hem•i•a•tax•ia [ˌhemɪəˈtæksɪə] n neuro. halbseitige Ataxie f, Hemiataxie f.

hem•i•at•ro•phy [hemɪˈætrəfɪ] n einseitige Atrophie f, Hemiatrophie f.

hem•i•az•y•gous vein [hemɪˈæzɪɡəs] Hemiazygos f, V. hemiazygos. **accessory hemiazygous vein** Hemiazygos f accessoria, V. hemiazygos accessoria.

hem•i•block [ˈhemɪblɒk] n card. Hemiblock m.

hem•i•chro•ma•top•sia [hemɪˌkrəʊməˈtɒpsɪə] n → hemiachromatopsia.

hem•i•co•lec•to•my [ˌhemɪkəˈlektəmɪ] n chir. Hemikolektomie f.

hem•i•cra•nia [hemɪˈkreɪnɪə] n Halbseitenkopfschmerz m, Hemikranie f.

hem•i•dys•tro•phy [hemɪˈdɪstrəfɪ] n patho. halbseitige Dystrophie f, Hemidystrophie f.

hem•i•ep•i•lep•sy [hemɪˈepɪlepsɪ] n neuro. einseitige Epilepsie f, Hemiepilepsie f.

hem•i•gas•trec•to•my [ˌhemɪɡæsˈtrektəmɪ] n chir. Hemigastrektomie f.

hem•i•gi•gan•tism [ˌhemɪdʒaɪˈɡæntɪzəm] n Halbseitenriesenwuchs m, Hemigigantismus m.

hem•i•glos•sec•to•my [ˌhemɪɡlɑˈsektəmɪ] n HNO Hemiglossektomie f.

hem•i•hep•a•tec•to•my [hemɪˌhepəˈtektəmɪ] n chir. Hemihepatektomie f.

hem•i•hy•per•es•the•sia [hemɪˌhaɪpərəsˈθiːʒ(ɪ)ə] n neuro. halbseitige/einseitige Hyperästhesie f, Hemihyperästhesie f.

hem•i•hy•per•tro•phy [ˌhemɪhaɪˈpɜːrtrəfɪ] n halbseitige Hypertrophie f, Hemihypertrophie f, Curtius-Syndrom nt.

hem•i•lar•yn•gec•to•my [hemɪˌlærɪnˈdʒektəmɪ] n HNO Hemilaryngektomie f.

hem•i•ne•phrec•to•my [ˌhemɪnɪˈfrektəmɪ] n urol. Heminephrektomie f.

hem•i•o•pia [hemɪˈəʊpɪə] n → hemianopia.

hem•i•op•ic reaction [hemɪˈɒpɪk] Wernicke-Phänomen nt.

hem•i•pa•ral•y•sis [ˌhemɪpəˈræləsɪs] n → hemiplegia.

hem•i•pa•re•sis [ˌhemɪpəˈriːsɪs] n neuro. Halbseitenschwäche f, leichte/unvollständige Halbseitenlähmung f, Hemiparese f.

hem•i•pa•ret•ic [ˌhemɪpəˈretɪk] **I** n Hemiparetiker(in f) m. **II** adj hemiparetisch.

hem•i•ple•gia [hemɪˈpliːdʒ(ɪ)ə] n neuro. (vollständige) Halbseitenlähmung f, Hemiplegie f.

hem•i•ple•gic [hemɪˈpliːdʒɪk] **I** n Hemiplegiker(in f) m. **II** adj hemiplegisch.

hem•i•py•lor•ec•to•my [hemɪˌpaɪlɔːrˈektəmɪ] n chir. Hemipylorektomie f.

hem•i•spasm [ˈhemɪspæzəm] n neuro. Halbseitenkrampf m, Hemispasmus m.

hem•i•sphere [ˈhemɪsfɪər] n Hemisphäre f, Halbkugel f.

hem•i•spher•ec•to•my [hemɪsfɪərˈektəmɪ] n neurochir. Hemisphärektomie f.

hem•i•stru•mec•to•my [ˌhemɪstruːˈmektəmɪ] n chir. Hemistrumektomie f.

hem•i•syn•drome [hemɪˈsɪndrəʊm] n Halbseitensyndrom nt, Hemisyndrom nt.

hem•i•sys•to•le [hemɪˈsɪstəlɪ] n card. Halbseitenkontraktion f, Hemisystolie f.

hem•i•thy•roid•ec•to•my [hemɪˌθaɪrɔɪˈdektəmɪ] n chir. Hemithyreoidektomie f.

hem•i•va•got•o•my [ˌhemɪveɪˈɡɑtəmɪ] n neuro. Hemivagotomie f.

hem•i•zy•gos•i•ty [ˌhemɪzaɪˈɡɒsətɪ] n genet. Hemizygotie f.

hem•i•zy•gous [hemɪˈzaɪɡəs] adj hemizygot.

he•mo•bil•ia [hiːməˈbɪlɪə] n Hämobilie f, Hämatobilie f.

he•mo•blast [ˈhiːməblæst] n → hemocytoblast.

he•mo•blas•tic leukemia [hiːməˈblæstɪk] hema. Stammzellenleukämie f, akute undifferenzierte Leukämie f.

he•mo•blas•to•sis [ˌhiːməblæsˈtəʊsɪs] n

hema. Hämoblastose *f.*

he•mo•cho•le•cys•ti•tis [hi:mə‚kɔʊləsɪs-'taɪtɪs] *n* hämorrhagische Gallenblasenentzündung *f.*

he•mo•chro•ma•to•sis [hi:mə‚krəʊmə-'təʊsɪs] *n* Eisenspeicherkrankheit *f*, Hämochromatose *f*, Bronzediabetes *m.*

he•mo•con•cen•tra•tion [hi:mə‚kɑnsən-'treɪʃn] *n hema.* Bluteindickung *f*, Hämokonzentration *f.*

he•mo•con•ges•tion [‚hi:məkən'dʒestʃn] *n* Blutstauung *f.*

he•mo•cul•ture ['hi:məkʌltʃər] *n micro.* Blutkultur *f.*

he•mo•cyte ['hi:məsaɪt] *n* Blutzelle *f*, Hämozyt *m.*

he•mo•cy•to•blast [hi:mə'saɪtəblæst] *n* (Blut-)Stammzelle *f*, Hämozytoblast *m.*

he•mo•cy•to•blas•tic leukemia [hi:mə-‚saɪtə'blæstɪk] → hemoblastic leukemia.

he•mo•cy•tol•y•sis [‚hi:məsaɪ'tɑləsɪs] *n* → hemolysis.

he•mo•cy•tom•e•ter [‚hi:məsaɪ'tɑmɪtər] *n lab.* Zählkammer *f*, Hämozytometer *nt.*

he•mo•cy•tom•e•try [‚hi:məsaɪ'tɑmətrɪ] *n* Hämozytometrie *f.*

he•mo•di•ag•no•sis [‚hi:mədaɪəg'nəʊsɪs] *n* Hämodiagnostik *f.*

he•mo•di•al•y•sis [‚hi:mədaɪ'æləsɪs] *n* Blutwäsche *f*, Hämodialyse *f.*

he•mo•di•a•lyz•er [hi:mə'daɪəlaɪzər] *n* Hämodialysator *m*, künstliche Niere *f.*

he•mo•di•lu•tion [‚hi:mədaɪ'l(j)u:ʃn] *n* Blutverdünnung *f*, Hämodilution *f.*

he•mo•dy•nam•ic [‚hi:mədaɪ'næmɪk] *adj* hämodynamisch.

he•mo•dy•nam•ics [‚hi:mədaɪ'næmɪks] *pl* Hämodynamik *f.*

he•mo•fil•ter ['hi:məfɪltər] *n* Hämofilter *m/nt.*

he•mo•fil•tra•tion [‚hi:məfɪl'treɪʃn] *n* Hämofiltration *f.*

he•mo•glo•bin ['hi:məgləʊbɪn] *n* Hämoglobin *nt.*

hemoglobin A Erwachsenenhämoglobin *nt*, Hämoglobin A *nt.*

hemoglobin A₁c Hämoglobin A₁c *nt.*

hemoglobin F fetales Hämoglobin *nt*, Hämoglobin F *nt.*

hemoglobin S Sichelzellhämoglobin *nt*, Hämoglobin S *nt.*

hemoglobin cast *urol.* Hämoglobinpräzipitat *nt*, -zylinder *m.*

hemoglobin C disease Hämoglobin-C-Krankheit *f.*

hemoglobin C-thalassemia (disease) Hämoglobin-C-Thalassämie *f*, HbC-Thalassämie *f.*

hemoglobin disease Hämoglobinopathie *f.*

he•mo•glo•bi•ne•mia [hi:mə‚gləʊbɪ-'ni:mɪə] *n* Hämoglobinämie *f.*

hemoglobin E-thalassemia (disease) Hämoglobin-E-Thalassämie *f*, HbE-Thalassämie *f.*

hemoglobin H disease Hämoglobin-H-Krankheit, α-Thalassämie *f.*

he•mo•glo•bi•nop•a•thy [hi:mə‚gləʊbɪ-'nɑpəθɪ] *n* Hämoglobinopathie *f.*

he•mo•glo•bi•nu•ria [hi:mə‚gləʊbɪ-'n(j)ʊərɪə] *n* Hämoglobinurie *f.*

he•mo•glo•bi•nu•ric nephrosis [hi:mə-‚gləʊbɪ'n(j)ʊərɪk] hämoglobinurische Nephrose *f.*

he•mo•gram ['hi:məgræm] *n hema.* Hämogramm *nt;* Differentialblutbild *nt.*

he•mo•ki•net•ic [‚hi:məkɪ'netɪk] *adj* hämokinetisch.

he•mo•lith ['hi:məlɪθ] *n* Gefäßstein *m*, Angiolith *m*, Hämolith *m.*

he•mol•y•sate [hɪ'mæləseɪt] *n* Hämolysat *nt.*

he•mol•y•sis [hɪ'mæləsɪs] *n* Erythrozytenauflösung *f*, Hämolyse *f*, Hämatozytolyse *f.*

he•mo•lyt•ic [hi:mə'lɪtɪk] *adj* hämolytisch.

hemolytic anemia hämolytische Anämie *f.*

angiopathic hemolytic anemia angiopathische hämolytische Anämie.

autoimmune hemolytic anemia autoimmunhämolytische Anämie.

constitutional hemolytic anemia hereditäre Sphärozytose *f*, Kugelzellanämie, familiärer hämolytischer Ikterus *m*, Morbus Minkowski-Chauffard *m.*

immune hemolytic anemia immunhämolytische Anämie, serogene hämolytische Anämie, immunotoxisch-bedingte hämolytische Anämie.

hemolytic anemia of the newborn → hemolytic disease of the newborn.

toxic hemolytic anemia toxische hämolytische Anämie.

hemolytic crisis hämolytische Krise *f.*

hemolytic disease of the newborn fetale Erythroblastose *f*, Morbus haemolyticus neonatorum.

hemolytic icterus/jaundice hämolytische Gelbsucht *f*, hämolytischer Ikterus *m.*

hemolytic splenomegaly hämolytische Splenomegalie *f.*

hemolytic streptococci hämolytische Streptokokken *pl.*

hemolytic-uremic syndrome Gasser-Syndrom *nt*, hämolytisch-urämisches Syndrom *nt.*

he•mo•lyze ['hi:məlaɪz] *vt, vi* hämolysieren.

he•mop•a•thy [hɪ'mɑpəθɪ] *n* Hämopathie *f.*

he•mo•per•i•car•di•um [hi:mə‚perɪ-'kɑ:rdɪəm] *n* Hämo-, Hämatoperikard *nt.*

he•mo•per•i•to•ne•um [hi:mə‚perɪtə-'ni:m] *n* Hämo-, Hämatoperitoneum *nt.*

he•mo•phil•ia [hi:mə'fɪlɪə] *n* Bluterkrankheit *f*, Hämophilie *f.*

hemophilia A klassische Hämophilie *f*, Hämophilie A *f*, Faktor-VIII-Mangel *m.*

hemophilia B Hämophilie B *f*, Faktor-IX-Mangel *m*, Christmas-Krankheit *f.*

he•mo•phil•i•ac [hi:mə'fɪlɪæk] *n* Bluter *m*, Hämophiler *m.*

he•mo•phil•ic [hi:mə'fɪlɪk] *adj* **1.** *micro.* blutliebend, hämophil. **2.** hämophil, Bluter-.

hemophilic arthritis/joint Blutergelenk *nt*, hämophile Arthritis *f*.
he•moph•thal•mus [hɪmɑfˈθælməs] *n* Hämophthalmus *m*.
he•mo•pleu•ra [hiːməˈplʊərə] *n* → hemothorax.
he•mo•pneu•mo•per•i•car•di•um [hiːmə-ˌn(j)uːməˌperɪˈkɑːrdɪəm] *n* Hämopneumoperikard *nt*.
he•mo•pneu•mo•tho•rax [hiːməˌn(j)uː-məˈθɔːræks] *n* Hämopneumothorax *m*.
he•mo•poi•e•sic [ˌhiːməpɔɪˈiːsɪk] *n*, *adj* → hemopoietic.
he•mo•poi•e•sis [ˌhiːməpɔɪˈiːsɪs] *n* Blutbildung *f*, Hämatopoese *f*, Hämopoese *f*.
he•mo•poi•et•ic [ˌhiːməpɔɪˈetɪk] **I** *n* hämopoeseförderndes Mittel *nt*. **II** *adj* Blut(zell)bildung betr. *od.* anregend, hämopoetisch.
hemopoietic tissue → hematopoietic tissue.
he•mo•poi•e•tin [hiːməˈpɔɪətɪn] *n* erythropoetischer Faktor *m*, Erythropetin *nt*, Hämopoetin *nt*.
he•mop•ty•sis [hɪˈmɑptəsɪs] *n* Bluthusten *nt*, -spucken *nt*, Hämoptoe *f*, Hämoptyse *f*.
hem•or•rhage [ˈhem(ə)rɪdʒ] **I** *n* Blutung *f*, Einblutung *f*, Hämorrhagie *f*. **II** *vi* (schwach) bluten, sickern.
hem•or•rhag•ic [heməˈrædʒɪk] *adj* hämorrhagisch, Blutungs-.
hemorrhagic anemia (akute) Blutungsanämie *f*, akute (post-)hämorrhagische Anämie *f*.
hemorrhagic ascites hämorrhagischer/blutiger Aszites *m*, Hämaskos *m*.
hemorrhagic cyst hämorrhagische Zyste *f*.
hemorrhagic cystitis hämorrhagische Blasenentzündung *f*.
hemorrhagic diathesis Blutungsneigung *f*, hämorrhagische Diathese *f*.
hemorrhagic disease of the newborn hämorrhagische Diathese *f* der Neugeborenen, Morbus haemorrhagicus neonatorum.
hemorrhagic fever hämorrhagisches Fieber *nt*.
hemorrhagic gastritis hämorrhagische Gastritis *f*.
hemorrhagic glaucoma hämorrhagisches Glaukom *nt*.
hemorrhagic infarct hämorrhagischer/roter Infarkt *m*.
hemorrhagic infarction hämorrhagische Infarzierung *f*.
hemorrhagic metropathy hämorrhagische Metropathie *f*.
hemorrhagic myelopathy hämorrhagische Myelopathie *f*.
hemorrhagic oozing Sickerblutung *f*.
hemorrhagic pericarditis hämorrhagische Perikarditis *f*.
hemorrhagic peritonitis hämorrhagische Bauchfellentzündung/Peritonitis *f*.
hemorrhagic pneumonia hämorrhagische Pneumonie *f*.
hemorrhagic retinopathy hämorrhagische Retinopathie/Retinitis *f*.
hemorrhagic shock hämorrhagischer Schock *m*, Blutungsschock *m*.
hemorrhagic thrombocythemia hämorrhagische/essentielle Thrombozythämie *f*, Megakaryozytenleukämie *f*, megakaryozytäre Myelose *f*.
hem•or•rhoi•dal [heməˈrɔɪdl] *adj* hämorrhoidal, hämorrhoidenähnlich, Hämorrhoidal-.
hemorrhoidal plexus rektaler Venenplexus *m*, Hämorrhoidalplexus *m*.
hemorrhoidal thrombosis Hämorrhoidenthrombose *f*, -thrombosierung *f*.
hemorrhoidal veins Mastdarmvenen *pl*, Vv. rectales.
hem•or•rhoid•ec•to•my [ˌhemərɔɪˈdektə-mɪ] *n chir.* Hämorrhoidenexzision *f*, Hämorrhoidektomie *f*.
hem•or•rhoids [ˈhemərɔɪds] *pl* Hämorrhoiden *pl*.
he•mo•sid•er•o•sis [ˌhemɔsɪdəˈrəʊsɪs] *n* Hämosiderose *f*.
he•mos•ta•sis [hɪˈmɑstəsɪs, ˌhiːmə-ˈsteɪsɪs] *n* **1.** Blut(ungs)stillung *f*, Hämostase *f*. **2.** Blutstauung *f*, -stockung *f*, (Hämo-)Stase *f*.
he•mo•stat•ic [hiːməˈstætɪk] **I** *n* blutstillendes Mittel *nt*, Hämostatikum *nt*, Hämostyptikum *nt*. **II** *adj* blut(ungs)stillend, hämostatisch, hämostyptisch.
he•mo•styp•tic [hiːməˈstɪptɪk] *n*, *adj* → hemostatic.
he•mo•ther•a•peu•tics [hiːməˌθerə-ˈpjuːtɪks] *pl* → hemotherapy.
he•mo•ther•a•py [hiːməˈθerəpɪ] *n* Hämato-, Hämotherapie *f*.
he•mo•tho•rax [hiːməˈθɔːræks] *n* Hämo-, Hämatothorax *m*.
he•mo•tox•ic anemia [hiːməˈtɑksɪk] (hämo-)toxische Anämie *f*.
he•mo•tox•in [hiːməˈtɑksɪn] *n* Hämotoxin *nt*.
he•mo•tym•pa•num [hiːməˈtɪmpənəm] *n HNO* Hämo-, Hämatotympanon *nt*.
Henoch [ˈhenəʊk; ˈhenɔx]: **Henoch's purpura 1.** → Henoch-Schönlein purpura. **2.** Purpura Henoch, Purpura fulminans.
Henoch-Schönlein [ˈhenəʊk ˈʃeɪnlaɪn, ˈʃøːn-]: **Henoch-Schönlein purpura** Schoenlein-Henoch-Syndrom *nt*, Purpura Schoenlein-Henoch *f*, rheumatoide Purpura *f*, Immunkomplexpurpura *f*, Purpura anaphylactoides/rheumatica.
hep•a•rin [ˈhepərɪn] *n* Heparin *nt*.
hep•a•rin•i•za•tion [ˌhepərɪnəˈzeɪʃn] *n* Heparinisieren *nt*, Heparinisierung *f*.
hep•a•rin•ize [ˈhepərɪnaɪz] *vt* heparinisieren.
hep•a•tal•gia [hepəˈtældʒ(ɪ)ə] *n* Leberschmerz *m*, Hepatalgie *f*, Hepatodynie *f*.
hep•a•tec•to•my [hepəˈtektəmɪ] *n chir.* Leberresektion *f*, Hepatektomie *f*.
he•pat•ic abscess [hɪˈpætɪk] Leber-

abszeß *m.*
hepatic artery Leberarterie *f,* Hepatika *f,* Hepatica *f* propria, Arteria hepatica propria.
common hepatic artery Hepatica *f* communis, Arteria hepatica communis.
hepatic bed of gallbladder Gallenblasenbett *nt,* Leberbett *nt,* Fossa vesicae felleae/biliaris.
hepatic cell Leber(epithel)zelle *f,* Hepatozyt *m,* Leberparenchymzelle *f.*
hepatic cell adenoma Leberzelladenom *nt.*
hepatic cirrhosis Leberzirrhose *f,* Cirrhosis hepatis.
hepatic coma Leberkoma *nt,* hepatisches Koma *nt.*
endogenous hepatic coma Leberzerfallskoma, endogenes Leberkoma.
exogenous hepatic coma Leberausfallskoma, exogenes Leberkoma.
hepatic cyst Leberzyste *f.*
hepatic duct (Leber-)Gallengang *m,* Ductus hepaticus. **common hepatic duct** Hepaticus *m,* Ductus hepaticus communis.
hepatic duct bifurcation *radiol.* Hepaticusbifurkation *f,* -gabel *f.*
hepatic encephalopathy hepatische/portosystemische Enzephalopathie *f.*
hepatic failure Leberinsuffizienz *f,* -versagen *nt.* **fulminant hepatic failure** perakute Leberinsuffizienz.
hepatic function test Leberfunktionstest *m.*
hepatic insufficiency Leberinsuffizienz *f,* -versagen *nt.*
hepatic laceration *chir.* Leber(ein)riß *m.*
hepatic lobectomy *chir.* Leberlappenresektion *f,* Leberlobektomie *f.*
hepatic lobules Leberläppchen *pl,* Lobuli hepatis.
hepatic metastasis Lebermetastase *f.*
hepatic necrosis *patho.* Leber(zell)nekrose *f.*
he•pat•i•co•cho•led•o•chos•to•my [hɪ‚pætɪkəʊkəˌledəˈkɑstəmɪ] *n chir.* Hepatikocholedochostomie *f.*
he•pat•i•co•en•ter•os•to•my [hɪ‚pætɪkəʊ‚entəˈrɑstəmɪ] *n chir.* Hepatikoenterostomie *f.*
he•pat•i•co•li•thot•o•my [hɪ‚pætɪkəʊlɪˈθɑtəmɪ] *n chir.* Hepatikolithotomie *f.*
he•pat•i•co•pan•cre•at•ic duct [hɪ‚pætɪkəʊ‚pæŋkrɪˈætɪk] → hepatopancreatic duct.
he•pat•i•cos•to•my [hɪ‚pætɪˈkɑstəmɪ] *n chir.* Hepatikostomie *f.*
he•pat•i•cot•o•my [hɪ‚pætɪˈkɑtəmɪ] *n chir.* Hepatikotomie *f.*
hepatic porphyria hepatische Porphyrie *f,* Porphyria hepatica.
hepatic portal Leberpforte *f,* Porta hepatis.
hepatic portoenterostomy *chir.* intrahepatische Cholangiojejunostomie *f,* Hepato(porto)enterostomie *f.*
hepatic pulse Leberpuls *m.*
hepatic transplantation Lebertransplantation *f.*
hepatic triad Glisson-Trias *f.*
hepatic veins Leber(binnen)venen *pl,* Vv. hepaticae.
hep•a•ti•tis [hepəˈtaɪtɪs] *n* Leberentzündung *f,* Hepatitis *f.*
hepatitis A (Virus-)Hepatitis A, epidemische Hepatitis.
hepatitis B (Virus-)Hepatitis B, Serumhepatitis.
hepatitis D Deltahepatitis, Hepatitis D.
hepatitis-associated antigen → hepatitis B surface antigen.
hepatitis A virus Hepatitis-A-Virus *nt.*
hepatitis B core antigen Hepatitis-B-Kernantigen *nt,* Hepatitis B core-Antigen *nt.*
hepatitis B e antigen Hepatitis-B$_e$-Antigen *nt,* Hepatitis B e-Antigen *nt.*
hepatitis B surface antigen Hepatitis B surface-Antigen *nt,* HB$_s$-Antigen *nt,* Hepatits B-Oberflächenantigen *nt.*
hepatitis B vaccine Hepatitis-B-Vakzine *f,* HB-Vakzine *f.*
hepatitis B virus Hepatitis-B-Virus *nt.*
hepatitis C virus Hepatitis-C-Virus *nt.*
hepatitis delta antigen (Hepatitis-)Deltaantigen *nt.*
hepatitis delta virus Deltaagens *nt,* Hepatitis-Delta-Virus *nt.*
hep•a•to•blas•to•ma [hepətəʊˌblæsˈtəʊmə] *n patho.* Lebermischtumor *m,* Hepatoblastom *nt.*
hep•a•to•cel•lu•lar carcinoma [‚hepətəʊˈseljələr] (primäres) Leberzellkarzinom *nt,* hepatozelluläres Karzinom *nt.*
hepatocellular cholestasis hepatozelluläre/intrahepatische Gallestauung/Cholestase *f.*
hepatocellular jaundice hepatozellulärer Ikterus *m,* Parenchymikterus *m.*
hepatocellular necrosis Leber(zell)nekrose *f.*
hep•a•to•cho•lan•gi•o•en•ter•os•to•my [‚hepətəʊkəʊˌlændʒɪəʊ‚entəˈrɑstəmɪ] *n chir.* Hepatocholangioenterostomie *f.*
hep•a•to•cho•lan•gi•os•to•my [‚hepətəʊkəʊˌlændʒɪˈɑstəmɪ] *n chir.* Hepatocholangiostomie *f.*
hep•a•to•cys•tic duct [hepətəʊˈsɪstɪk] Choledochus *m,* Ductus choledochus/biliaris.
hep•a•to•cyte [ˈhepətəʊsaɪt] *n* Leber(epithel)zelle *f,* Leberparenchymzelle *f,* Hepatozyt *m.*
hep•a•to•dyn•ia [hepətəʊˈdiːnɪə] *n* → hepatalgia.
hep•a•to•en•ter•os•to•my [hepətəʊ‚entəˈrɑstəmɪ] *n* → hepaticoenterostomy.
hep•a•to•gen•ic jaundice [hepətəʊˈdʒenɪk] hepatogener/hepatischer Ikterus *m.*
hep•a•tog•e•nous jaundice [hepəˈtɑdʒənəs] → hepatogenic jaundice.
hep•a•to•jug•u•lar reflex/reflux [‚hepətəʊˈdʒʌɡjələr] *card.* hepatojugulärer Reflux *m.*

hepatolenticular degeneration 182

hep·a·to·len·tic·u·lar degeneration [ˌhepətəʊlenˈtɪkjələr] Wilson-Syndrom *nt*, hepatolentikuläre/hepatozerebrale Degeneration *f*.

hep·a·to·li·e·nal fibrosis [ˌhepətəʊlaɪˈiːnl] Banti-Krankheit *f*, -Syndrom *nt*.

hepatolienal hemopoiesis hepatolienale Blutbildung/Hämopoese *f*.

hep·a·to·li·e·no·meg·a·ly [hepətəʊˌlaɪənəˈmegəlɪ] *n* → hepatosplenomegaly.

hep·a·to·lith [ˈhepətəʊlɪθ] *n* Leberstein *m*, intrahepatischer Gallenstein *m*, Hepatolith *m*.

hep·a·to·ma [hepəˈtəʊmə] *n* (primärer) Lebertumor *m*, Hepatom(a) *nt*.

hep·a·to·meg·a·ly [hepətəʊˈmegəlɪ] *n* Lebervergrößerung *f*, -schwellung *f*, Hepatomegalie *f*.

hep·a·to·neph·ric syndrome [hepətəʊˈnefrɪk] → hepatorenal syndrome.

hep·a·to·pan·cre·at·ic ampulla [hepətəʊˌpænkrɪˈætɪk] Vater-Ampulle *f*, Ampulla hepatopancreatica.

hepatopancreatic duct Wirsung-Gang *m*, Pankreasgang *m*, Ductus pancreaticus.

hep·a·top·a·thy [hepəˈtɑpəθɪ] *n* Lebererkrankung *f*, -leiden *nt*, Hepatopathie *f*.

hep·a·to·por·tal [hepətəʊˈpɔːrtl] *adj* hepatoportal.

hep·a·to·por·to·en·ter·os·to·my [hepətəʊˌpɔːrtəˌentəˈrɑstəmɪ] *n* → hepatic portoenterostomy.

hep·a·top·to·sis [ˌhepətɑpˈtəʊsɪs] *n* **1.** Lebersenkung *f*, Wanderleber *f*, Hepatoptose *f*. **2.** Chilaiditi-Syndrom *nt*, Interpositio coli/hepatodiaphragmatica.

hep·a·to·re·nal glycogenosis [hepətəʊˈriːnl] (von) Gierke-Krankheit *f*, van Creveld-von Gierke-Krankheit *f*, hepatorenale Glykogenose *f*, Glykogenose *f* Typ I.

hepatorenal syndrome hepatorenales Syndrom *nt*.

hep·a·tor·rha·gia [hepətəʊˈreɪdʒ(ɪ)ə] *n* Leber(ein)blutung *f*, Hepatorrhagie *f*.

hep·a·tor·rha·phy [hepəˈtɔrəfɪ] *n* chir. Lebernaht *f*, Hepatorrhaphie *f*.

hep·a·tor·rhex·is [hepətəʊˈreksɪs] *n* Leberriß *m*, Hepatorrhexis *f*.

hep·a·to·sple·no·meg·a·ly [hepətəʊˌsplinəˈmegəlɪ] *n* Hepatosplenomegalie *f*.

hep·a·to·sple·nop·a·thy [ˌhepətəʊsplɪˈnɑpəθɪ] *n* Hepatosplenopathie *f*.

hep·a·tot·o·my [hepəˈtɑtəmɪ] *n* chir. Leberschnitt *m*, Hepatotomie *f*.

hep·a·to·tox·ic [hepətəʊˈtɑksɪk] *adj* leber(zell)schädigend, hepatotoxisch.

hep·a·to·tox·in [hepətəʊˈtɑksɪn] *n* Lebergift *nt*, Hepatotoxin *nt*.

herb [(h)ɜrb] *n pharm.* (Heil-)Kraut *nt*.

her·bal [(h)ɜrbl] *I n* Kräuter-, Pflanzenbuch *nt*. *II adj* Kräuter-, Pflanzen-.

he·red·i·ta·bil·i·ty [həˌredɪtəˈbɪlətɪ] *n* Erblichkeit *f*, Vererbbarkeit *f*.

he·red·i·tary [həˈredɪterɪ] *adj* ererbt, vererbt, erblich; angeboren.

hereditary ataxia Heredoataxie *f*.

hereditary chorea Erbchorea *f*, Chorea Huntington *f*.

hereditary disease/disorder hereditäre/erbliche Erkrankung *f*, Erbkrankheit *f*, -leiden *nt*.

hereditary elliptocytosis hereditäre Elliptozytose *f*, Ovalozytose *f*, Elliptozytenanämie *f*.

hereditary familial/family ataxia spinale/spinozerebellare Heredoataxie *f*, Heredoataxia spinalis, Friedreich-Ataxie *f*.

hereditary fragility of bone Osteogenesis imperfecta, Osteopsathyrosis *f*.

hereditary hemorrhagic telangiectasia hereditäre Teleangiektasie *f*, Morbus Osler *m*.

hereditary hemorrhagic thrombasthenia Glanzmann-Naegeli-Syndrom *nt*, Thrombasthenie *f*.

hereditary hypersegmentation of neutrophils *hema.* Undritz-Anomalie *f*.

hereditary pseudohemophilia (von) Willebrand-Jürgens-Syndrom *nt*, konstitutionelle Thrombopathie *f*, hereditäre Pseudohämophilie *f*, Angiohämophilie *f*.

hereditary spherocytosis Minkowski-Chauffard-Syndrom *nt*, hereditäre Sphärozytose *f*, familiärer hämolytischer Ikterus *m*.

hereditary trait erbliche Belastung *f*.

hereditary transmission 1. Vererbung *f*, Erbgang *m*. **2.** Erblichkeit *f*, Heredität *f*.

he·red·i·ty [həˈredətɪ] *n* **1.** Heredität *f*, Erblichkeit *f*, Vererbbarkeit *f*. **2.** Vererbung *f*, Erbgang *m*.

her·e·do·a·tax·ia [ˌherədəʊəˈtæksɪə] *n neuro.* Heredoataxie *f*.

her·e·do·di·ath·e·sis [ˌherədəʊdaɪˈæθəsɪs] *n patho.* erblich-bedingte/hereditäre Veranlagung *f*, erblich-bedingte/hereditäre Prädisposition *f*.

her·it·a·bil·i·ty [herɪtəˈbɪlətɪ] *n* **1.** Erblichkeit *f*, Heritabilität *f*. **2.** Erblichkeitsgrad *m*, Heritabilität *f*.

her·it·a·ble [ˈherɪtəbl] *adj* vererbbar, erblich, hereditär, Erb-.

her·maph·ro·dism [hɜrˈmæfrədɪzəm] *n* → hermaphroditism.

her·maph·ro·di·tism [hɜrˈmæfrədaɪtɪzəm] *n* Zwittertum *nt*, Hermaphroditismus *m*, Hermaphrodismus *m*.

her·nia [ˈhɜrnɪə] *n patho.* (Eingeweide-)Bruch *m*, Hernie *f*.

her·ni·al canal [ˈhɜrnɪəl] Bruchkanal *m*, -pforte *f*.

hernia sac Bruchsack *m*.

her·ni·at·ed disk [ˈhɜrnɪeɪtɪd] → herniation of intervertebral disk.

her·ni·a·tion [ˌhɜrnɪˈeɪʃn] *n* **1.** Bruch-, Hernienbildung *f*, Herniation *f*. **2.** Einklemmung *f*, Herniation *f*.

herniation of intervertebral disk Bandscheibenvorfall *m*, -prolaps *m*, -hernie *f*.

herniation of nucleus pulposus Nucleus-pulposus-Vorfall *m*.

her•ni•og•ra•phy [hɜrnɪ'ɑgrəfɪ] *n radiol.* Herniographie *f.*
her•ni•o•plas•ty ['hɜrnɪəplæstɪ] *n chir.* Hernien-, Hernioplastik *f.*
her•ni•o•punc•ture [hɜrnɪə'pʌŋkʃər] *n chir.* Hernienpunktion *f.*
her•ni•or•rha•phy [ˌhɜrnɪ'ɔrəfɪ] *n chir.* Hernienoperation *f,* Herniorrhaphie *f.*
her•ni•o•tome ['hɜrnɪətəum] *n chir.* Bruchmesser *nt,* Herniotom *nt.*
her•ni•ot•o•my [ˌhɜrnɪ'ɑtəmɪ] *n chir.* Hernien-, Bruchoperation *f,* Herniotomie *f.*
her•o•in ['herəuɪn] *n pharm.* Heroin *nt,* Dia(cetyl)morphin *nt.*
herp•an•gi•na [hɜrpæn'dʒaɪnə] *n* Herpangina *f,* Zahorsky-Syndrom *nt,* Angina herpetica.
her•pes ['hɜrpiːz] *n* **1.** Herpes *m.* **2. (herpes genitalis)** Herpes genitalis. **3. (herpes simplex)** Herpes simplex.
herpes febrilis/labialis Fieberbläschen *nt,* Herpes febrilis/labialis.
herpes ophthalmicus → herpes zoster ophthalmicus.
herpes encephalitis Herpesenzephalitis *f,* Herpes-simplex-Enzephalitis *f,* HSV-Enzephalitis *f.*
herpes sepsis/septicemia Herpessepsis *f.*
herpes simplex encephalitis → herpes encephalitis.
herpes simplex virus Herpes-simplex-Virus *nt,* Herpesvirus hominis.
herpes zoster Gürtelrose *f,* Zoster *m,* Zona *f,* Herpes zoster.
herpes zoster auricularis Genikulatumneuralgie *f,* Ramsay Hunt-Syndrom *nt,* Zoster oticus, Herpes zoster oticus.
herpes zoster ophthalmicus Zoster ophthalmicus, Herpes zoster ophthalmicus.
herpes zoster oticus → herpes zoster auricularis.
her•pet•ic [hɜr'petɪk] *adj* herpetisch, Herpes-.
herpetic encephalitis → herpes encephalitis.
herpetic gingivitis Herpesgingivitis *f.*
herpetic gingivostomatitis aphthöse Stomatitis *f,* Gingivostomatitis/Stomatitis herpetica.
herpetic keratitis Herpes-Keratitis *f,* Herpes corneae.
herpetic keratoconjunctivitis herpetische Keratokonjunktivitis *f,* Herpeskeratokonjunktivitis *f.*
herpetic meningoencephalitis Herpesmeningoenzephalitis *f.*
herpetic stomatitis → herpetic gingivostomatitis.
herpetic ulcer Herpesgeschwür *nt,* -ulkus *nt.*
her•pet•i•form [hɜr'petɪfɔːrm] *adj* herpesähnlich, -artig, herpetiform.
Herrick ['herɪk]: **Herrick's anemia** Sichelzell(en)anämie *f,* Herrick-Syndrom *nt.*
Hers [hɜrz]: **Hers' disease** Hers-Erkrankung *f,* Leberphosphorylaseinsuffizienz *f,* Glykogenose *f* Typ VI.
Herter-Heubner ['hɜrtər 'hɔybnər]: **Herter-Heubner disease** Herter-Heubner-Syndrom *nt,* Heubner-Herter-Krankheit *f,* Zöliakie *f,* glutenbedingte Enteropathie *f.*
Hesselbach ['hɛslbax]: **Hesselbach's hernia** Hesselbach-Hernie *f,* Cooper-Hernie *f.*
het•er•o•an•ti•body [hetərə'æntɪbɑdɪ] *n* Hetero-, Xenoantikörper *m,* heterogener/xenogener Antikörper *m.*
het•er•o•an•ti•gen [hetərə'æntɪdʒən] *n* Heteroantigen *n,* heterogenes/xenogenes Antigen *n.*
het•er•o•chro•mo•some [hetərə'krəuməsəum] *n* Sex-, Geschlechts-, Heterochromosom *nt,* Genosom *nt,* Heterosom *nt.*
het•er•o•der•mic graft [hetərə'dɜrmɪk] *chir.* heterologes Hauttransplantat *nt.*
het•er•o•ge•ne•ic antigen [ˌhetərədʒə-'niːɪk] → heteroantigen.
het•er•o•ge•net•ic [ˌhetərədʒə'netɪk] *adj* heterogenetisch.
heterogenetic antibody → heteroantibody.
heterogenetic antigen heterophiles Antigen *nt.*
het•er•og•e•nous [hetə'rɑdʒənəs] *adj* heterogenetisch, heterogen, xenogen, xenogenetisch.
heterogenous graft → heterograft.
het•er•o•graft ['hetərəgræft] *n* heterogenes/heterologes/xenogenes/xenogenetisches Transplantat *nt,* Xeno-, Heterotransplantat *nt.*
het•er•o•im•mu•ni•ty [ˌhetərəɪ'mjuːnətɪ] *n* Heteroimmunität *f.*
het•er•o•in•fec•tion [ˌhetərəɪn'fekʃn] *n* Heteroinfektion *f.*
het•er•ol•o•gous [hetə'rɑləgəs] *adj* **1.** abweichend, nicht übereinstimmend, heterolog. **2.** artfremd, heterolog, xenogen.
heterologous antibody → heteroantibody.
heterologous graft → heterograft.
heterologous insemination heterologe Insemination *f,* künstliche Befruchtung *f* mit Spendersperma.
heterologous protein Fremdeiweiß *nt.*
heterologous serum heterologes Serum *nt.*
heterologous transplantation → heterotransplantation.
heterologous twins binovuläre/dizygote/erbungleiche/heteroovuläre/zweieiige Zwillinge *pl.*
heterologous vaccine heterologer Impfstoff *m,* heterologe Vakzine *f.*
het•er•o•me•tro•pia [ˌhetərəmɪ'trəupɪə] *n ophthal.* Heterometropie *f.*
het•er•on•y•mous diplopia [hetə'rɑnɪməs] *ophthal.* gekreuzte/heteronyme/temporale Diplopie *f.*
heteronymous hemianopia/hemianopsia *ophthal.* heteronyme/gekreuzte Hemianop(s)ie *f.*
hetero-ovular twins → heterologous twins.
het•er•o•phil ['hetərəfɪl] *adj* heterophil.

heterophil antibody

heterophil antibody heterologer/heterophiler Antikörper *m*.
heterophil antigen → heterophilic antigen.
het•er•o•phile antibody ['hetərəfaɪl] → heterophil antibody.
heterophile antigen → heterophilic antigen.
het•e•ro•phil•ic antigen [hetərə'fɪlɪk] heterophiles Antigen *nt*.
het•er•o•pho•ria [hetərə'fɔʊrɪə] *n ophthal.* Heterophorie *f*.
het•er•oph•thal•mia [ˌhetərəf'θælmɪə] *n ophthal.* Heterophthalmus *m*.
het•er•oph•thal•mus [ˌhetəraf'θælməs] *n* → heterophthalmia.
het•er•o•pla•sia [hetərə'pleɪʒ(ɪ)ə] *n* Heteroplasie *f*, Alloplasie *f*.
het•er•o•plas•tic [hetərə'plæstɪk] *adj* **1.** heteroplastisch. **2.** → heterologous.
heteroplastic graft → heterograft.
heteroplastic transplantation → heterotransplantation.
het•er•o•plas•tid [hetərə'plæstɪd] *n* → heterograft.
het•er•o•plas•ty ['hetərəplæstɪ] *n* **1.** → heterotransplantation. **2.** → heteroplasia.
het•er•op•sia [hetə'rɑpsɪə] *n ophthal.* Heteropie *f*, Heteropsie *f*, Heteroskopie *f*.
het•er•o•sex•u•al [hetərə'sekʃəwəl] **I** *n* Heterosexuelle(r *m*) *f*. **II** *adj* heterosexuell.
het•er•o•sex•u•al•i•ty [hetərəˌsekʃə'wælətɪ] *n* Heterosexualität *f*.
het•er•o•spe•cif•ic graft [ˌhetərəspə'sɪfɪk] → heterograft.
het•er•o•to•nia [hetərə'təʊnɪə] *n card.* Heterotonie *f*.
het•er•o•top•ic [hetərə'tɑpɪk] *adj* heterotop(isch), dystop, ektop.
heterotopic pregnancy Extrauterinschwangerschaft *f*, -gravidität *f*.
heterotopic transplantation heterotope Transplantation *f*.
het•er•o•trans•plant [hetərə'trænzplænt] *n* heterogenes/heterologes/xenogenes/xenogenetisches Transplantat *nt*, Xeno-, Heterotransplantat *nt*.
het•er•o•trans•plan•ta•tion [hetərəˌtrænzplæn'teɪʃn] *n* heterogene/heterologe/xenogene/xenogenetische Transplantation *f*, Xeno-, Heterotransplantation *f*, Xeno-, Heteroplastik *f*.
het•er•o•tro•pia [hetərə'trəʊpɪə] *n ophthal.* Schielen *nt*, Strabismus *m*.
het•er•ot•ro•py [hetə'rɑtrəpɪ] *n* → heterotropia.
het•er•o•typ•ic vaccine [hetərə'tɪpɪk] → heterologous vaccine.
het•er•o•vac•cine [hetərə'væksiːn] *n* Heterovakzine *f*.
het•er•o•zy•gos•i•ty [ˌhetərəzaɪ'gɑsətɪ] *n genet.* Ungleich-, Mischerbigkeit *f*, Heterozygotie *f*.
het•er•o•zy•gous [hetərə'zaɪgəs] *adj* ungleicherbig, heterozygot.
heterozygous β-thalassemia heterozygote β-Thalassämie *f*, Thalassaemia minor.
Heubner ['hɔybnər]: **Heubner's disease** Heubner-Krankheit *f*, -Endarteriitis *f*.
Heubner-Herter ['hɜrtər]: **Heubner-Herter disease** → Herter-Heubner disease.
Hey [heɪ]: **Hey's amputation** Hey-Amputation *f*.
Hey's hernia *chir.* Hey-Hernie *f*, Hernia encystica.
Heyer-Pudenz ['heɪər 'pjuːdənz]: **Heyer-Pudenz valve** *neurochir.* Heyer-Pudenz-Ventil *nt*.
H graft *chir.* portokavaler Interpositionsshunt *m*.
hi•a•tal hernia [haɪ'eɪtl] Hiatushernie *f*.
axial hiatal hernia gleitende Hiatushernie, Gleithernie.
paraesophageal/parahiatal hiatal hernia paraösophageale (Hiatus-)Hernie.
sliding hiatal hernia gleitende Hiatushernie, Gleithernie.
hi•a•tus hernia [haɪ'eɪtəs] → hiatal hernia.
hic-cough *n, vi* → hiccup.
hic•cup ['hɪkʌp] *n* Schluckauf *m*, Singultus *m*.
hick•o•ry-stick fracture ['hɪkərɪ] *ortho.* Grünholzbruch *m*, -fraktur *f*.
Hicks [hɪks]: **Hicks version** *gyn.* Braxton-Hicks-Version *f*, Hicks-Version *f*.
hi•drad•e•ni•tis [ˌhaɪdrædɪ'naɪtɪs] *n* Schweißdrüsenentzündung *f*, Hidradenitis *f*.
hi•drad•e•no•ma [ˌhaɪdrædɪ'nəʊmə] *n* Schweißdrüsenadenom *nt*, Hidradenom *nt*.
hi•dro•cys•to•ma [ˌhaɪdrɔsɪs'təʊmə] *n* Schweißdrüsenzyste *f*, Hidrokystom *nt*.
hi•dro•sis [hɪ'drəʊsɪs, haɪ-] *n* Schweißabsonderung *f*, Hidrose *f*.
hi•drot•ic [hɪ'drɑtɪk, haɪ-] **I** *n* schweißtreibendes Mittel *nt*, Hidrotikum *nt*, Diaphoretikum *nt*. **II** *adj* schweißtreibend, hidrotisch, diaphoretisch.
high [haɪ] *adj* hoch; (*Fieber*) hoch; (*Stimme*) hoch, schrill.
high-altitude climate Höhenklima *nt*.
high-altitude illness → high-altitude sickness.
high-altitude intoxication Höhenrausch *m*.
high-altitude sickness (akute) Höhenkrankheit *f*.
high-blood pressure Bluthochdruck *m*, (arterielle) Hypertonie *f*, Hypertension *f*, Hypertonus *m*, Hochdruckkrankheit *f*.
high-ceiling diuretic *pharm.* Schleifendiuretikum *nt*.
high-density lipoprotein Lipoprotein *nt* mit hoher Dichte, α-Lipoprotein *nt*.
high enema Dünndarmeinlauf *m*, hoher Einlauf *m*, Enteroklysma *nt*.
high-fiber diet ballaststoffreiche Diät/Kost *f*.
high-frequency treatment Diathermie *f*.
high lithotomy hoher Blasenschnitt *m*, Sectio alta.
high•ly selective vagotomy ['haɪlɪ] *chir.*

supraselektive Vagotomie *f.*
high-pressure oxygen Sauerstoffüberdrucktherapie *f,* hyperbare Sauerstofftherapie/Oxygenation *f.*
high-pressure system *physiol.* Hochdrucksystem *nt.* **arterial high-pressure system** arterielles (Hochdruck-)System.
high-risk patient Risikopatient(in *f) m,* Patient(in *f) m* mit erhöhtem Risiko.
high steppage gait *neuro.* Steppergang *m.*
hi•lar carcinoma ['haɪlər] hilusnahes Lungenkarzinom *nt.*
hilar cells *(Ovar)* Berger-, Hiluszellen *pl.*
hilar cell tumor Hiluszelltumor *m,* Berger-Zell(en)tumor *m.*
hilar dissection *chir. (Leber)* Hiluspräparation *f.*
hilar region Hilumregion *f,* -gegend *f.*
hi•lum ['haɪləm] *n* [S.U. HILUM]
hi•lus ['haɪləs] *n* [S.U. HILUM]
hinge joint [hɪndʒ] Scharniergelenk *nt,* Ginglymus *m.*
hip [hɪp] *n* **1.** Hüfte *f,* Coxa *f.* **2.** → hip joint.
hip arthroplasty *ortho.* **1.** Hüftgelenk(s)plastik *f,* Hüftarthroplastik *f.* **2.** → hip prosthesis.
hip•bone ['hɪpbəʊn] *n* Hüftbein *nt,* -knochen *m,* Os coxae/pelvicum.
hip fracture proximale/hüftgelenksnahe Femurfraktur *f.*
hip hemiarthroplasty *ortho.* Hüftkopfprothese *f.*
hip joint Hüftgelenk *nt,* Articulatio coxae/iliofemoralis.
hip-joint disease 1. Hüftgelenkserkrankung *f,* Koxarthropathie *f.* **2.** Hüftgelenkstuberkulose *f,* Coxitis tuberculosa.
hip pain Hüft(gelenk)schmerz *m,* Koxalgie *f,* Coxalgie *f.*
Hippel ['hɪpl]: **Hippel's disease** → Hippel-Lindau disease.
Hippel-Lindau ['hɪpl 'lɪndaʊ]: **Hippel-Lindau disease** (von) Hippel-Lindau-Syndrom *nt,* Netzhautangiomatose *f.*
hip•po•crat•ic angina [hɪpə'krætɪk] Retropharyngealabszeß *m.*
hippocratic face/facies Hippokrates-Gesicht *nt,* Facies hippocratica.
hippocratic fingers Trommelschlegelfinger *pl,* Digiti hippocratici.
hip prosthesis *ortho.* Hüftgelenkprothese *f,* Hüftendoprothese *f.* **total hip prosthesis** Hüfttotalendoprothese, Hüft-TEP *f.*
hip replacement → hip prosthesis.
hip spica *ortho.* Becken-Bein-Verband *m,* Spica coxae.
hip spica cast *ortho.* Becken-Bein-Gips(verband *m) m.*
hir•ci ['hɜrsaɪ] *pl* Achselhaare *pl,* Hirci *pl.*
Hirschsprung ['hɪrʃsprʊŋ, -ʃprʊŋ]: **Hirschsprung's disease** aganglionäres/kongenitales Megakolon *nt,* Morbus Hirschsprung *m.*
hir•su•ti•es [hɜr'suːʃiˌiːz] *n* → hirsutism.
hir•sut•ism ['hɜrsətɪzəm] *n* Hirsutismus *m,*

Hirsuties *f.*
hir•u•din ['hɪr(j)ədɪn] *n* Hirudin *nt.*
His [hɪz]: **His' band/bundle** His'-Bündel *nt,* Fasciculus atrioventricularis.
His bundle electrocardiography His-Bündelableitung *f.*
his•ta•mine ['hɪstəmiːn] *n* Histamin *nt.*
histamine blocker Histaminblocker *m,* Histaminrezeptoren-Antagonist *m,* Antihistaminikum *nt.*
histamine flush Histaminflush *m.*
histamine headache Histaminkopfschmerz *m,* Bing-Horton-Syndrom *nt,* Erythroprosopalgie *f.*
histamine 1 receptor Histamin 1-Rezeptor *m,* H₁-Rezeptor *m.*
histamine 2 receptor Histamin 2-Rezeptor *m,* H₂-Rezeptor *m.*
histamine receptor-blocking agent → histamine blocker.
his•ta•mi•ner•gic [hɪstəmɪ'nɜrdʒɪk] *adj* histaminerg.
histamine shock Histaminschock *m.*
his•ti•o•cyte ['hɪstiəsaɪt] *n* Gewebsmakrophag *m,* Histiozyt *m.*
his•ti•o•cyt•ic leukemia [hɪstiə'sɪtɪk] (akute) Monozytenleukämie *f.*
histiocytic lymphoma immunoblastisches Lymphom *nt,* Retikulumzellensarkom *nt.*
histiocytic medullary reticulosis maligne Histiozytose *f,* histiozytäre medulläre Retikulose *f.*
his•to•com•pat•i•bil•i•ty [ˌhɪstəkəmˌpætə'bɪlətɪ] *n* Gewebeverträglichkeit *f,* Histokompatibilität *f.*
histocompatibility antigens Histokompatibilitätsantigene *pl,* HLA-Antigene *pl.*
histocompatibility gene/locus Histokompatibilitätsgen *nt,* HLA-Gen *nt.*
his•to•com•pat•i•ble [ˌhɪstəkəm'pætɪbl] *adj* gewebsverträglich, histokompatibel.
his•to•cyte ['hɪstəsaɪt] *n* → histiocyte.
his•to•di•ag•no•sis [hɪstəˌdaɪə'gnəʊsɪs] *n* Gewebe-, Histodiagnose *f.*
his•to•in•com•pat•i•bil•i•ty [hɪstəˌɪnkəmˌpætɪ'bɪlətɪ] *n* Gewebeunverträglichkeit *f,* Histoinkompatibilität *f.*
histoincompatibility gene Histoinkompatibilitätsgen *nt.*
his•to•in•com•pat•i•ble [hɪstəˌɪnkəm'pætɪbl] *adj* gewebsunverträglich, histoinkompatibel.
his•to•log•ic [hɪstə'lɑdʒɪk] *adj* histologisch.
histologic lesion mikroskopische Schädigung/Läsion *f.*
his•tol•o•gy [hɪs'tɑlədʒɪ] *n* Histologie *f.*
his•to•path•o•log•ic [ˌhɪstəpæθə'lɑdʒɪk] *adj* histopathologisch.
his•to•pa•thol•o•gy [ˌhɪstəpə'θɑlədʒɪ] *n* Gewebe-, Histopathologie *f.*
his•to•plas•min [hɪstə'plæzmɪn] *n micro.* Histoplasmin *nt.*
histoplasmin skin test → histoplasmin test.

histoplasmin test Histoplasmin-(Haut-)Test m.
his•to•plas•mo•sis [ˌhɪstəplæz'məʊsɪs] n Darling-Krankheit f, Histoplasmose f.
his•to•ry ['hɪst(ə)rɪ] n **1.** Vor-, Krankengeschichte f; Anamnese f. **2.** Lebenslauf m.
his•to•tox•ic [hɪstə'tɒksɪk] adj gewebeschädigend, histotoxisch.
his•tri•on•ic personality [hɪstrɪ'ɒnɪk] → hysterical personality.
hive [haɪv] n derm. Quaddel f, Urtica f.
hives [haɪvz] pl derm. Nesselsucht f, Urticaria f.
HIV infection HIV-Infektion f.
HLA gene → histocompatibility gene.
HLA-identical adj HLA-identisch.
HLA system HLA-System nt.
HLA typing HLA-Typing nt, -Typisierung f.
hoarse [hɔːrs] adj (Stimme) heiser, rauh.
hoarse•ness ['hɔːrsnɪs] n (Stimme) Heiserkeit f.
Hodgkin ['hɒdʒkɪn]: **Hodgkin cell** Hodgkin-Zelle f.
Hodgkin's disease/lymphoma Hodgkin-Lymphom nt, Morbus Hodgkin m, (maligne) Lymphogranulomatose f.
non-Hodgkin's lymphoma non-Hodgkin-Lymphom nt.
Hodgkin's sarcoma Hodgkin-Sarkom nt.
Hoffmann ['hɒfmən]: **Hoffmann's atrophy** Werdnig-Hoffmann-Krankheit f, infantile Form f der spinalen Muskelatrophie.
Hoffmann's phenomenon neuro. Hoffmann-Phänomen nt.
Hoffmann's sign 1. Hoffmann-Trigeminuszeichen nt. **2.** neuro. Fingerbeugereflex m, Trömner-Reflex m, Knipsreflex m.
ho•lis•tic medicine [həʊ'lɪstɪk] holistische Medizin f.
holistic psychology holistische Psychologie f, Ganzheitspsychologie f.
hol•low ['hɒləʊ] adj hohl, Hohl-; (Ton) hohl; (Stimme) dumpf; (Wangen) eingefallen, hohl; (Augen) tiefliegend.
hollow back Hohl(rund)rücken m, Hohlkreuz nt.
hollow-cheeked adj hohlwangig.
hollow-eyed adj hohläugig.
Holmes [həʊmz]: **Holmes' phenomenon/sign** neuro. Holmes-Phänomen nt, Holmes-Stewart-Phänomen nt, Rückschlag-, Reboundphänomen nt.
Holmes-Stewart [həʊmz 'st(j)uːərt]: **Holmes-Stewart phenomenon** → Holmes' phenomenon.
hol•o•an•ti•gen [hɒlə'æntɪdʒən] n Vollf, Holoantigen nt.
hol•o•di•as•tol•ic [hɒləˌdaɪə'stɒlɪk] adj card. holo-, pandiastolisch.
hol•o•en•dem•ic [ˌhɒləen'demɪk] adj epidem. holoendemisch.
hol•o•sys•tol•ic murmur [ˌhɒləsɪs'tɒlɪk] card. pansystolisches/holosystolisches Geräusch nt.
Holthouse ['hɒlthaʊs]: **Holthouse's hernia** Holthouse-Hernie f.
Homans ['həʊmənz]: **Homans' sign** chir. Homans-Zeichen nt.
ho•me•o•path ['həʊmɪəʊpæθ] n → homeopathist.
ho•me•o•path•ic [həʊmɪəʊ'pæθɪk] adj homöopathisch.
ho•me•op•a•thist [ˌhəʊmɪ'ɒpəθɪst] n Homöopath(in f) m.
ho•me•op•a•thy [həʊmɪ'ɒpəθɪ] n Homöopathie f.
ho•me•o•sta•sis [həʊmɪə'steɪsɪs] n Homöostase f, Homöostasie f.
ho•me•o•stat•ic [həʊmɪəʊ'stætɪk] adj homöostatisch.
hom•i•cide ['hɒməsaɪd] n Mord m, Tötung f, Totschlag m.
ho•mo•clad•ic anastomosis [həʊmə'klædɪk] anat. homokladische Anastomose f.
ho•mog•e•nous [hə'mɒdʒənəs] adj **1.** → homoplastic. **2.** → homologous.
ho•mo•graft ['həʊməɡræft] n homologes/allogenes/allogenetisches Transplantat nt, Homo-, Allotransplantat nt.
homograft reaction Allotransplantatabstoßung(sreaktion f) f.
ho•mo•log•i•cal [həʊmə'lɒdʒɪkl] adj → homologous.
ho•mol•o•gous [hə'mɒləɡəs] adj **1.** entsprechend, übereinstimmend, homolog. **2.** immun. homolog, allogen, allogenetisch.
homologous antigen 1. homologes Antigen nt. **2.** Isoantigen nt.
homologous graft → homograft.
homologous hepatitis → hepatitis B.
homologous insemination homologe Insemination f, künstliche Befruchtung f mit Sperma des Ehemannes.
homologous serum homologes Serum nt.
homologous tissue homologes Gewebe nt.
homologous transplant → homograft.
homologous transplantation homologe/allogene/allogenetische Transplantation f, Homo-, Allotransplantation f.
ho•mon•y•mous diplopia [hə'mɒnɪməs] ophthal. direkte/gleichseitige/ungekreuzte/homonyme Diplopie f.
homonymous hemianopia/hemianopsia ophthal. homonyme/gleichseitige Hemianop(s)ie f.
ho•mo•plas•ty ['həʊməplæstɪ] n chir. Homo-, Homöoplastik f.
ho•mo•plas•tic [həʊmə'plæstɪk] adj **1.** chir. homoplastisch. **2.** homoplastisch, homolog, allogen.
homoplastic graft → homograft.
ho•mo•sex•u•al [həʊmə'sekʃəwəl] **I** n Homosexuelle(r m) f. **II** adj homosexuell, -phil, -erotisch.
ho•mo•sex•u•al•i•ty [həʊməˌsekʃə'wælətɪ] n Homosexualität f, -erotik f, -philie f.
ho•mo•top•ic [həʊmə'tɒpɪk] adj homotop, orthotop.

homotopic transplantation orthotope Transplantation f.

ho•mo•trans•plant [həʊməˈtrænzplænt] n → homograft.

ho•mo•trans•plan•ta•tion [ˌhəʊməˌtrænzplænˈteɪʃn] n → homologous transplantation.

ho•mo•zy•go•sis [ˌhəʊməzaɪˈgəʊsɪs] n Reinerbigkeit f, Homozygotie f.

ho•mo•zy•gous β**-thalassemia** [həʊməˈzaɪgəs] Cooley-Anämie f, homozygote β-Thalassämie f, Thalassaemia major.

hon•ey•comb appearance [ˈhʌniːkəʊm] radiol. Bienenwaben-, Honigwabenstruktur f.

honeycomb lung Wabenlunge f.

honeycomb ringworm Favus m, Erb-, Kopfgrind m, Tinea (capitis) favosa.

Hong Kong toe [ˈhɑŋ ˈkɑŋ] Athletenfuß m, Fußpilz m, Fußpilzerkrankung f, Tinea pedis.

hook [hʊk] n chir. Haken m.

hook forceps chir. Hakenzange f.

hook•worm [ˈhʊkwɜrm] n micro. **1.** Hakenwurm m. **2.** (europäischer) Hakenwurm m, Ancylostoma duodenale.

hookworm disease Hakenwurmbefall m, Ankylostomiasis f.

hor•de•o•lum [hɔːrˈdɪələm] n ophthal. Gerstenkorn nt, Hordeolum nt.

ho•ri•zo•car•dia [həˌraɪzəˈkɑːrdɪə] n card. Horizontallage f des Herzens, Horizokardie f.

hor•i•zon•tal heart [hɔːrəˈzɑntl] **1.** physiol. Horizontaltyp m. **2.** → horizocardia.

hor•mo•nal [hɔːrˈməʊnl, ˈhɔːrmənl] adj hormonal, hormonell, Hormon-.

hor•mo•nal•ly-dependent [ˈhɔːrmənəliː] adj hormonabhängig.

hormonal response hormonelle/hormongesteuerte Reizantwort/Reaktion f.

hormonal therapy Hormontherapie f.

hor•mone [ˈhɔːrməʊn] n Hormon nt.

hormone blocker Hormonblocker m, -antagonist m, Antihormon f.

hormone-dependent adj hormonabhängig.

hormone receptor Hormonrezeptor m.

hormone replacement therapy Hormon(ersatz)therapie f.

hormone-sensitive adj hormonsensitiv.

hormone therapie Hormontherapie f.

hormone-withdrawal bleeding Hormonentzugsblutung f.

horn [hɔːrn] n **1.** anat. [s.u. CORNU] **2.** Horn nt, Keratin m.

Horner [ˈhɔːrnər]: **Horner's ptosis/syndrome** Horner-Syndrom m, -Trias f.

hor•ni•fi•ca•tion [ˌhɔːrnəfɪˈkeɪʃn] n Verhornung f, Verhornen nt, Keratinisation f.

ho•rop•ter [həˈrɑptər] n Sehgrenze f, Horopter m.

horse•shoe abscess [ˈhɔːrsʃuː] Hufeisenabszeß m.

horseshoe fistula Hufeisenfistel f.

horseshoe kidney Hufeisenniere f, Ren arcuatus.

horseshoe placenta Hufeisenplazenta f.

Horton [ˈhɔːrtn]: **Horton's arteritis** → Horton's disease 1.

Horton's disease 1. Horton-Riesenzellarteriitis f, senile Riesenzellarteriitis f, Arteriitis cranialis/gigantocellularis/temporalis. **2.** Bing-Horton-Syndrom nt, Histaminkopfschmerz m, Erythroprosopalgie f.

Horton's headache → Horton's disease 2.

hos•pice [ˈhɑspɪs] n Sterbeklinik f.

hos•pi•tal [ˈhɑspɪtl] n **1.** Krankenhaus nt, Klinik f. **2.** Lazarett nt. **3.** Pflegehaus nt, Hospital nt.

hospital-acquired infection nosokomiale Infektion f, Nosokomialinfektion f.

hospital gangrene Wundliegen nt, Dekubitalulkus nt, Decubitus m.

hos•pi•tal•ism [ˈhɑspɪtlɪzəm] n **1.** psychia. Hospitalismus m. **2.** patho. Hospitalismus m.

hos•pi•tal•i•za•tion [ˌhɑspɪtlɪˈzeɪʃn] n **1.** Aufnahme/Einweisung/Einlieferung f ins Krankenhaus, Hospitalisierung f. **2.** Krankenhausaufenthalt m.

hos•pi•tal•ize [ˈhɑspɪtlaɪz] vt ins Krankenhaus einweisen od. einliefern, hospitalisieren, (stationär) aufnehmen.

hospital nurse Krankenhausschwester f.

host [həʊst] n Wirt m. **act as a host** als Wirt dienen.

host-versus-graft reaction Wirt-anti-Transplantat-Reaktion f, Host-versus-Graft-Reaktion f.

hot [hɑt] adj **1.** warm, heiß. **2.** phys. heiß, stark radioaktiv. **3.** phys. stromführend.

hot abscess heißer Abszeß m.

hot flushes gyn. fliegende Hitze f, Hitzewallungen pl.

hot nodule (Schilddrüse) heißer Knoten m.

hot pack heiße Packung f.

hour•glass gallbladder [ˈaʊərglæs] patho. Sanduhrgallenblase f.

hourglass stomach patho. Sanduhrmagen m.

house dust mite [ˈhaʊs] micro. Hausstaubmilbe f, Dermatophagoides pteronyssius.

Howship-Romberg [ˈhaʊʃɪp ˈrɑmbɜrg]: **Howship-Romberg sign** Romberg-Zeichen nt, Howship-von Romberg-Zeichen nt.

H-R conduction time card. HR-Intervall nt.

H₁ receptor Histamin 1-Rezeptor m, H₁-Rezeptor m.

H₂ receptor Histamin 2-Rezeptor m, H₂-Rezeptor m.

Hübener-Thomsen-Friedenreich [ˈ(h)juːbənər ˈtɑmsən ˈfriːdnraɪx]: **Hübener-Thomsen-Friedenreich phenomenon** Hübener-Thomsen-Friedenreich-Phänomen nt, T-Agglutinationsphänomen nt.

Huhner [ˈh(j)uːnər]: **Huhner test** gyn. Huhner-Test m, Huhner-Sims-Test m.

hu•man [(h)juːmən] **I** n Mensch m. **II** adj **1.** human, Human-. **2.** menschlich, menschenfreundlich, menschenwürdig, human, Men-

human chorionic gonadotropin

schen-.
human chorionic gonadotropin humanes Choriongonadotropin *nt*.
human dignity Menschenwürde *f*.
hu•mane [(h)juːˈmeɪn] *adj* → human 2.
human flea *micro.* Menschenfloh *m*, Pulex irritans.
human growth hormone Wachstumshormon *nt*, Somatotropin *nt*, somatotropes Hormon *nt*.
human immunodeficiency virus human immunodeficiency virus *nt*, humanes T-Zell-Leukämie-Virus III *nt*, Aids-Virus *nt*.
human leukocyte antigens Histokompatibilitätsantigene *pl*, HLA-Antigene *pl*, humane Leukozytenantigene *pl*.
human louse *micro.* Menschenlaus *f*, Pediculus humanus.
human menopausal gonadotropin Menotropin *nt*, humanes Menopausengonadotropin *nt*.
human placental lactogen humanes Plazenta-Laktogen *nt*, Chorionsomatotropin *nt*.
human serum Humanserum *nt*.
human T-cell lymphotropic virus type III → human immunodeficiency virus.
hu•mer•al [ˈ(h)juːmərəl] *adj* **1.** humeral, Humerus-. **2.** Schulter-.
humeral epicondyle Humerusepikondyle *f*, Epicondylus humeri.
humeral shaft Oberarm-, Humerusschaft *m*.
humeral shaft fracture Oberarmschaftbruch *m*, Humerusschaftfraktur *f*.
hu•mer•o•ra•di•al joint[ˌ(h)juːmərəʊ-ˈreɪdɪəl] Humeroradialgelenk *nt*, Articulatio humeroradialis.
hu•mer•o•ul•nar joint [ˌ(h)juːmərəʊ-ˈʌlnər] Humeroulnargelenk *nt*, Articulatio humeroulnaris.
hu•mer•us [ˈ(h)juːmərəs] *n* Oberarmknochen *m*, Humerus *m*.
hu•mid [ˈ(h)juːmɪd] *adj* feucht.
humid gangrene *patho.* feuchte Gangrän *f*.
hu•mid•i•fi•er [(h)juːˈmɪdəfaɪər] *n* (Luft-)Befeuchter *m*.
hu•mid•i•ty [(h)juːˈmɪdətɪ] *n* (Luft-)Feuchtigkeit *f*; Feuchtigkeitsgehalt *m*.
humming-top murmur [ˈhʌmɪŋ] *card.* Nonnensausen *nt*, Kreiselgeräusch *nt*, Bruit de diable.
hum nose [hʌm]→ rhinophyma.
hu•mor•al antibody [ˈ(h)juːmərəl] humoraler Antikörper *m*.
humoral immunity humorale Immunität *f*.
hump [hʌmp] *n* Buckel *m*, Höcker *m*.
hump back Kyphose *f*.
hump nose Höckernase *f*.
hunch•back [ˈhʌntʃbæk] *n* Kyphose *f*.
hun•ger [ˈhʌŋgər] **I** *n* **1.** Hunger *m*, Hungergefühl *nt*. **2.** *fig.* Hunger *m*, Verlangen *nt* (*for* nach). **II** *vi* **3.** Hunger haben, hungern. **4.** *fig.* hungern (*for* nach).
hunger edema Hungerödem *nt*.
hunger osteopathy alimentäre/nutritive

188

Osteopathie *f*, Hungerosteopathie *f*.
hun•gry [ˈhʌŋgrɪ] *adj* **1.** hungrig. **be/feel hungry** Hunger haben, hungrig sein. **get hungry** Hunger bekommen. **go hungry** hungern. **2.** *fig.* hungrig (*for* nach).
Hunner [ˈhʌnər]: **Hunner's stricture** *urol.* Hunner-Striktur *f*.
Hunner's ulcer Hunner-Ulkus *nt*, Hunner-Fenwick-Ulkus *nt*, Fenwick-Hunner-Ulkus *nt*.
Hunt [hʌnt]: **Hunt's disease/neuralgia** → Hunt's syndrome 1.
Hunt's syndrome 1. Genikulatumneuralgie *f*, Ramsay Hunt-Syndrom *nt*, Zoster oticus, Herpes zoster oticus. **2.** Pallidumsyndrom *nt*, progressive Pallidumatrophie Hunt *f*.
Hunter-Hurler [ˈhʌntər ˈhɜrlər]: **Hunter-Hurler syndrome** Morbus Hunter *m*, Hunter-Syndrom *nt*, Mukopolysaccharidose II *f*.
hun•te•ri•an chancre [hʌnˈtɪərɪən] harter Schanker *m*, Hunter-Schanker *m*, Ulcus durum.
Huntington [ˈhʌntɪŋtən]: **Huntington's chorea/disease** Erbchorea *f*, Chorea Huntington *f*, Chorea chronica progressiva hereditaria.
Hurler [ˈhɜrlər; ˈhuːr-]: **Hurler's disease/syndrome** Hurler-Syndrom *nt*, Lipochondrodystrophie *f*, Dysostosis multiplex, Mukopolysaccharidose I-H *f*.
Hurler-Scheie [ˈhɜrlər ˈʃaɪə; ˈhuːr-]: **Hurler-Scheie syndrome/type** Hurler-Scheie-Variante *f*, Mukopolysaccharidose I-H/S *f*.
hur•loid facies [ˈhɜrlɔɪd] Wasserspeiergesicht *nt*, Gargoylfratze *f*.
Hürthle [ˈhɜrtl; ˈhyrtlə]: **Hürthle cell adenoma** Hürthle-Tumor *m*, -Zelladenom *nt*.
Hürthle cell carcinoma Hürthle-Zell-Karzinom *nt*, malignes Onkozytom *nt*.
Hürthle cells Hürthle-Zellen *pl*.
Hürthle cell tumor → Hürthle cell adenoma.
husky [ˈhʌskɪ] *adj* (*Stimme*) heiser, rauh.
Hutchinson [ˈhʌtʃɪnsən]: **Hutchinson's disease 1.** polymorpher Lichtausschlag *m*, Lichtekzem *nt*, Sommerprurigo *f*. **2.** Angioma serpiginosum. **3.** Chorioiditis gutta senilis, Altersdrusen *pl*.
Hutchinson's facies Hutchinson-Gesicht *nt*, Facies Hutchinson.
Hutchinson's freckle prämaligne Melanose *f*, melanotische Präkanzerose *f*, Dubreuilh-Hutchinson-Krankheit *f*, Lentigo maligna.
Hutchinson's incisors → Hutchinson's teeth.
melanotic freckle of Hutchinson → Hutchinson's freckle.
Hutchinson's pupil Hutchinson-Pupille *f*.
summer prurigo of Hutchinson 1. → Hutchinson's disease 1. **2.** Sommerprurigo Hutchinson *f*, Hidroa vacciniformia/aestivalia, Dermatopathia photogenica.
Hutchinson's syndrome → Hutchinson's disease.

hydromeningitis

Hutchinson's teeth Hutchinson-Zähne *pl.*
Hutchinson's triad Hutchinson-Trias *f.*
Hutchinson-Gilford [ˈhʌtʃɪnsən ˈɡɪlfɔːrd]: **Hutchinson-Gilford disease/ syndrome** Hutchinson-Gilford-Syndrom *nt*, Progerie *f.*
H-V conduction time *card.* HV-Intervall *nt.*
HV interval *card.* HV-Intervall *nt.*
hy•a•lin [ˈhaɪəlɪn] *n* → hyaline I.
hy•a•line [*n* ˈhaɪəliːn, -lɪn; *adj* -lɪn, -laɪn] **I** *n* Hyalin *nt.* **II** *adj* **1.** Hyalin-. **2.** transparent; glasartig, glasig, hyalin.
hyaline arteriosclerosis *patho.* hyaline Arteriosklerose *f.*
hyaline cartilage hyaliner Knorpel *m*, Cartilago hyalina.
hyaline casts *urol.* Hyalinzylinder *pl*, hyaline (Nieren-)Zylinder *pl.*
hyaline membrane disease/syndrome hyaline Membrankrankheit *f* der Lungen, Membransyndrom *nt* (der Früh- u. Neugeborenen).
hyaline thrombus hyaliner Thrombus *m.*
hy•a•li•tis [haɪəˈlaɪtɪs] *n ophthal.* Glaskörperentzündung *f*, Hyalitis *f*, Hyaloiditis *f.*
hy•a•loid body [ˈhaɪəlɔɪd] Glaskörper *m*, Corpus vitreum.
hyaloid canal Cloquet-Kanal *m*, Canalis hyaloideus.
hy•a•loi•de•o•ret•i•nal degeneration [haɪəˌlɔɪdɪəˈretɪnl] Wagner-Krankheit *f*, hereditäre vitreoretinale Degeneration *f.*
hyaloid fossa Glaskörpermulde *f*, Fossa hyaloidea.
hy•a•loid•i•tis [haɪəlɔɪˈdaɪtɪs] *n* → hyalitis.
hyaloid membrane Glaskörpermembran *f*, Membrana vitrea/hyaloidea.
hy•al•u•ron•ic acid [ˌhaɪəluˈrɒnɪk] Hyaluronsäure *f.*
hy•bar•ox•ia [ˌhaɪbəˈrɒksɪə] *n* Sauerstoffüberdrucktherapie *f*, hyperbare (Sauerstoff-)Therapie/Oxygenation *f.*
hy•brid [ˈhaɪbrɪd] **I** *n* Kreuzung *f*, Mischling *m*, Hybride *f.* **II** *adj* hybrid, Misch-.
hy•brid•ism [ˈhaɪbrədɪzəm] *n* **1.** Hybridisierung *f*, Hybridisation *f.* **2.** Hybridität *f.*
hy•brid•ize [ˈhaɪbrɪdaɪz] **I** *vt* hybridisieren, bastadieren, kreuzen. **II** *vi* s. kreuzen.
hy•da•tid [ˈhaɪdətɪd] *n* **1.** *anat.* Hydatide *f.* **2.** → hydatid cyst.
hydatid cyst *parasit.* Echinokokkenblase *f*, -zyste *f*, Hydatide *f.*
hydatid disease Hydatidose *f*, Echinokokkenkrankheit *f*, Echinokokkose *f.*
hydatid fremitus Hydatidenschwirren *nt.*
hy•da•tid•i•form mole [haɪdəˈtɪdəfɔːrm] → hydatid mole.
hydatid mole *gyn.* Blasenmole *f*, Mola hydatidosa.
hy•da•ti•do•sis [haɪdətɪˈdəʊsɪs] *n* → hydatid disease.
hydatid resonance Hydatidenschwirren *nt.*
hydatid tapeworm *micro.* Blasenbandwurm *m*, Echinococcus granulosus.
hydatid thrill *card.* Hydatidenschwirren *nt.*

Hyde [haɪd]: **Hyde's disease** nodulöse Prurigo *f*, Prurigo nodularis Hyde.
hy•dram•ni•on [haɪˈdræmnɪɒn] *n gyn.* Hydramnion *nt.*
hy•drar•gyr•ia [ˌhaɪdrɑːrˈdʒɪərɪə] *n* Quecksilbervergiftung *f*, Hydrargyrie *f*, Merkurialismus *m.*
hy•drar•thro•sis [haɪdrɑːrˈθrəʊsɪs] *n ortho.* seröser Gelenkerguß *m*, Hydarthros(e *f*) *m*, Hydrarthros(e *f*) *m.*
hy•dre•mia [haɪˈdriːmɪə] *n* Hydrämie *f*, Hydroplasmie *f*; Verdünnungsanämie *f.*
hy•dre•mic edema [haɪˈdriːmɪk] hydrämisches Ödem *nt.*
hydremic nephritis nephrotisches Syndrom *nt*; Nephrose *f.*
hy•dren•ceph•a•lus [haɪdrənˈsefələs] *n* → hydrocephalus.
hy•dri•at•ric [haɪdrɪˈætrɪk] *adj* hydrotherapeutisch, hydriatrisch.
hy•dri•at•rics [haɪdrɪˈætrɪks] *pl* Wasserheilkunde *f*, Hydrotherapie *f*, Hydriatrie *f.*
hy•droa [haɪˈdrəwə] *n derm.* Hidroa *f*, Hydroa *f.*
hy•dro•bleph•a•ron [haɪdrəˈblefərɒn] Lidödem *nt*, Hydroblepharon *nt.*
hy•dro•car•bon [haɪdrəˈkɑːrbən] *n* Kohlenwasserstoff *m.*
hy•dro•car•dia [haɪdrəˈkɑːrdɪə] *n* → hydropericardium.
hy•dro•cele [ˈhaɪdrəiːl] *n* **1.** Wasserbruch *m*, Hydrocele *f.* **2.** Hydrocele testis.
hy•dro•ce•phal•ic [ˌhaɪdrəsɪˈfælɪk] *adj* hydrozephal, Hydrozephalus-.
hy•dro•ceph•a•lus [haɪdrəˈsefələs] *n* Wasserkopf *m*, Hydrozephalus *m*, Hydrocephalus *m.*
hy•dro•chlor•ic acid [haɪdrəˈklɔːrɪk] Salzsäure *f.*
hy•dro•cho•le•cys•tis [haɪdrəˌkəʊləˈsɪstɪs] *n patho.* Gallenblasenhydrops *m*, Hydrops vesicae felleae.
hy•dro•col•po•cele [haɪdrəˈkɒlpəsiːl] *n* → hydrocolpos.
hy•dro•col•pos [haɪdrəˈkɒlpəs] *n gyn.* Scheidenretentionszyste *f*, Hydrokolpos *m.*
hy•dro•cor•ti•sone [haɪdrəˈkɔːrtɪzəʊn] *n* Kortisol *nt*, Cortisol *nt*, Hydrocortison *nt.*
hy•dro•cyst [ˈhaɪdrəsɪst] *n* seröse (Retentions-)Zyste *f*, Hydrozyste *f.*
hy•dro•gen [ˈhaɪdrədʒən] *n* Wasserstoff *m*; *chem.* Hydrogenium *nt.*
hydrogen breath test Wasserstoffatemtest *m*, H$_2$-Atemtest *m.*
hydrogen cyanide Cyanwasserstoff *m*; Blausäure *f.*
hydrogen ion concentration Wasserstoffionenkonzentration *f.*
hy•dro•gym•nas•tics [ˌhaɪdrədʒɪmˈnæstɪks] *pl* Unterwassergymnastik *f*, Hydrogymnastik *f.*
hy•dro•mas•sage [ˌhaɪdrəʊməˈsɑːʒ] *n* Unterwassermassage *f.*
hy•dro•men•in•gi•tis [haɪdrəˌmenɪnˈdʒaɪtɪs] *n* seröse Meningitis *f*, Hydro-

hydromeningocele

meningitis f.
hy•dro•me•nin•go•cele [ˌhaɪdrəmɪ'nɪŋgəsiːl] n Hydromeningozele f, Meningozele f.
hy•dro•me•tra [haɪdrə'miːtrə] n gyn. Hydrometra f.
hy•dro•me•tro•col•pos [haɪdrəˌmiːtrə-'kalpəs] n gyn. Hydrometrokolpos m.
hy•dro•ne•phro•sis [ˌhaɪdrənɪ'frəʊsɪs] n urol. Harnstauungs-, Wassersackniere f, Hydronephrose f.
hy•dro•path•ic [haɪdrə'pæθɪk] adj 1. hydropathisch. 2. → hydrotherapeutic.
hy•drop•a•thy [haɪ'drɑpəθɪ] n Hydropathie f.
hy•dro•per•i•car•di•tis [haɪdrəˌperɪkɑː'daɪtɪs] n seröse Perikarditis f, Hydroperikarditis f.
hy•dro•per•i•car•di•um [haɪdrəˌperɪ-'kɑːrdɪəm] n Hydroperikard nt.
hy•dro•per•i•to•ne•um [haɪdrəˌperɪtə-'niːəm] n Bauchwassersucht f, Aszites m.
hy•droph•thal•mia [ˌhaɪdrɑf'θælmɪə] n → hydrophthalmos.
hy•droph•thal•mos [ˌhaɪdrɑf'θælməs] n ophthal. angeborenes Glaukom nt, Hydrophthalmus m, Buphthalmus m.
hy•drop•ic nephrosis [haɪ'drɑpɪk] hypokaliämische Nephropathie f.
hy•drops ['haɪdrɑps] n Wassersucht f, Hydrops m. **hydrops of gallbladder** Gallenblasenhydrops.
hy•dro•py•o•ne•phro•sis [ˌhaɪdrəˌpaɪənɪ-'frəʊsɪs] n urol. Hydropyonephrose f.
hy•dro•sal•pinx [ˌhaɪdrə'sælpɪŋks] n gyn. Hydrosalpinx f, Sactosalpinx serosa.
hy•dro•stat•ic [ˌhaɪdrə'stætɪk] adj hydrostatisch.
hy•dro•ther•a•peu•tic [haɪdrəˌθerə'pjuːtɪk] adj hydrotherapeutisch, hydriatrisch.
hy•dro•ther•a•peu•tics [haɪdrəˌθerə'pjuːtɪks] pl → hydrotherapy.
hy•dro•ther•a•py [haɪdrə'θerəpɪ] n Wasserkur f, Hydrotherapie f.
hy•dro•tho•rax [haɪdrə'θɔːræks] n Hydrothorax m.
hy•dro•tu•ba•tion [ˌhaɪdrətjuː'beɪʃn] n gyn. Hydrotubation f, Hydropertubation f.
hy•dro•u•re•ter [haɪdrə'jʊərətər] n urol. Hydroureter m, Hydrureter m.
***p*-hy•drox•y•ben•zyl•pen•i•cil•lin** [haɪ-ˌdrɑksɪˌbenzɪlpenə'sɪlɪn] n pharm. Penicillin X nt, Hydroxybenzylpenicillinsäure f.
25-hy•drox•y•cho•le•cal•cif•e•rol [haɪ-ˌdrɑksɪˌkəʊləkæl'sɪfərɔl] n 25-Hydroxycholecalciferol nt, Calcidiol f.
17-hy•drox•y•cor•ti•cos•ter•one [haɪ-ˌdrɑksɪˌkɔːrtɪ'kɑstərəʊn] n Kortisol nt, Cortisol nt, Hydrocortison nt.
25-hy•drox•y•er•go•cal•cif•e•rol [haɪ-ˌdrɑksɪˌɜrgəkæl'sɪfərɔl] n 25-Hydroxyergocalciferol nt.
5-hy•drox•y•tryp•ta•mine [haɪˌdrɑksɪ-'trɪptəmiːn] n 5-Hydroxytryptamin nt,

Serotonin nt.
hy•dru•ria [haɪ'dr(j)ʊərɪə] n Hydrurie f; Polyurie f.
hy•giene ['haɪdʒiːn] n Hygiene f.
hy•gi•en•ic [haɪdʒɪ'enɪk, haɪ'dʒiːnɪk] I **hygienics** pl Hygiene f. II adj 1. hygienisch. 2. sauber, hygienisch.
hy•gien•ist [haɪ'dʒiːnɪst, 'haɪdʒɪ-] n Hygieniker(in f) m.
hy•gro•ma [haɪ'grəʊmə] n Wassergeschwulst f, Hygrom(a) nt.
hy•men ['haɪmən] n Jungfernhäutchen nt, Hymen m/nt.
hy•men•al atresia ['haɪmənl] Hymenalatresie f, Atresia hymenalis.
hymenal caruncles Fleischwärzchen pl, Hymenalkarunkeln pl, Carunculae hymenales.
hymenal membrane → hymen.
hy•men•ec•to•my [haɪmə'nektəmɪ] n gyn. Hymenexzision f, Hymenektomie f.
hy•men•or•rha•phy [haɪmə'nɑrəfɪ] n gyn. Hymennaht f, Hymenorrhaphie f.
hy•men•ot•o•my [haɪmɪ'nɑtəmɪ] n gyn. Hymenspaltung f, Hymenotomie f.
hy•o•glos•sus (muscle) [haɪəʊ'glɑsəs] Musculus hyoglossus.
hy•oid ['haɪɔɪd] I n Zungenbein nt, Os hyoideum. II adj Zungenbein-.
hyoid bone → hyoid I.
hyp•a•cu•sis [hɪpə'k(j)uːsɪs] n HNO Hörschwäche f, Hyp(o)akusis f.
hyp•al•bu•min•e•mia [ˌhɪpælˌbjuːmɪ-'niːmɪə] n Hyp(o)albuminämie f.
hyp•al•ge•sia [hɪpæl'dʒɪzɪə] n verminderte Schmerzempfindung f, Hypalgesie f, Hypalgie f.
hyp•al•ge•sic [hɪpæl'dʒiːzɪk] adj hypalgetisch, hypalgisch.
hyp•al•get•ic [hɪpæl'dʒetɪk] adj → hypalgesic.
hyp•am•ni•on [hɪp'æmnɪən] n gyn. Fruchtwassermangel m, Hypamnion nt.
hy•per•ab•duc•tion syndrome [ˌhaɪpər-æb'dʌkʃn] Hyperabduktionssyndrom nt, Hyperelevationssyndrom nt.
hy•per•ac•id [haɪpər'æsɪd] adj übermäßig sauer, hyperazid, superazid.
hy•per•a•cid•i•ty [haɪpərə'sɪdətɪ] n Übersäuerung f, Hyperazidität f.
hy•per•ac•tive [haɪpər'æktɪv] adj 1. patho. übermäßig aktiv, hyperaktiv; hyperkinetisch. 2. psychia. hyperaktiv.
hyperactive child syndrome hyperkinetisches Syndrom nt des Kindesalters.
hy•per•ac•tiv•i•ty [ˌhaɪpəræk'tɪvətɪ] n 1. patho. Hyperaktivität f, Hyperkinese f. 2. psychia. Hyperaktivität f.
hy•per•a•cu•sis [ˌhaɪpərə'k(j)uːsɪs] n HNO Hyperakusis f.
hy•per•a•cute rejection [ˌhaɪpərə'kjuːt] chir. hyperakute/perakute Abstoßung f.
hy•per•a•dre•nal•ism [ˌhaɪpərə'driːnəlɪzəm] n Hyperadrenalismus m, Hyperadrenie f.

hy•per•a•dre•no•cor•ti•cism [ˌhaɪpərə-ˈdriːnəʊˌkɔːrtəsɪzəm] *n* Hyperkortizismus *m*.

hy•per•a•ku•sis [ˌhaɪpərəˈk(j)uːsɪs] *n* → hyperacusis.

hy•per•al•do•ste•ro•nism [ˌhaɪpərˌældəʊˈsterənɪzəm] *n* Hyperaldosteronismus *m*, Aldosteronismus *m*.

hy•per•al•ge•sia [ˌhaɪpərælˈdʒiːzɪə] *n* Schmerzüberempfindsamkeit *f*, Hyperalgesie *f*, Hyperalgie *f*.

hy•per•al•ge•sic [ˌhaɪpərælˈdʒiːzɪk] *adj* hyperalgetisch.

hy•per•al•get•ic [ˌhaɪpərælˈdʒetɪk] *adj* → hyperalgesic.

hy•per•am•mo•ne•mia [haɪpərˌæməˈniːmɪə] *n* Hyperammon(i)ämie *f*, Ammon(i)ämie *f*.

hy•per•an•dro•gen•ism [haɪpərˈændrədʒenɪzəm] *n* Hyperandrogenismus *m*.

hy•per•bar•ic anesthesia [haɪpərˈbærɪk] *anes.* hyperbare Anästhesie *f*, Überdruckanästhesie *f*, -narkose *f*.

hyperbaric chamber Überdruck-, Dekompressionskammer *f*.

hyperbaric oxygen (therapy) Sauerstoffüberdrucktherapie *f*, hyperbare (Sauerstoff-)Therapie/Oxygenation *f*.

hyperbaric pressure Überdruck *m*.

hy•per•bil•i•ru•bi•ne•mia [haɪpərˌbɪləˌruːbɪˈniːmɪə] *n* Hyperbilirubinämie *f*.

hy•per•bil•i•ru•bi•nu•ria [haɪpərˌbɪləˌruːbɪˈn(j)ʊərɪə] *n* Hyperbilirubinurie *f*.

hy•per•cal•ce•mia syndrome [ˌhaɪpərkælˈsiːmɪə] **1.** Hyperkalzämiesyndrom *nt*. **2.** alimentäre Hyperkalzämie *f*, Milch-Alkali-Syndrom *nt*, Burnett-Syndrom *nt*.

hy•per•cal•ce•mic crisis [ˌhaɪpərkælˈsiːmɪk] hyperkalzämische/hyperparathyreoide Krise *f*, akuter Hyperparathyr(e)oidismus *m*.

hy•per•cal•ci•u•ria [haɪpərˌkælsɪˈ(j)ʊərɪə] *n* Hyperkalzurie *f*, Hyperkalziurie *f*.

hy•per•cap•nia [haɪpərˈkæpnɪə] *n* Hyperkapnie *f*, Hyperkarbie *f*.

hy•per•cap•nic acidosis [haɪpərˈkæpnɪk] respiratorische/atmungsbedingte Azidose *f*.

hy•per•chlo•re•mic acidosis [ˌhaɪpərklɔːˈriːmɪk] hyperchlorämische Azidose *f*.

hy•per•chlor•hy•dria [haɪpərˌklɔʊrˈhaɪdrɪə] *n* (*Magen*) erhöhte Salzsäureproduktion *f*, Hyperazidität *f*, Hyperchlorhydrie *f*.

hy•per•cho•les•ter•in•e•mia [ˌhaɪpərkəˌlestərɪˈniːmɪə] *n* → hypercholesterolemia.

hy•per•cho•les•ter•ol•e•mia [ˌhaɪpərkəˌlestərəˈliːmɪə] *n* Hypercholesterinämie *f*.

hy•per•chro•mat•ic anemia [ˌhaɪpərkrəʊˈmætɪk] → hyperchromic anemia.

hy•per•chro•me•mia [ˌhaɪpərkrəʊˈmiːmɪə] *n hema.* Hyperchromie *f*, Hyperchromasie *f*.

hy•per•chro•mic anemia [ˌhaɪpərˈkrəʊmɪk] hyperchrome Anämie *f*.

hy•per•chy•lia [ˌhaɪpərˈkaɪlɪə] *n* übermäßige Magensaftsekretion *f*, Hyperchylie *f*.

hy•per•chy•lo•mi•cro•ne•mia [haɪpərˌkaɪləˌmaɪkrəˈniːmɪə] *n* Hyperchylomikronämie *f*, Chylomikronämie *f*.

hy•per•co•ag•u•la•bil•i•ty [ˌhaɪpərkəʊˌægjələˈbɪlətɪ] *n hema.* Hyperkoagulabilität *f*.

hy•per•cor•ti•cal•ism [haɪpərˈkɔːrtɪkəlɪzəm] *n* → hyperadrenocorticism.

hy•per•cor•ti•sol•e•mia [haɪpərˌkɔːrtɪsəʊˈliːmɪə] *n* Hyperkortisolämie *f*.

hy•per•cor•ti•sol•ism [haɪpərˈkɔːrtɪsəʊlɪzəm] *n* **1.** Hyperkortisolismus *m*, Hypercortisolismus *m*. **2.** → hyperadrenocorticism.

hy•per•cy•the•mia [ˌhaɪpərsaɪˈθiːmɪə] *n hema.* Erythrozythämie *f*, Hypererythrozythämie *f*, Hyperzythämie *f*.

hy•per•den•se [ˈhaɪpərdens] *adj radiol.* hyperdens.

hy•per•di•as•to•lic hypotension [haɪpərˌdaɪəˈstɑlɪk] hyperdiastolische Hypotonie *f*.

hy•per•di•crot•ic [ˌhaɪpərdaɪˈkrɑtɪk] *adj card.* hyperdikrot.

hy•per•dy•nam•ic ileus [ˌhaɪpərdaɪˈnæmɪk] *chir.* spastischer Ileus *m*.

hy•per•e•lec•tro•ly•te•mia [ˌhaɪpərɪˌlektrəlaɪˈtiːmɪə] *n* Hyperelektrolytämie *f*.

hy•per•e•mia [haɪpərˈiːmɪə] *n* vermehrte Blutfülle *f*, Hyperämie *f*.

hy•per•e•mic [haɪpərˈiːmɪk] *adj* hyperämisch.

hyperemic headache Stauungskopfschmerz *m*.

hy•per•e•mi•za•tion [haɪpərˌemɪˈzeɪʃn] *n* Hyperämisierung *f*, Hyperämisieren *nt*.

hy•per•er•gic encephalitis [haɪpərˈɜrdʒɪk] hyperergische Enzephalitis *f*.

hy•per•er•gy [ˈhaɪpərɜrdʒɪ] *n immun.* gesteigerte Empfindlichkeit *f*, Hyperergie *f*.

hy•per•es•the•sia [ˌhaɪpərəsˈθiːʒ(ɪ)ə] *n neuro.* Überempfindlichkeit *f*, Hyperästhesie *f*.

hy•per•es•tro•ge•ne•mia [haɪpərˌestrədʒɪˈniːmɪə] *n* Hyperöstrogenämie *f*.

hy•per•es•tro•gen•ism [haɪpərˈestrədʒenɪzəm] *n* Hyperöstrogenismus *m*.

hy•per•ex•cit•a•bil•i•ty [ˌhaɪpərɪkˌsaɪtəˈbɪlətɪ] *n neuro.* Übererregbarkeit *f*, Hyperexzitabilität *f*.

hy•per•ex•cit•a•ble [ˌhaɪpərɪkˈsaɪtəbl] *adj neuro.* übererregbar, hyperexzitabel.

hy•per•ex•tend [ˌhaɪpərɪkˈstend] (*Gelenk*) **I** *vt* überstrecken, hyperextendieren. **II** *vi* überstreckt werden.

hy•per•ex•tend•a•bil•i•ty *n* → hyperextendibility.

hy•per•ex•tend•a•ble *adj* → hyperextendible.

hy•per•ex•tend•i•bil•i•ty [haɪpərˌɪkstendəˈbɪlətɪ] *n* (*Gelenk*) Überstreckbarkeit *f*, Hyperextendibilität *f*.

hy•per•ex•tend•i•ble [ˌhaɪpərɪkˈstendɪbl] *adj* (*Gelenk*) überstreckbar, hyperextendierbar.

hyperextension deformity 192

hy·per·ex·ten·sion deformity [ˌhaɪpərɪk-ˈstenʃn] *ortho.* (*Gelenk*) Hyperextensionsfehlstellung *f.*

hy·per·fi·brin·o·ge·ne·mia [ˌhaɪpərfɪˌbrɪnədʒəˈniːmɪə] *n* Hyperfibrinogenämie *f.*

hy·per·flex·ion [haɪpərˈflekʃn] *n ortho.* (*Gelenk*) übermäßige Beugung *f*, Hyperflexion *f.*

hy·per·func·tion [haɪpərˈfʌŋkʃn] *n* Über-, Hyperfunktion *f.*

hy·per·ga·lac·tia [ˌhaɪpərgəˈlækʃɪə] *n gyn.* überschießende Milchsekretion *f*, Hypergalaktie *f.*

hy·per·gam·ma·glob·u·li·ne·mia [haɪpərˌgæməˌglʌbjəlɪˈniːmɪə] *n immun.* Hypergammaglobulinämie *f.*

hy·per·gen·i·tal·ism [haɪpərˈdʒenɪtəlɪzəm] *n* Hypergenitalismus *m.*

hy·per·gia [haɪˈpɜrdʒɪə] *n* **1.** *immun.* verminderte Reaktivität *f*, Hypergie *f.* **2.** → hypoergasia.

hy·per·glob·u·lia [ˌhaɪpərglɑˈbjuːlɪə] *n hema.* Hyperglobulie *f*, Polyglobulie *f.*

hy·per·glob·u·lin·e·mia [haɪpərˌglʌbjəlɪˈniːmɪə] *n* Hyperglobulinämie *f.*

hy·per·gly·ce·mia [ˌhaɪpərglaɪˈsiːmɪə] *n* Hyperglykämie *f*, Glukosämie *f.* **hyperglycemia of injury** streßbedingte Hyperglykämie, Streßdiabetes *m.*

hy·per·gly·ce·mic glycosuria [ˌhaɪpərglaɪˈsiːmɪk] hyperglykämische Glukosurie/Glycosurie *f.*

hy·per·glyc·er·i·de·mia [haɪpərˌglɪsərɪˈdiːmɪə] *n* Hyperglyceridämie *f.*

hy·per·gly·co·su·ria [haɪpərˌglaɪkəˈs(j)ʊərɪə] *n* Hyperglykosurie *f.*

hy·per·gly·ke·mia [ˌhaɪpərglaɪˈkiːmɪə] *n* → hyperglycemia.

hy·per·go·nad·ism [haɪpərˈgəʊnædɪzəm] *n* Gonadenüberfunktion *f*, Hypergonadismus *m.*

hy·per·go·na·do·trop·ic hypogonadism [haɪpərˌgəʊnədəʊˈtrɑpɪk] primärer/hypergonadotroper Hypogonadismus *m.*

hy·per·hi·dro·sis [ˌhaɪpərhaɪˈdrəʊsɪs] *n* übermäßiges Schwitzen *nt*, Hyperhidrose *f*, Polyhidrose *f.*

hy·per·hy·dra·tion [ˌhaɪpərhaɪˈdreɪʃn] *n* Überwässerung *f*, Hyperhydratation *f.*

hy·per·im·mune serum [ˌhaɪpərɪˈmjuːn] Hyperimmunserum *nt.*

hy·per·im·mu·ni·ty [ˌhaɪpərɪˈmjuːnətɪ] *n* Hyperimmunität *f.*

hy·per·im·mu·ni·za·tion [haɪpərˌɪmjənɪˈzeɪʃn] *n* Hyperimmunisierung *f.*

hy·per·im·mu·no·glob·u·li·ne·mia [haɪpərˌɪmjənəʊˌglʌbjəlɪˈniːmɪə] *n* Hyperimmunglobulinämie *f.*

hy·per·in·fla·tion [ˌhaɪpərɪnˈfleɪʃn] *n* (*Lunge*) Überblähung *f.*

hy·per·in·su·lin·e·mia [haɪpərˌɪn(t)sjəlɪˈniːmɪə] *n* Hyperinsulinämie *f.*

hy·per·in·su·lin·ism [haɪpərˈɪn(t)sjəlɪnɪzəm] *n* **1.** Hyperinsulinismus *m.* **2.** Insulinschock *m.* **3.** → hyperinsulinemia.

hy·per·in·vo·lu·tion [haɪpərˌɪnvəˈluːʃn] *n* Hyper-, Superinvolution *f.*

hy·per·ka·le·mia [ˌhaɪpərkəˈliːmɪə] *n* Hyperkal(i)ämie *f.*

hy·per·ka·le·mic acidosis [ˌhaɪpərkəˈliːmɪk] hyperkaliämische Azidose *f.*

hy·per·ker·a·to·sis [haɪpərˌkerəˈtəʊsɪs] *n* **1.** *derm.* Hyperkeratose *f*, Hyperkeratosis *f.* **2.** *ophthal.* Kornea-, Hornhauthypertrophie *f.*

hy·per·ke·to·ne·mia [haɪpərˌkiːtəˈniːmɪə] *n* Hyperketonämie *f*, Ketonämie *f.*

hy·per·ki·ne·sia [ˌhaɪpərkɪˈniːʒ(ɪ)ə] *n* **1.** *neuro.* übermäßige Bewegungsaktivität *f*, gesteigerte Spontanmotorik *f*, Hyperkinese *f*, Hypermotilität *f.* **2.** *psychia.* Bewegungsunruhe *f*, Hyperkinese *f*, -kinesie *f*, -aktivität *f.*

hy·per·ki·net·ic heart syndrome [ˌhaɪpərkɪˈnetɪk] hyperkinetisches Herzsyndrom *nt.*

hyperkinetic reaction/syndrome hyperkinetisches Syndrom *nt* des Kindesalters.

hy·per·lact·ac·i·de·mia [haɪpərˌlæktæsɪˈdiːmɪə] *n* Hyperlaktazidämie *f.*

hy·per·lac·ta·tion [ˌhaɪpərlækˈteɪʃn] *n gyn.* Hyper-, Superlaktation *f.*

hy·per·leu·ko·cy·to·sis [haɪpərˌluːkəsaɪˈtəʊsɪs] *n hema.* extreme Leukozytose *f*, Hyperleukozytose *f*, leukämoide Reaktion *f*, Pseudoleukämie *f.*

hy·per·li·pe·mia [ˌhaɪpərlaɪˈpiːmɪə] *n* Hyperlipämie *f*, Lipämie *f.*

hy·per·li·pe·mic [ˌhaɪpərlaɪˈpiːmɪk] *adj* hyperlipämisch.

hy·per·lip·i·de·mia [haɪpərˌlɪpəˈdiːmɪə] *n* Hyperlipidämie *f*, Lipidämie *f.*

hy·per·lip·o·pro·tein·e·mia [haɪpərˌlɪpəprəʊtɪˈniːmɪə] *n* Hyperlipoproteinämie *f.*

hy·per·lor·do·sis [ˌhaɪpərlɔːrˈdəʊsɪs] *n ortho.* extreme Lordose *f*, Hyperlordose *f.*

hy·per·mag·ne·se·mia [haɪpərˌmægnɪˈsiːmɪə] *n* Hypermagnesiämie *f.*

hy·per·ma·ture [ˌhaɪpərməˈt(j)ʊər] *adj* überreif.

hypermature cataract *ophthal.* überreifer Star *m*, Cataracta hypermatura.

hy·per·men·or·rhea [haɪpərˌmenəˈrɪə] *n gyn.* Hypermenorrhoe *f.*

hy·per·me·tro·pia [ˌhaɪpərmɪˈtrəʊpɪə] *n* → hyperopia.

hy·per·min·er·al·i·za·tion [haɪpərˌmɪnrələˈzeɪʃn] *n radiol.* Hypermineralisation *f.*

hyp·er·mo·bile kidney [haɪpərˈməʊbəl] *patho.* Wanderniere *f*, Ren mobilis/migrans.

hy·per·mo·bil·i·ty [ˌhaɪpərməʊˈbɪlətɪ] *n ortho.* (*Gelenk*) übermäßige Beweglichkeit *f*, Überstreckbarkeit *f*, Hypermobilität *f.*

hy·per·na·tre·mia [ˌhaɪpərnəˈtriːmɪə] *n* Hypernatriämie *f.*

hy·per·na·tre·mic encephalopathy [ˌhaɪpərnəˈtriːmɪk] hypernatriämische/hypernatriämisch-bedingte Enzephalopathie *f.*

hy·per·neph·roid carcinoma [haɪpərˈnefrɔɪd] hypernephroides Karzinom *nt*, (maligner) Grawitz-Tumor *m*, Hypernephrom *nt*.

hy•per•ne•phro•ma [ˌhaɪpərnəˈfrəʊmə] *n* 1. → hypernephroid carcinoma. 2. beningner Grawitz-Tumor *m*, Hypernephrom *nt*.

hy•per•nu•tri•tion [ˌhaɪpərn(j)uːˈtrɪʃn] *n* Übernährung *f*.

hy•per•o•nych•ia [ˌhaɪpərəʊˈnɪkɪə] *n* Nagelhypertrophie *f*, Hyperonychie *f*.

hy•per•ope [ˈhaɪpərəʊp] *n* Weitsichtige(r *m*) *f*, Hyperope(r *m*) *f*.

hy•per•o•pia [haɪpərˈəʊpɪə] *n* Weitsichtigkeit *f*, Hyperopie *f*, Hypermetropie *f*.

hy•per•o•pic [haɪpərˈəʊpɪk] *adj* weitsichtig, hypermetropisch, hyperop.

hy•per•o•rex•ia [ˌhaɪpərəʊˈreksɪə] *n* 1. Heißhunger *m*, Eßsucht *f*, Hyperorexie *f*, Bulimie *f*. 2. Bulimia nervosa *f*, Bulimarexie *f*, Eß-Brechsucht *f*.

hy•per•os•mo•lar nonketotic coma [ˌhaɪpərɑzˈməʊlər] hyperosmolares Koma *nt*.

hy•per•os•to•sis [ˌhaɪpərəsˈtəʊsɪs] *n* 1. Hyperostose *f*. 2. *ortho*. Exostose *f*.

hy•per•ox•e•mia [ˌhaɪpərɑkˈsiːmɪə] *n* Hyperoxämie *f*.

hy•per•ox•ia [haɪpərˈɑksɪə] *n* Hyperoxie *f*.

hy•per•par•a•thy•roid crisis [haɪpərˌpærəˈθaɪrɔɪd] → hypercalcemic crisis.

hy•per•par•a•thy•roid•ism [haɪpərˌpærəˈθaɪrɔɪdɪzəm] *n* Nebenschilddrüsenüberfunktion *f*, Hyperparathyroidismus *m*, Hyperparathyreose *f*.

hy•per•per•i•stal•sis [ˌhaɪpərperɪˈstɔːlsɪs] *n* Hyperperistaltik *f*.

hy•per•pho•ria [haɪpərˈfəʊrɪə] *n* *ophthal*. latentes Höhenschielen *nt*, Hyperphorie *f*.

hy•per•phos•pha•te•mia [haɪpərˌfɑsfəˈtiːmɪə] *n* Hyperphosphatämie *f*.

hy•per•phos•pha•tu•ria [haɪpərˌfɑsfəˈt(j)ʊərɪə] *n* Hyperphosphaturie *f*.

hy•per•pi•tu•i•tar•ism [ˌhaɪpərpɪˈt(j)uːətərɪzəm] *n* Hypophysenüberfunktion *f*, Hyperpituitarismus *m*.

hy•per•pi•tu•i•tary gigantism [ˌhaɪpərpɪˈt(j)uːəˌteri:] hypophysärer Riesenwuchs *m*.

hy•per•pla•sia [haɪpərˈpleɪʒ(ɪ)ə] *n* Hyperplasie *f*, numerische Hypertrophie *f*.

hy•per•plas•tic arteriosclerosis [haɪpərˈplæstɪk] hyperplastische Arteriosklerose *f*.

hyperplastic polyp hyperplastischer Polyp *m*.

hy•perp•nea [haɪpər(p)ˈnɪə] *n* vertiefte Atmung *f*, Hyperpnoe *f*.

hy•per•pro•lac•tin•e•mia [ˌhaɪpərprəʊˌlæktɪˈniːmɪə] *n* Hyperprolaktinämie *f*, Hyperprolactinämie *f*.

hy•per•pro•lac•tin•e•mic amenorrhea [ˌhaɪpərprəʊˌlæktɪˈniːmɪk] *gyn*. hyperprolaktinämische Amenorrhoe *f*.

hy•per•pro•tein•e•mia [haɪpərˌprəʊtɪˈniːmɪə] *n* Hyperproteinämie *f*.

hy•per•pty•a•lism [haɪpərˈtaɪəlɪzəm] *n* Speichelfluß *m*, Ptyalismus *m*, Hypersalivation *f*.

hy•per•py•ret•ic [ˌhaɪpərpaɪˈretɪk] *adj* hyperpyretisch, Hyperpyrexie-.

hy•per•py•rex•ia [ˌhaɪpərpaɪˈreksɪə] *n* hohes Fieber *nt*, Hyperpyrexie *f*. **hyperpyrexia of anesthesia** maligne Hyperpyrexie/Hyperthermie *f*.

hy•per•re•flex•ia [ˌhaɪpərrɪˈfleksɪə] *n* *neuro*. Reflexsteigerung *f*, Hyperreflexie *f*.

hy•per•res•o•nance [haɪpərˈrezənən(t)s] *n* 1. Hyperresonanz *f*. 2. (*Perkussion*) hypersonorer Klopfschall *m*.

hy•per•sal•i•va•tion [haɪpərˌsælɪˈveɪʃn] *n* → hyperptyalism.

hy•per•se•cre•tion [ˌhaɪpərsɪˈkriːʃn] *n* Hypersekretion *f*, Supersekretion *f*.

hy•per•sen•si•bil•i•ty [haɪpərˌsensəˈbɪlətɪ] *n* 1. → hyperesthesia. 2. Reizüberempfindlichkeit *f*, Hypersensibilität *f*.

hy•per•sen•si•tive [haɪpərˈsensətɪv] *adj* 1. überempfindlich, hypersensibel. 2. *immun*. überempfindlich, allergisch (*to* gegen).

hy•per•sen•si•tive•ness [haɪpərˈsensətɪvnɪs] *n* → hypersensitivity.

hy•per•sen•si•tiv•i•ty [haɪpərˌsensəˈtɪvətɪ] *n* 1. Reizüberempfindlichkeit *f*, Hypersensitivität *f*, -sensibilität *f*. 2. *immun*. Überempfindlichkeit *f*, Allergie *f*.

type I hypersensitivity anaphylaktische Überempfindlichkeit, anaphylaktischer Typ *m* der Überempfindlichkeitsreaktion, Überempfindlichkeitsreaktion *f* vom Soforttyp.

type II hypersensitivity Überempfindlichkeitsreaktion *f* vom zytotoxischen Typ.

type III hypersensitivity Immunkomplexvermittelte Überempfindlichkeitsreaktion *f*, Arthus-Typ *m* der Überempfindlichkeitsreaktion.

type IV hypersensitivity T-zellvermittelte Überempfindlichkeitsreaktion *f*, Tuberkulin-Typ/Spät-Typ der Überempfindlichkeitsreaktion.

hypersensitivity reaction Überempfindlichkeitsreaktion *f*.

hypersensitivity vasculitis Immunkomplexvaskulitis *f*, leukozytoklastische Vaskulitis *f*.

hy•per•sen•si•tize [haɪpərˈsensɪtaɪz] *vt* allergisieren.

hy•per•so•mia [haɪpərˈsəʊmɪə] *n* Riesenwuchs *m*, Hypersomie *f*, Gigantismus *m*.

hy•per•sple•nic neutropenia [haɪpərˈspliːnɪk] Hypersplenie-bedingte Neutropenie *f*.

hypersplenic pancytopenia Hypersplenie-bedingte Panzytopenie *f*.

hy•per•sple•nism [haɪpərˈspliːnɪzəm] *n* Milzüberfunktion *f*, Hypersplenie *f*, Hyperspleniesyndrom *nt*, Hypersplenismus *m*.

hy•per•sthen•u•ria [ˌhaɪpərsθɪˈn(j)ʊərɪə] *n* Hypersthenurie *f*.

hy•per•su•pra•re•nal•ism [haɪpərˌsuːprəˈriːnəlɪzəm] *n* → hyperadrenalism.

hy•per•sym•path•i•co•to•nus [ˌhaɪpərsɪmˌpæθɪkəʊˈtəʊnəs] *n* *neuro*. Hypersym-

hypersystole 194

pathikotonus *m*, Hypersympathikotonie *f.*
hy•per•sys•to•le [haɪpərˈsɪstəlɪ] *n card.* Hypersystole *f.*
hy•per•tel•or•ism [haɪpərˈtelərɪzəm] *n* Greig-Syndrom *nt*, okulärer Hypertelorismus *m.*
hy•per•ten•sion [haɪpərˈtenʃn] *n* Bluthochdruck *m*, (arterielle) Hypertonie *f*, Hypertension *f*, Hypertonus *m*, Hochdruckkrankheit *f.*
hy•per•ten•sive [haɪpərˈtensɪv] **I** *n* Hochdruckpatient(in *f*) *m*, Hypertoniker(in *f*) *m*. **II** *adj* hypertensiv.
hypertensive arteriosclerosis hypertensive Arteriosklerose *f.*
hypertensive cardiopathy hypertensive Kardiopathie *f.*
hypertensive encephalopathy Hypertensionsenzephalopathie *f.*
hypertensive ischemic ulcer ischämisches Ulkus *nt*, Infarktulkus *nt*, Ulcus hypertonicum.
hypertensive retinitis/retinopathy Retinopathia hypertensiva (maligna).
hy•per•the•lia [haɪpərˈθiːlɪə] *n* überzählige Brustwarzen *pl*, Hyperthelie *f*, Polythelie *f.*
hy•per•ther•mia [haɪpərˈθɜrmɪə] *n* Überwärmung *f*, -hitzung *f*, Hyperthermie *f.*
hyperthermia of anesthesia maligne Hyperthermie/Hyperpyrexie *f.*
hy•per•throm•bin•e•mia [haɪpərˌθrɑmbɪˈniːmɪə] *n* Hyperthrombinämie *f.*
hy•per•thy•re•o•sis [haɪpərˌθaɪrɪˈəʊsɪs] *n* → hyperthyroidism.
hy•per•thy•roid [haɪpərˈθaɪrɔɪd] *adj* hyperthyreot.
hy•per•thy•roid•ism [haɪpərˈθaɪrɔɪdɪzəm] *n* Schilddrüsenüberfunktion *f*, Hyperthyreose *f*, Hyperthyreoidismus *m*, Hyperthyreoidie *f.*
hy•per•to•nia [haɪpərˈtəʊnɪə] *n* erhöhter Tonus *m*, Hypertonie *f*, Hypertonus *m.*
hy•per•ton•ic solution [haɪpərˈtɑnɪk] hypertone Lösung *f.*
hy•per•to•nus [haɪpərˈtəʊnəs] *n* → hypertonia.
hy•per•tri•cho•sis [ˌhaɪpərtrɪˈkəʊsɪs] *n derm.* verstärkte Behaarung *f*, Hypertrichose *f*, Hypertrichie *f.*
hy•per•tri•glyc•er•id•e•mia [ˌhaɪpərtraɪˌglɪsəraɪˈdiːmɪə] *n* Hypertriglyzeridämie *f.*
hy•per•troph•ic [haɪpərˈtrɑfɪk] *adj* hypertroph(isch).
hypertrophic arthritis degenerative Gelenkentzündung *f*, Osteo-, Gelenkarthrose *f.*
hypertrophic cardiomyopathy hypertrophische Kardiomyopathie *f.*
hypertrophic gastritis 1. hypertrophische Gastritis *f.* **2.** Morbus Ménétrier *m*, Riesenfaltengastritis *f.*
hypertrophic pyloristenosis/pylorostenosis hypertrophe Pylorusstenose *f.*
hy•per•tro•phy [haɪˈpɜrtrəfɪ] **I** *n* Hypertrophie *f.* **II** *vt* hypertrophieren lassen. **III** *vi* hypertrophieren, s. (übermäßig) vergrößern.
hy•per•tro•pia [haɪpərˈtrəʊpɪə] *n ophthal.* Höhenschielen *nt*, Hypertropie *f.*
hy•per•u•ri•ce•mia [haɪpərˌjʊərɪˈsiːmɪə] *n* Hyperurikämie *f*, Hyperurikosämie *f.*
hy•per•u•ri•cu•ria [haɪpərˌjʊərɪˈk(j)ʊərɪə] *n* Hyperurikurie *f*, Hyperurikosurie *f.*
hy•per•vac•ci•na•tion [haɪpərˌvæksəˈneɪʃn] *n immun.* **1.** Auffrischungsimpfung *f*, Hypervakzination *f.* **2.** Hyperimmunisierung *f*, Hypervakzination *f.*
hy•per•ven•ti•la•tion [haɪpərˌventɪˈleɪʃn] *n* Über-, Hyperventilation *f.*
hyperventilation syndrome Hyperventilationssyndrom *nt.*
hyperventilation tetany Hyperventilationstetanie *f.*
hy•per•vo•le•mia [ˌhaɪpərvəʊˈliːmɪə] *n* vermehrtes Plasmavolumen *nt*, Hypervolämie *f.*
hyp•es•the•sia [haɪpesˈθiːʒ(ɪ)ə] *n* → hypoesthesia.
hy•pha [ˈhaɪfə] *n micro.* Pilzfaden *m*, Hyphe *f.*
hy•phe•ma [haɪˈfiːmə] *n ophthal.* Hyphäma *nt*, Hyphaema *nt.*
hyp•na•gog•ic [hɪpnəˈgɑdʒɪk] *adj* schlaferzeugend, einschläfernd, hypnagog.
hyp•na•gogue [ˈhɪpnəgɒg] **I** *n* Schlafmittel *nt*, Hypnagogum *nt*, Hypnotikum *nt.* **II** *adj* schlaferzeugend, einschläfernd, hypnagog.
hyp•no•an•es•the•sia [hɪpnəˌænəsˈθiːʒə] *n anes.* Hypnonarkose *f*, -anästhesie *f.*
hyp•no•gen•ic [hɪpnəˈdʒenɪk] *adj* schlaf-, hypnoseerzeugend, hypnogen.
hyp•nog•e•nous [hɪpˈnɑdʒənəs] *adj* → hypnogenic.
hyp•no•sis anesthesia [hɪpˈnəʊsɪs] → hypnoanesthesia.
hyp•no•ther•a•py [hɪpnəˈθerəpɪ] *n* **1.** Schlaftherapie *f*, Hypnotherapie *f.* **2.** *psychia.* Hypnotherapie *f.*
hyp•not•ic [hɪpˈnɑtɪk] **I** *n* Schlafmittel *nt*, Hypnagogum *nt*, Hypnotikum *nt.* **II** *adj* **1.** schlaferzeugend, einschläfernd, hypnagog. **2.** hypnotisch, Hypnose-.
hy•po•a•cid•e•i•ty [ˌhaɪpəʊəˈsɪdətɪ] *n* Säuremangel *m*, Hyp(o)azidität *f.*
hy•po•ac•tiv•i•ty [ˌhaɪpəʊækˈtɪvətɪ] *n* verminderte Aktivität *f*, Hypoaktivität *f.*
hy•po•a•cu•sis [ˌhaɪpəʊəˈk(j)uːsɪs] *n HNO* Hörschwäche *f*, Hyp(o)akusis *f.*
hy•po•a•dre•nal•ism [ˌhaɪpəʊəˈdriːnəlɪzəm] *n* **1.** Nebenniereninsuffizienz *f*, Hyp(o)adrenalismus *m.* **2.** → hypoadrenocorticism.
hy•po•a•dre•no•cor•ti•cism [ˌhaɪpəʊəˌdriːnəʊˈkɔːrtɪsɪzəm] *n* Nebennierenrindeninsuffizienz *f*, NNR-Insuffizienz *f*, Hypoadrenokortizismus *m*, Hypokortikalismus *m*, Hypokortizismus *m.*
hy•po•al•bu•min•e•mia [ˌhaɪpəʊæl̩bjuːmɪˈniːmɪə] *n* Hyp(o)albuminämie *f.*
hy•po•al•ge•sia [ˌhaɪpəʊælˈdʒiːzɪə] *n* verminderte Schmerzempfindung *f*, Hypalgesie

195   **hypoglycemic encephalopathy**

f, Hypalgie *f.*

hy•po•al•i•men•ta•tion [ˌhaɪpəʊˌælɪmenˈteɪʃn] *n* Unterernährung *f,* Hyp(o)alimentation *f.*

hy•po•cal•ce•mia [ˌhaɪpəʊkælˈsiːmɪə] *n* Hypokalz(i)ämie *f.*

hy•po•cal•ce•mic tetany [ˌhaɪpəʊkælˈsiːmɪk] hypokalz(i)ämische Tetanie *f.*

hy•po•cal•cia [haɪpəʊˈkælsɪə] *n* Kalziummangel *m,* Hypokalzie *f.*

hy•po•cap•nia [haɪpəʊˈkæpnɪə] *n* Hypokapnie *f,* Hypokarbie *f.*

hy•po•cap•nic [haɪpəʊˈkæpnɪk] *adj* hypokapnisch.

hy•po•chlo•re•mic alkalosis [ˌhaɪpəʊkləʊˈriːmɪk] hypochlorämische Alkalose *f.*

hy•po•chlor•hy•dria [haɪpəʊˌklɔːˈhaɪdrɪə] *n* Hypochlorhydrie *f.*

hy•po•cho•les•ter•in•e•mia [ˌhaɪpəʊkəˌlestərɪˈniːmɪə] *n* → hypocholesterolemia.

hy•po•cho•les•ter•ol•e•mia [ˌhaɪpəʊkəˌlestərəʊˈliːmɪə] *n* Hypocholesterinämie *f.*

hy•po•cho•lia [haɪpəʊˈkəʊlɪə] *n* Hypocholie *f,* Oligocholie *f.*

hy•po•chon•dria [haɪpəʊˈkɒndrɪə] *n* **1.** Hypochondrie *f,* Krankheitswahn *m.* **2.** *pl* → hypochondrium.

hy•po•chon•dri•ac [haɪpəʊˈkɒndrɪæk] **I** *n psycho.* Hypochonder *m.* **II** *adj* **1.** *anat.* Hypochondrium betr. **2.** *psycho.* hypochondrisch.

hy•po•chon•dri•a•cal neurosis [ˌhaɪpəʊkənˈdraɪəkl] → hypochondria 1.

hypochondriac region → hypochondrium.

hy•po•chon•dri•um [haɪpəʊˈkɒndrɪəm] *n anat.* Hypochondrium *nt,* Regio hypochondriaca.

hy•po•chro•mic anemia [haɪpəʊˈkrəʊmɪk] hypochrome Anämie *f.*

hy•po•chro•sis [haɪpəʊˈkrəʊsɪs] *n hema.* Hypochromie *f.*

hy•po•chy•lia [haɪpəʊˈkaɪlɪə] *n* Hypochylie *f,* Oligochylie *f.*

hy•po•co•ag•u•la•bil•i•ty [ˌhaɪpəʊkəʊˌægjələˈbɪlətɪ] *n* verminderte Gerinnbarkeit *f,* Hypokoagulabilität *f.*

hy•po•co•ag•u•la•ble [ˌhaɪpəʊkəʊˈægjələbl] *adj* hypokoagulabel.

hy•po•cor•ti•cism [ˌhaɪpəʊˈkɔːtəsɪzəm] *n* → hypoadrenocorticism.

hy•po•cy•the•mia [ˌhaɪpəʊsaɪˈθiːmɪə] *n* Hypozythämie *f.*

hy•po•cy•to•sis [ˌhaɪpəʊsaɪˈtəʊsɪs] *n* Hypozytose *f.*

hy•po•dense [ˈhaɪpədens] *adj radiol.* hypodens.

hy•po•derm [ˈhaɪpəʊdɜːm] *n* Unterhautzellgewebe *nt,* Subkutis *f,* Hypodermis *f.*

hy•po•der•mal [haɪpəʊˈdɜːməl] *adj* subkutan, hypodermal.

hy•po•der•mic [haɪpəʊˈdɜːmɪk] **I** *n* → hypodermic injection. **II** *adj* subkutan, hypodermal.

hypodermic injection subkutane Injektion *f.*

hypodermic inoculation subkutane Injektion *f.*

hy•po•der•mis [haɪpəʊˈdɜːmɪs] *n* → hypoderm.

hy•po•er•ga•sia [ˌhaɪpəʊɜːˈgeɪʒ(ɪ)ə] *n* Hyp(o)ergasie *f.*

hy•po•er•gia [haɪpəʊˈɜːdʒɪə] *n* **1.** → hypoergasia. **2.** verminderte Reaktion(sfähigkeit *f) f,* abgeschwächte Reizempfindlichkeit *f,* Hypergie *f.*

hy•po•er•gic [haɪpəʊˈɜːdʒɪk] *adj* hyperg(isch).

hy•po•es•the•sia [ˌhaɪpəʊesˈθiːʒ(ɪ)ə] *n neuro.* verminderte Reizempfindlichkeit *f,* Hyp(o)ästhesie *f.*

hy•po•fer•ric anemia [haɪpəʊˈferɪk] Eisenmangelanämie *f,* sideropenische Anämie *f.*

hy•po•fer•rism [haɪpəʊˈferɪzəm] *n* Eisenmangel *m.*

hy•po•fer•tile [haɪpəʊˈfɜːtɪl] *adj* hypofertil.

hy•po•fer•til•i•ty [ˌhaɪpəʊfɜːˈtɪlətɪ] *n* verminderte Fruchtbarkeit *f,* Hypofertilität *f.*

hy•po•fi•brin•o•ge•ne•mia [ˌhaɪpəʊfɪˌbrɪnədʒəˈniːmɪə] *n* Fibrinogenmangel *m,* Hypofibrinogenämie *f.*

hy•po•func•tion [haɪpəʊˈfʌŋkʃn] *n* Unterfunktion *f,* Hypofunktion *f.*

hy•po•ga•lac•tia [ˌhaɪpəʊgəˈlækʃɪə] *n gyn.* verminderte Milchsekretion *f,* Hypogalaktie *f.*

hy•po•gam•ma•glo•bin•e•mia [haɪpəʊˌgæməˌgləʊbəˈniːmɪə] *n* → hypogammaglobulinemia.

hy•po•gam•ma•glob•u•li•ne•mia [haɪpəʊˌgæməˌglɒbjəlɪˈniːmɪə] *n* Gammaglobulinmangel *m,* Hypogammaglobulinämie *f.*

hy•po•gas•tric [haɪpəʊˈgæstrɪk] *adj* hypogastrisch, Unterbauch-.

hypogastric artery Hypogastrika *f,* Iliaka *f* interna, Arteria iliaca interna.

hypogastric region → hypogastrium.

hypogastric vein V. iliaca interna.

hy•po•gas•tri•um [haɪpəʊˈgæstrɪəm] *n* Unterbauch(gegend *f*) *m,* Scham(beinregion) *f,* Hypogastrium *nt,* Regio pubica.

hy•po•gen•i•tal•ism [haɪpəʊˈdʒenɪtəlɪzəm] *n* Hypogenitalismus *m.*

hy•po•glob•u•lia [ˌhaɪpəʊglɒˈbjuːlɪə] *n* Hypoglobulie *f.*

hy•po•glos•sal [haɪpəʊˈglɒsl] **I** *n* → hypoglossal nerve. **II** *adj* sublingual, Unterzungen-; Hypoglossus-.

hypoglossal canal Canalis hypoglossi.

hypoglossal nerve Hypoglossus *m,* XII. Hirnnerv *m,* Nervus hypoglossus.

hy•po•gly•ce•mia [ˌhaɪpəʊglaɪˈsiːmɪə] *n* Hypoglykämie *f,* Glukopenie *f.*

hy•po•gly•ce•mic [ˌhaɪpəʊglaɪˈsiːmɪk] **I** *n* Hypoglykämikum *nt.* **II** *adj* hypoglykämisch.

hypoglycemic coma hypoglykämisches Koma *nt,* hypoglykämischer Schock *m,* Coma hypoglycaemicum.

hypoglycemic encephalopathy hypo-

hypoglycemic shock 196

glykämische Enzephalopathie f.
hypoglycemic shock → hypoglycemic coma.
hy•po•go•nad•ism [haɪpəʊˈgəʊnædɪzəm] n Hypogonadismus m.
hy•po•hi•dro•sis [ˌhaɪpəʊhɪˈdrəʊsɪs] n verminderte Schweißsekretion f, Hypo(h)idrose f.
hy•po•hy•dra•tion [ˌhaɪpəʊhaɪˈdreɪʃn] n 1. Wassermangel m, Hypohydratation f. 2. Entwässerung f, Dehydratation f.
hy•po•in•su•lin•e•mia [haɪpəʊˌɪn(t)sjəlɪˈniːmɪə] n Hypoinsulinämie f, Insulinämie f.
hy•po•in•su•lin•ism [haɪpəʊˈɪn(t)sjəlɪnɪzəm] n Hypoinsulinismus m.
hy•po•ka•le•mia [ˌhaɪpəʊkəˈliːmɪə] n Hypokal(i)ämie f.
hy•po•ka•le•mic alkalosis [ˌhaɪpəʊkəˈliːmɪk] hypokaliämische Alkalose f.
hypokalemic nephropathy hypokaliämische Nephropathie f.
hypokalemic periodic paralysis familiäre paroxysmale hypokaliämische Lähmung f.
hypokalemic tubulopathy (Niere) hypokaliämische Tubulopathie f.
hy•po•ki•ne•sia [ˌhaɪpəʊkɪˈniːʒ(ɪ)ə] n Bewegungsarmut f, verminderte Spontanmotorik f, Hypokinese f, Hypomotilität f.
hy•po•ki•net•ic [ˌhaɪpəʊkɪˈnetɪk] adj hypokinetisch.
hy•po•leu•ke•mia [ˌhaɪpəʊluːˈkiːmɪə] n subleukämische Leukämie f.
hy•po•li•pe•mia [ˌhaɪpəʊlɪˈpiːmɪə] n Hypolipämie f, Hypolipidämie f.
hy•po•lip•i•de•mic [haɪpəʊˌlɪpəˈdiːmɪk] adj hypolipämisch, hypolipidämisch.
hy•po•lip•o•pro•tein•e•mia [haɪpəʊˌlɪpəˌprəʊtɪˈniːmɪə] n Hypolipoproteinämie f.
hy•po•li•quor•rhea [haɪpəʊˌlɪkwɔːˈrɪə] n Liquormangel m, Hypoliquorrhoe f.
hy•po•mag•ne•se•mia [haɪpəʊˌmægnɪˈsiːmɪə] n Hypomagnesiämie f.
hy•po•men•or•rhea [haɪpəʊˌmenəˈrɪə] n gyn. Hypomenorrhoe f.
hy•po•min•er•al•i•za•tion [haɪpəʊˌmɪnrələˈzeɪʃn] n radiol. Hypomineralisation f.
hy•po•mo•til•i•ty [ˌhaɪpəʊməʊˈtɪlətɪ] n 1. verringerte Motilität f, Hypomotilität f. 2. → hypokinesia.
hy•po•my•o•to•nia [ˌhaɪpəʊmaɪəˈtəʊnɪə] n verringerter Muskeltonus m, Hypomyotonie f.
hy•po•na•tre•mia [ˌhaɪpəʊnəˈtriːmɪə] n Hyponatriämie f.
hy•po•nych•i•um [ˌhaɪpəʊˈnɪkɪəm] n Nagelbettepithel nt, Hyponychium nt.
hy•po•par•a•thy•roid•ism [ˌhaɪpəʊˌpærəˈθaɪrɔɪdɪzəm] n Nebenschilddrüseninsuffizienz f, Hypoparathyr(e)oidismus m, Hypoparathyreose f.
hy•po•par•a•thy•roid tetany [haɪpəʊˌpærəˈθaɪrɔɪd] parathyreoprive Tetanie f.
hy•po•per•fu•sion [ˌhaɪpəʊpɜːˈfjuːʒn] n Mangeldurchblutung f, Hypoperfusion f.
hy•po•per•i•stal•sis [haɪpəʊˌperɪˈstɔːlsɪs] n verminderte Peristaltik f, Hypoperistaltik f.
hy•po•pha•ryn•ge•al diverticulum [ˌhaɪpəfəˈrɪndʒɪəl] Zenker-Divertikel nt, pharyngoösophageales Divertikel nt.
hy•po•phar•yn•gos•co•py [haɪpəʊˌfærɪŋˈgɒskəpɪ] n HNO Hypopharynxuntersuchung f, Hypopharyngoskopie f.
hy•po•phar•ynx [haɪpəʊˈfærɪŋks] n Hypo-, Laryngopharynx m.
hy•po•pho•ne•sis [ˌhaɪpəʊfəʊˈniːsɪs] n Schalldämpfung f, abgeschwächtes Atemgeräusch nt, gedämpfter Klopfschall m, Hypophonie f, Hypophonesie f.
hy•po•pho•nia [haɪpəʊˈfəʊnɪə] n HNO Stimmschwäche f, Hypophonie f.
hy•po•pho•ria [haɪpəʊˈfəʊrɪə] n ophthal. Hypophorie f.
hy•po•phos•pha•te•mia [haɪpəʊˌfɒsfəˈtiːmɪə] n Hypophosphatämie f.
hy•po•phre•nia [haɪpəʊˈfriːnɪə] n psychia. geistige Behinderung f, Hypophrenie f, Oligophrenie f.
hy•po•phren•ic [haɪpəʊˈfrenɪk] adj 1. subphrenisch, hypophrenisch. 2. geistig behindert, oligophren.
hy•poph•y•se•al adj → hypophysial.
hy•poph•y•sec•to•my [haɪˌpɒfəˈsektəmɪ] n neurochir. Hypophysenentfernung f, Hypophysektomie f.
hy•po•phys•e•o•por•tal circulation/system [ˌhaɪpəˌfɪzɪəˈpɔːrtl] hypophysärer Pfortader-/Portalkreislauf m, hypophysäres Pfortader-/Portalsystem nt.
hy•poph•y•si•al [haɪˌpɒfəˈziːəl, ˌhaɪpəˈfiːz-] adj hypophysär, pituitär, Hypophysen-.
hypophysial cachexia Simmonds-Kachexie f.
hypophysial dwarfism/infantilism Lorain-Syndrom nt, hypophysärer Zwergwuchs/Minderwuchs m.
hypophysial infarct Hypopyseninfarkt m, -infarzierung f.
hypophysial necrosis Hypophysennekrose f.
hypophysial stalk Hypophysenstiel m, Infundibulum hypothalami.
hy•po•phys•i•o•por•tal circulation/system [ˌhaɪpəˌfɪzɪəˈpɔːrtl] → hypophyseoportal circulation.
hy•po•phys•i•o•trop•ic hormone [ˌhaɪpəˌfɪzɪəʊˈtrɒpɪk] hypophysiotropes Hormon nt.
hy•poph•y•sis [haɪˈpɒfəsɪs] n Hirnanhangsdrüse f, Hypophyse f, Glandula pituitaria.
hy•po•pig•men•ta•tion [haɪpəˌpɪgmənˈteɪʃn] n Hypopigmentierung f.
hy•po•pi•tu•i•tar•ism [ˌhaɪpəpɪˈt(j)uːɪtərɪzəm] n Hypophysenvorderlappeninsuffizienz f, HVL-Insuffizienz f, Simmonds-Syndrom nt, Hypopituitarismus m.
hy•po•pla•sia [haɪpəˈpleɪʒ(ɪ)ə] n (Organ-)Unterentwicklung f, Hypoplasie f.
hy•po•plas•tic anemia [haɪpəˈplæstɪk]

hypoplastische Anämie f.
hypoplastic heart hypoplastisches Herz nt.
hypoplastic left-heart syndrome Linkshypoplasie-Syndrom nt.
hy•po•plas•ty ['haɪpəplæstɪ] n → hypoplasia.
hy•po•pnea [haɪpəʊ'niːə] n Hypopnoe f.
hy•po•pro•ac•cel•er•in•e•mia [ˌhaɪpəˌprəʊækˌselərɪ'niːmɪə] n Owren-Syndrom nt, Faktor-V-Mangel m, Hypoproaccelerinämie f.
hy•po•pro•con•ver•tin•e•mia [ˌhaɪpəˌprəʊkənˌvɜːtə'niːmɪə] n Faktor-VII-Mangel m, Hypoproconvertinämie f.
hy•po•pro•tein•e•mia [haɪpəˌprəʊtɪ(ɪ)n-'iːmɪə] n Hypoproteinämie f.
hy•po•pty•a•lism [haɪpə'taɪəlɪzəm] n verminderte Speichelsekretion f, Hypoptyalismus m, Hyposalivation f.
hy•po•py•on [haɪ'pəʊpɪən] n ophthal. Hypopyon nt.
hypopyon keratitis Hypopyonkeratitis f, Ulcus corneae serpens.
hy•po•re•flex•ia [ˌhaɪpəʊrɪ'fleksɪə] n neuro. Reflexabschwächung f, Hyporeflexie f.
hy•po•sal•i•va•tion [haɪpəˌsælɪ'veɪʃn] n → hypoptyalism.
hy•po•sen•si•tive [haɪpə'sensətɪv] adj **1.** vermindert reizempfindlich, hyposensibel. **2.** immun. vermindert reaktionsfähig, hyperg, hypergisch.
hy•po•sen•si•tiv•i•ty [haɪpəˌsensə'tɪvətɪ] n immun. verminderte Reaktion(sfähigkeit f) f, Hypergie f.
hy•po•sen•si•ti•za•tion [haɪpəˌsensətɪ-'zeɪʃn] n immun. Hyposensibilisierung f, Desensibilisierung f.
hy•po•so•mia [haɪpə'səʊmɪə] n pathologischer Kleinwuchs m, Kümmerwuchs m, Hyposomie f.
hy•po•som•nia [haɪpə'sɒmnɪə] n leichte Schlaflosigkeit f, Schlafstörung f, Hyposomnie f.
hy•po•spa•di•as [haɪpə'speɪdɪəs] n untere Harnröhrenspalte f, Hypospadie f.
hy•po•splen•ism [haɪpəʊ'splenɪzəm] n Milzunterfunktion f, Hyposplenismus m.
hy•pos•ta•sis [haɪ'pɒstəsɪs] n **1.** Senkung f, Hypostase f. **2.** patho. passive Blutfülle f, Senkungsblutfülle f, Hypostase f.
hy•po•stat•ic [haɪpə'stætɪk] adj **1.** hypostatisch. **2.** s. senkend, s. absetzend, hypostatisch.
hypostatic abscess Senkungsabszeß m.
hypostatic congestion hypostatische Blutstauung/Hyperämie f.
hypostatic pneumonia hypostatische Pneumonie f.
hy•pos•then•u•ria [ˌhaɪpɒsθɪ'n(j)ʊərɪə] n verminderte Harnkonzentration f, Hyposthenurie f.
hy•po•sys•to•le [haɪpə'sɪstəlɪ] n card. Hyposystole f.
hy•po•ten•sion [haɪpə'tenʃn] n **1.** niedriger Blutdruck m, Hypotonie f, Hypotonus m, Hypotonia f, Hypotension f. **2.** → hypotonia 1.
hy•po•ten•sive [haɪpə'tensɪv] **I** n Hypotoniker(in f) m. **II** adj hypotensiv.
hypotensive agent blutdrucksenkendes Mittel nt, Blutdrucksenker m.
hypotensive anesthesia anes. Hypotensionsanästhesie f, Vollnarkose f mit Hypotonie.
hy•po•ten•sor [haɪpə'tensər] n blutdrucksenkendes Mittel nt, Blutdrucksenker m.
hy•po•tha•lam•ic amenorrhea [ˌhaɪpəθə-'læmɪk] gyn. hypothalamische Amenorrhoe f.
hypothalamic-pituitary system Hypothalamus-Hypophysen-System nt, Hypophysenzwischenhirnsystem nt.
hy•po•thal•a•mot•o•my [haɪpəˌθælə-'mɒtəmɪ] n neurochir. Hypothalamotomie f.
hy•po•thal•a•mus [haɪpə'θæləməs] n Hypothalamus m.
hy•po•the•nar [haɪ'pəθənər, ˌhaɪpə'θiː-] **I** n Kleinfingerballen m, Hypothenar nt, Eminentia hypothenaris. **II** adj Hypothenar-.
hypothenar eminence → hypothenar I.
hy•po•ther•mia [haɪpə'θɜːmɪə] n **1.** Unterkühlung f, Hypothermie f. **2.** anes. künstliche/kontrollierte Hypothermie f.
hy•po•thy•re•o•sis [haɪpəˌθaɪrɪ'əʊsɪs] n → hypothyroidism.
hy•po•thy•roid [haɪpə'θaɪrɔɪd] adj hypothyreot.
hy•po•thy•roid•ism [haɪpə'θaɪrɔɪdɪzəm] n Schilddrüsenunterfunktion f, Hypothyreose f, Hypothyr(e)oidismus m.
hy•po•thy•ro•sis [ˌhaɪpəθaɪ'rəʊsɪs] n → hypothyroidism.
hy•po•to•nia [haɪpə'təʊnɪə] n **1.** Spannungs-, Tonusverminderung f, Hypotonie f, Hypotonus m. **2.** reduzierter Muskeltonus m, Muskelhypotonie f.
hy•po•ton•ic solution [haɪpə'tɒnɪk] hypotone Lösung f.
hy•po•to•nus [haɪpə'təʊnəs] n → hypotonia.
hy•po•tri•chi•a•sis [ˌhaɪpəʊtrɪ'kaɪəsɪs] n **1.** angeborener Haarmangel m, kongenitale Alopezie f. **2.** → hypotrichosis.
hy•po•tri•cho•sis [ˌhaɪpətrɪ'kəʊsɪs] n spärliche Behaarung f, Haarmangel m, Hypotrichose f, -trichia f.
hy•pot•ro•phy [haɪ'pɒtrəfɪ] n patho. Unterentwicklung f, Hypotrophie f.
hy•po•tro•pia [ˌhaɪpə'trəʊpɪə] n ophthal. Hypotropie f.
hy•po•ven•ti•la•tion [haɪpəˌventə'leɪʃn] n alveoläre Minderbelüftung f, Minderventilation f, Hypoventilation f.
hy•po•vi•ta•min•o•sis [haɪpəˌvaɪtəmɪ-'nəʊsɪs] n Vitaminmangelkrankheit f, Hypovitaminose f.
hy•po•vo•le•mia [ˌhaɪpəvəʊ'liːmɪə] n Hypovolämie f.
hy•po•vo•le•mic shock [ˌhaɪpəvəʊ-'liːmɪk] Volumenmangelschock m, hypo-

hypoxemia 198

volämischer Schock *m*.
hy•pox•e•mia [haɪpɒkˈsiːmɪə] *n* **1.** arterielle Hypoxie *f*, Hypoxämie *f*. **2.** → hypoxia.
hy•pox•e•mic [haɪpɒkˈsiːmɪk] *adj* hypoxämisch.
hy•pox•ia [haɪˈpɒksɪə] *n* Sauerstoffmangel *m*, Sauerstoffnot *f*, Hypoxie *f*.
hy•pox•ic [haɪˈpɒksɪs] *adj* hypoxisch.
hys•ter•al•gia [hɪstəˈrældʒ(ɪ)ə] *n gyn.* Gebärmutterschmerz(en *pl*) *m*, Hysteralgie *f*, Hysterodynie *f*, Metralgie *f*, Metrodynie *f*.
hys•ter•ec•to•my [hɪstəˈrektəmɪ] *n gyn.* Gebärmutterentfernung *f*, Hysterektomie *f*, Uterusexstirpation *f*.
hys•ter•e•sis [hɪstəˈriːsɪs] *n* **1.** verzögerter Wirkungseintritt *m*, verzögerte Reaktion *f*, Hysterese *f*. **2.** *card.* Hysterese *f*, Hysteresis *f*.
hys•te•ria [hɪˈstɪərɪə] *n psychia.* **1.** klassische Hysterie *f*, klassisches Konversionssyndrom *nt*. **2.** hysterische Reaktion *f*, Konversionsreaktion *f*, -neurose *f*, -hysterie *f*. **3.** hysterische/histrionische Persönlichkeit(sstörung *f*) *f*. **4.** übertriebene Erregbarkeit *f*, grundlose Erregung *f*, Hysterie *f*.
hys•ter•ic [hɪˈsterɪk] **I** *n* Hysteriker(in *f*) *m*. **II** *adj* → hysterical.
hys•ter•i•cal [hɪˈsterɪkl] *adj* **1.** hysterisch. **2.** leicht erregbar, übernervös, hysterisch.
hysterical anesthesia *neuro.* hysterische/psychogene Anästhesie *f*.
hysterical blindness psychogene Blindheit *f*.
hysterical contracture hysterische/psychogene Kontraktur *f*.
hysterical convulsion hysterische/psychogene Konvulsion *f*.
hysterical deafness psychogene Schwerhörigkeit/Taubheit *f*.
hysterical neurosis → hysteria 2.
hysterical paralysis hysterische/psychogene Lähmung *f*.
hysterical personality hysterische/histrionische Persönlichkeit(sstörung *f*) *f*.
hysterical vomiting psychogenes/hysterisches Erbrechen *nt*.
hysteric amnesia hysterische/psychogene Amnesie *f*.
hysteric aphonia hysterische/psychogene Aphonie *f*.
hysteric pregnancy psychogene Scheinschwangerschaft *f*.
hys•ter•i•form [hɪˈsterɪfɔːrm] *adj* hysterieähnlich, -förmig, hysteriform.
hys•ter•o•cele [ˈhɪstərəʊsiːl] *n gyn.* Hysterozele *f*, Hernia uterina.
hys•ter•o•cer•vi•cot•o•my [hɪstərəʊˌsɜrvɪˈkɒtəmɪ] *n* → hysterotrachelotomy.
hys•ter•o•col•pec•to•my [ˌhɪstərəʊkɒlˈpektəmɪ] *n gyn.* Hysterokolpektomie *f*.
hys•ter•o•col•pos•co•py [ˌhɪstərəʊkɒlˈpɒskəpɪ] *n* Hysterokolposkopie *f*.
hys•ter•o•dyn•ia [hɪstərəʊˈdiːnɪə] *n* → hysteralgia.
hys•te•rog•ra•phy [hɪstəˈrɒgrəfɪ] *n* **1.** *radiol.* Hysterographie *f*, Uterographie *f*. **2.** *gyn.* Hysterographie *f*.
hys•ter•o•lith [ˈhɪstərəlɪθ] *n* Gebärmutterstein *m*, Hysterolith *m*, Uterolith *m*.
hys•te•rol•y•sis [hɪstəˈrɒləsɪs] *n gyn.* Gebärmutterlösung *f*, Hysterolyse *f*.
hys•te•rom•e•try [hɪstəˈrɒmətrɪ] *n gyn.* Hysterometrie *f*.
hys•ter•o•my•o•ma [ˌhɪstərəʊmaɪˈəʊmə] *n* Gebärmutter-, Uterusmyom *nt*.
hys•ter•o•my•o•mec•to•my [hɪstərəʊˌmaɪəˈmektəmɪ] *n gyn.* Hysteromyomektomie *f*.
hys•ter•o•my•ot•o•my [ˌhɪstərəʊmaɪˈɒtəmɪ] *n gyn.* Hysteromyotomie *f*.
hystero-oophorectomy *n gyn.* Hysterooophorektomie *f*, Hysteroovariektomie *f*.
hys•te•rop•a•thy [hɪstəˈrɒpəθɪ] *n* Gebärmuttererkrankung *f*, Hystero-, Metro-, Uteropathie *f*.
hys•ter•o•pexy [ˈhɪstərəʊpeksɪ] *n gyn.* Gebärmutterfixierung *f*, -anheftung *f*, Hysteropexie *f*, Uteropexie *f*.
hys•ter•op•to•sis [ˌhɪstərɒpˈtəʊsɪs] *n gyn.* Gebärmuttersenkung *f*, Metroptose *f*, Hysteroptose *f*, Descensus uteri.
hys•ter•or•rha•phy [hɪstəˈrɔrəfɪ] *n gyn.* **1.** Gebärmutternaht *f*, Hysterorrhaphie *f*. **2.** → hysteropexy.
hys•ter•or•rhex•is [ˌhɪstərəʊˈreksɪs] *n gyn.* Gebärmutterruptur *f*, Hystero-, Metrorrhexis *f*.
hys•ter•o•sal•pin•gog•ra•phy [hɪstərəʊˌsælpɪŋˈgɒgrəfɪ] *n radiol.* Utero-, Metro-, Hysterotubographie *f*, Utero-, Metro-, Hysterosalpingographie *f*.
hysterosalpingo-oophorectomy *n gyn.* Hysterosalpingo-oophorektomie *f*, Hysterosalpingoovariektomie *f*.
hys•ter•o•sal•pin•gos•to•my [hɪstərəˌsælpɪŋˈgɒstəmɪ] *n gyn.* Hysterosalpingostomie *f*.
hys•ter•os•co•py [hɪstəˈrɒskəpɪ] *n gyn.* Gebärmutterspiegelung *f*, Hyteroskopie *f*.
hys•ter•o•spasm [ˈhɪstərəspæzəm] *n gyn.* Gebärmutterkrampf *m*, Hystero-, Uterospasmus *m*.
hys•te•rot•o•my [hɪstəˈrɒtəmɪ] *n gyn.* Gebärmutterschnitt *m*, Hysterotomie *f*.
hys•ter•o•trach•e•lec•ta•sia [hɪstərəˌtrækəlekˈteɪʒ(ɪ)ə] *n gyn.* Zervixdehnung *f*, -dilatation *f*.
hys•ter•o•trach•e•lec•to•my [hɪstərəˌtrækəˈlektəmɪ] *n gyn.* Gebärmutterhalsentfernung *f*, Zervixresektion *f*.
hys•ter•o•trach•e•lo•plas•ty [hɪstərəˈtrækələʊplæstɪ] *n gyn.* Gebärmutterhals-, Zervixplastik *f*.
hys•ter•o•trach•e•lor•rha•phy [hɪstərəˌtrækəˈlɔrəfɪ] *n gyn.* Zervixnaht *f*.
hys•ter•o•trach•e•lot•o•my [hɪstərəˌtrækəˈlɒtəmɪ] *n gyn.* Zervixschnitt *m*.
hys•ter•o•tu•bog•ra•phy [ˌhɪstərət(j)uːˈbɒgrəfɪ] *n* → hysterosalpingography.
H zone H-Bande *f*, H-Streifen *m*, H-Zone *f*, helle Zone *f*.

I

i•at•ro•gen•ic infection [aɪˌætrə'dʒenɪk] iatrogene Infektion *f.*
iatrogenic injury iatrogene Schädigung *f.*
I band I-Bande *f,* I-Streifen *m,* I-Zone *f,* isotrope Bande *f.*
ice bag [aɪs] Eisbeutel *m.*
ice pack Eispackung *f.*
ich•thy•o•sis [ɪkθɪ'əʊsɪs] *n derm.* **1.** Ichthyose *f,* Ichthyosis *f.* **2.** Fischschuppenkrankheit *f,* Ichthyosis simplex/vulgaris.
ich•thy•o•tox•ism [ɪkθɪə'tɑksɪzəm] *n* Fischvergiftung *f,* Ichthyotoxismus *m.*
ic•ter•ic [ɪk'terɪk] *adj* gelbsüchtig, ikterisch, Ikterus-.
ic•ter•i•tious [ɪktə'rɪʃəs] *adj* → icteric.
ic•ter•o•gen•ic spirochetosis [ɪktərəʊ-'dʒenɪk] Weil-Krankheit *f,* Leptospirosis icterohaemorrhagica.
ic•ter•oid ['ɪktərɔɪd] *adj* gelbsüchtig, ikterisch.
ic•ter•us ['ɪktərəs] *n* Gelbsucht *f,* Ikterus *m,* Icterus *m.*
ic•tus ['ɪktəs] *n* Attacke *f,* Synkope *f,* Iktus *m,* Ictus *m.*
i•de•al weight [aɪ'dɪəl] Idealgewicht *nt.*
i•den•ti•cal twins [aɪ'dentɪkl] eineiige/erbgleiche/identische/monovuläre/monozygote Zwillinge *pl.*
id•i•o•cy ['ɪdɪəsɪ] *n psychia.* hochgradiger Schwachsinn *m,* Idiotie *f.*
id•i•o•pa•thet•ic [ˌɪdɪəpə'θetɪk] *adj* → idiopathic.
id•i•o•path•ic [ɪdɪə'pæθɪk] *adj* selbständig, idiopathisch; essentiell, primär, genuin.
idiopathic abortion *gyn.* idiopathischer Abort *m.*
idiopathic anemia idiopathische/essentielle/primäre Anämie *f.*
idiopathic bradycardia idiopathische/essentielle Bradykardie *f.*
idiopathic cardiomyopathy primäre/idiopathische Kardiomyopathie *f.*
idiopathic disease idiopathische Erkrankung *f.*
idiopathic epilepsy idiopathische/essentielle/endogene/genuine Epilepsie *f.*
idiopathic hypertension essentielle/idiopathische/primäre Hypertonie *f.*
idiopathic hypoparathyroidism idiopathischer Hypoparathyreoidismus *m.*

idiopathic infantilism proportionierter Zwergwuchs/Minderwuchs *m.*
idiopathic megacolon idiopathisches Megakolon *nt,* Megacolon idiopathicum.
idiopathic myocarditis idiopathische Myokarditis *f,* Fiedler-Myokarditis *f.*
idiopathic osteoporosis idiopathische Osteoporose *f.*
idiopathic thrombocytopenic purpura idiopathische thrombozytopenische Purpura *f,* essentielle/idiopathische Thrombozytopenie *f,* Morbus Werlhof *m.*
id•i•op•a•thy [ɪdɪ'ɑpəθɪ] *n patho.* idiopathische Erkrankung *f.*
id•i•o•re•flex [ɪdɪə'rɪfleks] *n neuro.* Eigen-, Idioreflex *m.*
id•i•o•syn•cra•sy [ɪdɪə'sɪŋkrəsɪ] *n* **1.** Veranlagung *f,* Idio(syn)krasie *f.* **2.** *immun.* (angeborene) Überempfindlichkeit *f,* Idio(syn)krasie *f.* **3.** *psychia.* heftige Abneigung *f,* starker Widerwillen *m,* Idiosynkrasie *f.*
id•i•o•tope ['ɪdɪətəʊp] *n genet.* Idiotop *nt,* Idiotypendeterminante *f.*
id•i•o•ty•py ['ɪdɪətaɪpɪ] *n genet.* Idiotypie *f.*
id•i•o•ven•tric•u•lar rhythm [ˌɪdɪəven-'trɪkjələr] idioventrikuläre Erregungsbildung *f,* Kammerautomatie *f.*
id reaction *immun.* Id-Typ *m,* -Reaktion *f.*
IgA glomerulonephritis/nephropathy Berger-Krankheit *f,* mesangiale/fokalbetonte Glomerulonephritis *f.*
il•e•ac ['ɪlɪæk] *adj* **1.** ileal, Ileo-, Ileum-. **2.** ileusartig.
il•e•al atresia ['ɪlɪəl] Ileumatresie *f.*
ileal bypass *chir.* Ileumausschaltung *f,* ilealer/jejunaler Bypass/Shunt *m.*
ileal conduit *chir.* Ileumblase *f,* -conduit *nt/m.*
ileal diverticulum Meckel-Divertikel *nt.*
ileal shunt → ileal bypass.
ileal stoma *chir.* Ileostoma *nt.*
il•e•ec•to•my [ɪlɪ'ektəmɪ] *n chir.* Ileumresektion *f,* Ileektomie *f.*
il•e•i•tis [ɪlɪ'aɪtɪs] *n* Ileumentzündung *f,* Ileitis *f.*
il•e•o•ce•cal fistula [ˌɪlɪəʊ'siːkl] *patho.* ileozäkale Fistel *f,* Ileozäkalfistel *f.*
ileocecal valve Bauhin-Klappe *f,* Ileozäkalklappe *f,* Valva ileocaecalis/ilealis.

ileocecostomy 200

il•e•o•ce•cos•to•my [ˌɪliəʊsɪ'kɑstəmɪ] *n chir.* Ileum-Zäkum-Fistel *f*, Ileozäkostomie *f*.

il•e•o•ce•cum [ɪliəʊ'siːkəm] *n* Ileozäkum *nt*.

il•e•o•col•ic intussusception [ɪliəʊ-'kɑlɪk] *chir.* ileokolische Invagination *f*.

ileocolic valve → ileocecal valve.

il•e•o•co•li•tis [ˌɪliəʊkə'laɪtɪs] *n* Ileokolitis *f*, Ileocolitis *f*.

il•e•o•co•los•to•my [ˌɪliəʊkə'lɑstəmɪ] *n chir.* Ileum-Kolon-Fistel *f*, Ileokolostomie *f*.

il•e•o•cys•tos•to•my [ˌɪliəʊsɪs'tɑstəmɪ] *n urol.* Ileum-Blasen-Fistel *f*, Ileozystostomie *f*.

il•e•o•il•e•al fistula [ɪliəʊ'ɪlɪəl] ileoileale Fistel *f*.

ileoileal intussusception *chir.* ileoileale Invagination *f*.

il•e•o•proc•tos•to•my [ˌɪliəʊprɑk'tɑstəmɪ] *n* → ileorectostomy.

il•e•o•rec•tal anastomosis [ɪliəʊ'rektəl] ileorektale Anastomose *f*.

ileorectal fistula *patho.* Ileum-Rektum-Fistel *f*, ileorektale Fistel *f*.

il•e•o•rec•tos•to•my [ˌɪliəʊrek'tɑstəmɪ] *n chir.* Ileum-Rektum-Fistel *f*, Ileoproktostomie *f*, Ileorektostomie *f*.

il•e•or•rha•phy [ɪlɪ'ɔrəfɪ] *n chir.* Ileumnaht *f*, Ileorrhaphie *f*.

il•e•o•sig•moid fistula [ˌɪliəʊ'sɪgmɔɪd] *patho.* Ileum-Sigma-Fistel *f*, Ileosigmoidalfistel *f*.

il•e•o•sig•moi•dos•to•my [ˌɪliəʊˌsɪgmɔɪ-'dɑstəmɪ] *n chir.* Ileum-Sigma-Fistel *f*, Ileosigmoidostomie *f*.

il•e•os•to•my [ɪlɪ'ɑstəmɪ] *n chir.* Ileumfistelung *f*, Ileostomie *f*.

il•e•ot•o•my [ɪlɪ'ɑtəmɪ] *n chir.* Ileumeröffnung *f*, Ileotomie *f*.

il•e•o•trans•vers•os•to•my [ɪliəʊˌtrænsvers'ɑstəmɪ] *n chir.* Ileotransversostomie *f*.

il•e•o•u•re•thros•to•my [ɪliəʊˌjʊərɪ'θrɑstəmɪ] *n* ileal conduit.

il•e•um ['ɪliəm] *n* Ileum *nt*, Intestinum ileum.

il•e•us ['ɪliəs] *n chir.* Darmverschluß *m*, Ileus *m*.

il•i•ac bone ['ɪliæk] Darmbein *nt*, Ilium *nt*, Os ilii/iliacum.

iliac crest Becken-, Darmbeinkamm *m*, Crista iliaca.

iliac crest puncture Beckenkammpunktion *f*.

il•i•o•fem•or•al ligament [ɪliəʊ'femərəl] Bigelow-Band *nt*, Ligamentum iliofemorale.

iliofemoral triangle *ortho.* Bryant-Dreieck *nt*, Iliofemoraldreieck *m*.

il•i•o•hy•po•gas•tric nerve [ɪliəʊˌhaɪpə-'gæstrɪk] Iliohypogastrikus *m*, Nervus iliohypogastricus.

il•i•o•in•gui•nal nerve [ɪliəʊ'ɪŋgwənl] Ilioinguinalis *m*, Nervus ilioinguinalis.

il•i•o•pso•as (muscle) [ɪliəʊ'səʊəs] Iliopsoas *m*, Musculus iliopsoas.

iliopsoas sign/test *chir.* Cope-Zeichen *nt*, Psoaszeichen *nt*.

il•i•o•sa•cral joint[ɪliəʊ'seɪkrəl] Iliosakralgelenk *nt*, Articulatio sacroiliaca.

il•i•o•tib•i•al band/tract [ɪliəʊ'tɪbɪəl] Maissiat-Band *nt*, Tractus iliotibialis.

il•i•um ['ɪliəm] *n* Darmbein *nt*, Ilium *nt*, Os ilii/iliacum.

ill [ɪl] **I** *n* **1.** Übel *nt*, Unglück *nt*. **2.** → illness. **II** *adj* krank, erkrankt. **be taken ill/fall ill** krank werden, erkranken (*with* an).

il•laq•ue•a•tion [əˌlækwɪ'eɪʃn] *n ophthal.* Illaqueation *f*.

ill•ness ['ɪlnɪs] *n* Krankheit *f*, Erkrankung *f*, Leiden *nt*.

im•age ['ɪmɪdʒ] **I** *n* **1.** *opt.* Bild *nt*. **2.** *psycho.* Wiedererleben *nt*. **3.** Vorstellung *f*, Bild *nt*. **II** *vt* bildlich darstellen.

image intensifier *radiol.* Bildverstärker *m*.

im•ag•i•na•tion [ɪˌmædʒɪ'neɪʃn] *n* Vorstellung *f*, Einbildung *f*; Vorstellungs-, Einbildungskraft *f*, Imagination *f*. **in imagination** in der Vorstellung, im Geiste.

im•ag•ing method/procedure ['ɪmədʒɪŋ] *radiol.* bildgebendes Verfahren *nt*.

im•be•cile ['ɪmbəsɪl] *adj* mittelgradig schwachsinnig, imbezil(l).

im•be•cil•i•ty [ɪmbə'sɪlətɪ] *n* mittelgradiger Schwachsinn *m*, Imbezil(l)ität *f*.

im•ma•ture ['ɪmətʃʊər] *adj* unreif, unausgereift.

immature cataract beginnender Star *m*, Cataracta incipiens.

immature infant Frühgeborenes *nt*.

immature labor vorzeitige Geburt *f*, Frühgeburt *f*.

im•ma•tu•ri•ty [ɪmə'tʃʊərətɪ] *n ped.* Unreife *f*, Immaturität *f*.

im•me•di•ate allergy [ɪ'miːdɪɪt] → immediate hypersensitivity.

immediate auscultation direkte Auskultation *f*.

immediate hypersensitivity anaphylaktische Überempfindlichkeit *f*, anaphylaktischer Typ *m* der Überempfindlichkeitsreaktion, Überempfindlichkeitsreaktion *f* vom Soforttyp, Typ I der Überempfindlichkeitsreaktion.

immediate percussion direkte Perkussion *f*.

immediate transfusion direkte Transfusion *f*.

im•med•i•ca•ble [ɪ'medɪkəbl] *adj* (*Krankheit*) unheilbar, inkurabel.

im•mi•nent abortion ['ɪmənənt] *gyn.* drohender Abort *m*, Abortus imminens.

im•mo•bile [ɪ'məʊbl] *adj* unbeweglich, immobil; bewegungslos.

im•mo•bi•li•za•tion [ɪˌməʊbəlaɪ'zeɪʃn] *n* **1.** *ortho.* Ruhigstellung *f*, Immobilisierung *f*, Immobilisation *f*. **2.** Feststellen *nt*, Immobilisieren *nt*.

immobilization osteoporosis *ortho.* Immobilisationsosteoporose *f*.

im•mo•bi•lize [ɪ'məʊbəlaɪz] *vt ortho.* ruhigstellen, immobilisieren.

im•mo•bi•liz•ing bandage [ɪ'məʊbə-

laɪzɪŋ] *ortho.* Immobilisationsverband *m.*
im•mune [ɪ'mjuːn] *adj* immun (*against, to* gegen); Immun(o)-.
immune adherence Immunadhärenz *f.*
immune adsorption Immunadsorption *f.*
immune agglutinin Immunagglutinin *nt.*
immune antibody Immunantikörper *m.*
immune assay → immunoassay.
immune body Antikörper *m.*
immune complex Immunkomplex *m,* Antigen-Antikörper-Komplex *m.*
immune-complex disease/disorder Immunkomplexkrankheit *f.*
immune complex hypersensitivity Immunkomplex-vermittelte Überempfindlichkeitsreaktion *f,* Arthus-Typ *m* der Überempfindlichkeitsreaktion, Typ III *m* der Überempfindlichkeitsreaktion.
immune complex nephritis Immunkomplexnephritis *f.*
immune deficiency → immunodeficiency.
immune globulin Immunglobulin *nt.*
immune mechanism Immunmechanismus *m.*
immune reaction → immune response.
immune response Immunantwort *f,* -reaktion *f,* immunologische Reaktion *f.*
  cellular immune response zelluläre Immunantwort.
  humoral immune response humorale Immunantwort.
  primary immune response Primärantwort, -reaktion *f.*
  secondary immune response Sekundärantwort, -reaktion *f.*
immune serum Immun-, Antiserum *nt.*
immune system Immunsystem *nt.*
immune tolerance **1.** Immuntoleranz *f.* **2.** Immunparalyse *f.*
im•mu•ni•ty [ɪ'mjuːnətɪ] *n* Immunität *f* (*from, against* gegen).
im•mu•ni•za•tion [ˌɪmjənə'zeɪʃn] *n* Immunisierung *f,* Immunisation *f.*
im•mu•nize ['ɪmjənaɪz] *vt* immunisieren, immun machen (*against* gegen).
im•mu•no•as•say [ˌɪmjənəʊə'seɪ] *n* Immunoassay *m.*
im•mu•no•blas•tic lymphadenopathy [ɪmjənəʊ'blæstɪk] angioimmunoblastische/immunoblastische Lymphadenopathie *f,* Lymphogranulomatosis X *f.*
immunoblastic lymphoma immunoblastisches (malignes) Lymphom *nt,* Retikulumzellensarkom *nt.*
im•mu•no•com•pe•tence [ɪmjənəʊ'kɑmpətəns] *n* Immunkompetenz *f.*
im•mu•no•com•pe•tent [ɪmjənəʊ'kɑmpətənt] *adj* immunologisch kompetent, immunkompetent.
immunocompetent cell Immunozyt *m,* immunkompetente Zelle *f.*
im•mu•no•com•pro•mised [ɪmjənəʊ-'kɑmprəmaɪzd] *adj* abwehrgeschwächt.
im•mu•no•cyte [ɪmjənəʊ'saɪt] *n* immunkompetente Zelle *f,* Immunozyt *m.*

im•mu•no•cy•to•ma [ˌɪmjənəʊsaɪ'təʊmə] *n* Immunozytom *nt,* lymphoplastozytisches Lymphom *nt.*
im•mu•no•de•fi•cien•cy [ˌɪmjənəʊdɪ-'fɪʃənsɪ] *n* Immundefekt *m,* Immunmangelkrankheit *f,* Defektimmunopathie *f.*
  immunodeficiency with elevated IGM Immundefektsyndrom *nt* mit IGM-Überproduktion.
  immunodeficiency with increased IGM → immunodeficiency with elevated IGM.
  immunodeficiency with thrombocytopenia and eczema Wiskott-Aldrich-Syndrom *n.*
immunodeficiency disease/disorder/ syndrome → immunodeficiency.
im•mu•no•de•pres•sant [ˌɪmjənəʊdɪ-'presənt] *n* → immunosuppressive agent.
im•mu•no•de•pres•sion [ˌɪmjənəʊdɪ-'preʃn] *n* → immunosuppression.
im•mu•no•de•pres•sive [ˌɪmjənəʊdɪ-'presɪv] **I** *n* → immunosuppressive agent. **II** *adj* → immunosuppressive II.
im•mu•no•de•pres•sor [ˌɪmjənəʊdɪ-'presər] *n* → immunosuppressor agent.
im•mu•no•de•vi•a•tion [ɪmjənəʊˌdɪvɪ-'eɪʃn] *n* Immundeviation *f.*
im•mu•no•di•ag•no•sis [ɪmjənəʊˌdaɪəg-'nəʊsɪs] *n* Sero-, Serumdiagnostik *f.*
im•mu•no•dif•fu•sion [ˌɪmjənəʊdɪ'fjuː-ʒn] *n* Immun(o)diffusion *f.*
im•mu•no•e•lec•tro•pho•re•sis [ˌɪmjə-nəʊɪˌlektrəʊfə'riːsɪs] *n* Immun(o)elektrophorese *f.*
im•mu•no•fil•tra•tion [ˌɪmjənəʊfɪl'treɪʃn] *n* Immunofiltration *f.*
im•mu•no•fluo•res•cence [ˌɪmjənəʊfluə-'resəns] *n* Immun(o)fluoreszenz *f.*
im•mu•no•gen [ɪ'mjuːnədʒən] *n* Immunogen *nt.*
im•mu•no•ge•net•ics [ˌɪmjənəʊdʒə-'netɪks] *pl* Immungenetik *f.*
im•mu•no•gen•ic [ɪmjənəʊ'dʒenɪk] *adj* immunogen.
im•mu•no•glob•u•lin [ɪmjənəʊ'glɑbjəlɪn] *n* Immunglobulin *nt.*
im•mu•no•glob•u•li•nop•a•thy [ɪmjənəʊ-ˌglɑbjəlɪ'nɑpəθɪ] *n* Gammopathie *f.*
im•mu•no•in•com•pe•tence [ˌɪmjənəʊɪn-'kɑmpətəns] *n* Immuninkompetenz *f.*
im•mu•no•in•com•pe•tent [ˌɪmjənəʊɪn-'kɑmpətənt] *adj* immunologisch inkompetent, immuninkompetent.
im•mu•no•log•ic [ɪmjənə'lɑdʒɪk] *adj* → immunological.
im•mu•no•log•i•cal [ɪmjənəʊ'lɑdʒɪkl] *adj* immunologisch, Immun(o)-.
immunological deficiency (syndrome) → immunodeficiency.
immunological memory immunologisches Gedächtnis *nt.*
immunologic competence → immunocompetence.
immunologic incompetence → immunoincompetence.

immunologic paralysis Immunparalyse *f.*
immunologic resistance Immunresistenz *f.*
immunologic tolerance 1. Immuntoleranz *f.* **2.** Immunparalyse *f.*
im·mu·nol·o·gy [ˌɪmjəˈnɑlədʒɪ] *n* Immunologie *f.*
im·mu·no·mod·u·la·tion [ˌɪmjənəʊˌmɑdʒəˈleɪʃn] *n* Immunmodulation *f.*
im·mu·no·pa·thol·o·gy [ˌɪmjənəʊpəˈθɑlədʒɪ] *n* Immun(o)pathologie *f.*
im·mu·no·pro·phy·lax·is [ˌɪmjənəʊˌprəʊfəˈlæksɪs] *n* Immunprophylaxe *f.*
im·mu·no·re·ac·tion [ˌɪmjənəʊrɪˈækʃn] *n* → immune response.
im·mu·no·re·ac·tive [ˌɪmjənəʊrɪˈæktɪv] *adj* immun(o)reaktiv.
im·mu·no·scin·tig·ra·phy [ˌɪmjənəʊsɪnˈtɪgrəfɪ] *n radiol.* Immunszintigraphie *f.*
im·mu·no·stim·u·lant [ˌɪmjənəʊˈstɪmjələnt] *n* Immunstimulans *nt.*
im·mu·no·stim·u·la·tion [ˌɪmjənəʊˌstɪmjəˈleɪʃn] *n* Immunstimulation *f.*
im·mu·no·sup·pres·sant [ˌɪmjənəʊsəˈpresənt] *n* → immunosuppressive agent.
im·mu·no·sup·pressed [ˌɪmjənəʊsəˈprest] *adj* immunosupprimiert.
im·mu·no·sup·pres·sion [ˌɪmjənəʊsəˈpreʃn] *n* Immun(o)suppression *f,* Immun(o)depression *f.*
im·mu·no·sup·pres·sive [ˌɪmjənəʊsəˈpresɪv] **I** *n* → immunosuppressive agent. **II** *adj* immun(o)suppressiv, immun(o)depressiv.
immunosuppressive agent Immun(o)suppressivum *nt,* Immun(o)depressivum *nt,* immun(o)suppressive/immun(o)depressive Substanz *f.*
im·mu·no·sur·veil·lance [ˌɪmjənəʊsɜːˈveɪl(j)ənts] *n* Immunüberwachung *f,* Immunsurveillance *f.*
im·mu·no·ther·a·py [ˌɪmjənəʊˈθerəpɪ] *n* Immuntherapie *f.*
im·mu·no·tol·er·ance [ˌɪmjənəʊˈtɑlərən(t)s] *n* → immunologic tolerance.
im·mu·no·tox·in [ˌɪmjənəʊˈtɑksɪn] *n* Immun(o)toxin *nt.*
im·mu·no·trans·fu·sion [ˌɪmjənəʊˌtrænzˈfjuːʃn] *n* Immun(o)transfusion *f.*
im·pact·ed cerumen [ɪmˈpæktɪd] Zeruminalpfropf *m.*
impacted fracture eingestauchte Fraktur *f.*
im·pac·tion [ɪmˈpækʃn] *n ortho.* Einkeilung *f,* Verkeilung *f,* Impaktion *f.*
im·pair [ɪmˈpeər] *vt* (*Gesundheit*) schädigen.
im·pair·ment [ɪmˈpeərmənt] *n* Beeinträchtigung *f,* Schwächung *f;* (*Gesundheit*) Schädigung *f.*
im·pal·pa·ble [ɪmˈpælpəbl] *adj* (*Puls*) nicht palpierbar.
im·ped·ance audiometry [ɪmˈpiːdns] *HNO* Impedanzaudiometrie *f.*
im·per·fo·rate [ɪmˈpɜːfərɪt] *adj patho.* verschlossen, nicht-perforiert, atretisch.
imperforate anus *embryo.* Analatresie *f,* Atresia ani.
imperforate hymen nicht-perforiertes Hymen *nt,* Hymen imperforatus.
im·per·fo·ra·tion [ɪmˌpɜːfəˈreɪʃn] *n patho.* angeborener Verschluß *m,* angeborene Atresie *f.*
im·pe·tig·i·ni·za·tion [ˌɪmpeˌtɪdʒənaɪˈzeɪʃn] *n derm.* Impetiginisierung *f,* Impetigenisation *f.*
im·pe·tig·i·nous [ɪmpeˈtɪdʒənəs] *adj derm.* impetigoartig, impetiginös.
impetiginous cheilitis Lippenimpetigo *f.*
im·pe·ti·go [ˌɪmpəˈtaɪgəʊ] *n derm.* **1.** Eiter-, Grind-, Krustenflechte *f,* Impetigo contagiosa/vulgaris. **2.** Schälblasenausschlag *m,* Pemphigoid *nt* der Neugeborenen, Impetigo bullosa.
im·plant [*n* ˈɪmplænt; *v* ɪmˈplænt] *chir.* **I** *n* Implantat *nt.* **II** *vt* ein-, verpflanzen (*in, into*); implantieren.
im·plan·ta·tion [ˌɪmplænˈteɪʃn] *n* **1.** *embryo.* Einnistung *f,* Implantation *f,* Nidation *f.* **2.** *chir.* Ein-, Verpflanzung *f,* Implantation *f.*
implantation cyst Implantationszyste *f.*
implantation metastasis Implantationsmetastase *f.*
im·plant·ed pacemaker [ɪmˈplæntɪd] *card.* interner/implantierter Herzschrittmacher *m.*
im·po·tence [ˈɪmpətəns] *n* **1.** *andro.* Impotentia coeundi. **2.** *andro.* Zeugungsunfähigkeit *f,* Impotentia generandi.
im·po·tent [ˈɪmpətənt] *adj* **1.** unfähig (*in doing, to do* zu tun); hilflos, ohnmächtig. **2.** *andro.* impotent; zeugungsunfähig.
im·pres·sion [ɪmˈpreʃn] *n* Eindruck *m* (*of* von); Gefühl *nt; psycho.* (Sinnes-)Eindruck *m,* sinnlicher Reiz *m.*
impression preparation *histol.* Abklatschpräparat *nt.*
impression tonometer *ophthal.* Impressionstonometer *nt.*
im·pres·sive aphasia [ɪmˈpresɪv] sensorische Aphasie *f,* Wernicke-Aphasie *f.*
im·prove [ɪmˈpruːv] **I** *vt* verbessern. **II** *vi s.* (ver-)bessern, besser werden, Fortschritte machen, *s.* erholen.
im·prove·ment [ɪmˈpruːvmənt] *n* (Ver-)Besserung *f;* Erholung *f.*
in·ac·ti·vate [ɪnˈæktɪveɪt] *vt* **1.** *immun.* unwirksam machen, inaktivieren. **2.** *micro.* inaktivieren.
in·ac·ti·vat·ed vaccine [ɪnˈæktɪveɪtɪd] Totimpfstoff *m,* -vakzine *f,* inaktivierter Impfstoff *m.*
in·ac·tive [ɪnˈæktɪv] *adj* **1.** untätig, nicht aktiv, inaktiv. **2.** *patho.* ruhend, inaktiv, Inaktivitäts-.
inactive tuberculosis inaktive/vernarbte/verheilte Tuberkulose *f.*
in·a·ni·tion [ɪnəˈnɪʃn] *n patho.* Inanition *f.*
inanition fever *ped.* Durstfieber *nt.*
in·ap·pa·rent [ɪnəˈpærənt] *adj* symptomlos, symptomarm, inapparent, nicht sichtbar.

inapparent infection inapparente Infektion *f.*

in·ap·pe·tence [ɪnˈæpɪtəns] *n* Appetitlosigkeit *f,* Inappetenz *f.*

in·ar·tic·u·late [ɪnɑːrˈtɪkjəlɪt] *adj* (*Sprache*) undeutlich (ausgesprochen), unverständlich, unartikuliert.

in·ar·tic·u·late·ness [ɪnɑːrˈtɪkjəlɪtnɪs] *n* (*Sprache*) Undeutlichkeit *f,* Unverständlichkeit *f.*

in·born [ˈɪnbɔːrn] *adj* angeboren, bei der Geburt vorhanden.

inborn reflex angeborener Reflex *m.*

in·ca·pac·i·tate [ɪnkəˈpæsɪteɪt] *vt* **1.** unfähig *od.* untauglich machen (*for sth.* für etw.). **2.** behindern, arbeits- *od.* erwerbsunfähig machen.

in·ca·pac·i·tat·ed [ɪnkəˈpæsɪteɪtɪd] *adj* **1.** behindert. **2.** arbeits-, erwerbsunfähig.

in·ca·pac·i·ty [ɪnkəˈpæsətɪ] *n* Unfähigkeit *f,* Untauglichkeit *f.* **incapacity for work** Arbeitsunfähigkeit; Erwerbsunfähigkeit.

in·car·cer·at·ed hernia [ɪnˈkɑːrsəreɪtɪd] inkarzerierte/eingeklemmte Hernie *f.*

in·car·cer·a·tion [ɪnˌkɑːrsəˈreɪʃn] *n patho.* Einklemmung *f,* Inkarzeration *f.*

in·ci·den·tal finding [ɪnsɪˈdentl] Zufallsbefund *m.*

incidental murmur *card.* akzidentelles (Herz-)Geräusch *nt.*

in·cin·er·a·tion [ɪnˌsɪnəˈreɪʃn] *n* **1.** Verbrennung *f.* **2.** Feuerbestattung *f,* Kremation *f,* Veraschung *f.*

in·cip·i·ent abortion [ɪnˈsɪpɪənt] *gyn.* beginnender Abort *m,* Abortus incipiens.

incipient cataract beginnender Star *m,* Cataracta incipiens.

in·ci·sal [ɪnˈsaɪzl] *adj* schneidend, Schneide-.

in·cise [ɪnˈsaɪz] *vt* ein-, aufschneiden, inzidieren.

incise drape *chir.* Inzisionsfolie *f.*

in·cised wound [ɪnˈsaɪzd] Schnittwunde *f,* Schnitt *m.*

in·ci·sion [ɪnˈsɪʒn] *n* **1.** Schnittwunde *f,* Schnitt *m.* **2.** (Ein-)Schnitt *m,* Eröffnung *f,* Inzision *f.* **3.** Einschneiden *nt,* Inzidieren *nt.*

in·ci·sion·al biopsy [ɪnˈsɪʒnəl] Inzisionsbiopsie *f,* Probeinzision *f.*

incisional hernia Narbenbruch *m,* -hernie *f.*

incisional pain schneidender Schmerz *m.*

in·ci·sive tooth [ɪnˈsaɪzɪv] → incisor (tooth).

in·ci·sor (tooth) [ɪnˈsaɪzər] Schneidezahn *m,* Incisivus *m,* Dens incisivus.

in·ci·su·ra [ˌɪnsaɪˈzʊərə] *n* [S.U. INCISURA] **2.** *physiol.* Inzisur *f.*

in·cis·ure [ɪnˈsɪʒər] *n* [S.U. INCISURA]

in·cli·na·tion [ɪnklɪˈneɪʃn] *n* **1.** Neigung *f;* Gefälle *nt; anat.* Inklination *f.* **2.** (*Person*) Neigung *f,* Tendenz *f,* Hang *m* (*for, to* zu).

in·cli·nom·e·ter [ɪnkləˈnɑmɪtər] *n ophthal.* Inklinometer *nt.*

in·clu·sion [ɪnˈkluːʃn] *n* Einschluß *m,* Inklusion *f.*

inclusion body Einschluß-, Elementarkörperchen *nt.*

inclusion body disease Zytomegalie (-Syndrom *nt*) *f,* Zytomegalievirusinfektion *f.*

inclusion body encephalitis subakute sklerosierende Panenzephalitis *f,* Einschlußkörperenzephalitis Dawson *f.*

inclusion cell disease I-Zellen-Krankheit *f,* Mukolipidose II *f.*

inclusion cells Inklusionszellen *pl,* I-Zellen *pl.*

inclusion conjunctivitis *ophthal.* Einschluß-, Schwimmbadkonjunktivitis *f.*

inclusion cyst Einschlußzyste *f.*

in·co·ag·u·la·bil·i·ty [ɪnkəʊˌægjələˈbɪlətɪ] *n* Ungerinnbarkeit *f.*

in·co·ag·u·la·ble [ɪnkəʊˈægjələbl] *adj* nicht gerinnbar, ungerinnbar.

in·co·her·ent speech [ɪnkəʊˈhɪərənt] *psychia.* inkohärente/unzusammenhängende Sprache *f.*

in·com·i·tant strabismus [ɪnˈkɑmɪtənt] *ophthal.* Lähmungsschielen *nt,* Strabismus paralyticus.

in·com·pat·i·bil·i·ty [ˌɪnkəmˌpætəˈbɪlətɪ] *n* Unvereinbarkeit *f,* Unverträglichkeit *f,* Inkompatibilität *f.*

incompatibility reaction Unverträglichkeitsreaktion *f.*

in·com·pat·i·ble [ɪnkəmˈpætɪbl] *adj* unvereinbar, unverträglich, inkompatibel (*with* mit).

in·com·pat·i·ble·ness [ɪnkəmˈpætɪblnɪs] *n* → incompatibility.

in·com·pe·tence [ɪnˈkɑmpɪtəns] *n* **1.** Unfähigkeit *f,* Inkompetenz *f.* **2.** Unzulänglichkeit *f,* Insuffizienz *f.* **incompetence of the cardiac valves** (Herz-)Klappeninsuffizienz.

in·com·pe·tent [ɪnˈkɑmpɪtənt] *adj* **1.** unfähig (*to do* zu tun); untüchtig. **2.** nicht ausreichend (*for* für); unzulänglich, mangelhaft, insuffizient.

in·com·plete [ˌɪnkəmˈpliːt] *adj* unvollständig, unvollkommen, inkomplett.

incomplete abortion *gyn.* inkompletter/unvollständiger Abort *m.*

incomplete antibody nicht-agglutinierender/inkompletter/blockierender Antikörper *m.*

incomplete dislocation *ortho.* unvollständige Verrenkung *f,* Ausrenkung *f,* Subluxation *f.*

incomplete fistula inkomplette/blinde Fistel *f.*

incomplete fracture unvollständiger Bruch *m,* unvollständige Fraktur *f.*

incomplete paralysis leichte Lähmung *f,* motorische Schwäche *f,* Parese *f.*

in·con·ti·nence [ɪnˈkɑntnens] *n patho.* Inkontinenz *f.*

incontinence of feces Stuhl-, Darminkontinenz.

incontinence of urine Harninkontinenz.

in·con·ti·nent [ɪnˈkɑntnənt] *adj patho.* inkontinent.

in·crust [ɪnˈkrʌst] **I** *vt* verkrusten, überkrusten. **II** *vi* s. verkrusten, s. überkrusten.

in·crus·ta·tion [ˌɪnkrʌˈsteɪʃn] *n* **1.** Kruste *f*, Grind *m*, Schorf *m*. **2.** *patho.* Verkrustung *f*, Inkrustation *f*.

in·cu·bate [ˈɪnkjəbeɪt] **I** *n* Inkubat *nt*. **II** *vt micro.* inkubieren.

in·cu·ba·tion [ˌɪnkjəˈbeɪʃn] *n* **1.** *micro.* (Be-, Aus-)Brüten *nt*, Inkubation *f*. **2.** *ped.* Aufzucht *f* im Inkubator, Inkubation *f*. **3.** → incubation period.

incubation period/stage *patho.* Inkubationszeit *f*.

in·cu·ba·tor [ˈɪnkjəbeɪtər] *n* **1.** *micro.* Brutschrank *m*, Inkubator *m*. **2.** *ped.* Brutkasten *m*, Inkubator *m*.

in·cu·dal [ˈɪnkjədl] *adj* Amboß-, Incus-.

in·cu·dec·to·my [ˌɪnkjəˈdektəmɪ] *n HNO* Amboßentfernung *f*, Inkudektomie *f*.

in·cu·do·mal·le·o·lar articulation [ˌɪŋkədəʊməˈlɪələr] Hammer-Amboß-Gelenk *nt*, Inkudomalleolargelenk *nt*, Articulatio incudomallearis.

in·cu·do·sta·pe·di·al articulation [ˌɪŋkədəʊstəˈpɪdɪəl] Amboß-Steigbügel-Gelenk *nt*, Inkudostapedialgelenk *nt*, Articulatio incudostapedialis.

in·cur·a·bil·i·ty [ɪnˌkjʊərəˈbɪlətɪ] *n (Krankheit)* Unheilbarkeit *f*, Inkurabilität *f*.

in·cur·a·ble [ɪnˈkjʊərəbl] *adj (Krankheit)* unheilbar, nicht heilbar, inkurabel.

in·cus [ˈɪŋkəs] *n anat.* Amboß *m*, Incus *m*.

in·den·ta·tion tonometer [ˌɪndenˈteɪʃn] *ophthal.* Impressionstonometer *nt*.

in·dex [ˈɪndeks] *n* **1.** Zeigefinger *m*, Index *m*. **2.** Register *nt*, Verzeichnis *nt*, Index *m*. **3.** Index *m*, Meßziffer *f*, Meß-, Vergleichszahl *f*. **4.** (Uhr-)Zeiger *m*; (Waage) Zunge *f*.

index ametropia *ophthal.* Indexametropie *f*.

index finger Zeigefinger *m*, Index *m*.

index myopia *ophthal.* Brechungsmyopie *f*.

in·di·cate [ˈɪndəkeɪt] *vt* **1.** hinweisen, hindeuten auf. **2.** *(Therapie)* erfordern, angezeigt erscheinen lassen, indizieren.

in·di·cat·ed [ˈɪndəkeɪtɪd] *adj* angezeigt, angebracht, indiziert.

in·di·ca·tion [ˌɪndəˈkeɪʃn] *n* **1.** (An-)Zeichen *nt* (of für); Hinweis *m* (of auf). **2.** Heilanzeige *f*, Indikation *f* (for für).

in·di·ca·tor [ˈɪndəkeɪtər] *n* **1.** *chem., stat.* Indikator *m*. **2.** *techn.* (An-)Zeiger *m*, Zähler *m*, Messer *m*, Meß-, Anzeigegerät *nt*.

in·dif·fer·ence [ɪnˈdɪf(ə)rəns] *n* Teilnahmslosigkeit *f*, Gleichgültigkeit *f*, Desinteresse *nt*, Indifferenz *f* (to, towards gegenüber).

in·dif·fer·ent [ɪnˈdɪf(ə)rənt] *adj* **1.** teilnahmslos, gleichgültig, indifferent (to, towards gegenüber). **2.** *phys.* neutral, unbestimmt, indifferent.

in·di·gest·i·ble [ˌɪndəˈdʒestəbl] *adj* un-, schwerverdaulich.

in·di·ges·tion [ˌɪndəˈdʒestʃn] *n* **1.** Verdauungsstörung *f*, Indigestion *f*. **2.** Magenverstimmung *f*, verdorbener Magen *m*.

in·dig·i·ta·tion [ɪnˌdɪdʒəˈteɪʃn] *n* → intussusception.

in·di·rect [ɪndəˈrekt] *adj* mittelbar, indirekt.

indirect bilirubin freies/indirektes/unkonjugiertes Bilirubin *nt*.

indirect fracture indirekte Fraktur *f*.

indirect hemagglutination indirekte/passive Hämagglutination *f*.

indirect hernia äußerer/seitlicher/indirekter/schräger Leistenbruch *m*, Hernia inguinalis externa/indirecta/lateralis/obliqua.

indirect laryngoscopy *HNO* indirekte Kehlkopfspiegelung/Laryngoskopie *f*.

indirect reflex gekreuzter/diagonaler/konsensueller Reflex *m*.

indirect vision indirektes/peripheres Sehen *nt*.

in·dis·pen·sa·ble [ɪndəˈspensəbl] *adj* unentbehrlich, unbedingt notwendig (to für). **indispensable to life** lebensnotwendig.

in·di·vid·u·al [ɪndəˈvɪdʒuːəl] **I** *n* Einzelmensch *m*, -person *f*, Individuum *nt*, Einzelne(r *m*) *f*. **II** *adj* einzeln, individuell, Einzel-, Individual-.

in·di·vid·u·al·i·za·tion [ɪndəˌvɪdʒəwælaɪˈzeɪʃn] *n* Individualisierung *f*, Individualisation *f*.

individual psychology Individualpsychologie *f*.

individual therapy/treatment *psychia.* Individualtherapie *f*.

in·do·lence [ˈɪndləns] *n* **1.** *(Schmerz)* Unempfindlichkeit *f*, Schmerzlosigkeit *f*, Indolenz *f*. **2.** *patho.* langsamer Verlauf *m*, langsamer Heilungsprozeß *m*.

in·do·lent [ˈɪndlənt] *adj* **1.** (schmerz-) unempfindlich, indolent. **2.** schmerzlos, indolent. **3.** langsam voranschreitend, langsam heilend, indolent.

in·duce [ɪnˈd(j)uːs] *vt (Narkose, Schlaf)* bewirken, auslösen, herbeiführen, induzieren; *(Geburt)* einleiten.

in·duced abortion [ɪnˈd(j)uːst] *gyn.* **1.** artifizieller/induzierter Abort *m*, Schwangerschaftsabbruch *m*. **2.** indizierter Abort *m*.

induced labor induzierte Geburt *f*.

in·duc·tion [ɪnˈdʌkʃn] *n* **1.** *anes.* Einleitung(sphase *f*) *f*. **2.** *biochem.* (Enzym-)Induktion *f*. **induction of labor** Geburtseinleitung *f*.

in·du·rate [ˈɪnd(j)ʊərɪt] *adj* verhärtet, induriert.

in·du·ra·tion [ˌɪnd(j)ʊəˈreɪʃn] *n patho.* (Gewebs-)Verhärtung *f*, Induration *f*.

in·dus·tri·al [ɪnˈdʌstrɪəl] *adj* industriell, gewerblich, Industrie-, Betriebs-, Arbeits-.

industrial accident Arbeits-, Betriebsunfall *m*.

industrial deafness chronische Lärmschwerhörigkeit *f*.

industrial dermatitis/dermatosis berufsbedingte Kontaktdermatitis *f*.

industrial disease Berufskrankheit *f*.

industrial injury Betriebsunfall *m.*
industrial medicine Arbeitsmedizin *f.*
industrial psychology Arbeits-, Betriebspsychologie *f.*
in•dwell•ing catheter [ɪn'dwelɪŋ] Verweil-, Dauerkatheter *m.*
in•ed•i•ble [ɪn'edəbl] *adj* ungenießbar, nicht eßbar.
in•er•tia uteri [ɪ'nɜrʃ(j)ə] *gyn.* Wehenschwäche *f,* Inertia uteri.
in•fan•cy ['ɪnfænsɪ] *n* **1.** frühe Kindheit *f,* frühes Kindesalter *nt,* Säuglingsalter *nt.* **2.** *forens.* Minderjährigkeit *f.*
in•fant ['ɪnfənt] **I** *n* **1.** Säugling *m;* Kleinkind *nt.* **2.** Minderjährige(r *m*) *f.* **II** *adj* **3.** Säuglings-; Kinder-, Kindes-. **4.** minderjährig.
infant botulism Säuglingsbotulismus *m.*
infant death Säuglingstod *m,* Tod *m* im ersten Lebensjahr.
in•fan•ti•cide [ɪn'fæntɪsaɪd] *n* **1.** Kind(e)stötung *f.* **2.** Kind(e)s-, Kindermörder(in *f*) *m.*
in•fan•tile ['ɪnfəntaɪl, -tɪl] *adj* **1.** kindlich, im Kindesalter, infantil. **2.** *psychia.* infantil.
infantile atrophy Säuglingsdystrophie *f,* Marasmus *m.*
infantile autism frühkindlicher Autismus *m,* Kanner-Syndrom *nt.*
infantile cerebral palsy *neuro.* zerebrale Kinderlähmung *f,* infantile Zerebralparese *f.*
infantile cortical hyperostosis Caffey-Silverman-Syndrom *nt,* Hyperostosis corticalis infantilis.
infantile coxitis Säuglingskoxitis *f.*
infantile diarrhea Sommerdiarrhö *f.*
infantile diplegia *neuro.* Geburtslähmung *f,* geburtstraumatische Lähmung *f.*
infantile glaucoma Glaukom *nt* der Kinder, angeborenes Glaukom *nt,* Hydrophthalmus *m,* Buphthalmus *m.*
infantile hemiplegia geburtstraumatische Hemiplegie *f.*
infantile paralysis (epidemische) Kinderlähmung *f,* Heine-Medin-Krankheit *f,* Poliomyelitis (epidemica) anterior acuta.
infantile pressure alopecia Säuglingsglatze *f,* Dekubitalalopezie *f,* Alopecia decubitalis.
infantile scoliosis *ortho.* Säuglingsskoliose *f.*
in•fan•ti•lism ['ɪnfəntlɪzəm] *n* **1.** körperlicher/physischer/somatischer Infantilismus *m.* **2.** psychischer Infantilismus *m.*
infant mortality Säuglingssterblichkeit *f,* Erstjahressterblichkeit *f.*
in•farct [ˌɪnfɑːrkt, ɪn'fɑːrkt] *n* Infarkt *m.*
in•farc•tion [ɪn'fɑːrkʃn] *n* **1.** Infarzierung *f,* Infarktbildung *f.* **2.** Infarkt *m.*
in•faust [ɪn'faʊst] *adj* ungünstig, aussichtslos, infaust.
in•fect [ɪn'fekt] *vt patho.* jdn. *od.* etw. infizieren, jdn. anstecken (*with* mit; *by* durch). **become infected** s. infizieren *od.* anstecken.
in•fect•ed abortion [ɪn'fektɪd] *gyn.* infektiöser Abort *m.*

in•fec•tion [ɪn'fekʃn] *n* **1.** Ansteckung *f,* Infektion *f.* **catch/take an infection** s. infizieren *od.* anstecken. **2.** Infekt *m,* Infektion *f,* Infektionskrankheit *f.*
infection-immunity *n* Infektions-, Infektimmunität *f.*
in•fec•ti•os•i•ty [ɪnˌfekʃɪ'ɑsətɪ] *n* Ansteckungsfähigkeit *f,* Infektiosität *f.*
in•fec•tious [ɪn'fekʃəs] *adj* ansteckungsfähig, ansteckend, infektiös.
infectious arthritis Infektarthritis *f.*
infectious disease Infekt *m,* Infektion *f,* Infektionskrankheit *f.*
infectious eczematoid dermatitis Engman-Krankheit *f,* infektiöse ekzematoide Dermatitis *f.*
infectious icterus/jaundice Weil-Krankheit *f,* Leptospirosis icterohaemorrhagica.
infectious mononucleosis Pfeiffer-Drüsenfieber *nt,* infektiöse Mononukleose *f,* Monozytenangina *f.*
infectious wart *derm.* gemeine/gewöhnliche Warze *f,* Stachelwarze *f,* Verruca vulgaris.
in•fec•tive asthma [ɪn'fektɪv] infektallergisches Asthma *nt.*
infective disease → infectious disease.
infective embolism infektiöse/septische Embolie *f.*
infective jaundice → infectious icterus.
infective thrombus infektiöser Thrombus *m.*
in•fec•tiv•i•ty [ˌɪnfek'tɪvətɪ] *n* → infectiosity.
in•fe•cund [ɪn'fiːkənd] *adj* unfruchtbar, infertil.
in•fe•cun•di•ty [ˌɪnfɪ'kʌndətɪ] *n* (weibliche) Unfruchtbarkeit *f,* Infertilität *f.*
in•fe•ri•or [ɪn'fɪərɪər] *adj* **1.** untere(r, s), inferior, Unter-. **2.** untergeordnet, niedriger, geringer.
inferior concha untere Nasenmuschel *f,* Concha nasalis inferior.
inferior horn of lateral ventriculus Unterhorn *nt* des Seitenventrikels, Cornu inferius/temporale ventriculi lateralis.
in•fe•ri•or•i•ty [ɪnˌfɪərɪ'ɔrətɪ] *n* Unterlegenheit *f* (*to* gegenüber); Minderwertigkeit *f.*
inferiority complex *psycho.* Minderwertigkeitskomplex *m.*
inferior lip Unterlippe *f,* Labium inferius.
inferior mediastinum unterer Mediastinalraum *m,* unteres Mediastinum *nt.*
inferior opening of pelvis → inferior strait.
inferior ramus of pubis unterer Schambeinast *m,* Ramus inferior ossis pubis.
inferior strait Beckenausgang *m,* Apertura pelvis inferior.
inferior tarsus Lidplatte *f* des Unterlids, Tarsus inferior.
inferior tracheotomy unterer Luftröhrenschnitt *m,* untere Tracheotomie *f.*
in•fer•tile [ɪn'fɜrtl] *adj* unfruchtbar, infertil.
in•fer•til•i•ty [ˌɪnfɜr'tɪlətɪ] *n* Unfruchtbarkeit

f, Infertilität *f.*

in•fest [ɪn'fest] *vt micro. (Parasit)* verseuchen, befallen.

in•fes•ta•tion [ɪnfes'teɪʃn] *n* Parasitenbefall *m*, -infektion *f*, Infestation *f.*

in•fest•ed [ɪn'festɪd] *adj (Parasit)* verseucht, befallen, infiziert.

infested abortion *gyn.* infektiöser Abort *m.*

in•fil•tra•tion [ɪnfɪl'treɪʃn] *n* **1.** *patho.* Infiltration *f*, Infiltrierung *f.* **2.** *patho.* Infiltrat *nt.*

infiltration analgesia/anesthesia *anes.* Infiltrationsanästhesie *f.*

in•firm [ɪn'fɜrm] *adj* schwach, gebrechlich.

in•fir•ma•ry [ɪn'fɜrmərɪ] *n* **1.** Krankenhaus *nt.* **2.** Krankenzimmer *nt*, -revier *nt*; Sanitätsstation *f.*

in•fir•mi•ty [ɪn'fɜrmətɪ] *n* **1.** Schwäche *f*, Gebrechlichkeit *f*; Gebrechen *nt.* **2.** Geistesschwäche *f.*

in•flame [ɪn'fleɪm] **I** *vt* entzünden. **become inflamed** s. entzünden. **II** *vi* **1.** s. entzünden. **2.** Feuer fangen, s. entzünden.

in•flam•ma•ble [ɪn'flæməbl] *adj* entflammbar, brennbar, (leicht) entzündlich; feuergefährlich.

in•flam•ma•tion [ɪnflə'meɪʃn] *n patho.* Entzündung *f*, Inflammation *f.*

in•flam•ma•to•ry [ɪn'flæmətɔːriː] *adj* entzündlich, Entzündungs-.

inflammatory edema entzündliches Ödem *nt.*

inflammatory exudate entzündliches Exsudat *nt.*

inflammatory infiltrate/infiltration entzündliches Infiltrat *nt.*

inflammatory rheumatism rheumatisches Fieber *nt*, akuter Gelenkrheumatismus *m.*

in•flict [ɪn'flɪkt] *vt (Schaden)* zufügen, *(Wunde)* beibringen *(on, upon).*

in•flu•en•za [ɪnfluː'enzə] *n* Grippe *f*, Influenza *f.*

influenza A A-Grippe *f*, Influenza A *f.*

influenza B B-Grippe *f*, Influenza B *f.*

influenza bacillus Pfeiffer-(Influenza-)Bazillus *m*, Haemophilus influenzae.

in•flu•en•zal [ɪnfluː'enzl] *adj* grippal, Influenza-, Grippe-.

influenzal encephalitis Grippe-, Influenzaenzephalitis *f.*

influenza-like *adj* grippe-, influenzaähnlich, grippal.

influenzal pneumonia 1. Grippe-, Influenzapneumonie *f.* **2.** Haemophilus-influenza-Pneumonie *f.*

influenzal virus → influenza virus.

influenza pneumonia → influenzal pneumonia.

influenza vaccine Grippe-, Influenzaimpfstoff *m*, -vakzine *f.*

influenza virus Grippe-, Influenzavirus *nt.*

in•fra•cla•vic•u•lar fossa [ˌɪnfrəklə-'vɪkjələr] Mohrenheim-Grube *f*, Trigonum deltoideopectorale, Fossa infraclavicularis.

infraclavicular infiltrate *patho.* infraklavikuläres Infiltrat *nt.*

infraclavicular triangle → infraclavicular fossa.

in•frac•tion [ɪn'frækʃn] *n ortho.* Haarbruch *m*, (Knochen-)Fissur *f*, Infraktur *f*, Infraktion *f.*

in•frac•ture [ɪn'fræktʃər] *n* → infraction.

in•fra•di•a•phrag•mat•ic [ɪnfrəˌdaɪəfræg-'mætɪk] *adj* infradiaphragmal, subphrenisch.

in•fra•gle•noid tubercle [ɪnfrə'gliːnɔɪd] Tuberculum infraglenoidale.

in•fra•glot•tic cavity [ɪnfrə'glɑtɪk] infraglottischer Raum *m*, Cavitas infraglottica.

in•fra•hy•oid muscles [ɪnfrə'haɪɔɪd] infrahyoidale Muskulatur *f*, Musculi infrahyoidei.

in•fra•mam•ma•ry region [ɪnfrə'mæmərɪ] Regio inframammaria.

in•fra•nod•al extrasystole [ɪnfrə'nəʊdl] *card.* ventrikuläre Extrasystole *f.*

in•fra•or•bit•al canal [ɪnfrə'ɔːrbɪtl] Infraorbitalkanal *m*, Canalis infraorbitalis.

infraorbital foramen Foramen infraorbitale.

infraorbital nerve Infraorbitalis *m*, Nervus infraorbitalis.

infraorbital region Infraorbitalregion *f*, Regio infraorbitalis.

infraorbital sulcus Infraorbitalfurche *f*, Sulcus infraorbitalis.

in•fra•pal•pe•bral sulcus [ɪnfrə'pælpəbrəl] Unterlidfurche *f*, Sulcus infrapalpebralis.

in•fra•pa•tel•lar [ɪnfrəpə'telər] *adj* infrapatellar, subpatellar.

in•fra•red [ɪnfrə'red] **I** *n* **1.** Ultra-, Infrarot *nt.* **2.** Infrarot-, Ultrarotlicht *nt*, IR-Licht *nt*, UR-Licht *nt.* **II** *adj* ultra-, infrarot.

infrared cataract Feuer-, Glasbläserstar *m*, Infrarotkatarakt *f.*

infrared rays Infrarotstrahlen *pl.*

in•fra•ster•nal angle [ɪnfrə'stɜrnl] epigastrischer Winkel *m*, Rippenbogenwinkel *m*, Angulus infrasternalis.

in•fra•tem•po•ral fossa [ɪnfrə'temp(ə)rəl] Unterschläfengrube *f*, Fossa infratemporalis.

in•fra•ten•to•ri•al tumor [ˌɪnfrətən-'tɔːrɪəl] infratentorieller Tumor *m.*

in•fre•quent menstruation [ɪn'friːkwənt] Oligomenorrhoe *f.*

infrequent pulse langsamer Puls *m*, Pulsus rarus.

in•fun•dib•u•lar [ɪnfʌn'dɪbjələr] *adj* infundibulär.

infundibular part of adenohypophysis Trichterlappen *m*, Pars infundibularis/tuberalis adenohypophyseos.

infundibular stalk Hypophysenstiel *m*, Infundibulum hypothalami.

infundibular stenosis *card.* Infundibulumstenose *f*, subvalvuläre/infundibuläre Pulmonalstenose *f.*

in•fun•dib•u•lec•to•my [ˌɪnfəndɪbjə-

'lektəmɪ] *n HTG* Infundibulektomie *f,* Infundibulumresektion *f.*

in•fun•dib•u•lum [ɪnfən'dɪbjələm] *n* **1.** *anat.* Infundibulum *nt.* **2. (infundibulum of heart)** Conus arteriosus, Infundibulum *nt.*

infundibulum of urinary bladder Blasengrund *m,* Blasenfundus *m,* Fundus vesicae.

infundibulum of uterine tube Tubentrichter, Infundibulum tubae uterinae.

in•fuse [ɪn'fju:z] *vt* infundieren.

in•fu•sion [ɪn'fju:ʒn] *n* **1.** Infusion *f.* **2.** *pharm.* Aufguß *m,* Infusum *nt;* Tee *m.*

infusion apparatus Infusionsgerät *nt.*

infusion bottle Infusionsflasche *f.*

infusion cannula Infusionskanüle *f.*

infusion chemotherapy Infusionschemotherapie *f.*

infusion fluid Infusionsflüssigkeit *f.*

infusion therapy Infusionstherapie *f.*

in•gra•ves•cence [ɪŋgrə'vesn(t)s] *n* (langsam-progrediente) Verschlimmerung *f.*

in•gra•ves•cent apoplexy [ɪŋgrə'vesnt] langsam-progrediente Apoplexie *f.*

in•grown ['ɪŋgrəʊn] *adj* eingewachsen.

in•gui•nal ['ɪŋgwɪnl] *adj* inguinal, Inguinal-, Leisten-.

inguinal canal Leistenkanal *m,* Canalis inguinalis.

inguinal falx Leistensichel *f,* Falx inguinalis, Tendo conjunctivus.

inguinal fossa Leistengrube *f,* Fossa inguinalis.

inguinal hernia Leistenbruch *m,* -hernie *f,* Hernia inguinalis.

acquired inguinal hernia erworbener Leistenbruch.

congenital inguinal hernia angeborener Leistenbruch.

direct inguinal hernia direkter/innerer/gerader Leistenbruch, Hernia inguinalis interna/medialis/directa.

external inguinal hernia äußerer/seitlicher/indirekter/schräger Leistenbruch, Hernia inguinalis externa/indirecta/lateralis/obliqua.

inguinal ligament Leistenband *nt,* Ligamentum inguinale, Arcus inguinale.

inguinal reflex Geigel-Reflex *m,* Leistenreflex *m,* Femoroabdominalreflex *m.*

inguinal region Leiste *f,* Leistengegend *f,* Regio inguinalis.

inguinal ring Leistenring *m.*

deep inguinal ring innerer Leistenring, Anulus inguinalis profundus.

superficial inguinal ring äußerer Leistenring, Anulus inguinalis superficialis.

inguinal testis Leisten-, Inguinalhoden *m.*

in•gui•no•dyn•ia [ˌɪŋgwɪnəʊ'di:nɪə] *n* Leistenschmerz *m.*

in•hal•ant [ɪn'heɪlənt] **I** *n* **1.** Inhalat *nt.* **2.** Inhalationsmittel *nt,* -präparat *nt.* **II** *adj* einatmend, Inhalations-.

in•ha•la•tion [ɪnhə'leɪʃn] *n* **1.** Einatmung *f,* Einatmen *nt,* Inhalation *f.* **2.** → inhalant 2.

in•ha•la•tion•al [ɪnhə'leɪʃnəl] *adj* inhalativ, Inhalations-.

inhalation allergy Inhalationsallergie *f.*

inhalation anesthesia Inhalationsnarkose *f.*

inhalation anesthetic Inhalationsnarkotikum *nt.*

inhalation pneumonia Aspirationspneumonie *f.*

inhalation therapy Inhalationstherapie *f.*

in•ha•la•tor ['ɪnhəleɪtər] *n* Inhalationsapparat *m,* Inhalator *m.*

in•hale [ɪn'heɪl] *vt, vi* einatmen, inhalieren.

in•hal•er [ɪn'heɪlər] *n* → inhalator.

in•her•ent immunity [ɪn'hɪərənt] angeborene Immunität *f.*

in•her•it [ɪn'herɪt] **I** *vt* (er-)erben (*from* von). **II** *vi* erben.

in•her•it•a•ble [ɪn'herɪtəbl] *adj* vererbbar, erblich, Erb-.

in•her•it•ance [ɪn'herɪtəns] *n* **1.** Vererbung *f.* **by inheritance** erblich, durch Vererbung. **2.** Erbgut *nt.*

in•her•it•ed immunity [ɪn'herɪtɪd] angeborene Immunität *f.*

in•hib•it [ɪn'hɪbɪt] *vt* hemmen, (ver-)hindern, inhibieren.

in•hi•bi•tion zone [ˌɪn(h)ɪ'bɪʃn] *micro.* Hemmhof *m,* -zone *f.*

in•hib•i•tor [ɪn'hɪbɪtər] *n* Hemmstoff *m,* Hemmer *m,* Inhibitor *m.*

in•hib•i•to•ry reflex [ɪn'hɪbətɔ:ri:] hemmender/inhibitorischer Reflex *m,* Hemmreflex *m.*

in•i•tial dose [ɪ'nɪʃl] *pharm.* Initial-, Aufsättigungsdosis *f.*

initial focus *patho.* Initialherd *m.*

initial injury initiale Verletzung *f,* Ausgangs-, Ersterstverletzung *f.*

in•ject [ɪn'dʒekt] *vt* (ein-)spritzen, injizieren.

in•ject•a•ble [ɪn'dʒektəbl] **I** *n* Injektionsmittel *nt.* **II** *adj* injizierbar.

in•ject•ed [ɪn'dʒektɪd] *adj* **1.** eingespritzt, injiziert. **2.** *patho.* blutüberfüllt, injiziert.

in•jec•tion [ɪn'dʒekʃn] *n* **1.** Injektion *f,* Einspritzung *f,* Spritze *f.* **2.** *pharm.* Injektion *f,* Injektionspräparat *nt.* **3.** *patho.* Gefäßinjektion *f.* **4.** *patho.* Blutüberfüllung *f,* Kongestion *f.*

injection syringe (Injektions-)Spritze *f.*

in•jure ['ɪndʒər] *vt* **1.** verletzen, verwunden. **2.** (*etw.*) beschädigen, verletzen.

in•jured ['ɪndʒərd] **I** *n* Verletzte *m/f.* **II** *adj* **1.** verletzt. **2.** schadhaft, beschädigt.

in•ju•ri•ous [ɪn'dʒʊərɪəs] *adj* schädlich (*to* für); abträglich. **injurious to health** gesundheitsschädlich.

in•ju•ry ['ɪndʒərɪ] *n* **1.** Verletzung *f* (*to* an; *from* durch, von); Wunde *f,* Schaden *m,* Schädigung *f,* Trauma *nt.* **2.** (Be-)Schädigung *f,* Schaden *m* (*to* an).

in knee X-Bein *nt,* Genu valgum.

in•lay ['ɪnleɪ] *n ortho.* Inlay *nt,* Einlagespan *m,* Knochenspan *m.*

in•mate ['ɪnmeɪt] *n* (*Anstalt*) Insasse *m,*

Insassin *f.*

in•nate immunity [ɪ'neɪt] angeborene Immunität *f.*

innate reflex angeborener Reflex *m.*

in•ner ear ['ɪnər] Innenohr *nt,* Auris interna.

inner ear deafness Innenohrtaubheit *f.*

inner ear lesion Innenohrschädigung *f.*

inner ear trauma Innenohrverletzung *f.*

in•ner•va•tion [ɪnər'veɪʃn] *n* nervale Versorgung *f,* Innervation *f.*

in•nid•i•a•tion [ɪ,nɪdɪ'eɪʃn] *n patho.* Einnisten *nt,* Innidation *f.*

in•no•cent murmur ['ɪnəsent] *card.* funktionelles (Herz-)Geräusch *nt.*

innocent tumor gutartiger/benigner Tumor *m.*

in•noc•u•ous [ɪ'nɑkjəwəs] *adj* unschädlich, harmlos.

in•nom•i•nate artery [ɪ'nɑmənɪt] Truncus brachiocephalicus.

innominate bone Hüftbein *nt,* -knochen *m,* Os coxae.

innominate osteotomy *ortho.* Beckenosteotomie *f.*

in•nox•ious [ɪ'nɑkʃəs] *adj* unschädlich, harmlos.

in•nu•tri•tion [,ɪn(j)uː'trɪʃn] *n* Nahrungsmangel *m.*

in•oc•u•la•ble [ɪ'nɑkjələbl] *adj* inokulierbar, impfbar.

in•oc•u•late [ɪ'nɑkjəleɪt] *vt* inokulieren.

in•oc•u•la•tion [ɪ,nɑkjə'leɪʃn] *n* Beimpfung *f,* Überimpfung *f,* Impfung *f,* Inokulation *f.*

inoculation hepatitis (Virus-)Hepatitis B *f,* Serumhepatitis *f.*

in•oc•u•lum [ɪ'nɑkjələm] *n* Inokulum *nt.*

in•op•er•a•ble [ɪn'ɑpərəbl] *adj chir.* inoperabel, nicht operierbar.

in•or•gan•ic murmur [ɪnɔːr'gænɪk] *card.* funktionelles (Herz-)Geräusch *nt.*

in•os•cu•late [ɪn'ɑksjəleɪt] *vt* anastomosieren.

in•os•cu•la•tion [ɪn,ɑksjə'leɪʃn] *n* **1.** *anat.* Anastomose *f.* **2.** *chir.* Anastomose *f;* Shunt *m;* Fistel *f.*

i•no•trop•ic [ɪnə'trɑpɪk] *adj* inotrop.

i•not•ro•pism [ɪ'nɑtrəpɪzəm] *n* Inotropie *f.*

in•quest ['ɪnkwest] *n forens.* (gerichtliche) Untersuchung *f.*

in•sane [ɪn'seɪn] *adj* geisteskrank, wahnsinnig, irrsinnig.

in•sane•ness [ɪn'seɪnɪs] *n* → insanity.

in•san•i•tary [ɪn'sænɪterɪ] *adj* unhygienisch, gesundheitsschädlich.

in•san•i•ty [ɪn'sænəti] *n psychia.* Geisteskrankheit *f,* Irrsinn *m,* Wahnsinn *m.*

in•sa•tia•ble [ɪn'seɪʃ(ɪ)əbl] *adj* (*Durst, Hunger*) unstillbar.

in•sa•ti•ate [ɪn'seɪʃɪɪt] *adj* → insatiable.

in•sect bite ['ɪnsekt] Insektenstich *m.*

insect dermatitis Insektendermatitis *f.*

in•sem•i•nate [ɪn'semɪneɪt] *vt* befruchten.

in•sem•i•na•tion [ɪn,semɪ'neɪʃn] *n* Befruchtung *f,* Insemination *f.*

in•se•nes•cence [,ɪnsə'nesəns] *n* Altern *nt,* Altwerden *nt.*

in•sen•si•bil•i•ty [ɪn,sensɪ'bɪlətɪ] *n* **1.** Empfindungs-, Gefühllosigkeit *f,* Unempfindlichkeit *f* (*to* gegen). **2.** Bewußtlosigkeit *f.* **insensibility to pain** Schmerzunempfindlichkeit.

in•sen•si•ble [ɪn,sensɪbl] *adj* **1.** empfindungs-, gefühllos, unempfindlich (*to* gegen). **2.** bewußtlos.

in•sen•si•tive [ɪn'sensɪtɪv] *adj* **1.** *phys.* unempfindlich (*to* gegen). **2.** → insensible 1. **insensitive to light** lichtunempfindlich. **insensitive to radiation** strahlenunempfindlich.

in•sen•si•tive•ness [ɪn'sensɪtɪvnɪs] *n* **1.** Unempfindlichkeit *f* (*to* gegen). **2.** → insensibility 1.

in•sen•si•tiv•i•ty [ɪn,sensə'tɪvətɪ] *n* → insensitiveness.

in•sert [ɪn'sɜrt] *vt* **1.** (*Muskel*) inserieren, ansetzen. **2.** einsetzen, einfügen; (*Kanüle*) einführen, einstechen; (*Sonde*) einschieben.

in•ser•tion [ɪn'sɜrʃn] *n* **1.** (*Muskel*) Ansatz *m,* Insertion *f.* **2.** (*Instrument*) Einführung *f,* Einbringen *nt;* Einstich *m.*

in•sight ['ɪnsaɪt] *n psychia.* Einsicht *f,* (Selbst-)Verständnis *nt,* (Selbst-)Erkenntnis *f.*

in•so•la•tion [,ɪnsoʊ'leɪʃn] *n* **1.** Sonnenbestrahlung *f,* Insolation *f.* **2.** Sonnenstich *m,* Insolation *f.*

in•sole ['ɪnsoʊl] *n ortho.* Einlage *f,* Einlegesohle *f.*

in•sol•u•ble [ɪn'sɑljəbl] *adj* un(auf)löslich. **insoluble in water** wasserunlöslich, unlöslich in Wasser.

in•som•nia [ɪn'sɑmnɪə] *n* Schlaflosigkeit *f,* (pathologische) Wachheit *f,* Insomnie *f.*

in•spec•tion [ɪn'spekʃn] *n* äußerliche Untersuchung *f,* Inspektion *f.*

in•spi•rate ['ɪnspɪreɪt] *n* eingeatmetes Gas *nt,* eingeatmete Luft *f,* Inspirat *nt.*

in•spi•ra•tion [ɪnspə'reɪʃn] *n* **1.** Einatmung *f,* Inspiration *f.* **2.** *psycho.* Eingebung *f,* Inspiration *f.*

in•spi•ra•tor ['ɪnspəreɪtər] *n* Inhalationsapparat *m,* Inhalator *m.*

in•spi•ra•to•ry [ɪn'spaɪərətɔːrɪ] *adj* inspiratorisch, Einatem-, Einatmungs-, Inspirations-.

inspiratory capacity Inspirationskapazität *f.*

inspiratory dyspnea inspiratorische Dyspnoe *f.*

inspiratory reserve volume inspiratorisches Reservevolumen *nt.*

inspiratory stridor inspiratorischer Stridor *m.*

in•spire [ɪn'spaɪər] *vt, vi* einatmen; inhalieren.

in•spired [ɪn'spaɪərd] *adj* eingeatmet; inspiriert.

in•spis•sat•ed ['ɪnspɪseɪtɪd] *adj* eingedickt, eingetrocknet.

inspissated bile syndrome Syndrom *nt* der eingedickten Galle, Gallenpfropf-Syndrom *nt*.

inspissated cerumen angetrockneter/eingetrockneter/verhärteter Zeruminalpfropf *m*.

in•step ['ɪnstep] *n anat.* (*Fuß*) Rist *m*, Spann *m*.

in•stil *vt* → instill.

in•still [ɪn'stɪl] *vt* einträufeln, instillieren (*into*).

in•stil•la•tion [ˌɪnstə'leɪʃn] *n* Einträufelung *f*, Instillation *f*; Tropfinfusion *f*.

in•stil•la•tor [ˌɪnstə'leɪtər] *n* Tropfapparat *m*, Tropfer *m*, Instillator *m*.

in•stinct ['ɪnstɪŋkt] *n* angeborener Trieb *m*, Naturtrieb *m*, Instinkt *m*. **by/from instinct** instinktiv.

in•stinc•tive [ɪn'stɪŋktɪv] *adj* instinktiv, instinktmäßig, triebmäßig; unwillkürlich.

in•stru•men•tar•ium [ˌɪnstrəmen'teərɪəm] *n chir.* Instrumentarium *nt*.

in•su•da•tion [ɪnsjə'deɪʃn] *n* **1.** Insudation *f*. **2.** Insudat *nt*.

in•suf•fi•cien•cy [ɪnsə'fɪʃənsɪ] *n* **1.** *patho.* Funktionsschwäche *f*, Insuffizienz *f*. **2.** Unzulänglichkeit *f*; Untauglichkeit *f*, Unfähigkeit *f*.

insufficiency disease Mangelkrankheit *f*.

in•suf•fi•cient [ɪnsə'fɪʃənt] *adj* unzulänglich, ungenügend, insuffizient.

in•suf•fla•tion anesthesia [ɪnsə'fleɪʃn] *anes.* Insufflationsnarkose *f*, -anästhesie *f*.

in•su•lar lobe ['ɪns(j)ələr] Insel *f*, Inselrinde *f*.

in•su•lin ['ɪnsələn, 'ɪns(j)ʊ-] *n* Insulin *nt*.

insulin antagonist Insulinantagonist *m*.

insulin antibody Insulinantikörper *m*.

insulin coma therapy/treatment → insulin shock therapy.

insulin-dependent diabetes insulinabhängiger Diabetes (mellitus) *m*, Typ 1 Diabetes *m* (mellitus), Insulinmangeldiabetes *m*.

in•su•lin•e•mia [ˌɪns(j)əlɪ'niːmɪə] *n* (Hyper-)Insulinämie *f*.

insulin hypoglycemia test Hollander-Hypoglykämietest *m*.

insulin-like activity → insulin-like growth factors.

insulin-like growth factors insulinähnliche Wachstumsfaktoren *pl*, insulinähnliche Aktivität *f*.

in•su•lin•lip•o•dys•tro•phy [ˌɪns(j)əlɪnˌlɪpə'dɪstrəfɪ] *n* Insulinlipodystrophie *f*.

in•su•li•no•ma [ˌɪns(j)əlɪ'nəʊmə] *n* Insulinom *nt*, B-Zell(en)-Tumor *m*.

in•su•lin•o•pe•nic diabetes [ˌɪns(j)əlɪnə'piːnɪk] Insulinmangeldiabetes *m*.

insulin receptor Insulinrezeptor *m*.

insulin resistance Insulinresistenz *f*.

insulin shock Insulinschock *m*.

insulin shock therapy/treatment Insulinschocktherapie *f*.

insulin unit Insulineinheit *f*.

in•su•lism ['ɪns(j)əlɪzəm] *n* Hyperinsulinismus *m*.

in•su•lo•ma [ɪns(j)ə'ləʊmə] *n* → insulinoma.

in•sult ['ɪnsʌlt] *n* Verletzung *f*, Wunde *f*, Trauma *nt*.

in•take ['ɪnteɪk] *n* **1.** Aufnahme *f*; Zufuhr *f*. **2.** (*Patienten*) (Neu-)Aufnahme(n *pl*) *f*, (Neu-)Zugänge *pl*.

in•tend•ed [ɪn'tendɪd] *adj* (*Motorik*) beabsichtigt, geplant, absichtlich, intendiert.

in•tense [ɪn'tens] *adj* intensiv; (*Fieber, Schmerz*) heftig, stark; (*Licht*) grell, hell; (*Geräusch*) durchdringend.

in•ten•si•ty [ɪn'tensɪtɪ] *n* Intensität *f*; (*Schmerz*) Stärke *f*, Heftigkeit *f*.

in•ten•sive care [ɪn'tensɪv] Intensivpflege *f*. **be in intensive care** auf der Intensivstation sein.

intensive care unit Intensiv-, Wachstation *f*.

in•ten•tion [ɪn'tenʃn] *n* **1.** Absicht *f*, Vorsatz *m*, Intention *f*. **2.** Heilprozeß *m*, Wundheilung *f*. **3.** *chir.* Verfahren *nt*, Technik *f*, Operation *f*.

intention spasm Intentionsspasmus *m*, -krampf *m*.

intention tremor *neuro.* Intentionstremor *m*.

in•ter•al•ve•o•lar pores [ˌɪntəræl'vɪələr] Kohn-Poren *pl*, (Inter-)Alveolarporen *pl*.

in•ter•ar•tic•u•lar cartilage/disk [ˌɪntəraːr'tɪkjələr] Gelenkzwischenscheibe *f*, Discus articularis.

in•ter•a•tri•al septum (of heart) [ɪntər'eɪtrɪəl]Vorhofseptum *nt*, Septum interatriale (cordis).

in•ter•au•ric•u•lar septum [ˌɪntərɔː'rɪkjələr] → interatrial septum (of heart).

in•ter•brain ['ɪntərbreɪn] *n* Zwischenhirn *nt*, Diencephalon *nt*.

in•ter•cap•il•lary glomerulosclerosis [ɪntər'kæpəlerɪː] Kimmelstiel-Wilson-Syndrom *nt*, diabetische Glomerulosklerose *f*.

intercapillary nephrosclerosis interkapilläre Nephrosklerose *f*, Glomerulosklerose *f*.

in•ter•ca•rot•id body [ˌɪntərkə'rɑtɪd] Karotisdrüse *f*, Glomus/Paraganglion caroticum.

in•ter•car•pal joints [ɪntər'kɑːrpl] Interkarpalgelenke *pl*, Articulationes intercarpales.

intercarpal ligaments Ligamenta intercarpalia.

in•ter•cel•lu•lar space [ɪntər'seljələr] Interzellularraum *m*.

in•ter•con•dy•lar area of tibia [ɪntər'kɑndɪlər] Area intercondylaris.

intercondylar fracture of the femur *ortho.* interkondyläre Femurfraktur *f*.

intercondylar tubercle Eminentia intercondylaris.

in•ter•cos•tal anesthesia [ɪntər'kɑstl] Interkostalanästhesie *f*.

intercostal arteries Interkostalarterien *pl*, Arteriae intercostales.

intercostal block Interkostalanästhesie f.
intercostal membrane Interkostalmembran f, Membrana intercostalis.
intercostal muscles Interkostalmuskeln pl, -muskulatur f.
intercostal nerves Interkostalnerven pl, Nervi intercostales.
intercostal neuralgia Interkostalneuralgie f.
intercostal space Interkostalraum m, Spatium intercostale.
intercostal veins Interkostalvenen pl, Vv. intercostales.
in•ter•course ['ɪntərkɔːrs] n (Geschlechts-) Verkehr m, Koitus m.
in•ter•cri•co•thy•rot•o•my [ɪntərˌkraɪkəθ-aɪ'rɑtəmɪ] n Interkrikothyrotomie f, Krikothyreotomie f.
in•ter•cris•tal diameter [ɪntər'krɪstl] gyn. Distantia cristarum/intercristalis.
in•ter•crit•i•cal [ɪntər'krɪtɪkəl] adj patho. interkritisch.
in•ter•cur•rent disease [ɪntər'kɜrənt] interkurrente Erkrankung/Krankheit f.
in•ter•dig•it [ɪntər'dɪdʒɪt] n Interdigitalraum m.
in•ter•fer•ence [ɪntər'fɪərəns] n **1.** Störung f, Behinderung f, Hemmung f (with). **2.** card. Interferenz f. **3.** micro. Virusinterferenz f.
in•ter•fer•on [ɪntər'fɪərɑn] n Interferon nt.
interferon-α Leukozyteninterferon nt, α-Interferon n.
interferon-β Fibroblasteninterferon nt, β-Interferon n.
interferon-γ Immuninterferon nt, γ-Interferon nt.
in•ter•glu•te•al [ɪntər'gluːtɪəl] adj interglutäal, intergluteal, internatal.
in•ter•hem•i•spher•ic fibers [ɪntərˌhemɪ-'sferɪk] (ZNS) interhemisphärische Fasern pl.
in•ter•leu•kin ['ɪntərluːkɪn] n Interleukin nt.
in•ter•lo•bar empyema [ɪntər'loʊbər] interlobäres Empyem nt.
in•ter•lo•bi•tis [ˌɪntərloʊ'baɪtɪs] n Interlobärpleuritis f, Pleuritis interlobaris.
in•ter•lob•u•lar arteries [ɪntər'lɑbjələr] Interlobular pl, Arteriae interlobulares.
interlobular bile canals/ducts interlobuläre Gallengänge pl, Ductuli interlobulares hepatis.
interlobular emphysema interlobuläres Lungenemphysem nt.
interlobular pleurisy → interlobitis.
interlobular veins Interlobularvenen pl, Vv. interlobulares.
in•ter•lock•ing screw [ɪntər'lɑkɪŋ] ortho. Verriegelungsschraube f.
in•ter•loop abscess [ɪntər'luːp] Darmschlingenabszeß m.
in•ter•me•di•ary metabolism [ɪntər-'miːdɪərɪ] Zwischenstoffwechsel m, Intermediärstoffwechsel m.
in•ter•me•di•ate callus [ɪntər'miːdɪjət] ortho. Intermediärkallus m.
intermediate heart physiol. Normal-, Indifferenztyp m.
intermediate lobe Hypophysenzwischenlappen m, Pars intermedia adenohypophyseos.
intermediate nerve Intermedius m, Nervus intermedius.
intermediate sinuses Intermediärsinus pl.
intermediate sleep mittlerer Schlaf m.
in•ter•me•di•o•lat•er•al tract [ɪntər-ˌmiːdɪoʊ'lætərəl] Seitensäule f, Columna lateralis medullae spinalis.
in•ter•men•stru•al pain [ɪntər'menstruəl] gyn. Mittelschmerz m, Intermenstrualschmerz m.
intermenstrual stage → intermenstruum.
in•ter•men•stru•um [ɪntər'menstr(ʊ)əm] n Intermenstrualphase f, Intermenstruum nt.
in•ter•met•a•car•pal joints [ɪntərˌmetə-'kɑːrpəl] Intermetakarpalgelenke pl, Articulationes intermetacarpales.
in•ter•met•a•tar•sal joints [ɪntərˌmetə-'tɑːrsl] Intermetatarsalgelenke pl, Articulationes intermetatarsales.
in•ter•mit•tent [ɪntər'mɪtnt] adj mit Unterbrechungen, periodisch, intermittierend.
intermittent albuminuria funktionelle/intermittierende Proteinurie/Albuminurie f.
intermittent claudication → intermittent claudication of the leg.
intermittent claudication of the cauda equina → intermittent claudication of the spinal cord.
intermittent claudication of the leg intermittierendes Hinken nt, Charcot-Syndrom nt, Claudicatio intermittens, Angina cruris.
intermittent claudication of the spinal cord Claudicatio intermittens des Rückenmarks/der Cauda equina.
intermittent fever (Malaria) Wechselfieber nt, Febris intermittens.
intermittent hemoglobinuria intermittierende Hämoglobinurie f, Harley-Krankheit f.
intermittent incontinence intermittierende Harninkontinenz f.
intermittent malaria → intermittent fever.
intermittent mandatory ventilation intermittierende mandatorische Beatmung f.
intermittent pain intermittierender Schmerz m.
intermittent positive pressure breathing/ventilation intermittierende positive Druckbeatmung f, intermittierende Überdruckbeatmung f.
intermittent proteinuria → intermittent albuminuria.
intermittent pulse intermittierender Puls m.
intermittent strabismus ophthal. intermittierendes Schielen nt.
intermittent tremor intermittierender Tremor m.
in•ter•mus•cu•lar hernia [ɪntər'mʌs-kjələr] intermuskuläre/interparietale

Hernie *f.*
intermuscular septum Septum intermusculare.
in•ter•nal [ɪn'tɜrnl] *adj* **1.** innere(r, s), intern, Innen-. **2.** *pharm.* innerlich (anzuwenden). **for internal application/use** zum inneren Gebrauch, zur inneren Anwendung.
internal axis of bulb/eye innere Augenachse *f,* Axis bulbi internus.
internal base of cranium innere Schädelbasis *f,* Basis cranii interna.
internal capsule innere Kapsel *f,* Capsula interna.
internal clock *physiol.* biologische Uhr *f,* innere Uhr *f.*
internal ear Innenohr *nt,* Auris interna.
internal endometriosis *gyn.* Endometriosis uteri interna.
internal fistula innere Fistel *f,* Fistula interna.
internal fixation *ortho.* operative Frakturbehandlung *f,* Osteosynthese *f.*
internal growth interstitielles Wachstum *nt.*
internal hemorrhoids innere Hämorrhoiden *pl.*
internal hernia direkter/innerer/gerader Leistenbruch *m,* Hernia inguinalis interna/medialis/directa.
internal hordeolum *ophthal.* Hordeolum internum.
internal hydrocephalus Hydrocephalus internus.
internal injury innere Verletzung *f.*
in•ter•nal•i•za•tion [ɪn͵tɜrnlaɪ'zeɪʃn] *n psycho.* Verinnerlichung *f,* Internalisierung *f.*
in•ter•nal•ize [ɪn'tɜrnlaɪz] *vt psycho.* verinnerlichen, internalisieren.
internal medicine innere Medizin *f*; *inf.* Innere *f.*
internal organs innere Organe *pl.*
internal pacemaker *card.* interner/implantierter Herzschrittmacher *m.*
internal sphincter (muscle) innerer Schließmuskel *m.*
internal strabismus *ophthal.* Einwärtsschielen *nt,* Esotropie *f.*
internal version *gyn.* innere Wendung *f.*
in•ter•na•tal [ɪntər'neɪtl] *adj* internatal, intergluteal, intergluteal.
in•tern•ist ['ɪntɜrnɪst] *n* Internist(in *f*) *m,* Arzt/Ärztin für innere Krankheiten.
in•ter•o•cep•tion [ɪntərəʊ'sepʃn] *n* Intero(re)zeption *f,* Entero(re)zeption *f.*
in•ter•o•cep•tive [ɪntərəʊ'septɪv] *adj* intero(re)zeptiv, entero(re)zeptiv.
in•ter•os•sei (muscles) [ɪntər'ɑsɪaɪ] Interossärmuskeln *pl,* Musculi interossei.
in•ter•os•se•ous [ɪntər'ɑsɪəs] *adj* interossär.
interosseous margin Margo interosseus.
interosseous membrane Membrana interossea.
interosseous muscles → interossei (muscles).
in•ter•pe•dic•u•late distance [͵ɪntərpɪ-'dɪkjəlɪt] *radiol.* Interpedikulärabstand *m.*
in•ter•pe•dun•cu•lar cistern [͵ɪntərpɪ-'dʌŋkjələr] Cisterna basalis/interpeduncularis.
in•ter•pha•lan•ge•al joint [͵ɪntərfə-'lændʒɪəl] Interphalangealgelenk *nt,* IP-Gelenk *nt.*
distal interphalangeal joint distales Interphalangealgelenk *nt,* DIP-Gelenk *nt.*
proximal interphalangeal joint proximales Interphalangealgelenk *nt,* PIP-Gelenk *nt.*
in•ter•po•lat•ed extrasystole [ɪn'tɜrpəleɪtɪd] *card.* interpolierte Extrasystole *f.*
interpolated flap Schwenklappen(plastik *f*) *m.*
in•ter•po•si•tion [͵ɪntərpə'zɪʃn] *n chir.* (Transplantat-)Zwischenschaltung *f,* Zwischenlagerung *f,* Interposition *f;* Interponat *nt.*
interposition graft Interpositionstransplantat *nt,* Interponat *m.*
in•ter•pu•pil•lary distance[ɪntər'pjuːpə͵leriː] *ophthal.* Interpupillar-, Pupillardistanz *f.*
in•ter•rupt [ɪntə'rʌpt] *vt* ab-, unterbrechen.
interrupt a pregnancy eine Schwangerschaft abbrechen.
in•ter•rupt•ed suture [ɪntə'rʌptɪd] *chir.* Einzelnaht *f.*
in•ter•rup•tion [ɪntə'rʌpʃn] *n* Unterbrechung *f.* **without interruption** ohne Unterbrechung, ununterbrochen. **interruption of pregnancy** Schwangerschaftsabbruch *m,* -unterbrechung.
in•ter•sa•cral canals [ɪntər'seɪkrəl] Foramina intervertebralia ossis sacri.
in•ter•stice [ɪn'tɜrstɪs] *n histol.* (Gewebs-)Zwischenraum *m,* Interstitium *nt.*
in•ter•sti•tial cells [ɪntər'stɪʃl] **1.** Leydig-(Zwischen-)Zellen *pl,* Interstitialzellen *pl.* **2.** interstitielle Eierstockzellen *pl.*
interstitial cell stimulating hormone luteinisierendes Hormon *nt,* Luteinisierungshormon *nt,* Interstitialzellen-stimulierendes Hormon *nt.*
interstitial edema interstitielles Ödem *nt.*
interstitial emphysema 1. Darmemphysem *nt,* Emphysema intestini. **2.** Darmwandemphysem *nt,* Pneumatosis cystoides intestini.
interstitial fluid interstitielle Flüssigkeit *f.*
interstitial implantation *embryo.* interstitielle Einnistung/Implantation *f.*
interstitial inflammation interstitielle Entzündung *f.*
interstitial keratitis interstitielle/parenchymatöse Keratitis *f.*
interstitial lamellae (*Knochen*) Schaltlamellen *pl.*
interstitial mastitis interstitielle Mastitis *f.*
interstitial nephritis interstitielle Nephritis *f.*
interstitial plasma cell pneumonia Pneumocystis-Pneumonie *f,* interstitielle Plasmazellpneumonie *f,* Pneumocystose *f.*

interstitial pneumonia interstitielle Pneumonie *f,* Pneumonitis *f.*

interstitial pregnancy intramurale/interstitielle Schwangerschaft *f,* Graviditas interstitialis.

interstitial space *histol.* (Gewebs-)Zwischenraum *m,* Interstitium *nt.*

interstitial substance Grund-, Kitt-, Interzellular-, Zwischenzellsubstanz *f.*

interstitial system (*Knochen*) Schaltlamellen *pl.*

interstitial tissue Zwischenzell-, Interstitialgewebe *nt.*

in•ter•sti•tium [ɪntər'stɪʃɪəm] *n* **1.** *histol.* (Gewebs-)Zwischenraum *m,* Interstitium *nt.* **2.** → interstitial tissue.

in•ter•tar•sal ligaments [ɪntər'tɑːrsl] Ligamenta tarsi.

in•ter•trans•verse ligaments [ˌɪntərtrænsˈvɜrs] Ligamenta intertransversaria.

intertransverse muscles Intertransversalmuskeln *pl,* Musculi intertransversarii.

in•ter•tri•go [ɪntərˈtraɪgəʊ] *n derm.* Wundsein *nt,* (Haut-)Wolf *m,* Intertrigo *f.*

in•ter•tro•chan•ter•ic fracture [ɪntərˌtrəʊkənˈterɪk] intertrochantäre Oberschenkel-/Femurfraktur *f.*

in•ter•u•re•ter•ic fold [ɪntərˌjʊərəˈterɪk] Plica interureterica.

in•ter•vag•i•nal space [ɪntərˈvædʒənl] Tenon-Raum *m,* Spatium episclerale.

in•ter•val [ˈɪntərvəl] *n* (*zeitlicher, räumlicher*) Abstand *m,* Intervall *nt.* **at intervals** in Abständen, ab u. zu. **at regular intervals** in regelmäßigen Abständen. **at five-minute intervals** in Abständen von fünf Minuten, alle fünf Minuten. **at four-hourly intervals** alle vier Stunden, vierstündlich.

in•ter•ven•tric•u•lar [ˌɪntərvenˈtrɪkjələr] *adj* interventrikulär, Interventrikular-.

interventricular block *card.* Schenkelblock *m.*

interventricular cistern Cisterna interventricularis.

interventricular foramen Monro-Foramen *nt,* Foramen Monroi, Foramen interventriculare.

interventricular septum Kammer-, Ventrikelseptum *nt,* Septum interventriculare.

interventricular sulcus Interventrikularfurche *f,* Sulcus interventricularis.

in•ter•ver•te•bral ankylosis [ɪntərˈvɜrtəbrəl] *ortho.* Intervertebralankylose *f,* Ankylosis intervertebralis.

intervertebral body Wirbelkörper, Corpus vertebrae/vertebrale.

intervertebral cartilage/disk Zwischenwirbelscheibe *f,* Bandscheibe *f,* Discus intervertebralis.

intervertebral disk degeneration *ortho.* Bandscheibendegeneration *f.*

intervertebral disk disease Bandscheibenschaden *m.*

intervertebral foramen Zwischenwirbelloch *nt,* Foramen intervertebrale.

intervertebral spondylosis *ortho.* Unkovertebralarthrose *f,* Spondylosis intervertebralis/uncovertebralis.

intervertebral vein Intervertebralvene *f,* V. intervertebralis.

in•ter•vil•lous space [ɪntərˈvɪləs] intervillöser Raum/Spalt *m.*

in•tes•ti•nal [ɪnˈtestənl] *adj* intestinal, Darm-, Eingeweide-, Intestinal-.

intestinal anastomosis *chir.* Darmanastomose *f,* Enteroanastomose *f.*

intestinal angina Morbus Ortner *m,* Ortner-Syndrom II *nt,* Angina abdominalis/intestinalis.

intestinal bacteria Entero-, Darmbakterien *pl.*

intestinal bleeding Darmblutung *f.* **upper intestinal bleeding** Magen-Darm-Blutung, gastrointestinale Blutung.

intestinal bypass → intestinal anastomosis.

intestinal calculus Darmstein *m,* Enterolith *m.*

intestinal canal Darmrohr *nt,* Canalis intestinalis.

intestinal colic Darmkolik *f,* Colica intestinalis.

intestinal diverticulum Darmdivertikel *nt.*

intestinal dyspepsia intestinale Dyspepsie *f.*

intestinal fistula *patho.* Darmfistel *f.*

intestinal follicles/glands Lieberkühn-Drüsen *pl,* Darmdrüsen *pl,* Glandulae intestinales.

intestinal hemorrhage Darmblutung *f.* **upper intestinal hemorrhage** Magen-Darm-Blutung, gastrointestinale Blutung.

intestinal infarct Darminfarzierung *f.*

intestinal infarction Darminfarkt *m.*

intestinal influenza Darmgrippe *f.*

intestinal lipodystrophy intestinale Lipodystrophie *f,* Morbus Whipple *m.*

intestinal loop Darmschleife *f.*

intestinal mucosa Darmschleimhaut *f.*

intestinal obstruction Darmverlegung *f,* -verschluß *m;* Ileus *m.*

intestinal peritoneum viszerales Peritoneum *nt,* Peritoneum viscerale.

intestinal polyposis gastrointestinale Polypose *f,* Polyposis intestinalis.

intestinal tube Darmrohr *nt,* -sonde *f.*

intestinal tumor Darmgeschwulst *f,* -tumor *m.*

intestinal villi Darmzotten *pl,* Villi intestinales.

intestinal volvulus *chir.* Darmverschlingung *f,* Volvulus intestini.

in•tes•tine [ɪnˈtestɪn] *n* Darm *m; anat.* Intestinum *nt;* **intestines** *pl* Eingeweide *pl,* Gedärme *pl.*

in•ti•ma [ˈɪntɪmə] *n anat.* Intima *f,* Tunica intima.

in•ti•mal edema [ˈɪntɪməl] Intimaödem *nt.*

intimal tear Intima(ein)riß *m.*

in•tox•i•cant [ɪnˈtɒksɪkənt] **I** *n*

Rauschmittel *nt*, -gift *nt*. **II** *adj* berauschend.
in•tox•i•cate [ɪn'tɑksɪkeɪt] **I** *vt* **1.** berauschen. **2.** vergiften. **II** *vi* berauschen, berauschend wirken.
in•tox•i•ca•tion [ɪnˌtɑksɪ'keɪʃn] *n* **1.** Rausch *m*. **2.** *patho.* Vergiftung *f*, Intoxikation *f*. **3.** Alkoholintoxikation *f*, akuter Alkoholrausch *m*.
intoxication amaurosis *ophthal.* toxische Amblyopie *f*.
intra-abdominal abscess intraabdominaler/intraabdomineller Abszeß *m*.
intra-abdominal bleeding/hemorrhage intraabdominelle Blutung *f*.
intra-abdominal pressure intraabdomineller Druck *m*.
intra-alveolar edema intraalveoläres (Lungen-)Ödem *nt*.
intra-alveolar pressure intraalveolärer/intrapulmonaler Druck *m*.
intra-articular arthrodesis *ortho.* intraartikuläre Arthrodese *f*.
intra-articular bleeding Gelenk(ein)blutung *f*, intraartikuläre Blutung *f*.
intra-articular disk Gelenkzwischenscheibe *f*, Discus articularis.
intra-articular fracture intraartikuläre Fraktur *f*.
intra-articular hemorrhage → intra-articular bleeding.
intra-atrial block *card.* intraatrialer Block *m*.
intra-atrial conduction *card.* intraatriale Erregungsleitung/Erregungsausbreitung *f*.
in•tra•cap•su•lar ankylosis [ɪntrə'kæps(j)ələr] *ortho.* intrakapsuläre Ankylose *f*.
intracapsular fracture intrakapsuläre Fraktur *f*.
in•tra•car•di•ac catheter [ɪntrə'kɑːrdiæk] Herzkatheter *m*.
in•tra•cel•lu•lar fluid [ɪntrə'seljələr] intrazelluläre Flüssigkeit *f*, Intrazellularflüssigkeit *f*.
intracellular space intrazellulärer Raum *m*, Intrazellularraum *m*.
in•tra•cer•e•bral bleeding [ɪntrə'serəbrəl] intrazerebrale Blutung *f*.
intracerebral calcification intrazerebrale Kalzifikation *f*.
intracerebral hematoma intrazerebrales Hämatom *nt*.
intracerebral hemorrhage → intracerebral bleeding.
in•tra•con•dy•lar fracture of femur [ɪntrə'kɑndɪlər] intrakondyläre Femurfraktur *f*.
in•tra•cra•ni•al abscess [ɪntrə'kreɪnɪəl] intrakranieller Abszeß *m*.
intracranial aneurysm intrakranielles Aneurysma *nt*.
intracranial bleeding intrakranielle Blutung *f*.
intracranial hematoma intrakranielles Hämatom *nt*.

intracranial hemorrhage → intracranial bleeding.
intracranial pressure intrakranialer Druck *m*, Hirndruck *m*.
in•trac•ta•ble [ɪn'træktəbl] *adj* (*Krankheit*) hartnäckig, therapierefraktär.
in•tra•cu•ta•ne•ous [ˌɪntrəkju'teɪnɪəs] *adj* in der Haut (liegend), intrakutan, intradermal.
intracutaneous test *derm.* Intrakutantest *m*, -probe *f*, Intradermaltest *m*.
in•tra•de•cid•u•al implantation [ˌɪntrədɪ'sɪdʒʊəl] intradeziduale Einnistung/Implantation *f*.
in•tra•der•mal [ɪntrə'dɜrml] *adj* → intracutaneous.
intradermal nevus intradermaler/dermaler/korialer Nävus *m*.
intradermal test → intracutaneous test.
in•tra•duc•tal carcinoma [ɪntrə'dʌktl] intraduktales/intrakanalikuläres Karzinom *nt*.
in•tra•du•ral abscess [ɪntrə'd(j)ʊərl] intraduraler Abszeß *m*.
in•tra•ep•i•der•mal carcinoma [ˌɪntrəepɪ'dɜrml] intraepidermales Karzinom *nt*.
in•tra•ep•i•the•li•al carcinoma [ˌɪntrəepɪ'θiːlɪəl] Oberflächenkarzinom *nt*, präinvasives/intraepitheliales Karzinom *nt*, Carcinoma in situ.
intraepithelial cyst intraepitheliale Zyste *f*.
in•tra•he•pat•ic abscess [ˌɪntrəhɪ'pætɪk] intrahepatischer Abszeß *m*.
intrahepatic cholestasis intrahepatische Gallestauung/Cholestase *f*.
intrahepatic jaundice intrahepatischer Ikterus *m*.
in•tra•in•tes•ti•nal [ˌɪntrəɪn'testɪnl] *adj* intraintestinal.
in•tra•mam•ma•ry [ɪntrə'mæməri] *adj* intramammär.
in•tra•med•ul•lary anesthesia [ɪntrə'medʒəleriː] *anes.* intramedulläre/intraossäre Anästhesie *f*.
intramedullary hematoma intramedulläres Hämatom *nt*.
intramedullary hemorrhage Rückenmarks(ein)blutung *f*, Hämatomyelie *f*.
intramedullary nail *ortho.* Marknagel *m*.
intramedullary nailing *ortho.* Marknagelung *f*.
  blind intramedullary nailing gedeckte Marknagelung.
  open intramedullary nailing offene Marknagelung.
in•tra•mu•ral abscess [ɪntrə'mjʊərəl] intramuraler Abszeß *m*.
intramural hematoma intramurales Hämatom *nt*.
intramural perforation *chir.* intramurale Perforation *f*.
intramural pregnancy → interstitial pregnancy.
in•tra•mus•cu•lar [ɪntrə'mʌskjələr] *adj* intramuskulär.

intranasal anesthesia

in•tra•na•sal anesthesia [ɪntrəˈneɪzl] **1.** Intranasalanästhesie f, intranasale Lokalanästhesie f. **2.** pernasale Anästhesie f.

intranasal block Intranasalanästhesie f, intranasale Lokalanästhesie f.

in•tra•oc•u•lar fluid [ɪntrəˈɑkjələr] Kammerwasser nt, Humor aquosus.

intraocular pressure/tension intraokulärer Druck m.

in•tra•op•er•a•tive monitoring [ɪntrəˈɑp(ə)rətɪv] intraoperative Überwachung f.

in•tra•o•ral anesthesia [ɪntrəˈɔʊrəl] **1.** intraorale Lokalanästhesie f. **2.** perorale Anästhesie f.

in•tra•or•bit•al [ɪntrəˈɔːrbɪtl] adj intraorbital.

in•tra•os•se•ous [ɪntrəˈɑsɪəs] adj intraossär, intraossal, endostal.

intraosseous anesthesia intraossäre Lokalanästhesie f.

intraosseous bleeding Knochen(ein)blutung f, intraossäre Blutung f.

intraosseous fixation ortho. operative Frakturbehandlung f, Osteosynthese f.

intraosseous hemorrhage → intraosseous bleeding.

in•tra•par•tum hemorrhage [ɪntrəˈpɑːrtəm] intrapartale Blutung f.

in•tra•pel•vic protrusion [ɪntrəˈpelvɪk] ortho. Protrusio acetabuli.

in•tra•per•i•os•te•al fracture [ɪntrəˌperɪˈɑstɪəl] Fraktur f ohne Periostverletzung.

in•tra•per•i•to•ne•al abscess [ɪntrəˌperɪtəˈniːəl] intraperitonealer Abszeß m.

intraperitoneal pregnancy Bauchhöhlenschwangerschaft f, Abdominalschwangerschaft f.

intraperitoneal transfusion intraperitoneale Transfusion f.

in•tra•pleu•ral pressure [ɪntrəˈplʊərəl] intrapleuraler Druck m.

in•tra•pul•mo•nary pressure [ɪntrəˈpʌlmənerɪ] → intra-alveolar pressure.

intrapulmonary shunt intrapulmonaler Shunt m.

in•tra•re•nal abscess [ɪntrəˈriːnl] intrarenaler Abszeß m, Nierenabszeß m.

intrarenal reflux intrarenaler Reflux m.

in•tra•spi•nal anesthesia/block [ɪntrəˈspaɪnl] Spinalanästhesie f; inf. Spinale f.

in•tra•the•cal pressure [ɪntrəˈθiːkl] intrathekaler Druck m.

in•tra•tho•rac•ic goiter [ˌɪntrəθəˈræsɪk] intrathorakale Struma f; Tauchkropf m.

intrathoracic pressure intrathorakaler Druck m.

in•tra•u•ter•ine device [ɪntrəˈjuːtərɪn] gyn. Intrauterinpessar nt.

intrauterine dislocation ortho. intrauterine Luxation f.

intrauterine fracture kongenitale Fraktur f, intrauterin-erworbene Fraktur f.

intrauterine immunity intrauterin-erworbene Immunität f.

intrauterine infection intrauterine Infektion f.

intrauterine life Intrauterinperiode f.

intrauterine pregnancy gyn. eutopische/intrauterine Schwangerschaft f.

intrauterine transfusion gyn. intrauterine Transfusion f.

in•tra•vas•cu•lar hemolysis [ɪntrəˈvæskjələr] intravaskuläre Hämolyse f.

in•tra•ve•nous [ɪntrəˈviːnəs] **I** n **1.** intravenöse Injektion f. **2.** intravenöse Infusion f. **II** adj intravenös.

intravenous anesthesia intravenöse Anästhesie f.

intravenous anesthetic intravenöses Injektionsanästhetikum nt.

intravenous cholecystogram intravenöses Cholezystogramm nt.

intravenous drip intravenöse Tropfinfusion f.

intravenous feeding intravenöse Ernährung f.

intravenous infusion intravenöse Infusion f, i.v.-Infusion f.

intravenous pyelography Ausscheidungspyelographie f, intravenöse Pyelographie f.

intravenous urography radiol. Ausscheidungsurographie f.

in•tra•ven•tric•u•lar block [ˌɪntrəvenˈtrɪkjələr] intraventrikulärer Block m.

intraventricular bleeding Ventrikel(ein)blutung f, intraventrikuläre Blutung f.

intraventricular conduction card. intraventrikuläre Erregungsleitung f.

intraventricular hemorrhage → intraventricular bleeding.

intraventricular pressure intraventrikulärer Druck m, Ventrikel-, Kammerdruck m.

in•tra•ves•i•cal pressure [ɪntrəˈvesɪkl] intravesikaler Druck m.

in•trin•sic albuminuria [ɪnˈtrɪnsɪk] intrinsische Albuminurie/Proteinurie f.

intrinsic asthma Intrinsic-Asthma nt.

intrinsic dysmenorrhea gyn. primäre/essentielle Dysmenorrhö f.

intrinsic proteinuria → intrinsic albuminuria.

in•tro•duce [ɪntrəˈd(j)uːs] vt **1.** einführen. **2.** (Narkose) einleiten. **3.** (Krankheit) einschleppen (into in).

in•tro•duc•er [ɪntrəˈd(j)uːsər] n anes. Intubator m.

in•tro•duc•tion [ɪntrəˈdʌkʃn] n **1.** Einführung f. **2.** (Narkose) Einleitung f. **3.** (Krankheit) Einschleppung f.

in•tro•sus•cep•tion [ˌɪntrəsəˈsepʃn] n → intussusception.

in•tro•ver•sion [ɪntrəˈvɜrʒn] n psycho. Introversion f, Introvertiertheit f.

in•tu•bate [ˈɪnt(j)uːbeɪt] vt anes. intubieren, eine Intubation vornehmen (an).

in•tu•ba•tion [ɪnt(j)uːˈbeɪʃn] n Intubation f, Intubieren nt.

in•tu•ba•tor [ˈɪnt(j)uːbeɪtər] n anes. Intubator m.

in•tu•mes•cence [ɪnt(j)uːˈmesəns] *n* Anschwellung *f*, Intumeszenz *f*.

in•tus•sus•cep•tion [ɪntəsəˈsepʃn] *n chir.* Invagination *f*, Indigitation *f*, Intussuszeption *f*.

in•tus•sus•cep•tion•al [ɪntəsəˈseptʃnəl] *adj* intussuszeptionell.

in•tus•sus•cep•tum [ɪntəsəˈseptəm] *n chir.* Invaginat *nt*, Intussusceptum *nt*.

in•tus•sus•cip•i•ens [ɪntəsəˈsɪpɪənz] *n chir.* Invaginans *nt*, Intussuscipiens *nt*.

in•vac•ci•na•tion [ɪnˌvæksəˈneɪʃn] *n* Invakzination *f*.

in•vag•i•nat•ed synapse [ɪnˈvædʒəneɪtɪd] invaginierte Synapse *f*.

in•vag•i•na•tion [ɪnˌvædʒəˈneɪʃn] *n* **1.** Einstülpen *nt*, Einstülpung *f*, Einfaltung *f*, Invagination *f*. **2.** → intussusception.

in•va•lid [ˈɪnvəlɪd] **I** *n* Kranke *m/f*, Invalide *m*, Arbeits-, Erwerbsunfähige *m/f*. **II** *adj* kränklich, krank, gebrechlich, invalid(e), arbeits-, erwerbsunfähig, Kranken-.

in•va•lid•ism [ˈɪnvəlɪdɪzəm] *n* **1.** (körperliches) Gebrechen *nt*. **2.** → invalidity.

in•va•lid•i•ty [ɪnvəˈlɪdətɪ] *n* Arbeits-, Erwerbs-, Dienstunfähigkeit *f*, Invalidität *f*.

in•va•sion [ɪnˈveɪʒn] *n* **1.** *patho.* (*Erreger*) Eindringen *nt*, Invasion *f*. **2.** *pharm.* Invasion *f*. **3.** *patho.* (*Tumor*) Invasion *f*; Infiltration *f*.

in•va•sive [ɪnˈveɪzɪv] *adj* **1.** *patho.* eindringend, invasiv. **2.** *chir.* invasiv.

invasive carcinoma invasives/infiltrierendes Karzinom *nt*.

invasive mole *gyn.* destruierende Blasenmole *f*, destruierendes Chorionadenom *nt*.

in•ven•to•ry [ˈɪnvəntɔːriː] *n psycho., psychia.* Inventar *nt*, Inventarium *nt*, Inventory *nt*.

in•verse astigmatism [ɪnˈvɜːrs] *ophthal.* inverser Astigmatismus *m*, Astigmatismus *m* gegen die Regel.

inverse psoriasis *derm.* Psoriasis inversa.

in•ver•sion [ɪnˈvɜːrʃn] *n* **1.** *genet.* (Chromosomen-)Inversion *f*. **2.** *patho.* Inversion *f*.

inversion of uterus *gyn.* Inversio uteri.

in•vert•ed nipple [ɪnˈvɜːrtɪd] *gyn.* Hohl-, Schlupfwarze *f*.

inverted reflex paradoxer Reflex *m*.

inverted Y (field) technique *radiol.* umgekehrte Ypsilon-Bestrahlung *f*.

in•vig•or•ant [ɪnˈvɪgərənt] *n pharm.* Stärkungs-, Kräftigungsmittel *nt*.

in•vig•or•ate [ɪnˈvɪgəreɪt] *vt* stärken, kräftigen; beleben, anregen.

in vi•tro fertilization [ɪn ˈviːtrəʊ] In-vitro-Fertilisation *f*.

in•vol•un•tary [ɪnˈvɒlənˌterɪː] *adj* **1.** unwillkürlich. **2.** unfreiwillig. **3.** unabsichtlich, unbeabsichtigt, ungewollt.

involuntary guarding *chir.* reflektorische Abwehrspannung *f*.

involuntary muscles unwillkürliche Muskulatur *f*.

in•vo•lu•tion [ɪnvəˈluːʃn] *n* **1.** Rückbildung *f*, Rückentwicklung *f*, Involution *f*. **2.** *psychia.* Involution *f*. **involution of uterus** *gyn.* postpartale Uterusinvolution, Involutio uteri.

in•vo•lu•tion•al osteoporosis [ɪnvəˈluːʃənl] *ortho.* Involutionsosteoporose *f*.

involutional psychosis Involutionspsychose *f*.

involution cyst *gyn.* Involutionszyste *f*.

io•date [ˈaɪədeɪt] *n* Iodat *nt*, Jodat *nt*.

io•dide [ˈaɪədaɪd] *n* Iodid *nt*, Jodid *nt*.

iodide acne Jodakne *f*.

iodide goiter Jodstruma *f*.

io•dine [ˈaɪədaɪn, -diːn] *n* Jod *nt*, Iod *nt*.

io•do•der•ma [aɪˌəʊdəˈdɜːrmə] *n* Jodausschlag *m*, Jododerma *nt*.

io•dop•sin [aɪəˈdɒpsɪn] *n* Jodopsin *nt*, Iodopsin *nt*, Tagessehstoff *m*.

io•do•ty•ro•sine [aɪˌəʊdəˈtaɪrəsiːn] *n* Jodtyrosin *nt*.

ion [ˈaɪən] *n* Ion *nt*.

i•on•ic [aɪˈɒnɪk] *adj* ionisch, Ionen-.

ion•i•za•tion [ˌaɪənaɪˈzeɪʃn] *n* **1.** Ionisation *f*, Ionisierung *f*. **2.** → ionophoresis.

ion•o•pho•re•sis [aɪˌɒnəfəˈriːsɪs] *n* Ionophorese *f*, Elektrophorese *f*.

io•no•ther•a•py [ˌaɪənəˈθerəpɪ] *n* **1.** Behandlung *f* mit Ionenstrahlen. **2.** → iontophoresis.

ion•ther•a•py [aɪənˈθerəpɪ] *n* → iontophoresis.

ion•to•pho•re•sis [aɪˌɒntəfəˈriːsɪs] *n* Ionentherapie *f*, Kataphorese *f*, Iontophorese *f*.

ion•to•ther•a•py [aɪˌɒntəˈθerəpɪ] *n* → iontophoresis.

I-para *n* Erstgebärende *f*, Primipara *f*.

ip•si•lat•er•al reflex [ɪpsəˈlætərəl] homolateraler/homonymer Reflex *m*.

iri•dal angle [ˈɪrədl] → iridocorneal angle.

iri•dal•gia [ɪrəˈdældʒ(ɪ)ə] *ophthal.* Irisschmerz *m*, Iridalgie *f*.

iri•dec•to•my [ɪrəˈdektəmɪ] *n ophthal.* Irisresektion *f*, Iridektomie *f*.

iri•den•clei•sis [ˌɪrədenˈklaɪsɪs] *n ophthal.* Iriseinklemmung *f*, Iridenkleisis *f*, Iridenklisis *f*.

iri•do•cele [ˈɪrɪdəʊsiːl] *n ophthal.* Irisprolaps *m*, -hernie *f*, Iridozele *f*.

iri•do•cho•roid•i•tis [ɪrɪdəʊˌkɔːrɔɪˈdaɪtɪs] *n ophthal.* Iridochoroiditis *f*.

iri•do•col•o•bo•ma [ɪrɪdəʊˌkɒləˈbəʊmə] *n ophthal.* Iriskolobom *nt*.

iri•do•cor•ne•al angle [ɪrɪdəʊˈkɔːrnɪəl] Iridokorneal-, Kammerwinkel *m*, Angulus iridocornealis.

iri•do•cyc•lec•to•my [ɪrɪdəʊˌsɪkˈlektəmɪ] *n ophthal.* Iridozyklektomie *f*.

iri•do•cyc•li•tis [ɪrɪdəʊˌsɪkˈlaɪtɪs] *n ophthal.* Iridozyklitis *f*.

iri•do•di•ag•no•sis [ɪrɪdəʊˌdaɪəgˈnəʊsɪs] *n* Augendiagnose *f*, Iridodiagnose *f*.

iri•do•di•al•y•sis [ˌɪrɪdəʊdaɪˈæləsɪs] *n ophthal.* Iridodialyse *f*.

iri•do•di•as•ta•sis [ˌɪrɪdəʊdaɪˈæstəsɪs] *n ophthal.* Iridodiastase *f*.

iri•do•do•ne•sis [ˌɪrɪdəʊdəˈniːsɪs] *n oph-*

iridokeratitis

thal. Irisschlottern *nt,* Iridodonesis *f.*
iri•do•ker•a•ti•tis [ˌɪrɪdəʊˌkerəˈtaɪtɪs] *n ophthal.* Iridokeratitis *f.*
iri•do•pa•ral•y•sis [ˌɪrɪdəʊpəˈræləsɪs] *n* → iridoplegia.
iri•dop•a•thy [ɪrɪˈdɑpəθɪ] *n ophthal.* Iridopathie *f.*
iri•do•ple•gia [ˌɪrɪdəʊˈpliːdʒ(ɪ)ə] *n* Iridoplegie *f,* Iridoparalysis *f,* Iridoparese *f.*
iri•dop•to•sis [ˌɪrɪdɑpˈtəʊsɪs] *n* Irisprolaps *m,* Iridoptose *f.*
iri•do•pu•pil•lary membrane [ˌɪrɪdəʊˈpjuːpələrɪ] Iridopupillarmembran *f,* Membrana iridopupillaris.
iri•do•rrhex•is [ˌɪrɪdəʊˈreksɪs] *n ophthal.* **1.** Irisriß *m,* Iridorrhexis *f.* **2.** Irisabriß *m.*
iri•dos•chi•sis [ˌɪrɪˈdɑskəsɪs] *n ophthal.* Iridoschisis *f.*
iri•dot•o•my [ɪrɪˈdɑtəmɪ] *n ophthal.* Irisschnitt *m,* Iridotomie *f,* Iritomie *f.*
iris [ˈaɪərɪs] *n* Regenbogenhaut *f,* Iris *f.*
iris•op•sia [aɪrɪsˈɑpsɪə] *n ophthal.* Regenbogenfarbensehen *nt,* Iridopsie *f.*
iri•tis [aɪˈraɪtɪs, ɪˈr-] *n* Regenbogenhautentzündung *f,* Iritis *f.*
i•ron [ˈaɪərn] **I** *n* **1.** Eisen *nt, chem.* Ferrum *nt.* **2.** *pharm.* Eisen(präparat) *nt.* **II** *adj* Eisen-.
iron-binding capacity Eisenbindungskapazität *f.*
iron deficiency Eisenmangel *m.*
iron deficiency anemia Eisenmangelanämie *f,* sideropenische Anämie *f.*
iron lung eiserne Lunge *f,* Tankrespirator *m.*
ir•ra•di•ate [ɪˈreɪdɪeɪt] *vt* **1.** *radiol.* bestrahlen, mit Strahlen behandeln. **2.** *(Schmerz)* ausstrahlen.
ir•ra•di•a•tion [ˌɪˌreɪdɪˈeɪʃn] *n* **1.** *radiol.* Bestrahlung *f,* Strahlentherapie *f.* **2.** *(Schmerz)* Ausstrahlung *f,* Irradiation *f.* **3.** *physiol.* Ausbreitung *f,* Irradiation *f.*
ir•re•duc•i•ble [ɪrɪˈd(j)uːsəbl] *adj* **1.** *chir.* nicht-reponierbar, irreponibel. **2.** *chir.* nicht-reduzierbar. **3.** *ortho.* nicht-einrenkbar, irreponibel.
irreducible hernia inkarzerierte/eingeklemmte Hernie *f,* Hernia incarcerata.
ir•reg•u•lar astigmatism [ɪˈregjələr] *ophthal.* irregulärer Astigmatismus *m.*
irregular pulse unregelmäßiger Puls *m,* Pulsus irregularis.
ir•re•vers•i•ble [ɪrɪˈvɜrsəbl] *adj* nicht umkehrbar, irreversibel.
irreversible coma Hirntod *m,* biologischer Tod *m.*
irreversible shock irreversibler/paralytischer/refraktärer Schock *m.*
ir•ri•gate [ˈɪrɪɡeɪt] *vt* (aus-)spülen, auswaschen.
ir•ri•ga•tion [ɪrɪˈɡeɪʃn] *n* **1.** (Aus-)Spülung *f,* Spülen *nt,* Irrigation *f.* **2.** (Spül-)Lösung *f,* Irrigans *nt.*
ir•ri•ga•tor [ˈɪrɪɡeɪtər] *n* Spülkanne *f,* Irrigator *m.*
ir•ri•ta•ble [ˈɪrɪtəbl] *adj* reiz-, erregbar, irri-

216

tabel; (leicht) reizbar, (über-)empfindlich; gereizt; nervös.
irritable bladder Reizblase *f.*
irritable bowel (syndrome) Reizkolon *nt,* irritables/spastisches Kolon *nt.*
irritable colon (syndrome) → irritable bowel (syndrome).
irritable heart Soldatenherz *nt,* neurozirkulatorische Asthenie *f,* Effort-Syndrom *nt,* Da Costa-Syndrom *nt,* Phrenikokardie *f.*
ir•ri•tant [ˈɪrɪtnt] *n* Reizstoff *m,* -mittel *nt,* Irritans *nt.*
irritant dermatitis toxische Kontaktdermatitis *f,* toxisches Kontaktekzem *nt.*
ir•ri•ta•tion [ɪrɪˈteɪʃn] *n* **1.** *physiol.* Reiz *m,* Reizung *f,* Reizen *nt.* **2.** *patho.* Reizzustand *m,* Reizung *f.*
irritation therapy Reiztherapie *f.*
is•che•mia [ɪˈskiːmɪə] *n* Ischämie *f.*
is•che•mic [ɪˈskiːmɪk] *adj* ischämisch, Ischämie-.
ischemic colitis ischämische Kolitis *f.*
ischemic hypoxia ischämische Hypoxie *f,* Stagnationshypoxie *f.*
ischemic infarct ischämischer/anämischer/ weißer/blasser Infarkt *m.*
ischemic necrosis ischämische Nekrose *f.*
ischemic palsy/paralysis ischämische Lähmung/Paralyse *f.*
ischemic reflex Ischämiereflex *m,* -reaktion *f.*
ischemic tolerance *patho.* Ischämietoleranz *f.*
is•chi•ad•ic nerve [ɪskɪˈædɪk] Ischiasnerv *m,* Nervus ischiadicus/sciaticus.
is•chi•al [ˈɪskɪəl] *adj* Ischias-, Sitzbein-.
ischial bone → ischium.
is•chi•al•gia [ɪskɪˈældʒ(ɪ)ə] *n* **1.** Hüftschmerz *m,* Ischialgie *f.* **2.** Ischias *m/nt/f,* Ischiassyndrom *nt.*
ischial ramus Sitzbeinast *m,* Ramus ossis ischii.
ischial tuberosity Sitzbeinhöcker *m,* Tuber ischiadicum/ischiale.
is•chi•at•ic hernia [ɪskɪˈætɪk] Beckenhernie *f,* Ischiozele *f,* Hernia ischiadica.
is•chi•o•ca•ver•no•sus (muscle) [ɪskɪəʊˌkævərˈnəʊsəs] Ischiokavernosus *m,* Musculus ischiocavernosus.
is•chi•o•cele [ˈɪskɪəʊsiːl] *n* → ischiatic hernia.
is•chi•o•dyn•ia [ɪskɪəʊˈdiːnɪə] *n* → ischialgia.
is•chi•o•rec•tal abscess [ɪskɪəʊˈrektl] ischiorektaler Abszeß *m.*
ischiorectal hernia Dammbruch *m,* Perineozele *f,* Hernia perinealis/ischiorectalis.
is•chi•um [ˈɪskɪəm] *n* Sitzbein *nt,* Ischium *nt,* Os ischii.
is•chu•ria [ɪsˈk(j)ʊərɪə] *n urol.* Harnverhalt *m,* -sperre *f,* Ischurie *f.*
Ishihara [ɪʃɪˈhɑːrə]: **Ishihara's test** *ophthal.* Ishihara-Test *m.*
is•land [ˈaɪlənd] *n anat.* Insel *f.* **islands of Langerhans** Langerhans-Inseln *pl,* endokri-

nes Pankreas *nt*, Inselorgan *nt*, Pankreasinseln *pl*, Pars endocrina pancreatis.
is•lets of Langerhans ['aɪlɪt] → islands of Langerhans.
islet cell adenoma Inselzelladenom *nt*, Nesidioblastom *nt*, Nesidiom *nt*.
islet cell carcinoma Inselzellkarzinom *nt*, Carcinoma insulocellulare.
islet cell hyperplasia Insel(zell)hyperplasie *f*.
islet cells Inselzellen *pl*.
islet cell tumor Inselzelltumor *m*.
islet tissue → islands of Langerhans.
i•so•ag•glu•ti•na•tion [ˌaɪsəəˌgluːtəˈneɪʃn] *n* Isoagglutination *f*.
i•so•an•ti•body [aɪsəˈæntɪbɑdɪ] *n* Allo-, Isoantikörper *m*.
i•so•an•ti•gen [aɪsəˈæntɪdʒən] *n* Allo-, Isoantigen *nt*.
i•so•chro•mic anemia [aɪsəˈkroʊmɪk] normochrome Anämie *f*.
i•so•cor•tex [aɪsəˈkɔːrteks] *n* Isokortex *m*.
i•so•dose [ˈaɪsədoʊs] *n radiol.* Isodose *f*.
isodose curve Isodose(nkurve *f*) *f*.
i•so•e•lec•tric electroencephalogram [ˌaɪsəɪˈlektrɪk] *neuro.* Null-Linien-EEG *nt*, isoelektrisches Elektroenzephalogramm *nt*.
isoelectric period *card. (EKG)* isoelektrische Periode *f*.
i•so•en•zyme [aɪsəˈenzaɪm] *n* Iso(en)zym *nt*.
i•so•ge•ne•ic [ˌaɪsədʒəˈniːɪk] *adj genet.* isogen(etisch), syngen(etisch).
isogeneic antigen → isoantigen.
isogeneic graft → isograft.
isogeneic transplantation → isotransplantation.
i•so•graft [ˈaɪsəgræft] *n* isologes/isogenes/syngenes/syngenetisches/isogenetisches Transplantat *nt*, Isotransplantat *nt*.
i•so•hem•ag•glu•ti•na•tion [ˌaɪsəˌhiːməˌgluːtnˈeɪʃn] *n* Iso(häm)agglutination *f*.
i•so•im•mu•ni•za•tion [aɪsəˌɪmjənɪˈzeɪʃn] *n* Iso-, Alloimmunisierung *f*.
i•so•late [ˈaɪsəleɪt] *vt* absondern, isolieren *(from von)*.
i•so•la•tion [aɪsəˈleɪʃn] *n* Abtrennen *nt*, Isolieren *nt*; Abtrennung *f*, Isolation *f*.
isolation ward Isolierabteilung *f*, -station *f*.
i•sol•o•gous [aɪˈsɑləgəs] *adj* genetischidentisch, artgleich, isolog, homolog; syngen(etisch), isogen(etisch).
isologous graft → isograft.
isologous transplantation → isotransplantation.
i•so•met•ric contraction [aɪsəˈmetrɪk] isometrische Kontraktion *f*.
i•so•me•tro•pia [ˌaɪsəmɪˈtroʊpɪə] *n ophthal.* Isometropie *f*.
i•so•mor•phic effect/response [aɪsəˈmɔːrfɪk] Koebner-Phänomen *nt*, isomorpher Reizeffekt *m*.
i•so•ni•a•zid [aɪsəˈnaɪəzɪd] *n pharm.* Isoniazid *nt*, Isonicotinsäurehydrazid *nt*.
isoniazid neuropathy Isoniazidneuropathie *f*, INH-Polyneuropathie *f*.
i•so•nic•o•tin•ic acid hydrazide [aɪsəˌnɪkəˈtɪnɪk] → isoniazid.
i•so•per•i•stal•tic anastomosis [aɪsəˌperɪˈstɔːltɪk] *chir.* isoperistaltische Anastomose/Enterostomie *f*.
i•so•phil antibody [ˈaɪsəfɪl] isophiler Antikörper *m*.
i•so•phile antigen [ˈaɪsəfaɪl] Allo-, Isoantigen *nt*.
i•so•pho•ria [aɪsəˈfoʊrɪə] *n ophthal.* Isophorie *f*.
i•so•pia [aɪˈsoʊpɪə] *n ophthal.* Isopie *f*.
i•so•plas•tic graft [aɪsəˈplæstɪk] → isograft.
i•so•pro•pa•nol [aɪsəˈproʊpənɔl] *n* Isopropanol *nt*, Isopropylalkohol *m*.
i•so•pro•pyl alcohol [aɪsəˈproʊpɪl] → isopropanol.
i•so•se•rum treatment [aɪsəˈsɪərəm] Iso(immun)serumbehandlung *f*.
i•sos•the•nu•ria [ˌaɪsəsθɪˈn(j)ʊərɪə] *n* Harnstarre *f*, Isosthenurie *f*.
i•so•to•nia [aɪsəˈtoʊnɪə] *n* Isotonie *f*.
i•so•ton•ic [aɪsəˈtɑnɪk] *adj* isoton(isch).
isotonic contraction isotonische Kontraktion *f*.
isotonic dehydration isotone Dehydra(ta)tion *f*.
isotonic hyperhydration isotone Hyperhydratation *f*.
i•so•to•nic•i•ty [ˌaɪsətəˈnɪsətɪ] *n* Isotonie *f*, Isotonizität *f*.
isotonic saline isotone (Koch-)Salzlösung *f*.
i•so•tope [ˈaɪsətoʊp] *n phys.* Isotop *nt*.
i•so•top•ic scan [aɪsəˈtɑpɪk] Radionuklid-Scan *m*.
i•so•trans•plant [aɪsəˈtrænzplænt] *n* → isograft.
i•so•trans•plan•ta•tion [aɪsəˌtrænzplænˈteɪʃn] *n* isologe/isogene/isogenetische/syngene/syngenetische Transplantation *f*, Isotransplantation *f*.
i•so•trop•ic band/disk [aɪsəˈtrɑpɪk] I-Bande *f*, I-Streifen *m*, isotrope Bande *f*.
i•so•vol•u•met•ric contraction [aɪsəˌvɑljəˈmetrɪk] isovolumetrische Kontraktion *f*.
i•so•zyme [ˈaɪsəzaɪm] *n* Iso(en)zym *nt*.
is•sue [ˈɪʃuː; *Brit.* ˈɪsjuː] *n* **1.** *patho.* (Eiter-, Blut-, Serum-)Ausfluß *m*. **2.** *patho.* eiterndes Geschwür *nt*. **3.** *(Buch, Zeitschrift)* Ausgabe *f*, Veröffentlichung *f*, Auflage *f*.
isth•mi•tis [ɪs(θ)ˈmaɪtɪs] *n HNO* Isthmitis *f*.
isth•mo•ple•gia [ɪs(θ)məˈpliːdʒ(ɪ)ə] *n HNO* Schlundlähmung *f*, Isthmoplegie *f*.
isth•mus [ˈɪs(θ)məs] *n* [S.U. ISTHMUS].
isthmus stenosis *card.* Aortenisthmusstenose *f*, Coarctatio aortae.
itch [ɪtʃ] *I n* **1.** Jucken *nt*, Juckreiz *m*; Pruritus *m*. **2.** *derm.* Krätze *f*, Scabies *f*. **II** *vt* jdn. jucken, kratzen. **III** *vi* jucken.
itch•i•ness [ˈɪtʃɪnɪs] *n* → itch 1.
itch•ing [ˈɪtʃɪŋ] *I n* → itch 1. **II** *adj* juckend, Juck-.

itch mite *micro.* Krätzmilbe *f,* Sarcoptes/Acarus scabiei.
Ito ['iːtəʊ]: **Ito's nevus** deltoido-akromiale Melanozytose *f,* Nävus Ito *m.*
i•vo•ry bones ['aɪv(ə)rɪ] Marmorknochenkrankheit *f,* Albers-Schönberg-Krankheit *f,* Osteopetrosis *f.*

ivory vertebra *radiol.* Elfenbeinwirbel *m.*
ix•o•di•a•sis [ˌɪksəʊ'daɪəsɪs] *n* 1. Ixodiasis *f.* 2. Zeckenbefall *m.*
Ix•od•i•des [ɪk'sɑdədiːz] *pl micro.* Zecken *pl,* Ixodides *pl.*

J

jab [dʒæb] *n* **1.** Stich *m*, Stoß *m*. **2.** *inf.* Spritze *f*, Injektion *f*; Impfung *f*.
Jaboulay [ʒabuˈlɛ]: **Jaboulay's amputation** Jaboulay-Amputation *f*, -Hemipelvektomie *f*.
Jaboulay's method *HTG* Jaboulay-Methode *f*, Jaboulay-Brian-Methode *f*.
jack•knife position [ˈdʒæknaɪf] *chir.* Klappmesserposition *f*, Jackknife-Lagerung *f*.
Jackson [ˈdʒæksən]: **Jackson's syndrome** Jackson-Syndrom *nt*, -Lähmung *f*.
jack•so•ni•an epilepsy [dʒækˈsəʊnɪən] Jackson-Epilepsie *f*.
Jadassohn [ˈjaːdazoːn]: **nevus sebaceus of Jadassohn** Talgdrüsennävus Jadassohn *m*, Nävolipom *nt*.
Jadassohn-Tièche [ˈjaːdazoːn tjɛʃ]: **Jadassohn-Tièche nevus** *derm.* blauer Nävus *m*, Jadassohn-Tièche-Nävus *m*.
Jaffé-Lichtenstein [ʒaˈfe ˈlɪktənstiːn]: **Jaffé-Lichtenstein syndrome** Jaffé-Lichtenstein-Krankheit *f*, fibröse (Knochen-)Dysplasie *f*.
Jakob-Creutzfeldt [ˈjakɔp ˈkrɔytsfɛlt]: **Jakob-Creutzfeldt disease** Creutzfeldt-Jakob-Erkrankung *f*, Jakob-Creutzfeldt-Erkrankung *f*.
James [dʒeɪmz]: **James fibers** James-Fasern *pl*, -Bündel *nt*.
Jap•a•nese [ˌdʒæpəˈniːz]: **Japanese B encephalitis** japanische B-Enzephalitis *f*, Encephalitis japonica B.
Japanese schistosomiasis japanische Schistosomiasis/Bilharziose *f*, Schistosomiasis japonica.
Jarisch-Herxheimer [ˈjaːrɪʃ ˈhɛrkshaɪmər]: **Jarisch-Herxheimer reaction** Jarisch-Herxheimer-Reaktion *f*, Herxheimer-Jarisch-Reaktion *f*.
jaun•dice [ˈdʒɔːndɪs] *n patho.* Gelbsucht *f*, Ikterus *m*, Icterus *m*. **jaundice of the newborn** Neugeborenenikterus, Icterus neonatorum.
jaun•diced [ˈdʒɔːndɪst] *adj patho.* gelbsüchtig, ikterisch.
jaw [dʒɔː] *n* **1.** *anat.* Kiefer *m*, Kinnlade *f*. **2.** → jawbone.
jaw•bone [ˈdʒɔːbəʊn] *n anat.* Kiefer(knochen *m*) *m*.

jaw jerk/reflex Masseter-, Unterkieferreflex *m*.
jaw-winking phenomenon/reflex Gunn-Zeichen *nt*, Kiefer-Lid-Phänomen *nt*.
je•ju•nal arteries [dʒɪˈdʒuːnl] Jejunalarterien *pl*, Arteriae jejunales.
jejunal atresia Jejunumatresie *f*.
jejunal bypass *chir.* Ileumausschaltung *f*, ilealer/jejunaler Bypass/Shunt *m*.
jejunal shunt → jejunal bypass.
jejunal syndrome *chir.* Dumpingsyndrom *nt*.
jejunal ulcer Jejunalulkus *nt*, Ulcus jejuni.
jejunal veins Jejunumvenen *pl*, Vv. jejunales.
je•ju•nec•to•my [dʒɪdʒuːˈnɛktəmɪ] *n chir.* Jejunumexzision *f*, Jejunektomie *f*.
je•ju•ni•tis [dʒɪdʒuːˈnaɪtɪs] *n* Jejunumentzündung *f*, Jejunitis *f*.
je•ju•no•ce•cos•to•my [dʒɪˌdʒuːnəʊsɪˈkastəmɪ] *n chir.* Jejunum-Zäkum-Fistel *f*, Jejunozäkostomie *f*.
je•ju•no•il•e•al bypass/shunt [dʒɪˌdʒuːnəʊˈɪlɪəl] *chir.* **1.** jejunoilealer Bypass/Shunt *m*. **2.** Ileumausschaltung *f*, ilealer/jejunaler Bypass/Shunt *m*.
je•ju•no•il•e•os•to•my [dʒɪˌdʒuːnəʊˌɪləˈastəmɪ] *n chir.* Jejunum-Ileum-Fistel *f*, Jejunoileostomie *f*.
je•ju•no•je•ju•nos•to•my [dʒɪˌdʒuːnəʊˌdʒuːˈnastəmɪ] *n chir.* Jejunojejunostomie *f*.
je•ju•no•plas•ty [ˈdʒɪˌdʒuːnəʊplæstɪ] *n chir.* Jejunumplastik *f*.
je•ju•nos•to•my [dʒɪdʒuːˈnastəmɪ] *n chir.* Jejunumfistel *f*, Jejunostomie *f*.
je•ju•not•o•my [dʒɪdʒuːˈnatəmɪ] *n chir.* Jejunumeröffnung *f*, Jejunotomie *f*.
je•ju•num [dʒɪˈdʒuːnəm] *n* Jejunum *nt*, Intestinum jejunum.
Jellinek [ˈjelinek]: **Jellinek's sign/symptom** Jellinek-Zeichen *nt*.
jerk [dʒɜrk] **I** *n* Reflex *m*, unwillkürliche/ruckartige Bewegung *f*; Zuckung *f*, Zucken *nt*. **give a jerk** (zusammen-)zucken. **with a jerk** plötzlich, mit einem Ruck. **II** *vi* (zusammen-)zucken.
jerky [ˈdʒɜrkɪ] *adj* (*Bewegung, Atmung*) ruckartig, ruck- *od.* stoßweise.
jet [dʒet] **I** *n* **1.** Strahl *m*. **2.** *techn.* Düse *f*,

jet atomisation

Strahlrohr *nt.* **II** *vt* ausstrahlen, ausstoßen. **III** *vi* (heraus-, hervor-)schießen (*from* aus).
jet atomisation Düsenvernebelung *f.*
jet lag (syndrome) Jet-lag *m.*
jet nebulisation Düsenvernebelung *f.*
jock itch [dʒak] Tinea inguinalis, Eccema marginatum.
Johnson-Stevens ['dʒansən 'stiːvənz]: **Johnson-Stevens disease** Stevens-Johnson-Syndrom *nt,* Stevens-Johnson-Fuchs-Syndrom *nt.*
joint [dʒɔɪnt] **I** *n* **1.** *anat.* Gelenk *nt,* Articulatio *f.* **2.** Verbindung(sstelle *f*) *f,* Fuge *f.* **II** *vt* verbinden, zusammenfügen.
joint body *ortho.* Gelenk(fremd)körper *m.*
joint calculus *ortho.* Gelenkstein *m,* -konkrement *nt.*
joint capsule Gelenkkapsel *f,* Capsula articularis.
joint cartilage Gelenkknorpel *m,* Cartilago articularis.
joint cavity Gelenkhöhle *f,* -spalt *m,* Cavitas articularis.
joint crepitus *ortho.* Gelenkreiben *nt.*
joint disease Gelenkerkrankung *f,* -affektion *f,* Arthropathie *f.* **degenerative joint disease** degenerative Gelenkerkrankung, Osteoarthrose *f.*
joint effusion Gelenkerguß *m.*
joint mouse Gelenkmaus *f,* freier Gelenkkörper *m.*
joint pain Gelenkschmerz *m,* Arthralgie *f,* Arthrodynie *f.*
joint replacement *ortho.* Gelenkersatz *m,* künstliches Gelenk *nt.* **total joint replacement** Totalendoprothese *f.*
joint space → joint cavity.
joint space narrowing *radiol.* Gelenkspaltverschmälerung *f.*
joint space widening *radiol.* Gelenkspalterweiterung *f.*
joint stability Gelenkstabilität *f.*
joint stiffness *ortho.* Gelenksteife *f,* -versteifung *f.*
Jonston ['dʒanstən; 'jon-]: **Jonston's alopecia/area** *derm.* kreisrunder Haarausfall *m,* Pelade *f,* Alopecia areata.
joule [dʒuːl, dʒaʊl] *n* Joule *nt.*
jug•u•lar ['dʒʌgjələr] **I** *n* → jugular vein. **II** *adj* jugular, Jugular-.
jugular bruit *card.* Nonnensausen *nt,* Kreiselgeräusch *nt,* Bruit de diable.
jugular foramen Foramen jugulare.
jugular foramen syndrome Vernet-Syndrom *nt.*
jugular fossa Drosselgrube *f,* Fossa jugularis.
jugular glomus Glomus jugulare/tympanicum.
jugular pulse Jugularispuls *m.*
jugular sign Queckenstedt-Zeichen *nt.*
jugular vein Drosselvene *f,* Jugularis *f,* V. jugularis.
jugular venous distension Jugularvenenerweiterung *f,* -stauung *f.*

jug•u•lo•tym•pan•ic body [ˌdʒʌgjələʊtɪm'pænɪk] → jugular glomus.
juice [dʒuːs] *n* Saft *m;* **juices** *pl* (Körper-)Säfte *pl.*
jump flap [dʒʌmp] Wanderlappen *m,* Wanderlappen-Fernplastik *f.*
junc•tion ['dʒʌŋkʃn] **I** *n* **1.** Verbinden *nt,* Vereinigen *nt;* Verbindung *f,* Vereinigung *f.* **2.** Verbindungsstelle *f,* Junktion *f.* **3.** Kreuzung *f.* **II** *adj* Verbindungs-, Anschluß-.
junc•tion•al nevus ['dʒʌŋkʃənl] *derm.* Grenz-, Übergangs-, Junktionsnävus *m.*
junction nevus → junctional nevus.
jun•gle fever ['dʒʌŋgəl] Sumpf-, Wechselfieber *nt,* Malaria *f.*
jus•ti•fi•a•ble abortion ['dʒʌstɪfaɪəbl] *gyn.* indizierter Abort *m.*
ju•van•tia [dʒuː'vænʃɪə] *pl* Heilmittel *pl,* therapeutische Maßnahmen *pl,* Juvantia *pl.*
ju•ve•nile ['dʒuːvɪnl, -naɪl] **I** *n* Jugendliche(r *m*) *f.* **II** *adj* **1.** jugendlich, jung, juvenil. **2.** unreif, Entwicklungs-.
juvenile arrhythmia *card.* Sinusarrhythmie *f* des Jugendlichen.
juvenile cataract juveniler Katarakt *f,* Cataracta juvenilis.
juvenile cell jugendlicher Granulozyt *m,* Metamyelozyt *m.*
juvenile chorea Sydenham-Chorea *f,* Chorea juvenilis/rheumatica/infectiosa/simplex.
juvenile diabetes → juvenile-onset diabetes.
juvenile form → juvenile cell.
juvenile glaucoma juveniles Glaukom *nt,* Glaucoma juvenile.
juvenile goiter Adoleszentenstruma *f,* Struma adolescentium/juvenilis.
juvenile involution Pubertätsinvolution *f.*
juvenile kyphosis Morbus Scheuermann *m,* Adoleszentenkyphose *f.*
juvenile melanoma Spindelzellnävus *m,* Allen-Spitz-Nävus *m,* Nävus Spitz *m,* benignes juveniles Melanom *nt.*
juvenile-onset diabetes insulinabhängiger Diabetes (mellitus) *m,* Typ 1 Diabetes (mellitus), Insulinmangeldiabetes *m.* **juvenile-onset diabetes of adult** Typ-I-Diabetes mellitus *m* des Erwachsenen.
juvenile verruca/wart Flachwarze *f,* Verruca plana (juvenilis).
jux•ta•cor•ti•cal chondroma [dʒʌkstə'kɔːrtɪkl] *ortho.* juxtakortikales/periostales/perossales Chondrom *nt.*
jux•ta•glo•mer•u•lar apparatus [ˌdʒʌkstəgləʊ'merjələr] juxtaglomerulärer Apparat *m.*
juxtaglomerular cell hyperplasia Bartter-Syndrom *nt,* Hyperplasie *f* des juxtaglomerulären Apparates.
jux•ta•pap•il•lary choroiditis [ˌdʒʌkstəpə'pɪləri] *ophthal.* juxtapapilläre Chorioiditis *f,* Chorioiditis juxtapapillaris.

K

Kahler ['kɑːlər]: **Kahler's disease** Morbus Kahler *m*, Plasmozytom *nt*, multiples Myelom *nt*, plasmozytisches Immunozytom *nt*.

ka•la-a•zar [ˌkɑːləə'zɑːr] *n* viszerale Leishmaniase *f*, Kala-Azar *f*.

ka•le•mia [kə'liːmɪə] *n* (Hyper-)Kaliämie *f*.

ka•li•e•mia [kælɪ'iːmɪə] *n* → kalemia.

ka•li•o•pe•nia [ˌkælɪəʊ'piːnɪə] *n* Kaliummangel *m*, Kaliopenie *f*.

ka•li•um ['keɪlɪəm] *n* Kalium *nt*.

ka•li•u•re•sis [ˌkælɪjə'riːsɪs] *n* Kaliurese *f*.

ka•li•u•ret•ic [ˌkælɪje'retɪk] **I** *n* kaliuretisches Mittel *nt*. **II** *adj* kaliuretisch.

kal•li•din ['kælədɪn] *n* Kallidin *nt*, Lysyl-Bradykinin *nt*.

kal•li•kre•in [kælɪ'kriːɪn] *n* Kallikrein *nt*.

Kallmann ['kælmən]: **Kallmann's syndrome** (Gauthier-)Kallmann-Syndrom *nt*, olfakto-genitales Syndrom *nt*.

kal•u•re•sis [kæljə'riːsɪs] *n* → kaliuresis.

kal•u•ret•ic [kæljə'retɪk] *n, adj* → kaliuretic.

Kanavel [kə'nævel]: **Kanavel's sign** Kanavel-Zeichen *nt*.

Kanner ['kænər]: **Kanner's syndrome** Kanner-Syndrom *nt*, frühkindlicher Autismus *m*.

Kaposi [kə'pəʊsɪ, 'kæpəsɪ]: **Kaposi's sarcoma** Kaposi-Sarkom *nt*, Morbus Kaposi *m*, Retikuloangiomatose *f*, Angioretikulomatose *f*.
Kaposi's varicelliform eruption Kaposi-Dermatitis *f*, Ekzema herpeticatum/herpetiformis.

Kappeler ['kapələr]: **Kappeler's maneuver** Kappeler-Handgriff *m*.

Karnofsky [kɑːr'nɒfskɪ]: **Karnofsky performance index** Karnofsky-Index *m*.

Kartagener [kɑːr'tægɪnər]: **Kartagener's syndrome/triad** Kartagener-Syndrom *nt*.

kar•y•o•cyte ['kærɪəʊsaɪt] *n* **1.** kernhaltige Zelle *f*, Karyozyt *m*. **2.** *hema.* Normoblast *m*.

kar•y•o•gram ['kærɪəʊgræm] *n* Karyogramm *nt*, Idiogramm *nt*.

kar•y•o•meg•a•ly [ˌkærɪəʊ'megəlɪ] *n* Kernvergrößerung *f*, Karyomegalie *f*.

kar•y•on ['kærɪɒn] *n* Zellkern *m*, Nukleus *m*, Karyon *n*.

kar•y•o•plasm ['kærɪəʊplæzəm] *n* Kernprotoplasma *nt*, Karyoplasma *nt*, Nukleoplasma *nt*.

Kasabach-Merritt ['kæsəbak 'merɪt]: **Kasabach-Merritt syndrome** Kasabach-Merritt-Syndrom *nt*, Thrombo(zyto)penie-Hämangiom-Syndrom *nt*.

Kashin-Beck ['kæʃɪn bek]: **Kashin-Beck disease** Kaschin-Beck-Syndrom *nt*.

Kawasaki [kɑːwɑ'sɑːkɪ]: **Kawasaki syndrome** Kawasaki-Syndrom *nt*, mukokutanes Lymphknotensyndrom *nt*.

Kayser ['kaɪzər]: **Kayser's disease** Wilson-Syndrom *nt*, Morbus Wilson *m*, hepatolentikuläre/hepatozerebrale Degeneration *f*.

Kayser-Fleischer ['kaɪzər 'flaɪʃər]: **Kayser-Fleischer ring** Kayser-Fleischer-Ring *m*.

K cells 1. K-Zellen *pl*, Killerzellen *pl*. **2.** zytotoxische T-Lymphozyten *od.* T-Zellen *pl*.

keeled chest ['kiːld] Kiel-, Hühnerbrust *f*, Pectus gallinatum/carinatum.

keep [kiːp] **I** *vt* **1.** *fig.* (er-)halten, (be-)wahren. **keep one's temper** *s.* beherrschen. **2.** aufheben, (auf-)bewahren. **keep cool** kühl aufbewahren. **keep dry/keep in a dry place** trocken aufbewahren. **keep warm** warm halten. **3.** pflegen, (er-)halten. **keep alive** am Leben erhalten. **keep clean** sauber *od.* rein halten. **II** *vi* bleiben. **keep in bed** im Bett bleiben. **keep in good health** gesund bleiben.
keep away I *vt* jdn./etw. fernhalten (*from* von). **II** *vi* s. fernhalten (*from* von); wegbleiben (*from* von).
keep back *vt* **1.** (*Tränen*) unterdrücken. **2.** (*Urin*) verhalten; (*Wasser*) stauen.
keep down *vt* **1.** (*Kosten*) niedrig halten. **2.** (*Gefühle*) unter Kontrolle halten; (*Wut*) unterdrücken. **3.** (*Nahrung*) bei s. behalten.
keep in *vt* (*Atem*) anhalten; (*Bauch*) einziehen; (*Gefühle*) unterdrücken, unter Kontrolle halten.
keep under *vt* **1.** (*Gefühle*) unterdrücken. **2.** jdn. unter Narkose behandeln. **3.** unter Kontrolle halten. **keep under observation** jdn. beobachten (lassen).

Kehr [keːr]: **Kehr's sign** *chir.* Kehr-Zeichen *nt*.

Kehrer ['keːrər]: **Kehrer's sign** *neuro.* Kehrer-Zeichen *nt*.

Keith-Flack [kiːθ flæk]: **Keith-Flack's**

Kelly

bundle Keith-Flack-Bündel *nt,* Sinuatrialbündel *nt.*

Keith-Flack's node Sinus-Knoten *m,* Sinoatrial-Knoten *m,* SA-Knoten *m,* Keith-Flack-Knoten *m,* Nodus sinuatrialis.

Kelly ['kelɪ]: **Kelly's operation 1.** *gyn.* Kelly-Operation *f.* **2.** *HNO* Kelly-Operation *f,* Kelly-Arytänoidopexie *f.*

ke•loid ['kiːlɔɪd] *n* Wulstnarbe *f,* Keloid *nt.*

ke•loi•do•sis [kiːlɔɪ'dəʊsɪs] *n* Keloidose *f.*

Kelvin ['kelvɪn]: **Kelvin scale** Kelvin-Skala *f.*
Kelvin thermometer Kelvin-Thermometer *nt.*

Kent [kent]: **Kent's bundle** Kent-Bündel *nt.*

ker•a•tal•gia [kerə'tældʒ(ɪ)ə] *n ophthal.* Hornhautschmerz *m,* Keratalgie *f,* Keratalgia *f.*

ker•a•tan•sul•fa•tu•ria [ˌkerətæn,sʌlfə-'t(j)ʊərɪə] *n* Morquio-Syndrom *nt,* Morquio-Ullrich-Syndrom *nt,* Mukopolysaccharidose *f* Typ IV.

ker•a•tec•ta•sia [kerətek'teɪʒ(ɪ)ə] *n ophthal.* Hornhautstaphylom *nt,* Keratektasie *f,* Kerektasie *f.*

ker•a•tec•to•my [kerə'tektəmɪ] *n ophthal.* Hornhautexzision *f,* Keratektomie *f.*

ker•a•ti•a•sis [kerə'taɪəsɪs] *n* → keratosis.

ker•a•tin•i•za•tion [ˌkerətɪnə'zeɪʃn] *n* Verhornung *f,* Keratinisation *f.*

ker•a•tin•ize ['kerətɪnaɪz, kə'rætnaɪz] *vi* verhornen, hornig werden.

ke•rat•i•no•cyte [kɪ'rætnəʊsaɪt] *n* Keratinozyt *m,* Hornzelle *f,* Malpighi-Zelle *f.*

ker•a•ti•tis [kerə'taɪtɪs] *n ophthal.* Hornhautentzündung *f,* Keratitis *f.*

ker•a•to•ac•an•tho•ma [ˌkerətəʊæˌkæn-'θəʊmə] *n derm.* Keratoakanthom *nt,* selbstheilendes Stachelzellkarzinom *nt.*

ker•a•to•cele ['kerətəʊsiːl] *n ophthal.* Keratozele *f,* Descemetozele *f.*

ker•a•to•con•junc•ti•vi•tis [ˌkerətəʊkənˌdʒʌŋktə'vaɪtɪs] *n ophthal.* Keratokonjunktivitis *f.*

ker•a•to•co•nus [kerətəʊ'kəʊnəs] *n ophthal.* Hornhautkegel *m,* Keratokonus *m.*

ker•a•to•cyte ['kerətəʊsaɪt] *n* Keratozyt *m.*

ker•a•to•der•ma•ti•tis [kerətəʊˌdɜrmə-'taɪtɪs] *n derm.* Keratodermatitis *f.*

ker•a•to•ec•ta•sia [ˌkerətəʊek'teɪʒ(ɪ)ə] *n* → keratectasia.

ker•a•to•i•di•tis [ˌkerətɔɪ'daɪtɪs] *n* → keratitis.

ker•a•to•i•ri•tis [ˌkerətəʊaɪ'raɪtɪs] *n* Iridokeratitis *f.*

ker•a•tol•y•sis [kerə'tɒləsɪs] *n derm.* Keratolyse *f.*

ker•a•to•lyt•ic [ˌkerətəʊ'lɪtɪk] **I** *n* Keratolytikum *nt.* **II** *adj* keratolytisch.

ker•a•to•ma [kerə'təʊmə] *n* **1.** Hornschwiele *f,* Callus *m.* **2.** Keratom *n.*

ker•a•tom•e•try [kerə'tɒmətrɪ] *n ophthal.* Keratometrie *f,* Ophthalmometrie *f.*

ker•a•top•a•thy [kerə'tɒpəθɪ] *n ophthal.* Hornhauterkrankung *f,* Keratopathie *f.*

ker•a•to•plas•ty ['kerətəplæstɪ] *n ophthal.* Hornhaut-, Keratoplastik *f,* Hornhauttransplantation *f.*

ker•a•to•pros•the•sis [ˌkerətəʊprɒs'θiː-sɪs] *n ophthal.* Keratoprothese *f.*

ker•a•tor•rhex•is [kerətəʊ'reksɪs] *n ophthal.* Hornhautriß *m,* Keratorrhexis *f.*

ker•a•to•scle•ri•tis [ˌkerətəʊsklɪ'raɪtɪs] *n ophthal.* Keratoskleritis *f.*

ker•a•to•scope ['kerətəʊskəʊp] *n ophthal.* Placido-Scheibe *f,* Keratoskop *nt.*

ker•a•tos•co•py [kerə'tɒskəpɪ] *n ophthal.* Keratoskopie *f.*

ker•a•to•sis [kerə'təʊsɪs] *n derm.* Verhornungsstörung *f,* Keratose *f.*

ker•a•tot•o•my [kerə'tɒtəmɪ] *n ophthal.* Hornhautschnitt *m,* Keratotomie *f,* Korneotomie *f.*

ke•rec•to•my [kə'rektəmɪ] *n* → keratectomy.

Kernig ['kernɪg]: **Kernig's sign** *neuro.* Kernig-Zeichen *nt.*

ket•a•mine ['kiːtəmiːn] *n pharm., anes.* Ketamin *nt.*

ke•to acid ['kiːtəʊ] Keto(n)säure *f.*

ke•to•ac•i•de•mia [ˌkiːtəʊæsɪ'diːmɪə] *n* Ketoazidämie *f.*

ke•to•ac•i•do•sis [kiːtəʊˌæsɪ'dəʊsɪs] *n* Ketoazidose *f.*

ke•to•ac•i•dot•ic [ˌkiːtəʊæsɪ'dɒtɪk] *adj* ketoazidotisch.

ke•to•ac•i•du•ria [ˌkiːtəʊæsɪ'd(j)ʊərɪə] *n* Ketoazidurie *f.*

ke•to•gen•e•sis [kiːtəʊ'dʒenəsɪs] *n* Keto(n)körperbildung *f,* Ketogenese *f.*

ke•to•gen•ic [kiːtəʊ'dʒenɪk] *adj* ketogen, ketoplastisch.

ke•tone ['kiːtəʊn] *n chem.* Keton *nt.*

ketone bodies Keto(n)körper *pl.*

ke•to•ne•mia [kiːtəʊ'niːmɪə] *n* Ketonämie *f.*

ke•to•nu•ria [kiːtəʊ'n(j)ʊərɪə] *n* Ketonurie *f.*

ke•to•pla•sia [kiːtəʊ'pleɪʒ(ɪ)ə] *n* Keto(n)-körperbildung *f.*

ke•to•plas•tic [kiːtəʊ'plæstɪk] *adj* → ketogenic.

ke•to•sis [kɪ'təʊsɪs] *n patho.* Azeton-, Ketonämie *f,* Ketoazidose *f,* Ketose *f.*

ketosis-prone diabetes insulinabhängiger Diabetes (mellitus) *m,* Typ 1 Diabetes (mellitus), Insulinmangeldiabetes *m.*

ketosis-resistant diabetes nicht-insulinabhängiger Diabetes mellitus *m,* Typ-II-Diabetes mellitus *m.*

ke•to•su•ria [kiːtəʊ's(j)ʊərɪə] *n* Ketosurie *f.*

ke•tot•ic hyperglycinemia [kɪ'tɒtɪk] ketotische Hyperglycinämie *f.*

key•hole pupil ['kiːhəʊl] *ophthal.* Schlüssellochpupille *f.*

key-in-lock maneuver *gyn.* (de) Lee-Spiegelhandgriff *m.*

kick [kɪk] *n* **1.** (Fuß-)Tritt *m,* Stoß *m.* **2.** *electr.* (Strom-)Stoß *m,* Impuls *m.* **3.** (*Zeiger*)

Ausschlag *m*.
kid•ney ['kɪdnɪ] *n* Niere *f; anat.* Ren *m*.
kidney abscess Nierenabszeß *m*.
kidney biopsy Nierenbiopsie *f*, -punktion *f*.
kidney clamp *chir.* Nierenfaßzange *f*.
kidney condition Nierenleiden *nt*.
kidney disease Nierenerkrankung *f*, -leiden *nt*, Nephropathie *f*.
kidney failure Nierenversagen *nt*.
  high-output kidney failure polyurisches Nierenversagen.
  non-oliguric kidney failure nicht-oligurisches Nierenversagen.
  oliguric kidney failure oligurisches Nierenversagen.
  polyuric kidney failure polyurisches Nierenversagen.
kidney function test Nierenfunktionsprüfung *f*.
kidney insufficiency Niereninsuffizienz *f*.
kidney pedicle clamp *chir.* Nierenstielklemme *f*.
kidney stone Nierenstein *m*, Nephrolith *m*, Calculus renalis.
kidney transplant Nierentransplantat *nt*.
  cadaveric kidney transplant Kadaver-, Leichenniere *f*.
  related kidney transplant Verwandtenniere *f*.
kidney transplantation Nierentransplantation *f*, -verpflanzung *f*.
Kienböck ['kiːnbɛk]: **Kienböck's disease** Kienböck-Krankheit *f*, Morbus Kienböck *m*, Lunatummalazie *f*.
  Kienböck's dislocation *ortho.* Lunatumluxation *f*.
kill [kɪl] **I** *vt* **1.** töten, umbringen, ermorden; **kill o.s.** s. umbringen. **2.** arg zu schaffen machen. **my back is killing me** mein Rücken bringt mich (noch) um. **3.** (*Keime*) abtöten; (*Schmerz*) stillen. **II** *vi* töten, den Tod verursachen.
killed vaccine [kɪld] Todimpfstoff *m*, -vakzine *f*, inaktivierter Impfstoff *m*.
kill•er cells ['kɪlər] **1.** Killer-Zellen *pl*, K-Zellen *pl*. **2.** zytotoxische T-Zellen *pl*, zytotoxische T-Lymphozyten *pl*.
killer T cells → killer cells 2.
Killian ['kɪlɪən]: **Killian's nasal speculum** *HNO* Killian-Nasenspekulum *nt*.
kil•o•cal•o•rie ['kɪləkælərɪ] *n* (große) Kalorie *f*, Kilokalorie *f*.
kil•o•gram ['kɪləgræm] *n* Kilogramm *nt*.
Kimmelstiel-Wilson ['kɪməlstiːl 'wɪlsən]: **Kimmelstiel-Wilson disease/syndrome** Kimmelstiel-Wilson-Syndrom *nt*, diabetische Glomerulosklerose *f*.
ki•ne•mia [kaɪ'niːmɪə] *n card.* Herzzeitvolumen *nt*.
kin•e•plas•tic amputation [kɪnə'plæstɪk] → kineplasty.
kin•e•plas•ty ['kɪnəplæstɪ] *n chir., ortho.* plastische Amputation *f*, Kineplastik *f*.
kin•e•scope ['kɪnəskəʊp] *n ophthal.* Kineskop *nt*.

ki•ne•si•o•ther•a•py [kɪˌniːzɪəʊ'θerəpɪ] *n* → kinesitherapy.
ki•ne•si•ther•a•py [kɪˌniːsɪ'θerəpɪ] *n* Bewegungstherapie *f*, Kinesio-, Kinesitherapie *f*.
kin•es•thet•ic aura [kɪnəs'θetɪk] *neuro.* kinästhetische Aura *f*.
kinesthetic hallucination *psychia.* kinästhetische Halluzination *f*.
kinesthetic sensibility Proprio(re)zeption *f*, Tiefensensibilität *f*, kinästhetische Sensibilität *f*.
ki•net•ic [kɪ'netɪk] *adj* kinetisch, Bewegungs-.
kinetic ataxia *neuro.* motorische Ataxie *f*.
kinetic emphysema kinetisches (Lungen-)Emphysem *nt*.
kinetic tremor Bewegungstremor *m*.
kin•e•to•sis [kɪnə'təʊsɪs] *n* Bewegungs-, Reisekrankheit *f*, Kinetose *f*.
ki•ne•to•ther•a•py [kɪ'niːtə'θerəpɪ] *n* → kinesitherapy.
Kinsbourne ['kɪnzbɔːrn, -bəʊrn]: **Kinsbourne syndrome** Kinsbourne-Syndrom *nt*, myoklonisch infantile Enzephalopathie *f*.
Kirschner ['kɪrʃnər]: **Kirschner's wire** Kirschner-Draht *m*.
kiss•ing disease ['kɪsɪŋ] Pfeiffer-Drüsenfieber *nt*, infektiöse Mononukleose *f*, Monozytenangina *f*.
kissing spine *ortho.* Baastrup-Zeichen *nt*, Arthrosis interspinosa.
kissing ulcer Abklatschgeschwür *nt*.
Klapp [klap]: **Klapp's method** *ortho.* Klapp-Kriechübungen *pl*.
Kleb•si•el•la [klebzɪ'elə] *n micro.* Klebsiella *f*. **Klebsiella pneumoniae** Friedländer-Bazillus *m*, Klebsiella pneumoniae.
Klebsiella pneumonia Klebsiellenpneumonie *f*, Friedländer-Pneumonie *f*.
Kleine-Levin ['klaɪnə 'levɪn]: **Kleine-Levin syndrome** Kleine-Levin-Syndrom *nt*.
Klein-Waardenburg [klaɪn 'vɑːrdnbɜrg]: **Klein-Waardenburg syndrome** Waardenburg-Syndrom *nt*, Klein-Waardenburg-Syndrom *nt*.
Klinefelter ['klaɪnfeltər]: **Klinefelter's syndrome** Klinefelter-Syndrom *nt*.
Klippel-Feil [klɪ'pel faɪl]: **Klippel-Feil syndrome** Klippel-Feil-Syndrom *nt*.
Klippel-Trénaunay [klɪ'pel trenoː'nɛ]: **Klippel-Trénaunay syndrome** Klippel-Trénaunay-Syndrom *nt*, angio-osteo-hypertrophisches Syndrom *nt*.
Klumpke ['klʊmpkə]: **Klumpke's palsy/paralysis** *neuro.* Klumpke-Déjérine-Lähmung *f*, Klumpke-Lähmung *f*, untere Armplexuslähmung *f*.
knead [niːd] *vt* (*Muskel*) (durch-)kneten, massieren.
knead•ing ['niːdɪŋ] *n* (*Muskel*) (Durch-)Kneten *nt*, Massieren *nt*.
knee [niː] *n* **1.** Knie *nt; anat.* Genu *nt*. **2.** Kniegelenk *nt*, Articulatio genus/genualis.
knee cap 1. Kniescheibe *f*, Patella *f*. **2.**

knee injury

Knieschützer *m*.
knee injury Knieverletzung *f*, -trauma *nt*.
knee jerk/reflex Patellarsehnenreflex *m*, Quadrizepssehnenreflex *m*.
knee joint Kniegelenk *nt*, Articulatio genus/genualis.
knee presentation *gyn*. Knielage *f*.
knee reflex → knee jerk.
knife [naɪf] *n* **1.** Messer *nt*. **2.** *chir*. Messer *nt*, Skalpell *nt*.
knife blade Messerklinge *f*.
knife edge Messerschneide *f*.
knife handle Messergriff *m*.
knife point Messerspitze *f*.
knife rest crystals *urol*. Sargdeckelkristalle *pl*.
knock-knee [nɑk] *n* X-Bein *nt*, Genu valgum.
knot [nɑt] **I** *n* **1.** *anat., patho.* Knoten *m*, Nodus *m*. **2.** (*a. chir.*) Knoten *m*, Schlinge *f*. **make/tie a knot** einen Knoten machen. **II** *vt* einen Knoten machen in; (ver-)knoten, (ver-)knüpfen.
knuck‧le ['nʌkl] *n* **1.** (Finger-)Knöchel *m*. **2.** Fingergrundgelenk *nt*.
knuck‧le‧bone ['nʌklbəʊn] *n anat*. Mittelhand-, Metakarpalknochen *m*.
knuckle joint Fingergrundgelenk *nt*, MP-Gelenk *nt*.
knuckle pads Fingerknöchelpolster *pl*. **dorsal knuckle pads** Garrod-Knötchen *pl*, (echte) Fingerknöchelpolster *pl*.
Koch [kɔk; kɔx]: **Koch's bacillus 1.** Tuberkelbazillus *m*, TB-Bazillus *m*, Mycobacterium tuberculosis. **2.** Komma-Bazillus *m*, Vibrio cholerae/comma.
Koch's tuberculin Alttuberkulin *nt*, Tuberkulin-Original-Alt *nt*.
Kocher ['kəʊkər; 'kɔxər]: **Kocher's clamp** Kocher-Klemme *f*.
Kocher's incision Kocher-(Rippenbogenrand-)Schnitt *m*.
Kocher's maneuver *chir*. Kocher-Duodenalmobilisierung *f*.
Kocher's operation 1. *ortho*. Kocher-Reposition *f*. **2.** Kocher-Strumaoperation *f*. **3.** Kocher-Duodenalmobilisierung *f*.
Koch-Weeks [kɔk wi:ks; kɔx]: **Koch-Weeks bacillus** Koch-Weeks-Bazillus *m*, Haemophilus aegypti(c)us/conjunctivitidis.
Koch-Weeks conjunctivitis *ophthal*. Koch-Weeks-Konjunktivitis *f*, akute kontagiöse Konjunktivitis *f*.
Koebner ['kebnər; 'kœb-]: **Koebner's phenomenon** Koebner-Phänomen *nt*, isomorpher Reizeffekt *m*.
Köhler ['kø:lər]: **Köhler's (bone) disease 1.** Köhler-Krankheit *f*, Köhler-Müller-Weiss-Syndrom *nt*, Morbus Köhler I. **2.** → Köhler's second disease.
Köhler's second disease Freiberg-Köhler-Krankheit *f*, Morbus Köhler II.
koi‧lo‧nych‧ia [kɔɪləˈnɪkɪə] *n derm*. Löffel-, Hohlnagel *m*, Koilonychie *f*.
ko‧ni‧o‧cor‧tex [kəʊnɪəʊˈkɔːrteks] *n* granulärer Kortex *m*, Koniocortex *m*.
ko‧nom‧e‧ter [kəʊˈnɑmɪtər] *n* Koni(o)meter *nt*.
Koplik ['kɑplɪk]: **Koplik's spots** Koplik-Flecken *pl*.
ko‧ros‧co‧py [kəˈrɑskəpɪ] *n ophthal*. Koroskopie *f*, Retinoskopie *f*, Skiaskopie *f*.
Korotkoff [kəˈrɑtkɔf]: **Korotkoff's method** auskultatorische Blutdruckmessung *f* nach Korotkow.
Korotkoff's sounds Korotkow-Geräusche *pl*.
Korsakoff ['kɔːrsəkɔf]: **Korsakoff's psychosis/syndrome** Korsakow-Psychose *f*, -Syndrom *nt*.
Krabbe ['kræbi; 'krɑbə]: **Krabbe's syndrome** Krabbe-Syndrom *nt*, Globoidzellen-Leukodystrophie *f*, Galaktozerebrosidlipidose *f*, Galaktozerebrosidose *f*.
krau‧ro‧sis [krɔːˈrəʊsɪs] *n patho*. Kraurose *f*, Kraurosis *f*. **kraurosis vulvae** Breisky-Krankheit *f*, Kraurosis vulvae.
Krebs [kreɪps]: **Krebs cycle 1.** Krebs-Zyklus *m*, Zitronensäure-, Citratzyklus *m*, Tricarbonsäurezyklus *m*. **2.** → Krebs-Henseleit cycle.
Krebs-Henseleit [kreɪps ˈhɛnsəlaɪt]: **Krebs-Henseleit cycle** Harnstoff-, Ornithinzyklus *m*, Krebs-Henseleit-Zyklus *m*.
Kreysig ['kraɪzɪg]: **Kreysig's sign** *radiol*. Heim-Kreysig-Zeichen *nt*.
Kristeller ['krɪstelər]: **Kristeller's expression/method** *gyn*. Kristeller-Handgriff *m*, Kristellern *nt*.
Krönig ['kreːnɪg; 'krøn-]: **Krönig fields** Krönig-Schallfelder *pl*.
Krukenberg ['krʊkənbɜrg]: **Krukenberg's tumor** Krukenberg-Tumor *m*.
Kugelberg-Welander ['kuːgəlbɜrg 'welændər]: **Kugelberg-Welander disease** Kugelberg-Welander-Syndrom *nt*, juvenile Form *f* der spinalen Muskelatrophie.
Kulchitsky [kuːlˈtʃɪtskɪ]: **Kulchitsky-cell carcinoma** Kultschitzky-Tumor *m*.
Kulchitsky's cells enterochromaffine/enteroendokrine Zellen *pl*, Kultschitzky-Zellen *pl*.
Kulenkampff ['kuːlənkæmpf]: **Kulenkampff's anesthesia** *anes*. Kulenkampff-Plexusanästhesie *f*.
Külz [kɪlts; kʏlts]: **Külz's cast/cylinder** (*Harn*) Komazylinder *m*.
Kunkel ['kʌŋkl]: **Kunkel's syndrome** lupoide Hepatitis *f*, Bearn-Kunkel-Syndrom *nt*.
Küntscher ['kɪntʃər; 'kʏn-]: **Küntscher nail** *ortho*. Küntscher-Nagel *m*.
Küntscher nailing *ortho*. Küntscher-Marknagelung *f*.
Kurzrok-Miller ['kʊrtsrɑk 'mɪlər]: **Kurzrok-Miller test** *gyn*. Kurzrok-Miller-Test *m*, Invasionstest *m*.
Kussmaul ['kʊsmaʊl]: **Kussmaul's aphasia** Kussmaul-Aphasie *f*.
Kussmaul breathing Lufthunger *m*, Kussmaul-Atmung *f*, Kussmaul-Kien-Atmung *f*.

Kussmaul's coma Kussmaul-Koma *nt*, diabetisches/hyperglykämisches Koma *nt*.

Kussmaul respiration → Kussmaul breathing.

Kussmaul-Kien ['kʊsmaʊl kiːn]: **Kussmaul-Kien breathing/respiration** → Kussmaul breathing.

Kussmaul-Meier ['kʊsmaʊl 'maɪər]: **Kussmaul-Meier disease** Kussmaul-Meier-Krankheit *f*, Panarteriitis/Periarteriitis nodosa.

ky•mog•ra•phy [kaɪˈmɑgrəfɪ] *n* Kymographie *f*.

ky•mo•scope [ˈkaɪməskəʊp] *n* Kymoskop *nt*.

ky•pho•sco•li•o•sis [ˌkaɪfəˌskəʊlɪˈəʊsɪs] *n ortho.* Kyphoskoliose *f*.

ky•pho•sco•li•ot•ic pelvis [ˌkaɪfəˌskəʊlɪˈɑtɪk] Kyphoskoliosebecken *nt*.

ky•pho•sis [kaɪˈfəʊsɪs] *n ortho.* Kyphose *f*.

ky•phot•ic angle [kaɪˈfɑtɪk] *ortho.* Kyphosewinkel *m*.

kyphotic pelvis Kyphosebecken *nt*.

L

la•bi•al ['leɪbɪəl] *adj* labial, Lippen-; Schamlippen-.
labial frenulum Lippenbändchen *nt*, Frenulum labii.
labial hernia Hernia labialis.
la•bile hypertension ['leɪbəl] labile Hypertonie *f.*
labile pulse labiler Puls *m.*
la•bi•um ['leɪbɪəm] *n anat.* **1.** Lippe *f*, Labium *nt.* **2.** Schamlippe *f*, Labium pudendi.
la•bor ['leɪbər] **I** *n* **1.** Wehen *pl.* **be in labor** in den Wehen liegen, kreißen. **go into labor/enter labor** Wehen bekommen. **2.** (schwere) Arbeit *f.* **II** *vi* in den Wehen liegen, kreißen.
lab•o•ra•to•ry value ['læbrətɔːrɪ] Laborwert *m.*
la•bored breathing/respiration ['leɪbərd] erschwerte Atmung *f*, Atemnot *f*, Dyspnoe *f.*
labor pains *gyn.* Geburtsschmerzen *pl.*
lab•y•rinth ['læbərɪnθ] *n* **1.** Labyrinth *nt; anat.* Labyrinthus *m.* **2.** Innenohr *nt*, Labyrinth *nt.*
lab•y•rin•thec•to•my [,læbərɪn'θektəmɪ] *n HNO* Labyrinthexzision *f*, Labyrinthektomie *f.*
lab•y•rin•thine ataxia [læbə'rɪnθɪn] labyrinthäre/vestibuläre Ataxie *f.*
labyrinthine deafness *HNO* Innenohrtaubheit *f.*
labyrinthine hydrops Ménière-Krankheit *f*, Morbus Ménière *m.*
labyrinthine reflexes Labyrinthreflexe *pl.*
labyrinthine testing *HNO* Labyrinthprüfung *f.* **caloric labyrinthine testing** thermische/kalorische Labyrinthprüfung *f.*
labyrinthine vertigo Ménière-Krankheit *f*, Morbus Ménière *m.*
lab•y•rin•thi•tis [læbərɪn'θaɪtɪs] *n* **1.** Labyrinthentzündung *f*, Labyrinthitis *f.* **2.** Innenohrentzündung *f*, Otitis interna.
lab•y•rin•thot•o•my [læbərɪn'θatəmɪ] *n HNO* Labyrinthotomie *f.*
lac•er•ate ['læsəreɪt] *vt* verletzen, zerschneiden, ein-, aufreißen, lazerieren.
lac•er•a•tion [læsə'reɪʃn] *n* Riß-, Kratz-, Platz-, Schnittwunde *f*, Lazeration *f.*
lack [læk] **I** *n* Mangel *m*, Knappheit *f* (*of* an). **for/through lack of (time)** aus Mangel an (Zeit). **II** *vt* Mangel haben *od.* leiden an.
lack of appetite Appetitlosigkeit *f.*
lack of exercise Bewegungsmangel *m.*
lack of oxygen Sauerstoffmangel *m.*
lac•ri•mal abscess ['lækrɪml] Tränensackabszeß *m.*
lacrimal apparatus Tränenapparat *m*, Apparatus lacrimalis.
lacrimal bone Tränenbein *nt*, Os lacrimale.
lacrimal calculus Tränenstein *m*, Dakryolith *m.*
lacrimal canal Canalis nasolacrimalis.
lacrimal canaliculus Tränengang *m*, Ductus/Canaliculus lacrimalis.
lacrimal caruncle Tränenwärzchen *nt*, Karunkel *f*, Caruncula lacrimalis.
lacrimal duct → lacrimal canaliculus.
lacrimal fistula Tränengangs-, Tränensackfistel *f.*
lacrimal fluid Tränenflüssigkeit *f.*
lacrimal gland Tränendrüse *f*, Glandula lacrimalis. **accessory lacrimal glands** Nebentränendrüsen *pl*, Glandulae lacrimales accessoriae.
lacrimal papilla Tränenpapille *f*, Papilla lacrimalis.
lacrimal sac Tränensack *m*, Saccus lacrimalis.
lacrimal sound Tränengangssonde *f.*
lac•ri•ma•tion [lækrɪ'meɪʃn] *n* Tränensekretion *f*, Lakrimation *f.*
lac•tac•i•de•mia [læk,tæsɪ'diːmɪə] *n* Laktazidämie *f*, Lactazidämie *f.*
lac•tac•i•du•ria [læk,tæsɪ'd(j)ʊərɪə] *n* Laktazidurie *f*, Lactazidurie *f*, Laktatazidurie *f.*
β-lac•tam antibiotic ['læktæm] β-Lactam-Antibiotikum *nt.*
β-lac•tam•ase ['læktəmeɪz] *n* β-Laktamase *f*, β-Lactamase *f.*
β-lactamase-resistant penicillin β-Lactamase-festes Penicillin *nt.*
lac•tate ['læcteɪt] **I** *n* Laktat *nt*, Lactat *nt.* **II** *vi* laktieren.
lac•ta•tion [læk'teɪʃn] *n* **1.** Milchsekretion *f*, Laktation *f.* **2.** Laktationsperiode *f*, Laktation *f.*
lac•ta•tion•al amenorrhea [læk'teɪʃnəl] *gyn.* Laktationsamenorrhoe *f.*
lactation hormone Prolaktin *nt*, Prolactin

nt, laktogenes Hormon *nt*.
lac•te•al [ˈlæktɪəl] **I** *n* (*Darm*) Lymphkapillare *f*. **II** *adj* milchig, Lakt(o)-, Milch-.
lacteal calculus *gyn.* (*Brust*) Milchgangstein *m*.
lacteal cyst *gyn.* Laktations-, Milchzyste *f*.
lacteal fistula Milch(gangs)fistel *f*.
lacteal tumor 1. Brust(drüsen)abszeß *m*. **2.** Milchzyste *f*, Galaktozele *f*.
lacteal vessel (*Darm*) Lymphkapillare *f*.
lac•tic [ˈlæktɪk] *adj* Milch-, Lakt(o)-, Galakt(o)-.
lactic acid Milchsäure *f*.
lactic acidosis Laktazidose *f*, Laktatazidose *f*, Lactazidose *f*.
lac•tif•er•ous ducts [lækˈtɪfərəs] Milchgänge *pl*, Ductus lactiferi.
Lac•to•ba•cil•lus [ˌlæktəʊbəˈsɪləs] *n micro.* Milchsäurestäbchen *nt*, Lactobacillus *m*.
lac•to•cele [ˈlæktəʊsiːl] *n* Milchzyste *f*, Galaktozele *f*.
lac•to•fla•vin [læktəʊˈfleɪvɪn] *n* Laktoflavin *nt*, Vitamin B$_2$ *nt*.
lac•to•gen•e•sis [læktəʊˈdʒenəsɪs] *n* Milchbildung *f*, Laktogenese *f*.
lac•to•gen•ic hormone [læktəʊˈdʒenɪk] Prolaktin *nt*, Prolactin *nt*, laktogenes Hormon *nt*.
lac•tose [ˈlæktəʊs] *n* Milchzucker *m*, Laktose *f*, Lactose *f*.
lactose intolerance Laktoseintoleranz *f*, -malabsorption *f*.
lac•to•si•do•sis [ˌlæktəʊsaɪˈdəʊsɪs] *n* Laktosidspeicherkrankheit *f*, Laktosidose *f*.
lac•to•ther•a•py [læktəˈθerəpɪ] *n* **1.** Galakto-, Laktotherapie *f*. **2.** Milchdiät *f*, -kur *f*.
la•cu•na [ləˈk(j)uːnə] *n* [S.U. LACUNA]
la•cu•nar angina/tonsillitis [ləˈk(j)uːnər] Angina/Tonsillitis lacunaris.
lag•oph•thal•mic keratitis [lægɑfˈθælmɪk] Keratitis/Keratopathia e lagophthalmo.
lag•oph•thal•mos [lægɑfˈθælməs] *n ophthal.* Hasenauge *nt*, Lagophthalmus *m*.
Lagrange [ləˈgreɪndʒ]: **Lagrange's operation** *ophthal.* Lagrange-Operation *f*, Sklerektoiridektomie *f*.
lal•o•ple•gia [læləˈpliːdʒ(ɪ)ə] *n* Sprachlähmung *f*, Laloplegie *f*.
Lambert-Eaton [ˈlæmbərt ˈiːtn]: **Lambert-Eaton syndrome** Lambert-Eaton-Rooke-Syndrom *nt*, pseudomyasthenisches Syndrom *nt*.
lam•bli•a•sis [læmˈblaɪəsɪs] *n* Lamblia-Infektion *f*, Giardiasis *f*, Lambliasis *f*.
Lambrinudi [læmbrɪˈnuːdɪ]: **Lambrinudi's operation** *ortho.* Lambrinudi-Operation *f*.
lame [leɪm] **I** *adj* lahm; gelähmt. **II** *vt* lähmen.
la•mel•lar bone [ləˈmelər] lamellärer Knochen *m*, Lamellenknochen *m*.
lamellar cataract Schichtstar *m*, Cataracta zonularis.
lamellar corpuscles Vater-Pacini-Körperchen *pl*, Corpuscula lamellosa.
lamellar ichthyosis lamelläre Ichthyosis *f*, lamelläre Desquamation *f* bei Neugeborenen.
lam•el•lat•ed bone [ˈlæməleɪtɪd] → lamellar bone.
lam•i•na [ˈlæmɪnə] *n* [S.U. LAMINA]
lam•i•na•gram [ˈlæmɪnəgræm] *n radiol.* Schichtaufnahme *f*, Tomogramm *nt*.
lam•i•nag•ra•phy [læmɪˈnægrəfɪ] *n radiol.* Schichtröntgen *nt*, Tomographie *f*.
lamina muscularis mucosae *histol.* Muskularis *f* mucosae, Lamina muscularis mucosae.
lamina propria *histol.* Lamina *f* propria, Propria *f* mucosae, Lamina propria mucosae.
lam•i•nat•ed epithelium [ˈlæmɪneɪtɪd] mehrschichtiges Epithel *nt*.
laminated thrombus *patho.* Abscheidungsthrombus *m*.
lam•i•nec•to•my [læmɪˈnektəmɪ] *n neurochir.* Wirbelbogenresektion *f*, Laminektomie *f*.
lam•i•no•gram [ˈlæmɪnəgræm] *n* → laminagram.
lam•i•nog•ra•phy [læmɪˈnɑgrəfɪ] *n* → laminagraphy.
lam•i•not•o•my [læmɪˈnɑtəmɪ] *n neurochir.* Wirbelbogendurchtrennung *f*, Laminotomie *f*.
lance [læns, lɑːns] **I** *n* → lancet. **II** *vt chir.* mit einer Lanzette eröffnen *od.* aufschneiden *od.* aufstechen.
lan•cet [ˈlænsɪt] *n chir.* Lanzette *f*.
lan•ci•nat•ing [ˈlænsɪneɪtɪŋ] *adj* bohrend, stechend, blitzartig, lanzinierend.
lancinating pain stechender/lanzinierender Schmerz *m*.
Landau [ˈlandaʊ]: **Landau's reflex** *ped.* Landau-Reflex *m*.
Landouzy-Déjérine [lænˈduːzɪ deʒeˈriːn]: **Landouzy-Déjérine atrophy/dystrophy** fazio-skapulo-humerale Muskeldystrophie *f*, Landouzy-Déjérine-Krankheit *f*.
Landry [lɑ̃ˈdri]: **Landry's disease/palsy** Landry-Lähmung *f*, Paralysis spinalis ascendens acuta.
Langenbeck [ˈlaŋənbek]: **Langenbeck's amputation** *ortho.* Langenbeck-Amputation *f*.
Langenbeck's needle holder Langenbeck-Nadelhalter *m*.
Langenbeck's operation *chir.* Langenbeck-Hämorrhoidenentfernung *f*, -Operation *f*.
Langenbeck's retractor Langenbeck-Haken *m*.
Langerhans [ˈlæŋərhænz; ˈlaŋərhans]: **islands/islets of Langerhans** Langerhans-Inseln *pl*, endokrines Pankreas *nt*, Inselorgan *nt*, Pankreasinseln *pl*.
lang•er•han•si•an adenoma [læŋərˈhænʃɪən] Inselzelladenom *nt*, Nesidiom *nt*.
Langhans [ˈlæŋhænz; ˈlaŋhans]: **Langhans' struma** organoide Struma *f*, wuchernde Struma *f* Langhans, Langhans-

Struma f.
la·nu·go [lə'n(j)u:gəʊ] n embryo. Flaum m, Wollhaar nt, Lanugo f.
Lanz [lænz]: **Lanz's point** chir. Lanz-Punkt m.
lap·a·rec·to·my [læpə'rektəmɪ] n chir. Bauchwandexzision f, Bauchdeckenplastik f, Laparektomie f.
lap·a·ro·cele ['læpərəsi:l] n chir. Bauch(wand)hernie f, Laparozele f.
lap·a·ro·en·te·ros·to·my [læpərə,entə-'rɒstəmɪ] n chir. Laparoenterostomie f.
lap·a·ro·en·te·rot·o·my [læpərə,entə-'rɒtəmɪ] n chir. Laparoenterotomie f.
lap·a·ro·hys·ter·ec·to·my [læpərə,hɪstə-'rektəmɪ] n gyn. transabdominelle Hysterektomie f, Laparohysterektomie f.
lap·a·ro·hys·te·rot·o·my [læpərə,hɪstə-'rɒtəmɪ] n gyn. transabdominelle Hysterotomie f, Laparo-, Zöliohysterotomie f.
lap·a·ror·rha·phy [læpə'rɔrəfɪ] n chir. Bauchwandnaht f, Zölio-, Laparorrhaphie f.
lap·a·ro·scope ['læpərəskəʊp] n Laparoskop nt.
lap·a·ros·co·py [læpə'rɒskəpɪ] n Bauchspiegelung f, Laparoskopie f.
lap·a·rot·o·my [læpə'rɒtəmɪ] n chir. (operative) Bauchhöhleneröffnung f, Laparotomie f.
lap pad [læp] chir. Bauchtuch nt.
lapse [læps] n **1.** Versehen nt, Fehler m, Lapsus m. **2.** patho. Fall m, Absinken nt, Lapsus m; Ptose f. **3.** (Zeit) Ab-, Verlauf m.
large-bore catheter ['lɑ:(r)dʒ] großlumiger Katheter m.
large bowel Dickdarm m, Intestinum crassum.
large bowel cancer/carcinoma Dickdarmkrebs m, -karzinom nt.
large bowel diverticulum Dickdarmdivertikel nt.
large bowel obstruction Dickdarmverschluß m.
large calorie große Kalorie f, Kilokalorie f.
large-cell carcinoma großzelliges Bronchialkarzinom nt, inf. Großzeller m.
large intestine → large bowel.
large pelvis großes Becken nt, Pelvis major.
Larrey-Weil ['lɑ:rɛj vaɪl]: **Larrey-Weil disease** Weil-Krankheit f, Leptospirosis icterohaemorrhagica.
lar·va ['lɑ:rvə] n micro. Larve f, Larva f.
lar·val ['lɑ:rvəl] adj **1.** Larven-. **2.** → larvate.
larval epilepsy latente/larvierte Epilepsie f.
larva migrans derm. Hautmaulwurf m, Larva migrans, Myiasis linearis migrans.
lar·vate ['lɑ:rveɪt] adj (Krankheit, Symptom) versteckt, maskiert, larviert.
lar·vat·ed ['lɑ:rveɪtɪd] adj → larvate.
lar·yn·gal·gia [lærɪn'gældʒ(ɪ)ə] n Larynx-, Kehlkopfschmerz m, Laryngalgie f.
la·ryn·ge·al [lə'rɪndʒ(ɪ)əl, lærɪn'dʒi:əl] adj laryngeal, Kehlkopf-, Laryng(o)-, Larynx-.
laryngeal atresia Larynx-, Kehlkopfatresie f.
laryngeal carcinoma Kehlkopfkrebs m, Larynxkarzinom nt.
laryngeal cartilages Kehlkopfknorpel pl, Cartilagines laryngeales.
laryngeal cavity Kehlkopfinnenraum m, Cavitas laryngis.
laryngeal diverticulum Kehlkopfdivertikel nt.
laryngeal edema Larynx-, Kehlkopfödem nt.
laryngeal glands Kehlkopfdrüsen pl, Glandulae laryngeales.
laryngeal mirror HNO Kehlkopfspiegel m.
laryngeal polyp Larynx-, Kehlkopfpolyp m.
laryngeal prominence Adamsapfel m, Prominentia laryngea.
laryngeal skeleton Kehlkopfskelett nt.
laryngeal spasm → laryngospasm.
laryngeal stridor Stridor laryngealis.
laryngeal ventricle Morgagni-Ventrikel m, Kehlkopf-Tasche f, Ventriculus laryngis.
laryngeal vestibule Kehlkopfvorhof m, Vestibulum laryngis.
lar·yn·gec·to·my [lærɪn'dʒektəmɪ] n HNO Kehlkopfentfernung f, Laryngektomie f.
lar·yn·gis·mus [lærɪn'dʒɪzməs] n Larynx-, Kehlkopfkrampf m. **laryngismus stridulus 1.** → laryngospasm. **2.** falscher Krupp m, Pseudokrupp m, subglottische Laryngitis f.
lar·yn·gi·tis [lærɪn'dʒaɪtɪs] n Kehlkopfentzündung f, Laryngitis f.
la·ryn·go·cele [lə'rɪŋgəʊsi:l] n HNO Luftsack m, Laryngozele f.
lar·yn·gog·ra·phy [lærɪn'gɒgrəfɪ] n radiol. Laryngographie f.
lar·yn·gol·o·gy [lærɪn'gɒlədʒɪ] n Laryngologie f.
lar·yn·go·pa·ral·y·sis [lə,rɪŋgəʊpə'rælə-sɪs] n Kehlkopflähmung f, Laryngoparalyse f, Laryngoplegie f.
lar·yn·gop·a·thy [lærɪn'gɒpəθɪ] n HNO Kehlkopferkrankung f, Laryngopathie f.
la·ryn·go·pha·ryn·ge·al cavity [lə-,rɪŋgəʊfə'rɪndʒ(ɪ)əl] → laryngopharynx.
la·ryn·go·phar·yn·gec·to·my [lə,rɪŋgəʊ-,færɪŋ'dʒektəmɪ] n HNO Laryngopharyngektomie f.
la·ryn·go·phar·yn·gi·tis [lə,rɪŋgəʊ-,færɪŋ'dʒaɪtɪs] n Laryngopharyngitis f.
la·ryn·go·phar·ynx [lə,rɪŋgəʊ'færɪŋks] n Hypo-, Laryngopharynx m, Pars laryngea pharyngis.
la·ryn·go·plas·ty [lə'rɪŋgəʊplæstɪ] n HNO Larynx-, Kehlkopfplastik f.
la·ryn·go·ple·gia [lə,rɪŋgəʊ'pli:dʒ(ɪ)ə] n → laryngoparalysis.
la·ryn·go·rhi·nol·o·gy [lə,rɪŋgəʊraɪ-'nɒlədʒɪ] n Laryngorhinologie f.
la·ryn·gor·rha·gia [lə,rɪŋgəʊ'rædʒ(ɪ)ə] n Kehlkopfblutung f, Laryngorrhagie f.
la·ryn·go·scope [lə'rɪŋgəʊskəʊp] n HNO Laryngoskop nt.
lar·yn·gos·co·py [lærɪn'gɒskəpɪ] n HNO

Kehlkopfspiegelung *f*, Laryngoskopie *f*.
la•ryn•go•spasm [lə'rɪŋɡəspæzəm] *n* Stimmritzenkrampf *m*, Laryngospasmus *m*.
la•ryn•go•ste•no•sis [lə,rɪŋɡəʊstɪ'nəʊsɪs] *n* Kehlkopfverengung *f*, Laryngostenose *f*.
lar•yn•gos•to•my [lærɪn'ɡɑstəmɪ] *n HNO* **1.** Laryngostomie *f*. **2.** Kehlkopffistel *f*, Laryngostoma *nt*.
lar•yn•got•o•my [lærɪn'ɡɑtəmɪ] *n HNO* Kehlkopferöffnung *f*, Laryngotomie *f*.
la•ryn•go•tra•che•al separation [lə,rɪŋɡəʊ'treɪkɪəl] *HNO* laryngotrachealer Abriß *m*.
la•ryn•go•tra•che•i•tis [lə,rɪŋɡəʊ,treɪkɪ-'aɪtɪs] *n HNO* Laryngotracheitis *f*.
la•ryn•go•tra•che•o•bron•chi•tis [lə,rɪŋɡəʊ,treɪkɪəʊbrɒŋ'kaɪtɪs] *n* Laryngotracheobronchitis *f*.
la•ryn•go•tra•che•o•bron•chos•co•py [lə,rɪŋɡəʊ,treɪkɪəʊbrɑn'kɑskəpɪ] *n HNO* Laryngotracheobronchoskopie *f*.
la•ryn•go•tra•che•os•co•py [lə,rɪŋɡəʊ,treɪkɪ'ɑskəpɪ] *n* Laryngotracheoskopie *f*.
la•ryn•go•tra•che•ot•o•my [lə,rɪŋɡəʊ,treɪkɪ'ɑtəmɪ] *n HNO* Laryngotracheotomie *f*.
lar•ynx ['lærɪŋks] *n* Kehlkopf *m*, Larynx *m*.
lase [leɪz] **I** *vt* mit Laser bestrahlen. **II** *vi* Laserlicht ausstrahlen, lasen.
Lasègue [la'sɛɡ]: **Lasègue's sign** *neuro.* Lasègue-Zeichen *nt*.
la•ser ['leɪzər] *n* Laser *m*.
laser surgery Laserchirurgie *f*.
Las•sa fever ['lɑsə] Lassafieber *nt*.
late abortion [leɪt] *gyn.* Spätabort *m*, später Abort *m*.
late complication Spätkomplikation *f*.
late deceleration *gyn.* Spätdezeleration *f*, Spättief *nt*, Dip II *m*.
late diastolic murmur *card.* präsystolisches/spät-diastolytisches Geräusch *nt*.
late injury Spätschaden *m*.
late morbidity Spätmorbidität *f*.
la•ten•cy ['leɪtnsɪ] *n* **1.** Verborgenheit *f*, Latenz *f*. **2.** *patho.* Symptomlosigkeit *f*, Latenz *f*.
latency period/phase 1. *psycho.* Latenzphase *f*. **2.** *micro.* Latenzzeit *f*, Inkubationszeit *f*.
la•tent ['leɪtnt] *adj* verborgen, inapparent, unsichtbar, versteckt, latent.
latent cancer/carcinoma latentes Karzinom *nt*.
latent deviation *ophthal.* latentes Schielen *nt*, Heterophorie *f*.
latent epilepsy latente/larvierte Epilepsie *f*.
latent hyperopia *ophthal.* latente Weitsichtigkeit/Hyperopie *f*.
latent infection latente Infektion *f*.
latent jaundice okkulter/latenter Ikterus *m*.
latent period 1. *micro.* Latenzzeit *f*, Inkubationszeit *f*. **2.** *physiol.* Latenz *f*, Latenzzeit *f*.
latent strabismus *ophthal.* latentes Schielen *nt*, Heterophorie *f*.
latent typhus (fever) Brill-Krankheit *f*, Brill-Zinsser-Krankheit *f*.
late postprandial dumping (syndrome) *chir.* postalimentäres Spätsyndrom *nt*, Spät-Dumping *nt*, reaktive Hypoglykämie *f*.
late post-traumatic epilepsy späte (post-)traumatische Epilepsie *f*.
lat•er•al column of spinal cord ['lætərəl] Seitensäule *f*, Columna lateralis.
lateral condyle: lateral condyle of femur äußere/laterale Femurkondyle *f*, Condylus lateralis femoris.
lateral condyle of tibia äußere/laterale Tibiakondyle *f*, Condylus lateralis tibiae.
lateral decubitus Seitenlage *f*.
lateral fracture of neck of femur *ortho.* laterale Schenkelhalsfraktur *f*.
lateral hemianopia/hemianopsia *neuro.* homonyme/gleichseitige Hemianop(s)ie *f*.
lateral horn of spinal cord Seitenhorn *nt*, Cornu laterale.
lat•er•al•iza•tion [,lætərəlɪ'zeɪʃn] *n neuro.* Lateralisation *f*.
lateral ligament Außen-, Lateralband *nt*, Ligamentum laterale/collaterale.
lateral ligament of ankle (joint) Außenknöchelband.
lateral ligament of knee Außenband, Ligamentum collaterale fibulare.
lateral lobe hyperplasia *urol.* (*Prostata*) Seitenlappenhyperplasie *f*.
lateral lobe of prostate (*Prostata*) Seitenlappen *m*, Lobus prostatae.
lateral malleolus Außenknöchel *m*, Malleolus lateralis.
lateral meniscus of knee Außenmeniskus *m*, Meniscus lateralis.
lateral ventricle of brain/cerebrum Seitenventrikel *m*, Ventriculus lateralis.
lateral view *radiol.* Seitenaufnahme *f*; Seitenansicht *f*.
late reaction Spätreaktion *f*.
lat•er•o•lat•er•al anastomosis [lætərəʊ-'lætərəl] Seit-zu-Seit-Anastomose *f*, laterolaterale Anastomose *f*.
lat•er•o•ter•mi•nal anastomosis [lætərəʊ'tɜrmnəl] Seit-zu-End-Anastomose *f*, lateroterminale Anastomose *f*.
late systole Prädiastole *f*.
la•tex agglutination assay/test ['leɪteks] Latex(agglutinations)test *m*.
Lauenstein ['laʊənstaɪn]: **Lauenstein technique** *radiol.* Lauenstein-Technik *f*.
laugh [læf] **I** *n* Lachen *nt*, Gelächter *nt*. **II** *vt*, *vi* lachen.
laugh•ing ['læfɪŋ] **I** *n* Lachen *nt*, Gelächter *nt*. **II** *adj* lachend, Lach-.
laughing disease Lach-, Schüttelkrankheit *f*, Kuru *nt*.
laughing gas Lachgas *nt*, Distickstoffoxid *nt*.
Laugier [lɔʒi'je]: **Laugier's hernia** Gimbernat-Hernie *f*, Laugier-Hernie *f*.

Laurence-Moon-Bardet-Biedl 230

Laugier's sign *ortho.* Laugier-Zeichen *nt.*

Laurence-Moon-Bardet-Biedl ['lɔːrəns muːn bar'de 'biːdel]: **Laurence-Moon-Bardet-Biedl syndrome** Laurence-Moon-Bardet-Biedl-Syndrom *nt,* dienzephalo-retinale Degeneration *f.*

la•vage [ləˈvɑːʒ, ˈlævɪdʒ] **I** *n* (Aus-)Waschen *nt,* (Aus-)Spülen *nt,* Spülung *f,* Lavage *f.* **II** *vt* (aus-)waschen, (aus-)spülen.
lavage of the maxillary sinus Kieferhöhlenspülung, -lavage.
lavage of the sinuses Nebenhöhlenspülung, -lavage.
lavage cannula Spülkanüle *f.*

Lawrence-Seip [ˈlɔːrəns saɪp; ˈlɑr-]: **Lawrence-Seip syndrome** Lawrence-Syndrom *nt,* lipatrophischer Diabetes *m.*

lax [læks] *adj* (*Gelenk, Band*) locker, schlaff, lose, lax.

lax•a•tive [ˈlæksətɪv] **I** *n* Abführmittel *nt,* Laxans *nt,* Laxativ *nt.* **II** *adj* abführend, laxativ, laxierend, Abführ-.

laxative abuse Abführmittelmißbrauch *m,* Laxanzienabusus *m.*

lax•i•ty [ˈlæksətɪ] *n* (*Gelenk, Band*) Schlaffheit *f,* Laxheit *f,* Lockerheit *f.*

lax skin *derm.* Schlaff-, Fallhaut *f,* Dermatochalasis *f,* Chalazodermie *f,* Cutis laxa-Syndrom *nt.*

lay•er [ˈleɪər] **I** *n* Schicht *f,* Lage *f.* **in layers** schicht-, lagenweise. **II** *vt* schichtweise legen, schichten.

laz•a•ret [læzəˈret] *n* **1.** Leprastation *f,* -hospital *nt.* **2.** Quarantäne-, Isolierstation *f.*

laz•a•rine leprosy [ˈlæzəriːn] Lucio-Phänomen *n.*

L-chain disease/myeloma Bence-Jones-Plasmozytom *nt,* L-Kettenkrankheit *f,* Leichte-Kettenkrankheit *f.*

LD antigens Lymphozyten-definierte Antigene *pl,* LD-Antigene *pl.*

lead[1] [led] *n* Blei *nt; chem.* Plumbum *nt.*

lead[2] [liːd] **I** *n* **1.** *physiol.* (*EKG*) Ableitung *f.* **2.** *electr.* Leitung(skabel *nt*) *f.* **II** *adj* Führungs-, Leit-, Haupt-.

lead anemia Bleianämie *f.*

lead colic Bleikolik *f,* Colica saturnina.

lead encephalopathy Bleienzephalopathie *f,* Encephalopathia saturnina.

lead line *patho.* Bleisaum *m.*

lead neuritis/neuropathy Bleineuropathie *f,* Neuritis saturnina.

lead palsy Bleilähmung *f.*

lead-pipe rigidity plastischer Rigor *m.*

lead poisoning Bleivergiftung *f,* Saturnismus *m.*

learned reflex [lɜrnd] erlernter Reflex *m.*

Leber [leɪˈber, ˈleːbər]: **Leber's congenital amaurosis** → Leber's disease 2.
Leber's disease 1. Leber-Optikusatrophie *f.* **2.** kongenitale Amaurose (Leber) *f.*

LE bodies L.e.-Körper *pl,* Lupus erythematodes-Körper *pl.*

LE cell phenomenon L.e.-Zellphänomen *nt.*

LE cells L.e.-Zellen *pl,* Lupus erythematodes-Zellen *pl.*

lech•o•py•ra [lekəˈpaɪrə] *n* Wochenbett-, Kindbettfieber *nt,* Puerperalsepsis *f.*

lec•i•thin [ˈlesɪθɪn] *n* Lecithin *nt,* Phosphatidylcholin *nt.*

Ledderhose [ˈledərhoːzə]: **Ledderhose's disease** plantare Fibromatose *f,* Morbus Ledderhose *m,* Plantaraponeurosenkontraktur *f.*

Lederer [ˈledərər]: **Lederer's anemia** *hema.* Lederer-Anämie *f.*

leech•es [liːtʃəs] *pl* Blutegel *pl,* Hirudinea *pl.*

Leede-Rumpel [ˈliːdɪ ˈrʌmpl]: **Leede-Rumpel phenomenon** Rumpel-Leede-Phänomen *nt.*

LE factors antinukleäre Antikörper *pl.*

left anterior hemiblock [left] *card.* linksanteriorer Hemiblock *m.*

left atrium linker (Herz-)Vorhof *m,* Atrium cordis sinistrum.

left auricle/auricula (of heart) linkes Herzohr *nt,* Auricula sinistra.

left flexure of colon linke Kolonflexur *f,* Flexura lienalis coli, Flexura coli sinistra.

left-handedness *n* Linkshändigkeit *f.*

left-hander *n* Linkshänder(in *f*) *m.*

left heart Linksherz *nt.*

left heart bypass *HTG* Linksbypass *m.*

left heart dilatation *card.* Linksherzdilatation *f,* Dilatation *f* des linken Ventrikels.

left heart hypertrophy *card.* Linksherzhypertrophie *f,* linksventrikuläre Hypertrophie *f.*

left hemicolectomy *chir.* linksseitige Hemikolektomie *f.*

left lung linke Lunge *f,* linker Lungenflügel *m,* Pulmo sinister.

left posterior hemiblock *card.* linksposteriorer Hemiblock *m.*

left-sided appendicitis 1. linksseitige Appendizitis *f* bei Situs inversus. **2.** Linksappendizitis *f,* Divertikulitis *f.*

left-to-right shunt Links-Rechts-Shunt *m.*

left ventricle of heart linke Herzkammer *f,* linker Ventrikel *m,* Ventriculus sinister cordis.

left-ventricular *adj* (*Herz*) linksventrikulär.

left-ventricular dilatation → left heart dilatation.

left-ventricular failure Links(herz)insuffizienz *f,* Linksversagen *nt.*

left-ventricular hypertrophy → left heart hypertrophy.

left•ward shift [ˈleftwərd] *hema.* Linksverschiebung *f.*

leg [leg] *n* **1.** (Unter-)Schenkel *m.* **2.** Bein *nt.* **3.** (Hosen-)Bein *nt;* (Tisch-, Stuhl-)Bein *nt.*

le•gal medicine [ˈliːgəl] forensische/gerichtliche Medizin *f,* Rechtsmedizin *f.*

leg edema Beinödem *nt.*

Legg-Calvé-Perthes [leg kalˈve ˈpertez]: **Legg-Calvé-Perthes disease** Morbus Perthes *m,* Perthes-Legg-Calvé-Krankheit *f,*

Osteochondropathia deformans coxae juvenilis.
le•gion•el•la [liːdʒəˈnelə] *n micro.* Legionelle *f,* Legioninella *f.*
le•gion•el•lo•sis [ˌliːdʒənəˈləʊsɪs] *n* **1.** Legionelleninfektion *f,* Legionellose *f.* **2.** → legionnaire's disease.
le•gion•naire's disease [ledʒəˈneər] Legionärs-, Veteranenkrankheit *f.*
lei•o•der•mia [laɪəˈdɜrmɪə] *n* Glanzhaut *f,* Leioderma *nt.*
lei•o•my•o•ma [ˌlaɪəmaɪˈəʊmə] *n* Leiomyom *nt.*
lei•o•my•o•ma•to•sis [laɪəˌmaɪəməˈtəʊsɪs] *n* Leiomyomatose *f.*
leish•ma•ni•a•sis [ˌliːʃməˈnaɪəsɪs] *n* Leishmanieninfektion *f,* Leishmaniase *f,* Leishmaniose *f.*
leish•man•id [ˈliːʃmænɪd] *n* Hautleishman(o)id *nt,* Leishmanid *nt.*
leish•man•in test [ˈliːʃmənɪn] Leishmanin-Test *m,* Montenegro-Test *m.*
length [leŋkθ, leŋθ] *n* **1.** Länge *f.* **2.** (zeitliche) Länge *f,* Dauer *f.* **of some length** ziemlich lange, von einiger Dauer.
length•en [ˈleŋkθən, ˈleŋ-] I *vt* **1.** verlängern, länger machen. **2.** ausdehnen. II *vi* länger werden.
len•i•tive [ˈlenɪtɪv] I *n* Linderungsmittel *nt,* Lenientium *nt.* II *adj* lindernd, mildernd.
Lennert [ˈlenərt]: **Lennert's lesion/lymphoma** lymphoepithelioides Lymphom *nt,* Lennert-Lymphom *nt.*
lens [lenz] *n* **1.** *phys.* Linse *f,* Objektiv *nt.* **2.** *anat.* (Augen-)Linse *f,* Lens *f.* **3.** (Brillen-)Glas *nt.* **4.** Vergrößerungsglas *nt,* Lupe *f.*
lens capsule Linsenkapsel *f,* Capsula lentis.
lens diopter Linsendioptrie *f.*
lens fibers Linsenfasern *pl,* Fibrae lentis.
lens-induced uveitis *ophthal.* phakogene Uveitis *f.*
lens zonule Zinn-(Strahlen-)Zone *f,* Zonula ciliaris.
len•ti•co•nus [lentɪˈkəʊnəs] *n ophthal.* Lentikonus *m.*
len•tic•u•lar [lenˈtɪkjələr] *adj* **1.** linsenförmig, lentikulär. **2.** *anat.* (*Auge*) lental, Linsen-.
lenticular astigmatism *ophthal.* Linsenastigmatismus *m.*
lenticular capsule Linsenkapsel *f,* Capsula lentis.
lenticular cataract Linsenstar *m.*
lenticular fasciculus Linsenkernbündel *nt,* Fasciculus lenticularis.
lenticular fossa Glaskörpermulde *f,* Fossa hyaloidea.
lenticular nucleus Linsenkern *m,* Nucleus lenticularis/lentiformis.
len•tic•u•lus [lenˈtɪkjələs] *n* **1.** *derm.* Lenticula *f,* Lenticulus *m.* **2.** *ophthal.* Linsenprothese *f,* intraokulare (Kunststoff-)Linse *f.*
len•tig•i•no•sis [lenˌtɪdʒəˈnəʊsɪs] *n derm.* Lentiginose *f,* Lentiginosis *f.*

leptospirosis

len•tig•i•nous [lenˈtɪdʒɪnəs] *adj* lentiginös.
len•ti•glo•bus [lentɪˈgləʊbəs] *n ophthal.* Lentiglobus *m.*
len•ti•go [lenˈtaɪgəʊ, -ˈtɪ-] *n derm.* Linsenmal *nt,* Leberfleck *m,* Lentigo *f.* **lentigo maligna** Dubreuilh-Krankheit *f,* Dubreuilh-Hutchinson-Krankheit *f,* prämaligne Melanose *f,* Lentigo maligna.
lentigo-maligna melanoma Lentigo-maligna-Melanom *nt.*
Leon [ˈlɪɑn]: **Leon virus** *micro.* Leon-Stamm *m,* Poliovirus Typ III *nt.*
le•on•ti•a•sis [lɪənˈtaɪəsɪs] *n patho.* Leontiasis *f,* Facies leontina, Löwengesicht *nt.*
leop•ard fundus/retina [ˈlepərd] *ophthal.* Fundus tabulatus.
Leopold [ˈlɪəpəʊlt; ˈleopɔlt]: **Leopold's law** *gyn.* Leopold-Regel *f.*
Leopold's maneuvers *gyn.* Leopold-Handgriffe *pl.*
lep•er [ˈlepər] *n* Leprakranke(r *m*) *f,* Aussätzige(r *m*) *f.*
leper hospital Leprastation *f,* -krankenhaus *nt,* Leprosorium *nt.*
L.E. phenomenon LE-Phänomen *nt,* Lupus-erythematodes-Phänomen *nt.*
lep•i•do•sis [lepəˈdəʊsɪs] *n derm.* Schuppenbildung *f,* Lepidosis *f.*
lep•ra [ˈleprə] *n* → leprosy.
lepra bacillus *micro.* Hansen-Bazillus *m,* Mycobacterium leprae.
lep•rid [ˈleprɪd] *n* Leprid *nt.*
lep•ro•ma [lepˈrəʊmə] *n* Lepraknoten *m,* Leprom *nt.*
lep•rom•a•tous leprosy [lepˈrɑmətəs] lepromatöse Lepra *f,* Lepra lepromatosa.
lep•ro•min [ˈleprəmɪn] *n* Lepromin *nt,* Mitsuda-Antigen *nt.*
lepromin reaction Leprominreaktion *f,* Mitsuda-Reaktion *f.*
lep•ro•sar•i•um [leprəˈseərɪəm] *n* Leprastation *f,* -kolonie *f,* Leprosorium *nt.*
lep•ro•sary [ˈleprəseri] *n* → leprosarium.
lep•ro•stat•ic [leprəˈstætɪk] I *n* Leprostatikum *nt.* II *adj* leprostatisch.
lep•ro•sy [ˈleprəsi] *n* Lepra *f,* Aussatz *m,* Morbus Hansen *m,* Hansenosis *f.*
lep•rot•ic [lepˈrɑtɪk] *adj* → leprous.
lep•rous [ˈleprəs] *adj* leprös, Lepra-.
lep•to•me•nin•ge•al cyst [ˌleptəmɪˈnɪndʒɪəl] Arachnoidalzyste *f.*
lep•to•me•nin•gi•o•ma [ˌleptəmɪˌnɪndʒɪˈəʊmə] *n* Leptomeningiom(a) *nt.*
lep•to•men•in•gi•tis [leptəˌmenɪnˈdʒaɪtɪs] *n* Leptomeningitis *f.*
lep•to•me•ninx [leptəˈmiːnɪŋks] *n* weiche Hirn- u. Rückenmarkhaut *f,* Leptomeninx *f.*
Lep•to•spi•ra [leptəˈspaɪrə] *n micro.* Leptospira *f.* **Leptospira icterohaemorrhagiae** Weil-Leptospire *f,* Leptospira icterohaemorrhagiae.
lep•to•spi•ral jaundice [leptəˈspaɪrəl] Weil-Krankheit *f,* Leptospirosis icterohaemorrhagica.
lep•to•spi•ro•sis [ˌleptəspaɪˈrəʊsɪs] *n*

Leptospirenerkrankung f, Leptospirose f.
Leriche [lə'riːʃ]: **Leriche's operation** Leriche-Operation f, periarterielle Sympathektomie f.
Leriche's syndrome Leriche-Syndrom nt, Aortenbifurkationssyndrom nt.
Léri-Weill ['leɪɪ weɪ]: **Léri-Weill disease/syndrome** Léri-Layani-Weill-Syndrom nt.
les•bi•an ['lezbɪən] I n Lesbierin f. II adj lesbisch.
les•bi•an•ism ['lezbɪənɪzəm] n weibliche Homosexualität f, Lesbianismus m, Sapphismus m.
Lesch-Nyhan [leʃ 'naɪən]: **Lesch-Nyhan syndrome** Lesch-Nyhan-Syndrom nt, Automutilationssyndrom nt.
le•sion ['liːʒn] n **1.** Verletzung f, Wunde f, Schädigung f, Läsion f. **2.** Funktionsstörung f, -ausfall m, Läsion f.
less•er circulation ['lesər] kleiner Kreislauf m, Lungenkreislauf m.
lesser curvature of stomach kleine Magenkurvatur f, Curvatura gastrica/ventricularis minor.
lesser lip of pudendum kleine Schamlippe f, Labium minus pudendi.
lesser omentum kleines Netz nt, Omentum minus.
lesser pelvis kleines/echtes Becken nt, Pelvis minor.
lesser wing of sphenoid bone kleiner Keilbeinflügel m, Ala minor.
le•thal ['liːθəl] adj tödlich, letal, Todes-, Letal-.
lethal dose tödliche/letale Dosis f, Letaldosis f.
le•thar•gic encephalitis [lə'θɑːrdʒɪk] (von) Economo-Enzephalitis f, europäische Schlafkrankheit f, Encephalitis epidemica/lethargica.
leth•ar•gy ['leθərdʒɪ] n **1.** Teilnahmslosigkeit f, Trägheit f, Stumpfheit f, Lethargie f. **2.** patho. Schlafsucht f, Lethargie f.
Letterer-Siwe ['letərər 'saɪwiː; 'ziːwə]: **Letterer-Siwe disease** Abt-Letterer-Siwe-Krankheit f, maligne/akute Säuglingsretikulose f.
leu•cine ['luːsiːn] n Leucin nt.
leucine-induced hypoglycemia Leucinempfindliche Hypoglykämie f.
leu•cism ['luːsɪzəm] n derm. Leuzismus m; Albinismus partialis.
leu•co•cyte n → leukocyte.
leu•ke•mia [luː'kiːmɪə] n Leukämie f, Leukose f.
leu•ke•mic [luː'kiːmɪk] adj leukämisch.
leukemic erythrocytosis Vaquez-Osler-Syndrom nt, Osler-Krankheit f, Polycythaemia (rubra) vera, Erythrämie f.
leukemic hiatus Hiatus leucaemicus.
leukemic infiltration leukämisches Infiltrat nt, leukämische Infiltration f.
leukemic leukemia leukämische Leukämie f.

leukemic meningitis leukämische Hirnhautinfiltration f, Meningitis/Meningiosis leucaemica.
leukemic reaction → leukemoid reaction.
leukemic reticuloendotheliosis Haarzellenleukämie f, leukämische Retikuloendotheliose f.
leu•ke•mid [luː'kiːmɪd] n Leukämid nt.
leu•ke•mo•gen•ic [luːˌkiːməˈdʒenɪk] adj leukämieauslösend, leukämogen.
leu•ke•moid [luː'kiːmɔɪd] I n → leukemoid reaction. II adj leukämieartig, -ähnlich, leukämoid.
leukemoid reaction leukämoide/leukämische Reaktion f, Leukämoid nt.
leu•kin ['luːkɪn] n Leukin nt.
leu•ko•ag•glu•ti•nin [ˌluːkəə'gluːtənɪn] n Leukozytenagglutinin nt, Leukoagglutinin nt.
leu•ko•blast ['luːkəblæst] n Leukoblast m.
leu•ko•cyte ['luːkəsaɪt] n weiße Blutzelle f, weißes Blutkörperchen nt, Leukozyt m.
leukocyte antigens Leukozytenantigene pl. **human leukocyte antigens** Histokompatibilitätsantigene pl, humane Leukozytenantigene pl, HLA-Antigene pl.
leukocyte cast urol. Leukozytenzylinder m.
leukocyte count Leukozytenzahl f.
leukocyte interferon α-Interferon nt.
leu•ko•cy•the•mia [ˌluːkəsaɪ'θiːmɪə] n → leukemia.
leu•ko•cyt•ic [luːkə'sɪtɪk] adj leukozytär, Leukozyten-, Leukozyto-.
leu•ko•cy•to•gen•e•sis [luːkəˌsaɪtə'dʒenəsɪs] n Leukozytenbildung f, Leukozytogenese f.
leu•ko•cy•to•pe•nia [luːkəˌsaɪtə'piːnɪə] n → leukopenia.
leu•ko•cy•to•poi•e•sis [luːkəˌsaɪtəpɔɪ'iːsɪs] n → leukopoiesis.
leu•ko•cy•to•sis [ˌluːkəsaɪ'təʊsɪs] n Leukozytose f.
leu•ko•cy•tu•ria [ˌluːkəsaɪ't(j)ʊərɪə] n Leukozyturie f.
leu•ko•der•ma [luːkə'dɜrmə] n derm. Leukoderm nt, Leukodermie f.
leu•ko•dys•tro•phy [luːkə'dɪstrəfɪ] n patho. Leukodystrophie f.
leu•ko•en•ceph•a•li•tis [ˌluːkəenˌsefə'laɪtɪs] n Leukoenzephalitis f, Leukenzephalitis f.
leu•ko•en•ceph•a•lop•a•thy [ˌluːkəenˌsefə'lɑpəθɪ] n patho. Leukoenzephalopathie f.
leu•ko•e•ryth•ro•blas•tic anemia [ˌluːkəɪˌrɪθrə'blæstɪk] n leukoerythroblastische Anämie f, Leukoerythroblastose f.
leu•ko•e•ryth•ro•blas•to•sis [ˌluːkəɪˌrɪθrəblæs'təʊsɪs] n → leukoerythroblastic anemia.
leu•ko•gram ['luːkəgræm] n hema. Leukogramm nt.
leu•ko•ker•a•to•sis [luːkəˌkerə'təʊsɪs] n → leukoplakia.
leu•ko•ma [luː'kəʊmə] n ophthal. weißer

Hornhautfleck *m*, Leukom *nt*.
leu•ko•nych•ia [luːkəˈnɪkɪə] *n derm*. Leukonychie *f*.
leu•ko•path•ia [luːkəˈpæθɪə] *n derm*. Leukopathie *f*, Leukoderm *nt*.
leu•ko•pe•de•sis [ˌluːkəpɪˈdiːsɪs] *n* Leukopedese *f*, Leukozytendiapedese *f*.
leu•ko•pe•nia [luːkəˈpiːnɪə] *n* Leukopenie *f*, Leukozytopenie *f*.
leu•ko•pe•nic agammaglobulinemia [luːkəˈpiːnɪk] Schweizer-Typ *m* der Agammaglobulinämie, schwerer kombinierter Immundefekt *m*.
leukopenic leukemia 1. aleukämische Leukämie *f*. **2.** subleukämische Leukämie *f*.
leu•ko•phleg•ma•sia [ˌluːkəfleɡˈmeɪʒ(ɪ)ə] *n derm*. Milchbein *nt*, Leukophlegmasie *f*, Phlegmasia alba dolens.
leu•ko•pla•kia [luːkəˈpleɪkɪə] *n* Weißschwielenkrankheit *f*, Leukoplakie *f*.
leu•ko•pla•kic vulvitis leukoplakische [luːkəˈpleɪkɪk] Vulvitis *f*.
leu•ko•poi•e•sis [ˌluːkəpɔɪˈiːsɪs] *n* Leukozytenbildung *f*, Leukopoese *f*, Leukozytopoese *f*.
leu•ko•poi•et•ic [ˌluːkəpɔɪˈetɪk] *adj* leukopoetisch, leukozytopoetisch.
leu•ko•rrha•gia [luːkəˈrædʒ(ɪ)ə] *n gyn*. starke Leukorrhoe *f*, Leukorrhagie *f*.
leu•kor•rhea [ˈluːkərɪə] *n gyn*. Weißfluß *m*, Leukorrhoe *f*.
leu•ko•sis [luːˈkəʊsɪs] *n* **1.** Leukose *f*. **2.** → leukemia.
leu•kot•o•my [luːˈkɑtəmɪ] *n neurochir*. Leukotomie *f*.
leu•ko•tox•ic [luːkəˈtɑksɪk] *adj* leukozytenschädigend, leukotoxisch.
leu•ko•tox•in [luːkəˈtɑksɪn] *n* Leuko(zyto)toxin *nt*.
lev•ar•ter•e•nol [levɑːrˈtɪərɪnɔl] *n* Noradrenalin *nt*, Norepinephrin *nt*.
le•va•tor [lɪˈveɪtər] *n* **1.** *anat*. [S.U. MUSCULUS LEVATOR] **2.** *chir*. Elevatorium *nt*.
levator hernia Levatorhernie *f*.
levator muscle [S.U. MUSCULUS LEVATOR]
levator syndrome Levator-ani-Syndrom *nt*.
LeVeen [ləˈviːn]: **LeVeen (peritoneovenous) shunt** LeVeen-Shunt *m*.
lev•el [ˈlevəl] *n* **1.** Ebene *f*; Horizontale *f*, Waag(e)rechte *f*. **2.** (*Alkohol etc.*) Spiegel *m*, Gehalt *m*, Konzentration *f*.
Levin [ˈlevɪn]: **Levin's tube** Levin-Sonde *f*.
le•vo•car•dia [liːvəˈkɑːrdɪə] *n* Lävokardie *f*.
le•vo•car•di•o•gram [liːvəˈkɑːrdɪəɡræm] *n* Lävokardiogramm *nt*.
le•vo•cli•na•tion [ˌliːvəklaɪˈneɪʃn] *n ophthal*. Lävoklination *f*.
le•vo•do•pa [liːvəˈdəʊpə] *n pharm*. Levodopa *nt*.
le•vo•duc•tion [liːvəˈdʌkʃn] *n ophthal*. Lävoduktion *f*.
lev•o•gram [ˈliːvəɡræm] *n card*. Lävogramm *nt*.
le•vo•ver•sion [liːvəˈvɜːrʒn] *n ophthal*. Lävoversion *f*.

lev•u•lose [ˈlevjələʊz] *n* Fruchtzucker *m*, Fruktose *f*, Fructose *f*, Lävulose *f*.
lev•u•lo•se•mia [ˌlevjələʊˈsiːmɪə] *n* Fruktosämie *f*, Fructosämie *f*.
lev•u•lo•su•ria [ˌlevjələʊˈs(j)ʊərɪə] *n* Fruktosurie *f*, Fructosurie *f*.
Leyden-Möbius [ˈlaɪdn ˈmɪbɪəs]: **Leyden-Möbius muscular dystrophy/syndrome** Leyden-Möbius-Syndrom *nt*, Gliedgürtelform *f* der progressiven Muskeldystrophie.
Leydig [ˈlaɪdɪɡ]: **Leydig's cells** Leydig-Zellen *pl*, Leydig-Zwischenzellen *pl*, Interstitialzellen *pl*, interstitielle Drüsen *pl*.
Leydig cell tumor Leydig-Zelltumor *m*.
li•bi•do [lɪˈbiːdəʊ] *n* **1.** Geschlechts-, Sexualtrieb *m*, Libido *f*. **2.** *psychia*. Libido *f*, Lebenswille *m*, Lebenskraft *f*.
Libman-Sacks [ˈlɪbmən ˈzæks]: **Libman-Sacks disease/endocarditis** Libman-Sacks-Syndrom *nt*, Endokarditis Libman-Sacks *f*, atypische verruköse Endokarditis *f*.
lice *pl* → louse.
li•chen [ˈlaɪkən] *n derm*. Lichen *m*.
li•chen•i•fi•ca•tion [laɪˌkenəfɪˈkeɪʃn] *n derm*. Lichenifikation *f*, Lichenisation *f*.
li•chen•oid [ˈlaɪkənɔɪd] **I** *n derm*. Lichenoid *nt*. **II** *adj* lichenartig, flechtenähnlich, lichenoid.
lichenoid dermatosis lichenoide Dermatose *f*.
lichenoid eczema lichenifiziertes Ekzem *nt*.
Lichtheim [ˈlɪkthaɪm; ˈlɪçt-]: **Lichtheim's disease** Lichtheim-Syndrom *nt*, Dana-Lichtheim-Putnam-Syndrom *nt*, funikuläre Myelose *f*.
Lichtheim's plaques Lichtheim-Flecken *pl*.
lid [lɪd] *n* **1.** (Augen-)Lid *nt*, Palpebra *f*. **2.** Deckel *m*.
lid edema Lidödem *nt*.
lid hook *ophthal*. Lidhaken *m*.
li•do•caine [ˈlaɪdəkeɪn] *n pharm*. Lidocain *nt*.
lid reflex Korneal-, Blinzel-, Lidreflex *m*.
lid retractor *ophthal*. Lidsperrer *m*.
lid swelling Lidschwellung *f*.
lie [laɪ] **I** *n* Lage *f*. **II** *vi* liegen.
lie back *vi* s. zurücklegen *od*. -lehnen.
lie down *vi* s. hinlegen *od*. niederlegen.
Lieberkühn [ˈliːbə(r)kjuːn; -kyːn]: **Lieberkühn's crypts/glands** Lieberkühnkrypten *pl*, Darmdrüsen *pl*, Glandulae intestinales.
li•en [ˈlaɪən] *n* Milz *f*; *anat*. Splen *m*, Lien *m*.
li•e•nal [laɪˈiːnl, ˈlaɪənl] *adj* lienal, splenisch, Milz-, Splen(o)-.
lienal artery Milzarterie *f*, Arteria lienalis/splenica.
lienal vein Milzvene *f*, V. lienalis/splenica.
li•en•ec•to•my [laɪəˈnektəmɪ] *n chir*. Milzentfernung *f*, Splenektomie *f*.
li•e•nop•a•thy [laɪəˈnɑpəθɪ] *n* Milzerkrankung *f*, Splenopathie *f*.
life [laɪf] *n* **1.** Leben *nt*. **bring s.o. back to life** jdn. wiederbeleben. **come back to life**

life cycle

wieder zu s. kommen, wieder zu Bewußtsein kommen. **for life** fürs (ganze) Leben. **2.** (Menschen-)Leben *nt.* **take sb.'s life** jdn. umbringen. **take one's own life** s. das Leben nehmen. **3.** Lebensdauer *f*, -zeit *f*, Leben *nt.*

life cycle Lebenszyklus *m*, Lebens-, Entwicklungsphase *f.*

life experience Lebenserfahrung *f.*

life-giving *adj* lebenspendend.

life insurance Lebensversicherung *f.*

life•less ['laɪflɪs] *adj* **1.** leblos, tot. **2.** unbelebt.

life-saving I *n* Lebensrettung *f.* **II** *adj* lebensrettend, (Lebens-)Rettungs-.

life-sustaining measures lebenserhaltende Maßnahmen *pl.*

life table Sterblichkeitstabelle *f.*

life-threatening *adj* lebensbedrohlich, -gefährdend, -gefährlich.

lig•a•ment ['lɪgəmənt] *n* Band *nt*, Ligament *nt*, *anat.* [S.U. LIGAMENTUM]

lig•a•men•tous ['lɪgəmentəs] *adj* ligamentär, Band-.

li•gate ['laɪgeɪt] *vt chir.* ligieren, unterbinden.

li•ga•tion [laɪ'geɪʃn] *n chir.* Ligatur *f*, Unterbindung *f.*

lig•a•ture ['lɪgətʃər] *chir.* **I** *n* Ligatur *f.* **II** *vt* → ligate.

light¹ [laɪt] **I** *n* Licht *nt*; Beleuchtung *f*, Licht(quelle *f*) *nt.* **II** *adj* hell, licht. **light hair** helles Haar.

light² [laɪt] *adj* leicht, nicht schwer; (*Schlaf*) leicht; (*Krankheit*) leicht, unbedeutend.

light adaptation *ophthal.* Helladaptation *f*, -anpassung *f.*

light-dark adaptation Hell-Dunkel-Adaptation *f.*

light-headed *adj* (leicht) benommen.

light•ning ['laɪtnɪŋ] *n* Blitz *m.*

lightning pain schießender Schmerz *m.*

lightning stroke Blitzschlag *m.*

light reflex 1. *HNO* Trommelfellreflex *m*, Lichtreflex *m.* **2.** *ophthal.* Lichtreflex *m*, -reaktion *f.*

light response *physiol.* (*Auge*) Lichtreaktion *f.*

consensual light response konsensuelle Lichtreaktion.

direct light response direkte Lichtreaktion.

light-sensitive *adj* lichtempfindlich.

light sleep leichter Schlaf *m.*

light therapy Licht-, Phototherapie *f.*

light urticaria Sonnen-, Lichturtikaria *f*, photoallergische Urtikaria *f.*

Lightwood ['laɪtwʊd]: **Lightwood's syndrome** Lightwood-Albright-Syndrom *nt.*

Lightwood-Albright ['laɪtwʊd 'ɔːlbraɪt]: **Lightwood-Albright syndrome** Lightwood-Albright-Syndrom *nt.*

Lignac-Fanconi ['lɪgnæk fæn'kəʊnɪ]: **Lignac-Fanconi disease** Lignac-Fanconi-Krankheit *f*, Lignac-Syndrom *nt*, Zystinspeicherkrankheit *f*, Zystinose *f.*

lig•ne•ous thyroiditis ['lɪgnɪəs] eisenharte Struma *f*, Riedel-Struma *f*, chronisch hypertrophische Thyreoiditis *f.*

limb [lɪm] *n* Glied *nt*, Gliedmaße *f*, Extremität *f.*

limb amputation *ortho.* Gliedmaßenamputation *f.*

limb anomaly Gliedmaßenanomalie *f*, Extremitätenfehlbildung *f.*

limb lead/recording *physiol.* (*EKG*) Extremitätenableitung *f.*

lim•it•ing membrane ['lɪmɪtɪŋ] Grenzmembran *f*, -schicht *f.*

limp¹ [lɪmp] **I** *n* Hinken *nt.* **II** *vi* hinken, humpeln.

limp² [lɪmp] *adj* **1.** schlaff, schlapp. **2.** biegsam, weich.

limy bile ['laɪmɪ] *patho.* Kalk-, Kalkmilchgalle *f.*

Lindau ['lɪndaʊ]: **Lindau's disease** (von) Hippel-Lindau-Syndrom *nt*, Netzhautangiomatose *f.*

Lindau's tumor Lindau-Tumor *m*, Hämangioblastom *nt.*

line [laɪn] *n* **1.** Linie *f*, Grenzlinie *f*, *anat.* [S.U. LINEA]. **2.** (Hand-)Linie *f*; (Gesichts-)Falte *f*; (Gesichts-)Zug *m.* **line of vision** *ophthal.* optische Augenachse *f*, Sehachse *f*, Axis opticus.

lin•e•age ['lɪnɪɪdʒ] *n* Geschlecht *nt*, Abstammung *f.*

lin•e•ar ['lɪnɪər] *adj* **1.** geradlinig, linear, Linear-; Längen-. **2.** linienförmig, Strich-, Linien-.

linear fracture längsverlaufende Fraktur *f.*

linear osteotomy *ortho.* lineare Osteotomie *f.*

lin•en ['lɪnən] **I** *n* Leinen *nt*, Leinwand *f*; (Bett-)Wäsche *f.* **II** *adj* leinen, Leinen-.

lin•gual ['lɪŋgwəl] *adj* lingual, Zungen-, Lingual-.

lingual aponeurosis Zungenaponeurose *f*, Aponeurosis lingualis.

lingual artery Zungenschlagader *f*, Arteria lingualis.

lingual bone Zungenbein *nt*, Os hyoideum.

lingual frenotomy *HNO* Frenulotomie *f*, Frenotomie *f*, Ankylotomie *f.*

lingual frenulum/frenum Zungenbändchen *nt*, Frenulum linguae.

lingual glands Zungen(speichel)drüsen *pl*, Glandulae linguales.

lingual goiter Zungengrundstruma *f*, Struma baseos linguae.

lingual papillae Zungenpapillen *pl*, Papillae linguales.

lingual paralysis Zungenlähmung *f.*

lingual septum Zungenseptum *nt*, Septum linguale.

lingual spatula Zungenspatel *m.*

lingual tonsil Zungen(grund)mandel *f*, Tonsilla lingualis.

Linton-Nachlas ['lɪntn 'næxlæs]: **Linton-Nachlas tube** Linton-Nachlas-Sonde *f.*

lip [lɪp] *n* **1.** Lippe *f*; *anat.* Labium oris. **2.** (*Gefäß*) Schnabel *m*, Tülle *f.* **II** *adj* Lippen-.

lip•ac•i•de•mia [lɪpæsə'diːmɪə] *n* Lipazidämie *f*, Hyperlipazidämie *f*.
lip•ac•i•du•ria [lɪpæsə'd(j)ʊərɪə] *n* Lipazidurie *f*.
lip•ar•o•cele [lɪp'ærəsiːl] *n* 1. Fettbruch *m*, Liparozele *f*, Lipozele *f*, Adipozele *f*. 2. *urol.* Liparozele *f*, Lipozele *f*.
lip•ec•to•my [lɪ'pektəmɪ] *n chir.* Fett(gewebs)entfernung *f*, Lipektomie *f*.
lip•e•de•ma [lɪpɪ'diːmə] *n* Lipödem *nt*.
li•pe•mia [lɪ'piːmɪə] *n* Lipämie *f*, Hyperlipämie *f*.
lip•id ['lɪpɪd] *n* Lipid *nt*.
lip•i•de•mia [lɪpɪ'diːmɪə] *n* Lipidämie *f*, Hyperlipidämie *f*.
lipid metabolism Lipidstoffwechsel *m*, -metabolismus *m*.
lipid nephrosis → lipoid nephrosis.
lip•i•do•sis [lɪpɪ'dəʊsɪs] *n* → lipid storage disease.
lipid pneumonia Lipidpneumonie *f*, Öl-, Fettaspirationspneumonie *f*.
lipid storage disease Lipidspeicherkrankheit *f*, Lipidose *f*, Lipoidose *f*.
lip•id•u•ria [lɪpɪ'd(j)ʊərɪə] *n* Lipidurie *f*, Lipurie *f*.
lip•o•a•troph•ic diabetes [lɪpəə'trəʊfɪk] 1. Lawrence-Syndrom *nt*, lipatrophischer Diabetes *m*. 2. Fettgewebsatrophie *f*, Lipoatrophie *f*, Lipatrophie *f*.
lip•o•cele ['lɪpəsiːl] *n* → liparocele 1.
lip•o•chon•dro•dys•tro•phy [lɪpə‚kʌndrə'dɪstrəfɪ] *n* Hurler-Syndrom *nt*, von Pfaundler-Hurler-Syndrom *nt*, Lipochondrodystrophie *f*, Mukopolysaccharidose I-H *f*.
lip•o•cyte ['lɪpəsaɪt] *n* Fett(gewebs)zelle *f*, Lipozyt *m*, Adipozyt *m*.
lip•o•fus•cin [lɪpə'fʌsɪn] *n* Abnutzungspigment *nt*, Lipofuszin *nt*.
lip•oid ['lɪpɔɪd, 'laɪ-] I *n* 1. Lipoid *nt*. 2. → lipid. II *adj* fettartig, lipoid.
lipoid nephrosis Lipoidnephrose *f*, Lipidnephrose *f*, Minimal-change-Glomerulonephritis *f*.
lip•oi•do•sis [lɪpɔɪ'dəʊsɪs] *n* 1. → lipid storage disease. 2. Lipoidose *f*.
lipoid pneumonia → lipid pneumonia.
li•pol•y•sis [lɪ'pɒləsɪs] *n* Fettspaltung *f*, Lipolyse *f*.
lip•o•lyt•ic [lɪpə'lɪtɪk] *adj* lipolytisch.
li•po•ma [lɪ'pəʊmə] *n* Fett(gewebs)tumor *m*, Lipom *nt*.
li•pom•a•tous nevus [lɪ'pɒmətəs] Nävolipom *nt*, Naevus lipomatosus.
lip•o•mel•a•not•ic reticulosis [lɪpəʊ‚melə'nɒtɪk] *derm.* Pautrier-Woringer-Syndrom *nt*, lipomelanotische Retikulose *f*.
lip•o•me•tab•o•lism [‚lɪpəʊmə'tæbəlɪzəm] *n* Fettstoffwechsel *m*, -metabolismus *m*.
lip•o•mi•cron [lɪpəʊ'maɪkrɒn] *n* Lipomikron *nt*, Chylomikron *nt*.
li•pop•a•thy [lɪ'pɒpəθɪ] *n* Fettstoffwechselstörung *f*, Lipopathie *f*.
lip•o•phag•ic granuloma [lɪpəʊ'fædʒɪk] lipophages Granulom *nt*, Lipogranulom *nt*.
lip•o•pro•tein [lɪpəʊ'prəʊtiːn] *n* Lipoprotein *nt*.
α-**lipoprotein** *n* Lipoprotein *nt* mit hoher Dichte, α-Lipoprotein *nt*.
β-**lipoprotein** *n* Lipoprotein *nt* mit geringer Dichte, β-Lipoprotein *nt*.
lip•o•pro•tein•e•mia [lɪpəʊ‚prəʊtɪɪ'niːmɪə] *n* Lipoproteinämie *f*.
α-**lipoproteinemia** *n* Tangier-Krankheit *f*, Analphalipoproteinämie *f*.
β-**lipoproteinemia** *n* Abetalipoproteinämie *f*, Bassen-Kornzweig-Syndrom *nt*.
lip•o•pro•tein•o•sis [lɪpəʊ‚prəʊtɪɪ'nəʊsɪs] *n* Urbach-Wiethe-Syndrom *nt*, Lipoidproteinose *f*.
lip•pi•tude ['lɪpət(j)uːd] *n ophthal.* Triefauge *nt*, Lidrandentzündung *f*.
lip-smacking automatisms *neuro.* Schmatzautomatismen *pl*.
li•pu•ria [lɪ'p(j)ʊərɪə] *n* Lipurie *f*, Lipidurie *f*.
liq•ue•fac•tion [lɪkwə'fækʃn] *n* Verflüssigung *f*, Liquefaktion *f*.
liq•ue•fy ['lɪkwəfaɪ] I *vt* verflüssigen, liqueszieren. II *vi* s. verflüssigen, liqueszieren.
liq•uid ['lɪkwɪd] I *n* Flüssigkeit *f*. II *adj* 1. flüssig, liquid(e)-. 2. klar, durchsichtig, transparent.
liquid-in-glass thermometer Flüssigkeitsthermometer *nt*.
liq•ui•fy *vt, vi* → liquefy.
liq•uor ['lɪkər; 'lɪkwɔːr] *n* 1. *anat.* Liquor *m*. 2. *pharm.* Arzneilösung *f*, Liquor *m*.
Lisfranc [lɪs'frɑːnk; lis'frā]: **Lisfranc's articulation** Lisfranc-Gelenklinie *f*, Articulationes tarsometatarsales.
Lisfranc's dislocation *ortho.* Lisfranc-Luxation *f*.
Lisfranc's joint → Lisfranc's articulation.
Lisfranc's operation Lisfranc-(Vorfuß-)Amputation *f*.
lisp [lɪsp] I *n* Lispeln *nt*, Sigmatismus *m*. II *vi* lispeln.
lisp•ing ['lɪspɪŋ] *n* → lisp I.
lis•te•ri•o•sis [lɪ‚stɪərɪ'əʊsɪs] *n* Listerieninfektion *f*, Listeriose *f*.
li•ter ['liːtər] *n* Liter *nt/m*.
li•thec•ta•sy [lɪ'θektəsɪ] *n urol.* transurethrale Steinextraktion *f*, Lithektasie *f*.
li•thec•to•my [lɪ'θektəmɪ] *n* → lithotomy.
li•thi•a•sis [lɪ'θaɪəsɪs] *n* Steinleiden *nt*, Lithiasis *f*.
lith•ic acid ['lɪθɪk] Harnsäure *f*.
lith•i•um ['lɪθɪəm] *n* Lithium *nt*.
lith•o•clast ['lɪθəklæst] *n* → lithotriptor.
lith•o•cys•tot•o•my [‚lɪθəsɪs'tɑtəmɪ] *n urol.* Blasensteinschnitt *m*, Lithozystotomie *f*.
lith•o•di•al•y•sis [‚lɪθədaɪ'æləsɪs] *n* Steinauflösung *f*, Lithodialyse *f*.
lith•o•gen•e•sis [lɪθə'dʒenəsɪs] *n* Stein-, Konkrementbildung *f*, Lithogenese *f*.
lith•o•gen•ic [lɪθə'dʒenɪk] *adj* steinbildend,

lithogen.
li•thol•a•paxy [lɪ'θɑləpæksɪ] *n urol.* Litholapaxie *f.*
li•thol•y•sis [lɪ'θɑləsɪs] *n* Steinauflösung *f,* Litholyse *f.*
lith•o•lyt•ic [lɪθə'lɪtɪk] **I** *n* Litholytikum *nt.* **II** *adj* steinauflösend, litholytisch.
lith•o•tome ['lɪθətəʊm] *n chir.* Steinmesser *nt,* Lithotom *nt.*
li•thot•o•my [lɪ'θɑtəmɪ] *n chir.* Steinschnitt *m,* Lithotomie *f.*
lithotomy position Steinschnittlage *f.*
lith•o•trip•sy [lɪθə'trɪpsɪ] *n urol.* Steinzertrümmerung *f,* Lithotripsie *f,* Lithoklasie *f.*
lith•o•trip•ter *n* → lithotriptor.
lith•o•trip•tor ['lɪθətrɪptər] *n urol.* Lithotripter *m,* -triptor *m,* -klast *m.*
lith•o•trite ['lɪθətraɪt] *n* → lithotriptor.
li•thot•ri•ty [lɪ'θɑtrətɪ] *n* → lithotripsy.
lith•u•re•sis [lɪθjə'riːsɪs] *n* Blasengrießabgang *m,* Lithurese *f.*
lith•u•ria [lɪθ'(j)ʊərɪə] *n* Lithurie *f.*
Little ['lɪtl]: **Little's area** Kieselbach-Ort *m,* Locus Kiesselbachi.
Little's disease Little-Krankheit *f,* Diplegia spastica infantilis.
lit•tle finger ['lɪtl] Kleinfinger *m,* Digitus minimus/quintus manus.
live[1] [laɪv] *adj* lebend, lebendig, Lebend-.
live[2] [lɪv] **I** *vt* leben. **II** *vi* **1.** leben, am Leben bleiben. **she is going to live** sie wird am Leben bleiben, sie wird durchkommen. **2.** leben (*on, upon* von); s. ernähren (*on, upon* von; *by* durch, von). **3.** leben, wohnen (*with* bei).
live birth Lebendgeburt *f.*
li•ve•do [lɪ'viːdəʊ] *n derm.* Livedo *f.*
liv•e•doid dermatitis ['lɪvɪdɔɪd] livedoartige Dermatitis *f,* Dermatitis livedoides.
liv•er ['lɪvər] *n* Leber *f; anat.* Hepar *nt.*
liver abscess Leberabszeß *m.*
cryptogenic liver abscess kryptogener Leberabszeß.
pyogenic liver abscess pyogener/metastatisch-pyämischer Leberabszeß.
liver atrophy Leberatrophie *f.*
liver bile Lebergalle *f.*
liver biopsy Leberbiopsie *f,* -punktion *f.*
liver breath Foetor hepaticus.
liver cell Leber(epithel)zelle *f,* Hepatozyt *m.*
liver cell adenoma Leberzelladenom *nt.*
liver cell carcinoma (primäres) Leberzellkarzinom *nt,* hepatozelluläres Karzinom *nt.*
liver cirrhosis Leberzirrhose *f.*
liver complaint → liver disease.
liver cyst Leberzyste *f.*
liver disease Lebererkrankung *f,* -leiden *nt,* Hepatopathie *f.* **end-stage liver disease** terminale Leberinsuffizienz *f.*
liver failure → liver insufficiency.
liver flap *neuro.* Asterixis *f,* Flattertremor *m.*
liver function test Leberfunktionstest *m.*
liver injury Leberverletzung *f,* -trauma *nt.*
liver insufficiency Leberinsuffizienz *f,* -versagen *nt.*

liver metastasis Lebermetastase *f.*
liver necrosis Lebernekrose *f.*
liver resection *chir.* Leber(teil)entfernung *f,* Leberresektion *f.*
major liver resection subtotale Leberresektion.
radical liver resection radikale Leberresektion, Dreiviertelresektion.
liver scan *radiol.* **1.** Leberszintigraphie *f.* **2.** Leberszintigramm *nt.*
liver sinusoid Lebersinusoid *nt,* sinusoide (Leber-)Kapillare *f.*
liver spot *patho.* Leberfleck *m.*
liver transplant Lebertransplantat *nt.*
liver transplantation Leberverpflanzung *f,* -transplantation *f.*
liver tumor Lebergeschwulst *f,* -tumor *m,* Hepatom *nt.*
live vaccine Lebendimpfstoff *m,* -vakzine *f.*
liv•id ['lɪvɪd] *adj* blaßbläulich, livid, livide.
li•vid•i•ty [lɪ'vɪdətɪ] *n* Lividität *f.*
liv•ing conditions ['lɪvɪŋ] Wohnverhältnisse *pl.*
li•vor ['laɪvɔːr] *n* **1.** → lividity. **2.** (livor mortis) Totenflecke *pl,* Livor mortis, Livores *pl.*
load•ing dose ['ləʊdɪŋ] *pharm.* Initial-, Aufsättigungsdosis *f.*
lo•bar ['ləʊbər] *adj* lobär, Lappen-, Lobär-, Lobar-.
lobar atelectasis (*Lunge*) Lappenatelektase *f.*
lobar bronchus (*Lunge*) Lappen-, Lobarbronchus *m.*
lobar emphysema lobäres Lungenemphysem *nt.*
lobar pneumonia (*Lunge*) Lobär-, Lappenpneumonie *f.*
lobe [ləʊb] *n anat.* (Organ-)Lappen *m,* Lobus *m.*
lobes of liver Leberlappen *pl,* Lobi hepatis.
lobe of lung Lungenlappen, Lobus pulmonis.
lo•bec•to•my [ləʊ'bektəmɪ] *n* Lappenresektion *f,* Lobektomie *f.*
lobed placenta [ləʊbd] gelappte Plazenta *f,* Lappenplazenta *f.*
lo•bi•tis [ləʊ'baɪtɪs] *n patho.* Lappenentzündung *f,* Lobitis *f.*
lo•bot•o•my [ləʊ'bɑtəmɪ] *n* **1.** *chir.* Lobotomie *f.* **2.** *neurochir.* Lobotomie *f,* Leukotomie *f.*
Lobstein ['ləʊbstaɪn; 'loːpʃtaɪn]: **Lobstein's syndrome** Lobstein-Syndrom *nt,* Osteogenesis imperfecta tarda.
lo•bu•lar ['lɑbjələr] *adj* lobulär, Läppchen-, Lobular-.
lobular atelectasis (*Lunge*) Fleckenatelektase *f.*
lobular carcinoma lobuläres Karzinom *nt,* Carcinoma lobulare.
lobular pneumonia Bronchopneumonie *f,* lobuläre Pneumonie *f.*
lob•ule ['lɑbjuːl] *n anat.* [S.U. LOBULUS]
lobule of auricle Ohrläppchen, Lobulus auricularis.

lo•bus ['ləʊbəs] *n* [s.u. LOBUS]
lo•cal ['ləʊkəl] *adj* lokal, örtlich (begrenzt), Orts-, Lokal-.
local anesthesia Lokal-, Regionalanästhesie *f*.
local anesthetic Lokalanästhetikum *nt*.
local infiltration lokale Injektion/Infiltration *f*.
local inflammation örtliche *od.* lokale Entzündung *f*.
lo•cal•ized ['ləʊkəlaɪzd] *adj* lokalisiert, umschrieben, örtlich beschränkt.
localized albinism partieller/umschriebener Albinismus *m*, Piebaldismus *m*.
localized neurodermatitis Vidal-Krankheit *f*, Lichen Vidal *m*.
local recurrence/relapse Lokalrezidiv *nt*.
local symptom Lokalsymptom *nt*.
local treatment Lokalbehandlung *f*.
lo•chia ['ləʊkɪə, 'lɑkɪə] *n gyn.* Wochenfluß *m*, Lochien *pl*.
lo•chi•o•col•pos [ˌləʊkɪə'kɑlpəs] *n gyn.* Lochiokolpos *m*.
lo•chi•o•me•tra [ˌləʊkɪə'miːtrə] *n* Lochiometra *f*.
lo•chi•o•me•tri•tis [ˌləʊkɪəmɪ'traɪtɪs] *n gyn.* Metritis puerperalis.
lo•chi•or•rha•gia [ˌləʊkɪə'rædʒ(ɪ)ə] *n* → lochiorrhoe.
lo•chi•or•rhea [ˌləʊkɪə'rɪə] *n gyn.* Lochiorrhoe *f*, Lochiorrhagie *f*.
lo•chi•os•ta•sis [ˌləʊkɪ'ɑstəsɪs] *n gyn.* Lochienstauung *f*, Lochiostase *f*.
lock finger [lɑk] schnellender/schnappender Finger *m*, Trigger-Finger *m*.
lo•co•mo•tor apparatus [ˌləʊkə'məʊtər] Bewegungsapparat *m*.
locomotor ataxia lokomotorische Ataxie *f*, Gangataxie *f*.
lo•cum (tenens) ['ləʊkəm] Stellvertreter(in *f*) *m*.
Löffler ['lɛflər; 'lœflər]: **Löffler's bacillus** Löffler-Bazillus *m*, Corynebacterium diphtheriae.
Löffler's disease/endocarditis Löffler-Endokarditis *f*, Endocarditis parietalis fibroplastica.
Löffler's eosinophilia/pneumonia Löffler-Syndrom *nt*, eosinophiles Lungeninfiltrat *nt*.
lo•gop•a•thy [ləʊ'gɑpəθɪ] *n* Sprachstörung *f*, Logopathie *f*.
log•o•pe•dics [lɑgə'piːdɪks] *pl* Logopädie *f*.
Löhlein ['løːlaɪn]: **Löhlein's focal embolic nephritis** Löhlein-Herdnephritis *f*.
loin [lɔɪn] *n anat.* Lende *f*.
long-acting [lɔŋ] *adj* langwirkend, langanhaltend.
long arm cast Oberarmgips(verband *m*) *m*.
long axis Längsachse *f*.
lon•gi•tu•di•nal arch of foot [ˌlɑndʒə-'t(j)uːdɪnl] Fußlängsgewölbe *nt*.
longitudinal fracture Längsbruch *m*, -fraktur *f*.
longitudinal growth Längenwachstum *nt*.

long-lasting *adj* langwierig; langdauernd, langanhaltend.
long leg cast Oberschenkelgips(verband *m*) *m*.
long pulse schleichender Puls *m*, Pulsus tardus.
long sight → long-sightedness.
long-sighted *adj* weitsichtig, hypermetropisch, hyperop.
long-sightedness *n* Weitsichtigkeit *f*, Hyperopie *f*, Hypermetropie *f*.
long-term drain *chir.* Dauerdrain *m*.
long-term memory Langzeitgedächtnis *nt*.
long-term prescription Dauerverordnung *f*.
look [lʊk] I *n* 1. Blick *m* (*at* auf). **cast/throw a look at** einen Blick werfen auf. **give sth. a second look** etw. nochmals *od.* genauer ansehen. **have/take a (good) look at** (s.) etw. (genau) ansehen. 2. Miene *f*, (Gesichts-)Ausdruck *m*. 3. **looks** *pl* Aussehen *nt*. **by/from the looks of it** (so) wie es aussieht. II *vi* 4. schauen, gucken, sehen. 5. nachschauen, -sehen, -suchen. 6. aussehen, -schauen. **look ill** krank aussehen.
look after *vi* aufpassen auf; s. kümmern um, sorgen für.
look at *vi* 1. ansehen, -blicken, -schauen, -gucken, betrachten. 2. s. etw. anschauen, etw. prüfen.
look for *vi* 1. suchen (nach). 2. erwarten; hoffen auf.
look into *vi* untersuchen, prüfen.
look out for *vi* 1. aufpassen auf, s. vorsehen vor. **look out!** Paß auf! Vorsicht!. 2. Ausschau halten nach, s. umsehen nach.
look over *vi* einen Blick werfen auf, etw. (über-)prüfen, etw. durchgehen.
look up I *vt* (*in einem Buch*) nachschlagen. II *vi* herauf-, hinauf-, aufblicken, -sehen, -schauen.
loop [luːp] *n* 1. Schlinge *f*, Schleife *f*, Schlaufe *f*; *anat.* Ansa *f*. 2. *gyn.* Intrauterinpessar *nt*, Spirale *f*. **loop of hypoglossal nerve** Hypoglossusschlinge, Ansa cervicalis.
loop diuretic *pharm.* Schleifendiuretikum *nt*.
loop obstruction *patho.* (Darm-)Schlingenobstruktion *f*.
loose [luːs] I *adj* 1. los(e), locker, frei. **come/get loose** s. lockern, s. ablösen, abblättern. 2. (*Gewebe*) locker. 3. (*Gedanken*) unlogisch, wirr. II *vt* lösen, befreien (*from* von).
loose body freier Gelenkkörper *m*, Gelenkmaus *f*, Corpus liberum.
loose skin Fall-, Schlaffhaut *f*, Cutis laxa-Syndrom *nt*, Zuviel-Haut-Syndrom *nt*, Dermatochalasis *f*, Chalodermie *f*.
lor•do•sco•li•o•sis [lɔːrdəʊˌskəʊlɪ'əʊsɪs] *n ortho.* Lordoskoliose *f*.
lor•do•sis [lɔːr'dəʊsɪs] *n* Lordose *f*.
lor•dot•ic albuminuria [lɔːr'dɑtɪk] orthostatische/lordotische Albuminurie/Proteinurie *f*.

lordotic pelvis

lordotic pelvis Lordosebecken *nt*.
lordotic proteinuria → lordotic albuminuria.
Lorenz ['lɔrənz, 'lɔːr-; 'loːrənz]: **Lorenz's brace** Lorenz-Gips *m*.
Lorenz's operation/osteotomy Lorenz-Umstellungsosteotomie *f*.
Lorenz's position Lorenz-Stellung *f*, Froschstellung *f*.
loss [lɔːs, lɑs] *n* Verlust *m*, Schaden *m*.
loss of appetite Appetitverlust; Anorexie *f*.
loss of function Funktionsverlust, -einschränkung *f*.
loss of motion *ortho.* Bewegungseinschränkung *f*.
loud noise deafness [laʊd] Lärmschwerhörigkeit *f*.
Louis-Bar [lwi baːr]: **Louis-Bar syndrome** *neuro.* Louis-Bar-Syndrom *nt*, Teleangiektasie-Ataxie-Syndrom *nt*.
loupe [luːp] *n* Vergrößerungsglas *nt*, Lupe *f*.
louse [laʊs] *n micro.* Laus *f*.
louse-borne *adj* durch Läuse übertragen, Läuse-.
louse-borne typhus epidemisches/klassisches Fleckfieber *nt*, Läusefleckfieber *nt*.
lou•si•ness ['laʊzɪnɪs] *n* Läusebefall *m*, Verlausung *f*, Pedikulose *f*.
low [loʊ] *adj* 1. (*Stirn, Temperatur*) tief; (*Puls*) schwach, niedrig; (*Nahrung*) wenig nahrhaft; (*Herztöne, Stimme*) leise. **in a low voice** leise. 2. (*Stimmung*) deprimiert, gedrückt, niedergeschlagen. **feel low** niedergeschlagen sein. **be low in health** bei schlechter Gesundheit sein.
low-calorie diet energiearme/kalorienarme Diät/Kost *f*, Magerkost *f*.
low-density lipoprotein Lipoprotein *nt* mit geringer Dichte, β-Lipoprotein *nt*.
low-energy diet energiearme/kalorienarme Diät/Kost *f*, Magerkost *f*.
low•er ['loʊər] *vt* 1. (*Augen, Temperatur*) senken. 2. verringern, senken, (ab-) schwächen.
lower jaw (bone) Unterkiefer(knochen *m*) *m*, Mandibula *f*.
lower leg Unterschenkel *m*.
lower lid Unterlid *nt*, Palpebra inferior.
lower limbs untere Gliedmaßen/Extremitäten *pl*, Beine *pl*.
lower lip Unterlippe *f*, Labium inferius oris.
lower palpebra → lower lid.
lower ramus of pubis unterer Schambeinast *m*, Ramus inferior ossis pubis.
low-grade fever leichtes Fieber *nt*, (mäßig) erhöhte Temperatur *f*.
Lown-Ganong-Levine [laʊn 'gænəŋ lɪ-'vain]: **Lown-Ganong-Levine syndrome** Lown-Ganong-Levine-Syndrom *nt*, LGL-Syndrom *nt*.
low salt syndrome Salzmangelsyndrom *nt*.
low-spirited *adj* niedergeschlagen, deprimiert, bedrückt, gedrückt.
low-tension glaucoma Niederdruckglaukom *nt*.

L-sided appendicitis 1. linkseitige Appendizitis *f* bei Situs inversus. 2. Linksappendizitis *f*, Divertikulitis *f*.
lu•bri•cant ['luːbrəkənt] *n* Gleitmittel *nt*, Lubrikans *nt*.
lu•bri•cat•ing agent ['luːbrəkeɪtɪŋ] Gleitmittel *nt*, Lubrikans *nt*.
Lucio ['luːʃoʊ]: **Lucio's leprosy/phenomenon** Lucio-Phänomen *nt*.
Ludwig ['lʊdvɪg]: **Ludwig's angina** Ludwig-Angina *f*, tiefe Halsphlegmone *f*.
Luer ['luːər]: **Luer rongeur** Luer-Knochenzange *f*.
Luer syringe Luer-Spritze *f*.
lu•es ['luːiːz] *n* harter Schanker *m*, Syphilis *f*, Lues (venerea) *f*.
lu•et•ic [luː'etɪk] *adj* syphilitisch, luetisch, Syphilis-.
luetic aortitis/mesaortitis Aortensyphilis *f*, Mesaortitis luetica, Aortitis syphilitica.
luetic osteochondritis kongenitale Knochensyphilis *f*, Wegner-Krankheit *f*.
lum•ba•go [lʌm'beɪgoʊ] *n* Hexenschuß *m*, Lumbalgie *f*, Lumbago *f*.
lum•bar ['lʌmbər] *adj* lumbal, Lumbal-, Lenden-, Lumbo-.
lumbar anesthesia Lumbalanästhesie *f*.
lumbar hernia *chir.* Lendenbruch *m*, Hernia lumbalis.
lumbar lordosis Lendenlordose *f*.
lumbar nerves Lendennerven *pl*, Nervi lumbales/lumbares.
lumbar pain → lumbago.
lumbar puncture Lumbalpunktion *f*.
lumbar region *anat.* Lende *f*, Lendenregion *f*, Regio lumbalis/lumbaris.
lumbar rheumatism → lumbago.
lumbar scoliosis *ortho.* Lendenskoliose *f*.
lumbar spine Lendenwirbelsäule *f*.
lumbar sympathectomy *neurochir.* lumbale Sympathektomie *f*.
lumbar triangle/trigone Lumbaldreieck *nt*, Petit-Dreieck *nt*, Trigonum lumbale.
lumbar vertebrae Lenden-, Lumbalwirbel *pl*, Vertebrae lumbales.
lum•bo•dyn•ia [lʌmboʊ'diːnɪə] *n* → lumbago.
lum•bo•sa•cral angle [lʌmboʊ'seɪkrəl] Lumbosakral-, Sakrovertebralwinkel *m*.
lumbosacral articulation Lumbosakralgelenk *nt*, Articulatio lumbosacralis.
lumbosacral plexus Plexus lumbosacralis.
lump [lʌmp] *n* Schwellung *f*, Beule *f*, Höcker *m*, Geschwulst *f*, Knoten *m*.
lump•ec•to•my [lʌm'pektəmɪ] *n gyn.* (*Brust*) Segment-, Qudrantenresektion *f*, Lumpektomie *f*, Tylektomie *f*.
lu•nate (bone) ['luːneɪt] Mondbein *nt*, Os lunatum.
lunate malacia → lunatomalacia.
lu•na•to•ma•la•cia [ˌluːnətoʊməˈleɪʃ(ɪ)ə] *n ortho.* Lunatummalazie *f*, Morbus Kienbeck *m*.
lung [lʌŋ] *n* Lunge *f*, Lungenflügel *m*; *anat.* Pulmo *m*.

lung abscess Lungenabszeß *m.*
lung biopsy Lungenbiopsie *f,* -punktion *f.*
lung calculus Bronchialstein *m,* Broncholith *m,* Calculus bronchialis.
lung cancer/carcinoma Lungenkrebs *m,* -karzinom *nt.*
lung contusion Kontusionslunge *f,* Lungenkontusion *f,* -quetschung *f.*
lung disease Lungenerkrankung *f,* -krankheit *f,* -leiden *nt.*
  obstructive lung disease obstruktive Lungenerkrankung.
  restrictive lung disease restriktive Lungenerkrankung.
lung injury Lungenverletzung *f,* -trauma *nt.*
lung perfusion Lungendurchblutung *f,* -perfusion *f.*
lung transplantation Lungenverpflanzung *f,* -transplantation *f.*
lung tumor Lungentumor *m.*
lu•nu•la ['luːnjələ] *n* Nagelhalbmond *m,* Lunula unguis.
lu•poid ['luːpɔɪd] *adj derm.* lupusähnlich, lupös, lupoid.
lupoid hepatitis lupoide Hepatitis *f,* Bearn-Kunkel(-Slater)-Syndrom *nt.*
lupoid rosacea *derm.* lupoide Rosazea *f,* Rosacea granulomatosa.
lu•po•ma [luːˈpəʊmə] *n* Lupusknötchen *nt,* Lupom *nt.*
lu•pus ['luːpəs] *n derm.* Lupus *m.*
lupus erythematosus *derm.* Lupus erythematodes/erythematosus, Erythematodes *m.*
  cutaneous lupus erythematosus Lupus erythematodes chronicus/integumentalis.
  discoid lupus erythematosus Discoid-Lupus erythematosus, Lupus erythematodes chronicus discoides.
  disseminated/systemic lupus erythematosus systemischer Lupus erythematodes, Systemerythematodes *m,* Lupus erythematodes visceralis.
lupus erythematosus cells L.e.-Zellen *pl,* L.E.-Zellen *pl,* Lupus-erythematodes-Zellen *pl.*
lupus nephritis Lupusnephritis *f,* -nephropathie *f.*
lu•te•al cells ['luːtɪəl] Corpus-luteum-Zellen *pl.*
luteal phase *gyn.* gestagene Phase *f,* Sekretions-, Lutealphase *f.*
luteal phase defect/deficiency *gyn.* (dysfunktioneller) Lutealphasendefekt *m,* Lutealinsuffizienz *f,* Lutealdefekt *m.*
lu•te•in ['luːtiːn] *n* Lutein *nt.*
lu•te•in•i•za•tion [ˌluːtɪənɪˈzeɪʃn] *n* Luteinisation *f,* Luteinisierung *f.*
lu•te•in•iz•ing hormone ['luːtɪənaɪzɪŋ] luteinisierendes Hormon *nt,* Interstitialzellen-stimulierendes Hormon *nt.*
luteinizing hormone releasing factor/hormone Luliberin *nt,* Lutiliberin *nt,* LH-releasing-Hormon *nt.*
lu•te•i•no•ma [luːtɪəˈnəʊmə] *n* → luteoma 1.

Lutembacher ['luːtəmbɑxər]: **Lutembacher's complex/syndrome** Lutembacher-Komplex *m,* -Syndrom *nt.*
lu•te•o•hor•mone [ˌluːtɪəˈhɔːrməʊn] *n* Gelbkörperhormon *nt,* Progesteron *nt,* Corpus-luteum-Hormon *nt.*
lu•te•o•ma [luːtɪˈəʊmə] *n* **1.** Luteom *nt,* Luteinom *nt.* **2.** Luteoma gravidarum.
lu•ti•lib•er•in [ˌluːtɪˈlɪbərɪn] *n* → luteinizing hormone releasing factor.
Lutz-Splendore-Almeida [lʌts splenˈdɔːrɪ ɑlˈmeɪdə; lʊts]: **Lutz-Splendore-Almeida disease** Lutz-Splendore-Almeida-Krankheit *f,* brasilianische Blastomykose *f,* Parakokzidioidomykose *f.*
lux•a•tion [lʌkˈseɪʃn] *n ortho.* Verrenkung *f,* Luxation *f;* Dislokation *f.* **luxation of lens** (*Auge*) Linsenluxation *f.*
Lyell ['laɪel]: **Lyell's syndrome** (medikamentöses) Lyell-Syndrom *nt,* Syndrom *nt* der verbrühten Haut.
ly•ing-in ['laɪɪŋ] **I** *n* **1.** Niederkunft *f,* Entbindung *f.* **2.** Kindbett *nt,* Wochenbett *nt,* Puerperium *nt.* **II** *adj* puerperal, Puerperal-.
Lyme arthritis/disease [laɪm] Lyme-Krankheit *f,* Erythema-migrans-Krankheit *f.*
lymph [lɪmf] *n* Lymphe *f,* Lymphflüssigkeit *f.*
lymph•ad•e•nec•ta•sis [lɪmˌfædəˈnektəsɪs] *n* Lymphknotenvergrößerung *f,* Lymphadenektasie *f.*
lymph•ad•e•nec•to•my [lɪmˌfædəˈnektəmɪ] *n chir.* Lymphknotenentfernung *f,* Lymphadenektomie *f.*
lymph•a•de•nia [lɪmfəˈdiːnɪə] *n* → lymphadenopathy.
lymph•ad•e•ni•tis [lɪmˌfædəˈnaɪtɪs] *n* Lymphknotenentzündung *f,* Lymphadenitis *f.*
lymph•ad•e•no•cele [lɪmˈfædɪnəsiːl] *n* Lymphknotenzyste *f,* Lymphadenozele *f.*
lymph•ad•e•nog•ra•phy [lɪmˌfædɪˈnɑɡrəfɪ] *n radiol.* Lymphadenographie *f.*
lymph•ad•e•no•ma [ˌlɪmfædɪˈnəʊmə] *n* **1.** Lymphadenom *nt.* **2.** → lymphoma.
lymph•ad•e•nop•a•thy [lɪmˌfædɪˈnɑpəθɪ] *n* Lymphknotenerkrankung *f,* Lymphadenopathie *f.*
lymph•ad•e•no•sis [lɪmˌfædɪˈnəʊsɪs] *n* Lymphknotenschwellung *f,* Lymphadenose *f.*
lymph•ad•e•not•o•my [lɪmˌfædɪˈnɑtəmɪ] *n chir.* Lymphadenotomie *f.*
lymph•an•gi•ec•ta•sis [lɪmˌfændʒɪˈektəsɪs] *n* Lymphgefäßerweiterung *f,* Lymphangiektasie *f.*
lymph•an•gi•ec•to•my [lɪmˌfændʒɪˈektəmɪ] *n chir.* Lymphgefäßresektion *f,* Lymphangiektomie *f.*
lymph•an•gi•i•tis [lɪmˌfændʒɪˈaɪtɪs] *n* → lymphangitis.
lymph•an•gi•og•ra•phy [lɪmˌfændʒɪˈɑɡrəfɪ] *n* → lymphography.
lymph•an•gi•o•ma [lɪmˌfændʒɪˈəʊmə] *n* Lymphangiom *nt.*
lym•phan•gi•tis [ˌlɪmfænˈdʒaɪtɪs] *n* Lymphgefäßentzündung *f,* Lymphangitis *f,*

lymphatic

Lymphangiitis f. **lymphangitis carcinomatosa** Lymphangiosis carcinomatosa.
lym•phat•ic [lɪm'fætɪk] **I** n Lymphgefäß nt, Vas lymphaticum. **II** adj lymphatisch, Lymph(o)-.
lymphatic angina Monozytenangina f.
lymphatic capillary Lymphkapillare f, Vas lymphocapillare.
lymphatic drainage Lymphabfluß m, -drainage f.
lymphatic ducts Hauptlymphgänge pl, Ductus lymphatici.
lymphatic edema → lymphedema.
lymphatic follicle Lymphfollikel m, Folliculus/Nodulus lymphaticus, Lymphonodulus m.
aggregated lymphatic follicles Peyer-Plaques pl, Folliculi lymphatici aggregati.
lymphatic gland → lymph node.
lymphatic leukemia lymphatische/lymphozytische Leukämie f.
lymphatic plexus Lymphgefäßnetz nt, Plexus lymphaticus.
lym•phat•ics [lɪm'fætɪks] pl Lymphgefäße pl, Lymphsystem nt
lymphatic sarcoma → lymphosarcoma.
lymphatic sinus Lymph(knoten)sinus m.
lymphatic spread patho. lymphogene Aussaat/Streuung f.
lymphatic system lymphatisches System nt, Lymphsystem nt.
lymphatic tissue lymphatisches Gewebe nt.
lymphatic trunks Lymphstämme pl, Trunci lymphatici.
lymphatic valve Lymph(gefäß)klappe f.
lymphatic vessel Lymphgefäß nt, Vas lymphaticum.
lymph capillary → lymphatic capillary.
lymph cell → lymphocyte.
lymph circulation Lymphkreislauf m, -zirkulation f.
lymph•e•de•ma [ˌlɪmfɪ'diːmə] n Lymphödem nt.
lymph follicle Lymphfollikel m, Folliculus/Nodulus lymphaticus.
lymph gland → lymph node.
lymph node Lymphknoten m, Nodus lymphaticus.
abdominal lymph nodes abdominelle Lymphknoten pl, Bauchlymphknoten pl.
axillary lymph nodes Achsellymphknoten pl, Nodi lymphatici axillares.
brachial lymph nodes Oberarmlymphknoten pl, Nodi lymphatici (axillares) brachiales.
bronchopulmonary lymph nodes Hiluslymphknoten pl, Nodi lymphatici bronchopulmonales/hilares.
cervical lymph nodes Halslymphknoten pl, Nodi lymphatici cervicales.
facial lymph nodes Gesichtslymphknoten pl, Nodi lymphatici faciales.
hilar lymph nodes → bronchopulmonary lymph nodes.
inguinal lymph nodes Leistenlymphknoten

pl, Nodi lymphatici inguinales.
jugulodigastric lymph node Nodus (lymphaticus) jugulodigastricus.
mandibular lymph node Unterkieferlymphknoten, Nodus (lymphaticus) mandibularis.
mediastinal lymph nodes Mediastinallymphknoten pl, Nodi lymphatici mediastinales.
mesenteric lymph nodes Mesenteriallymphknoten pl, Nodi lymphatici mesenterici.
occipital lymph nodes okzipitale Lymphknoten pl, Nodi lymphatici occipitales.
parammary lymph nodes seitliche Mammalymphknoten pl, Nodi lymphatici paramammarii.
parasternal lymph nodes parasternale Lymphknoten pl, Nodi lymphatici parasternales.
paratracheal lymph nodes paratracheale Lymphknoten pl, Nodi lymphatici paratracheales.
parauterine lymph nodes parauterine Lymphknoten pl, Nodi lymphatici viscerales para-uterini.
paravaginal lymph nodes paravaginale Lymphknoten pl, Nodi lymphatici viscerales paravaginales.
paravesicular lymph nodes paravesikale Lymphknoten pl, Nodi lymphatici viscerales paravesiculares.
parotid lymph nodes Parotislymphknoten pl, Nodi lymphatici parotidei.
pelvic lymph nodes Beckenlymphknoten pl, Nodi lymphatici pelvis.
postaortic lymph nodes retroaortale Lymphknoten pl, Nodi lymphatici postaortici.
postcaval lymph nodes retrokavale Lymphknoten pl, Nodi lymphatici postcavales.
preaortic lymph nodes präaortale Lymphknoten pl, Nodi lymphatici prae-aortici.
precaval lymph nodes präkavale Lymphknoten pl, Nodi lymphatici praecavales.
prececal lymph nodes präzäkale Lymphknoten pl, Nodi lymphatici praececales.
prelaryngeal lymph nodes prälaryngeale Lymphknoten pl, Nodi lymphatici praelaryngeales.
pretracheal lymph nodes prätracheale Lymphknoten pl, Nodi lymphatici praetracheales.
prevertebral lymph nodes prävertebrale Lymphknoten pl, Nodi lymphatici praevertebrales.
pulmonary lymph nodes Lungenlymphknoten pl, Nodi lymphatici pulmonales.
pyloric lymph nodes Pylorislymphknoten

pl, Nodi lymphatici viscerales pylorici.
regional lymph nodes regionale Lymphknoten *pl,* Nodi (lymphatici) regionales.
retrocecal lymph nodes retrozäkale Lymphknoten *pl,* Nodi lymphatici retrocaecales.
retropharyngeal lymph nodes retropharyngeale Lymphknoten *pl,* Nodi lymphatici retropharyngeales.
sacral lymph nodes sakrale Lymphknoten *pl,* Nodi lymphatici sacrales.
splenic lymph nodes Milzlymphknoten *pl,* Nodi lymphatici lienales/splenici.
submandibular lymph nodes submandibuläre Lymphknoten *pl,* Nodi lymphatici submandibulares.
submental lymph nodes Kinnlymphknoten *pl,* Nodi lymphatici submentales.
supraclavicular lymph nodes supraklavikuläre Lymphknoten *pl,* Nodi lymphatici supraclaviculares.
lymph node disease (*Tumor*) Lymphknotenbefall *m,* Lymphknotenmetastase *f.*
lymph node dissection *chir.* Lymphknotenentfernung *f,* -dissektion *f.*
lymph node metastasis Lymphknotenmetastase *f.*
lymph node tumor Lymphknotengeschwulst *f,* -tumor *m.*
lym•pho•blast ['lɪmfəblæst] *n* Lymphoblast *m,* Lymphozytoblast *m.*
lym•pho•blas•tic leukemia [lɪmfə'blæstɪk] akute lymphoblastische Leukämie *f,* Lymphoblastenleukämie *f.*
lymphoblastic lymphoma lymphoblastisches Lymphom *nt.*
lymphoblastic lymphosarcoma lymphoblastisches Lymphosarkom *nt.*
lym•pho•cap•il•lary vessel [lɪmfə'kæpələrɪ]Lymphkapillare *f,* Vas lymphocapillare.
lym•pho•cele ['lɪmfəsiːl] *n* Lymphozele *f.*
lym•pho•cyte ['lɪmfəsaɪt] *n* Lymphzelle *f,* Lymphozyt *m.*
lymphocyte culture Lymphozytenkultur *f.*
lymphocyte-defined antigens Lymphozyten-definierte Antigene *pl,* LD-Antigene *pl.*
lymphocyte proliferation assay/test Lymphozytenmischkultur *f,* MLC-Test *m.*
lym•pho•cyt•ic leukemia [lɪmfə'sɪtɪk] lymphatische/lymphozytische Leukämie *f.*
lymphocytic leukocytosis → lymphocytosis.
lymphocytic leukopenia Lymphopenie *f.*
lymphocytic lymphosarcoma lymphozytisches Lymphosarkom *nt,* zentrozytisches (malignes) Lymphom *nt.*
lymphocytic meningitis lymphozytäre Meningitis *f.*
lymphocytic thyroiditis Hashimoto-Thyreoiditis *f,* Struma lymphomatosa.
lym•pho•cy•to•ma [ˌlɪmfəsaɪ'təʊmə] *n* Lymphozytom *nt.*

lym•pho•cy•to•pe•nia [lɪmfəˌsaɪtə'piːnɪə] *n* Lymphopenie *f,* Lymphozytopenie *f.*
lym•pho•cy•to•sis [ˌlɪmfəsaɪ'təʊsɪs] *n* Lymphozytose *f,* Lymphozythämie *f.*
lym•pho•cy•to•tox•ic antibody [lɪmfəˌsaɪtə'tɑksɪk] lymphozytotoxischer Antikörper *m.*
lymphocytotoxic cross-match *immun.* (*Transplantation*) Zytotoxizitätstest *m.*
lym•pho•ep•i•the•li•al carcinoma [ˌlɪmfəepɪ'θiːlɪəl] → lymphoepithelioma.
lym•pho•ep•i•the•li•o•ma [lɪmfəˌepɪˌθɪlɪ'əʊmə] *n* Lymphoepitheliom *nt,* lymphoepitheliales Karzinom *nt,* Schmincke-Tumor *m.*
lym•pho•gen•e•sis [lɪmfə'dʒenəsɪs] *n* Lymphbildung *f,* Lymphogenese *f.*
lym•phog•e•nous leukemia [lɪm'fɑdʒənəs] → lymphocytic leukemia.
lym•pho•gran•u•lo•ma [lɪmfəˌgrænjə'ləʊmə] *n* **1.** Lymphogranulom *nt.* **2.** Hodgkin-Lymphom *nt,* (maligne) Lymphogranulomatose *f,* Morbus Hodgkin *m.* **lymphogranuloma inguinale/venereum** Lymphogranuloma inguinale/venereum *nt,* Lymphopathia venerea, Morbus Durand-Nicolas-Favre *m.*
lym•phog•ra•phy [lɪm'fɑgrəfɪ] *n radiol.* Lymphographie *f,* Lymphangiographie *f.*
lym•pho•he•ma•tog•e•nous spread [lɪmfəˌhiːmə'tɑdʒənəs] lymphohämatogene Aussaat *f.*
lym•phoid ['lɪmfɔɪd] *adj* lymphatisch, lymphozytenähnlich, lymphoid, Lymph-.
lymphoid cell 1. Lymphoidzelle *f.* **2.** Lymphozyt *m.*
lymphoid leukemia → lymphocytic leukemia.
lymphoid organ lymphatisches Organ *nt.*
lymphoid ring Waldeyer-Rachenring *m,* lymphatischer Rachenring *m.*
lym•pho•kine ['lɪmfəkaɪn] *n* Lymphokin *nt.*
lym•phol•y•sis [lɪm'fɑləsɪs] *n* Lymphozytenauflösung *f,* Lympholyse *f.*
lym•pho•lyt•ic [lɪmfə'lɪtɪk] *adj* lympho(zyto)lytisch.
lym•pho•ma [lɪm'fəʊmə] *n* **1.** Lymphknotenschwellung *f,* -tumor *m,* Lymphom *nt.* **2.** → lymphogranuloma. **3.** non-Hodgkin-Lymphom *nt.*
lym•phop•a•thy [lɪm'fɑpəθɪ] *n* Lymphopathie *f.*
lym•pho•pe•nia [lɪmfə'piːnɪə] *n* Lymphopenie *f,* Lymphozytopenie *f.*
lym•pho•plas•ma•cyt•ic immunocytoma [lɪmfəˌplæzmə'sɪtɪk] Morbus Waldenström *m,* Makroglobulinämie Waldenström *f.*
lym•pho•poi•e•sis [ˌlɪmfəpɔɪ'iːsɪs] *n* **1.** Lymphbildung *f.* **2.** Lymphozytenbildung *f,* Lymphopo(i)ese *f,* Lymphozytopo(i)ese *f.*
lym•pho•poi•et•ic [ˌlɪmfəpɔɪ'etɪk] *adj* lympho(zyto)poetisch.
lym•phor•rha•gia [lɪmfə'rædʒ(ɪ)ə] *n* → lymphorrhea.
lym•phor•rhea [lɪmfə'rɪə] *n* Lymphorrha-

lymphosarcoma

gie *f*, Lymphorrhö *f*.
lym•pho•sar•co•ma [ˌlɪmfəsɑːrˈkəʊmə] *n* Lymphosarkom *nt*.
lym•phos•ta•sis [lɪmˈfɑstəsɪs] *n* Lymphstauung *f*, Lymphostase *f*.
lymph vessel Lymphgefäß *nt*, Vas lymphaticum.
afferent lymph vessel zuführendes/afferentes Lymphgefäß.
deep lymph vessel tiefes Lymphgefäß.
efferent lymph vessel ableitendes/efferentes Lymphgefäß.
superficial lymph vessel oberflächliches Lymphgefäß.
lyse [laɪs] **I** *vt* etw. auflösen. **II** *vi* s. auflösen.
ly•sin [ˈlaɪsɪn] *n immun.* Lysin *nt*.
ly•sine [ˈlaɪsiːn] *n* Lysin *nt*.
lysine intolerance Hyperlysinämie *f*, Lysinintoleranz *f*.

ly•sis [ˈlaɪsɪs] *n* **1.** *patho.* Lyse *f*, Lysis *f*. **2.** (*Fieber*) Lyse *f*, lytische Deferveszenz *f*. **3.** *chir.* Lösung *f*, Lyse *f*.
ly•so•gen•ic [laɪsəˈdʒenɪk] *adj* **1.** *immun.* lysogen. **2.** *micro.* lysogen.
lysogenic conversion *micro.* lysogene Konversion *f*, Phagenkonversion *f*.
lysogenic factor Bakteriophage *m*, Phage *m*, bakterienpathogenes Virus *nt*.
ly•so•some [ˈlaɪsəsəʊm] *n* Lysosom *nt*.
ly•so•type [ˈlaɪsətaɪp] *n* Lysotyp *m*, Phagovar *m*.
lys•sa [ˈlɪsə] *n* Tollwut *f*, Rabies *f*, Lyssa *f*.
lys•sic [ˈlɪsɪk] *adj* Tollwut-, Rabies-, Lyssa-.
lyt•ic [ˈlɪtɪk] *adj* **1.** Lyse-. **2.** lytisch.
lyze *vt, vi* → lyse.

M

ma•chin•ery murmur [mə'ʃiːnərɪ] *card.* Maschinengeräusch *nt.*
mac•ro•ble•pha•ria [ˌmækrəʊbləˈfeərɪə] *n ophthal.* Makroblepharie *f.*
mac•ro•ceph•a•ly [mækrəʊˈsefəlɪ] *n* Makrozephalie *f.*
mac•ro•cyte [ˈmækrəʊsaɪt] *n* Makrozyt *m.*
mac•ro•cyt•ic anemia [mækrəʊˈsɪtɪk] makrozytäre Anämie *f.*
mac•ro•cy•to•sis [ˌmækrəʊsaɪˈtəʊsɪs] *n* Makrozytose *f.*
mac•ro•fol•lic•u•lar adenoma [ˌmækrəʊfəˈlɪkjələr] (*Schilddrüse*) Kolloidadenom *nt,* makrofollikuläres Adenom *nt.*
mac•rog•lia [məˈkrɑglɪə] *n* Makroglia *f,* Astroglia *f.*
mac•ro•glob•u•li•ne•mia [mækrəʊˌglɑbjəlɪˈniːmɪə] *n patho.* Makroglobulinämie *f.*
mac•ro•glos•sia [mækrəʊˈglɑsɪə] *n* Makroglossie *f.*
mac•ro•lym•pho•cy•to•sis [mækrəʊˌlɪmfəsaɪˈtəʊsɪs] *n* Makrolymphozytose *f.*
mac•ro•mas•tia [mækrəʊˈmæstɪə] *n* Makromastie *f.*
mac•ro•nod•u•lar [mækrəʊˈnɑdʒələr] *adj* großknotig, makronodulär.
mac•ro•per•fo•ra•tion [mækrəʊˌpɜrfəˈreɪʃn] *n chir.* Makroperforation *f.*
mac•ro•phage [ˈmækrəʊfeɪdʒ] *n* Makrophag(e) *m.*
ma•croph•thal•mia [məkrɑfˈθælmɪə] *n* Makrophthalmie *f.*
ma•crop•sia [məˈkrɑpsɪə] *n* Makropsie *f,* Megalopsie *f.*
mac•ro•scop•ic anatomy [mækrəʊˈskɑpɪk] makroskopische Anatomie *f.*
macroscopic hematuria Makrohämaturie *f,* makroskopische Hämaturie *f.*
mac•ro•throm•bo•cyte [mækrəʊˈθrɑmbəsaɪt] *n* Riesen-, Makrothrombozyt *m.*
mac•u•la [ˈmækjələ] *n* **1.** Fleck *m,* Verdickung *f; anat.* [S.U. MACULA]. **2.** diskolorierte Hautstelle *f,* Macula *f.* **3. (macula lutea)** gelber Fleck *m,* Makula *f,* Macula lutea/retinae.
mac•u•lar atrophy [ˈmækjələr] *derm.* Anetodermie *f.*
macular choroiditis *ophthal.* Chorioiditis macularis.
macular coloboma *ophthal.* Makulakolobom *nt.*

macular degeneration *ophthal.* Makuladegeneration *f.*
congenital macular degeneration Best-Krankheit *f.*
disciform macular degeneration scheibenförmige senile feuchte Makuladegeneration, Kuhnt-Junius-Krankheit *f.*
macular edema Makulaödem *nt.*
mac•ule [ˈmækjuːl] *n* diskolorierte Hautstelle *f,* Macula *f.*
mac•u•lo•pap•u•lar [mækjələʊˈpæpjələr] *adj derm.* makulopapulös.
mac•u•lo•ve•sic•u•lar [ˌmækjələʊvəˈsɪkjələr] *adj derm.* makulovesikulär.
mad [mæd] *adj* **1.** wahnsinnig; verrückt. **2.** tollwütig.
Madelung [ˈmadəlʊŋ]: **Madelung's deformity/disease** Madelung-Deformität *f.*
mad•ness [ˈmædnɪs] *n* Wahnsinn *m;* Verrücktheit *f.*
Ma•don•na fingers [məˈdɑnə] Madonnenfinger *pl.*
Maffucci [məˈfutʃiː]: **Maffucci's syndrome** Maffucci-Kast-Syndrom *nt.*
mag•ne•se•mia [mægnəˈsiːmɪə] *n* Magnesämie *f.*
mag•ne•sia [mægˈniːʒə] *n* Magnesia *nt,* Magnesiumoxid *nt.*
mag•ne•si•um [mægˈniːzɪəm] *n* Magnesium *nt.*
magnesium carbonate Magnesiumkarbonat *nt.*
magnesium chloride Magnesiumchlorid *nt.*
magnesium hydroxide Magnesiumhydroxid *nt.*
magnesium phosphate Magnesiumphosphat *nt.*
mag•net [ˈmægnɪt] *n* Magnet *m.*
mag•net•ic field [mægˈnetɪk] magnetisches Feld *nt,* Magnetfeld *nt.*
mag•ne•to•car•di•o•graph [ˌmægnətəʊˈkɑrdɪəgræf] *n* Magnetokardiograph *m.*
mag•ne•to•en•ceph•a•log•ra•phy [ˌmægnətəʊenˌsefəˈlɑgrəfɪ] *n* Magnetoenzephalographie *f.*
magnet resonance imaging *radiol.* Kernspinresonanztomographie *f,* NMR-Tomographie *f,* MR-Tomographie *f.*
mag•ni•fi•ca•tion [ˌmægnəfɪˈkeɪʃn] *n*

Mahaim 244

Vergrößern *nt;* Vergrößerung *f.*
Mahaim [məˈ(h)aɪm]: **Mahaim fibers** Mahaim-Fasern *pl*, -Bündel *nt.*
maid•en•head [ˈmeɪdnhed] *n inf.* Jungfernhäutchen *nt,* Hymen *m/nt.*
maim [meɪm] *vt* verstümmeln, zum Krüppel machen.
main bronchus [meɪn] Haupt-, Stammbronchus *m,* Bronchus principalis.
Maissiat [mɛsiˈja]: **Maissiat's band/tract** Maissiat-Band *nt,* Tractus iliotibialis.
ma•jor circulation [ˈmaɪdʒər] großer Kreislauf *m,* Körperkreislauf *m.*
major curve *ortho. (Skoliose)* Hauptkrümmung *f,* Majorkurve *f.*
major epilepsy 1. generalisierte Epilepsie *f.* **2.** Grand-mal(-Epilepsie *f) nt.*
major illness schwer(er)e Krankheit *f.*
major test *immun.* Majortest *m,* -probe *f.*
major tranquilizer Antipsychotikum *nt,* Neuroleptikum *nt.*
major wing of sphenoid bone großer Keilbeinflügel *m,* Ala major.
make [meɪk] **I** *n* **1.** Veranlagung *f,* Natur *f.* **2.** (Körper-)Bau *m.* **II** *vt* **3.** machen; *(Versuch, Untersuchung)* machen; *(Entscheidung)* treffen, fällen. **4.** verarbeiten, bilden, formen *(to, into* in, zu).
mal•ab•sorp•tion [mæləbˈzɔːrpʃn] *n* Malabsorption *f.*
ma•la•ci•al focus [məˈleɪʃ(ɪ)əl] *patho.* Erweichungsherd *m.*
mal•ad•just•ed [mæləˈdʒʌstɪd] *adj* **1.** *psychia.* nicht angepaßt, dissozial, milieugestört. **2.** schlecht angepaßt, schlecht angeglichen, unausgeglichen.
mal•ad•just•ment [mæləˈdʒʌstmənt] *n* **1.** *psychia.* mangelnde Anpassungsfähigkeit *f,* mangelnde Anpassung *f,* Milieustörung *f.* **2.** schlechte Anpassung *od.* Angleichung *f.*
mal•a•lign•ment [mæləˈlaɪnmənt] *n ortho. (Fraktur)* Fehlstellung *f.*
ma•lar arch [ˈmeɪlər] Jochbeinbogen *m,* Arcus zygomaticus.
malar bone Jochbein *nt,* Os zygomaticum.
ma•lar•ia [məˈleərɪə] *n* Sumpf-, Wechselfieber *nt,* Malaria *f.*
ma•lar•i•al cachexia [məˈleərɪəl] chronische Malaria *f.*
malarial crescents *(Malaria)* Sichelkeime *pl.*
malarial fever → malaria.
malarial pigment Malariapigment *nt.*
malaria melanin Malariamelanin *nt.*
malaria parasite Malariaerreger *m,* Plasmodium *nt.*
mal•as•sim•i•la•tion [mæləˌsɪməˈleɪʃn] *n* Malassimilation *f.*
mal•de•vel•op•ment [mældɪˈveləpmənt] *n patho.* abnorme Entwicklung *f,* abnormes Wachstum *nt.*
mal•di•ges•tion [maldɪˈdʒestʃn] *n* unvollständige Verdauung *f,* Maldigestion *f.*
male [meɪl] **I** *n* Mann *m.* **II** *adj* männlich, Männer-.

male breast männliche Brust(drüse *f) f,* Mamma masculina.
male castration Kastration *f,* bilaterale Orchi(d)ektomie *f.*
male genitalia männliche Geschlechtsorgane *pl,* Organa genitalia masculina.
external male genitalia äußere männliche Geschlechtsorgane *pl,* Organa genitalia masculina externa.
internal male genitalia innere männliche Geschlechtsorgane *pl,* Organa genitalia masculina interna.
male nurse Krankenpfleger *m.*
male pattern alopecia/baldness androgenetische Alopezie *f,* Haarausfall *m* vom männlichen Typ, männliche Glatzenbildung *f,* androgenetisches Effluvium *nt.*
male sterility männliche Sterilität *f.*
mal•for•ma•tion [mælfɔːrˈmeɪʃn] *n embryo.* Fehl-, Mißbildung *f,* Malformation *f.*
mal•func•tion [mælˈfʌŋkʃn] *n* Funktionsstörung *f,* Dysfunktion *f.*
mal•le•as•mus [mælɪˈæsməz] *n* Rotz *m,* Malleus *m,* Maliasmus *m.*
ma•lign [məˈlaɪn] *adj* → malignant.
ma•lig•nan•cy [məˈlɪgnənsɪ] *n* **1.** *patho.* Malignität *f.* **2.** bösartige Geschwulst *f,* Malignom *nt.*
ma•lig•nant [məˈlɪgnənt] *adj patho.* maligne.
malignant adenoma Adenokarzinom *nt.*
malignant anemia perniziöse Anämie *f,* Addison-Anämie *f,* Morbus Biermer *m.*
malignant ascites maligner Aszites *m.*
malignant bubo maligner Bubo *m.*
malignant cholangioma Gallengangskarzinom *nt,* malignes Cholangiom *nt,* cholangiozelluläres Karzinom *nt.*
malignant disease bösartige/maligne Erkrankung *f,* Malignom *nt.*
malignant dysentery Dysenteria maligna.
malignant edema malignes Ödem *nt.*
malignant epithelioma Karzinom *nt, inf.* Krebs *m,* Carcinoma *nt.*
malignant glaucoma malignes Glaukom *nt,* Ziliarblockglaukom *nt.*
malignant glomerulonephritis maligne Glomerulonephritis *f,* rasch progrediente Glomerulonephritis *f.*
malignant goiter Schilddrüsenkrebs *m,* -karzinom *nt.*
malignant hepatoma Leberzellkarzinom *nt,* hepatozelluläres Karzinom *nt,* malignes Hepatom *nt.*
malignant hyperpyrexia maligne Hyperpyrexie/Hyperthermie *f.*
malignant hypertension maligne Hypertonie *f.*
malignant hyperthermia → malignant hyperpyrexia.
malignant lentigo Lentigo maligna, Dubreuilh-Krankheit *f,* Dubreuilh-Hutchinson-Krankheit *f,* prämaligne Melanose *f,* melanotische Präkanzerose *f.*

malignant lentigo melanoma Lentigo-maligna-Melanom *nt*.
malignant leukopenia Agranulozytose *f*, maligne/perniziöse Neutropenie *f*.
malignant lymphogranulomatosis → malignant lymphoma 1.
malignant lymphoma 1. Hodgkin-Lymphom *nt*, Morbus Hodgkin *m*, (maligne) Lymphogranulomatose *f*. **2.** non-Hodgkin-Lymphom *nt*.
malignant melanoma malignes Melanom *nt*, Melano(zyto)blastom *nt*, Nävokarzinom *nt*, Melanokarzinom *nt*.
malignant mole *gyn.* destruierende Blasenmole *f*, destruierendes Chorionadenom *nt*.
malignant myopia *ophthal.* bösartige/maligne Myopie *f*.
malignant neoplasm maligne Geschwulst *f*, malignes Neoplasma *nt*, Malignom *nt*.
malignant nephrosclerosis Fahr-Volhard-Nephrosklerose *f*, maligne Nephrosklerose *f*.
malignant neutropenia Agranulozytose *f*, maligne Neutropenie *f*.
malignant tumor Krebs *m*, maligner Tumor *m*, Malignom *nt*.
ma•lig•ni•ty [məˈlɪgnətɪ] *n* → malignancy.
ma•lin•ger [məˈlɪŋgər] *vt* s. krankstellen, simulieren.
ma•lin•ger•er [məˈlɪŋgərər] *n* Simulant *m*.
ma•lin•ger•ing [məˈlɪŋgərɪŋ] *n* Simulieren *nt*.
mal•le•o•lar [məˈlɪələ(r)] *adj* **1.** malleolar, Knöchel-. **2.** malleolar.
malleolar fracture Knöchelbruch *m*, Malleolarfraktur *f*, Fractura malleolaris.
 lateral malleolar fracture Außenknöchelbruch, -fraktur.
 medial malleolar fracture Innenknöchelbruch, -fraktur.
mal•le•o•lus [məˈlɪələs] *n* (Fuß-)Knöchel *m*, Malleolus *m*.
mal•le•ot•o•my [mælɪˈɑtəmɪ] *n HNO* Malleotomie *f*.
mal•let [ˈmælɪt] *n* Hammer *m*, Fäustel *m*.
mallet finger Hammerfinger *m*.
mallet toe Hammerzehe *f*, Digitus malleus.
mal•le•us [ˈmælɪəs] *n* **1.** (*Ohr*) Hammer *m*, Malleus *m*. **2.** *micro.* Maliasmus *m*, Rotz *m*, Malleus *m*.
Mallory-Weiss [ˈmælərɪ vaɪs]: **Mallory-Weiss lesion** Mallory-Weiss-Risse *pl*.
 Mallory-Weiss syndrome Mallory-Weiss-Syndrom *nt*.
mal•nour•ished [mælˈnɔrɪʃt] *adj* fehl-, mangel-, unterernährt.
mal•nu•tri•tion [ˌmæln(j)uːˈtrɪʃn] *n* Fehl-, Mangel-, Unterernährung *f*, Malnutrition *f*.
Maloney [məˈləʊnɪ]: **Maloney bougie** Maloney-Bougie *f*.
mal•pigh•i•an [mælˈpiːgɪən]: **malpighian bodies/corpuscles (of spleen)** Malpighi-Körperchen *pl*, Milzknötchen *pl*, weiße Pulpa *f*.
 malpighian body/ corpuscle of kidney Nierenkörperchen *nt*, Malpighi-Körperchen *nt*.
mal•po•si•tion [mælpəˈzɪʃn] *n* Lageanomalie *f*, Fehlstellung *f*, Malposition *f*.
mal•prac•tice [mælˈpræktɪs] *n* (ärztlicher) Behandlungsfehler *m*, falsche Behandlung *f*, Kunstfehler *m;* Fahrlässigkeit *f*.
mal•prax•is [mælˈpræksɪs] *n* → malpractice.
mal•pre•sen•ta•tion [mælˌpriːzenˈteɪʃn] *n gyn.* anomale Kindslage *f*.
mal•ro•ta•tion [mælrəʊˈteɪʃn] *n patho.* Malrotation *f*.
Mal•ta fever [ˈmɔːltə] **1.** Bruzellose *f*, Brucellose *f*. **2.** Malta-, Mittelmeerfieber *nt*.
mal•tose [ˈmɔːltəʊz] *n* Malzzucker *m*, Maltose *f*.
mal•to•su•ria [mɔːltəʊˈs(j)ʊərɪə] *n* Maltosurie *f*.
mal•un•ion [mælˈjuːnjən] *n ortho.* (*Fraktur*) Verheilung *f* in Fehlstellung.
ma•mil•la [məˈmɪlə] *n anat.* Brustwarze *f*, Mamille *f*, Papilla mammae.
ma•mil•lary ducts [ˈmæməˌlerɪː] Milchgänge *pl*, Ductus lactiferi.
mamillary line Mamillarlinie *f*, Linea mamillaris.
ma•mil•li•plas•ty [məˈmɪləplæstɪ] *n gyn.* Mamillenplastik *f*.
mam•il•li•tis [mæməˈlaɪtɪs] *n* Brustwarzenentzündung *f*, Mamillitis *f*.
mam•ma [ˈmæmə] *n anat.* (weibliche) Brust *f*, Brustdrüse *f*, Mamma *f*.
mam•mal•gia [məˈmældʒ(ɪ)ə] *n* → mastalgia.
mam•ma•plas•ty [ˈmæməplæstɪ] *n gyn.* Brust(drüsen)plastik *f*, Mammaplastik *f*.
mam•ma•ry abscess [ˈmæmərɪ] Brust(drüsen)abszeß *m*.
mammary calculus (*Brust*) Milchgangsstein *m*.
mammary carcinoma Brust(drüsen)krebs *m*, -karzinom *nt*, Mammakarzinom *nt*.
 ductal mammary carcinoma Milchgangskarzinom.
 familial mammary carcinoma familiäres/familiär-gehäuftes Brustkarzinom.
 intraductal mammary carcinoma intraduktales Brustkarzinom.
 minimal mammary carcinoma Minimalkrebs.
 scirrhous mammary carcinoma szirrhöses Brustkarzinom, Szirrhus *m*.
 tubulary mammary carcinoma tubuläres Brustkarzinom.
mammary cycle Brustzyklus *m*, zyklische Brustveränderungen *pl*.
mammary duct ectasia *gyn.* Plasmazell-, Komedomastitis *f*.
mammary ducts Milchgänge *pl*, Ductus lactiferi.
mammary dysplasia *gyn.* fibrös-zystische Mastopathie *f*, Mammadysplasie *f*, Zystenmamma *f*.
mammary fistula Milch(gangs)fistel *f*.

mammary gland Brustdrüse *f*, Glandula mammaria. **accessory mammary glands** zusätzliche/akzessorische Brustdrüsen *pl*, Mammae aberrantes/accessoriae.

mammary papilla Brustwarze *f*, Mamille *f*, Papilla mammaria.

mam•mec•to•my [məˈmektəmɪ] *n gyn.* Brust(drüsen)entfernung *f*, Mammaamputation *f*, Mastektomie *f*.

mam•mil•la *n* → mamilla.

mam•mil•li•tis *n* → mamillitis.

mam•mog•ra•phy [məˈmɑgrəfɪ] *n radiol.* Mammographie *f*.

man•di•ble [ˈmændɪbl] *n* Unterkiefer(knochen *m*) *m*, Mandibel *f*, Mandibula *f*.

man•dib•u•lar articulation [mænˈdɪbjə-lər] Kiefergelenk *nt*, Articulatio temporomandibularis.

mandibular nerve Mandibularis *m*, Nervus mandibularis.

mandibular reflex Masseter-, Unterkieferreflex *m*.

man•dib•u•lec•to•my [ˌmænˌdɪbjəˈlektəmɪ] *n HNO* Unterkieferresektion *f*, Mandibulektomie *f*.

man•dib•u•lo•fa•cial dysostosis/dysplasia [mænˌdɪbjəloʊˈfeɪʃl] Treacher-Collins-Syndrom *f*, Franceschetti-Syndrom *nt*, Dysostosis mandibulo-facialis.

mandibulo-oculofacial dyscephaly/syndrome Hallermann-Streiff-Syndrom *nt*, Dyskephaliesyndrom *nt* von Francois, Dysmorphia mandibulo-oculo-facialis.

man•drin [ˈmændrɪn] *n* Mandrin *m*.

ma•neu•ver [məˈnuːvər] *n* Methode *f*, Technik *f*, Prozedur *f*, Manöver *nt*.

man•ga•nese [ˈmæŋɡəniːz] *n* Mangan *nt*.

ma•nia [ˈmeɪnɪə] *n psychia.* Manie *f*.

ma•ni•ac [ˈmeɪnɪæk] *n* **1.** Maniker(in *f*) *m*. **2.** Wahnsinnige(r *m*) *f*, Verrückte(r *m*) *f*.

ma•nic [ˈmænɪk] **I** *n* Maniker(in *f*) *m*. **II** *adj* manisch.

manic-depressive disorder/illness manisch-depressive Psychose/Krankheit *f*.

man•i•fest [ˈmænɪfest] **I** *adj* offenbar, offenkundig, manifest. **II** *vi* erscheinen, s. zeigen.

man•i•fes•ta•tion [ˌmænɪfəˈsteɪʃn] *n* **1.** *patho.* Erkennbarwerden *nt*, Manifestation *f*. **2.** *genet.* Manifestation *f*. **3.** Erscheinung *f*, Anzeichen *nt*, Symptom *nt*, Manifestation *f*.

manifest strabismus *ophthal.* manifestes Schielen *nt*, Heterotropie *f*.

ma•nom•e•ter [məˈnɑmɪtər] *n* Druckmesser *m*, Manometer *nt*.

man•slaugh•ter [ˈmænslɔːtər] *n forens.* Totschlag *m*, Körperverletzung *f* mit Todesfolge.

man•tle field technique [ˈmæntl] *radiol.* Mantelfeldbestrahlung *f*.

man•u•al [ˈmænjuːəl] **I** *n* Handbuch *nt*, Vorschrift *f*. **II** *adj* manuell, Hand-, Manual-.

ma•nu•bri•um [məˈn(j)uːbrɪəm] *n anat.* Manubrium *nt* (sterni). **manubrium of malleus** *anat.* Hammergriff *m*, Manubrium mallei.

ma•ple bark disease [ˈmeɪpl] Ahornrindenschälerkrankheit *f*.

maple syrup disease → maple syrup urine disease.

maple syrup urine disease Ahornsirup-Krankheit *f*, Valin-Leucin-Isoleucinurie *f*, Verzweigtkettendecarboxylase-Mangel *m*.

map-like skull [mæp] *radiol.* Landkartenschädel *m*.

ma•ran•tic atrophy [məˈræntɪk] → marasmus 2.

marantic edema marantisches Ödem *nt*.

ma•ras•mic [məˈræzmɪk] *adj* abgezehrt, verfallen, marantisch, marastisch.

ma•ras•mus [məˈræzməs] *n* **1.** Verfall *m*, Kräfteschwund *m*, Marasmus *m*. **2.** Säuglingsdystrophie *f*, Marasmus *m*.

mar•ble bone disease [ˈmɑːrbl] → marble bones.

marble bones Marmorknochenkrankheit *f*, Albers-Schönberg-Krankheit *f*, Osteopetrosis *f*.

mar•ble•i•za•tion [ˌmɑːrbəlaɪˈzeɪʃn] *n* Marmorierung *f*.

marble skin Cutis marmorata, Livedo reticularis.

marble state Vogt-Syndrom *nt*, Status marmoratus.

march foot/fracture [mɑːrtʃ] Marschfraktur *f*, Deutschländer-Fraktur *f*.

march hemoglobinuria Marschhämoglobinurie *f*.

Marchiafava-Micheli [mærkɪəˈfɑːvə mɪˈkeli]: **Marchiafava-Micheli anemia/disease** Marchiafava-Micheli-Anämie *f*, paroxysmale nächtliche Hämoglobinurie *f*.

Marcus Gunn [ˈmɑːrkəs ɡʌn]: **Marcus Gunn sign 1.** Gunn-Zeichen *nt*, Kreuzungsphänomen *nt*. **2.** Gunn-Zeichen *nt*, Kiefer-Lid-Phänomen *nt*.

Marfan [ˈmɑːrfæn; mɑːrˈfɑ̃]: **Marfan's disease** Marfan-Syndrom *nt*, Arachnodaktylie-Syndrom *nt*.

mar•fan•oid appearance [ˈmɑːrfænɔɪd] marfanoide Erscheinung/Gestalt *f*.

mar•gin [ˈmɑːrdʒɪn] *n* **1.** Rand *m*, Saum *m*, Kante *f*; *anat.* [S.U. MARGO] **2.** Grenze *f*.

mar•gin•al [ˈmɑːrdʒɪnl] *adj* **1.** marginal, randständig, am Rand(e), Rand-. **2.** unwesentlich, geringfügig, nebensächlich, Grenz-.

marginal blepharitis *ophthal.* Triefauge *nt*, Lidrandentzündung *f*, Lippitudo *f*.

marginal cyst (*Gelenk*) Randzyste *f*.

marginal keratitis Randkeratitis *f*, Keratitis marginalis.

marginal ulcer *chir.* Stoma-, Randulkus *nt*.

mar•gin•a•tion [ˌmɑːrdʒəˈneɪʃn] *n patho.* Margination *f*.

Marie [mɑːˈriː]: **Marie's ataxia** → Marie's disease 3.

Marie's disease 1. Marie-Syndrom *nt*, Akromegalie *f*. **2.** → Marie-Bamberger disease. **3.** Nonne-Marie-Syndrom *nt*, (Pierre) Marie-Syndrom *nt*, zerebellare

Heredoataxie. **4.** Morbus Bechterew *m*, Marie-Strümpell-Krankheit *f*, Spondylitis ankylopoetica/ankylosans.
Marie's sclerosis → Marie's disease 3.
Marie's syndrome → Marie-Bamberger disease.
Marie-Bamberger [ma'ri 'bæmbɜrgər]: **Marie-Bamberger disease/syndrome** Marie-Bamberger-Syndrom *nt*, hypertrophische pulmonale Osteoarthropathie *f*, Akropachie *f*.
mar•i•tal ['mærɪtl] *adj* ehelich, Ehe-, Gatten-.
marital counseling Eheberatung *f*.
mark [mɑːrk] **I** *n* **1.** Mal *nt*, Fleck *m*, Nävus *m*. **2.** Markierung *f*, Marke *f*. **3.** Strieme *f*, Schwiele *f*, Narbe *f*. **II** *vt* markieren, kennzeichnen, (be-)zeichnen. **III** *vi* markieren.
mark•er ['mɑːrkər] *n* **1.** Kennzeichen *nt*, Markierung *f*. **2.** Marker *m*, Markersubstanz *f*.
mar•mo•rat•ed ['mɑːrmərettɪd] *adj* (*Haut*) marmoriert.
mar•riage ['mærɪdʒ] *n* **1.** Heirat *f*, Hochzeit *f*. **2.** Ehe *f*.
mar•ried life ['mærɪd] Eheleben *nt*.
mar•row ['mærəʊ] *n* **1.** *anat.* Mark *nt*, Medulla *f*. **2.** *anat.* Knochenmark *nt*, Medulla ossium.
marrow abscess Knochenmark(s)abszeß *m*.
marrow cavity Markhöhle *f*, Cavitas medullaris.
marrow nail *ortho.* Marknagel *m*.
marrow nailing *ortho.* Marknagelung *f*.
marrow necrosis Knochenmark(s)nekrose *f*.
marrow space → marrow cavity.
mar•su•pi•al•i•za•tion [mɑːrˌsuːpɪəlaɪ-ˈzeɪʃn] *n chir.* Marsupialisation *f*.
mar•su•pi•um [mɑːrˈsuːpɪəm] *n* Hodensack *m*, Skrotum *nt*.
Martorell [mɑːtəˈrel]: **Martorell's syndrome** Martorell-Syndrom *nt*, Pulsloskrankheit *f*.
mas•cu•line ['mæskjəlɪn] **I** *n* Mann *m*. **II** *adj* **1.** männlich, Männer-. **2.** männlich, maskulin; vital, robust; kräftig, stark.
masculine pelvis männliches/viriles Becken *n*.
mas•cu•lin•i•za•tion [ˌmæskjəlɪnaɪˈzeɪʃn] *n* Vermännlichung *f*, Maskulinisierung *f*, Maskulinierung *f*, Virilisierung *f*.
mas•cu•lin•ize ['mæskjəlɪnaɪz] *vt* vermännlichen, maskulinisieren.
mask [mæsk] **I** *n* **1.** (Schutz-, Gesichts-) Maske *f*. **2.** Maske *f*, maskenhaftes Gesicht *nt*. **II** *vt* verschleiern, verdecken, maskieren.
mask of pregnancy Melasma *nt*, Chloasma *nt*.
masked [mæskt] *adj* **1.** verdeckt, verborgen, maskiert. **2.** verborgen, larviert.
mask•like face ['mæsklaɪk] *patho.* Maskengesicht *nt*.
mass [mæs] *n* **1.** (*a. socio.*) Masse *f*, Anhäufung *f*, Ansammlung *f*. **2.** Stoff *m*, Substanz *f*. **II** *adj* Massen-. **III** *vt* (an-)häufen, (-)sammeln, zusammenballen, -ziehen. **IV** *vi* s. (an-)häufen, s. (an-)sammeln, s. zusammenballen.
mas•sage [məˈsɑːʒ, -ˈsɑːdʒ] **I** *n* Massage *f*, Massieren *nt*. **II** *vt* massieren.
mas•sag•er [məˈsɑːʒər, -ˈsɑːdʒər] *n* → masseur.
mas•se•ter (muscle) [mæˈsiːtər] Kaumuskel *m*, Masseter *m*, M. masseter.
mas•seur [məˈsɜːr; maˈsœːr] *n* **1.** Masseur *m*. **2.** Massagegerät *nt*.
mas•seuse [məˈsuːs, -ˈsɜːs; maˈsøːz] *n* Masseurin *f*, Masseuse *f*.
Masshoff ['mæshɑf]: **Masshoff's lymphadenitis** Masshoff-Lymphadenitis *f*, Lymphadenitis mesenterialis acuta.
mas•sive bleeding ['mæsɪf] massive Blutung *f*, Massenblutung *f*.
massive coagulation Froin-Symptom *nt*.
massive hemorrhage → massive bleeding.
mass prolapse *ortho.* (*Bandscheiben*) Massenprolaps *m*.
mas•tad•e•ni•tis [ˌmæstædɪˈnaɪtɪs] *n* → mastitis.
mas•tad•e•no•ma [ˌmæstædɪˈnəʊmə] *n* Brust(drüsen)adenom *nt*.
mas•tal•gia [mæsˈtældʒ(ɪ)ə] *n* schmerzhafte Brustdrüse *f*, Mastalgie *f*, Mastodynie *f*.
mas•tat•ro•phy [mæsˈtætrəfɪ] *n* Brustdrüsenatrophie *f*, Mastatrophie *f*.
mast cell [mæst] Mastzelle *f*, Mastozyt *m*.
blood mast cell Blutmastzelle, basophiler Granulozyt.
tissue mast cell Gewebsmastzelle.
mast cell leukemia Basophilenleukämie *f*, Blutmastzell-Leukämie *f*.
mast cell tumor → mastocytoma.
mas•tec•to•my [mæsˈtektəmɪ] *n* Brust-(drüsen)entfernung *f*, Mammaamputation *f*, Mastektomie *f*.
Master [ˈmæstər]: **Master's (two-step exercise) test** *card.* Master-Test *m*, Zweistufentest *m*.
mas•ti•ca•tion [mæstɪˈkeɪʃn] *n* (Zer-)Kauen *nt*, Mastikation *f*.
mas•ti•ca•to•ry apparatus [ˈmæstɪkətɔːrɪ] Kauapparat *m*.
masticatory muscles Kaumuskeln *pl*, -muskulatur *f*, Musculi masticatorii.
masticatory spasm Kaumuskelkrampf *m*.
mas•ti•tis [mæsˈtaɪtɪs] *n gyn.* Brust(drüsen)entzündung *f*, Mastitis *f*, Mastadenitis *f*.
mastitis neonatorum Neugeborenenmastitis *f*, Mastitis neonatorum.
mas•to•cyte [ˈmæstəsaɪt] *n* → mast cell.
mas•to•cy•to•ma [ˌmæstəsaɪˈtəʊmə] *n* Mastzelltumor *m*, Mastozytom *nt*.
mas•to•cy•to•sis [ˌmæstəsaɪˈtəʊsɪs] *n* Mastozytose *f*.
mas•to•dyn•ia [mæstəˈdiːnɪə] *n* → mastalgia.
mas•toid [ˈmæstɔɪd] **I** *n* Warzenfortsatz *m*, Mastoid *nt*, Processus mastoideus. **II** *adj* **1.**

mastoid abscess 248

brustförmig, warzenähnlich. **2.** mastoid.
mastoid abscess Mastoidabszeß *m.*
mas•toid•al•gia [ˌmæstɔɪˈdældʒ(ɪ)ə] *n* Mastoidalgie *f.*
mastoid antrum → mastoid cavity.
mastoid bone → mastoid I.
mastoid cavity Warzenfortsatzhöhle *f,* Antrum mastoideum.
mastoid cells Warzenfortsatzzellen *pl,* Cellulae mastoideae.
mas•toid•ec•to•my [ˌmastɔɪˈdektəmɪ] *n HNO* Mastoidektomie *f.*
mastoid fontanelle Warzenfontanelle *f,* Fonticulus mastoideus/posterolateralis.
mas•toid•i•tis [ˌmæstɔɪˈdaɪtɪs] *n HNO* Mastoiditis *f.*
mas•toid•ot•o•my [ˌmæstɔɪˈdɑtəmɪ] *n HNO* Mastoidotomie *f.*
mastoid sinuses → mastoid cells.
mas•to•me•nia [ˌmæstəˈmiːnɪə] *n gyn.* Mastomenie *f.*
mas•ton•cus [mæsˈtɑŋkəs] *n gyn.* Brust(drüsen)schwellung *f,* -tumor *m.*
mas•top•a•thy [mæsˈtɑpəθɪ] *n gyn.* Brustdrüsenerkrankung *f,* Mastopathie *f.*
mas•to•pexy [ˈmæstəpeksɪ] *n gyn.* Mastopexie *f.*
mas•to•plas•ty [ˈmæstəplæstɪ] *n* → mammaplasty.
mas•tor•rha•gia [mæstəˈrædʒ(ɪ)ə] *n* blutende Mamma *f,* Mastorrhagie *f.*
mas•tos•to•my [mæsˈtɑstəmɪ] *n gyn.* Mastostomie *f.*
mas•tot•o•my [mæsˈtɑtəmɪ] *n gyn.* Brustdrüsenschnitt *m,* Mastotomie *f.*
match [mætʃ] **I** *vt* **1.** jdn. *od.* etw. vergleichen (*with* mit). **2.** entsprechen, passen zu. **II** *vi* zusammenpassen, übereinstimmen (*with* mit); entsprechen (*to*).
ma•ter•nal [məˈtɜrnl] *adj* **1.** mütterlich, maternal, Mutter-. **2.** mütterlicherseits.
maternal antibodies mütterliche/maternale Antikörper *pl.*
maternal circulation *embryo.* mütterlicher/maternaler Kreislauf *m.*
maternal deprivation syndrome *ped.* Deprivationssyndrom *nt.*
maternal instinct *psycho.* Mutterinstinkt *m.*
maternal placenta maternale Plazenta *f,* mütterlicher Teil *m* der Plazenta.
ma•ter•ni•ty [məˈtɜrnətɪ] **I** *n* **1.** Mutterschaft *f,* Maternität *f.* **2.** Entbindungsstation *f,* -klinik *f.* **II** *adj* Schwangerschafts-, Umstands-, Wöchnerin(nen)-.
maternity care Schwangeren-, Schwangerschaftsbetreuung *f.*
maternity home/hospital Entbindungsklinik *f,* -heim *nt.*
maternity ward Entbindungsstation *f.*
mat•ri•mo•ni•al [ˌmætrɪˈməʊnɪəl] *adj* ehelich, matrimoniell, Ehe-.
matrix calculus [ˈmeɪtrɪks] *urol.* Matrixstein *m.*
mat•ter [ˈmætər] **I** *n* **1.** Material *nt,* Substanz *f,* Materie *f.* **2.** *patho.* Eiter *m.* **II** *vi patho.* eitern.
mat•tress suture [ˈmætrɪs] *chir.* Matratzennaht *f.*
mat•u•rate [ˈmætʃəreɪt] *vi* **1.** (*a. fig.*) reifen. **2.** (*Abszeß*) reifen; zur Eiterung bringen.
mat•u•ra•tion [mætʃəˈreɪʃn] *n* **1.** (Heran-)Reifen *nt,* Reifung *f.* **2.** (*Abszeß*) (Aus-)Reifung *f.*
maturation division 1. Reifeteilung *f.* **2.** Reduktion(steilung *f*) *f,* Meiose *f.*
ma•ture [məˈt(j)ʊər] **I** *adj* **1.** reif, (aus-)gereift, ausgewachsen. **2.** (*Person*) reif, vernünftig. **II** *vi* (aus-)reifen, reif werden; heranreifen.
mature cataract reifer Star *m,* Cataracta matura.
mature infant Reifgeborenes *nt,* reifer Säugling *m.*
ma•tu•ri•ty [məˈtʃʊərətɪ] *n* (*a. fig.*) Reife *f,* Ausgereiftheit *f,* Maturität *f.*
maturity-onset diabetes nicht-insulinabhängiger Diabetes mellitus *m,* Typ-II-Diabetes mellitus *m.* **maturity-onset diabetes of youth** Typ-II-Diabetes mellitus bei Jugendlichen.
max•il•la [mækˈsɪlə] *n* Oberkiefer(knochen *m*) *m,* Maxilla *f.*
max•il•lary [ˈmæksəˌlerɪː] **I** *n* → maxilla. **II** *adj* maxillär, (Ober-)Kiefer-.
maxillary antrum Kieferhöhle *f,* Sinus maxillaris.
maxillary artery Oberkieferschlagader *f,* Maxillaris *f,* Arteria maxillaris.
maxillary bone → maxilla.
maxillary nerve Nervus maxillaris.
maxillary sinus (Ober-)Kieferhöhle *f,* Sinus maxillaris.
maxillary sinusitis Kieferhöhlenentzündung *f,* Sinusitis maxillaris.
max•il•lec•to•my [mæksɪˈlektəmɪ] *n HNO* Oberkieferresektion *f,* Maxillektomie *f.*
max•il•li•tis [mæksɪˈlaɪtɪs] *n* Oberkieferentzündung *f,* Maxillitis *f.*
max•il•lo•fa•cial surgery [mækˌsɪləʊˈfeɪʃl] Gesichts- u. Kieferchirurgie *f.*
max•il•lot•o•my [mæksɪˈlɑtəmɪ] *n HNO* Maxillotomie *f.*
max•i•mal [ˈmæksɪməl] *adj* → maximum 1.
maximal acid output *physiol.* (*Magen*) maximale Säuresekretion *f.*
maximal allowance concentration maximal zulässige Konzentration *f.*
maximal breathing capacity *physiol.* Atemgrenzwert *m.*
maximal performance capacity Höchstleistungsfähigkeit *f.*
maximal permissible dose *radiol.* Maximaldosis *f.*
maximal work place concentration maximale Arbeitsplatzkonzentration *f.*
max•i•mize [ˈmæksɪmaɪz] *vt* maximieren, maximalisieren.
max•i•mum [ˈmæksɪməm] **I** *n* Maximalwert *m,* Höchstwert *m,* -grenze *f,* Maximum *nt.* **II** *adj* **1.** maximal, größte(r, s), Höchst-, Maxi-

mal-. **2.** höchzulässig, maximal.
maximum dose *pharm.* Maximaldosis *f*, Dosis maximalis.
maximum load Höchst-, Maximalbelastung *f*.
maximum performance Höchst-, Spitzenleistung *f*.
maximum voluntary ventilation → maximal breathing capacity.
Mayo ['meɪəʊ]: **Mayo's operation 1.** Mayo-Operation *f*, -Magenresektion *f*. **2.** Mayo-Operation *f*, -Hernienoperation *f*. **3.** Mayo-Operation *f*, -Venenexhärese *f*.
M band M-Streifen *m*, M-Linie *f*, Mittelstreifen *m*.
McArdle [mə'kɑːrdl]: **McArdle's disease** McArdle-Krankheit *f*, muskuläre Glykogenose *f*, Muskelphosphorylasemangel *m*, Glykogenose *f* Typ V.
McBurney [mək'bɜrnɪ]: **McBurney's incision** Schräginzision *f* nach McBurney.
McBurney's operation McBurney-Operation *f*.
McBurney's point McBurney-Punkt *m*.
McBurney's sign McBurney-Zeichen *nt*.
McCune-Albright [mə'kjuːn 'ɔːlbraɪt]: **McCune-Albright syndrome** Albright-Syndrom *nt*, McCune-Albright-Syndrom *nt*, polyostotische fibröse Dysplasie *f*.
McLean [mə'kliːn]: **McLean tonometer** *ophthal.* Impressionstonometer *nt*.
McMurray [mək'mɜrɪ, -'mʌrɪ]: **McMurray's sign** *ortho.* McMurray-Zeichen *nt*.
M component M-Gradient *m*, Myelomgradient *m*.
MCP joint → metacarpophalangeal joint.
mead•ow dermatitis ['mɛdəʊ] Wiesengrasdermatitis *f*, Pflanzendermatitis *f*, Phytodermatitis *f*.
meal [miːl] *n* Mahl *nt*, Mahlzeit *f*, Essen *nt*.
mealy ['miːlɪ] *adj* **1.** mehlig; mehlhaltig. **2.** (*Gesicht*) blaß.
mean [miːn] **I** *n* **1. means** *pl* (Hilfs-)Mittel *nt/pl*, Werkzeug *nt*; (Geld-)Mittel *pl*. **2.** Mittel *nt*, Durchschnitt *m*. **II** *adj* durchschnittlich, mittlere(r, s), Durchschnitts-, Mittel-.
mean corpuscular hemoglobin Färbekoeffizient *m*
mean corpuscular hemoglobin concentration Sättigungsindex *m*.
mean corpuscular volume mittleres Erythrozyten(einzel)volumen *nt*.
mea•sles ['miːzəlz] *pl* Masern *pl*, Morbilli *pl*.
measles antigen Masernantigen *nt*.
measles encephalitis Masernenzephalitis *f*.
measles exanthema Masernexanthem *nt*.
measles otitis Masernotitis *f*.
measles rash Masernexanthem *nt*.
measles vaccine → measles virus vaccine.
measles virus Masern-, Morbillivirus *nt*.
measles virus live vaccine Masern-(virus)lebendvakzine *f*, -impfstoff *m*.

measles virus vaccine Masern-Vakzine *f*.
meas•ure ['mɛʒər] **I** *n* **1.** (*a. phys.*) Maß(einheit *f*) *nt*. **2.** Maßnahme *f*, Vorkehrung *f*. **take measures** Maßnahmen ergreifen. **3.** Messen *nt*, Maß *nt*. **II** *vt* (ab-, ver-, aus-)messen, Maß nehmen.
meas•ur•ement ['mɛʒərmənt] *n* **1.** Messen *nt*, (Ver-)Messung *f*. **2.** Maß *nt*. **take s.o.'s measurements** an/bei jdm. Maß nehmen.
measurement method Meßmethode *f*, -technik *f*.
me•a•tal atresia [mɪ'eɪtəl] Gehörgangsatresie *f*.
meatal cartilage Gehörgangsknorpel *m*, Cartilago meatus acustici.
meatal cholesteatoma Gehörgangscholesteatom *nt*.
meatal furuncle Gehörgangsfurunkel *m*, Ohrfurunkel *m*.
meatal toilet Gehörgangstoilette *f*.
me•a•to•mas•toi•dec•to•my [mɪˌeɪtəʊˌmæstɔɪ'dɛktəmɪ] *n HNO* Meatomastoidektomie *f*.
me•a•tor•rha•phy [mɪə'tɔrəfɪ] *n urol.* Urethranaht *f*, Meatorrhaphie *f*.
me•a•tos•co•py [ˌmɪə'tɑskəpɪ] *n urol.* Meatoskopie *f*; Urethroskopie *f*.
me•a•tot•o•my [mɪə'tɑtəmɪ] *n HNO, urol.* Meatotomie *f*.
meat poisoning [miːt] Fleischvergiftung *f*.
me•a•tus [mɪ'eɪtəs] *n anat.* [S.U. MEATUS]
meatus temperature Gehörgangstemperatur *f*.
me•chan•i•cal [mə'kænɪkl] *adj* **1.** mechanisch, Bewegungs-; maschinell, Maschinen-. **2.** *fig.* mechanisch, unbewußt, unwillkürlich, automatisch.
mechanical diarrhea mechanische/mechanisch-bedingte Diarrhö *f*.
mechanical dysmenorrhea *gyn.* mechanische Dysmenorrhö *f*.
mechanical heart künstliches Herz *nt*.
mechanical ileus mechanischer Darmverschluß/Ileus *m*.
mechanical jaundice Verschlußikterus *m*, mechanischer Ikterus *m*.
mechanical ventilation mechanische Beatmung *f*.
mech•an•ism ['mɛkənɪzəm] *n* Mechanismus *m*. **mechanism of defense 1.** *psycho.* Abwehrmechanismus *m*. **2.** *physiol.* Abwehrapparat *m*, -mechanismus *m*.
mech•a•no•car•di•og•ra•phy [ˌmɛkənəʊˌkɑːrdɪ'ɑgrəfɪ] *n card.* Mechanokardiographie *f*.
Meckel ['mɛkəl]: **Meckel's diverticulum** Meckel-Divertikel *nt*.
Meckel's ganglion Meckel-Ganglion *nt*, Ganglion pterygopalatinum.
Meckel's syndrome Meckel-Syndrom *nt*, Dysencephalia splanchnocystica.
me•co•ni•or•rhea [mɪˌkəʊnɪəʊ'rɪə] *n ped.* übermäßige Mekoniumausscheidung *f*.
me•co•nism ['miːkəʊnɪzəm] *n* Opiat-, Opiumvergiftung *f*, Mekonismus *m*.

meconium 250

me•co•ni•um [mɪˈkəʊnɪəm] *n* **1.** *gyn., ped.* Kindspech *nt*, Mekonium *nt*. **2.** Opium *nt*, Laudanum *nt*, Meconium *nt*.
meconium aspiration Mekoniumaspiration *f*.
meconium blockage syndrome → meconium plug syndrome.
meconium corpuscles Mekoniumkörperchen *pl*.
meconium cyst Mekoniumzyste *f*.
meconium ileus Mekoniumileus *m*.
meconium peritonitis Mekoniumperitonitis *f*.
meconium plug syndrome *ped.* Mekoniumpfropfsyndrom *nt*.
me•dia [ˈmiːdɪə]*n anat.* Media *f*, Tunica media.
me•di•al [ˈmiːdɪəl] *adj* **1.** mittlere(r, s), medial, Mittel-. **2.** Media-.
medial arteriosclerosis → medial calcification.
medial calcification Mediaverkalkung *f*, Mediasklerose *f*.
medial condylar fracture → medial epicondylar fracture.
medial condyle of femur innere/mediale Femurkondyle *f*.
medial epicondylar fracture Fraktur *f* des Epicondylus medialis humeri.
medial fracture of the neck of femur *ortho.* mediale/subkapitale Schenkelhalsfraktur *f*.
medial hernia direkter/innerer/gerader Leistenbruch *m*, Hernia inguinalis interna/medialis/directa.
medial ligament Innenband *nt*, Ligamentum mediale.
medial malleolus Innenknöchel *m*, Malleolus medialis.
medial meniscus Innenmeniskus *m*, Meniscus medialis.
medial necrosis → medionecrosis.
me•di•an [ˈmiːdɪən] *adj* mittlere(r, s), median, Mittel-.
median lobe of prostate (*Prostata*) Mittellappen *m*, Lobus medius prostatae.
median nerve Medianus *m*, Nervus medianus.
me•di•as•ti•nal cavity [ˌmiːdɪæˈstaɪnl] → mediastinum.
mediastinal emphysema Hamman-Syndrom *nt*, (spontanes) Mediastinalemphysem *nt*, Pneumomediastinum *nt*.
mediastinal flutter Mediastinalflattern *nt*.
mediastinal shift Mediastinalverschiebung *f*.
mediastinal tumor Mediastinaltumor *m*.
me•di•as•ti•ni•tis [ˌmɪdɪˌæstɪˈnaɪtɪs] *n* Mediastinitis *f*.
me•di•as•ti•nog•ra•phy [ˌmɪdɪæstɪˈnɑɡrəfɪ] *n radiol.* Mediastinographie *f*.
me•di•as•ti•no•scope [mɪdɪəˈstɪnəskəʊp] *n* Mediastinoskop *nt*.
me•di•as•ti•nos•co•py [mɪdɪˌæstɪˈnɑskəpɪ] *n* Mediastinoskopie *f*.

me•di•as•ti•not•o•my [mɪdɪˌæstɪˈnɑtəmɪ] *n chir.* Mediastinumeröffnung *f*, Mediastinotomie *f*.
me•di•as•ti•num [mɪdɪæˈstaɪnəm] *n* (*Thorax*) Mittelfell-, Mediastinalraum *m*, Mediastinum *nt*.
me•di•ate [*adj* ˈmiːdɪət; *v* -dɪeɪt] **I** *adj* **1.** indirekt, mittelbar. **2.** mittlere(r, s), Mittel-. **II** *vt* vermitteln; (*Wissen*) weitergeben (*to* an). **III** *vi* vermitteln (*between* zwischen).
mediate auscultation indirekte Auskultation *f*.
mediate percussion indirekte Perkussion *f*.
mediate transfusion indirekte Transfusion *f*.
med•ic [ˈmedɪk] *n* **1.** Mediziner(in *f*) *m*, Arzt *m*, Ärztin *f*. **2.** Medizinstudent(in *f*) *m*. **3.** (*Militär*) Sanitäter *m*.
med•i•ca•ble [ˈmedɪkəbl] *adj* heilbar.
med•i•cal [ˈmedɪkl] **I** *n* **1.** (praktischer) Arzt *m*, (praktische) Ärztin *f*. **2.** → medical examination. **II** *adj* **3.** medizinisch, ärztlich, Kranken-. **on medical grounds** aus gesundheitlichen Gründen. **4.** heilend, Heil-.
medical association Ärzteverband *m*.
medical attendance ärztliche Behandlung *f*.
medical attendant Krankenpfleger(in *f*) *m*.
medical board Gesundheitsbehörde *f*.
medical care ärztliche Behandlung *od.* Betreuung *od.* Versorgung *f*.
medical certificate ärztliches Attest *nt*.
medical disease/disorder internistische/nicht-chirurgische Erkrankung *f*.
medical examination ärztliche Untersuchung *f*.
medical examiner **1.** ärztlicher Leichen(be)schauer *m*. **2.** Vertrauensarzt *m*, -ärztin *f*, Amtsarzt *m*, -ärztin *f*.
medical practitioner praktischer Arzt *m*, praktische Ärztin *f*.
medical profession Ärzteschaft *f*.
medical school medizinische Fakultät *f*.
medical specialist Facharzt *m*, -ärztin *f*.
medical student Medizinstudent(in *f*) *m*.
medical ward Innere Abteilung *f*.
med•ic•a•ment [məˈdɪkəmənt, ˈmedɪkə-] **I** *n* Medikament *nt*, Arznei-, Heilmittel *nt*. **II** *vt* medikamentös behandeln.
med•i•ca•men•tous [məˌdɪkəˈmentəs] *adj* medikamentös.
med•i•cant [ˈmedɪkənt] *n* → medicament I.
med•i•cat•ed bath [ˈmedɪkeɪtɪd] Heilbad *nt*; medizinisches Bad *nt*.
medicated cotton (wool) medizinische Watte *f*.
med•i•ca•tion [medɪˈkeɪʃn] *n* **1.** (Arzneimittel-)Anwendung *f*, (-)Verabreichung *f*, (-)Verordnung *f*, (-)Verschreibung *f*, Medikation *f*. **2.** → medicament I.
me•dic•i•nal [mɪˈdɪsɪnl] *adj* **1.** heilend, medizinal, Heil-, Medizinal-, Medizin-. **2.** → medical II.
medicinal chemistry pharmazeutische Chemie *f*.

medicinal eruption *derm.* Arzneimittel-dermatitis *f,* -exanthem *nt.*
medicinal herbs Heilkräuter *pl.*
med•i•cine ['medɪsən] *n* **1.** Medizin *f,* ärztliche Wissenschaft *f.* **practice medicine** den Arztberuf ausüben. **2.** Medikament *nt,* Medizin *f,* Heilmittel *nt,* Arznei(mittel *nt) f.* **take one's medicine** seine Arznei (ein-)nehmen. **3.** Innere Medizin *f.*
medicine chest Arzneischränkchen *nt,* Hausapotheke *f.*
medicine dropper Tropfenzähler *m.*
medicine glass Medizin-, Tropfenglas *nt.*
med•i•co•chi•rur•gi•cal [ˌmedɪkəʊkaɪ-'rɜrdʒɪkəl] *adj* medizinisch-chirurgisch, medikochirurgisch.
med•i•co•le•gal [medɪkəʊ'liːgəl] *adj* gerichtsmedizinisch, rechtsmedizinisch, medikolegal.
Me•di•na worm [mɪ'diːnə] *micro.* Medina-, Guineawurm *m,* Filaria medinensis.
me•di•o•ne•cro•sis [ˌmiːdɪəʊnɪ'krəʊsɪs] *n* Medianekrose *f,* Medionecrosis *f.*
me•di•o•tar•sal amputation [miːdɪəʊ-'tɑːrsl] *ortho.* Chopart-Amputation *f.*
Med•i•ter•ra•ne•an anemia [ˌmedɪtə-'reɪnɪən] Cooley-Anämie *f,* homozygote β-Thalassämie *f,* Thalassaemia major.
Mediterranean fever 1. Malta-, Mittelmeerfieber *nt,* Febris mediterranea/melitensis. **2.** familiäres Mittelmeerfieber *nt,* familiäre rekurrente Polyserositis *f.*
me•di•um ['miːdɪəm] **I** *n* **1.** Medium *nt,* (Hilf-)Mittel *nt; phys.* Medium *nt,* Träger *m.* **2.** *micro.* Kultursubstrat *nt,* (künstlicher) Nährboden *m,* Medium *nt.* **3.** Durchschnitt *m,* Mittel *nt.* **II** *adj* mittelmäßig, mittlere(r, s), Mittel-, Durchschnitts-. **of medium height** mittelgroß.
medium-chain triglyceride mittelkettiges Triglyzerid *nt.*
me•dul•la [me'dʌlə] *n anat.* **1.** [S.U. MEDULLA] **2.** → medulla oblongata. **3.** Knochenmark *nt,* Medulla ossium.
medulla oblongata Markhirn *nt,* verlängertes Mark *nt,* Medulla oblongata.
med•ul•lary ['medəlɛrɪ, me'dʌlərɪ] *adj anat.* **1.** markhaltig, medullär, Mark-. **2.** Medulla oblongata betr., medullär. **3.** Knochenmark betr., medullär.
medullary canal 1. → medullary cavity. **2.** Wirbel(säulen)-, Vertebralkanal *m,* Canalis vertebralis.
medullary cavity Markraum *m,* -höhle *f,* Cavitas medullaris.
medullary conus syndrome Konussyndrom *nt,* Conus-medullaris-Syndrom *nt.*
medullary hemopoiesis medulläre/myelopoetische Blutbildung *f.*
medullary nail *ortho.* Marknagel *m.*
medullary nailing *ortho.* Marknagelung *f.*
medullary space → medullary cavity.
medullary zone Markzone *f.*
med•ul•lat•ed ['medleɪtɪd, mə'dʌleɪtɪd] *adj* **1.** → myelinated. **2.** markhaltig.

medullated nerve → myelinated nerve.
med•ul•lec•to•my [med(j)ə'lektəmɪ] *n chir.* Markexzision *f,* Medullektomie *f.*
med•ul•li•tis [med(j)ə'laɪtɪs] *n* → myelitis.
meg•a•car•dia [megə'kɑːrdɪə] *n* Herzvergrößerung *f,* Kardiomegalie *f.*
meg•a•ce•cum [megə'siːkəm] *n* Megazäkum *nt.*
meg•a•co•lon [megə'kəʊlən] *n* Megakolon *nt,* -colon *nt.*
meg•a•cys•tis-megaureter syndrome [megə'sɪstɪs] Megaureter-Megazystis-Syndrom *nt.*
meg•a•kar•y•o•cyte [megə'kærɪəsaɪt] *n* Knochenmarksriesenzelle *f,* Megakaryozyt *m.*
meg•a•kar•y•o•cyt•ic leukemia [megəˌkærɪə'sɪtɪk] Megakaryozytenleukämie *f,* megakaryozytäre Myelose *f,* hämorrhagische/essentielle Thrombozythämie *f.*
meg•al•er•y•the•ma [ˌmegələrə'θiːmə] *n* → megaloerythema.
meg•a•lo•blas•tic anemia [megələʊ-'blæstɪk] megaloblastäre Anämie *f.*
meg•a•lo•ceph•a•ly [megələʊ'sefəlɪ] *n* Megalozephalie *f,* -kephalie *f.*
meg•al•o•cor•nea [megələʊ'kɔːrnɪə] *n ophthal.* Megakornea *f,* Megalokornea *f.*
meg•a•lo•cyte ['megələʊsaɪt] *n* Megalozyt *m.*
meg•a•lo•cy•the•mia [ˌmegələʊsaɪ'θiːmɪə] *n* → macrocytosis.
meg•a•lo•cyt•ic anemia [megələʊ'sɪtɪk] → macrocytic anemia.
meg•a•lo•er•y•the•ma [ˌmegələʊerə-'θiːmə] *n derm.* Megalerythem(a) *nt.*
meg•a•lo•ma•nia [megələʊ'meɪnɪə] *n psychia.* expansiver Wahn *m,* Größenwahn *m,* Megalomanie *f.*
meg•a•loph•thal•mos [megəlɒf'θælməs] *n ophthal.* Makrophthalmus *m,* Megalophthalmus *m.*
meg•a•lo•sple•nia [megələʊ'spliːnɪə] *n* Milzvergrößerung *f,* Splenomegalie *f.*
meg•a•lo•u•re•ter [megələʊ'jʊərətər] *n* Megaureter *m.*
meg•a•u•re•ter [megə'jʊərətər] *n* Megaureter *m.*
meg•a•u•re•thra [ˌmegəjʊə'riːθrə] *n* Megaurethra *f.*
meg•a•vol•tage radiation [megə-'vəʊltɪdʒ] *radiol.* Megavoltstrahlung *f.*
megavoltage therapy *radiol.* Megavolt-, Hochenergiestrahlentherapie *f.*
mei•bo•mi•an [maɪ'bəʊmɪan]: **meibomian conjunctivitis** Conjunctivitis meibomiana.
meibomian cyst Hagelkorn *nt,* Chalazion *nt.*
meibomian glands Meibom-Drüsen *pl,* Glandulae tarsales.
meibomian sty/stye Hordeolum internum.
Meige [mɛːʒ]: **Meige's disease** Meige-Syndrom *nt,* Trophödem *nt* Typ Meige.
Meigs [megz]: **Meigs' syndrome** Meigs-Syndrom *nt.*
mei•o•sis [maɪ'əʊsɪs] *n* Reduktion(steilung

f) f, Meiose *f.*
mei•ot•ic division [maɪ'ɒtɪk] → meiosis.
mel•an•cho•lia [ˌmelən'kəʊliə] *n* **1.** *psychia.* endogene Depression *f,* Melancholie *f.* **2.** Depression *f;* Schwermut *f,* Melancholie *f.*
mel•an•chol•ic [ˌmelən'kɒlɪk] **I** *n* Melancholiker(in *f*) *m.* **II** *adj* **1.** melancholisch, depressiv. **2.** schwermütig, trübsinnig, melancholisch.
mel•a•nin ['melənɪn] *n* Melanin *nt.*
mel•a•no•blas•to•ma [ˌmelənəʊblæs-'təʊmə] *n* → malignant melanoma.
mel•a•no•blas•to•sis [ˌmelənəʊblæs-'təʊsɪs] *n* Melanoblastose *f,* Melanoblastosis *f.*
mel•a•no•car•ci•no•ma [melənəʊˌkɑːrsɪ-'nəʊmə] *n* → malignant melanoma.
me•lan•o•cyte ['melənəʊsaɪt] *n* Melanozyt *m.*
melanocyte stimulating hormone Melanotropin *nt,* melanotropes Hormon *nt,* melanozytenstimulierendes Hormon *nt.*
mel•a•no•cyt•ic nevus [melənəʊ'sɪtɪk] melanozytärer Nävus *m,* Melanozytennävus *m.*
mel•a•no•cy•to•sis [ˌmelənəʊsaɪ'təʊsɪs] *n* Melanozytose *f.*
mel•a•no•der•ma [melənəʊ'dɜrmə] *n* Melanoderm *nt,* -dermie *f.*
mel•a•no•glos•sia [melənəʊ'glɒsiə] *n* schwarze Haarzunge *f,* Melanoglossie *f.*
mel•a•no•ma [melə'nəʊmə] *n* **1.** Melanom *nt.* **2.** malignes Melanom *nt,* Melano-(zyto)blastom *nt,* Nävokarzinom *nt,* Melanokarzinom.
mel•a•no•nych•ia [melənəʊ'nɪkɪə] *n* Melanonychie *f.*
mel•a•nop•a•thy [melə'nɒpəθɪ] *n* Melanopathie *f.*
mel•a•no•phore stimulating hormone [mə'lænəfəʊər] → melanocyte stimulating hormone.
mel•a•not•ic cancer/carcinoma [melə-'nɒtɪk] → melanoma 2.
melanotic pigment → melanin.
mel•a•nu•ric nephrosis [melə'n(j)ʊərɪk] melanurische Nephrose *f.*
me•las•ma [mə'læzmə] *n* Melasma *nt,* Chloasma *nt.*
me•le•na [mə'liːnə] *n* **1.** Teerstuhl *m,* Meläna *f.* **2.** dunkelbraunes Erbrochenes *nt.*
mel•i•oi•do•sis [ˌmelɪɔɪ'dəʊsɪs] *n* Whitmore-Krankheit *f,* Pseudomalleus *m,* Pseudorotz *m,* Melioidose *f.*
mel•i•tu•ria [melɪ't(j)ʊərɪə] *n* Mellipturie *f.*
Melkersson-Rosenthal ['melkərsən 'rəʊzənθæl; -tɑːl]: **Melkersson-Rosenthal syndrome** Melkersson-Rosenthal-Syndrom *nt.*
mel•li•tu•ria *n* → melituria.
me•lon•o•plas•ty [mɪ'lɒnəplæstɪ] *n* → meloplasty.
mel•o•plas•ty ['melǝplæstɪ] *n* Wangenplastik *f,* Melo(no)plastik *f.*
mel•o•rhe•os•to•sis [ˌmelərɪɒs'təʊsɪs] *n*

ortho. Melorheostose *f.*
me•los•chi•sis [mɪ'lɒskəsɪs] *n* Wangenspalte *f,* Meloschisis *f.*
mem•ber ['membər] *n* **1.** Mitglied *nt,* Angehörige(r *m*) *f.* **2.** *anat.* Glied(maße *f*) *nt,* Membrum *nt.* **3.** Glied *nt,* Teil *nt.*
mem•bra•na [mem'breɪnə] *n* [S.U. MEMBRANA]
mem•bra•na•ceous ampulla [membrə-'neɪʃəs] Bogengangsampulle *f,* Ampulla membranacea.
mem•brane ['membreɪn] *n anat.* (zarte) Haut *f,* Häutchen *nt,* Membran(e) *f.*
membrane-bound antibody membrangebundener Antikörper *m.*
membrane-bound immunoglobulin membrangebundenes Immunglobulin *nt.*
membrane oxygenator Membranoxygenator *m.*
membrane protein Membranprotein *nt.*
mem•bra•no•pro•lif•er•a•tive glomerulonephritis [ˌmembrənəʊprə'lɪfəˌreɪtɪv] membranoproliferative Glomerulonephritis *f.*
mem•bra•nous ['membrənəs] *adj* häutig, membranartig, membranös, Membran-.
membranous bronchitis kruppöse/membranöse/pseudomembranöse Bronchitis *f.*
membranous cataract Cataracta membranacea.
membranous cochlea (häutiger) Schneckengang *m,* Ductus cochlearis.
membranous croup echter Krupp *m,* Kehlkopfdiphtherie *f.*
membranous dysmenorrhea *gyn.* Dysmenorrhoea membranacea.
membranous glomerulonephritis membranöse Glomerulonephritis *f.*
membranous pharyngitis kruppöse/pseudomembranöse Pharyngitis *f.*
membranous rhinitis pseudomembranöse/fibrinöse Rhinitis *f.*
mem•o•ry ['memərɪ] *n* **1.** Gedächtnis *nt,* Erinnerung(svermögen *nt*) *f.* **from/by memory** aus dem Gedächtnis/Kopf. **escape s. o.'s memory** jds. Gedächtnis entfallen. **2.** Erinnerung *f* (*of* an). **3.** (*Computer*) Speicher *m.*
memory cell *immun.* Gedächtniszelle *f,* memory-cell.
memory defect Gedächtnisstörung *f.*
memory trace *physiol.* Gedächtnisspur *f,* Engramm *nt.*
men•a•di•ol [menə'daɪɒl] *n* Menadiol *nt,* Vitamin K$_4$ *nt.*
men•a•di•one [menə'daɪəʊn] *n* Menadion *nt,* Vitamin K$_3$ *nt.*
men•a•qui•none [menə'kwɪnəʊn] *n* Menachinon *nt,* Vitamin K$_2$ *nt.*
men•ar•che ['menɑːrkɪ, me'nɑːrkɪ] *n gyn.* Menarche *f.*
men•de•li•an genetics [men'diːlɪən] Mendel-Genetik *f.*
Ménétrier [menetri'e]: **Ménétrier's disease** Morbus Ménétrier *m,* Riesenfaltengastritis *f.*

Ménière [meˈnjɛːr]: **Ménière's attack** Ménière-Anfall m.

Ménière's disease/syndrome Ménière-Krankheit f, Morbus Ménière m.

me·nin·ge·al [mɪˈnɪndʒɪəl] adj meningeal, Hirnhaut-, Meningeal-.

meningeal artery: anterior meningeal artery Meningea f anterior, Arteria meningea anterior.

middle meningeal artery Meningea f media, Arteria meningea media.

posterior meningeal artery Meningea f posterior, Arteria meningea posterior.

meningeal bleeding Meningealblutung f, Blutung f in die Hirnhäute.

meningeal branch Hirnhaut-, Meningealast m, Ramus meningeus.

meningeal hemorrhage → meningeal bleeding.

meningeal irritation Hirnhautreizung f.

meningeal leukemia leukämische Hirnhautinfiltration f, Meningitis/Meningiosis leucaemica.

meningeal syndrome meningeales Syndrom nt.

meningeal veins Hirnhaut-, Duravenen pl, Vv. meningeae.

me·nin·ge·o·ma [mɪˌnɪndʒɪˈəumə] n → meningioma.

me·nin·ge·or·rha·phy [mɪˌnɪndʒɪˈɔrəfɪ] n neurochir. Hirnhautnaht f.

me·nin·ges [mɪˈnɪndʒiːz] pl Hirn- u. Rückenmarkshäute pl, Meningen pl.

men·in·gin·i·tis [ˌmenɪndʒɪˈnaɪtɪs] n Leptomeningitis f.

me·nin·gi·o·ma [mɪˌnɪndʒɪˈəumə] n Meningiom nt, Meningeom nt.

me·nin·gism [mɪˈnɪndʒɪzəm] n Meningismus m; Pseudomeningitis f.

men·in·git·ic [menɪnˈdʒɪtɪk] adj meningitisch, Meningitis-.

men·in·gi·tis [menɪnˈdʒaɪtɪs] n Hirn- od. Rückenmarkshautentzündung f, Meningitis f.

me·nin·go·cele [mɪˈnɪŋɡəsiːl] n Meningozele f, -cele f.

me·nin·go·coc·cal meningitis [mɪˌnɪŋɡəˈkɒkl] Meningokokkenmeningitis f, Meningitis cerebrospinalis epidemica.

me·nin·go·coc·ce·mia [mɪˌnɪŋɡəkɒkˈsiːmɪə] n Meningokokkensepsis f, Meningokokkämie f.

me·nin·go·coc·cus [mɪˌnɪŋɡəˈkɒkəs] n Meningokokke f, Meningococcus m, Neisseria meningitidis.

meningococcus conjunctivitis Meningokokkenkonjunktivitis f.

me·nin·go·en·ceph·a·li·tis [mɪˌnɪŋɡəenˌsefəˈlaɪtɪs] n Meningoenzephalitis f, Enzephalomeningitis f.

me·nin·go·en·ceph·a·lo·cele [mɪˌnɪŋɡəenˈsefələsiːl] n Meningoenzephalozele f, Enzephalomeningozele f.

me·nin·go·en·ceph·a·lo·my·e·li·tis [mɪˌnɪŋɡəenˌsefələumaɪəˈlaɪtɪs] n Meningoenzephalomyelitis f.

menstrual flow

me·nin·go·en·ceph·a·lop·a·thy [mɪˌnɪŋɡəenˌsefəˈlɒpəθɪ] n Meningoenzephalopathie f, Enzephalomeningopathie f.

me·nin·go·ma [menɪnˈɡəumə] n → meningioma.

me·nin·go·my·e·li·tis [mɪˌnɪŋɡəˌmaɪəˈlaɪtɪs] n Meningomyelitis f.

me·nin·go·my·e·lo·cele [mɪˌnɪŋɡəˈmaɪələusiːl] n Meningomyelozele f.

me·nin·gop·a·thy [menɪnˈɡɒpəθɪ] n Hirnhauterkrankung f, Meningopathie f.

me·nin·go·ra·dic·u·li·tis [mɪˌnɪŋɡərəˌdɪkjəˈlaɪtɪs] n Meningoradikulitis f.

me·nin·gor·rha·gia [mɪˌnɪŋɡəˈrædʒ(ɪ)ə] n Meningorrhagie f.

me·nin·gor·rhea [mɪˌnɪŋɡəˈriə] n Meningorrhö f.

me·nin·go·sis [menɪnˈɡəusɪs] n Meningose f.

me·nis·cal clamp [mɪˈnɪskəl] ortho. Meniskusfaßzange f.

meniscal retractor ortho. Meniskushaken m.

men·is·cec·to·my [menɪˈsektəmɪ] n ortho. Meniskusentfernung f, -exzision f, Meniskektomie f.

men·i·sci·tis [menɪˈsaɪtɪs] n Meniskusentzündung f, Meniskitis f.

me·nis·co·cy·to·sis [mɪˌnɪskəusaɪˈtəusɪs] n Sichelzellanämie f, Herrick-Syndrom nt.

me·nis·cus [mɪˈnɪskəs] n **1.** Meniskus m, Meniscus articularis. **2.** phys. (Flüssigkeit) Meniskus m. **3.** phys. konkav-konvexe Linse f, Meniskus m.

meniscus lens ophthal. Meniskus(glas nt) m.

meniscus sign radiol. Carman-Meniskus m.

men·o·met·ror·rha·gia [ˌmenəˌmiːtrəˈrædʒ(ɪ)ə] n gyn. Menometrorrhagie f.

men·o·paus·al syndrome [menəˈpɔːzl] Menopausensyndrom nt.

men·o·pause [ˈmenəpɔːz] n Menopause f.

men·or·rha·gia [menəˈreɪdʒ(ɪ)ə] n gyn. Menorrhagie f.

men·or·rhal·gia [menəˈrældʒ(ɪ)ə] n Dysmenorrhoe f.

men·or·rhea [menəˈriə] n gyn. Menorrhoe f.

me·nos·che·sis [məˈnɒskəsɪs, ˌmenəˈskiːsɪs] n gyn. Menoschesis f.

men·o·stax·is [menəˈstæksɪs] n Hypermenorrhoe f.

men·o·tro·pin [menəˈtrəupɪn] n Menotropin nt, humanes Menopausengonadotropin nt.

men·ses [ˈmensiːz] pl → menstruation.

men·stru·al [ˈmenstr(u)əl, -strəwəl] adj menstrual, Menstruations-, Regel-.

menstrual bleeding Menstrual-, Monatsblutung f.

menstrual cycle Genital-, Monats-, Sexual-, Menstrual-, Menstruationszyklus m.

menstrual flow → menstruation.

menstruate

men•stru•ate ['menstrəweɪt] *vi* menstruieren.

men•stru•a•tion [ˌmenstrə'weɪʃn] *n* Monatsblutung *f,* Periode *f,* Regel *f,* Menses *pl,* Menstruation *f.*

men•su•al ['menʃəwəl] *adj* monatlich, mensual.

men•tal ['mentl] **I** *n inf.* Verrückte(r *m*) *f.* **II** *adj* **1.** mental, geistig, innerlich. **2.** geisteskrank, -gestört. **3.** mental, seelisch, psychisch, Gemüts-. **4.** mental, Kinn-.

mental activity geistige Aktivität *f.*

mental age *psycho.* Intelligenzalter *nt,* geistiger Entwicklungszustand *m.*

mental blackout Bewußtseinsstörung *f.*

mental block *psycho.* (mentale) Blockierung *f,* Sperre *f.*

mental breakdown Nervenzusammenbruch *m.*

mental condition geistige/psychische Verfassung *f,* Geisteszustand *m.*

mental confusion geistige Verwirrung *f.*

mental deficiency → mental retardation.

mental disease/disorder Geisteskrankheit *f.*

mental fatigue psychische/zentrale Ermüdung *f.*

mental handicap geistige Behinderung *f.*

mental hospital psychiatrische Klinik *f,* (Nerven-)Heilanstalt *f.*

mental illness Geisteskrankheit *f.*

mental institution → mental hospital.

men•tal•ly-deficient ['mentəlɪ] *adj* geistesgestört.

mentally-handicapped *adj* geistig behindert.

mental ratio Intelligenzquotient *m.*

mental retardation Geistesschwäche *f,* -störung *f.*

   mild mental retardation leichte Debilität *f.*
   moderate mental retardation Debilität *f.*
   profound mental retardation Idiotie *f.*
   severe mental retardation Imbezillität *f.*

mental state/status Geisteszustand *m,* geistige/mentale Verfassung *f.*

mental status → mental state.

mental test psychologischer Test *m.*

mental work geistige/mentale Arbeit *f.*

men•to•an•te•ri•or position [ˌmentəʊæn-'tɪərɪər] *gyn.* mentoanteriore (Gesichts-)Lage *f.*

men•to•la•bi•al furrow/sulcus [mentəʊ-'leɪbɪəl] Lippenkinnfurche *f,* Sulcus mentolabialis.

mento-occipital diameter *gyn., ped.* okzipitomentaler/mentookzipitaler Durchmesser *m.*

men•to•plas•ty ['mentəʊplæstɪ] *n HNO* Kinnplastik *f,* Mentoplastik *f.*

men•to•pos•te•ri•or position [ˌmentəʊ-pɑ'stɪərɪər] *gyn.* mentoposteriore (Gesichts-)Lage *f.*

men•to•trans•verse position [mentəʊ-ˌtrænz'vɜrs] *gyn.* mentotransverse (Gesichts-)Lage *f.*

me•ral•gia [məˈrældʒ(ɪ)ə] *n* Oberschenkelschmerz(en *pl*) *m,* Meralgia *f.*

mer•cu•ri•al cachexia [mərˈkjʊərɪəl] chronische Quecksilbervergiftung *f.*

mer•cu•ri•al•ism [mərˈkjʊərɪəlɪzəm] *n* Quecksilbervergiftung *f,* Merkurialismus *m,* Hydrargynie *f.*

mercurial poisoning → mercurialism.

mercurial thermometer Quecksilberthermometer *nt.*

mer•cu•ry ['mɜrkjərɪ] *n* **1.** Quecksilber *nt, chem.* Hydrargyrum *nt.* **2.** Quecksilber(säule *f*) *nt.*

mercury manometer Quecksilbermanometer *nt.*

mercury poisoning → mercurialism.

mer•cy killing ['mɜrsɪ] Sterbehilfe *f,* Euthanasie *f.*

mer•o•di•as•tol•ic [merəʊˌdaɪə'stɑlɪk] *adj card.* merodiastolisch.

mer•o•sys•tol•ic [ˌmerəsɪsˈtɑlɪk] *adj card.* merosystolisch.

mes•an•gi•al cell [mes'ændʒɪəl] Mesangial-, Mesangiumzelle *f.*

mes•an•gi•um [mes'ændʒɪəm] *n* Mesangium *nt.*

mes•a•or•ti•tis [ˌmeseɪɔ:r'taɪtɪs] *n* Mesaortitis *f.*

mes•ar•te•ri•tis [mesɑ:rtə'raɪtɪs] *n* Mediaentzündung *f,* Mesarteritis *f.*

mes•en•ce•phal•ic arteries [mesˌensə-'fælɪk] Mittelhirnarterien *pl,* Arteriae mesencephalicae.

mesencephalic veins Mittelhirn-, Hirnstammvenen *pl,* Vv. mesencephalicae.

mes•en•ceph•a•li•tis [mesˌensefə'laɪtɪs] *n* Mittelhirnentzündung *f,* Mesencephalitis *f.*

mes•en•ceph•a•lon [mesən'sefəlɑn] *n* Mittelhirn *nt,* Mesencephalon *nt.*

mes•en•ceph•a•lot•o•my [mesənˌsefə-'lɑtəmɪ] *n neurochir.* Mesenzephalotomie *f.*

me•sen•chy•ma [mɪ'zeŋkɪmə] *n* Mesenchym *nt,* embryonales Bindegewebe *nt.*

mes•en•chy•mal tumor [mes'eŋkɪməl] mesenchymaler Tumor *m.*

mes•en•te•rec•to•my [ˌmesəntə'rektəmɪ] *n chir.* Mesenteriumresektion *f,* Mesenterektomie *f.*

mes•en•ter•ic arterial thrombosis [mesən'terɪk] Mesenterialarterienthrombose *f.*

mesenteric arteriography *radiol.* Arteriographie *f* der Mesenterialarterien.

mesenteric infarction Mesenterialinfarkt *m.*

mesenteric lymphadenitis Mesenteriallymphadenitis *f,* Lymphadenitis mesenterica/mesenterialis. **acute mesenteric lymphadenitis** Masshoff-Lymphadenitis, Lymphadenitis mesenterialis acuta.

mesenteric vascular embolus Mesenterialgefäßembolus *m.*

mesenteric vascular thrombosis Mesenterialgefäßthrombose *f.*

mesenteric vessels Mesenterialgefäße *pl.*

mes·en·ter·i·o·pexy [mesən'terɪəʊpeksɪ] *n chir.* Mesenteriumfixation *f,* Mesenteriopexie *f.*

mes·en·ter·i·or·rha·phy [mesən,terɪ-'ɔrəfɪ] *n chir.* Mesenteriumnaht *f,* Mesenteriorrhaphie *f,* Mesorrhaphie *f.*

mes·en·ter·i·pli·ca·tion [mesən,terɪplɪ-'keɪʃn] *n chir.* Mesenteriplikation *f.*

mes·en·ter·i·tis [mesəntə'raɪtɪs] *n* Mesenteriumentzündung *f,* Mesenteritis *f.*

mes·en·tery ['mesən,terɪː] *n* **1.** (Dünndarm-)Gekröse *nt,* Mesenterium *nt.* **2.** Bauchfellduplikatur *f.*

mes·o·ap·pen·dix [ˌmezəʊə'pendɪks] *n* Mesoappendix *nt.*

mes·o·a·tri·al shunt [mezəʊ'eɪtrɪəl] *chir.* mesoatriale Anastomose *f,* mesoatrialer Shunt *m.*

mes·o·ca·val shunt [mezəʊ'keɪvəl] *chir.* mesokavale Anastomose *f,* mesokavaler Shunt *m.*

mes·o·co·lon [mezəʊ'kəʊlən] *n* Mesokolon *nt,* -colon *nt.*

mes·o·co·lo·pexy [mezəʊ'kəʊləpeksɪ] *n chir.* Mesokolonfixation *f,* Mesokolopexie *f.*

mes·o·co·lo·pli·ca·tion [mezəʊˌkəʊləplaɪ'keɪʃn] *n chir.* Mesokoloplikation *f.*

mes·o·derm ['mezəʊdɜrm] *n embryo.* mittleres/drittes Keimblatt *nt,* Mesoderm *nt.*

mes·o·der·mal [mezəʊ'dɜrml] *adj* mesodermal, Mesoderm(al)-.

mes·o·di·as·tol·ic [ˌmezəʊdaɪə'stɑlɪk] *adj* mesodiastolisch.

me·sog·lia [mɪ'sɑglɪə] *n* Mesoglia *f,* Hortega-Glia *f.*

mes·o·il·e·um [mezəʊ'ɪlɪəm] *n* Mesoileum *nt.*

mes·o·je·ju·num [ˌmezəʊdʒɪ'dʒuːnəm] *n* Mesojejunum *nt.*

mes·o·ne·phro·ma [ˌmezəʊnə'frəʊmə] *n patho.* Mesonephrom(a) *nt.*

mes·o·rec·tum [mezəʊ'rektəm] *n* Mesorektum *nt.*

mes·or·rha·phy [mə'sɔrəfɪ] *n* → mesenteriorrhaphy.

mes·o·sig·moid [mezəʊ'sɪgmɔɪd] *n* Mesosigma *nt,* Mesocolon sigmoideum.

mes·o·sig·moi·di·tis [mezəʊˌsɪgmɔɪ-'daɪtɪs] *n* Mesosigmaentzündung *f.*

mes·o·sig·moi·do·pexy [ˌmezəʊsɪg-'mɔɪdəpeksɪ] *n chir.* Mesosigmoidopexie *f.*

mes·o·the·li·o·ma [mezəʊˌθiːlɪ'əʊmə] *n* Mesotheliom *nt.*

mes·o·the·li·um [mezəʊ'θiːlɪəm] *n* Mesothel *nt.*

mes·o·var·i·um [mezəʊ'veərɪəm] *n* Mesovarium *nt.*

mes·sen·ger ['mesɪndʒər] *n* Bote *m.*

met·a·bol·ic [metə'bɑlɪk] *adj* stoffwechselbedingt, metabolisch, Stoffwechsel-.

metabolic acidosis metabolische/stoffwechselbedingte Azidose *f.*

metabolic adaptation metabolische Anpassung/Adaptation *f.*

metabolic alkalosis metabolische/stoff-wechselbedingte Alkalose *f.*

metabolic block *biochem.* Stoffwechselblock *m.*

metabolic calculus Cholesterinstein *m.*

metabolic cataract metabolische/stoffwechselbedingte Katarakt *f.*

metabolic coma metabolisches Koma *nt.*

metabolic disease Stoffwechselerkrankung *f.*

metabolic disorder Stoffwechselstörung *f.*

metabolic rate *physiol.* Stoffwechselumsatz *m.*

basal metabolic rate Basal-, Grundumsatz.
leisure metabolic rate Freizeitumsatz.
metabolic rate at rest Ruheumsatz.
working metabolic rate Arbeitsumsatz.

metabolic regulation Stoffwechselkontrolle *f,* -regulation *f.*

me·tab·o·lism [mə'tæbəlɪzəm] *n physiol.* Stoffwechsel *m,* Metabolismus *m.*

me·tab·o·lite [mə'tæbəlaɪt] *n* Stoffwechsel(zwischen)produkt *nt,* Metabolit *m.*

me·tab·o·liz·a·ble [mə'tæbəlaɪzəbl] *adj* metabolisierbar.

me·tab·o·lize [mə'tæbəlaɪz] *vt, vi* verstoffwechseln, metabolisieren.

met·a·car·pal [metə'kɑːrpl] **I** metacarpals *pl* → metacarpal bones. **II** *adj* metakarpal, Mittelhand-, Metakarpal-.

metacarpal arteries Mittelhandarterien *pl,* Arteriae metacarpales.

metacarpal bones Mittelhand-, Metakarpalknochen *pl.*

metacarpal fracture Mittelhandbruch *m,* Metakarpalfraktur *f.*

metacarpal head Metakarpalköpfchen *nt,* Caput metacarpale.

metacarpal veins Mittelhandvenen *pl,* Vv. metacarpales.

met·a·car·pec·to·my [ˌmetəkɑːr'pektəmɪ] *n ortho.* Metakarpalknochenresektion *f.*

met·a·car·po·car·pal joint [metəˌkɑːrpəʊ'kɑːrpl] Karpometakarpalgelenk *nt,* Articulatio carpometacarpale.

met·a·car·po·pha·lan·ge·al joint [metəˌkɑːrpəʊfə'lændʒɪəl] Fingergrundgelenk *nt,* Metakarpophalangealgelenk *nt,* MP-Gelenk *nt,* Articulatio metacarpophangealis.

met·a·car·po·the·nar reflex [metəˌkɑːrpəʊ'θiːnɑːr] Daumenreflex *m.*

met·a·car·pus [metə'kɑːrpəs] *n* Mittelhand *f,* Metakarpus *m.*

met·a·chro·mat·ic leukodystrophy [ˌmetəkrəʊ'mætɪk] metachromatische Leukodystrophie/Leukoenzephalopathie *f.*

met·a·cy·e·sis [ˌmetəsaɪ'iːsɪs] *n* extrauterine/ektope Schwangerschaft *f,* Extrauteringravidität *f.*

me·ta·fe·male [metə'fiːmeɪl] *n genet.* **1.** Metafemale *f.* **2.** Drei-X-Syndrom *nt,* Triplo-X-Syndrom *nt,* XXX-Syndrom *nt.*

met·a·ic·ter·ic [ˌmetəɪk'terɪk] *adj patho.* metaikterisch.

met·a·in·fec·tive [ˌmetəɪn'fektɪv] *adj*

metalbumin 256

patho. metainfektiös.

met•al•bu•min [metæl'bjuːmən] *n* Metalbumin *nt*, Pseudomuzin *nt*.

metal fume fever Metalldampffieber *nt*.

me•tal•lic [mə'tælɪk] *adj* **1.** metallisch, metallen, Metall(o)-. **2.** (*Klang*) metallisch.

metallic rales *pulmo.* metallische Rasselgeräusche *pl*, metallisches Rasseln *nt*.

metallic sound metallisches Geräusch *nt*.

metallic tinkles (*Auskultation*) Metallklang *m*, metallisches Klingen *nt*.

met•al•lo•pro•tein [mə,tæləʊ'prəʊtiːn] *n* Metall(o)protein *nt*.

metal-on-metal prosthesis *ortho.* Metall-Metall-Prothese *f*.

metal prosthesis Metallprothese *f*.

met•a•mor•phop•sia [,metəmɔːr'fɑpsɪə] *n ophthal.* Metamorphopsie *f*.

met•a•my•e•lo•cyte [metə'maɪələsaɪt] *n* jugendlicher Granulozyt *m*, Metamyelozyt *m*.

met•a•phase ['metəfeɪz] *n* Metaphase *f*.

me•taph•y•se•al dysostosis [mə-'tæfəsɪəl] *ortho.* Jansen-Syndrom *nt*, Dysostosis enchondralis metaphysaria.

metaphyseal dysplasia Pyle-Krankheit *f*, familiäre metaphysäre Dysplasie *f*.

me•taph•y•sis [mə'tæfəsɪs] *n* Knochenwachstumszone *f*, Metaphyse *f*.

me•taph•y•si•tis [,metəfɪ'saɪtɪs] *n ortho.* Metaphysenentzündung *f*, Metaphysitis *f*.

met•a•pla•sia [,metə'pleɪʒ(ɪ)ə] *n* Metaplasie *f*.

met•a•pneu•mon•ic pleurisy [,metən(j)uː'mɑnɪk] metapneumonische/postpneumonische Pleuritis *f*.

me•tas•ta•sis [mə'tæstəsɪs] *n* **1.** Absiedelung *f*, Tochtergeschwulst *f*, Metastase *f*. **2.** Metastasierung *f*, Filialisierung *f*. **3.** Abszedierung *f*, Metastasierung *f*.

me•tas•ta•size [mə'tæstəsaɪz] *vt* metastasieren.

me•tas•ta•siz•ing mole [mə'tæstəsaɪzɪŋ] *gyn.* destruierendes Chorionadenom *nt*, destruierende Blasenmole *f*.

met•a•stat•ic [metə'stætɪk] *adj* metastasierend, metastatisch, Metastasen-.

metastatic abscess metastatischer Abszeß *m*.

metastatic calcification/calcinosis metastatische Verkalkung/Kalzinose *f*.

metastatic cancer → metastatic carcinoma.

metastatic carcinoid syndrome Karzinoidsyndrom *nt*, Biörck-Thorson-Syndrom *nt*.

metastatic carcinoma 1. Karzinommetastase *f*, sekundäres Karzinom *nt*. **2.** metastasierendes Karzinom *nt*.

metastatic disease Metastasierung *f*, Filialisierung *f*.

metastatic infection Pyämie *f*, Pyohämie *f*.

metastatic inflammation metastatische Entzündung *f*.

metastatic ophthalmia 1. sympathische Ophthalmie *f*. **2.** metastatische Ophthalmie *f*.

metastatic pneumonia metastatische Pneumonie *f*.

metastatic tumor Tumormetastase *f*.

met•a•tar•sal [metə'tɑːrsl] **I metatarsals** *pl* Mittelfuß-, Metatarsalknochen *pl*. **II** *adj* metatarsal, Mittelfuß-, Metatarsal-.

metatarsal arteries Mittelfußarterien *pl*, Arteriae metatarsales.

metatarsal bones → metatarsal I.

metatarsal fracture Mittelfußbruch *m*, Metatarsalfraktur *f*.

met•a•tar•sal•gia [,metətɑːr'sældʒ(ɪ)ə] *n* Mittelfußschmerz *m*, Metatarsalgie *f*.

metatarsal head Metatarsalköpfchen *nt*, Caput metatarsale.

metatarsal ligaments Ligamenta metatarsalia.

metatarsal veins Mittelfußvenen *pl*, Vv. metatarsales.

met•a•tar•sec•to•my [,metətɑːr'sektəmɪ] *n ortho.* Metatarsalknochenresektion *f*, Metatarsektomie *f*.

met•a•tar•so•pha•lan•ge•al joint [metə-,tɑːrsəʊfə'lændʒɪəl] Zehengrundgelenk *nt*, Metatarsophalangealgelenk *nt*, MT-Gelenk *nt*, Articulatio metatarsophalangealis.

met•a•tar•sus [metə'tɑːrsəs] *n* Mittelfuß *m*, Metatarsus *m*.

met•en•ceph•a•lon [,metən'sefələn] *n* **1.** Brücke *f*, Pons *m* (cerebri). **2.** Nachhirn *nt*, Metencephalon *nt*.

met-enkephalin *n* Met-Enkephalin *nt*, Methionin-Enkephalin *nt*.

me•te•or•ism ['miːtɪərɪzəm] *n* Blähsucht *f*, Meteorismus *m*, Tympania *f*.

me•ter ['miːtər] **I** *n* **1.** Meter *nt/m*. **2.** Meter *nt*, Meßinstrument *nt*. **II** *vt* messen.

meth•ane ['meθeɪn] *n* Grubengas *nt*, Methan *nt*.

meth•a•nol ['meθənɔl] *n* Methanol *nt*, Methylalkohol *m*.

met•he•mo•glo•bin [met'hiːməgləʊbɪn] *n* Methämoglobin *nt*, Hämiglobin *nt*.

met•he•mo•glo•bi•ne•mia [met,hiːmə-,gləʊbɪ'niːmɪə] *n* Methämoglobinämie *f*.

met•he•mo•glo•bin•u•ria [met,hiːmə-,gləʊbɪ'n(j)ʊərɪə] *n* Methämoglobinurie *f*.

meth•od ['meθəd] *n* Methode *f*, Verfahren *nt*; Vorgehens-, Verfahrensweise *f*.

me•thod•ic [mə'θɑdɪk] *adj* methodisch, planmäßig, systematisch, durchdacht.

meth•yl alcohol ['meθəl] → methanol.

methyl aldehyde Formaldehyd *m*, Methanal *nt*.

meth•yl•at•ed alcohol ['meθəleɪtɪd] vergällter/denaturierter Alkohol *m*.

meth•yl•do•pa [meθəl'dəʊpə] *n pharm.* Methyldopa *nt*.

meth•yl•ene blue ['meθɪliːn] Methylenblau *nt*, Tetramethylthioninchlorid *nt*.

meth•yl•mor•phine [meθəl'mɔːrfiːn] *n* Codein *nt*, Methylmorphin *nt*.

methyl orange Methylorange *nt*, Helianthin *nt*.

methyl violet Methylviolett *nt*.

met•my•o•glo•bin [met͵maɪəˈgləʊbɪn] *n* Metmyoglobin *nt.*

met•o•po•dyn•ia [͵metəpəʊˈdiːnɪə] *n* frontale Kopfschmerzen *pl,* Metopodynie *f.*

met•o•pop•a•gus [͵metəʊˈpɑpəgəs] *n embryo.* Meto(po)pagus *m.*

me•tra [ˈmiːtrə] *n* Gebärmutter *f,* Uterus *m,* Metra *f.*

me•tral•gia [mɪˈtrældʒ(ɪ)ə] *n gyn.* Gebärmutterschmerz(en *pl*) *m,* Hysteralgie *f,* Hysterodynie *f,* Metralgie *f,* Metrodynie *f.*

me•tra•to•nia [miːtrəˈtəʊnɪə] *n gyn.* Gebärmutter-, Uterusatonie *f.*

me•tra•tro•phia [miːtrəˈtrəʊfɪə] *n gyn.* Gebärmutter-, Uterusatrophie *f.*

me•trec•to•my [mɪˈtrektəmɪ] *n gyn.* Gebärmutterentfernung *f,* Hysterektomie *f.*

met•ric [ˈmetrɪk] *adj* metrisch, Maß-, Meter-.

metric system metrisches System *nt.*

me•tri•tis [mɪˈtraɪtɪs] *n gyn.* Gebärmutter-, Uterusentzündung *f,* Metritis *f.*

me•tro•car•ci•no•ma [miːtrəʊ͵kɑːrsɪˈnəʊmə] *n* Endometriumkarzinom *nt.*

me•tro•cele [ˈmiːtrəsiːl] *n chir.* Hysterozele *f.*

me•tro•col•po•cele [miːtrəˈkɑlpəsiːl] *n chir.* Hysterokolpozele *f.*

me•tro•dyn•ia [miːtrəˈdiːnɪə] *n* → metralgia.

me•trog•ra•phy [mɪˈtɑgrəfɪ] *n* **1.** *radiol.* Hysterographie *f,* Uterographie *f.* **2.** *gyn.* Hysterographie *f.*

me•tro•men•or•rha•gia [miːtrə͵menəˈreɪdʒ(ɪ)ə] *n gyn.* Metromenorrhagie *f.*

met•ro•ni•da•zole [͵metrəˈnaɪdəzəʊl] *n pharm.* Metronidazol *nt.*

me•tro•pa•ral•y•sis [͵miːtrəʊpəˈræləsɪs] *n gyn.* Gebärmutter-, Uteruslähmung *f.*

me•trop•a•thy [mɪˈtrɑpəθɪ] *n* Gebärmutter-, Uterusekrankung *f,* Metropathie *f.*

me•tro•plas•ty [ˈmetrəʊplæstɪ] *n gyn.* Gebärmutter-, Uterusplastik *f.*

me•trop•to•sis [͵miːtrəʊˈtəʊsɪs] *n gyn.* Gebärmuttersenkung *f,* Metroptose *f,* Hysteroptose *f.*

me•tror•rha•gia [miːtrəˈreɪdʒ(ɪ)ə] *n gyn.* Gebärmutter-, Uterusblutung *f,* Metrorrhagie *f.*

me•tror•rhea [miːtrəˈrɪə] *n gyn.* Metrorrhoe *f.*

me•tror•rhex•is [miːtrəˈreksɪs] *n gyn.* Gebärmutter-, Uterusruptur *f,* Metrorrhexis *f.*

me•tro•sal•pin•gog•ra•phy [miːtrə͵sælpɪnˈgɑgrəfɪ] *n radiol.* Utero-, Metro-, Hysterosalpingographie *f,* Utero-, Metro-, Hysterotubographie *f.*

me•tro•stax•is [miːtrəˈstæksɪs] *n gyn.* Metrostaxis *f,* Hysterostaxis *f.*

me•tro•ste•no•sis [͵miːtrəstɪˈnəʊsɪs] *n gyn.* Metrostenose *f.*

me•trot•o•my [mɪˈtrɑtəmɪ] *n gyn.* Gebärmutterschnitt *m,* Hysterotomie *f.*

me•tro•tu•bog•ra•phy [͵miːtrətjuːˈbɑgrəfɪ] *n* → metrosalpingography.

microdrepanocytic anemia/disease

Mex•i•can hat cell [ˈmeksɪkən] *hema.* Targetzelle *f.*

MHC antigens MHC-Antigene *pl.*

Mibelli [mɪˈbelɪ]: **Mibelli's angiokeratoma** Angiokeratoma *nt* Mibelli.

Mibelli's disease *derm.* Mibelli-Krankheit *f,* Porokeratosis/Parakeratosis Mibelli *f.*

mi•con•a•zole [mɪˈkɑnəzəʊl] *n pharm.* Miconazol *nt.*

mi•cro•ab•scess [maɪkrəʊˈæbses] *n* Mikroabzeß *m.*

mi•cro•ad•e•no•ma [͵maɪkrəʊædəˈnəʊmə] *n* Mikroadenom *nt.*

mi•cro•a•nas•to•mo•sis [͵maɪkrəʊə͵næstəˈməʊsɪs] *n* Mikroanastomose *f.*

mi•cro•a•nat•o•my [͵maɪkrəʊəˈnætəmɪ] *n* Mikroanatomie *f,* Histologie *f.*

mi•cro•an•gi•o•path•ic anemia [maɪkrəʊ͵ændʒɪəʊˈpæθɪk] thrombotisch-thrombozytopenische Purpura *f,* Moschcowitz-Syndrom *nt,* thrombotische Mikroangiopathie *f.*

mi•cro•an•gi•op•a•thy [maɪkrəʊ͵ændʒɪˈɑpəθɪ] *n* Mikroangiopathie *f.*

mi•cro•an•gi•os•co•py [maɪkrəʊ͵ændʒɪˈɑskəpɪ] *n* Kapillarmikroskopie *f,* Kapillaroskopie *f.*

mi•cro•bi•al eczema [maɪˈkrəʊbɪəl] mikrobielles Ekzem *nt.*

mi•cro•bi•cid•al [͵maɪkrəʊbɪˈcaɪdl] *adj* mikrobenabtötend, entkeimend, mikrobizid.

mi•cro•bi•ol•o•gy [͵maɪkrəʊbaɪˈɑlədʒɪ] *n* Mikrobiologie *f.*

mi•cro•ble•pha•ria [͵maɪkrəʊbləˈfærɪə] *n ophthal.* Mikroblepharie *f,* -blepharon *nt.*

mi•cro•body [ˈmaɪkrəʊbɑdɪ] *n* Peroxisom *nt,* Microbody *m.*

mi•cro•cal•ci•fi•ca•tion [maɪkrəʊ͵kælsɪfɪˈkeɪʃn] *n patho.* Mikroverkalkung *f.*

mi•cro•cal•ix [maɪkrəʊˈkælɪks] *n patho.* Mikrokalix *m.*

mi•cro•cal•lus [maɪkrəʊˈkæləs] *n ortho.* Mikrokallus *m.*

mi•cro•car•ci•no•ma [maɪkrəʊ͵kɑːrsɪˈnəʊmə] *n patho.* Mikrokarzinom *nt.*

mi•cro•cen•trum [maɪkrəʊˈsentrəm] *n* Mikrozentrum *nt,* Zentrosphäre *f.*

mi•cro•ceph•a•ly [maɪkrəʊˈsefəlɪ] *n embryo.* Mikrozephalie *f.*

mi•cro•cir•cu•la•tion [maɪkrəʊ͵sɜrkjəˈleɪʃn] *n* Mikrozirkulation *f.*

mi•cro•co•ria [maɪkrəʊˈkɔːrɪə] *n ophthal.* Mikrokorie *f.*

mi•cro•cor•nea [maɪkrəʊˈkɔːrnɪə] *n ophthal.* Mikrokornea *f.*

mi•cro•cyte [ˈmaɪkrəʊsaɪt] *n* Mikrozyt *m.*

mi•cro•cy•the•mia [͵maɪkrəʊsaɪˈθiːmɪə] *n* → microcytosis.

mi•cro•cyt•ic anemia [maɪkrəʊˈsɪtɪk] mikrozytäre Anämie *f.*

mi•cro•cy•to•sis [͵maɪkrəʊsaɪˈtəʊsɪs] *n* Mikrozytose *f.*

mi•cro•der•ma•tome [maɪkrəʊˈdɜrmətəʊm] *n chir.* Mikrodermatom *nt.*

mi•cro•drep•a•no•cyt•ic anemia/dis-

microdrepanocytosis

ease [ˌmaɪkrəʊˌdrepənəʊ'sɪtɪk] → microdrepanocytosis.

mi•cro•drep•a•no•cy•to•sis [ˌmaɪkrəʊˌdrepənəʊsaɪ'təʊsɪs] *n hema*. Sichelzellthalassämie *f*, Mikrodrepanozytenkrankheit *f*, HbS-Thalassämie *f*.

mi•cro•en•ceph•a•ly [ˌmaɪkrəʊen'sefəlɪ] *n* Mikr(o)enzephalie *f*.

mi•cro•e•ryth•ro•cyte [ˌmaɪkrəʊɪ'rɪθrəsaɪt] *n* → microcyte.

mi•cro•fil•a•re•mia [ˌmaɪkrəʊˌfɪlə'riːmɪə] *n* Mikrofilariensepsis *f*, Mikrofilarämie *f*.

mi•cro•fi•lar•ia [ˌmaɪkrəʊfɪ'leərɪə] *n micro*. Mikrofilarie *f*, Microfilaria *f*.

mi•cro•fol•li•cu•lar adenoma [ˌmaɪkrəʊfə'lɪkjələr] mikrofollikuläres (Schilddrüsen-)Adenom *nt*.

microfollicular goiter mikrofollikuläre Struma *f*.

mi•cro•frac•ture ['maɪkrəʊfrækt ʃər] *n ortho*. Mikrofraktur *f*.

mi•crog•lia [maɪ'krɑglɪə] *n* **1.** Mesoglia *f*, Hortega-Glia *f*. **2.** Mikroglia *f*.

mi•crog•li•o•cyte [maɪ'krɑglɪəʊsaɪt] *n* → microglia 1.

mi•cro•gli•o•ma [ˌmaɪkrəglaɪ'əʊmə] *n patho*. Mikrogliom *nt*.

mi•cro•glos•sia [maɪkrəʊ'glɑsɪə] *n* Mikroglossie *f*.

mi•cro•gy•ria [maɪkrəʊ'dʒaɪrɪə] *n* Mikrogyrie *f*.

mi•cro•hem•or•rhage [maɪkrəʊ'hemərɪdʒ] *n* Mikroblutung *f*.

mi•cro•in•farct [maɪkrəʊ'ɪnfɑːrkt] *n patho*. Mikroinfarkt *m*.

mi•cro•in•va•sive carcinoma [ˌmaɪkrəʊɪn'veɪsɪv] mikroinvasives Karzinom *nt*.

mi•cro•le•sion [maɪkrəʊ'liːʒn] *n patho*. Mikroläsion *f*.

mi•cro•ma•nia [maɪkrəʊ'meɪnɪə] *n psychia*. Kleinheitswahn *m*, Mikromanie *f*.

mi•cro•ma•nip•u•la•tion [ˌmaɪkrəʊməˌnɪpjə'leɪʃn] *n chir*. Mikromanipulation *f*.

mi•cro•me•lia [maɪkrəʊ'miːlɪə] *n* Mikromelie *f*.

mi•cro•me•tas•ta•sis [ˌmaɪkrəʊmɪ'tæstəsɪs] *n* Mikrometastase *f*.

mi•cro•neu•ro•sur•gery [maɪkrəʊˌnjʊərə'sɜrdʒərɪ] *n* Mikroneurochirurgie *f*.

mi•cro•nod•u•lar cirrhosis [maɪkrəʊ'nɑdʒələr] mikronoduläre/kleinknotige/organisierte Leberzirrhose *f*.

mi•cro•per•fo•ra•tion [maɪkrəʊˌpɜrfə'reɪʃn] *n chir*. Mikroperforation *f*.

mi•cro•per•fu•sion [ˌmaɪkrəʊpər'fjuːʒn] *n* Mikroperfusion *f*.

mi•croph•thal•mos [maɪkrɑf'θælməs] *n ophthal*. Mikrophthalmie *f*, Mikrophthalmus *m*.

mi•cro•pro•lac•ti•no•ma [ˌmaɪkrəʊprəʊˌlæktɪ'nəʊmə] *n* Mikroprolaktinom *nt*.

mi•crop•sia [maɪ'krɑpsɪə] *n* Mikropsie *f*, Mikropie *f*.

mi•cro•punc•ture ['maɪkrəpʌŋkt ʃər] *n* Mikro-, Kapillarpunktion *f*.

mi•cro•scope ['maɪkrəskəʊp] **I** *n* Mikroskop *nt*. **II** *vt* mikroskopisch untersuchen.

microscope stage Objektivtisch *m*.

mi•cro•scop•ic [maɪkrəʊ'skɑpɪk] *adj* **1.** winzig klein, mikroskopisch. **2.** mikroskopisch, Mikroskop-.

microscopic hematuria Mikrohämaturie *f*, mikroskopische Hämaturie *f*.

microscopic slide → microslide.

microscopic structure Feinstruktur *f*, -aufbau *m*, -anatomie *f*.

mi•cros•co•py [maɪ'krɑskəpɪ] *n* Mikroskopie *f*.

mi•cro•slide ['maɪkrəʊslaɪd] *n* Objektträger *m*.

mi•cro•so•mal [maɪkrəʊ'səʊməl] *adj* mikrosomal.

mi•cro•some ['maɪkrəʊsəʊm] *n* Mikrosom *nt*.

mi•cro•sphyg•mia [maɪkrəʊ'sfɪgmɪə] *n card*. kleiner Puls *m*, Mikrosphygmie *f*.

mi•cro•sple•nia [maɪkrəʊ'spliːnɪə] *n* Mikrosplenie *f*.

mi•cro•sur•gery [maɪkrəʊ'sɜrdʒərɪ] *n* Mikrochirurgie *f*.

mi•cro•sur•gi•cal [maɪkrəʊ'sɜrdʒɪkl] *adj* mikrochirurgisch.

mi•cro•throm•bo•sis [ˌmaɪkrəʊθrɑm'bəʊsɪs] *n* Mikrothrombose *f*.

mi•cro•throm•bus [maɪkrəʊ'θrɑmbəs] *n* Mikrothrombus *m*.

mi•cro•trans•fu•sion [maɪkrəʊˌtrænz'f(j)uːʒn] *n gyn*. Mikrotransfusion *f*.

mi•cro•trau•ma [maɪkrəʊ'trɔːmə] *n* Mikrotrauma *nt*.

mic•tion ['mɪkʃn] *n* Harnen *nt*, Blasenentleerung *f*, Urinieren *nt*, Miktion *f*.

mic•tu•rate ['mɪktʃəreɪt] *vi* harnen, urinieren.

mic•tu•ri•tion [mɪkʃə'rɪʃn] *n* → miction.

micturition center spinales Blasenzentrum *nt*.

micturition reflex Blasenentleerungsreflex *m*.

mid•brain ['mɪdbreɪn] *n* Mittelhirn *nt*, Mesencephalon *nt*.

mid•cer•vi•cal fracture of neck of femur [mɪd'sɜrvɪkl] mediale/intermediäre Schenkelhalsfraktur *f*.

mid•cy•cle pain [mɪd'saɪkl] *gyn*. Mittelschmerz *m*, Intermenstrualschmerz *m*.

mid•dle ['mɪdl] **I** *n* **1.** Mitte *f*. **in the middle of** (*a. zeitlich*) mitten in/auf, inmitten; in der Mitte (von). **2.** Mittelstück *nt*, -teil *nt*. **II** *adj* (*a. fig. u. zeitlich*) mittlere(r, s), Mittel-.

middle-aged *adj* mittleren Alters, in den mittleren Jahren.

middle concha mittlere Nasenmuschel *f*, Concha nasalis media.

middle ear Mittelohr *nt*, Auris media.

middle ear bones Mittelohrknochen *pl*, Gehörknöchelchen *pl*, Ossicula auditoria/auditus.

middle ear cholesteatoma *HNO* Mittelohrcholesteatom *nt*.

middle ear deafness *HNO* Mittelohrschwerhörigkeit *f,* Schalleitungsstörung *f.*
middle ear fibrosis *HNO* Paukenfibrose *f,* adhäsive Otitis media (chronica).
middle ear injury Mittelohrverletzung *f.*
middle ear lesion *HNO* Mittelohrschädigung *f.*
middle finger Mittelfinger *m,* Digitus medius/tertius.
middle lobe (*Prostata*) Mittellappen *m,* Lobus medius prostatae.
middle lobe syndrome (*Lunge*) Mittellappensyndrom *nt.*
middle pain *gyn.* Mittelschmerz *m,* Intermenstrualschmerz *m.*
mid•line incision ['mɪdlaɪn] Medianschnitt *m.*
mid•nod•al rhythm [mɪd'nəʊdl] mittlerer Knotenrhythmus *m.*
mid•pain ['mɪdpeɪn] *n gyn.* Mittelschmerz *m,* Intermenstrualschmerz *m.*
mid•wife ['mɪdwaɪf] **I** *n* Hebamme *f,* Geburtshelferin *f.* **II** *vt* entbinden.
mid•wife•ry [mɪd'wɪf(ə)rɪ] *n* Geburtshilfe *f.*
mi•graine (headache) ['maɪgreɪn; *Brit.* 'miː-] Migräne *f,* Migraine *f.*
migraine phosphene *neuro.* Migränephosphen *nt.*
mi•grain•ous neuralgia [maɪ'greɪnəs] Bing-Horton-Syndrom *nt,* Histaminkopfschmerz *m,* Erythroprosopalgie *f.*
mi•grat•ing abscess ['maɪgreɪtɪŋ] Senkungsabszeß *m.*
migrating cheilitis/cheilosis Perlèche *f,* Faulecken *pl,* Mundwinkelcheilitis *f.*
mi•gra•to•ry ophthalmia ['maɪgrətɔːriː] sympathische Ophthalmie *f.*
Mikulicz ['mɪkjəlɪtʃ]: **Mikulicz's aphthae** Mikulicz-Aphthen *pl,* chronisch rezidivierende Aphthen *pl,* rezidivierende benigne Aphthosis *f.*
Mikulicz's clamp Mikulicz-Klemme *f.*
Mikulicz's colostomy Mikulicz-Operation *f.*
Mikulicz's drain Mikulicz-Tampon *nt.*
Mikulicz's forceps Mikulicz-Klemme *f.*
Mikulicz's operation 1. Mikulicz-Operation *f.* **2.** *chir.* Heineke-Mikulicz-Operation *f.*
Mikulicz's syndrome *HNO* Mikulicz-Krankheit *f.*
Miles [maɪlz]: **Miles' operation/resection** *chir.* Miles-Operation *f,* abdominoperineale Rektumamputation *f.*
mil•i•ar•ia [mɪlɪ'eərɪə] *pl derm.* Schweißfrieseln *pl,* Hitzepickel *pl,* Hitzeblattern *pl,* Schwitzbläschen *pl,* Miliaria *pl.*
mil•i•a•ry abscess ['mɪlɪˌerɪː] Miliarabszeß *m.*
miliary aneurysm Miliaraneurysma *nt.*
miliary carcinosis Miliarkarzinose *f.*
miliary tubercle Miliartuberkel *nt.*
miliary tuberculosis Miliartuberkulose *f,* miliare Tuberkulose *f.*
mil•i•um ['mɪlɪəm] *n* Hautgrieß *m,* Milium *nt,* Milie *f.*
milk-alkali syndrome [mɪlk] Burnett-Syndrom *nt,* Milch-Alkali-Syndrom *nt.*
milk anemia Kuhmilchanämie *f.*
milk bank Milchbank *f.*
milk crust Milchschorf *m,* frühexsudatives Ekzematoid *nt,* konstitutionelles Säuglingsekzem *nt.*
milk cure/diet Milchdiät *f,* -kur *f.*
milk ducts Milchgänge *pl,* Ductus lactiferi.
milk-ejection reflex *gyn.* Milchejektionsreflex *m.*
milk fever Milch-, Laktationsfieber *nt,* Galaktopyra *f.*
milk leg Milchbein *nt,* Leukophlegmasie *f,* Phlegmasia alba dolens.
milk let-down reflex → milk-ejection reflex.
milk line/ridge *embryo.* Milchleiste *f.*
milk powder Trockenmilch *f,* Milchpulver *nt.*
milk scall → milk crust.
milk sugar Milchzucker *m,* Laktose *f,* Lactose *f.*
milk tetter → milk crust.
milk teeth Milchzähne *pl,* Dentes decidui.
milky ascites ['mɪlkɪ] fettiger/adipöser Aszites *m.*
milky tetter → milk crust.
Miller-Abbott ['mɪlər 'æbət]: **Miller-Abbott tube** Miller-Abbott-Sonde *f.*
mill•er's asthma ['mɪlər] Müller-, Mehlasthma *nt.*
Miller-Kurzrok ['mɪlər 'kʊrtsrɒk]: **Miller-Kurzrok test** *gyn.* Kurzrok-Miller-Test *m,* Invasionstest *m.*
Milroy ['mɪlrɔɪ]: **Milroy's disease/edema** Trophödem *nt* Typ Nonne-Milroy.
mim•ic spasm/tic ['mɪmɪk] mimischer Gesichtskrampf *m,* Bell-Spasmus *m,* Fazialiskrampf *m,* Tic convulsif/facial.
mind [maɪnd] *n* Sinn *m,* Gemüt *nt;* Seele *f,* Verstand *m,* Geist *m.* **of sound mind** bei (vollem) Verstand. **of unsound mind** geistesgestört, unzurechnungsfähig. **lose one's mind** den Verstand verlieren.
miner's disease ['maɪnər] Hakenwurmbefall *m,* Ankylostomiasis *f.*
miner's lung Kohlenstaublunge *f,* Lungenanthrakose *f,* Anthracosis pulmonum.
min•er•al•o•coid ['mɪn(ə)rələʊkɔɪd] *n* → mineralocorticoid.
min•er•al•o•cor•ti•coid [mɪn(ə)rələʊ-'kɔːrtɪkɔɪd] *n* Mineralokortikoid *nt,* -corticoid *nt.*
min•er•al salt ['mɪn(ə)rəl] Mineralsalz *nt,* Mineral *nt.*
mineral water Mineralwasser *nt.*
min•i•mal ['mɪnəməl] *adj* → minimum II.
minimal alveolar concentration *anes.* minimale alveoläre Konzentration *f.*
minimal bactericidal concentration minimale bakterizide Konzentration *f.*
minimal brain dysfunction hyperkinetisches Syndrom *nt* des Kindesalters.
minimal dose *pharm.* Minimaldosis *f.*
minimal hepatitis Minimalhepatitis, *f* reak-

minimal inhibitory concentration 260

tive Hepatitis f.
minimal inhibitory concentration minimale Hemmkonzentration f.
minimal lethal concentration → minimal bactericidal concentration.
min•i•mum ['mɪnəməm] **I** n Minimum nt, Mindestmaß nt, -wert m. **at a minimum** auf dem Tiefststand. **II** adj minimal, geringste(r, s), Minimal-, Mindest-.
minimum age Mindestalter nt.
minimum dose → minimal dose.
min•i•pill ['mɪnɪpɪl] n gyn. Minipille f.
Minkowski-Chauffard [mɪn'kɔvskɪ ʃo-'faːr]: **Minkowski-Chauffard syndrome** Minkowski-Chauffard-Syndrom nt, hereditäre Sphärozytose f.
mi•nor agglutinin ['maɪnər] Neben-, Minoragglutinin nt.
minor circulation kleiner Kreislauf m, Lungenkreislauf m.
minor curve ortho. (Skoliose) Neben-, Minorkrümmung f, Minorkurve f.
minor epilepsy 1. Epilepsie f mit Absence-Symptomatik. 2. Petit-mal(-Epilepsie f) nt.
minor test immun. Minortest m, -probe f.
minor wing of sphenoid bone kleiner Keilbeinflügel m, Ala minor.
Minot-von Willebrand ['maɪnət fɔn 'vɪləbrant]: **Minot-von Willebrand syndrome** (von) Willebrand-Jürgens-Syndrom nt, konstitutionelle Thrombopathie f, vaskuläre Pseudohämophilie f, Angiohämophilie f.
mi•nus lens ['maɪnəs] Konkavlinse f, (Zer-)Streuungslinse f.
min•ute ['mɪnɪt] **I** n Minute f. **for a minute** eine Minute (lang). **II** adj winzig.
minute output card. Herzminutenvolumen nt, Minutenvolumen nt.
minute ventilation → minute volume 1.
minute volume physiol. 1. (Lunge) Atemzeitvolumen nt, Atemminutenvolumen nt. 2. Minutenvolumen nt, Herzminutenvolumen nt.
mi•o•sis [maɪ'əʊsɪs] n 1. Pupillenverengung f, -engstellung f, Miosis f. 2. → meiosis.
mi•ot•ic [maɪ'ɑtɪk] **I** n pharm. Miotikum nt, Mioticum nt. **II** adj miotisch.
mir•ror ['mɪrər] **I** n 1. Spiegel m. 2. Reflektor m, Rückstrahler m. **II** vt spiegeln, widerspiegeln; reflektieren.
mirror laryngoscopy indirekte Kehlkopfspiegelung/Laryngoskopie f.
mis•car•riage [mɪs'kærɪdʒ] n gyn. Spontanabort m, Fehlgeburt f.
mis•car•ry [mɪs'kærɪ] vi gyn. eine Fehlgeburt haben.
mis•di•ag•nose [mɪs'daɪəgnəʊs] vt eine Fehldiagnose stellen.
mis•di•ag•no•sis [ˌmɪsdaɪəg'nəʊsɪs] n Fehldiagnose f.
Mitchell ['mɪtʃl]: **Mitchell's disease** Mitchell-Gerhardt-Syndrom nt, Weir-Mitchell-Krankheit f, Erythromelalgie f, Akromelalgie f.
mite [maɪt] n micro. Milbe f.

mite-borne typhus japanisches Fleckfieber nt, Milbenfleckfieber nt, Scrub-Typhus m.
mit•i•gate ['mɪtəgeɪt] vt mildern, abschwächen, mitigieren; (Schmerzen) lindern.
mit•i•gat•ed ['mɪtəgeɪtɪd] adj abgeschwächt, gemildert, mitigiert.
mi•to•chon•dri•al antibodies [maɪtə-'kɑndrɪəl] (Anti-)Mitochondrienantikörper pl.
mi•to•chon•dri•on [maɪtə'kɑndrɪən] n Mitochondrie f, -chondrium nt.
mi•to•gen ['maɪtədʒən] n Mitogen nt.
mi•to•gen•ic [maɪtə'dʒenɪk] adj mitoseauslösend, -stimulierend, mitogen.
mitogenic factor Lymphozytenmitogen nt, Lymphozytentransformationsfaktor m.
mi•to•sis [maɪ'təʊsɪs] n Mitose f, mitotische Zellteilung f.
mi•tot•ic index [maɪ'tɑtɪk] Mitoseindex m.
mi•tral ['maɪtrəl] adj mitral, Mitral(klappen)-.
mitral area card. Mitralisauskultationspunkt m.
mitral atresia Mitral(klappen)atresie f.
mitral cells Mitralzellen pl.
mitral facies card. Mitralgesicht nt, Facies mitralis.
mitral incompetence/insufficiency card. Mitral(klappen)insuffizienz f.
mi•tral•i•za•tion [ˌmaɪtrəlaɪ'zeɪʃn] n card. Mitralisation f.
mitral murmur card. Mitral(klappen)geräusch nt.
mitral orifice Ostium atrioventriculare sinistrum.
mitral regurgitation → mitral incompetence.
mitral stenosis Mitral(klappen)stenose f.
buttonhole mitral stenosis Knopflochstenose f, Fischmaulstenose f.
congenital mitral stenosis Duroziez-Syndrom nt, angeborene Mitral(klappen)-stenose f.
fishmouth mitral stenosis → buttonhole mitral stenosis.
mitral valve Mitralklappe f, Mitralis f, Valvula bicuspidalis/mitralis.
mitral valve prolapse syndrome Barlow-Syndrom nt, Klick-Syndrom nt, Mitralklappenprolapssyndrom nt.
mixed anesthesia [mɪkst] Kombinationsanästhesie f, -narkose f.
mixed aneurysm kombiniertes Aneurysma nt.
mixed beat card. Kombinationssystole f.
mixed connective tissue disease Sharp-Syndrom nt, Mischkollagenose f.
mixed culture gemischte Kultur f, Mischkultur f.
mixed hemorrhoids chir. intermediäre Hämorrhoiden pl.
mixed infection Mischinfektion f.
mixed lymphocyte culture gemischte Lymphozytenkultur f, Lymphozytenmischkultur f.

mixed thrombus *patho.* Abscheidungsthrombus *m.*

mixed tumor Mischtumor *m.* **mixed tumor of salivary gland** Speicheldrüsenmischtumor, pleomorphes Adenom *nt.*

mix•ture ['mɪkstʃɜr] *n* **1.** Mischung *f,* Gemisch *nt (of ... and* aus ... und). **2.** *pharm.* Mixtur *f,* Mixtura *f.*

M-mode *n radiol.* M-mode *m,* TM-mode *m.*

mo•bile cecum ['məʊbəl] Caecum mobile.

mobile gallbladder flottierende Gallenblase *f.*

mo•bi•li•za•tion [ˌməʊbəlɪ'zeɪʃn] *n* Beweglichmachung *f,* Mobilisierung *f,* Mobilisation *f.*

mo•bi•lize ['məʊbəlaɪz] *vt* mobilisieren, (wieder) beweglich machen.

Mobitz ['məʊbɪts]: **Mobitz (heart) block** Mobitz-Typ *m,* AV-Block *m* II. Grades Typ II.

Möbius ['miːbɪəs; 'məːbiʊs]: **Möbius' disease 1.** Möbius-Krankheit *f,* ophthalmoplegische Migräne *f.* **2.** Möbius-Krankheit *f,* periodische Okulomotoriuslähmung *f* mit Neuralgie.

Möbius' sign Moebius-Zeichen *nt.*

Möbius' syndrome Möbius-Syndrom *nt,* -Kernaplasie *f.*

mode [məʊd] *n* Art u. Weise *f,* Form *f,* Modus *m.*

mode of action Wirkungsweise, -mechanismus *m.*

mode of application Anwendungsmodus.

Mohrenheim ['moːrənhaɪm]: **Mohrenheim's fossa/triangle** Mohrenheim-Grube *f,* Trigonum deltoideo-pectorale, Fossa infraclavicularis.

moist [mɔɪst] *adj* **1.** feucht. **2.** *patho.* nässend.

mois•ten ['mɔɪsn] **I** *vt* an-, befeuchten, benetzen. **II** *vi* feucht werden.

moist gangrene feuchte Gangrän *f.*

moist papule Feuchtwarze *f,* spitzes Kondylom *nt,* Condyloma acuminatum.

moist rales feuchte Rasselgeräusche *pl.*

mois•ture ['mɔɪstʃər] *n* Feuchtigkeit *f.*

moist wart → moist papule.

mo•lar ['məʊlər] **I** *n* Mahlzahn *m,* Molar *m,* Dens molares. **II** *adj* **1.** molar, Backen-, Molar-, Mahl-. **2.** *chem.* molar, Mol(ar)-.

molar tooth → molar I. **third molar tooth** Weisheitszahn *m,* dritter Molar *m,* Dens serotinus.

mole [məʊl] **1.** *chem.* Grammolekül *nt,* Mol *nt.* **2.** *patho., gyn.* Mole *f,* Mola *f.* **3.** (kleines) Muttermal *nt,* Mal *nt,* Leberfleck *m,* Pigmentfleck *m,* Nävus *m.*

mo•lec•u•lar disease [məˈlekjələr] Molekularkrankheit *f,* molekulare Krankheit *f.*

molecular oxygen molekularer Sauerstoff *m.*

molecular pathology Molekularpathologie *f.*

Moll [mɑl]: **Moll's glands** Moll-Drüsen *pl,* Glandulae ciliares.

mol•lus•cum [məˈlʌskəm] *n derm.* **1.** weicher Hauttumor *m,* Molluscum *nt.* **2.** (**molluscum contagiosum**) Dellwarze *f,* Molluscum contagiosum.

molluscum bodies/corpuscles Molluskumkörperchen *pl.*

mon•ar•thri•tis [ˌmɑnɑːrˈθraɪtɪs] *n ortho.* mon(o)artikuläre Gelenkentzündung *f,* Monarthritis *f.*

mon•au•ral diplacusis [mɑnˈɔːrəl] *HNO* monaurale Diplakusis *f.*

Mönckeberg ['meŋkəbɜrg; 'mœŋkəbɛrk]: **Mönckeberg's arteriosclerosis/calcification** Mönckeberg-Sklerose *f,* -Mediaverkalkung *f.*

Mondini [mɔnˈdɪnɪ]: **Mondini's deafness** Mondini-Schwerhörigkeit *f,* Mondini-Typ *m* der angeborenen Taubheit.

Mondini's syndrome isolierte Schneckendysplasie *f,* Mondini-Syndrom *nt.*

mon•go•li•an fold [mɑŋˈgəʊliən] Mongolenfalte *f,* Epikanthus *m.*

mongolian macula/spot Mongolenfleck *m.*

mo•nil•e•thrix [məˈnɪləθrɪks] *n derm.* Spindelhaare *pl,* Monilethrix(-Syndrom *nt*) *f.*

mo•nil•i•al granuloma [məˈnɪliəl] Candida-, Soorgranulom *nt.*

mon•i•li•a•sis [ˌmɑnɪˈlaɪəsɪs] *n* Candida-, Soormykose *f,* Candidiasis *f.*

mo•nil•i•id [məˈnɪlɪɪd] *n* Candidid *nt.*

mon•i•tor•ing ['mɑnɪtɔːrɪŋ] *n* Kontrolle *f,* Beobachtung *f,* Überwachung *f,* Monitoring *nt.*

mon•o•ac•yl•glyc•er•ol [mɑnəʊˌæsɪl-ˈglɪsərɒl] *n* Monoacylglycerin *nt,* Monoglycerid *nt.*

mon•o•a•mine oxidase inhibitor [mɑnəʊˈæmiːn] Monoamin(o)oxidase-Hemmer *m,* MAO-Hemmer *m.*

mon•o•cho•ri•al twins [mɑnəʊˈkɔːriəl] → monochorionic twins.

mon•o•cho•ri•on•ic twins [mɑnəʊˌkɔːri-ˈɑnɪk] erbgleiche/eineiige/identische/monozygote/monovuläre Zwillinge *pl.*

mon•o•chro•ma•sy [mɑnəʊˈkrəʊməsɪ] *n ophthal.* Farbenblindheit *f,* Einfarbensehen *nt,* Monochromasie *f,* Achromatopsie *f.*

mon•o•chro•mat•ic [ˌmɑnəʊkrəʊˈmætɪk] *adj* **1.** einfarbig, monochrom, monochromatisch. **2.** *ophthal.* monochromatisch.

monochromatic light monochromatisches Licht *nt.*

mon•o•chro•ma•tism [mɑnəʊˈkrəʊmə-tɪzəm] *n* → monochromasy.

mon•o•clo•nal antibody [mɑnəˈkləʊnl] monoklonaler Antikörper *m.*

monoclonal gammopathy monoklonale Gammopathie *f.*

monoclonal immunoglobulin monoklonales Immunglobulin *nt.*

mon•o•crot•ic pulse [mɑnəʊˈkrɑtɪk] Monokrotie *f,* monokroter Puls *m.*

mo•noc•ro•tism [məˈnɑkrətɪzəm] *n card.*

monocular diplopia 262

Monokrotie f.

mon•oc•u•lar diplopia [mɑn'akjələr] → monodiplopia.

monocular strabismus ophthal. einseitiges/unilaterales Schielen nt.

mon•o•cyte ['mɑnəʊsaɪt] n mononukleärer Phagozyt m, Monozyt m.

mon•o•cyt•ic angina [mɑnəʊ'sɪtɪk] Monozytenangina f.

monocytic leukemia (akute) Monozytenleukämie f.

monocytic leukocytosis → monocytosis.

mon•o•cy•to•pe•nia [mɑnəʊˌsaɪtə'piːnɪə] n Monozytenverminderung f, Monozytopenie f.

mon•o•cy•to•sis [ˌmɑnəʊsaɪ'təʊsɪs] n Monozytenvermehrung f, Monozytose f.

mon•o•di•plo•pia [ˌmɑnəʊdɪ'pləʊpɪə] n ophthal. monokuläre Diplopie f, Monodiplopie f.

mon•o•fil•a•ment suture [mɑnəʊ'fɪləmənt] chir. monofiles/nicht-geflochtenes Nahtmaterial nt.

mon•o•in•fec•tion [ˌmɑnəʊɪn'fekʃn] n Rein-, Monoinfektion f.

mon•o•lat•er•al strabismus [mɑnəʊ'lætərəl] ophthal. einseitiges/unilaterales Schielen nt.

mon•o•nu•cle•ar [mɑnəʊ'n(j)uːklɪər] adj nur einen Kern besitzend, mononukleär.

mononuclear leukocytosis → mononucleosis 1.

mononuclear phagocytic system mononukleäres Phagozytensystem nt.

mon•o•nu•cle•ate [mɑnəʊ'n(j)uːklɪeɪt] adj → mononuclear.

mon•o•nu•cle•o•sis [mɑnəʊˌn(j)uːklɪ'əʊsɪs] n 1. Mononukleose f. 2. infektiöse Mononukleose f, Pfeiffer-Drüsenfieber nt, Monozytenangina f.

mono-ovular twins → monochorionic twins.

mon•o•pa•re•sis [ˌmɑnəʊpə'riːsɪs] n neuro. Monoparese f.

mon•o•par•es•the•sia [ˌmɑnəʊpærəs'θiːʒ(ɪ)ə] n neuro. Monoparästhesie f.

mon•o•pha•sic complex [ˌmɑnəʊ'feɪzɪk] (EKG) monophasischer Komplex m, monophasische Deflektion f.

mon•or•chism [mɑn'ɔːrkɪzəm] n Monorchie f, Monorchidismus m, Monorchismus m.

mon•o•sac•cha•ride [ˌmɑnə'sækəraɪd] n Einfachzucker m, Monosaccharid nt.

mon•o•sac•cha•rose [mɑnəʊ'sækərəʊs] n → monosaccharide.

mon•o•some ['mɑnəʊsəʊm] n 1. ungepaartes Sexchromosom nt. 2. Monosom nt.

mon•o•so•mia [mɑnəʊ'səʊmɪə] n embryo. Monosomie f.

mon•o•symp•tom [mɑnəʊ'sɪm(p)təm] n Mono-, Einzelsymptom nt.

mon•o•symp•to•mat•ic [mɑnəʊˌsɪm(p)tə'mætɪk] adj monosymptomatisch.

mon•o•va•lent serum [mɑnəʊ'veɪlənt] monovalentes/spezifisches Serum nt.

mon•ov•u•lar twins [mɑn'ɑvjələr] → monochorionic twins.

mon•o•zy•got•ic twins [ˌmɑnəzaɪ'gɑtɪk] → monochorionic twins.

Monteggia [mɑn'tedʒə]: **Monteggia's dislocation** ortho. Monteggia-Hüftluxation f, Luxatio coxae iliaca.

Monteggia's fracture/fracture-dislocation Monteggia(-Subluxations)-Fraktur f.

month•ly period ['mʌnθlɪ] Monats-, Regelblutung f, Menstruation f, Menses pl, Periode f.

mood [muːd] n Stimmung f, Laune f; Gemüt nt.

mood disorder psychia. affektive Psychose f.

moon face/facies [muːn] (Voll-)Mondgesicht nt, Facies lunata.

Morax-Axenfeld ['mɔʊræks 'æksənfelt; 'aksən-]: **Morax-Axenfeld conjunctivitis** Diplobazillenkonjunktivitis f, Conjunctivitis angularis.

diplococcus of Morax-Axenfeld Diplobakterium nt Morax-Axenfeld, Moraxella lacunata.

mor•bid ['mɔːrbɪd] adj 1. erkrankt, krankhaft, krank, pathologisch, morbid. 2. psycho. abartig, abnormal, anormal, morbid.

morbid fear psychia. krankhafte/pathologische Angst/Furcht f.

mor•bid•i•ty [mɔːr'bɪdətɪ] n Krankheitshäufigkeit f, Erkrankungsrate f, Morbidität f.

morbidity rate → morbidity.

morbid obesity krankhafte Fettleibigkeit/Adipositas f.

mor•big•e•nous [mɔːr'bɪdʒənəs] adj pathogen, krankheitserregend.

mor•bil•i•ty [mɔːr'bɪlətɪ] n → morbidity.

mor•bil•li [mɔːr'bɪlaɪ] pl Masern pl, Morbilli pl.

mor•bil•li•form [mɔːr'bɪləfɔːrm] adj masernähnlich, morbilliform.

mor•bus ['mɔːrbəs] n Krankheit f, Morbus m.

Morgagni [mɔːr'gɑɲiː]: **Morgagni's appendices** Morgagni-Hydatiden pl, Appendices vesiculosae.

Morgagni's appendix Morgagni-Hydatide f, Appendix testis.

Morgagni's cataract Morgagni-Katarakt f, Cataracta liquida/fluida.

columns of Morgagni Analsäulen pl, Morgagni-Papillen pl, Columna anales/rectales.

crypts of Morgagni Morgagni-Krypten pl, Analkrypten pl, Sinus anales.

Morgagni's disease Morgagni-Syndrom nt, Morgagni-Morel-Stewart-Syndrom nt, Hyperostosis frontalis interna.

Morgagni's hernia Morgagni-Hernie f.

Morgagni's hydatid → Morgagni's appendix.

hydatids of Morgagni → Morgagni's appendices.

Morgagni-Stewart-Morel [mɔːrˈɡaɲiː ˈst(j)uːərt mɔːˈrel]: **Morgagni-Stewart-Morel´syndrome** → Morgagni's disease.
morgue [mɔːrɡ] n Leichenschauhaus nt.
mor•i•bund [ˈmɔːrəbʌnd] adj sterbend, im Sterben liegend, moribund.
morn•ing sickness (of pregnancy) [ˈmɔːrnɪŋ] morgendliche Übelkeit f der Schwangeren, Nausea gravidarum.
morning stiffness ortho. morgendliche Steifheit f.
Moro [ˈmɔʊrəʊ, ˈmoroː]: **Moro's embrace reflex** Moro-Reflex m.
mor•phea [ˈmɔːrfɪə] n derm. zirkumskripte/lokalisierte Sklerodermie f, Morphea f.
mor•phine [ˈmɔːrfiːn] n Morphin nt, Morphium nt.
morphine receptor Morphinrezeptor m.
mor•phin•ism [ˈmɔːrfənɪzəm] n Morphinismus m, Morphiumsucht f.
mor•phi•um [ˈmɔːrfɪəm] n → morphine.
Morquio-Ullrich [mɔːrˈkiːəʊ ˈʊlrɪç]: **Morquio-Ullrich disease/syndrome** Morquio-Syndrom nt, Morquio-Ullrich-Syndrom nt, spondyloepiphysäre Dysplasie f, Mukopolysaccharidose f Typ IV.
mor•tal [ˈmɔːrtl] adj tödlich (to für); Tod-, Todes-; sterblich, Sterbe-.
mor•tal•i•ty [mɔːrˈtælətɪ] n **1.** Sterblichkeit f, Mortalität f. **2.** → mortality rate.
mortality rate Sterberate f, -ziffer f, Mortalitätsrate f, -ziffer f. **infant mortality rate** Säuglingssterblichkeit, Erstjahressterblichkeit.
mortality table Sterblichkeitstabelle f.
mor•ti•fi•ca•tion [mɔːrtəfɪˈkeɪʃn] n Gangrän f, Brand m.
mor•ti•fied [ˈmɔːrtɪfaɪd] adj gangränös.
Morton [ˈmɔːrtn]: **Morton's disease/foot/neuroma** Morton-Syndrom nt, -Neuralgie f.
mor•tu•ary [ˈmɔːrtʃuˌerɪ] n Leichenhalle f.
Moschcowitz [ˈmɔʃkəwɪts]: **Moschcowitz's disease** Moschcowitz-Syndrom nt, thrombotisch-thrombozytopenische Purpura f, Moschcowitz-Singer-Symmers-Syndrom nt, thrombotische Mikroangiopathie f. **Moschcowitz's operation** chir. Moschcowitz-Operation f.
mos•qui•to [məˈskiːtəʊ] n micro. Stechmücke f, Moskito m.
mosquito clamp chir. Moskitoklemme f.
mosquito forceps chir. Moskitoklemme f.
moth dermatitis [mɔθ] Insektendermatitis f.
moth-eaten alopecia derm. Alopecia specifica diffusa.
moth•er [ˈmʌðər] **I** n (a. fig.) Mutter f. **II** adj Mutter-. **III** vt bemuttern; groß-, aufziehen.
mother cell Mutterzelle f.
mother cyst Eltern-, Mutterzyste f, primäre Zyste f.
moth•er•hood [ˈmʌðərhʊd] n Mutterschaft f.
mother-in-law n Schwiegermutter f.

mouth breathing

moth•er•ly instinct [ˈmʌðərlɪ] psycho. Mutterinstinkt m.
mother's milk Muttermilch f.
moth patch derm. Chloasma nt, Melasma nt.
mo•til•in [məʊˈtɪlɪn] n Motilin nt.
mo•til•i•ty [məʊˈtɪlətɪ] n Bewegungsvermögen nt, Beweglichkeit f, Motilität f.
mo•tion [ˈməʊʃn] n **1.** Bewegung f. **in motion** in Bewegung, s. bewegend. **2.** Bewegungsablauf m, Gang m. **3.** Stuhlgang m; Stuhl m.
motion sickness Bewegungs-, Reisekrankheit f, Kinetose f.
motion therapy Bewegungstherapie f.
mo•to•neu•ron [məʊtəˈnjʊərɑn] n motorische Nervenzelle f, Motoneuron nt.
mo•tor [ˈməʊtər] **I** n **1.** Motor m. **2.** fig. Motor m, treibende Kraft f. **II** adj **3.** bewegend, (an-)treibend, Motor-. **4.** physiol. motorisch, Bewegungs-.
motor area → motor cortex.
motor ataxia neuro. motorische Ataxie f.
motor aura neuro. motorische Aura f.
motor cell → motoneuron.
motor cortex motorischer Kortex m, Motocortex m.
motor disorder motorische Störung f.
motor fiber motorische (Nerven-)Faser f.
motor innervation motorische Innervation f.
motor nerve motorischer Nerv m, Nervus motorius.
motor neuron → motoneuron.
motor paralysis motorische Lähmung f.
motor reflex motorischer Reflex m, Bewegungsreflex m.
motor speech area motorisches Sprachzentrum nt, Broca-Feld nt.
motor system motorisches System nt, Motorik f.
mot•tled [ˈmɑtlt] adj gefleckt, gesprenkelt, bunt.
mot•tling [ˈmɑtlɪŋ] n Tüpfelung f, Sprenkelung f.
mount [maʊnt] **I** n (Mikroskop) Objektträger m. **II** vt **1.** (Präparat) fixieren. **2.** montieren.
moun•tain fever [ˈmaʊntn] Felsengebirgsfleckfieber nt, Rocky Mountain spotted fever nt.
mountain sickness 1. Berg-, Höhenkrankheit f. **2. (acute mountain sickness)** (akute) Bergkrankheit f, d'Acosta-Syndrom nt, Mal di Puna. **3. (chronic mountain sickness)** Monge-Krankheit f, chronische Höhenkrankheit f.
mourn [mɔːrn, məʊrn] **I** vt jdn. betrauern, beklagen, trauern um. **II** vi trauern, klagen (at, over über; for, over um).
mourn•er [ˈmɔːrnər, ˈməʊrnər] n Trauernde(r m) f.
mouth [maʊθ] n **1.** Mund m; anat. Os nt, Ostium nt. **2.** (a. techn.) Ein-, Ausgang m, Mündung f, Öffnung f.
mouth breather ped. Mundatmer m.
mouth breathing Mundatmung f.

mouth mirror

mouth mirror Mundspiegel *m.*
mouth piece Mundstück *nt.*
mouth respiration Mundatmung *f.*
mouth-to-mouth respiration Mund-zu-Mund-Beatmung *f.*
mouth-to-mouth resuscitation → mouth-to-mouth respiration.
mov•a•bil•i•ty [muːvəˈbɪlətɪ] *n* Beweglichkeit *f*, Bewegbarkeit *f.*
mov•a•ble [ˈmuːvəbl] *adj* beweglich, bewegbar; *techn.* verschieb-, verstellbar.
movable kidney Wanderniere *f*, Ren mobilis/migrans.
movable spleen Wandermilz *f*, Lien migrans/mobilis.
move [muːv] **I** *vt* **1.** (fort-)bewegen, (an-)treiben, in Bewegung setzen *od.* halten. **2.** (*Verdauung, Appetit*) anregen. **move the bowels** abführen. **II** *vi* **3.** s. bewegen; s. fortbewegen, gehen, laufen. **4.** (*Darm*) entleeren.
move•ment [ˈmuːvmənt] *n* **1.** Bewegung *f.* **2.** *physiol.* Stuhlgang *m;* Stuhl *m.* **3.** Rhythmus *m.*
MTP joint → metatarsophalangeal joint.
Mucha-Habermann [ˈmuːxə ˈhɑːbərman]: **Mucha-Habermann disease** Mucha-Habermann-Syndrom *nt*, Pityriasis lichenoides et varioliformis acuta.
mu•ci•form [ˈmjuːsɪfɔːrm] *adj* → mucoid II.
mu•cin [ˈmjuːsɪn] *n* Muzin *nt*, Mukoid *nt.*
mucin clot Muzingerinnsel *nt.*
mu•ci•no•sis [mjuːsɪˈnəʊsɪs] *n* Muzinose *f*, Myxodermie *f.*
mu•ci•nous cancer/carcinoma [ˈmjuːsɪnəs] Gallertkrebs *m*, Schleimkrebs *m*, Kolloidkrebs *m.*
mucinous cystadenoma muzinöses Zystadenom/Kystadenom *f.*
mu•ci•nu•ria [mjuːsɪˈn(j)ʊərɪə] *n* Muzinurie *f.*
mu•co•cele [ˈmjuːkəʊsiːl] *n* Schleimzyste *f*, Mukozele *f.*
mu•co•cil•i•ary insufficiency [mjuːkəʊˈsɪlɪˌerɪ] (*Lunge*) mukoziliäre Insuffizienz *f.*
mu•co•col•pos [mjuːkəʊˈkɑlpəs] *n gyn.* Mukokolpos *m.*
mu•co•cu•ta•ne•ous candidiasis [ˌmjuːkəʊkjuːˈteɪnɪəs] Schleimhautcandidose *f.*
mucocutaneous leishmaniasis mukokutane Leishmaniose *f*, Haut-Schleimhaut-Leishmaniase (Südamerikas) *f.*
mucocutaneous lymph node syndrome Kawasaki-Syndrom *nt*, mukokutanes Lymphknotensyndrom *nt.*
mu•coid [ˈmjuːkɔɪd] **I** *n* Mukoid *nt*, Mucoid *nt.* **II** *adj* schleimartig, mukoid, mukös.
mu•co•lip•id [mjuːkəˈlɪpɪd] *n* Muko-, Mucolipid *nt.*
mu•co•lip•i•do•sis [mjuːkəʊˌlɪpɪˈdəʊsɪs] *n* Mukolipidose *f.*
mu•co•lyt•ic [mjuːkəˈlɪtɪk] **I** *n* schleimlösendes Mittel *nt*, Mucolyticum *nt.* **II** *adj* schleimlösend, mukolytisch.

264

mu•co•pol•y•sac•cha•ride [mjuːkəʊˌpɑlɪˈsækəraɪd] *n* Mukopolysaccharid *nt*, Glykosaminoglykan *nt.*
mu•co•pol•y•sac•cha•ri•do•sis [mjuːkəʊˌpɑlɪsækərɪˈdəʊsɪs] *n* Mukopolysaccharidose *f*, Mukopolysaccharid-Speicherkrankheit *f.*
mu•co•pro•tein [mjuːkəʊˈprəʊtiːn] *n* Mukoprotein *nt.*
mu•co•pu•ru•lent bronchitis [mjuːkəʊˈpjʊər(j)ələnt] schleimig-eitrige Bronchitis *f.*
mucopurulent conjunctivitis *ophthal.* akute Konjunktivitis *f*, Conjunctivitis acuta.
mu•cor•my•co•sis [ˌmjuːkərmaɪˈkəʊsɪs] *n* Mukormykose *f.*
mu•co•sa [mjuːˈkəʊzə] *n* Schleimhaut *f*, Mukosa *f;* [s.u. TUNICA MUCOSA]
mu•co•sal atrophy [mjuːˈkəʊzl] Schleimhautatrophie *f.*
mucosal barrier Schleimhautbarriere *f.*
mucosal catarrh Schleimhautkatarrh *m.*
mucosal edema Schleimhautödem *nt.*
mucosal erythema Schleimhautrötung *f*, -erythem *nt.*
mucosal fistula Schleimhautfistel *f.*
mucosal fold Schleimhautfalte *f.*
mucosal inflammation Schleimhautentzündung *f*, Mukositis *f.*
mucosal ischemia Schleimhautischämie *f.*
mucosal prolapse Schleimhautprolaps *m*, -vorfall *m*, Mukosaprolaps *m.*
mucosal tear Schleimhaut(ein)riß *m.*
mucosal ulcer Schleimhautgeschwür *nt*, -ulkus *nt.*
mu•co•se•rous [mjuːkəʊˈsɪərəs] *adj* mukös-serös, mukoserös.
mu•co•si•tis [mjuːkəʊˈsaɪtɪs] *n* Schleimhautentzündung *f*, Mukositis *f.*
mu•co•sul•fa•ti•do•sis [mjuːkəʊˌsʌlfətaɪˈdəʊsɪs] *n* Mukosulfatidose *f*, Lipomukopolysaccharidose *f.*
mu•cous [ˈmjuːkəs] *adj* **1.** schleimartig, mukoid, mukös, Schleim-. **2.** schleimbedeckt, schleimig. **3.** schleimbildend, mukös.
mucous bursa Schleimbeutel *m*, Bursa synovialis.
mucous cast (*Harn*) Pseudozylinder *m*, Zylindroid *nt.*
mucous cell muköse/schleimsezernierende Zelle *f.*
mucous coat → mucosa.
mucous gland muköse/muzinöse Drüse *f*, Schleimdrüse *f.*
mucous membrane → mucosa.
mucous membrane barrier Schleimhautbarriere *f.*
mucous membrane defect Schleimhautdefekt *m.*
mucous membrane infarct Schleimhautinfarkt *m.*
mucous membrane prolapse → mucosal prolapse.
mucous membrane wart Schleimhautwarze *f.*

mucous polyp schleimbildender/muköser Polyp *m.*
mucous retention cyst Schleimretentionszyste *f.*
mu·co·vis·ci·do·sis [mjuːkəʊˌvɪsɪˈdəʊsɪs] *n* Mukoviszidose *f,* zystische (Pankreas-)Fibrose *f.*
mu·cus [ˈmjuːkəs] *n histol.* Schleim *m,* Mucus *m.*
mul·ti·ax·i·al joint [mʌltɪˈæksɪəl] Kugelgelenk *nt,* Articulatio sphaeroidea/cotylica.
mul·ti·en·zyme complex [mʌltɪˈenzaɪm] Multienzymkomplex *m.*
mul·ti·fac·to·ri·al disorder [ˌmʌltɪfækˈtɔːrɪəl] multifaktorielle Erkrankung *f.*
multifactorial inheritance multifaktorielle Vererbung *f.*
mul·ti·grav·i·da [mʌltɪˈgrævɪdə] *n* Multi-, Plurigravida *f.*
multi-infarct dementia Multiinfarktenzephalopathie *f,* -demenz *f.*
mul·ti·loc·u·lar cyst [mʌltɪˈlɑkjələr] multilokuläre Zyste *f.*
mul·ti·nod·u·lar goiter [mʌltɪˈnɑdʒələr] multinoduläre (Knoten-)Struma *f.*
mul·ti·or·gan donation [mʌltɪˈɔːrgən] Multiorganspende *f.*
multiorgan failure (syndrome) multiples Organversagen *nt.*
mul·tip·a·ra [mʌlˈtɪpərə] *n* Mehrgebärende *f,* Multi-, Pluripara *f.*
mul·ti·ple [ˈmʌltɪpl] **I** *n* Vielfache *nt.* **II** *adj* viel-, mehrfach, multipel.
multiple birth Mehrlingsgeburt *f.*
multiple enchondromatosis Ollier-Erkrankung *f,* multiple kongenitale Enchondrome *pl.*
multiple endocrine neoplasia multiple endokrine Adenopathie *f,* multiple endokrine Neoplasie *f,* pluriglanduläre Adenomatose *f.*
multiple exostoses multiple kartilaginäre Exostosen *pl,* hereditäre multiple Exostosen *pl.*
multiple familial polyposis familiäre Polypose *f,* Polyposis familiaris, Adenomatosis coli.
multiple fracture 1. Mehretagenfraktur *f.* **2.** **multiple fractures** *pl* multiple Frakturen *pl.*
multiple hamartoma syndrome Cowden-Syndrom *nt,* multiple Hamartome-Syndrom *nt.*
multiple labor Mehrlingsgeburt *f.*
multiple lentigines syndrome Lentiginosis-Syndrom *nt,* LEOPARD-Syndrom *nt.*
multiple myeloma Kahler-Krankheit *f,* multiples Myelom *nt,* Plasmozytom *nt,* plasmozytisches Immunozytom *nt,* plasmozytisches Lymphom *nt.*
multiple neurofibroma (von) Recklinghausen-Krankheit *f,* Neurofibromatosis generalisata.
multiple organ failure multiples Organversagen *nt.*
multiple pregnancy Mehrlingsschwangerschaft *f.*
monovular multiple pregnancy eineiige Mehrlingsschwangerschaft.
polyovular multiple pregnancy mehreiige Mehrlingsschwangerschaft.
multiple rib fractures Rippenserienfraktur *f.*
multiple sclerosis *patho.* multiple Sklerose *f,* Polysklerose *f,* Sclerosis multiplex.
multiple vision *ophthal.* Mehrfachsehen *nt,* Polyopie *f,* Polyopsie *f.*
mul·ti·va·lent vaccine [mʌltɪˈveɪlənt] polyvalenter Impfstoff *m.*
mum·mi·fi·ca·tion [ˌmʌməfaɪˈkeɪʃn] *n* **1.** Mumifikation *f,* Mumifizierung *f.* **2.** trockene Gangrän *f,* Mumifikation *f,* Mumifizierung *f.*
mummification necrosis → mummification 2.
mum·mi·fied [ˈmʌməfaɪd] *adj* **1.** mumifiziert. **2.** vertrocknet, eingetrocknet.
mumps [mʌmps] *n* Mumps *m/f,* Ziegenpeter *m,* Parotitis epidemica.
mumps and rubella live vaccine Mumps-Röteln-Lebendvakzine *f,* MR-Lebendvakzine *f.*
mumps meningitis Mumps-Meningitis *f.*
mumps meningoencephalitis Mumps-Meningoenzephalitis *f.*
mumps orchitis Mumps-Orchitis *f.*
mumps vaccine → mumps virus vaccine.
mumps virus Mumpsvirus *nt.*
mumps virus vaccine Mumpsimpfstoff *m,* -vakzine *f.*
mumps virus live vaccine Mumpsviruslebendvakzine *f.*
Munro [mənˈrəʊ]**: Munro abscess/microabscess** Munro-Mikroabszeß *m.*
mu·ral aneurysm [ˈmjʊərəl] (*Herz*) Kammerwandaneurysma *nt.*
mural pregnancy intramurale/interstitielle Schwangerschaft *f.*
mural salpingitis *gyn.* parenchymatöse Salpingitis *f.*
mural thrombus *patho.* Parietalthrombus *m.*
mu·rine typhus [ˈmjʊəraɪn] endemisches/murines Fleckfieber *nt,* Ratten-, Flohfleckfieber *nt.*
mur·mur [ˈmɜrmər] *n* **1.** *patho.* (Herz-)Geräusch *nt.* **2.** Rauschen, Murmeln *nt,* Geräusch *nt.*
mus·cle [ˈmʌsəl] *n* Muskel *m,* Muskelgewebe *nt; anat.* [s.u. MUSCULUS].
muscles of abdomen Bauchmuskeln *pl,* -muskulatur *f,* Musculi abdominis.
muscles of head Kopfmuskeln *pl,* -muskulatur *f,* Musculi capitis.
muscle bundle Muskelbündel *nt.*
muscle fiber Muskelzelle *f,* (einzelne) Muskelfaser *f.*
  cardiac muscle fiber Herzmuskel-, Myokardfaser.
  red muscle fiber rote Muskelfaser.
  white muscle fiber weiße Muskelfaser.
muscle insertion Muskelansatz *m.*

muscle perfusion Muskeldurchblutung *f*, -perfusion *f*.

muscle phosphofructokinase deficiency Tarui-Krankheit *f*, Muskelphosphofruktokinaseinsuffizienz *f*, Glykogenose *f* Typ VII.

muscle phosphorylase deficiency McArdle-Krankheit *f*, muskuläre Glykogenose *f*, Muskelphosphorylasemangel *m*, Myophosphorylaseinsuffizienz *f*, Glykogenose *f* Typ V.

muscle relaxant *pharm., anes.* Muskelrelaxans *nt*.

depolarizing muscle relaxant depolarisierendes Muskelrelaxans.

nondepolarizing muscle relaxant nichtpolarisierendes/stabilisierendes Muskelrelaxans.

muscle relaxation Muskelerschlaffung *f*, -entspannung *f*, -relaxation *f*.

muscle spasm Muskelkrampf *m*.

muscle tendon (Muskel-)Sehne *f*.

muscle tissue Muskelgewebe *nt*.

muscle tone Muskeltonus *m*.

muscle wasting → muscular atrophy.

mus•cu•lar ['mʌskjələr] *adj* 1. muskulär, Muskel-. 2. stark, kräftig, muskulös.

muscular atrophy Muskelatrophie *f*, -schwund *m*, Myatrophie *f*.

facioscapulohumeral muscular atrophy Landouzy-Déjérine-Syndrom *nt*, fazio-skapulo-humerale Muskeldystrophie *f*.

familial spinal muscular atrophy Werdnig-Hoffmann-Krankheit *f*, infantile spinale Muskelatrophie.

ischemic muscular atrophy Volkmann-Kontraktur *f*.

juvenile muscular atrophy Kugelberg-Welander-Syndrom *nt*, juvenile Form *f* der spinalen Muskelatrophie.

myelopathic muscular atrophy myelopathische Muskelatrophie *f*.

neuritic muscular atrophy neurogene Muskelatrophie.

progressive muscular atrophy → spinal muscular atrophy.

progressive neural muscular atrophy → progressive neuropathic muscular atrophy.

progressive neuropathic muscular atrophy Charcot-Marie-Tooth-Hoffmann-Krankheit *f*, Charcot-Marie-Krankheit *f*.

progressive spinal muscular atrophy Cruveilhier-Krankheit *f*, spinale progressive Muskelatrophie.

pseudohypertrophic muscular atrophy Duchenne-Krankheit *f*, pseudohypertrophe pelvifemorale Form *f*.

spinal muscular atrophy spinale Muskelatrophie.

muscular branch Muskelast *m*, Ramus muscularis.

muscular contracture muskuläre/myogene Kontraktur *f*.

muscular dystrophy Muskel-, Myodystrophie *f*.

adult pseudohypertrophic muscular dystrophy Becker-Muskeldystrophie.

childhood muscular dystrophy Duchenne-Krankheit *f*, pseudohypertrophe pelvifemorale Form *f*.

facioscapulohumeral muscular dystrophy Landouzy-Déjérine-Syndrom *nt*, fazio-skapulo-humerale Muskeldystrophie.

limb-girdle muscular dystrophy Leyden-Möbius-Syndrom *nt*, Gliedgürtelform *f* der progressiven Muskeldystrophie.

pelvofemoral muscular dystrophy → limb-girdle muscular dystrophy.

progressive muscular dystrophy progressive Muskeldystrophie.

muscular fatigue 1. Muskelermüdung *f*. 2. körperliche/physische Ermüdung *f*.

muscular reflex Muskeldehnungsreflex *m*.

muscular rheumatism Weichteil-, Muskelrheumatismus *m*, Fibrositis-Syndrom *nt*.

muscular spasm → myospasm.

muscular strabismus *ophthal.* 1. Begleitschielen *nt*. 2. Lähmungsschielen *nt*.

muscular strength Muskelkraft *f*, -stärke *f*.

muscular tension Muskelspannung *f*.

muscular tissue Muskelgewebe *nt*.

muscular trichinosis Muskeltrichinose *f*.

mus•cu•la•ture ['mʌskjulətʃər] *n* Muskulatur *f*, Muskelapparat *m*.

mus•cu•lo•cu•ta•ne•ous flap [ˌmʌskjələʊkjuːˈteɪnjəs] *chir.* Hautmuskellappen *m*.

mus•cu•lo•skel•e•tal graft [mʌskjələʊˈskelɪtl] Muskel-Knochen-Transplantat *nt*.

musculoskeletal system (Stütz- u.) Bewegungsapparat *m*.

Musset [myˈse]**: Musset's sign** (de) Musset-Zeichen *nt*.

mute [mjuːt] **I** *n* Stumme(r *m*) *f*. **II** *adj* 1. stumm. 2. still, stumm; wort-, sprachlos.

mute•ness ['mjuːtnɪs] *n* 1. Stummheit *f*. 2. Lautlosigkeit *f*.

mu•ti•late ['mjuːtleɪt] *vt* verstümmeln.

mu•ti•la•tion [mjuːtəˈleɪʃn] *n* Verstümmelung *f*, Mutilation *f*.

mu•tism ['mjuːtɪzəm] *n psychia.* Mutismus *m*.

my•al•gia [maɪˈældʒ(ɪ)ə] *n* Muskelschmerz(en *pl*) *m*, Myalgie *f*, Myodynie *f*.

my•as•the•nia [maɪəsˈθiːnɪə] *n neuro.* Myasthenie *f*.

myasthenia gravis (syndrome) Erb-Goldflam-Syndrom *nt*, Hoppe-Goldflam-Syndrom *nt*, Myasthenia gravis pseudoparalytica.

my•as•then•ic crisis [maɪəsˈθʒenɪk] myasthenische Krise *f*.

my•a•to•nia [maɪəˈtəʊnɪə] *n neuro.* Myatonie *f*.

my•at•ro•phy [maɪˈætrəfɪ] *n* → muscular atrophy.

my•ce•li•um [maɪˈsiːlɪəm] *n micro.* Pilzgeflecht *nt*, Myzel *nt*.

my•ce•tes [maɪˈsiːtiːz] *pl micro.* Pilze *f*, Fungi *f*, Myzeten *pl*.

my•ce•the•mia [maɪsəˈθiːmɪə] *n* Pilzsepsis

f, Fungämie *f*, Myzet(h)ämie *f*.

my•ce•to•ma [maɪsəˈtəʊmə] *n* Maduramykose *f*, Myzetom *nt*.

My•co•bac•te•ri•um [ˌmaɪkəʊbækˈtɪərɪəm] *n micro*. Mycobacterium *nt*.

Mycobacterium leprae Hansen-Bazillus *m*, Leprabazillus *m*, Mycobacterium leprae.

Mycobacterium tuberculosis Tuberkelbazillus *m*, TB-Bazillus *m*, Mycobacterium tuberculosis.

My•co•plas•ma pneumoniae [maɪkəˈplæzmə] *n micro*. Eaton-agent *nt*, Mycoplasma pneumoniae.

my•co•plas•mal pneumonia [maɪkəʊˈplæzməl] Mykoplasmapneumonie *f*.

Mycoplasma pneumoniae pneumonia Mycoplasma-pneumoniae-Pneumonie *f*, Mykoplasmapneumonie *f*.

my•co•sis [maɪˈkəʊsɪs] *n* Pilzerkrankung *f*, Mykose *f*.

my•cot•ic abscess [maɪˈkɒtɪk] mykotischer Abszeß *m*.

mycotic aneurysm mykotisches Aneurysma *nt*.

mycotic endocarditis Pilzendokarditis *f*, Endocarditis mycotica.

mycotic infection → mycosis.

mycotic keratitis Keratomykosis *f*.

mycotic stomatitis Mundsoor *m*, Candidose *f* der Mundschleimhaut.

my•co•tox•i•co•sis [ˌmaɪkəˌtɒksɪˈkəʊsɪs] *n* Mykotoxikose *f*.

my•dri•a•sis [mɪˈdraɪəsɪs, maɪ-] *n* Pupillenweitstellung *f*, Mydriasis *f*.

my•dri•at•ic [mɪdrɪˈætɪk, maɪ-] **I** *n* Mydriaticum *nt*. **II** *adj* pupillenerweiternd, mydriatisch.

my•el•at•ro•phy [maɪelˈætrəfɪ] *n* Rückenmark(s)atrophie *f*.

my•e•lin [ˈmaɪəlɪn] *n* Myelin *nt*.

my•e•li•nat•ed [ˈmaɪəlɪneɪtɪd] *adj* markhaltig, myelinisiert.

myelinated matter weiße Hirn- u. Rückenmarkssubstanz *f*, Substantia alba.

myelinated nerve markhaltige Nervenfaser *f*.

my•e•li•na•tion [maɪəlɪˈneɪʃn] *n* → myelogenesis 2.

my•e•lin•i•za•tion [ˌmaɪəlɪnəˈzeɪʃn] *n* → myelogenesis 2.

my•e•li•nol•y•sis [maɪəlɪˈnɒləsɪs] *n* Myelinauflösung *f*, Myelinolyse *f*.

my•e•li•nop•a•thy [maɪəlɪˈnɒpəθɪ] *n* Myelinopathie *f*.

myelin sheath Mark-, Myelinscheide *f*.

my•e•li•tis [maɪəˈlaɪtɪs] *n* **1.** Rückenmark(s)entzündung *f*, Myelitis *f*. **2.** Knochenmark(s)entzündung *f*, Myelitis *f*, Osteomyelitis *f*.

my•e•lo•blas•te•mia [ˌmaɪələʊblæsˈtiːmɪə] *n hema*. Myeloblastämie *f*.

my•e•lo•blas•tic leukemia [maɪələʊˈblæstɪk] Myeloblastenleukämie *f*.

my•e•lo•cyte [ˈmaɪələʊsaɪt] *n* Myelozyt *m*.

my•e•lo•cy•the•mia [ˌmaɪələʊsaɪˈθiːmɪə] *n* Myelozyt(h)ämie *f*.

my•e•lo•cyt•ic crisis [maɪələʊˈsɪtɪk] *hema*. Myelozytenkrise *f*.

myelocytic leukemia myeloische/granulozytäre Leukämie *f*.

my•e•lo•cy•to•ma [ˌmaɪələʊsaɪˈtəʊmə] *n* Myelozytom *nt*.

my•e•lo•dys•pla•sia [ˌmaɪələʊdɪsˈpleɪʒ(ɪ)ə] *n* Rückenmark(s)fehlbildung *f*, Myelodysplasie *f*.

my•e•lo•en•ceph•a•li•tis [ˌmaɪələʊenˌsefəˈlaɪtɪs] *n* Myeloenzephalitis *f*, Enzephalomyelitis *f*.

my•e•lo•fi•bro•sis [ˌmaɪələʊfaɪˈbrəʊsɪs] *n* Knochenmark(s)fibrose *f*, Myelofibrose *f*, -sklerose *f*, Osteomyelofibrose *f*, Osteomyelosklerose *f*.

my•e•lo•gen•e•sis [maɪələʊˈdʒenəsɪs] *n* **1.** Rückenmarksentwicklung *f*, Myelogenese *f*. **2.** Markscheidenbildung *f*, Myelinisation *f*, Myel(in)ogenese *f*.

my•e•lo•gen•ic leukemia [maɪələʊˈdʒenɪk] → myelocytic leukemia.

my•e•log•e•nous leukemia [maɪəˈlɒdʒənəs] → myelocytic leukemia.

my•e•log•e•ny [maɪəˈlɒdʒənɪ] *n* → myelogenesis 2.

my•e•lo•gram [ˈmaɪələɡræm] *n* **1.** *radiol*. Myelogramm *nt*. **2.** *hema*. Myelogramm *nt*, Hämatomyelogramm *nt*.

my•e•log•ra•phy [maɪəˈlɒɡrəfɪ] *n radiol*. Myelographie *f*.

my•e•loid [ˈmaɪələɪd] *adj* **1.** markartig, myeloid, Knochenmark(s)-. **2.** Rückenmark(s)-. **3.** *hema*. myelozytenähnlich, myeloid, myeloisch.

myeloid cell *hema*. (hämopoetische) Knochenmark(s)zelle *f*.

myeloid leukemia → myelocytic leukemia.

myeloid metaplasia myeloische Metaplasie *f*.

myeloid tissue rotes Knochenmark *nt*, Medulla ossium rubra.

my•e•lo•ma [maɪəˈləʊmə] *n* Myelom *nt*.

myeloma kidney Myelomniere *f*.

my•e•lo•men•in•gi•tis [maɪələʊˌmenɪnˈdʒaɪtɪs] *n* Myelomeningitis *f*, Meningomyelitis *f*.

my•e•lo•me•nin•go•cele [ˌmaɪələʊmɪˈnɪŋɡəsiːl] *n* Myelomeningozele *f*, Meningomyelozele *f*.

my•e•lo•mon•o•cyt•ic leukemia [maɪələʊˌmɒnəˈsɪtɪk] (akute) myelomonozytäre Leukämie *f*, (akute) Myelomonozytenleukämie *f*.

my•e•lo•path•ic anemia [maɪələʊˈpæθɪk] leukoerythroblastische Anämie *f*, idiopathische myeloische Metaplasie *f*, Leukoerythroblastose *f*.

myelopathic polycythemia Morbus Osler-Vaquez *m*, Vaquez-Osler-Syndrom *nt*, Erythrämie *f*, Polycythaemia (rubra) vera.

my•e•lop•a•thy [maɪəˈlɒpəθɪ] *n* **1.** Rückenmark(s)erkrankung *f*, Myelopathie *f*. **2.** Knochenmark(s)erkrankung *f*, Myelo-

myelophthisis 268

pathie *f.*
my•e•lo•phthi•sis [maɪəlǝʊ'tiːsɪs] *n* **1.** Rückenmark(s)schwund *m,* Myelophthise *f.* **2.** *hema.* Knochenmark(s)schwund *m,* Panmyelophthise *f.*
my•el•o•plaque ['maɪǝlǝʊplæk] *n* Knochenmark(s)riesenzelle *f.*
my•e•lo•poi•e•sis [,maɪǝlǝʊpɔɪ'iːsɪs] *n* Myelopoese *f.*
my•e•lo•poi•et•ic hemopoiesis [,maɪǝlǝʊpɔɪ'etɪk] medulläre/myelopoetische Blutbildung *f.*
my•e•lo•pro•lif•er•a•tive disease/syndrome [,maɪǝlǝʊprǝʊ'lɪfǝreɪtɪv] myeloproliferative Erkrankung *f,* myeloproliferatives Syndrom *nt.*
my•e•lo•ra•dic•u•li•tis [,maɪǝlǝʊrǝ,dɪkjǝ'laɪtɪs] *n* Myeloradikulitis *f.*
my•e•los•chi•sis [maɪǝ'lɑskǝsɪs] *n* embryo. Myeloschisis *f.*
my•e•lo•scin•ti•gram [,maɪǝlǝ'sɪntǝgræm] *n radiol.* Myeloszintigramm *nt.*
my•e•lo•scin•tig•ra•phy [,maɪǝlǝʊsɪn'tɪgrǝfɪ] *n radiol.* Myeloszintigraphie *f.*
my•e•lo•scle•ro•sis [,maɪǝlǝʊsklɪ'rǝʊsɪs] *n* **1.** → myelofibrosis. **2.** Myelosklerose *f.*
my•e•lo•sis [maɪǝ'lǝʊsɪs] *n* **1.** *hema.* Myelose *f;* Myelozytose *f.* **2.** *neuro.* Myelose *f.*
my•e•lo•sup•pres•sion [,maɪǝlǝʊsǝ'preʃn] *n* Knochenmark(s)depression *f,* -hemmung *f.*
my•e•lo•sup•pres•sive [,maɪǝlǝʊsǝ'presɪv] **I** *n* myelodepressive Substanz *f.* **II** *adj* knochenmark(s)hemmend, myelodepressiv.
my•e•lo•to•mog•ra•phy [,maɪǝlǝʊtǝ'mɑgrǝfɪ] *n radiol.* Myelotomographie *f.*
my•e•lot•o•my [maɪǝ'lɑtǝmɪ] *n neurochir.* Rückenmark(s)schnitt *m,* Myelotomie *f.*
my•e•lo•tox•ic [,maɪǝlǝʊ'tɑksɪk] *adj* knochenmark(s)schädigend, myelotoxisch.
my•en•ter•ic plexus [maɪǝn'terɪk] Auerbach-Plexus *m,* Plexus myentericus.
my•ia•sis ['maɪ(j)ǝsɪs, maɪ'aɪǝsɪs] *n derm.* Myiasis *f.*
my•o•as•the•nia [,maɪǝʊæs'θiːnɪǝ] *n* Muskelschwäche *f,* Myasthenie *f.*
my•o•at•ro•phy [maɪǝʊ'ætrǝfɪ] *n* → muscular atrophy.
my•o•blas•to•ma [,maɪǝʊblæs'tǝʊmǝ] *n* Myoblastom *nt,* Abrikossoff-Tumor *m,* Myoblastenmyom *nt,* Granularzelltumor *m.*
my•o•car•di•al [maɪǝʊ'kɑːrdɪǝl] *adj* myokardial, Herzmuskel-, Myokard-.
myocardial abscess Herzmuskel-, Myokardabszeß *m.*
myocardial aneurysm Kammerwand-, Ventrikelaneurysma *nt.*
myocardial anoxia Herzmuskel-, Myokardanoxie *f.*
myocardial atrophy Herzmuskel-, Myokardatrophie *f.*
myocardial calcification Herzmuskel-, Myokardverkalkung *f.*

myocardial cell Herzmuskel-, Myokardzelle *f.*
myocardial fiber Herzmuskel-, Myokardfaser *f.*
myocardial hypertrophy Herzmuskel-, Myokardhypertrophie *f.*
myocardial hypoxia Herzmuskel-, Myokardhypoxie *f.*
myocardial infarct Herzinfarkt *m,* infarziertes Myokardareal *nt.*
myocardial infarction Herz(muskel)infarkt *m,* Myokardinfarkt *m, inf.* Infarkt *m.*
anterior myocardial infarction Vorderwandinfarkt.
anteroinferior myocardial infarction Vorderwandspitzeninfarkt.
anterolateral myocardial infarction anterolateraler (Myokard-)Infarkt.
anteroseptal myocardial infarction anteroseptaler (Myokard-)Infarkt.
diaphragmatic myocardial infarction → inferior myocardial infarction.
inferior myocardial infarction diaphragmaler/inferiorer (Myokard-)Infarkt.
inferolateral myocardial infarction inferolateraler (Myokard-)Infarkt.
lateral myocardial infarction Seitenwandinfarkt, Lateralinfarkt.
posterior myocardial infarction Hinterwandinfarkt.
posterolateral myocardial infarction posterolateraler (Myokard-)Infarkt.
recurrent myocardial infarction Infarktrezidiv *nt,* rezidivierender (Myokard-)Infarkt.
septal myocardial infarction Septuminfarkt.
silent myocardial infarction stummer (Myokard-)Infarkt.
subendocardial myocardial infarction subendokardialer (Myokard-)Infarkt.
through-and-through myocardial infarction → transmural myocardial infarction.
transmural myocardial infarction transmuraler (Myokard-)Infarkt.
myocardial inflammation → myocarditis.
myocardial injury Herzmuskel-, Myokardverletzung *f.*
myocardial insufficiency Herzinsuffizienz *f,* Myokardinsuffizienz *f.*
myocardial necrosis Herzmuskel-, Myokardnekrose *f.*
myocardial rupture Herzmuskelruptur *f,* Myokardruptur *f.*
my•o•car•di•op•a•thy [,maɪǝʊkɑːrdɪ'ɑpǝθɪ] *n* Myokardiopathie *f,* Kardiomyopathie *f.*
my•o•car•di•tis [,maɪǝʊkɑːr'daɪtɪs] *n* Herzmuskelentzündung *f,* Myocarditis *f.*
my•o•car•di•um [maɪǝʊ'kɑːrdɪǝm] *n* Herzmuskulatur *f,* Myokard *nt.*
my•o•clon•ic encephalopathy of childhood [maɪǝʊ'klɑnɪk] Kinsbourne-Syndrom *nt,* myoklonisch-infantile Enzephalo-

pathie f.

my·oc·lo·nus epilepsy [maɪˈɑklənəs] Lafora-Syndrom nt, Unverricht-Syndrom nt, Myoklonusepilepsie f, myoklonische Epilepsie f.

my·o·cu·ta·ne·ous flap [ˌmaɪəkjuːˈteɪnɪəs] chir. Hautmuskellappen m.

my·o·cyte [ˈmaɪəʊsaɪt] n Muskelzelle f, Myozyt m.

my·o·cy·tol·y·sis [ˌmaɪəʊsaɪˈtɒləsɪs] n patho. Muskelfaserauflösung f, Myozytolyse f.

my·o·de·sis [maɪəʊˈdiːsɪs] n ortho. Myodese f.

my·o·dyn·ia [maɪəʊˈdiːnɪə] n Muskelschmerz(en pl) m, Myodynie f, Myalgie f.

my·o·dys·tro·phy [maɪəʊˈdɪstrəfɪ] n → muscular dystrophy.

my·o·ep·i·the·li·al cell [maɪəʊˌepɪˈθiːlɪəl] Myoepithelzelle f.

my·o·fi·bril [maɪəʊˈfaɪbrəl] n Muskelfaser f, Myofibrille f.

my·o·fi·bro·ma [ˌmaɪəʊfaɪˈbrəʊmə] n patho. Myofibrom nt, Fibromyom nt.

my·o·gen·ic contracture [maɪəʊˈdʒenɪk] muskuläre/myogene Kontraktur f.

my·og·e·nous [maɪˈɑdʒənəs] adj myogen.

my·o·glo·bin [maɪəˈgləʊbɪn] n Myoglobin nt.

myoglobin cast urol. Myoglobinpräzipitat nt, -zylinder m.

myoglobin precipitate urol. Myoglobinpräzipitat nt, -zylinder m.

my·o·glo·bin·u·ria [maɪəʊˌgləʊbɪˈn(j)ʊərɪə] n Myoglobinurie f.

my·o·glo·bin·u·ric nephrosis [maɪəʊˌgləʊbɪˈn(j)ʊərɪk] myoglobinurische Nephrose f.

my·og·ra·phy [maɪˈɑgrəfɪ] n Myographie f.

my·ol·y·sis [maɪˈɑləsɪs] n Muskel(faser)nekrose f, Myolyse f.

my·o·ma [maɪˈəʊmə] n Myom nt.

my·o·ma·to·sis [ˌmaɪəʊməˈtəʊsɪs] n gyn. Myomatose f.

my·o·mec·to·my [maɪəʊˈmektəmɪ] n gyn. Myomentfernung f, Myomektomie f.

my·o·me·tri·tis [ˌmaɪəmɪˈtraɪtɪs] n gyn. Myometriumentzündung f, Myometritis f.

my·o·me·tri·um [maɪəʊˈmiːtrɪəm] n Uterusmuskulatur f, Myometrium nt.

my·o·ne·cro·sis [ˌmaɪənɪˈkrəʊsɪs] n Muskel-, Myonekrose f.

my·o·pa·ral·y·sis [ˌmaɪəʊpəˈræləsɪs] n Muskellähmung f, Myoparalyse f.

my·o·pa·re·sis [ˌmaɪəʊpəˈriːsɪs] n Muskelschwäche f, Myoparese f.

my·o·path·ic atrophy [maɪəʊˈpæθɪk] myogene/myopathische Muskelatrophie f.

myopathic paralysis myopathische/myogene Lähmung f.

myopathic scoliosis ortho. myopathische Skoliose f.

my·op·a·thy [maɪˈɑpəθɪ] n Muskelerkrankung f, Myopathie f.

my·ope [ˈmaɪəʊp] n Kurzsichtige(r m) f, Myope(r m) f.

my·o·per·i·car·di·tis [maɪəˌperɪkɑːrˈdaɪtɪs] n Myoperikarditis f.

my·o·phos·pho·ry·lase deficiency [ˌmaɪəʊfɑsˈfɔːreɪz] McArdle-Syndrom nt, muskuläre Glykogenose f, Muskelphosphorylasemangel m, Myophosphorylaseinsuffizienz f, Glykogenose f Typ V.

my·o·pia [maɪˈəʊpɪə] n Kurzsichtigkeit f, Myopie f.

my·op·ic [maɪˈɑpɪk] adj kurzsichtig, myop.

my·o·plas·ty [ˈmaɪəʊplæstɪ] n chir. 1. Muskel-, Myoplastik f. 2. Myoplastik f, myoplastische Deckung f.

my·or·rha·phy [maɪˈɔrəfɪ] n ortho. Muskelnaht f, Myorrhaphie f.

my·or·rhex·is [ˌmaɪəˈreksɪs] n Muskelriß m, Myorrhexis f.

my·o·sin [ˈmaɪəsɪn] n Myosin nt.

my·o·sis [maɪˈəʊsɪs] n Pupillenverengung f, Miosis f.

my·o·si·tis [maɪəʊˈsaɪtɪs] n Muskelentzündung f, Myositis f.

my·o·spasm [ˈmaɪəʊspæzəm] n Muskelkrampf m, Myospasmus m.

my·o·tat·ic reflex [maɪəʊˈtætɪk] Muskeldehnungsreflex m.

my·o·ten·on·to·plas·ty [ˌmaɪəˈtenˈɑntəplæstɪ] n ortho. Sehnen-Muskel-Plastik f, Tenomyoplastik f.

my·ot·o·my [maɪˈɑtəmɪ] n ortho. Muskeldurchtrennung f, Myotomie f.

my·o·ton·ic atrophy [maɪəʊˈtɑnɪk] → myotonic dystrophy.

myotonic cataract Cataracta myotonica.

myotonic dystrophy Curschmann-Batten-Steinert-Syndrom nt, myotonische Dystrophie f.

my·ot·o·ny [maɪˈɑtənɪ] n (erhöhte) Muskelspannung f, Myotonie f f.

myr·in·gec·to·my [ˌmɪrənˈdʒektəmɪ] n HNO Trommelfellentfernung f, Myringektomie f.

myr·in·gi·tis [mɪrənˈdʒaɪtɪs] n Trommelfellentzündung f, Myringitis f.

myr·in·go·my·co·sis [ˌmɪˌrɪŋgəʊmaɪˈkəʊsɪs] n HNO Myringomykose f.

myr·in·go·plas·ty [ˈmɪˌrɪŋgəʊplæstɪ] n HNO Trommelfell-, Myringoplastik f.

myr·in·go·rup·ture [mɪˌrɪŋgəʊˈrʌptʃər] n Trommelfellriß m, -ruptur f.

myr·in·go·tome [ˈmɪˌrɪŋgəʊtəʊm] n HNO Parazentesemesser nt.

myr·in·got·o·my [mɪrənˈgɑtəmɪ] n HNO Trommelfellschnitt m, Myringotomie f, Parazentese f.

myringotomy drain tube HNO Paukenröhrchen nt.

myringotomy knife → myringotome.

myringotomy tube HNO Paukenröhrchen nt.

myx·ad·e·ni·tis [mɪksˌædəˈnaɪtɪs] n Schleimdrüsenentzündung f, Myxadenitis f.

myx·e·de·ma [mɪksəˈdiːmə] n Myxödem nt.

myxedematous 270

myx•e•dem•a•tous [mɪksə'demətəs] *adj* myxödematös, Myxödem-.

myx•oid cyst ['mɪksɔɪd] *ortho.* Synovialzyste *f*, Ganglion *nt*, Überbein *nt*.

N

Naegele [ˈneɪgəlɪ; ˈnɛːgələ]: **Naegele's pelvis** Naegele-Becken *nt*.
Naegele's rule *gyn.* Naegele-Regel *f.*
Naegeli [ˈneɪgəlɪ; ˈnɛːgəli]: **Naegeli syndrome** Franceschetti-Jadassohn-Syndrom *nt*, Naegeli-Syndrom *nt*, Melanophorennaevus *m.*
Naffziger [ˈnæfzɪgər]: **Naffziger's operation** *ophthal.* Naffziger-Operation *f.*
Naffziger's syndrome Naffziger-Syndrom *nt*, Skalenus-anterior-Syndrom *nt.*
nail [neɪl] **I** *n* **1.** Nagel *m*, Unguis *m.* **2.** Nagel *m.* **II** *vt* (an-)nageln (*to* an).
nail bed → nail matrix.
nail extension *ortho.* Nagelextension *f.*
nail fold Nagelfalz *m*, Sulcus matricis unguis.
nail infection Nagelinfektion *f.*
nail•ing [ˈneɪlɪŋ] *n ortho.* Nagelung *f*, Nageln *nt.*
nail matrix Nagelbett *nt*, Matrix unguis.
nail-patella syndrome Nagel-Patella-Syndrom *nt*, Osteoonychodysplasie *f.*
nail plate Nagelplatte *f*, Corpus unguis.
nail pulse Nagelpuls *m.*
nail root Nagelwurzel *f*, Radix unguis.
nail sinus Nageltasche *f*, Sinus unguis.
nail wall Nagelwall *m*, Vallum unguis.
na•ked virus [ˈneɪkɪd] *micro.* nacktes Virus *nt.*
na•nism [ˈneɪnɪzəm] *n* Minder-, Zwergwuchs *m*, Nan(n)ismus *m.*
nape nevus [neɪp] Storchenbiß *m*, Unna-Politzer-Nackennävus *m*, Nävus Unna *m.*
nap•kin dermatitis [ˈnæpkɪn] *derm.* Windeldermatitis *f*, posterosives Syphiloid *nt*, Dermatitis ammoniacalis, Erythema glutaeale.
nap•py rash [ˈnæpɪ] → napkin dermatitis.
nar•cis•sism [ˈnɑːrsəsɪzəm] *n psychia.* Narzißmus *m.*
nar•cis•sis•tic personality disorder [ˌnɑːrsəˈsɪstɪk] narzißtische Persönlichkeit(sstörung *f*) *f.*
nar•co•lep•sy [ˈnɑːrkəʊlepsɪ] *n neuro.* Narkolepsie *f.*
nar•co•lep•tic [nɑːrkəʊˈleptɪk] *adj* narkoleptisch.
nar•co•sis [nɑːrˈkəʊsɪs] *n* Narkose *f*, Vollnarkose *f*, Allgemeinanästhesie *f.*

nar•cot•ic [nɑːrˈkɑtɪk] **I** *n* **1.** Betäubungsmittel *nt*, Narkotikum *nt.* **2.** Rauschgift *nt.* **II** *adj* **3.** narkotisch, Narkose-. **4.** berauschend, betäubend, narkotisch.
narcotic addict Betäubungsmittelabhängige(r *m*) *f*, -süchtige(r *m*) *f*, Rauschgiftabhängige(r *m*) *f*, -süchtige(r *m*) *f.*
narcotic addiction Betäubungsmittel-, Rauschgiftsucht *f.*
nar•co•tize [ˈnɑːrkətaɪz] *vt* betäuben, narkotisieren.
nar•row-angle glaucoma [ˈnærəʊ] akutes Winkelblockglaukom *nt*, Glaucoma acutum.
chronic narrow-angle glaucoma chronisches Winkelblockglaukom, chronisch-kongestives Glaukom, Glaucoma chronicum congestivum.
na•sal bleeding [ˈneɪzl] Nasenbluten *nt*, -blutung *f*, Epistaxis *f.*
nasal bone Nasenbein *nt*, Os nasale.
nasal breathing Nasenatmung *f.*
nasal bridge Nasenbrücke *f.*
nasal calculus Nasenstein *m*, Rhinolith *m.*
nasal canal → nasolacrimal canal.
nasal cartilages Nasenknorpel *pl*, Cartilagines nasales/nasi.
nasal catarrh Nasenkatarrh *m*, (akute) Rhinitis *f.*
nasal cavity Nasenhöhle *f*, Cavitas nasi/nasalis.
nasal concha Nasenmuschel *f*, Concha nasalis.
nasal douche Nasendusche *f.*
nasal drops Nasentropfen *pl.*
nasal duct → nasolacrimal duct.
nasal glands Nasen(schleimhaut)drüsen *pl*, Glandulae nasales.
nasal hemorrhage → nasal bleeding.
nasal intubation nasale Intubation *f.*
nasal meatus Nasengang *m*, Meatus nasi.
nasal mucosa Nasenschleimhaut *f*, Tunica mucosa nasi.
nasal ointment Nasensalbe *f.*
nasal polyp Nasenpolyp *m.*
nasal root Nasenwurzel *f*, Radix nasalis/nasi.
nasal septum Nasenscheidewand *f*, Nasenseptum *nt*, Septum nasi/nasale.
nasal sinuses (Nasen-)Nebenhöhlen *pl*, Sinus paranasales.

nasal speculum Nasenspekulum *nt*, Rhinoskop *nt*.
nasal stone Nasenstein *m*, Rhinolith *m*.
nasal swab Nasenabstrich *m*.
nasal tip Nasenspitze *f*, Apex nasi.
nasal vestibule Nasenvorhof *m*, Vestibulum nasi/nasale.
nasal wing Nasenflügel *m*, Ala nasi.
na•so•an•tros•to•my [ˌneɪzəʊænˈtrʌstəmɪ] *n HNO* transnasale Kieferhöhlenfensterung *f*.
na•so•cil•i•ary neuralgia [neɪzəʊˈsɪlɪərɪ] Nasoziliarisneuralgie *f*.
na•so•gas•tric tube [neɪzəʊˈgæstrɪk] Nasensonde *f*, Nasen-Magen-Sonde *f*.
na•so•la•bi•al sulcus [neɪzəʊˈleɪbɪəl] Nasolabialfurche *f*, Sulcus nasolabialis.
na•so•lac•ri•mal canal [neɪzəʊˈlækrɪməl] Kanal *m* des Ductus nasolacrimalis, Canalis nasolacrimalis.
nasolacrimal duct Tränen-Nasen-Gang *m*, Ductus nasolacrimalis.
na•so•pha•ryn•ge•al airway [ˌneɪzəʊfəˈrɪndʒ(ɪ)əl] Nasopharyngealtubus *m*.
nasopharyngeal angiofibroma Nasenrachenfibrom *nt*, Schädelbasisfibrom *nt*, Basalfibroid *nt*.
nasopharyngeal carcinoma nasopharyngeales Karzinom *nt*, Nasopharyngealkarzinom *nt*.
nasopharyngeal fibromatosis nasopharyngeales Fibrom *nt*.
nasopharyngeal intubation nasopharyngeale Intubation *f*.
nasopharyngeal space → nasopharynx.
nasopharyngeal tubus → nasopharyngeal airway.
na•so•phar•yn•gi•tis [neɪzəʊˌfærənˈdʒaɪtɪs] *n HNO* Naso-, Rhino-, Epipharyngitis *f*.
na•so•phar•ynx [neɪzəʊˈfærɪŋks] *n* Nasenrachenraum *m*, Naso-, Rhino-, Epipharynx *m*.
na•so•tra•che•al airway [neɪzəʊˈtreɪkɪəl] Nasotrachealtubus *m*.
nasotracheal aspiration nasotracheale Aspiration *f*.
nasotracheal intubation nasotracheale Intubation *f*.
nasotracheal tubus → nasotracheal airway.
na•tal cleft [ˈneɪtl] Gesäßspalte *f*, Afterfurche *f*, Crena ani, Rima ani.
na•tal•i•ty [neɪˈtælətɪ] *n* Geburtenziffer *f*, Natalität *f*.
na•tive [ˈneɪtɪv] I *n* Eingeborene(r *m*) *f*; Einheimische(r *m*) *f*. II *adj* 1. *chem.* natürlich, unverändert, nativ, Nativ-. 2. eingeboren, Eingeborenen-.
native immunity angeborene Immunität *f*.
na•tre•mia [nəˈtriːmɪə] *n* Hypernatriämie *f*.
na•tri•u•re•sis [ˌneɪtrɪjəˈriːsɪs] *n* Natriurese *f*, Natriurie *f*.
na•tri•u•ret•ic [ˌneɪtrɪjəˈretɪk] I *n pharm.* Natriuretikum *nt*. II *adj* natriuretisch.
nat•ru•re•sis [ˌnætrəˈriːsɪs] *n* → natriuresis.
nat•u•ral [ˈnætʃ(ə)rəl] *adj* 1. natürlich, naturgegeben, Natur-. **die a natural death** eines natürlichen Todes sterben. 2. angeboren, natürlich (*to*).
natural antibody natürlicher/regulärer Antikörper *m*.
natural childbirth natürliche Geburt *f*.
natural death natürlicher Tod *m*.
natural immunity natürliche Immunität *f*.
natural resistance → natural immunity.
natural science Naturwissenschaft(en *pl*) *f*.
natural scientist Naturwissenschaftler(in *f*) *m*.
na•ture [ˈneɪtʃər] *n* 1. Natur *f*, Schöpfung *f*. **against nature** gegen die Natur. 2. (*Person*) Wesen(sart *f*) *nt*, Charakter *m*, Natur *f*. **by nature** von Natur aus.
nature cure Naturheilverfahren *nt*.
na•tur•o•path [ˈneɪtʃərəpæθ] *n* Naturheiler(in *f*) *m*; Naturheilkundige(r *m*) *f*.
na•tu•rop•a•thy [ˌneɪtʃəˈrɑpəθɪ] *n* 1. Naturheilverfahren *nt*. 2. Naturheilkunde *f*, Physiatrie *f*.
nau•sea [ˈnɔːzɪə] *n* Übelkeit *f*, Brechreiz *m*, Nausea *f*.
nau•se•ant [ˈnɔːzɪənt] I *n* Brechmittel *nt*. II *adj* Übelkeit/Brechreiz erregend.
na•vel [ˈneɪvl] *n* Nabel *m*, Umbilikus *m*.
navel string Nabelstrang *m*, -schnur *f*, Chorda/Funiculus umbilicalis.
na•vic•u•lar [nəˈvɪkjələr] I *n* Kahnbein *nt*, Os naviculare. II *adj* kahnförmig, navikular.
navicular abdomen Kahnbauch *m*.
navicular bone → navicular I.
near [nɪər] *adj* 1. (*örtlich*) nahe, in der Nähe; (*zeitlich*) nahe. 2. nahe (verwandt); vertraut.
near point *ophthal.* Nahpunkt *m*, Punctum proximum. **near point of convergence** Konvergenznahpunkt.
near-point reaction → near reflex.
near reflex *ophthal.* Naheinstellungsreaktion *f*, -reflex *m*, Konvergenzreaktion *f*, Akkommodationsreflex *m*.
near sight → nearsightedness.
near•sight•ed [ˈnɪərsaɪtɪd] *adj* kurzsichtig, myop.
near•sight•ed•ness [ˈnɪərsaɪtɪdnɪs] *n* Kurzsichtigkeit *f*, Myopie *f*.
ne•ar•thro•sis [nɪɑːrˈθrəʊsɪs] *n ortho.* 1. Gelenkneubildung *f*, Nearthrose *f*. 2. Gelenkprothese *f*, -ersatz *m*, künstliches Gelenk *nt*.
near-vision response *ophthal.* Naheinstellungsreaktion *f*, -reflex *m*, Konvergenzreaktion *f*, Akkommodationsreflex *m*.
neb•u•la [ˈnebjələ] *n* 1. *ophthal.* leichte Hornhauttrübung *f*, Nubekula *f*, Nebula *f*. 2. (*Harn*) Trübung *f*, Nubekula *f*.
neb•u•li•za•tion [ˌnebjəlaɪˈzeɪʃn] *n* 1. Vernebeln *nt*, Zerstäuben *nt*. 2. Aerosoltherapie *f*.
neb•u•lize [ˈnebjəlaɪz] I *vt* zerstäuben, vernebeln. II *vi* zerstäubt werden.
neb•u•liz•er [ˈnebjəlaɪzər] *n* Zerstäuber *m*, Vernebler *m*.
neb•u•lous urine [ˈnebjələs] trüber/ge-

trübter Urin *m.*
neck [nek] *n* **1.** Hals *m; anat.* Collum *nt,* Cervix *f.* **a stiff neck** ein steifer Nacken *od.* Hals. **2.** *allg.* Hals(teil *nt*) *m;* (Flaschen-)Hals *m.*
neck of femur (Ober-)Schenkelhals, Collum femoris.
neck of fibula Wadenbeinhals, Collum fibulae.
neck of gallbladder Gallenblasenhals, Collum vesicae felleae/biliaris.
neck of humerus Humerushals, Collum humeri.
neck of radius Radiushals, Collum radii.
neck of talus Talushals, Collum tali.
neck of urinary bladder (Harn-)Blasenhals, Cervix vesicae.
neck of uterus Uterus-, Gebärmutterhals, Zervix, Cervix uteri.
neck dissection *HNO* Halsdissektion *f,* -ausräumung *f.*
neck fracture *ortho.* subkapitale Fraktur *f.*
neck injury Halsverletzung *f,* -trauma *nt.*
neck muscles Halsmuskeln *pl,* Nackenmuskulatur *f,* Musculi colli/cervicis.
neck pain Nackenschmerz *m,* Zervikodynie *f.*
neck sign Brudzinski-Nackenzeichen *nt,* Brudzinski-Zeichen *nt.*
neck stiffness Nackensteifigkeit *f.*
nec•rec•to•my [nek'rektəmɪ] *n chir.* Nekroseexzision *f,* -entfernung *f.*
nec•ro•bi•o•sis [‚nekrəʊbaɪ'əʊsɪs] *n patho.* Nekrobiose *f.*
ne•crol•y•sis [nɪ'krɑləsɪs] *n* Nekrolyse *f.*
nec•rop•sy ['nekrɑpsɪ] *n* Autopsie *f,* Obduktion *f,* Nekropsie *f.*
ne•crose [ne'krəʊs] **I** *vt* nekrotisieren. **II** *vi* absterben, nekrotisieren.
ne•cro•sis [nɪ'krəʊsɪs] *n* lokaler Gewebstod *m,* Nekrose *f.*
ne•crot•ic [nɪ'krɑtɪk] *adj* nekrotisch, nekrotisierend, Nekro-, Nekrose-.
necrotic angina *HNO* nekrotisierende Angina *f.*
necrotic infectious conjunctivitis *ophthal.* Pascheff-Konjunktivitis *f,* Conjunctivitis necroticans infectiosa.
necrotic inflammation nekrotisierende Entzündung *f.*
nec•ro•tize ['nekrətaɪz] **I** *vt* Nekrose verursachen. **II** *vi* nekrotisieren.
nec•ro•tiz•ing ['nekrətaɪzɪŋ] *adj* Nekrose auslösend, nekrotisierend.
necrotizing angiitis nekrotisierende Angiitis/Vaskulitis *f.*
necrotizing arteriolitis Arteriolo-, Arteriolennekrose *f.*
necrotizing cellulitis → necrotizing erysipelas.
necrotizing encephalomyelopathy/encephalopathy Leigh-Syndrom *nt,* nekrotisierende Enzephalomyelopathie *f.*
necrotizing enteritis Darmbrand *m.*
necrotizing enterocolitis pseudomembranöse Enterokolitis *f.*
necrotizing erysipelas Erysipelas gangraenosum.
necrotizing papillitis (*Niere*) Papillennekrose *f.*
necrotizing ulcerative gingivitis Plaut-Vincent-Angina *f,* Fusospirillose *f,* Angina ulcerosa/ulceromembranacea.
necrotizing vasculitis nekrotisierende Angiitis/Vaskulitis *f.*
ne•crot•o•my [nɪ'krɑtəmɪ] *n* **1.** *chir.* Zerschneidung *f,* Aufspaltung *f,* Dissektion *f.* **2.** *ortho.* Sequesterentfernung *f,* Nekrotomie *f,* Sequesterotomie *f.*
nee•dle ['niːdl] **I** *n* **1.** Nadel *f.* **2.** Zeiger *m;* (*Waage*) Zunge *f.* **II** *vt* (mit einer Nadel) nähen; durchstechen; *clin.* punktieren.
needle aspiration Nadelaspiration *f.*
needle biopsy Nadelbiopsie *f.*
needle holder *chir.* Nadelhalter *m.*
neg•a•tive ['negətɪv] **I** *n* **1.** Negativfaktor *m,* Negativum *nt.* **2.** *photo.* Negativ *nt.* **II** *adj* negativ, erfolg-, ergebnislos; ohne Befund; fehlend, nicht vorhanden.
negative accommodation *physiol.* Fernakkommodation *f.*
negative lens *opt.* Zerstreuungslinse *f.*
negative scotoma *ophthal.* negatives/objektives Skotom *nt.*
Negro ['neɪɡrəʊ]: **Negro's phenomenon/sign** *neuro.* Zahnradphänomen *nt.*
Neisser ['naɪsər]: **diplococcus of Neisser** Gonokokkus *m,* Gonococcus *m,* Neisseria gonorrhoeae.
Neis•se•ria [naɪ'sɪərɪə] *n micro.* Neisseria *f.*
Neisseria gonorrhoeae Gonokokkus *m,* Gonococcus *m,* Neisseria gonorrhoeae.
Neisseria meningitidis Meningokokkus *m,* Neisseria meningitidis.
Nélaton [nela'tɔ̃]: **Nélaton's catheter** Nélaton-Katheter *m.*
Nélaton's dislocation *ortho.* Nélaton-Luxation *f.*
nem•a•thel•minth [nemə'θelmɪnθ] *n micro.* Schlauch-, Rundwurm *m,* Aschelminth *m,* Nemathelminth *m.*
nem•a•thel•min•thi•a•sis [nemə'θelmɪn-'θaɪəsɪs] *n* Nemathelmintheninfektion *f.*
nem•a•tode ['nemətəʊd] *n micro.* Rund-, Fadenwurm *m,* Nematode *f.*
nem•a•to•di•a•sis [‚nemətəʊ'daɪəsɪs] *n* Nematodeninfektion *f,* Nematodiasis *f,* Nematosis *f.*
ne•o•ar•thro•sis [‚niːəʊɑːr'θrəʊsɪs] *n* → nearthrosis.
ne•o•di•a•ther•my [niːəʊ'daɪəθɜrmɪ] *n* Kurzwellendiathermie *f.*
ne•o•for•ma•tion [‚niːəʊfɔːr'meɪʃn] *n patho.* Neubildung *f,* Neoplasma *nt.*
ne•o•gen•e•sis [niːəʊ'dʒenəsɪs] *n* Neubildung *f,* Regeneration *f,* Neogenese *f.*
ne•o•gly•co•gen•e•sis [niːəʊˌɡlaɪkə-'dʒenəsɪs] *n* Gluko-, Gluconeogenese *f.*
ne•o•na•tal acne [niːəʊ'neɪtl] Neugeborenenakne *f,* Akne/Acne neonatorum.

neonatal apoplexy

neonatal apoplexy Neugeborenenapoplexie f.
neonatal asphyxia Neugeborenenasphyxie f, Atemdepressionszustand m des Neugeborenen.
neonatal death Neugeborenentod m, Tod m in der Neugeborenenperiode.
neonatal diarrhea infektiöse Säuglingsenteritis/Säuglingsdyspepsie f.
neonatal herpes neonataler Herpes m, Herpes neonatorum.
neonatal hyperbilirubinemia physiologische Neugeborenenhyperbilirubinämie f.
neonatal mortality Neugeborenensterblichkeit f, Sterblichkeit f in der Neugeborenenperiode.
neonatal tetany Neugeborenentetanie f.
ne•o•nate ['ni:əʊneɪt] **I** n Neugeborene nt. **II** adj neugeboren.
ne•o•na•tol•o•gy [ˌni:əʊneɪ'tɒlədʒɪ] n Neonatologie f.
ne•o•plasm ['ni:əʊplæzəm] n Neubildung f, Neoplasma nt; Tumor m.
ne•o•plas•tic disease [ni:əʊ'plæstɪk] Tumorleiden nt.
ne•o•stig•mine [ni:əʊ'stɪgmi:n] n pharm., anes. Neostigmin nt.
ne•o•vas•cu•lar•i•za•tion [ni:əʊˌvæskjələrɪ'zeɪʃn] n patho. **1.** (Tumor) Gefäßneubildung f. **2.** Kapillareinsprossung f, Revaskularisierung f, Revaskularisation f.
ne•phral•gia [nɪ'frældʒ(ɪ)ə] n Nierenschmerz(en pl) m, Nephralgie f.
neph•rec•ta•sia [nefrek'teɪʒ(ɪ)ə] n Nierendilatation f, Nephrektasie f.
ne•phrec•to•my [nɪ'frektəmɪ] n chir. Nierenentfernung f, Nephrektomie f.
neph•re•de•ma [nefrɪ'di:mə] n **1.** Nierenstauung f. **2.** Stauungsniere f. **3.** nephrogenes Ödem nt.
neph•ric colic ['nefrɪk] Nierenkolik f, Colica renalis.
ne•phrit•ic calculus [nɪ'frɪtɪk] → nephrolith.
nephritic retinitis renale Retinopathie f.
nephritic syndrome nephritisches Syndrom nt.
ne•phri•tis [nɪ'fraɪtɪs] n Nierenentzündung f, Nephritis f. **nephritis of pregnancy** Schwangerschaftsnephritis, -nephropathie f.
neph•ro•an•gi•o•scle•ro•sis [nefrəˌændʒɪəʊsklɪ'rəʊsɪs] n patho. Nephroangiosklerose f.
neph•ro•blas•to•ma [ˌnefrəblæs'təʊmə] n Wilms-Tumor m, embryonales Adeno(myo)sarkom nt, Nephroblastom m.
neph•ro•cal•ci•no•sis [nefrəˌkælsɪ'nəʊsɪs] n patho. Nephrokalzinose f.
ne•phrog•e•nous proteinuria [nə'frɒdʒənəs] echte/renale Proteinurie f.
neph•ro•he•mia [nefrə'hi:mɪə] n Nierenstauung f; Stauungsniere f.
neph•ro•lith ['nefrəlɪθ] n Nierenstein m, Nephrolith m.
neph•ro•li•thi•a•sis [ˌnefrəlɪ'θaɪəsɪs] n Nierensteinleiden nt, Nephrolithiasis f.
neph•ro•li•thot•o•my [ˌnefrəlɪ'θɒtəmɪ] n urol. Nierensteinentfernung f, Nephrolithotomie f.
ne•phrol•o•gy [nə'frɒlədʒɪ] n Nephrologie f.
neph•ro•meg•a•ly [nefrə'megəlɪ] n Nierenvergrößerung f, Nephromegalie f.
neph•ro•noph•thi•sis [nefrə'nɒfθəsɪs] n patho. Nephronophthise f, Nephronophthisis f.
neph•ro•path•ic cardiopathy [nefrə'pæθɪk] nephropathische Kardiopathie f.
ne•phrop•a•thy [nə'frɒpəθɪ] n Nierenerkrankung f, -schädigung f, Nephropathie f.
neph•ro•pexy ['nefrəpeksɪ] n chir. Nierenfixation f, Nephropexie f.
neph•rop•to•sis [ˌnefrəp'təʊsɪs] n patho. Nierensenkung f, Nephroptose f.
neph•ro•py•e•log•ra•phy [nefrəˌpaɪə'lɒgrəfɪ] n radiol. Nephropyelographie f.
neph•ro•py•e•lo•li•thot•o•my [nefrəˌpaɪələʊlɪ'θɒtəmɪ] n urol. Nephropyelolithotomie f.
neph•ro•py•e•lo•plas•ty [nefrə'paɪələplæstɪ] n urol. Nierenbeckenplastik f.
neph•ror•rha•gia [nefrə'reɪdʒ(ɪ)ə] n Nierenblutung f, Nephrorrhagie f.
neph•ror•rha•phy [ne'frɔ:rəfɪ] n chir. Nierennaht f, Nephrorrhaphie f.
neph•ro•scle•ro•sis [ˌnefrəsklɪ'rəʊsɪs] n patho. Nephrosklerose f.
ne•phro•sis [nə'frəʊsɪs] n **1.** Nephrose f. **2.** → nephropathy. **3.** → nephrotic syndrome.
neph•ro•so•ne•phri•tis [nəˌfrəʊsəʊnɪ'fraɪtɪs] n Nephrosonephritis f.
neph•ro•so•nog•ra•phy [ˌnefrəsə'nɒgrəfɪ] n radiol. Nierensonographie f.
ne•phros•to•my [nə'frɒstəmɪ] n urol. Nephrostomie f.
ne•phrot•ic edema [nə'frɒtɪk] nephrotisches Ödem nt.
nephrotic syndrome nephrotisches Syndrom nt; Nephrose f.
neph•ro•to•mog•ra•phy [ˌnefrətə'mɒgrəfɪ] n radiol. Nephrotomographie f.
ne•phrot•o•my [nə'frɒtəmɪ] n urol. Nephrotomie f.
neph•ro•tox•ic cardiopathy [nefrə'tɒksɪk] nephrotoxische Kardiopathie f.
neph•ro•tox•in [nefrə'tɒksɪn] n Nierengift nt, Nephrotoxin nt.
neph•ro•u•re•ter•ec•to•my [nefrəˌjə,ri:tə'rektəmɪ] n urol. Nephroureterektomie f.
neph•ro•u•re•ter•o•cys•tec•to•my [ˌnefrəjəˌri:tərəʊsɪs'tektəmɪ] n urol. Nephroureterozystektomie f.
nerve [nɜrv] n **1.** Nerv m; anat. [s.u. NERVUS] **2. nerves** pl Nervosität f.
nerve block 1. neuro. Nervenblock(ade f) m. **2.** anes. Nervenblockade f, Leitungs-, Regionalanästhesie f.
nerve block anesthesia → nerve block 2.
nerve cell Nervenzelle f, Neuron nt.
nerve damage Nervenschädigung f,

-schaden *m.*
nerve fiber → neurofiber.
nerve graft 1. Nerventransplantat *nt.* **2.** Nerventransplantation *f.*
nerve grafting Nerventransplantation *f.*
nerve impulse Nervenimpuls *m.*
nerve injury Nervenverletzung *f*, -schädigung *f*, -trauma *nt.*
nerve plexus Nervengeflecht *nt*, -plexus *m.*
nerve root Nervenwurzel *f.*
nerve stimulation Nervenstimulation *f*, -stimulierung *f*. **transcutaneous electrical nerve stimulation** transkutane elektrische Nervenstimulation.
nerve stretching → neurotony.
nerve supply Nervenversorgung *f.*
nerve tissue Nervengewebe *nt.*
ner•vous ['nɜrvəs] *adj* **1.** *anat.* nerval, neural, Nerven-. **2.** nervös, aufgeregt.
nervous asthenopia 1. hysterische Asthenopie *f.* **2.** nervöse Asthenopie *f.*
nervous asthma streßbedingtes Asthma *nt.*
nervous breakdown Nervenzusammenbruch *m.*
nervous indigestion nervöse Dyspepsie *f.*
nervous pregnancy psychogene Scheinschwangerschaft *f.*
nervous system Nervensystem *nt*, Systema nervosum.
autonomic nervous system autonomes/vegetatives Nervensystem, Pars autonomica systematis nervosi, Systema nervosum autonomicum.
central nervous system Zentralnervensystem, Systema nervosum centrale, Pars centralis systematis nervosi.
involuntary nervous system → autonomic nervous system.
parasympathetic nervous system Parasympathikus *m*, parasympathisches System, Pars parasympathetica/parasympathica systematis nervosi autonomici.
peripheral nervous system peripheres Nervensystem, Systema nervosum peripherium, Pars peripherica systematis nervosi.
sympathetic nervous system 1. → autonomic nervous system. **2.** Sympathikus *m*, sympathisches System, Pars sympathetica/sympathica systematis nervosi autonomici.
vegetative/visceral nervous system → autonomic nervous system.
ne•sid•i•o•blast [nə'sɪdɪəblæst] *n* (*Pankreas*) Inselzelle *f.*
ne•sid•i•o•blas•to•ma [nə,sɪdɪəblæs'təʊmə] *n* Inselzelladenom *nt*, Nesidioblastom *nt.*
ne•sid•i•o•blas•to•sis [nə,sɪdɪəblæs'təʊsɪs] *n* (*Pankreas*) diffuse Inselzellhyperplasie *f.*
net•tle ['netl] *n derm.* Quaddel *f*, Urtika *f.*
nettle rash *patho.* Nesselsucht *f*, Urtikaria *f*, Urticaria *f.*
Nettleship ['netlʃɪp]: **Nettleship's disease** Nettleship-Erkrankung *f*, kutane Mastozytose *f*, Mastozytose-Syndrom *nt.*
net•work ['netwɜrk] *n* (*a. fig.*) Netz *nt*; Netz-, Maschenwerk *nt*, Netzgewebe *nt*, Geflecht *nt*; *anat.* Rete *nt.*
neu•ral arch of vertebra ['njʊərəl] Wirbelbogen *m*, Arcus vertebralis/vertebrae.
neural atrophy neurogene Muskelatrophie *f.*
neural blockade Nervenblockade *f.*
neural canal Wirbel(säulen)-, Vertebralkanal *m*, Canalis vertebralis.
neural ganglion Nervenknoten *m*, Ganglion *nt.*
neu•ral•gia [njʊə'rældʒ(ɪ)ə] *n neuro.* Neuralgie *f.*
neu•ral•gic pain [njʊə'rældʒɪk] neuralgischer Schmerz *m.*
neu•ral•gi•form [njʊə'rældʒɪfɔːrm] *adj* neuralgieartig, neuralgiform.
neural stalk Hypophysenstiel *m*, Infundibulum hypothalami.
neur•a•min•ic acid [njʊərə'mɪnɪk] Neuraminsäure *f.*
neur•a•min•i•dase [njʊərə'mɪnɪdeɪz] *n* Neuraminidase *f*, Sialidase *f.*
neur•as•the•nia [njʊərəs'θiːnɪə] *n* Beard-Syndrom *nt*, Nervenschwäche *f*, nervöse Übererregbarkeit *f*, Neurasthenie *f.*
neur•as•then•ic asthenopia [njʊərəs-'θenɪk] **1.** hysterische Asthenopie *f.* **2.** retinale Asthenopie *f.*
neur•a•xon [njʊə'ræksɑn] *n* Achsenzylinder *m*, Neuraxon *nt*, Axon *nt.*
neur•ec•ta•sy [njʊə'rektəsɪ] *n* → neurotony.
neur•ec•to•my [njʊə'rektəmɪ] *n neurochir.* Nervenresektion *f*, Neurektomie *f.*
neu•ri•lem•ma [njʊərɪ'lemə] *n* Schwann-Scheide *f*, Neurilemm *nt.*
neurilemma cell Schwann-Zelle *f.*
neu•ri•le•mo•ma [,njʊərɪlə'məʊmə] *n* Neurilem(m)om *nt*, Neurinom *nt*, Schwannom *nt.*
neu•ri•no•ma [njʊərɪ'nəʊmə] *n* → neurilemoma.
neu•rite ['njʊəraɪt] *n* → neuraxon.
neu•ri•tis [njʊə'raɪtɪs] *n* Nervenentzündung *f*, Neuritis *f.*
neu•ro•cir•cu•la•to•ry asthenia [njʊərəʊ'sɜrkjələ,tɔʊrɪ] neurozirkulatorische Asthenie *f*, Effort-Syndrom *nt*, DaCosta-Syndrom *nt*, Soldatenherz *nt*, Phrenikokardie *f.*
neu•ro•cra•ni•um [njʊərəʊ'kreɪnɪəm] *n* Hirnschädel *m*, Neurocranium *nt.*
neu•ro•cu•ta•ne•ous melanosis [,njʊərəʊkjuː'teɪnɪəs] neurokutane Melanose *f*, neurokutanes Melanoblastosesyndrom *nt.*
neurocutaneous syndrome Phakomatose *f*, neurokutanes Syndrom *nt.*
neu•ro•cyte ['njʊərəʊsaɪt] *n* Nervenzelle *f*, Neurozyt *m*, Neuron *nt.*
neu•ro•den•drite [njʊərəʊ'dendraɪt] *n* Dendrit *m.*
neu•ro•derm ['njʊərəʊdɜrm] *n* Neuroderm *nt*, neurales Ektoderm *nt.*

neu·ro·der·ma·ti·tis [njʊərəʊˌdɜrmə-'taıtıs] *n* **1.** Neurodermitis *f*, Neurodermatose *f*. **2.** atopisches/endogenes/konstitutionelles Ekzem *nt*, atopische Dermatitis *f*, Neurodermitis disseminata/diffusa/constitutionalis/atopica. **3.** Vidal-Krankheit *f*, Neurodermitis circumscriptus.

neu·ro·di·ag·no·sis [njʊərəʊˌdaıəg'nəʊsıs] *n* Neurodiagnose *f*.

neu·ro·en·do·crine system [njʊərəʊ-'endəkrın] neuroendokrines System *nt*, Neuroendokrinium *nt*.

neu·ro·ep·i·the·li·al tumor [njʊərəʊˌepı-'θi:lıəl] neuroepithelialer Tumor *m*.

neu·ro·ep·i·the·li·um [njʊərəʊˌepı'θi:lıəm] *n* Sinnes-, Neuroepithel *nt*.

neu·ro·fi·ber [njʊərəʊ'faıbər] *n* Nervenfaser *f*, Neurofibra *f*.

neu·ro·fi·bro·ma·to·sis [njʊərəʊˌfaıbrəmə'təʊsıs] *n* (von) Recklinghausen-Krankheit *f*, Neurofibromatosis generalisata.

neu·ro·gang·li·on [njʊərəʊ'gæŋglıən] *n* Nervenknoten *m*, Ganglion *nt*.

neu·ro·gen·ic arthropathy [njʊərəʊ-'dʒenık] neurogene/neuropathische Arthropathie *f*.

neurogenic atrophy neurogene Muskelatrophie *f*.

neurogenic bladder neurogene Blase *f*.
uninhibited neurogenic bladder neurogene Überlaufblase.

neurogenic clubfoot *ortho.* neurogener Klumpfuß *m*.

neurogenic contracture neurogene Kontraktur *f*.

neurogenic fracture neurogene Fraktur *f*.

neurogenic shock neurogener Schock *m*.

neurogenic ulcer → neurotrophic ulcer.

neu·rog·lia [njʊə'rɑglıə] *n* Neuroglia *f*, Glia *f*.

neu·ro·gli·o·ma [ˌnjʊərəʊglaı'əʊmə] *n* Neurogliom *nt*, Gliom *nt*.

neu·ro·hor·mone [njʊərəʊ'hɔ:rməʊn] *n* Neurohormon *nt*.

neu·ro·hy·po·phys·ec·to·my [njʊərəʊˌhaıpəfı'sektəmı] *n* neurochir. Neurohypophysektomie *f*.

neu·ro·hy·poph·y·si·al hormone [ˌnjʊərəʊhaıˌpɑfə'si:əl] Neurohypophysenhormon *nt*, (Hypophysen-)Hinterlappenhormon *nt*, HHL-Hormon *nt*.

neu·ro·hy·poph·y·sis [ˌnjʊərəʊhaı-'pɑfəsıs] *n* Neurohypophyse *f*, Hypophysenhinterlappen *m*.

neu·ro·im·mu·nol·o·gy [njʊərəʊˌımjə'nɑlədʒı] *n* Neuroimmunologie *f*.

neu·ro·lem·ma [njʊərəʊ'lemə] *n* → neurilemma.

neu·ro·lept·an·al·ge·sia [njʊərəʊˌleptænl'dʒi:zıə] *n anes.* Neuroleptanalgesie *f*.

neu·ro·lept·an·es·the·sia [njʊərəʊˌleptænəs'θi:ʒə] *n anes.* Neuroleptanästhesie *f*, -narkose *f*.

neu·ro·lep·tic [njʊərəʊ'leptık] **I** *n* Neuroleptikum *nt*, Antipsychotikum *nt*. **II** *adj* neuroleptisch.

neu·ro·log·ic assessment [njʊərəʊ-'lɑdʒık] neurologische Untersuchung *f*.

neurologic disorder neurologische Störung/Erkrankung *f*.

neu·rol·o·gist [njʊə'rɑlədʒıst] *n* Neurologe *m*, -login *f*.

neu·rol·o·gy [njʊə'rɑlədʒı] *n* Neurologie *f*.

neu·rol·y·sis [njʊə'rɑləsıs] *n* **1.** operative Nervendekompression *f*, Neurolyse *f*. **2.** Nervenauflösung *f*, Neurolyse *f*.

neu·ro·ma [njʊə'rəʊmə] *n* Neurom *nt*.

neu·ro·mus·cu·lar block/blockade [njʊərəʊ'mʌskjələr] neuromuskulärer Block *m*.

neuromuscular blocking agent Muskelrelaxans *nt*.

neu·ro·my·as·the·nia [njʊərəʊˌmaıəs-'θi:nıə] *n neuro.* Neuromyasthenie *f*.

neu·ro·my·e·li·tis [njʊərəʊˌmaıə'laıtıs] *n* Neuromyelitis *f*.

neu·ron ['njʊərɑn] *n* Nervenzelle *f*, Neuron *nt*.

neu·ron·i·tis [njʊərə'naıtıs] *n* Neuron(en)entzündung *f*, Neuronitis *f*.

neuro-optic myelitis Devic-Syndrom *nt*, Neuromyelitis optica.

neu·ro·pap·il·li·tis [njʊərəʊˌpæpə'laıtıs] *n* Optikusneuritis *f*, Neuritis nervi optici.

neu·ro·pa·ral·y·sis [ˌnjʊərəʊpə'ræləsıs] *n* neurogene Lähmung/Paralyse *f*, Neuroparalyse *f*.

neu·ro·path·ic arthropathy [njʊərəʊ'pæθık] neurogene/neuropathische Arthropathie *f*.

neuropathic atrophy neurogene Muskelatrophie *f*.

neuropathic ulcer neurogenes Ulkus *nt*.

neu·ro·pa·thol·o·gy [ˌnjʊərəʊpə'θɑlədʒı] *n* Neuropathologie *f*.

neu·rop·a·thy [njʊə'rɑpəθı] *n* **1.** nicht-entzündliche Nervenerkrankung *f*, Neuropathie *f*. **2.** Nervenleiden *nt*, Neuropathie *f*.

neu·ro·phar·ma·col·o·gy [njʊərəʊˌfɑrmə'kɑlədʒı] *n* Neuropharmakologie *f*.

neu·ro·plas·ty ['njʊərəʊplæstı] *n neurochir.* Nerven-, Neuroplastik *f*.

neu·ro·plex·us [njʊərəʊ'pleksəs] *n* Nervenplexus *m*.

neu·ro·ple·gic [njʊərəʊ'pli:dʒık] *adj* neuroplegisch.

neu·ror·rha·phy [njʊə'rɔ:rəfı] *n neurochir.* Nervennaht *f*, Neurorrhaphie *f*.

neu·ro·se·cre·tion [ˌnjʊərəʊsı'kri:ʃn] *n* **1.** Neurosekretion *f*. **2.** Neurosekret *nt*.

neu·ro·se·cre·to·ry neuron [ˌnjʊərəʊsı-'kri:tərı] neurosekretorisches Neuron *nt*.

neu·ro·sis [njʊə'rəʊsıs] *n* Neurose *f*.

neu·ro·sur·geon [njʊərəʊ'sɜrdʒən] *n* Neurochirurg(in *f*) *m*.

neu·ro·sur·gery [njʊərəʊ'sɜrdʒərı] *n* Neurochirurgie *f*.

neu·ro·sur·gi·cal [njʊərəʊ'sɜrdʒıkl] *adj* neurochirurgisch.

neu·ro·su·ture [njʊərəʊ'su:tʃər] *n* → neu-

rorrhaphy.
neu•ro•ther•a•peu•tics [njʊərəʊˌθerə-'p(j)uːtɪks] *pl* Neurotherapie *f.*
neu•ro•ther•a•py [njʊərəʊ'θerəpi] *n* → neurotherapeutics.
neu•rot•ic [njʊə'rɒtɪk] **I** *n* Neurotiker(in *f*) *m*, Nervenkranke(r *m*) *f.* **II** *adj psychia.* neurotisch, Neurosen-.
neurotic depression *psychia.* depressive Neurose *f*, neurotische Depression *f.*
neu•rot•o•my [njʊə'rɒtəmi] *n neurochir.* Nervendurchtrennung *f*, Neurotomie *f.*
neu•ro•to•nia [njʊərə'təʊnɪə] *n neuro., psychia.* Neurotonie *f.*
neu•rot•o•ny [njʊə'rɒtəni] *n* therapeutische Nervendehnung *f*, Neurotonie *f.*
neu•ro•tox•ic [njʊərə'tɒksɪk] *adj* neurotoxisch.
neu•ro•tox•in [njʊərəʊ'tɒksɪn] *n* Nervengift *nt*, Neurotoxin *nt.*
neu•ro•trans•mit•ter [njʊərəʊ'trænzmɪtər] *n* Neurotransmitter *m.*
neu•ro•trip•sy [njʊərəʊ'trɪpsi] *n neurochir.* Nervenquetschung *f*, Neurotripsie *f.*
neu•ro•troph•ic atrophy [njʊərəʊ'trɒfɪk] neurotroph(isch)e Atrophie *f.*
neurotrophic ulcer neurotrophische Ulzeration *f*, trophoneurotisches Ulkus *nt.*
neu•ro•trop•ic virus [njʊərə'trɒpɪk] neurotropes Virus *nt.*
neu•rot•ro•pism [njʊə'rɒtrəpɪzəm] *n* Neurotropie *f.*
neu•ro•vac•cine [njʊərəʊ'væksiːn] *n* Neurovakzine *f.*
neu•ro•var•i•co•sis [njʊərəʊˌværɪ'kəʊsɪs] *n neuro.* Neurovarikose *f.*
neu•ro•vas•cu•lar trunk [njʊərəʊ-'væskjələr] Gefäßnervenstamm *m.*
neu•ro•vir•u•lence [njʊərəʊ'vɪr(j)ələns] *n* Neurovirulenz *f.*
neu•ro•vir•u•lent [njʊərəʊ'vɪr(j)ələnt] *adj* neurovirulent.
neu•tro•cy•to•pe•nia [n(j)uːtrəˌsaɪtə-'piːnɪə] *n* → neutropenia.
neu•tro•cy•to•sis [ˌn(j)uːtrəsaɪ'təʊsɪs] *n* → neutrophilia.
neu•tro•pe•nia [ˌn(j)uːtrə'piːnɪə] *n* Neutropenie *f*, Neutrozytopenie *f.*
neu•tro•pe•nic angina [ˌn(j)uːtrə'piːnɪk] Agranulozytose *f.*
neu•tro•phil ['n(j)uːtrəfɪl] **I** *n* neutrophiler/polymorphkerniger Granulozyt *m*, neutrophiler Leukozyt *m.* **II** *adj* neutrophil.
neu•tro•phile ['n(j)uːtrəfaɪl] *n, adj* → neutrophil.
neu•tro•phil•ia [n(j)uːtrə'fɪlɪə] *n* Neutrophilie *f*, Neutrozytose *f.*
neu•tro•phil•ic granulocyte/leukocyte [n(j)uːtrə'fɪlɪk] → neutrophil I.
neutrophilic leukopenia Neutropenie *f.*
ne•vo•cel•lu•lar nevus [niːvəʊ'seljələr] → nevus cell nevus.
ne•vo•cyte ['niːvəʊsaɪt] → nevus cell.
ne•vo•cyt•ic nevus [niːvəʊ'sɪtɪk] → nevus cell nevus.

ne•void amentia ['niːvɔɪd] Brushfield-Wyatt-Syndrom *nt.*
nevoid basalioma syndrome Gorlin-Goltz-Syndrom *nt*, Basalzellnävus-Syndrom *nt*, nävoide Basaliome *pl.*
ne•vus ['niːvəs] *n* **1.** (Mutter-)Mal *nt*, Nävus *m.* **2.** → nevus cell nevus.
nevus cell Nävuszelle *f*, Nävozyt *m.*
nevus cell nevus Nävuszell(en)nävus *m*, Naevus naevocellularis.
new•born ['n(j)uːbɔːrn] **I** *n* Neugeborene(s) *nt.* **II** *adj* neugeboren.
NG tube Nasensonde *f*, Nasen-Magen-Sonde *f.*
ni•a•cin ['naɪəsɪn] *n* Niacin *nt*, Nikotin-, Nicotinsäure *f.*
ni•a•cin•a•mide [naɪə'sɪnəmaɪd] *n* → nicotinamide.
niche [nɪtʃ, niːʃ] *n (a. radiol.)* Nische *f.*
niche sign *radiol.* Haudek-Nische *f.*
nic•o•tin•a•mide [nɪkə'tɪnəmaɪd] *n* Nicotin(säure)amid *nt.*
nicotinamide-adenine dinucleotide Nicotinamid-adenin-dinucleotid *nt.*
nicotinamide-adenine dinucleotide phosphate Nicotinamid-adenin-dinucleotid-phosphat *nt.*
nic•o•tine ['nɪkətiːn] *n* Nikotin *nt*, Nicotin *nt.*
nic•o•tin•ism ['nɪkətɪnɪzəm] *n* Nikotinvergiftung *f*, Nikotinismus *m.*
nic•ti•tat•ing spasm ['nɪktɪteɪtɪŋ] Blinzelkrampf *m*, Spasmus nictitans.
nic•ti•ta•tion [nɪktə'teɪʃn] *n* Blinzeln *nt*, Niktation *f.*
ni•da•tion [naɪ'deɪʃn] *n* Einnistung *f*, Nidation *f*, Implantation *f.*
ni•dus ['naɪdəs] *n* **1.** Nest *nt*, Nidus *m.* **2.** *patho.* Fokus *m*, Nidus *m.*
Niemann-Pick ['niːmən pɪk]: **Niemann-Pick disease** Niemann-Pick-Krankheit *f*, Sphingomyelinose *f*, Sphingomyelinlipidose *f.*
night [naɪt] *n* Nacht *f.* **night after night** jede Nacht. **at night/by night** nachts, bei Nacht. **all night (long)** die ganze Nacht. **be on nights** Nachtdienst *od.* -schicht haben. **night and day** Tag u. Nacht. **have a good night ('s sleep)** gut schlafen. **have a bad night ('s sleep)** schlecht schlafen. **over night** über Nacht.
night-blind *adj* nachtblind.
night blindness Nachtblindheit *f*, Hemeralopie *f.*
night chair Nachtstuhl *m.*
night•dress ['naɪtdres] *n* → nightgown.
night•gown ['naɪtɡaʊn] *n* Nachthemd *nt.*
night hospital Nachtklinik *f.*
night nurse Nachtschwester *f*, -pfleger *m.*
night shift Nachtschicht *f.* **be/work on night shift** Nachtschicht haben *od.* arbeiten.
night•shirt ['naɪtʃɜːrt] *n* (Herren-)Nachthemd *nt.*
night sight *ophthal.* Tagblindheit *f*, Nykteralopie *f*, Nyktalopie *f.*

night splint *ortho.* Nachtschiene *f.*
night staff (*Klinik*) Nachtpersonal *nt.*
night-time *n* Nacht(zeit *f*) *f.* **at night-time** nachts, zur Nachtzeit. **in the night-time** nachts, in der Nacht.
night vision skotopes Sehen *nt*, Dämmerungs-, Nachtsehen *nt*, Skotop(s)ie *f.*
night work Nachtarbeit *f.*
nip•ple ['nɪpl] *n* **1.** Brustwarze *f*, Mamille *f*, Papilla mammaria. **2.** (*Saugflasche*) (Gummi-)Sauger *m.*
nipple discharge 1. Ausfluß *m* aus der Brustwarze. **2.** Brustwarzensekret *nt.*
nipple inversion (Brust-)Warzeneinziehung *f.*
nipple line Mamillarlinie *f*, Linea mamillaris.
Nissen ['nɪsn]**: Nissen fundoplication** Fundoplikation *f* nach Nissen, Fundoplicatio *f.*
nit [nɪt] *n micro.* Nisse *f.*
ni•tra•ze•pam [naɪ'træzɪpæm] *n pharm.* Nitrazepam *nt.*
ni•tric acid ['naɪtrɪk] Salpetersäure *f.*
ni•trite ['naɪtraɪt] *n* Nitrit *nt.*
ni•tro•gen ['naɪtrəʊdʒən] *n* Stickstoff *m*, Nitrogen *nt.*
nitrogen equilibrium Stickstoffbilanz *f.*
no•ci•cep•tive [nəʊsɪ'septɪv] *adj* nozi(re)zeptiv.
no•ci•cep•tor [nəʊsɪ'septər] *n* Nozi(re)zeptor *m.*
noc•tam•bu•la•tion [nɑk,tæmbjə'leɪʃn] *n* Schlafwandeln *nt*, Noktambulismus *m*, Somnambulismus *m.*
noc•tu•ria [nɑk't(j)ʊərɪə] *n* Nykturie *f.*
noc•tur•nal amblyopia [nɑk'tɜrnl] *ophthal.* Nachtblindheit *f*, Hemeralopie *f.*
nocturnal dyspnea nächtliche Dyspnoe *f.*
nocturnal enuresis nächtliches Einnässen *nt*, Bettnässen *nt.*
nod•al arrhythmia ['nəʊdl] → **nodal rhythm.**
nodal bigeminy *card.* Knotenbigeminie *f.*
nodal bradycardia *card.* Knotenbradykardie *f.*
nodal disease (*Tumor*) Lymphknotenbefall *m*, -metastasierung *f.* **regional nodal disease** regionaler Lymphknotenbefall, regionale Lymphknotenmetastasierung.
nodal dissection *chir.* Lymphknotenentfernung *f*, -dissektion *f.*
nodal extrasystole *card.* nodale Extrasystole *f.*
nodal fever Knotenrose *f*, Erythema nodosum.
nodal rhythm *physiol.* Knotenrhythmus *m*, AV-Rhythmus *m.*
nodal tachycardia AV-Knoten-Tachykardie *f.*
nod•ding spasm ['nɑdɪŋ] Salaamkrampf *m*, Nickkrampf *m.*
node [nəʊd] *n* **1.** *anat.* [S.U. NODUS] **2.** *allg.* Knoten *m.* [S.A. LYMPH NODE]
node dissection *chir.* Lymphknotenentfernung *f*, -dissektion *f.*
no•dose arteriosclerosis ['nəʊdəʊs] noduläre Arteriosklerose *f.*
nod•u•lar ['nɑdʒələr] *adj* **1.** knotenförmig, nodulär, Knoten-. **2.** knotig.
nodular arteriosclerosis → nodose arteriosclerosis.
nodular conjunctivitis *ophthal.* Raupenhaarkonjunktivitis *f*, Conjunctivitis/Ophthalmia nodosa.
nodular goiter Knotenstruma *f*, Struma nodosa.
nodular lymphoma Brill-Symmers-Syndrom *nt*, großfolliküläres Lymphom/Lymphoblastom *nt.*
nodular melanoma noduläres Melanom *nt*, nodöses Melanomalignom *nt.*
nodular prurigo *derm.* nodulöse Prurigo *f.*
nodular scleritis noduläre Skleritis *f.*
nodular tuberculid *derm.* Knotenrose *f*, nodöses Tuberkulid *nt*, Erythema nodosum.
nodular vasculitis noduläre Vaskulitis *f*, Vasculitis nodularis.
nod•ule ['nɑdʒuːl] *n anat.* [S.U. NODULUS]
noise deafness [nɔɪz] *HNO* (chronische) Lärmschwerhörigkeit *f.*
no•ma ['nəʊmə] *n* Noma *f*, Wangenbrand *m*, Stomatitis gangraenosa.
non-absorbable suture *chir.* nicht-absorbierbares Nahtmaterial *nt.*
non•age ['nɑnɪdʒ, 'nəʊnɪdʒ] *n* **1.** Minderjährigkeit *f*, Unmündigkeit *f.* **2.** Unreife *f*, unreifes Stadium *nt.*
non•al•co•hol•ic [,nɑnælkə'hɔlɪk] *adj* alkoholfrei.
non-A,non-B hepatitis Nicht-A-Nicht-B-Hepatitis *f*, Non-A-Non-B-Hepatitis *f.*
non•bac•te•ri•al pneumonia [nɑnbæk-'tɪərɪəl] abakterielle Pneumonie *f.*
non•chro•maf•fin paraganglioma [nɑn-'krəʊməfɪn] nicht-chromaffines Paragangliom *nt*, Chemodektom *nt.*
non•clot•ta•ble fibrinogen [nɑn'klɑtəbl] nicht-gerinnbares Fibrinogen *nt*, Dysfibrinogen *nt.*
non•com•mu•ni•cat•ing hydrocephalus [nɑnkə'mjuːnɪkeɪtɪŋ] obstruktiver Hydrozephalus *m*, Hydrocephalus occlusus.
non•con•com•i•tant strabismus [nɑnkən'kɑmɪtənt] *ophthal.* Lähmungsschielen *nt.*
non•con•ges•tive glaucoma [nɑnkən-'dʒestɪv] Simplex-, Weitwinkelglaukom *nt.*
non•crush•ing clamp [nɑn'krʌʃɪŋ] *chir.* atraumatische Klemme *f.*
non•de•po•lar•iz•er [nɑndɪ'pəʊləraɪzər] *n pharm.* nicht-depolarisierendes Muskelrelaxans *nt.*
non•di•a•bet•ic glycosuria [nɑndaɪə-'betɪk] renale Glukosurie *f.*
non•gon•o•coc•cal urethritis [nɑn,gɑnə-'kɑkəl] unspezifische/nicht-gonorrhoische Urethritis *f.*
non•he•mo•lyt•ic jaundice [nɑn,hiːmə-'lɪtɪk] nicht-hämolytischer Ikterus *m.*

nonhemolytic streptococci gamma-hämolytische/nicht-hämolysierende Streptokokken *pl.*

non-Hodgkin's lymphoma non-Hodgkin-Lymphom *nt.*

non•hy•per•gly•ce•mic glycosuria [nɑn-ˌhaɪpərɡlaɪˈsiːmɪk] renale Glukosurie *f.*

non•i•den•ti•cal twins [nɑnaɪˈdentɪkl] dissimiläre/dizygote/heteroovuläre/zweieiige Zwillinge *pl.*

non•in•fec•tious [nɑnɪnˈfekʃəs] *adj* nichtinfektiös.

non•in•flam•ma•to•ry arthropathy [nɑnɪnˈflæmətɔːriː] nichtentzündliche Arthropathie *f.*

non-insulin-dependent diabetes nichtinsulinabhängiger Diabetes mellitus *m,* Typ-II-Diabetes mellitus *m.*

non•in•va•sive [nɑnɪnˈveɪsɪv] *adj patho.* nicht-invasiv.

non•ke•tot•ic hyperglycinemia [nɑnkiːˈtɑtɪk] nicht-ketotische Hyperglycinämie *f.*

non•leu•ke•mic myelosis [nɑnluːˈkiːmɪk] Leukoerythroblastose *f,* leukoerythroblastische Anämie *f.*

non•med•ul•lat•ed fibers [nɑnˈmedleɪtɪd] marklose (Nerven-)Fasern *pl,* Remak-Fasern *pl.*

Nonne [ˈnɑnɪ; ˈnɔnə]: **Nonne's syndrome** Nonne-Marie-Krankheit *f,* (Pierre) Marie-Krankheit *f,* zerebellare Heredoataxie *f.*

Nonne-Milroy [ˈnɑnɪ ˈmɪlrɔɪ; ˈnɔnə]: **Nonne-Milroy disease** Lymphödem/Trophödem *nt* Typ Nonne-Milroy.

non-osmotic diuretic nicht-osmotisches Diuretikum *nt.*

non•ov•u•la•tion•al menstruation [nɑnˌɑvjəˈleɪʃnəl] anovulatorische Menstruation *f.*

non•path•o•gen [nɑnˈpæθədʒən] *n* apathogener Mikroorganismus *m.*

non•path•o•gen•ic [nɑnˌpæθəˈdʒenɪk] *adj* apathogen.

non•pro•duc•tive cough [nɑnprəˈdʌktɪv] unproduktiver/nichtproduktiver Husten *m.*

non•pro•lif•er•a•tive disease of the breast [nɑnprəˈlɪfəˌreɪtɪv] einfache nichtproliferative Mastopathie *f.*

non•pro•pri•e•ta•ry drugs [nɑnprəˈpraɪəteriː] Fertigarzneimittel *pl,* Generika *pl.*

nonproprietary name *pharm.* Freiname *m.*

non•re•flex bladder [nɑnˈrɪfleks] autonome Blase *f.*

non•re•flux•ing anastomosis [nɑnˈrɪflʌksɪŋ] *(Blase)* refluxverhindernde Anastomose *f,* Anti-Reflux-Anastomose *f.*

non-REM sleep non-REM-Schlaf *m,* NREM-Schlaf *m,* orthodoxer/synchronisierter Schlaf *m.*

non•res•pi•ra•to•ry acidosis [nɑnrɪˈspaɪrətɔːriː] metabolische/stoffwechselbedingte Azidose *f.*

nonrespiratory alkalosis metabolische/stoffwechselbedingte Alkalose *f.*

non•self [nɑnˈself] *adj immun.* nicht-selbst, nonself.

non•spe•cif•ic [nɑnspəˈsɪfɪk] *adj* **1.** *patho.* unspezifisch. **2.** *(Behandlung)* unspezifisch.

nonspecific cholinesterase unspezifische/unechte Cholinesterase *f,* Pseudocholinesterase *f.*

non-steroidal anti-inflammatory drugs nicht-steroidale Antirheumatika *pl,* nicht-steroidale antiinflammatorisch-wirkende Medikamente *pl.*

non•ste•roi•dals [nɑnstɪˈrɔɪdlz] *pl* → nonsteroidal anti-inflammatory drugs.

non•tox•ic goiter [nɑnˈtɑksɪk] blande Struma *f.*

non•tu•ber•cu•lous mycobacteria [nɑnt(j)uːˈbɜrkjələs] atypische/nicht-tuberkulöse Mykobakterien *pl.*

nor•a•dren•er•gic [nɔːrˌædrəˈnɜrdʒɪk] *adj* noradrenerg.

nor•ep•i•neph•rine [nɔːrˌepɪˈnefrɪn] *n* Noradrenalin *nt,* Norepinephrin *nt.*

norm [nɔːrm] *n* **1.** Norm *f,* Richtschnur *f,* Regel *f.* **2.** (Durchschnitts-)Leistung *f.*

nor•mal [ˈnɔːrml] **I** *n* **1.** Normalzustand *m.* **2.** Normalwert *m,* Durchschnitt *m.* **3.** *mathe.* Senkrechte *f,* Normale *f.* **II** *adj* **4.** normal, üblich, gewöhnlich, Normal-. **5.** *chem.* normal.

normal breathing normale/freie/ungestörte Atmung *f,* normale Ruheatmung *f,* Eupnoe *f.*

normal range Normalbereich *m.*

normal respiration → normal breathing.

normal saline (solution) *pharm.* physiologische Kochsalzlösung *f.*

normal value Normalwert *m.*

normal weight Normalgewicht *nt.*

nor•mo•blast [ˈnɔːrməblæst] *n* Normoblast *m.*

nor•mo•cal•ce•mia [ˌnɔːrməkælˈsiːmɪə] *n* Normokalz(i)ämie *f.*

nor•mo•cal•ce•mic hyperparathyroidism [ˌnɔːrməkælˈsiːmɪk] normokalzämischer Hyperparathyreoidismus *m.*

nor•mo•cap•nia [nɔːrməˈkæpnɪə] *n* Normokapnie *f,* Normokarbie *f.*

nor•mo•chro•ma•sia [ˌnɔːrməkrəʊˈmeɪʒɪə] *n hema.* Normochromie *f.*

nor•mo•chro•mic anemia [nɔːrməˈkrəʊmɪk] normochrome Anämie *f.*

nor•mo•cyte [ˈnɔːrməsaɪt] *n* (reifer) Erythrozyt *m,* Normozyt *m.*

nor•mo•cyt•ic anemia [nɔːrməˈsɪtɪk] normozytäre Anämie *f.*

nor•mo•gly•ce•mia [ˌnɔːrməɡlaɪˈsiːmɪə] *n* Normoglykämie *f.*

nor•mo•gly•ce•mic glycosuria [ˌnɔːrməɡlaɪˈsiːmɪk] renale Glukosurie *f.*

nor•mo•ka•le•mia [ˌnɔːrməkəˈliːmɪə] *n* Normokal(i)ämie *f.*

nor•mo•ka•le•mic [ˌnɔːrməkəˈliːmɪk] *adj* normokal(i)ämisch.

nor•mo•phos•phat•e•mia [nɔːrməˌfɑsfəˈtiːmɪə] *n* Normophosphatämie *f.*

nor•mo•sper•mia [nɔːrməˈspɜrmɪə] *n*

Normo(zoo)spermie *f.*
nor•mo•sthen•u•ria [ˌnɔːrməsθeˈn(j)ʊərɪə] *n* Normosthenurie *f.*
nor•mo•ten•sion [nɔːrməˈtenʃn] *n* Normaltonus *m*, -spannung *f.*
nor•mo•ten•sive [nɔːrməˈtensɪv] *adj* normotensiv.
nor•mo•to•nia [nɔːrməˈtəʊnɪə] *n* Normaltonus *m*, Normotonie *f.*
nor•mo•ton•ic [nɔːrməˈtɑnɪk] *adj* **1.** normoton. **2.** → normotensive.
nor•mo•vo•le•mic [ˌnɔːrməvəʊˈliːmɪk] *adj* normovolämisch.
North American blastomycosis [nɔːrθ] nordamerikanische Blastomykose *f*, Gilchrist-Krankheit *f.*
nor•we•gian scabies [nɔːrˈwiːdʒən] Borkenkrätze *f*, norwegische Skabies *f.*
nose [nəʊz] **I** *n* Nase *f.* **bleed at the nose** aus der Nase bluten. **my nose is bleeding** ich habe Nasenbluten. **II** *vt* **1.** riechen; beschnüffeln. **2.** näseln.
nose•bleed [ˈnəʊzbliːd] *n* Nasenbluten *nt*, -blutung *f*, Epistaxis *f.* **have a nosebleed** Nasenbluten haben.
nose drops *pharm.* Nasentropfen *pl.* **decongestant nose drops** abschwellende Nasentropfen.
nos•o•co•mi•al infection [nɑsəˈkəʊmɪəl] nosokomiale Infektion *f*, nosokomialer Infekt *m*, Nosokomialinfektion *f.*
no•sol•o•gy [nəʊˈsɑlədʒɪ] *n* Krankheitslehre *f*, Nosologie *f.*
nos•o•tox•i•co•sis [ˌnɑsəˌtɑksɪˈkəʊsɪs] *n* Nosotoxikose *f*, Toxikose *f.*
nos•tril [ˈnɑstrəl] *n* Nasenloch *nt.*
notch [nɑtʃ] **I** *n* Kerbe *f*, Scharte *f*, Einschnitt *m*, Fissur *f*, Inzisur *f.* **II** *vt* (ein-)kerben, (ein-)schneiden.
no•ti•fi•a•ble disease [ˈnəʊtəfaɪəbl] anzeigepflichtige/meldepflichtige Erkrankung/Krankheit *f.*
noxa [ˈnɑksə] *n* Schadstoff *m*, Noxe *f.*
nox•ious [ˈnɑkʃəs] *adj* schädigend, schädlich, ungesund (*to* für).
nox•ious•ness [ˈnɑkʃəsnɪs] *n* Schädlichkeit *f.*
nu•bec•u•la [n(j)uːˈbekjələ] *n* **1.** *ophthal.* leichte- Hornhauttrübung *f*, Nubekula *f*, Nebula *f.* **2.** (*Harn*) Trübung *f*, Nubekula *f.*
nu•chal nevus [ˈn(j)uːkl] Storchenbiß *m*, Unna-Politzer-Nackennävus *m*, Nävus Unna *m.*
nuchal region Nackengegend *f*, Regio cervicalis posterior, Regio nuchalis.
nu•cle•ar [ˈn(j)uːklɪər] *adj* **1.** nukleär, Zellkern-, Kern-. **2.** *phys.* nuklear, Kern-, Nuklear-.
nuclear agenesia Möbius-Syndrom *nt*, -Kernaplasie *f.*
nuclear antigen *immun.* Kernantigen *nt*, nukleäres Antigen *nt.*
nuclear aplasia → nuclear agenesia.
nuclear cataract Kernstar *m*, Cataracta nuclearis.

nuclear icterus/jaundice Kernikterus *m*, Bilirubinenzephalopathie *f.*
nuclear magnetic resonance spectroscopy Kern(spin)resonanzspektroskopie *f*, NMR-Spektroskopie *f.*
nuclear medicine Nuklearmedizin *f.*
nuclear ophthalmoplegia nukleäre Ophthalmoplegie *f.*
nuclear resonance scanning *radiol.* Kernspinresonanztomographie *f*, NMR-Tomographie *f*, MR-Tomographie *f.*
nu•cle•ic acid [nʊˈkliːɪk] Nuklein-, Nucleinsäure *f.*
nu•cle•ide [ˈn(j)uːklaɪd] *n* Nukleid *nt.*
nu•cle•in [ˈn(j)uːkliːɪn] *n* Nuklein *nt.*
nu•cle•o•lus [n(j)uːˈkliːələs] *n* Kernkörperchen *nt*, Nucleolus *m.*
nu•cle•o•side [ˈn(j)uːkliːəsaɪd] *n* Nukleosid *nt*, Nucleosid *nt.*
nu•cle•o•tide [ˈn(j)uːkliːətaɪd] *n* Nukleotid *nt*, Nucleotid *nt.*
nu•cle•us [ˈn(j)uːkliːəs] *n* **1.** *anat.* (Zell-)Kern *m*, Nukleus *m*; *phys.* (Atom-)Kern *m.* **2.** (*ZNS*) Kern *m*, Kerngebiet *nt*; [S.U. NUCLEUS]
nucleus of abducens nerve Abducenskern, Nucleus abducens, Nucleus n. abducentis.
nucleus of accessory nerve Akzessoriuskern, Nucleus n. accessorii, Nucleus accessorius.
nuclei of cerebellum Kleinhirnkerne *pl*, Nuclei cerebellaris.
nuclei of cranial nerves Hirnnervenkerne *pl*, Nuclei nn. cranialium/encephalicorum.
nucleus of facial nerve motorischer Fazialiskern, Nucleus (n.) facialis.
nucleus of lens (*Auge*) Linsenkern, Nucleus lentis.
nucleus of phrenic nerve Phrenikuskern, Nucleus n. phrenici, Nucleus phrenicus.
nuclei of pons Brückenkerne *pl*, Nuclei pontis.
nucleus icterus/jaundice Kernikterus *m*, Bilirubinenzephalopathie *f.*
nul•li•grav•i•da [nʌlɪˈgrævɪdə] *n gyn.* Nulligravida *f.*
nul•lip•a•ra [nʌˈlɪpərə] *n gyn.* Nullipara *f.*
nul•lip•a•rous woman [nʌˈlɪpərəs] *gyn.* Nullipara *f.*
numb [nʌm] **I** *adj* **1.** starr, erstarrt, taub. **2.** abgestumpft, betäubt. **II** *vt* betäuben, abstumpfen.
numb•ness [ˈnʌmnɪs] *n* **1.** Taubheit *f*, Betäubung *f.* **2.** Erstarrung *f*, Starrheit *f*, Taubheit *f.*
nu•mer•i•cal atrophy [n(j)uːˈmerɪkl] numerische Atrophie *f.*
numerical hypertrophy numerische Hypertrophie *f*, Hyperplasie *f.*
num•mu•lar eczema/neurodermatitis [ˈnʌmjələr] nummuläres/mikrobielles/diskoides Ekzem *nt*, bakterielles Ekzematoid *nt*, Dermatitis/Eccema nummularis.
nun's murmur [nʌn] *card.* Nonnensausen *nt*, Kreiselgeräusch *nt*, Bruit de diable.

nurse [nɜrs] **I** *n* **1.** (Kranken-)Schwester *f*, (Kranken-)Pfleger(in *f*) *m*. **2.** Kindermädchen *nt*, -frau *f*. **3.** Amme *f*. **4.** Säuglings-, Kinderschwester *f*. **II** *vt* **5.** (*Kranke*) pflegen. **6.** (eine Krankheit) auskurieren. **nurse a cold. 7.** (*Säugling*) stillen. **8.** (*Kind*) auf-, großziehen. **III** *vi* stillen; (*Säugling*) saugen, die Brust nehmen.
nurse's aid Schwesternhelfer(in *f*) *m*.
nurs•ery ['nɜrsərɪ] *n* **1.** Kinderzimmer *nt*. **2.** Kindertagesstätte *f*, Kindergarten *m*.
nursery nurse Kindergärtnerin *f*.
nurs•ing ['nɜrsɪŋ] **I** *n* **1.** Säugen *nt*, Stillen *nt*. **2.** Krankenpflege *f*. **II** *adj* Pflege-, Kranken-; Nähr-.
nursing auxiliary *Brit.* Schwesternhelfer(in *f*) *m*.
nursing bottle (Säuglings-)Flasche *f*, Fläschchen *nt*.
nursing care Krankenpflege *f*.
nursing father Pflegevater *m*.
nursing home Pflegeheim *nt*.
nursing mother 1. stillende Mutter *f*. **2.** Pflegemutter *f*.
nursing period Stillzeit *f*.
nursing personal Pflegepersonal *nt*.
nursing staff Pflegepersonal *nt*.
nursing treatment Pflege(behandlung *f*) *f*.
nu•tri•ent ['n(j)uːtrɪənt] **I** *n* Nährstoff *m*. **II** *adj* **1.** nahrhaft; (er-)nährend. **2.** Ernährungs-, Nähr-.
nutrient consumption Nährstoffverbrauch *m*.
nutrient content Nährstoffgehalt *m*.
nutrient deficiency Nährstoffmangel *m*.
nutrient requirement Nährstoffbedarf *m*.
nu•tri•ment ['n(j)uːtrɪmənt] *n* Nahrung *f*, Nährstoff *m*, Nahrungsmittel *nt*, Nutriment *nt*.
nu•tri•tion [n(j)uː'trɪʃn] *n* **1.** Ernährung *f*, Nutrition *f*. **2.** → nutriment.

nu•tri•tion•al amblyopia [n(j)uː'trɪʃnl] *ophthal.* ernährungsbedingte/nutritive Amblyopie *f*.
nutritional amenorrhea *gyn.* Notstandsamenorrhoe *f*, ernährungsbedingte/nutritive Amenorrhoe *f*.
nutritional anemia Mangelanämie *f*, nutritive/alimentäre Anämie *f*.
nutritional cataract nutritive Katarakt *f*.
nutritional cirrhosis nutritive/ernährungsbedingte Leberzirrhose *f*.
nutritional deficiency/deficit Nährstoffmangel *m*.
nutritional disorder Ernährungsstörung *f*.
nutritional edema Hungerödem *nt*.
nu•tri•tious [n(j)uː'trɪʃəs] *adj* nahrhaft, nährend, nutritiv.
nu•tri•tive ['n(j)uːtrətɪv] **I** *n* Nahrung *f*, Diätetikum *nt*. **II** *adj* **1.** nahrhaft, nährend, nutritiv. **2.** ernährend, Nähr-, Ernährungs-.
nutritive deficiency Nährstoffmangel *m*.
nutritive needs Nährstoffbedarf *m*.
nutritive requirement Nährstoffbedarf *m*.
nyc•tal•gia [nɪk'tældʒ(ɪ)ə] *n* nächtlicher Schmerz *m*, Nyktalgie *f*.
nyc•ta•lo•pia [nɪktə'ləʊpɪə] *n* *ophthal.* Nachtblindheit *f*, Hemeralopie *f*.
nyc•ta•no•pia [nɪktə'nəʊpɪə] *n* → nyctalopia.
nyc•ter•ine ['nɪktərain] *adj* **1.** nachts, nächtlich. **2.** unklar, obskur.
nyc•tu•ria [nɪk't(j)ʊərɪə] *n* Nykturie *f*.
nym•pha ['nɪmfə] *n* kleine Schamlippe *f*, Labium minus pudendi.
nym•phec•to•my [nɪm'fektəmɪ] *n* *gyn.* Nymphektomie *f*.
nym•phot•o•my [nɪm'fɑtəmɪ] *n* *gyn.* Nymphotomie *f*.
nys•tag•mic [nɪ'stægmɪk] *adj* nystagtisch, Nystagmus-.
nys•tag•mus [nɪ'stægməs] *n* Nystagmus *m*.

O

oat cell carcinoma [əʊt] **1.** Haferzellkarzinom *nt.* **2.** kleinzelliges Bronchialkarzinom *nt,* inf. Kleinzeller *m.*
oat cells *patho.* Haferzellen *pl.*
ob•duc•tion [ɑb'dʌkʃn] *n forens.* Obduktion *f,* Autopsie *f,* Sektion *f.*
Oberst ['oːbərst]: **Oberst's method** *anes.* Oberst-Anästhesie *f.*
o•bese [əʊ'biːs] *adj* fett(leibig), korpulent, adipös.
o•be•si•ty [əʊ'biːsətɪ] *n* Fettleibigkeit *f,* Fettsucht *f,* Korpulenz *f,* Adipositas *f,* Obesitas *f.*
ob•jec•tive [əb'dʒektɪv] **I** *n* Objektiv(linse *f*) *nt.* **II** *adj* sachlich, objektiv.
objective lens → objective I.
objective sign objektives Zeichen *nt.*
objective symptom objektives Symptom *nt.*
ob•jec•tiv•ize [əb'dʒektɪvaɪz] *vt* objektivieren.
object lens ['ɑbdʒɪkt] → objective I.
object plate/slide (*Mikroskop*) Objektträger *m,* Deckglas *nt.*
o•blique [əʊ'bliːk] *adj* schief, schräg, quer, geneigt.
oblique aponeurosis Obliquusaponeurose *f,* Aponeurosis m. obliquus abdominis.
   external oblique aponeurosis Externusaponeurose, Aponeurosis m. obliquus externus abdominis.
   internal oblique aponeurosis Internusaponeurose, Aponeurosis m. obliquus internus abdominis.
oblique diameter (of pelvis) schräger Beckendurchmesser *m,* Diameter obliqua.
oblique fracture Schrägbruch *m.*
oblique hernia äußerer/indirekter/schräger Leistenbruch *m,* Hernia inguinalis externa/indirecta/lateralis/obliqua.
oblique incision Ovalärschnitt *m.*
oblique presentation *gyn.* Querlage *f.*
oblique transverse lie → oblique presentation.
ob•lit•er•at•ing arteritis [ə'blɪtəreɪtɪŋ] Arteritis/Endarteritis obliterans.
obliterating pericarditis obliterierende Perikarditis *f,* Pericarditis obliterans.
ob•lit•er•a•tion [ə,blɪtə'reɪʃn] *n* Verschluß *m,* Verödung *f,* Obliteration *f.*

ob•ser•va•tion [,ɑbzɜr'veɪʃn] **I** *n* Beobachtung *f,* Überwachung *f;* Wahrnehmung *f.* **II** *adj* Beobachtungs-.
ob•serve [əb'zɜrv] *vt* **1.** beobachten, überwachen; betrachten, verfolgen. **2.** wahrnehmen, erkennen. **3.** etw. befolgen *od.* beachten.
ob•ses•sion•al neurosis [əb'seʃnl] Zwangsneurose *f,* Anankasmus *m,* anankastisches Syndrom *nt,* obsessiv-kompulsive Reaktion *f.*
ob•ses•sive [əb'sesɪv] *adj psychia.* zwanghaft, obsessiv, Zwangs-.
obsessive-compulsive neurosis/reaction zwanghafte/anankastische Persönlichkeit(sstörung *f*) *f,* Zwangscharakter *m.*
ob•stet•ric [əb'stetrɪk] *adj* geburtshilflich, Geburts-, Geburtshelfer-, Entbindungs-.
ob•stet•ri•cal forceps [əb'stetrɪkl] Geburtszange *f,* Forceps *f.*
obstetrical paralysis Geburtslähmung *f,* geburtstraumatische Lähmung *f.*
obstetrical position *gyn.* Sims-Lage *f.*
obstetric canal *gyn.* Geburtskanal *m.*
obstetric conjugate Conjugata anatomica vera obstetrica.
ob•ste•tri•cian [ɑbstɪ'trɪʃn] *n* Geburtshelfer *m,* -helferin *f.*
obstetric paralysis Geburtslähmung *f,* geburtstraumatische Lähmung *f.*
ob•stet•rics [əb'sterɪks] *pl* Geburtshilfe *f,* Obstetrik *f.*
ob•struc•tion [əb'strʌkʃn] *n* Verstopfung *f,* Verlegung *f,* Verschluß *m,* Obstruktion *f.*
ob•struc•tive [əb'strʌktɪv] *adj* blockierend, verschließend, obstruktiv, Obstruktions-.
obstructive anuria Obstruktionsanurie *f.*
obstructive appendicitis obstruktive Appendizitis *f.*
obstructive atelectasis (*Lunge*) Absorptions-, Obstruktionsatelektase *f.*
obstructive bronchiectasis Stenosebronchiektas(i)e *f.*
obstructive dysmenorrhea *gyn.* obstruktive Dysmenorrhö *f.*
obstructive emphysema obstruktives Lungenemphysem *nt.*
obstructive glaucoma akutes Winkelblockglaukom *nt,* Glaucoma acutum.

obstructive icterus Obstruktions-, Verschlußikterus *m.*
obstructive ileus *chir.* Obstruktionsileus *m.*
obstructive jaundice Verschlußikterus *m,* mechanischer Ikterus *m.*
obstructive uropathy Harnwegsobstruktion *f.*
ob•tu•ra•tor [ˈabt(j)əreɪtər] *n* **1.** Verschluß *m,* Verlegung *f.* **2.** *dent.* Verschlußprothese *f,* künstliche Gaumenplatte *f,* Obturator *m.*
obturator canal Obturatorkanal *m,* Canalis obturatorius.
obturator fascia Obturatorfaszie *f,* Fascia obturatoria.
obturator hernia Obturatorhernie *f,* Hernia obturatoria.
obturator sign *chir.* (*Appendizitis*) Obturatorzeichen *nt.*
obturator test *chir.* Psoaszeichen *nt,* Cope-Zeichen *nt.*
ob•tuse [əbˈt(j)uːs] *adj* (*Schmerz*) dumpf.
oc•cip•i•tal [akˈsɪpɪtl] **I** *n* → occipital bone. **II** *adj* okzipital, Hinterhaupt(s)-.
occipital artery Hinterhauptsschlagader *f,* Arteria occipitalis.
occipital bone Hinterhauptsbein *nt,* Os occipitale.
occipital condyle Hinterhauptskondyle *f,* Condylus occipitalis.
occipital fontanelle kleine/hintere Fontanelle *f,* Hinterhauptsfontanelle *f.*
occipital lobe Okzipital-, Hinterhauptslappen *m,* Lobus occipitalis.
occipital region Hinterhauptsgegend *f,* Okzipitalregion *f,* Regio occipitalis.
oc•cip•i•to•fron•tal diameter [akˌsɪpɪtəʊˈfrʌntl] *gyn., ped.* frontookzipitaler/okzipitofrontaler Durchmesser.
oc•cip•i•to•men•tal diameter [akˌsɪpɪtəʊˈmentl] *gyn., ped.* okzipitomentaler/mentookzipitaler Durchmesser *m.*
oc•ci•put [ˈaksɪpʌt] *n anat.* Hinterhaupt *nt,* Occiput *nt.*
oc•clu•sion [əˈkluːʒn] *n patho.* Verschluß *m,* Okklusion *f.*
oc•clu•sive ileus [əˈkluːsɪv] Okklusionsileus *m.*
oc•cult bleeding [əˈkʌlt] okkulte Blutung *f.*
occult blood okkultes Blut *nt.*
occult carcinoma okkultes Karzinom *nt.*
occult disease okkulte/nicht-manifeste Erkrankung *f.*
occult hemorrhage → occult bleeding.
occult injury okkulte Verletzung/Schädigung *f.*
oc•cu•pa•tion [akjəˈpeɪʃn] *n* Beruf *m,* Gewerbe *nt;* Beschäftigung *f.*
oc•cu•pa•tion•al accident [akjəˈpeɪʃnl] Arbeitsunfall *m.*
occupational acne Berufsakne *f,* Akne/Acne occupationalis.
occupational deafness chronische Lärmschwerhörigkeit *f.*
occupational dermatitis berufsbedingte Kontaktdermatitis *f.*

occupational disease Berufskrankheit *f.*
occupational medicine Arbeitsmedizin *f.*
occupational therapist Beschäftigungstherapeut(in *f*) *m.*
occupational therapy Beschäftigungstherapie *f.*
oc•u•lar [ˈakjələr] **I** *n phys.* Okular *nt,* Okularlinse *f.* **II** *adj* okular, Augen-, Okulo-.
ocular bulb Augapfel *m,* Bulbus oculi.
ocular conjunctiva Bindehaut *f* des Augapfels, Tunica conjunctiva bulbaris.
ocular hypertelorism Greig-Syndrom *nt,* okulärer Hypertelorismus *m.*
ocular lens Okular *nt,* Okularlinse *f.*
ocular muscles äußere Augenmuskeln *pl,* Musculi bulbi.
oc•u•lo•au•ric•u•lar dysplasia [ˌakjələʊɔːˈrɪkjələr] → oculoauriculovertebral dysplasia.
oc•u•lo•au•ric•u•lo•ver•te•bral dysplasia [ˌakjələʊɔːˌrɪkjələʊˈvɜrtəbrəl] Goldenhar-Syndrom *nt,* okuloaurikuläres/okulo-aurikulo-vertebrales Syndrom *nt,* okulo-aurikulo-vertebrale Dysplasie *f.*
oc•u•lo•car•di•ac reflex [ˌakjələʊˈkɑːrdɪˌæk] okulokardialer Reflex *m,* Bulbusdruckreflex *m,* Aschner-Dagnini-Bulbusdruckversuch *m.*
oc•u•lo•cer•e•bro•re•nal syndrome [ˌakjələʊˌserəbrəʊˈriːnl] Lowe-Terrey-MacLachlan-Syndrom *nt,* okulo-zerebrorenales Syndrom *nt.*
oc•u•lo•cu•ta•ne•ous albinism [ˌakjələʊkjuːˈteɪnɪəs] okulokutaner Albinismus *m.*
oculocutaneous melanosis → Ota's nevus.
oculocutaneous syndrome okulokutanes Syndrom *nt,* Vogt-Koyanagi-Harada-Syndrom *nt.*
oc•u•lo•den•to•dig•i•tal syndrome [akjələʊˌdentəʊˈdɪdʒɪtl] Meyer-Schwickerath-Weyers-Syndrom *nt,* okulodentodigitales Syndrom *nt.*
oc•u•lo•en•ce•phal•ic angiomatosis [akjələʊˌensɪˈfælɪk] Krabbe-Syndrom *nt,* okuloenzephalische/enzephalookuläre Angiomatose *f.*
oc•u•lo•mo•tor center [akjələʊˈməʊtər] blickmotorisches/okulomotorisches Zentrum *nt.*
oculomotor nerve Okulomotorius *m,* Nervus oculomotorius.
oculomotor paralysis Okulomotoriuslähmung *f.*
oc•u•lop•a•thy [akjəˈlapəθɪ] *n* → ophthalmopathy.
Oddi [ˈɑdiː]: **Oddi's sphincter** Sphinkter *m* Oddi, Sphincter ampullae, Musculus sphincter ampullae hepatopancreaticae.
o•don•tal•gia [əʊdɑnˈtældʒ(ɪ)ə] *n dent.* Zahnschmerz(en *pl*) *m,* Odontalgie *f.*
o•don•to•gen•e•sis [əʊˌdɑntəʊˈdʒenəsɪs] *n* Zahnentwicklung *f,* Odontogenese *f.*
o•don•tol•o•gist [əʊdɑnˈtɑlədʒɪst] *n*

odontology

Zahnarzt *m*, -ärztin *f*.
o•don•tol•o•gy [əʊdɑnˈtɑlədʒɪ] *n* Zahn(heil)kunde *f*, Zahnmedizin *f*, Odontologie *f*.
o•dor [ˈəʊdər] *n* Geruch *m*, Odor *m*.
o•dor•less [ˈəʊdərlɪs] *adj* geruchlos.
of•fi•cial [əˈfɪʃl] *adj* 1. amtlich, dienstlich, offiziell. 2. *pharm*. arzneilich, offizinell, offizinal.
of•fic•i•nal [əˈfɪʃənl] I *n* 1. offizinelles Heilmittel *nt*. 2. Arzneimittel *nt*; Heilkraut *nt*, Heilpflanze *f*. II *adj* arzneilich, offizinell, offizinal.
Ogino-Knaus [əʊˈdʒiːnəʊ nɔːz; (k)naʊs]: **Ogino-Knaus method** *gyn*. Knaus-Ogino-Methode *f*.
oil [ɔɪl] I *n* Öl *nt*. II *vt* (ein-)ölen; einfetten; schmieren.
oil-aspiration pneumonia → oil pneumonia.
oil embolism Fettembolie *f*.
oil pneumonia Öl-, Fettaspirationspneumonie *f*, Lipidpneumonie *f*.
oint•ment [ˈɔɪntmənt] *n* Salbe *f*; *pharm*. Unguentum *nt*.
old [əʊld] I **the old** *pl* die Alten. II *adj* alt, betagt.
old age hohes Alter *nt*, Greisenalter *nt*, Senium *nt*.
old sight Alterssichtigkeit *f*, Presbyopie *f*.
old tuberculin Alttuberkulin *nt*, Tuberkulin-Original-Alt *nt*.
o•lec•ra•non [əʊˈlekrənən] *n* Ell(en)bogenhöcker *m*, Olekranon *nt*, Olecranon *nt*.
olecranon bursitis Bursitis olecrani.
ol•fac•tom•e•try [alfækˈtɑmətrɪ] *n* Olfaktometrie *f*.
ol•fac•to•ry amnesia [ɑlˈfækt(ə)rɪ] olfaktorische Amnesie *f*.
olfactory aura *neuro*. olfaktorische Aura *f*.
olfactory bulb Riechkolben *m*, Bulbus olfactorius.
olfactory cells Riechzellen *pl*.
olfactory cilia Riechhäärchen *pl*, -geißeln *pl*.
olfactory epithelium Riechepithel *nt*.
olfactory glands Bowman-Spüldrüsen *pl*, Glandulae olfactoriae.
olfactory hairs → olfactory cilia.
olfactory knob → olfactory bulb.
olfactory mucosa Riechschleimhaut *f*, -feld *nt*, Regio olfactoria.
olfactory nerves Riechfäden *pl*, Fila olfactoria, Nervi olfactorii.
ol•ig•ak•i•su•ria [ˌɑlɪgækɪˈs(j)ʊərɪə] *n* seltenes Harnlassen *nt*, Oligakisurie *f*.
ol•ig•e•mia [ɑlɪˈgiːmɪə] *n* Hypovolämie *f*, Oligämie *f*.
ol•ig•e•mic shock [ɑlɪˈgiːmɪk] Volumenmangelschock *m*, hypovolämischer Schock *m*.
ol•i•go•am•ni•os [ˌɑlɪgəʊˈæmnɪəs] *n* *gyn*. Oligoamnion *nt*, Oligohydramnie *f*.
ol•i•go•car•dia [ˌɑlɪgəʊˈkɑːrdɪə] *n* *card*. Bradykardie *f*.
ol•i•go•men•or•rhea [ɑlɪgəʊˌmenəˈrɪə] *n* *gyn*. Oligomenorrhoe *f*.
ol•i•gop•nea [ˌɑlɪgɑpˈnɪə] *n* verlangsamte Atmung *f*, Oligopnoe *f*.
ol•i•go•symp•to•mat•ic [ɑlɪgəʊˌsɪmptəˈmætɪk] *adj* oligosymptomatisch.
ol•i•gu•ria [ɑlɪˈg(j)ʊərɪə] *n* verminderte Harnausscheidung *f*, Oligurie *f*.
ol•i•gu•ric shock [ɑlɪˈg(j)ʊərɪk] hypovolämischer Schock *m*, Volumenmangelschock *m*.
Oliver [ˈɑləvər]: **Oliver's sign** Oliver-Cardarelli-Zeichen *nt*.
Ollier [ɔlˈjeː]: **Ollier's disease** Ollier-Erkrankung *f*, Enchondromatose *f*, Hemichondrodystrophie *f*.
Ollier-Thiersch [ɔlˈjeː tɪərʃ]: **Ollier-Thiersch graft** Thiersch-Lappen *m*.
o•mal•gia [əʊˈmældʒ(ɪ)ə] *n* Schulterschmerz(en *pl*) *m*, Omalgie *f*, Omalgia *f*.
o•mar•thri•tis [əʊmɑːrˈθraɪtɪs] *n* Schultergelenkentzündung *f*, Omarthritis *f*.
o•men•tal bursa [əʊˈmentl] Netzbeutel *m*, Bauchfelltasche *f*, Bursa omentalis.
omental cyst Netz-, Omentalzyste *f*.
omental foramen Winslow-Foramen *nt*, Foramen epiploicum/omentale.
omental graft Omentum-, Netzlappen *m*.
omental hernia Hernia omentalis.
omental patch *chir*. Netzzipfel *m*, -läppchen *nt*.
o•men•tec•to•my [əʊmenˈtektəmɪ] *n* *chir*. Omentumresektion *f*, Omentektomie *f*.
o•men•ti•tis [əʊmenˈtaɪtɪs] *n* Bauchnetzentzündung *f*, Omentitis *f*.
o•men•to•mec•to•my [əʊˌmentəʊˈmektəmɪ] *n* → omentectomy.
o•men•to•pexy [əʊˈmentəʊpeksɪ] *n* *chir*. Omentopexie *f*, Epiplopexie *f*.
o•men•to•plas•ty [əʊˈmentəʊplæstɪ] *n* *chir*. Netz-, Omentumplastik *f*.
o•men•tor•rha•phy [ˌəʊmenˈtɔːrəfɪ] *n* *chir*. Omentumnaht *f*, Omentorrhaphie *f*.
o•men•tum [əʊˈmentəm] *n* (Bauch-)Netz *nt*, Omentum *nt*, Epiploon *nt*.
o•mi•tis [əʊˈmaɪtɪs] *n* 1. Schulterentzündung *f*, Omitis *f*. 2. → omarthritis.
o•mo•dyn•ia [əʊməʊˈdiːnɪə] *n* Schulterschmerz(en *pl*) *m*, Omodynie *f*.
om•phal•ec•to•my [ɑmfəˈlektəmɪ] *n* *chir*. Nabelexzision *f*, Omphalektomie *f*.
om•pha•li•tis [ɑmfəˈlaɪtɪs] *n* Nabelentzündung *f*, Omphalitis *f*.
om•pha•lo•cele [ˈɑmfələʊsiːl] *n* Nabelschnurbruch *m*, Omphalozele *f*.
om•pha•lo•mes•en•ter•ic canal/duct [ɑmfələʊˌmesənˈterɪk] Darmstiel *m*, Dotter(sack)gang *m*, Ductus omphalo(mes)entericus.
omphalomesenteric fistula Dottergangsfistel *f*, Fistula omphaloenterica.
om•pha•lo•phle•bi•tis [ˌɑmfələʊflɪˈbaɪtɪs] *n* Nabelvenenentzündung *f*, Omphalophlebitis *f*, Thrombophlebitis umbilicalis.
om•pha•lor•rha•gia [ɑmfələˈreɪdʒ(ɪ)ə] *n* Nabelblutung *f*, Omphalorrhagie *f*.

om•pha•lor•rhex•is [ɑmfələ'reksɪs] *n* Nabelschnurriß *m*, Omphalorrhexis *f*.
om•pha•lot•o•my [ɑmfə'lɑtəmɪ] *n gyn*. Abnabelung *f*, Omphalotomie *f*.
on•co•cy•to•ma [ˌɑŋkəsaɪ'təʊmə] *n* **1.** Onkozytom *nt*, Hürthle-Tumor *m*, oxyphiles Schilddrüsenadenom *nt*. **2.** Hürthle-Zell-Karzinom *nt*, malignes Onkozytom *nt*.
on•co•fe•tal antigen [ɑŋkəʊ'fiːtl] onkofötales/onkofetales Antigen *nt*.
on•co•gene ['ɑŋkəʊdʒiːn] *n* Onkogen *nt*.
on•co•gen•e•sis [ɑŋkəʊ'dʒenəsɪs] *n* Tumorbildung *f*, Onkogenese *f*.
on•co•gen•ic viruses [ɑŋkəʊ'dʒenɪk] *micro*. onkogene Viren *pl*.
on•col•o•gist [ɑŋ'kɑlədʒɪst] *n* Onkologe *m*, Onkologin *f*.
on•col•o•gy [ɑŋ'kɑlədʒɪ] *n* Geschwulstlehre *f*, Onkologie *f*.
on•co•ma [ɑŋ'kəʊmə] *n* Geschwulst *f*, Tumor *m*.
on•co•ther•a•py [ɑŋkəʊ'θerəpɪ] *n* Tumor-, Onkotherapie *f*.
one-eyed [wʌn] *adj* einäugig.
one-handed *adj* einhändig.
one-legged *adj* einbeinig.
one-sided *adj* (*a. fig.*) einseitig; halbseitig.
on•ion-peel appearance/reaction ['ʌnjən] *radiol*. (*Periost*) Zwiebelschalenstruktur *f*, zwiebelschalenartige Reaktion *f*.
on•ych•aux•is [ɑnɪ'kɔːksɪs] *n* Nagelverdickung *f*, Onychauxis *f*.
on•y•chec•to•my [ɑnɪ'kektəmɪ] *n chir*. Nagelexzision *f*, Onychektomie *f*.
o•nych•ia [əʊ'nɪkɪə] *n* Nagelbettentzündung *f*, Onychie *f*, Onychitis *f*.
on•y•chi•tis [ɑnə'kaɪtɪs] *n* → onychia.
on•y•cho•cryp•to•sis [ˌɑnɪkəʊkrɪp'təʊsɪs] *n* eingewachsener Nagel *m*, Onychokryptosis *f*.
on•y•cho•dys•tro•phy [ɑnɪkəʊ'dɪstrəfɪ] *n* Nageldystrophie *f*, Onychodystrophie *f*.
on•y•cho•gry•po•sis [ˌɑnɪkəʊgrɪ'pəʊsɪs] *n* Krumm-, Krallennagel *m*, Onychogrypose *f*.
on•y•chol•y•sis [ɑnɪ'kɑləsɪs] *n* Onycholyse *f*.
on•y•cho•my•co•sis [ˌɑnɪkəʊmaɪ'kəʊsɪs] *n* Nagelmykose *f*, Onychomykose *f*.
onycho-osteodysplasia *n* Nagel-Patella-Syndrom *nt*, Onycho-osteodysplasie *f*.
on•y•chop•a•thy [ɑnɪ'kɑpəθɪ] *n* Nagelerkrankung *f*, Onychopathie *f*.
on•y•cho•plas•ty ['ɑnɪkəʊplæstɪ] *n chir*. Nagelplastik *f*.
on•y•cho•sis [ɑnɪ'kəʊsɪs] *n* → onychopathy.
on•y•chot•o•my [ɑnɪ'kɑtəmɪ] *n chir*. Onychotomie *f*.
o•o•cy•e•sis [ˌɑnɪkəʊsaɪ'iːsɪs] *n* → ovarian pregnancy.
o•o•cyte ['əʊəsaɪt] *n* Eizelle *f*, Oozyt(e *f*) *m*, Ovozyt *m*.
o•o•gen•e•sis [əʊə'dʒenəsɪs] *n* Eireifung *f*, Ovo-, Oogenese *f*.

operating room

o•o•ge•net•ic cycle [ˌəʊədʒə'netɪk] → ovarian cycle.
o•o•pho•ral•gia [ˌəʊəfə'rældʒ(ɪ)ə] *n* Eierstockschmerz(en *pl*) *m*, Ovarialgie *f*.
o•o•pho•rec•to•my [ˌəʊəfə'rektəmɪ] *n gyn*. Eierstockentfernung *f*, Oophorektomie *f*, Ovar(i)ektomie *f*.
o•o•pho•ri•tis [ˌəʊəfə'raɪtɪs] *n* Eierstockentzündung *f*, Oophoritis *f*.
o•oph•o•ro•hys•ter•ec•to•my [əʊˌɑfərəʊˌhɪstə'rektəmɪ] *n gyn*. Oophorohysterektomie *f*, Ovariohysterektomie *f*.
o•oph•or•op•a•thy [əʊˌɑfə'rɑpəθɪ] *n* Eierstockerkrankung *f*, Oophoropathie *f*, Ovariopathie *f*.
o•oph•or•o•plas•ty [əʊ'ɑfərəʊplæstɪ] *n gyn*. Eierstockplastik *f*.
o•oph•o•ro•sal•pin•gi•tis [əʊˌɑfərəʊˌsælpɪŋ'dʒaɪtɪs] *n* → ovariosalpingitis.
o•oph•o•ros•to•my [əʊˌɑfə'rɑstəmɪ] *n gyn*. Oophorostomie *f*, Ovariostomie *f*.
o•oph•o•rot•o•my [əʊˌɑfə'rɑtəmɪ] *n* → ovariotomy.
o•oph•or•rha•gia [əʊˌɑfə'reɪdʒ(ɪ)ə] *n* Eierstock-, Ovarialblutung *f*.
o•pac•i•fi•ca•tion [əʊˌpæsəfɪ'keɪʃn] *n ophthal*. Opakifikation *f*.
o•pen ['əʊpən] **I** *adj allg*. offen, geöffnet; frei, zugänglich (*to* für). **II** *vt chir*. aufschneiden, -stechen, -bohren, (er-)öffnen. **III** *vi* aufgehen, s. (er-)öffnen. **open up I** *vt* vergrößern; (er-)öffnen, aufmachen. **II** *vi* s. (er-)öffnen, aufgehen.
open amputation *chir*. offene Amputation *f*, Amputation *f* ohne Stumpfdeckung.
open anesthesia offene Narkose *f*.
open-angle glaucoma Simplex-, Weitwinkelglaukom *nt*, Glaucoma simplex.
open biopsy offene Biopsie *f*.
open dislocation *ortho*. offene Luxation *f*.
open fracture *ortho*. offene/komplizierte Fraktur *f*, offener/komplizierter Bruch *m*.
open•heart surgery ['əʊpənhɑːrt] offene Herzchirurgie *f*.
o•pen•ing ['əʊpənɪŋ] *n* **1.** Öffnung *f*, (Ein-)Mündung *f*, Spalt *m*, Lücke *f*, Loch *nt*. **2.** Eröffnung *f*; Öffnen *nt*, Aufmachen *nt*.
opening of uterus (äußerer) Muttermund *m*, Ostium uteri.
open wound offene Wunde *f*.
op•er•a•bil•i•ty [ɑpərə'bɪlətɪ] *n*. **1.** *patho*. Operabilität *f*. **2.** Operationsfähigkeit *f*, Operabilität *f*.
op•er•a•ble ['ɑp(ə)rəbl] *adj* **1.** *chir*. operierbar, operabel. **2.** durchführbar.
op•er•ate ['ɑpəreɪt] **I** *vt* (*Gerät*) handhaben, bedienen, betätigen. **II** *vi chir*. operieren (*upon/on s.o.*) jdn.).
op•er•at•ing ['ɑpəreɪtɪŋ] *adj* **1.** *chir*. Operations-. **2.** Betriebs-, Arbeits-.
operating microscope Operationsmikroskop *nt*, Op-Mikroskop *nt*.
operating room Operationssaal *m*, Operationsraum *m*.

operating suite Operationstrakt m.
operating surgeon Operateur m.
operating table Operationstisch m.
operating team Operationsteam nt, Op-Team nt.
op•er•a•tion [ɒpə'reɪʃn] n **1.** chir. (chirurgischer) Eingriff m, Operation f. **2.** chir. Operation f, Technik f, Verfahren nt.
op•er•a•tive ['ɒp(ə)rətɪv, -eɪtɪv] adj chir. operativ, chirurgisch, Operations-, Operativ-.
operative mortality operative Mortalität f.
operative permit Einwilligung/Einverständniserklärung f zur Operation.
operative repair operativer Verschluß m, operative Versorgung f.
operative risk Operationsrisiko nt.
operative technique Operationstechnik f.
op•er•a•tor ['ɒpəreɪtər] n Operateur(in f) m, operierender Arzt m, operierende Ärztin f.
oph•thal•mal•gia [ɒfθæl'mældʒ(ɪ)ə] n Augenschmerz(en pl) m, Ophthalmalgie f, Ophthalmodynie f.
oph•thal•mia [ɒf'θælmɪə] n ophthal. Augenentzündung f, Ophthalmie f.
oph•thal•mic artery [ɒf'θælmɪk] Augenschlagader f, Arteria ophthalmica.
ophthalmic nerve Ophthalmikus m, Nervus ophthalmicus.
ophthalmic test immun. Ophthalmoreaktion f, -test m.
ophthalmic zoster Zoster ophthalmicus, Herpes zoster ophthalmicus.
oph•thal•mi•tis [ɒfθæl'maɪtɪs] n Augenentzündung f, Ophthalmitis f.
oph•thal•mo•blen•nor•rhea [ɒf,θælməʊˌblenə'rɪə] n ophthal. Augentripper m, Ophthalmoblennorrhoe f, Conjunctivitis gonorrhoica.
oph•thal•mo•dyn•ia [ɒf,θælməʊ'dɪːnɪə] n → ophthalmalgia.
oph•thal•mog•ra•phy [ˌɒfθæl'mɒɡrəfɪ] n ophthal. Ophthalmographie f.
oph•thal•mo•lith [ɒf'θælməlɪθ] n Tränenstein m, Dakryolith m.
oph•thal•mo•log•ic [ɒf,θælmə'lɒdʒɪk] adj ophthalmologisch.
oph•thal•mol•o•gist [ɒfθæl'mɒlədʒɪst] n Augenarzt m, -ärztin f, Ophthalmologe f, -login f.
oph•thal•mol•o•gy [ɒfθæl'mɒlədʒɪ] n Augenheilkunde f, Ophthalmologie f.
oph•thal•mom•e•try [ɒfθæl'mɒmətrɪ] n ophthal. Ophthalmometrie f.
oph•thal•mo•my•co•sis [ɒf,θælməʊmaɪ'kəʊsɪs] n Ophthalmomykose f.
oph•thal•mo•my•ia•sis [ɒf,θælməʊ'maɪ(j)əsɪs] n ophthal. Ophthalmomyiasis f.
oph•thal•mop•a•thy [ɒfθæl'mɒpəθɪ] n ophthal. Augenleiden nt, -erkrankung f, Ophthalmopathie f.
oph•thal•mo•ple•gia [ɒf,θælməʊ'pliːdʒ(ɪ)ə] n Augenmuskellähmung f, Ophthalmoplegie f.
oph•thal•mo•ple•gic migraine [ɒf,θælməʊ'pliːdʒɪk] Möbius-Krankheit f, ophthalmoplegische Migräne f.
oph•thal•mop•to•sis [ɒf,θælmɒp'təʊsɪs] n ophthal. Exophthalmus m, Exophthalmie f, Ophthalmoptose f.
oph•thal•mo•re•ac•tion [ɒf,θælməʊrɪ'ækʃn] n → ophthalmic test.
oph•thal•mor•rha•gia [ɒf,θælməʊ'reɪdʒ(ɪ)ə] n ophthal. Augenblutung f, Ophthalmorrhagie f.
oph•thal•mor•rhex•is [ɒf,θælməʊ'reksɪs] n ophthal. Bulbusruptur f, Ophthalmorrhexis f.
oph•thal•mos•cope [ɒf'θælməʊskəʊp] n ophthal. Augenspiegel m, Ophthalmoskop nt, Funduskop nt.
oph•thal•mos•co•py [ɒfθæl'mɒskəpɪ] n ophthal. Augenspiegelung f, Ophthalmoskopie f, Funduskopie f.
oph•thal•mot•o•my [ɒfθæl'mɒtəmɪ] n ophthal. Augapfelinzision f, Ophthalmotomie f.
oph•thal•mo•to•nom•e•try [ɒf,θælməʊtəʊ'nɒmətrɪ] n ophthal. Ophthalmotonometrie f, Tonometrie f.
o•pi•ate ['əʊpɪɪt] **I** n **1.** Opiat nt, Opiumpräparat nt. **2.** Schlafmittel nt, Hypnotikum nt; Beruhigungsmittel nt; Betäubungsmittel nt. **II** adj einschläfernd; beruhigend; sedierend; betäubend.
opiate analgesia Opiatanalgesie f.
opiate analgesics/analgetics Opiatanalgetika pl.
Opitz ['əʊpɪts]: **Opitz's disease** Opitz-Syndrom nt, thrombophlebitische Splenomegalie f.
o•pi•um ['əʊpɪəm] n Opium nt, Laudanum nt, Meconium nt.
Oppenheim ['ɒpənhaɪm]: **Oppenheim's disease** Oppenheim-Krankheit f, Myotonia congenita.
Oppenheim's sign Oppenheim-Zeichen nt.
op•por•tun•is•tic infection [ˌɒpərt(j)uː'nɪstɪk] opportunistische Infektion f.
opportunistic pathogen opportunistisch-pathogener Erreger m.
op•so•nin ['ɒpsənɪn] n Opsonin nt.
op•so•ni•za•tion [ˌɒpsənaɪ'zeɪʃn] n Opsonisierung f.
op•tic ['ɒptɪk] **I** n **1.** Auge nt. **2.** Optik f; Objektiv nt. **II** adj visuell, okulär, Gesichts-, Augen-, Seh-.
op•ti•cal ['ɒptɪkl] adj **1.** optisch. **2.** → optic II.
optical agnosia Seelenblindheit f, optische/visuelle Agnosie f.
optical alexia Leseunfähigkeit f, -unvermögen nt, Alexie f.
optical aphasia neuro. optische Aphasie f.
optical fiber Glasfaser f, -fiber f.
optic angle Seh-, Gesichts(feld)winkel m.
optic atrophy Optikusatrophie f.
optic aura neuro. optische/visuelle Aura f.
optic axis 1. → optic axis of eye. **2.** phys. optische Achse f. **optic axis of eye** optische Augenachse f, Sehachse f.

optic canal Optikuskanal *m*, Canalis opticus.
optic chiasm Sehnervenkreuzung *f*, Chiasma opticum.
optic cortex Sehrinde *f*, visueller Kortex *m*.
optic disk → optic nerve disk.
optic nerve Sehnerv *m*, Optikus *m*, Nervus opticus.
optic nerve disk (Sehnerven-)Papille *f*, Discus/Papilla n. optici.
optic nerve papilla → optic nerve disk.
optic neuritis Optikusneuritis *f*, Neuritis n. optici.
optic neuromyelitis Devic-Syndrom *nt*, Neuromyelitis optica.
optic papilla → optic nerve disk.
op•ti•mal dose ['ɑptɪməl] *pharm., radiol.* Optimaldosis *f*.
op•ti•mum dose ['ɑptɪməm] → optimal dose.
optimum temperature Temperaturoptimum *nt*.
op•to•ki•net•ic nystagmus [ˌɑptəʊkɪ-'netɪk] optokinetischer Nystagmus *m*.
op•tom•e•try [ɑp'tɑmətrɪ] *n ophthal.* **1.** Sehprüfung *f*, -test *m*. **2.** Optometrie *f*, Sehkraft-, Sehweitemessung *f*.
op•to•type ['ɑptəʊtaɪp] *n ophthal.* Optotype *f*, Sehzeichen *nt*.
o•ral ['ɔːrəl] *adj* **1.** oral, Mund-. **for oral use** zum Einnehmen. **2.** mündlich.
oral alimentation orale Nahrungsaufnahme/Ernährung *f*.
oral candidiasis Mundsoor *m*, Candidose *f* der Mundschleimhaut.
oral cavity Mundhöhle *f*, Cavitas/Cavum oris.
oral contraceptive orales Verhütungsmittel *nt*, orales Kontrazeptivum *nt*, Anti-Baby-Pille *f*.
 combination oral contraceptive Kombinationspräparat *nt*.
 sequential oral contraceptive Sequenzpräparat *nt*.
oral herpes Herpes simplex (febrilis); *inf.* Fieberbläschen *pl*.
oral intubation orale Intubation *f*.
oral leukoplakia orale Leukoplakie *f*, Leukoplakie *f* der Mundschleimhaut.
oral mucosa Mundschleimhaut *f*, Tunica mucosa oris.
oral penicillin Oralpenicillin *nt*, oralverabreichbares Penicillin *nt*.
oral surgery Gesichts- u. Kieferchirurgie *f*.
oral temperature Mundhöhlen-, Sublingualtemperatur *f*.
oral vaccine Schluckimpfstoff *m*, Oralvakzin(e) *f*) *nt*.
or•ange skin ['ɔrɪndʒ] Orangen(schalen)-haut *f*.
or•bi•cu•la•ris phenomenon [ɔːrbɪkjə-'leərɪs] → orbicularis pupillary reflex.
orbicularis pupillary reflex Westphal-Piltz-Phänomen *nt*, Orbikularisphänomen *nt*, Lid-Pupillen-Reflex *m*.
orbicularis reaction/reflex → orbicularis pupillary reflex.
or•bit ['ɔːrbɪt] *n* **1.** *anat.* Augenhöhle *f*, Orbita *f*. **2.** → orbital I.
or•bit•al ['ɔːrbɪtl] **I** *n phys.* Orbital *nt*, Bahn *f*. **II** *adj* orbital, Augenhöhlen-, Orbita-.
orbital abscess Augenhöhlen-, Orbitaabszeß *m*.
orbital aneurysm intraorbitales Aneurysma *nt*.
orbital aperture Orbitaeingang *m*, Aditus orbitalis.
orbital apex syndrome Orbitaspitzensyndrom *nt*, Malatesta-Syndrom *nt*, Apex-orbitae-Syndrom *nt*.
orbital cavity → orbit 1.
orbital edema *ophthal.* Orbitaödem *nt*.
orbital injury Orbitaverletzung *f*.
orbital phlegmone Orbitaphlegmone *f*.
orbital wall fracture Orbitawandfraktur *f*.
or•bi•tog•ra•phy [ɔːrbɪ'tɑgrəfɪ] *n radiol.* Orbitographie *f*.
or•chiec•to•my [ɔːr'kektəmɪ] *n* → orchiectomy.
or•chi•al•gia [ɔːrkɪ'ældʒ(ɪ)ə] *n* Hodenschmerzen *pl*, -neuralgie *f*, Orchialgie *f*.
or•chi•at•ro•phy [ɔːrkɪ'ætrəfɪ] *n* Hodenatrophie *f*.
or•chi•dal•gia [ɔːrkɪ'dældʒ(ɪ)ə] *n* → orchialgia.
or•chi•dec•to•my [ɔːrkɪ'dektəmɪ] *n* → orchiectomy.
or•chi•di•tis [ɔːrkɪ'daɪtɪs] *n* → orchitis.
or•chi•dop•a•thy [ɔːrkɪ'dɑpəθɪ] *n* → orchiopathy.
or•chi•do•pexy ['ɔːrkɪdəpeksɪ] *n* → orchiopexy.
or•chi•do•plas•ty ['ɔːrkɪdəplæstɪ] *n* → orchioplasty.
or•chi•dop•to•sis [ˌɔːrkɪdɑp'təʊsɪs] *n urol.* Hodensenkung *f*, Orchidoptose *f*.
or•chi•dor•rha•phy [ɔːrkɪ'dɔrəfɪ] *n* → orchiopexy.
or•chi•dot•o•my [ɔːrkɪ'dɑtəmɪ] *n* → orchiotomy.
or•chi•ec•to•my [ɔːrkɪ'ektəmɪ] *n* Hodenentfernung *f*, Orchiektomie *f*, Orchidektomie *f*.
or•chi•ep•i•did•y•mi•tis [ɔːrkɪˌepɪdɪdə-'maɪtɪs] *n urol.* Orchiepididymitis *f*.
or•chi•o•cele ['ɔːrkɪəʊsiːl] *n* **1.** Hodentumor *m*. **2.** Leisten-, Inguinalhoden *m*. **3.** Hodenbruch *m*, Skrotalhernie *f*, Hernia scrotalis.
or•chi•o•dyn•ia [ɔːrkɪəʊ'diːnɪə] *n* → orchialgia.
or•chi•o•neu•ral•gia [ɔːrkɪəʊnjʊə-'rældʒ(ɪ)ə] *n* → orchialgia.
or•chi•op•a•thy [ɔːrkɪ'ɑpəθɪ] *n* Hodenerkrankung *f*, Orchio-, Orchidopathie *f*.
or•chi•o•pexy ['ɔːrkɪəpeksɪ] *n urol.* Hodenfixation *f*, Orchio-, Orchidopexie *f*.
or•chi•o•plas•ty ['ɔːrkɪəplæstɪ] *n urol.* Hodenplastik *f*.
or•chi•ot•o•my [ɔːrkɪ'ɑtəmɪ] *n urol.* Orchiotomie *f*.

or•chi•tis [ɔːrˈkaɪtɪs] *n* Hodenentzündung *f,* Orchitis *f.*

orf [ɑrf] *n* Orf *f,* Ecthyma contagiosum, Stomatitis pustulosa contagiosa.

or•gan [ˈɔːrgn] *n* **1.** *anat.* Organ *nt,* Organum *nt.* **2.** *allg.* Werkzeug *nt,* Instrument *nt.* **3.** Stimme *f,* Organ *nt.*

organ donation Organspende *f.*

organ donor Organspender *m.*

or•gan•ic [ɔːrˈgænɪk] *adj* **1.** organisch. **2.** organisch, somatisch. **3.** *chem.* organisch.

organic brain syndrome (hirn-)organisches Psychosyndrom *nt,* psychoorganisches Syndrom *nt.*

organic deafness organisch-bedingte Schwerhörigkeit/Taubheit *f.*

organic disease organische Erkrankung *f,* organisches Leiden *nt.*

organic epilepsy symptomatische/organische Epilepsie *f.*

organic mental syndrome → organic brain syndrome.

organic murmur *card.* organisch-bedingtes Herzgeräusch *nt.*

organic muscle Eingeweide-, Viszeralmuskel *m.*

organ injury Organschädigung *f,* -verletzung *f.*

or•gan•ism [ˈɔːrgənɪzəm] *n* Organismus *m.*

or•ga•no•gen•e•sis [ˌɔːrgənəʊˈdʒenəsɪs] *n* Organentwicklung *f,* Organogenese *f.*

or•gan•oid nevus [ˈɔːrgənɔɪd] organoider Nävus *m.*

or•ga•no•meg•a•ly [ˌɔːrgənəʊˈmegəlɪ] *n* Eingeweidevergrößerung *f,* Splanchno-, Viszeromegalie *f.*

or•ga•nop•a•thy [ɔːrgəˈnɑpəθɪ] *n* → organic disease.

or•ga•no•ther•a•py [ɔːrgənəʊˈθerəpɪ] *n* Organbehandlung *f,* Organotherapie *f.*

or•ga•not•ro•pism [ɔːrgəˈnɑtrəpɪzəm] *n* Organotropie *f.*

organ perfusion Organdurchblutung *f,* -perfusion *f.*

organ recipient *chir.* Organempfänger *m.*

organ tolerance dose *radiol.* Organtoleranzdosis *f.*

organ transplantation Organtransplantation *f,* -verpflanzung *f,* -übertragung *f.*

or•i•gin [ˈɔrədʒɪn] *n* Ursprung *m;* Herkunft *f,* Abstammung *f.*

o•rig•i•nate [əˈrɪdʒəneɪt] **I** *vt* verursachen, hervorbringen, ins Leben rufen. **II** *vi* entstehen (*from* aus; *in* in); ausgehen, herrühren, stammen (*from* von).

Ormond [ˈɔːrmənd]: **Ormond's syndrome** (idiopathische) retroperitoneale Fibrose *f,* Ormond-Syndrom *nt.*

or•ni•tho•sis [ɔːrnɪˈθəʊsɪs] *n* Ornithose *f,* Papageienkrankheit *f,* Psittakose *f.*

o•ro•dig•i•to•fa•cial syndrome [ɔːrəʊˌdɪdʒɪtəʊˈfeɪʃl] orodigitofaziale Dysostose *f,* orofaziodigitales Syndrom *nt,* Papillon-Léage-Psaume-Syndrom *nt.*

o•ro•fa•ci•o•dig•i•tal syndrome [ɔːrəʊˌfeɪʃɪəʊˈdɪdʒɪtl] orofaziodigitales Syndrom *nt,* linguofaziale Dysplasie *f.*

o•ro•gas•tric tube [ɔːrəʊˈgæstrɪk] Mund-Magensonde *f.*

o•ro•pha•ryn•ge•al airway [ˌɔːrəʊfəˈrɪndʒ(ɪ)əl] Oropharyngealtubus *m.*

oropharyngeal intubation oropharyngeale Intubation *f.*

oropharyngeal mucosa Mund- u. Rachenschleimhaut *f.*

oropharyngeal tube → oropharyngeal airway.

o•ro•tra•che•al intubation [ɔːrəʊˈtreɪkɪəl] orotracheale Intubation *f.*

or•the•sis [ɔːrˈθiːsɪs] *n ortho.* Orthese *f.*

or•tho•chro•mat•ic leukodystrophy [ˌɔːrθəʊkrəʊˈmætɪk] orthochromatische Leukodystrophie *f.*

or•tho•chro•mia [ɔːrθəʊˈkrəʊmɪə] *n hema.* Orthochromie *f.*

or•tho•dox sleep [ˈɔːrθəʊdɑks] non-REM-Schlaf *m,* orthodoxer/synchronisierter Schlaf *m.*

or•tho•gly•ce•mic [ˌɔːrθəʊglaɪˈsiːmɪk] *adj* normoglykämisch.

orthoglycemic glycosuria renale Glukosurie/Glycosurie *f.*

or•tho•grade degeneration [ˈɔːrθəʊgreɪd] *neuro.* Waller-Degeneration *f,* orthograde/sekundäre Degeneration *f.*

or•tho•pae•dic *adj* → orthopedic.

or•tho•pae•dics *pl* → orthopedics.

or•tho•pae•dist *n* → orthopedist.

or•tho•pe•dic [ɔːrθəʊˈpiːdɪk] *adj* orthopädisch.

or•tho•pe•dics [ɔːrθəʊˈpiːdɪks] *pl* Orthopädie *f.*

orthopedic shoe orthopädischer Schuh *m.*

orthopedic surgeon Orthopäde *m,* -pädin *f;* Unfallchirurg *m.*

orthopedic surgery Orthopädie *f.*

or•tho•pe•dist [ɔːrθəʊˈpiːdɪst] *n* Orthopäde *m,* -pädin *f.*

or•thop•nea [ɔːrˈθɑpnɪə] *n* Orthopnoe *f.*

or•tho•sis [ɔːrˈθəʊsɪs] *n* Orthese *f.*

or•tho•stat•ic albuminuria [ɔːrθəˈstætɪk] orthostatische/lordotische Albuminurie/Proteinurie *f.*

orthostatic dyspnea orthostatische Dyspnoe *f.*

orthostatic hypotension orthostatische Hypotonie *f.*

chronic orthostatic hypotension Shy-Drager-Syndrom *nt.*

hyperdiastolic orthostatic hypotension hyperdiastolische orthostatische Hypotonie.

hypodiastolic orthostatic hypotension hypodiastolische orthostatische Hypotonie.

orthostatic proteinuria → orthostatic albuminuria.

or•tho•stat•ism [ˈɔːrθəʊstætɪzəm] *n* aufrechte Körperhaltung *f,* Orthostase *f.*

or•tho•top•ic transplantation [ɔːrθəʊˈtɑpɪk] orthotope Transplantation *f.*

Ortner [ˈɔːrtnər]: **Ortner's disease** Ortner-

Syndrom II *nt*, Morbus Ortner *m*, Angina abdominalis/intestinalis, Claudicatio intermittens abdominalis.
Ortolani [ɔːrtɑʊˈlɑːni]: **Ortolani's click/sign** *ortho.* Ortolani-Zeichen *nt.*
o•ry•zoid bodies [əʊˈraɪzɔɪd] Reiskörper(chen *pl*) *pl*, Corpora oryzoidea.
os•cil•lat•ing [ˈɒsəleɪtɪŋ] *adj* schwingend, pendelnd, oszillierend.
oscillating saw *ortho.* oszillierende Säge *f.*
os•cil•la•tion [ɒsəˈleɪʃn] *n phys.* Schwingung *f*, Oszillation *f.*
os•cil•lop•sia [ɒsɪˈlɒpsɪə] *n* Brückner-Phänomen *nt*, Oszillopsie *f.*
Osgood-Schlatter [ˈɒzɡʊd ˈʃlætər]: **Osgood-Schlatter disease** Osgood-Schlatter-Syndrom *nt*, Apophysitis tibialis adolescentium.
Osler [ˈɒzlər]: **Osler's disease 1.** → Osler-Vaquez disease. **2.** → Osler-Weber-Rendu disease.
Osler's nodes/sign Osler-Knötchen *pl.*
Osler-Vaquez [ˈɒzlər vɑˈkeɪ]: **Osler-Vaquez disease** Morbus Vaquez-Osler *m*, Osler-Vaquez-Krankheit *f*, Polycythaemia (rubra) vera, Erythrämie *f.*
Osler-Weber-Rendu [ˈɒzlər ˈwebər rɑːˈdyː]: **Osler-Weber-Rendu disease** hereditäre Teleangiektasie *f*, Morbus Osler *m*, Osler-Rendu-Weber-Syndrom *nt.*
os•mo•lar•i•ty [ɒzməʊˈlærətɪ] *n* Osmolarität *f.*
os•mo•re•cep•tor [ˌɒzməʊrɪˈseptər] *n* **1.** Osmorezeptor *m.* **2.** Geruchs-, Osmorezeptor *m.*
os•mo•sis [ɒzˈməʊsɪs] *n* Osmose *f.*
os•mo•ther•a•py [ɒzməʊˈθerəpɪ] *n* Osmotherapie *f.*
os•mot•ic diarrhea [ɒzˈmɒtɪk] osmotische Diarrhö *f.*
osmotic diuresis osmotische Diurese *f*, Molekulardiurese *f.*
osmotic diuretic *pharm.* osmotisches Diuretikum *nt.*
osmotic hemolysis (kolloid-)osmotische Hämolyse *f.*
osmotic pressure osmotischer Druck *m.*
colloid osmotic pressure kolloidosmotischer/onkotischer Druck.
osmotic shock osmotischer Schock *m.*
os•se•ous [ˈɒsɪəs] *adj* knöchern, ossär, Knochen-.
osseous ankylosis *ortho.* knöcherne Gelenkversteifung/Ankylose *f.*
osseous cell → osteocyte.
osseous crura knöcherne Bogengangsschenkel *pl*, Crura ossea.
osseous graft Knochentransplantat *nt.*
osseous labyrinth knöchernes/ossäres Labyrinth *nt*, Labyrinthus osseus.
osseous metastasis Knochenmetastase *f*, ossäre Metastase *f.*
osseous palate knöcherner Gaumen *m*, Palatum osseum.
os•sic•u•lar chain [əˈsɪkjələr] Gehörknöchelchenkette *f.*
os•si•cu•lec•to•my [ˌɒsɪkjəˈlektəmɪ] *n HNO* Ossikulektomie *f.*
os•si•cu•lot•o•my [ˌɒsɪkjəˈlɒtəmɪ] *n HNO* Ossikulotomie *f.*
os•si•fi•ca•tion [ɒsəfɪˈkeɪʃn] *n* **1.** Knochenbildung *f*, Ossifikation *f.* **2.** *patho.* (krankhafte) Verknöcherung *f;* Verknöchern *nt*, Ossifikation *f.*
os•te•al•gia [ɒstɪˈældʒ(ɪ)ə] *n* Knochenschmerz(en *pl*) *m*, Ostealgie *f*, Osteodynie *f.*
os•te•ar•thri•tis [ˌɒstɪɑːrˈθraɪtɪs] *n* → osteoarthritis.
os•te•i•tis [ɒstɪˈaɪtɪs] *n* Knochen(gewebs)entzündung *f*, Ostitis *f*, Osteitis *f.*
os•te•o•ar•thri•tis [ˌɒstɪəʊɑːrˈθraɪtɪs] *n* degenerative Gelenkerkrankung *f*, Osteoarthrose *f*, Gelenk(s)arthrose *f.*
os•te•o•ar•throp•a•thy [ˌɒstɪəʊɑːrˈθrɒpəθɪ] *n patho.* Osteoarthropathie *f.*
os•te•o•blas•tic metastasis [ɒstɪəʊˈblæstɪk] osteoplastische Metastase *f.*
osteoblastic-osteolytic metastasis osteoplastische-osteolytische Metastase *f.*
osteoblastic sarcoma → osteosarcoma.
os•te•o•chon•dri•tis [ˌɒstɪəʊkɒnˈdraɪtɪs] *n* Knochen-Knorpel-Entzündung *f*, Osteochondritis *f.*
os•te•o•chon•dro•ma [ˌɒstɪəʊkɒnˈdrəʊmə] *n* Osteochondrom *nt*, knorpelige/kartilaginäre Exostose *f.*
os•te•o•chon•drop•a•thy [ˌɒstɪəʊkɒnˈdrɒpəθɪ] *n* Knochen-Knorpel-Erkrankung *f*, Osteochondropathie *f.*
os•te•o•chon•dro•sis [ˌɒstɪəʊkɒnˈdrəʊsɪs] *n* Osteochondrose *f.*
osteochondrosis of capital femoral epiphysis Morbus Perthes *m*, Perthes-Legg-Calvé-Krankheit *f*, Osteochondropathia deformans, Coxae juveniles, Coxa plana (idiopathica).
osteochondrosis of the head of humerus Hass-Krankheit *f.*
os•te•oc•la•sis [ɒstɪˈɒkləsɪs] *n* **1.** *ortho.* Osteoklase *f*, Osteoklasie *f.* **2.** *patho.* Osteoklasie *f*, Osteoklase *f.*
os•te•o•cyte [ˈɒstɪəʊsaɪt] *n* Osteozyt *m*, Osteocytus *m.*
os•te•o•dyn•ia [ɒstɪəʊˈdiːnɪə] *n* → ostealgia.
os•te•o•dys•tro•phy [ɒstɪəʊˈdɪstrəfɪ] *n* Knochendystrophie *f*, Osteodystrophie *f.*
os•te•o•gen•e•sis [ɒstɪəʊˈdʒenəsɪs] *n* Knochenbildung *f*, -entwicklung *f*, Osteogenese *f.*
osteogenesis imperfecta congenita Vrolik-Krankheit *f*, Osteogenesis imperfecta congenita.
osteogenesis imperfecta tarda Lobstein-Krankheit *f*, Osteogenesis imperfecta tarda.
os•te•o•gen•ic sarcoma [ɒstɪəʊˈdʒenɪk] → osteosarcoma.
os•te•oid [ˈɒstɪɔɪd] **I** *n* Osteoid *nt.* **II** *adj* knochenähnlich, -artig, osteoid.
osteoid osteoma Osteoidosteom *nt.*
osteoid sarcoma → osteosarcoma.

os·te·o·lyt·ic metastasis [ɑstɪəʊ'lɪtɪk] osteolytische Metastase f.

osteolytic sarcoma → osteosarcoma.

os·te·o·ma [ɑstɪ'əʊmə] n (benigne) Knochengeschwulst f, Osteom(a) nt.

os·te·o·ma·la·cia [ˌɑstɪəʊmə'leɪʃ(ɪ)ə] n Knochenerweichung f, Osteomalazie f.

os·te·o·my·e·li·tis [ɑstɪəʊˌmaɪə'laɪtɪs] n Knochenmark(s)entzündung f, Osteomyelitis f.

os·te·o·my·e·lo·dys·pla·sia [ɑstɪəʊˌmaɪələʊdɪs'pleɪʒ(ɪ)ə] n Osteomyelodysplasie f.

os·te·o·my·e·lo·fi·brot·ic syndrome [ɑstɪəʊˌmaɪələʊfaɪ'brɑtɪk] → osteomyelofibrosis.

os·te·o·my·e·lo·fi·bro·sis [ɑstɪəʊˌmaɪələʊfaɪ'brəʊsɪs] n Knochenmark(s)fibrose f, Osteomyelofibrose f; Osteomyelosklerose f.

os·te·o·ne·cro·sis [ˌɑstɪəʊnɪ'krəʊsɪs] n Knochen-, Osteonekrose f.

os·te·o·neu·ral·gia [ˌɑstɪəʊnjʊə'rældʒ(ɪ)ə] n Knochen-, Osteoneuralgie f.

os·te·o·path ['ɑstɪəpæθ] n Osteopath m.

os·te·o·pa·thol·o·gy [ˌɑstɪəpə'θɑlədʒɪ] n → osteopathy 1.

os·te·op·a·thy [ɑstɪ'ɑpəθɪ] n **1.** Knochenerkrankung f, Osteopathie f. **2.** (Therapie) Osteopathie f.

os·te·o·per·i·os·ti·tis [ɑstɪəʊˌperɪɑs'taɪtɪs] n Knochen-Periost-Entzündung f, Osteoperiostitis f.

os·te·o·pe·tro·sis [ˌɑstɪəʊpe'trəʊsɪs] n Marmorknochenkrankheit f, Albers-Schöneberg-Krankheit f, Osteopetrose f.

os·te·o·phyte ['ɑstɪəʊfaɪt] n Osteophyt m.

os·te·o·plas·tic amputation [ɑstɪəʊ'plæstɪk] osteoplastische Amputation f.

os·te·o·plas·ty ['ɑstɪəʊplæstɪ] n ortho. Knochen-, Osteoplastik f.

os·te·o·poi·ki·lo·sis [ɑstɪəʊˌpɔɪkɪ'ləʊsɪs] n ortho. Osteopoikilose f, -poikilie f.

os·te·o·po·ro·sis [ˌɑstɪəʊpə'rəʊsɪs] n Osteoporose f.

os·te·o·po·rot·ic [ˌɑstɪəʊpə'rɑtɪk] adj osteoporotisch.

os·te·o·ra·di·o·ne·cro·sis [ɑstɪəʊˌreɪdɪəʊnɪ'krəʊsɪs] n Strahlenosteonekrose f, Osteoradionekrose f.

os·te·or·rha·phy [ɑstɪ'ɔrəfɪ] n ortho. Knochennaht f.

os·te·o·sar·co·ma [ˌɑstɪəʊsɑːr'kəʊmə] n Knochen-, Osteosarkom nt, osteogenes/osteoplastisches Sarkom nt.

os·te·o·scle·rot·ic anemia [ˌɑstɪəʊsklɪ'rɑtɪk] osteosklerotische Anämie f.

os·te·o·tom ['ɑstɪəʊtəʊm] n ortho. Osteotom nt.

os·te·ot·o·my [ɑstɪ'ɑtəmɪ] n ortho. Osteotomie f.

os·ti·tis [ɑs'taɪtɪs] n → osteitis.

os·ti·um ['ɑstɪəm] n [S.U. OSTIUM]

ostium primum defect card. Ostium-primum-Defekt m, Primum-Defekt m, tiefsitzender Vorhofseptumdefekt m, Atrium-septumdefekt I m.

ostium secundum defect card. Ostium-secundum-Defekt m, Secundum-Defekt m, hochsitzender Vorhofseptumdefekt m, Atriumseptumdefekt II m.

Ota ['əʊtə]: **Ota's nevus** Nävus Ota m, okulodermale Melanozytose f.

o·tal·gia [əʊ'tældʒ(ɪ)ə] n Ohrenschmerz(en pl) m, Otalgie f, Otodynie f.

ot·he·ma·to·ma [əʊ'θiːmətəʊmə] n Othämatom nt.

o·tic abscess ['əʊtɪk] otogener Abszeß m.

otic ganglion Arnold-Ganglion nt, Ganglion oticum.

o·tit·ic hydrocephalus [əʊ'tɪtɪk] otitischer Hydrozephalus m.

otitic meningitis otogene Meningitis f.

o·ti·tis [əʊ'taɪtɪs] n Ohrentzündung f, Otitis f.

otitis externa Otitis externa.

otitis media Mittelohrentzündung f, Otitis media.

acute otitis media akute Mittelohrentzündung, akuter Mittelohrkatarrh m.

adhesive otitis media Pauken(höhlen)fibrose f, adhäsive Otitis media.

chronic otitis media chronische Mittelohrentzündung/Schleimhauteiterung f.

chronic seromucinous otitis media chronische seromuköse Otitis media, Seromukotympanum nt.

purulent otitis media Mittelohreiterung f, Otitis media purulenta.

swimmer's otitis media Bade-Otitis media.

o·to·co·nia [əʊtə'kəʊnɪə] pl Ohrkristalle pl, Otokonien pl, Statokonien pl.

o·to·dyn·ia [əʊtə'diːnɪə] n → otalgia.

o·to·gen·ic abscess [əʊtə'dʒenɪk] otogener Abszeß m.

otogenic meningitis otogene Meningitis f.

o·to·lith apparatus ['əʊtəlɪθ] Otolithenorgan nt, -apparat m.

o·to·li·thi·a·sis [ˌəʊtəlɪ'θaɪəsɪs] n Otolithiasis f.

o·to·liths ['əʊtəlɪθs] pl **1.** → otoconia. **2.** HNO Otolithen pl.

o·tol·o·gist [əʊ'tɑlədʒɪst] n Ohrenarzt m, -ärztin f, Otologe m, -login f.

o·to·my·co·sis [ˌəʊtəmaɪ'kəʊsɪs] n Gehörgangs-, Ohr-, Otomykose f.

o·top·a·thy [əʊ'tɑpəθɪ] n Ohrenerkrankung f, -leiden nt, Otopathie f.

o·to·pha·ryn·ge·al tube [ˌəʊtəfə'rɪndʒ(ɪ)əl] Ohrtrompete f, Eustach-Röhre f, Tuba auditiva/auditoria.

o·to·rhi·no·lar·yn·gol·o·gy [əʊtəˌraɪnəʊlærɪn'gɑlədʒɪ] n Hals-Nasen-Ohrenheilkunde f, Otorhinolaryngologie f.

o·to·rhi·nol·o·gy [ˌəʊtəraɪ'nɑlədʒɪ] n Nasen-Ohren-Heilkunde f, Otorhinologie f.

o·tor·rha·gia [əʊtə'reɪdʒ(ɪ)ə] n Ohrblutung f, Otorrhagie f.

o·tor·rhea [əʊtə'rɪə] n Ohren(aus)fluß m, Otorrhoe f.

o·to·scle·ro·sis [ˌəʊtəsklɪ'rəʊsɪs] n HNO

overfeeding

Otosklerose *f.*
o•to•scope ['əʊtəskəʊp] *n* Otoskop *nt;* Ohrenspekulum *nt.*
o•tos•co•py [əʊ'tɒskəpɪ] *n HNO* Ohrspiegelung *f,* Otoskopie *f.*
o•to•tox•ic [ˌəʊtə'tɒksɪk] *adj* ototoxisch.
Otto ['ɒtəʊ]: **Otto's pelvis** Otto-Chrobak-Becken *nt,* Protrusionsbecken.
out [aʊt] **I** *adv* **1. be out** bewußtlos *od.* weg sein.; eingeschlafen sein. **2.** (*Arm*) verrenkt. **II** *prep.* **out of** aus ... heraus; **out of breath** außer Atem.
out•break ['aʊtbreɪk] *n* (*Epidemie*) Ausbruch *m.*
out•er ear ['aʊtər] äußeres Ohr *nt,* Auris externa.
outer malleolus Außenknöchel *m,* Malleolus lateralis.
out knee O-Bein *nt,* Genu varum.
out•let syndrome ['aʊtlet] Thoracic-outlet-Syndrom *nt,* Engpaß-Syndrom *nt.*
out•pa•tient ['aʊtpeɪʃənt] *n* ambulanter Patient *m,* ambulante Patientin *f.*
outpatient clinic Poliklinik *f,* Ambulanz *f.*
out-patients department Ambulanz *f,* Poliklinik *f.*
out•put ['aʊtpʊt] *n* Output *m; physiol.* Abgabe *f;* (Arbeits-, Produktions-)Leistung *f.*
o•val amputation ['əʊvl] *chir.* Amputation *f* mit Ovalärschnitt.
o•va•le malaria [əʊ'veɪlɪ] Ovale-Malaria *f.*
oval incision Ovalärschnitt *m.*
o•va•lo•cyte ['əʊvələʊsaɪt] *n hema.* Elliptozyt *m,* Ovalozyt *m.*
o•va•lo•cyt•ic anemia [əʊvələʊ'sɪtɪk] → ovalocytosis.
o•va•lo•cy•to•sis [ˌəʊvələʊsaɪ'təʊsɪs] *n hema.* Ovalozytose *f,* Elliptozytenanämie *f,* Dresbach-Syndrom *nt.*
oval window ovales (Vorhofs-)Fenster *nt,* Fenestra ovalis/vestibuli.
o•var•i•al•gia [əʊˌveərɪ'ældʒ(ɪ)ə] *n* → oophoralgia.
o•var•i•an agenesis [əʊ'veərɪən] Eierstock-, Ovarialagenesie *f.*
ovarian amenorrhea *gyn.* ovarielle Amenorrhoe *f.*
ovarian artery Eierstockarterie *f,* Arteria ovarica.
ovarian bleeding Eierstock-, Ovarialblutung *f.*
ovarian carcinoma Eierstockkrebs *m,* Ovarialkarzinom *nt.*
ovarian cycle ovarieller Zyklus *m.*
ovarian cyst Ovarial-, Eierstockzyste *f.*
ovarian cystadenoma/cystoma Ovarialkystom *nt,* Cystadenoma ovarii.
ovarian endometriosis *gyn.* Ovarialendometriose *f,* Endometriosis ovarii.
ovarian fimbria Ovarialfimbrie *f,* Fimbria ovarica.
ovarian follicles Eierstock-, Ovarialfollikel *pl,* Folliculi ovarici.
ovarian hemorrhage → ovarian bleeding.

ovarian hernia Ovariozele *f,* Hernia ovarialis.
ovarian hormone Eierstockhormon *nt.*
ovarian pain → oophoralgia.
ovarian pregnancy Eierstockschwangerschaft *f,* Ovarialgravidität *f.*
ovarian tumor *gyn.* Eierstockgeschwulst *f,* Ovarialgeschwulst *f,* -tumor *m.*
ovarian vein Eierstockvene *f,* V. ovarica.
ovarian vein syndrome Ovarika-Syndrom *nt,* Ureter-Ovarika-Kompressionssyndrom *nt.*
o•var•i•ec•to•my [əʊˌveərɪ'ektəmɪ] *n gyn.* Eierstockentfernung *f,* Oophorektomie *f,* Ovariektomie *f.*
o•var•i•o•ab•dom•i•nal pregnancy [əʊˌveərɪəʊæb'dɒmɪnl] ovarioabdominale Schwangerschaft *f.*
o•var•i•o•cele [əʊ'veərɪəʊsiːl] *n* → ovarian hernia.
o•var•i•o•cen•te•sis [əʊˌveərɪəʊsen'tiːsɪs] *n gyn.* Eierstockpunktion *f,* Ovariozentese *f.*
o•var•i•o•cy•e•sis [əʊˌveərɪəʊsaɪ'iːsɪs] *n* → ovarian pregnancy.
o•var•i•o•hys•ter•ec•to•my [əʊˌveərɪəʊˌhɪstə'rektəmɪ] *n gyn.* Ovariohysterektomie *f,* Oophorohysterektomie *f.*
o•var•i•o•pexy [əʊˌveərɪəʊ'peksɪ] *n gyn.* Eierstockfixierung *f,* Ovariopexie *f.*
o•var•i•or•rhex•is [əʊˌveərɪəʊ'reksɪs] *n gyn.* Eierstockruptur *f,* Ovariorrhexis *f.*
o•var•i•o•sal•pin•gec•to•my [əʊˌveərɪəʊˌsælpɪŋ'dʒektəmɪ] *n gyn.* Ovariosalpingektomie *f,* Oophorosalpingektomie *f.*
o•var•i•o•sal•pin•gi•tis [əʊˌveərɪəʊˌsælpɪŋ'dʒaɪtɪs] *n gyn.* Ovariosalpingitis *f,* Oophorosalpingitis *f.*
o•var•i•ot•o•my [əʊˌveərɪ'ɒtəmɪ] *n gyn.* Eierstockinzision *f,* Ovariotomie *f,* Ovariotomie *f.*
o•va•ri•tis [əʊvə'raɪtɪs] *n gyn.* Eierstockentzündung *f,* Oophoritis *f.*
o•va•ry ['əʊvərɪ] *n* Eierstock *m,* Ovar *nt.*
o•ver-and-over suture ['əʊvər] *chir.* Knopfnaht *f.*
o•ver•come [əʊvər'kʌm] *vt* überstehen, überwinden, bezwingen.
o•ver•dos•age [əʊvər'dəʊsɪdʒ] *n* **1.** Überdosierung *f.* **2.** Überdosis *f,* Überdosierung *f.*
o•ver•dose [*n* 'əʊvərdəʊs; *v* əʊvər'dəʊs] **I** *n* Überdosis *f,* Überdosierung *f.* **II** *vt* überdosieren, eine Überdosis verabreichen. **III** *vi* eine Überdosis nehmen; an einer Überdosis sterben.
o•ver•ex•ert [ˌəʊvərɪk'zɜrt] *vt* überanstrengen; **overexert o.s.** s. überanstrengen.
o•ver•ex•er•tion [ˌəʊvərɪk'zɜrʃn] *n* Überanstrengung *f.*
o•ver•ex•tend•ed [ˌəʊvərɪk'stendɪd] *adj* (*Gelenk*) überdehnt, überstreckt.
o•ver•fa•tigue ['əʊvərfətiːg] **I** *n* Übermüdung *f,* Überanstrengung *f.* **II** *vt* übermüden, überanstrengen.
o•ver•feed•ing [əʊvər'fiːdɪŋ] *n* Überfütte-

overflow

rung f, Überernährung f.

o•ver•flow [n 'əʊvərfləʊ; v əʊvər'fləʊ] **I** n Überlaufen nt, -fließen nt; Überschuß m (of an). **II** vt zum Überlaufen bringen. **III** vi überfließen, -laufen, -strömen (with von).

overflow incontinence paradoxe Harninkontinenz f.

overflow proteinuria Überlaufproteinurie f, -albuminurie f.

o•ver•load [n 'əʊvərləʊd; v əʊvər'ləʊd] **I** n Überlast(ung f) f, Überladung f, Überbelastung f. **II** vt überladen, über(be)lasten.

o•ver•load•ing syndrome [əʊvər'ləʊdɪŋ] Überlastungssyndrom nt.

o•ver•nour•ish•ment [əʊvər'nɜrɪʃmənt] n Überernährung f.

o•ver•nu•tri•tion [ˌəʊvərn(j)u:'trɪʃn] n → overnourishment.

o•ver•rid•ing aorta [əʊvər'raɪdɪŋ] cardio. überreitende Aorta f.

o•ver•ripe cataract ['əʊvəraɪp] überreifer Star m.

o•ver•sew [əʊvər'səʊ] vt chir. übernähen.

o•ver•strain [əʊvər'streɪn] **I** n Überanstrengung f, -(be)lastung f. **II** vt überanstrengen, -fordern, -(be)lasten. **overstrain o.s.** s. übernehmen, s. überanstrengen.

over-the-counter adj rezeptfrei, frei verkäuflich.

o•ver•trans•fu•sion [ˌəʊvərtræns'fju:ʒn] n Übertransfusion f.

o•ver•ven•ti•la•tion [əʊvərˌventɪ'leɪʃn] n Überbeatmung f, Hyperventilation f.

o•ver•weight ['əʊvərweɪt] **I** n Übergewicht nt. **II** adj zu schwer, übergewichtig.

o•ver•whelm•ing post-splenectomy infection/sepsis [əʊvər'(h)welmɪŋ] Post-Splenektomiesepsis(syndrom nt) f.

o•ver•work [n 'əʊvərwɜrk; v əʊvər'wɜrk] **I** n Arbeitsüberlastung f; Überarbeitung f. **II** vt überanstrengen, überstrapazieren. **III** vi s. überarbeiten.

o•vi•duct [əʊvɪdʌkt] n anat. Eileiter m, Tube f, Ovidukt m, Tuba/Salpinx uterina.

o•vi•duc•tal pregnancy [əʊvɪ'dʌktl] Eileiter-, Tubenschwangerschaft f, Tubargravidität f.

ov•u•la•tion [ˌɑvjə'leɪʃn] n Ei-, Follikelsprung m, Ovulation f.

ov•u•la•to•ry ['ɑvjələtɔ:ri:] adj ovulatorisch, Ovulations-.

o•vum ['əʊvəm] n Ei(zelle f) nt, Ovum nt.

ox•a•late ['ɑksəleɪt] n Oxalat nt.

oxalate plasma Oxalatplasma nt.

oxalate stone Oxalatstein m.

ox•a•le•mia [ɑksə'li:mɪə] n Oxalämie f, Hyperoxalämie f.

ox•al•u•ria [ɑksəl'jʊərɪə] n Oxalurie f, Hyperoxalurie f.

ox•i•da•tion [ɑksɪ'deɪʃn] n Oxidation f, Oxidieren nt.

ox•ide ['ɑksaɪd] n Oxid nt.

ox•i•dized hemoglobin ['ɑksɪdaɪzt] → oxyhemoglobin.

ox•y•ceph•a•ly [ɑksɪ'sefəli] n Spitz-, Turmschädel m, Akrozephalie f, Oxyzephalie f.

ox•y•gen ['ɑksɪdʒən] n Sauerstoff m; chem. Oxygen nt, Oxygenium nt.

oxygen apparatus Sauerstoff-, Atemgerät nt.

ox•y•gen•at•ed blood [ˈɑksɪdʒəneɪtɪd] arterielles/sauerstoffreiches Blut nt, Arterienblut nt.

oxygenated hemoglobin → oxyhemoglobin.

ox•y•gen•a•tion [ˌɑksɪdʒə'neɪʃn] n Oxygenisation f, Oxygenation f, Oxygenieren nt.

ox•y•gen•a•tor [ˌɑksɪdʒə'neɪtər] n Oxygenator m.

oxygen bath Sauerstoffbad nt.

oxygen capacity Sauerstoffbindungskapazität f.

oxygen consumption Sauerstoffverbrauch m. **basal/resting oxygen consumption** Ruhesauerstoffverbrauch.

oxygen deficiency Sauerstoffmangel m, Hypoxie f.

oxygen deficit Sauerstoffdefizit nt, -mangel m.

oxygen mask Sauerstoffmaske f.

oxygen poisoning Sauerstoffvergiftung f.

oxygen saturation physiol. Sauerstoffsättigung f.

oxygen tension physiol. Sauerstoffspannung f.

oxygen tent Sauerstoffzelt nt.

oxygen therapy Sauerstofftherapie f.

ox•y•he•mo•glo•bin [ɑksɪ'hi:məˌgləʊbɪn] n oxygeniertes Hämoglobin nt, Oxyhämoglobin nt.

ox•y•phil cells ['ɑksɪfɪl] (Nebenschilddrüse) Welsh-Zellen pl, oxyphile Zellen pl.

oxyphil cell tumor Hürthle-Tumor m, oxyphiles Schilddrüsenadenom nt.

ox•y•to•cia [ɑksɪ'təʊʃ(ɪ)ə] n gyn. Sturzgeburt f.

ox•y•to•cin [ɑksɪ'təʊs(ɪ)n] n Oxytozin nt, Oxytocin nt.

ox•y•u•ri•a•sis [ˌɑksɪjʊə'raɪəsɪs] n Oxyuriasis f; Enterobiasis f.

Ox•y•u•ris vermicularis [ɑksɪ'jʊərɪs] micro. Madenwurm m, Enterobius/Oxyuris vermicularis.

o•ze•na [əʊ'zi:nə] n Stinknase f, Ozäna f, Rhinitis atrophicans cum foetore.

o•zone layer ['əʊzəʊn] Ozonschicht f.

pace [peɪs] **I** n Schritt m, Gang(art f) m, Tritt m; Tempo nt. **make/set the pace** das Tempo angeben. **II** vt hin u. her gehen, auf u. abgehen; (Raum) ab-, durchschreiten.

P

pace•mak•er ['peɪsmeɪkər] *n physiol.* Reizbildungszentrum *nt*, Schrittmacher *m*, Pacemaker *m*. **pacemaker of heart 1.** *physiol.* Herzschrittmacher. **2.** *card.* künstlicher Herzschrittmacher, Pacemaker *m*.

pach•y•der•ma [pækɪ'dɜrmə] *n derm.* Pachydermie *f*.

pach•y•der•mo•per•i•os•to•sis (syndrome) [pækɪˌdɜrməˌperɪɑs'təʊsɪs] Pachydermoperiostose *f*, Touraine-Solente-Golé-Syndrom *nt*.

pach•y•me•nia [pækɪ'miːnɪə] *n* **1.** *derm.* Pachydermie *f*. **2.** Schleimhautverdickung *f*, Pachymenie *f*.

pach•y•men•in•gi•tis [pækɪˌmenɪn'dʒaɪtɪs] *n* Dura mater-Entzündung *f*, Pachymeningitis *f*.

pach•y•me•ninx [pækɪ'miːnɪŋks] *n* Dura *f*, Dura mater.

pack [pæk] **I** *n* **1.** Ballen *m*, Pack(en *m*) *m*, Bündel *nt*; Packung *f*, Schachtel *f*, Päckchen *nt*, Paket *nt*. **2.** Packung *f*; Wickel *m*. **II** *vt* **3.** ein-, zusammenpacken. **4.** konservieren.

packed blood cells [pækt] Erythrozytenkonzentrat *nt*, Erythrozytenkonserve *f*.

P-A conduction time *card.* PA-Intervall *nt*.

pad [pæd] **I** *n* **1.** (Schutz-)Polster *nt*, Kissen *nt*; (Knie-)Schützer *m*. **2.** *anat.* (Fuß-)Ballen *m*. **3.** Kompresse *f*. **II** *vt* (aus-)polstern, wattieren, füttern.

pad•ding ['pædɪŋ] *n* **1.** (Aus-)Polstern *nt*, Wattieren *nt*. **2.** (Aus-)Polsterung *f*, Wattierung *f*.

Paget ['pædʒɪt] **I** *n* **1. Paget's disease 1.** Paget-Krebs *m*, Krebsekzem *nt* der Brust. **2.** extramammärer Morbus Paget *m*. **3.** → Paget's disease of bone.

Paget's disease of bone Morbus Paget *m*, *inf.* Knochen-Paget *m*, Osteodystrophia deformans.

Paget's disease of the breast/nipple → Paget's disease 1.

extramammary Paget's disease → Paget's disease 2.

Paget's sarcoma Paget-Sarkom *nt*.

pag•et•oid bone ['pædʒətɔɪd] *ortho.* pagetoider Knochen *m*.

pain [peɪn] **I** *n* **1.** Schmerz(en *pl*) *m*, Schmerzempfindung *f*. **be in pain** Schmerzen haben. **2.** (Geburts-)Wehen *pl*. **II** *vt* jdm. Schmerzen bereiten, jdm. weh tun.

pain on coughing Hustenschmerz, Schmerzen *pl* beim Husten.

pain in the head Kopfschmerz(en *pl*) *m*, Kopfweh *nt*.

pain on palpation Druckschmerz.

pain on percussion Klopfschmerz.

pain on weight bearing (*Gelenk*) Belastungsschmerz.

pain epicenter Schmerzzentrum *nt*.

pain-free *adj* schmerzfrei.

pain•ful ['peɪnfəl] *adj* **1.** schmerzend, schmerzhaft. **2.** beschwerlich, mühsam.

pain intensity Schmerzintensität *f*.

pain•kil•ler ['peɪnkɪlər] *n* Schmerzmittel *nt*, Analgetikum *nt*.

pain•kil•ling ['peɪnkɪlɪŋ] *adj* schmerzstillend.

pain•less death ['peɪnlɪs] leichter/schmerzloser Tod *m*, Euthanasie *f*.

pain relief Schmerzlinderung *f*, -stillung *f*.

paint [peɪnt] *n* **1.** Farbe *f*, Lack *m*. **2.** *pharm., derm.* (Farbstoff-)Lösung *f*; Tinktur *f*.

P-A interval *card.* PA-Intervall *nt*.

pain therapy Schmerztherapie *f*.

pain threshold Schmerzschwelle *f*.

pain-tolerance threshold Schmerztoleranzschwelle *f*.

paired beat [peərd] *card.* Bigeminus *m*.

paired-pulse stimulation *physiol.* paarige Stimulation *f*.

pal•ate ['pælət] *n* Gaumen *m*; *anat.* Palatum *nt*.

palate bone → palatine bone.

pal•a•tine arch ['pælətaɪn] Gaumenbogen *m*.

palatine bone Gaumenbein *nt*, Os palatinum.

palatine tonsil Gaumenmandel *f*, Tonsilla palatina.

palatine uvula (Gaumen-)Zäpfchen *nt*, Uvula *f* (palatina).

pal•a•ti•tis [pælə'taɪtɪs] *n* Gaumenentzündung *f*, Uranitis *f*.

pal•a•tog•ra•phy [pælə'tɑgrəfɪ] *n HNO* Palatographie *f*.

pal•a•to•plas•ty ['pælətəʊplæstɪ] *n HNO* Gaumen-, Palatoplastik *f*.

pal•a•to•ple•gia [pælətəʊ'pliːdʒ(ɪ)ə] *n* Gaumensegellähmung *f*.

pal·a·tos·chi·sis [ˌpælə'tɑskəsıs] *n embryo.* Gaumenspalte *f,* Palato-, Uranoschisis *f.*

pale [peıl] **I** *adj* blaß, bleich, fahl. **II** *vt* erbleichen lassen. **III** *vi* erbleichen, erblassen.

pale hypertension maligne Hypertonie *f.*

pale infarct ischämischer/anämischer/weißer/blasser Infarkt *m.*

pale thrombus Abscheidungs-, Konglutinationsthrombus *m,* weißer/grauer Thrombus *m.*

pal·in·dro·mia [ˌpælın'drəʊmıə] *n* (Krankheits-)Rezidiv *nt,* Rückfall *m.*

pal·in·dro·mic [ˌpælın'drɑmık] *adj* wiederauftretend, rezidivierend, palindromisch.

pal·li·ate ['pælıeıt] *vt* lindern, mildern.

pal·li·a·tion [ˌpælı'eıʃn] *n* (Krankheits-, Symptom-)Milderung *f,* Linderung *f,* Palliation *f.*

pal·li·a·tive ['pælıeıtıv, 'pælıətıv] **I** *n* Linderungsmittel *nt,* Palliativum *nt.* **II** *adj* mildernd, lindernd, palliativ, Palliativ-.

palliative therapy/treatment Palliativbehandlung *f,* -therapie *f.*

pal·li·dal atrophy ['pælıdl] Pallidumsyndrom *f,* progressive Pallidumatrophie *f* Hunt.

pallidal degeneration *neuro.* Pallidumatrophie *f,* Globus-pallidus-Atrophie *f.*

pallidal syndrome → pallidal atrophy.

pal·li·dec·to·my [ˌpælı'dektəmı] *n neurochir.* Pallidumexzision *f,* Pallidektomie *f.*

pal·li·dot·o·my [ˌpælı'dɑtəmı] *n neurochir.* Pallidotomie *f.*

pal·li·dum ['pælıdəm] *n* Globus pallidus, Pallidum *nt.*

pal·li·um ['pælıəm] *n anat.* **1.** (Groß-)Hirnrinde *f,* Pallium *nt,* Cortex cerebri. **2.** Hirnmantel *m,* Pallium *nt.*

pal·lor ['pælər] *n* Blässe *f,* Bleichheit *f,* Pallor *m.*

palm [pɑ:(l)m] *n* Handteller *m,* Handfläche *f,* Hohlhand *f.*

pal·mar aponeurosis ['pælmər] Palmaraponeurose *f,* Aponeurosis palmaris.

palmar arch Hohlhandbogen *m,* Arcus palmaris.

palmar contraction Dupuytren-Kontraktur *f.*

palmar erythema Palmarerythem *nt,* Erythema palmare.

palmar fibromatosis palmare Fibromatose *f,* Palmarfibromatose *f.*

palmar psoriasis *derm.* Psoriasis palmarum.

palmar reflex Palmarreflex *m.*

pal·mo·plan·tar keratoderma [pælmoʊ-'plæntər] palmoplantare Keratose *f.*

pal·mus ['pælməs] *n* **1.** Palpitation *f.* **2.** Bell-Spasmus *m,* Fazialiskrampf *m,* Gesichtszucken *nt.* **3.** Herzschlag *m.* **4.** Bamberger-Krankheit *f,* saltatorischer Reflexkrampf *m.*

pal·pa·ble ['pælpəbəl] *adj* tast-, fühlbar, palpabel, palpierbar.

pal·pate ['pælpeıt] *vt* ab-, betasten, befühlen, beklopfen, palpieren.

pal·pa·tion [pæl'peıʃn] *n* Be-, Abtasten *nt,* Palpation *f,* Palpieren *nt.*

pal·pa·to·ry albuminuria ['pælpətəʊri:] palpatorische Albuminurie/Proteinurie *f.*

palpatory percussion Tastperkussion *f,* palpatorische Perkussion *f.*

palpatory proteinuria → palpatory albuminuria.

pal·pe·bra ['pælpıbr] *anat.* (Augen-)Lid *nt,* Palpebra *f.*

pal·pe·bral arteries ['pælpəbrəl] Lidarterien *pl,* Arteriae palpebrales.

palpebral cartilage Lidknorpel *m,* Tarsus *m* (palpebrae).

palpebral coloboma *ophthal.* Lidkolobom *nt.*

palpebral commissure Augenlidkommissur *f,* Commissura palpebralis.

palpebral fissure Lidspalte *f,* Rima palpebrarum.

palpebral ptosis *ophthal.* (Lid-)Ptose *f,* Blepharoptose *f.*

palpebral veins (Augen-)Lidvenen *pl,* Vv. palpebrales.

pal·pe·bro·na·sal fold [ˌpælpəbrəʊ'neızl] Mongolenfalte *f,* Epikanthus *m,* Plica palpebronasalis.

pal·pi·ta·tion [pælpı'teıʃn] *n* **1.** Palpitation *f.* **2.** Herzklopfen *nt,* Palpitation *f,* Kardiopalmus *m.*

pal·sied ['pɔ:lsi:d] *adj* gelähmt.

pal·sy ['pɔ:lzı] **I** *n* (vollständige) Lähmung *f,* Paralyse *f,* Plegie *f.* **II** *vt* lähmen, paralysieren.

pam·pin·i·form plexus [pæm'pınəfɔ:rm] Plexus pampiniformis.

pam·pin·o·cele [pæm'pınəsi:l] *n* Krampfaderbruch *m,* Varikozele *f.*

pan·a·cea [pænə'sıə] *n* Allheilmittel *nt.*

pan·a·ris ['pænərıs, pə'nærıs] *n* Panaritium *nt.*

pan·car·di·tis [ˌpænkɑ:r'daıtıs] *n card.* Pankarditis *f.*

Pancoast ['pænkəʊst]: **Pancoast's suture** *chir.* Pancoast-Naht *f.*

Pancoast's syndrome Pancoast-Syndrom *nt.*

Pancoast's tumor Pancoast-Tumor *m,* apikaler Sulkustumor *m.*

pan·coch·le·ar deafness [pæn'kɑklıər] pankochleäre Taubheit *f.*

pan·cre·al·gia [ˌpæŋkrı'ældʒ(ı)ə] *n* → pancreatalgia.

pan·cre·as ['pænkrıəs] *n* Bauchspeicheldrüse *f,* Pankreas *nt,* Pancreas *nt.*

pan·cre·a·tal·gia [pæŋkrıə'tældʒ(ı)ə] *n* Pankreasschmerz *m,* Pankrealgie *f,* Pankreatalgie *f.*

pan·cre·a·tec·to·my [pæŋkrıə'tektəmı] *n chir.* Pankreasresektion *f,* Pankreatektomie *f.*

pan·cre·at·ic abscess [pænkrı'ætık] Pankreasabszeß *m.*

pancreatic apoplexy Pankreasapoplexie *f.*

pancreatic ascites pankreatogener As-

zites m.
pancreatic calculus Pankreasstein m, Pankreatolith m.
pancreatic capsule Pankreaskapsel f, Capsula pancreatis.
pancreatic carcinoma Bauchspeicheldrüsenkrebs m, Pankreaskarzinom nt.
acinar cell pancreatic carcinoma azinöses Pankreaskarzinom.
ductular (cell) pancreatic carcinoma duktales Pankreaskarzinom.
pancreatic cholera Verner-Morrison-Syndrom nt, pankreatische Cholera f.
pancreatic cyst Pankreaszyste f.
pancreatic diabetes pankreatischer Diabetes (mellitus) m.
pancreatic drainage chir. Pankreasdrainage f.
pancreatic duct Wirsung-Gang m, Pankreasgang m, Ductus pancreaticus. **accessory/minor pancreatic duct** Santorini-Gang, Ductus pancreaticus accessorius.
pancreatic edema Pankreasödem nt, Zöpfel-Ödem nt.
pancreatic fistula Pankreasfistel f.
pancreatic function tests Pankreasfunktionsdiagnostik f.
pancreatic injury Pankreasverletzung f, -trauma nt.
pancreatic insufficiency Pankreasinsuffizienz f.
pancreatic islands/islets Pankreasinseln pl, Langerhans-Inseln pl, Inselorgan nt, endokrines Pankreas nt.
pancreatic juice Pankreassaft m, -speichel m.
pancreatic necrosis Pankreasnekrose f.
pan•cre•at•i•co•du•o•de•nec•to•my [pænkrɪˌætɪkəʊˌd(j)uːədɪ'nektəmɪ] n chir. Duodenopankreatektomie f.
pan•cre•at•i•co•du•o•de•nos•to•my [pænkrɪˌætɪkəʊˌd(j)uːədɪ'nɑstəmɪ] n chir. Pankreat(ik)oduodenostomie f.
pan•cre•at•i•co•en•ter•os•to•my [pænkrɪˌætɪkəʊˌentə'rɑstəmɪ] n chir. Pankreat(ik)oenterostomie f.
pancreatic phlegmon Pankreasphlegmone f.
pancreatic pseudocyst Pankreaspseudozyste f.
pancreatic stone → pancreatic calculus.
pancreatic veins Pankreasvenen pl, Vv. pancreaticae.
pan•cre•a•ti•tis [pæŋkrɪə'taɪtɪs] n Bauchspeicheldrüsen-, Pankreasentzündung f, Pancreatitis f.
pan•cre•a•to•du•o•de•nec•to•my [ˌpænkrɪətəʊˌd(j)uːədɪ'nektəmɪ] n chir. Duodenopankreatektomie f.
pan•cre•a•to•du•o•de•nos•to•my [ˌpænkrɪətəʊˌd(j)uːədɪ'nɑstəmɪ] n → pancreaticoduodenostomy.
pan•cre•a•to•en•ter•os•to•my [ˌpænkrɪətəʊˌentə'rɑstəmɪ] n → pancreaticoenterostomy.

pan•cre•a•tog•e•nous diarrhea [pænkrɪə'tɑdʒənəs] pankreatogener Durchfall m, pankreatogene Diarrhö f.
pan•cre•a•tog•ra•phy [pænkrɪə'tɑgrəfɪ] n radiol. Pankreat(ik)ographie f.
pan•cre•at•o•lith [pænkrɪ'ætəlɪθ] n Pankreasstein m, Pankreatolith m.
pan•cre•a•to•li•thec•to•my [ˌpænkrɪətəʊlɪ'θektəmɪ] n chir. Pankreatolithektomie f.
pan•cre•a•tot•o•my [pænkrɪə'tɑtəmɪ] n chir. Pankreatotomie f.
pan•cre•o•zy•min [pænkrɪə'zaɪmɪn] n Pankreozymin nt, Cholezystokinin nt.
pan•cy•to•pe•nia [ˌpænsaɪtə'piːnɪə] n hema. Panzytopenie f.
pan•de•mia [pæn'diːmɪə] n → pandemic I.
pan•dem•ic [pæn'demɪk] epidem. **I** n Pandemie f. **II** adj pandemisch.
pandemic disease → pandemic I.
pan•en•ceph•a•li•tis [ˌpænenˌsefə'laɪtɪs] n Panenzephalitis f, Panencephalitis f.
pan•ic ['pænɪk] **I** n Panik f, panischer Schrecken m, panische Angst f. **II** adj panisch.
panic attack Panikattacke f.
pan•my•e•lop•a•thy [ˌpænmaɪə'lɑpəθɪ] n hema. Panmyelopathie f.
pan•nic•u•lec•to•my [pəˌnɪkjə'lektəmɪ] n chir. Pannikulektomie f.
pan•nus ['pænəs] n **1.** ophthal. Pannus (corneae) m. **2.** ortho. Pannus m.
pan•op•tic stain [pæn'ɑptɪk] panoptische Färbung f.
pan•o•ram•ic radiography [pænə'ræmɪk] → pantomography.
pan•sys•tol•ic murmur [ˌpænsɪs'tɑlɪk] card. pansystolisches/holosystolisches Geräusch nt.
pant [pænt] **I** n Keuchen nt, Japsen nt, Schnaufen nt. **II** vi keuchen, japsen, schnaufen.
pan•to•mog•ra•phy [pæntə'mɑgrəfɪ] n radiol. Pantomographie f, Panorama(aufnahme)technik f.
Papanicolaou [pɑpəˌniːkə'laʊ, ˌpæpə'niːkə-]: **Papanicolaou's smear** Papanicolaou-Abstrich m.
Papanicolaou's stain Pap-Färbung f, Papanicolaou-Färbung f.
Papanicolaou's test Papanicolaou-Test m, Pap-Test m.
pa•per ['peɪpər] n **1.** Papier nt. **2.** Blatt nt, Papier nt. **3.** papers pl Dokumente pl, Papiere pl, Urkunden pl. **4.** (wissenschaftliche) Abhandlung/Arbeit f, Referat nt, Vortrag m (on über).
pap•il•lary line ['pæpɪˌlerɪː] Mamillarlinie f, Linea mamillaris.
papillary muscle (Herz) Papillarmuskel m, Musculus papillaris.
papillary muscle syndrome Papillarsyndrom nt.
papillary necrosis (Niere) Papillennekrose f.

pap•il•lec•to•my [ˌpæpɪˈlektəmɪ] *n chir.*
Papillenexzision *f*, Papillektomie *f*.

pap•il•le•de•ma [ˌpæpəlɪˈdiːmə] *n ophthal.*
Stauungspapille *f*, Papillenödem *nt*.

pap•il•li•tis [ˌpæpɪˈlaɪtɪs] *n* 1. *ophthal.*
Papillenentzündung *f*, Papillitis *f*. 2. *ophthal.*
Optikusneuritis *f*, Neuritis n. optici. 3.
Papillitis *f*.

pap•il•lo•ret•i•ni•tis [ˌpæpɪləʊˌretəˈnaɪtɪs]
n ophthal. Papilloretinitis *f*, Retinopapillitis *f*.

pap•il•lo•sphinc•ter•ot•o•my [ˌpæpɪləʊˌsfɪŋktəˈrɑtəmɪ] *n chir.* Papillosphinkterotomie *f*, Papillotomie *f*.

pap•il•lot•o•my [ˌpæpɪˈlɑtəmɪ] *n* → papillosphincterotomy.

pap•o•va•vi•rus [pəˌpəʊvəˈvaɪrəs] *n micro.* Papovavirus *nt*.

Pappenheim [ˈpaːpənhaɪm]: **Pappenheim's stain** Pappenheim-Färbung *f*, panoptische Färbung *f* nach Pappenheim.

Pap test → Papanicolaou's test.

pap•u•lar acrodermatitis of childhood [ˈpæpjələr] Gianotti-Crosti-Syndrom *nt*, infantile papulöse Akrodermatitis *f*.

pap•ule [ˈpæpjuːl] *n derm.* Knötchen *nt*, Papel *f*, Papula *f*.

pap•u•lo•ne•crot•ic tuberculid/tuberculosis [ˌpæpjələʊnəˈkrɑtɪk] *derm.* papulonekrotisches Tuberkulid *nt*, Tuberculosis cutis papulonecrotica.

para-aminobenzoic acid *p*-Aminobenzoesäure *f*, para-Aminobenzoesäure *f*.

para-aminosalicylic acid *p*-Aminosalizylsäure *f*, Paraaminosalizylsäure *f*.

par•a•bi•o•sis [ˌpærəbaɪˈəʊsɪs] *n* 1. *chir.*, *immun.* Parabiose *f*. 2. *psycho.* Parabiose *f*. 3. *neuro.* Parabiose *f*.

par•a•cen•te•sis [ˌpærəsenˈtiːsɪs] *n* 1. *chir.* Stichinzision *f*, Parazentese *f*. 2. *HNO* Trommelfellschnitt *m*, Parazentese *f*, Myringotomie *f*, **paracentesis of heart** Herzpunktion *f*, Kardiozentese *f*.

par•a•cen•tral scotoma [pærəˈsentrəl] *ophthal.* parazentrales Skotom *nt*.

par•a•cer•vi•cal block (anesthesia) [pærəˈsɜrvɪkl] Parazervikalblock *m*, -anästhesie *f*.

par•a•cer•vix [pærəˈsɜrvɪks] *n* Parazervix *f*, Paracervix *f*.

par•ac•et•am•ol [pærəˈsetəməʊl] *n pharm.* Paracetamol *nt*.

par•a•cic•a•tri•cial emphysema [ˌpærəsɪkəˈtrɪʃəl] (*Lunge*) Narbenemphysem *nt*.

par•a•clin•i•cal [pærəˈklɪnɪkl] *adj* paraklinisch.

par•a•coc•cid•i•oi•dal granuloma [ˌpærəkɑkˌsɪdɪˈɔɪdl] Lutz-Splendore-Almeida-Krankheit *f*, südamerikanische Blastomykose *f*, Parakokzidioidomykose *f*.

par•a•coc•cid•i•oi•din [ˌpærəkɑkˌsɪdɪˈɔɪdɪn] *n* Parakokzidioidin *nt*.

par•a•coc•cid•i•oi•do•my•co•sis [ˌpærəˌkɑksɪdɪˌɔɪdəʊmaɪˈkəʊsɪs] *n* → paracoccidioidal granuloma.

par•a•col•pi•tis [ˌpærəkɑlˈpaɪtɪs] *n gyn.* Parakolpitis *f*, -vaginitis *f*.

par•a•cu•sis [pærəˈk(j)uːsɪs] *n HNO* Hörstörung *f*, Parakusis.

par•a•cy•e•sis [ˌpærəsaɪˈiːsɪs] *n* Extrauterinschwangerschaft *f*, -gravidität *f*.

par•a•dox•i•cal diarrhea [pærəˈdɑksɪkl] Verstopfungsdurchfall *m*, uneigentlicher Durchfall *m*.

paradoxical diplopia *ophthal.* gekreuzte/heteronyme/temporale Diplopie *f*.

paradoxical embolism paradoxe/gekreuzte Embolie *f*.

paradoxical incontinence paradoxe Harninkontinenz *f*.

paradoxical metastasis paradoxe/retrograde Metastase *f*.

paradoxical pulse paradoxer Puls *m*, Pulsus paradoxus.

paradoxical respiration paradoxe Atmung *f*.

paradoxical sleep paradoxer/desynchronisierter Schlaf *m*, REM-Schlaf *m*, Traumschlaf *m*.

par•a•e•soph•a•ge•al hernia [ˌpærəɪˌsɑfəˈdʒiːəl] paraösophageale (Hiatus-)Hernie *f*.

par•af•fi•no•ma [ˌpærəfɪˈnəʊmə] *n* Paraffinom *nt*.

par•a•fol•lic•u•lar cells [ˌpærəfəˈlɪkjələr] (*Schilddrüse*) parafollikuläre Zellen *pl*, C-Zellen *pl*.

par•a•gan•gli•on [pærəˈɡæŋɡlɪən] *n* Paraganglion *nt*.

par•a•gran•u•lo•ma [pærəˌɡrænjəˈləʊmə] *n* Hodgkin-Paragranulom *nt*, Paragranulom *nt*.

par•a•he•mo•phil•ia [pærəˌhiːməˈfɪlɪə] *n* Parahämophilie *f*, Owren-Syndrom *nt*, Faktor-V-Mangel *m*, Hypoproaccelerinämie *f*.

par•a•hi•a•tal hernia [ˌpærəhaɪˈeɪtl] paraösophageale (Hiatus-)Hernie *f*.

par•a•in•flu•en•za virus [pærəˌɪnfluːˈenzə] *micro.* Parainfluenzavirus *nt*.

par•a•je•ju•nal fossa [ˌpærədʒɪˈdʒuːnl] Broesike-Raum *m*, Fossa parajejunalis.

par•a•ker•a•to•sis [ˌpærəkerəˈtəʊsɪs] *n derm.* Parakeratose *f*.

par•al•ler•gy [pærˈælərdʒɪ] *n immun.* Parallergie *f*; parallergische Reaktion *f*.

pa•ral•y•sis [pəˈrælɪsɪs] *n* 1. (vollständige) Lähmung *f*, Paralyse *f*, Plegie *f*; Parese *f*. 2. *fig.* Lähmung *f*.

par•a•lyt•ic [pærəˈlɪtɪk] **I** *n* Gelähmte(r *m*) *f*, Paralytiker(in *f*) *m*. **II** *adj* lähmend, gelähmt, paralytisch, Lähmungs-.

paralytic bladder neurogene atonische Blase *f*.

paralytic clubfoot *ortho.* paralytischer Klumpfuß *m*.

paralytic ectropion *ophthal.* Ektropium paralyticum.

paralytic ileus *chir.* paralytischer Ileus *m*.

paralytic mydriasis *ophthal.* paralytische

Mydriasis f.

paralytic scoliosis ortho. paralytische Skoliose f.

paralytic strabismus ophthal. Lähmungsschielen nt.

par•a•lyze ['pærəlaɪz] vt lähmen, paralysieren.

par•a•me•di•an incision [pærə'miːdɪən] Paramedianschnitt m.

par•a•med•ic [pærə'medɪk] n **1.** Sanitäter m. **2.** ärztlicher Assistent m, ärztliche Assistentin f, Gehilfe m, Gehilfin f.

par•a•med•i•cal [pærə'medɪkl] adj nichtärztlich.

par•a•me•nia [pærə'miːnɪə] n gyn. Menstruationsstörung f, Paramenie f.

par•a•me•tri•al abscess [pærə'miːtrɪəl] parametraner Abszeß m.

par•a•met•ric abscess [pærə'metrɪk] → parametrial abscess.

par•a•me•tri•tis [ˌpærəmɪ'traɪtɪs] n gyn. Parametriumentzündung f, Parametritis f.

par•a•na•sal sinuses [pærə'neɪzl] (Nasen-)Nebenhöhlen pl, Sinus paranasales.

paranasal sinusitis HNO (Nasen-)Nebenhöhlenentzündung f, Sinusitis f.

par•a•ne•o•plas•tic [ˌpærəˌniːəˈplæstɪk] adj paraneoplastisch.

paraneoplastic acrokeratosis Bazex-Syndrom nt, Akrokeratosis paraneoplastica.

paraneoplastic hyperparathyroidism paraneoplastischer Hyperparathyr(e)oidismus m, Pseudohyperparathyr(e)oidismus m.

paraneoplastic syndrome paraneoplastisches Syndrom nt.

par•a•neph•ric abscess [pærə'nefrɪk] paranephritischer Abszeß m.

paranephric body → pararenal (fat) body.

par•a•neu•ral anesthesia/block [pærə-'njʊərəl] paraneurale Leitungsanästhesie f, paraneuraler Block m.

par•a•noia [pærə'nɔɪə] n psychia. Paranoia f.

par•a•noi•ac [pærə'nɔɪæk] **I** n Paranoiker(in f) m. **II** adj paranoisch, wahnhaft.

par•a•noid ['pærənɔɪd] adj paranoid, wahnhaft.

paranoid delusion paranoider Wahn m.

paranoid personality (disorder) paranoide Persönlichkeit(sstörung) f.

par•a•pare•e•sis [ˌpærəpə'riːsɪs] n neuro. Paraparese f.

par•a•pha•ryn•ge•al space [ˌpærəfə'rɪn-'dʒ(ɪ)əl] parapharyngealer Raum m, Spatium parapharyngeum.

par•a•phi•mo•sis [ˌpærəfaɪ'məʊsɪs] n urol. Paraphimose f, Capistratio f.

par•a•plec•tic [pærə'plektɪk] n, adj → paraplegic.

par•a•ple•gia [pærə'pliːdʒ(ɪ)ə] n neuro. Paraplegie f; tiefe Querschnittslähmung f.

par•a•ple•gic [pærə'pliːdʒɪk] **I** n Querschnittsgelähmte(r m) f, Paraplegiker(in f) m. **II** adj querschnittsgelähmt, paraplegisch.

par•a•pso•ri•a•sis [ˌpærəsə'raɪəsɪs] n derm. Parapsoriasis f.

par•a•rec•tal incision [pærə'rektl] chir. Pararektal-, Kulissenschnitt m.

par•a•rec•tus incision [pærə'rektəs] → pararectal incision.

par•a•re•nal (fat) body [pærə'riːnl] pararenaler Fettkörper m, Corpus adiposum pararenale.

par•a•sa•cral block [pærə'seɪkrəl] Parasakralanästhesie f.

par•a•site ['pærəsaɪt] n **1.** Schmarotzer m, Parasit m. **2.** embryo. Parasit m.

par•a•sit•e•mia [ˌpærəsə'tiːmɪə] n Parasitämie f.

par•a•sit•ic [pærə'sɪtɪk] adj schmarotzend, parasitisch, parasitär.

parasitic cyst Parasitenzyste f, parasitäre Zyste f.

parasitic disease Parasitenerkrankung f, Parasitose f.

par•a•sol insertion ['pærəsɒl] gyn. Insertio velamentosa.

par•a•spa•di•as [pærə'speɪdɪəs] n urol. seitlicher Harnröhrenspalt m, Paraspadie f.

par•a•spe•cif•ic therapy [ˌpærəspə'sɪfɪk] unspezifische Therapie f.

par•a•ster•nal line [pærə'stɜːnl] Parasternallinie f, Linea parasternalis.

par•a•sym•pa•thet•ic ganglion [pærə-ˌsɪmpə'θetɪk] parasympathisches Ganglion nt, Ganglion parasympathicum/parasympatheticum.

parasympathetic nerve parasympathischer Nerv m.

par•a•sym•path•i•co•to•nia [ˌpærəsɪm-ˌpæθɪkəʊ'təʊnɪə] n Parasympathikotonie f, Parasympathotonie f, Vagotonie f.

par•a•sym•pa•tho•lyt•ic [ˌpærəˌsɪmpəθəʊ-'lɪtɪk] **I** n Parasympatholytikum nt, Anticholinergikum nt. **II** adj parasympatholytisch, anticholinerg(isch).

par•a•sym•pa•tho•mi•met•ic [pærə-ˌsɪmpəθəʊmɪ'metɪk] **I** n Parasympathomimetikum nt. **II** adj parasympathomimetisch.

par•a•sym•pa•tho•to•nia [ˌpærəˌsɪmpə-θəʊ'təʊnɪə] n → parasympathicotonia.

par•a•sys•to•le [pærə'sɪstəlɪ] n card. **1.** Parasystolie f, parasystolischer Rhythmus m. **2.** Pararhythmie f.

par•a•sys•tol•ic beat [ˌpærəsɪs'tɒlɪk] → parasystole 1.

parasystolic rhythm → parasystole.

par•a•thor•mone [pærə'θɔːrməʊn] n → parathyroid hormone.

par•a•thy•roid [pærə'θaɪrɔɪd] **I** n Nebenschilddrüse f, Epithelkörperchen nt, Parathyr(e)oidea f, Glandula parathyroidea. **II** adj parathyr(e)oidal.

par•a•thy•roid•ec•to•my [pærəˌθaɪrɔɪ-'dektəmɪ] n chir. Epithelkörperchenentfernung f, Parathyr(e)oidektomie f.

parathyroid gland → parathyroid I.

parathyroid hormone Parathormon nt, Parathyrin nt.

parathyroid insufficiency

parathyroid insufficiency Hypoparathyr(e)oidismus *m*.

parathyroid tetany Tetania parathyreopriva.

parathyroid tumor Nebenschilddrüsentumor *m*, Epithelkörperchentumor *m*.

par•a•thy•ro•pri•val tetany [pærə,θaɪrə-ˈpraɪvəl] → parathyroid tetany.

par•a•tu•ber•cu•lous lymphadenitis [,pærətə,bjɜrkjələs] Pseudotuberkulose *f*.

par•a•ty•phoid [pærəˈtaɪfɔɪd] *n* **1.** Paratyphus *m*. **2.** Salmonellenenteritis *f*; Salmonellose *f*.

paratyphoid fever Paratyphus *m*.

par•a•um•bil•i•cal veins [,pærəʌmˈbɪlɪkl] Sappey-Venen *pl*, Vv. paraumbilicales.

par•a•vag•i•nal incision [pærəˈvædʒənl] Schuchardt-Schnitt *m*.

par•a•vag•i•ni•tis [pærə,vædʒəˈnaɪtɪs] *n gyn*. Parakolpitis *f*, -vaginitis *f*.

par•a•var•i•ce•al injection [pærə,værɪ-ˈsiːəl] *chir*. Varizenumspritzung *f*, paravasale Applikation *f*.

par•a•ver•te•bral anesthesia/block [pærəˈvɜrtəbrəl] Paravertebralanästhesie *f*, -block *m*.

paravertebral line Paravertebrallinie *f*, Linea paravertebralis.

Paré [paˈre]: **Paré's suture** *chir*. Paré-Naht *f*.

par•ec•ta•sis [pærˈektəsɪs] *n patho*. Überdehnung *f*, Überblähung *f*.

pa•ren•chy•ma [pəˈreŋkɪmə] *n* Parenchym *nt*.

pa•ren•chy•mal damage [pəˈreŋkɪml] *patho*. Parenchymschaden *m*, -schädigung *f*.

par•en•chym•a•tous keratitis [,pærəŋ-ˈkɪmətəs] interstitielle/parenchymatöse Keratitis *f*.

parenchymatous mastitis *gyn*. parenchymatöse Mastitis *f*.

parenchymatous nephritis parenchymatöse Nephritis *f*.

par•ent [ˈpeərənt] **I** *n* **parents** *pl* Eltern *pl*. **II** *adj* Stamm-, Mutter; ursprünglich, Ur-.

pa•ren•tal consent [pəˈrentl] Einverständniserklärung *f* der Eltern.

par•en•ter•al alimentation/feeding [pæ-ˈrentərəl] → parenteral nutrition.

parenteral nutrition parenterale Ernährung *f*.

peripheral parenteral nutrition parenterale Ernährung *f* über einen peripheren Zugang *m*.

total parenteral nutrition vollständige/totale parenterale Ernährung.

pa•re•sis [pəˈriːsɪs, ˈpærəsɪs] *n* leichte *od*. unvollständige Lähmung *f*, motorische Schwäche *f*, Parese *f*.

par•es•the•sia [pæresˈθiːʒ(ɪ)ə] *n neuro*. Fehlempfindung *f*, Parästhesie *f*.

pa•ret•ic [pəˈretɪk] **I** *n* Paretiker(in *f*) *m*. **II** *adj* gelähmt, paretisch.

pa•ri•e•tal [pəˈraɪɪtl] *anat*. **I** *n* → parietal bone. **II** *adj* randständig, parietal.

parietal bone Scheitelbein *nt*, Os parietale.

parietal cell (*Magen*) Beleg-, Parietalzelle *f*.

298

parietal hernia Darmwandbruch *m*, Littre-Hernie *f*.

parietal lobe Parietal-, Scheitellappen *m*, Lobus parietalis.

parietal pregnancy intramurale/interstitielle Schwangerschaft *f*, Graviditas interstitialis.

parietal thrombus parietaler/wandständiger Thrombus *m*, Parietalthrombus *m*.

pa•ri•e•tog•ra•phy [pə,raɪəˈtɑgrəfɪ] *n radiol*. Parietographie *f*.

Parinaud [parɪˈno]: **Parinaud's conjunctivitis** Parinaud-Konjunktivitis *f*, okuloglanduläres Syndrom *nt* nach Parinaud.

Parinaud's syndrome Parinaud-Syndrom *nt*.

Parkinson [ˈpɑːrkɪnsən]: **Parkinson's disease** Parkinson-Krankheit *f*, Morbus Parkinson *m*, Paralysis agitans.

Parkinson's facies *neuro., patho*. Maskengesicht *nt*.

par•kin•so•ni•an [,pɑːrkɪnˈsəʊnɪən] *n* Parkinsonpatient(in *f*) *m*.

parkinsonian crisis Parkinsonkrise *f*.

parkinsonian facies → Parkinson's facies.

parkinsonian syndrome Parkinson-Syndrom *nt*.

par•kin•son•ism [ˈpɑːrkɪnsənɪzəm] *n* **1.** → Parkinson's disease. **2.** Parkinsonoid *nt*.

par•o•nych•ia [pærəʊˈnɪkɪə] *n derm*. Nagelfalzentzündung *f*, Umlauf *m*, Paronychie *f*.

pa•rot•ic [pəˈrəʊtɪk] *adj* → parotid II.

pa•rot•id [pəˈrɑtɪd] **I** *n* Ohrspeicheldrüse *f*, Parotis *f*, Glandula parotis/parotidea. **II** *adj* Parotis-, Ohrspeicheldrüsen-.

parotid abscess Parotisabszeß *m*.

parotid duct Parotisgang *m*, Ductus parotideus.

pa•rot•i•dec•to•my [pə,rɑtɪˈdektəmɪ] *n* Parotisentfernung *f*, Parotidektomie *f*.

parotid fascia Fascia parotidea.

parotid gland → parotid I. **accessory parotid gland** Parotis *f* accessoria, Glandula parotis/parotidea accessoria.

parotid papilla Papilla ductus parotidei.

parotid plexus of facial nerve Plexus intraparotideus n. facialis.

parotid saliva Parotisspeichel *m*.

parotid space Parotisloge *f*.

parotid veins Parotisvenen *pl*, Vv. parotideae.

par•o•ti•tis [pærəˈtaɪtɪs] *n* Parotisentzündung *f*, Parotitis *f*.

par•ox•ysm [ˈpærəksɪzəm] *n* **1.** (plötzlicher) Anfall *m*, Paroxysmus *m*. **2.** paroxysmaler Krampf *m*.

par•ox•ys•mal albuminuria [pærəkˈsɪzməl] paroxysmale Albuminurie/Proteinurie *f*.

paroxysmal nocturnal hemoglobinuria Marchiafava-Micheli-Anämie *f*, paroxysmale nächtliche Hämoglobinurie *f*.

paroxysmal proteinuria → paroxysmal albuminuria.

paroxysmal tachycardia Bouveret-Syndrom *nt,* paroxysmale Tachykardie *f.*
Parrot [pa'ro]: **Parrot's disease 1.** Bednar-Parrot-Pseudoparalyse *f,* Parrot-Lähmung *f.* **2.** Parrot-Krankheit *f,* Parrot-Kaufmann-Syndrom *nt,* Achondroplasie *f.*
Parrot's sign 1. Parrot-Zeichen *nt.* **2.** Parrot-Knoten *pl.*
Parry-Romberg ['pærɪ 'rɑmbɔrg]: **Parry-Romberg syndrome** Romberg-Syndrom *nt,* Romberg-Parry-Syndrom *nt,* progressive halbseitige Gesichtsatrophie *f.*
part [pɑːrt] **I** *n* **1.** (An-, Bestand-)Teil *m,* Abschnitt *m,* Stück *nt.* **in part** teilweise, zum Teil. **take part** teilnehmen (*in* an); mitmachen (*in* bei). **2.** Körperteil *m/nt,* Glied *nt.* **3.** Ersatzteil *nt.* **II** *vi* s. lösen, aufgehen; s. öffnen; s. teilen, s. trennen.
par•tal ['pɑːrtəl] *adj* Geburts-, Entbindungs-.
par•tial antigen ['pɑːrʃl] *immun.* Partial-, Teilantigen *nt,* Hapten *nt.*
partial denture Teilgebiß *nt,* -prothese *f.*
partial dislocation *ortho.* unvollständige Verrenkung *f,* Ausrenkung *f,* Subluxation *f.*
partial epilepsy fokale Epilepsie *f.*
partial excision *chir.* Teilentfernung *f,* partielle Exzision *f,* Resektion *f.*
partial gastrectomy *chir.* Magen(teil)-resektion *f,* partielle Gastrektomie *f.*
partial hysterectomy partielle/subtotale Hysterektomie *f.*
partial lipodystrophy Simons-Syndrom *nt,* Lipodystrophia progressiva/paradoxa.
partial mastectomy *gyn.* (*Brust*) Segment-, Quadrantenresektion *f,* Lumpektomie *f,* Tylektomie *f.*
partial remission Teilremission *f,* partielle Remission *f.*
partial-thickness burn Verbrennung *f* 2. Grades.
par•ti•tion [pɑːrˈtɪʃn] *n* **1.** (Auf-, Zer-, Ver-)Teilung *f,* Trennung *f.* **2.** Abtrennung *f,* Trenn-, Scheidewand *f; anat.* Septum *nt.*
par•tu•ri•ent canal [pɑːrˈt(j)ʊərɪənt] *gyn.* Geburtskanal *m.*
par•tu•ri•fa•cient [pɑːr,t(j)ʊərɪˈfeɪʃənt] *n* Wehenmittel *nt.*
pass [pæs] **I** *vt* **1.** (*Barriere*) passieren, überwinden; (*Instrument*) einführen. **2.** (*Fremdkörper*) ausscheiden; (*Darm*) entleeren; (*Urin*) lassen. **II** *vi* **3.** (hin-)durchgehen, durchkommen, (*Barriere*) überwinden, passieren (*through* durch). **4.** (*Fremdkörper*) abgehen; abgeführt *od.* ausgeschieden werden. **5.** (*Schmerz*) vorbei-, vorübergehen, s. legen; (*Zeit*) verstreichen.
pass away *vi* **1.** (*Schmerz*) vorüber-, vorbeigehen. **2.** sterben, entschlafen, verscheiden.
pass off *vi* (*Schmerz*) vorüber-, vorbeigehen.
pass on *vt* weiterleiten, -geben, -reichen (*to* an); (*Krankheit*) übertragen.
pass out *vi* in Ohnmacht fallen, ohnmächtig werden.

pas•sage ['pæsɪdʒ] *n* **1.** Passage *f,* (Durch-, Verbindungs-)Gang *m.* **2.** *anat.* Gang *m,* Weg *m;* Trakt *m.* **3.** (*Sonde*) Einführen *nt,* Einbringen *nt.* **4.** *physiol.* (Darm-)Entleerung *f,* (Urin-)Ausscheidung *f.* **5.** (*Fremdkörper*) Abgang *m.*
pas•sive ['pæsɪv] *adj* **1.** *allg., electr.* passiv, nicht aktiv; *psycho.* passiv, träge, teilnahmslos. **2.** *chem.* träge, passiv.
passive anaphylaxis *immun.* passive Anaphylaxie *f.*
passive congestion/hyperemia venöse/passive (Blut-)Stauung *f,* venöse/passive Hyperämie *f.*
passive immunity passive Immunität *f.*
passive immunization passive Immunisierung *f.*
passive incontinence passive Harninkontinenz *f.*
passive tremor Ruhetremor *m.*
past [pæst] **I** *n* Vergangenheit *f,* Vorleben *nt.* **in the past** in der Vergangenheit. **II** *adj* vergangen, vorüber, frühe(r, s), vergangene(r, s).
paste [peɪst] **I** *n* **1.** Masse *f,* Salbe *f,* Paste *f,* Brei *m.* **2.** Klebstoff *m,* Kleister *m.* **II** *vt* (zusammen-)kleben, (ein-)kleistern.
pas•til ['pæstɪl] *n* → pastille.
pas•tille [pæˈstiːl, -stɪl] *n pharm.* Pastille *f.*
past illnesses frühere Krankheiten *pl.*
pasty ['peɪstɪ] *adj* **1.** breiig, dickflüssig, teigig. **2.** (*Haut*) teigig, gedunsen, aufgeschwemmt, pastös.
Patau [pɑˈtəʊ]: **Patau's syndrome** Patau-Syndrom *nt,* Trisomie 13-Syndrom *nt,* D₁-Trisomiesyndrom *nt.*
patch [pætʃ] **I** *n* **1.** Fleck(en *m*) *m,* Flicken *m,* Lappen *m.* **2.** *chir.* (Gewebe-)Lappen *m,* Läppchen *nt.* **3.** (Heft-)Pflaster *nt;* Augenklappe *f,* -binde *f.* **II** *vt* (zusammen-)flicken, ausbessern.
patch graft Patchgraft *f/nt.*
patch test *derm.* Pflasterprobe *f,* Patch-Test *m.*
patchy ['pætʃɪ] *adj* fleckig.
patchy atelectasis (*Lunge*) Fleckenatelektase *f.*
pa•tel•la [pəˈtelə] *n anat.* Kniescheibe *f,* Patella *f.*
pa•tel•lar clonus [pəˈtelər] Patellarklonus *m.*
patellar ligament Kniescheibenband *nt,* Ligamentum patellae.
patellar reflex → patellar tendon reflex.
patellar tap *ortho.* tanzende Patella *f.*
patellar tendon → patellar ligament.
patellar tendon reflex Patellarsehnenreflex *m,* Quadrizepssehnenreflex *m.*
pat•el•lec•to•my [pætəˈlektəmɪ] *n ortho.* Patellaresektion *f,* Patellektomie *f.*
pa•tent ['pætnt] **I** *n* Patent *nt.* **II** *adj* **1.** (*Gang*) offen, durchgängig, nicht-verschlossen. **2.** offenkundig, -sichtlich, evident.
pa•ter•nal [pəˈtɜrnl] *adj* väterlich, väterlicherseits.
pa•ter•ni•ty test [pəˈtɜrnətɪ] Vater-

schaftstest *m*, -nachweis *m*.
Paterson ['pætərsən]: **Paterson's syndrome** Plummer-Vinson-Syndrom *nt*, Paterson-Brown-Syndrom *nt*, Kelly-Paterson-Syndrom *nt*, sideropenische Dysphagie *f*.
Patey ['peɪtɪ]: **Patey's operation** *gyn.* Patey-Operation *f*, modifizierte radikale Mastektomie *f*.
path•o•gen ['pæθədʒən] *n* Krankheitserreger *m*.
path•o•gen•e•sis [pæθəˈdʒenəsɪs] *n* Krankheitsentstehung *f*, -entwicklung *f*, Pathogenese *f*.
path•o•ge•net•ic [ˌpæθədʒəˈnetɪk] *adj* **1.** pathogenetisch. **2.** pathogen, krankheitserregend, krankmachend.
path•o•gen•ic agent [pæθəˈdʒenɪk] → pathogen.
pa•thog•no•mon•ic [pəˌθa(g)nəˈmamɪk] *adj* krankheitskennzeichnend, pathognomonisch, pathognostisch.
path•og•nos•tic [ˌpæθəgˈnɑstɪk] *adj* → pathognomonic.
path•o•log•ic [pæθəˈlɑdʒɪk] *adj* → pathological.
path•o•log•i•cal [pæθəˈlɑdʒɪkl] *adj* **1.** pathologisch. **2.** krankhaft, pathologisch.
pathological finding pathologischer/pathologisch-anatomischer Befund *m*.
pathologic fracture pathologische Fraktur *f*, Spontanfraktur *f*.
pathologic myopia *ophthal.* bösartige/maligne Myopie *f*.
pathologic reflex pathologischer Reflex *m*.
pathologic staging pathologisches Staging *nt*, P-Staging *nt*.
pa•thol•o•gist [pəˈθɑlədʒɪst] *n* Pathologe *m*, -login *f*.
pa•thol•o•gy [pəˈθɑlədʒɪ] *n* **1.** Krankheitslehre *f*, Pathologie *f*. **2.** pathologischer Befund *m*. **3.** (Abteilung für) Pathologie *f*.
path•o•phys•i•ol•o•gy [pæθəˌfɪzɪˈɑlədʒɪ] *n* Pathophysiologie *f*.
pa•tience ['peɪʃəns] *n* Geduld *f*. **have (no) patience with** (keine) Geduld haben mit.
pa•tient ['peɪʃənt] **I** *n* Patient(in *f*) *m*, Kranke(r *m*) *f*. **II** *adj* geduldig.
patient management Patientenversorgung *f*, -führung *f*, -management *nt*.
pat•tern•al alopecia ['pætərnəl] *derm.* androgenetische Alopezie *f*, Haarausfall *m* vom männlichen Typ, männliche Glatzenbildung *f*, androgenetisches Effluvium *nt*.
Paul-Bunnell [pɔːl bjuːˈnel]: **Paul-Bunnell reaction** Paul-Bunnell-Reaktion *f*.
Paul-Bunnell test Paul-Bunnell-Test *m*.
Payr ['paɪər]: **Payr's clamp** *chir.* Payr-Darmkompressorium *nt*.
Payr's disease Payr-Syndrom *nt*.
Payr's sign Payr-Zeichen *nt*.
P biatriale → P cardiale.
P cardiale *card.* P cardiale, P biatriale, P congenitale.
P congenitale → P cardiale.
P dextroatriale/dextrocardiale → P pulmonale.
Péan [peˈɑ̃]: **Péan's clamp/forceps** *chir.* Péan-Klemme *f*.
pearly bodies ['pɜrlɪ] *patho.* Epithel-, Hornperlen *pl*.
pearly tubercle Hautgrieß *m*, Milium *nt*, Milie *f*.
pea-soup stool [piː] Erbs(en)suppenstuhl *m*.
pec•cant ['pekənt] *adj* krankhaft; (gesundheits-)schädlich; pathogen.
pec•tin•e•al hernia [pekˈtɪnɪəl] Cloquet-Hernie *f*, Hernia femoralis pectinea.
pec•to•ral cavity ['pektərəl] Brusthöhle *f*, Cavitas/Cavum thoracis.
pectoral fascia Pektoralisfaszie *f*, Fascia pectoralis.
pectoral fremitus Stimmfremitus *m*, Fremitus pectoralis.
pectoral girdle Schultergürtel *m*, Cingulum pectorale.
pec•to•ra•lis major flap [pektəˈreɪlɪs] *chir.* Pectoralis-major-Lappen *m*.
pectoralis major (muscle) Pektoralis *m* major, Musculus pectoralis major.
pectoralis minor (muscle) Pektoralis *m* minor, Musculus pectoralis minor.
pectoral veins Pektoralisvenen *pl*, Vv. pectorales.
pec•to•ril•o•quy [pektəˈrɪləkwɪ] *n* Bronchophonie *f*, Bronchialstimme *f*.
pec•to•roph•o•ny [pektəˈrɑfənɪ] *n* → pectoriloquy.
pe•di•at•ric [piːdɪˈætrɪk] *adj* pädiatrisch, Kinderheilkunde-.
pe•di•a•tri•cian [ˌpiːdɪəˈtrɪʃn] *n* Kinderarzt *m*, -ärztin *f*, Pädiater *m*.
pe•di•at•rics [piːdɪˈætrɪks] *pl* Kinderheilkunde *f*, Pädiatrie *f*.
pediatric surgery Kinderchirurgie *f*.
pe•di•at•rist [piːdɪˈætrɪst] *n* → pediatrician.
pe•di•at•ry ['piːdɪætrɪ] *n* → pediatrics.
ped•i•cle ['pedɪkl] *n* **1.** *anat.* Stiel *m*, Pediculus *m*. **2.** (*Wirbel*) Bogenfuß *m*, Pediculus arcus vertebrae/vertebralis.
pedicle flap/graft Stiellappen *m*, gestielter Lappen *m*.
pe•dic•u•la•tion [pɪˌdɪkjəˈleɪʃn] *n* Läusebefall *m*, Verlausung *f*.
pe•dic•u•li•cide [pɪˈdɪkjələsaɪd] **I** *n* Pedikulizid *nt*. **II** *adj* pedikulizid.
pe•dic•u•lo•sis [pəˌdɪkjəˈləʊsɪs] *n* Läusebefall *m*, Verlausung *f*, Pedikulose *f*.
pediculosis capitis Kopflausbefall *m*, Pediculosis capitis.
pediculosis corporis Körper-, Kleiderlausbefall *m*, Pediculosis corporis/vestimentorum.
pediculosis pubis Filzlausbefall *m*, Pediculosis pubis, Phthiriasis *f*.
pediculosis vestimentorum → pediculosis corporis.
Pe•dic•u•lus [pɪˈdɪkjələs] *n micro.* Pediculus *m*.
Pediculus humanus Menschenlaus *f*,

Pediculus humanus.
Pediculus humanus capitis Kopflaus *f*, Pediculus (humanus) capitis.
Pediculus humanus corporis Kleider-, Körperlaus *f*, Pediculus (humanus) corporis, Pediculus humanus vestimentorum, Pediculus vestimenti.
ped•i•gree ['pedəgriː] *n genet.* Stammbaum *m*.
pe•dop•a•thy [pɪ'dɑpəθɪ] *n* Fußerkrankung *f*.
pe•dun•cle [pɪ'dʌŋkl] *n anat.* Stiel *m*, Stamm *m*.
pe•dun•cu•lat•ed polyp [pɪ'dʌŋkjəleɪtɪd] *patho.* gestielter Polyp *m*.
pe•dun•cu•lot•o•my [pɪˌdʌŋkjə'lɑtəmɪ] *n neurochir.* Pedunkulotomie *f*.
peel [piːl] **I** *n* Rinde *f*, Schale *f*, Haut *f*. **II** *vi* (*Haut*) (ab-)schilfern, abblättern, s. schuppen.
pe•lade [pə'lɑːd] *n derm.* Pelade *f*, Alopecia areata.
Pelizaeus-Merzbacher [pælɪ'zaɪəs, 'mertsbækər]: **Pelizaeus-Merzbacher disease/sclerosis** Pelizaeus-Merzbacher-Syndrom *nt*, orthochromatische Leukodystrophie *f*.
pel•la•gra [pə'lægrə] *n* Pellagra *f*, Vitamin-B$_2$-Mangelsyndrom *nt*, Niacinmangelsyndrom *nt*.
pel•let ['pelɪt] *n pharm.* Mikrodragée *nt*, Pellet *nt*.
pel•vic ['pelvɪk] *adj* pelvin, Becken-.
pelvic abscess Beckenabszeß *m*, Abszeß *m* im Beckenbereich.
pelvic aperture Beckenöffnung *f*, Apertura pelvis/pelvica.
inferior pelvic aperture Beckenausgang *m*, Apertura pelvis/pelvica inferior.
superior pelvic aperture Beckeneingang *m*, Apertura pelvis/pelvica superior.
pelvic axis Beckenachse *f*, Axis pelvis.
pelvic bone Hüftbein *nt*, Hüftknochen *m*, Os coxae/pelvicum.
pelvic brim Beckenrand *m*, Apertura pelvis/pelvica superior.
pelvic cast calculus (Nieren-)Beckenausgußstein *m*.
pelvic cavity Beckenhöhle *f*, Cavitas pelvis/pelvica.
pelvic diameter Beckendurchmesser *m*.
pelvic fascia Beckenfaszie *f*, Fascia pelvis.
pelvic fracture 1. Beckenbruch *m*, -fraktur *f*. **2.** Beckenringbruch *m*, -fraktur *f*. **3.** Beckenrandbruch *m*, -fraktur *f*.
pelvic girdle Beckengürtel *m*, Cingulum pelvicum.
pelvic inclination/incline *gyn.* Beckenneigung *f*, Inclinatio pelvis.
pelvic inflammatory disease *gyn.* (aszendierende) Adnexitis *f*.
pelvic inlet Beckeneingang *m*, Apertura pelvis/pelvica superior.
pelvic osteotomy *ortho.* Becken(ring)osteotomie *f*.
pelvic outlet Beckenausgang *m*, Apertura pelvis/pelvica inferior.
pelvic plexus Beckenplexus *m*, Plexus pelvinus, Plexus hypogastricus inferior.
pelvic presentation *gyn.* Beckenendlage *f*; Steißlage *f*.
pelvic ring Beckenring *m*.
pelvic ultrasonography Beckensonographie *f*.
pelvic veins Beckenvenen *pl*.
pelvic venous thrombosis Beckenvenenthrombose *f*.
pelvic viscera Beckeneingeweide *pl*, -organe *pl*.
pel•vim•e•try [pel'vɪmətrɪ] *n gyn.* Beckenmessung *f*, Pelvimetrie *f*.
pel•vi•ot•o•my [pelvɪ'ɑtəmɪ] *n* **1.** *ortho.* Pelviotomie *f*, Pubeotomie *f*. **2.** → pyelotomy.
pel•vi•ra•di•og•ra•phy [pelvɪˌreɪdɪ'ɑgrəfɪ] *n radiol.* Pelvigraphie *f*.
pel•vi•rec•tal abscess [pelvɪ'rektəl] pelvirektaler Abszeß *m*.
pel•vis ['pelvɪs] *n* Becken *nt*, Pelvis *f*. **pelvis of ureter** Nierenbecken, Pyelon *nt*, Pelvis renalis.
pel•vi•scope ['pelvɪskəʊp] *n* Pelviskop *nt*.
pel•vit•o•my [pel'vɪtəmɪ] *n gyn., chir.* Pelvi(o)tomie *f*.
pem•phi•goid ['pem(p)fɪɡɔɪd] **I** *n derm.* **1.** Pemphigoid *nt*. **2.** bullöses Pemphigoid *nt*, Alterspemphigus *m*, Parapemphigus *m*. **II** *adj derm.* pemphigusartig, pemphigoid.
pem•phi•gus ['pem(p)fɪɡəs] *n derm.* **1.** Blasensucht *f*, Pemphigus *m*. **2.** Pemphigus vulgaris. **pemphigus neonatorum** Schälblasenausschlag *m*, Pemphigoid *nt* der Neugeborenen, Impetigo bullosa, Pemphigus (acutus) neonatorum.
pen•du•lar movement ['pendələr] Pendelbewegung *f*.
pendular osteotomy *ortho.* Pendelosteotomie *f*.
pen•du•lous heart ['pendələs] Tropfenherz *nt*, Cor pendulum.
pen•du•lum rhythm ['pendələn] *card.* Pendel-Rhythmus *m*, Tick-Tack-Rhythmus *m*, Embryokardie *f*.
pe•nec•to•my [pɪ'nektəmɪ] *n urol.* Penisentfernung *f*, Penektomie *f*, Phallektomie *f*.
pen•e•trat•ing ['penɪtreɪtɪŋ] *adj* durchdringend, penetrierend; (*Geruch*) penetrant; (*Geschwür*) perforierend; (*Schmerz*) stechend.
penetrating injury perforierende/penetrierende Verletzung *f*.
penetrating ulcer penetrierendes Ulkus *nt*, Ulcus penetrans.
penetrating wound penetrierende Wunde *f*.
pen•i•cil•la•mine [penə'sɪləmiːn] *n pharm.* Penizillamin *nt*, Penicillamin *nt*.
pen•i•cil•lic acid [penə'sɪlɪk] Penizillin-, Penicillinsäure *f*.
pen•i•cil•lin [penə'sɪlɪn] *n* Penizillin *nt*, Penicillin *nt*.
penicillin I → penicillin F.

penicillinase 302

penicillin II → penicillin G.
penicillin III → penicillin X.
penicillin IV → penicillin K.
penicillin V Penicillin V *nt*, Phenoxymethylpenicillin *nt*.
penicillin X Hydroxybenzylpenicillin *nt*, Penicillin X *nt*.
penicillin F 2-Pentenylpenicillin *nt*, Penicillin F *nt*, Penicillin I *nt*.
penicillin G Penicillin G *nt*, Benzylpenicillin *nt*.
penicillin G benzathine Benzathin-Penicillin G *nt*, Benzathin-Benzylpenicillin *nt*.
penicillin G procaine Procain-Penicillin G *nt*, Procain-Benzylpenicillin *nt*.
penicillin K Heptylpenicillin *nt*, Penicillin K *nt*, Penicillin IV *nt*.
penicillin N Adicillin *nt*, Penicillin N *nt*, Cephalosporin N *nt*.
penicillin O Penicillin O *nt*, Almecillin *nt*, Penicillin AT *nt*.
pen•i•cil•lin•ase [penə'sılǝneız] *n* Penicillinase *f*, Penicillin-Beta-Lactamase *f*.
penicillinase-resistent *adj* penicillinasefest.
penicillin-fast *adj* penicillinfest.
penicillin-resistant *adj* penicillinresistent.
pe•nile epispadias ['piːnl] *urol.* penile Epispadie *f*.
penile hypospadias *urol.* penile Hypospadie *f*.
penile induration Peyronie-Krankheit *f*, Penisfibromatose *f*, Induratio penis plastica.
pe•nis ['piːnıs] *n* (männliches) Glied *nt*, Penis *m*, Phallus *m*, Membrum virile.
pe•no•scro•tal hypospadias [piːnəʊ-'skrəʊtl] *urol.* penoskrotale Hypospadie *f*.
pep•tic ['peptık] *adj* verdauungsfördernd, -anregend, peptisch, Verdauungs-.
peptic cells (*Magen*) Hauptzellen *pl*.
peptic esophagitis peptische Ösophagitis *f*.
chronic peptic esophagitis chronisch-peptische Ösophagitis, Refluxösophagitis *f*.
peptic glands Magendrüsen *f*, Glandulae gastricae propriae.
peptic stricture peptische Striktur *f*.
peptic ulcer peptisches Ulkus *nt*, Ulcus pepticum.
pep•tide ['peptaıd] *n* Peptid *nt*.
per•cep•ti•ble [pǝr'septıbl] *adj* wahrnehmbar, spür-, fühlbar, deutlich, perzeptibel.
per•cep•tion [pǝr'sepʃn] *n* **1.** (Reiz-)Wahrnehmung *f*, Empfindung *f*, Perzeption *f*. **2.** Wahrnehmungsvermögen *nt*, Auffassungsgabe *f*, Perzeptibilität *f*.
per•cep•tive deafness [pǝr'septıv] *HNO* Schallempfindungsstörung *f*, Schallempfindungsschwerhörigkeit *f*.
per•con•dy•lar fracture [pǝr'kɑndılǝr]: **percondylar fracture of the femur** perkondyläre Oberschenkelfraktur/Femurfraktur *f*.
percondylar fracture of humerus perkondyläre Humerusfraktur *f*.
per•cuss [pǝr'kʌs] *vt* be-, abklopfen, perkutieren.
per•cus•sion [pǝr'kʌʃn] *I n* **1.** Be-, Abklopfen *nt*, Perkutieren *nt*, Perkussion *f*. **2.** Klopfmassage *f*. *II adj* Schlag-, Stoß-; Perkussions-.
percussion sound Perkussionsgeräusch *nt*.
per•cus•sor [pǝr'kʌsǝr] *n* Perkussionsinstrument *m*, Hammer *m*.
per•cu•ta•ne•ous biopsy [pɜrkjuː'teını-ǝs] perkutane Biopsie *f*.
percutaneous pinning *ortho.* perkutane (Draht-)Spickung *f*.
percutaneous suture *chir.* perkutane Naht *f*.
per•fo•rat•ed appendicitis ['pɜrfǝreıtıd] perforierende Appendizitis *f*, Appendicitis perforans/perforata.
perforated ulcer perforiertes Ulkus *nt*, Ulcus perforans.
per•fo•rat•ing abscess ['pɜrfǝreıtıŋ] perforierender Abszeß *m*.
perforating appendicitis → perforated appendicitis.
perforating veins Verbindungs-, Perforansvenen *pl*, Vv. perforantes.
perforating wound perforierende Wunde *f*.
per•fo•ra•tion [pɜrfǝ'reıʃn] *n* **1.** *patho.* Durchbruch *m*, Perforation *f*. **2.** *gyn.* Perforation *f*.
per•fo•ra•tive appendicitis ['pɜrfǝreıtıv] → perforated appendicitis.
per•fo•ra•tor ['pɜrfǝreıtǝr] *n chir., gyn.* Perforatorium *f*.
per•form [pǝr'fɔːrm] *vt* (*Operation*) aus-, durchführen (*on* bei); vornehmen, verrichten; (*Pflicht*) erfüllen.
per•for•mance [pǝr'fɔːrmǝns] *n* Aus-, Durchführung *f*, Erfüllung *f*; (*a. physiol.*) Leistung *f*.
performance-pulse index *physiol.* Leistungspulsindex *m*.
per•fu•sion [pǝr'fjuːʒn] *n* Durchspülung *f*, -strömung *f*, Durchblutung *f*, Perfusion *f*.
perfusion cannula Perfusionskanüle *f*.
perfusion chemotherapy Perfusionschemotherapie *f*.
per•i•a•nal fistula [perı'eınl] perianale Fistel *f*, Perianalfistel *f*.
per•i•a•nas•to•mot•ic abscess [ˌperıǝ-ˌnæstǝ'mɑtık] perianastomotischer Abszeß *m*.
per•i•ap•pen•di•ce•al abscess [perıˌæpǝn'dıʃl] appendizealer/periappendizealer Abszeß *m*.
per•i•ap•pen•di•ci•tis [ˌperıǝˌpendı-'saıtıs] *n* Periappendizitis *f*.
per•i•ap•pen•dic•u•lar abscess [perıˌæpǝn'dıkjǝlǝr] periappendizitischer Abszeß *m*.
per•i•a•re•o•lar abscess [ˌperıǝ'rıǝlǝr] (*Brust*) periareolarer Abszeß *m*.
periareolar incision *gyn.* Warzenhofrandschnitt *m*, periareolärer Schnitt *m*.
per•i•ar•te•ri•al sympathectomy [ˌperı-ɑːr'tıǝrıǝl] Leriche-Operation *f*, periarteriel-

perineuritis

le Sympathektomie *f.*
per•i•ar•thri•tis [ˌperɪɑːrˈθraɪtɪs] *n ortho.* Periarthritis *f.* **periarthritis of shoulder** schmerzhafte Schultersteife *f*, Periarthritis humeroscapularis.
per•i•ar•tic•u•lar abscess [ˌperɪɑːrˈtɪkjələr] periartikulärer Abszeß *m.*
periarticular fracture periartikuläre Fraktur *f.*
per•i•cap•il•la•ry coloboma [ˌperɪkə-ˈpɪləri] perikapilläres Kolobom *nt.*
per•i•car•di•ac veins [perɪˈkɑːrdɪæk] Perikardvenen *pl*, Vv. pericardiacae.
per•i•car•di•al adhesion [perɪˈkɑːrdɪəl] Perikardverwachsung *f.*
pericardial carcinomatosis Herzbeutel-, Perikardkarzinose *f.*
pericardial cavity Perikardhöhle *f*, Cavitas pericardialis.
pericardial decompression Herzdekompression *f.*
pericardial effusion Perikarderguß *m.*
pericardial fremitus Perikardreiben *nt.*
pericardial murmur *card.* Perikardreiben *nt.*
pericardial pleura Perikardpleura *f*, Pleura pericardiaca.
pericardial rub Perikardreiben *nt.*
pericardial sac → pericardium.
pericardial tamponade *card.* Herz(beutel-), Perikardtamponade *f.*
per•i•car•di•ec•to•my [perɪˌkɑːrdɪˈektəmɪ] *n HTG* Herzbeutelexzision *f*, Perikardektomie *f.*
per•i•car•di•o•cen•te•sis [perɪˌkɑːrdɪəʊsenˈtiːsɪs] *n* Herzbeutel-, Perikardpunktion *f.*
per•i•car•di•ol•y•sis [perɪˌkɑːrdɪˈɒləsɪs] *n HTG* Perikardiolyse *f.*
per•i•car•di•or•rha•phy [perɪˌkɑːrdɪˈɔːrəfɪ] *n HTG* Herzbeutelnaht *f*, Perikardiorrhaphie *f.*
per•i•car•di•os•to•my [perɪˌkɑːrdɪˈɒstəmɪ] *n HTG* Perikardfensterung *f*, Perikardiostomie *f.*
per•i•car•di•ot•o•my [perɪˌkɑːrdɪˈɒtəmɪ] *n HTG* Herzbeuteleröffnung *f*, Perikardiotomie *f.*
per•i•car•di•tis [ˌperɪkɑːrˈdaɪtɪs] *n* Herzbeutel-, Perikardentzündung *f*, Pericarditis *f.*
per•i•car•di•um [perɪˈkɑːrdɪəm] *n* Herzbeutel *m*, Perikard *nt.*
per•i•cen•tral scotoma [perɪˈsentrəl] *ophthal.* perizentrales Skotom *nt.*
per•i•cho•lan•gi•tis [perɪˌkəʊlænˈdʒaɪtɪs] *n* Pericholangitis *f.*
per•i•cho•le•cys•tic abscess [perɪˌkəʊləˈsɪstɪk] pericholezystischer Abszeß *m.*
per•i•col•pi•tis [ˌperɪkɒlˈpaɪtɪs] *n* → perivaginitis.
per•i•di•ver•tic•u•li•tis [perɪˌdaɪvərˌtɪkjəˈlaɪtɪs] *n* Peridivertikulitis *f.*
per•i•duc•tal abscess [perɪˈdʌktəl] (*Brust*) periduktaler Abszeß *m.*
periductal mastitis *gyn.* periduktale Brustdrüsenentzündung/Mastitis *f.*
per•i•du•ral anesthesia [perɪˈd(j)ʊərəl] Epidural-, Periduralanästhesie *f*, *inf.* Epidurale *f*, *inf.* Peridurale *f.*
per•i•lu•nar dislocation [perɪˈluːnər] *ortho.* perilunäre Luxation *f.*
per•i•lymph [ˈperɪlɪmf] *n* Cotunnius-Flüssigkeit *f*, Perilymphe *f.*
per•i•lymph•ad•e•ni•tis [ˌperɪlɪmˌfædɪˈnaɪtɪs] *n* Perilymphadenitis *f.*
per•i•me•tri•tis [ˌperɪmɪˈtraɪtɪs] *n gyn.* Perimetriumentzündung *f*, Perimetritis *f.*
pe•rim•e•try [pəˈrɪmətrɪ] *n ophthal.* Gesichtsfeldbestimmung *f*, Perimetrie *f.*
per•i•my•o•si•tis [perɪˌmaɪəˈsaɪtɪs] *n ortho.* Perimyositis *f.*
per•i•my•si•i•tis [perɪˌmɪsɪˈaɪtɪs] *n ortho.*
1. Perimysiumentzündung *f*, Perimys(i)itis *f.*
2. → perimyositis.
per•i•my•si•um [perɪˈmiːzɪəm] *n* Muskelhüllgewebe *nt*, Perimysium *nt.*
per•i•na•tal death [perɪˈneɪtl] perinataler Tod *m*, Tod *m* in der Perinatalperiode.
perinatal infection perinatale Infektion *f.*
perinatal listeriose Neugeborenenlisteriose *f*, Granulomatosis infantiseptica.
perinatal mortality perinatale Sterblichkeit *f*, Sterblichkeit *f* in der Perinatalperiode.
perinatal period Perinatalperiode *f.*
per•i•na•tol•o•gy [ˌperɪneɪˈtalədʒɪ] *n* Perinatologie *f.*
per•i•ne•al fistula [perɪˈniːəl] Damm-, Beckenbodenfistel *f.*
perineal hernia Dammbruch *m*, Perineozele *f.*
perineal hypospadias *urol.* perineale Hypospadie *f.*
perineal muscles Dammuskulatur *f*, -muskeln *pl*, Musculi perinei/perineales.
perineal nerves Dammnerven *pl*, Nervi perineales.
perineal region Damm *m*, Dammregion *f*, Regio perinealis.
per•i•ne•o•cele [perɪˈniːəʊsiːl] *n* → perineal hernia.
per•i•ne•o•plas•ty [perɪˈniːəplæstɪ] *n gyn.* Dammplastik *f*, Perineoplastik *f.*
per•i•ne•or•rha•phy [ˌperɪnɪˈɔːrəfɪ] *n gyn.* Dammnaht *f*, Perineorrhaphie *f.*
per•i•ne•ot•o•my [ˌperɪnɪˈɒtəmɪ] *n chir., gyn.* Perineotomie *f.*
per•i•ne•o•vag•i•nal fistula [perɪˌniːəʊˈvædʒɪnl] Scheiden-Damm-Fistel *f*, perineovaginale Fistel *f.*
per•i•neph•ric abscess [perɪˈnefrɪk] perirenaler Abszeß *m.*
perinephric fat Nierenfettkapsel *f*, perirenale Fettkapsel *f*, Capsula adiposa renis.
per•i•ne•phri•tis [ˌperɪnɪˈfraɪtɪs] *n* Perinephritis *f.*
per•i•neu•ral anesthesia/block [perɪˈnjʊərəl] perineurale Leitungsanästhesie *f*, perineuraler Block *m.*
per•i•neu•ri•tis [ˌperɪnjʊəˈraɪtɪs] *n* Perineumentzündung *f*, Perineuritis *f.*

perinuclear cataract

per•i•nu•cle•ar cataract [perɪ'n(j)uːklɪər] perinukleäre Katarakt f.

per•i•oc•u•lar dermatitis [perɪ'ɑkjələr] periokuläre Dermatitis f.

pe•ri•od ['pɪərɪəd] n **1.** Periode f, Zyklus m; Zeitspanne f, -raum m. **for the period of** für die Dauer von. **2.** Monats-, Regelblutung f, Menstruation f, Menses pl, Periode f.

pe•ri•od•ic [ˌpɪərɪ'ɑdɪk] adj periodisch, regelmäßig (wiederkehrend), zyklisch.

periodic breathing Cheyne-Stokes-Atmung f, periodische Atmung f.

periodic paralysis: hyperkalemic periodic paralysis Gamstorp-Syndrom nt, Adynamia episodica hereditaria.

hypokalemic periodic paralysis familiäre paroxysmale hypokaliämische Lähmung f.

normokalemic periodic paralysis normokaliämische periodische Lähmung f.

sodium-responsive periodic paralysis → normokalemic periodic paralysis.

periodic vomiting periodisches/zyklisches/rekurrierendes Erbrechen nt.

per•i•o•don•ti•tis [ˌperɪoʊdɑn'taɪtɪs] n Periodontitis f, Parodontitis f.

per•i•o•don•tium [perɪoʊ'dɑnʃ(ɪ)əm] n **1.** Zahnbett nt, Parodontium nt. **2.** Wurzelhaut f, Desmodontium nt, Periodontium nt.

per•i•o•don•to•sis [ˌperɪoʊdɑn'toʊsɪs] n Paradontose f, Parodontose f.

per•i•op•er•a•tive risk [perɪ'ɑp(ə)rətɪv] perioperatives Risiko nt.

per•i•o•ral dermatitis [perɪ'ɔːrəl] perorale Dermatitis f, Rosazea-artige Dermatitis f.

per•i•or•bit•al edema [perɪ'ɔːrbɪtl] periorbitales Ödem nt.

per•i•os•te•al elevator [perɪ'ɑstɪəl] chir. Periostelevatorium nt.

per•i•os•te•o•e•de•ma [perɪˌɑstɪoʊɪ'diːmə] n Periost-, Knochenhautödem nt.

per•i•os•te•o•plas•tic amputation [perɪˌɑstɪoʊ'plæstɪk] ortho. Amputation f mit Periostlappendeckung.

per•i•os•te•um [perɪ'ɑstɪəm] n (äußere) Knochenhaut f, Periost nt.

per•i•os•ti•tis [ˌperɪɑs'taɪtɪs] n Knochenhaut-, Periostentzündung f, Periostitis f.

per•i•pap•il•lary scotoma [perɪ'pæpɪləri] ophthal. peripapilläres Skotom nt.

per•i•par•tal cardiomyopathy [perɪ'pɑːrtl] peripartale Kardiomyopathie f.

per•i•pha•ryn•ge•al space [ˌperɪfə'rɪndʒ(ɪ)əl] peripharyngealer Raum m, Spatium peripharyngeum.

pe•riph•er•al cyanosis [pə'rɪfərəl] periphere Zyanose f.

peripheral nerve peripherer Nerv m.

peripheral nerve injury periphere Nervenschädigung f.

peripheral neuralgia periphere Neuralgie f.

peripheral occlusive disease periphere (arterielle) Verschlußkrankheit f.

peripheral scotoma ophthal. peripheres Skotom nt.

peripheral vascular disease → peripheral occlusive disease.

per•i•por•tal carcinoma [perɪ'pɔːrtl] periportales Leberkarzinom nt.

periportal cirrhosis postnekrotische/ungeordnete/großknotige Leberzirrhose f.

per•i•rec•tal abscess [perɪ'rektəl] perirektaler Abszeß m, Perirektalabszeß m.

perirectal fistula perirektale Fistel f, Perirektalfistel f.

per•i•re•nal fat [perɪ'riːnl] Nierenfettkapsel f, perirenale Fettkapsel f, Capsula adiposa renis.

per•i•si•nus•oi•dal space [perɪˌsaɪnə'sɔɪdl] (Leber) Disse-Raum m, perisinusoidaler Raum m.

per•i•stal•sis [perɪ'stɔːlsɪs] n Peristaltik f.

per•i•stat•ic hyperemia [perɪ'stætɪk] patho. peristatische Hyperämie f, Peristase f.

per•i•stom•al hernia [perɪ'stoʊməl] peristomale Hernie f.

peristomal stenosis chir. peristomale Stenose f.

per•i•tec•to•my [perɪ'tektəmɪ] n ophthal. Peritektomie f, Periektomie f, Peritomie f.

per•i•ten•din•e•um [ˌperɪten'dɪnɪəm] n Sehnengleitgewebe nt, Peritendineum nt.

per•i•ten•di•ni•tis [perɪˌtendə'naɪtɪs] n ortho. Sehnenscheidenentzündung f, Tendovaginitis f, Tendosynovitis f, Tenosynovitis f.

per•i•ten•on [perɪ'tenən] n → peritendineum.

per•i•ten•o•ni•tis [perɪˌtenə'naɪtɪs] n → peritendinitis.

pe•rit•o•my [pə'rɪtəmɪ] n **1.** urol. Beschneidung f, Zirkumzision f. **2.** → peritectomy.

per•i•to•ne•al [ˌperɪtoʊ'niːəl] adj peritoneal, Bauchfell-, Peritoneal-.

peritoneal abscess Bauchfell-, Peritonealabszeß m.

peritoneal carcinomatosis/carcinosis Peritonealkarzinose f, Peritonitis carcinomatosa.

peritoneal cavity Peritoneal-, Bauchfellhöhle f, Cavitas peritonealis.

peritoneal dialysis Peritonealdialyse f. **continuous ambulatory peritoneal dialysis** kontinuierliche ambulante Peritonealdialyse f.

peritoneal drainage chir. Peritonealdrainage f.

peritoneal irritation Bauchfell-, Peritonealreizung f.

peritoneal lavage Peritoneallavage f, -spülung f.

peritoneal metastasis Bauchfell-, Peritonealmetastase f.

peritoneal pseudomyxoma Gallertbauch m, Pseudomyxoma peritonei.

per•i•to•ne•o•cen•te•sis [perɪtəˌnɪəsen'tiːsɪs] n **1.** Bauchhöhlenpunktion f, Zöliozentese f. **2.** Peritoneozentese f.

per•i•to•ne•o•pexy [perɪ'təʊnɪəpeksɪ] n chir. Peritoneopexie f.

per•i•to•ne•o•plas•ty [perɪ'tɔʊnɪəplæstɪ] *n chir.* Bauchfell-, Peritoneoplastik *f.*

per•i•to•ne•os•co•py [perɪˌtɔʊnɪ'ɑskəpɪ] *n* Peritoneoskopie *f.*

per•i•to•ne•o•ve•nous shunt [perɪtəˌnɪə-'viːnəs] peritoneovenöser Shunt *m.*

per•i•to•ne•um [ˌperɪtə'niːəm] *n* Bauchfell *nt,* Peritoneum *nt.*

per•i•to•nism ['perɪtɔʊnɪzəm] *n* **1.** *patho.* Peritonismus *m.* **2.** *psychia.* Pseudoperitonitis *f.*

per•i•to•ni•tis [ˌperɪtə'naɪtɪs] *n* Bauchfellentzündung *f,* Peritonitis *f.*

per•i•ton•sil•lar abscess [perɪ'tɑn(t)sɪlər] Peritonsillarabszeß *m.*

per•i•ton•sil•li•tis [perɪˌtɑn(t)sə'laɪtɪs] *n* Peritonsillitis *f.*

per•i•typh•li•tis [ˌperɪtɪf'laɪtɪs] *n* **1.** Perityphlitis *f.* **2.** Periappendizitis *f.*

per•i•um•bil•i•cal pain [ˌperɪʌm'bɪlɪkl] paraumbilikaler Schmerz *m.*

per•i•u•re•thral abscess [ˌperɪjə'riːθrəl] periurethraler Abszeß *m.*

periurethral cellulitis/phlegmon periurethrale Phlegmone *f.*

per•i•u•re•thri•tis [perɪˌjʊərə'θraɪtɪs] *n* Periurethritis *f.*

per•i•u•ter•ine [perɪ'juːtərɪn] *adj* perimetral, periuterin.

per•i•vag•i•nal [perɪ'vædʒənl] *adj* perivaginal.

per•i•vag•i•ni•tis [perɪˌvædʒə'naɪtɪs] *n gyn.* Perivaginitis *f,* Perikolpitis *f.*

per•i•vas•cu•lar edema [perɪ'væskjələr] perivaskuläres Ödem *nt.*

per•i•ver•te•bral abscess [perɪ-'vɜrtəbrəl] perivertebraler Abszeß *m.*

per•i•ves•i•cal [perɪ'vesɪkl] *adj* perivesikal.

per•ma•nent ['pɜrmənənt] *adj* (fort-)dauernd, anhaltend, dauerhaft, (be-)ständig, bleibend, permanent, Dauer-.

permanent carrier Dauerausscheider *m.*

permanent condition Dauerzustand *m.*

permanent dentition bleibende/zweite Zähne *pl,* Dauergebiß *nt,* Dentes permanentes.

per•me•a•bil•i•ty [ˌpɜrmɪə'bɪlətɪ] *n* Durchlässigkeit *f,* Durchdringlichkeit *f,* Permeabilität *f.*

per•me•a•ble ['pɜrmɪəbl] *adj* durchlässig, durchdringbar, permeabel (*to* für).

per•me•a•tion analgesia/anesthesia [pɜrmɪ'eɪʃn] Oberflächenanästhesie *f.*

per•ni•cious anemia [pɜr'nɪʃəs] perniziöse Anämie *f,* Addison-Anämie *f,* Morbus Biermer *m,* Vitamin B_{12}-Mangelanämie *f.*

pernicious leukopenia Agranulozytose *f,* maligne/perniziöse Neutropenie *f.*

pernicious malaria Falciparum-Malaria *f,* Tropenfieber *nt,* Malaria tropica.

pernicious myopia *ophthal.* bösartige/maligne Myopie *f.*

per•ni•o•sis [pɜrnɪ'əʊsɪs] *n* Frostbeulen *pl,* Pernionen *pl,* Perniosis *f.*

pe•ro•me•lia [ˌpɪərə'miːlɪə] *n embryo.* Stummelgliedrigkeit *f,* Peromelie *f.*

per•o•ne•al [perə'niːəl] *adj* peronäal, Wadenbein-, Peronäus-.

peroneal artery Wadenbeinschlagader *f,* Fibularis *f,* Arteria fibularis.

peroneal-nerve phenomenon → peroneal phenomenon.

peroneal paralysis Fibularis-, Peronäuslähmung *f.*

peroneal phenomenon Lust-Phänomen *nt,* Fibularisphänomen *nt.*

peroneal veins Wadenbeinvenen *pl,* Vv. fibulares/peron(a)eae.

per•o•ral [pɜr'ɔːrəl] *adj* peroral, per os.

per•pet•u•al arrhythmia [pər'petʃəwəl] absolute Arrhythmie *f,* Arrhythmia absoluta/perpetua.

per•se•cu•tion complex/mania [pɜrsɪ-'kuːʃn] *psychia.* persekutorischer Wahn *m,* Verfolgungswahn *m.*

per•se•cu•to•ry delusion ['pɜrsɪkjuːtərɪ, -kjə,tɔːriː] *psychia.* persekutorischer Wahn *m,* Verfolgungswahn *nt.*

per•sist [pər'sɪst] *vi* **1.** anhalten, fortdauern, weiterbestehen, persistieren **2.** be-, verharren (*in* auf, bei); bleiben (*in* bei); bestehen (*in* auf).

per•sist•ence [pər'sɪstəns] *n* → persistency.

per•sist•en•cy [pər'sɪstənsɪ] *n* **1.** Anhalten *nt,* Fortdauern *nt,* Fortbestehen *nt.* **2.** Beharrlichkeit *f,* Hartnäckigkeit *f,* Beharren *nt* (*in* auf); Persistenz *f.* **persistency of follicle** *gyn.* Follikelpersistenz *f.*

per•sist•ent infection [pər'sɪstənt] persistierende Infektion *f.*

persistent pain anhaltender Schmerz *m,* Dauerschmerz *m.*

per•sis•ter [pər'sɪstər] *n pharm., micro.* Persister *m.*

per•son ['pɜrsn] *n* Person *f,* Mensch *m.* **in person** persönlich.

per•son•al ['pɜrsnəl] *adj* **1.** persönlich, Personen-, Personal-. **2.** vertraulich, privat, persönlich.

personal damage Körperverletzung *f.*

personal data Personalien *pl.*

personal hygiene Körperpflege *f.*

personal injury → personal damage.

per•son•al•i•ty [pɜrsə'nælətɪ] *n* **1.** Persönlichkeit *f,* Person *f;* Charakter *m.* **2.** → personality disorder.

personality changes Wesens-, Persönlichkeitsveränderungen *pl.*

personality disorder *psycho.* Persönlichkeit(sstörung) *f,* Charakterneurose *f.*
 affective personality disorder → cyclothymic personality disorder.
 borderline personality disorder Borderline-Persönlichkeit(sstörung) *f.*
 cyclothymic personality disorder *psychia.* zyklothymes Temperament *nt,* zyklothyme Persönlichkeit, Zyklothymie *f.*
 cycloid personality disorder → cyclothymic personality disorder.

histrionic personality disorder hysterische/histrionische Persönlichkeit(sstörung).
narcissistic personality disorder narzißtische Persönlichkeit(sstörung).
obsessive-compulsive personality disorder zwanghafte/anankastische Persönlichkeit(sstörung), Zwangscharakter *m*.
paranoid personality disorder paranoide Persönlichkeit(sstörung).
passive-aggressive personality disorder passiv-aggressive Persönlichkeit(sstörung).
schizoid personality disorder schizoide Persönlichkeit(sstörung).
schizotypal personality disorder schizotypische Persönlichkeit(sstörung).
personality structure *psycho*. Persönlichkeitsstruktur *f*.
personality test *psycho*. Persönlichkeitstest *m*.
personal status Familien-, Personenstand *m*.
per•spi•ra•tion [pɜrspəˈreɪʃn] *n* **1.** Hautatmung *f*, Perspiration *f*. **2.** Schwitzen *nt*. **3.** Schweiß *m*, Sudor *m*.
Perthes [ˈpɜrtiːz]: **Perthes' disease** Morbus Perthes *m*, Perthes-Legg-Calvé-Krankheit *f*, Osteochondropathia deformans coxae juvenilis.
Perthes' test Perthes-Versuch *m*.
per•troch•an•ter•ic fracture [pərˌtrəʊkənˈterɪk] pertrochantäre Femurfraktur *f*.
per•tu•ba•tion [ˌpɔrtjuːˈbeɪʃn] *n gyn*. Pertubation *f*, Persufflation *f*, Tubenperflation *f*, Insufflation *f*.
per•tus•sis [pərˈtʌsɪs] *n* Keuchhusten *m*, Pertussis *f*.
pertussis immune globulin Keuchhusten-Immunglobulin *nt*.
pertussis toxin Pertussistoxin *nt*.
pertussis vaccine Pertussisvakzine *f*, Keuchhustenvakzine *f*.
pes [piːs, peɪs] *n anat*. Fuß *m*, Pes *m*. [S.A. TALIPES]
pes abductus *ortho*. **1.** Pes abductus. **2.** → pes valgus.
pes adductus *ortho*. Sichelfuß *m*, Pes adductus, Metatarsus varus.
pes calcaneocavus *ortho*. Hackenhohlfuß *m*, Pes calcaneocavus.
pes calcaneus *ortho*. Hackenfuß *m*, Pes calcaneus.
pes cavus *ortho*. Hohlfuß *m*, Pes cavus.
pes equinocavus *ortho*. Ballenhohlfuß *m*, Pes equinoexcavatus.
pes equinovarus *ortho*. Klumpfuß *m*, Pes equinovarus (excavatus et adductus).
pes equinus *ortho*. Spitzfuß *m*, Pes equinus.
pes metatarsus *ortho*. Spreizfuß *m*, Pes metatarsus.
pes planovalgus *ortho*. Knickplattfuß *m*, Pes planovalgus.
pes planus *ortho*. Plattfuß *m*, Pes planus.
pes valgus *ortho*. Knickfuß *m*, Pes valgus.
pes•sa•ry [ˈpesərɪ] *n gyn*. **1.** Pessar *nt*. **2.** Vaginalzäpfchen *nt*, -suppositorium *nt*.

pest [pest] *n* **1.** Pest *f*. **2.** *fig*. Seuche *f*, Plage *f*.
pes•ti•ce•mia [pestɪˈsiːmɪə] *n* Pestsepsis *f*, septische/septikämische Pest *f*.
pe•te•chia [pɪˈtiːkɪə, pɪˈtekɪə] *n* Punktblutung *f*, Petechie *f*.
pe•te•chi•al bleeding [pɪˈtiːkɪəl] → petechia.
pet•it mal [ˈpetiː; p(ə)ˈti] → petit mal epilepsy.
petit mal epilepsy Petit-mal(-Epilepsie *f*) *nt*.
pe•tro•sal bone [pɪˈtrəʊsl] → petrous pyramid.
petrosal vein Felsenbeinvene *f*, V. petrosa.
pet•ro•si•tis [petrəʊˈsaɪtɪs] *n HNO* Felsenbeinentzündung *f*, Petrositis *f*.
pet•rous bone [ˈpetrəs] → petrous pyramid.
petrous part of temporal bone → petrous pyramid.
petrous pyramid Felsenbein(pyramide *f*) *nt*, Pyramis ossis temporalis, Pars petrosa ossis temporalis.
Pette-Döring [ˈpetə ˈdœrɪŋ]: **Pette-Döring disease** Enzephalitis Pette-Döring *f*, einheimische Panenzephalitis *f*.
Peutz-Jeghers [pɔɪts ˈdʒegərs]: **Peutz-Jeghers syndrome** Peutz-Jeghers-Syndrom *nt*, Polyposis intestini Peutz-Jeghers.
Peyer [ˈpaɪər]: **Peyer's glands/plaques** Peyer-Plaques *pl*, Folliculi lymphatici aggregati.
Peyronie [pɛrəˈni]: **Peyronie's disease** Peyronie-Krankheit *f*, Penisfibromatose *f*, Induratio penis plastica.
Pfannenstiel [ˈpfanənʃtiːl]: **Pfannenstiel's incision** *gyn*. Pfannenstiel-Schnitt *m*.
Pfaundler-Hurler [ˈ(p)fɔːndlər ˈhɜrlər]: **Pfaundler-Hurler syndrome** *nt* Pfaundler-Hurler-Syndrom *nt*, Hurler-Syndrom *nt*, Lipochondrodystrophie *f*, Mukopolysaccharidose I-H *f*.
Pfeiffer [ˈ(p)faɪfər]: **Pfeiffer's bacillus** Pfeiffer-(Influenza-)Bazillus *m*, Haemophilus influenzae.
Pfeiffer's disease Pfeiffer-Drüsenfieber *nt*, infektiöse Mononukleose *f*, Monozytenangina *f*.
phac•o•cele [ˈfækəʊsiːl] *n ophthal*. Linsenvorfall *m*, Phakozele *f*.
phac•o•cys•tec•to•my [ˌfækəʊsɪsˈtektəmɪ] *n ophthal*. Linsenkapselresektion *f*, Phakozystektomie *f*.
phac•o•cys•ti•tis [ˌfækəʊsɪsˈtaɪtɪs] *n ophthal*. Linsenkapselentzündung *f*, Phakozystitis *f*.
phac•o•e•mul•si•fi•ca•tion [ˌfækəʊɪˌmʌlsəfɪˈkeɪʃn] *n ophthal*. Phakoemulsifikation *f*.
phac•o•er•y•sis [fækəʊˈerəsɪs] *n ophthal*. Linsenextraktion *f*, Phakoeresis *f*.
phac•oid•di•tis [ˌfækɔɪˈdaɪtɪs] *n* → phakitis.
phac•o•met•a•cho•re•sis [fækəʊˌmetəkəˈriːsɪs] *n ophthal*. Linsenverlagerung *f*,

Linsenluxation *f*.
phac•o•scle•ro•sis [ˌfækəʊsklɪˈrəʊsɪs] *n* ophthal. Linsenverhärtung *f*.
pha•cos•co•py [fæˈkɑskəpɪ] *n* ophthal. Phakoskopie *f*.
phage [feɪdʒ] *n* Bakteriophage *m*, Phage *m*, bakterienpathogenes Virus *nt*.
pha•ki•tis [fəˈkaɪtɪs] *n* ophthal. Linsenentzündung *f*, Phakitis *f*, Lentitis *f*.
phak•o•ma•to•sis [ˌfækəməˈtəʊsɪs] *n* Phakomatose *f*, neurokutanes Syndrom *nt*.
pha•lan•ge•al articulation [fəˈlændʒɪəl] Interphalangealgelenk *nt*, Articulatio interphalangealis/interphalangea.
phalangeal bones: phalangeal bones of foot Zehenknochen *pl*, Ossa digitorum pedis. **phalangeal bones of hand** Fingerknochen *pl*, Ossa digitorum manus.
phalangeal fracture Phalangenfraktur *f*.
phalangeal joint → phalangeal articulation.
phal•an•gec•to•my [fælənˈdʒektəmɪ] *n* ortho. Phalangenexzision *f*, Phalangektomie *f*.
pha•lanx [ˈfeɪlæŋks] *n* Phalanx *f*, Finger-, Zehenglied *nt*.
phal•lec•to•my [fæˈlektəmɪ] *n* → penectomy.
phal•lic [ˈfælɪk] *adj* phallisch.
phal•lo•dyn•ia [fæləˈdiːnɪə] *n* Penisschmerz *m*, Phallodynie *f*.
phal•lo•plas•ty [ˈfæləplæstɪ] *n* Penis-, Phalloplastik *f*.
phal•lor•rha•gia [fæləˈreɪdʒ(ɪ)ə] *n* Penis-, Phallusblutung *f*.
phal•lot•o•my [fæˈlɑtəmɪ] *n* urol. Phallotomie *f*.
phan•er•o•gen•ic [fænərəʊˈdʒenɪk] *adj* (*Krankheit*) mit bekannter Ursache; spezifisch.
phan•tom [ˈfæntəm] **I** *n* **1.** (anatomisches) Modell *nt*, Phantom *nt*. **2.** Sinnestäuschung *f*, Schein-, Trugbild *nt*. **II** *adj* **3.** eingebildet, scheinbar. **4.** falsch, fiktiv.
phantom hand Phantomhand *f*.
phantom limb 1. Phantomglied *nt*. **2.** → phantom limb pain.
phantom limb pain Amputationstäuschung *f*, Phantomschmerz(en *pl*) *m*, -empfinden *nt*.
phantom pregnancy *gyn.* Scheinschwangerschaft *f*, Pseudokyesis *f*, Pseudogravidität *f*.
phantom tumor *radiol.* Scheingeschwulst *f*, Phantomtumor *m*.
phar•ma•ceu•tic [fɑːrməˈsuːtɪk] *adj* arzneikundlich, pharmazeutisch.
phar•ma•ceu•ti•cal [fɑːrməˈsuːtɪkl] **I** *n* Arzneimittel *nt*, Pharmazeutikum *nt*. **II** *adj* → pharmaceutic.
phar•ma•ceu•tics [fɑːrməˈsuːtɪks] *pl* Arzneikunde *f*, -lehre *f*, Pharmazeutik *f*, Pharmazie *f*.
phar•ma•cist [ˈfɑːrməsɪst] *n* Pharmazeut(in *f*) *m*, Apotheker(in *f*) *m*.
phar•ma•co•dy•nam•ics [ˌfɑːrməkəʊdaɪˈnæmɪks] *pl* Pharmakodynamik *f*.

phar•ma•co•ki•net•ics [ˌfɑːrməkəʊkɪˈnetɪks] *pl* Pharmakokinetik *f*.
phar•ma•co•log•ic [fɑːrməkəʊˈlɑdʒɪk] *adj* pharmakologisch.
phar•ma•col•o•gist [fɑːrməˈkɑlədʒɪst] *n* Pharmakologe *m*, -login *f*.
phar•ma•col•o•gy [fɑːrməkəʊˈkɑlədʒɪ] *n* Arzneimittellehre *f*, -forschung *f*, Pharmakologie *f*.
phar•ma•con [ˈfɑːrməkɑn] *n* Arzneimittel *nt*, Wirkstoff *m*, Pharmakon *nt*.
phar•ma•co•ther•a•py [fɑːrməkəʊˈθerəpɪ] *n* Pharmakotherapie *f*.
phar•ma•cy [ˈfɑːrməsɪ] *n* Apotheke *f*.
phar•yn•gal•gia [færɪnˈgældʒ(ɪ)ə] *n* Rachen-, Pharynxschmerz *m*, Pharyngalgie *f*, Pharyngodynie *f*.
pha•ryn•ge•al [fəˈrɪndʒ(ɪ)əl] *adj* pharyngeal, Schlund-, Rachen-, Pharynx-.
pharyngeal calculus → pharyngolith.
pharyngeal cavity Schlund-, Rachenhöhle *f*, Cavitas pharyngis.
pharyngeal diphtheria Rachen-, Pharynxdiphtherie *f*.
pharyngeal muscles Schlundmuskeln *pl*, -muskulatur *f*, Pharynxmuskeln *pl*, -muskulatur *f*.
pharyngeal recess Rosenmüller-Grube *f*, Recessus pharyngeus.
pharyngeal reflex 1. Würg(e)reflex *m*. **2.** Schluckreflex *m*.
pharyngeal tonsil Rachenmandel *f*, Tonsilla pharyngealis/adenoidea.
phar•yn•gec•to•my [færɪnˈdʒektəmɪ] *n* HNO Pharyngektomie *f*.
phar•yn•gis•mus [færɪnˈdʒɪzməs] *n* Schlundkrampf *m*, Pharyngismus *m*, Pharyngospasmus *m*.
phar•yn•gi•tis [færɪnˈdʒaɪtɪs] *n* Rachenschleimhautentzündung *f*, Pharyngitis *f*.
pha•ryn•go•cele [fəˈrɪŋgəʊsiːl] *n* Pharynxdivertikel *nt*.
pha•ryn•go•dyn•ia [fəˌrɪŋgəʊˈdiːnɪə] *n* → pharyngalgia.
pha•ryn•go•e•soph•a•ge•al carcinoma [fəˌrɪŋgəʊɪˌsɑfəˈdʒiːəl] pharyngoösophageales Karzinom *nt*, hohes Speiseröhrenkarzinom *nt*.
pharyngoesophageal diverticulum Zenker-Divertikel *nt*, pharyngoösophageales Divertikel *nt*.
pha•ryn•go•la•ryn•ge•al cavity [fəˌrɪŋgəʊləˈrɪndʒɪəl] Hypo-, Laryngopharynx *m*.
pha•ryn•go•lar•yn•gi•tis [fəˌrɪŋgəʊˌlærɪnˈdʒaɪtɪs] *n* Pharyngolaryngitis *f*.
pha•ryn•go•lith [fəˈrɪŋgəʊlɪθ] *n* patho. Pharyngolith *m*.
pha•ryn•go•na•sal cavity [fəˌrɪŋgəʊˈneɪzl] Nasenrachen(raum) *m*, Epi-, Nasо-, Rhinopharynx *m*.
pha•ryn•go•pal•a•tine arch [fəˌrɪŋgəʊˈpælətaɪn] hinterer Gaumenbogen *m*, Arcus palatopharyngeus.
pha•ryn•go•pa•ral•y•sis [fəˌrɪŋgəʊpəˈræləsɪs] *n* Schlund(muskel)lähmung *f*,

pharyngoplegia 308

Pharyngoplegie *f.*
pha•ryn•go•ple•gia [fə,rɪŋɡəʊ'pliːdʒ(ɪ)ə] *n* → pharyngoparalysis.
pha•ryn•gor•rha•gia [fə,rɪŋɡəʊ'reɪdʒ(ɪ)ə] *n* Rachen-, Pharynxblutung *f,* Pharyngorrhagie *f.*
phar•yn•gos•co•py [færɪn'ɡɑskəpɪ] *n* Pharyngoskopie *f.*
pha•ryn•go•spasm [fə'rɪŋɡəspæzəm] *n* → pharyngismus.
phar•yn•gos•to•my [færɪn'ɡɑstəmɪ] *n HNO* Pharyngostomie *f.*
phar•yn•got•o•my [færɪn'ɡɑtəmɪ] *n* Pharyngotomie *f.*
phar•ynx ['færɪŋks] *n* Rachen *m,* Schlund *m,* Pharynx *m.*
phase [feɪz] *n* Phase *f,* (Entwicklungs-)Stufe *f,* Stadium *nt.*
phase-contrast microscopy Phasenkontrastverfahren *nt,* -mikroskopie *f.*
phase microscopy → phase-contrast microscopy.
pha•sic arrhythmia ['feɪsɪk] respiratorische Arrhythmie *f.*
P-H conduction time *card.* PH-Intervall *nt.*
phe•nac•e•tin kidney [fɪn'æsətɪn] Analgetika-, Phenacetinniere *f.*
phe•nol ['fiːnɔl] *n* Phenol *nt,* Karbolsäure *f.*
phe•nol•i•za•tion [,fiːnəlaɪ'zeɪʃn] *n* Phenolisieren *f.*
phenol poisoning Phenolvergiftung *f,* -intoxikation *f,* Karbolismus *m.*
phe•nom•e•non [fɪ'nɑmə,nɑn] *n* Erscheinung *f,* Zeichen *nt,* (objektives) Symptom *nt,* Phänomen *nt.*
phe•no•type ['fiːnətaɪp] *n* (äußeres) Erscheinungsbild *nt,* Phänotyp *m.*
phen•yl•al•a•nine [fenl'ælənɪːn] *n* Phenylalanin *nt.*
phen•yl•al•a•ni•ne•mia [fenl,ælənɪ'niːmɪə] *n* Hyperphenylalaninämie *f,* Phenylalaninämie *f.*
phe•nyl•ic acid [fə'nɪlɪk] → phenol.
phen•yl•ke•to•nu•ria [fenl,kiːtə'n(j)ʊərɪə] *n* Fölling-Krankheit *f,* Phenylketonurie *f,* Brenztraubensäureschwachsinn *m.*
phen•yl•py•ru•vic acid [,fenlpaɪ'ruːvɪk] *n* Phenylbrenztraubensäure *f.*
phe•o•chro•mo•cy•to•ma [fenl,krəʊməsaɪ'təʊmə] *n* Phäochromozytom *nt.*
phi•mo•sis [faɪ'məʊsɪs] *n urol.* Phimose *f.*
phleb•al•gia [flɪ'bældʒ(ɪ)ə] *n* Venenschmerz *m,* Phlebalgie *f;* phlebogener Schmerz *m.*
phleb•an•es•the•sia [fleb,ænəs'θiːʒ(ɪ)ə] *anes.* intravenöse Anästhesie *f.*
phleb•ec•ta•sia [,flebek'teɪʒ(ɪ)ə] *n* Venenerweiterung *f,* Phlebektasie *f.*
phle•bec•to•my [flɪ'bektəmɪ] *n chir.* Venenresektion *f,* Phlebektomie *f.*
phleb•ex•air•e•sis [,flebek'saɪrəsɪs] *n chir.* Phlebex(h)airese *f,* Venenexhärese *f.*
phle•bi•tis [flɪ'baɪtɪs] *n* Venenentzündung *f,* Phlebitis *f.*
phle•bog•e•nous [flə'bɑdʒənəs] *adj* phlebogen.
phleb•o•gram ['flebəɡræm] *n* **1.** *radiol.* Phlebogramm *nt.* **2.** *card.* Phlebogramm *nt.*
phle•bog•ra•phy [flə'bɑɡrəfɪ] *n* **1.** *radiol.* Phlebographie *f,* Venographie *f.* **2.** *card.* Phlebographie *f.*
phleb•o•lith ['flebəlɪθ] *n* Venenstein *m,* Phlebolith *m.*
phleb•o•phle•bos•to•my [,flebəflɪ'bɑstəmɪ] *n chir.* Venen-Venen-Anastomose *f,* Phlebophlebostomie *f,* Venovenostomie *f.*
phleb•o•plas•ty ['flebəplæstɪ] *n chir.* Venen-, Phleboplastik *f.*
phle•bor•rha•phy [flə'bɔrəfɪ] *n chir.* Venennaht *f,* Phleborrhaphie *f.*
phle•bos•ta•sis [flə'bɑstəsɪs] *n* **1.** Venostase *f.* **2.** Venenstauung *f,* Venostase *f.* **3.** unblutiger Aderlaß *m.*
phleb•o•throm•bo•sis [,flebəθrɑm'bəʊsɪs] *n* Phlebothrombose *f.*
phle•bot•o•my [flə'bɑtəmɪ] *n* **1.** Venenschnitt *m,* Phlebotomie *f.* **2.** Venenpunktion *f.*
phleg•mon ['fleɡmən] *n* **1.** Phlegmone *f,* phlegmonöse Entzündung *f.* **2.** Pankreasphlegmone *f.*
phlegmon of the colon Dickdarmphlegmone.
phlegmon of the floor of the mouth Mundbodenphlegmone.
phlegmon of the gastric wall Magenwandphlegmone.
phleg•mon•ous abscess ['fleɡmənəs] Phlegmone *f.*
phlegmonous appendicitis phlegmonöse Appendizitis *f,* Appendicitis phlegmonosa.
phlegmonous mastitis *gyn.* phlegmonöse Mastitis *f.*
phlegmonous pharyngitis Pharynxphlegmone *f.*
phlegmonous ulcer phlegmonöses Geschwür *nt.*
pho•bia ['fəʊbɪə] *n psychia.* Phobie *f,* Phobia *f.*
pho•bic ['fəʊbɪk] *adj* phobisch.
pho•co•me•lia [,fəʊkəʊ'miːlɪə] *n* Robbengliedrigkeit *f,* Phokomelie *f.*
phon•as•the•nia [,fəʊnæs'θiːnɪə] *n* Stimmschwäche *f,* Phonasthenie *f.*
pho•no•an•gi•og•ra•phy [,fəʊnəʊændʒɪ'ɑɡrəfɪ] *n* Phonoangiographie *f.*
pho•no•aus•cul•ta•tion [fəʊnəʊ,ɔːskəl'teɪʃn] *n* Phonoauskultation *f.*
pho•no•car•di•o•gram [fəʊnəʊ'kɑːrdɪəɡræm] *n* Phonokardiogramm *nt.*
pho•no•car•di•og•ra•phy [fəʊnəʊ,kɑːrdɪ'ɑɡrəfɪ] *n* Phonokardiographie *f.*
pho•no•cath•e•ter [fəʊnəʊ'kæθɪtər] *n* Phonokatheter *m.*
pho•rom•e•try [fə'rɑmətrɪ] *n ophthal.* Phorometrie *f.*
pho•rop•ter [fə'rɑptər] *n ophthal.* Phoropter *nt.*
phose [fəʊz] *n ophthal.* Phose *f.*
phos•phate ['fɑsfeɪt] *n* Phosphat *nt.*
phosphate calculus *urol.* Phosphatstein *m.*

phosphate diabetes Phosphatdiabetes *m.*
phos•pha•te•mia [fɑsfə'tiːmɪə] *n* Phosphatämie *f.*
phos•phat•ic calculus [fɑsˈfætɪk] *urol.* Phosphatstein *m.*
phos•pha•ti•dyl•cho•line [fɑsfəˌtaɪdl-ˈkəʊliːn] *n* Phosphatidylcholin *nt,* Lecithin *nt.*
phosphatidylcholine-sterol acyltransferase Phosphatidylcholin-Cholesterin-Acyltransferase *f,* Lecithin-Cholesterin-Acyltransferase *f.*
phos•pha•tu•ria [fɑsfə't(j)ʊərɪə] *n* Kalkariurie *f,* Phosphaturie *f.*
phos•pho•lip•id [fɑsfəˈlɪpɪd] *n* Phospholipid *nt;* Phosphatid *nt.*
phos•pho•pe•nia [fɑsfəˈpɪnɪə] *n* Phosphormangel *m.*
phos•pho•rus [ˈfɑsf(ə)rəs] *n* Phosphor *m.*
phos•pho•ryl•ase [fɑsˈfɔrəleɪz] *n* **1.** Phosphorylase *f.* **2.** Glykogen-, Stärkephosphorylase *f.*
pho•to•al•ler•gic contact dermatitis [ˌfəʊtəʊəˈlɜrdʒɪk] Photokontaktallergie *f,* photoallergische (Kontakt-)Dermatitis *f,* photoallergisches Ekzem *nt.*
pho•to•al•ler•gy [fəʊtəʊˈælərdʒɪ] *n* Photoallergie *f,* Lichtallergie *f.*
pho•to•che•mo•ther•a•py [fəʊtəʊˌkiːməˈθerəpɪ] *n* Photochemotherapie *f.*
pho•to•co•ag•u•la•tion [ˌfəʊtəʊkəʊˌægjəˈleɪʃn] *n* Licht-, Photokoagulation *f.*
pho•to•con•tact dermatitis [fəʊtəʊ-ˈkɑntækt] → photoallergic contact dermatitis.
pho•to•der•ma•ti•tis [fəʊtəʊˌdɜrməˈtaɪtɪs] *n* Photodermatitis *f.*
pho•to•der•ma•to•sis [fəʊtəʊˌdɜrməˈtəʊsɪs] *n* Licht-, Photodermatose *f.*
pho•to•fluo•rog•ra•phy [ˌfəʊtəʊflʊəˈrɑgrəfɪ] *n radiol.* (Röntgen-)Schirmbildverfahren *nt.*
pho•to•gen•ic epilepsy [fəʊtəʊˈdʒenɪk] photogene/photosensible Epilepsie *f.*
pho•to•graph [ˈfəʊtəʊgræf] **I** *n* Bild *nt,* Aufnahme *f,* Photographie *f,* Fotografie *f,* Photo *nt.* **take a photograph** eine Aufnahme machen, photographieren, fotografieren (*of* von). **II** *vt* eine Aufnahme machen, photographieren, fotografieren (*of* von).
pho•tog•ra•pher [fəˈtɑgrəfər] *n* Photograph(in *f*) *m,* Fotograf(in *f*) *m.*
pho•to•pia [fəʊˈtəʊpɪə] *n* → photopic vision.
pho•top•ic vision [fəʊˈtɑpɪk] *physiol.* Tages(licht)sehen *nt,* photopisches Sehen *nt.*
pho•tos•co•py [fəʊˈtɑskəpɪ] *n radiol.* (Röntgen-)Durchleuchtung *f,* Fluoroskopie *f.*
pho•to•sen•si•ti•za•tion [fəʊtəˌsensətaɪˈzeɪʃn] *n derm.* Photosensibilisierung *f.*
pho•to•ther•a•py [fəʊtəˈθerəpɪ] *n* Licht-, Phototherapie *f.*
pho•to•tox•ic dermatitis [fəʊtəˈtɑksɪk] phototoxische Dermatitis *f,* phototoxisches Ekzem *nt.*

phre•nec•to•my [frɪˈnektəmɪ] *n chir.* Zwerchfellresektion *f,* Phrenektomie *f.*
phren•em•phrax•is [ˌfrenemˈfræksɪs] *n* → phrenicotripsy.
phren•ic arteries [ˈfrenɪk] Zwerchfellarterien *pl,* Arteriae phrenicae.
phren•i•cec•to•my [frenɪˈsektəmɪ] *n* Phrenikusresektion *f,* -exhärese *f,* Phrenikektomie *f.*
phrenic nerve Phrenikus *m,* Nervus phrenicus.
phren•i•co•ex•er•e•sis [ˌfrenɪkəʊekˈserəsɪs] *n* → phrenicectomy.
phren•i•cot•o•my [frenɪˈkɑtəmɪ] *n chir.* Phrenikusdurchtrennung *f,* Phrenikotomie *f.*
phren•i•co•trip•sy [ˌfrenɪkəʊˈtrɪpsɪ] *n chir.* Phrenikusquetschung *f,* Phrenikotripsie *f.*
phrenic phenomenon Litten-Phänomen *nt.*
phrenic-pressure point Phrenikusdruckpunkt *m.*
phrenic veins Zwerchfellvenen *pl,* Vv. phrenicae.
phren•o•car•dia [frenəʊˈkɑːrdɪə] *n* DaCosta-Syndrom *nt,* Effort-Syndrom *nt,* Phrenikokardie *f,* neurozirkulatorische Asthenie *f,* Soldatenherz *nt.*
phren•o•ple•gia [frenəʊˈpliːdʒ(ɪ)ə] *n* Zwerchfelllähmung *f.*
phren•op•to•sia [ˌfrenɑpˈtəʊsɪə] *n* Zwerchfellsenkung *f,* -tiefstand *m.*
phryg•i•an cap [ˈfrɪdʒɪən] *radiol.* phrygische Mütze *f.*
phryn•o•der•ma [ˌfrɪnəˈdɜrmə] *n derm.* Krötenhaut *f,* Phrynoderm *nt.*
pH scale pH-Skala *f.*
phthi•ri•a•sis [θaɪˈraɪəsɪs] *n* Filzlausbefall *m,* Phthiriasis *f,* Phthiriase *f.*
Phthi•rus pubis [ˈθaɪrəs] *micro.* Filzlaus *f,* Phthirus/Pediculus pubis.
phthi•sis [ˈθaɪsɪs, ˈtaɪ-] *n* **1.** (Parenchym-)Schwund *m,* Schrumpfung *f,* Phthise *f.* **2.** Schwindsucht *f,* Auszehrung *f,* Phthise *f.*
phy•lax•is [fɪˈlæksɪs] *n* Phylaxis *f.*
phys•a•lis [ˈfɪsəlɪs] *n patho.* Wasserblase *f,* Physalis *f.*
phys•i•a•tri•cian [fɪzɪəˈtrɪʃn] *n* → physiatrist.
phys•i•at•rics [ˌfɪzɪˈætrɪks] *pl* Naturheilkunde *f,* Physiatrie *f.*
phys•i•at•rist [fɪzɪˈætrɪst, fɪˈzaɪə-] *n* Naturheilkundige(r *m*) *f,* Physiater(in *f*) *m.*
phy•si•a•try [fɪˈzaɪətrɪ] *n* **1.** → physiatrics. **2.** → physical therapy.
phys•ic [ˈfɪzɪk] *n* **1.** Abführmittel *nt,* Laxans *nt,* Laxativ *nt.* **2.** Arznei(mittel *nt*) *f,* Medikament *nt.*
phys•i•cal [ˈfɪzɪkl] **I** *n* → physical examination. **II** *adj* **1.** physisch, körperlich, Physio-. **2.** physikalisch; naturwissenschaftlich.
physical condition körperliche/physische Verfassung *f,* Gesundheitszustand *m.*
physical deformity körperliche Entstellung *f.*

physical dependence körperliche Abhängigkeit *f.*
physical examination körperliche Untersuchung *f.*
physical findings körperlicher Untersuchungsbefund *m.*
physical handicap Körperbehinderung *f.*
phys•i•cal•ly-handicapped ['fɪzɪklɪ] *adj* körperbehindert.
physical medicine → physiatrics.
physical science Naturwissenschaft(en *pl*) *f.*
physical sign objektives Zeichen *nt.*
physical status Allgemeinzustand *m,* Status *m.*
physical therapist Heilgymnastiker(in *f*) *m,* Physiotherapeut(in *f*) *m.*
physical therapy 1. Bewegungstherapie *f,* Kranken-, Heilgymnastik *f.* **2.** physikalische Therapie *f,* Physiotherapie *f.*
physical treatment physikalische Behandlung/Therapie *f.*
physical work körperliche/physische Arbeit *f.*
phy•si•cian [fɪ'zɪʃn] *n* **1.** (praktischer) Arzt *m,* (praktische) Ärztin *f.* **2.** Ärzt/Ärztin für Innere Krankheiten, Internist(in *f*) *m.*
phys•i•co•ther•a•py [ˌfɪzɪkəʊ'θerəpɪ] *n* → physical therapy.
phys•ics ['fɪzɪks] *pl* Physik *f.*
phys•i•o•log•ic [fɪzɪə'lɑdʒɪk] *adj* **1.** normal, natürlich, physiologisch. **2.** physiologisch.
phys•i•o•log•i•cal [fɪzɪə'lɑdʒɪkl] *adj* → physiologic.
physiological anemia *ped.* physiologische Anämie *f,* Drei-Monats-Anämie *f.*
physiological dependence körperliche Abhängigkeit *f.*
physiologic icterus/jaundice physiologischer Neugeborenenikterus *m.*
physiologic presbycusis *ophthal.* physiologische Altersschwerhörigkeit *f,* Presbyakusis *f.*
physiologic saline (solution) physiologische Kochsalzlösung *f.*
phys•i•ol•o•gy [fɪzɪ'ɑlədʒɪ] *n* Physiologie *f.*
phys•i•o•ther•a•peu•tist [ˌfɪzɪəʊˌθerə'pjuːtɪst] *n* → physical therapist.
phys•i•o•ther•a•pist [fɪzɪəʊ'θerəpɪst] *n* → physical therapist.
phys•i•o•ther•a•py [fɪzɪəʊ'θerəpɪ] *n* → physical therapy 1.
phy•to•be•zoar [faɪtəʊ'biːzɔːr] *n* Phytobezoar *m.*
phy•to•na•di•one [ˌfaɪtəʊnə'daɪəʊn] *n* Phyto(me)nadion *nt,* Vitamin K₁ *nt.*
phy•to•pho•to•der•ma•ti•tis [faɪtəˌfəʊtəʊˌdɜrmə'taɪtɪs] *n* **1.** Phytophotodermatitis *f.* **2.** → phytophototoxic dermatitis.
phy•to•pho•to•tox•ic dermatitis [faɪtəˌfəʊtəʊ'tɑksɪk] Wiesengrasdermatitis *f,* Pflanzendermatitis *f,* Dermatitis (bullosa) pratensis.

pia ['paɪə, 'piːə] *n* → pia mater.
pia-arachnitis *n* Leptomeningitis *f.*
pia-arachnoid *n* Leptomeninx *f.*
pia ma•ter ['meɪtər] Pia *f,* Pia mater.
cranial pia mater Pia mater cranialis/encephali.
spinal pia mater Pia mater spinalis.
Pick [pɪk]: **Pick's cirrhosis** Pick-Zirrhose *f,* perikarditische Pseudoleberzirrhose *f.*
Pick's disease 1. Pick-(Hirn-)Atrophie *f.* **2.** Niemann-Pick-Krankheit *f,* Sphingomyelinose *f.* **3.** → Pick's cirrhosis.
Pick's syndrome → Pick's disease 1.
pick•wick•i•an syndrome [pɪk'wɪkɪən] Pickwick-Syndrom *nt,* kardiopulmonales Syndrom *nt* der Adipösen.
pie•bald•ism ['paɪbɔːldɪzəm] *n derm.* partieller/umschriebener Albinismus *m,* Piebaldismus *m.*
pie•bald skin ['paɪbɔːld] *derm.* Weißfleckenkrankheit *f,* Scheckhaut *f,* Vitiligo *f.*
pi•e•dra [pɪ'eɪdrə, 'pjeɪ-] *n derm.* Haarknötchenkrankheit *f,* Piedra *f.*
pierc•ing pain ['pɪərsɪŋ] stechender Schmerz *m.*
pi•e•zo•car•di•o•gram [pɪˌeɪzəʊ'kɑːrdɪəgræm] *n* Piezokardiogramm *nt.*
pi•geon breast ['pɪdʒən] Kiel-, Hühnerbrust *f,* Pectus gallinatum/carinatum.
pigeon-breeder's lung Vogel-, Taubenzüchterlunge *f.*
pig•ment ['pɪgmənt] *n* Farbe *f,* Farbstoff *m,* Pigment *nt.*
pig•men•tary cirrhosis ['pɪgmənˌterɪː] Pigmentzirrhose *f,* Cirrhosis pigmentosa.
pigmentary degeneration Pigmentdegeneration *f.* **primary pigmentary degeneration of retina** *ophthal.* tapetoretinale Degeneration.
pigmentary glaucoma Pigmentglaukom *nt.*
pigmentary retinopathy Retinitis/Retinopathia pigmentosa.
pig•men•ta•tion [pɪgmən'teɪʃn] *n* Färbung *f,* Pigmentierung *f,* Pigmentation *f.*
pigment calculus Pigmentstein *m.*
pigment cirrhosis → pigmentary cirrhosis.
pigmented mole/nevus Pigmentnävus *m,* Naevus pigmentosis.
pigment metastasis Pigmentmetastase *f.*
pigment stone Pigmentstein *m.*
pi•lar cyst ['paɪlər] piläre Hautzyste *f.*
piles [paɪlz] *pl* Hämorrhoiden *pl.*
pill [pɪl] *pharm.* **I** *n* **1.** Pille *f;* Dragee *nt.* **2. the pill** die (Antibaby-)Pille *f.* **be/go on the pill** die Pille nehmen. **II** *vt* Pillen drehen.
pil•lar ['pɪlər] *n* Säule *f,* Pfeiler *m.* **pillar of fauces** Gaumenbogen *m.*
pill•box ['pɪlbɑks] *n* Pillenschachtel *f.*
pill-rolling *n neuro.* Pillendrehen *nt,* Münzenzählen *nt.*
pi•lo•ma•trix•o•ma [paɪləˌmeɪtrɪk'səʊmə] *n derm.* Pilomatrixom *nt,* verkalktes Epitheliom *nt.*
pi•lo•ni•dal cyst [paɪlə'naɪdl] Pilonidal-

zyste f.
pilonidal fistula/sinus Pilonidalsinus m, -fistel f.
pim•e•li•tis [pɪmə'laɪtɪs] n Fettgewebsentzündung f, Pimelitis f.
pim•e•lor•rhea [pɪmələʊ'rɪə] n Fettdurchfall m, Steatorrhoe f.
pim•ple ['pɪmpəl] n Pickel m, Pustel f.
pim•pled ['pɪmpəld] adj pick(e)lig, pustelig.
pin [pɪn] **I** n **1.** (Steck-)Nadel f. **2.** ortho. Nagel m; Spickdraht m. **II** vt **3.** heften, stecken, festmachen, befestigen. **4.** ortho. nageln.
pin•cers ['pɪnsərz] pl (Kneif-, Beiß-)Zange f; Pinzette f.
pinch [pɪntʃ] **I** n Kneifen nt, Zwicken nt, Quetschen nt. **II** vt **1.** zwicken, kneifen, quetschen, klemmen. **2.** fig. (Kälte) beißen; (Durst, Hunger) plagen, quälen.
pi•ne•al ['pɪnɪəl] **I** n Zirbeldrüse f, Pinea f, Glandula pinealis, Epiphyse f. **II** adj pineal, Pineal(o)-.
pi•ne•al•ec•to•my [pɪnɪə'lektəmɪ] n neurochir. Pinealektomie f.
pineal gland → pineal I.
pineal peduncle Epiphysenstiel m, Habenula f.
pin•hole pupil ['pɪnhəʊl] Stecknadelpupille f.
pink•eye ['pɪŋkaɪ] n ophthal. Koch-Weeks-Konjunktivitis f, akute kontagiöse Konjunktivitis f.
pink puffer patho. Pink puffer m, PP-Typ m.
Pinkus ['pɪŋkəs]: **Pinkus tumor** Pinkus-Tumor m, prämalignes Fibroepitheliom nt, fibroepithelialer Tumor m.
pin•ning ['pɪnɪŋ] n ortho. **1.** Nagelung f. **2.** Spickung f, Drahtfixierung f.
Pins [pɪnz]: **Pins' sign** Ewart-Zeichen nt, Pins-Zeichen nt.
pin•worm ['pɪnwɜrm] n micro. Madenwurm m, Enterobius/Oxyuris vermicularis.
pir•i•form aperture ['pɪərɪfɔːrm] Apertura piriformis, Apertura nasalis anterior.
piriform cortex piriforme Rinde f, piriformer Kortex m.
Piringer ['pɪərɪŋər]: **Piringer's lymphadenitis** Piringer-Kuchinka-Syndrom nt, zervikonuchale Lymphadenitis f.
Pirquet [pɜr'keɪ; pɪr'kɛ]: **Pirquet's cutireaction** Pirquet-Reaktion f, -Tuberkulinprobe f.
pis•ci•form cataract ['pɪsəfɔːrm] Fischflossenstar m, Cataracta pisciformis.
pi•si•form (bone) ['pɪsɪfɔːrm] Erbsenbein nt, Os pisiforme.
pis•tol-shot pulse ['pɪstl] card. Wasserhammerpuls m.
pistol-shot sound card. Traube-Doppelton m.
pis•ton pulse ['pɪstən] card. **1.** Corrigan-Puls m, Pulsus celer et altus. **2.** Wasserhammerpuls m.
pit [pɪt] n (a. anat.) Grube f, Vertiefung f, Loch nt. **pit of stomach** Magengrube.

pitch [pɪtʃ] n **1.** phys. Tonhöhe f. **2.** chem. Teer m, Pech nt, Pix f.
pith [pɪθ] n (Rücken-, Knochen-)Mark nt.
pi•tu•i•cyte [pɪ't(j)uɪsaɪt] n Pituizyt m.
pi•tu•i•tar•ism [pɪ't(j)uːətərɪzəm] n Hypophysendysfunktion f, Pituitarismus m.
pi•tu•i•tary [pɪ't(j)uːəˌteriː] **I** n Hirnanhangdrüse f, Hypophyse f, Pituitaria f. **II** adj hypophysär, pituitär, Hypophysen-.
pituitary adenoma Hypophysenadenom nt.
  basophilic pituitary adenoma basophiles Adenom.
  chromophobic pituitary adenoma chromophobes Adenom.
  eosinophilic pituitary adenoma eosinophiles Adenom.
pituitary amenorrhea gyn. hypophysäre Amenorrhoe f.
pituitary apoplexy Hypophysenapoplexie f.
pituitary basophilism Cushing-Syndrom nt.
pituitary cachexia Simmonds-Kachexie f.
pituitary dysfunction → pituitarism.
pituitary enlargement Hypophysenvergrößerung f.
pituitary gigantism hypophysärer Riesenwuchs m.
pituitary gland → pituitary I.
pituitary hormone Hypophysenhormon nt.
  anterior pituitary hormone (Hypophysen-) Vorderlappenhormon nt, HVL-Hormon nt.
  posterior pituitary hormone (Hypophysen-)Hinterlappenhormon nt, HHL-Hormon nt.
pituitary hyperfunction Hypophysenüberfunktion f, Hyperpituitarismus m.
pituitary stalk Hypophysenstiel m, Infundibulum hypothalami.
pit•y•ri•a•sis [pɪtə'raɪəsɪs] n derm. Kleienflechte f, Pityriasis f. **pityriasis versicolor** Kleienpilzflechte f, Pityriasis/Tinea versicolor.
pla•ce•bo [plə'siːbəʊ] n Plazebo nt, Placebo nt.
placebo effect Plazeboeffekt m.
pla•cen•ta [plə'sentə] n Mutterkuchen m, Plazenta f, Placenta f.
pla•cen•tal barrier [plə'sentəl] Plazentaschranke f, -barriere f.
placental circulation Plazentakreislauf m.
placental dysfunction syndrome Plazentainsuffizienzsyndrom nt.
placental edema Plazentaödem nt.
placental hormones Plazentahormone pl.
placental polyp gyn. Plazentarpolyp m.
placental stage gyn. Nachgeburtsperiode f, -phase f.
placental villus Plazentazotte f.
pla•cen•ta•scan [plə'sentəskæn] n Plazentascan m, -szintigraphie f.
plac•en•ta•tion [plæsən'teɪʃn] n Plazentabildung f, Plazentation f.
plac•en•ti•tis [plæsən'taɪtɪs] n Plazentaentzündung f, Placentitis f.
plac•en•tog•ra•phy [plæsən'tɑgrəfɪ] n

radiol., gyn. Plazentographie *f.*
plac•en•top•a•thy [plæsənˈtɑpəθɪ] *n* Plazentaerkrankung *f*, Plazentopathie *f.*
Placido [plaˈsiːdəʊ, ˈplɑsɪ-]: **Placido's disk** *ophthal.* Placido-Scheibe *f.*
plague [pleɪɡ] *n* **1.** Pest *f.* **2.** Seuche *f*, Pest *f*, Plage *f.*
plague bacillus Pestbakterium *nt*, Yersinia/Pasteurella pestis.
plague pneumonia Lungenpest *f*, Pestpneumonie *f.*
plague septicemia septische/septikämische Pest *f*, Pestsepsis *f.*
plain film [pleɪn] *radiol.* Leeraufnahme *f.*
plain thrombus weißer/grauer Thrombus *m*, Abscheidungsthrombus *m.*
plain x-ray → plain film.
plane [pleɪn] **I** *n* **1.** (ebene) Fläche *f*, Ebene *f.* **2.** *fig.* Ebene *f*, Niveau *nt*, Stufe *f.* **on the same plane as** auf gleichem Niveau wie. **II** *adj* eben, flach, plan, Plan-. **III** *vt* glätten, ebnen; (ab-, glatt-)hobeln.
plane of inlet *gyn.* Beckeneingangsebene.
plane of outlet *gyn.* Beckenausgangsebene.
plane verruca/wart *derm.* Flachwarze *f*, Verruca plana (juvenilis).
pla•nig•ra•phy [pləˈnɪɡrəfɪ] *n* Schichtaufnahmetechnik *f*, Tomographie *f*, Planigraphie *f.*
plan•tal•gia [plænˈtældʒ(ɪ)ə] *n* (Fuß-)Sohlenschmerz *m*, Plantalgie *f.*
plan•tar aponeurosis [ˈplæntər] Plantaraponeurose *f*, Aponeurosis plantaris.
plantar arch Fußsohlenbogen *m*, Arcus plantaris.
plantar fibromatosis Morbus Ledderhose *m*, plantare Fibromatose *f*, Plantaraponeurosenkontraktur *f.*
plantar flexors Plantarflexoren *pl.*
plantar muscle reflex Zehenbeugereflex *m*, Rossolimo-Reflex *m*, Plantarmuskelreflex *m.*
plantar reflex Plantarreflex *m*, Fußsohlen(haut)reflex *m.*
plantar verruca/wart Sohlen-, Dornwarze *f*, Verruca plantaris.
plaque [plæk] *n* **1.** *anat., patho.* Fleck *m*, Plaque *f.* **2.** *dent.* Zahnbelag *m.* **3.** *micro.* Plaque *f.*
plaque assay *micro.* Plaque-Test *m.*
plas•ma [ˈplæzmə] *n* **1.** Blutplasma *nt*, Plasma *nt.* **2.** Zell-, Zytoplasma *nt.*
plasma albumin Plasmaalbumin *nt.*
plasma cell Plasmazelle *f*, Plasmozyt *m.*
plasma cell leukemia Plasmazellenleukämie *f.*
plasma cell mastitis *gyn.* Plasmazell-, Komedomastitis *f.*
plasma cell pneumonia Pneumocystis-Pneumonie *f*, interstitielle Plasmazellpneumonie *f*, Pneumocystose *f.*
plas•ma•cyt•ic leukemia [plæzməˈsɪtɪk] → plasma cell leukemia.
plas•ma•cy•to•ma [ˌplæzməsaɪˈtəʊmə] *n* **1.** solitärer Plasmazelltumor *m.* **2.** Morbus Kahler *m*, Plasmozytom *nt*, multiples Myelom *nt.*
plasma exchange Plasmaaustausch *m.*
plasma expander Plasmaexpander *m.*
plasma osmolality Plasmaosmolalität *f.*
plasma substitute Plasmaersatz *m*, -expander *m.*
plas•ma•ther•a•py [plæzməˈθerəpɪ] *n* Plasmatherapie *f.*
plasma volume expander Plasmaexpander *m.*
plas•min [ˈplæzmɪn] *n* Plasmin *nt*, Fibrinolysin *nt.*
plas•min•o•gen [plæzˈmɪnədʒən] *n* Plasminogen *nt.*
plas•mo•cyte [ˈplæzməsaɪt] *n* → plasma cell.
plas•mo•cy•to•ma [ˌplæzməsaɪˈtəʊmə] *n* → plasmacytoma.
plas•mo•di•um [plæzˈməʊdɪəm] *n* **1.** *histol.* Plasmodium *nt.* **2.** *micro.* Plasmodium *nt.*
plas•ter [ˈplæstər] **I** *n* **1.** (Heft-)Pflaster *nt.* **2.** → plaster of Paris. **II** *vt* **3.** (*a.* **put in plaster**) (ein-)gipsen, in Gips legen. **4.** ein (Heft-)Pflaster auflegen. **5.** (*Salbe*) dick auftragen. **plaster of Paris 1.** Gips *m*, Calciumsulfat(-dihydrat *nt*) *m.* **2.** *Brit., ortho.* Gips(verband *m*) *m.*
plaster bandage 1. Gipsbinde *f.* **2.** Gips(verband *m*) *m.*
plaster bed *ortho.* Gipsbett *nt.*
plaster cast 1. Gips(verband *m*) *m.* **2.** Gipsabdruck *m*, -abguß *m.*
plaster jacket *ortho.* Gipsmieder *nt.*
plaster shell Gipsschale *f.*
plaster splint Gipsschiene *f.*
plaster technique Gipstechnik *f.*
plas•tic [ˈplæstɪk] **I** *n* → plastics I. **II** *adj* **1.** Plastik-, Kunststoff-. **2.** *chir.* plastisch.
plastic induration Peyronie-Krankheit *f*, Penisfibromatose *f*, Induratio penis plastica.
plastic operation Plastik *f*, plastische Chirurgie *f.*
plastic prosthesis Kunststoffprothese *f.*
plas•tics [ˈplæstɪks] **I** *n pl* Kunst-, Plastikstoff(e *pl*) *m*, Plastik *nt.* **II** *adj* Kunststoff-, Plastik-.
plastic surgery plastische Chirurgie *f.*
plate [pleɪt] *n* **1.** (Glas-, Metall-)Platte *f*; *photo.* Platte *f.* **2.** Teller *m.*
pla•teau pulse [plæˈtəʊ] Plateaupuls *m.*
plate•let [ˈpleɪtlɪt] *n* **1.** Plättchen *nt.* **2.** *hema.* (Blut-)Plättchen *nt*, Thrombozyt *m.*
platelet activating factor Plättchen-aktivierender Faktor *m.*
platelet adhesion Plättchen-, Thrombozytenadhäsion *f.*
platelet aggregate Plättchen-, Thrombozytenaggregat *nt.*
platelet aggregation test Plättchen-, Thrombozytenaggregationstest *m.*
platelet count Thrombozytenzahl *f.*
platelet drop *hema.* Plättchensturz *m.*
platelet inhibitor Plättchenaggregationshemmer *m.*

313 pluriglandular adenomatosis

platelet plug/thrombus weißer Abscheidungsthrombus *m*, Thrombozytenpfropf *m*.
plate thrombus Plättchen-, Thrombozytenthrombus *m*.
pla•typ•nea [plə'tɪpnɪə] *n* Platypnoe *f*.
plat•y•spon•dyl•i•sis [ˌplætɪspɑn'dɪləsɪs] *n ortho*. Flachwirbel *m*, Platyspondylie *f*.
Plaut [plaʊt]: **Plaut's angina** Plaut-Vincent-Angina *f*, Fusospirillose *f*, Angina ulcerosa/ulceromembranacea.
pledg•et ['pledʒɪt] *n* Tupfer *m*, (Watte-)Bausch *m*.
ple•o•cy•to•sis [ˌpliːəsaɪ'təʊsɪs] *n* erhöhte Zellzahl *f*, Pleozytose *f*.
ple•o•mor•phic adenoma [pliːə'mɔːrfɪk] Speicheldrüsenmischtumor *m*, pleomorphes Adenom *nt*.
ples•ses•the•sia [pleses'θiːʒ(ɪ)ə] *n* Tastperkussion *f*, palpatorische Perkussion *f*.
ples•sim•e•ter [ple'sɪmətər] *n* Klopfblättchen *nt*, Plessimeter *nt*.
ples•si•met•ric [plesɪ'metrɪk] *adj* plessimetrisch.
ples•sor ['plesər] *n* → plexor.
pleth•o•ra ['pleθərə] *n* (Blut-)Überfüllung *f*, Plethora *f*.
ple•thys•mo•gram [plə'θɪzməɡræm] *n* Plethysmogramm *nt*.
pleth•ys•mog•ra•phy [pleθɪz'mɑɡrəfɪ] *n* Plethysmographie *f*.
pleu•ra ['plʊərə] *n anat*. Brustfell *nt*, Pleura *f*.
pleu•ra•cen•te•sis [ˌplʊərəsen'tiːsɪs] *n* Pleurapunktion *f*, Thorakozentese *f*.
pleu•ra•cot•o•my [plʊərə'kɑtəmɪ] *n HTG* Pleurotomie *f*; Thorakotomie *f*.
pleu•ral adhesion ['plʊərəl] Pleuraverwachsung *f*.
pleural calculus → pleurolith.
pleural carcinomatosis/carcinosis Pleurakarzinose *f*, -karzinomatose *f*.
pleural cavity Pleurahöhle *f*, -spalt *m*, Cavitas pleuralis.
pleural crackles Lederknarren *nt*.
pleural effusion Pleuraerguß *m*.
pleural empyema Pleuraempyem *nt*.
pleural fibrosis Pleuraschwarte *f*, -schwiele *f*.
pleural flap *chir*. Pleuralappen *m*.
pleural fremitus Pleuralfremitus *m*.
pleur•al•gia [plʊə'rældʒ(ɪ)ə] *n* Pleuraschmerz *m*, Pleuralgie *f*, Pleurodynie *f*.
pleural peel Pleuraschwarte *f*, -schwiele *f*.
pleural rales Pleurareibegeräusche *pl*.
pleural rub Pleurareiben *nt*.
pleural scarring Pleuravernarbung *f*.
pleural space → pleural cavity.
pleur•ec•to•my [plʊə'rektəmɪ] *n HTG* Rippenfell-, Pleuraresektion *f*, Pleurektomie *f*.
pleur•i•sy ['plʊərəsɪ] *n* Brust-, Rippenfellentzündung *f*, Pleuritis *f*.
pleu•rit•ic pain [plʊə'rɪtɪk] pleuritischer Schmerz *m*.
pleuritic pneumonia Pleuropneumonie *f*.

peuritic rub Pleurareiben *nt*.
pleu•ri•tis [plʊə'raɪtɪs] *n* → pleurisy.
pleu•ro•bron•chi•tis [ˌplʊərəʊbrɑŋ'kaɪtɪs] *n* Pleurobronchitis *f*.
pleu•ro•cen•te•sis [ˌplʊərəʊsen'tiːsɪs] *n* Pleurapunktion *f*, Thorakozentese *f*.
pleu•ro•dyn•ia [plʊərəʊ'diːnɪə] *n* **1.** Pleurodynie *f*. **2.** → pleuralgia.
pleu•ro•lith [plʊərəʊlɪθ] *n* Pleurastein *m*, Pleurolith *m*.
pleu•rol•y•sis [plʊə'rɑləsɪs] *n HTG* Pleuralösung *f*, Pleurolyse *f*.
pleu•ro•per•i•car•di•tis [plʊərəˌperɪkɑːr'daɪtɪs] *n* Pleuroperikarditis *f*.
pleu•ro•per•i•to•ne•al fistula [plʊərəʊˌperɪtəʊ'niːəl] Pleuroperitonealfistel *f*.
pleuroperitoneal forame/hiatus Bochdalek-Foramen *nt*, Hiatus pleuroperitonealis.
pleu•ro•pneu•mo•nia [ˌplʊərəʊn(j)uː'məʊnɪə] *n* Pleuropneumonie *f*.
pleu•ros•co•py [plʊə'rɑskəpɪ] *n* Pleuroskopie *f*.
pleu•rot•o•my [plʊə'rɑtəmɪ] *n HTG* Pleurotomie *f*.
plex•ec•to•my [plek'sektəmɪ] *n neurochir*. Plexusresektion *f*, Plexektomie *f*.
plex•im•e•ter [plek'sɪmətər] *n* **1.** Klopfblättchen *nt*, Plessimeter *nt*. **2.** *derm*. Glasspatel *m*.
plex•i•met•ric percussion [pleksɪ'metrɪk] Plessimeter-Perkussion *f*.
plex•im•e•try [plek'sɪmətrɪ] *n* Plessimetrie *f*.
plex•om•e•ter [plek'sɑmɪtər] *n* → pleximeter.
plex•or ['pleksər] *n* Perkussionshammer *m*.
plex•us ['pleksəs] *n* [S.U. PLEXUS]
plexus anesthesia *anes*. Plexusanästhesie *f*.
plexus hemorrhage (*ZNS*) Plexusblutung *f*.
pli•ca ['plaɪkə] *n* [S.U. PLICA]
pli•ca•tion [plɪ'keɪʃn] *n* **1.** Falte *f*; Faltenbildung *f*. **2.** *chir*. Plikation *f*.
plic•a•ture ['plɪkətʃər] *n* → plication.
pli•ers ['plaɪərs] *pl* (Draht-, Kneif-)Zange *f*.
plug [plʌɡ] **I** *n* **1.** Pfropf(en *m*) *m*. **2.** *dent*. (Zahn-)Plombe *f*. **3.** Stöpsel *m*, Stecker *m*. **pull the plug on** aktive Sterbehilfe leisten. **II** *vt* ver-, zustopfen, zupfropfen. **plug one's ears** s. die Ohren zustopfen. **III** *vi* verstopfen.
plumb•er's itch ['plʌmər] *derm*. Hautmaulwurf *m*, Larva migrans.
Plummer-Vinson ['plʌmər 'vɪnsən]: **Plummer-Vinson syndrome** Plummer-Vinson-Syndrom *nt*, sideropenische Dysphagie *f*.
plung•ing goiter ['plʌndʒɪŋ] Tauchkropf *m*.
plu•ral pregnancy ['plʊərəl] Mehrlingsschwangerschaft *f*.
plu•ri•caus•al [plʊərɪ'kɔːzəl] *adj patho*. plurikausal.
plu•ri•glan•du•lar adenomatosis [plʊərɪ'ɡlændʒələr] multiple endokrine Adeno-

pathie *f*, multiple endokrine Neoplasie *f*, pluriglanduläre Adenomatose *f*.
plu•ri•grav•i•da [plʊərɪ'grævɪdə] *n gyn.* Pluri-, Multigravida *f*.
plu•ri•men•or•rhea [plʊərɪˌmenə'rɪə] *n* Polymenorrhoe *f*.
plu•rip•a•ra [plu'rɪpərə] *n gyn.* Viel-, Mehrgebärende *f*, Multi-, Pluripara *f*.
plus lens [plʌs] konvexe Linse *f*, Konvexlinse *f*, Sammellinse *f*.
P mitrale *card.* P mitrale, P sinistroatriale, P sinistrocardiale.
pneu•mar•throg•ra•phy [ˌn(j)u:mɑ:r-'θrɑgrəfɪ] *n radiol.* Pneumarthrographie *f*.
pneu•mar•thro•sis [ˌn(j)u:mɑ:r'θrəʊsɪs] *n ortho.* Pneumarthrose *f*.
pneu•mat•ic cuff [nju:'mætɪk] pneumatische Manschette *f*.
pneumatic dilatation *chir.* pneumatische Dilatation *f*.
pneumatic tourniquet pneumatische Manschette *f*.
pneu•ma•to•cele ['n(j)u:mətəʊsi:l] *n* **1.** Luftgeschwulst *f*, Pneumatozele *f*. **2.** Lungenhernie *f*, Pneumatozele *f*, Pneumozele *f*. **3.** Aerozele *f*.
pneu•ma•to•sis [ˌn(j)u:mə'təʊsɪs] *n* Pneumatose *f*, Pneumatosis *f*.
pneu•ma•to•tho•rax [ˌn(j)u:mətəʊ-'θɔ:ræks] *n* → pneumothorax.
pneu•mec•to•my [n(j)u:'mektəmɪ] *n* → pneumonectomy.
pneu•mo•ar•throg•ra•phy [ˌn(j)u:-məʊɑ:r'θrɑgrəfɪ] *n* → pneumarthrography.
pneu•mo•bi•lia [n(j)u:mə'bɪlɪə] *n* Pneumobilie *f*.
pneu•mo•cis•ter•nog•ra•phy [n(j)u:mə-ˌsɪstər'nɑgrəfɪ] *n radiol.* Pneumozisternographie *f*.
pneu•mo•coc•cal angina [n(j)u:mə'kɑkl] Pneumokokkenangina *f*.
pneumococcal infection Pneumokokkeninfektion *f*, Pneumokokkose *f*.
pneumococcal meningitis Pneumokokkenmeningitis *f*.
pneumococcal pneumonia Pneumokokkenpneumonie *f*.
pneumococcal vaccine Pneumokokkenvakzine *f*.
pneu•mo•coc•ce•mia [ˌn(j)u:məkɑk'si:-mɪə] *n* Pneumokokkensepsis *f*, Pneumokokkämie *f*.
pneu•mo•coc•cus [n(j)u:mə'kɑkəs] *n* Fränkel-Pneumokokkus *m*, Pneumococcus *m*, Diplococcus pneumoniae.
pneu•mo•co•ni•o•sis [n(j)u:məˌkəʊnɪ-'əʊsɪs] *n* Staublunge *f*, Staublungenerkrankung *f*, Pneumokoniose *f*. **pneumoconiosis of coal workers** Kohlenstaublunge *f*, Lungenanthrakose *f*, Anthracosis pulmonum.
Pneu•mo•cys•tis pneumonia [n(j)u:mə-'sɪstɪs] Pneumocystis-Pneumonie *f*, interstitielle Plasmazellpneumonie *f*, Pneumocystose *f*.
pneu•mo•cys•tog•ra•phy [ˌn(j)u:məsɪs-'tɑgrəfɪ] *n radiol.* Pneumozystographie *f*.
pneu•mo•cyte ['n(j)u:məsaɪt] *n* → pneumonocyte.
pneu•mo•der•ma [n(j)u:mə'dɜrmə] *n* Hautemphysem *nt*, subkutanes Emphysem *nt*.
pneu•mo•en•ceph•a•log•ra•phy [ˌn(j)u:-məenˌsefə'lɑgrəfɪ] *n radiol.* Pneum(o)enzephalographie *f*.
pneu•mo•gram ['n(j)u:məgræm] *n* **1.** Spirogramm *nt*. **2.** *radiol.* Pneumogramm *nt*.
pneu•mog•ra•phy [n(j)u:'mɑgrəfɪ] *n radiol.* Pneumographie *f*, Pneumoradiographie *f*, Pneumoröntgengraphie *f*.
pneu•mo•lith ['n(j)u:məlɪθ] *n* Lungenstein *m*, Pneumolith *m*.
pneu•mol•o•gy [n(j)u:'mɑlədʒɪ] *n* Pneumologie *f*, Pulmonologie *f*, Pulmologie *f*.
pneu•mol•y•sis [n(j)u:'mɑləsɪs] *n* → pneumonolysis.
pneu•mo•me•di•as•ti•nog•ra•phy [n(j)u:məˌmɪdɪæstaɪ'nɑgrəfɪ] *n radiol.* Pneumomediastinographie *f*.
pneu•mo•me•di•as•ti•num [n(j)u:mə-ˌmɪdɪə'staɪnəm] *n* Mediastinalemphysem *nt*, Hamman-Syndrom *nt*, Pneumomediastinum *nt*.
pneu•mo•nec•to•my [n(j)u:mə'nektəmɪ] *n HTG* Lungenresektion *f*, Pneumektomie *f*, Pneumonektomie *f*.
pneu•mo•nia [n(j)u:'məʊnɪə] *n* Lungen(parenchym)entzündung *f*, Pneumonie *f*.
pneu•mo•ni•tis [n(j)u:mə'naɪtɪs] *n* (interstitielle) Lungenentzündung *f*, Pneumonitis *f*.
pneu•mo•no•cele ['n(j)u:mənəʊsi:l] *n* Lungenhernie *f*, Pneumozele *f*.
pneu•mo•no•cen•te•sis [ˌn(j)u:mənəʊsen'ti:sɪs] *n* Lungenpunktion *f*, Pneumozentese *f*.
pneu•mon•o•cyte [n(j)u:'mɑnəsaɪt] *n* Alveolarzelle *f*, Pneumozyt *m*.
pneu•mo•nol•y•sis [ˌn(j)u:mə'nɑləsɪs] *n HTG* Pneumolyse *f*, Pleurolyse *f*.
pneu•mop•a•thy [n(j)u:'mɑpəθɪ] *n* Lungenerkrankung *f*, Pneumopathie *f*.
pneu•mo•per•i•car•di•um [n(j)u:məˌperɪ-'kɑrdɪəm] *n* Pneumoperikard *nt*.
pneu•mo•per•i•to•ne•um [n(j)u:məˌperɪtə'ni:əm] *n* Pneumoperitoneum *nt*.
pneu•mo•pleu•ri•tis [ˌn(j)u:məplu:'raɪtɪs] *n* Pneumopleuritis *f*, Pleuropneumonie *f*.
pneu•mo•py•e•log•ra•phy [ˌn(j)u:-məpaɪə'lɑgrəfɪ] *n radiol.* Pneumopyelographie *f*.
pneu•mo•ra•di•og•ra•phy [n(j)u:məˌreɪdɪ'ɑgrəfɪ] *n radiol.* Pneumographie *f*, Pneumoradiographie *f*, Pneumoröntgengraphie *f*.
pneu•mo•ret•ro•per•i•to•ne•um [n(j)u:mə,retrəʊperɪtə'ni:əm] *n* Pneumoretroperitoneum *nt*, Retropneumoperitoneum *nt*.
pneu•mor•rha•gia [n(j)u:mə'reɪdʒ(ɪ)ə] *n* Lungenblutung *f*, Pneumorrhagie *f*.
pneu•mo•tho•rax [n(j)u:mə'θɔ:ræks] *n* Pneumothorax *m*; *inf.* Pneu *m*.
pneu•mo•tym•pa•num [n(j)u:mə'tɪmpə-

nəm] *n* Pneumotympanum *nt.*
pneu•mo•ven•tric•u•log•ra•phy [ˌn(j)uː-məvenˌtrɪkjəˈlɑgrəfi] *n radiol.* Pneumoventrikulographie *f.*
pock•et [ˈpɑkɪt] *n* **1.** Tasche *f.* **2.** *anat.* Tasche *f,* Sack *m,* Beutel *m.*
pocket calculus *urol.* verkapselter (Harn-) Blasenstein *m.*
po•dal•gia [pəʊˈdældʒ(ɪ)ə] *n* Fußschmerz(en *pl*) *m,* Podalgie *f,* Pododynie *f.*
po•di•a•trist [pəˈdaɪətrɪst] *n* Fußpfleger(in *f*) *m,* Pediküre *f,* Podologe *m,* -login *f.*
po•di•a•try [pəˈdaɪətrɪ] *n* Fußpflege *f,* Pediküre *f.*
pod•o•dyn•ia [pɑdəˈdiːnɪə] *n* → podalgia.
po•dol•o•gist [pəˈdɑlədʒɪst] *n* → podiatrist.
po•dol•o•gy [pəˈdɑlədʒɪ] *n* → podiatry.
poi•kil•o•cy•to•sis [ˌpɔɪkɪləʊsaɪˈtəʊsɪs] *n* Poikilozytose *f.*
point•ed condyloma/wart [ˈpɔɪntɪd] Feig-, Feuchtwarze *f,* spitzes Kondylom *nt,* Condyloma acuminatum.
point tenderness [pɔɪnt] Punktschmerz *m,* Punktschmerzhaftigkeit *f.*
poi•son [ˈpɔɪzn] **I** *n* (*a. fig.*) Gift *nt.* **II** *adj* gift-, Gift-. **III** *vt* **1.** vergiften. **poison o.s.** s. vergiften. **2.** infizieren.
poi•son•ing [ˈpɔɪzənɪŋ] *n* **1.** Vergiftung *f,* Vergiften *nt.* **2.** Giftmord *m.*
poi•son•ous [ˈpɔɪzənəs] *adj* giftig, toxisch, Gift-.
pok•er back [ˈpəʊkər] Morbus Bechterew *m,* Bechterew-Strümpell-Marie-Krankheit *f,* Spondylarthritis ankylopoetica/ankylosans.
po•lar cataract [pəʊlər] Polstar *m,* Cataracta polaris.
pole [pəʊl] *n* Pol *m; anat.* Polus *m.*
 pole of kidney Nierenpol, Extremitas renis.
 pole of lens Linsenpol, Polus lentis.
pol•i•clin•ic [pɑlɪˈklɪnɪk] *n* Poliklinik *f.*
po•lio [ˈpəʊlɪˌəʊ] *n* → poliomyelitis.
po•li•o•en•ceph•a•li•tis [ˌpəʊlɪəʊenˌsefəˈlaɪtɪs] *n* Polioencephalitis *f,* Polioencephalitis *f.*
po•li•o•en•ceph•a•lo•my•e•li•tis [ˌpəʊlɪəʊenˌsefələʊˌmaɪəˈlaɪtɪs] *n* Polioenzephalomyelitis *f.*
po•li•o•en•ceph•a•lop•a•thy [ˌpəʊlɪəʊenˌsefəˈlɑpəθɪ] *n* Polioenzephalopathie *f,* Polioencephalopathia *f.*
po•li•o•my•e•li•tis [ˌpəʊlɪəʊˌmaɪəˈlaɪtɪs] *n* Poliomyelitis *f; inf.* Polio *f.*
poliomyelitis vaccine Polio(myelitis)-impfstoff *m,* -vakzine *f.*
poliomyelitis virus *micro.* Poliomyelitis-Virus *nt,* Polio-Virus *m.*
po•li•o•my•e•lop•a•thy [pəʊlɪəʊˌmaɪəˈlɑpəθɪ] *n* Poliomyelopathie *f.*
po•li•o•vi•rus [ˌpəʊlɪəʊˈvaɪrəs] *n micro.* Poliomyelitis-Virus *nt,* Polio-Virus *m.*
poliovirus vaccine inactivated Salk-Vakzine *f.*
poliovirus vaccine live oral oraler Lebendpolioimpfstoff *m,* Sabin-Vakzine *f.*
Politzer [ˈpɑlɪtsər]: **Politzer's (air) bag**

polyendocrine adenomatosis

Politzer-Ballon *m.*
 Politzer's cone Trommelfell-, Lichtreflex *m.*
 Politzer's ear speculum Politzer-Ohrtrichter *m.*
 Politzer's method *HNO* Politzer-Luftdusche *f,* -Verfahren *nt.*
 Politzer's test Politzer-Versuch *m.*
pol•la•ki•u•ria [ˌpɑləkɪˈ(j)ʊərɪə] *n* häufige Blasenentleerung *f,* Pollakisurie *f,* Pollakiurie *f.*
pol•len [ˈpɑlən] *n* Blütenstaub *m,* Pollen *m.*
pollen allergy Heufieber *nt,* -schnupfen *m.*
pollen antigen Pollenantigen *nt,* -allergen *nt.*
pollen asthma Heufieber *nt,* -schnupfen *m.*
pol•le•no•sis [pɑlɪˈnəʊsɪs] *n* → pollinosis.
pol•lex [ˈpɑleks] *n* Daumen *m,* Pollex *m.*
pol•li•no•sis [pɑlɪˈnəʊsɪs] *n* Pollinose *f;* Pollenallergie *f.*
pol•lu•tant [pəˈluːtənt] *n* Schad-, Schmutzstoff *m.*
pol•lute [pəˈluːt] *vt* verunreinigen, verschmutzen, verpesten.
pol•lut•ed [pəˈluːtɪd] *adj* verschmutzt, verunreinigt, verseucht.
pol•lu•tion [pəˈluːʃn] *n* **1.** (*Luft, Wasser, Umwelt*) Verschmutzung *f,* Verseuchung *f,* Verunreinigung *f.* **2.** Verschmutzen *nt,* Verseuchen *nt,* Verunreinigen *nt.*
pol•y•ad•e•nop•a•thy [ˌpɑlɪædəˈnɑpəθɪ] *n* Polyadenopathie *f.*
pol•y•ar•te•ri•tis [ˌpɑlɪˌɑːrtəˈraɪtɪs] *n* Polyarteriitis *f.*
pol•y•ar•thri•tis [ˌpɑlɪɑːrˈθraɪtɪs] *n ortho.* Polyarthritis *f.*
pol•y•che•mo•ther•a•py [ˌpɑlɪˌkiːməˈθerəpɪ] *n* Polychemotherapie *f.*
pol•y•chro•ma•sia [ˌpɑlɪkrəʊˈmeɪʒɪə] *n* **1.** *hema.* Polychromasie *f.* **2.** *histol.* Polychromatophilie *f,* Polychromasie *f.*
pol•y•clo•nal antibody [pɑlɪˈkləʊnl] polyklonaler Antikörper *m.*
pol•y•co•ria [pɑlɪˈkɔːrɪə] *n ophthal.* Polykorie *f.*
pol•y•crot•ic pulse [pɑlɪˈkrɑtɪk] Polykrotie *f,* polykroter Puls *m.*
pol•y•cro•tism [pəˈlɪkrətɪzəm] *n* → polycrotic pulse.
pol•y•cy•e•sis [ˌpɑlɪsaɪˈiːsɪs] *n* Mehrlingsschwangerschaft *f.*
pol•y•cys•tic kidneys [pɑlɪˈsɪstɪk] polyzystische Nieren *pl.*
polycystic liver angeborene Zystenleber *f.*
polycystic ovary *gyn.* polyzystisches Ovar *nt.*
polycystic ovary syndrome Stein-Leventhal-Syndrom *nt,* Syndrom *nt* der polyzystischen Ovarien.
pol•y•cy•the•mia [ˌpɑlɪsaɪˈθiːmɪə] *n* **1.** Polyzythämie *f.* **2.** Polyglobulie *f.*
pol•y•dac•ty•ly [pɑlɪˈdæktəlɪ] *n* Poly-, Hyperdaktylie *f.*
pol•y•en•do•crine adenomatosis [pɑlɪˈendəʊkraɪn] multiple endokrine Adenopathie *f,* multiple endokrine Neoplasie *f,* plu-

polyendocrinoma 316

riglanduläre Adenomatose f.
pol•y•en•do•cri•no•ma [pʌlɪˌendəkraɪ-'nəʊmə] n → polyendocrine adenomatosis.
pol•y•en•do•cri•nop•a•thy [pʌlɪˌendəʊkrɪ'nɒpəθɪ] n Polyendokrinopathie f.
pol•y•hy•per•men•or•rhea [pʌlɪˌhaɪpərmenə'rɪə] n gyn. Polyhypermenorrhoe f.
pol•y•hy•po•men•or•rhea [pʌlɪˌhaɪpəʊmenə'rɪə] n gyn. Polyhypomenorrhoe f.
pol•y•mas•tia [pʌlɪ'mæstɪə] n Polymastie f, akzessorische Mammae f.
pol•y•me•nia [pʌlɪ'miːnɪə] n → polymenorrhea.
pol•y•men•or•rhea [ˌpʌlɪmenə'rɪə] n gyn. Polymenorrhoe f.
pol•y•mor•phic light eruption [pʌlɪ'mɔːrfɪk] polymorpher Lichtausschlag m, polymorphe Lichtdermatose f, Sommerprurigo f, Prurigo aestivalis, Lichtekzem nt.
pol•y•mor•pho•nu•cle•ar [pʌlɪˌmɔːrfə'n(j)uːklɪər] I n → polymorphonuclear leukocyte. II adj histol. polymorphkernig.
polymorphonuclear granulocyte → polymorphonuclear leukocyte.
polymorphonuclear leukocyte polymorphkerniger neutrophiler Granulozyt m, neutrophiler Leukozyt m, inf. Neutrophiler m.
pol•y•neu•ri•tis [pʌlɪˌnjʊə'raɪtɪs] n Polyneuritis f.
pol•y•nu•cle•ar leukocyte [pʌlɪ'n(j)uːklɪər] 1. Granulozyt m, granulärer Leukozyt m. 2. → polymorphonuclear leukocyte.
pol•y•o•pia [pʌlɪ'əʊpɪə] n ophthal. Mehrfachsehen nt, Polyopie f. Polyopsie f.
pol•y•op•sia [pʌlɪ'ɒpsɪə] n → polyopia.
pol•yp ['pɒlɪp] n patho. Polyp m, Polypus m.
pol•y•path•ia [pʌlɪ'pæθɪə] n Mehrfachleiden nt, Multimorbidität f, Polypathie f.
pol•y•pec•to•my [pʌlɪ'pektəmɪ] n chir. Polypenabtragung f, Polypektomie f.
pol•y•pep•tide [pʌlɪ'peptaɪd] n Polypeptid nt.
polyp forceps chir. Polypenfaßzange f.
pol•y•plas•mia [pʌlɪ'plæzmɪə] n Verdünnungsanämie f, Hydrämie f.
pol•yp•nea [pɒlɪp'nɪə] n Tachypnoe f.
po•lyp•o•tome [pə'lɪpətəʊm] n chir. Polypotom f.
pol•y•ra•dic•u•li•tis [ˌpʌlɪrəˌdɪkjə'laɪtɪs] n neuro. Polyradikulitis f.
pol•y•ra•dic•u•lo•neu•ri•tis [ˌpʌlɪrəˌdɪkjələʊnjʊə'raɪtɪs] n Polyradikuloneuritis f.
pol•y•ra•dic•u•lo•neu•rop•a•thy [ˌpʌlɪrəˌdɪkjələʊnjʊə'rɒpəθɪ] n Guillain-Barré-Syndrom nt, (Poly-)Radikuloneuritis f, Neuronitis f.
pol•y•ri•bo•some [pʌlɪ'raɪbəsəʊm] n Poly(ribo)som nt, Ergosom nt.
pol•y•sac•cha•ride [pʌlɪ'sækəraɪd] n Polysaccharid nt.
pol•y•si•a•lia [ˌpʌlɪsaɪ'eɪlɪə] n vermehrter Speichelfluß m, Polysialie f, Ptyalismus m.
pol•y•some ['pʌlɪsəʊm] n → polyribosome.
pol•y•the•lia [pʌlɪ'θiːlɪə] n Polythelie f.

pol•y•to•mog•ra•phy [ˌpʌlɪtə'mɒgrəfɪ] n radiol. Polytomographie f.
pol•y•un•sat•u•rat•ed fat/lipid [ˌpʌlɪʌn-'sætʃəreɪtɪd] Lipid nt mit mehrfach ungesättigten Fettsäuren.
pol•y•u•ria [pʌlɪ'(j)ʊərɪə] n übermäßige Harnausscheidung f, Polyurie f.
pol•y•va•lent allergy [pʌlɪ'veɪlənt] polyvalente Überempfindlichkeit/Allergie f.
polyvalent antiserum polyvalentes Antiserum nt.
polyvalent serum polyvalentes Serum nt.
polyvalent vaccine polyvalenter Impfstoff m.
Pompe ['pɒmpɪ]: **Pompe's disease** Pompe-Krankheit f, generalisierte maligne Glykogenose f, Glykogenose f Typ II.
pom•pho•lyx ['pɒm(p)fəlɪks] n derm. Pompholyx f, dyshidrotisches Ekzem nt.
pon•tile apoplexy ['pɒntaɪl] Apoplexia bulbaris.
pon•tine angle ['pɒntiːn] Kleinhirnbrückenwinkel m, Angulus pontocerebellaris.
pontine angle tumor Akustikusneurinom nt.
pontine apoplexy Apoplexia bulbaris.
pontine syndrome Raymond-Cestan-Syndrom nt.
pon•to•cer•e•bel•lar trigone [ˌpɒntəʊserə'belər] Kleinhirnbrückenwinkel m, Trigonum pontocerebellare.
pool [puːl] I n 1. biochem. Pool m; hema. Pool m, Mischserum nt. 2. (Blut-, Flüssigkeits-)Ansammlung f. 3. (Daten-, Informations-)Pool m. II vt poolen.
poor [pʊər] I n the poor die Armen pl. II adj 1. fig. arm (in an); mangelhaft, schlecht, schwach, unzulänglich. 2. mittellos, arm.
poor•ly ['pʊərlɪ] I adj inf. kränklich, unwohl. II adv mangelhaft, schlecht; dürftig.
pop•lit•e•al artery [pɒp'lɪtɪəl] Kniekehlenarterie f, Poplitea f, Arteria poplitea.
popliteal bursitis Baker-Zyste f.
popliteal fossa Kniekehle f, Fossa poplitea.
popliteal pterygium syndrome 1. → popliteal web syndrome. **2.** Fèvre-Languepin-Syndrom nt.
popliteal vein Kniekehlenvene f, V. poplitea.
popliteal web syndrome popliteales Flügelfellsyndrom nt.
pop•u•la•tion [ˌpɒpjə'leɪʃn] n 1. Bevölkerung f. 2. stat. Bevölkerungs-, Einwohnerzahl f; Population f.
por•ad•e•ni•tis [pɔːrˌædə'naɪtɪs] n Poradenitis f.
pore [pɔːr, pəʊr] n Pore f.
por•en•ceph•a•ly [pɔː'rensefəlɪ] n Porenzephalie f.
pork tapeworm [pɔːrk, pəʊrk] micro. Schweine(finnen)bandwurm m, Taenia solium.
pork worm micro. Trichine f, Trichina/Trichinella spiralis.
po•ro•ker•a•to•sis [pəʊrəʊˌkerə'təʊsɪs] derm. Mibelli-Krankheit f, Porokeratosis

Mibelli *f.*
po•ro•ma [pə'rəʊmə] *n* **1.** Porom *nt.* **2.** Verhornung *f,* Hornschwiele *f,* Porom *nt.*
po•ro•sis [pə'rəʊsɪs] *n* **1.** Kallusbildung *f,* Porose *f.* **2.** Höhlenbildung *f,* Porose *f.*
po•ros•i•ty [pɔː'rɒsətɪ] *n* **1.** Pore *f,* poröse Stelle *f.* **2.** (Luft-, Wasser-)Durchlässigkeit *f,* Porosität *f.*
po•rot•o•my [pə'rɑtəmɪ] *n* HNO, urol. Meatotomie *f.*
po•rous ['pɔːrəs] *adj* (luft-, wasser-)durchlässig, porös.
por•pho•bi•lin•o•gen [ˌpɔːrfəʊbaɪ'lɪnədʒən] *n* Porphobilinogen *nt.*
por•phy•rin ['pɔːrfərɪn] *n* Porphyrin *nt.*
por•phy•rin•e•mia [ˌpɔːrfərɪ'niːmɪə] *n* Porphyrinämie *f.*
por•phy•rin•o•gen [pɔːrfə'rɪnədʒən] *n* Porphyrinogen *nt.*
por•phy•rin•u•ria [ˌpɔːrfərɪ'n(j)ʊərɪə] *n* Porphyrinurie *f.*
por•ta•ca•val shunt [ˌpɔːrtə'keɪvl] *chir.* portokavaler Shunt *m,* portokavale Anastomose *f.*
por•tal ['pɔːrtl] **I** *n* **1.** Ein-, Ausgang *m,* Tor *nt,* Pforte *f.* **2.** → portal vein (of liver). **II** *adj* **3.** portal. **4.** portal, Portal-.
portal blood Pfortaderblut *nt.*
portal circulation Pfortader-, Portalkreislauf *m.*
portal hypertension portale Hypertonie *f.*
portal lobule funktionelles Leberläppchen *nt,* Zentralvenenläppchen *nt.*
portal pressure Pfortaderdruck *m.*
portal system → portal circulation.
portal-systemic encephalopathy hepatische/portosystemische Enzephalopathie *f,* hepatozerebrales Syndrom *nt.*
portal triad (*Leber*) Periportalfeld *nt,* Glisson-Dreieck *nt.*
portal vein (of liver) Pfortader *f,* Porta *f,* Vena portae.
portal vein pressure → portal pressure.
portal vein thrombosis Pfortaderthrombose *f.*
portal venography → portography.
por•ta•sys•tem•ic encephalopathy [ˌpɔːrtəsɪs'temɪk] → portal-systemic encephalopathy.
por•to•en•ter•os•to•my [ˌpɔːrtəʊˌentə'rɒstəmɪ] *n chir.* Hepato(porto)enterostomie *f,* intrahepatische Cholangiojejunostomie *f.*
por•tog•ra•phy [pɔːr'tɑgrəfɪ] *n radiol.* Portographie *f.*
por•to•sys•tem•ic anastomosis/shunt [ˌpɔːrtəʊsɪs'temɪk] portokavale Anastomose *f,* portokavaler Shunt *m.*
por•to•ve•nog•ra•phy [ˌpɔːrtəʊvɪ'nɑgrəfɪ] *n* → portography.
port-wine mark/nevus *derm.* Feuer-, Gefäßmal *nt,* Portweinfleck *m.*
Posada-Wernicke [pəʊ'sɑːdɑ 'vernɪkə]: **Posada-Wernicke disease** Posada-Mykose *f,* Wüstenfieber *nt,* Kokzioidomykose *f.*
po•si•tion [pə'zɪʃn] **I** *n* **1.** Lage *f,* Stellung *f,* Haltung *f,* Position *f.* **2.** *gyn.* Stellung *f,* Positio *f.* **3.** *chir.* Lage *f,* Lagerung *f,* Position *f.* **II** *vt* auf-, einstellen, anbringen.
position-dependent *adj* lage-, positionsabhängig.
pos•i•tive ['pɒzɪtɪv] **I** *n* **1.** positive Eigenschaft *f,* Positivum *nt.* **2.** *photo.* Positiv *nt.* **II** *adj* **3.** *mathe., phys.* positiv. **4.** (*Befund*) positiv. **5.** (*Antwort*) positiv, bejahend; *allg.* eindeutig, sicher, feststehend; definitiv.
positive accommodation *physiol.* Nahakkommodation *f.*
positive charge positive Ladung *f.*
positive lens konvexe Linse *f,* Konvexlinse *f,* Sammellinse *f.*
positive-negative pressure breathing/ventilation Wechseldruckbeatmung *f,* positive-negative Druckbeatmung *f.*
positive pressure Überdruck *m.*
positive pressure breathing/respiration CPAP-Atmung *f,* kontinuierliche Beatmung *f* gegen erhöhten Druck.
positive pressure ventilation Überdruckbeatmung *f.*
post•a•do•les•cence [ˌpəʊstædə'lesəns] *n* Postadoleszenz *f,* Postpubertät *f.*
post•ag•gres•sion metabolism [ˌpəʊstə'greʃn] Postaggressionsstoffwechsel *m.*
post•a•nal dimple/pit [pəʊst'eɪnəl] Steißbeingrübchen *nt,* Foveola coccygea.
post•an•es•thet•ic [ˌpəʊstænəs'θetɪk] *adj* postanästhetisch.
post•ap•o•plec•tic [ˌpəʊstæpə'plektɪk] *adj* postapoplektisch.
post•car•di•ot•o•my syndrome [pəʊstˌkɑːrdɪ'ɑtəmɪ] Postkardiotomie-Syndrom *nt.*
post•ca•val shunt [pəʊst'keɪvl] *chir.* portokavaler Shunt *m,* portokavale Anastomose *f.*
post•cen•tral area [pəʊst'sentrəl] sensibler/sensorischer Cortex *m,* sensible/sensorische Rinde *f.*
post•cho•le•cys•tec•to•my syndrome [pəʊstˌkaʊləsɪs'tektəmɪ] *chir.* Postcholezystektomie-Syndrom *nt.*
post•com•mis•sur•ot•o•my syndrome [pəʊstˌkʌmɪʃə'rɑtəmɪ] Postkommissurotomie-Syndrom *nt.*
post•con•cus•sion•al syndrome [ˌpəʊstkən'kʌʃənl] postkommotionelles Syndrom *nt,* posttraumatische Hirnleistungsschwäche *f.*
post•con•vul•sive stupor [ˌpəʊstkən'vʌlsɪv] postkonvulsiver Stupor *m.*
post•di•as•tol•ic [pəʊstˌdaɪə'stɑlɪk] *adj* postdiastolisch.
post•e•pi•lep•tic [ˌpəʊstepɪ'leptɪk] *adj* postepileptisch.
pos•te•ri•or arch of atlas [pə'stɪərɪər] hinterer Atlasbogen *m,* Arcus posterior atlantis.
posterior chamber of eye hintere Augenkammer *m,* Camera oculi posterior, Camera posterior.

posterior colpotomy *gyn.* Kuldotomie *f.*
posterior column of spinal cord Hintersäule *f,* Columna posterior.
posterior embryotoxon Embryotoxon posterius.
posterior fontanelle kleine/hintere Fontanelle *f,* Hinterhauptsfontanelle *f,* Fonticulus posterior.
posterior fornix hinteres Scheidengewölbe *nt,* Pars posterior fornicis vaginae.
posterior funiculus (of spinal cord) Hinterstrang *m,* Funiculus posterior.
posterior horn: posterior horn of lateral ventricle Hinterhorn *nt* des Seitenventrikels, Cornu occipitale/posterius.
posterior horn of spinal cord Hinterhorn *nt* des Rückenmarks, Cornu posterius.
posterior horn cell (*ZNS*) Hinterhornzelle *f.*
posterior mediastinum hinterer Mediastinalraum *m,* hinteres Mediastinum *nt,* Mediastinum posterius.
posterior pituitary Hypophysenhinterlappen *m,* Neurohypophyse *f.*
posterior pituitary hormones (Hypophysen-)Hinterlappenhormone *pl,* HHL-Hormone *pl,* Neurohypophysenhormone *pl.*
posterior rhinoscopy Postrhinoskopie *f,* Epipharyngoskopie *f.*
posterior rhizotomy *neuro.* Dana-Operation *f,* Rhizotomia posterior.
posterior root hintere/sensible Spinal(nerven)wurzel *f,* Radix dorsalis/posterior/sensoria.
posterior synechia *ophthal.* hintere Synechie *f,* Synechia posterior.
pos•ter•o•lat•er•al fontanelle [pɑstərəʊ-ˈlætərəl] hintere Seitenfontanelle *f,* Warzenfontanelle *f,* Fonticulus mastoideus/posterolateralis.
posterolateral groove Hinterseitenfurche *f,* Sulcus dorsolateralis/posterolateralis.
posterolateral sclerosis Lichtheim-Syndrom *nt,* Dana-Lichtheim-Krankheit *f,* funikuläre Myelose *f.*
posterolateral sulcus → posterolateral groove.
post•ex•po•sure prophylaxis [ˌpəʊstɪk-ˈspəʊzər] postexpositionelle Prophylaxe *f,* Postexpositionsprophylaxe *f.*
post•ex•tra•sys•tol•ic pause [pəʊst-ˌekstrəsɪˈstɑlɪk] *card.* postextrasystolische Pause *f.*
post•gas•trec•to•my syndrome [ˌpəʊstgæsˈtrektəmɪ] *chir.* 1. Postgastrektomiesyndrom *nt.* 2. Dumpingsyndrom *nt.*
post•gon•o•coc•cal urethritis [ˌpəʊstgɑnəˈkɑkəl] postgonorrhoische Urethritis *f.*
post•hem•or•rha•gic anemia [ˌpəʊsthemətˈrædʒɪk] posthämorrhagische Anämie *f.*
post•he•pat•ic cholestasis [ˌpəʊsthɪ-ˈpætɪk] posthepatische Cholestase *f.*
posthepatic icterus posthepatischer Ikterus *m.*

post•her•pet•ic neuralgia [ˌpəʊsthɜr-ˈpetɪk] Post-Herpes-Neuralgie *f.*
pos•thet•o•my [pɑsˈθetəmɪ] *n urol.* Beschneidung *f,* Zirkumzision *f.*
pos•thi•o•plas•ty [ˈpɑsθaɪəplæstɪ] *n urol.* Vorhautplastik *f.*
pos•thi•tis [pɑsˈθaɪtɪs] *n urol.* Vorhautentzündung *f,* Posthitis *f.*
pos•tho•lith [ˈpəʊsθəlɪθ] *n urol.* Vorhaut-, Präputialstein *m,* Postholith *m.*
pos•ti•cus palsy/paralysis [pɑsˈtaɪkəs] Postikuslähmung *f,* -paralyse *f.*
post•in•fec•tious encephalitis/encephalomyelitis [ˌpəʊstɪnˈfekʃəs] Impfenzephalitis *f,* -enzephalomyelitis *f,* Vakzinationsenzephalitis *f.*
postinfectious polyneuritis Guillain-Barré-Syndrom *nt,* Polyradikuloneuritis *f,* Radikuloneuritis *f,* Neuronitis *f.*
post•in•fec•tive bradycardia [ˌpəʊstɪn-ˈfektɪv] postinfektiöse Bradykardie *f.*
post•in•flam•ma•to•ry cataract [ˌpəʊstɪnˈflæmətɔːriː] postentzündliche Katarakt *f.*
post•ma•ture infant [ˌpəʊstməˈtʃʊər] übertragener Säugling *m.*
post•men•in•git•ic hydrocephalus [pəʊstˌmenɪnˈdʒɪtɪk] postmeningitischer Hydrozephalus *m.*
post•men•o•pau•sal atrophy [pəʊst-ˌmenəˈpɔːzl] postmenopausale Atrophie *f,* Postmenopausenatrophie *f.*
postmenopausal osteoporosis postmenopausale/klimakterische Osteoporose *f,* präsenile Involutionsosteoporose *f.*
post•men•stru•al stage [pəʊstˈmenstr(ʊ)əl] → postmenstruum.
post•men•stru•um [pəʊstˈmenstr(ʊ)əm] *n* Postmenstrualphase *f,* Postmenstruum *nt.*
post•mor•tem [pəʊstˈmɔːrtəm] **I** *n* Leicheneröffnung *f,* Obduktion *f,* Autopsie *f.* **hold a postmortem** eine Obduktion durchführen. **II** *adj* postmortal, post mortem.
postmortem clot Leichengerinnsel *nt.*
postmortem examination → postmortem I.
postmortem hypostasis → postmortem lividity.
postmortem lividity Totenflecke *pl,* Livor mortis, Livores *pl.*
postmortem rigidity Totenstarre *f,* Rigor mortis.
post•my•o•car•di•al infarction syndrome [pəʊstˌmaɪəʊˈkɑːrdɪəl] *card.* Dressler-Myokarditis *f,* Postmyokardinfarktsyndrom *nt.*
post•na•tal infection [pəʊstˈneɪtl] postnatale Infektion *f.*
postnatal life Postnatalperiode *f.*
post•ne•crot•ic cirrhosis [ˌpəʊstnə-ˈkrɑtɪk] postnekrotische/ungeordnete/großknotige Leberzirrhose *f.*
post•oc•u•lar neuritis [pəʊstˈɑkjələr] Retrobulbärneuritis *f,* Neuritis optica retrobulbaris.
post•op•er•a•tive [pəʊstˈɑp(ə)rətɪv] *adj*

postoperativ.
postoperative hemolysis postoperative Hämolyse *f.*
postoperative irradiation → postoperative radiation.
postoperative mortality postoperative Mortalität *f.*
postoperative radiation *radiol.* Nachbestrahlung *f,* postoperative Bestrahlung *f.*
post•par•tal cardiomyopathy [pəʊst-'pɑːrtl] → postpartum cardiomyopathy.
post•par•tum alopecia [pəʊst'pɑːrtəm] postpartale Alopezie *f.*
postpartum amenorrhea *gyn.* postpartale Amenorrhoe *f.*
postpartum cardiomyopathy postpartale Kardiomyopathie/Myokardiopathie *f.*
postpartum hemorrhage postpartale Blutung *f.*
postpartum psychosis Wochenbett-, Puerperalpsychose *f.*
post•per•fu•sion syndrome [ˌpəʊstpərˈfjuːʒn] Postperfusionssyndrom *nt,* Posttransfusionssyndrom *nt.*
post•per•i•car•di•ot•o•my syndrome [pəʊstˌperɪˌkɑːrdɪˈɑtəmɪ] Postperikardiotomie-Syndrom *nt.*
post•phle•bit•ic syndrome [ˌpəʊstflɪ-ˈbɪtɪk] postthrombotisches Syndrom *nt,* postthrombotischer Symptomenkomplex *m.*
post•pran•di•al lipemia [pəʊstˈprændɪəl] alimentäre/postprandiale Lipämie *f.*
postprandial pain postprandialer Schmerz *m.*
post•pri•ma•ry tuberculosis [pəʊstˈpraɪmerɪː] postprimäre Tuberkulose *f.*
post•pu•ber•tal [pəʊstˈpjuːbərtəl] *adj* postpubertär, postpuberal, postpubertal.
post•pu•ber•ty [pəʊstˈpjuːbərtɪ] *n* Postpubertät *f.*
post•re•nal albuminuria [pəʊstˈriːnl] postrenale Albuminurie/Proteinurie *f.*
postrenal anuria postrenale Anurie *f.*
postrenal obstruction postrenale (Harnwegs-)Obstruktion *f.*
postrenal proteinuria → postrenal albuminuria.
post•strep•to•coc•cal diseases [pəʊstˌstreptəˈkɑkəl] Poststreptokokkenerkrankungen *pl.*
poststreptococcal glomerulonephritis Poststreptokokkenglomerulonephritis *f.*
post-term *adj gyn. (Schwangerschaft)* übertragen.
post-term infant → postmature infant.
post-thrombotic syndrome postthrombotisches Syndrom *nt,* postthrombotischer Symptomenkomplex *m.*
post-transfusion hepatitis Posttransfusionshepatitis *f.*
post-transfusion mononucleosis/syndrome → postperfusion syndrome.
post-traumatic *adj* posttraumatisch; traumatisch.
post-traumatic amnesia posttraumatische Amnesie *f.*
post-traumatic brain syndrome → postconcussional syndrome.
post-traumatic delirium posttraumatisches Delir(ium *nt*) *nt.*
post-traumatic epilepsy (post-)traumatische Epilepsie *f.*
post-traumatic stress disorder akute Belastungsreaktion *f.*
post-traumatic syndrome posttraumatisches Syndrom *nt.*
pos•tur•al albuminuria [ˈpɑstʃərəl] orthostatische/lordotische Albuminurie/Proteinurie *f.*
postural drainage *chir.* Lagerungsdrainage *f.*
postural hypotension orthostatische Hypotonie *f.*
postural proteinuria → postural albuminuria.
postural reflex Halte-, Haltungsreflex *m.*
postural scoliosis *ortho.* haltungsbedingte Skoliose *f.*
postural tachycardia *card.* orthostatische/lageabhängige Tachykardie *f.*
post•vac•ci•nal encephalitis/encephalomyelitis [pəʊstˈvæksənəl] → postinfectious encephalitis.
post•va•got•o•my diarrhea [ˌpəʊstveɪ-ˈgɑtəmɪ] Postvagotomiesyndrom *nt.*
po•ta•ble water [ˈpəʊtəbl] Trinkwasser *nt.*
po•tas•si•um [pəˈtæsɪəm] *n* Kalium *nt.*
potassium balance *physiol.* Kaliumhaushalt *m.*
potassium depletion Kaliummangel *m.*
potassium-losing nephritis/nephropathy Kaliumverlustniere *f,* kaliumverlierende Nephropathie *f.*
potassium-sparing diuretic kaliumsparendes Diuretikum *nt.*
Pott [pɑt]**: Pott's abscess** Pott-Abszeß *m.*
Pott's curvature Pott-Buckel *m,* Pott-David-Syndrom *nt.*
Pott's disease Wirbeltuberkulose *f,* Spondylitis tuberculosa.
Pott's operation *HTG* Potts-Operation *f,* -Anastomose *f.*
Pott's trias Pott-Trias *f.*
pouch [paʊtʃ] *n (a. anat.)* Beutel *m,* Tasche *f,* (kleiner) Sack *m.*
pound•ing pain [ˈpaʊndɪŋ] klopfender Schmerz *m.*
pov•er•ty [ˈpɑvərtɪ] *n* Armut *f,* Mangel *m* (*of, in* an).
P.P.D. tuberculin gereinigtes Tuberkulin *nt,* PPD-Tuberkulin *nt.*
P-P interval *card.* PP-Intervall *nt.*
P pulmonale *card.* P pulmonale, P dextroatriale, P dextrocardiale.
P-Q interval *card.* PQ-Intervall *nt.*
PQ segment *card.* PQ-Strecke *f,* PQ-Segment *nt.*
prac•tice [ˈpræktɪs] **I** *n* **1.** (Arzt-)Praxis *f.* **be in practice** praktizieren. **2.** Übung *f,* Training *nt.* **be in practice** in Übung sein. **be**

out of practice aus der Übung sein. **keep in practice** in Übung bleiben. **3.** Praxis *f.* **in practice** in der Praxis. **4.** Brauch *m,* (An-)Gewohnheit *f,* Praktik *f.* **it is common practice** es ist allgemein üblich. **II** *vt* **5.** (*Arzt*) praktizieren; (*Beruf*) ausüben, tätig sein als *od.* in. **6.** (ein-)üben, probieren, proben. **III** *vi* praktizieren; (s.) üben.

prac•ti•tion•er [præk'tɪʃənər] *n* Praktiker *m.*

Prague maneuver [prɑːg] *gyn.* Prager-Handgriff *m.*

pre•ad•o•les•cence [ˌpriːædəˈlesəns] *n* Präadoleszenz *f,* späte Kindheit *f.*

pre•an•es•thet•ic medication [ˌpriːænəs-ˈθetɪk] *anes.* Prämedikation *f.*

pre•be•ta-lipoprotein [prɪˈbeɪtə] *n* prä-β-Lipoprotein *nt.*

pre•can•cer [prɪˈkænsər] *n patho.* Präkanzerose *f,* prämaligne Läsion *f.*

pre•can•cer•ous [prɪˈkænsərəs] *adj* präkanzerös, präkarzinomatös, prämaligne.

precancerous dermatitis Morbus Bowen *m,* Dyskeratosis maligna.

pre•car•ci•no•ma•tous [prɪˌkɑːrsɪˈnəʊ-mətəs] *adj* → precancerous.

pre•car•di•ac [prɪˈkɑːrdiæk] *adj* präkardial, präkordial.

pre•cau•tion [prɪˈkɔːʃn] *n* Vorsicht *f;* Vorsichtsmaßnahme *f.* **as a precaution** vorsorglich, vorsichtshalber. **take precautions** Vorsorge treffen.

pre•cen•tral cortex [prɪˈsentrəl] präzentrale Rinde *f,* präzentraler Kortex *m.*

precentral gyrus Gyrus praecentralis.

precentral region Präzentralregion *f.*

pre•cip•i•tate labor[prɪˈsɪpɪtət] überstürzte Geburt *f.*

pre•clin•i•cal diabetes [prɪˈklɪnɪkl] Prädiabetes *m.*

pre•co•cious [prɪˈkəʊʃəs] *adj* **1.** vorzeitig, verfrüht, früh. **2.** frühreif.

precocious pseudopuberty Pseudopubertas praecox.

precocious puberty Pubertas praecox.

pre•coc•i•ty [prɪˈkɒsətɪ] *n* **1.** Vor-, Frühzeitigkeit *f.* **2.** (*Person*) Frühreife *f.*

pre•co•ma [prɪˈkəʊmə] *n* drohendes Koma *nt,* Präkoma *nt.*

pre•con•vul•sive [prɪkənˈvʌlsɪv] *adj* präkonvulsiv.

pre•cor•dial [prɪˈkɔːrdiəl] *adj* **1.** → precardiac. **2.** präkordial, Präkordial-.

pre•cor•di•al•gia [ˌpriːkɔːrdiˈældʒ(ɪ)ə] *n* Präkordialschmerz *m.*

precordial lead *physiol.* (*EKG*) Brustwandableitung *f.*

pre•cor•di•um [prɪˈkɔːrdiəm] *n* Präkordialregion *f.*

pre•cur•sor [prɪˈkɜrsər] *n* (erstes) Anzeichen *nt,* Vorzeichen *nt,* Vorbote *m.*

pre•cur•so•ry symptom [prɪˈkɜrsərɪ] Frühsymptom *nt.*

pre•di•a•be•tes [ˌpriːdaɪəˈbiːtəs] *n* Prädiabetes *m.*

pre•di•as•to•le [ˌpriːdaɪˈæstəlɪ] *n* Prädiastole *f.*

pre•di•a•stol•ic murmur [prɪˌdaɪəˈstɑlɪk] *card.* prädiastolisches (Herz-)Geräusch *nt.*

pre•dis•po•si•tion [ˌpriːdɪspəˈzɪʃn] *n* Veranlagung *f,* Neigung *f,* Empfänglichkeit *f,* Anfälligkeit *f.*

pred•ni•sone [ˈprednɪsəʊn] *n pharm.* Prednison *nt.*

pre•ec•lamp•sia [priːɪˈklæmpsɪə] *n* **1.** Präeklampsie *f.* **2.** EPH-Gestose *f.*

pre•ec•lamp•tic toxemia [priːɪˈklæmptɪk] → preeclampsia.

pre•e•rup•tive phase [priːɪˈrʌptɪv] präeruptive Phase *f.*

pre•ex•ci•ta•tion [prɪˌeksaɪˈteɪʃn] *n card.* **1.** Präexzitation *f.* **2.** → preexcitation syndrome.

preexcitation syndrome WPW-Syndrom *nt,* Wolff-Parkinson-White-Syndrom *nt.*

pre•ex•po•sure prophylaxis [priːɪkˈspəʊʒər] präexpositionelle Prophylaxe *f,* Präexpositionsprophylaxe *f.*

pre•fron•tal area/cortex [prɪˈfrʌntl] präfrontale Rinde *f,* präfrontaler Kortex *m,* Präfrontalkortex *m.*

prefrontal lobotomy *neurochir.* Leukotomie *f,* Lobotomie *f.*

preg•nan•cy [ˈpregnənsɪ] *n* Schwangerschaft *f,* Gravidität *f.*

pregnancy diabetes Gestationsdiabetes *m.*

pregnancy test Schwangerschaftstest *m.*

preg•nant [ˈpregnənt] *adj* schwanger, in anderen Umständen, Schwangerschafts-.

pre•he•pat•ic cholestasis [ˌpriːhɪˈpætɪk] prähepatische Cholestase *f.*

prehepatic jaundice prähepatischer/antehepatischer Ikterus *m.*

pre•in•farc•tion angina [ˌpriːɪnˈfɑːrkʃn] Status anginosus.

preinfarction syndrome Präinfarkt(-Syndrom *nt*) *m.*

pre•in•va•sive carcinoma [ˌpriːɪnˈveɪzɪv] Oberflächenkarzinom *nt,* präinvasives/intraepitheliales Karzinom *nt.*

pre•leu•ke•mia [priːluːˈkiːmɪə] *n hema.* Präleukämie *f,* präleukämisches Syndrom *nt.*

pre•leu•ke•mic [priːluːˈkiːmɪk] *adj* präleukämisch.

pre•ma•lig•nant [ˌpriːməˈlɪgnənt] *adj* präkanzerös, präkarzinomatös, prämaligne.

pre•mam•ma•ry abscess [prɪˈmæmərɪ] präglandulärer Brustabszeß *m.*

pre•ma•ture [ˌpriːməˈtʃʊər] **I** *n* Frühgeborene *nt,* Frühgeburt *f,* Frühchen *nt.* **II** *adj* **1.** früh-, vorzeitig, verfrüht. **2.** frühreif, prämatur.

premature atrial beat/contraction *card.* Vorhofextrasystole *f,* atriale Extrasystole *f.*

premature beat → premature contraction.

premature birth Frühgeburt *f.*

premature child Frühgeborene *nt,* Frühgeburt *f,* Frühchen *nt.*

premature contraction *card.* Extrasystole *f,* vorzeitige Herz(muskel)kontraktion *f.*

premature delivery *gyn.* Frühgeburt *f.*
premature detachment of the placenta *gyn.* vorzeitige Plazentalösung *f.*
premature infant → premature child.
premature labor vorzeitige Geburt *f,* Frühgeburt *f.*
premature systole → premature contraction.
premature ventricular beat/contraction *card.* Kammerextrasystole *f,* ventrikuläre Extrasystole *f.*
pre•ma•tu•ri•ty [ˌprɪmə'tʃʊərətɪ] *n* **1.** Früh-, Vorzeitigkeit *f.* **2.** Frühreife *f,* Prämaturität *f.*
pre•med•i•ca•tion [ˌprɪmedɪ'keɪʃn] *n anes.* Prämedikation *f.*
pre•men•o•pau•sal [prɪˌmenə'pɔːzl] *adj* prämenopausal, präklimakterisch.
pre•men•stru•al syndrome [prɪ'menstr(ʊ)əl] prämenstruelles (Spannungs-) Syndrom *nt.*
premenstrual tension (syndrome) → premenstrual syndrome.
pre•men•stru•um [prɪ'menstr(ʊ)əm] *n* Prämenstrualphase *f,* Prämenstruum *nt.*
pre•mo•lar (tooth) [prɪ'məʊlər] *n* vorderer/kleiner Backenzahn *m,* Prämolar(zahn) *m.*
pre•mon•i•to•ry symptom [prɪ'mɑnɪtɔːriː] Frühsymptom *nt.*
pre•mor•tal [prɪ'mɔːrtl] *adj* vor dem Tod, prämortal.
pre•mo•tor area/cortex [prɪ'məʊtər] prämotorische Rinde *f,* prämotorischer Kortex *m.*
pre•mu•ni•tion [ˌprəmjuː'nɪʃn] *n immun.* begleitende Immunität *f,* Prämunität *f,* Prämunition *f.*
pre•my•e•lo•cyte [prɪ'maɪələsaɪt] *n hema.* Promyelozyt *m.*
pre•nar•co•sis [ˌprɪnɑːr'kəʊsɪs] *n* Pränarkose *f.*
pre•nar•cot•ic [ˌprɪnɑːr'kɑtɪk] *adj* pränarkotisch.
pre•na•tal [prɪ'neɪtl] *adj* vorgeburtlich, pränatal.
prenatal care Schwangerschaftsvorsorge *f.*
prenatal clinic Schwangerenberatungsstelle *f.*
prenatal examination Mutterschaftsvorsorgeuntersuchung *f.*
prenatal exercises Schwangerschaftsgymnastik *f.*
prenatal life Pränatalperiode *f.*
pre•op•er•a•tive irradiation/radiation [prɪ'ɑpərətɪv] Vorbestrahlung *f,* präoperative Bestrahlung *f.*
prep•a•ra•tion [prepə'reɪʃn] *n* **1.** Vorbereitung *f* (*for* für). **in preparation for** als Vorbereitung für. **make preparations** Vorbereitungen treffen (*for* für). **2.** (*a. pharm.*) (Zu-)Bereitung *f,* Herstellung *f,* Präparation *f.* **3.** *pharm.* Präparat *nt,* (Arznei-)Mittel *nt.*
pre•par•tal [prɪ'pɑːrtl] *adj* präpartal.

pressoreceptor

pre•pa•tel•lar bursitis [ˌprɪpə'telər] *ortho.* Bursitis praepatellaris.
pre•pran•di•al [prɪ'prændɪəl] *adj* präprandial.
pre•pu•ber•tal [prɪ'pjuːbərtəl] *adj* präpubertär, präpuberal, präpubertal.
pre•pu•ber•ty [prɪ'pjuːbərtɪ] *n* Präpubertät *f.*
pre•puce ['priːpjuːs] *n* Vorhaut *f,* Präputium *nt.* **prepuce of clitoris** Klitorisvorhaut.
pre•pu•tial calculus [prɪ'pjuːʃl] *urol.* Vorhaut-, Präputialstein *m,* Postholith *m,* Balanolith *m.*
preputial glands präputiale (Talg-)Drüsen *pl,* Präputialdrüsen *pl,* Glandulae praeputiales.
pre•py•lo•ric ulcer [ˌprɪpaɪ'lɔrɪk] präpylorisches Ulkus *nt.*
pre•re•nal albuminuria [prɪ'riːnl] prärenale Albuminurie/Proteinurie *f.*
prerenal anuria prärenale Anurie *f.*
prerenal proteinuria → prerenal albuminuria.
pre•sa•cral anesthesia/block [prɪ'seɪkrəl] Präsakralanästhesie *f,* -block(ade *f*) *m.*
pres•by•a•cu•sis [ˌprezbɪə'kjuːsɪs] *n* → presbycusis.
pres•by•at•rics [prezbɪ'ætrɪks] *pl* Alters-, Greisenheilkunde *f,* Geriatrie *f,* Presbyatrie *f.*
pres•by•car•dia [prezbɪ'kɑːrdɪə] *n card.* Altersherz *nt,* senile Herzkrankheit *f,* Presbykardie *f.*
pres•by•cu•sis [prezbɪ'kjuːsɪs] *n* Altersschwerhörigkeit *f,* Presbyakusis *f.*
pres•by•o•pia [prezbɪ'əʊpɪə] *n* Alterssichtigkeit *f,* Presbyopie *f.*
pre•scribe [prɪ'skraɪb] **I** *vt* verschreiben, verordnen. **prescribe sth. for s.o.** jdm. etw. verschreiben/verordnen. **prescribe sth. for sth.** jdn. etw. gegen etw. verschreiben. **II** *vi* etw. verschreiben *od.* verordnen (*to, for*); ein Rezept ausstellen.
pre•scrip•tion [prɪ'skrɪpʃn] *n* **1.** Rezept *nt,* Verordnung *f.* **2.** verordnete Medizin *f.*
prescription drug rezeptpflichtiges Medikament *nt.*
prescription only medicine *Brit.* rezeptpflichtiges Medikament *nt.*
pre•se•nile cataract [prɪ'sɪnaɪl] präsenile Katarakt *f.*
presenile dementia 1. präsenile Demenz *f.* **2.** Alzheimer-Krankheit *f,* präsenile Alzheimer-Demenz *f.*
pre•se•nil•i•ty [ˌprɪsɪ'nɪlətɪ] *n* vorzeitige Alterung *f,* Präsenilität *f.*
pre•sen•ta•tion [prezn'teɪʃn] *n* **1.** *gyn.* (Frucht-)Einstellung *f,* Praesentatio (fetus) *f.* **2.** *immun.* Präsentation *f.*
pre•serv•a•tive [prɪ'zɜrvətɪv] **I** *n* Konservierungsmittel *nt.* **II** *adj* **1.** schützend, bewahrend, Schutz-. **2.** erhaltend, konservierend, Konservierungs-.
pre•sphyg•mic [prɪ'sfɪgmɪk] *adj card.* vor der Pulswelle.
pres•so•re•cep•tor [ˌpresəʊrɪ'septər] *n*

pressure 322

Presso(re)zeptor *m*, -sensor *m*.
pres•sure ['preʃər] *n* **1.** *phys.* Druck *m; fig.* Druck *m;* Zwang *m.* **put/place pressure (up)on s.o.** jdn. unter Druck setzen. **under pressure** unter Druck. **2.** Drücken *nt*, Pressen *nt*, Druck *m.*
pressure alopecia mechanische Alopezie *f.*
pressure atrophy Druckatrophie *f.*
pressure bandage Druck-, Kompressionsverband *m.*
pressure diverticulum Pulsionsdivertikel *nt.*
pressure dressing Druck-, Kompressionsverband *m.*
pressure gangrene → pressure sore.
pressure injury Druckverletzung *f*, Barotrauma *nt.*
pressure necrosis Drucknekrose *f.*
pressure pack Druck-, Kompressionsverband *m.*
pressure paralysis Druck-, Kompressionslähmung *f.*
pressure sore Wundliegen *nt*, Decubitus *m*, Dekubitalulkus *nt.*
pressure syncope vasovagale Synkope *f.*
pressure ulceration Druckulzeration *f.*
pressure urticaria Druckurtikaria *f*, Urticaria mechanica.
pre•sump•tion diagnosis [prɪ'zʌmpʃn] Verdachts-, Wahrscheinlichkeitsdiagnose *f.*
pre•sys•to•le [prɪ'sɪstəlɪ] *n card.* Präsystole *f.*
pre•sys•tol•ic gallop [ˌprɪsɪs'tɑlɪk] *card.* Atrial-, Vorhofgalopp *m*, präsystolischer Galopp(rhythmus) *m.*
presystolic murmur *card.* präsystolisches/spät-diastolisches Geräusch *nt.*
presystolic thrill *card.* präsystolisches Schwirren *nt.*
pre•term infant ['prɪtɜrm] Frühgeborene *nt*, Frühgeburt *f*, Frühchen *nt.*
pre•ter•nat•u•ral anus [ˌpriːtər'nætʃərəl] künstlicher Darmausgang *m*, Kunstafter *m*, Stoma *nt*, Anus praeter(naturalis).
pre•tra•che•al fascia [prɪ'treɪkɪəl] mittlere Halsfaszie *f*, Fascia colli media.
prev•a•lence ['prevələns] *n epidem.* Prävalenz *f.*
pre•vent [prɪ'vent] *vt* verhindern, verhüten, vorbeugen.
pre•vent•a•ble [prɪ'ventəbl] *adj* verhütbar, abwendbar.
pre•vent•a•tive [prɪ'ventətɪv] *n, adj* → preventive.
pre•ven•tion [prɪ'venʃn] *n* **1.** Verhinderung *f*, Verhütung *f.* **2.** Vorbeugung *f*, Verhütung *f*, Prävention *f;* Prophylaxe *f.*
pre•ven•tive [prɪ'ventɪv] **I** *n* **1.** Vorbeugungs-, Schutzmittel *nt*, Präventivmittel *nt.* **2.** Schutz-, Vorsichtsmaßnahme *f.* **II** *adj* verhütend, vorbeugend, präventiv, Vorbeugungs-, Schutz-; prophylaktisch.
preventive treatment Präventivbehandlung *f*, vorbeugende Behandlung *f*, Prophylaxe *f.*
pre•ver•te•bral fascia [prɪ'vɜrtəbrəl] tiefe Halsfaszie *f*, Fascia colli profunda.
prevertebral space Holzknecht-Raum *m*, Retrokardialraum *m.*
pre•ves•i•cal space [prɪ'vesɪkl] Retzius-Raum *m*, Spatium retropubicum.
pri•a•pism ['praɪəpɪzəm] *n* Priapismus *m.*
pri•a•pi•tis [ˌpraɪə'paɪtɪs] *n andro.* Penisentzündung *f*, Penitis *f.*
prick [prɪk] **I** *n* **1.** (Insekten-, Nadel-)Stich *m.* **2.** Stechen *nt*, stechender Schmerz *m.* **II** *vt* (ein-, auf-, durch-)stechen; punktieren. **prick one's finger** s. in den Finger stechen. **III** *vi* stechen, schmerzen.
prick•ing ['prɪkɪŋ] *n (Schmerz)* Stechen *nt.*
prick•le ['prɪkl] **I** *n* **1.** Stachel *m*, Dorn *m.* **2.** Stechen *nt*, Jucken *nt*, Kribbeln *nt*, Prickeln *nt.* **II** *vi* stechen, jucken, kribbeln.
prick•ly ['prɪklɪ] *adj* **1.** dornig, stachlig. **2.** juckend, stechend, prickelnd.
prick test *derm.* Prick-, Stichtest *m.*
pri•ma•ry adhesion ['praɪˌmerɪː] → primary healing.
primary anemia essentielle/primäre/idiopathische Anämie *f.*
primary atelectasis *(Lunge)* primäre Atelektase *f.*
primary bronchus Primär-, Haupt-, Stammbronchus *m*, Bronchus principalis.
primary complex *pulmo.* Ghon-Primärkomplex *m.*
primary contact *immun.* Primärkontakt *m.*
primary disease Grundleiden *nt*, Primärerkrankung *f.*
primary follicles 1. *gyn.* Primärfollikel *pl*, Folliculi ovarici primarii. **2.** *(Lymphknoten)* Primärfollikel *pl.*
primary healing Primärheilung *f*, primäre Wundheilung *f*, Heilung per primam intentionem, p.p.-Heilung *f.*
primary hyperparathyroidism primärer Hyperparathyreoidismus *m.*
primary hypertension essentielle/idiopathische/primäre Hypertonie *f.*
primary hypotension essentielle/primäre/konstitutionelle Hypotonie *f.*
primary infection Erstinfektion *f.*
primary lesion 1. Primärläsion *f.* **2.** *pulmo.* Ghon-Primärkomplex *m.*
primary reaction → primary response.
primary refractory anemia primär-refraktäre Anämie *f.*
primary response Primärreaktion *f*, -antwort *f.*
primary therapy Primärtherapie *f.*
primary thrombocythemia hämorrhagische/essentielle Thrombozythämie *f*, Megakaryozytenleukämie *f.*
primary tuberculosis Primärtuberkulose *f.*
primary tumor Primärtumor *m*, -geschwulst *f.*
pri•mi•grav•i•da [praɪmɪ'grævɪdə] *n gyn.* Primigravida *f.*
pri•mip•a•ra [praɪ'mɪpərə] *n* Erstgebärende *f*, Primipara *f.*
pri•mip•a•rous [praɪ'mɪpərəs] *adj* erstge-

bärend, primipar.

Pringle ['prɪŋgl]: **Pringle's disease** Pringle-Tumor *m*, Naevus Pringle *m*, Adenoma sebaceum Pringle.

Pringle-Bourneville ['prɪŋgl burn'vɪl]: **Pringle-Bourneville syndrome** Bourneville-Pringle-Syndrom *nt*, Pringle-Bourneville-Syndrom *nt*.

P-R interval *card.* PR-Intervall *nt.*

Prinzmetal ['prɪntsmetl]: **Prinzmetal's angina** *card.* Prinzmetal-Angina *f.*

pri•on ['praɪɑn] *n micro.* Prion *nt.*

prism ['prɪzəm] *n* Prisma *nt.*

prism diopter Prismendioptrie *f.*

pro•ac•cel•er•in [,prəʊæk'selərɪn] *n* Proaccelerin *nt*, Faktor V *m.*

prob•a•bil•i•ty [prɑbə'bɪlətɪ] *n* Wahrscheinlichkeit *f.* **in all probability** aller Wahrscheinlichkeit nach, höchstwahrscheinlich.

pro•band ['prəʊbænd] *n* Test-, Versuchsperson *f*, Proband(in *f*) *m.*

probe [prəʊb] **I** *n* **1.** Sonde *f.* **2.** Untersuchung *f.* **II** *vt* **3.** sondieren, mit einer Sonde untersuchen. **4.** erforschen, untersuchen.

pro•con•ver•tin [,prəʊkən'vɜrtɪn] *n* Proconvertin *nt*, Faktor VII *m.*

proc•tal•gia [prɑk'tældʒ(ɪ)ə] *n* Proktalgie *f.*

proc•tec•ta•sia [,prɑktek'teɪʒ(ɪ)ə] *n* Anus-, Mastdarmdehnung *f*, Proktektasie *f.*

proc•ti•tis [prɑk'taɪtɪs] *n* Rektum-, Mastdarmentzündung *f*, Proktitis *f*, Rektitis *f.*

proc•to•cele ['prɑktəʊsiːl] *n* Rekto-, Proktozele *f.*

proc•to•co•lec•to•my [,prɑktəʊkə'lektəmɪ] *n chir.* Proktokolektomie *f.*

proc•to•co•li•tis [,prɑktəʊkəʊ'laɪtɪs] *n* Proktokolitis *f*, Koloproktitis *f.*

proc•to•dyn•ia [prɑktəʊ'diːnɪə] *n* Enddarmschmerz(en *pl*) *m*, Proktodynie *f.*

proc•to•pexy ['prɑktəʊpeksɪ] *n chir.* Mastdarmanheftung *f*, Proktopexie *f.*

proc•to•plas•ty ['prɑktəʊplæstɪ] *n* Rektum-, Proktoplastik *f.*

proc•tor•rha•gia [prɑktəʊ'reɪdʒ(ɪ)ə] *n* Mastdarm-, Enddarm-, Rektumblutung *f.*

proc•tor•rha•phy [prɑk'tɔrəfɪ] *n chir.* Rektumnaht *f.*

proc•to•scope ['prɑktəskəʊp] *n* Proktoskop *nt*, Rektoskop *nt.*

proc•tos•co•py [prɑk'tɑskəpɪ] *n* Mastdarmspiegelung *f*, Proktoskopie *f*, Rektoskopie *f.*

proc•to•sig•moi•dos•co•py [prɑktəʊ,sɪgmɔɪ'dɑskəpɪ] *n* Proktosigmoid(e)oskopie *f*, Rektosigmoid(e)oskopie *f.*

proc•tos•to•my [prɑk'tɑstəmɪ] *n chir.* Rekto-, Proktostomie *f.*

proc•tot•o•my [prɑk'tɑtəmɪ] *n chir.* Rekto-, Proktotomie *f.*

pro•dro•mal glaucoma [prə'drəʊməl] latentes Winkelblockglaukom *nt.*

pro•drome ['prəʊdrəʊm] *n* Prodromalerscheinung *f*, Prodrom *nt*, Vorzeichen *nt*, Frühsymptom *nt.*

pro•duc•tive bronchitis [prə'dʌktɪv] produktive Bronchitis *f*, Bronchitis *f* mit Auswurf.

productive cough produktiver Husten *m*, Husten *m* mit Auswurf.

pro•en•zyme [prəʊ'enzaɪm] *n* Enzymvorstufe *f*, Proenzym *nt*, Zymogen *nt.*

pro•e•ryth•ro•blast [,prəʊɪ'rɪθrəblæst] *n* Proerythroblast *m*, Pronormoblast *m.*

pro•fes•sor angles [prə'fesər] *derm.* Geheimratsecken *pl.*

pro•ge•ria [prəʊ'dʒɪərɪə] *n* Hutchinson-Gilford-Syndrom *nt*, Gilford-Syndrom *nt*, Progerie *f*, greisenhafter Zwergwuchs *m.*

pro•ges•ta•tion•al hormone [prəʊdʒe'steɪʃənl] → progesterone.

pro•ges•ter•one [prəʊ'dʒestərəʊn] *n* Gelbkörperhormon *nt*, Progesteron *nt*, Corpus-luteum-Hormon *nt.*

pro•glot•tid [prəʊ'glɑtɪd] *n micro.* Bandwurmglied *nt*, Proglottid *m.*

prog•nose [prɑg'nəʊz] *vt, vi* eine Prognose stellen, prognostizieren.

prog•no•sis [prɑg'nəʊsɪs] *n* Voraus-, Vorhersage *f*, Prognose *f.* **make a prognosis** eine Prognose stellen.

prog•nos•tic [prɑg'nɑstɪk] **I** *n* **1.** (An-)Zeichen *nt*, Prognostikum *nt*. **2.** Voraus-, Vorhersage *f.* **II** *adj* voraus-, vorhersagend, prognostisch.

prog•ress [*n* 'prɑgres; *v* prə'gres] **I** *n* Fortschritt *m*, -schritte *pl*, Fortgang *m.* **in progress** im Werden (begriffen), im Gange. **II** *vi* Fortschritte machen, fortschreiten, s. (fort-, weiter-)entwickeln.

pro•gres•sive [prə'gresɪv] *adj* fortschreitend, zunehmend, s. weiterentwickelnd, progressiv.

progressive dialysis encephalopathy chronisch-progressive dialysebedingte Enzephalopathie *f*, Dialyseenzephalopathie *f.*

progressive lipodystrophy Simons-Syndrom *nt*, Lipodystrophia progressiva/paradoxa.

pro•hor•mone [prəʊ'hɔːrməʊn] *n* Prohormon *nt.*

pro•in•su•lin [prəʊ'ɪnsəlɪn] *n* Proinsulin *nt.*

pro•ject•ed pain [prə'dʒektɪd] projizierter Schmerz *m.*

pro•jec•tile vomiting [prə'dʒektɪl] explosionsartiges Erbrechen *nt*, Erbrechen *nt* im Strahl.

pro•lac•tin [prəʊ'læktɪn] *n* Prolaktin *nt*, Prolactin *nt*, laktogenes Hormon *nt.*

pro•lac•ti•no•ma [prəʊ,læktɪ'nəʊmə] *n* Prolaktinom *nt.*

pro•lapse [*n* 'prəʊlæps; *v* prəʊ'læps] *patho.* **I** *n* Vorfall *m*, Prolaps *m.* **II** *vi* vorfallen, hervortreten, prolabieren.

prolapse of the anus Analprolaps, Prolapsus ani.

prolapse of the rectum Mastdarmvorfall, Rektumprolaps, Prolapsus recti.

prolapse of the uterus Gebärmuttervorfall, -prolaps, Uterusprolaps, Prolapsus uteri.

prolapsed hemorrhoids 324

pro•lapsed hemorrhoids [prəʊ'læpst] prolabierte Hämorrhoiden *pl*, Hämorrhoidalprolaps *m*.

pro•lif•er•a•tion [prə,lɪfə'reɪʃn] *n* **1.** Wucherung *f*, Proliferation *f*. **2.** Wuchern *nt*, Proliferieren *nt*, (rasche) Vermehrung *od*. Ausbreitung *f*.

pro•lif•er•a•tive [prə'lɪfə,reɪtɪv] *adj* proliferativ, proliferierend, wuchernd, Vermehrungs-, Proliferations-.

proliferative arthritis rheumatoide Arthritis *f*, progrediente/primär chronische Polyarthritis *f*.

proliferative phase *gyn*. östrogene/proliferative Phase *f*, Proliferations-, Follikelreifungsphase *f*.

proliferative retinopathy Retinopathia diabetica haemorrhagica proliferans.

proliferative stage → proliferative phase.

pro•line ['prəʊliːn] *n* Prolin *nt*.

pro•li•ne•mia [prəʊlɪ'niːmɪə] *n* Hyperprolinämie *f*.

pro•longed labor [prə'lɔːŋt] protrahierte Geburt *f*.

prom•i•nent ['prɒmɪnənt] *adj* **1.** vorstehend, -springend, prominent. **2.** auffallend, markant, hervorstechend.

prom•on•to•ry ['prɒməntɔːriː] *n anat*. Promontorium *nt*. **promontory of tympanic cavity** Promontorium tympani.

pro•mote [prə'məʊt] *vt* fördern, unterstützen, begünstigen, anregen.

pro•my•e•lo•cyte [prəʊ'maɪələsaɪt] *n* Promyelozyt *m*.

pro•my•e•lo•cyt•ic leukemia [prəʊ,maɪələʊ'sɪtɪk] (akute) Promyelozytenleukämie *f*, (akute) promyelozytäre Leukämie *f*.

pro•na•tion [prəʊ'neɪʃn] *n* Pronation *f*.

pro•na•tor (muscle) [prə'neɪtər] Pronator *m*, Musculus pronator.

prone [prəʊn] *adj* **1.** proniert, auf dem Bauch liegend, mit dem Gesicht nach unten liegend. **2.** *fig*. tendierend *od*. neigend (*to* zu).

prone•ness ['prəʊnɪs] *n* Neigung *f*, Hang *m*, Veranlagung *f* (*to* zu).

prone position Bauchlagerung *f*, -lage *f*.

prop•a•ga•tion [prɒpə'geɪʃn] *n* **1.** *allg*. Vermehrung *f*, Ausbreitung *f*; (*Lehre*) Propagierung *f*. **2.** (*Seuche*) Übertragung *f*, Verbreitung *f*, Propagation *f*. **3.** (*Licht, Schall*) Fort-, Weiterleitung *f*, Übertragung *f*.

pro•pane ['prəʊpeɪn] *n* Propan *nt*.

prop•er ['prɒpər] *adj* **1.** eigen (*to*). **2.** wirklich, echt, richtig.

pro•per•din [prəʊ'pɜːdɪn, 'prəʊpərdɪn] *n* Properdin *nt*.

proper fasciculi Grundbündel *pl*, Fasciculi proprii.

proper fungi *micro*. echte Pilze *pl*, Eumyzeten *pl*.

proper tunic → propria.

prop•er•ty ['prɒpərtiː] *n* **1.** Eigentum *nt*, Besitz *m*. **2.** *phys*. Eigenschaft *f*. **3.** Fähigkeit *f*, Vermögen *nt*.

pro•phy•lac•tic [,prəʊfə'læktɪk] **I** *n* **1.** Prophylaktikum *nt*. **2.** vorbeugende Maßnahme *f*. **3.** Präservativ *nt*, Kondom *nt*. **II** *adj* vorbeugend, prophylaktisch, Vorbeugungs-, Schutz-.

prophylactic antibiotics Antibiotikaprophylaxe *f*.

prophylactic treatment vorbeugende/prophylaktische Behandlung *f*.

pro•phy•lax•is [,prəʊfə'læksɪs] *n* vorbeugende Behandlung *f*, Präventivbehandlung *f*, Vorbeugung *f*, Prophylaxe *f*.

pro•pria ['prɒprɪə] *n* Propria *f*, Tunica propria.

pro•pri•e•tary [prə'praɪəteriː] **I** *n pharm*. Markenartikel *m*. **II** *adj* gesetzlich geschützt, Marken-.

proprietary name Markenname *m*.

pro•pri•o•cep•tion [prəʊprɪə'sepʃn] *n* proprio(re)zeptive/kinästhetische Sensibilität *f*, Tiefensensibilität *f*, Proprio(re)zeption *f*.

pro•pri•o•cep•tive reflex [prəʊprɪə'septɪv] propriozeptiver Reflex *m*, Eigenreflex *m*.

pros•o•pal•gia [prɒsə'pældʒ(ɪ)ə] *n* Gesichtsneuralgie *f*, Prosopalgie *f*.

pros•o•po•a•nos•chi•sis [,prɒsəpəʊə'nɒskɪsɪs] *n embryo*. Wangenspalte *f*, Meloschisis *f*.

pros•o•po•ple•gia [,prɒsəpəʊ'pliːdʒ(ɪ)ə] *n* Fazialislähmung *f*, -parese *f*, Prosopoplegie *f*.

pros•o•pos•chi•sis [prɒsə'pɒskəsɪs] *n embryo*. Gesichtsspalte *f*, Prosoposchisis *f*.

pros•o•po•spasm ['prɒsəpəʊspæzəm] *n* Bell-Spasmus *m*, Fazialiskrampf *m*, Gesichtszucken *nt*, mimischer Gesichtskrampf *m*.

pros•ta•cy•clin [prɒstə'saɪklɪn] *n* Prostazyklin *nt*, Prostaglandin I$_2$ *nt*.

pros•ta•glan•din [prɒstə'glændɪn] *n* Prostaglandin *nt*.

pros•tate ['prɒsteɪt] *n* Vorsteherdrüse *f*, Prostata(drüse) *f*, Glandula prostatica.

pros•ta•tec•to•my [,prɒstə'tektəmiː] *n urol*. Prostataentfernung *f*, Prostatektomie *f*.

prostate gland Vorsteherdrüse *f*, Prostata(drüse) *f*, Glandula prostatica.

pros•tat•ic adenoma [prɒs'tætɪk] Prostatahypertrophie *f*, -hyperplasie *f*, Prostataadenom *nt*.

prostatic calculus Prostatastein *m*, -konkrement *nt*, Prostatolith *m*.

prostatic carcinoma Prostatakrebs *m*, -karzinom *nt*.

prostatic capsule Prostatakapsel *f*, Capsula prostatica. **surgical prostatic capsule** chirurgische Prostatakapsel, Pseudokapsel der Prostata.

prostatic hypertrophy Prostatavergrößerung *f*. **adenomatous/benign/nodular prostatic hypertrophy** → prostatic adenoma.

prostatic secretion Prostatasekret *nt*.

prostatic stone → prostatic calculus.

pros•ta•ti•tis [prɒstə'taɪtɪs] *n* Prostataent-

zündung f, Prostatitis f.
pros•tat•o•lith [prɑsˈtætəlɪθ] n Prostatastein m, -konkrement nt, Prostatolith m.
pros•ta•tor•rhea [ˌprɑstətəˈrɪə] n urol. Prostatorrhoe f.
pros•ta•tot•o•my [prɑstəˈtɑtəmɪ] n urol. Prostatotomie f.
pros•the•sis [prɑsˈθiːsɪs] n Prothese f, Gliedersatz m, Kunstglied nt.
pros•thet•ics [prɑsˈθetɪks] pl Prothetik f, Gliederersatzkunde f.
pros•thet•ic valve [prɑsˈθetɪk] HTG Herzklappenprothese f, -ersatz m, künstliche Herzklappe f.
pros•tra•tion [prəʊˈstreɪʃn] n extreme Erschöpfung f, Prostration f.
prot•a•nom•a•lous [prəʊtəˈnɑmələs] adj protanomal.
prot•a•nom•a•ly [prəʊtəˈnɑməlɪ] n ophthal. Rotschwäche f, Protanomalie f.
pro•ta•no•pia [prəʊtəˈnəʊpɪə] n ophthal. Rotblindheit f, Protanopie f, Protanopsie f.
pro•ta•nop•ic [prəʊtəˈnɑpɪk] adj ophthal. rotblind, protanop.
pro•ta•nop•sia [prəʊtəˈnɑpsɪə] n → protanopia.
pro•tect [prəˈtekt] I vt (be-)schützen (from vor; against gegen); (ab-)sichern. II vi schützen (against vor).
pro•tec•tion [prəˈtekʃn] n Schutz m (from vor; against gegen).
pro•tec•tive antibody [prəˈtektɪv] protektiver Antikörper m.
protective clothing Schutzkleidung f.
protective goggles Schutzbrille f.
pro•tein [ˈprəʊtiːn, -tiːɪn] I n Eiweiß nt, Protein nt. II adj eiweißartig, Protein-, Eiweiß-.
protein buffer (system) Protein(at)puffer m, Protein(at)puffersystem nt.
protein cast urol. Protein-, Eiweißzylinder m.
pro•tein•e•mia [ˌprəʊtiː(ɪ)ˈniːmɪə] n Proteinämie f.
protein-losing enteropathy eiweißverlierende/exsudative Enteropathie f, Eiweißverlustsyndrom nt.
protein malabsorption Eiweiß-, Proteinmalabsorption f.
pro•tein•u•ria [ˌprəʊtiː(ɪ)ˈn(j)ʊərɪə] n Proteinurie f, Albuminurie f.
pro•te•ol•y•sis [ˌprəʊtɪˈɑləsɪs] n Protein-, Eiweißspaltung f, Proteolyse f.
pro•te•o•lyt•ic enzyme [ˌprəʊtɪəˈlɪtɪk] proteolytisches Enzym nt; Proteinase f, Protease f.
pro•throm•bin [prəʊˈθrɑmbɪn] n Prothrombin nt, Faktor II m.
prothrombin-consumption test Prothrombin-Konsumptionstest m.
prothrombin conversion factor Proconvertin nt, Faktor VII m.
pro•throm•bi•no•pe•nia [prəʊˌθrɑmbɪnəʊˈpiːnɪə] n Faktor-II-Mangel m, Hypoprothrombinämie f.

prothrombin test → prothrombin time.
prothrombin time Thromboplastinzeit f, Quickwert m, inf. Quick m, Prothrombinzeit f.
pro•to•di•a•stol•ic gallop [prəʊtəʊˌdaɪəˈstɑlɪk] card. protodiastolischer Galopp m, Ventrikelgalopp m.
pro•ton beam radiotherapy [ˈprəʊtɑn] Protonenstrahltherapie f.
pro•to•path•ic [prəʊtəˈpæθɪk] adj **1.** ohne erkennbare Ursache (entstanden), idiopathisch; essentiell, primär, genuin. **2.** gestört, entdifferenziert; protopathisch.
pro•to•por•phyr•ia [ˌprəʊtəʊpɔːrˈfɪərɪə] n derm. Protoporphyrie f.
pro•to•zo•al dysentery [prəʊtəʊˈzəʊəl] Protozoendysenterie f.
pro•to•zo•i•a•sis [ˌprəʊtəʊzəʊˈaɪəsɪs] n Protozoeninfektion f.
pro•tract•ed [prəʊˈtræktɪd] adj verzögert, verlängert, aufgeschoben, protrahiert.
protracted labor → prolonged labor.
pro•trud•ed disk [prəʊˈtruːdɪd] neurochir. Bandscheibenvorfall m, -prolaps m, -hernie f.
pro•trud•ing disk [prəʊˈtruːdɪŋ] Bandscheibenprotrusion f.
pro•tru•sion [prəˈtruːʒn] n **1.** Vorstehen nt, -treten nt, Herausragen nt. **2.** Vorsprung m, Vorwölbung f; anat. Protrusion f.
protrusion of the acetabulum Protrusio acetabuli.
protrusion of the bulb ophthal. Exophthalmus m, Exophthalmie f, Proptosis/Protrusio bulbi.
protrusion of the disk Bandscheibenprotrusion.
protrusion of the eyeball → protrusion of the bulb.
proud flesh [praʊd] wildes Fleisch nt, Caro luxurians.
pro•vi•ta•min [prəʊˈvaɪtəmɪn] n Provitamin nt.
pro•voc•a•tive test [prəˈvɑkətɪv] Provokationstest m, -probe f.
prox•i•mal convolution [ˈprɑksɪməl] (Niere) proximales Konvolut nt.
proximal fracture of the femur proximale/hüftgelenksnahe Femurfraktur f.
proximal phalanx proximales Glied nt, Grundglied nt.
proximal tubule histol. Hauptstück nt, proximaler Tubulus m.
pru•rig•i•nous [prʊəˈrɪdʒənəs] adj pruriginös.
pru•ri•go [prʊəˈraɪgəʊ] n derm. Juckblattersucht f, Prurigo f.
pru•rit•ic [prʊəˈrɪtɪk] adj juckend.
pru•ri•tus [prʊəˈraɪtəs] n (Haut-)Jucken nt, Juckreiz m, Pruritus m.
pseud•an•gi•na [ˌsuːdænˈdʒaɪnə] n → pseudoangina.
pseud•an•ky•lo•sis [suːˌdæŋkəˈləʊsɪs] n ortho. Pseud(o)ankylose f.
pseud•ar•thro•sis [ˌsuːdɑːrˈθrəʊsɪs] n ortho. Falsch-, Schein-, Pseudogelenk nt,

Pseudarthrose f.
pseud·es·the·sia [ˌsuːdesˈθiːʒ(ɪ)ə] n **1.** Scheinempfindung f, Pseudästhesie f. **2.** Amputationstäuschung f, Phantomschmerz(en pl) m.
pseu·do·ag·glu·ti·na·tion [ˌsuːdəʊəˌgluːtəˈneɪʃn] n **1.** Pseudoagglutination f. **2.** Geldrollenbildung f, Pseudo(häm)agglutination f.
pseu·do·al·ler·gic reaction [ˌsuːdəʊəˈlɜrdʒɪk] pseudoallergische Reaktion f; Pseudoallergie f.
pseu·do·an·a·phy·lax·is [suːdəʊˌænəfɪˈlæksɪs] n anaphylaktoide Reaktion f.
pseu·do·an·gi·na [ˌsuːdəʊænˈdʒaɪnə] n card. Pseudoangina f, Angina pectoris vasomotoria.
pseu·do·an·ky·lo·sis [suːdəʊˌæŋkɪˈləʊsɪs] n Pseud(o)ankylose f.
pseu·do·ar·thro·sis [ˌsuːdəʊɑːrˈθrəʊsɪs] n → pseudarthrosis.
pseu·do·asth·ma [suːdəʊˈæzmə] n paroxysmale Dyspnoe f.
pseu·do·bul·bar palsy/paralysis [suːdəʊˈbʌlbər] Pseudobulbärparalyse f.
pseu·do·cap·sule [suːdəʊˈkæpsəl] n Schein-, Pseudokapsel f. **pseudocapsule of prostate** chirurgische Prostatakapsel f, Pseudokapsel der Prostata.
pseu·do·cast [ˈsuːdəʊkæst] n (Harn) Pseudozylinder m, Zylindroid nt.
pseu·do·cho·lin·es·ter·ase [suːdəʊˌkəʊlɪˈnestəreɪz] n unspezifische/unechte Cholinesterase f, Pseudocholinesterase f.
pseu·do·clau·di·ca·tion [suːdəʊˌklɔːdɪˈkeɪʃn] n Claudicatio intermittens die Rückenmarks/der Cauda equina.
pseu·do·croup [ˈsuːdəkruːp] n falscher Krupp m, Pseudokrupp m, subglottische Laryngitis f.
pseu·do·cy·e·sis [ˌsuːdəʊsaɪˈiːsɪs] n Scheinschwangerschaft f, Pseudokyesis f, Pseudogravidität f.
pseu·do·cyst [ˈsuːdəʊsɪst] n Pseudozyste f.
pseu·do·di·a·be·tes [ˌsuːdəʊdaɪəˈbiːtɪs] n subklinischer Diabetes (mellitus) m.
pseu·do·diph·the·ria [ˌsuːdəʊdɪfˈθɪərɪə] n diphtheroide Erkrankung f, Diphtheroid nt.
pseu·do·er·y·sip·e·las [ˌsuːdəʊerɪˈsɪpələs] n Schweinerotlauf m, Pseudoerysipel nt, Erysipeloid nt.
pseu·do·es·the·sia [ˌsuːdəʊesˈθiːʒ(ɪ)ə] n → pseudesthesia.
pseu·do·frac·ture [suːdəʊˈfræktʃər] n radiol. Schein-, Pseudofraktur f.
pseu·do·ges·ta·tion [ˌsuːdəʊdʒeˈsteɪʃn] n gyn. Scheinschwangerschaft f, Pseudokyese f, Pseudogravidität f.
pseu·do·gout [ˈsuːdəʊgaʊt] n Pseudogicht f, Chondrokalzinose f.
pseu·do·he·mag·glu·ti·na·tion [suːdəʊˌhiːməˌgluːtnˈeɪʃn] n Geldrollenbildung f, Pseudo(häm)agglutination f.
pseu·do·her·maph·ro·di·tism [ˌsuːdəʊhɜːrˈmæfrədaɪtɪzəm] n Pseudohermaphrodismus m, Scheinzwittertum nt, falscher Hermaphroditismus m.
pseu·do·her·nia [suːdəʊˈhɜːrnɪə] n chir. Pseudohernie f, Scheinbruch m.
pseu·do·hy·dro·ceph·a·lus [suːdəʊˌhaɪdrəˈsefələs] n Pseudohydrozephalus m.
pseu·do·hy·per·par·a·thy·roid·ism [suːdəʊˌhaɪpərˌpærəˈθaɪrɔɪdɪzəm] n Pseudohyperparathyreoidismus m, paraneoplastischer Hyperparathyreoidismus m.
pseu·do·hy·per·troph·ic muscular atrophy/dystrophy [suːdəʊˌhaɪpərˈtrɑfɪk] Duchenne-Muskeldystrophie f, pseudohypertrophe pelvifemorale Form f.
pseu·do·hy·per·tro·phy [ˌsuːdəʊhaɪˈpɜːrtrəfɪ] n Pseudohypertrophie f.
pseu·do·ic·ter·us [suːdəʊˈɪktərəs] n Pseudogelbsucht f, Pseudoikterus m.
pseu·do·in·farc·tion [ˌsuːdəʊɪnˈfɑːrkʃn] n card. Pseudoinfarkt m.
pseu·do·leu·ke·mia [ˌsuːdəʊluːˈkiːmɪə] n Pseudoleukämie f.
pseu·do·lux·a·tion [ˌsuːdəʊlʌkˈseɪʃn] n ortho. Pseudoluxation f.
pseu·do·mem·brane [suːdəʊˈmembreɪn] n Pseudomembran f.
pseu·do·mem·bra·nous angina [suːdəʊˈmembrənəs] Plaut-Vincent-Angina f, Fusospirillose f, Angina ulcerosa/ulceromembranacea.
pseudomembranous bronchitis kruppöse/membranöse/pseudomembranöse Bronchitis f, Bronchitis crouposa/fibrinosa/plastica/pseudomembranacea.
pseudomembranous colitis pseudomembranöse Kolitis/Enteritis/Enterokolitis f.
pseudomembranous conjunctivitis Bindehautkrupp m, kruppöse/pseudomembranöse Konjunktivitis f, Conjunctivitis pseudomembranacea.
pseudomembranous croup echter Krupp m, Kehlkopfdiphtherie f.
pseudomembranous enteritis/enterocolitis → pseudomembranous colitis.
pseudomembranous tracheitis pseudomembranöse Luftröhrenentzündung f.
pseu·do·men·in·gi·tis [suːdəʊˌmenɪnˈdʒaɪtɪs] n Pseudomeningitis f, Meningismus m.
Pseu·do·mo·nas [suːdəˈməʊnəs, suːˈdɑmənəs] n micro. Pseudomonas f.
Pseudomonas aeruginosa Pseudomonas aeruginosa, Pyozyaneus m.
pseu·do·mu·ci·nous cyst [suːdəʊˈmjuːsənəs] pseudomuzinöse Zyste f.
pseu·do·mus·cu·lar hypertrophy [suːdəʊˈmʌskjələr] → pseudohypertrophic muscular atrophy.
pseu·do·my·o·pia [ˌsuːdəʊmaɪˈəʊpɪə] n ophthal. Pseudomyopie f.
pseu·do·myx·o·ma [ˌsuːdəʊmɪkˈsəʊmə] n Pseudomyxom(a) nt. **pseudomyxoma peritonei** Gallertbauch m, Pseudomyxoma peritonei.

pseudo-obstruction *n* Pseudoobstruktion *f*, Pseudookklusion *f*.
pseu•do•pap•il•le•de•ma [suːdəʊˌpæpəlɪˈdiːmə] *n ophthal.* Pseudostauungspapille *f*.
pseu•do•pa•ral•y•sis [ˌsuːdəʊpəˈræləsɪs] *n* Scheinlähmung *f*, Pseudoparalyse *f*.
pseu•do•pa•re•sis [ˌsuːdəʊpəˈriːsɪs] *n* **1.** → pseudoparalysis. **2.** psychogene Parese *f*, Pseudoparese *f*.
pseu•do•per•i•car•di•tis [suːdəʊˌperɪkɑːrˈdaɪtɪs] *n* pseudoperikardiales Geräusch *nt*.
pseu•do•per•i•to•ni•tis [suːdəʊˌperɪtəˈnaɪtɪs] *n* Pseudoperitonitis *f*, Peritonismus *m*.
pseu•do•ple•gia [suːdəʊˈpliːdʒ(ɪ)ə] *n* **1.** psychogene Paralyse *f*. **2.** → pseudoparalysis.
pseu•do•pol•y•cy•the•mia [suːdəʊˌpɑlɪsaɪˈθiːmɪə] *n* Pseudopolyglobulie *f*, relative Polyglobulie *f*.
pseu•do•pol•yp [suːdəʊˈpɑlɪp] *n* Pseudopolyp *m*.
pseu•do•pol•y•po•sis [suːdəʊˌpɑlɪˈpəʊsɪs] *n* entzündliche Polypose *f*, Pseudopolyposis *f*.
pseu•do•preg•nan•cy [suːdəʊˈpregnənsɪ] *n* → pseudocyesis.
pseu•do•psia [suːˈdɑpsɪə] *n* visuelle Halluzination *f*, Pseudo(s)ie *f*.
pseu•do•pu•ber•ty [suːdəʊˈpjuːbərtɪ] *n* Pseudopubertät *f*.
pseu•do•ra•bies [suːdəʊˈreɪbiːz] *n* Pseudowut *f*, -rabies *f*, Aujeszky-Krankheit *f*.
pseu•do•ru•bel•la [ˌsuːdəʊruːˈbelə] *n* Pseudorubella *f*, Dreitagefieber *nt*, Exanthema subitum, Roseola infantum.
pseu•do•stra•bis•mus [ˌsuːdəstrəˈbɪzməs] *n ophthal.* Scheinschielen *nt*, Pseudostrabismus *m*.
pseu•do•tu•ber•cu•lo•sis [ˌsuːdəʊt(j)uːˌbɜrkjəˈləʊsɪs] *n* Pseudotuberkulose *f*.
pseu•do•tu•mor [suːdəʊˈt(j)uːmər] *n* Scheingeschwulst *f*, falsche Geschwulst *f*, Pseudotumor *m*.
pseu•do•valve [ˈsuːdəʊvælv] *n card.* Pseudoklappe *f*.
pseu•do•xan•tho•ma elasticum [ˌsuːdəʊzænˈθəʊmə] *derm.* Darier-Grönblad-Strandberg-Syndrom *nt*, systematische Elastorrhexis *f*, Pseudoxanthoma elasticum.
P sinistroatriale/sinistrocardiale → P mitrale.
pso•as abscess [ˈsəʊəs] Psoasabszeß *m*.
psoas major (muscle) Psoas *m* major, Musculus psoas major.
psoas minor (muscle) Psoas *m* minor, Musculus psoas minor.
psoas shadow *radiol.* Psoasschatten *m*.
psoas sign/test *chir.* Cope-Zeichen *nt*, Psoaszeichen *nt*.
pso•ri•a•si•form [səʊˈraɪəsɪfɔːrm] *adj* Psoriasis-artig, psoriasiform.
pso•ri•a•sis [səˈraɪəsɪs] *n* Schuppenflechte *f*, Psoriasis (vulgaris) *f*.

psychosomatic disorder/illness

pso•ri•at•ic arthritis/arthropathy [sɔːrɪˈætɪk] Arthritis/Arthropathia psoriatica.
psy•chal•gia [saɪˈkældʒ(ɪ)ə] *n* psychogener (Kopf-)Schmerz *m*, Psychalgie *f*.
psy•che [ˈsaɪkiː] *n* Psyche *f*.
psy•chi•at•ric medicine [saɪkɪˈætrɪk] → psychiatry.
psy•chi•at•rics [saɪkɪˈætrɪks] *pl* → psychiatry.
psy•chi•a•trist [saɪˈkaɪətrɪst] *n* Psychiater(in *f*) *m*, Arzt *m*/Ärztin *f* für Psychiatrie.
psy•chi•a•try [saɪˈkaɪətrɪ] *n* Psychiatrie *f*.
psy•chic blindness [ˈsaɪkɪk] zerebralbedingte/organbedingte Blindheit *f*.
psychic epilepsy psychogene Epilepsie *f*, Affektepilepsie *f*.
psychic pain → psychogenic pain.
psy•cho•ac•tive drugs [saɪkəʊˈæktɪv] psychotrope Substanzen *pl*, Psychopharmaka *pl*.
psy•cho•a•nal•y•sis [saɪkəʊəˈnæləsɪs] *n* Psychoanalyse *f*.
psy•cho•an•a•lyst [saɪkəʊˈænlɪst] *n* Psychoanalytiker(in *f*) *m*.
psy•cho•di•ag•no•sis [saɪkəʊˌdaɪəgˈnəʊsɪs] *n* Psychodiagnostik *f*.
psy•cho•di•ag•nos•tics [saɪkəʊˌdaɪəgˈnɑstɪks] *pl* → psychodiagnosis.
psy•cho•gen•ic [saɪkəʊˈdʒenɪk] *adj* seelisch, psychisch, psychogen.
psychogenic alopecia streßbedingte Alopezie *f*, Alopecia neurotica.
psychogenic amnesia psychogene Amnesie *f*.
psychogenic dysmenorrhea *gyn.* psychogene/psychosomatisch-bedingte Dysmenorrhö *f*.
psychogenic overlay *psycho.* psychogene Überlagerung *f*.
psychogenic pain psychogener Schmerz *m*.
psy•cho•log•i•cal dependence [saɪkəʊˈlɑdʒɪkl] psychische Abhängigkeit *f*.
psychological fatique psychische/zentrale Ermüdung *f*.
psy•chol•o•gist [saɪˈkɑlədʒɪst] *n* Psychologe *m*, -login *f*.
psy•chol•o•gy [saɪˈkɑlədʒɪ] *n* **1.** Psychologie *f*. **2.** Psyche *f*, Seelenleben *nt*, Mentalität *f*.
psy•cho•mo•tor area [saɪkəˈməʊtər] motorische Rinde *f*, motorischer Kortex *m*, Motorkortex *m*.
psychomotor epilepsy psychomotorische Epilepsie *f*.
psy•cho•path [ˈsaɪkəʊpæθ] *n* Psychopath(in *f*) *m*.
psy•cho•path•ic personality [saɪkəʊˈpæθɪk] → psychopath.
psy•cho•pa•thol•o•gy [ˌsaɪkəʊpəˈθɑlədʒɪ] *n* Psychopathologie *f*.
psy•cho•sis [saɪˈkəʊsɪs] *n* Psychose *f*.
psy•cho•so•mat•ic disorder/illness [ˌsaɪkəʊsəˈmætɪk] psychosomatische Störung *f*.

psychosomatic medicine

psychosomatic medicine psychosomatische Medizin *f.*
psy•cho•ther•a•peu•tic [saɪkəʊˌθerə-'pjuːtɪk] *adj* psychotherapeutisch.
psy•cho•ther•a•peu•tics [saɪkəʊˌθerə-'pjuːtɪks] *pl* Psychotherapeutik *f.*
psy•cho•ther•a•pist [saɪkəʊ'θerəpɪst] *n* Psychotherapeut(in *f*) *m.*
psy•cho•ther•a•py [saɪkəʊ'θerəpɪ] *n* Psychotherapie *f.*
psy•chot•ic [saɪ'kɒtɪk] **I** *n* Psychotiker(in *f*) *m.* **II** *adj* psychotisch.
pte•ryg•i•um [tə'rɪdʒɪəm] *n* **1.** *ophthal.* Flügelfell *nt,* Pterygium *nt.* **2.** Nagelhäutchen *nt,* Pterygium *nt.*
pter•y•go•pal•a•tine fossa [terɪgəʊ-'pælətaɪn] Flügelgaumengrube *f,* Fossa pterygopalatina.
pterygopalatine ganglion Meckel-Ganglion *nt,* Ganglion pterygopalatinum.
pto•sis [ˈtəʊsɪs] *n* **1.** (Organ-)Senkung *f,* Ptose *f.* **2.** *ophthal.* Oberlidptose *f,* Ptosis (palpebrae) *f,* Blepharoptose *f.*
pty•a•lism [ˈtaɪəlɪzəm] *n patho.* übermäßiger Speichelfluß *m,* Ptyalismus *m.*
pty•a•lo•lith ['taɪələlɪθ] *n* Speichelstein *m,* Sialolith *m.*
pu•bar•che [pjuːˈbɑːrkɪ] *n* Pubarche *f.*
pu•ber•al ['pjuːbərəl] *adj* pubertär, puberal, pubertierend, Pubertäts-.
pu•ber•tal ['pjuːbərtl] *adj* → puberal.
pu•ber•ty ['pjuːbərtɪ] *n* Geschlechtsreife *f,* Pubertät *f.*
puberty involution Pubertätsinvolution *f.*
pu•bes•cence [pjuːˈbesəns] *n* Geschlechtsreifung *f,* Pubeszenz *f.*
pu•bes•cent [pjuːˈbesənt] *adj* heranwachsend, pubeszent.
pu•bic angle ['pjuːbɪk] Schambogen *m,* Angulus subpubicus.
pubic arch Schambogen *m,* Arcus pubicus.
pubic body Schambeinkörper *m,* Corpus ossis pubis.
pubic bone → pubis.
pubic hair(s) Schamhaare *pl,* Pubes *f.*
pubic louse *micro.* Filzlaus *f,* Phthirus pubis, Pediculus pubis.
pubic ramus Schambeinast *m,* Ramus ossis pubis.
pubic region Scham *f,* Schambeinregion *f,* Pubes *f,* Hypogastrium *nt,* Regio pubica.
pubic symphysis Scham(bein)fuge *f,* Symphysis pubica.
pu•bi•o•plas•ty ['pjuːbɪəʊplæstɪ] *n chir., gyn.* Pubeo-, Pubioplastik *f.*
pu•bi•ot•o•my [ˌpjuːbɪˈɒtəmɪ] *n gyn., chir.* Pubeo-, Pubiotomie *f,* Hebetomie *f,* Beckenringosteotomie *f.*
pu•bis ['pjuːbɪs] *n* Schambein *nt,* Pubis *f,* Os pubis.
pu•bo•sa•cral diameter [pjuːbəʊˈseɪkrəl] Conjugata anatomica.
pu•den•dal anesthesia/block [pjuː-ˈdendl] Pudendusanästhesie *f,* -block *m.*
pudendal canal Alcock-Kanal *m,* Canalis pudendalis.
pudendal cleavage/fissure Schamspalte *f,* Rima pudendi.
pudendal hernia Levatorhernie *f.*
pudendal labia Schamlippen *pl,* Labia pudendi.
greater pudendal labia große Schamlippen, Labia majora pudendi.
lesser pudendal labia kleine Schamlippen, Labia minora pudendi.
pu•den•dum [pjuːˈdendəm] *n* (weibliche) Scham(gegend *f*) *f,* Vulva *f,* Pudendum *nt.*
pu•er•i•lism ['pjuːərəlɪzəm] *n* Puerilismus *m,* Puerilität *f.*
pu•er•pera [pjuːˈɜrpərə] *n* Wöchnerin *f,* Puerpera *f.*
pu•er•per•al [pjuːˈɜrpərəl] *adj* puerperal, Wochenbett-, Kindbett-, Puerperal-.
puerperal convulsions/eclampsia Spätgestose *f* im Wochenbett.
puerperal endometritis *gyn.* Endometritis puerperalis.
puerperal fever Wochenbett-, Kindbettfieber *nt,* Puerperalfieber *nt,* -sepsis *f.*
puerperal mastitis Mastitis *f* der Wöchnerinnen, Mastitis puerperalis.
puerperal metritis *gyn.* Metritis puerperalis.
puerperal phlebitis *gyn.* Phlegmasia puerperalis.
puerperal psychosis Wochenbett-, Puerperalpsychose *f.*
puerperal sepsis → puerperal fever.
pu•er•pe•ri•um [pjuːərˈpɪərɪəm] *n gyn.* Wochenbett *nt,* Kindbett *nt,* Puerperium *nt.*
puff [pʌf] **I** *n* **1.** *genet.* Puff *m.* **2.** (kurzer) Atemzug *m;* Schnauben *nt,* Schnaufen *nt.* **II** *vt* **3.** blasen, pusten. **4.** aufblasen, (auf-)blähen. **puffed eyes** geschwollene Augen. **III** *vi* keuchen, pusten, schnaufen.
puff and blow keuchen u. schnaufen.
puff•i•ness ['pʌfɪnɪs] *n* **1.** Aufgeblähtsein *nt,* Aufgeblasenheit *f,* Gedunsenheit *f;* Schwellung *f.* **2.** Kurzatmigkeit *f.*
puffy ['pʌfɪ] *adj* **1.** aufgebläht, (auf-)gedunsen, aufgeschwemmt, pastös; geschwollen. **2.** kurzatmig, keuchend, außer Atem.
Pu•lex ['pjuːleks] *n micro.* Pulex *m.* **Pulex irritans** Menschenfloh *m,* Pulex irritans.
pull [pʊl] **I** *vt* **1.** ziehen, zerren. **pull a muscle** s. einen Muskel zerren. **2.** (her-)ausziehen, (-)ausreißen; (*Zahn*) extrahieren. **II** *vi* ziehen, zerren, reißen (*at* an).
pulled elbow [pʊlt] *ortho.* Chassaignac-Lähmung *f,* Pronatio dolorosa.
pulled tendon Sehnenzerrung *f.*
pull-out suture *chir.* Ausziehnaht *f.*
pull-through procedure *chir.* Durchzugsverfahren *nt.*
pul•mo•lith ['pʌlməʊlɪθ] *n* Lungenstein *m,* Pulmolith *m,* Pneumolith *m.*
pul•mo•nary ['pʌlməˌnerɪ:] *adj* pulmonal, Lungen-, Pulmonal-, Pulmo-.
pulmonary abscess Lungenabszeß *m.*
pulmonary alveoli Lungenalveolen *pl,*

-bläschen *pl*, Alveoli pulmonis.
pulmonary anthracosis Lungenanthrakose *f*, Kohlenstaublunge *f*, Anthracosis pulmonum.
pulmonary anthrax Lungenmilzbrand *m*, Lumpensortierer-, Hadernkrankheit *f*.
pulmonary area Pulmonalisauskultationspunkt *m*.
pulmonary artery Truncus pulmonalis.
left pulmonary artery Pulmonalis *f* sinistra, Arteria pulmonalis sinistra.
right pulmonary artery Pulmonalis *f* dextra, Arteria pulmonalis dextra.
pulmonary artery catheter Pulmonalarterienkatheter *m*.
pulmonary artery pressure Pulmonalarteriendruck *m*, Pulmonalisdruck *m*.
pulmonary artery wedge pressure pulmonaler Kapillardruck *m*.
pulmonary atresia Pulmonalatresie *f*.
pulmonary auscultation Lungenauskultation *f*.
pulmonary bleeding Lungen(ein)blutung *f*.
pulmonary capillary wedge pressure → pulmonary artery wedge pressure.
pulmonary carcinoma Lungenkrebs *m*, -karzinom *nt*. **bronchoalveolar pulmonary carcinoma** bronchiolo-alveoläres Lungenkarzinom, Alveolarzellenkarzinom, Lungenadenomatose *f*.
pulmonary cavity Lungenkaverne *f*.
pulmonary circulation kleiner Kreislauf *m*, Lungenkreislauf *m*.
pulmonary cirrhosis Lungenzirrhose *f*, diffuse interstitielle Lungenfibrose *f*.
pulmonary collapse Lungenkollaps *m*.
pulmonary congestion Lungenstauung *f*.
pulmonary contusion Lungenkontusion *f*, -quetschung *f*.
pulmonary cyanosis pulmonale/pulmonalbedingte Zyanose *f*.
pulmonary disease Lungenerkrankung *f*, -krankheit *f*, -leiden *nt*.
pulmonary dysmaturity (syndrome) Wilson-Mikity-Syndrom *nt*, bronchopulmonale Dysplasie *f*.
pulmonary edema Lungenödem *nt*.
pulmonary embolism Lungenembolie *f*.
pulmonary embolus Lungenembolus *m*.
pulmonary emphysema Lungenemphysem *nt*, -blähung *f*.
pulmonary fistula Lungenfistel *f*.
pulmonary function study/test Lungenfunktionsprüfung *f*.
pulmonary heart Rechtsherz *nt*.
pulmonary hemorrhage → pulmonary bleeding.
pulmonary hilum Lungenhilus *m*, Hilum pulmonis.
pulmonary hypertension pulmonale Hypertonie *f*.
pulmonary hypostasis Lungenhypostase *f*.
pulmonary incompetence → pulmonary regurgitation.

pulmonary infarction Lungeninfarkt *m*.
anemic pulmonary infarction anämischer Lungeninfarkt.
hemorrhagic pulmonary infarction hämorrhagischer Lungeninfarkt.
pulmonary infiltration Lungeninfiltrat *nt*.
pulmonary insufficiency 1. respiratorische Insuffizienz *f*. 2. → pulmonary regurgitation.
pulmonary lobe Lungenlappen *m*, Lobus pulmonis.
pulmonary metastasis Lungenmetastase *f*.
pulmonary murmur Pulmonal(klappen)geräusch *nt*.
pulmonary perfusion Lungendurchblutung *f*, -perfusion *f*.
pulmonary phthisis Lungenschwindsucht *f*, Phthisis pulmonum.
pulmonary physiotherapy Atemgymnastik *f*.
pulmonary pleura Lungenfell *nt*, Pleura visceralis/pulmonalis.
pulmonary pleurisy Lungenfellentzündung *f*.
pulmonary pressure → pulmonary artery pressure.
pulmonary regurgitation *card*. Pulmonalisinsuffizienz *f*, Pulmonal(klappen)insuffizienz *f*.
pulmonary resection → pneumonectomy.
pulmonary respiration Lungenatmung *f*, (äußere) Atmung *f*, Respiration *f*.
pulmonary siderosis Eisen(staub)lunge *f*, Lungensiderose *f*.
pulmonary stenosis Pulmonalis-, Pulmonal(klappen)stenose *f*.
infundibular pulmonary stenosis *card*. Infundibulumstenose *f*, subvalvuläre/infundibuläre Pulmonalstenose *f*.
subvalvular pulmonary stenosis → infundibular pulmonary stenosis.
supravalvular pulmonary stenosis supravalvuläre Pulmonalisstenose.
valvular pulmonary stenosis valvuläre Pulmonalisstenose.
pulmonary sulcus tumor Pancoast-Tumor *m*, apikaler Sulkustumor *m*.
pulmonary toilet Bronchialtoilette *f*.
pulmonary transplantation Lungentransplantation *f*.
pulmonary trunk Tuncus pulmonalis.
pulmonary trunk valve → pulmonary valve.
pulmonary tuberculosis Lungentuberkulose *f*.
pulmonary valve Pulmonal(is)klappe *f*, Valva trunci pulmonalis.
pulmonary vein Lungenvene *f*, V. pulmonalis.
pulmonary vesicles → pulmonary alveoli.
pulmonary vessels Lungengefäße *pl*.
pul•mo•nec•to•my [pʌlməˈnektəmɪ] *n* → pneumonectomy.
pul•mon•ic incompetence [pʌlˈmɑnɪk] → pulmonary regurgitation.

pulmonic murmur → pulmonary murmur.
pulmonic regurgitation → pulmonary regurgitation.
pulp [pʌlp] *n anat. (Organ)* Mark *nt*, Parenchym *nt*, Pulpa *f.* **pulp of spleen** rote Pulpa, Milzpulpa, Pulpa splenica/lienis.
pulp abscess 1. *dent.* Pulpaabszeß *m.* **2.** *ortho.* Fingerbeerenabszeß *m.*
pul•pal abscess ['pʌlpəl] → pulp abscess.
pul•sate ['pʌlseɪt] *vi* **1.** (rhythmisch) schlagen *od.* pochen, pulsieren. **2.** vibrieren.
pul•sat•ing exophthalmus ['pʌlseɪtɪŋ] pulsierender Exophthalmus *m*, Exophthalmus pulsans.
pulsating pain pulsierender Schmerz *m.*
pul•sa•tion [pʌl'seɪʃn] *n* **1.** Schlagen *nt*, Pochen *nt*, Pulsieren *nt*, Pulsation *f.* **2.** Pulsschlag *m.* **3.** Vibrieren *nt.*
pulse [pʌls] **I** *n* **1.** Puls *m*, Pulsschlag *m.* **feel/take s.o.'s pulse** jdm. den Puls fühlen *od.* messen; *inf.* pulsen. **2.** Pulsieren *nt.* **3.** *phys.* Impuls *m.* **II** *vi* → pulsate.
pulse•beat ['pʌlsbi:t] *n* Pulsschlag *m.*
pulse curve Pulskurve *f*, Sphygmogramm *nt.*
pulse deficit Pulsdefizit *nt.*
pulse•less disease ['pʌlslɪs] Martorell-Syndrom *nt*, Takayasu-Syndrom *nt*, Pulslos-Krankheit *f.*
pulse•less•ness ['pʌlslɪsnɪs] *n* Pulslosigkeit *f.*
pulse pressure Pulsdruck *m.*
pulse quality Pulsqualität *f.*
pulse rate Pulsfrequenz *f*; *inf.* Puls *m.*
pul•sion diverticulum ['pʌlʃn] Pulsionsdivertikel *nt.*
pulsion hernia Pulsionshernie *f.*
pump-oxygenator [pʌmp] *n* Herz-Lungen-Maschine *f.*
punch biopsy [pʌntʃ] Stanzbiopsie *f.*
punch graft Stanzläppchen *nt.*
punc•tate ['pʌŋkteɪt] *adj* **1.** punktiert, getüpfelt. **2.** punktförmig, Punkt-.
punctate bleeding Punktblutung *f*, punktförmige Blutung *f.*
punctate cataract punktförmige Linsentrübung *f*, Cataracta punctata.
punc•ta•tion [pʌŋk'teɪʃn] *n* **1.** Tüpfelung *f*, Punktierung *f.* **2.** Punkt *m*, Tüpfel *m.*
punc•ture ['pʌŋktʃər] **I** *n* **1.** Stich *m*, Einstich *m*, Loch *nt.* **2.** Punktion *f*, Punktur *f.* **II** *vt* **3.** durchstechen, durchbohren. **4.** punktieren. **III** *vi* ein Loch bekommen, platzen.
puncture biopsy Punktionsbiopsie *f*, Punktion *f.*
pun•gent ['pʌndʒənt] *adj (Geruch)* stechend, beißend; *(Schmerz)* stechend; *(Geschmack)* scharf.
pu•pil ['pju:pl] *n* **1.** *(Auge)* Pupille *f.* **2.** Schüler(in *f*) *m*, Praktikant(in *f*) *m.*
pupil dilation Pupillenvergrößerung *f*, -dilatation *f.*
pu•pil•lary accommodation reflex ['pju:pə,leri:] Akkommodationsreaktion *f*, -reflex *m*, Naheinstellungsreaktion *f*, -reflex *m.*
pupillary block glaucoma akutes Winkelblockglaukom/ *nt*, Glaucoma acutum.
pupillary light reflex *(Pupille)* Lichtreaktion *f*, -reflex *m.*
pupillary phenomenon → pupillary reflex 1.
pupillary reaction Pupillenreaktion *f*, -reflex *m.*
pupillary reflex 1. Pupillenreflex *m*, -reaktion *f.* **2.** *(Pupille)* Lichtreaktion *f*, -reflex *m.*
paradoxical/reversed pupillary reflex Bechterew-Pupillenreflex, paradoxer Pupillenreflex.
pu•pil•la•to•nia [,pju:pɪlə'təʊnɪə] *n* Adie-Pupille *f*, Pupillotonie *f.*
pu•pil•log•ra•phy [pju:pɪ'lɑgrəfɪ] *n* Pupillographie *f.*
pu•pil•lom•e•try [pju:pɪ'lɑmətrɪ] *n* Pupillometrie *f.*
pu•pil•lo•mo•tor [,pju:pɪləʊ'məʊtər] *adj* pupillomotorisch.
pu•pil•los•co•py [pju:pɪ'lɑskəpɪ] *n ophthal.* Retinoskopie *f*, Skiaskopie *f.*
pu•pil•lo•to•nia [,pju:pɪlə'təʊnɪə] *n* Adie-Pupille *f*, Pupillotonie *f.*
pupil response *physiol.* Pupillenreaktion *f.*
pure [pjʊər] *adj* rein, unvermischt, pur.
pure red cell anemia/aplasia 1. aregenerative Anämie *f.* **2.** chronische kongenitale aregenerative Anämie *f*, Blackfan-Diamond-Anämie *f.*
pure tone audiometry *HNO* Reintonaudiometrie *f.*
pur•ga•tion [pər'geɪʃn] *n* (Darm-)Reinigung *f*, (Darm-)Entleerung *f.*
pur•ga•tive ['pərgətɪv] **I** *n* Abführmittel *nt*, Purgativum *nt.* **II** *adj* reinigend, abführend, purgierend, Abführ-.
purge [pərdʒ] **I** *n* **1.** Reinigung *f*, Säuberung *f.* **2.** Darmentleerung *f*, -reinigung *f.* **II** *vt* **3.** reinigen, säubern, befreien *(of, from* von); *(Flüssigkeit)* klären. **4.** *(Darm)* entleeren, reinigen, entschlacken. **III** *vi* Stuhlgang haben; *(Medikament)* abführen.
pu•ri•fied ['pjʊərəfaɪd] *adj* gereinigt, geklärt, raffiniert.
purified protein derivative tuberculin gereinigtes Tuberkulin *nt*, PPD-Tuberkulin *nt.*
pu•rine ['pjʊəri:n] *n* Purin *nt.*
purine antagonist Purinantagonist *m.*
pu•ri•ne•mia [pjʊərɪ'ni:mɪə] *n* Purinämie *f.*
pur•pu•ra ['pərpjʊərə] *n* Purpura *f.*
pur•pu•ric [pər'pjʊərɪk] *adj* purpurisch, Purpura-.
purr [pər] *n card. (Auskultation)* Schnurren *nt*, Summen *nt.*
purse•string suture [pərs'strɪŋ] *chir.* Tabaksbeutelnaht *f.*
pu•ru•lent ['pjʊər(j)ələnt] *adj* eitrig, eiternd, purulent, suppurativ.
purulent appendicitis eitrige Appendizitis *f.*
purulent catarrh eitriger Katarrh *m.*

purulent conjunctivitis eitrige Konjunktivitis *f.*
purulent effusion eitriger Erguß *m.*
purulent encephalitis eitrige Enzephalitis *f*; Hirnabszeß *m.*
purulent expectoration Eierspucken *nt*, Pyoptyse *f.*
purulent inflammation eitrige Entzündung *f.*
purulent keratitis eitrige Keratitis *f*, Keratitis purulenta/suppurativa.
purulent meningitis eitrige Meningitis *f*, Meningitis purulenta.
purulent ophthalmia eitrige Konjunktivitis/Ophthalmie *f.*
purulent peritonitis eitrige Bauchfellentzündung *f*, Peritonitis purulenta.
purulent pleurisy 1. eitrige Brustfellentzündung *f.* **2.** Thoraxempyem *nt.*
purulent sinusitis eitrige Sinusitis *f*, Sinusitis purulenta.
purulent synovitis akut-eitrige Arthritis *f*, Gelenkeiterung *f*, Pyarthrose *f.*
pus [pʌs] *n* Eiter *m.*
pus cast *urol.* Leukozytenzylinder *m.*
pus cells/corpuscles Eiterzellen *pl*, -körperchen *pl.*
pus focus Eiterherd *m.*
pus•tu•lar miliaria [ˈpʌstʃələr] *derm.* Miliaria pustulosa.
pustular psoriasis *derm.* **1.** pustulöse Psoriasis vulgaris, Psoriasis pustulosa. **2. (generalized pustular psoriasis)** Psoriasis pustulosa vom Typ Zumbusch, Psoriasis pustulosa generalisata.
pus•tule [ˈpʌstʃul] *n derm.* Eiterbläschen *nt*, Pustel *f.*
pus•tu•lo•sis [pʌstʃəˈləʊsɪs] *n derm.* Pustulose *f.*
put [pʊt] *vt* **1.** setzen, stellen, legen; stecken; (*zu Bett*) bringen. **2. put o.s. under s.o.'s care** s. in jds. Obhut begeben. **3.** anbringen (*on an*); befestigen *od.* machen (*on an*).
put away *vt* **1.** *inf.* jdn. in eine Anstalt stecken. **2.** (*Tier*) einschläfern.
put down *vt* (*Tier*) einschläfern.
put on *vt* **1.** (*Kleidung*) anziehen; (*Brille*) aufsetzen. **2.** (*Gewicht*) zunehmen. **3.** (*Verband*) auftragen, auflegen. **put on a splint** (*Bruch*) schienen. **4.** auf eine bestimmte Therapie/Diät setzen. **put on a diet** auf Diät setzen.
put out *vt* **1.** (*Hand, Zunge*) aus-, herausstrecken. **2.** (*Gliedmaße*) auskugeln, aus-, verrenken. **3.** (*Feuer*) löschen, ausmachen. **4.** bewußtlos machen, betäuben.
Putnam-Dana [ˈpʌtnəm ˈdænə]: **Putnam-Dana syndrome** Lichtheim-Syndrom *nt*, Dana-Lichtheim-Krankheit *f*, funikuläre Spinalerkrankung *f.*
pu•tre•fac•tion [pjuːtrəˈfækʃn] *n* **1.** Fäulnis *f*, Verwesung *f*, Putrefaktion *f.* **2.** Verfall *m.*
pu•trid [ˈpjuːtrɪd] *adj* **1.** faulig, putrid. **2.** zersetzt, verwest, verfault, Fäulnis-.

P wave *physiol.* P-Welle *f*, P-Zacke *f.*
py•ar•thro•sis [ˌpaɪɑːrˈθrəʊsɪs] *n* eitrige Gelenkentzündung *f*, Pyarthrose *f*; Gelenkeiterung *f*, Pyarthrose *f*, Pyarthros *m.*
py•el•ec•ta•sis [ˌpaɪəlˈektəsɪs] *n* Nierenbeckenerweiterung *f*, Pyelektasie *f.*
py•e•li•tis [paɪəˈlaɪtɪs] *n* Nierenbeckenentzündung *f*, Pyelitis *f.*
py•e•lo•cal•i•ec•ta•sis [ˌpaɪələʊˌkælɪˈektəsɪs] *n* **1.** → pyelectasis. **2.** Nierenkelchdilatation *f*, Kalikektasie *f.*
py•e•log•ra•phy [paɪəˈlɑgrəfɪ] *n radiol.* Pyelographie *f.* **pyelography by elimination** Ausscheidungspyelographie, intravenöse Pyelographie.
py•e•lo•li•thot•o•my [ˌpaɪəlʊlɪˈθɑtəmɪ] *n urol.* Pyelolithotomie *f.*
py•e•lo•ne•phri•tis [ˌpaɪələʊnɪˈfraɪtɪs] *n* Pyelonephritis *f.*
py•e•lo•phle•bit•ic abscess [ˌpaɪələʊflɪˈbɪtɪk] pyelophlebitischer Abszeß *m.*
py•e•lo•phle•bi•tis [ˌpaɪələʊflɪˈbaɪtɪs] *n* Pyelophlebitis *f.*
py•e•lo•plas•ty [ˈpaɪələʊplæstɪ] *n urol.* Nierenbecken-, Pyeloplastik *f.*
py•e•los•co•py [paɪəˈlɑskəpɪ] *n urol.* Pyeloskopie *f.*
py•e•los•to•my [paɪəˈlɑstəmɪ] *n urol.* Pyelostomie *f.*
py•e•lot•o•my [paɪəˈlɑtəmɪ] *n urol.* Pyelotomie *f.*
py•e•lo•u•re•ter•o•plas•ty [ˌpaɪələʊjʊəˈriːtərəplæstɪ] *n urol.* Nierenbecken-Ureter-Plastik *f*, Pyeloureteroplastik *f.*
py•em•e•sis [paɪˈemɪsɪs] *n* Eitererbrechen *nt.*
py•e•mia [paɪˈiːmɪə] *n* Pyämie *f.*
py•e•mic abscess [paɪˈiːmɪk] pyämischer Abszeß *m.*
pyemic embolism infektiöse/septische Embolie *f.*
py•e•sis [paɪˈiːsɪs] *n* Eiterung *f*, Suppuration *f.*
pyk•no•ep•i•lep•sy [pɪknəˈepɪlepsɪ] *n* **1.** Pyknoepilepsie *f.* **2.** → petit mal epilepsy.
pyk•no•sis [pɪkˈnəʊsɪs] *n histol.* (Kern-)Verdichtung *f*, Verdickung *f*, Pyknose *f.*
pyk•not•ic [pɪkˈnɑtɪk] *adj histol.* verdichtet, pyknotisch.
py•le•phle•bi•tis [ˌpaɪləflɪˈbaɪtɪs] *n* Pfortaderentzündung *f*, Pylephlebitis *f.*
py•le•throm•bo•sis [ˌpaɪləθrɑmˈbəʊsɪs] *n* Pfortaderthrombose *f.*
py•lo•rec•to•my [paɪləˈrektəmɪ] *n chir.* Pylorusresektion *f*, Pylorektomie *f.*
py•lo•ric antrum [paɪˈlɔːrɪk] präpylorischer Magenabschnitt *m*, Antrum *nt* (pyloricum).
pyloric canal Pyloruskanal *m*, Canalis pyloricus.
pyloric carcinoma (*Magen*) Pyloruskarzinom *nt.*
pyloric exclusion *chir.* Pylorusausschaltung *f.*

pyloric glands Pylorusdrüsen *pl*, Glandulae pyloricae.
pyloric obstruction Pylorusobstruktion *f.*
pyloric opening Ostium pyloricum.
pyloric region Pylorusregion *f.*
pyloric sphincter (muscle) Sphinkter *m* pylori, Musculus sphincter pylori.
pyloric stenosis Magenausgangs-, Pylorusstenose *f.*
  congenital pyloric stenosis kongenitale Pylorusstenose, Pylorusstenose der Säuglinge.
  hypertrophic pyloric stenosis hypertrophe Pylorusstenose.
pyloric ulcus pylorusnahes Magengeschwür *nt*, Ulcus ad pylorum, Ulcus pyloricum.
py·lo·ri·ste·no·sis [paɪˌlɔːrɪstɪˈnəʊsɪs] *n* → pyloric stenosis.
py·lo·ro·gas·trec·to·my [paɪˌlɔːrəgæsˈtrektəmɪ] *n chir.* Gastropylorektomie *f.*
py·lo·ro·my·ot·o·my [paɪˌlɔːrəmaɪˈɒtəmɪ] *n chir.* Weber-Ramstedt-Operation *f,* Pyloro(myo)tomie *f.*
py·lo·ro·plas·ty [paɪˈlɔːrəplæstɪ] *n chir.* Pyloroplastik *f.*
py·lo·ro·spasm [paɪˈlɔːrəspæzəm] *n* Magenpförtnerkrampf *m*, Pylorospasmus *m.*
py·lo·ro·ste·no·sis [paɪˌlɔːrəstɪˈnəʊsɪs] *n* → pyloric stenosis.
py·lo·ros·to·my [paɪləˈrɒstəmɪ] *n chir.* Pylorostomie *f.*
py·lo·rot·o·my [paɪləˈrɒtəmɪ] *n chir.* Pylorotomie *f.*
py·lo·rus [paɪˈlɔːrəs] *n anat.* **1.** (Magen-)Pförtner *m*, Pylorus *m.* **2.** → pyloric canal. **3.** → pyloric opening.
py·o·cele [ˈpaɪəsiːl] *n urol.* Pyozele *f,* eitrige Hydrozele *f.*
py·o·che·zia [paɪəˈkiːzɪə] *n* eitriger Stuhl *m.*
py·o·col·pos [paɪəˈkɒlpəs] *n gyn.* Pyokolpos *m.*
py·o·cyst [ˈpaɪəsɪst] *n* Eiter-, Pyozyste *f.*
py·o·cys·tis [paɪəˈsɪstɪs] *n* eitrige Blasenentzündung *f,* Eiterblase *f.*
py·o·der·ma [paɪəˈdɜːmə] *n derm.* Eiter-, Grindausschlag *m,* Pyodermie *f.*
py·o·gen·ic abscess [paɪəˈdʒenɪk] pyogener/metastatisch-pyämischer Abszeß *m.*
pyogenic infection pyogene Infektion *f.*
py·o·he·mia [paɪəʊˈhiːmɪə] *n* Pyämie *f.*
py·o·hy·dro·ne·phro·sis [paɪəʊˌhaɪdrəʊnɪˈfrəʊsɪs] *n urol.* Pyohydronephrose *f.*
py·o·ne·phro·sis [paɪənɪˈfrəʊsɪs] *n urol.* Pyonephrose *f.*
py·o·per·i·car·di·um [paɪəˌperɪˈkɑːdɪəm] *n* Pyoperikard *nt.*
py·o·per·i·to·ne·um [paɪəˌperɪtəʊˈniːəm] *n* Pyoperitoneum *nt.*
py·o·pneu·mo·tho·rax [paɪəˌn(j)uːməˈθɔːræks] *n* Pyopneumothorax *m.*

py·o·poi·e·sis [ˌpaɪəpɔɪˈiːsɪs] *n* Eiterbildung *f,* Pyogenese *f;* Eiterung *f,* Suppuration *f.*
py·o·sal·pinx [paɪəˈsælpɪŋks] *n gyn.* Pyosalpinx *f.*
py·o·tho·rax [paɪəˈθɔːræks] *n* Pyothorax *m*, Thorax-, Pleuraempyem *nt*, eitrige Pleuritis *f.*
py·o·u·re·ter [ˌpaɪəjʊəˈriːtər] *n urol.* Pyoureter *m.*
pyr·a·mid [ˈpɪrəmɪd] *n* Pyramide *f; anat.* Pyramis *f.*
py·ram·i·dal cataract [pɪˈræmɪdl] Pyramidenstar *m,* Cataracta pyramidalis.
pyramidal decussation Pyramiden(bahn)kreuzung *f,* Decussatio pyramidum/motoria.
pyramidal signs *neuro.* Pyramiden(bahn)zeichen *pl.*
pyramidal system pyramidales/pyramidalmotorisches System *nt.*
pyramidal tract Pyramidenbahn *f.*
  anterior pyramidal tract direkte/vordere Pyramidenbahn *f,* Tractus pyramidalis anterior, Tractus corticospinalis anterior.
  crossed pyramidal tract seitliche/gekreuzte Pyramidenbahn *f,* Tractus corticospinalis/pyramidalis lateralis.
pyramidal-tract lesion Pyramidenbahnschädigung *f,* -läsion *f.*
py·ram·i·dot·o·my [pɪˌræmɪˈdɒtəmɪ] *n neurochir.* Pyramidenbahndurchtrennung *f,* Pyramidotomie *f.*
pyramid signs → pyramidal signs.
py·ret·ic [paɪˈretɪk] **I** *n* Pyretikum *nt.* **II** *adj* fiebererzeugend, pyretisch.
py·re·to·gen·ic [pɪrətəʊˈdʒenɪk] *adj* fieberauslösend, pyrogen, pyretogen.
py·re·tog·e·nous [pɪrəˈtɒdʒənəs] *adj* **1.** → pyretogenic. **2.** durch Fieber verursacht.
py·rex·ia [paɪˈreksɪə] *n* Fieber *nt,* fieberhafte Erkrankung *f,* Pyrexie *f.*
py·rex·i·al headache [paɪˈreksɪəl] Fieberkopfschmerz *m.*
pyr·i·dine [ˈpɪrɪdiːn] *n* Pyridin *nt.*
pyr·i·dox·al [ˌpɪrəˈdɒksəl] *n* Pyridoxal *nt.*
pyr·i·dox·ine [ˌpɪrɪˈdɒksiːn] *n* Pyridoxin *nt*, Vitamin B_6 *nt.*
py·rim·i·dine [paɪˈrɪmɪdiːn] *n* Pyrimidin *nt.*
pyrimidine antagonist Pyrimidinantagonist.
py·ro·gen [ˈpaɪrəʊdʒən] *n* pyrogene Substanz *f,* Pyrogen *nt.*
py·ro·gen·ic [paɪrəʊˈdʒenɪk] *adj* → pyretogenic.
py·ro·sis [paɪˈrəʊsɪs] *n* Sodbrennen *nt,* Pyrosis *f.*
pyr·u·vate [paɪˈruːveɪt] *n* Pyruvat *nt.*
py·ru·vic acid [paɪˈruːvɪk] Brenztraubensäure *f,* α-Ketopropionsäure *f.*
py·u·ria [paɪˈjʊərɪə] *n* Eiterharn *m,* Pyurie *f.*

Q

Q-R interval *card.* QR-Intervall *nt.*
QRS complex *card.* QRS-Komplex *m.*
QRS interval *card.* QRS-Intervall *nt.*
Q-T interval *card.* QT-Intervall *nt.*
QT syndrome QT-Syndrom *nt.*
quad•ran•gu•lar membrane [kwɑd-ˈræŋgjələr] viereckige Kehlkopfmembran *f,* Membrana quadrangularis.
quadrant hemianopia/hemianopsia [ˈkwɑdrənt] Quadrantenhemianop(s)ie *f,* Quadrantenanop(s)ie *f.*
quad•ran•tic scotoma [kwɑˈdræntɪk] *ophthal.* Quadrantenskotom *nt.*
quad•rate lobe [ˈkwɑdrɪt] Lobus quadratus.
quad•ri•ceps [ˈkwɑdrɪseps] *n* Quadrizeps *m,* Musculus quadriceps femoris.
quadriceps jerk Patellarsehnenreflex *m,* Quadrizepssehnenreflex *m.*
quadriceps muscle of thigh → quadriceps.
quadriceps reflex → quadriceps jerk.
quad•ri•gem•i•nal plate [kwɑdrɪˈdʒemɪnl] Vierhügelplatte *f,* Lamina quadrigemina.
quadrigeminal pulse/rhythm Quadrigeminus *m,* Quadrigeminuspuls *m,* -rhythmus *m.*
quad•ri•gem•i•ny [kwɑdrɪˈdʒemənɪ] *n* Quadrigeminus *m,* Quadrigeminusrhythmus *m.*
quad•ri•lat•er•al fracture [kwɑdrɪˈlætərəl] *(Becken)* Schmetterlingsbruch *m,* doppelseitige vordere Ringfraktur *f.*
quad•ri•ple•gia [kwɑdrɪˈpliːdʒ(ɪ)ə] *n neuro.* hohe Querschnittslähmung *f,* Tetra-, Quadriplegie *f.*
qua•dri•ple•gic [kwɑdrɪˈpliːdʒɪk] **I** *n* Tetraplegiker(in *f*) *m.* **II** *adj* quadri-, tetraplegisch.
quad•ru•plets [kwɑˈdrʌplɪts] *pl* Vierlinge *pl.*
qual•i•ty [ˈkwɑlətɪ] *n* **1.** Eigenschaft *f,* (Eigen-)Art *f,* Beschaffenheit *f,* Qualität *f.* **in quality** qualitativ. **2.** Talent *nt,* Fähigkeit *f,* Qualität *f.* **quality of life** Lebensqualität.
quar•an•tine [ˈkwɔːrəntiːn] **I** *n* **1.** Quarantäne *f.* **in quarantine** unter Quarantäne (sein *od.* stehen). **put sb. in quarantine** jdn. unter Quarantäne stellen. **2.** Quarantäne-, Isolierstation *f.* **II** *vt* jdn. unter Quarantäne stellen.
quar•tan fever [ˈkwɔːrtn] **1.** Febris quartana. **2.** → quartan malaria.
quartan malaria Malariae-Malaria *f,* Malaria quartana.
quea•si•ness [ˈkwiːzɪnɪs] *n* **1.** Übelkeit *f.* **2.** (Über-)Empfindlichkeit *f.*
quea•sy [ˈkwiːzɪ] *adj* **1.** unwohl. **2.** *(Magen)* (über-)empfindlich.
Queens•land fever [ˈkwiːnzlænd] Queensland-Zeckenfieber *nt,* Nordqueensland-Zeckenfieber *nt.*
Quetelet [kɛtəˈlɛ]: **Quetelet index** *physiol.* Körpermasseindex *m,* Quetelet-Index *m.*
Quick [kwɪk]: **Quick test/value** Thromboplastinzeit *f,* Quickwert *m, inf.* Quick *m,* Prothrombinzeit *f.*
quick [kwɪk] **I** *n* **1.** Nagelhäutchen *nt,* Eponychium *nt.* **2.** Nagelhaut *f,* Cuticula *f,* Perionychium *nt.* **II** *adj* **3.** schnell, sofort. **4.** *(Auge)* scharf; *(Ohr)* fein. **5.** *gyn.* (hoch-)schwanger.
quick•en [ˈkwɪkən] **I** *vt* **1.** anregen, beleben, stimulieren. **2.** *(Puls)* beschleunigen. **II** *vi* **3.** *(Fetus)* s. bewegen; *(Schwangere)* Kindsbewegungen spüren. **4.** *(Puls)* s. beschleunigen.
quick•en•ing [ˈkwɪkənɪŋ] *n gyn.* erste Kindsbewegungen *pl.*
quick pulse 1. kurzer Puls *m.* **2.** schneller Puls *m.*
quick•sil•ver [ˈkwɪksɪlvər] *n* Quecksilber *nt; chem.* Hydrargyrum *nt.*
qui•et hip disease [kwaɪɪt] Morbus Perthes *m,* Perthes-Legg-Calvé-Krankheit *f,* Osteochondropathia deformans coxae juvenilis, Coxa plana.
quilt•ed suture [ˈkwɪltɪd] *chir.* Matratzennaht *f.*
quin•a•crine [ˈkwɪnəkriːn] *n* Quinacrin *nt,* Chinacrin *nt.*
Quincke [ˈkwɪŋkə]: **Quincke's disease/edema** Quincke-Ödem *nt,* angioneurotisches Ödem *nt.*
Quincke's pulse/sign Kapillarpuls *m,* Quincke-Zeichen *nt.*
quin•i•dine [ˈkwɪnɪdiːn] *n* Chinidin *nt,* Quinidine *nt.*
qui•nine [ˈkwɪnɪn, kwɪˈniːn] *n* Chinin *nt,* Quinine *nt.*

quinine amblyopia Chininamblyopie *f*.
qui·nin·ism [ˈkwaɪnɪnɪzəm] *n* Chininvergiftung *f*, Chinchonismus *m*.
quin·o·lone [ˈkwɪnələʊn] *n* Chinolon *nt*, Quinolon *nt*, Chinolon-Antibiotikum *nt*.
qui·none [kwɪˈnəʊn, ˈkwɪnəʊn] *n* Chinon *nt*.
quin·sy [ˈkwɪnzɪ] *n patho*. Peritonsillarabszeß *m*.

quin·tu·plets [kwɪnˈtʌplɪts]*pl* Fünflinge *pl*.
quo·tid·i·an fever [kwəʊˈtɪdɪən] **1.** Febris quotidiana. **2.** → quotidian malaria.
quotidian malaria Malaria quotidiana.
quo·tient [ˈkwəʊʃnt] *n* Quotient *m*.
Q wave (*EKG*) Q-Zacke *f*, Q-Welle *f*.

R

rab•id ['ræbɪd] *adj* **1.** tollwütig. **2.** *fig.* rasend, wütend.
ra•bies ['reɪbiːz] *n* Tollwut *f*, Rabies *f*, Lyssa *f*.
rabies immune globulin Tollwut-Immunglobulin *nt*, Rabiesimmunglobulin *nt*.
rabies vaccine Tollwut-, Rabiesvakzine *f*.
rabies virus *micro.* Tollwut-, Rabies-, Lyssavirus *nt*.
race [reɪs] *n bio.* Rasse *f*; Gattung *f*, Unterart *f*.
ra•chi•cen•te•sis [ˌreɪkɪsen'tiːsɪs] *n* Lumbalpunktion *f*.
ra•chi•op•a•thy [reɪkɪ'ɑpəθɪ] *n* Wirbelsäulenerkrankung *f*, Spondylopathie *f*.
ra•chi•o•ple•gia [ˌreɪkəʊ'pliːdʒ(ɪ)ə] *n* Spinalparalyse *f*.
ra•chi•ot•o•my [reɪkɪ'ɑtəmɪ] *n neurochir.* **1.** Kolumnotomie *f*, Rhachi(o)tomie *f*. **2.** Laminektomie *f*.
ra•chis•chi•sis [rə'kɪskəsɪs] *n embryo.* R(h)achischisis *f*.
ra•chit•ic beads [rə'kɪtɪk] rachitischer Rosenkranz *m*.
rachitic pelvis rachitisches Becken *nt*, Pelvis rachitica.
rachitic rosary rachitischer Rosenkranz *m*.
ra•chi•tis [rə'kaɪtɪs] *n* Rachitis *f*.
ra•chit•o•my [rə'kɪtəmɪ] *n* → rachiotomy.
ra•cial ['reɪʃl] *adj* rassisch, Rassen-.
rack•et cut/incision ['rækɪt] *chir.* Racketschnitt *m*.
ra•di•al ['reɪdɪəl] *adj* **1.** *anat.* radial, Radius-. **2.** radial, strahlenförmig, Strahlen-, Radial-.
radial aplasia Radiusaplasie *f*.
radial artery Radialis *f*, Arteria radialis.
radial bone → radius 2.
radial deviation Radialdeviation *f*, -abduktion *f*.
radial fossa (of humerus) Fossa radialis.
radial fracture Speichenbruch *m*, Radiusfraktur *f*.
radial head fracture Radiusköpfchenfraktur *f*.
radial head prosthesis *ortho.* Radiusköpfchenprothese *f*.
radial incisure Incisura radialis.
radial neck fracture Halsfraktur *f* des Radiusköpfchens.
radial nerve Radialis *m*, Nervus radialis.
radial notch Incisura radialis.
radial palsy/paralysis Radialislähmung *f*, -parese *f*.
radial phenomenon Radialisphänomen *nt*.
radial pulse Radialispuls *m*.
radial reflex Radius(periost)reflex *m*. **inverted radial reflex** dissoziierter Radius-(periost)reflex *m*.
radial sulcus Radialisrinne *f*, Sulcus (n.) radialis.
radial tuberosity Tuberositas radii.
radial-ulnar joint Radioulnargelenk *nt*, Articulatio radioulnaris.
radial veins Vv. radiales.
ra•di•ate [*adj* 'reɪdɪɪt; *v* 'reɪdɪeɪt] **I** *adj* strahlenförmig, radial, Strahlen-. **II** *vt* ab-, ausstrahlen. **III** *vi* ausstrahlen (*from* von); Strahlen aussenden, strahlen.
ra•di•a•ther•my [reɪˌdaɪə'θɜrmɪ] *n* Kurzwellendiathermie *f*.
ra•di•a•tion [reɪdɪ'eɪʃn] *n* **1.** Strahlung *f*, Strahlen *nt*, Radiation *f*. **contaminated with radiation** strahlenverseucht. **2.** *radiol.* Bestrahlung *f*, Strahlentherapie *f*, -behandlung *f*, Radiotherapie *f*. **3.** *anat.* Strahlung *f*, Radiatio *f*.
radiation anemia Strahlenanämie *f*.
radiation burn Strahlenverbrennung *f*.
radiation cataract Strahlenstar *m*.
radiation colitis Strahlenkolitis *f*, aktinische Kolitis *f*.
radiation dermatitis Strahlen-, Radiodermatitis *f*.
radiation dermatosis Strahlendermatose *f*.
radiation dose Strahlendosis *f*.
radiation energy Strahlungsenergie *f*.
radiation enteritis Strahlenenteritis *f*.
radiation illness → radiation sickness.
radiation injury Strahlenschädigung *f*, -schaden *m*.
radiation load Strahlenbelastung *f*, -exposition *f*.
radiation necrosis Strahlennekrose *f*.
radiation osteonecrosis Radioosteonekrose *f*, Osteoradionekrose *f*.
radiation proctitis Strahlenproktitis *f*, aktinische Proktitis *f*.
radiation protection Strahlenschutz *m*.
radiation sickness Strahlenkrankheit *f*.

radiation source

radiation source Strahlenquelle *f.*
radiation syndrome → radiation sickness.
radiation therapy/treatment → radiation 2.
rad•i•cal cure ['rædɪkl]Roß-, Radikalkur *f.*
radical hysterectomy *gyn.* radikale Gebärmutterentfernung/Hysterektomie *f.*
radical mastectomy *gyn.* Halstedt-Operation *f,* radikale Mastektomie *f,* Mammaamputation *f.*
extended radical mastectomy erweiterte radikale Mastektomie, superradikale Mastektomie.
modified radical mastectomy Patey-Operation, modifizierte radikale Mastektomie.
radical operation *chir.* Radikaloperation *f.*
ra•dic•u•lal•gia [rəˌdɪkjəˈlældʒ(ɪ)ə] *n* (Spinalnerven-)Wurzelneuralgie *f.*
ra•dic•u•lar fibers [rəˈdɪkjələr] (*ZNS*) Wurzelfasern *pl.*
radicular pain (*Nerv*) radikulärer Schmerz *m.*
radicular syndrome Wurzelsyndrom *nt,* radikuläres Syndrom *nt.*
ra•dic•u•lec•to•my [rəˌdɪkjəˈlektəmɪ] *n neurochir.* **1.** Wurzelresektion *f,* Radikulektomie *f.* **2.** → rhizotomy.
ra•dic•u•li•tis [rəˌdɪkjəˈlaɪtɪs] *n* Wurzelneuritis *f,* Radikulitis *f.*
ra•dic•u•lo•neu•ri•tis [rəˌdɪkjələʊnjʊəˈraɪtɪs] *n* **1.** Wurzelneuritis *f,* Radikulitis *f.* **2.** Landry-Paralyse *f,* Paralysis spinalis ascendens acuta. **3.** Guillain-Barré-Syndrom *nt,* Neuronitis *f,* (Poly-)Radikuloneuritis *f.*
ra•dic•u•lop•a•thy [rəˌdɪkjəˈlɒpəθɪ] *n* Radikulopathie *f.*
ra•di•o•ac•tive decay [reɪdɪəʊˈæktɪv] radioaktiver Zerfall *m.*
radioactive pollution Strahlenverseuchung *f.*
radioactive tracer radioaktiver Marker *m,* Tracer *m.*
ra•di•o•ac•tiv•i•ty [ˌreɪdɪəʊækˈtɪvətɪ] *n* Radioaktivität *f.*
ra•di•o•al•ler•go•sor•bent test [reɪdɪəʊˌælərgəʊˈsɔːrbənt] Radio-Allergen-Sorbent-Test *m.*
ra•di•o•bi•ol•o•gy [ˌreɪdɪəʊbaɪˈɒlədʒɪ] *n* Strahlenbiologie *f,* Radiobiologie *f.*
ra•di•o•car•di•og•ra•phy [reɪdɪəʊˌkɑːrdɪˈɒgrəfɪ] *n* Radiokardiographie *f.*
ra•di•o•car•pal joint [reɪdɪəʊˈkɑːrpl] proximales Handgelenk *nt,* Radiokarpalgelenk *nt.*
ra•di•o•cys•ti•tis [ˌreɪdɪəʊsɪsˈtaɪtɪs] *n* Strahlen-, Radiozystitis *f.*
ra•di•o•dense [ˈreɪdɪəʊdens] *adj* strahlendicht.
ra•di•o•den•si•ty [reɪdɪəʊˈdensətɪ] *n* Strahlendichte *f,* -undurchlässigkeit *f.*
ra•di•o•der•ma•ti•tis [reɪdɪəʊˌdɜːrməˈtaɪtɪs] *n* Strahlen-, Radio-, Radiumdermatitis *f.*
ra•di•o•di•ag•no•sis [reɪdɪəʊˌdaɪəg-ˈnəʊsɪs] *n* Radiodiagnose *f.*
ra•di•o•di•ag•nos•tics [reɪdɪəʊˌdaɪəg-ˈnɒstɪks] *pl* Radiodiagnostik *f.*
ra•di•o•graph [ˈreɪdɪəʊgræf] *n* Röntgenbild *nt,* -aufnahme *f,* Radio-, Röntgenogramm *nt.*
ra•di•o•graph•ic examination [reɪdɪəʊˈgræfɪk] radiologische Untersuchung *f.*
ra•di•og•ra•phy [reɪdɪˈɒgrəfɪ] *n* Röntgen(untersuchung *f*) *nt,* Radio-, Röntgenographie *f.*
ra•di•o•hu•mer•al epicondylitis [reɪdɪəʊˈ(h)juːmərəl] Tennisell(en)bogen *m,* Epicondylitis radialis humeri.
ra•di•o•im•mu•no•as•say [reɪdɪəʊˌɪmjə-nəʊˈæseɪ] *n* Radioimmunoassay *m.*
ra•di•o•im•mu•no•sor•bent test [reɪdɪəʊˌɪmjənəʊˈsɔːrbənt] Radioimmunosorbenttest *m.*
ra•di•o•i•o•dine [reɪdɪəʊˈaɪədaɪn] *n* Radiojod *nt,* -iod *nt.*
ra•di•o•i•so•tope [reɪdɪəʊˈaɪsətəʊp] *n* radioaktives Isotop *nt,* Radioisotop *nt.*
ra•di•ol•o•gist [ˌreɪdɪˈɒlədʒɪst] *n* Radiologe *m,* -login *f,* Arzt *m*/Ärztin *f* für Radiologie.
ra•di•ol•o•gy [reɪdɪˈɒlədʒɪ] *n* Strahlen-(heil)kunde *f,* Radiologie *f.*
ra•di•om•e•ter [reɪdɪˈɒmɪtər] *n phys.* Strahlungsmesser *m,* Radiometer *nt.*
ra•di•o•neu•ri•tis [ˌreɪdɪəʊnjʊəˈraɪtɪs] *n* Strahlen-, Radioneuritis *f.*
ra•di•o•nu•clide [reɪdɪəʊˈn(j)uːklaɪd] *n* radioaktives Nuklid *nt,* Radionuklid *nt.*
radionuclide angiography Radionuklidangiographie *f.*
radionuclide scan Radionuklid-Scan *m.*
ra•di•o•paque medium [reɪdɪəʊˈpeɪk] *radiol.* röntgendichtes/strahlendichtes Medium *nt.*
ra•di•o•par•ent [reɪdɪəʊˈpærənt] *adj* strahlendurchlässig.
ra•di•o•phys•ics [reɪdɪəʊˈfɪzɪks] *pl* Strahlenphysik *f.*
ra•di•o•re•sist•ant [reɪdɪəʊrɪˈzɪstənt] *adj* strahlenunempfindlich, -resistent.
ra•di•o•sen•si•tive [reɪdɪəʊˈsensətɪv] *adj* strahlenempfindlich.
ra•di•o•ther•a•peu•tics [reɪdɪəʊˌθerəˈpjuːtɪks] *pl* **1.** → radiology. **2.** → radiotherapy.
ra•di•o•ther•a•py [reɪdɪəʊˈθerəpɪ] *n* Bestrahlung *f,* Strahlentherapie *f,* -behandlung *f,* Radiotherapie *f.*
ra•di•o•ther•my [ˈreɪdɪəʊθɜːrmɪ] *n* **1.** Wärmestrahlenbehandlung *f.* **2.** Kurzwellenbehandlung *f.*
ra•di•o•trac•er [ˈreɪdɪəʊtreɪsər] *n* radioaktiver Tracer *m,* Radiotracer *m.*
ra•di•o•ul•nar articulation [reɪdɪəʊˈʌlnər] Radioulnargelenk *nt,* Articulatio radioulnaris.
ra•di•um [ˈreɪdɪəm] *n* Radium *nt.*
ra•di•us [ˈreɪdɪəs] *n* **1.** Radius *m.* **2.** *anat.* Speiche *f,* Radius *m.*

radius aplasia Radiusaplasie *f.*
rail•road nystagmus ['reɪlrəʊd] **1.** Eisenbahnnystagmus *m.* **2.** optokinetischer Nystagmus *m.*
rain•bow symptom ['reɪnbəʊ] *ophthal.* Halo glaucomatosus.
rainbow vision *ophthal.* Halosehen *nt.*
rales [ræls] *pl* (*Lunge*) Rasselgeräusche *pl,* Rasseln *nt,* Rhonchi *pl.*
ram•i•cot•o•my [ræmɪ'kɑtəmɪ] *n* → ramisection.
ram•i•sec•tion [ræmɪ'sekʃn] *n neurochir.* Ramikotomie *f,* Ramisektion *f.*
Ramsey Hunt ['ræmzɪ hʌnt]: **Ramsey Hunt paralysis** progressive Pallidumatrophie Hunt *f,* Pallidumsyndrom *nt.*
Ramsey Hunt syndrome 1. Genikulatumneuralgie *f,* Ramsey Hunt-Syndrom *nt,* Zoster oticus, Herpes zoster oticus. **2.** Hunt-Syndrom *nt,* Dyssynergia cerebellaris myoclonica. **3.** Hunt-Syndrom *nt,* Dyssynergia cerebellaris progressiva.
Ramstedt ['rɑːmstet; 'rɑmʃtɛt]: **Ramstedt's operation** *chir.* Weber-Ramstedt-Operation *f,* Ramstedt-Operation *f,* Pyloro(myo)tomie *f.*
ra•mus ['reɪməs] *n* [S.U. RAMUS]
ramus of ischium Sitzbeinast, Ramus ossis ischii.
ramus of pubis Schambeinast, Ramus ossis pubis.
range [reɪndʒ] *n* **1.** *fig.* (Aktions-)Radius *m;* Reichweite *f;* (*Gelenk*) Spiel-, Freiraum *m;* (Stimmen-)Umfang *m.* **2.** *stat.* Toleranz-, Streuungsbreite *f,* Bereich *m.*
range of accommodation *physiol.* Akkommodationsbreite *f.*
range of convergence *ophthal.* Konvergenzbreite *f,* -amplitude *f.*
range of motion (*Gelenk*) Bewegungsfreiraum, -spielraum.
range of normal Normalbereich *m.*
rape [reɪp] **I** *n* Vergewaltigung *f.* **II** *vt* vergewaltigen.
ra•phe ['reɪfɪ] *n* [S.U. RAPHE]
rap•id breathing ['ræpɪd] beschleunigte/schnelle Atmung *f,* Tachypnoe *f.*
rapid eye movement sleep paradoxer/desynchronisierter Schlaf *m,* Traumschlaf *m,* REM-Schlaf *m.*
rare pulse [reər] langsamer Puls *m,* Pulsus rarus.
rash [ræʃ] *n* **1.** *derm.* (Haut-)Ausschlag *m,* Exanthem *nt.* **2.** Vorexanthem *nt,* Rash *m/nt.*
ras•pa•to•ry ['ræspətɔːrɪ] *n ortho.* Knochenschaber *m,* Raspatorium *nt.*
rasp•ber•ry tongue ['ræzberɪ] Himbeerzunge *f,* rote Zunge *f.*
rat-bite disease/fever [ræt] **1.** Rattenbißkrankheit *f,* Rattenbiß-Fieber I *nt,* Sodoku *nt.* **2.** Rattenbißkrankheit *f,* Rattenbiß-Fieber II *nt,* atypisches Rattenbiß-Fieber *nt,* Haverhill-Fieber *nt,* Streptobazillenrattenbißfieber *nt.*
rat flea *micro.* Rattenfloh *m.*

ray [reɪ] **I** *n* Strahl *m;* Lichtstrahl *m.* **II** *vt* **1.** ausstrahlen. **2.** bestrahlen. **3.** *inf.* röntgen. **III** *vi* Strahlen aussenden, strahlen.
Raynaud [rɛ'no]: **Raynaud's disease 1.** echte/essentielle Raynaud-Krankheit *f.* **2.** Raynaud-Syndrom *nt,* sekundäre Raynaud-Krankheit *f.*
Raynaud's phenomenon 1. Raynaud-Phänomen *nt.* **2.** → Raynaud's disease 1.
Raynaud's syndrome → Raynaud's disease 2.
re•ac•tion [rɪ'ækʃn] *n* (*a. chem.*) Reaktion *f* (*to* auf; *against* gegen); Rück-, Gegenwirkung *f* (*on* auf).
re•ac•tive [rɪ'æktɪv] *adj* reaktiv, rück-, gegenwirkend; empfänglich (*to* für).
reactive depression *psychia.* reaktive Depression *f,* depressive Reaktion *f.*
reactive hepatitis Minimalhepatitis *f,* reaktive Hepatitis *f.*
reactive hyperemia reaktive Hyperämie *f.*
reactive hypoglycemia *chir.* reaktive Hypoglykämie *f,* Spät-Dumping *nt,* postalimentäres Spätsyndrom *nt.*
re•ad•mis•sion [riːəd'mɪʃn] *n* Wiederaufnahme *od.* -einweisung *f* (*ins Krankenhaus*).
re•ad•mit [riːəd'mɪt] *vt* wieder aufnehmen *od.* einweisen (*ins Krankenhaus*).
re•a•gent [rɪ'eɪdʒənt] *n* **1.** Reagenz *nt,* Reagens *nt.* **2.** *psycho.* Versuchs-, Testperson *f.*
re•ap•pear [riːə'pɪər] *vi* wiedererscheinen.
re•ap•pli•ca•tion [rɪˌæplɪ'keɪʃn] *n* **1.** wiederholte/erneute Anwendung *f.* **2.** wiederholte Bewerbung *f.*
re•ap•ply [riːə'plaɪ] **I** *vt* wieder *od.* erneut anwenden. **II** *vi* s. erneut bewerben (*for* um).
re•as•sess [riːə'ses] *vt* (*Situation, Verlauf*) neu beurteilen, nochmals (ab-)schätzen.
re•as•sess•ment [riːə'sesmənt] *n* (*Situation, Verlauf*) erneute (Ab-)Schätzung *f,* neue Beurteilung *f.*
re•bound phenomenon ['riːbaʊnd] *neuro.* Holmes-Stewart-Phänomen *nt,* Rückstoß-, Rückschlag-, Reboundphänomen *nt.*
rebound tenderness *chir.* Blumberg-Zeichen *nt,* Loslasschmerz *m.*
re•breath•ing technique [rɪ'briːðɪŋ] Rückatmungsmethode *f.*
re•cal•ci•fi•ca•tion [rɪˌkælsəfɪ'keɪʃn] *n* Rekalzifizierung *f,* Rekalzifikation *f.*
recalcification time *hema.* Rekalzifizierungszeit *f.*
re•call [*n* 'riːkɔːl; *v* rɪ'kɔːl] **I** *n* (*Erinnerung*) Wachrufen *nt.* **II** *vt* s. erinnern an, s. ins Gedächtnis zurückrufen.
re•cep•tion [rɪ'sepʃn] *n* **1.** An-, Aufnahme *f,* Empfang *m.* **2.** *physiol.* (Reiz-)Empfindung *f,* Wahrnehmung *f,* Rezeption *f.*
reception desk Empfang *m,* Rezeption *f,* Anmeldung *f.*
re•cep•tive aphasia [rɪ'septɪv] sensorische Aphasie *f,* Wernicke-Aphasie *f.*
re•cep•tor [rɪ'septər] *n* Rezeptor *m.*
receptor blockade Rezeptor(en)block *m,*

recidivism 338

-blockade f.
re•cid•i•vism [rɪ'sɪdəvɪzəm] n patho. Rückfall m, Rezidiv nt.
re•cip•i•ent [rɪ'sɪpɪənt] I n Empfänger(in f) m. be recipient of sth. etw. empfangen. II adj empfänglich, aufnahmefähig (of, to für).
recipient antigen Empfängerantigen nt.
recipient blood Empfängerblut nt.
recipient cell Empfängerzelle f.
recipient serum Empfängerserum nt.
Recklinghausen ['rekliŋhaʊzn]: **Recklinghausen's disease** (von) Recklinghausen-Krankheit f, Neurofibromatosis generalisata. **Recklinghausen's disease of bone** Engel-(von) Recklinghausen-Syndrom nt, (von) Recklinghausen-Krankheit f, Osteodystrophia fibrosa cystica generalisata.
re•clin•ing brace [rɪ'klaɪnɪŋ] Reklinationskorsett nt.
re•col•lect [riːkə'lekt] I vt s. erinnern (an); s. besinnen auf, s. ins Gedächtnis zurückrufen. II vi s. erinnern.
re•col•lec•tion [riːkə'lekʃn] n **1.** Erinnerungsvermögen nt, Gedächtnis nt, Erinnerung f. **2.** Erinnerung f (of an).
re•con•sti•tu•ent [ˌriːkən'stɪtʃəwənt] I n Kräftigungs-, Stärkungsmittel nt, Roborans nt. II adj kräftigend, stärkend.
re•con•struc•tion [riːkən'strʌkʃn] n Wiederaufbau m, -herstellung f; Rekonstruktion f.
re•con•struc•tive surgery [riːkən'strʌktɪv] rekonstruktive Chirurgie f; plastische Chirurgie f.
re•cord [n 'rekərd; v rɪ'kɔːrd] I n **1.** Niederschrift f, (schriftlicher) Bericht m. **2.** Dokument nt, Akte f, Unterlage f. **on record** aktenkundig, in den Akten. **3.** Verzeichnis nt, Register nt, Liste f. **4.** Registrierung f, Aufzeichnung f. II vt **5.** auf-, niederschreiben, aufnehmen; protokollieren, dokumentieren. **6.** (Daten) registrieren, erfassen, aufnehmen. III vi registrieren, aufzeichnen.
re•cord•ing [rɪ'kɔːrdɪŋ] n **1.** (a. techn.) Aufzeichnung f, Registrierung f; (Band-)Aufnahme f. **2.** (EKG) Ableitung f.
re•cov•er [rɪ'kʌvər] I vt wiederbekommen, zurückgewinnen; (Bewußtsein) wiedererlangen; (Zeit) wiederaufholen. **recover one's breath/strength** wieder zu Atem/Kräften kommen. II vi **1.** genesen, gesunden; s. erholen (from, of von). **be recovering** auf dem Weg der Besserung sein. **2.** (Bewußtsein) wiedererlangen, wieder zu s. kommen.
re•cov•ery [rɪ'kʌvərɪ] n **1.** Zurückgewinnung f, Wiederherstellung f; (Bewußtsein) Wiedererlangung f. **2.** Genesung f, Gesundung f, Rekonvaleszenz f; Erholung f. **make a quick recovery** s. schnell erholen (from von). **past/beyond recovery** unheilbar.
recovery area/room Aufwachraum m.
re•cru•des•cence [riːkruː'desəns] n **1.** Wiederverschlimmerung f, Rekrudeszenz f. **2.** Rückfall m, Rezidiv nt.
re•cru•des•cent typhus [riːkruː'desənt]

Brill-Krankheit f, Brill-Zinsser-Krankheit f.
rec•tal ['rektl] adj rektal, Rektum-, Rekto-.
rectal ampulla (Rektum-)Ampulle f, Ampulla recti.
rectal atresia Mastdarm-, Rektumatresie f, Atresia recti.
rectal biopsy Rektumbiopsie f.
rectal bleeding rektale Blutung f, Rektum-, Mastdarmblutung f.
rectal examination rektale Untersuchung f.
rectal fistula Mastdarm-, Rektalfistel f.
rec•tal•gia [rek'tæld3(ɪ)ə] n Proktalgie f.
rectal hemorrhage → rectal bleeding.
rectal incontinence Stuhl-, Darminkontinenz f.
rectal injury Rektum-, Mastdarmverletzung f.
rectal intussusception inkompletter Rektumprolaps m.
rectal prolapse Mastdarmvorfall m, Rektumprolaps m.
rectal reflex Defäkationsreflex m.
rectal resection chir. Rektumresektion f, -amputation f.
abdominoperineal rectal resection Miles-Operation f, abdominoperineale Rektumamputation f.
anterior rectal resection anteriore Rektumamputation.
rectal sinuses Morgagni-Krypten pl, Analkrypten pl, Sinus anales.
rectal smear/swab Rektal-, Rektumabstrich m.
rectal temperature Rektaltemperatur f.
rectal tube Rektumsonde f.
rectal veins Mastdarm-, Rektumvene pl.
rec•ti•tis [rek'taɪtɪs] n Mastdarm-, Rektumentzündung f, Proktitis f, Rektitis f.
rec•to•cele ['rektəʊsiːl] n Rektozele f, Hernia rectovaginalis.
rec•to•per•i•ne•or•rha•phy [rektəʊˌperɪnɪ'ɔrəfɪ] n chir. Rektum-Damm-Naht f.
rec•to•pexy ['rektəʊpeksɪ] n chir. Mastdarmanheftung f, Proktopexie f.
rec•to•plas•ty ['rektəʊplæstɪ] n chir. Rektum-, Proktoplastik f.
rec•tor•rha•phy [rek'tɔrəfɪ] n chir. Rektumnaht f.
rec•to•scope ['rektəskəʊp] n Rektoskop nt.
rec•tos•co•py [rek'tɑskəpɪ] n Mastdarmspiegelung f, Rektoskopie f.
rec•to•sig•moid [rektəʊ'sɪgmɔɪd] I n Rektosigma nt. II adj rektosigmoidal.
rec•to•sig•moi•dec•to•my [rektəʊˌsɪgmɔɪ'dektəmɪ] n chir. Rektosigmoidektomie f.
rec•tos•to•my [rek'tɑstəmɪ] n chir. Rekto-, Proktostomie f.
rec•tot•o•my [rek'tɑtəmɪ] n chir. Rekto-, Proktotomie f.
rec•to•u•re•thral fistula [ˌrektəʊjʊə'riːθrəl] Rektourethralfistel f.
rec•to•u•ter•ine excavation [rektəʊ'juːtərɪn] Douglas-Raum m, Excavatio

recto-uterina.
rec•to•vag•i•nal fistula [rektəʊˈvædʒənl] Rektovaginalfistel *f.*
rectovaginal hernia Rektozele *f,* Hernia rectovaginalis.
rectovaginal septum rektovaginale Scheidewand *f,* rektovaginales Septum *nt.*
rec•to•ves•i•cal excavation [rektəʊˈvesɪkl] Proust-Raum *m,* Excavatio rectovesicalis.
rectovesical fistula Rektovesikalfistel *f.*
rectovesical septum Harnblasen-Rektum-Scheidewand *f,* rektovesikales Septum *nt.*
rec•tum [ˈrektəm] *n* End-, Mastdarm *m,* Rektum *nt.*
rec•tus sheath [ˈrektəs] Rektusscheide *f,* Vagina *m.* recti abdominis.
re•cum•bent [rɪˈkʌmbənt] *adj* liegend, ruhend (*on* auf); s. lehnend (*on* auf).
recumbent position liegende Stellung *f,* (im) Liegen *nt.*
re•cu•per•ate [rɪˈk(j)uːpəreɪt] **I** *vt* (*Gesundheit*) wiedererlangen. **II** *vi* s. erholen.
re•cu•per•a•tion [rɪˌk(j)uːpəˈreɪʃn] *n* Erholung *f.*
re•cu•per•a•tive [rɪˈk(j)uːpərətɪv] *adj* stärkend, kräftigend; Erholungs-.
re•cur [rɪˈkɜr] *vi* wiederkehren, s. wiederholen, rezidivieren.
re•cur•rence [rɪˈkɜrəns] *n* Wiederkehr *f,* Wiederauftreten *nt;* Rückfall *m,* Rezidiv *nt.*
re•cur•rent [rɪˈkɜrənt] *adj* (regelmäßig *od.* ständig) wiederkehrend, s. wiederholend, rekurrent, rezidivierend; habituell.
recurrent abortion *gyn.* habitueller Abort *m,* habituelle Fehlgeburt *f.*
recurrent appendicitis rezidivierende Appendizitis *f.*
recurrent artery Arteria centralis longa, Arteria recurrens.
recurrent carcinoma Karzinomrezidiv *nt,* rezidivierendes Karzinom *nt.*
recurrent dislocation of the patella *ortho.* habituelle/chronisch-rezidivierende Patelluxation *f.*
recurrent fever Rückfallfieber *nt,* Febris recurrens.
recurrent infarction Infarktrezidiv *nt,* rezidivierender (Myokard-)Infarkt *m.*
recurrent nerve Rekurrens *m,* Nervus laryngeus recurrens.
recurrent nerve palsy Rekurrenslähmung *f,* -parese *f.*
recurrent pain (immer) wiederkehrender Schmerz *m.*
recurrent ulcer Rezidivulkus *nt.*
recurrent vomiting periodisches/zyklisches/rekurrierendes Erbrechen *nt.*
red blindness [red] Rotblindheit *f,* -schwäche *f,* Protanop(s)ie *f.*
red blood cells/corpuscles rote Blutzellen *pl,* rote Blutkörperchen *pl,* Erythrozyten *pl.*
red blood count Erythrozytenzahl *f.*

red cell cast *urol.* Erythrozytenzylinder *m.*
red cell count Erythrozytenzahl *f.*
red cells → red blood cells.
red cell volume totales Erythrozytenvolumen *nt.*
red-eyed *adj* mit geröteten Augen.
red-faced *adj* mit rotem Kopf/Gesicht.
red-green blindness Rotgrünblindheit *f,* -anomalie *f.*
red hypertension benigne Hypertonie *f.*
red infarct hämorrhagischer/roter Infarkt *m.*
red marrow rotes/blutbildendes Knochenmark *nt,* Medulla ossium rubra.
red muscle rote Muskelfaser *f,* rotes Muskelgewebe *nt.*
red reflex *ophthal.* Fundusreflex *m.*
re•dress [rɪˈdres] **I** *vt* **1.** wieder anziehen, wieder ankleiden. **2.** (*Wunde*) neu verbinden. **II** *vi* s. wieder ankleiden.
re•dresse•ment [rɪdresˈmɑ̃] *n ortho.* Redression *f,* Redressement *nt.*
red shock warmer/roter Schock *m.*
red thrombus roter Thrombus *m,* Gerinnungs-, Schwanzthrombus *m.*
re•duce [rɪˈd(j)uːs] *vt* **1.** herabsetzen, verringern, vermindern, reduzieren (*by* um; *to* auf); (*Schmerz*) lindern. **2.** *chir., ortho.* reponieren, reduzieren, einrichten, einrenken.
reduced hemoglobin [rɪˈd(j)uːst] reduziertes/desoxygeniertes Hämoglobin *nt,* Desoxyhämoglobin *nt.*
re•duc•i•ble [rɪˈd(j)uːsɪbl] *adj chir., ortho.* einrenkbar, einrichtbar, reponierbar, reponibel.
reducible hernia reponible/reponierbare Hernie *f.*
re•duc•tion [rɪˈdʌkʃn] *n* **1.** Herabsetzung *f,* Verringerung *f,* Verminderung *f,* Verkleinerung *f* (*by* um; *to* auf); (Ab-)Schwächung *f;* Linderung *f.* **2.** *chir., ortho.* Reposition *f,* Einrichtung *f,* Einrenkung *f.*
red vision Rotsehen *nt,* Erythrop(s)ie *f.*
reef knot [riːf] richtiger Knoten *m,* Schifferknoten *m.*
re-entrant mechanism → reentry.
re•en•try [riːˈentrɪ] *n card.* Reentry(-Mechanismus *m*) *nt.*
re•ex•am•i•na•tion [riːɪɡˌzæmɪˈneɪʃn] *n* Nachuntersuchung *f,* erneute Untersuchung *f.*
re•ex•am•ine [riːɪɡˈzæmɪn] *vt* nachuntersuchen, erneut untersuchen.
re•fer [rɪˈfɜr] *vt* **1.** verweisen, weiterleiten (*to* an); (*Patient*) überweisen (*to* an). **2.** zuschreiben, zurückführen (*to* auf).
ref•er•ence [ˈref(ə)rəns] *n* **1.** Weiterleitung *f,* Übergabe *f* (*to* an). **2.** Referenz *f,* Zeugnis *nt.* **3.** Verweis *m,* Hinweis *m,* Bezug *m* (*to* auf).
reference value Referenz-, Bezugswert *m.*
re•ferred pain [rɪˈfɜrd] übertragener Schmerz *m.*
re•flec•tor [rɪˈflektər] *n* Reflektorspiegel *m,* Reflektor *m.*
re•flex [*n, adj* ˈriːfleks; *v* rɪˈfleks] **I** *n*

reflex act

Reflex *m.* **II** *adj* **1.** reflektorisch, Reflex-. **2.** (*Licht*) gespiegelt, reflektiert. **III** *vt* zurückbiegen.
reflex act Reflexhandlung *f.*
reflex amaurosis *ophthal.* reflektorische Blindheit/Amaurose *f.*
reflex amblyopia *ophthal.* reflektorische Amblyopie *f.*
reflex angina Angina (pectoris) vasomotoria.
reflex bladder *neuro.* Reflexblase *f.*
reflex center *neuro.* Reflexzentrum *nt.*
reflex headache reflektorischer/symptomatischer Kopfschmerz *m.*
reflex movement Reflexbewegung *f.*
re•flex•o•gen•ic zone [ˌrɪfleksəˈdʒenɪk] reflexogene Zone *f.*
reflex paralysis reflektorische Lähmung *f.*
re•flux [ˈriːflʌks] *n* Zurückfließen *nt,* Rückfluß *m,* Reflux *m.*
reflux esophagitis Refluxösophagitis *f,* chronisch peptische Ösophagitis *f.*
reflux gastritis Refluxgastritis *f.* **alkaline reflux gastritis** alkalische Refluxgastritis.
reflux ulcer Refluxulkus *nt.*
re•frac•tion [rɪˈfrækʃn] *n* **1.** (*Licht, Wellen*) Brechung *f,* Refraktion *f.* **2.** *opt.* Brechkraft *f* des Auges, Refraktion(svermögen *nt*) *f.*
re•frac•tive anomalies [rɪˈfræktɪv] *ophthal.* Refraktionsanomalien *pl.*
refractive dose fraktionierte Dosis *f.*
refractive index Brechungs-, Refraktionsindex *m.*
re•frac•tom•e•ter [rɪfrækˈtɑmɪtər] *n* **1.** Refraktionsophthalmoskop *nt,* Refraktometer *nt.* **2.** Refraktionsmesser *m,* Refraktometer *nt.*
re•frac•to•ri•ness [rɪˈfræktərɪnɪs] *n* **1.** *physiol.* (Reiz-)Unempfindlichkeit *f* (*to* für); Refraktärität *f.* **2.** (*Krankheit*) Hartnäckigkeit *f;* Widerstandsfähigkeit *f,* Refraktärität *f.*
re•frac•to•ry [rɪˈfræktərɪ] *adj* **1.** *physiol.* (reiz-)unempfindlich, refraktär. **2.** (*Krankheit*) hartnäckig; widerstandsfähig, nicht reagierend (*to* auf); refraktär.
refractory anemia aplastische Anämie *f.*
refractory period *physiol.* Refraktärphase *f,* -stadium *nt,* -periode *f.*
refractory rickets familiäre Hypophosphatämie *f,* Vitamin D-resistente Rachitis *f,* refraktäre Rachitis *f.*
refractory shock refraktärer Schock *m.*
re•frac•ture [rɪˈfræktʃər] *n ortho.* **1.** Refraktur *f.* **2.** Refraktuierung *f.*
re•frig•er•a•tion anesthesia [rɪˌfrɪdʒəˈreɪʃn] Kryo-, Kälteanästhesie *f.*
re•gain [rɪˈgeɪn] *vt* zurückgewinnen, wiedergewinnen, -erlangen; (*Bewußtsein*) wiedererlangen. **regain one's breath/strength** wieder zu Atem/Kräften kommen. **regain one's health** wieder gesund werden.
re•gen•er•a•tion [rɪˌdʒenəˈreɪʃn] *n* Neubildung *f,* Regeneration *f.*
re•gion•al anesthesia [ˈriːdʒənl] *anes.* Regional-, Leitungsanästhesie *f.*

regional chemotherapy lokale/regionale Chemotherapie *f.*
regional enteritis/enterocolitis Morbus Crohn *m,* Enteritis regionalis.
reg•is•ter [ˈredʒɪstər] **I** *n* Register *nt,* Verzeichnis *nt,* Liste *f.* **II** *vt* registrieren, anmelden, (amtlich) erfassen. **III** *vi* s. einschreiben (*for* für); s. anmelden (*at, with* bei).
reg•is•tered [ˈredʒɪstərd] *adj* **1.** registriert, eingetragen. **2.** (*Arzt*) approbiert; (*Krankenschwester*) staatlich geprüft, examiniert.
registered nurse examinierte Krankenschwester *f.*
re•gress [rɪˈgres] **I** *n* → regression 1. **II** *vi* s. rückläufig entwickeln, s. zurückbilden, s. zurückentwickeln.
re•gres•sion [rɪˈgreʃn] *n* **1.** *patho.* Rückbildung *f,* Rückentwicklung *f,* Regression *f.* **2.** *psycho.* Regression *f.*
re•gres•sive [rɪˈgresɪv] *adj* **1.** *patho.* s. zurückbildend, s. zurückentwickelnd, regressiv, Regressions-. **2.** zurückgehend, rückläufig.
reg•u•lar [ˈregjələr] *adj* regelmäßig; regulär, normal, gewohnt; (*Atmung, Puls*) regel-, gleichmäßig; (*Lebensweise*) geordnet, geregelt; (*Arzt*) approbiert. **at regular intervals** regelmäßig, in regelmäßigen Abständen.
regular pulse regelmäßiger Puls *m,* Pulsus regularis.
re•gur•gi•tant disease [rɪˈgɜrdʒɪtənt] Herzklappeninsuffizienz *f.*
re•gur•gi•tate [rɪˈgɜrdʒɪteɪt] **I** *vt* **1.** zurückfließen lassen. **2.** (*Essen*) erbrechen. **II** *vi* zurückfließen.
re•gur•gi•ta•tion [rɪˌgɜrdʒɪˈteɪʃn] *n* **1.** *card.* Rückströmen *nt,* Rückstau *m,* Regurgitation *f.* **2.** *chir.* Regurgitation *f;* Reflux *m.*
re•ha•bil•i•tate [ˌriː(h)əˈbɪlɪteɪt] *vt* (wieder-)eingliedern, rehabilitieren.
re•ha•bil•i•ta•tion [ˌriː(h)əˌbɪlɪˈteɪʃn] *n* (Wieder-)Eingliederung *f,* Rehabilitation *f,* Rehabilitierung *f.*
re•hy•dra•tion [ˌriːhaɪˈdreɪʃn] *n* Rehydratation *f,* Rehydrierung *f.*
re•im•plant [ˌriːɪmˈplænt] **I** *n* Reimplantat *nt.* **II** *vt* wieder einpflanzen, reimplantieren.
re•im•plan•ta•tion [ˌriːɪmplænˈteɪʃn] *n chir.* Reimplantation *f;* Replantation *f.*
re•in•fec•tion [ˌriːɪnˈfekʃn] *n* **1.** Reinfektion *f.* **2.** Reinfekt *m,* Reinfektion *f.*
reinfection tuberculosis 1. postprimäre Tuberkulose *f.* **2.** Reinfektionstuberkulose *f.*
re•in•tu•ba•tion [ˌriːɪnt(j)uːˈbeɪʃn] *n* Reintubation *f.*
Reiter [ˈraɪtər]: **Reiter's disease** Reiter-Krankheit *f,* Fiessinger-Leroy-Reiter-Syndrom *nt,* venerische Arthritis *f,* Okulourethrosynovitis *f.*
Reiter's spirochete *micro.* Reiter-Spirochäte *f,* Treponema renes.
re•jec•tion [rɪˈdʒekʃn] *n* **1.** *immun.* Abstoßung *f,* Abstoßungsreaktion *f.* **2.** Ablehnung

f, Zurückweisung *f,* Verwerfung *f.*
rejection reaction/response *immun.* Abstoßung *f,* Abstoßungsreaktion *f.*
re•lapse [rɪ'læps] **I** *n* Rückfall *m,* Relaps *m;* Rezidiv *nt.* **II** *vi* einen Rückfall erleiden.
re•laps•ing fever [rɪ'læpsɪŋ] Rückfallfieber *nt,* Febris recurrens.
  endemic relapsing fever endemisches Rückfallfieber, Zeckenrückfallfieber.
  epidemic relapsing fever epidemisches (europäisches) Rückfallfieber, Läuserückfallfieber.
  louse-borne relapsing fever → epidemic relapsing fever.
  tick-borne relapsing fever → endemic relapsing fever.
re•lat•ed [rɪ'leɪtɪd] *adj* **1.** verwandt *(to, with* mit); Verwandten-. **2.** verbunden, verknüpft *(to* mit).
related donation Verwandten(organ)spende *f.*
related transplant Verwandtentransplantat *nt.*
re•la•tion [rɪ'leɪʃn] *n* **1.** Beziehung *f,* Verhältnis *nt;* Bezug *m,* Bezogenheit *f;* **relations** *pl* Beziehungen *pl.* **2.** Verwandte(r *m) f.*
re•la•tion•ship [rɪ'leɪʃnʃɪp] *n* Beziehung *f,* Verbindung *f,* Verhältnis *nt (to* zu); Verwandtschaft *f (to* mit).
rel•a•tive ['relətɪv] **I** *n* Verwandte(r *m) f.* **II** *adj* vergleichsweise, verhältnismäßig, relativ, Verhältnis-.
relative biological effectiveness *radiol.* relative biologische Wirksamkeit *f.*
relative immunity *immun.* begleitende Immunität *f,* Prämunität *f,* Prämunition *f.*
re•lax [rɪ'læks] **I** *vt* entspannen, lockern.
  relax one's muscles die Muskeln lockern.
  relax the bowels den Stuhlgang fördern. **II** *vi* s. entspannen, ausspannen, s. erholen; s. lockern; erschlaffen, schlaff werden.
re•lax•ant [rɪ'læksənt] **I** *n pharm.* Relaxans *nt.* **II** *adj* entspannend, relaxierend.
re•lax•a•tion [ˌriːlækˈseɪʃn] *n* Ent-, Ausspannung *f,* Erholung *f;* Erschlaffung *f,* Relaxation *f.*
re•leas•ing factor/hormone [rɪ'liːsɪŋ] Releasingfaktor *m,* Releasinghormon *nt.*
re•lief [rɪ'liːf] *n* **1.** Erleichterung *f;* Entlastung *f;* Unterstützung *f,* Hilfe *f.* **2.** Entspannung *f,* Abwechslung *f.*
re•lieve [rɪ'liːv] *vt* **1.** *(Schmerzen)* erleichtern, lindern. **2.** jdn. entlasten *od.* unterstützen, jdn. von etw. befreien. **3.** jdn. erleichtern; beruhigen.
re•me•di•a•ble [rɪ'miːdɪəbl] *adj* heilend, kurativ.
re•me•di•al [rɪ'miːdɪəl] *adj* heilend, kurativ, Heil-.
rem•e•dy ['remɪdɪ] **I** *n* (Heil-)Mittel *nt,* Arzneimittel *nt,* Arznei *f,* Remedium *nt,* Kur *f (for, against* gegen). **II** *vt* heilen, kurieren *(for, against* gegen).
re•mis•sion [rɪ'mɪʃn] *n* vorübergehende Besserung *f,* Remission *f.*

re•mit•tent [rɪ'mɪtnt] *adj* (vorübergehend) nachlassend, abklingend, remittierend.
re•move [rɪ'muːv] *vt* **1.** entfernen; abnehmen. **2.** *chir.* entnehmen, entfernen. **3.** *(Kleidung)* ablegen, abnehmen.
re•nal abscess ['riːnl] Nierenabszeß *m.*
renal anemia renale/nephrogene Anämie *f.*
renal angiography Nierenangiographie *f,* Renovasographie *f.*
renal anomaly Nierenfehlbildung *f,* Nierenanomalie *f.*
renal anuria renale Anurie *f.*
renal artery Nierenarterie *f,* Renalis *f,* Arteria renalis.
renal artery embolism Nierenarterienembolie *f.*
renal artery stenosis Nierenarterienstenose *f.*
renal artery thrombosis Nierenarterienthrombose *f.*
renal atrophy Nierenatrophie *f.*
renal biopsy Nierenbiopsie *f,* -punktion *f.*
renal calculus Nierenstein *m,* Nephrolith *m.*
renal calices Nierenkelche *pl,* Calices renales.
renal cast *urol.* **1.** Harnzylinder *m.* **2.** Nierenzylinder *m.*
renal colic Nierenkolik *f,* Colica renalis.
renal cortex Nierenrinde *f,* Cortex renis.
renal cortical abscess Nierenrindenabszeß *m.*
renal cortical adenoma Nierenrindenadenom *nt.*
renal cortical necrosis Nierenrindennekrose *f.*
renal cyst Nierenzyste *f.*
renal disease Nierenerkrankung *f,* -leiden *nt.*
  end-stage renal disease terminale Niereninsuffizienz *f.*
  polycystic renal disease polyzystische Nieren *pl.*
renal failure Nierenversagen *nt.*
  non-oliguric renal failure nicht-oligurisches Nierenversagen.
  oliguric renal failure oligurisches Nierenversagen.
  polyuric renal failure polyurisches Nierenversagen.
renal glycosuria renale Glukosurie/Glykosurie *f.*
renal hematuria renale Hämaturie *f.*
renal hypertension renale Hypertonie *f.*
renal infarct Niereninfarkt *m.*
renal injury Nierenverletzung *f,* -schädigung *f,* -trauma *nt.*
renal insufficiency Niereninsuffizienz *f.*
renal lipoidosis Lipoidnephrose *f,* Minimal-change-Glomerulonephritis *f.*
renal medulla Nierenmark *nt,* Medulla renalis.
renal papillae (Nieren-)Papillen *pl,* Papillae renales.
renal pedicle clamp *chir.* Nierenstielklemme *f.*

renal pelvis Nierenbecken nt, Pelvis renalis.
renal proteinuria echte/renale Proteinurie/Albuminurie f.
renal retinopathy renale Retinopathie f.
renal scintigraphy Nieren-, Renoszintigraphie f.
renal stone → renal calculus.
renal transplant Nierentransplantat nt.
renal transplantation Nierenverpflanzung f, -transplantation f.
renal vein Nierenvene f, V. renalis.
renal vein thrombosis Nierenvenenthrombose f.
renal vessels Nierengefäße pl.
re•nog•ra•phy [rɪ'nɑgrəfɪ] n radiol. Renographie f, Nephrographie f.
re•no•pa•ren•chy•mal hypertension [ˌriːnəʊpəˈreŋkɪml] renoparenchymale Hypertonie f.
re•nop•a•thy [rɪ'nɑpəθɪ] n Nierenerkrankung f, Renopathie f, Nephropathie f.
re•no•vas•cu•lar hypertension [riːnəʊ-ˈvæskjələr] renovaskuläre Hypertonie f.
re•op•er•a•tion [riʌpəˈreɪʃn] n Reoperation f.
re•pair [rɪ'peər] **I** n **1.** chir. operative Versorgung f, Operation f; Naht f. **2.** Wiederherstellung f, Reparatur f. **II** vt **3.** operativ versorgen. **4.** reparieren.
re•place•ment [rɪ'pleɪsmənt] n **1.** ortho. Prothese f. **2.** Ersetzen nt; Ersatz m. **3.** Vertretung f.
replacement steroid therapy Steroidersatztherapie f.
replacement therapy Ersatztherapie f.
replacement transfusion (Blut-)Austauschtransfusion f, Blutaustausch m.
re•plan•ta•tion [ˌriːplænˈteɪʃn] n chir. Replantation f; Reimplantation f.
re•port•a•ble disease [rɪ'pɔːrtəbl] anzeigepflichtige/meldepflichtige Erkrankung/Krankheit f.
re•press [rɪ'pres] vt eindämmen, hemmen, reprimieren; (Gefühle) unterdrücken; psychia. verdrängen.
re•pres•sion [rɪ'preʃn] n **1.** allg. Unterdrückung f, Hemmung f, Eindämmung f; fig. (Gefühls-)Unterdrückung f; biochem. Repression f. **2.** psychia. Verdrängung f, Repression f.
rep•til•ase ['reptɪleɪz] n Reptilase f.
reptilase clotting time Reptilase-Zeit f.
reptilase test Reptilase-Test m.
re•search [rɪ'sɜːrtʃ, 'riːsɜːrtʃ] **I** n Forschung f; Forschungsarbeit f, Untersuchung f (into, on über). **do research/carry out research** forschen. **II** adj Forschungs-. **III** vt erforschen, untersuchen. **IV** vi forschen (on über).
re•search•er [rɪ'sɜːrtʃər] n Forscher(in f) m.
re•sect [rɪ'sekt] vt chir. weg-, ausschneiden, entfernen, resezieren.
re•sec•ta•bil•i•ty [rɪˌsektəˈbɪlətɪ] n chir. Resezierbarkeit f.
re•sec•ta•ble [rɪ'sektəbl] adj chir. resezierbar.

re•sec•tion [rɪ'sekʃn] n chir. operative (Teil-)Entfernung f, Resektion f.
re•serve volume [rɪ'zɜːrv] physiol. **1.** (Herz) Reserve-, Restvolumen nt. **2.** (Lunge) Reserve-, Residualvolumen nt, Residualluft f.
re•sid•u•al abscess [rɪ'zɪdʒəwəl] Residualabszeß m.
residual air → residual volume.
residual urine Restharn m.
residual volume physiol. (Lunge) Reserve-, Residualvolumen nt, Residualluft f.
res•i•due ['rezɪd(j)uː] n Rest m, Überbleibsel nt, Rückstand m, Residuum nt.
re•sist•ance [rɪ'zɪstəns] n **1.** Widerstand m (to gegen). **2.** Widerstandskraft f, Abwehrkraft f (to gegen); Resistenz f. **3.** physiol. Atemwegswiderstand m, Resistance f. **4.** pharm. Resistenz f.
resistance hypertension Widerstandshochdruck m, -hypertonie f.
re•sist•ant [rɪ'zɪstənt] adj **1.** immun. widerstandsfähig, resistent, immun (to gegen). **2.** beständig, haltbar (to gegen). **resistant to light** lichtecht.
res•o•lu•tion [rezəˈluːʃn] n **1.** opt. Auflösung(svermögen nt) f, Resolution f. **2.** patho. (Auf-)Lösung f, Rückbildung f, Resolution f.
res•pi•ra•tion [respɪˈreɪʃn] n Atmung f, Atmen nt, Respiration f.
respiration-dependent adj atmungsabhängig.
respiration-independent adj atmungsunabhängig.
respiration rate Atemfrequenz f.
res•pi•ra•tor ['respəreɪtər] n **1.** Beatmungs-, Atemgerät nt, Respirator m. **2.** Atemfilter m.
res•pi•ra•to•ry acidosis ['respɪrətɔːriː] respiratorische/atmungsbedingte Azidose f.
respiratory alkalosis respiratorische/atmungsbedingte Alkalose f.
respiratory apparatus Luft-, Atemwege f, Respirationstrakt m, Apparatus respiratorius, Systema respiratorium.
respiratory arrest Atemstillstand m, Apnoe f. **reflex respiratory arrest** reflektorischer Atemstillstand.
respiratory arrhythmia respiratorische Arrhythmie f.
respiratory brain patho. Respiratorhirn nt.
respiratory capacity (Lunge) Vitalkapazität f.
respiratory center Atemzentrum nt.
respiratory depression Atemdepression f.
respiratory disease Atemwegserkrankung f. **acute respiratory disease** akute Atemwegserkrankung, akute respiratorische Erkrankung f.
respiratory distress syndrome (of the newborn) Atemnotsyndrom nt des Neugeborenen, Respiratory-distress-Syndrom nt des Neugeborenen.
respiratory failure akute respiratorische Insuffizienz f. **respiratory failure in the**

newborn Neugeborenenasphyxie *f*, Atemdepressionszustand *m* des Neugeborenen.
respiratory gases Atemgase *pl.*
respiratory infection Atemwegsinfekt *m*, -infektion *f*, -erkrankung *f.*
respiratory insufficiency respiratorische Insuffizienz *f.*
respiratory minute volume Atemminutenvolumen *nt.*
respiratory passages Luft-, Atemwege *pl*, Respirationstrakt *m*, Apparatus respiratorius, Systema respiratorium.
respiratory resistances Atmungswiderstände *pl.*
respiratory sound respiratorisches Geräusch *nt*, Atemgeräusch *nt.*
respiratory tract → respiratory passages.
respiratory volume per minute Atemminutenvolumen *nt.*
re•spire [rɪˈspaɪər] *vt, vi* (ein-)atmen, respirieren.
re•spond [rɪˈspɒnd] *vi* antworten (*to* auf); reagieren, ansprechen (*to* auf).
re•sponse [rɪˈspɒns] *n* **1.** Antwort *f* (*to* auf). **in response to** als Antwort auf. **2.** *physiol.* Reaktion *f*, Reizantwort *f*, Response *f*, Antwort *f* (*to* auf).
rest [rest] **I** *n* **1.** Ruhe *f;* Nachtruhe *f.* **have a good night's rest** gut schlafen. **2.** (Ruhe-)Pause *f*, Erholung *f.* **take a rest** (s.) ausruhen. **3.** Stütze *f*, Lehne *f*, Auflage *f;* (Brillen-)Steg *m.* **II** *vt* **4.** (s.) ausruhen, schonen. **5.** legen, lagern (*on* auf); lehnen, stützen (*against* gegen; *on* auf). **III** *vi* **6.** ruhen, (s.) ausruhen. **7.** *s.* stützen *od.* lehnen (*on* an; *against* gegen); ruhen (*on* auf).
rest cure Erholung *f*, Ruhe-, Liegekur *f.*
rest home Alten-, Alters-, Pflegeheim *nt.*
rest•ing follicle [ˈrestɪŋ] Ruhefollikel *m*, ruhender Follikel *m.*
rest•less [ˈrestlɪs] *adj* nervös, unruhig, rast-, ruhelos; schlaflos.
re•stric•tive cardiomyopathy [rɪˈstrɪktɪv] restriktive Kardiomyopathie *f*, obliterative Kardiomyopathie *f.*
rest tremor Ruhetremor *m.*
re•sult [rɪˈzʌlt] **I** *n* **1.** Ergebnis *nt*, Resultat *nt;* results *pl* (*Test*) Werte *pl.* **without results** ergebnislos, negativ. **2.** Erfolg *m*, (gutes) Ergebnis *nt.* **get results** gute Ergebnisse erzielen (*from* mit). **3.** Nach-, Auswirkung *f*, Folge *f.* **as a result** folglich. **II** *vi* s. ergeben, resultieren (*from* aus). **result in** *vi* enden mit, zur Folge haben führen zu.
re•sus•ci•tate [rɪˈsʌsɪteɪt] **I** *vt* wiederbeleben, reanimieren. **II** *vi* das Bewußtsein wiedererlangen.
re•sus•ci•ta•tion [rɪˌsʌsɪˈteɪʃn] *n* **1.** Wiederbelebung *f*, Reanimation *f.* **2.** Notfalltherapie *f*, Reanimationstherapie *f.*
re•sus•ci•ta•tive [rɪˈsʌsɪteɪtɪv] *adj* wiederbelebend, reanimierend, Wiederbelebungs-, Reanimations-.
re•sus•ci•ta•tor [rɪˈsʌsɪteɪtər] *n* Reanimator *m.*

re•tained menstruation [rɪˈteɪnd] *gyn.* Hämatokolpos *m*, Hämokolpos *m.*
retained placenta Plazentaretention *f*, Retentio placentae.
retained testicle/testis Hodenretention *f*, Kryptorchismus *m*, Retentio/Maldescensus testis.
re•tard•ed [rɪˈtɑːrdɪd] *adj* (geistig *od.* körperlich) zurückgeblieben, retardiert.
retch•ing [ˈretʃɪŋ] *n* Brechreiz *m*, Würgen *nt.*
retching reflex Würg(e)reflex *m.*
re•te [ˈriːtɪ] *n* [S.U. RETE]
re•ten•tion [rɪˈtenʃn] *n* Zurückhalten *nt*, Verhaltung *f*, Retention *f.*
retention cyst Retentionszyste *f.*
re•tic•u•lo•cy•to•sis [rɪˌtɪkjələʊsaɪˈtəʊsɪs] *n* Retikulozytose *f.*
re•tic•u•lo•en•do•the•li•al system [rɪˌtɪkjələʊˌendəʊˈθiːlɪəl] retikuloendotheliales System *nt*, retikulohistiozytäres System *nt.*
re•tic•u•lo•his•ti•o•cyt•ic system [rɪˌtɪkjələʊˌhɪstɪəˈsɪtɪk] → reticuloendothelial system.
re•tic•u•lo•his•ti•o•cy•to•sis [rɪˌtɪkjələʊˌhɪstɪəʊsaɪˈtəʊsɪs] *n* Retikulohistiozytose *f.*
re•tic•u•lo•sis [rɪˌtɪkjəˈləʊsɪs] *n* Retikulose *f.*
ret•i•na [ˈretɪnə] *n* Netzhaut *f*, Retina *f.*
ret•i•nal adaptation [ˈretɪnəl] *ophthal.* Netzhautadaptation *f*, -anpassung *f.*
retinal aplasia *ophthal.* Netzhautaplasie *f*, -dysplasie *f.*
retinal cones (*Auge*) Zapfen(zellen *pl*) *pl.*
retinal detachment *ophthal.* Netzhautablösung *f*, Ablatio/Amotio retinae.
retinal embolism *ophthal.* (*Retina*) Zentralarterienembolie *f.*
retinal rivalry *ophthal.* Netzhautrivalität *f.*
retinal rods (*Auge*) Stäbchen(zellen *pl*) *pl.*
ret•i•ni•tis [retəˈnaɪtɪs] *n ophthal.* Netzhautentzündung *f*, Retinitis *f.*
ret•i•no•blas•to•ma [ˌretɪnəʊblæsˈtəʊmə] *n ophthal.* Retinoblastom *nt.*
ret•i•no•ce•re•bral angiomatosis [retɪnəʊˈserəbrəl] Netzhautangiomatose *f*, (von) Hippel-Lindau-Syndrom *nt*, Angiomatosis retinae cystica.
ret•i•no•cho•roi•dal coloboma [ˌretɪnəʊkəˈrɔɪdl] *ophthal.* Funduskolobom *nt.*
ret•i•no•cho•roid•i•tis [retɪnəʊˌkɔːrɔɪˈdaɪtɪs] *n* Retinochorioiditis *f*, Chorioretinitis *f.*
ret•i•nog•ra•phy [retɪˈnɑgrəfɪ] *n ophthal.* Retinographie *f.*
ret•i•no•pap•il•li•tis [retɪnəʊˌpæpəˈlaɪtɪs] *n ophthal.* Retinopapillitis *f*, Papilloretinitis *f.* **retinopapillitis of premature infants** → retinopathy of prematurity.
ret•i•nop•a•thy [retɪˈnɒpəθɪ] *n* Netzhauterkrankung *f*, Retinopathie *f*, Retinose *f.* **retinopathy of prematurity** *ped.* retrolentale Fibroplasie *f*, Frühgeborenenretinopathie *f*, Terry-Syndrom *nt.*

ret•i•nos•chi•sis [ˌretɪˈnɒskəsɪs] *n ophthal.*
Netzhautspalt *m*, Retinoschisis *f.*

ret•i•nos•co•py [retɪˈnɒskəpɪ] *n ophthal.*
Retinoskopie *f*, Skiaskopie *f.*

ret•i•no•tox•ic [retɪnəʊˈtɒksɪk] *adj* netzhautschädigend, retinotoxisch.

re•tract [rɪˈtrækt] **I** *vt* zusammen-, einziehen, kontrahieren. **II** *vi* s. zusammenziehen, kontrahieren.

re•tract•ed nipple [rɪˈtræktɪd] Hohl-, Schlupfwarze *f.*

re•trac•tion [rɪˈtrækʃn] *n* Zusammenziehen *nt*, Einziehung *f;* Schrumpfung *f*, Verkürzung *f*, Retraktion *f.*

retraction ring *gyn.* Kontraktionsring *m.*
pathologic retraction ring *gyn.* Bandl-Kontraktionsring.

retraction syndrome *ophthal.* Duane-Syndrom *nt*, Stilling-Türk-Duane-Syndrom *nt.*

re•trans•plan•ta•tion [rɪˌtrænsplænˈteɪʃn] *n* Retransplantation *f.*

ret•ro•bul•bar abscess [retrəʊˈbʌlbər] retrobulbärer Abszeß *m.*

retrobulbar neuritis Retrobulbärneuritis *f*, Neuritis optica retrobulbaris.

retrobulbar space Retrobulbärraum *m.*

ret•ro•car•di•ac space [retrəʊˈkɑːrdɪæk] Holzknecht-Raum *m*, Retrokardialraum *m.*

ret•ro•ce•cal abscess [retrəʊˈsiːkəl] retrozäkaler Abszeß *m.*

retrocecal appendicitis retrozäkale Appendizitis *f.*

retrocecal hernia Rieux-Hernie *f*, retrozäkale Hernie *f.*

ret•ro•ces•sion [retrəʊˈseʃn] *n* **1.** *(Ausschlag)* Nachinnenschlagen *nt.* **2.** *epidem.* Retrozession *f.*

ret•ro•coch•le•ar deafness [retrəʊˈkɒklɪər] retrokochleäre Schwerhörigkeit/Taubheit *f.*

ret•ro•flex•ion [retrəʊˈflekʃn] *n* **1.** Rückwärtsneigung *f*, -beugung *f*, Retroflexion *f.* **2.** Retroflexion *f* des Uterus, Retroflexio uteri.

ret•ro•gas•se•ri•an neurotomy/rhizotomy [ˌretrəʊɡəˈsɪərɪən] *neurochir.* retroganglionäre Neurotomie *f.*

ret•ro•grade [ˈretrəʊɡreɪd] **I** *adj* rückläufig, retrograd; rückwirkend. **II** *vi* entarten, degenerieren.

retrograde amnesia retrograde Amnesie *f.*
retrograde aortography *radiol.* retrograde Aortographie *f.*
retrograde block *card.* retrograder Block *m.*
retrograde conduction *card.* retrograde Erregungsleitung *f.*
retrograde embolism retrograde Embolie *f.*
retrograde extrasystole → return extrasystole.
retrograde metastasis paradoxe/retrograde Metastase *f.*
retrograde pyelography *radiol.* retrograde Pyelographie *f.*

retrograde urethrography *radiol.* retrograde Urethrographie *f.*
retrograde urography *radiol.* retrograde Urographie *f.*

ret•ro•gres•sion [ˌretrəʊˈɡreʃn] *n* rückläufige Entwicklung *f*, Rückbildung *f*, Regression *f.*

re•tro•in•fec•tion [ˌretrəʊɪnˈfekʃn] *n gyn.* Retroinfektion *f.*

ret•ro•in•gui•nal space [retrəʊˈɪŋɡwɪnl] Bogros-Raum *m*, Retroinguinalraum *m.*

ret•tro•len•tal fibroplasia [retrəʊˈlentl] *ped.* retrolentale Fibroplasie *f*, Frühgeborenenretinopathie *f*, Terry-Syndrom *nt.*

ret•ro•mam•ma•ry abscess [retrəʊˈmæməri] *(Brust)* retroglandulärer/retromammärer Abszeß *m.*

retro-ocular space → retrobulbar space.

ret•ro•pa•tel•lar chondropathy [ˌretrəʊpəˈtelər] Büdinger-Ludloff-Läwen-Syndrom *nt*, Chondromalacia patellae.

ret•ro•per•i•to•ne•al air [retrəʊˌperɪtəˈniːəl] *radiol.* retroperitoneale Luft *f.*

retroperitoneal bleeding retroperitoneale Blutung *f.*

retroperitoneal fibrosis Ormond-Syndrom *nt*, (idiopathische) retroperitoneale Fibrose *f.*

retroperitoneal space Retroperitonealraum *m*, Spatium retroperitoneale.

ret•ro•pha•ryn•ge•al space [ˌretrəʊfəˈrɪndʒ(ɪ)əl] retropharyngealer Raum *m*, Retropharyngealraum *m.*

ret•ro•po•si•tion [ˌretrəpəˈzɪʃn] *n* Rückwärtsverlagerung *f*, Retroposition *f.* **retroposition of uterus** Retroposition des Uterus, Retropositio uteri.

ret•ro•pu•bic space [retrəʊˈpjuːbɪk] Retzius-Raum *m*, Spatium retropubicum.

ret•ro•ton•sil•lar abscess [retrəʊˈtɒnsɪlər] retrotonsillärer Abszeß *m*, Retrotonsillarabszeß *m.*

ret•ro•u•re•thral catheterization [ˌretrəʊjʊəˈriːθrəl] posteriore/retrourethrale Katheterisierung *f.*

ret•ro•vas•cu•lar hernia [retrəʊˈvæskjələr] Serafini-Hernie *f*, retrovaskuläre Schenkelhernie *f.*

ret•ro•ver•sion [retrəʊˈvɜrʒn] *n* **1.** Rückwärtsneigung *f*, -beugung *f*, Retroversion *f.* **2.** Retroversion *f* des Uterus, Retroversio uteri.

re•turn extrasystole [rɪˈtɜrn] *card.* Umkehrextrasystole *f*, Echophänomen *nt.*

re•vac•ci•na•tion [rɪˌvæksəˈneɪʃn] *n* Wiederholungsimpfung *f*, Wiederimpfung *f*, Revakzination *f.*

re•vas•cu•lar•i•za•tion [rɪˌvæskjələrɪˈzeɪʃn] *n* **1.** *patho.* Kapillareinsprossung *f*, Revaskularisierung *f*, Revaskularisation *f.* **2.** *chir.* Revaskularisation *f*, Revaskularisierung *f.*

Reverdin [rəvɛrˈdɛ̃]: **Reverdin graft** Reverdin-Läppchen *nt*, Hautinseln *pl.*

re•versed coarctation [rɪˈvɜrsd] Pulslos-Krankheit *f*, Martorell-Syndrom *nt*, Taka-

yasu-Syndrom *nt.*
reversed peristalsis (*Darm*) retrograde Peristaltik *f.*
reversed shunt Rechts-Links-Shunt *m.*
re•viv•i•fi•ca•tion [rɪˌvɪvəfɪ'keɪʃn] *n ortho.* (*Wundrand*) Auffrischung *f,* Auffrischen *nt.*
re•viv•i•fy [rɪ'vɪvəfaɪ] *vt ortho.* (*Wundrand*) auffrischen.
rhab•do•my•o•ma [ˌræbdəmaɪ'əʊmə] *n* Rhabdomyom *nt.*
rhab•do•my•o•sar•co•ma [ræbdəˌmaɪəsɑː'kəʊmə] *n* Rhabdo(myo)sarkom *nt.*
rhab•do•sar•co•ma [ˌræbdəsɑː'kəʊmə] *n* Rhabdo(myo)sarkom *nt.*
rhag•a•des ['rægədiːz] *pl* Hautschrunden *pl,* Hautfissuren *pl,* Rhagaden *pl.*
Rh antibodies Rh-Antikörper *pl,* Rhesus-Antikörper *pl.*
Rh antigen Rh-Antigen *nt,* Rhesus-Antigen *nt.*
rhe•os•to•sis [ˌriːɒs'təʊsɪs] *n radiol.* Rheostose *f,* Melorheostose *f.*
rhe•sus antibodies ['riːsəs] Rh-Antikörper *pl,* Rhesus-Antikörper *pl.*
rhesus antigen Rh-Antigen *nt,* Rhesus-Antigen *nt.*
rhesus factor Rhesusfaktor *m.*
rhesus system Rhesussystem *nt,* Rh-System *nt.*
rheu•ma•tal•gia [ruːmə'tældʒɪə] *n* (chronischer) Rheumaschmerz *m,* (chronische) Rheumaschmerzen *pl.*
rheu•mat•ic [ruː'mætɪk] **I** *n* Rheumatiker(in *f*) *m.* **II** *adj* rheumatisch, Rheuma-.
rheumatic arteritis rheumatische Arteriitis *f,* Arteriitis rheumatica.
rheumatic carditis rheumatische Karditis *f,* Carditis rheumatica.
rheumatic chorea Sydenham-Chorea *f,* Chorea juvenilis/rheumatica/simplex.
rheumatic disease rheumatische Erkrankung *f,* Rheumatismus *m,* Rheuma *nt.*
rheumatic endocarditis rheumatische Endokarditis *f,* Bouillaud-Krankheit *f.*
rheumatic fever rheumatisches Fieber *nt,* akuter Gelenkrheumatismus *m.*
rheumatic nodule Rheumaknötchen *nt,* Nodulus rheumaticus.
rheumatic pericarditis rheumatische Herzbeutelentzündung *f.*
rheumatic valvulitis → rheumatic endocarditis.
rheu•ma•tism ['ruːmətɪzəm] *n* → rheumatic disease.
rheu•ma•toid arthritis ['ruːmətɔɪd] rheumatoide Arthritis *f,* progrediente/primär chronische Polyarthritis *f.*
rheumatoid disease Rheumatoid *nt,* rheumatoide Erkrankung *f.*
rheumatoid factors Rheumafaktoren *pl.*
rheu•ma•tol•o•gy [ruːmə'tɒlədʒɪ] *n* Rheumatologie *f.*
rheumy ['ruːmɪ] *adj* verschnupft; katarrhalisch; (*Augen*) (vom Schnupfen) wäßrig u. gerötet.

Rh factor → rhesus factor.
rhi•nal ['raɪnl] *adj* nasal, Nasen-, Naso-, Rhino-.
rhin•al•gia [raɪ'nældʒɪə] *n* Nasenschmerz(en *pl*) *m,* Rhinalgie *f,* Rhinodynie *f.*
Rh incompatibility Rhesus-Inkompatibilität *f,* Rh-Inkompatibilität *f.*
rhi•ni•tis [raɪ'naɪtɪs] *n* Nasenschleimhautentzündung *f,* Rhinitis *f.*
rhi•no•dac•ry•o•lith [raɪnəʊ'dækrɪəlɪθ] *n* Rhinodakryolith *m.*
rhi•no•lar•yn•gi•tis [raɪnəʊˌlærɪn'dʒaɪtɪs] *n HNO* Nasen-Rachen-Katarrh *m,* Rhinolaryngitis *f.*
rhi•no•lar•yn•gol•o•gy [raɪnəʊˌlærɪn-'ɡɒlədʒɪ] *n* Rhinolaryngologie *f.*
rhi•no•lite ['raɪnəʊlaɪt] *n* → rhinolith.
rhi•no•lith ['raɪnəʊlɪθ] *n* Nasenstein *m,* Rhinolith *m.*
rhi•nol•o•gy [raɪ'nɒlədʒɪ] *n* Nasenheilkunde *f,* Rhinologie *f.*
rhi•no•phar•yn•gi•tis [raɪnəʊˌfærɪn'dʒaɪtɪs] *n* Nasopharynxentzündung *f,* Rhinopharyngitis *f.*
rhi•no•phar•ynx ['raɪnəʊfærɪŋks] *n* Nasenrachen *m,* Epi-, Naso-, Rhinopharynx *m.*
rhi•no•phy•ma [raɪnəʊ'faɪmə] *n* Kartoffel-, Knollennase *f,* Rhinophym *nt.*
rhi•no•plas•ty ['raɪnəʊplæstɪ] *n HNO* Nasen-, Rhinoplastik *f.*
rhi•nor•rha•gia [raɪnəʊ'reɪdʒ(ɪ)ə] *n* (starkes) Nasenbluten *nt,* Rhinorrhagie *f,* Epistaxis *f.*
rhi•nor•rhea [raɪnə'rɪə] *n* Nasen(aus)fluß *m,* Rhinorrhoe *f.*
rhi•no•scope ['raɪnəʊskəʊp] *n HNO* Nasenspiegel *m,* -spekulum *nt,* Rhinoskop *nt.*
rhi•nos•co•py [raɪ'nɒskəpɪ] *n HNO* Nasen(höhlen)spiegelung *f,* Rhinoskopie *f.*
rhi•no•vi•rus [raɪnəʊ'vaɪrəs] *n micro.* Rhinovirus *m.*
rhi•zot•o•my [raɪ'zɒtəmɪ] *n neurochir.* Rhizotomie *f,* Radikulotomie *f.*
rho•dop•sin [rəʊ'dɒpsɪn] *n* Sehpurpur *m,* Rhodopsin *nt.*
rhom•ben•ceph•a•lon [ˌrɒmbən'sefələn] *n* Rautenhirn *nt,* Rhomencephalon *nt.*
rhom•boid fossa ['rɒmbɔɪd] Rautengrube *f,* Fossa rhomboidea.
rhon•chal fremitus ['rɒŋkəl] Bronchialfremitus *m,* Fremitus bronchialis.
rhon•chus ['rɒŋkəs] *n* (Rassel-)Geräusch *nt,* Rhonchus *m.*
Rh system → rhesus system.
rhythm ['rɪðəm] *n* **1.** Rhythmus *m;* Takt *m.* **2.** *physiol.* Pulsschlag *m;* Menstruations-, Monatszyklus *m.*
rhyth•mic ['rɪðmɪk] *adj* gleichmäßig, regelmäßig, rhythmisch.
rhythm method (*Kontrazeption*) Knaus-Ogino-Methode *f.*
rhyt•i•dec•to•my [rɪtɪ'dektəmɪ] *n chir.* Face-Lifting *f,* Rhytidektomie *f.*

rhyt•i•do•plas•ty ['rɪtɪdəʊplæstɪ] *n* → rhytidectomy.
rib [rɪb] *n* Rippe *f*; *anat.* Costa *f*.
rib cage Brustkorb *m*, (knöcherner) Thorax *m*.
rib cartilage Rippenknorpel *m*, Cartilago costalis.
rib fracture Rippenbruch *m*, -fraktur *f*. **multiple rib fractures** Rippenserienfraktur *f*.
rib hump *ortho.* Rippenbuckel *m*.
ri•bo•fla•vin [ˌraɪbəʊ'fleɪvɪn] *n* Ribo-, Laktoflavin *nt*, Vitamin B$_2$ *nt*.
ri•bo•nu•cle•ic acid [ˌraɪbəʊnʊ'kliːɪk] Ribonukleinsäure *f*.
rib prominence *ortho.* Rippenbuckel *m*.
rib shears *chir.* Rippenresektionsschere *f*.
rib spreader *chir.* Rippenspreizer *m*, -sperrer *m*.
rice bodies [raɪs] Reiskörper(chen *pl*) *pl*, Corpora oryzoidea.
rice-water stools Reiswasserstühle *pl*.
rick•ets ['rɪkɪts] *pl* Rachitis *f*.
rick•ett•se•mia [rɪkət'siːmɪə] *n* Rickettsiensepsis *f*.
rick•ett•sia [rɪ'ketsɪə] *n micro.* Rickettsie *f*, Rickettsia *f*.
rick•ett•si•al disease/infection [rɪ'ketsɪəl] Rickettsieninfektion *f*, -erkrankung *f*, Rickettsiose *f*.
ridge [rɪdʒ] *n* (*a. anat.*) Kamm *m*, Grat *m*, Kante *f*, Rücken *m*.
rid•ing embolus ['raɪdɪŋ] reitender Embolus *m*, Sattelembolus *m*.
Riedel ['riːdl]: **Riedel's disease** eisenharte Struma Riedel *f*, chronische hypertrophische Thyreoiditis *f*.
 Riedel's lobe (*Leber*) Riedel-Lappen *m*.
Rieger ['riːɡər]: **Rieger's anomaly** *ophthal.* Rieger-Anomalie *f*.
 Rieger's syndrome Rieger-Syndrom *nt*.
Rieux [rjø]: **Rieux's hernia** Rieux-Hernie *f*, retrozäkale Hernie *f*.
rif•am•pi•cin ['rɪfæmpəsɪn] *n pharm.* Rifampicin *nt*.
right atrium [raɪt] rechter (Herz-)Vorhof *m*, Atrium cordis dextrum.
right auricle/auricula of heart rechtes Herzohr *nt*, Auricula dextra.
right-handed *adj* rechtshändig.
right heart Rechtsherz *nt*, rechte Herzkammer *f*, rechter Ventrikel *m*.
right heart bypass *HTG* Rechtsbypass *m*.
right heart dilatation *card.* Rechtsherzdilatation *f*, rechtsventrikuläre Dilatation *f*.
right heart hypertrophy Rechts(herz)hypertrophie *f*, rechtsventrikuläre Hypertrophie *f*.
right hemicolectomy *chir.* rechtsseitige Hemikolektomie *f*.
right lung rechte Lunge *f*, rechter Lungenflügel *m*.
right-to-left shunt *card.* Rechts-Links-Shunt *m*.
right ventricle of heart rechte Herzkammer *f*, rechter Ventrikel *m*.

right ventricular dilatation → right heart dilatation.
right-ventricular failure Rechts(herz)insuffizienz *f*.
right ventricular hypertrophy → right heart hypertrophy.
rig•id ['rɪdʒɪd] *adj* 1. starr, steif, unbiegsam, rigid(e). 2. *fig.* streng, unbeugsam, rigid(e).
ri•gid•i•ty [rɪ'dʒɪdətɪ] *n* 1. Starrheit *f*, Steifheit *f*, Rigidität *f*. 2. *fig.* Strenge *f*, Unnachgiebigkeit *f*, Rigidität *f*. 3. *neuro.* Rigor *m*, Rigidität *f*.
rig•or ['rɪɡər] *n neuro.* Rigor *m*, Rigidität *f*.
ring bleeding [rɪŋ] Ringblutung *f*.
Ringer ['rɪŋər]: **Ringer's bicarbonate (solution)** Ringer-Bikarbonat(lösung *f*) *nt*.
 Ringer's glucose (solution) Ringer-Glukose(lösung *f*) *nt*.
 Ringer's lactate (solution) Ringer-Laktat(lösung *f*) *nt*.
 Ringer's solution Ringer-Lösung *f*.
ring finger Ringfinger *m*.
ring forceps *chir.* Ringfaßzange *f*.
ring pessary *gyn.* Ringpessar *nt*.
ring scotoma *ophthal.* Ringskotom *nt*.
ring•worm ['rɪŋwɜrm] *n derm.* Tinea *f*; Trichophytie *f*.
ringworm of the beard (tiefe) Bartflechte *f*, Tinea barbae.
ringworm of the body Tinea/Trichophytia corporis.
ringworm of the face Tinea faciei.
ringworm of the feet Sportlerfuß *m*, Fußpilz *m*, Fußpilzerkrankung *f*, Tinea pedis.
ringworm of the genitocrural region Tinea inguinalis, Eccema marginatum.
ringworm of the hand Tinea manus.
ringworm of the nail Nagel-, Onychomykose *f*, Tinea unguium.
ringworm of the scalp Tinea capitis.
Rinne ['rɪnə]: **Rinne's test** *HNO* Rinne-Versuch *m*.
rinse [rɪns] **I** *n* (Aus-)Spülung *f*. **give sth. a rinse** etw. (ab-, aus-)spülen. **II** *vt* (ab-, aus-, nach-)spülen. **rinse one's hands** s. die Hände waschen. **rinse out** *vt* (*Mund*) ausspülen.
rins•ing ['rɪnsɪŋ] **I** *n* 1. (Aus-)Spülen *nt*, (Aus-)Spülung *f*. 2. **rinsings** *pl* Spülwasser *nt*. **II** *adj* (aus-)spülend, Spül-.
ripe cataract [raɪp] reifer Star *m*, Cataracta matura.
risk factor [rɪsk] Risikofaktor *m*.
Ritter ['rɪtər]: **Ritter's bougie** Ritter-Bougie *f*.
 Ritter's disease 1. Morbus Ritter von Rittershain *m*, Pemphigoid *nt* der Säuglinge, staphylogenes Lyell-Syndrom. 2. (medikamentöses) Lyell-Syndrom *nt*.
Riva-Rocci ['rivə 'rɔtʃiː]: **Riva-Rocci method** Riva-Rocci-Methode *f*, Blutdruckbestimmung *f* nach Riva-Rocci.
RNA virus *micro.* RNA-Virus *nt*.
road traffic accident [rəʊd] *Brit.* Verkehrsunfall *m*.

Robertson ['rɑbərtsən]: **Robertson pupil** Argyl-Robertson-Phänomen *nt*, Robertson-Zeichen *nt*.
Robertson's sign 1. Robertson-Zeichen *nt*. **2.** → Robertson pupil.
rob•ert•son•i•an translocation [rɑbərt-'səunɪən] *genet.* Robertson-Translokation *f*.
rob•o•rant ['rɑbərənt] **I** *n* Stärkungsmittel *nt*, Roborans *nt*. **II** *adj* stärkend.
Rocky Moun•tain spotted fever ['rɑkɪ 'mauntn] Felsengebirgsfleckfieber *nt*, amerikanisches Zeckenbißfieber *nt*.
rod [rɑd] *n* **1.** Zapfen *m*; Stab *m*, Stange *f*. **2. rods** *pl* (*Auge*) Stäbchen(zellen) *pl*.
rod achromatopsy → rod monochromasy.
rod cells → rod 2.
ro•dent ulcer ['rəudnt] knotiges/solides/noduläres Basaliom *nt*, Ulcus rodens.
rod monochromasy *ophthal.* Stäbchen(farben)blindheit *f*.
rod vision Dämmerungs-, Nachtsehen *nt*, skotopes Sehen *nt*, Skotop(s)ie *f*.
Roederer ['rəudərər, 'rœ-]: **Roederer's spontaneous evolution** *gyn.* Roederer-Selbstentwicklung *f*.
roent•gen ['rentgən] **I** *n* Röntgen *nt*, Röntgeneinheit *f*. **II** *adj* Röntgen-.
roent•gen•ize ['rentgənaɪz] *vt* bestrahlen; röntgen.
roent•gen•ky•mog•ra•phy [,rentgənkaɪ-'mɑgrəfɪ] *n* Röntgenkymographie *f*.
roent•gen•o•gram ['rentgənəugræm] *n* Röntgenaufnahme *f*, -bild *nt*.
roent•gen•o•graph ['rentgənəgræf] *n* → roentgenogram.
roent•gen•o•graph•ic [rentgənəu'græfɪk] *adj* radiographisch, Röntgen-; radiologisch.
roentgenographic film 1. Röntgenfilm *m*. **2.** Röntgenaufnahme *f*, -bild *nt*.
roent•gen•og•ra•phy [rentgə'nɑgrəfɪ] *n* **1.** Röntgenphotographie *f*. **2.** Röntgenuntersuchung *f*, Röntgen *nt*.
roent•gen•ol•o•gy [rentgə'nɑlədʒɪ] *n* Röntgenologie *f*.
roent•gen•o•scope ['rentgənəuskəup] *n* Röntgen-, Durchleuchtungsapparat *m*, Fluoroskop *nt*.
roent•gen•os•co•py [rentgə'nɑskəpɪ] *n* Röntgenuntersuchung *f*, -durchleuchtung *f*, Röntgenoskopie *f*, Fluoroskopie *f*.
roent•gen•o•ther•a•py [rentgənəu'θerəpɪ] *n* Röntgentherapie *f*; Strahlentherapie *f*.
roentgen-ray dermatitis Strahlen-, Radiodermatitis *f*.
roentgen rays Röntgenstrahlen *pl*, -strahlung *f*.
roentgen therapy → roentgenotherapy.
Roger [rɔ'ʃe]: **Roger's bruit** → Roger's murmur.
Roger's disease Roger-Syndrom *nt*, Morbus Roger *m*.
Roger's murmur *card.* Roger-Geräusch *nt*.
ro•lan•dic epilepsy [rəu'lændɪk] rolandische Epilepsie *f*.

Romano-Ward ['rəumənəu 'wɔːrd]: **Romano-Ward syndrome** *card.* Romano-Ward-Syndrom *nt*.
Romberg ['rɑmbɜrg]: **Romberg's disease** Romberg-Syndrom *nt*, Romberg-Parry-Syndrom *nt*, progressive halbseitige Gesichtsatrophie *f*.
Romberg's sign Romberg-Zeichen *nt*.
Romberg's symptom 1. Romberg-Zeichen *nt*. **2.** → Romberg-Howship symptom.
Romberg's syndrome → Romberg's disease.
Romberg's test Romberg-Versuch *m*.
Romberg-Howship ['rɑmbɜrg 'hauʃɪp]: **Romberg-Howship symptom** Howship-von Romberg-Zeichen *nt*.
R-on-T phenomenon *card.* R-auf-T-Phänomen *nt*.
roof [ruːf] **I** *n* Dach *nt*; Gewölbe *nt*. **II** *vt* überdachen; bedecken.
roof of fourth ventricle Dach des IV. Ventrikels, Tegmen ventriculi quarti.
roof of orbit Orbitadach, Paries superior orbitae.
roof of skull knöchernes Schädeldach, Kalotte *f*, Calvaria *f*.
roof of tympanic cavity Paukenhöhlendach, Tegmen tympani.
room [ruːm, rʊm] *n* **1.** Raum *m*, Zimmer *nt*; Saal *m*. **2.** Platz *m*, Raum *m*. **make room** Platz machen (*for* für).
room air Raumluft *f*.
rooming-in *gyn.* Rooming-in *nt*.
room temperature Raum-, Zimmertemperatur *f*.
root [ruːt] **I** *n* **1.** *anat., mathe.* Wurzel *f*, Radix *f*. **pull out by the root** mit der Wurzel herausziehen. **2.** *fig.* Wurzel *f*, Ursache *f*, Kern *m*. **II** *vi* **3.** Wurzeln schlagen, wurzeln. **4.** *fig.* wurzeln (*in* in); seinen Ursprung haben (*in* in).
root of iris Iriswurzel.
root of lung Lungenwurzel, Radix/Pediculus pulmonis.
root of mesentery Mesenterial-, Gekrösewurzel, Radix mesenterii.
root of nose Nasenwurzel, Radix nasalis/nasi.
roped flap [rəupt] → rope flap.
rope flap [rəup] Rundstiellappen *m*.
ro•sa•cea [rəu'zeɪʃɪə] *n derm.* Kupferfinne *f*, Rosazea *f*, Rosacea *f*.
rosacea keratitis Akne-rosacea-Keratitis *f*, Rosazea-Keratitis *f*.
rose disease [rəuz] **1.** Wundrose *f*, Rose *f*, Erysipel *nt*. **2.** Schweinerotlauf *m*, Erysipeloid *nt*, Pseudoerysipel *nt*.
ro•se•o•la [rəu'zɪələ] *n derm.* **1.** Roseola *f*. **2.** (*roseola infantum*) Dreitagefieber *nt*, Exanthema subitum, Roseola infantum.
ro•sette assay [rəu'zet] *immun.* Rosettentest *m*.
E rosette assay E-Rosettentest.
EAC rosette assay EAC-Rosettentest.
Rose-Waaler [rəuz 'wɔːlər]: **Rose-Waaler**

test Rose-Waaler-Test *m,* Waaler-Rose-Test *m.*
Rossolimo [rɑsəʊˈliːməʊ]: **Rossolimo's reflex/sign** 1. Zehenbeugereflex *m,* Rossolimo-Reflex *m,* Plantarmuskelreflex *m.* 2. Rossolimo-Fingerzeichen *nt.*
ro•tat•ed fracture [ˈrəʊteɪtɪd] Fraktur *f* mit Rotationsfehlstellung.
ro•ta•tion [rəʊˈteɪʃn] *n* 1. (Um-)Drehung *f,* Drehbewegung *f,* Rotation *f.* 2. Wechsel *m.* **in/by rotation** turnusmäßig, abwechselnd.
rotation flap Rotationslappen *m.*
ro•ta•tor cuff [ˈrəʊteɪtər] (*Schulter*) Rotatorenmanschette *f.*
ro•ta•to•ry deformity [ˈrəʊtətɔːriː] *ortho.* (*Fraktur*) Rotationsfehlstellung *f.*
rotatory malalignment/malunion *ortho.* (*Fraktur*) Verheilung *f* in Rotationsfehlstellung.
Ro•ta•vi•rus [ˈrəʊtəvaɪrəs] *n micro.* Rotavirus *nt.*
rough [rʌf] **I** *n* Rauheit *f,* Unebenheit *f.* **II** *adj* 1. rauh, uneben; zerklüftet; roh; (*Haare*) struppig; (*Haut*) rauh. 2. (*Schätzung*) grob, ungefähr. **III** *adv* roh, rauh, hart. **IV** *vt* an-, aufrauhen. **V** *vi* rauh werden.
rough•en [ˈrʌfn] **I** *vt* an-, aufrauhen, rauh machen. **II** *vi* rauh(er) werden.
rough•ness [ˈrʌfnɪs] *n* Rauheit *f,* Unebenheit *f;* rauhe Stelle *f.*
rou•leaux formation [ruːˈləʊ] *hema.* Geldrollenbildung *f,* Rouleau-Bildung *f,* Pseudoagglutination *f.*
round back [raʊnd] Rundrücken *m.*
round cells Rundzellen *pl.*
round heart Kugelherz *nt.*
round window rundes Fenster *nt,* Fenestra cochleae/rotunda.
round•worm [ˈraʊndwɜrm] *n micro.* Rund-, Fadenwurm *m,* Nematode *f.*
Rous [raʊs, ruːs]: **Rous-associated virus** Rous-assoziiertes Virus *nt.*
Rous sarcoma Rous-Sarkom *nt.*
Roux [ru]: **Roux's anastomosis** Roux-Y-Schlinge *f,* Y-Anastomose *f,* Y-Roux-Anastomose *f.*
Roux retractor Roux-Haken *m.*
R-R interval *card.* RR-Intervall *nt.*
RS virus *micro.* RS-Virus *nt,* Respiratory-syncitial-Virus *nt.*
rub [rʌb] **I** *n* 1. (Ab-)Reiben *nt,* Abreibung *f.* 2. *card.* Reibegeräusch *nt,* Reiben *nt.* **II** *vt* reiben. **rub one's hands** s. die Hände reiben. **III** *vi* reiben, streifen (*against, upon, on* an).
ru•be•fa•cient [ruːbəˈfeɪʃənt] **I** *n* hyperämisierendes Mittel *nt,* Hyperämikum *nt,* Rubefaciens *nt.* **II** *adj* hautrötend, hyperämisierend.
ru•bel•la [ruːˈbelə] *n* Röteln *pl,* Rubella *f,* Rubeola *f.*
rubella embryopathy Röteln-, Rubeola-embryopathie *f.*
rubella syndrome kongenitale Röteln *pl,* kongenitales Rötelnsyndrom *nt.*
rubella vaccination Röteln(schutz)impfung *f.*
rubella vaccine Röteln(virus)-Lebendimpfstoff *m.*
rubella virus *micro.* Rötelnvirus *nt.*
rubella virus live vaccine Röteln(virus)-Lebendimpfstoff *m.*
ru•be•o•la [ruːˈbɪələ] *n* Masern *pl,* Morbilli *pl.*
ru•by spots [ˈruːbɪ] senile (Häm-)Angiome *pl,* Alters(häm)angiome *pl.*
ruck•sack paralysis [ˈrʌksæk] Rucksacklähmung *f.*
rude respiration [ruːd] bronchovesikuläres/vesikobronchiales Atmen *nt.*
rug•by knee [ˈrʌgbɪ] Osgood-Schlatter-Syndrom *nt,* Schlatter-Osgood-Syndrom *nt.*
ru•mi•nate [ˈruːmɪneɪt] *vt, vi* 1. *psychia.* ruminieren. 2. *ped.* ruminieren.
ru•mi•na•tion [ruːmɪˈneɪʃn] *n* 1. *psychia.* Rumination *f.* 2. *ped.* Rumination *f.*
Rumpel-Leede [ˈrʌmpl ˈliːdɪ]: **Rumpel-Leede phenomenon/sign** Rumpel-Leede-Phänomen *nt.*
Rumpel-Leede test Rumpel-Leede-Test *m.*
run [rʌn] **I** *n* 1. Laufen *nt,* Rennen *nt;* Laufschritt *m.* **at/on the run** im Lauf(schritt), im Dauerlauf. 2. *fig.* (Ver-)Lauf *m,* Fortgang *m;* Tendenz *f.* **in the long run** auf lange Sicht, auf die Dauer, langfristig. **in the short run** kurzfristig. **come down with a run** (*Temperatur*) plötzlich fallen. **II** *vt* 3. rennen, laufen. 4. (*Fieber*) haben, fiebern. **run a temperature.** 5. (*Test, Experimente*) durchführen. **III** *vi* 6. laufen, rennen. 7. (*Blut*) fließen, strömen; (*Nase*) laufen; (*Augen*) tränen; (*Abszeß*) eitern.
run down *vi* 1. herunter-, herab-, hinunterlaufen, -rennen. 2. (*Zeit*) ablaufen; (*Batterie*) leer werden. 3. **be run down** erschöpft *od.* ausgepumpt *od.* abgespannt sein.
run out *vi* 1. (*Flüssigkeit*) herauslaufen. 2. (*Zeit*) ablaufen, zu Ende gehen. 3. (*Vorrat*) knapp werden (*of* an), ausgehen.
run•ning [ˈrʌnɪŋ] *adj* (*Wasser*) fließend; (*Wunde*) eiternd; (*Augen*) tränend; (*Nase*) laufend.
running cold schwerer Schnupfen *m.*
running sore eiternde Wunde *f.*
Runyon [ˈrʌnjən]: **Runyon group I** *micro.* photochromogene Mykobakterien *pl.*
Runyon group II *micro.* skotochromogene Mykobakterien *pl.*
Runyon group III *micro.* nicht-chromogene Mykobakterien *pl.*
Runyon group IV *micro.* schnellwachsende (atypische) Mykobakterien *pl.*
rup•ture [ˈrʌptʃər] **I** *n* 1. Bruch *m,* Riß *m,* Ruptur *f.* 2. Brechen *nt,* Zerplatzen *nt,* Zerreißen *nt.* 3. Bruch *m,* Hernie *f.* **II** *vt* brechen, zersprengen, zerreißen, rupturieren. **III** *vi* 4. zerspringen, zerreißen, bersten, rupturieren. 5. s. einen Bruch heben.
rupture of the Achilles tendon Achillessehnenruptur *f.*
rupture of the symphysis pubis Symphy-

senruptur, Ruptur der Symphysis pubis.
rup•tured disk ['rʌptʃərd] *neuro.* Bandscheibenvorfall *m*, -prolaps *m*, -hernie *f.*
Rus•sian forest-spring encephalitis ['rʌʃən] → Russian spring-summer encephalitis.
Russian spring-summer encephalitis russische Früh(jahr-)Sommer-Enzephalitis *f*, russische Zeckenenzephalitis *f.*

Russian spring-summer encephalitis virus RSSE-Virus *nt*, russische Frühsommerenzephalitis-Virus *nt.*
rusty sputum ['rʌstɪ] rostfarbenes/rubiginöses Sputum *nt.*
R wave (*EKG*) R-Zacke *f.* **Sabin** ['sæbɪn]: **Sabin's vaccine** Sabin-Vakzine *f,* oraler Lebendpolioimpfstoff *m.*

S

S-A block → sinoatrial block.
sac•cade [sæ'kɑːd] *n physiol.* (Blick-) Sakkade *f.*
sac•cha•ride ['sækəraɪd] *n* Kohlenhydrat *nt*, Sa(c)charid *nt.*
sac•cha•ror•rhea [sækərəʊ'rɪə] *n* Glukosurie *f*, Glucosurie *f.*
sac•cha•rose ['sækərəʊz] *n* Rübenzucker *m*, Saccharose *f.*
sac•cha•ro•su•ria [ˌsækərəʊ's(j)ʊərɪə] *n* Saccharosurie *f*, Sucrosuria *f.*
sa•cral ala ['sækrəl] Kreuzbeinflügel *m*, Ala sacralis.
sacral anesthesia/block Sakralanästhesie *f*, -blockade *f.*
sacral bone → sacrum.
sacral canal Kreuzbeinkanal *m*, Canalis sacralis.
sacral cord Sakralmark *nt*, Kreuzbein-, Sakralsegmente *pl.*
sa•cral•gia [seɪ'kræld͡ʒ(ɪ)ə] *n* Kreuzbeinschmerz *m*, Sakralgie *f*, Sakrodynie *f.*
sacral hiatus Hiatus sacralis.
sacral nerves Sakral-, Kreuzbeinnerven *pl.*
sacral parasite *patho.* Sakralparasit *m.*
sacral plexus 1. Kreuzbein-, Sakralplexus *m*, Plexus sacralis. **2.** Plexus venosus sacralis.
sacral vertebrae Kreuz(bein)-, Sakralwirbel *pl*, Vertebrae sacrales.
sa•crec•to•my [seɪ'krektəmɪ] *n chir.* Kreuzbeinresektion *f*, Sakrektomie *f.*
sac•ro•coc•cyg•e•al joint [ˌseɪkrəʊkɑk-'sɪd͡ʒ(ɪ)əl] Kreuzbein-Steißbein-Gelenk *nt*, Sakrokokzygealgelenk *nt.*
sacrococcygeal teratoma Steiß-, Sakralteratom *nt.*
sa•cro•coc•cyx [seɪkrəʊ'kɑksɪks] *n* Sacrococcyx *f.*
sa•cro•dyn•ia [seɪkrəʊ'diːnɪə] *n* → sacralgia.
sa•cro•pu•bic diameter [seɪkrəʊ'pjuːbɪk] *gyn.* Distantia sacropubica.
sa•crot•o•my [seɪ'krɑtəmɪ] *n ortho.* Sakrotomie *f.*
sa•cro•ver•te•bral angle [seɪkrəʊ'vɜrtəbrəl] Lumbosakral-, Sakrovertebralwinkel *m.*
sa•crum ['seɪkrəm, 'sæk-] *n* Kreuzbein *nt*, Sacrum *nt*, Os sacrum/sacrale.

sad•dle anesthesia ['sædl] *neuro.* Reithosenanästhesie *f.*
saddle back Hohl(rund)rücken *m*, Hohlkreuz *nt.*
saddle block (anesthesia) Sattelblock(anästhesie *f*) *m.*
saddle embolism Sattelembolie *f.*
saddle nose Sattelnase *f.*
safe•ty glasses ['seɪftɪ] Schutzbrille *f.*
safety measure Sicherheitsmaßnahme *f*, -vorkehrung *f.*
safety rules Sicherheits-, Unfallverhütungsvorschriften *pl.*
sag•it•tal axis of eye ['sædʒɪtl] optische Augenachse *f*, Sehachse *f.*
sagittal plane Sagittalebene *f*, Sagittale *f.*
sail•or's skin ['seɪlər] Farmer-, Landmanns-, Seemannshaut *f.*
sa•laam attack/spasm [sə'lɑːm] Salaamkrampf *m*, Nickkrampf *m*, Spasmus nutans.
sa•lic•y•late [sə'lɪsəleɪt] *n* Salizylat *nt*, Salicylat *nt.*
sal•i•cyl•ic acid [sælə'sɪlɪk] Salizylsäure *f*, Salicylsäure *f.*
sal•i•cyl•ism ['sæləsɪlɪzəm] *n* Salicyl-(säure)vergiftung *f*, Salizylismus *m.*
sa•line ['seɪliːn, -laɪn] **I** *n* Salzlösung *f*; physiologische Kochsalzlösung *f.* **II** *adj* salzig, salinisch, Salz-.
saline solution Salzlösung *f.*
 isotonic saline solution isotone (Koch-) Salzlösung.
 normal/physiologic saline solution physiologische Kochsalzlösung.
sa•li•va [sə'laɪvə] *n* Speichel(flüssigkeit *f*) *m*, Saliva *f.*
sal•i•vary calculus ['sæləveriː] Speichelstein *m*, Sialolith *m.*
salivary fistula Speichelfistel *f.*
salivary glands Speicheldrüsen *pl*, Glandulae salivariae.
salivary stone → salivary calculus.
sal•i•va•tion [sælɪ'veɪʃn] *n* **1.** Speichelbildung *f*, Salivation *f.* **2.** Hypersalivation *f*, Sialorrhoe *f.*
Salk ['sɔː(l)k]: **Salk vaccine** Salk-Vakzine *f.*
Sal•mo•nel•la [sælmə'nelə] *n micro.* Salmonella *f.*
 Salmonella enteritidis Gärtner-Bazillus *m*, Salmonella enteritidis.

Salmonella typhi Typhusbazillus *m*, Salmonella typhi.
sal•mo•nel•lal infection [sælmə'nelǝl] Salmonelleninfektion *f*.
salm•on patch ['sæmən] *derm.* Feuer-, Gefäßmal *nt*, Portweinfleck *m*.
sal•pin•gec•to•my [sælpɪŋ'dʒektəmɪ] *n gyn.* Eileiterentfernung *f*, Salpingektomie *f*.
sal•pin•gi•tis [sælpɪŋ'dʒaɪtɪs] *n* 1. *gyn.* Eileiterentzündung *f*, Salpingitis *f*. 2. *HNO* → syringitis.
sal•pin•go•cele [sæl'pɪŋɡəʊsi:l] *n gyn.* Salpingozele *f*.
sal•pin•go•cy•e•sis [sæl,pɪŋɡəʊsaɪ'i:sɪs] *n* Eileiter-, Tubenschwangerschaft *f*, Tubargravidität.
sal•pin•gog•ra•phy [sælpɪŋ'ɡɑɡrəfɪ] *n radiol.* Salpingographie *f*.
sal•pin•go•li•thi•a•sis [sæl,pɪŋɡəʊlɪ-'θaɪəsɪs] *n gyn.* Salpingolithiasis *f*.
sal•pin•gol•y•sis [sælpɪŋ'ɡɑləsɪs] *n gyn.* Eileiterlösung *f*, Salpingolyse *f*.
salpingo-oophorectomy *n gyn.* Salpingo-Oophorektomie *f*, Salpingo-Ovariektomie *f*.
salpingo-ovariectomy *n* → salpingo-oophorectomy.
sal•pin•go•pexy [sæl'pɪŋɡəʊpeksɪ] *n gyn.* Eileiterfixation *f*, Salpingopexie *f*.
sal•pin•go•plas•ty [sæl'pɪŋɡəʊplæstɪ] *n gyn.* Eileiter-, Tuben-, Salpingoplastik *f*.
sal•pin•gor•rha•phy [sælpɪŋ'ɡɔrəfɪ] *n gyn.* Eileiter-, Tubennaht *f*, Salpingorrhaphie *f*.
sal•pin•gos•co•py [sælpɪŋ'ɡɑskəpɪ] *n* 1. *gyn.* Salpingoskopie *f*. 2. *HNO* Salpingoskopie *f*.
sal•pin•go•sto•mat•o•my [sæl,pɪŋɡəʊ-stəʊ'mætəmɪ] *n gyn.* Salpingostoma(to)-tomie *f*, Salpingostomatoplastik *f*.
sal•pin•go•sto•mat•o•plas•ty [sæl,pɪŋ-ɡəʊstəʊ'mætəplæstɪ] *n* → salpingostomatomy.
sal•pin•gos•to•my [sælpɪŋ'ɡɑstəmɪ] *n* 1. → salpingostomatomy. 2. Salpingostomie *f*.
sal•pin•got•o•my [sælpɪŋ'ɡɑtəmɪ] *n gyn.* Eileitereröffnung *f*, Salpingotomie *f*.
sal•pinx ['sælpɪŋks] *n* 1. *gyn.* Eileiter *m*, Salpinx *f*, Tube *f*, Tuba uterina. 2. *HNO* Ohrtrompete *f*, Tube *f*, Tuba auditiva/auditoria, Salpinx *f*.
salt [sɔ:lt] **I** *n* 1. Koch-, Tafelsalz *nt*, Natriumchlorid *nt*. 2. (Abführ-)Salz *nt*. **II** *adj* salzig, Salz-.
salt-craving *n patho., gyn.* Salzhunger *m*.
salt depletion Salzverlust *m*, -mangel *m*.
salt-depletion crisis/syndrome Salzmangelsyndrom *nt*.
salt intoxication Salzvergiftung *f*, -intoxikation *f*.
salt-losing crisis Salzverlustsyndrom *nt*.
salt-losing nephritis Thorn-Syndrom *nt*, Salzverlustnephritis *f*.
salt-losing nephropathy salzverlierende Nephropathie *f*, renales Salzverlustsyndrom *nt*.

salt-losing syndrome Salzverlustsyndrom *nt*.
salt retention Salzeinlagerung *f*, -retention *f*.
sal•u•ret•ic [sæljə'retɪk] **I** *n* Saluretikum *nt*. **II** *adj* saluretisch.
sal•u•tary ['sæljətərɪ] *adj* heilsam, gesund, bekömmlich, Heil-.
sam•ple ['sæmpəl] *n* 1. Probe *f*. 2. Probepackung *f*, Probe *f*.
Sanarelli-Shwartzman [sana'relɪ ʃwɔ:rtsmən]: **Sanarelli-Shwartzman phenomenon** Sanarelli-Shwartzman-Phänomen *nt*.
san•a•tive ['sænətɪv] *adj* heilend, heilsam, heilungsfördernd, kurativ, Heil(ungs)-.
san•a•to•ri•um [,sænə'tɔ:rɪəm] *n* 1. Sanatorium *nt;* Erholungsheim *nt*. 2. Lungenheilstätte *f*, Sanatorium *nt*. 3. (Höhen-, Luft-)Kurort *m*.
san•a•to•ry ['sænətɔ:rɪ] *adj* → sanative.
sane [seɪn] *adj* (geistig) normal, gesund; *forens.* zurechnungsfähig.
Sanfilippo [sænfɪ'lɪpəʊ]: **Sanfilippo's syndrome** Sanfilippo-Syndrom *nt*, polydystrophische Oligophrenie *f*, Mukopolysaccharidose *f* III.
san•guin•e•ous cyst [sæŋ'ɡwɪnɪəs] hämorrhagische Zyste *f*.
san•gui•no•pu•ru•lent [,sæŋɡwɪnəʊ-'pjʊər(j)ələnt] *adj* blutig-eitrig.
san•i•tary ['sænɪtərɪ] *adj* 1. hygienisch, sanitär, Gesundheits-. 2. hygienisch (einwandfrei), gesund.
sanitary towel *hyg.* (Monats-, Damen-) Binde *f*.
san•i•tize ['sænətaɪz] *vt* keimfrei machen, sterilisieren.
san•i•ty ['sænɪtɪ] *n* (geistige) Gesundheit *f*; *forens.* Zurechnungsfähigkeit *f*.
Santorini [sæntə'ri:nɪ, san-]: **Santorini's duct** Santorini-Gang *m*, Ductus pancreaticus accessorius.
Santorini's papilla Vater-Papille *f*, Papilla Vateri, Papilla duodeni major.
saph•e•nec•to•my [sæfɪ'nektəmɪ] *n chir.* Saphenaexzision *f*, Saphenektomie *f*.
sa•phe•nous hiatus/opening [sə'fi:nəs] Hiatus saphenus.
saphenous vein V. saphena.
  accessory saphenous vein Saphena *f* accessoria, V. saphena accessoria.
  great saphenous vein Saphena *f* magna, *inf.* Magna *f*, V. saphena magna.
  small saphenous vein Saphena *f* parva, *inf.* Parva *f*, V. saphena parva.
sar•co•cele ['sɑ:rkəʊsi:l] *n urol.* Sarkozele *f*.
sar•co•hy•dro•cele [sɑ:rkəʊ'haɪdrəsi:l] *n urol.* Sarkohydrozele *f*.
sar•coid ['sɑ:rkɔɪd] **I** *n* 1. → sarcoidosis. 2. Sarkoid *nt*. **II** *adj* sarkoid.
sar•coi•do•sis [sɑ:rkɔɪ'dəʊsɪs] *n* Sarkoidose *f*, Morbus Boeck *m*, Boeck-Sarkoid *nt*, Lymphogranulomatosa benigna.
sar•co•lem•ma [sɑ:rkəʊ'lemə] *n* Sarko-

sarcoma

lemm *nt*.
sar•co•ma [sɑːrˈkəʊmə] *n* Sarkom *nt*, Sarcoma *nt*.
sar•co•plasm [ˈsɑːrkəplæzəm] *n* Sarkoplasma *nt*.
sat•u•rat•ed lipid [ˈsætʃəreɪtɪd] Lipid *nt* aus gesättigten Fettsäuren.
sat•urn•ism [ˈsætərˈnɪzəm] *n* (chronische) Bleivergiftung *f*, Saturnismus *m*.
sau•ri•a•sis [sɔːˈraɪəsɪs] *n* → sauriderma.
sau•ri•der•ma [sɔːrɪˈdɜːrmə] *n* **1.** Fischschuppenkrankheit *f*, Ichthyosis vulgaris. **2.** Saurier-, Alligatorhaut *f*, Sauriasis *f*.
sau•sage poisoning [ˈsɒsɪdʒ] Wurstvergiftung *f*, Allantiasis *f*.
Savary [ˈsævərɪ]: **Savary bougie** Savary-Bougie *f*.
saw [sɔː] **I** *n* Säge *f*. **II** *vt*, *vi* sägen.
scab [skæb] **I** *n* (Wund-)Schorf *m*, Grind *m*, Kruste *f*. **II** *vi* verschorfen, (s.) verkrusten.
sca•bi•cide [ˈskeɪbɪsaɪd] *n* Antiskabiosum *nt*.
sca•bies [ˈskeɪbiːz] *n* Krätze *f*, Scabies *f*, Acariasis *f*.
sca•brous [ˈskæbrəs] *adj* (*Haut*) rauh, schuppig.
scald [skɔːld] **I** *n* Verbrühung *f*, Verbrühungsverletzung *f*. **II** *vt* verbrühen.
scald•ed skin syndrome [ˈskɔːldɪd] (medikamentöses) Lyell-Syndrom *nt*, Syndrom *nt* der verbrühten Haut, Epidermolysis acuta toxica.
scald injury Verbrühung *f*, Verbrühungsverletzung *f*.
scale[1] [skeɪl] **I** *n* Schuppe *f*. **II** *vt* (ab-)schuppen, (-)schälen. **III** *vi* s. abschuppen, s. schälen, abschilfern; abblättern.
scale[2] [skeɪl] *n* **1.** *mathe*. Skala *f*, Gradeinteilung *f*. **2.** Waagschale *f*; (**a pair of**) **scales** *pl* Waage *f*.
sca•le•nec•to•my [skeɪlɪˈnektəmɪ] *n chir*. Skalenusresektion *f*, Skalenektomie *f*.
sca•le•not•o•my [skeɪlɪˈnɑtəmɪ] *n chir*. Skalenusdurchtrennung *f*, Skalenotomie *f*.
sca•le•nus (muscle) [skeɪˈliːnəs] Skalenus *m*, Musculus scalenus.
scall [skɔːl] *n derm*. (Kopf-)Grind *m*, Schorf *m*.
scalp [skælp] **I** *n* Skalp *m*. **II** *vi* skalpieren, die Kopfhaut abziehen.
scal•pel [ˈskælpəl] *n chir*. Skalpell *nt*; chirurgisches Messer *nt*.
scalp hairs Kopfhaare *pl*, Capilli *pl*.
scaly [ˈskeɪlɪ] *adj* **1.** schuppig, geschuppt; schuppenartig; squamös. **2.** s. (ab-)schuppend, abschilfernd, abblätternd.
scan [skæn] **I** *n radiol*. **1.** Scan *m*, Scanning *nt*. **2.** Szintigramm *nt*, Scan *m*. **II** *vt* **3.** *radiol*. abtasten, scannen. **4.** *neuro*. (*Sprache*) skandieren.
scan•ner [ˈskænər] *n radiol*. Abtastgerät *nt*, Scanner *m*; Szintiscanner *m*.
scan•ning [ˈskænɪŋ] *n phys*. Abtasten *nt*, Abtastung *f*, Scanning *nt*, Szintigraphie *f*, Scan *m*.

scanning speech *neuro*. skandierende Sprache *f*.
scaph•o•ceph•a•ly [skæfəˈsefəlɪ] *n* Kahn-, Leistenschädel *m*, Skaphozephalie *f*.
scaph•oid [ˈskæfɔɪd] **I** *n* Kahnbein *nt*, Os scaphoideum. **II** *adj* boot-, kahnförmig, navikular.
scaphoid bone Kahnbein *nt*, Os scaphoideum.
scaphoid cast *ortho*. Navikularegips *m*.
scaphoid fracture Kahnbeinbruch *m*, -fraktur *f*, Skaphoidfraktur *f*.
scap•u•la [ˈskæpjələ] *n* Schulterblatt *nt*, Scapula *f*.
scap•u•lar spine [ˈskæpjələr] Spina scapulae.
scap•u•lec•to•my [skæpjəˈlektəmɪ] *n ortho*. Schulterblattentfernung *f*, Skapulektomie *f*.
scap•u•lo•cos•tal syndrome [skæpjələʊˈkɒstl] skapulokostales Syndrom *nt*.
scap•u•lo•dyn•ia [skæpjələʊˈdiːnɪə] *n* Skapulodynie *f*, Skapulalgie *f*.
scap•u•lo•hu•mer•al bursitis/tendinitis [skæpjələʊˈ(h)juːmərəl] Bursitis/Tendinitis scapulohumeralis.
scap•u•lo•pexy [ˈskæpjələʊpeksɪ] *n ortho*. Schulterblattfixierung *f*, Skapulopexie *f*.
scar [skɑːr] *n* Narbe *f*. **scar over** *vi* eine Narbe bilden, vernarben, verheilen.
scar carcinoma Narbenkarzinom *nt*.
scar emphysema (*Lunge*) Narbenemphysem *nt*.
scarf bandage [skɑːrf] Dreieckstuch *nt*.
scar•i•fi•ca•tion [skærəfɪˈkeɪʃn] *n immun*. Hautritzung *f*, Skarifikation *f*.
scar•i•fy [ˈskærəfaɪ] *vt immun*. (*Haut*) ritzen, skarifizieren.
scar•la•ti•nal nephritis [skɑːrləˈtiːnəl] Scharlachnephritis *f*.
scar•let fever [ˈskɑːrlət] Scharlach *m*, Scharlachfieber, Scarlatina *f*.
scarlet fever rash Scharlachexanthem *nt*.
scarred kidney [skɑːrd] Narbenniere *f*, narbige Schrumpfniere *f*.
scar•ring [ˈskɑːrɪŋ] *n* Vernarbung *f*, Narbenbildung *f*.
scarring alopecia narbige Alopezie *f*, Alopecia cicatricans.
scar stricture narbige Striktur *f*, Narbenstriktur *f*.
scar tissue Narbengewebe *nt*.
Schamberg [ˈʃæmbɜːrg]: **Schamberg's dermatitis/disease** Morbus Schamberg *m*, progressive Pigmentpurpura *f*, progressive pigmentöse Dermatose *f*.
Schauta [ˈʃɔːtə; ˈʃaʊtə]: **Schauta's (vaginal) operation** *gyn*. Schauta-Operation *f*, Schauta-Stoeckel-Operation *f*, vaginale Hysterektomie *f*.
Scheie [ˈʃeɪə]: **Scheie's syndrome** Morbus Scheie *m*, Mukopolysaccharidose *f* I-S.
Schellong [ˈʃelɒŋ; ˈʃɛ-]: **Schellong test** Schellong-Test *m*.
Scheuermann [ˈʃɔɪərmən]: **Scheuer-

mann's disease/kyphosis Morbus Scheuermann *m*, Adoleszentenkyphose *f*, Osteochondritis deformans juvenilis.

Schilder ['ʃɪldər]: **Schilder's disease/encephalitis** Schilder-Krankheit *f*, Encephalitis periaxialis diffusa.

Schimmelbusch ['ʃɪməlbʊʃ]: **Schimmelbusch's disease** Schimmelbusch-Krankheit *f*, proliferierende Mastopathie *f*.

Schiötz [ʃɪ'ɪts]: **Schiötz tonometer** *ophthal.* Schiötz-Tonometer *nt*.

Schirmer ['ʃɜrmər; 'ʃɪr-]: **Schirmer's syndrome** Schirmer-Syndrom *nt*.
Schirmer's test Schirmer-Test *m*.

schis•to•pro•so•pia [ˌskɪstəprəʊˈsəʊpɪə] *n embryo.* Gesichtsspalte *f*, Schistoprosopie *f*.

Schis•to•so•ma [skɪstəˈsəʊmə] *n micro.* Pärchenegel *m*, Schistosoma *nt*, Bilharzia *f*.
Schistosoma haematobium Blasenpärchenegel, Schistosoma haematobium.
Schistosoma intercalatum Darmpärchenegel, Schistosoma intercalatum.
Schistosoma japonicum japanischer Pärchenegel, Schistosoma japonicum.

schis•to•some dermatitis ['skɪstəsəʊm] Schwimmbadkrätze *f*, Bade-, Schistosomen-, Zerkariendermatitis *f*.

schis•to•so•mi•a•sis [ˌskɪstəsəʊˈmaɪəsɪs] *n* Schistosomiasis *f*, Bilharziose *f*.

schiz•a•cu•sis [ˌskɪzəˈkjuːsɪs] *n* Schizakusis *f*.

schiz•o•af•fec•tive disorder/schizophrenia [ˌskɪzəʊæˈfektɪv] schizoaffektive Psychose *f*.

schiz•oid personality ['skɪtsɔɪd] schizoide Persönlichkeit(störung) *f*.

schiz•o•phre•nia [skɪzəʊˈfriːnɪə] *n psychia.* Schizophrenie *f*.

schiz•o•phren•ic [skɪzəʊˈfrenɪk] **I** *n* Schizophrene(r *m*) *f*. **II** *adj* schizophren, spaltungsirre.

Schlatter-Osgood ['ʃlætər 'ɑzɡʊd]: **Schlatter-Osgood disease** Osgood-Schlatter-Syndrom *nt*, Schlatter-Osgood-Syndrom *nt*, Apophysitis tibialis adolescentium.

Schlemm [ʃlem]: **Schlemm's canal** Schlemm-Kanal *m*, Sinus venosus sclerae.

Schmincke ['ʃmɪŋkɪ]: **Schmincke tumor** lymphoepitheliales Karzinom *nt*, Schmincke-Tumor *m*.

Schmorl [ʃmɔrl]: **Schmorl's nodes/nodules** Schmorl-Knötchen *pl*.

Schönlein-Henoch ['ʃeɪnlaɪn 'henəʊk]: **Schönlein-Henoch disease/purpura** Schoenlein-Henoch-Syndrom *nt*, Purpura *f* Schoenlein-Henoch, Immunkomplexvaskulitis *f*, Purpura anaphylactoides/rheumatica.

Schüller ['ʃɪlər; 'ʃyl-]: **Schüller disease 1.** Hand-Schüller-Christian-Krankheit *f*, Schüller-Krankheit *f*. **2.** Osteoporosis circumscripta cranii.
Schüller's syndrome → Schüller disease 1.
Schüller's (x-ray) view *HNO* Aufnahme *f* nach Schüller.

Schultze ['ʃʊltsə, 'ʃʊl-]: **Schultze's mechanism** *gyn.* Schultze-Mechanismus *m*, -Modus *m*.
Schultze placenta Schultze-Plazenta *f*.

Schwabach ['ʃvɑːbɑk, -bɑx]: **Schwabach's test** Schwabach-Versuch *m*.

Schwann [ʃwɑn, ʃv-; ʃwan]: **Schwann's membrane/sheath** Schwann-Scheide *f*, Neuri-, Neurolemm *nt*.

schwan•no•ma [ʃwɑˈnəʊmə] *n* Schwannom *nt*, Neurinom *nt*, Neurilem(m)om *nt*.

sci•at•ic [saɪˈætɪk] *adj* **1.** ischiatisch, Ischias-. **2.** Ischias-, Sitzbein-.

sci•at•i•ca [saɪˈætɪkə] *n* **1.** Ischiassyndrom *nt*, Cotunnius-Syndrom *nt*. **2.** Ischias *f*, Ischiasbeschwerden *pl*, Ischialgie *f*.

sciatic hernia Beckenhernie *f*, Ischiozele *f*.
sciatic nerve Ischiasnerv *m*, Nervus ischiadicus/sciaticus.
sciatic neuralgia/neuritis → sciatica.
sciatic scoliosis *ortho.* ischialgie-bedingte Skoliose *f*.
sciatic spine Spina ischiadica/ischialis.
sciatic tuber Tuber ischiadicium/ischiale.

sci•ence ['saɪəns] *n* Wissenschaft *f*; Naturwissenschaft *f*.

sci•en•tif•ic [saɪənˈtɪfɪk] *adj* (natur-)wissenschaftlich.

sci•en•tist ['saɪəntɪst] *n* Wissenschaftler(in *f*) *m*, Forscher(in *f*) *m*.

scin•ti•gram ['sɪntɪɡræm] *n* → scintiscan.
scin•ti•graph•ic [sɪntɪˈɡræfɪk] *adj* szintigraphisch.
scin•tig•ra•phy [sɪnˈtɪɡrəfɪ] *n radiol.* Szintigraphie *f*; Scanning *nt*.
scin•til•lat•ing scotoma ['sɪntleɪtɪŋ] *ophthal.* Flimmerskotom *nt*.
scin•til•la•tion scanner [sɪntəˈleɪʃn] *radiol.* Szintiscanner *m*.
scin•ti•scan ['sɪntɪskæn] *n radiol.* Szintigramm *nt*, Scan *m*.
scin•ti•scan•ner [sɪntɪˈskænər] *n* Szintiscanner *m*.
scin•ti•scan•ning [sɪntɪˈskænɪŋ] *n radiol.* Szintigraphie *f*, Scanning *nt*.

scir•rhous cancer/carcinoma ['skɪrəs] szirrhöses Karzinom *nt*, Faserkrebs *m*, Szirrhus *m*.

scir•rhus ['skɪrəs] *n* → scirrhous cancer.

scis•sor ['sɪzər] *vt* (mit der Schere) schneiden, zer-, zuschneiden.
scissor gait *neuro.* Scherengang *m*.
scis•sors ['sɪzərz] *pl* (*a.* pair of scissors) Schere *f*.

scle•ra ['sklɪərə] *n* (*Auge*) Lederhaut *f*, Sklera *f*.
scle•ral spur ['sklɪərəl] Sklerasporn *m*.
scleral staphyloma Sklerastaphylom *nt*.
scler•ec•ta•sia [sklɪrekˈteɪʒ(ɪ)ə] *n ophthal.* Sklerektasie *f*.
scle•rec•to•ir•i•dec•to•my [sklɪˈrektəʊˌɪrɪˈdektəmɪ] *n ophthal.* Lagrange-Operation *f*, Sklerektoiridektomie *f*.
scle•rec•to•my [sklɪˈrektəmɪ] *n ophthal.* Sklerektomie *f*.

scler•e•de•ma [ˌsklɪərəˈdiːmə] *n* Buschke-Sklerödem *nt*, Scleroedema adultorum.

scle•re•ma [sklɪˈriːmə] *n* **1.** Sklerem *nt.* **2.** Underwood-Krankheit *f*, Fettsklerem *nt* der Neugeborenen.

scle•ri•rit•o•my [ˌsklɪərɪˈrɪtəmɪ] *n ophthal.* Skleriritomie *f.*

scle•ri•tis [sklɪˈraɪtɪs] *n ophthal.* Lederhaut-, Skleraentzündung *f,* Scleritis *f.*

scle•ro•con•junc•ti•vi•tis [ˌsklɪrəʊkənˌdʒʌŋktəˈvaɪtɪs] *n ophthal.* Sklerokonjunktivitis *f.*

scle•ro•dac•ty•ly [sklɪrəʊˈdæktəlɪ] *n* Sklerodaktylie *f.*

scler•o•der•ma [sklɪrəʊˈdɜrmə] *n* Sklerodermie *nt*, Sclerodermia *f.*

scler•o•der•ma•ti•tis [sklɪrəʊˌdɜrməˈtaɪtɪs] *n* Sklerodermatitis *f.*

scle•ro•ma [sklɪˈrəʊmə] *n* Sklerom *nt.*

scle•ro•nyx•is [sklɪrəʊˈnɪksɪs] *n ophthal.* Sklerapunktion *f.*

scle•roph•thal•mia [ˌsklɪrɑfˈθælmɪə] *n ophthal.* Sklerophthalmie *f.*

scle•ro•pro•tein [ˌsklɪərəˈprəʊtiːn] *n* Gerüsteiweiß *nt*, Skleroprotein *nt.*

scle•ro•sant [sklɪˈrəʊsnt] *n* sklerosierendes Mittel *nt.*

scle•rose [sklɪˈrəʊs] *vt, vi* (ver-)härten, sklerosieren.

scle•ros•ing agent [sklɪəˈrəʊsɪŋ] sklerosierendes Mittel *nt.*

sclerosing cholangitis primär-sklerosierende Cholangitis *f.*

sclerosing inflammation sklerosierende Entzündung *f.*

sclerosing keratitis sklerosierende Keratitis *f*, Sklerokeratitis *f.*

scle•ro•sis [sklɪəˈrəʊsɪs] *n* Sklerose *f.*

scle•ros•to•my [sklɪˈrɑstəmɪ] *n ophthal.* Sklerostomie *f.*

scle•ro•ther•a•py [sklɪrəʊˈθerəpɪ] *n* Verödung *f*, Sklerosierung *f*, Sklerotherapie *f.*

scle•rot•ic coat [sklɪˈrɑtɪk] → sclera.

sclerotic stomach Brinton-Krankheit *f*, entzündlicher Schrumpfmagen *m*, Magenszirrhus *m.*

scle•ro•tome [ˈsklerətəʊm] *n* **1.** *neuro.* Sklerotom *nt.* **2.** *ophthal.* Sklerotomiemesser *nt*, Sklerotom *nt.*

scle•rot•o•my [sklɪˈrɑtəmɪ] *n ophthal.* Sklerotomie *f.*

sco•lex [ˈskəʊleks] *n micro.* Bandwurmkopf *m*, Skolex *m.*

sco•li•o•ky•pho•sis [ˌskəʊlɪəʊkaɪˈfəʊsɪs] *n ortho.* Skoliokyphose *f.*

sco•li•o•sis [ˌskəʊlɪˈəʊsɪs] *n patho.* Skoliose *f.*

sco•li•ot•ic [ˌskəʊlɪˈɑtɪk] *adj* skoliotisch.

scoop [skuːp] *n chir.* Löffel *m.*

sco•to•ma [skəˈtəʊmə] *n ophthal.* Gesichtsfeldausfall *m*, Skotom *nt.*

sco•tom•e•try [skəˈtɑmətrɪ] *n ophthal.* Skotometrie *f.*

sco•to•pia [skəˈtəʊpɪə] *n* Dämmerungs-, Nachtsehen *nt*, Skotop(s)ie *f.*

sco•top•ic adaptation [skəˈtɑpɪk] *physiol.* Dunkeladaptation *f,* -anpassung *f.*

scotopic vision → scotopia.

scratch [skrætʃ] **I** *n* Kratzer *m*, Schramme *f,* Riß *m.* **II** *vt* (zer-)kratzen, ritzen. **III** *vi s.* kratzen, s. scheuern.

scratch test Scratch-, Kratz-, Skarifikationstest *m.*

screen [skriːn] *n* **1.** (Schutz-)Schirm *m;* Filter *nt/m*, Blende *f.* **2.** *radiol.* Schirm *m,* Screen *nt.* **screen off** *vt* abschirmen *(from* gegen).

screen•ing [ˈskriːnɪŋ] *n* **1.** Screening *nt.* **2.** → screening test.

screening test Vor-, Such-, Siebtest *m,* Screeningtest *m.*

screen test *ophthal.* **1.** alternierender Abdecktest *m.* **2.** Abdeck-Aufdecktest *m.*

screw [skruː] *n* Schraube *f.* **II** *vt* schrauben.

screw down *vt* einschrauben, festschrauben.

screw on *vt* anschrauben.

screw driver Schraubenzieher *m.*

screw fixation *ortho.* Verschraubung *f,* Verschrauben *nt*, Schraubenosteosynthese *f.*

screw wire Gewindestift *m.*

Scribner [ˈskraɪbnər]: **Scribner shunt** Scribner-Shunt *m*, Quinton-Scribner-Shunt *m.*

scrof•u•lous keratitis/ophthalmia [ˈskrɑfjələs] Conjunctivitis/Keratitis eccematosa/scrofulosa/phlyctaenulosa.

scro•tal edema [ˈskrəʊtəl] Skrotal-, Skrotumödem *nt.*

scrotal hernia Hodenbruch *m*, Skrotalhernie *f.*

scrotal pruritus Pruritus scroti.

scrotal reflex Skrotalreflex *m.*

scro•tec•to•my [skrəʊˈtektəmɪ] *n urol.* Hodensack-, Skrotumexzision *f,* Skrotektomie *f.*

scro•ti•tis [skrəʊˈtaɪtɪs] *n urol.* Hodensackentzündung *f*, Scrotitis *f.*

scro•to•cele [ˈskrəʊtəsiːl] *n* → scrotal hernia.

scro•to•plas•ty [ˈskrəʊtəplæstɪ] *n urol.* Skrotumplastik *f.*

scro•tum [ˈskrəʊtəm] *n* Hodensack *m,* Skrotum *nt*, Scrotum *nt.*

scrub [skrʌb] **I** *n* Scheuern *nt,* Schrubben *nt.* **II** *vt* schrubben, scheuern, (ab-)reiben. **III** *vi* scheuern, schrubben, reiben.

scrub nurse *chir.* Instrumentierschwester *f.*

scurf [skɜrf] *n* **1.** Schorf *m*, Grind *m.* **2.** *derm.* (*Kopf*) Schuppen *pl*, Pityriasis simplex capitis.

scurfy [ˈskɜrfɪ] *adj* schorfig, grindig; schuppig, verkrustet.

scur•vy [ˈskɜrvɪ] *n* Scharbock *m*, Skorbut *m.*

scu•tu•lum [ˈskjuːtjələm] *n derm.* (Favus-)Skutulum *nt*, Favusschildchen *nt.*

seal [siːl] **I** *n* (wasserdichter/luftdichter) Verschluß *m;* (Ab-)Dichtung *f;* Versiegelung *f.* **II** *vt* (ver-)siegeln. **seal up** *vt* (wasserdicht *od.* luftdicht) verschließen, abdichten, versiegeln.

seam [siːm] *n* Saum *m*, Naht *f.*
seam•less prosthesis ['siːmlɪs] *chir.* nahtlose Gefäßprothese *f.*
search•er ['sɜrtʃər] *n* Sonde *f.*
sea•sick•ness ['siːsɪknɪs] *n* Seekrankheit *f.*
sea water Salz-, See-, Meerwasser *nt.*
se•ba•ceous adenoma [sɪ'beɪʃəs] **1.** Pringle-Tumor *m*, Naevus Pringle *m*, Adenoma sebaceum Pringle. **2.** Adenoma sebaceum Balzer.
sebaceous cyst 1. Epidermiszyste *f*, Epidermoid *nt*, Atherom *nt.* **2.** piläre Hautzyste *f.*
sebaceous glands Talgdrüsen *pl*, Glandulae sebaceae.
sebaceous nevus Talgdrüsennävus *m* Jadassohn *m*, Naevus sebaceous.
sebaceous tubercle Hautgrieß *m*, Milium *nt*, Milie *f.*
seb•o•lith ['sebəlɪθ] *n* Sebolith *m.*
seb•or•rhea [sebə'rɪə] *n* **1.** Seborrhoe *f*, Seborrhö *f.* **2.** Unna-Krankheit *f*, seborrhoisches Ekzem *nt*, seborrhoische Dermatitis *f.*
seb•or•rhe•ic dermatitis [sebə'rɪɪk] → seborrhea 2. **seborrheic dermatitis of the scalp** (Kopf-)Schuppen *pl*, Pityriasis simplex capitis.
seborrheic dermatosis/eccema → seborrhea 2.
seborrheic keratosis seborrhoische Alterswarze/Keratose *f.*
se•bum ['siːbəm] *n* (Haut-)Talg *m*, Sebum *nt.*
sec•ond•ary adhesion ['sekən,deriː] sekundäre Wundheilung *f*, Sekundärheilung *f*, Heilung *f* per secundam intentionem, p.s.-Heilung *f.*
secondary anemia erworbene/sekundäre Anämie *f.*
secondary atelectasis (*Lunge*) erworbene/sekundäre Atelektase *f.*
secondary cancer/carcinoma Karzinommetastase *f*, metastatisches/sekundäres Karzinom *nt.*
secondary cataract 1. komplizierter Star *m*, Cataracta complicata. **2.** Nachstar *m*, Cataracta secundaria.
secondary contact *immun.* Sekundärkontakt *m.*
secondary degeneration *neuro.* Waller-Degeneration *f*, sekundäre/orthograde Degeneration *f.*
secondary disease Sekundärerkrankung *f*, Zweiterkrankung *f.*
secondary follicle 1. (*Ovar*) Sekundärfollikel *m*, wachsender Follikel *m.* **2.** (*Lymphknoten*) Sekundärfollikel *m.*
secondary fracture pathologische Fraktur *f*, Spontanfraktur *f.*
secondary gain *psycho.* sekundärer Krankheitsgewinn *m.*
secondary hemorrhage *patho.* Nachblutung *f.*
secondary hyperparathyroidism reaktiver/sekundärer Hyperparathyreoidismus *m.*
secondary hypertension sekundäre/symptomatische Hypertonie *f.*
secondary hypotension sekundäre/symptomatische Hypotonie *f.*
secondary infection Sekundärinfektion *f*, Sekundärinfekt *m.*
secondary reaction *immun.* Sekundärreaktion *f*, -antwort *f.*
secondary repair *chir.* Sekundärversorgung *f*, -verschluß *m.*
secondary suture Sekundärnaht *f.*
sec•ond degree burn ['sekənd] Verbrennung *f* zweiten Grades.
second finger Zeigefinger *m*, Index *m.*
second sound zweiter Herzton, *m*, II. Herzton *m.*
second stage (of labor) *gyn.* Austreibungsphase *f*, -periode *f.*
se•crete [sɪ'kriːt] *vt* absondern, sezernieren.
se•cre•tion [sɪ'kriːʃn] *n* **1.** Absonderung *f*, Sekretion *f.* **2.** Absonderung *f*, Sekret *nt.*
se•cre•tor [sɪ'kriːtər] *n genet.* Sekretor *m*, Ausscheider *m.*
se•cre•to•ry cyst [sɪ'kriːtərɪ] Retentionszyste *f.*
secretory duct (*Drüse*) Ausführungsgang *m.*
secretory phase gestagene/sekretorische Phase *f*, Sekretions-, Lutealphase *f.*
sec•tion ['sekʃn] **I** *n* **1.** *chir.* (Ein-)Schnitt *m*, Inzision *f.* **2.** (mikroskopischer) Schnitt *m.* **II** *vt chir.* durch Inzision eröffnen, inzidieren.
se•cun•di•grav•i•da [sɪ,kʌndɪ'grævɪdə] *n gyn.* Secundigravida *f.*
se•cun•dines ['sekəndaɪnz, -diːnz] *pl gyn.* Nachgeburt *f.*
sec•un•dip•a•ra [sekən'dɪpərə] *n gyn.* Zweitgebärende *f*, Secundipara *f.*
sec•un•dip•a•rous [sekən'dɪpərəs] *adj gyn.* zweitgebärend, sekundipar.
se•date [sɪ'deɪt] *vt* sedieren.
se•da•tion [sɪ'deɪʃn] *n* Sedieren *nt*, Sedierung *f.*
sed•a•tive ['sedətɪv] **I** *n* Beruhigungsmittel *nt*, Sedativum *nt.* **II** *adj* beruhigend, sedierend, sedativ.
sed•i•men•ta•tion time [,sedɪmən'teɪʃn] Blutkörperchensenkung *f*, Blutkörperchensenkungsgeschwindigkeit *f*, *inf.* Blutsenkung *f.*
seg•ment ['segmənt] *n* Teil *m*, Abschnitt *m*, Segment *nt; anat.* [S.U. SEGMENTUM]
seg•men•tal atelectasis [seg'mentl] (*Lunge*) Segmentatelektase *f.*
segmental bronchus → segment bronchus.
segmental fracture Zweietagenfraktur *f.*
segmental mastectomy *gyn.* Segment-, Quadrantenresektion *f*, Lumpektomie *f*, Tylektomie *f.*
segment bronchus Segmentbronchus *m*, Bronchus segmentalis.
seg•ment•ed cell ['segmentɪd] segmentkerniger Granulozyt *m.*
sei•zure ['siːʒər] *n* **1.** (plötzlicher) Anfall *m*,

seizure disorder

Ictus *m.* **2.** epileptischer Anfall *m.*
seizure disorder Krampfanfall-auslösende Erkrankung *f.*
Seldinger ['seldɪŋər]: **Seldinger technique** Seldinger-Technik *f.*
se•lec•tive amnesia [sɪ'lektɪv] selektive Amnesie *f.*
selective angiography selektive Angiographie *f.*
selective embolization selektive Embolisation *f.*
selective vagotomy selektiv gastrale Vagotomie *f.*
self [self] *n* **1.** Selbst *nt*, Ich *nt.* **2.** Selbstsucht *f.*
self-analysis *n psycho.* Selbstanalyse *f.*
self-assessment *n* Selbsteinschätzung *f.*
self-confidence *n* Selbstbewußtsein *nt*, -vertrauen *nt.*
self-confident *adj* selbstbewußt.
self-control *n* Selbstbeherrschung *f.*
self-infection *n* Selbstansteckung *f*, -infizierung *f*, Autoinfektion *f.*
self-inflicted injury *s.* selbst zugefügte Verletzung *f*, selbst verursachte Verletzung *f.*
self-inhibition *n* autogene Hemmung *f*, Selbsthemmung *f*, Autoinhibition *f.*
self•ish ['selfɪʃ] *adj* ichbezogen, egozentrisch, selbstsüchtig.
self-mutilation *n* Selbstverstümmelung *f.*
self-respect *n* Selbstachtung *f.*
self-tolerance *n immun.* Autoimmuntoleranz *f.*
self-treatment *n* Eigen-, Selbstbehandlung *f.*
se•mei•ol•o•gy [si:maɪ'ɑlədʒɪ] *n* **1.** Symptomatologie *f*, Semiologie *f.* **2.** Symptomatik *f*, Symptomatologie *f.*
se•mei•ot•ics [si:maɪ'ɑtɪks] *pl* → semeiology.
se•men ['si:mən] *n* Samen *m*, Sperma *nt*, Semen *n.*
se•me•nu•ria [si:mə'n(j)ʊərɪə] *n* → seminuria.
sem•i•cir•cu•lar canal [semɪ'sɜrkjələr] (*Ohr*) knöcherner Bogengang *m*, Canalis semicircularis osseus.
semicircular duct Bogengang *m*, Ductus semicircularis.
sem•i•closed anesthesia [semɪ'kləʊzd] *anes.* halbgeschlossene Narkose/Anästhesie *f.*
sem•i•co•ma [semɪ'kəʊmə] *n* Semikoma *nt.*
sem•i•com•a•tose [semɪ'kɑmətəʊs] *adj* semikomatös.
sem•i•lu•nar cartilage [semɪ'lu:nər]: **lateral semilunar cartilage of knee joint** Außenmeniskus *m*, Meniscus lateralis.
medial semilunar cartilage of knee joint Innenmeniskus *m*, Meniscus medialis.
semilunar cusp Taschenklappe *f*, Semilunarklappe *f*, Valvula semilunaris.
semilunar valve 1. Aortenklappe *f,* Valva aortae; Pulmonal(is)klappe *f* Valva trunci pulmonalis. **2.** → semilunar cusp.
sem•i•ma•lig•nant [semɪmə'lɪgnənt] *adj* semimaligne.
sem•i•nal capsule ['semɪnl] → seminal gland.
seminal colliculus Samenhügel *m*, Colliculus seminalis.
seminal ducts Samengänge *pl.*
seminal fluid Samenflüssigkeit *f*, Sperma *nt.*
seminal gland Bläschendrüse *f*, Samenblase *f*, Gonecystis *f*, Spermatozystis *f.*
seminal passages (ableitende) Samenwege *pl.*
seminal vesicle → seminal gland.
sem•i•no•ma [semɪ'nəʊmə] *n patho.* Seminom *nt.*
sem•i•nu•ria [si:mɪ'n(j)ʊərɪə, semɪ-] *n* Spermaturie *f.*
se•mi•ol•o•gy [semɪ'ɑlədʒɪ] *n* → symptomatology.
sem•i•o•pen anesthesia [semɪ'əʊpən] *anes.* halboffene Narkose/Anästhesie *f.*
sem•i•per•me•a•ble [semɪ'pɜrmɪəbl] *adj* halbdurchlässig, semipermeabel.
sem•i•ple•gia [semɪ'pli:dʒ(ɪ)ə] *n neuro.* (vollständige) Halbseitenlähmung *f*, Hemiplegie *f.*
sem•o•li•na [semə'li:nə] *n* (Weizen-)Grieß *m*, Grießmehl *nt.*
se•nes•cence [sɪ'nesəns] *n* Altern *nt*, Altwerden *nt*, Seneszenz *f.*
se•nes•cent [sɪ'nesənt] *adj* alternd, altersbedingt, Alters-.
Sengstaken-Blakemore ['seŋzteɪkn 'bleɪkmɔːr, -məʊr]: **Sengstaken-Blakemore tube** Sengstaken-Blakemore-Sonde *f.*
se•nile ['sɪnaɪl, 'senaɪl] *adj* altersschwach, greisenhaft, senil, Alters-.
senile arteriosclerosis senile Arteriosklerose *f.*
senile atrophy Altersatrophie *f*, senile Atrophie *f.*
senile cataract Altersstar *m*, Cataracta senilis.
senile chorea senile Chorea *f*, nicht-hereditäre Chorea *f.*
senile degeneration senile Degeneration *f*, Altersdegeneration *f.*
senile delirium seniles Delir(ium) *nt.*
senile dementia senile Demenz *f*, *inf.* Altersschwachsinn *m.*
senile ectropion *ophthal.* Ektropium senile.
senile elastosis aktinische/senile Elastose *f.*
senile emphysema Altersemphysem *nt*, konstitutionelles/seniles Lungenemphysem *nt.*
senile gangrene Altersgangrän *f*, senile Gangrän *f.*
senile hemangiomas senile Angiome/Hämangiome *pl*, Alters(häm)angiome *pl.*
senile involution Altersinvolution *f.*
senile keratosis aktinische/senile/solare Keratose *f.*
senile osteoporosis Altersosteoporose *f*,

senile Osteoporose *f.*
senile plaques senile Drusen *pl,* Alzheimer-Drusen *pl.*
senile wart seberrhoische Alterswarze *f,* Verruca seborrhoica/senilis.
se•nil•ism ['siːnɪlɪzəm] *n* vorzeitige Alterung *f,* Vergreisung *f,* Senilismus *m.*
se•nil•i•ty [sɪ'nɪlətɪ] *n* **1.** → senium. **2.** Altern *nt,* Älterwerden *nt,* Vergreisung *f,* Altersschwäche *f,* Senilität *f.*
se•ni•um ['sɪnɪəm] *n* (Greisen-)Alter *nt,* Senium *nt,* Senilitas *f.*
sense [sens] **I** *n* **1.** Sinn *m,* Sinnesorgan *nt.* **2. senses** *pl* (klarer) Verstand *m;* Vernunft *f.* **recover one's senses** wieder zur Besinnung kommen. **lose one's senses** den Verstand verlieren. **3.** Empfindung *f;* Gefühl *nt* (*of* für); Gespür *nt.* **4.** Sinn *m,* Bedeutung *f.* **II** *vt* fühlen, spüren, empfinden; ahnen.
sense of balance Gleichgewichtssinn.
sense of direction Orientierungssinn.
sense of posture Stellungssinn.
sense cell Sinneszelle *f.*
sense epithelium Sinnesepithel *nt.*
sen•si•bil•i•ty [sensɪ'bɪlətɪ] *n* **1.** Empfindung(svermögen *nt,* -fähigkeit *f*) *f,* Sensibilität *f.* **2.** (*a. phys.*) Empfindlichkeit *f* (*to* für); Sensibilität *f.* **3.** Empfänglichkeit *f* (*to* für).
sen•si•bil•i•za•tion [sensɪˌbɪlɪ'zeɪʃn] *n* Sensibilisierung *f.*
sen•si•ble ['sensɪbl] *adj* **1.** empfänglich, (reiz-)empfindlich, sensibel (*to* für). **2.** bei Bewußtsein.
sen•si•tive ['sensɪtɪv] *adj* **1.** sensibel, empfindsam, einfühlsam. **2.** sensitiv, (über-)empfindlich (*to* gegen). **3.** *photo.* lichtempfindlich (*to*).
sen•si•tiv•i•ty [sensɪ'tɪvətɪ] *n* **1.** Sensibilität *f* (*to*); Empfindsamkeit *f,* Feinfühligkeit *f.* **2.** Sensitivität *f,* (Über-)Empfindlichkeit *f* (*to* gegen). **3.** *photo.* Lichtempfindlichkeit *f,* Sensibilität *f.*
sensitivity to pain Schmerzempfindlichkeit.
sensitivity to touch Berührungsempfindlichkeit.
sen•si•ti•za•tion [ˌsensɪtɪ'zeɪʃn] *n* **1.** *immun., psycho.* Sensibilisierung *f,* Sensibilisieren *nt.* **2.** Sensitivierung *f.* **3.** Allergisierung *f.*
sen•si•tize ['sensɪtaɪz] *vt immun., psycho.* sensibilisieren.
sen•so•ri•mo•tor cortex [sensərɪ'məʊtər] sensorisch-motorische (Rinden-)Region *f.*
sen•so•ry ['sensərɪ] *adj* **1.** sensorisch, sensoriell, Sinnes-. **2.** (*Nerv*) sensibel.
sensory aphasia sensorische Aphasie *f,* Wernicke-Aphasie *f.*
sensory cell sensible Zelle *f,* Sinneszelle *f.*
sensory cortex sensibler/sensorischer Cortex *m,* sensible/sensorische Rinde *f.*
sensory epithelium Sinnesepithel *nt.*
sensory hairs Sinneshaare *pl.*
sensory nerve sensibler/sensorischer Nerv *m,* Nervus sensorius.

sensory organs Sinnesorgane *pl,* Organa sensoria.
sep•sis ['sepsɪs] *n* Blutvergiftung *f,* Sepsis *f.*
sep•tal cartilage of nose ['septl] Septumknorpel *m,* Cartilago septi nasi.
septal defect Septumdefekt *m.*
septal deviation *HNO* (*Nase*) Septumdeviation *f.*
sep•tec•to•my [sep'tektəmɪ] *n HNO* Septumresektion *f,* Septektomie *f.*
sep•te•mia [sep'tiːmɪə] *n* → septicemia.
sep•tic ['septɪk] *adj* **1.** septisch. **2.** nichtkeimfrei, septisch.
septic abortion *gyn.* septischer Abort *m.*
septic arthritis eitrige Arthritis *f,* Gelenkeiterung *f.*
septic coagulopathy septische (Verbrauchs-)Koagulopathie *f.*
septic embolus septischer Embolus *m.*
sep•ti•ce•mia [septə'siːmɪə] *n* Septikämie *f,* Septikhämie *f,* Blutvergiftung *f.*
septic endocarditis septische Endokarditis *f.*
septic fever 1. septisches Fieber *nt,* Febris septica. **2.** → septicemia.
septic infarct septischer Infarkt *m.*
septic shock septischer Schock *m.*
septic wound infizierte/septische Wunde *f.*
sep•ti•grav•i•da [septɪ'grævɪdə] *n gyn.* Septigravida *f.*
sep•tip•a•ra [sep'tɪpərə] *n gyn.* Septipara *f.*
sep•to•plas•ty ['septəʊplæstɪs] *n HNO* (*Nase*) Septumplastik *f.*
sep•tos•to•my [sep'tɒstəmɪ] *n HTG* Septostomie *f.*
sep•tot•o•my [sep'tɒtəmɪ] *n HNO* Septotomie *f.*
sep•tup•lets [sep'tʌplɪts] *pl ped.* Siebenlinge *pl.*
se•que•la [sɪ'kwelə] *n patho.* Folge *f,* Folgeerscheinung *f,* -zustand *m.*
se•ques•tra•tion [sɪkwəs'treɪʃn] *n* **1.** *patho.* Sequesterbildung *f,* Sequestrierung *f,* Sequestration *f,* Demarkation *f.* **2.** (*Patient*) Absonderung *f,* Isolation *f.*
se•ques•trec•to•my [sɪkwəs'trektəmɪ] *n ortho.* Sequesterentfernung *f,* Sequestrektomie *f.*
se•ques•trum [sɪ'kwestrəm] *n* **1.** Sequester *nt.* **2.** Knochensequester *nt.*
Serafini [serə'fiːnɪ]: **Serafini's hernia** Serafini-Hernie *f,* retrovaskuläre Schenkelhernie *f.*
se•ro•con•ver•sion [ˌsɪərəʊkən'vɜrʒn] *n immun.* Serokonversion *f.*
se•ro•cul•ture ['sɪərəʊkʌltʃər] *n micro.* Serumkultur *f.*
se•ro•di•ag•no•sis [sɪərəʊˌdaɪəg'nəʊsɪs] *n* Sero-, Serumdiagnostik *f.*
se•ro•di•ag•nos•tic [sɪərəʊˌdaɪəg'nɒstɪk] *adj* serodiagnostisch.
se•ro•fi•brin•ous inflammation [sɪərəʊ-'faɪbrɪnəs] serofibrinöse Entzündung *f.*
serofibrinous pericarditis serofibrinöse Herzbeutelentzündung *f.*

serofibrinous pleurisy/pleuritis

serofibrinous pleurisy/pleuritis serofibrinöse Rippenfellentzündung f.
se•ro•group ['sɪərəʊgruːp] n micro. Serogruppe f.
se•ro•log•ic test [sɪərəʊ'lɑdʒɪk] serologischer Test m. **serologic tests for syphilis** serologische Syphilisdiagnostik f, serologische Syphilistests pl.
se•rol•o•gy [sɪ'rɑlədʒɪ] n Serumkunde f, Serologie f.
se•ro•neg•a•tive [sɪərəʊ'negətɪv] adj seronegativ.
se•ro•pos•i•tive [sɪərəʊ'pɑsətɪv] adj seropositiv.
se•ro•re•ac•tion [,sɪərəʊrɪ'ækʃn] n Seroreaktion f.
se•ro•sa [sɪə'rəʊsə] n seröse Haut f, Serosa f, Tunica serosa.
se•ro•sal cyst [sɪə'rəʊsl] Serosazyste f.
serosal patch chir. Serosapatch m, -flicken m.
serosal tear Serosa(ein)riß m.
se•ro•se•rous suture [sɪərəʊ'sɪərəs] chir. seroseröse Naht f.
se•ro•ther•a•py [sɪərəʊ'θerəpɪ] n Sero-, Serumtherapie f.
se•ro•tho•rax [sɪərəʊ'θɔːræks] n Sero-, Hydrothorax m.
se•ro•to•nin [,sɪərəʊ'təʊnɪn] n Serotonin nt, 5-Hydroxytryptamin nt.
serotonin antagonist Serotoninantagonist.
se•ro•to•ni•ner•gic [serə,təʊnɪ'nɜrdʒɪk] adj seroton(in)erg.
se•rous ['sɪərəs] adj **1.** serumhaltig, serös, Sero-, Serum-. **2.** serös.
serous coat → serosa.
serous cyst seröse Zyste f.
serous diarrhea seröser/wäßriger Durchfall m.
serous effusion seröser Erguß m.
serous endocarditis seröse Endokarditis f.
serous infiltration seröse Infiltration f.
serous inflammation seröse Entzündung f.
serous membrane → serosa.
serous pericarditis seröse/exsudative Herzbeutelentzündung f.
serous pleurisy seröse Brustfellentzündung/ f.
se•ro•vac•ci•na•tion [sɪərəʊ,væksə'neɪʃn] n Serovakzination f, Simultanimpfung f.
ser•pig•i•nous keratitis [sɜr'pɪdʒɪnəs] Hypopyonkeratitis f, Ulcus corneae serpens.
serpiginous ulcer 1. Ulcus serpens. **2.** Hypopyonkeratitis f, Ulcus corneae serpens. **3.** Ulcus molle serpiginosum.
Sertoli ['sɜrtlɪ, sɜr'təʊlɪ]: **Sertoli cell hyperplasia** Sertoli-Zell-Hyperplasie f.
Sertoli-cell-only syndrome del Castillo-Syndrom nt, Sertoli-Zell-Syndrom nt, Germinal(zell)aplasie f.
Sertoli's cells Sertoli-Zellen pl, Stütz-, Ammen-, Fußzellen pl.
se•rum ['sɪərəm, 'serəm] n **1.** Serum nt. **2.** (Blut-)Serum nt. **3.** Anti-, Immunserum nt.
serum diagnosis Sero-, Serumdiagnostik f.

serum disease Serumkrankheit f.
serum hepatitis Hepatitis B f, Serumhepatitis f.
serum nephritis Serumnephritis f.
serum neutralization test micro. Neutralisationstest m.
serum proteins Serumproteine pl.
serum sickness Serumkrankheit f.
serum sickness-like reaction Reaktion f vom Serumkrankheittyp.
serum therapy → serotherapy.
ses•a•moid bone ['sesəmɔɪd] Sesambein nt, -knochen m, Os sesamoideum.
sesamoid cartilage of vocal ligament Sesamknorpel m des Stimmbandes, Cartilago sesamoidea lig. vocalis.
ses•sile hydatid ['sesəl] Morgagni-Hydatide f, Appendix testis.
sessile polyp breitbasiger/sessiler Polyp m.
set [set] **I** n **1.** Serie f, Reihe f, Gruppe f. **2.** Satz m, Set nt, (Instrumenten-)Besteck nt. **II** adj **3.** fest, hart; geronnen; (Färbung) fixiert. **4.** festgesetzt, -gelegt; vorgeschrieben, vorgegeben, bestimmt. **III** vt **5.** setzen, stellen, legen. **6.** (Bruch) (ein-)richten, reponieren; (Verrenkung) einrenken. **IV** vi **7.** fest- od. hartwerden; gerinnen; erstarren; s. absetzen; (Gips) abbinden. **8.** (Knochen) s. einrenken; (Bruch) zusammenwachsen.
set•back ['setbæk] n Rückschlag m, Rückfall m.
Sever ['siːvər]: **Sever's disease** Sever-Krankheit f, Apophysitis calcanei.
se•vere [sə'vɪər] adj patho. (Krankheit) schlimm, schwer; (Schmerz) heftig, stark.
severe combined immunodeficiency schwerer kombinierter Immundefekt m, Schweitzer-Typ m der Agammaglobulinämie.
severe deafness hochgradige Schwerhörigkeit f.
severe pain starker Schmerz m, starke Schmerzen pl.
sew [səʊ] vt, vi nähen.
sex [seks] **I** n **1.** Geschlecht nt. **2.** Geschlechtstrieb m, Sexualität f. **3.** Sex m, Geschlechtsverkehr m, Koitus m. **have sex with** mit jdm. Geschlechtsverkehr haben. **II** adj Sex-, Sexual-.
sex abuse sexueller Mißbrauch m.
sex act → sexual intercourse.
sex characters Geschlechtsmerkmale pl, geschlechtsspezifische Charakteristika pl.
sex chromatin Barr-Körper m, Sex-, Geschlechtschromatin nt.
sex chromosome Sex-, Geschlechtschromosom nt, Genosom nt, Heterosom nt.
sex cycle Monats-, Genital-, Sexual-, Menstruationszyklus m.
sex hormone Geschlechts-, Sexualhormon nt.
sex-linked inheritance geschlechtsgebundene/gonosomale Vererbung f.
sex organ Geschlechts-, Genital-, Sexualorgan nt.

sex-specific *adj* geschlechtsspezifisch.
sex test Sextest *m*, Geschlechtsbestimmung *f.*
sex•ti•grav•i•da [sektɪˈgrævɪdə] *n gyn.* Sextigravida *f.*
sex•tip•a•ra [seksˈtɪpərə] *n gyn.* Sextipara *f.*
sex•tu•plets [seksˈt(j)uːplɪts] *pl* Sechslinge *pl.*
sex•u•al [ˈsekʃəwəl] *adj* sexuell, geschlechtlich, Sexual-, Geschlechts-.
sexual abuse → sex abuse.
sexual characteristics → sex characters.
sexual cycle → sex cycle.
sexual intercourse Sexualverkehr *m*, Geschlechtsverkehr *m*, -akt *m*, Beischlaf *m*, Coitus *m.*
sex•u•al•i•ty [seksʃəˈwælətɪ] *n* Sexualität *f.*
sex•u•al•ly transmitted disease [ˈsekʃəwəlɪ] sexuell/venerisch übertragene Krankheit *f*, Geschlechtskrankheit *f.*
shad•ow [ˈʃædəʊ] *n* **1.** *radiol.* Schatten *m.* **2.** → shadow cell.
shadow cell 1. (Erythrozyten-)Ghost *m*, Schattenzelle *f*, Blutkörperchenschatten *m.* **2.** Gumprecht-(Kern-)Schatten *pl.*
shadow test *ophthal.* Retinoskopie *f*, Skiaskopie *f.*
shaft [ʃæft] *n* **1.** Schaft *m*, Stiel *m*, Stamm *m.* **2.** *anat.* Knochenschaft *m*, Diaphyse *f.*
shaft of femur Femurschaft, Corpus femoris.
shaft of fibula Fibulaschaft, Corpus fibulae.
shaft of humerus Humerusschaft, Corpus humeri.
shaft of radius Radiusschaft, Corpus radii.
shaft of tibia Tibiaschaft, Corpus tibiae/tibiale.
shaft of ulna Ulnaschaft, Corpus ulnae.
shake [ʃeɪk] **I** *n* Schütteln *nt*, Rütteln *nt;* Zittern *nt.* **II** *vt* schütteln.
shakes [ʃeɪks] *pl* Schüttelfrost *m*, Schütteln *nt*, Zittern *nt.*
shak•ing chill(s) [ˈʃeɪkɪŋ] Schüttelfrost *m.*
shaking palsy Parkinson-Krankheit *f*, Morbus Parkinson *m.*
shal•low breathing [ˈʃæləʊ] flache Atmung *f.*
shape [ʃeɪp] *n* **1.** Form *f*, Gestalt *f;* Figur *f.* **put into shape** formen, gestalten. **2.** (körperliche *od.* geistige) Verfassung *f*, Form *f.* **be in (good) shape** in (guter) Form sein, in gutem Zustand sein. **be in bad shape** in schlechter Verfassung/Form sein, in schlechtem Zustand sein.
sharp [ʃɑːrp] *adj* scharf; (*Messer*) scharf; (*Nadel*) spitz; (*Schmerz*) heftig, stechend; (*Schrei*) durchdringend, schrill.
sharp curet *chir.* scharfe Kürette *f.*
sharp-edged *adj* (*Messer*) scharfkantig.
sharp hook *chir.* scharfer Haken *m.*
sharp pain heller stechender Schmerz *m.*
sharp spoon *chir.* scharfer Löffel *m.*
shear•ing fracture [ˈʃɪərɪŋ] Abscherfraktur *f.*

shocked

sheath [ʃiːθ] **I** *n***1.** Scheide *f;* Hülle *f*, Ummantelung *f.* **2.** Kondom *m/nt.* **II** *vt* → sheathe.
sheath of eyeball Tenon-Kapsel *f*, Vagina bulbi.
sheath of rectus abdominis muscle Rektusscheide, Vagina m. recti abdominis.
sheathe [ʃiːð] *vt* umhüllen, ummanteln.
Sheehan [ˈʃiːən]: **Sheehan syndrome** Sheehan-Syndrom *nt*, postpartale Hypophysenvorderlappeninsuffizienz *f.*
sheet [ʃiːt] **I** *n* **1.** Bettuch *nt*, (Bett-)Laken *nt*, Leintuch *nt.* **2.** Bogen *m*, Blatt *nt.* **II** *vt* (*Bett*) beziehen.
shep•herd's crook deformity [ˈʃepərd] *radiol.* Hirtenstabdeformität *f.*
shield [ʃiːld] **I** *n* **1.** Schild *m.* **2.** Schutzschild *m*, -schirm *m.* **II** *vt* (be-)schützen, (be-)schirmen (*from* vor); *phys.* abschirmen.
shift [ʃɪft] **I** *n* **1.** Verlagerung *f*, Verschiebung *f;* Wechsel *m*, Veränderung *f.* **2.** (Arbeits-)Schicht *f.* **II** *vt* verlagern, verschieben; umstellen (*to* auf. **III** *vi* s. verlagern, s. verschieben.
shift to the left Linksverschiebung.
shift to the right Rechtsverschiebung.
shift work Schichtarbeit *f.* **do shift work** Schicht arbeiten.
shift worker Schichtarbeiter(in*f*) *m.*
Shi•gel•la [ʃɪˈgelə] *n micro.* Shigella *f.*
Shigella dysenteriae Shigella dysenteriae.
Shigella flexneri Flexner-Bazillus *m*, Shigella flexneri.
Shigella sonnei Kruse-Sonne-Ruhrbakterium *nt*, Shigella sonnei.
shig•el•lo•sis [ʃɪgəˈləʊsɪs] *n* Shigellainfektion *f*, Shigellose *f.*
shin [ʃɪn] *n* Schienbein *nt*, Schienbeinregion *f.*
shin•bone [ˈʃɪnbəʊn] *n* Schienbein *nt*, Tibia *f.*
shin•gles [ˈʃɪŋgəls] *pl* Gürtelrose *f*, Zoster *m*, Zona *f*, Herpes zoster.
ship•yard eye/keratoconjunctivitis [ˈʃɪpjɑːrd] *ophthal.* epidemische Keratokonjunktivitis *f.*
shirt-stud abscess [ʃɜːrt] Kragenknopfabszeß *m.*
shiv•er[1] [ˈʃɪvər] **I** *n* Schauer *m*, Zittern *nt*, Frösteln *nt.* **II** *vi* zittern, frösteln, (er-)schauern.
shiv•er[2] [ˈʃɪvər] **I** *n* Splitter *m*, (Bruch-)Stück *nt.* **II** *vt*, *vi* (zer-)splittern, (zer-)schmettern.
shock [ʃɑk] **I** *n* **1.** (seelische) Erschütterung *f*, Schlag *m*, Schock *m* (*to* für); *patho.* Schock(zustand) *m*, Schockreaktion *f.* **be in (a state of) shock** einen Schock haben, unter Schock stehen. **2.** Stoß *m*, Schlag *m*, Erschütterung *f.* **3.** (Elektro-)Schock *m.* **II** *vt* schocken, einer Schockbehandlung unterziehen.
shock antigen schockauslösendes/anaphylaxieauslösendes Antigen *nt.*
shocked [ʃɑkd] *adj* im Schock (befindlich).

be shocked unter Schock stehen, in einem Schockzustand sein.
shock kidney Schockniere f.
shock lung Schocklunge f.
shoot•ing pain ['ʃuːtɪŋ] schießender Schmerz m.
short-acting [ʃɔːrt] adj pharm. kurzwirkend.
short-arm cast ortho. Unterarmgips(verband m) m.
short-bowel syndrome Kurzdarmsyndrom nt, Short-bowel-Syndrom nt.
short-distance radiotherapy radiol. Brachytherapie f.
short•en [ʃɔːrtn] vt (ab-, ver-)kürzen, kürzer machen.
short•en•ing ['ʃɔːrtnɪŋ] n (Ab-, Ver-)Kürzung f.
short leg cast Unterschenkelgips(verband m) m.
short•ness ['ʃɔːrtnɪs] n **1.** Kürze f; Kleinheit f. **2.** Knappheit f, Mangel m (of an).
shortness of breath Kurzatmigkeit f; Dyspnoe f.
shortness of sight Kurzsichtigkeit f.
short pulse kurzer Puls m, Pulsus celer.
short sight → shortsightedness.
short•sight•ed ['ʃɔːrtsaɪtɪd] adj kurzsichtig, myop.
short•sight•ed•ness ['ʃɔːrtsaɪtɪdnɪs] n Kurzsichtigkeit f, Myopie f.
short-wave diathermy Kurzwellendiathermie f, Hochfrequenzdiathermie f, Hochfrequenzwärmetherapie f.
short wave therapy Kurzwellentherapie f, -behandlung f.
short-winded adj kurzatmig.
shot•ty breast ['ʃɒtɪ] fibrös-zystische Mastopathie f, Mammadysplasie f, Zystenmamma f.
shoul•der ['ʃəʊldər] n Schulter f; Schultergelenk nt.
shoulder blade Schulterblatt nt, Skapula f, Scapula f.
shoulder disarticulation ortho. Schultergelenkexartikulation f.
shoulder dislocation ortho. Schulter-(gelenk)luxation f, Luxatio humeri.
   anterior shoulder dislocation vordere Schulterluxation, Luxatio subcoracoidea.
   posterior shoulder dislocation hintere Schulterluxation, Luxatio posterior/infraspinata.
   recurrent shoulder dislocation habituelle Schulterluxation.
shoulder girdle anat. Schultergürtel m, Cingulum pectorale.
shoulder hand syndrome Schulter-Arm-Syndrom nt.
shoulder joint Schultergelenk nt, Articulatio humeri/glenohumeralis.
shoulder presentation gyn. Schulterlage f.
shoulder stiffness Schultersteife f.
show [ʃəʊ] n gyn. Zeichnen n.
shrink [ʃrɪŋk] I n inf. Psychiater(in f) m. II vi (ein-, zusammen-)schrumpfen, abnehmen, schwinden.
shrunk•en kidney ['ʃrʌŋkn] Schrumpfniere f.
shunt [ʃʌnt] I n chir., patho. Nebenschluß m, Shunt m; Bypass m. II vt chir. einen Shunt anlegen, shunten.
shunt cyanosis Shunt-Zyanose f.
shunt vessel Nebenschluß-, Bypass-, Shuntgefäß nt.
Shwachman ['ʃwækmən]: **Shwachman syndrome** Shwachman-Syndrom nt, Shwachman-Blackfan-Diamond-Oski-Khaw-Syndrom nt.
Shwartzman ['ʃwɔrtsmən]: **Shwartzman phenomenon** Sanarelli-Shwartzman-Phänomen nt, Shwartzman-Sanarelli-Phänomen nt.
si•al•ad•e•ni•tis [saɪəl,ædə'naɪtɪs] n Speicheldrüsenentzündung f, Sial(o)adenitis f.
si•al•ad•e•nog•ra•phy [saɪəl,ædə'nɑgrəfɪ] n radiol. Sial(o)adenographie f.
si•al•ad•e•no•sis [saɪəl,ædə'nəʊsɪs] n **1.** → sialadenitis. **2.** Speicheldrüsenerkrankung f, Sialadenose f.
si•al•a•gogue [saɪ'æləɡɒɡ] I n Sialagogum nt. II adj sialagog.
si•al•ec•ta•sia [,saɪəlek'teɪʒ(ɪ)ə] n Sialektasie f.
si•a•lo•ad•e•nec•to•my [saɪəloʊ,ædə'nektəmɪ] n HNO Speicheldrüsenexzision f, Sial(o)adenektomie f.
si•a•lo•ad•e•ni•tis [saɪəloʊ,ædə'naɪtɪs] n → sialadenitis.
si•a•lo•ad•e•not•o•my [saɪəloʊ,ædə'nɒtəmɪ] n HNO Sial(o)adenotomie f.
si•a•lo•cele ['saɪəloʊsiːl] n Sialozele f.
si•a•log•ra•phy [saɪə'lɑɡrəfɪ] n HNO Sialographie f.
si•a•lo•lith ['saɪəloʊlɪθ] n Speichelstein m, Sialolith m.
si•a•lo•ma [saɪə'ləʊmə] n Speicheldrüsengeschwulst f, Sialom(a) nt.
si•a•lo•sy•rinx [saɪəloʊ'sɪrɪŋks] n Speichelfistel f.
Si•a•mese twins [,saɪə'miːz] siamesische Zwillinge pl.
sib•i•lant rales/rhonchi ['sɪbələnt] giemende/pfeifende Rasselgeräusche pl, Giemen nt, Pfeifen nt.
sib•ling ['sɪblɪŋ] n Bruder m, Schwester f; **siblings** pl Geschwister pl.
sib•ship ['sɪpʃɪp] n Blutsverwandtschaft f; Blutsverwandte pl.
Sicard [si'kɑːr]: **Sicard's sign** chir. Sicard-Zeichen nt.
Sicard's syndrome neuro. Sicard-Syndrom nt.
sic•ca syndrome ['sɪkə] Sicca-Syndrom nt.
sick [sɪk] I n **1. the sick** pl die Kranken. **2.** Übelkeit f. II adj **3.** krank (of an). **fall sick** krank werden, erkranken. **4.** schlecht, übel. **be sick** s. übergeben (müssen). **feel sick** einen Brechreiz verspüren.

sick bed 1. Krankenbett *nt.* **2.** Krankenlager *nt.*
sick certificate Krankheitsattest *nt,* Krankmeldung *f,* -schreibung *f.*
sick insurance Krankenversicherung *f.*
sick leave Fehlen *nt* wegen Krankheit. **be on sick leave** krank geschrieben sein, wegen Krankheit fehlen. **request sick leave** s. krank melden.
sick•le cell ['sɪkəl] Sichelzelle *f.*
sickle cell anemia Sichelzellanämie *f,* Herrick-Syndrom *nt.*
sickle-cell crisis Sichelzellkrise *f.*
sickle cell dactylitis Hand-Fuß-Syndrom *nt,* Sichelzelldaktylitis *f.*
sickle-cell disease Sichelzellerkrankung *f.*
sickle-cell hemoglobin Sichelzellhämoglobin *nt,* Hämoglobin S *nt.*
sickle-cell-hemoglobin C disease Sichelzell-Hämoglobin-C-Krankheit *f.*
sickle-cell-hemoglobin D disease Sichelzell-Hämoglobin-D-Krankheit *f.*
sickle cell syndrome → sickle-cell disease.
sickle-cell-thalassemia Sichelzellthalassämie *f,* Mikrodrepanozytenkrankheit *f.*
sickle scotoma *ophthal.* Bjerrum-Zeichen *nt,* -Skotom *nt.*
sick•ly ['sɪklɪ] *adj* kränklich, schwächlich; krankhaft, kränklich, blaß.
sick•ness ['sɪknɪs] *n* **1.** Krankheit *f,* Erkrankung *f;* Leiden *nt.* **2.** Übelkeit *f,* Erbrechen *nt.*
sick-nursing *n* Krankenpflege *f.*
sick sinus syndrome Sick-Sinus-Syndrom *nt,* Sinusknotensyndrom *nt.*
side effect [saɪd] *(Therapie, Medikament)* Nebenwirkung *f.*
sid•er•o•a•chres•tic anemia [,sɪdərəʊəˈkrestɪk] sideroachrestische Anämie *f.*
sid•er•o•blas•tic anemia [sɪdərəʊˈblæstɪk] → sideroachrestic anemia.
sid•er•o•cyte ['sɪdərəʊsaɪt] *n* Siderozyt *m.*
sid•er•o•pe•nia [sɪdərəʊˈpiːnɪə] *n* (systemischer) Eisenmangel *m,* Sideropenie *f.*
sid•er•o•pe•nic anemia [sɪdərəʊˈpiːnɪk] sideropenische Anämie *f,* Eisenmangelanämie *f.*
sideropenic dysphagia Plummer-Vinson-Syndrom *nt,* sideropenische Dysphagie *f.*
sid•er•o•phage ['sɪdərəʊfeɪdʒ] *n* Siderophage *m,* Herzfehlerzelle *f.*
sid•er•o•sis [sɪdəˈrəʊsɪs] *n* **1.** Siderose *f.* **2.** Eisen(staub)lunge *f,* Lungensiderose *f.*
sid•er•ot•ic splenomegaly [sɪdəˈrɒtɪk] siderotische Splenomegalie *f.*
side-to-end anastomosis Seit-zu-End-Anastomose *f,* lateroterminale Anastomose *f.*
side-to-side anastomosis Seit-zu-Seit-Anastomose *f,* laterolaterale Anastomose *f.*
sieve plate [sɪv] Sieb(bein)platte *f,* Lamina cribrosa (ossis ethmoidalis).
sight [saɪt] *n* **1.** Sehvermögen *nt;* Sehkraft *f,* Sehen *nt,* Augenlicht *nt.* **2.** (An-)Blick *m.*
sig•moid ['sɪgmɔɪd] **I** *n* Sigma *nt,* Sigmoid *nt,* Colon sigmoideum. **II** *adj* **1.** s-förmig,

simple chorea

sigmaförmig. **2.** sigmoid, Sigma-, Sigmoid-.
sigmoid colon → sigmoid I.
sig•moid•ec•to•my [sɪgmɔɪˈdektəmɪ] *n chir.* Sigmaresektion *f,* Sigmoidektomie *f.*
sig•moi•di•tis [sɪgmɔɪˈdaɪtɪs] *n* Sigmaentzündung *f,* Sigmoiditis *f.*
sig•moi•do•pexy [sɪgˈmɔɪdəpeksɪ] *n chir.* Sigmaanheftung *f,* Sigmoidopexie *f.*
sig•moi•do•proc•tos•co•py [sɪg,mɔɪdəprakˈtaskəpɪ] *n* Sigmoid(e)orektoskopie *f.*
sig•moi•do•proc•tos•to•my [sɪg,mɔɪdəprakˈtastəmɪ] *n chir.* Sigmoid(e)oproktostomie *f,* -rektostomie *f.*
sig•moi•do•rec•tos•co•py [sɪg,mɔɪdərekˈtaskəpɪ] *n* Sigmoid(e)orektoskopie *f.*
sig•moi•do•rec•tos•to•my [sɪg,mɔɪdərekˈtastəmɪ] *n* → sigmoidoproctostomy.
sig•moi•do•scope [sɪgˈmɔɪdəskəʊp] *n* Sigmoid(e)oskop *nt.*
sig•moi•dos•co•py [sɪgmɔɪˈdaskəpɪ] *n* Sigmoid(e)oskopie *f.*
sig•moi•dos•to•my [sɪgmɔɪˈdastəmɪ] *n chir.* Sigmoid(e)ostomie *f.*
sig•moi•dot•o•my [sɪgmɔɪˈdatəmɪ] *n chir.* Sigmaeröffnung *f,* Sigmoid(e)otomie *f.*
sign [saɪn] **I** *n* Zeichen *nt,* Symptom *nt.* **II** *vt* unterschreiben, signieren. **III** *vi* unterschreiben, unterzeichnen. **signs of maturity** Reifezeichen *pl.*
sig•na•ture ['sɪgnətʃər] *n* Unterschrift *f,* Signatur *f.*
signet-ring cell carcinoma ['sɪgnɪt] Siegelringzellkarzinom *nt.*
si•lent ['saɪlənt] *adj* **1.** still, ruhig, leise; schweigsam, schweigend. **2.** *(Krankheit)* latent; untätig, inaktiv; okkult.
silent gap *card.* auskultatorische Lücke *f.*
sil•i•co•an•thra•co•sis [,sɪlɪkəʊ,ænθrəˈkəʊsɪs] *n* Silikoanthrakose *f.*
sil•i•con ['sɪlɪkən] *n* Silizium *nt.*
sil•i•cone ['sɪlɪkəʊn] *n* Silikon *nt.*
sil•i•co•sis [sɪləˈkəʊsɪs] *n* Quarz-, Kiesel-, Steinstaublunge *f,* Silikose *f.*
sil•i•co•tu•ber•cu•lo•sis [,sɪlɪkəʊtə,bɜːrkjəˈləʊsɪs] *n* Silikotuberkulose *f.*
silk [sɪlk] **I** *n* Seide *f,* Seidenfaser *f,* -faden *m.* **II** *adj* seiden, Seiden-.
sil•ver ['sɪlvər] **I** *n* Silber *nt, chem.* Argentum *nt.* **II** *adj* silbern, Silber-.
silver-fork deformity *ortho.* Bajonett-, Fourchette-, Gabelrückenstellung *f.*
sim•i•lar twins ['sɪmələr] erbgleiche/eineiige/identische/monozygote/monovuläre Zwillinge *pl.*
Simmonds ['sɪməndz]**: Simmonds' disease 1.** Simmonds-Kachexie *f.* **2.** Simmonds-Syndrom *nt,* Hypophysenvorderlappeninsuffizienz *f.*
Simmonds' syndrome → Simmonds' disease 2.
Simon ['saɪmən]**: Simon's apical focus** Simon-Spitzenherd *m.*
sim•ple chorea ['sɪmpl] *neuro.* Sydenham-Chorea *f,* Chorea minor/juvenilis/rheumati-

simple dislocation

ca/simplex.
simple dislocation *ortho.* geschlossene/einfache Luxation *f.*
simple epithelium einschichtiges Epithel *nt.*
simple fracture *ortho.* einfache/geschlossene/unkomplizierte Fraktur *f.*
simple glaucoma Simplex-, Weitwinkelglaukom *nt.*
simple goiter blande Struma *f.*
simple ulcer einfaches Geschwür *nt,* Ulcus simplex.
Sims [sɪmz]: **Sims' position** *gyn.* Sims-Lage *f.*
Sims' test (Sims-)Huhner-Test *m,* postkoitaler Spermakompatibilitätstest *m.*
Sims uterine sound *gyn.* Sims-Sonde *f.*
sin•ew ['sɪnjuː] *n* (Muskel-)Sehne *f.*
sing•er's node ['sɪŋər] Sängerknötchen *nt.*
sin•gle parent ['sɪŋɡəl] alleinerziehender Elternteil *m,* Alleinerzieher(in *f*) *m.*
single vision *ophthal.* Einfachsehen *nt,* Haplopie *f.*
sin•is•tro•car•dia [ˌsɪnəstrəʊˈkɑːrdɪə] *n* Sinistro-, Lävokardie *f.*
sin•is•tro•man•u•al [ˌsɪnəstrəʊˈmænjuː‑əl] *adj* linkshändig.
sin•is•trop•e•dal [sɪnəˈstrɒpədəl] *adj* linksfüßig.
si•no•a•tri•al block [saɪnəʊˈeɪtrɪəl] sinuatrialer/sinuaurikulärer Block *m,* SA-Block *m.*
sinoatrial bradycardia *card.* Sinusbradykardie *f.*
sinoatrial bundle Keith-Flack-Bündel *nt,* Sinuatrialbündel *nt.*
sinoatrial node Sinus-, Sinuatrialknoten *m,* SA-Knoten *m.*
si•no•au•ric•u•lar block [ˌsaɪnəʊɔːˈrɪkjələr] → sinoatrial block.
si•no•bron•chi•al syndrome [saɪnəʊˈbrɒŋkɪəl] → sinobronchitis.
si•no•bron•chi•tis [ˌsaɪnəʊbrɒŋˈkaɪtɪs] *n* Sinubronchitis *f,* sinubronchiales/sinupulmonales Syndrom *nt.*
si•no•gram ['saɪnəʊɡræm] *n* **1.** *HNO* Sinogramm *nt.* **2.** *radiol.* Sinogramm *nt.*
si•nog•ra•phy [saɪˈnɒɡrəfɪ] *n* **1.** *HNO* Sinographie *f.* **2.** *radiol.* Sinographie *f.*
si•no•pul•mo•nary syndrome [saɪnəˈpʌlmə'nerɪː] → sinobronchitis.
si•nu•a•tri•al node [ˌsaɪn(j)uːˈeɪtrɪəl] → sinoatrial node.
si•nus ['saɪnəs] *n* **1.** *anat.* Knochenhöhle *f,* Markhöhle *f,* Sinus *m;* (*Nase*) Nebenhöhle *f.* **2.** *patho.* Fistelgang *m,* -tasche *f,* Sinus *m.*
sinuses of dura mater Durasinus *pl,* Hirnsinus *pl.*
sinus arrest *card.* Sinusarrest *m.*
sinus arrhythmia Sinusarrhythmie *f.*
sinus bradycardia *card.* Sinusbradykardie *f.*
sinus block 1. sinuatrialer/sinuaurikulärer Block *m,* SA-Block *m.* **2.** *HNO* Nebenhöhlenblockade *f.*

sinus catarrh/histiocytosis *hema.* Sinuskatarrh *m,* -histiozytosis *f,* akute unspezifische Lymphadenitis *f.*
si•nus•i•tis [saɪnəˈsaɪtɪs] *n* **1.** *HNO* (Nasen-)Nebenhöhlenentzündung *f,* Sinusitis *f,* Sinuitis *f.* **2.** Sinusitis *f.*
sinus lavage *HNO* Nebenhöhlenspülung *f,* Sinuslavage *f.*
sinus node → sinoatrial node.
sinus rhythm *physiol.* Sinusrhythmus *m.*
sinus standstill *card.* Sinusarrest *m.*
sinus tachycardia *card.* Sinustachykardie *f.*
sinus thrombosis Sinusthrombose *f.*
Sipple ['sɪpl]: **Sipple's syndrome** Sipple-Syndrom *nt.*
sis•ter ['sɪstər] *n* **1.** Schwester *f.* **2.** *Brit.* (Stations-)Schwester *f.*
Sjögren ['ʃəʊɡrən]: **Sjögren's disease/syndrome** Sjögren-Syndrom *nt.*
skel•e•tal muscle cell ['skelɪtl] Skelettmuskelzelle *f.*
skeletal system Skelettsystem *nt,* Systema skeletale.
skeletal traction *ortho.* Knochenzug *m,* -extension *f.*
skel•e•ti•za•tion [ˌskelətɪˈzeɪʃn] *n* **1.** *patho.* extreme Abmagerung *f.* **2.** *chir.* Skelettieren *nt,* Skelettierung *f.*
skel•e•ton ['skelɪtn] *n* Skelett *nt,* Knochengerüst *nt.* **skeleton of thorax** knöcherner Brustkorb/Thorax *m,* Thoraxskelett.
Skene [skiːn]: **Skene's ducts** Skene-Gänge *pl,* Ductus paraurethrales.
skew [skjuː] *vi* schielen.
ski•ag•ra•phy [skaɪˈæɡrəfɪ] *n* Röntgenuntersuchung *f,* Röntgen *nt.*
ski•am•e•try [skaɪˈæmətrɪ] *n* → skiascopy 1.
ski•a•scope ['skaɪəskəʊp] *n* *ophthal.* Skiaskop *nt,* Retinoskop *nt.*
ski•as•co•py [skaɪˈɒskəpɪ] *n* **1.** *ophthal.* Retinoskopie *f,* Skiaskopie *f.* **2.** *radiol.* Röntgendurchleuchtung *f,* Fluoroskopie *f.*
ski•er's thumb ['skɪər] *ortho.* Skidaumen *m.*
skin [skɪn] **I** *n* **1.** Haut *f.* **2.** äußere Haut *f;* *anat.* Cutis *f.* **II** *vt* schälen, abhäuten; (*Haut*) aufschürfen.
skin bank Hautbank *f.*
skin biopsy Hautbiopsie *f.*
skin care Hautpflege *f.*
skin closure *chir.* Hautverschluß *m,* -naht *f.*
skin defect Hautdefekt *m.*
skin disease Hautkrankheit *f;* Dermatose *f.*
skin dose *radiol.* Hautdosis *f.*
skin flap *chir.* Hautlappen *m.*
skin furrows Hautfurchen *pl,* Sulci cutis.
skin graft Hauttransplantat *nt,* -lappen *m.*
 free skin graft freies Hauttransplantat.
 full-thickness skin graft Vollhautlappen, -transplantat.
 pedicle skin graft gestielter Hautlappen.
skin grafting Hauttransplantation *f,* -übertragung *f.*
skin hook *chir.* Hauthaken *m.*

skin incision Hautschnitt *m*, -inzision *f.*
skin papillae Hautpapillen *pl*, Papillae dermatis/corii.
skin perfusion Hautdurchblutung *f*, -perfusion *f.*
skin reaction Hautreaktion *f*, -test *m.*
skin reflex Hautreflex *m*, -reaktion *f.*
skin ridges Hautleisten *pl*, Cristae cutis.
skin sensation Hautsensibilität *f.*
skin staple *chir.* Hautklammer *f.*
skin suture *chir.* Hautnaht *f.*
skin tag Stielwarze *f*, Akrochordon *nt.*
skin temperature Hauttemperatur *f.*
skin test Hauttest *m.*
skin traction *ortho.* Hautzug *m*, -extension *f*, Heftpflasterextension *f.*
skin writing Hautschrift *f*, Dermographie *f.*
skull [skʌl] *n* Schädel *m;* Schädeldach *nt*, Hirnschale *f.*
skull cap knöchernes Schädeldach *nt*, Kalotte *f*, Calvaria *f.*
skull fracture Schädel(dach)bruch *m*, -fraktur *f.*
  basal skull fracture Schädelbasisbruch.
  closed skull fracture geschlossene Schädel(dach)fraktur.
  comminuted skull fracture Schädeltrümmerfraktur.
  compound skull fracture offene Schädel(dach)fraktur.
  depressed skull fracture Schädelimpressionsfraktur.
skull injury Schädelverletzung *f*, -trauma *nt.*
  closed skull injury geschlossenes Schädeltrauma.
  open skull injury offenes Schädeltrauma.
sleep [sli:p] **I** *n* Schlaf *m.* **full of sleep** schläfrig, verschlafen. **get some sleep** ein wenig schlafen. **get/go to sleep** einschlafen; schlafen gehen. **have a good night's sleep** s. richtig ausschlafen. **in one's sleep** im Schlaf. **II** *vt* schlafen. **III** *vi* schlafen. **sleep off** *vt* s. gesund schlafen; (*Rausch*) ausschlafen.
sleep apnea (syndrome) Schlafapnoe-(syndrom *nt*) *f.*
sleep disturbances Schlafstörungen *pl.*
sleep drunkenness 1. Schlaftrunkenheit *f.* **2.** → sleepiness.
sleep•i•ness ['sli:pɪnɪs] *n* (krankhafte) Schläfrigkeit *f*, Verschlafenheit *f*, Somnolenz *f.*
sleep•ing disease ['sli:pɪŋ] Narkolepsie *f.*
sleeping pill Schlaftablette *f.*
sleeping sickness Schlafkrankheit *f*, Hypnosie *f.*
sleeping tablet Schlaftablette *f.*
sleep•less ['sli:plɪs] *adj* schlaflos.
sleep•less•ness ['sli:plɪsnɪs] *n* Schlaflosigkeit *f*, Wachheit *f*, Insomnie *f.*
sleep•walk•ing ['sli:pwɔ:kɪŋ] *n* Schlaf-, Nachtwandeln *nt*, Somnambulismus *m*, Noktambulismus *m.*
sleepy ['sli:pɪ] *adj* schläfrig, müde, verschlafen; einschläfernd.
slide [slaɪd] *n* **1.** Objektträger *m.* **2.** Dia(positiv *nt*) *nt.* **3.** *fig.* (Ab-)Fall *m*, Fallen *nt*, (Ab-)Sinken *nt.* **slide in temperature** Temperaturabfall.
slid•ing flap ['slaɪdɪŋ] Verschiebelappen *m*, -plastik *f*, Vorschiebelappen *m*, -plastik *f.*
sliding hernia Gleithernie *f*, -bruch *m.*
sling [slɪŋ] *n ortho.* Schlinge *f.*
slipped disk [slɪpt] *neuro.* Bandscheibenvorfall *m*, -prolaps *m*, -hernie *f.*
slipped hernia → sliding hernia.
slit [slɪt] **I** *n* Schlitz *m*, Ritz(e *f*) *m.* **II** *vt* **1.** aufschlitzen, -schneiden. **2.** in Streifen schneiden; spalten.
slit•lamp ['slɪtlæmp] *n ophthal.* Spaltlampe *f.*
slough [slʌf] **I** *n patho.* Schorf *m*, abgeschilferte/tote Haut *f.* **II** *vt* (*Haut*) abstreifen, abwerfen.
slow [sləʊ] *adj* **1.** langsam; allmählich; (*Puls*) langsam. **2.** träge, schwerfällig; begriffsstutzig. **be slow in learning** schwer von Begriff sein.
slow down/up I *vt* verlangsamen, verzögern; hemmen, drosseln. **II** *vi* s. verlangsamen.
slow pulse langsamer Puls *m*, Pulsus rarus.
slow respiration verlangsamte Atmung *f.*
slow virus disease/infection Slow-Virus-Infektion *f.*
slow wave sleep orthodoxer/synchronisierter Schlaf *m*, non-REM-Schlaf *m.*
slurred speech [slɜrd] *neuro.* verwaschene Sprache *f.*
Sly [slaɪ]: **Sly syndrome** Sly-Syndrom *nt*, Mukopolysaccharidose *f* VII.
small bowel [smɔ:l] → small intestine.
small bowel cancer Dünndarmkrebs *m*, -karzinom *nt.*
small bowel diverticulum Dünndarmdivertikel *nt.*
small bowel enema Dünndarmeinlauf *m*, hoher Einlauf *m*, Enteroklysma *nt.*
small bowel ischemia Dünndarmischämie *f.*
small bowel obstruction Dünndarmverschluß *m.*
small bowel perforation Dünndarmperforation *f.*
small-cell carcinoma kleinzelliges Bronchialkarzinom *nt*, *inf.* Kleinzeller *m.*
small intestinal cancer/carcinoma → small bowel cancer.
small-intestinal fistula Dünndarmfistel *f.*
small intestine Dünndarm *m*, Intestinum tenue.
smear [smɪər] **I** *n* **1.** (Zell-)Ausstrich *m;* Abstrich *m.* **2.** Schmiere *f.* **II** *vt* **3.** (*Kultur*) ausstreichen. **4.** schmieren; etw. bestreichen (*with* mit); (*Salbe*) auftragen; (*Haut*) einreiben.
smear culture Ausstrich-, Abstrichkultur *f.*
smeg•ma ['smegmə] *n* Vorhauttalg *m*, Smegma *nt* (praeputii).
smeg•ma•lith ['smegməlɪθ] *n* Smegmastein *m*, -lith *m.*
smell [smel] **I** *n* **1.** Geruchsinn *m.* **2.** Geruch

m; Duft *m;* Gestank *m.* **3.** Riechen *nt.* **II** *vi* riechen (*at* an); riechen (*of* nach).

Smith [smɪθ]: **Smith's fracture** Smith-Fraktur *f.*

Smith-Petersen [smɪθ ˈpiːtərsən]: **Smith-Petersen nail** *ortho.* Smith-Petersen-(Lamellen-)Nagel *m.*

smok•er's patches [ˈsməʊkər] orale Leukoplakie *f.*

smoker's respiratory syndrome Raucherrespirationssyndrom *nt.*

smooth muscle [smuːð] glatter/unwillkürlicher Muskel *m,* glattes/unwillkürliches Muskelgewebe *nt.*

snake [sneɪk] **I** *n* Schlange *f.* **II** *adj* schlängeln.

snake bite Schlangenbiß *m.*

snake venom Schlangengift *nt.*

snap•ping finger [ˈsnæpɪŋ] schnellender/schnappender Finger *m,* Trigger-Finger *m.*

snapping hip *ortho.* schnappende/schnellende Hüfte *f,* Coxa saltans.

snapping reflex Trömner-Reflex *m,* Fingerbeugereflex *m,* Knipsreflex *m.*

snare [sneər] **I** *n* (Draht-)Schlinge *f.* **II** *vt chir.* mit einer Schlinge fassen *od.* abtragen.

Sneddon-Wilkinson [ˈsnedn ˈwɪlkɪnsən]: **Sneddon-Wilkinson disease** Sneddon-Wilkinson-Syndrom *nt,* subkorneale pustulöse Dermatose *f.*

sneeze [sniːz] **I** *n* Niesen *nt.* **II** *vi* niesen.

sneez•ing reflex [ˈsniːzɪŋ] Niesreflex *m.*

Snellen [ˈsnelən]: **Snellen's charts** Snellen-Tabellen *pl,* -Sehprobentafeln *pl.*

Snellen's sign Snellen-Zeichen *nt.*

Snellen's test *ophthal.* **1.** Snellen-Sehschärfentest *m.* **2.** Snellen-Farbentest *m.*

Snellen's test types Snellen-Haken *pl,* -Sehproben *pl.*

snore [snɔːr, snəʊr] **I** *n* Schnarchen *nt.* **II** *vi* schnarchen.

snout reflex [snaʊt] Orbicularis-oris-Reflex *m,* Schnauzenreflex *m.*

snow blindness [snəʊ] Schneeblindheit *f.*

snow conjunctivitis *ophthal.* Conjunctivitis actinica/photoelectrica.

snow•flake cataract [ˈsnaʊfleɪk] Schneeflockenkatarakt *f.*

snuff box [snʌf] *n* Tabatière *f,* Fovea radialis.

soap [səʊp] **I** *n* Seife *f.* **II** *vt* ein-, abseifen.

soap down *vt* → soap II.

so•cial [ˈsəʊʃəl] *adj* sozial, Sozial-, Gesellschafts-.

social welfare Sozialfürsorge *f.*

social worker Sozialarbeiter(in *f*) *m,* -fürsorger(in *f*) *m.*

so•ci•ol•o•gy [ˌsəʊsɪˈɒlədʒɪ] *n* Soziologie *f.*

sock•et [ˈsɒkɪt] *n* **1.** *anat.* Höhle *f;* (Gelenk-)Pfanne *f.* **2.** Steckdose *f;* Sockel *m,* Fassung *f.* **socket of hip (joint)** Hüftgelenkpfanne *f,* Azetabulum *nt.*

so•di•um [ˈsəʊdɪəm] *n* Natrium *nt.*

sodium bicarbonate Natriumbikarbonat *nt,* Natriumhydrogencarbonat *nt.*

sodium chloride Kochsalz *nt,* Natriumchlorid *nt.*

sodium retention Natriumretention *f.*

soft [sɒːft] *adj* **1.** alkoholfrei; (*Droge*) weich. **2.** weich; (*Geräusch*) leise; (*Haut*) zart; (*Material*) weich; (*Oberfläche*) glatt; (*Klima*) mild; (*Wasser*) enthärtet.

soft chancre → soft ulcer.

soft•en•er [ˈsɒːfənər] *n* **1.** Weichmacher; Enthärter *m.* **2.** *pharm.* Erweichungs-, Lösemittel *nt.*

soft•en•ing [ˈsɒːfənɪŋ] *n* Erweichen *nt,* Erweichung *f; patho.* Malazie *f.*

soft palate weicher Gaumen *m,* Palatum molle.

soft pulse weicher Puls *m,* Pulsus mollis.

soft rays weiche/energiearme Röntgenstrahlung *f.*

soft sore → soft ulcer.

soft tissue Weichteile *pl.*

soft tissue drainage *chir.* Weichteildrainage *f.*

soft tissue injury Weichteilverletzung *f.*

soft tissue metastasis Weichteilmetastase *f.*

soft tissue rheumatism extraartikulärer Rheumatismus *m,* Weichteilrheumatismus *m.*

soft tissue sarcoma Weichteilsarkom *nt.*

soft tissue swelling Weichteilschwellung *f.*

soft ulcer weicher Schanker *m,* Chankroid *nt,* Ulcus molle.

soil[1] [sɔɪl] **I** *n* Verschmutzung *f;* Schmutz *m.* **II** *vt* schmutzig machen, verunreinigen.

soil[2] [sɔɪl] *n* (Erd-)Boden *m,* Erde *f.*

soil-borne *adj* durch Erde übertragen.

so•lar cheilitis [ˈsəʊlər] Cheilitis actinica.

solar dermatitis Sonnenbrand *m,* Dermatitis/Erythema solaris.

solar elastosis aktinische/senile Elastose *f,* Elastosis actinica/senilis/solaris.

solar keratosis aktinische/senile/solare Keratose *f,* Keratosis actinica/senilis/solaris.

solar treatment Heliotherapie *f.*

solar urticaria Sonnen-, Lichturtikaria *f,* photoallergische Urtikaria *f.*

sole [səʊl] *n* **1.** (Fuß-)Sohle *f.* **2.** (Schuh-)Sohle *f.*

sole reflex Plantarreflex *m.*

sol•id [ˈsɒlɪd] **I solids** *pl* feste Nahrung *f.* **put a baby on solids.** **II** *adj* **1.** fest, hart, kompakt; dicht. **2.** stabil (gebaut), massiv; (*Körperbau*) kräftig; (*Essen*) kräftig.

solid bone Kompakta *f,* Substantia compacta.

sol•i•tary lesion [ˈsɒləˌteriː] Solitärläsion *f.*

solitary metastasis Solitärmetastase *f.*

solitary nodule Solitärknoten *m.*

so•lu•tion [səˈluːʃn] *n* **1.** *pharm.* Lösung *f,* Solution *f.* **2.** (Auf-)Lösung *f* (*to, of*). **3.** *patho.* (Ab-)Lösung *f,* Solutio *f.*

sol•vent [ˈsɒlvənt] *n* Lösungsmittel *nt,* Solvens *nt.*

so•ma [ˈsəʊmə] *n* **1.** Körper *m,* Soma *nt.* **2.** *histol.* Zellkörper *m,* Soma *nt.*

so•mat•al•gia [ˌsəʊməˈtældʒ(ɪ)ə] *n* **1.** Körperschmerz *m*, somatischer Schmerz *m*, Somatalgie *f*. **2.** somatischer Schmerz *m*.
so•mat•ic cell [səʊˈmætɪk] Körperzelle *f*, somatische Zelle *f*.
somatic pain somatischer Schmerz *m*.
so•mat•i•za•tion [səˌmætəˈzeɪʃn] *n* psychia. Somatisation *f*.
so•ma•to•gen•ic [ˌsəʊmətəˈdʒenɪk] *adj* körperlich, somatogen.
so•ma•to•meg•a•ly [ˌsəʊmətəˈmegəlɪ] *n* Riesenwuchs *m*, Somatomegalie *f*.
so•ma•to•mo•tor system [ˌsəʊmətəˈməʊtər] somatomotorisches System *nt*, Somatomotorik *f*.
so•ma•to•path•ic [ˌsəʊmətəˈpæθɪk] *adj* (*Erkrankung*) körperlich, organisch, somatisch.
so•ma•top•a•thy [ˌsəʊməˈtɑpəθɪ] *n* körperliche/somatische/organische Erkrankung *f*.
so•ma•tos•co•py [ˌsəʊməˈtɑskəpɪ] *n* körperliche Untersuchung *f*, Somatoskopie *f*.
so•ma•to•sen•so•ry area/cortex [ˌsəʊmətəʊˈsensərɪ] somatosensorische Rinde *f*, somatosensorischer Kortex *m*.
so•ma•to•stat•in [ˌsəʊmətəˈstætɪn] *n* Somatostatin *nt*.
so•ma•to•stat•i•no•ma [səʊmətəˌstætɪˈnəʊmə] *n* Somatostatinom *nt*, D-Zell(en)-Tumor *m*.
so•ma•to•ther•a•py [ˌsəʊmətəˈθerəpɪ] *n* Somatotherapie *f*.
so•ma•to•trop•ic hormone [ˌsəʊmətəˈtrɑpɪk] → somatotropin.
so•ma•to•tro•pin [ˌsəʊmətəˈtrəʊpɪn] *n* Somatotropin *nt*, somatotropes Hormon *nt*, Wachstumshormon *nt*.
somatotropin releasing factor/hormone Somatoliberin *nt*, Somatotropin-releasing-Faktor *m*.
som•nam•bu•lism [sɑmˈnæmbjəlɪzəm] *n* Nacht-, Schlafwandeln *nt*, Somnambulismus *m*, Noktambulismus *m*.
som•ni•fa•cient [ˌsɑmnɪˈfeɪʃənt] **I** *n* Schlafmittel *nt*, Somniferum *nt*, Hypnotikum *nt*. **II** *adj* einschläfernd, hypnotisch.
som•no•lence [ˈsɑmnələns] *n* (krankhafte) Schläfrigkeit *f*, Benommenheit *f*, Somnolenz *f*.
som•no•lent [ˈsɑmnələnt] *adj* **1.** schläfrig, somnolent. **2.** bewußtseinseingetrübt, somnolent.
som•no•les•cent [sɑmnəˈlesənt] *adj* schläfrig.
son•i•cate [ˈsɑnɪkeɪt] *vt* beschallen.
son•i•ca•tion [sɑnɪˈkeɪʃn] *n* **1.** Beschallung *f*. **2.** Soni(fi)kation *f*.
son•o•gram [ˈsɑnəgræf] *n* radiol. Sonogramm *nt*.
son•o•graph [ˈsɑnəgræf] *n* radiol. Ultraschallgerät *nt*, Sonograph *m*.
so•no•graph•ic examination [sɑnəˈgræfɪk] sonographische Untersuchung *f*.
so•nog•ra•phy [səˈnɑgrəfɪ] *n* radiol.

spasmophilia

Ultraschalldiagnostik *f*, Sonographie *f*.
so•no•lu•cent [sɑnəˈluːsnt] *adj* radiol. (ultra-)schalldurchlässig.
so•no•rous [səˈnɔʊrəs] *adj* tönend, resonant, klangvoll, sonor.
sonorous breathing → stertor.
sonorous rales sonore Pleurageräusche *pl*.
sonorous rhonchi brummende Rasselgeräusche *pl*, Brummen *nt*.
sor•bic acid [ˈsɔːrbɪk] Sorbinsäure *f*.
sore [sɔʊr; sɔːr] **I** *n* (Haut-, Schleimhaut-)Wunde *f*, wunde Stelle *f*. **II** *adj* weh, wund, schmerzhaft; entzündet.
sore throat Halsentzündung *f*; Angina *f*.
  croupous sore throat Angina crouposa.
  septic sore throat Streptokokkenpharyngitis *f*, -angina.
  simple sore throat Angina (catarrhalis) simplex.
  spotted sore throat Kryptentonsillitis *f*, Angina follicularis.
  streptococcal sore throat → septic sore throat.
souf•fle [ˈsuːfl] *n* card. blasendes Geräusch *nt*.
sound¹ [saʊnd] *n* Ton *m*, Klang *m*, Laut *m*, Schall *m*; Geräusch *nt*.
sound² [saʊnd] *adj* **1.** gesund. **2.** intakt; (*Schlaf*) tief; (*Geist*) gesund, normal.
sound³ [saʊnd] **I** *n* Sonde *f*. **II** *vi* sondieren.
sound pressure Schalldruck *m*.
source [ˈsɔʊrs] *n* Quelle *f*; Ursprung *m*, Ursache *f*.
  source of infection Infektionsquelle, Herd *m*, Fokus *m*.
  source of light Lichtquelle.
South A•mer•i•can blastomycosis [saʊθ əˈmerɪkən] Lutz-Splendore-Almeida-Krankheit *f*, südamerikanische Blastomykose *f*, Parakokzidioidomykose *f*.
South American cutaneous leishmaniasis südamerikanische Hautleishmaniase *f*, kutane Leishmaniase Südamerikas *f*, Chiclero-Ulkus *m*.
Spalding [ˈspɔːldɪŋ]: **Spalding's sign** gyn. Spalding-Zeichen *nt*.
spasm [ˈspæzəm] *n* **1.** Krampf *m*, Spasmus *m*; Konvulsion *f*. **2.** Muskelkrampf *m*.
spas•mod•ic croup [spæzˈmɑdɪk] falscher Krupp *m*, Pseudokrupp *m*, subglottische Laryngitis *f*.
spasmodic stricture funktionelle/spastische Striktur *f*.
spas•mo•gen•ic [spæzməˈdʒenɪk] *adj* krampfauslösend, krampferzeugend, spasmogen.
spas•mol•y•sant [spæzˈmɑlɪsənt] **I** *n* Antispasmodikum *nt*; Spasmolytikum *nt*. **II** *adj* krampflösend, -mildernd.
spas•mol•y•sis [spæzˈmɑləsɪs] *n* Krampflösung *f*, Spasmolyse *f*.
spas•mo•lyt•ic [spæzməˈlɪtɪk] *adj* krampflösend, spasmolytisch.
spas•mo•phil•ia [spæzməˈfɪlɪə] *n* spasmophile Diathese *f*, (latente) Spasmophilie *f*.

spasmophilic diathesis 366

spas•mo•phil•ic diathesis [spæzmə-'fılık] → spasmophilia.
spas•tic ['spæstık] I *n* Spastiker(in *f*) *m*. II *adj* spastisch, krampfend, krampfartig.
spastic bladder *neuro.* Reflexblase *f.*
spastic clubfoot *ortho.* spastischer Klumpfuß *m.*
spastic colon Reizkolon *nt*, irritables/spastisches Kolon *nt*, Kolonneurose *f.*
spastic diplegia 1. Erb-Charcot-Syndrom *nt*, spastische Spinalparalyse *f.* **2.** Little-Krankheit *f*, Diplegia spastica infantilis.
spastic gait *neuro.* spastischer Gang *m.*
spastic hemiplegia spastische Hemiplegie *f*, Hemiplegia spastica.
spastic ileus spastischer Ileus *m.*
spastic mydriasis *ophthal.* spastische Mydriasis *f.*
spastic paraplegia spastische Paraplegie *f.*
spastic pseudoparalysis/pseudosclerosis Creutzfeldt-Jakob-Syndrom *nt*, Jakob-Creutzfeldt-Syndrom *nt.*
spastic stricture funktionelle/spastische Striktur *f.*
spa•tial disorientation ['speıʃl] räumliche Desorientiertheit *f.*
spat•u•la ['spætʃələ] *n chir.* Spatel *m.*
spe•cial•ist ['speʃəlıst] I *n* Spezialist(in *f*) *m*, Facharzt *m*, -ärztin *f.* II *adj* spezialisiert, Spezial-, Fach-.
spe•cial•i•za•tion [speʃəlı'zeıʃn] *n* Spezialisierung *f.*
spe•cif•ic [spı'sıfık] I *n* spezifisches Heilmittel *nt*, Spezifikum *nt.* II *adj* **1.** artspezifisch, Arten-. **2.** spezifisch (wirkend), gezielt. **3.** charakteristisch, (art-)eigen, speziell, spezifisch.
specific disease spezifische Erkrankung/Krankheit/Infektion *f.*
specific immunity spezifische Immunität *f.*
specific inflammation spezifische Entzündung *f.*
specific reaction *immun.* spezifische Immunreaktion *f.*
specific serum monovalentes/spezifisches Serum *nt.*
specific therapy/treatment spezifische Behandlung *f.*
spec•i•men ['spesımən] *n* **1.** Probe *f*, Untersuchungsmaterial *nt.* **2.** Exemplar *nt*, Muster *nt*, Probe(stück *nt*) *f.*
spec•ta•cle ['spektəkl] I **(pair of) spectacles** *pl* Brille *f.* II *adj* Brillen-.
spec•ta•cled ['spektəkld] *adj* mit Brille, bebrillt, brillentragend, Brillen-.
spec•u•lum ['spekjələn] *n* Spiegel *m*, Speculum *nt.*
speech [spiːtʃ] *n* **1.** Sprache *f*; Sprachvermögen *nt.* **lose one's speech** die Sprache verlieren. **recover one's speech** die Sprache wiedergewinnen. **2.** Sprechen *nt*; Sprechweise *f*; Rede *f.*
speech apparatus Sprechapparat *m.*
speech audiometry Sprachaudiometrie *f.*
speech center Sprachzentrum *nt*, -region *f.*

speech clinic Sprachklinik *f.*
speech comprehension Sprachverständnis *nt.*
speech defect Sprachfehler *m.*
speech disturbances Sprachstörungen *pl.*
speech education Spracherziehung *f.*
speech test Sprachtest *m.*
speech therapist Logopäde *m*, -pädin *f.*
speech therapy Logopädie *f.*
sperm [spɜrm] *n* **1.** Samen(flüssigkeit *f*) *m*, Sperma *nt*, Semen *m.* **2.** → spermatozoon.
sper•mat•ic abscess [spɜr'mætık] Samenleiterabszeß *m.*
spermatic cord Samenstrang *m*, Funiculus spermaticus.
spermatic duct Samenleiter *m*, Ductus/Vas deferens.
sper•ma•ti•tis [spɜrmə'taıtıs] *n* Samenleiterentzündung *f*, Spermatitis *f*, Funiculitis *f.*
sper•ma•to•cele ['spɜrmətəsiːl] *n* Samenbruch *m*, Spermatozele *f.*
sper•ma•to•cyst ['spɜrmətəsıst] *n* **1.** Bläschendrüse *f*, Samenblase *f*, Gonozystis *f*, Spermatozystis *f.* **2.** → spermatocele.
sper•ma•to•cys•ti•tis [ˌspɜrmətəsıs-'taıtıs] *n* Samenblasenentzündung *f*, Spermatozystitis *f*, Vesiculitis *f.*
sper•ma•to•cyte ['spɜrmətəsaıt] *n* Samenmutterzelle *f*, Spermatozyt *m.*
sper•ma•to•gen•e•sis [spɜrmətə'dʒenəs-ıs] *n* Samen(zell)bildung *f*, Spermatogenese *f.*
sper•ma•to•go•ni•um [spɜrmətə'gəʊnı-əm] *n* Ursamenzelle *f*, Spermatogonie *f*, Spermatogonium *nt.*
sper•ma•tor•rhea [spɜrmətə'rıə] *n* Samenfluß *m*, Spermatorrhoe *f.*
sper•ma•to•zo•on [spɜrmətə'zəʊən] *n* Spermium *nt*, Spermie *f*, Samenfaden *m*, Spermatozoon *nt.*
sper•ma•tu•ria [spɜrmə't(j)ʊərıə] *n* Spermaturie *f*, Seminurie *f.*
sperm bank Samenbank *f.*
sperm count Spermatozoenzahl *f*, Spermienzahl *f.*
sper•mi•ci•dal [spɜrmı'saıdl] *adj* spermienabtötend, spermizid.
sper•mi•ci•de ['spɜrmısaıd] *n* spermizides Mittel *nt*, Spermizid *nt.*
sper•mi•um ['spɜrmıəm] *n* → spermatozoon.
sper•mo•lith ['spɜrməlıθ] *n* Spermolith *m.*
sphe•noid ['sfiːnɔıd] I *n* Keilbein *nt*, Flügelbein *nt*, Os sphenoidale. II *adj* keilförmig; sphenoid.
sphe•noi•dal fontanelle [sfiː'nɔıdl] Keilbeinfontanelle *f*, Fonticulus anterolateralis/sphenoidalis.
sphenoidal sinus Keilbeinhöhle *f*, Sinus sphenoidalis.
sphenoidal sinusitis → sphenoiditis.
sphenoid bone → sphenoid I.
sphe•noid•i•tis [ˌsfiːnɔı'daıtıs] *n* Keilbeinhöhlenentzündung *f*, Sphenoiditis *f.*
sphe•noid•os•to•my [ˌsfiːnɔı'dɑstəmı] *n*

spinal cord

HNO Sphenoidostomie *f.*
sphe•noid•ot•o•my [ˌsfiːnɔɪˈdɑtəmɪ] *n HNO* Sphenoidotomie *f.*
sphe•no•pal•a•tine neuralgia [ˌsfiːnəʊˈpælətaɪn] Sluder-Syndrom *nt*, Neuralgia sphenopalatina.
sphe•ro•cyte ['sfɪərəsaɪt] *n hema.* Kugelzelle *f*, Sphärozyt *m.*
sphe•ro•cyt•ic anemia [sfɪərəˈsɪtɪk] hereditäre Sphärozytose *f*, Kugelzellanämie *f*, familiärer hämolytischer Ikterus *m.*
sphe•ro•cy•to•sis [ˌsfɪərəsaɪˈtəʊsɪs] *n* Sphärozytose *f.*
sphe•ro•pha•kia [sfɪərəˈfeɪkɪə] *n ophthal.* Sphärophakie *f.*
sphinc•ter ['sfɪŋktər] *n* → sphincter muscle. **sphincter of hepatopancreatic ampulla** Sphinkter ampullae, Musculus sphincter Oddii, Musculus sphincter ampullae hepatopancreaticae.
sphinc•ter•al achalasia ['sfɪŋktərəl] Sphinkterachalasie *f.*
sphinc•ter•al•gia [sfɪŋktəˈrældʒ(ɪ)ə] *n* Sphinkteralgie *f.*
sphincter ani externus (muscle) Sphinkter *m* ani externus, Musculus sphincter ani externus.
sphincter ani internus (muscle) Sphinkter *m* ani internus, Musculus sphincter ani internus.
sphincter dilatation Sphinkterdehnung *f.*
sphinc•ter•ec•to•my [sfɪŋktəˈrektəmɪ] *n chir.* Sphinkterektomie *f.*
sphincter muscle Schließmuskel *m*, Sphinkter *m*, Musculus sphincter.
sphinc•ter•ol•y•sis [sfɪŋktəˈrɑləsɪs] *n ophthal.* Sphinkterolyse *f.*
sphinc•ter•o•plas•ty ['sfɪŋktərəplæstɪ] *n chir.* Sphinkterplastik *f.*
sphinc•ter•os•co•py [sfɪŋktəˈrɑskəpɪ] *n* Sphinkteroskopie *f.*
sphinc•ter•ot•o•my [sfɪŋktəˈrɑtəmɪ] *n chir.* Sphinkterotomie *f.*
sphincter pupillae (muscle) Sphinkter *m* pupillae, Musculus sphincter pupillae.
sphincter pylori (muscle) Sphinkter *m* pylori, Musculus sphincter pylori.
sphincter urethrae (muscle) Harnröhrensphinkter *m*, Musculus sphincter urethrae.
sphin•go•lip•i•do•sis [sfɪŋgəʊˌlɪpɪˈdəʊsɪs] *n* **1.** Sphingolipidspeicherkrankheit *f*, Sphingolipidose *f.* **2.** Niemann-Pick-Krankheit *f*, Sphingomyelinose *f*, Sphingomyelinlipidose *f.*
sphin•go•my•e•lin [sfɪŋgəʊˈmaɪəlɪn] *n* Sphingomyelin *nt.*
sphyg•mic ['sfɪgmɪk] *adj* Puls-, Sphygm(o)-.
sphygmic interval/period *card.* Austreibungsphase *f.*
sphyg•mo•car•di•o•gram [sfɪgməˈkɑːrdɪəɡræm] *n* Sphygmokardiogramm *nt.*
sphyg•mo•car•di•o•scope [sfɪgməˈkɑːrdɪəskəʊp] *n* Sphygmokardioskop *nt.*
sphyg•mo•gram ['sfɪgməɡræm] *n* Pulskurve *f*, Sphygmogramm *nt.*
sphyg•mo•graph ['sfɪɡməɡræf] *n* Pulsschreiber *m*, Sphygmograph *m.*
sphyg•mog•ra•phy [sfɪgˈmɑɡrəfɪ] *n* Pulsschreibung *f*, Sphygmographie *f.*
sphyg•mo•ma•nom•e•ter [ˌsfɪgməʊməˈnɑmɪtər] *n* Blutdruckmeßgerät *nt*, Blutdruckmesser *m*, Sphygmomanometer *nt.*
sphyg•mom•e•ter [sfɪɡˈmɑmɪtər] *n* **1.** Sphygmometer *nt.* **2.** → sphygmomanometer.
sphyg•mo•pal•pa•tion [ˌsfɪgməpælˈpeɪʃn] *n* Pulsfühlen *nt*, Pulspalpation *f.*
sphyg•mos•co•py [sfɪgˈmɑskəpɪ] *n* Pulsuntersuchung *f*, Sphygmoskopie *f.*
sphyg•mo•ton•o•graph [sfɪgməˈtɑnəɡræf] *n* Sphygmotonograph *m.*
sphyg•mo•to•nom•e•ter [ˌsfɪgmətəˈnɑmɪtər] *n* Sphygmotonometer *nt.*
spi•ca (bandage) ['spaɪkə] Kornährenverband *m*, Spica *f.*
spic•u•la•tion [ˌspɪkjəˈleɪʃn] *n radiol.* Spikula(e)bildung *f.*
spi•der (angioma) ['spaɪdər] Sternnävus *m*, Spider naevus, Naevus araneus.
spider-burst *n* Besenreiser(varizen *pl*) *pl.*
spider fingers Spinnenfingrigkeit *f*, Arachnodaktylie *f*, Dolichostenomelie *f.*
spider mole/nevus → spider (angioma).
spi•nal ['spaɪnl] **I** *n inf.* → spinal anesthesia. **II** *adj* spinal, Rückgrat-, Rückenmarks-, Spinal-, Wirbel-.
spinal anesthesia *anes.* Spinalanästhesie *f*, *inf.* Spinale *f.*

continuous spinal anesthesia kontinuierliche Spinalanästhesie, Dauerspinalanästhesie.

high spinal anesthesia hohe Spinalanästhesie.

hyperbaric spinal anesthesia hyperbare Spinalanästhesie.

hypobaric spinal anesthesia hypobare Spinalanästhesie.

isobaric spinal anesthesia isobare Spinalanästhesie.

low spinal anesthesia tiefe Spinalanästhesie.

total spinal anesthesia totale Spinalanästhesie.

spinal apoplexy Rückenmarksapoplexie *f*, Apoplexia spinalis.
spinal arachnoid spinale Spinnwebenhaut *f*, Arachnoidea (mater) spinalis.
spinal branch Rückenmarksast *m*, Ramus spinalis.
spinal canal Wirbel(säulen)-, Spinal-, Vertebralkanal *m*, Canalis vertebralis.
spinal column Wirbelsäule *f*, Rückgrat *nt*, Columna vertebralis.
spinal compression Rückenmark(s)kompression *f*, -quetschung *f.*
spinal concussion Rückenmark(s)erschütterung *f*, Commotio (medullae) spinalis.
spinal cord Rückenmark *nt*, Medulla spi-

spinal cord compression

nalis.
spinal cord compression → spinal compression.
spinal cord injury Rückenmark(s)verletzung f, -trauma nt.
spinal cord swelling Rückenmark(s)schwellung f.
spinal decompression neurochir. Rückenmark(s)dekompression f.
spinal foramen Wirbelloch nt, Foramen vertebrale.
spinal fracture Wirbelsäulenfraktur f.
spinal fusion neurochir. operative Wirbelsäulenversteifung f, Spondylodese f.
spinal ganglion (sensorisches) Spinalganglion nt, Ganglion spinale/sensorium.
spinal injury → spinal cord injury.
spinal marrow/medulla → spinal cord.
spinal meningitis Rückenmarkshautentzündung f, Meningitis spinalis.
spinal meningocele spinale Meningozele f, Rückenmark(s)hautbruch m.
spinal nerves Spinal-, Rückenmarksnerven pl.
  cervical spinal nerves Halsnerven pl, Nervi cervicales.
  lumbar spinal nerves Lenden-, Lumbalnerven pl, Nervi lumbales/lumbares.
  sacral spinal nerves Sakralnerven pl, Nervi sacrales.
  thoracic spinal nerves Thorakalnerven pl, Nervi thoracici.
spinal paralysis Spinalparalyse f.
  acute ascending spinal paralysis 1. Landry-Lähmung f, Paralysis spinalis ascendens acuta. **2.** Guillain-Barré-Syndrom nt, (Poly-)Radikuloneuritis f, Neuronitis f.
  anterior spinal paralysis (epidemische/spinale) Kinderlähmung f, Heine-Medin-Krankheit f, Poliomyelitis (epidemica) anterior acuta.
  spastic spinal paralysis Erb-Charcot-Syndrom nt, spastische Spinalparalyse f.
spinal shock spinaler Schock m.
spinal tuberculosis Wirbelsäulentuberkulose f, Spondylitis tuberculosa.
spin•dle cataract ['spɪndl] Spindelstar m, Cataracta fusiformis.
spindle cell carcinoma spindelzelliges Karzinom nt, Spindelzellkarzinom nt.
spindle cell nevus Spitz-Tumor m, Allen-Spitz-Nävus m, Spindelzellnävus m, benignes juveniles Melanom nt.
spindle cell sarcoma spindelzelliges Sarkom nt, Spindelzellsarkom nt.
spine [spaɪn] n **1.** anat. Dorn m, Stachel m, Spina f. **2.** → spinal column. **spine of vertebra** Dornfortsatz, Processus spinosus.
spi•no•cer•e•bel•lar ataxia [spaɪnəʊˌserəˈbelər] neuro. spinozerebelläre Ataxie f.
spi•nous foramen ['spaɪnəs] Foramen spinosum.
spinous process Dornfortsatz m, Processus spinosus.

spin•ther•ism ['spɪnθərɪzəm] n ophthal. Funkensehen nt, Spintherismus m, Spintheropie f, Glaskörperglitzern nt.
spin•ther•o•pia [spɪnθəˈrəʊpɪə] n → spintherism.
spi•rad•e•ni•tis [spaɪˌrædɪˈnaɪtɪs] n Schweißdrüsenabszeß m.
spi•rad•e•no•ma [spaɪˌrædɪˈnəʊmə] n Schweißdrüsenadenom nt, Spiradenom nt.
spi•ral bandage ['spaɪrəl] ortho. Schrauben-, Spiral-, Schlangengang m, Hobelspanverband m.
spiral fracture ortho. Torsions-, Dreh-, Spiralbruch m.
spiral groove/sulcus Radialisrinne f, Sulcus n. radialis, Sulcus spiralis.
spiral valve (of cystic duct) Heister-Klappe f, Plica spiralis.
spi•ril•lo•sis [spaɪrəˈləʊsɪs, spɪrɪ-] n Spirillenkrankheit f, Spirillose f.
spi•ro•chet•al jaundice [spaɪrəˈkiːtl] Weil-Krankheit f, Leptospirosis icterohaemorrhagica.
spi•ro•chete ['spaɪrəkiːt] n micro. Spirochäte f.
spi•ro•che•to•sis [ˌspaɪrəkɪˈtəʊsɪs] n Spirochäteninfektion f, Spirochätose f.
spi•ro•gram ['spaɪrəgræm] n Spirogramm nt.
spi•rog•ra•phy [spaɪˈrɑgrəfɪ] n Spirographie f.
spi•rom•e•try [spaɪˈrɑmətrɪ] n Spirometrie f.
Spitz-Allen [spɪts ˈælən]: **Spitz-Allen nevus** Spitz-Tumor m, Allen-Spitz-Nävus m, Spindelzellnävus m, benignes juveniles Melanom nt.
splanch•nic anesthesia [splæŋknɪk] Splanchnikusanästhesie f.
splanchnic block Splanchnikusblock m.
splanch•ni•cec•to•my [ˌsplæŋknɪˈsektəmɪ] n neurochir. Splanchnikusresektion f, Splanchnikektomie f.
splanchnic nerves Eingeweidenerven pl, Nervi splanchnici.
splanch•ni•cot•o•my [ˌsplæŋknɪˈkɑtəmɪ] n neurochir. Splanchnikusdurchtrennung f, Splanchnikotomie f.
splanch•no•cele [ˈsplæŋknəsiːl] n Eingeweidebruch m, Splanchnozele f.
splanch•no•lith [ˈsplæŋknəlɪθ] n Darmstein m, Splanchnolith m.
splanch•no•meg•a•ly [splæŋknəˈmegəlɪ] n Eingeweidevergrößerung f, Splanchno-, Viszeromegalie f.
splanch•nop•a•thy [splæŋkˈnɑpəθɪ] n Eingeweideerkrankung f, Splanchnopathie f.
splanch•nop•to•sis [ˌsplæŋknɑpˈtəʊsɪs] n Eingeweidesenkung f, Splanchno-, Visze-roptose f.
splay foot [spleɪ] **1.** Spreizfuß m, Pes transversus. **2.** Plattfuß m, Pes planus.
spleen [spliːn] n Milz f; anat. Splen m, Lien m.
spleen tumor 1. Milzgeschwulst f, -tumor

m. **2.** → splenomegaly.

sple•nal•gia [splɪ'næld3(ɪ)ə] *n* → splenodynia.

sple•nec•to•my [splɪ'nektəmɪ] *n chir.* Milzentfernung *f*, Splenektomie *f*.

splen•ec•to•pia [splɪnek'təυpɪə] *n* **1.** Milzverlagerung *f*, Splenektopie *f*. **2.** Wandermilz *f*, Lien migrans/mobilis.

splen•ic abscess ['splɪːnɪk] Milzabszeß *m*.

splenic anemia Banti-Krankheit *f*.

splenic artery Milzarterie *f*, Lienalis *f*, Arteria lienalis/splenica.

splenic capsule Milzkapsel *f*.

splenic corpuscles Malpighi-Milzknötchen *pl*, Folliculi lymphatici splenici.

splenic enlargement → splenomegaly.

splenic follicles Milzknötchen *pl*, -follikel *pl*, Folliculi lymphatici splenici/lienalis.

splenic infarct/infarction Milzinfarkt *m*.

splenic injury Milzschädigung *f*, -verletzung *f*.

splenic pulp (*Milz*) rote Pulpa *f*, Milzpulpa *f*, Pulpa splenica/lienis.

splenic puncture Milzpunktion *f*.

splenic rupture Milzriß *m*, -ruptur *f*.

splenic sinus Milzsinus *m*, Sinus lienis/splenicus.

splenic trabeculae Milzbalken *pl*, -trabekel *pl*, Trabeculae lienis/splenicae.

splenic tumor 1. Milzgeschwulst *f*, -tumor *m*. **2.** → splenomegaly.

sple•nic•u•lus [splɪ'nɪkjələs] *n* Nebenmilz *f*, Lien/Splen accessorius.

splenic vein Milzvene *f*, Lienalis *f*, V. lienalis/splenica.

splenic vein thrombosis Milzvenenthrombose *f*.

splenic vessel Milzgefäße *pl*.

sple•ni•tis [splɪ'naɪtɪs] *n* Milzentzündung *f*, Splenitis *f*, Lienitis *f*.

splen•i•za•tion [splenɪ'zeɪʃn] *n patho.* Splenisation *f*.

sple•no•dyn•ia [splɪːnə'diːnɪə] *n* Milzschmerzen *pl*, Splenodynie *f*, Splenalgie *f*.

sple•nog•ra•phy [splɪ'nɑgrəfɪ] *n radiol.* Splenographie *f*.

sple•no•ma [splɪ'nəυmə] *n* Milztumor *m*, Splenom *n*.

sple•no•meg•a•ly [splɪːnə'megəlɪ] *n* Milzvergrößerung *f*, -schwellung *f*, -tumor *m*, Splenomegalie *f*.

sple•no•pa•thy [splɪ'nɑpəθɪ] *n* Milzerkrankung *f*, Splenopathie *f*.

sple•no•pexy ['spliːnəpeksɪ] *n chir.* Milzanheftung *f*, Splenopexie *f*.

sple•no•por•tal hypertension [spliːnə-'pɔːrtl] splenoportale Hypertonie *f*.

sple•no•por•tog•ra•phy [ˌspliːnəpɔːr-'tɑgrəfɪ] *n radiol.* Splenoportographie *f*.

sple•nop•to•sis [ˌsplɪnɑp'təυsɪs] *n* Milzsenkung *f*, Splenoptose *f*.

sple•no•re•nal shunt [splɪːnəυ'riːnl] *chir.* splenorenale Anastomose *f*, splenorenaler Shunt *m*.

sple•nor•rha•gia [spliːnə'reɪd3(ɪ)ə] *n* Milzblutung *f*, Splenorrhagie *f*.

sple•nor•rha•phy [splɪ'nɔrəfɪ] *n chir.* Milznaht *f*, Splenorrhaphie *f*.

sple•not•o•my [splɪ'nɑtəmɪ] *n chir.* Splenotomie *f*.

splint [splɪnt] **I** *n ortho.* Schiene *f*. **II** *vt* schienen. **put on a splint** (*Bruch*) schienen.

splin•ter ['splɪntər] **I** *n* Splitter *m*, Span *m*, Bruchstück *nt*. **II** *vt, vi* zersplittern.

splin•tered fracture ['splɪntərd] Splitterbruch *m*.

splint•ing ['splɪntɪŋ] *n ortho.* Schienen *nt*, Schienung *f*.

split [splɪt] **I** *n* Spalt *m*, Riß *m*, Sprung *m*. **II** *adj* zer-, gespalten, geteilt, Spalt-. **III** *vt* (zer-, auf-)spalten, (zer-)teilen. **IV** *vi* s. (auf-)spalten, s. (auf-)teilen; zerspringen, (zer-)platzen, bersten.

split foot Spaltfuß *m*.

split hand Spalthand *f*.

split pelvis Spaltbecken *nt*.

split personality *psycho.* multiple/gespaltene Persönlichkeit *f*.

split-protein vaccine Spaltimpfstoff *m*, -vakzine *f*.

split-skin graft Spalthautlappen *m*, -transplantat *nt*.

split-thickness flap/graft → split-skin graft.

split•ting ['splɪtɪŋ] **I** *n card.* Splitting *nt*. **II** *adj* (*Kopfschmerz*) rasend, heftig.

split-virus vaccine → split-protein vaccine.

spon•dy•lal•gia [spɑndɪ'læld3(ɪ)ə] *n* Wirbelschmerz(en *pl*) *m*, Spondylalgie *f*, Spondylodynie *f*.

spon•dyl•ar•thri•tis [ˌspɑndɪlɑːr'θraɪtɪs] *n* **1.** Spondylarthritis *f*. **2.** Spondylarthrose *f*.

spon•dy•li•tis [spɑndɪ'laɪtɪs] *n* Wirbelentzündung *f*, Spondylitis *f*.

spon•dy•lo•dyn•ia [ˌspɑndɪləυ'diːnɪə] *n* → spondylalgia.

spon•dy•lo•lis•the•sis [spɑndɪləυˌlɪs-'θiːsɪs] *n ortho.* Wirbelgleiten *nt*, Spondylolisthese *f*.

spon•dy•lo•lis•thet•ic pelvis [spɑndɪləυ-ˌlɪs'θetɪk] Wirbelgleitbecken *nt*, spondylolisthetisches Becken *nt*.

spon•dy•lol•y•sis [spɑndɪ'lɑləsɪs] *n ortho.* Spondylolyse *f*.

spon•dy•lop•a•thy [ˌspɑndɪ'lɑpəθɪ] *n ortho.* Wirbelerkrankung *f*, Spondylopathie *f*.

spon•dy•lop•to•sis [ˌspɑndɪlɑp'təυsɪs] *n ortho.* Spondyloptose *f*.

spon•dy•los•chi•sis [ˌspɑndɪ'lɑskəsɪs] *n* Spondyloschisis *f*, R(h)achischisis posterior.

spon•dy•lo•sis [spɑndɪ'ləυsɪs] *n* **1.** Wirbelsäulenversteifung *f*, Spondylose *f*. **2.** degenerative Spondylopathie *f*.

sponge [spʌnd3] **I** *n* **1.** Schwamm *m*. **2.** Tupfer *m*. **II** *vt* abwaschen. **III** *vi* s. vollsaugen.

sponge up *vt* (mit einem Schwamm) aufsaugen *od.* aufnehmen.

sponge forceps *chir.* Tupferklemme *f*.

sponge kidney Schwammniere *f*, Cacchi-

spongiform encephalopathy

Ricci-Syndrom *nt.*

spon•gi•form encephalopathy [ˈspʌndʒɪfɔːrm] spongiforme Enzephalopathie *f.*

spon•gi•i•tis [ˌspʌndʒɪˈaɪtɪs] *n urol.* Spong(i)itis *f,* Spongiositis *f.*

spon•gi•o•sa [ˌspəndʒɪˈəʊsə] *n* **1.** Spongiosa *f,* Lamina/Pars spongiosa, Stratum spongiosum endometrii. **2.** → spongy bone.

spon•gi•o•sa•plas•ty [ˌspʌndʒɪˌəʊsəˈplæstɪ] *n ortho.* Spongiosaplastik *f.*

spon•gi•o•si•tis [ˌspʌndʒɪəˈsaɪtɪs] *n* → spongiitis.

spon•gy [ˈspʌndʒɪ] *adj* schwammig, spongiös, Schwamm-; porös.

spongy bone Spongiosa *f,* Substantia spongiosa/trabecularis.

spon•ta•ne•ous [spɑnˈteɪnɪəs] *adj* spontan, selbsttätig, unwillkürlich, Spontan-.

spontaneous abortion *gyn.* Fehlgeburt *f,* Spontanabort *m,* Abort *m.*

spontaneous amputation *patho.* Spontanamputation *f.*

spontaneous delivery *gyn.* Spontangeburt *f,* -entbindung *f.*

spontaneous evolution *gyn.* Spontan-, Selbstentwicklung *f.*

spontaneous fracture pathologische Fraktur *f,* Spontanfraktur *f.*

spontaneous labor *gyn.* Spontangeburt *f,* -entbindung *f.*

spontaneous movement Spontanbewegung *f.*

spontaneous osteonecrosis spontane/aseptische Knochennekrose *f.*

spontaneous pneumothorax Spontanpneu(mothorax *m*) *m.*

spontaneous rupture of esophagus Boerhaave-Syndrom *nt,* spontane/postemetische Ösophagusruptur *f.*

spontaneous version *gyn.* Selbstwendung *f,* Versio spontaneu.

spoon [spuːn] *n (a. chir.)* Löffel *m.*

spoon nail Löffel-, Hohlnagel *m,* Koilonychie *f.*

spore [spɔʊər] *n micro.* Spore *f.*

spo•ri•cide [ˈspɔʊrɪsaɪd] *n* sporizides Mittel *nt,* Sporizid *nt.*

spo•ro•tri•cho•sis [ˌspəʊərəʊtraɪˈkəʊsɪs] *n* De Beurmann-Gougerot-Krankheit *f,* Sporotrichose *f.*

Spo•rot•ri•chum [spəˈrɑtrɪkəm] *n micro.* Sporotrichum *nt,* Sporotrichon *nt.*

spo•ro•zo•on [spəʊərəʊˈzəʊɑn] *n micro.* Sporozoon *nt.*

spot [spɑt] *n* **1.** Fleck(en *m*) *m.* **2.** (Leber-)Fleck *m,* Hautmal *nt;* Pickel *m,* Pustel *f.*

spot check Stichprobe *f.*

spot•ted fever [ˈspɑtɪd] Fleckfieber *nt,* Flecktyphus *m.*

spot test Stichprobe *f.*

spot•ting [ˈspɑtɪŋ] *n gyn.* Schmierblutung *f.*

spous•al [ˈspaʊzl] *adj* Hochzeits-, Ehe-, Gatten-.

spouse [spaʊz] *n* (Ehe-)Gatte *m,* (Ehe-)Gattin *f.*

sprain [spreɪn] *ortho.* **I** *n (Gelenk)* Verstauchung *f;* (*Band*) Dehnung *f;* (*Muskel*) Zerrung *f.* **II** *vt* (*Gelenk*) verstauchen; (*Band*) dehnen; (*Muskel*) zerren.

sprain fracture Ab-, Ausrißfraktur *f.*

spray [spreɪ] **I** *n pharm.* Spray *m/nt;* Zerstäuber *m,* Sprüh-, Spraydose *f.* **II** *vt* zer-, verstäuben, versprühen, sprayen.

spread [spred] **I** *n* **1.** Ver-, Ausbreitung *f.* **2.** Ausdehnung *f,* Umfang *m.* **II** *adj* ausgebreitet, verbreitet; gespreizt, Spreiz-. **III** *vt* **3.** ausbreiten, ausstrecken; (*Beine*) spreizen. **4.** (*Krankheit*) ver-, ausbreiten. **IV** *vi* s. verbreiten, s. ausbreiten.

spread•er [ˈspredər] *n chir.* Spreizer *m.*

spread foot Spreizfuß *m,* Pes transversus.

spread•ing factor [ˈspredɪŋ] Hyaluronidase *f.*

spring conjunctivitis/ophthalmia [sprɪŋ] Frühjahrskonjunktivitis *f,* -katarrh *m.*

spur [spɜr] *n* Sporn *m.*

spu•ri•ous cast [ˈspjʊərɪəs] (*Harn*) Pseudozylinder *m,* Zylindroid *nt.*

spurious pregnancy *gyn.* Scheinschwangerschaft *f,* Pseudokyesis *f,* Pseudogravidität *f.*

spu•tum [ˈspjuːtəm] *n* Auswurf *m,* Sputum *nt,* Expektoration *f.*

sputum cytology Sputumzytologie *f.*

sputum sample Sputumprobe *f.*

squa•ma [ˈskweɪmə] *n anat.* Schuppe *f,* Squama *f.*

squama of frontal bone Stirnbeinschuppe, Squama frontalis.

squama occipitalis Hinterhauptsschuppe *f,* Squama occipitalis.

squa•mous bone [ˈskweɪməs] Schläfenbeinschuppe *f,* Pars squamosa ossis temporalis.

squamous carcinoma → squamous cell carcinoma.

squamous cell carcinoma Plattenepithelkarzinom *nt.*

squamous epithelium Plattenepithel *nt.*

squat•ting [ˈskɑtɪŋ] *n card.* Hockerstellung *f,* Squatting *nt.*

squint [skwɪnt] **I** *n* Schielen *nt,* Strabismus *m.* **II** *vi* schielen.

squint angle *ophthal.* Schielwinkel *m.*

stab [stæb] **I** *n* **1.** (Messer-)Stich *m;* Stichwunde *f.* **2.** Stich *m,* scharfer Schmerz *m.* **II** *vt* stechen in, durchstechen, -bohren. **III** *vi* (*Schmerz*) stechen; (*Strahlen*) stechen.

stab•bing pain [ˈstæbɪŋ] stechender Schmerz *m.*

sta•ble [ˈsteɪbl] *adj* stabil, beständig, konstant, gleichbleibend; dauerhaft, fest; widerstandsfähig. **stable in water** wasserbeständig.

stable fracture stabiler Bruch *m,* stabile Fraktur *f.*

stab wound Stichwunde *f.*

stac•ca•to speech [stəˈkɑːtəʊ] Stakkatosprache *f.*

staff [stæf] *n* **1.** Personal *nt*, Belegschaft *f*, (Mitarbeiter-)Stab *m*. **2.** Stab *m*, Stock *m*, Stange *f*.

stage [steɪdʒ] *n* **1.** Stadium *nt*, Phase *f*, Stufe *f*; Abschnitt *m*. **by/in stages** schritt-, stufenweise. **2.** (*Mikroskop*) Objekttisch *m*.

stage of dilatation *gyn.* Eröffnungsphase, -periode *f*.

stage of expulsion *gyn.* Austreibungsphase, -periode *f*.

stag•ger ['stægər] **I** *n* **1.** Wanken *nt*, Schwanken *nt*, Taumeln *nt*. **2. staggers** *pl* Schwindel *m*, Schwindeln *nt*. **II** *vi* schwanken, wanken, taumeln.

stag•horn calculus/stone ['stæghɔːrn] *urol.* Korallenstein *m*, Hirschgeweihstein *m*, (Becken-)Ausgußstein *m*.

stag•ing ['steɪdʒɪŋ] *n patho.* Staging *nt*.

stag•nant anoxia ['stægnənt] ischämische/zirkulatorische Anoxie *f*, Stagnationsanoxie *f*.

stagnant hypoxia ischämische/zirkulatorische Hypoxie *f*, Stagnationshypoxie *f*.

stag•nate ['stægneɪt] *vt* stocken, stillstehen, stagnieren.

stag•na•tion mastitis [stæg'neɪʃn] *gyn.* Stauungsmastitis *f*.

stain [steɪn] **I** *n* **1.** Mal *nt*, Fleck *m*. **2.** Farbe *f*, Farbstoff *mt*. **3.** Färbung *f*. **II** *vt* (an-)färben. **III** *vi* s. (an-, ver-)färben.

stain•ing ['steɪnɪŋ] *n* **1.** Färben *nt*, Färbung *f*. **2.** Verschmutzung *f*.

stair•case phenomenon ['steərkeɪs] *physiol.* Treppenphänomen *nt*.

stal•ag•mom•e•ter [ˌstæləg'mɑmɪtər] *n* Tropfenzähler *m*, Stalagmometer *nt*.

stalk[1] [stɔːk] **I** *n* steifer/stolzierender Gang *m*. **II** *vi* stolzieren, steifbeinig gehen.

stalk[2] [stɔːk] *n* Stengel *m*, Stiel *m*, Stamm *m*.

stam•mer ['stæmər] **I** *n* Stammeln *nt*, Dyslalie *f*. **II** *vt* stammeln; stottern.

stam•mer•ing ['stæmərɪŋ] *n* Stammeln *nt*, Dyslalie *f*.

stand [stænd] **I** *n* **1.** Stehen *nt*. **2.** Stillstand *m*. **3.** Gestell *nt*; Stativ *nt*, Ständer *m*; Stütze *f*. **II** *vi* stehen.

stand•ard ['stændərd] **I** *n* **1.** Standard *m*, Norm *f*; Maßstab *m*; Richtlinie *f*. **2.** Richt-, Normalmaß *nt*, Standard(wert *m*) *m*. **II** *adj* Norm-, Standard-; normal, Normal-.

standard procedure Standardmethode *f*, -prozedur *f*, -technik *f*.

stand•by ['stændbaɪ] **I** *n* (Alarm-)Bereitschaft *f*. **on standby** in Bereitschaft. **II** *adj* Hilfs-, Reserve-, Ersatz-, Not-.

standby duty/service Bereitschaftsdienst *m*.

stand•ing position ['stændɪŋ] aufrechte Körperhaltung *f*, Orthostase *f*.

stand•still ['stændstɪl] *n* Stillstand *m*. **be at a standstill** (still-)stehen. **come to a standstill** zum Stillstand kommen.

sta•pe•dec•to•my [stæpə'dektəmɪ] *n HNO* Stapesresektion *f*, Stapedektomie *f*.

sta•pe•di•al ankylosis [stə'piːdɪəl] *HNO* Stapesankylose *f*.

stapedial membrane Stapesmembran *f*, Membrana (obturatoria) stapedis.

stapedial reflex Stapediusreflex *m*.

sta•pe•di•ol•y•sis [stəˌpiːdɪ'ɑləsɪs] *n HNO* Stapediolyse *f*.

sta•pe•dio•plas•ty [stəˌpiːdɪə'plæstɪ] *n HNO* Stapesplastik *f*.

sta•pe•dio•te•not•o•my [stəˌpiːdɪətɪ'nɑtəmɪ] *n HNO* Stapediotenotomie *f*.

sta•pe•di•us muscle [stə'piːdɪəs] Musculus stapedius.

stapedius nerve Nervus stapedius.

stapedius reflex Stapediusreflex *m*.

sta•pes ['steɪpiːz] *n anat.* Steigbügel *m*, Stapes *m*.

stapes prosthesis *HNO* Stapesprothese *f*, -ersatz *m*.

staph•y•lec•to•my [stæfɪ'lektəmɪ] *n HNO* Zäpfchenentfernung *f*, Uvulektomie *f*.

staph•yl•e•de•ma [stæfɪlɪ'diːmə] *n* Zäpfchenödem *nt*.

staph•y•li•tis [stæfɪ'laɪtɪs] *n* Zäpfchenentzündung *f*, Uvulitis *f*, Staphylitis *f*.

staph•y•lo•coc•cal enterotoxin [stæfɪləʊ'kɑkəl] Staphylokokkenenterotoxin *nt*.

staphylococcal impetigo Schälblasenausschlag *m*, Pemphigoid *nt* der Neugeborenen, Pemphigus (acutus) neonatorum.

staphylococcal infection Staphylokokkeninfektion *f*, Staphylokokkose *f*.

staphylococcal meningitis Staphylokokkenmeningitis *f*.

staphylococcal pneumonia Staphylokokkenpneumonie *f*.

staphylococcal sepsis → staphylococcemia.

staphylococcal toxin Staphylokokkentoxin *nt*.

staph•y•lo•coc•ce•mia [ˌstæfɪləʊkɑk'siːmɪə] *n* Staphylokokkensepsis *f*, Staphylokokkämie *f*.

staph•y•lo•coc•cus [stæfɪləʊ'kɑkəs] *n micro.* Staphylokokkus *m*, Staphylococcus *m*.

staph•y•lo•der•ma [stæfɪləʊ'dɜrmə] *n* Staphylodermie *f*.

staph•y•lo•ki•nase [stæfɪləʊ'kaɪneɪs] *n* Staphylokinase *f*.

staph•y•lol•y•sin [stæfɪ'lɑləsɪn] *n* Staphylolysin *nt*, Staphylokokkenhämolysin *nt*.

staph•y•lo•ma [stæfɪ'ləʊmə] *n ophthal.* Staphylom *nt*.

staph•y•lo•plas•ty ['stæfɪləʊplæstɪ] *n HNO* Staphyloplastik *f*.

staph•y•lo•ple•gia [stæfɪləʊ'pliːdʒ(ɪ)ə] *n* Gaumensegellähmung *f*.

staph•y•lor•rha•phy [stæfɪ'lɔrəfɪ] *n HNO* Gaumennaht *f*, Urano-, Staphylorrhaphie *f*.

staph•y•los•chi•sis [stæfɪ'lɑskəsɪs] *n* Staphyloschisis *f*.

staph•y•lot•o•my [stæfɪ'lɑtəmɪ] *n* **1.** *HNO* Uvulotomie *f*, Staphylotomie *f*. **2.** *ophthal.* Staphylotomie *f*.

sta•ple ['steɪpl] **I** *n* **1.** Klammer *f*; Krampe *f*.

stapler 372

2. Heftdraht *m*, Heftklammer *f*. **II** *vt* heften, klammern.

stap•ler ['steɪplər] *n* **1.** *chir.* Klammer(naht)gerät *nt*, -apparat *m*. **2.** *techn.* Heftmaschine *f*.

sta•pling ['steɪplɪŋ] *n* Klammern *nt*.

starch [stɑːrtʃ] *n* Stärke *f;* Stärkemehl *nt; chem.* Amylum *nt*.

stare [steər] **I** *n* Starren *nt*, starrer Blick *m*, Stieren *nt*. **II** *vi* starren, stieren.

star•tle reaction/reflex ['stɑːrtl] Moro-Reflex *m*.

star•va•tion [stɑːr'veɪʃn] *n* **1.** Hungern *nt*. **2.** Hungertod *m*, Verhungern *nt*.

starvation acidosis Hungerazidose *f*, nutritive (metabolische) Azidose *f*.

starvation diabetes Hungerdiabetes *m*.

starvation osteoporosis Hungerosteoporose *f*.

starve [stɑːrv] **I** *vt* hungern lassen. **be starved** Hunger leiden, ausgehungert sein. **II** *vi* hungern, Hunger leiden. **starve to death** verhungern.

sta•sis ['steɪsɪs] *n* Stauung *f*, Stockung *f*, Stillstand *m*, Stase *f*.

stasis dermatitis/eczema Stauungsekzem *nt*, -dermatitis *f*, Dermatitis hypostatica/varicosa/haemostatica.

stasis edema Stauungsödem *nt*.

stasis gallbladder Stauungsgallenblase *f*.

stasis ulcer Stauungsulkus *nt*, Ulcus (cruris) venosum; Ulcus (cruris) varicosum.

state [steɪt] *n* **1.** Zustand *m;* Status *m*. **in a good/bad state** in gutem/schlechtem Zustand. **2.** (Familien-)Stand *m*. **3.** Stadium *n*.

state of health Gesundheitszustand.

state of mind Geisteszustand, geistige/mentale Verfassung *f*.

stat•ic ataxia ['stætɪk] statische Ataxie *f*.

static gangrene Stauungsgangrän *f*, venöse Gangrän *f*.

static perimetry *ophthal.* statische Perimetrie *f*.

stat•o•co•nia ['stætəʊkəʊnɪə] *pl* Ohrkristalle *pl*, Otokonien *pl*, Statokonien *pl*.

stat•o•lith•ic organ [stætəʊ'lɪθɪk] Statolithen-, Maculaorgan *nt*.

stat•o•liths ['stætəʊlɪθs] *pl physiol.* Ohrkristalle *pl*, Otokonien *pl*, Statokonien *pl*.

stat•ure ['stætʃər] *n* Statur *f*, Wuchs *m*, Gestalt *f*, Größe *f*.

sta•tus ['steɪtəs] *n* Zustand *m*, Lage *f*, Situation *f*, Status *m*.

Staub-Traugott [staʊb 'traʊgɔt; ʃtaʊb]: **Staub-Traugott effect/phenomenon** Staub-Traugott-Effekt *m*.

stax•is ['stæksɪs] *n* (Sicker-)Blutung *f*, Staxis *f*.

steal (phenomenon) [stiːl] *n card.* Anzapf-, Entzugseffekt *m*, Steal-Effekt *m*.

steam [stiːm] **I** *n* (Wasser-)Dampf *m*. **II** *vt* dämpfen, dünsten; *(Gas)* ausströmen. **III** *vi* dampfen; verdampfen.

steam heat Dampfhitze *f*, feuchte Hitze *f*.

steam sterilization Dampfsterilisation *f*.

ste•a•ti•tis [stɪə'taɪtɪs] *n* Fettgewebsentzündung *f*, Steatitis *f*.

ste•at•o•cele [stɪ'ætəsiːl] *n* Steatozele *f*.

ste•a•to•ma [stɪə'təʊmə] *n* **1.** Fett(gewebs)geschwulst *f*, Lipom *nt*. **2.** falsches Atherom *nt*, Talgretentionszyste *f*, Steatom *nt*.

ste•a•tor•rhea [stɪətə'rɪə] *n* Fettdurchfall *m*, Steatorrhö *f*.

ste•a•to•sis [stɪə'təʊsɪs] *n* **1.** Verfettung *f*, Fettsucht *f*, Adipositas *f*, Steatosis *f*. **2.** degenerative Verfettung *f*, fettige Degeneration *f*.

Steell [stiːl]: **Steell's murmur** Graham Steell-Geräusch *nt*, Steell-Geräusch *nt*.

steely hair syndrome ['stiːlɪ] Menkes-Syndrom *nt*, Stahlhaarkrankheit *f*, Kraushaarsyndrom *nt*.

stee•ple head/skull ['stiːpl] Spitz-, Turmschädel *m*, Akrozephalie *f*.

Stein-Leventhal [staɪn 'levənθæl, -θɑl]: **Stein-Leventhal syndrome** Stein-Leventhal-Syndrom *nt*, Syndrom *nt* der polyzystischen Ovarien.

Steinmann [staɪnmən]: **Steinmann's pin** *ortho.* Steinmann-Nagel *m*.

stel•late block ['stelɪt] Stellatumblockade *f*.

stellate cataract sternförmige Katarakt *f*, Cataracta stellata.

stellate fracture sternförmige Fraktur *f*.

stellate ganglion Ganglion cervicothoracicum/stellatum.

stel•lec•to•my [ste'lektəmɪ] *n neurochir.* Stellatumresektion *f*, Stellektomie *f*.

stem [stem] **I** *n* Stamm *m*, Stengel *m*, Stiel *m*. **II** *vt* aufhalten; eindämmen; zum Stillstand bringen; *(Blutung)* stillen. **III** *vi* stammen, (her-)kommen *(from* von).

stem bronchus Primär-, Haupt-, Stammbronchus *m*.

stem cell leukemia Stammzellenleukämie *f*, akute undifferenzierte Leukämie *f*.

sten•o•car•dia [stenə'kɑːrdɪə] *n card.* Stenokardie *f*, Angina pectoris.

sten•o•co•ri•a•sis [ˌstenəkəʊ'raɪəsɪs] *n* Pupillenverengung *f*, Stenokorie *f*, Miosis *f*.

ste•no•sal murmur [stɪ'nəʊsl] *card.* Stenosegeräusch *nt*.

ste•nos•ing tenosynovitis [stɪ'nəʊsɪŋ] De Quervain-Krankheit *f*, Tendovaginitis stenosans.

ste•no•sis [stɪ'nəʊsɪs] *n* Einengung *f*, Verengung *f*, Enge *f*, Stenose *f*. **stenosis of the papilla of Vater** Papillenstenose, Sphinktersklerose *f*, Odditis *f*.

ste•not•ic [stɪ'nɒtɪk] *adj* stenotisch.

Stensen ['sten(t)sən]: **Stensen's canal/duct** Parotisgang *m*, Stensen-Gang *m*, Ductus parotideus.

Stenvers ['stenvərs]: **Stenvers projection/view** *HNO* Stenvers-Aufnahme *f*.

step [step] **I** *n* **1.** Schritt *m*, Tritt *m;* Gang *m*. **2.** *fig.* Schritt *m*, Maßnahme *f*. **take steps** Maßnahmen ergreifen. **3.** *fig.* Stufe *f*, Phase *f*, Abschnitt *m*. **step by step** schritt-, stufenweise. **II** *vi* schreiten, gehen, treten.

step•broth•er ['stɛpbrʌðər] *n* Stiefbruder *m*.

step child Stiefkind *nt*.

step•daugh•ter ['stɛpdɔːtər] *n* Stieftochter *f*.

step•fa•ther ['stɛpfɑːðər] *n* Stiefvater *m*.

step•moth•er ['stɛpmʌðər] *n* Stiefmutter *f*.

step•page gait ['stɛpɪdʒ] *neuro.* Steppergang *m*.

step•par•ents ['stɛpˌpeərənts] *pl* Stiefeltern *pl*.

step•ping reflex ['stɛpɪŋ] Schreitreflex *m*.

ster•co•bi•lin [stɜrkəʊ'baɪlɪn] *n* Sterko-, Stercobilin *nt*.

ster•co•lith ['stɜrkəʊlɪθ] *n* Kotstein *m*, Koprolith *m*.

ster•co•ra•ceous abscess [stɜrkəʊ-'reɪʃəs] → stercoral abscess.

stercoraceus ulcer → stercoral ulcer.

ster•co•ral abscess ['stɜrkərəl] Fäkal-, Kotabszeß *m*.

stercoral appendicitis Sterkoral-, Fäkalappendizitis *f*.

stercoral diarrhea Verstopfungsdurchfall *m*, uneigentlicher Durchfall *m*.

stercoral fistula Kotfistel *f*.

stercoral ulcer Sterkoralgeschwür *nt*, -ulkus *nt*.

ster•co•ro•ma [stɜrkəʊ'rəʊmə] *n* Kotgeschwulst *f*, Fäkalom *nt*, Koprom *nt*, Sterkorom *nt*.

ster•e•o•aus•cul•ta•tion [ˌstɛrɪəˌɔːskəl-'teɪʃn] *n* Stereoauskultation *f*.

ster•e•o•en•ceph•a•lot•o•my [ˌstɛrɪəenˌsefə'lɒtəmɪ] *n* Stereoenzephalotomie *f*; stereotaktische Hirnoperation *f*.

ster•e•o•fluo•ros•co•py [ˌstɛrɪəflʊə-'rɒskəpɪ] *n radiol.* stereoskopische Fluoroskopie *f*.

ster•e•o•gram ['stɛrɪəgræm] *n radiol.* stereokopische Aufnahme *f*, Stereogramm *nt*, Stereoaufnahme *f*.

stereo-ophthalmoscope *n ophthal.* binokulares Ophthalmoskop *nt*, Stereophthalmoskop *nt*.

ster•e•op•sis [stɛrɪ'ɒpsɪs] *n* → stereoscopic vision.

ster•e•o•ra•di•og•ra•phy [ˌstɛrɪəˌreɪdɪ-'ɒgrəfɪ] *n* Stereoradiographie *f*, Röntgenstereographie *f*.

ster•e•o•scope ['stɛrɪəskəʊp] *n* Stereoskop *nt*.

ster•e•o•scop•ic diplopia [stɛrɪə'skɒpɪk] *ophthal.* physiologische/stereoskopische Diplopie *f*.

stereoscopic fluoroscopy *radiol.* stereoskopische Fluoroskopie *f*.

stereoscopic miscroscope Stereomikroskop *nt*.

stereoscopic vision stereoskopisches Sehen *nt*.

ster•e•os•co•py [stɛrɪ'ɒskəpɪ] *n* Stereoskopie *f*.

ster•e•o•tac•tic [stɛrɪə'tæktɪk] *adj* stereotaktisch.

ster•e•o•taxy [stɛrɪə'tæksɪ] *n* → stereoencephalotomy.

ster•ile ['stɛrɪl, -raɪl] *adj* **1.** *hyg.* keimfrei, steril; aseptisch. **2.** unfruchtbar, steril, infertil.

sterile abscess steriler Abszeß *m*.

sterile cyst sterile Zyste *f*.

sterile water keimfreies/sterilisiertes Wasser *nt*.

ste•ril•i•ty [stə'rɪlətɪ] *n* **1.** *hyg.* Keimfreiheit *f*, Sterilität *f*; Asepsis *f*. **2.** Unfruchtbarkeit *f*, Sterilität *f*.

ster•il•i•za•tion [ˌstɛrɪlə'zeɪʃn] *n* **1.** *hyg.* Entkeimung *f*, Sterilisierung *f*, Sterilisation *f*. **2.** *gyn., urol.* Sterilisation *f*, Sterilisierung *f*.

ster•il•ize ['stɛrɪlaɪz] *vt* **1.** *hyg.* entkeimen, keimfrei machen, sterilisieren. **2.** *gyn., urol.* unfruchtbar machen, sterilisieren.

ster•il•iz•er ['stɛrɪlaɪzər] *n* Sterilisator *m*, Sterilisierapparat *m*.

ster•nal angle ['stɜrnl] Angulus sterni/sternalis.

sternal biopsy Sternalbiopsie *f*, -punktion *f*.

sternal fracture Brustbein-, Sternumfraktur *f*.

ster•nal•gia [stɜr'nældʒ(ɪ)ə] *n* **1.** Brustbeinschmerz *m*, Sternalgie *f*. **2.** → stenocardia.

sternal puncture Brustbein-, Sternumpunktion *f*.

ster•no•cla•vic•u•lar joint [ˌstɜrnəʊklə-'vɪkjələr] inneres Schlüsselbeingelenk *nt*, Sternoklavikulargelenk *nt*.

ster•no•cos•tal joint [stɜrnəʊ'kɒstl] Brustbein-Rippen-Gelenk *nt*, Sternokostalgelenk *nt*.

ster•no•dyn•ia [stɜrnə'diːnɪə] *n* **1.** Brustbeinschmerz *m*, Sternodynie *f*, Sternalgie *f*. **2.** → stenocardia.

ster•nos•chi•sis [stɜr'nɒskəsɪs] *n* Brustbein-, Sternumspalte *f*, Sternoschisis *f*.

ster•not•o•my [stɜr'nɒtəmɪ] *n chir.* Brustbeinspaltung *f*, Sternotomie *f*.

ster•num ['stɜrnəm] *n* Brustbein *nt*, Sternum *nt*.

ste•roid ['stɪərɔɪd] *n* Steroid *nt*.

steroid diabetes Steroiddiabetes *m*.

steroid hormone Steroidhormon *nt*.

ste•roi•do•gen•ic diabetes [stəˌrɔɪdə-'dʒɛnɪk] → steroid diabetes.

steroid osteoporosis steroidinduzierte Osteoporose *f*, Steroidosteoporose *f*.

steroid purpura Steroidpurpura *f*.

steroid receptor Steroidrezeptor *m*.

steroid withdrawal syndrome Steroidentzugssyndrom *nt*.

ster•tor ['stɜrtər] *n* röchelnde/stertoröse Atmung *f*, Stertor *m*.

ster•to•rous ['stɜrtərəs] *adj* röchelnd, stertorös.

stertorous breathing → stertor.

steth•al•gia [stɛθ'ældʒ(ɪ)ə] *n* Brust-, Brustkorb-, Brustwandschmerz(en *pl*) *m*.

steth•og•ra•phy [stɛθ'ɒgrəfɪ] *n* **1.** *ortho.* Stethographie *f*. **2.** Phonokardiographie *f*.

stethoscope

steth·o·scope ['steθəskəup] *n* Stethoskop *nt*.

steth·o·scop·ic [steθə'skɑpɪk] *adj* stethoskopisch.

Stevens-Johnson ['sti:vənz 'dʒɑnsən]: **Stevens-Johnson syndrome** Stevens-Johnson-Syndrom *nt*, Erythema exsudativum multiforme majus.

Stewart-Holmes ['st(j)u:ərt həumz]: **Stewart-Holmes sign** *neuro.* Holmes-Stewart-Phänomen *nt*, Rückstoß-, Rückschlag-, Reboundphänomen *nt*.

Stierlin ['stɪərlɪn]: **Stierlin's sign/symptom** *radiol.* Stierlin-Zeichen *nt*.

stiff pupil [stɪf] Argyl-Robertson-Phänomen *nt*, -Zeichen *nt*.

stiff toe Hallux rigidus.

Still [stɪl]: **Still's disease** Chauffard-Ramon-Still-Krankheit *f*, Morbus Still *m*, juvenile Form *f* der chronischen Polyarthritis.

Still's murmur Still-Geräusch *nt*.

still·birth ['stɪlbɜrθ] *n gyn.* Totgeburt *f*; intrauteriner Fruchttod *m*.

still·born ['stɪlbɔ:rn] **I** *n* Totgeborene *nt*, Totgeburt *f*. **II** *adj* totgeboren.

Still-Chauffard [ʃo'fɑ:r]: **Still-Chauffard syndrome** → Still's disease.

stim·u·lant ['stɪmjələnt] **I** *n* **1.** Reiz-, Aufputschmittel *nt*, Stimulans *nt*. **2.** Anreiz *m*, Antrieb *m*, Anregung *f*, Stimulanz *f*. **II** *adj* → stimulating.

stim·u·late ['stɪmjəleɪt] *vt, vi* anregen, beleben, aufputschen, stimulieren.

stim·u·lat·ing ['stɪmjəleɪtɪŋ] *adj* anregend, belebend, stimulierend.

stim·u·lus ['stɪmjələs] *n* **1.** *physiol.* Reiz *m*, Stimulus *m*. **2.** Anreiz *m*, Ansporn *m*.

sting [stɪŋ] **I** *n* **1.** Stachel *m*. **2.** Stich *m*, Biß *m*. **II** *vt* **3.** stechen; beißen, brennen. **4.** brennen, wehtun. **III** *vi* stechen; brennen, beißen; schmerzen, wehtun.

stip·ple cell ['stɪpl] getüpfelter Erythrozyt *m*.

stip·pled epiphysis ['stɪplt] Conradi-Hühnermann-Raap-Syndrom *nt*, Chondrodystrophia calcificans congenita.

stippled tongue Stippchenzunge *f*.

stip·pling ['stɪplɪŋ] *n* **1.** Tüpfelung *f*, Punktierung *f*. **2.** *ophthal.* Pfeffer-Salz-Fundus *m*.

stitch [stɪtʃ] **I** *n* **1.** Stich *m*, Naht *f*. **2.** Stich(art *f*) *m*. **3.** (*Schmerz*) Stich *m*, Stechen *nt*. **II** *vt* nähen. **stitch up** *vt* vernähen, zusammennähen.

stitch abscess Faden-, Nahtabszeß *m*.

stock·i·nette [stɑkɪnet] *n ortho.* Trikotschlauch *m*, Schlauchbinde *f*.

Stokes-Adams [stəuks 'ædəmz]: **Stokes-Adams disease/syncope** Adams-Stokes-Anfall *m*, Adams-Stokes-Synkope *f*.

sto·ma [stəumə] *n* **1.** *chir.* künstliche Öffnung *f*, künstlicher Ausgang *m*, Stoma *nt*. **2.** *patho.* Fistelöffnung *f*, Stoma *nt*.

stom·ach ['stʌmək] *n* **1.** Magen *m*. **on an empty stomach** auf leeren/nüchternen Magen. **on a full stomach** mit vollem Magen. **2.** Bauch *m*.

stomach ache Bauchweh *nt*, Magenschmerzen *pl*.

stomach bubble *radiol.* Magenblase *f*.

stomach pump Magenpumpe *f*.

stomach secrete Magensekret *nt*, -saft *m*.

stomach tube Magensonde *f*.

stomach upset Magenverstimmung *f*.

sto·mal ulcer ['stəuməl] *chir.* Stoma-, Randulkus *nt*.

sto·ma·tal·gia [stəumə'tældʒ(ɪ)ə] *n* Stomatalgie *f*, Stomatodynie *f*.

sto·ma·ti·tis [stəumə'taɪtɪs] *n* Mundschleimhautentzündung *f*, Stomatitis *f*.

sto·ma·to·dy·nia [stəumətə'di:nɪə] *n* → stomatalgia.

sto·ma·to·my·co·sis [,stəumətəmaɪ'kəusɪs] *n* Stomatomykose *f*.

sto·ma·top·a·thy [stəumə'tɑpəθɪ] *n* Munderkrankung *f*, Stomatopathie *f*.

sto·ma·to·plas·ty ['stəumətəplæstɪ] *n* HNO Mund-, Stomatoplastik *f*.

sto·ma·tos·chi·sis [stəumə'tɑskəsɪs] *n* Lippenspalte *f*, Hasenscharte *f*, Stomatoschisis *f*.

stone [stəun] *n patho.* Stein *m*, Calculus *m*.

stone clamp/forceps *chir.* Steinfaßzange *f*.

stone-retrieving basket *chir.* Steinkörbchen *nt*; Steinfänger *m*.

stool [stu:l] *n* **1.** Kot *m*, Fäkalien *pl*, Faeces *pl*. **2.** Hocker *m*, Stuhl *m*, Schemel *m*.

stool culture Stuhlkultur *f*.

stool examination Stuhluntersuchung *f*.

stool impaction Koteinklemmung *f*.

stool-softening agent stuhlerweichendes Mittel *nt*.

stor·age disease ['stɔ:rɪdʒ] Speicherkrankheit *f*.

glycogen storage disease Glykogenspeicherkrankheit *f*, Glykogenose *f*.

lipid storage disease Lipidspeicherkrankheit *f*, Lipidose *f*, Lipoidose *f*.

stra·bis·mom·e·try [strəbɪz'mɑmətrɪ] *n ophthal.* Strabismometrie *f*, Strabometrie *f*.

stra·bis·mus [strə'bɪzməs] *n* Schielen *nt*, Strabismus *m*.

stra·bot·o·my [strə'bɑtəmɪ] *n ophthal.* Schieloperation *f*, Strabotomie *f*, Strabismotomie *f*.

straight [streɪt] **I** *adj* **1.** gerade. **2.** (*Person*) gerade, offen, ehrlich; anständig; zuverlässig. **II** *adv* **3.** geradeaus; direkt, gerade, unmittelbar. **4.** ehrlich, anständig.

straight scissors *chir.* gerade Schere *f*.

strain [streɪn] **I** *n* **1.** (*Muskel, Sehne*) Zerrung *f*; (*Über-*)Dehnung *f*; (*Auge*) Überanstrengung *f*. **2.** Anstrengung *f*, Anspannung *f*; Strapaze *f*, Beanspruchung *f*, Belastung *f* (*on für*). **put/place a strain on** beanspruchen, belasten. **II** *vt* **3.** (*Muskel*) zerren, überdehnen; (*Augen*) überanstrengen; (*Handgelenk*) verrenken, verstauchen. **4.** belasten, strapazieren.

stran·gle ['stræŋgl] **I** *vt* erwürgen, erdros-

seln, strangulieren. **II** *vi* ersticken.
stran•gu•late ['stræŋgjəleɪt] *vt* **1.** *chir.* abbinden, abschnüren. **2.** erwürgen, erdrosseln, strangulieren.
stran•gu•lat•ed hernia ['stræŋgjəleɪtɪd] strangulierte Hernie *f.*
stran•gu•la•tion [ˌstræŋgjə'leɪʃn] *n* **1.** Erdrosselung *f,* Strangulierung *f,* Strangulation *f.* **2.** *chir.* Abschnürung *f,* Abbindung *f,* Strangulation *f.*
strangulation ileus *chir.* Strangulationsileus *m.*
stran•gu•ry ['stræŋgjərɪ] *n urol.* (schmerzhafter) Harnzwang *m,* Strangurie *f.*
strap [stræp] *vt* **1.** fest-, anschnallen (*to* an); umschnallen. **2.** (*Wunde*) mit Heftpflaster versorgen. **strap up** *vt* einen Heftpflasterverband anlegen.
strap•ping ['stræpɪŋ] *n* (Heft-)Pflasterverband *m.*
straw•ber•ry gallbladder ['strɔːbərɪ] Stippchen-, Erdbeergallenblase *f.*
strawberry hemangioma Blutschwamm *m,* blastomatöses Hämangiom *nt.*
strawberry mark/nevus 1. vaskulärer Nävus *m,* Naevus vasculosus. **2.** kavernöses Hämangiom *nt,* Kavernom *nt.* **3.** → strawberry hemangioma.
strawberry tongue Erdbeerzunge *f,* hypertrophische Zunge *f.*
straw itch [strɔː] Gerstenkrätze *f,* Acarodermatitis urticaroides.
strep•to•coc•cal antigen [streptəʊ'kɒkl] Streptokokkenantigen *nt.*
streptococcal gangrene Streptokokkengangrän *f,* Erysipelas gangraenosum.
streptococcal impetigo Eiter-, Pustelflechte *f,* feuchter Grind *m,* Impetigo contagiosa/vulgaris.
streptococcal infection Streptokokkeninfektion *f,* Streptokokkose *f.*
streptococcal pneumonia Streptokokkenpneumonie *f.*
streptococcal tonsillitis Streptokokkenpharyngitis *f,* -angina *f.*
streptococcal toxin Streptokokkentoxin *nt.*
strep•to•coc•ce•mia [ˌstreptəʊkɒk'siːmɪə] *n* Streptokokkensepsis *f,* Streptokokkämie *f.*
strep•to•coc•co•sis [ˌstreptəʊkɒ'kəʊsɪs] *n* Streptokokkeninfektion *f,* Streptokokkose *f.*
Strep•to•coc•cus [streptəʊ'kɒkəs] *n micro.* Streptococcus *m.* **Streptococcus viridans** Streptococcus viridans, vergrünende/viridans Streptokokken *pl.*
strep•to•coc•cus [streptəʊ'kɒkəs] *n micro.* Streptokokke *f,* Streptococcus *m.*
group A streptococci A-Streptokokken *pl,* Streptokokken *pl* der Gruppe A.
group N streptococci N-Streptokokken *pl,* Streptokokken *pl* der Gruppe N.
strep•to•dor•nase [streptəʊ'dɔːrneɪs] *n* Streptodornase *f,* Streptokokken-Desoxyribonuclease *f.*

strep•to•ki•nase [streptəʊ'kaɪneɪz] *n* Streptokinase *f.*
strep•tol•y•sin [strep'tɒləsɪn] *n* Streptolysin *nt.*
stress [stres] **I** *n* (seelische) Belastung *f,* Anspannung *f,* Druck *m,* Streß *m,* Überlastung *f.* **II** *vt* (seelisch) belasten, stressen, überlasten.
stress alopecia streßbedingte Alopezie *f,* Alopecia neurotica.
stress diabetes streßbedingte Hyperglykämie *f,* Streßdiabetes *m.*
stress disease Streß-, Managerkrankheit *f.*
stress erosions (*Magen*) Streßerosionen *pl.*
stress fracture Ermüdungsbruch *m,* Streßfraktur *f.*
stress incontinence Streßinkontinenz *f.*
stres•sor ['stresər] *n* Streßfaktor *m,* Stressor *m.*
stress reaction Streßreaktion *f.*
stress syndrome Streß-Syndrom *nt.*
stress ulcer/ulceration Streßulkus *nt.*
stretch•er ['stretʃər] *n* (Trag-)Bahre *f,* (Kranken-)Trage *f.*
stretcher case nicht gehfähiger Patient.
stretch marks [stretʃ] Schwangerschaftsstreifen *pl,* Stria gravidarum.
stretch reflex Muskeldehnungsreflex *m.*
stria ['straɪə] *n* **1.** *anat.* Streifen *m,* Stria *f.* **2.** Streifen *m,* Linie *f,* Furche *f.*
stri•at•ed muscle ['straɪeɪtɪd] quergestreifter/unwillkürlicher Muskel *m.*
stric•ture ['strɪktʃər] *n* (hochgradige) Verengung *f,* Striktur *f.*
stric•tur•ot•o•my [strɪktʃə'rɒtəmɪ] *n chir.* Strikturotomie *f.*
stri•dor ['straɪdər] *n* Stridor *m.*
strid•u•lous ['strɪdʒələs] *adj* stridorös, stridulös.
strip [strɪp] **I** *n* schmaler Streifen *m,* Strip *m.* **II** *vt chir.* (*Vene*) strippen. **III** *vi* → strip off 2.
strip off I *vt* abziehen, abschälen, schälen, abkratzen. **II** *vi* **1.** s. ausziehen, s. freimachen. **2.** s. schälen, s. abschälen, s. lösen; s. lockern.
stripe [straɪp] *n* Streifen *m,* Strich *m,* Strieme(n *m*) *f.*
striped muscle [straɪp(ɪ)t] → striated muscle.
strip•per ['strɪpər] *n chir.* (Venen-)Stripper *m.*
strip•ping ['strɪpɪŋ] *n chir.* (Venen-)Stripping *nt.*
stro•bo•scope ['strəʊbəskəʊp] *n* Stroboskop *nt.*
stro•bos•co•py [strə'bɒskəpɪ] *n* Stroboskopie *f.*
stroke [strəʊk] *n* **1.** Schlag *m,* Stoß *m,* Hieb *m.* **2.** (Herz-)Schlag *m.* **3.** → stroke syndrome.
stroke output → stroke volume.
stroke syndrome Hirnschlag *m,* Schlaganfall *m,* apoplektischer Insult *m,* Apoplexie *f.*
stroke volume *card.* (*Herz*) Schlagvolumen *nt.*

stro•mal endometriosis ['strəʊməl] *gyn.* Stromaendometriose *f,* Stromatose *f.*

stro•ma•to•sis [strəʊmə'təʊsɪs] *n gyn.* Stromatose *f,* Stromaendometriose *f.*

strong [strɒŋ] *adj* stark, kräftig; stabil; (*Gesundheit*) kräftig; (*Herz, Nerven*) gut.

strong pulse starker/hoher Puls *m,* Pulsus magnus.

stron•gy•li•a•sis [ˌstrɒndʒə'laɪəsɪs] *n* → strongylosis.

stron•gy•loi•di•a•sis [ˌstrɒndʒəlɔɪ-'daɪəsɪs] *n* Strongyloides-Infektion *f,* Strongyloidiasis *f,* Strongyloidosis *f.*

stron•gy•lo•sis [strɒndʒə'ləʊsɪs] *n* Strongylus-Infektion *f,* Strongylosis *f.*

stron•gy•lus ['strɒndʒələs] *n micro.* Palisadenwurm *m,* Strongylus *m.*

struc•tur•al lesion ['strʌktʃərəl] strukturelle Schädigung *f.*

structural metabolism Struktur-, Baustoffwechsel *m.*

structural scoliosis *ortho.* strukturelle Skoliose *f.*

stru•ma ['struːmə] *n* Kropf *m,* Struma *f.*

stru•mec•to•my [struː'mektəmɪ] *n chir.* Strumaresektion *f,* Strumektomie *f.*

stru•mi•form ['struːməfɔːrm] *adj* strumaähnlich, -förmig.

stru•mi•tis [struː'maɪtɪs] *n* 1. Kropfentzündung *f,* Strumitis *f.* 2. Schilddrüsenentzündung *f,* Thyr(e)oiditis *f.*

Strümpell ['strɪmpəl; 'ʃtrʏmpəl]: **Strümpell's disease** 1. Morbus Bechterew *m,* Bechterew-Strümpell-Marie-Krankheit *f,* Spondylitis ankylopoetica/ankylosans. 2. Strümpell-Krankheit *f.*
Strümpell's phenomenon/sign (von) Strümpell-Tibialiszeichen *nt.*

Strümpell-Westphal ['strɪmpəl 'vɛstfɑːl; 'ʃtrʏmpəl]: **Strümpell-Westphal disease/pseudosclerosis** Westphal-Strümpell-Syndrom *nt,* -Pseudosklerose *f.*

ST segment *physiol.* (*EKG*) ST-Strecke *f,* ST-Segment *nt.*

Stuart-Prower ['st(j)uːərt 'praʊər]: **Stuart-Prower factor** Faktor X *m,* Stuart-Prower-Faktor *m.*

stub fingers [stʌb] Stummelfingrigkeit *f,* Perodaktylie *f.*

stu•dent nurse ['st(j)uːdnt] Schwesternschülerin *f.*

study ['stʌdɪ] I *n* 1. Studieren *nt.* 2. (wissenschaftliches) Studium *nt.* 3. Studie *f,* Untersuchung *f* (*of, in* über). 4. Studier-, Arbeitszimmer *nt.* II *vt* studieren; untersuchen, prüfen. III *vi* studieren; lernen.

stump [stʌmp] *n* 1. *chir.* (Amputations-)Stumpf *m.* 2. Stumpf *m,* Stummel *m.*

stump cancer *chir.* (*Magen*) Stumpfkarzinom *nt.*

stump contracture *chir.* Stumpfkontraktur *f.*

stump edema Stumpfödem *nt.*

stump neuralgia Stumpfneuralgie *f.*

stump pain Stumpfschmerz *m.*

stupe [st(j)uːp] *n* Umschlag *m,* Wickel *m.*

stu•por ['st(j)uːpər] *n neuro.* Stupor *m.*

stu•por•ous ['st(j)uːpərəs] *adj* stuporös.

Sturge-Weber [stɜrdʒ 'webər]: **Sturge-Weber disease/syndrome** Sturge-Weber-Krabbe-Syndrom *nt,* enzephalofaziale Angiomatose *f.*

stut•ter ['stʌtər] I *n* Stottern *nt.* II *vt, vi* stottern.

stye [staɪ] *n ophthal.* Gerstenkorn *nt,* Zilienabszeß *m,* Hordeolum *nt.*

sty•let ['staɪlɪt] *n* 1. *chir.* Stilett *nt.* 2. (kleine) Sonde *f,* Mandrin *m,* Sondenführer *m.*

sty•lette *n* → stylet.

sty•loid process ['staɪlɔɪd] Griffelfortsatz *m,* Processus styloideus.

sty•lo•ra•di•al reflex [staɪləʊ'reɪdɪəl] Radiusreflex *m,* Radiusperiostreflex *m.*

sty•lus ['staɪləs] *n* 1. → stylet. 2. *pharm.* Stift *m,* Stylus *m.*

stype [staɪp] *n* Tampon *m.*

styp•sis ['stɪpsɪs] *n* Blutstillung *f,* Stypsis *f.*

styp•tic ['stɪptɪk] I *n* 1. blutstillendes Mittel *nt,* (Hämo-)Styptikum *nt.* 2. Adstringens *nt.* II *adj* 3. blutstillend, (hämo-)styptisch. 4. zusammenziehend, adstringierend.

sub•a•cid•i•ty [ˌsʌbə'sɪdətɪ] *n* verminderter Säuregehalt *m,* Subazidität *f.*

sub•a•cro•mi•al bursitis [ˌsʌbə'krəʊmɪəl] Bursitis/Tendinitis scapulohumeralis.

sub•a•cute [ˌsʌbə'kjuːt] *adj* subakut.

subacute bacterial endocarditis subakute-bakterielle Endokarditis *f,* Endocarditis lenta.

subacute hepatitis chronisch-aktive/chronisch-aggressive Hepatitis *f.*

subacute inflammation subakute Entzündung *f.*

subacute necrotizing myelitis Foix-Alajouanine-Syndrom *nt,* subakute nekrotisierende Myelitis.

subacute pain subakuter Schmerz *m.*

subacute spongiform encephalopathy subakute spongiforme Enzephalopathie *f.*

sub•aor•tic stenosis [sʌbeɪ'ɔːrtɪk] infravalvuläre/subvalvuläre Aortenstenose *f.*

sub•ap•o•neu•rot•ic abscess [ˌsʌb-ˌæpənjʊə'rɑtɪk] subfaszialer Abszeß *m.*

sub•ar•ach•noi•dal cisterns [sʌbˌæræk-'nɔɪdl] Subarachnoidalzisternen *pl,* Cisternae subarachnoideae.

subarachnoidal space Subarachnoidalraum *m,* -spalt *m,* Spatium subarachnoideum.

sub•a•rach•noid anesthesia [ˌsʌbə-'ræknɔɪd] → subarachnoid block.

subarachnoid bleeding Subarachnoidalblutung *f.*

subarachnoid block Spinalanästhesie *f, inf.* Spinale *f.*

subarachnoid cisterns → subarachnoidal cisterns.

subarachnoid hemorrhage → subarachnoid bleeding.

subarachnoid space → subarachnoidal

space.

sub·a·re·o·lar abscess [ˌsʌbəˈrɪələr] subareolärer Abszeß m.

sub·cap·i·tal fracture [sʌbˈkæpɪtl] subkapitale Fraktur f.

sub·cap·su·lar cataract [sʌbˈkæpsələr] ophthal. subkapsuläre Katarakt f.

sub·chon·dral cyst [sʌbˈkɑndrl] (Knochen) Geröll-, Trümmerzyste f.

sub·chron·ic [sʌbˈkrɑnɪk] adj subchronisch.

sub·cla·vi·an artery [sʌbˈkleɪvɪən] Subklavia f, Arteria subclavia.

subclavian steal syndrome Subklavia-Anzapfsyndrom nt, Subclavian-Steal-Syndrom nt.

subclavian vein Subklavia f, V. subclavia.

sub·clin·i·cal [sʌbˈklɪnɪkl] adj ohne klinische Symptome, subklinisch.

sub·cos·tal incision [sʌbˈkɑstəl] Rippenbogenrandschnitt m.

sub·cu·ta·ne·ous abscess [ˌsʌbkjuːˈteɪnɪəs] subkutaner Abszeß m.

subcutaneous bursa subkutan liegender Schleimbeutel m, Bursa subcutanea.

subcutaneous emphysema Hautemphysem nt.

subcutaneous fat Unterhautfettgewebe nt, Panniculus adiposus.

subcutaneous fracture ortho. einfache/geschlossene/unkomplizierte Fraktur f.

subcutaneous mastectomy gyn. subkutane Mastektomie f.

subcutaneous suture Subkutannaht f.

subcutaneous tissue Unterhautbindegewebe nt, Subkutangewebe nt.

sub·cu·tic·u·lar suture [ˌsʌbkjuːˈtɪkjələr] Intrakutannaht f.

sub·cu·tis [sʌbˈkjuːtɪs] n Unterhaut f, Subkutis f, Tela subcutanea.

sub·del·toid bursitis [sʌbˈdeltɔɪd] 1. Duplay-Bursitis f, Entzündung f der Bursa subdeltoida. 2. Bursitis/Tendinitis scapulohumeralis.

sub·du·ral abscess [sʌbˈdjʊərəl] subduraler Abszeß m.

subdural bleeding Subduralblutung f.

subdural cavity → subdural space.

subdural hematoma subdurales Hämatom nt, Subduralhämatom nt.

subdural hemorrhage Subduralblutung f.

subdural space Subduralraum m, -spalt m.

sub·fas·cial abscess [sʌbˈfæʃ(ɪ)əl] subfaszialer Abszeß m.

subfascial bursa subfaszialer Schleimbeutel m, Bursa (synovialis) subfascialis.

sub·feb·rile [sʌbˈfebrɪl] adj leicht fieberhaft, subfebril.

sub·glot·tal pressure [sʌbˈɡlɑtl] subglottischer Druck m.

sub·glot·tic laryngitis [sʌbˈɡlɑtɪk] falscher Krupp m, Pseudokrupp m, subglottische Laryngitis f.

subglottic stenosis subglottische Stenose f.

sub·he·pat·ic abscess [ˌsʌbhɪˈpætɪk] subhepatischer Abszeß m.

sub·ic·ter·ic [ˌsʌbɪkˈterɪk] adj leicht-ikterisch, subikterisch.

sub·jec·tive sign [səbˈdʒektɪv] subjektives Zeichen nt.

subjective symptom subjektives Symptom nt.

sub·le·thal [sʌbˈliːθəl] adj nicht tödlich, sublethal.

sub·leu·ke·mic leukemia [ˌsʌbluːˈkiːmɪk] subleukämische Leukämie f.

sub·lig·a·men·tous bursa [sʌbˌlɪɡəˈmentəs] Bursa infrapatellaris profunda.

sub·lin·gual artery [sʌbˈlɪŋɡwəl] Unterzungenschlagader f, Arteria sublingualis.

sublingual cyst Ranula f.

sublingual gland Unterzungen(speichel)drüse f, Glandula sublingualis.

sublingual ridge Zungenbändchen nt, Frenulum linguae.

sublingual saliva Sublingualisspeichel m.

sublingual temperature Mundhöhlen-, Sublingualtemperatur f.

sublingual vein Unterzungenvene f, V. sublingualis.

sub·lux·ate [sʌbˈlʌkseɪt] vt ortho. subluxieren.

sub·lux·a·tion [ˌsʌblʌkˈseɪʃn] n unvollständige Verrenkung/Ausrenkung f, Subluxation f. **subluxation of lens** Subluxatio lentis.

sub·man·dib·u·lar duct [ˌsʌbmænˈdɪbjələr] Wharton-Gang m, Ductus submandibularis.

submandibular gland Unterkieferdrüse f, Glandula submandibularis.

submandibular triangle/trigone Unterkieferdreieck nt, Trigonum submandibulare.

sub·mu·co·sa [ˌsʌbmjuːˈkəʊzə] n Submukosa f, Tela f submucosa.

sub·mu·co·sal plexus [ˌsʌbmjuːˈkəʊzl] Meissner-Plexus m, Plexus submucosus.

sub·mu·cous coat [sʌbˈmjuːkəs] → submucosa.

submucous layer/membrane → submucosa.

sub·mus·cu·lar bursa [sʌbˈmʌskjələr] submuskulärer Schleimbeutel m, Bursa (synovialis) submuscularis.

sub·oc·cip·i·tal decompression [ˌsʌbɑkˈsɪpɪtl] neurochir. subokzipitale Schädeldekompression f.

suboccipital puncture Subokzipital-, Zisternenpunktion f.

sub·per·i·os·te·al bleeding [sʌbˌperɪˈɑstɪəl] subperiostale Blutung f.

sub·per·i·to·ne·al abscess [sʌbˌperɪtəˈniːəl] subperitonealer Bauchwandabszeß m.

subperitoneal fascia Fascia subperitonealis.

sub·phren·ic abscess [sʌbˈfrenɪk] subphrenischer Abszeß m.

subphrenic empyema subphrenisches Empyem nt.

subphrenic space

subphrenic space subphrenischer Raum m.
sub·pleu·ral bleeding [sʌb'pluərəl] Subpleuralblutung f.
subpleural emphysema subpleurales Lungenemphysem nt.
sub·pu·bic angle [sʌb'pju:bɪk] Schambeinwinkel m, -bogen m, Angulus subpubicus.
sub·se·ro·sa [ˌsʌbsɪə'rəυzə] n Subserosa f, Tela subserosa.
sub·spe·cial·ty [sʌb'speʃəltɪ] n Subspezialität f.
sub·stance ['sʌbstəns] n **1.** Substanz f, Stoff m, Materie f, Masse f; anat. Substantia f. **2.** fig. Wesentliche nt, Kern m, Essenz f.
substance dependence Substanzabhängigkeit f, Abhängigkeit f von psychotropen Substanzen.
sub·ster·nal goiter [sʌb'stɜrnl] retrosternale Struma f.
substernal pain retrosternaler Schmerz m.
sub·sti·tu·tion [sʌbstɪ't(j)u:ʃn] n **1.** Ersatz m, Austausch m, Substitution f. **2.** psycho. Verdrängung f, Substitution f.
substitution therapy Ersatztherapie f.
substitution transfusion Blutaustausch m, (Blut-)Austauschtransfusion f.
sub·ta·lar joint [sʌb'teɪlər] Subtalargelenk nt, Articulatio subtalaris/talocalcanea.
sub·tem·po·ral decompression [sʌb-'temp(ə)rəl] neurochir. subtemporale Schädeldekompression f.
sub·ten·di·nous bursa [sʌb'tendɪnəs] subtendinöser Schleimbeutel m, Bursa (synovialis) subtendinea.
sub·ter·tian malaria [sʌb'tɜrʃn] Falciparum-Malaria f, Tropenfieber nt, Malaria tropica.
sub·to·tal distal pancreatectomy [sʌb-'təυtl] Child-Operation f, subtotale distale/linksseitige Pankreatektomie f, subtotale Pankrealinksresektion f.
subtotal gastrectomy chir. subtotale Magenentfernung/Gastrektomie f.
subtotal hepatectomy chir. subtotale Leberentfernung/Hepatektomie f, Leberresektion f.
subtotal hysterectomy partielle/subtotale Gebärmutterentfernung/Hysterektomie f.
sub·tro·chan·ter·ic fracture of the femur [sʌbˌtrəυkən'terɪk] subtrochantäre Femurfraktur f.
sub·un·gual abscess [sʌb'ʌŋgwəl] subungualer Abszeß m.
subungual hematoma subunguales Hämatom nt.
sub·val·vu·lar stenosis [sʌb'vælvjələr] infravalvuläre/subvalvuläre Aortenstenose f.
suc·ci·nyl·cho·line [ˌsʌksənɪl'kjəυli:n] n pharm., anes. Succinylcholin nt, Suxamethonium nt.
suc·cus·sion sound [sə'kʌʃn] Plätschergeräusch nt.
suck [sʌk] **I** n **1.** Saugen nt, Lutschen nt. **2.** Sog m, Saugkraft f. **II** vt saugen (from, out of an). **III** vi **3.** saugen (at an). **4.** (an der Brust) trinken od. saugen.
suck·er ['sʌkər] n chir. Sauger m.
suck·ing ['sʌkɪŋ] adj **1.** saugend, Saug-. **2.** (Säugling) noch nicht entwöhnt.
sucking cushion/pad Bichat-Wangenfettpfropf m, Corpus adiposum buccae.
sucking reflex Saugreflex m.
suck·le ['sʌkl] vt gyn. (Kind) stillen, die Brust geben.
su·crose ['su:krəυs] n Rüben-, Rohrzucker m, Saccharose f.
su·cro·se·mia [su:krə'si:mɪə] n Saccharosämie f.
su·cro·su·ria [su:krə's(j)υərɪə] n Saccharosurie f, Sucrosuria f.
suc·tion catheter ['sʌkʃn] Saugkatheter m.
suction curettage gyn. Saug-, Vakuumkürettage f.
suction drainage chir. Saugdrainage f.
su·da·men [su:'deɪmən] n Schweißbläschen nt, Sudamen nt.
su·dam·i·na [su:'dæmɪnə] pl derm. Sudamina pl, Miliaria cristallina.
su·dan·o·phil·ic leukodystrophy [su:-ˌdænə'fɪlɪk] sudanophile Leukodystrophie f.
sud·den deafness ['sʌdn] Hörsturz m, akute Ertaubung f.
sudden infant death syndrome plötzlicher Kindstod m, Krippentod m.
Sudeck ['su:dek]: **Sudeck's atrophy** Sudeck-Dystrophie f, Sudeck-Syndrom nt, Morbus Sudeck m.
su·do·mo·tor function [s(j)u:də'məυtər] Sudomotorik f.
su·do·re·sis [s(j)u:də'ri:sɪs] n Schweißsekretion f, Schwitzen nt, Diaphorese f.
su·do·rif·er·ous glands [s(j)u:də-'rɪfərəs] Schweißdrüsen pl, Glandulae sudoriferae.
sudoriferous pore Schweißdrüsenpore f, Porus sudoriferus.
su·do·rip·a·rous abscess [s(j)u:də-'rɪpərəs] Schweißdrüsenabszeß m.
sudoriparous glands → sudoriferous glands.
suf·fo·cate ['sʌfəkeɪt] **I** vt **1.** ersticken. **2.** würgen. **II** vi ersticken (with an); umkommen (with vor).
suf·fo·ca·tion [sʌfə'keɪʃn] n Erstickung f, Ersticken nt, Suffokation f.
suffocation bleeding Erstickungsblutung f.
suf·fu·sion [sə'fju:ʒn] n patho. Suffusion f.
sugar test ['ʃυgər] Zuckertest m.
sug·gil·la·tion [sʌ(g)jə'leɪʃn] n **1.** patho. Suggillation f. **2.** Livedo f. **3.** Totenflecken pl, Leichenflecke pl, Livores pl.
su·i·cid·al [su:ə'saɪdl] adj suizidal, Selbstmord-.
su·i·cide ['su:əsaɪd] **I** n Selbstmord m, Freitod m, Suizid m/nt. **II** vi Selbstmord begehen.
sul·cus ['sʌlkəs] n [S.U. SULCUS]
sul·fat·i·do·sis [sʌlˌfætɪ'dəυsɪs] n me-

tachromatische Leukodystrophie *f,* Sulfatid-lipidose *f.*
sul•fon•a•mide [sʌl'fɑnəmaɪd, -mɪd] *n pharm.* Sulfonamid *nt.*
sul•fur ['sʌlfər] *n chem.* Schwefel *m,* Sulfur *nt.*
sulfur dioxide Schwefeldioxid *nt.*
sum•ma•tion beat [sə'meɪʃn] *card.* Kombinationssystole *f.*
summation gallop *card.* Summationsgalopp *m.*
sum•mer diarrhea ['sʌmər] Sommerdiarrhö *f.*
summer minor illness Sommergrippe *f.*
summer rash *derm.* Roter Hund *m,* tropische Flechte *f,* Miliaria rubra.
sun•burn ['sʌnbɜrn] *n* Sonnenbrand *m,* Dermatitis solaris.
sun•flow•er cataract ['sʌnflaʊər] *ophthal.* Sonnenblumenstar *m.*
sun•light ['sʌnlaɪt] *n* Sonnenlicht *nt.*
sun•stroke ['sʌnstroʊk] *n* Sonnenstich *m,* Heliosis *f.*
su•per•a•cute [ˌsuːpərə'kjuːt] *adj* perakut.
su•per•cil•i•ary arch [suːpər'sɪlɪˌeriː] Augenbrauenbogen *m,* Arcus superciliaris.
su•per•cil•i•um [suːpər'sɪlɪəm] *n* **1.** Augenbraue *f,* Supercilium *nt.* **2. supercilia** *pl* Augenbrauenhaare *pl,* Superzilien *pl.*
su•per•fe•male [suːpər'fiːmeɪl] *n genet.* Überweibchen *nt,* Superfemale *f.*
su•per•fi•cial [suːpər'fɪʃl] *adj* oberflächlich, äußerlich, äußere(r, s), superfiziell.
superficial abscess oberflächlicher Abszeß *m.*
superficial burn Verbrennung *f* ersten Grades.
superficial carcinoma oberflächliches Karzinom *nt,* Oberflächenkarzinom *nt.*
superficial laceration (oberflächliche) Abschürfung *f.*
superficial pain Oberflächenschmerz *m.*
superficial sensation Oberflächensensibilität *f.*
superficial spreading melanoma superfiziell spreitendes Melanom *nt,* pagetoides malignes Melanom *nt.*
superficial vein oberflächliche Vene *f,* V. superficialis.
su•per•in•fect•ed [ˌsuːpərɪn'fektɪd] *adj* superinfiziert.
su•per•in•fec•tion [ˌsuːpərɪn'fekʃn] *n* Superinfektion *f.*
su•pe•ri•or [suː'pɪərɪər] *adj* **1.** höhere(r, s), obere(r, s), superior. **2.** (*Qualität*) überragend; überlegen, besser (*to* als). **3.** größer, stärker (*to* als).
superior aperture of thorax obere Thoraxapertur *f,* Brustkorbeingang *m,* Arpetura thoracis superior.
superior concha obere Nasenmuschel *f,* Concha nasalis superior.
su•pe•ri•or•i•ty complex [səˌpɪərɪ'ɔrətɪ] *psycho.* Überlegenheits-, Superioritätskomplex *m.*

suppression

superior lip Oberlippe *f,* Labium superius oris.
superior mediastinum oberer Mediastinalraum *m,* oberes Mediastinum *nt,* Mediastinum superius.
superior mesenteric artery syndrome Arteria-mesenterica-superior-Kompressionssyndrom *nt,* arteriomesenterialer Duodenalverschluß *m.*
superior opening of pelvis Beckeneingang *m,* Apertura pelvis/pelvica superior.
superior ramus of pubis oberer Schambeinast *m,* Ramus superior ossis pubis.
superior recess of tympanic membrane Prussak-Raum *m,* Recessus superior.
superior strait Beckeneingang *m,* Apertura pelvis superior.
superior sulcus tumor Pancoast-Tumor *m,* apikaler Sulkustumor *m.*
superior sulcus tumor syndrome Pancoast-Syndrom *nt.*
superior tarsus Knorpelplatte *f* des Oberlids, Tarsus superior.
su•per•lac•ta•tion [ˌsuːpərlæk'teɪʃn] *n gyn.* Hyper-, Superlaktation *f.*
su•per•nu•mer•ary breast [suːpər-'n(j)uːməˌreriː] zusätzliche/akzessorische Brustdrüsen *pl,* Mammae aberrantes/accessoriae.
supernumerary nipple(s) akzessorische Brustwarze(n *pl*) *f,* Polythelie *f.*
supernumerary placenta 1. akzessorische Planzenta *f,* Placenta accessoria. **2.** Nebenplazenta *f,* Placenta succenturiata.
su•per•ov•u•la•tion [suːpərˌɑvjə'leɪʃn] *n gyn.* Superovulation *f.*
su•pi•nate ['s(j)uːpɪneɪt] *vt* supinieren.
su•pi•na•tion [s(j)uːpɪ'neɪʃn] *n* Supination *f.*
supination reflex → supinator reflex.
su•pi•na•tor (muscle) ['s(j)uːpɪneɪtər] *n* Supinator *m,* Musculus supinator.
supinator reflex Supinatorreflex *m.*
su•pine [suː'paɪn] *adj* supiniert, auf dem Rücken liegend.
supine position Rückenlage *f.*
sup•port [sə'pɔːrt] **I** *n* **1.** Stütze *f;* Halter *m,* Träger *m;* Stützapparat *m,* -vorrichtung *f;* (*Schuh*) Einlage *f.* **2.** (Lebens-)Unterhalt *m.* **II** *vt* **3.** tragen, (ab-)stützen. **4.** jdn. unterstützen, jdm. beistehen. **5.** unter-, erhalten, ernähren.
sup•port•ing cell [sə'pɔːrtɪŋ] Stützzelle *f.*
supporting tissue Stützgewebe *nt.*
sup•pos•i•to•ry [sə'pɑzɪtɔːriː] *n pharm.* Zäpfchen *nt,* Suppositorium *nt.*
sup•press [sə'pres] *vt* **1.** (*a. Gefühle*) unterdrücken. **2.** etw. zum Stillstand bringen, hemmen, supprimieren; (*Blutung*) stillen; (*Durchfall*) stoppen; (*Harn, Stuhl*) verhalten. **3.** *psycho.* verdrängen.
sup•pres•sion [sə'preʃn] *n* **1.** (*a. Gefühle*) Unterdrückung *f,* Hemmung *f,* Suppression *f.* **2.** (Blut-)Stillung *f;* Stopfung *f;* (Harn-, Stuhl-)Verhaltung *f.* **3.** *psycho.* Verdrän-

suppressor 380

gung *f.*
sup•pres•sor [sə'presər] *n* Hemmer *m*, Suppressor *m.*
sup•pu•ra•tion [ˌsʌpjə'reɪʃn] *n* Vereiterung *f*, Eiterung *f*, Suppuration *f.*
sup•pu•ra•tive ['sʌpjəreɪtɪv] *adj* eiternd, eitrig, suppurativ, purulent.
suppurative appendicitis eitrige Appendizitis *f*, Appendicitis purulenta.
suppurative arthritis akut-eitrige Gelenkentzündung *f*, Gelenkeiterung *f*, Gelenkempyem *nt.*
suppurative cholangitis eitrige Cholangitis *f.*
suppurative encephalitis eitrige Enzephalitis *f*; Hirnabszeß *m.*
suppurative inflammation eitrige Entzündung *f.*
suppurative pleurisy 1. eitrige Brustfellentzündung/Pleuritis *f.* **2.** Thoraxempyem *nt.*
su•pra•car•di•al body/paraganglion [suːprə'kɑːrdɪəl] Paraganglion supracardiale.
su•pra•cer•vi•cal hysterectomy [suːprə'sɜrvɪkl] → subtotal hysterectomy.
su•pra•cla•vic•u•lar fossa [ˌsuːprəkləˈvɪkjələr] Schlüsselbeingrube *f*, Fossa supraclavicularis.
supraclavicular nerves supraklavikuläre Hautnerven *pl*, Nervi supraclaviculares.
su•pra•con•dy•lar fracture [suːprə'kɑndɪlə(r)] suprakondyläre Fraktur *f.*
su•pra•di•a•phrag•mat•ic diverticulum [suːprəˌdaɪəfræg'mætɪk] epiphrenisches Ösophagusdivertikel *nt.*
su•pra•he•pat•ic abscess [ˌsuːprəhɪ'pætɪk] suprahepatischer Abszeß *m.*
su•pra•nu•cle•ar paralysis [suːprə'n(j)uːklɪər] supranukleäre Lähmung *f.*
su•pra•or•bit•al artery [suːprə'ɔːrbɪtl] Supraorbitalarterie *f*, Arteria supraorbitalis.
supraorbital foramen/incisure Incisura supraorbitalis, Foramen supraorbitale.
supraorbital nerve Nervus supra-orbitalis.
supraorbital neuralgia Supraorbitalneuralgie *f.*
supraorbital notch → supraorbital foramen.
supraorbital reflex Supraorbitalis-Reflex *m.*
supraorbital vein Supraorbitalvene *f*, V. supraorbitalis.
su•pra•pa•tel•lar bursa [ˌsuːprəpə'telər] Bursa suprapatellaris.
suprapatellar pouch Recessus suprapatellaris.
suprapatellar reflex Suprapatellarreflex *m.*
su•pra•pleu•ral membrane [suːprə'plʊərəl] Sibson-Membran *f*, Membrana suprapleuralis.
su•pra•pu•bic cystotomy [suːprə'pjuːbɪk] suprapubische Zystotomie *f*, Epizystotomie *f.*
suprapubic lithotomy hoher Blasenschnitt *m*, Sectio alta.

su•pra•re•nal [suːprə'riːnl] **I** *n* Nebenniere *f*, Glandula suprarenalis/adrenalis. **II** *adj* suprarenal.
suprarenal arteries Nebennierenarterien *pl*, Arteriae suprarenales/adrenales.
suprarenal capsule → suprarenal I.
suprarenal gland Nebenniere *f*, Glandula suprarenalis/adrenalis.
suprarenal marrow/medulla Nebennierenmark *nt*, Medulla (gl. suprarenalis).
suprarenal vein Nebennierenvene *f*, V. suprarenalis.
su•pra•sel•lar cyst [suːprə'selər] Erdheim-Tumor *m*, Kraniopharyngiom *nt.*
su•pra•ten•to•ri•al [ˌsuːprəten'tɔːrɪəl] *adj* supratentorial.
su•pra•ton•sil•lar fossa/recess [suːprə'tɑnsɪlər] Fossa supratonsillaris.
su•pra•troch•le•ar nerve [suːprə'trɑklɪər] Supratrochlearis *m*, Nervus supratrochlearis.
su•pra•vag•i•nal hysterectomy [suːprə'vædʒɪnl] → subtotal hysterectomy.
su•pra•val•vu•lar [suːprə'vælvjələr] *adj* supravalvulär.
su•pra•ven•tric•u•lar arrhythmia [ˌsuːprəven'trɪkjələr] supraventrikuläre Arrhythmie *f.*
supraventricular extrasystole supraventrikuläre Extrasystole *f.*
supraventricular tachycardia supraventrikuläre Tachykardie *f.*
su•preme concha [sə'priːm] oberste Nasenmuschel *f*, Concha nasalis suprema.
su•ral nerve ['sʊrəl] Nervus suralis.
sur•di•mu•tism [ˌsɜrdɪ'mjuːtɪzəm] *n* Taubstummheit *f*, Surdomutitas *f.*
sur•di•ty ['sɜrdətɪ] *n* Taubheit *f*, Surditas *f.*
sur•face ['sɜrfɪs] **I** *n* Oberfläche *f*, Außenfläche *f*, Außenseite *f*. **II** *adj* Oberflächen-. **III** *vi* an die Oberfläche *od.* zum Vorschein kommen.
surface analgesia → surface anesthesia.
surface anatomy Oberflächenanatomie *f.*
surface anesthesia Oberflächenanästhesie *f.*
surface biopsy Oberflächen-, Abstrichbiopsie *f*, Abstrich *m.*
sur•fac•tant [sər'fæktənt] *n* **1.** *phys.* oberflächenaktive/grenzflächenaktive Substanz *f*, Detergens *nt.* **2.** (*Lunge*) Surfactant *nt*, Surfactant-Faktor *m*, Antiatelektasefaktor *m.*
surfactant factor → surfactant 2.
sur•geon ['sɜrdʒən] *n* Chirurg(in *f*) *m.*
surgeon's knot chirurgischer Knoten *m.*
sur•gery ['sɜrdʒərɪ] *n* **1.** Chirurgie *f.* **2.** chirurgischer/operativer Eingriff *m*, chirurgische Behandlung *f*, Operation *f.* **3.** Operationssaal *m.* **4.** Sprechzimmer *nt*, Praxis *f.* **5.** *Brit.* Sprechstunde *f.*
sur•gi•cal ['sɜrdʒɪkl] *adj* **1.** chirurgisch. **2.** operativ, Operations-.
surgical abdomen akutes Abdomen *nt.*
surgical assistant Operationsassistent(in *f*) *m.*

surgical débridement Débridement nt, chirurgische Wundtoilette/Wundausschneidung f.
surgical diathermy chirurgische Diathermie f, Elektrokoagulation f.
surgical disease/disorder chirurgische Erkrankung f.
surgical emergency chirurgischer Notfall m.
surgical glove 1. OP-Handschuh m, Gummihandschuh m. **2.** Einweg-, Gummihandschuh m.
surgical knife chirurgisches Messer nt, Skalpell nt.
surgical knot chirurgischer Knoten m.
surgical mortality chirurgische Mortalität f.
surgical oncology chirurgische Onkologie f.
surgical pathology chirurgische Pathologie f.
surgical procedure 1. Eingriff m, Operation f. **2.** Eingriff m, Verfahren nt, Technik f.
surgical shoe orthopädischer Schuh m.
surgical toilet Débridement nt, chirurgische Wundtoilette/Wundausschneidung f.
surgical vagotomy operative Vagotomie f.
sur•veil•lance [sərˈveɪl(j)əns] n Überwachung f; Aufsicht f.
sur•viv•al rate [sərˈvaɪvəl] Überlebensrate f, -quote f.
sus•cep•ti•bil•i•ty [səˌseptəˈbɪlətɪ] n Empfindlichkeit f (to gegen); Anfälligkeit f, Empfänglichkeit f, Suszeptibilität f (to für).
sus•cep•ti•ble [səˈseptɪbl] adj empfindlich (to gegen); anfällig, empfänglich, suszeptibel (to für).
sus•pend•ed animation [səˈspendɪd] Scheintod m.
sus•pen•so•ry bandage [səˈspensərɪ] Suspensorium scroti.
suspensory ligament Stütz-, Halteband nt, Ligamentum suspensorium.
Sutton [ˈsʌtn]: **Sutton's disease/nevus** Sutton-Nävus m, Halo-Nävus m, perinaevische Vitiligo f.
su•tur•al [ˈsuːtʃərəl] adj Naht-.
su•ture [ˈsuːtʃər] I n **1.** anat. Naht f, Knochennaht f, Sutura f. **2.** chir. Naht f, Wundnaht f. **3.** Nähen nt. **4.** Naht f, Nahtmaterial nt. **II** vt nähen, vernähen, annähen; (Wunde) verschließen; (Wundrand) vereinigen.
suture abscess chir. Faden-, Nahtabszeß m.
suture forceps chir. Knüpfpinzette f.
suture ligature chir. Umstechungsligatur f, -naht f.
suture material Nahtmaterial nt.
suture repair Nahtverschluß m, Naht f, Vernähen nt.
suture-tying forceps → suture forceps.
sux•a•me•tho•ni•um [ˌsʌksəməˈθəʊnɪəm] n pharm. Suxamethonium nt, Succinylcholin nt.
swab [swɒb] I n **1.** Tupfer m, Wattebausch m. **2.** Abstrichtupfer m. **3.** Abstrich m. **take a swab** einen Abstrich machen. **II** vt abtupfen, betupfen.
swad•dle [ˈswɒdl] I n Windel f. **II** vt **1.** wickeln, in Windeln legen. **2.** um-, einwickeln.
swaged needle [sweɪdʒd] chir. atraumatische Nadel f.
swal•low [ˈswɒləʊ] I n Schluck m; Schlucken nt. **II** vt (ver-, hinunter-)schlucken. **III** vi schlucken.
swal•low•ing reflex [ˈswɒləʊɪŋ] Schluckreflex m.
swamp fever [swɒmp] **1.** Schlamm-, Sumpffieber nt, Leptospirosis grippotyphosa. **2.** Sumpf-, Wechselfieber nt, Malaria f.
Swan-Ganz [swɒn ɡænz]: **Swan-Ganz catheter** Swan-Ganz-Katheter m.
swan neck deformity [swɒn] ortho. Schwanenhalsdeformität f.
swathe [swɒð, sweɪð] I n Binde f, Verband m; Umschlag m. **II** vt (um-, ein-)wickeln, einhüllen.
S wave physiol. (EKG) S-Zacke f.
sway•back [ˈsweɪbæk] n ortho. Hohl(rund)rücken m, Hohlkreuz nt.
swayback nose Sattelnase f.
sway•ing gait [ˈsweɪɪŋ] neuro. zerebellärer Gang m.
sweat [swet] I n **1.** Schweiß m, Sudor m. **2.** Schwitzen nt, Schweißausbruch m, Perspiration f. **II** vt **3.** (aus-)schwitzen. **4.** schwitzen lassen, in Schweiß bringen. **III** vi schwitzen. **sweat out** vt (Fieber) (her-)ausschwitzen.
sweat bath Schwitzbad nt.
sweat gland abscess Schweißdrüsenabszeß m.
sweat gland adenoma Schweißdrüsenadenom nt, Syringom nt.
sweat glands Schweißdrüsen pl, Glandulae sudoriferae.
sweat gland tumor Schweißdrüsengeschwulst f, -tumor m.
sweat pore Schweißdrüsenpore f, Porus sudoriferus.
sweat retention syndrome 1. thermogene/tropische Anhidrose f. **2.** Schweißretentionssyndrom nt.
sweat test Schweißprobe f, Shwachman-Probe f.
swell [swel] I vt aufblähen, auftreiben; (auf-)quellen. **II** vi (an-)schwellen (into, to zu); s. (auf-)blähen. **swell out/up** vi → swell II.
swel•ling [ˈswelɪŋ] n **1.** (An-)Schwellen nt, Anwachsen nt; Blähen nt; (Auf-)Quellen nt. **2.** Schwellung f, Verdickung f; Geschwulst f, Beule f.
Swift [swɪft]: **Swift's disease** Rosakrankheit f, vegetative Neurose f der Kleinkinder, Swift-Syndrom nt, Selter-Swift-Feer-Krankheit f, Akrodynie f.
swim•mer's dermatitis [ˈswɪmər] → swimmer's itch.
swimmer's ear Bade-Otitis externa.

swimmer's itch Schwimmbadkrätze *f*, Bade-, Schistosomen-, Zerkariendermatitis *f*.
swimmer's otitis externa Bade-Otitis externa.
swimmer's otitis media Bade-Otitis media.
swim•ming pool blennorrhea/conjunctivitis ['swɪmɪŋ] Einschluß-, Schwimmbadkonjunktivitis *f*.
swimming pool granuloma Schwimmbadgranulom *nt*.
Swiss tapeworm [swɪs] *micro.* (breiter) Fischbandwurm *m*, Grubenkopfbandwurm *m*, Diphyllobothrium latum, Bothriocephalus latus.
Swiss type agammaglobulinemia schwerer kombinierter Immundefekt *m*, Schweizer-Typ *m* der Agammaglobulinämie.
swol•len ankle ['swəʊlən] Knöchelödem *nt*.
swoon [swuːn] *n* → syncope.
sy•co•sis [saɪ'kəʊsɪs] *n derm.* Haarfollikelentzündung *f*, Sykose *f*.
Sydenham ['sɪdnhæm]: **Sydenham's chorea** Sydenham-Chorea *f*, Chorea minor Sydenham, Chorea juvenilis/rheumatica/infectiosa/simplex.
syl•lab•ic speech [sɪ'læbɪk] Stakkatosprache *f*.
sym•bi•o•sis [sɪmbɪ'əʊsɪs] *n* **1.** Symbiose *f*. **2.** *psycho.* Symbiose *f*.
sym•bi•ot•ic psychosis [sɪmbɪ'ɒtɪk] symbiotische Psychose *f*.
sym•bleph•a•ron [sɪm'blefərən] *n ophthal.* Symblepharon *nt*.
Symmers ['sɪmərz]: **Symmers' disease** Morbus Brill-Symmers *m*, zentroplastisch-zentrozytisches Lymphom *nt*, großfollikuläres Lymphoblastom *nt*.
sym•pa•thec•to•my [sɪmpə'θektəmɪ] *n neurochir.* Grenzstrangresektion *f*, Sympathektomie *f*.
sym•pa•the•tec•to•my [ˌsɪmpəθɪ'tektəmɪ] *n* → sympathectomy.
sym•pa•thet•ic [sɪmpə'θetɪk] *adj* **1.** sympathisch, Sympathiko-, Sympathikus-. **2.** (*Person*) mitfühlend, teilnehmend; einfühlend, verständnisvoll; sympathisch, angenehm.
sympathetic abscess sympathischer Abszeß *m*.
sympathetic blepharospasm *ophthal.* sympathischer Lidkrampf *m*.
sympathetic block Sympathikus-, Grenzstrangblockade *f*.
sympathetic chain → sympathetic trunk.
sympathetic ganglion sympathisches Ganglion *nt*, Sympathikusganglion *nt*.
sympathetic nerve 1. → sympathetic trunk. **2.** sympathischer Nerv *m*.
sym•pa•thet•i•co•mi•met•ic [sɪmpəˌθetɪkəʊmɪ'metɪk] *n, adj* → sympathomimetic.
sympathetic ophthalmia sympathische Ophthalmie *f*.
sym•pa•thet•i•co•to•nia [sɪmpəˌθetɪkəʊ-'təʊnɪə] *n neuro.* Sympathikotonie *f*.
sympathetic paraganglia sympathische Paraganglien *pl*.
sympathetic tone Sympathikustonus *m*.
sympathetic trunk Grenzstrang *m*, Truncus sympathicus/sympatheticus.
sympathetic trunk ganglia Grenzstrangganglien *pl*, Ganglia trunci sympathici.
sym•path•ic [sɪm'pæθɪk] *adj* → sympathetic.
sym•path•i•cec•to•my [sɪmˌpæθɪ'sektəmɪ] *n* → sympathectomy.
sym•path•i•co•lyt•ic [sɪmˌpæθɪkəʊ'lɪtɪk] *n, adj* → sympatholytic.
sym•path•i•co•mi•met•ic [sɪmˌpæθɪkəʊ-mɪ'metɪk] *n, adj* → sympathomimetic.
sym•path•i•cop•a•thy [sɪmˌpæθɪ'kɑpəθɪ] *n* Sympathiko-, Sympathopathie *f*.
sym•path•i•co•to•nia [sɪmˌpæθɪkəʊ-'təʊnɪə] *n* → sympatheticotonia.
sym•path•i•co•tryp•sy [sɪmˌpæθɪkəʊ-'trɪpsɪ] *n neurochir.* Sympathikotripsie *f*.
sym•pa•tho•lyt•ic [sɪmpəθəʊ'lɪtɪk] **I** *n* Sympatholytikum *nt*, Antiadrenergikum *nt*. **II** *adj* sympatholytisch, antiadrenerg.
sym•pa•tho•mi•met•ic [ˌsɪmpəθəʊmɪ-'metɪk] **I** *n* Sympathikomimetikum *nt*, Adrenomimetikum *nt*. **II** *adj* sympathiko-, adrenomimetisch.
sym•pa•tho•par•a•lyt•ic [sɪmpəθəʊˌpærə-'lɪtɪk] *n, adj* → sympatholytic.
sym•phys•i•ol•y•sis [sɪmˌfiːzɪ'ɒləsɪs] *n* Symphysenlösung *f*, Symphisiolyse *f*.
sym•phys•i•ot•o•my [sɪmˌfiːzɪ'ɒtəmɪ] *n gyn.* Symphysensprengung *f*, Symphysiotomie *f*, Symphyseotomie *f*.
sym•phy•sis ['sɪmfəsɪs] *n* Knorpelfuge *f*, Symphyse *f*.
symp•tom ['sɪmptəm] *n* (An-, Krankheits-)Zeichen *nt*, Symptom *nt* (*of* für, von).
sympt•to•mat•ic [ˌsɪmptə'mætɪk] *adj* kennzeichnend, bezeichnend, symptomatisch (*of* für).
symptomatic asthma symptomatisches Asthma *nt*.
symptomatic epilepsy symptomatische/organische Epilepsie *f*.
symptomatic fever Wundfieber *nt*, Febris traumatica.
symptomatic headache reflektorischer/symptomatischer Kopfschmerz *m*.
symptomatic hypertension sekundäre/symptomatische Hypertonie *f*.
symptomatic hypotension sekundäre/symptomatische Hypotonie *f*.
symptomatic reaction symptomatische Reaktion *f*.
symptomatic treatment symptomatische Behandlung *f*.
symp•tom•a•tol•o•gy [ˌsɪmptəmə'tɑlə-dʒɪ] *n* **1.** Symptomatologie *f*, Semiologie *f*. **2.** Symptomatik *f*, Symptomatologie *f*.
symptom complex Symptomenkomplex *m*; Syndrom *nt*.
symptom formation *psycho.* Symptombil-

dung f.
symp•tom substitution → symptom formation.
syn•apse ['sɪnæps, sɪ'næps] n Synapse f.
syn•ap•sis [sɪ'næpsɪs] n genet. Chromosomenpaarung f, Synapsis f.
syn•ap•tic bulb [sɪ'næptɪk] Synapsenkolben m.
synaptic cleft synaptischer Spalt m, Synapsenspalt m.
syn•ar•thro•di•al joint [ˌsɪnɑːr'θrəʊdɪəl]
1. → synarthrosis. 2. Synchondrose f, Symphyse f.
syn•ar•thro•sis [ˌsɪnɑːr'θrəʊsɪs] n Knochenfuge f, Synarthrose f.
syn•can•thus [sɪn'kænθəs] n ophthal. Synkanthus m.
syn•chon•dro•sis [sɪŋkɑn'drəʊsɪs] n Knorpelfuge f, Synchondrose f.
syn•chro•nized culture ['sɪŋkrənaɪzd] synchrone/synchronisierte Kultur f, Synchronkultur f.
synchronized intermittent mandatory ventilation synchronisierte intermittierende mandatorische Beatmung f, synchronized intermittent mandatory ventilation.
synchronized sleep → slow wave sleep.
syn•chro•nous pacemaker ['sɪŋkrənəs] card. vorhofgesteuerter Herzschrittmacher m, P-gesteuerter Herzschrittmacher m.
syn•chy•sis ['sɪnkəsɪs] n 1. patho. Verflüssigung f, Synchisis f. 2. ophthal. Glaskörperverflüssigung f, Synchisis corporis vitrei.
syn•co•pal ['sɪŋkəpəl] adj synkopisch, Synkopen-.
syn•co•pe ['sɪŋkəpɪ] n Synkope f.
syn•cy•tio•troph•o•blast [sɪnˌsɪtɪəʊ-'trɑfəˌblæst] n Synzytiotrophoblast m.
syn•cy•tium [sɪn'sɪtɪəm] n Synzytium nt, Syncytium nt.
syn•dac•ty•ly [sɪn'dæktəlɪ] n Syndaktylie f.
syn•de•sis ['sɪndəsɪs] n 1. ortho. operative Gelenkversteifung f, Arthrodese f. 2. → synapsis.
syn•des•mec•to•my [sɪndez'mektəmɪ] n ortho. Syndesmektomie f.
syn•des•mi•tis [sɪndez'maɪtɪs] n 1. Bandentzündung f, Syndesmitis f. 2. ophthal. Bindehautentzündung f, Konjunktivitis f, Conjunctivitis f.
syn•des•mo•plas•ty [sɪn'dezməplæstɪ] n ortho. Bänder-, Syndesmoplastik f.
syn•des•mor•rha•phy [sɪndez'mɔrəfɪ] n ortho. Band-, Bändernaht f, Syndesmorrhaphie f.
syn•des•mo•sis [sɪndez'məʊsɪs] n Bandhaft f, Syndesmose f, Syndesmosis f.
syn•des•mot•o•my [sɪndez'mɑtəmɪ] n ortho. Band-, Bänderdurchtrennung f, Syndesmotomie f.
syn•drome ['sɪndrəʊm] n Syndrom nt, Symptomenkomplex m. [S.A. DISEASE]
syndrome of inappropriate antidiuretic hormone Schwartz-Bartter-Syndrom, Syndrom der inadäquaten ADH-Sekretion.
syndrome of prolonged ventilator dependence Syndrom der verlängerten Beatmungsabhängigkeit.
syn•ech•ia [sɪ'nekɪə] n Verwachsung f, Synechie f.
syn•ech•i•ot•o•my [sɪˌnekɪ'ɑtəmɪ] n ophthal. Synech(i)otomie f.
syn•ech•ot•o•my [sɪnə'kɑtəmɪ] n → synechiotomy.
syn•en•ceph•a•ly [sɪnen'sefəlɪ] n embryo. Synenzephalie f.
syn•ge•ne•ic graft [ˌsɪndʒə'niːɪk] → syngraft.
syngeneic transplantation syngene/syngenetische/isologe/isogene/isogenetische Transplantation f, Isotransplantation f.
syn•graft ['sɪngræft] n syngenes/syngenetisches/isogenes/isogenetisches/isologes Transplantat nt, Isotransplantat nt.
syn•oph•thal•mus [sɪnɑf'θælməs] n embryo. Zyklop m, Zyklozephalus m, Synophthalmus m.
syn•os•to•sis [sɪnɑs'təʊsɪs] n knöcherne Verbindung f, Synostose f.
syn•o•vec•to•my [sɪnə'vektəmɪ] n ortho. Synovialisentfernung f, Synovektomie f.
syn•o•via [sɪ'nəʊvɪə] n Gelenkschmiere f, Synovia f.
syn•o•vi•al bursa [sɪ'nəʊvɪəl] Schleimbeutel m, Bursa synovialis.
subcutaneous synovial bursa Bursa (synovialis) subcutanea.
subfascial synovial bursa subfaszialer Schleimbeutel, Bursa (synovialis) subfascialis.
submuscular synovial bursa submuskulärer Schleimbeutel, Bursa (synovialis) submuscularis.
subtendinous synovial bursa Bursa (synovialis) subtendinea.
synovial capsule Gelenkkapsel f, Capsula articularis.
synovial cell Synovial(is)zelle f.
synovial cyst ortho. Synovialzyste f, Ganglion nt, Überbein nt.
synovial diverticulum Synovialisdivertikel nt.
synovial fluid → synovia.
synovial fold Synovialfalte f, Plica synovialis.
synovial hernia Birkett-Hernie f, Hernia synovialis.
synovial joint echtes Gelenk nt, Diarthrose f, Articulatio synovialis.
synovial layer (of articular capsule) Synovialis f, Membrana synovialis, Stratum synoviale.
sy•no•vi•a•lo•ma [sɪˌnəʊvɪə'ləʊmə] n → synovioma.
synovial sarcoma malignes Synovi(al)om nt, Synovialsarkom nt.
synovial sheath Sehnenscheide f, Vagina synovialis tendinis.

synoviocyte

syn•o•vi•o•cyte [sɪˈnəʊvɪəsaɪt] *n* Synoviozyt *m*.

syn•o•vi•o•ma [sɪˌnəʊvɪˈəʊmə] *n* Synoviom *nt*, Synovialom *nt*.

syn•o•vi•o•sar•co•ma [sɪˌnəʊvɪəʊsɑːrˈkəʊmə] *n* malignes Synovi(al)om *nt*, Synovialsarkom *nt*.

syn•o•vi•tis [sɪnəˈvaɪtɪs] *n* Synovitis *f*, Synovialitis *f*.

syn•o•vi•um [sɪˈnəʊvɪəm] *n* Synovialis *f*, Membrana synovialis, Stratum synoviale.

syn•thase [ˈsɪnθeɪz] *n* Synthase *f*.

syn•the•sis inhibitor [ˈsɪnθəsɪs] Synthesehemmer *m*.

syn•thet•ic [sɪnˈθetɪk] **I** *n* Kunststoff *m*. **II** *adj* **1.** synthetisch. **2.** künstlich, artifiziell, synthetisch, Kunst-.

synthetic suture synthetisches Nahtmaterial *nt*.

syn•tho•rax [sɪnˈθɔːræks] *n* embryo. Synthorax *m*, Thorakopagus *m*.

syn•u•lo•sis [sɪnjəˈləʊsɪs] *n* Narbenbildung *f*, Synulosis *f*.

syph•i•lid [ˈsɪfəlɪd] *n* Syphilid *nt*.

syph•i•lis [ˈsɪf(ə)lɪs] *n* harter Schanker *m*, Morbus Schaudinn *m*, Syphilis *f*, Lues *f*.

syph•i•lit•ic [ˌsɪfəˈlɪtɪk] *adj* syphilitisch, luetisch, Syphilis-.

syphilitic abscess syphilitischer Abszeß *m*.

syphilitic aortitis Aortensyphilis *f*, Mesaortitis luetica, Aortitis syphilitica.

syphilitic arteritis luetische Arteriitis *f*, Arteriitis luetica.

syphilitic arthritis Arthritis syphilitica.

syphilitic condyloma breites Kondylom *nt*, Condyloma latum/syphiliticum.

syphilitic endocarditis syphilitische Endokarditis *f*.

syphilitic mesaortitis → syphilitic aortitis.

syphilitic osteochondritis kongenitale Knochensyphilis *f*, Wegner-Krankheit *f*.

syphilitic paraplegia luische Spinalparalyse *f* Erb.

syphilitic pseudoparalysis Bednar-Parrot-Pseudoparalyse *f*, Parrot-Lähmung *f*.

syphilitic roseola *derm.* makulöses Syphilid *nt*, Roseola syphilitica.

syphilitic ulcer harte Schanker *m*, Hunter-Schanker *m*, syphilitischer Primäraffekt *m*.

syph•i•lo•ma [sɪfəˈləʊmə] *n* Gummiknoten *m*, Syphilom *nt*, Gumma (syphiliticum) *nt*.

syr•ing•ad•e•no•ma [ˌsɪrɪŋ(g)ædɪˈnəʊmə] *n* → syringoadenoma.

sy•ringe [səˈrɪndʒ] **I** *n* Spritze *f*. **II** *vt* (ein-)spritzen.

syr•in•gec•to•my [sɪrɪŋˈdʒektəmɪ] *n HNO* Syringektomie *f*.

syr•in•gi•tis [sɪrɪŋˈdʒaɪtɪs] *n HNO* Syringitis *f*, Salpingitis *f*.

sy•rin•go•ad•e•no•ma [səˌrɪŋɡəʊædɪˈnəʊmə] *n* Syring(o)adenom *nt*, Hidradenom(a) *nt*, Syringozystadenom *nt*.

sy•rin•go•bul•bia [səˌrɪŋɡəʊˈbʌlbɪə] *n neuro.* Syringobulbie *f*.

sy•rin•go•cele [səˈrɪŋɡəʊsiːl] *n* Syringozele *f*.

sy•rin•go•cyst•ad•e•no•ma [səˌrɪŋɡəʊˌsɪstædɪˈnəʊmə] *n* → syringoadenoma.

syr•in•go•ma [ˌsɪrɪŋˈɡəʊmə] *n* Schweißdrüsenadenom *nt*, Syringom(a) *nt*.

sy•rin•go•me•nin•go•cele [səˌrɪŋɡəʊmɪˈnɪŋɡəsiːl] *n* Syringomyelozele *f*.

sy•rin•go•my•e•lia [ˌsəˌrɪŋɡəʊmaɪˈiːlɪə] *n* Syringomyelie *f*, -myelia *f*.

sy•rin•go•my•e•li•tis [səˌrɪŋɡəʊˌmaɪəˈlaɪtɪs] *n* Syringomyelitis *f*.

sy•rin•go•tome [sɪˈrɪŋɡətəʊm] *n chir.* Fistelmesser *nt*, Syringotom *nt*.

sy•rin•got•omy [sɪrɪŋˈɡɑtəmɪ] *n chir.* Fistelspaltung *f*, Syringotomie *f*.

syr•inx [ˈsɪrɪŋks] *n* **1.** *anat.* Tube *f*, Syrinx *f*. **2.** Ohrtrompete *f*, Tuba auditoria/auditiva.

syr•up [ˈsɪrəp] *n pharm.* Sirup *m*.

sys•tem•ic anaphylaxis [sɪsˈtemɪk] anaphylaktischer Schock *m*, Anaphylaxie *f*.

systemic candidiasis Systemcandidose *f*.

systemic circulation großer Kreislauf *m*, Körperkreislauf *m*.

systemic disease systemische Erkrankung *f*, System-, Allgemeinerkrankung *f*.

systemic heart Linksherz *nt*.

systemic lesion systemische Schädigung *f*.

systemic mycosis tiefe Mykose *f*, Systemmykose *f*.

systemic scleroderma/sclerosis systemische Sklerose *f*, Systemsklerose *f*, progressive/diffuse/systemische Sklerodermie *f*.

systemic symptom Allgemeinsymptom *nt*.

systemic treatment systemische Behandlung *f*.

sys•to•le [ˈsɪstəlɪ] *n* Systole *f*.

sys•tol•ic [sɪsˈtɑlɪk] *adj* systolisch, Systolen-.

systolic bruit *card.* systolisches Geräusch *nt*, Systolikum *nt*.

systolic click *card.* systolischer Klick/Click *m*.

systolic discharge *card.* Schlagvolumen *nt*.

systolic gallop *card.* systolischer Galopp *m*.

systolic murmur *card.* systolisches (Herz-)Geräusch *nt*, Systolikum *nt*.

systolic pressure systolischer Druck *m*.

systolic thrill *card.* systolisches Schwirren *nt*.

T

ta•bes ['teɪbiːz] *n* **1.** Auszehrung *f*, Tabes *f*. **2.** (**tabes dorsalis**) Duchenne-Syndrom *nt*, Tabes dorsalis.

ta•bet•ic arthropathy [tə'betɪk] tabische Arthropathie *f*, Charcot-Gelenk *nt*.

tabetic gait *neuro.* ataktischer Gang *m*.

ta•ble ['teɪbl] *n* **1.** Tisch *m*; Operationstisch *m*. **2.** Tabelle *f*, Liste *f*, Verzeichnis *nt*, Register *nt*.

table salt Koch-, Tafelsalz *nt*, Natriumchlorid *nt*.

ta•ble•spoon•ful ['teɪblspuːnfʊl] *adj* Eßlöffel(voll *m*) *m*.

tab•let ['tæblɪt] *n pharm.* Tablette *f*.

table water Tafel-, Mineralwasser *nt*.

tach•y•ar•rhyth•mia [ˌtækɪə'rɪðmɪə] *n card.* Tachyarrhythmie *f*.

tach•y•car•dia [tækɪ'kɑːrdɪə] *n card.* Herzjagen *nt*, Tachykardie *f*.

tach•y•phy•lax•is [ˌtækɪfɪ'læksɪs] *n* Tachyphylaxie *f*.

tach•yp•nea [ˌtækɪ(p)'niːə] *n* beschleunigte Atmung *f*, Tachypnoe *f*.

tach•y•rhyth•mia [tækɪ'rɪðmɪə] *n card.* Tachyrhythmie *f*.

tac•tile agnosia ['tæktɪl] taktile Agnosie *f*, Astereognosie *f*.

tactile corpuscles Meissner-Tastkörperchen *pl*, Corpuscula tactus.

tactile sense Tast-, Berührungssinn *m*.

Tae•nia ['tiːnɪə] *n micro.* Taenia *f*.

Taenia saginata Rinder(finnen)bandwurm *m*, Taenia saginata, Taeniarhynchus saginatus.

Taenia solium Schweine(finnen)bandwurm *m*, Taenia solium.

tae•nia ['tiːnɪə] *n* **1.** *anat.* Tänie *f*. **2.** → Taenia.

tae•ni•a•cide ['tiːnɪəsaɪd] **I** *n* Bandwurmmittel *nt*, Taenizid *nt*. **II** *adj* taenizid.

tae•ni•a•sis [tɪ'naɪəsɪs] *n* Taenienbefall *m*, Taeniasis *f*; Bandwurmbefall *m*.

tail [teɪl] *n* Schwanz *m*; *anat.* Cauda *f*. **tail of pancreas** Pankreasschwanz, Cauda pancreatis.

Takayasu [tɑkə'jɑːzuː]: **Takayasu's arteritis/disease** Martorell-Syndrom *nt*, Takayasu-Syndrom *nt*, Pulslos-Krankheit *f*.

take [teɪk] **I** *n* (*Transplantat*) Anwachsen *nt*. **II** *vt* **1.** nehmen, (er-)greifen, fassen. **2.** herausnehmen (*out of* aus); wegnehmen, entnehmen (*from* von). **3.** (*Essen*) zu s. nehmen; (*Medikament*) (ein-)nehmen. **4.** (*Blutprobe*) entnehmen; (*Blutbild*) machen; (*Messung*) vornehmen, messen; (*Maßnahme*) ergreifen. **5.** *radiol.* eine Aufnahme machen. **take an x-ray** röntgen. **III** *vi* (*Transplantat*) anwachsen; (*Medikament*) wirken, anschlagen.

take apart *vt* etw. zerlegen, auseinander nehmen.

take down *vt* **1.** → take apart. **2.** (*Arznei*) (hinunter-)schlucken. **3.** notieren, aufschreiben; (*Meßgerät*) aufzeichnen.

take in *vt* (*Nahrung*) aufnehmen, zu s. nehmen.

take off *vt* **1.** *chir.* absetzen, amputieren. **2.** (*Verband*) abnehmen. **3.** (*Kleider*) ausziehen. **take on** *vt* (*Gewicht*) ansetzen.

take out *vt* **1.** (*Fleck*) herausmachen, entfernen (*of, from* aus). **2.** (*Organ*) entfernen, herausnehmen.

ta•lar fracture ['teɪlər] Sprungbein-, Talusfraktur *f*.

talar neck fracture Talushalsfraktur *f*.

talc [tælk] *n* Talkum *nt*.

tal•co•sis [tæl'kəʊsɪs] *n* Talkumlunge *f*, Talkose *f*.

tal•i•ped ['tælɪped] *adj* klumpfüßig.

tal•i•pes ['tælɪpiːz] *n* **1.** angeborene Fußdeformität *f*. **2.** → talipes equinovarus. [S.A. PES]

talipes calcaneocavus Hackenhohlfuß *m*, Pes calcaneocavus.

talipes calcaneovalgus Knick-Hackenfuß *m*, Pes calcaneovalgus.

talipes calcaneovarus Klump-Hackenfuß *m*, Pes calcaneovarus.

talipes calcaneus Hackenfuß *m*, Pes calcaneus.

talipes cavus Hohlfuß *m*, Pes cavus.

talipes equinocavus Ballenhohlfuß *m*, Pes equinocavus.

talipes equinovarus Klumpfuß *m*, Pes equinovarus (excavatus et adductus).

talipes equinus Spitzfuß *m*, Pes equinus.

talipes planovalgus Knickplattfuß *m*, Pes planovalgus.

talipes planus Plattfuß *m*, Pes planus.

talipes valgus Knickfuß *m*, Pes valgus.

talipes varus Sichelfuß *m*, Pes adductus, Metatarsus varus.

ta•lo•cal•ca•ne•al joint [ˌteɪləʊkæl'keɪnɪəl] Subtalargelenk *nt*, Articulatio subtalaris/talocalcanea.

ta·lo·cal·ca·ne·o·na·vic·u·lar joint [ˌteɪləʊkælˌkeɪnɪəʊnəˈvɪkjələr] Talokalkaneonavikulargelenk *nt,* Articulatio talocalcaneonavicularis.

ta·lo·cru·ral joint [teɪləʊˈkrʊərəl] oberes Sprunggelenk *nt,* Talokruralgelenk *nt,* Articulatio talocruralis.

ta·lo·na·vic·u·lar joint [ˌteɪləʊnəˈvɪkjələr] Talonavikulargelenk *nt,* Articulatio talonavicularis.

ta·lus [ˈteɪləs] *n* Sprungbein *nt,* Talus *m.*

tam·pon [ˈtæmpɒn] **I** *n* Tampon *m,* (Watte-)Bausch *m.* **II** *vt* tamponieren.

tam·pon·ade [ˌtæmpəˈneɪd] *n* Tamponade *f;* Tamponieren *nt.*

tam·pon·ing [ˈtæmpənɪŋ] *n* Tamponieren *nt.*

Tan·gier disease [tænˈdʒɪər] Tangier-Krankheit *f,* Analphalipoproteinämie *f.*

T antigen Tumorantigen *nt,* T-Antigen *nt.*

tap[1] [tæp] **I** *n* **1.** (Wasser-, Gas-)Hahn *m.* **2.** Punktion *f.* **II** *vt* **3.** anzapfen, anstechen. **4.** punktieren.

tap[2] [tæp] **I** *n* leichter Schlag *m,* Klaps *m.* **II** *vt* leicht schlagen, leicht klopfen. **III** *vi* klopfen, pochen *(on, at* gegen, an).

tape [teɪp] **I** *n* **1.** (Meß-, Klebe-)Band *nt.* **2.** (Magnet-, Video-, Ton-)Band *nt.* **3.** Heftpflaster *nt, inf.* Pflaster *nt.* **II** *vt* **4.** (mit Band) umwickeln, binden. **5.** mit Heftpflaster verkleben. **6.** auf Band aufnehmen, aufzeichnen.

tape measure Meßband *nt,* Bandmaß *nt.*

tape·worms [ˈteɪpwɜːmz] *pl micro.* Bandwürmer *pl,* Zestoden *pl,* Cestodes *pl.*

tar [tɑːr] **I** *n* Teer *m.* **II** *vt* teeren.

tar acne Teerakne *f.*

tar·dy epilepsy [ˈtɑːrdɪ] Spätepilepsie *f,* Epilepsia tarda/tardiva.

tar·get cell [ˈtɑːrgɪt] **1.** *hema.* Target-, Schießscheibenzelle *f.* **2.** Zielzelle *f.*

target cell anemia Anämie *f* mit Schießscheibenzellen.

target erythrocyte → target cell 1.

target organ Erfolgs-, Zielorgan *nt.*

target tissue Erfolgs-, Zielgewebe *nt.*

tar keratosis Teerkeratose *f,* Teerwarzen *pl,* Pechwarzen *pl.*

tar·ry cyst [ˈtɑːrɪ] *gyn.* Teerzyste *f.*

tarry stool Teerstuhl *m,* Meläna *f,* Melaena *f.*

tar·sal [ˈtɑːrsl] *adj* **1.** tarsal, Fußwurzel-, Tarsus-. **2.** tarsal, Lidknorpel-.

tarsal bones Fußwurzel-, Tarsalknochen *pl,* Tarsalia *pl,* Ossa tarsi.

tarsal canal → tarsal sinus.

tarsal cartilage → tarsal plate.

tarsal cyst *ophthal.* Hagelkorn *nt,* Chalazion *nt.*

tar·sal·gia [tɑːrˈsældʒ(ɪ)ə] *n* Tarsalgie *f;* Fersenschmerz *m.*

tarsal glands Meibom-Drüsen *pl,* Glandulae tarsales.

tarsal joint Intertarsalgelenk *nt,* Articulatio intertarsalis.

tarsal plate Lidknorpel *m,* Lidplatte *f,* Tarsalplatte *f,* Tarsus *m.*

tarsal plate of lower lid Unterlidplatte, Tarsus inferior.

tarsal plate of upper lid Oberlidplatte, Tarsus superior.

tarsal sinus Tarsalkanal *m,* Sinus tarsi.

tarsal tunnel syndrome Tarsaltunnel-Syndrom *nt.*

tar·sec·to·my [tɑːrˈsektəmɪ] *n* **1.** *ortho.* Tarsektomie *f.* **2.** *ophthal.* Tarsusexzision *f,* Tarsektomie *f.*

tar·so·met·a·tar·sal joints [tɑːrsəʊˌmetəˈtɑːrsl] Tarsometatarsalgelenke *pl,* Articulationes tarsometatarsales.

tar·so·plas·ty [ˈtɑːrsəʊplæstɪ] *n ophthal.* Lid-, Blepharoplastik *f.*

tar·sor·rha·phy [tɑːrˈsɔrəfɪ] *n ophthal.* Tarso-, Blepharorrhaphie *f.*

tar·sot·o·my [tɑːrˈsɒtəmɪ] *n ophthal.* Lidknorpeldurchtrennung *f,* Tarsotomie *f.*

tar·sus [ˈtɑːrsəs] *n* **1.** Fußwurzel *f,* Tarsus *m.* **2.** Lidknorpel *m,* Lidplatte *f,* Tarsalplatte *f,* Tarsus *m.*

Tarui [tɑːˈruː]: **Tarui disease** Tarui-Krankheit *f,* Muskelphosphofruktokinaseinsuffizienz *f,* Glykogenose *f* Typ VII.

taste [teɪst] **I** *n* Geschmack *m;* Geschmackssinn *m,* Schmecken *nt.* **II** *vt* kosten, (ab-)schmecken, probieren. **III** *vi* schmecken *(of* nach); kosten, probieren *(of* von).

taste bud Geschmacksknospe *f,* Caliculus gustatorius, Gemma gustatoria.

taste cells Geschmackssinneszellen *pl,* Schmeckzellen *pl.*

taste pore Geschmackspore *f,* Porus gustatorius.

tau·ro·cho·lic acid [tɔːrəʊˈkəʊlɪk] Taurocholsäure *f.*

Taussig-Bing [ˈtaʊsɪg bɪŋ]: **Taussig-Bing syndrome** Taussig-Bing-Syndrom *nt.*

Tay [teɪ]: **Tay's choroiditis/disease** Chorioiditis *f* gutta senilis, Altersdrusen *pl.*

Tay's sign/spot Tay-Fleck *m.*

Tay-Sachs [teɪ zæks]: **Tay-Sachs disease** Tay-Sachs-Syndrom *nt,* GM_2-Gangliosidose *f* Typ I.

T cell T-Zelle *f,* T-Lymphozyt *m.* **cytotoxic T cell** zytotoxische T-Zelle.

T cell antigen T-Zellantigen *nt.*

T cell-dependent *adj* T-Zellen-abhängig.

T cell-independent *adj* T-Zellen-unabhängig.

T-cell lymphoma T-Zellymphom *nt,* T-Zellenlymphom *nt.*

T cell-mediated hypersensitivity T-zellvermittelte Überempfindlichkeitsreaktion *f,* Tuberkulin-Typ/Spät-Typ *m* der Überempfindlichkeitsreaktion.

T cell-mediated immunity zellvermittelte/zelluläre Immunität *f.*

tear[1] [tɪər] *n* Träne *f;* Tropfen *m.*

tear[2] [teər] **I** *n* **1.** Riß *m.* **2.** (Zer-)Reißen *nt.* **II** *vt* zerreißen; einreißen; *(Haut)* aufreißen; *(Muskel)* zerren. **III** *vi* (zer-)reißen, zerren

(*at* an).
tear drop fracture *ortho.* (*Wirbelkörper*) Berstungsbruch *m*, -fraktur *f.*
tear duct Tränen-Nasengang *m*, Ductus nasolacrimalis.
tear fluid Tränenflüssigkeit *f.*
tear•ing ['tɪərɪŋ] *n* Tränenträufeln *nt*, Dakryorrhoe *f*, Epiphora *f.*
tear•ing pain ['tɛərɪŋ] ziehender Schmerz *m.*
tear sac Tränensack *m*, Saccus lacrimalis.
tear stone Tränenstein *m*, Dakryolith *m.*
tech•nic [*n* tek'niːk; *adj* 'teknɪk] **I** *n* → technique. **II** *adj* → technical.
tech•ni•cal ['teknɪkl] *adj* **1.** technisch; verfahrenstechnisch. **2.** fachlich, fachspezifisch, Fach-.
tech•ni•cian [tek'nɪʃn] *n* Techniker(in *f*) *m*; Facharbeiter(in *f*) *m.*
tech•nique [tek'niːk] *n* Technik *f*, (Arbeits-)Verfahren *nt*; Methode *f*; *chir.* Operation(smethode *f*) *f.*
tec•tal lamina/plate ['tektəl] Vierhügelplatte *f*, Lamina quadrigemin/tecti.
tec•to•ri•al membrane [tek'tɔːrɪəl] Membrana tectoria.
te•di•ous labor ['tiːdɪəs] Wehenschwäche *f*, Bradytokie *f.*
teeth [tiːθ] *pl* → tooth.
teethe [tiːð] *vi* Zähne bekommen, zahnen.
teeth grinding (unwillkürliches) Zähneknirschen *nt*, Bruxismus *m.*
teeth•ing ['tiːðɪŋ] *n* Zahnen *nt.*
teg•men•tal decussations [teg'mentl] Haubenkreuzungen *pl*, Decussationes tegmenti/tegmentales.
tegmental nuclei Haubenkerne *pl*, Nuclei tegmenti/tegmentales.
tei•chop•sia [taɪ'kɑpsɪə] *n ophthal.* Teichopsie *f*, Teichoskopie *f*, Zackensehen *nt.*
tel•an•gi•ec•ta•sia [tel,ændʒɪek'teɪʒ(ɪ)ə] *n* Tel(e)angiektasie *f*, Telangiectasia *f.*
tel•an•gi•ec•tat•ic angioma [tel,ændʒɪek'tætɪk] teleangiektatisches Angiom *nt.*
telangiectatic wart Blutwarze *f*, Angiokeratom *nt.*
tel•e•can•thus [telə'kænθəs] *n ophthal.* Telekanthus *m.*
tel•e•car•di•og•ra•phy [telə,kɑːrdɪ'ɑgrəfɪ] *n card.* Tele(elektro)kardiographie *f.*
tel•e•co•balt [telə'kəʊbɔːlt] *n radiol.* Telekobalt *nt.*
tel•e•cu•rie•ther•a•py [telə,kjʊərɪ'θerəpɪ] *n radiol.* Telecurie-, Telegammatherapie *f.*
tel•e•di•ag•no•sis [telə,daɪəg'nəʊsɪs] *n* Ferndiagnose *f.*
tel•e•di•as•tol•ic [,telədaɪə'stɑlɪk] *adj card.* enddiastolisch.
tel•e•lec•tro•car•di•og•ra•phy [telɪ,lektrəkɑːrdɪ'ɑgrəfɪ] *n* → telecardiography.
tel•e•me•ter•ing capsule ['telə,miːtərɪŋ] Telemetriesonde *f*, -kapsel *f.*
te•lem•e•try [tə'lemətrɪ] *n* Telemetrie *f.*
tel•en•ceph•a•lon [,telən'sefələn] *n* Endhirn *nt*, Telencephalon *nt.*
tel•e•op•sia [telə'ɑpsɪə] *n ophthal.* Teleopsie *f.*
tel•e•ra•di•og•ra•phy [telə,reɪdɪ'ɑgrəfɪ] *n* → teleroentgenography.
tel•e•ra•di•um [telə'reɪdɪəm] *n radiol.* Teleradium *nt.*
tel•e•roent•gen•og•ra•phy [telə,rentgə-'nɑgrəfɪ] *n* Teleröntgenographie *nt.*
tel•e•roent•gen•ther•a•py [telə,rentgən-'θerəpɪ] *n radiol.* Teleröntgentherapie *f.*
tel•es•thet•o•scope [,teles'θetəskəʊp] *n* Telesthetoskop *nt.*
tel•e•sys•tol•ic [,teləsɪs'tɑlɪk] *adj card.* endsystolisch.
tel•e•ther•a•py [telə'θerəpɪ] *n radiol.* Tele(strahlen)therapie *f.*
tel•o•gen alopecia/effluvium ['telədʒən] *derm.* telogene Alopezie *f*, Alopezie *f* vom Spättyp, telogenes Effluvium *nt.*
tem•per•a•ture ['temprətʃər] *n* **1.** Temperatur *f.* **2.** Körpertemperatur *f*, -wärme *f*; Fieber *nt.* **have/run a temperature** fiebern, Fieber *od.* (erhöhte) Temperatur haben. **take s.o.'s temperature** jds. Temperatur messen.
tem•ple [templ] *n* **1.** *anat.* Schläfe *f*, Schläfenregion *f.* **2.** (Brillen-)Bügel *m.*
tem•po•ral ['temp(ə)rəl] **I** *n* Schläfenbein *nt*, Os temporale. **II** *adj* **1.** zeitlich, vorübergehend, temporär, Zeit-. **2.** temporal, Schläfenbein-, Schläfen-
temporal arteritis senile Riesenzellarteriitis *f*, Horton-Riesenzellarteriitis *f*, Arteriitis cranialis/gigantocellularis/temporalis.
temporal bone Schläfenbein *nt*, Os temporale.
temporal bone fracture Schläfenbeinbruch *m*, -fraktur *f.*
temporal brain Temporal-, Schläfenhirn *nt.*
temporal fossa Schläfengrube *f*, Fossa temporalis.
temporal gyrus Schläfen(lappen)windung *f.*
tem•po•ra•lis (muscle) [tempə'reɪlɪs] Schläfenmuskel *m*, Musculus temporalis.
temporal lobe Temporal-, Schläfenlappen *m*, Lobus temporalis.
temporal lobe abscess Temporallappen-, Schläfenlappenabszeß *m.*
temporal lobe epilepsy 1. psychomotorische Epilepsie *f.* **2.** Temporallappen-, Schläfenlappenepilepsie *f.*
temporal region *anat.* Schläfen-, Temporalregion *f*, Regio temporalis.
temporal squama Schläfenbeinschuppe *f*, Squama ossis temporalis.
tem•po•rary ['tempərerɪ] *adj* **1.** vorübergehend, vorläufig, zeitweilig, temporär. **2.** provisorisch, Hilfs-, Aushilfs-.
tem•po•ro•man•dib•u•lar disk [tempərəʊ,mæn'dɪbjələr] Discus articularis temporomandibularis.
temporomandibular dysfunction syndrome Costen-Syndrom *nt*, temporomandibuläres Syndrom *nt.*
temporomandibular joint Kiefergelenk *nt*,

temporomandibular joint syndrome 388

Temporomandibulargelenk *nt*, Articulatio temporomandibularis.
temporomandibular joint syndrome → temporomandibular dysfunction syndrome.
tem•po•ro•pa•ri•e•tal aphasia [ˌtempəˌrəʊpəˈraɪɪtl] sensorische Aphasie *f*, Wernicke-Aphasie *f*.
te•nal•gia [təˈnældʒ(ɪ)ə] *n* Sehnenschmerz *m*, Tenalgie *f*, Tenodynie *f*, Tendodynie *f*.
tend [tend] *vi* tendieren, neigen (*to, towards* zu).
tenderness [ˈtendənɪs] *n* (Druck-, Berührungs-)Empfindlichkeit *f*, Sensibilität *f* (*to* gegen); Schmerz(haftigkeit *f*) *m*.
tenderness on pressure Druckschmerz.
tenderness to touch Berührungsschmerz, -empfindlichkeit.
ten•di•ni•tis [tendəˈnaɪtɪs] *n* Sehnenentzündung *f*, Tendinitis *f*, Tendonitis *f*.
ten•din•o•plas•ty [ˈtendɪnəʊplæstɪ] *n* *ortho*. Sehnenplastik *f*.
ten•di•nous arch [ˈtendɪnəs] Sehnenbogen *m*, Arcus tendineus.
tendinous cords of heart Sehnenfäden *pl* der Papillarmuskeln, Chordae tendineae (cordis).
ten•dol•y•sis [tenˈdɑləsɪs] *n* → tenolysis.
ten•don [ˈtendən] *n* Sehne *f*, Tendo *m*.
tendon graft 1. Sehnentransplantat *nt*. **2.** Sehnentransplantation *f*, -plastik *f*.
free tendon graft freie Sehnentransplantation.
one-stage tendon graft einzeitige Sehnentransplantation.
two-stage tendon graft zweizeitige Sehnentransplantation.
tendon grafting → tendon graft 2.
ten•do•ni•tis [tendəˈnaɪtɪs] *n* → tendinitis.
tendon jerk → tendon reflex.
tendon organ Golgi-Sehnenorgan *nt*, -Sehnenspindel *f*.
tendon reflex *neuro*. Sehnenreflex *m*.
tendon repair *ortho*. Sehnennaht *f*, Tenorrhaphie *f*.
tendon rupture Sehnenruptur *f*.
tendon sheath Sehnenscheide *f*, Vagina tendinis.
tendon spindle Golgi-Sehnenorgan *nt*, -Sehnenspindel *f*.
ten•do•plas•ty [ˈtendəplæstɪ] *n* *ortho*. Sehnen-, Tendoplastik *f*.
ten•do•syn•o•vi•tis [tendəˌsɪnəˈvaɪtɪs] *n* → tenosynovitis.
ten•dot•o•my [tenˈdɑtəmɪ] *n* → tenotomy.
ten•do•vag•i•ni•tis [tendəˌvædʒɪˈnaɪtɪs] *n* → tenosynovitis.
te•nec•to•my [təˈnektəmɪ] *n* Sehnenexzision *f*, -resektion *f*, Tenonektomie *f*.
te•nes•mus [təˈnezməs] *n* Tenesmus *m*.
te•nia [ˈtɪnɪə] *n* → taenia.
ten•nis elbow [ˈtenɪs] Tennisellenbogen *m*, Epicondylitis radialis humeri.
ten•o•de•sis [tenəˈdiːsɪs] *n* *ortho*. Tenodese *f*.
ten•o•dyn•ia [tenəˈdiːnɪə] *n* → tenalgia.

ten•ol•y•sis [teˈnɑləsɪs] *n* *ortho*. Sehnenlösung *f*, Tendo-, Tenolyse *f*.
ten•o•my•o•plas•ty [tenəˈmaɪəplæstɪ] *n* *ortho*. Sehnen-Muskel-Plastik *f*, Tenomyoplastik *f*.
ten•o•my•ot•o•my [ˌtenəmaɪˈɑtəmɪ] *n* *ortho*. Tenomyotomie *f*.
Tenon [ˈtenɔn; təˈnɔ̃]: **Tenon's capsule** Tenon-Kapsel *f*, Vagina bulbi.
Tenon's space Tenon-Raum *m*, Spatium intervaginale/episclerale.
ten•o•nec•to•my [tenəˈnektəmɪ] *n* → tenectomy.
ten•o•ni•tis [tenəˈnaɪtɪs] *n* **1.** → tendinitis. **2.** *ophthal*. Tenonitis *f*.
ten•o•plas•ty [ˈtenəplæstɪ] *n* *ortho*. Sehnen-, Teno-, Tendoplastik *f*.
te•nor•rha•phy [teˈnɔrəfɪ] *n* *ortho*. Sehnennaht *f*, Tenorrhaphie *f*.
ten•os•to•sis [tenəsˈtəʊsɪs] *n* Sehnenverknöcherung *f*, Tenostose *f*.
ten•o•syn•o•vec•to•my [tenəˌsɪnəˈvektəmɪ] *n* *ortho*. Sehnenscheidenexzision *f*, Tenosynov(ial)ektomie *f*.
ten•o•syn•o•vi•tis [tenəˌsɪnəˈvaɪtɪs] *n* Sehnenscheidenentzündung *f*, Teno-, Tendosynovitis *f*, Tendovaginitis *f*.
te•not•o•my [teˈnɑtəmɪ] *n* Tenotomie *f*.
ten•o•vag•i•ni•tis [tenəˌvædʒəˈnaɪtɪs] *n* → tenosynovitis.
ten•sion band wiring [ˈtenʃn] *ortho*. Zuggurtung *f*, Zuggurtungsosteosynthese *f*.
tension cavity *patho*. (*Lunge*) Spannungsblase *f*.
tension headache Spannungskopfschmerz *m*.
tension pneumothorax Spannungspneumothorax *m*.
ten•sor tympani (muscle) [ˈtensər] Trommelfellspanner *m*, Musculus tensor tympani.
tensor veli palatini (muscle) Musculus tensor veli palatini.
ten•to•ri•al laceration [tenˈtɔːrɪəl] Tentoriumriß *m*.
tentorial notch Tentoriumschlitz *m*, Incisura tentorii.
ten•to•ri•um of cerebellum [tenˈtɔːrɪəm] *n* *anat*. Kleinhirnzelt, Tentorium cerebelli.
ter•a•to•car•ci•no•ma [terətəʊˌkɑːrsɪˈnəʊmə] *n* Teratokarzinom *nt*.
te•rat•o•gen [təˈrætədʒən] *n* Teratogen *nt*.
ter•a•to•gen•e•sis [terətəʊˈdʒenəsɪs] *n* Mißbildungsentstehung *f*, Teratogenese *f*.
ter•a•to•gen•ic dislocation of the hip [terətəʊˈdʒenɪk] *ortho*. teratologische/pränatale Hüftgelenksdislokation *f*.
ter•a•toid tumor [ˈterətɔɪd] → teratoma.
ter•a•to•ma [terəˈtəʊmə] *n* *embryo*. teratoide/teratogene Geschwulst *f*, Teratom *nt*.
ter•e•brant pain [ˈterəbrənt] bohrender/stechender Schmerz *m*.
ter•e•bra•ting pain [ˈterəbreɪtɪŋ] → terebrant pain.
te•res major (muscle) [ˈtɪəriːz, ˈter-]

Teres *m* major, Musculus teres major.
teres minor (muscle) Teres *m* minor, Musculus teres minor.
term [tɜrm] *n* **1.** (Fach-)Ausdruck *m.* **2.** Zeit *f,* Dauer *f,* Periode *f;* Frist *f.* **on/in the long term** langfristig. **on/in the short term** kurzfristig. **3.** *gyn.* errechneter Entbindungstermin *m.* **at term** termingerecht, zum errechneten Termin.
ter•mi•nal enteritis ['tɜrmɪnl] Morbus Crohn *m,* Enteritis regionalis, Ileitis regionalis/terminalis.
terminal filament Filum terminale/spinale.
terminal illness Erkrankung *f* im Endstadium.
terminal leukocytosis terminale Leukozytose *f.*
terminal pneumonia terminale Pneumonie *f.*
ter•mi•na•tion [tɜrmɪ'neɪʃn] *n* Ende *nt;* Aufhören *nt;* Abschluß *m,* Abbruch *m,* Termination *f.* **termination of pregnancy** Schwangerschaftsabbruch, -unterbrechung *f.*
ter•mi•no•lat•er•al anastomosis [tɜrmɪnəʊ'lætərəl] End-zu-Seit-Anastomose *f,* terminolaterale Anastomose *f.*
ter•mi•no•ter•mi•nal anastomosis [tɜrmɪnəʊ'tɜrmɪnl] End-zu-End-Anastomose *f,* terminoterminale Anastomose *f.*
Terry ['terɪ]: **Terry's syndrome** *ped.* retrolentale Fibroplasie *f,* Frühgeborenenretinopathie *f,* Terry-Syndrom *nt.*
ter•tian fever ['tɜrʃn] **1.** Febris tertiana. **2.** → tertian malaria.
tertian malaria Tertiana *f,* Dreitagefieber *nt,* Malaria tertiana.
ter•ti•ary follicle ['tɜrʃərɪ] Tertiärfollikel *m,* reifer Follikel *m.*
tertiary hyperparathyroidism tertiärer Hyperparathyreoidismus *m.*
ter•ti•grav•i•da [tɜrʃɪ'grævɪdə] *n gyn.* Tertigravida *f.*
ter•tip•a•ra [tɜr'tɪpərə] *n gyn.* Drittgebärende *f,* Tertipara *f.*
tes•sel•lat•ed fundus/retina ['tesəleɪtɪd] Fundus tabulatus.
test [test] **I** *n* **1.** Test *m,* Probe *f,* Versuch *m.* **2.** Prüfung *f,* (Stich-)Probe *f,* Kontrolle *f; lab.* Analyse *f,* Nachweis *m,* Untersuchung *f,* Test *m,* Probe *f.* **II** *vt* **3.** prüfen, untersuchen, einer Prüfung unterziehen; *lab.* analysieren, testen (*for* auf). **4.** jdn. testen *od.* prüfen. **III** *vi* einen Test machen, untersuchen (*for* auf).
tes•tal•gia [tes'tældʒ(ɪ)ə] *n* Hodenschmerz(en *pl*) *m,* Orchialgie *f.*
test card *ophthal.* Sehprobentafel *f.*
tes•tec•to•my [tes'tektəmɪ] *n* Hodenentfernung *f,* Orchiektomie *f,* Orchidektomie *f.*
tes•ti•cle ['testɪkl] *n* → testis.
tes•tic•u•lar appendage [te'stɪkjələr] Morgagni-Hydatide *f,* Appendix testis.
testicular artery Hodenarterie *f,* Arteria testicularis.
testicular bag Hodensack *m,* Skrotum *nt.*
testicular carcinoma Hodenkrebs *m,* -karzinom *nt.*
testicular cord Samenstrang *m,* Funiculus spermaticus.
testicular duct Samenleiter *m,* Ductus/Vas deferens.
testicular feminization (syndrome) Goldberg-Maxwell-Morris-Syndrom *nt,* testikuläre Feminisierung *f.*
testicular hormone → testosterone.
testicular involution Hodeninvolution *f.*
testicular torsion Hodentorsion *f.*
testicular vein Hodenvene *f,* V. testicularis.
tes•tis ['testɪs] *n* Hode(n) *m,* Testikel *m,* Testis *m,* Orchis *m.*
tes•ti•tis [tes'taɪtɪs] *n* Hodenentzündung *f,* Orchitis *f,* Didymitis *f.*
test letter → test type.
tes•top•a•thy [tes'tɒpəθɪ] *n* Hodenerkrankung *f,* Orchio-, Orchidopathie *f.*
tes•tos•ter•one [tes'tɒstərəʊn] *n* Testosteron *nt.*
test tube Reagenzglas *nt,* -röhrchen *nt.*
test-tube baby Retortenbaby *nt.*
test type *ophthal.* Optotype *f,* Sehzeichen *nt,* -probe *f.*
te•tan•ic [tə'tænɪk] *adj* **1.** *physiol.* tetanisch, Tetanus-. **2.** *patho.* tetanisch, Tetanus-.
tetanic contraction tetanische Kontraktion *f,* Tetanus *m.*
tetanic seizure tetanischer/tonisch-klonischer Krampf *m.*
tetanic spasm Tetanus *m,* Tetanie *f.*
tet•a•nus ['tetənəs] *n* **1.** *physiol.* Tetanus *m,* Tetanie *f.* **2.** *micro.* Wundstarrkrampf *m,* Tetanus *m.*
tetanus bacillus Tetanusbazillus *m,* Clostridium tetani.
tetanus immune globulin Tetanusimmunglobulin *nt.*
tetanus prophylaxis Tetanusprophylaxe *f.*
tetanus toxin Tetanustoxin *nt.*
tetanus toxoid Tetanustoxoid *nt.*
tetanus vaccine Tetanusvakzine *f.*
tet•a•ny ['tetənɪ] *n* **1.** → tetanus 1. **2.** neuromuskuläre Übererregbarkeit *f,* Tetanie *f.*
tet•ra•crot•ic [tetrə'krɒtɪk] *adj card.* tetrakrot.
tet•ra•cy•cline [tetrə'saɪkliːn] *n pharm.* Tetracyclin *nt.*
tet•rad ['tetræd] *n* **1.** → tetralogy. **2.** *genet.* Tetrade *f.*
tet•ra•dac•ty•ly [tetrə'dæktəlɪ] *n* Tetradaktylie *f.*
tet•ra•hy•dro•fo•late [tetrəˌhaɪdrə'fəʊleɪt] *n* Tetrahydrofolat *nt.*
tet•ra•hy•dro•fo•lic acid [tetrəˌhaɪdrə'fəʊlɪk] Tetrahydrofolsäure *f.*
tet•ra•i•o•do•thy•ro•nine [ˌtetrəaɪˌəʊdə'θaɪrəniːn] *n* → thyroxine.
te•tral•o•gy [te'trælədʒɪ] *n patho.* Tetralogie *f,* Tetrade *f.*
tet•ra•nop•sia [tetrə'nɒpsɪə] *n* → tetratanopia.
tet•ra•par•e•sis [tetrə'pærəsɪs] *n neuro.* Tetraparese *f.*

tetraplegia

tet•ra•ple•gia [tetrə'pli:dʒ(ı)ə] *n neuro.* hohe Querschnittslähmung *f,* Tetra-, Quadriplegie *f.*

tet•ra•ple•gic [tetrə'pli:dʒık] **I** *n* Tetraplegiker(in *f*) *m.* **II** *adj* quadri-, tetraplegisch.

te•tra•ta•no•pia [tə,tɑ:rtə'nəʊpɪə] *n ophthal.* Quadrantenanop(s)ie *f,* Quadrantenhemianop(s)ie *f.*

te•tra•ta•nop•sia [tə,tɑ:rtə'nɑpsɪə] *n* → tetratanopia.

tet•ter ['tetər] *n derm.* Flechte *f;* Ekzem *nt.*

text blindness [tekst] Leseunfähigkeit *f,* -unvermögen *nt,* Alexie *f.*

tha•lam•ic fasciculus [θə'læmɪk] Forel-Bündel *nt,* Fasciculus thalamicus.

thalamic nuclei Thalamuskerne *pl,* Nuclei thalami.

thalamic pain Thalamusschmerz *m.*

thalamic radiation Thalamusstrahlung *f,* Radiatio thalamica.

thalamic syndrome Déjérine-Roussy-Syndrom *nt,* Thalamussyndrom *nt.*

thal•a•mo•oc•cip•i•tal tract [,θæləməʊ-ɑk'sɪpɪtl] Gratiolet-Sehstrahlung *f,* Radiatio optica.

thal•a•mo•tem•po•ral radiation [θælə-məʊ'temp(ə)rəl] Hörstrahlung *f,* Radiatio acustica.

thal•a•mot•o•my [θælə'mɑtəmɪ] *n neurochir.* Thalamotomie *f.*

thal•a•mus ['θæləməs] *n* Thalamus *m.*

thal•as•se•mia [θælə'si:mɪə] *n* Mittelmeeranämie *f,* Thalassämie *f.*

thalassemia major Cooley-Anämie *f,* homozygote β-Thalassämie *f,* Thalassaemia major.

thalassemia minor heterozygote β-Thalassämie *f,* Thalassaemia minor.

β-thalassemia *n* β-Thalassämie *f.*

thalassemia-sickle cell disease Sichelzell(en)thalassämie *f,* Mikrodrepanozytenkrankheit *f,* HbS-Thalassämie *f.*

tha•lid•o•mide embryopathy [θə'lɪdə-maɪd] Thalidomidembryopathie *f,* Contergan-Syndrom *nt.*

the•a•ter ['θɪətər] *n* Operationssaal *m.*

theater nurse Operations-, OP-Schwester *m.*

the•ca cells ['θi:kə] Thekazellen *pl.*

theca cell tumor Thekazelltumor *m,* Thekom *nt,* Priesel-Tumor *m.*

theca-lutein cyst Theka-Lutein-Zyste *f.*

the•co•ma [θɪ'kəʊmə] *n* → theca cell tumor.

the•co•ma•to•sis [,θɪkəʊmə'təʊsɪs] *n gyn.* Thekomatose *f.*

the•lal•gia [θɪ'lældʒ(ı)ə] *n gyn.* Brustwarzenschmerz(en *pl*) *m,* Thelalgie *f.*

the•lar•che [θɪ'lɑ:rkɪ] *n gyn.* Thelarche *f.*

the•le•plas•ty ['θi:lıplæstı] *n gyn.* Brustwarzenplastik *f,* Mamilloplastik *f.*

the•li•tis [θɪ'laɪtɪs] *n* Brustwarzenentzündung *f,* Mamillitis *f,* Thelitis *f.*

the•li•um ['θi:lɪəm] *n* **1.** *anat.* Papille *f.* **2.** Brustwarze *f,* Mamille *f,* Papilla mammae.

the•lor•rha•gia [,θi:ləʊ'reɪdʒ(ı)ə] *n* Thelorrhagie *f.*

T helper cell T-Helferzelle *f.*

the•nar ['θi:nɑ:r] **I** *n* Daumenballen *m,* Thenar *nt,* Eminentia thenaris. **II** *adj* Handflächen-, Daumenballen-, Thenar-.

thenar eminence → thenar I.

ther•a•peu•tic [θerə'pju:tɪk] *adj* **1.** therapeutisch, Behandlungs-, Therapie-. **2.** heilend, kurativ, therapeutisch.

therapeutic abortion *gyn.* indizierter Abort *m.*

therapeutic anesthesia *anes.* therapeutische Anästhesie *f.*

therapeutic dose therapeutische Dosis *f.*

therapeutic embolization therapeutische Embolisation *f,* Katheterembolisation *f.*

therapeutic index therapeutische Breite *f,* therapeutischer Index *m.*

therapeutic level *pharm.* therapeutischer Spiegel *m.*

therapeutic radiation therapeutische Bestrahlung *f,* Strahlentherapie *f.*

therapeutic ratio → therapeutic index.

ther•a•pist ['θerəpɪst] *n* Therapeut(in *f*) *m.*

ther•a•py ['θerəpɪ] *n* (Krankheits-)Behandlung *f,* Therapie *f;* Heilverfahren *nt.*

ther•mal burn ['θɜrml] thermische Verbrennung *f.*

thermal cataract Feuer-, Glasbläserstar *m,* Infrarotkatarakt *f,* Cataracta calorica.

ther•mal•ge•sia [,θɜrmæl'dʒi:zɪə] *n* Thermalgesie *f.*

ther•mal•gia [θɜr'mældʒ(ı)ə] *n* brennender Schmerz *m,* Thermalgie *f.*

thermal injury thermische Verletzung *f.*

therm•an•es•the•sia [,θɜrmænəs'θi:ʒə] *n* Therm(o)anästhesie *f.*

therm•hy•per•es•the•sia [θɜrm,haɪpəres-'θi:ʒ(ı)ə] *n* → thermohyperesthesia.

ther•mic fever ['θɜrmɪk] Hitzschlag *m,* Thermoplegie *f.*

ther•mo•cau•tery [,θɜrməʊ'kɔ:tərɪ] *n* Elektro-, Thermokauterisation *f.*

ther•mo•co•ag•u•la•tion [,θɜrməʊkəʊ-,ægjə'leɪʃn] *n* Thermokoagulation *f.*

ther•mo•cou•ple ['θɜrməʊkʌpl] *n* Thermoelement *nt.*

ther•mog•ra•phy [θɜr'mɑgrəfɪ] *n radiol.* Thermographie *f.*

ther•mo•hy•per•es•the•sia [θɜrməʊ-,haɪpəres'θi:ʒ(ı)ə] *n neuro.* extreme Temperaturempfindlichkeit *f,* Thermohyperästhesie *f.*

ther•mo•la•bile [θɜrməʊ'leɪbɪl] *adj* hitze-, wärmeunbeständig, thermolabil.

ther•mom•e•ter [θɜr'mɑmɪtər] *n* Thermometer *nt.*

thermometer scale Thermometerskala *f.*

ther•mo•ra•di•o•ther•a•py [θɜrməʊ-,reɪdɪəʊ'θerəpɪ] *n* Thermoradiotherapie *f.*

ther•mo•re•cep•tor [,θɜrməʊrɪ'septər] *n* Thermorezeptor *m.*

ther•mo•re•sist•ant [,θɜrməʊrɪ'zɪstənt] *adj* hitze-, wärmebeständig, thermoresistent.

ther•mo•sta•ble [θɜrməʊ'steɪbl] *adj*

wärme-, hitzebeständig, thermostabil.
ther•mo•ther•a•py [ˌθɜrmoʊˈθerəpɪ] *n* Wärmebehandlung *f*, -therapie *f*, Thermotherapie *f*.
the•sau•ris•mo•sis [θəˌsɔːrɪzˈmoʊsɪs] *n* Speicherkrankheit *f*, Thesaurismose *f*.
the•sau•ro•sis [θəsɔːˈroʊsɪs] *n* übermäßige Speicherung *f*, Thesaurose *f*.
the•sis [ˈθiːsɪs] *n* **1.** These *f*; Behauptung *f*. **2.** (Aufsatz-)Thema *nt*. **3.** Doktorarbeit *f*, Dissertation *f*; wissenschaftliche Arbeit *f*.
thi•a•mine [ˈθaɪəmiːn] *n* Thiamin *nt*, Vitamin B$_1$ *nt*.
thi•a•zide [ˈθaɪəzaɪd] *n pharm.* Thiazid(-Diuretikum *nt*) *nt*.
thiazide diabetes Thiaziddiabetes *m*.
thick [θɪk] *adj* **1.** dick; massig, korpulent. **2.** *patho.* geschwollen. **3.** (*Haar*) dicht; (*Stimme*) belegt, heiser; (*Flüssigkeit*) trüb(e).
thick•en•ing [ˈθɪkənɪŋ] *n patho.* Anschwellung *f*, Verdickung *f*; Schwarte *f*.
Thiersch [tɪərʃ]: **Thiersch's graft** Thiersch-Lappen *m*.
thigh [θaɪ] *n* (Ober-)Schenkel *m*, Oberschenkelregion *f*.
thigh bone (Ober-)Schenkelknochen *m*, Femur *nt*, Os femoris.
thin [θɪn] *adj* dünn; (*Haar*) spärlich, dünn; (*Stimme*) schwach; (*Körper*) dünn, schmächtig, mager. **become thin** abmagern.
thin-split graft Thiersch-Lappen *m*.
third degree burn [θɜrd] Verbrennung *f* dritten Grades.
third finger Mittelfinger *m*, Digitus medius/tertius.
third sound dritter Herzton *m*.
third stage of labor *gyn.* Nachgeburtsperiode *f*, -phase *f*.
third ventricle of brain dritter (Hirn-)Ventrikel *m*, Ventriculus tertius.
thirst [θɜrst] *n* Durst *m*, Durstempfindung *f*.
thirst fever *ped.* Durstfieber *nt*.
thirsty [ˈθɜrstɪ] *adj* durstig. **be thirsty** durstig sein, Durst haben.
Thomas [ˈtɑməs]: **Thomas' splint** *ortho.* Thomas-Schiene *f*.
Thoma-Zeiss [ˈtoʊmə zaɪs, ˈtoːma tsaɪz]: **Thoma-Zeiss counting cell/chamber** Abbé-Zählkammer *f*, Thoma-Zeiss-Kammer *f*.
Thomsen [ˈtɑmsən]: **Thomsen phenomenon** Hübener-Thomsen-Friedenreich-Phänomen *nt*, Thomsen-Phänomen *nt*, T-Agglutinationsphänomen *nt*.
tho•rac•ic aorta [θɔːˈræsɪk] Brustschlagader *f*, Aorta thoracica, Pars thoracica aortae.
thoracic aperture Brustkorböffnung *f*, Thoraxapertur *f*.
inferior/lower thoracic aperture untere Thoraxapertur, Brustkorbausgang *m*, Apertura thoracis inferior.
superior/upper thoracic aperture obere Thoraxapertur, Brustkorbeingang *m*, Apertura thoracis superior.
thoracic cage (knöcherner) Brustkorb *m*, Brustkasten *m*, Thorax(skelett *nt*) *m*.

thoracic cavity Brusthöhle *f*, Thoraxhöhle *f*, Cavitas thoracis/thoracica.
thoracic column Clarke-Säule *f*, Clarke-Stilling-Säule *f*, Nucleus thoracicus, Columna thoracica.
thoracic duct Brustmilchgang *m*, Ductus thoracicus.
thoracic empyema Pyothorax *m*, Thorax-, Pleuraempyem *nt*.
thoracic fistula Brustkorb-, Thoraxfistel *f*.
thoracic girdle Schultergürtel *m*, Cingulum pectorale.
thoracic muscles Brust(korb)muskeln *pl*, -muskulatur *f*.
thoracic nucleus → thoracic column.
thoracic outlet syndrome Thoracic-outlet-Syndrom *nt*, Engpaß-Syndrom *nt*.
thoracic respiration Brustatmung *f*.
thoracic scoliosis *ortho.* thorakale Skoliose *f*.
thoracic skeleton → thoracic cage.
thoracic spine Brustwirbelsäule *f*.
thoracic sympathectomy thorakale Sympathektomie *f*.
thoracic syndrome Thorakalsyndrom *nt*.
thoracic vertebrae Thorakal-, Brustwirbel *pl*, Vertebrae thoracicae.
tho•ra•co•cen•te•sis [ˌθɔːrəkoʊsenˈtiːsɪs] *n* Pleurapunktion *f*, Thorakozentese *f*.
tho•ra•co•dyn•ia [ˌθɔːrəkoʊˈdiːnɪə] *n* Thorakodynie *f*, Thorakalgie *f*.
tho•ra•co•lum•bar scoliosis [θɔːrəkoʊˈlʌmbər] *ortho.* thorakolumbale Skoliose *f*.
thoracolumbar sympathectomy thorakolumbale Sympathektomie *f*.
tho•ra•col•y•sis [ˌθɔːrəˈkɑləsɪs] *n HTG* Thorakolyse *f*.
tho•ra•co•plas•ty [ˈθɔːrəkoʊplæstɪ] *n HTG* Thorax-, Thorakoplastik *f*.
tho•ra•cos•co•py [θɔːrəˈkɑskəpɪ] *n* Thorakoskopie *f*.
tho•ra•cos•to•my [θɔːrəˈkɑstəmɪ] *n HTG* Thorakostomie *f*.
tho•ra•cot•o•my [θɔːrəˈkɑtəmɪ] *n HTG* Brustkorberöffnung *f*, Thorakotomie *f*.
tho•rax [ˈθɔːræks, ˈθoʊər-] *n* Brust(korb *m*) *f*, Thorax *m*.
thorax injury Brustkorbverletzung *f*, Thoraxtrauma *nt*.
blunt thorax injury stumpfes Thoraxtrauma.
penetrating thorax injury penetrierendes Thoraxtrauma.
thorn apple crystal [θɔːrn] (*Harnsediment*) Stechapfelform *f*.
thought [θɔːt] *n* Gedanke *m*, Einfall *m*; Gedankengang *m*.
thought blocking (innere/mentale) Blokkierung *f*, Sperre *f*.
thought broadcasting *psychia.* Gedankenausbreitung *f*.
thought deprivation *psychia.* Gedankenentzug *m*.
thought insertion *psychia.* Gedankeneingebung *f*.

thought withdrawal *psychia.* Gedankenentzug *m.*

thread [θred] **I** *n* **1.** Faden *m*, Faser *f*, Fiber *f*. **2.** Faden *m*, Garn *nt.* **3.** *ortho.* (Schrauben-)Gewinde *nt*, Gewindegang *m.* **II** *vt* einfädeln; aufreihen, auffädeln (*on* auf).

thread•ed nail/pin ['θredɪd] *ortho.* Gewindestift *m.*

thready pulse ['θredɪ] fadenförmiger/dünner Puls *m.*

threat [θret] *n* Drohung *f* (*of* mit; *to* gegen); Bedrohung *f*, Gefahr *f* (*to* für). **pose/represent a threat to life** lebensbedrohlich sein.

threat•ened abortion ['θretnd] *gyn.* drohender Frühabort *m.*

three-glass test [θriː] *urol.* Dreigläserprobe *f.*

three point brace/corset Dreipunktkorsett *nt.*

three-quarters pack Dreiviertelpackung *f.*

thresh•old ['θreʃəʊld] **I** *n physiol., psycho.* Grenze *f*, Schwelle *f*, Limen *nt.* **II** *adj* Schwellen-.
threshold of audibility Hör(barkeits)schwelle.
threshold of pain Schmerzgrenze, -schwelle.

threshold audiometry Schwellenaudiometrie *f.*

threshold dose *radiol.* Grenz-, Schwellendosis *f.*

threshold percussion Schwellenwertperkussion *f.*

thrive [θraɪv] *vi* (*Kind*) gedeihen (*on* mit, bei).

throat [θrəʊt] *n* **1.** Rachen *m*, Schlund *m*, Pharynx *m.* **2.** Rachenenge *f*, Schlund *m*, Fauces *f.* **3.** Kehle *f*; Gurgel *f.*

throat swab Rachenabstrich *m.*

throb [θrɒb] **I** *n* Klopfen *nt*, Pochen *nt*, Hämmern *nt.* **II** *vi* (heftig) klopfen, pochen, hämmern, pulsieren.

throb•bing headache ['θrɒbɪŋ] pochende/klopfende Kopfschmerzen *pl.*

throbbing pain klopfender/pochender Schmerz *m.*

throe [θrəʊ] *n* **1.** heftiger Schmerz *m.* **2.** *gyn.* Geburts-, Wehenschmerzen *pl.*

throm•bas•the•nia [ˌθrɒmbæsˈθiːnɪə] *n* Thrombasthenie *f*, Glanzmann-Naegeli-Syndrom *nt.*

throm•bec•to•my [θrɒmˈbektəmɪ] *n HTG* Thrombusentfernung *f*, Thrombektomie *f.*

thromb•e•e•las•tog•ra•phy [ˌθrɒmbɪlæsˈtɒgrəfɪ] *n* → thromboelastography.

throm•bin ['θrɒmbɪn] *n* Thrombin *nt*, Faktor IIa *m.*

thrombin time (Plasma-)Thrombinzeit *f*, Antithrombinzeit *f.*

throm•bo•an•gi•i•tis [θrɒmbəʊˌændʒɪˈaɪtɪs] *n* Thromb(o)angiitis *f.* **thromboangiitis obliterans** Morbus Winiwarter-Buerger *m*, Endangiitis/Thrombangiitis obliterans.

throm•bo•cyte ['θrɒmbəʊsaɪt] *n* (Blut-)Plättchen *nt*, Thrombozyt *m.*

thrombocyte adhesion Thrombozytenadhäsion *f.*

thrombocyte aggregation Thrombozytenaggregation *f.*

throm•bo•cy•the•mia [ˌθrɒmbəʊsaɪˈθiːmɪə] *n* Thrombozythämie *f.*

throm•bo•cyt•ic [θrɒmbəʊˈsɪtɪk] *adj* thrombozytär, Thrombozyten-.

throm•bo•cy•tol•y•sis [ˌθrɒmbəʊsaɪˈtɒləsɪs] *n* Plättchenauflösung *f*, Thrombozytolyse *f.*

throm•bo•cy•top•a•thy [ˌθrɒmbəʊsaɪˈtɒpəθɪ] *n* Thrombo(zyto)pathie *f.*

throm•bo•cy•to•pe•nia [θrɒmbəʊˌsaɪtəˈpiːnɪə] *n* (Blut-)Plättchenmangel *m*, Thrombo(zyto)penie *f.*

throm•bo•cy•to•pe•nic purpura [θrɒmbəʊˌsaɪtəˈpiːnɪk] **1.** thrombozytopenische Purpura *f.* **2.** idiopathische thrombozytopenische Purpura *f*, essentielle/idiopathische Thrombozytopenie *f*, Morbus Werlhof *m.*

throm•bo•cy•to•poi•e•sis [θrɒmbəʊˌsaɪtəpɔɪˈiːsɪs] *n* Thrombozytenbildung *f*, Thrombo(zyto)poese *f.*

throm•bo•cy•to•sis [ˌθrɒmbəʊsaɪˈtəʊsɪs] *n* Thrombozytose *f.*

throm•bo•e•las•to•gram [ˌθrɒmbəʊɪˈlæstəɡræm] *n* Thrombelastogramm *nt.*

throm•bo•e•las•tog•ra•phy [θrɒmbəʊˌɪlæsˈtɒgrəfɪ] *n* Thrombelastographie *f.*

throm•bo•em•bo•lec•to•my [θrɒmbəʊˌembəˈlektəmɪ] *n HTG* Thromb(o)embolektomie *f.*

throm•bo•em•bo•lism [θrɒmbəʊˈembəlɪzəm] *n* Thromb(o)embolie *f.*

throm•bo•en•dar•ter•ec•to•my [ˌθrɒmbəʊenˌdɑːrtəˈrektəmɪ] *n HTG* Thromb(o)endarteriektomie *f.*

throm•bo•gen•e•sis [θrɒmbəʊˈdʒenəsɪs] *n* Thrombusbildung *f*, Thrombogenese *f.*

throm•bo•gen•ic [θrɒmbəʊˈdʒenɪk] *adj* thrombogen.

throm•bo•kin•ase [θrɒmbəʊˈkaɪneɪz] *n* Thrombokinase *f*, -plastin *nt.*

throm•bol•y•sis [θrɒmˈbɒləsɪs] *n* Thrombusauflösung *f*, Thrombolyse *f.*

throm•bo•lyt•ic [θrɒmbəʊˈlɪtɪk] **I** *n* Thrombolytikum *nt.* **II** *adj* thrombolytisch.

throm•bop•a•thy [θrɒmˈbɒpəθɪ] *n* → thrombocytopathy.

throm•bo•pen•ia [θrɒmbəʊˈpiːnɪə] *n* → thrombocytopenia.

throm•bo•pe•nic purpura [θrɒmbəʊˈpiːnɪk] → thrombocytopenic purpura.

throm•bo•phil•ia [θrɒmbəʊˈfɪlɪə] *n* Thromboseneigung *f*, Thrombophilie *f.*

throm•bo•phle•bit•ic splenomegaly [ˌθrɒmbəʊfləˈbɪtɪk] Opitz-Syndrom *nt*, thrombophlebitische Splenomegalie *f.*

throm•bo•phle•bi•tis [ˌθrɒmbəʊfləˈbaɪtɪs] *n* **1.** *patho.* Thrombophlebitis *f.* **2.** *clin.* blande nicht-eitrige (Venen-)Thrombose *f.*

throm•bo•plas•tin [θrɒmbəʊˈplæstɪn] *n* → thrombokinase.

thromboplastin time test Thrombopla-

stinzeit *f*, Quickwert *m*, *inf.* Quick *m*, Prothrombinzeit *f*.
throm•bosed hemorrhoids [ˈθrɒmbəʊst] Hämorrhoidalthrombose *f*.
throm•bo•si•nu•si•tis [θrɒmbəʊˌsaɪnəˈsaɪtɪs] *n* Hirnsinusthrombose *f*, Thrombosinusitis *f*.
throm•bo•sis [θrɒmˈbəʊsɪs] *n* Thrombusbildung *f*, Thrombose *f*.
throm•bot•ic apoplexy [θrɒmˈbɒtɪk] thrombotische Apoplexie *f*.
thrombotic infarct thrombotischer Infarkt *m*.
thrombotic phlegmasia Milchbein *nt*, Leukophlegmasie *f*, Phlegmasia alba dolens.
thrombotic thrombocytopenic purpura thrombotische Mikroangiopathie *f*, thrombotisch-thrombozytopenische Purpura *f*, Moschcowitz-Syndrom *nt*.
throm•bo•ul•cer•a•tive endocarditis [θrɒmbəʊˈʌlsəreɪtɪv] thromboulzeröse Endokarditis *f*, Endocarditis thromboulcerosa.
throm•bus [ˈθrɒmbəs] *n* Blutpfropf *m*, Thrombus *m*.
through drain [θruː] *chir.* Durchlaufdrainage *f*.
thrush [θrʌʃ] *n* 1. Mundsoor *m*. 2. *inf.* vaginaler Soor *m*.
thrush fungus *micro.* Candida albicans.
thumb [θʌm] *n* Daumen *m*.
thumb•nail [ˈθʌmneɪl] *n* Daumennagel *m*.
thumb reflex Daumenreflex *m*.
thumb•stall [ˈθʌmstɔːl] *n* Däumling *m*, Daumenkappe *f*, -schützer *m*.
thump•ing pain [ˈθʌmpɪŋ] klopfender/pochender Schmerz *m*.
thy•mec•to•my [θaɪˈmektəmɪ] *n chir.* Thymusentfernung *f*, Thymektomie *f*.
thy•mic abscesses [θaɪmɪk] Duboi-Abszesse *pl*.
thymic alymphoplasia schwerer kombinierter Immundefekt *m*, Schweitzer-Typ *m* der Agammaglobulinämie.
thymic aplasia Thymusaplasie *f*.
thymic hypoplasia DiGeorge-Syndrom *nt*, Thymusaplasie *f*.
thy•mo•lep•tic [θaɪməˈleptɪk] I *n pharm.* Thymoleptikum *nt*. II *adj* thymoleptisch.
thy•mo•ma [θaɪˈməʊmə] *n* Thymusgeschwulst *f*, -tumor *m*, Thymom *nt*.
thy•mop•a•thy [θaɪˈmɒpəθɪ] *n* Thymuserkrankung *f*, Thymopathie *f*.
thy•mus corpuscles [ˈθaɪməs] Hassall-Körperchen *pl*.
thymus-dependent lymphocyte thymusabhängiger Lymphozyt *m*, T-Lymphozyt *m*.
thymus hyperplasia Thymushyperplasie *f*.
thymus-independent lymphocyte B-Lymphozyt *m*, B-Lymphocyt *m*, B-Zelle *f*.
thy•ro•a•pla•sia [ˌθaɪrəʊəˈpleɪʒ(ɪ)ə] *n* Schilddrüsenaplasie *f*, Thyreoaplasia *f*.
thy•ro•cal•ci•to•nin [θaɪrəʊˌkælsɪˈtəʊnɪn] *n* (Thyreo-)Calcitonin *nt*, Kalzitonin *nt*.
thy•ro•car•di•ac disease [θaɪrəʊˈkɑːrdɪæk] Thyreokardiopathie *f*.
thy•ro•cele [ˈθaɪrəʊsiːl] *n* 1. Schilddrüsentumor *m*, Thyrozele *f*. 2. Kropf *m*, Struma *f*.
thy•ro•cer•vi•cal trunk [θaɪrəʊˈsɜrvɪkl] Truncus thyrocervicalis.
thy•ro•chon•drot•o•my [ˌθaɪrəʊkɒnˈdrɒtəmɪ] *n chir.* Thyreochondrotomie *f*, Thyreotomie *f*, Schildknorpelspaltung *f*.
thy•ro•cri•cot•o•my [ˌθaɪrəʊkraɪˈkɒtəmɪ] *n chir.* Thyreokrikotomie *f*.
thy•ro•glob•u•lin [θaɪrəʊˈglɒbjəlɪn] *n* Thyreoglobulin *nt*.
thy•ro•glos•sal cyst [θaɪrəʊˈglɒsl] mediane Halszyste *f*.
thyroglossal fistula Thyroglossusfistel *f*.
thy•roid [ˈθaɪrɔɪd] I *n* Schilddrüse *f*, Glandula thyroidea. II *adj* 1. schildförmig, Schild-. 2. Schilddrüsen-, Thyro-.
thyroid adenoma Schilddrüsenadenom *nt*.
thyroid carcinoma Schilddrüsenkarzinom *nt*.
follicular thyroid carcinoma metastasierendes Schilddrüsenadenom *nt*, follikuläres Schilddrüsenkarzinom.
medullary thyroid carcinoma medulläres Schilddrüsenkarzinom, C-Zellen-Karzinom.
organoid thyroid carcinoma Langhans-Struma *f*, organoides Schilddrüsenkarzinom.
papillary thyroid carcinoma Schilddrüsenpapillom *nt*, papilläres Schilddrüsenkarzinom.
thyroid cardiomyopathy Thyreokardiopathie *f*.
thyroid cartilage Schildknorpel *m*, Cartilago thyroidea.
thyroid colloid Schilddrüsenkolloid *nt*.
thyroid crisis Basedow-Krise *f*, thyreotoxische/hyperthyreote Krise *f*.
thyroid disease Schilddrüsenerkrankung *f*.
thy•roid•ec•to•my [θaɪrɔɪˈdektəmɪ] *n chir.* Schilddrüsenentfernung *f*, Thyr(e)oidektomie *f*.
thyroid follicles Schilddrüsenfollikel *pl*, Folliculi gl. thyroideae.
thyroid gland → thyroid I.
thyroid hormone Schilddrüsenhormon *nt*.
thy•roid•i•tis [θaɪrɔɪˈdaɪtɪs] *n* Schilddrüsenentzündung *f*, Thyr(e)oiditis *f*.
thyroid nodule Schilddrüsenknoten *m*.
cold thyroid nodule kalter Knoten.
hot thyroid nodule heißer Knoten.
thyroid overactivity Schilddrüsenüberfunktion *f*, Hyperthyreose *f*.
thyroid scan 1. Schilddrüsenszintigraphie *f*. 2. Schilddrüsenszintigramm *nt*.
thyroid-stimulating hormone → thyrotropin.
thyroid storm → thyroid crisis.
thyroid toxicosis Thyreotoxikose *f*.
thy•ro•lib•e•rin [θaɪrəʊˈlɪbərɪn] *n* Thyroliberin *nt*, Thyreotropin-releasing-Hormon *nt*.
thy•ro•nine [ˈθaɪrəniːn] *n* Thyronin *nt*.
thy•ro•par•a•thy•roid•ec•to•my [θaɪrəʊˌpærəˌθaɪrɔɪˈdektəmɪ] *n chir.* Thyr(e)oparathyr(e)oidektomie *f*.

thy·rop·a·thy [θaɪˈrɑpəθɪ] *n* Schilddrüsenerkrankung *f*, Thyreopathie *f*.

thy·ro·pri·val [θaɪrəʊˈpraɪvl] *adj* thyreopriv.

thy·rot·o·my [θaɪˈrɑtəmɪ] *n* **1.** *HNO* Schildknorpelspaltung *f*, Thyreochondrotomie *f*, Thyreotomie *f*. **2.** *HNO* Laryngofissur *f*.

thy·ro·tox·e·mia [ˌθaɪrətɑkˈsiːmɪə] *n* → thyrotoxicosis.

thy·ro·tox·ic cardiopathy [θaɪrəʊˈtɑksɪk] thyreotoxische Kardiopathie *f*.

thyrotoxic coma thyreotoxisches Koma *nt*, Coma basedowicum.

thyrotoxic crisis thyreotoxische/hyperthyreote Krise *f*, Basedow-Krise *f*.

thy·ro·tox·i·co·sis [θaɪrəʊˌtɑksɪˈkəʊsɪs] *n* Schilddrüsenüberfunktion *f*, Thyreotoxikose *f*.

thy·ro·trop·ic hormone [θaɪrəʊˈtrɑpɪk] → thyrotropin.

thy·ro·tro·pin [θaɪrəʊˈtrəʊpɪn] *n* Thyr(e)otropin *nt*, thyreotropes Hormon *nt*.

thy·rox·ine [θaɪˈrɑksiːn] *n* Thyroxin *nt*, Tetrajodthyronin *nt*.

tib·ia [ˈtɪbɪə] *n* Schienbein *nt*, Tibia *f*.

tib·i·al fracture [ˈtɪbɪəl] Schienbeinbruch *m*, -fraktur *f*, Tibiafraktur *f*.

tib·i·al·gia [tɪbɪˈældʒ(ɪ)ə] *n* Schienbein-, Tibiaschmerz *m*.

tibialis sign (von) Strümpell-Tibialiszeichen *nt*.

tibial nerve Nervus tibialis.

tibial plateau Schienbein-, Tibiakopf *m*.

tibial shaft fracture Schienbeinschaftfraktur *f*, Tibiaschaftfraktur *f*.

tib·i·o·fib·u·lar joint [tɪbɪəʊˈfɪbjələr] **1.** Schienbein-Wadenbein-Gelenk *nt*, (oberes) Tibiofibulargelenk *nt*, Articulatio tibiofibularis. **2.** unteres Tibiofibulargelenk *nt*, Syndesmosis tibiofibularis.

tic [tɪk] *n* Tic *m*, Tick *m*, (nervöses) Zucken *nt*; Muskel-, Gesichtszucken *nt*.

tick [tɪk] *n micro.* Zecke *f*.

tick-borne encephalitis Zeckenenzephalitis *f*.

tick-borne typhus → tick typhus.

tick fever 1. Zeckenbißfieber *nt*. **2.** endemisches Rückfallfieber *nt*, Zeckenrückfallfieber *nt*. **3.** Felsengebirgsfleckfieber *nt*, amerikanisches Zeckenbißfieber *nt*.

tick·le [ˈtɪkl] **I** *n* Kitzeln *nt*; Jucken *nt*; Juckreiz *m*. **II** *vt* kitzeln. **III** *vi* kitzeln; jukken.

tick-tack sounds → tic-tac sounds.

tick typhus Zeckenbißfieber *nt*.

tic-tac rhythm → tic-tac sounds.

tic-tac sounds Pendelrhythmus *m*, Tick-Tack-Rhythmus *m*, Embryokardie *f*.

tid·al air [ˈtaɪdl] → tidal volume.

tidal respiration Cheyne-Stokes-Atmung *f*, periodische Atmung *f*.

tidal volume (*Lunge*) Atem(zug)volumen *nt*, Atemhubvolumen *nt*.

tight [taɪt] *adj* dicht; fest(sitzend); (*Muskel*, *Haut*) straff; (*Zeit*) knapp; (*Kleider*) (zu) eng; prall (voll).

ti·groid bodies [ˈtaɪɡrɔɪd] Nissl-Schollen *pl*, Tigroidschollen *pl*.

tigroid fundus/retina Fundus tabulatus.

tilt·ing-disk valve [ˈtɪltɪŋ] *HTG* Kippscheibenprothese *f*.

time [taɪm] **I** *n* **1.** Zeit *f*. **all the time** die ganze Zeit. **between times** in der Zwischenzeit. **from time to time** dann u. wann, von Zeit zu Zeit. **2.** Uhrzeit *f*. **3.** Zeit(dauer) *f*; Zeitabschnitt *m*. **for a time** eine Zeitlang. **for a long/short time** lang/kurz. **for the time being** vorläufig; vorübergehend. **4.** Zeit(punkt) *m*. **at one time** früher, einmal. **at some time** irgendwann (einmal). **at the present time** zur Zeit, gegenwärtig. **at the same time** gleichzeitig, zur selben Zeit. **in time** rechtzeitig. **in four weeks time** in vier Wochen. **on time** pünktlich. **be near one's time** kurz vor der Entbindung stehen. **5.** Frist *f*. **6.** Mal *nt*. **time and again; time after time** immer wieder. **many times** viele Male. **the first time** das erste Mal. **this time** diesmal. **(the) last time** letztes Mal. **II** *vt* **7.** (*Zeit*) messen, (ab-)stoppen. **8.** timen, den (richtigen) Zeitpunkt bestimmen.

tin·ea [ˈtɪnɪə] *n derm.* Tinea *f*; Trichophytie *f*.

tinea amiantacea Asbestgrind *m*, Tinea amiantacea/asbestina

tinea barbae Bartflechte *f*, Tinea barbae, Trichophytia barbae.

tinea capitis Tinea capitis/capillitii, Trichophytia capillitii.

tinea circinata 1. Tinea circinata. **2.** → tinea corporis.

tinea corporis Tinea/Trichophytia corporis.

tinea cruris Tinea inguinalis, Eccema marginatum.

tinea faciale Tinea faciei.

tinea favosa Erb-, Flechten-, Kopfgrind *m*, Favus *m*, Tinea favosa.

tinea imbricata orientalische Flechte *f*, Tinea imbricata.

tinea inguinalis → tinea cruris.

tinea manus Tinea manus.

tinea nodosa 1. → tinea cruris. **2.** Haarknötchenkrankheit *f*, Piedra *f*.

tinea pedis Athleten-, Sportlerfuß *m*, Fußpilz *m*, Tinea pedis.

tinea unguium Nagel-, Onychomykose *f*, Tinea unguium.

tinea versicolor Kleienpilzflechte *f*, Tinea/Pityriasis versicolor.

Tinel [tɪˈnel]: **Tinel's sign** Tinel-Hoffmann-Klopfzeichen *nt*.

tine test [taɪn] Tine-Test *m*, Multipunkturtest *m*.

tin·gle [ˈtɪŋɡl] **I** *n* Prickeln *nt*. **II** *vi* **1.** prickeln, kribbeln, beißen. **2.** klingen, summen (*with* vor).

tin·gling [ˈtɪŋɡlɪŋ] *n* nervöses/erregtes Zittern *nt*, Beben *nt*.

tin·ni·tus [tɪˈnaɪtəs] Ohrenklingen *nt*, -sau-

sen *nt*, Tinnitus *m*.
tip [tɪp] *n* Spitze *f*, Ende *nt*, Zipfel *m*. Apex auricularis.
tip of finger Fingerspitze.
tip of nose Nasenspitze, Apex nasi.
tip of tongue Zungenspitze, Apex linguae.
tire [taɪər] **I** *vt* ermüden, müde machen. **II** *vi* müde werden, ermüden (*by, with* durch).
tis•sue [ˈtɪʃuː; *Brit*. ˈtɪsjuː] *n* **1.** Gewebe *nt*. **2.** Papier(taschen)tuch *nt*, Papierhandtuch *nt*.
tissue adhesive *chir*. Gewebekleber *m*.
tissue anoxia Gewebeanoxie *f*.
tissue antibody Gewebeantikörper *m*.
tissue atrophy Gewebeatrophie *f*.
tissue cell Gewebe-, Gewebszelle *f*.
tissue culture 1. Gewebekultur *f*. **2.** Gewebezüchtung *f*.
tissue diagnosis Gewebsdiagnostik *f*.
tissue dose Gewebedosis *f*.
tissue glue → tissue adhesive.
tissue hypoxia Gewebehypoxie *f*.
tissue immunity Gewebeimmunität *f*.
tissue perfusion Gewebedurchblutung *f*, -perfusion *f*.
ti•ter [ˈtaɪtər] *n* Titer *m*.
T killer cells T-Killerzellen *pl*.
T-lymphocyte *n* T-Zelle *f*, T-Lymphozyt *m*.
T memory cell T-Gedächtniszelle *f*.
TM-mode *n radiol*. Time-motion-Verfahren *nt*, M-Mode *n*.
TNM staging *patho*. TNM-Staging *nt*.
TNM system TNM-System *nt*.
toad•skin [ˈtoʊdskɪn] *n derm*. Krötenhaut *f*, Phrynoderm *nt*.
to•bac•co amblyopia [təˈbækoʊ] *ophthal*. Tabakamblyopie *f*.
to•co•dy•na•mom•e•ter *n* → tokodynamometer.
to•cog•ra•phy *n* → tokography.
to•col•o•gy [toʊˈkɑlədʒɪ] *n* Geburtshilfe *f*, Obstetrik *f*.
to•col•y•sis [toʊˈkɑləsɪs] *n gyn*. Tokolyse *f*, Wehenhemmung *f*.
to•com•e•ter [toʊˈkɑmɪtər] *n* → tokodynamometer.
to•coph•er•ol [toʊˈkɑfərɔl] *n* Toko-, Tocopherol *nt*.
tod•dler [ˈtɑdlər] *n* Kleinkind *nt*.
toe [toʊ] *n* Zeh *m*, Zehe *f*.
toe•nail [ˈtoʊˌneɪl] *n* Zehennagel *m*.
toe phenomenon → toe's sign.
toe reflex 1. → toe's sign. **2.** Zehenklonus *m*.
toe's sign Babinski-Zeichen *nt*, (Groß-)Zehenreflex *m*.
toi•let [ˈtɔɪlɪt] *n* **1.** Toilette *f*; Klosett(becken *nt*) *nt*. **go to (the) toilet** auf die/zur Toilette gehen. **2.** Toilette *f*, (Körper-)Pflege *f*.
toilet paper Toilettenpapier *nt*.
to•ko•dy•na•graph [toʊkoʊˈdaɪnəgræf] *n gyn*. Tokogramm *nt*.
to•ko•dy•na•mom•e•ter [toʊkoʊˌdaɪnəˈmɑmɪtər] *n gyn*. Tokodynamometer *nt*, Tokometer *nt*, Wehenmesser *m*.
tok•o•graph [ˈtoʊkəgræf] *n gyn*. Kardio-, Cardiotokograph *m*.

to•kog•ra•phy [toʊˈkɑgrəfɪ] *n gyn*. Wehenmessung *f*, Tokographie *f*, Tokometrie *f*.
tol•bu•ta•mide [tɑlˈbjuːtəmaɪd] *n pharm*. Tolbutamid *nt*.
tol•er•ance [ˈtɑlərəns] *n* **1.** Widerstandsfähigkeit *f*, Toleranz *f* (*of* gegen); *pharm*. Verträglichkeit *f*, Toleranz *f*. **2.** *immun*. Immuntoleranz *f*. **3.** *immun*. Immunparalyse *f*.
tolerance dose *radiol*. Toleranzdosis *f*, Dosis tolerata.
to•mo•gram [ˈtoʊməgræm] *n radiol*. Schichtaufnahme *f*, Tomogramm *nt*.
to•mo•graph [ˈtoʊməgræf] *n radiol*. Tomograph *m*.
to•mog•ra•phy [təˈmɑgrəfɪ] *n radiol*. Schichtröntgen *nt*, Schichtaufnahmeverfahren *nt*, Tomographie *f*.
tone [toʊn] **I** *n* **1.** Ton *m*, Klang *m*; Tonhöhe *f*. **2.** (Farb-)Ton *m*, Tönung *f*; Schattierung *f*. **3.** *physiol*. Spannung(szustand *m*) *f*, Spannkraft *f*, Tonus *m*. **II** *vt physiol*. Spannkraft verleihen, stärken.
tone deafness Tontaubheit *f*, sensorische Amusie *f*.
tone decay test *HNO* Schwellenschwundtest *m*, Carhart-Test *m*.
tongs [tɔŋz, tɑŋz] *pl* Zange *f*; Klemme *f*.
tongue [tʌŋ] *n* Zunge *f*. **bite one's tongue** s. auf die Zunge beißen. **put one's tongue out** die Zunge herausstrecken.
tongue bone Zungenbein *nt*, Os hyoideum.
tongue depressor Mund-, Zungenspatel *m*.
ton•ic [ˈtɑnɪk] **I** *n* Stärkungsmittel *nt*, Tonikum *nt*. **II** *adj* **1.** tonisch. **2.** *pharm*. stärkend, tonisierend.
tonic-clonic contraction tonisch-klonische Kontraktion *f*.
tonic contraction 1. tonische (An-)Spannung/Kontraktion *f*; Tonus *m*. **2.** tetanische Kontraktur *f*, Tetanus *m*.
tonic convulsion tonische Konvulsion *f*.
tonic pupil 1. Adie-Pupille *f*, Pupillotonie *f*. **2.** Westphal-Piltz-Phänomen *nt*, Orbikularisphänomen *nt*, Lid-Pupillen-Reflex *m*.
tonic spasm Tetanus *m*, Tetanie *f*.
to•nog•ra•phy [toʊˈnɑgrəfɪ] *n ophthal*. Tonographie *f*.
to•nom•e•try [toʊˈnɑmətrɪ] *n* **1.** Spannungs-, Druckmessung *f*, Tonometrie *f*. **2.** *ophthal*. Augeninnendruckmessung *f*, Tonometrie *f*, Ophthalmotonometrie *f*.
ton•sil [ˈtɑnsəl] *n anat*. **1.** Mandel *f*, Tonsille *f*. **2.** Gaumenmandel *f*, Tonsilla palatina. **tonsil of cerebellum** Kleinhirnmandel, Tonsilla cerebelli.
tonsil of torus tubarius Tubenmandel, Tonsilla tubaria.
ton•sil•lar crypts [ˈtɑnsɪlər] Mandelkrypten *pl*, Cryptae/Fossulae tonsillares.
tonsillar forceps *HNO* Tonsillenfaßzange *f*.
tonsillar fossa Gaumenmandel-, Tonsillennische *f*, Fossa tonsillaris.
tonsillar hernia Hernia tonsillaris.
tonsillar pits → tonsillar crypts.

tonsillar ring Waldeyer-Rachenring *m*, lymphatischer Rachenring *m*.
ton•sil•lec•to•my [tɑnsə'lektəmɪ] *n HNO* Tonsillenentfernung *f*, Tonsillektomie *f*.
ton•sil•li•tis [tɑnsə'laɪtɪs] *n* Mandelentzündung *f*, Tonsillitis *f*; Angina *f*.
ton•sil•lo•ad•e•noid•ec•to•my [ˌtɑnsɪləʊ-ˌædənɔɪ'dektəmɪ] *n* Tonsilloadenoidektomie *f*.
ton•sil•lo•lith [tɑn'sɪləlɪθ] *n* Tonsillenstein *m*, Tonsillolith *m*.
ton•sil•lot•o•my [tɑnsɪ'lɑtəmɪ] *n HNO* Tonsillotomie *f*.
to•nus ['təʊnəs] *n* kontinuierliche (An-)Spannung *f*, Spannungszustand *m*, Tonus *m*.
tool [tuːl] *n* **1.** Werkzeug *nt*, Gerät *nt*, Instrument *nt*. **2.** *fig.* (Hilfs-)Mittel *nt*.
Tooth [tuːθ]: **Tooth atrophy/disease** Charcot-Marie- Syndrom *nt*, Charcot-Marie-Tooth-Hoffmann-Syndrom *nt*.
tooth [tuːθ] *n* Zahn *m*; *anat.* Dens *m*.
tooth•ache ['tuːθeɪk] *n* Zahnschmerzen *pl*, -weh *nt*; *dent.* Odontalgie *f*, Dentalgie *f*.
tooth•brush ['tuːθbrʌʃ] *n* Zahnbürste *f*.
tooth decay Zahnfäule *f*, (Zahn-)Karies *f*.
tooth•paste ['tuːθpeɪst] *n* Zahnpasta *f*, -creme *f*.
to•phus ['təʊfəs] *n* **1.** Knoten *m*, Tophus *m*. **2.** Gichtknoten *m*, Tophus (arthriticus) *m*.
top•i•cal anesthesia ['tɑpɪkl] örtliche Betäubung *f*, (direkte) Lokalanästhesie *f*.
topical application örtliche Anwendung *f*.
top•o•graph•i•cal diagnosis [tɑpə-'græfɪkl] Topodiagnose *f*.
topographical anatomy topographische Anatomie *f*.
to•pog•ra•phy [tə'pɑgrəfɪ] *n* Topographie *f*.
top•o•nar•co•sis [ˌtɑpənɑːr'kəʊsɪs] *n* → topical anesthesia.
Torkildsen ['tɔːkɪldsən]: **Torkildsen's operation** *neurochir.* Torkildsen-Operation *f*, Ventrikulozisternostomie *f*.
tor•mi•na ['tɔːrmɪnə] *pl* Bauchkrämpfe *pl*, Koliken *pl*, Tormina *pl*.
Tornwaldt ['tɔːrnwɔlt, -vɑlt]: **Tornwaldt's abscess** Tornwaldt-Abszeß *m*.
Tornwaldt's bursitis Tornwaldt-Krankheit *f*, Bursitis pharyngealis.
Tornwaldt's cyst Tornwaldt-Zyste *f*, Bursa pharyngea.
tor•pid ['tɔːrpɪd] *adj* träge, schlaff, apathisch, stumpf, betäubt, torpid.
tor•pid•ness ['tɔːrpɪdnɪs] *n* Trägheit *f*, Schlaffheit *f*, Apathie *f*, Stumpfheit *f*, Erstarrung *f*, Torpidität *f*, Torpor *m*.
tor•por ['tɔːrpər] *n* → torpidness.
tor•sion fracture ['tɔːrʃn] Torsionsbruch *m*, Drehbruch *m*, Spiralbruch *m*.
torsion nystagmus Torsionsnystagmus *m*.
tor•ti•col•lis [tɔːrtɪ'kɑlɪs] *n ortho.* Schiefhals *m*, Torticollis *m*.
tor•u•lo•sis [tɔːr(j)ə'ləʊsɪs] *n* europäische Blastomykose *f*, Kryptokokkose *f*, Torulose *f*, Cryptococcus-Mykose *f*, Busse-Buschke-Krankheit *f*.
to•rus fracture ['tɔːrəs] Wulstbruch *m*.
to•tal aphasia ['təʊtl] Total-, Globalaphasie *f*.
total blindness totale Erblindung/Amaurose *f*.
total blood volume totales Blutvolumen *nt*.
total body irradiation/radiation *radiol.* Ganzkörperbestrahlung *f*.
total body scintigraphy *radiol.* Ganzkörperszintigraphie *f*.
total body surface area Gesamtkörperoberfläche *f*.
total body volume Gesamtkörpervolumen *nt*.
total body water *physiol.* Gesamtkörperwasser *nt*.
total capacity → total lung capacity.
total cataract kompletter/vollständiger Star *m*, Totalstar *m*.
total deafness völlige Taubheit *f*, Anakusis *f*.
total dose Gesamtdosis *f*.
total endoprothesis *ortho.* Totalendoprothese *f*, Totalprothese *f*.
total excision *chir.* Totalentfernung *f*.
total gastrectomy *chir.* Magenentfernung *f*, totale Magenresektion *f*, Gastrektomie *f*.
total hip replacement *ortho.* Hüfttotalendoprothese *f*.
total joint replacement → total endoprosthesis.
total lung capacity (*Lunge*) Totalkapazität *f*.
total mastectomy *gyn.* einfache Mastektomie *f*.
total parenteral alimentation/nutrition vollständige/totale parenterale Ernährung *f*.
total peripheral resistance totaler peripherer Widerstand *m*.
total prosthesis → total endoprosthesis.
total transfusion (Blut-)Austauschtransfusion *f*, Blutaustausch *m*.
touch [tʌtʃ] **I** *n* **1.** Berührung *f*; Berühren *nt*. **at a touch** beim Berühren. **2.** Tastsinn *m*, -gefühl *nt*. **3.** leichter Anfall *m*. **a touch of fever** kurzer Fieberanfall, leichtes Fieber. **II** *vt* anfassen, an-, berühren, angreifen, (be-)tasten; (leicht) drücken auf.
touch corpuscles Meissner-Tastkörperchen *pl*, Corpuscula tactus.
touchy ['tʌtʃɪ] *adj* **1.** (über-)empfindlich, (leicht) reizbar. **2.** (druck-)empfindlich.
Tourette [tu'ret]: **Tourette's disorder** Gilles-de-la-Tourette-Syndrom *nt*, Tourette-Syndrom *nt*.
tour•ni•quet ['tɜrnɪkɪt, 'tʊər-] *n* (Abschnür-)Binde *f*, Tourniquet *nt*; Manschette *f*.
tourniquet test 1. Kapillarresistenzprüfung *f*. **2.** Matas-Moskowicz-Test *m*. **3.** Perthes-Versuch *m*.
tow•el ['taʊ(ə)l] **I** *n* **1.** Handtuch *nt*. **2.** *chir.* Tuch *nt*. **3.** *hyg.* (Monats-, Damen-)Binde *f*. **II** *vt* (ab-)trocknen, (ab-)reiben, frottieren.
towel clamp *chir.* Tuchklemme *f*.

towel clip/forceps → towel clamp.

tow·er head/skull [ˈtaʊər] Spitz-, Turmschädel *m*, Akrozephalie *f*.

tox·e·mia [tɑkˈsiːmɪə] *n* **1.** Blutvergiftung *f*, Toxikämie *f*, Toxämie *f*. **2.** Toxinämie *f*, Toxemia. **toxemia of pregnancy** Schwangerschaftstoxikose, Gestose *f*.

tox·e·mic retinopathy of pregnancy [tɑkˈsiːmɪk] Retinopathia eclamptica gravidarum.

tox·ic [ˈtɑksɪk] **I** *n* Gift(stoff *m*) *nt*, Toxikon *nt*. **II** *adj* giftig, toxisch, Gift-.

toxic amblyopia *ophthal.* toxische Amblyopie *f*.

toxic anemia (hämo-)toxische Anämie *f*.

tox·i·ca·tion [tɑksɪˈkeɪʃn] *n* Vergiftung *f*; Intoxikation *f*; Vergiften *nt*.

toxic atrophy toxische Atrophie *f*.

toxic cardiopathy toxische Kardiopathie *f*.

toxic cataract toxische Katarakt *f*.

toxic delirium toxisches Delir(ium) *nt*.

toxic dilatation of the colon akutes/toxisches Megakolon *nt*.

toxic dose toxische Dosis *f*, Dosis toxica.

tox·i·ce·mia [tɑksəˈsiːmɪə] *n* → toxemia.

toxic epidermal necrolysis (medikamentöses) Lyell-Syndrom *nt*, Syndrom *nt* der verbrühten Haut, Epidermolysis acuta toxica.

toxic hemoglobinuria toxische Hämoglobinurie *f*.

tox·ic·i·ty [tɑkˈsɪsətɪ] *n* Giftigkeit *f*, Toxizität *f*.

toxic megacolon akutes/toxisches Megakolon *nt*.

toxic myocarditis toxische Myokarditis *f*.

tox·i·col·o·gy [tɑksɪˈkɑlədʒɪ] *n* Giftkunde *f*, Toxikologie *f*.

tox·i·co·sis [tɑksɪˈkəʊsɪs] *n* Toxikose *f*.

toxic paraplegia toxische Paraplegie *f*.

toxic retinopathy toxische Retinopathie *f*.

toxic shock syndrome toxisches Schocksyndrom *nt*, Syndrom *nt* des toxischen Schocks.

tox·in [ˈtɑksɪn] *n* Gift(stoff *m*) *nt*, Toxin *nt*.

tox·i·ne·mia [tɑksɪˈniːmɪə] *n* Blutvergiftung *f*, Toxinämie *f*, Toxämie *f*.

tox·oid [ˈtɑksɔɪd] *n* Toxoid *nt*, Anatoxin *nt*.

tox·on [ˈtɑksɑn] *n* Toxon *nt*.

tox·o·plas·mic chorioretinitis [tɑksəˈplæzmɪk] *ophthal.* Toxoplasmose-Chorioretinitis *f*.

toxoplasmic encephalitis Toxoplasmose-Enzephalitis *f*, Encephalitis toxoplasmatica.

tox·o·plas·mo·sis [ˌtɑksəplæzˈməʊsɪs] *n* Toxoplasmainfektion *f*, Toxoplasmose *f*.

TPHA test → Treponema pallidum hemagglutination assay.

TPI test → Treponema pallidum immobilization test.

T-plate *n ortho.* T-Platte *f*.

tra·bec·u·la [trəˈbekjələ] *n anat.* Bälkchen *nt*, Trabekel *f*.

tra·bec·u·lar arteries [trəˈbekjələr] (*Milz*) Trabekel-, Bälkchenarterien *pl*.

trabecular bladder Trabekel-, Balkenblase *f*.

trabecular reticulum Hueck-Band *nt*, iridokorneales Balkenwerk *nt*, Reticulum trabeculare.

trabecular vein (*Milz*) Balkenvene *f*.

tra·bec·u·lat·ed bladder [trəˈbekjəleɪtɪd] → trabecular bladder.

tra·bec·u·lec·to·my [trəˌbekjəˈlektəmɪ] *n ophthal.* Trabekulektomie *f*, Trabekulotomie *f*, Goniotomie *f*, Goniotrabekulotomie *f*.

tra·bec·u·lo·plas·ty [trəˈbekjələʊplæstɪ] *n ophthal.* Gonio-, Trabekuloplastik *f*.

trace [treɪs] *n* **1.** Spur *f*, geringe Menge *f*; (Über-)Rest *m*. **2.** Kurve *f*, (Auf-)Zeichnung *f*.

trace element Spurenelement *nt*.

trac·er [ˈtreɪsər] *n* (Radio-, Isotopen-)Indikator *m*, radioaktiver Markierungsstoff *m*, Tracer *m*.

tra·chea [ˈtreɪkiːə] *n anat.* Luftröhre *f*, Trachea *f*.

tra·che·al cannula [ˈtreɪkɪəl] Trachealkanüle *f*.

tracheal cartilages Trachealknorpel *pl*, Cartilagines tracheales.

tracheal catarrh → tracheitis.

tracheal diverticula Luftröhren-, Tracheadivertikel *pl*.

tracheal fistula Trachea(l)fistel *f*.

tra·che·al·gia [treɪkɪˈældʒ(ɪ)ə] *n* Luftröhrenschmerz *m*, Trachealgie *f*, Tracheodynie *f*.

tracheal glands Trachealdrüsen *pl*, Glandulae tracheales.

tracheal hernia Trachealhernie *f*, Tracheozele *f*.

tracheal injury Luftröhren-, Tracheaverletzung *f*.

tracheal musculature Luftröhren-, Trachea(l)muskulatur *f*.

tracheal obstruction Luftröhren-, Tracheaobstruktion *f*.

tracheal veins Tracheavenen *pl*, Vv. tracheales.

tra·che·i·tis [treɪkɪˈaɪtɪs] *n* Luftröhren-, Tracheaentzündung *f*, Tracheitis *f*.

tra·che·lec·to·my [treɪkɪˈlektəmɪ] *n gyn.* Zervixresektion *f*.

tra·che·li·an [trəˈkiːlɪən] *adj* **1.** zervikal, Hals-, Nacken-. **2.** zervikal, Gebärmutterhals-, Zervix-, Cervix-.

tra·che·li·tis [treɪkəˈlaɪtɪs] *n gyn.* Zervixentzündung *f*, Zervizitis *f*.

trach·e·lo·cele [ˈtrækələʊsiːl] *n* → tracheal hernia.

trach·e·lo·cys·ti·tis [ˌtrækələʊsɪsˈtaɪtɪs] *n urol.* Blasenhalsentzündung *f*, Trachelozystitis *f*.

trach·e·lo·dyn·ia [trækələʊˈdiːnɪə] *n* Nackenschmerzen *pl*, Zervikodynie *f*.

trach·e·lo·pexy [ˈtrækələʊpeksɪ] *n gyn.* Trachelo-, Zervikopexie *f*.

trach·e·lo·plas·ty [ˈtrækələʊplæstɪ] *n gyn.* Zervixplastik *f*.

tra·che·lor·rha·phy [treɪkɪˈlɔrəfɪ] *n gyn.*

Zervixnaht f, Zervikorrhaphie f.
tra·che·lot·o·my [treɪkɪˈlɒtəmɪ] n gyn. Zervixschnitt m, Zerviko-, Trachelotomie f.
tra·che·o·bron·chi·al aspiration [treɪkɪəʊˈbrɒŋkɪəl] tracheobronchiale Aspiration f.
tracheobronchial stenosis tracheobronchiale Stenose/Stenosierung f.
tracheobronchial tree Tracheobronchialbaum m.
tra·che·o·bron·chi·tis [treɪkɪəʊˈbrɒŋˈkaɪtɪs] n Tracheobronchitis f.
tra·che·o·bron·chos·co·py [ˌtreɪkɪəʊbrɒŋˈkɒskəpɪ] n Tracheobronchoskopie f.
tra·che·o·cele [ˈtreɪkɪəʊsiːl] n → tracheal hernia.
tra·che·o·e·soph·a·ge·al fistula [ˌtreɪkɪəʊɪˌsʌfəˈdʒiːəl] Ösophagotrachealfistel f, Tracheoösophagealfistel f.
tra·che·o·fis·tu·li·za·tion [treɪkɪəʊˌfɪstʃəlɪˈzeɪʃn] n HNO Luftröhrenfistelung f.
tra·che·o·ma·la·cia [ˌtreɪkɪəʊməˈleɪʃ(ɪ)ə] n Luftröhrenerweichung f, Tracheomalazie f.
tra·che·oph·o·ny [treɪkɪˈɒfənɪ] n Tracheophonie f.
tra·che·o·plas·ty [ˈtreɪkɪəʊplæstɪ] n HNO Luftröhren-, Tracheoplastik f.
tra·che·or·rha·gia [treɪkɪəʊˈreɪdʒ(ɪ)ə] n Luftröhrenblutung f, Tracheorrhagie f.
tra·che·or·rha·phy [treɪkɪˈɒrəfɪ] n HNO Luftröhrennaht f, Tracheorrhaphie f.
tra·che·os·co·py [treɪkɪˈɒskəpɪ] n Luftröhrenspiegelung f, Tracheoskopie f.
tra·che·o·ste·no·sis [ˌtreɪkɪəʊstɪˈnəʊsɪs] n Tracheal-, Tracheostenose f.
tra·che·os·to·ma [ˌtreɪkɪəsˈtəʊmə] n HNO Tracheostoma nt.
tra·che·os·to·my [treɪkɪˈɒstəmɪ] n HNO **1.** Tracheostomie f. **2.** Tracheostoma nt.
tra·che·ot·o·my [treɪkɪˈɒtəmɪ] n HNO Luftröhrenschnitt m, Tracheotomie f.
tra·cho·ma [trəˈkəʊmə] n Trachom nt, trachomatöse Einschlußkonjunktivitis f.
trachoma glands ophthal. Bruch-Drüsen pl.
tra·chom·a·tous conjunctivitis [trəˈkɒmətəs] → trachoma.
tra·chy·pho·nia [treɪkɪˈfəʊnɪə] n Trachyphonie f; Heiserkeit f.
tract [trækt] n anat. [S.U. TRACTUS]
trac·tion [ˈtrækʃn] n **1.** Ziehen nt. **2.** phys. Zug m. **3.** physiol. Zug m, Zusammenziehen nt, Traktion f. **4.** ortho. Zug m, Extension f, Traktion f.
traction aneurysm Traktionsaneurysma nt.
traction diverticulum Traktionsdivertikel nt.
traction therapy ortho. Extensionsbehandlung f.
trac·tot·o·my [trækˈtɒtəmɪ] n neurochir. Traktotomie f.
tragi [ˈtreɪdʒaɪ] pl Büschelhaare pl, Tragi pl.
tra·gi·cus (muscle) [ˈtreɪdʒɪkəs] Musculus tragicus.
tra·goph·o·ny [trəˈgɒfənɪ] n Ziegenmek-

kern nt, Kompressionsatmen nt, Ägophonie f.
trained nurse [treɪnd] diplomierte/geprüfte (Kranken-)Schwester f.
trained reflex erworbener/bedingter Reflex m.
train·ee [treɪˈniː] n Auszubildende(r m) f; Praktikant(in f) m.
trainee nurse Krankenpflegeschüler(in f) m.
train·er [ˈtreɪnər] n Ausbilder(in f) m, Lehrer(in f) m; (Sport) Trainer(in f) m.
train·ing [ˈtreɪnɪŋ] **I** n **1.** Schulung f, Ausbildung f; Üben nt. **2.** (Sport) Training nt; Trainieren nt. **II** adj Schulungs-, Ausbildungs-, Trainings-.
training course Ausbildungskurs m.
trait [treɪt] n Merkmal nt, Eigenschaft f.
tran·quil·ize [ˈtræŋkwəlaɪz] **I** vt beruhigen, sedieren. **II** vi s. beruhigen.
tran·quil·iz·er [ˈtræŋkwəlaɪzər] n pharm. Tranquilizer m, Tranquillantium nt.
trans·an·i·ma·tion [ˌtrænsænɪˈmeɪʃn] n Mund-zu-Mund-Beatmung f.
trans·aor·tic [ˌtrænseɪˈɔːrtɪk] adj transaortal.
trans·cer·vi·cal [trænsˈsɜrvɪkl] adj gyn. transzervikal.
trans·co·bal·a·min [ˌtrænskəʊˈbæləmɪn] n Transcobalamin nt, Vitamin-B$_{12}$-bindendes Globulin nt.
trans·con·dy·lar fracture [trænsˈkɒndɪlər] transkondyläre Fraktur f.
trans·cor·ti·cal aphasia [trænsˈkɔːrtɪkl] transkortikale Aphasie f.
transcortical apraxia ideokinetische/ideomotorische Apraxie f.
trans·cor·tin [trænsˈkɔːrtɪn] n Transkortin nt, -cortin nt.
trans·cu·ta·ne·ous [ˌtrænskjuːˈteɪnɪəs] adj transkutan, perkutan, transdermal.
trans·der·mal [træns'dɜrml] adj → transcutaneous.
trans·du·o·de·nal sphincteroplasty [ˌtrænsˌd(j)uːəʊˈdiːnl] chir. transduodenale Plastik f des Sphinkter Oddii.
trans·du·ral [trænsˈd(j)ʊərəl] adj transdural.
tran·sect [trænˈsekt] vt durchschneiden.
tran·sec·tion [trænˈsekʃn] n **1.** Querschnitt m. **2.** Durchtrennung f. **transection of fascia** Faszienspaltung f, -schnitt m, Fasziotomie f.
trans·fer [n ˈtrænsfər; v trænsˈfɜr] **I** n **1.** Übertragung f, Verlagerung f, Transfer m (to auf). **2.** (Patient) Verlegung f (to nach, zu; in, into in). **II** vt übertragen, verlagern, transferieren (to auf); (Patient) verlegen (to nach, zu; in, into in).
transferred ophthalmia [trænsˈfɜrt] sympathische Ophthalmie f.
trans·fer·rin [trænsˈferɪn] n Transferrin nt, Siderophilin nt.
trans·fuse [trænsˈfjuːz] vt (Blut) übertragen, transfundieren.
trans·fu·sion [trænsˈfjuːʒn] n (Blut-)Transfusion f, Blutübertragung f.

transfusion hepatitis 1. Posttransfusionshepatitis *f.* **2.** Hepatitis B *f,* Serumhepatitis *f.*
transfusion immunology Transfusionsimmunologie *f.*
transfusion reaction Transfusionszwischenfall *m.* **hemolytic transfusion reaction** hämolytischer Transfusionszwischenfall.
transfusion syndrome fetofetale Transfusion *f.*
trans•he•pat•ic portography [ˌtrænʃhɪ-'pætɪk] transhepatische Portographie *f.*
tran•sient ['trænʃənt] *adj* vergänglich, flüchtig, kurz(dauernd), unbeständig, vorübergehend, transient; transitorisch.
transient acantholytic dermatosis Morbus Grover *m,* transitorische akantholytische Dermatose *f.*
transient albuminuria transiente Albuminurie/Proteinurie *f.*
transient ischemic attack transitorische ischämische Attacke *f.*
transient proteinuria → transient albuminuria.
transient situational disturbance akute Streßreaktion *f.*
trans•il•i•al biopsy [træns'ɪlɪəl] transiliakale (Knochen-)Biopsie *f.*
trans•il•lu•mi•na•tion [ˌtrænsɪˌluːmə-'neɪʃn] *n radiol.* Durchleuchten *nt,* Transillumination *f,* Diaphanie *f,* Diaphanoskopie *f.*
tran•si•tion [træn'zɪʃn] *n* **1.** Übertragung *f (from, to* von, zu; *into* in); Übergangszeit *f,* -stadium *nt,* Wechsel *m.* **2.** *genet.* Transition *f.*
tran•si•tion•al cell carcinoma [træn-'sɪʒnl] Übergangszell-, Transitionalzellkarzinom *nt.*
transitional dentition Übergangsgebiß *nt.*
transitional epithelium Übergangsepithel *nt.*
transitional respiration bronchovesikuläres/vesikobronchiales Atmen *nt.*
transition state Übergangszustand *m.*
trans•lo•ca•tion [ˌtrænsləʊ'keɪʃn] *n* **1.** *genet.* Translokation *f.* **2.** *chir.* Verlagerung *f,* Verpflanzung *f,* Translokation *f.*
trans•lu•cence [træns'luːsns] *n* Lichtdurchlässigkeit *f,* Transluzenz *f.*
trans•lu•cent [træns'luːsnt] *adj* (licht-)durchlässig, durchscheinend, milchig, transluzent.
trans•lum•bar aortography [træns-'lʌmbər] translumbale Aortographie *f.*
trans•mis•si•ble [træns'mɪsəbl] *adj* **1.** übertragbar (*to* auf); ansteckend. **2.** *genet.* vererblich.
trans•mis•sion [træns'mɪʃn] *n* **1.** *micro., genet.* Übertragung *f,* Ansteckung *f,* Transmission *f.* **2.** *physiol.* Über-, Weiterleitung *f,* Fortpflanzung *f,* Transmisssion *f.*
transmission deafness Mittelohrschwerhörigkeit *f,* Schalleitungsstörung *f.*
trans•mit [træns'mɪt] *vt* **1.** (*Krankheit*) übertragen. **2.** *physiol.* (*Reflexe*) fortleiten. **3.** *phys.* (*Wärme*) fort-, weiterleiten; (*Schall*) fortpflanzen; (*Kraft*) übertragen.

trans•mit•tance [træns'mɪtns] *n micro.* Übertragung *f,* Transmission *f.*
trans•mit•ter [træns'mɪtər] *n* Überträger *m,* -mittler *m; physiol.* Übertragersubstanz *f,* Transmitter *m.*
trans•mu•ral pressure [træns'mjʊərəl] transmuraler Druck *m.*
trans•na•sal [træns'neɪzl] *adj* transnasal.
trans•oc•u•lar [træns'ɑkjələr] *adj* transokulär.
trans•or•bit•al lobotomy [træns'ɔːrbɪtl] transorbitale Leukotomie/Lobotomie *f.*
trans•par•ent [træns'peərənt] *adj* (licht-) durchlässig, durchsichtig, transparent.
trans•per•i•to•ne•al approach [trænsˌperɪtəʊ'niːəl] *chir.* transperitonealer Zugang *m.*
trans•pla•cen•tal infection [ˌtrænsplə-'sentl] transplazentare/diaplazentare Infektion *f.*
trans•plant [*n* 'trænsplænt; *v* træns-'plænt] **I** *n* **1.** Transplantat *nt.* **2.** → transplantation. **II** *vt* um-, verpflanzen, übertragen, transplantieren.
trans•plant•a•ble [træns'plæntəbl] *adj* transplantabel, transplantierbar.
trans•plan•ta•tion [ˌtrænsplæn'teɪʃn] *n* Ein-, Um-, Verpflanzung *f,* (Gewebe-, Organ-)Transplantation *f,* (-)Übertragung *f.*
transplantation antigens Transplantationsantigene *pl,* Histokompatibilitätsantigene *pl.*
transplantation immunobiology Transplantationsimmunobiologie *f.*
transplantation metastasis Transplantationsmetastase *f.*
transplant recipient Transplantatempfänger(in *f*) *m.*
transplant rejection Transplantatabstoßung *f.*
trans•port•a•bil•i•ty [trænsˌpɔːrtə'bɪlətɪ] *n* Transportfähigkeit *f.*
trans•port•a•ble [træns'pɔːrtəbl] *adj* transportfähig, transportierbar.
trans•po•si•tion [ˌtrænspə'zɪʃn] *n* **1.** *genet.* Umstellung *f,* Transposition *f.* **2.** *chir., anat.* (Gewebe-, Organ-)Verlagerung *f,* Transposition *f,* Translokation *f.* **transposition of great arteries/vessels** *card., ped.* Transposition der großen Arterien/Gefäße.
trans•pul•mo•nary pressure [træns-'pʌlməˌneri:] transpulmonaler Druck *m.*
trans•sa•cral approach [træns'seɪkrəl] *chir.* transsakraler Zugang *m.*
trans•scro•tal orchiopexy [træns'skrəʊtəl] *urol.* Ombrédanne-Operation *f,* transskrotale Orchidopexie *f.*
trans•sphe•noi•dal hypophysectomy [ˌtrænssfiː'nɔɪdl] *neurochir.* transsphenoidale Hypophysenentfernung/Hypophysektomie *f.*
trans•tho•rac•ic pressure [ˌtrænsθə-'ræsɪk] transthorakaler Druck *m.*
trans•tra•che•al aspiration [træns-'treɪkɪəl] transtracheale Aspiration *f.*

transudate 400

tran•su•date ['trænsʊdeɪt] *n* Transsudat *nt.*
tran•su•da•tion [,trænsʊ'deɪʃn] *n* **1.** → transudate. **2.** Transsudation *f.*
trans•u•re•ter•o•u•re•ter•os•to•my [,trænsjə,riːtərəjə,riːtə'rɑstəmɪ] *n urol.* Transureteroureterostomie *f.*
trans•u•re•thral prostatectomy [,trænsjʊə'riːθrəl] *urol.* transurethrale Prostatektomie *f.*
trans•vag•i•nal [træns'vædʒɪnl] *adj* transvaginal.
trans•verse arch of foot [træns'vɜrs Fußquergewölbe *nt.*
transverse colon Querkolon *nt,* Colon transversum.
transverse colostomy *chir.* Transversokolostomie *f.*
trans•ver•sec•to•my [,trænsvər'sektəmɪ] *n neurochir.* Querfortsatzresektion *f,* Transversektomie *f.*
transverse diameter querer/transverser Durchmesser *m,* Querdurchmesser *m.* **transverse diameter of pelvis** *gyn.* Beckenquerdurchmesser, Diameter transversa pelvis.
transverse fracture Querbruch *m,* -fraktur *f.*
transverse incision Transversalschnitt *m.*
transverse presentation *gyn.* (*Fetus*) Querlage *f.*
transverse process Querfortsatz *m,* Processus transversus.
transverse system *physiol.* T-System *nt,* transversales Röhrensystem *nt.*
transverse tubule Transversaltubulus *m,* T-Tubulus *m.*
trans•ver•sot•o•my [,trænsvər'sɑtəmɪ] *n neurochir.* Transversotomie *f.*
trans•ver•sus abdominis (muscle) [træns'vɜrsəs] Transversus *m* abdominis, Musculus transversus abdominis.
tra•pe•zi•um (bone) [trə'piːzɪəm] Os trapezium.
tra•pe•zi•us (muscle) [trə'piːzɪəs] Trapezius *m,* Musculus trapezius.
trap•e•zoid ['træpɪzɔɪd] *n* Os trapezoideum.
Traube ['traʊbə]**: Traube's bruit** *card.* Galopp(rhythmus *m*) *m.*
  Traube's double tone *card.* Traube-Doppelton *m.*
  Traube's murmur → Traube's bruit.
  Traube's sign *card.* Traube-Doppelton *m.*
trau•ma ['traʊmə] *n* **1.** (körperliche) Verletzung *f,* Wunde *f,* Trauma *nt.* **2.** (seelisches) Trauma *nt,* seelische Erschütterung *f,* Schock *m.*
trauma patient → traumatized patient.
trauma-shock kidney Crush-Niere *f,* Schockniere *f* bei Trauma.
trau•ma•ther•a•py [trɔːmə'θerəpɪ] *n* Wundbehandlung *f,* Traumatherapie *f.*
trau•mat•ic amenorrhea [trɔː'mætɪk] *gyn.* (post-)traumatische Amenorrhoe *f.*
traumatic amputation *ortho.* traumatische/unfallbedingte Amputation *f.*
traumatic apnea traumatisches Asphyxiesyndrom *nt,* traumatische Asphyxie *f,* traumatische Apnoe *f,* traumatischer Atemstillstand *m.*
traumatic arthritis posttraumatische Arthrose *f.*
traumatic asphyxia → traumatic apnea.
traumatic cataract (post-)traumatischer Star *m,* Wundstar *m.*
traumatic dislocation *ortho.* traumatische Luxation *f.*
traumatic epilepsy (post-)traumatische Epilepsie *f.*
traumatic fever Wundfieber *nt,* Febris traumatica.
traumatic fracture traumatische Fraktur *f.*
traumatic glaucoma (post-)traumatisches Glaukom *nt.*
traumatic herpes Herpes simplex traumaticus.
traumatic injury Verletzung *f,* Wunde *f,* Schädigung *f,* Trauma *nt.*
traumatic pneumonia (post-)traumatische Pneumonie *f.*
traumatic psychosis posttraumatische Psychose *f.*
traumatic shock traumatischer Schock *m.*
trau•ma•tism ['trɔːmətɪzəm] *n* **1.** → trauma. **2.** Traumatismus *m.*
trau•ma•tize ['trɔːmətaɪz] *vt* schädigen, verletzen, traumatisieren.
trau•ma•tized patient ['trɔːmətaɪzt] unfallverletzter/traumatisierter Patient *m,* unfallverletzte/traumatisierte Patientin *f,* Traumapatient(in *f*) *m.*
trau•ma•to•gen•ic [,trɔːmətəʊ'dʒenɪk] *adj* traumatogen.
trau•ma•tol•o•gy [,trɔːmə'tɑlədʒɪ] *n* Traumatologie *f.*
trau•ma•to•ther•a•py [,trɔːmətəʊ'θerəpɪ] *n* Wundbehandlung *f,* Traumatherapie *f.*
trav•el•er's diarrhea ['trævələrz] Reisediarrhö *f,* Turista *f.*
Treacher-Collins ['triːtʃər 'kɑlɪnz]**: Treacher-Collins syndrome** Treacher-Collins-Syndrom *nt,* Dysostosis mandibulofacialis.
tread•mill ergometer ['tredmɪl] *physiol.* Laufbandergometer *nt.*
treat [triːt] *vt* behandeln (*for* gegen, auf; *with* mit).
treat•a•ble ['triːtəbl] *adj* behandelbar, heilbar, kurabel.
treat•ment ['triːmənt] *n* **1.** Behandlung *f,* Behandlungsmethode *f,* Therapie *f.* **2.** *pharm.* Heilmittel *nt,* Arzneimittel *nt.*
Treitz ['traɪts]**: Treitz's hernia** Treitz-Hernie *f,* Hernia duodenojejunalis.
trem•a•tode ['tremətəʊd] *n micro.* Saugwurm *m,* Trematode *f.*
trem•a•to•di•a•sis [,tremətəʊ'daɪəsɪs] *n* Saugwurmbefall *m,* Trematodiasis *f.*
trem•ble ['trembl] **I** *n* Zittern *nt,* Beben *nt.* **II** *vi* (er-)zittern, beben.

trichromatopsia

trem•bling palsy ['tremblɪŋ] Morbus Parkinson m, Paralysis agitans.

trem•or ['tremər] n (unwillkürliches) Zittern nt, Tremor m.

trem•u•lous iris ['tremjələs] Irisschlottern nt, Iris tremulans.

trench mouth [trentʃ] Plaut-Vincent-Angina f, Vincent-Angina f, Fusospirillose f, Angina ulcerosa/ulceromembranacea.

Trendelenburg [tren'delənbɜrg, -bʊrg]: **Trendelenburg's gait/limp** Hüfthinken nt, Trendelenburg-(Duchenne-)Hinken nt. **Trendelenburg's position** chir. Trendelenburg-Lagerung f. **Trendelenburg's sign/test 1.** Trendelenburg-Versuch m. **2.** ortho. Trendelenburg-Zeichen nt.

tre•pan [trɪ'pæn] **I** n Schädelbohrer m, Trepan m. **II** vt trepanieren.

trep•a•na•tion [trepə'neɪʃn] n neurochir. Schädelbohrung f, Trepanation f, Trepanieren nt.

treph•i•na•tion [trefɪ'neɪʃn] n ophthal. Trephination f, Trephinieren nt; Trepanation f, Trepanieren nt.

tre•phine [trɪ'faɪn, -'fiːn] **I** n **1.** ophthal. Trephine f. **2.** → trepan I. **II** vt trepanieren.

trephine biopsy Stanzbiopsie f.

Trep•o•ne•ma [trepə'niːmə] n micro. Treponema nt. **Treponema pallidum** Syphilisspirochäte f, Treponema pallidum.

Treponema pallidum hemagglutination assay Treponema-Pallidum-Hämagglutinationstest m, TPHA-Test m.

Treponema pallidum immobilization test Treponema-Pallidum-Immobilisationstest m, TPI-Test m, Nelson-Test m.

trep•o•ne•ma•to•sis [trepə,niːmə'təʊsɪs] n Treponemainfektion f, Treponematose f.

trep•o•ne•mi•a•sis [,trepənɪ'maɪəsɪs] n **1.** → treponematosis. **2.** harter Schanker m, Morbus Schaudinn m, Syphilis f, Lues f.

trep•o•ne•mi•ci•dal [trepə,nɪmə'saɪdl] adj treponemenabtötend, treponemizid.

TRH test (Schilddrüse) TRH-Test m.

tri•ac•yl•glyc•er•ol [traɪ,æsɪl'glɪsərəl] n Triacylglycerin nt, Triglycerid nt.

tri•ad ['traɪəd] n Trias f, Triade f. **triad of symptoms** Symptomtrias.

tri•al ['traɪ(ə)l] **I** n **1.** Versuch m (of mit); Probe f, Prüfung f, Test m, Erprobung f. **on trial** auf/zur Probe, probeweise. **by way of trial** versuchsweise. **2.** (Nerven-)Belastung f, Strapaze f (to sb. für jdn.). **II** adj Versuchs-, Probe-. **trial and error** Ausprobieren nt, Herumprobieren nt, empirische Methode f.

tri•an•gu•lar bandage [traɪ'æŋgjələr] Dreieckstuch nt.

TRIC agent micro. Chlamydia trachomatis, TRIC-Gruppe f.

tri•ceps brachii (muscle) ['traɪseps] Trizeps m (brachii), Musculus triceps brachii.

triceps reflex Trizepssehnenreflex m.

triceps surae jerk → triceps surae reflex.

triceps surae (muscle) Trizeps m surae, Musculus triceps surae.

triceps surae reflex Achillessehnenreflex m.

trich•al•gia [trɪk'ældʒ(ɪ)ə] n Trichalgie f.

tri•chi•a•sis [trɪ'kaɪəsɪs] n Trichiasis f.

trich•i•lem•mal cyst [trɪkə'leml] **1.** trichilemmale Zyste f, Trichilemmzyste f. **2.** piläre Hautzyste f.

tri•chi•na [trɪ'kaɪnə] n micro. Trichine f, Trichinella f.

trichina worm → Trichinella.

Trich•i•nel•la [trɪkɪ'nelə] n micro. Trichinella f. **Trichinella spiralis** Trichine f, Trichinella spiralis.

trich•i•nel•li•a•sis [,trɪkɪne'laɪəsɪs] n → trichinosis.

trich•i•no•sis [trɪkɪ'nəʊsɪs] n Trichinenbefall m, Trichinose f, Trichinellose f.

tri•chi•tis [trɪ'kaɪtɪs] n Haarbalgentzündung f, Trichitis f.

trich•o•be•zoar [trɪkəʊ'biːzɔːr] n Haarball m, Trichobezoar m.

trich•o•car•dia [trɪkəʊ'kɑːrdɪə] n Zottenherz nt, Cor villosum.

trich•o•dyn•ia [trɪkəʊ'diːnɪə] n → trichalgia.

trich•o•ep•i•the•li•o•ma [,trɪkəʊepɪ,θɪlɪ'əʊmə] n Trichoepitheliom nt, Brooke-Krankheit f.

trich•o•glos•sia [,trɪkəʊ'glɒsɪə] n Haarzunge f, Glossotrichie f, Trichoglossie f.

tri•cho•ma [trɪ'kəʊmə] n **1.** Trichiasis f. **2.** Trichom nt, Trichoadenom nt.

trich•o•mon•ad [trɪkəʊ'mɒnæd] n micro. Trichomonade f, Trichomonas f.

trich•o•mo•ni•a•sis [,trɪkəʊmə'naɪəsɪs] n Trichomonasinfektion f, Trichomoniasis f, Trichomonasis f.

trich•o•my•co•sis [,trɪkəʊmaɪ'kəʊsɪs] n Trichomykose f.

trich•o•no•do•sis [,trɪkəʊnəʊ'dəʊsɪs] n **1.** Trichonodose f. **2.** Haarknötchenkrankheit f, Trichorrhexis nodosa, Nodositas crinium.

tri•chop•a•thy [trɪ'kɒpəθɪ] n Haarerkrankung f, Trichopathie f, Trichonosis f, Trichose f.

trich•o•pha•gia [trɪkə'feɪdʒ(ɪ)ə] n psychia. Haaressen nt, Trichophagie f.

trich•o•phy•to•be•zoar [trɪkə,faɪtə'biːzɔːr] n Trichophytobezoar m.

trich•or•rhex•is [trɪkəʊ'reksɪs] n Trichorrhexis f.

Tri•cho•spo•ron [trɪkəʊ'spɔʊrən] n micro. Trichosporon nt.

trich•o•spo•ro•sis [,trɪkəʊspə'rəʊsɪs] n **1.** Trichosporoninfektion f, Trichosporose f. **2.** Haarknötchenkrankheit f, Piedra f, Trichosporose f.

tri•chro•ma•sy [traɪ'krəʊməsɪ] n normales Farbensehen nt, trichromatisches Sehen nt, Trichromasie f.

tri•chro•mat•ic vision [,traɪkrəʊ'mætɪk] → trichromasy.

tri•chro•ma•top•sia [traɪ,krəʊmə'tɒpsɪə]

trichromic 402

n → trichromasy.
tri•chro•mic [traɪˈkrəʊmɪk] *adj ophthal.* normalsichtig, trichrom, euchrom.
trich•u•ri•a•sis [ˌtrɪkjəˈraɪəsɪs] *n* Peitschenwurmbefall *m*, Trichurisbefall *m*, Trichuriasis *f*, Trichuriose *f*.
Trich•u•ris [ˈtrɪˈkjʊərɪs] *n micro.* Trichuris *f*. **Trichuris trichiura** Peitschenwurm *m*, Trichuris trichiura.
tri•crot•ic pulse [traɪˈkrɒtɪk] Trikrotie *f*, trikroter Puls *m*.
tri•cro•tism [ˈtraɪkrətɪzəm] *n* → tricrotic pulse.
tri•cus•pid area [traɪˈkʌspɪd] Tricuspidalisauskultationspunkt *m*.
tricuspid atresia Trikuspidal(klappen)-atresie *f*.
tricuspid incompetence/insufficiency → tricuspid regurgitation.
tricuspid murmur *card.* Trikuspidal(klappen)geräusch *nt*.
tricuspid regurgitation Trikuspidalisinsuffizienz *f*, Trikuspidal(klappen)insuffizienz *f*.
tricuspid stenosis Trikuspidal(klappen)-stenose *f*.
tricuspid valve Trikuspidalklappe *f*, Tricuspidalis *f*, Valva/Valvula tricuspidalis, Valva atrioventricularis dextra.
tri•cyc•lic antidepressants [traɪˈsaɪklɪk] *pharm.* trizyklische Antidepressiva *pl*.
tri•fa•cial neuralgia [traɪˈfeɪʃl] → trigeminal neuralgia.
tri•flanged nail [ˈtraɪflændʒt] *ortho.* Drei(kant)lamellennagel *m*.
tri•fo•cal lens [traɪˈfəʊkəl] Dreistärkenlinse *f*, Trifokallinse *f*, -glas *nt*.
trifocal neuralgia → trigeminal neuralgia.
tri•gem•i•nal ganglion [traɪˈdʒemɪnl] Gasser-Ganglion *nt*, Ganglion trigeminale/semilunare.
trigeminal nerve Trigeminus *m*, Nervus trigeminus.
trigeminal neuralgia Trigeminusneuralgie *f*, Neuralgia trigeminalis.
trigeminal paralysis Trigeminuslähmung *f*, -paralyse *f*.
trigeminal pulse Trigeminus *m*, Trigeminuspuls *m*, -rhythmus *m*.
trigeminal rhizotomy *neurochir.* retroganglionäre Neurotomie *f*.
trigeminal rhythm → trigeminy.
tri•gem•i•nus reflex [traɪˈdʒemɪnəs] Trigeminusreflex *m*.
tri•gem•i•ny [traɪˈdʒemənɪ] *n card.* Trigeminie *f*, Trigeminus *m*.
trig•ger [ˈtrɪɡər] **I** *n* Auslöser *m*, Trigger *m*. **II** *vt* → trigger off. **trigger off** *vt* auslösen, triggern.
trigger finger schnellender/schnappender Finger *m*, Trigger-Finger *m*.
trigger point Triggerpunkt *m*.
trigger thumb schnellender/schnappender Daumen *m*.
trigger zone Triggerzone *f*.
tri•glyc•er•ide [traɪˈɡlɪsəraɪd] *n* → triacylglycerol.
tri•gone [ˈtraɪɡəʊn] *n anat.* Dreieck *nt*, Trigonum *nt*. **trigone of bladder** Blasendreieck, Lieutaud-Dreieck, Trigonum vesicae.
tri•gon•ec•to•my [ˌtraɪɡəʊˈnektəmɪ] *n urol.* Trigonektomie *f*.
trig•o•no•ceph•a•ly [ˌtrɪɡənəʊˈsefəlɪ] *n* Dreieckschädel *m*, Trigonozephalus *m*.
tri•i•o•do•thy•ro•nine [ˌtraɪˌaɪədəˈθaɪrəniːn] *n* Trijodthyronin *nt*, Triiodthyronin *nt*.
triiodothyronine uptake test T₃U-Test *m*, T₃-uptake-Test *m*.
tri•labe [ˈtraɪleɪb] *n urol.* Trilabe *f*.
tri•loc•u•lar heart [traɪˈlɒkjələr] Cor triloculare.
tril•o•gy [ˈtrɪlədʒɪ] *n patho.* Trilogie *f*; Trias *f*, Triade *f*.
tri•mal•le•o•lar fracture [ˌtraɪməˈlɪələr] trimalleoläre (Knöchel-)Fraktur *f*.
tri•me•non [traɪˈmiːnɒn] *n* → trimester 1.
tri•mes•ter [traɪˈmestər] *n* **1.** *gyn.* Trimester *nt*, Trimenon *nt*. **2.** Trimester *nt*.
tri•meth•o•prim [traɪˈmeθəprɪm] *n pharm.* Trimethoprim *nt*.
tri•ni•tro•glyc•er•in [traɪˌnaɪtrəʊˈɡlɪsərɪn] *n pharm.* Glyceroltrinitrat *nt*, Nitroglyzerin *nt*.
tri•pa•re•sis [ˌtraɪpəˈriːsɪs] *n neuro.* Triparese *f*.
tri•phal•an•gism [traɪˈfælændʒɪzəm] *n ortho.* Dreigliedrigkeit *f*, Triphalangie *f*.
trip-hammer pulse [trɪp] **1.** Corrigan-Puls *m*, Pulsus celer et altus. **2.** Wasserhammerpuls *m*.
tri•ple arthrodesis [ˈtrɪpl] Tripelarthrodese *f*.
tri•ple•gia [traɪˈpliːdʒ(ɪ)ə] *n neuro.* Triplegie *f*.
triple scoliosis *ortho.* Tripelskoliose *f*.
triple vision → triplopia.
triple-X *n genet.* **1.** Metafemale *f*. **2.** Drei-X-Syndrom *nt*, Triplo-X-Syndrom *nt*, XXX-Syndrom *nt*.
trip•loi•dy [ˈtrɪplɔɪdɪ] *n genet.* Triploidie *f*.
trip•lo•pia [trɪpˈləʊpɪə] *n ophthal.* Dreifachsehen *nt*, Triplopie *f*.
tri•que•tral bone [traɪˈkwiːtrl] Dreiecksbein *nt*, Os triquetrum.
triquetral cartilage Stell-, Aryknorpel *m*, Cartilago arytaenoidea.
tris•mus [ˈtrɪzməs] *n* Kieferklemme *f*, Trismus *m*.
tri•so•my [ˈtraɪsəʊmɪ] *n* Trisomie *f*.
trisomy C syndrome Trisomie 8(-Syndrom *nt*) *f*.
trisomy D syndrome Trisomie 13(-Syndrom *nt*) *f*, Patau-Syndrom, D₁-Trisomie-Syndrom *nt*.
trisomy E syndrome Edwards-Syndrom *nt*, Trisomie 18(-Syndrom *nt*) *f*.
trisomy 8 syndrome Trisomie 8(-Syndrom *nt*) *f*.
trisomy 13 syndrome → trisomy D syndrome.

trisomy 14 syndrome Trisomie 14(-Syndrom *nt*) *f.*
trisomy 18 syndrome → trisomy E syndrome.
trisomy 21 syndrome Down-Syndrom *nt*, Trisomie 21 *f*, Mongoloidismus *m.*
tri·ta·nom·a·lous [traɪtə'nɑmələs] *adj* tritanomal.
tri·ta·nom·a·ly [traɪtə'nɑməlɪ] *n* Blau-Gelb-Schwäche *f*, Tritanomalie *f.*
tri·ta·no·pia [traɪtə'nəʊpɪə] *n* Blaublindheit *f*, Tritanop(s)ie *f.*
tri·ta·nop·ic [traɪtə'nɑpɪk] *adj* blaublind, tritanop.
tri·ta·nop·sia [traɪtə'nɑpsɪə] *n* → tritanopia.
tri·ti·ce·um [trə'tiːʃ(ɪ)əm] *n* Weizenknorpel *m*, Cartilago tritícea.
trit·i·um ['trɪtɪəm] *n* Tritium *nt.*
tri·va·lent oral poliovirus vaccine [traɪ-'veɪlənt] trivalente orale Poliovakzine *f.*
tro·car ['trəʊkɑːr] *n chir.* Trokar *m*, Trokart *m*, Troikart *m.*
tro·chan·ter [trəʊ'kæntər] *n* Trochanter *m.*
tro·chan·ter·ic [trəʊkən'terɪk] *adj* trochantär.
tro·chan·ter·plas·ty [trəʊ'kæntərplæstɪ] *n ortho.* Trochanterplastik *f.*
trochanter reflex Trochanterreflex *m.*
tro·che ['trəʊkiː] *n pharm.* Pastille *f.*
troch·lea ['trɑklɪə] *n anat.* Walze *f*, Trochlea *f.*
  trochlea of humerus Trochlea humeri.
  trochlea of talus Talusrolle, Trochlea tali/talare.
troch·le·ar nerve ['trɑklɪər] Trochlearis *m*, Nervus trochlearis.
troch·o·car·dia [trɑkə'kɑːrdɪə] *n card.* Trochokardie *f.*
tro·choi·dal joint [trəʊ'kɔɪdl] Dreh-, Radgelenk *nt*, Articulatio trochoidea.
trom·bic·u·li·a·sis [trɑm,bɪkjə'laɪəsɪs] *n* Erntekrätze *f*, Herbstkrätze *f*, Trombidiose *f.*
Trömner ['tremnər; 'trœm-]: **Trömner's reflex** Trömner-Reflex *m*, Fingerbeugereflex *m*, Knipsreflex *m.*
trom·o·ma·nia [ˌtrɑmə'meɪnɪə] *n* Entzugssyndrom *nt*, -delir *nt*, Delirium tremens.
troph·e·de·ma [trɑfɪ'diːmə] *n* Trophödem *nt.*
troph·ic keratitis ['trɑfɪk] Keratitis/Keratopathia neuroparalytica.
trophic ulcer trophisches Ulkus *nt*, Ulcus trophicum.
troph·o·neu·ro·sis [ˌtrɑfənjʊə'rəʊsɪs] *n* Trophoneurose *f.*
troph·o·neu·rot·ic atrophy [ˌtrɑfənjʊə-'rɑtɪk] Denervationsatrophie *f*; Trophoneurose *f.*
trophoneurotic ulcer neurotrophische Ulzeration *f*, trophoneurotisches Ulkus *nt.*
tro·phop·a·thy [trəʊ'fɑpəθɪ] *n* Ernährungsfehler *m*, -mangel *m*, Trophopathie *f.*
trop·i·cal acne ['trɑpɪkl] tropische Akne *f*, Tropenakne *f.*

tropical anhidrotic asthenia thermogene/tropische Anhidrose *f.*
tropical bedbug *micro.* tropische Bettwanze *f*, Cimex hemipterus/rotundatus.
tropical diarrhea tropische Sprue *f.*
tropical disease Tropenkrankheit *f.*
tropical lichen *derm.* Roter Hund *m*, tropische Flechte *f*, Miliaria rubra.
tropical medicine Tropenmedizin *f*, -heilkunde *f.*
tropical ulcer Tropen-, Wüstengeschwür *nt*, Ulcus tropicum.
tro·pic hormone ['trɑpɪk] tropes Hormon *nt.*
trou·ble ['trʌbl] **I** *n* **1.** Mühe *f*, Anstrengung *f*, Last *f.* **2.** Leiden *nt*, Störung *f*, Beschwerden *pl.* **II** *vt* plagen, quälen (*with* von). **be troubled with** geplagt werden von.
Trousseau [truː'soː]: **Trousseau's sign** Trousseau-Zeichen *nt.*
Trousseau's syndrome Trousseau-Syndrom *nt.*
true [truː] *adj* wahr; echt, wahr.
true ankylosis *ortho.* knöcherne Ankylose *f.*
true aphasia echte/organisch-bedingte Aphasie *f.*
true asthma primäres/essentielles Asthma *nt.*
true cholinesterase Acetylcholinesterase *f*, echte Cholinesterase *f.*
true conjugate Conjugata anatomica.
true fungi echte Pilze *pl*, Eumyzeten *pl.*
true knot *gyn.* echter/wahrer Nabelschnurknoten *m.*
true neck of humerus anatomischer Humerushals *m.*
true pelvis kleines Becken *nt*, Pelvis minor.
true twins eineiige/identische/monozygote Zwillinge *pl.*
trun·cal ataxia ['trʌŋkl] Rumpfataxie *f.*
truncal obesity Stammfettsucht *f.*
truncal vagotomy *psycho.* trunkuläre Vagotomie *f.*
trunk [trʌŋk] *n* **1.** Stamm *m*, Rumpf, Leib *m*, Torso *m*; *anat.* Truncus *m.* **2.** Gefäßstamm *m*, -strang *m*, Nervenstamm *m*, -strang *m.*
trunk ataxia Rumpfataxie *f.*
trunk musculature Rumpf-, Stammmuskulatur *f.*
trunk presentation *gyn.* Querlage *f.*
truss [trʌs] *n* Bruchband *nt.*
try [traɪ] **I** *n* Versuch *m.* **have a try at sth.** einen Versuch haben mit; es versuchen mit etw. **II** *vt* **1.** versuchen, probieren. **2.** (aus-, durch-)probieren, testen, prüfen. **3.** (*Augen*) (über-)anstrengen, angreifen; (*Nerven*) auf eine harte Probe stellen. **III** *vi* versuchen (*at*); s. bemühen (*for* um); einen Versuch machen. **try on** *vt* (*Prothese*) anprobieren.
try·pan·o·some [trɪ'pænəsəʊm] *n micro.* Trypanosome *f*, Trypanosoma *n.*
try·pan·o·so·mi·a·sis [trɪˌpænəsəʊ'maɪəsɪs] *n* Trypanosomeninfektion *f*, Trypanosomiasis *f*, Trypanomiasis *f.*
try·pan·o·so·mi·cide [trɪˌpænə'səʊmə-

trypanosomid 404

saɪd] **I** *n* Trypanozid *nt*, Trypanosomizid *nt*.
II *adj* trypanosomen(ab)tötend, trypanozid, trypanosomizid.

try·pan·o·so·mid [trɪˈpænəsəʊmɪd] *n* Trypanosomid *nt*, Trypanid *nt*.

tryp·sin [ˈtrɪpsɪn] *n* Trypsin *nt*.

tryp·tic digestion [ˈtrɪptɪk] tryptische Verdauung *f*.

tryp·to·phan [ˈtrɪptəʊfæn] *n* Tryptophan *nt*.

tset·se (fly) [ˈtsetsiː, ˈtsiː-] *n* Zungen-, Tsetsefliege *f*, Glossina *f*.

T suppressor cell T-Suppressorzelle *f*.

T-system *n* T-System *nt*, transversales Röhrensystem *n*.

T tube *chir.* T-Röhrchen *nt*.

T tube catheter T-Katheter *m*.

T tube drainage *chir.* T-Drainage *f*, T-Drain *m*.

T tubule Transversaltubulus *m*, T-Tubulus *m*.

tu·bal abortion [ˈt(j)uːbl] *gyn.* Tubarabort *m*, tubarer Abort *m*.

tubal block *HNO* Tubenblockade *f*.

tubal canal Semicanalis tubae auditivae/auditoriae.

tubal cartilage Tubenknorpel *m*, Cartilago tubae auditoriae.

tubal catheterization *HNO* (*Ohr*) Tubenkatheterismus *m*.

tubal colic *gyn.* Tubenkolik *f*.

tubal folds (of uterine tube) Tubenfalten *pl*, Plicae tubariae/tubales.

tubal mole *gyn.* Tubenmole *f*.

tubal occlusion *HNO* (*Ohr*) Tubenverschluß *m*. **acute tubal occlusion** akuter Tubenverschluß, Serotympanum *nt*.

tubal ovarian abscess *gyn.* Tubenabszeß *m*.

tubal patency *HNO* (*Ohr*) Tubendurchlässigkeit *f*.

tubal pregnancy Eileiter-, Tubenschwangerschaft *f*, Tubargravidität *f*.

tubal rupture *gyn.* Tubar-, Tubenruptur *f*.

tubal tonsil Tubenmandel *f*, Tonsilla tubaria.

tube [t(j)uːb] *n* **1.** Röhre *f*; Tube *f*; *anat.* Tuba *f*. **2.** *anat.* Eileiter *m*, Tube *f*, Oviduct *m*, Salpinx *f*. **3.** Sonde *f*, Rohr *nt*, Röhre *f*, Schlauch *m*.

tube cast *urol.* **1.** Harnzylinder *m*. **2.** Nierenzylinder *m*.

tu·bec·to·my [t(j)uːˈbektəmɪ] *n gyn.* Eileiterentfernung *f*, Salpingektomie *f*.

tubed flap [t(j)uːbt] *chir.* Rundstiellappen *m*.

tube flap/graft → tubed flap.

tu·ber·cle [ˈt(j)uːbɜrkl] *n* **1.** *anat.* [s.u. TUBERCULUM] **2.** *patho.* Tuberkel *m*, Tuberkelknötchen *nt*.

tubercle bacillus Tuberkelbazillus *m*, Tuberkulosebazillus *m*, TB-Bazillus *m*, Mycobacterium tuberculosis.

tu·ber·cu·lar meningitis [t(j)uːˈbɜrkjələr] tuberkulöse Meningitis *f*.

tu·ber·cu·lid [t(j)uːˈbɜrkjəlɪd] *n derm.* Tuberkulid *nt*.

tu·ber·cu·lin [t(j)uːˈbɜrkjəlɪn] *n* Tuberkulin *nt*, Tuberculin *nt*.

tuberculin sensitivity Tuberkulinsensibilität *f*.

tuberculin test Tuberkulin-Test *m*.

tuberculin-type hypersensitivity T-zellvermittelte Überempfindlichkeitsreaktion *f*, Tuberkulin-Typ/Spät-Typ/Typ IV *m* der Überempfindlichkeitsreaktion.

tu·ber·cu·loid [t(j)uːˈbɜrkjəlɔɪd] *adj* **1.** tuberkelähnlich, tuberkuloid. **2.** tuberkuloseartig, tuberkuloid.

tuberculoid leprosy tuberkuloide Lepra *f*, Lepra tuberculoides.

tu·ber·cu·lo·ma [t(j)uː,bɜrkjəˈləʊmə] *n* Tuberkulom *nt*.

tu·ber·cu·lo·sil·i·co·sis [t(j)uː,bɜrkjəsɪlɪˈkəʊsɪs] *n* Tuberkulosilikose *f*.

tu·ber·cu·lo·sis [t(j)uː,bɜrkjəˈləʊsɪs] *n* Tuberkulose *f*, Tuberculosis *f*.

tuberculosis of the intestines Darm-, Intestinaltuberkulose.

tuberculosis of the kidney Nierentuberkulose.

tuberculosis of the larynx Larynx-, Kehlkopftuberkulose.

tuberculosis of the lung Lungentuberkulose.

tuberculosis of the skin Hauttuberbukose *f*, Tuberculosis cutis.

tuberculosis of the spine Wirbelsäulentuberkulose.

tu·ber·cu·lo·stat·ic [t(j)uː,bɜrkjələʊˈstætɪk] **I** *n* Tuberkulostatikum *nt*. **II** *adj* tuberkulostatisch.

tu·ber·cu·lous abscess [t(j)uːˈbɜrkjələs] tuberkulöser Abszeß *m*.

tuberculous cavity tuberkulöse Kaverne *f*.

tuberculous granuloma tuberkulöses Granulom *nt*.

tuberculous infiltrate tuberkulöses Infiltrat *nt*.

tuberculous lymphadenitis Lymphknotentuberkulose *f*.

tuberculous meningitis → tubercular meningitis.

tuberculous myocarditis tuberkulöse Myokarditis *f*.

tuberculous pneumonia tuberkulöse Pneumonie *f*.

tuberculous reinfection tuberkulöser Reinfekt *m*.

tuberculous sepsis Tuberkulosesepsis *f*, Sepsis tuberculosa. **fulminating tuberculous sepsis** Landouzy-Sepsis *f*, Sepsis tuberculosa acutissima.

tuberculous spondylitis Wirbeltuberkulose *f*, Spondylitis tuberculosa.

tuberculous ulcer tuberkulöses Geschwür *nt*.

tu·ber·os·i·ty [t(j)uːbəˈrɒsətɪ] *n anat.* [s.u. TUBEROSITAS]

tu·ber·ous sclerosis [ˈt(j)uːbərəs] Bourneville-Syndrom *nt*, tuberöse (Hirn-)Sklerose *f*, Epiloia *f*.

tu•bo•ab•dom•i•nal pregnancy [ˌt(j)uː-bəʊæbˈdɑmɪnl] tuboabdominelle/tuboabdominale Schwangerschaft f.

tubo-ovarian abscess Tuboovarialabszeß m.

tubo-ovarian pregnancy Tuboovarialschwangerschaft f, -gravidität f.

tubo-ovariotomy n gyn. Salpingo-Oophorektomie f, Salpingo-Ovariektomie f.

tubo-ovaritis n gyn. Salpingo-Oophoritis f.

tu•bo•plas•ty [ˈt(j)uːbəʊplæstɪ] n gyn. Eileiter-, Tubenplastik f.

tu•bo•tor•sion [t(j)uːbəʊˈtɔːrʃn] n **1.** gyn. Eileiterdrehung f, Tubotorsion f. **2.** HNO Tubendrehung f, Tubotorsion f.

tu•bo•u•ter•ine pregnancy [t(j)uːbəʊˈjuːtərɪn] intramurale/interstitielle Schwangerschaft f.

tu•bu•lar adenoma [ˈt(j)uːbjələr] tubuläres Adenom nt.

tubular atrophy (Niere) Tubulusatrophie f.

tubular bone Röhrenknochen m.

tubular cast urol. **1.** Harnzylinder m. **2.** Nierenzylinder m.

tubular cells (Niere) Tubuluszellen pl, -epithelien pl.

tubular necrosis (Niere) Tubulusnekrose f.

tubular nephrosis Tubulo-, Tubulusnephrose f.

tubular vision ophthal. Tunnelsehen nt.

tu•bu•lop•a•thy [t(j)uːbjəˈlɑpəθɪ] n (Niere) Tubulopathie f.

tu•bu•lor•rhex•is [ˌt(j)uːbjələˈreksɪs] n (Niere) Tubulorrhexis f.

tu•fa lung [ˈt(j)uːfə] Tuffsteinlunge f, metastatische Lungenkalzinose f.

tuft [tʌft] n Knäuel m; (Haar-)Büschel nt; (Gefäß-)Bündel nt.

tuft fracture Berstungsbruch m, -fraktur f.

tu•la•re•mia [tuːləˈriːmɪə] n Tularämie f, Hasenpest f, Francis-Krankheit f.

tu•la•re•mic conjunctivitis [tuːləˈriːmɪk] Conjunctivitis tularensis.

tu•mes•cence [tjuːˈmesəns] n (diffuse) Anschwellung/Schwellung f, Tumeszenz f.

tu•mes•cent [tjuːˈmesənt] adj geschwollen.

tu•mid [ˈt(j)uːmɪd] adj geschwollen, angeschwollen, ödematös.

tu•mor [ˈt(j)uːmər] n **1.** Schwellung f, Anschwellung f, Tumor m. **2.** Geschwulst f, Neubildung f, Gewächs nt, Neoplasma nt, Tumor m.

tumor antigen Tumorantigen nt, T-Antigen nt.

tumor-associated antigen tumorassoziiertes Antigen nt.

tumor biology Tumorbiologie f.

tumor cell Tumorzelle f.

tumor embolus Tumorembolus m.

tumor grading patho. Tumorgrading nt.

tu•mor•i•ci•dal [ˌt(j)uːmərɪˈsaɪdl] adj tumorizid.

tumor immunology Tumorimmunologie f.

tumor lysis syndrome Tumorzerfallssyndrom nt.

tumor marker Tumormarker m.

tumor necrosis factor Tumor-Nekrose-Faktor m, Cachectin m.

tumor-specific antigen tumorspezifisches Antigen nt.

tumor-specific transplantation antigen tumorspezifisches Transplantationsantigen nt.

tumor staging Tumorstaging nt.

tumor viruses micro. Tumorviren pl, onkogene Viren pl.

tun•ing fork test [ˈt(j)uːnɪŋ] HNO Stimmgabelprüfung f.

tun•nel cells [tʌnl] (Innenohr) Corti-Pfeilerzellen pl, Pfeilerzellen pl.

tunnel flap/graft → tubed flap.

tunnel vision Tunnelsehen nt.

tur•ban tumor [ˈtɜrbən] Turbantumor m; Zylindrom nt, Cylindroma nt.

tur•bid [ˈtɜrbɪd] adj (Flüssigkeit) wolkig; undurchsichtig, milchig, trüb(e).

tur•bi•dim•e•try [tɜrbɪˈdɪmətrɪ] n Trübungsmessung f, Turbidimetrie f.

tur•bi•nate [ˈtɜrbənɪt] **I** n → turbinate bone. **II** adj gewunden, schnecken-, muschelförmig.

turbinate bone Nasenmuschel f, Concha nasalis.

tur•bi•nec•to•my [tɜrbɪˈnektəmɪ] n HNO Nasenmuschelresektion f, Turbinektomie f, Konchektomie f.

tur•bi•not•o•my [tɜrbɪˈnɑtəmɪ] n HNO Turbinotomie f.

tur•ges•cence [tɜrˈdʒesns] n (An-)Schwellung f, Geschwulst f, Turgeszenz f.

tur•ges•cent [tɜrˈdʒesnt] adj (an-)schwellend; (an-)geschwollen.

tur•gid [ˈtɜrdʒɪd] adj (an-)geschwollen.

tur•gor [ˈtɜrgər] n Spannungs-, Quellungszustand m, Turgor m.

turn [tɜrn] **I** n **1.** Wendung f, Richtung f, (Ver-)Lauf m. **take a turn for the better/worse** s. bessern/s. verschlimmern. **2.** patho. Anfall m; Taumel m, Schwindel m. **II** vt **3.** (um eine Achse) drehen. **4.** (Patient) (um-, herum-)drehen, wenden. **III** vi **5.** s. drehen (lassen); s. hin- u. herbewegen (lassen); s. (im Kreis) herumdrehen; umdrehen, umwenden. **6.** s. umdrehen od. umwenden (lassen), s. umstülpen. **my stomach turns** mir dreht s. der Magen um. **7.** schwind(e)lig werden, schwindeln. **my head turns** mir dreht s. alles. **8.** werden. **turn cold** kalt werden. **turn pale** erblassen. **turn red** erröten. **turn blue** blau anlaufen, zyanotisch werden. **turn sour** (Milch) sauer werden.

turn over I vt umdrehen; wenden; umwerfen, umkippen. **II** vi **1.** s. drehen, rotieren. **2.** (s. im Bett) umdrehen. **3.** umkippen, umschlagen. **4.** (Magen) s. umdrehen.

Turner [ˈtɜrnər]: **male Turner syndrome** Noonan-Syndrom nt, Pseudo-Ullrich-Turner-Syndrom nt.

pseudo-Turner's syndrome Bonnevie-

Ullrich-Syndrom *nt*, Pterygium-Syndrom *nt*.
Turner's sign Turner-Zeichen *nt*.
Turner's syndrome Ullrich-Turner-Syndrom *nt*.
tur•ri•ceph•a•ly [tɜrə'sefəlɪ] *n* Spitz-, Turmschädel *m*, Akrozephalie *f*, Turrizephalie *f*.
tus•si•gen•ic [tʌsə'dʒenɪk] *adj* hustenerregend, tussigen, tussipar.
tus•sive syncope ['tʌsɪv] Hustenschlag *m*, -synkope *f*.
T wave (*EKG*) T-Welle *f*, -Zacke *f*.
tweez•ers ['twi:zərz] *pl* (*a.* **pair of tweezers**) Pinzette *f*.
twi•light ['twaɪlaɪt] **I** *n* Dämmerung *f*; Zwilicht *nt*, Dämmerlicht *nt*. **II** *adj* dämm(e)rig, Dämmer(ungs)-, Zwilicht-.
twilight sleep Dämmerschlaf *f*.
twilight vision Dämmerungssehen *nt*, skotopes Sehen *nt*, Skotop(s)ie *f*.
twin [twɪn] **I** *n* Zwilling *m*, Geminus *m*. **II** *adj* Zwillings-; doppelt, Doppel-.
twin-bladed *adj* (*Messer*) doppelklingig.
twin brother Zwillingsbruder *m*.
twinge [twɪndʒ] **I** *n* stechender Schmerz *m*, Stechen *nt*, Zwicken *nt*. **II** *vt*, *vi* stechen, schmerzen; zwicken, kneifen.
twin pregnancy Zwillingsschwangerschaft *f*.
twin sister Zwillingsschwester *f*.
twitch [twɪtʃ] **I** *n* **1.** Zuckung *f*; Zucken *nt*; (*Schmerz*) Stich *m*. **2.** Ruck *m*. **II** *vt* **3.** zucken mit. **4.** zupfen, reißen (an). **III** *vi* **5.** zucken (*with* vor). **6.** zupfen, reißen (*at* an).
two-edged [tu:] *adj* (*Messer*) zwei-, doppelschneidig.
two-egg twins zweieiige/dizygote/binovuläre/dissimiläre Zwillinge *pl*.
two-glass test *urol*. Thompson-Probe *f*, Zweigläserprobe *f*.
two-hourly *adj* alle zwei Stunden, zweistündlich.
two-step exercise test *card*. Master-Test *m*, Zweistufentest *m*.
ty•lec•to•my [taɪ'lektəmɪ] *n gyn.* (*Brust*) Segment-, Quadrantenresektion *f*, Lumpektomie *f*, Tylektomie *f*.
ty•lo•ma [taɪ'ləʊmə] *n* Schwiele *f*, Tyloma *nt*.
ty•lo•sis [taɪ'ləʊsɪs] *n* Schwielenbildung *f*, Tylosis *f*.
tym•pa•nec•to•my [tɪmpə'nektəmɪ] *n HNO* Trommelfellentfernung *f*, Tympanektomie *f*.
tym•pan•ic [tɪm'pænɪk] *adj* **1.** tympanal, Trommelfell-, Paukenhöhlen-. **2.** (*Schall*) tympanitisch, tympanisch.
tympanic antrum Warzenfortsatzhöhle *f*, Antrum mastoideum.
tympanic artery Paukenhöhlenschlagader *f*, Arteria tympanica.
tympanic attic Kuppelraum *m*, Attikus *m*, Recessus epitympanicus.
tympanic body Glomus jugulare/tympanicum.

tympanic canal/canaliculus Canaliculus tympanicus.
tympanic cavity Paukenhöhle *f*, Tympanum *nt*, Cavum tympani, Cavitas tympanica.
tympanic cells Cellulae tympanicae.
tympanic membrane Trommelfell *nt*, Membrana tympanica.
tympanic nerve Nervus tympanicus.
tympanic plexus Jacobson-Plexus *m*, Plexus tympanicus.
tympanic resonance tympanitischer/tympanischer Klopfschall *m*.
tympanic ring Trommelfellring *m*, An(n)ulus tympanicus.
tympanic veins Paukenhöhlenvenen *pl*, Vv. tympanicae.
tym•pa•nism ['tɪmpənɪzəm] *n* → tympanites.
tym•pa•ni•tes [tɪmpə'naɪti:z] *n* Tympanie *f*.
tym•pa•nit•ic [tɪmpə'nɪtɪk] *adj* **1.** (*Schall*) tympanitisch, tympanitisch. **2.** tympanitisch, tympanisch.
tympanitic resonance → tympanic resonance.
tym•pa•ni•tis [tɪmpə'naɪtɪs] *n* Mittelohrentzündung *f*, Otitis media.
tym•pa•no•cen•te•sis [,tɪmpənəʊsen'ti:sɪs] *n HNO* Myringotomie *f*, Parazentese *f*.
tym•pan•o•gram [tɪm'pænəgræm] *n HNO* Tympanogramm *nt*.
tym•pa•no•mas•toi•di•tis [tɪmpənəʊ,mæstɔɪ'daɪtɪs] *n HNO* Tympanomastoiditis *f*.
tym•pa•no•me•a•to•mas•toid•ec•to•my [tɪmpənəʊmɪ,eɪtəʊ,mæstɔɪ'dektəmɪ] *n HNO* radikale Mastoidektomie *f*.
tym•pa•nom•e•try [tɪmpə'nɒmətrɪ] *n* Tympanometrie *f*.
tym•pa•noph•o•ny [tɪmpə'nɒfənɪ] *n* **1.** Tympanophonie *f*, Autophonie *f*. **2.** → tinnitus.
tym•pa•no•plas•ty ['tɪmpənəʊplæstɪ] *n HNO* Paukenhöhlen-, Tympanoplastik *f*.
tym•pa•no•scle•ro•sis [,tɪmpənəʊsklɪ'rəʊsɪs] *n HNO* Pauken(höhlen)sklerose *f*, Tympanosklerose *f*.
tym•pa•not•o•my [tɪmpə'nɒtəmɪ] *n HNO* **1.** Pauken(höhlen)punktion *f*, Tympanotomie *f*. **2.** Myringotomie *f*, Parazentese *f*.
tym•pa•nous ['tɪmpənəs] *adj* tympanisch, tympanitisch; gebläht.
tym•pa•num ['tɪmpənəm] *n anat.* **1.** → tympanic cavity. **2.** *inf.* → tympanic membrane.
tym•pa•ny ['tɪmpənɪ] *n* Tympanie *f*.
ty•phic ['taɪfɪk] *adj* Typhus-.
typh•lec•ta•sis [tɪf'lektəsɪs] *n* Blinddarm-, Zäkumüberdehnung *f*.
typh•lec•to•my [tɪf'lektəmɪ] *n chir.* Blinddarm-, Zäkumresektion *f*, Typhlektomie *f*.
typh•li•tis [tɪf'laɪtɪs] *n* **1.** Blinddarm-, Zäkumentzündung *f*, Typhlitis *f*. **2.** Wurm-

fortsatzentzündung *f, inf.* Blinddarmentzündung *f,* Appendicitis *f.*
typh•lo•en•ter•i•tis [ˌtɪfləˌentə'raɪtɪs] *n* → typhlitis 1.
typh•lon ['tɪflɑn] *n* Blinddarm *m,* Zäkum *nt,* Zökum *nt,* Caecum *nt.*
typh•lo•pexy ['tɪfləpeksɪ] *n chir.* Zäkumfixation *f,* Zäkopexie *f,* Typhlopexie *f.*
typh•lop•to•sis [ˌtɪflɑp'təʊsɪs] *n* Zäkumsenkung *f,* Typhloptose *f.*
typh•lor•rha•phy [tɪf'lɔrəfɪ] *n chir.* Zäkumnaht *f,* Zäkorrhaphie *f.*
typh•lo•sis [tɪf'ləʊsɪs] *n* Erblindung *f,* Blindheit *f.*
typh•los•to•my [tɪf'lɑstəmɪ] *n chir.* Zäkumfistel *f,* -fistelung *f,* Typhlostomie *f.*
typh•lot•o•my [tɪf'lɑtəmɪ] *n chir.* Zäkumeröffnung *f,* Zäko-, Typhlotomie *f.*
ty•phoid ['taɪfɔɪd] **I** *n* → typhoid fever. **II** *adj* **1.** Fleckfieber-. **2.** typhusartig, benommen, typhös.
typhoid bacillus *micro.* Typhusbakterium *nt,* Salmonella typhi.

typhoid fever Bauchtyphus *m,* Typhus (abdominalis) *m.*
typhoid vaccine Typhusimpfstoff *m,* -vakzine *f.*
ty•phous ['taɪfəs] *adj* typhusartig, typhös, Typhus-.
ty•phus (fever) ['taɪfəs] *n* Fleckfieber *nt.*
ty•ro•sine ['taɪrəsiːn] *n* Tyrosin *nt.*
tyrosine aminotransferase deficiency Richner-Hanhart-Syndrom *nt,* TAT-Mangel *m,* Tyrosinaminotransferasemangel *m.*
ty•ro•sin•e•mia [ˌtaɪrəsɪ'niːmɪə] *n* (Hyper-)Tyrosinämie *f.*
ty•ro•sis [taɪ'rəʊsɪs] *n patho.* Verkäsung *f,* Tyrosis *f.*
ty•ro•tox•i•co•sis [ˌtaɪrəˌtɑksɪ'kəʊsɪs] *n* Käsevergiftung *f,* Tyrotoxikose *f.*
Tyson ['taɪzn]: **crypts/glands of Tyson** Tyson-Drüsen *f,* Präputialdrüsen *pl,* Glandulae praeputiales.
T-zone lymphoma T-Zonenlymphom *nt.*

U

u•bi•qui•none [juː'bɪkwɪnəʊn] *n* Ubichinon *nt*.
Uehlinger ['yːlɪŋər]: **Uehlinger's syndrome** Uehlinger-Syndrom *nt*.
Uhl [uːl]: **Uhl's anomaly** *card.* (*Herz*) Uhl-Anomalie *f*.
ul•cer ['ʌlsər] *n patho.* Geschwür *nt*, Ulkus *nt*, Ulcus *nt*.
ul•cer•ate ['ʌlsəreɪt] *vi* eitern; ulzerieren; exulzerieren.
ul•cer•at•ed ['ʌlsəreɪtɪd] *adj* eitrig, eiternd, vereitert; ulzeriert; exulzeriert.
ul•cer•a•tion [ʌlsə'reɪʃn] *n* **1.** (Ver-)Eiterung *f*, Geschwür *nt*, Ulzeration *f*; Exulzeration *f*. **2.** → ulcer.
ul•cer•a•tive colitis ['ʌlsəreɪtɪv] Colitis ulcerosa/gravis.
ulcerative cystitis ulzerierende Blasenentzündung *f*.
ulcerative endocarditis ulzeröse Endokarditis *f*, Endocarditis ulcerosa.
ulcerative esophagitis ulzerierende/ulzerative Ösophagitis *f*.
ulcerative gingivitis Plaut-Vincent-Angina *f*, Fusospirillose *f*, Angina ulcerosa/ulceromembranacea.
ulcerative inflammation ulzerierende/ulzerative Entzündung *f*.
ulcerative stomatitis ulzerative Stomatitis *f*.
ulcerative tonsillitis ulzerierende Tonsillitis *f*.
ulcer carcinoma Ulkuskarzinom *nt*, Carcinoma ex ulcere.
ulcer disease Ulkuskrankheit *f*.
  peptic ulcer disease Ulkuskrankheit.
  recurrent ulcer disease Rezidivulkus *nt*.
ul•cer•o•gen•ic [ʌlsərəʊ'dʒenɪk] *adj* ulzerogen.
ul•cer•o•mem•bra•nous gingivitis [ʌlsərəʊ'membrənəs] → ulcerative gingivitis.
ul•cer•o•phleg•mon•ous appendicitis [ʌlsərəʊ'flegmənəs] ulzerophlegmonöse Appendizitis *f*.
ulcer surgery Ulkuschirurgie *f*.
u•lec•to•my [juː'lektəmɪ] *n* **1.** *chir.* Narbenausschneidung *f*, -exzision *f*. **2.** *HNO* Zahnfleischabtragung *f*, Gingivektomie *f*, Gingivoektomie *f*.
Ullrich-Feichtiger [ʊlrɪç 'faɪçtɪŋər]: **Ullrich-Feichtiger syndrome** Ullrich-Feichtiger-Syndrom *nt*.
Ullrich-Turner [ʊlrɪç 'tɜrnər]: **Ullrich-Turner syndrome** Noonan-Syndrom *nt*, Pseudo-Ullrich-Turner-Syndrom *nt*.
ul•na ['ʌlnə] *n* Ulna *f*.
ul•nar artery ['ʌlnər] Arteria ulnaris.
ulnar fracture Ellenbruch *m*, Ulnafraktur *f*.
ulnar nerve Nervus ulnaris.
ulnar tunnel syndrome Ulnartunnelsyndrom *nt*.
ulnar veins Vv. ulnares.
u•lot•o•my [juː'lɑtəmɪ] *n chir.* Narbendurchtrennung *f*, -revision *f*.
ul•tra•short acting ['ʌltrəʃɔrt] ultrakurzwirkend.
ul•tra•son•ic atomization [ʌltrə'sɑnɪk] Ultraschallvernebelung *f*.
ultrasonic cardiography Echokardiographie *f*, Ultraschallkardiographie *f*.
ultrasonic nebulization → ultrasonic atomization.
ultrasonic nebulizer Ultraschallvernebler *m*.
ul•tra•son•o•gram [ʌltrə'sɑnəgræm] *n* Sonogramm *nt*.
ul•tra•son•o•graph•ic [ʌltrə,sɑnə'græfɪk] *adj* sonographisch, Ultraschall-, Ultrasono-.
ul•tra•so•nog•ra•phy [,ʌltrəsə'nɑgrəfɪ] *n* Ultraschalldiagnostik *f*, Sonographie *f*.
ul•tra•sound ['ʌltrəsaʊnd] *n* Ultraschall *m*, Ultraschallstrahlen *pl*, -wellen *pl*.
ultrasound cardiography → ultrasonic cardiography.
ultrasound mammography *gyn.* Ultraschallmammographie *f*.
ul•tra•vi•o•let [ʌltrə'vaɪəlɪt] **I** *n* Ultraviolett *nt*, Ultraviolettlicht *nt*, UV-Licht *nt*. **II** *adj* ultraviolett, Ultraviolett-, UV-.
ultraviolet irradiation UV-Bestrahlung *f*.
ultraviolet keratoconjunctivitis Keratoconjunctivitis/Ophthalmia photoelectrica.
ultraviolet light → ultraviolet I.
ultraviolet radiation Ultraviolettstrahlung *f*, UV-Strahlung *f*.
um•bil•i•cal artery [ʌm'bɪlɪkl] Nabelarterie *f*, Arteria umbilicalis.
umbilical circulation Umbilikal-, Nabel(schnur)kreislauf *m*.
umbilical cord Nabelstrang *m*, -schnur *f*,

Funiculus umbilicalis.

umbilical fistula 1. Nabelfistel *f*, Fistula umbilicalis. **2.** Dottergangsfistel *f*, Fistula omphaloenterica.

umbilical hernia Nabelbruch *m*. **congenital umbilical hernia** Nabelschnurbruch.

umbilical ring Nabelring *m*, An(n)ulus umbilicalis.

umbilical sinus Nabelfistel *f*, Fistula umbilicalis.

umbilical vein Nabelvene *f*, V. umbilicalis.

umbilical vessel catheter Nabelschnur-, Nabelvenenkatheter *m*.

umbilical vessels Nabel(schnur)gefäße *pl*.

um•bil•i•ca•ted cataract [ʌmˈbɪlɪkeɪtɪd] ringförmige/scheibenförmige Katarakt *f*.

um•bil•i•cus [ʌmˈbɪlɪkəs] *n anat.* Nabel *m*, Umbilikus *m*, Omphalos *m*.

um•brel•la iris [ʌmˈbrelə] *ophthal.* Napfkucheniris *f*, Iris bombans/bombata.

un•aid•ed [ʌnˈeɪdɪd] *adj* alleine; ohne Hilfe (*by* von); (*Augen*) ohne Brille.

un•as•sist•ed [ʌnəˈsɪstɪd] *adj* ohne Hilfe, ohne Unterstützung (*by* von).

un•at•tend•ed [ʌnəˈtendɪd] *adj* unbeaufsichtigt, ohne Aufsicht; (*Kind*) vernachlässigt; (*Wunde*) unversorgt; (*Krankheit*) unbehandelt.

un•bear•a•ble [ʌnˈbeərəbl] *adj* unerträglich.

un•born [ʌnˈbɔːrn] *adj* ungeboren.

un•changed [ʌnˈtʃeɪndʒt] *adj* (*Zustand, Befinden*) unverändert, gleich.

un•ci•form bone [ˈʌnsɪfɔːrm] Hakenbein *nt*, Os hamatum.

un•ci•nate [ˈʌnsɪnɪt] → unciform bone.

uncinate process Hakenfortsatz *m*, Processus uncinatus.

un•com•mu•ni•ca•ble [ʌnkəˈmjuːnɪkəbl] *adj* (*Krankheit*) nicht ansteckend *od.* übertragbar.

un•con•di•tioned reflex [ʌnkənˈdɪʃənd] unbedingter Reflex *m*.

unconditioned response unbedingte Reaktion *f*.

un•con•ju•gat•ed bilirubin [ʌnˈkʌndʒə-geɪtɪd] freies/indirektes/unkonjugiertes Bilirubin *nt*.

un•con•scious [ʌnˈkɒnʃəs] **I** *n* the unconscious das Unbewußte. **II** *adj* **1.** (*a. psycho.*) unbewußt, unwillkürlich. **2.** bewußt-, besinnungslos, ohnmächtig.

un•con•scious•ness [ʌnˈkɒnʃəsnɪs] *n* **1.** Unbewußtheit *f*. **2.** Bewußt-, Besinnungslosigkeit *f*, Ohnmacht *f*.

un•con•tam•i•nat•ed [ʌnkənˈtæmɪneɪtɪd] *adj* nicht verunreinigt *od.* verseucht *od.* infiziert *od.* vergiftet.

un•con•trol•la•ble [ʌnkənˈtrəʊləbl] *adj* **1.** unkontrollierbar; (*Seuche*) nicht einzudämmen. **2.** unbeherrscht, unkontrolliert.

un•co•op•er•a•tive [ʌnkəʊˈɒp(ə)rətɪv] *adj* (*Patient*) nicht kooperativ.

un•co•or•di•nat•ed [ʌnkəʊˈɔːrdneɪtɪd] *adj* unkoordiniert.

un•co•ver•te•bral spondylosis [ʌnkəʊ-ˈvɜːrtəbrəl] Unkovertebralarthrose *f*, Spondylosis intervertebralis/uncovertebralis.

un•crossed diplopia [ʌnˈkrɒst] *ophthal.* direkte/ungekreuzte/homonyme Diplopie *f*.

unc•tion [ˈʌŋkʃn] *n* **1.** Einreibung *f*, (Ein-) Salbung *f*, Unktion *f*. **2.** *pharm.* Salbe *f*.

un•der age [ˈʌndər] minderjährig, unmündig.

un•der•de•vel•oped [ˌʌndərdɪˈveləpt] *adj* **1.** *radiol.* unterentwickelt. **2.** (körperlich *od.* geistig) zurückgeblieben, unterentwickelt.

un•der•di•ag•nose [ʌndərˈdaɪəgnəʊz] *vt* (*Krankheit*) übersehen; (*Diagnose*) übersehen.

un•der•dose [*n* ˈʌndərdəʊs; *v* ʌndər-ˈdəʊs] **I** *n* zu geringe Dosis *f*, Unterdosierung *f*. **II** *vt* zu gering dosieren, unterdosieren.

un•der•fed [ʌndərˈfed] *adj* unterernährt.

un•der•feed•ing [ʌndərˈfiːdɪŋ] *n* Unterernährung *f*, Mangelernährung *f*.

un•der•lip [ˈʌndərlɪp] *n* Unterlippe *f*.

un•der•nour•ished [ʌndərˈnɜrɪʃt] *adj* unter-, mangel-, fehlernährt.

un•der•nour•ish•ment [ʌndərˈnɜrɪʃmənt] *n* Unter-, Mangel-, Fehlernährung *f*.

un•der•nu•tri•tion [ˌʌndərn(j)uːˈtrɪʃn] *n* → undernourishment.

un•der•per•fused [ˌʌndərpərˈfjuːzd] *adj* minderdurchblutet, hypoperfundiert.

un•der•ven•ti•la•tion [ʌndərˌventəˈleɪʃn] *n* alveoläre Minderbelüftung *f*, Hypoventilation *f*.

un•der•weight [ˈʌndərweɪt] **I** *n* Untergewicht *nt*. **II** *adj* untergewichtig.

Underwood [ˈʌndərwʊd]: **Underwood's disease** Underwood-Krankheit *f*, Sklerem *nt*.

un•des•cend•ed testicle/testis [ʌndɪ-ˈsendɪd] Hodenretention *f*, Kryptorchismus *m*, Retentio/Maldescensus testis.

un•di•ag•nosed [ʌnˈdaɪəgnəʊzd] *adj* unerkannt, nicht diagnostiziert.

un•di•gest•i•ble [ˌʌndaɪˈdʒestɪbl] *adj* unverdaulich.

un•dis•placed fracture [ʌndɪsˈpleɪst] nicht-dislozierte Fraktur *f*.

un•du•lant fever [ˈʌndʒələnt] **1.** undulierendes Fieber *nt*, Febris undulans. **2.** Brucellose *f*, Brucellosis *f*, Bruzellose *f*.

un•du•lat•ing pulse [ˈʌndʒəleɪtɪŋ] undulierender Puls *m*.

un•e•qual pulse [ʌnˈiːkwəl] Pulsus inaequalis.

unfit [ʌnˈfɪt] *adj* untauglich, unfähig (*for* zu). **unfit for life** lebensuntüchtig.

un•fit•ness [ʌnˈfɪtnɪs] *n* Untauglichkeit *f*.

un•gual [ˈʌŋgwəl] *adj* Nagel-.

un•guent [ˈʌŋgwənt] *n pharm.* Salbe *f*, Unguentum *nt*.

un•harmed [ʌnˈhɑːrmd] *adj* heil, unversehrt.

un•health•i•ness [ʌnˈhelθɪnɪs] *n* Ungesundheit *f*.

un•healthy [ʌn'helθɪ] *adj* **1.** ungesund, kränkelnd; krankhaft. **2.** ungesund, gesundheitsschädlich.

u•ni•cam•er•al cyst [ju:nɪ'kæm(ə)rəl] einkammrige/unikamerale/unilokuläre Zyste *f*.

u•ni•cel•lu•lar [ju:nɪ'seljələr] *adj* einzellig, unizellulär.

u•ni•con•dy•lar fracture [ju:nɪ'kɑndɪlər] monokondyläre Fraktur *f*.

u•ni•grav•i•da [ju:nɪ'grævɪdə] *n gyn.* Primigravida *f*.

u•ni•lat•er•al deafness [ju:nɪ'lætərəl] einseitige Schwerhörigkeit *f*.

unilateral hemianopia/hemianopsia *ophthal.* einseitige/unilaterale Hemianop(s)ie *f*.

unilateral strabismus *ophthal.* einseitiges/unilaterales Schielen *nt*.

u•ni•loc•u•lar cyst [ju:nɪ'lɑkjələr] → unicameral cyst.

un•in•hib•it•ed [ʌnɪn'hɪbətɪd] *adj* ungehemmt, nicht gehemmt.

un•in•tend•ed [ʌnɪn'tendɪd] *adj* unbeabsichtigt, unabsichtlich.

un•in•ten•tion•al [ʌnɪn'tenʃənl] *adj* → unintended.

un•in•ter•rupt•ed suture [,ʌnɪntə'rʌptɪd] kontinuierliche/fortlaufende Naht *f*.

u•ni•oc•u•lar hemianopia/hemianopsia [ju:nɪ'ɑkjələr] → unilateral hemianopia.

uniocular strabismus → unilateral strabismus.

un•ion ['ju:njən] *n* **1.** Vereinigung *f*, Verbindung *f*. **2.** *ortho.* (Ver-)Heilung *f*.

u•ni•ov•u•lar twins [ju:nɪ'ɑvjələr] eineiige/identische/monozygote/monovuläre Zwillinge *pl*.

u•nip•a•ra [ju:'nɪpərə] *n* Erstgebärende *f*, Primipara *f*.

u•nip•a•rous [ju:'nɪpərəs] *adj* erstgebärend.

u•ni•po•lar lead/recording [ju:nɪ'pəulər] *physiol.* (*EKG*) unipolare Ableitung *f*.

u•nit ['ju:nɪt] *n* **1.** Einheit *f*. **2.** *pharm.* Einheit *f*, Dosis *f*, Menge *f*. **3.** (*Krankenhaus*) Station *f*, Abteilung *f*.

u•ni•ver•sal donor [ju:nə'vɜrsl] *immun.* Universalspender *m*.

universal recipient *immun.* Universalempfänger *m*.

un•known [ʌn'nəun] *adj* unbekannt (*to*). **unknown to the patient** ohne Wissen des Patienten.

un•law•ful [ʌn'lɔ:fəl] *adj* **1.** ungesetzlich, rechtswidrig, illegal. **2.** unehelich.

un•law•ful•ness [ʌn'lɔ:fəlnəs] *n* Ungesetzlichkeit *f*, Rechtswidrigkeit *f*, Illegalität *f*.

unlike twins [un'laɪk] dizygote/ heteroovuläre/binovuläre/zweieiige Zwillinge *pl*.

un•my•e•li•nat•ed fiber/nerve [ʌn'maɪəlɪ,neɪtɪd] marklose/myelinfreie Nervenfaser *f*.

Unna ['unə]: **Unna's disease** Unna-Krankheit *f*, seborrhoisches Ekzem *nt*, seborrhoische Dermatitis *f*.

Unna's nevus Unna-Politzer-Nackennävus *m*, Storchenbiß *m*.

un•nat•u•ral drowsiness [ʌn'nætʃ(ə)rəl] krankhafte Schläfrigkeit *f*, Benommenheit *f*, Somnolenz *f*.

un•re•sect•a•ble tumor [ʌnrɪ'sektəbl] nicht-reserzierbarer Tumor *m*.

un•re•spon•sive [ʌnrɪ'spɑnsɪv] *adj* **1.** unempfänglich (*to* für); nicht ansprechend *od.* reagierend (*to* auf). **unresponsive to treatment. 2.** teilnahmslos.

un•sat•u•rat•ed lipid [ʌn'sætʃəreɪtɪd] Lipid *nt* mit ungesättigten Fettsäuren.

un•sound [ʌn'saund] *adj* **1.** ungesund; (*Essen*) schlecht, verdorben. **2. unsound of mind** unzurechnungsfähig, geisteskrank.

un•spe•cif•ic cholinesterase [ʌnspɪ-'sɪfɪk] unspezifische/unechte Cholinesterase *f*, Pseudocholinesterase *f*.

un•sta•ble [ʌn'steɪbl] *adj* **1.** schwankend, wechselnd; (*Person*) unbeständig. **2.** nicht stabil, nicht fest.

unstable fracture instabile Fraktur *f*.

un•stead•y [ʌn'stedɪ] *adj* unsicher, wackelig, schwankend, unstet.

un•to•ward effect [ʌn'tɔ:rd] (*Therapie, Medikament*) Nebenwirkung *f*.

un•treat•a•ble [ʌn'tri:təbl] *adj* nicht behandelbar, unheilbar.

un•treat•ed [ʌn'tri:tɪd] *adj* unbehandelt.

Unverricht ['unferɪçt]: **Unverricht's syndrome** Unverricht-Syndrom *nt*, Myoklonusepilepsie *f*.

un•want•ed [ʌn'wɑntɪd] *adj* unerwünscht; (*Kind*) ungewollt.

un•well [ʌn'wel] *adj* **be/feel unwell 1.** s. unwohl/unpäßlich fühlen. **2.** menstruierend.

un•wound•ed [ʌn'wu:ndɪd] *adj* unverletzt, unverwundet.

up•per airways ['ʌpər] obere Luftwege *pl*.

upper arm Oberarm *m*.

upper extremity Arm *m*, obere Extremität *m*.

upper eyelid Oberlid *nt*, Palpebra superior.

upper jaw Oberkiefer(knochen *m*) *m*, Maxilla *f*.

upper jawbone → upper jaw.

upper leg Oberschenkel *m*.

upper lip Oberlippe *f*, Labium superius oris.

upper palpebra Oberlid *nt*, Palpebra superior.

upper ramus of pubis oberer Schambeinast *m*, Ramus superior ossis pubis.

up•set [*n* 'ʌpset; *adj, v* ʌp'set] **I** *n* **1.** (Magen-)Verstimmung *f*. **2.** (leichte) Störung *f*; Verstimmung *f*. **II** *adj* **3.** (*Magen*) verstimmt. **4.** bestürzt, betrübt, verletzt, gekränkt (*about* über); aufgeregt (*about* wegen). **III** *vt* **5.** (*Magen*) verstimmen. **6.** erschüttern, bestürzen, mitnehmen; verletzen, weh tun; ärgern.

up•take ['ʌpteɪk] *n physiol.* Aufname *f*, Aufnehmen *nt*; *radiol.* Uptake *nt/f*.

u•ra•chal cyst ['juərəkəl] Urachuszyste *f*.

urachal fistula Urachusfistel *f*.

u•ra•chus ['juərəkəs] *n embryo.* Harngang *m,* Urachus *m.*

u•ra•no•plas•ty ['juərənəuplæstɪ] *n HNO* Gaumenplastik *f,* Urano-, Staphyloplastik *f.*

u•ra•nor•rha•phy [juərə'nɔrəfɪ] *n HNO* Gaumennaht *f,* Urano-, Staphylorrhaphie *f.*

u•ra•nos•chi•sis [juərə'nɑskəsɪs] *n embryo.* Gaumenspalte *f,* Uranoschisis *f,* Palatoschisis *f.*

u•ra•no•staph•y•lo•plas•ty [,juərənəu-,stæfɪləuplæstɪ] *n HNO* Uranostaphyloplastik *f.*

u•ra•no•staph•y•los•chi•sis [juərənəu-,stæfɪ'lɑskəsɪs] *n* Uranostaphyloschisis *f.*

u•rate ['juəreɪt] *n* Urat *nt.*

urate calculus Uratstein *m.*

urate kidney Gicht-, Uratniere *f.*

u•ra•te•mia [juərə'tiːmɪə] *n* Uratämie *f.*

urate nephropathy Gicht-, Uratnephropathie *f.*

urate stone → urate calculus.

u•rat•ic arthritis [jə'rætɪk] Gichtarthritis *f,* Arthritis urica.

u•ra•to•ma [juərə'təumə] *n* (Urat-, Gicht-) Tophus *m.*

u•ra•tu•ria [juərə't(j)uərɪə] *n* Uraturie *f.*

Urbach-Wiethe ['ɜrbæk 'viːtɪ; 'ɜrbæx]: **Urbach-Wiethe disease** Urbach-Wiethe-Syndrom *nt,* Lipoidproteinose *f.*

u•rea [ju'riːə, 'juərɪə] *n* Harnstoff *m,* Carbamid *nt,* Urea *f.*

urea nitrogen Harnstoffstickstoff *m.*

u•re•mia [jə'riːmɪə] *n* Harnvergiftung *f,* Urämie *f.*

u•re•mic acidosis [jə'riːmɪk] urämische Azidose *f.*

uremic amblyopia urämische Amblyopie *f.*

uremic breath Foetor uraemicus.

uremic coma urämisches Koma *nt.*

uremic encephalopathy urämische Enzephalopathie *f.*

uremic fetor → uremic breath.

uremic pericarditis urämische Herzbeutelentzündung *f.*

uremic pneumonitis urämische Pneumonie *f,* urämische Wasserlunge *f.*

u•re•sis [jə'riːsɪs] *n* **1.** Harnen *nt,* Urese *f.* **2.** → urination.

u•re•ter ['jʊrətər, juə'riːtər] *n* Harnleiter *m,* Ureter *m.*

u•re•ter•al colic [juə'riːtərəl] Harnleiterkolik *f.*

ureteral diverticulum Harnleiter-, Ureterdivertikel *nt.*

u•re•ter•al•gia [jʊ,riːtər'ældʒ(ɪ)ə] *n* Harnleiterschmerz *m,* Ureteralgie *f.*

ureteral injury Harnleiter-, Ureterverletzung *f.*

ureteral leak Harnleiterleck *nt.*

ureteral obstruction Harnleiter-, Ureterobstruktion *f.*

ureteral valve Harnleiter-, Ureterklappe *f.*

u•re•ter•ec•ta•sis [jʊ,riːtər'ektəsɪs] *n* Harnleitererweiterung *f,* Ureterektasie *f.*

u•re•ter•ec•to•my [jʊ,riːtər'ektəmɪ] *n urol.* Harnleiterresektion *f,* Ureterektomie *f.*

u•re•ter•ic orifice [juərə'terɪk] Harnleiter(ein)mündung *f,* Ostium ureteris.

u•re•ter•i•tis [jʊ,riːtə'raɪtɪs] *n* Harnleiterentzündung *f,* Ureteritis *f.*

u•re•ter•o•cele [jə'riːtərəusiːl] *n urol.* Ureterozele *f.*

u•re•ter•o•cu•ta•ne•os•to•my [jə,riːtərəukjuː,teɪnɪ'ɑstəmɪ] *n urol.* Harnleiter-Haut-Fistel *f,* Ureterokutaneostomie *f.*

u•re•ter•o•cu•ta•ne•ous fistula [jə,riːtərəukjuː'teɪnɪəs] äußere Ureterfistel *f,* ureterokutane Fistel *f.*

u•re•ter•o•cys•to•scope [jə,riːtərəu'sɪstəskəup] *n* Ureterozystoskop *nt.*

u•re•ter•o•cys•tos•to•my [jə,riːtərəusɪs'tɑstəmɪ] *n* → ureteroneocystostomy.

u•re•ter•o•en•ter•os•to•my [jə,riːtərəu,entə'rɑstəmɪ] *n chir.* Ureteroenteroanastomose *f,* Ureteroenterostomie *f.*

u•re•ter•og•ra•phy [jə,riːtə'rɑgrəfɪ] *n radiol.* Ureterographie *f.*

u•re•ter•o•hy•dro•ne•phro•sis [jə,riːtərəu,haɪdrənɪ'frəusɪs] *n urol.* Ureterohydronephrose *f.*

u•re•ter•o•lith [jə'riːtərəulɪθ] *n* Harnleiterstein *m,* Ureterolith *m.*

u•re•ter•ol•y•sis [jə,riːtə'rɑləsɪs] *n urol.* **1.** Harnleiter-, Ureterruptur *f.* **2.** Harnleiter-, Ureterlähmung *f.* **3.** Harnleiterlösung *f,* Ureterolyse *f.*

u•re•ter•o•ne•o•cys•tos•to•my [jə,riːtərəu,niːəusɪs'tɑstəmɪ] *n urol.* Ureteroneozystostomie *f,* Ureterozystoneostomie *f.*

u•re•ter•o•ne•phrec•to•my [jə,riːtərəunɪ'frektəmɪ] *n urol.* Ureteronephrektomie *f,* Nephroureterektomie *f.*

u•re•ter•op•a•thy [jə,riːtə'rɑpəθɪ] *n* Harnleiter-, Uretererkrankung *f,* Ureteropathie *f.*

u•re•ter•o•plas•ty [jə'riːtərəuplæstɪ] *n urol.* Harnleiter-, Ureterplastik *f.*

u•re•ter•o•py•e•li•tis [jə,riːtərəupaɪə'laɪtɪs] *n* Ureteropyelitis *f,* Ureteropyelonephritis *f.*

u•re•ter•o•py•e•log•ra•phy [jə,riːtərəupaɪə'lɑgrəfɪ] *n radiol., urol.* Ureteropyelographie *f.*

u•re•ter•o•py•e•lo•ne•os•to•my [jə,riːtərəu,paɪələunɪ'ɑstəmɪ] *n urol.* Ureteropyeloneostomie *f,* Uretero(neo)pyelostomie *f.*

u•re•ter•o•py•e•lo•ne•phri•tis [jə,riːtərəu,paɪələunɪ'fraɪtɪs] *n* → ureteropyelitis.

u•re•ter•o•py•e•lo•ne•phros•to•my [jə,riːtərəu,paɪələunɪ'frɑstəmɪ] *n urol.* Ureteropyelonephrostomie *f.*

u•re•ter•o•py•e•lo•plas•ty [jə,riːtərəu'paɪələplæstɪ] *n urol.* Harnleiter-Nierenbecken-Plastik *f.*

u•re•ter•o•py•e•los•to•my [jə,riːtərəu,paɪə'lɑstəmɪ] *n* → ureteropyeloneostomy.

u•re•ter•or•rha•gia [jə,riːtərəu'reɪdʒ(ɪ)ə]

ureterorrhaphy

n Harnleiterblutung *f,* Ureterorrhagie *f.*
u•re•ter•or•rha•phy [jə,ri:tə'rɔrəfɪ] *n urol.* Harnleiternaht *f,* Ureterorrhaphie *f.*
u•re•ter•os•to•ma [jə,ri:tər'ɒstəmə] *n* **1.** Ureterostium *nt,* Ostium ureteris. **2.** *patho.* Harnleiter-, Ureterfistel *f.* **3.** *urol.* Harnleiter-, Ureterfistel *f,* Ureterostoma *nt.*
u•re•ter•os•to•my [jə,ri:tər'ɒstəmɪ] *n urol.* Ureterostomie *f.*
u•re•ter•ot•o•my [jə,ri:tər'ɒtəmɪ] *n urol.* Ureterotomie *f.*
u•re•thra [jʊə'ri:θrə] *n* Harnröhre *f,* Urethra *f.*
u•re•thral calculus [jʊə'ri:θrəl] Harnröhrenstein *m.*
urethral caruncle Harnröhrenkarunkel *f.*
urethral catheter intraurethraler Blasenkatheter *m.*
urethral fever → urinary fever.
u•re•thral•gia [jʊərə'rældʒ(ɪ)ə] *n* Harnröhrenschmerz *m,* Urethralgie *f,* Urethrodynie *f.*
urethral glands Littre-Drüsen *pl,* Urethraldrüsen *pl.*
urethral injury Harnröhren-, Urethraverletzung *f.*
urethral obstruction Harnröhren-, Urethraobstruktion *f.*
urethral sphincter Harnröhrensphinkter *m,* Musculus sphincter urethrae.
urethral stricture Harnröhren-, Urethrastriktur *f.*
urethral syndrome Urethralsyndrom *nt.*
urethral valve Harnröhren-, Urethra(l)klappe *f.*
u•re•thrism ['jʊərəθrɪzəm] *n urol.* Urethrismus *m;* Harnröhrenkrampf *m.*
u•re•thri•tis [jʊərə'θraɪtɪs] *n* Harnröhrenentzündung *f,* Urethritis *f.*
u•re•thro•cele [jə'ri:θrəsi:l] *n* **1.** Harnröhrendivertikel *nt,* Urethrozele *f.* **2.** *gyn.* Harnröhrenprolaps *m,* Urethrozele *f.*
u•re•thro•cys•ti•tis [jə,ri:θrəsɪs'taɪtɪs] *n urol.* Urethrozystitis *f.*
u•re•thro•cys•tog•ra•phy [jə,ri:θrəsɪs'tɑgrəfɪ] *n radiol.* Urethrozystographie *f.*
u•re•thro•cys•tom•e•try [jə,ri:θrəsɪs'tɑmətrɪ] *n urol.* Urethrozystometrie *f.*
u•re•thro•cys•to•pexy [jə,ri:θrə'sɪstəpeksɪ] *n urol.* Urethrozystopexie *f.*
u•re•thro•dyn•ia [jə,ri:θrə'di:nɪə] *n* → urethralgia.
u•re•throg•ra•phy [jʊərə'θrɑgrəfɪ] *n radiol.* Urethrographie *f.*
u•re•thro•plas•ty [jə'ri:θrəplæstɪ] *n urol.* Harnröhren-, Urethraplastik *f.*
u•re•thror•rha•gia [jə,ri:θrə'reɪdʒ(ɪ)ə] *n* Harnröhrenblutung *f,* Urethrorrhagie *f.*
u•re•thror•rha•phy [jʊərɪ'θrɔrəfɪ] *n urol.* Harnröhrennaht *f,* Urethrorrhaphie *f.*
u•re•thros•co•py [jʊərɪ'θrɑskəpɪ] *n urol.* Harnröhrenspiegelung *f,* Urethroskopie *f.*
u•re•thro•spasm [jə'ri:θrəspæzm] *n* → urethrism.
u•re•thro•ste•no•sis [jə,ri:θrəstɪ'nəʊsɪs] *n* Harnröhren-, Urethrastenose *f.*
u•re•thros•to•my [jʊərɪ'θrɑstəmɪ] *n urol.* Urethrostomie *f.*
u•re•throt•o•my [jʊərɪ'θrɑtəmɪ] *n urol.* Harnröhreneröffnung *f,* Urethrotomie *f.*
u•ric acid ['jʊərɪk] Harnsäure *f.*
uric acid calculus Harnsäurestein *m.*
uric acid diathesis Gichtdiathese *f,* harnsaure/uratische Diathese *f.*
uric acid infarct Harnsäureinfarkt *m.*
u•ri•co•su•ria [jʊrɪkəʊ's(j)ʊərɪə] *n* **1.** Harnsäureausscheidung *f,* Urikosurie *f.* **2.** Hyperurikosurie *f,* Hyperurikurie *f.*
u•ri•co•su•ric [jʊrɪkəʊ's(j)ʊərɪk] **I** *n* Urikosurikum *nt.* **II** *adj* urikosurisch.
u•ri•na•ble ['jʊərənəbl] *adj* im Harn ausscheidbar.
u•ri•nal ['jʊərɪnl] *n* **1.** Urinflasche *f,* Harnglas *nt,* Urinal *nt.* **2.** Urinbecken *nt,* Urinal *nt.*
u•ri•nary bladder ['jʊərɪneri:] (Harn-)Blase *f,* Vesica urinaria.
urinary calculus Harnstein *m,* -konkrement *nt,* Urolith *m.*
urinary cast *urol.* Harnzylinder *m.*
urinary catheter (Harn-)Blasenkatheter *m.*
urinary cylinder → urinary cast.
urinary cyst Harnzyste *f.*
urinary fever Katheter-, Urethral-, Harnfieber *nt.*
urinary fistula Harnfistel *f.*
urinary incontinence Harninkontinenz *f,* Incontinentia urinae.
urinary organs uropoetisches System *nt,* Harnorgane *pl.*
urinary output Harnausscheidung *f,* -volumen *nt.*
urinary reflex Blasenentleerungsreflex *m.*
urinary retention Harnstauung *f,* -verhalt *m,* -verhaltung *f.*
urinary tract → urinary organs. **lower urinary tract** ableitende Harnwege *pl.*
urinary tract infection Harnwegsinfekt *m,* -infektion *f.*
urinary tract obstruction Harnwegsobstruktion *f.*
u•ri•nate ['jʊərɪneɪt] *vi* die Blase entleeren, harnen, urinieren.
u•ri•na•tion [jʊərɪ'neɪʃn] *n* Wasserlassen *nt,* Urinieren *nt,* Miktion *f.*
u•rine ['jʊərɪn] *n* Harn *m,* Urin *m.*
urine culture Harn-, Urinkultur *f.*
urine sediment Harnsediment *nt.*
u•ro•bi•lin [jʊərəʊ'baɪlɪn] *n* Urobilin *nt.*
u•ro•bil•in•e•mia [jʊərəʊ,bɪlə'ni:mɪə] *n* Urobilinämie *f.*
u•ro•bi•lin•o•gen [,jʊərəʊbaɪ'lɪnədʒən] *n* Urobilinogen *nt.*
u•ro•bi•lin•o•gen•e•mia [,jʊərəʊbaɪ,lɪnədʒə'ni:mɪə] *n* Urobilinogenämie *f.*
u•ro•bi•lin•u•ria [jʊərəʊ,bɪlə'n(j)ʊərɪə] *n* Urobilinurie *f.*
u•ro•cys•ti•tis [,jʊərəʊsɪs'taɪtɪs] *n* Blasenentzündung *f,* Zystitis *f,* Cystitis *f.*
u•ro•dyn•ia [jʊərəʊ'di:nɪə] *n* schmerzhaftes

Wasserlassen *nt*, Urodynie *f*.
u•ro•gen•i•tal apparatus [jʊərəʊ'dʒenɪtl] → urogenital tract.
urogenital region Urogenitalgegend *f*, -region *f*, Regio urogenitalis.
urogenital system → urogenital tract.
urogenital tract Urogenitalsystem *nt*, -trakt *m*, Harn- u. Geschlechtsorgane *pl*, Apparatus urogenitalis, Systema urogenitale.
u•rog•ra•phy [jʊə'rɑgrəfɪ] *n radiol.* Urographie *f*.
u•ro•lith ['jʊərəʊlɪθ] *n* Harnstein *m*, -konkrement *nt*, Urolith *m*.
u•ro•li•thi•a•sis [ˌjʊərəʊlɪ'θaɪəsɪs] *n* Harnsteinleiden *nt*, Urolithiasis *f*.
u•rol•o•gist [jə'rɑlədʒɪst] *n* Urologe *m*, -login *f*.
u•rol•o•gy [jə'rɑlədʒɪ] *n* Urologie *f*.
u•ro•ne•phro•sis [ˌjʊərənɪ'frəʊsɪs] *n* Harnstauungs-, Wassersackniere *f*, Hydro-, Uronephrose *f*.
u•ro•por•phy•rin [jʊərəʊ'pɔːrfərɪn] *n* Uroporphyrin *nt*.
u•ro•rec•tal fistula [jʊərəʊ'rektl] Urorektalfistel *f*.
u•ro•sep•sis [jʊərə'sepsɪs] *n* Urosepsis *f*, Harnsepsis *f*.
ur•ti•ca ['ɜrtɪkə] *n* Quaddel *f*, Urtika *f*.
ur•ti•car•ia [ɜrtɪ'keərɪə] *n patho.* Nesselfieber *nt*, -sucht *f*, Urtikaria *f*.
ur•ti•car•i•al [ɜrtɪ'keərɪəl] *adj* urtikariell.
ur•ti•ca•tion [ɜrtɪ'keɪʃn] *n* **1.** Nesselbildung *f*, Quaddelbildung *f*. **2.** Brennen *nt*.
use [juːz] **I** *n* **1.** An-, Verwendung *f*, Gebrauch *m*. **for use** zum Gebrauch. **in use** in Gebrauch, gebräuchlich. **in common use** allgemein gebräuchlich. **out of use** außer Gebrauch, nicht mehr gebräuchlich. **make use of** benutzen, Gebrauch machen von. **2.** (*Medikamente*) Einnahme *f*. **for external use (only)** (nur) zur äußerlichen Anwendung, (nur) äußerlich anzuwenden. **3.** Verwendungszweck *m;* Nutzung *f*, Verwertung *f*. **4.** Zweck *m*, Sinn *m*. **of use to** nützlich für. **of no use** nutz-, zwecklos, unbrauchbar. **II** *vt* gebrauchen, benutzen, benützen, an-, verwenden (*on* auf); Gebrauch machen von, (aus-)nutzen.
u•ter•al•gia [juːtə'rældʒ(ɪ)ə] *n* Gebärmutterschmerz(en *pl*) *m*, Hysteralgie *f*, Hysterodynie *f*, Metralgie *f*, Metrodynie *f*.
u•ter•ec•to•my [juːtə'rektəmɪ] *n gyn.* Gebärmutterentfernung *f*, Hysterektomie *f*, Uterusexstirpation *f*.
u•ter•ine adhesions ['juːtərɪn] *gyn.* Gebärmutterverwachsungen *pl*, -verklebungen *pl*, Uterusverwachsungen *pl*, -verklebungen *pl*.
cervical uterine adhesions Zervixverwachsungen, -verklebungen.
corporeal uterine adhesions Korpusverwachsungen, -verklebungen.
uterine aplasia Gebärmutter-, Uterusaplasie *f*.
uterine apoplexy 1. hämorrhagische Endometriumnekrose *f*. **2.** Couvelaire-Uterus *m*, Uterusapoplexie *f*, uteroplazentare Apoplexie *f*.
uterine bleeding Gebärmutter-, Uterusblutung *f*. **essential uterine bleeding** hämorrhagische Metropathie *f*, Metropathia haemorrhagica.
uterine calculus Gebärmutter-, Uterusstein *m*, Uterolith *m*, Hysterolith *m*.
uterine canal 1. Gebärmutterkanal *m*, -höhle *f*, Uteruskanal *m*, -höhle *f*. **2.** → uterovaginal canal.
uterine carcinoma Gebärmutterkrebs *m*, Uteruskarzinom *nt*.
uterine cavity Gebärmutter-, Uterushöhle *f*, Cavitas uteri.
uterine cycle Uteruszyklus *m*, zyklische Uterusveränderungen *pl*.
uterine inertia Wehenschwäche *f*, Inertia uteri.
uterine mucosa Uterusschleimhaut *f*, Endometrium *nt*.
uterine opening of uterine tube Tubenmündung *f*.
uterine polyp Gebärmutter-, Uteruspolyp *m*.
uterine pregnancy (intra-)uterine/eutopische Schwangerschaft *f*.
uterine tube Eileiter *m*, Tube *f*, Oviduct *m*.
uterine tympanitis *gyn.* Uterustympanie *f*.
uterine veins Gebärmutter-, Uterusvenen *pl*. Vv. uterinae.
u•ter•o•cer•vi•cal canal [juːtərəʊ'sɜrvɪkəl] Zervixkanal *m*, Canalis cervicis uteri.
u•ter•o•dyn•ia [juːtərəʊ'diːnɪə] *n* → uteralgia.
u•ter•o•fix•a•tion [ˌjuːtərəʊfɪk'seɪʃn] *n gyn.* Gebärmutteranheftung *f*, Hysteropexie *f*, Uteropexie *f*.
u•ter•og•ra•phy [juːtə'rɑgrəfɪ] *n* **1.** *radiol.* Hysterographie *f*, Uterographie *f*. **2.** *gyn.* Hysterographie *f*.
u•ter•o•lith ['juːtərəlɪθ] *n* → uterine calculus.
u•ter•om•e•try [juːtə'rɑmətrɪ] *n gyn.* Hysterometrie *f*.
u•ter•o•pexy ['juːtərəʊpeksɪ] *n* → uterofixation.
u•ter•o•pla•cen•tal apoplexy [ˌjuːtərəʊplə'sentl] → uterine apoplexy 2.
uteroplacental circulation uteroplazentärer Kreislauf *m*.
u•ter•o•plas•ty ['juːtərəʊplæstɪ] *n gyn.* Gebärmutter-, Uterusplastik *f*.
u•ter•o•sac•ral block [juːtərəʊ'seɪkrəl] Parazervikalblock *m*, -anästhesie *f*.
u•ter•o•sal•pin•gog•ra•phy [juːtərəʊˌsælpɪŋ'gɑgrəfɪ] *n radiol.* Utero-, Hysterosalpingographie *f*, Utero-, Hysterotubographie *f*.
u•te•ros•co•py [juːtə'rɑskəpɪ] *n* Gebärmutterspiegelung *f*, Hysteroskopie *f*.
u•ter•ot•o•my [juːtə'rɑtəmɪ] *n gyn.* Gebärmutterschnitt *m*, Hysterotomie *f*.
u•ter•o•tu•bog•ra•phy [ˌjuːtərəʊtjuː'bɑgrəfɪ] *n* → uterosalpingography.

uterovaginal canal

u•ter•o•vag•i•nal canal [juːtərəʊˈvædʒɪnl] *embryo.* Uterovaginalkanal *m.*

u•ter•o•ves•i•cal pouch [juːtərəʊˈvesɪkl] vorderer Douglas-Raum *m,* Excavatio vesicouterina.

u•ter•us [ˈjuːtərəs] *nanat.* Gebärmutter *f,* Uterus *m,* Metra *f.*

u•tri•cle [ˈjuːtrɪkl] *n anat. (Ohr)* Vorhofbläschen *nt,* Utriculus *m* (vestibuli).

u•vea [ˈjuːvɪə] *n* Uvea *f,* Tunica vasculosa bulbis.

u•ve•al coat [ˈjuːvɪəl] → uvea.

u•ve•i•tis [juːvɪˈaɪtɪs] *n ophthal.* Uveaentzündung *f,* Uveitis *f.*

u•ve•o•en•ceph•a•li•tis [ˌjuːvɪəʊenˌsefəˈlaɪtɪs] *n ophthal.* Harada-Syndrom *nt.*

u•ve•o•men•in•gi•tis syndrome [juːvɪəʊˌmenɪnˈdʒaɪtɪs] *ophthal.* Harada-Syndrom *nt.*

u•ve•o•pa•rot•id fever [ˌjuːvɪəʊpəˈrɒtɪd] Heerfordt-Syndrom *nt,* Febris uveoparotidea.

u•ve•o•scle•ri•tis [ˌjuːvɪəʊsklɪˈraɪtɪs] *n ophthal.* Uveoskleritis *f.*

u•vi•o•re•sist•ant [ˌjuːvɪəʊrɪˈzɪstənt] *adj* UV-resistent.

u•vi•o•sen•si•tive [juːvɪəʊˈsensɪtɪv] *adj* UV-empfindlich.

UV irradiation UV-Bestrahlung *f.*

u•vu•la [ˈjuːvjələ] *n* (Gaumen-)Zäpfchen *nt,* Uvula *f* (palatina).

uvula of bladder Blasenzäpfchen, Uvula vesicae.

uvula of cerebellum Kleinhirnzäpfchen, Uvula vermis.

u•vu•lar [ˈjuːvjələr] *adj* uvulär, Zäpfchen-, Uvulo-, Staphyl(o)-.

u•vu•lec•to•my [juːvjəˈlektəmɪ] *n HNO* Zäpfchenentfernung *f,* Uvulektomie *f.*

u•vu•li•tis [juːvjəˈlaɪtɪs] *n* Zäpfchenentzündung *f,* Uvulitis *f,* Staphylitis *f.*

u•vu•lop•to•sis [ˌjuːvjələpˈtəʊsɪs] *n* Zäpfchensenkung *f,* Uvuloptose *f,* Staphyloptose *f.*

u•vu•lot•o•my [juːvjəˈlɒtəmɪ] *n HNO* Uvulotomie *f,* Staphylotomie *f.*

U wave *physiol. (EKG)* U-Welle *f,* U-Zacke *f.*

V

vac•ci•nal ['væksɪnl] *adj* vakzinal, Impf-, Vakzine-.
vaccinal fever Impffieber *nt*.
vac•ci•nate ['væksɪneɪt] *vt, vi* impfen, vakzinieren (*against* gegen).
vac•ci•na•tion [væksɪ'neɪʃn] *n* (Schutz-)Impfung *f*, Vakzination *f*.
vac•ci•na•tor ['væksɪneɪtər] *n* **1.** Impfarzt *m*, -ärztin *f*. **2.** Impfmesser *nt*, -nadel *f*.
vac•cine [væk'siːn; 'væksiːn] **I** *n* Impfstoff *m*, Vakzine *f*, Vakzin *nt*. **II** *adj* → vaccinal.
vac•ci•nee [væksə'niː] *n* Geimpfter *m*, Impfling *m*.
V-A conduction *card.* retrograde Erregungsleitung *f*.
vac•u•o•lar ['vækjə,əʊlər] *adj* vakuolär, Hohl-, Vakuolen-.
vac•u•o•lat•ion [vækjʊə'leɪʃn] *n* Vakuolenbildung *f*, Vakuolisierung *f*.
vac•u•ole ['vækjʊəʊl] *n* Vakuole *f*, Vakuolenhöhle *f*, -raum *m*.
vac•u•um aspiration/curettage ['vækj(əw)əm] *gyn.* Aspirations-, Saug-, Vakuumkürettage *f*.
va•gal ['veɪgl] *adj* vagal, Vagus-, Vago-.
vagal attack vasovagale Synkope *f*.
vagal block Vagusblock(ade *f*) *m*.
vagal bradycardia *card.* vagotonische Bradykardie *f*.
vagal tone Vagustonus *m*.
vagal trunk Vagusstamm *m*, Truncus vagalis.
va•gec•to•my [veɪ'dʒektəmɪ] *n neurochir.* Vagusresektion *f*, Vagektomie *f*.
va•gi•na [və'dʒaɪnə] *n* **1.** *anat.* Scheide *f*, Hülle *f*, Vagina *f*. **2.** *gyn.* Scheide *f*, Vagina *f*.
vagina of bulb Tenon-Kapsel *f*, Vagina bulbi.
vag•i•nal atresia ['vædʒənl] Scheiden-, Vaginalatresie *f*.
vaginal canal Scheidenkanal *m*.
vaginal candidiasis *gyn.* Vaginalkandidose *f*.
vaginal cycle Vaginazyklus *m*, zyklische Vaginaveränderungen *pl*.
vaginal diaphragm *gyn.* Diaphragma(pessar) *nt*.
vaginal examination vaginale Untersuchung *f*.
vaginal flora Scheidenflora *f*.
vaginal hernia Scheidenbruch *m*, Kolpozele *f*, Hernia vaginalis. **posterior vaginal hernia** Enterozele *f*, Hernia vaginalis posterior.
vaginal hysterectomy *gyn.* transvaginale Hysterektomie *f*.
vaginal introitus Scheideneingang *m*, Ostium vaginae.
vag•i•na•li•tis [vædʒɪnə'laɪtɪs] *n urol.* Vaginalitis *f*.
vaginal opening/orifice Scheideneingang *m*, Ostium vaginae.
vaginal pain → vaginodynia.
vaginal secretion Vagina(l)sekret *nt*.
vaginal smear Vaginal-, Scheidenabstrich *m*, Vaginalsmear *m*.
vaginal spasm Scheiden-, Vaginalkrampf *m*.
vaginal speculum → vaginoscope 1.
vaginal swab → vaginal smear.
vaginal synovitis Sehnenscheidenentzündung *f*, Teno-, Tendosynovitis *f*, Tendovaginitis *f*.
va•gi•na•pexy [və'dʒaɪnəpeksɪ] *n* → vaginofixation.
vag•i•nec•to•my [vædʒɪ'nektəmɪ] *n gyn.* Kolpektomie *f*.
vag•i•ni•per•i•ne•ot•o•my [vædʒənɪˌperɪnɪ'ɒtəmɪ] *n* Paravaginalschnitt *m*.
vag•i•nis•mus [vædʒɪ'nɪzməs] *n* Scheidenkrampf *m*, Vaginismus *m*.
vag•i•ni•tis [vædʒɪ'naɪtɪs] *n gyn.* Scheidenentzündung *f*, Vaginitis *f*, Kolpitis *f*.
vag•i•no•cele ['vædʒɪnəʊsiːl] *n* Scheidenbruch *m*, Kolpozele *f*, Hernia vaginalis.
vag•i•no•dyn•ia [vædʒɪnəʊ'diːnɪə] *n* Scheidenschmerz *m*, Kolpalgie *f*, Vaginodynie *f*.
vag•i•no•fix•a•tion [vædʒɪnəʊfɪk'seɪʃn] *n gyn.* Scheidenanheftung *f*, Kolpo-, Vaginopexie *f*.
vag•i•nog•ra•phy [vædʒɪ'nɒgrəfɪ] *n radiol.* Vaginographie *f*.
vag•i•nop•a•thy [vædʒɪ'nɒpəθɪ] *n* Scheidenerkrankung *f*, Vaginopathie *f*, Kolpopathie *f*.
vag•i•no•per•i•ne•o•plas•ty [vædʒɪnəʊperɪ'niːəplæstɪ] *n gyn.* Scheiden-Damm-Plastik *f*, Kolpo-, Vaginoperineoplastik *f*.
vag•i•no•per•i•ne•or•rha•phy [vædʒɪnəʊˌperɪnɪ'ɔrəfɪ] *n gyn.* Scheiden-Damm-Naht *f*, Kolpo-, Vaginoperineorrhaphie *f*.

vaginoperineotomy

vag·i·no·per·i·ne·ot·o·my [ˌvædʒɪnəʊ-ˌperɪnɪ'ɒtəmɪ] *n* Paravaginalschnitt *m.*

vag·i·no·pexy ['vædʒɪnəʊpeksɪ] *n* → vaginofixation.

vag·i·no·plas·ty ['vædʒɪnəʊplæstɪ] *n* Scheiden-, Vaginal-, Kolpoplastik *f.*

vag·i·no·scope ['vædʒɪnəʊskəʊp] *n* **1.** Scheidenspekulum *nt*, Vaginoskop *nt.* **2.** Kolposkop *nt.*

vag·i·nos·co·py [vædʒɪ'nɒskəpɪ] *n* **1.** Scheidenuntersuchung *f*, Vaginoskopie *f.* **2.** Scheidenspiegelung *f*, Kolposkopie *f.*

vag·i·no·sis [vædʒɪ'nəʊsɪs] *n* Scheidenerkrankung *f*, Vaginose *f.*

vag·i·not·o·my [vædʒɪ'nɒtəmɪ] *n gyn.* Scheiden-, Vaginalschnitt *m*, Kolpo-, Vaginotomie *f.*

va·go·ac·ces·so·ry syndrome [ˌveɪgəʊ-æk'sesərɪ] Schmidt-Syndrom *nt*, thyreosuprarenales Syndrom *nt.*

va·gol·y·sis [veɪ'gɒləsɪs] *n neurochir.* Vagolyse *f.*

va·go·lyt·ic [veɪgə'lɪtɪk] **I** *n* Vagolytikum *nt*, vagolytisches Mittel *nt.* **II** *adj* vagolytisch.

va·go·mi·met·ic [ˌveɪgəmaɪ'metɪk] **I** *n* Vagomimetikum *nt;* Parasympathomimetikum *nt.* **II** *adj* vagomimetisch; parasympathomimetisch.

va·got·o·my [veɪ'gɒtəmɪ] *n neurochir.* Vagusdurchtrennung *f*, Vagotomie *f.*

va·go·to·nia [veɪgə'təʊnɪə] *n* Vagotonie *f*, Parasympathikotonie *f.*

va·got·ro·pism [veɪ'gɒtrəpɪzəm] *n* Vagotropie *f*, -tropismus *m.*

va·go·va·gal reflex [veɪgəʊ'veɪgl] vagovagaler Reflex *m.*

va·gus ['veɪgəs] *n* Vagus *m*, X. Hirnnerv *m*, Nervus vagus.

vagus nerve → vagus.

vagus nerve block Vagusblock(ade *f*) *m.*

vagus neuralgia Vagusneuralgie *f.*

vagus pulse Vaguspuls *m.*

vagus reflex Vagusreflex *m.*

val·gus osteotomy ['vælgəs] *ortho.* Valgusosteotomie *f.*

val·ine ['væliːn] *n* Valin *nt.*

val·i·ne·mia [vælɪ'niːmɪə] *n* Hypervalinämie *f*, Valinämie *f.*

val·late papillae ['væleɪt] Wallpapillen *pl*, Papillae vallatae.

val·ley fever ['vælɪ] San-Joaquin-Valley-Fieber *nt*, Wüsten-, Talfieber *nt.*

Valsalva [væl'sælvə]: **Valsalva's experiment/maneuver 1.** *HNO* Valsalva-Versuch *m.* **2.** *card.* Valsalva-Preßdruckversuch *m.*

valve [vælv] *n* **1.** *anat.* Klappe *f*, Valva *f*, Valvula *f.* **2.** *techn.* Ventil *nt*, Klappe *f.*

valve cusp Klappentasche *f.*

valve pneumothorax Ventilpneu(mothorax *m*) *m.*

val·vo·plas·ty ['vælvəʊplæstɪ] *n HTG* (Herz-)Klappenplastik *f*, Valvo-, Valvuloplastik *f.*

val·vot·o·my [væl'vɒtəmɪ] *n HTG* (Herz-)Klappenspaltung *f*, Valvo-, Valvulotomie *f.*

val·vu·lar cardiopathy ['vælvjələr] valvuläre Kardiopathie *f.*

valvular defect (Herz-)Klappenfehler *m*, -defekt *m.*

valvular disease (Herz-)Klappenerkrankung *f.* **stenotic valvular disease** → valvular stenosis.

valvular endocarditis Endokarditis *f* der Herzklappen.

valvular incompetence Herzklappeninsuffizienz *f.*

valvular injury (Herz-)Klappenverletzung *f.*

valvular insufficiency (Herz-)Klappeninsuffizienz *f.*

valvular regurgitation (Herz-)Klappeninsuffizienz *f.*

valvular sclerosis (Herz-)Klappensklerose *f.*

valvular stenosis (Herz-)Klappenstenose *f.*

val·vu·li·tis [vælvjə'laɪtɪs] *n* **1.** Klappenentzündung *f*, Valvulitis *f.* **2.** Herzklappenentzündung *f*; Endokarditis *f.*

val·vu·lo·plas·ty ['vælvjəʊplæstɪ] *n* → valvoplasty.

val·vu·lot·o·my [vælvjə'lɒtəmɪ] *n* → valvotomy.

van Bogaert [væn 'bəʊgərt]: **van Bogaert's disease/encephalitis** subakute sklerosierende Panenzephalitis *f*, subakute sklerosierende Leukenzephalitis *f* van Bogaert.

va·por ['veɪpər] **I** *n* **1.** Dampf *m*, Nebel *m;* Vapor *m.* **2.** *pharm.* (Inhalations-)Dampf *m.* **II** *vt, vi* → vaporize.

va·por·i·za·tion [ˌveɪpərɪ'zeɪʃn] *n* Verdampfung *f*, Verdunstung *f;* Vaporisation *f*, Vaporisierung *f.*

va·por·ize ['veɪpəraɪz] **I** *vt* ver-, eindampfen; zerstäuben, vernebeln; vaporisieren. **II** *vi* verdampfen, verdunsten.

va·por·iz·er ['veɪpəraɪzər] *n* Zerstäuber *m;* Verdampfer *m*, Verdampfungsgerät *nt;* Vaporizer *m.*

va·por·ous ['veɪpərəs] *adj* dunstig, dampfig, neblig.

Vaquez [va'ke]: **Vaquez's disease** Morbus Vaquez-Osler *m*, Osler-Vaquez-Krankheit, Polycythaemia (rubra) vera, Erythrämie *f.*

var·i·a·ble deceleration ['veərɪəbl] *gyn.* variables Tief *nt*, variable Dezeleration *f.*

var·i·ca·tion [værɪ'keɪʃn] *n* **1.** Varixbildung *f.* **2.** Varikosität *f.* **3.** → varix.

var·i·ce·al bleeding [værɪ'siːəl] Varizenblutung *f.*

variceal ligation *chir.* Varizenligation *f.*

variceal node Varixknoten *m.*

var·i·cel·la [værɪ'selə] *n* Windpocken *pl*, Varizelen *pl*, Varicella *f.*

varicella encephalitis Varizellen-Enzephalitis *f.*

varicella pneumonia Varizellen-Pneumonie *f.*

varicella vaccine Varicella-Vakzine *f.*

varicella-zoster virus *micro.* Varicella-Zoster-Virus *nt.*
var•i•co•cele ['værɪkəʊsiːl] *n* Krampfaderbruch *m,* Varikozele *f.*
var•i•cog•ra•phy [værɪ'kɑgrəfɪ] *n radiol.* Varikographie *f.*
var•i•co•phle•bi•tis [ˌværɪkəʊflɪ'baɪtɪs] *n* Krampfader-, Varizenentzündung *f,* Varikophlebitis *f.*
var•i•cose ['værɪkəʊs] *adj* varikös, Varizen-, Varik(o)-, Krampfader-.
varicose ulcer Ulcus (cruris) varicosum.
varicose veins Krampfadern *pl,* Varizen *pl,* Varixknoten *pl.*
var•i•co•sis [værɪ'kəʊsɪs] *n* Varikose *f.*
var•i•cos•i•ty [værɪ'kɑsətɪ] *n* **1.** Varikosität *f.* **2.** → varix.
var•i•cot•o•my [værɪ'kɑtəmɪ] *n chir.* Varikotomie *f.*
var•ix ['veərɪks] *n* Varix(knoten *m*) *f,* Varize *f,* Krampfader(knoten *m*) *f.*
varix bleeding Varizenblutung *f.*
var•us osteotomy ['veərəs] *ortho.* Varusosteotomie *f.*
vas ['væs] *n* Gefäß *nt,* Vas *nt.*
va•sal•gia [və'sældʒ(ɪ)ə] *n* Gefäßschmerz *m,* Vasalgie *f,* Vasodynie *f.*
vas•cu•lar ['væskjələr] *adj* vaskulär, Gefäß-, Vaskulo-, Vaso-.
vascular clamp *chir.* Gefäßklemme *f.*
vascular forceps *chir.* Gefäßpinzette *f.*
vascular graft Gefäßtransplantat *nt.*
vascular headache Migräne *f.*
vascular hemophilia von Willebrand-Jürgens-Syndrom *nt,* konstitutionelle Thrombopathie *f,* hereditäre/vaskuläre Pseudohämophilie *f,* Angiohämophilie *f.*
vascular injury Gefäßverletzung *f,* -trauma *nt.*
vas•cu•lar•i•ty [væskjə'lærətɪ] *n* Gefäßreichtum *m,* Vaskularität *f.*
vas•cu•lar•i•za•tion [væskjələrɪ'zeɪʃn] *n* Gefäß(neu)bildung *f,* Vaskularisation *f,* Vaskularisierung *f.*
vascular keratitis Keratitis vascularis.
vascular murmur Gefäßgeräusch *nt.*
vascular nevus vaskulärer Nävus *m,* Naevus vasculosus.
vascular occlusion Gefäßverschluß *m.*
vascular plexus Gefäßgeflecht *nt,* -plexus *m.*
vascular prosthesis *HTG* Gefäßprothese *f.*
vascular reconstruction *HTG* Gefäßrekonstruktion *f.*
vascular scissors *chir.* Gefäßschere *f.*
vascular spider Sternnävus *m,* Spider naevus, Naevus araneus.
vascular supply Gefäßversorgung *f.*
vascular suture *chir.* Gefäßnaht *f.*
vas•cu•li•tis [væskjə'laɪtɪs] *n* Gefäßentzündung *f,* Angiitis *f,* Vasculitis *f.*
vas•cu•lop•a•thy [væskjə'lɑpəθɪ] *n* (Blut-)Gefäßerkrankung *f,* Vaskulopathie *f.*
vas•ec•to•my [væ'sektəmɪ] *n urol.* Vasektomie *f,* Vasoresektion *f.*

vasotomy

vas•o•ac•tive amine [væsəʊ'æktɪv] vasoaktives Amin *nt.*
vas•o•con•ges•tion [ˌvæsəʊkən'dʒestʃn] *n* Vasokongestion *f.*
vas•o•con•stric•tion [ˌvæsəʊkən'strɪkʃn] *n* Vasokonstriktion *f.*
vas•o•con•stric•tor [ˌvæsəʊkən'strɪktər] **I** *n* Vasokonstriktor *m.* **II** *adj* vasokonstriktorisch.
vas•o•de•pres•sor [ˌvæsəʊdɪ'presər] **I** *n* vasodepressive Substanz *f.* **II** *adj* vasodepressiv, vasodepressorisch.
vas•o•dil•a•ta•tion [væsəʊˌdɪlə'teɪʃn] *n* → vasodilation.
vas•o•di•la•tion [ˌvæsəʊdaɪ'leɪʃn] *n* Gefäßerweiterung *f,* Vasodilatation *f.*
vas•o•di•la•tor [ˌvæsəʊdaɪ'leɪtər] **I** *n* Vasodilatator *m,* Vasodilatans *nt.* **II** *adj* gefäßerweiternd, vasodilatatorisch.
vas•o•gen•ic edema [væsəʊ'dʒenɪk] vasogenes Ödem *nt.*
vasogenic shock vasogener Schock *m.*
va•sog•ra•phy [væ'sɑgrəfɪ] *n* **1.** *radiol.* Vasographie *f;* Angiographie *f.* **2.** *urol.* Vasographie *f,* Vasovesikulographie *f.*
vas•o•li•ga•tion [ˌvæsəʊlaɪ'geɪʃn] *n urol.* Vasoligatur *m.*
vas•o•mo•tor [væsəʊ'məʊtər] **I** *n* Vasomotor *m.* **II** *adj* vasomotorisch.
vasomotor angina Angina (pectoris) vasomotorica.
vasomotor epilepsy psychomotorische Epilepsie *f.*
vasomotor headache vasomotorischer Kopfschmerz *m.*
vasomotor reflex vasomotorischer Reflex *m.*
vasomotor rhinitis vasomotorische Rhinitis *f.*
vas•o•neu•ro•sis [ˌvæsəʊnjʊə'rəʊsɪs] *n* Gefäßneurose *f,* Angio-, Vasoneurose *f.*
vas•o•pa•re•sis [ˌvæsəʊpə'riːsɪs] *n* vasomotorische Lähmung *f,* Angio-, Vasoparese *f.*
vas•o•pres•sin [væsəʊ'presɪn] *n* Vasopressin *nt,* Antidiuretin *nt,* antidiuretisches Hormon *nt.*
vas•o•pres•sor [væsəʊ'presər] **I** *n* vasopressorische Substanz *f.* **II** *adj* vasopressorisch.
vasopressor reflexes Vasopressorreflexe *pl.*
vas•o•re•lax•a•tion [væsəʊˌrɪlæk'seɪʃn] *n* Vasorelaxation *f.*
vas•or•rha•phy [væ'sɔrəfɪ] *n urol.* Vasorrhaphie *f.*
vas•o•sec•tion [væzəʊ'sekʃn] *n* → vasotomy.
vas•o•spasm ['væsəʊspæzəm] *n* Gefäß-, Vaso-, Angiospasmus *m.*
vas•o•spas•tic [væsəʊ'spæstɪk] *adj* angio-, vasospastisch.
vas•os•to•my [væ'sɑstəmɪ] *n urol.* Vasostomie *f.*
vas•ot•o•my [væ'sɑtəmɪ] *n urol.* Vasotomie *f.*

vasotonic

vas•o•ton•ic [væsəʊ'tɒnɪk] I *n* Vasotonikum *nt.* II *adj* vasotonisch.

vas•o•tribe ['væsəʊtraɪb] *n chir.* Gefäßquetschklemme *f,* Angiotriptor *m.*

vas•o•trip•sy ['væsəʊtrɪpsɪ] *n chir.* Angiotripsie *f,* -thrypsie *f.*

vas•o•va•gal attack [væsəʊ'veɪgl] vasovagale Synkope *f.*

vasovagal syncope vasovagale Synkope *f.*

vas•o•ve•sic•u•lec•to•my [ˌvæsəʊvəˌsɪkjə'lektəmɪ] *n urol.* Vasovesikulektomie *f.*

vas•o•ve•sic•u•li•tis [ˌvæsəʊvəˌsɪkjə'laɪtɪs] *n urol.* Vasovesikulitis *f.*

Vater ['fɑːtər]: **Vater's ampulla** Vater-Ampulle *f,* Ampulla hepatopancreatica.

carcinoma of the papilla of Vater Papillenkarzinom *nt.*

Vater's papilla Vater-Papille *f,* Papilla duodeni major.

vault [vɔːlt] *n (a. anat.)* Gewölbe *nt;* Dach *nt,* Kuppel *f.*

vec•tor ['vektər] *n* **1.** *micro.* (Über-)Träger *m,* Vektor *m;* Carrier *m.* **2.** *genet.* Vektor *m,* Carrier *m.*

vector-borne *adj* durch einen Vektor übertragen.

vec•tor•car•di•o•gram [ˌvektər'kɑːrdɪəgræm] *n* Vektorkardiogramm *nt.*

vec•tor•car•di•og•ra•phy [vektərˌkɑːrdɪ'ɑgrəfɪə] *n* Vektorkardiographie *f.*

veg•e•tar•i•an [vedʒɪ'teərɪən] I *n* Vegetarier(in *f*) *m.* II *adj* vegetarisch.

veg•e•ta•tive ['vedʒɪteɪtɪv] *adj physiol.* unwillkürlich, autonom, vegetativ.

vegetative endocarditis → verrucous endocarditis.

ve•hi•cle ['viːɪkl] *n* **1.** *biochem.* Vehikel *nt,* Träger *m;* Transportprotein *nt.* **2.** *pharm.* Konstituens *nt,* Vehikel *nt.* **3.** *micro.* Überträger *m,* Vehikel *nt;* Vektor *m.* **4.** (Hilfs-)Mittel *nt,* Vehikel *nt,* Vermittler *m.*

ve•hic•u•lar accident [vɪ'hɪkjələr] Autounfall *m,* Verkehrsunfall *m.*

vein [veɪn] *n* (Blut-)Ader *f,* Blutgefäß *nt,* Vene *f.*

vein anesthesia intravenöse Regionalanästhesie *f.*

vein graft Venentransplantat *nt.*

vein grafting *HTG* Venenverpflanzung *f,* -transplantation *f.*

vein patch *HTG* Venenpatch *m,* -flicken *m.*

vein stone Venenstein *m,* Phlebolith *m.*

vein stripper *HTG* Venenstripper *m.*

vein stripping *HTG* Venenstripping *nt.*

vel•a•men•tous insertion [velə'mentəs] *gyn.* Insertio velamentosa.

ve•na ['viːnə] *n* [s.u. VENA]

vena ca•va ['keɪvə, 'kævə] Hohlvene *f, inf.* Kava *f,* V. cava.

inferior vena cava *inf.* Kava inferior, V. cava inferior.

superior vena cava *inf.* Kava superior, V. cava superior.

ve•nec•ta•sia [vɪnek'teɪʒ(ɪ)ə] *n* Venenerweiterung *f,* Venektasie *f,* Phlebektasie *f.*

ve•nec•to•my [vɪ'nektəmɪ] *n chir.* Venenresektion *f,* Phlebektomie *f,* Venektomie *f.*

ven•e•na•tion [venə'neɪʃn] *n* Vergiftung *f,* Venenation *f.*

ven•e•nous ['venənəs] *adj* giftig, venenös.

ve•ne•num [və'niːnəm] *n* Gift *nt,* Venenum *nt.*

ve•ne•re•al [və'nɪərɪəl] *adj* **1.** geschlechtlich, sexuell, Geschlechts-, Sexual. **2.** venerisch, Geschlechts-; geschlechtskrank.

venereal arthritis Reiter-Syndrom *nt,* Fiessinger-Leroy-Reiter-Syndrom *nt,* Okulourethrosynovitis *f,* venerische Arthritis *f.*

venereal disease Geschlechtskrankheit *f,* venerische Erkrankung/Krankheit *f.*

venereal sore/ulcer weicher Schanker *m,* Chankroid *nt,* Ulcus molle.

venereal wart Feig-, Feuchtwarze *f,* spitzes Kondylom *nt.*

ve•ne•re•ol•o•gy [vəˌnɪərɪ'ɑlədʒɪ] *n* Venerologie *f.*

ven•e•sec•tion [venə'sekʃn] *n* **1.** Venenschnitt *m,* Phlebotomie *f,* Venaesectio *f.* **2.** Venenpunktion *f.* **3.** Veneneröffnung *f,* Venaesectio *f.*

ven•e•su•ture [venə'suːtʃər] *n chir.* Venennaht *f,* Phleborrhaphie *f.*

ven•i•punc•ture [venɪ'pʌŋktʃər] *n* Venenpunktion *f.*

ve•nog•ra•phy [vɪ'nɑgrəfɪ] *n radiol.* Veno-, Phlebographie *f.*

ven•om ['venəm] *n* (tierisches) Gift *nt.*

ven•om•ous ['venəməs] *adj* Gift sezernierend; giftig.

ve•no•per•i•to•ne•os•to•my [viːnəˌperɪˌtəʊnɪ'ɑstəmɪ] *f.* Venoperitoneostomie *f.*

ve•nos•ta•sis [vɪ'nɑstəsɪs] *n* venöse Stauung *f,* Venostase *f.*

ve•not•o•my [vɪ'nɑtəmɪ] *n* → venesection.

ve•nous ['viːnəs] *adj* venös, Adern-, Venen-, Veno-.

venous angle Venenwinkel *m,* Angulus venosus.

venous arch Venenbogen *m,* Arcus venosus.

venous bleeding venöse Blutung *f.*

venous blood venöses/sauerstoffarmes Blut *nt.*

venous catheter Venenkatheter *m.*

venous congestion → venous hyperemia.

venous drainage venöser Abfluß *m.*

venous embolism venöse Embolie *f.*

venous gangrene Stauungsgangrän *f,* venöse Gangrän *f.*

venous graft Venentransplantat *nt.*

venous hematocrit venöser Hämatokrit *m.*

venous hum *card.* Nonnensausen *nt,* Kreiselgeräusch *nt.*

venous hyperemia venöse/passive Hyperämie *f.*

venous hypertension venöse Hypertonie *f.*

venous hypoxia venöse Hypoxie *f.*

venous injury Venenverletzung *f.*

venous insufficiency Venen(klappen)insuffizienz *f.*

venous line → venous catheter.
venous murmur Venengeräusch *nt.*
venous network → venous rete.
venous occlusion Venenverschluß *m.*
venous patch *HTG* Venenpatch *m,* -flicken *m.*
venous plexus venöser Plexus *m,* Plexus venosus.
venous pressure Venendruck *m,* venöser Blutdruck *m.*
venous pulse Venenpuls *m.*
venous rete Venengeflecht *nt,* Rete venosum.
venous sinus venöser Sinus *m,* Sinus venosus.
venous sinuses of dura mater Dura-Hirn-Sinus *pl,* Sinus venosi durales, Sinus durae matris.
venous sinus of sclera Schlemm-Kanal *m,* Sinus venosus sclerae.
venous stasis venöse Stauung *f,* Venostase *f.*
venous thrombosis Venenthrombose *f;* Phlebothrombose *f.*
venous valve Venenklappe *f,* Valvula venosa.
ve•no•ve•nos•to•my [ˌviːnəvɪˈnɑstəmɪ] *n HTG* Venovenostomie *f,* Phlebophlebostomie *f.*
ve•no•ve•nous bypass [viːnəˈviːnəs] venovenöser Bypass *m.*
ven•ti•late [ˈventleɪt] *vt* **1.** (be-, ent-, durch-)lüften, ventilieren. **2.** (künstlich) beatmen.
ven•ti•lat•ed patient [ˈventleɪtɪd] Beatmungspatient(in *f*) *m,* beatmeter Patient *m.*
ven•ti•la•tion [ventəˈleɪʃn] *n* **1.** Be-, Ent-, Durchlüften *nt,* Ventilation *f.* **2.** Beatmung *f.*
ventilation disorder (*Lunge*) Ventilationsstörung *f.*
   obstructive ventilation disorder obstruktive Ventilationsstörung.
   restrictive ventilation disorder restriktive Ventilationsstörung.
ven•ti•la•tor [ˈventleɪtər] *n* Beatmungsgerät *nt,* Ventilator *m.*
ven•ti•la•to•ry stenosis [ˈventɪlətəʊriː] respiratorische Ventilstenose *f.*
ventilatory support Atemhilfe *f.*
ven•tral [ˈventrəl] *adj* ventral; anterior.
ventral branch vorderer/ventraler Ast *m,* Bauchast *m,* Ramus ventralis.
ventral column of spinal cord Vordersäule *f,* Columna anterior/ventralis.
ventral decubitus Bauchlage *f.*
ventral hernia Bauch(wand)hernie *f,* Laparozele *f.*
ventral horn of spinal cord Vorderhorn *nt,* Cornu anterius/ventrale.
ventral root vordere/motorische Nervenwurzel *f,* Vorderwurzel *f,* Radix anterior/motoria/ventralis.
ven•tri•cle [ˈventrɪkl] *n anat.* **1.** (Hirn-)Ventrikel *m,* Ventriculus cerebri. **2.** (Herz-)Kammer *f,* Ventrikel *m,* Ventriculus cordis.
ven•tric•u•lar arrhythmia [venˈtrɪkjələr] ventrikuläre Arrhythmie *f.*
ventricular beat *card.* Kammersystole *f.*
   premature ventricular beat → ventricular extrasystole.
ventricular bigeminy *card.* Kammerbigeminie *f.*
ventricular block (*ZNS*) Ventrikelblockade *f.*
ventricular bradycardia *card.* Ventrikel-, Kammerbradykardie *f.*
ventricular complex *card.* Kammerkomplex *m.*
ventricular conduction *card.* intraventrikuläre Erregungsleitung/Erregungsausbreitung *f.*
ventricular contraction *card.* Kammersystole *f.* **premature ventricular contraction** → ventricular extrasystole.
ventricular diastole *card.* Kammer-, Ventrikeldiastole *f.*
ventricular dilatation *card.* Kammer-, Ventrikeldilatation *f.*
ventricular extrasystole *card.* ventrikuläre Extrasystole *f,* Kammerextrasystole *f.*
ventricular fibrillation *card.* Kammerflimmern *nt.*
ventricular flutter *card.* Kammerflattern *nt.*
ventricular fold Taschenfalte *f,* Plica ventricularis/vestibularis.
ventricular hypertrophy (*Herz*) Ventrikelhypertrophie *f.*
ventricular laryngocele *HNO* Laryngocele ventricularis.
ventricular ligament (of larynx) Taschenband *nt,* Ligamentum vestibulare.
ventricular myocardium (*Herz*) Kammer-, Ventrikelmyokard *nt.*
ventricular pacemaker (*Herz*) ventrikulärer Schrittmacher *m.*
ventricular preexcitation WPW-Syndrom *nt,* Wolff-Parkinson-White-Syndrom *nt.*
ventricular puncture Ventrikelpunktion *f.*
ventricular rhythm *card.* Kammerrhythmus *m.*
ventricular septal defect *card.* Ventrikelseptumdefekt *m,* Kammerseptumdefekt *m.*
ventricular septum Kammer-, Interventrikular-, Ventrikelseptum *nt.*
ventricular standstill *card.* Kammerstillstand *m,* -arrest *m.*
ventricular systole *card.* Kammer-, Ventrikelsystole *f.* **premature ventricular systole** → ventricular extrasystole.
ventricular tachycardia *card.* ventrikuläre Tachykardie *f.*
ventricular ulcer Magengeschwür *nt,* -ulkus *nt,* Ulcus ventriculi.
ven•tric•u•lo•a•tri•al conduction [venˌtrɪkjələʊˈeɪtrɪəl] *card.* retrograde Erregungsleitung *f.*
ventriculoatrial shunt → ventriculoatriostomy.
ven•tric•u•lo•a•tri•os•to•my [venˌtrɪkjə-

ventriculocisternostomy [ləʊˌeɪtrɪ'ɑstəmɪ] *n neurochir.* Ventrikel-Vorhof-Shunt *m*, Ventrikuloaurikulostomie *f.*

ven·tric·u·lo·cis·ter·nos·to·my [venˌtrɪkjələʊˌsɪstər'nɑstəmɪ] *n neurochir.* Torkildsen-Operation *f*, Ventrikulozisternostomie *f.*

ven·tric·u·log·ra·phy [venˌtrɪkjə'lɑgrəfɪ] *n* **1.** *radiol.* (*Gehirn*) Ventrikeldarstellung *f*, Ventrikulographie *f.* **2.** *card.* (Herz-)Kammerdarstellung *f*, Ventrikulographie *f.*

ven·tric·u·lo·my·ot·o·my [venˌtrɪkjəlaʊmaɪ'ɑtəmɪ] *n HTG* Ventrikulomyotomie *f.*

ven·tric·u·lo·per·i·to·ne·al shunt [venˌtrɪkjələʊˌperɪtəʊ'niːəl] ventrikuloperitonealer Shunt *m.*

ven·tric·u·lo·punc·ture [venˌtrɪkjələʊ-'pʌŋktʃər] *n neuro.* Hirnkammer-, Ventrikelpunktion *f.*

ven·tric·u·los·co·py [venˌtrɪkjə'lɑskəpɪ] *n* Ventrikuloskopie *f.*

ven·tric·u·los·to·my [venˌtrɪkjə'lɑstəmɪ] *n neurochir.* Ventrikulostomie *f.*

ven·tric·u·lot·o·my [venˌtrɪkjə'lɑtəmɪ] *n neurochir.* Ventrikulotomie *f.*

ven·tric·u·lo·ve·nos·to·my [venˌtrɪkjələʊvɪ'nɑstəmɪ] *n neurochir.* Ventrikulovenostomie *f*, ventrikulovenöser Shunt *m.*

ven·tric·u·lo·ve·nous shunt [venˌtrɪkjələʊ'viːnəs] → *ventriculovenostomy.*

ven·tro·fix·a·tion [ˌventrəʊfɪk'seɪʃn] *n gyn.* Ventrifixatio *f*, Ventrifixation *f.*

ven·tro·hys·ter·o·pexy [ventrəʊ'hɪstərəʊpeksɪ] *n* → *ventrofixation.*

ven·trop·to·sis [ventrɑp'təʊsɪs] *n* Magensenkung *f*, Gastroptose *f.*

ven·trot·o·my [ven'trɑtəmɪ] *n* **1.** Zölio-, Laparotomie *f.* **2.** Bauch(decken)schnitt *m.*

ver·bal consent ['vɜrbl] mündliche Einverständniserklärung *f*, mündliche Einwilligung *f.*

ver·gence ['vɜrdʒəns] *n ophthal.* Vergenz *f.*

ver·mi·ci·dal [vɜrmɪ'saɪdl] *adj* wurm(ab)tötend, vermizid.

ver·mi·cide ['vɜrmɪsaɪd] *n* Vermizid *nt.*

ver·mi·form appendage/appendix ['vɜrmɪfɔːrm] Wurmfortsatz *m*, *inf.* Blinddarm *m*, Appendix *f* (vermiformis).

ver·mif·u·gal [vɜr'mɪfjəgəl] *adj pharm.* wurmabtreibend, vermifug.

ver·mi·fuge ['vɜrmɪfjuːdʒ] *n* Vermifugum *nt.*

ver·mis ['vɜrmɪs] *n* **1.** *micro.* Wurm *m*, Vermis *m.* **2.** (**vermis cerebelli**) (Kleinhirn-)Wurm *m*, Vermis cerebelli.

ver·nal catarrh/conjunctivitis ['vɜrnl] Frühjahrskonjunktivitis *f*, -katarrh *m.*

Verner-Morrison ['vɜrnər 'mɔrəsən]: **Verner-Morrison syndrome** Verner-Morrison-Syndrom *nt*, pankreatische Cholera *f.*

ver·nix caseosa ['vɜrnɪks] *ped.* Frucht-, Käseschmiere *f*, Vernix caseosa.

ver·ru·ca [və'ruːkə] *n* (virusbedingte) Warze *f*, Verruca *f.*

ver·ru·co·sis [verə'kəʊsɪs] *n* Verrucosis *f.*

ver·ru·cous ['verəkəs] *adj* warzenartig, warzig, verrukös.

verrucous endocarditis verruköse Endokarditis *f*, Endocarditis verrucosa.

atypical verrucous endocarditis atypische verruköse Endokarditis, Endokarditis-Libman-Sacks.

simple verrucous endocarditis Endocarditis verrucosa simplex.

ver·sion ['vɜrʒn] *n* **1.** *gyn.* Gebärmutterneigung *f*, Versio uteri. **2.** *gyn.* Wendung *f*, Drehung *f*, Versio *f.* **3.** *ophthal.* Version *f.*

ver·te·bra ['vɜrtəbrə] *n anat.* Wirbel *m*, Vertebra *f.*

ver·te·bral ankylosis ['vɜrtəbrəl] Wirbelsäulenversteifung *f*, Spondylose *f.*

vertebral arch Wirbelbogen *m*, Arcus vertebrae/vertebralis.

vertebral artery Wirbelarterie *f*, Arteria vertebralis.

vertebral body Wirbelkörper *m*, Corpus vertebrae/vertebrale.

vertebral canal Wirbel(säulen)-, Vertebralkanal *m*, Canalis vertebralis.

vertebral column Wirbelsäule *f*, Rückgrat *nt*, Columna vertebralis.

vertebral foramen Wirbelloch *nt*, Foramen vertebrale.

ver·te·bro·bas·i·lar insufficiency [vɜrtəbrəʊ'bæsɪlər] vertebrobasiläre Insuffizienz *f*, Arteria-vertebralis-Insuffizienz *f.*

ver·tex presentation ['vɜrteks] *gyn.* Hinterhauptslage *f.*

ver·ti·cal heart ['vɜrtɪkl] *physiol.* Steiltyp *m.*

vertical talus *ortho.* Plattfuß *m*, Pes planus.

vertical transmission vertikale Infektionsübertragung/Transmission *f.*

ver·tig·i·nous [vər'tɪdʒənəs] *adj* schwind(e)lig, vertiginös, Schwindel-.

ver·ti·go ['vɜrtɪgəʊ] *n* Schwindel *m*, Vertigo *f.*

very low-density lipoprotein [verɪ] Lipoprotein *nt* mit sehr geringer Dichte, prä-β-Lipoprotein *nt.*

ve·si·ca [və'saɪkə, 'vesɪkə] *n anat.* **1.** Blase *f*, Vesica *f.* **2.** Blase *f*, Bulla *f.*

ves·i·cal ['vesɪkl] *adj* **1.** vesikal, Vesiko-, Blasen-. **2.** vesikulär, bläschenartig, Vesikular-, Vesikulo-.

vesical calculus Blasenstein *m*, Zystolith *m.*

vesical diverticulum Blasendivertikel *nt.*

vesical fistula Blasenfistel *f*, Fistula vesicalis.

vesical hernia Blasenhernie *f*, Zystozele *f.*

vesical lithotomy *urol.* Blasensteinschnitt *m*, Lithozystotomie *f.*

vesical reflex Blasenentleerungsreflex *m.*

vesical tenesmus schmerzhafter Harndrang *m.*

vesical triangle Blasendreieck *nt*, Lieutaud-Dreieck *nt*, Trigonum vesicae.

ves·i·cant ['vesɪkənt] **I** *n* Vesikans *nt*, Vesikatorium *nt.* **II** *adj* blasenziehend, -treibend.

ves·i·co·cele ['vesɪkəʊsiːl] *n* Blasenhernie *f*, Zystozele *f*.

ves·i·co·cu·ta·ne·ous fistula [ˌvesɪkəʊkjuː'teɪnɪəs] äußere Blasenfistel *f*, vesikokutane Fistel *f*.

ves·i·co·fix·a·tion [ˌvesɪkəʊfɪk'seɪʃn] *n urol.* Blasenanheftung *f*, Zystopexie *f*.

ves·i·co·li·thi·a·sis [ˌvesɪkəʊlɪ'θaɪəsɪs] *n urol.* Blasensteinleiden *nt*, Zystolithiasis *f*.

ves·i·co·per·i·neal fistula [vesɪkəʊˌperɪ'niːəl] *patho.* Blasen-Damm-Fistel *f*, vesikoperineale Fistel *f*.

ves·i·co·rec·tal fistula [vesɪkəʊ'rektl] *patho.* Blasen-Rektum-Fistel *f*, vesikorektale Fistel *f*.

ves·i·co·rec·tos·to·my [ˌvesɪkəʊrek'tɑstəmɪ] *n urol.* Blasen-Rektum-Fistel *f*, Vesikorektostomie *f*.

ves·i·co·sig·moid·os·to·my [vesɪkəʊˌsɪgmɔɪ'dɑstəmɪ] *n urol.* Blasen-Sigma-Fistel *f*, Vesikosigmoid(e)ostomie *f*.

ves·i·cos·to·my [vesɪ'kɑstəmɪ] *n urol.* äußere Blasenfistel *f*, Vesikostomie *f*.

ves·i·cot·o·my [vesɪ'kɑtəmɪ] *n urol.* (Harn-)Blasenschnitt *m*, Zystotomie *f*.

ves·i·co·u·re·ter·al reflux [ˌvesɪkəʊjʊə'riːtərəl] vesiko-ureteraler Reflux *m*.

ves·i·co·u·re·ter·ic reflux [vesɪkəʊˌjʊərɪ'terɪk] → vesicoureteral reflux.

ves·i·co·u·ter·ine excavation/pouch [vesɪkəʊ'juːtərɪn] vorderer Douglas-Raum *m*, Excavatio vesicouterina.

ves·i·co·vag·i·nal fistula [vesɪkəʊ'vædʒənl]Blasen-Scheiden-Fistel *f*, Vesikovaginalfistel *f*, vesikovaginale Fistel *f*.

ve·sic·u·lar [və'sɪkjələr] *adj* blasig, bläschenförmig, vesikulär, Vesikulo-.

vesicular breathing Vesikulär-, Bläschenatmen *nt*, vesikuläres Atemgeräusch *nt*.

vesicular gland Bläschendrüse *f*, Samenblase *f*, Spermatozystis *f*, Vesicula seminalis.

vesicular mole *gyn.* Blasenmole *f*, Mola hydatidosa.

vesicular murmur → vesicular breathing.

vesicular rales (*Lunge*) feinblasiges Knisterrasseln *nt*.

vesicular respiration → vesicular breathing.

ve·sic·u·la·tion [vəˌsɪkjə'leɪʃn] *n* Bläschenbildung *f*, Vesikulation *f*.

ve·sic·u·lec·to·my [vəˌsɪkjə'lektəmɪ] *n urol.* Samenblasenresektion *f*, Vesikulektomie *f*.

ve·sic·u·li·tis [vəˌsɪkjə'laɪtɪs] *n urol.* Samenblasenentzündung *f*, Vesikulitis *f*, Spermatozystitis *f*.

ve·sic·u·lo·pap·u·lar [vəˌsɪkjələʊ'pæpjələr] *adj* vesikulopapulär, vesikulär-papulär.

ve·sic·u·lo·pus·tu·lar [vəˌsɪkjələʊ'pʌstʃələr] *adj* vesikulopustulär.

ve·sic·u·lot·o·my [vəˌsɪkjə'lɑtəmɪ] *n urol.* Vesikulotomie *f*.

ve·sic·u·lo·tym·pan·ic resonance [ˌvəˌsɪkjələʊtɪm'pænɪk] hypersonorer Klopfschall *m*.

ves·sel ['vesl] *n anat.* Gefäß *nt*; Ader *f*.

vessel clamp *chir.* Gefäßklemme *f*, -klammer *f*.

vessel injury Gefäßverletzung *f*, -trauma *nt*.

ves·tib·u·lar apparatus [və'stɪbjələr] Vestibularapparat *m*, Gleichgewichtsorgan *nt*.

vestibular aqueduct Felsenbeinkanal *m*, Aquaeductus vestibuli.

vestibular ataxia vestibuläre/labyrinthäre Ataxie *f*.

vestibular disorder Vestibularisstörung *f*.

vestibular fold Taschenfalte *f*, Plica ventricularis/vestibularis.

vestibular glands Scheidenvorhofdrüsen *pl*, Glandulae vestibulares. **greater vestibular glands** Bartholin-Drüsen *pl*, Glandulae vestibulares majores.

vestibular labyrinth Vorhoflabyrinth *nt*, Labyrinthus vestibularis.

vestibular ligament Taschenband *nt*, Ligamentum vestibulare.

vestibular nerve Gleichgewichtsnerv *m*, Nervus vestibularis.

vestibular neuronitis akuter unilateraler Vestibularisausfall *m*, Vestibularisneuronitis *f*.

vestibular reflex Vestibularisreflex *m*.

vestibular veins Bogengangsvenen *pl*, Vv. vestibulares.

vestibular vertigo Vestibularisschwindel *m*, Vertigo vestibularis.

vestibular window ovales Fenster *nt*, Vorhoffenster *nt*, Fenestra ovalis/vestibuli.

ves·ti·bule ['vestɪbjuːl] *n anat.* Vorhof *m*, Eingang *m*, Vestibulum *nt*.

vestibule of nose Nasenvorhof, Vestibulum nasale/nasi.

vestibule of vagina Scheidenvorhof, Vestibulum vaginae.

ves·tib·u·lo·cer·e·bel·lar ataxia [vəˌstɪbjələʊˌserə'belər] vestibulozerebelläre Ataxie *f*.

ves·tib·u·lo·coch·le·ar nerve [vəˌstɪbjələʊ'kɑkliər] Vestibulokochlearis *m*, Nervus vestibulocochlearis.

vestibulocochlear organ Gehör- u. Gleichgewichtsorgan *nt*, Organum statoacusticus/vestibulocochlearis.

ves·tib·u·lo·oc·u·lar reflex [vəˌstɪbjələʊ'ɑkjələr] vestibulookulärer Reflex *m*.

ves·tib·u·lo·plas·ty ['vəˌstɪbjələʊplæstɪ] *n HNO* Vestibuloplastik *f*.

ves·tib·u·lot·o·my [vəˌstɪbjə'lɑtəmɪ] *n HNO* Vestibulotomie *f*.

ves·tib·u·lum [və'stɪbjələm] *n* → vestibule.

vestibulum of larynx Kehlkopfvorhof *m*, Vestibulum laryngis.

vestibulum of vulva Scheidenvorhof *m*, Vestibulum vaginae.

vet [vet] *inf.* **I** *n* → veterinary I. **II** *vt* (*Tiere*) untersuchen *od.* behandeln.

vet·er·i·nar·i·an [vetərɪ'neərɪən] *n* → veterinary I.

veterinary

vet•er•i•nary ['vet(ə)rɪnerɪ] **I** *n* Tierarzt *m*, -ärztin *f*, Veterinär *m*. **II** *adj* veterinär, veterinärmedizinisch, Veterinär-, Tier-.

veterinary medicine Tier-, Veterinärmedizin *f*, Tierheilkunde *f*.

vi•a•bil•i•ty [vaɪə'bɪlətɪ] *n* Lebensfähigkeit *f*.

vi•a•ble ['vaɪəbl] *adj* lebensfähig.

vi•brate ['vaɪbreɪt] *vi* (*a. fig.*) zittern, beben (*with* vor); vibrieren, schwingen, oszillieren, pulsieren (*with* von).

vi•bra•tion [vaɪ'breɪʃn] *n* **1.** Schwingen *nt*, Vibrieren *nt*, Beben *nt*, Zittern *nt*. **2.** *phys.* Vibration *f*, Schwingung *f*, Oszillation *f*. **3.** Vibration(smassage *f*) *f*.

Vib•rio ['vɪbrɪəʊ] *n micro.* Vibrio *m*.

Vibrio choleraeComme Komma-Bazillus *m*, Vibrio cholerae/comma.

Vibrio eltor Vibrio El-tor, Vibrio cholerae biovar eltor.

vi•car•i•ous menstruation [vaɪ'keərɪəs] vikariierende Menstruation *f*.

view [vju:] *n* **1.** (An-, Hin-, Zu-)Sehen *nt*, Betrachtung *f*. **2.** Sicht *f*, Ansicht *f*. **in view** sichtbar. **come in view** sichtbar werden. **keep in view** beobachten, etw. im Auge behalten. **3.** *radiol.* Aufnahme *f*, Projektion *f*.

vig•il•am•bu•lism [vɪdʒɪl'æmbjəlɪzəm] *n* Vigilambulismus *m*.

vig•i•lance ['vɪdʒələns] *n* **1.** Aufmerksamkeit *f*, Reaktionsbereitschaft *f*, Vigilanz *f*, Vigilität *f*. **2.** Schlaflosigkeit *f*, Wachheit *f*, Insomnie *f*.

vig•i•lant ['vɪdʒələnt] *adj* aufmerksam, wachsam, vigilant.

vig•or ['vɪɡər] *n* (Körper-, Geistes-)Kraft *f*, Vitalität *f*; Lebenskraft *f*.

vig•or•ous ['vɪɡərəs] *adj* kräftig, kraftvoll, vital; energisch.

vil•los•ec•to•my [vɪlə'sektəmɪ] *n ortho.* Synovialisentfernung *f*, Synovektomie *f*, Synovialektomie *f*.

vil•lo•si•tis [vɪləʊ'saɪtɪs] *n gyn.* Villositis *f*.

vil•lous adenoma ['vɪləs] villöses Adenom *nt*.

villous cancer/carcinoma Zottenkrebs *m*.

villous synovitis villöse/villonoduläre Synovitis *f*.

vil•lus ['vɪləs] *n anat.* Zotte *f*, Villus *m*. **villi of small intestine** Darmzotten *pl*, Villi intestinales.

vil•lus•ec•to•my [vɪlə'sektəmɪ] *n ortho.* Synovialisentfernung *f*, Synovektomie *f*, Synovialektomie *f*.

vin•ca alkaloids ['vɪŋkə] Vinca-rosea-Alkaloide *pl*.

Vincent ['vɪnsent]: **Vincent's angina** Vincent-Angina *f*, Plaut-Vincent-Angina *f*, Angina Plaut-Vincenti, Angina ulcerosa/ulceromembranacea, Fusospirillose *f*.

vi•o•lence ['vaɪələns] *n* **1.** Gewalt *f*, Gewalttätigkeit *f*. **2.** Gewalttat *f*, -anwendung *f*, Gewalt *f*. **3.** Verletzung *f*.

vi•o•lent ['vaɪələnt] *adj* **1.** gewaltig, stark, heftig. **2.** gewaltsam, gewalttätig, Gewalt-.

vi•po•ma [vɪ'pəʊmə] *n* Vipom *nt*, VIP-produzierendes Inselzelladenom *nt*, D₁-Tumor *m*.

vi•ral antigen ['vaɪrəl] Virusantigen *nt*.

viral disease Viruserkrankung *f*, -krankheit *f*.

viral dysentery Virusdysenterie *f*.

viral exanthema Virusexanthem *nt*.

viral genetics Virusgenetik *f*.

viral hepatitis Virushepatitis *f*.

viral infection Virusinfektion *f*.

viral meningitis Virusmeningitis *f*, virale Meningitis *f*.

viral myocarditis Virusmyokarditis *f*.

viral oncogene virales Onkogen *nt*.

viral oncogenesis virale/virusinduzierte Onkogenese *f*.

viral pneumonia Viruspneumonie *f*.

viral spread Virusausbreitung *f*, -verbreitung *f*.

viral vaccine Virusimpfstoff *m*, -vakzine *f*.

vi•re•mia [vaɪ'ri:mɪə] *n* Virämie *f*.

vi•ri•ci•dal [vaɪrɪ'saɪdl] *adj* → virucidal.

vi•ri•cide ['vaɪrɪsaɪd] *n* → virucide.

vir•i•dans endocarditis ['vɪrɪdænz] Viridans-Endokarditis *f*, Endokarditis *f* durch Streptococcus viridans.

viridans streptococci *micro.* vergrünende Streptokokken *pl*, Viridans-Streptokokken *pl*.

vir•ile ['vɪrəl; *Brit.* -raɪl] *adj* **1.** männlich, maskulin, viril. **2.** männlich, viril, zeugungskräftig, potent.

vir•il•ism ['vɪrəlɪzəm] *n* Virilismus *m*.

vi•ril•i•ty [və'rɪlətɪ] *n* **1.** Männlichkeit *f*. **2.** Zeugungskraft *f*, Potenz *f*, Virilität *f*.

vir•il•i•za•tion [ˌvɪrələ'zeɪʃn] *n* Vermännlichung *f*, Virilisierung *f*, Maskulinisierung *f*.

vi•ri•on ['vaɪrɪˌɑn, 'vɪrɪ-] *n* Viruspartikel *nt*, Virion *nt*.

vi•rol•o•gy [vaɪ'rɑlədʒɪ] *n* Virologie *f*.

vi•ro•stat•ic [vaɪrə'stætɪk] **I** *n* Virostatikum *nt*, Virustatikum *nt*. **II** *adj* virostatisch.

vi•ru•ci•dal [vaɪrə'saɪdl] *adj* viruzid.

vi•ru•cide ['vaɪrəsaɪd] *n* Viruzid *nt*.

vi•ru•lence ['vɪr(j)ələns] *n immun.* Virulenz *f*.

vi•ru•lent ['vɪr(j)ələnt] *adj* infektionsfähig, virulent; ansteckend.

vi•ru•ria [vaɪ'r(j)ʊərɪə] *n* Virurie *f*.

vi•rus ['vaɪrəs] *n* **1.** Virus *nt*. **2.** → viral disease.

virus blockade Virusinterferenz *f*.

virus capsid antigen virales Capsid-Antigen *nt*.

virus diarrhea Virusdiarrhö *f*.

virus hepatitis Virushepatitis *f*.

virus-induced *adj* virusinduziert.

virus persistence Viruspersistenz *f*.

vi•ru•stat•ic [vaɪrə'stætɪk] *adj* virostatisch.

vis•cera ['vɪsərə] *pl anat.* Eingeweide *pl*, Viszera *pl*, Viscera *pl*.

vis•cer•al ['vɪsərəl] *adj* viszeral, Eingeweide-, Viszeral-, Viszero-.

visceral abscess Eingeweideabszeß *m*.

visceral angiography *radiol.* Eingeweideangiographie *f.*
visceral ganglia vegetative/autonome Grenzstrangganglien *pl,* Ganglia autonomica/visceralia.
vis•cer•al•gia [vɪsə'rældʒ(ɪ)ə] *n* Eingeweideschmerz *m,* Viszeralgie *f.*
visceral herniation Eingeweidevorfall *m.*
visceral metastasis Eingeweidemetastase *f.*
visceral muscle Eingeweide-, Viszeralmuskel *m.*
visceral pain Viszeral-, Eingeweideschmerz *m,* viszeraler Schmerz *m.*
visceral pericardium Epikard *nt,* viszerales Perikard *nt.*
visceral perforation *chir.* Eingeweideperforation *f.*
visceral peritoneum viszerales Peritoneum *nt.*
visceral pleura Lungenfell *nt,* Pleura visceralis/pulmonis.
visceral plexus autonomer/vegetativer Plexus *m,* Plexus autonomicus/visceralis.
visceral reflex Eingeweidereflex *m,* viszeraler Reflex *m.*
vis•cer•o•cra•ni•um [vɪsərəʊ'kreɪnɪəm] *n* Eingeweideschädel *m,* Viszerocranium *nt,* Splanchnocranium *nt.*
vis•cer•o•meg•a•ly [vɪsərəʊ'megəlɪ] *n* Eingeweidevergrößerung *f,* Splanchno-, Viszeromegalie *f.*
vis•cer•o•mo•tor system [vɪsərəʊ'məʊtər] Viszeromotorik *f,* viszeromotorisches System *nt.*
vis•cer•op•to•sis [ˌvɪsərɒp'təʊsɪs] *n* Eingeweidesenkung *f,* Splanchno-, Entero-, Viszeroptose *f.*
vis•i•ble angle ['vɪzəbl] *ophthal.* Gesichtsfeld-, Sehwinkel *m.*
vi•sion ['vɪʒn] *n* 1. Sehen *nt,* Vision *f;* Sehvermögen *nt,* Sehkraft *f.* 2. *ophthal.* Sehschärfe *f,* Visus *m.*
vis•it ['vɪzɪt] I *n* Besuch *m;* Arztbesuch *m,* Visite *f.* **make/pay a visit** einen Besuch machen. II *vt* 1. be-, aufsuchen. 2. (*Krankheit*) befallen, heimsuchen.
vis•u•al ['vɪʒ(əw)əl] *adj* visuell, Seh-, Gesichts-; sichtbar, Sicht-.
visual acuity Sehschärfe *f,* Visus *m.*
visual angle → visible angle.
visual axis 1. Gesichtslinie *f,* Axis visualis. 2. (optische) Augenachse *f,* Sehachse *f,* Axis opticus.
visual cone Sehkegel *m.*
visual cortex Sehrinde *f,* visueller Kortex *m.*
visual disturbance Sehstörung *f.*
visual field Augenfeld *nt;* Blick-, Gesichtsfeld *nt.*
visual-field boundaries Gesichtsfeldgrenzen *pl.*
visual-field defect *ophthal.* Gesichtsfeldausfall *m,* -defekt *m.*
visual hallucination visuelle Halluzination *f.*

visual line *ophthal.* optische Augenachse *f,* Sehachse *f,* Axis opticus.
visual pigment Sehfarbstoff *m,* -pigment *nt.*
visual plane Sehebene *f.*
visual purple Sehpurpur *m,* Rhodopsin *nt.*
visual radiation Gratiolet-Sehstrahlung *f,* Radiatio optica.
visual test Augen-, Sehtest *m.*
vi•tal ['vaɪtl] I **vitals** *pl* lebenswichtige Organe *pl;* Vitalfunktionen *pl.* II *adj* 1. vital, (lebens-)wichtig (*to* für); wesentlich, grundlegend, Lebens-, Vital-. 2. voller Leben, lebendig; vital, kraftvoll. 3. lebensgefährlich, -bedrohend, tödlich.
vital capacity (*Lunge*) Vitalkapazität.
vital function lebenswichtige Organfunktion *f,* Vitalfunktion *f.*
vi•tal•i•ty [vaɪ'tælətɪ] *n* 1. Lebenskraft *f,* Vitalität *f.* 2. Lebensfähigkeit *f,* -dauer *f.*
vi•tal•ize ['vaɪtəlaɪz] *vt* beleben, kräftigen, anregen, vitalisieren.
vi•ta•min ['vaɪtəmɪn; *Brit.* 'vɪtə-] *n* Vitamin *nt.*
vitamin A Vitamin A *nt.*
vitamin A₁ Retinol *nt,* Vitamin A₁ *nt.*
vitamin A₂ Dehydroretinol *nt,* Vitamin A₂ *nt.*
vitamin B₁ Thiamin *nt,* Vitamin B₁ *nt.*
vitamin B₂ Ribo-, Lactoflavin *nt,* Vitamin B₂ *nt.*
vitamin B₆ Vitamin B₆ *nt.*
vitamin B₁₂ Zyano-, Cyanocobalamin *nt,* Vitamin B₁₂ *nt.*
vitamin B₁₂ᵦ Hydroxocobalamin *nt,* Aquocobalamin *nt,* Vitamin B₁₂ᵦ *nt.*
vitamin C Askorbin-, Ascorbinsäure *f,* Vitamin C *nt.*
vitamin D Calciferol *nt,* Vitamin D *nt.*
vitamin D₂ Ergocalciferol *nt,* Vitamin D₂ *nt.*
vitamin D₃ Cholecalciferol *nt,* Vitamin D₃ *nt.*
vitamin D₄ Dihydrocalciferol *nt,* Vitamin D₄ *nt.*
vitamin E α-Tocopherol *nt,* Vitamin E *nt.*
vitamin H Biotin *nt,* Vitamin H *nt.*
vitamin K Phyllochinone *pl,* Vitamin K *nt.*
vitamin K₁ Phytomenadion *nt,* Vitamin K₁ *nt.*
vitamin K₂ Menachinon *nt,* Vitamin K₂ *nt.*
vitamin K₃ Menadion *nt,* Vitamin K₃ *nt.*
vitamin B complex Vitamin B-Komplex *m.*
vitamin B₆ deficiency anemia Vitamin B₆-Mangelanämie *f.*
vitamin B₁₂ deficiency anemia Vitamin-B₁₂-Mangelanämie *f.*
vitamin C deficiency anemia Vitamin C-Mangelanämie *f.*
vitamin deficiency Vitaminmangel(krankheit *f*) *m.*
vitamin K antagonist Vitamin K-Antagonist.
vitamin K-dependent Vitamin K-abhängig.
vi•tel•line cyst [vaɪ'telɪn] Dottergangszyste *f,* Enterozyste *f,* Enterokystom *nt.*
vitelline duct Darmstiel *m,* Dotter(sack)-

gang *m*, Ductus omphalo(mes)entericus.
vitelline fistula Dottergangsfistel *f*, Fistula omphaloenterica.
vitelline sac Nabelbläschen *nt*, Dottersack *m*.
vitelline vessels Dottergefäße *pl*, Vasa omphalomesentericae.
vi•tel•lo•in•tes•ti•nal cyst [vɪˌtelǝʊɪn-ˈtestǝnl] Nabelzyste *f*.
vit•i•lig•i•nous [vɪtǝˈlɪdʒǝnǝs] *adj derm.* vitiliginös.
vit•i•li•go [vɪtǝˈlaɪgǝʊ] *n derm.* Weißfleckenkrankheit *f*, Scheckhaut *f*, Vitiligo *f*.
vi•ti•um [ˈvɪʃɪǝm] *n* Herzfehler *m*, (Herz-)Vitium *nt*, Vitium cordis.
vi•trec•to•my [vɪˈtrektǝmɪ] *n ophthal.* Glaskörperresektion *f*, Vitrektomie *f*.
vit•re•o•cap•su•li•tis [vɪtrɪǝʊˌkæpsǝ-ˈlaɪtɪs] *n* Vitreokapsulitis *f*.
vit•re•o•ret•i•nal dystrophy [vɪtrɪǝʊ-ˈretɪnl] *ophthal.* Wagner-Krankheit *f*.
vit•re•ous [ˈvɪtrɪǝs] **I** *n* → vitreous body. **II** *adj* gläsern, glasig, hyalin, Glas-.
vitreous abscess *ophthal.* Glaskörperabszeß *m*.
vitreous body Glaskörper *m*, Corpus vitreum.
vitreous chamber Glaskörperraum *m*, Camera vitrea.
vitreous floaters *ophthal.* Mückensehen *nt*, Mouches volantes.
vitreous membrane Glaskörpermembran *f*, Membrana vitrea/hyaloidea.
vitreous stroma Glaskörperstroma *nt*, Stroma vitreum.
vit•re•um [ˈvɪtrɪǝm] *n* → vitreous body.
vi•vax fever/malaria [ˈvaɪvæks] **1.** Vivax-Malaria *f*. **2.** Tertiana *f*, Dreitagefieber *nt*, Malaria tertiana.
vo•cal cord [ˈvǝʊkl] → vocal fold.
vocal cord paralysis/paresis Stimmbandlähmung *f*.
vocal cord polyp Stimmbandpolyp *m*.
vocal fold Stimmlippe *f*, -falte *f*, Plica vocalis; *clin.* Stimmband *nt*. **false vocal fold** Taschenfalte, Plica vestibularis.
vocal fremitus Stimmfremitus *m*, Fremitus pectoralis.
vo•ca•lis muscle [vǝʊˈkeɪlɪz] Stimmbandmuskel *m*, Musculus vocalis.
vocal nodule Sängerknötchen *nt*, Nodulus vocalis.
Vogt [fǝʊgt; fɔːkt]: **Vogt's disease** Vogt-Syndrom *nt*, Status marmoratus.
Vogt-Koyanagi [fǝʊgt kɔːjǝˈnɑːgɪ; fɔːkt]: **Vogt-Koyanagi syndrome** Vogt-Koyanagi-Harada-Syndrom *nt*, okulokutanes Syndrom *nt*.
Vohwinkel [fǝʊˈvɪŋkl; ˈfoːvɪŋkǝl]: **Vohwinkel's syndrome** Vohwinkel-Syndrom *nt*, Pseudoainhum-artige Dermatose *f*.
voice [vɔɪs] *n* Stimme *f*.
voice box Kehlkopf *m*; *anat.* Larynx *m*.
voice disorder Stimmstörung *f*.
void [vɔɪd] *vt* entleeren, ausscheiden.

void•ing cystography [ˈvɔɪdɪŋ] *urol.* Ausscheidungs-, Miktionszystographie *f*.
voiding reflex Entleerungsreflex *m*.
vo•lar fascia [ˈvǝʊlǝr] Palmaraponeurose *f*, Aponeurosis palmaris.
volar flexion Palmar-, Volarflexion *f*.
volar psoriasis *derm.* **1.** Psoriasis inversa. **2.** Psoriasis palmarum.
Volkmann [ˈfǝʊlkmǝn; ˈfɔlkman]: **Volkmann's cheilitis** Volkmann-Cheilitis *f*, Cheilitis glandularis apostematosa.
Volkmann's contracture Volkmann ischämische Kontraktur *f*, Volkmann-Kontraktur *f*.
volt [vǝʊlt] *n* Volt *nt*.
volt•age [ˈvǝʊltɪdʒ] *n* elektrische Spannung *f* (in Volt).
volt•me•ter [ˈvǝʊltmiːtǝr] *n* Spannungsmesser *m*, Voltmeter *nt*.
vol•un•tary [ˈvɑlǝnˌt(e)rɪ] *adj* **1.** freiwillig, frei, spontan. **2.** *physiol.* willkürlich, willentlich.
voluntary abortion Schwangerschaftsunterbrechung *f*, -abbruch *m*, Abtreibung *f*.
voluntary death Freitod *m*, Selbstmord *m*, Suizid *m*.
voluntary movement(s) Willkürbewegung *f*, -motorik *f*.
voluntary muscles willkürliche/quergestreifte Muskulatur *f*.
vol•un•teer [vɑlǝnˈtɪǝr] **I** *n* Freiwillige(r *m*) *f*. **II** *adj* freiwillig, Freiwilligen-.
vol•vu•lo•sis [vɑlvjǝˈlǝʊsɪs] *n* Knotenfiliarose *f*, Onchocerca-volvulus-Infektion *f*, Onchozerkose *f*.
vol•vu•lus [ˈvɑlvjǝlǝs] *n* Darmverschlingung *f*, Volvulus intestini.
vo•mer [ˈvǝʊmǝr] *n anat.* Vomer *m*.
vom•er•o•na•sal cartilage [ˌvɑmǝrǝʊ-ˈneɪzl] Jacobson-Knorpel *m*, Cartilago vomeronasalis.
vomeronasal organ Jacobson-Organ *nt*, Vomeronasalorgan *nt*, Organum vomeronasale.
vom•it [ˈvɑmɪt] **I** *n* **1.** Erbrechen *nt*, Emesis *f*, Vomitus *m*. **2.** Erbrochene(s) *nt*. **II** *vt* (er-, aus-)brechen. **III** *vi* s. erbrechen, brechen, s. übergeben.
vom•it•ing [ˈvɑmɪtɪŋ] *n* (Er-)Brechen *nt*, Vomitus *m*, Emesis *f*.
vomiting reflex Brechreflex *m*.
vom•i•tive [ˈvɑmɪtɪv] **I** *n* Brechmittel *nt*, Vomitivum *nt*, Emetikum *nt*. **II** *adj* emetisch, Brech-.
von Economo [vɑn eɪˈkɑnǝmǝʊ; fɔn]: **von Economo's disease/encephalitis** europäische Schlafkrankheit *f*, (von) Economo-Enzephalitis *f*, Encephalitis epidemica/lethargica.
von Gierke [vɑn ˈgɪǝrkǝ; fɔn]: **von Gierke's disease** (von) Gierke-Krankheit *f*, van Creveld-von Gierke-Krankheit *f*, hepatorenale Glykogenose *f*, Glykogenose *f* Typ I.
von Hippel-Lindau [vɑn ˈhɪpl ˈlɪndaʊ; fɔn]: **von Hippel-Lindau disease** (von) Hippel-Lindau-Syndrom *nt*, Netzhautan-

giomatose *f*, Angiomatosis retinae cystica.
von Recklinghausen [vɑn 'rɛklɪŋhaʊzn; fɔn]: **von Recklinghausen's disease** (von) Recklinghausen-Krankheit *f*, Neurofibromatosis generalisata.
von Recklinghausen's disease of bone Engel-(von) Recklinghausen-Syndrom *nt*, (von) Recklinghausen-Krankheit *f*, Osteodystrophia fibrosa cystica generalisata.
von Recklinghausen-Applebaum [vɑn 'rɛklɪŋhaʊzn 'æplbaʊm; fɔn]: **von Recklinghausen-Applebaum disease** (von) Recklinghausen-Applebaum-Krankheit *f*, idiopathische Hämochromatose *f*.
von Willebrand [vɑn 'vɪləbrant; fɔn]: **von Willebrand's disease** (von) Willebrand-Jürgens-Syndrom *nt*, konstitutionelle Thrombopathie *f*, hereditäre/vaskuläre Pseudohämophilie *f*, Angiohämophilie *f*.
von Willebrand factor von Willebrand-Faktor *m*, Faktor VIII assoziertes-Antigen *nt*.
vor•tex ['vɔːrtɛks] *n anat.* Wirbel *m*, Vortex *m*.
vortex of heart Herzwirbel, Vortex (cordis).
vortex of urinary bladder **1.** (Harn-)Blasengrund *m*, Fundus vesicae (urinariae). **2.** (Harn-)Blasenspitze *f*, Apex vesicae/vesicalis (urinariae).

Vrolik ['vrɔlɪk]: **Vrolik's disease** Vrolik-Typ *m* der Osteogenesis imperfecta, Osteogenesis imperfecta congenita.
V-shaped fracture V-förmige Fraktur *f*.
vul•gar ichthyosis ['vʌlgər] Fischschuppenkrankheit *f*, Ichthyosis simplex/vulgaris.
vul•ner•a•ble ['vʌlnərəbl] *adj* verwundbar, verletzlich, vulnerabel, anfällig (*to* für).
Vulpian ['vʌlpɪən; vyl'pjɑ̃]: **Vulpian's atrophy** Vulpian-Syndrom *nt*, Vulpian-Bernhard-Syndrom *nt*, adult-proximale/skapulohumerale Form *f* der spinalen Muskelatrophie.
vul•va ['vʌlvə] *n anat.* (weibliche) Scham *f*, Schamgegend *f*, Vulva *f*.
vul•val cleft ['vʌlvəl] Schamspalte *f*, Rima pudendi.
vul•vec•to•my [vʌl'vɛktəmɪ] *n gyn.* Vulvaexzision *f*, Vulvektomie *f*.
vul•vi•tis [vʌl'vaɪtɪs] *n gyn.* Vulvaentzündung *f*, Vulvitis *f*.
vul•vo•vag•i•ni•tis [vʌlvə͵vædʒə'naɪtɪs] *n gyn.* Vulvovaginitis *f*.
v wave *card.* v-Welle *f*.
V-Y flap *chir.* V-Y-Lappen *m*.
V-Y plasty *chir.* V-Y-Plastik *f*.

W

Waardenburg [ˈvɑːrdnbɜrg]: **Waardenburg's syndrome 1.** (Vogt-)Waardenburg-Syndrom *nt*, Dyszephalosyndaktylie *f*. **2.** (Klein-)Waardenburg-Syndrom *nt*.
wad•ding [ˈwɑdɪŋ] **I** *n* **1.** Einlage *f*, Füllmaterial *nt*. **2.** Watte *f*. **3.** Polsterung *f*, Wattierung *f*. **II** *adj* Wattier-.
wad•dle [ˈwɑdl] **I** *n* → waddle gait. **II** *vi* watscheln.
waddle gait watschelnder Gang *m*, Watschelgang *m*, Watscheln *nt*.
wad•dling gait [ˈwɑdlɪŋ] → waddle gait.
Wagner [ˈwægnər; ˈvɑːg-]: **Wagner's disease/dystrophy** *ophthal*. Wagner-Krankheit *f*, hereditäre vitreoretinale Degeneration *f*.
waist [weɪst] *n* Taille *f*.
wait•ing list [ˈweɪtɪŋ] Warteliste *f*.
wake [weɪk] **I** *vt* → wake up I. **II** *vi* **1.** → wake up II. **2.** wachen. **wake up I** *vt* (auf-)wecken, wachrütteln. **II** *vi* (auf-, er-)wachen, wach werden.
wake•ful [ˈweɪkfəl] *adj* **1.** wachend. **2.** ruhelos, schlaflos.
wake•ful•ness [ˈweɪkfəlnɪs] *n* **1.** Wachen *nt*. **2.** Schlaf-, Ruhelosigkeit *f*.
Waldenström [ˈwɑldənstrem]: **Waldenström's macroglobulinemia** Waldenström-Krankheit *f*, Morbus Waldenström *m*, Makroglobulinämie (Waldenström) *f*.
Waldenström's purpura 1. Purpura hyperglobinaemica Waldenström. **2.** → Waldenström's macroglobulinemia.
walk [wɔːk] **I** *n* **1.** Gehen *nt*; Gang(art *f*) *m*, Schritt *m*. **2.** Spaziergang *m*; (Spazier-)Weg *m*, Strecke *f*. **II** *vi* gehen, laufen; spazierengehen; wandern.
walk•ing [ˈwɔːkɪŋ] **I** *n* (Zufuß-)Gehen *nt*; Spazierengehen *nt*; Wandern *nt*. **II** *adj* gehend, Geh-, Wander-.
walking aid Gehhilfe *f*.
walking cast *ortho*. Gehgips *m*.
Wallace [ˈwɑlɪs, ˈwɔ-]: **Wallace's rule of nine** Wallace-Neunerregel *f*.
walled-of perforation [wɔːlt] *chir*. gedeckte Perforation *f*.
Wallenberg [ˈvɑlənbɜrg; -bɛrk]: **Wallenberg's syndrome** Wallenberg-Syndrom *nt*, dorsolaterales Oblongata-Syndrom *nt*.
wal•le•ri•an degeneration [wɑˈlɪərɪən] *neuro*. Waller-Degeneration *f*, sekundäre/orthograde Degeneration *f*.
wall•eye [ˈwɔːlaɪ] *n ophthal*. **1.** weißer Hornhautfleck *m*, Albugo *f*, Leukoma corneae. **2.** Auswärtsschielen *nt*, Exotropie *f*, Strabismus divergens.
wan•der•ing abscess [ˈwɑndərɪŋ] Senkungsabszeß *m*.
wandering erysipelas Erysipelas migrans.
wandering kidney *patho*. Wanderniere *f*, Ren mobilis/migrans.
wandering pacemaker wandernder Schrittmacher *m*.
wane [weɪn] **I** *n* Abnahme *f*, Nachlassen *nt*, Abnehmen *nt*, Schwinden *nt*. **II** *vi* abnehmen, nachlassen, schwinden, schwächer werden.
Wangensteen [ˈwæŋənstiːn]: **Wangensteen's apparatus/tube** *chir*. Wangensteen-Drainage *f*.
ward [wɔːrd] *n* (Krankenhaus-)Station *f*, Abteilung *f*; (Kranken-)Saal *m*, (-)Zimmer *nt*. **in/on the ward** auf Station.
ward•en [ˈwɔːrdn] *n* Aufseher(in *f*) *m*; Portier *m*, Pförtner *m*.
ward round Visite *f*.
war•fa•rin [ˈwɔːrfərɪn] *n pharm*. Warfarin *nt*.
warm [wɔːrm] **I** *n* (An-, Auf-)Wärmen *nt*. **II** *adj* warm; heiß, erhitzt. **I am/feel warm** mir ist warm. **III** *vt* (an-, auf-, vor-, er-)wärmen, warm machen.
warm antibody Wärmeantikörper *m*.
warm ischemia warme Ischämie *f*.
warm shock warmer/roter Schock *m*.
warmth [wɔːrmθ] *n* (*a. fig.*) Wärme *f*.
wart [wɔːrt] *n* (virusbedingte) Warze *f*, Verruca *f*.
Warthin [ˈwɔːrθɪn]: **Warthin's tumor** Warthin-Tumor *m*, Warthin-Albrecht-Arzt-Tumor *m*, Cystadenoma lymphomatosum.
wash [wɑʃ] **I** *n* **1.** Waschen *nt*, Waschung *f*, Wäsche *f*. **give sth. a wash** etw. (ab-)waschen. **have a wash** s. waschen. **2.** (*Magen*) Spülung *f*; Aus-, Umspülen *nt*. **3.** Wäsche *f*. **II** *vt* **4.** waschen. **wash o.s.** s. waschen. **wash one's hands** s. die Hände waschen. **5.** (ab-, um-, weg-, aus-)spülen, reinigen, (aus-)waschen.
wash away *vt* abwaschen, wegspülen.

wash down *vt* (*Tablette*) hinunterspülen.
wash off *vt* abwaschen, wegspülen.
wash out *vt* auswaschen, (aus-)spülen.
wash•ba•sin [ˈwɑʃbeɪsən] *n* Waschbecken *nt*.
washed clot [wɑʃt] *patho.* Abscheidungsthrombus *m*, weißer/grauer Thrombus *m*.
wash•ing [ˈwɑʃɪŋ] *n* **1.** Waschen *nt*, Waschung *f*, Wäsche *f*. **2.** Wäsche *f*.
wash•out pyelography [ˈwɑʃaʊt] *radiol.* Auswaschpyelographie *f*.
wash•room [ˈwɑʃrʊm] *n* Waschraum *m*.
waste [weɪst] *I n* **1.** Abfall(stoffe *pl*) *m*, Müll *m*. **2.** Verfall *m*, Verschleiß *m*, Schwund *m*. **II** *vt* **3.** verschwenden, vergeuden. **4.** aus-, aufzehren, schwächen. **III** *vi* verfallen, verkümmern, schwinden. **waste away** *vi* dahinsiechen, -schwinden.
wast•ing [ˈweɪstɪŋ] *n patho.* Auszehrung *f*, Kräftezerfall *m*; Schwund *m*.
wasting paralysis spinale Muskelatrophie *f*.
watch [wɑtʃ] *I n* **1.** Wache *f*; Wachen *nt*. **be on the watch** aufpassen. **keep (a) watch** wachen (*on, over* über); aufpassen (*on, over* auf); jdn. im Auge behalten. **2.** Wachsamkeit *f*. **II** *vt* überwachen, aufpassen auf, beobachten. **III** *vi* **3.** wachen (*with* bei). **4.** zusehen, zuschauen; Ausschau halten (*for* nach). **watch over** *vi* bewachen, aufpassen, wachen über.
wat•er [ˈwɔːtər] *I n* **1.** Wasser *nt*; (*a.* **waters** *pl*) Mineralquelle *f*, -wasser *nt*, Heilquelle *f*, -wasser *nt*. **drink/take the waters** eine (Trink-)Kur machen. **2.** *physiol.* Wasser *nt*, Sekret *nt*; **the waters** *pl gyn.* Fruchtwasser *nt*. **II** *vt* wässern, einweichen, befeuchten. **III** *vi* (*Mund*) wäßrig werden (*for* nach); (*Augen*) tränen.
water on the brain Wasserkopf *m*, Hydrozephalus *m*.
water on the knee Kniegelenk(s)erguß *m*.
water balance Wasserhaushalt *m*, -bilanz *f*.
water blister Wasserblase *f*.
water-borne *adj* (*Krankheit*) durch (Trink-)Wasser übertragen.
water deficiency Wassermangel *m*.
water diuresis Wasserdiurese *f*.
water•fall stomach [ˈwɔːtərfɔːl] Kaskadenmagen *m*.
water-hammer pulse Wasserhammerpuls *m*.
Waterhouse-Friderichsen [ˈwɔːtərhaʊs ˌfrɪdəˈrɪksən]: **Waterhouse-Friderichsen syndrome** Waterhouse-Friderichsen-Syndrom *nt*.
water intoxication Wasserintoxikation *f*.
water loss Wasserabgabe *f*, -verlust *m*.
water pill *inf.* Wassertablette *f*; *pharm.* Diuretikum *nt*.
water pollution Wasserverschmutzung *f*, -verunreinigung *f*.
water-soluble *adj* wasserlöslich, löslich in Wasser.
water-wheel sound *card.* Mühlradgeräusch *nt*, Bruit de moulin.

wa•tery diarrhea [ˈwɔːtərɪ] seröser/wäßriger Durchfall *m*.
watt [wɑt] *n* Watt *nt*.
watt•age [ˈwɑtɪdʒ] *n* Wattleistung *f*.
watt-hour *n* Wattstunde *f*.
watt-second *n* Wattsekunde *f*.
wave [weɪv] *n* **1.** (*a. fig.*) Welle *f*, Woge *f*. **in waves** schubweise, in Wellen. **2.** *phys.* Welle *f*.
wave•length [ˈweɪvˌleŋ(k)θ] *n phys.* Wellenlänge *f*.
wax [wæks] *I n* **1.** (Bienen-, Pflanzen-) Wachs *nt*, Cera *f*. **2.** Ohr(en)schmalz *nt*, Zerumen *nt*. **II** *adj* wächsern, Wachs-. **III** *vt* (ein-)wachsen.
waxy cast [ˈwæksɪ] (*Harn*) Wachszylinder *m*.
waxy flexibility *psychia.* wachsartige Biegsamkeit *f*.
weak [wiːk] *adj* **1.** schwach. **2.** empfindlich, kränklich, gebrechlich, schwach. **feel/go weak at the knees** wacklig auf den Beinen sein.
weak•en [ˈwiːkən] *I vt* etw. (ab-)schwächen; verdünnen. **II** *vi* schwach/schwächer werden, nachlassen; (*Kraft*) erlahmen.
weak pulse kleiner Puls *m*, Pulsus parvus.
wean [wiːn] *vt* **1.** *ped.* entwöhnen (*off, from*); abstillen. **2.** abbringen (*away from* von); abgewöhnen, entwöhnen.
wean•ing [ˈwiːnɪŋ] *n* Entwöhnung *f*.
wear [weər] *I vt* **1.** tragen. **2.** abtragen, abnutzen. **II** *vi* **3.** s. tragen; s. erhalten, halten, haltbar sein. **4.** s. abnutzen *od.* verbrauchen.
wear away *I vt* **1.** abnutzen, abtragen. **2.** auswaschen, aushöhlen. **II** *vi* s. abnutzen, s. abtragen, vermindern, verrinnen, langsam vergehen.
wear down *I vt* **1.** abnutzen; verbrauchen. **2.** *fig.* zermürben, mürbe *od.* weichmachen, für u. fertig machen. **II** *vi* s. abnutzen, s. verbrauchen.
wear off *vi* nachlassen, s. verlieren; abgegehen, s. abnutzen; (*Wirkung*) s. verlieren, nachlassen, abklingen.
wear on *vi* s. hinziehen, s. (da-)hinschleppen.
wear out *I vt* abnutzen, abtragen; ermüden, erschöpfen. **II** *vi* s. abtragen, s. abnutzen, verschleißen; *fig.* s. erschöpfen.
wear and tear Abnutzung *f*, Verschleiß(erscheinungen *pl*) *m*.
wear and tear pigment Abnutzungspigment *nt*, Lipofuszin *nt*.
web [web] *n* Gewebe *nt*, Netz *nt*, Gespinst *nt*; *HNO* Web *nt*.
webbed neck [webd] Pterygium colli.
web•bing [ˈwebɪŋ] *n patho.* Schwimmhautbildung *f*.
Weber-Christian [ˈwebər ˈkrɪstʃən]: **Weber-Christian syndrome** Weber-Christian-Syndrom *nt*, rezidivierende fieberhafte nicht-eitrige Pannikulitis *f*.

Weber-Ramstedt ['webər 'rɑːmstet; 'rɑmʃtet]: **Weber-Ramstedt operation** *chir.* Weber-Ramstedt-Operation *f,* Ramstedt-Operation *f,* Pyloro(myo)tomie *f.*
web eye *ophthal.* Flügelfell *nt,* Pterygium *nt.*
web space Interdigitalraum *m.*
wedge [wedʒ] **I** *n* Keil *m.* **II** *vt* (ver-)keilen; (ein-)keilen. **III** *vi* s. festklemmen, s. verkeilen.
wedge biopsy Keilbiopsie *f,* -exzision *f.*
wedge osteotomy *ortho.* Keilosteotomie *f.*
wedge resection *chir.* Keilresektion *f.*
wedge-shaped vertebra Keilwirbel *m.*
Weeks [wiːks]: **Weeks' bacillus** *micro.* Koch-Weeks-Bazillus *m,* Haemophilus aegypti(c)us/conjunctivitidis.
weep [wiːp] **I** *n* Weinen *nt.* **II** *vt* weinen. **III** *vi* **1.** weinen. **2.** *(Wunde)* nässen.
weigh [weɪ] *vt, vi* wiegen.
weight [weɪt] *n* **1.** Gewicht *nt,* Last *f.* **2.** (Körper-)Gewicht *nt.* **put on/gain weight** zunehmen. **lose weight** abnehmen.
weight loss Gewichtsverlust *m.*
weight reduction Gewichtsabnahme *f,* -reduktion *f.*
Weil [waɪl; vaɪl]: **Weil's disease/syndrome 1.** Weil-Krankheit *f,* Leptospirosis icterohaemorrhagica. **2.** Weil-ähnliche-Erkrankung *f.*
Weir-Mitchell [wɪər 'mɪtʃl]: **Weir-Mitchell's disease** Weir-Mitchell-Krankheit *f,* Erythromelalgie *f,* Erythermalgie *f,* Akromelalgie *f.*
weld•er's conjunctivitis ['weldər] *ophthal.* Keratoconjunctivitis/Ophthalmia photoelectrica.
wel•fare ['welfeər] *n* **1.** Wohl *nt,* Wohlergehen *nt.* **2.** Sozialhilfe *f;* Fürsorge *f,* Wohlfahrt *f.* **be on welfare** Sozialhilfe beziehen.
welfare case Sozialfall *m.*
welfare recipient Sozialhilfeempfänger(in *f*) *m.*
welfare state Wohlfahrtsstaat *m.*
welfare work Sozial-, Fürsorgearbeit *f.*
welfare worker Sozialarbeiter(in *f*) *m,* Fürsorger(in *f*) *m.*
well [wel] *adj* **1.** wohl, gesund. **be/feel well** s. wohl fühlen. **look well** gesund *od.* gut aussehen. **2.** in Ordnung, richtig, gut.
well-balanced *adj* im Gleichgewicht befindlich; *(Person)* ausgeglichen; *(Diät)* ausgewogen.
well-being *n* Wohlbefinden *nt,* Gesundheit *f,* Wohl *nt.*
wen [wen] *n* **1.** piläre Hautzyste *f.* **2.** Epidermoid *nt,* Epidermis-, Epidermoidzyste *f,* (echtes) Atherom *nt,* Talgretentionszyste *f.*
Wenckebach ['weŋkəbæk; -bax]: **Wenckebach block/period** Wenckebach-Periode *f,* AV-Block *m* II. Grades Typ I.
Wenckebach phenomenon Wenckebach-Phänomen *nt.*
Werdnig-Hoffmann ['verdnɪg 'hɑfmən]: **Werdnig-Hoffmann atrophy/disease** Werdnig-Hoffmann-Syndrom *nt,* infantile spinale Muskelatrophie *f* (Werdnig-Hoffmann).
Werlhof ['verlhɔf]: **Werlhof's disease** idiopathische thrombozytopenische Purpura *f,* Morbus Werlhof *m.*
Wermer ['wɜrmər]: **Wermer's syndrome** Wermer-Syndrom *nt,* MEA-Typ I *m.*
Wernicke ['vernɪkə]: **Wernicke's aphasia** sensorische Aphasie *f,* Wernicke-Aphasie *f.*
Wernicke's disease/encephalopathy Wernicke-Enzephalopathie *f,* Polioencephalitis haemorrhagica superior Wernicke.
Wernicke's speech area → Wernicke's temporal speech area.
Wernicke's speech center Wernicke-Sprachzentrum *nt,* akustisches/sensorisches Sprachzentrum *nt.*
Wernicke's temporal speech area Wernicke-Sprachregion *f,* temporale Sprachregion *f.*
Wernicke-Korsakoff ['vernɪkə'kɔːrsəkɔf]: **Wernicke-Korsakoff syndrome** Wernicke-Korsakoff-Syndrom *nt.*
Wertheim ['vertaɪm]: **Wertheim's operation** *gyn.* Wertheim-Operation *f.*
West [west]: **West's syndrome** West-Syndrom *nt.*
Westergren ['westərgren]: **Westergren method** Westergren-Methode *f.*
Westergren tube Westergren-Röhrchen *nt.*
Westphal ['vestfaːl]: **Westphal's disease** → Westphal-Strümpell disease.
Westphal's phenomenon 1. *neuro.* Westphal-Zeichen *nt,* -Reflex *m.* **2.** Westphal-Piltz-Phänomen *nt,* Orbikularisphänomen *nt,* Lid-Pupillen-Reflex *m.*
Westphal's pseudosclerosis → Westphal-Strümpell disease.
Westphal's pupillary reflex → Westphal's phenomenon 2.
Westphal's sign/symptom Westphal-Zeichen *nt,* -Reflex *m,* Erb-Westphal-Zeichen *nt.*
Westphal-Piltz ['vestfaːl pɪlts]: **Westphal-Piltz sign** Westphal-Piltz-Phänomen *nt,* Orbikularisphänomen *nt,* Lid-Pupillen-Reflex *m.*
Westphal-Strümpell ['vestfaːl 'strɪmpəl; 'ʃtrɪmpəl]: **Westphal-Strümpell disease** Westphal-Strümpell-Pseudosklerose *f.*
wet [wet] **I** *adj* naß, feucht, durchnäßt *(with* von*)*; Naß-. **II** *vt* anfeuchten, naßmachen, benetzen. **wet o.s.** in die Hose machen. **wet the bed** bettnässen. **wet through** durchnässen. **III** *vi* nässen, naß werden.
wet colostomy *chir.* feuchte Kolostomie *f.*
wet cough Husten *m* mit Auswurf.
wet gangrene feuchte Gangrän *f.*
wet lung 1. Schocklunge *f.* **2.** Lungenödem *nt.*
wet•ness ['wetnɪs] *n* Nässe *f,* Feuchtigkeit *f.*
wet nurse Amme *f.*
wet pack feuchter Umschlag *m,* feuchte Packung *f,* Wickel *m.*
wet shock Insulinschock *m.*

Weyers-Thier ['weɪərs θɪər; 'vaɪərs tɪər]: **Weyers-Thier syndrome** Weyers-Thier-Syndrom *nt*, okulovertebrales Syndrom *nt*.
Whartin ['(h)wɔːrtɪn]: **Whartin's tumor** Whartin-Tumor *m*, Whartin-Albrecht-Arzt-Tumor *m*, Cystadenoma lymphomatosum.
wheal [(h)wiːl] *n derm.* Quaddel *f*.
wheeze [(h)wiːz] **I** *n* Keuchen *nt*, pfeifendes Atmen/Atemgeräusch *nt*. **II** *vi* keuchen, pfeifend atmen, pfeifen, schnaufen.
whet•stone crystals ['(h)wetstəʊn] *urol.* (*Harn*) Wetzsteinformen *pl*.
whey•faced ['(h)weɪfeɪst] *adj* käsig, käseweiß, käsebleich.
whip•lash (injury) ['(h)wɪplæʃ] Schleudertrauma *nt* (der Halswirbelsäule), whiplash injury.
Whipple ['(h)wɪpl]: **Whipple's disease** Morbus Whipple *m*, intestinale Lipodystrophie *f*.
Whipple's operation Whipple-Operation *f*, Pankreatikoduodenektomie *f*.
Whipple procedure 1. distale Pankreasresektion *f*, Linksresektion *f*. **2.** → Whipple's operation.
whis•per ['(h)wɪspər] **I** *n* Flüstern *nt*, Geflüster *nt*, Gewisper *nt*. **II** *vt*, *vi* wispern, flüstern.
whis•pered speech ['(h)wɪspərd] Flüstersprache *f*.
whis•tling rales ['(h)wɪslɪŋ] pfeifende Rasselgeräusche *pl*.
white asphyxia [(h)waɪt] weiße Apnoe/Asphyxie *f*.
white blood cell weiße Blutzelle *f*, weißes Blutkörperchen *nt*, Leukozyt *m*.
white blood count → white cell count.
white body of ovary Weißkörper *m*, Corpus albicans.
white bread Weiß-, Weizenbrot *nt*.
white cell → white blood cell.
white cell count Leukozytenzahl *f*. **differential white cell count** Differentialblutbild *nt*, weißes Blutbild *nt*.
white clot → white thrombus.
white dermatographism weißer Dermographismus *m*, Dermographismus albus.
white•head ['(h)waɪthed] *n derm.* Hautgrieß *m*, Milium *nt*, Milie *f*.
white infarct ischämischer/anämischer/weißer/blasser Infarkt *m*.
white•leg ['(h)waɪtleg] *n* Milchbein *nt*, Leukophlegmasie *f*, Phlegmasia alba dolens.
white lung Pneumocystis-Pneumonie *f*, interstitielle plasmazelluläre Pneumonie *f*.
white matter → white substance.
white muscle weißes Muskelgewebe *nt*, weiße Muskelfaser *f*.
white piedra Beigel-Krankheit *f*, (weiße) Piedra *f*.
white•pox ['(h)waɪtpɑks] *n* weiße Pocken *pl*, Alastrim *nt*, Variola minor.
white pulp (*Milz*) weiße Pulpa *f*, Folliculi lymphatici splenici.
white substance weiße Hirn- u. Rückenmarkssubstanz *f*, Substantia alba.
white thrombus Abscheidungs-, Konglutinationsthrombus *m*, weißer/grauer Thrombus *m*.
whole [həʊl] *adj* **1.** ganz, gesamt, vollständig, völlig. **2.** ganz, unzerteilt. **3.** heil, unverletzt, unversehrt, unbeschädigt, ganz.
whole blood Vollblut *nt*.
whole-body counter *radiol.* Ganzkörperzähler *m*.
whole-body irradiation/radiation *radiol.* Ganzkörperbestrahlung *f*.
whole-virus vaccine Ganzvirusimpfstoff *m*.
whoop [(h)wuːp, (h)wʊp] *vi* keuchen, keuchend atmen.
whoop•ing cough ['(h)wuːpɪŋ, '(h)wʊp-] Keuchhusten *m*, Pertussis *f*.
whooping-cough vaccine Pertussisvakzine *f*, Keuchhustenvakzine *f*.
wick [wɪk] *n* **1.** Gazetampon *m*. **2.** Docht *m*.
wide [waɪd] *adj* **1.** breit; weit; groß. **2.** (*Augen*) aufgerissen.
wide-angle glaucoma Simplex-, Weitwinkelglaukom *nt*, Glaucoma simplex.
wid•ow ['wɪdəʊ] *n* Witwe *f*.
wid•owed ['wɪdəʊd] *adj* verwitwet.
wid•ow•er ['wɪdəʊər] *n* Witwer *m*.
Wigand ['viːgænt; -gant]: **Wigand's maneuver/version** *gyn.* Wigand-Handgriff *m*.
wild type [waɪld] *genet.* Wildtyp *m*, -form *f*.
wild-type gene *genet.* Wildtypgen *nt*.
Willebrand ['vɪləbrant]: **Willebrand's syndrome** (von) Willebrand-Jürgens-Syndrom *nt*, konstitutionelle Thrombopathie *f*, hereditäre/vaskuläre Pseudohämophilie *f*, Angiohämophilie *f*.
Willis ['wɪlɪz]: **arterial circle of Willis** Willis-Anastomosenkranz *m*, Circulus arteriosus cerebri.
wil•low fracture ['wɪləʊ] Grünholzbruch *m*, -fraktur *f*.
Wilms [wɪlmz]: **Wilms' tumor** Wilms-Tumor *m*, embryonales Adeno(myo)sarkom *nt*, Nephroblastom *nt*.
Wilson ['wɪlsən]: **Wilson's block** *card.* Wilson-Block *m*.
Wilson's degeneration → Wilson's disease 1.
Wilson's disease 1. Morbus Wilson *m*, hepatolentikuläre/hepatozerebrale Degeneration *f*. **2.** Wilson-Krankheit *f*, Dermatitis exfoliativa.
Wilson's precordial leads (*EKG*) (Brustwand-)Ableitungen *pl* nach Wilson.
Wilson-Mikity ['wɪlsən 'mɪkəti]: **Wilson-Mikity syndrome** Wilson-Mikity-Syndrom *nt*, bronchopulmonale Dysplasie *f*.
wind [wɪnd] *n* **1.** Wind *m*. **2.** Blähung(en *pl*) *f*, Wind *m*. **break wind** einen Wind abgehen lassen. **suffer from wind** Blähungen haben. **3.** Atem *m*, Atmen *nt*. **be short of wind** außer Atem sein. **catch one's wind/get one's wind back** wieder zu Atem kommen.

winded

wind•ed ['wɪndɪd] *adj* außer Atem, atemlos.
win•dow ['wɪndəʊ] *n* **1.** Fenster(öffnung *f*) *nt; anat.* Fenestra *f.* **2.** *pharm.* therapeutische Breite *f.*
win•dowed ['wɪndəʊd] *adj* mit Fenster(n) (versehen), gefenstert.
wind•pipe ['wɪndpaɪp] *n* Luftröhre *f; anat.* Trachea *f.*
wing [wɪŋ] *n* Flügel *m; anat.* Ala *f.* **wing of ilium** Becken-, Darmbeinschaufel *f,* Ala ossis ilii.
Winiwarter-Buerger ['wɪnɪwɑːrtər 'bʏrgər]: **Winiwarter-Buerger disease** Morbus Winiwarter-Buerger *m,* Endangiitis/Thrombangiitis obliterans.
wink•ing spasm ['wɪŋkɪŋ] Blinzelkrampf *m,* Spasmus nictitans.
win•ter eczema ['wɪntər] Exsikkationsekzem *nt,* asteatotisches/xerotisches Ekzem *nt,* Austrocknungsekzem *nt,* Exsikkationsekzematid *nt.*
winter itch 1. Winterjucken *nt,* Pruritus hiemalis. **2.** → winter eczema.
wire [waɪər] **I** *n* **1.** Draht *m.* **2.** Leitung(sdraht *m*) *f.* **II** *vt* mit Draht anbinden *od.* zusammenbinden *od.* befestigen.
wire fixation *ortho.* Verdrahtung *f,* Verdrahten *nt,* Drahtosteosynthese *f.*
wire loop Drahtschlinge *f,* -öse *f.*
wire snare Drahtschlinge *f,* -schleife *f.*
Wirsung ['vɪrzʊŋ]: **Wirsung's canal/duct** Wirsung-Gang *m,* Pankreasgang *m,* Ductus pancreaticus.
wis•dom tooth ['wɪzdəm] Weisheitszahn *m,* dritter Molar *m,* Dens serotinus.
Wiskott-Aldrich ['vɪskɔt 'ɔːldrɪtʃ]: **Wiskott-Aldrich syndrome** Wiskott-Aldrich-Syndrom *nt.*
witch's milk [wɪtʃ] *gyn.* Hexenmilch *f,* Lac neonatorum.
with•draw [wɪð'drɔː] **I** *vt* **1.** zurückziehen, -nehmen, herausziehen, entfernen (*from* von, aus). **2.** (*Flüssigkeit*) ab-, heraussaugen; (*Blut*) ab-, entnehmen. **3.** jdn. entziehen. **II** *vi* eine Entziehungskur machen, s. einer Entziehungskur unterziehen.
with•draw•al [wɪð'drɔːəl] *n* **1.** Zurückziehen *nt,* -nehmen *nt;* (Blut-)Entnahme *f.* **2.** (*Drogen*) Entzug *m,* Entziehung *f* (*from*).
withdrawal cure Entziehungskur *f,* Entwöhnung *f.*
withdrawal symptoms/syndrome Entzugserscheinungen *pl,* -syndrom *nt,* Entziehungserscheinungen *pl,* -syndrom *nt,* Abstinenzerscheinungen *pl,* -syndrom *nt.*
with•hold [wɪð'həʊld] *vt* **1.** verweigern, vorenthalten (*sth. from s.o.* jdm. etw.). **withhold one's consent** seine Zustimmung verweigern. **2.** zurück-, abhalten (*s.o. from sth.* jdn. von etw.).
with•stand [wɪð'stænd] **I** *vt* s. widersetzen, widerstehen, standhalten. **II** *vi* Widerstand leisten.
Witzel ['wɪtsəl]: **Witzel's gastrostomy/operation** Witzel-Fistel *f.*

Wolfe-Krause [wʊlf kraʊs]: **Wolfe-Krause graft** Wolfe-Krause-Lappen *m,* Krause-Wolfe-Lappen *m.*
Wolff-Parkinson-White ['wʊlf 'pɑːrkɪnsən (h)waɪt]: **Wolff-Parkinson-White syndrome** Wolff-Parkinson-White-Syndrom *nt,* WPW-Syndrom *nt.*
womb [wuːm] *n* Gebärmutter *f,* Uterus *m,* Metra *f.*
womb stone *gyn.* Gebärmutter-, Uterusstein *m,* Uterolith *m,* Hysterolith *m.*
wood•en belly ['wʊdn] brettharthes Abdomen *nt.*
wooden resonance hypersonorer Klopfschall *m.*
wooden-shoe heart *card.* Holzschuhform *f,* Coeur en sabot.
wool•ly-hair nevus ['wʊlɪ] Kräuselhaarnävus *m,* Wollhaarnävus *m.*
word blindness [wɜrd] Leseunfähigkeit *f,* -unvermögen *nt,* Alexie *f.*
word comprehension *neuro.* Wortverständnis *nt,* -verstehen *nt.*
word deafness Worttaubheit *f,* akustische Aphasie *f.*
Woringer-Kolopp ['wɔrɪndʒər kə'lɔp; vɔrɪŋ'ge]: **Woringer-Kolopp syndrome** Morbus Woringer-Kolopp *m,* pagetoide/epidermotrope Retikulose *f.*
work [wɜrk] **I** *n* Arbeit *f,* Beschäftigung *f,* Tätigkeit *f;* Aufgabe *f.* **do work** arbeiten. **II** *vt* arbeiten an; ver-, durch-, bearbeiten. **III** *vi* **1.** arbeiten (*at, on* an); s. beschäftigen (*at, on* mit). **2.** funktionieren, gehen, in Gang sein, arbeiten. **3.** wirken, s. auswirken (*on, upon, with* auf). **work in** *vt* (*Salbe*) einreiben, einmassieren.
work•a•hol•ic [wɜrkə'hɔlɪk] *n* Arbeitssüchtige *m/f.*
work•a•hol•ism ['wɜrkəhɑlɪzəm] *n* Arbeitssucht *f,* -besessenheit *f.*
work hypertrophy Arbeits-, Aktivitätshypertrophie *f.*
work•ing conditions ['wɜrkɪŋ] Arbeitsbedingungen *pl.*
working myocardium (*Herz*) Arbeitsmuskulatur *f,* -myokard *nt.*
work load Arbeitsbelastung *f,* Arbeit(slast *f*) *f;* Arbeitspensum *nt.*
work physiology Arbeitsphysiologie *f.*
work-up *n* (gründliche) medizinische Untersuchung *f.*
worm [wɜrm] *n* **1.** *micro.* Wurm *m;* Made *f;* Raupe *f.* **2.** *patho.* **worms** *pl* Wurmkrankheit *f,* Würmer *pl,* Helminthiase *f.*
wors•en ['wɜrsn] **I** *vt* verschlechtern, schlechter machen; etw. verschlimmern. **II** *vi* s. verschlechtern, s. verschlimmern.
wors•en•ing ['wɜrsnɪŋ] *n* Verschlechterung *f,* Verschlimmerung *f.*
wound [wuːnd] **I** *n* **1.** **the wounded** die Verwundeten. **2.** *patho.* Wunde *f;* Verletzung *f.* **3.** *chir.* (Operations-)Wunde *f.* **II** *vt* verwunden, verletzen.
wound abscess Wundabszeß *m.*

wound care Wundversorgung *f*, -behandlung *f*.

wound closure Wundverschluß *m*, -naht *f*. **delayed primary wound closure** aufgeschobene Primärversorgung *f*, primär verzögerter Wundverschluß.

wound contraction Wundzusammenziehung *f*, -kontraktion *f*.

wound coverage Wundabdeckung *f*.

wound dehiscence Wunddehiszenz *f*.

wound drainage Wunddrainage *f*.

wound edge Wundrand *m*.

wound fever Wundfieber *nt*, Febris traumatica.

wound healing Wundheilung *f*.

wound hematoma Wundhämatom *nt*.

wound infection Wundinfektion *f*.

wound management Wundversorgung *f*.

wound sepsis Wundsepsis *f*.

wound suture *chir.* Wundverschluß *m*, -naht *f*.

wound toilet Wundtoilette *f*, Débridement *nt*.

W-plasty *n chir.* W-Plastik *f*.

wrin•kle ['rɪŋkl] **I** *n* (*Haut*) Fältchen *nt*, Runzel *f*, Falte *f*. **II** *vt* (*Stirn, Augenbrauen*) runzeln; (*Nase*) rümpfen; (*Augen*) zusammenkneifen. **III** *vi* **1.** runz(e)lig werden, Runzeln bekommen. **2.** s. falten, Falten werfen, (ver-)knittern.

wrist [rɪst] *n* **1.** Handwurzel *f*, Carpus *m*. **2.** (proximales) Handgelenk *nt*, Articulatio radiocarpalis/radiocarpea.

wrist•drop ['rɪstdrɑp] *n neuro.* Fall-, Kußhand *f*.

wrist fracture Handgelenksbruch *m*, -fraktur *f*.

wrist injury 1. Handgelenksverletzung *f*. **2.** Handwurzelverletzung *f*.

wrist joint → wrist 2.

writ•ten consent ['rɪtn] schriftliche Einverständniserklärung *f*, schriftliche Einwilligung *f*.

wry neck [raɪ] Schiefhals *m*, Torticollis *m*.

WV vaccine → whole-virus vaccine.

X

xan•the•las•ma [ˌzænθeˈlæzmə] *n* **1.** Lidxanthelasma *nt*, Xanthelasma palpebrarum. **2.** → xanthoma.

xan•thic calculus/stone [ˈzænθɪk] Xanthinstein *m*.

xan•thine [ˈzænθiːn] *n* Xanthin *nt*.

xanthine calculus → xanthic calculus.

xan•tho•chro•mia [ˌzænθəʊˈkrəʊmɪə] *n* **1.** Gelbfärbung *f*, Xanthochromie *f*. **2.** *neuro.* Liquorxanthochromie *f*. **3.** *derm.* Xanthosis *f*, Xanthodermie *f*.

xan•tho•der•ma [ˌzænθəʊˈdɜrmə] *n* Xanthodermie *f*, Xanthosis *f*.

xan•tho•ma [zænˈθəʊmə] *n* Xanthom(a) *nt*.

xan•tho•ma•to•sis [ˌzænθəməˈtəʊsɪs] *n* Xanthomatose *f*.

xan•tho•pia [zænˈθəʊpɪə] *n* → xanthopsia.

xan•thop•sia [zænˈθɑpsɪə] *n* Gelbsehen *nt*, Xanthop(s)ie *f*.

xan•thop•sin [zænˈθɑpsɪn] *n* Sehgelb *nt*, Xanthopsin *nt*, all-trans Retinal *nt*.

X chromosome X-Chromosom *nt*.

xen•o•an•ti•gen [ˌzenəˈæntɪdʒən] *n immun.* Xenoantigen *nt*.

xen•o•di•ag•no•sis [ˌzenədaɪəgˈnəʊsɪs] *n* Xenodiagnose *f*, -diagnostik *f*.

xen•o•di•ag•nos•tic [ˌzenədaɪəgˈnɑstɪk] *adj* xenodiagnostisch.

xen•o•ge•ne•ic graft [ˌzenədʒəˈniːɪk] → xenograft.

xenogeneic transplantation → xenotransplantation.

xen•o•graft [ˈzenəgræft] *n* heterogenes/heterologes/xenogenes/xenogenetisches Transplantat *nt*, Xeno-, Heterotransplantat *nt*.

xen•o•trans•plan•ta•tion [ˌzenəˌtrænsplænˈteɪʃn] *n* heterogene/heterologe/xenogene/xenogenetische Transplantation *f*, Xeno-, Heterotransplantation *f*, Xeno-, Heteroplastik *f*.

xe•ro•chi•lia [ˌzɪərəˈkaɪlɪə] *n* Xeroch(e)ilie *f*.

xe•ro•der•ma [ˌzɪərəˈdɜrmə] *n* trockene Haut *f*, Xerodermie *f*, Xeroderma *nt*.

xe•rog•ra•phy [zɪˈrɑgrəfɪ] *n* → xeroradiography.

xe•ro•mam•mog•ra•phy [ˌzɪərəməˈmɑgrəfɪ] *n radiol.* Xeromammographie *f*.

xe•ro•me•nia [ˌzɪərəˈmiːnɪə] *n gyn.* Xeromenie *f*.

xe•roph•thal•mia [ˌzɪərɑfˈθælmɪə] *n ophthal.* Xerophthalmie *f*.

xe•ro•ra•di•og•ra•phy [ˌzɪərəˌreɪdɪˈɑgrəfɪ] *n radiol.* Xero(radio)graphie *f*, Röntgenphotographie *f*.

xe•ro•sis [zɪˈrəʊsɪs] *n* Xerose *f*.

xe•ro•sto•mia [ˌzɪərəˈstəʊmɪə] *n* Xerostomie *f*.

xe•rot•ic eczema [zɪˈrɑtɪk] Exsikkationsekzem *nt*, asteatotisches/xerotisches Ekzem *nt*, Austrocknungsekzem *nt*, Exsikkationsekzematid *nt*.

xerotic keratitis 1. Keratitis sicca. **2.** Keratomalazie *f*.

xiph•o•dyn•ia [zɪfəˈdiːnɪə] *n* Xiphalgie *f*, Xiphoidalgie *f*.

xiph•oid bone [ˈzɪfɔɪd] Brustbein *nt*, Sternum *nt*.

xiphoid cartilage → xiphoid process.

xiph•oid•i•tis [zɪfɔɪˈdaɪtɪs] *n* Xiphoiditis *f*.

xiphoid process Schwertfortsatz *m*, Processus xiphoideus.

xi•phop•a•gus [zɪˈfɑpəgəs, zaɪ-] *n embryo.* Xiphopagus *m*.

xiph•o•ster•nal joint [zɪfəˈstɜrnl] Synchondrosis xiphosternalis.

X-linked agammaglobulinemia Bruton-Typ *m* der Agammaglobulinämie, infantile X-chromosomale Agammaglobulinämie *f*.

X-linked gene X-gebundenes Gen *nt*.

X-linked heredity geschlechtsgebundene Vererbung *f*.

X-linked ichthyosis X-chromosomal rezessive Ichthyosis *f*, geschlechtsgebundene/rezessive Ichthyosis vulgaris.

X-linked infantile agammaglobulinemia → X-linked agammaglobulinemia.

X-linked inheritance X-chromosomale Vererbung *f*.

X-linked lymphoproliferative syndrome Duncan-Syndrom *nt*.

XO syndrome Ullrich-Turner-Syndrom *nt*.

x-radiation *n* Röntgenstrahlen *pl*, -strahlung *f*.

x-ray [ˈeksraɪ] **I** *n* **1.** Röntgenstrahl *m*. **2.** Röntgenaufnahme *f*, -bild *nt*. **take an x-ray** ein Röntgenbild machen (*of* von). **II** *vt* **3.** röntgen; durchleuchten. **4.** bestrahlen.

x-ray dermatitis → radiation dermatitis.

x-ray examination Röntgenuntersuchung *f.*
x-ray film 1. Röntgenfilm *m.* **2.** Röntgenaufnahme *f,* -bild *nt.*
x-ray fluoroscopy (Röntgen-)Durchleuchtung *f,* Fluoroskopie *f.*
x-ray picture Röntgenbild *nt,* -aufnahme *f.*
x-ray sickness Strahlenkrankheit *f.*
x-ray therapy Röntgentherapie *f,* -behandlung *f.*
x-ray tube Röntgenröhre *f.*
x wave *card.* x-Welle *f.*
XXY syndrome Klinefelter Syndrom *nt.*
xy•lose [ˈzaɪləʊs] *n* Holzzucker *m,* Xylose *f.*
xylose absorption test D-Xyloseabsorptionstest *m,* D-Xylosetoleranztest *m.*
XYY syndrome XYY-Syndrom *nt,* YY-Syndrom *nt.*

Y

yawn [jɔːn] **I** *n* Gähnen *nt;* Gähner *m.* **II** *vi* **1.** gähnen. **2.** gähnen, klaffen, s. weit auftun.
yawn•ing ['jɔːnɪŋ] *n* Gähnen *nt.*
yaws [jɔːz] *n* Frambösie *f,* Parangi *f,* Yaws *f.*
Y cartilage Y-Knorpel *m,* Y-Fuge *f.*
Y chromosome Y-Chromosom *nt.*
yeast [jiːst] *n micro.* Hefe *f,* Sproßpilz *m.*
yeast fungus *micro.* Hefe-, Sproßpilz *m,* Blastomyzet *m.*
yel•low body ['jeləʊ] Gelbkörper *m,* Corpus luteum.
   yellow body of menstruation Corpus luteum menstruationis.
   yellow body of pregnancy Gelbkörper der Schwangerschaft, Corpus luteum graviditatis.
yellow fever Gelbfieber *nt.*
yellow-fever mosquito *micro.* Aedes aegypti.
yellow fever vaccine Gelbfieberimpfstoff *m,* -vakzine *f.*
yellow fever virus *micro.* Gelbfiebervirus *nt.*
yellow marrow gelbes/fetthaltiges Knochenmark *nt,* Fettmark *nt,* Medulla ossium flava.
yellow spot gelber Fleck *m,* Makula *f,* Macula lutea/retinae.

yellow vernix syndrome Plazentainsuffizienzsyndrom *nt.*
yellow vision Gelbsehen *nt,* Xanthop(s)ie *f.*
Yer•sin•ia pestis [jer'sɪnɪə] *micro.* Pestbakterium *nt,* Yersinia/Pasteurella pestis.
yer•sin•i•o•sis [jersɪnɪ'əʊsɪs] *n* Yersinia-Infektion *f,* Yersiniose *f.*
Y ligament Ligamentum iliofemorale.
Y-linked gene Y-gebundenes Gen *nt,* holandrisches Gen *nt.*
Y-linked inheritance Y-gebundene/holandrische Vererbung *f.*
yolk [jəʊk] *n* (Ei-)Dotter *m,* Eigelb *nt,* Vitellus *m.*
yolk sac Nabelbläschen *nt,* Dottersack *m.*
yolk stalk Darmstiel *m,* Dotter(sack)gang *m,* Ductus omphalo(mes)entericus.
young [jʌŋ] *adj* jung, Jung-; klein; neu; jugendlich; unreif, unerfahren.
young child Kleinkind *nt.*
y-plate *n ortho.* Y-Platte *f.*
Y-shaped cartilage Y-Fuge *f,* Y-Knorpel *m.*
Y-shaped fracture Y-förmige Fraktur *f.*
Y-V flap Y-V-Plastik *f.*
y wave *card.* y-Welle *f.*

Z

Zahn [tsaːn]: **Zahn's infarct** Zahn-Infarkt *m.*

Z band/disk Z-Linie *f*, Z-Streifen *m*, Zwischenscheibe *f*, Telophragma *nt.*

Zeis [zaɪs; tsaɪs]: **glands of Zeis** Zeis-Drüsen *pl*, Glandulae sebaceae conjunctivales.

Zellweger ['zelwegər]: **Zellweger syndrome** Zellweger-Syndrom *nt*, zerebrohepatorenales Syndrom *nt.*

Zenker ['zeŋkər; 'tsɛŋ-]: **Zenker's degeneration** Zenker-Degeneration *f*, wachsartige Degeneration *f* der Skelettmuskulatur.

Zenker's diverticulum Zenker-Divertikel *nt*, pharyngoösophageales Divertikel *nt.*

ze•ro ['zɪərəʊ] *n phys.* Null(punkt *m*) *f*; (*Skala*) Ausgangspunkt *m*; (*Temperatur*) Gefrierpunkt *m*; *mathe.* Nullpunkt *m*, -stelle *f.*

zero pressure breathing Atmung *f* unter Umgebungsdruck.

Z-E tumor → Zollinger-Ellison tumor.

Z-flap *n chir.* Z-Plastik *f.*

Zickel ['zɪkl]: **Zickel nail** *ortho.* Zickel-Nagel *m.*

Ziehen-Oppenheim ['ziːhən 'ɑpənhaɪm; 'tsiːən]: **Ziehen-Oppenheim disease** Ziehen-Oppenheim-Syndrom *nt*, Torsionsdystonie *f.*

Zieve ['ziːv]: **Zieve syndrome** Zieve-Syndrom *nt.*

Zimmerlin ['zɪmərlɪn; 'tsɪmər-]: **Zimmerlin's atrophy** *neuro.* Zimmerlin-Typ *m.*

Zinn [zɪn; tsɪn]: **circle of Zinn** Zinn-Gefäßkranz *m*, Circulus vasculosus n. optici.

Zinn's corona → circle of Zinn.

Zinn's ligament/ring Zinn-Sehnenring *m*, An(n)ulus tendineus communis.

zonule of Zinn Zinn-(Strahlen-)Zone *f*, Zonula ciliaris.

Z line → Z band.

Zollinger-Ellison ['zɑlɪndʒər 'elɪsən]: **Zollinger-Ellison syndrome** Zollinger-Ellison-Syndrom *nt.*

Zollinger-Ellison tumor Zollinger-Ellison-Tumor *m.*

zo•na ['zəʊnə] *n* **1.** → zone 1. **2.** Gürtelrose *f*, Zoster *m*, Zona *f*, Herpes zoster.

zo•na•ry placenta ['zəʊnəri] **1.** Placenta zonaria. **2.** Ring-, Gürtelplazenta *f*, Placenta anularis.

zone [zəʊn] *n* **1.** *anat.* (Körper-)Gegend *f*, Bereich *m*, Zone *f.* **2.** Zone *f*, Bereich *m*, Bezirk *m*, Gürtel *m.*

zo•nes•the•sia [zəʊnes'θiːʒ(ɪ)ə] *n neuro.* Gürtelgefühl *nt*, Zonästhesie *f.*

zo•nu•lar cataract ['zəʊnjʊlər] Schichtstar *m*, Cataracta zonularis.

zonular fibers Zonularfasern *pl*, Fibrae zonulares.

zonular keratitis bandförmige Keratitis *f.*

zonular placenta → zonary placenta.

zonular spaces Petit-Kanal *m*, Spatia zonularia.

zo•nu•li•tis [zəʊnjə'laɪtɪs] *n ophthal.* Zonulitis *f.*

zon•u•lot•o•my [zəʊnjə'lɑtəmɪ] *n ophthal.* Zonulotomie *f.*

zo•o•an•thro•po•no•sis [zəʊəˌænθrəpə-'nəʊsɪs] *n* Anthropozoonose *f*, Zooanthroponose *f.*

Zoon [zəʊn]: **balanitis of** Balanitis chronica circumscripta benigna plasmacellularis Zoon.

zo•o•par•a•site [zəʊə'pærəsaɪt] *n* tierischer Parasit *m*, Zooparasit *m.*

zos•ter ['zɑstər] *n* Gürtelrose *f*, Zoster *m*, Zona *f*, Herpes zoster.

zoster encephalitis Zoster-Enzephalitis *f.*

zos•ter•i•form [zɑs'terɪfɔːrm] *adj* zosterartig, -ähnlich.

zoster meningitis Zoster-Meningitis *f.*

Z-plasty *n chir.* Z-Plastik *f.*

Zumbusch ['tsʊmbʊʃ]: **generalized pustular psoriasis of Zumbusch** *derm.* Psoriasis pustulosa vom Typ Zumbusch, Psoriasis pustulosa generalisata.

zy•go•mat•ic arch [zaɪgəʊ'mætɪk] Jochbogen *m*, Arcus zygomaticus.

zygomatic bone Jochbein *nt*, Os zygomaticum.

zygomatic nerve Nervus zygomaticus.

zy•gote ['zaɪgəʊt] *n* befruchtete Eizelle *f*, Zygote *f.*

zy•got•ic [zaɪ'gɑtɪk] *adj* zygotisch, Zygoten-.

zy•mo•gen ['zaɪmədʒən] *n* Enzymvorstufe *f*, Zymogen *nt*, Proenzym *nt.*

A

Aaron: Aaron-Symptom *nt chir.* Aaron's sign.
ab I *adv* off, away. **ab u. zu, ab u. an** at intervals, now and then, from time to time, on and off. **II** *prep (örtlich)* from; *(zeitlich)* from...(on), as from, as of. **ab heute** from today, as of today.
Abadie: Abadie-Zeichen *nt ortho.* Abadie's sign.
abak•te•ri•ell *adj* abacterial, nonbacterial.
A-Ban•de *f histol.* A band, A disk, anisotropic disk.
ab•än•dern *vt* modify, vary, alter; change, rectify, correct, amend.
Aba•ro•gno•sis *f neuro.* abarognosis, baragnosis, barognosis.
Aba•sie *f neuro.* inability to walk, abasia.
aba•tisch *adj neuro.* abasic, abatic.
Ab•bau *m* **1.** *biochem.* breakdown, degradation. **2.** *fig. (Kraft)* decline, failure, waning.
ab•bau•en I *vt biochem.* break down, degrade, digest. **II** *vi fig. (Kraft)* get weak(er), weaken. **III** *vr* **sich abbauen** *physiol.* decompose, disintegrate.
Ab•bau•stoff•wech•sel *m biochem.* catabolism [kə'tæbəlızəm].
Abbe: Abbe-Hautlappen *m ortho.* Abbe's flap.
Abbe-Operation *f ortho.* Abbe's operation.
ab•bin•den I *vt* ligature, take up, tie off. **II** *vi (Gips)* set, bind.
Ab•bin•dung *f* torcular tourniquet, Spanish tourniquet, garrot(t)e tourniquet.
ab•blät•tern *vi (Haut)* peel, peel off, scale (off), shred, come/get loose.
Abbott-Rawson: Abbott-Rawson-Sonde *f clin.* Abbott-Rawson tube.
Abdeck-Aufdecktest *m ophthal.* cover-uncover test, screen test.
ab•decken [K•K] *vt chir.* drape, cover *(mit* with).
Ab•deck•test *m ophthal.* cover test.
Ab•deck•tuch *nt chir.* drape.
Ab•deckung [K•K] *f* cover; *pharm.* coverage, cover.
Ab•do•men *nt anat.* belly, abdomen ['æbdəmən].
akutes **Abdomen** acute abdomen, surgical abdomen.
brettharetes **Abdomen** wooden belly, board-like rigidity, abdominal rigidity [rɪ'dʒɪdətɪ].
gebläntes/überbläntes **Abdomen** distented abdomen.
Ab•do•men•auf•nah•me *f radiol.* abdominal radiograph.
Ab•do•men•leer•auf•nah•me *f radiol.* plain abdominal radiograph.
Ab•do•men•über•sicht *f radiol.* plain abdominal radiograph.
ab•do•mi•nal *adj* abdominal [æb'dɑmɪnl]; ventral.
Ab•do•mi•nal•aor•ta *f* abdominal aorta, abdominal part of aorta.
Ab•do•mi•nal•chir•ur•gie *f* abdominal surgery.
Ab•do•mi•nal•gie *f* abdominal pain, abdominalgia.
Ab•do•mi•nal•ho•den *m* abdominal testis.
Ab•do•mi•nal•la•vage *f* irrigation of the abdominal cavity, peritoneoclysis [,perɪtənɪ'ɑkləsɪs].
Ab•do•mi•nal•or•gan *nt* abdominal organ.
Ab•do•mi•nal•schmer•zen *pl* → Abdominalgie.
Ab•do•mi•nal•schwan•ger•schaft *f gyn.* abdominal pregnancy, intraperitoneal pregnancy.
Ab•do•mi•nal•trau•ma *nt* abdominal injury, abdominal trauma.
Ab•do•mi•nal•ver•let•zung *f* → Abdominaltrauma.
Ab•do•mi•nal•ve•si•kal *adj* abdominovesical.
ab•do•mi•nell *adj* → abdominal.
ab•do•mi•no•pel•vin *adj* abdominopelvic.
ab•do•mi•no•tho•ra•kal *adj* abdominothoracic.
Ab•do•mi•no•zen•te•se *f* abdominocentesis [æb,dɑmɪnəʊsen'tiːsɪs], celiocentesis.
Ab•duk•tion *f* abduction.
Ab•duk•tions•kon•trak•tur *f neuro.* abduction contracture [kən'træktʃər].
Ab•duk•tor *m* [S.U. MUSCULUS ABDUCTOR]
Ab•du•zens *m* [S.U. NERVUS ABDUCENS]
Ab•du•zens•pa•re•se *f neuro.* abducens paralysis [pə'rælɪsɪs].
ab•du•zie•ren *vt* abduct.
Abend *m* night, evening. **jeden Abend** nightly, every evening.
ab•er•rant *adj patho.* aberrant [ə'berənt],

Aberration 438

ectopic.
Ab•er•ra•tion f 1. phys. aberration. 2. patho. aberration.
Abe•ta•li•po•pro•te•in•ämie f patho. abetalipoproteinemia, Bassen-Kornzweig syndrome.
Ab•fall¹ m 1. waste, waste materials. 2. (Müll) refuse, garbage, trash, rubbish.
Ab•fall² m (Leistung, Temperatur) drop, fall, decline.
ab•fal•len vi 1. fall, fall off, drop off; come off. 2. (Leistung, Temperatur) fall, drop, decrease; (Fieber) abate; (Spannung) drop.
Ab•fluß m 1. (a. phys.) flow, discharge, outflow. 2. (a. patho.) drainage, flow, discharge, outflow; flowing off, draining off.
ab•füh•ren vi (Darm) open/move the bowels, evacuate (the bowels), purge; act as a laxative/evacuant/cathartic.
Ab•führ•mit•tel nt pharm. evacuant, cathartic, laxative, physic, purgative.
Ab•führ•mit•tel•ab•usus m laxative abuse.
Ab•führ•mit•tel•miß•brauch m laxative abuse.
Ab•ga•be f physiol. discharge, emission, output, release.
Ab•gang m 1. gyn. spontaneous abortion [spʌn'teɪnɪəs], abort, abortion. 2. (Fremdkörper) passage; (Eiter) discharge, ooze.
ab•ge•ben vt physiol. discharge, release, give off, emit.
ab•ge•ma•gert adj emaciated, emaciate, skinny.
ab•ge•schwächt adj mitigated, lowered, attenuate, attenuated, reduced, weakend.
ab•ge•stor•ben adj 1. dead; (Gefühl) numb, dead. 2. (Gewebe) dead, necrotic.
ab•ge•stumpft adj 1. blunted, blunt, dull. 2. fig. dull, indifferent, numb, apathetic.
Ab•ge•stumpft•heit f fig. bluntness (gegen to), indifference, apathy ['æpəθɪ].
ab•ge•zehrt adj emaciated, marasmic, marantic, atrophied, haggard.
ab•hän•gig adj dependent (von on, upon); psychia. addicted (von to).
Ab•hän•gi•ge m/f psychia. dependent, dependant.
Ab•hän•gig•keit f psychia. addiction (von to); dependence, dependency (von on, upon).
körperliche Abhängigkeit physical dependence, physiological dependence.
psychische Abhängigkeit psychological dependence, habituation dependence.
Ab•här•tung f hardening (gegen against), induration (gegen against, to).
ab•hei•len vi heal, heal up.
Ab•hil•fe f relief, remedy, redress, cure.
ab•hor•chen vt auscultate, auscult, sound.
Ab•hö•ren nt auscultation.
ab•hö•ren vt auscultate, auscult, sound.
Ab•hu•sten nt expectoration, emptysis.
ab•hu•sten vt cough, cough up, cough out; (Schleim) expectorate.
Ab•klatsch•ge•schwür nt patho. kissing ulcer.
Ab•klatsch•prä•pa•rat nt histol. impression preparation.
ab•klem•men vt chir. clamp, cross-clamp.
Ab•klin•gen nt (Krankheit) catabasis, abatement.
ab•klin•gen vi (Krankheit) abate; (Wirkung) wear off; (Fieber) go down; (Schmerz) ease.
ab•klop•fen vt percuss; tap, sound.
ab•küh•len I vt cool (down/off), refrigerate; (Lebensmittel) chill. II vr sich abkühlen cool off/down, refresh o.s.
Ab•küh•lung f cooling (down), refrigeration; decline/fall/drop in temperature.
Ab•la•tio f 1. patho. ablation, separation, detachment. 2. chir. ablation; amputation, removal, extirpation.
Ablatio mammae gyn. Halsted's operation, radical mastectomy [mæs'tektəmɪ].
Ablatio placentae gyn. premature detachment of the placenta.
Ablatio retinae ophthal. detached retina, retinal detachment, detachment of retina.
ab•la•tiv adj ablative.
ab•lau•fen vi 1. drain off/away, run off, flow off; drain. 2. (Frist) expire; (Zeit) lapse, run out.
Ab•le•ben nt decease, demise, death.
ab•le•ben vi decease, depart from (this) life, die.
Ab•le•de•rung f abrasion, excoriation.
ab•le•gen vt (Kleidung) remove, take off.
ab•lei•ten vt divert, deviate, bypass; (Flüssigkeit) drain, drain off, discharge.
Ab•lei•tung f 1. (Wundflüssigkeit) drainage, drain. 2. physiol. (EKG) lead, recording.
bipolare Ableitung (EKG) bipolar lead, bipolar recording.
unipolare Ableitung (EKG) unipolar lead, unipolar recording.
ab•lö•sen I vt peel, peel off, detach, remove, strip off, take off. II vr sich ablösen scale (off), come off, come/get loose, peel, peel off.
Ab•lö•sung f removal, detachment; patho. ablation, solution.
ab•ma•gern vi become thin, get thin, (extrem) waste away.
Ab•ma•ge•rung f emaciation.
Ab•ma•ge•rungs•kur f reducing diet, slimming diet.
ab•na•beln vt cut the (umbilical) cord, cut the infant's/baby's cord.
Ab•na•be•lung f gyn. cutting of the (umbilical) cord, omphalotomy.
Ab•nah•me¹ f 1. removal. 2. chir. amputation.
Ab•nah•me² f 1. allg. reduction, decrease, diminution, decline. 2. (Symptom) decrudescence; (Sehkraft) deterioration, failure; (Kräfte; Gesundheit) decline; (Gewicht) loss (of weight); (Temperatur) abatement, fall.
ab•neh•men¹ vt 1. remove, detach, take off/down (von from); (Deckel, Kappe) cap; (Verband) take off. 2. chir. take off, cut off,

ablate, amputate. **3.** (*Blut*) draw, withdraw.
ab•neh•men² *vi* **1.** *allg.* reduce, shrink, abate, decrease. **2.** (*Gewicht*) lose weight; (*Temperatur*) drop, fall, go down; (*Schmerzen*) ease, abate; (*Funktion*) fail; (*Wirkung*) wear off; (*Schwellung*) go down; (*Kraft*) fail, decline; (*Gesundheit*) deteriorate, break, decline.
Ab•nei•gung *f* aversion (*vor* to, for, from); dislike (*gegen* of, for); loathing (*gegen* for).
ab•nor•mal *adj* abnormal; *psycho.* morbid.
ab•nut•zen **I** *vt* wear away, wear down, wear out, attrite. **II** *vr* **sich abnutzen** wear away, wear down, wear off, wear out.
Ab•nut•zung *f* wear, wear and tear, attrition.
ABO-Antigen *nt hema.* ABO antigen.
ABO-Inkompatibilität *f hema.* ABO incompatibility.
ABO-Kompatibilität *f hema.* ABO compatibility.
ABO-Kreuzprobe *f hema.* ABO crossmatch, cross-matching.
Ab•ort *m gyn.* **1.** spontaneous abortion [spɑnˈteɪnɪəs], miscarriage, abort, abortion. **2.** abortion.
akzidentaler Abort accidental abortion.
ampullärer Abort ampullar abortion.
artifizieller Abort artificial abortion, induced abortion.
beginnender Abort incipient abortion.
drohender Abort imminent abortion.
früher Abort early abortion.
habitueller Abort habitual abortion, recurrent abortion.
idiopathischer Abort idiopathic abortion.
indizierter Abort justifiable abortion, induced abortion, therapeutic abortion.
induzierter Abort artificial abortion, induced abortion.
infektiöser Abort infected abortion, infested abortion.
inkompletter Abort incomplete abortion.
kompletter Abort complete abortion.
septischer Abort septic abortion.
später Abort late abortion.
traumatischer Abort accidental abortion.
tubarer Abort tubal abortion, aborted ectopic pregnancy.
unvollständiger Abort incomplete abortion.
verhaltener Abort missed abortion.
vollständiger Abort complete abortion.
ab•or•tie•ren *vi* abort, miscarry.
ab•or•tiv *adj* aborted, abortive; abortive, ecbolic.
Ab•or•ti•vum *nt gyn.* aborticide, abortive, ecbolic.
ABO-System *nt hema.* ABO system.
ABO-Unverträglichkeit *f hema.* ABO incompatibility.
ABO-Verträglichkeit *f hema.* ABO compatibility.
Abrahams: Abrahams-Zeichen *nt* **1.** *chir.* Abrahams' sign. **2.** *pulmo.* Abrahams' sign.
ab•rea•gie•ren **I** *vt psycho.* abreact, work off. **II** *vr* **sich abreagieren** abreact, work

(*one's anger etc.*); *inf.* let off steam.
ab•rei•ben **I** *vt* **1.** rub off, abrade, scrub, scrape off. **2.** towel, rub s.o. down. **II** *vr* **sich abreiben 3.** rub o.s. down, give o.s. a rubdown. **4.** abrade; (*Haut*) get chafed.
Ab•riß *m ortho.* avulsion injury, avulsion trauma.
Ab•riß•frak•tur *f ortho.* avulsion fracture, sprain fracture.
Ab•rup•tio placentae *f gyn.* ablatio placentae, amotio placentae; *Brit.* accidental hemorrhage [ˈhemərɪdʒ].
ab•sau•gen *vt* (*Flüssigkeit, Luft*) evacuate, exhaust, drain off, withdraw.
ab•scha•ben *vt* abrade, scrape off (*von* from).
ab•schä•len **I** *vt* (*Haut*) peel off, exfoliate, exuviate; scale, shell. **II** *vr* **sich abschälen** peel off, come off, exfoliate.
Ab•schä•lungs•frak•tur *f ortho.* cleavage fracture, flake fracture.
Ab•scher•frak•tur *f ortho.* cleavage fracture, shearing fracture, flake fracture.
Ab•scheu *f* aversion (*vor, gegen* to, for, from), loathing (*vor, gegen* for).
ab•schil•fern **I** *vi* (*Haut*) peel off, scale, scale off. **II** *vr* **sich abschilfern** (*Haut*) peel off, scale, scale off, desquamate.
ab•schir•men *vt* screen off (*gegen* from). **II** *vr* **sich abschirmen** shield o.s., protect o.s.
ab•schnei•den *vt* cut, cut off/down, cut away, abscise.
Ab•schnür•binde *f clin.* tourniquet.
ab•schup•pen **I** *vi* (*Haut*) peel off, scale, scale off. **II** *vr* **sich abschuppen** (*Haut*) peel off, scale, scale off, desquamate.
ab•schür•fen *vt ortho.* (*Haut*) abrade, excoriate.
Ab•schür•fung *f ortho.* abrasion, excoriation, abraded wound.
ab•schwä•chen **I** *vt* **1.** (*Wirkung*) weaken; diminish, mitigate. **2.** (*Konzentration*) water down; *phys.* (*Strahlen*) break; (*Virulenz*) attenuate. **II** *vr* **sich abschwächen** weaken, moderate.
Ab•schwä•chung *f* **1.** weakening, diminution, mitigation, impairment, reduction. **2.** *phys.* extinction; *micro.* attentuation.
ab•schwel•lend *adj pharm.* decongestant, decongestive.
Ab•sence *f neuro.* absence, absence seizure, petit mal epilepsy, minor epilepsy.
ab•set•zen *vt* **1.** *chir.* amputate, take off; remove. **2.** (*Therapie*) discontinue, stop. **3.** (*Brille*) take off.
Ab•sicht *f* intention, aim, purpose. **ohne Absicht** unintentionally.
ab•sicht•lich **I** *adj* **1.** intentional, deliberate, conscious. **2.** *forens.* willful, premediated; (*Motorik*) intended. **II** *adv* intentionally, deliberately, on purpose.
Ab•sie•de•lung *f patho.* metastasis [məˈtæstəsɪs].
ab•son•dern **I** *vt* **1.** *patho., physiol.* dis-

Absonderung

charge, secrete, excrete. **2.** emit. **3.** detach; dissociate, discriminate, separate, segregate (*von* from). **3.** cut off (*von* from); isolate (*von* from). **II** *vr* **sich absondern 4.** *physiol.* be discharged, be secreted, be excreted. **5.** isolate o.s. (*von* from), cut o.s. of (*von* from), sequester (o.s.) (*von* from), detach (o.s.) (*von* from).

Ab•son•de•rung *f* **1.** *patho., physiol.* secretion, discharge, excretion. **2.** emission. **3.** separation, segregation (*von* from). **4.** (*Patient*) sequestration, isolation (*von* from).

Ab•sor•bens *nt* absorbent.

ab•sor•bier•bar *adj* absorbable.

ab•sor•bie•ren *vt* (*Flüssigkeit*) take up, absorb; *socio.* assimilate.

Ab•sorp•tion *f* absorption, take-up; (*Flüssigkeit*) imbibition.

Ab•sorp•tions•ate•lek•ta•se *f patho.* (*Lunge*) (re)absorption atelectasis, obstructive atelectasis [ˌætəˈlektəsɪs].

ab•stam•men *vi* descend (*von* from), come (*von* of, from); *fig.* derive (*von, aus* from), be derived (*von, aus* from).

Ab•stam•mung *f* parentage, lineage, descent; *fig.* origin, derivation.

Ab•stand *m* **1.** (*a. anat.*) space, distance, gap. **im Abstand von 2 Zentimetern** two centimeters apart. **2.** (*zeitlich*) interval. **in (regelmäßigen) Abständen** at (regular) intervals. **in Abständen von fünf Minuten** at five-minute intervals. **3.** distance (*von* from; *zwischen* between), interval. **in gleichem Abstand** at an equal distance.

ab•ster•ben *vi* necrose; go numb, go dead.

Ab•stil•len *nt gyn.* weaning, delactation, ablactation.

ab•stil•len *vt gyn.* wean, ablactate.

ab•sti•nent *adj* abstinent, abstemious.

Ab•sti•nenz *f* abstemiousness, abstinence (*von* from).

Ab•sti•nenz•er•schei•nun•gen *pl neuro.* withdrawal syndrome, withdrawal symptoms.

ab•sto•ßen *vt* **1.** *patho.* sequester; *immun.* (*Transplantat*) reject. **2.** (*Haut*) shed.

Ab•sto•ßung *f* **1.** *immun.* rejection, rejection response. **2.** *derm., patho.* exfoliation.

Ab•sto•ßungs•re•ak•tion *f immun.* rejection, rejection reaction, rejection response.

antikörpervermittelte Abstoßungsreaktion antibody-mediated rejection.

beschleunigte Abstoßungsreaktion accelerated rejection.

hyperakute Abstoßungsreaktion hyperacute rejection.

Ab•strich *m* smear, swab, surface biopsy; *gyn.* cervical smear. **einen Abstrich machen** take a swab/smear.

Ab•strich•bi•op•sie *f* surface biopsy.

Ab•strich•kul•tur *f* smear culture.

Ab•strich•tup•fer *m* swab.

ab•stump•fen **I** *vt* **1.** *fig.* numb (*gegen* to); indurate (*gegen* against, to); (*Gefühl*) deaden (*gegenüber* to). **2.** (*Messer*) blunt, take the edge off. **II** *vr* **sich abstumpfen 3.** *fig.* become insensitive, dull. **4.** (*Messer*) become blunt, get dull.

ab•stüt•zen **I** *vt* support, prop, prop up. **II** *vr* **sich abstützen** support o.s. (*von* on).

Ab•stütz•plat•te *f ortho.* buttress plate.

ab•sze•die•rend *adj* abscess-forming.

Ab•sze•die•rung *f* abscess formation, metastasis [məˈtæstəsɪs].

Ab•szeß *m patho.* abscess.

akuter Abszeß acute abscess, hot abscess.

biliärer/cholangitischer Abszeß biliary abscess, cholangitic abscess.

chronischer Abszeß chronic abscess, cold abscess.

embolischer Abszeß embolic abscess.

hämatogener Abszeß hematogenous abscess.

heißer Abszeß hot abscess, acute abscess.

kalter Abszeß chronic abscess, cold abscess.

metastatischer Abszeß metastatic abscess.

perforierender Abszeß perforating abscess.

pyämischer Abszeß pyemic absess, septicemic abscess.

pyogener Abszeß pyogenic abscess.

steriler Abszeß sterile abscess.

sympathischer Abszeß sympathetic abscess.

Ab•szeß•fi•stel *f* abscess fistula.

Ab•szeß•höh•le *f* abscess cavity.

Ab•szeß•mem•bran *f* abscess membrane.

ab•ta•sten *vt* palpate.

ab•tö•ten *vt* (*Nerv*) deaden; (*Keime*) kill, destroy.

ab•tra•gen **I** *vt chir.* ablate, excise; *patho.* wear, wear away. **II** *vr* **sich abtragen** *patho.* wear away, wear out.

ab•träg•lich *adj* (*Gesundheit*) injurious, detrimental, harmful.

ab•trei•ben *gyn.* **I** *vt* abort. **II** *vi* have an abortion, abort, miscarry.

Ab•trei•bung *f gyn.* abort, abortion, voluntary abortion. **eine Abtreibung vornehmen** procure an abortion (*bei* on). **eine Abtreibung vornehmen lassen** have an abortion.

Ab•tren•nung *f* **1.** dissociation; detachment (*von* from); division (*von* from). **2.** *chir.* separation, amputation, removal; *patho.* ablation.

ab•tup•fen *vt* swab, dab.

Ab•usus *m* abuse, wrong use, excessive use.

ab•war•tend *adj* (*Behandlung*) expectant, cautious.

ab•wa•schen *vt* (*Wunde*) clean down, sponge; (*Schmutz*) wash away, wash off. **etw. abwaschen** give sth. a wash.

Ab•wehr *f* **1.** resistance (*gegen* to), defense. **2.** *immun.* defense, defense system.

humorale Abwehr humoral defense (system).

spezifische Abwehr specific defense (system), specific defensive system.

unspezifische Abwehr unspecific defense (system), nonspecific defensive system.

zelluläre Abwehr cellular defense (system).
ab•wehr•ge•schwächt *adj* immunocompromised.
Ab•wehr•me•cha•nis•mus *m psycho., physiol.* defense mechanism, mechanism of defense; *psycho.* defense reaction; *immun.* defense reaction, defense mechanism ['mekənɪzəm].
Ab•wehr•span•nung *f chir. (Bauchdecke)* guarding.
abdominelle Abwehrspannung abdominal guarding.
reflektorische Abwehrspannung involuntary guarding.
ab•zeh•ren *vt* atrophy ['ætrəfɪ], emaciate, waste, consume.
ab•zie•hen *vt (Flüssigkeit)* draw off; *(Eiter)* aspirate; *(Haut)* remove, take off, strip off; *(Bettzeug)* strip off, pull off.
Aca•ro•der•ma•ti•tis *f derm.* acarodermatitis.
Ac•ce•le•ra•tor•glo•bu•lin *nt hema.* factor V, accelerator globulin.
Ac•ce•le•rin *nt hema.* accelerin, factor VI.
ACE-Hemmer *m pharm.* ACE inhibitor, angiotensin converting enzyme inhibitor.
Ace•ta•bu•lum *nt anat.* acetabulum, acetabular cavity.
Ace•tat *nt chem.* acetate.
Ace•ton *nt* dimethylketone, acetone.
Ace•tyl•cho•lin *nt* acetylcholine.
Ace•tyl•cho•lin•este•ra•se *f* acetylcholinesterase, true cholinesterase.
Ace•tyl•cho•lin•este•ra•se•hem•mer *m* acetylcholinesterase inhibitor, anticholinesterase.
Acha•la•sie *f patho.* achalasia, esophageal achalasia.
Achil•les•seh•ne *f anat.* heel tendon, Achilles tendon, calcaneal tendon.
Achil•les•seh•nen•durch•tren•nung *f ortho.* achillotenotomy, achillotomy.
Achil•les•seh•nen•naht *f ortho.* achillorrhaphy.
Achil•les•seh•nen•raf•fung *f ortho.* achillorrhaphy.
Achil•les•seh•nen•re•flex *m physiol.* ankle jerk/reflex, Achilles tendon reflex.
Achil•les•seh•nen•riß *m ortho.* rupture of the Achilles tendon.
Achil•les•seh•nen•rup•tur *f* → Achillessehnenriß.
Achil•lo•bur•si•tis *f ortho.* achillobursitis, Achilles bursitis.
Achil•lo•dy•nie *f ortho.* achillodynia.
Achil•lo•rrha•phie *f ortho.* achillorrhaphy.
Achlor•hy•drie *f patho.* gastric anacidity, achlorhydria.
Acho•lie *f patho.* acholia.
Achol•urie *f patho.* acholuria.
Achon•dro•dys•pla•sie *f embryo.* achondroplasia, achondroplasty.
achre•stisch *adj* achrestic.
Achro•ma•sie *f* **1.** achromia, achromasia; *histol.* achromasia, achromatosis. **2.** →
Achromatopsie.
Achro•ma•tin *nt histol.* achromatin, achromin, euchromatin.
Achro•ma•to•pie *f* → Achromatopsie.
Achro•ma•top•sie *f ophthal.* color blindness, achromatic vision, achromatopsy, achromatism [eɪ'krəʊmətɪzəm].
Achro•mie *f* achromia; *histol.* achromasia.
Ach•se *f* pivot, axis. **optische Achse** *physiol.* optic axis (of eye), sagittal axis of eye.
Ach•sel *f* → Axilla.
Ach•sel•haa•re *pl* hairs of axilla, hirci.
Ach•sel•höh•le *f* underarm, axilla, arm pit.
Ach•sel•höh•len•tem•pe•ra•tur *f clin.* axillary temperature.
Ach•sel•lymph•kno•ten *pl anat.* axillary glands, axillary lymph nodes.
Ach•sel•tem•pe•ra•tur *f clin.* axillary temperature.
Ach•sen•ame•tro•pie *f ophthal.* axial ametropia.
Ach•sen•fehl•stel•lung *f ortho. (Fraktur)* angulation, angulatory deformity.
Ach•sen•hy•per•opie *f ophthal.* axial hyperopia.
Ach•sen•myo•pie *f ophthal.* axial myopia.
Ach•ter•gang•ver•band *m* → Achterverband.
Ach•ter•naht *f chir.* figure-of-eight suture.
Ach•ter•ver•band *m ortho.* figure-of-eight bandage.
Aci•nus *m histol.* acinus.
Ac•ne *f derm.* acne.
 Acne cosmetica acne cosmetica.
 Acne mechanica mechanical acne.
 Acne neonatorum neonatal acne.
 Acne occupationalis occupational acne.
 Acne tropicalis tropical acne.
 Acne vinenata contact acne.
 Acne vulgaris common acne, simple acne.
Acne-rosacea-Keratitis *f ophthal.* rosacea keratitis, acne rosacea keratitis.
Acro•chor•dom *nt derm.* acrochordon, skin tag, cutaneous tag.
Acro•cya•no•sis *f patho.* acrocyanosis, acroasphyxia.
Acro•der•ma•ti•tis *f derm.* acrodermatitis.
Acro•dy•nia *f patho.* Feer's disease, Swift-Feer disease, acrodynia, pink disease.
Acro•mel•al•gie *f derm.* Gerhardt's disease, Weir-Mitchell's disease, acromelalgia, red neuralgia.
Acro•scle•ro•sis *f derm.* acrosclerosis, sclerodactyly.
Ac•ti•no•ba•cil•lus *m micro.* Actinobacillus, Malleomyces.
 Actinobacillus mallei glanders bacillus, Actinobacillus mallei.
 Actinobacillus pseudomallei Whitmore's bacillus, Actinobacillus pseudomallei.
Ac•ti•no•my•ces *m micro.* actinomycete, actinomyces.
Ac•ti•no•my•cin *nt pharm.* actinomycin.
Ac•ti•no•my•co•sis *f patho.* actinomycosis, actinophytosis.

Adamsapfel

Adams•ap•fel *m* Adam's apple, laryngeal prominence.
Adams-Stokes: Adams-Stokes-Anfall *m card.* Adams-Stokes syndrome, Stokes-Adams syncope, Stokes-Adams syndrome.
Adap•ta•ti•on *f* adaptation, adaption (*an* to).
Adap•ta•ti•ons•syn•drom *nt patho.* adaptation diseases, adaptation syndrome, adaptational syndrome, general-adaptation syndrome.
adap•tie•ren *vt* adapt (*an* to).
Adap•ti•on *f* adaptation, adaption (*an* to).
Addison: Addison-Anämie *f hema.* Addison's anemia, Addison-Biermer anemia, Biermer's anemia, pernicious anemia.
Addison-Krankheit *f patho.* Addison's disease, bronzed disease.
Addison-Krise *f patho.* acute adrenocortical insufficiency, addisonian crisis.
Ad•di•so•nis•mus *m endo.* addisonism ['ædɪsɑnɪzəm].
Ad•duk•ti•ons•kon•trak•tur *f* adduction contracture [kən'træktʃər].
Ad•duk•tor *m* [S.U. MUSCULUS ADDUCTOR]
Ad•duk•to•ren•ka•nal *m anat.* canal of Henle, adductor canal.
Ad•duk•to•ren•re•flex *m physiol.* adductor reflex, adductor jerk.
ad•du•zie•ren *vt* adduct.
Ade•nek•to•mie *f chir.* adenectomy.
Ade•ni•tis *f patho.* adenitis.
Ade•no•car•ci•no•ma *nt patho.* adenocarcinoma.
Ade•no•dy•nie *f patho.* adenalgia, adenodynia.
Ade•no•epi•the•li•om *nt patho.* adenoepithelioma.
Ade•no•fi•bro•se *f* adenofibrosis.
ade•no•gen *adj* adenogenous.
Ade•no•gra•phie *f* adenography.
ade•no•hy•po•phy•sär *adj* adenohypophysial, adenohypophyseal.
Ade•no•hy•po•phy•se *f anat.* adenohypophysis, anterior pituitary, anterior lobe of pituitary (gland).
Ade•no•hy•po•phys•ek•to•mie *f chir.* adenohypophysectomy.
Ade•no•hy•po•phy•sis *f* → Adenohypophyse.
ade•no•id *adj* adenoid, adenoidal.
Ade•no•ide *pl HNO* adenoids, adenoid vegetation.
Ade•no•id•ek•to•mie *f* adenoidectomy; *HNO* adenotomy [ædə'nɑtəmɪ].
Ade•noi•dis•mus *m* adenoidism ['adənɔɪdɪzəm].
Ade•noi•di•tis *f HNO* adenoiditis.
Ade•no•kar•zi•nom *nt patho.* adenocarcinoma, glandular cancer
Ade•no•lym•phom *nt patho.* adenolymphoma, Whartin's tumor.
Ade•nom *nt patho.* adenoma, adenoid tumor.
Ade•no•ma•to•se *f patho.* adenosis, adenomatosis.
Ade•no•me•ga•lie *f patho.* adenomegaly.

Ade•no•myo•ma•to•se *f patho.* adenomyomatosis.
Ade•no•pa•thie *f patho.* adenopathy [,ædə-'nɑpəθɪ], adenosis.
multiple endokrine Adenopathie multiple endocrine neoplasia, multiple endocrine adenomatosis, endocrine polyglandular syndrome.
Ade•no•pha•ryn•gi•tis *f HNO* adenopharyngitis.
ade•nös *adj* adenous.
Ade•no•sar•kom *nt patho.* adenosarcoma.
Ade•no•se *f patho.* adenosis.
Ade•no•skle•ro•se *f patho.* adenosclerosis.
Ade•no•to•mie *f* adenoidectomy; *HNO* adenotomy [ædə'nɑtəmɪ].
Ade•no•ton•sill•ek•to•mie *f HNO* adenotonsillectomy.
Ade•no•vi•rus *nt micro.* adenovirus, adenoidal-pharyngeal-conjunctival virus
Ade•no•vi•rus•er•kran•kung *f epidem.* adenovirus disease.
Ade•no•vi•rus•in•fek•ti•on *f epidem.* adenovirus infection.
Ade•no•vi•rus•pneu•mo•nie *f pulmo.* adenoviral pneumonia [n(j)uː'məʊnɪə].
Ader *f anat.* vessel; artery, vein.
Ader•haut *f* choroid, chorioid, chorioidea, choroidea.
Ader•haut•ent•zün•dung *f ophthal.* choroiditis.
Ader•haut•ko•lo•bom *nt ophthal.* coloboma of choroid.
Ader•laß *m* bloodletting, bleeding.
Ad•hä•sio•ly•se *f chir.* adhesiotomy.
Ad•hä•si•on *f patho.* adhesion.
Ad•hä•si•ons•ile•us *m chir.* adhesive strangulation of intestines.
Ad•hä•sio•to•mie *f chir.* adhesiotomy.
Adie: Adie-Pupille *f patho.* pupillatonia, Adie's pupil, tonic pupil.
Adie-Syndrom *nt patho.* Holmes-Adie syndrome, Adie's syndrome.
adi•pös *adj* adipic, adipose, fat, obese, fatty.
Adi•pos•al•gie *f patho.* adiposalgia, Dercum's disease.
Adi•po•si•tas *f patho.* adiposity, adiposis, obesity, fatness.
Adi•pos•urie *f patho.* adiposuria.
Adi•po•zyt *m* adipocyte, fat cell, lipocyte.
Adi•tus *m* [S.U. ADITUS]
Adi•ure•tin *nt endo.* vasopressin, antidiuretic hormone.
Ad•ju•vans *nt pharm., immun.* adjuvant.
ad•ju•vant *adj* adjuvant.
Ad•ne•xa *pl anat.* adnexa.
Ad•ne•xi•tis *f gyn.* adnexitis, pelvic inflammatory disease.
ado•les•zent *adj* adolescent.
Ado•les•zen•ten•kri•se *f* adolescent crisis.
Ado•les•zen•ten•ky•pho•se *f ortho.* juvenile kyphosis, Scheuermann's.
Ado•les•zen•ten•pro•te•in•urie *f* adolescent proteinuria.
Ado•les•zen•ten•sko•li•o•se *f ortho.* ado-

lescent scoliosis.
Ado•les•zen•ten•stru•ma *f endo.* juvenile goiter.
Ado•les•zenz *f* adolescence.
Ad•op•ti•on *f (Kind)* adoption.
ad•re•nal *adj* adrenal, adrenic.
Ad•re•nal•ek•to•mie *f chir.* adrenalectomy, suprarenalectomy.
Ad•re•na•lin *nt* adrenaline, epinephrine.
Ad•re•na•lin•ämie *f* epinephrinemia, adrenalinemia.
Ad•re•na•lin•an•ta•go•nist *m* antiadrenergic.
Ad•re•na•li•tis *f patho.* adrenalitis, adrenitis.
ad•re•na•lo•trop *adj* adrenalotropic.
ad•re•nerg *adj* adrenergic.
ad•re•ner•gisch *adj* adrenergic.
ad•re•no•cor•ti•cal *adj* → adrenokortikal.
Ad•re•no•cor•ti•co•ste•ro•id *nt* adrenocortical steroid.
ad•re•no•cor•ti•co•trop *adj* adrenocorticotropic, adrenocorticotrophic.
ad•re•no•gen *adj* adrenogenic, adrenogenous.
ad•re•no•kor•ti•kal *adj* adrenocortical, corticoadrenal, cortiadrenal, adrenal-cortical.
ad•re•no•kor•ti•ko•mi•me•tisch *adj* adrenocorticomimetic.
ad•re•no•kor•ti•ko•trop *adj* corticotropic, corticotrophic.
Ad•re•no•kor•ti•ko•tro•pin *nt endo.* adrenocorticotropic hormone, adrenocorticotrophin, adrenocorticotropin.
Ad•re•no•leu•ko•dys•tro•phie *f* adrenoleukodystrophy.
ad•re•no•ly•tisch *adj pharm.* adrenolytic.
Ad•re•no•me•ga•lie *f* adrenomegaly.
Ad•re•no•mi•me•ti•kum *nt pharm.* adrenomimetic, sympathomimetic, sympatheticomimetic, sympathicomimetic.
ad•re•no•mi•me•tisch *adj pharm.* sympathomimetic, sympatheticomimetic, sympathicomimetic, adrenomimetic.
ad•re•no•priv *adj* adrenoprival.
Ad•re•no•re•zep•tor *m* adrenergic receptor, adrenoceptor, adrenoreceptor.
Ad•re•no•re•zep•to•ren•block *m pharm.* adrenergic blockade, adrenergic block, adrenergic blocking.
Ad•re•no•re•zep•to•ren•blocka•de [K•K] *f pharm.* adrenergic blockade, adrenergic block, adrenergic blocking.
α-Ad•re•no•re•zep•to•ren•blocker [K•K] *m pharm.* alpha-blocker, alpha-adrenergic blocking agent, alpha-blocking agent.
β-Ad•re•no•re•zep•to•ren•blocker [K•K] *m pharm.* beta-blocker, beta-adrenergic blocking agent, beta-blocking agent.
ad•re•no•trop *adj* adrenotropic, adrenotrophic.
Ad•re•no•zep•tor *m* adrenergic receptor, adrenoceptor, adrenoreceptor.
ad•sor•bie•ren *vt* adsorb, sorb.
Ad•sorp•ti•on *f* adsorption.
Ad•strin•gens *nt* astringent, staltic.

Agglomeration

ad•strin•gie•rend *adj* astringent, staltic.
Ad•ven•ti•tia *f* adventitia, adventitial coat.
Ady•na•mie *f* adynamia; asthenia.
ady•na•misch *adj* adynamic.
Ae•des aegypti *f micro.* yellow-fever mosquito, Aedes aegypti.
ae•rob *adj* aerobic, aerophilic.
Ae•ro•bi•er *m micro.* aerobe.
Ae•ro•ce•le *f patho.* aerocele, pneumocele.
Ae•ro•em•bo•lis•mus *m patho.* aeroembolism, aeremia.
ae•ro•gen *adj* airborne.
Ae•ro•kol•pos *m patho.* aerocolpos.
Ae•ro•me•di•zin *f* aviation medicine, aeromedicine.
Ae•ro•oti•tis *f HNO* aero-otitis, aerotitis, aviation otitis.
Ae•ro•pa•thie *f patho.* aeropathy [eəˈrɑpəθɪ].
Ae•ro•si•nu•si•tis *f HNO* sinus barotrauma, areosinusitis, barosinusitis.
Ae•ro•sol *nt phys., pharm.* aerosol.
Ae•ro•sol•in•ha•la•ti•on *f* aerosol inhalation.
Ae•ro•sol•ke•ra•ti•tis *f* aerosol keratitis.
Ae•ro•sol•the•ra•pie *f* nebulization, aerosol therapy.
Ae•ro•ti•tis *f* → Aerootitis.
Ae•ro•ze•le *f patho.* aerocele, pneumocele.
afe•bril *adj* afebrile, apyretic.
Af•fekt•epi•lep•sie *f neuro.* psychic epilepsy.
af•fek•tiv *adj psycho.* affective, emotional.
Af•fekt•krämp•fe *pl* affect spasms.
Af•fekt•ver•schie•bung *f psycho.* affect displacement.
Af•fen•hand *f neuro.* ape hand, monkey hand.
Af•fen•spal•te *f* lunate sulcus, affenspalte.
af•fe•rent *adj* afferent, centripetal.
Af•fe•renz *f physiol.* afferent, afference.
Afi•bri•no•gen•ämie *f hema.* factor I deficiency, afibrinogenemia.
Af•ter *m* anus, anal orifice.
Af•ter•ent•zün•dung *f patho.* anusitis.
Af•ter•fur•che *f anat.* gluteal cleft, anal cleft.
Af•ter•krebs *m patho.* anal carcinoma.
Af•ter•pla•stik *f chir.* anoplasty.
Af•ter•schleim•haut *f histol.* anal mucosa.
Af•ter•schließ•mus•kel *m anat.* sphincter muscle of anus.
Aga•lak•tie *f gyn.* agalactia, agalactosis.
Aga•lak•to•rrhoe *f gyn.* agalorrhea.
Agam•ma•glo•bu•lin•ämie *f immun.* agammaglobulinemia.
Agar *m/nt* agar; *micro.* agar, agar medium.
Agar-Agar *m/nt* agar-agar.
Agar•nähr•bo•den *m micro.* agar medium, agar culture medium.
Age•ni•ta•lis•mus *m embryo.* agenitalism [ɪˈdʒɛnɪtəlɪzəm].
Ageu•sie *f neuro.* taste blindness, ageusia, gustatory anesthesia [ˌænəsˈθiːʒə].
Ag•glo•me•ra•ti•on *f chem., immun.* agglomeration, aggregation.

agglomerieren

ag•glo•me•rie•ren *vt, vi* agglomerate.
ag•glu•ti•na•bel *adj* agglutinable.
Ag•glu•ti•na•ti•on *f* agglutination, clumping.
ag•glu•ti•nie•ren **I** *vt* agglutinate. **II** *vi* agglutinate, clump.
Ag•gre•ga•ti•on *f chem.* aggregation; *hema.* agglutination.
Ag•gres•si•on *f psycho.* aggression.
ag•gres•siv *adj* aggressive.
Agi•ta•ti•on *f* agitation.
agi•tiert *adj* agitated.
Aglyk•ämie *f* aglycemia.
Agno•sie *f neuro.* agnosia.
agno•stisch *adj neuro.* agonostic, agnostical.
ago•na•dal *adj* agonadal.
Ago•na•dis•mus *m* agonadism [eɪˈɡɑnə-dɪzəm].
ago•nal *adj* agonal.
Ago•nie *f* agony.
Ago•nist *m physiol., pharm.* agonist.
ago•ni•stisch *adj* agonistic.
agra•nu•lär *adj* agranular.
Agra•nu•lo•zyt *m* agranulocyte, agranular leukocyte.
Agra•nu•lo•zy•to•se *f hema.* agranulocytosis, malignant neutropenia, neutropenic angina.
Agra•phie *f neuro.* agraphia.
AH-Intervall *nt card.* A-H interval, A-H conduction time.
Ahornsirup-Krankheit *f patho.* maple syrup urine disease, maple syrup disease.
Aids-Virus *nt micro.* human immunodeficiency virus, AIDS virus, Aids-associated virus.
Akan•tho•ly•se *f* acantholysis.
Akan•thom *nt* acanthoma.
Akan•tho•se *f derm.* acanthosis, hyperacanthosis.
Akap•nie *f patho.* acapnia.
akap•no•isch *adj patho.* acapnic, acapnial.
Aka•ro•der•ma•ti•tis *f derm.* acarodermatitis.
Aka•ta•las•ämie *f patho.* acatalasemia, Takahara's disease.
Aki•ne•se *f* akinesia, acinesia.
Aki•ne•sie *f* akinesia, acinesia.
aki•ne•tisch *adj* akinetic, acinetic.
Ak•kli•ma•ti•sa•ti•on *f* acclimation, acclimatation, acclimatization.
ak•kli•ma•ti•sie•ren **I** *vt (a. fig.)* acclimatize, acclimate (*an* to). **II** *vr* **sich akklimatisieren** *(a. fig.)* acclimatize, become acclimatized (*an* to).
Ak•kom•mo•da•ti•on *f ophthal.* accommodation.
Ak•kom•mo•da•ti•ons•krampf *m ophthal.* accommodation spasm, cyclospasm.
Ak•kom•mo•da•ti•ons•läh•mung *f ophthal.* cycloplegia, paralysis of accommodation.
Ak•kom•mo•da•ti•ons•re•flex *m* near-vision response, accommodation reflex.

ak•kom•mo•die•ren **I** *vt* accommodate (*an* to). **II** *vr* **sich akkommodieren** accommodate.
Ak•kom•mo•do•me•ter *nt ophthal.* accommodometer.
Ak•ne *f* → Acne.
Ako•rie *f* **1.** *ophthal.* acorea. **2.** *psychia.* acoria, akoria.
akral *adj* acral, acroteric.
Akren•durch•blu•tung *f* acral perfusion.
Akren•ödem *nt* acroedema.
Akro•ag•no•sie *f neuro.* acroagnosis, acragnosis.
Akro•an•äs•the•sie *f neuro.* acroanesthesia.
Akro•as•phy•xie *f patho.* acrocyanosis, acroasphyxia, Raynaud's sign.
Akro•chor•don *nt derm.* acrochordon, skin tag, cutaneous tag.
Akro•der•ma•ti•tis *f derm.* acrodermatitis.
Akro•dy•nie *f derm.* acrodynia, Feer's disease, Swift-Feer disease, acrodynic erythema, pink disease.
Akro•gno•sie *f neuro.* acrognosis.
Akro•ke•ra•to•se *f derm.* acrokeratosis.
Akro•me•ga•lie *f* acromegaly, Marie's disease.
Akro•mel•al•gie *f derm.* acromelalgia, Gerhardt's disease, Weir-Mitchell's disease.
akro•mi•al *adj* acromial.
Akro•mio•kla•vi•ku•lar•ge•lenk *nt anat.* acromioclavicular joint/articulation, AC joint.
Akro•mi•on *nt anat.* acromion, acromial process, acromion process.
Akro•neu•ro•se *f patho.* acroneurosis.
Akro•pa•ra•ly•se *f neuro.* acroparalysis [pəˈrælɪsɪs].
Akro•par•äs•the•sie *f neuro.* acroparesthesia, acroparesthesia syndrome.
Akro•skle•ro•der•mie *f derm.* acrosclerosis, acroscleroderma.
Akro•som *nt (Spermium)* acrosome, acrosomal cap.
Akro•syn•dak•ty•lie *f embryo.* acrosyndactyly.
akrot *adj card.* acrotic.
Akro•tie *f card.* acrotism [ˈækrətɪzəm].
Akro•tis•mus *m card.* acrotism [ˈækrətɪzəm].
Akro•tro•pho•neu•ro•se *f derm.* acrotrophoneurosis.
akro•ze•phal *adj* acrocephalic, acrocephalous.
Akro•ze•pha•lie *f* acrocephalia, acrocephaly.
Akro•ze•pha•lo•syn•dak•ty•lie *f embryo.* acrocephalosyndactyly, acrocephalosyndactylism.
Akro•zya•no•se *f patho.* acrocyanosis, acroasphyxia, Raynaud's sign.
Ak•tin *nt* actin.
ak•ti•nisch *adj* actinic.
Ak•ti•no•der•ma•ti•tis *f* actinodermatitis.
Ak•ti•no•my•ko•se *f patho.* actinomycosis, actinophytosis.

Ak•ti•no•my•zin *nt pharm.* actinomycin.
Ak•ti•no•re•ti•ku•lo•se *f derm.* actinic reticuloid.
Ak•ti•on *f* 1. action, activities. **in Aktion treten** take action, go into action. **in (voller) Aktion** in action. 2. scheme, project, campaign.
Ak•ti•ons•po•ten•ti•al *nt physiol.* action potential.
ak•tiv *adj* 1. active, energetic, energetical. 2. *phys.* active.
ak•ti•vie•ren *vt* activate.
Ak•ti•vie•rung *f* activation; *chir.* vitalization.
Ak•ti•vi•tät *f* activity.
Ak•ti•vi•täts•hy•per•tro•phie *f* 1. *patho.* compensatory hypertrophy [haɪˈpɜrtrəfɪ]. 2. *physiol.* work hypertrophy.
Aku•pres•sur *f* acupressure.
Aku•punk•tur *f* acupuncture.
Aku•sti•kus *m* [S.U. NERVUS VESTIBULOCOCHLEARIS]
Aku•sti•kus•neu•ri•nom *nt neuro.* acoustic neurinoma, acoustic neuroma.
aku•stisch *adj* acoustical, acoustic.
akut *adj* 1. *clin.* acute. 2. *fig.* acute, critical.
Akute-Phase-Protein *nt immun.* acute-phase protein, acute-phase reactant.
Ak•ze•le•ra•ti•on *f* acceleration.
Ak•ze•le•ra•tor•glo•bu•lin *nt hema.* factor V, accelerator factor.
ak•ze•le•rie•ren *vt, vi* accelerate.
Ak•ze•le•rin *nt hema.* accelerin, factor VI.
Ak•zes•so•ri•us *m* [S.U. NERVUS ACCESSORIUS]
Ala•lie *f neuro.* alalia.
Ala•nin *nt biochem.* alanine.
Ala•nin•ami•no•trans•fe•ra•se *f biochem.* alanine aminotransferase, glutamic-pyruvic transaminase.
Alarm *m (a. fig.)* alarm, alert. **falscher Alarm** false alarm.
Alarm•be•reit•schaft *f* alert, standby. **in Alarmbereitschaft sein** be on the alert, standing by.
Alarm•re•ak•ti•on *f* alarm reaction, sympathetic stress reaction.
Albers-Schönberg: Albers-Schönberg-Krankheit *f ortho.* Albers-Schönberg disease, marble bone disease, osteopetrosis.
Albert: Albert-Naht *f chir.* Albert's suture. **Albert-Operation** *f ortho.* Albert's operation.
Al•bi•nis•mus *m derm.* albinism [ˈælbənɪzəm], congenital leukoderma/leukopathia.
Al•bi•no *m/f derm.* albino.
Al•bi•noi•dis•mus *m derm.* albinoidism [ælbɪˈnɔɪdɪzəm].
Albright: Albright-Syndrom *nt patho.* Albright's syndrome, Albright-McCune-Sternberg syndrome, polyostotic fibrous dysplasia.
Al•bu•gi•nea *f anat.* albuginea.
Al•bu•gi•ni•tis *f urol.* albuginitis.
Al•bu•min *nt* albumin, albumen.

Alkoholdelir

Al•bu•min•ämie *f patho.* albuminemia; proteinemia.
al•bu•mi•no•id *adj* albuminoid.
Al•bu•mi•no•rrhoe *f patho.* albuminorrhea.
al•bu•mi•nös *adj* albuminous.
Al•bu•min•urie *f patho.* albuminuria, proteinuria.
al•bu•min•urisch *adj* proteinuric, albuminuric.
Alcock: Alcock-Kanal *m anat.* Alcock's canal, pudendal canal.
Al•co•hol *m chem.* alcohol.
Al•de•hyd *m chem.* aldehyde.
Al•do•ste•ron *nt* aldosterone.
Al•do•ste•ron•an•ta•go•nist *m* aldosterone antagonist.
Al•do•ste•ro•nis•mus *m endo.* aldosteronism [ˌældəˈstɛrəʊnɪzəm], hyperaldosteronism.
Al•do•ste•ron•urie *f* aldosteronuria.
alek•tisch *adj* alexic.
aleuk•ämisch *adj* aleukemic.
Aleu•kie *f* aleukia.
aleu•ko•zy•tär *adj hema.* aleukocytic.
Aleu•ko•zy•to•se *f hema.* aleukocytosis.
Alexander: Alexander-Leukodystrophie *f neuro.* Alexander's disease, Alexander's leukodystrophy.
Alexander-Adams: Alexander-Adams-Operation *f gyn.* Alexander-Adams operation, Alexander's operation.
Ale•xie *f neuro.* word blindness, alexia.
Al•ge *f micro.* alga.
Al•ge•sie *f* algesia; hyperalgesia.
al•ge•tisch *adj* painful, algesic, algetic.
Al•gi•me•trie *f* algesimetry, algometry.
al•go•gen *adj* pain-producing, algogenic.
Alibert: Alibert-Krankheit *f derm.* Alibert's disease, mycosis fungoides.
ali•men•tär *adj* alimentary.
Ali•quor•rhoe *f* aliquorrhea.
Al•ka•li *nt* alkali.
Al•ka•li•ämie *f* alkalemia.
al•ka•lisch *adj chem.* alkaline, alkali, basic.
Al•ka•li•tät *f chem.* alkalinity, basicity.
Al•ka•li•urie *f* alkalinuria, alkaluria.
Al•ka•lo•id *nt biochem.* alkaloid.
Al•ka•lo•se *f patho.* alkalosis.
al•ka•lo•tisch *adj* alkalotic.
Al•kap•ton•kör•per *pl* alkapton bodies.
Al•kap•ton•urie *f patho.* alkaptonuria, homogentisinuria.
Al•ko•hol *m chem.* alcohol. **in Alkohol verwandeln** alcoholize. **mit Alkohol versetzen/sättigen** alcoholize.
al•ko•hol•ab•hän•gig *adj* addicted to alcohol.
Al•ko•hol•ab•usus *m* alcohol abuse, alcoholic abuse.
Al•ko•hol•am•ne•sie•syn•drom *nt neuro.* alcohol amnestic syndrome.
Al•ko•hol•de•hy•dro•ge•na•se *f* alcohol dehydrogenase.
Al•ko•hol•de•lir *nt* alcoholic delirium, delirium alcoholicum.

Alkoholembryopathiesyndrom

Al•ko•hol•em•bryo•pa•thie•syn•drom *nt embryo.* fetal alcohol syndrome.
Al•ko•hol•ent•zug *m* **1.** *chem.* dealcoholization. **2.** *psychia.* drying-out, alcohol withdrawal.
al•ko•hol•frei *adj* (*Getränk*) soft, non-alcoholic.
Al•ko•hol•ge•halt *m* alcoholicity, alcoholic strength.
al•ko•hol•hal•tig *adj* alcoholic, spirituous.
Al•ko•hol•he•pa•ti•tis *f* (**chronische**) alcoholic hepatitis, chronic alcoholic hepatitis.
Al•ko•ho•li•ker *m* alcoholic, alcohol addict.
Al•ko•ho•li•ke•rin *f* alcoholic, alcohol addict.
Al•ko•hol•in•to•xi•ka•ti•on *f* acute alcoholism ['ælkəhɑlızəm], alcoholic poisoning, alcohol intoxication.
Al•ko•ho•lis•mus *m psychia.* alcoholism ['ælkəhɑlızəm], alcohol addiction, alcohol dependence.
Al•ko•hol•psy•cho•se *f psychia.* alcoholic psychosis.
Al•ko•hol•rausch *m* alcohol intoxication, drunkenness, acute alcoholism ['ælkəhɑlızəm].
Al•ko•hol•sucht *f* alcohol addiction, alcohol dependence.
al•ko•hol•süch•tig *adj* alcoholic.
Al•ko•hol•süch•ti•ge *m/f* alcohol addict.
Al•ko•hol•ver•gif•tung *f* alcoholic poisoning, alcohol intoxication.
Al•ky•lanz *nt pharm.* alkylating agent, alkylator.
Al•lan•tia•sis *f patho.* sausage poisoning, allantiasis.
Al•lan•to•cho•ri•on *nt embryo.* allantochorion.
Al•lan•to•is *f embryo.* allantois, allantoid membrane.
Al•lan•to•is•kreis•lauf *m embryo.* allantoic circulation, umbilical circulation.
Al•lel *nt genet.* allele, allelomorph.
al•lel *adj* allelomorphic, allelic.
Allen: Allen-Test *m chir.* Allen's test.
Allen-Spitz: Allen-Spitz-Nävus *m derm.* Spitz-Allen nevus, Spitz nevus, benign juvenile melanoma.
All•er•gen *nt immun.* allergen, sensitizer.
all•er•gen *adj immun.* inducing allergy, allergenic.
All•er•gie *f immun.* allergy, acquired/induced sensitivity.
all•er•gisch *adj immun.* allergic, hypersensitive (*gegen* to).
all•er•gi•sie•ren *vt immun.* hypersensitize, allergize.
All•er•gi•sie•rung *f immun.* allergization, hypersensitization.
All•er•go•id *nt* allergoid.
All•er•go•lo•gie *f* allergology [,ælər-'gɑlədʒɪ], allergy.
All•er•go•se *f* allergosis, allergic disease.
All•ge•mein•be•fin•den *nt* general condition.

All•ge•mein•chir•ur•gie *f* general surgery.
all•ge•mein•chir•ur•gisch *adj* general surgical.
All•ge•mein•er•kran•kung *f* systemic disease.
All•ge•mein•kran•ken•haus *nt* general hospital.
All•ge•mein•me•di•zin *f* general medicine.
All•ge•mein•me•di•zi•ner *m* general practitioner; family practitioner.
All•ge•mein•me•di•zi•ne•rin *f* general practitioner; family practitioner.
All•ge•mein•nar•ko•se *f anes.* narcosis, narcotism ['nɑːrkətɪzəm], general anesthesia [,ænəs'θiːʒə].
All•ge•mein•sym•ptom *nt* systemic symptom, constitutional symptom.
All•ge•mein•zu•stand *m* general health, general condition, physical status.
Al•li•ga•tor•haut *f derm.* sauriasis, sauroderma, alligator skin, crocodile skin.
Allis: Allis-Klemme *f chir.* Allis clamp, Allis forceps.
Allis-Zeichen *nt ortho.* Allis's sign.
Al•lo•an•ti•gen *nt immun.* alloantigen, isoantigen, allogeneic antigen.
Al•lo•an•ti•kör•per *m immun.* isoantibody, alloantibody.
Al•lo•en•do•pro•the•se *f* alloplasty.
al•lo•gen *adj immun.* allogeneic, allogenic, homogenous.
Al•lo•ke•ra•to•pla•stik *f ophthal.* allokeratoplasty.
Al•lo•ki•ne•se *f* allokinesis.
al•lo•ki•ne•tisch *adj* allokinetic.
Al•lo•path *m* allopath, allopathist.
Al•lo•pa•thie *f* allopathy [ə'lɑpəθɪ], heteropathy [hetə'rɑpəθɪ].
al•lo•pa•thisch *adj* allopathic.
Al•lo•pla•stik *f chir.* alloplast, alloplasty; (*Operation*) alloplasty, enthesis.
al•lo•pla•stisch *adj,* alloplastic.
Al•lo•rrhyth•mie *f card.* allorhythmia.
al•lo•rrhyth•misch *adj card.* allorhythmic.
Al•lo•sen•si•ti•vie•rung *f immun.* allosensitization, isosensitization.
Al•lo•top *nt immun.* allotope.
Al•lo•trans•plan•tat *nt chir.* allograft, allogeneic graft, homologous graft, allogeneic transplant.
Al•lo•trans•plan•ta•ti•on *f chir.* homologous transplantation, allograft, allogeneic transplantation, allotransplantation.
Al•lo•typ *m immun.* allotype, allotypic marker.
Alo•pe•zie *f derm.* alopecia, calvities [kæl-'vɪʃɪ,iːz], hair loss, baldness, pelade.
Al•pha•blocka•de [ĸ•ĸ] *f* alpha blockade, alpha-adrenergic blockade.
Al•pha•blocker [ĸ•ĸ] *m pharm.* alpha-adrenergic blocking agent, alpha-blocker, alpha blocking agent.
alpha₁-Fetoprotein *nt* alpha-fetoprotein, α-fetoprotein.
al•pha•hä•mo•ly•tisch *adj micro.* α-hemo-

lytic, alpha-hemolytic.

Alpha-Kettenkrankheit *f immun.* alpha chain disease.

Al•pha•re•zep•tor *m* alpha receptor, α-receptor, α-adrenergic receptor.

Al•pha•re•zep•to•ren•blocka•de [κ•κ] *f* alpha blockade, alpha-adrenergic blockade.

Al•pha•re•zep•to•ren•blocker [κ•κ] *m* → Alphablocker.

Alpha-Rhythmus *m neuro.* Berger's rhythm, alpha rhythm.

Alpha-Schwerekettenkrankheit *f immun.* alpha chain disease.

alpha-Wellen *pl neuro.* alpha waves, α waves.

Alport: Alport-Syndrom *nt patho.* Alport's syndrome.

alt *adj* old; aged. **alt werden** age, get/grow old. **wie alt ist sie** what is her age? what age is she? **sie ist 14 Jahre alt** she is fourteen years old; she is fourteen years of age. **ein fünf Jahre altes Mädchen** a five-year-old girl. **42 Jahre alt** aged 42.

Al•ten•heim *nt* rest home, old people's home.

Al•ten•pfle•ger *m* geriatric nurse.

Al•ten•pfle•ge•rin *f* geriatric nurse.

Al•ten•wohn•heim *nt* → Altenheim.

Al•ter *nt* **1.** age. **im Alter von 65 Jahren** at the age of 65, 65 years of age, aged 65. **in welchem Alter?** at what age? **mittleren Alters** middle-aged, midlife. **2.** (old) age, senium, senility.

al•tern **I** *vt* age, mature. **II** *vi* age, grow old.

Al•ters•an•gi•ome *pl derm.* senile angiomas, senile ectasia, ruby spots.

Al•ters•atro•phie *f patho.* senile atrophy ['ætrəfi].

al•ters•be•dingt *adj* due to old age, caused by old age, age-related.

Al•ters•de•ge•ne•ra•ti•on *f patho.* senile degeneration.

Al•ters•de•menz *f patho.* presbyophrenia, presbyphrenia.

Al•ters•dru•sen *pl ophthal.* drusen, Hutchinson's syndrome, guttate choroidopathy [ˌkəʊrɔɪˈdɑpəθɪ].

Al•ters•em•phy•sem *nt patho.* senile emphysema, atrophic lung of old age.

Al•ters•häm•an•gi•ome *pl* → Altersangiome.

Al•ters•haut *f* gerodermia, geroderma.

Al•ters•heim *nt* → Altenheim.

Al•ters•herz *nt card.* presbycardia.

Al•ters•in•vo•lu•ti•on *f patho.* age involution, senile involution.

Al•ters•krank•hei•ten *pl patho.* diseases of old age.

Al•ters•osteo•po•ro•se *f patho.* senile osteoporosis.

al•ters•schwach *adj* senile, decrepit, infirm.

Al•ters•schwä•che *f* decrepitude, senility, caducity.

Al•ters•schwer•hö•rig•keit *f HNO* presbycusis, presbyacusis.

Al•ters•sich•tig•keit *f ophthal.* presbyopia, old sight.

Al•ters•star *m ophthal.* senile cataract.

Al•ters•war•ze *f* senile wart, seborrheic verruca/keratosis.

Al•te•rung *f* aging, ageing.

Alt•tu•ber•ku•lin *nt immun.* old tuberculin, Koch's tuberculin.

Alu•mi•ni•um *nt* aluminum, aluminium.

Alu•mi•ni•um•staub•lun•ge *f patho.* aluminosis.

Al•veo•bron•chio•li•tis *f patho.* alveobronchiolitis.

al•veo•lär *adj* alveolar, faveolate.

Al•veo•lar•bron•chio•len *pl* alveolar bronchioles, respiratory bronchioles.

Al•veo•lar•kon•zen•tra•ti•on *f* alveolar concentration.

Al•veo•lar•luft *f* alveolar air, alveolar gas.

Al•veo•lar•ma•kro•phag *m* → Alveolarphagozyt.

Al•veo•lar•pha•go•zyt *m* alveolar macrophage, dust cell, alveolar phagocyte.

Al•veo•lar•po•ren *pl* (*Lunge*) alveolar pores, interalveolar pores.

Al•veo•lar•säck•chen *pl* air saccules, alveolar saccules, alveolar sacs.

Al•veo•lar•sep•ten *pl* alveolar septa, interalveolar septa.

Al•veo•lar•zell•kar•zi•nom *nt pulmo.* alveolar cell carcinoma, bronchiolar adenocarcinoma, pulmonary adenomatosis.

Al•veo•lar•zy•ste *f pulmo.* alveolar cyst.

Al•ve•ole *f* alveolus.

Al•veo•len•säck•chen *pl* alveolar sacs, air saccules, alveolar saccules.

Al•veo•li•tis *f pulmo.* alveolitis. **exogen allergische Alveolitis** allergic alveolitis, extrinsic alveolitis, hypersensitivity pneumonitis.

Al•veo•lus *m* [S.U. ALVEOLUS].

Alym•pho•zy•to•se *f* alymphocytosis.

Alzheimer: Demenz *f* **vom Alzheimer-Typ** *patho.* Alzheimer's sclerosis.

Alzheimer-Krankheit *f patho.* presenile dementia, Alzheimer's disease.

Alzheimer-Plaques *pl patho.* Alzheimer's glands/plaques, senile plaques [plæk].

präsenile Alzheimer-Demenz *f* → Alzheimer-Krankheit.

Ama•stie *f embryo.* amastia, amazia.

Amau•ro•se *f ophthal.* blindness, amaurosis, ablepsy.

amau•ro•tisch *adj ophthal.* amaurotic.

am•bly•op *adj ophthal.* amblyopic.

Am•bly•opie *f ophthal.* amblyopia, dimness of vision.

Am•boß *m anat.* incus, anvil.

Am•boß•ex•stir•pa•ti•on *f HNO* incudectomy.

Am•boß•schen•kel *m anat.* limb of incus, crus of incus.

Amboß-Steigbügel-Gelenk *nt anat.* incudostapedial joint, incudostapedial articulation.

Ambu-Beutel *m* Ambu bag.

am•bu•lant *adj* ambulatory, ambulant.

Ambulanz

Am•bu•lanz *f* 1. clinic, outpatient clinic, outpatients department. 2. ambulance; mobile clinic.
am•bu•la•to•risch *adj* ambulant, ambulatory.
ame•la•no•tisch *adj* amelanotic.
Ame•nor•rhoe *f gyn.* amenorrhea, absence of menses, menostasis.
Ame•tro•pie *f ophthal.* ametropia.
ami•kro•bi•ell *adj* not microbic, amicrobic.
Amin *nt* amine.
Aminoglykosid-Antibiotikum *nt pharm.* aminoglycoside, aminoglycoside antibiotic.
Ami•no•säu•re *f biochem.* amino acid.
  essentielle Aminosäure essential amino acid, nutritionally indispensable amino acid.
  nicht-essentielle Aminosäure non-essential amino acid, nutritionally dispensable amino acid.
Amin•urie *f* aminosuria, aminuria.
Ami•to•se *f* direct cell division, amitosis.
ami•to•tisch *adj* amitotic, akinetic.
Am•me *f* wet nurse, nanny, nutrix, nurse.
Am•men•zel•len *pl* Sertoli's cells, nurse cells, nursing cells.
Am•mon•ämie *f* ammonemia, ammoniemia.
Am•mo•ni•ak *nt* ammonia.
am•mo•nia•ka•lisch *adj* ammoniacal, ammoniac.
Am•mo•ni•ak•in•to•xi•ka•ti•on *f* ammonia intoxication.
Am•mo•ni•urie *f* ammoniuria, ammoniacal urine.
Amne•sie *f neuro.* loss of memory, lack of memory, amnesia.
Amne•sie•sta•di•um *nt anes.* amnesic state.
amne•sisch *adj* → amnestisch.
amne•stisch *adj* amnesic, amnesiac, amnestic.
Am•nio•gra•phie *f* amniography [ˌæmnɪ-ˈɑɡrəfɪ].
Am•ni•on *nt embryo.* amnion.
Am•ni•on•ent•zün•dung *f* amnionitis.
Am•ni•on•flüs•sig•keit *f* amniotic fluid.
Am•ni•on•höh•le *f* amniotic cavity, amnionic cavity.
Am•nio•ni•tis *f gyn.* amnionitis.
Am•ni•on•punk•ti•on *f gyn.* amniocentesis [ˌæmnɪəʊsenˈtiːsɪs].
Am•ni•on•rup•tur *f gyn.* amniorrhexis.
Am•ni•on•sack *m* amniotic sac, *inf.* bag of waters.
Am•ni•or•rhoe *f gyn.* amniorrhea.
Am•nio•sko•pie *f gyn.* amnioscopy [ˌæmnɪ-ˈɑskəpɪ].
am•nio•tisch *adj gyn.* amniotic, amnic, amnionic.
Am•nio•tom *nt gyn.* amniotome.
Am•nio•to•mie *f gyn.* amniotomy [ˌæmnɪ-ˈɑtəmɪ].
Am•nio•zen•te•se *f gyn.* amniocentesis.
Amö•be *f micro.* ameba, amoeba.
Amö•ben•ab•szeß *m patho.* amebic abscess.
Amö•ben•dys•en•te•rie *f patho.* amebic dysentery, intestinal amebiasis.
Amö•ben•he•pa•ti•tis *f patho.* hepatic amebiosis/amebiasis, amebic hepatitis.
Amö•ben•in•fek•ti•on *f patho.* amebism [ˈæmɪbɪzəm], amebiosis, amebiasis.
Amö•ben•ruhr *f patho.* amebic dysentery, intestinal amebiasis, amebic colitis.
Amö•bia•sis *f patho.* amebiasis, amebiosis.
amö•bisch *adj* amebic.
Amö•bi•zid *nt pharm.* amebicide.
Amö•bom *nt patho.* ameboma, amebic granuloma.
Amöb•urie *f patho.* ameburia.
A-Mode *nt/m radiol.* (*Ultraschall*) A-scan, A-mode.
Amoss: Amoss-Zeichen *nt neuro.* Amoss' sign.
Amoxi•cil•lin *nt pharm.* amoxicillin.
Am•pere *nt phys.* ampere.
Am•pere•me•ter *nt phys.* ammeter.
Am•phi•ar•thro•se *f anat.* amphiarthrodial articulation/joint, amphiarthrosis.
Am•pho•di•plo•pie *f ophthal.* amphodiplopia, amphoterodiplopia.
Am•pho•ren•at•men *nt* → Amphorophonie.
Am•pho•ren•ge•räusch *nt* → Amphorophonie.
Am•pho•ren•ras•seln *nt clin.* (*Auskultation*) amphoric rales *pl.*
am•pho•risch *adj* 1. (*Schall*) amphoric. 2. (*Atmung*) cavernous, cavitary, amphoric.
Am•pho•ro•pho•nie *f clin.* (*Auskultation*) amphoric respiration, amphoric resonance, cavernous resonance, bottle sound, amphorophony.
Am•pi•cil•lin *nt pharm.* ampicillin, α-aminobenzylpenicillin.
Am•pul•la *f* 1. *pharm.* ampul, ampoule, ampule. 2. [S.U. AMPULLA]
am•pul•lär *adj* ampullary, ampullar.
Am•pul•le *f* 1. *pharm.* ampul, ampoule, ampule. 2. *anat.* ampulla. 3. rectal ampulla, ampulla of rectum.
Am•pul•len•di•ver•ti•kel *pl* diverticula of ampulla (of deferent duct).
Am•pul•len•ödem *nt* ampullary edema.
Am•pul•len•ste•no•se *f* ampullary stenosis.
Am•pul•li•tis *f patho.* ampullitis.
Am•pu•ta•ti•on *f chir.* amputation, ablative surgery, removal, ablation.
  aperiostale Amputation aperiosteal amputation, Bunge's amputation.
  geschlossene Amputation closed amputation, flap amputation.
  offene Amputation flapless amputation, open amputation, guillotine amputation.
  plastische Amputation kineplasty, kineplastic amputation, kineplastics.
  traumatische Amputation traumatic amputation.
Am•pu•ta•ti•ons•neu•rom *nt* amputation neuroma, false neuroma.
Am•pu•ta•ti•ons•täu•schung *f* pseudoesthesia, phantom limb pain.
am•pu•tie•ren *vt chir.* ablate, amputate, cut

off, dismember, take off.
Am•pu•tier•te *m/f* amputee.
Amsler: Amsler-Gitter *nt ophthal.* Amsler's chart.
Amsler-Test *m ophthal.* Amsler test.
Amts•arzt *m* medical examiner.
Amts•ärz•tin *f* medical examiner.
Amy•la•se *f biochem.* amylase.
Amy•las•urie *f* amylasuria, diastasuria.
Amy•lo•id *nt* amyloid.
Amy•lo•id•le•ber *f patho.* amyloid liver, lardaceous liver, waxy liver.
Amy•lo•id•ne•phro•se *f patho.* amyloid nephrosis.
Amy•lo•id•nie•re *f patho.* amyloid kidney, Rokitansky's kidney, waxy kidney.
Amy•loi•do•se *f patho.* amyloidosis, waxy degeneration, amyloid degeneration.
Amy•lo•id•zun•ge *f patho.* amyloid tongue.
Amy•lo•pek•ti•no•se *f patho.* amylopectinosis, Andersen's disease, brancher deficiency.
Amy•lor•rhoe *f* amylorrhea.
Amy•los•urie *f* amylosuria.
Amyl•urie *f* amyluria.
Amyo•pla•sie *f patho.* amyoplasia.
Amyo•to•nie *f neuro.* amyotonia, myatony.
Amyo•tro•phie *f patho.* amyotrophy, muscular atrophy ['ætrəfɪ], muscular wasting.
amyo•tro•phisch *adj* amyotrophic.
ana•bol *adj* anabolic, constructive.
Ana•bo•li•kum *nt* anabolic agent, anabolic.
ana•bo•lisch *adj* anabolic, constructive.
Ana•bo•lis•mus *m* anabolism [ə'næbəlɪzəm].
ana•di•krot *adj card.* anadicrotic.
Ana•di•kro•tie *f card.* anadicrotic pulse.
An•ad•re•na•lis•mus *m endo.* anadrenalism, anadrenia.
an•ae•rob *adj micro.* anaerobic, anaerobian, anaerobiotic.
An•ae•ro•bi•er *m micro.* anaerobe, anaerobian.
ana•krot *adj card.* anacrotic.
Ana•kro•tie *f n card.* anacrotism [ə-'nɑkrətɪzəm], anacrotic pulse.
An•aku•sis *f HNO* anakusis, anacusis, total deafness.
anal *adj* anal.
Anal•at•re•sie *f embryo.* anal atresia, imperforate anus.
An•al•bu•min•ämie *f patho.* analbuminemia.
Ana•lep•ti•kum *nt pharm.* excitant, analeptic.
Anal•fis•sur *f patho.* anal fissure.
Anal•fi•stel *f patho.* anal fistula.
An•al•gen *nt pharm.* painkiller, analgesic, analgetic.
An•al•ge•sie *f neuro.* analgesia [ˌænl-'dʒiːzɪə], alganesthesia.
An•al•ge•sie•sta•di•um *nt anes.* analgesic state.
An•al•ge•ti•ka•ne•phro•pa•thie *f patho.* analgesic nephropathia, analgesic nephropathy [nə'frɑpəθɪ].
An•al•ge•ti•ka•nie•re *f patho.* analgesic kidney, phenacetin kidney.
An•al•ge•ti•kum *nt pharm.* painkiller, analgesic, analgetic.
an•al•ge•tisch *adj* analgesic, analgetic.
An•al•gie•sta•di•um *nt anes.* analgesic state.
Anal•kar•zi•nom *nt patho.* anal carcinoma.
Anal•kryp•ten *pl anat.* anal crypts, Morgagni's crypts.
An•al•pha•li•po•pro•te•in•ämie *f patho.* analphalipoproteinemia, Tangier disease.
Anal•pro•laps *m patho.* prolapse of the anus, anal prolaps.
Anal•re•flex *m* anal reflex, perianal reflex.
Anal•re•gi•on *f* anal region, anal triangle.
Anal•säu•len *pl anat.* anal columns, columns of Morgagni, rectal columns.
Anal•schleim•haut *f histol.* anal mucosa.
Ana•ly•sa•tor *m* analyzer, analysor.
Ana•ly•se *f* **1.** analysis [ə'næləsɪs], rundown (*über* on), breakdown. **2.** *lab.* analysis, test, assay.
ana•ly•sie•ren *vt* analyze, make an analysis, assay; test (*auf* for).
ana•ly•tisch *adj* analytic, analytical.
An•ämie *f hema.* anemia.
alimentäre Anämie deficiency anemia, nutritional anemia.
aplastische Anämie aplastic anemia, aregenerative anemia.
autoimmunhämolytische Anämie autoimmune hemolytic anemia.
hämolytische Anämie Abrami's disease, hemolytic anemia.
hyperchrome Anämie hyperchromic anemia, hyperchromatic anemia.
hypochrome Anämie hypochromic anemia, hypochromemia.
hypoplastische Anämie hypoplastic anemia.
immunhämolytische Anämie immune hemolytic anemia.
makrozytäre Anämie megalocytic anemia, macrocytic anemia.
mikrozytäre Anämie microcytic anemia.
nephrogene Anämie renal anemia.
normochrome Anämie isochromic anemia, normochromic anemia.
normozytäre Anämie normocytic anemia.
perniziöse Anämie Addison's anemia, Biermer's anemia, malignant anemia, pernicious anemia.
physiologische Anämie physiological anemia.
posthämorrhagische Anämie posthemorrhagic anemia.
renale Anämie renal anemia.
sideroachrestische Anämie sideroachrestic anemia, sideroblastic anemia.
sideropenische Anämie sideropenic anemia, iron deficiency anemia.
toxische Anämie hemotoxic anemia, toxic anemia.
an•ämisch *adj hema.* anemic.

Anamnese 450

Ana•mne•se *f* anamnesis; recollection; history.
Ana•mne•se•phä•no•men *nt immun.* anamnestic reaction/response.
ana•mne•stisch anamnestic.
anan•ka•stisch *adj psychia.* obsessional, anancastic.
ana•phy•lak•tisch *adj* anaphylactic.
ana•phy•lak•to•id *adj* anaphylactoid.
Ana•phy•la•to•xin *nt* anaphylatoxin, anaphylotoxin.
Ana•phy•la•xie *f* anaphylaxis, allergic shock, anaphylactic shock.
Ana•spa•die *f urol.* anaspadias.
An•äs•the•sie *f* **1.** *anes.* anesthesia [ˌænəsˈθiːʒə]. **2.** *neuro.* anesthesia, sensory paralysis [pəˈrælɪsɪs].
 extradurale Anästhesie *anes.* extradural anesthesia.
 gürtelförmige Anästhesie *neuro.* girdle anesthesia.
 hysterische Anästhesie *neuro.* hysterical anesthesia.
 intravenöse Anästhesie *anes.* intravenous anesthesia.
 periphere Anästhesie *neuro.* peripheral anesthesia.
 retrobulbäre Anästhesie *neuro.* retrobulbar anesthesia.
 segmentale Anästhesie *neuro.* segmental anesthesia.
 strumpfförmige Anästhesie *neuro.* stocking anesthesia.
 zentrale Anästhesie *neuro.* central anesthesia.
 zerebrale Anästhesie *neuro.* cerebral anesthesia.
an•äs•the•sie•ren *vt* anesthetize.
An•äs•the•sio•lo•gie *f* anesthesiology [ˌænəsˌθiːzɪˈɑlədʒɪ].
An•äs•the•sist *m* anesthesiologist; anesthetist.
An•äs•the•si•stin *f* anesthesiologist; anesthetist.
An•äs•the•ti•kum *nt* anesthetic agent, anesthetic.
an•äs•the•tisch *adj* anesthetic.
Ana•sto•mo•se *f* **1.** *anat.* anastomosis. **2.** *chir.* anastomosis.
 arteriovenöse Anastomose *anat.* arteriovenous anastomosis, arteriolovenular anastomosis.
 biliodigestive Anastomose *chir.* biliodigestive anastomosis, biliary-intestinal bypass.
 gastrointestinale Anastomose *chir.* gastroenterostomy, gastroenteric anastomosis, gastrointestinal anastomosis.
 laterolaterale Anastomose *chir.* laterolateral anastomosis, side-to-side anastomosis.
 lateroterminale Anastomose *chir.* lateroterminal anastomosis, side-to-end anastomosis.
 portokavale Anastomose *chir.* portosystemic anastomosis, portacaval shunt, portosystemic shunt, postcaval shunt.
 splenorenale Anastomose *chir.* splenorenal shunt.
 terminolaterale Anastomose *chir.* terminolateral anastomosis, end-to-side anastomosis.
 terminoterminale Anastomose *chir.* terminoterminal anastomosis, end-to-end anastomosis.
Ana•sto•mo•sen•ab•szeß *m chir.* anastomotic abscess.
Ana•sto•mo•sen•in•suf•fi•zienz *f chir.* anastomotic breakdown, anastomotic leak.
Ana•sto•mo•sen•re•zi•div *nt chir.* suture line recurrence.
Ana•sto•mo•sen•strik•tur *f chir.* anastomotic stricture.
ana•sto•mo•tisch *adj* anastomotic.
Ana•to•mie *f* anatomy [əˈnætəmɪ].
ana•to•misch *adj* anatomical, anatomic.
Ana•to•xin *nt* anatoxin, toxoid.
ana•tri•krot *adj card.* anatricrotic.
Ana•tri•kro•tie *f card.* anatricrotic pulse.
an•azid *adj* anacid.
An•azi•di•tät *f* anacidity.
An•cy•lo•sto•ma *nt micro.* ancylostome, Ancylostoma.
Ancylostoma caninum hookworm of the dog, Ancylostoma caninum.
Ancylostoma duodenale European hookworm, Ancylostoma duodenale.
an•dau•ernd *adj* continuous, constant; (*Krankheit*) persistent, chronic.
Andersen: Andersen-Krankheit *f patho.* Andersen's disease, brancher deficiency.
Andersen-Syndrom *nt patho.* Andersen's syndrome, Andersen's triad.
Andral: Andral-Zeichen *nt patho.* Andral's sign, Andral's decubitus.
An•dro•gen *nt* androgen, androgenic hormone.
an•dro•gen *adj* androgenic, testoid.
An•dro•lo•gie *f* andrology [ænˈdrɑlədʒɪ].
Anel: Anel-Operation *f ophthal.* Anel's operation, Anel's method.
Anel-Sonde *f ophthal.* Anel's lacrimal probe, Anel's probe.
Anel-Spritze *f ophthal.* Anel's lacrimal syringe, Anel's syringe [səˈrɪndʒ].
an•en•ze•phal *adj embryo.* anencephalic, anencephalous.
An•en•ze•pha•lie *f embryo.* anencephaly.
an•erg *adj* anergic.
an•er•gisch *adj* → anerg.
an•ery•thro•pla•stisch *adj* anerythroplastic.
An•eu•rys•ma *nt* blood tumor, aneurysm.
 arteriosklerotisches Aneurysma arteriosclerotic aneurysm.
 arteriovenöses Aneurysma arteriovenous aneurysm.
 dissezierendes Aneurysma dissecting aneurysm.
An•eu•rys•ma•kno•ten *m patho.* aneurysmal varix, Pott's aneurysm.

An•eu•rys•ma•pla•stik *f chir.* aneurysmoplasty.

An•eu•rys•ma•re•sek•ti•on *f chir.* aneurysmectomy.

An•eu•rys•ma•rup•tur *f patho.* aneurysm rupture.

An•eu•rys•ma•sack *m* aneurysmal sac.

An•eu•rys•ma•schwir•ren *nt card.* aneurysmal thrill.

an•eu•rys•ma•tisch *adj* aneurysmal, aneurysmatic.

An•eu•rys•mor•rha•phie *f chir.* aneurysmorrhaphy.

An•eu•rys•mo•to•mie *f* aneurysmotomy.

An•fall *m* episode, seizure, attack, fit, paroxysm, turn; (*leicht*) bout. **einen Anfall bekommen** go into a fit, go off in a fit, have an attack. **einem Anfall vorbeugen, einen Anfall verhüten** avert an attack. **epileptischer Anfall** *neuro.* epileptic attack/seizure/fit, seizure.

an•fäl•lig *adj* (*a. fig.*) susceptible, prone (*für, gegen* to sth.); vulnerable (*für* to).

an•falls•ar•tig *adj* paroxysmal.

An•fang *m* 1. beginning, start, outset. **am Anfang** at the outset/beginning, in the beginning. (**ganz**) **von Anfang an** from the (very) beginning/outset/start; primordial. 2. (*Ursprung*) origin(s *pl*), beginning(s *pl*).

an•fan•gen I *vt* begin, start. II *vi* begin, start; (*Schmerzen, Symptome*) come on, come upon. **bei/mit etw. anfangen** begin with sth.

an•feuch•ten *vt* wet, damp, moisten; (*Luft*) moisturize.

an•füh•len I *vt* feel, touch. II *vr* **sich anfühlen** feel.

An•gabe *f* 1. statement, declaration; (*Anweisung*) instruction, specification. 2. **Angaben** *pl* information, details, data. **Angaben machen** give details (*über* about).

an•ge•bo•ren *adj* hereditary, congenital; inherent; innate (in), connatal, inborn; native (*jdm.* to s.o.); natural (to).

An•ge•hö•ri•ge *m/f* (*Familie*) relative, relation; dependent, dependant.

an•ge•schwol•len *adj patho.* engorged, swelled, tumid.

an•ge•wie•sen *adj* (**angewiesen sein**) dependent, dependant (*auf* on, upon).

An•ge•wohn•heit *f* practice, habit, habitude.

An•gi•al•gie *f* angialgia, angiodynia.

An•gi•ek•ta•sie *f* angiectasis, angiectasia.

an•gi•ek•ta•tisch *adj* angiectatic, angioectatic.

An•gi•ek•to•mie *f chir.* angiectomy [ˌændʒɪ'ektəmɪ].

An•gi•itis *f patho.* angitis, vasculitis.

An•gi•na *f* 1. *HNO* sore throat, angina, tonsillitis. 2. → Angina pectoris.

Angina abdominalis *card.* Ortner's disease, abdominal angina, intestinal angina.

Angina catarrhalis acute pharyngitis, catarrhal pharyngitis.

Angina cruris *card.* angina cruris, intermittent claudication, Charcot's syndrome.

Angina intestinalis *card.* abdominal angina, intestinal angina, Ortner's disease.

Angina lacunaris lacunar tonsillitis, lacunar angina.

Angina pectoris *card.* angina, Heberden's disease, angina pectoris.

Angina pectoris vasomotoria *card.* pseudoangina, reflex angina, vasomotor angina.

Angina simplex simple sore throat.

Angina ulcerosa Plaut's angina, Vincent's disease, acute necrotizing ulcerative gingivitis, acute ulceromembranous gingivitis.

an•gi•na•ar•tig *adj* anginiform, anginoid.

an•gi•nös *adj* anginose, anginous.

An•gio•dy•nie *f patho.* angialgia, angiodynia.

An•gio•gra•phie *f radiol.* angiography [ˌændʒɪ'ɑgrəfɪ], vasography.

an•gio•gra•phisch *adj* angiographic.

An•gio•hä•mo•phi•lie *f hema.* angiohemophilia, von Willebrand's disease, constitutional thrombopathy [θrɑm'bɑpəθɪ], pseudohemophilia.

An•gio•kar•dio•gramm *nt radiol.* angiocardiogram.

An•gio•kar•dio•gra•phie *f radiol.* angiocardiography.

An•gio•kar•dio•pa•thie *f patho.* angiocardiopathy [ˌændʒɪəʊkɑːrdɪ'ɑpəθɪ].

An•gio•ke•ra•tom *nt patho.* angiokeratoma, telangiectatic wart.

An•gio•li•pom *nt patho.* angiolipoma, nevoid lipoma.

An•gio•lith *m patho.* blood calculus, hemolith, angiolith.

An•gio•lo•gie *f* angiology [ˌændʒɪ'ɑlədʒɪ].

An•gi•om *nt patho.* vascular tumor, angioma.

an•gio•ma•tös *adj* angiomatous.

An•gio•ma•to•se *f patho.* angiomatosis.

An•gio•me•ga•lie *f patho.* angiomegaly.

An•gio•myo•pa•thie *f patho.* angiomyopathy [ˌændʒɪəʊmaɪ'ɑpəθɪ].

An•gio•ne•kro•se *f patho.* angionecrosis.

An•gio•neur•al•gie *f patho.* angioneuralgia.

An•gio•neur•ek•to•mie *f chir.* angioneurectomy.

An•gio•neu•ro•pa•thie *f patho.* angioneuropathy [ˌændʒɪəʊnjʊə'rɑpəθɪ].

An•gio•neu•ro•to•mie *f chir.* angioneurotomy.

An•gio•ödem *nt neurochir.* angioedema, angioneurotic edema.

An•gio•pa•re•se *f patho.* angioparalysis [pə'rælɪsɪs], angioparesis.

An•gio•pa•thie *f patho.* angiopathy [ændʒɪ'ɑpəθɪ].

An•gio•pla•stie *f HTG* angioplasty.

An•gio•pla•stik *f* angioplasty.

An•gio•re•ti•ku•lo•ma•to•se *f patho.* Kaposi's sarcoma, multiple idiopathic hemorrhagic sarcoma, angioreticuloendothelioma.

An•gior•rha•phie *f chir.* angiorrhapy.

An•gio•sar•kom *nt patho.* angiosarcoma.

An•gio•skle•ro•se *f patho.* angiosclerosis.

angiosklerotisch

an•gio•skle•ro•tisch *adj* angiosclerotic.
An•gio•sko•tom *nt ophthal.* angioscotoma, cecocentral scotoma.
An•gio•spas•mus *m patho.* angiospasm, vasospasm.
an•gio•spa•stisch *adj* vasospastic, angiospastic.
An•gio•ste•no•se *f patho.* angiostenosis.
An•gio•sto•mie *f chir.* angiostomy ['ændʒɪ-'astəmɪ].
An•gio•stron•gy•lia•sis *f epidem.* angiostrongyliasis.
An•gio•ten•sin *nt* angiotensin, angiotonin.
Angiotensin-Converting-Enzym *nt* angiotensin converting.
Angiotensin-Converting-Enzym-Hemmer *m pharm.* angiotensin converting enzyme inhibitor, ACE inhibitor.
An•gio•ten•si•no•gen *nt* angiotensinogen, angiotensin precursor.
An•gio•to•mie *f chir.* angiotomy [,ændʒɪ-'atəmɪ].
An•gio•trip•sie *f chir.* vasotripsy, angiotripsy.
An•gio•trip•tor *m chir.* vasotribe, angiotribe.
an•grei•fen *vt* 1. attack, assail (*jdn.* s.o.); (*tätlich*) assault. 2. (*Gesundheit*) affect, weaken, damage; (*Nerven*) strain; (*Augen*) try.
An•griff *m fig.* attack (*auf, gegen* on). **tätlicher Angriff** assault.
Angst *f* 1. fear (*vor* of; *daß* that); (*sehr starke*) dread, terror. **Angst haben** be afraid (*vor* of). 2. *psychia.* anxiety; (*nervöse*) trepidation; (*krankhafte*) phobia.
generalisierte Angst generalized anxiety disorder.
krankhafte Angst morbid fear, irrational fear.
Angst•an•fall *m* anxiety attack.
Angst•ge•fühl *nt* anxiety.
ängst•lich *adj* (*a.* psychia.) nervous, fearful, apprehensive; anxious (*wegen, um* for, about).
Ängst•lich•keit *f* 1. nervousness, fearfulness, apprehension. 2. *psychia.* anxiety, trepidation.
angst•lö•send *adj* antianxious, anxiolytic.
Angst•neu•ro•se *f psychia.* hysteria, anxiety hysteria, anxiety neurosis.
An•gu•la•ti•ons•osteo•to•mie *f ortho.* angulation osteotomy [,astɪ'atəmɪ].
an•hal•ten I *vt* stop, halt, arrest, check; (*Atem*) hold one's breath, keep in. II *vi* 1. stop, come to a standstill/halt. 2. continue, last, persist.
an•hef•ten *vt* fasten, attach (*an* to); fix, fixate (*an, auf* to); (*mit Stichen*) tack (*an* to).
An•hi•dro•se *f patho.* anhidrosis, anidrosis.
an•hi•dro•tisch *adj* anhidrotic, anidrotic.
An•hy•drä•mie *f patho.* anhydremia, anydremia.
an•ik•te•risch *adj* without icterus, anicteric.
An•iri•die *f ophthal.* aniridia, iridemia.
Ani•sa•kia•sis *f epidem.* herring-worm disease, anisakiasis.
An•is•ei•ko•nie *f ophthal.* aniseikonia, anisoiconia.
An•iso•chro•ma•sie *f ophthal.* anisochromasia.
an•iso•chro•ma•tisch *adj* anisochromatic.
An•iso•chro•mie *f hema.* anisochromia.
An•iso•cy•to•se *f* anisocytosis.
An•iso•ko•rie *f ophthal.* anisocoria.
An•iso•me•tro•pie *f ophthal.* anisometropia.
An•iso•pho•rie *f ophthal.* anisophoria.
An•iso•pie *f ophthal.* anisopia.
An•iso•poi•ki•lo•zy•to•se *f hema.* anisopoikilocytosis.
An•isor•rhyth•mie *f card.* anisorhythmia.
an•iso•ton *adj* anisotonic.
an•iso•to•nisch *adj* anisotonic.
an•iso•trop *adj* anisotropic, anisotropous.
An•iso•tro•pie *f* anisotropy, anisotropism [ænaɪ'satrəpɪzəm].
An•iso•zy•to•se *f* anisocytosis.
Anis•urie *f urol.* anisuria.
an•klei•den I *vt* dress, clothe. II *vr* **sich ankleiden** dress.
An•ky•lo•ble•pha•ron *nt ophthal.* ankyloblepharon, blepharosynechia.
An•ky•lo•dak•ty•lie *f embryo.* ankylodactyly.
An•ky•lo•glos•sie *f* ankyloglossia, tongue-tie, adherent tongue.
An•ky•lo•se *f ortho.* ankylosis, arthrokleisis, arthroclisis.
An•ky•lo•sto•ma *nt micro.* Ancylostoma, ancylostome.
An•ky•lo•sto•mia•sis *f epidem.* ankylostomiasis, hookworm disease.
an•ky•lo•tisch *adj ortho.* ankylotic.
An•ky•lo•to•mie *f* 1. *ortho.* ankylotomy. 2. *HNO* lingual frenotomy [frɪ'natəmɪ].
An•la•ge *f* 1. (*a.* **Anlagen** *pl*) talent, ability, aptitude (*zu* for). 2. *psycho.* anlage, tendency, predisposition (*zu* to), inclination (*zu* for, to); proneness (*zu* to). 3. *embryo.* bud; germ.
an•la•ge•be•dingt *adj* endogenous, constitutional, inherent.
an•le•gen *vt* 1. (*Pflaster, Verband*) apply. 2. (*Säugling*) nurse a baby, give a baby the breast. 3. (*Kleidung*) put on.
an•mel•den I *vt* (*beim Arzt*) make an appointment for; (*Besuch*) announce; (*Krankheit*) certify. II *vr* **sich anmelden** (*beim Arzt*) make an appointment (*bei* at/with).
An•mel•dung *f* 1. appointment desk, reception (desk). 2. (*beim Arzt*) appointment; announcement. **mit Anmeldung** by appointment. **nur nach vorheriger Anmeldung** by appointment only.
an•nä•hen *vt chir.* suture, sew (*an* to).
an•nä•hern *vt chir.* (*Wundränder*) approximate, coapt; (*Frakturenden*) coapt.
An•nä•he•rung *f chir.* (*Wundränder*) approximation.

an·neh·men *vt* **1.** accept, take (up/on); (*zur Behandlung*) accept, take on; (*Patient*) see, receive. **2.** (*Methode, Idee*) adopt; (*Kind*) adopt.
An·ode *f* anode, positive pole.
ano·mal *adj* aberrant, unnatural, anomalous.
Ano·ma·lie *f* anomaly, abnormality, abnormalcy, abnormity.
Ano·ma·lie·win·kel *m ophthal.* angle of anomaly, angle of deviation.
Ano·ma·lo·skop *nt ophthal.* anomaloscope.
Ano·mie *f neuro.* anomia, nominal aphasia.
An·oph·thal·mus *m ophthal.* anophthalmia, anophthalmus, anophthalmos.
Ano·pla·stik *f chir.* anoplasty.
An·or·chie *f embryo.* anorchia, anorchidism [æn'ɔːrkədɪzəm], anorchism [æn'ɔːrkɪzəm].
an·ord·nen *vt* direct, give directions (to do sth.); (*Medikament*) prescribe.
An·ord·nung *f* direction, order, instruction. **Anordnungen treffen** give orders.
ano·rek·tal *adj* anorectal, rectoanal.
Ano·rek·tal·fi·stel *f patho.* anorectal fistula.
An·orek·ti·kum *nt pharm.* anorectic, anorexic, anorexigenic.
an·orek·tisch *adj* anorectic, anorexic.
Ano·rek·ti·tis *f patho.* anorectitis.
Ano·rek·tum *nt anat.* anorectum.
An·ore·xie *f* anorexia, diminished appetite.
anor·mal *adj psycho.* morbid, abnormal.
An·or·tho·pie *f ophthal.* anorthopia.
Ano·sig·moi·deo·sko·pie *f clin.* anosigmoidoscopy [eɪnəˌsɪgmɔɪ'dɑskəpɪ].
Ano·skop *nt clin.* anoscope.
Ano·sko·pie *f clin.* anoscopy [eɪ'nɑskəpɪ].
An·os·mie *f neuro.* smell blindness, anosmia.
ano·va·gi·nal *adj* anovaginal.
An·ova·rie *f gyn.* anovarism [æn'əʊvərɪzəm], anovarianism [ˌænəʊ'veərɪənɪzəm].
an·ovu·lär *adj* → anovulatorisch.
An·ovu·la·ti·on *f gyn.* anovulation, anovulia.
an·ovu·la·to·risch *adj gyn.* anovular, anovulatory.
An·oxie *f patho.* anoxia.
an·oxisch *adj patho.* anoxic.
an·pas·sen I *vt* **1.** (*Prothese, Kleidung*) fit (*an* on), fit on (*an* to). **2.** *allg., psycho.* adapt, adjust (*an* to); (*a. socio.*) assimilate (*an* to, with). **3.** (*a. ophthal.*) accommodate (*an* to). **II** *vr* **sich anpassen 4.** *psycho.* adapt, adjust o.s. (*an* to); (*a. socio.*) assimilate. **5.** (*a. ophthal.*) accommodate (*an* to).
An·pas·sung *f* **1.** *allg., psycho.* adaptation, adjustment (*an* to), accommodation; *socio.* assimilation. **2.** *ophthal.* accommodation.
An·pas·sungs·hy·per·pla·sie *f patho.* adaptation hyperplasia.
An·pas·sungs·stö·rung *f* adjustment disorder.
An·pas·sungs·syn·drom *nt* adaptation syndrome, adaptational syndrome.

an·re·gen *vt* **1.** (*Person*) stimulate, motivate, encourage. **2.** stimulate, activate, vitalize; (*Nerv*) excite; (*Appetit*) excite. **3.** *physiol.* excite, activate.
an·re·gend *adj* **1.** stimulating, exciting, invigorating. **2.** suggestive. **anregend wirkend** excitatory, excitative.
Anrep: Anrep-Effekt *m card.* Anrep effect.
An·satz *m* **1.** attempt (*zu* at), effort; approach. **2.** first sign(s *pl*), beginning(s *pl*). **3.** *anat.* (*Muskel*) attachment, insertion. **4.** (*Haar*) hairline.
An·satz·apo·neu·ro·se *f anat.* aponeurosis of insertion.
An·schein *m* appearance, impression. **s. den Anschein geben** pretend to do/be. **es hat den Anschein, daß** it appears that. **dem Anschein nach** in appearance. **allem Anschein nach** to all appearance.
an·schwel·len *vi* swell (out/up) (*zu* into, to), bulb (out), belly (out); (*Gefäß*) distend; (*Gewebe*) intumesce, tumefy.
An·schwel·lung *f patho.* intumescence, tumor, tumescence.
an·se·hen *vt* look at, take a look at, view; (*näher*) examine, study, scrutinize. **s. etw./jdn. (genau/näher) ansehen** have/take a (good/closer) look at sth./s.o. **s. etw. ansehen** give sth. a look-over. **s. etw. nochmals ansehen** give sth. a second look. **etw. mit ansehen** watch sth., witness sth. **jdn./etw. ansehen als** regard/look upon/consider s.o./sth. as.
an·set·zen I *vt* **1.** (*Medikament*) put on/to. **2.** (*Muskel*) insert, fixed (*an* to). **3.** (*a. pharm.*) (*zubereiten*) prepare, mix, make. **4.** (*Brust, Haare*) start; (*Gewicht*) take/put on weight. **II** *vi* **5.** (*Test*) start, begin; (*Versuch*) try. **6.** (*Gewicht*) put on weight.
an·sie·deln *vr* **sich ansiedeln** (*Erreger*) settle (*in* on, in).
an·span·nen *vt* (*Nerven*) clench; (*Muskeln*) flex, tense, strain.
An·span·nung *f* tension; *fig.* tenseness, tension.
An·stalt *f* institute, institution, establishment; (*Nervenheilanstalt*) asylum, mental home. **jdn. in eine Anstalt stecken** *inf.* put away. **in eine Anstalt einweisen** institutionalize.
an·ste·chen *vt* tap, pierce; prick.
an·stecken [K·K] **I** *vt* infect. **jdn. anstecken** infect s.o. (*mit* with; *durch* by). **II** *vi* be infectious, be contagious; (*a. fig.*) be catching. **III** *vr* **sich mit etw. anstecken** catch/take an infection (*bei* from), be infected.
an·steckend [K·K] *adj* infectious, infective, contagious; (*Krankheit*) communicable, transmissible, transmittable.
An·stieg *m* (*Temperatur*) rise, increase (in).
an·strah·len *vt radiol.* irradiate.
an·stren·gen I *vt* **1.** (*Muskel*) exert; (*Augen*) try, strain. **2.** (*erschöpfen*) exhaust, fatigue, tire out. **II** *vr* **sich anstrengen** exert o.s., make an effort. **s. übermäßig anstrengen** overexert o.s., overdo. **s. sehr anstrengen**

anstrengend

make a big effort.
an•stren•gend *adj* fatiguing, exhausting, tiring, strenuous; (*geistig*) demanding.
An•stren•gung *f* effort, trouble; (*körperlich*) strain, exertion, labo(u)r.
An•stren•gungs•pro•te•in•urie *f* athletic proteinuria, effort proteinuria.
An•stren•gungs•ur•ti•ka•ria *f* cholinergic urticaria.
Ant•ago•nis•mus *m* (*a. anat., pharm.*) antagonism (*against, to*) [æn'tægənɪzəm].
Ant•ago•nist *m* 1. *anat.* antagonistic muscle, antagonist (*against, to*). 2. *physiol., pharm.* antagonist (*against, to*).
Ant•ago•ni•sten•hem•mung *f* antagonist inhibition.
ant•ago•ni•stisch *adj* antergic, antagonistic (*gegen* to).
Ant•ar•thri•ti•kum *nt pharm.* antarthritic, antiarthritic.
Ant•asth•ma•ti•kum *nt pharm.* antasthmatic, antiasthmatic.
ant•azid *adj* antacid.
Ant•azi•dum *nt pharm.* antacid, antiacid.
an•te•bra•chi•al *adj* antebrachial.
An•te•flex•io uteri *f gyn.* anteflexion (of the uterus).
An•teil *m* 1. share, portion, part (*an* of); (*Alkohol, etc.*) level. 2. *fig.* (*Interesse*) interest (*an* in), concern (*an* about); (*Mitleid*) sympathy (*an* with).
Ant•eme•ti•kum *nt pharm.* antiemetic agent, antiemetic.
an•te•na•tal *adj* before birth, antenatal.
an•te•par•tal *adj* before labor, antepartal.
an•te•ri•or *adj* anterior, ventral.
an•te•ro•grad *adj* anterograde, antegrade.
An•te•ver•si•ons•win•kel *m ortho.* (*Femur*) angle of anteversion.
An•te•ver•sio uteri *f gyn.* anteversion of the uterus.
an•te•ver•tiert *adj* anteverted.
Ant•he•lix *f anat.* antihelix, anthelix.
Ant•he•lix•pla•stik *f HNO* anthelixplasty.
Ant•he•lix•schen•kel *pl* limbs of anthelix.
Ant•hel•min•ti•kum *nt pharm.* anthelmintic, anthelminthic, antihelmintic.
ant•hi•dro•tisch *adj pharm.* antiperspirant, antisudorific, antihidrotic.
An•thra•co•sis *f patho.* anthracosis. **Anthracosis pulmonum** *pulmo.* coal miner's lung, black lung, pulmonary anthracosis.
an•thra•ko•id *adj epidem.* anthracoid.
An•thra•ko•se *f patho.* anthracosis, melanedema.
An•thra•ko•si•li•ko•se *f pulmo.* silicoanthracosis, anthracosilicosis.
an•thra•ko•tisch *adj patho.* anthracotic.
An•thrax *m epidem.* anthrax, splenic fever.
An•thrax•vak•zi•ne *f immun.* anthrax vaccine.
An•thro•po•lo•gie *f* anthropology [,ænθrə-'pɑlədʒɪ].
an•ti•ad•ren•erg *adj* antiadrenergic, sympatholytic.

454

An•ti•ad•ren•er•gi•kum *nt pharm.* antiadrenergic, antisympathetic.
An•ti•al•ler•gi•kum *nt pharm.* antiallergic.
an•ti•al•ler•gisch *adj* antiallergic.
An•ti•an•dro•gen *nt* antiandrogen.
Anti-Antikörper *m* antiantibody.
An•ti•ar•rhyth•mi•kum *nt pharm.* antiarrhythmic drug, antidysrhythmic.
an•ti•ar•rhyth•misch *adj* antiarrhythmic, antidysrhythmic.
An•ti•ba•by•pil•le *f* oral contraceptive, birth-control pill, *inf.* the pill. **die Antibabypille nehmen** be/go on the pill.
an•ti•bak•te•ri•ell *adj* antibacterial.
An•ti•ba•sal•mem•bran•an•ti•kör•per *m immun.* (*Niere*) anti-glomerular basement membrane antibody, anti-GBM antibody.
An•ti•bio•gramm *nt micro.* antibiogram.
an•ti•bio•ti•ka•in•du•ziert *adj* antibiotic-induced.
An•ti•bio•ti•ka•pro•phy•la•xe *f* antibiotic prophylaxis, prophylactic antibiotics.
an•ti•bio•ti•ka•re•si•stent *adj* antibiotic-resistant.
An•ti•bio•ti•ka•re•si•stenz *f* antibiotic resistance.
An•ti•bio•ti•ka•the•ra•pie *f* antimicrobial chemotherapy, antibiotic therapy.
An•ti•bio•ti•kum *nt pharm.* antibiotic, antimicrobial, antimicrobial agent.
an•ti•bio•tisch *adj* antibiotic.
an•ti•cho•lin•erg *adj* anticholinergic, parasympatholytic, parasympathoparalytic.
An•ti•cho•lin•er•gi•kum *nt pharm.* parasympatholytic, anticholinergic.
an•ti•cho•lin•er•gisch *adj* parasympatholytic, anticholinergic.
an•ti•de•pres•siv *adj* antidepressant.
An•ti•de•pres•si•vum *nt pharm.* antidepressant. **trizyklische Antidepressiva** *pl* tricyclic antidepressants.
An•ti•dia•be•ti•kum *nt pharm.* antidiabetic, antidiabetic agent.
an•ti•dia•be•tisch *adj* antidiabetic.
An•ti•diar•rho•ikum *nt pharm.* antidiarrheal, antidiarrheic.
An•ti•di•ure•se *f* antidiuresis.
An•ti•di•ure•ti•kum *nt pharm.* antidiuretic.
An•ti•di•ure•tin *nt* vasopressin, antidiuretic hormone.
an•ti•di•ure•tisch *adj* antidiuretic.
An•ti•dot *nt* counterpoison, antidote (*gegen* to, against).
An•ti•eme•ti•kum *nt pharm.* antiemetic agent, antiemetic.
an•ti•eme•tisch *adj* antiemetic.
An•ti•en•zym *nt pharm.* antienzyme, enzyme antagonist.
An•ti•epi•lep•ti•kum *nt pharm.* antiepileptic.
an•ti•epi•lep•tisch *adj pharm.* antiepileptic.
an•ti•fe•bril *adj* antipyretic, antifebrile.
An•ti•fe•bri•li•um *nt pharm.* antifebrile, antipyretic.
An•ti•fi•bril•lans *nt pharm.* antifibrillatory.

An•ti•fi•bri•no•ly•ti•kum *nt pharm.* antifibrinolytic, antifibrinolytic agent.
an•ti•fi•bri•no•ly•tisch *adj* antifibrinolytic.
an•ti•fun•gal *adj* antifungal, antimycotic.
An•ti•gen *nt immun.* antigen.
  carcinoembryonales Antigen carcinoembryonic antigen.
  komplementbindendes Antigen complement fixing antigen, CF antigen.
  kreuzreagierendes Antigen cross-reacting antigen.
  nukleäres Antigen *immun.* nuclear antigen.
  onkofetales Antigen oncofetal antigen.
  pankreatisches onkofetales Antigen pancreatic oncofetal antigen.
  tumorassoziiertes Antigen tumor-associated antigen.
  tumorspezifisches Antigen tumor-specific antigen.
an•ti•gen *adj* antigenic, immunogenic; allergenic.
Antigen-Antikörper-Komplex *m immun.* antigen-antibody complex, immune complex, immunocomplex.
Antigen-Antikörper-Reaktion *f immun.* antigen-antibody-reaction.
An•ti•gen•bin•dungs•ka•pa•zi•tät *f immun.* antigen-binding capacity.
An•ti•gen•re•zep•tor *m immun.* antigen receptor.
An•ti•glo•bu•lin *nt immun.* antiglobulin.
Antiglobulin-Konsumptionstest *m immun.* antiglobulin consumption test.
An•ti•glo•bu•lin•test *m immun.* Coombs test; antiglobulin test.
an•ti•hä•mo•ly•tisch *adj* antihemolytic.
an•ti•hä•mo•phil *adj* antihemophilic.
An•ti•hä•mo•phi•lie•fak•tor *m hema.* factor VIII, antihemophilic factor/globulin.
An•ti•hä•mor•rha•gi•kum *nt pharm.* anthemorrhagic, antihemorrhagic.
Anti-HAV *nt immun.* antibody to HAV, anti-HAV.
Anti-HB$_c$ *nt immun.* antibody to HB$_c$Ag, anti-HB$_c$.
Anti-HB$_e$ *nt immun.* antibody to HB$_e$Ag, anti-HB$_e$.
Anti-HB$_s$ *nt immun.* antibody to HB$_s$Ag, anti-HBS.
Anti-HD *nt immun.* antibody to HDAg, anti-delta, anti-HD.
An•ti•he•lix *f* → Anthelix.
An•ti•hi•sta•min *nt* → Antihistaminikum.
An•ti•hi•sta•mi•ni•kum *nt pharm.* antihistaminic, antihistamine, histamine blocker.
An•ti•hor•mon *nt* antihormone, hormone blocker.
An•ti•hy•per•lip•ämi•kum *nt pharm.* antilipemic.
an•ti•hy•per•ten•siv *adj* antihypertensive.
An•ti•hy•per•to•ni•kum *nt pharm.* antihypertensive agent, antihypertensive.
an•ti•hy•per•to•nisch *adj* antihypertensive.
An•ti•hy•ste•ri•kum *nt pharm.* antihysteric, anthysteric.

an•ti•ik•te•risch *adj* anti-icteric.
an•ti•in•fek•ti•ös *adj pharm.* anti-infective, anti-infectious.
An•ti•in•fek•tio•sum *nt pharm.* anti-infectious, anti-infective.
An•ti•kar•zi•no•gen *nt* anticarcinogen.
an•ti•kar•zi•no•gen *adj* anticarcinogenic.
An•ti•ko•agu•lans *nt hema.* anticoagulant.
An•ti•ko•agu•la•ti•on *f hema.* anticoagulation.
an•ti•ko•agu•liert *adj hema.* anticoagulated.
An•ti•kom•ple•ment *nt immun.* anticomplement, antialexin.
an•ti•kon•vul•siv *adj* anticonvulsant, anticonvulsive.
An•ti•kon•vul•si•vum *nt pharm.* anticonvulsant, anticonvulsive.
An•ti•kon•zep•ti•on *f gyn.* contraception.
an•ti•kon•zep•tio•nell *adj gyn.* anticonceptive, contraceptive.
An•ti•kon•zep•ti•vum *nt gyn.* anticoncipiens, contraceptive.
An•ti•kör•per *m immun.* antibody, immune body.
  agglutinierender Antikörper complete agglutinin, agglutinating antibody, complete antibody.
  antinukleäre Antikörper *pl* antinuclear antibodies.
  heterogener/heterologer Antikörper heterologous antibody, heterogenetic antibody, heterophil antibody, heterophile antibody, heteroantibody.
  inkompletter Antikörper incomplete antibody, blocking antibody, non-agglutinating antibody.
  kompletter Antikörper agglutinating antibody, complete antibody, complete agglutinin.
  monoklonaler Antikörper monoclonal antibody.
  polyklonaler Antikörper polyclonal antibody.
  univalenter Antikörper inhibiting antibody, univalent antibody.
An•ti•kör•per•man•gel•syn•drom *nt immun.* antibody deficiency syndrome, antibody deficiency disease.
An•ti•lep•ro•ti•kum *nt pharm.* antileprotic.
an•ti•leu•ko•zy•tär *adj* antileukocytic.
An•ti•li•pid•ämi•kum *nt pharm.* antilipemic.
An•ti•lym•pho•zy•ten•se•rum *nt immun.* antilymphocyte serum.
An•ti•me•ta•bo•lit *m biochem.* antimetabolite, competitive antagonist.
an•ti•mi•kro•bi•ell *adj* antimicrobial, antimicrobic.
Anti-Mitochondrienantikörper *pl immun.* antimitochondrial antibodies, mitochondrial antibodies.
An•ti•my•ko•ti•kum *nt pharm.* antifungal, antimycotic agent.
an•ti•my•ko•tisch *adj pharm.* antifungal, antimycotic.

antineoplastisch

an•ti•neo•pla•stisch *adj* anticancer, antineoplastic.

An•ti•neu•ral•gi•kum *nt pharm.* antineuralgic drug.

an•ti•neu•ral•gisch *adj* antineuralgic.

an•ti•nu•kle•är *adj* antinuclear.

An•ti•öst•ro•gen *nt* antiestrogen.

An•ti•pe•ri•stal•tik *f* antiperistalsis, reversed peristalsis.

An•ti•per•spi•rant *nt pharm.* antiperspirant, antisudorific, antihidrotic.

An•ti•phlo•gi•sti•kum *nt pharm.* antiphlogistic, anti-inflamnatory.

an•ti•phlo•gi•stisch *adj* antiphlogistic, anti-inflamnatory.

An•ti•pru•ri•gi•no•sum *nt pharm.* antipruritic.

An•ti•pso•ri•kum *nt pharm.* antipsoriatic.

An•ti•psy•cho•ti•kum *n pharm.* major tranquilizer, neuroleptic, antipsychotic drug.

An•ti•py•re•ti•kum *nt pharm.* antifebrile, antipyretic, febrifuge.

an•ti•py•re•tisch *adj* antifebrile, antipyretic, febrifugal, febrifuge.

An•ti•re•zep•tor•an•ti•kör•per *m immun.* antireceptor antibody.

An•ti•rheu•ma•ti•kum *nt pharm.* antirheumatic, antirheumatic.

an•ti•rheu•ma•tisch *adj* antirheumatic.

An•ti•sep•sis *f* antisepsis.

An•ti•sep•tik *f* antisepsis.

an•ti•sep•tisch *adj* antiseptic.

An•ti•se•rum *nt immun.* antiserum, immune serum, serum.

An•ti•throm•bin *nt hema.* antithrombin.

An•ti•throm•bin•zeit *f hema.* thrombin time, thrombin clotting time.

An•ti•throm•bo•ti•kum *nt pharm.* antithrombotic.

An•ti•to•xin *nt* 1. (*a. fig.*) antivenin, counterpoison. 2. *pharm.* antitoxin, counterpoison, antitoxic serum.

an•ti•to•xisch *adj* antitoxic, antivenomous.

An•ti•tra•gus *m anat.* antitragus.

An•ti•tran•spi•rant *nt* antiperspirant, antisudorific, antihidrotic.

An•ti•tu•ber•ku•lo•ti•kum *nt pharm.* antituberculotic.

An•ti•tus•si•vum *nt pharm.* antitussive, antibechic.

Anti-T-Zellserum *nt immun.* anti-T cell serum.

an•ti•vi•ral *adj* antiviral, antivirotic.

An•ti•vit•amin *nt* antivitamin.

Anton: Anton-Zeichen *nt neuro.* Anton's symptom, Anton's syndrome.

an•tral *adj* antral.

An•trieb *m psycho.* urge, drive, motivation; *fig.* motive, propulsion (*zu* for), impetus, impulse; (*Anreiz*) incentive (*zu* to), stimulus. **aus eigenem Antrieb** voluntary, of one's own motion, spontaneously. **aus innerem Antrieb** by impulse.

An•tro•at•ti•ko•to•mie *f HNO* atticoantrotomy, antroatticotomy.

An•tro•sko•pie *f HNO* antroscopy [æn-'trɑskəpɪ].

An•tro•sto•mie *f HNO* antrostomy [æn-'trɑstəmɪ].

An•tro•to•mie *f HNO* antrotomy [æn-'trɑtəmɪ].

An•tro•tym•pa•ni•tis *f HNO* antrotympanitis.

An•trum *nt* [S.U. ANTRUM]

An•trum•bi•op•sie *f chir.* (*Magen*) antral biopsy.

An•trum•ga•stri•tis *f* antral gastritis, antrum gastritis.

An•trum•kar•zi•nom *nt patho.* (*Magen*) antral carcinoma.

An•trum•re•sek•ti•on *f chir.* antrectomy [æn'trɛktəmɪ].

Anu•lo•pla•stik *f chir.* annuloplasty, anuloplasty.

Anu•lor•rha•phie *f chir.* annulorrhaphy.

An•ure•se *f urol.* anuresis.

An•urie *f urol.* anuria, anuresis.

an•urisch *adj urol.* anuric.

Anus *m anat.* anus, anal orifice, fundament.

Anus praeter(naturalis) preternatural anus, artificial anus.

Anus•pla•stik *f chir.* anoplasty.

Anus-Rektum-Fistel *f patho.* anorectal fistula.

an•wach•sen *vi* (*Transplantat etc.*) take, grow on (*an* to).

an•wen•den *vt* 1. use (*auf* on), utilize, apply; (*Regel*) apply (*auf* to). 2. (*Salbe etc.*) apply (*auf* to), administer. **äußerlich anwenden** apply externally.

An•wen•dung *f* 1. use, usage, application, utilization. 2. medication, application. (**nur**) **zur äußerlichen Anwendung** for external/outward use (only).

An•xio•ly•ti•kum *nt pharm.* anxiolytic, antianxiety agent, anxolyxtic agent.

an•xio•ly•tisch *adj* antianxious, anxiolytic.

An•zapf•syn•drom *nt card.* steal phenomenon [fɪ'nɑmə,nɑn], steal.

An•zei•chen *nt* 1. sign, indication; index (*von, für* of, to); signal (*für* of). 2. symptom (*für, von* of), manifestation, prognostic.

an•zei•ge•pflich•tig *adj* (*Krankheit*) notifiable, reportable.

an•zie•hen I *vt* 1. (*Kleidung*) put (sth.) on. **jdn. anziehen** dress s.o. 2. (*Knie*) draw up. II *vr* **sich anziehen** dress o.s., get dressed.

Aor•ta *f anat.* aorta.

Aorta abdominalis abdominal aorta, abdominal part of aorta.

Aorta ascendens ascending part of aorta, ascending aorta.

Aorta descendens descending part of aorta, descending aorta.

Aorta thoracica thoracic aorta, thoracic part of aorta.

aor•tal *adj anat.* aortic, aortal.

Aor•ten•an•eu•rys•ma *nt* aortic aneurysm.

Aor•ten•bi•fur•ka•ti•ons•syn•drom *nt patho.* Leriche's syndrome, aorticoiliac

occlusive disease.
Aor•ten•bo•gen *m* aortic arch, arch of aorta.
Aor•ten•bo•gen•an•gio•gra•phie *f radiol.* aortic arch angiography [ˌændʒɪˈɑgrəfɪ].
Aor•te•nbo•gen•ano•ma•lie *f embryo.* aortic arch anomaly.
Aor•ten•bo•gen•syn•drom *nt card.* aortic arch syndrome.
Aor•ten•bul•bus *m* aortic bulb, bulb of aorta.
Aor•ten•dis•sek•ti•on *f HTG* aortic dissection.
Aor•ten•druck *m* aortic pressure.
Aor•ten•ent•zün•dung *f patho.* aortitis.
Aor•ten•ga•bel *f* bifurcation of aorta.
Aor•ten•ge•räusch *nt card.* aortic murmur.
Aor•ten•herz *nt card.* boat shaped heart.
Aor•ten•in•suf•fi•zienz *f card.* aortic insufficiency, aortic regurgitation.
Aor•ten•isth•mus *m* aortic isthmus, isthmus of aorta.
Aor•ten•isth•mus•ste•no•se *f card.* isthmus stenosis, aortic coarctation.
Aor•ten•ka•the•ter *m* aortic catheter [ˈkæθɪtər].
Aor•ten•klap•pe *f* aortic valve, valve of aorta.
Aor•ten•klap•pen•atre•sie *f card.* aortic atresia.
Aor•ten•klap•pen•in•suf•fi•zienz *f* → Aorteninsuffizienz.
Aor•ten•klap•pen•ste•no•se *f card.* aortarctia, aortic stenosis.
Aor•ten•kon•fi•gu•ra•ti•on *f card.* boat shaped heart.
Aor•ten•osti•um *nt card.* aortic ostium, aortic opening.
Aor•ten•punk•ti•on *f* aortic puncture.
Aor•ten•re•sek•ti•on *f HTG* aortectomy [eɪɔːrˈtektəmɪ].
Aor•ten•schwir•ren *nt card.* aortic thrill.
Aor•ten•ste•no•se *f card.* aortostenosis, aortic stenosis.
Aor•ten•ver•kal•kung *f patho.* aortosclerosis.
Aor•ti•ko•pul•mo•nal•fen•ster *nt card.* aorticopulmonary window, aortic septal defect.
Aor•ti•tis *f card.* aortitis.
Aor•to•gramm *nt radiol.* aortogram.
Aor•to•gra•phie *f radiol.* aortography.
Aor•tor•rha•phie *f HTG* aortorrhaphy.
Aor•to•to•mie *f HTG* aortotomy [eɪɔːrˈtɑtəmɪ].
Apa•thie *f* apathy [ˈæpəθɪ], indifference (*gegenüber* to), insensibility.
apa•thisch *adj* apathetic, indifferent.
apa•tho•gen *adj* nonpathogenic, nonpathogenetic.
a.p.-Aufnahme *f radiol.* a.p. radiograph, anteroposterior radiograph.
Apert: Apert-Syndrom *nt embryo.* Apert's syndrome, acrocephalosyndactyly.
Apert-Crouzon: Apert-Crouzon-Syndrom *nt embryo.* Apert-Crouzon syndrome.

Aper•tur *f* 1. [S.U. APERTURA] 2. *phys.* aperture.
Apex *m* [S.U. APEX]
Apex•kar•dio•gramm *nt card.* apexcardiogram, apex cardiogram.
Apex•kar•dio•gra•phie *f card.* apex cardiography [kɑːrdɪˈɑgrəfɪ], apexcardiography.
Apex-orbitae-Syndrom *nt* orbital apex syndrome, Malatesta's syndrome.
Apgar: Apgar-Index *m ped.* Apgar scale/score.
aphak *adj ophthal.* aphakic, aphacic.
Apha•kie *f ophthal.* aphakia, aphacia.
Apha•sie *f neuro.* aphasia, failure of speech.
apha•sisch *adj neuro.* aphasic, aphasiac.
Apho•nie *f HNO* aphonia.
Aph•the *f patho.* aphtha.
aph•tho•id *adj* aphthoid.
aph•thös *adj* aphthous.
api•kal *adj anat.* apical.
Api•kal•seg•ment *nt (Lunge)* apical segment.
Api•ko•ly•se *f chir. (Lunge)* apicolysis.
Api•nea•lis•mus *m* apinealism [eɪˈpɪnɪəlɪzəm].
apla•na•tisch *adj ophthal.* aplanatic.
Apla•sie *f embryo.* aplasia.
apla•stisch *adj* aplastic.
Apnoe *f patho.* apnea, respiratory arrest.
apno•isch *adj patho.* apneic.
Apo•neu•ror•rha•phie *f chir.* aponeurorrhaphy.
Apo•neu•ro•se *f anat.* aponeurosis, aponeurotic membrane.
Apo•neu•ros•ek•to•mie *f chir.* aponeurectomy.
Apo•neu•ro•sen•ent•zün•dung *f patho.* aponeurositis.
Apo•neu•ro•sen•naht *f chir.* aponeurorrhaphy.
Apo•neu•ro•sen•spal•tung *f chir.* aponeurotomy.
apo•neu•ro•tisch *adj anat.* aponeurotic.
Apo•neu•ro•to•mie *f chir.* aponeurotomy.
apo•phy•sär *adj anat.* apophyseal, apophysary, apophysial.
Apo•phy•se *f anat.* apophysis, protuberance.
Apo•phy•sen•ab•riß *m ortho.* apophyseal fracture.
Apo•phy•sen•lö•sung *f ortho.* apophyseal fracture.
Apo•phy•sen•ne•kro•se *f ortho.* apophysitis, apophyseal necrosis.
Apo•phy•sis *f anat.* apophysis.
Apo•phy•si•tis *f ortho.* apophysitis.
apo•plek•ti•form *adj patho.* apoplectiform, apoplectoid.
apo•plek•tisch *adj patho.* apoplectic.
Apo•ple•xia *f patho.* 1. apoplexy, apoplectic fit, apoplectic stroke. 2. (**Apoplexia cerebri**) cerebrovascular accident, cerebral apoplexy, stroke syndrome.
Apo•ple•xie *f* → Apoplexia.
apo•ple•xie•ar•tig *adj patho.* apoplectiform, apoplectoid.

Apotheke

Apo•the•ke *f* pharmacy, drugstore; *Brit.* chemist's (shop).
Apo•the•ker *m* pharmacist, pharmaceutist, druggist; *Brit.* dispensing chemist, chemist.
Apo•the•ke•rin *f* pharmacist, pharmaceutist, druggist; *Brit.* dispensing chemist, chemist.
Ap•pa•rat *m* **1.** *allg.* apparatus, device, appliance. **2.** *physiol., anat.* apparatus.
ap•pa•rent *adj* apparent.
Ap•pend•al•gie *f patho.* appendalgia.
Ap•pend•ek•to•mie *f chir.* appendectomy [æpən'dektəmɪ], appendicectomy.
Ap•pen•di•ci•tis *f chir.* appendicitis, typhlitis.
Ap•pen•di•ko•en•te•ro•sto•mie *f chir.* appendicoenterostomy.
Ap•pen•di•ko•li•thia•sis *f patho.* appendicolithiasis, appendolithiasis.
Ap•pen•di•ko•ly•se *f chir.* appendicolysis.
Ap•pen•di•ko•sto•mie *f chir.* appendicostomy.
Ap•pen•di•ko•ze•le *f patho.* appendicocele.
Ap•pen•dix *f* [S.U. APPENDIX]
Ap•pen•dix•kar•zi•no•id *nt patho.* appendiceal carcinoid, carcinoid of the appendix.
Ap•pen•dix•ödem *nt patho.* appendiceal edema.
Ap•pen•di•zi•tis *f chir.* typhlitis, appendicitis.

perakute Appendizitis fulminating appendicitis.

perforierende Appendizitis perforated appendicitis, perforating appendicitis.

rezidivierende Appendizitis recurrent appendicitis, relapsing appendicitis.

Ap•pe•tit *m* appetite (*auf* for). **Appetit haben/bekommen** have/get an appetite (*auf* for). **den Appetit verlieren** lose one's appetite. **den Appetit anregen** stimulate the appetite. **einen guten/gesunden Appetit haben** have a good appetite. **einen schlechten Appetit haben** have a bad appetite. **keinen Appetit haben** have no appetite (*auf* for).
Ap•pe•tit•hem•mer *m pharm.* anorectic, anorexic, appetite depressant/suppressant.
ap•pe•tit•los *adj* inappetent, anorectic, anorexic.
Ap•pe•tit•lo•sig•keit *f* inappetence, inappetency, anorexia.
Ap•pe•tit•züg•ler *m* → Appetithemmer.
Ap•pla•na•ti•ons•to•no•me•trie *f ophthal.* applanation tonometry, applanometry.
Ap•pli•ka•ti•on *f* application (*auf to*), administration, medication.
Ap•pli•ka•tor *m* applicator, medicator.
ap•pli•zie•ren *vt* apply, administer.
Ap•pro•ba•ti•on *f* license to practise medicine. **die Approbation erteilen** license, register, grant a professional license.
ap•pro•bie•ren *vt* license, register, grant a professional license.
ap•pro•biert *adj* (*Arzt*) registered, qualified, licensed.
Apra•xie *f neuro.* apraxia, parectropia.

apra•xisch *adj neuro.* apractic, apraxic.
Apu•dom *nt* apudoma.
Apud-System *nt* APUD-system.
apu•trid *adj* apyetous, apyous.
apy•re•tisch *adj* afebrile, apyretic.
Apy•re•xie *f* apyrexia.
Aqua•co•ba•la•min *nt* → Aquocobalamin.
Äqui•li•bri•um *nt* equilibrium, equilibration.
Aquo•co•bal•amin *nt* Vitamin B_{12b}, aquacobalamin, aquocobalamin.
Arach•ni•tis *f neuro.* arachnoiditis, arachnitis.
Arach•no•dak•ty•lie *f patho.* arachnodactyly, spider fingers.
arach•no•id *adj* arachnoid, arachnoidal, arachnoidean.
Arach•no•idal•zot•ten *pl* arachnoidal villi, arachnoidal granulations.
Arach•no•idea *f* [S.U. ARACHNOIDEA]
Arach•no•idi•tis *f* arachnoiditis, arachnitis.
Aran-Duchenne: Aran-Duchenne-Krankheit *f embryo.* Aran-Duchenne muscular atrophy, Duchenne-Aran muscular atrophy ['ætrəfɪ].
Arantius: Arantius-Knötchen *pl card.* nodules of Arantius, nodules of semilunar valves.
Ar•beit *f* **1.** work; (*schwer*) labo(u)r. **2.** *phys.* work. **3.** (*Beruf*) job, employment, occupation. **bei der Arbeit** at work. **4.** (*Mühe, Anstrengung*) effort, trouble. **5.** project, task; product, piece of work.

geistige Arbeit mental work, brainwork, ergasia.

körperliche Arbeit physical work.

mentale Arbeit mental work, brainwork, ergasia.

physische Arbeit physical work.

wissenschaftliche Arbeit thesis, treatise, (scientific) paper.

ar•bei•ten *vi* **1.** work (*an* on), do work; (*schwer*) work hard, labo(u)r. **nicht arbeiten** unemployed, out of work. **2.** *techn.* work, function, go, run, operate.
Ar•beits•be•din•gun•gen *pl* working conditions.
ar•beits•fä•hig *adj* fit for work, able to work.
Ar•beits•fä•hig•keit *f* fitness for work.
Ar•beits•hy•per•tro•phie *f* **1.** *patho.* compensatory hypertrophy. **2.** *physiol.* work hypertrophy [haɪ'pɜrtrəfɪ].
Ar•beits•leu•ko•zy•to•se *f hema.* work leukocytosis.
Ar•beits•me•di•zin *f* industrial medicine, occupational medicine.
Ar•beits•phy•sio•lo•gie *f* work physiology, occupational physiology [ˌfɪzɪ'alədʒɪ].
Ar•beits•platz *m* workplace, working place/space; (*Stelle*) job, situation.
Ar•beits•psy•cho•lo•gie *f* industrial psychology, occupational psychology [saɪ'kalədʒɪ].
ar•beits•un•fä•hig *adj* unfit for work, invalid, incapacitated, disabled, unemployable.

Ar•beits•un•fä•hig•keit *f* invalidity, invalidism ['ɪnvəlɪdɪzəm], incapacity for work, inability to work, disability, disablement.

Ar•beits•un•fall *m* industrial accident, occupational accident, accident at work.

Ar•bo•ri•sa•ti•ons•block *m* arborization heart block, arborization block.

Ar•bo•ri•sa•ti•ons•phä•no•men *nt gyn.* fern phenomenon [fɪ'nɑmə,nɑn], ferning.

ARBO-Virus *nt micro.* arbovirus, arbor virus, arthropod-borne virus.

Ar•cus *m* [S.U. ARCUS]

Area *f* **1.** area; field, region, zone. **2.** [S.U. AREA]

Are•fle•xie *f neuro.* areflexia.

are•ge•ne•ra•tiv *adj* **1.** aregenerative. **2.** *hema.* anerythroregenerative, aregenerative; aplastic.

Areo•la mammae *f* areola of mammary gland, areola of nipple.

areo•lar *adj* areolar.

Areo•lar•cho•rio•idi•tis *f ophthal.* Förster's choroiditis, areolar (central) choroiditis.

Areo•li•tis *f gyn.* areolitis.

Arey: Arey-Regel *f gyn.* Arey's rule.

ar•gen•taf•fin *adj histol.* argentaffin, argentophil, argentophilic.

Ar•gen•taf•fi•nom *nt patho.* argentaffinoma, chromaffinoblastoma.

Ar•gi•nin•ämie *f patho.* argininemia, hyperargininemia.

Ar•gi•ni•no•suc•cin•ämie *f patho.* argininosuccinic acidemia.

Argyll Robertson: Argyll Robertson-Pupille *f neuro.* Argyll Robertson pupil, stiff pupil, Robertson pupil.

arhyth•misch *adj* rhythmless, arrhythmic.

Arias-Stella: Arias-Stella-Phänomen *nt gyn.* Arias-Stella effect, Arias-Stella phenomenon [fɪ'nɑmə,nɑn].

Ari•bo•fla•vi•no•se *f* ariboflavinosis, riboflavin deficiency.

Arm *m* **1.** *anat.* arm. **den Arm freimachen** bare one's arm. **2.** *allg.* arm; (*Hebel*) lever arm.

arm *adj* **1.** *fig.* poor (*an* in), lacking (*an* in), deficient (*an* in); (*Verdünnung*) weak. **2.** poor, needy. **die Armen** *pl* the poor.

Arm•ple•xus *m anat.* brachial plexus.

Arm•ple•xus•läh•mung *f neuro.* brachial paralysis [pə'rælɪsɪs], brachial palsy ['pɔːlzɪ].

Arm•schie•ne *f ortho.* arm splint.

Ar•mut *m* **1.** *fig.* lack (*an* of), poverty (*an* in, of). **2.** poverty.

Ar•muts•gren•ze *f* poverty line.

Arnold-Chiari: Arnold-Chiari-Syndrom *nt embryo.* Arnold-Chiari syndrome, cerebellomedullary malformation syndrome.

Ar•rhe•no•bla•stom *nt patho.* arrhenoblastoma, Sertoli-Leydig cell tumor.

Ar•rhyth•mie *f card.* arrhythmia, arhythmia.

absolute Arrhythmie continuous arrhythmia, perpetual arrhythmia.

atriale Arrhythmie atrial arrhythmia.

respiratorische Arrhythmie respiratory arrhythmia, phasic sinus arrhythmia.

supraventrikuläre Arrhythmie supraventricular arrhythmia.

ventrikuläre Arrhythmie ventricular arrhythmia.

ar•rhyth•misch *adj* arrhythmic, rhythmless.

Arroyo: Arroyo-Zeichen *nt ophthal.* asthenocoria, Arroyo's sign.

Ar•sen•ke•ra•to•se *f derm.* arsenic keratosis, arsenical keratosis.

Art *f* **1.** class, species; variety. **2.** way, manner, style, mode; (*Verfahren*) procedure, method.

auf diese Art u. Weise in this way.

Ar•te•ria *f* [S.U. ARTERIA]

Ar•te•ria•li•sa•ti•on *f physiol.* hematosis, arterialization.

Arteria-mesenterica-superior-Kompressionssyndrom *nt patho.* superior mesenteric artery syndrome.

Arteria-superior-cerebelli-Syndrom *nt neuro.* superior cerebellar artery syndrome.

Arteria-vertebralis-Insuffizienz *f neuro.* vertebrobasilar insufficiency.

Ar•te•rie *f* artery; *anat.* arteria; blood vessel.

Ar•te•ri•ek•ta•sie *f patho.* arterial ectasia, arteriectasis.

Ar•te•ri•ek•to•mie *f HTG* arteriectomy [,ɑːrtɪərɪ'ektəmɪ], arterectomy [,ɑːrtə-'rektəmɪ].

ar•te•ri•ell *adj* arterial, arterious.

Ar•te•ri•en•ana•sto•mo•se *f HTG* arterial anastomosis.

Ar•te•ri•en•er•kran•kung *f* arteriopathy [,ɑːrtɪərɪ'ɑpəθɪ].

Ar•te•ri•en•ge•flecht *nt* arterial rete (mirabile), arterial network, arterial circle.

Ar•te•ri•en•ge•räusch *nt card.* arterial murmur.

Ar•te•ri•en•ka•the•ter *m* arterial catheter ['kæθɪtər].

Ar•te•ri•en•klem•me *f* hemostat, compressor.

Ar•te•ri•en•lap•pen *m HTG* arterial flap.

Ar•te•ri•en•naht *f HTG* arteriorrhaphy, arterial repair.

Ar•te•ri•en•netz *nt anat.* arterial rete (mirabile), arterial network.

Ar•te•ri•en•pla•stik *f HTG* arterioplasty.

Ar•te•ri•en•puls *m* arterial pulse.

Ar•te•ri•en•re•sek•ti•on *f HTG* arteriectomy [,ɑːrtɪərɪ'ektəmɪ], arterectomy [,ɑːrtə'rektəmɪ].

Ar•te•ri•en•skle•ro•se *f patho.* arteriosclerosis, hardening of the arteries.

Ar•te•ri•en•stein *m patho.* arteriolith.

Ar•te•ri•en•ste•no•se *f patho.* arteriostenosis.

Ar•te•ri•en•ver•kal•kung *f* → Arteriensklerose.

Ar•te•ri•en•ver•let•zung *f ortho.* arterial trauma, arterial injury.

Ar•te•ri•en•ver•schluß *m patho.* arterial occlusion.

Ar•te•ri•itis *f patho.* arteritis.

Arteriogramm

Ar•te•rio•gramm *nt radiol.* arteriogram.
Ar•te•rio•gra•phie *f radiol.* arteriography [ɑːrˌtɪərɪˈɑgrəfɪ].
Ar•te•rio•lith *m patho.* arteriolith.
Ar•te•rio•li•tis *f patho.* arteriolitis.
Ar•te•rio•lo•ne•kro•se *f patho.* arteriolonecrosis, arteriolar necrosis.
Ar•te•rio•lo•skle•ro•se *f patho.* arteriolosclerosis, arteriolar sclerosis.
ar•te•rio•lo•skle•ro•tisch *adj patho.* arteriolosclerotic.
Ar•te•rio•pa•thie *f patho.* arteriopathy [ˌɑːrtərɪˈɑpəθɪ].
Ar•te•rior•rha•phie *f HTG* arteriorrhaphy.
Ar•te•rior•rhe•xis *f HTG* arteriorrhexis.
ar•te•ri•ös *adj* arterial, arterious.
Ar•te•rio•skle•ro•se *f patho.* arteriosclerosis, hardening of the arteries, arterial sclerosis.
ar•te•rio•skle•ro•tisch *adj* arteriosclerotic.
Ar•te•rio•spas•mus *m patho.* arteriospasm, spasm of an artery.
Ar•te•rio•to•mie *f HTG* arteriotomy [ɑːrˌtɪərɪˈɑtəmɪ].
ar•te•rio•ve•nös *adj* arteriovenous.
Ar•thral•gie *f ortho.* joint pain, arthrodynia, arthralgia.
Ar•thri•tis *f ortho.* arthritis, articular rheumatism [ˈruːmətɪzəm]. **rheumatoide Arthritis** rheumatoid arthritis, atrophic arthritis, rheumarthritis.
ar•thri•tisch *adj ortho.* arthritic, arthritical.
Ar•thro•de•se *f ortho.* arthrodesis, artificial ankylosis.
Ar•thro•di•al•ge•lenk *nt anat.* arthrodia, arthrodial joint.
Ar•thro•dy•nie *f ortho.* joint pain, arthrodynia, arthralgia.
ar•thro•gen *adj* arthrogenic, arthrogenous.
Ar•thro•gramm *nt radiol.* arthrogram.
Ar•thro•gra•phie *f radiol.* arthrography [ɑːrˈθrɑgrəfɪ].
Ar•thro•lith *m ortho.* arthrolith.
Ar•thro•ly•se *f ortho.* arthrolysis.
Ar•thro•pa•thie *f ortho.* arthropathy [ɑːrˈθrɑpəθɪ], joint disease.
Ar•thro•pla•stik *f ortho.* arthroplasty.
ar•thro•pla•stisch *adj ortho.* arthroplastic.
Ar•thro•pneu•mo•gra•fie *f radiol.* arthropneumography.
Ar•thro•se *f ortho.* arthrosis, joint disease.
Ar•thro•sis *f ortho.* arthrosis, joint disease. **Arthrosis deformans** osteoarthritis, degenerative joint disease, degenerative arthritis.
Ar•thro•sko•pie *f ortho.* arthroscopy [ɑːrˈθraskəpɪ], arthroendoscopy [ˌɑːrθrəenˈdaskəpɪ].
Ar•thro•to•mie *f ortho.* arthrotomy [ɑːrˈθratəmɪ].
Ar•thro•ze•le *f ortho.* arthrocele.
Ar•thro•zen•te•se *f ortho.* arthrocentesis.
Arthus: Arthus-Phänomen *nt immun.* Arthus phenomenon [fɪˈnɑməˌnɑn], Arthus reaction.
Arthus-Typ *m* **der Überempfindlichkeitsreaktion** *immun.* Arthus-type reaction, type III hypersensitivity, immune complex hypersensitivity.
Ar•ti•cu•la•tio *f* [S.U. ARTICULATIO]
ar•ti•fi•zi•ell *adj* factitious, artificial.
Ar•ti•ku•la•ti•on *f* articulation, articulated speech.
ary•epi•glot•tisch *adj* aryepiglottic, aryepiglottidean.
Ary•knor•pel *m anat.* arytenoid, arytenoid cartilage.
Ary•knor•pel•ent•zün•dung *f HNO* arytenoiditis.
Ary•knor•pel•re•sek•ti•on *f HNO* arytenoidectomy.
ary•tä•no•id *adj* arytenoid, arytenoidal.
Ary•tä•no•id•ek•to•mie *f HNO* arytenoidectomy.
Ary•tä•no•idi•tis *f HNO* arytenoiditis.
Ary•tä•no•ido•pe•xie *f HNO* arytenoidopexy.
Arz•nei *f* medicine, drug, physic, remedy (*gegen* for, against).
Arz•nei•fla•sche *f* medicine bottle.
Arz•nei•kap•sel *f pharm.* capsule.
Arz•nei•kun•de *f* pharmaceutics *pl*, pharmacy *pl*.
Arz•nei•mit•tel *nt* medicine, drug, physic, remedy, pharmaceutical, preparation, medication (*gegen* for, against).
arz•nei•mit•tel•ab•hän•gig *adj* drug-dependent.
Arz•nei•mit•tel•ab•hän•gig•keit *f* drug dependence.
Arz•nei•mit•tel•all•er•gie *f* drug allergy, drug hypersensitivity.
Arz•nei•mit•tel•ex•an•them *nt derm.* drug eruption, drug rash.
Arz•nei•mit•tel•ik•te•rus *m* drug-induced jaundice.
Arz•nei•mit•tel•miß•brauch *m* drug abuse.
arz•nei•mit•tel•re•si•stent *adj* drug-resistant, drug-fast.
Arz•nei•mit•tel•re•si•stenz *f* drug resistance.
Arz•nei•mit•tel•sucht *f* drug addiction.
arz•nei•mit•tel•süch•tig *adj* drug-addicted.
Arz•nei•mit•tel•the•ra•pie *f* drug therapy.
Arz•nei•mit•tel•über•emp•find•lich•keit *f* drug allergy, drug hypersensitivity.
Arz•nei•mit•tel•ver•ord•nung *f* medication.
Arz•nei•mit•tel•wech•sel•wir•kun•gen *pl* drug interactions.
Arzt *m* physician, (male) doctor. **der behandelnde Arzt** the attending doctor. **praktischer Arzt** medical practitioner, physician, general practitioner.
Arzt•be•such *m* visit.
Ärz•te•schaft *f* medical profession.
Ärz•te•ver•band *m* medical association.
Ärz•tin *f* physician, doctor, woman doctor, lady doctor. **die behandelnde Ärztin** the attending doctor. **praktische Ärztin** physician, general practitioner, medical

practitioner.
Arzt•kit•tel *m* coat.
ärzt•lich *adj* medical, iatric.
Arzt-Patient-Beziehung *f* doctor-patient-relationship.
Arzt•per•so•nal *nt* (*eines Krankenhauses*) medical staff.
Arzt•pra•xis *f* practice, surgery.
As•best•grind *m* derm. tinea amiantacea, asbestos-like tinea.
As•best•kör•per•chen *pl* patho. asbestos bodies, asbestosis bodies, bamboo bodies.
As•be•sto•se *f* pulmo. amianthosis, asbestosis.
A-Scan *m* radiol. (*Ultraschall*) A-scan.
As•ca•ris *f* micro. ascaris. Ascaris lumbricoides eelworm, lumbricoid, common roundworm, Ascaris lumbricoides.
Aschel•min•thes *pl* micro. Aschelminthes, Nemathelminthes.
asch•fahl *adj* (*Gesicht*) ashen, ashen-faced.
asch•grau *adj* → aschfahl.
Aschheim-Zondek: Aschheim-Zondek-Reaktion *f* gyn. Aschheim-Zondek test, Zondek-Aschheim test.
Aschner: Aschner-Versuch *m* card. Aschner's phenomenon [fɪˈnɑməˌnɑn], Aschner-Dagnini test.
Aschner-Dagnini: Aschner-Dagnini-Bulbusdruckversuch *m* card. eyeball compression reflex, Aschner's sign, Aschner's reflex, oculocardiac reflex.
Aschner-Dagnini-Versuch *m* card. Aschner-Dagnini test, Aschner's phenomenon [fɪˈnɑməˌnɑn].
Aschoff: Aschoff-Knötchen *pl* patho. Aschoff's bodies, Aschoff's nodules.
Aschoff-Tawara: Aschoff-Tawara-Knoten *m* anat. Aschoff-Tawara's node, atrioventricular node.
As•ci•tes *m* patho. ascites, abdominal dropsy.
Ascoli: Ascoli-Reaktion *f* immun. Ascoli's reaction.
Asep•sis *f* asepsis.
Asep•tik *f* asepsis, asepticism [əˈsɛptəsɪzəm].
asep•tisch *adj* **1.** antiseptic, aseptic, clean. **2.** patho. aseptic.
Asherman-Fritsch: Asherman-Fritsch-Syndrom *nt* gyn. Asherman's syndrome.
Asia•lie *f* aptyalia, aptyalism [æpˈtaɪəlɪzəm], asialia.
Asi•de•ro•se *f* patho. asiderosis.
As•ka•ria•sis *f* lumbricosis, ascariasis, ascaridiasis, ascaridosis, ascariosis.
As•ka•ri•dia•sis *f* → Askariasis.
As•ka•ris *f* micro. ascaris.
As•kor•bat *nt* ascorbate.
As•kor•bin•ämie *f* ascorbemia.
As•kor•bin•säu•re *f* ascorbic acid, vitamin C.
As•par•tat•ami•no•trans•fe•ra•se *f* biochem. aspartate aminotransferase, glutamic-oxaloacetic transaminase.

Asper•gil•lom *nt* patho. aspergilloma, fungus ball.
Asper•gil•lo•se *f* epidem. aspergillosis, aspergillomycosis.
Aspergillus-Keratitis *f* ophthal. aspergillus keratitis.
Asper•gil•lus•my•ko•se *f* epidem. aspergillosis, aspergillomycosis.
Asper•gil•lus•to•xi•ko•se *f* patho. aspergillustoxicosis, aspergillotoxicosis.
asperm *adj* aspermatic, aspermic.
Asper•ma•tis•mus *m* andro. aspermatism [eɪˈspɜrmətɪzəm], aspermia.
Asper•ma•to•ge•ne•se *f* andro. aspermatogenesis.
Asper•mie *f* andro. aspermatism [eɪˈspɜrmətɪzəm], aspermia.
Asphyg•mie *f* asphygmia.
asphyk•tisch *adj* patho. asphyctic, asphyxial.
Asphy•xia *f* patho. asphyxia [æsˈfɪksɪə]. Asphyxia neonatorum respiratory failure in the newborn, asphyxia of the newborn, neonatal asphyxia.
Asphy•xie *f* patho. asphyxia [æsˈfɪksɪə]. blaue Asphyxie blue asphyxia. weiße Asphyxie white asphyxia.
Asphy•xie•syn•drom *nt* (*traumatisches*) traumatic apnea, traumatic asphyxia [æsˈfɪksɪə].
Aspi•rat *nt* aspirate.
Aspi•ra•ti•on *f* **1.** aspiration. **2.** patho. aspiration.
Aspi•ra•ti•ons•bi•op•sie *f* aspiration biopsy.
Aspi•ra•ti•ons•ka•nü•le *f* aspiration cannula.
Aspi•ra•ti•ons•kü•ret•ta•ge *f* gyn. vacuum aspiration, vacuum curettage.
Aspi•ra•ti•ons•na•del *f* aspiration needle.
Aspi•ra•ti•ons•pneu•mo•nie *f* aspiration pneumonia, inhalation pneumonia [n(j)uːˈmoʊnɪə].
Aspi•ra•ti•ons•sprit•ze *f* aspiration syringe [səˈrɪndʒ].
Aspi•ra•ti•ons•zy•to•lo•gie *f* aspiration biopsy cytology [saɪˈtɑlədʒɪ].
aspi•rie•ren *vt* aspirate.
Asple•nie *f* embryo. asplenia, asplenism [əˈspliːnɪzəm].
As•say *m* lab. assay, test, analysis [əˈnæləsɪs].
As•si•mi•la•ti•on *f* **1.** (*a. socio.*) assimilation (*an* to). **2.** biochem. assimilation.
as•si•mi•lie•ren **I** *vt* **1.** assimilate (*an* to, with). **2.** biochem. assimilate. **II** *vr* sich assimilieren *socio.* assimilate.
As•si•stent *m* assistant, auxiliary, aid.
As•si•sten•tin *f* assistant, auxiliary, aid.
As•si•stenz *f* assistance, help (*von* of; *bei* in). ohne Assistenz unassisted (*von* by), without help.
as•si•stie•ren *vi* assist, aid (*jdm. bei etw.* s.o. in sth.).
Assmann: Assmann-Frühinfiltrat *nt* patho.

Astasie 462

Assmann's focus, Assmann's tuberculous infiltrate.
Asta•sie *f neuro.* astasia.
Astasie-Abasie-Syndrom *nt neuro.* Blocq's disease, astasia-abasia.
asta•tisch *adj neuro.* astatic.
Ast•block *m card.* arborization (heart) block.
Aste•reo•gno•sie *f neuro.* astereognosis, astereocognosy.
Aste•ri•xis *f neuro.* flapping tremor, liver flap, asterixis.
Asthe•nie *f* asthenia, weakness.
asthe•nisch *adj* asthenic.
Asthe•no•ko•rie *f ophthal.* asthenocoria, Arroyo's sign.
Asthe•no•pie *f ophthal.* asthenopia, eyestrain.
Asth•ma *nt* asthma, suffocative catarrh.
Asthma bronchiale spasmodic asthma, bronchial asthma.
Asthma cardiale Rostan's asthma, cardial asthma.
exogen-allergisches Asthma extrinsic asthma.
infektallergisches Asthma infective asthma.
konstitutionsallergisches Asthma allergic asthma, atopic asthma.
primäres Asthma essential asthma, true asthma.
staubalIergisches Asthma dust asthma.
streßbedingtes Asthma nervous asthma.
symptomatisches Asthma symptomatic asthma.
Asth•ma•an•fall *m* asthmatic attack, attack of asthma.
Asth•ma•bron•chi•tis *f* bronchitic asthma, catarrhal asthma.
Asth•ma•kri•stal•le *pl patho.* asthma crystals, Leyden's crystals.
asth•ma•tisch *adj* asthmatic, asthmatical.
asthmo•gen *adj* asthmogenic.
astigma•tisch *adj ophthal.* astigmatic, astigmatical, astigmic.
Astig•ma•tis•mus *m ophthal.* astigmia, astigmatism [ə'stɪgmətɪzəm].
Astig•ma•to•me•trie *f ophthal.* astigmatometry, astigmometry.
Astig•ma•to•skopie *f ophthal.* astigmatoscopy [ə,stɪgmə'tɑskəpɪ], astigmoscopy [ə,stɪg'mɑskəpɪ].
A-Streptokokken *pl micro.* group A streptococci, Streptococcus pyogenes.
Astro•glia *f* astroglia, macroglia.
Astro•zy•tom *nt neuro.* astrocytoma, astrocytic glioma.
Astro•zy•to•se *f patho.* astrocytosis.
Astrup: Astrup-Methode *f lab.* Astrup procedure.
asymp•to•ma•tisch *adj* asymptomatic.
Asy•sto•lie *f card.* cardiac standstill, asystolia.
asy•sto•lisch *adj* asystolic; not systolic.
as•zen•die•rend *adj* ascending.
As•zi•tes *m patho.* ascites, abdominal dropsy.

as•zi•tisch *adj* ascitic.
atak•tisch *adj* **1.** atactic. **2.** atactic, ataxic.
Ata•xie *f neuro.* ataxy, amyotaxy, incoordination.
ata•xisch *adj neuro.* atactic, ataxic.
Atel•ek•ta•se *f patho.* atelectasis [,ætə-'lektəsɪs].
atel•ek•ta•tisch *adj patho.* atelectatic.
Atem *m* **1.** breath, wind. **außer Atem** winded, out of breath, breathless, puffy. **Atem holen** catch one's breath, draw a breath, breathe. **tief Atem holen** take a deep breath. **den Atem anhalten** hold one's breath. **schwer Atem holen** panting, breathing hard. **nach Atem ringen** struggle for breath. **wieder zu Atem kommen** get one's breath back. **2.** (*Atmen*) breathing, respiration.
Atem•be•schwer•den *pl* breathing difficulties, difficulty in breathing.
Atem•de•pres•si•on *f* respiratory depression.
Atem•de•pres•si•ons•zu•stand *m* (*des Neugeborenen*) *ped.* neonatal asphyxia [æs-'fɪksɪə], asphyxia of the newborn, respiratory failure in the newborn.
Atem•fre•quenz *f* respiratory frequency, respiration rate.
Atem•ga•se *pl* respiratory gases.
Atem•ge•rät *nt* respirator, breathing apparatus.
Atem•ge•räusch *nt clin.* respiratory sound, breath sounds *pl.*
Atem•grenz•wert *m physiol.* maximum voluntary ventilation, maximal breathing capacity.
Atem•gym•na•stik *f* chest physiotherapy, breathing exercise (s *pl*).
Atem•hil•fe *f* ventilatory support.
Atem•hilfs•mus•ku•la•tur *f* accessory respiratory musculature, accessory respiratory muscles *pl.*
atem•los *adj* breathless, out of breath.
Atem•lo•sig•keit *f* breathlessness, shortness of breath.
Atem•luft *f* respiratory air, breath.
Atem•mi•nu•ten•vo•lu•men *nt physiol.* minute ventilation, respiratory volume per minute, minute volume.
Atem•mus•ku•la•tur *f* respiratory musculature, accessory respiratory muscles *pl.*
Atem•not *f* dyspnea, difficult breathing, labored breathing, breathlessness.
Atem•not•syn•drom *nt* (*des Neugeborenen*) respiratory distress syndrome (of the newborn), idiopathic respiratory distress of the newborn.
Atem•still•stand *m* respiratory arrest, apnea.
Atem•stoß•test *m* Tiffeneau's test, forced expiratory volume.
Atem•übun•gen *pl* breathing exercise(s *pl*).
Atem•vo•lu•men *nt* (*Lunge*) tidal air, tidal volume.
Atem•we•ge *pl* respiratory apparatus, air passages, respiratory tract, respiratory

system.

Atem•wegs•er•kran•kung f pulmo. respiratory disease, respiratory infection.

Atem•wegs•in•fek•ti•on f pulmo. respiratory infection.

Atem•wegs•kom•pres•si•on f airway compression.

Atem•wegs•ob•struk•ti•on f airway obstruction.

Atem•wegs•wi•der•stand m physiol. resistance, airway resistance.

Atem•zeit•vo•lu•men nt physiol. minute ventilation, minute volume.

Atem•zen•trum nt respiratory center.

Atem•zug m puff, breath, breathing. **seinen letzten Atemzug tun** breathe one's last.

Atem•zug•vo•lu•men nt physiol. tidal air, tidal volume.

Ätha•nol nt ethanol, ethyl alcohol, inf. alcohol.

Ätha•nol•in•to•xi•ka•ti•on f ethylism ['eθəlɪzəm].

Äther m ether; ethyl ether.

Athe•ro•em•bo•lie f patho. atheroembolism, cholesterol embolism ['embəlɪzəm].

athe•ro•gen adj patho. atherogenic.

Athe•ro•ge•ne•se f atherogenesis.

Athe•rom nt 1. (Gefäß) atheroma, atheromatous degeneration. 2. (echtes Atherom) wen, atheromatous cyst, epidermal cyst, epidermoid cyst, sebaceous cyst.

athe•ro•ma•tös adj atheromatous.

Athe•ro•ma•to•se f atheromatosis, atherosis.

Athe•ro•sis f patho. atheromatosis, atherosis.

Athe•ro•skle•ro•se f patho. atherosclerosis, nodular sclerosis.

Athe•to•se f neuro. athetosis, mobile spasm.

athe•to•tisch adj neuro. athetotic, athetosic.

Ath•le•ten•fuß m derm. athlete's foot, ringworm of the feet, tinea pedis.

Äthyl•al•ko•hol m ethanol, ethyl alcohol; inf. alcohol.

Äthy•lis•mus m alcohol addiction, alcohol dependence, ethylism ['eθəlɪzəm], alcoholism ['ælkəhəlɪzəm].

Athy•re•ose f endo. athyreosis, athyrosis.

Ätio•lo•gie f etiology [ɪtɪ'ɑlədʒɪ], nosetiology.

ätio•lo•gisch adj etiological, etiologic.

At•lan•to•axi•al•ge•lenk nt anat. atlantoaxial articulation/joint.

At•lan•to•ok•zi•pi•tal•ge•lenk nt atlantooccipital articulation/joint.

At•las m 1. anat. atlas. 2. atlas.

At•las•bo•gen m arch of atlas.

At•las•frak•tur f ortho. atlas fracture, Jefferson fracture.

At•las•lu•xa•ti•on f ortho. dislocation of the atlas.

At•men nt breathing, respiration.

amphorisches Atmen amphoric respiration.

bronchiales Atmen bronchial respiration.

bronchovesikuläres Atmen bronchovesicular breathing, bronchovesicular respiration.

vesikobronchiales Atmen → bronchovesikuläres Atmen.

vesikuläres Atmen vesicular respiration, vesicular breathing.

at•men vt, vi breathe, respire. **schwer atmen** breathe heavily, gasp.

At•mung f respiration, breathing, breath. **seine/ihre Atmung wird schwächer** his/her breath is failing.

beschleunigte Atmung tachypnea, accelerated respiration.

erschwerte Atmung difficult breathing, labored breathing, dyspnea.

flache Atmung shallow breathing.

forcierte Atmung forced respiration.

kontinuierliche Atmung gegen erhöhten Druck continuous positive airway pressure (breathing), continuous positive pressure breathing.

normale Atmung eupnea, easy breathing, normal breathing.

paradoxe Atmung paradoxical respiration.

periodische Atmung Cheyne-Stokes breathing, periodic breathing.

röchelnde Atmung sonorous breathing, stertorous breathing, stertor.

schnelle Atmung tachypnea, rapid breathing.

stertoröse Atmung sonorous breathing, stertorous breathing, stertor.

verlangsamte Atmung slow respiration, bradypnea.

vertiefte Atmung bathypnea, deep breathing.

at•mungs•ab•hän•gig adj respiration-dependent.

At•mungs•or•ga•ne pl respiratory system, respiratory apparatus, respiratory organs.

At•mungs•still•stand m cessation of breathing, apnea, asphyxia [æs'fɪksɪə].

at•mungs•un•ab•hän•gig adj respiration-independent.

At•mungs•wi•der•stän•de pl respiratory resistances.

At•mungs•zy•klus m breathing cycle.

Ato•nie f patho. atony, atonicity.

ato•nisch adj atonic, relaxed, flaccid.

Ato•pie f immun. atopy, atopic disorder/disease.

ato•pisch adj immun. atopic.

atrau•ma•tisch adj chir. atraumatic, non-crushing.

Atre•sie f embryo. atresia, imperforation.

atre•tisch adj embryo. atretic, atresic, imperforate.

atri•al adj anat. atrial, auricular.

Atri•al•ga•lopp m → Atrialgalopprhythmus.

Atri•al•ga•lopp•rhyth•mus m card. presystolic gallop, atrial gallop.

Atrio•kom•mis•su•ro•pe•xie f HTG atriocommissuropexy.

Atrio•me•ga•lie f card. atriomegaly.

Atrio•pep•tid nt physiol. atrial natriuretic

Atrioseptopexie 464

factor, atriopeptide, atriopeptin.
Atrio•sep•to•pe•xie *f HTG* atrioseptopexy.
Atrio•sep•to•pla•stik *f HTG* atrioseptoplasty.
Atrio•sep•to•sto•mie *f HTG* atrioseptostomy.
Atrio•to•mie *f HTG* atriotomy [eɪtrɪ'ɑtəmɪ].
atrio•ven•tri•ku•lär *adj* atrioventricular, ventriculoatrial.
Atrio•ven•tri•ku•lar•klap•pe *f anat.* atrioventricular valve.
Atrio•ven•tri•ku•lar•kno•ten *m anat.* Aschoff-Tawara's node, atrioventricular node.
Atri•um *nt* [S.U. ATRIUM]
Atri•um•sep•tum•de•fekt *m card.* atrial septal defect, atrioseptal defect.
Atro•phie *f patho.* atrophy ['ætrəfɪ].
atro•phie•ren I *vt* atrophy ['ætrəfɪ], cause atrophy. II *vi* atrophy, undergo atrophy.
atro•phisch *adj* atrophic.
Atro•pho•der•mia *f derm.* atrophoderma, atrophodermia.
Atro•pin *nt pharm.* atropine.
Atro•pi•ni•sie•rung *f* atropinization.
Atro•pin•ver•gif•tung *f* atropinism ['ætrəpɪnɪzəm], atropism ['ætrəpɪzəm].
At•tacke [K•K] *f* 1. attack, episode, ictus. 2. *fig.* attack. **transitorische ischämische Attacke** transient ischemic attack.
at•ten•uiert *adj* attenuate, attenuated; weakened.
At•test *nt* certificate, certification. **ärztliches Attest** medical certificate, health certificate.
at•te•stie•ren *vt* certify, attest.
At•ti•ko•an•tro•to•mie *f HNO* atticoantrotomy, antroatticotomy.
At•ti•ko•to•mie *f HNO* atticotomy.
Aty•pie *f (Krankheitsverlauf)* atypia, atypism [eɪ'taɪpɪzəm].
aty•pisch *adj* not typical, atypical *(für* of).
ät•zen *vt chir.* cauterize.
ät•zend *adj chir.* escharotic, caustic, cauterant.
Ätz•ga•stri•tis *f* chemical gastritis, corrosive gastritis.
au•dio•gen *adj* audiogenic.
Au•dio•gramm *nt* audiogram.
Au•dio•lo•gie *f* audiology [ɔ:dɪ'ɑlədʒɪ].
Au•dio•me•trie *f* audiometry [ɔ:dɪ'ɑmətrɪ].
au•dio•me•trisch *adj* audiometric.
au•dio•vi•su•ell *adj* audiovisual, visuoauditory.
Auenbrugger: Auenbrugger-Zeichen *nt card.* Auenbrugger's sign.
Auf•bau•stoff•wech•sel *m biochem.* anabolism [ə'næbəlɪzəm].
auf•be•wah•ren *vt* keep, store, save, preserve. **kühl aufbewahren** keep cool. **trocken aufbewahren** keep dry, keep in a dry place.
auf•blä•hen I *vt patho.* distend, inflate, swell. II *vr* **sich aufblähen** *patho.* puff up, balloon, swell up, swell, distend.
Auf•blä•hung *f* distension, distention, inflation; *(Lunge)* emphysema.
auf•blas•bar *adj* inflatable.
auf•bla•sen *vt* inflate, puff up, balloon, blow up.
Auf•flackern [K•K] *nt epidem.* flare-up, flare.
auf•flackern [K•K] *vi epidem.* flare up, flare.
Auf•fri•schen *nt ortho. (Wundrand)* revivification.
auf•fri•schen *vt* 1. *ortho. (Wundrand)* revivify. 2. *(Wissen)* refresh, brush up, polish up, revive.
Auf•fri•schung *f* 1. *ortho. (Wundrand)* revivification. 2. *immun.* booster shot, booster.
Auf•fri•schungs•imp•fung *f immun.* booster, booster shot, hypervaccination.
Auf•ga•be *f* 1. job, task; responsibility; *(Person)* function. **eine Aufgabe übernehmen** accept a task. 2. question, problem; work; *(Übung)* exercise.
auf•ge•bläht *adj patho.* inflated, swollen, distended; *(Magen)* blown, distended.
•auf•ge•dun•sen *adj (Gesicht)* bloated, puffed-up, swollen, puffy.
auf•ge•hen *vi* open (up), part; *(Wunde)* break, burst; *(Verband)* come undone, open, work loose; *(Naht)* come open.
auf•ge•regt *adj* excited, agitated, nervous; upset *(wegen* about).
auf•ge•ris•sen *adj (Augen)* wide; *(Haut)* lacerated, lacerate.
auf•ge•schwemmt *adj (Haut)* pasty, puffed, puffed-up, puffy.
auf•ge•sprun•gen *adj (Haut)* chapped, fissured, cracked.
auf•ge•trie•ben *adj patho.* distended, bloated, inflated.
auf•hö•ren *vi* stop, cease, end, finish; *inf.* cut out *(mit); (aufgeben)* give up *(mit).* **mit etw. aufhören** quit sth., stop sth. **nicht aufhören** keep on. **ohne aufzuhören** without stopping. **plötzlich aufhören** stop short. **schrittweise aufhören** phase out.
auf•le•gen I *vt (Pflaster etc.)* put on, apply *(auf* to); *(Hand)* impose/lay hands on s.o. II *vr* **sich auflegen** lean on one's elbows.
auf•lo•dern *vi* flare up.
auf•lö•sen *vt* 1. dissolutive, melt, disperse. 2. *(in Bestandteile)* resolve *(in* into), disintegrate, break up; *(zersetzen)* decompose; *patho.* resolve; *biochem.* break down, digest. II *vr* **sich auflösen** 3. dissolve, melt, disperse. 4. *(in Bestandteile)* disintegrate, break up; *(s. zersetzen)* decompose *(in* into), disintegrate, decay, lyse.
Auf•lö•sung *f* 1. dissolution, dispersion. 2. *(in Bestandteile)* resolution *(in* into), disintegration, breaking up; *(Zersetzung)* decomposition, decay; *patho.* resolution; *chem.* digestion, dissolution; *biochem., patho.* lysis ['laɪsɪs], breakup, breakdown.
Auf•lö•sungs•ver•mö•gen *nt* 1. *opt.* resolving power, resolution. 2. *phys.* optical resolution, penetration.
auf•ma•chen *vt* open; *chir.* open up, cut open; *(Kleid)* undo, unbutton.

auf•merk•sam *adj* watchful, attentive (*auf* of), vigilant, alert; *fig.* wide-awake.

Auf•merk•sam•keit *f* attention, care, alertness, vigilance, watchfulness.

Auf•nahme *f* **1.** (*a. physiol.*) absorption, resorption, uptake; (*Nahrung*) intake, ingestion. **2.** (*Empfang*) reception (desk/area); (*Unterbringung*) accommodation; (*im Krankenhaus*) hospitalization; admission (*zu* to, into). **wiederholte stationäre Aufnahme** readmission. **Aufnahme ins Krankenhaus** hospitalization. **3.** *radiol.* taking/shooting a picture. **eine Aufnahme machen** take a picture/shot (*von* of). **4.** *radiol.* picture, shot, view.

auf•nah•me•fä•hig *adj* **1.** (*geistig*) receptive (*für* for, of). **2.** *phys.* absorbent, absorptive, receptive.

Auf•nah•me•fäh•ig•keit *f* (*geistig*) receptivity, receptiveness, recipiency; capacity.

Auf•nah•me•ge•rät *nt* recorder, recording device/equipment.

auf•neh•men *vt* **1.** *fig.* receive; (*a.* **in sich aufnehmen**) (*Eindruck*) take in, comprehend, absorb. **2.** (*a. physiol.*) absorb, assimilate, take (up); (*Flüssigkeit*) take up; (*Nahrung*) take in, ingest. **3.** (*empfangen*) receive; (*unterbringen*) accommodate; (*stationär*) hospitalize, admit (*zu* to, into), be admitted to hospital. **wieder (stationär) aufnehmen** readmit.

auf•plat•zen I *vt* burst. II *vi* (*Wunde*) break, break open, burst open; (*Haut*) crack.

auf•recht I *adj* erect, upright; *anat.* perpendicular. II *adv* **aufrecht sitzen** sit up. **aufrecht stehen** stand erect/upright. **aufrecht gehen** walk upright.

auf•re•gen I *vt* excite, agitate; alarm, upset. II *vr* **sich aufregen** excite o.s., get excited, get upset (*über* over).

Auf•re•gung *f* excitement, agitation (*über* over).

auf•rei•ben I *vt* (*Haut*) chafe, rub (sore), sore. II *vr* **sich aufreiben** wear o.s. out.

auf•rei•ßen I *vt* (*Haut*) tear, tear up, lacerate. II *vi* (*Haut*) chap, crack; (*Wunde*) break.

auf•rich•ten I *vt* **1.** put up, set up, erect, raise, put/set upright; (*Oberkörper*) raise/straighten up. **2. jdn. aufrichten** help s.o. up. II *vr* **sich aufrichten** stand up (straight), sit up (straight), arise, straighten o.s.

Auf•sät•ti•gungs•do•sis *f pharm.* loading dose, initial dose.

auf•scheu•ern *vt chir.* (*Haut*) abrade, chafe, rub sore.

auf•schnei•den *vt* cut open, incise, slit; lance; dissect.

auf•schür•fen *vt* (*Haut*) skin, abrade, graze.

auf•set•zen I *vt* **1.** (*Brille, Hut*) put on. **2.** (*Patient*) sit up. II *vr* **sich aufsetzen** sit up.

Auf•sicht *f* **1.** supervision (*über* of), control, surveillance. **die Aufsicht haben** supervise, be in charge of. **die Aufsicht übernehmen** take charge. **unter (ärztlicher) Aufsicht stehen** be under (medical) care/supervision. **ohne Aufsicht** unattended, unsupervised, without supervision. **2.** (*Kind*) care, custody.

auf•sprin•gen *vi* (*Wunde*) burst, break (open), spring, dehisce; (*Haut*) fissure, chap, crack.

auf•stau•en I *vt* (*a. psycho.*) accumulate. II *vr* **sich aufstauen** accumulate. **in sich aufstauen** (*Gefühle*) bottle up.

Auf•ste•chen *nt* opening, piercing, incision; (*Abszeß*) lancing.

auf•ste•chen *vt* prick, prick open, burst open, pierce, puncture; (*Abszeß*) lance.

auf•ste•hen *vi* **1.** (*aus dem Bett*) rise, get up, get out of bed; *sl.* turn out. **2.** (*vom Stuhl*) get up, stand up.

auf•stei•gend *adj* (*Infektion*) ascending.

auf•sto•ßen *vi* belch, burp, eructate, eruct; (*Essen*) repeat.

auf•su•chen *vt* visit, make a call (at the hospital/on sb.), go to see, call on; (*Arzt*) see, consult; (*in einem Buch*) look up.

auf•tra•gen *vt* **1.** (*Salbe*) apply, spread (on), smear. **2.** (*Kurve*) plot, chart. **in eine Kurve auftragen** chart, plot. **3. jdm. etw. auftragen** ask/instruct s.o. to do sth.

auf•trei•ben *vt patho.* distent, blow up, bloat, inflate.

Auf•trei•bung *f* **1.** (*a. anat.*) enlargement. **2.** *patho.* distension, distention, inflation.

auf•tren•nen *vt ortho.* (*Naht*) undo.

auf•tre•ten *vi fig.* appear, come, emerge; occur, happen; (*Probleme, Fragen*) arise.

auf•wa•chen *vi* awake, awaken, wake, wake up.

Auf•wach•raum *m anes.* recovery room/area.

auf•wach•sen *vi* grow up.

auf•wecken [K•K] *vt* awake, awaken, wake s.o., wake s.o. up.

auf•wickeln [K•K] I *vt* (*Verband*) unwind, unwrap. II *vr* **sich aufwickeln** (*Verband*) unwind, unwrap.

Auf•zeich•nung *f* **1.** (*a. techn.*) recording, tracing. **2.** record, trace, notes. **Aufzeichnungen machen** take notes.

auf•zie•hen *vt* **1.** (*Kind*) bring up, raise; nurse. **2.** (*Spritze*) charge, fill.

Aug•ap•fel *m anat.* eyeball, ball of the eye.

Au•ge *nt anat.* eye. **etw. im Auge behalten** keep sth. in view, keep sth. in mind. **jdn. im Auge behalten** keep (a) watch on s.o., keep an eye on s.o. **jdn. nicht aus den Augen lassen** not to let s.o. out of one's sight. **mit den Augen blinzeln/zwinkern** blink, blink one's eyes. **die Augen offenhalten** (*a. fig.*) keep one's eyes open. **die Augen schließen** close one's eyes; *fig.* fall asleep. **jdm. in die Augen sehen** look s.o. in the eyes. **etw. im Auge haben** have sth. in one's eye. **gute/schwache/schlechte Augen** have good/poor/weak eyes/eyesight. **mit bloßem Auge** with the naked eye. **mit geschlossenen Augen** with closed eyes, with one's eyes shut. **blaues Auge** black eye.

Au•gen•ab•stand *m ophthal.* interocular distance.
Au•gen•ab•wei•chung *f ophthal.* deviation.
Au•gen•ach•se *f ophthal.* **1.** axis of eye, axis of bulb. **2.** (**optische Augenachse**) optic axis (of eye), sagittal axis of eye, visual axis, line of vision, visual line.
Au•gen•arzt *m* eye doctor, ophthalmologist, oculist.
Au•gen•ärz•tin *f* eye doctor, ophthalmologist, oculist.
Au•gen•bank *f* eye bank.
Au•gen•bin•de *f* patch, eye patch.
Au•gen•bin•de•haut *f anat.* conjunctiva.
Au•gen•braue *f anat.* eyebrow, supercilium, brow.
Au•gen•brau•en•haa•re *pl anat.* supercilia, hairs of eyebrow.
Au•gen•du•sche *f ophthal.* eye douche.
Au•gen•ent•zün•dung *f ophthal.* ophthalmitis, ophthalmia.
Au•gen•er•kran•kung *f ophthal.* ophthalmopathy [ˌɒfθælˈmɑpəθɪ], oculopathy [ɑkjəˈlɑpəθɪ].
Au•gen•feld *nt physiol.* visual field, field of vision.
Au•gen•flim•mern *nt* flickering/spots (in front of one's eyes).
Au•gen•heil•kun•de *f* ophthalmology [ˌɒfθælˈmɑlədʒɪ].
Au•gen•hin•ter•grund *m ophthal.* fundus of eye, eyeground.
Au•gen•hö•he *f* eye level.
Au•gen•höh•le *f anat.* eyepit, eye socket, orbit.
Au•gen•in•nen•druck *m* intraocular pressure.
Au•gen•kam•mer *f anat.* chamber of eye.
Au•gen•klap•pe *f* eye patch, patch.
Au•gen•kli•nik *f* eye clinic, eye hospital.
Au•gen•lei•den *nt ophthal.* ophthalmopathy [ˌɒfθælˈmɑpəθɪ], oculopathy [ɑkjəˈlɑpəθɪ]; *inf.* eye trouble.
Au•gen•licht *nt* sight, eyesight.
Au•gen•lid *nt* lid, cilium, eyelid.
Au•gen•lid•ver•en•ge•rung *f ophthal.* blepharophimosis, blepharostenosis.
Au•gen•lin•se *f anat.* lens, crystalline lens.
Au•gen•mus•kel•läh•mung *f ophthal.* ophthalmoplegia, eye-muscle paralysis [pəˈrælɪsɪs].
Au•gen•mus•keln *pl anat.* eye muscles, (extrinsic) ocular muscles, oculorotatory muscles, extraocular muscles.
Au•gen•pin•zet•te *f ophthal.* eye forceps.
Au•gen•pla•stik *f ophthal.* ophthalmoplasty.
Au•gen•pro•the•se *f* artificial eye, eye prosthesis [prɑsˈθiːsɪs].
Au•gen•sal•be *f pharm.* ophthalmic ointment, oculentum.
Au•gen•schäl•chen *nt* eyecup.
Au•gen•schmerz *m ophthal.* ophthalmalgia, ophthalmodynia.
Au•gen•schutz *m* eye protector, eye shield, eye guard, goggles *pl.*

Au•gen•spie•gel *m ophthal.* funduscope, ophthalmoscope.
Au•gen•spie•ge•lung *f ophthal.* ophthalmoscopy [ɒfθælˈmɑskəpɪ], funduscopy [fʌnˈdɑskəpɪ].
Au•gen•test *m* visual test, eye test, eyesight test.
Au•gen•trop•fen *pl* eye drops.
Au•gen•ver•band *m ophthal.* eye bandage.
Au•gen•wim•pern *pl* eyelashes, cilia.
Au•gen•zit•tern *nt* nystagmus, ocular ataxia.
Au•ra *f neuro.* aura.
Au•ran•tia•sis (**cutis**) *f* aurantiasis, carotenemia, xanthemia, carotinosis.
Au•ri•kel *f anat.* **1.** atrial auricle, atrial appendage (of heart), auricula. **2.** auricle, pinna (of ear).
Au•ri•ku•lar•ga•lopp *m* → Aurikulargalopprhythmus.
Au•ri•ku•lar•ga•lopp•rhyth•mus *m card.* presystolic gallop, auricular gallop.
Au•ri•ku•lo•tem•po•ra•lis•neur•al•gie *f* auriculotemporal neuralgia.
Au•ri•skop *nt* auriscope, otoscope.
aus•at•men *vt, vi* exhale, expire, breathe out.
Aus•at•mung *f* exhalation, expiration, breathing out.
aus•blei•ben *vi* fail to come, fail to appear, be absent (from); (*Puls*) fail, stop.
aus•blei•chen *vi* bleach, fade.
aus•blu•ten *vt* exsanguinate, bleed to death.
aus•bre•chen **I** *vt* erupt (*aus* from), emerge, outburst, break out. **II** *vi* burst (*in* into), burst out, burst through; (*Krankheit*) break out (*in* in, with); (*Ausschlag*) appear, come out, set in. **in Schweiß ausbrechen** come out in a sweat. **in Tränen ausbrechen** burst into tears.
aus•brei•ten **I** *vt* open out, expand, spread; (*Krankheit*) spread. **II** *vr* **sich ausbreiten** (*a. fig.*) spread, spread out, propagate, (*rasch*) proliferate.
Aus•brei•tung *f physiol.* irradiation; *patho.* expansion, spread; (*a. fig.*) diffusion, proliferation.
aus•bren•nen *vt chir.* cauterize, burn out.
Aus•bruch *m* (*a. fig.*) outburst; *derm.* (*Ausschlag*) eruption; (*Epidemie*) outbreak; (*Krankheit*) breakout, flare-up, burst, fit.
Aus•dau•er *f* endurance, persistence; (*Stehvermögen*) stamina, staying power; (*Zähigkeit*) tenacity, persistence.
aus•dau•ernd *adj* (*Person*) persistent, persevering, tenacious; patient, enddring.
aus•deh•nen **I** *vt* **1.** (*a. phys., techn.*) stretch, extend; expand, enlarge, open out, widen. **2.** *chir.* distend, dilate. **II** *vr* **sich ausdehnen 3.** (*a. phys.*) stretch, extend; expand, enlarge, branch off/out. **4.** *patho.* distend, dilate.
Aus•druck *m* (*Gesicht*) expression, look.
aus•drucks•los *adj* expressionless, emotionless; (*Gesicht*) blank; (*Stimme*) flat.
Aus•fall *m* **1.** deficit, deficiency, loss; *techn.* breakdown, failure. **2.** *patho.* failure, collapse; (*Haare, Zähne*) loss; (*Herz*) cardiac

arrest.

aus•fal•len *vi* **1.** *techn.* fail, break down; *patho.* stop, fail. **2.** (*Haare, Zähne*) come out, fall out.

Aus•fluß *m* (*a. patho., physiol.*) flux, discharge, outflow; *patho.* fluor, discharge; *physiol.* effluvium, emission, issue. **blutiger Ausfluß** bloody discharge.

aus•füh•ren *vt* carry out, do; (*Aufgabe*) carry through, carry out, perform, execute, accomplish; (*Operation*) perform (*bei* on); (*Untersuchung, Studie*) undertake.

Aus•füh•rungs•gang *m histol.* secretory duct, excretory duct.

Aus•gang *m* **1.** opening, outlet; (*a. techn.*) mouth. **2.** (*Patient*) going out, permission to go out. **3.** exit, way out, portal.

Aus•gangs•ver•let•zung *f* initial injury, initial trauma.

aus•ge•brei•tet *adj* spread, outspread; (*Arme*) outstretched.

aus•ge•dehnt *adj* extensive, wide; (*Verbreitung*) wide-spread; *patho.* distended, ectatic, enlarged.

aus•ge•franst *adj* (*Wundrand*) lacerated, lacerate.

aus•ge•gli•chen *adj* level, balanced; (*Person*) well-balanced, balanced, stable, stabile, well-poised, poised, steady.

aus•ge•hen *vi* **1.** (*Vorrat*) run out, run low; (*Atem*) get out of breath. **2.** (*Haare etc.*) fall out, come out.

aus•ge•mer•gelt *adj* emaciated, cachectic, wasted.

aus•ge•reift *adj* mature, ripe, fully developed.

aus•ge•ruht *adj* rested.

aus•ge•wach•sen *adj* fully developed, mature, adult, full-grown.

aus•ge•wo•gen *adj* (*Diät*) well-balanced.

aus•ge•zehrt *adj* emaciated, cachectic, wasted.

Aus•guß *m* sink; drain, outlet; (*Gefäß*) beak, lip, spout.

Aus•guß•stein *m urol.* coral calculus, staghorn calculus.

aus•hal•ten *vt* (*Schmerzen*) bear, endure, suffer; (*standhalten*) withstand, resist, stand up to.

aus•hei•len **I** *vt* (*Wunde*) heal over, heal up, heal. **II** *vi* (*Wunde*) heal (up).

Aus•höh•lung *f* hollow, cavity, excavation; *patho.* cavitation; *anat.* socket.

Aus•hu•sten *nt* coughing up, expectoration, emptysis.

aus•hu•sten *vt* cough, cough up, cough out; (*Schleim*) expectorate.

aus•ko•chen *vt hyg.* boil out, boil off; sterilize in boiling water.

aus•krat•zen *vt chir.* scratch, scrape out, erase; (*mit einer Kürette*) curette, curet.

aus•ku•geln *vt ortho.* put out of joint, dislocate, luxate.

Aus•kul•ta•ti•on *f clin.* auscultation.

Aus•kul•ta•ti•ons•ge•räusch *nt clin.* auscultatory sound.

aus•kul•ta•to•risch *adj clin.* auscultatory.

aus•kul•tie•ren *vt clin.* auscultate, auscult.

aus•ku•rie•ren *vt* cure; nurse.

Aus•löf•feln *nt chir.* excochleation.

aus•lö•sen *vt fig.* set off, spark (off), trigger (off), start; (*Wirkung*) produce; (*Narkose, Schlaf*) induce; (*Krankheit*) bring on.

aus•lö•send *adj* (*Ursache*) etiogenic, eliciting, causing, causative, inducing.

aus•pum•pen *vt* pump out, pump dry; (*Luft*) evacuate; (*Magen*) pump out.

aus•räu•men *vt* clear out (of), remove (from); *chir.* extirpate, remove, erase.

Aus•räu•mung *f* clearing out, removal; *chir.* extirpation, removal, erasion, dissection.

aus•rei•fen *vi* mature, ripen.

Aus•rei•fung *f* (*Abszeß*) maturation.

Aus•rei•ßen *nt ortho.* avulsion, tearing out, tearing off.

aus•rei•ßen *vt* tear out (*aus* of), tear up, pull, pull out.

aus•ren•ken *vt ortho.* disjoint, dislocate, luxate, put out of joint.

Aus•ren•kung *f ortho.* dislocation, luxation.

Aus•riß•frak•tur *f ortho.* avulsion fracture, sprain fracture.

Aus•riß•ver•let•zung *f ortho.* avulsion injury, avulsion trauma.

aus•ru•hen **I** *vt* rest. **II** *vr* **sich ausruhen** rest, take a rest, give o.s. a rest (*von* from).

Aus•rü•stung *f* equipment; *techn.* appliance(s *pl*), device(s *pl*); (*Zubehör*) accessories *pl*, fittings *pl*.

Aus•saat *f patho.* dissemination, spread.
bronchogene Aussaat bronchial dissimination, bronchogenic spread.
hämatogene Aussaat hematogenous spread.
lymphogene Aussaat lymphatic spread.

Aus•satz *m epidem.* leprosy, lepra, Hansen's disease.

aus•scha•ben *vt chir.* erase, scrape (out); (*mit einer Kürette*) curette, curet.

Aus•scha•bung *f chir.* scraping (out), curettage, curettement, erasion, evidement.

aus•schä•len *vt chir.* shell out, enucleate.

Aus•schäl•pla•stik *f HTG* endarterectomy.

aus•scheid•bar *adj* eliminable, (*im Harn*) urinable.

Aus•schei•den *nt* **1.** removal, rejection, elimination. **2.** → Ausscheidung 1.

aus•schei•den *vt* **1.** remove, discard, reject, eliminate. **2.** *physiol.* discharge, secrete, egest; (*Urin*) pass; (*Stuhl*) excrete, void; *patho.* (*Eiter*) discharge; (*Fremdkörper*) pass. **3.** *pharm.* eliminate.

Aus•schei•der *m genet.* secretor; *epidem.* carrier.

Aus•schei•dung *f* **1.** *physiol., patho.* (*Vorgang*) secretion, excretion, discharge, passage. **2.** *physiol., patho.* excrement(s *pl*), excreta, egesta, discharge.

Aus•schei•dungs•pye•lo•gra•phie *f urol.* pyelography by elimination, excretion pyelography [paɪəˈlɑɡrəfɪ].

Aus•schei•dungs•uro•gra•phie *f urol.* intravenous urography, descending urography, excretion/excretory urography [jʊəˈrɑgrəfɪ].

Aus•schei•dungs•zy•sto•gra•phie *f radiol., urol.* voiding cystography [sɪsˈtɑgrəfɪ].

Aus•schlag *m* **1.** (*Zeiger*) deflection, kick, excursion; (*Pendel*) swing; (*Nadel*) deflection, deviation; (*Waagschale*) turn; *phys.* amplitude, swing. **2.** *derm.* rash, eruption. einen Ausschlag bekommen break out in a rash, come out in a rash.

Aus•schluß•dia•gno•se *f clin.* diagnosis by exclusion.

aus•schnei•den *vt* cut out; *chir.* exsect, excise (*aus* from); resect.

Aus•schnei•dung *f chir.* excision, exsection (*aus* from).

aus•schwit•zen *vt* ooze out, ooze, exude, sweat; (*Fieber*) sweat out.

Aus•se•hen *nt* appearance, look (s *pl*), exterior; figure, aspect.

aus•se•hen *vi* appear, look. aussehen wie have the looks of. schlecht aussehen look bad. krank aussehen look ill, look poorly.

Au•ßen•band *nt anat.* (*Knie*) lateral ligament (of knee).

aus•sen•den *vt* (*Strahlen*) irradiate, radiate; (*Licht, Wärme*) send forth, send out, emit.

Au•ßen•knö•chel *m anat.* lateral malleolus, external malleolus.

Au•ßen•knö•chel•band *nt anat.* lateral ligament of ankle, lateral malleolar ligament.

Au•ßen•knö•chel•frak•tur *f ortho.* lateral malleolar fracture, Pott's fracture.

Au•ßen•me•nis•kus *m anat.* lateral meniscus of knee.

Au•ßen•ro•ta•ti•on *f* external rotation, extorsion.

äu•ßer•lich *adj* (*a. fig.*) external, outward; (*oberflächlich*) superficial; exterior, extrinsic. **äußerlich anwenden** apply externally.

aus•spucken [k•k] *vt* spit out, expectorate.

aus•spü•len *vt* wash (out), rinse (out); flush (out); lavage, douche; (*Magen, Darm*) irrigate; (*Hals*) gargle.

Aus•spü•lung *f* rinsing, rinse, irrigation, douche, washout; (*Magen*) lavage.

Aus•stat•tung *f* equipment, supply (*mit* with); fittings, accessories, provisions.

aus•ste•hen *vt* (*Schmerzen, Hunger*) stand, bear, suffer, have, endure.

aus•sto•ßen *vt* (*Dämpfe*) jet, fume, eject, emit, give off, exhaust; (*a. techn.*) eject, extrude, extrude; (*Schrei*) let out; (*Seufzer*) heave.

aus•strah•len I *vt phys.* (*Licht, Wärme etc.*) radiate, emit, emanate, give off, send forth/out, irradiate; *radiol.* irradiate. **II** *vi* **1.** *phys.* radiate, be emitted; emanate (*von* from). **2.** (*Schmerzen*) radiate, irradiate.

Aus•strah•lung *f phys., radiol.* radiation, irradiation, emission, emanation; *patho.* (*Schmerz*) radiation, irradiation.

Ausstrahlung in den Nacken (*Schmerzen*) neck radiation.

Ausstrahlung zum/in den Rücken (*Schmerzen*) back radiation.

Ausstrahlung in die Schulter (*Schmerzen*) shoulder radiation.

aus•strecken [k•k] *vt* (*Arme, Beine*) extend, stretch (out); spread; (*Hand*) outstretch, (*Zunge*) put out.

Aus•strich *m* smear.

Aus•strich•kul•tur *f micro.* streak culture, smear culture.

Aus•tausch•trans•fu•si•on *f hema.* substitution transfusion, exchange transfusion, replacement transfusion.

Austin Flint: Austin Flint-Geräusch *nt card.* Flint's murmur, Austin Flint murmur.

Au•stra•lia•an•ti•gen *nt immun.* Australia antigen, hepatitis B surface antigen.

Aus•trei•bungs•ge•räu•sche *pl card.* ejection murmurs, ejection sounds.

Aus•trei•bungs•pha•se *f* **1.** *gyn.* expulsive stage, stage of expulsion, second stage (of labor). **2.** *card.* sphygmic period, sphygmic interval. **3.** *physiol.* ejection period.

Aus•trei•bungs•schmerz *m gyn.* expulsive pains.

Aus•trei•bungs•tö•ne *pl card.* ejection murmurs, ejection sounds.

aus•tre•ten *vt* **1.** come out (*aus* of), leak out (*aus* of). **2.** discharge; (*Schweiß*) exude; (*Blut*) issue (*aus* from); (*Hernie*) protrude. **3.** (*Gas*) escape (*aus* from), give off; (*Flüssigkeit*) flow out (*aus* of), pass out (*aus* of); (*Strahlen*) emerge (*aus* from).

Aus•tritt *m* **1.** discharge; (*Schweiß*) secretion, exudation; (*Blut*) issue (*aus* from); (*Hernie etc.*) protrusion. **2.** (*Gas*) escape (*aus* from); (*Flüssigkeit*) outflow (*aus* of); (*Strahlen*) emergence (*aus* from).

aus•trock•nen I *vt* dry up, desiccate, exsiccate. **II** *vi* drain, dry up, become dry, desiccate, exsiccate.

Aus•trock•nungs•ek•zem *nt derm.* winter itch, xerotic eczema, asteatosis, asteatotic eczema.

Aus•wärts•schie•len *nt ophthal.* exotropia, external strabismus/squint, walleye.

aus•wa•schen *vt* (*a. clin.*) wash (out), rinse (out), flush (out), irrigate, lavage; (*Wunde*) bathe.

Aus•wasch•pye•lo•gra•phie *f urol.* washout pyelography [paɪəˈlɑgrəfɪ].

aus•wei•den *vt* disembowel, eviscerate, exenterate.

Aus•wei•dung *f chir.* exenteration, evisceration, disembowelling.

aus•wer•fen *vt* (*Schleim*) expectorate, bring up, cough up, throw out.

aus•wer•ten *vt* evaluate, interpret, analyze.

aus•wir•ken *vr* sich auswirken work (*auf* on, upon, with), have consequences, have an effect (*auf* on, upon).

Aus•wir•kung *f* effect (*auf* on, upon); sequel, sequence, result; bearing (*auf* on); consequences *pl* (*auf* for); impact (*auf* on).

Aus•wuchs *m patho.* excrescence, growth, outgrowth.

Aus•wurf *m* ejection, expectoration, sputum, sputamentum.

Aus•wurf•frak•ti•on *f* (*Herz*) ejection fraction.

Aus•wurf•ge•schwin•dig•keit *f* ejection velocity.

aus•zeh•ren *vt* waste, atrophy ['ætrəfɪ], emaciate, exhaust, consume.

Aus•zeh•rung *f patho.* wasting, consumption, emaciation.

aus•zie•hen I *vt* **1.** (*Kleidung*) take off, remove. **2.** *pharm.* extract, make an extract from, educe. **II** *vr* **sich ausziehen** take one's clothes off, undress.

Aus•zieh•naht *f chir.* Bunnell's suture, pull-out suture.

Au•tis•mus *m* autism ['ɔːtɪzəm], autistic thinking.

au•ti•stisch *adj* autistic.

Au•to•ag•gres•si•ons•krank•heit *f immun.* autoimmune disease, autoaggressive disease.

Au•to•ana•ly•se *f psychia.* autoanalysis.

Au•to•ana•ly•zer *m lab.* analyzer, analysor, autoanalyzer.

Au•to•ana•mne•se *f* autoanamnesis.

Au•to•an•ti•gen *nt immun.* autoantigen, self-antigen.

Au•to•an•ti•kör•per *m immun.* autoantibody, autologous antibody.

Au•to•an•ti•to•xin *nt immun.* autoantitoxin.

au•to•chthon *adj* autochthonous, autochthonal, autochthonic.

Au•to•di•ge•sti•on *f* self-digestion, autodigestion, autolysis.

Au•to•drai•na•ge *f chir.* autodrainage.

Au•to•ek•ze•ma•ti•sa•ti•on *f derm.* auto-eczematization.

au•to•gen *adj* autogenic, autogenous, autogeneic, autologous.

au•to•ge•ne•tisch *adj* autogenetic.

Au•to•hä•mo•ly•se *f immun.* autohemolysis.

au•to•hä•mo•ly•tisch *adj immun.* autohemolytic.

Au•to•hä•mo•the•ra•pie *f* autohemotherapy.

Au•to•hyp•no•se *f* self-hypnosis, idiohypnotism, autohypnosis.

au•to•hyp•no•tisch *adj* autohypnotic.

au•to•im•mun *adj* autoimmune, autosensitized, autoallergic.

Au•to•im•mun•er•kran•kung *f immun.* autoimmune disease, autoaggressive disease.

Au•to•im•mu•ni•sie•rung *f immun.* autoimmunization, autosensitization.

Au•to•im•mu•ni•tät *f immun.* autoimmunity, autoallergy, autoanaphylaxis.

Au•to•im•mun•krank•heit *f immun.* autoimmune disease, autoaggressive disease.

Au•to•im•mun•o•pa•thie *f immun.* autoimmune disease, autoaggressive disease.

Au•to•im•mun•re•ak•ti•on *f immun.* autoimmune response.

Au•to•im•mun•thy•reo•idi•tis *f immun.* autoimmune thyroiditis.

Au•to•im•mun•to•le•ranz *f immun.* self-tolerance.

Au•to•in•fek•ti•on *f* self-infection, autoinfection, autoreinfection.

Au•to•in•fu•si•on *f* autoinfusion.

Au•to•in•to•xi•ka•ti•on *f* autointoxication, self-poisoning, intestinal intoxication.

Au•to•ka•the•te•ri•sie•rung *f* autocatheterism [,ɔːtə'kæθɪtərɪzəm].

Au•to•la•va•ge *f chir.* autolavage.

au•to•log *adj* autogenous, autogeneic, autologous.

Au•to•ly•se *f* autolysis, autocytolysis.

au•to•ly•tisch *adj* autolytic, autocytolytic.

Au•to•ma•tis•mus *m* automatism [ɔː-'tɑmətɪzəm], automatic behavior.

au•to•nom *adj* autonomic, autonomous; *physiol.* vegetative.

Au•to•no•mie *f* autonomy.

Au•to•oph•thal•mo•sko•pie *f ophthal.* auto-ophthalmoscopy.

Au•to•pa•thie *f patho.* autopathy [ɔː'tɑpəθɪ].

Au•to•pla•stik *f chir.* autoplasty.

au•to•pla•stisch *adj* autoplastic.

Aut•op•sie *f forens.* autopsy, necropsy, post-mortem.

Au•to•psy•cho•ana•ly•se *f psychia.* autoanalysis, autopsychoanalysis, self-analysis.

Au•to•re•gu•la•ti•on *f* autoregulation, self-regulation.

Au•to•re•in•fek•ti•on *f* self-infection, autoinfection, autoreinfection.

Au•to•re•in•fu•si•on *f* autoreinfusion.

Au•to•rhyth•mie *f* autorhythmicity.

Au•to•sen•si•bi•li•sie•rung *f* autosensitization.

Au•to•sep•sis *f* autosepticemia.

Au•to•se•ro•the•ra•pie *f* autoserum therapy, autoserotherapy.

Au•to•se•rum *nt* autoserum.

Au•to•sko•pie *f* autoscopy [ɔː'tɑskəpɪ], direct laryngoscopy [,lærɪn'gɑskəpɪ].

Au•to•so•men•ab•er•ra•ti•on *f* autosome chromosome aberration, autosome aberration.

Au•to•so•men•ano•ma•lie *f* autosome abnormality.

Au•to•the•ra•pie *f* self-treatment, autotherapy.

Au•to•to•xi•ko•se *f* autointoxication, intestinal intoxication.

au•to•to•xisch *adj* autopoisonous, autotoxic.

Au•to•trans•fu•si•on *f hema.* autohemotransfusion, autoreinfusion, autotransfusion.

Au•to•trans•plan•tat *nt chir.* autograft, autoplast, autotransplant, autograft, autologous graft, autochthonous graft, autogenous graft, autoplastic graft.

Au•to•trans•plan•ta•ti•on *f chir.* auto-grafting, autotransplantation, autologous

Autovakzine

transplantation, autochthonous transplantation.

Au•to•vak•zi•ne *f immun.* autovaccine, autogenous vaccine.

aval•vu•lär *adj* avalvular, nonvalvular, without valves.

AV-Anastomose *f anat.* arteriovenous anastomosis, av anastomosis.

avas•ku•lär *adj* **1.** *patho.* aseptic. **2.** avascular, nonvascular, without vessels.

AV-Block *m card.* atrioventricular block, atrioventricular heart block, a-v block.

kompletter AV-Block third degree heart block, complete heart block.

partieller AV-Block second degree heart block, incomplete heart block.

AV-Knoten *m anat.* Aschoff-Tawara's node, atrioventricular node, AV-node.

AV-Knoten-Tachykardie *f card.* atrioventricular nodal tachycardia, nodal tachycardia, nodal tachycardia.

AV-Rhythmus *m physiol.* AV rhythm, atrioventricular rhythm, atrioventricular nodal rhythm, nodal rhythm.

Axenfeld: Axenfeld-Syndrom *nt ophthal.* Axenfeld's syndrome.

axi•al *adj* axial.

Axil•la *f* underarm, axilla, axillary fossa, axillary space, arm pit.

Axil•la•dis•sek•ti•on *f chir.* axillary dissection, axillary lymph node dissection.

axil•lar *adj* axillary.

Axil•lar•an•äs•the•sie *f* → Axillarisblock.

Axil•la•ris•block *m anes.* axillary anesthesia [,ænəs'θiːʒə], axillary block, axillary block anesthesia.

Axil•lar•tem•pe•ra•tur *f* axillary temperature.

Axon *nt neuro.* axon, axis cylinder, neuraxon.

A-Zelladenom *nt patho.* (*Pankreas*) alpha cell adenoma.

A-Zellen *pl* (*Pankreas*) alpha cells, A cells.

A-Zell-Tumor *m patho.* (*Pankreas*) A cell tumor, alpha cell tumor.

azel•lu•lär *adj* acellular.

Aze•pha•lie *f embryo.* acephalism [eɪ-ˈsefəlɪzəm], acephaly.

aze•ta•bu•lär *adj anat.* acetabular.

Aze•ta•bu•la•rand *m anat.* acetabular edge, margin of acetabulum.

Aze•ta•bul•ek•to•mie *f ortho.* acetabulectomy.

Aze•ta•bu•lo•pla•stik *f ortho.* acetabuloplasty.

Aze•ta•bu•lum *nt anat.* acetabulum, acetabular cavity, socket of hip (joint).

Aze•ta•bu•lum•dys•pla•sie *f ortho.* acetabular dysplasia.

Aze•ta•bu•lum•ex•zi•si•on *f ortho.* acetabulectomy.

Aze•ton *nt* acetone, dimethylketone.

Aze•ton•ämie *f* acetonemia, ketosis.

aze•ton•ämisch *adj* acetonemic.

Aze•tyl•cho•lin *nt* acetylcholine.

Aze•tyl•cho•lin•an•ta•go•nist *m* acetylcholine antagonist.

aze•tyl•cho•lin•erg *adj* acetylcholinergic.

Aze•tyl•cho•lin•este•ra•se *f biochem.* acetylcholinesterase, true cholinesterase.

Aze•tyl•sa•li•zyl•säu•re *f pharm.* aspirin, acetylsalicylic acid.

Azid•ämie *f* acidemia.

Azi•do•se *f patho.* acidosis.

dekompensierte Azidose acidemia.

diabetische/diabetogene Azidose diabetic acidosis.

hyperchlorämische Azidose hyperchloremic acidosis.

hyperkaliämische Azidose hyperkalemic acidosis.

kompensierte Azidose compensated acidosis.

metabolische Azidose metabolic acidosis, nonrespiratory acidosis.

nicht-kompensierte Azidose uncompensated acidosis.

renal-tubuläre Azidose renal tubular acidosis, renal hyperchloremia acidosis.

respiratorische Azidose carbon dioxide acidosis, respiratory acidosis.

azi•do•tisch *adj* acidotic, acidosic.

Azid•urie *f* aciduria.

azi•när *adj* acinar, acinal, acinic.

Azinus-Zell-Karzinom *nt patho.* acinar cell carcinoma.

Azot•ämie *f patho.* azotemia.

azot•ämisch *adj patho.* azotemic.

azya•no•tisch *adj* acyanotic.

Azy•go•gra•phie *f radiol.* azygography.

Azy•gos *f anat.* azygos, azygous, azygos vein.

Azy•gos•bo•gen *m anat.* arch of azygos vein.

B

Baastrup: **Baastrup-Syndrom** *nt ortho.* Baastrup's syndrome, kissing spine.
Babinski: **Babinski-Reflex** *m neuro.* Babinski's reflex, great-toe reflex.
Babinski-Zeichen *nt neuro.* **1.** Babinski's sign, resistance reflex. **2.** → Babinski-Reflex.
Ba•by *nt* baby, infant, newborn, child.
Ba•by•nah•rung *f* baby food.
Ba•by•waa•ge *f* babyscales *pl.*
Ba•cil•lus *m micro.* Bacillus, bacillus.
Bacillus anthracis anthrax bacillus, Bacillus anthracis.
Bacillus Calmette-Guérin Bacillus Calmette-Guérin.
Backe [K•K] *f* cheek.
Backen•zahn [K•K] *m* molar, molar tooth.
Bac•te•ri•um *nt micro.* Bacterium, bacterium.
Bac•te•ro•id *nt micro.* bacteroid.
Bad *nt* **1.** bath. **2.** bath, bathroom. **ein Bad nehmen** take/have a bath, bathe, bath. **3.** spa, health resort. **4.** (medicinal) bath.
Ba•de•der•ma•ti•tis *f derm.* swimmer's itch, swimmer's dermatitis, cutaneous schistosomiasis.
ba•den I *vt* **1.** bathe, bath, give s.o. a bath. **2.** (*Wunde*) bathe. **II** *vi* take/have a bath, bathe, bath. **III** *vr* **sich baden** take/have a bath, bathe, bath.
Ba•de•ot•i•tis *f HNO* swimmer's ear.
Ba•de•wan•ne *f* bath, bath tub.
Ba•de•zim•mer *nt* bath, bathroom.
Bah•re *f* stretcher, litter; (*Totenbahre*) bier.
Ba•jo•nett•na•del•hal•ter *m chir.* bayonet needle holder.
Ba•jo•nett•pin•zet•te *f chir.* bayonet forceps.
Ba•jo•nett•sche•re *f chir.* bayonet scissors *pl.*
Ba•jo•nett•stel•lung *f ortho.* silver-fork deformity, Velpeau's deformity.
Ba•jo•nett•zan•ge *f chir.* bayonet rongeur.
Baker: **Baker-Zyste** *f ortho.* Baker's cyst.
Bak•te•ri•ämie *f patho.* bacteremia, bacteriemia.
Bak•te•ri•cho•lie *f patho.* bacterobilia, bactericholia.
bak•te•ri•ell *adj* bacterial, bacteriogenic.
Bak•te•ri•en *pl micro.* bacteria.
Bak•te•ri•en•an•ti•gen *nt immun.* bacterial antigen.
Bak•te•ri•en•kap•sel *f* bacterial capsule.
Bak•te•ri•en•ko•lo•nie *f* bacterial colony.
Bak•te•ri•en•kul•tur *f* bacterial culture.
Bak•te•ri•en•ruhr *f epidem.* bacillary dysentery, shigellosis, Flexner's dysentery.
Bak•te•ri•en•spo•re *f* bacterial spore.
Bak•te•ri•en•to•xin *nt* bacteriotoxin, bacterial toxin.
Bak•te•ri•en•vak•zi•ne *f immun.* bacterin, bacterial vaccine.
Bak•te•ri•en•zel•le *f* bacterial cell.
Bak•te•ri•en•zy•lin•der *m urol.* bacterial cast.
bak•te•rio•gen *adj* bacteriogenic, bacteriogenous.
Bak•te•rio•pha•ge *m* bacteriophage, phage.
Bak•te•rio•se *f immun.* bacteriosis, bacterial disease.
Bak•te•rio•sper•mie *f patho.* bacteriospermia.
Bak•te•rio•sta•ti•kum *nt pharm.* bacteriostat, bacteriostatic.
bak•te•rio•sta•tisch *adj* bacteriostatic.
Bak•te•rio•to•xin *nt* bacteriotoxin, bacterial toxin.
Bak•te•ri•urie *f* bacteriuria, bacteruria.
Bak•te•ri•zid *nt* bactericide.
bak•te•ri•zid *adj* bactericidal, bacteriocidal.
Ba•la•ni•tis *f urol.* balanitis.
Ba•la•no•ble•nor•rhoe *f urol.* purulent balanitis, balanoblennorrhea.
Ba•la•no•lith *m urol.* postholith, preputial concretion/calculus.
Ba•la•no•pla•stik *f urol.* balanoplasty.
Ba•la•no•pos•thi•tis *f urol.* balanoposthitis.
Ba•la•nor•rha•gie *f urol.* balanorrhagia.
Ba•la•nor•rhoe *f urol.* purulent balanitis, balanoblennorrhea.
Baldy: **Baldy-Operation** *f gyn.* Baldy's operation, Baldy's hysteropexy.
Baldy-Franke: **Baldy-Franke-Operation** *f gyn.* Baldy-Franke operation.
Baldy-Webster: **Baldy-Webster-Operation** *f gyn.* Baldy-Webster hysteropexy/operation.
Balint: **Balint-Syndrom** *nt neuro.* Balint's syndrome, ocular motor apraxia.
Bal•ken•bla•se *f urol.* trabecular bladder,

fasciculated bladder.
Ballance: **Ballance-Zeichen** *nt clin.* Ballance's sign.
Bal•last•stof•fe *pl* fiber, crude fiber, dietary fiber, bulkage.
Bal•len *m* **1.** *anat.* pad, ball; (*Fuß*) ball of (the) foot; (*Hand*) thenar. **2.** bunion.
Bal•len•groß•ze•he *f ortho.* hallux valgus.
Bal•len•hohl•fuß *m ortho.* talipes equinocavus, pes equinocavus.
Bal•lis•mus *m neuro.* ballismus, ballism ['bælɪzəm].
Bal•li•sto•kar•dio•gramm *nt card.* ballistocardiogram.
Bal•li•sto•kar•dio•gra•phie *f card.* ballistocardiography.
Bal•lon *m* balloon.
Bal•lon•an•gio•pla•stik *f HTG* balloon angioplasty.
Bal•lon•di•la•ta•ti•on *f chir., HTG* balloon dilatation.
Bal•lon•ka•the•ter *m* balloon-tipped catheter, balloon catheter ['kæθɪtər].
Bal•lon•tam•po•na•de *f chir.* balloon tamponade.
Bal•lon•zell•nä•vus *m derm.* balloon cell nevus.
Bal•lot•te•ment *nt gyn.* ballottement.
Bal•neo•the•ra•pie *f* balneotherapy, balneotherapeutics *pl*.
Bal•sam *m* (*a. fig.*) balm, balsam.
Balzer: **Adenoma sebaceum Balzer** *derm.* Balzer type sebaceous adenoma.
Bamberger: **Bamberger-Dämpfungsfeld** *nt card.* Bamberger's area.
Bamberger-Krankheit *f neuro.* Bamberger's disease, dancing spasm, saltatory tic.
Bamberger-Marie: **Bamberger-Marie-Syndrom** *nt ortho.* Bamberger-Marie syndrome, Marie-Bamberger disease, hypertrophic pulmonary osteoarthropathy [ˌɑstɪəʊɑːrˈθrɑpəθɪ].
Bam•bus•stab•wir•bel•säu•le *f radiol.* bamboo spine.
Band *nt* **1.** *anat.* band, cord, ligament. **2.** (*Meßband, Klebeband*) tape. **mit Band umwickeln** tape. **3.** (*Tonband*) tape.
Ban•da•ge *f ortho.* band, bandage.
ban•da•gie•ren *vt* bandage (up), put a bandage on.
Bän•de•lung *f chir.* banding.
Bän•der•deh•nung *f ortho.* desmectasis, desmectasia.
Bän•der•ent•zün•dung *f ortho.* desmitis.
Bän•der•pla•stik *f ortho.* syndesmoplasty.
Bän•der•riß *m ortho.* desmorrhexis.
Bandl: **Bandl-Kontraktionsring** *m gyn.* Bandl's ring, pathologic retraction ring.
Band•naht *f ortho.* syndesmorrhaphy.
Band•re•sek•ti•on *f ortho.* syndesmectomy.
Band•rup•tur *f ortho.* desmorrhexis.
Band•schei•be *f anat.* intervertebral disk, intervertebral cartilage, disk, disc.
Band•schei•ben•ent•fer•nung *f neurochir.* disk removal, diskectomy, discectomy [dɪsˈektəmɪ].
Band•schei•ben•ent•zün•dung *f ortho.* discitis, diskitis.
Band•schei•ben•er•kran•kung *f ortho.* discopathy [dɪsˈkɑpəθɪ].
Band•schei•ben•her•nie *f* → Bandscheibenprolaps.
Band•schei•ben•pro•laps *m neuro.* disk prolapse, ruptured disk, slipped disk.
Band•schei•ben•pro•tru•si•on *f neuro.* protruding disk, protruding intervertebral disk.
Band•schei•ben•re•sek•ti•on *f neurochir.* disk removal, diskectomy, discectomy [dɪsˈektəmɪ].
Band•schei•ben•scha•den *m ortho.* intervertebral disk disease, discopathy [dɪsˈkɑpəθɪ].
Band•schei•ben•syn•drom *nt neuro.* disk syndrome.
Band•schei•ben•vor•fall *m* → Bandscheibenprolaps.
Band•wurm *m* → Bandwürmer.
Band•wurm•be•fall *m epidem.* cestodiasis, taeniasis, teniasis.
Band•wür•mer *pl micro.* tapeworms, Encestoda, Cestoda.
Band•wurm•kopf *m micro.* scolex.
Band•wurm•mit•tel *nt pharm.* teniacide, tenicide.
Bang: **Bang-Bazillus** *m micro.* Bang's bacillus, Brucella abortus.
Banti: **Banti-Krankheit** *f patho.* Banti's syndrome, splenic anemia, congestive splenomegaly.
Bar•bi•tu•rat *nt pharm.* barbiturate.
Bar•bi•tu•rat•ver•gif•tung *f* (chronische) *pharm.* barbituism [bɑːrˈbɪtʃəwɪzəm], barbitalism ['bɑːrbɪtəlɪzəm], barbiturism [bɑːrˈbɪtʃərɪzəm].
Bar•bo•ta•ge *f anes., chir.* barbotage.
Bardet-Biedl: **Bardet-Biedl-Syndrom** *nt embryo.* Bardet-Biedl syndrome.
Bard-Pic: **Bard-Pic-Syndrom** *nt patho.* Bard-Pic syndrome.
Ba•ri•um•brei *m radiol.* barium meal.
Ba•ri•um•dop•pel•kon•trast•me•tho•de *f radiol.* double-contrast barium technique.
Ba•ri•um•ein•lauf *m radiol.* barium enema ['enəmə].
Ba•ri•um•kon•trast•ein•lauf *m radiol.* barium contrast enema ['enəmə].
Barlow: **Barlow-Syndrom** *nt card.* Barlow syndrome, floppy mitral valve syndrome, mitral valve prolapse syndrome.
Barnes: **Barnes-Krümmung** *f gyn.* Barnes's curve.
Barnes-Syndrom *nt neuro.* Barnes's dystrophy.
Ba•ro•me•ter•druck *m* barometric pressure.
Ba•ro•oti•tis *f* → Barotitis.
Ba•ro•re•zep•tor *m* baroreceptor, baroceptor.
Ba•ro•re•zep•to•ren•re•flex *m* baroreceptor reflex, baroreflex.

Ba•ro•si•nu•si•tis *f HNO* sinus barotrauma, barosinusitis, areosinusitis.
Ba•ro•ti•tis *f HNO* barotitis, baro-otitis, aero-otitis, aerotitis.
Ba•ro•trau•ma *nt HNO* (*Ohr*) barotrauma, pressure trauma/injury.
Barr: Barr-Körper *m histol.* sex chromatin, Barr body.
Barré: Barré-Beinhalteversuch *m neuro.* Barré's (pyramidal) sign.
Barrett: Barrett-Ösophagus *m patho.* Barrett's syndrome, Barrett's esophagus.
Barrett-Ulkus *nt patho.* Barrett's ulcer.
Bart *m* beard.
Bart•flech•te *f* (**tiefe**) *derm.* barber's itch, tinea barbae, ringworm of the beard.
Barth: Barth-Hernie *f chir.* Barth's hernia.
Bartholin: Bartholin-Abszeß *m gyn.* bartholinian abscess.
Bartholin-Zyste *f gyn.* Bartholin's cyst.
Barton: Barton-Fraktur *f ortho.* Barton's fracture.
Bar•to•nel•lo•se *f epidem.* bartonelliasis, bartonellosis, Carrión's disease.
Bartter: Bartter-Syndrom *nt embryo.* juxtaglomerular cell hyperplasia, Bartter's syndrome.
Bar•urie *f* baruria.
Ba•ry•to•se *f* baritosis, barytosis.
ba•sal *adj anat.* basal, basilar, basilary.
Ba•sal•gang•li•en *pl anat.* basal ganglia, basal nuclei.
Ba•sa•li•om *nt derm.* basalioma, basal cell epithelioma.
Ba•sal•la•mi•na *f* → Basalmembran.
Ba•sal•mem•bran *f histol.* basal membrane, basal lamina, basement membrane.
Ba•sal•me•nin•gi•tis *f neuro.* basiarachnitis, basilar meningitis.
Ba•sal•plat•te *f* (*Plazenta*) decidual plate, basal plate.
Ba•sal•seg•ment *nt anat.* basal segment (of lung).
Ba•sal•se•kre•ti•on *f* (*Magen*) basal acid output.
Basal-Stachelzellakanthom *nt derm.* basal-prickle cell acanthoma.
Ba•sal•tem•pe•ra•tur *f physiol.* basal body temperature.
Ba•sal•um•satz *m physiol.* basal metabolic rate.
Ba•sal•zell•ade•nom *nt derm.* basal cell adenoma.
Ba•sal•zell•kar•zi•nom *nt derm.* basal cell carcinoma, basalioma, hair-matrix carcinoma. **ulzerierendes Basalzellkarzinom** rodent ulcer, Clarke's ulcer.
Ba•sal•zell•nä•vus *m derm.* basal cell nevus.
Basalzellnävus-Syndrom *nt derm.* Gorlin-Goltz syndrome, basal cell nevus syndrome, nevoid basalioma syndrome.
Ba•se *f chem.* base.
Ba•se•do•id *nt patho.* basedoid, pseudobasedow.

Basedow: Basedow-Krankheit *f patho.* Basedow's disease, exophthalmic goiter, Graves' disease.
Basedow-Krise *f patho.* thyrotoxic crisis, thyrotoxic storm, thyroid crisis.
Basedow-Struma *f* Basedow's goiter.
Ba•sen•de•fi•zit *nt physiol.* base deficit.
Ba•sen•ex•zess *m physiol.* base excess.
Ba•sen•über•schuß *m physiol.* base excess.
Ba•sis *f fig.* (*Grundlage*) basis, foundation. **auf der Basis von** on the basis of.
Ba•sis•an•äs•the•sie *f anes.* basal anesthesia [ˌænəsˈθiːʒə].
Ba•sis•ar•te•rie *f* (**des Hirnstamms**) basal artery, basilar artery.
ba•sisch *adj chem.* basic, alkaline, alkali.
Ba•sis•nar•ko•se *f anes.* basal anesthesia [ˌænəsˈθiːʒə].
Ba•so•pe•nie *f hema.* basophilic leukopenia, basophil leukopenia.
ba•so•phil *adj histol.* basophil, basophilic, basophilous.
Ba•so•phi•len•leuk•ämie *f hema.* basophilic leukemia, mast cell leukemia.
Ba•so•phi•lie *f* **1.** → Basozytose. **2.** *histol.* basophilia.
Ba•so•zy•to•se *f hema.* basocytosis, basophilia, basophilic leukocytosis.
Bassen-Kornzweig: Bassen-Kornzweig-Syndrom *nt patho.* Bassen-Kornzweig syndrome, abetalipoproteinemia.
Bas•sin *nt* **1.** (*Waschbasin*) basin. **2.** reservoir, tank, basin.
Bassini: Bassini-Naht *f chir.* Bassini's suture.
Bassini-Operation *f chir.* Bassini's operation/procedure.
Bassler: Bassler-Zeichen *nt chir.* Bassler's sign.
Ba•thy•kar•die *f card.* bathycardia.
Ba•thy•pnoe *f* deep breathing, bathypnea.
Battle: Battle-Schnitt *m chir.* Battle's incision, Kammerer-Battle incision.
Battle-Zeichen *nt ortho.* Battle's sign.
Bauch *m* stomach, belly; *anat.* abdomen; *inf.* tummy. **auf dem Bauch liegend** prone.
Bauch•at•mung *f* abdominal breathing, abdominal respiration.
Bauch•chir•ur•gie *f chir.* abdominal surgery.
Bauch•decke [k•k] *f* abdominal wall.
Bauch•decken•apo•neu•ro•se [k•k] *f anat.* abdominal aponeurosis.
Bauch•decken•naht [k•k] *f chir.* celiorrhaphy.
Bauch•decken•re•flex [k•k] *m* abdominal reflex.
Bauch•decken•schnitt [k•k] *m chir.* abdominal section, celiotomy [ˌsiːlɪˈɑtəmɪ], celiotomy incision.
Bauch•ein•ge•wei•de *pl* abdominal viscera.
Bauch•er•öff•nung *f chir.* abdominal section, celiotomy [ˌsiːlɪˈɑtəmɪ].
Bauch•fell *nt* abdominal membrane, peri-

Bauchfellabszeß

toneum.
Bauch•fell•ab•szeß *m patho.* encysted peritonitis, peritoneal abscess.
Bauch•fell•deckung [K•K] *f chir.* peritonization.
Bauch•fell•ent•zün•dung *f patho.* peritonitis.
Bauch•fell•höh•le *f anat.* peritoneal cavity, greater peritoneal sac.
Bauch•fell•me•ta•sta•se *f patho.* peritoneal metastasis [mə'tæstəsɪs].
Bauch•fell•pla•stik *f chir.* peritoneoplasty, peritonization.
Bauch•fell•rei•zung *f patho.* peritoneal irritation.
Bauch•fi•stel *f patho.* abdominal fistula.
Bauch•haut•re•flex *m* abdominal reflex.
Bauch•her•nie *f chir.* laparocele, abdominal hernia, ventral hernia.
Bauch•ho•den *m urol.* abdominal testis.
Bauch•höh•le *f anat.* abdominal cavity, enterocele.
Bauch•höh•len•drai•na•ge *f* abdominal drain.
Bauch•höh•len•er•öff•nung *f chir.* laparotomy [læpə'rɑtəmɪ], celiotomy [ˌsiːlɪ-'ɑtəmɪ], ventrotomy [ven'trɑtəmɪ].
Bauch•höh•len•punk•ti•on *f chir.* celiocentesis, peritoneocentesis.
Bauch•höh•len•schwan•ger•schaft *f gyn.* intraperitoneal pregnancy, abdominal pregnancy.
Bauch•höh•len•spie•ge•lung *f clin.* celioscopy [ˌsiːlɪ'ɑskəpɪ], abdominoscopy [æbˌdɑmɪ'nɑskəpɪ], laparoscopy [ˌlæpə'rɑskəpɪ].
Bauch•höh•len•spü•lung *f clin.* peritoneoclysis.
Bauch•krämp•fe *pl patho.* tormina, abdominal cramps.
Bauch•la•ge•rung *f* prone position.
Bauch•mus•ku•la•tur *f* muscles *pl* of abdomen.
Bauch•netz *nt* epiploon, omentum.
Bauch•punk•ti•on *f chir.* celiocentesis, abdominocentesis [æbˌdɑmɪnɑʊsen'tiːsɪs].
Bauch•raum *m* abdominal cavity, enterocele.
Bauch•schlag•ader *f* abdominal aorta, abdominal part of aorta.
Bauch•schmer•zen *pl patho.* abdominal pain, abdominalgia; *inf.* bellyache, tummyache.
Bauch•schnitt *m chir.* abdominal section, abdominal incision, celiotomy [ˌsiːlɪ-'ɑtəmɪ].
Bauch•so•no•gramm *nt* abdominal sonogram.
Bauch•spal•te *f embryo.* abdominal fissure, gastroschisis [gæ'strɑskəsɪs], celoschisis [sɪ'lɑskəsɪs].
Bauch•spei•chel•drü•se *f* pancreas.
Bauch•spie•ge•lung *f clin.* celioscopy [ˌsiːlɪ'ɑskəpɪ], abdominoscopy [æbˌdɑmɪ-'nɑskəpɪ], laparoscopy [ˌlæpə'rɑskəpɪ].

Bauch•trau•ma *nt patho.* abdominal trauma, abdominal injury.
penetrierendes Bauchtrauma penetrating abdominal injury.
stumpfes Bauchtrauma blunt abdominal injury.
Bauch•tuch *nt chir.* abdominal pad, lap pad.
Bauch•ty•phus *m epidem.* abdominal typhoid, typhoid fever.
Bauch•um•fang *m* abdominal girth.
Bauch•ver•let•zung *f* → Bauchtrauma.
Bauch•wand *f* abdominal wall.
Bauch•wand•ex•zi•si•on *f chir.* laparectomy.
Bauch•wand•her•nie *f chir.* abdominal hernia, laparocele, ventral hernia.
Bauch•wand•naht *f chir.* celiorrhaphy, laparorrhaphy.
Bauch•wand•spal•te *f* → Bauchspalte.
Bauch•weh *nt inf.* → Bauchschmerzen.
Baudelocque: Diameter Baudelocque *m gyn.* Baudelocque's diameter, external conjugate.
Bauhin: Bauhin-Klappe *f anat.* Bauhin's valve, ileocecal valve.
Baum•woll•fie•ber *nt pulmo.* byssinosis, Monday fever, cotton-mill.
Baum•woll•staub•pneu•mo•ko•nio•se *f* → Baumwollfieber.
Bazex: Bazex-Syndrom *nt derm.* Bazex's syndrome, paraneoplastic acrokeratosis.
Ba•zill•ämie *f patho.* bacillemia.
Ba•zil•len•sep•sis *f patho.* bacillemia.
ba•zil•li•form *adj micro.* rod-shaped, bacillary, bacillar, baciliform.
Ba•zill•urie *f patho.* bacilluria.
Ba•zil•lus *m micro.* bacillus; *inf.* bug, germ.
BB-Typ *m pulmo.* blue bloater.
BCG-Impfung *f immun.* BCG vaccination.
BCG-Vakzine *f immun.* Bacillus Calmette-Guérin vaccine, BCG vaccine.
Bean: Bean-Syndrom *nt derm.* blue rubber bleb nevus, Bean's syndrome.
Bearn-Kunkel: Bearn-Kunkel-Syndrom *nt patho.* Bearn-Kunkel syndrome, Bearn-Kunkel-Slater syndrome, lupoid hepatitis.
be•at•men *vt* (jdn. künstlich beatmen) ventilate.
be•at•met *adj* ventilated.
Be•at•mung *f* artificial respiration, ventilation.
assistierte Beatmung assisted respiration.
intermittierende mandatorische Beatmung intermittent mandatory ventilation.
kontinuierliche Beatmung gegen erhöhten Druck continuous positive airway pressure (breathing), CPAP breathing.
kontrollierte Beatmung controlled respiration, controlled ventilation.
künstliche Beatmung artificial respiration, artificial ventilation.
mechanische Beatmung mechanical ventilation.
synchronisierte intermittierende mandatorische Beatmung synchronized intermit-

tent mandatory ventilation.
Be•at•mungs•ge•rät *nt* ventilator, respirator.
be•auf•sich•ti•gen *vt* control, supervise, watch over.
be•ben *vi* (*a. fig.*) vibrate, tremble, shake, shiver (*vor* with).
Be•cher *m* beaker, goblet, cup.
Be•cher•glas *nt chem.* beaker, glass beaker.
Be•cher•zel•le *f histol.* beaker cell, chalice cell, goblet cell.
Bechterew: Bechterew-Augenreflex *m neuro.* Bechterew's/Bekhterev's reflex.
Bechterew-Hackenreflex *m neuro.* Bechterew's/Bekhterev's reflex, tarsophalangeal reflex.
Bechterew-Ischiasphänomen *nt neuro.* Bechterew's/Bekhterev's test.
Bechterew-Krankheit *f ortho.* Bekhterev's/Bechterew's disease, Marie-Strümpell disease, ankylosing spondylitis.
Bechterew-Reflex *m* → Bechterew-Hackenreflex.
Bechterew-Symptom *nt neuro.* Bekhterev's sign.
Bechterew-Syndrom *nt* Bechterew's/Bekhterev's syndrome.
Beck: Beck-Trias *f card.* acute compression triad, Beck's triad.
Becken [k•k] *nt* basin, bowl; (*Spüle*) sink; pool, basin; *anat.* pelvis.
großes Becken greater pelvis, false pelvis.
kleines Becken lesser pelvis, true pelvis.
Becken•ab•szeß [k•k] *m patho.* pelvic abscess.
Becken•ach•se *f* [k•k] *gyn.* axis of pelvis, pelvic axis, plane of pelvic canal.
Becken•aus•gang [k•k] *m* inferior pelvic aperture, inferior opening of pelvis, pelvic outlet.
Becken•aus•gangs•ebe•ne [k•k] *f gyn.* pelvic plane of outlet.
Becken•aus•guß•stein [k•k] *m urol.* staghorn calculus, pelvic cast calculus.
Becken-Bein-Verband *m ortho.* hip spica.
Becken•bo•den•fi•stel [k•k] *f patho.* perineal fistula.
Becken•bruch [k•k] *m ortho.* pelvic fracture.
Becken•durch•mes•ser [k•k] *m anat.* pelvic diameter.
Becken•ebe•ne [k•k] *f* pelvic plane.
Becken•ein•gang [k•k] *m* superior opening of pelvis, superior pelvic aperture, pelvic inlet.
Becken•ein•gangs•ebe•ne [k•k] *f gyn.* pelvic plane of inlet.
Becken•ein•ge•wei•de [k•k] *pl* pelvic viscera.
Becken•end•la•ge [k•k] *f gyn.* pelvic presentation, breech presentation.
Becken•fas•zie *f* pelvic fascia, hypogastric fascia.
Becken•frak•tur [k•k] *f ortho.* pelvic fracture.
Becken•gür•tel [k•k] *m anat.* pelvic girdle, girdle of inferior member.
Becken•her•nie [k•k] *f chir.* ischiatic hernia, sciatic hernia, ischiocele.
Becken•höh•le [k•k] *f anat.* pelvic cavity.
Becken•kamm•punk•ti•on [k•k] *f* iliac crest puncture.
Becken•längs•durch•mes•ser [k•k] *m anat.* conjugate diameter of pelvis.
Becken•lymph•kno•ten [k•k] *pl anat.* pelvic lymph nodes.
Becken•nei•gung [k•k] *f anat.* pelvic incline, pelvic inclination.
Becken•or•ga•ne [k•k] *pl* pelvic viscera.
Becken•osteo•to•mie [k•k] *f ortho.* pelvic osteotomy, innominate osteotomy [ˌɑstɪ-ˈɑtəmɪ].
Becken•quer•durch•mes•ser [k•k] *m anat.* transverse diameter of pelvis.
Becken•rand [k•k] *m anat.* pelvic brim.
Becken•rand•frak•tur [k•k] *f ortho.* pelvic fracture.
Becken•ring [k•k] *m* pelvic ring, bony pelvis.
Becken•ring•frak•tur [k•k] *f ortho.* pelvic fracture, fracture of the pelvic ring.
Becken•ring•osteo•to•mie [k•k] *f gyn.* pubiostomy; *ortho.* pelvic osteotomy [ˌɑstɪ-ˈɑtəmɪ].
Becken•schau•fel [k•k] *f* wing of ilium, ala of ilium.
Becken•schwe•be [k•k] *f ortho.* pelvic sling.
Becken•so•no•gra•phie [k•k] *f* pelvic sonography, pelvic ultrasonography.
Becken•ve•nen [k•k] *pl* pelvic veins.
Becken•ve•nen•throm•bo•se [k•k] *f* pelvic venous thrombosis.
Becker: Becker-Muskeldystrophie *f neuro.* Becker's (muscular) dystrophy, adult pseudohypertrophic muscular dystrophy.
Becker-Nävus *m derm.* Becker's nevus, pigmented hairy epidermal nevus.
Beckwith-Wiedemann: Beckwith-Wiedemann-Syndrom *nt embryo.* Beckwith-Wiedemann syndrome, exomphalos-macroglossia-gigantism syndrome.
Béclard: Béclard-Amputation *f ortho.* Béclard's amputation.
Béclard-Hernie *f chir.* Béclard's hernia.
Béclard-Reifezeichen *nt ped.* Béclard's sign.
Be•darf *m* need, requirement(s *pl*) (*an* of, for). **bei Bedarf** if/as/when required.
be•decken [k•k] **I** *vt* **1.** cover (*mit* with). **2.** (*schützend*) protect, shield; (*abschirmen*) screen. **II** *vr* **sich bedecken** cover o.s.
Be•den•ken *pl* (*Zweifel*) doubt, reservation; (*Überlegen*) consideration (of), thought, reflection (on, upon). **ohne Bedenken** without thought, without thinking.
be•denk•lich *adj* **1.** (*Lage*) grave, critical, serious, alarming, precarious, acute. **2.** dangerous. **3.** (*fragwürdig*) dubious, doubtful, questionable.

Be•din•gung *f* **1.** condition, requirement; (*Voraussetzung*) precondition, presupposition. **Bedingungen machen** make conditions. **unter keiner Bedingung** on no condition. **unter der Bedingung, daß** on condition that. **2. Bedingungen** *pl* (*Verhältnisse*) (*a. physiol.*) conditions, circumstances. **unter schwierigen Bedingungen durchführen** carry out in/under difficult circumstances.

Bednar: Bednar-Aphthen *pl derm.* Bednar's aphthae.

be•droh•lich *adj* (*Lage*) alarming, dangerous, grave. **sich bedrohlich verschlechtern** deteriorate alarmingly.

be•drückt *adj* afflicted, low-spirited, depressed, heavy, gloomy.

Be•drückt•heit *f* low-spiritedness, depression, dejection, gloominess.

Be•dürf•nis *nt* **1.** need, want (*nach* of, for), requirement. **Bedürfnisse** *pl* needs, necessities. **2.** desire, wish (*nach* for); (*Drang*) urge.

be•ein•flus•sen *vt* influence, affect; (*negativ*) impair. **s. gegenseitig beeinflussen** interreact, reciprocate, interact.

be•ein•träch•ti•gen *vt* impair, damage, harm, affect; deteriorate; (*Leistung*) vitiate, reduce; (*Appetit*) reduce; (*Gesundheit*) compromise; (*Sehvermögen*) impair. **jdn. beeinträchtigen** hamper s.o., handicap s.o.

Be•ein•träch•ti•gung *f* impairment (of), damage, harm (to); (*Leistung*) vitiation, reduction; (*Appetit*) reduction (of, in).

be•en•den *vt* end, terminate, finish, close, conclude; complete.

be•er•di•gen *vt* bury, inter.

Be•er•di•gung *f* **1.** burying. **2.** burial, funeral, interment.

Beet *nt patho.* bed, plaque [plæk]. **atheromatöses Beet** atheromatous plaque.

Be•fall *m epidem.* infestation (with), attack (by).

be•fal•len I *adj* **1.** affected, stricken, afflicted, seized (*von* by). **2.** (*Parasit*) infested (*von* with). **II** *vt* **3.** (*Krankheit*) visit, attack, affect, seize. **4.** (*Parasit*) infest. **5.** *fig.* (*Angst, Furcht*) grip, seize, strike; (*Übelkeit*) come over. **nicht befallen** unimpaired; (*Organ*) unaffected (*von* by).

be•feuch•ten *vt* humidify, water, moisten; (*Luft*) moisturize.

Be•feuch•ter *m* humidifier.

Be•fin•den *nt* condition, state of health, status.

be•fin•den I *vt* think, find, feel, consider. **II** *vr* **sich befinden 1.** be, be situated, be found, be located, be positioned. **2.** feel, be.

be•frei•en I *vt* free, release, loose, disengage, liberate (*von* from); (*aus einer schwierigen Lage*) rescue s.o. from; (*von Schmerzen*) free/relieve s.o. from pain. **II** *vr* **sich befreien von etw./jdm** rid o.s. (*von* of), get rid (*von* of), free o.s. (*von* from).

Be•frei•ung *f* freeing, release, liberation, disengagement (*von* from); (*von Schmerzen*) relief from pain.

be•frie•di•gen I *vt* satisfy, please; (*Hunger*) assuage, satisfy; (*Erwartung*) meet. **II** *vi* be satisfactory. **III** *vr* **sich befriedigen** satisfy o.s. **s.** (**selbst**) **befriedigen** masturbate.

be•frie•di•gend *adj* satisfactory; (*Leistung*) adequate.

Be•frie•di•gung *f* satisfaction, satiation, contentment; (*Hunger*) assuagement.

Be•fruch•tung *f* (*a. bio.*) impregnation, insemination, semination, fecundation; *gyn.* conception. **künstliche Befruchtung** artificial fecundation, artificial insemination.

be•füh•len *vt* finger, palpate, feel, touch, handle.

Be•fund *m* **1.** result(s *pl*), finding(s *pl*); data *pl*, facts *pl*; (*Krankheit*) clinical course. **2.** (**klinischer Befund**) clinical sign, clinical finding. **ohne Befund** negative; normal; *Brit.* no abnormality detected.

be•fürch•ten *vt* fear, be afraid of; suspect.

Be•gier•de *f* **1.** desire, appetite (*nach* for), avidity (*nach* for, of). **2.** (*Eifer*) eagerness; ambition (*nach* of; *zu tun* to do).

Be•ginn *m* commencement, outset, beginning, start; (*Anfangsstadium*) incipience, incipiency; (*Krankheit*) onset. **am/zu Beginn** at the outset, at the start, at the beginning, at first, first.

be•gin•nen I *vt* begin, start, open, commence, initiate. **II** *vi* begin, start; (*Schmerzen, Symptome*) come on/upon, open, commence.

Be•gleit•er•schei•nung *f clin.* attendant phenomenon [fɪˈnɑmə‚nɑn], concomitant symptom, accessory sign, epiphenomenon.

Be•gleit•schie•len *nt ophthal.* muscular strabismus, comitant squint, concomitant strabismus.

Be•gleit•sym•ptom *nt* → Begleiterscheinung.

be•grenzt *adj* restricted, limited, confined, localized (*auf* to).

be•gut•ach•ten *vt* expertize (*über* on), give an opinion on; assess, examine, study, survey, inspect. **etw. begutachten lassen** obtain/get an expert opinion on sth.

Be•gut•ach•tung *f* **1.** expertise, assessment, examination, survey, inspection. **2.** surveying, give an opinion on.

be•haart *adj* haired, hairy.

Be•haa•rung *f* hair; hairiness.

Be•häl•ter *m* container, box, case; (*Flüssigkeit*) tank, basin, reservoir; (*Gas*) holder; *lab.* receiver, receptacle.

be•han•deln *vt* treat (*wegen* for, *mit* with); *ortho.* (*Wunde*) dress; (*medikamentös*) medicate; (*ärztlich*) attend to. **jdn. gut/schlecht behandeln** treat s.o. well/badly. **einen Kranken behandeln** attend (on) a patient. **individuell behandeln** individualize.

Be•hand•lung *f* treatment, attention, attendance, (medical) care; management, therapy, therapia; (*medikamentöse*) medication. **in Behandlung** under treatment. **in ärztlicher**

Behandlung sein be under medical attention/care, be under the care of a doctor. **in ärztliche Behandlung kommen** come under medical care. **s. in ärztliche Behandlung begeben** seek medical attention, see a doctor. **s. einer (längeren) Behandlung unterziehen** undergo a course of treatment.
ärztliche Behandlung attendance, attention, medical attendance, medical care, medical treatment.
bevorzugte Behandlung treatment of choice.
funktionelle Behandlung functional treatment.
konservative Behandlung conservative treatment.
operative Behandlung operative treatment.
physikalische Behandlung physical treatment.
prophylaktische Behandlung prophylactic treatment, prophylaxis.
spezifische Behandlung specific therapy/treatment.
symptomatische Behandlung symptomatic treatment.
systemische Behandlung systemic treatment.
Be•hand•lungs•feh•ler *m* (ärztlicher) malpractice, malpraxis.
Be•hand•lungs•zy•klus *m* course (of treatment).
Behçet: Behçet-Krankheit *f derm.* Behçet's disease, uveo-encephalitic syndrome.
be•herr•schen I *vt* **1.** *fig.* control, be in control of, have control over, dominate. **etw. beherrschen** have sth. under control. **jdn. beherrschen** dominate s.o. **2.** (*Beruf etc.*) know, master. **II** *vr* **sich beherrschen** control o.s.; keep one's temper, keep o.s. in check.
be•herrscht *adj* controlled, self-controlled, restrained; *inf.* cool.
Be•herrscht•heit *f* → Beherrschung.
Be•herr•schung *f* control; (*Selbstbeherrschung*) self-control. **die Beherrschung verlieren** lose control of o.s., lose one's composure/temper.
be•hin•dern *vt* hinder, handicap, obstruct, impede (*bei* in); interfere (*bei* with).
be•hin•dert *adj* incapacitated, handicapped (*durch* with); disabled.
geistig behindert mentally handicapped, hypophrenic.
körperlich behindert physically handicapped.
mehrfach behindert multihandicapped.
Be•hin•der•te *m/f* handicapped person. **die Behinderten** *pl* the handicapped, the disabled.
Be•hin•de•rung *f* **1.** (*körperlich, geistig*) disability, disablement, handicap. **2.** hindrance, handicap, obstruction, impediment; interference (*bei* with); disturbance.
Beigel: Beigel-Krankheit *f derm.* Beigel's disease, white piedra.
Bei•hil•fe *f* assistance, aid, support; (*staatlich*) benefit, grant.
Bei•kost *f ped.* beikost, supplementary food.
Bein *nt* **1.** *anat.* leg, lower extremity, limb. **Beine** *pl* lower limbs *pl*, pelvic limbs *pl*. **2.** (*Hosenbein*) leg.
Bei•nah•rung *f ped.* beikost, supplementary food.
Bein•am•pu•ta•ti•on *f ortho.* amputation of the leg.
Bein•bruch *m ortho.* fracture of the leg, fractured leg.
Bein•pro•the•se *f* artificial leg.
Bein•ver•kür•zung *f* shortness of the leg.
Bei•schlaf *m* copulation, sexual intercourse, coitus.
bei•ßend *adj fig.* biting, cutting, piercing, caustic, cauterant; (*Kälte*) biting; (*Geruch*) pungent, sharp; (*Schmerz*) gnawing, sharp, stinging; (*Bemerkung*) bitter, biting, caustic, sarcastic, acrid.
bei•zen *vt chir.* cauterize, burn.
Beiz•mit•tel *nt chir.* caustic, cauterant, caustic substance, cautery.
be•kämp•fen *vt* fight, struggle, battle (against), counteract.
Békésy: Békésy-Audiometrie *f HNO* Békésy audiometry.
be•kla•gen I *vt* lament, mourn. **II** *vr* **sich beklagen** complain (*über* of, about). **s. bei jdm. über etw. beklagen** make a complaint to s.o. about sth.
be•klei•den I *vt* dress, clothe. **II** *vr* **sich bekleiden** dress o.s., clothe o.s.
Be•klei•dung *f* clothing, clothes *pl*.
be•klop•fen *vt* percuss, sound, sound by percussion, tap.
be•kom•men *vt* **1.** acquire, get, catch, contract. **einen Anfall bekommen** have a fit. **Angst bekommen** become afraid, get frightened. **Durst bekommen** get/become thirsty. **eine Erkältung bekommen** catch a cold. **2.** (*entwickeln*) develop, get. **einen Ausschlag bekommen** come out in a rash. **Fieber bekommen** develop a fever.
be•kömm•lich *adj* healthy, healthful; (*Nahrung*) digestible; (*Klima*) salubrious, salutary, beneficial.
Be•lag *m* cover, covering, coat, coating; (*fein*) film; (*Schicht*) layer; (*Ablagerung*) deposit; (*Zunge*) coating, fur; (*Zähne*) film.
be•la•sten *vt* **1.** (*beladen*) load (*mit* with), put a weight on. **2.** stress, strain, put a strain on. **3.** *fig.* burden, load (*mit* with); (*seelisch*) weigh s.o. down, burden s.o. **sich mit etw. belasten** burden o.s. with sth.
Be•la•stung *f* **1.** weight, load. **2.** stress, strain, exertion.
körperliche Belastung → physische Belastung.
mechanische Belastung mechanical stress.
physiologische Belastung physiologic strain.
physische Belastung physical load, physical strain.
psychische Belastung psychical load, stress,

Belastungsdyspnoe

emotional stress.
seelische Belastung → psychische Belastung.
Be•la•stungs•dys•pnoe f patho. dyspnea of exertion, exertional.
Be•la•stungs•re•ak•ti•on f, akute psycho. posttraumatic stress disorder.
Be•la•stungs•schmerz m (Gelenk) pain on weight bearing.
Be•la•stungs•test f physiol. stress test, endurance test; card. exercise test.
be•legt adj 1. (Zunge) coated, unclean, furred; (Stimme) thick, husky. 2. (Betten etc.) occupied, taken, full.
Be•leg•zel•le f (Magen) parietal cell, border cells, oxyntic cell, acid cell.
be•leibt adj corpulent, stout, fat.
Be•leibt•heit f corpulence, stoutness, bulkiness.
Bell: Bell-Lähmung f neuro. Bell's palsy ['pɔːlzɪ], Bell's sign.
Bell-Phänomen nt neuro. Bell's phenomenon [fɪ'nɑməˌnɑn].
Bell-Spasmus m neuro. facial spasm, facial tic, Bell's spasm.
Bellocq: Bellocq-Röhrchen nt HNO Bellocq's tube.
Bellocq-Tamponade f HNO Bellocq's technique/procedure.
Be•lo•no•skia•sko•pie f ophthal. belonoskiascopy [ˌbelənəʊskaɪ'æskəpɪ], velonoskiascopy [ˌviːlənəʊskaɪ'ɑskəpɪ].
Be•lüf•tung f aeration, ventilation. **alveoläre Belüftung** (Lunge) alveolar ventilation.
be•mü•hen I vt trouble, bother. **einen Arzt bemühen** consult a doctor, send for a doctor. **jdn. mit etw. bemühen** trouble s.o. with sth. **II** vr **sich bemühen** try hard, endeavor, take trouble, exert o.s. **s. um ein Patienten bemühen** attend to a patient, try to help a patient, look after a patient.
Bence-Jones: Bence-Jones-Eiweiß nt patho. Bence-Jones albumin/protein.
Bence-Jones-Krankheit f hema. L-chain disease/myeloma, Bence-Jones myeloma.
Bence-Jones-Plasmozytom nt → Bence-Jones-Krankheit.
Bence-Jones-Protein nt → Bence-Jones-Eiweiß.
be•nig•ne adj patho. benign, benignant.
Be•nig•ni•tät f patho. benignancy, benignity.
Béniqué: Béniqué-Sonde f urol. Béniqué's sound.
Bennett: Bennett-Luxationsfraktur f ortho. Bennett's fracture.
be•nom•men adj dazed, in a daze; (schwindelig) drowsy, dizzy, giddy; (schwer) heavy (von with); (leicht) light-headed; (schläfrig) somnolent.
Be•nom•men•heit f daze, dazed state/feeling; (Schwindel) dizziness, giddiness; (leichte) light-headedness; (schläfrige) somnolence.
Ben•zol nt benzene, benzol.
Ben•zo•lis•mus m patho. benzolism ['benzəlɪzəm].
be•ob•ach•ten vt 1. observe, watch, monitor; (genau) keep a watch on, keep an eye on, keep s.o. under observation; (besorgt) watch s.o. with concern. **jdn. beobachten (lassen)** keep under observation. **s. selbst beobachten** psycho. introspect. 2. (bemerken) notice, see, discover, spot. **etw. an jdm. beobachten** notice sth. in s.o.
Be•ob•ach•tung f monitoring, observing, observation, finding. **eine Beobachtung machen** make an observation. **unter Beobachtung halten** keep under observation. **unter Beobachtung stehen** be under observation.
Be•ob•ach•tungs•ver•mö•gen nt observation, power of observation.
Be•ra•tung f advice, counsel, counseling, guidance.
ärztliche Beratung consultation, medical advice.
genetische Beratung genetic counseling.
Be•ra•tungs•stel•le f advisory bureau, information center. **ärztliche Beratungsstelle** medical advice center.
be•rau•schen I vt intoxicate, inebriate, make s.o. drunk; (Droge) make s.o. euphoric. **II** vr **sich berauschen** become intoxicated, become inebriated, get drunk.
be•rau•schend adj inebriant, intoxicant, intoxicating, narcotic.
Be•reit•schaft f 1. preparedness, readiness; standby. **in Bereitschaft sein** be ready/in readiness (für zu for), be on stand-by. **in Bereitschaft halten** hold/have sth. ready/in readiness (für for). 2. willingness, preparedness.
Be•reit•schafts•dienst m standby duty/service.
Berger: Berger-Krankheit f immun. Berger's disease, IgA nephropathy [nə-'frɑpəθɪ].
Berger-Rhythmus m neuro. Berger's rhythm, alpha rhythm.
Berger-Zeichen nt ophthal. Berger's sign, Berger's symptom.
Berg•krank•heit f patho. mountain sickness, d'Acosta's disease.
Be•ri•be•ri f patho. beriberi, dietetic neuritis, endemic polyneuritis.
Berlin: Berlin-Netzhautödem nt ophthal. Berlin's edema.
Bernard-Soulier: Bernard-Soulier-Syndrom nt hema. Bernard-Soulier syndrome, giant platelet disease/syndrome.
Ber•stungs•frak•tur f ortho. (Wirbelkörper) burst fracture, tear drop fracture.
Be•ruf m occupation; (akademisch) profession; (handwerklich) trade; (Laufbahn) career; (Arbeitsstelle) job. **einen Beruf ausüben** have/follow/pursue an occupation. **einen Beruf ergreifen** take up a profession, go into a trade. **im Beruf stehen** be working. **von Berufs wegen** on account of one's job.
be•ruf•lich adj occupational, vocational, pro-

fessional.
Be•rufs•ak•ne *f derm.* occupational acne.
be•rufs•be•dingt *adj* occupational.
Be•rufs•krank•heit *f* industrial disease, occupational disease.
Be•rufs•ri•si•ko *nt* occupational hazard.
Be•rufs•scha•den *m* occupational injury.
be•rufs•tä•tig *adj* working, employed.
be•rufs•un•fä•hig *adj* unfit to work, unable to work.
Be•rufs•un•fä•hig•keit *f* disability, inability to work.
be•ru•hi•gen I *vt* calm (down), assuage, moderate; (*Säugling*) quiet, quieten; (*trösten*) comfort; (*Schmerzen*) allay, alleviate, relieve, soothe; (*Nerven*) soothe, settle down; (*Magen*) settle; (*medikamentös*) tranquil(l)ize. II *vr* **sich beruhigen** calm (down), compose o.s., moderate, become quiet; (*Schmerzen*) ease, lessen, subside; (*Magen*) settle down; (*Krise*) ease of; (*Lage*) stabilize. **s. wieder beruhigen** come round.
Be•ru•hi•gung *f* **1.** calming (down), comforting, quietening; assuagement; (*Trost*) comfort. **2.** (*Schmerzen, Nerven*) soothing; (*Lage*) stabilization; (*medikamentös*) tranquil(l)ization.
Be•ru•hi•gungs•mit•tel *nt pharm.* sedative, tranquil(l)izer, ataractic, ataraxic, calmative; *inf.* downer.
Be•ru•hi•gungs•sprit•ze *f* sedative shot, sedative injection.
be•rüh•ren I *vt* touch, get/come in contact with, make contact with. II *vr* **sich berühren** touch, be in contact, come into contact.
Be•rüh•rung *f* (*a. fig.*) touch; *fig., med.* contact; contiguity (*mit* to). **mit jdm./etw. in Berührung kommen** come into contact with s.o./sth. **körperliche Berührung** physical contact.
Be•rüh•rungs•emp•find•lich•keit *f* tenderness to touch, sensitivity to touch.
Be•rüh•rungs•emp•fin•dung *f* tactile sensation, touch sensation.
Be•rüh•rungs•schmerz *m* tenderness to touch.
Be•rüh•rungs•sinn *m* sense of touch, tactile sense.
be•sänf•ti•gen *vt* calm down, calm, soothe, mollify.
be•schä•di•gen *vt* damage, do damage to, cause damage to; (*Person*) injure s.o.
Be•schä•di•gung *f* damage (*an* to); (*Person*) injury (of), damage (to).
Be•schäf•ti•gungs•the•ra•peut *m* occupational therapist.
Be•schäf•ti•gungs•the•ra•peu•tin *f* occupational therapist.
Be•schäf•ti•gungs•the•ra•pie *f* ergotherapy, occupational therapy.
be•schal•len *vt* expose to ultrasonic waves, treat with ultrasonic waves, sonicate.
Be•schal•lung *f* ultrasonic therapy, sonication.
be•schei•ni•gen *vt* certify, attest.

Be•schei•ni•gung *f* **1.** certificate (*über* of, for), bill. **2.** certification, attestation; (*Bestätigung*) confirmation, acknowledgement. **ohne Bescheinigung** uncertificated. **ärztliche Bescheinigung** medical certificate.
be•schleu•ni•gen I *vt* accelerate, quicken, speed up; (*Puls*) accelerate, quicken; (*Entwicklung*) accelerate; (*Krankheitsverlauf*) antedate. II *vr* **sich beschleunigen** accelerate, quicken, speed up; (*Puls*) accelerate, quicken; be precipitated.
be•schleu•nigt *adj* accelerated; (*Puls*) frequent.
Be•schleu•ni•gung *f* (*Puls*) quickening, acceleration.
be•schnei•den *vt* cut, cut down, trim; *urol.* circumcise.
Be•schnei•dung *f urol.* circumcision, posthetomy.
be•schnit•ten *adj urol.* circumcised.
be•schränkt *adj, ptp* **1.** limited, restricted, confined (*auf* to). **örtlich beschränkt** localized. **2.** (*geistig*) dull, of limited intelligence.
Be•schwer•de *f* **1.** (*meist* **Beschwerden** *pl*) (*körperlich*) discomfort(s *pl*), afflictions *pl*, ailment(s *pl*), trouble. **mit etw. Beschwerden haben** have trouble with sth. **2.** complaint. **bei jdm. eine Beschwerde über etw. erheben** make a complaint about sth. to s.o.
Be•sen•rei•ser•va•ri•zen *pl* skyrocket capillary ectasis, spider-burst.
Be•sin•nung *f* consciousness. **wieder zur Besinnung kommen** recover one's senses.
be•sin•nungs•los *adj* unconscious, senseless, insensible.
Be•sin•nungs•lo•sig•keit *f* unconsciousness, senselessness.
Besnier: Prurigo Besnier *f derm.* Besnier's prurigo, atopic eczema, disseminated neurodermatitis.
Besnier-Boeck-Schaumann: Besnier-Boeck-Schaumann-Krankheit *f patho.* Besnier-Boeck disease, Boeck's disease/sarcoid, sarcoidosis, benign lymphogranulomatosis.
bes•ser I *adj* better (*als* than). II *adv* better. **sich besser fühlen** feel better. **besser aussehen** look better. **es geht ihr besser** she is better.
bes•sern I *vt* better, improve, make better. II *vr* **sich bessern** change for the better, get better, improve, better.
Bes•se•rung *f* **1.** improvement, recuperation, recovery. **2.** improving, recovering. **auf dem Wege der Besserung** recovering. **klinische Besserung** clinical improvement. **vorübergehende Besserung** remission, remittence.
Best: Best-Krankheit *f ophthal.* Best's macular dystrophy, congenital macular degeneration, vitelliform macular degeneration.
be•stat•ten *vt* bury, inter; (*verbrennen*) cremate.
Be•stat•tung *f* **1.** burying. **2.** funeral, burial,

Besteck

interment; (*Verbrennung*) cremation.
Be•steck *nt chir.* instruments *pl*, set of instruments, set.
be•stim•men *vt* **1.** (*definieren*) define, evaluate, classify, identify. **2.** (*feststellen*) determine, find out, ascertain. **3.** (*Blutgruppe*) type; *lab.* assay, analyze.
Be•stim•mung *f* **1.** definition, evaluation, classification, identification. **2.** (*Feststellung*) determination, ascertainment. **3.** (*Blutgruppe, Gentyp*) typing; *lab.* assay, analysis [əˈnæləsɪs].
be•strah•len *vt radiol.* (*mit Strahlen*) bombard, irradiate; (*Laser*) lase.
Be•strah•lung *f* **1.** *radiol.* bombardment, irradiation, radiation. **2.** *radiol.* (*Therapie*) radiation treatment, radiation therapy, irradiation, radiation, radiotherapy, radiotherapeutics *pl*. **therapeutische Bestrahlung** therapeutic radiation.
Be•such *m* **1.** visit; (*kurz*) call; (*beim Arzt*) visit, attendance. **jdm. einen Besuch abstatten** visit s.o., call on s.o., pay s.o. a visit, make a call (at the hospital/on s.o.). **einen Besuch machen** make/pay a visit. **einen kurzen Besuch machen** look in (*bei* on). **2.** visitor(s *pl*).
be•su•chen *vt* visit, come over/round, pay s.o. a visit, make a call (at the hospital/on sb.); (*Arzt*) visit.
Beta-Adrenorezeptorenblocker *m* → Betablocker.
Be•ta•blocka•de [k•k] *f pharm.* beta blockade, beta-adrenergic blockade.
Be•ta•blocker [k•k] *m pharm.* beta-blocker, beta-adrenergic blocking drug, beta-blocking drug.
Be•ta•li•po•pro•te•in *nt* beta-lipoprotein, low-density lipoprotein.
Be•ta•re•zep•to•ren•blocka•de [k•k] *f* → Betablockade.
Be•ta•re•zep•to•ren•blocker [k•k] *m* → Betablocker.
Be•ta•rhyth•mus *m neuro.* beta rhythm.
be•ta•sten *vt* finger, palpate, touch, feel.
be•täu•ben I *vt* numb, benumb, deaden, dull; anesthetize, narcotize. **jdn. örtlich betäuben** give s.o. a local (anesthetic). **II** *vr* **sich betäuben** drug o.s., dope o.s.
Be•täu•bung *f* **1.** (*Vorgang*) numbing, deadening, anesthetization, narcotization. **2.** (*Narkose*) anesthesia [ˌænəsˈθiːʒə], narcosis; (*Gefühllosigkeit*) numbness. **örtliche Betäubung** topical/local anesthesia, toponarcosis.
Be•täu•bungs•mit•tel *nt* anesthetic, narcotic.
Be•täu•bungs•mit•tel•sucht *f* narcotic addiction.
Beta-Zelladenom *nt patho.* beta cell adenoma.
Beta-Zellen *pl* **1.** (*Pankreas*) beta cells (of pancreas), B cells. **2.** (*HVL*) beta cells (of adenohypophysis, B cells.
Beta-Zelltumor *m patho.* beta cell tumor, B cell tumor.
be•treu•en *vt* **1.** care for, take care of, look after; (*Patient*) nurse, attend to; guide. **2.** supervise, be in charge of.
Be•treu•ung *f* **1.** care (of), looking after; (*Patient*) nursing; guidance. **2.** supervision. **ambulante Betreuung** ambulatory care. **ärztliche Betreuung** medical care/attendance.
Be•triebs•un•fall *m* industrial injury, accident at work.
be•trun•ken *adj* drunken, intoxicated, inebriated. **betrunken machen** make drunk, alcoholize, inebriate. **betrunken werden** get drunk.
Be•trun•ken•heit *f* inebriation, inebriety, alcohol intoxication, drunkenness.
Bett *nt* bed. **am Bett** at the bedside. **das Bett hüten** be confined to one's bed, be in bed, keep one's bed. **ans Bett gefesselt sein** be bedridden, be confined to one's bed. **im Bett bleiben** keep in bed, stay in bed. **im Bett liegen** lie in bed, be in bed; (*krank*) be laid up. **ins Bett gehen** go to bed; *inf.* turn in. **s. (krank) ins Bett legen** take to one's bed. **jdn. ins Bett schicken** send s.o. to bed.
Bett•decke [k•k] *f* bedcover, blanket.
bett•lä•ge•rig *adj* bedfast, bedridden, down, confined to bed.
Bett•lä•ge•rig•keit *f* confinement to bed.
Bett•näs•sen *nt* nocturnal enuresis, bedwetting, enuresis.
Bett•ru•he *f* bed rest, rest (in bed). **absolute Bettruhe verordnen** place/keep on complete bed rest.
Bett•wan•ze *f micro.* bedbug, cimex. **gemeine Bettwanze** common bedbug, Cimex lectularius.
Bett•wä•sche *f* bed linen.
be•tup•fen *vt* (*Stirn*) dab; (*Wunde*) swab.
Beu•ge•kon•trak•tur *f ortho.* flexion contracture [kənˈtræktʃər].
beu•gen I *vt* **1.** bend, bow, flex. **das Knie/den Kopf beugen** bend one's knee/head. **2.** *phys.* diffract; (*Licht*) deflect. **II** *vr* **sich beugen** bend, bow. **s. nach vorne beugen** bend forward.
Beu•ger•seh•ne *f anat.* flexor tendon.
Beu•gung *f* **1.** flection, flexion. **2.** *anat.* flexure.
Beu•le *f anat.* bump, lump, swelling, boss, bunch.
be•un•ru•hi•gen I *vt* disturb, trouble, distress, alarm, worry. **II** *vr* **sich beunruhigen** worry o.s. (*um, wegen* about), be anxious/concerned (*über, wegen* about).
be•un•ru•higt *adj* disturbed (*über* at, by); concerned (*wegen* at, about, for).
be•ur•tei•len *vt* **1.** view, look upon; judge, give an opinion on. **2.** (*bewerten*) assess, appraise, rate, evaluate.
Be•ur•tei•lung *f* judging, judgment; (*Bewertung*) assessment, assessing, rating, evaluation.
Beu•tel *m* bag, pouch, pocket; *anat.* pouch,

pocket, sac, bursa.
Beu•tel•ma•gen *m patho.* tobacco pouch stomach.
Bevan: Bevan-Pararektalschnitt *m chir.* Bevan's incision.
Be•völ•ke•rung *f* population.
be•wah•ren *vt* keep, maintain, preserve, conserve. **die Fassung bewahren** keep one's temper.
be•we•gen I *vt* move; (*Körper*) exercise; (*Fetus*) quicken. **den Arm bewegen** move one's arm. **II** *vr* **sich bewegen** move; get/take some exercise.
be•weg•lich *adj* (*a. ortho.*) movable, mobile, flexible, supple; (*gehfähig*) ambulant, ambulatory. **wieder beweglich machen** mobilize.
Be•weg•lich•keit *f* (*a. ortho.*) movability, mobility, flexibility, suppleness.
Be•we•gung *f* **1.** (*a. techn.*) motion, movement. **in Bewegung** in motion. **2.** *physiol.* locomotion, kinesis; *sport.* exercise. s. **Bewegung verschaffen** take exercise.
Be•we•gungs•ap•pa•rat *m* musculoskeletal system, locomotor apparatus.
Be•we•gungs•ar•mut *f neuro.* poverty of movement, hypokinesia, hypomotility.
Be•we•gungs•frei•raum *m* (*Gelenk*) range of motion, range of movement.
Be•we•gungs•krank•heit *f* kinetosis, motion sickness.
be•we•gungs•los *adj* motionless, immobile, akinetic; (*Gesicht*) impassive, unmoved.
Be•we•gungs•man•gel *m* lack of exercise.
Be•we•gungs•schmerz *m neuro.* (*Muskel*) pain on motion, kinesialgia.
Be•we•gungs•the•ra•pie *f* kinetotherapy, exercise therapy, physical therapy, physicotherapy, physiotherapy.
Be•we•gungs•tre•mor *m neuro.* kinetic tremor.
be•we•gungs•un•fä•hig *adj* immobilized, unable to move.
Be•weis *m* proof, evidence. **für etw. den Beweis liefern** prove sth., give proof of sth., produce evidence for sth.
be•wei•sen I *vt* prove, show, evidence. **jdm. etw. beweisen** prove sth. to s.o. **II** *vr* **sich beweisen** prove o.s.
be•wir•ken *vt* effect, cause, produce, bring about; (*Narkose, Schlaf*) induce.
be•wußt I *adj* **1.** conscious. **sich etw. bewußt sein/werden** be/become conscious of, be/become aware of sth. **2.** (*vorsätzlich*) deliberate, intentional. **II** *adv* consciously; (*vorsätzlich*) intentionally, deliberately.
be•wußt•los *adj* unconscious, senseless, exanimate.
Be•wußt•lo•sig•keit *f* unconsciousness, insensibility, senselessness, exanimation; blackout. **tiefe Bewußtlosigkeit** coma.
Be•wußt•sein *nt* consciousness. **bei Bewußtsein** (*Patient*) conscious, sensible. **das Bewußtsein verlieren** loose consciousness; *inf.* black-out. **das Bewußtsein wiedererlangen** come around, come round/to, regain consciousness. **wieder zu Bewußtsein bringen** (*Person*) bring around/round/to. **nicht bei vollem Bewußtsein** semiconscious.
be•wußt•seins•ein•ge•trübt *adj neuro.* somnolent.
Be•wußt•seins•ein•trü•bung *f neuro.* clouding of consciousness, somnolence, somnolency.
Be•wußt•seins•stö•rung *f neuro.* depression of consciousness, mental blackout.
Be•wußt•seins•ver•än•de•rung *f neuro.* alteration of consciousness.
be•zeich•nend *adj* symptomatic, characteristic, typical, indicative (*für* of).
Be•zo•ar *m patho.* bezoar.
Bezold: Bezold-Abszeß *m HNO* Bezold's abscess.
Bezold-Mastoiditis *f HNO* Bezold's mastoiditis.
Bezold-Mastoidperforation *f HNO* Bezold's perforation.
Bezold-Trias *f HNO* Bezold's triad.
Bezold-Zeichen *nt HNO* Bezold's sign, Bezold's symptom.
Bezold-Jarisch: Bezold-Jarisch-Reflex *m card.* Bezold-Jarisch reflex.
B-Gedächtniszelle *f immun.* B memory cell.
Bi•car•bo•nat *nt* bicarbonate.
Bi•car•bo•nat•puf•fer *m physiol.* bicarbonate buffer.
Bi•chro•ma•sie *f ophthal.* dichromasy, dichromatopsia, dichromatic vision.
Bie•gungs•bruch *m ortho.* bending fracture.
Bielschowsky: Bielschowsky-Phänomen *nt ophthal.* Bielschowsky's sign, Bielschowsky's phenomenon [fɪˈnɑmə,nɑn].
Bier: Bier-Stauung *f clin.* Bier's method, Bier's hyperemia.
Biermer: Biermer-Anämie *f hema.* Biermer's disease, Addison's anemia, pernicious anemia.
Biermer-Schallwechsel *m pulmo.* change of sound, Biermer's sign.
Bi•fo•kal•lin•se *f ophthal.* bifocal lens, bifocal.
Bi•fur•ka•ti•ons•pro•the•se *f chir.* bifurcated prosthesis, bifurcation prosthesis [prasˈθiːsɪs].
Bi•ge•mi•nie *f card.* bigeminy, twinning, pairing.
Bi•ge•mi•nus *m card.* bigeminus, bigeminal pulse, coupled beat/pulse.
Bi•ge•mi•nus•rhyth•mus *m* → Bigeminus.
Bi•kar•bo•nat *nt* bicarbonate.
Bi•kar•bo•nat•puf•fer *m physiol.* bicarbonate buffer.
Bi•ku•spi•da•lis *f anat.* left atrioventricular valve, bicuspid valve, mitral valve.
bil•den I *vt* **1.** form (*zu* into), create, make (*in, zu* to, into). **2.** (*entwickeln*) develop, produce, form. **II** *vr* **sich bilden** develop, form,

Bildkontrast 482

grow (*aus* from; *zu* into).
Bild•kon•trast *m radiol.* contrast.
Bild•schirm *m* screen.
Bild•ver•stär•ker *m radiol.* image intensifier.
Bil•har•zia *f micro.* blood fluke, Schistosoma, Bilharzia. **Bilharzia haematobia** vesicular blood fluke.
Bil•har•zio•se *f epidem.* bilharziasis, bilharziosis, schistosomiasis. **japanische Bilharziose** Japanese schistosomiasis, Schistosomiasis japonica.
bi•li•är *adj* biliary, bilious.
bi•li•gen *adj* bile-producing, biligenic, biligenetic.
Bi•lin *nt* bilin, biline.
bi•lio•di•ge•stiv *adj* bilidigestive, biliary-enteric, biliary-intestinal.
bi•lio•in•te•sti•nal *adj* → biliodigestiv.
Bi•li•ru•bin *nt* bilirubin.
Bi•li•ru•bin•ämie *f* bilirubinemia.
Bi•li•ru•bin•en•ze•pha•lo•pa•thie *f ped., patho.* bilirubin encephalopathy [enˌsefə-ˈlɑpəθɪ], biliary encephalopathy, nuclear jaundice.
Bi•li•ru•bin•urie *f patho.* bilirubinuria.
Bi•li•ver•din *nt* biliverdin, biliverdinic acid.
Billroth: Billroth-I-Operation *f chir.* Billroth's operation I.
Billroth-II-Operation *f chir.* Billroth's operation II.
Billroth-Syndrom *nt patho.* Billroth hypertrophy [haɪˈpɜrtrəfɪ], idiopathic benign hypertrophy of pylorus.
bi•mal•leo•lär *adj* bimalleolar.
Bimberg: Bimberg-Schleife *f gyn.* Bimberg bow.
B-Immunoblast *m immun.* B immunoblast.
bin•au•ral *adj* binaural, binotic.
Bin•de *f* 1. bandage; (*Umschlag*) swathe; (*Stauungsbinde*) tourniquet; (*Stützbinde*) support. 2. (*Damenbinde*) sanitary napkin/pad, menstrual towel. **elastische Binde** elastic bandage.
Bin•de•ge•we•be *nt histol.* connective tissue.
Bin•de•ge•webs•er•kran•kung *f* connective tissue disease.
Bin•de•ge•webs•ge•schwulst *f patho.* 1. → Bindegewebstumor. 2. fibroma, fibroid tumor, fibroid, fibroblastoma.
Bin•de•ge•webs•hül•le *f anat.* connective tissue tunic.
Bin•de•ge•webs•kap•sel *f* fibrous coat, connective tissue capsule.
Bin•de•ge•webs•mas•sa•ge *f* connective tissue massage.
Bin•de•ge•webs•nar•be *f patho.* connective tissue scar.
Bin•de•ge•webs•schei•de *f histol.* connective tissue sheath.
Bin•de•ge•webs•tu•mor *m patho.* connective tissue tumor.
Bin•de•ge•webs•zel•le *f histol.* connective tissue cell, fibrocyte.

Bin•de•haut *f anat.* conjunctiva.
Bin•de•haut•ab•strich *m ophthal.* conjunctival swab.
Bin•de•haut•ar•te•ri•en *pl* conjunctival arteries.
Bin•de•haut•ent•zün•dung *f ophthal.* conjunctivitis, blennophthalmia.
Bin•de•haut•ka•tarrh *m ophthal.* catarrhal conjunctivitis.
Bin•de•haut•krupp *m ophthal.* pseudomembranous/croupous conjunctivitis.
Bin•de•haut•ödem *nt ophthal.* conjunctival edema.
Bin•de•haut•pla•stik *f ophthal.* conjunctivoplasty, conjunctiviplasty.
Bin•de•haut•sack *m* conjunctival sac.
Bin•de•haut•tu•mor *m ophthal.* conjunctivoma.
Bin•de•haut•ve•nen *pl* conjunctival veins.
Bing-Horton: Bing-Horton-Syndrom *nt neuro.* Horton's headache/disease, erythroprosopalgia, histamine headache, migrainous neuralgia, cluster headache.
bin•oku•lar *adj* binocular.
bin•otisch *adj* binaural, binotic.
Binswanger: Binswanger-Enzephalopathie *f neuro.* Binswanger's encephalopathy/dementia, chronic subcortical encephalitis.
Bio•as•say *m* bioassay, biological assay.
Bio•en•gi•nee•ring *nt* bioengineering, biological engineering.
Bio•im•plan•tat *nt chir.* bioimplant.
bio•kom•pa•ti•bel *adj* biocompatible.
Bio•kom•pa•ti•bi•li•tät *f* biocompatibility.
Bio•kost *f* health food.
Bio•me•cha•nik *f* biomechanics *pl.*
Bio•me•di•zin *f* biomedicine.
bio•me•di•zi•nisch *adj* biomedical.
Bio•pro•the•se *f chir.* bioprosthesis.
Bi•op•sie *f clin.* biopsy.
diagnostische Biopsie diagnostic biopsy.
endoskopische Biopsie endoscopic biopsy.
offene Biopsie open biopsy.
perkutane Biopsie percutaneous biopsy.
Bi•op•sie•na•del *f* biopsy needle.
bi•op•sie•ren *vt* biopsy.
Bi•op•sie•son•de *f* bioptome.
Bi•op•sie•stan•ze *f* biopsy trephine.
Bi•op•sie•zan•ge *f* biopsy forceps, biopsy specimen forceps.
bi•op•tisch *adj* bioptic.
Bio•rhyth•mus *m* biorhythm, biological rhythm, body rhythm.
Bio•sy•stem *nt* biological system.
Bio•top *m/nt* biotope.
Bio•ver•füg•bar•keit *f pharm.* bioavailability.
Bio•zid *nt* biocide; pesticide.
bio•zid *adj* biocidal.
bi•po•lar *adj* bipolar, dipolar.
Birkett: Birkett-Hernie *f ortho.* Birkett's hernia, synovial hernia.
Bi•se•xua•li•tät *f* bisexuality.
bi•se•xu•ell *adj* bisexual.

Biß *m* 1. (*Wunde*) bite. 2. *dent.* bite, occlusion.
Biß•wun•de *f* bite.
Bitot: Bitot-Flecken *pl ophthal.* Bitot's patches/spots.
bi•ven•tri•ku•lär *adj* (*Herz*) biventricular.
Bi•zeps *m anat.* biceps, biceps brachii (muscle), biceps muscle of arm.
Bi•zeps•apo•neu•ro•se *f anat.* bicipital aponeurosis, bicipital fascia, semilunar fascia.
Bi•zeps•kopf *m anat.* head of biceps brachii muscle.
Bi•zeps•re•flex *m neuro.* biceps reflex, biceps jerk.
Bi•zeps•seh•nen•re•flex *m physiol.* biceps jerk, biceps reflex.
Bjerrum: Bjerrum-Schirm *m ophthal.* Bjerrum screen, tangent screen.
Bjerrum-Skotom *nt ophthal.* Bjerrum's scotoma, Bjerrum's sign, sickle scotoma.
Björk-Schiley: Björk-Schiley-Prothese *f HTG* Björk-Schiley valve.
Blackfan-Diamond: Blackfan-Diamond-Anämie *f hema.* Blackfan-Diamond anemia/syndrome, pure red cell aplasia.
Black•out *m/nt* blackout. **einen Blackout haben** blank.
blä•hen I *vt* swell, bulge, distend, puff up. II *vi* cause flatulence, produce flatulence. III *vr* **sich blähen** distend, swell up, puff up, balloon.
Blä•hung *f* distension, gas, flatulence, wind.
Blalock-Hanlon: Blalock-Hanlon-Operation *f HTG* Blalock-Hanlon operation.
Blalock-Taussig: Blalock-Taussig-Anastomose *f HTG* Blalock-Taussig operation, Blalock-Taussig anastomosis.
Bläs•chen *nt patho.* bladder, bleb, small blister, bubble.
Bläs•chen•at•men *nt clin.* vesicular breathing, vesicular respiration.
Bläs•chen•drü•se *f anat.* seminal vesicle, seminal gland, vesicular gland.
bläs•chen•för•mig *adj* vesicular, vesiculiform.
Bla•se *f* 1. bubble. 2. *anat.* bladder, vesicle. 3. (*Harnblase*) urinary bladder, bladder. **die Blase entleeren** urinate, empty the bladder. 4. *derm.* bleb, blister, bulla. **mit Blasen bedeckt** blistered. **voller Blasen** blistered. **Blasen ziehen** vesicate, blister.
atonische Blase *urol.* atonic bladder.
autonome Blase *urol.* autonomous /autonomic bladder, denervated bladder.
neurogene Blase *urol.* neurogenic bladder.
nervöse Blase *inf.* nervous bladder.
Bla•sen•an•hef•tung *f urol.* vesicofixation, cystopexy.
Bla•sen•ato•nie *f urol.* atonic bladder, bladder atony.
Bla•sen•band•wurm *m micro.* hydatid tapeworm, Taenia echinococcus, Echinococcus granulosus.
Bla•sen•bil•har•zio•se *f patho.* vesical/urinary schistosomiasis, genitourinary schistosomiasis.
Bla•sen•blu•tung *f urol.* cystorrhagia, cystirrhagia.
Bla•sen•bruch *m urol.* vesical hernia, vesicocele, cystocele.
Blasen-Damm-Fistel *f patho.* vesicoperineal fistula.
Bla•sen•deh•nung *f* → Blasendilatation.
Bla•sen•di•la•ta•ti•on *f urol.* bladder dilatation, cystectasy.
Bla•sen•di•ver•ti•kel *nt* bladder diverticulum, vesical diverticulum.
Bla•sen•ek•stro•phie *f urol.* bladder exstrophy, exstrophy of bladder.
Bla•sen•ent•lee•rung *f* bladder emptying, miction, micturition, urination.
Bla•sen•ent•lee•rungs•re•flex *m physiol.* bladder reflex, vesical reflex, micturition reflex, urinary reflex.
Bla•sen•ent•lee•rungs•stö•rung *f urol.* disturbance of micturition.
Bla•sen•ent•zün•dung *f urol.* bladder inflammation, cystitis. [S.A. ZYSTITIS]
Bla•sen•er•wei•te•rung *f urol.* bladder dilatation, cystectasy.
Bla•sen•ex•stro•phie *f urol.* exstrophy of bladder, bladder exstrophy.
Bla•sen•fi•stel *f urol., patho.* vesical fistula.
Bla•sen•fi•ste•lung *f urol.* cystostomy, vesicostomy.
Bla•sen•gal•le *f chir.* cystic bile, gall bladder bile.
Bla•sen•hals *m anat.* bladder neck, neck of bladder.
Bla•sen•hals•ade•nom *nt* prostatic adenoma, adenomatous prostatic hypertrophy, benign prostatic hypertrophy [haɪ'pɜrtrəfɪ].
Bla•sen•hals•ent•zün•dung *f urol.* cystauchenitis, trachelocystitis.
Bla•sen•hals•kropf *m* → Blasenhalsadenom.
Bla•sen•hals•ob•struk•ti•on *f urol.* bladder outlet obstruction.
Bla•sen•her•nie *f* → Blasenbruch.
Bla•sen•kar•zi•nom *nt urol.* bladder carcinoma, urinary bladder carcinoma.
Bla•sen•ka•tarrh *m urol.* catarrhal cystitis.
Bla•sen•ka•the•ter *m* urinary catheter ['kæθɪtər].
Bla•sen•krampf *m neuro.* cystospasm.
Bla•sen•krebs *m patho.* bladder carcinoma, urinary bladder carcinoma.
Bla•sen•läh•mung *f* cystoplegia, cystoparalysis [pə'rælɪsɪs].
Bla•sen•mo•le *f gyn.* vesicular mole, hydatidiform mole.
Bla•sen•neur•al•gie *f urol.* cystoneuralgia, cystalgia.
Bla•sen•pär•chen•egel *m micro.* vesicular blood fluke, Schistosoma haematobium.
Bla•sen•pla•stik *f urol.* cystoplasty.
Blasen-Rektum-Fistel *f* 1. *urol.* cystoproctostomy, cystorectostomy, vesicorectostomy. 2. *patho.* vesicorectal fistula.

Blasen-Scheiden-Fistel *f patho.* vaginovesical fistula, vesicovaginal fistula.

Bla·sen·schleim·haut *f histol.* mucosa of bladder.

Bla·sen·schließ·mus·kel *m* **(unwillkürlicher)** involuntary vesical sphincter.

Bla·sen·schmerz *m urol.* cystodynia, cystalgia.

Bla·sen·schnitt *m urol.* vesicotomy, cystotomy [sɪs'tɑtəmɪ].

Bla·sen·spal·te *f embryo.* cystoschisis [sɪs-'tɑskəsɪs], schistocystis.

Bla·sen·spie·ge·lung *f urol.* cystoscopy [sɪs'tɑskəpɪ].

Bla·sen·spit·ze *f anat.* fundus of bladder, base of bladder.

Bla·sen·sprit·ze *f* bladder syringe [sə-'rɪndʒ].

Bla·sen·sprung *m gyn.* amniorrhexis.

Bla·sen·spü·lung *f* lavage of the bladder, washing out of the bladder.

Bla·sen·stein *m urol.* bladder calculus, vesical calculus, cystolith.

Bla·sen·über·deh·nung *f urol.* bladder dilatation, cystectasy.

Bla·sen·ver·let·zung *f urol.* bladder injury, bladder trauma.

Bla·sen·vor·fall *m urol.* vesicocele, cystic hernia, vesical hernia.

Bla·sen·wand·mus·ku·la·tur *f* bladder wall muscle, detrusor muscle of bladder.

Bla·sen·wurm *m micro.* bladder worm, cysticercus.

bla·sig *adj histol.* blistered, bladdery; *(großblasig)* bullous; *(kleinblasig)* vesicular, vesiculate.

blaß *adj (Gesicht)* pale, pallid, sickly, white, white-faced. **blaß aussehen** have little color. **blaß werden** pale, turn/become pale, change color, lose color.

Bläs·se *f* whiteness, pallor, paleness.

Bla·sten·kri·se *f hema.* blast crisis.

Bla·sten·schub *m hema.* blast crisis.

Bla·sto·derm *nt embryo.* blastoderm, germinal membrane.

Bla·sto·dis·kus *m embryo.* germ disk, blastodisk, embryonic disk.

Bla·sto·my·ces *m micro.* blastomycete, yeast-like fungus.

Bla·sto·my·ko·se *f epidem.* blastomycosis.

Bla·sto·pa·thie *f patho.* blastopathy [blæs-'tɑpəθɪ].

Bla·stu·la *f embryo.* blastula, blastosphere.

blau *adj* **1.** blue. **blau anlaufen** blue, turn blue. **blaue Flecken haben** be black and blue. **2.** *(betrunken)* drunk.

blau·blind *adj ophthal.* tritanopic.

Blau·blind·heit *f ophthal.* blue blindness, tritanopia, tritanopsia.

Blaue-Gummiblasen-Nävus-Syndrom *nt derm.* blue rubber bleb nevus syndrome, Bean's syndrome.

Blau-Gelb-Schwäche *f ophthal.* blue-yellow blindness, tritanomaly.

bläu·lich *adj (Haut)* blue, bluish; livid.

Blau·schwä·che *f ophthal.* blue blindness.

Blau·se·hen *nt ophthal.* blue vision, cyanopsia, cyanopia.

Blei *nt* lead.

Blei·an·ämie *f patho.* lead anemia.

blei·bend *adj (Zähne, Schaden)* permanent; *(Erinnerung)* lasting.

bleich *adj (Gesicht)* pale, pallid, white, waxen, white-faced, bloodless. **bleich werden** blanch, turn pale, pale.

blei·chen **I** *vt (a. techn.)* blanch, bleach, decolorize, decolor, discolor, whiten. **II** *vi* bleach.

Blei·en·ze·pha·lo·pa·thie *f patho.* lead encephalopathy [en,sefə'lɑpəθɪ], lead encephalitis.

Blei·neu·ro·pa·thie *f neuro.* lead neuritis, lead nephropathy [nə'frɑpəθɪ].

Blei·ver·gif·tung *f patho.* lead poisoning, saturnine poisoning.

Blen·de *f* mask, screen; *phys.* diaphragm, screen.

Blen·dung *f ophthal.* glare, dazzle.

Blenn·ade·ni·tis *f patho.* blennadenitis.

Blen·nor·rha·gie *f* blennorrhagia.

blen·nor·rha·gisch *adj* blennorrhagic.

Blen·nor·rhö *f* blennorrhea.

blen·nor·rho·isch *adj* blennorrheal.

Blen·no·sta·se *f* blennostasis.

Blenn·urie *f patho.* blennuria.

Ble·phar·ade·ni·tis *f ophthal.* blepharadenitis, blepharoadenitis.

Ble·phar·ek·to·mie *f ophthal.* blepharectomy.

Ble·pha·ris·mus *m ophthal.* blepharism ['blefərɪzəm].

Ble·pha·ri·tis *f ophthal.* blepharitis, tarsitis, palpebritis.

Ble·pha·ro·kon·junk·ti·vi·tis *f ophthal.* blepharoconjunctivitis.

Ble·pha·ro·pla·stik *f ophthal.* tarsoplasty, tarsoplasia, blepharoplasty.

Ble·pha·ro·ple·gie *f ophthal.* paralysis of an eyelid, blepharoplegia.

Ble·pha·rop·to·se *f ophthal.* blepharoptosis, palpebral ptosis, ptosis.

Ble·pha·ror·rha·phie *f ophthal.* tarsorrhaphy, blepharorrhaphy.

Ble·pha·ro·spas·mus *m ophthal.* blepharospasm, blepharospasmus.

Ble·pha·ro·stat *m ophthal.* blepharostat, eye speculum.

Ble·pha·ro·ste·no·se *f ophthal.* blepharophimosis, blepharostenosis.

Ble·pha·ro·syn·echie *f ophthal.* ankyloblepharon, blepharosynechia.

Ble·pha·ro·to·mie *f ophthal.* blepharotomy.

Blessig: Blessig-Zysten *pl ophthal.* Blessig's cysts, cystoid degeneration (of retina).

Blick *m* look, glance *(auf* at). **auf einen Blick** at a glance. **auf den ersten Blick** at first glance. **mit einem Blick** at a glance. **mit leerem Blick** with a vacant look. **einen Blick auf etw. werfen** glance at, cast/take/throw a look at.

blicken [k•k] *vi* look, glance (*auf* at). **jdm. in die Augen blicken** look into s.o.'s eyes. **starr blicken** gaze, stare.

Blick•feld *nt physiol.* field of gaze, visual field, field of vision.

Blick•läh•mung *f ophthal.* paralysis of gaze [pə'rælɪsɪs].

blind *adj* **1.** (*Auge*) blind. **blind machen** darken, blind. **auf einem Auge blind** blind in one eye. **von Geburt an blind** blind from birth. **2.** *fig.* blind (*gegenüber* to, with).

Blind•darm *m* **1.** *anat.* cecum, typhlon, blind gut, blind intestine. **2.** *inf.* appendix, cecal appendix, vermiform appendage/appendix, epityphlon.

Blind•darm•ent•zün•dung *f* **1.** typhlitis, typhloenteritis, cecitis. **2.** *inf.* appendicitis, typhlitis, epityphlitis.

Blind•darm•ope•ra•ti•on *f chir.* appendectomy [æpən'dektəmɪ], appendicectomy.

Blind•darm•rei•zung *f chir.* grumbling appendix.

Blin•de *m/f* a blind man/woman. **die Blinden** *pl* the blind.

Blin•den•schrift *f* Braille's method, Braille's system, braille.

Blind•heit *f ophthal.* blindness; amaurosis; ablepsy; *fig.* blindness (*gegenüber* to).

Blind•stu•die *f stat.* blinded study.

Blind•ver•such *m* blind test, blind trial, blind experiment.

Blin•zel•krampf *m* nictitating spasm, winking spasm.

blin•zeln *vi* blink, palpebrate, wink

Blin•zel•re•flex *m physiol.* blink reflex, lid reflex, eyelid closure reflex.

Blitz•star *m ophthal.* electric cataract.

Bloch-Sulzberger: Bloch-Sulzberger-Syndrom *nt derm.* Bloch-Sulzberger syndrome, Bloch-Sulzberger incontinentia pigmenti.

Block *m* **1.** *neuro., card.* block, blockade. **2.** *anes.* block, blockade, anesthesia [ænəs-'θiːʒə].

anterograder Block *card.* anterograde block.

atrioventikulärer Block *card.* atrioventricular block, a-v block.

intraatrialer Block *card.* intra-atrial block.

intraventrikulärer Block *card.* intraventricular block.

kardialer Block *card.* heart block.

neuromuskulärer Block *anes.* neuromuscular blockade, neuromuscular block.

retrograder Block *card.* retrograde block.

sinuatrialer Block *card.* sinuatrial block, sinoatrial block, sinus block.

Blocka•de [k•k] *f neuro., anes.* block, blockade.

blocken [k•k] *vt, vi* block.

Blocker [k•k] *m pharm.* blocker, blocking drug.

blockie•ren [k•k] *vt* (*a. fig.*) block, block up, blockade, congest, obstruct.

Block•wir•bel *pl ortho.* fused vertebrae, block vertebrae.

bloß *adj* bare, naked, uncovered. **mit dem bloßen Auge** with the naked eye. **mit bloßen Füßen** barefoot, barefooted. **mit bloßen Händen** with one's bare hands.

Blum: Blum-Syndrom *nt derm.* Gougerot-Blum syndrome, pigmented purpuric lichenoid dermatitis.

Blumberg: Blumberg-Symptom *nt chir.* Blumberg's sign, rebound tenderness.

Blut *nt* blood. **mit Blut befleckt** bloody. **ins Blut abgeben** release into circulation. **Blut entnehmen** take blood. **Blut husten** cough up blood. **Blut spenden** give blood. **Blut spucken** spit blood. **Blut vergießen** shed blood.

arterielles Blut arterial blood, oxygenated blood.

konserviertes Blut banked blood.

okkultes Blut occult blood.

sauerstoffarmes Blut → venöses Blut.

sauerstoffreiches Blut → arterielles Blut.

venöses Blut venous blood, deoxygenated blood.

Blut•ader *f* blood vessel; vein.

Blut•al•ko•hol *m lab.* blood alcohol, blood alcohol concentration.

Blut•ana•ly•se *f* analysis of (the) blood [ə-'nælɪsɪs], hemanalysis.

Blut•aus•strich *m* blood smear.

Blut•aus•tausch *m* → Blutaustauschtransfusion.

Blut•aus•tausch•trans•fu•si•on *f hema.* substitution transfusion, exchange transfusion, replacement transfusion.

Blut•bank *f* blood bank.

Blut•bild *nt hema.* blood picture, blood count.

großes Blutbild full blood count, complete blood count.

rotes Blutbild red blood count, red cell count.

weißes Blutbild differential white blood count, white blood count, white cell count.

blut•bil•dend *adj* hemopoietic, hematogenic, hematogenous.

Blut•bil•dung *f* blood formation, hemopoiesis, hematogenesis, hematopoiesis.

Blut•bla•se *f* blood blister.

Blut•druck *m* blood pressure, hematopiesis.

arterieller Blutdruck arterial blood pressure, arteriotony.

basaler Blutdruck basal blood pressure, resting blood pressure.

diastolischer Blutdruck diastolic blood pressure, diastolic pressure.

statischer Blutdruck mean filling pressure, static blood pressure.

systolischer Blutdruck systolic blood pressure, systolic pressure.

venöser Blutdruck venous blood pressure, venous pressure, intravenous tension.

Blut•druck•ge•fäl•le *nt* blood pressure gradient.

Blutdruckmeßgerät

Blut•druck•meß•ge•rät *nt* sphygmomanometer, sphygmometer.

blut•druck•sen•kend *adj* hypotensive, antihypertensive.

blu•ten *vi* hemorrhage ['hemərɪdʒ], bleed (*aus* from).

blu•tend *adj* bleeding.

Blu•ter *m hema.* hemophiliac, bleeder.

Blut•er•bre•chen *nt patho.* hematemesis, blood vomiting.

Blut•er•guß *m* blood tumor, bruise, hematoma.

Blu•ter•krank•heit *f hema.* hemophilia, hematophilia.

Blut•er•satz *m* blood substitute.

Blut•gas•ana•ly•se *f* blood gas analysis [ə-'næləsɪs].

Blut•ga•se *pl* blood gases.

Blut-Gas-Schranke *f physiol.* blood-air barrier, blood-gas barrier.

Blut•ge•fäß *nt* blood vessel.

Blut•ge•fäß•klem•me *f chir.* blood vessel clamp, hemostat.

Blut•ge•rinn•sel *nt patho.* blood clot, coagulum, cruor.

Blut•ge•rin•nung *f hema.* blood coagulation, blood clotting, coagulation.

Blut•ge•rin•nungs•fak•tor *m hema.* clotting factor, coagulation factor.

Blut•ge•rin•nungs•stö•rung *f hema.* coagulation defect, coagulopathy [kəʊˌægjə-'lɑpəθɪ], bleeding abnormality, bleeding disorder.

Blut•ge•rin•nungs•zeit *f hema.* clotting time, coagulation time.

Blut•glu•ko•se *f* blood glucose; blood sugar.

Blut•grup•pe *f* blood group, blood type.

Blut•grup•pen•an•ti•ge•ne *pl* blood-group antigens.

Blut•grup•pen•an•ti•kör•per *m* blood-group antibody.

Blut•grup•pen•be•stim•mung *f* blood grouping, blood group typing.

Blut•grup•pen•in•kom•pa•ti•bi•li•tät *f* blood group incompatibility.

Blut•grup•pen•sy•stem *nt* blood group system.

Blut•grup•pen•un•ver•träg•lich•keit *f* blood group incompatibility.

Blut•har•nen *nt patho.* hematuria, hematuresis.

Blut-Hirn-Schranke *f physiol.* blood-brain barrier, blood-cerebral barrier.

Blut•hoch•druck *m* high-blood pressure, hypertension.

Blut•hu•sten *m/nt patho.* emptysis, hemoptysis.

blu•tig *adj* **1.** bloody, sanguineous, sanguinous, sanguinolent. **2.** (*blutbefleckt*) blood-stained, bloody.

Blut•klum•pen *m* cruor, blood clot.

Blut•kon•ser•ve *f* banked blood, banked human blood.

Blut•kör•per•chen *pl* blood cells, blood corpuscles.

rote Blutkörperchen red blood cells, red cells, erythrocytes.

weiße Blutkörperchen white blood cells, white, leukocytes.

Blut•kör•per•chen•sen•kung *f clin.* erythrocyte sedimentation rate, sedimentation time, sedimentation reaction.

Blut•kör•per•chen•sen•kungs•ge•schwin•dig•keit *f* → Blutkörperchensenkung.

Blut•kreis•lauf *m physiol.* circulation, cardiovascular system.

Blut•kul•tur *f micro.* hemoculture, blood culture.

blut•leer *adj* bloodless, exsanguine, exsanguinate.

Blut-Liquor-Schranke *f* blood-cerebrospinal fluid barrier, blood-CSF barrier.

blut•los *adj* bloodless.

Blut•mo•le *f gyn.* blood mole, fleshy mole.

Blut•pa•ra•sit *m micro.* hemozoon, hematozoan.

Blut•plas•ma *nt* plasma, blood plasma.

Blut•plätt•chen *nt hema.* platelet, blood platelet, thrombocyte.

Blut•pro•be *f* blood sample, blood specimen, specimen.

Blut•sen•kung *f* → Blutkörperchensenkung.

Blut•se•rum *nt* serum, blood serum.

Blut•spen•de *f* blood donation.

Blut•spen•der *m* blood donor, donor.

Blut•spen•de•rin *f* blood donor, donor.

Blut•spie•gel *m* blood level, blood concentration.

Blut•spucken [k•k] *nt* hemoptysis, emptysis.

Blut•stau•ung *f* congestion, hemocongestion, hemostasis. **passive Blutstauung** venous congestion, passive congestion, passive hyperemia.

blut•stil•lend *adj* hemostatic, hemostyptic, antihemorrhagic.

Blut•stil•lung *f* suppression, hemostasis, hemostasia.

Blut•strom *m* blood stream.

Blut•stuhl *m* bloody stool/diarrhea, hematochezia.

Blut•test *m* blood test.

Blut•the•ra•pie *f* hemotherapy, hematherapy, hematotherapy.

Blut•trans•fu•si•on *f* blood transfusion, transfusion, metachysis.

Blut•über•tra•gung *f* transfusion, blood transfusion.

Blu•tung *f* bleeding, hemorrhage ['hemərɪdʒ].

arterielle Blutung arterial bleeding, arterial hemorrhage.

äußere Blutung external hemorrhage.

extradurale Blutung extradural hemorrhage, extradural bleeding.

gastrointestinale Blutung gastrointestinal bleeding, gastrointestinal hemorrhage.

innere Blutung concealed hemorrhage.

intermittierende Blutung recurring hemor-

rhage.
massive Blutung massive hemorrhage, massive bleeding.
okkulte Blutung occult bleeding, occult hemorrhage.
punktförmige Blutung punctate bleeding, punctate hemorrhage.
venöse Blutung venous bleeding, venous hemorrhage.
Blu•tungs•an•ämie *f* acute posthemorrhagic anemia, hemorrhagic anemia.
Blu•tungs•nei•gung *f* bleeding diathesis, bleeding tendency, hemorrhagic diathesis.
Blu•tungs•schock *m* hemorrhagic shock.
Blu•tungs•zeit *f hema.* bleeding time.
Blut•un•ter•su•chung *f* hemanalysis, blood test.
Blut•ver•dün•nung *f* hemodilution.
Blut•ver•gif•tung *f patho.* blood poisoning, septicemia, septic; sepsis.
Blut•ver•lust *m* blood loss.
Blut•ver•sor•gung *f* blood supply.
Blut•vo•lu•men *nt* blood volume.
Blut•war•ze *f derm.* angiokeratoma, telangiectatic wart.
Blut•wä•sche *f* hemodialysis, hematodialysis.
Blut•zel•le *f* → Blutkörperchen.
Blut•zucker [K•K] *m lab.* blood glucose, blood sugar.
Blut•zucker•er•hö•hung [K•K] *f* hyperglycemia, hyperglycosemia, hyperglykemia.
Blut•zucker•spie•gel [K•K] *m lab.* glucose value, glucose level, blood glucose value, blood glucose level.
Blut•zucker•wert [K•K] *m* → Blutzuckerspiegel.
Blut•zu•fuhr *f* blood supply.
Blut•zy•lin•der *m urol.* blood cast.
B-Lymphozyt *m hema.* B-lymphocyte, thymus-independent lymphocyte.
B-Mode *nt/m radiol.* (*Ultraschall*) B-scan.
Bochdalek: Bochdalek-Hernie *f chir.* Bochdalek's hernia.
Bockhart: Bockhart-Krankheit *f derm.* Bockhart's impetigo, follicular impetigo, superficial pustular perifolliculitis.
Boeck: Boeck-Sarkoid *nt patho.* Besnier-Boeck-Schaumann syndrome, Boeck's sarcoid, sarcoidosis, benign.
Boerhaave: Boerhaave-Syndrom *nt* Boerhaave's syndrome, postemetic esophageal rupture, spontaneous esophageal rupture [spɑn'teɪnɪəs].
Bo•gen•fuß *m anat.* (*Wirbel*) pedicle (of arch of vertrebra).
Bo•gen•gang *m anat.* (*Ohr*) semicircular duct, membranous semicircular canal.
boh•rend *adj* (*Schmerz*) terebrating, lancinating, boring, piercing.
Bo•lus•in•jek•ti•on *f* bolus, bolus injection.
Bo•lus•tod *m* bolus death.
Bom•bar•de•ment *nt radiol.* bombardment.
Bonnet: Bonnet-Enukleation *f ophthal.* Bonnet's operation.

Bonnet-Zeichen *nt neuro.* Bonnet's sign.
Bonnet-Dechaume-Blanc: Bonnet-Dechaume-Blanc-Syndrom *nt ophthal.* Bonnet-Dechaume-Blanc syndrome.
Bonnevie-Ullrich: Bonnevie-Ullrich-Syndrom *nt embryo.* Bonnevie-Ullrich syndrome, pseudo-Turner's syndrome, pterygium colli syndrome.
Boo•ster•do•sis *f* booster dose.
Borderline-Lepra *f epidem.* borderline leprosy, dimorphous leprosy.
Borderline-Persönlichkeit *f psychia.* borderline personality disorder, borderline personality.
Borderline-Schizophrenie *f psychia.* latent schizophrenia, prepsychotic schizophrenia.
Borderline-Tumor *m patho.* borderline tumor.
Bor•de•tel•la pertussis *micro.* Bordet-Gengou bacillus, Bordetella pertussis.
Bor•ken•krät•ze *f derm.* norwegian scabies, crusted scabies.
bor•kig *adj derm.* scabby, impetiginous.
Bor•re•lia *f micro.* borrelia.
Bor•re•li•o•se *f* borreliosis.
bös•ar•tig *adj* malignant, vicious; *patho.* malignant, malign.
Bös•ar•tig•keit *f* viciousness; (*a. patho.*) malignancy, malignity.
bö•se *adj* **1.** bad, nasty; (*bösartig*) vicious, malicious, mean. **2.** *patho.* (*entzündet*) sore; (*Husten*) bad, nasty.
Boston: Boston-Exanthem *nt derm.* Boston exanthem.
Bo•ston•kor•sett *nt ortho.* Boston brace.
Bo•thrio•ce•pha•lo•sis *f epidem.* diphyllobothriasis, bothriocephaliasis.
Bo•thrio•ce•pha•lus latus *micro.* fish tapeworm, Swiss tapeworm, Diphyllobothrium latum, Taenia lata.
Bo•thrio•ze•pha•lo•se *f epidem.* diphyllobothriasis, bothriocephaliasis.
Bo•tryo•my•ko•se *f derm.* botryomycosis, actinophytosis.
Bo•tu•li•nus•ba•zil•lus *m micro.* Bacillus botulinus, Clostridium botulinum.
Bo•tu•li•nus•to•xin *nt* botuline, botulinus toxin, botulismotoxin.
Bo•tu•lis•mus *m* botulism ['bɑtʃəlɪzəm].
Bouchard: Bouchard-Knoten *pl ortho.* Bouchard's nodes/nodules.
Bou•gie *f chir.* bougie.
Bou•gie•ren *nt chir.* bougienage, bouginage.
Bourneville: Bourneville-Syndrom *nt patho.* tuberous sclerosis (of brain), Bourneville's disease, epiloia.
Bourneville-Pringle: Bourneville-Pringle-Syndrom *nt patho.* **1.** Pringle-Bourneville syndrome/disease, Bourneville-Pringle syndrome/disease. **2.** tuberous sclerosis (of brain), Bourneville's disease, epiloia.
Bouveret: Bouveret-Syndrom *nt card.* Bouveret's syndrome, paroxysmal tachycardia.

Bouveret-Zeichen nt chir. Bouveret's sign.
Bowen: Bowen-Dermatose f derm. Bowen's disease, Bowen's precancerous dermatosis.
Bowen-Karzinom nt patho. Bowen's carcinoma.
bo•we•no•id adj patho. bowenoid.
Bo•xer•en•ze•pha•lo•pa•thie f neuro. boxer's encephalopathy, punch-drunk, punch-drunk encephalopathy, traumatic encephalopathy [en,sefə'lɑpəθı].
Bo•xer•frak•tur f ortho. boxer's fracture.
Boyer: Boyer-Zyste f patho. Boyer's cyst.
Bozeman: Bozeman-Lagerung f chir. Bozeman's position.
Bozeman-Operation f gyn. Bozeman's operation, hysterocystocleisis.
Bozeman-Fritsch: Bozeman-Fritsch-Katheter m clin. Bozeman's catheter, Bozeman-Fritsch catheter ['kæθıtər].
Bra•chi•al•gie f ortho. brachialgia.
Bra•chia•lis•block m anes. brachial anesthesia [,ænəs'θi:ʒə].
Bracht: Bracht-Handgriff m gyn. Bracht's maneuver.
Bra•chy•the•ra•pie f radiol. brachytherapy, short-distance radiotherapy.
Bra•chy•ze•pha•lie f brachycephaly, brachycephalia, brachycephalism.
Bra•dy•ar•rhyth•mie f card. bradyarrhythmia.
Bra•dy•dia•sto•lie f card. bradydiastole.
bra•dy•kard adj → brachykardisch.
Bra•dy•kar•die f card. bradycardia, bradyrhythmia.
vagotonische Bradykardie vagal bradycardia.
ventrikuläre Bradykardie ventricular bradychardia.
Bradykardie-Tachykardie-Syndrom nt card. bradytachycardia, bradycardia-tachycardia syndrome.
bra•dy•kar•disch adj card. bradycardiac, bradycardic.
Bra•dy•ki•ne•sie f neuro. bradykinesia, bradycinesia.
bra•dy•krot adj bradycrotic.
Bra•dy•me•nor•rhoe f gyn. bradymenorrhea.
Bra•dy•pnoe f patho. bradypnea.
Bra•dy•sphyg•mie f card. slowness of the pulse, bradysphygmia.
Bra•dy•to•kie f gyn. bradytocia, tedious labor, slow delivery.
bra•dy•troph adj bradytrophic.
Bra•dy•urie f urol. slow micturition, bradyuria.
Bragard: Bragard-Zeichen nt neuro. Bragard's sign.
Brain: Brain-Reflex m neuro. Brain's reflex, quadripedal extensor reflex.
Brand m patho. gangrene, mortification.
Brand•bla•se f blister.
Brandt-Andrews: Brandt-Andrews-Handgriff m gyn. Brandt-Andrews maneuver.

Brand•wunde f burn, burn wound; (Verbrühung) scald.
Branham: Branham-Zeichen nt card. Branham's bradycardia, Branham's sign.
Braue f eyebrow, brow.
Braun: Braun-Anastomose f chir. Braun's anastomosis.
Braun-Haken m chir. Braun's hook.
Braun-Schiene f ortho. Braun's splint.
Braxton-Hicks: Braxton-Hicks-Version f gyn. Braxton-Hicks version, Hicks version.
Brech•durch•fall m patho. diarrhea and vomiting; cholera nostras, cholerine.
Bre•chen nt **1.** breaking, fracture, rupture. **2.** (Erbrechen) emesis, vomiting.
bre•chen I vt **1.** burst, break, fracture, rupture. **2.** (erbrechen) vomit. **II** vi **3.** fracture, fragment; break, crack. **4.** (erbrechen) vomit.
Brech•kraft f phys. refractivity, refractive power, refraction.
Brech•mit•tel nt pharm. emetic, vomitive, evacuant, nauseant.
Brech•reiz m nausea. **Brechreiz hervorrufen** nauseate. **Brechreiz erregend** nauseous. **einen Brechreiz verspüren** feel sick.
Bre•chungs•ame•tro•pie f ophthal. refractive ametropia.
Brech•zen•trum nt neuro. vomiting center.
Brei m **1.** (Masse) pulp, mash, mush, paste. **2.** (Haferbrei) porridge; (Reisbrei) rice) pudding; (für Kranke) semi-solid food.
brei•ig adj pulpy, mushy, pasty, paplike.
Brei•packung [k·k] f pharm. cataplasm, cataplasma, poultice.
Breisky: Breisky-Krankheit f derm. Breisky's disease, kraurosis vulvae.
Breit•band•an•ti•bio•ti•kum nt pharm. broad-spectrum antibiotic.
Brei•te f width, breadth, wideness. **therapeutische Breite** pharm. window, therapeutic index, therapeutic ratio, curative ratio.
Breit•spek•trum•an•ti•bio•ti•kum nt pharm. broad-spectrum antibiotic.
Brei•um•schlag m pharm. poultice, cataplasm, cataplasma.
brenn•bar adj burnable, combustible; (entzündlich) flammable, inflammable.
bren•nen I vt burn; (Gesicht) glow; chir. cauterize; (Stich) sting. **II** vi burn, be burning; (Stich) sting; (Wunde, Augen) burn.
bren•nend adj burning, burny, blistering, ardent, inflamed; (Schmerz) acute, mordant; (im Magen) pyrotic; (ätzend) caustic, cauterant.
Brenner: Brenner-Tumor m gyn., patho. Brenner's tumor.
Brescia-Cimino: Brescia-Cimino-Shunt m chir. Brescia-Cimino shunt/fistula.
Breus: Breus-Mole f gyn. hematomole, Breus mole.
Brewer: Brewer-Infarktherde pl (Niere) Brewer's infarcts.
Brewer-Punkt m patho. Brewer's point.
Bricker: Bricker-Blase f urol. Bricker's oper-

ation, Bricker's.
Bri•de *f chir., patho.* adhesive band.
Bri•den•ile•us *m chir.* adhesive strangulation of intestines.
Bri•den•strik•tur *f* bridle stricture.
Bright: Bright-Krankheit *f patho.* Bright's disease.
Brill: Brill-Krankheit *f epidem.* Brill-Zinsser disease, Brill's disease, recrudescent typhus.
Bril•le *f* spectacles *pl,* glasses *pl,* a pair of glasses, a pair of spectacles.
Bril•len•glas *nt* lens, glass.
Brill-Symmers: Brill-Symmers-Syndrom *nt hema.* nodular lymphoma, follicular lymphoma, Brill-Symmers disease, Symmers' disease.
Brill-Zinsser: Brill-Zinsser-Krankheit *f epidem.* Brill-Zinsser disease, Brill's disease, recrudescent typhus.
Broadbent: Broadbent-Aneurysmazeichen *nt card.* Broadbent's inverted sign.
Broadbent-Zeichen *nt card.* Broadbent's sign.
Broca: Broca-Amnesie *f neuro.* Broca's amnesia.
Broca-Aphasie *f neuro.* Broca's aphasia, motor aphasia, verbal aphasia.
Brock: Brock-Operation *f HTG* Brock's infundibulotomy, Brock's operation.
Brocq: Brocq-Krankheit *f derm.* Brocq's disease, chronic superficial dermatitis.
Brodie: Brodie-Abszeß *m ortho.* Brodie's abscess.
Brodie-Zeichen *nt urol.* Brodie's sign.
Bro•mis•mus *m* bromide intoxication, bromism ['brəʊmɪzəm], brominism ['brəʊmɪnɪzəm].
Bro•mo•der•mie *f derm.* bromoderma.
Bronch•ade•ni•tis *f pulmo.* bronchadenitis, bronchoadenitis.
Bronch•al•veo•li•tis *f pulmo.* bronchoalveolitis, bronchopneumonia.
bron•chi•al *adj* bronchial.
Bron•chi•al•ade•nom *nt patho.* bronchial adenoma.
Bron•chi•al•ar•te•ri•en *pl* bronchial branches of thoracic aorta.
Bron•chi•al•asth•ma *nt* bronchial asthma, bronchial allergy, spasmodic asthma. **konstitutionsallergisches Bronchialasthma** allergic asthma, atopic asthma.
Bron•chi•al•at•men *nt clin.* bronchial breathing, bronchial murmur, bronchial rales *pl,* bronchial respiration, bronchial breath sounds *pl.*
Bron•chi•al•baum *m anat.* bronchial system, bronchial tree.
Bron•chi•al•drü•sen *pl* bronchial glands.
Bron•chi•al•fre•mi•tus *m clin.* rhonchal fremitus, bronchial fremitus.
Bron•chi•al•kar•zi•no•id *nt patho.* carcinoid tumor of bronchus, bronchial carcinoid.
Bron•chi•al•kar•zi•nom *nt patho.* bronchogenic carcinoma, bronchial carcinoma, bronchiogenic carcinoma.
großzellig-anaplastisches Bronchialkarzinom → **großzelliges Bronchialkarzinom**.
großzelliges Bronchialkarzinom large-cell anaplastic carcinoma, large-cell carcinoma.
kleinzellig-anaplastisches Bronchialkarzinom → **kleinzelliges Bronchialkarzinom**.
kleinzelliges Bronchialkarzinom small-cell anaplastic carcinoma, oat cell carcinoma, small-cell carcinoma, small-cell bronchogenic carcinoma.
Bron•chi•al•ka•tarrh *m pulmo.* catarrhal bronchitis.
Bron•chi•al•krebs *m* → Bronchialkarzinom.
Bron•chi•al•la•va•ge *f clin.* bronchial lavage.
Bron•chi•al•mus•ku•la•tur *f anat.* bronchial musculature.
Bron•chi•al•po•lyp *m pulmo.* bronchial polyp.
Bron•chi•al•schleim•haut *f* bronchial mucosa.
Bron•chi•al•spas•mus *m pulmo.* bronchospasm, bronchial spasm.
Bron•chi•al•spü•lung *f clin.* bronchial lavage.
Bron•chi•al•stein *m pulmo.* broncholith, bronchial calculus.
Bron•chi•al•stim•me *f* bronchial voice, bronchiloquy, pectoriloquy, pectorophony, bronchophony.
Bron•chi•al•toi•let•te *f clin.* pulmonary toilet.
Bron•chi•ek•ta•se *f pulmo.* bronchiectasis, bronchiectasia.
Bron•chi•ek•ta•sie *f* → Bronchiektase.
bron•chi•ek•ta•tisch *adj* bronchiectatic, bronchiectasic.
Bron•chi•en•ab•riß *m patho.* tracheobronchial disruption.
Bron•chi•en•ver•schluß *m pulmo.* bronchial occlusion.
Bron•chio•le *f histol.* bronchiole.
Bron•chi•ol•ek•ta•sie *f* bronchiolectasis, bronchionectasia.
Bron•chio•len•di•la•ta•ti•on *f pulmo.* capillary bronchiectasis, bronchiocele, bronchiolectasis.
Bron•chio•li•tis *f pulmo.* bronchiolitis, capillary bronchitis.
Bron•chi•tis *f pulmo.* bronchitis.
bron•chi•tisch *adj pulmo.* bronchitic, chesty.
Bron•cho•ade•ni•tis *f pulmo.* bronchadenitis, bronchoadenitis.
bron•cho•al•veo•lär *adj* bronchoalveolar, bronchovesicular, vesiculobronchial.
Bron•cho•al•veo•li•tis *f pulmo.* bronchoalveolitis, bronchopneumonia.
Bron•cho•blen•nor•rhoe *f pulmo.* bronchoblennorrhea.
Bron•cho•di•la•ta•ti•on *f pulmo.* bronchodilatation.
Bron•cho•di•la•ta•tor *m pharm.* bronchodilator.
Bron•cho•di•la•ti•on *f* bronchodilation.

Bronchofiberendoskopie 490

Bron•cho•fi•ber•en•do•sko•pie f pulmo. bronchofiberscopy [ˌbrɑŋkəʊfaɪˈbɜrskəpɪ], bronchofibroscopy [ˌbrɑŋkəʊfaɪˈbrɑskəpɪ].

bron•cho•gen adj bronchogenic, bronchiogenic.

Bron•cho•gra•phie f radiol. bronchography.

Bron•cho•kon•strik•ti•on f bronchial constriction, bronchoconstriction.

bron•cho•kon•strik•tiv adj bronchoconstrictor.

Bron•cho•lith m pulmo. broncholith, bronchial calculus.

Bron•cho•pho•nie f clin. bronchophony, bronchial voice, bronchiloquy, pectoriloquy, pectorophony.

Bron•cho•ple•gie f bronchoplegia.

bron•cho•pleu•ral adj bronchopleural.

Bron•cho•pneu•mo•nie f pulmo. bronchopneumonia, bronchopneumonitis, bronchial pneumonia [n(j)uːˈməʊnɪə].

bron•cho•pneu•mo•nisch adj bronchopneumonic.

bron•cho•pul•mo•nal adj bronchopulmonary.

Bron•cho•ra•dio•gra•phie f radiol. bronchoradiography.

Bron•chor•rha•gie f bronchorrhagia.

Bron•chor•rha•phie f chir. bronchorrhaphy, bronchial suture.

Bron•chor•rhoe f pulmo. bronchorrhea.

Bron•cho•sko•pie f bronchoscopy [brɑnˈkɑskəpɪ].

bron•cho•sko•pisch adj bronchoscopic.

Bron•cho•spas•mus m pulmo. bronchospasm, bronchial spasm.

Bron•cho•ste•no•sis f pulmo. bronchial stenosis, bronchostenosis.

Bron•cho•sto•mie f HTG bronchostomy [brɑnˈkɑstəmɪ].

Bron•cho•to•mie f HTG bronchotomy [brɑnˈkɑtəmɪ].

bron•cho•ve•si•ku•lär adj → bronchoalveolär.

Bron•chus m [S.U. BRONCHUS]

Bron•chus•blu•tung f bronchorrhagia.

Bron•chus•di•la•ta•ti•on f pulmo. bronchocele, bronchiocele.

Bron•chus•ein•en•gung f pulmo. bronchostenosis, bronchial stenosis.

Bron•chus•er•wei•te•rung f pulmo. bronchocele, bronchiocele.

Bron•chus•fi•stel f patho. bronchial fistula.

Bron•chus•kon•strik•ti•on f pulmo. bronchial constriction, bronchoconstriction.

Bron•chus•läh•mung f pulmo. bronchoplegia.

Bron•chus•la•va•ge f bronchial lavage.

Bron•chus•naht f chir. bronchorrhaphy, bronchial suture.

Bron•chus•pla•stik f HTG bronchoplasty.

Bron•chus•spü•lung f bronchial lavage.

Bron•chus•ste•no•se f pulmo. bronchostenosis, bronchial stenosis.

Bron•chus•strik•tur f bronchial stricture.

Bron•chus•ver•schluß m pulmo. bronchial occlusion.

Bron•ze•dia•be•tes m patho. hemochromatosis, bronze diabetes, bronzed diabetes.

Bron•ze•haut•krank•heit f patho. chronic adrenocortical insufficiency, Addison's disease, bronzed disease.

Bron•ze•krank•heit f → Bronzehautkrankheit.

Brooke: Brooke-Krankheit f derm. trichoepithelioma, Brooke's tumor.

Brown: Brown-Ataxie f neuro. Sanger Brown ataxia.

Brown-Syndrom nt ophthal. Brown's syndrome, tendon sheath syndrome.

Browne: Browne-Operation f urol. Denis Browne operation, Browne operation.

Browne-Schiene f ortho. Denis Browne splint.

Brown-Séquard: Brown-Séquard-Syndrom nt neuro. Brown-Séquard's syndrome/paralysis.

Bru•cel•la f micro. brucella. **Brucella abortus** Bang's bacillus, Brucella abortus.

Bru•cel•lo•se f brucellosis, undulant fever.

Bruch: Bruch-Drüsen pl ophthal. Bruch's glands, trachoma glands.

Bruch m 1. breaking, fracture, burst. 2. ortho. fracture, bone fracture, break. [S.A. FRAKTUR] 3. (Riß) crack, fissure, break, split. 4. chir. hernia. s. **einen Bruch heben** rupture o.s.

Bruch•bil•dung f chir. herniation.

Bruch•frag•ment nt ortho. fracture fragment.

brü•chig adj fragile, brittle; (bröcklig) friable, crumbly.

Bruch•kal•lus m ortho. fracture callus.

Bruch•ka•nal m chir. hernial canal.

Bruch•ope•ra•ti•on f chir. herniotomy [ˌhɜrnɪˈɑtəmɪ], kelotomy, celotomy.

Bruch•pfor•te f chir. hernial canal.

Bruch•sack m chir. hernia(l) sac.

Brücke [K•K] f 1. anat. (Nase) bridge, bridge of nose. 2. (ZNS) bridge of Varolius, pons, metencephalon, metencephal. 3. dent. bridge, bridgework.

Brücken•ko•lo•bom [K•K] nt ophthal. bridge coloboma.

Bru•der m brother, sibling.

Brudzinski: Brudzinski-Kontralateralreflex m neuro. contralateral reflex, Brudzinski's sign, contralateral sign, Brudzinski's reflex.

Brudzinski-Nackenzeichen nt neuro. neck sign, Brudzinski's sign.

Bruening: Bruening-Ohrspekulum nt HNO Bruening speculum.

Bruening-Otoskop nt HNO Bruening (pneumatic) otoscope.

Bruit m French card., pulmo. sound, murmur, bruit.

Bruit de canon cannon beat, cannon sound.

Bruit de diable jugular bruit, nun's murmur,

venous hum.
Bruit de moulin water-wheel sound.
Bruit du pot fêlé cracked-pot sound, cracked-pot resonance.
Bruit de rappel double-shock sound.
Bruns: Bruns-Gangataxie *f neuro.* Bruns' ataxia (of gait).
Bruns-Krankheit *f patho.* pneumopaludism, Bruns' disease.
Bruns-Syndrom *nt neuro.* Bruns' syndrome, Bruns' sign.
Brushfield: Brushfield-Flecken *pl ophthal.* Brushfield's spots.
Brushfield-Wyatt: Brushfield-Wyatt-Syndrom *nt patho.* Brushfield-Wyatt syndrome, nevoid amentia.
Brust *f* 1. breast, chest, thorax. 2. breast(s *pl*), *anat.* mamma.
Brust•ab•szeß *m patho.* breast abscess, mammary abscess.
Brust•at•mung *f physiol.* costal respiration, thoracic respiration.
Brust•bein *nt anat.* breast bone, xiphoid bone, sternum.
Brust•bein•frak•tur *f ortho.* sternal fracture, fractured sternum.
Brust•bein•kör•per *m anat.* body of sternum.
Brust•bein•punk•tion *f clin.* sternal puncture.
Brust•bein•schmerz *m ortho.* sternodynia, sternalgia.
Brust•bein•spal•te *f embryo.* sternal cleft, sternoschisis [stɜr'nɑskəsɪs].
Brust•bi•op•sie *f gyn.* breast biopsy.
Brust•drü•se *f anat.* mammary gland, mamma, breast. **akzessorische Brustdrüsen** *pl* accessory breasts, supernumerary breasts.
Brust•drü•sen•ab•szeß *m gyn.* breast abscess, mammary abscess, lacteal tumor.
Brust•drü•sen•ade•nom *nt gyn.* mastadenoma.
Brust•drü•sen•atro•phie *f gyn.* mastatrophy, mastatrophia.
Brust•drü•sen•bi•op•sie *f gyn.* breast biopsy.
Brust•drü•sen•ent•zün•dung *f gyn.* mastitis, mastadenitis, mammitis.
Brust•drü•sen•kar•zi•nom *nt* → Brustkrebs.
Brust•drü•sen•kör•per *m anat.* body of breast, body of mammary gland.
Brust•drü•sen•krebs *m* → Brustkrebs.
Brust•drü•sen•par•en•chym *nt histol.* breast parenchyma.
Brust•drü•sen•pla•stik *f gyn.* mammaplasty, mammoplasty, mastoplasty.
Brust•ent•fer•nung *f gyn.* mastectomy [mæs'tɛktəmɪ], mammectomy [mə'mɛktəmɪ].
Brust•ent•zün•dung *f gyn.* mastitis, mastadenitis, mammitis.
Brust•fell *nt* pleura.
Brust•fell•ent•zün•dung *f clin.* pleurisy, pleuritis. [S.A. PLEURITIS]

Brust•füt•te•rung *f* breast-feeding.
Brust•höh•le *f anat.* thoracic cavity, pectoral cavity.
Brust•ka•sten *m* → Brustkorb.
Brust•korb *m* chest, thorax, rib cage, thoracic cage.
Brust•korb•mus•ku•la•tur *f anat.* thoracic muscles *pl.*
Brust•korb•ver•let•zung *f patho.* thorax injury, chest injury, chest trauma.
Brust•krebs *m gyn.* breast cancer, breast carcinoma, mammary carcinoma.
Brust•milch *f gyn.* breast milk.
Brust•mus•ku•la•tur *f* thoracic muscles *pl.*
Brust•or•ga•ne *pl* chest organs.
Brust•par•en•chym *nt histol.* breast parenchyma.
Brust•pla•stik *f gyn.* mammaplasty, mammoplasty, mastoplasty.
Brust•schmerz *m patho.* pectoralgia, chest pain, stethalgia.
Brust•tu•mor *m gyn.* breast tumor, mammary tumor.
Brust•wand *f anat.* chest wall, thoracic wall.
Brust•wand•ab•lei•tung *f physiol.* (*EKG*) chest lead, precordial lead.
Brust•wand•flat•tern *nt patho.* flail chest.
Brust•war•ze *f* nipple, mammary papilla, mamilla. **akzessorische Brustwarze** supernumerary nipple, accessory nipple.
Brust•war•zen•ein•zie•hung *f gyn.* nippel inversion.
Brust•war•zen•ent•zün•dung *f gyn.* thelitis, mamillitis, mammillitis.
Brust•war•zen•pla•stik *f gyn.* theleplasty.
Brust•war•zen•schwel•lung *f gyn.* theloncus.
Brust•wir•bel *pl anat.* thoracic vertebrae, dorsal vertebrae.
Brust•wir•bel•säu•le *f anat.* thoracic spine.
Brust•zy•klus *m gyn.* mammary cycle.
Brut•ka•sten *m ped.* incubator; *micro.* brooder, incubator.
Bruton: Bruton-Typ *m* **der Agammaglobulinämie** *immun.* Bruton's agammaglobulinemia, Bruton's disease, X-linked agammaglobulinemia.
Bru•xis•mus *m* teeth grinding, bruxism ['brʌksɪzəm].
B-Scan *m radiol.* (*Ultraschall*) B-scan.
Buckel [K•K] *m ortho.* hunch, hunchback, hump, humpback, gibbus.
bücken [K•K] *vr* **sich bücken** bend, bend down, stoop, get down.
buck•lig *adj* hunchbacked, humpbacked, gibbous.
Budd: Budd-Zirrhose *f patho.* Budd's cirrhosis, Budd's disease.
Budd-Chiari: Budd-Chiari-Syndrom *nt patho.* Budd-Chiari disease.
Bu•kar•die *f card.* bovine heart, ox heart, bucardia.
buk•kal *adj* buccal, genal.
bul•bär *adj* bulbar.
Bul•bär•pa•ra•ly•se *f neuro.* bulbar palsy

['pɔːlzɪ], progressive bulbar paralysis [pə-'rælɪsɪs], Duchenne's disease/paralysis.
Bulbocavernosus-Reflex *m neuro.* bulbocavernous reflex, penis reflex.
Bul•bo•ure•thral•drü•se *f anat.* bulbourethral gland, Cowper's gland.
Bul•bus *m* [S.U. BULBUS]
Bul•bus•druck•re•flex *m neuro., card.* Aschner's sign, Aschner test, Aschner-Dagnini test, oculocardiac reflex, eyeball-heart reflex.
Bul•bus•druck•ver•such *m* → Bulbusdruckreflex.
Bul•bus•er•wei•chung *f ophthal.* ophthalmomalacia, ocular phthisis ['θaɪsɪs].
Bul•bus•rup•tur *f ophthal.* ophthalmorrhexis.
Bu•li•mie *f psychia.* bulimia, hyperorexia.
Bul•la *f derm.* bulla, bleb, blister.
Buller: Buller-Schild *nt ophthal.* Buller's bandage, Buller's shield.
bul•lös *adj derm.* bullate, bullous.
Bumke: Bumke-Zeichen *nt neuro.* Bumke's pupil/symptom.
Bunge: Bunge-Amputation *f ortho.* aperiosteal amputation, Bunge's amputation.
Bunge-Augenlöffel *m ophthal.* Bunge's spoon.
Bunnell: Bunnell-Naht *f* mit Ausziehdraht *chir.* Bunnell's suture, pull-out suture.
Buph•thal•mus *m* (congenitus) *ophthal.* infantile glaucoma, hydrophthalmos, buphthalmos, congenital glaucoma.
Burger: Burger-Zeichen *nt HNO* Burger's sign, Heryng's sign.
Bürger-Grütz: Bürger-Grütz-Syndrom *nt patho.* Bürger-Grütz syndrome/disease, familial apolipoprotein C-II deficiency.
Burkitt: Burkitt-Lymphom *nt hema.* Burkitt's tumor/lymphoma, African lymphoma.
Burnett: Burnett-Syndrom *nt patho.* milk-alkali syndrome, Burnett's syndrome.
Burning-feet-Syndrom *nt neuro.* burning feet syndrome, Gopalan's syndrome.
Bur•sa *f* [S.U. BURSA]
Burs•ek•to•mie *f ortho.* bursectomy [bɜr-'sɛktəmɪ].
Bur•si•tis *f ortho.* bursitis, bursal synovitis.
Bur•so•lith *m ortho.* bursolith.
Bur•so•pa•thie *f ortho.* bursopathy [bɜr-'sɑpəθɪ].
Bur•so•to•mie *f ortho.* bursotomy [bɜr-'sɑtəmɪ].
bür•sten *vt, vi* brush. **etw. bürsten** give sth. a brush.
Bür•sten•ab•strich *m* brush biopsy.
Bür•sten•schä•del *m radiol.* hair-on-end configuration, hair-on-end appearance.

Busch•gelb•fie•ber *nt epidem.* jungle yellow fever, rural yellow fever.
Buschke: Buschke-Sklerödem *nt derm.* Buschke's scleredema, scleredema.
Buschke-Löwenstein: Buschke-Löwenstein-Tumor *m derm.* Buschke-Löwenstein tumor, giant condyloma (acuminatum).
Buschke-Ollendorff: Buschke-Ollendorff-Syndrom *nt patho.* Buschke-Ollendorff syndrome.
Bu•sen *m* bosom, bust, breast(s *pl*).
Busse-Buschke: Busse-Buschke-Krankheit *f patho.* Busse-Buschke disease, Buschke's disease, European blastomycosis, cryptococcosis, torulosis.
By•pass *m chir., patho.* shunt, bypass.
 aortofemoraler Bypass aortofemoral bypass.
 aortoiliakaler Bypass aortoiliac bypass.
 aortokoronarer Bypass aortocoronary bypass, coronary bypass.
 arteriovenöser Bypass arteriovenous shunt, arteriovenous fistula.
 biliodigestiver Bypass biliary-enteric bypass, biliary-intestinal bypass, biliodigestive anastomosis, biliary-enteric anastomosis.
 extrakranial-intrakranialer Bypass extracranial-intracranial bypass.
 femoropoplitealer Bypass femoropopliteal bypass.
 gastrointestinaler Bypass gastrointestinal bypass.
 venovenöser Bypass venovenous bypass.
By•pass•ope•ra•ti•on *f chir.* bypass operation.
Bys•si•no•se *f pulmo.* byssinosis, Monday fever, cotton-mill fever.
Bywaters: Bywaters-Krankheit *f patho.* crush syndrome, compression syndrome.
Bywaters-Syndrom *nt patho.* Bywaters' syndrome.
B-Zell•ade•nom *nt* (*Pankreas*) beta cell adenoma.
B-Zel•len *pl* **1.** (*Pankreas*) beta cells (of pancreas), B cells. **2.** (*HVL*) beta cells (of adenohypophysis), B cells. **3.** *hema.* B-lymphocytes, thymus-independent lymphocytes.
B-Zel•len•lym•phom *nt hema.* B-cell lymphoma.
B-Zell-Immundefekt *m immun.* antibody immunodeficiency.
B-Zell-Lymphom *nt hema.* B-cell lymphoma.
B-Zell•sy•stem *nt immun.* B-cell system.
B-Zell•tu•mor *m* (*Pankreas*) beta cell tumor, B cell tumor, insulinoma.

C

Ca-Antagonist *m pharm.* calcium antagonist, calcium channel blocker.
Ca-Blocker *m* → Ca-Antagonist.
Caffey-de Toni: Caffey-de Toni-Syndrom *nt patho.* Caffey's disease, Caffey-Silverman syndrome, infantile cortical hyperostosis, hyperplastic periostosis.
Caffey-Silverman: Caffey-Silverman-Syndrom *nt* → Caffey-de Toni-Syndrom.
Cais•son•krank•heit *f patho.* caisson sickness, decompression, diver's palsy ['pɔːlzɪ].
Cal•ca•ne•us *m* [S.U. CALCANEUS]
Cal•ci•di•ol *nt* 25-hydroxycholecalciferol, calcidiol.
Cal•ci•fe•rol *nt* calciferol, vitamin D.
Cal•ci•no•sis *f patho.* calcinosis, calcium thesaurismosis, calcium gout.
Cal•ci•to•nin *nt* thyrocalcitonin, calcitonin.
Cal•ci•tri•ol *nt* calcitriol, 1,25-dihydroxycholecalciferol.
Cal•ci•um *nt chem.* calcium.
Cal•ci•um•an•ta•go•nist *m pharm.* calcium antagonist, calcium channel blocker.
Cal•lo•si•tas *f derm.* callus, callosity, tyloma.
Cal•lus *m* 1. → Callositas. 2. *ortho.* bony callus, callus.
Calmette: Calmette-Konjunktivaltest *m immun.* Calmette's conjunctival reaction, Calmette's test.
Cal•vi•ti•es *f derm.* alopecia, calvities [kæl-'vɪʃɪˌiːz], hair loss, baldness.
Cam•py•lo•bac•ter jejuni *m micro.* Campylobacter jejuni, Vibrio jejuni.
Camurati-Engelmann: Camurati-Engelmann-Syndrom *nt patho.* Camurati-Engelmann disease, Engelmann's disease, diaphyseal dysplasia.
Ca•na•li•cu•lus *m* [S.U. CANALICULUS]
Ca•na•lis *m* [S.U. CANALIS]
Canavan: Canavan-Syndrom *nt neuro.* Canavan's sclerosis, Canavan-van Bogaert-Bertrand disease, spongy degeneration, spongiform leukodystrophy.
Can•di•da *f micro.* Candida. **Candida albicans** thrush fungus, Candida albicans.
Can•di•da•ab•szeß *m patho.* candidal abscess.
Can•di•da•an•ti•gen *nt* candida antigen.
Candida-Endokarditis *f card.* endocardial candidiasis.
Can•di•da•gra•nu•lom *nt patho.* candida granuloma.
Candida-Intertrigo *f derm.* candida intertrigo.
Can•did•ämie *f patho.* candidemia.
Candida-Mykid *nt immun.* candidid.
Can•di•da•my•ko•se *f* → Candidose.
Candida-Vulvovaginitis *f* candidal vulvovaginitis.
Can•di•dia•sis *f* → Candidose.
Can•di•did *nt immun.* candidid.
Can•di•do•se *f* candidiasis, candidosis.
Can•did•urie *f patho.* candiduria.
Ca•ni•ti•es *f derm.* canities.
Can•na•bis•mus *m* cannabism ['kænə-bɪzəm].
Cantelli: Cantelli-Zeichen *nt neuro.* doll's eye sign, Cantelli's sign.
Cantor: Cantor-Sonde *f clin.* Cantor tube.
Ca•pil•li *pl* hairs of (the) head, scalp hairs, capilli.
Caplan: Caplan-Syndrom *nt patho.* Caplan's nodules, rheumatoid pneumoconiosis.
Cap•sid *nt micro.* capsid.
Cap•su•la *f* [S.U. CAPSULA]
Ca•put *m* [S.U. CAPUT] **Caput Medusae** *patho.* Medusa's head, cirsomphalos.
Car•bo•an•hy•dra•se *f* carbonic anhydrase, carbonate dehydratase.
Car•bo•an•hy•dra•se•in•hi•bi•tor *m pharm.* carbonic anhydrase inhibitor.
Car•bo•nat *nt* carbonate.
Car•bon•säu•re *f* carboxylic acid.
Carb•oxy•hä•mo•glo•bin *nt* carboxyhemoglobin, carbon monoxide hemoglobin.
car•ci•no•em•bryo•nal *adj* carcinoembryonic.
Car•ci•no•ma *nt patho.* carcinoma, cancer, malignant epithelioma.
  Carcinoma ex ulcere ulcer carcinoma, ulcerocarcinoma.
  Carcinoma in situ cancer in situ, carcinoma in situ, intraepithelial carcinoma, preinvasive carcinoma.
Car•ci•no•sar•co•ma *nt patho.* carcinosarcoma, sarcocarcinoma.
Car•ci•no•sis *f patho.* carcinosis, carcinomatosis.

Cardia

Car•dia *f anat.* cardiac part of stomach, cardia.

Car•dio•li•pin *nt immun.* cardiolipin, diphosphatidylglycerol.

Car•dio•myo•pa•thie *f card.* myocardiopathy [ˌmaɪəʊkɑːrdɪˈɑpəθɪ], cardiomyopathy [ˌkɑːrdɪəʊmaɪˈɑpəθɪ].

   congestive Cardiomyopathie congestive cardiomyopathy.

   dilatative Cardiomyopathie congestive cardiomyopathy.

   hypertrophische Cardiomyopathie hypertrophic cardiomyopathy.

   obliterative Cardiomyopathie restrictive cardiomyopathy.

   restriktive Cardiomyopathie → obliterative Cardiomyopathie.

Car•dio•to•ko•gramm *nt gyn.* cardiotocogram.

Car•dio•to•ko•graph *m gyn.* tokograph, tocograph.

Car•di•tis *f card.* carditis.

Carhart: Carhart-Senke *f HNO* Carhart's dip.

   Carhart-Test *m HNO* Carhart's test, tone decay test.

Ca•ri•es *f* **1.** *patho.* caries. **2. Caries dentium** caries, dental caries, tooth decay.

Carman: Carman-Meniskus *m radiol.* Carman's sign, meniscus sign.

Car•mi•na•ti•vum *nt pharm.* carminative.

Carnett: Carnett-Zeichen *nt chir.* Carnett's sign.

Car•no•sin•ämie•syn•drom *nt patho.* carnosinase deficiency, carnosinemia, hyperbeta carnosinemia.

Ca•ro•tin•ämie *f* carotenemia, carotinemia, carotinosis.

Ca•ro•tin•ik•te•rus *m* aurantiasis, carotenoderma, carotenodermia.

Ca•ro•tin•o•der•mie *f* → Carotinikterus.

Ca•ro•tis *f* [S.U. ARTERIA CAROTIS]

Ca•ro•tis•puls•kur•ve *f* carotid pulse curve.

Ca•ro•tis•si•nus *m* carotid bulbus, carotid sinus.

Car•pus *m anat.* wrist, carpus.

Carrel: Carrel-Naht *f ortho.* Carrel's method.

Car•ri•er *m micro., genet.* vector, carrier.

Carter: Carter-Krankheit *f derm.* Carter's mycetoma.

Carus: Carus-Krümmung *f gyn.* Carus' circle, Carus' curve.

Carvallo: Carvallo-Zeichen *nt card.* Carvallo's sign.

Casoni: Casoni-Test *m derm.* Casoni's intradermal/skin reaction, Casoni's intradermal/skin test.

Castellani-Low: Castellani-Low-Zeichen *nt epidem.* Castellani-Low symptom, Castellani-Low sign.

Ca•ta•rac•ta *f ophthal.* cataract. [S.A. KATARAKT]

Cat•gut *nt chir.* catgut, gut, catgut suture.

Cau•da *f* [S.U. CAUDA]

Cauda-equina-Syndrom *nt neuro.* cauda equina syndrome.

Ca•va *f* [S.U. VENA CAVA]

Ca•ver•ni•tis *f urol.* cavernitis, cavernositis.

Ca•vi•tas *f* [S.U. CAVITAS]

Ceelen-Gellerstedt: Ceelen-Gellerstedt-Syndrom *nt patho.* Ceelen's disease, Ceelen-Gellerstedt syndrome, primary pulmonary hemosiderosis.

Cel•lu•li•tis *f patho.* cellulitis.

Celsius: Celsius-Thermometer *nt phys.* Celsius thermometer, centigrade thermometer.

Celsus: Celsus-Kerion *nt derm.* Celsus' kerion, tinea kerion.

Ce•pha•laea *f* headache, cephalea, cephalgia, cephalodynia.

Ce•phal•gia *f* → Cephalaea.

Ce•pha•lo•spo•rin *nt pharm.* cephalosporin.

Ce•pha•lo•spo•ri•na•se *f* cephalosporinase.

Cerc•la•ge *f chir., gyn.* cerclage.

Cerc•la•ge•draht *m* cerclage wire.

Ce•re•bel•li•tis *f* cerebellitis.

Ce•re•bel•lum *nt* cerebellum.

Ce•re•bri•tis *f* cerebritis.

Ce•re•bro•se *f* brain sugar, cerebrose.

Ce•re•bro•sid *nt* cerebroside, galactocerebroside.

Ce•re•bro•si•do•se *f* cerebrosidosis.

Ce•re•brum *nt anat.* cerebrum, brain.

Ce•ru•men *nt physiol.* earwax, wax, cerumen.

Cer•vi•ci•tis *f gyn.* trachelitis, cervicitis.

Cer•vix *f anat.* **1.** [S.U. CERVIX] **2.** [S.U. CERVIX UTERI]

Ce•sto•da *pl micro.* true tapeworms, Encestoda, Cestoda.

Chaddock: Chaddock-Reflex *m neuro.* Chaddock reflex, external malleolar sign.

Chagas: Chagas-Krankheit *f epidem.* Chagas' disease, Cruz-Chagas disease, South American trypanosomiasis.

Cha•gom *nt epidem.* chagoma.

Cha•la•zi•on *nt ophthal.* meibomian cyst, tarsal cyst, chalazion.

Cha•la•zi•on•mes•ser *nt ophthal.* chalazion knife.

Cha•la•zi•on•pin•zet•te *f ophthal.* chalazion clamp, chalazion forceps.

Cha•la•zo•der•mie *f derm.* chalazodermia, lax skin, loose skin, cutis laxa.

Chal•co•sis *f patho.* chalcosis. **Chalcosis lentis** *ophthal.* copper cataract.

Cha•li•co•sis *f* **(pulmonum)** *patho.* flint disease, chalicosis.

Chal•ki•tis *f ophthal.* chalkitis, chalcitis, brass eye.

Chal•ko•se *f patho.* chalcosis.

Cha•lo•der•mie *f* → Chalazodermie.

Chamberlain: Chamberlain-Linie *f radiol.* Chamberlain's line.

Chamberlen: Chamberlen-Zange *f gyn.* Chamberlen forceps.

Chinchonismus

Chance: Chance-Fraktur *f ortho.* Chance fracture.
Chank•ro•id *nt derm.* chancroid ulcer, chancroid, soft sore, soft ulcer.
Cha•rak•ter *m* **1.** (*Wesen*) character, nature. **2.** (*Persönlichkeit*) personality, character.
Cha•rak•te•ri•sti•kum *nt* characteristic, characteristic feature.
cha•rak•te•ri•stisch *adj* individual, typical, specific; characteristic (*für* of).
Cha•rak•ter•neu•ro•se *f psychia.* character neurosis, personality, personality disorder.
Charcot: Charcot-Fuß *m neuro.* Charcot's foot.
    Charcot-Gang *m ortho.* Charcot's gait.
    Charcot-Gelenk *nt neuro.* Charcot's joint/disease, tabetic arthropathy [ɑːrˈθrɑpəθɪ].
    Charcot-Predigerhand *f neuro.* Charcot's sign.
    Charcot-Steppergang *m neuro.* Charcot's sign.
    Charcot-Syndrom *nt card.* Charcot's syndrome, intermittent claudication of the leg, angina cruris.
    Charcot-Trias *f* **1.** *neuro.* Charcot's triad. **2.** *chir.* (*Galle*) Charcot's triad.
    Charcot-Zeichen *nt* **1.** → Charcot-Predigerhand. **2.** → Charcot-Steppergang.
Charcot-Marie: Charcot-Marie-Krankheit *f patho.* Charcot-Marie-Tooth disease, Charcot-Marie-Tooth atrophy ['ætrəfɪ], peroneal muscular atrophy.
Charcot-Weiss-Baker: Charcot-Weiss-Baker-Syndrom *nt card.* Charcot-Weiss-Baker syndrome, carotid sinus reflex, carotid sinus syndrome.
Charrière: Charrière-Skala *f* Charrière scale, French scale.
Chassaignac: Chassaignac-Lähmung *f ortho.* nursemaid's elbow, pulled elbow, Goyrand's trauma, Malgaigne's luxation.
Chauffard-Ramon-Still: Chauffard-Ramon-Still-Krankheit *f patho.* Still's disease, juvenile rheumatoid arthritis, Still-Chauffard syndrome.
    Chauffard-Ramon-Still-Syndrom *nt patho.* Chauffard's syndrome, Chauffard-Still syndrome.
Chaussé: Aufnahme *f* nach Chaussé *radiol.* Chaussé view.
Chaussier: Chaussier-Areola *f patho.* Chaussier's areola.
Check-up *m* check, check-up, check-over.
    einen Check-up machen lassen to have a check-up/to go for a check-up.
Chédiak-Higashi: Chédiak-Higashi-Syndrom *nt patho.* Chédiak-Steinbrinck-Higashi syndrome, Chédiak-Higashi syndrome, Béguez César disease.
Cheil•al•gie *f* chilalgia, cheilalgia.
Cheil•ek•to•mie *f HNO* cheilectomy, chilectomy.
Chei•li•tis *f HNO* cheilitis, chilitis.
Chei•lo•gna•tho•pa•la•to•schi•sis *f embryo.* cheilognathopalatoschisis, cheilognathoprosoposchisis, cheilognathouranoschisis.
Chei•lo•pla•stik *f chir.* cheiloplasty, chiloplasty, labioplasty.
Chei•lo•schi•sis *f embryo.* cheiloschisis [kaɪˈlɑskəsɪs], cleft lip, hare lip.
Chei•lo•to•mie *f chir.* cheilotomy, chilotomy.
Cheir•al•gie *f* cheiralgia.
Chei•ro•me•ga•lie *f* cheiromegaly, chiromegaly.
Chei•ro•skop *nt ophthal.* cheiroscope, chiroscope.
Che•mo•ab•ra•si•on *f chir.* chemabrasion, chemexfoliation.
Che•mo•chir•ur•gie *f* chemosurgery.
Che•mo•dek•tom *nt patho.* chemodectoma, chemoreceptor tumor.
Che•mo•em•bo•li•sa•ti•on *f chir.* chemoembolization.
Che•mo•kau•stik *f chir.* chemical cautery, chemocautery.
Che•mo•ko•agu•la•ti•on *f chir.* chemocoagulation.
Che•mo•nu•kleo•ly•se *f neurochir.* chemonucleolysis.
Che•mo•pro•phy•la•xe *f pharm.* chemical prophylaxis, chemoprophylaxis.
Che•mo•re•flex *m* chemoreflex.
Che•mo•re•si•stenz *f* chemoresistance.
Che•mo•re•zep•ti•on *f* chemoreception.
Che•mo•re•zep•to•ren•re•flex *m* chemoreceptor reflex.
Che•mo•sis *f ophthal.* chemosis.
Che•mo•the•ra•peu•ti•kum *nt pharm.* chemotherapeutic agent.
che•mo•the•ra•peu•tisch *adj* chemotherapeutic, chemotherapeutical.
Che•mo•the•ra•pie *f* chemotherapy, chemotherapeutics *pl*.
Cheney: Cheney-Syndrom *nt ortho.* Cheney's syndrome.
Chernez: Chernez-Schnitt *m gyn.* Chernez incision.
Cheyne-Stokes: Cheyne-Stokes-Atmung *f patho.* Cheyne-Stokes breathing, Cheyne-Stokes respiration, periodic breathing, tidal respiration.
Chiari-Frommel: Chiari-Frommel-Syndrom *nt patho.* Frommel-Chiari syndrome, Chiari-Frommel syndrome, Frommel's disease.
Chi•as•ma *nt* **1.** *anat.* [S.U. CHIASMA] **2.** *genet.* chiasma, chiasm.
Chiasma-Syndrom *nt neuro.* chiasma syndrome, chiasmatic syndrome.
Chi•as•mo•me•ter *nt ophthal.* chiastometer, chiasmometer.
Chilaiditi: Chilaiditi-Syndrom *nt patho.* hepatoptosis, Chilaiditi's syndrome.
Chil•al•gie *f* chilalgia, cheilalgia.
Child: Child-Operation *f chir.* Child's operation, Child's procedure.
Chin•cho•nis•mus *m pharm.* quininism

['kwaɪnɪnɪzəm], cinchonism ['sɪŋkənɪzəm].
Chi•ni•din *nt* quinidine, conquinine.
Chi•nin *nt* quinine.
Chi•nin•am•bly•opie *f* quinine amblyopia.
Chi•nis•mus *m pharm* quininism ['kwaɪnɪnɪzəm], cinchonism ['sɪŋkənɪzəm].
Chir•agra *f* cheiragra, chiragra.
Chir•al•gie *f* cheiralgia.
Chi•ro•me•ga•lie *f* cheiromegaly, chiromegaly.
Chi•ro•pla•stik *f chir.* cheiroplasty, chiroplasty, labioplasty.
Chi•ro•prak•tik *f* chiropractic.
Chi•ro•prak•ti•ker *m* chiropractor, chiropractic.
Chi•ro•prak•ti•ke•rin *f* chiropractor, chiropractic.
Chi•ro•prak•tor *m* chiropractor, chiropractic.
Chi•ro•spas•mus *m* cheirospasm, chirospasm.
Chir•urg *m* surgeon.
Chir•ur•gie *f* surgery.
  kosmetische Chirurgie cosmetic surgery, esthetic surgery.
  plastische Chirurgie plastic surgery, reconstructive surgery.
  rekonstruktive Chirurgie reconstructive surgery.
Chir•ur•gin *f* surgeon.
chir•ur•gisch *adj* surgical; operative.
Chla•my•dia *f micro.* chlamydia, Chlamydia.
  Chlamydia pneumoniae TWAR chlamydiae, Chlamydia pneumoniae.
  Chlamydia psittaci ornithosis virus; Chlamydia psittaci.
  Chlamydia trachomatis inclusion conjunctivitis virus, Chlamydia trachomatis.
Chla•my•dien•pneu•mo•nie *f patho.* chlamydial pneumonitis, chlamydial pneumonia.
Chla•my•di•ose *f epidem.* chlamydiosis, chlamydial disease, chlamydial infection.
Chlo•as•ma *nt derm., gyn.* chloasma, melasma, moth patch.
Chlor *nt* chlorine.
Chlor•ak•ne *f derm.* chloracne, chlorine acne.
Chlor•an•ämie *f hema.* Faber's anemia, achlorhydric anemia.
Chlor•hy•drie *f patho.* chlorhydria, hyperchlorhydria.
Chlo•rid *nt* chloride.
Chlorid-Diarrhö-Syndrom *nt ped.* familial chloridorrhea, familial chloride diarrhea.
Chlo•rid•ver•schie•bung *f physiol.* chloride shift, secondary buffering, Hamburger's shift.
Chlo•ro•form *nt* chloroform, trichloromethane.
Chlo•ro•for•mis•mus *m patho.* chloroformism ['klɔːrəʊfɔːrmɪzəm].
Chlo•ro•leuk•ämie *f hema.* chloroma, chloroleukemia, chloromyeloma.
Chlo•ro•lym•phom *nt patho., hema.* chlorolymphosarcoma.
Chlo•ro•lym•pho•sar•kom *nt patho., hema.* chlorolymphosarcoma.
Chlo•rom *nt* → Chloroleukämie.
Chlo•ro•pe•nie *f patho.* chloropenia.
Chlor•opie *f* → Chloropsie.
Chlor•op•sie *f ophthal.* chloropsia, chloropia, green vision.
Chlo•ro•sar•kom *nt* → Chloroleukämie.
Chlor•ure•se *f* chloriduria, chloruresis, chloruria.
Choa•nal•at•re•sie *f patho.* choanal atresia.
Choa•nal•po•lyp *m HNO* choanal polyp.
Chol•ago•gum *nt pharm.* cholagogue.
Chol•ämie *f patho.* cholemia, cholehemia.
chol•ämisch *adj patho.* cholemic.
Chol•an•gio•drai•na•ge *f chir.* biliary drainage.
Chol•an•gio•en•te•ro•sto•mie *f chir.* cholangioenterostomy.
Chol•an•gio•gramm *nt chir., radiol.* cholangiogram.
Chol•an•gio•gra•phie *f chir., radiol.* cholangiography.
  endoskopische retrograde Cholangiographie endoscopic retrograde cholangiography.
  perkutane transhepatische Cholangiographie percutaneous transhepatic cholangiography.
  perkutane transjugulare Cholangiographie percutaneous transjugular cholangiography.
Chol•an•gio•li•tis *f patho.* cholangiolitis.
Chol•an•gi•om *nt patho.* cholangioma.
Chol•an•gio•pan•krea•ti•ko•gra•phie *f radiol.* cholangiopancreatography. **endoskopische retrograde Cholangiopankreatikographie** endoscopic retrograde cholangiopancreatography.
Chol•an•gio•sko•pie *f* cholangioscopy [kəʊˌlændʒɪˈɒskəpɪ], choloscopy [kəˈlɒskəpɪ].
Chol•an•gio•sto•mie *f chir.* cholangiostomy.
Chol•an•gio•to•mie *f chir.* cholangiotomy.
Chol•an•gi•tis *f patho.* cholangitis, cholangeitis.
Chol•as•kos *nt* choleperitoneum, cholascos.
Cho•lat *nt* cholate.
Cho•le•cal•ci•fe•rol *nt* cholecalciferol, vitamin D_3.
Cho•le•cy•sti•tis *f* cholecystitis.
Cho•le•cy•sto•ki•nin *nt* cholecystokinin, pancreozymin.
Cho•le•doch•ek•to•mie *f chir.* choledochectomy.
Cho•le•do•chi•tis *f patho.* choledochitis.
Cho•le•do•cho•cho•le•do•cho•sto•mie *f chir.* choledochocholedochostomy.
Cho•le•do•cho•en•te•ro•sto•mie *f chir.* choledochoenterostomy.
Cho•le•do•cho•gramm *nt radiol.* choledo-

chogram.
Cho•le•do•cho•gra•phie *f radiol.* choledochography.
Cho•le•do•cho•lith *m patho.* choledochal stone/calculus, choledocholith.
Cho•le•do•cho•li•tho•to•mie *f chir.* choledocholithotomy.
Cho•le•do•cho•li•tho•trip•sie *f chir.* choledocholithotripsy, choledocholithotrity.
Cho•le•do•cho•sko•pie *f chir.* choledochoscopy [kəˌledəˈkɑskəpɪ].
Cho•le•do•cho•sto•mie *f chir.* choledochostomy.
Cho•le•do•cho•to•mie *f chir.* choledochotomy, choledochendysis.
Cho•le•do•cho•ze•le *f patho.* type III choledochal cyst, choledochocele.
Cho•le•do•chus *m* [S.U. DUCTUS CHOLEDOCHUS]
Cho•le•do•chus•di•ver•ti•kel *nt patho.* choledochal diverticulum.
Cho•le•do•chus•er•öff•nung *f chir.* choledochotomy, choledochendysis.
Cho•le•do•chus•ex•zi•si•on *f chir.* choledochectomy.
Cho•le•do•chus•gal•le *f chir.* common duct bile, A bile.
Cho•le•do•chus•kar•zi•nom *nt patho.* carcinoma of the choledochal duct, carcinoma of common bile duct.
Cho•le•do•chus•naht *f chir.* choledochorrhaphy.
Cho•le•do•chus•pla•stik *f chir.* choledochoplasty.
Cho•le•do•chus•re•sek•ti•on *f chir.* choledochectomy.
Cho•le•do•chus•re•vi•si•on *f chir.* common duct exploration.
Cho•le•do•chus•stein *m* → Choledocholith.
Cho•le•do•chus•zy•ste *f patho.* choledochal cyst, choledochus cyst.
Cho•le•lith *m patho.* gallstone, cholelith, biliary calculus.
Cho•le•li•thia•sis *f patho.* cholelithiasis, gallstone disease.
Cho•le•li•tho•to•mie *f chir.* cholelithotomy.
Cho•le•li•tho•trip•sie *f chir.* cholelithotripsy, cholelithotrity.
Cho•le•pe•ri•to•ne•um *nt patho.* choleperitoneum, cholascos, bile ascites.
Cho•le•pe•ri•to•ni•tis *f patho.* choleperitonitis, biliary peritonitis, bile peritonitis.
Cho•le•ra *f epidem.* 1. cholera. 2. **Cholera asiatica** classic cholera, Asiatic cholera.
Cho•le•ra•gen *nt patho.* cholera toxin, choleragen.
Cho•le•sta•se *f patho.* cholestasis.
cho•le•sta•tisch *adj* cholestatic.
Cho•le•stea•tom *nt HNO* cholesteatoma, pearl tumor.
Cho•le•stea•to•se *f patho.* cholesteatosis.
Cho•le•ste•rin *nt* cholesterol, cholesterin.
Cho•le•ste•rin•gra•nu•lom *nt patho.* cholesterol granuloma.

Cho•le•ste•rin•sen•ker *m pharm.* anticholesteremic, anticholesterolemic.
Cho•le•ste•rin•stein *m patho.* cholesterol calculus, metabolic calculus.
Cho•le•ste•rin•urie *f patho.* cholesteroluria, cholesterinuria.
Cho•le•ste•rol *nt* cholesterol, cholesterin.
Cho•le•szin•ti•gra•phie *f radiol.* cholescintigraphy.
Cho•le•zy•sta•go•gum *nt pharm.* cholecystagogue, cholagogue.
Cho•le•zyst•ek•ta•sie *f patho.* cholecystectasia.
Cho•le•zyst•ek•to•mie *f chir.* cholecystectomy.
Cho•le•zyst•en•te•ro•sto•mie *f chir.* cholecystenterostomy, cholecystenteroanastomosis.
Cho•le•zy•sti•tis *f patho.* cholecystitis. [S.A. GALLENBLASENENTZÜNDUNG]
Cho•le•zy•sto•chol•an•gio•gra•phie *f radiol.* cholecystocholangiography.
Cho•le•zy•sto•en•te•ro•sto•mie *f chir.* cholecystointestinal fistula, cholecystoenteric fistula, cholecystoenterostomy.
Cho•le•zy•sto•gra•phie *f radiol.* cholecystography.
Cho•le•zy•sto•ki•nin *nt* cholecystokinin, pancreozymin.
Cho•le•zy•sto•li•thia•sis *f patho.* cholecystolithiasis.
Cho•le•zy•sto•li•tho•trip•sie *f chir.* cholecystolithotripsy.
Cho•le•zy•sto•pa•thie *f patho.* cholecystopathy [ˌkɑʊləsɪsˈtɑpəθɪ].
Cho•le•zy•stor•rha•phie *f chir.* cholecystorrhaphy.
Cho•le•zy•sto•sto•mie *f chir.* cholecystostomy, cholecystendysis.
Cho•le•zy•sto•to•mie *f chir.* cholecystomy, cholecystotomy.
cho•lin•erg *adj* cholinergic.
Cho•lin•er•gi•kum *nt pharm.* cholinergic.
cho•lin•er•gisch *adj* cholinergic.
Cho•lin•ester *m* cholinester.
Cho•lin•este•ra•se *f* cholinesterase, pseudocholinesterase.
Cho•lin•este•ra•se•hem•mer *m pharm.* cholinesterase inhibitor, acetylcholinesterase inhibitor, anticholinesterase.
Cho•li•no•ly•ti•kum *nt pharm.* cholinolytic.
Cho•li•no•mi•me•ti•kum *nt pharm.* cholinomimetic agent.
Cho•li•no•re•zep•tor *m* cholinergic receptor, cholinoreceptor.
Cho•li•no•re•zep•tor•blocka•de [K•K] *f pharm.* cholinergic blockade.
Cho•li•no•re•zep•to•ren•blocker [K•K] *m pharm.* cholinergic blocker, cholinergic blocking agent.
Cho•lo•sta•se *f patho.* cholestasis.
Chol•urie *f patho.* choluria, biliuria.
chon•dral *adj* cartilaginous, chondral, chondric.
Chon•dral•gie *f* chondrodynia, chondralgia.

Chondritis

Chon•dri•tis *f patho.* chondritis.
Chon•dro•bla•stom *nt patho.* chondroblastoma, Codman's tumor.
Chon•dro•dy•nie *f* chondrodynia, chondralgia.
Chon•dro•dys•pla•sie *f patho.* chondrodysplasia.
Chon•dro•dys•tro•phie *f patho.* chondrodystrophy.
Chon•dro•ek•to•der•mal•dys•pla•sie *f patho.* chondroectodermal dysplasia, Ellis-van Creveld syndrome.
chon•dro•id *adj* chondroid, chondroitic, cartilaginiform, cartilaginoid.
Chon•dro•kal•zi•no•se *f patho.* pseudogout, articular chondrocalcinosis, chondrocalcinosis.
Chon•drom *nt patho.* chondroma.
Chon•dro•ma•la•zie *f patho.* chondromalacia.
Chon•dro•ma•to•se *f ortho.* chondromatosis, multiple chondromas.
Chon•dro•osteo•ar•thri•tis *f patho.* chondro-osteoarthritis.
Chon•dro•osteo•ne•kro•se *f ortho.* epiphyseal ischemic necrosis, aseptic osteochondrosis.
Chon•dro•pa•thie *f patho.* chondropathy [kɑnˈdrɑpəθɪ].
Chon•dro•phyt *m ortho.* chondrophyte.
Chon•dro•sar•kom *nt patho.* chondrosarcoma, malignant enchondroma.
Chon•dro•se *f patho.* chondrosis.
Chon•dro•tom *nt ortho.* cartilage knife, chondrotome.
Chon•dro•to•mie *f ortho.* chondrotomy [kɑnˈdrɑtəmɪ].
Chopart: Chopart-Amputation *f ortho.* Chopart's amputation, mediotarsal amputation.
 Chopart-Gelenklinie *f anat.* Chopart's joint, transverse tarsal joint.
Chor•da *f* [s.u. CHORDA]
Chor•da•ka•nal *m anat.* Civinini's canal, chorda tympani canal.
Chord•ek•to•mie *f HNO* chordectomy [kɔːrˈdɛktəmɪ], cordectomy.
Chor•di•tis *f HNO* chorditis.
Chor•do•pe•xie *f HNO* chordopexy, cordopexy.
Chor•do•to•mie *f* 1. *neurochir.* chordotomy, cordotomy. 2. *HNO* cordotomy, cordotomy [kɔːrˈdɑtəmɪ].
Cho•rea *f neuro.* chorea.
 Chorea electrica Dubini's disease, electric chorea, electrolepsy.
 Chorea gravidarum chorea in pregnancy.
 Chorea Huntington Huntington's chorea, hereditary chorea, chronic chorea.
 Chorea minor/rheumatica/simplex Sydenham's chorea, rheumatic chorea, juvenile chorea.
cho•rea•ti•form *adj* choreiform, choreoid.
cho•rea•tisch *adj* choreic, choreal, choreatic.

Cho•reo•athe•to•se *f neuro.* choreoathetosis.
cho•ri•al *adj* chorial, chorionic.
Cho•rio•ade•nom *nt gyn.* chorioadenoma.
Cho•rio•al•lan•to•is *f embryo.* chorioallantois, chorioallantoic membrane.
Cho•rio•am•nio•ni•tis *f gyn.* chorioamnionitis.
Cho•rio•idea *f histol.* choroid, choroidea, chorioidea.
Cho•rio•ider•emie *f ophthal.* choroideremia, tapetochoroidal dystrophy.
Cho•rio•idi•tis *f ophthal.* choroiditis.
Cho•rio•ido•iri•tis *f ophthal.* choroidoiritis.
Cho•rio•ido•zy•kli•tis *f ophthal.* choroidocyclitis.
Cho•rio•me•nin•gi•tis *f neuro.* choriomeningitis. **lymphozytäre Choriomeningitis** lymphocytic choriomeningitis, Armstrong's disease.
Cho•ri•on *nt embryo.* chorionic sac, chorion sac, chorion.
cho•rio•nal *adj* chorionic, chorial.
Cho•ri•on•epi•the•li•om *nt* (**malignes**) *gyn.* choriocarcinoma, chorioblastoma, chorionepithelioma, chorionic carcinoma, deciduocellular carcinoma.
Cho•ri•on•go•na•do•tro•pin *nt* choriogonadotropin, chorionic gonadotropin.
Cho•rio•ni•tis *f gyn.* chorionitis.
Cho•ri•on•kar•zi•nom *nt* → Chorionepitheliom.
Cho•ri•on•zot•ten *pl* chorionic villi.
Cho•rio•re•ti•ni•tis *f ophthal.* chorioretinitis, choroidoretinitis.
Cho•rio•re•ti•no•pa•thie *f ophthal.* chorioretinopathy.
Cho•ro•id•ek•to•mie *f neurochir.* choroidectomy.
Cho•ro•idi•tis *f ophthal.* choroiditis.
Chotzen: Chotzen-Syndrom *nt embryo.* Chotzen syndrome, Saethre-Chotzen syndrome.
Christmas: Christmas-Faktor *m hema.* Christmas factor, factor IX.
 Christmas-Krankheit *f hema.* factor IX deficiency, Christmas disease.
Christ-Siemens: Christ-Siemens-Syndrom *nt derm.* Christ-Siemens syndrome, Christ-Siemens-Touraine syndrome, anhidrotic ectodermal dysplasia.
Chrom•af•fi•nom *nt patho.* chromaffin tumor, chromaffinoma.
Chro•ma•ti•de *f genet.* chromatid.
Chro•ma•tin *nt* chromatin, chromoplasm, karyotin.
chro•ma•tisch *adj* chromatic.
Chro•ma•to•der•ma•to•se *f derm.* chromatodermatosis, chromatosis.
Chro•ma•to•dys•opie *f* → Chromatodysopsie.
Chro•ma•to•dys•op•sie *f ophthal.* color anomaly, dyschromatopsia, dyschromasia.
Chro•ma•to•pho•ren•nae•vus *m,* **familiärer** *derm.* Franceschetti-Jadassohn syn-

drome, chromatophore nevus of Naegeli.
Chro•ma•to•pie f → Chromatopsie.
Chro•ma•top•sie f chromatic vision, color vision, colored vision, chromatopsia.
Chro•ma•top•to•me•trie f ophthal. chromatoptometry.
Chro•ma•to•se f derm. chromopathy, chromatopathy, chromatodermatosis.
Chro•ma•to•sko•pie f ophthal. chromatoscopy [ˌkrəʊmə'tɒskəpɪ], chromoscopy [krəʊ'mɒskəpɪ].
Chro•mat•urie f urol. chromaturia.
Chrom•cat•gut nt chir. chromic catgut, chromicized catgut.
Chro•mo•dia•gno•stik f chromatoscopy [ˌkrəʊmə'tɒskəpɪ], chromoscopy [krəʊ'mɒskəpɪ], chromodiagnosis.
Chro•mo•pro•te•in•nie•re f patho. chromoproteinuric nephrosis, lower nephron nephrosis.
chro•mo•pro•te•in•urisch adj chromoproteinuric.
Chrom•op•sie f chromatic vision, color vision, colored vision, chromatopsia.
Chrom•op•to•me•trie f ophthal. chromatoptometry.
Chro•mo•skop nt ophthal. chromatoscope, chromoscope.
Chro•mo•sko•pie f ophthal. chromatoscopy [ˌkrəʊmə'tɒskəpɪ], chromoscopy [krəʊ'mɒskəpɪ].
Chro•mo•som nt genet. chromosome.
chro•mo•so•mal adj chromosomal.
Chro•mo•so•men•ab•er•ra•ti•on f genet. chromosome aberration, chromosome abnormality.
Chro•mo•so•men•ana•ly•se f genet. karyotyping.
Chro•mo•so•men•ano•ma•lie f chromosomal anomaly, chromosome anomaly.
Chro•mo•so•men•dis•lo•ka•ti•on f genet. dislocation.
Chro•mo•so•men•mu•ta•ti•on f chromosomal mutation.
Chro•mo•so•men•satz m chromosome complement.
Chro•mo•tri•chie f derm. chromotrichia.
Chro•mo•zy•sto•sko•pie f urol. chromocystoscopy [ˌkrəʊməsɪs'tɒskəpɪ], chromoureteroscopy [ˌkrəʊməjəˌriːtə'rɒskəpɪ].
chro•nisch adj chronic, chronical.
Chro•ni•zi•tät f chronicity.
Chry•sia•sis f → Chrysoderma.
Chry•so•der•ma nt derm. chrysoderma, chrysiasis, auriasis.
Chry•so•the•ra•pie f pharm. chrysotherapy, aurotherapy.
Churg-Strauss: Churg-Strauss-Syndrom nt hema., patho. Churg-Strauss syndrome, allergic granulomatous angitis.
Chvostek: Chvostek-Zeichen nt neuro. face phenomenon [fɪ'nɒməˌnɒn], facial sign, Chvostek's symptom/sign.
Chyl•ämie f patho. chylemia.
Chyl•as•kos m patho. chyloperitoneum, chyliform ascites, chylous ascites.
Chyl•ek•ta•sie f patho. chylectasia, chylangiectasia, chyle cyst.
Chy•lo•der•ma nt patho. chyloderma, elephantiasis.
Chy•lo•lip•urie f patho. chyluria, galacturia.
Chy•lo•me•dia•sti•num nt patho. chylomediastinum.
Chy•lo•mi•kron nt chylomicron, lipomicron.
Chy•lo•mi•kron•ämie f patho. chylomicronemia, hyperchylomicronemia.
Chy•lo•pe•ri•kard nt patho. chylopericardium.
Chy•lo•pe•ri•kar•di•tis f patho. chylopericarditis.
Chy•lo•pe•ri•to•ne•um nt patho. chyloperitoneum, chyliform ascites, chylous ascites.
Chy•lo•pneu•mo•tho•rax m patho. chylopneumothorax.
Chy•lor•rhö f patho. **1.** chylorrhea. **2.** chylous diarrhea.
chy•lös adj chyliform, chyloid, chylous.
Chy•lo•tho•rax m patho. chylothorax, chylopleura, chylous hydrothorax.
Chy•lo•ze•le f patho. chylocele, chylous hydrocele.
Chyl•urie f urol. chyluria, milky urine, chylous urine.
Chy•lus m chyle, chylus.
Chy•lus•stau•ung f patho. chyle stasis, chylous stasis.
Chy•lus•zy•ste f patho. chylectasia, chylangiectasia, chyle cyst.
Ci•ca•trix f patho. cicatrix, scar.
Ci•li•um nt eyelash, cilium.
Ci•mex m micro. cimex.
Cimex hemipterus tropical bedbug, Cimex hemipterus.
Cimex lectularius common bedbug, Cimex lectularius.
Ci•mi•co•sis f derm. cimicosis.
Cimino: Cimino-Shunt m chir. Cimino shunt, Brescia-Cimino shunt.
Cir•cum•ci•sio f chir. circumcision; urol. circumcision, posthetomy, peritomy [pə'rɪtəmɪ].
Cir•rho•sis f patho. **1.** cirrhosis, fibroid induration. **2.** **Cirrhosis hepatis** hepatic cirrhosis, liver cirrhosis.
Cirs•ek•to•mie f chir. cirsectomy [sər'sektəmɪ].
Cir•so•ce•le f patho. cirsocele, varicocele.
Cir•so•de•sis f chir. cirsodesis.
Cirs•om•pha•lus m patho. Medusa's head, cirsomphalos, Cruveilhier's sign.
Ci•trat nt citrate.
Clau•di•ca•tio f claudication, limping.
Claudicatio intermittens card. Charcot's syndrome, intermittent claudication, angina cruris.
Claudicatio intermittens abdominalis abdominal angina, intestinal angina, Ortner's disease.
Claudicatio intermittens des Rücken-

marks intermittent claudication of the cauda equina/spinal cord, pseudoclaudication.

Cla‧vi‧cu‧la *f anat.* clavicle, collar bone, clavicula.

Cla‧vi‧ko‧to‧mie *f ortho.* cleidorrhexis, cleidotomy [klaɪˈdɑtəmɪ], clavicotomy.

Cla‧vus *m derm.* clavus, corn.

Click *m card.* click. **systolischer Click** systolic click.

Click-Syndrom *nt card.* click syndrome.

Clip *m chir.* clip.

Cli‧to‧ris *f anat.* clitoris.

Clon *m immun., genet.* clone.

Clon‧or‧chia‧sis *f epidem.* clonorchiasis, clonorchiosis.

Clon‧or‧chis sinensis *micro.* Chinese liver fluke, Clonorchis sinensis.

Clo‧nus *m physiol.* clonus, clonic spasm, clonospasm.

Clo‧stri‧di‧en‧bak‧te‧ri‧ämie *f patho.* clostridial bacteremia.

Clo‧stri‧di‧en‧to‧xin *nt patho.* clostridial toxin.

Clo‧stri‧di‧um *nt micro.* clostridium, Clostridium.

Clostridium botulinum Clostridium botulinum.

Clostridium perfringens Welch's bacillus, gas bacillus, Clostridium perfringens.

Clostridium septicum Ghon-Sachs bacillus, Sachs' bacillus, Clostridium septicum.

Clostridium tetani Nicolaier's bacillus, tetanus bacillus, Clostridium tetani.

Clostridium-botulinum-Toxin *nt patho.* Clostridium botulinum toxin.

Clough-Richter: Clough-Richter-Syndrom *nt hema.* Clough-Richter's syndrome.

Clutton: Clutton-Syndrom *nt patho.* Clutton's joint.

Clys‧ma *nt* clysma, clyster, enema [ˈenəmə].

CM-Gelenk *nt anat.* CMC joint, carpometacarpal articulation/joint.

CMV-Hepatitis *f patho.* cytomegalovirus hepatitis.

CMV-Mononukleose *f patho.* cytomegalovirus mononucleosis.

CMV-Pneumonie *f patho.* cytomegalovirus pneumonia [n(j)uːˈməʊnɪə].

Co‧arc‧ta‧tio *f patho., card.* coarctation. **Coarctatio aortae** aortic coarctation, isthmus stenosis, aortic isthmus stenosis.

Coats: Coats-Syndrom *nt ophthal.* Coats' disease/retinitis, exudative retinitis, exudative retinopathy.

Co‧bal‧amin *nt* cobalamin, extrinsic factor.

Co‧ca‧in *nt* cocain, cocaine.

Co‧cai‧ni‧sie‧rung *f anes.* cocainization.

Co‧cai‧nis‧mus *m* cocaine abusus, cocainism [kəʊˈkeɪnɪzəm].

Coc‧ci‧dio‧idin *nt immun.* coccidioidin.

Coc‧ci‧dio‧ido‧my‧co‧se *f epidem.* Posada's mycosis, Posada-Wernicke disease, coccidioidal granuloma, coccidioidomycosis, coccidioidosis.

Coc‧ci‧dio‧sis *f epidem.* coccidial disease, coccidiosis.

Coc‧cus *m micro.* coccus.

Coc‧cyx *f anat.* coccyx, coccygeal bone.

Coch‧lea *f anat.* cochlea.

Coch‧le‧itis *f →* Cochlitis.

Coch‧li‧tis *f HNO* cochleitis, cochlitis.

Codman: Codman-Dreieck *nt ortho.* Codman's triangle.

Codman-Tumor *m ortho.* Codman's tumor, chondroblastoma.

Codman-Zeichen *nt ortho.* Codman's sign.

Co‧en‧zym *nt* coferment, coenzyme.

Coe‧ru‧lo‧plas‧min *nt* ceruloplasmin, ferroxidase.

Co‧fak‧tor *m biochem.* cofactor.

Cogan: Cogan-Syndrom *nt ophthal.* Cogan's syndrome, oculovestibulo-auditory syndrome.

Cohn: Cohn-Test *m ophthal.* Cohn's test.

Co‧itus *m* copulation, sexual intercourse, sex act, coitus.

Cole: Cole-Rezessus *m radiol.* Cole's recess.
Cole-Zeichen *nt radiol.* Cole's sign.

Cole-Cecil: Cole-Cecil-Geräusch *nt card.* Cole-Cecil murmur.

Co‧li‧bak‧te‧ri‧um *nt micro.* coli bacillus, Escherich's bacillus, Escherichia coli.

Co‧li‧ba‧zil‧lus *m →* Colibakterium.

Co‧li‧tis *f* colonic inflammation, colonitis, colitis. **Antibiotika-assoziierte** antibiotic-associated colitis, antibiotic-associated diarrhea, antibiotic-associated enterocolitis.

Colles: Colles-Fraktur *f ortho.* Colles' fracture.

Collet: Collet-Syndrom *nt neuro.* Collet-Sicard syndrome, Collet's syndrome.

Col‧li‧cu‧li‧tis *f urol.* colliculitis, verumontanitis.

Col‧lum *nt* [s.u. COLLUM]

Collum-Corpus-Winkel *m ortho.* collodiaphyseal angle.

Co‧lon *nt* [s.u. COLON]

Co‧lum‧na *f* [s.u. COLUMNA]

Co‧ma *nt* 1. *neuro.* coma. 2. *ophthal.* coma.

Com‧edo *m derm.* comedo, blackhead.

Com‧mo‧tio *f neuro., patho.* concussion, commotion.

Commotio cerebri cerebral concussion, brain concussion, concussion of/on the brain, commotion.

Commotio retinae concussion of the retina, Berlin's disease.

Commotio spinalis spinal concussion, concussion of the spinal cord.

Comolli: Comolli-Zeichen *nt ortho.* Comolli's sign.

Com‧ple‧ment *nt immun.* complement.

Com‧pli‧ance *f* 1. *physiol., phys.* compliance. 2. *clin., stat.* compliance.

Com‧po‧si‧tum *nt pharm.* compound.

Compound-Nävus *m derm.* compound nevus.

Com‧pu‧ter‧to‧mo‧gra‧phie *f radiol.* computed tomography [təˈmɑgrəfɪ], computer-assisted tomography, computerized

tomography.
Con•cha *f* [S.U. CONCHA]
Con•chi•tis *f* conchitis.
Con•duit *nt/m urol., chir.* conduit.
Con•dy•lo•ma *nt derm.* condyloma.
  Condyloma acuminatum acuminate wart, fig wart, moist wart, acuminate condyloma.
  Condyloma gigantea Buschke-Löwenstein tumor, giant condyloma (acuminatum).
  Condyloma latum flat condyloma, broad condyloma, moist papule, mucous papule, syphilitic condyloma.
Con•dy•lus *m* [S.U. CONDYLUS]
Con•junc•ti•va *f histol.* conjunctiva.
Con•junc•ti•vi•tis *f ophthal.* conjunctivitis, blennophthalmia. [S.A. KONJUNKTIVITIS]
  Conjunctivitis actinica actinic conjunctivitis, electric ophthalmia, snow conjunctivitis.
  Conjunctivitis acuta simple (acute) conjunctivitis, mucopurulent conjunctivitis, acute catarrhal conjunctivitis.
  Conjunctivitis allergica allergic conjunctivitis, anaphylactic conjunctivitis, atopic conjunctivitis.
  Conjunctivitis eccematosa eczematous conjunctivitis, phlyctenular conjunctivitis.
  Conjunctivitis granulosa/trachomatosa granular conjunctivitis, granular lids, trachoma, trachomatous conjunctivitis.
Conn: Conn-Syndrom *nt endo.* Conn's syndrome, primary hyperaldosteronism [ˌhaɪpərældəˈstɛrəʊnɪzəm].
Conradi-Hünermann: Conradi-Hünermann-Syndrom *nt embryo.* Conradi's syndrome, Conradi-Hünermann syndrome, stippled epiphysis.
Contre-coup-Fraktur *f ortho.* fracture by contrecoup, contrafissure.
Contre-coup-Verletzung *f chir.* contrecoup, contrecoup injury.
Con•tu•sio *f neuro., card.* contusion.
  Contusio cerebri brain contusion, cerebral contusion.
  Contusio cordis cardiac contusion.
Co•nus *m* [S.U. CONUS] Conus myopicus *ophthal.* myopic conus, myopic crescent.
Cooley: Cooley-Anämie *f hema.* Cooley's anemia, thalassemia major, homozygous β-thalassemia, homozygous form of β-thalassemia.
Coombs: Coombs-Geräusch *nt card.* Carey Coombs murmur, Coombs' murmur.
  Coombs-Test *m immun.* Coombs test, antiglobulin test.
Cooper: Cooper-Hernie *f chir.* Hesselbach's hernia, Cooper's hernia.
  Cooper-Syndrom *nt gyn.* Cooper's irritable breast.
Cope: Cope-Zeichen *nt chir.* Cope's sign, iliopsoas sign, psoas test.
Cor *nt anat.* heart.
Corbus: Corbus-Krankheit *f derm.* Corbus' disease, phagedenic balanitis, gangrenous balanitis.
Cori: Cori-Krankheit *f patho.* Cori's disease, limit dextrinosis, debrancher deficiency.
Co•ri•um *nt anat.* corium, derma, dermis.
Cor•nea *f anat.* cornea, keratoderma of eye.
  Cornea farinata *ophthal.* floury cornea.
Cornelia de Lange: Cornelia de Lange-Syndrom *nt patho.* Brachmann-de Lange syndrome, Cornelia de Lange syndrome.
Cor•pus *nt* [S.U. CORPUS]
  Corpus alienum *patho.* foreign body.
  Corpus liberum *ortho.* loose body, joint mouse.
  Corpora *pl* oryzoidea *patho.* rice bodies, oryzoid bodies.
Corpus-luteum-Hormon *nt endo.* corpus luteum hormone, progesterone.
Corpus-luteum-Insuffizienz *f gyn.* corpus luteum deficiency syndrome.
Corrigan: Corrigan-Atmung *f patho.* Corrigan's respiration, cerebral respiration.
  Corrigan-Linie *f card.* Corrigan's sign/line.
  Corrigan-Puls *m card.* Corrigan's pulse, cannonball pulse, piston pulse.
Cor•tex *m* [S.U. CORTEX]
Cor•ti•co•li•be•rin *nt* corticoliberin, corticotropin releasing hormone/factor.
Cor•ti•co•ste•ro•id *nt* corticosteroid.
Cor•ti•co•tro•pin *nt* corticotropin, adrenocorticotropic hormone.
Corticotropin-releasing-Faktor *m* → Corticoliberin.
Cor•ti•sol *nt* cortisol, hydrocortisone.
Cor•ti•son *nt* cortisone.
Cor•ti•son•glau•kom *nt ophthal.* corticosteroid-induced glaucoma.
Corvisart: Corvisart-Gesicht *nt card.* Corvisart's facies.
  Corvisart-Komplex *m card.* Corvisart's disease.
Co•ry•ne•bac•te•ri•um *nt micro.* corynebacterium, Corynebacterium.
  Corynebacterium diphtheriae diphtheria bacillus, Klebs-Löffler bacillus, Löffler's bacillus, Corynebacterium diphtheriae.
Co•ry•za *f* coryza, cold in the head, acute rhinitis, acute catarrhal rhinitis.
Costen: Costen-Syndrom *nt neuro.* Costen's syndrome, temporomandibular joint syndrome.
Councilman: Councilman-Körperchen *pl patho.* Councilman's bodies, hyaline bodies.
Courvoisier: Courvoisier-Gallenblase *f patho.* Courvoisier's gallbladder.
  Courvoisier-Regel *f chir.* Courvoisier's law.
  Courvoisier-Zeichen *nt chir.* Courvoisier's sign, Courvoisier-Terrier syndrome.
Couvelaire: Couvelaire-Uterus *m gyn.* Couvelaire uterus/syndrome, uterine apoplexy.
Cowper: Cowper-Drüse *f histol.* bulbourethral gland, Cowper's gland.
  Cowper-Zyste *f gyn.* Cowper's cyst.
Cow•pe•ri•tis *f* cowperitis.
Co•xa *f anat.* 1. coxa, hip. 2. coxofemoral articulation/joint, femoral articulation/joint, articulation of hip, hip joint, thigh joint,

Coxalgie

inf. hip.

Coxa antetorta *ortho.* anteverted femoral neck, anteverted hip.

Coxa plana *ortho.* Perthes' disease, Legg-Calvé-Perthes disease, coxa plana.

Coxa saltans *ortho.* Perrin-Ferraton disease, snapping hip.

Cox•al•gie *f* coxalgia, coxodynia.

Cox•ar•thri•tis *f* → Coxitis.

Cox•ar•thro•sis *f* coxarthrosis, degenerative arthritis of (the) hip joint, hip-joint disease, degenerative osteoarthritis of hip joint.

Co•xi•tis *f ortho.* coxitis, coxarthritis.

Cox•sackie•vi•rus [k·k] *nt micro.* Coxsackie virus, coxsackievirus.

CPAP-Atmung *f IC* CPAP breathing, continuous positive airway pressure (breathing), continuous positive pressure breathing.

Cramer: Cramer-Schiene *f ortho.* Cramer's splint.

Crea•tin *nt* creatine, kreatin.

Crea•tin•ämie *f patho.* creatinemia.

Crea•ti•nin *nt* creatinine.

Crea•ti•nin•clea•rance *f physiol.* creatinine clearance.

Crea•tin•ki•na•se *f* creatine kinase, creatine phosphokinase, creatine phosphotransferase.

Crea•tin•phos•pho•ki•na•se *f* → Creatinkinase.

Crea•tin•urie *f patho.* creatinuria.

Credé: Credé-Prophylaxe *f ped.* Credé's method, Credé's maneuver.

Cre•me *f pharm.* cream, cremor.

Cre•pi•ta•tio *f* **1.** *patho.* crepitation, crepitus. **2.** *ortho.* (*Fraktur*) crepitation, bony crepitus.

Crescendo-Decrescendo-Geräusch *nt clin.* crescendo-decrescendo murmur, diamond-shaped murmur.

Cres•cen•do•ge•räusch *nt clin.* crescendo murmur.

Creutzfeldt-Jakob: Creutzfeldt-Jakob-Erkrankung *f patho.* Creutzfeldt-Jakob disease, C-J disease, Jakob-Creutzfeldt disease.

Crigler-Najjar: Crigler-Najjar-Syndrom *nt hema.* Crigler-Najjar syndrome, congenital nonhemolytic jaundice.

Crohn: Morbus *m* Crohn *patho.* Crohn's disease, regional enteritis, granulomatous enteritis, segmental enteritis.

Cro•mo•gly•cin•säu•re *f pharm.* cromolyn, cromoglycic acid.

Cro•mo•lyn *nt* → Cromoglycinsäure.

Cronkhite-Canada: Cronkhite-Canada-Syndrom *nt hema.* Cronkhite-Canada syndrome, Canada-Cronkhite syndrome.

Cross•mat•ching *nt immun.* cross matching.

Croup *m ped., HNO* croup, exudative angina.

Crouzon: Crouzon-Syndrom *nt embryo.* Crouzon's syndrome, craniofacial dysostosis.

Crus *nt* [S.U. CRUS] **Crus varum** *ortho.* bowleg, bandy-leg.

Crush-Syndrom *nt patho.* crush syndrome, compression syndrome, Bywaters' syndrome.

Cru•sta *f derm.* crust. **Crusta lactea** milk crust, milk scall, milk tetter, milky tetter.

Cruveilhier: Cruveilhier-Krankheit *f neuro.* Cruveilhier's disease/paralysis [pə-'rælɪsɪs], progressive spinal muscular atrophy ['ætrəfɪ].

Cruveilhier-Baumgarten: Cruveilhier-Baumgarten-Syndrom *nt patho.* Cruveilhier-Baumgarten syndrome, portoumbilical circulation.

Cryp•to•coc•co•se *f epidem.* cryptococcosis, Busse-Buschke disease, Buschke's disease, torulosis.

Cryp•to•coc•cus *m micro.* Cryptococcus, Torula.

Cryptococcus-Meningitis *f neuro.* torula meningitis, torular meningitis, cryptococcal meningitis.

Cu•bi•tus *m anat.* elbow, cubitus.

Cubitus valgus *ortho.* cubitus valgus.

Cubitus varus *ortho.* gunstock deformity, cubitus varus.

Cullen-Hellendall: Cullen-Hellendall-Zeichen *nt patho.* Cullen's sign, Hellendall's sign, blue navel.

Cu•ma•rin *nt* cumarin, coumarin.

Cu•ra•re *nt* curare, curari.

cu•ra•re•mi•me•tisch *adj* curaremimetic.

Cu•ret•ta•ge *f chir.* curettage, curetment, curettement.

Curling: Curling-Ulkus *nt patho.* Curling's ulcer.

Curschmann-Batten-Steinert: Curschmann-Batten-Steinert-Syndrom *nt neuro.* Steinert's disease, myotonic atrophy ['ætrəfɪ], myotonic dystrophy.

Cushing: Cushing-Effekt *m endo.* Cushing's effect, Cushing's response.

Cushing-Naht *f chir.* Cushing's suture.

Cushing-Syndrom *nt endo.* Cushing's syndrome, pituitary basophilism.

Cushing-Syndrom II *nt neuro.* Cushing's syndrome, cerebellopontine angle syndrome.

Cushing-Ulkus *nt patho.* Cushing's ulcer.

cu•shin•go•id *adj clin.* cushingoid.

Cu•tis *f anat.* skin, cutis, derma.

Cutis-laxa-Syndrom *nt derm.* lax skin, loose skin, chalazodermia, cutis laxa, dermatochalasis.

Cya•nid *nt* cyanide, cyanid, prussiate.

Cy•an•met•hä•mo•glo•bin *nt* cyanide methemoglobin, cyanmethemoglobin.

Cya•no•co•bal•amin *nt* cyanocobalamin, vitamin B_{12}, extrinsic factor.

Cya•no•sis *f patho.* cyanosis, cyanoderma.

Cy•cli•tis *f ophthal.* cyclitis.

Cyclo-AMP *nt* cyclic adenosine monophosphate, cyclic AMP.

Cyclo-AMP-Rezeptorprotein *nt* cyclic AMP receptor protein, catabolite gene-activator protein.

Cyst•ade•no•ma *nt patho.* adenocystoma, cystadenoma, cystic adenoma.

Cy•sti•cer•co•se f epidem. cysticercus disease, cysticercosis.
Cy•sti•cer•cus m micro. bladder worm, cysticercus.
Cy•stin nt cystine.
Cy•stin•ämie f patho. cystinemia.
Cy•sti•no•se f patho. cystinosis, Lignac-Fanconi syndrome, cystine storage disease.
Cy•stin•urie f patho. cystinuria.
Cy•sti•tis f urol. bladder inflammation, cystitis. **Cystitis catarrhalis** catarrhal cystitis, desquamative catarrhal cystitis.
Cy•sto•ce•le f cystocele, vesical hernia, vesicocele.
Cy•stom nt patho. cystic tumor, cystoma.
Cy•to•me•ga•lie•vi•rus nt micro. cytomegalic inclusion disease virus, cytomegalovirus, salivary gland virus.
Cy•to•me•ga•lie•vi•rus•he•pa•ti•tis f patho. cytomegalovirus hepatitis.
C-Zellen pl **1.** (*Pankreas*) C cells. **2.** (*Schilddrüse*) parafollicular cells, C cells.
C-Zellen-Karzinom nt (*Schilddrüse*) medullary thyroid carcinoma.
Czerny: Czerny-Pfeilernaht f chir. Czerny's suture.
Czerny-Lembert: Czerny-Lembert-Naht f chir. Czerny-Lembert suture.

D

d'Acosta: d'Acosta-Syndrom *nt patho.* altitude sickness, acute mountain sickness, d'Acosta's disease.

Dac•ty•li•tis *f patho.* dactylitis.

Da•kryo•ade•ni•tis *f ophthal.* dacryoadenitis, dacryadenitis.

Da•kryo•blen•nor•rhoe *f ophthal.* dacryoblennorrhea.

Da•kryo•ca•na•li•cu•li•tis *f ophthal.* dacryocanaliculitis.

Da•kryo•cy•sti•tis *f ophthal.* dacryocystitis, dacrycystitis.

Da•kryo•lith *m ophthal.* dacryolith, tear stone, lacrimal calculus.

Da•kryom *nt ophthal.* dacryoma.

Da•kryo•rhi•no•sto•mie *f ophthal.* dacryocystorhinostomy, dacryorhinocystotomy.

Da•kryor•rhoe *f ophthal.* watery eye, tearing, dacryorrhea.

Da•kryo•ste•no•se *f ophthal.* dacryostenosis.

Da•kryo•szin•ti•gra•phie *f radiol.* dacryoscintigraphy.

Da•kryo•ze•le *f ophthal.* dacryocystocele, dacryocele.

Da•kryo•zyst•al•gie *f ophthal.* dacryocystalgia, dacrycystalgia.

Da•kryo•zyst•ek•ta•sie *f ophthal.* dacryocystectasia.

Da•kryo•zyst•ek•to•mie *f ophthal.* dacryocystectomy.

Da•kryo•zy•sti•tis *f ophthal.* dacryocystitis, dacrycystitis.

Da•kryo•zy•sti•to•mie *f ophthal.* dacryocystitomy.

Da•kryo•zy•sto•gra•phie *f radiol.* dacryocystography.

Da•kryo•zy•sto•rhi•no•sto•mie *f ophthal.* dacryocystorhinostomy, dacryocystorhinostotomy.

Da•kryo•zy•sto•ste•no•se *f ophthal.* dacryocystostenosis.

Da•kryo•zy•sto•sto•mie *f ophthal.* dacryocystostomy.

Da•kryo•zy•sto•to•mie *f ophthal.* dacryocystotomy, Toti's operation.

Da•kryo•zy•sto•ze•le *f ophthal.* dacryocystocele, dacryocele.

Dak•tyl•al•gie *f* dactylalgia, dactylodynia.

Dak•ty•li•tis *f patho.* dactylitis.

Dak•ty•lo•dy•nie *f* → Daktylalgie.

Dak•ty•lo•me•ga•lie *f ortho.* dactylomegaly, megadactyly.

Dak•ty•lo•spas•mus *m ortho.* dactylospasm.

Dalen-Fuchs: Dalen-Fuchs-Knötchen *pl ophthal.* Dalen-Fuchs nodules.

Dalrymple: Dalrymple-Zeichen *nt ophthal.* Dalrymple's sign.

Dal•to•nis•mus *m ophthal.* daltonism ['dɔːltnɪzəm].

Damm *m anat.* perineum, perineal region.

Damm•bruch *m chir.* perineal hernia, ischiorectal hernia, perineocele.

Däm•mer•schlaf *m neuro.* seminarcosis, twilight sleep, twilight anesthesia [,ænəs-'θiːʒə].

Däm•me•rungs•se•hen *nt* scotopic vision, twilight vision, rod vision, scotopia.

Damm•fi•stel *f patho.* perineal fistula.

Damm•naht *f gyn.* perineorrhaphy.

Damm•pla•stik *f gyn.* perineoplasty.

Damm•schnitt *m gyn.* episiotomy [ə,pɪzɪ-'ɑtəmɪ]; *chir., gyn.* perineotomy.

Dammus•ku•la•tur [MM•M] *f anat.* perineal muscles *pl*, muscles *pl* of perineum.

Dampf *m* steam; *(Nebel)* vapor, mist; *pharm.* vapor.

Dampf•bad *nt* vapor bath; steam bath.

dämp•fen *vt (Geräusch)* damp, dampen, mute; *(Schall)* deafen; *(Stoß)* cushion, absorb, soften; *(Stimme)* lower; *(Schmerz)* soothe, assuage; *(Fieber)* reduce.

Dampf•ste•ri•li•sa•ti•on *f hyg.* moist heat sterilization.

Dämp•fung *f* damping; *(Funktion)* depression; *(Schmerz)* soothing, assuagement; *(Fieber)* reduction.

Dana: Dana-Syndrom *nt neuro.* Lichtheim's syndrome, Putnam-Dana syndrome, combined system disease, funicular myelitis.

Dance: Dance-Zeichen *nt chir.* Dance's sign.

Danforth: Danforth-Symptom *nt gyn.* Danforth's sign.

Darier: Darier-Krankheit *f derm.* Darier's disease, Darier-White disease.

Darier-Zeichen *nt derm.* Darier's sign.

Darm *m anat.* gut(s *pl*), bowel(s *pl*), intestine(s *pl*). **den Darm entleeren** defecate, empty the bowels.

Darm•ana•sto•mo•se f chir. bowel anastomosis, enteroanastomosis, enteroenterostomy.
Darm•an•hef•tung f chir. enteropexy.
Darm•ar•te•ri•en pl anat. intestinal arteries.
Darm•atre•sie f embryo. intestinal atresia.
Darm•bak•te•ri•en pl micro. enteric bacteria, intestinal bacteria.
Darm•bein nt [S.U. ILIUM]
Darm•bein•kamm m anat. crest of ilium, iliac crest.
Darm•bein•schau•fel f anat. wing of ilium, ala of ilium.
Darm•be•schwer•den pl intestinal complaints.
Darm•blä•hung f patho. bowel distension.
Darm•blu•tung f patho. intestinal bleeding, intestinal hemorrhage ['hemərɪdʒ].
Darm•bruch m chir. enterocele.
Darm•di•ver•ti•kel nt bowel diverticulum, intestinal diverticulum.
Darm•drü•sen pl histol. Lieberkühn's glands, intestinal glands.
Darm•durch•bruch m chir. bowel perforation.
Darm•em•phy•sem nt intestinal emphysema, intestinal pneumatosis.
Darm•ent•fer•nung f chir. enterectomy.
Darm•ent•lee•rung f bowel movement, bowel evacuation, defecation.
Darm•ent•lee•rungs•re•flex m neuro. colonic evacuation reflex, defecation reflex.
Darm•ent•zün•dung f patho. enteritis, enteronitis.
Darm•er•kran•kung f patho. enteropathy, bowel disease, intestinal disease. **entzündliche Darmerkrankung** inflammatory bowel disease.
Darm•er•öff•nung f chir. enterotomy [entə-'rɑtəmɪ].
Darm•fi•stel f patho. intestinal fistula.
Darm•ge•räu•sche pl bowel sounds. **hochgestellte Darmgeräusche** high-pitched bowel sounds.
Darm•grip•pe f epidem. intestinal influenza, gastrointestinal influenza, abdominal influenza.
Darm•in•farkt m patho. intestinal infarction.
Darm•in•far•zie•rung f patho. intestinal infarct.
Darm•in•kon•ti•nenz f patho. fecal incontinence, rectal incontinence.
Darm•ka•nal m anat. intestinal canal, gut.
Darm•klem•me f chir. intestinal clamp.
Darm•ko•lik f patho. intestinal colic.
Darm•lö•sung f chir. enterolysis [entə-'rɑləsɪs].
Darm•naht f chir. enterorrhaphy.
Darm•ob•struk•ti•on f patho. intestinal obstruction, bowel obstruction.
Darm•pa•ra•sit m micro. intestinal parasite.
Darm•per•fo•ra•ti•on f chir. bowel perforation, enterobrosis.
Darm•pla•stik f chir. enteroplasty.
Darm•rei•ni•gung f bowel cleansing, purgation, purge.
Darm•re•sek•ti•on f chir. intestinal resection, enterectomy.
Darm•riß m chir. enterorrhexis.
Darm•schlei•fe f intestinal loop.
Darm•schleim•haut f intestinal mucosa.
Darm•schlin•gen•ab•szeß m patho. interloop abscess.
Darm•schlin•gen•ob•struk•ti•on f patho. loop obstruction.
Darm•sen•kung f patho. enteroptosis.
Darm•son•de f intestinal tube.
Darm•stein m patho. intestinal stone, splanchnolith, enterolith.
Darm•ste•no•se f patho. intestinal stenosis, enterostenosis.
Darm•tu•mor m patho. intestinal tumor, intestinal neoplasm.
Darm•über•blä•hung f patho. bowel distension, enterectasis.
Darm•ver•en•gung f patho. enterostenosis.
Darm•ver•grö•ße•rung f patho. enteromegaly.
Darm•ver•le•gung f chir. bowel obstruction, intestinal obstruction.
Darm•ver•let•zung f chir. bowel trauma, bowel injury.
Darm•ver•schlin•gung f chir. intestinal volvulus, volvulus.
Darm•ver•schluß m chir. bowel obstruction, intestinal obstruction, ileus. [S.A. ILEUS]
Darm•wand f intestinal wall, bowel wall.
Darm•wand•bi•op•sie f bowel wall biopsy.
Darm•wand•bruch m chir. Littre's hernia, parietal hernia.
Darm•wand•em•phy•sem nt patho. intestinal pneumatosis, intestinal emphysema.
Darm•zot•ten pl histol. intestinal villi.
Da•ten pl data, facts; (*Personalien*) particulars.
Da•ten•schutz m data protection.
Dau•er f (*Fortdauern, Andauern*) duration; (*Zeitspanne*) period, period of time, term; (*Zeitdauer*) length (of time). **auf Dauer** permanently. **auf Dauer** in the long term/run. **von Dauer** durable, long, lasting. **von einiger Dauer** of some length. **von kurzer Dauer** brief, short-lived, of short duration. **von langer Dauer** of long duration, long-standing, last a long time. **für unbestimmte Dauer** for an indefinite period (of time).
Dau•er•aus•schei•der m epidem. chronic carrier, permanent carrier.
Dau•er•drain m chir. long-term drain.
Dau•er•ka•the•ter m indwelling catheter ['kæθɪtər].
Dau•er•kau•dal•an•äs•the•sie f anes. continuous caudal anesthesia [ˌænəs'θiːʒə].
Dau•er•scha•den m permanent damage.
Dau•er•schmerz m persistent pain.
Dau•er•spi•nal•an•äs•the•sie f anes. continuous spinal anesthesia [ˌænəs'θiːʒə], fractional spinal anesthesia.
Dau•er•trä•ger m epidem. chronic carrier.

Dauertropf

Dau•er•tropf *m clin.* drip, continuous drip, continuous instillation.

Dau•er•tropf•in•fu•si•on *f* → Dauertropf.

Dau•er•ver•ord•nung *f* long-term prescription.

Dau•men *m* thumb, pollex. **schnappender/schnellender Daumen** trigger thumb.

Dau•men•bal•len *m anat.* thenar, ball of thumb, thenar prominence.

Dau•men•bal•len•atro•phie *f patho.* thenar atrophy ['ætrəfɪ].

Dau•men•kap•pe *f* thumbstall.

Dau•men•na•gel *m anat.* thumbnail, nail of thumb.

Dau•men•re•flex *m neuro.* metacarpothenar reflex, thumb reflex.

Däum•ling *m* thumbstall.

Davis: Davis-Hautinsel *f chir.* Davis' graft.

Dawson: Einschlußkörperchenenzephalitis Dawson *f neuro.* Dawson's encephalitis, subacute sclerosing panencephalitis.

De•al•ler•gi•sie•rung *f* deallergization, desensitization.

De•bi•li•tät *f* moderate mental retardation, debility. **leichte Debilität** mild mental retardation.

Dé•bride•ment *nt chir.* débridement, wound toilet, surgical toilet. **enzymatisches Débridement** enzymatic débridement.

De•ci•dua *f gyn.* decidual membrane, decidua.

De•ci•dua•li•tis *f* → Deciduitis.

De•ci•du•itis *f gyn.* decidual endometritis, deciduitis.

Decke [kɛ•ʀ] *f* 1. cover; (*Schicht*) coat, layer; (*Umhüllung*) envelope. 2. (*aus Wolle*) blanket; (*fürs Bett*) cover, bed cover.

Deck•glas *nt* (*Mikroskop*) coverglass, coverslip, object plate, object slide.

De•cu•bi•tus *m* → Dekubitus.

De•fä•ka•ti•on *f* bowel movement, bowel evacuation, defecation.

De•fä•ka•ti•ons•re•flex *m neuro.* colonic evacuation reflex, defecation reflex.

De•fekt *m* fault, defect, damage; (*physisch, psychisch*) defect, deficiency.

de•fekt *adj* faulty, damaged, defective; (*physisch, psychisch*) defective, damaged.

De•fekt•im•mu•no•pa•thie *f immun.* immunodeficiency, immunodeficiency disorder, immunodeficiency syndrome.

De•fe•mi•ni•sie•rung *f gyn.* defeminization.

De•fe•rent•ek•to•mie *f urol.* deferentectomy, vasectomy [væ'sɛktəmɪ].

De•fe•ren•ti•tis *f urol.* deferentitis, vasitis.

De•fi•bril•la•ti•on *f card.* defibrillation.

De•fi•bril•la•tor *m card.* defibrillator, cardioverter.

De•fi•bri•nie•ren *nt hema.* defibrination.

De•fi•bri•ni•sie•rungs•syn•drom *nt hema.* defibrination syndrome.

De•fi•zit *nt* (*a. patho.*) deficiency, deficit, shortage (*an* of).

De•for•mi•tät *f patho.* deformation, deformity.

De•ge•ne•ra•ti•on *f patho.* degeneration, degeneracy, degenerateness.

hepatolentikuläre/hepatozerebrale Degeneration hepatolenticular degeneration, Wilson's disease.

hereditäre vitreoretinale Degeneration Wagner's disease, hyaloideoretinal degeneration.

tapetoretinale Degeneration *ophthal.* tapetoretinal degeneration, primary pigmentary degeneration of retina.

de•ge•ne•riert *adj* degenerate, degenerated.

De•glu•ti•tions•apnoe *f patho.* deglutition apnea.

De•his•zenz *f* (*Wunde*) dehiscence, wound dehiscence.

deh•nen I *vt* 1. stretch, dilate; (*verlängern*) extend, lengthen, elongate; (*überdehnen*) distend; (*ausdehnen*) expand, extend. 2. (*Glieder*) stretch, outstretch; *ortho.* (*Bänder*) sprain. II *vr* **sich dehnen** 3. stretch; (*verlängern*) extend, lengthen; (*überdehnen*) distend; (*ausdehnen*) expand, extend. 4. (*Glieder*) stretch, have a stretch.

Deh•nung *f* 1. stretching, dilating; stretch, dilation; (*Verlängerung*) extension, lengthening, elongation; (*Überdehnung*) distension, distention. 2. (*Glieder*) stretching, outstretching; *ortho.* (*Bänder*) sprain.

Deh•nungs•re•flex *m physiol.* stretch reflex.

De•hy•dra•ta•ti•on *f patho.* dehydration.

De•hy•dra•ti•on *f* → Dehydratation.

de•hy•drie•ren *vt, vi* dehydrate.

De•hy•dro•epi•an•dro•ste•ron *nt* dehydroepiandrosterone, dehydroisoandrosterone.

De•hy•dro•iso•an•dro•ste•ron *nt* → Dehydroepiandrosteron.

De•hy•dro•re•ti•nol *nt* vitamin A$_2$, (3-)dehydroretinol.

Déjà-vu-Erlebnis *nt psychia.* déjà vu.

Déjérine: Déjérine-Handreflex *m neuro.* Déjérine's hand phenomenon [fɪ'nɑmə,nɑn], Déjérine's reflex.

Déjérine-Phänomen *nt neuro.* Déjérine-Lichtheim phenomenon [fɪ'nɑmə,nɑn].

Déjérine-Zeichen *nt neuro.* Déjérine's sign.

Déjérine-Roussy: Déjérine-Roussy-Syndrom *nt neuro.* Déjérine-Roussy syndrome, thalamic hyperesthetic anesthesia [,ænəs'θiːʒə].

Déjérine-Sottas: Déjérine-Sottas-Syndrom *nt neuro.* Déjérine-Sottas disease, Déjérine-Sottas atrophy ['ætrəfɪ].

Déjérine-Thomas: Déjérine-Thomas-Syndrom *nt neuro.* Déjérine-Thomas atrophy, olivopontocerebellar atrophy ['ætrəfɪ].

De•kal•zi•fi•ka•ti•on *f patho.* decalcification.

De•ka•nü•lie•rung *f* decannulation.

De•ka•pi•ta•ti•on *f gyn.* decapitation, detruncation, decollation.

De•kap•su•la•ti•on *f urol.* decapsulation,

renal decortication.
De•kli•na•ti•on *f ophthal.* declination.
De•kom•pen•sa•ti•on *f patho.* decompensation. **kardiale Dekompensation** cardiac decompensation.
de•kom•pen•siert *adj patho.* decompensated.
De•kon•ta•mi•na•ti•on *f* decontamination.
de•kon•ta•mi•nie•ren *vt* decontaminate.
De•kon•ta•mi•nie•rung *f* decontamination.
De•kor•ti•ka•ti•on *f chir.* decortication.
De•kru•stie•ren *nt chir.* decrustation.
De•ku•ba•ti•on *f epidem.* decubation.
de•ku•bi•tal *adj* decubital.
De•ku•bi•tal•ul•kus *nt* → Dekubitus.
De•ku•bi•tus *m patho.* decubital ulcer, decubitus, bedsore, pressure sore.
del Castillo: del Castillo-Syndrom *nt andro.* Del Castillo syndrome, Sertoli-cell-only syndrome.
de•le•tär *adj patho.* deleterious, harmful, hurtful, injurious, noxious.
De•le•ti•on *f genet.* deletion.
De•lir *nt* → Delirium.
de•li•rant *adj* delirious.
De•li•ri•um *nt neuro.* delirium, acute brain syndrome, acute confusional state.
Delirium alcoholicum → Delirium tremens.
Delirium cordis *card.* atrial fibrillation.
Delirium tremens alcoholic delirium, delirium alcoholicum, delirium tremens.
de•li•rös *adj* delirious.
Dell•war•ze *f epidem.* molluscum contagiosum, molluscum.
Del•ta•agens *nt micro.* hepatitis delta virus, delta virus/agent.
Del•ta•an•ti•gen *nt immun.* delta antigen.
Del•ta•band *nt anat.* deltoid ligament, medial ligament of ankle.
Del•ta•he•pa•ti•tis *f epidem.* delta hepatitis, hepatitis D.
Del•ta•rhyth•mus *m neuro.* delta rhythm.
Delta-Zelladenom *nt (Pankreas)* delta cell adenoma.
Delta-Zelle *f* **1.** *(Pankreas)* delta cell, D cell. **2.** *(HVL)* gonadotroph cell, delta cell, D cell.
De•mar•ka•ti•on *f patho.* demarcation, demarkation.
de•mar•kiert *adj patho.* demarcated.
De•mas•ku•li•ni•sa•ti•on *f urol.* demasculinization.
de•ment *adj* demented.
De•menz *f* dementia.
Demenz vom Alzheimer-Typ Alzheimer's disease, Alzheimer's dementia, presenile dementia.
epileptische Demenz epileptic dementia.
präsenile Demenz presenile dementia.
senile Demenz senile dementia, presbyophrenia, presbyphrenia.
De•mi•ne•ra•li•sa•ti•on *f patho. (Knochen)* deossification, demineralization.
de Musset: de Musset-Zeichen *nt card.* Musset's sign, de Musset's sign.
De•mye•li•ni•sa•ti•on *f patho.* demyelination, demyelinization.
de•mye•li•ni•sie•rend *adj patho.* demyelinating.
Den•drit *m histol.* dendrite, dendron, dendritic axon.
den•dri•tisch *adj* dendriform, dendroid, dendritic, tree-shaped, branching.
De•ner•va•ti•on *f neuro.* denervation.
De•ner•va•ti•ons•atro•phie *f neuro.* trophoneurotic atrophy ['ætrəfɪ].
de•ner•vie•ren *vt neuro.* denervate.
De•ner•vie•rung *f neuro.* denervation. **kardiale Denervierung** cardiac denervation.
Dengue *nt epidem.* dengue, dengue fever, dandy fever.
Dengue-Schocksyndrom *nt epidem.* dengue shock syndrome.
Dengue-Virus *nt micro.* dengue virus.
den•ken I *vt* think; *(vermuten)* guess, suppose; *(ausdenken)* think of, imagine; *(bedenken)* consider. **etw. über jdn./etw. denken** think sth. of s.o./sth. **II** *vi* think; *(vermuten)* guess, suppose, believe; *(ausdenken)* think, imagine; *(bedenken)* consider, think of; *(zurückdenken)* remember; *(nachdenken)* reflect. **an jdn./etw. denken** think of/about s.o./sth. **jdm. zu denken geben** set s.o. thinking.
Denk•ver•mö•gen *nt* intellect, brain power, thinking power.
Denman: Denman-Spontanentwicklung *f gyn.* Denman's spontaneous evolution [spɒn'teɪnɪəs], Denman's version.
Dens *m* [S.U. DENS]
Dent•ag•ra *f* → Dentalgie.
den•tal *adj* dental, odontic.
Dent•al•gie *f* dentalgia, dentagra, toothache.
Dent•at•ek•to•mie *f neurochir.* dentatectomy.
Den•tin *nt anat.* dentin, dentine.
De•nu•da•ti•on *f patho.* denudation.
Denver-Shunt *m neurochir.* Denver shunt.
De•pen•den•ce *f psychia.* dependence, dependance.
De•per•so•na•li•sa•ti•on *f psychia.* depersonalization, dispersonalization.
De•per•so•na•li•sa•ti•ons•syn•drom *nt* **(neurotisches)** *psychia.* depersonalization disorder, depersonalization neurosis.
De•pig•men•tie•rung *f derm.* depigmentation.
De•pi•la•ti•on *f derm.* depilation, epilation.
de•pi•lie•ren *vt derm.* depilate, epilate.
De•ple•ti•on *f patho.* depletion.
De•po•la•ri•sa•ti•on *f* depolarization.
De•pot *nt physiol., pharm.* depot.
De•pot•fett *nt* depot fat, storage fat.
De•pra•va•ti•on *f psychia.* depravation, depravity.
De•pres•si•on *f psychia.* depression, dejection, melancholy.
endogene Depression *psychia.* endogenous depression, endogenomorphic depression, melancholia, melancholy.
reaktive Depression *psychia.* situational

depressiv 508

depression, reactive depression.
de·pres·siv adj psychia. depressive, melancholic.
De·pres·sor·re·flex m card. aortic reflex, depressor reflex.
de·pri·miert adj depressed, downhearted, low-spirited, down.
De·pri·va·ti·on f (a. psychia.) deprivation, deprival.
de Quervain: de Quervain-Krankheit f ortho. de Quervain's disease, radial styloid tendovaginitis, stenosing tenosynovitis.
de Quervain-Thyreoiditis f endo. de Quervain's thyroiditis, giant cell thyroiditis, subacute granulomatous thyroiditis.
Der·ma nt skin, derma, dermis, cutis.
Derm·ab·ra·si·on f derm. dermabrasion, planing.
der·mal adj dermal, dermic, cutaneous.
Der·mat·al·gie f dermatalgia, dermalgia, dermatodynia.
Der·ma·ti·tis f derm. dermatitis, dermitis.
Dermatitis actinica actinic dermatitis.
Dermatitis ammoniacalis diaper dermatitis, ammonia dermatitis, diaper rash.
atopische Dermatitis atopic dermatitis, atopic eczema, allergic dermatitis, endogenous eczema, neurodermatitis.
Dermatitis exfoliativa Wilson's disease, exfoliative dermatitis.
Dermatitis exfoliativa neonatorum Ritter's disease, staphylococcal scalded skin syndrome.
Dermatitis glutaealis infantum → Dermatitis ammoniacalis.
Dermatitis hypostatica → Dermatitis statica.
Dermatitis medicamentosa drug eruption, drug rash.
Dermatitis nummularis exudative neurodermatitis, nummular eczema.
photoallergische Dermatitis photoallergic contact dermatitis, photocontact dermatitis.
phototoxische Dermatitis phototoxic dermatitis.
Dermatitis seborrhoides seborrheic dermatitis, Unna's disease, seborrhea.
Dermatitis solaris sunburn, solar dermatitis.
Dermatitis statica/varicosa stasis dermatitis, stasis eczema.
Der·ma·to·cel·lu·li·tis f hema. dermatocellulitis.
Der·ma·to·cha·la·sis f derm. lax skin, loose skin, dermatochalasis, cutis laxa.
Der·ma·to·dy·nie f dermatalgia, dermalgia, dermatodynia.
Der·ma·to·lo·ge m dermatologist.
Der·ma·to·lo·gie f dermatology [ˌdɜrmə-ˈtɑlədʒɪ].
Der·ma·to·lo·gin f dermatologist.
der·ma·to·lo·gisch adj dermatologic, dermatological.
Der·ma·tom nt embryo. dermatome, dermatomic area; chir. dermatome.
Der·ma·to·me·ga·lie f → Dermatochalasis.
Der·ma·to·my·ko·se f dermatomycosis, superficial mycosis.
Der·ma·to·neu·ro·se f dermatoneurosis, dermoneurosis.
Der·ma·to·pa·thie f skin disease, skin disorder, dermatopathy [ˌdɜrməˈtɑpəθɪ], dermopathy [dɜrˈmɑpəθɪ].
Der·ma·to·phyt m micro. dermatophyte, cutaneous fungus.
Der·ma·to·phy·tid nt immun. dermatophytid, epidermophytid.
Der·ma·to·phy·tie f derm. epidermophytosis, epidermomycosis, dermatophytosis.
Der·ma·to·pla·stik f chir. dermatoplasty, dermoplasty.
Der·ma·tor·rha·gie f patho. dermatorrhagia.
Der·ma·tor·rhe·xis f patho. dermatorrhexis.
Der·ma·to·se f skin disease, skin disorder, dermatopathy [ˌdɜrməˈtɑpəθɪ], dermopathy [dɜrˈmɑpəθɪ], dermatosis.
akute febrile neutrophile Dermatose Sweet's syndrome, acute febrile neutrophilic dermatosis.
neurogene Dermatose atopic dermatitis, allergic dermatitis, allergic eczema, atopic eczema, neurodermatitis.
progressive pigmentöse Dermatose progressive pigmentary dermatosis, Schamberg's dermatitis/disease/dermatosis.
subkorneale pustulöse Dermatose Sneddon-Wilkinson disease, subcorneal pustular dermatitis/dermatosis.
transitorische akantholytische Dermatose Grover's disease, transient acantholytic dermatosis.
Der·ma·to·zoo·no·se f epidem. dermatozoonosis, dermatozoiasis.
Derm·atro·phie f dermatrophy, dermatrophia.
Der·mis f anat. derma, dermis, corium.
Der·mis·lap·pen m chir. dermic graft, dermal graft.
Der·mo·gra·phis·mus m derm. dermatographism [dɜrməˈtɑgrəfɪzəm], dermographism [dɜrˈmɑgrəfɪzəm], factitious urticaria, skin writing.
Der·mo·id nt 1. patho. dermoid cyst, dermoid tumor, dermoid. 2. gyn. (Ovar) dermoid cyst, dermoid tumor, dermoid, cystic teratoma.
Der·mo·id·ek·to·mie f chir. dermoidectomy.
Der·mo·id·zy·ste f → Dermoid.
Der·mo·pa·thie f skin disease, skin disorder, dermatopathy [ˌdɜrməˈtɑpəθɪ], dermopathy [dɜrˈmɑpəθɪ]. **diabetische Dermopathie** diabetic dermopathy, diabetid.
Der·mo·re·ak·ti·on f dermoreaction, cutaneous reaction, cutireaction.
Der·mor·rha·gie f patho. dermatorrhagia.
De·ro·ta·ti·ons·os·teo·to·mie f ortho. derotation osteotomy [ˌɑstɪˈɑtəmɪ].
Desault: Desault-Gipsverband m ortho.

Desault's plaster bandage.
Desault-Ligatur *f chir.* Desault's ligature.
Desault-Verband *m ortho.* Desault's bandage, Desault's dressing.
Desault-Zeichen *nt ortho.* Desault's sign.
Descemet: Descemet-Membran *f anat.* Descemet's membrane, posterior limiting lamina.
Des•ce•me•ti•tis *f ophthal.* descemetitis.
Des•ce•me•to•ze•le *f ophthal.* descemetocele, keratocele.
De•scen•sus *m patho., embryo.* descent, descencus.
Descensus testis descent of testis/testicle.
Descensus uteri *gyn.* falling of the womb, metroptosis, hysteroptosis.
de•sen•si•bi•li•sie•ren *vt* **1.** *psychia.* desensitize. **2.** *immun.* desensitize, deallergize.
De•sen•si•bi•li•sie•rung *f* **1.** *psychia.* desensitization. **2.** *immun.* desensitization, deallergization, hyposensitization.
De•sen•si•bi•li•sie•rungs•the•ra•pie *f psychia.* desensitization therapy.
Des•in•fek•tans *nt hyg.* disinfectant.
Des•in•fek•ti•on *f hyg.* disinfection.
Des•in•fek•ti•ons•mit•tel *nt hyg.* disinfectant; germ killer.
Des•in•fek•tor *m hyg.* disinfector.
Des•in•fe•sta•ti•on *f hyg.* disinfestation.
Des•in•fi•zi•ens *nt hyg.* disinfectant.
des•in•fi•zie•ren *vt hyg.* disinfect, degerm, degerminate.
Des•in•fi•zie•rung *f hyg.* disinfection.
Des•in•sek•ti•on *f hyg.* disinsectization, disinsection.
Des•in•sek•tor *m hyg.* disinsector.
Des•in•to•xi•ka•ti•on *f* detoxification, detoxication; (*Entzug*) drying-out.
Des•in•va•gi•na•ti•on *f chir.* disinvagination.
des•ori•en•tiert *adj* disorientated; confused.
Des•ori•en•tiert•heit *f neuro.* disorientation, confusion.
räumliche Desorientiertheit spatial disorientation.
zeitliche Desorientiertheit chronologic disorientation.
Des•ori•en•tie•rung *f neuro.* disorientation, confusion.
Des•oxy•hä•mo•glo•bin *nt* deoxyhemoglobin, reduced hemoglobin, deoxygenated hemoglobin.
Des•oxy•ri•bo•nu•kle•in•säu•re *f* deoxyribonucleic acid, desoxyribonucleic acid.
Des•oxy•ri•bo•nu•kleo•sid *nt* deoxyribonucleoside.
Des•oxy•ri•bo•nu•kleo•tid *nt* deoxyribonucleotide.
Des•oxy•ri•bo•se *f* deoxyribose, desoxyribose.
Des•qua•ma•ti•on *f* desquamation. **lamelläre Desquamation bei Neugeborenen** lamellar ichthyosis, lamellar desquamation of the newborn.
Des•qua•ma•ti•ons•ka•tarrh *m urol.* catarrhal cystitis, desquamative catarrhal cystitis.
Des•qua•ma•ti•ons•pha•se *f* (*Uterus*) desquamative phase.
Desquamations-Regenerations-Phase *f* (*Uterus*) desquamative and regenerative phase.
des•qua•ma•tiv *adj* desquamative, desquamatory.
de•struk•tiv *adj* destructive.
des•zen•die•rend *adj* descending, descendent.
De•te•rio•ra•ti•on *f* deterioration.
De•to•na•ti•ons•trau•ma *nt* blast injury, explosion injury, blast trauma, explosion trauma.
De•tor•si•on *f chir.* detorsion.
De•to•xi•ka•ti•on *f* detoxification, detoxication.
De•tri•tus *m patho.* detritus.
De•tu•mes•zenz *f patho.* detumescence.
deu•ter•ano•mal *adj ophthal.* deuteranomalous.
Deu•ter•ano•ma•lie *f ophthal.* deuteranomaly.
deu•ter•an•op *adj ophthal.* deuteranopic, photerythrous.
Deu•ter•an•opie *f* → Deuteranopsie.
Deu•ter•an•op•sie *f ophthal.* deuteranopia, deuteranopsia, green blindness.
Deu•te•ro•my•ce•tes *pl micro.* imperfect fungi, Deuteromycetes, Deuteromyces.
deut•lich I *adj* **1.** distinct, clear; (*Sprache*) distinct, clear. **2.** (*Beweis, Beleg*) clear, evident, manifest, obvious. **etw. deutlich machen** make sth. clear. **jdm. etw deutlich machen** explain sth. to s.o. **mit jdm. sehr deutlich werden** speak in very plain terms with s.o. **3.** (*unverkennbar*) visible, clear. **II** *adv* clearly, distinctly. **deutlich erkennbar** clearly recognizable, manifest. **deutlich fühlen** feel distinctly. **deutlich hörbar** clearly audible. **deutlich sichtbar** clearly visible. **deutlich sprechen** speak distinctly. **deutlich wahrnehmbar** cleary perceptible.
De•vas•ku•la•ri•sa•ti•on *f patho., chir.* devascularization.
de•vi•ant *adj psycho.* deviant, deviate.
De•via•ti•on *f stat.* deviation. **sexuelle Deviation** *psychia.* sexual deviation, deviance, paraphilia.
De•via•ti•ons•win•kel *m ophthal.* angle of deviation.
Devic: Devic-Syndrom *nt ophthal.* Devic's disease, neuro-optic myelitis.
De•vio•me•ter *nt ophthal.* deviometer.
De•vis•ze•ra•ti•on *f chir.* devisceration.
De•vi•ta•li•sa•ti•on *f patho.* devitalization.
de•vi•ta•li•sie•ren *vt* devitalize.
Dexa•me•tha•son *nt pharm.* dexamethasone.
Dexamethason-Kurztest *m endo.* dexamethasone suppression test.
Dex•tran *nt* dextran, dextrane.
Dex•trin *nt* dextrin, starch sugar.

Dextrogramm

Dex•tro•gramm *nt card.* dextrogram.
Dex•tro•kar•die *f embryo.* dextrocardia, dexiocardia.
Dex•tro•kar•dio•gramm *nt card.* dextrocardiogram.
Dex•tro•kar•dio•gra•phie *f card.* dextrocardiography.
Dex•tro•se *f* dextrose, dextroglucose, D-glucose.
Dex•tro•tor•si•on *f* 1. *patho.* dextrotorsion. 2. *ophthal.* dextrotorsion, dextroclination.
Dex•tro•ver•si•on *f* 1. *patho.* dextroversion. 2. *ophthal.* dextroversion.
De•ze•le•ra•ti•on *f gyn., phys.* deceleration.
   frühe Dezeleration *gyn.* type I dip, early deceleration.
   späte Dezeleration *gyn.* type II dip, late deceleration.
   variable Dezeleration *gyn.* variable deceleration.
De•ze•le•ra•ti•ons•trau•ma *nt ortho.* deceleration injury, deceleration trauma.
de•zen•trie•ren *vt ophthal.* decenter.
De•ze•re•bra•ti•on *f* decerebration.
de•ze•re•brie•ren *vt* decerebrize.
De•ze•re•brie•rungs•star•re *f neuro.* decerebration rigidity [rɪˈdʒɪdətɪ].
De•zi•dua *f gyn.* decidual membrane, decidua.
de•zi•du•al *adj* decidual.
De•zi•du•itis *f gyn.* deciduitis.
De•zi•du•om *nt gyn.* deciduoma, placentoma.
Dia•be•tes *m endo.* diabetes.
   Diabetes insipidus diabetes insipidus.
   Diabetes insipidus centralis central diabetes insipidus.
   Diabetes insipidus neurohormonalis central diabetes insipidus.
   Diabetes insipidus renalis nephrogenic diabetes insipidus.
   insulinabhängiger Diabetes insulin-dependent diabetes (mellitus), growth-onset diabetes (mellitus), juvenile-onset diabetes, type I diabetes.
   latenter Diabetes latent diabetes.
   lipatrophischer Diabetes lipoatrophic diabetes, Lawrence-Seip syndrome.
   Diabetes mellitus diabetes mellitus, diabetes.
   nicht-insulinabhängiger Diabetes non-insulin-dependent diabetes (mellitus), adult-onset diabetes, maturity-onset diabetes, type II diabetes.
   pankreatischer Diabetes pancreatic diabetes.
Dia•be•ti•ker *m* diabetic.
Dia•be•ti•ke•rin *f* diabetic.
dia•be•tisch *adj* diabetic.
dia•be•to•gen *adj* 1. diabetic, diabetogenous. 2. diabetogenic.
Di•ace•tyl•mor•phin *nt pharm.* diacetylmorphine, diamorphine, heroin.
Dia•gno•se *f* diagnosis, diacrisis, diagnostic.
   eine Diagnose stellen diagnose. **klinische Diagnose** clinical diagnosis.
Dia•gno•stik *f* diagnosis, diacrisis, diagnostics *pl.* **zytologische Diagnostik** cytologic diagnosis, cytohistologic diagnosis.
dia•gno•stisch *adj* aiding in diagnosis, diagnostic.
dia•gno•sti•zie•ren *vt* diagnose, diagnosticate.
Dia•kri•se *f patho.* diacrisis.
dia•kri•tisch *adj* diacritic, diacritical.
dia•ly•sa•bel *adj* dialyzable.
Dia•ly•sat *nt* dialysate, dialyzate, diffusate.
Dia•ly•sa•tor *m* dialyzer.
Dia•ly•se *f* 1. dialysis [daɪˈæləsɪs], diffusion. 2. renal dialysis. **extrakorporale Dialyse** extracorporeal dialysis, hemodialysis, hematodialysis.
Dia•ly•se•en•ze•pha•lo•pa•thie *f neuro.* dialysis dementia, progressive dialysis encephalopathy [enˌsefəˈlɒpəθɪ], dialysis encephalopathy syndrome [daɪˈæləsɪs].
Dia•ly•se•flüs•sig•keit *f* dialysis fluid.
Dia•ly•se•ka•the•ter *m* dialysis catheter [ˈkæθɪtər].
Dia•ly•se•shunt *m* dialysis shunt.
Dia•ly•se•sta•ti•on *f* dialysis unit.
Dia•ly•se•syn•drom *nt,* **zerebrales** dialysis disequilibrium syndrome.
dia•ly•sier•bar *adj* dialyzable.
dia•ly•sie•ren *vt* dialyze.
Dia•me•ter *m anat., gyn.* diameter. [S.A. DURCHMESSER]
Dia•mor•phin *nt pharm.* diacetylmorphine, diamorphine, heroin.
Dia•pe•de•se *f immun., hema.* migration of leukocytes.
Dia•pha•nie *f radiol.* diaphanoscopy [daɪˌæfəˈnɒskəpɪ], transillumination.
Dia•pha•no•sko•pie *f* → Diaphanie.
Dia•pho•re•ti•kum *nt pharm.* diaphoretic, hidrotic, sudorific.
dia•pho•re•tisch *adj* sudorific, diaphoretic, hidrotic.
Dia•phrag•ma *nt* 1. *anat.* [S.U. DIAPHRAGMA] 2. → Diaphragmapessar.
dia•phrag•mal *adj* phrenic, diaphragm.
Dia•phrag•ma•pes•sar *nt gyn.* diaphragm, diaphragm pessary [ˈpesərɪ], contraceptive diaphragm, vaginal diaphragm.
dia•phrag•ma•tisch *adj* diaphragmatic.
dia•phy•sär *adj* diaphyseal, diaphysary, diaphysial.
Dia•phy•se *f* → Diaphysis.
Dia•phy•sen•ent•zün•dung *f* diaphysitis.
Dia•phy•sen•frak•tur *f ortho.* diaphyseal fracture.
Dia•phy•sen•re•sek•ti•on *f ortho.* diaphysectomy.
Dia•phy•sis *f anat.* shaft (of bone), diaphysis.
Dia•phy•si•tis *f* diaphysitis.
dia•pla•zen•tar *adj* diaplacental, transplacental.
Di•ar•rhö *f patho.* diarrhea, enterorrhea.
di•ar•rho•isch *adj* diarrheal, diarrheic.

Dia•skop *nt derm.* diascope.
Dia•sko•pie *f* **1.** *derm.* diascopy [daɪˈæskəpɪ]. **2.** *radiol.* → Diaphanie.
Dia•sta•se *f* **1.** *patho.* diastasis. **2.** *physiol., card.* diastasis.
Dia•sto•le *f physiol.* diastole, cardiac diastole. **verlangsamte Diastole** bradydiastole.
Dia•sto•li•kum *nt* diastolic murmur.
dia•sto•lisch *adj* diastolic.
Di•ät *f* diet, special diet. **auf Diät setzen** put on a diet.
ausgewogene Diät balanced diet.
balancierte Diät balanced diet.
ballaststoffreiche Diät high fiber diet.
energiearme Diät → kalorienarme Diät.
hochkalorische Diät → kalorienreiche Diät.
kalorienarme Diät low-calorie diet, low-caloric diet, low-energy diet, low diet.
kalorienreiche Diät high-calorie diet, high-energy diet.
Diä•te•tik *f* dietetics *pl.*
Diä•te•ti•ker *m* dietitian, dietician.
Diä•te•ti•ke•rin *f* dietitian, dietician.
diä•te•tisch *adj* dietary, dietetic.
Di•ät•fahr•plan *m* diet list.
Dia•ther•mie *f* diathermy, high-frequency treatment, thermopenetration. **chirurgische Diathermie** surgical diathermy, diathermocoagulation.
Dia•ther•mie•schlin•ge *f chir.* cautery snare.
Dia•the•se *f patho.* diathesis.
exsudative Diathese exudative diathesis.
hämorrhagische Diathese hemorrhagic diathesis, bleeding diathesis.
Di•äto•the•ra•pie *f* dietotherapy.
Di•ät•plan *m* diet list.
Di•chro•ma•sie *f* **1.** *phys.* dichromatism [daɪˈkrəʊmətɪzəm]. **2.** *ophthal.* → Dichromatopsie.
di•chro•ma•tisch *adj phys.* dichromatic, dichroic.
Di•chro•ma•top•sie *f ophthal.* dichromasy, dichromatism [daɪˈkrəʊmətɪzəm], dyschromatopsia, dichromatic vision.
dicht *adj* **1.** dense, compact, thick; (*Haar*) thick; (*Gewebe*) close, compact. **2.** (*undurchlässig*) tight.
Dich•te *f* density, compactness, thickness; (*Haar*) thickness; (*Gewebe*) closeness, compactness.
dick *adj* **1.** thick; (*Person*) fat, obese, corpulent, stout; (*Bauch*) paunchy, big, large; (*schwer, massig*) big, large, bulky. **dick werden** (*zunehmen*) put on weight, get fat, grow fat. **2.** (*Blut*) clotted, thick, coagulate. **dick werden** coagulate, clot. **3.** (*zäh*) thick, viscous. **4.** (*geschwollen*) swollen. **dicke Finger** swollen fingers.
Dick•darm *m* large bowel, large intestine, colon.
Dick•darm•ade•nom *nt patho.* adenoma of the colon.
Dick•darm•af•ter *m chir.* colostomy [kəʊ-ˈlɒstəmɪ]. **doppelläufiger Dickdarmafter** double-barrel colostomy.
Dick•darm•blu•tung *f patho.* colorrhagia, colonorrhagia.
Dick•darm•di•ver•ti•kel *nt patho.* colonic diverticulum, large bowel diverticulum.
Dick•darm•di•ver•ti•ku•lo•se *f patho.* colonic diverticulosis.
Dick•darm•ein•lauf *m* coloclyster.
Dick•darm•en•do•sko•pie *f* colonoscopy [kəʊləˈnɒskəpɪ], coloscopy [kəˈlɒskəpɪ].
Dick•darm•ent•fer•nung *f chir.* colectomy, laparocolectomy.
Dick•darm•ent•zün•dung *f* colonic inflammation, colonitis, colitis.
Dick•darm•er•kran•kung *f patho.* colonopathy, colopathy.
Dick•darm•er•öff•nung *f chir.* colotomy [kəˈlɒtəmɪ], laparocolotomy.
Dick•darm•fi•stel *f* **1.** *chir.* colostomy [kəʊ-ˈlɒstəmɪ]. **2.** *patho.* colonic fistula.
Dick•darm•fi•ste•lung *f chir.* colostomy [kəʊˈlɒstəmɪ].
Dick•darm•ge•krö•se *nt anat.* mesocolon.
Dick•darm•hau•stren *pl anat.* haustra of colon, sacculations of colon.
Dick•darm•in•va•gi•na•ti•on *f chir.* colic intussusception.
Dick•darm•kar•zi•nom *nt patho.* colon carcinoma, large bowel cancer/carcinoma.
Dick•darm•krebs *m* → Dickdarmkarzinom.
Dick•darm•me•la•no•se *f patho.* brown colon, melanosis of the colon.
Dick•darm•naht *f chir.* suture of the colon, colorrhaphy.
Dick•darm•ob•struk•ti•on *f chir.* colon obstruction, colonic obstruction.
Dick•darm•per•fo•ra•ti•on *f chir.* colonic perforation.
Dick•darm•po•lyp *m patho.* colonic polyp.
Dick•darm•son•de *f* colon tube.
Dick•darm•spie•ge•lung *f* colonoscopy [kəʊləˈnɒskəpɪ], coloscopy [kəˈlɒskəpɪ].
Dick•darm•ver•let•zung *f* colonic trauma, colon trauma, colonic injury, colon injury.
Dick•darm•ver•schluß *m chir.* large bowel obstruction.
dick•lei•big *adj* obese, corpulent, stout, paunchy.
Dick•lei•big•keit *f* obesity, corpulence, stoutness.
Di•cou•ma•rol *nt pharm.* dicumarol, dicoumarin.
Di•dy•mi•tis *f urol.* testitis, orchitis, orchiditis.
Di•dy•mus *m* orchis, testis, testicle, didymus.
Dieffenbach: Dieffenbach-Methode *f HNO* Dieffenbach's method, Dieffenbach's operation.
Di•en•ce•pha•lon *nt* diencephalon, betweenbrain, interbrain.
Dietl: Dietl-Krise *f patho.* incarceration syndrome, Dietl's crisis.
Dieulafoy: Dieulafoy-Trias *f patho.* Dieulafoy's triad.
Dieulafoy-Ulkus *nt patho.* Dieulafoy's

Differentialblutbild 512

erosion.
Dif·fe·ren·ti·al·blut·bild *nt hema.* differential count, differential blood count, hemogram.
Dif·fe·ren·ti·al·dia·gno·se *f* differential diagnosis.
Dif·fe·ren·ti·al·stu·die *f* differential study.
Dif·fu·si·on *f phys., physiol.* diffusion.
Dif·fu·si·ons·druck *m* diffusion pressure.
DiGeorge: DiGeorge-Syndrom *nt immun.* DiGeorge syndrome, thymic hypoplasia.
di·ge·stier·bar *adj* digestible.
Di·ge·sti·on *f* digestion.
di·ge·stiv *adj* digestive.
Di·ge·sti·vum *nt* digestant, digestive.
di·gi·tal *adj* digital.
Di·gi·ta·lis *f pharm.* digitalis.
Di·gi·ta·lis·gly·ko·sid *nt pharm.* digitalis glycoside.
di·gi·ta·li·sie·ren *vt* **1.** *pharm.* digitalize. **2.** *techn.* digitize, digitalize.
Di·gi·ta·li·sie·rung *f pharm.* digitalis therapy, digitalization.
Di·gi·ta·lis·in·to·xi·ka·ti·on *f patho.* digitalis poisoning, digitalism ['dɪdʒɪtlɪzəm].
Di·gi·ta·lis·mus *m patho.* digitalism ['dɪdʒɪtlɪzəm].
Di·gi·ta·lis·the·ra·pie *f* → Digitalisierung.
Di·gi·ta·lis·ver·gif·tung *f patho.* digitalis poisoning, digitalism ['dɪdʒɪtlɪzəm].
Di·gi·tus *m* [S.U. DIGITUS]
Digiti *pl* **hippocratici** *clin.* drumstick fingers, clubbed fingers, hippocratic fingers.
Digitus malleus *ortho.* hammer toe, mallet toe.
Di·gly·ce·rid *nt* diacylglycerine, diacylglycerol, diglyceride.
Di·hy·dro·cal·ci·fe·rol *nt* vitamin D$_4$, dihydrocalciferol.
Di·hy·dro·te·sto·ste·ron *nt pharm.* dihydrotestosterone, stanolone.
1,25-Di·hy·dro·xy·cho·le·cal·ci·fe·rol *nt* (1,25-)dihydroxycholecalciferol, calcitriol.
di·krot *adj* dicrotic.
Di·kro·tie *f* dicrotism ['daɪkrətɪzəm]; dicrotic pulse.
Di·la·tans *nt pharm.* dilatator, dilator.
Di·la·ta·ti·on *f* dilatation, dilation.
linksventrikuläre Dilatation *card.* left heart dilatation, left-ventricular dilatation.
pneumatische Dilatation *chir.* pneumatic dilatation.
rechtsventrikuläre Dilatation *card.* right heart dilatation, right-ventricular dilatation.
Di·la·ta·ti·ons·ka·the·ter *m HTG* dilatation catheter, dilating catheter, dilation catheter ['kæθɪtər].
Di·la·ta·tor *m chir.* dilatator, dilator.
Di·la·to·ri·um *nt* **1.** *chir.* dilatator, dilator. **2.** *pharm.* dilatator, dilator.
Di·la·ze·ra·ti·on *f ophthal.* dilaceration.
Di·lu·ent *m* diluent.
di·lu·ie·ren *vt* thin down, weaken, dilute.
Di·lu·ti·on *f* dilution.
Dimmer: Dimmer-Keratitis *f ophthal.* Dimmer's keratitis.
di·morph *adj* dimorphous, dimorphic.
Di·no·prost *nt* dinoprost, prostaglandin F$_{2\alpha}$.
Di·no·pro·ston *nt* dinoprostone, prostaglandin E$_2$.
Di·op·trie *f ophthal.* diopter, dioptric, dioptry.
di·op·trisch *adj* dioptric, dioptrical.
Dip *m gyn., card.* dip.
Dip I *gyn.* type I dip, early deceleration.
Dip II *gyn.* type II dip, late deceleration.
frühdiastolischer Dip *card.* early diastolic dip.
Di·pa·re·se *f neuro.* bilateral paresis [pə-'riːsɪs].
DIP-Gelenk *nt anat.* distal interphalangeal articulation/joint, DIP joint.
Di·phe·nyl·hy·dan·to·in *nt pharm.* diphenylhydantoin, phenytoin.
Diph·the·rie *f* diphtheria, diphtheritis.
Diph·the·rie·an·ti·to·xin *nt* diphtheria antitoxin.
Diph·the·rie·ba·zil·lus *m micro.* diphtheria bacillus, Klebs-Löffler bacillus, Löffler's bacillus, Corynebacterium diphtheriae.
Diph·the·rie·to·xin *nt* diphtheria toxin, diphtherotoxin.
Diph·the·rie·to·xo·id *nt* diphtheria anatoxin, diphtheria toxoid.
diph·the·risch *adj* diphtheric, diphtherial, diphtheritic.
Di·phyl·lo·bo·thrio·se *f epidem.* diphyllobothriasis, dibothriocephaliasis, bothriocephaliasis.
Di·phyl·lo·bo·thri·um latum *nt micro.* fish tapeworm, Swiss tapeworm, Diphyllobothrium latum, Taenia lata.
Dipl·aku·sis *f HNO* diplacusis, double disharmonic hearing.
Di·ple·gie *f neuro.* diplegia, bilateral paralysis [pə'rælɪsɪs].
di·ple·gisch *adj* diplegic.
Di·plo·bak·te·ri·um Morax-Axenfeld *nt micro.* Morax-Axenfeld bacillus, diplobacillus of Morax-Axenfeld, Moraxella lacunata.
Di·plo·ba·zil·len·kon·junk·ti·vi·tis *f ophthal.* angular conjunctivitis, Morax-Axenfeld conjunctivitis, diplobacillary conjunctivitis.
Di·plo·coc·cus pneumoniae *m micro.* pneumococcus, Diplococcus pneumoniae.
Di·ploë *f anat.* diploe.
Di·ploë·ka·nä·le *pl anat.* diploic canals, Breschet's canals.
Di·ploë·ve·nen *pl anat.* diploic veins, Breschet's veins.
di·plo·id *adj* diploid.
Di·plo·i·die *f genet.* diploidy.
Di·plo·pie *f ophthal.* diplopia, double vision, ambiopia.
Di·plo·skop *nt ophthal.* diploscope.
Dip-Phänomen *nt card.* early diastolic dip.
Dip·so·ma·nie *f* dipsomania, epsilon alcoholism ['ælkəhɒlɪzəm], spree-drinking.

Di•ro•fi•la•ria immitis *nt micro.* heartworm, Dirofilaria immitis.

Di•ro•fi•la•ria•sis *f epidem.* dirofilariasis.

Di•sac•cha•rid *nt disaccharide,* disaccharose, biose.

Di•sac•cha•ri•da•se•man•gel *m* disaccharidase deficiency.

Di•sac•cha•ri•din•to•le•ranz *f patho.* intestinal disaccharidase deficiency, disaccharide intolerance.

Di•sac•cha•rid•urie *f* disacchariduria.

Discoid-Lupus erythematosus *m* discoid lupus erythematosus, chronic discoid lupus erythematosus.

Dis•in•sek•ti•on *f hyg.* disinsectization, disinsection.

Dis•in•sek•tor *m hyg.* disinsector.

Disk•ek•to•mie *f neurochir.* diskectomy, disk removal, discectomy, discoidectomy.

Disk•elek•tro•pho•re•se *f lab.* disc electrophoresis, disk electrophoresis.

Dis•kli•na•ti•on *f ophthal.* disclination, extorsion.

Dis•ko•gra•phie *f radiol.* diskography, discography.

Dis•ko•pa•thie *f ortho.* discopathy [dɪsˈkɑpəθɪ].

Dis•kri•mi•na•ti•on *f physiol.* discrimination.

Dis•kri•mi•na•ti•ons•ver•lust *m HNO (Gehör)* discrimination loss.

Dis•kri•mi•na•tor *m radiol.* discriminator.

Dis•lo•ka•ti•on *f* 1. *ortho.* dislocation, luxation, displacement. 2. *genet.* dislocation.

dis•lo•zie•ren *ortho.* dislocate, luxate, put out of joint.

dis•lo•ziert *adj ortho.* displaced, dislocated, out of joint.

Dis•pa•ra•ti•on *f ophthal.* disparity, disparateness.

Dis•pa•ri•täts•win•kel *m* disparity angle.

Dis•pen•sa•to•ri•um *nt* dispensatory.

dis•pen•sie•ren *vt pharm.* dispense.

dis•pen•sie•rend *adj pharm.* dispensing.

Dis•po•si•ti•on *f* disposition, predisposition, inclination, proneness (*zu* to).

Dis•sek•ti•on *f* 1. *chir.* dissection, necrotomy [nɪˈkrɑtəmɪ]. 2. *patho.* sequestration.

Dis•se•mi•na•ti•on *f patho., micro.* dissemination.

dis•se•mi•niert *adj* disseminated.

Dis•ser•ta•ti•on *f* dissertation, thesis.

dis•se•zie•rend *adj* dissecting.

Dis•so•zia•ti•on *f chem., psycho.* dissociation.

albuminozytologische Dissoziation *neuro.* albuminocytologic dissociation.

atrioventrikuläre Dissoziation *card.* atrioventricular dissociation, auriculoventricular dissociation.

di•stal *adj* distal.

Di•sti•chia•sis *f ophthal.* distichiasis, distichia.

Di•stick•stoff•mo•n•oxid *nt* nitrous oxide, dinitrogen monoxide, laughing gas.

Di•stick•stoff•oxid *nt* → Distickstoffmonoxid.

Di•stor•si•on *f ortho.* distortion.

Dis•trak•ti•on *f ortho.* distraction.

dis•zi•form *adj* disk-shaped, disciform, discoid.

Dis•zi•si•on *f* 1. *chir.* discission. 2. *ophthal.* discission of cataract, discission.

Dis•zi•tis *f ortho.* discitis, diskitis.

Di•ure•se *f* excretion of urine, diuresis.

di•ure•se•för•dernd *adj* diuretic, urinative.

Di•ure•ti•kum *nt pharm.* diuretic, urinative, water pill.

kaliumsparendes Diuretikum potassium-sparing diuretic.

nicht-osmotisches Diuretikum non-osmotic diuretic.

osmotisches Diuretikum osmotic diuretic.

di•ure•tisch *adj* diuretic, urinative.

Di•ver•ti•kel *nt anat., patho.* diverticulum.

echtes Divertikel true diverticulum.

epiphrenales/epiphrenisches Divertikel epiphrenic diverticulum.

falsches Divertikel false diverticulum.

parahiatales Divertikel → epiphrenales Divertikel.

pharyngoösophageales Divertikel Zenker's diverticulum, pharyngoesophageal diverticulum.

Di•ver•ti•kel•ab•szeß *m patho.* diverticular abscess.

Di•ver•ti•kel•ab•tra•gung *f chir.* diverticulectomy.

Di•ver•ti•kel•blu•tung *f patho.* diverticular hemorrhage [ˈhemərɪdʒ], diverticular bleeding.

Di•ver•ti•kel•ent•zün•dung *f* → Divertikulitis.

Di•ver•ti•kel•kar•zi•nom *nt patho.* diverticular carcinoma.

Di•ver•ti•kel•re•sek•ti•on *f* → Divertikulektomie.

Di•ver•ti•kul•ek•to•mie *f chir.* diverticulectomy.

Di•ver•ti•ku•li•tis *f patho.* diverticulitis, diverticular inflammation.

Di•ver•ti•ku•lo•pe•xie *f chir.* diverticulopexy.

Di•ver•ti•ku•lo•se *f* diverticulosis.

di•zy•got *adj embryo.* dizygotic, dizygous.

DNA *f* [DEOXYRIBONUCLEIC ACID] *biochem.* deoxyribonucleic acid, desoxyribonucleic acid.

DNA-Viren *pl micro.* DNA viruses, deoxyvirus.

Docht•drain *m chir.* controlled drain.

Döderlein: Döderlein-Stäbchen *nt gyn., micro.* Döderlein's bacillus.

Doerfler-Stewart: Doerfler-Stewart-Test *m HNO* Doerfler-Stewart test.

Döhle: Döhle-Körperchen *pl hema.* leukocyte inclusions, Döhle's (inclusion) bodies.

Dok•tor *m* 1. doctor (*der...* of...). 2. physician, doctor, *inf.* doc.

Dok•to•rand *m* doctorand, doctoral can-

Doktorandin

didate.
Dok·to·ran·din *f* doctorand, doctoral candidate.
Dok·tor·ar·beit *f* thesis, dissertation.
Doléris: Doléris-Operation *f gyn.* Doléris' operation.
do·mi·nant *adj (a. genet.)* dominant.
Do·mi·nanz *f genet.* dominance.
Donath-Landsteiner: Donath-Landsteiner-Antikörper *m immun.* cold hemolysin, Donath-Landsteiner cold autoantibody.
Donath-Landsteiner-Phänomen *nt immun.* Donath-Landsteiner phenomenon [fɪˈnɑməˌnɑn].
Donath-Landsteiner-Reaktion *f immun.* Landsteiner-Donath test, Donath-Landsteiner test.
Donders: Donders-Ringe *pl ophthal.* Donders' rings.
Donders-Test *m ophthal.* Donders' test.
DOPA *nt* dopa, 3,4-dihydroxyphenylalanine.
Dop·amin *nt* dopamine, 3-hydroxytyramine, decarboxylated dopa.
dop·amin·erg *adj* dopaminergic.
Dop·pel·blind·stu·die *f* → Doppelblindversuch.
Dop·pel·blind·ver·such *m pharm., psycho.* double-blind test, double-blind trial, double-blind experiment.
Dop·pel·hö·ren *nt HNO* double disharmonic hearing, diplacusis.
Dop·pel·kinn *nt* double chin, buccula.
dop·pel·klin·gig *adj (Messer)* twin-bladed.
Dop·pel·kon·trast·ar·thro·gra·phie *f radiol.* double-contrast arthrography [ɑːrˈθrɑgrəfɪ].
Dop·pel·kon·trast·me·tho·de *f radiol.* double-contrast radiography [ˌreɪdɪˈɑgrəfɪ].
Dop·pel·mi·kro·skop *nt* binocular microscope.
dop·pel·schnei·dig *adj (Messer)* two-edged.
Dop·pel·se·hen *nt ophthal.* double vision, diplopia, ambiopia.
Dop·pelt·se·hen *nt* → Doppelsehen.
Doppler: Doppler-Effekt *m phys.* Doppler effect, Doppler phenomenon [fɪˈnɑməˌnɑn].
Doppler-Sonographie *f radiol.* Doppler ultrasonography.
Dor·manz *f micro.* dormancy.
Dorn *m* 1. *allg.* thorn. 2. *patho.* spur.
Dorn·fort·satz *m anat.* spine of vertebra, spinous process.
Dorn·war·ze *f derm.* plantar wart, plantar verruca.
dor·sal *adj* dorsal; thoracic.
Dor·sal·fle·xi·on *f* dorsiflexion.
Dors·al·gie *f* dorsalgia, dorsodynia.
Dor·so·dy·nie *f* → Dorsalgie.
do·sie·ren *vt pharm.* dose, measure out. **zu gering dosieren** underdose. **zu stark dosieren** overdose.
Do·sie·rung *f pharm., radiol.* dosage, dose.
Do·si·me·ter *nt radiol.* dosimeter, dosagemeter.

Do·si·me·trie *f radiol.* dosimetry.
Do·sis *f pharm.* dosage, dose, dosis, unit; *radiol.* dose.
Dosis curativa curative dose.
Dosis effectiva effective dose.
Dosis letalis lethal dose, fatal dose.
Dosis letalis minima minimal lethal dose.
Dosis maximalis *pharm.* maximum dose.
Dosis refracta refractive dose, fractional dose.
Dosis therapeutica therapeutic dose.
Dosis tolerata *radiol.* tolerance dose.
Dosis toxica toxic dose.
do·sis·ab·hän·gig *adj* dose-dependent.
Do·sis·mes·ser *m radiol.* dosimeter, dosage-meter.
Do·sis·ver·tei·lung *f radiol.* dose distribution.
Dot·ter·gangs·fi·stel *f patho.* omphalomesenteric fistula, vitelline fistula.
Dot·ter·gangs·zy·ste *f patho.* vitelline cyst.
Dot·ter·sack *m embryo.* umbilical vesicle, yolk sac, vitelline sac.
Douglas: Douglas-Abszeß *m patho.* Douglas' abscess.
Douglas-Hernie *f gyn.* douglascele, posterior vaginal hernia.
Douglas-Raum *m anat.* pouch of Douglas, rectouterine pouch.
Douglas-Selbstentwicklung *f gyn.* Douglas' method, Douglas' spontaneous evolution [spɑnˈteɪnɪəs].
Down: Down-Syndrom *nt embryo.* Down's syndrome, trisomy 21 syndrome.
Dra·gée *nt pharm.* sugar-coated tablet, dragée, coated tablet, coated pill.
Draht·fi·xie·rung *f ortho.* pinning.
Draht·osteo·syn·the·se *f ortho.* wire fixation.
Draht·schlin·ge *f* wire snare, snare, wire loop.
Draht·spickung [kˑk] *f ortho.* pinning.
Drain *m chir.* drain, drain tube, drainage tube.
Drai·na·ge *f chir.* drain, drainage.
Drai·na·ge·rohr *nt chir.* drain tube, drainage tube.
Drai·nie·ren *nt* drain, drainage, draining.
drai·nie·ren *vt* drain.
Drän *m* → Drain.
Drä·na·ge *f* → Drainage.
Drang *m psycho. (Antrieb)* urge, drive, impulsion; *(Verlangen)* desire, yearn *(nach* for); *(Eile)* urgency.
Drä·nie·ren *nt* → Drainieren.
drä·nie·ren *vt* drain.
Dreh·bruch *m ortho.* spiral fracture, torsion fracture.
dre·hen I *vt* turn; *(Kopf, Gesicht)* turn round; *(um eine Achse)* turn, rotate, revolve. II *vi* turn; *(herumdrehen)* turn around. III *vr* **sich drehen** turn, turn over; *(Kopf, Gesicht)* turn round; *(um eine Achse)* rotate, revolve. **s. um etw. drehen** revolve/rotate around sth. **s. auf den Rücken drehen** turn onto one's back.

Dreh•frak•tur *f* → Drehbruch.
Dreh•krampf *m neuro.* rotatory spasm, rotatory tic.
Dreh•prü•fung *f HNO (Ohr)* turning test, rotatory test.
Dreh•schwin•del *m neuro.* rotary vertigo, rotatory vertigo.
Dre•hung *f* rotation, turning, torsion, gyration; *gyn.* version.
Drei•ecks•tuch *nt ortho.* triangular bandage, scarf bandage.
Drei•glä•ser•pro•be *f urol.* three-glass test, Valentine's test.
Drei•kant•la•mel•len•mark•na•gel *m ortho.* triflange intramedullary nail.
Drei•kant•la•mel•len•na•gel *m ortho.* triflanged nail.
Drei-Monats-Anämie *f ped.* physiological anemia.
drei•pha•sisch *adj physiol.* triphasic, threephase.
Drei•punkt•kor•sett *nt ortho.* three point brace/corset.
Drei•stär•ken•lin•se *f ophthal.* trifocal lens, trifocal glass.
Drei•ta•ge•ex•an•them *nt* → Dreitagefieber 1.
Drei•ta•ge•fie•ber *nt* **1.** *ped.* exanthema subitum, roseola infantum. **2.** *epidem.* phlebotomus fever, pappataci fever, three-day fever. **3.** *epidem.* tertian fever, tertian malaria, vivax malaria.
Drei•vier•tel•re•sek•ti•on *f chir.* radical hepatic resection, right trisegmentectomy.
Drei-X-Syndrom *nt genet.* triple-X, metafemale.
Dre•pa•no•zyt *m hema.* sickle cell, crescent cell, drepanocyte.
Dre•pa•no•zy•to•se *f hema.* sickle cell anemia, crescent cell anemia, drepanocytosis.
Dresbach: Dresbach-Syndrom *nt hema.* Dresbach's anemia, elliptocytary anemia, elliptocytosis, elliptocytotic anemia.
Dressler: Dressler-Myokarditis *f card.* Dressler's syndrome, postmyocardial infarction syndrome.
Dritt•ge•bä•ren•de *f gyn.* tertipara.
Dro•ge *f* **1.** *pharm.* drug, therapeutic agent. **jdn. unter Drogen setzen** drug s.o. **2.** *forens.* drug, narcotic, addiction-forming drug. **Drogen nehmen** take drugs.
dro•gen•ab•hän•gig *adj* drug-dependent, drug-addicted.
Dro•gen•ab•hän•gi•ge *m/f* drug addict.
Dro•gen•ab•hän•gig•keit *f* drug dependence, chemical dependency, drug addiction.
Dro•gen•ik•te•rus *m* drug-induced jaundice.
Dro•gen•kli•nik *f* drug clinic.
Dro•gen•miß•brauch *m* drug abuse.
Dro•gen•psy•cho•se *f* drug psychosis.
Dro•gen•sucht *f* → Drogenabhängigkeit.
dro•gen•süch•tig *adj* → drogenabhängig.
Dro•gen•süch•ti•ge *m/f* drug addict.
Dro•ge•rie *f* druggist's, drugstore; *Brit.* chemist's.
Dro•gist *m* druggist; *Brit.* chemist.
Dro•me•dar•kur•ve *f patho.* dromedary curve.
Drop-Anfall *m neuro.* drop attack.
Dros•sel•gru•be *f anat.* jugular fossa.
Druck *m* **1.** *(Blutdruck)* blood pressure. **2.** *allg., fig.* pressure, force; *(Last)* tension, burden, strain, stress, weight. **unter Druck sein** be under pressure, be under compulsion. **jdn. unter Druck setzen** pressurize s.o., pressure s.o., put pressure (up)on s.o., place pressure (up)on s.o.
intraabdomineller Druck intraabdominal pressure.
intraalveolärer Druck intra-alveolar pressure, intrapulmonary pressure.
intrakranieller Druck intracranial pressure.
intraokulärer Druck intraocular pressure, intraocular tension.
intrapulmonaler Druck → intraalveolärer Druck.
kolloidosmotischer oncotic pressure, colloid osmotic pressure.
zentralvenöser Druck central venous pressure.
Druck•at•mung *f* → Druckbeatmung.
Druck•atro•phie *f patho.* compression atrophy, pressure atrophy ['ætrəfɪ].
Druck•be•at•mung *f anes., IC* pressure breathing, pressure ventilation.
intermittierende positive Druckbeatmung intermittend positive pressure breathing, intermittent positive pressure ventilation.
positive-endexspiratorische Druckbeatmung positive end-expiratory pressure.
positive-negative Druckbeatmung positive-negative pressure breathing, positive-negative pressure ventilation.
druck•emp•find•lich *adj* pressure-sensitive, tender to pressure.
Druck•emp•find•lich•keit *f* pressure sensibility, tenderness to pressure.
Druck•ge•schwür *nt* → Dekubitus.
Druck•läh•mung *f neuro.* pressure paralysis, compression paralysis [pə'rælɪsɪs].
Druck•luft•krank•heit *f patho.* compressed-air sickness, caisson disease, diver's palsy ['pɔːlzɪ].
Druck•mes•sung *f* manometry.
Druck•ne•kro•se *f patho.* pressure necrosis.
Druck•schmerz *m* pain on palpation.
Druck•ul•ze•ra•ti•on *f patho.* pressure ulceration.
Druck•ur•ti•ka•ria *f patho.* pressure urticaria.
Druck•ver•band *m ortho.* pressure bandage, pressure pack, compression bandage.
Druck•ver•let•zung *f* barotrauma, pressure injury, pressure trauma.
Drummond: Drummond-Zeichen *nt card.* Drummond's sign.
Drü•se *f anat., histol.* gland.
Dru•sen *pl* **1.** *ophthal.* Tay's disease, Hutchinson's disease, Doyne's familial

Drüsenentzündung

honeycomb choroiditis, drusen. **2.** *patho.* sulfur granules, drusen.

Drü•sen•ent•zün•dung *f* adenitis.

Drü•sen•schwel•lung *f* → Drüsenvergrößerung.

Drü•sen•ver•grö•ße•rung *f patho.* adenoncus, adenomegaly.

Drysdale: Drysdale-Körperchen *pl gyn.* Drysdale's corpuscles.

D₁-Trisomiesyndrom *nt embryo.* trisomy D syndrome, trisomy 13 syndrome, Patau's syndrome.

D₁-Tumor *m patho.* D₁ tumor, vipoma, VIPoma.

Duane: Duane-Syndrom *nt ophthal.* Duane's syndrome, Stilling-Türk-Duane syndrome, retraction syndrome.

Duane-Test *m ophthal.* Duane's test.

Dubini: Dubini-Syndrom *nt neuro.* Dubini's disease, Dubini's chorea, electric chorea.

Dubin-Johnson: Dubin-Johnson-Syndrom *nt patho.* Sprinz-Dubin syndrome, Dubin-Sprinz syndrome, chronic idiopathic jaundice.

Dubreuilh: Dubreuilh-Krankheit *f derm.* circumscribed precancerous melanosis of Dubreuilh, Hutchinson's freckle, lentigo maligna

Duchenne: Duchenne-Muskeldystrophie *f neuro.* Duchenne atrophy, Duchenne muscular dystrophy, Duchenne type muscular dystrophypseudohypertrophic muscular atrophy ['ætrəfi].

Duchenne-Syndrom *nt neuro.* progressive bulbar paralysis [pə'rælɪsɪs], Duchenne's paralysis, Duchenne's syndrome.

Duchenne-Typ *m* der progressiven Muskelatrophie/Muskeldystrophie → Duchenne-Muskeldystrophie.

Duchenne-Zeichen *nt* Duchenne's sign.

Duchenne-Aran: Duchenne-Aran-Syndrom *nt neuro.* Duchenne-Aran disease, Aran-Duchenne muscular atrophy, Duchenne-Aran muscular atrophy ['ætrəfi].

Duchenne-Landouzy: Duchenne-Landouzy-Atrophie *f neuro.* Duchenne-Landouzy dystrophy, Duchenne-Landouzy type.

Duc•tus *m* [S.U. DUCTUS]

Ductus arteriosus Botalli Botallo's duct, arterial duct, ductus arteriosus.

Ductus arteriosus Botalli apertus *ped.* patent ductus arteriosus.

Dugas: Dugas-Test *m ortho.* Dugas' test.

Dugas-Zeichen *nt ortho.* Dugas' sign.

Duhring: Duhring-Krankheit *f derm.* Duhring's disease, dermatitis herpetiformis.

Dührssen: Dührssen-Inzisionen *pl gyn.* Dührssen's incisions.

Dukes: Dukes-Einteilung *f patho.* Dukes' classification, Dukes' system.

duk•tal *adj* ductal, ductular.

Duk•ti•on *f ophthal.* duction.

Duk•to•gra•phie *f radiol.* ductography.

dumpf *adj* **1.** (*Geräusch*) muffled, flat, dull; (*Stimme*) hollow. **2.** *fig.* (*Schmerz*) dull, obtuse; (*Gefühl*) vague.

Dumpf•heit *f* **1.** (*Geräusch*) flatness, dul(l)ness; (*Stimme*) hollowness. **2.** *fig.* (*Schmerz*) dul(l)ness, obtuseness; (*Gefühl*) vagueness.

Dum•ping•syn•drom *nt chir.* dumping (syndrome), jejunal syndrome, postgastrectomy syndrome.

Duncan: Duncan-Mechanismus *m gyn.* Duncan's mechanism ['mekənɪzəm].

Duncan-Plazenta *f gyn.* Duncan placenta.

Duncan-Syndrom *nt patho.* Duncan's syndrome, X-linked lymphoproliferative syndrome.

Dun•kel•ad•ap•ta•ti•on *f physiol.* dark adaptation, scotopic adaptation.

Dun•kel•feld•mi•kro•skop *nt* dark-field microscope.

dun•kel•haa•rig *adj* dark, dark-haired.

dun•kel•häu•tig *adj* dark-skinned, colored, black.

dünn *adj* thin, fine; (*Gewebe*) fine, delicate; (*Person*) thin, meager, lean; (*Stimme*) weak, thin; (*Puls*) thready; (*Haar*) sparse, thin; (*Luft*) thin, tenuous.

Dünn•darm *m anat.* small bowel, small intestine, enteron.

Dünn•darm•bla•se *f urol.* Bricker's operation, Bricker's ileal conduit.

Dünn•darm•di•ver•ti•kel *nt patho.* small bowel diverticulum.

Dünn•darm•di•ver•ti•ku•lo•se *f patho.* diverticulosis of the small intestine.

Dünn•darm•ein•lauf *m* enteroclysis, high enema, small bowel enema ['enəmə].

Dünn•darm•ent•zün•dung *f* enteritis, enteronitis.

Dünn•darm•fi•stel *f patho.* small intestinal fistula.

Dünn•darm•ge•krö•se *nt anat.* mesentery, mesenterium, mesostenium.

Dünn•darm•ge•schwulst *f patho.* small bowel neoplasm, small bowel tumor.

Dünn•darm•in•far•zie•rung *f patho.* infarction of the small intestine.

Dünn•darm•in•va•gi•na•ti•on *f chir.* enteric intussusception.

Dünn•darm•isch•ämie *f patho.* small bowel ischemia.

Dünn•darm•kar•zi•nom *nt* → Dünndarmkrebs.

Dünn•darm•krebs *m patho.* small bowel cancer, small intestinal carcinoma.

Dünn•darm•per•fo•ra•ti•on *f chir.* small bowel perforation.

Dünn•darm•schleim•haut *f histol.* mucosa of small intestine.

Dünn•darm•schlin•ge *f* intestinal loop, small bowel loop.

Dünn•darm•tu•mor *m patho.* small bowel tumor, small bowel neoplasm.

Dünn•darm•ver•schluß *m chir.* small bowel obstruction.

duo•de•nal *adj* duodenal.

Duo•de•nal•at•re•sie *f* duodenal atresia.

Duo•de•nal•di•ver•ti•kel *nt patho.* duodenal diverticulum.
Duo•de•nal•drü•sen *pl anat.* duodenal glands, Brunner's glands.
Duo•de•nal•pla•stik *f chir.* duodenoplasty.
Duo•de•nal•ul•kus *nt patho.* duodenal ulcer.
Duo•den•ek•to•mie *f chir.* duodenectomy.
Duo•de•ni•tis *f* duodenitis, dodecadactylitis.
Duo•de•no•en•te•ro•sto•mie *f chir.* duodenoenterostomy.
Duo•de•no•je•ju•no•sto•mie *f chir.* duodenojejunostomy.
Duo•de•no•ly•se *f chir.* duodenolysis.
Duo•de•nor•rha•phie *f chir.* duodenorrhaphy.
Duo•de•no•sko•pie *f* duodenoscopy [ˌd(j)uːədɪˈnɑskəpɪ].
Duo•de•no•sto•mie *f chir.* duodenostomy.
Duo•de•no•to•mie *f chir.* duodenotomy.
Duo•de•num *nt* duodenum.
Duo•de•num•ana•sto•mo•se *f chir.* duodenal anastomosis.
Duo•de•num•at•re•sie *f patho.* duodenal atresia.
Duo•de•num•di•ver•ti•kel *nt patho.* duodenal diverticulum.
Duo•de•num•er•öff•nung *f chir.* duodenotomy.
Duo•de•num•fi•stel *f patho.* duodenal fistula. **äußere Duodenumfistel** duodenal-cutaneous fistula, external duodendal fistula.
Duo•de•num•mo•bi•li•sa•ti•on *f chir.* duodenolysis.
Duo•de•num•naht *f chir.* duodenorrhaphy.
Duo•de•num•per•fo•ra•ti•on *f chir.* duodenal perforation.
Duo•de•num•pla•stik *f chir.* duodenoplasty.
Duo•de•num•re•sek•ti•on *f chir.* duodenectomy.
Du•plet *nt ophthal.* doublet.
Dupuy-Dutemps: Dupuy-Dutemps-Operation *f ophthal.* Dupuy-Dutemps' operation.
Dupuytren: Dupuytren-Hydrozele *f urol.* bilocular hydrocele, Dupuytren's hydrocele.
Dupuytren-Kontraktur *f ortho.* Dupuytren's contracture [kənˈtræktʃər], Dupuytren's disease, palmar contraction.
Dupuytren-Zeichen *nt ortho.* Dupuytren's sign.
Du•ra *f* [S.U. DURA MATER]
Du•ra•hä•ma•tom *nt* meningematoma, meninghematoma.
du•ral *adj* dural, duramatral.
Du•ra•me•ta•sta•se *f patho.* dural metastasis [məˈtæstəsɪs].
Du•ra•pla•stik *f neurochir.* duraplasty.
Du•ra•si•nus *pl anat.* cerebral sinuses, dural sinuses.
durch•blu•ten *vt* vascularize, supply with blood.
Durch•blu•tung *f* **1.** circulation, blood supply, blood flow, perfusion. **2.** perfusion weight, perfusion rate.
durch•bre•chen *vi* burst through, break through; (*Zahn*) come through, cut, erupt; (*Blinddarm*) burst, perforate; (*Abszeß*) erupt, come to a head.
Durch•bruch *m* **1.** breakthrough, rupture, bursting; (*Zähne*) cutting, eruption; (*Blinddarm*) perforation; (*Abszeß*) eruption, (*Knochen*) complete fracture. **zum Durchbruch kommen** (*Abszeß*) erupt, come to a head. **2.** (*Öffnung*) gap, opening, outlet.
durch•drin•gend *adj* penetrating, piercing, permeant; (*Kälte*) biting; (*Geräusch*) penetrating, intense; (*Geruch*) sharp, pungent.
Durch•fall *m patho.* diarrhea, enterorrhea. **blutiger Durchfall** bloody diarrhea. **seröser/wäßriger Durchfall** serous diarrhea, watery diarrhea.
Durch•fall•er•kran•kung *f patho.* diarrheal illness.
durch•füh•ren *vt* (*Operation*) perform (*bei* on); (*Untersuchung, Studie*) undertake; (*Experiment*) run. **eine Untersuchung durchführen** make an examination.
Durch•gangs•sta•di•um *nt* transition(al) stage.
durch•kom•men *vi* (*Patient*) come through, get through, pull.
durch•läs•sig *adj* permeable (to); (*porös*) porous; (*undicht*) leaky.
Durch•lauf•drai•na•ge *f chir.* through drain.
Durch•leuch•ten *nt radiol.* diaphanoscopy [daɪˌæfəˈnɑskəpɪ], transillumination.
durch•leuch•ten *vt* roentgenize, x-ray, screen, transilluminate.
Durch•leuch•tung *f radiol.* fluoroscopy [fluəˈrɑskəpɪ], x-ray fluoroscopy, diascopy [daɪˈæskəpɪ], screening.
Durch•mes•ser *m* diameter; caliber. **im Durchmesser** in diameter.
anteroposteriorer Durchmesser anteroposterior diameter.
biparietaler Durchmesser biparietal diameter.
bitemporaler Durchmesser bitemporal diameter.
frontookzipitaler Durchmesser fronto-occipital diameter, occipitofrontal diameter.
mentookzipitaler Durchmesser → okzipitomentaler Durchmesser.
okzipitofrontaler Durchmesser → frontookzipitaler Durchmesser.
okzipitomentaler Durchmesser mentooccipital diameter, occipitomental diameter.
sagittaler Durchmesser sagittal diameter.
transverser Durchmesser transverse diameter.
durch•schei•nen *vi* shine through; (*Ader*) show through.
durch•scheu•ern *vt* (*Haut*) chafe.
Durch•schlaf•stö•rung *f neuro.* dysphylaxia.
durch•schnei•den *vt* cut through, cut in two, intersect, transect; (*kreuzen*) cross.
Durch•schnitt *m* average, mean, medium; (*Querschnitt*) section, profile. **einen**

durchschnittlich 518

Durchschnitt erzielen average. **im Durchschnitt** on (an/the) average. **den Durchschnitt schätzen/ermitteln** average out, average *(auf* at). **über dem Durchschnitt** above (the) average, above-average. **unter dem Durchschnitt** below (the) average. **älter als der Durchschnitt** overage.
durch•schnitt•lich I *adj* average, mean. **II** *adv* on (an/the) average.
Durch•schnitts•do•sis *f* average dose.
Durch•schnitts•tem•pe•ra•tur *f* mean temperature, average temperature.
durch•spü•len *vt* perfuse, irrigate, wash, rinse.
Durch•spü•lung *f* perfusion, irrigation.
durch•ste•chen *vt* penetrate, needle, pierce, puncture, prick, stab.
durch•tren•nen *vt (a. chir.)* divide, split, separate, cleave, cut.
Durch•zugs•ver•fah•ren *nt chir.* pull-through procedure.
Du•ro•arach•ni•tis *f neuro.* duroarachnitis.
Duroziez: Duroziez-Doppelgeräusch *nt card.* Duroziez's murmur, Duroziez's sign.
Duroziez-Erkrankung *f card.* Duroziez's disease, congenital mitral stenosis.
Durst *m* thirst, thirstiness. **Durst bekommen** become thirsty. **Durst haben** be thirsty, thirst. **den Durst stillen** quench one's thirst.
Durst•fie•ber *nt ped.* thirst fever, dehydration fever, inanition fever.
dur•stig *adj* thirsty.
Du•sche *f* **1.** shower, showerbath. **eine Dusche nehmen** have a shower. **2.** *med.* douche.
du•schen I *vt* jdn. duschen give s.o. a shower. **II** *vi, vr* **sich duschen** shower, have a shower; *med.* douche.
Dü•sen•ver•ne•be•lung *f* jet atomisation, jet nebulisation.
Dys•ad•ap•ta•ti•on *f ophthal.* dysaptation, dysadaptation.
Dys•aku•sis *f HNO* acoustic dysesthesia, dysacusis, dysacousis.
Dys•ar•thro•se *f ortho.* dysarthrosis.
Dys•äs•the•sie *f neuro.* dysesthesia.
Dys•che•zie *f* dyschezia, dyschesia.
Dys•chro•ma•to•pie *f* → Dyschromatopsie.
Dys•chro•ma•top•sie *f ophthal.* color anomaly, dyschromatopsia, dyschromasia.
Dys•chro•mie *f derm.* dyschromia.
Dys•dia•do•cho•ki•ne•se *f neuro.* dysdiadochokinesia.
Dys•en•te•rie *f* **1.** dysentery. **2.** *epidem.* bacillary dysentery, Flexner's dysentery.
Dys•fi•bri•no•gen *nt hema.* nonclottable fibrinogen, dysfibrinogen.
Dys•fi•bri•no•gen•ämie *f hema.* dysfibrinogenemia.
Dys•funk•ti•on *f* abnormal function, malfunction, dysfunction, parafunction.
Dys•gam•ma•glo•bu•lin•ämie *f immun.* dysgammaglobulinemia.
Dys•ge•ne•sie *f patho., embryo.* dysgenesis.

Dys•glo•bu•lin•ämie *f immun.* dysglobulinemia.
Dys•ke•ra•tom *nt derm.* dyskeratoma.
Dys•ke•ra•to•se *f derm.* dyskeratosis.
dys•ke•ra•to•tisch *adj* dyskeratotic.
Dys•ki•ne•se *f patho.* dyskinesia, dyscinesia. **biliäre Dyskinese** biliary dyskinesia, biliary dyssynergia.
Dys•ki•ne•sie *f neuro.* dyskinesia, dyscinesia.
Dys•kra•sie *f patho.* dyscrasia.
dys•ma•tur *adj patho.* dysmature.
Dys•ma•tu•ri•tät *f* **1.** *patho.* dysmaturity. **2.** *ped.* dysmaturity.
Dys•me•gal•op•sie *f ophthal.* dysmegalopsia.
Dysmelie-Syndrom *nt embryo.* dysmelia syndrome.
Dys•me•nor•rhö *f gyn.* dysmenorrhea, menstrual colic, painful menstruation.
dys•me•nor•rho•isch *adj gyn.* dysmenorrheal.
Dys•me•ta•bo•lis•mus *m patho.* defective metabolism [məˈtæbəlɪzəm], dysmetabolism.
Dys•me•trop•sie *f ophthal.* dysmetropsia.
Dys•opie *f* → Dysopsie.
Dys•op•sie *f ophthal.* defective vision, dysopia, dysopsia.
Dys•os•to•sis *f ortho.* defective bone formation, dysosteogenesis, dysostosis.
Dysostosis cleidocranialis cleidocranial dysostosis, cleidocranial dysplasia, clidocranial dysostosis, craniocleidodysostosis.
Dysostosis cranio-facialis Crouzon's disease, craniofacial dysostosis.
Dysostosis mandibulo-facialis mandibulofacial dysostosis, Treacher-Collins syndrome.
Dysostosis multiplex Hurler's syndrome, Pfaundler-Hurler syndrome, lipochondrodystrophy, mucopolysaccharidosis I H.
Dys•par•eu•nie *f gyn.* dyspareunia.
Dys•pep•sie *f patho.* dyspepsia, gastric indigestion.
dys•pep•tisch *adj* dyspeptic.
Dys•pha•gie *f neuro.* dysphagia, dysphagy. **oropharyngeale Dysphagie** cervical dysphagia, oropharyngeal dysphagia. **sideropenische Dysphagie** Plummer-Vinson syndrome, sideropenic dysphagia.
Dys•pha•go•zy•to•se *f* dysphagocytosis. **kongenitale Dysphagozytose** congenital dysphagocytosis, chronic granulomatous disease (of childhood).
Dys•pho•nie *f HNO* dysphonia.
Dys•pla•sia *f patho.* dysplasia.
Dysplasia cranio-carpo-tarsalis Freeman-Sheldon syndrome, whistling face syndrome, craniocarpotarsal dysplasia.
Dysplasia encephalo-ophthalmica Krause's syndrome, encephalo-ophthalmic dysplasia.
Dysplasia oculo-auricularis Goldenhar's syndrome, oculoauriculovertebral dysplasia.
Dysplasia renofacialis renofacial dysplasia,

Potter's disease.
Dys•pla•sie *f patho.* dysplasia.
anhidrotisch ektodermale Dysplasie Christ-Siemens-Touraine syndrome, anhidrotic ectodermal dysplasia.
bronchopulmonale Dysplasie Wilson-Mikity syndrome, pulmonary dysmaturity syndrome, bronchopulmonary dysplasia.
chondroektodermale Dysplasie Ellis-van Creveld syndrome, chondroectodermal dysplasia.
familiäre metaphysäre Dysplasie Pyle's disease, familial metaphyseal dysplasia.
fibröse Dysplasie Jaffé-Lichtenstein disease, fibrous dysplasia (of bone).
hidrotisch ektodermale Dysplasie Clouston's syndrome, hidrotic ectodermal dysplasia.
polyostotische fibröse Dysplasie McCune-Albright syndrome, polyostotic fibrous dysplasia.
dys•pla•stisch *adj* dysplastic.
Dys•pnoe *f pulmo.* dyspnea, shortness of breath, difficult breathing, labored breathing, breathlessness.
exspiratorische Dyspnoe expiratory dyspnea.
inspiratorische Dyspnoe inspiratory dyspnea.
kardiale Dyspnoe cardiac dyspnea.
nächtliche Dyspnoe nocturnal dyspnea.
orthostatische Dyspnoe orthostatic dyspnea.
dys•pno•isch *adj* dyspneic, short of breath, breathless.
Dys•pro•te•in•ämie *f patho.* dysproteinemia.
Dys•re•fle•xie *f neuro.* dysreflexia.
Dys•rhyth•mie *f* defective rhythm, dysrhythmia.
diffuse Dysrhythmie *neuro.* (*EEG*) cerebral dysrhythmia, electroencephalographic dysrhythmia.
Dys•to•kie *f gyn.* difficult labor, difficult childbirth, dystocia.
Dys•to•nie *f patho.* dystonia.
biliäre Dystonie biliary dyskinesia, biliary dyssynergia.
vasomotorische Dystonie vasomotor imbalance, autonomic ataxia, autonomic imbalance.
dys•to•nisch *adj* dystonic.
Dys•to•pie *f* **1.** *patho.* dystopia, dystopy. **2.** *embryo.* heterotopia, heterotopy.
dys•troph *adj* dystrophic.
Dys•tro•phia *f patho.* dystrophy.
Dystrophia adiposogenitalis Fröhlich's syndrome, adiposogenital dystrophy.
Dystrophia epithelialis corneae Fuchs' dystrophy, Fuchs' epithelial dystrophy.
Dystrophia musculorum progressiva progressive muscular dystrophy, idiopathic muscular atrophy ['ætrəfɪ].
Dystrophia myotonica Steinert's disease, myotonic dystrophy.
Dys•tro•phie *f patho.* dystrophy.
dys•tro•phisch *adj* dystrophic.
Dys•urie *f urol.* dysuria, dysury.
dys•urisch *adj* dysuric.
D-Zelladenom *nt* (*Pankreas*) delta cell adenoma.
D-Zelle *f* **1.** (*Pankreas*) delta cell, D cell. **2.** (*HVL*) gonadotroph cell, delta cell, D cell.
D-Zell-Tumor *m* (*Pankreas*) delta cell tumor, D-cell tumor, somatostatinoma.

E

Eagle: Eagle-Syndrom *nt neuro.* Eagle syndrome.
EAHF-Komplex *m immun.* EAHF complex.
Eales: Eales-Erkrankung *f ophthal.* Eales' disease.
Ebola-Fieber *nt epidem.* Ebola fever, Ebola hemorrhagic fever.
Ebola-Virus *nt micro.* Ebola virus.
Ebstein: Ebstein-Anomalie *f card.* Ebstein's anomaly, Ebstein's disease.
Ebur•nea•ti•on *f ortho.* bone sclerosis, eburnation, osteosclerosis.
EBV-Antigen *nt immun.* Epstein-Barr virus antigen, EBV antigen.
EB-Virus *nt micro.* EB virus, Epstein-Barr virus.
Ec•ce•ma *nt derm.* eczema, tetter.
  Eccema endogenicum atopic dermatitis, atopic eczema, allergic dermatitis, endogenous eczema, neurodermatitis, allergic eczema.
  Eccema herpeticatum/herpetiformis Kaposi's varicelliform eruption, eczema herpeticum.
  Eccema infantum milk crust, milk tetter.
  Eccema marginatum ringworm of the groin, jock itch, tinea inguinalis.
  Eccema nummularis nummular eczema, nummular neurodermatitis, exudative neurodermatitis.
  Eccema solare Hutchinson's disease, summer eruption, summer prurigo.
Ec•chy•mo•sis *f patho.* ecchymosis.
Echi•no•coc•cus *m micro.* caseworm, Echinococcus. **Echinococcus granulosus** hydatid tapeworm, dog tapeworm, Echinococcus granulosus.
Echi•no•kok•ken•bla•se *f* → Echinokokkenzyste.
Echi•no•kok•ken•krank•heit *f* → Echinokokkose.
Echi•no•kok•ken•zy•ste *f epidem.* hydatid cyst, echinococcus cyst, hydatid.
Echi•no•kok•ko•se *f epidem.* echinococcosis, hydatid disease, hydatidosis.
Echi•no•kok•kus *m* → Echinococcus.
Echi•no•kok•kus•zy•ste *f* → Echinokokkenzyste.
Echi•no•zyt *m hema.* echinocyte, burr cell.
Echo•aku•sis *f HNO* echoacousia, echo diplacusis.
Echo•en•ze•pha•lo•gramm *nt radiol.* echoencephalogram.
Echo•en•ze•pha•lo•gra•phie *f radiol.* echoencephalography.
echo•gen *adj radiol.* echogenic.
Echo•gramm *nt radiol.* echogram.
Echo•gra•phie *f* 1. *neuro.* echographia. 2. *radiol.* echography [e'kɑgrəfɪ].
Echo•hö•ren *nt HNO* echoacousia, echo diplacusis.
Echo•kar•dio•gramm *nt card.* echocardiogram.
Echo•kar•dio•gra•phie *f card.* echocardiography, ultrasonic cardiography, ultrasound cardiography [kɑːrdɪ'ɑgrəfɪ].
echo•kar•dio•gra•phisch *adj card.* echocardiographic.
Echo•phä•no•men *nt card.* return extrasystole, retrograde extrasystole.
Echo•pho•no•kar•dio•gra•phie *f card.* echophonocardiography.
echt *adj* 1. real, genuine; (*Zähne*) real; (*Haarfarbe*) natural. 2. *pharm.* unadulterated.
Echt-Zeit-Verfahren *nt radiol.* real-time sonographic examination.
Eck•zahn *m anat.* canine tooth, cuspid tooth.
Ec•lamp•sia *f gyn.* eclampsia.
Ec•thy•ma *nt derm.* ecthyma. **Ecthyma contagiosum/infectiosum** contagious ecthyma, contagious pustular dermatitis, sore mouth.
Ec•ze•ma *nt* → Eccema.
Edwards: Edwards-Syndrom *nt genet.* Edwards' syndrome, trisomy E syndrome, trisomy 18 syndrome.
Ef•fek•tiv•do•sis *f* effective dose.
Ef•fe•mi•na•ti•on *f* effemination, effeminacy, effeminateness.
ef•fe•rent *adj physiol.* efferent, efferential.
Ef•fe•renz *f physiol.* eference, efferent.
Ef•flo•res•zenz *f derm.* efflorescence; rash eruption.
ef•flo•res•zie•rend *adj chem.* efflorescent.
Ef•flu•vi•um *nt derm.* effluvium.
  anagen-dystrophisches Effluvium alopecia of the immediate type, anagen-dystrophic effluvium.
  androgenetisches Effluvium androgenetic effluvium, androgenetic male alopecia, pat-

ternal alopecia, male pattern baldness.
telogenes Effluvium telogen effluvium, telogen hair loss, alopecia of the late type.
Ego *nt psycho.* ego.
Ego•is•mus *m psycho.* egoism ['i:gəʊɪzəm], egotism ['i:gətɪzəm], selfishness, self-centeredness.
egoi•stisch *adj* egoistic, egoistical, selfish.
Ego•tis•mus *m* → Egoismus.
Ehe *f* marriage, matrimony, married life.
Ehe•be•ra•tung *f* marital counseling.
Ehe•frau *f* wife.
Ehe•gat•te *m* husband.
Ehe•gat•tin *f* wife.
ehe•lich *adj* marital, matrimonial, conjugal, connubial.
Ehe•mann *m* husband.
Ehe•paar *nt* couple, pair.
Ehlers-Danlos: Ehlers-Danlos-Syndrom *nt derm.* Ehlers-Danlos syndrome, Danlos' disease, elastic skin.
E•ichel *f anat.* head of penis, glans, balanus.
Ei•chel•ent•zün•dung *f urol.* balanitis.
Ei•chel•pla•stik *f urol.* balanoplasty.
Ei•chel•vor•haut•ka•tarrh *m urol.* balanoposthitis.
Ei•dop•to•me•trie *f ophthal.* eidoptometry.
Ei•er•stock *m* ovary, ovarium, oophoron.
Ei•er•stock•blu•tung *f gyn.* oophorrhagia, ovarian hemorrhage ['hemərɪdʒ], ovarian bleeding.
Ei•er•stock•en•do•me•trio•se *f gyn.* endosalpingosis, endosalpingiosis.
Ei•er•stock•ent•fer•nung *f gyn.* oophorectomy, ovariectomy [əʊ,veərɪ'ektəmɪ], ovariosteresis.
Ei•er•stock•ent•zün•dung *f gyn.* oophoritis, oaritis, ovaritis.
Ei•er•stock•fi•xie•rung *f gyn.* ovariopexy, oophoropeliopexy, oophoropexy.
Ei•er•stock•ge•schwulst *f gyn.* ovarian tumor.
Ei•er•stock•hi•lus *m anat.* hilum of ovary, hilus of ovary.
Ei•er•stock•hor•mon *nt* ovarian hormone.
Ei•er•stock•in•suf•fi•zi•enz *f (endokrine) gyn.* hypo-ovarianism, hypovaria, hypovarianism.
Ei•er•stock•kap•sel *f anat.* albuginea of ovari.
Ei•er•stock•krebs *m gyn.* ovarian carcinoma.
Ei•er•stock•punk•ti•on *f gyn.* ovariocentesis.
Ei•er•stock•rup•tur *f gyn.* ovariorrhexis.
Ei•er•stock•schwan•ger•schaft *f gyn.* ovariocyesis, oocyesis, ovarian pregnancy.
Ei•er•stock•tu•mor *m gyn.* oophoroma, ovarioncus.
Ei•er•stock•zy•ste *f gyn.* ovarian cyst, oophoritic cyst.
Ei•gelb *nt* yolk, egg-yolk.
Ei•ge•lenk *nt anat.* ellipsoidal joint, condylar joint.
Ei•gen•be•hand•lung *f* self-treatment, autotherapy.
Ei•gen•blut•be•hand•lung *f* autohemotherapy.
Ei•gen•blut•trans•fu•si•on *f* autohemotransfusion, autotransfusion.
Ei•gen•impf•stoff *m immun.* autovaccine, autogenous vaccine.
Ei•gen•se•rum *nt* autoserum.
Ei•gen•se•rum•be•hand•lung *f* autoserum therapy, autoserotherapy, autotherapy.
Eig•nungs•test *m* ability test, aptitude test.
Eig•nungs•un•ter•su•chung *f* fitness test.
Ei•häute *pl embryo.* fetal membranes, extraembryonic membranes.
Ei•klar *nt* egg white, albumen, ovalbumin.
Ei•lei•ter *m anat.* salpinx, fallopian tube, tube, uterine tube, oviduct.
Ei•lei•ter•blu•tung *f gyn.* salpingorrhagia.
Ei•lei•ter•dre•hung *f gyn.* tubotorsion, tubatorsion.
Ei•lei•ter•ent•fer•nung *f gyn.* salpingectomy, tubectomy [t(j)u:'bektəmɪ].
Ei•lei•ter•ent•zün•dung *f gyn.* salpingitis.
Ei•lei•ter•er•öff•nung *f gyn.* salpingotomy.
Ei•lei•ter•fi•xa•ti•on *f gyn.* salpingopexy.
Ei•lei•ter•lö•sung *f gyn.* salpingolysis.
Ei•lei•ter•naht *f gyn.* salpingorrhaphy.
Ei•lei•ter•pla•stik *f gyn.* salpingoplasty, tuboplasty.
Ei•lei•ter•re•sek•ti•on *f gyn.* tubectomy [t(j)u:'bektəmɪ], salpingectomy.
Ei•lei•ter•schnitt *m gyn.* salpingotomy.
Ei•lei•ter•schwan•ger•schaft *f gyn.* salpingocyesis, oviductal pregnancy, fallopian pregnancy, tubal pregnancy.
Ei•lei•ter•tu•mor *m gyn.* salpingioma.
Ei•lei•ter•ver•le•gung *f gyn.* salpingemphraxis.
ein•äschern *vt (Leichnam)* cremate.
Ein•äsche•rung *f (Leichnam)* cremation.
Ein•at•men *nt* inhalation, aspiration.
ein•at•men *vt,* inhale, inspire, breathe in.
Ein•at•mung *f* inhalation, inspiration.
ein•äu•gig *adj* one-eyed; *opt.* monocular.
ein•bei•nig *adj* one-legged.
ein•bet•ten *vt histol.* bed, embed, imbed.
Ein•bil•dung *f* fantasy, imagination, phantasy; *psychia.* illusion, delusion.
Ein•bil•dungs•kraft *f* imagination, power of imagination.
Ein•blu•tung *f patho.* bleeding, hemorrhage ['hemərɪdʒ], haemorrhagia.
Ein•en•gung *f (a. patho.)* constriction, limitation, confinement, arctation.
ein•fach I *adj (leicht)* simple, easy, uncomplicated; *(schlicht)* simple, plain; *(Person)* ordinary, simple, simple-minded; *(Nahrung)* low, simple, frugal; *ortho. (Bruch)* simple, uncomplicated. **II** *adv* simply, easily; *(schlicht)* plainly.
Ein•fach•se•hen *nt ophthal.* haplopia, single vision.
Ein•far•ben•se•hen *nt ophthal.* monochromatism [,mɒnəʊ'krəʊmətɪzəm], achromatic vision, achromatism, achromatopsy.

Ein·füh·lungs·ver·mö·gen *nt* understanding (*in* of), empathy (*in* with), sensitivity.

ein·füh·ren *vt* (*hineinschieben*) introduce, insert (*in* into); (*Kanüle, Sonde*) insert; (*Instrument*) pass;.

Ein·gang *m* **1.** entrance, entry, way in; portal; (*a. fig.*) gateway (*zu* to). **2.** *anat.* inlet, ostium, opening, aperture; (*a. techn.*) mouth.

ein·ge·fal·len *adj* (*Wangen*) cavernous, cavitary, (*Wangen, Augen*) hollow, sunken.

ein·ge·fro·ren *adj* frozen, quick-frozen, deep-frozen.

ein·ge·hend *adj* thorough, profound, in-depth, close; (*Forschung*) deep; (*Untersuchung*) thorough, close.

ein·ge·kap·selt *adj anat.* encapsuled, capsulate, capsulated, capsular.

ein·ge·wach·sen *adj* ingrowing, ingrown.

Ein·ge·wei·de *pl anat.* viscera; (*Gedärme*) bowels, intestines, guts.

Ein·ge·wei·de·abs·zeß *m patho.* visceral abscess.

Ein·ge·wei·de·an·gio·gra·phie *f radiol.* visceral angiography [ˌændʒɪˈɑgrəfɪ].

Ein·ge·wei·de·bruch *m patho.* hernia; splanchnocele.

Ein·ge·wei·de·ent·fer·nung *f chir.* disembowelment, devisceration, evisceration, exenteration.

Ein·ge·wei·de·me·ta·sta·se *f patho.* visceral metastasis [məˈtæstəsɪs].

Ein·ge·wei·de·per·fo·ra·ti·on *f chir.* visceral perforation.

Ein·ge·wei·de·re·flex *m neuro.* visceral reflex.

Ein·ge·wei·de·re·sek·ti·on *f chir.* enterectomy.

Ein·ge·wei·de·schmerz *m patho.* visceralgia, visceral pain.

Ein·ge·wei·de·sen·kung *f chir., patho.* visceroptosis; enteroptosis, splanchnoptosis.

Ein·ge·wei·de·ver·grö·ße·rung *f patho.* splanchnomegaly, organomegaly, visceromegaly.

Ein·ge·wei·de·vor·fall *m patho.* visceral herniation, eventration, evisceration.

ein·gip·sen *vt ortho.* put in plaster.

Ein·griff *m* **1.** intervention (in), interference (in, with). **2.** *chir.* operation, surgical procedure, surgery.

ein·hal·ten I *vt* (*Anordnung*) observe, abide by, comply with, adhere to; (*Diät*) keep to. **II** *vi* (*Harn*) wait.

Ein·hal·tung *f* (*Anordnung*) observance of, compliance with, adherence to; (*Diät*) keeping to.

ein·hän·dig *adj* one-handed; single-handed, one-handed.

Ein·heit *f allg., biochem.* unit.

ein·imp·fen *vt* inoculate; vaccinate.

Ein·imp·fung *f* inoculation; vaccination.

ein·klem·men *vt patho., chir.* incarcerate; impact.

Ein·klem·mung *f chir., patho.* incarceration, herniation; impaction.

Ein·ko·ten *nt patho.* encopresis.

Ein·la·ge *f ortho.* insole support, arch support.

ein·la·gern *vt* (*a. med.*) deposit, store; (*a. histol.*) embed, imbed, intercalate.

Ein·la·ge·rung *f* storing, depositing, embedding, imbedding; (*a. med.*) deposit.

Ein·lauf *m* clysma, clyster, enema [ˈɛnəmə]. **jdm. einen Einlauf geben/machen** clyster, clysterize, give s.o. an enema. **hoher Einlauf** small bowel enema, enteroclysis, high enema.

Ein·le·ge·soh·le *f ortho.* insole.

ein·lei·ten *vt* **1.** (*Maßnahmen*) take measures; (*Schritte*) take steps; (*in die Wege leiten*) initiate. **2.** (*Geburt*) induce; (*Narkose*) induce, introduce.

Ein·lei·tung *f* (*Geburt*) induction; *anes.* introduction.

ein·lie·fern *vt* (*ins Krankenhaus*) hospitalize, admit to the hospital; (*Zwangseinlieferung*) commit.

Ein·lie·fe·rung *f* (*Anstalt*) commitment, committal (*in* to); (*ins Krankenhaus*) hospitalization, admission to hospital.

ein·mas·sie·ren *vt* (*Salbe*) work in.

Ein·näs·sen *nt* enuresis. **nächtliches Einnässen** bedwetting, nocturnal enuresis.

ein·neh·men *vt* (*Mahlzeit, Medikament*) take; (*Lage*) assume.

Ein·ni·sten *nt patho.* innidiation, indenization.

ein·pflan·zen *vt chir.* implant (in, into). **wieder einpflanzen** reimplant.

ein·rei·ben I *vt* rub sth. into; (*Creme*) cream, put cream on; (*Salbe*) apply ointment to, embrocate, work in; (*Haut*) rub, smear (*mit* with), embalm. **II** *vr* **sich einreiben** rub o.s. (*mit etw.* with sth.); (*Creme*) put on cream; (*Salbe*) rub o.s. with ointment.

ein·renk·bar *adj ortho.* reducible.

ein·ren·ken *vt ortho.* reduce, set.

Ein·rich·tung *f* **1.** *ortho.* reduction, adjustment. **2.** (*Ausstattung*) equipment, facilities *pl*; fittings *pl*, device. **sanitäre Einrichtungen** sanitation, sanitary installations.

Ein·riß *m ortho.* tear, crack, fissure, laceration.

ein·schät·zen *vt* estimate (*auf* at), assess, appraise, evaluate; (*bewerten*) rate; (*beurteilen*) judge.

Ein·schät·zung *f* estimate; (*Verfassung, Lage*) assessment, appraisal, evaluation; (*Bewertung*) rating; (*Beurteilung*) judgement.

ein·schie·ben *vt* (*Sonde*) insert, put in, push in.

ein·schla·fen *vi* **1.** fall asleep, go to sleep, go off. **2.** (*Glieder*) become numb. **3.** (*entschlafen*) pass away, die away.

ein·schlä·fern *vt* **1.** send to sleep, make sleepy, make drowsy. **2.** (*narkotisieren*) narcotize, put to sleep.

Ein·schluß·kon·junk·ti·vi·tis *f ophthal.*

inclusion conjunctivitis, swimming pool conjunctivitis, swimming pool blennorrhea.

Ein•schluß•kör•per•chen *nt* inclusion body, intranuclear inclusion.

Ein•schluß•zy•ste *f patho.* inclusion cyst. **epidermale Einschlußzyste** epidermal inclusion cyst, epidermoid inclusion cyst.

ein•schnei•den I *vt* cut in, incise, make a cut in, make an incision in. **II** *vi* cut (*in die Haut* into the skin), make a cut in.

Ein•schnitt *m* **1.** (*a. chir.*) cut, incision, section. **2.** (*Vertiefung*) indent, indentation; (*Spalte*) cleft; (*Rille*) notch, groove; *anat.* incisure, groove, notch.

ein•schrän•ken *vt* (*beschränken*) reduce (*auf* to), cut back, cut down; (*Bewegungsfreiheit*) confine. **das Rauchen/Trinken einschränken** cut down on smoking/drinking.

Ein•schwemm•ka•the•ter *m* flow-directed catheter ['kæθɪtər].

ein•sei•tig *adj* (*a. fig.*) one-sided, hemilateral, unilateral, monolateral.

Ein•se•kun•den•ka•pa•zi•tät *f pulmo.* Tiffeneau's test, forced expiratory volume.

ein•set•zen *vi* start, begin, set in, commence; (*Schmerz, Symptom*) come on, come upon.

ein•sprit•zen *vt* inject, syringe (*in* into) [sə-'rɪndʒ]. **jdm./s. etw. einspritzen** inject s.o./o.s. with sth., give s.o./o.s. an injection of sth.

Ein•stel•lung *f* **1.** *ophthal.* fixation, accommodation. **2.** *gyn.* presentation.

Einthoven: Einthoven-Dreieck *nt physiol.* Einthoven's method, standard Einthoven's triangle.

ein•träu•feln *vt* instil(l) (into).

Ein•träu•fe•lung *f* instillation, instil(l)ment.

ein•trocknen [ĸ•ĸ] **I** *vt* dry; dehydrate. **II** *vi* dry up.

ein•tröp•feln *vt* → einträufeln.

Ein•ver•ständ•nis *nt* agreement (*zu* to), consent (*zu* to), approval (*zu* of). **Einverständnis einholen** obtain consent. **in gegenseitigem Einverständnis** by mutual agreement.

Ein•ver•ständ•nis•er•klä•rung *f* consent (*zu* to), declaration of consent.
Einverständniserklärung der Eltern parental consent.
mündliche Einverständniserklärung verbal consent.
schriftliche Einverständniserklärung written consent.

Ein•wärts•schie•len *nt ophthal.* internal strabismus, convergent strabismus, esotropia, crossed eyes *pl.* **latentes Einwärtsschielen** esophoria, esodeviation.

Ein•weg•hand•schuh *m* surgical glove.

ein•wei•sen *vt* (*ins Krankenhaus*) refer to a hospital, send to a hospital, hospitalize; (*in eine Heilanstalt*) put (in), send (to), commit (to).

Ein•wei•sung *f* (*ins Krankenhaus*) hospitalization; (*in eine Heilanstalt*) commitment, committal (*in* to).

Ein•wil•li•gung *f* agreement, consent (*zu* to), approval (*zu* of).
informierte Einwilligung informed consent.
mündliche Einwilligung verbal consent.
schriftliche Einwilligung written consent.

ein•wir•ken *vi* **1. auf etw./jdn. einwirken** have an effect/influence on sth./s.o., influence sth./s.o.; act on sth./s.o. **2. etw. einwirken lassen** let sth. react, allow sth. to react.

Ein•wir•kung *f* effect, impact, influence, impression (*auf* on); action, effect (*auf* on). **unter der Einwirkung von** under the influence of.

Ein•wuchs *m patho.* ingrowth.

Ein•zel•naht *f chir.* interrupted suture.

Ein•zel•sym•ptom *nt* monosymptom.

Ein•zie•hung *f anat., patho.* retraction, retractation.

Eis•beu•tel *m* ice bag.

Ei•sen *nt* iron.

Ei•sen•ab•la•ge•rung *f patho.* iron deposition, ferrugination.

Ei•sen•bin•dungs•ka•pa•zi•tät *f hema.* iron-binding capacity.

Ei•sen•man•gel *m patho.* sideropenia, iron deficiency.

Ei•sen•man•gel•an•ämie *f hema.* iron deficiency anemia, sideropenic anemia.

Eisenmenger: Eisenmenger-Komplex *m card.* Eisenmenger's complex, Eisenmenger's syndrome.

Ei•sen•spei•cher•krank•heit *f patho.* iron storage disease, hemochromatosis, bronze diabetes.

Ei•sen•staub•lun•ge *f pulmo.* siderosis, pulmonary siderosis.

Eis•packung [ĸ•ĸ] *f* ice pack.

Ei•sprung *m embryo.* ovulation, follicular rupture.

Ei•ter *m patho.* pus; matter.

Ei•ter•aus•fluß *m patho.* pyorrhea.

Ei•ter•aus•schlag *m derm.* pyoderma, pyodermatitis, pyodermatosis.

Ei•ter•beu•le *f patho.* boil, furuncle.

ei•ter•bil•dend *adj* pus-forming, purulent, suppurative, pyogenic.

Ei•ter•bil•dung *f* pus formation, pyogenesis, suppuration.

Ei•ter•bläs•chen *nt derm.* pustule.

Ei•ter•flech•te *f derm.* crusted tetter, streptococcal impetigo, streptococcal pyoderma.

Ei•ter•herd *m patho.* pus focus.

Ei•ter•kör•per•chen *pl patho.* pus corpuscles, pus cells, pyocytes.

ei•tern *vi patho.* suppurate, fester, discharge (pus *or* matter); (*Abszeß*) run, come to a head.

ei•ternd *adj* (*Wunde*) running, suppurative, purulent, festering.

Ei•te•rung *f patho.* pyesis, suppuration, purulence, purulency.

Ei•ter•zel•len *pl* → Eiterkörperchen.

eit•rig *adj* puriform, purulent, puruloid, pyic, suppurative.

Eiweiß

Ei•weiß *nt* **1.** protein, proteid. **2.** (*Eiklar*) egg white, albumen, ovalbumin.
Ei•weiß•bi•lanz *f physiol.* protein balance.
Ei•weiß•mal•ab•sorp•ti•on *f patho.* protein malabsorption.
Ei•weiß•me•ta•bo•lis•mus *m biochem.* proteometabolism, protein metabolism [mə-'tæbəlɪzəm].
Ei•weiß•stoff•wech•sel *m* → Eiweißmetabolismus.
Ei•weiß•zy•lin•der *m urol.* protein cast.
Eja•ku•lat *nt* ejaculate, ejaculum.
Eja•ku•la•ti•on *f* ejaculation, emission.
eja•ku•lie•ren *vt, vi* ejaculate.
Ejek•ti•ons•frak•ti•on *f* (*Herz*) ejection fraction.
Ejek•ti•ons•ge•räusch *nt card.* ejection murmur.
Ek•chy•mo•se *f derm.* ecchymosis.
Ekel *m* disgust (*vor* toward(s), at); aversion (*vor* to, for); (*Abscheu*) loathing (*vor* for); (*Übelkeit*) nausea (*vor* at). **einen Ekel vor jdm./etw. haben** feel disgust at sth./towards s.o., loathe s.o./sth.
Ekel•ge•fühl *nt* sick feeling, feeling of nausea, nausea.
ekeln I *vt* nauseate, disgust. **II** *vr* **s. vor jdm./etw. ekeln** feel/be digusted/nauseated by, feel disgust at sth./towards s.o., loathe s.o./sth.
Ek•lamp•sie *f gyn.* eclampsia.
ek•lamp•tisch *adj* eclamptic.
ek•lamp•to•gen *adj* eclamptogenic, eclamptogenous.
Ek•pho•rie *f neuro.* ecphoria.
Ek•phy•ma *nt derm.* ecphyma.
Ek•stro•phie *f urol.* exstrophy, ecstrophy.
Ek•ta•sie *f patho.* ectasis, ectasy.
ek•ta•tisch *adj* ectatic.
Ek•thym *nt derm.* ecthyma.
Ek•to•blast *nt* → Ektoderm.
Ek•to•derm *nt embryo.* ectoderm, ectoblast, ectodermal germ layer.
ek•to•der•mal *adj* ectodermal, ectodermic, epiblastic.
ek•top *adj patho., embryo.* ectopic, heterotopic, atopic, aberrant.
Ek•to•pia *f embryo., patho.* ectopy, heterotopy.
Ektopia portionis *gyn.* cervical ectropion, ectropion, ectropium.
Ektopia pupillae *ophthal.* corectopia.
ek•to•pisch *adj* → ektop.
Ek•to•zer•vix *f gyn.* ectocervix, exocervix.
Ek•tro•pi•on *nt ophthal.* ectropion, ectropium.
ek•tro•pio•nie•ren *vt ophthal.* (*Lid*) ectropionize.
Ek•tro•pi•um *nt* **1.** *ophthal.* ectropion, ectropium. **2.** *gyn.* ectropion, ectropium.
Ek•zem *nt derm.* eczema, tetter. [S.A. ECCEMA]
asteatotisches Ekzem winter eczema, xerotic eczema, asteatotic eczema.
atopisches Ekzem → endogenes Ekzem.

diskoides Ekzem → nummuläres Ekzem.
endogenes Ekzem allergic eczema, atopic eczema, disseminated neurodermatitis, endogenous eczema.
lichenifiziertes Ekzem lichenoid eczema, chronic eczema.
nummuläres Ekzem nummular eczema, nummular neurodermatitis.
seborrhoisches Ekzem Unna's disease, seborrhea, seborrheic eczema.
Ekzem-Asthma-Heufieber-Komplex *m immun.* EAHF complex.
Ek•ze•ma•ti•sa•ti•on *f derm.* eczematization.
ek•ze•ma•to•gen *adj* causing eczema, eczematogenic.
Ek•zem•krank•heit *f* → endogenes Ekzem.
Ela•sto•se *f* **1.** *patho.* elastose. **2.** *derm.* elastoid degeneration, elastosis.
Elek•tiv•ein•griff *m chir.* elective (surgical) procedure.
Elek•tiv•ope•ra•ti•on *f chir.* elective (surgical) procedure.
elek•trisch *adj* electric, electrical.
Elek•tro•aku•punk•tur *f* electroacupuncture.
Elek•tro•an•al•ge•sie *f anes.* electroanalgesia.
Elek•tro•an•äs•the•sie *f anes.* electric anesthesia [,ænəs'θiːʒə], electroanesthesia.
Elek•tro•atrio•gramm *nt card.* electroatriogram.
Elek•tro•chir•ur•gie *f* electrosurgery.
elek•tro•chir•ur•gisch *adj* electrosurgical.
Elek•tro•de *f* electrode.
Elek•tro•en•ze•pha•lo•gramm *nt neuro.* electroencephalogram. **isoelektrisches Elektroenzephalogramm** isoelectric electroencephalogram, isoelectroencephalogram, flat EEG.
Elek•tro•en•ze•pha•lo•gra•phie *f neuro.* electroencephalography.
Elek•tro•ex•zi•si•on *f chir.* electroexcision.
Elek•tro•hy•ste•ro•gra•phie *f gyn.* electrohysterography.
Elek•tro•im•mun•dif•fu•si•on *f lab.* electroimmunodiffusion.
Elek•tro•kar•dio•gramm *nt* electrocardiogram.
Elek•tro•kar•dio•gra•phie *f* electrocardiography.
elek•tro•kar•dio•gra•phisch *adj* electrocardiographic.
Elek•tro•kar•dio•skop *nt card.* electrocardioscope.
Elek•tro•kar•dio•sko•pie *f card.* electrocardioscopy [ɪˌlektrəʊkɑːrdɪˈɑskəpɪ].
Elek•tro•kau•stik *f chir.* electrocauterization, electrocautery, electric cautery.
Elek•tro•kau•ter *m chir.* electrocautery, electric cautery.
Elek•tro•kau•te•ri•sa•ti•on *f* → Elektrokaustik.
Elek•tro•ko•agu•la•ti•on *f chir.* electrocoagulation, electric coagulation, diathermoco-

agulation, surgical diathermy.
Elek•tro•kon•ver•si•on *f card.* electroversion.
Elek•tro•krampf•be•hand•lung *f* → Elektrokrampftherapie.
Elek•tro•krampf•the•ra•pie *f neuro., psychia.* electroshock, electroshock therapy, electric shock therapy, electroconvulsive therapy.
Elek•tro•li•tho•ly•se *f urol.* electrolithotrity.
Elek•tro•li•tho•trip•sie *f urol.* electrolithotrity.
Elek•tro•ly•se *f chem.* electrolysis; *derm.* electrolysis [ɪlek'trɑləsɪs], galvanolysis.
Elek•tro•lyt *m* electrolyte.
Elek•tro•lyt•man•gel *m* electrolyte deficit.
Elek•tro•myo•gra•phie *f neuro.* electromyography.
Elek•tron *nt* electron.
Elek•tro•nar•ko•se *f anes.* electronarcosis.
Elek•tro•nen•mi•kro•skop *nt* electron microscope.
elek•tro•nen•mi•kro•sko•pisch *adj* electron-microscopic, electron-microscopical.
Elek•tro•nen•spin•re•so•nanz *f radiol.* electron spin resonance, electron paramagnetic resonance.
Elek•tro•nen•strahl *m phys.* electron beam.
Elek•tro•neu•ro•gra•phie *f neuro.* electroneuronography, electroneurography.
Elek•tro•neu•ro•ly•se *f neurochir.* electroneurolysis.
Elek•tro•neu•ro•no•gra•phie *f neuro.* electroneuronography, electroneurography.
Elek•tro•oku•lo•gra•phie *f physiol.* electro-oculography.
Elek•tro•pho•re•se *f lab.* electrophoresis, electrochromatography.
elek•tro•pho•re•tisch *adj lab.* electrophoretic, ionophoretic.
Elek•tro•punk•tur *f* **1.** *derm.* electrolysis [ɪlek'trɑləsɪs]. **2.** *anes.* electropuncture.
Elek•tro•re•duk•ti•on *f card.* electroversion.
Elek•tro•re•sek•ti•on *f chir.* electroresection.
Elek•tro•re•ti•no•gra•phie *f ophthal.* electroretinography.
Elek•tro•schlaf•the•ra•pie *f neuro., psychia.* electrosleep, cerebral electrotherapy.
Elek•tro•schock *m* **1.** *card., physiol.* electroplexy, electroshock, electric shock. **2.** → Elektroschocktherapie.
Elek•tro•schock•the•ra•pie *f neuro., psychia.* electroshock, electroshock therapy, electric convulsive therapy, electric shock therapy, electroconvulsive therapy.
Elek•tro•sti•mu•la•ti•on *f neuro.* electrostimulation.
Elek•tro•the•ra•peut *m* electrotherapist.
Elek•tro•the•ra•peu•tin *f* electrotherapist.
Elek•tro•the•ra•pie *f* electrotherapeutics *pl*, electrotherapy.
Elek•tro•to•mie *f chir.* electrotomy.
Elek•tro•va•go•gramm *nt neuro.* electrovagogram, vagogram.
Elek•tro•ver•si•on *f card.* electroversion.
Ele•men•tar•di•ät *f* elemental diet.
Ele•phan•tia•sis *f patho.* elephantiasis, chyloderma.
Ele•va•to•ri•um *nt chir.* elevator, levator.
El•fen•bein•wir•bel *m ortho.* eburnated vertebra, ivory vertebra.
Ell•bo•gen *m* elbow; *anat.* cubitus.
Ell•bo•gen•ex•ar•ti•ku•la•ti•on *f ortho.* elbow disarticulation.
Ell•bo•gen•fort•satz *m anat.* tip of elbow, olecranon process of ulna, olecranon.
Ell•bo•gen•ge•lenk *nt anat.* elbow, cubital joint, elbow joint.
Ell•bo•gen•gru•be *f anat.* cubital fossa, antecubital fossa.
Ell•bo•gen•lu•xa•ti•on *f ortho.* dislocation of the elbow, elbow dislocation.
El•len•bo•gen *m* → Ellbogen.
el•lip•tisch *adj* ellipsoidal, ellipsoid, elliptical.
El•lip•to•zyt *m hema.* elliptocyte, ovalocyte, cameloid cell.
el•lip•to•zy•tär *adj hema.* elliptocytary, ovalocytic, ovalocytary.
El•lip•to•zy•ten•an•ämie *f hema.* Dresbach's anemia, elliptocytosis, elliptocytotic anemia, elliptocytic anemia, ovalocytosis.
El•lip•to•zy•to•se *f* (**hereditäre**) → Elliptozytenanämie.
Ellis: Ellis-Zeichen *nt clin.* Ellis' sign.
Ellis-Damoiseau: Ellis-Damoiseau-Linie *f clin.* Damoiseau's curve, Ellis' curve, Ellis' line.
Elsberg: Elsberg-Test *m HNO* Elsberg's test.
Elschnig: Elschnig-Körperchen *pl ophthal.* Elschnig's bodies, Elschnig's pearls.
el•ter•lich *adj* parental.
El•tern *pl* parents. **leibliche Eltern** biological parents.
Emas•ku•la•ti•on *f urol.* emasculation, eviration, castration.
Em•bol•ek•to•mie *f chir.* embolectomy. **transthorakale pulmonale Embolektomie** Trendelenburg's operation.
Em•bol•ek•to•mie•ka•the•ter *m* embolectomy catheter ['kæθɪtər].
Em•bo•lie *f* **1.** *patho.* embolism ['embəlɪzəm], embolic disease. **2.** *embryo.* emboly, embolia.
blande Embolie bland embolism.
gekreuzte Embolie → paradoxe Embolie.
infektiöse Embolie → septische Embolie.
paradoxe Embolie crossed embolism, paradoxical embolism.
retrograde Embolie retrograde embolism.
septische Embolie infective embolism, pyemic embolism.
venöse Embolie venous embolism.
Em•bo•li•sa•ti•on *f chir.* embolic therapy, therapeutic embolization, embolization.
em•bo•lisch *adj* embolic.
em•bo•li•sie•ren *vt chir.* embolize.
Em•bo•lus *m patho.* embolus.

Embryektomie

arterieller Embolus arterial embolus.
blander Embolus bland embolus.
reitender Embolus saddle embolus, riding embolus.
septischer Embolus septic embolus.
Em·bry·ek·to·mie *f gyn.* embryectomy.
Em·bryo *m* embryo.
Em·bryo·ge·ne·se *f* embryogenesis, embryogeny.
em·bryo·id *adj* embryoid, embryoniform, embryonoid.
Em·bryo·kar·die *f card.* embryocardia, tictac rhythm, fetal rhythm.
Em·bryo·lo·gie *f* embryology [ˌembrɪ-'alədʒɪ].
Em·bry·om *nt patho.* embryonal tumor, embryoma.
em·bryo·nal *adj* embryonic, embryonal.
Em·bryo·nal·pe·ri·ode *f* embryonic period, embryonal period.
Em·bryo·nen·im·plan·ta·ti·on *f →* Embryonentransfer.
Em·bryo·nen·trans·fer *m* embryo transfer, embryo transplant.
Em·bryo·nen·über·tra·gung *f →* Embryonentransfer.
Em·bryo·pa·thie *f* embryopathy, fetopathy.
diabetische Embryopathie diabetic fetopathy.
Em·bryo·to·mie *f chir.* embryotomy.
em·bryo·to·xisch *adj* embryotoxic.
Em·bryo·to·xon *nt ophthal.* embryotoxon, gerontotoxon, lipoidosis corneae, arcus cornealis/adiposis/juvenilis/lipoides/senilis.
Em·bryo·trans·fer *m* embryo transfer, embryo transplant.
Eme·sis *f* emesis, vomiting.
Eme·ti·kum *nt pharm.* emetic, vomitive, vomitory.
eme·tisch *adj* emetic, vomitive, vomitory, vomitous.
eme·to·gen *adj* emetogenic.
Emis·sa·ri·um *nt anat.* emissarium, emissary vein.
Em·me·na·go·gum *nt pharm., gyn.* emmenagogue, hemagogue.
Emmet: Emmet-Operation *f gyn.* trachelorrhaphy, Emmet's operation.
Em·me·tro·pie *f ophthal.* emmetropia.
Emol·li·ens *nt pharm.* emollient, malactic.
emo·tio·nal *adj* emotional; *psycho.* affective.
emp·fan·gen *gyn.* (*Kind*) **I** *vt* conceive, become pregnant. **II** *vi* conceive, become pregnant.
Emp·fän·ger *m* **1.** (*a. immun.*) receiver, recipient. **2.** (*von Blut*) donee.
Emp·fän·ger·an·ti·gen *nt immun.* recipient antigen.
Emp·fän·ger·blut *nt* recipient blood.
Emp·fän·ger·se·rum *nt immun.* recipient serum.
Emp·fäng·nis *f gyn.* conception.
emp·fäng·nis·ver·hü·tend *adj gyn.* contraceptive, anticonceptive.
Emp·fäng·nis·ver·hü·tung *f gyn.* birth control, contraception.
emp·find·lich *adj* **1.** sensitive, susceptible (*gegen* to); (*Haut etc.*) tender, irritable; (*Magen*) queasy. **2.** considerable; (*Verlust, Kälte*) severe.
Emp·find·lich·keit *f* sensitivity, sensitiveness (*gegen* to), susceptibility (*gegen* to), esthesia [esˈθiːʒ(ɪ)ə]; (*Haut etc.*) tenderness; (*Magen*) queasiness.
Emp·fin·dung *f* **1.** sensation, feeling; *physiol.* reception. **2.** (*Wahrnehmung*) perception, sense.
emp·fin·dungs·los *adj* **1.** insensitive, insensible (*gegen* to). **2.** (*taub*) dead, numb.
Emp·fin·dungs·lo·sig·keit *f* **1.** insensitiveness, insensibleness (*gegen* to). **2.** (*Taubheit*) deadness, numbness.
Em·phy·sem *nt patho.* emphysema.
bullöses Emphysem *pulmo.* bullous emphysema.
kompensatorisches Emphysem *pulmo.* compensatory emphysema, compensating emphysema.
subkutanes Emphysem *patho.* aerodermectasia, pneumoderma, pneumohypoderma.
em·phy·se·ma·tös *adj* emphysematous.
Em·phy·sem·bla·se *f pulmo.* emphysematous bulla.
Em·py·em *nt patho.* empyema.
En·an·them *nt patho.* enanthema, enanthem.
en·an·the·ma·tös *adj* enanthematous.
En·ce·pha·li·tis *f neuro.* encephalitis, cephalitis.
Encephalitis epidemica von Economo's encephalitis, epidemic encephalitis, lethargic encephalitis.
Encephalitis haemorrhagica Leichtenstern's encephalitis, Strümpell-Leichtenstern disease, hemorrhagic encephalitis.
Encephalitis japonica B Japanese B encephalitis, summer encephalitis.
Encephalitis lethargica → Encephalitis epidemica.
Encephalitis periaxialis diffusa Schilder's disease, Flatau-Schilder disease, diffuse periaxial encephalitis.
En·ce·pha·lo·me·nin·gi·tis *f neuro.* encephalomeningitis, meningoencephalitis.
En·ce·pha·lo·mye·li·tis *f neuro.* encephalomyelitis, myeloencephalitis.
Encephalomyelitis benigna myalgica Akureyri disease, benign myalgic encephalomyelitis, benign myalgic encephalitis.
Encephalomyelitis disseminata multiple sclerosis, disseminated sclerosis.
En·ce·pha·lo·myo·car·di·tis *f patho.* encephalomyocarditis, EMC syndrome.
En·ce·pha·lon *nt anat.* brain, encephalon.
En·chon·drom *nt patho.* enchondroma, true chondroma.
En·chon·dro·ma·to·se *f patho.* enchondromatosis, Ollier's disease.
End·an·gi·itis *f patho.* endangiitis, endangeitis, endoangiitis, endovasculitis.

Endangiitis obliterans Winiwarter-Buerger disease, Buerger's disease, thromboangiitis obliterans.
End•an•gi•i•tis f → Endangiitis.
End•aor•ti•tis f patho. endaortitis, endo-aortitis.
End•ar•te•ri•ek•to•mie f HTG endarterectomy.
End•ar•te•ri•tis f patho. endarteritis, endoarteritis. **Endarteritis obliterans** Friedländer's disease, obliterating endarteritis.
End•darm m anat. rectum.
End•darm•blu•tung f patho. proctorrhagia.
end•dia•sto•lisch adj physiol. end-diastolic, telediastolic.
En•de nt 1. (örtlich, zeitlich) end. **am Ende** in the end, finally. **(gesundheitlich) am Ende** broken. **am Ende seiner Kraft sein** have reached/be at breaking point. **bis zum Ende** to the very last. **ohne Ende** endless, never-ending, without an end. **zu Ende gehen** close, come to an end; (Zeit) run out, run low, go out. **zu Ende sein** be over. **ein Ende machen** put an end to. 2. (Abschluß) ending, end, conclusion, cessation, close. 3. (Tod) death, end.
En•de•mie f epidem. endemic disease, endemia, endemy.
en•de•misch adj epidem. endemial, endemic, endemical.
End•glied nt anat. distal phalanx, terminal phalanx.
End•hirn nt anat. endbrain, telencephalon.
End•hirn•hälf•te f anat. hemispherium, cerebral hemisphere.
En•do•aus•kul•ta•ti•on f card. endoauscultation.
En•do•bron•chi•al•an•äs•the•sie f anes. endobronchial anesthesia [ˌænəs'θiːʒə].
En•do•bron•chi•al•ka•the•ter m endobronchial catheter ['kæθɪtər].
En•do•bron•chi•al•nar•ko•se f anes. endobronchial anesthesia [ˌænəs'θiːʒə].
En•do•bron•chi•al•tu•bus m endobronchial tube.
En•do•car•di•tis f card. endocarditis, encarditis.
Endocarditis lenta infectious endocarditis, subacute bacterial endocarditis.
Endocarditis parietalis fibroplastica Löffler's endocarditis/disease, constrictive endocarditis, eosinophilic endomyocardial disease.
Endocarditis thrombotica Libman-Sacks endocarditis, atypical verrucous endocarditis, nonbacterial verrucous endocarditis.
En•do•cer•vi•ci•tis f gyn. endocervicitis, endotrachelitis.
en•do•gen adj endogenous, endogenetic, endogenic; (a. psycho.) intrinsic, intrinsical.
En•do•her•nior•rha•phie f chir. endoherniorrhaphy, endoherniotomy.
En•do•in•to•xi•ka•ti•on f patho. endointoxication.
En•do•kard nt anat. endocardium.

En•do•kard•bi•op•sie f card. endocardial biopsy.
En•do•kard•ent•zün•dung f → Endokarditis.
En•do•kard•er•kran•kung f card. endocardiopathy.
En•do•kard•fi•bro•ela•sto•se f card. endomyocardial fibrosis, endocardial fibroelastosis, African endomyocardial fibrosis.
En•do•kard•fi•bro•se f card. endocardial fibrosis.
en•do•kar•di•al adj endocardiac, endocardial, intracardiac.
En•do•kar•di•al•throm•bus m patho. endocardial thrombus.
En•do•kar•di•tis f card. endocarditis, encarditis. [S.A. ENDOCARDITIS]
rheumatische Endokarditis Bouillaud's disease, rheumatic endocarditis.
septische Endokarditis septic endocarditis, acute bacterial endocarditis.
en•do•kar•di•tisch adj endocarditic.
En•do•kar•do•pa•thie f card. endocardiopathy.
En•do•kol•pi•tis f gyn. endocolpitis.
en•do•krin adj endocrinal, endocrine, endocrinic, endocrinous.
Endokrinium nt → Endokrinum.
En•do•kri•no•lo•gie f endocrinology [ˌendəkrɪ'nɑlədʒɪ].
en•do•kri•no•lo•gisch adj endocrinologic.
En•do•kri•no•pa•thie f endocrinopathy.
En•do•kri•no•the•ra•pie f endocrinotherapy.
En•do•kri•num nt endocrinium, endocrine system.
En•do•lym•phe f histol. endolymph, Scarpa's fluid.
en•do•me•tri•al adj endometrial.
En•do•me•trio•se f gyn. endometriosis.
En•do•me•tri•tis f gyn. endometritis.
En•do•me•tri•um nt gyn. endometrium, uterine mucosa.
En•do•me•tri•um•atro•phie f gyn. endometrial atrophy ['ætrəfɪ].
En•do•me•tri•um•ent•zün•dung f → Endometritis.
En•do•me•tri•um•hy•per•pla•sie f gyn. endometrial hyperplasia.
En•do•me•tri•um•kar•zi•nom nt gyn. endometrial carcinoma, metrocarcinoma, hysterocarcinoma.
En•do•me•tri•um•zy•ste f gyn. endometrial cyst.
En•do•myo•kard•fi•bro•se f card. endomyocardial fibrosis, endocardial fibroelastosis, African endomyocardial fibrosis, endocardial sclerosis.
en•do•myo•kar•di•al adj endomyocardial.
En•do•myo•kar•di•tis f card. endomyocarditis.
En•do•my•si•um nt histol. endomysium.
En•do•neu•ri•tis f neuro. endoneuritis.
En•do•neu•ri•um nt histol. Henle's sheath,

Endoneurolyse

endoneurium.
En•do•neu•ro•ly•se *f neurochir.* endoneurolysis, hersage.
En•do•phle•bi•tis *f patho.* endophlebitis, endovenitis. **Endophlebitis hepatica obliterans** Chiari's syndrome, Budd-Chiari syndrome.
End•oph•thal•mi•tis *f ophthal.* endophthalmitis, entophthalmia.
En•do•pro•the•se *f ortho.* endoprosthesis.
En•do•ra•dio•gra•phie *f radiol.* endoradiography.
En•do•sal•pin•gi•tis *f gyn.* endosalpingitis.
En•do•sal•pinx *f histol.* endosalpinx.
En•do•skop *nt clin.* endoscope.
En•do•sko•pie *f clin.* endoscopy [enˈdɑskəpɪ].
en•do•sko•pisch *adj* endoscopic.
End•oste•um *nt anat.* endosteum, inner periosteum.
End•osti•tis *f ortho.* endosteitis, endostitis.
En•do•thel *nt histol.* endothelial tissue, endothelium.
en•do•the•li•al *adj* endothelial.
En•do•the•li•itis *f patho.* endotheliitis.
En•do•the•lio•id•zel•len *pl hema.* endothelioid cells.
En•do•the•li•om *nt patho.* endothelial cancer, endothelioma.
En•do•the•lio•se *f patho.* endotheliosis.
En•do•the•lio•zyt *m hema.* endotheliocyte, endothelial leukocyte.
En•do•the•lio•zy•to•se *f hema.* endotheliocytosis.
En•do•the•li•tis *f →* Endotheliitis.
En•do•the•li•um *nt histol.* endothelial tissue, endothelium.
En•do•to•xi•ko•se *f patho.* endotoxicosis.
En•do•to•xin *nt* endotoxin.
En•do•to•xin•in•to•xi•ka•ti•on *f patho.* endointoxication.
En•do•to•xin•schock *m patho.* endotoxic shock, endotoxin shock.
En•do•tra•che•al•a•näs•the•sie *f anes.* endotracheal anesthesia [ˌænəsˈθiːʒə].
En•do•tra•che•al•ka•the•ter *m* endotracheal catheter [ˈkæθɪtər].
En•do•tra•che•al•nar•ko•se *f anes.* endotracheal anesthesia [ˌænəsˈθiːʒə].
En•do•tra•che•al•tu•bus *m* endotracheal tube.
En•do•vak•zi•na•ti•on *f hyg.* endovaccination.
en•do•zer•vi•kal *adj gyn.* endocervical, intracervical.
En•do•zer•vix *f gyn.* endocervix.
En•do•zer•vi•zi•tis *f gyn.* endocervicitis, endotrachelitis.
End•pha•lanx *f anat.* distal phalanx, terminal phalanx.
End•plat•te *f* end-plate, end plate. **motorische Endplatte** motor end-plate, neuromuscular end-plate.
end•sy•sto•lisch *adj physiol.* telesystolic, end-systolic.

End•wirt *m micro.* definitive host, final host, primary host.
End-zu-End-Anastomose *f chir.* terminoterminal anastomosis, end-to-end anastomosis.
End-zu-Seit-Anastomose *f chir.* terminolateral anastomosis, end-to-side anastomosis.
Ener•gie *f* **1.** *phys.* energy. **2.** *fig.* energy, power, drive, vitality, vigor.
Ener•gie•do•sis *f radiol.* absorbed dose.
Ener•gie•haus•halt *m physiol.* energy balance.
Ener•gie•ver•brauch *m* energy consumption, power consumption.
Ener•va•ti•on *f neuro.* enervation.
ener•vie•ren *vt neuro.* enervate.
Engelmann: Engelmann-Syndrom *nt ortho.* Camurati-Engelmann disease, Engelmann's disease, diaphyseal dysplasia.
En•gorge•ment *nt patho.* engorgement.
Engpaß-Syndrom *nt patho.* thoracic outlet syndrome, brachial syndrome.
En•gramm *nt physiol.* engram, memory trace.
Eng•win•kel•glau•kom *nt* (**akutes**) *ophthal.* obstructive glaucoma, congestive glaucoma, acute glaucoma, angle-closure glaucoma, narrow-angle glaucoma.
chronisches Engwinkelglaukom chronic narrow-angle glaucoma, chronic angle-closure glaucoma.
En•kel *m* grandchild, grandson.
En•ke•lin *f* granddaughter, grandchild.
En•ke•pha•lin *nt* encephalin, enkephalin.
En•ko•pre•sis *f patho.* encopresis.
En•oph•thal•mus *m ophthal.* enophthalmos, enophthalmia, enophthalmus.
En•osto•se *f ortho.* entostosis, enostosis.
Enroth: Enroth-Zeichen *nt endo.* Enroth's sign.
ent•ar•tet *adj patho.* degenerate, degenerated.
Ent•ar•tung *f patho.* degeneration, degeneracy.
ent•bin•den I *vt* disengage (*von* from); *gyn.* deliver of a child, midwife; *ophthal.* (*Linse*) deliver. **II** *vi gyn.* give birth (to), be confined of (a child).
Ent•bin•dung *f* **1.** birth, childbirth, delivery; lying-in, confinement, accouchement. **2.** *ophthal.* (*Linse*) delivery.
Ent•bin•dungs•heim *nt* maternity hospital, maternity home.
Ent•bin•dungs•kli•nik *f* maternity, maternity hospital, maternity home.
Ent•bin•dungs•sta•ti•on *f* maternity, maternity ward.
ent•blö•ßen I *vt* uncover, expose, bare. **II** *vr* **sich entblößen** undress, take one's clothes off.
ent•blößt *adj* bare, naked, nude, in the nude.
En•ten•form *f card., radiol.* boat shaped heart.
en•te•ral *adj* enteral.
En•ter•al•gie *f* enteralgia, enterodynia.

En•ter•ek•to•mie *f chir.* enterectomy.
en•te•risch *adj* enteric, intestinal.
En•te•ri•tis *f* enteritis, enteronitis. **pseudomembranöse Enteritis** pseudomembranous enteritis, pseudomembranous enterocolitis.
En•te•ro•ana•sto•mo•se *f chir.* enteroanastomosis, enteroenterostomy, enterostomy, bowel anastomosis.
En•te•ro•bak•te•ri•en *pl micro.* enterics, enteric bacteria, intestinal bacteria.
En•te•ro•ce•le *f* **1.** *chir.* enterocele. **2.** *gyn.* enterocele, posterior vaginal hernia, douglascele.
en•te•ro•chrom•af•fin *adj* enterochromaffin.
En•te•ro•coc•cus *m micro.* enterococcus.
En•te•ro•co•li•tis *f patho.* enterocolitis, coloenteritis. **Enterocolitis necroticans neonatorum** neonatal necrotizing enterocolitis.
En•te•ro•en•te•ro•sto•mie *f* → Enteroanastomose.
En•te•ro•in•to•xi•ka•ti•on *f patho.* enterotoxism, enterotoxication, autointoxication.
En•te•ro•klys•ma *nt* enteroclysis, high enema [ˈenəmə].
En•te•ro•kok•ken•sep•sis *f patho.* enterococcemia.
En•te•ro•ko•li•tis *f patho.* enterocolitis, coloenteritis.
postantibiotische Enterokolitis antibiotic-associated diarrhea/enterocolitis.
pseudomembranöse Enterokolitis necrotizing enterocolitis, pseudomembranous enterocolitis.
en•te•ro•ku•tan *adj* enterocutaneous.
En•te•ro•lith *m patho.* enterolith, intestinal stone, intestinal calculus.
En•te•ro•ly•se *f chir.* enterolysis [entəˈralǝsɪs].
En•te•ro•my•ko•se *f patho.* enteromycosis.
En•te•ro•pa•thie *f patho.* enteropathy.
eiweißverlierende/exsudative Enteropathie exudative enteropathy, protein-losing enteropathy.
glutenbedingte Enteropathie celiac disease, gluten enteropathy, Gee-Herter-Heubner disease, Herter-Heubner disease, Heubner-Herter disease.
En•te•ro•pe•xie *f chir.* enteropexy.
En•te•ro•pla•stik *f chir.* enteroplasty.
En•te•ro•pto•se *f chir., patho.* enteroptosis.
En•te•ror•rha•gie *f patho.* intestinal hemorrhage [ˈhemərɪdʒ], enterorrhagia.
En•te•ror•rha•phie *f chir.* enterorrhaphy.
En•te•ror•rhe•xis *f chir.* enterorrhexis.
En•te•ro•sep•sis *f patho.* enterosepsis.
En•te•ro•spas•mus *m patho.* enterospasm.
En•te•ro•ste•no•se *f patho.* enterostenosis.
En•te•ro•sto•ma *nt chir.* enterostomy [ˌentəˈrɑstəmɪ].
En•te•ro•sto•mie *f chir.* enterostomy [ˌentəˈrɑstəmɪ].
En•te•ro•to•mie *f chir.* enterotomy [entə-ˈrɑtəmɪ].
En•te•ro•to•xin *nt* enterotoxin, intestinotoxin.
En•te•ro•to•xin•ämie *f patho.* enterotoxemia.
En•te•ro•ze•le *f* **1.** *chir.* enterocele. **2.** *gyn.* enterocele, posterior vaginal hernia.
En•te•ro•zen•te•se *f chir.* enterocentesis.
Ent•fal•tungs•kni•stern *nt clin., pulmo.* atelectatic rales *pl*.
ent•fer•nen *vt* remove, take away, clear away, eliminate (*aus* from); *chir.* excise (*aus* from), remove, ablate, abscise; (*Organ*) take out; (*Fremdkörper*) extract.
Ent•fer•nung *f* removal, elimination (*aus* from); *chir.* ectomy [ˈektəmɪ], excision, exeresis, extirpation, removal, amputation, ablation; (*Fremdkörper*) extraction.
Ent•fie•be•rung *f* defervescence.
ent•gif•ten *vt* decontaminate, detoxify, detoxicate.
Ent•gif•tung *f* decontamination, detoxification, detoxication.
ent•glei•sen *vi* (*Stoffwechsel*) decompensate.
ent•gleist *adj* (*Stoffwechsel*) decompensated.
ent•haa•ren *vt* depilate, epilate; unhair.
Ent•haa•rung *f* depilation, epilation.
Ent•haa•rungs•mit•tel *nt* depilatory, depilatory agent, epilatory.
ent•halt•sam *adj* abstemious, abstinent (*von* from); (*sexuell*) continent, abstinent.
Ent•halt•sam•keit *f* abstinence, abstemiousness, continence, continency. **sexuelle Enthaltsamkeit** continence, continency.
Ent•hir•nung *f* decerebration.
Ent•hir•nungs•star•re *f neuro.* decerebration rigidity [rɪˈdʒɪdətɪ].
ent•kal•ken *vt* decalcify, delime, descale.
Ent•kal•kung *f* decalcification, deliming, descaling.
ent•kei•men *vt* disinfect; sterilize.
Ent•kei•mung *f hyg.* disinfection, sterilization.
ent•klei•den I *vt* undress s.o., take s.o.'s clothes off. **II** *vr* **sich entkleiden** undress, take one's clothes off.
ent•kräf•ten *vt* debilitate, weaken; (*erschöpfen*) exhaust, tire.
ent•kräf•tet *adj* (*körperlich, geistig*) exhausted, tired.
ent•las•sen *vt* (*Patient*) discharge (*aus* from).
Ent•las•sung *f* (*Patient*) discharge.
Ent•la•stungs•hy•per•ämie *f* decompression hyperemia.
ent•lau•sen *vt* delouse.
Ent•lau•sung *f* delousing.
ent•lee•ren I *vt* empty, clear; (*Luft*) deflate; (*abfließen lassen*) drain; (*Magen*) empty; (*Darm*) purge, clear, evacuate; (*Blase*) void. **II** *vr* **sich entleeren** empty, exhause; (*Blase, Darm*) empty, evacuate.
Ent•lee•rung *f* emptying, clearing, drainage; (*Luft*) deflation; (*Darm*) purgation, evac-

Entleerungsreflex 530

uation.
Ent•lee•rungs•re•flex *m physiol.* voiding reflex, evacuation reflex.
ent•man•nen *vt* castrate, emasculate.
Ent•man•nung *f* emasculation, eviration, castration.
Ent•mar•kungs•krank•heit *f neuro.* demyelinating disease.
Ent•nahme *f* **1.** *chir.* removal (*aus* from); (*Transplantat*) harvest. **2.** (*Blut*) withdrawal; (*Probe*) sampling, taking of a sample.
ent•neh•men *vt* **1.** take (from, out of), remove (*aus* from). **2.** *chir.* remove; (*Transplantat*) harvest; (*Blut*) withdraw; (*Probe*) take (a sample from).
En•tro•pi•on *nt* → Entropium.
en•tro•pio•nie•ren *vt* entropionize.
En•tro•pi•um *nt ophthal.* entropium, entropion.
Ent•schä•di•gungs•neu•ro•se *f psychia.* compensation neurosis, pension neurosis.
ent•schlacken [k•k] *vt* (*Darm*) purge; (*Blut*) purify.
ent•schla•fen *vi* pass away, die, die away.
Ent•schla•fe•ne *m/f* (the) departed.
ent•seu•chen *vt* decontaminate; *hyg.* disinfect.
Ent•seu•chung *f* decontamination; *hyg.* disinfection.
ent•span•nen **I** *vt* relax, ease. **II** *vi* relax, have a relaxing effect. **III** *vr* **sich entspannen** ease off/up, let o.s. go, relax; *inf.* unwind.
ent•spannt *adj* relaxed.
Ent•span•nung *f* relaxation, relief.
ent•ste•hen *vi* **1.** come into being; (*langsam*) form; develop, evolve, emerge, spring (*aus* from). **2.** (*verursacht werden*) arise (*aus* from, out of), originate (*aus* from; *in* in), result (*aus, durch* from), be caused, be produced.
Ent•ste•hung *f* come into being; (*Bildung*) formation, generation, development, evolution, emergence; (*Ursprung*) origin, origination.
ent•strah•len *vt radiol.* decontaminate.
Ent•strah•lung *f radiol.* decontamination.
Ent•weib•li•chung *f gyn.* defeminization.
ent•we•sen *vt hyg.* disinfest.
Ent•we•sung *f hyg.* disinfestation.
Ent•wick•lung *f* **1.** development, evolution, evolvement, build-up, growth, formation. **2.** *gyn.* evolution.
Ent•wick•lungs•al•ter *nt psycho.* developmental age.
Ent•wick•lungs•ano•ma•lie *f embryo.* developmental anomaly.
Ent•wick•lungs•hem•mung *f patho.* arrest of development, retardation.
ent•wöh•nen *vt ped.* wean (off, from); (*Sucht*) cure.
Ent•wöh•nung *f ped.* weaning, ablactation; (*Sucht*) weaning, withdrawal.
ent•zie•hen **I** *vt* withdraw (from); (*Flüssigkeit*) draw, extract; *chem.* extract.

jdm. etw. entziehen **1.** take sth. away from s.o. **2.** (*Alkohol, Drogen*) withdraw (alcohol/drugs) from s.o. **II** *vr* **sich jdm./etw. entziehen** evade s.o./sth., avoid s.o./sth.
Ent•zie•hung *f* → Entzug.
Ent•zie•hungs•er•schei•nun•gen *pl patho., psychia.* withdrawal syndrome *sing*, withdrawal symptoms.
Ent•zie•hungs•kur *f* withdrawal cure, withdrawal treatment, detoxication treatment. eine Entziehungskur machen withdraw. s. einer Entziehungskur unterziehen withdraw.
Ent•zug *m* **1.** withdrawal, withdrawing; (*Drogen*) withdrawal (from); (*Alkohol*) *inf.* drying-out; (*Beraubung*) deprivation. **2.** *chem.* extraction.
Ent•zugs•de•lir *nt psychia.* abstinence syndrome, withdrawal syndrome, withdrawal symptoms, tromomania, delirium tremens.
Ent•zugs•ef•fekt *m card.* steal phenomenon [fɪˈnaməˌnan], steal.
Ent•zugs•er•schei•nun•gen *pl* withdrawal symptoms, abstinence symptoms.
Ent•zugs•sym•pto•ma•tik *f* → Entzugserscheinungen.
Ent•zugs•sym•pto•me *pl* → Entzugserscheinungen.
Ent•zugs•syn•drom *nt* **1.** *patho., psychia.* abstinence syndrome, withdrawal syndrome, delirium tremens. **2.** *card.* steal phenomenon [fɪˈnaməˌnan], steal.
ent•zün•den *vr* **sich entzünden 1.** *patho.* inflame, become inflamed. **2.** (*a. chem.*) ignite; catch fire.
ent•zün•det *adj patho.* inflamed.
ent•zünd•lich *adj patho.* inflammatory, phlogistic.
Ent•zün•dung *f patho.* inflammation.
diphtherische Entzündung diphtheric inflammation, diphtheritic inflammation, pseudomembranous-necrotizing inflammation.
exsudative Entzündung exudative inflammation.
katarrhalische Entzündung catarrhal inflammation, catarrh.
kruppöse Entzündung croupy inflammation, croupous inflammation.
lokale Entzündung local inflammation.
metastatische Entzündung metastatic inflammation.
nekrotisierende Entzündung necrotic inflammation, necrotizing inflammation.
phlegmonöse Entzündung phlegmon, phlegmonous cellulitis.
pseudomembranöse Entzündung pseudomembranous inflammation.
spezifische Entzündung specific inflammation.
ulzerative/ulzerierende Entzündung ulcerative inflammation.
ent•zün•dungs•hem•mend *adj* antiinflammatory, antiphlogistic.
Ent•zün•dungs•hem•mer *m pharm.* anti-

inflammatory, antiphlogistic.
En•ure•sis *f patho.* enuresis. **Enuresis nocturna** bedwetting, nocturnal enuresis.
en•ze•phal *adj* encephalic.
En•ze•pha•li•tis *f neuro.* encephalitis, cephalitis. [S.A. ENCEPHALITIS] **experimentelle allergische Enzephalitis** experimental allergic encephalitis, experimental allergic encephalomyelitis.
En•ze•pha•lo•gra•phie *f radiol.* encephalography.
En•ze•pha•lo•lith *m patho.* brain calculus, cerebral calculus, encephalolith.
En•ze•pha•lo•ma•la•zie *f neuro.* softening of the brain, encephalomalacia.
En•ze•pha•lo•me•ga•lie *f patho.* megalencephaly, megaloencephaly.
En•ze•pha•lo•me•nin•gi•tis *f neuro.* meningoencephalitis, encephalomeningitis.
En•ze•pha•lo•me•nin•go•pa•thie *f neuro.* meningoencephalopathy, encephalomeningopathy.
En•ze•pha•lo•me•nin•go•ze•le *f neuro.* encephalomeningocele.
En•ze•pha•lo•mye•li•tis *f neuro.* encephalomyelitis, myeloencephalitis. **experimentelle allergische Enzephalomyelitis** experimental allergic encephalitis, experimental allergic encephalomyelitis.
En•ze•pha•lo•mye•lo•me•nin•gi•tis *f neuro.* encephalomyelomeningitis.
En•ze•pha•lo•mye•lo•pa•thie *f neuro.* encephalomyelopathy. **nekrotisierende Enzephalomyelopathie** Leigh's syndrome, necrotizing encephalomyelopathy.
En•ze•pha•lo•mye•lo•ze•le *f neuro.* encephalomyelocele.
En•ze•pha•lo•myo•kar•di•tis *f neuro., card.* encephalomyocarditis, EMC syndrome.
En•ze•pha•lon *nt anat.* encephalon, brain.
En•ze•pha•lo•pa•thie *f neuro.* encephalopathy [enˌsefəˈlɑpəθɪ], cerebropathy [serəˈbrɑpəθɪ], brain damage.
bovine spongiforme Enzephalopathie mad cow disease, bovine spongiform encephalopathy.
hepatische Enzephalopathie hepatic encephalopathy, portal-systemic encephalopathy, portasystemic encephalopathy.
subakute spongiforme Enzephalopathie subacute spongiform encephalopathy.
urämische Enzephalopathie uremic encephalopathy.
En•ze•pha•lo•ra•di•ku•li•tis *f neuro.* encephaloradiculitis.
En•ze•pha•lor•rha•gie *f neuro.* cerebral hemorrhage [ˈhemərɪdʒ], encephalorrhagia.
En•ze•pha•lo•sko•pie *f neuro.* encephaloscopy [enˌsefəˈlɑskəpɪ], cerebroscopy [ˌserəˈbrɑskəpɪ].
En•ze•pha•lo•to•mie *f* **1.** *neurochir.* encephalotomy. **2.** *gyn.* encephalotomy, cranioclasis, craniotomy.
En•ze•pha•lo•ze•le *f neuro.* craniocele, encephalocele, cephalocele.
En•ze•pha•lo•zys•to•me•nin•go•ze•le *f neuro.* hydrencephalomeningocele.
En•ze•pha•lo•zys•to•ze•le *f neuro.* hydrencephalocele, hydrocephalocele, hydroencephalocele, encephalocystocele.
En•zoo•no•se *f epidem.* enzootic disease.
En•zym *nt biochem.* enzyme, zyme.
En•zym•an•ta•go•nist *m* enzyme antagonist.
en•zy•ma•tisch *adj* enzymic, fermentative.
Enzyme-linked-immunosorbent-Assay *m lab.* enzyme-linked immunosorbent assay.
En•zym•im•mu•no•as•say *m lab.* enzyme immunoassay.
En•zym•in•duk•ti•on *f biochem.* induction, enzyme induction.
En•zym•in•hi•bi•tor *m* enzyme inhibitor, antienzyme.
En•zym•mus•ter *nt lab.* enzyme pattern.
En•zy•mo•pa•thie *f patho.* enzymopathy.
En•zym•pro•fil *nt lab.* enzyme profile.
Eo•si•no•pe•nie *f hema.* eosinopenia, eosinophilic leukopenia.
eo•si•no•phil *adj histol., hema.* eosinophilic, eosinophil, eosinophile.
Eo•si•no•phil•ämie *f histol.* eosinophilia, eosinophilosis.
Eo•si•no•phi•len•leuk•ämie *f hema.* eosinophilic leukemia, eosinophilocytic leukemia.
Eo•si•no•phi•lie *f histol.* eosinophilia, eosinophilia.
Ep•en•dym *nt anat., histol.* ependyma, endyma.
ep•en•dy•mal *adj* ependymal, ependymary.
Ep•en•dy•mi•tis *f neuro.* ependymitis.
EPH-Gestose *f gyn.* preeclampsia, preeclamptic toxemia.
Epi•al•lo•preg•na•no•lon *nt* epiallopregnanolone.
Epi•an•dro•ste•ron *nt* epiandrosterone, isoandrosterone.
Epi•ble•pha•ron *nt ophthal.* epiblepharon.
Epi•car•di•um *nt anat.* epicardium, visceral pericardium.
Epi•con•dy•li•tis *f ortho.* epicondylitis.
Epi•con•dy•lus *m* [S.U. EPICONDYLUS]
Epi•de•mie *f* epidemic, epidemic disease.
Epi•de•mio•lo•gie *f* epidemiology [epɪˌdiːmɪəˈɑlədʒɪ].
epi•de•misch *adj* epidemic.
epi•der•mal *adj* epidermal, epidermatic, epidermic.
Epi•der•mal•zys•te *f* → Epidermoid.
Epi•der•ma•ti•tis *f* → Epidermitis.
Epi•der•mis *f histol.* epidermis, outer skin.
Epi•der•mis•läpp•chen *nt chir.* epidermic graft.
Epi•der•mis•plas•tik *f chir.* epidermatoplasty.
Epi•der•mis•trans•plan•ta•ti•on *f chir.* epidermization, skin grafting.
Epi•der•mis•zys•te *f* → Epidermoid.
Epi•der•mi•tis *f derm.* epidermatitis, epi-

Epidermoid

dermitis.
Epi•der•mo•id *nt patho.* epidermoid, atheromatous cyst, epidermal cyst, epithelial cyst, sebaceous cyst, wen.
epi•der•mo•id *adj* epidermal, epidermoid.
Epi•der•mo•id•zy•ste *f* → Epidermoid.
Epi•der•mo•ly•sis *f derm.* epidermolysis [ˌɛpɪdɜrˈmɑləsɪs].
Epidermolysis acuta toxica Lyell's syndrome, non-staphylococcal scalded skin syndrome, toxic epidermal necrolysis.
Epidermolysis bullosa albopapuloidea Pasini's syndrome, albopapuloid epidermolysis bullosa dystrophica.
Epidermolysis bullosa hereditaria letalis Herlitz's disease, junctional epidermolysis bullosa.
Epidermolysis bullosa hyperplastica Cockayne-Touraine syndrome, hyperplastic epidermolysis bullosa dystrophica.
Epidermolysis bullosa manuum et pedum aestivalis Weber-Cockayne syndrome, localized epidermolysis bullosa simplex.
Epidermolysis toxica acuta Ritter's disease, staphylococcal scalded skin syndrome.
Epi•der•mo•my•ko•se *f derm.* epidermophytosis, epidermomycosis, dermatophytosis.
Epi•der•mo•phy•tie *f derm.* epidermophytosis, tinea.
Epi•di•dym•ek•to•mie *f urol.* epididymectomy, epididymidectomy.
Epi•di•dy•mis *f anat.* epididymis, parorchis.
Epi•di•dy•mi•tis *f urol.* epididymitis.
Epi•di•dy•mo•de•fe•ren•ti•tis *f urol.* epididymodeferentitis.
Epi•di•dy•mo•fu•ni•ku•li•tis *f* → Epididymodeferentitis.
Epi•di•dy•mo•to•mie *f urol.* epididymotomy.
epi•du•ral *adj* peridural, epidural.
Epi•du•ral•abs•zeß *m patho., neuro.* extradural abscess, epidural abscess.
Epi•du•ral•an•al•ge•sie *f anes.* epidural analgesia [ˌænlˈdʒiːzɪə].
Epi•du•ral•an•äs•the•sie *f anes.* epidural anesthesia [ˌænəsˈθiːʒə], epidural, epidural.
kontinuierliche Epiduralanästhesie continuous epidural anesthesia [ˌænəsˈθiːʒə], fractional epidural anesthesia.
Epi•du•ral•blu•tung *f neuro.* extradural hemorrhage [ˈhɛmərɪdʒ], epidural hemorrhage, epidural bleeding, extradural bleeding.
Epi•du•ral•hä•ma•tom *nt neuro.* epidural hematoma, extradural hematoma.
Epi•du•ral•raum *m anat.* epidural cavity, epidural space, extradural space.
Epi•du•ral•spalt *m* → Epiduralraum.
epi•ga•strisch *adj* epigastric.
Epi•ga•stri•um *nt anat.* epigastrium, epigastric region, epigastric zone.
Epi•glott•ek•to•mie *f HNO* epiglottidectomy, epiglottectomy.
Epi•glot•tid•ek•to•mie *f* → Epiglott-

ektomie.
Epi•glot•ti•di•tis *f* → Epiglottitis.
Epi•glot•tis *f anat.* epiglottis, epiglottic cartilage.
epi•glot•tisch *adj* epiglottal, epiglottidean.
Epi•glot•tis•re•sek•ti•on *f HNO* epiglottidectomy, epiglottectomy.
Epi•glot•tis•stiel *m anat.* epiglottic petiole.
Epi•glot•ti•tis *f HNO* epiglottiditis, epiglottitis.
Epi•kan•thus *m* epicanthus, palpebronasal fold, mongolian fold.
Epi•kard *nt anat.* epicardium, visceral pericardium, cardiac pericardium.
Epi•kard•ek•to•mie *f HTG* epicardiectomy.
Epi•kar•zi•no•gen *nt patho.* epicarcinogen.
epi•kon•dy•lär *adj* epicondylian, epicondylar, epicondylic.
Epi•kon•dy•le *f anat.* epicondyle, epicondylus.
Epi•kon•dy•li•tis *f ortho.* epicondylitis.
Epi•kri•se *f* **1.** *patho.* epicrisis, secondary crisis. **2.** *clin.* epicrisis.
epi•kri•tisch *adj* epicritic.
Epi•la•ti•on *f* epilation, depilation.
Epi•lep•sie *f neuro.* epilepsy, convulsive state; seizure, fit.
autonome Epilepsie autonomic epilepsy, vasomotor epilepsy, vasovagal epilepsy.
fokale Epilepsie focal epilepsy, localized epilepsy, partial epilepsy.
generalisierte Epilepsie generalized epilepsy, major epilepsy.
larvierte/latente Epilepsie latent epilepsy, larval epilepsy.
psychomotorische Epilepsie psychomotor epilepsy, temporal lobe epilepsy.
epi•lep•ti•form *adj neuro.* epileptiform, epileptoid.
Epi•lep•ti•ker *m neuro.* epileptic.
Epi•lep•ti•ke•rin *f neuro.* epileptic.
epi•lep•tisch *adj neuro.* epileptic.
epi•lep•to•gen *adj neuro.* epileptogenic, epileptogenous.
epi•lie•ren *vt* epilate, depilate.
Epi•my•sio•to•mie *f chir.* epimysiotomy.
Epi•my•si•um *nt anat.* epimysium, external perimysium.
Epi•ne•phrin *nt* adrenaline, epinephrine.
epi•pha•ryn•ge•al *adj* epipharyngeal, nasopharyngeal.
Epi•pha•ryn•gi•tis *f HNO* epipharyngitis, nasopharyngitis.
Epi•pha•ryn•go•sko•pie *f HNO* posterior rhinoscopy [raɪˈnɑskəpɪ].
Epi•pha•rynx *m anat.* nasal pharynx, rhinopharynx, epipharynx, nasopharynx.
Epi•pho•ra *f ophthal.* epiphora, watery eye, tearing.
epi•phy•sär *adj* epiphyseal, epiphysial.
Epi•phy•se *f anat.* **1.** epiphysis. **2.** → Epiphysis cerebri.
Epi•phy•sen•frak•tur *f ortho.* epiphyseal fracture.
Epi•phy•sen•fuge *f histol.* epiphysial disk,

epiphysial plate, growth plate.
Epi•phy•sen•fu•gen•knor•pel *m histol.* epiphysial cartilage.
Epi•phy•sen•knor•pel *m histol.* epiphyseal cartilage.
Epi•phy•sen•li•nie *f anat., radiol.* epiphyseal line, epiphysial line.
Epi•phy•sen•lö•sung *f ortho.* epiphysiolysis.
Epi•phy•sen•ne•kro•se *f,* **aseptische** *ortho.* epiphyseal ischemic necrosis, epiphysial aseptic necrosis, aseptic osteochondrosis.
Epi•phy•sen•stiel *m anat.* habenula, habena, pineal peduncle.
Epi•phy•seo•de•se *f ortho.* epiphysiodesis, epiphyseodesis.
Epi•phy•seo•ly•sis *f ortho.* epiphysiolysis. **Epiphyseolysis capitis femoris** adolescent coxa vara, slipped capital femoral epiphysis.
Epi•phy•sio•pa•thie *f* **1.** *ortho.* epiphysiopathy. **2.** *neuro.* epiphysiopathy.
Epi•phy•sis *f anat.* epiphysis. **Epiphysis cerebri** epiphysis, pineal body, pineal gland.
Epi•phy•si•tis *f ortho.* epiphysitis.
Epi•plo•ek•to•mie *f chir.* epiploectomy, omentectomy.
epi•plo•isch *adj* epiploic, omental.
Epi•plo•on *nt anat.* epiploon, omentum.
Epi•plo•pe•xie *f chir.* epiplopexy, omentopexy, omentofixation.
Epi•plo•ze•le *f chir.* epiplocele.
Epi•sio•pe•ri•neo•pla•stik *f gyn.* episioperineoplasty.
Epi•sio•pe•ri•neor•rha•phie *f gyn.* episioperineorrhaphy.
Epi•sio•pla•stik *f gyn.* episioplasty.
Epi•sior•rha•phie *f gyn.* episiorrhaphy.
Epi•sio•to•mie *f gyn.* episiotomy [ə‚pɪzɪ'atəmi].
Epi•skle•ri•tis *f ophthal.* episcleritis, episclerotitis.
Epi•so•de *f* episode, incident; *psychia.* episode; *(Anfall)* bout, fit.
epi•so•disch *adj* episodic, episodical.
Epi•spa•die *f urol.* epispadias, epispadia.
Epi•sta•xis *f HNO* nasal bleeding, nosebleed, epistaxis.
Epi•thel *nt histol.* epithelial tissue, epithelium.
epi•the•li•al *adj* epithelial.
Epi•the•li•en•zy•lin•der *m (Harn)* epithelial cast.
Epi•the•li•om *nt derm., patho.* epithelial tumor, epithelioma.
Epi•the•lio•sis *f ophthal.* epitheliosis; *epidem.* epitheliosis; *patho.* epitheliosis.
Epi•the•li•sa•ti•on *f patho.* epithelialization, epithelization.
epi•the•li•sie•ren *vt* epithelialize, epithelize.
Epi•thel•kör•per•chen *nt anat.* epithelial body, parathyroid, parathyroid gland.
Epi•thel•kör•per•chen•ent•fer•nung *f chir.* parathyroidectomy.
Epi•thel•kör•per•chen•hy•per•pla•sie *f endo.* parathyroid hyperplasia.
Epi•the•lo•id•zell•nä•vus *m derm.* Spitz nevus, Spitz-Allen nevus, epithelioid cell nevus, benign juvenile melanoma.
Epi•thel•zy•lin•der *m (Harn)* epithelial cast.
Epi•top *nt immun.* epitope, antigenic determinant.
Epi•to•xo•id *nt immun.* epitoxoid.
epi•tym•pa•nisch *adj* epitympanic.
Epi•tym•pa•num *nt anat.* attic of middle ear, epitympanum, tympanic attic.
Epi•zoo•tie *f* epizootic disease.
Epi•zy•sto•to•mie *f urol.* epicystotomy, suprapubic cystotomy [sɪs'tatəmi].
Epo•ny•chi•um *nt histol.* eponychium, cuticle, quick.
Epo•ophor•ek•to•mie *f gyn.* epoophorectomy.
Epo•opho•ron *nt anat.* epoophoron, ovarian appendage.
Epstein-Barr: Epstein-Barr nukleäres Antigen *nt immun.* Epstein-Barr nuclear antigen.
Epstein-Barr-Virus *nt micro.* EB virus, Epstein-Barr virus, human herpesvirus 4.
Epstein-Barr-Virus-Antigen *nt immun.* Epstein-Barr virus antigen, EBV antigen.
Ep•ulis *f HNO.* epulis.
Erb: Erb-Lähmung *f neuro.* Erb's palsy ['pɔːlzɪ], Erb-Duchenne paralysis, upper brachial paralysis [pə'rælɪsɪs].
Erb-Muskelatrophie *f neuro.* Erb's atrophy ['ætrəfɪ], Erb's disease.
Erb-Zeichen *nt neuro.* **1.** Erb's phenomenon [fɪ'namə‚nan], Erb's sign. **2.** Erb's sign, Erb-Westphal sign.
Erb•ana•ly•se *f* genetic analysis [ə'næləsɪs].
Erb•bio•lo•gie *f* genetics *pl.*
erb•bio•lo•gisch *adj* genetic, genetical.
Erb-Charcot: Erb-Charcot-Syndrom *nt neuro.* Erb-Charcot disease, Erb's sclerosis, spastic spinal paralysis [pə'rælɪsɪs].
Erb•cho•rea *f neuro.* Huntington's chorea, hereditary chorea, chronic progressive hereditary chorea.
Erb-Duchenne: Erb-Duchenne-Lähmung *f* → Erb-Lähmung.
Erb•fak•tor *m* gene.
Erb-Goldflam: Erb-Goldflam-Syndrom *nt neuro.* myasthenia gravis, Erb's syndrome, Erb-Goldflam disease.
Erb•grind *m derm.* favus, crusted ringworm, honeycomb ringworm.
Erb•hy•gi•e•ne *f* eugenics *pl,* orthogenics *pl.*
Erb•krank•heit *f* hereditary disease, hereditary disorder, heredopathia.
Erb•lei•den *nt* → Erbkrankheit.
erb•lich I *adj* heritable, hereditable, hereditary. **II** *adv* by inheritance.
Erb•lich•keit *f* hereditary transmission, hereditability, heredity, heritability.
er•blin•den *vi* go blind, become blind, lose one's sight.
Er•blin•dung *f ophthal.* loss of eyesight,

Erbrechen

blindness. **totale Erblindung** amaurosis, total blindness.

Er•bre•chen *nt patho.* vomiting, bringing up, vomit, sickness.
explosionsartiges Erbrechen projectile vomiting.
fäkulentes Erbrechen feculent vomiting.
galliges Erbrechen bilious vomiting.
kaffeesatzartiges Erbrechen coffee-ground vomit.
morgendliches Erbrechen (in der Schwangerschaft) morning sickness.
periodisches Erbrechen cyclic vomiting, periodic vomiting, recurrent vomiting.
rekurrierendes Erbrechen → periodisches Erbrechen.
Erbrechen im Strahl projectile vomiting.
zyklisches Erbrechen → periodisches Erbrechen.

er•bre•chen I *vt* vomit, bring up, throw up, regurgitate. **II** *vi, vr* **sich erbrechen** vomit, bring up, be sick.

Er•bro•che•ne *nt patho.* vomit, vomition, vomitus.

Erb•sen•sup•pen•stuhl *m patho.* pea-soup stool.

Erb•sub•stanz *f* genetic information, idioplasm.

Erb-Westphal: Erb-Westphal-Zeichen *nt neuro.* Erb's sign, Erb-Westphal sign, Westphal-Erb sign.

Erd•beer•zun•ge *f patho.* strawberry tongue.

Er•de *f* soil, earth. **durch Erde übertragen** *epidem.* soil-borne.

Erdheim: Erdheim-Tumor *m patho.* Erdheim tumor, craniopharyngioma.

Erdheim-Gsell: Medionecrosis Erdheim-Gsell *f patho.* Erdheim-Gsell medial necrosis, cystic medial necrosis.

erek•til *adj physiol.* erectile.
Erek•ti•on *f physiol.* erection.
Erek•ti•ons•zen•trum *nt physiol.* erection center, ejaculation center.

Er•fah•rung *f* experience, practice. **aus Erfahrung** from experience.

Er•fah•rungs•me•tho•de *f* empiricism [em'pɪrəsɪzəm].

er•frie•ren *vi* freeze to death, die from cold.
Er•frie•rung *f patho.* frostbite, freezing, congelation, pagoplexia, perfrigeration.

Er•go•cal•ci•fe•rol *nt* ergocalciferol, vitamin D$_2$.

Er•go•kar•dio•gra•phie *f physiol.* ergocardiography.

Er•go•me•ter•ar•beit *f physiol.* ergometer work.

Er•go•me•trie *f physiol.* ergometry.
er•go•me•trisch *adj physiol.* ergometric.
Er•go•the•ra•pie *f heilgymn.* ergotherapy.
Er•guß *m* **1.** *patho.* effusion, effluvium, discharge. **2.** (*Samen*) emission, ejaculation.
Er•hal•tungs•do•sis *f pharm.* maintenance dose.

er•hö•hen I *vt* (*verstärken*) intensify; boost; (*Dosis*) build up; (*Wirkung*) enhance, heighten, increase, intensify. **II** *vr* **sich erhöhen** increase, rise, go up, be increased (*auf* to).

er•ho•len *vr* **sich erholen** recover (*von* from, of), do well, get well, recuperate, improve, get better, make a recovery (*von* from).

Er•ho•lung *f* recovery, recuperation, convalescence, improvement; rest, relaxation. **komplette/vollständige Erholung** full recovery, complete recovery.

eri•giert *adj* (*Penis*) erect.

er•in•nern I *vt* jdn. **an etw. erinnern** remind s.o. of sth. **II** *vr* **sich an etw./jdn. erinnern** remember/recall/recollect sth./s.o.

Er•in•ne•rung *f* (*Gedächtnis*) recollection, reminiscence, memory (*an* of). **s. etw. in Erinnerung rufen** call sth. to mind, recollect/recall sth.

Er•in•ne•rungs•ver•mö•gen *nt* memory, recollection.

er•käl•ten *vr* **sich erkälten** get a cold, catch a cold, take a cold, catch a chill.

Er•käl•tung *f* cold, common cold; *Brit.* chill.
Er•käl•tungs•krank•heit *f* → Erkältung.

er•ken•nen *vt* recognize (*an* by); (*wahrnehmen*) perceive, recognize, make out, observe; realize; (*feststellen*) identify; (*Krankheit*) diagnoze.

er•kran•ken *vi* get sick, come down, fall ill (*an* with); sicken, be taken ill, get ill.

erkrankt *adj* diseased, morbid, disordered, ill.

Erkrankung *f patho.* disease, complaint, illness, sickness, ailment, affection, disorder.
akute respiratorische Erkrankung acute respiratory disease.
anzeigepflichtige Erkrankung notifiable disease, reportable disease.
fieberhafte Erkrankung fever, pyrexia.
funktionelle Erkrankung functional disorder, functional disease.
genetische/genetisch-bedingte Erkrankung genetic disorder, genetic disease.
hereditäre Erkrankung hereditary disorder, hereditary disease.
idiopathische Erkrankung idiopathic disease, idiopathy.
interkurrente Erkrankung intercurrent disease.
kardiovaskuläre Erkrankung cardiovascular disease.
Erkrankungen *pl* **des Kindesalters** diseases of childhood.
körperliche Erkrankung somatopathy, bodily illness.
meldepflichtige Erkrankung notifiable disease, reportable disease.
okkulte Erkrankung occult disease.
organische Erkrankung organic disease, somatopathy, organopathy.
rheumatische Erkrankung rheumatic disease, rheumatism ['ruːmətɪzəm].
rheumatoide Erkrankung rheumatoid disease.
somatische Erkrankung → körperliche

Erkrankung.
spezifische Erkrankung specific disease.
systemische Erkrankung systemic disease.
Er•kran•kungs•ra•te *f epidem.* sickness rate, morbidity, morbility, morbidity rate.
er•leich•tern *vt fig.* make easy/easier, ease; (*Schmerz*) relieve, alleviate, assuage.
Er•leich•te•rung *f* relief, ease; (*Linderung*) relief, alleviation, assuagement. **jdm. Erleichterung verschaffen** give s.o. ease/relief.
er•lei•den *vt* suffer; (*Verletzung, Verlust*) sustain; (*ertragen*) endure, suffer, go through.
er•mü•den I *vt* (*a. techn.*) fatigue, tire, wear out. **II** *vi* tire (*durch* by, with); (*a. techn.*) fatigue.
er•mü•det *adj* (*körperlich, geistig*) exhausted.
Er•mü•dung *f* exhaustion, tiredness, weariness; (*a. techn.*) fatigue.
körperliche Ermüdung muscular fatigue, physical fatigue.
physische Ermüdung → körperliche Ermüdung.
psychische Ermüdung mental fatigue, cerebral fatique, psychological fatigue.
zentrale Ermüdung → psychische Ermüdung.
Er•mü•dungs•bruch *m ortho.* fatigue fracture, stress fracture.
er•näh•ren I *vt* **1.** feed, nourish. **2.** *fig.* (*Familie*) keep, support, maintain. **II** *vr* **sich ernähren** live (*von* on, durch, von by); feed (*von* on, upon).
künstlich ernähren feed artificially, dripfeed.
parenteral ernähren drip-feed.
Er•näh•rung *f* **1.** (*Ernähren*) feeding. **2.** feeding, nutrition, alimentation; (*Nahrung*) food, diet, nutrition, nourishment.
ausgewogene Ernährung balanced diet.
ausreichende Ernährung eutrophy, eutrophia.
balancierte Ernährung balanced diet.
enterale Ernährung enteral alimentation, enteral feeding.
intravenöse Ernährung intravenous feeding.
künstliche Ernährung dripfeeding, dripfeed, artificial alimentation.
parenterale Ernährung parenteral alimentation, parenteral feeding, dripfeeding.
totale/vollständige parenterale Ernährung total parenteral alimentation, total parenteral nutrition, total parenteral alimentation.
zentralvenöse Ernährung central venous feeding, central venous nutrition, central venous alimentation.
Er•näh•rungs•ka•the•ter *m* feeding catheter ['kæθɪtər].
Er•näh•rungs•leh•re *f* alimentology [ælɪmen'tɑlədʒɪ], dietetics *pl.*
Er•näh•rungs•stö•rung *f* nutritional disorder.

Erschlaffung

Ern•te *f chir.* (*Transplantat*) harvest.
Er•öff•nung *f chir.* opening, incision.
Er•öff•nungs•pe•ri•ode *f gyn.* stage of dilatation, first stage (of labor).
Er•öff•nungs•pha•se *f gyn.* stage of dilatation, first stage (of labor).
Ero•si•on *f patho.* erosion.
ero•siv *adj patho.* erosive, erodent.
er•reg•bar *adj* **1.** *physiol.* excitable, irritable. **2.** (*Person*) irritable, emotionable, excitable.
Er•reg•bar•keit *f* **1.** *physiol.* excitability, excitableness, irritability. **2.** (*Person*) irritability, excitability, excitableness. **neuromuskuläre Erregbarkeit** neuromuscular excitability, neuromuscular transmission.
er•re•gen I *vt* excite, upset, irritate; (*sexuell*) excite, arouse. **II** *vr* **sich erregen** get excited (*über* about); (*negativ*) get annoyed (*über* about).
Er•re•ger *m patho.* germ, pathogen, virus; *inf.* bug.
Er•re•gung *f* **1.** excitement (*über* over), thrill, state of excitement, agitation; (*sexuelle*) excitement, arousal. **2.** *physiol.* excitement, excitation, stimulation. **ektope/ektopische Erregung** *card.* ectopic beat.
Er•re•gungs•lei•tung *f physiol.* conduction.
aberrierende intraventrikuläre Erregungsleitung *card.* aberrant ventricular conduction.
anterograde Erregungsleitung *card.* forward conduction, anterograde conduction.
atrioventrikuläre Erregungsleitung *card.* atrioventricular conduction, A-V conduction.
intra-atriale Erregungsleitung *card.* atrial conduction, intra-atrial conduction.
intraventrikuläre Erregungsleitung *card.* intraventricular conduction, ventricular conduction.
Erregungsleitung in den Purkinje-Fasern *card.* Purkinje's conduction.
retrograde Erregungsleitung *card.* ventriculoatrial conduction, V-A conduction, retrograde conduction, retroconduction.
Er•re•gungs•lei•tungs•stö•rung *f card.* disturbance in conduction.
Er•re•gungs•lei•tungs•sy•stem *nt physiol.* conducting system, conduction system. **kardiales Erregungsleitungssystem** cardiac conducting system, cardiac conduction system.
Er•re•gungs•über•lei•tung *f* → Erregungsleitung.
Er•rö•ten *nt* flush, blush, blushing.
er•rö•ten *vi* blush, flush, change color, redden, turn red (*über* at; *vor,* with).
Er•satz•rhyth•mus *m card.* escape rhythm.
Er•satz•sy•sto•le *f card.* escape beat, escape contraction.
Er•satz•the•ra•pie *f* replacement therapy, substitution therapy.
er•schlaf•fen *vi* (*Muskel*) relax, slacken, become slack.
Er•schlaf•fung *f* (*Muskel*) relaxation, atony.

erschöpft 536

er•schöpft adj (körperlich, geistig) rundown, worn-out, exhausted, overwrought.
Er•schöp•fung f exhaustion, defatigation, lassitude, weariness; (a. techn.) fatigue. **extreme Erschöpfung** prostration.
Er•schöp•fungs•atro•phie f patho. exhaustion atrophy ['ætrəfɪ].
Er•schöp•fungs•psy•cho•se f psychia. exhaustion psychosis.
Er•schöp•fungs•re•ak•ti•on f physiol. reaction of exhaustion.
Er•ste Hilfe f first aid.
erst•ge•bä•rend adj gyn. uniparous, primiparous.
Erst•ge•bä•ren•de f gyn. primipara, primiparous woman, unipara, I-para.
Er•sticken [K•K] nt suffocation, asphyxiation, choke; death by asphyxia [æs'fɪksɪə].
er•sticken [K•K] I vt choke, suffocate, asphyxiate; (Stimme) choke up. II vi choke, suffocate, asphyxiate.
Erst•in•fek•ti•on f epidem. primary infection.
Erst•jah•res•sterb•lich•keit f patho. infant mortality, infant mortality rate.
Erst•ver•let•zung f ortho. initial injury, initial trauma.
Er•tau•bung f deafening, deafness. **akute Ertaubung** apoplectiform deafness, sudden deafness.
er•tra•gen vt (Schmerz) endure, tolerate, bear, suffer, put up with.
er•wach•sen adj adult, grown-up.
Er•wach•se•ne m/f adult, grown-up.
Er•war•tungs•hy•per•to•nie f patho. anticipatory hypertension.
er•wei•chen patho. I vt soften, macerate. II vi soften.
Er•wei•chung f patho. softening, malacia.
Er•wei•chungs•herd m patho. malacial focus.
er•werbs•un•fä•hig adj disabled, incapacitated, invalid.
Er•werbs•un•fä•hig•keit f invalidity, invalidism ['ɪnvəlɪdɪzəm], incapacity for work, disablement, disability.
er•wor•ben adj physiol. acquired.
Ery•si•pel nt → Erysipelas.
Ery•si•pe•las nt derm. fire, rose, erysipelas.
Ery•si•pe•lo•id nt derm. crab hand, erysipeloid, Rosenbach's disease.
ery•si•pe•lo•id adj erysipelas-like, erysipelatous, erysipeloid.
Ery•the•ma nt derm. erythema.
Erythema arthriticum epidemicum ratbite disease, Haverhill fever, epidemic arthritic erythema.
Erythema exsudativum multiforme Hebra's disease, Hebra's prurigo.
Erythema exsudativum multiforme majus Johnson-Stevens disease, Stevens-Johnson syndrome.
Erythema glutaeale diaper dermatitis, diaper erythema, diaper rash, ammonia dermatitis.
Erythema induratum Bazin's disease.
Erythema infectiosum erythema infectiosum, Sticker's disease.
Erythema migrans Rosenbach's disease, erysipeloid, crab hand.
Erythema multiforme Hebra's disease, Hebra's prurigo.
Erythema nodosum nodal fever, nodular tuberculid, erythema nodosum.
Erythema solaris solar dermatitis, sunburn.
Erythema-migrans-Krankheit f epidem. Lyme disease, Lyme arthritis.
ery•the•ma•tös adj derm. erythematous.
Ery•therm•al•gie f → Erythralgie.
Ery•thral•gie f derm. erythralgia, erythromelalgia, Mitchell's disease, Weir-Mitchell's disease.
Erythr•ämie f hema. Osler-Vaquez disease, Vaquez-Osler disease, erythremia, erythrocythemia. **akute Erythrämie** Di Guglielmo syndrome, acute erythremia.
Ery•thras•ma nt (intertriginosum) derm. erythrasma, Baerensprung's erythrasma.
Ery•thris•mus m derm. erythrism [ɪ'rɪθrɪzəm].
Ery•thro•blast m hema. erythroblast, erythrocytoblast.
Ery•thro•blast•ämie f hema. erythroblastemia, erythroblastosis.
Ery•thro•bla•sten•an•ämie f (familiäre) hema. familial erythroblastic anemia.
Ery•thro•bla•sto•pe•nie f hema. erythroblastopenia.
Ery•thro•bla•sto•se f hema. erythroblastemia, erythroblastosis. **fetale Erythroblastose** hemolytic disease of the newborn, fetal erythroblastosis.
Ery•thro•der•mie f derm. erythroderma, erythrodermatitis, erythrodermia.
Ery•thro•leuk•ämie f hema. erythrocytic leukemia, erythroleukemia.
Ery•thro•leu•ko•se f hema. erythroleukosis.
Ery•thro•ly•se f hema. erythrocytolysis, erythrolysis [erə'θrɑləsɪs].
Ery•thro•mel•al•gie f → Erythralgie.
Ery•thro•mye•lo•se f hema. erythremic myelosis. **akute Erythromyelose** acute erythremia, acute erythremic myelosis, Di Guglielmo syndrome.
Ery•thro•pa•thie f hema. erythropathy.
Ery•thro•pe•nie f hema. erythropenia, erythrocytopenia.
Ery•thro•pie f erythropsia, erythropia, red vision.
Ery•thro•pla•kie f derm. erythroplakia.
Ery•thro•poe•se f hema. erythropoiesis, erythrocytopoiesis.
Ery•thro•poe•tin nt biochem. erythropoietin, erythropoietic stimulating factor.
Ery•thro•po•ie•se f hema. erythropoiesis, erythrocytopoiesis.
Ery•thro•po•ie•tin nt → Erythropoetin.
ery•thro•po•ie•tisch adj hema. erythropoietic.
Ery•thro•pros•op•al•gie f neuro. erythro-

prosopalgia, cluster headache, histamine headache, Horton's headache.
Ery•throp•sie *f* → Erythropie.
Ery•thro•zyt *m hema.* erythrocyte, red blood cell, red blood corpuscle.
  basophiler Erythrozyt basoerythrocyte, basophilic erythrocyte.
  getüpfelter Erythrozyt stipple cell.
  polychromatische Erythrozyten *pl* polychromatic cells, polychromatophil cells.
  reifer Erythrozyt normocyte, normoerythrocyte.
ery•thro•zy•tär *adj* erythrocytic.
Ery•thro•zy•ten•ag•gre•ga•ti•on *f hema.* erythrocyte aggregation.
Ery•thro•zy•ten•ano•ma•lie *f hema.* erythrocyte anomaly.
Ery•thro•zy•ten•an•ti•gen *nt immun.* erythrocyte antigen.
Ery•thro•zy•ten•au•to•sen•si•bi•li•sie•rung *f patho.* Gardner-Diamond syndrome, erythrocyte autosensitization syndrome, painful bruising syndrome.
Ery•thro•zy•ten•ein•zel•vo•lu•men *nt mittleres hema.* mean corpuscular volume.
Ery•thro•zy•ten•fär•be•in•dex *m hema.* erythrocyte color index.
Ery•thro•zy•ten•fär•be•ko•ef•fi•zi•ent *m hema.* erythrocyte color coefficient.
Ery•thro•zy•ten•ghost *m hema.* erythrocyte ghost, red cell ghost.
Ery•thro•zy•ten•kon•ser•ve *f hema.* packed red cells, packed human blood cells.
Ery•thro•zy•ten•kon•zen•trat *nt* → Erythrozytenkonserve.
Ery•thro•zy•ten•man•gel *m hema.* erythropenia, erythrocytopenia.
Ery•thro•zy•ten•mem•bran *f hema.* erythrocyte membrane.
Ery•thro•zy•ten•re•si•stenz•test *m hema.* erythrocyte fragility test.
Ery•thro•zy•ten•zahl *f hema.* red blood count, erythrocyte count.
Ery•thro•zy•ten•zy•lin•der *m urol.* red cell cast.
Ery•thro•zyt•hä•mie *f hema.* erythrocythemia, erythrocytosis.
Ery•thro•zy•to•me•trie *f lab.* erythrocytometry, erythrometry.
Ery•thro•zy•to•pa•thie *f hema.* erythropathy.
Ery•thro•zy•to•pe•nie *f hema.* erythropenia, erythrocytopenia.
Ery•thro•zy•to•se *f* → Erythrozythämie.
Ery•thro•zyt•urie *f urol.* erythrocyturia, hematocyturia.
Es *nt psychia.* id.
Eschar *f patho.* eschar.
Escha•ro•to•mie *f chir.* escharotomy.
Escherich: Escherich-Bakterium *nt* → Escherichia coli.
Esche•ri•chia *nt micro.* Escherichia.
  Escherichia coli colon bacillus, colibacillus, Escherich's bacillus, Escherichia coli.
  enterohämorrhagische Escherichia coli enterohemorrhagic Escherichia coli.
  enteroinvasive Escherichia coli enteroinvasive Escherichia coli.
  enteropathogene Escherichia coli enteropathogenic Escherichia coli.
  enterotoxische Escherichia coli enterotoxicogenic Escherichia coli.
Esmarch: Esmarch-Binde *f anes.* Esmarch's tourniquet, Esmarch's wrap, esmarch.
  Esmarch-Handgriff *m anes.* Heiberg-Esmarch maneuver.
Eso•pho•rie *f ophthal.* esophoria, esodeviation.
eso•trop *adj ophthal.* esotropic.
Eso•tro•pie *f ophthal.* esotropia, internal sqint, convergent strabismus, crossed eyes *pl.*
eß•bar *adj* eatable, edible, fit to eat.
Es•sen *nt* **1.** eating. **2.** (*Nahrung*) food; (*Portion*) portion; (*Mahlzeit*) meal.
es•sen I *vt* eat **II** *vi* eat.
Estlander: Estlander-Plastik *f HNO* Estlander's operation, Estlander flap.
Estra•di•ol *nt* estradiol, dihydrofolliculin.
Estri•ol *nt* estriol, trihydroxyesterin.
Estro•gen *nt* estrogen, estrin.
Estro•gen•er•satz•the•ra•pie *f* estrogen (replacement) therapy.
Estro•gen•re•zep•tor *m* estrogen receptor.
Estro•gen•re•zep•tor•ana•ly•se *f lab.* estrogen-receptor analysis [əˈnæləsɪs].
Estro•gen•re•zep•tor•bin•dungs•ka•pa•zi•tät *f* estrogen-receptor activity.
Estro•gen•the•ra•pie *f gyn.* estrogen therapy, estrogen replacement therapy.
Estron *nt* estrone, oestrone.
Eta•gen•naht *f chir.* closure in (anatomic) layers.
Etha•nol *nt* ethyl alcohol, ethanol, *inf.* alcohol.
Ether *m* ether; diethyl ether.
Ethik *f* ethics *pl.* **ärztliche/medizinische Ethik** medical ethics.
ethisch *adj* ethical.
Eth•mo•id•ek•to•mie *f HNO, neurochir.* ethmoidectomy.
Eth•moi•di•tis *f* ethmoidal sinusitis, ethmoiditis.
Eth•moi•do•to•mie *f HNO, neurochir.* ethmoidotomy.
Eu•chro•ma•sie *f ophthal.* euchromatopsy, trichromasy, trichromatic vision.
Eu•chro•ma•tin *nt histol.* euchromatin, achromatin.
eu•chro•ma•tisch *adj* euchromatic.
Eu•chro•ma•to•pie *f* → Euchromasie.
Eu•chro•ma•top•sie *f* → Euchromasie.
Eu•ge•ne•tik *f* eugenics *pl*, orthogenics *pl.*
Eu•ge•nik *f* → Eugenetik.
Eu•glyk•ämie *f physiol.* euglycemia, normoglycemia.
eu•glyk•ämisch *adj physiol.* euglycemic, normoglycemic.
Eu•me•nor•rhoe *f gyn.* normal menstruation, eumenorrhea.

Eumycetes 538

Eu•my•ce•tes *pl micro.* true fungi, proper fungi, Eumycetes, Eumycophyta.
Eu•my•ze•tom *nt derm.* eumycetoma, eumycotic mycetoma.
Eu•pnoe *f* eupnea, normal breathing, easy breathing.
eu•pno•isch *adj* eupneic.
Eu•rhyth•mie *f* 1. *physiol.* eurhythmia. 2. *card.* eurhythmia.
Eustachio: Eustachio-Röhre *f* eustachian tube, eustachium, auditory tube.
Eu•sy•sto•le *f card.* eusystole.
eu•sy•sto•lisch *adj* eusystolic.
Eu•tha•na•sie *f* euthanasia, painless death, mercy killing, easy death.
Eu•thy•reo•se *f endo.* euthyroidism [juː-ˈθaɪrɔɪdɪzəm].
eu•thy•re•ot *adj* euthyroid.
Eu•to•kie *f gyn.* eutocia.
Eva•gi•na•ti•on *f patho.* evagination, outpocketing, outpouching.
Evis•ze•ra•ti•on *f* 1. *patho.* eventration, evisceration. 2. *chir.* evisceration, exenteration, disembowelment. 3. *ophthal.* evisceration.
Evo•lu•ti•on *f* 1. *bio.* evolution. 2. *gyn.* evolution.
Ewart: Ewart-Zeichen *nt card.* Ewart's sign.
Ewing: Ewing-Knochensarkom *nt patho.* Ewing's sarcoma, Ewing's tumor, endothelial myeloma.
ex•ami•niert *adj (Krankenschwester)* registered.
Ex•an•them *nt derm.* exanthema, skin eruption, rash.
ex•an•the•ma•tös *adj* exanthematous.
Ex•ar•ti•ku•la•ti•on *f ortho.* exarticulation, disarticulation.
ex•ar•ti•ku•lie•ren *vt ortho.* disarticulate, disjoint.
Ex•azer•ba•ti•on *f (Krankheit, Schmerzen)* exacerbation.
ex•azer•bie•ren *vt (Krankheit, Schmerzen)* exacerbate.
Ex•en•te•ra•ti•on *f chir.* exenteration, evisceration.
Ex•fo•lia•ti•on *f derm.* exfoliation.
Ex•fo•lia•tiv•zy•to•lo•gie *f* exfoliative cytodiagnosis, exfoliative cytology [saɪ-ˈtɑlədʒɪ].
Ex•hai•re•se *f chir.* exeresis.
Ex•ha•la•ti•on *f physiol.* exhalation, expiration, breathing out.
ex•ha•lie•ren *vt, vi* exhale, expire, breathe out.
Ex•hä•re•se *f chir.* exeresis.
Exit•do•sis *f radiol.* exit dose.
Ex•itus *m* **(letalis)** death, exitus, mors.
Ex•ka•va•tor *m chir.* excavator.
ex•ka•vie•ren *vt chir.* excavate.
Ex•koch•lea•ti•on *f chir.* evidement, excochleation.
Ex•ko•ria•ti•on *f patho.* excoriation.
Ex•kre•ment *nt* fecal matter, excrement, eccrisis.

Ex•kres•zenz *f patho.* excrescence, outgrowth.
Ex•kret *nt* excretion.
Ex•kre•ti•on *f* excretion.
ex•kre•to•risch *adj* excretory, excurrent.
exo•gen *adj* exogenous, exogenic, extrinsic.
exo•krin *adj histol.* exocrine.
Ex•om•pha•los *m ped.* umbilical hernia, exomphalos, umbilical eventration.
Exomphalos-Makroglossie-Gigantismus-Syndrom *nt patho.* Beckwith-Wiedemann syndrome, exomphalos-macroglossia-gigantism syndrome.
Ex•om•pha•lo•ze•le *f patho.* exomphalos, umbilical hernia, umbilical eventration.
Exo•pa•thie *f patho.* exopathy, exogenous disease.
Exo•pho•rie *f ophthal.* exophoria, exodeviation.
Ex•oph•thal•mie *f* → Exophthalmus.
ex•oph•thal•misch *adj* exophthalmic.
Ex•oph•thal•mus *m ophthal.* exophthalmus, protrusion of the eyeball, ophthalmoptosis.
 endokriner Exophthalmus endocrine exophthalmus.
 pulsierender Exophthalmus pulsating exophthalmus.
exo•phy•tisch *adj patho.* exophytic.
Ex•osto•se *f ortho.* exostosis, hyperostosis.
Exo•to•xin *nt* exotoxin, extracellular toxin.
Exo•tro•pie *f ophthal.* exotropia, external strabismus, divergent strabismus, divergent squint, external squint, walleye.
ex•pan•siv *adj* expansive; *patho. (Wachstum)* expansive.
Ex•pek•to•rans *nt pharm.* expectorant.
Ex•pek•to•ra•ti•on *f* expectoration.
ex•pek•to•rie•ren *vt* expectorate, spit.
Ex•pe•ri•ment *nt* experiment, test, try-out, trial.
ex•pe•ri•men•tell I *adj* experimental. **II** *adv* experimentally, by experiment.
ex•pe•ri•men•tie•ren *vi* experimentalize, experiment *(an* on; *mit* with).
Ex•plan•ta•ti•on *f chir.* explantation.
ex•plan•tie•ren *vt chir.* explant.
Ex•plo•ra•ti•on *f chir., clin.* exploration.
 abdominelle Exploration abdominal exploration, abdominoscopy [ˌæbˌdɑmɪˈnɑskəpɪ].
 operative Exploration exploratory operation.
ex•plo•ra•tiv *adj* explorative, exploratory.
Ex•plo•si•ons•trau•ma *nt patho.* blast injury, explosion injury, blast trauma.
Ex•po•si•ti•on *f phys., radiol.* exposure *(durch* to).
Ex•po•si•ti•ons•zeit *f phys., radiol.* exposure time.
Ex•pres•si•on *f gyn.* expression.
Ex•pul•si•on *f* 1. *chir., gyn.* expulsion. 2. *physiol. (Sekret)* extrusion.
Ex•san•gui•na•ti•ons•trans•fu•si•on *f* exsanguinotransfusion, exsanguination transfusion.
Ex•sik•ka•ti•ons•ek•zem *nt derm.* winter

eczema, xerotic eczema, asteatotic eczema, asteatosis.
ex•spek•ta•tiv *adj (Behandlung)* expectant.
Ex•spi•rat *nt* expirate, expired gas.
Ex•spi•ra•ti•on *f* expiration, breathing out, exhalation.
ex•spi•ra•to•risch *adj* expiratory.
ex•spi•rie•ren *vt, vi* expire, breathe out, exhale.
Ex•stir•pa•ti•on *f chir.* extirpation.
ex•stir•pie•ren *vt chir.* extirpate.
Ex•stro•phie *f urol.* exstrophy, ecstrophy.
Ex•su•dat *nt patho.* exudate, exudation, effusion. **entzündliches Exsudat** inflammatory exudate.
Ex•su•da•ti•on *f patho.* exudation.
ex•su•da•tiv *adj* exudative.
Ex•ten•si•on *f chir., ortho.* extension; *ortho.* traction.
Ex•ten•si•ons•be•hand•lung *f ortho.* traction therapy.
Ex•ten•si•ons•schie•ne *f ortho.* extension splint.
Ex•ten•si•ons•ver•band *m ortho.* extension bandage.
Ex•ten•sor *m* [S.U. MUSCULUS EXTENSOR]
Ex•ten•sor•krampf *m neuro.* extensor spasm.
Ex•ten•sor•re•flex *m neuro.* extensor reflex.
Ex•ten•sor•seh•ne *f anat.* extensor tendon.
Ex•te•rio•ri•sa•ti•on *f chir. (Organ)* exteriorization, externalization.
ex•tern *adj* external, exterior, outside.
Ex•ter•nus•apo•neu•ro•se *f anat.* external oblique aponeurosis.
ex•tra•du•ral *adj* extradural, epidural.
ex•tra•kor•po•ral *adj* extracorporeal, extracorporal, extrasomatic.
Ex•trakt *m pharm.* extract, extraction, extractive *(aus* from).
Ex•trak•ti•on *f gyn. chir.* extraction.
Ex•trak•tor *m chir.* extractor.
ex•tra•me•dul•lär *adj* extramedullary.
Ex•tra•py•ra•mi•dal•mo•to•rik *f physiol.* extrapyramidal system, extrapyramidal motor system.
Ex•tra•sy•sto•le *f card.* extrasystole, premature contraction, premature beat, premature systole.
atriale Extrasystole premature atrial systole, premature atrial beat, premature atrial contraction, atrial extrasystole.

interpolierte Extrasystole interpolated extrasystole.
nodale Extrasystole nodal extrasystole, atrioventricular extrasystole.
supraventrikuläre Extrasystole supraventricular extrasystole.
ventrikuläre Extrasystole premature ventricular beat, premature ventricular systole, premature ventricular contraction, ventricular extrasystole, infranodal extrasystole.
Ex•tra•ute•rin•gra•vi•di•tät *f gyn.* extrauterine pregnancy, ectopic pregnancy, heterotopic pregnancy, paracyesis.
Ex•tra•ute•rin•schwan•ger•schaft *f* → Extrauteringravidität.
ex•tra•va•sal *adj* extravascular.
Ex•tra•va•sat *nt* extravasate, extravasation.
ex•tra•ven•tri•ku•lär *adj* extraventricular.
ex•tra•zel•lu•lär *adj* extracellular.
Ex•tre•mi•tät *f anat.* extremity, limb.
obere Extremitäten upper limbs, upper extremities.
untere Extremitäten lower limbs, lower extremities.
Ex•tre•mi•tä•ten•ab•lei•tung *f (EKG)* limb lead, limb recording.
Ex•tre•mi•tä•ten•fehl•bil•dung *f embryo.* limb anomaly.
Ex•tre•mi•tä•ten•läh•mung *f neuro.* extremity paralysis [pəˈrælɪsɪs].
Extrinsic-Asthma *nt pulmo.* extrinsic asthma.
ex•trin•sisch *adj* extrinsic.
Ex•tro•phie *f* → Exstrophie.
Ex•tu•ba•ti•on *f* detubation, extubation.
ex•tu•bie•ren *vt* extubate.
Ex•ul•ze•ra•ti•on *f patho.* ulceration.
ex•ul•ze•rie•ren *vi patho.* ulcerate.
ex•ul•ze•riert *adj patho.* ulcerated.
ex•zi•die•ren *vt chir.* exsect, exscind, excise *(aus* from).
Ex•zi•si•on *f chir.* excision, exsection; exeresis. **elektrochirurgische Exzision** electroexcision.
Ex•zi•si•ons•bi•op•sie *f* excisional biopsy.
ex•zi•ta•bel *adj* excitable.
ex•zi•ta•tiv *adj* excitatory, excitative.

F

Faber: **Faber-Anämie** *f hema.* Faber's anemia, achlorhydric anemia.
Fab-Fragment *nt immun.* Fab fragment, antigen-binding fragment.
Fabry: **Fabry-Syndrom** *nt patho.* Fabry's disease, diffuse angiokeratoma.
Fach•arzt *m* medical specialist, specialist, consultant.
Fach•ärz•tin *f* medical specialist, specialist, consultant.
Fach•be•reich *m* specialty, special field; *Brit.* speciality.
Fä•cher•ver•band *m ortho.* figure-of-eight bandage.
Fach•ge•biet *nt* → Fachbereich.
Fach•kennt•nis *f* experience, expertise.
fach•kun•dig *adj* expert, competent.
fach•lich *adj* specialist, specialized, professional.
Fach•mann *m* specialist, expert (*in* at, in; *auf dem Gebiet* on).
fach•män•nisch *adj* expert, professional.
Fa•ci•es *f* **1.** *anat.* [S.U. FACIES] **2.** (*Gesichtsaudruck*) expression, facial expression, facies.
  Facies adenoidea *HNO* adenoid facies, adenoid face.
  Facies mitralis *card.* mitral facies, mitrotricuspid facies.
Fa•den•ab•szeß *m chir.* suture abscess, stitch abscess.
fahl *adj* (*Haut*) blue, pale, pallid, livid; (*Gesicht*) pale, ashen.
Fahr•rad•er•go•me•ter *nt physiol.* bicycle ergometer.
Fahr•rad•er•go•me•trie *f physiol.* bicycle ergometry.
Fahr-Volhard: **Fahr-Volhard-Nephrosklerose** *f patho.* Fahr-Volhard disease, malignant nephrosclerosis.
fä•kal *adj* fecal, stercoral.
Fä•kal•ab•szeß *m patho.* fecal abscess, stercoral abscess.
Fä•ka•lom *nt patho.* fecal tumor, fecaloma, coproma, stercoroma.
Fä•kal•sta•se *f* fecal impaction, coprostasis.
Fä•kal•urie *f patho.* fecaluria.
Fa•ktor *m* (*a. fig., mathe.*) factor; coefficient.
  Faktor I fibrinogen, factor I.
  Faktor II factor II, prothrombin.
  Faktor III factor III, tissue thromboplastin.
  Faktor IV factor IV.
  Faktor V factor V, proaccelerin, accelerator globulin.
  Faktor VI accelerin, factor VI.
  Faktor VII proconvertin, factor VII.
  Faktor VIII factor VIII, antihemophilic factor.
  Faktor IX factor IX, Christmas factor.
  Faktor X factor X, Stuart-Prower factor.
  Faktor XI factor XI, plasma thromboplastin antecedent.
  Faktor XII factor XII, Hageman factor.
  Faktor XIII factor XIII, fibrin stabilizing factor, Laki-Lorand factor.
  antinukleäre Faktoren antinuclear factors.
  atrialer natriuretischer Faktor atrial natriuretic factor, atriopeptin, cardionatrin.
Faktor-II-Mangel *m hema.* factor II deficiency, hypoprothrombinemia.
Faktor-V-Mangel *m hema.* factor V deficiency, Owren's disease, hypoproaccelerinemia.
Faktor-VII-Mangel *m hema.* factor VII deficiency, hypoproconvertinemia.
Faktor-VIII-assoziiertes-Antigen *nt hema.* factor VIII-associated antigen, von Willebrand factor.
Faktor-VIII-Mangel *m hema.* classical hemophilia, hemophilia A.
Faktor-IX-Mangel *m hema.* factor IX deficiency, Christmas disease, hemophilia B.
Faktor-XI-Mangel *m hema.* factor XI deficiency, PTA deficiency.
Faktor-XII-Mangel *m hema.* factor XII deficiency, Hageman factor deficiency.
fä•ku•lent *adj* feculent, fecal, excrementitious.
Fä•ku•lenz *f* feculence.
Fä•ku•lom *nt patho.* fecal tumor, fecaloma, coproma, stercoroma.
Falciparum-Malaria *f epidem.* falciparum malaria, malignant tertian malaria, pernicious malaria.
Fall[1] *m* **1.** (*a. phys.*) fall; (*Sturz*) fall; (*tiefer*) drop, plunge. **2.** (*Temperatur*) drop, fall, slide; *patho.* (*Senkung*) lapse.
Fall[2] *m* case; (*Patient*) case; (*Ereignis*) event, occurence, case. **auf jeden Fall** in any case, at all events. **auf keinen Fall** in no case,

under no circumstances, on no condition. **in diesem Fall** in this case. **in vielen Fällen** in many cases. **eindeutiger/klarer Fall** (a) clean-cut case, (a) clear case (*von* of). **typischer Fall** (a) typical case (*von* of).

fal•len *vi* 1. fall (*von* from, *aus* out of). **ins Koma fallen** go into a coma. 2. (*hinfallen*) fall, have a fall; (*herunterfallen*) fall down. 3. (*sinken*) fall, drop, go down, sink.

Fall•fuß *m neuro.* dangle foot, drop foot.

Fall•ge•schich•te *f* case history, case study.

Fall•hand *f neuro.* drop hand, wristdrop, carpoptosis.

Fall•haut *f derm.* lax skin, loose skin, chalazodermia, cutis laxa, dermatochalasis.

Fall•kon•troll•stu•die *f stat.* case-control study.

Fallot: Fallot-Pentalogie *f card.* pentalogy of Fallot.

Fallot-Tetrade *f card.* Fallot's tetrad, Fallot's syndrome, Fallot's disease.

Fallot-Triade *f card.* trilogy of Fallot.

Fallot-Trilogie *f* → Fallot-Triade.

Fall•stu•die *f* case study.

falsch *adj* 1. wrong; false, incorrect. 2. (*unwahr*) untrue. 3. (*unecht*) false, spurious; (*Haare, Auge*) artificial, false.

Falsch•ge•lenk *nt ortho.* false joint, pseudarthrosis.

Fal•te *f* (*Haut*) wrinkle, crease, line; *anat.* plica, fold.

Fal•ten•zun•ge *f patho.* fissured tongue, furrowed tongue, plicated tongue.

fal•tig *adj* (*Gesicht, Haut*) lined, wrinkled, wrinkly.

fa•mi•li•är *adj* 1. (occurring) within the family, familial; genetic, hereditary. 2. (*vertraut*) familiar, intimate.

Fa•mi•li•en•pla•nung *f* family planning.

Fa•mi•li•en•the•ra•pie *f* family therapy.

Fanconi: Fanconi-Anämie *f hema.* Fanconi's anemia, Fanconi's syndrome, congenital aplastic anemia.

Fanconi-Syndrom *nt* 1. → Fanconi-Anämie. 2. Fanconi's syndrome, renal glycosuric rickets.

Fan•go *m* fango, volcanic mud.

Fan•go•the•ra•pie *f* fangotherapy.

Far•be *f* 1. color; (*Schattierung*) hue. 2. (*Färbemittel*) paint, stain, dye; (*Farbstoff*) pigment. 3. (*Gesichtsfarbe*) complexion.

Fär•be•in•dex *m hema.* color index, globular value, blood quotient.

Fär•be•ko•ef•fi•zi•ent *m hema.* mean cell hemoglobin, mean corpuscular hemoglobin.

fär•ben I *vt* color, dye, tinge, tint, stain, pigment. **II** *vi* stain, dye. **III** *vr* **sich färben** pigment, color, tinge, stain.

Far•ben•am•bly•opie *f ophthal.* color amblyopia.

Far•ben•ano•ma•lie *f ophthal.* color anomaly, dyschromatopsia, dyschromasia.

far•ben•blind *adj ophthal.* color-blind.

Far•ben•blin•de *m/f ophthal.* achromate, achromat.

Far•ben•blind•heit *f ophthal.* achromatic vision, color blindness, achromatopsy, monochromasy, achromatism [eɪˈkrəʊmətɪzəm], monochromatism [ˌmɑnəʊˈkrəʊmətɪzəm].

Far•ben•fehl•sich•tig•keit *f ophthal.* color anomaly, dyschromatopsia, dyschromasia.

Far•ben•he•mi•anop•sie *f ophthal.* color hemianopsia, hemiachromatopsia, hemichromatopsia.

Far•ben•se•hen *nt physiol.* color vision, chromatic vision, chromatopsia.

Farber: Farber-Krankheit *f patho.* Farber's disease, disseminated lipogranulomatosis, ceramidase deficiency.

far•big *adj* 1. (*Person*) colored. 2. *allg.* colored, color.

Farb•sin•nes•stö•rung *f ophthal.* color-vision deficit.

Farb•sko•tom *nt ophthal.* color scotoma.

Farb•stoff *m* color, colorant, dye, dyestuff, stain.

Farb•stoff•lö•sung *f pharm., derm.* paint.

Farb•ta•fel *f ophthal.* color chart.

Fär•bung *f* 1. color, coloring, coloration; cast; (*leichte*) hue, tint, shade. 2. stain, staining, pigmentation. 3. (*Technik*) staining method, staining technique, stain.

Farb•ver•lust *m* discoloration.

Far•mer•haut *f derm.* farmer's skin, sailor's skin.

Far•mer•lun•ge *f pulmo.* farmer's lung, thresher's lung, harvester's lung.

Farn•kraut•phä•no•men *nt gyn.* 1. fern phenomenon [fɪˈnɑmə,nɑn], ferning. 2. fern test.

Farn•test *m gyn.* fern test.

Fas•cia *f* [S.U. FASCIA]

Fas•ci•cu•lus *m* [S.U. FASCICULUS]

Fas•ci•itis *f* fasciitis, fascitis.

Fa•ser *f anat.* fiber, fibre, thread, filament; (*Gewebe*) strand.

markhaltige Fasern *pl* myelinated fibers, medullated fibers.

marklose Fasern *pl* nonmedullated fibers, nonmyelinated fibers, gray fibers.

motorische Faser motor fiber, motor nerve fiber.

somatische Fasern *pl* somatic fibers.

somatomotorische Faser somatomotor fiber.

somatosensorische Faser somatosensory fiber.

viszerale Fasern *pl* visceral fibers.

viszeromotorische Faser visceromotor fiber.

viszerosensorische Faser viscerosensory fiber.

Fa•ser•bün•del *nt histol.* fiber bundle, fascicle.

Fa•ser•en•do•skop *nt* fiberscope, fiberoptic endoscope.

Fa•ser•krebs *m patho.* hard cancer, scirrhous carcinoma, scirrhus.

Fa•ser•op•tik *f* fiberoptics *pl*.

Faß•tho•rax *m ortho.* barrel chest, barrel-shaped thorax.

Fas•sung *f* composure, self-possession. **aus der Fassung bringen** upset. **die Fassung bewahren** keep one's composure. **aus der Fassung geraten/die Fassung verlieren** lose one's composure, lose one's balance, lose control of o.s.

Fa•sten *nt* fasting; fast.

fa•sten *vi* go without food, abstain from food, fast.

Fa•sten•hy•po•glyk•ämie *f patho.* fasting hypoglycemia.

Fa•sten•kur *f* fasting cure.

Fas•zie *f* [S.U. FASCIA]

Fas•zi•en•bruch *m ortho.* fascial hernia.

Fas•zi•en•ent•zün•dung *f* → Fasziitis.

Fas•zi•en•her•nie *f ortho.* fascial hernia.

Fas•zi•en•naht *f chir.* fascial closure, fasciorrhaphy.

Fas•zi•en•pla•stik *f chir.* fascioplasty, fasciaplasty.

Fas•zi•en•re•sek•ti•on *f ortho.* fasciectomy.

Fas•zi•en•schnitt *m* → Faszienspaltung.

Fas•zi•en•spal•tung *f ortho.* incision of fascia, fasciotomy.

Fas•zi•itis *f* fasciitis, fascitis.

fas•zi•ku•lär *adj anat.* fascicular, fasciculate.

Fas•zi•ku•la•ti•on *f neuro.* fasciculation.

fas•zio•gen *adj* fasciogen.

Fas•zior•rha•phie *f ortho.* fasciorrhaphy.

Fas•zio•to•mie *f* → Faszienspaltung.

fatal *adj* fatal (*für* to).

Fau•ces *f anat.* fauces; throat.

Fau•ci•tis *f HNO* faucitis.

Faul•ecken [k•k] *pl derm.* angular cheilitis, angular cheilosis, perlèche, bridou.

Fäul•nis *f (a. patho.)* decay, decomposition, rot, putrefaction, putrescence.

Fau•na *f bio.* fauna.

Faust *f* fist.

Fa•vid *nt derm.* favid.

Favre-Gamna: Favre-Gamna-Körperchen *pl patho.* Gamna-Favre bodies.

Favre-Racouchot: Favre-Racouchot-Krankheit *f derm.* nodular elastoidosis, Favre-Racouchot syndrome.

Fa•vus *m derm.* crusted ringworm, honeycomb ringworm, favus, tinea favosa.

Fa•vus•schild•chen *nt derm.* scutulum.

Fä•zes *pl* feces, fecal matter *sing,* excrement *sing; Brit.* faeces.

fa•zi•al *adj* facial.

Fa•zia•lis *m* [S.U. NERVUS FACIALIS]

Fa•zia•lis•gang•li•on *nt anat.* geniculate ganglion, ganglion of facial nerve.

Fa•zia•lis•ka•nal *m anat.* facial canal, canal for facial.

Fa•zia•lis•knie *nt anat.*: **äußeres Fazialisknie** external genu of facial nerve, geniculum of facial nerve.

inneres Fazialisknie internal genu of facial nerve, genu of facial nerve.

Fa•zia•lis•krampf *m neuro.* facial spasm, Bell's spasm, mimic convulsion/spasm.

Fa•zia•lis•läh•mung *f neuro.* facial palsy ['pɔːlzɪ], facial nerve palsy, facioplegia.

periphere Fazialislähmung peripheral facial paralysis.

zentrale Fazialislähmung central facial paralysis.

Fa•zia•lis•neu•ri•nom *nt neuro.* facial nerve neuroma, facial neuroma.

Fa•zia•lis•pa•re•se *f* → Fazialislähmung.

Fazio-Londe: Fazio-Londe-Syndrom *nt ped.* Fazio-Londe atrophy ['ætrəfɪ], progressive bulbar paralysis in children.

Fa•zio•ple•gie *f* → Fazialislähmung.

fe•bril *adj* febrile, feverish, pyretic.

Feer: Feer-Krankheit *f derm.* Feer's disease, Swift-Feer disease, acrodynia, pink disease.

Fehl•dia•gno•se *f* misdiagnosis, wrong diagnosis. **eine Fehldiagnose stellen** misdiagnose.

Feh•len *nt (a. patho.)* absence, failure, deficiency (*von* of).

Fehl•ent•wick•lung *f embryo.* malformation, dysplasia, dysgenesis.

Feh•ler *m* **1.** mistake, error, inaccuracy; fault; (*Versehen*) lapse; (*Schwäche*) failing. **2.** *(a. techn.)* defect, fault. **3.** *patho.* abnormality, defect, disability.

fehl•er•nährt *adj* malnourished, undernourished.

Fehl•er•näh•rung *f* malnourishment, undernourishment, undernutrition.

Fehl•ge•burt *f gyn.* spontaneous abortion [spɒn'teɪnɪəs], miscarriage, abort, abortion, abortus. **eine Fehlgeburt haben** abort, miscarry, have a miscarriage.

habituelle Fehlgeburt recurrent abortion.

Fehl•har•nen *nt urol.* dysuria, dysury.

Fehl•stel•lung *f* malposition; *ortho.* (*Fraktur*) malalignment, malalinement. **Fehlstellung mit Achsenabknickung** (*Fraktur*) angular malalignment.

Feig•war•ze *f gyn.* fig wart, venereal wart, acuminate condyloma.

fein *adj* **1.** fine; (*dünn*) thin, tenuous; (*schwach*) faint, slight, subtle; (*geringgradig*) subtle, fine. **2.** (*Haare*) fine; (*Haut*) delicate; (*Gefühl*) acute; (*Gehör*) acute, sharp, quick, sensitive.

Fein•heit *f* **1.** fineness; delicacy, thinness. **2.** (*Haut, Empfinden*) delicateness; (*Gefühl, Gehör*) acuteness, sharpness, sensitiveness.

Fein•na•del•aspi•ra•ti•on *f* fine-needle aspiration biopsy.

Fein•na•del•aspi•ra•ti•ons•bi•op•sie *f* fine-needle aspiration biopsy.

Fein•na•del•bi•op•sie *f* fine-needle biopsy, fine-needle aspiration biopsy.

Feld *nt (a. anat., fig.)* field; (*Arbeitsgebiet*) field, area, sphere, domain, department.

elektrisches Feld electric field, electrical field.

elektromagnetisches Feld electromagnetic field.

magnetisches Feld magnetic field, magnet-

izing field.
Feld•block *m anes.* field block, field block anesthesia [ˌænəsˈθiːʒə].
Feld•io•nen•mi•kro•skop *nt phys.* field-ion microscope.
Feld•la•za•rett *nt* field hospital, ambulance.
Fel•sen•bein *nt anat.* petrosal bone, petrous pyramid.
Fel•sen•bein•ent•zün•dung *f HNO* petrositis, petrousitis.
Fel•sen•bein•py•ra•mi•de *f* → Felsenbein.
Felty: Felty-Syndrom *nt ortho.* Felty's syndrome.
fe•mi•nin *adj* feminine.
Fe•mi•ni•sa•ti•on *f patho.* feminization.
Fe•mi•ni•sie•rung *f* 1. *gyn.* feminization, effemination, eviration. 2. *patho.* effemination, effeminacy, eviration. **testikuläre Feminisierung** Goldberg-Maxwell syndrome, testicular feminization syndrome.
fe•mo•ral *adj* femoral.
Fe•mo•ra•lis•deh•nungs•test *m neuro.* femoral nerve stretch test.
Fe•mo•ra•lis•puls *m physiol.* femoral pulse.
Fe•mo•ra•lis•re•flex *m neuro.* femoral reflex, Remak's reflex.
Fe•mo•ro•ab•do•mi•nal•re•flex *m neuro.* Geigel's reflex, inguinal reflex [ˈɪŋgwɪnl].
fe•mo•ro•pop•li•te•al *adj* femoropopliteal.
Fe•mur *nt* 1. femur, thigh bone, thigh bone. 2. thigh, femur, femoral region.
Fe•mur•dia•phy•se *f anat.* shaft of femur, body of femur, femoral shaft.
Fe•mur•epi•kon•dy•le *f anat.* epicondyle of femur.
Fe•mur•epi•phy•se *f anat.* femoral epiphysis.
Fe•mur•frak•tur *f ortho.* femoral fracture, fracture of the femur.
distale Femurfraktur distal femoral fracture.
pertrochantäre Femurfraktur pertrochanteric fracture, pertrochanteric femoral fracture.
proximale Femurfraktur proximal fracture of the femur, hip fracture.
subtrochantäre Femurfraktur subtrochanteric fracture of the femur.
Fe•mur•ge•lenk•trüm•mer•frak•tur *f ortho.* comminuted condylar fracture of (the) femur.
Fe•mur•hals•frak•tur *f ortho.* fracture of the neck of femur.
intertrochantäre Femurhalsfraktur basal fracture of femoral neck, intertrochanteric fracture.
mediale/subkapitale Femurhalsfraktur medial fracture of the neck of femur.
Fe•mur•kon•dy•le *f anat.* condyle of femur.
Fe•mur•kopf *m anat.* head of femur, femoral head.
Fe•mur•kopf•ne•kro•se *f ortho.* necrosis of the femoral head.
Fe•mur•schaft *m anat.* shaft of femur, femoral shaft.

Fe•mur•schaft•frak•tur *f ortho.* femoral shaft fracture.
Fe•ne•stra•ti•on *f chir.* fenestration, fenestration operation.
fe•ne•striert *adj chir., histol.* fenestrate; fenestrated.
Fen•ster *nt* window; *anat.* fenestra.
fen•stern *vt chir., histol.* fenestrate.
Fen•ste•rung *f chir.* fenestration, fenestration operation.
Ferguson: Ferguson-Operation *f urol.* Ferguson's operation.
Ferguson-Reflex *m gyn.* Ferguson's reflex.
Fergusson: Scheidenspekulum *nt* **nach Fergusson** *gyn.* Fergusson's speculum.
Fergusson-Schnitt *m HNO* Fergusson's incision.
Fern•ak•kom•mo•da•ti•on *f ophthal.* negative accomodation.
Fern•dia•gno•se *f* telediagnosis.
Fern•me•ta•sta•se *f patho.* distant metastasis [məˈtæstəsɪs].
Fern•pla•stik *f chir.* distant flap, Italian flap.
Fern•punkt *m ophthal.* far point.
Fern•se•hen *nt ophthal.* distant vision, far vision.
Fern•sicht *f* → Fernsehen.
Fer•se *f* 1. *anat.* heel, calx, calcaneal region. 2. (*Strumpf*) heel.
Fer•sen•bein *nt anat.* heel bone, calcaneal bone, calcaneus.
Fer•sen•bein•bruch *m* → Fersenbeinfraktur.
Fer•sen•bein•ent•zün•dung *f ortho.* calcaneitis.
Fer•sen•bein•frak•tur *f ortho.* calcaneal fracture, heel bone fracture.
Fer•sen•bein•höcker [kˑk] *m anat.* calcaneal tuber, calcaneal tuberosity.
Fer•sen•re•gi•on *f anat.* calcaneal region, heel, calx.
Fer•sen•schmerz *m ortho.* pain in the heel, calcaneodynia, tarsalgia.
Fer•sen•sporn *m ortho.* calcaneal spur.
fer•til *adj* fertile, fecund.
Fer•ti•li•tät *f* fertility, fecundity.
fest *adj* 1. solid, firm; (*Nahrung*) solid. 2. (*Schlaf, Gesundheit*) sound; (*Blick*) firm; (*Stimme*) steady; (*Handgriff*) firm.
fest•stel•len *vt* 1. find out, identify, detect, determine; (*lokalisieren*) locate. 2. (*Arzt*) diagnose. **den Tod feststellen** pronouce s.o. dead. **die Blutgruppe feststellen** type.
Fest•stel•lung *f* 1. identification, detection, determination; location. 2. (*Erklärung*) statement, comment, remark. 3. (*Arzt*) diagnosis; (*Befund*) findings *pl.*
Fet *m embryo.* fetus, foetus.
fe•tal *adj embryo.* fetal, foetal.
Fe•ta•li•sa•ti•on *f* → Fetalismus.
Fe•ta•lis•mus *m patho.* fetalization, fetalism [ˈfiːtəlɪzəm].
Fe•tal•pe•ri•ode *f embryo.* fetal life, fetal period.
fe•tid *adj* foul-smelling, fetid.

Fetizid

Fe•ti•zid *m embryo.* feticide.
Fe•to•ge•ne•se *f embryo.* fetogenesis.
Fe•to•gra•phie *f radiol.* fetography.
Fe•to•lo•gie *f embryo.* fetology [fiːˈtɑlədʒɪ].
fe•to•ma•ter•nal *adj* fetomaternal.
Fe•to•me•trie *f gyn.* fetometry.
Fe•to•pa•thie *f embryo.* fetopathy. **diabetische Fetopathie** diabetic fetopathy.
fe•to•pla•zen•tar *adj* fetoplacental.
α₁-Fe•to•pro•te•in *nt* α-fetoprotein, alphafetoprotein.
Fe•to•sko•pie *f gyn.* fetoscopy [fɪˈtɑskəpɪ].
Fett *nt* **1.** *chem.* fat; lipid. **2.** → Fettgewebe.
Fett aus gesättigten Fettsäuren saturated fat.
pflanzliches Fett vegetable fat.
tierisches Fett animal fat.
Fett mit ungesättigten Fettsäuren unsaturated fat.
fett *adj* fat; *(dick)* fat, big, corpulent, obese, adipose; *(Nahrung)* fat, rich. **fett werden** put on weight, become fat.
Fett•an•satz *m* → Fettleibigkeit.
fett•arm *adj (Nahrung)* low-fat, defatted.
Fett•aspi•ra•ti•ons•pneu•mo•nie *f pulmo.* oil-aspiration pneumonia, lipid pneumonia [n(j)uːˈməʊnɪə], pneumolipoidosis.
Fett•as•si•mi•la•ti•on *f biochem.* primary assimilation, chylification.
Fett•aus•schei•dung *f patho.* adiposuria, liposuria.
Fett•bruch *m chir.* fat hernia, fatty hernia, lipocele.
Fett•diar•rhoe *f* → Fettdurchfall.
Fett•durch•fall *m patho.* fatty diarrhea, pimelorrhea, steatorrhea.
Fett•em•bo•lie *f patho.* fat embolism, oil embolism [ˈembəlɪzəm].
fett•frei *adj (Nahrung)* fatless, defatted.
Fett•ge•schwulst *f patho.* adipose tumor, lipoma.
Fett•ge•we•be *nt histol.* fat, adipose tissue, fat tissue.
braunes Fettgewebe brown adipose tissue, brown fat, fetal fat.
gelbes/weißes Fettgewebe white fat, yellow adipose tissue.
Fett•ge•webs•atro•phie *f patho.* lipoatrophic diabetes, lipoatrophy.
Fett•ge•webs•bruch *m* → Fettbruch.
Fett•ge•webs•ge•schwulst *f* → Fettgeschwulst.
Fett•ge•webs•ne•kro•se *f patho.* fat necrosis, adiponecrosis.
Fett•ge•webs•tu•mor *m* → Fettgeschwulst.
Fett•ge•webs•zel•le *f histol.* adipose cell, fat cell, adipocyte, lipocyte.
fett•hal•tig *adj (Nahrung, Gewebe)* fatty, fat, adipose, adipic.
Fett•her•nie *f* → Fettbruch.
Fett•herz *nt card.* fat heart, fatty heart.
fet•tig *adj (schmierig)* oily, greasy; *(fetthaltig)* fat, fatty, adipose.
Fett•körn•chen•zy•lin•der *m (Harn)* fatty cast.
Fett•le•ber *f patho.* fatty liver.
Fett•le•ber•he•pa•ti•tis *f patho.* fatty (liver) hepatitis.
fett•lei•big *adj* obese, fat, adipose, corpulent.
Fett•lei•big•keit *f* adiposity, fatness, obesity, obeseness, corpulence. **krankhafte Fettleibigkeit** morbid obesity.
Fett•mal•ab•sorp•ti•on *f patho.* fat malabsorption.
Fett•mark *nt histol.* yellow bone marrow, fat marrow, fatty marrow.
Fett•me•ta•bo•lis•mus *m biochem.* fat metabolism [məˈtæbəlɪzəm], lipid metabolism, lipometabolism.
Fett•ne•kro•se *f* → Fettgewebsnekrose.
Fett•säu•re *f* fatty acid.
gesättigte Fettsäure saturated fatty acid.
kurzkettige Fettsäure short-chain fatty acid.
langkettige Fettsäure long-chain fatty acid.
mehrfachungesättigte Fettsäure polyenoic fatty acid, polyunsaturated fatty acid.
mittelkettige Fettsäure medium-chain fatty acid.
ungesättigte Fettsäure unsaturated fatty acid.
Fett•schür•ze *f patho., chir.* abdominal apron.
Fett•skle•rem *nt (der Neugeborenen) ped.* Underwood's disease, sclerema.
Fett•spei•cher•zel•le *f (Leber)* fat-storing cell, adipose cell, lipocyte, adipocyte.
Fett•stoff•wech•sel *m biochem.* fat metabolism [məˈtæbəlɪzəm], lipid metabolism, lipometabolism.
Fett•stoff•wech•sel•stö•rung *f patho.* lipopathy, dyslipidosis, dyslipoidosis.
Fett•stuhl *m* fatty stool.
Fett•sucht *f* adiposity, fatness, fat, obesity, obeseness, corpulence.
Fett•ver•dau•ung *f biochem.* lipid digestion, fat digestion.
Fett•zel•le *f histol.* adipose cell, fat cell, adipocyte, lipocyte.
Fett•zir•rho•se *f patho.* fatty cirrhosis.
Fe•tus *m embryo.* fetus, foetus.
Fe•tus•schä•di•gung *f embryo.* feticide, embryoctony.
feucht *adj* damp, moist, wet *(von* with); *(Hände)* sweaty; *(Augen)* moist, watery; *(Klima)* humid.
Feuch•tig•keit *f* damp, dampness; *(Hände)* sweatiness; *(Augen)* moistness; *(Klima)* moisture, humidity.
feucht•kalt *adj (Haut)* clammy.
Feucht•war•ze *f* → Feigwarze.
Feu•er•mal *nt derm.* salmon patch, flammeous nevus, port-wine nevus.
Feu•er•star *m ophthal.* infrared cataract, glassblower's cataract, heat cataract.
Fi•ber•en•do•skop *nt clin.* fiberscope, fiberoptic endoscope.
Fi•ber•glas•ver•band *m ortho.* fiberglass cast.

fi•bril•lär *adj* fibrillar, fibrillary, fibrillate.
Fi•bril•la•ti•on *f patho., neuro.* fibrillation.
fi•bril•lie•ren *vi neuro.* fibrillate; *patho.* fibrillate.
Fi•brin *nt* fibrin.
Fi•brin•ämie *f hema.* fibrinemia, fibremia, inosemia.
Fi•brin•de•gra•da•ti•ons•pro•duk•te *pl hema.* fibrinolytic split products, fibrin degradation products.
Fi•brin•ge•rinn•sel *nt hema.* fibrin clot, fibrin coagulum.
Fi•bri•no•gen *nt* fibrinogen, factor I.
Fi•bri•no•gen•ämie *f hema.* fibrinogenemia, hyperfibrinogenemia.
Fi•bri•no•gen•man•gel *m hema.* fibrinogen deficiency, fibrinogenopenia, hypofibrinogenemia.
Fi•bri•no•ge•no•pe•nie *f* → Fibrinogenmangel.
Fi•bri•no•ly•ti•kum *nt hema.* fibrinolytic agent.
fi•bri•no•ly•tisch *adj* fibrinolytic.
Fi•bri•no•pe•nie *f* → Fibrinogenmangel.
fi•bri•nös *adj patho.* fibrinous.
Fi•brin•spalt•pro•duk•te *pl* → Fibrindegradationsprodukte.
Fi•brin•stein *m urol.* fibrin calculus.
Fi•brin•throm•bus *m hema.* fibrin thrombus.
Fi•bro•ade•nom *nt patho.* fibroadenoma, fibroid adenoma.
Fi•bro•ade•no•ma•to•sis *f gyn.* fibroadenosis.
Fi•bro•ade•no•se *f gyn.* fibroadenosis.
Fi•bro•blast *m histol.* fibroblast, desmocyte.
Fi•bro•ela•sto•sis *f patho.* fibroelastosis.
Fi•bro•epi•the•li•om *nt patho.* fibroepithelioma. **prämalignes Fibroepitheliom** premalignant fibroepithelioma, Pinkus tumor.
Fi•brom *nt patho.* fibroma, fibroid.
Fi•bro•ma•to•se *f patho.* fibromatosis.
Fi•brom•ek•to•mie *f chir., gyn.* fibroidectomy, fibromectomy.
Fi•bro•my•om *nt patho.* fibromyoma, myofibroma.
Fi•bro•my•om•ek•to•mie *f chir.* fibromyomectomy, fibromyectomy.
Fi•bro•pla•sie *f patho.* fibroplasia. **retrolentale Fibroplasie** *ped.* retinopathy of prematurity, retrolental fibroplasia, Terry's syndrome.
fi•brös *adj histol.* fibrous, fibrose, desmoid.
Fi•bro•sar•kom *nt patho.* fibrosarcoma, fibroplastic tumor.
Fi•bro•se *f patho.* fibrosis, fibrous degeneration, fibroid degeneration.
idiopathische retroperitoneale Fibrose retroperitoneal fibrosis, Ormond's syndrome.
zystische Fibrose cystic fibrosis (of the pancreas), Clarke-Hadefield syndrome, mucoviscidosis.
Fi•bro•skop *nt clin.* fiberscope, fiberoptic endoscope.
Fi•bu•la *f anat.* calf bone, fibula.

Fi•bu•la•frak•tur *f ortho.* fibula fracture, fracture of the fibula.
Fi•bu•la•köpf•chen *nt anat.* head of fibula.
fi•bu•lar *adj* fibular.
Fi•bu•la•ris•läh•mung *f neuro.* peroneal paralysis [pəˈrælɪsɪs].
Fi•bu•la•ris•phä•no•men *nt neuro.* peroneal phenomenon [frɪˈnɑmə,nɑn], peronealnerve phenomenon.
Fi•bu•la•schaft *m anat.* body of fibula, shaft of fibula.
Fie•ber *nt patho.* fever, temperature, pyrexia.
arzneimittelinduziertes Fieber drug fever.
hämorrhagisches Fieber viral hemorrhagic fever, hemorrhagic fever.
kontinuierliches Fieber continued fever, continuous fever.
leichtes Fieber low-grade fever.
remittierendes Fieber remittent fever.
rheumatisches Fieber rheumatic fever, acute rheumatic arthritis, acute articular rheumatism, inflammatory rheumatism [ˈruːmətɪzəm].
septisches Fieber septic fever.
Fie•ber•al•bu•min•urie *f patho.* febrile albuminuria, febrile proteinuria.
Fie•ber•an•fall *m patho.* bout of fever, attack of fever, touch of fever.
Fie•ber•bläs•chen 1. *nt patho.* cold sore, herpes febrilis, herpes labialis, fever blister. **2.** *pl* cold sores *pl*, fever blisters *pl*.
Fie•ber•de•lir *nt patho.* febrile delirium.
fie•ber•er•re•gend *adj patho.* febrifacient, febricant, febrific.
fie•ber•haft *adj* febrile, feverish, pyretic.
Fie•ber•krampf *m neuro., ped.* febrile convulsion.
Fie•ber•kur•ve *f clin.* chart, temperature curve.
fie•bern *vi* be feverish, fever, have a temperature.
Fie•ber•ther•mo•me•ter *nt* clinical thermometer.
fie•brig *adj* febrile, feverish, pyretic.
Fiedler: Fiedler-Myokarditis *f card.* Fiedler's myocarditis, idiopathic myocarditis.
Fiessinger-Leroy-Reiter: Fiessinger-Leroy-Reiter-Syndrom *nt ortho.* Reiter's disease, Fiessinger-Leroy-Reiter syndrome, venereal arthritis.
Fi•la•ria *f micro.* filaria, filarial worm. **Filaria medinensis** Medina worm, Guinea worm, Filaria medinensis.
Fi•la•ria•sis *f epidem.* filariasis.
Fi•lia•li•sie•rung *f patho.* metastatic disease, metastasis [məˈtæstəsɪs].
Film *m* 1. (*Häutchen*) pellicle, film, layer. 2. *photo.* film.
Film•oxy•ge•na•tor *m* film oxygenator.
Fil•ter *nt/m* filter; *phys.* screen.
fil•tern *vt* filtrate, filter, percolate.
Fil•trat *nt* percolate, filtrate.
Fil•tra•ti•on *f* filtration, percolation.
Fil•tra•ti•ons•frak•ti•on *f* (*Niere*) filtration

filtrieren 546

fraction.
fil•trie•ren *vt* filtrate, filter, drain, percolate.
Filz•laus *f micro.* crab louse, pubic louse, Phthirus pubis.
Filz•laus•be•fall *m epidem.* phthiriasis, pediculosis pubis.
Fim•bri•ek•to•mie *f gyn.* fimbriectomy.
Fim•bri•en *pl* fimbriae, pili.
Fim•bri•en•ent•fer•nung *f gyn.* fimbriectomy.
Fim•bri•en•lö•sung *f gyn.* fimbriolysis.
Fim•bri•en•pla•stik *f gyn.* fimbrioplasty.
Fin•ger *m anat.* finger, digit. **federnder/schnappender Finger** *ortho.* trigger finger.
Fin•ger•agno•sie *f neuro.* fingeragnosia.
Fin•ger•am•pu•ta•ti•on *f ortho.* finger amputation.
Fin•ger•ar•te•ri•en *pl anat.* digital arteries.
Fin•ger•bee•re *f* finger pulp.
Fin•ger•bee•ren•ab•szeß *m patho.* pulp abscess.
Fin•ger•ent•zün•dung *f* dactylitis.
Finger-Finger-Perkussion *f clin.* bimanual percussion.
Fin•ger•glied *nt anat.* phalanx.
Fin•ger•grund•ge•lenk *nt anat.* knuckle, knuckle joint, metacarpophalangeal joint.
Fin•ger•knö•chel *m* knuckle.
Fin•ger•kup•pe *f* finger pulp.
Fin•ger•na•gel *m* fingernail, nail.
Finger-Nase-Versuch *m neuro.* finger-nose test.
Finger-Perkussion *f clin.* finger percussion.
Fin•ger•spit•ze *f* tip of finger, fingertip.
Fin•ger•strecker [к•к] *m anat.* extensor muscle of fingers.
Fin•ne *f micro.* bladder worm, cysticercus.
Fisch•band•wurm *m* (**breiter**) *micro.* broad fish tapeworm, Swiss tapeworm, Diphyllobothrium latum.
Fisch•band•wurm•in•fek•ti•on *f epidem.* diphyllobothriasis, dibothriocephaliasis, bothriocephaliasis.
Fisch•flos•sen•star *m ophthal.* pisciform cataract.
Fisch•maul•ste•no•se *f* (*Mitralis*) buttonhole mitral stenosis, buttonhole deformity, mitral buttonhol.
Fisch•schup•pen•krank•heit *f derm.* fish skin, vulgar ichthyosis, simple ichthyosis.
Fisch•ver•gif•tung *f patho.* ichthyotoxism [,ikθiə'taksizəm], ichthyism, ichthyismus.
Fisch•wir•bel *m radiol.* cod fish vertebra.
Fis•sur *f* 1. *anat., patho.* fissure, notch, cleft, slit, furrow. 2. *ortho.* (*Knochen*) infraction, infracture.
Fis•sur•ek•to•mie *f chir.* fissurectomy.
Fi•stel *f* 1. *patho.* fistula, burrow. 2. *chir.* fistula, anastomosis; bypass, shunt.
äußere Fistel external fistula.
blinde Fistel → inkomplette Fistel.
inkomplette Fistel blind fistula, incomplete fistula.
innere Fistel internal fistula.
komplette Fistel complete fistula.
Fi•stel•bil•dung *f patho.* fistulization, fistulation.
Fi•stel•gang *patho.* fistulous tract, sinus.
Fi•stel•gangs•ex•zi•si•on *f chir.* fistulectomy, syringectomy.
Fi•stel•mes•ser *nt chir.* fistulatome, syringotome, fistula knife.
Fi•stel•pro•be *f HNO* fistula test.
Fi•stel•spal•tung *f chir.* syringotomy, fistulotomy.
Fi•stel•sym•ptom *nt HNO* fistula symptom.
Fi•stel•ta•sche *f patho.* sinus.
Fi•stul•ek•to•mie *f chir.* fistulectomy, syringectomy.
Fi•stu•lo•to•mie *f chir.* syringotomy, fistulotomy.
fit *adj* fit, in good condition/shape.
Fit•neß *f* fitness.
Fit•neß•test *m* fitness test.
Fi•xa•ti•on *f* 1. *chir.* fixation. 2. *histol.* mounting. 3. *psychia.* fixation.
Fi•xier•punkt *m ophthal.* point of fixation, point of regard.
Fi•xie•rung *f* 1. *histol., photo.* fixation; (*Präparat*) mounting. 2. (*starrer Blick*) stare (at), glare (at). 3. *psycho.* fixation. 4. *ophthal.* fixation. 5. *chir.* anchorage; pexis.
Flach•rücken [к•к] *m ortho.* flat back.
Flach•war•ze *f derm.* juvenile wart, plane wart, flat verruca.
Flach•wir•bel *m ortho.* platyspondylisis, platyspondylia.
Flan•ke *f anat.* flank.
Flan•ken•schmerz *m* flank pain.
Flan•ken•schnitt *m chir.* flank incision.
Flat•ter•flim•mern *nt card.* flutter-fibrillation.
Flat•tern *nt card., neuro.* flutter, flicker; *neuro.* flap.
flat•tern *vi card., neuro.* flutter.
Flat•ter•tre•mor *m neuro.* liver flap, flapping tremor, asterixis.
Flat•ter•wel•len *pl card.* flutter waves.
Fla•tu•lenz *f patho.* flatulence, flatulency.
Fla•tus *m* flatus, gas, air.
Flaum *m ped.* lanugo, down.
Flav•ek•to•mie *f neurochir.* flavectomy.
Flech•te *f derm.* lichen, tetter, tinea.
Flech•ten•grind *m derm.* crusted ringworm, honeycomb ringworm, favus, tinea favosa.
Fleck *m* 1. mark, spot, stain. 2. *derm.* spot, macula, mark, freckle, mottle, patch. 3. *anat., patho.* plaque [plæk].
blauer Fleck black-and-blue mark, bruise.
blinder Fleck (*Auge*) blind spot.
gelber Fleck (*Auge*) yellow spot, macula.
Flecken•atel•ek•ta•se [к•к] *f pulmo.* (*Lunge*) patchy atelectasis, lobular atelectasis [,ætə'lektəsis].
Fleck•fie•ber *nt epidem.* 1. typhus, typhus fever. 2. → epidemisches Fleckfieber.
endemisches Fleckfieber flea-borne typhus, murine typhus, endemic typhus.

epidemisches Fleckfieber epidemic typhus, classic typhus, exanthematous typhus, louse-borne typhus.
japanisches Fleckfieber mite-borne typhus, scrub typhus, tsutsugamushi disease.
klassisches Fleckfieber → epidemisches Fleckfieber.
fleck•för•mig adj (*Blutung*) petechial.
fleckig [K•K] adj (*Haut*) spotted, speckled, spotty, patchy, blotchy.
Fleck•ty•phus m → epidemisches Fleckfieber.
Fleisch nt **1.** anat. flesh. **2.** (*Nahrungsmittel*) meat.
Fleisch•mo•le f gyn., patho. blood mole, carneous mole, fleshy mole.
Fleisch•ver•gif•tung f patho. meat poisoning, creatotoxism.
Fleisch•wärz•chen pl (**der Scheide**) gyn. hymenal caruncles, myrtiform caruncles.
Fle•xi•ons•kon•trak•tur f ortho. flexion contracture [kən'trækt ʃər].
Fle•xi•ons•la•ge f gyn. flexion, flection.
Fle•xor m [S.U. MUSCULUS FLEXOR]
Fle•xor•pla•stik f ortho. flexorplasty.
Fle•xor•re•flex m physiol. flexor reflex, withdrawal reflex.
Flie•ger•krank•heit f patho. air sickness, aerial sickness, aviation sickness.
Flie•ger•oti•tis f HNO aerotitis, barotitis, otitic barotrauma, aviation otitis.
Flie•ger•si•nu•si•tis f HNO sinus barotrauma, areosinusitis, barosinusitis.
Flim•mer•epi•thel nt histol. ciliated epithelium. **respiratorisches Flimmerepithel** respiratory epithelium.
Flim•mer•flat•tern nt card. flutter-fibrillation.
Flim•mern nt card. fibrillation.
Flim•mer•sko•tom nt ophthal. scintillating scotoma, flittering scotoma.
Flint: Flint-Geräusch nt card. Austin Flint phenomenon [fɪ'nɑmə‚nɑn], Flint's murmur.
Floc•ci•la•tio f neuro. floccillation, floccilegium, crocidismus, carphologia, carphology [kɑːr'fɑlədʒɪ].
Flocken•le•sen [K•K] nt → Floccilatio.
Floh m micro. flea, pulex.
Floh•fleck•fie•ber nt epidem. flea-borne typhus, murine typhus, endemic typhus.
Floh•stich•nie•re f patho. flea-bitten kidney, spotty kidney.
Floppy-valve-Syndrom nt card. mitral valve prolapse syndrome, Barlow syndrome, floppy mitral valve syndrome.
flo•ri•de adj patho. florid.
Flucht•re•flex m physiol. escape reflex, withdrawal reflex.
Flucht•ver•hal•ten nt psycho. flight behavior.
Flü•gel•bein nt anat. sphenoid, alar bone, sphenoid bone.
Flü•gel•fell nt ophthal. web eye, pterygium.
Flü•gel•fell•syn•drom nt (**popliteales**) patho. popliteal web syndrome, popliteal pterygium syndrome.
Flu•or nt **1.** chem. fluorine. **2.** patho. fluor, discharge.
Fluo•res•ze•in•au•gen•pro•be m ophthal. fluorescein installation test.
Fluo•res•zenz f fluorescence.
Fluoreszenz-Antikörper-Reaktion f immun. fluorescent antibody reaction, fluorescent antibody test.
Fluo•res•zenz•im•mu•no•as•say m immun. fluoroimmunoassay.
Fluo•res•zenz•mi•kro•sko•pie f histol. fluorescence microscopy [maɪ'krɑskəpɪ].
Fluo•res•zenz•test m → Fluoreszenz-Antikörper-Reaktion.
Fluoreszenz-Treponemen-Antikörper m immun. fluorescent treponemal antibody.
Fluoreszenz-Treponemen-Antikörper-Absorptionstest m immun. fluorescent treponemal antibody absorption test, FTA-Abs test.
fluo•res•zie•rend adj fluorescent.
Fluo•rid nt chem. fluoride.
Fluo•ri•die•rung f fluoridation.
Fluo•ro•se f patho. fluorosis, chronic fluoride poisoning, chronic fluorine poisoning.
Fluo•ro•skop nt radiol. fluoroscope, roentgenoscope.
Fluo•ro•sko•pie f radiol. fluoroscopy [fluə-'rɑskəpɪ], skiascopy [skaɪ'ɑskəpɪ], roentgenoscopy [‚rentgə'nɑskəpɪ], x-ray fluoroscopy.
Flush•syn•drom nt patho. malignant carcinoid syndrome, metastatic carcinoid syndrome.
Flüs•sig•keits•auf•nah•me f physiol. fluid intake, fluid uptake.
Flüs•sig•keits•aus•schei•dung f physiol. fluid elimination, fluid output.
Flüs•sig•keits•be•darf m physiol. fluid requirement.
Flüs•sig•keits•be•schrän•kung f clin. fluid restriction.
Flüs•sig•keits•bi•lanz f clin. fluid balance, fluid equilibrium.
Flüs•sig•keits•de•fi•zit nt patho. fluid deficit.
Flüs•sig•keits•er•satz m clin. fluid replacement.
Flüs•sig•keits•haus•halt m physiol. fluid balance, fluid equilibrium.
Flüs•sig•keits•man•gel m patho. fluid deficit.
Flüs•sig•keits•re•ten•ti•on f patho. fluid retention.
Flüs•sig•keits•spie•gel m radiol. air-fluid level.
Flüs•sig•keits•the•ra•pie f clin. fluid therapy.
Flüs•sig•keits•über•la•dung f patho. fluid overload.
Flüs•sig•keits•ver•brauch m fluid consumption.
Flüs•sig•keits•ver•lust m fluid loss.

Flüssigkeitszufuhr 548

Flüs•sig•keits•zu•fuhr *f* fluid intake, fluid supply.

flü•stern *vt, vi* whisper.

Flü•ster•spra•che *f* whispered speech.

Foe•tor *m* fetor.

Foetor ex ore bad breath, halitosis.

Foetor hepaticus liver breath.

Foetor uraemicus uremic breath, uremic fetor.

Foe•tus *m* embryo. fetus, foetus.

Fogarty: Fogarty-Katheter *m* Fogarty catheter ['kæθɪtər].

fo•kal *adj* **1.** *mathe., phys.* focal. **2.** *patho.* focal.

Fo•kal•in•fek•ti•on *f patho.* focal infection.

Fo•kal•ne•kro•se *f patho.* focal necrosis.

Fo•kal•pneu•mo•nie *f pulmo.* bronchopneumonia, focal pneumonia [n(j)uː-'məʊnɪə].

Fo•ko•me•ter *nt ophthal.* focometer, focimeter.

Fo•kus *m* **1.** *radiol.* focus, focal point. **2.** *patho.* focus, source of infection.

fo•kus•sie•ren *vt* focalize, focus (*auf* on).

Fo•lat *nt* folate.

Foley: Foley-Katheter *m* Foley catheter ['kæθɪtər].

Fol•ge *f* **1.** (*Resultat*) result, outcome, consequence. **als Folge von** in consequence of, as a result of. **ohne Folgen bleiben** have no censquences. **die Folgen tragen** take the consequences. **unerwünschte Folgen** undesirable effects. **2.** (*Auswirkung*) effect; (*Nachwirkung*) after-effect. **etw. zur Folge haben** result in sth., lead to sth.

Fol•ge•er•schei•nung *f patho.* after-effect, sequel, consecutive symptom; consequence, effect, result.

Fol•li•cu•li•tis *f* **1.** *patho.* folliculitis. **2.** *derm.* folliculitis.

Folliculitis barbae barber's itch, barber's rash.

Folliculitis decalvans/depilans Quinquaud's disease.

Folliculitis pustulosa superficial pustular perifolliculitis, Bockhart's impetigo, follicular impetigo.

Fol•li•cu•lo•ma *nt* **1.** *patho.* folliculoma. **2.** *gyn.* folliculoma, granulosa tumor, granulosa cell tumor.

Fol•li•cu•lo•sis *f patho.* folliculosis.

Fol•li•kel *m histol.* follicle.

atretischer Follikel pseudolutein body.

reife Follikel *pl* tertiary follicles, vesicular follicles, graafian vesicles.

wachsende Follikel *pl* enlarging follicles, secondary follicle.

Fol•li•kel•ab•szeß *m patho.* follicular abscess.

Fol•li•kel•atre•sie *f gyn.* follicular atresia, follicular degeneration.

Fol•li•kel•ent•zün•dung *f* → Follikulitis.

Fol•li•kel•per•si•stenz *f gyn.* persistency of follicle.

Fol•li•kel•rei•fung *f gyn.* follicle maturation, follicular maturation.

Fol•li•kel•rei•fungs•hor•mon *nt* follitropin, follicle stimulating hormone.

Fol•li•kel•rei•fungs•pha•se *f* (*Uterus*) proliferative phase, follicle-maturation phase, proliferative stage, estrogenic stage.

Fol•li•kel•sprung *m gyn.* follicular rupture, ovulation.

Fol•li•kel•un•ter•gang *m* → Follikelatresie.

Fol•li•kel•zel•le *f gyn.* follicular cell, follicle cell.

Fol•li•kel•zy•ste *f gyn.* follicular cyst.

Fol•li•klis *f derm.* folliclis.

Fol•li•ku•lin *nt* folliculin, estrone.

Fol•li•ku•li•tis *f* **1.** *patho.* folliculitis. **2.** *derm.* folliculitis.

Fol•li•ku•lo•se *f patho.* folliculosis.

Fölling: Fölling-Krankheit *f patho.* phenylketonuria, Folling's disease.

Fol•li•tro•pin *nt* follitropin, follicle stimulating hormone.

Fol•säu•re *f* folic acid, pteroylglutamic acid.

Fol•säu•re•an•ta•go•nist *m* folic acid antagonist, antifolate.

Fol•säu•re•man•gel *m patho.* folate deficiency, folic acid deficiency.

Fol•säu•re•man•gel•an•ämie *f hema.* folic acid deficiency anemia.

Fo•ment *nt clin.* fomentation.

Fo•men•ta•ti•on *f clin.* fomentation.

Fon•ta•nel•le *f anat.* fontanelle, fontanel.

Fo•ra•ge *f chir.* forage.

Fo•ra•men *nt* [S.U. FORAMEN]

Foramen-primum-Defekt *m card.* ostium primum defect.

Foramen-secundum-Defekt *m card.* ostium secundum defect.

Fo•ra•mi•no•to•mie *f neurochir.* foraminotomy.

Forbes: Forbes-Syndrom *nt patho.* Cori's disease, debrancher deficiency, limit dextrinosis.

For•ceps *f chir., gyn.* forceps.

for•ciert *adj* (*Diurese*) brisk, forced.

Fordyce: Fordyce-Drüsen *pl patho.* Fordyce's granules/spots.

fo•ren•sisch *adj* forensic, legal.

Form *f* **1.** (*Gestalt*) form, shape, build. **in Form von** shaped like, in the shape of; (*a. fig.*) in the form of. **seine Form behalten/verlieren** keep/lose its shape. **2.** (*Körperbau*) figure, form, shape, build. **3.** (*körperliche Verfassung*) form, shape, condition. **außer Form** out of condition. **in Form bleiben** keep fit, keep in form, keep in good shape.

Form•al•de•hyd *m* formaldehyde, formic aldehyde.

For•ma•lin *nt* formaldehyde solution, formol, formalin.

For•nix *m* [S.U. FORNIX]

Forrester Brown: Forrester Brown-Schiene *f ortho.* Forrester splint.

for•schen *vi* research, do research; search, investigate; inquire (into sth.).

For•scher *m* scientist, researcher, research worker.
For•sche•rin *f* scientist, researcher, research worker.
For•schung *f* research, research work; investigation (into, of). **angewandte Forschung** applied research.
For•schungs•ar•beit *f* research, research work (*über* into, on).
For•schungs•la•bor *nt* research laboratory.
Forssman: Forssman-Antigen *nt immun.* Forssman antigen, F antigen.
Forssman-Antikörper *m immun.* Forssman antibody.
Förster: Förster-Chorioiditis *f ophthal.* Förster's choroiditis, areolar central choroiditis.
Fort•lei•tung *f* (*Licht, Schall*) propagation, conduction; (*Schmerz*) radiation.
Fort•schritt *m* progress, advance, improvement, change for the better.
Fos•sa *f* [S.U. FOSSA]
Foster-Kennedy: Foster-Kennedy-Syndrom *nt ophthal.* Foster Kennedy syndrome, Kennedy's syndrome.
fö•tal *adj* fetal, foetal.
Fö•tal•pe•ri•ode *f embryo.* fetal life, fetal period.
Fothergill: Fothergill-Operation *f gyn.* Fothergill's operation.
Fothergill-Phänomen *nt chir.* Fothergill's sign.
fö•tid *adj* foul-smelling, fetid.
Fö•tus *m embryo.* fetus, foetus.
fou•droy•ant *adj patho.* foudroyant, fulminant.
Four•chet•te•stel•lung *f ortho.* silver-fork deformity, Velpeau's deformity.
Fournier: Fournier-Krankheit *f derm.* Fournier's disease, Fournier's gangrene.
Fournier-Prüfung *f neuro.* Fournier test.
Fox-Fordyce: Fox-Fordyce-Krankheit *f derm.* apocrine miliaria, Fox-Fordyce disease.
fragile-X-Syndrom *nt* fragile X syndrome.
Fra•gi•lo•zyt *m hema.* fragilocyte.
Fra•gi•lo•zy•to•se *f hema.* fragilocytosis.
Frag•ment *nt* fragment.
2-Frag•ment•frak•tur *f ortho.* two-part fracture of proximal humerus.
3-Fragmentfraktur *f ortho.* three-part fracture of proximal humerus.
4-Fragmentfraktur *f ortho.* four-part fracture of the proximal humerus.
Frag•ment•ver•schie•bung *f ortho.* (*Fraktur*) displacement, dislocation.
Frak•tur *f ortho.* bone fracture, fracture, break; crack, fissure.
 abgeknickte Fraktur angulated fracture.
 bimalleoläre Fraktur bimalleolar fracture.
 direkte Fraktur direct fracture.
 dislozierte Fraktur displaced fracture.
 einfache Fraktur closed fracture, simple fracture.
 eingestauchte Fraktur impacted fracture.

 geschlossene Fraktur → einfache Fraktur.
 indirekte Fraktur indirekt fracture.
 komplizierte Fraktur → offene Fraktur.
 längsverlaufende Fraktur linear fracture.
 monokondyläre Fraktur unicondylar fracture.
 multiple Frakturen *pl* multiple fractures.
 nicht-dislozierte Fraktur nondisplaced fracture, undisplaced fracture.
 offene Fraktur compound fracture, open fracture.
 pathologische Fraktur pathologic fracture, spontaneous fracture [spɒn'teɪnɪəs].
 stabile Fraktur stable fracture.
 T-förmige Fraktur T-shaped fracture.
 traumatische Fraktur traumatic fracture.
 trimalleoläre Fraktur trimalleolar fracture.
 unkomplizierte Fraktur → einfache Fraktur.
 unvollständige Fraktur incomplete fracture.
 V-förmige Fraktur V-shaped fracture.
 vollständige Fraktur complete fracture.
 Y-förmige Fraktur Y-shaped fracture
Frak•tur•be•hand•lung *f ortho.* fracture treatment.
Frak•tur•dis•lo•ka•ti•on *f ortho.* fracture-dislocation.
Frak•tur•hei•lung *f ortho.* fracture healing. **verzögerte Frakturheilung** delayed union (of fracture).
frak•tu•rie•ren *vt, vi ortho.* fracture, break, crack.
frak•tu•riert *adj ortho.* fractured, broken, cracked.
Frak•tur•kal•lus *m ortho.* fracture callus.
Fram•bö•sie *f epidem.* yaws, frambesia, pian.
Frambösie-Spirochäte *f micro.* Treponema pertenue.
Fram•bö•si•om *nt patho.* frambesioma, mother yaw.
Franceschetti: Franceschetti-Syndrom *nt patho.* Franceschetti syndrome, Treacher-Collins syndrome, mandibulofacial dysostosis.
Franceschetti-Jadassohn: Franceschetti-Jadassohn-Syndrom *nt derm.* Franceschetti-Jadassohn syndrome, Naegeli syndrome.
Francois: Dyskephaliesyndrom von Francois *nt neuro.* Hallermann-Streiff-Francois syndrome, Francois' syndrome, mandibulo-oculofacial dyscephaly.
Franklin: Franklin-Syndrom *nt immun.* heavy-chain disease, Franklin's disease.
Frau *f* woman.
Frau•en•arzt *m* gynecologist.
Frau•en•ärz•tin *f* gynecologist.
Frau•en•heil•kun•de *f* gynecology [ˌɡaɪnɪ-'kɒlədʒɪ].
Frau•en•milch *f gyn.* breast milk.
Freeman-Sheldon: Freeman-Sheldon-Syndrom *nt embryo.* Freeman-Sheldon syndrome, whistling face syndrome, cranio-

Frei

carpotarsal dysplasia.

Frei: Frei-Antigen *nt immun.* Frei's antigen, lymphogranuloma venereum antigen.

Frei-Hauttest *m derm.* intracuti reaction, Frei's skin test/reaction.

frei *adj* **1.** free; *(unabhängig)* independent, free; *(freiwillig)* voluntary. **freier Wille** free will. **2.** *(unbehindert, ungezwungen)* unrestrained, free. **3.** *(leer)* vacant, empty, free; *(Lunge)* clear. **frei von Schmerzen** free from pain, without pain. **4.** *(bloß)* uncovered, bare.

Freiberg-Köhler: Freiberg-Köhler-Krankheit *f ortho.* Köhler's bone disease, Freiberg's disease, juvenile deforming metatarsophalangeal osteochondritis.

frei•le•gen *vt chir.* expose, lay open, uncover.

frei•ma•chen I *vt (befreien)* detach, disengage *(von* from); clear, free *(von* from). **die Luftwege freimachen** clear the airways. **II** *vr* **sich freimachen 1. s. von etw. freimachen** free o.s. from sth. **2.** take one's clothes off, strip.

Frei•raum *m* **1.** *ortho. (Gelenk)* range. **2.** *psycho.* free area.

frei•set•zen *vt physiol.* release, liberate, set free.

Frei•set•zung *f* release, liberation; discharge.

Frei•tod *m* suicide, voluntary death.

Fremd•an•ti•gen *nt immun.* foreign antigen.

Fremd•kör•per *m patho.* foreign body.

Fremd•kör•per•ap•pen•di•zi•tis *f patho.* foreign-body appendicitis.

Fremd•kör•per•aspi•ra•ti•on *f pulmo.* foreign-body aspiration.

Fremd•kör•per•gra•nu•lom *nt patho.* foreign-body granuloma.

Fremd•kör•per•re•ak•ti•on *f patho.* foreign-body reaction.

Fremd•kör•per•rie•sen•zel•len *pl patho.* foreign body giant cells.

Fremd•re•flex *m physiol.* extrinsic reflex, polysynaptic reflex.

Fremd•se•rum *nt immun.* foreign serum.

Fremd•sub•stanz *f immun.* foreign substance.

Fre•mi•tus *m clin., pulmo.* fremitus.
Fremitus bronchialis bronchial fremitus, vocal fremitus, bronchiloquy.
Fremitus pectoralis pectoral fremitus, pectoriloquy.

Fren•ek•to•mie *f HNO* frenectomy.

Frenkel: Frenkel-Intrakutantest *m derm.* Frenkel's intracutaneous test.

Fre•no•pla•stik *f HNO* frenoplasty.

Fre•no•to•mie *f HNO* lingual frenotomy, frenotomy [frɪˈnɑtəmɪ].

Fre•nul•ek•to•mie *f HNO* frenectomy.

Fre•nu•lo•pla•stik *f HNO* frenoplasty.

Fre•nu•lo•to•mie *f* → Frenotomie.

Fre•nu•lum *nt* [S.U. FRENULUM]

fre•quent *adj (Puls)* frequent.

Fre•quenz *f* **1.** *phys.* frequency. **2.** *(Puls)* frequency, pulse rate.

Freud: Freud-Lehre *f psychia.* Freud's theory.

Friedländer: Friedländer-Bazillus *m micro.* Friedländer's bacillus, pneumobacillus, Klebsiella pneumoniae.

Friedländer-Pneumonie *f pulmo.* Friedländer's pneumonia, Klebsiella pneumonia.

Friedman-Lapham: Friedman-Lapham-Reaktion *f gyn.* Friedman's test, Friedman-Lapham test.

Friedreich: Friedreich-Ataxie *f neuro.* Friedreich's ataxia, Friedreich's heredoataxia, hereditary familial ataxia.

Friedreich-Fuß *m neuro.* Friedreich's foot.

Friedreich-Kavernenzeichen *nt pulmo.* Friedreich's phenomenon [frɪˈnɑməˌnɑn], Friedreich's change of note.

Friedreich-Syndrom *nt ortho.* Friedreich's disease.

Friedreich-Zeichen *nt* **1.** *pulmo.* Friedreich's phenomenon [frɪˈnɑməˌnɑn], Friedreich's change of note. **2.** Friedreich's sign.

frie•ren *vi* be freezing, feel cold, be cold.

frisch *adj* **1.** *(Nahrung)* fresh, untainted. **2.** *(Wunde)* fresh, green.

Frisch•blut *nt hema.* fresh blood.

Fröhlich: Morbus *m* **Fröhlich** *patho.* Fröhlich's syndrome, Launois-Cléret syndrome, adiposogenital dystrophy.

Froment: Froment-Zeichen *nt neuro.* Froment's sign, Froment's paper sign.

Fron•tal•ebe•ne *f anat.* coronal plane, frontal plane.

Fron•tal•hirn *nt anat.* frontal brain.

Fron•tal•lap•pen *m anat.* frontal lobe.

Fron•tal•lap•pen•ab•szeß *m patho.* frontal-lobe abscess.

Fron•tal•lap•pen•tu•mor *m patho.* frontal-lobe tumor.

Frosch•stel•lung *f chir.* froglike position, Lorenz's position.

Frost•beu•le *f patho.* chilblain, pernio.

frö•steln *vi* shiver, chill, feel chilly.

Frucht•bla•se *f gyn.* amniotic sac; *inf.* bag of waters.

Frucht•bla•sen•punk•ti•on *f gyn.* amniocentesis.

Frucht•ein•stel•lung *f gyn.* presentation.

Frucht•schmie•re *f ped.* vernix caseosa.

Frucht•tod *m (intrauteriner) embryo.* fetal death, death in utero.

Frucht•was•ser *nt gyn.* amniotic fluid, the waters.

Frucht•was•ser•aspi•ra•ti•on *f gyn.* amniotic fluid aspiration.

Frucht•was•ser•em•bo•lie *f gyn.* amniotic fluid embolism [ˈembəlɪzəm], amniotic fluid syndrome.

Frucht•was•ser•man•gel *m gyn.* hypamnion, hypamnios.

Frucht•was•ser•spie•ge•lung *f gyn.* amnioscopy [ˌæmnɪˈɑskəpɪ].

Frucht•zucker [k•k] *m* → Fructose.

Fruc•tos•ämie *f patho.* fructosemia, levulosemia.

Fruc•to•se *f* fructose, fruit sugar, levulose.
Fruc•tos•urie *f patho.* fructosuria, levulosuria.
früh I *adj* early; *patho.* early, premature, precocious. II *adv* early.
Früh•ab•ort *m gyn.* early abortion.
Früh•chen *nt* → Frühgeborene.
Früh•de•ze•le•ra•ti•on *f gyn.* early deceleration, type I dip.
Früh•dia•gno•se *f* early diagnosis.
früh•dia•sto•lisch *adj card.* protodiastolic.
Früh•dum•ping *nt chir.* early postprandial dumping syndrome.
Früh•ge•bo•re•ne *nt ped.* premature, premature infant, preterm infant.
Früh•ge•bo•re•nen•re•ti•no•pa•thie *f ped.* Terry's syndrome, retinopathy of prematurity, retrolental fibroplasia.
Früh•ge•burt *f* 1. premature, premature birth, premature labor, premature delivery. 2. → Frühgeborene.
Früh•ge•ne•ra•li•sa•ti•on *f patho.* early systemic dissemination.
Früh•in•fil•tra•ti•on *f patho.* early infiltration.
Früh•in•va•si•on *f patho.* early invasion.
Früh•jahrs•ka•tarrh *m* → Frühjahrskonjunktivitis.
Früh•jahrs•kon•junk•ti•vi•tis *f* spring conjunctivitis, vernal catarrh, vernal conjunctivitis.
Früh•kar•zi•nom *nt patho.* early cancer. **Frühkarzinom des Magens** early cancer of stomach, early gastric cancer.
Früh•ope•ra•ti•on *f chir.* early operation.
früh•reif *adj* precocious, premature.
Früh•rei•fe *f* (*Person*) precocity, precociousness; *gyn.* prematurity, prematureness.
Frühsommer-Enzephalitis *f epidem.* Central European encephalitis, Central European tick-borne fever. **russische Frühsommer-Enzephalitis** Russian spring-summer encephalitis, forest-spring encephalitis.
Frühsommer-Meningoenzephalitis *f* → Frühsommer-Enzephalitis.
Früh•stück *nt* breakfast.
früh•stücken [K•K] *vi* have breakfast, breakfast.
Früh•sym•ptom *nt* precursory symptom, premonitory symptom, early symptom, prodrome, prodromus.
Früh•syn•drom *nt,* **postalimentäres** *chir.* early postprandial dumping syndrome.
Früh•tief *nt gyn.* type I dip, early deceleration.
früh•zei•tig I *adj* early, precocious, premature. II *adv* early.
Früh•zei•tig•keit *f* (*a. patho.*) precocity, precociousness, prematurity, prematureness.
Fruk•tos•ämie *f patho.* fructosemia, levulosemia.
Fruk•to•se *f* → Fructose.
Fruk•to•se•in•to•le•ranz *f patho.* fructose intolerance.
Fruk•tos•urie *f patho.* fructosuria, levulosuria.
FTA-Abs-Test *m immun.* fluorescent treponemal antibody absorption test, FTA-Abs test.
Fuchs: Fuchs-Adenom *nt ophthal.* Fuchs' adenoma.
Fuchs-Hornhautdystrophie *f ophthal.* Fuchs' dystrophy, Fuchs' epithelial dystrophy.
Fuchs-Kolobom *nt ophthal.* Fuchs's coloboma, congenital conus.
Fuchs-Syndrom *nt ophthal.* Fuchs's syndrome.
füh•len I *vt* feel, sense; (*erahnen*) sense, feel, have a feeling of; (*befühlen*) feel; (*Puls*) take. II *vi* feel; (*betasten*) feel. III *vr* **sich fühlen** feel. s. **krank/schlecht/wohl fühlen** be/feel ill/bad/unwell.
Ful•gu•ra•ti•on *f chir., patho.* fulguration.
Fül•lungs•de•fekt *m radiol.* filling defect.
Fül•lungs•druck *m physiol.* filling pressure. **enddiastolischer Füllungsdruck** end-diastolic pressure.
mittlerer Füllungsdruck mean filling pressure, static blood pressure.
Fül•lungs•pha•se *f physiol.* filling period.
Fül•lungs•vo•lu•men *nt,* **enddiastolisches** *physiol.* end-diastolic volume.
ful•mi•nant *adj patho.* fulminant, foudroyant, fulminating.
Fund•ek•to•mie *f chir.* fundusectomy, fundectomy.
Fun•do•pe•xie *f chir.* fundopexy.
Fun•do•pli•ca•tio *f chir.* fundoplication, Nissen fundoplication.
Fun•dus *m* [S.U. FUNDUS]
Fundus albinoticus *ophthal.* albinotic fundus.
Fundus tabulatus *ophthal.* leopard retina, tessellated fundus.
Fundus-Corpus-Region *f anat.* funduscorpus region.
Fun•dus•ko•lo•bom *nt ophthal.* retinochoroidal coloboma, coloboma of fundus.
Fun•du•skop *nt ophthal.* ophthalmoscope, funduscope.
Fun•du•sko•pie *f ophthal.* ophthalmoscopy [ɑfθæl'mɑskəpɪ], funduscopy [fʌn'dʌskəpɪ].
Fun•dus•re•flex *m ophthal.* eye reflex, fundus reflex, red reflex.
Fun•dus•re•sek•ti•on *f chir.* fundusectomy, fundectomy.
Fünf•jah•res•über•le•bens•ra•te *f patho.* five-year survival rate.
Fünf•linge *pl* quintuplets, quins.
fun•gal *adj* fungal, funguous.
Fung•ämie *f patho.* fungemia, mycethemia.
Fun•gi *pl micro.* fungi, mycetes.
Fun•gi•sta•ti•kum *nt pharm.* fungistat, mycostat.
fun•gi•sta•tisch *adj micro.* mycostatic, fungistatic.
Fun•gi•zid *nt pharm.* fungicide, mycocide.
fun•gi•zid *adj* fungicidal.

Funiculitis

Fu•ni•cu•li•tis *f* **1.** *patho.* funiculitis. **2.** *urol.* spermatitis, funiculitis, chorditis. **3.** *neuro.* funiculitis, chorditis, corditis.

Fu•ni•ku•li•tis *f* → Funiculitis.

Fu•ni•ku•lo•epi•di•dy•mi•tis *f urol.* funiculoepididymitis.

Fu•ni•ku•lo•pe•xie *f urol.* funiculopexy.

Fun•ken•se•hen *nt ophthal.* spintherism, spintheropia.

Funk•ti•on *f physiol.* function, competence, action.

Funk•tio•na•lis *f gyn.* functional layer of endometrium, functionalis.

Funk•ti•ons•be•ein•träch•ti•gung *f* → Funktionseinschränkung.

Funk•ti•ons•ein•schrän•kung *f* functional impairment, loss of function.

Funk•ti•ons•schwä•che *f patho.* insufficiency.

Funk•ti•ons•ver•lust *m patho.* loss of function.

Furcht *f* fear (*vor* of; *daß* that); (*Besorgnis*) apprehension, alarm, anxiety; (*starke Angst*) dread, fright, terror; (*krankhaft, pathologisch*) morbid fear, irrational fear, phobia. **aus Furcht vor** for fear of. **Furcht haben vor** fear, dread, be afraid of. **ohne Furcht** fearless, without fear.

fürch•ten I *vt* fear, dread, be afraid of, be scared of, be in dread of. **II** *vi* fear (*um* for). **III** *vr* **sich fürchten** be frightened, be scared; be afraid (*vor* of).

Für•sor•ge *f* **1.** (*a. medizinisch*) care, attention, service. **2.** (*staatlich*) welfare, welfare service(s *pl*), social services *pl.* **von der Fürsorge leben** live on social security.

Fu•run•kel *m/nt patho.* furuncle, boil.

Fu•run•ku•lo•se *f patho., derm.* furunculosis.

Fu•so•bac•te•ri•um *nt micro.* fusiform bacillus, Fusobacterium.

Fu•so•bor•re•lio•se *f epidem.* fusospirochetosis, fusospirochetal disease.

Fu•so•spi•ril•lo•se *f patho.,* Vincent's disease, Plaut's angina, fusospirillosis, necrotizing ulcerative gingivitis, pseudomembranous angina.

Fu•so•spi•ro•chä•to•se *f* → Fusospirillose.

Fuß *m* **1.** foot; *anat.* pes. **zu Fuß** on foot. **2.** (*Basis*) foot, base, stem.

Fuß•am•pu•ta•ti•on *f ortho.* amputation of the foot.

552

Fuß•au•ßen•rand *m anat.* lateral border of foot.

Fuß•bad *nt* footbath.

Fuß•bal•len *m anat.* ball of (the) foot, pad.

Fuß•en•de *nt* (*Bett*) foot.

Fuß•er•kran•kung *f ortho.* pedopathy.

Fuß•ge•len•ke *pl anat.* joints of foot.

Fuß•ge•wöl•be *nt anat.* arch of (the) foot.

Fuß•in•nen•rand *m anat.* medial border of foot.

Fuß•klo•nus *m neuro.* foot clonus, ankle clonus.

Fuß•knö•chel *m anat.* ankle, malleolus. **geschwollene Fußknöchel** *pl* swollen ankles.

Fuß•kno•chen *pl anat.* bones of the foot.

Fuß•la•ge *f gyn.* foot presentation, footling presentation.

Fuß•längs•ge•wöl•be *nt anat.* longitudinal arch of foot.

Fuß•mus•kel•krampf *m neuro.* podospasm, podismus, podospasmus.

Fuß•my•ko•se *f* → Fußpilz.

Fuß•pfle•ge *f* chiropody, podiatry, podology [pə'dɑlədʒɪ], pedicure.

Fuß•pilz *m derm.* athlete's foot, Hong Kong toe, ringworm of the feet, tinea pedis.

Fuß•pilz•er•kran•kung *f* → Fußpilz.

Fuß•pro•the•se *f* artificial foot.

Fuß•quer•ge•wöl•be *nt anat.* transverse arch of foot.

Fuß•rücken [κ•κ] *m anat.* back of (the) foot, dorsum of foot.

Fuß•rücken•ar•te•rie [κ•κ] *f anat.* dorsal artery of foot.

Fuß•ske•lett *nt anat.* foot skeleton.

Fuß•soh•le *f anat.* sole (of foot), planta pedis.

Fuß•soh•len•apo•neu•ro•se *f anat.* plantar aponeurosis, plantar fascia.

Fuß•soh•len•re•flex *m neuro.* plantar reflex.

Fuß•soh•len•schmerz *m* plantalgia.

Fuß•stüt•ze *f* footrest.

Fuß•wur•zel *f anat.* root of foot, tarsus.

Fuß•wur•zel•kno•chen *pl anat.* tarsal bones, tarsalia.

F-Zellen *pl* (*Pankreas*) F cells, pancreatic polypeptide cells.

G

Ga•be *f pharm.* dose, dosis.
ga•beln *anat.* I *vt* fork, bifurcate, split. II *vr* **sich gabeln** furcate, bifurcate, branch off, split, divide.
Ga•bel•rip•pe *f patho.* bifid rib.
Ga•bel•rücken•stel•lung [K•K] *f ortho.* silver-fork deformity, Velpeau's deformity.
Gaisböck: Gaisböck-Syndrom *nt hema.* Gaisböck's syndrome, benign polycythemia.
Ga•lakt•ämie *f patho.* galactemia.
Ga•lak•to•ce•re•bro•sid *nt biochem.* galactocerebroside, galactosylceramide.
ga•lak•to•gen *adj gyn.* galactogenous.
Ga•lak•to•go•gum *nt pharm.* galactagogue, galactogogue.
Ga•lak•to•ki•na•se•man•gel *m patho.* galactokinase deficiency, galactose diabetes.
Ga•lak•to•pho•ri•tis *f gyn.* galactophoritis.
Ga•lak•to•poe•se *f gyn.* milk production, galactopoiesis.
ga•lak•to•poe•tisch *adj gyn.* galactopoietic.
Ga•lak•to•py•ra *f gyn.* milk fever, galactopyra.
Ga•lak•tor•rhoe *f gyn.* incontinence of milk, galactorrhea, lactorrhea.
Galaktorrhoe-Amenorrhoe-Syndrom *nt gyn.* galactorrhea-amenorrhea syndrome.
Ga•lak•tos•ämie *f patho.* galactosemia, galactose diabetes, galactosemia.
Ga•lak•tos•amin *nt biochem.* galactosamine, chondrosamine.
Ga•lak•to•se•dia•be•tes *m patho.* galactose diabetes; galactosemia.
Ga•lak•to•se•in•to•le•ranz *f patho.* galactose diabetes, galactosemia, galactosemia.
Ga•lak•to•se•to•le•ranz•test *m clin.* galactose tolerance test, galactose elimination test.
Ga•lak•to•se•un•ver•träg•lich•keit *f* → Galaktoseintoleranz.
Ga•lak•to•sta•se *f gyn.* galactostasis, galactostasia.
Ga•lak•tos•urie *f patho.* galactosuria.
Ga•lak•to•the•ra•pie *f* lactotherapy, galactotherapy.
Ga•lak•to•ze•le *f patho.* lacteal tumor, galactocele, lactocele.
Ga•lak•to•ze•re•bro•sid•li•pi•do•se *f* → Galaktozerebrosidose.
Ga•lak•to•ze•re•bro•si•do•se *f patho.* Krabbe's disease, globoid cell leukodystrophy, galactosylceramide lipidosis.
Ga•lakt•urie *f patho.* chyluria, galacturia.
Galeazzi: Galeazzi-Fraktur *f ortho.* Galeazzi's fracture, Galeazzi's fracture-dislocation.
Ga•le•ni•ka *pl* galenicals, galenica, galenics.
ga•le•nisch *adj* galenic.
Ga•ler•opie *f* → Galeropsie.
Ga•ler•op•sie *f ophthal.* galeropsia, galeropia.
Gallavardin: Gallavardin-Phänomen *nt card.* Gallavardin's phenomenon [fɪˈnɑmə-ˌnan].
Gal•le *f* **1.** bile, gall. **2.** → Gallenblase.
Gal•le•er•bre•chen *nt patho.* bilious vomiting, bile vomiting.
Gal•len•ab•fluß *m* biliary drainage.
Gal•len•aus•schei•dungs•test *m clin.* biliary excretion test.
Gal•len•be•schwer•den *pl patho.* cholecystopathy, gallbladder disease.
Gal•len•bil•dung *f biochem.* bile formation, cholepoiesis, biligenesis.
Gal•len•bla•se *f anat.* gall bladder, gallbladder, cholecystis. **flottierende Gallenblase** floating gallbladder, mobile gallbladder.
Gal•len•bla•sen•an•hef•tung *f chir.* cholecystopexy.
Gal•len•bla•sen•ato•nie *f patho.* atony of the gallbladder, cholecystatony.
Gal•len•bla•sen•atre•sie *f patho.* gallbladder atresia.
Gal•len•bla•sen•bett *nt anat.* gallbladder bed, hepatic bed of gallbladder.
Gallenblasen-Darm-Fistel *f* **1.** *patho.* cholecystointestinal fistula, cholecystoenteric fistula. **2.** *chir.* cholecystointestinal fistula, cholecystoenteric fistula, cholecystoenterostomy.
Gal•len•bla•sen•di•la•ta•ti•on *f patho.* cholecystectasia.
Gal•len•bla•sen•durch•bruch *m chir.* gallbladder perforation.
Gal•len•bla•sen•dys•ki•ne•sie *f patho.* biliary dyskinesia, biliary dyssynergia.
Gal•len•bla•sen•ek•ta•sie *f patho.* cholecystectasia.
Gal•len•bla•sen•em•py•em *nt patho.* gallbladder empyema.
Gal•len•bla•sen•ent•fer•nung *f chir.*

Gallenblasenentzündung

cholecystectomy.
Gal•len•bla•sen•ent•zün•dung *f patho.* cholecystitis.
aszendierende Gallenblasenentzündung ascending cholecystitis.
deszendierende Gallenblasenentzündung descending cholecystitis.
emphysematöse Gallenblasenentzündung gaseous cholecystitis, emphysematous cholecystitis.
gangränöse Gallenblasenentzündung gangrenous cholecystitis.
hämorrhagische Gallenblasenentzündung hemocholecystitis.
katarrhalische Gallenblasenentzündung catarrhal cholecystitis.
Gal•len•bla•sen•er•wei•te•rung *f patho.* cholecystectasia.
Gal•len•bla•sen•fi•stel *f chir.* cholecystostomy, cholecystendysis.
Gal•len•bla•sen•fi•xie•rung *f chir.* cholecystopexy.
Gal•len•bla•sen•gang *m anat.* cystic duct, duct of gallbladder.
Gal•len•bla•sen•hals *m anat.* neck of gallbladder.
Gal•len•bla•sen•hy•drops *m patho.* hydrops of gallbladder, hydrocholecystis.
Gal•len•bla•sen•hy•po•pla•sie *f patho.* gallbladder hypoplasia.
Gal•len•bla•sen•kar•zi•nom *nt patho.* gallbladder carcinoma.
Gal•len•bla•sen•krebs *m patho.* gallbladder carcinoma.
Gal•len•bla•sen•naht *f chir.* cholecystorrhaphy.
Gal•len•bla•sen•pa•pil•lom *nt patho.* gallbladder papilloma.
Gal•len•bla•sen•per•fo•ra•ti•on *f chir.* gallbladder perforation.
Gal•len•bla•sen•rup•tur *f chir.* gallbladder rupture.
Gal•len•bla•sen•schleim•haut *f anat.* mucosa of gallbladder, mucous membrane of gallbladder.
Gal•len•bla•sen•sen•kung *f patho.* cholecystoptosis.
Gal•len•bla•sen•so•no•gra•phie *f radiol.* cholecystosonography.
Gal•len•drai•na•ge *f chir.* bile drainage, biliary drainage. **perkutane transhepatische Gallendrainage** percutaneous transhepatic biliary drainage.
Gal•len•fi•stel *f patho.* biliary fistula, bile fistula. **äußere Gallenfistel** biliary-cutaneous bistula, external biliary fistula.
Gal•len•gang *m anat.* bile duct, biliary duct, gall duct.
Gal•len•gangs•ade•nom *nt patho.* bile duct adenoma, cholangioadenoma.
Gal•len•gangs•ana•sto•mo•se *f chir.* biliary anastomosis, biliary duct anastomosis.
Gal•len•gangs•apla•sie *f patho.* biliary aplasia.
Gal•len•gangs•atre•sie *f patho.* biliary atresia.
Gal•len•gangs•drain *m chir.* bile duct drain.
Gal•len•gangs•druck *m physiol., chir.* biliary pressure.
Gal•len•gangs•ent•zün•dung *f patho.* cholangitis, cholangeitis.
Gal•len•gangs•er•öff•nung *f chir.* cholangiotomy.
Gal•len•gangs•er•wei•te•rung *f patho.* cholangiectasis.
Gal•len•gangs•fi•ste•lung *f chir.* cholangiostomy.
Gal•len•gangs•kar•zi•nom *nt patho.* cholangiocellular carcinoma, bile duct carcinoma, cholangiocarcinoma.
Gal•len•gangs•ka•the•te•ri•sie•rung *f chir.* biliary catheterization.
Gal•len•gangs•ma•no•me•trie *f chir.* biliary manometry.
Gal•len•gangs•ob•struk•ti•on *f chir.* bile duct obstruction, biliary obstruction.
Gal•len•gangs•son•de *f chir.* gall duct probe.
Gal•len•gangs•stein *m patho.* bile duct calculus, bile duct stone.
Gal•len•gangs•strik•tur *f chir.* bile duct stricture, biliary stricture.
Gal•len•gangs•sy•stem *nt anat.* biliary tree.
Gal•len•gangs•tu•mor *m* cholangioma, bile duct tumor.
Gal•len•ka•nä!•chen *pl histol.* bile canaliculi, biliary canaliculi.
Gal•len•ka•pil•la•ren *pl histol.* bile capillaries, biliferous tubules.
Gal•len•ko•lik *f patho.* biliary colic, bilious attack.
Gal•len•kon•kre•ment *nt* → Gallenstein.
Gal•len•lei•den *nt* bilious complaint, biliousness.
Gallenpfropf-Syndrom *nt* inspissated bile syndrome.
Gal•len•pig•ment *nt biochem.* bile pigment.
Gal•len•re•flux *m patho.* bile reflux.
Gal•len•sal•ze *pl biochem.* bile salts.
Gal•len•säu•ren *pl biochem.* bile acids.
Gal•len•stau•ung *f patho.* bile stasis, biliary stasis, cholestasis.
Gal•len•stein *m patho.* biliary calculus, biliary stone, cholelith, gallstone.
Gal•len•stein•ent•fer•nung *f chir.* cholelithotomy.
Gal•len•stein•ile•us *m chir.* gallstone ileus.
Gal•len•stein•lei•den *nt patho.* gallstone disease, cholelithiasis.
Gal•len•stein•pan•krea•ti•tis *f patho.* gallstone pancreatitis.
Gal•len•stein•son•de *f chir.* gallstone probe.
Gal•len•stein•zer•trüm•me•rung *f chir.* cholelithotripsy, cholelithotrity.
Gal•len•throm•ben *pl patho.* bile thrombi.
Gal•len•wegs•en•do•sko•pie *f clin.* cholangioscopy [kəʊˌlændʒɪˈɑskəpɪ].

Gal·len·wegs·er·kran·kung *f patho.* cholepathia.
Gal·len·wegs·ob·struk·ti·on *f chir.* bile duct obstruction, biliary obstruction.
Gal·len·wegs·szin·ti·gra·phie *f radiol.* cholescintigraphy.
Gal·len·zy·lin·der I *m urol.* bile cast. **II** *pl patho.* bile thrombi.
Gal·le·pe·ri·to·ni·tis *f patho.* bile peritonitis, choleperitonitis.
Gal·le·re·flux *m patho.* bile reflux.
Gal·lert·bauch *m patho.* gelatinous ascites, peritoneal pseudomyxoma.
Gal·lert·kar·zi·nom *nt patho.* gelatiniform cancer, mucinous carcinoma, colloid carcinoma, colloid carcinoma.
Gal·lert·kern *m anat.* gelatinous nucleus, vertrebral pulp.
Gal·lert·krebs *m* → Gallertkarzinom.
Gal·lert·stru·ma *f patho.* colloid goiter.
Gal·le·stau·ung *f* → Gallenstauung.
Gal·le·throm·ben *pl patho.* bile thrombi.
Gal·le·zy·lin·der I *m urol.* bile cast. **II** *pl patho.* bile thrombi.
Ga·lopp *m card.* gallop, gallop rhythm, Traube's bruit/murmur.
diastolischer Galopp protodiastolic gallop.
präsystolischer Galopp presystolic gallop, atrial gallop.
protodiastolischer Galopp protodiastolic gallop.
systolischer Galopp systolic gallop.
Ga·lopp·rhyth·mus *m* → Galopp.
Gal·va·no·chir·ur·gie *f chir.* galvanosurgery.
Gal·va·no·kau·stik *f clin.* galvanocautery, galvanic cautery.
Gal·va·no·kau·ter *m clin.* galvanocautery, galvanic cautery.
Gal·va·no·the·ra·pie *f clin.* galvanization, galvanotherapy, galvanotherapeutics *pl.*
Ga·met *m embryo.* gamete.
Ga·me·to·ge·ne·se *f embryo.* gametogenesis, gametogeny.
Ga·me·to·pa·thie *f genet.* gametopathy.
Gam·ma·ami·no·but·ter·säu·re *f* γ-aminobutyric acid, gamma-aminobutyric acid.
Gam·ma·glo·bu·lin *nt immun.* gamma globulin, γ-globulin.
Gam·ma·glo·bu·lin·man·gel *m immun.* hypogammaglobulinemia, hypogammaglobinemia.
gamma-hämolytisch *adj micro.* γ-hemolytic, gamma-hemolytic, nonhemolytic.
Gam·ma·ka·me·ra *f radiol.* gamma camera.
Gam·ma·strah·len *pl* gamma rays, γ-rays.
Gam·ma·strah·lung *f phys.* gamma radiation, γ-radiation.
Gam·ma·szin·ti·gra·phie *f radiol.* gammascintigraphy [sɪn'tɪgrəfɪ].
Gam·mo·pa·thie *f immun.* gammaglobulinopathy, gammopathy, immunoglobulinopathy.
monoklonale Gammopathie monoclonal gammopathy.

polyklonale Gammopathie polyclonal gammopathy.
Gamna: Gamna-Krankheit *f patho.* Gamna's disease.
Gamna-Gandy: Gamna-Gandy-Knötchen *pl patho.* Gandy-Gamna nodules, Gamna's nodules, siderotic nodules.
Gamstorp: Gamstorp-Syndrom *nt neuro.* Gamstorp's disease, hyperkalemic periodic paralysis [pə'rælɪsɪs].
Gang[1] *m (a. neuro., ortho.)* walk, gait, pace.
ataktischer Gang ataxic gait, tabetic gait.
spastischer Gang spastic gait.
steifer/stolzierender Gang stalk.
watschelnder Gang waddling gait, waddle.
zerebellärer Gang cerebellar gait, swaying gait.
Gang[2] *m (a. anat.)* passage, passageway, duct, canal.
Gang·art *f ortho., neuro.* gait, walk, way of walking, pace.
Gang·ata·xie *f neuro.* ataxia of gait, gait ataxia, locomotor ataxia.
Gang·drai·na·ge *f chir.* ductal drainage.
Gan·gli·ek·to·mie *f ortho.* ganglionectomy, gangliectomy; *neurochir.* ganglionectomy, gangliectomy.
Gan·gli·en·blocka·de [K•K] *f anes.* ganglionic blockade.
Gan·gli·en·blocker [K•K] *m anes.* ganglion-blocking agent, gangioplegic, gangiolytic.
Gan·gli·en·ent·zün·dung *f* **1.** *patho.* ganglionitis, gangliitis. **2.** *neuro.* neurogangliitis, ganglionitis, gangliitis.
Gan·gli·itis *f* → Ganglienentzündung.
Gan·glio·ly·se *f patho.* gangliolysis.
Gan·gli·on *nt* **1.** *anat.* [S.U. GANGLION] **2.** *ortho.* ganglion, synovial cyst.
gan·glio·när *adj* ganglionic, ganglial.
Gan·gli·on·ek·to·mie *f* **1.** *ortho.* ganglionectomy, gangliectomy. **2.** *neurochir.* ganglionectomy, gangliectomy.
Gan·glio·neu·ro·bla·stom *nt neuro.* ganglioneuroblastoma.
Gan·glio·neu·rom *nt neuro.* ganglioneuroma, ganglioma, true neuroma.
Gan·gli·on·ex·zi·si·on *f ortho.* ganglionectomy, gangliectomy.
Gan·glio·ni·tis *f* → Ganglienentzündung.
Gan·glio·ple·gi·kum *nt* → Ganglienblocker.
gan·glio·ple·gisch *adj pharm.* ganglioplegic, gangliolytic, ganglionoplegic.
Gan·glio·si·do·se *f patho.* gangliosidosis, ganglioside lipidosis.
Gan·glio·sym·path·ek·to·mie *f neurochir.* gangliosympathectomy.
Gan·glio·zyt *m histol.* ganglion cell, gangliocyte.
Gan·glio·zy·tom *nt* → Ganglioneurom.
Gang·mu·ster *nt neuro., ortho.* gait pattern.
Gan·go·sa *f HNO* gangosa.
Gan·grän *f patho.* gangrene, mortification, sphacelation.
arteriosklerotische Gangrän angiosclerotic

gangrene, arteriosclerotic gangrene.
demarkierte Gangrän demarcated gangrene.
diabetische Gangrän diabetic gangrene, glycemic gangrene.
embolische Gangrän embolic gangrene.
entzündliche Gangrän inflammatory gangrene.
feuchte Gangrän moist gangrene, wet gangrene, humid gangrene.
postthrombotische Gangrän thrombotic gangrene.
senile Gangrän Pott's gangrene, senile gangrene.
trockene Gangrän dry gangrene, mummification, mummification necrosis.
venöse Gangrän venous gangrene, static gangrene.
gan•grä•nös *adj patho.* sphacelated, mortified, gangrenous.
Gang•ste•no•se *f patho.* ductal stenosis.
Ganz•hirn•be•strah•lung *f radiol.* whole-brain radiation, whole-brain irradiation.
Ganz•kör•per•be•strah•lung *f radiol.* total body radiation, whole-body radiation, total body irradiation, whole-body irradiation.
Ganz•kör•per•szin•ti•gra•phie *f radiol.* total body scintigraphy [sɪn'tɪgrəfɪ].
Ganz•vi•rus•impf•stoff *m immun.* whole-virus vaccine, WV vaccine.
Gardner: Gardner-Syndrom *nt patho.* Gardner's syndrome.
Gar•go•yl•frat•ze *f patho.* gargoylism ['gɑːrgɔɪlɪzəm], hurloid facies.
Garré: Garré-Krankheit *f ortho.* Garré's osteomyelitis/osteitis, chronic nonsuppurative osteitis, sclerosing osteitis.
Garrod: Garrod-Knötchen *pl anat.* Garrod's nodes, knuckle pads.
Gartner: Gartner-Zyste *f gyn.* Gartner's cyst, gartnerian cyst.
Gas•ab•szeß *m patho.* Welch's abscess, gas abscess.
Gas•em•bo•lie *f patho.* gas embolism ['embəlɪzəm], aeroembolism.
Gas•gan•grän *f patho.* gas gangrene, gangrenous emphysema, clostridial myonecrosis.
Gas•ödem *nt* → Gasgangrän.
Gasser: Gasser-Ganglion *nt anat.* Gasser's ganglion, trigeminal ganglion.
Gasser-Syndrom *nt patho.* Gasser's syndrome, hemolytic-uremic syndrome.
ga•stral *adj* gastric.
Ga•stral•gie *f* stomach ache, gastralgia, gastrodynia.
Ga•strek•to•mie *f chir.* gastrectomy [gæs-'trektəmɪ].
partielle Gastrektomie gastric resection, partial gastrectomy.
subtotale Gastrektomie subtotal gastrectomy.
totale Gastrektomie total gastrectomy.
Ga•strin *nt physiol.* gastrin.
Ga•stri•nom *nt endo.* Zollinger-Ellison tumor, gastrinoma.
Ga•stri•tis *f patho.* gastritis, endogastritis.
chronisch-atrophische Gastritis Fenwick's disease, chronic atrophic gastritis.
erosive Gastritis erosive gastritis, exfoliative gastritis.
hypertrophische Gastritis hypertrophic gastritis.
katarrhalische Gastritis catarrhal gastritis.
ga•stri•tisch *adj* gastritic.
Ga•stro•ade•ni•tis *f patho.* gastradenitis, gastroadenitis.
Ga•stro•ana•sto•mo•se *f chir.* gastrogastrostomy, gastroanastomosis.
ga•stro•duo•de•nal *adj* gastroduodenal.
Ga•stro•duo•den•ek•to•mie *f chir.* gastroduodenectomy.
Ga•stro•duo•de•ni•tis *f patho.* gastroduodenitis. **katarrhalisch-erosive Gastroduodenitis** catarrhal-erosive gastroduodenitis.
Ga•stro•duo•de•no•sko•pie *f clin.* gastroduodenoscopy [,gæstrəʊ,d(j)uːədɪ'nɑskəpɪ].
Ga•stro•duo•de•no•sto•mie *f chir.* gastroduodenostomy.
Ga•stro•dy•nie *f* → Gastralgie.
ga•stro•en•te•ral *adj* gastrointestinal, gastroenteric.
Ga•stro•en•te•ri•tis *f patho.* gastroenteritis, enterogastritis.
Ga•stro•en•te•ro•ko•li•tis *f* gastroenterocolitis.
Ga•stro•en•te•ro•lo•gie *f* gastroenterology [,gæstrə,entə'rɑlədʒɪ].
Ga•stro•en•te•ro•pa•thie *f patho.* gastroenteropathy. **eiweißverlierende/exsudative Gastroenteropathie** protein-losing enteropathy.
Ga•stro•en•te•ro•sto•mie *f chir.* gastroenterostomy, gastroenteroanastomosis, gastroenteric anastomosis, gastrointestinal anastomosis.
Ga•stro•en•te•ro•to•mie *f chir.* gastroenterotomy.
ga•stro•gen *adj patho.* gastrogenic.
Ga•stro•in•te•sti•nal•trakt *m anat.* gastrointestinal canal, gastrointestinal tract.
Ga•stro•lith *m patho.* gastric calculus, gastrolith.
Ga•stro•myo•to•mie *f chir.* gastromyotomy.
ga•stro•öso•pha•ge•al *adj* gastroesophageal, esophagogastric.
Ga•stro•öso•pha•gi•tis *f patho.* gastroesophagitis.
Ga•stro•pa•thia *f patho.* gastropathy. **Gastropathia hypertrophica gigantea** Ménétrier's disease, giant hypertrophic gastritis.
Ga•stro•pe•xie *f chir.* gastropexy.
Ga•stro•pla•stik *f chir.* gastroplasty.
Ga•stro•ple•gie *f patho.* gastroparesis, gastroparalysis, gastroplegia.
Ga•stro•pli•ca•tio *f chir.* gastroplication, gastroptyxis, gastrorrhaphy.
Ga•stro•pto•se *f patho.* gastroptosis, ven-

troptosis.
Ga•stro•py•lor•ek•to•mie *f chir.* pylorogastrectomy, gastropylorectomy.
Ga•stror•rha•phie *f chir.* gastrorrhaphy.
Ga•stror•rhe•xis *f patho.* gastrorrhexis.
Ga•stror•rhoe *f patho.* gastric hypersecretion, gastrorrhea.
ga•stro•se•lek•tiv *adj physiol.* gastroselective.
Ga•stro•skop *nt clin.* gastroscope.
Ga•stro•sko•pie *f clin.* gastroscopy [gæs'-trɑskəpɪ].
Ga•stro•ste•no•se *f patho.* gastrostenosis.
Ga•stro•sto•ma *nt chir.* gastric fistula, gastrostoma.
Ga•stro•sto•mie *f chir.* gastrostomy.
Ga•stro•to•mie *f chir.* gastrotomy [gæs-'trɑtəmɪ].
Ga•stro•ze•le *f chir.* gastrocele.
Gas•zy•ste *f patho.* gas cyst.
Gat•te *m* husband, spouse.
Gat•tin *f* wife, spouse.
Gaucher: Gaucher-Krankheit *f patho.* Gaucher's splenomegaly/disease, glucosylceramide lipidosis, cerebrosidosis.
Gau•men *m* palate, roof of mouth.
harter Gaumen hard palate.
weicher Gaumen soft palate.
Gau•men•ab•szeß *m HNO* palatal abscess.
Gau•men•apo•neu•ro•se *f anat.* palatine aponeurosis.
Gau•men•bein *nt anat.* palate bone, palatine bone.
Gau•men•bo•gen *m anat.* palatine arch, palatomaxillary arch, pillar of fauces.
hinterer Gaumenbogen palatopharyngeal arch.
vorderer Gaumenbogen palatoglossal arch.
Gau•men•drü•sen *pl anat.* palatine glands.
Gau•men•ent•zün•dung *f HNO* uranisconitis, palatitis.
Gau•men•man•del *f anat.* tonsil, faucial tonsil, palatine tonsil.
Gau•men•man•del•kryp•ten *pl anat.* tonsillar crypts of palatine tonsil.
Gau•men•man•del•ni•sche *f anat.* amygdaloid fossa, tonsillar fossa.
Gau•men•naht *f HNO* palatine suture, uranorrhaphy, palatorrhaphy, staphylorrhaphy.
Gau•men•pla•stik *f HNO* uranoplasty, palatoplasty, staphyloplasty.
Gau•men•plat•te *f HNO* plate, obturator.
Gau•men•re•flex *m HNO* palatal reflex, palatine reflex.
Gau•men•se•gel *nt anat.* soft palate.
Gau•men•se•gel•läh•mung *f HNO* palatoplegia, uranoplegia, staphyloplegia.
Gau•men•spal•te *f embryo.* cleft palate, uranoschisis [ˌjʊərə'nɑkəsɪs], palatoschisis [pælə'tɑskəsɪs].
Gau•men•zäpf•chen *nt anat.* uvula, palatine uvula, plectrum.
Gauthier-Kallmann: Gauthier-Kallmann-Syndrom *nt patho.* Kallmann's syndrome, olfactogenital dysplasia.

Ga•ze *f* gauze.
Ga•ze•tam•pon *m* gauze wick.
Ga•ze•ver•band *m* gauze dressing.
ge•ädert *adj (Haut)* veined, veinous, veiny.
Ge•bä•ren *nt gyn.* childbearing; childbirth, parturition; lying-in, confinement.
ge•bä•ren I *vt gyn.* (*Kind*) deliver, bear, give birth (to). **II** *vi gyn.* bear, give birth (to), be delivered of a child.
Ge•bä•ren•de *f* parturient, woman in labor.
ge•bär•fä•hig *adj* capable of childbearing.
im gebärfähigen Alter of childbearing age.
Ge•bär•mut•ter *f gyn.* womb, uterus, metra.
Ge•bär•mut•ter•an•hef•tung *f gyn.* uterofixation, uteropexy, hysteropexy.
Ge•bär•mut•ter•apla•sie *f gyn.* uterine aplasia.
Ge•bär•mut•ter•ato•nie *f gyn.* metratonia.
Ge•bär•mut•ter•atre•sie *f gyn.* hysteratresia, atretometria.
Ge•bär•mut•ter•atro•phie *f gyn.* uterine atrophy ['ætrəfɪ], metratrophy.
Gebärmutter-Blasen-Fistel *f patho.* uterovesical fistula.
Ge•bär•mut•ter•blu•tung *f gyn.* uterine bleeding, uterine hemorrhage ['hemərɪdʒ], metrorrhagia.
Ge•bär•mut•ter•ent•fer•nung *f gyn.* uterectomy, hysterectomy [hɪstə'rektəmɪ].
partielle Gebärmutterentfernung → subtotale Gebärmutterentfernung.
radikale Gebärmutterentfernung radical hysterectomy.
subtotale Gebärmutterentfernung subtotal hysterectomy, partial hysterectomy.
totale Gebärmutterentfernung total hysterectomy, complete hysterectomy.
transvaginale Gebärmutterentfernung vaginal hysterectomy, vaginohysterectomy.
Ge•bär•mut•ter•ent•zün•dung *f gyn.* metritis, uteritis.
Ge•bär•mut•ter•er•kran•kung *f gyn.* metropathy, hysteropathy [hɪstə'rɑpəθɪ].
Ge•bär•mut•ter•er•öff•nung *f gyn.* metrotomy, uterotomy, hysterotomy [hɪstə-'rɑtəmɪ].
Ge•bär•mut•ter•fun•dus *m anat.* fundus of uterus.
Ge•bär•mut•ter•hals *m anat.* cervix, cervix of uterus, uterine neck.
Ge•bär•mut•ter•hals•ent•fer•nung *f gyn.* hysterotrachelectomy.
Ge•bär•mut•ter•hals•kar•zi•nom *nt gyn.* cervical carcinoma (of uterus), carcinoma of uterine cervix.
Ge•bär•mut•ter•hals•krebs *m* → Gebärmutterhalskarzinom.
Ge•bär•mut•ter•hals•pla•stik *f gyn.* hysterotracheloplasty.
Ge•bär•mut•ter•höh•le *f anat.* uterine cavity, uterine canal.
Ge•bär•mut•ter•isth•mus *m anat.* isthmus of uterus.
Ge•bär•mut•ter•ka•nal *m anat.* uterine canal.

Gebärmutterkörper 558

Ge•bär•mut•ter•kör•per *m anat.* body of uterus, corpus of uterus.
Ge•bär•mut•ter•krampf *m gyn.* hysterospasm.
Ge•bär•mut•ter•krebs *m gyn.* uterine carcinoma.
Ge•bär•mut•ter•kup•pe *f anat.* fundus of uterus.
Ge•bär•mut•ter•läh•mung *f gyn.* metroparalysis.
Ge•bär•mut•ter•lö•sung *f gyn.* hysterolysis.
Ge•bär•mut•ter•my•om *nt gyn.* hysteromyoma.
Ge•bär•mut•ter•naht *f gyn.* hysterorrhaphy.
Ge•bär•mut•ter•pla•stik *f gyn.* uteroplasty, metroplasty.
Ge•bär•mut•ter•po•lyp *m gyn.* uterine polyp.
Ge•bär•mut•ter•pro•laps *m gyn.* prolapse of the uterus.
Ge•bär•mut•ter•rup•tur *f gyn.* metrorrhexis, hysterorrhexis.
Ge•bär•mut•ter•schleim•haut *f gyn.* endometrium.
Ge•bär•mut•ter•schmerz *m gyn.* uterine pain, metralgia, uterodynia, hysterodynia.
Ge•bär•mut•ter•schnitt *m gyn.* metrotomy, uterotomy, hysterotomy [hɪstə'rɑtəmɪ].
Ge•bär•mut•ter•sen•kung *f gyn.* falling of the womb, metroptosis, hysteroptosis.
Ge•bär•mut•ter•spie•ge•lung *f gyn.* uteroscopy [ˌjuːtə'rɑskəpɪ]; hysteroscopy [hɪstə'rɑskəpɪ].
Ge•bär•mut•ter•stein *m gyn.* uterine calculus, womb stone, uterolith, hysterolith.
Ge•bär•mut•ter•ve•nen *pl anat.* uterine veins.
Ge•bär•mut•ter•ver•wach•sun•gen *pl gyn.* uterine adhesions.
Ge•bär•mut•ter•vor•fall *m gyn.* prolapse of the uterus.
Ge•bär•stuhl *m gyn.* birthstool.
Ge•biß *nt* 1. (**natürliches Gebiß**) dentition, natural dentition, set of teeth. 2. (**künstliches Gebiß**) artificial dentition, dental prosthesis [prɑs'θiːsɪs], false teeth, denture.
ge•bläht *adj* (*Magen*) blown, tympanous, distended, flatulent.
Ge•brauch *m* use, usage; (*Anwendung*) application. **von etw. Gebrauch machen** make use of sth. (**nur**) **zum äußeren/inneren Gebrauch** for external/internal use (only).
Ge•bre•chen *nt* ailment, complaint, affliction; (*Behinderung*) disablement, disability, defect; (*Schwäche*) infirmity, infirmness.
ge•brech•lich *adj* fragile, weak, shaky, frail; invalid, infirm.
Ge•brech•lich•keit *f* fragility, weakness, frailty; infirmity, infirmness.
ge•bro•chen *adj* (*körperlich, seelisch*) broken; (*Knochen*) broken, fractured, cracked.
Ge•burt *f* 1. birth. 2. *gyn.* (*Niederkunft*) childbirth, labor, birth, parturition. 3. *gyn.* (*Vorgang*) delivery, birth, childbirth, partus. **vor der Geburt** (**auftretend/entstehend**) antenatal, antepartal, antepartum, prenatal. **von Geburt an** from/since (one's) birth. **bei/unter der Geburt** at birth, in labor. **induzierte Geburt** artificial labor, induced labor. **komplizierte Geburt** complicated labor. **leichte Geburt** easy delivery. **natürliche Geburt** natural childbirth. **protrahierte Geburt** prolonged labor, protracted labor. **schwere Geburt** difficult delivery. **überstürzte Geburt** precipitate labor. **vorzeitige Geburt** premature labor, immature labor.
Ge•bur•ten•be•schrän•kung *f* → Geburtenregelung.
Ge•bur•ten•häu•fig•keit *f gyn.* natality, birth rate.
Ge•bur•ten•kon•trol•le *f* → Geburtenregelung.
Ge•bur•ten•ra•te *f gyn.* natality, birth rate.
Ge•bur•ten•re•ge•lung *f* birthcontrol, family planning.
Ge•bur•ten•über•schuß *m* excess in birth rate, excess of births.
Ge•bur•ten•zahl *f* → Geburtenziffer.
Ge•bur•ten•zif•fer *f gyn.* birth rate, natality.
Ge•burts•da•tum *nt* date of birth.
Ge•burts•ein•lei•tung *f gyn.* induction of labor.
Ge•burts•feh•ler *m embryo.* congenital defect.
Ge•burts•ge•wicht *nt ped.* birthweight, weight at birth.
Ge•burts•hel•fer *m gyn.* obstetrician, accoucheur.
Ge•burts•hel•fe•rin *f* midwife, obstetrician.
Ge•burts•hil•fe *f gyn.* obstetrics *pl*, midwifery, tocology [tə̆'kɑlədʒɪ].
Ge•burts•jahr *nt* birthyear, year of birth.
Ge•burts•ka•nal *m gyn.* obstetric canal, birth canal.
Ge•burts•läh•mung *f neuro.* birth palsy ['pɔːlzɪ], obstetrical paralysis [pə'rælɪsɪs], infantile diplegia.
Ge•burts•ort *m* birthplace, place of birth.
Ge•burts•schmer•zen *pl gyn.* throe, labor pains.
Ge•burts•tag *m* birthday; date of birth.
Ge•burts•ur•kun•de *f* birth certificate.
Ge•burts•we•hen *pl gyn.* throes, labor *sing*, labor pains, travail.
Ge•burts•zan•ge *f gyn.* obstetrical forceps *pl*, gynecological forceps *pl*, forceps *pl*.
Ge•dächt•nis *nt* 1. (*Vermögen*) memory. 2. (*Erinnerung*) memory, recollection, remembrance. **aus dem Gedächtnis** from/by memory. **ein gutes Gedächtnis haben** have a good memory (for). **ein schwaches/schlechtes Gedächtnis haben** have a weak memory (for). **etw. im Gedächtnis behalten** keep sth. in mind.
Ge•dächt•nis•lücke [K•K] *f* memory lapse,

blank.
Ge•dächt•nis•stö•rung *m neuro.* memory defect, disturbance of memory.
Ge•dächt•nis•zel•le *f immun.* memory cell.
Ge•dan•ke *m* thought (*über* on, about); idea, intellection.
Ge•dan•ken•ar•mut *f* lack of ideas, lack of thought.
Ge•dan•ken•as•so•zia•ti•on *f psychia.* association of ideas.
Ge•dan•ken•aus•brei•tung *f psychia.* thought broadcasting.
Ge•dan•ken•ein•ge•bung *f psychia.* thought insertion.
Ge•dan•ken•ent•zug *m psychia.* thought deprivation, thought withdrawal.
Ge•dan•ken•flucht *f psychia.* flight of ideas.
Ge•dan•ken•ver•knüp•fung *f psychia.* association of ideas.
Ge•där•me *pl* guts, bowels, intestines.
ge•dei•hen *vi* (*Kind*) thrive, prosper, do well.
Ge•deih•stö•rung *f ped.* failure to thrive.
ge•dun•sen *adj* (*Haut*) pasty, puffed; (*Gesicht*) puffy, bloated; (*Glied*) bloated, swollen.
Gee-Herter-Heubner: Gee-Herter-Heubner-Syndrom *nt patho.* Gee-Herter-Heubner disease, Heubner-Herter disease, infantile form of celiac disease.
Ge•fahr *f* 1. danger, hazard, risk. **außer Gefahr** (*Patient*) out of danger. **s. in Gefahr bringen** expose o.s. to danger. **in Gefahr kommen** run into danger. **in Gefahr sein** be in danger, be endangered. **ohne Gefahr** without danger, safely. 2. (*Bedrohung*) threat, risk, danger (*für* to).
ge•fähr•den *vt* expose sth./s.o. to danger; endanger, jeopardize, threaten.
Ge•fäß *nt* 1. *anat.* vessel, vas. 2. vessel, container; flask, bottle; pot, jar, bowl, basin.
Ge•fäß•bänd•chen *nt ophthal.* fascicular keratitis.
Ge•fäß•dar•stel•lung *f radiol.* angiography [ˌændʒɪˈɑgrəfɪ].
Ge•fäß•ent•zün•dung *f patho.* angiitis, angitis, vasculitis.
Ge•fäß•er•kran•kung *f patho.* vasculopathy, angiopathy.
Ge•fäß•ge•räusch *nt card.* vascular murmur.
Ge•fäß•klem•me *f HTG* vascular clamp, vessel clamp.
Ge•fäß•mal *nt derm.* salmon patch, flammeous nevus, port-wine stain.
Ge•fäß•naht *chir.* vascular suture, angiorrhaphy.
Ge•fäß•pin•zet•te *f chir.* vascular forceps.
Ge•fäß•pla•stik *f HTG* angioplasty.
Ge•fäß•ple•xus *m anat.* vascular plexus.
Ge•fäß•pro•the•se *f HTG* vascular prosthesis [prɑsˈθiːsɪs].
Ge•fäß•trans•plan•tat *nt HTG* vascular graft.
Ge•fäß•tu•mor *nt patho.* vascular tumor,
angioma, angioneoplasm.
Ge•fäß•ver•let•zung *f ortho.* vascular injury, vessel injury.
Ge•fäß•ver•schluß *m patho.* vascular occlusion.
Ge•fäß•ver•sor•gung *f histol.* vascular supply, vasculature.
Ge•frier•ätz•me•tho•de *f histol.* freeze-etching, freeze-cleaving, freeze-etch method.
Ge•frier•ät•zung *f* → Gefrierätzmethode.
Ge•frier•schnitt *m histol.* frozen section.
Ge•fühl *nt* 1. (*Wahrnehmung*) feeling, sensation, sense. 2. (*Instinkt*) instinct, feeling (*für* for); (*Gespür*) sense, impression (*für* of).
ge•fühl•los *adj* insensible (*gegen* to), numb, dead, anesthetic.
Ge•fühl•lo•sig•keit *f* insensibility (*gegen* to), numbness, deadness, anesthesia [ˌænəsˈθiːʒə].
Ge•gen•an•zei•ge *f pharm.* contraindication.
Ge•gen•ex•ten•si•on *f ortho.* countertraction, counterextension.
Ge•gen•gift *nt* antidote (*gegen* to, against); antitoxin (*gegen* to, against); counterpoison (*gegen* to, against); *immun.* antitoxic serum, antiserum.
Ge•gen•in•di•ka•ti•on *f pharm.* contraindication.
Ge•gen•mit•tel *nt* 1. corrective, antidote (*gegen* for, to, against), remedy (*gegen* for). 2. → Gegengift.
Ge•gen•öff•nung *f chir.* counteropening, counterpuncture, contraincision.
Ge•gen•pul•sa•ti•on *f card.* counterpulsion.
Ge•gen•zug *m ortho.* countertraction, counterextension.
ge•hemmt *adj* shy, awkward; *psycho.* self-conscious, inhibited.
Ge•hemmt•heit *f* shyness, awkwardness; *psycho.* self-consciousness, inhibition.
ge•hen I *vt* go, walk. II *vi* 1. go (*nach* to; *bis* to; *in* into, in; *mit* with), walk. **auf u. ab gehen** pace, go up and down. **zu Fuß gehen** go on foot. **unsicher/wackelig gehen** (*Kind*) toddle. 2. (*funktionieren*) work, go, run, function, operate. 3. (*gesundheitlich*) be, feel. **es geht ihr gut/schlecht** she is (feeling) well/not (feeling) well. **wie geht es Ihnen?** how are you (feeling)?
geh•fä•hig *adj* (*Patient*) walking, ambulant, able to walk.
Geh•gips *m ortho.* walking cast/plaster.
Geh•hil•fe *f* walking aid.
Ge•hil•fe *m* helper, assistant, aid.
Ge•hil•fin *f* helper, assistant, aid.
Ge•hirn *nt anat.* brain, encephalon. **Gehirn u. Rückenmark** central nervous system, neural axis, cerebrospinal axis.
Ge•hirn•ar•te•ri•en *pl anat.* cerebral arteries.
Ge•hirn•atro•phie *f neuro.* atrophy of the brain, encephalatrophy.
Ge•hirn•durch•blu•tung *f* cerebral circulation.

Gehirnentzündung

Ge•hirn•ent•zün•dung *f neuro.* encephalitis, cephalitis.

Ge•hirn•er•schüt•te•rung *f neuro.* commotion, cerebral concussion, concussion of/on the brain.

Ge•hirn•er•wei•chung *f neuro.* softening of the brain, encephalomalacia.

Ge•hirn•schä•del *m anat.* braincase, brainpan, cranium.

Ge•hirn•schlag *m neuro.* cerebrovascular accident, cerebral apoplexy, stroke syndrome, apoplectic stroke.

Ge•hirn•schlag•adern *pl* cerebral arteries, arteries of cerebrum.

Ge•hirn•tä•tig•keit *f physiol.* cerebral activity.

Ge•hirn•tu•mor *m neuro.* brain tumor.

Ge•hirn•win•dung *f anat.* convolution, gyrus.

Ge•hör *nt physiol.* audition, ear, hearing.

Ge•hör•gang *m anat.* auditory canal, acoustic meatus.

äußerer Gehörgang external acoustic meatus, external auditory canal.

innerer Gehörgang internal acoustic meatus, internal auditory canal.

Ge•hör•gangs•atre•sie *f patho.* meatal atresia.

Ge•hör•gangs•cho•le•stea•tom *nt HNO* meatal cholesteatoma.

Ge•hör•gangs•fu•run•kel *nt/m HNO* furuncular otitis, meatal.

Ge•hör•gangs•knor•pel *m anat.* meatal cartilage.

Ge•hör•gangs•po•lyp *m HNO* otopolypus.

Ge•hör•gangs•tem•pe•ra•tur *f clin.* meatus temperature.

Ge•hör•gangs•toi•let•te *f* meatal toilet.

Ge•hör•knö•chel•chen *pl anat.* auditory ossicles, ear ossicles.

Ge•hör•knö•chel•chen•ket•te *f anat.* ossicular chain.

ge•hör•los *adj* unable to hear, deaf.

Ge•hör•lo•sig•keit *f HNO* deafness.

Ge•hör•or•gan *nt physiol.* organ of hearing.

Ge•hör•ver•lust *m HNO* hearing loss, hearing difficulty.

geh•un•fä•hig *adj neuro.* unable to walk, abasic, abatic.

Geh•un•fä•hig•keit *f neuro.* inability to walk, abasia.

Geist *m* intellect, mind; (*Seele; Wesen*) spirit, mind, imagination.

gei•stes•ge•stört *adj* of unsound mind, mentally-disturbed, mentally-deranged, insane, mentally-deficient.

Gei•stes•ge•stör•te *m/f* mental patient, mentally-disturbed person, mentally-deranged person.

Gei•stes•ge•stört•heit *f* lunacy, mental derangement, derangement; *psycho.* aberration.

gei•stes•krank *adj* insane, mental, mentally-ill, brain-sick.

Gei•stes•kran•ke *m/f* mental patient, mentally-disturbed person, mentally-deranged person.

Gei•stes•krank•heit *f psychia.* emotional disorder, mental disorder, mental illness, insanity, insaneness.

Gei•stes•schwä•che *f* mental deficiency, mental retardation, mental subnormality, infirmity.

Gei•stes•stö•rung *f* → Geistesschwäche.

Gei•stes•ver•fas•sung *f* frame of mind, state of mind.

Gei•stes•zu•stand *m* mental condition, mental state, mental status.

gei•stig I *adj* **1.** (*a. psycho.*) mental. **2.** intellectual. **3.** (*seelisch*) spiritual. **II** *adv* mentally; intellectually. **geistig behindert** mentally handicapped, hypophrenic. **geistig gesund** sane, of sound mind. **geistig zurückgeblieben** retarded, mentally retarded; underdeveloped.

Ge•krö•se *nt anat.* mesentery, mesenterium.

Gel *nt pharm.* gel.

ge•lähmt *adj neuro.* paralyzed, paralytic, paretic, lame, crippled.

Gelb-Blau-Schwäche *f ophthal.* tritanomaly.

Gelb•fie•ber *nt epidem.* yellow fever, yellow jack.

Gelb•fie•ber•flie•ge *f micro.* tiger mosquito, Aedes aegypti.

Gelb•fie•ber•vak•zi•ne *f immun.* yellow fever vaccine.

Gelb•fie•ber•vi•rus *nt micro.* yellow fever virus.

Gelb•kör•per *m gyn.* corpus luteum, yellow body of ovary. **Gelbkörper der Schwangerschaft** yellow body of pregnancy.

Gelb•kör•per•hor•mon *nt* corpus luteum hormone, progesterone.

Gelb•se•hen *nt ophthal.* yellow vision, xanthopsia, xanthopia.

Gelb•sucht *f patho.* icterus, jaundice.

gelb•süch•tig *adj patho.* jaundiced, icteric.

Geld•rol•len•ag•glu•ti•na•ti•on *f* → Geldrollenbildung.

Geld•rol•len•bil•dung *f hema.* sludging (of blood), rouleaux formation, pseudoagglutination, pseudohemagglutination.

Ge•lenk *nt* **1.** *anat.* articulation, joint. **2.** *techn.* joint; articulation.

echtes Gelenk diarthrosis, diarthrodial articulation/joint.

künstliches Gelenk *ortho.* joint replacement, nearthrosis, neoarthrosis.

Ge•lenk•ach•se *f anat.* axis (of joint).

Ge•lenk•ar•thro•se *f ortho.* osteoarthritis, degenerative arthritis, degenerative joint disease.

ge•lenk•be•dingt *adj ortho.* arthrogenic, arthrogenous.

Ge•lenk•blu•tung *f ortho.* intra-articular hemorrhage ['hemərɪdʒ], intra-articular bleeding.

Ge•lenk•de•for•mi•tät *f ortho.* joint deformity.

Ge·lenk·dys·pla·sie f ortho. arthrodysplasia.

Ge·lenk·ein·blu·tung f ortho. intra-articular bleeding, intra-articular hemorrhage ['hemərɪdʒ].

Ge·lenk·ei·te·rung f ortho. septic arthritis, suppurative arthritis, pyarthrosis.

Ge·lenk·em·py·em nt → Gelenkeiterung.

Ge·lenk·ent·fer·nung f ortho. excision of a joint, arthrectomy.

Ge·lenk·ent·zün·dung f ortho. arthritis, articular rheumatism ['ruːmətɪzəm].
  degenerative Gelenkentzündung osteoarthritis, degenerative arthritis, degenerative joint disease.
  eitrige Gelenkentzündung → Gelenkeiterung.

Ge·lenk·er·guß m ortho. joint effusion.
  blutiger Gelenkerguß sanguineous joint effusion, hemarthrosis.
  eitriger Gelenkerguß purulent joint effusion.
  serofibrinöser Gelenkerguß serofibrinous joint effusion.
  seröser Gelenkerguß serous joint effusion, articular dropsy, hydrarthrosis.

Ge·lenk·er·kran·kung f ortho. joint disease, arthropathy [aːrˈθrɑpəθɪ].
  degenerative Gelenkerkrankung osteoarthritis, degenerative arthritis, degenerative joint disease.
  entzündliche Gelenkerkrankung inflammatory joint disease, inflammatory arthropathy.

Ge·lenk·er·öff·nung f ortho. arthrotomy [aːrˈθrɑtəmɪ], synosteotomy.

Ge·lenk·er·satz m ortho. joint replacement, nearthrosis, neoarthrosis.

Ge·lenk·gicht f ortho. articular gout, regular gout.

Ge·lenk·höh·le f anat. articular cavity, joint cavity, joint space.

Ge·lenk·kap·sel f anat. joint capsule, articular capsule.

Ge·lenk·knor·pel m anat. joint cartilage, articular cartilage.

Ge·lenk·kon·kre·ment nt ortho. articular calculus, joint calculus, artholith.

Ge·lenk·kon·trak·tur f ortho. joint contracture [kənˈtræktʃər].

Ge·lenk·kopf m anat. condyle, articular condyle.

Ge·lenk·kör·per m ortho. joint body; arthrolith. **freier Gelenkkörper** loose body, joint mouse; arthrolith.

Ge·lenk·maus f ortho. joint mouse, loose body.

Ge·lenk·mo·bi·li·sie·rung f ortho. joint mobilization.

Ge·lenk·neu·bil·dung f ortho. nearthrosis, neoarthrosis.

Ge·lenk·neur·al·gie f arthroneuralgia.

Ge·lenk·pfan·ne f anat. socket, joint cavity.

Ge·lenk·pla·stik f ortho. arthroplasty.

Ge·lenk·pro·the·se f ortho. arthroplasty, nearthrosis, neoarthrosis.

Ge·lenk·punk·ti·on f ortho. aspiration (into a joint), arthrocentesis.

Ge·lenk·raum m → Gelenkhöhle.

Ge·lenk·rei·ben nt ortho. articular crepitus, joint crepitus, false crepitus.

Ge·lenk·re·sek·ti·on f ortho. excision of a joint, joint resection, arthrectomy.

Ge·lenk·rheu·ma·tis·mus m ortho. articular rheumatism ['ruːmətɪzəm], rheumatic arthritis. **akuter Gelenkrheumatismus** rheumatic fever, acute articular rheumatism, acute rheumatic arthritis.

Ge·lenks·ar·thro·se f ortho. osteoarthritis, degenerative arthritis, degenerative joint disease.

Ge·lenk·schei·be f anat. articular disk, articular discus.

Ge·lenk·schmerz m joint pain, arthralgia, arthrodynia.

Ge·lenk·schmie·re f anat. synovia, synovial fluid, articular serum.

Ge·lenk·schwel·lung f ortho. swelling of a joint, arthrocele.

Ge·lenk·spalt m anat. articular cavity, joint cavity, joint space.

Ge·lenk·spalt·er·wei·te·rung f radiol. joint space widening.

Ge·lenk·spalt·ver·schmä·le·rung f radiol. joint space narrowing.

Ge·lenk·spie·ge·lung f ortho. arthroscopy [aːrˈθrɑskəpɪ], arthroendoscopy [ˌaːrθrəenˈdɑskəpɪ].

Ge·lenk·stei·fe f ortho. joint stiffness.

Ge·lenk·stein m ortho. arthrolith, joint calculus, articular calculus.

Ge·lenk·szin·ti·gra·phie f radiol. arthroscintigraphy.

Ge·lenk·ver·stei·fung f ortho. joint stiffness, ankylosis. **operative Gelenkversteifung** arthrodesis, artificial ankylosis.

Gellé: Gellé-Versuch m HNO Gellé's test.

Ge·lo·trip·sie f heilgymn. nerve-point massage, gelotripsy.

Ge·mein·de·pfle·ge f community care.

Ge·mein·de·schwe·ster f community nurse, district nurse.

Ge·mein·schafts·pra·xis f clinic, group medicine, group practice.

Ge·müts·krank·heit f psychia. mood disorder, melancholy.

Ge·müts·la·ge f → Gemütsverfassung.

Ge·müts·lei·den nt → Gemütskrankheit.

Ge·müts·ver·fas·sung f frame of mind, state of mind.

Ge·müts·zu·stand m → Gemütsverfassung.

Gen nt genet. gene; factor.
  autosomales Gen autosomal gene.
  dominantes Gen dominant gene.
  kodominante Gene pl codominant genes.
  rezessives Gen recessive gene.
  transduzierbares Gen transducible gene.
  X-gebundenes Gen X-linked gene.
  Y-gebundenes Gen holandric gene, Y-linked gene.

Genausprägung

Gen·aus·prä·gung *f genet.* gene expression.
Gen·aus·tausch *m genet.* genetic exchange, gene exchange.
Gen·ba·lan·ce *f genet.* gene balance, genic balance.
Gen·be·stand *m genet.* genetic complement.
Gen·drift *f genet.* genetic drift, random genetic drift.
Ge·ne·ra·li·sa·ti·on *f patho.* generalization.
ge·ne·ra·li·sie·ren *vt* generalize. **sich generalisieren** (*Krankheit*) generalize.
ge·ne·ra·li·siert *adj patho.* systemic, generalized.
Ge·ne·ra·li·sie·rung *f psycho.* generalization; *patho.* generalization.
Ge·ne·ra·ti·on *f* generation.
Ge·ne·ri·ca *pl pharm.* generic drugs, generics, nonproprietary drugs.
ge·ne·sen *vi* recover, get well, convalesce, heal, heal up, heal over.
Ge·ne·sen·de *m/f* convalescent.
Ge·ne·sung *f* healing, recovery, recuperation, restoration of health, restoration from sickness, convalescence.
Ge·ne·sungs·heim *nt* convalescent home.
Ge·ne·tik *f* genetics *pl.*
ge·ne·tisch *adj* genetic, genetical.
Gen·ex·pres·si·on *f genet.* gene expression.
Gengou: Gengou-Phänomen *nt immun.* Gengou phenomenon [fɪˈnɑməˌnɑn].
Ge·ni·ku·la·tum·neur·al·gie *f neuro.* Hunt's neuralgia, Ramsey Hunt disease, geniculate neuralgia.
Ge·nio·pla·stik *f chir.* genioplasty.
ge·ni·tal *adj* genital, genitalic.
Ge·ni·ta·li·en *pl anat.* genitalia, genitals, genital organs.
  äußere Genitalien externalia, external genitalia.
  innere Genitalien internal genitalia, internalia.
  männliche Genitalien male genitalia, masculine genital organs.
  weibliche Genitalien female genitalia, feminine genital organs.
Ge·ni·tal·or·ga·ne *pl* → Genitalien.
Ge·ni·tal·zy·klus *m gyn.* menstrual cycle, genital cycle, sexual cycle.
Gen·ma·ni·pu·la·ti·on *f genet.* genetic engineering, biogenetics *pl.*
Ge·nom *nt genet.* genome, genom.
Ge·nom·mu·ta·ti·on *f genet.* genomic mutation.
Gen·ort *m genet.* locus.
Ge·no·som *nt genet.* sex chromosome, heterologous chromosome, heterochromosome, heterosome.
Ge·no·typ *m genet.* genotype.
ge·no·ty·pisch *adj genet.* genotypic, genotypical.
Gen·scha·den *m* genetic damage.
gen·schä·di·gend *adj genet.* genotoxic.

Gen·schä·di·gung *f genet.* genetic damage.
Gen·trans·fer *m genet.* gene transfer.
Ge·rät *nt* **1.** apparatus, device, gadget, appliance, instrument. **2.** (*Ausstattung*) equipment, outfit, gear; unit; (*Werkzeug*) tool(s *pl*), utensil; (*Zubehör*) accessory, accessories *pl.*
Ge·räusch *nt* sound, noise; *patho., card.* bruit, rhonchus, murmur.
  akzidentelles Geräusch accidental murmur, incidental murmur.
  diastolisches Geräusch diastolic murmur.
  frühdiastolisches Geräusch early diastolic murmur.
  funktionelles Geräusch inorganic murmur, innocent murmur.
  Geräusch des gesprungenen Topfes cracked-pot resonance, cracked-pot sound.
  holosystolisches Geräusch holosystolic murmur, pansystolic murmur.
  kardiorespiratorisches Geräusch cardiopulmonary murmur, cardiorespiratory murmur.
  kontinuierliches Geräusch continuous murmur.
  metallisches Geräusch metallic sound.
  musikalisches Geräusch musical murmur, cooing murmur.
  pansystolisches Geräusch → holosystolisches Geräusch.
  prädiastolisches Geräusch prediastolic murmur.
  präsystolisches Geräusch presystolic murmur, late diastolic murmur, atriosystolic murmur.
  respiratorisches Geräusch respiratory sound.
  spät-diastolisches Geräusch atriosystolic murmur, late diastolic murmur, presystolic murmur.
  systolisches Geräusch systolic murmur, systolic bruit.
Gerhardt: Gerhardt-Schallwechsel *m pulmo.* Gerhardt's phenomenon [fɪˈnɑməˌnɑn], change of sound.
Gerhardt-Syndrom *nt derm.* Gerhardt's disease, Weir-Mitchell's disease, acromelalgia, erythromelalgia, red neuralgia.
Ger·ia·trie *f* geriatric medicine, geriatrics *pl*, presbyatrics *pl.*
Ger·ia·tri·kum *nt pharm.* geriatric agent.
ger·ia·trisch *adj* geriatric.
Ge·richts·me·di·zin *f forens.* medical jurisprudence, forensic medicine, legal medicine.
ge·richts·me·di·zi·nisch *adj forens.* medicolegal.
ge·rinn·bar *adj hema.* coagulable, clottable, congealable.
Ge·rinn·bar·keit *f hema.* coagulability.
ge·rin·nen *vi* (*Blut*) clot, coagulate; (*durch Kälte*) congeal, freeze.
Ge·rinn·sel *nt hema.* clot, coagulum.
Ge·rin·nung *f* **1.** *hema.* clotting, coagulation. **2.** (*durch Kälte*) congelation, freezing.
  disseminierte intravasale Gerinnung diffuse intravascular coagulation, disseminated

intravascular coagulation, consumption coagulopathy [kəʊˌægjəˈlɑpəθɪ].
ge•rin•nungs•fä•hig *adj hema.* clottable, coagulable.
Ge•rin•nungs•fak•to•ren *pl hema.* blood clotting factors, coagulation factors.
ge•rin•nungs•för•dernd *adj hema.* coagulant, coagulative.
ge•rin•nungs•hem•mend *adj hema.* anticoagulative, anticoagulant.
Ge•rin•nungs•kas•ka•de *f hema.* coagulation cascade.
Ge•rin•nungs•sta•tus *m hema.* coagulation status.
Ge•rin•nungs•stö•rung *f hema.* coagulation defect, coagulopathy [kəʊˌægjəˈlɑpəθɪ].
Ge•rin•nungs•test *m hema.* coagulation test.
Ge•rin•nungs•throm•bus *m hema.* red thrombus, coagulation thrombus.
Ge•rin•nungs•zeit *f hema.* clotting time, coagulation time.
Ger•mi•nal•apla•sie *f urol.* Sertoli-cell-only syndrome, Del Castillo syndrome.
Ger•mi•nal•zell•apla•sie *f* → Germinalaplasie.
Ger•mi•no•blast *m hema.* germinoblast, centroblast.
Ger•mi•nom *nt patho.* germ cell tumor, germinoma.
Ger•mi•no•zyt *m hema.* germinocyte, centrocyte.
Ger•mi•zid *nt* germicide.
ger•mi•zid *adj* germicidal, germicide.
Ge•ro•der•mie *f derm.* gerodermia, geroderma.
Ge•röll•zys•te *f ortho.* (*Knochen*) ganglionic cyst, subchondral cyst.
Ge•ron•to•lo•gie *f* gerontology [ˌdʒerənˈtɑlədʒɪ], geratology [ˌdʒerəˈtɑlədʒɪ].
Ge•ron•to•the•ra•pie *f* geriatric therapy, gerontotherapy.
Ge•ron•to•xon *nt ophthal.* anterior embryotoxon, lipoidosis corneae, arcus cornealis/lipoides/senilis.
Ger•sten•korn *nt ophthal.* hordeolum.
Ge•ruchs•hal•lu•zi•na•ti•on *f psychia.* olfactory hallucination, pseudosmia.
Ge•ruchs•sinn *m physiol.* sense of smell, olfaction.
Ge•samt•do•sis *f pharm., radiol.* total dose.
Ge•samt•kör•per•ober•flä•che *f physiol.* total body surface area.
Ge•samt•kör•per•vo•lu•men *nt physiol.* total body volume.
Ge•samt•kör•per•was•ser *nt physiol.* total body water.
Ge•samt•wir•kung *f pharm.* cumulative effect.
Ge•säß *nt* bottom, behind; *anat.* posterior, breech, buttocks *pl.*
Ge•säß•backen [k•k] *pl anat.* buttocks, nates, clunes.
Ge•säß•ent•zün•dung *f patho.* glutitis.

Geschmacksorgan

Ge•säß•fal•te *f anat.* gluteal sulcus, gluteal fold.
Ge•säß•fur•che *f anat.* gluteal furrow, gluteal groove.
Ge•säß•mus•ku•la•tur *f anat.* muscles of buttock.
Ge•säß•spal•te *f anat.* natal cleft, anal cleft.
Ge•schich•te *f* (*Anamnese*) history, story.
Ge•schlecht *nt* **1.** sex. **2.** *anat.* sex, gender.
  anatomisches Geschlecht gender.
  chromosomales Geschlecht chromosomal sex, genetic sex.
  endokrinologisches Geschlecht endocrinologic sex.
  genetisches Geschlecht chromosomal sex, genetic sex.
  gonadales Geschlecht gonadal sex.
  phänotypisches Geschlecht endocrinologic sex.
Ge•schlechts•be•stim•mung *f* sex determination, sexual determination, sex test.
Ge•schlechts•chro•ma•tin *nt histol.* sex chromatin, Barr body.
Ge•schlechts•chro•mo•som *nt genet.* idiochromosome, sex chromosome, gonosome; heterologous chromosome, heterochromosome, heterosome.
ge•schlechts•ge•bun•den *adj genet.* sex-linked.
Ge•schlechts•hor•mon *nt* sex hormone.
ge•schlechts•krank *adj* suffering from venereal disease.
Ge•schlechts•krank•heit *f derm.* sexually transmitted disease, venereal disease.
Ge•schlechts•merk•ma•le *pl* sex characters, sexual characteristics.
  primäre Geschlechtsmerkmale primary sex characters, primary sexual characteristics.
  sekundäre Geschlechtsmerkmale secondary sex characters, secondary sexual characteristics.
Ge•schlechts•or•ga•ne *pl* → Genitalien.
ge•schlechts•reif *adj* sexually mature, pubescent.
Ge•schlechts•rei•fe *f* sexual maturity, puberty, pubescence.
ge•schlechts•spe•zi•fisch *adj* sex-specific.
Ge•schlechts•trieb *m* libido, sex, sexual instinct; sex drive, life instinct.
Ge•schlechts•um•wand•lung *f* sex change, sex reversal.
Ge•schlechts•ver•kehr *m* sexual intercourse, sex act, sex, intercourse, cohabitation, coitus, copulation.
Ge•schmacks•hal•lu•zi•na•ti•on *f psychia.* hallucination of taste, gustatory hallucination.
Ge•schmacks•knos•pe *f anat.* gemma, taste bud, gustatory bud.
Ge•schmacks•läh•mung *f neuro.* taste blindness, ageusia, ageustia.
Ge•schmacks•or•gan *f physiol.* gustatory organ.

Ge•schmacks•po•re *f physiol.* gustatory pore, taste pore.

Ge•schmacks•prü•fung *f physiol., HNO* taste testing.

Ge•schmacks•re•zep•tor *m physiol.* gustatory receptor, taste receptor.

Ge•schwi•ster *pl* siblings, brothers and sisters.

ge•schwol•len *adj* swollen, bloated, puffed up, puffy, distended; *(Bauch)* blown; *(aufgeblasen)* inflated.

Ge•schwulst *f patho.* **1.** *(Schwellung)* tumor, swelling, lump, tumescence. **2.** *(Neubildung)* tumor, new growth, growth, neoplasm.

Ge•schwür *nt patho.* ulcer, ulceration, fester.

Ge•setz *nt* **1.** *(juristisch)* law; *(einzelnes G.)* law, act, statute. **2.** *phys., bio.* law, principle.

Ge•sicht *nt* **1.** face; *anat.* facies. **2.** → Gesichtsausdruck.

Ge•sichts•atro•phie *f patho.* facial atrophy ['ætrəfɪ]. **progressive halbseitige Gesichtsatrophie** Romberg's trophoneurosis, Parry-Romberg syndrome, progressive unilateral facial atrophy.

Ge•sichts•aus•druck *m* look, expression, face, facial expression.

Ge•sichts•far•be *f* color, coloring, complexion.

Ge•sichts•feld *nt physiol.* visual field, field of vision, range of vision.

Ge•sichts•feld•aus•fall *m ophthal.* visual-field defect, scotoma.

Ge•sichts•feld•be•stim•mung *f ophthal.* perimetry, perioptometry.

Ge•sichts•feld•de•fekt *m ophthal.* visual-field defect, scotoma.

Ge•sichts•feld•gren•zen *pl physiol.* visual-field boundaries.

Ge•sichts•feld•win•kel *m physiol.* optic angle, visible angle, visual angle.

Ge•sichts•haa•re *pl* facial hairs.

Ge•sichts•kno•chen *pl anat.* facial bones.

Ge•sichts•krampf *m* **(mimischer)** *neuro.* Bell's spasm, facial spasm, facial tic, mimic spasm.

Ge•sichts•la•ge *f gyn.* face presentation.

mentoanteriore Gesichtslage mentoanterior position.

mentoposteriore Gesichtslage mentoposterior position.

mentotransverse Gesichtslage mentotransverse position.

Ge•sichts•läh•mung *f neuro.* facial paralysis [pəˈrælɪsɪs], facial nerve palsy [ˈpɔːlzɪ], facial palsy, facioplegia.

Ge•sichts•mus•ku•la•tur *f anat.* facial muscles *pl*, muscles *pl* of facial expression.

Ge•sichts•neur•al•gie *f neuro.* faciocephalalgia, prosopalgia, prosoponeuralgia.

Ge•sichts•ödem *nt patho.* facial edema.

Ge•sichts•schmerz *m neuro.* faceache, facial pain.

Ge•sichts•spal•te *f embryo.* facial cleft, prosoposchisis [prɒsəˈpɒskəsɪs].

Ge•sichts•straf•fung *f chir.* face-lift, face lifting.

Gesichts- und Kieferchirurgie *f* dentofacial surgery, maxillofacial surgery.

Ge•sichts•ver•bren•nung *f ortho.* facial burn.

Ge•sichts•ver•let•zung *f ortho.* facial injury, facial trauma.

Ge•sichts•zucken [K•K] *nt neuro.* Bell's spasm, facial spasm, mimetic convulsion, mimic spasm.

Ge•sta•gen *nt physiol.* gestagen, gestagenic hormone.

ge•sta•gen *adj physiol.* gestagenic.

Ge•stalt *f* **1.** shape, form, appearance. **2.** *(Statur)* figure, build, stature, physique, frame, stature. **3.** *psycho.* gestalt, configuration.

Ge•sta•ti•on *f gyn.* gestation, pregnancy.

Ge•sta•ti•ons•dia•be•tes *m gyn., patho.* gestational diabetes, pregnancy diabetes.

Ge•sta•ti•ons•to•xi•ko•se *f* → Gestose.

ge•staut *adj (Gefäß)* congested.

Ge•sto•se *f gyn.* toxemia of pregnancy, gestational toxicosis, gestosis.

ge•sund *adj* healthy, in good health; *(psychisch)* sane, sound; *(arbeitsfähig)* fit to work; *(heilsam)* salutary, salubrious, healthy, healthful, wholesome; *(Organ)* unaffected *(von* by). **gesund aussehen** look well, have color. **gesund bleiben** keep in good health. **gesund machen** cure s.o., restore s.o. to health. **jdn. gesund pflegen** nurse s.o. back to health. **gesund sein** do well. **s. gesund schlafen** sleep off. **jdn. gesund schreiben** certify s.o. as fit to work. **gesund werden** recover, recuperate, convalesce, get well/better; *(Wunde)* heal up/over.

ge•sun•den *vi* recover, recuperate, convalesce, get well/better; *(Wunde)* heal up/over.

Ge•sund•heit *f* health; *(Wohlbefinden)* wellbeing; *(psychisch)* saneness, sanity, soundness; *(Arbeitsfähigkeit)* fitness; *(Heilsamkeit)* healthiness, healthfulness, wholesomeness. **bei guter Gesundheit sein** be in good health. **bei schlechter Gesundheit sein** to be low in health. **der Gesundheit dienend** diasostic. **seine Gesundheit stärken/kräftigen** build up one's health. **jds. Gesundheit angreifen** affect s.o.'s health.

ge•sund•heit•lich *adj* **1.** healthy, physical; sanitary, hygienic. **2.** *(heilsam)* wholesome, healthful, healthy, salutary, salubrious. **aus gesundheitlichen Gründen** on medical grounds, for health reasons.

Ge•sund•heits•amt *nt* public health department/office.

Ge•sund•heits•at•test *nt* health certificate, bill of health.

Ge•sund•heits•be•hör•de *f* medical board, board of health, health authority.

Ge•sund•heits•er•zie•hung *f* health education.

ge•sund•heits•för•dernd *adj* wholesome, healthful, healthy, salubrious.

Gildford

Ge•sund•heits•für•sor•ge f public health service, medical welfare.

ge•sund•heits•ge•fähr•dend adj injurious to health, noxious.

Ge•sund•heits•ri•si•ko nt health hazard.

Ge•sund•heits•scha•den m injury to s.o.'s health.

ge•sund•heits•schä•di•gend adj → gesundheitsschädlich.

ge•sund•heits•schäd•lich adj deleterious, damaging/injurious to (one's) health, unhealthy, insanitary, harmful, peccant; unwholesome; (giftig) noxious.

Ge•sund•heits•zen•trum nt health center.

Ge•sund•heits•zeug•nis nt bill of health, health certificate.

Ge•sund•heits•zu•stand m health, state of health, physical condition. **schlechter Gesundheitszustand** ill-health, poor health.

Ge•sun•dung f healing, recovery, recuperation, convalescence.

ge•trübt adj (Flüssigkeit) thick, clouded; (Bewußtsein) clouded.

Ge•we•be nt 1. anat. tissue; tela. 2. fabric, cloth, textile, tissue.
blutbildendes/hämopoetisches Gewebe hemopoietic tissue, hematopoietic tissue.
lymphatisches Gewebe lymphoid tissue, adenoid tissue, lymphatic tissue.

Ge•we•be•ano•xie f patho. histanoxia, tissue anoxia.

Ge•we•be•an•ti•kör•per m immun. tissue antibody.

Ge•we•be•at•mung f cell respiration, internal respiration, tissue respiration.

Ge•we•be•atro•phie f patho. tissue atrophy ['ætrəfɪ].

Ge•we•be•dia•gno•se f histodiagnosis.

Ge•we•be•do•sis f pharm., radiol. tissue dose.

Ge•we•be•durch•blu•tung f physiol. tissue perfusion.

Ge•we•be•hyp•oxie f patho. histohypoxia, tissue hypoxia.

Ge•we•be•im•mu•ni•tät f immun. tissue immunity.

Ge•we•be•kle•ber m chir. tissue adhesive, tissue glue.

Ge•we•be•kul•tur f histol. tissue culture.

Ge•we•be•lap•pen m chir. flap, patch. **freier Gewebelappen** free flap.

Ge•we•be•tro•pis•mus m tissue tropism ['trəʊpɪzəm].

Ge•we•be•tur•gor m physiol. tissue turgor.

ge•we•be•un•ver•träg•lich adj immun. histoincompatible.

Ge•we•be•un•ver•träg•lich•keit f immun. histoincompatibility.

ge•we•be•ver•träg•lich adj histocompatible.

Ge•we•be•ver•träg•lich•keit f immun. tissue tolerance, histocompatibility.

Ge•we•be•züch•tung f histol. tissue culture.

Ge•webs•dia•gno•stik f tissue diagnosis.

Ge•wicht nt weight; (Last, Belastung) weight, load.

Ge•wichts•ab•nah•me f weight reduction, loss of weight.

Ge•wichts•re•duk•ti•on f weight reduction, loss of weight.

Ge•wichts•ver•lust m weight loss, loss of weight.

Ge•wichts•zu•nah•me f weight gain.

Ge•wöh•nung f habituation (an to); psycho., pharm. habituation; adaptation, adaption (an to).

Ge•wöl•be nt (a. anat.) vault, dome, roof, arch; anat. fornix.

Ge•wöl•be•pfei•ler m anat. anterior pillar of fornix, fornix column.

Ghon: Ghon-Herd m pulmo. Ghon focus/complex, primary lesion.

Ghost m 1. histol. ghost, ghost cell, shadow, shadow cell. 2. hema. red cell ghost, shadow, shadow cell.

Gianotti-Crosti: Gianotti-Crosti-Syndrom nt derm. Gianotti-Crosti syndrome, infantile papular acrodermatitis.

Gib•bus m ortho. gibbus.

Gicht f patho. gout, urate thesaurismosis.

Gicht•ar•thri•tis f ortho. gouty arthritis, uratic arthritis.

Gicht•dia•the•se f patho. gouty diathesis, uric acid diathesis.

Gicht•ge•schwür nt patho. gouty ulcer.

Gicht•kno•ten m patho. tophus, gouty tophus.

Gicht•kri•stal•le pl patho. gouty crystals.

Gicht•ne•phro•pa•thie f patho. gout nephropathy, urate nephropathy [nə'frɑpəθɪ].

Gicht•nie•re f patho. gout kidney, urate kidney.

Gicht•to•phus m → Gichtknoten.

Gicht•ure•thri•tis f urol. gouty urethritis.

Gie•men nt pulmo. sibilant rhonchi pl.

Gierke: Gierke-Krankheit f patho. von Gierke's disease, glucose-6-phosphatase deficiency, type I glycogen storage disease.

Gifford: Gifford-Zeichen nt ophthal. Gifford's sign.

Gift nt (a. fig.) poison; chem. toxicant, toxin.

gif•tig adj poisonous; chem. toxic, toxicant; bio. venomous, venenous; (gesundheitsschädlich) deleterious, noxious. **nicht giftig** atoxic, non-toxic, non-poisonous.

Gi•gan•tis•mus m ortho. somatomegaly, gigantism [dʒaɪ'gæntɪzəm], giantism ['dʒaɪəntɪzəm]. [S.A. RIESENWUCHS]

Gi•gan•to•so•mie f → Gigantismus.

Gilbert: Gilbert-Zeichen nt patho. Gilbert's sign.

Gilchrist: Gilchrist-Krankheit f epidem. Gilchrist's disease, North American blastomycosis.

Gilchrist-Verband m ortho. Gilchrist bandage.

Gildford: Gildford-Syndrom nt patho. Hutchinson-Gilford disease, progeria syn-

drome, premature senility syndrome.
Gilles-de-la-Tourette: Gilles-de-la-Tourette-Syndrom *nt neuro.* Gilles de la Tourette's syndrome, Tourette's disorder, jumping disease.
Gilliam: Gilliam-Operation *f gyn.* Gilliam's operation.
Gillies: Gillies-Operation *f ophthal.* Gillies' operation.
Gil-Vernet: Gil-Vernet-Operation *f urol.* Gil-Vernet operation, extended pyeolotomy.
Gimbernat: Gimbernat-Hernie *f chir.* Gimbernat's hernia.
Gin•gi•va *f anat.* gum, gingiva, attached gingiva.
gin•gi•val *adj* gingival.
Gin•gi•vi•tis *f HNO* gingivitis; ulitis.
Gin•gi•vo•sto•ma•ti•tis *f HNO* gingivostomatitis. Gingivostomatitis herpetica vesicular stomatitis, herpetic gingivostomatitis.
Gips *m* 1. *chem.* gypsum, plaster. 2. *ortho.* plaster cast, cast, plaster bandage.
Gips•bin•de *f ortho.* plaster bandage.
gip•sen *vt ortho.* put in a cast, put in plaster.
Gips•mie•der *nt ortho.* plaster jacket.
Gips•scha•le *f ortho.* brace, plaster shell.
Gips•schie•ne *f ortho.* plaster splint.
Gips•ver•band *m ortho.* plaster cast, cast, plaster bandage. zirkulärer Gipsverband complete plaster cast, complete cast.
Girard: Girard-Hernienoperation *f chir.* Girard's operation.
Girdlestone: Girdlestone-Operation *f ortho.* Girdlestone procedure.
glan•do•trop *adj* glandotropic.
Glan•du•la *f* [S.U. GLANDULA]
glan•du•lär *adj* glandular, glandulous.
Glanz•haut *f derm.* glossy skin, leiodermia.
Glanzmann-Naegeli: Glanzmann-Naegeli-Syndrom *nt hema.* Glanzmann's disease, thrombasthenia, constitutional thrombopathy [θram'bapθrı].
Glas *nt* 1. glass. 2. *ophthal.* glass, lens.
Glas•au•ge *nt ophthal.* artificial eye, glass eye.
Glas•blä•ser•star *m ophthal.* infrared cataract, glassblower's cataract, heat cataract.
Glas•fa•ser•bron•cho•skop *nt clin.* fiberoptic bronchoscope, bronchofiberscope.
Glas•fa•ser•op•tik *f techn.* fiberoptics *pl.*
Glasgow: Glasgow-Zeichen *nt card.* Glasgow's sign.
Glas•kör•per *m anat.* vitreous body, hyaloid body, vitreum.
Glas•kör•per•ab•szeß *m ophthal.* vitreous abscess.
Glas•kör•per•ent•zün•dung *f ophthal.* hyalitis, hyaloiditis, vitreitis.
Glas•kör•per•glit•zern *nt ophthal.* spintherism, spintheropia.
Glas•kör•per•ko•lo•bom *nt ophthal.* coloboma of vitreous.
Glas•kör•per•punk•ti•on *f ophthal.* hyalonyxis.
Glas•kör•per•re•sek•ti•on *f ophthal.* vitrectomy.
Glas•kör•per•ver•flüs•si•gung *f ophthal.* synchysis, synchesis.
Glas•spa•tel *m derm.* diascope, pleximeter, plexometer.
glatt *adj* 1. (*Gesicht*) unwrinkled, smooth; (*Haut*) smooth; (*Haare*) smooth, straight. 2. (*Fraktur*) clean, simple, uncomplicated; (*Schnitt*) clean.
Glat•ze *f* bald head.
Glat•zen•bildung *f derm.* alopecia, hair loss, baldness, pelade.
glatz•köp•fig *adj* bald, baldheaded.
Glau•kom *nt ophthal.* glaucoma.
absolutes Glaukom absolute glaucoma.
angeborenes Glaukom congenital glaucoma, infantile glaucoma, buphthalmos.
chronisch-kongestives Glaukom chronic narrow-angle glaucoma, chronic angle-closure glaucoma.
hämorrhagisches Glaukom hemorrhagic glaucoma, apoplectic glaucoma.
juveniles Glaukom juvenile glaucoma.
Glaukom nach Linsenextraktion aphakic glaucoma.
malignes Glaukom malignant glaucoma.
posttraumatisches Glaukom traumatic glaucoma.
traumatisches Glaukom traumatic glaucoma.
zyklitisches Glaukom glaucomatocyclitic crisis.
glau•ko•ma•tös *adj* glaucomatous.
glau•ko•ma•to•zy•kli•tisch *adj ophthal.* glaucomatocyclitic.
Glau•kom•ex•ka•va•ti•on *f ophthal.* glaucomatous cup, glaucomatous excavation.
Glau•kom•flecken [κ•κ] *pl ophthal.* glaucomatous cataract.
Glau•ko•se *f ophthal.* glaucosis.
Gleich•ge•wicht *nt* (*a. chem., physiol.*) equilibrium, balance. aus dem Gleichgewicht off balance. das Gleichgewicht (be-)halten (*a. fig.*) keep one's balance, maintain one's equilibrium. etw. im Gleichgewicht halten balance sth. im Gleichgewicht in equilibrium (*mit* with), well-balanced; (*a. fig*) balanced. das Gleichgewicht verlieren lose one's balance, lose one's equilibrium. das Gleichgewicht wiederherstellen restore the balance.
seelisches Gleichgewicht emotional balance, mental balance, equilibrium.
Gleich•ge•wichts•or•gan *nt anat.* vestibular apparatus, organ of balance/equilibrium.
Gleich•ge•wichts•sinn *m physiol.* sense of balance/equilibrium, static sense.
Gleich•ge•wichts•stö•rung *f neuro.* disturbance of balance, disturbance of equilibrium; balance disorder.
gleich•mä•ßig *adj* even, regular, constant, steady; (*Puls*) steady; (*Atmung*) regular; rhythmic; (*ausgeglichen*) balanced, well-balanced.
Gleich•strom *m electr.* direct current.

Gleit•bruch *m* → Gleithernie.
Gleit•her•nie *f chir.* sliding hernia, sliding hiatal hernia, axial hiatal hernia.
Gleit•mit•tel *nt* lubricating agent, lubricant.
Glia *f histol.* glia, neuroglia.
gli•al *adj* neuroglial, neurogliar, glial.
Glia•tu•mor *m neuro.* glioma, gliocytoma.
Glied *nt* **1.** *anat.* limb, extremity; member, part, membrum. **2.** → männliches Glied.
 distales Glied distal phalanx.
 männliches Glied penis, member, virile member.
 mittleres Glied middle phalanx.
 proximales Glied proximal phalanx.
Glied•er•satz *m ortho.* artificial limb, prosthesis [prɑsˈθiːsɪs].
Glied•gür•tel•form *f* (**der progressiven Muskeldystrophie**) *neuro.* Leyden-Möbius type, limb-girdle muscular dystrophy.
Glied•ma•ße *f anat.* extremity, limb.
 obere Gliedmaßen *pl* superior limbs, upper limbs, thoracic limbs.
 untere Gliedmaßen *pl* pelvic limbs, lower limbs.
Glied•ma•ßen•am•pu•ta•ti•on *f ortho.* amputation, dismemberment, limb amputation.
Glied•ma•ßen•ano•ma•lie *f* → Gliedmaßenfehlbildung.
Glied•ma•ßen•de•fekt *m embryo.* meromelia.
Glied•ma•ßen•fehl•bil•dung *f embryo.* limb anomaly, dysmelia.
Glied•ma•ßen•läh•mung *f neuro.* extremity paralysis [pəˈrælɪsɪs].
Glied•ma•ßen•ske•lett *nt anat.* appendicular skeleton.
Glio•bla•sto•ma *nt neuro.* glioblastoma, malignant glioma. **Glioblastoma multiforme** anaplastic astrocytoma, glioblastoma multiforme.
Glio•ma•to•se *f neuro.* gliomatosis, neurogliomatosis, neurogliosis.
Glio•neu•rom *nt neuro.* glioneuroma.
Glio•se *f neuro.* gliosis.
Glio•zyt *m histol.* neuroglia cell, gliacyte, gliocyte.
Glisson: Glisson-Dreieck *nt* (*Leber*) portal triad, portal tract.
Glisson-Kapsel *f anat.* Glisson's capsule, perivascular fibrous capsule.
Glisson-Zirrhose *f patho.* Glisson's cirrhosis, capsular cirrhosis (of liver).
Glis•so•ni•tis *f patho.* glissonitis.
Glo•bal•apha•sie *f neuro.* global/total aphasia, expressive-receptive aphasia.
Globoidzellen-Leukodystrophie *f patho.* Krabbe's disease, globoid cell leukodystrophy, galactosylceramide lipidosis.
Glo•bu•lin *nt biochem.* globulin.
 antihämophiles Globulin antihemophilic globulin, factor VIII.
 Bilirubin-bindendes Globulin bilirubin-binding globulin.
 Cortisol-bindendes Globulin cortisol-binding globulin, corticosteroid-binding globulin, transcortin.
 Sexualhormon-bindendes Globulin sex-hormone-binding globulin.
 Testosteron-bindendes Globulin testosterone-estradiol-binding globulin.
 Thyroxin-bindendes Globulin thyroxine-binding globulin, thyroxine-binding protein.
α-Globulin *nt* alpha globulin, α-globulin.
β-Globulin *nt* beta globulin, β-globulin.
γ-Globulin *nt* gamma globulin, γ-globulin.
Glo•bu•lin•urie *f patho.* globulinuria.
Glocken•kur•ve [kˈk] *f stat.* normal curve (of distribution), bell-shaped curve, gaussian curve.
Glom•an•gi•om *nt patho.* glomangioma, glomus tumor.
Glom•ek•to•mie *f chir.* glomectomy.
glo•me•ru•lär *adj* glomerular, glomerulose.
Glo•me•ru•lar•mem•bran *f histol.* glomerular membrane.
Glo•me•ru•li•tis *f patho.* glomerulitis.
Glo•me•ru•lo•ne•phri•tis *f* glomerulonephritis, glomerular nephritis.
Glo•me•ru•lo•ne•phro•pa•thie *f patho.* glomerulonephropathy [gləʊˌmerjəlaʊnəˈfrɑpəθɪ].
Glo•me•ru•lo•ne•phro•se *f patho.* glomerulonephropathy [gləʊˌmerjəlaʊnəˈfrɑpəθɪ].
Glo•me•ru•lo•pa•thie *f patho.* glomerulopathy.
Glo•me•ru•lo•skle•ro•se *f patho.* glomerulosclerosis, intercapillary nephrosclerosis, arteriolar nephrosclerosis. **diabetische Glomerulosklerose** Kimmelstiel-Wilson syndrome/disease, diabetic glomerulosclerosis, diabetic nephrosclerosis.
Glo•me•ru•lum *nt* → Glomerulus.
Glo•me•ru•lum•ba•sal•mem•bran *f histol.* glomerular basement membrane.
Glo•me•ru•lum•ent•zün•dung *f* → Glomerulitis.
Glo•me•ru•lum•mem•bran *f histol.* glomerular membrane.
Glo•me•ru•lum•schlin•ge *f histol.* glomerular loop.
Glo•me•ru•lus *m anat., histol.* glomerulus, glomerule.
Glo•me•ru•lus•ar•te•rio•le *f anat.* arteriole of glomerulus, artery of glomerulus.
Glo•mus *nt* [s.u. GLOMUS]
Glomus-aorticum-Tumor *m patho.* aortic body tumor.
Glomus-caroticum-Tumor *m patho.* potato tumor, carotid body tumor.
Glomus-jugulare-Tumor *m patho.* glomus jugulare tumor.
Glo•mus•kör•per *m anat.* glomeriform arteriovenous anastomosis.
Glo•mus•or•gan *nt histol.* glomus organ, glomiform body, glomus.
Glo•mus•tu•mor *m patho.* glomangioma, glomus tumor.
Glomus-tympanicum-Tumor *m patho.*

Glossalgie

glomus tympanicum tumor.
Gloss•al•gie *f* → Glossodynie.
Gloss•ek•to•mie *f chir.* glossectomy [glɑ-ˈsektəmɪ], lingulectomy.
Glos•si•na *f micro.* tsetse fly, Glossina.
Glos•si•tis *f HNO* glossitis.
Glos•so•dy•nie *f* glossalgia, glossodynia.
Glos•so•pha•ryn•ge•us•neur•al•gie *f neuro.* glossopharyngeal neuralgia.
Glos•so•pla•stik *f HNO* glossoplasty.
Glos•so•ple•gie *f HNO* glossoplegia, glossolysis.
Glos•so•py•rie *f HNO* glossopyrosis, burning tongue, psychogenic glossitis.
Glos•so•py•ro•sis *f* → Glossopyrie.
Glos•sor•rha•phie *f HNO* glossorrhaphy.
Glos•so•spas•mus *m HNO* glossospasm.
Glos•so•to•mie *f HNO* glossotomy.
Glos•so•tri•chie *f HNO* hairy tongue, glossotrichia.
Glos•so•ze•le *f HNO* glossocele.
Glot•tis *f anat.* glottis.
glot•tisch *adj* glottal, glottic.
Glot•ti•tis *f* glottitis.
Glu•ca•gon *nt biochem.* glucagon.
Glu•ca•go•nom *nt endo.* glucagonoma, A cell tumor.
Glu•co•ce•re•bro•sid *nt* → Glukozerebrosid.
Glu•co•ce•re•bro•si•da•se *f* → Glukozerebrosidase.
Glu•co•cor•ti•co•id *nt* glucocorticoid hormone, glucocorticoid.
Glu•co•se *f* → Glukose.
Glu•kan *nt biochem.* glucan.
glu•ko•gen *adj biochem.* glucogenic.
Glu•ko•ge•ne•se *f biochem.* glucogenesis.
Glu•ko•kor•ti•ko•id *nt* glucocorticoid, glucocorticoid hormone.
Glu•ko•ly•se *f biochem.* glycolysis [glaɪ-ˈkɑləsɪs], glucolysis.
Glu•ko•neo•ge•ne•se *f biochem.* gluconeogenesis, glyconeogenesis.
Glu•ko•pe•nie *f endo.* hypoglycemia, glucopenia.
Glu•ko•pro•te•in *nt biochem.* glucoprotein.
Glu•kos•ämie *f endo.* hyperglycemia, hyperglycosemia.
Glu•ko•se *f biochem.* glucose, D-glucose, grape sugar, dextrose.
Glukose-Insulin-Kalium-Lösung *f clin.* glucose-insulin-kalium solution, glucose-insulin-potassium solution.
Glu•ko•se•in•to•le•ranz *f endo.* glucose intolerance.
Glu•ko•se•man•gel *m endo.* hypoglycemia, glucopenia.
Glukose-6-Phosphatdehydrogenasemangel *m patho.* glucose-6-phosphate dehydrogenase deficiency, G6PD disease.
Glu•ko•se•schwel•le *f physiol.* (*Niere*) glucose threshold, leak point.
Glu•ko•se•spie•gel *m lab.* glucose level, glucose value.
Glu•ko•se•stoff•wech•sel *m biochem.* glu-

cose metabolism [məˈtæbəlɪzəm].
Glu•ko•se•to•le•ranz *f endo.* glucose tolerance. **pathologische Glukosetoleranz** impaired glucose tolerance.
Glu•ko•se•to•le•ranz•test *m endo.* glucose tolerance test.
intravenöser Glukosetoleranztest intravenous glucose tolerance test.
oraler Glukosetoleranztest oral glucose tolerance test.
Glu•ko•ste•ro•id *nt* glucocorticoid, glucocorticoid hormone.
Glu•kos•urie *f patho.* glucosuria, glycosuria.
alimentäre Glukosurie alimentary glycosuria, digestive glycosuria.
hyperglykämische Glukosurie hyperglycemic glycosuria.
renale Glukosurie orthoglycemic glycosuria, renal glycosuria, nondiabetic glycosuria.
Glu•ko•ze•re•bro•sid *nt biochem.* glucocerebroside, ceramide glucoside.
Glu•ko•ze•re•bro•si•da•se *f biochem.* glucocerebrosidase, glycosylceramidase.
Glu•ko•ze•re•bro•si•do•se *f patho.* Gaucher's disease, glucosylceramide lipidosis, kerasin histiocytosis.
Glut•amat•oxal•ace•tat•trans•ami•na•se *f biochem.* aspartate aminotransferase, glutamic-oxaloacetic transaminase.
Glut•amat•py•ru•vat•trans•ami•na•se *f biochem.* alanine aminotransferase, glutamic-pyruvic transaminase
γ-Glut•amyl•trans•fe•ra•se *f biochem.* γ-glutamyltransferase, glutamyl transpeptidase.
Gly•cer•al•de•hyd *m biochem.* glyceraldehyde, glyceric aldehyde, glycerin aldehyde.
Gly•ce•rid *nt biochem.* acylglycerol, glyceride.
Gly•ce•rin *nt biochem.* glycerol, glycerin, glycerinum.
Gly•ce•rin•al•de•hyd *m* → Glyceraldehyd.
Glyk•ämie *f endo.* glycemia, glucemia, glycosemia.
Gly•kan *nt biochem.* glycan, polysaccharide.
Gly•ko•gen *nt biochem.* glycogen, tissue dextrin.
Gly•ko•ge•ne•se *f biochem.* glycogenesis, glucogenesis.
Gly•ko•ge•no•se *f patho.* glycogenosis, glycogen storage disease, dextrinosis.
Gly•ko•gen•spei•cher•krank•heit *f* → Glykogenose.
Gly•ko•gen•spei•cher•myo•pa•thie *f patho.* glycogen storage myopathy [maɪ-ˈɑpəθɪ].
Gly•ko•gen•the•sau•ris•mo•se *f* → Glykogenose.
Gly•ko•li•pid *nt biochem.* glycolipid.
Gly•ko•ly•se *f biochem.* glycolysis [glaɪ-ˈkɑləsɪs], glucolysis.
gly•ko•ly•tisch *adj* glycolytic, glucolytic, glycoclastic.
Gly•ko•neo•ge•ne•se *f biochem.* gluconeogenesis, glyconeogenesis.

Gly•ko•pe•nie *f patho.* glycopenia, glucopenia.
Gly•ko•pro•te•in *nt* glycoprotein, glucoprotein.
Gly•kos•amin•gly•kan *nt biochem.* glycosaminoglycan.
gly•ko•sta•tisch *adj endo.* glycostatic.
Gly•kos•urie *f* → Glukosurie.
gly•ko•sy•liert *adj biochem., hema.* glycosylated.
Gly•ko•syl•zer•amid•li•pi•do•se *f patho.* Gaucher's disease, glucosylceramide lipidosis, kerasin histiocytosis.
Glyk•urie *f* → Glukosurie.
Gly•ze•rin *nt* glycerol, glycerin.
Gly•ze•rin•al•de•hyd *m biochem.* glyceraldehyde, glyceric aldehyde, glycerin aldehyde.
Gly•ze•rin•zäpf•chen *nt pharm.* glycone.
Gly•zi•no•se *f patho.* glycinemia, hyperglycinemia.
Gly•zin•urie *f patho.* glycinuria.
GM₁-Gangliosidose *f patho.* GM₁-gangliosidosis, infantile GM₁-gangliosidosis.
GM₂-Gangliosidose *f patho.* Tay-Sachs disease, GM₂-gangliosidosis.
Gna•tho•pa•la•to•schi•sis *f embryo.* gnathopalatoschisis.
Gna•tho•pla•stik *f HNO* gnathoplasty.
Gna•tho•schi•sis *f embryo.* cleft jaw, gnathoschisis [næ'θɑskəsɪs].
Goldberger: Goldberger-Extremitätenableitungen *pl physiol.* Goldberger's augmented limb leads, Goldberger's method.
Goldberg-Maxwell-Morris: Goldberg-Maxwell-Morris-Syndrom *nt patho.* Goldberg-Maxwell syndrome, testicular feminization (syndrome).
Goldblatt: Goldblatt-Mechanismus *m patho.* Goldblatt's phenomenon [fɪ'nɑmə-ˌnɑn], Goldblatt's mechanism ['mekən-ɪzəm].
Goldblatt-Niere *f patho.* Goldblatt's kidney.
Goldenhar: Goldenhar-Syndrom *nt patho.* Goldenhar's syndrome, oculoauriculovertebral dysplasia.
Goldscheider: Goldscheider-Krankheit *f derm.* Goldscheider's disease.
Goldstein: Goldstein-Zehenzeichen *nt patho.* Goldstein's sign.
Gold•the•ra•pie *f pharm.* chrysotherapy, aurotherapy.
Goltz-Gorlin: Goltz-Gorlin-Syndrom *nt derm.* Goltz' syndrome, Goltz-Gorlin syndrome, focal dermal hypoplasia.
go•na•dal *adj* gonadal, gonadial.
Go•na•de *f anat.* gonad.
Go•nad•ek•to•mie *f chir.* gonadectomy.
Go•na•den•age•ne•sie *f embryo.* gonadal agenesia.
Go•na•den•dys•ge•ne•sie *f embryo.* gonadal dysgenesis.
Go•na•den•ent•fer•nung *f chir.* gonadectomy.
Go•na•den•ent•wick•lung *f embryo.* gonadogenesis.
Go•na•den•er•kran•kung *f gyn., urol.* gonadopathy.
Go•na•den•in•suf•fi•zi•enz *f endo.* gonadal insufficiency.
Go•na•den•schutz *m radiol.* gonadal shield.
Go•na•den•über•funk•ti•on *f endo.* hypergonadism [ˌhaɪpər'gəʊnædɪzəm].
Go•na•do•li•be•rin *nt endo.* gonadoliberin, gonadotropin releasing hormone/factor.
Go•na•do•pa•thie *f patho.* gonadopathy.
Go•na•do•pau•se *f endo.* gonadopause.
go•na•do•trop *adj endo.* gonadotropic, gonadotrophic.
Go•na•do•tro•pin *nt endo.* gonadotropin, gonadotrophin, gonadotropic hormone.
Gonadotropin-releasing-Faktor *m* → Gonadoliberin.
Gon•al•gie *f* gonalgia.
Gon•ar•thri•tis *f ortho.* gonarthritis, gonitis.
Gon•ar•thro•se *f ortho.* gonarthrosis.
Gon•ar•thro•to•mie *f ortho.* gonarthrotomy.
Go•ne•cy•stis *f anat.* seminal capsule/gland, vesicular gland, seminal vesicle.
Gonin: Gonin-Operation *f ophthal.* Gonin's operation.
Go•ni•om *nt patho.* gonioma.
Go•nio•me•ter *nt ortho.* arthrometer, goniometer.
Go•nio•me•trie *f ortho.* goniometry.
Go•nio•pla•stik *f ophthal.* trabeculoplasty.
Go•nio•punk•ti•on *f ophthal.* goniopuncture.
Go•nio•sko•pie *f ophthal.* gonioscopy [ˌgəʊnɪ'ɑskəpɪ].
Go•nio•syn•echie *f ophthal.* goniosynechia, peripheral anterior synechia.
Go•nio•to•mie *f ophthal.* goniotomy, trabeculectomy, Barkan's operation.
Go•nio•tra•be•ku•lo•to•mie *f ophthal.* trabeculectomy.
Go•ni•tis *f* gonitis, gonarthritis.
Go•no•blen•nor•rhö *f ophthal.* blennorrheal conjunctivitis, gonococcal conjunctivitis, gonorrheal conjunctivitis, gonoblennorrhea.
Go•no•coc•cus *m micro.* gonococcus, Neisser's coccus, Neisseria gonorrhoeae.
Go•no•kokk•ämie *f patho.* gonococcemia, gonohemia.
Go•no•kok•ken•ar•thri•tis *f ortho.* gonorrheal arthritis, gonococcal arthritis.
Go•no•kok•ken•prok•ti•tis *f patho.* gonococcal proctitis.
Go•no•kok•ken•sal•pin•gi•tis *f gyn.* gonococcal salpingitis.
Go•no•kok•ken•sep•sis *f patho.* gonococcemia, gonohemia.
Go•no•kok•ken•sto•ma•ti•tis *f patho.* gonococcal stomatitis, gonorrheal stomatitis.
Go•no•kok•ken•zer•vi•zi•tis *f gyn.* gonococcal cervicitis.
Go•no•kok•kus *m* → Gonococcus.
Go•nor•rhoe *f epidem.* gonorrhea; *inf.*

the clap.
go•nor•rho•isch *adj* gonorrheal.
Go•no•ze•le *f urol.* gonocele.
Goodman: Goodman-Syndrom *nt embryo.* Goodman's syndrome, acrocephalopolysyndactyly IV.
Goodpasture: Goodpasture-Syndrom *nt patho.* Goodpasture's syndrome.
Gopalan: Gopalan-Syndrom *nt neuro.* Gopalan's syndrome, burning feet syndrome.
Gordon: Gordon-Fingerspreizzeichen *nt neuro.* Gordon's sign, finger phenomenon [fɪ'nɑməˌnɑn].
Gordon-Zehenzeichen *nt neuro.* Gordon's reflex.
Gorham: Gorham-Erkrankung *f ortho.* Gorham's disease, disappearing bone disease, massive osteolysis [ɑstɪ'ɑləsɪs].
Gorlin-Chaudhry-Moss: Gorlin-Chaudhry-Moss-Syndrom *nt embryo.* Gorlin-Chaudhry-Moss syndrome, Gorlin's syndrome.
Gorlin-Goltz: Gorlin-Goltz-Syndrom *nt derm.* Gorlin-Goltz syndrome, Gorlin's syndrome, nevoid basal cell carcinoma syndrome.
Gosselin: Gosselin-Fraktur *f ortho.* Gosselin's fracture.
Gottron: Acrogeria Gottron *f derm.* Gottron's papule.
Gougerot: Gougerot-Dermatitis *f derm.* Gougerot-Blum disease, pigmented pigmented purpuric lichenoid dermatitis.
Gougerot-Blum: Gougerot-Blum-Syndrom *nt* → Gougerot-Dermatitis.
Gougerot-Hailey-Hailey: Gougerot-Hailey-Hailey-Krankheit *f derm.* Hailey-Hailey disease, benign familial pemphigus, familial benign chronic pemphigus.
Gould: Gould-Naht *f chir.* Gould's suture.
Gowers: Gowers-Zeichen *nt neuro.* Gowers' sign, Gowers' phenomenon [fɪ'nɑməˌnɑn].
Graaf: Graaf-Follikel *pl gyn.* graafian follicles, tertiary ovarian follicles.
Graefe: Graefe-Syndrom *nt neuro.* Graefe's disease.
Graft-versus-Host-Reaktion *f immun.* graft-versus-host disease, graft-versus-host reaction.
Graham Little: Graham Little-Syndrom *nt derm.* Graham Little syndrome.
Graham Steell: Graham Steell-Geräusch *nt card.* Graham Steell's murmur, Steell's murmur.
Gram: Gram-Färbung *f micro.* Gram's method, Gram's stain.
Gram-negativ *adj micro.* gram-negative, Gram-negative.
Gram-positiv *adj micro.* gram-positive, Gram-positive.
Grand-mal *nt neuro.* grand mal epilepsy, grand mal.
Grand-mal-Epilepsie *f* → Grand-mal.
gra•nu•lär *adj* granular, granulose.
Gra•nu•lar•zell•tu•mor *m patho.* Abrikosov's tumor, granular-cell tumor, myoblastomyoma.
Gra•nu•lat *nt pharm.* granular powder.
Gra•nu•la•ti•on *f* **1.** *anat.* granulation. **2.** *patho.* granulation, granulation tissue.
Gra•nu•la•ti•ons•ge•schwulst *f patho.* granulation tumor, granuloma.
Gra•nu•la•ti•ons•ge•we•be *nt patho.* granulation, granulation tissue.
Gra•nu•lom *nt histol., patho.* granulation tumor, granuloma. **eosinophiles Granulom** Langerhans' cell granulomatosis, eosinophilic granuloma.
Gra•nu•lo•ma *nt histol., patho.* granulation tumor, granuloma.
Granuloma coccioides Posada's mycosis, Posada-Wernicke disease, desert fever, coccidioidal granuloma, coccidioidomycosis, coccidioidosis.
Granuloma inguinale ulcerating granuloma of the pudenda, groin ulcer.
Granuloma paracoccidioides paracoccidioidal granuloma, Lutz-Splendore-Almeida disease, Almeida's disease, paracoccidioidomycosis.
Granuloma pudendum chronicum → Granuloma inguinale.
Granuloma trichophyticum *derm.* Majocchi's granuloma, trichophytic granuloma.
Granuloma venereum → Granuloma inguinale.
gra•nu•lo•ma•tös *adj histol., patho.* granulomatous.
Gra•nu•lo•ma•to•se *f patho.* granulomatosis. **septische Granulomatose** chronic granulomatous disease (of childhood), granulomatous disease.
Gra•nu•lo•pe•nie *f* → Granulozytopenie.
Gra•nu•lo•sa *f histol.* granular layer of follicle, granulosa.
Granulosa-Thekazelltumor *m patho.* granulosa-theca cell tumor.
Gra•nu•lo•sa•tu•mor *m* → Granulosazelltumor.
Gra•nu•lo•sa•zel•len *pl histol.* follicular epithelial cells, follicular cells.
Gra•nu•lo•sa•zell•tu•mor *m patho.* granulosa cell tumor, folliculoma.
Gra•nu•lo•zyt *m hema.* granulocyte, granular leukocyte, polynuclear leukocyte.
basophiler Granulozyt basophilic granulocyte, basophilic leukocyte, polymorphonuclear basophil leukocyte.
eosinophiler Granulozyt eosinophilic granulocyte, eosinophilic leukocyte, polymorphonuclear eosinophil leukocyte.
jugendlicher Granulozyt juvenile cell, juvenile form, young form, metamyelocyte.
neutrophiler Granulozyt neutrocyte, neutrophilic leukocyte, neutrophilic granulocyte, polymorphonuclear neutrophil leukocyte.
polymorphkerniger Granulozyt polymorphonuclear, polymorphonuclear leukocyte, polymorphonuclear granulocyte.

segmentkerniger Granulozyt segmented cell, segmented granulocyte.
stabkerniger Granulozyt Schilling's band cell, staff cell, band form.
gra•nu•lo•zy•tär *adj hema.* granulocytic.
Gra•nu•lo•zy•ten•zahl *f hema.* granulocyte count.
Gra•nu•lo•zy•to•pa•thie *f hema.* granulocytopathy.
Gra•nu•lo•zy•to•pe•nie *f hema.* granulocytopenia, granulopenia.
Gra•nu•lo•zy•to•poe•se *f hema.* granulopoiesis, granulocytopoiesis.
gra•nu•lo•zy•to•poe•tisch *adj hema.* granulopoietic, granulocytopoietic.
Gra•nu•lo•zy•to•se *f hema.* granulocytosis, pure leukocytosis.
Graser: Graser-Divertikel *nt chir., patho.* Graser's diverticulum.
Grasset: Grasset-Zeichen *nt neuro.* Grasset's sign/phenomenon, complementary opposition sign.
gra•vid *adj gyn.* pregnant, gravid.
Gra•vi•da *f gyn.* pregnant women, gravida.
Gra•vi•di•tas *f gyn.* pregnancy, gravidity, cyesis, gestation, fetation. [S.A. SCHWANGERSCHAFT]
Graviditas abdominalis abdominal pregnancy, intraperitoneal pregnancy.
Graviditas examnialis extraamniotic pregnancy.
Graviditas extrauterina extrauterine pregnancy, ectopic pregnancy.
Graviditas interstitialis parietal pregnancy, interstitial pregnancy, intramural pregnancy.
Graviditas ovarica ovarian pregnancy, ovariocyesis.
Graviditas tubaria oviductal pregnancy, tubal pregnancy, salpingocyesis.
Graviditas tubaria ampullaris ampullar pregnancy.
Gra•vi•di•tät *f gyn.* pregnancy, gravidity, cyesis, cyophoria, gestation, fetation. [S.A. SCHWANGERSCHAFT]
ektopische Gravidität extrauterine pregnancy, ectopic pregnancy.
eutopische Gravidität eutopic pregnancy, intrauterine pregnancy, uterogestation.
extrauterine Gravidität → ektopische Gravidität.
intrauterine Gravidität → eutopische Gravidität.
Gra•vi•di•täts•osteo•ma•la•zie *f gyn.* pregnancy osteomalacia.
Grawitz: benigner Grawitz-Tumor *m patho.* Grawitz's tumor, hypernephroma.
maligner Grawitz-Tumor *m patho.* Grawitz's tumor, adenocarcinoma of kidney, clear cell carcinoma of kidney, hypernephroma, hypernephroid carcinoma.
Gray-Syndrom *nt patho.* gray syndrome.
Greif•re•flex *m ped.* grasp reflex, grasping reflex.
Greig: Greig-Syndrom *nt ophthal.* Greig's syndrome, ocular hypertelorism.

Grei•sen•al•ter *nt* old age, senium, senility.
Grei•sen•fü•ße *pl*, **heiße** *neuro.* burning feet syndrome, Gopalan's syndrome.
grei•sen•haft *adj* senile.
Grei•sen•haut *f derm.* gerodermia, geroderma.
Grenz•do•sis *f radiol.* threshold dose.
Grenz•strang *m anat.* sympathetic chain, sympathetic trunk, ganglionated cord.
Grenz•strang•blocka•de [K•K] *f anes.* sympathetic block.
Grenz•strang•gang•li•en *pl anat.* ganglia of sympathetic trunk, sympathetic trunk ganglia.
Grenz•strang•re•sek•ti•on *f neurochir.* sympathectomy, sympathetectomy, sympathicectomy.
Griesinger: Griesinger-Zeichen *nt patho.* Griesinger's sign, Griesinger's symptom.
Griffith: Griffith-Hernienoperation *f chir.* Griffith's operation.
Griffith-Zeichen *nt endo.* Griffith's sign.
Grind *m derm.* scab, crust, crusta; scall, scurf, incrustation. **feuchter Grind** crusted tetter, streptococcal impetigo, streptococcal pyoderma.
Grind•aus•schlag *m derm.* pyoderma, pyodermatitis, pyodermatosis, pyodermitis.
Grind•flech•te *f derm.* crusted tetter, streptococcal impetigo, streptococcal pyoderma.
grin•dig *adj derm.* scabby, scurfy, crusted.
grip•pal *adj* influenzal, influenza-like, grippal.
Grip•pe *f epidem.* influenza, grip, flu.
Grip•pe•en•ze•pha•li•tis *f neuro.* influenzal encephalitis.
Grip•pe•impf•stoff *m epidem.* influenza virus vaccine.
Grip•pe•oti•tis *f HNO* influenzal otitis.
Grip•pe•pneu•mo•nie *f pulmo.* influenza pneumonia, influenza virus pneumonia [n(j)uːˈməʊnɪə].
Grip•pe•vak•zi•ne *f epidem.* influenza virus vaccine.
Grip•pe•vi•rus *nt micro.* influenza virus, influenzal virus.
Grocco: Grocco-Leberzeichen *nt patho.* Grocco's sign.
Grocco-Rauchfuß: Grocco-Rauchfuß-Dreieck *nt pulmo.* Grocco's triangular dullness, Rauchfuss' triangle, paravertebral triangle.
Groenouw: Typ Groenouw I *m ophthal.* granular corneal dystrophy.
Typ Groenouw II *m ophthal.* macular corneal dystrophy.
Grönblad-Strandberg: Grönblad-Strandberg-Syndrom *nt derm.* Grönblad-Strandberg syndrome, pseudoxanthoma elasticum.
groß•bla•sig *adj patho.* bullous.
Grö•ße *f* size; (*Körpergröße*) height; *mathe.* quantity; (*Bedeutung*) importance, significance; (*Ausdehnung*) dimension(s *pl*); (*Ausmaß*) extent.
Groß•el•tern *pl* grandparents.

Größenwahn

Grö•ßen•wahn *m psychia.* delusion of grandeur, megalomania, expansive delusion.
grö•ßen•wahn•sin•nig *adj psychia.* megalomaniac, expansive.
Groß•hirn *nt anat.* cerebrum, upper brain.
Groß•hirn•bah•nen *pl anat.* cerebral tracts.
Groß•hirn•blu•tung *f neuro.* cerebral hemorrhage ['hemərɪdʒ], cerebral bleeding, hematencephalon.
Groß•hirn•ein•blu•tung *f* → Großhirnblutung.
Groß•hirn•ent•zün•dung *f neuro.* cerebritis.
Groß•hirn•fur•chen *pl anat.* sulci of cerebrum.
Groß•hirn•hälf•te *f anat.* cerebral hemisphere, hemisphere, telencephalic hemisphere.
Groß•hirn•he•mi•sphä•re *f* → Großhirnhälfte.
Groß•hirn•man•tel *m* → Großhirnrinde.
Groß•hirn•me•ta•sta•se *f patho.* cerebral metastasis [mə'tæstəsɪs].
Groß•hirn•rin•de *f anat.* cerebral cortex, cortex, pallium.
Groß•hirn•ve•nen *pl anat.* cerebral veins.
Groß•hirn•win•dun•gen *pl anat.* convolutions of cerebrum, gyri of cerebrum.
groß•kno•tig *adj patho.* macronodular.
Groß•ze•he *f anat.* hallux, big toe, great toe.
Groß•ze•hen•re•flex *m neuro.* Babinski's toe sign, great-toe reflex, toe phenomenon [fɪ'nɑmə,nɑn].
Grover: Grover-Krankheit *f* Grover's disease, persistent acantholytic dermatosis.
Gru•ben•kopf•band•wurm *m micro.* broad fish tapeworm, Swiss tapeworm, Diphyllobothrium latum, Taenia lata.
Gru•ben•wurm *m micro.* Old World hookworm, Ancylostoma duodenale.
Gruber-Widal: Gruber-Widal-Reaktion *f immun.* Gruber's test/reaction, Gruber-Widal test.
Grün•blind•heit *f ophthal.* green blindness, deuteranopia, deuteranopsia.
Grund *m* 1. ground, soil; bottom, basis; *anat.* fundus, floor, basis, bottom; (*Ulcus*) floor. 2. *fig.* basis, foundation; (*Ursache*) reason, cause, ground(s *pl*). **etw. auf den Grund kommen** get at sth. **auf Grund von** on the basis of. **aus diesem Grund** for this reason, therefore. **aus gesundheitlichen/medizinischen Gründen** on medical grounds, for medical/health reasons. **aus persönlichen Gründen** for personal reasons. **ohne Grund** for no reason.
Grund•be•stand•teil *m* primary ingredient, primary component; *pharm.* base.
Grund•bün•del *pl anat.* proper fasciculi, fundamental columns.
Grund•la•gen•for•schung *f* fundamental research, basic research.
Grund•lei•den *nt patho., clin.* primary disease.
gründ•lich **I** *adj* thorough, painstaking; (*sorgfältig*) careful; (*Untersuchung*) thorough, close; (*Kenntnisse*) intimate. **II** *adv* thoroughly, carefully, properly.
Grund•pha•lanx *f anat.* proximal phalanx.
Grund•stoff•wech•sel *m physiol.* basal metabolism [mə'tæbəlɪzəm].
Grund•sub•stanz *f histol.* matrix, ground substance, intercellular substance, interstitial substance.
Grund•um•satz *m physiol.* basal metabolic rate, basal metabolism [mə'tæbəlɪzəm].
Grün•holz•frak•tur *f ortho.* greenstick fracture, hickory-stick fracture, willow fracture.
Grün•schwä•che *f ophthal.* green blindness, deuteranomaly.
Grün•se•hen *nt ophthal.* green vision, chloropsia, chloropia.
Grup•pe *f* group; (*von Personen*) group, team; *chem.* group, radical; (*a. bio.*) class; category, division, group.
Grup•pen•ag•glu•ti•na•ti•on *f immun.* group agglutination, group reaction.
Grup•pen•ana•ly•se *f psychia.* group analysis [ə'næləsɪs].
Grup•pen•an•ti•gen *nt immun.* group antigen.
grup•pen•re•ak•tiv *adj immun.* group-reactive.
grup•pen•spe•zi•fisch *adj immun., socio.* group-specific.
Grup•pen•the•ra•pie *f psychia.* group treatment, group therapy.
Grup•pen•trans•lo•ka•ti•on *f genet.* group translocation.
Grütz•beu•tel *m patho.* epidermoid, wen, atheromatous cyst, epidermal cyst, epithelial cyst, sebaceous cyst.
Grynfeltt: Grynfeltt-Hernie *f chir.* Grynfeltt's hernia.
Gry•po•sis *f patho.* gryposis, gryphosis.
Gua•jak *nt* guaiac, guaiac gum.
Gua•jak•pro•be *f lab.* guaiac test, Almén's test for blood.
Gubler: Gubler-Lähmung *f neuro.* Gubler's paralysis/syndrome.
Gubler-Linie *f neuro.* Gubler's line.
Gubler-Tumor *m neuro.* Gubler's sign, Gubler's tumor.
Guillain-Barré: Guillain-Barré-Syndrom *nt neuro.* Guillain-Barré syndrome, acute postinfectious polyneuropathy, acute febrile polyneuritis, polyradiculoneuropathy.
Guillen: Aufnahme nach Guillen *f radiol.* Guillen's view.
Gullstrand: Gullstrand-Formel *f ophthal.* Gullstrand's formula.
Gum•ma *nt* (*syphiliticum*) *patho.* gumma, gummatous syphilid, luetic granuloma.
gum•ma•tös *adj patho.* gummatous, gummy.
Gum•mi•becken [k•k] *nt patho.* caoutchouc pelvis, rubber pelvis.
Gum•mi•hand•schuh *m* rubber glove, surgical glove.
Gum•mi•kno•ten *m* → Gumma.

gum•mös *adj* gummatous, gummy.
Gumprecht: Gumprecht-Kernschatten *pl hema.* Gumprecht's shadows, smudge cells.
Gunn: Gunn-Zeichen *nt patho.* **1.** Gunn's sign, Marcus Gunn phenomenon [fɪˈnɑmə-ˌnɑn], jaw-winking phenomenon. **2.** Gunn's sign, Marcus Gunn's sign, Gunn's crossing sign.
Günther: Günther-Krankheit *f patho.* Günther's disease, congenital erythropoietic porphyria.
Gurt *m* **1.** belt, safety belt, strap. **2.** *ortho.* harness, belt.
Gür•tel•ge•fühl *nt neuro.* zonesthesia, girdle sensation.
Gür•tel•pla•zen•ta *f gyn.* annular placenta, zonular placenta.
Gür•tel•ro•se *f neuro.* acute posterior ganglionitis, shingles *pl*, zona, zoster, herpes zoster.
gu•sta•to•risch *adj* gustatory, gustative.
Gut•ach•ten *nt* expert opinion (*über* on), report, survey; (*Bescheinigung*) certificate, testimonial. **medizinisches Gutachten** medical certificate.
Gut•ach•ter *m* consultant; expert (*in* at, in; *auf dem Gebiet* on).
Gut•ach•te•rin *f* consultant; expert (*in* at, in; *auf dem Gebiet* on).
gut•ar•tig *adj* (*Tumor*) benign, benignant, non-malignant.
Gut•ar•tig•keit *f patho.* benign nature, benignancy, benignity.

Guthrie: Guthrie-Hemmtest *m patho.* Guthrie test.
Guyon: Guyon-Loge *f anat.* Guyon's canal. **Unterschenkelamputation nach Guyon** *f ortho.* Guyon's amputation, Guyon's operation.
GvH-Reaktion *f immun.* graft-versus-host reaction, graft-versus-host disease.
gy•nä•ko•id *adj* gynecoid.
Gy•nä•ko•lo•ge *m* gynecologist.
Gy•nä•ko•lo•gie *f* gynecology [ˌgaɪnɪ-ˈkɑlədʒɪ].
Gy•nä•ko•lo•gin *f* gynecologist.
gy•nä•ko•lo•gisch *adj* gynecologic, gynecological.
Gy•nä•ko•ma•stie *f urol.* gynecomastia, gynecomasty.
Gy•nä•ko•pa•thie *f* gynecopathy.
Gyn•atre•sie *f gyn.* gynatresia.
Gy•no•pa•thie *f gyn.* gynopathy.
Gy•no•pla•stik *f gyn.* gynoplasty, gyneplasty, gynoplastics *pl*.
Gy•ra•se•hem•mer *m pharm.* gyrase inhibitor.
Gyr•ek•to•mie *f neurochir.* gyrectomy.
Gy•ro•spas•mus *m neuro.* gyrospasm.
Gy•rus *m* [S.U. GYRUS]
G-Zellen *pl histol.* G cells.
G-Zell-Tumor *m patho.* (*Pankreas*) G cell tumor.

H

Haab: **Haab-Reflex** *m ophthal.* Haab's reflex, cerebral cortex reflex, corticopupillary reflex.
Haab-Dimmer: **Haab-Dimmer-Dystrophie** *f ophthal.* Biber-Haab-Dimmer dystrophy, lattice dystrophy (of cornea).
Haar *nt* hair; *anat.* pilus.
Haar•an•satz *m* hairline.
Haar•aus•fall *m derm.* hair loss, alopecia, baldness, effluvium, calvities [kæl'vɪʃɪ,iːz].
  anagen-dystrophischer Haarausfall alopecia of the immediate type, anagen-dystrophic alopecia.
  kreisrunder Haarausfall pelade, Celsus' area, Jonston's arc.
  Haarausfall vom männlichen Typ male pattern alopecia, male-pattern baldness.
  telogener Haarausfall alopecia of the late type, telogen alopecia, telogen hair loss.
Haar•balg *m anat.* hair follicle.
Haar•balg•mil•be *f micro.* hair follicle mite, Demodex folliculorum.
Haar•ball *m patho.* hairball, trichobezoar.
Haar•bruch *m ortho.* hair-line fracture, capillary fracture, crack, infraction.
Haar•bü•schel *nt* tuft (of hair).
Haar•far•be *f* color of hair, hair color.
Haar•fol•li•kel *m anat.* hair follicle.
Haar•fol•li•kel•ent•zün•dung *f derm.* folliculitis, sycosis.
Haar•knöt•chen•krank•heit *f derm.* piedra, knotted hair, trichonodosis.
haar•los *adj* **1.** hairless, atrichous; *(kahl)* bald. **2.** *anat., patho.* glabrous, glabrate.
Haar•lo•sig•keit *f derm.* hairlessness, baldness, alopecia, atrichia.
Haar•mal *nt derm.* hairy mole, hairy nevus.
Haar•nä•vus *m derm.* hairy mole, hairy nevus.
Haar•re•zep•tor *m physiol.* hair receptor.
Haar•ver•pflan•zung *f derm.* hair transplant.
Haar•wur•zel•atro•phie *f derm.* trichatrophia.
Haar•zel•le *f* **1.** *hema.* hairy cell, tricholeukocyte. **2.** *histol.* hair cell.
Haar•zel•len•leuk•ämie *f hema.* leukemic reticuloendotheliosis, hairy cell leukemia.
Haar•zun•ge *f HNO* hairy tongue, trichoglossia, glossotrichia. **schwarze Haarzunge** black hairy tongue, melanoglossia, glossophytia.
Haase: **Haase-Regel** *f gyn.* Haase's rule.
Ha•bit *nt/m psycho.* habit.
ha•bi•tu•al *adj* habitual; recurrent.
Ha•bi•tua•ti•on *f psycho., pharm.* habituation.
ha•bi•tu•ell *adj* habitual; recurrent.
Ha•bi•tus *m* **1.** habitus, appearance. **2.** *gyn.* habitus.
Hacken•fuß [к•к] *m ortho.* talipes calcaneus, pes calcaneus.
Hacken•hohl•fuß [к•к] *m ortho.* talipes calcaneocavus, pes calcaneocavus.
Haem•an•gio•ma *nt patho.* hemangioma, hemartoma.
Haemangioma capillare arterial hemangioma, capillary hemangioma.
Haemangioma planotuberosum strawberry nevus, strawberry hemangioma.
Haemangioma simplex 1. → Haemangioma capillare. **2.** → Haemangioma planotuberosum.
Haemangioma tuberonodosum cavernoma, cavernous hemangioma, erectile tumor, strawberry nevus.
Hae•mo•phi•lia *f* → Hämophilie.
Hae•mo•phi•lus *m micro.* Haemophilus, Hemophilus.
Haemophilus aegypti(c)us Koch-Week's bacillus, Weeks' bacillus, Haemophilus aegyptius.
Haemophilus ducreyi Ducrey's bacillus, Haemophilus ducreyi.
Haemophilus influenzae Pfeiffer's bacillus, influenza bacillus, Haemophilus influenzae.
Haemophilus-influenzae-Meningitis *f neuro.* Haemophilus influenzae meningitis.
Haemophilus-influenza-Pneumonie *f pulmo.* influenza pneumonia, influenzal pneumonia [n(j)uː'məʊnɪə].
Hafer•zell•kar•zi•nom *nt patho.* oat cell carcinoma, small cell carcinoma.
Ha•gel•korn *nt ophthal.* meibomian cyst, tarsal cyst, chalazion.
Hageman: **Hageman-Faktor** *m hema.* factor XII, Hageman factor.
Hageman-Syndrom *nt hema.* Hageman factor deficiency, factor XII deficiency.
H-Agglutinin *nt immun.* flagellar agglutinin.

Haglund: Haglund-Ferse *f ortho.* Haglund's deformity, Haglund's disease.
Haglund-Syndrom *nt ortho.* **1.** calcaneal apophysitis, calcaneoapophysitis, calcaneal osteochondrosis, apophysitis. **2.** → Haglund-Ferse.
Hailey-Hailey: Hailey-Hailey-Krankheit *f derm.* Hailey-Hailey disease, benign familial pemphigus.
Ha•ken *m chir.* hook; retractor.
  scharfer Haken sharp hook.
  stumpfer Haken blunt hook.
Ha•ken•wurm *m micro.* **1.** hookworm, ancylostome. **2.** (**europäischer Hakenwurm**) Old World hookworm, Ancylostoma duodenale.
Ha•ken•wurm•be•fall *m epidem.* hookworm disease, miner's disease, ancylostomiasis.
Ha•ken•wurm•in•fek•ti•on *f* → Hakenwurmbefall.
Ha•ken•zan•ge *f chir.* hook forceps.
Halb•an•ti•gen *nt immun.* half-antigen, hapten, haptene.
Halberstädter-Prowazek: Halberstädter-Prowazek-Einschlußkörperchen *pl ophthal.* Halberstaedter-Prowazek bodies, Prowazek's bodies, trachoma bodies.
Halb•sei•ten•blind•heit *f ophthal.* hemianopia, hemianopsia.
Halb•sei•ten•kon•trak•ti•on *f card.* hemisystole.
Halb•sei•ten•kopf•schmerz *m neuro.* unilateral headache, hemicephalalgia, hemicrania.
Halb•sei•ten•krampf *m neuro.* hemispasm.
Halb•sei•ten•läh•mung *f neuro.* hemiplegia, hemiparalysis.
Halb•sei•ten•lä•si•on *f neuro.* unilateral lesion, hemilesion.
Halb•sei•ten•schmerz *m neuro.* hemialgia.
Halb•sei•ten•schwä•che *f neuro.* hemiparesis, hemiamyosthenia.
Halb•sei•ten•syn•drom *nt patho.* hemisyndrome.
halb•sei•tig *adj* hemilateral, one-sided, unilateral.
Halb•werts•zeit *f* → Halbwertzeit.
Halb•wert•zeit *f pharm.* half-time, *phys.* mean life, half-life.
  biologische Halbwertzeit biological half-life.
  effektive Halbwertzeit effective half-life.
Halb•wir•bel *m ortho.* hemivertebra.
Ha•li•ste•re•se *f patho.* halisteresis, halosteresis.
Ha•li•to•se *f* halitosis, ozostomia, bad breath.
Hallermann-Streiff: Hallermann-Streiff-Syndrom *nt patho.* Hallermann-Streiff-Francois syndrome, mandibulo-oculofacial dysmorphia.
Hallervorden-Spatz: Hallervorden-Spatz-Erkrankung *f neuro.* Hallervorden-Spatz syndrome, Hallervorden syndrome.
Hallopeau: Hallopeau-Eiterflechte *f derm.* Hallopeau's disease, Hallopeau's acrodermatitis.
Hal•lux *m anat.* big toe, great toe, hallux, hallex.
  Hallux dolorosus painful toe.
  Hallux rigidus stiff toe.
  Hallux valgus hallux valgus.
Hal•lu•zi•na•ti•on *f neuro., psychia.* hallucination, vision.
  akustische Halluzination acoustic hallucination, auditory hallucination.
  gustatorische Halluzination gustatory hallucination.
  kinästhetische Halluzination kinesthetic hallucination.
  olfaktorische Halluzination hallucination of smell, olfactory hallucination.
  somatische Halluzination somatic hallucination.
  taktile Halluzination haptic hallucination, tactile hallucination.
  visuelle Halluzination visual hallucination, pseudopsia.
hal•lu•zi•nie•ren *vt, vi* hallucinate.
Hal•lu•zi•no•gen *nt pharm.* hallucinogen, hallucinogenic.
hal•lu•zi•no•gen *adj pharm.* hallucinogenetic, hallucinogenic.
Hal•lu•zi•no•se *f psychia.* hallucinosis.
Ha•lo *m phys., patho.* halo.
  Halo glaucomatosus *ophthal.* glaucomatous halo, glaucomatous ring, halo symptom.
  Halo senilis *ophthal.* senile halo.
Halo-Becken-Extension *f ortho.* halo-pelvic traction.
Ha•lo•der•mie *f derm.* halodermia.
Halo-Extension *f ortho.* halo traction, halo immobilization.
Ha•lo•gen•ak•ne *f derm.* halogen acne.
Ha•lo•me•trie *f* **1.** *hema.* halometry. **2.** *ophthal.* halometry.
Ha•lo•nae•vus *m derm.* Sutton's disease, Sutton's nevus, halo nevus.
Ha•lo•se•hen *nt ophthal.* rainbow vision, halo vision.
Ha•lo•than *nt anes.* bromochlorotrifluoroethane, halothane.
Ha•lo•than•he•pa•ti•tis *f patho.* halothane hepatitis.
Ha•lo•zei•chen *nt radiol.* halo sign.
Hals *m anat.* neck, cervix, collum; (*Kehle*) throat.
Hals•ar•te•rie *f anat.* carotid, common carotid artery.
Hals•aus•räu•mung *f HNO* neck dissection.
Hals•di•ver•ti•kel *nt patho.* cervical diverticulum.
Hals•ent•zün•dung *f HNO* sore throat, angor, angina.
Hals•fi•stel *f patho.* cervical fistula.
Hals•frak•tur *f des Radiusköpfchens ortho.* radial neck fracture.
Hals•ka•nal *m der Zervix gyn.* endocervix.
Hals•lymph•kno•ten *pl anat.* cervical

Halsmuskeln

lymph nodes.
Hals•mus•keln *pl anat.* cervical muscles, neck muscles.
Hals•mus•kel•krampf *m neuro.* trachelismus, trachelism ['treɪkəlɪzəm].
Hals•mus•ku•la•tur *f anat.* neck muscles *pl*, cervical muscles *pl*.
Hals-Nasen-Ohrenheilkunde *f* ear, nose and throat, otorhinolaryngology [ˌəʊtə-ˌraɪnəʊlærɪn'ɡɒlədʒɪ].
Hals•ner•ven *pl anat.* cervical nerves, cervical spinal nerves.
Hals•or•ga•ne *pl anat.* neck organs.
Hals•ple•xus *m anat.* cervical plexus.
Hals•re•flex *m physiol.* neck reflex.
Hals•rip•pe *f ortho.* cervical rib.
Hals•schlag•ader *f anat.* carotid, common carotid artery.
Hals•schmer•zen *pl* → Halsentzündung.
Halsted: Halsted-Naht *f chir.* Halsted's suture.
Halsted-Operation *f gyn.* Halsted's mastectomy, radical mastectomy [mæs'tektəmɪ].
Halsted-Ferguson: Herniotomie nach Halsted-Ferguson *f chir.* Halsted-Ferguson operation, Halsted's operation.
Hals•ve•nen•kol•laps *m card.* Friedreich's sign.
Hals•ver•let•zung *f ortho.* neck injury, neck trauma.
Hals•wir•bel *m anat.* cervical vertebra.
Hals•wir•bel•fu•si•on *f ortho.* cervical fusion.
Hals•wir•bel•säu•le *f anat.* cervical spine.
Hals•wir•bel•säu•len•frak•tur *f ortho.* cervical spine fracture.
Hals•wir•bel•säu•len•syn•drom *nt*, **posttraumatisches** *ortho.* post-traumatic neck syndrome, cervical tension syndrome.
Hals•wir•bel•säu•len•ver•let•zung *f ortho.* cervical spine injury, cervical spine trauma.
Hal•te•re•flex *m physiol.* postural reflex.
Hal•tung *f* **1.** (*Körperhaltung*) posture, bearing; (*Körperstellung*) position, posture; *chir.* position. **2.** (*Verhalten*) behavior, conduct, demeanor; (*Fassung*) composure, self-control; (*Einstellung*) attitude (*zu, gegenüber* to, towards). **Haltung bewahren** keep one's composure. **aufrechte Haltung** erect position, standing position, upright position.
Häm *nt hema.* heme.
Häm•ad•sorp•ti•on *f* hemadsorption.
Häm•ad•sorp•ti•ons•test *m* hemadsorption test, hemadsorption virus test.
Häm•ag•glu•ti•na•ti•on *f immun.* hemagglutination, hemoagglutination.
Hämagglutinations-Antikörper-Test *m immun.* hemagglutination antibody test.
Häm•ag•glu•ti•na•ti•ons•hemm•test *m immun.* hemagglutination-inhibition assay, hemagglutination-inhibition test.
häm•ag•glu•ti•nie•rend *adj immun.* hemagglutinative.
Häm•ag•glu•ti•nin *nt immun.* hemagglu-

tinin, hemoagglutinin.
Häman•gi•ek•ta•sie *f patho.* hemangiectasis, hemangiectasia.
Häm•an•gio•bla•stom *nt patho.* Lindau's tumor, hemangioblastoma.
Häm•an•gio•en•do•the•li•om *nt patho.* hemangioendothelioma, angioendothelioma.
Häm•an•gi•om *nt patho., derm.* hemangioma, hemartoma.
blastomatöses Hämangiom simple hemangioma, arterial hemangioma, capillary hemangioma, strawberry nevus.
kavernöses Hämangiom erectile tumor, cavernous hemangioma, cavernous angioma.
senile Hämangiome *pl* senile hemangiomas, ruby spots, cherry angiomas.
Häm•an•gio•ma•to•se *f patho.* hemangiomatosis.
Häm•an•gio•sar•kom *nt patho.* hemangiosarcoma, hemangioendotheliosarcoma, malignant hemangioendothelioma.
Häm•ar•thros *m ortho.* hemarthrosis, hemarthros.
Häm•ar•thro•se *f* → Hämarthros.
Ha•mar•tom *nt patho.* hamartoma.
Hamartome-Syndrom *nt*, **multiple** *patho.* Cowden's syndrome, multiple hamartoma syndrome.
Ha•mar•to•se *f patho.* hamartomatosis.
Häm•as•kos *m patho.* hemorrhagic ascites.
Hä•mat•eme•sis *f hema.* hematemesis, blood vomiting.
Hä•ma•tin *nt biochem.* hematin, oxyheme.
Hä•ma•tin•ämie *f hema.* hematinemia.
Hä•ma•tin•urie *f urol.* hematinuria.
Hä•ma•to•bi•lie *f patho.* hemobilia, hematobilia.
Hä•ma•to•che•zie *f patho.* hematochezia.
Hä•ma•to•dys•kra•sie *f hema.* hemodyscrasia, hematodyscrasia.
hä•ma•to•gen *adj patho.* blood-borne, hematogenous, hematogenic.
hä•ma•to•id *adj* hematoid.
Hä•ma•to•kol•po•me•tra *f gyn.* hematocolpometra.
Hä•ma•to•kol•pos *m gyn.* hematocolpos, hematokolpos, retained menstruation.
Hä•ma•to•krit *m hema.* hematocrit. **venöser Hämatokrit** packed-cell volume, venous hematocrit.
Hä•ma•to•krit•röhr•chen *nt hema.* hematocrit.
Hä•ma•to•lo•gie *f* hematology [ˌhiːmə-'tɒlədʒɪ], hemology [hɪ'mɒlədʒɪ].
Hä•ma•tom *nt patho.* hematoma, blood tumor; (*Haut*) black-and-blue mark.
epidurales Hämatom epidural hematoma, extradural hematoma.
extradurales Hämatom → epidurales Hämatom.
extrazerebrales Hämatom extracerebral hematoma.
intrakranielles Hämatom intracranial hematoma.
intramedulläres Hämatom intramedullary

Hämoglobin-C-Thalassämie

hematoma.
intrazerebrales Hämatom intracerebral hematoma.
Hä•ma•to•me•tra *f gyn.* hematometra, hemometra.
Hä•ma•to•me•tro•kol•pos *m gyn.* hematometrocolpos.
Hä•ma•to•mye•lie *f neuro.* hematomyelia, intramedullary hemorrhage ['hemərɪdʒ].
Hä•ma•to•mye•li•tis *f neuro.* hematomyelitis.
Hä•ma•to•mye•lo•gramm *nt hema.* myelogram.
Hä•ma•to•pel•vis *f urol.* hematonephrosis, hemonephrosis, pelvic hematoma.
Hä•ma•to•pe•nie *f hema.* hematopenia.
Hä•ma•to•pe•ri•kard *nt card.* hemopericardium, hematopericardium.
Hä•ma•to•pe•ri•to•ne•um *nt patho.* hemoperitoneum, hematoperitoneum.
Hä•ma•to•poe•se *f hema.* blood formation, hemopoiesis, hemapoiesis, hematopoiesis.
Hä•ma•to•poe•tin *nt* → Hämatopoietin.
Hä•ma•to•poie•se *f* → Hämatopoese.
Hä•ma•to•poie•tin *nt hema.* hemopoietin, erythropoietin, erythropoietic stimulating factor.
Hä•ma•to•por•phy•rin *nt biochem.* hemoporphyrin, hematoporphyrin.
Hä•ma•to•por•phy•rin•ämie *f patho.* hematoporphyrinemia.
Hä•ma•to•por•phy•rin•urie *f patho.* hematoporphyrinuria.
Hä•ma•tor•rha•chis *f neuro.* spinal apoplexy, hematorrhachis.
Hä•ma•tor•rhö *f patho.* hematorrhea, hemorrhea.
Hä•ma•to•sal•pinx *f gyn.* hematosalpinx, hemosalpinx.
hä•ma•to•sta•tisch *adj hema.* hematostatic, hemostatic.
Hä•ma•to•the•ra•pie *f clin.* hemotherapy, hematotherapy, hemotherapeutics *pl.*
Hä•ma•to•tho•rax *m patho.* hemothorax, hematothorax.
hä•ma•to•trop *adj* hemotropic, hematotropic.
Hä•ma•to•ze•le *f* **1.** *patho.* hematocele, hematocelia. **2.** *urol.* hematocele.
Hä•mat•urie *f urol.* hematuria, hematuresis, erythrocyturia.
makroskopische Hämaturie macroscopic hematuria, gross hematuria.
mikroskopische Hämaturie microscopic hematuria.
Hamburg-Wechsler: Hamburg-Wechsler-Intelligenztest *m* **für Erwachsene** *psycho.* Wechsler Adult Intelligence Scale.
Hamburg-Wechsler-Intelligenztest *m* **für Kinder** *psycho.* Wechsler Intelligence Scale for Children.
Hä•mi•glo•bin *nt hema.* methemoglobin, metahemoglobin.
Hamilton: Hamilton-Methode *f gyn.* Hamilton's method.

Hä•min *nt hema.* chlorohemin, hemin.
Hamman: Hamman-Syndrom *nt patho.* Hamman's syndrome, pneumomediastinum, mediastinal emphysema.
Hamman-Rich: Hamman-Rich-Syndrom *nt pulmo.* Hamman-Rich syndrome.
Ham•mer *m* **1.** *anat.* hammer, malleus. **2.** (*Perkussion*) percussor.
Hammer-Amboßgelenk *nt anat.* incudomalleolar articulation/joint.
Ham•mer•fin•ger *m ortho.* baseball finger, drop finger, mallet finger.
Ham•mer•griff *m anat.* manubrium of malleus.
Ham•mer•hals *m anat.* neck of malleus.
Ham•mer•kopf *m anat.* head of malleus.
häm•mern *vi (Herz)* pound, throb, hammer.
häm•mernd *adj (Schmerz)* throbbing, hammering, pounding.
Ham•mer•stiel *m anat.* handle of malleus.
Ham•mer•ze•he *f ortho.* hammer toe, mallet toe.
Hammond: Hammond-Syndrom *nt neuro.* Hammond's disease.
Hä•mo•ana•ly•se *f hema.* analysis/examination of blood [ə'næləsɪs], hemanalysis.
Hä•mo•bi•lie *f* hemobilia, hematobilia.
hä•mo•bla•stisch *adj hema.* hemocytoblastic, hemoblastic.
Hä•mo•chro•ma•to•se *f patho.* iron storage disease, bronze diabetes, hemochromatosis, hematochromatosis.
Hä•mo•dia•gno•stik *f hema.* hemodiagnosis.
Hä•mo•dia•ly•sa•tor *m clin.* hemodialyzer, artificial kidney.
Hä•mo•dia•ly•se *f clin.* hemodialysis, hematodialysis, extracorporeal dialysis [daɪ-'æləsɪs].
Hä•mo•di•lu•ti•on *f hema.* hemodilution.
hä•mo•dy•na•misch *adj physiol.* hemodynamic.
Hä•mo•fil•ter *m/nt clin.* hemofilter.
Hä•mo•fil•tra•ti•on *f clin.* hemofiltration.
Hä•mo•glo•bin *nt* blood pigment, hemoglobin.
desoxygeniertes Hämoglobin deoxyhemoglobin, reduced hemoglobin, deoxygenated hemoglobin.
fetales Hämoglobin fetal hemoglobin, hemoglobin F.
glykosyliertes Hämoglobin glycohemoglobin, glycosylated hemoglobin.
oxygeniertes Hämoglobin oxyhemoglobin, oxidized hemoglobin, oxygenated hemoglobin.
reduziertes Hämoglobin → desoxygeniertes Hämoglobin.
Hä•mo•glo•bin•ämie *f hema.* hemoglobinemia, hematospherinemia.
Hämoglobin-C-Krankheit *f hema.* hemoglobin C disease.
Hämoglobin-C-Thalassämie *f hema.*

Hämoglobin-E-Thalassämie

hemoglobin C-thalassemia, hemoglobin C-thalassemia disease.
Hämoglobin-E-Thalassämie *f hema.* hemoglobin E-thalassemia, hemoglobin E-thalassemia disease.
Hämoglobin-H-Krankheit *f hema.* hemoglobin H disease.
Hä•mo•glo•bi•no•pa•thie *f hema.* hemoglobinopathy, hemoglobin disease.
Hä•mo•glo•bin•prä•zi•pi•tat *nt urol.* hemoglobin precipitate, hemoglobin cast.
Hä•mo•glo•bin•quo•ti•ent *m hema.* globular value, color index, blood quotient.
Hä•mo•glo•bin•urie *f urol.* hemoglobinuria.
intermittierende Hämoglobinurie Harley's disease, intermittent hemoglobinuria.
paroxysmale nächtliche Hämoglobinurie Marchiafava-Micheli anemia, paroxysmal nocturnal hemoglobinuria.
hä•mo•glo•bin•urisch *adj urol.* hemoglobinuric.
Hä•mo•glo•bin•zy•lin•der *m urol.* hemoglobin precipitate, hemoglobin cast.
Hä•mo•gramm *nt hema.* hemogram.
Hä•mo•kol•pos *m gyn.* hematocolpos, hematokolpos, retained menstruation.
Hä•mo•kon•zen•tra•ti•on *f hema.* hemoconcentration.
Hä•mo•lith *m pathol.* hemolith, hematolith, hemic calculus.
Hä•mo•ly•sat *nt physiol., clin.* hemolysate.
Hä•mo•ly•se *f hema.* hemolysis [hɪ-ˈmɑləsɪs], hemocytolysis.
druckbedingte Hämolyse hemocytotripsis.
intraoperative Hämolyse intraoperative hemolysis.
intravaskuläre Hämolyse intravascular hemolysis.
kolloid-osmotische Hämolyse colloid osmotic hemolysis, osmotic hemolysis.
osmotische Hämolyse → kolloid-osmotische Hämolyse.
hä•mo•ly•sie•ren *vt, vi* hemolyze.
Hä•mo•ly•sin *nt hema.* hemolysin, erytholysin.
hä•mo•ly•tisch *adj* hemolytic, hematolytic.
Hä•mo•me•dia•sti•num *nt pulmo.* hemomediastinum, hematomediastinum.
Hä•mo•me•tra *f gyn.* hematometra, hemometra.
Hä•mo•pa•thie *f hema.* hemopathy [hɪ-ˈmɑpəθɪ], hematopathy [hiːməˈtɑpəθɪ].
Hä•mo•pa•tho•lo•gie *f hema.* hemopathology [ˌhiːməpəˈθɑlədʒɪ], hematopathology [ˌhemətəʊpəˈθɑlədʒɪ].
Hä•mo•pe•ri•kard *nt card.* hemopericardium, hematopericardium.
Hä•mo•pe•ri•to•ne•um *nt pathol.* hemoperitoneum, hematoperitoneum.
hä•mo•phil *adj hema.* hemophilic.
Hä•mo•phi•lie *f hema.* hemophilia, hematophilia.
Hämophilie A classical hemophilia, hemophilia A.
Hämophilie B Christmas disease, hemo-philia B, factor IX deficiency.
klassische Hämophilie → Hämophilie A.
Hä•mo•poe•se *f hema.* blood formation, hemopoiesis, hematopoiesis.
Hä•mo•poe•tin *nt* → Hämopoietin.
hä•mo•poe•tisch *adj hema.* hemopoietic, hematopoietic, hemopoiesic.
Hä•mo•po•ie•se *f* → Hämopoese.
Hä•mo•po•ie•tin *nt* hemopoietin, erythropoietic stimulating factor, erythropoietin.
Hä•mo•ptoe *f pulmo.* hemoptysis, hematorrhea, bronchial hemorrhage [ˈhemərɪdʒ].
Hä•mo•pty•se *f* → Hämoptoe.
Hä•mor•rha•gie *f patho.* hemorrhage [ˈhemərɪdʒ], bleeding, bleed.
hä•mor•rha•gisch *adj* hemorrhagic.
Hä•mor•rhoi•dal•ple•xus *m anat.* rectal venous plexus, hemorrhoidal plexus.
Hä•mor•rhoi•dal•pro•laps *m patho.* prolapsed hemorrhoids *pl*.
Hä•mor•rhoi•dal•throm•bo•se *f patho.* thrombosed hemorrhoids.
Hä•mor•rhoid•ek•to•mie *f chir.* hemorrhoidectomy.
Hä•mor•rhoi•den *pl patho.* hemorrhoids, piles.
äußere Hämorrhoiden external hemorrhoids.
innere Hämorrhoiden internal hemorrhoids.
intermediäre Hämorrhoiden mixed hemorrhoids, combined hemorrhoids.
prolabierte Hämorrhoiden prolapsed hemorrhoids.
Hä•mor•rhoi•den•ex•zi•si•on *f chir.* hemorrhoidectomy.
Hä•mor•rhoi•den•throm•bo•se *f patho.* hemorrhoidal thrombosis.
Hä•mor•rhoi•den•throm•bo•sie•rung *f patho.* hemorrhoidal thrombosis.
Hä•mo•sta•se *f hema.* hemostasis, hemostasia.
Hä•mo•sta•ti•kum *nt hema.* hematostatic, hemostatic, hemostyptic.
hä•mo•sta•tisch *adj hema.* hematostatic, hemostatic, hemostyptic.
Hä•mo•styp•ti•kum *nt* → Hämostatikum.
hä•mo•styp•tisch *adj* → hämostatisch.
Hä•mo•the•ra•pie *f clin.* hemotherapy, hematotherapy, hemotherapeutics *pl*.
Hä•mo•tho•rax *m* hemothorax, hematothorax, hemopleura.
hä•mo•to•xisch *adj hema.* hemotoxic, hematotoxic, hematoxic.
hä•mo•trop *adj* hemotropic, hematotropic.
Hä•mo•zyt *m hema.* hemocyte, hemacyte, hematocyte.
Hä•mo•zy•to•ly•se *f hema.* hematocytolysis, hemocytolysis, hemolysis [hɪˈmɑləsɪs], hematolysis.
Hancock: Hancock-Amputation *f ortho.* Hancock's amputation, Hancock's operation.
Hancock-Prothese *f HTG* Hancock valve.
Hand *f* hand.
Hand•chir•ur•gie *f chir.* hand surgery.

Hand•flä•che *f* flat of the hand, palm.
Hand-Fuß-Mund-Exanthem *nt derm.* hand-foot-and-mouth syndrome, hand-foot-and-mouth disease.
Hand-Fuß-Syndrom *nt hema.* sickle cell dactylitis, hand-and-foot syndrome.
Hand•ge•lenk *nt anat.* **1.** wrist, carpus. **2.** Handgelenke *pl* joints of hands.
Hand•ge•lenk•ar•thro•de•se *f ortho.* arthrodesis of the wrist.
Hand•ge•lenks•ex•ar•ti•ku•la•ti•on *f ortho.* wrist disarticulation; amputation at/through the wrist.
Hand•ge•lenks•frak•tur *f ortho.* wrist fracture, fractured wrist.
Hand•ge•lenks•ver•let•zung *f ortho.* wrist trauma, wrist injury.
Hand•ge•lenk•ver•stei•fung *f ortho.* arthrodesis of the wrist.
Hand•klo•nus *m neuro.* wrist clonus.
Hand•kno•chen *pl anat.* bones of the hand.
Hand•mus•kel•krampf *m neuro.* cheirospasm, chirospasm.
Hand•rücken [K•K] *m anat.* dorsum of hand, back of (the) hand.
Hand•rücken•fas•zie [K•K] *f anat.* dorsal fascia of hand.
Hand•schuh•an•äs•the•sie *f neuro.* gauntlet anesthesia [,ænəs'θiːʒə], glove anesthesia.
Hand•schuh•ver•band *m ortho.* gauntlet bandage.
Hand-Schüller-Christian: Hand-Schüller-Christian-Krankheit *f patho.* Hand-Schüller-Christian disease, Hand's disease, cholesterol lipoidosis.
Hand•tel•ler *m* → Handfläche.
Hand•tuch *nt* towel.
Hand•wasch•becken [K•K] *nt* handbasin.
Hand•wur•zel *f anat.* wrist, carpus.
Hand•wur•zel•ge•lenk *nt anat.* wrist, carpus.
Hand•wur•zel•ka•nal *m* → Handwurzeltunnel.
Hand•wur•zel•kno•chen *pl anat.* carpal bones, carpals.
Hand•wur•zel•lu•xa•tio•nen *pl ortho.* dislocations of the carpus.
Hand•wur•zel•tun•nel *m anat.* carpal canal, flexor canal, carpal tunnel.
Hand•wur•zel•ver•let•zung *f ortho.* wrist trauma, wrist injury.
Hän•ge•gips *m ortho.* hanging cast, hanging arm cast.
Hän•ge•gips•ver•band *m* → Hängegips.
Hanot: Hanot-Zirrhose *f patho.* Hanot's cirrhosis, biliary cirrhosis.
Hanot-Chauffard: Hanot-Chauffard-Syndrom *nt patho.* Hanot-Chauffard syndrome.
Hansen: Hansen-Bazillus *m micro.* Hansen's bacillus, leprosy bacillus, Mycobacterium leprae.
Hansen-Krankheit *f epidem.* Hansen's disease, leprosy, lepra.

Han•se•no•sis *f epidem.* Hansen's disease, leprosy, lepra.
H-Antigen *nt immun.* flagellar antigen, H antigen.
ha•plo•id *adj genet.* haploid.
Ha•ploi•die *f genet.* haploidy.
Hapl•opie *f ophthal.* single vision, haplopia.
Ha•plo•skop *nt ophthal.* haploscope.
Hap•ten *nt immun.* half-antigen, partial antigen, hapten.
Harada: Harada-Syndrom *nt ophthal.* Harada's syndrome, uveomeningitis.
Harlekin-Farbwechsel *m ped.* harlequin reaction, harlequin color change syndrome, harlequin fetus.
Har•le•kin•fe•tus *m ped.* **1.** harlequin fetus. **2.** harlequin reaction, harlequin color change syndrome, harlequin fetus.
Harley: Harley-Krankheit *f hema.* Harley's disease, intermittent hemoglobinuria.
Harn *m* urine.
Harn•aus•schei•dung *f physiol.* excretion of urine, diuresis.
Harn•bil•dung *f physiol.* uropoiesis.
Harn•bla•se *f anat.* bladder, urinary bladder.
Harn•bla•sen•an•hef•tung *f urol.* cystopexy, vesicofixation.
Harn•bla•sen•apla•sie *f embryo.* acystia.
Harn•bla•sen•ato•nie *f neuro.* bladder atony, atonic bladder.
Harn•bla•sen•atre•sie *f urol.* atretocystia.
Harn•bla•sen•atro•phie *f urol.* cystatrophia.
Harn•bla•sen•bil•har•zio•se *f epidem.* urinary schistosomiasis, genitourinary schistosomiasis, vesical schistosomiasis.
Harn•bla•sen•blu•tung *f urol.* cystorrhagia, cystirrhagia.
Harn•bla•sen•di•la•ta•ti•on *f urol.* cystectasy, cystectasia.
Harn•bla•sen•di•ver•ti•kel *nt urol.* bladder diverticulum.
Harn•bla•sen•drei•eck *nt anat.* Lieutaud's triangle, vesical triangle.
Harn•bla•sen•ent•fer•nung *f urol.* cystectomy.
Harn•bla•sen•ent•zün•dung *f urol.* bladder inflammation, cystitis.
Harn•bla•sen•er•wei•te•rung *f urol.* cystectasy, cystectasia.
Harn•bla•sen•fi•stel *f patho.* vesical fistula.
Harn•bla•sen•fun•dus *m* → Harnblasengrund.
Harn•bla•sen•grund *m anat.* fundus of urinary bladder, fundus of bladder.
Harn•bla•sen•hals *m anat.* neck of urinary bladder, bladder neck.
Harn•bla•sen•her•nie *f chir.* cystocele.
Harn•bla•sen•kar•zi•nom *nt urol.* bladder carcinoma, urinary bladder carcinoma.
Harn•bla•sen•ka•tarrh *m,* **akuter** *urol.* acute catarrhal cystitis.
Harn•bla•sen•ka•the•ter *m clin.* urinary catheter ['kæθɪtər].
Harn•bla•sen•kör•per *m anat.* body of

Harnblasenkrampf

(urinary) bladder.
Harn•bla•sen•krampf *m neuro., urol.* cystospasm.
Harn•bla•sen•krebs *m urol.* bladder carcinoma, urinary bladder carcinoma.
Harn•bla•sen•läh•mung *f neuro.* cystoplegia, cystoparalysis.
Harn•bla•sen•naht *f urol.* cystorrhaphy.
Harn•bla•sen•neur•algie *f neuro.* cystoneuralgia, cystalgia.
Harn•bla•sen•pa•pil•lom *nt urol.* urinary bladder papilloma, bladder papilloma.
Harn•bla•sen•pla•stik *f urol.* cystoplasty.
Harn•bla•sen•schleim•haut *f anat.* mucosa of bladder, mucous membrane of urinary bladder.
Harn•bla•sen•schmerz *m urol.* cystalgia, cystodynia.
Harn•bla•sen•schnitt *m urol.* vesicotomy, cystotomy [sɪs'tɑtəmɪ].
Harn•bla•sen•spie•ge•lung *f urol.* cystoscopy [sɪs'tɑskəpɪ].
Harn•bla•sen•spit•ze *f anat.* vertex of urinary bladder, vortex of urinary bladder.
Harn•bla•sen•stein *m urol.* bladder calculus, vesical calculus.
Harn•bla•sen•ve•nen *pl anat.* vesical veins.
Harn•bla•sen•ver•let•zung *f urol.* bladder trauma, bladder injury.
Harn•bla•sen•vor•fall *m urol.* cystocele.
Harn•drang *m urol.* uresiesthesis, uriesthesis. **schmerzhafter Harndrang** tenesmus, vesical tenesmus.
Har•nen *nt* urinating, urination, miction, micturition.
har•nen *vi* pass urine, pass water, micturate, urinate.
Harn•ent•lee•rung *f* → Harnen. **verlangsamte Harnentleerung** *urol.* slow micturition, bradyuria.
Harn•fie•ber *nt patho.* urinary fever, urethral fever, catheter fever ['kæθɪtər].
Harn•fi•stel *f patho., urol.* urinary fistula.
Harn•grieß *m urol.* gravel.
Harn•in•kon•ti•nenz *f urol.* urinary incontinence.
intermittierende Harninkontinenz intermittent incontinence.
paradoxe Harninkontinenz overflow incontinence, paradoxical incontinence.
passive Harnkontinenz passive incontinence.
Harn•kon•kre•ment *nt urol.* urinary calculus, urolith.
Harn•kul•tur *f micro.* urine culture.
Harn•las•sen *nt* → Harnen.
Harn•lei•ter *m anat.* ureter.
Harnleiter-Blasen-Fistel *f patho.* ureterovesical fistula.
Harn•lei•ter•blu•tung *f urol.* ureterorrhagia.
Harn•lei•ter•di•ver•ti•kel *nt urol.* ureteral diverticulum.
Harn•lei•ter•ent•zün•dung *f urol.* ureteritis.

Harn•lei•ter•fi•stel *f* 1. *urol.* ureterostoma. 2. *patho.* ureterostoma, ureteral fistula.
Harn•lei•ter•ko•lik *f urol.* ureteral colic.
Harn•lei•ter•läh•mung *f urol.* ureterolysis.
Harn•lei•ter•naht *f urol.* ureterorrhaphy.
Harn•lei•ter•neur•al•gie *f neuro.* ureteralgia.
Harn•lei•ter•ob•struk•ti•on *f urol.* ureteral obstruction.
Harn•lei•ter•pla•stik *f urol.* ureteroplasty.
Harn•lei•ter•re•flex *m physiol.* ureteral reflex.
Harnleiter-Rektum-Fistel *f patho.* ureterorectal fistula.
Harn•lei•ter•re•sek•ti•on *f urol.* ureterectomy.
Harnleiter-Scheiden-Fistel *f patho.* ureterovaginal fistula.
Harn•lei•ter•schmerz *m* → Harnleiterneuralgie.
Harn•lei•ter•stein *m urol.* ureterolith.
Harn•lei•ter•ste•no•se *f urol.* ureterostenosis, ureterostegnosis, ureterostenoma.
Harn•lei•ter•ver•en•gung *f urol.* ureterostenosis, ureterostegnosis, ureterostenoma.
Harn•lei•ter•ver•let•zung *f urol.* ureteral injury, ureteral trauma.
Harn•re•ten•ti•on *f* → Harnverhalt.
Harn•röh•re *f anat.* urethra.
Harn•röh•ren•ab•szeß *m urol.* urethral abscess.
Harn•röh•ren•atre•sie *f urol.* atreturethria, urethratresia.
Harn•röh•ren•aus•fluß *m urol.* urethrorrhea, gleet.
Harn•röh•ren•blu•tung *f* urethrorrhagia, urethremorrhagia.
Harn•röh•ren•di•ver•ti•kel *nt urol.* urethrocele.
Harn•röh•ren•en•ge *f anat.* isthmus of urethra.
Harn•röh•ren•ent•zün•dung *f urol.* urethritis.
Harn•röh•ren•isth•mus *m anat.* isthmus of urethra.
Harn•röh•ren•klap•pe *f urol.* urethral valve.
Harn•röh•ren•krampf *m urol.* urethrism ['jʊərəθrɪzəm], urethrospasm.
Harn•röh•ren•naht *f urol.* urethrorrhaphy.
Harn•röh•ren•pla•stik *f urol* urethroplasty.
Harn•röh•ren•pro•laps *m gyn.* urethrocele.
Harn•röh•ren•re•sek•ti•on *f urol.* urethrectomy.
Harn•röh•ren•schmerz *m* urethralgia, urethrodynia.
Harn•röh•ren•schwell•kör•per *m anat.* spongy body of (male) urethra, bulbar colliculus.
Harn•röh•ren•schwel•lung *f urol.* urethrophyma.
Harn•röh•ren•spal•te *f urol.* penischisis [pɪ'nɪskəsɪs].
obere Harnröhrenspalte epispadias, epispadia.

seitliche Harnröhrenspalte paraspadias, paraspadia.
untere Harnröhrenspalte hypospadias, hypospadia.
Harn•röh•ren•spas•mus *m urol.* urethrism ['jʊərəθrɪzəm], urethrospasm.
Harn•röh•ren•sphink•ter *m anat.* sphincter muscle of urethra.
Harn•röh•ren•spie•ge•lung *f urol.* urethroscopy [ˌjʊərɪ'θrɑskəpɪ].
Harn•röh•ren•stein *m urol.* urethral calculus.
Harn•röh•ren•ste•no•se *f urol.* urethrostenosis.
Harn•röh•ren•strik•tur *f urol.* urethral stricture, ankylurethria.
Harn•röh•ren•tu•mor *m urol.* urethrophyma.
Harn•röh•ren•ver•let•zung *f urol.* urethral injury, urethral trauma.
Harn•säu•re *f biochem.* lithic acid, uric acid.
Harn•säu•re•de•pot *nt patho.* uric acid depot.
Harn•säu•re•in•farkt *m patho.* uric acid infarct.
Harn•säu•re•stein *m urol.* uric acid calculus.
Harn•se•di•ment *nt urol.* urine sediment.
Harn•sper•re *f urol.* ischuria.
Harn•stau•ung *f* → Harnverhalt.
Harn•stau•ungs•nie•re *f urol.* uronephrosis, hydronephrosis.
Harn•stein *m urol.* urolith, urinary calculus.
Harn•stoff *m biochem.* urea, carbamide.
Harn•stoff•stick•stoff *m physiol.* urea nitrogen.
Harn•stoff•syn•the•se *f biochem.* urea synthesis.
Harn•stoff•zy•klus *m biochem.* Krebs-Henseleit cycle, urea cycle.
Harn•ver•gif•tung *f patho.* uremia, urinemia.
Harn•ver•halt *m urol.* urinary retention, uroschesis, anuresis, ischuria.
Harn•ver•hal•tung *f* → Harnverhalt.
Harn•vo•lu•men *nt physiol.* urinary output.
Harn•wegs•er•kran•kung *f urol.* uropathy [jə'rɑpəθɪ].
Harn•wegs•in•fekt *m urol.* urinary tract infection.
Harn•wegs•in•fek•ti•on *f urol.* urinary tract infection.
Harn•wegs•ob•struk•ti•on *f urol.* urinary tract obstruction, obstructive uropathy [jə-'rɑpəθɪ].
Harn•zwang *m* (**schmerzhafter**) *urol.* stranguria, strangury.
Harn•zy•lin•der *m urol.* urinary cast, renal cast, tubular cast, cast.
Harn•zy•ste *f patho.* urinary cyst.
Harris: **Harris-Linien** *pl radiol.* Harris' lines.
hart *adj* **1.** hard; (*fest*) solid, compact; (*Wasser*) hard; (*Schlag*) hard; (*Haut*) sclerotic, scleroid. **2.** (*Droge*) hard; (*Arbeit*) hard, tough; (*Maßnahmen*) tough; *phys.* (*Strahlen*) hard.
Här•te *f* **1.** hardness, firmness; (*Festigkeit*) solidity, solidness, compactness; (*Wasser*) hardness; (*Härtegrad*) degree/grade of hardness. **2.** (*Droge*) hardness; (*Arbeit*) hardness, toughness; (*Maßnahmen*) toughness; *phys.* (*Strahlen*) hardness.
Hartmann: **Hartmann-Operation** *f chir.* Hartmann's colostomy [kəʊ'lɑstəmɪ], Hartmann's operation.
Hartnup: **Hartnup-Syndrom** *nt patho.* Hartnup syndrome.
Ha•sen•au•ge *nt ophthal.* lagophthalmos, lagophthalmus.
Ha•sen•schar•te *f embryo.* cleft lip, harelip, cheiloschisis [kaɪ'lɑskəsɪs].
Hashimoto: **Hashimoto-Thyreoiditis** *f patho.* Hashimoto's disease/thyroiditis, autoimmune thyroiditis.
Hatchcock: **Hatchcock-Zeichen** *nt HNO* Hatchcock's sign.
Haudek: **Haudek-Nische** *f radiol.* Haudek's niche, niche sign.
häu•fig I *adj* frequent; (*weit verbreitet*) widespread, common; (*zahlreich*) numerous. **II** *adv* frequently, often.
Häu•fig•keit *f* (*a. stat.*) frequency, incidence.
Häu•fung *f* accumulation, cumulation, aggregation. **familiäre Häufung** *epidem.* familial aggregation, familial clustering.
Haupt•be•stand•teil *m* major component, primary ingredient; *pharm.* base.
Haupt•bron•chus *m anat.* primary bronchus, main bronchus, principal bronchus.
Haupt•gal•len•gang *m anat.* choledochus, choledochal duct, common bile duct.
Haupt•sym•ptom *nt clin.* cardinal symptom, chief complaint.
Haupt•zel•len *pl* (*Magen*) zymogenic cells, peptic cells.
Haus•apo•the•ke *f* medicine chest.
Haus•be•hand•lung *f* domiciliary treatment.
Haus•be•such *m* domiciliary visit, home visit.
Haus•me•di•zin *f* folk medicine.
Haus•mil•be *f micro.* food mite, Glycyphagus domesticus.
Haus•staub•mil•be *f micro.* house dust mite.
Haut *f* **1.** *anat.* skin, cutis, derma. **2.** *histol.* coat, tunic, membrane. **3.** (*Belag*) film, skin, coat, layer. **äußere Haut** skin, common integument.
Haut•ab•schür•fung *f derm.* excoriation, abrasion.
Haut•amy•loi•do•se *f patho.* cutaneous amyloidosis.
Haut•arzt *m* dermatologist.
Haut•ärz•tin *f* dermatologist.
Haut•ast *m anat.* cutaneous branch.
Haut•atro•phie *f derm.* atrophy of the skin ['ætrəfɪ], atrophoderma. **senile Hautatrophie** senile atrophy of skin, senile atropho-

Hautausschlag 582

derma.
Haut•aus•schlag *m derm.* skin eruption, skin rash, rash, exanthem.
Haut•bak•te•ri•en *pl micro.* skin bacteria.
Haut•bank *f derm.* skin bank.
Haut•bi•op•sie *f derm.* skin biopsy.
Haut•bläs•chen *nt* blister, bleb, vesicle.
Haut•bla•se *f* bleb, blister.
Haut•blu•tung *f patho.* dermatorrhagia.
Haut•deckung [K•K] *f chir.* skin graft, skin grafting. **aufgeschobene/verzögerte Hautdeckung** delayed graft, delayed grafting.
Haut•de•fekt *m derm.* skin defect.
Haut•do•sis *f radiol.* skin dose.
Haut•durch•blu•tung *f physiol.* skin perfusion.
Haut•ein•blu•tung *f patho.* dermatorrhagia.
Haut•ein•zie•hung *f patho.* skin retraction.
Haut•ela•sto•se *f derm.* elastosis.
Haut•em•phy•sem *nt patho.* cutaneous emphysema, pneumoderma.
Haut•ent•zün•dung *f derm.* dermatitis, dermitis.
Haut•er•kran•kung *f derm.* skin disease, dermatopathy [,dərmə'tɑpəθɪ], dermopathy [dər'mɑpəθɪ], dermatosis.
Haut•ex•ten•si•on *f ortho.* skin traction.
Haut•fal•te *f* fold, crease, plica; wrinkle.
Haut•far•be *f* skin color, color; (*Gesicht*) complexion. **gesunde Hautfarbe** healthy coloring.
Haut•fur•chen *pl anat.* sulci of skin, skin furrows.
Haut•gang *m derm.* burrow.
Haut•ge•schwür *nt derm.* ulcer, skin ulcer.
Haut•grieß *m derm.* pearly tubercle, whitehead, milium.
Haut•in•seln *pl chir.* Reverdin graft, pinch graft.
Haut•in•zi•si•on *f chir.* skin incision.
Haut•jucken [K•K] *nt* itching, pruritus.
Haut•klam•mer *f chir.* skin staple.
Haut•krank•heit *f derm.* skin disease, dermatopathy [,dərmə'tɑpəθɪ], dermopathy [dər'mɑpəθɪ], dermatosis.
Haut•lap•pen *m chir.* skin flap, flap, skin graft.
freier Hautlappen free flap.
gestielter Hautlappen gauntlet flap, pedicle skin graft.
kombinierter Hautlappen composite flap, compound flap.
zweigestielter Hautlappen bipedicle flap, double pedicle flap.
Haut•lap•pen•pla•stik *f* → Hautplastik.
Haut•lei•den *nt* → Hautkrankheit.
Haut•leish•ma•nia•se *f* → Hautleishmaniose.
Haut•leish•ma•nid *nt epidem.* leishmanid.
Haut•leish•ma•nio•se *f epidem.* cutaneous leishmaniasis, Delhi sore, Old World leishmaniasis.
Haut•leish•ma•no•id *nt epidem.* leishmanid.
Haut•lei•sten *pl anat.* epidermal ridges, skin ridges, dermal ridges.
Haut•maul•wurf *m derm.* larva migrans, creeping disease.
Haut•milz•brand *m derm.* cutaneous anthrax.
Haut•mus•kel *m anat.* cutaneous muscle.
Haut•mus•kel•lap•pen *m chir.* musculocutaneous flap, myocutaneous flap.
Haut•naht *f chir.* skin suture, skin closure.
Haut•ne•kro•se *f derm.* cutaneous necrosis.
Haut•nerv *m anat.* cutaneous nerve.
Haut•pa•pil•len *pl anat.* dermal papillae, skin papillae.
Haut•pa•ra•sit *m* → Hautschmarotzer.
Haut•pfle•ge *f* skin care, care.
Haut•pla•stik *f chir.* dermatoplasty, dermoplasty, skin grafting.
autologe Hautplastik dermatoautoplasty.
heterologe Hautplastik dermatoheteroplasty.
homologe Hautplastik dermatoalloplasty, dermatohomoplasty.
Haut•re•ak•ti•on *f* **1.** *derm.* skin reaction, cutireaction, cutaneous reaction. **2.** *physiol.* skin reflex, skin-muscle reflex, skin response.
Haut•re•flex *m physiol.* skin reflex, skin response. **psychogalvanischer Hautreflex** psychogalvanic reaction/response, galvanic skin response.
Haut•re•zep•tor *m physiol.* cutaneous receptor, skin receptor.
Haut•rit•zung *f immun.* scarification.
Haut•rö•tung *f derm.* erythema.
Haut-Schleimhaut-Leishmaniase (Südamerikas) *f epidem.* American leishmaniasis, New World leishmaniasis, nasopharyngeal leishmaniasis, mucocutaneous leishmaniasis.
Haut•schma•rot•zer *m derm.* (*tierischer*) epizoon, dermatozoon; (*pflanzlicher*) epiphyte.
Haut•schmerz *m derm.* dermatalgia, dermalgia, dermatodynia.
Haut•schnitt *m chir.* skin incision.
Haut•schrift *f derm.* skin writing, dermatographism [dərmə'tɑgrəfɪzəm], dermographism [dər'mɑgrəfɪzəm].
Haut•schrun•den *pl* rhagades.
Haut•schup•pe *f* skin scale, epidermal scale.
Haut•schutz *m* skin protection, dermatophylaxis.
Haut•schwie•le *f derm.* callus, callosity, tyloma.
Haut•sen•si•bi•li•tät *f physiol.* skin sensation.
Haut•sin•nes•or•ga•ne *pl physiol.* cutaneous sensory organs.
Haut•spalt•li•ni•en *pl anat.* Langer's lines.
Haut•talg *m histol.* cutaneous sebum, sebum.
Haut•tem•pe•ra•tur *f clin.* skin temperature.
Haut•test *m immun.* skin test, cutaneous test, skin reaction.
Haut•test•über•emp•find•lich•keit *f*

immun. skin test hypersensitivity.
Haut•trans•plan•tat *nt chir.* skin graft.
  autologes Hauttransplantat autodermic graft, autoepidermic graft.
  freies Hauttransplantat free skin graft.
  heterologes Hauttransplantat heterodermic graft.
Haut•trans•plan•ta•ti•on *f chir.* skin grafting.
Haut•ve•ne *f anat.* cutaneous vein.
Haut•ver•fär•bung *f derm.* skin discoloration.
Haut•ver•hor•nung *f derm.* keratoderma, keratodermia.
Haut•wolf *m derm.* intertrigo, eczema intertrigo.
Haut•wun•de *f* skin wound, wound; sore.
Haut•zug *m ortho.* skin traction.
Haut•zy•ste *f derm.* cutaneous cyst, dermal cyst. **piläre Hautzyste** pilar cyst, hair follicle cyst, sebaceous cyst, wen.
Haverhill: Haverhill-Fieber *nt epidem.* Haverhill fever, rat-bite fever.
Haxthausen: polymorphe Lichtdermatose Haxthausen *f derm.* Hutchinson's syndrome, Hutchinson's disease, polymorphic light eruption.
H-Bande *f anat.* Hensen's line, H band, H disk.
HbC-Thalassämie *f hema.* hemoglobin C-thalassemia, hemoglobin C-thalassemia disease.
HbE-Thalassämie *f hema.* hemoglobin E-thalassemia, hemoglobin E-thalassemia disease.
HbH-Krankheit *f hema.* hemoglobin H disease.
HB$_s$-Antigen *nt* → Hepatitis B surface-Antigen.
HbS-Thalassämie *f hema.* sickle cell-thalassemia disease, microdrepanocytic anemia, microdrepanocytosis.
HB-Vakzine *f immun.* hepatitis B vaccine, HB vaccine.
Head: Head-Zonen *pl neuro.* Head's zones, zones of hyperalgesia.
Heb•am•me *f gyn.* midwife.
Heberden: Heberden-Knoten *pl ortho.* Heberden's nodosities, Heberden's nodes.
  Heberden-Polyarthrose *f ortho.* Heberden's rheumatism ['ruːmətɪzəm], Heberden's disease.
He•be•to•mie *f gyn.* pubiotomy.
Hebra: Hebra-Krankheit *f derm.* Hebra's prurigo, eczema margination, jock itch.
Heerfordt: Heerfordt-Syndrom *nt patho.* Heerfordt's syndrome, uveoparotid fever.
He•fe *f micro.* yeast.
He•fe•pilz *m micro.* yeast fungus, yeast-like fungus.
hef•tig *adj* (*Schlag*) heavy, violent; (*Verlangen*) intense, burning; (*Widerstand*) vehement; (*Schmerz*) severe, acute, sharp, bad, intense; (*Kopfschmerz*) splitting; (*Fieber*) intense; (*Atmen*) heavy.

Heft•pfla•ster *nt* band-aid, plaster, adhesive tape, tape.
Heft•pfla•ster•ex•ten•si•on *f ortho.* skin traction.
Heft•pfla•ster•ver•band *m* strapping, taping.
Hegar: Hegar-Stift *m gyn.* Hegar bougie/dilatator.
  Hegar-Zeichen *nt gyn.* Hegar's sign.
Hegglin: Hegglin-Syndrom *nt hema.* Hegglin's anomaly, May-Hegglin anomaly.
Heil•an•stalt *f* mental hospital, mental institution.
Heil•bad *nt* **1.** medicated bath. **2.** (*Kurort*) health spa.
Heil•bä•der•be•hand•lung *f* balneotherapy, balneotherapeutics *pl.*
heil•bar *adj* curable, medicable, treatable. **nicht heilbar** (*Krankheit*) incurable.
Heil•bar•keit *f* curability.
hei•len I *vt* (*Wunde*) heal; (*Krankheit*) cure; (*Kranke*) heal, cure. **II** *vi* (*Krankheit*) clear up; (*Wunde*) close, close up, heal up/over.
Heil•gym•nast *m* physical therapist, physiotherapeutist, physiotherapist.
Heil•gym•na•stik *f* physical therapy, physicotherapeutics *pl,* physiotherapy, physiatry.
Heil•kraut *nt pharm.* herb, medicinal herb, officinal.
Heil•mit•tel *nt* **1.** treatment, cure, remedy (*gegen* for). **2.** medicament, medication, medicine, remedy (*gegen* for, against).
Heil•pflan•ze *f* → Heilkraut.
Heil•quel•le *f* medicinal spring, well, water.
heil•sam *adj* healthful, healthy; wholesome, salutary, salubrious; beneficial (*für* to); (*Medikament*) effective, curative; (*Klima*) salutary.
Hei•lung *f* (*Wunde*) healing, closure; (*Fraktur*) healing, union; (*Krankheit*) cure, curing; (*Prozeß*) healing process, recovery; (*Verfahren*) treatment, therapy.
  komplette Heilung complete recovery, full recovery.
  Heilung per primam intentionem healing by first intention, primary healing, primary adhesion.
  Heilung per secundam intentionem healing by second intention, healing by granulation, secondary adhesion.
  vollständige Heilung → komplette Heilung.
Hei•lungs•pro•zeß *m patho.* healing process, recovery.
Heil•ver•fah•ren *nt* therapy, treatment, cure.
Heim-Kreysig: Heim-Kreysig-Zeichen *nt radiol.* Heim-Kreysig sign, Kreysig's sign.
Heimlich: Heimlich-Handgriff *m clin.* Heimlich maneuver.
Heine-Medin: Heine-Medin-Krankheit *f neuro.* Heine-Medin disease, anterior spinal paralysis [pəˈrælɪsɪs], acute anterior poliomyelitis.
Heinz-Ehrlich: Heinz-Ehrlich-Innenkörper *pl hema.* Ehrlich's inner bodies, Heinz bodies.

hei•ser *adj* hoarse, husky, thick, throaty, raucous.

heiß *adj* hot; (*glühend heiß*) burning hot, scorching, boiling hot.

Heiß•hun•ger *m psychia.* hyperorexia, bulimia. **Heißhunger der Schwangeren** *gyn.* citta, cissa, cittosis.

hel•fen *vi* 1. assist, aid, be of assistance (to sb.), help (*bei* in; *zu tun* to do). 2. help, be helpful, be useful, be of use, be active against, be of assistance (to sb.).

Hel•fer *m* helper, second, aid, auxiliary.

Hel•fe•rin *f* helper, second, aid, auxiliary.

He•lio•pa•thie *f patho.* heliopathy [hiːlɪ-ˈɑpəθɪ].

He•lio•sis *f patho.* heliosis, sunstroke, solar fever.

He•lio•the•ra•pie *f* heliotherapy, solar treatment.

He•li•um *nt chem.* helium.

He•lix *f anat., biochem.* helix.

Hel•ko•pla•stik *f chir.* helcoplasty.

Hel•ko•sis *f patho.* helcosis, elcosis.

hell *adj* 1. bright, light; (*klar*) clear, bright; (*Licht*) bright, intense, clear; (*Haar*) light, fair; (*Augen*) clear. 2. *fig.* (*Geräusch*) bright; (*Klang, Stimme*) clear, high, high-pitched; (*intelligent*) bright, clever, intelligent, brainy; (*Kopf*) clear; (*Gedanke*) lucid.

Hell•adap•ta•ti•on *f physiol.* light adaptation, photopic adaptation.

Hell-Dunkel-Adaptation *f physiol.* light-dark adaptation.

Heller: Heller-Kardiomyotonie *f chir.* Heller's operation, cardiomyotomy, cardiotomy.

Hellin: Hellin-Regel *f gyn.* Hellin's law, Hellin-Zeleny law.

hell•wach *adj* wide awake, wide-awake.

Hel•min•then *pl micro.* parasitic worms, helminths.

Hel•min•then•ab•szeß *m patho.* helminthic abscess.

Hel•min•then•be•fall *m* → Helminthiasis.

Hel•min•thia•sis *f patho.* helminthic disease, helminthiasis, helminthism [ˈhelmɪnθɪzəm].

He•lo•ma *nt derm.* heloma, clavus, corn.

He•lo•se *f derm.* corns *pl*, helosis.

He•lo•to•mie *f derm.* helotomy.

He•mer•al•opie *f ophthal.* night blindness, day sight, nyctalopia, nyctanopia.

He•mi•achro•ma•top•sie *f ophthal.* color hemianopsia, hemiachromatopsia, hemichromatopsia.

He•mi•al•gie *f neuro.* hemialgia.

He•mi•an•al•ge•sie *f neuro.* hemianalgesia.

He•mi•an•äs•the•sie *f neuro.* unilateral anesthesia [ˌænəsˈθiːʒə], hemianesthesia.

He•mi•an•opie *f ophthal.* hemianopia, hemiamblyopia, hemianopsia.

bilaterale/binokuläre Hemianopie bilateral hemianopia, binocular hemianopia.

bitemporale Hemianopie bitemporal hemianopia, bitemporal hemianopsia.

einseitige Hemianopie unilateral hemianopia, uniocular hemianopia.

heteronyme Hemianopie heteronymous hemianopia, crossed hemianopia.

homonyme Hemianopie homonymous hemianopia, homonymous hemianopsia.

unilaterale Hemianopie → einseitige Hemianopie.

He•mi•an•op•sie *f* → Hemianopie.

He•mi•ar•thro•pla•stik *f ortho.* hemiarthroplasty.

He•mi•ata•xie *f neuro.* hemiataxia, hemiataxy.

He•mi•bal•lis•mus *m neuro.* hemiballism [ˌhemɪˈbælɪzəm].

He•mi•block *m card.* hemiblock.

linksanteriorer Hemiblock left anterior hemiblock.

linksposteriorer Hemiblock left posterior hemiblock.

He•mi•chon•dro•dys•tro•phie *f ortho.* Ollier's disease, multiple enchondromatosis.

He•mi•cho•rea *f neuro.* hemichorea, hemilateral chorea.

He•mi•chro•ma•top•sie *f* → Hemiachromatopsie.

He•mi•cra•nia *f neuro.* unilateral headache, hemicrania.

He•mi•de•kor•ti•ka•ti•on *f neurochir.* hemidecortication.

He•mi•epi•lep•sie *f neuro.* one-sided epilepsy, hemiepilepsy.

He•mi•ga•strek•to•mie *f chir.* hemigastrectomy.

He•mi•he•pat•ek•to•mie *f chir.* hemihepatectomy.

He•mi•kol•ek•to•mie *f chir.* hemicolectomy.

He•mi•kra•nie *f* → Hemicrania.

He•mi•kra•ni•ek•to•mie *f neurochir.* hemicraniectomy.

He•mi•kra•nio•to•mie *f neurochir.* hemicraniectomy.

He•mi•la•min•ek•to•mie *f neurochir.* hemilaminectomy.

he•mi•la•te•ral *adj* hemilateral.

He•mi•ne•phrek•to•mie *f urol.* heminephrectomy.

He•mi•pa•ra•ple•gie *f neuro.* hemiparaplegia.

He•mi•pa•re•se *f neuro.* hemiparesis, hemiamyosthenia.

He•mi•pelv•ek•to•mie *f ortho.* hemipelvectomy, interilioabdominal amputation.

He•mi•pha•lang•ek•to•mie *f ortho.* hemiphalangectomy.

He•mi•ple•gia *f neuro.* hemiplegia, hemiparalysis.

Hemiplegia alternans alternate hemiplegia, alternating hemiplegia, crossed paralysis [pəˈrælɪsɪs].

Hemiplegia alternans inferior Gubler's syndrome, Millard-Gubler syndrome.

Hemiplegia alternans oculomotorica Weber's syndrome, alternating oculomotor hemiplegia.

Hepatoportoenterostomie

He•mi•ple•gi•ker *m* hemiplegic.
He•mi•ple•gi•ke•rin *f* hemiplegic.
He•mi•pro•the•se *f ortho.* hemiarthroplasty.
He•mi•sphär•ek•to•mie *f neurochir.* hemispherectomy.
He•mi•sphä•ren•do•mi•nanz *f physiol.* hemispheric dominance.
He•mi•strum•ek•to•mie *f chir.* hemistrumectomy.
He•mi•sy•sto•lie *f card.* hemisystole.
He•mi•thy•reo•id•ek•to•mie *f chir.* hemithyroidectomy.
He•mi•va•go•to•mie *f chir.* hemivagotomy.
hem•men *vt (a. fig.)* check, arrest, stop, hold up; *(verlangsamen)* retard, delay, slow up/down; *(Entwicklung)* retard, hinder; *(Durchfluß)* obstruct; *(Blut)* staunch; *(Funktion)* inhibit.
Hem•mer *m biochem.* inhibitor, suppressant, suppressor.
Hem•mung *f (a. fig.)* check, arrest, obstruction, impediment; *(Funktion)* inhibition; *(Verlangsamung)* retardation, delay; *(Unterdrückung)* repression; *(Entwicklung)* retardation, arrest; *(Durchfluß)* obstruction.
Henle: Henle-Schleife *f physiol.* Henle's loop, Henle's canal, nephronic loop.
Hennebert: Hennebert-Fistelsymptom *nt HNO* Hennebert's fistula sign, pneumatic sign.
Henoch: Purpura Henoch *f derm.* Henoch's purpura.
He•pa•rin *nt hema.* heparin. **niedermolekulares Heparin** low-molecular-weight heparin.
He•pa•rin•ämie *f hema.* heparinemia.
he•pa•ri•ni•sie•ren *vt hema.* heparinize.
He•pa•ri•ni•sie•rung *f hema.* heparinization.
He•pat•al•gie *f* hepatalgia, hepatodynia.
He•pat•ek•to•mie *f chir.* hepatectomy.
  partielle Hepatektomie partial hepatectomy.
  subtotale Hepatektomie subtotal hepatectomy.
  totale Hepatektomie total hepatectomy.
Hepatica-Porta-Fistel *f chir.* hepatic artery-portal venous fistula.
He•pa•ti•cus•ga•bel *f radiol.* hepatic duct bifurcation.
He•pa•ti•ko•chol•an•gio•en•te•ro•sto•mie *f chir.* hepaticocholangioenterostomy.
He•pa•ti•ko•cho•le•do•cho•sto•mie *f chir.* hepaticocholedochostomy.
He•pa•ti•ko•do•cho•to•mie *f chir.* hepaticodochotomy.
He•pa•ti•ko•en•te•ro•sto•mie *f chir.* hepaticoenterostomy, hepatoenterostomy.
He•pa•ti•ko•sto•mie *f chir.* hepaticostomy.
He•pa•ti•ko•to•mie *f chir.* hepaticotomy.
He•pa•ti•sa•ti•on *f patho.* hepatization.
he•pa•tisch *adj* hepatic.
He•pa•ti•tis *f* hepatitis.
  Hepatitis A hepatitis A, epidemic hepatitis.
  alkohol-toxische Hepatitis alcoholic hepatitis.
  anästhetika-induzierte Hepatitis anesthesia-induced hepatitis.
  arzneimittel-induzierte Hepatitis drug-induced hepatitis.
  Hepatitis B hepatitis B, serum hepatitis, transfusion hepatitis.
  Hepatitis C hepatitis C.
  chronisch-aggressive/chronisch-aktive Hepatitis chronic aggressive hepatitis, chronic active hepatitis.
  chronisch-persistierende Hepatitis chronic persistent/persisting hepatitis.
  Hepatitis D delta hepatitis, hepatitis D.
  epidemische Hepatitis → Hepatitis A.
  lupoide Hepatitis lupoid hepatitis, Bearn-Kunkel-Slater syndrome.
  reaktive Hepatitis minimal hepatitis, reactive hepatitis.
Hepatitis-A-Virus *nt micro.* hepatitis A virus.
Hepatitis B core-Antigen *nt immun.* hepatitis B core antigen.
Hepatitis B e-Antigen *nt immun.* hepatitis B e antigen.
Hepatitis B-Kernantigen *nt* → Hepatitis B core-Antigen.
Hepatitis B surface-Antigen *nt immun.* hepatitis B surface antigen, hepatitis-associated antigen.
Hepatitis-B-Vakzine *f epidem.* hepatitis B vaccine, HB vaccine.
Hepatitis-B-Virus *nt micro.* hepatitis B virus.
he•pa•ti•tisch *adj* hepatitic.
Hepatitis-C-Virus *nt micro.* **1.** hepatitis C virus. **2.** non-A,non-B hepatitis virus.
Hepatitis-Deltaantigen *nt immun.* hepatitis delta antigen, delta antigen.
Hepatitis-Delta-Virus *micro.* hepatitis delta virus, delta virus.
He•pa•to•chol•an•gio•kar•zi•nom *nt patho.* hepatocholangiocarcinoma.
He•pa•to•chol•an•gi•tis *f patho.* hepatocholangeitis, hepatocholangitis.
He•pa•to•dy•nie *f* → Hepatalgie.
He•pa•to•en•te•ro•sto•mie *f chir.* intrahepatic cholangiojejunostomy, hepatic portoenterostomy, hepatoenterostomy.
He•pa•to•gra•phie *f radiol.* hepatography.
He•pa•to•lie•no•gra•phie *f radiol.* hepatolienography, hepatosplenography.
He•pa•to•lith *m patho.* hepatolith.
He•pa•to•ly•se *f patho.* hepatolysis.
He•pa•tom *nt patho.* hepatoma, liver tumor.
  malignes Hepatom hepatocarcinoma, hepatocellular carcinoma, liver cell carcinoma.
He•pa•to•me•ga•lie *f patho.* hepatomegaly, hepatomegalia.
He•pa•to•pa•thie *f patho.* hepatopathy [hepə'tɑpəθɪ], liver disease, liver complaint.
He•pa•to•phle•bo•gra•phie *f radiol.* hepatophlebography.
He•pa•to•por•to•en•te•ro•sto•mie *f chir.*

Hepatoptose

hepatic portoenterostomy, hepatoportoenterostomy, intrahepatic cholangiojejunostomy.

He•pa•to•pto•se *f patho.* wandering liver, floating liver, hepatoptosis.

he•pa•to•re•nal *adj* hepatorenal, hepatonephric.

He•pa•tor•rha•gie *f patho.* hepatorrhagia.

He•pa•tor•rha•phie *f chir.* hepatorrhaphy.

He•pa•tor•rhe•xis *f chir.* rupture of the liver, hepatorrhexis.

He•pa•to•se *f* hepatosis.

He•pa•to•sko•pie *f clin.* hepatoscopy [hepə'tɑskəpɪ].

He•pa•to•sple•ni•tis *f patho.* hepatosplenitis.

He•pa•to•sple•no•gra•phie *f radiol.* hepatolienography, hepatosplenography.

He•pa•to•sple•no•me•ga•lie *f patho.* hepatosplenomegaly, hepatolienomegaly.

He•pa•to•sple•no•pa•thie *f patho.* hepatosplenopathy.

He•pa•to•sto•mie *f chir.* hepatostomy.

He•pa•to•to•mie *f chir.* hepatotomy.

he•pa•to•to•xisch *adj patho.* hepatotoxic, hepatoxic.

He•pa•to•zyt *m histol.* liver cell, hepatic cell, hepatocyte.

her•an•rei•fen *vi* (*Abszeß*) mature, ripen; *fig.* mature (*zu* into).

her•aus•neh•men *vt* (*a. chir.*) take out (*aus* of/from), remove (*aus* from); (*herausziehen*) extract (*aus* from).

her•aus•schnei•den *vt chir.* cut out, excise, exsect, exscind, resect.

her•aus•strecken [ĸ•ĸ] *vt* (*Zunge*) put out, stick out.

her•aus•zie•hen *vt* pull out, extract (*aus* from), withdraw (*von, aus* from); (*Splitter*) get out.

Herd *m patho.* focus; source of infection.
bronchopneumonischer Herd bronchopneumonic focus.

Herd•do•sis *f oncol.* focal dose.

Herd•in•fek•ti•on *f patho.* focal infection.

Herd•pneu•mo•nie *f pulmo.* bronchopneumonia, focal pneumonia, lobular pneumonia [n(j)uː'məʊnɪə].

he•re•di•tär *adj* hereditary; innate; heritable, hereditable.

He•re•di•tät *f genet.* hereditary transmission, heredity.

He•re•do•ata•xie *f neuro.* heredoataxia, hereditary ataxia.

spinale/spinozerebellare Heredoataxie Friedreich's ataxia/heredoataxia, hereditary familial ataxia.

zerebellare/zerebelläre Heredoataxie Marie's ataxia, Nonne's syndrome, hereditary cerebellar ataxia.

He•re•do•de•ge•ne•ra•ti•on *f patho.* heredodegeneration.

he•re•do•fa•mi•li•är *adj genet.* heredofamilial.

He•re•do•pa•thie *f patho.* heredopathia.

He•ri•ta•bi•li•tät *f genet.* heritability.

Her•kunft *f* origin, derivation; *socio.* background; (*Person*) birth, descent, parentage.

Her•kunfts•ge•we•be *nt* tissue of origin.

Herlitz: Herlitz-Syndrom *nt derm.* Herlitz's disease, junctional epidermolysis bullosa [ˌepɪdɜr'mɑləsɪs].

Hermansky-Pudlak: Hermansky-Pudlak-Syndrom *nt patho.* Hermansky-Pudlak syndrome.

Herm•aphro•dis•mus *m* → Hermaphroditismus.

Herm•aphro•dit *m patho.* hermaphrodite, gynander. **echter Hermaphrodit** true hermaphrodite, true intersex.

Herm•aphro•di•tis•mus *m patho.* hermaphroditism [hɜr'mæfrədaɪtɪzəm], hermaphrodism [hɜr'mæfrədɪzəm].

echter Hermaphroditismus → Hermaphroditismus verus.

falscher Hermaphroditismus → Hermaphroditismus spurius.

Hermaphroditismus spurius false hermaphroditism, spurious hermaphroditism, pseudohermaphodism.

Hermaphroditismus verus true hermaphroditism, amphigonadism [ˌæmfɪ'gəʊnædɪzəm].

Her•nia *f* → Hernie.

Her•nia•ti•on *f patho.* herniation.

Her•nie *f patho.* hernia; rupture. [S.A. LEISTENBRUCH]

eingeklemmte Hernie incarcerated hernia, irreducible hernia.

epigastrische Hernie epigastrocele, epigastric hernia.

inkarzerierte Hernie incarcerated hernia, irreducible hernia.

inkomplette Hernie incomplete hernia.

intermuskuläre/interparietale Hernie intermuscular hernia, interparietal hernia.

nicht-palpierbare Hernie concealed hernia.

paraösophageale Hernie paraesophageal hernia, parahiatal hernia.

peristomale Hernie peristomal hernia.

reponible/reponierbare Hernie reducible hernia.

retrograde Hernie retrograde hernia, double-loop hernia.

retrozäkale Hernie retrocecal hernia, Rieux's hernia.

strangulierte Hernie strangulated hernia.

Her•ni•en•ope•ra•ti•on *f chir.* herniorrhaphy; herniotomy [ˌhɜrnɪ'ɑtəmɪ].

Her•ni•en•pla•stik *f chir.* hernioplasty.

Her•ni•en•punk•ti•on *f chir.* herniopuncture.

Her•nio•gra•phie *f radiol.* herniography.

Her•nio•la•pa•ro•to•mie *f chir.* herniolaparotomy.

Her•nio•pla•stik *f chir.* hernioplasty.

Her•nior•rha•phie *f chir.* herniorrhaphy.

Her•nio•to•mie *f chir.* herniotomy [ˌhɜrnɪ'ɑtəmɪ].

He•ro•in *nt pharm.* diamorphine, heroin.

he•ro•in•ab•hän•gig *adj* addicted to heroin, heroin-addicted.
Herp•an•gi•na *f HNO* herpangina.
Her•pes *m epidem.* herpes.
Herpes corneae herpetic keratitis.
Herpes febrilis cold sore, fever blister.
Herpes genitalis genital herpes, herpes genitalis.
Herpes labialis cold sore, fever blister.
Herpes neonatorum neonatal herpes.
Herpes simplex oral herpes, herpes simplex, herpes.
Herpes zoster shingles *pl*, zoster, acute posterior ganglionitis.
Herpes zoster ophthalmicus ophthalmic zoster, herpes zoster ophthalmicus.
Herpes zoster oticus herpes zoster auricularis, herpes zoster oticus, Ramsey Hunt syndrome, Hunt's neuralgia, geniculate neuralgia.
her•pes•ar•tig *adj* → herpetiform.
Herpes-B-Virus *nt micro.* herpes B virus, herpesvirus simiae.
Her•pes•en•ze•pha•li•tis *f neuro.* herpes encephalitis, herpes simplex encephalitis, HSV encephalitis.
Her•pes•ge•schwür *nt derm.* herpetic ulcer.
Her•pes•in•fek•ti•on *f* herpes infection, herpes.
Her•pes•ke•ra•ti•tis *f ophthal.* herpetic keratitis, dendriform keratitis.
Her•pes•ke•ra•to•kon•junk•ti•vi•tis *f ophthal.* herpetic keratoconjunctivitis.
Her•pes•me•nin•go•en•ze•pha•li•tis *f neuro.* herpetic meningoencephalitis.
Her•pes•sep•sis *f patho.* herpes sepsis, herpes septicemia.
Herpes-simplex-Enzephalitis *f neuro.* herpes encephalitis, herpes simplex encephalitis, HSV encephalitis.
Herpes-simplex-Virus *nt micro.* herpes simplex virus.
Her•pes•ul•kus *nt derm.* herpetic ulcer.
Her•pes•vi•ren *pl micro.* Herpesviridae.
her•pe•ti•form *adj* resembling herpes, herpetiform.
her•pe•tisch *adj* herpetic.
Hers: Hers-Glykogenose *f patho.* Hers' disease, hepatic phosphorylase deficiency, type VI glycogen storage disease.
Herter-Heubner: Herter-Heubner-Syndrom *nt patho.* infantile form of celiac disease, Gee-Herter-Heubner disease, Herter's disease, Herter-Heubner disease.
her•un•ter•ge•hen *vi* (*Temperatur*) come down, drop.
her•vor•bre•chen *vi* break out, burst out, erupt (*aus* from).
her•vor•ru•fen *vt fig.* cause, produce, bring about; (*Krankheit*) cause.
Heryng: Heryng-Zeichen *nt HNO* Heryng's sign.
Herz *nt* 1. *anat.* heart, cor. 2. *fig.* heart, center, core. künstliches Herz artificial heart, mechanical heart.

Herz•ach•se *f physiol.* axis of heart.
Herz•an•fall *m card.* heart attack.
Herz•asth•ma *nt card.* cardiac asthma, Cheyne-Stokes asthma.
Herz•atro•phie *f card.* cardiac atrophy, heart atrophy ['ætrəfɪ].
Herz•at•tacke [k•k] *f card.* heart attack.
Herz•ba•sis *f anat.* base of heart.
Herz•beu•tel *m anat.* pericardial sac, heart sac, pericardium.
Herz•beu•tel•ent•zün•dung *f card.* pericarditis. [S.A. PERICARDITIS]
Herz•beu•tel•er•öff•nung *f HTG* pericardiotomy, pericardotomy.
Herz•beu•tel•fen•ste•rung *f HTG* pericardiostomy.
Herz•beu•tel•kar•zi•no•se *f patho.* pericardial carcinomatosis, carcinous pericarditis.
Herz•beu•tel•naht *f HTG* pericardiorrhaphy.
Herz•beu•tel•punk•ti•on *f HTG* pericardiocentesis, pericardicentesis.
Herz•beu•tel•tam•po•na•de *f card.* pericardial tamponade, cardiac tamponade.
Herz•block *m card.* heart block.
Herz•chir•ur•gie *f HTG* cardiac surgery, heart surgery. offene Herzchirurgie open cardiac surgery, openheart surgery.
Herz•de•kom•pen•sa•ti•on *f card.* decompensation, cardiac decompensation.
Herz•de•kom•pres•si•on *f HTG* cardiac decompression, pericardial decompression.
Herz•di•la•ta•ti•on *f card.* dilation of heart, cardiectasis.
Herz•durch•blu•tung *f physiol.* cardiac perfusion.
Herz•dy•na•mik *f physiol.* cardiac dynamics *pl*, cardiodynamics *pl*.
Herz•ent•zün•dung *f card.* carditis.
Herz•er•kran•kung *f card.* cardiac disease, heart disease, cardiopathy [kɑːrdɪ'ɑpəθɪ]. koronare Herzerkrankung coronary heart disease, coronary artery disease.
Herz•er•wei•te•rung *f card.* dilation of heart, cardiectasis.
Herz•feh•ler *m card.* heart defect, organic heart defect, vitium.
Herz•feh•ler•zel•le *f histol.* siderophage, siderophore.
Herz•fre•quenz *f physiol.* heart rate.
Herz•funk•ti•on *f physiol.* action of the heart.
Herz•ge•fä•ße *pl anat.* cardiac vessels.
Herz•ge•fäß•ver•let•zung *f HTG* cardiac vessel injury, cardiac vessel trauma.
Herz•ge•gend *f anat.* cardiac region.
Herz•ge•räusch *nt card.* cardiac murmur, heart murmur, murmur, bruit.
akzidentelles Herzgeräusch incidental murmur, accidental murmur.
diastolisches Herzgeräusch diastolic murmur.
dynamisches Herzgeräusch dynamic murmur.
frühdiastolisches Herzgeräusch early di-

Herzglykosid

astolic murmur.

funktionelles Herzgeräusch functional murmur, innocent murmur, inorganic murmur.

holosystolisches Herzgeräusch pansystolic murmur.

organisch-bedingtes Herzgeräusch organic murmur.

pansystolisches Herzgeräusch pansystolic murmur.

prädiastolisches Herzgeräusch prediastolic murmur.

präsystolisches/spät-diastolisches Herzgeräusch presystolic murmur, atriosystolic murmur, late diastolic murmur.

systolisches Herzgeräusch systolic murmur, systolic bruit.

Herz•gly•ko•sid nt pharm. digitalis glycoside, cardiac glycoside.

Herz•hy•per•tro•phie f card. cardiac hypertrophy [haɪˈpɜrtrəfɪ], heart hypertrophy.

Herz•in•dex m card. cardiac index.

Herz•in•farkt m card. heart attack, myocardial infarct, myocardial infarction, cardiac infarction. [S.A. INFARKT]

Herz•in•suf•fi•zi•enz f card. heart failure, cardiac failure, myocardial insufficiency, cardiac insufficiency, heart insufficiency.

dekompensierte Herzinsuffizienz congestive heart failure, congestive cardiac insufficiency.

Herz•ja•gen nt card. tachycardia.

Herz•kam•mer f anat. chamber of (the) heart, ventricle.

linke Herzkammer left ventricle of heart, aortic ventricle of heart, left heart.

rechte Herzkammer right ventricle of heart, right heart.

Herz•ka•the•ter m card. cardiac catheter, intracardiac catheter [ˈkæθɪtər].

Herz•ka•the•te•ri•sie•rung f card. cardiac catheterization.

Herz•klap•pe f anat. heart valve, cardiac valve. **künstliche Herzklappe** prosthetic heart valve, prosthetic valve.

Herz•klap•pen•de•fekt m card. valvular defect.

Herz•klap•pen•ent•zün•dung f card. cardiovalvulitis, valvulitis.

Herz•klap•pen•er•kran•kung f card. valvular heart disease, cardiac valvular disease.

Herz•klap•pen•er•satz m HTG prosthetic valve, prosthetic heart valve, cardiac valve replacement.

Herz•klap•pen•feh•ler m card. valvular defect, vitium.

Herz•klap•pen•in•suf•fi•zi•enz f card. valvular incompetence, valvular regurgitation, regurgitant disease, valvular insufficiency.

Herz•klap•pen•pla•stik f HTG valvoplasty, valvuloplasty.

Herz•klap•pen•pro•the•se f HTG prosthetic heart valve, prosthetic valve.

Herz•klap•pen•skle•ro•se f card. valvular sclerosis.

Herz•klap•pen•spal•tung f HTG cardiovalvulotomy, valvulotomy.

Herz•klap•pen•ste•no•se f card. stenotic valvular disease, valvular stenosis.

Herz•klap•pen•ver•let•zung f card. valvular injury, cardiac valvular trauma.

Herz•klap•pen•zip•fel m anat. cusp.

Herz•klop•fen nt beating of the heart; card. palpitation (of the heart).

Herz•kon•kre•ment nt patho. cardiac calculus, cardiolith.

Herz•kran•ke m/f cardiac, cardiopath.

Herz•krank•heit f card. heart disease, cardiac disease, cardiopathy [kɑːrdɪˈɒpəθɪ]. **koronare Herzkrankheit** coronary heart disease, coronary artery disease.

Herz•kranz•ar•te•rie f anat. coronary artery, coronary.

Herz•kranz•fur•che f anat. coronary sulcus of heart, atrioventricular sulcus.

Herz•kranz•ge•fäß nt → Herzkranzarterie.

Herz-Kreislauf-Erkrankung f card. cardiovascular disease.

Herz-Kreislauf-Kollaps m card. cardiovascular collapse.

Herz-Kreislauf-System nt physiol. cardiovascular system.

Herz-Kreislaufzentrum nt physiol. cardiovascular center.

Herz•lei•den nt → Herzkrankheit.

Herz•lei•stung f physiol., card. cardiac performance; cardiac power.

Herz-Lungen-Bypass m HTG cardiopulmonary bypass.

Herz-Lungen-Maschine f heart-lung machine, pump-oxygenator.

Herz-Lungen-Transplantation f HTG cardiopulmonary transplantation, heart-lung transplantation.

Herz•mas•sa•ge f clin. cardiac massage.

Herz•mi•nu•ten•vo•lu•men nt card. minute output, minute volume, cardiac output.

Herz•mus•kel m anat. cardiac muscle, myocardium.

Herz•mus•kel•ab•szeß m patho. myocardial abscess, cardiac muscle abscess.

Herz•mus•kel•an•oxie f card. myocardial anoxia.

Herz•mus•kel•atro•phie f card. myocardial atrophy, cardiac atrophy [ˈætrəfɪ].

Herz•mus•kel•ent•zün•dung f card. myocardial inflammation, myocarditis.

Herz•mus•kel•er•kran•kung f card. myocardosis, myocardiosis.

Herz•mus•kel•fa•ser f histol. myocardial fiber, cardiac muscle fiber.

Herz•mus•kel•hy•per•tro•phie f card. heart hypertrophy, myocardial hypertrophy [haɪˈpɜrtrəfɪ].

Herz•mus•kel•hyp•oxie f histol. myocardial hypoxia.

Herz•mus•kel•in•farkt m → Herzinfarkt.

Herz•mus•kel•kon•trak•ti•on f physiol. myocardial contraction, systole. **vorzeitige Herzmuskelkontraktion** premature beat,

premature systole, extrasystole.
Herz•mus•kel•nar•be *f card.* myocardial scar, cardiac scar.
Herz•mus•kel•ne•kro•se *f card.* cardiac muscle necrosis, myocardial necrosis.
Herz•mus•kel•riß *m card.* myocardial rupture, cardiac rupture.
Herz•mus•kel•schwä•che *f card.* heart failure, cardiac failure, heart insufficiency, cardiac insufficiency, myocardial insufficiency.
Herz•mus•kel•schwie•le *f card.* myocardial scar, cardiac scar.
Herz•mus•kel•ver•fet•tung *f patho.* fat heart, fatty heart, fatty degeneration of myocardium.
Herz•mus•kel•ver•kal•kung *f patho.* myocardial calcification.
Herz•mus•kel•ver•let•zung *f card.* myocardial injury, myocardial trauma.
Herz•mus•kel•zel•le *f histol.* myocardial cell.
Herz•mus•ku•la•tur *f anat.* cardiac muscle, myocardium.
Herz•ohr *nt anat.* auricle of heart, atrial auricle.
Herz•per•kus•si•on *f clin.* percussion of the heart. palpatorische Herzperkussion Orsi-Grocco method.
Herz•prel•lung *f card.* cardiac contusion.
Herz•punk•ti•on *f card.* cardiocentesis, paracentesis of heart.
Herz•rhyth•mus•stö•rung *f card.* irregularity of pulse, arrhythmia.
Herz•schat•ten *m radiol.* heart shadow.
Herz•schlag *m physiol.* heartbeat, cardiac beat.
Herz•schmerz *m* cardiodynia, cardialgia.
Herz•schritt•ma•cher *m card., physiol.* pacemaker of heart, cardiac pacemaker.
externer Herzschrittmacher external pacemaker.
festfrequenter/frequenzstabiler Herzschrittmacher fixed-rate pacemaker.
implantierter/interner Herzschrittmacher implanted pacemaker, internal pacemaker.
künstlicher Herzschrittmacher artificial pacemaker, cardiac.
P-gesteuerter Herzschrittmacher synchronous pacemaker.
starrfrequenter Herzschrittmacher → festfrequenter Herzschrittmacher.
vorhofgesteuerter Herzschrittmacher synchronous pacemaker.
Herz•sen•kung *f card.* Wenckebach's disease, drop heart, cardioptosis.
Herz•ske•lett *nt anat.* fibrous skeleton of heart, cardiac skeleton.
Herz•spit•ze *f anat.* apex of heart.
Herz•spit•zen•ge•räusch *nt card., physiol.* apex murmur.
Herz•spit•zen•stoß *m physiol.* apex impulse, apex beat.
Herz•still•stand *m card.* cardiac arrest, cardiac standstill, asystole.

Herz•syn•drom *nt,* **hyperkinetisches** *card.* hyperkinetic heart syndrome.
Herz•tam•po•na•de *f card.* pericardial tamponade, cardiac tamponade.
Herz•throm•bus *m patho.* cardiohemothrombus, cardiothrombus
Herz•tod *m card.* cardiac death.
Herz•ton *m physiol.* heart sound, cardiac sound.
Herz•trans•plan•ta•ti•on *f HTG* cardiac transplantation, heart transplantation.
heterotope Herztransplantation heterotopic heart transplantation.
orthotope Herztransplantation orthotopic heart transplantation.
Herz•ver•grö•ße•rung *f card.* cardiomegaly.
Herz•ver•pflan•zung *f* → Herztransplantation.
Herz•ver•sa•gen *nt* → Herzinsuffizienz.
Herz•vi•ti•um *nt card.* heart defect, organic heart defect, vitium.
Herz•vor•hof *m anat.* atrium (of heart).
Herz•wand•an•eu•rys•ma *nt card.* cardiac aneurysm, myocardial aneurysm, ventricular aneurysm.
Herz•wand•rup•tur *f card.* rupture of the myocardial wall, cardiorrhexis.
Herz•zeit•vo•lu•men *nt card.* cardiac output, kinemia.
Hesselbach: Hesselbach-Hernie *f chir.* Hesselbach's hernia.
He•te•ro•an•ti•gen *nt immun.* heteroantigen, xenogeneic antigen, heterogeneic antigen.
He•te•ro•an•ti•kör•per *m immun.* heteroantibody.
He•te•ro•chro•ma•tin *nt histol.* heterochromatin, chromatin, chromoplasm.
He•te•ro•chro•mie *f* 1. *patho.* heterochromia, heterochromatosis. 2. *derm.* heterotrichosis.
He•te•ro•chro•mo•som *nt genet.* heterologous chromosome, heterochromosome.
he•te•ro•im•mun *adj immun.* heteroimmune.
He•te•ro•im•mu•ni•tät *f immun.* heteroimmunity.
He•te•ro•in•fek•ti•on *f epidem.* heteroinfection.
he•te•ro•ovu•lär *adj embryo.* hetero-ovular, binovular, dizygotic.
he•te•ro•phil *adj immun.* heterophil, heterophile, heterophilic.
He•ter•oph•thal•mus *m ophthal.* heterophthalmia, heterophthalmus.
He•ter•opie *f ophthal.* heteropsia, heteroscopy [hetə'rɒskəpɪ].
He•te•ro•pla•stik *f chir.* heteroplasty, heterotransplantation, xenotransplantation, heterologous transplantation, heteroplastic transplantation.
he•te•ro•pla•stisch *adj chir.* heteroplastic.
He•ter•op•sie *f ophthal.* heteropsia, heteroscopy [hetə'rɒskəpɪ].

Heterosexualität

He·te·ro·se·xu·a·li·tät f heterosexuality.
he·te·ro·se·xu·ell adj heterosexual.
He·te·ro·sko·pie f ophthal. heteropsia, heteroscopy [hetəˈrʌskəpɪ].
He·te·ro·som nt genet. heterochromosome, heterosome, heterologous chromosome.
He·te·ro·trans·plan·tat nt chir. heterotransplant, heterograft, heterologous graft, heteroplastic graft, heterogenous graft, heterospecific graft, xenograft.
He·te·ro·trans·plan·ta·ti·on f → Heteroplastik.
He·te·ro·tro·pie f ophthal. manifest strabismus, heterotropia.
He·te·ro·vak·zi·ne f immun. heterovaccine.
he·te·ro·zy·got adj genet. heterozygous.
He·te·ro·zy·go·tie f genet. heterozygosity, heterozygosis.
Heubner: Heubner-Endarteriitis f patho. Heubner's disease/endarteritis.
Heubner-Herter: Heubner-Herter-Krankheit f patho. Gee-Herter-Heubner disease, Heubner-Herter disease, infantile form of celiac disease.
Heu·fie·ber nt patho. hay fever, pollen allergy/asthma.
Heu·schnup·fen m → Heufieber.
He·xen·schuß m neuro. lumbago, lumbar rheumatism [ˈruːmətɪzəm].
Hey: Hey-Amputation f ortho. Hey's amputation, Hey's operation.
Hey-Hernie f chir. Hey's hernia, encysted hernia.
Heyer-Pudenz: Heyer-Pudenz-Ventil nt neurochir. Heyer-Pudenz valve.
HHL-Hormon nt endo. posterior pituitary hormone, neurohypophysial hormone.
hia·tal adj hiatal.
Hia·tus m [S.U. HIATUS] Hiatus leucaemicus hema. leukemic hiatus.
Hia·tus·her·nie f chir. hiatal hernia, hiatus hernia.
  gleitende Hiatushernie sliding hiatal hernia, axial hiatal hernia.
  paraösophageale Hiatushernie paraesophageal hernia, parahiatal hernia.
Hickey-Hare: Hickey-Hare-Test m clin. Hickey-Hare test.
Hicks: Hicks-Version f gyn. Hicks version, Braxton-Hicks version.
Hi·dra·de·ni·tis f derm. hidradenitis, hidrosadenitis.
Hi·dra·de·no·ma nt derm. hidradenoma, hidroadenoma, syringoadenoma. **Hidradenoma eruptivum** Fox-Fordyce disease, apocrine miliaria.
Hi·droa f derm. hydroa, hidroa.
  Hidroa aestivalia summer prurigo of Hutchinson.
  Hidroa herpetiformis Duhring's disease, dermatitis herpetiformis.
  Hidroa vesiculosa Hebra's disease, Hebra's prurigo.
Hi·dro·ti·kum nt pharm. hidrotic.
high-density-Lipoprotein nt biochem. high-density lipoprotein, α-lipoprotein.
Hil·fe f help; (Unterstützung) support, assistance; (Hilfsmittel) aid. **mit Hilfe von a)** by means of, by/with aid of, via, by. **b)** with s.o.'s help. **jdn. um Hilfe bitten** aks for s.o.'s help. **Hilfe holen** bring help. **jdm. zu Hilfe kommen** come to sb.'s assistance. **Hilfe leisten** help s.o., assist (bei in). **bei jdm. Hilfe leisten** afford/render/give assistance to sb. **um Hilfe rufen** call for help, call out for help. **Hilfe suchen** seek help. **ohne Hilfe** unsupported, unhelped, unaided, unassisted (von by). **ärztliche Hilfe** medical help, medical assistance.
Hil·fe·lei·stung f aid, help, assistance.
Hil·fe·ruf m call for help, cry for help.
hilf·los adj helpless; (unfähig) unable, incapable.
hilfs·be·dürf·tig adj in need of assistance/help.
Hilfs·kraft f auxiliary, supernumerary.
Hilfs·mit·tel I nt fig. aid, medium, tool; techn. device, appliance, aid. **diagnostisches Hilfsmittel** diagnostic aid/tool. **II** pl resources, means; (Maßnahme) measure.
Hilfs·wirt m micro. transfer host, paratenic host.
Hi·li·tis f patho. hilitis.
Hill: Hill-Zeichen nt card. Hill's sign.
Hi·lum nt [S.U. HILUM]
Hi·lus m [S.U. HILUM]
Hi·lus·ent·zün·dung f → Hilitis.
Hi·lus·lymph·kno·ten pl anat. hilar lymph nodes.
Hi·lus·zel·le f (Ovar) Berger's cell.
Hi·lus·zell·tu·mor m gyn. hilar cell tumor, hilus cell tumor.
Him·beer·zun·ge f epidem. raspberry tongue, red strawberry tongue.
Hin·ken nt ortho. limping, walking lame, claudication; limp. **intermittierendes Hinken** card. Charcot's syndrome, intermittent claudication, angina cruris.
hin·ken vi limp, walk lame, go lame.
hin·kend adj limping, walking lame.
Hin·ter·backen [K·K] pl buttocks, nates.
Hin·ter·haupt nt anat. back of (the) head, occiput.
Hin·ter·haupts·bein nt anat. occipital (bone).
Hin·ter·haupts·fon·ta·nel·le f anat. posterior fontanella, occipital fontanella.
Hin·ter·haupts·ge·gend f anat. occipital region.
Hin·ter·haupts·kon·dy·le f anat. occipital condyle.
Hin·ter·haupts·la·ge f gyn. vertex presentation.
Hin·ter·haupts·schup·pe f anat. squama occipitalis.
Hin·ter·horn nt anat.: **Hinterhorn des Rückenmarks** dorsal/posterior horn of spinal cord.
  Hinterhorn des Seitenventrikels inferior/posterior horn of lateral ventricle.

Hirnödem

Hin•ter•horn•neu•ron nt physiol. dorsalhorn neuron.

Hin•ter•horn•zel•le f histol. posterior horn cell.

Hin•ter•kopf m anat. back of (the) head, occiput.

Hin•ter•lap•pen m (Hypophyse) posterior pituitary, neurohypophysis.

Hin•ter•lap•pen•hor•mon nt endo. posterior pituitary hormone, neurohypophysial hormone.

Hin•tern m inf. backside, bottom, behind, posterior.

Hin•ter•säu•le f (des Rückenmarks) anat. dorsal column of spinal cord, posterior column of spinal cord.

Hin•ter•sei•te f back, back side.

Hin•ter•strang m (des Rückenmarks) anat. dorsal funiculus/posterior funiculus.

Hin•ter•strang•bah•nen pl anat. tracts of dorsal/posterior funiculus.

Hin•ter•strang•syn•drom nt neuro. posterior cord syndrome.

Hin•ter•teil nt 1. back, back part, rear. 2. inf. backside, bottom, behind, posterior.

Hin•ter•wand•in•farkt m card. posterior myocardial infarction.

Hin•ter•wur•zel•fa•sern pl anat. posterior root fibers.

hin•un•ter•schlucken [K•K] vt (Essen, Arznei) take down, swallow, swallow down.

hin•un•ter•spü•len vt (Tablette) wash down.

Hin•weis m 1. (Tip) advice, piece of advice, hint, tip (auf). 2. (Anzeichen) clue (auf for, to), lead (auf to); indication.

hin•wei•sen I vt jdn. auf etw. hinweisen point sth. out to s.o., draw s.o.'s attention to sth. **jdn. auf die Risiken hinweisen** make s.o. aware of the risks. **II** vi **auf etw./jdn. hinweisen** point to sth./s.o., refer to sth./s.o.

Hippel-Lindau: Hippel-Lindau-Syndrom nt patho. Lindau-von Hippel disease, von Hippel-Lindau disease, cerebroretinal angiomatosis.

Hip•po•cam•pus m anat. hippocampus, Ammon's horn.

Hippokrates: Hippokrates-Gesicht nt patho. hippocratic facies.

Schulterreposition nach Hippokrates ortho. Hippocrates manipulation.

Hir•ci pl anat. hirci, hairs of axilla.

Hirn nt brain, encephalon; cerebrum.

Hirn•ab•szeß m neuro. brain abscess, cerebral abscess.

Hirn•an•eu•rys•ma nt neuro. cerebral aneurysm, cerebral artery aneurysm.

Hirn•an•gio•gra•phie f radiol. encephaloarteriography.

Hirn•an•hangs•drü•se f → Hypophyse.

Hirn•ar•te•rien pl cerebral arteries, arteries of cerebrum.

Hirn•ar•te•ri•en•an•eu•rys•ma nt neuro. cerebral aneurysm, cerebral artery aneurysm.

Hirn•atro•phie f neuro. brain atrophy, cerebral atrophy [ˈætrəfɪ].

Hirn•ba•sis f anat. base of brain.

Hirn•ba•sis•ve•nen pl anat. inferior cerebral veins.

Hirn•blu•tung f neuro. brain hemorrhage [ˈhemərɪdʒ], cerebral hemorrhage.

Hirn•druck m physiol. intracranial pressure.

Hirn•durch•blu•tung f physiol. cerebral blood flow, brain perfusion.

Hirn•ein•blu•tung f → Hirnblutung.

Hirn•ent•zün•dung f neuro. encephalitis, cephalitis.

Hirn•er•kran•kung f neuro. encephalopathy [ˌenˌsefəˈlɑpəθɪ], cerebropathy [serəˈbrɑpəθɪ].

Hirn•funk•ti•on f cerebral function.

hirn•ge•schä•digt adj neuro. brain-damaged.

Hirn•ge•wöl•be nt anat. fornix, fornix of cerebrum.

Hirn•haut f anat. meninx.

Hirn•haut•ar•te•rie f anat. meningeal artery.

Hirn•haut•ent•zün•dung f neuro. meningitis, cerebral meningitis.

Hirn•haut•er•kran•kung f neuro. meningopathy [ˌmenɪnˈgɑpəθɪ].

Hirn•haut•in•fil•tra•ti•on f, **leukämische** hema. meningeal leukemia, leukemic meningitis.

Hirn•haut•rei•zung f neuro. meningeal irritation; meningism [mɪˈnɪndʒɪzəm], pseudomeningitis.

Hirn•haut•ver•let•zung f neuro. meningeal injury, meningeal trauma.

Hirn•in•farkt m neuro. cerebral infarction.

Hirn•kam•mer f → Hirnventrikel.

Hirn•kam•mer•punk•ti•on f neuro. ventriculopuncture.

Hirn•kom•pres•si•on f neuro. cerebral compression, compression of the brain.

Hirn•kon•kre•ment nt neuro. cerebral calculus, brain calculus, encephalolith.

Hirn•kon•tu•si•on f neuro. brain contusion, cerebral contusion.

Hirn•lap•pen pl anat. cerebral lobes, lobes of cerebrum.

Hirn•lei•stungs•schwä•che f, **posttraumatische** neuro. post-traumatic brain syndrome, postconcussional syndrome.

Hirn-Liquor-Schranke f histol. CSF-brain barrier.

Hirn•man•tel m anat. cerebral cortex, pallium.

Hirn•mas•sen•blu•tung f neuro. massive cerebral hemorrhage [ˈhemərɪdʒ], massive cerebral bleeding.

Hirn•me•ta•bo•lis•mus m physiol. cerebral metabolism [məˈtæbəlɪzəm].

Hirn•me•ta•sta•se f neuro., patho. brain metastasis, cerebral metastasis [məˈtæstəsɪs].

Hirn•nerv m anat. cerebral nerve, cranial nerve.

Hirn•ödem nt neuro. brain edema, cerebral edema.

Hirn•prel•lung *f neuro.* brain contusion, cerebral contusion.
Hirn•punk•ti•on *f neuro.* encephalopuncture.
Hirn•pur•pu•ra *f neuro.* brain purpura, cerebral purpura.
Hirn•quet•schung *f neuro.* cerebral compression, compression of the brain.
Hirn•rin•de *f anat.* cerebral cortex, pallium.
Hirn•rin•den•in•farkt *m neuro.* cerebral cortical infarction.
Hirn•schä•del *m anat.* braincase, brainpan, cerebral cranium.
Hirn•schä•di•gung *f neuro.* brain damage.
Hirn•scha•le *f anat.* skull, cranium.
Hirn•schlag *m neuro.* cerebrovascular accident, cerebral apoplexy, stroke syndrome, apoplectic stroke.
Hirn•schlag•adern *pl anat.* cerebral arteries, arteries of cerebrum.
Hirn•schwel•lung *f neuro.* brain swelling, cerebral swelling.
Hirn•si•chel *f anat.* falx cerebri, falx of cerebrum.
Hirn•si•nus *pl anat.* sinuses of dura mater, cranial sinuses.
Hirn•stamm *m anat.* encephalic trunk, brain stem, brain axis.
Hirn•stamm•lä•si•on *f neuro.* brain stem lesion.
Hirn•stamm•re•flex *m physiol.* brainstem reflex.
Hirn•stau•ung *f neuro.* brain congestion, encephalemia.
Hirn•stiel *m anat.* cerebral peduncle, peduncle of cerebrum.
Hirn•strö•me *pl physiol.* brain waves.
Hirn•sub•stanz *f anat.*: **graue Hirnsubstanz** gray substance, gray matter.
weiße Hirnsubstanz white substance, myelinated substance, white matter.
Hirn•tod *m clin.* irreversible coma, brain death, cerebral death.
hirn•tod *adj clin.* brain-dead.
Hirn•tu•mor *m neuro.* brain tumor, encephaloma.
Hirn•ve•nen *pl anat.* cerebral veins.
Hirn•ven•tri•kel *m anat.* ventricle of brain, ventricle of cerebrum.
Hirn•win•dungen *pl* gyri of cerebrum, convolutions of cerebrum.
Hirn•zen•trum *nt physiol.* brain center.
Hirschsprung: Morbus *m* Hirschsprung *patho.* Hirschsprung's disease, aganglionic megacolon.
Hir•su•tis•mus *m* hirsutism ['hɜrsətɪzəm], hirsuties, pilosis.
Hir•ten•stab•de•for•mi•tät *f radiol.* shepherd's crook deformity.
His: His-Bündel *nt anat.* His' band, bundle of His, atrioventricular bundle, av-bundle.
His-Bündelelektrogramm *nt physiol.* His bundle electrogram.
Hist•amin *nt biochem.* histamine.
Hist•amin•blocker [K•K] *m pharm.* histamine blocker, histamine receptor-blocking agent.
hist•amin•erg *adj biochem.* histaminergic.
Hist•amin•kopf•schmerz *m neuro.* histamine headache, Horton's headache, Horton's disease.
Hist•amin•re•zep•tor *m physiol.* histamin receptor, H receptor.
Hist•amin•re•zep•tor•ant•ago•nist *m pharm.* → Histaminblocker.
Hist•amin•schock *m endo., patho.* histamine shock.
Hi•stio•zyt *m* histiocyte, tissue macrophage.
Hi•stio•zy•tom *nt patho.* histiocytoma, sclerosing hemangioma of Wolbach.
Hi•stio•zy•to•se *f patho.* histiocytosis, histocytosis.
maligne Histiozytose histiocytic medullary reticulosis, familial histiocytic reticulosis.
maligne generalisierte Histiozytose acute disseminated histiocytosis X, acute histiocytosis of the newborn, Letterer-Siwe disease.
Histiozytose X histiocytosis X.
Hi•sto•dia•gno•se *f patho.* histodiagnosis.
hi•sto•in•kom•pa•ti•bel *adj immun.* histoincompatible.
Hi•sto•in•kom•pa•ti•bi•li•täts•gen *nt immun.* histoincompatibility gene.
hi•sto•kom•pa•ti•bel *adj immun.* histocompatible.
Hi•sto•kom•pa•ti•bi•li•täts•an•ti•ge•ne *pl immun.* human leukocyte antigens, histocompatibility antigens, transplantation antigens.
major Histokompatibilitätsantigene major histocompatibility antigens.
minor Histokompatibilitätsantigene minor histocompatibility antigens.
Hi•sto•kom•pa•ti•bi•li•täts•gen *nt immun.* histocompatibility locus, histocompatibility gene.
Hi•sto•kom•pa•ti•bi•li•täts•kom•plex *m immun.* histocompatibility complex.
major Histokompatibilitätskomplex major histocompatibility.
minor Histokompatibilitätskomplex minor histocompatibility complex.
Hi•sto•lo•gie *f* histology [hɪs'tɑlədʒɪ], histologic anatomy [ə'nætəmɪ].
hi•sto•lo•gisch *adj* histological, histologic.
Hi•sto•pa•tho•lo•gie *f patho.* histopathology [ˌhɪstəpə'θɑlədʒɪ], pathological histology.
hi•sto•pa•tho•lo•gisch *adj patho.* histopathologic.
Histoplasmin-Hauttest *m derm.* histoplasmin test, histoplasmin skin test.
Hi•sto•plas•mo•se *f epidem.* histoplasmosis, Darling's disease.
Hit•ze•be•la•stung *f physiol.* heat stress.
Hit•ze•er•schöp•fung *f* → Hitzekollaps.
Hit•ze•kol•laps *m patho.* heat exhaustion, heat collapse, heat prostration, heat syncope.
Hit•ze•krampf *m patho.* heat cramp, Edsall's disease.

Hit•ze•pickel [K•K] *pl derm.* heat spots, miliaria, heat rash *sing.*
Hit•ze•schock *m patho.* heat shock.
Hit•ze•schock•pro•tei•ne *pl patho.* heat-shock proteins.
Hit•ze•schock•re•ak•ti•on *f patho.* heat-shock response.
Hit•ze•ste•ri•li•sa•ti•on *f* heat sterilization.
Hit•ze•wal•lun•gen *pl gyn.* hot flushes.
Hitz•schlag *m patho.* heat apoplexy, heatstroke, thermoplegia.
H-Kette *f biochem.* H chain, heavy chain, minor chain.
H-Krankheit *f immun.* heavy-chain disease, Franklin's disease.
HLA-Antigene *pl immun.* human leukocyte antigens, transplantation antigens.
HLA-identisch *adj immun.* HLA-identical.
HLA-System *nt immun.* HLA system.
hoch *adj* high; (*Wuchs*) tall; (*Stimme, Ton*) high-pitched; (*Alter*) advanced, old; (*Blutdruck, Temperatur*) high.
Hoch•druck•krank•heit *f card.* high-blood pressure, hypertension.
Hoch•druck•pa•ti•ent *m* hypertensive, hypertensive patient.
Hoch•druck•pa•ti•en•tin *f* hypertensive, hypertensive patient.
Hoch•druck•sy•stem *nt physiol.* high-pressure system. **arterielles Hochdrucksystem** arterial high-pressure system, arterial system.
hoch•schwan•ger *adj gyn.* quick, well advanced in pregnancy.
Höchst•lei•stung *f* **1.** *physiol.* maximum performance. **2.** (*Herz*) maximum output.
Hoch•volt•the•ra•pie *f radiol.* supervoltage radiotherapy.
Höcker [K•K] *m ortho.* hump, hunch.
Höcker•na•se [K•K] *f HNO* hump nose.
Hock•stel•lung *f card., ped.* squatting.
Ho•den *m anat.* orchis, testis, testicle.
Ho•den•ar•te•rie *f anat.* testicular artery, internal spermatic artery.
Ho•den•atro•phie *f urol.* testicular atrophy ['ætrəfɪ], orchiatropy.
Ho•den•bruch *m urol.* scrotal hernia, oscheocele, scrotocele.
Ho•den•des•zen•sus *m embryo.* descent of testicle/testis.
Ho•den•ent•fer•nung *f urol.* orchiectomy, orchidectomy, testectomy [tes'tektəmɪ].
Ho•den•ent•zün•dung *f urol.* orchitis, testitis, didymitis.
Ho•den•fi•xie•rung *f urol.* orchiopexy, orchidopexy.
Ho•den•ge•schwulst *f urol.* testicular tumor, tumor of testis, testiculoma.
Ho•den•in•suf•fi•zi•enz *f urol.* testicular insufficiency, inadequate testicular function. **endokrine Hodeninsuffizienz** hypo-orchidism.
Ho•den•in•vo•lu•ti•on *f urol.* testicular involution.
Ho•den•kar•zi•nom *nt urol.* testicular cancer, testicular carcinoma.
Ho•den•neur•al•gie *f urol.* orchialgia, orchiodynia, orchioneuralgia, testalgia.
Ho•den•pla•stik *f urol.* orchioplasty, orchidoplasty.
Ho•den•re•ten•ti•on *f urol.* retained testicle, undescended testicle, cryptorchidism [krɪp-'tɔːrkədɪzəm], cryptorchism [krɪp-'tɔːrkɪzəm].
Ho•den•sack *m anat.* scrotum, testicular bag.
Ho•den•sack•ent•zün•dung *f urol.* scrotitis.
Ho•den•schmerz *m* → Hodenneuralgie.
Ho•den•schwel•lung *f urol.* orchioncus, orchidoncus.
Ho•den•sen•kung *f urol.* orchidoptosis.
Ho•den•tor•si•on *f urol.* testicular torsion.
Ho•den•tu•mor *m urol.* testicular tumor, testiculoma.
Hodge: Hodge-Ebenen *pl gyn.* Hodge's planes.
Hodgkin: Hodgkin-Lymphom *nt hema.* Hodgkin's lymphoma, malignant lymphoma, lymphogranulomatosis.
Hodgkin-Paragranulom *nt hema.* paragranuloma.
Hodgkin-Sarkom *nt patho.* Hodgkin's sarcoma.
Hodgkin-Zyklus *m* Hodgkin cycle.
Hodgkin-Key: Hodgkin-Key-Geräusch *nt card.* Hodgkin-Key murmur.
Hoffmann: Hoffmann-Phänomen *nt neuro.* Hoffmann's phenomenon [fɪ'nɑmə,nɑn].
Hoffmann-Trigeminuszeichen *nt neuro.* Hoffmann's sign.
Hö•hen•kli•ma *nt* high-altitude climate.
Hö•hen•krank•heit *f patho.* high-altitude sickness/illness, mountain sickness. **akute Höhenkrankheit** aviator's disease, acute mountain sickness. **chronische Höhenkrankheit** Monge's disease, Andes' disease, chronic mountain sickness.
Hö•hen•rausch *m patho.* high-altitude intoxication.
Hö•hen•schie•len *nt ophthal.* vertical strabismus, hypertropia, anisophoria. **latentes Höhenschielen** anophoria, hyperphoria.
Hö•hen•schwin•del *m neuro.* height vertigo.
Hö•he•punkt *m* **1.** *fig.* height, head, peak, climax, acme; (*Fieber, Krankheitsverlauf*) fastigium. **den Höhepunkt erreichen a)** reach a climax; culminate (*in* in). **b)** come to a crisis, reach a critical point. **den Höhepunkt überschreiten** pass the peak, be on the decline. **2.** (*Orgasmus*) climax, orgasm.
hohl•äu•gig *adj* hollow-eyed.
Höh•le *f anat.* cave, cavity, cavitation, cavern; (*Hohlraum*) bulla, antrum; (*Aushöhlung*) socket, fossa, hollow, pit, excavation; *patho.* cavern.
Hohl•fuß *m ortho.* talipes cavus, pes cavus,

cavus.
Hohl·hand·bo·gen *m anat.* palmar arch.
Hohl·knie *nt ortho.* genu recurvatum.
Hohl·kreuz *nt ortho.* swayback, hollow back.
Hohl·na·del *f clin.* cannula, canula.
Hohl·na·gel *m derm.* spoon nail, koilonychia.
Hohl·raum *m anat.* hollow, cavern, cavity, cavum, (*Gefäß*) lumen; *patho.* cavern, cavity.
Hohl·rücken [K·K] *m ortho.* swayback, hollow back.
Hohl·rund·rücken [K·K] *m ortho.* swayback, hollow back.
Hohl·war·ze *f gyn.* inverted nipple, retracted nipple.
Hol·ar·thri·tis *f ortho.* holarthritis, hamarthritis.
Hollander: Hollander-Hypoglykämietest *m endo.* Hollander's test, insulin hypoglycemia test.
Holmes-Stewart: Holmes-Stewart-Phänomen *nt neuro.* Holmes's sign, Stewart-Holmes sign, rebound phenomenon [fɪ-'namə,nan].
Holmgren: Holmgren-Test *m ophthal.* Holmgren method, Holmgren test.
Ho·lo·an·ti·gen *nt immun.* complete antigen, holoantigen.
ho·lo·dia·sto·lisch *adj card.* holodiastolic.
ho·lo·en·de·misch *adj epidem.* holoendemic.
ho·lo·sy·sto·lisch *adj card.* holosystolic, pansystolic.
Holthouse: Holthouse-Hernie *f chir.* Holthouse's hernia.
Holt-Oram: Holt-Oram-Syndrom *nt patho.* Holt-Oram syndrome, heart-hand syndrome.
Holz·schuh·form *f card.* (*Herz*) woodenshoe heart, sabot heart.
Homans: Homans-Zeichen *nt chir.* Homans' sign.
ho·mo·gen *adj* homogeneous; homogenous, undifferentiated, indiscrete.
Ho·moio·sta·se *f physiol.* homeostasis, homoiostasis.
ho·mo·la·te·ral *adj* homolateral, ipsilateral.
ho·mo·log *adj* 1. homologous. 2. *immun.* homogeneous, homologous, homological.
Ho·möo·pa·thie *f* homeopathy [həumɪ-'apəθɪ], hahnemannism ['hɑːnəmənɪzəm].
ho·möo·pa·thisch *adj* homeopathic, homeotherapeutic.
Ho·möo·pla·stik *f chir.* homoplasty.
Ho·möo·sta·se *f physiol.* homeostasis, homoiostasis.
ho·möo·sta·tisch *adj physiol.* homeostatic.
ho·möo·the·ra·peu·tisch *adj* homeotherapeutic.
Ho·möo·the·ra·pie *f* homeotherapy.
ho·mo·pla·stisch *adj* 1. *immun.* homogenous, homoplastic. 2. *chir.* homoplastic.
Ho·mo·se·xua·li·tät *f* homosexuality. **weibliche Homosexualität** female homosexuality, lesbianism ['lezbɪənɪzəm].

ho·mo·se·xu·ell *adj* homosexual, homophile, homoerotic, gay.
Ho·mo·trans·plan·tat *nt chir.* homograft, homologous transplant, homoplastic graft, homotransplant, allograft, allogeneic graft, allogeneic transplant, homoplastic graft.
Ho·mo·trans·plan·ta·ti·on *f chir.* homotransplantation, allograft, allogeneic transplantation, allotransplantation, homologous transplantation.
ho·mo·zy·got *adj genet.* homozygous, homogenic, homozygotic.
Ho·mo·zy·go·tie *f genet.* homozygosis, homozygosity.
Hong·kong·grip·pe *f epidem.* Hong Kong influenza.
Hoover: Hoover-Zeichen *nt* **1.** Hoover's sign. **2.** Grasset-Gaussel-Hoover sign, Grasset's phenomenon [fɪ'namə,nan], complementary opposition sign.
Hoppe-Goldflam: Hoppe-Goldflam-Syndrom *nt neuro.* Erb-Goldflam disease, Hoppe-Goldflam disease, myasthenia gravis.
Hör·ap·pa·rat *m HNO* hearing aid, deaf aid.
Hör·bahn *f anat.* auditory pathway.
Hör·bar·keits·schwel·le *f HNO* threshold of audibility, auditory threshold.
Hör·be·reich *m HNO* hearing range.
Hör·de·fekt *m HNO* auditory defect.
Hor·deo·lum *nt ophthal.* hordeolum, sty, stye.
Hordeolum externum external hordeolum.
Hordeolum internum internal hordeolum, meibomian sty, acute chalazion.
hö·ren *vt, vi* hear.
Hör·er·mü·dung *f HNO* auditory fatique, acoustic fatigue.
Hör·ge·rät *nt HNO* hearing aid, deaf aid.
hör·ge·schä·digt *adj HNO* hard of hearing, unable to hear, deaf.
Hör·hil·fe *f* hearing aid, deaf aid.
Ho·ri·zo·kar·die *f card.* horizontal heart, horizocardia.
ho·ri·zon·tal *adj* horizontal, level.
Ho·ri·zon·tal·la·ge *f* → Horizokardie.
Ho·ri·zon·tal·typ *m physiol.* horizontal heart.
Hor·mon *nt endo.* hormone.
adreno-corticotropes Hormon adrenocorticotropic hormone, adrenocorticotrophin, adrenocorticotropin.
androgenes Hormon androgenic hormone.
antidiuretisches Hormon antidiuretic hormone, vasopressin.
corticotropes Hormon → adreno-corticotropes Hormon.
ergotropes Hormon ergotropic hormone.
follikelstimulierendes Hormon follitropin, follicle stimulating hormone.
gastrointestinales Hormon gastrointestinal hormone.
gestagenes Hormon gestagenic hormone, gestagen.
glandotropes Hormon glandotropic hormone.

gonadotropes Hormon gonadotropic hormone, gonadotropin, gonadotrophin.
hypophysiotropes Hormon hypophysiotropic hormone.
lipolytisches Hormon lipolytic hormone, fat-mobilizing hormone.
luteinisierendes Hormon luteinizing hormone, interstitial cell stimulating hormone.
melanozytenstimulierendes Hormon melanocyte stimulating hormone, melanophore stimulating hormone, intermedin.
östrogene Hormone *pl* estrogenic hormones.
somatotropes Hormon growth hormone, somatotropic hormone, somatotropin.
thyreotropes Hormon thyrotropin, thyrotrophin, thyroid-stimulating hormone.
hor•mon•ab•hän•gig *adj endo.* hormone-dependent, hormonally-dependent.
hor•mo•nal *adj* → hormonell.
Hor•mon•ant•ago•nist *m pharm.* antihormone, hormone blocker.
Hor•mon•aus•schüt•tung *f* hormone release.
Hor•mon•blocker [K•K] *m pharm.* antihormone, hormone blocker.
hor•mo•nell *adj* hormonal, hormonic.
Hor•mon•ent•zugs•blu•tung *f gyn.* hormone-withdrawal bleeding.
Hor•mon•er•satz•the•ra•pie *f gyn., pharm.* hormone replacement therapy.
Hormon•man•gel *m endo.* lack of hormone(s).
Hor•mon•re•zep•tor *m endo.* hormone receptor.
hor•mon•sen•si•tiv *adj* hormone-sensitive.
Hor•mon•the•ra•pie *f clin., pharm.* hormonal therapy, hormone therapy, hormonotherapy, endocrinotherapy.
Horn: Horn-Zeichen *nt chir.* Horn's sign, ten Horn's sign.
Horn *nt* 1. *anat.* horn, cornu. 2. *histol., derm.* horn, keratin.
Horner: Horner-Symptomenkomplex *m endo.* Horner's ptosis, Bernard-Horner syndrome.
Horn•haut *f anat.* 1. (*Auge*) cornea, keratoderma of eye. 2. horny skin, horny layer (of epidermis).
Horn•haut•astig•ma•tis•mus *m ophthal.* corneal astigmatism [əˈstɪgmətɪzəm].
Horn•haut•dys•tro•phie *f ophthal.* corneal dystrophy.
Horn•haut•ent•zün•dung *f ophthal.* keratitis, keratoiditis.
Horn•haut•epi•thel *nt anat.* corneal epithelium, anterior epithelium of cornea.
Horn•haut•er•wei•chung *f ophthal.* keratomalacia.
Horn•haut•ex•zi•si•on *f ophthal.* keratectomy, kerectomy.
Horn•haut•fleck *m ophthal.* corneal macula, corneal spot.
Horn•haut•ge•schwür *nt ophthal.* corneal ulcer, helcoma.

Horn•haut•hy•per•tro•phie *f ophthal.* hyperkeratosis.
Horn•haut•ke•gel *m ophthal.* keratoconus, conical cornea.
Horn•haut•my•ko•se *f ophthal.* keratomycosis.
Horn•haut•pla•stik *f ophthal.* keratoplasty.
Horn•haut•re•flex *m ophthal.* corneal reflex.
Horn•haut•riß *m ophthal.* keratorrhexis, keratorhexis.
Horn•haut•schei•tel *m anat.* corneal vertex.
Horn•haut•sta•phy•lom *nt ophthal.* corneal staphyloma, projecting staphyloma, anterior staphyloma.
Horn•haut•trans•plan•ta•ti•on *f ophthal.* keratoplasty.
Horn•haut•trü•bung *f ophthal.* nebula, nubecula.
Horn•haut•ul•kus *nt ophthal.* corneal ulcer, helcoma.
Horn•haut•un•ter•su•chung *f ophthal.* keratoscopy [kerəˈtɑskəpɪ], biomicroscopy [maɪˈkrɑskəpɪ].
Horn•haut•ver•bren•nung *f ophthal.* corneal burn.
Horn•haut•vor•wöl•bung *f ophthal.* keratectasia, kerectasis, corneal ectasia.
Horn•per•len *pl patho.* onion bodies, pearly bodies.
Horn•schup•pe *f* (*Haut*) horny scale.
Horn•schwie•le *f derm.* poroma, keratoma, callus, callosity.
Hor•op•ter *m ophthal.* horopter.
Hor•op•ter•kreis *m ophthal.* horopter circle.
Hör•prü•fung *f HNO* hearing test.
Hör•rin•de *f physiol.* auditory cortex, acoustic cortex.
Hör•schär•fe *f HNO* acuteness of hearing.
Hör•schwä•che *f HNO* hearing impairment, impaired hearing, hypacusis.
Hör•schwel•le *f physiol.* hearing threshold, auditory threshold.
Hör•stö•rung *f HNO* auditory defect, hearing loss, hearing difficulty.
Hör•sturz *m HNO* apoplectiform deafness, sudden deafness.
Horton: Horton-Neuralgie *f neuro.* Horton's headache, Harris' migrainous neuralgia, erythroprosopalgia, histamine headache.
Horton-Riesenzellarteriitis *f patho.* Horton's arteritis, temporal arteritis, giant-cell arteritis, cranial arteritis.
Hör•trai•ning *nt HNO* hearing training.
Hör•ver•lust *m HNO* hearing loss, deafness.
Hör•wei•te *f HNO* hearing distance.
Hör•zen•trum *nt physiol.* hearing center, acoustic center.
Hos•pi•tal *nt* hospital.
hos•pi•ta•li•sie•ren *vt* place in a hospital, refer to a hospital, send to a hospital, hospitalize.
Hos•pi•ta•li•sie•rung *f* hospitalization.
Hos•pi•ta•lis•mus *m* 1. *psycho., psychia.* hospitalism. 2. *patho.* hospitalism [ˈhɑs-

Host-versus-Graft-Reaktion

pɪtlɪzəm].
Host-versus-Graft-Reaktion *f immun.* host-versus-graft reaction, HVG reaction.
Hounsfield: Hounsfield-Einheit *f radiol.* Hounsfield unit.
Howship-Romberg: Howship-Romberg-Zeichen *nt chir., patho.* Howship-Romberg sign, Howship's symptom, Romberg symptom.
H₁-Rezeptor *m physiol.* histamine 1 receptor, H₁ receptor.
H₂-Rezeptor *m physiol.* histamine 2 receptor, H₂ receptor.
HR-Intervall *nt card.* H-R conduction time.
HSV-Enzephalitis *f neuro.* herpes simplex encephalitis, HSV encephalitis.
Hübener-Thomsen-Friedenreich: Hübener-Thomsen-Friedenreich-Phänomen *nt immun.* Hübener-Thomsen-Friedenreich phenomenon [fɪˈnɑməˌnɑn], Thomsen phenomenon.
Huchard: Huchard-Krankheit *f patho.* Huchard's disease, continued arterial hypertension.
Huchard-Syndrom *nt* Huchard's symptom.
Hueter: Hueter-Linie *f ortho.* Hueter's line.
Hueter-Zeichen *nt ortho.* Hueter's sign.
Huf•ei•sen•ab•szeß *m patho.* horseshoe abscess.
Huf•ei•sen•fi•stel *f patho.* horseshoe fistula.
Huf•ei•sen•nie•re *f patho.* horseshoe kidney.
Huf•ei•sen•pla•zen•ta *f* horseshoe placenta.
Hüft•ar•thro•pla•stik *f ortho.* hip arthroplasty.
Hüft•bein *nt anat.* hipbone, coxal bone, pelvic bone.
Hüft•dys•pla•sie *f ortho.* dysplasia of the hip.
Hüf•te *f* 1. *anat.* hip, coxa. 2. → Hüftgelenk. **künstliche Hüfte** *ortho.* hip prosthesis [prɑsˈθiːsɪs], hip arthroplasty, hip replacement.
schnappende/schnellende Hüfte *ortho.* snapping hip, Perrin-Ferraton disease.
Hüft•en•do•pro•the•se *f ortho.* hip prosthesis [prɑsˈθiːsɪs], hip arthroplasty, hip replacement.
Hüft•ge•lenk *nt anat.* hip, hip joint, coxofemoral joint, thigh joint. **künstliches Hüftgelenk** *ortho.* hip prosthesis [prɑsˈθiːsɪs], hip arthroplasty, hip replacement.
Hüft•ge•lenk•dis•lo•ka•ti•on *f ortho.* dislocation of (the) hip.
Hüft•ge•lenk•ent•zün•dung *f ortho.* coxitis, coxarthritis.
Hüft•ge•lenk•er•kran•kung *f ortho.* hip-joint disease, coxarthropathy.
Hüft•ge•lenk•lu•xa•ti•on *f ortho.* dislocation of (the) hip. **kongenitale Hüftgelenkluxation** congenital dislocation of the hip.
Hüft•ge•lenk•pro•the•se *f ortho.* hip prosthesis [prɑsˈθiːsɪs], hip arthroplasty, hip replacement.

Hüft•ge•lenks•ent•zün•dung *f* → Hüftgelenkentzündung
Hüft•ge•lenks•lu•xa•ti•on *f ortho.* dislocation of (the) hip.
Hüft•ge•lenks•lu•xa•ti•ons•frak•tur *f ortho.* fracture dislocation of the hip.
Hüft•hin•ken *nt ortho.* Duchenne gait, Trendelenburg's gait/limp.
Hüft•kno•chen *m anat.* hipbone, pelvic bone.
Hüft•kopf•ar•te•rie *f anat.* acetabular artery, acetabular branch of obturator artery.
Hüft•kopf•frak•tur *f ortho.* femoral head fracture.
Hüft•kopf•ka•lot•ten•frak•tur *f ortho.* femoral head fracture.
Hüft•kopf•ne•kro•se *f ortho.* necrosis of the femoral head, necrosis of the head of femur. **idiopathische Hüftkopfnekrose des Erwachsenen** idiopathic avascular necrosis of the femoral head, coronary disease of the hip, Chandler's disease.
Hüft•kopf•pro•the•se *f ortho.* femoral head prosthesis [prɑsˈθiːsɪs], hip hemiarthroplasty.
Hüft•pfan•ne *f anat.* socket of hip (joint), acetabulum, acetabular cavity.
Hüft•pfan•nen•dys•pla•sie *f ortho.* acetabular dysplasia.
Hüft•pfan•nen•frak•tur *f ortho.* acetabular fracture, fractured acetabulum.
Hüft•re•gi•on *f anat.* hip, coxa.
Hüft•schmerz *m ortho.* coxalgia, coxodynia, ischialgia, ischiodynia, hip pain.
Hüft•schrau•be *f,* **dynamische** *ortho.* dynamic hip screw.
Hüft•to•tal•en•do•pro•the•se *f ortho.* total hip prosthesis [prɑsˈθiːsɪs], total hip replacement.
Huhner: Huhner-Test *m gyn.* Huhner test, Sims' test.
Hüh•ner•au•ge *nt derm.* clavus, corn.
Hüh•ner•brust *f ortho.* chicken breast, keeled chest, pigeon breast.
Huhner-Sims: Huhner-Sims-Test *m gyn.* Huhner test, Sims' test.
hu•man *adj* 1. human. 2. (*menschlich*) human, humane.
Hu•man•fi•bri•no•gen *nt hema.* human fibrinogen.
Hu•man•pa•ra•sit *m micro.* human parasite.
Hu•man•se•rum *nt hema.* human serum.
Hu•me•ro•ra•di•al•ge•lenk *nt anat.* humeroradial joint.
Hu•me•ro•ul•nar•ge•lenk *nt anat.* humeroulnar joint.
Hu•me•rus *m anat.* humerus. **Humerus varus** *ortho.* bent humerus.
Hu•me•rus•dia•phy•se *f anat.* shaft of humerus.
Hu•me•rus•epi•kon•dy•le *f anat.* epicondyle of humerus, humeral epicondyle.
Hu•me•rus•frak•tur *f ortho.* fracture of the humerus, fractured humerus.
Humerusfraktur durch das Collum anato-

micum fracture of the anatomic neck of humerus.
perkondyläre Humerusfraktur percondylar fracture of the humerus.
subkapitale Humerusfraktur surgical neck fracture of humerus, subcapital fracture of humerus.
suprakondyläre Humerusfraktur supracondylar fracture of the humerus.
Hu•me•rus•hals *m anat.* neck of humerus.
anatomischer Humerushals true neck of humerus, anatomical neck of humerus.
chirurgischer Humerushals false neck of humerus, surgical neck of humerus.
Hu•me•rus•kon•dy•le *f anat.* condyle of humerus.
Hu•me•rus•kopf *m anat.* head of humerus.
Hu•me•rus•köpf•chen *nt anat.* capitellum, capitulum.
Hu•me•rus•kopf•frak•tur *f ortho.* fracture of the anatomic neck of humerus.
Hu•me•rus•schaft *m anat.* shaft of humerus, body of (the) humerus.
Hu•me•rus•schaft•frak•tur *f ortho.* humeral shaft fracture.
hum•peln *vi* hobble, limp, walk with a limp.
Hun•de•band•wurm *m micro.* dog tapeworm, hydatid tapeworm, Echinococcus granulosus.
Hun•ger *m* hunger. **Hunger bekommen** get hungry. **Hunger haben** be hungry, feel, hungry. **Hunger leiden** starve, go hungry.
Hun•ger•azi•do•se *f patho.* starvation acidosis.
Hun•ger•dia•be•tes *m patho.* starvation diabetes.
Hun•ger•kur *f* fasting cure.
hun•gern *vi* **1.** go hungry, starve, be starving. **2.** *(auf Diät sein)* diet, fast. **s. zu Tode hungern** starve o.s. to death.
Hun•ger•ödem *nt patho.* alimentary edema, nutritional edema, famine edema, famine dropsy.
Hun•ger•osteo•pa•thie *f ortho.* hunger osteopathy, alimentary osteopathy [ˌʌstɪ-ˈɑpəθɪ].
Hun•ger•osteo•po•ro•se *f ortho.* hunger osteoporosis.
Hun•ger•streik *m* hunger strike.
hung•rig *adj* (a. *fig.*) hungry *(nach* for); *(stärker)* starved, famished.
Hunner: **Hunner-Striktur** *f urol.* Hunner's stricture.
Hunner-Ulkus *nt urol.* Hunner's ulcer, Fenwick-Hunner ulcer, submucous ulcer.
Hunner-Fenwick: **Hunner-Fenwick-Ulkus** *nt urol.* Hunner's ulcer, Fenwick-Hunner ulcer, submucous ulcer.
Hunt: **Hunt-Handmuskelatrophie** *f neuro.* Hunt's atrophy [ˈætrəfɪ].
progressive Pallidumatrophie *f* **Hunt** *neuro.* juvenile paralysis agitans of Hunt, Hunt's syndrome, pallidal atrophy.
Hunt-Syndrom *nt* **1.** Hunt's neuralgia, Ramsey Hunt syndrome, herpes zoster auricularis, herpes zoster oticus, geniculate neuralgia. **2.** → progressive Pallidumatrophie Hunt.
Hunter: **Hunter-Glossitis** *f HNO* Hunter's glossitis, atrophic glossitis.
Hunter-Schanker *m epidem.* hunterian chancre, true chancre, hard chancre [ˈʃæŋkər].
Hunter-Syndrom *nt patho.* Hunter-Hurler syndrome, Hunter's syndrome, mucopolysaccharidosis II.
Huntington: **Chorea Huntington** *f neuro.* Huntington's chorea, Huntington's disease, hereditary chorea.
Hurler: **Hurler-Syndrom** *nt patho.* Hurler's disease/syndrome, Pfaundler-Hurler syndrome, mucopolysaccharidosis I H, lipochondrodystrophy
Hurler-Scheie: **Hurler-Scheie-Variante** *f patho.* Hurler-Scheie syndrome, mucopolysaccharidosis I H/S.
Hurst: **Hurst-Sonden** *pl chir.* Hurst bougies.
Hürthle: **Hürthle-Tumor** *m patho.* Hürthle cell adenoma, Hürthle cell tumor.
Hürthle-Zell-Karzinom *nt patho.* malignant Hürthle cell tumor, Hürthle cell carcinoma.
Hu•sten I *m* cough, tussis. **II** *nt* cough, coughing.
abgehackter Husten hacking cough, tussiculation.
bellender Husten barking cough.
blecherner Husten brassy cough.
nichtproduktiver Husten nonproductive cough.
produktiver Husten productive cough, wet cough.
trockener Husten dry cough.
unproduktiver Husten nonproductive cough.
hu•sten I *vt* cough, cough out, cough up. **II** *vi* cough, have a cough.
Hu•sten•an•fall *m* fit of coughing, coughing bout.
Hu•sten•mit•tel *nt pharm.* cough medicine, antibechic, antitussive.
Hu•sten•plat•te *micro.* cough plate.
Hu•sten•re•flex *m physiol.* cough reflex, coughing reflex.
Hu•sten•saft *m pharm.* cough syrup.
hu•sten•stil•lend *adj pharm.* antibechic, antitussive.
Hu•sten•zen•trum *nt physiol.* coughing center.
Hutchinson: **Hutchinson-Gesicht** *nt patho.* Hutchinson's facies.
Hutchinson-Pupille *f neuro.* Hutchinson's pupil.
Sommerprurigo *f* **Hutchinson** *derm.* summer prurigo of Hutchinson.
Hutchinson-Trias *f patho.* Hutchinson's triad.
Hutchinson-Zähne *pl patho.* Hutchinson's teeth, screw driver teeth.
Hutchinson-Gilford: **Hutchinson-Gilford-**

HV-Intervall

Syndrom *nt patho.* Hutchinson-Gilford syndrome, progeria, premature senility syndrome.

HV-Intervall *nt card.* H-V conduction time, HV interval.

HVL-Hormon *nt physiol., endo.* anterior pituitary hormone, adenohypophysial hormone.

HVL-Insuffizienz *f endo.* Simmonds' disease, hypopituitarism [ˌhaɪpəʊpɪˈt(j)uːətərɪzəm].

Hya•lin *nt histol., patho.* hyalin.

Hya•li•ni•sa•ti•on *f patho.* **1.** hyalinization. **2.** → Hyalinose.

Hya•li•no•se *f patho.* glassy degeneration, hyaline degeneration, hyalinosis.

Hya•lin•zy•lin•der *pl urol.* hyaline casts.

Hya•li•tis *f ophthal.* hyalitis, hyaloiditis, vitreitis.

Hya•lo•idi•tis *f* → Hyalitis.

Hy•al•uro•ni•da•se *f micro.* spreading factor, hyaluronidase.

Hy•al•uro•ni•da•se•hem•mer *m pharm.* antihyaluronidase.

Hydantoin-Syndrom *nt,* **embryopathisches** *embryo.* fetal hydantoin syndrome.

Hy•da•ti•de *f* **1.** *epidem.* hydatid, hydatid cyst, echinococcus cyst. **2.** *histol.* hydatid.

Hy•da•ti•den•drai•na•ge *f chir.* hydatidostomy.

Hy•da•ti•den•schwir•ren *nt patho.* hydatid fremitus, hydatid thrill.

Hy•da•ti•den•zy•ste *f patho.* hydatid, hydatid cyst, echinococcus cyst.

multilokuläre Hydatidenzyste alveolar hydatid cyst, multilocular hydatid.

verkalkte Hydatidenzyste osseous hydatid cyst.

hy•da•ti•di•form *adj* hydatidiform.

Hy•da•ti•do•se *f epidem.* hydatidosis, hydatid disease, echinococcal cystic disease.

metastasierende Hydatidose metastatic echinococcosis, metastatic hydatidosis.

Hydr•ämie *f hema.* dilution anemia, hydremia, polyplasmia.

Hydr•am•ni•on *nt gyn.* dropsy of amnion, hydramnion, hydramnios.

Hy•drar•gy•rie *f patho.* mercury poisoning, hydrargyrism [haɪˈdrɑːrdʒərɪzəm], mercurialism [mərˈkjʊərɪəlɪzəm].

Hy•drar•thro•se *f ortho.* articular dropsy, hydrarthrosis.

Hy•dria•trie *f clin.* water cure, hydrotherapy, hydriatrics *pl.*

Hy•droa *f derm.* hydroa, hidroa.

Hy•dro•ce•le *f* → Hydrozele.

Hy•dro•ce•pha•lus *m* → Hydrozephalus.

Hy•dro•cor•ti•son *nt endo.* hydrocortisone, cortisol.

Hy•dro•gym•na•stik *f heilgymn.* hydrogymnastics *pl.*

Hy•dro•ne•phro•se *f urol.* hydronephrosis, nephrohydrosis.

Hy•dro•pa•thie *f clin.* hydropathy [haɪˈdrɑpəθɪ].

Hy•dro•pe•ri•kard *nt card.* cardiac dropsy, hydropericardium.

Hy•droph•thal•mus *m ophthal.* hydrophthalmos, hydrophthalmia.

hy•dro•pisch *adj patho.* hydropic, dropsical.

Hy•drops *m patho.* hydrops. **Hydrops fetalis** fetal hydrops, congenital hydrops.

Hy•dro•pyo•ne•phro•se *f urol.* hydropyonephrosis.

Hy•dror•rhoea *f patho.* watery discharge, hydrorrhea.

Hy•dro•sal•pinx *f gyn.* salpingian dropsy, hydrosalpinx.

hy•dro•the•ra•peu•tisch *adj heilgymn.* hydriatric, hydriatic, hydrotherapeutic.

Hy•dro•the•ra•pie *f heilgymn.* water cure, hydrotherapy, hydrotherapeutics *pl.*

Hy•dro•tu•ba•ti•on *f gyn.* hydrotubation.

Hy•dro•ure•ter *m urol.* hydroureter, hydroureterosis.

25-Hy•dro•xy•cho•le•cal•ci•fe•rol *nt biochem.* calcidiol, 25-hydroxycholecalciferol.

17-Hy•dro•xy•cor•ti•co•ste•ro•id *nt biochem.* 17-hydroxycorticosteroid.

25-Hy•dro•xy•er•go•cal•ci•fe•rol *nt biochem.* 25-hydroxyergocalciferol.

5-Hy•dro•xy•trypt•amin *nt biochem.* 5-hydroxytryptamine, serotonin.

Hy•dro•ze•le *f* **1.** *patho.* hydrocele. **2.** *urol.* hydrocele, oscheohydrocele.

hy•dro•ze•phal *adj* hydrocephalic.

Hy•dro•ze•pha•lus *m neuro.* water on the brain, dropsy of brain, hydrocephalus, hydrocephaly.

obstruktiver Hydrozephalus noncommunicating hydrocephalus, noncommunication hydrocephalus, obstructive hydrocephalus.

postmeningitischer Hydrozephalus postmeningitic hydrocephalus.

posttraumatischer Hydrozephalus posttraumatic hydrocephalus.

Hy•dru•re•ter *m urol.* hydroureter, hydroureterosis.

Hy•dru•rie *f urol.* hydruria, hydrouria.

Hy•gie•ne *f* **1.** hygiene, hygienics *pl.* **2.** *(Sauberkeit)* hygiene.

hy•gie•nisch *adj* health-ful, hygienic, sanitary, diasostic.

Hy•men *m/nt anat., gyn.* hymen, hymenal membrane; *inf.* maidenhead.

Hy•me•nal•atre•sie *f gyn.* hymenal atresia.

Hy•me•nal•ka•run•keln *pl gyn.* myrtiform caruncles, hymenal caruncles.

Hy•men•ek•to•mie *f gyn.* hymenectomy.

Hy•me•ni•tis *f gyn.* hymenitis.

Hy•me•nor•rha•phie *f gyn.* hymenorrhaphy.

Hy•me•no•to•mie *f gyn.* hymenotomy.

Hy•men•spal•tung *f gyn.* hymenotomy.

Hyp•adre•na•lis•mus *m endo.* adrenal insufficiency, adrenocortical insufficiency, hypoadrenalism [ˌhaɪpəʊəˈdriːnəlɪzəm].

Hyp•aku•sis *f HNO* acoustic hypoesthesia, hypoacusis, hypacusis.

Hyp•al•bu•min•ämie *f patho.* hypalbuminemia, hypoalbuminemia.

Hyp•al•ge•sie *f neuro.* hypalgesia, hypalgia, hypoalgesia.
hyp•al•ge•tisch *adj* hypalgesic, hypalgetic.
Hyp•al•gie *f* → Hypalgesie.
hyp•al•gisch *adj* → hypalgetisch.
Hyp•ali•men•ta•ti•on *f patho.* insufficient nourishment, hypoalimentation.
Hyp•am•ni•on *nt gyn.* hypamnion, hypamnios.
Hyp•an•dro•ge•nis•mus *m endo.* hypoandrogenism [ˌhaɪpəʊˈændrədʒenɪzəm].
Hyp•äs•the•sie *f neuro.* hypoesthesia, hypesthesia.
Hyp•azi•di•tät *f patho.* hypoacidity.
Hy•per•ab•duk•ti•ons•syn•drom *nt ortho.* hyperabduction syndrome.
Hy•per•adre•na•lis•mus *m endo.* hyperadrenalism [ˌhaɪpərəˈdriːnəlɪzəm], hypersuprarenalism [ˌhaɪpərˌsuːprəˈriːnəlɪzəm].
hy•per•ak•tiv *adj* **1.** *patho.* hyperactive, overactive. **2.** *psychia.* hyperactive, overactive.
Hy•per•ak•ti•vi•tät *f* **1.** *patho.* hyperactivity, overactivity, superactivity. **2.** *psychia.* hyperactivity, overactivity.
Hy•per•aku•sis *f HNO* acoustic hyperesthesia, hyperacusia.
hy•per•akut *adj (Verlauf, Reaktion)* hyperacute, extremely acute, peracute.
Hy•per•al•bu•min•ämie *f patho.* hyperalbuminemia.
Hy•per•al•do•ste•ro•nis•mus *m endo.* hyperaldosteronism [ˌhaɪpərˌældəʊˈsterənɪzəm]. **primärer Hyperaldosteronismus** primary hyperaldosteronism, Conn's syndrome.
Hy•per•al•ge•sie *f neuro.* hyperalgesia, hyperalgia.
hy•per•al•ge•tisch *adj neuro.* hyperalgesic, hyperalgetic.
Hy•per•al•gie *f* → Hyperalgesie.
Hy•per•ali•men•ta•ti•on *f clin.* hyperalimentation, supernutrition.
Hy•per•ali•men•ta•ti•ons•syn•drom *nt patho.* hyperalimentosis.
Hy•per•ämie *f patho.* hyperemia, congestion.
aktive/arterielle Hyperämie active hyperemia, active congestion, arterial hyperemia.
funktionelle Hyperämie functional congestion.
hypostatische Hyperämie hypostatic congestion.
kompensatorische Hyperämie compensatory hyperemia.
passive Hyperämie → venöse Hyperämie.
reaktive Hyperämie reactive hyperemia.
venöse Hyperämie venous congestion, venous hyperemia.
hy•per•ämisch *adj patho.* marked by hyperemia, hyperemic.
hy•per•ämi•sie•rend *adj pharm.* rubefacient.
Hy•per•am•mon•ämie *f patho.* hyperammonemia, hyperammoniemia.
Hy•per•am•mo•ni•ämie *f* → Hyperammonämie.
Hy•per•am•mon•urie *f patho.* hyperammonuria.
Hy•per•an•dro•ge•nis•mus *m endo.* hyperandrogenism [ˌhaɪpərˈændrədʒenɪzəm].
Hy•per•äs•the•sie *f neuro.* hyperesthesia, hypersensibility.
hy•per•äs•the•tisch *adj neuro.* hyperesthetic.
hy•per•azid *adj patho.* hyperacid, superacid.
Hy•per•azi•di•tät *f patho.* superacidity, hyperacidity.
Hy•per•be•ta•li•po•pro•te•in•ämie *f patho.* hyperbetalipoproteinemia.
Hy•per•bi•car•bo•nat•ämie *f patho.* hyperbicarbonatemia.
Hy•per•bi•li•ru•bin•ämie *f patho.* hyperbilirubinemia. **idiopathische Hyperbilirubinämie** Crigler-Najjar syndrome, congenital nonhemolytic jaundice.
Hy•per•chlor•ämie *f patho.* hyperchloremia.
hy•per•chlor•ämisch *adj patho.* hyperchloremic.
Hy•per•chlor•hy•drie *f patho. (Magen)* gastric hyperacidity, hyperchlorhydria.
Hy•per•chlor•urie *f patho.* hyperchloruria.
Hy•per•cho•le•ste•rin•ämie *f patho.* hypercholesterolemia, hypercholesterinemia.
hy•per•cho•le•ste•rin•ämisch *adj patho.* hypercholesterolemic.
Hy•per•chro•ma•to•se *f patho.* hyperchromatism [ˌhaɪpərˈkrəʊmətɪzəm], hyperchromatosis.
Hy•per•chro•mie *f hema.* hyperchromia.
Hy•per•chy•lie *f patho.* hyperchylia.
Hy•per•chy•lo•mi•kron•ämie *f patho.* hyperchylomicronemia, Bürger-Grütz syndrome.
Hy•per•cor•ti•so•lis•mus *m endo.* hypercortisolism [ˌhaɪpərˈkɔːrtɪsəʊlɪzəm].
hy•per•dens *adj radiol.* hyperdense.
hy•per•dia•sto•lisch *adj card.* hyperdiastolic.
hy•per•di•krot *adj card.* hyperdicrotic.
hy•per•dy•na•misch *adj neuro.* hyperdynamic.
Hy•per•elek•tro•lyt•ämie *f patho.* hyperelectrolytemia.
Hy•per•eme•sis *f patho.* excessive vomiting, hyperemesis.
hy•per•erg *adj immun.* hyperergic, hypergic.
Hy•per•er•gie *f immun.* hyperergy, hyperergia.
hy•per•ex•ten•dier•bar *adj ortho. (Gelenk)* hyperextendible, hyperextendable.
Hy•per•ex•ten•si•on *f ortho. (Gelenk)* hyperextension, overextension.
Hy•per•ex•ten•si•ons•fehl•stel•lung *f ortho. (Gelenk)* hyperextension deformity.
Hy•per•fi•brin•ämie *f hema.* fibriemia, inosemia.

Hyperfibrinogenämie

Hy•per•fi•bri•no•gen•ämie *f hema.* fibrinogenemia, hyperfibrinogenemia.
Hy•per•fle•xi•on *f ortho.* (*Gelenk*) hyperflexion, superflexion.
Hy•per•funk•ti•on *f patho.* hyperfunction, hyperfunctioning.
hyp•erg *adj immun.* hypergic, hypoergic.
Hy•per•ga•lak•tie *f gyn.* hypergalactia, hypergalactosis.
Hy•per•gam•ma•glo•bu•lin•ämie *f immun.* hypergammaglobulinemia.
Hy•per•ge•ni•ta•lis•mus *m patho.* hypergenitalism [ˌhaɪpər'dʒenɪtəlɪzəm].
Hyp•er•gie *f patho.* hypoergia, hypoergy, hypergia.
hyp•er•gisch *adj* hypoergic; *immun.* hyposensitive.
Hy•per•glo•bu•lie *f hema.* hyperglobulia, hyperglobulism [ˌhaɪpər'glɑbjəlɪzəm].
Hy•per•glo•bu•lin•ämie *f hema.* hyperglobulinemia.
Hy•per•glu•ka•gon•ämie *f endo.* hyperglucagonemia.
Hy•per•glyk•ämie *f endo.* hyperglycemia, hyperglycosemia. **streßbedingte Hyperglykämie** stress diabetes, hyperglycemia of injury.
hy•per•glyk•ämisch *adj endo.* hyperglycemic.
Hy•per•go•na•dis•mus *m endo.* hypergonadism [ˌhaɪpər'goʊnædɪzəm].
Hy•per•hi•dro•se *f derm.* excessive sweating, hyperhidrosis, hyperidrosis.
Hy•per•hy•dra•ta•ti•on *f patho.* overhydration, hyperhydration.
hypertone Hyperhydratation hypertonic hyperhydration.
hypotone Hyperhydratation hypotonic hyperhydration.
isotone Hyperhydratation isotonic hyperhydration.
hy•per•im•mun *adj immun.* hyperimmune.
Hy•per•im•mun•glo•bu•lin•ämie *f immun.* hyperimmunoglobulinemia.
Hy•per•im•mu•ni•sie•rung *f immun.* hyperimmunization, hypervaccination.
Hy•per•im•mu•ni•tät *f immun.* hyperimmunity.
Hy•per•im•mun•se•rum *nt immun.* hyperimmune serum.
Hy•per•in•su•lin•ämie *f endo.* hyperinsulinemia, hyperinsulinism [ˌhaɪpər'ɪn(t)sjəlɪnɪzəm], insulinemia.
Hy•per•in•su•li•nis•mus *m endo.* hyperinsulinism [ˌhaɪpər'ɪn(t)sjəlɪnɪzəm], insulism.
Hy•per•in•vo•lu•ti•on *f patho.* hyperinvolution, superinvolution.
Hy•per•kal•ämie *f patho.* hyperkalemia, hyperkaliemia, hyperpotassemia.
hy•per•kal•ämisch *adj patho.* hyperkalemic.
Hy•per•kalz•ämie *f patho.* hypercalcemia, hypercalcinemia.
hy•per•kalz•ämisch *adj* hypercalcemic.

Hy•per•kal•zi•urie *f patho.* calcinuric diabetes, hypercalciuria, hypercalcuria.
Hy•per•kap•nie *f patho.* hypercapnia, hypercarbia.
Hy•per•ka•ro•tin•ämie *f patho.* hypercarotinemia, hypercarotenemia.
Hy•per•ke•ra•to•sis *f derm.* hyperkeratinization, hyperkeratosis.
Hyperkeratosis follicularis follicular hyperkeratosis, phrynoderma, toadskin.
Hyperkeratosis lenticularis perstans Flegel's disease.
Hy•per•ke•ton•ämie *f patho.* hyperketonemia.
Hy•per•ke•ton•urie *f patho.* hyperketonuria.
Hy•per•ki•ne•se *f neuro.* hyperkinesia, hyperkinesis.
Hy•per•ki•ne•sie *f* → Hyperkinese.
hy•per•ki•ne•tisch *adj* hyperkinetic, hyperactive.
Hy•per•koa•gu•la•bi•li•tät *f hema.* hypercoagulability.
Hy•per•kor•ti•ko•idis•mus *m endo.* hypercorticoidism [ˌhaɪpər'kɔːrtɪkɔɪdɪzəm].
Hy•per•kor•ti•so•lis•mus *m endo.* hypercortisolism [ˌhaɪpər'kɔːrtɪsəʊlɪzəm].
Hy•per•kor•ti•zis•mus *m endo.* hyperadrenocorticism, hyperadrenalcorticalism, hyperadrenocorticalism, hypercorticalism, hypercortisolism.
Hy•per•lak•ta•ti•on *f gyn.* hyperlactation, superlactation.
Hy•per•lakt•azid•ämie *f patho.* hyperlactacidemia, lactacidemia.
Hy•per•leu•ko•zy•to•se *f hema.* hyperleukocytosis.
Hy•per•lip•ämie *f patho.* hyperlipemia, lipemia.
hy•per•lip•ämisch *adj patho.* hyperlipemic.
Hy•per•li•pid•ämie *f patho.* lipidemia, hyperlipidemia.
Hy•per•li•po•pro•te•in•ämie *f patho.* hyperlipoproteinemia.
Hy•per•lor•do•se *f ortho.* hyperlordosis.
Hy•per•me•nor•rhoe *f gyn.* hypermenorrhea, menorrhagia.
Hy•per•me•ta•bo•lis•mus *m patho.* hypermetabolism, increased metabolism [mə'tæbəlɪzəm].
Hy•per•me•tro•pie *f* → Hyperopie.
hy•per•me•tro•pisch *adj* → hyperop.
Hy•per•mi•ne•ra•li•sa•ti•on *f radiol.* hypermineralization.
Hy•per•mo•bi•li•tät *f ortho.* (*Gelenk*) hypermobility, supermotility.
Hy•per•mo•ti•li•tät *f patho.* hypermotility.
Hy•per•na•tri•ämie *f patho.* hypernatremia, hypernatronemia.
hy•per•na•tri•ämisch *adj patho.* hypernatremic.
Hy•per•ne•phrom *nt patho.* hypernephroma, renal cell carcinoma, hypernephroid carcinoma, Grawitz's tumor.
hy•per•op *adj ophthal.* long-sighted, farsighted, hyperopic, hypermetropic.

Hypertonie

Hy•per•opie *f ophthal.* far sight, farsightedness, long-sightedness, long sight, hyperopia, hypermetropia. [S.A. WEITSICHTIGKEIT]

hy•per•os•mo•lar *adj patho.* hyperosmolar.

Hy•per•östro•gen•ämie *f endo.* hyperestrogenemia, hyperestrinemia.

hy•per•pa•ra•thy•reo•id *adj endo.* hyperparathyroid.

Hy•per•pa•ra•thy•reo•idis•mus *m endo.* hyperparathyroidism [ˌhaɪpərˌpærəˈθaɪrɔɪdɪzəm].

Hy•per•pa•ra•thy•reo•se *f* → Hyperparathyreoidismus.

Hy•per•pe•ri•stal•tik *f patho.* peristaltic unrest, hyperperistalsis.

Hy•per•per•mea•bi•li•tät *f patho.* hyperpermeability.

Hy•per•pho•rie *f ophthal.* anophoria, hyperphoria.

Hy•per•phos•phat•ämie *f patho.* hyperphosphatemia.

Hy•per•phos•phat•urie *f patho.* hyperphosphaturia.

Hy•per•pig•men•tie•rung *f derm., histol.* hyperpigmentation, superpigmentation.

Hy•per•pi•nea•lis•mus *m endo.* hyperpinealism [ˌhaɪpərˈpɪnɪəlɪzəm].

Hy•per•pi•tui•ta•ris•mus *m endo.* hyperpituitarism [ˌhaɪpərpɪˈt(j)uːətərɪzəm], pituitary hyperfunction.

Hy•per•pla•sie *f patho.* hyperplasia, quantitative hypertrophy [haɪˈpɜrtrəfɪ].

adenomatöse Hyperplasie *gyn.* adenomatous hyperplasia.

glandulär-zystische Hyperplasie *gyn.* glandular-cystic hyperplasia.

hy•per•pla•stisch *adj patho.* hyperplastic.

Hy•per•pnoe *f pulmo.* hyperpnea.

hy•per•pnoe•isch *adj pulmo.* hyperpneic.

Hy•per•prä•be•ta•li•po•pro•te•in•ämie *f patho.* hyperprebetalipoproteinemia, prebetalipoproteinemia.

Hy•per•pres•by•opie *f ophthal.* excessive presbyopia, hyperpresbyopia.

Hy•per•pro•lac•tin•ämie *f endo.* hyperprolactinemia.

Hy•per•pro•te•in•ämie *f patho.* hyperproteinemia.

Hy•per•pyr•exie *f patho.* extremely high fever, hyperpyrexia. **maligne Hyperpyrexie** malignant hyperpyrexia, malignant hyperthermia, fulminant hyperpyrexia.

hy•per•re•ak•tiv *adj neuro.* hyperreactive.

Hy•per•re•fle•xie *f neuro.* hyperreflexia.

Hy•per•se•kre•ti•on *f patho.* hypersecretion, supersecretion.

Hy•per•sen•si•ta•ti•on *f immun.* hypersensitivity, hypersensitiveness.

Hy•per•sen•si•ti•vi•tät *f immun.* hypersensitivity, hypersensitiveness.

Hy•per•sen•si•ti•vi•täts•pneu•mo•ni•tis *f pulmo.* hypersensitivity pneumonitis, extrinsic allergic alveolitis.

Hy•per•so•mie *f ortho.* somatomegaly, gigantism [dʒaɪˈgæntɪzəm], hypersomia.

Hy•per•som•nie *f neuro., psychia.* hypersomnia.

Hy•per•sple•nie•syn•drom *nt* → Hypersplenismus.

Hy•per•sple•nis•mus *m patho.* hypersplenism [ˌhaɪpərˈspliːnɪzəm], hypersplenia.

Hy•per•sthen•urie *f urol.* hypersthenuria.

Hy•per•sym•pa•thi•ko•to•nus *m neuro.* hypersympathicotonus.

Hy•per•sy•sto•le *f card.* hypersystole.

hy•per•sy•sto•lisch *adj card.* hypersystolic.

Hy•per•tel•oris•mus *m embryo.* hypertelorism [ˌhaɪpərˈtelərɪzəm]. **okulärer Hypertelorismus** Greig's syndrome, ocular hypertelorism.

Hypertelorismus-Hypospadie-Syndrom *nt embryo.* hypertelorism-hypospadias syndrome.

Hy•per•ten•si•on *f card.* high-blood pressure, hypertension, arterial hypertension.

Hy•per•ten•si•ons•en•ze•pha•lo•pa•thie *f neuro.* hypertensive encephalopathy [enˌsefəˈlɒpəθɪ].

hy•per•ten•siv *adj* hypertensive.

Hy•per•ther•mie *f patho.* hyperthermia, hyperthermy. **maligne Hyperthermie** fulminant hyperpyrexia, malignant hyperpyrexia, malignant hyperthermia.

Hy•per•throm•bin•ämie *f hema.* hyperthrombinemia.

Hy•per•thy•reo•se *f endo.* hyperthyroidism [ˌhaɪpərˈθaɪrɔɪdɪzəm], hyperthyreosis, thyroid overactivity, thyrotoxicosis.

hy•per•thy•re•ot *adj endo.* hyperthyroid.

hy•per•ton *adj* **1.** *physiol.* hypertonic, hyperisotonic. **2.** *neuro.* hypertonic, spastic.

Hy•per•to•nie *f* **1.** *neuro.* hypertonicity, hypertonia. **2.** → arterielle Hypertonie.

adrenale Hypertonie adrenal hypertension.

arterielle Hypertonie high-blood pressure, hypertonus, hypertension, arterial hypertension.

benigne Hypertonie benign hypertension, red hypertension.

endokrine Hypertonie endocrine hypertension.

essentielle/idiopathische Hypertonie essential hypertension, idiopathic hypertension, primary hypertension.

labile Hypertonie borderline hypertension, labile hypertension.

maligne Hypertonie malignant hypertension, pale hypertension.

portale Hypertonie portal hypertension.

postpartale Hypertonie postpartum hypertension.

primäre Hypertonie essential hypertension, idiopathic hypertension, primary hypertension.

pulmonale Hypertonie pulmonary hypertension.

renale Hypertonie renal hypertension.

renoparenchymale Hypertonie renoparenchymal hypertension.
renovaskuläre Hypertonie renovascular hypertension.
sekundäre Hypertonie secondary hypertension, symptomatic hypertension.
splenoportale Hypertonie splenoportal hypertension.
symptomatische Hypertonie secondary hypertension, symptomatic hypertension.
venöse Hypertonie venous hypertension.
Hy•per•to•ni•ker *m* hypertensive, hypertensive patient.
Hy•per•to•ni•ke•rin *f* hypertensive, hypertensive patient.
hy•per•to•nisch *adj* **1.** *physiol.* hypertonic, hyperisotonic. **2.** *neuro.* hypertonic, spastic.
Hy•per•to•nus *m card.* high-blood pressure, hypertonus, hypertension, arterial hypertension.
Hy•per•tri•cho•se *f derm.* hypertrichosis, hypertrichiasis.
Hy•per•tri•gly•ze•rid•ämie *f patho.* hypertriglyceridemia.
hy•per•troph *adj patho.* hypertrophic.
Hy•per•tro•phie *f patho.* hypertrophy [haɪˈpɜrtrəfɪ].
funktionelle Hypertrophie functional hypertrophy.
linksventrikuläre Hypertrophie *card.* left heart hypertrophy, left-ventricular hypertrophy.
rechtsventrikuläre Hypertrophie *card.* right heart hypertrophy, right-ventricular hypertrophy.
hy•per•tro•phie•ren *vi patho.* hypertrophy [haɪˈpɜrtrəfɪ].
hy•per•tro•phisch *adj* → hypertroph.
Hy•per•tro•pie *f ophthal.* hypertropia.
Hy•per•urik•ämie *f patho.* hyperuricemia, hyperuricacidemia.
hy•per•urik•ämisch *adj patho.* hyperuricemic.
Hy•per•vak•zi•na•ti•on *f immun.* hypervaccination.
Hy•per•ven•ti•la•ti•on *f patho.* hyperventilation, overventilation. **willkürliche Hyperventilation** forced respiration.
Hy•per•ven•ti•la•ti•ons•syn•drom *nt patho.* hyperventilation syndrome.
Hy•per•ven•ti•la•ti•ons•te•ta•nie *f patho.* hyperventilation tetany.
Hy•per•vis•ko•si•täts•syn•drom *nt hema.* hyperviscosity syndrome.
Hy•per•vit•ami•no•se *f patho.* hypervitaminosis, supervitaminosis.
Hy•per•vol•ämie *f hema.* hypervolemia, plethora.
hy•per•vol•ämisch *adj* hypervolemic.
Hyph•äma *nt ophthal.* hyphema, hyphemia.
hyp•na•gog *adj neuro.* hypnagogic, hypnagogue; hypnotic.
Hyp•na•go•gum *nt pharm.* hypnotic, hypnagogue.
Hyp•no•se *f neuro., psychia.* hypnosis; hypnotism [ˈhɪpnətɪzəm].
Hyp•no•the•ra•pie *f clin.* hypnotherapy; *psychia.* hypnotherapy.
Hyp•no•ti•kum *nt pharm.* hypnagogue, hypnotic.
hyp•no•tisch *adj pharm.* somnific, somniferous, hypnotic.
Hy•po•ad•re•na•lin•ämie *f endo.* hypoepinephrinemia.
Hy•po•ad•re•na•lis•mus *m* → Hypoadrenokortizismus.
Hy•po•ad•re•no•kor•ti•zis•mus *m endo.* adrenocortical insufficiency, adrenal insufficiency, adrenal cortical insufficiency, hypoadrenocorticism, hypoadrenalism [ˌhaɪpəʊəˈdriːnəlɪzəm].
Hy•po•aku•sis *f HNO* acoustic hypoesthesia, hypoacusis.
Hy•po•al•do•ste•ro•nis•mus *m endo.* hypoaldosteronism [ˌhaɪpəʊældəˈsterəʊnɪzəm].
Hy•po•ali•men•ta•ti•on *f patho.* insufficient nourishment, hypoalimentation.
Hypo-Alpha-Lipoproteinämie *f patho.* Tangier disease, familial HDL deficiency.
Hy•po•an•dro•ge•nis•mus *m endo.* hypoandrogenism [ˌhaɪpəʊˈændrədʒenɪzəm].
Hy•po•äs•the•sie *f neuro.* hypoesthesia, hypesthesia.
Hy•po•azi•di•tät *f patho.* hypoacidity.
Hy•po•cho•le•ste•rin•ämie *f patho.* hypocholesterolemia, hypocholesterinemia.
Hy•po•chon•drie *f psycho.* hypochondria, hypochondriacal neurosis.
hy•po•chon•drisch *adj psycho.* hypochondriacal.
Hy•po•chon•dri•um *nt anat.* hypochondrium, hypochondriac region.
hy•po•chrom *adj hema.* hypochromic.
Hy•po•chro•mie *f hema.* hypochromia, hypochromatism [ˌhaɪpəʊˈkrəʊmətɪzəm].
hy•po•dens *adj radiol.* hypodense.
Hy•po•der•mal *adj* hypodermal, hypodermatic, hypodermic.
Hy•po•der•mis *f histol.* hypoderm, hypoderma, hypodermis.
Hy•po•elek•tro•lyt•ämie *f patho.* hypoelectrolytemia.
Hy•po•fi•bri•no•gen•ämie *f hema.* fibrinogen deficiency, hypofibrinogenemia.
Hy•po•ga•lak•tie *f gyn.* hypogalactia.
Hy•po•gam•ma•glo•bu•lin•ämie *f immun.* hypogammaglobulinemia, hypogammaglobinemia. **transiente/vorübergehende Hypogammaglobulinämie des Kindesalters** *ped.* transient hypogammaglobulinemia of infancy.
hy•po•ga•strisch *adj* hypogastric.
Hy•po•ga•stri•um *nt anat.* hypogastrium, pubic region, hypogastric region.
Hy•po•ge•ni•ta•lis•mus *m endo.* hypogenitalism [ˌhaɪpəʊˈdʒenɪtəlɪzəm].
Hypoglossie-Hypodaktylie-Syndrom *nt embryo.* hypoglossia-hypodactyly syndrome, aglossia-adactylia syndrome.

Hy•po•glos•sus *m* [S.U. NERVUS HYPOGLOSSUS]

Hy•po•glu•ka•gon•ämie *f endo.* hypoglucagonemia.

Hy•po•glyk•ämie *f endo.* hypoglycemia. **reaktive Hypoglykämie** late postprandial dumping, reactive hypoglycemia.

hy•po•glyk•ämisch *adj endo* hypoglycemic.

Hy•po•go•na•dis•mus *m endo.* hypogonadism [ˌhaɪpəʊˈgəʊnædɪzəm].

Hy•po•hy•dra•ta•ti•on *f patho.* hypohydration, dehydration.

Hy•po•in•su•lin•ämie *f endo.* hypoinsulinemia.

Hy•po•in•su•li•nis•mus *m endo.* hypoinsulinism [ˌhaɪpəʊˈɪn(t)sjəlɪnɪzəm].

Hy•po•kal•ämie *f patho.* hypokalemia, hypokaliemia, hypopotassemia.

hy•po•kal•ämisch *adj patho.* hypokalemic, hypopotassemic.

Hy•po•kalz•ämie *f patho.* hypocalcemia.

hy•po•kalz•ämisch *adj patho.* hypocalcemic.

Hy•po•kap•nie *f patho.* hypocapnia, hypocarbia.

Hy•po•ki•ne•se *f neuro.* hypokinesia, hypokinesis.

Hy•po•ki•ne•sie *f* → Hypokinese.

Hy•po•koa•gu•la•bi•li•tät *f hema.* hypocoagulability.

Hy•po•kom•ple•ment•ämie *f hema.* hypocomplementemia.

Hy•po•kor•ti•ka•lis•mus *m* → Hypokortizismus.

Hy•po•kor•ti•zis•mus *m endo.* adrenocortical insufficiency, adrenal insufficiency, adrenal cortical insufficiency, hypocorticalism [ˌhaɪpəʊˈkɔːrtɪkəlɪzəm], hypocorticism [ˌhaɪpəʊˈkɔːrtəsɪzəm].

Hy•po•lip•ämie *f patho.* hypolipemia.

hy•po•lip•ämisch *adj patho.* hypolipidemic.

Hy•po•li•pid•ämie *f patho.* hypolipemia.

hy•po•li•pid•ämisch *adj* → hypolipämisch.

Hy•po•li•po•pro•te•in•ämie *f patho.* hypolipoproteinemia.

Hy•po•li•quor•rhoe *f neuro.* hypoliquorrhea.

Hy•po•me•nor•rhoe *f gyn.* hypomenorrhea.

Hy•po•me•ta•bo•lis•mus *m patho.* reduced metabolism [məˈtæbəlɪzəm], hypometabolism.

Hy•po•mi•ne•ra•li•sa•ti•on *f radiol.* hypomineralization.

Hy•po•mo•ti•li•tät *f neuro., patho.* hypomotility.

Hy•po•natr•ämie *f patho.* hyponatremia.

Hy•po•na•tri•urie *f patho.* hyponatruria.

Hy•po•ny•chi•um *nt derm.* hyponychium, nail matrix.

hy•po•os•mo•lar *adj patho.* hypo-osmolar.

Hy•po•pa•ra•thy•reo•idis•mus *m endo.* hypoparathyroidism, parathyroid insufficiency.

Hy•po•pa•ra•thy•reo•se *f* → Hypoparathyreoidismus.

Hy•po•per•fu•si•on *f patho.* decreased blood flow, hypoperfusion.

Hy•po•pe•ri•stal•tik *f patho.* hypoperistalsis.

hy•po•pe•ri•stal•tisch *adj patho.* hypoperistaltic.

Hy•po•pha•ryn•go•sko•pie *f HNO* hypopharyngoscopy [ˌhaɪpəfærɪŋˈgɑskəpɪ].

Hy•po•pha•rynx *m anat.* pharyngolaryngeal cavity, hypopharynx, laryngopharynx.

Hy•po•pho•nie *f* **1.** *HNO* hypophonia, leptophonia. **2.** *clin.* hypophonesis, hypophonia.

Hy•po•pho•rie *f ophthal.* hypophoria.

Hy•po•phos•phat•ämie *f patho.* hypophosphatemia, hypophosphoremia. **familiäre Hypophosphatämie** pseudodeficiency rickets, vitamin D resistant rickets, familial hypophosphatemia.

hy•po•phy•sär *adj anat.* hypophysial, hypophyseal, pituitary.

Hy•po•phy•se *f anat.* pituitary gland, pituitary, hypophysis.

Hy•po•phys•ek•to•mie *f neurochir.* hypophysectomy, pituitectomy.

Hy•po•phy•sen•ade•nom *nt neuro.* pituitary adenoma.

Hy•po•phy•sen•apo•ple•xie *f neuro.* pituitary apoplexy.

Hy•po•phy•sen•atro•phie *f neuro.* hypophysial atrophy, pituitary atrophy [ˈætrəfɪ].

Hy•po•phy•sen•ent•fer•nung *f* → Hypophysektomie.

Hy•po•phy•sen•ent•zün•dung *f* → Hypophysitis.

Hy•po•phy•sen•gru•be *f anat.* hypophysial fossa, hypophyseal fossa, pituitary.

Hy•po•phy•sen•hin•ter•lap•pen *m anat.* posterior pituitary, posterior lobe of hypophysis pituitary, posterior lobe of pituitary (gland).

Hy•po•phy•sen•hin•ter•lap•pen•hor•mon *nt endo.* posterior pituitary hormone, neurohypophysial hormone.

Hy•po•phy•sen•hor•mo•ne *pl endo.* pituitary hormones.

Hy•po•phy•sen•in•farkt *m neuro.* hypophysial infarct, pituitary infarct.

Hy•po•phy•sen•ne•kro•se *f neuro.* hypophysial necrosis.

Hy•po•phy•sen•stiel *m anat.* hypophysial stalk, hypophyseal stalk, pituitary stalk.

Hy•po•phy•sen•tu•mor *m neuro.* pituitary tumor.

Hy•po•phy•sen•über•funk•ti•on *f endo.* pituitary hyperfunction, hyperpituitarism [ˌhaɪpəʊpɪˈt(j)uːətərɪzəm].

Hy•po•phy•sen•ver•grö•ße•rung *f neuro.* pituitary enlargement.

Hy•po•phy•sen•vor•der•lap•pen *m anat.* adenohypophysis, anterior pituitary, anterior lobe of pituitary (gland).

Hy•po•phy•sen•vor•der•lap•pen•hor-

Hypophysenvorderlappeninsuffizienz 604

mon *nt endo.* anterior pituitary hormone, adenohypophysial hormone.
Hy•po•phy•sen•vor•der•lap•pen•in•suf•fi•zi•enz *f endo.* Simmonds' syndrome, hypopituitarism [ˌhaɪpəʊpɪˈt(j)uːətərɪzəm]. **postpartale Hypophysenvorderlappeninsuffizienz** Sheehan syndrome, postpartum pituitary necrosis.
hy•po•phy•seo•priv *adj endo.* hypophysioprivic, hypophyseoprivic.
hy•po•phy•seo•trop *adj endo.* hypophysiotropic, hypophyseotropic.
Hy•po•phy•sis *f* → Hypophyse.
Hy•po•phy•si•tis *f neuro.* hypophysitis.
Hy•po•pig•men•tie•rung *f derm., patho.* hypopigmentation.
Hy•po•pi•nea•lis•mus *m endo.* hypopinealism [ˌhaɪpəʊˈpɪnɪəlɪzəm].
Hy•po•pi•tui•ta•ris•mus *m endo.* Simmonds' syndrome, hypopituitarism [ˌhaɪpəʊpɪˈt(j)uːətərɪzəm].
Hy•po•pla•sie *f embryo., patho.* hypoplasia, hypoplasty.
hy•po•pla•stisch *adj* **1.** *patho.* hypoplastic. **2.** *ped.* hypoplastic.
Hy•po•pneu•ma•ti•sa•ti•on *f HNO* hypopneumatization.
Hy•po•pnoe *f patho.* hypopnea.
Hy•po•pro•ac•ce•le•rin•ämie *f hema.* Owren's disease, hypoproaccelerinemia, factor V deficiency.
Hy•po•pro•con•ver•tin•ämie *f hema.* hypoproconvertinemia, factor VII deficiency.
Hy•po•pro•te•in•ämie *f patho.* hypoproteinemia.
Hy•po•pro•tei•no•se *f patho.* hypoproteinosis.
Hy•po•pro•throm•bin•ämie *f hema.* hypoprothrombinemia, factor II.
Hy•po•ptya•lis•mus *m HNO* hypoptyalism [ˌhaɪpəˈtaɪəlɪzəm], hyposalivation, hyposialosis.
Hy•po•py•on *nt ophthal.* hypopyon.
Hy•po•py•on•ke•ra•ti•tis *f ophthal.* hypopyon keratitis, serpiginous keratitis.
Hyp•or•chi•die *f urol.* hypo-orchidism.
Hy•po•re•fle•xie *f neuro.* hyporeflexia.
Hy•po•sa•li•va•ti•on *f HNO* hypoptyalism [ˌhaɪpəˈtaɪəlɪzəm], hyposalivation.
Hy•po•se•kre•ti•on *f patho.* hyposecretion.
hy•po•sen•si•bi•li•sie•ren *vt immun.* desensitize.
Hy•po•sen•si•bi•li•sie•rung *f immun.* desensitization, hyposensitization.
hyp•os•mo•lar *adj patho.* hypo-osmolar.
Hy•po•spa•die *f urol.* hypospadias, hypospadia.
Hy•po•sple•nis•mus *m patho.* hyposplenism [ˌhaɪpəʊˈsplɪnɪzəm].
Hy•po•sta•se *f* **1.** *patho.* hypostasis, hypostatic congestion. **2.** *genet.* hypostasis.
hy•po•sta•tisch *adj patho.* hypostatic.
Hyp•osthen•urie *f urol.* hyposthenuria.
Hyp•östro•gen•ämie *f endo.* hypoestrogenemia, hypoestrinemia.

Hy•po•sy•sto•le *f card.* hyposystole.
Hy•po•tel•oris•mus *m ophthal.* hypotelorism [ˌhaɪpəʊˈtelərɪzəm].
Hy•po•ten•si•on *f* **1.** *card.* hypotension, arterial hypotension, low blood pressure. **2.** *neuro.* reduced tension, hypotension.
Hy•po•ten•si•ons•an•äs•the•sie *f anes.* hypotensive anesthesia [ˌænəsˈθiːʒə].
hy•po•ten•siv *adj card., patho.* hypotensive.
hy•po•tha•la•misch *adj anat.* hypothalamic.
Hy•po•tha•la•mo•to•mie *f neurochir.* hypothalamotomy.
Hy•po•tha•la•mus *m anat.* hypothalamus.
Hy•po•the•nar *nt anat.* hypothenar, hypothenar eminence.
Hy•po•ther•mie *f patho., anes.* hypothermia, hypothermy.
Hy•po•thy•reo•idis•mus *m* → Hypothyreose.
Hy•po•thy•reo•se *f endo.* hypothyroidism [ˌhaɪpəʊˈθaɪrɔɪdɪzəm], hypothyreosis, hypothyroidea.
hy•po•thy•re•ot *adj endo.* marked by hypothroidism, hypothyroid.
Hy•po•thy•ro•xin•ämie *f endo.* hypothyroxinemia.
hy•po•ton *adj* **1.** *physiol.* hypotonic, hypoisotonic, hypisotonic. **2.** *neuro., patho.* hypotonic.
Hy•po•to•nie *f* **1.** *card.* hypotension, arterial hypotension, low blood pressure. **2.** *neuro.* reduced tension, hypotension; reduced tonus, hypotonus, hypotony.
hyperdiastolische Hypotonie hyperdiastolic hypotension.
hyperdiastolische orthostatische Hypotonie hyperdiastolic orthostatic hypotension.
hypodiastolische orthostatische Hypotonie hypodiastolic orthostatic hypotension.
konstitutionelle Hypotonie essential hypotension, primary hypotension.
orthostatische Hypotonie orthostatic hypotension, postural hypotension.
Hy•po•to•ni•ker *m* hypotensive.
Hy•po•to•ni•ke•rin *f* hypotensive.
hy•po•to•nisch *adj physiol.* hypotonic, hypoisotonic, hypisotonic.
Hy•po•to•nus *m* → Hypotonie.
Hy•po•tri•chia *f derm.* hypotrichosis, hypotrichiasis.
hy•po•troph *adj ped.* dysmature.
Hy•po•tro•phie *f patho.* hypotrophy [haɪˈpɒtrəfɪ].
Hy•po•tro•pie *f ophthal.* hypotropia.
Hy•po•va•ris•mus *m endo.* hypo-ovarianism, hypovarianism [ˌhaɪpəʊˈveərɪənɪzəm].
Hy•po•ven•ti•la•ti•on *f pulmo.* hypoventilation. **alveoläre Hypoventilation** alveolar hypoventilation.
Hy•po•vit•ami•no•se *f patho.* vitamin-deficiency disease, hypovitaminosis.
Hy•po•vol•ämie *f hema.* hypovolemia, oligemia, oligohemia.

hy•po•vol•ämisch *adj hema.* oligemic, hypovolemic.

Hyp•oxie *f patho.* hypoxia, hypoxemia, oxygen deficiency.

Hyp•oxie•test *m card.* anoxemia test.

hyp•oxisch *adj patho.* hypoxic.

Hyps•ar•rhyth•mie *f neuro.* hypsarrhythmia, generalized flexion epilepsy.

Hy•ster•al•gie *f gyn.* uterine pain, hysteralgia, hysterodynia, uterodynia, metrodynia.

Hy•ster•ek•to•mie *f gyn.* hysterectomy [hɪstə'rektəmɪ], uterectomy, metrectomy.

abdominale Hysterektomie abdominal hysterectomy, abdominohysterectomy, laparohysterectomy.

partielle Hysterektomie subtotal hysterectomy, partial hysterectomy.

radikale Hysterektomie radical hysterectomy.

subtotale Hysterektomie → partielle Hysterektomie.

totale Hysterektomie total hysterectomy, complete hysterectomy.

transvaginale Hysterektomie vaginal hysterectomy, vaginohysterectomy, colpohysterectomy, Schauta's (vaginal) operation.

Hy•ste•re•se *f* 1. *phys.* hysteresis. 2. *card.* hysteresis.

Hy•ste•rie *f psychia.* hysteria. **klassische Hysterie** classical hysteria.

hy•ste•rie•för•mig *adj* → hysteriform.

hy•ste•ri•form *adj* resembling hysteria, hysteriform, hysteroid.

Hy•ste•ri•ker *m psychia.* hysteric.

Hy•ste•ri•ke•rin *f psychia.* hysteric.

hy•ste•risch *adj psychia.* hysterical, hysteric.

Hy•ste•ro•dy•nie *f* → Hysteralgie.

Hy•ste•ro•gra•phie *f* 1. *radiol.* hysterography, metrography, uterography [,juːtə'ragrəfɪ]. 2. *gyn.* hysterography, metrography, uterography.

Hy•ste•ro•klei•sis *f gyn.* hysterocleisis.

Hy•ste•ro•kolp•ek•to•mie *f gyn.* hysterocolpectomy.

Hy•ste•ro•kol•po•sko•pie *f gyn.* hysterocolposcopy [,hɪstərəkal'paskəpɪ].

Hy•ste•ro•kol•po•ze•le *f gyn., chir.* metrocolpocele.

Hy•ste•ro•lith *m gyn.* uterine calculus, womb stone, uterolith, hysterolith.

Hy•ste•ro•ly•se *f gyn.* hysterolysis.

Hy•ste•ro•me•trie *f gyn.* hysterometry, uterometry.

Hy•ste•ro•my•om•ek•to•mie *f gyn.* hysteromyomectomy.

Hy•ste•ro•myo•to•mie *f gyn.* hysteromyotomy.

Hystero-oophorektomie *f gyn.* hysterooophorectomy.

Hy•ste•ro•ova•ri•ek•to•mie *f gyn.* hysterooophorectomy.

Hy•ste•ro•pa•thie *f gyn.* hysteropathy [hɪstə'rapəθɪ].

Hy•ste•ro•pe•xie *f gyn.* hysteropexy, uteropexy.

Hy•ster•op•to•se *f gyn.* hysteroptosis, metroptosis.

Hy•ste•ror•rha•phie *f gyn.* hysterorrhaphy.

Hy•ste•ror•rhe•xis *f gyn.* hysterorrhexis, metrorrhexis.

Hy•ste•ro•sal•ping•ek•to•mie *f gyn.* hysterosalpingectomy.

Hy•ste•ro•sal•pin•go•gra•phie *f radiol.* hysterosalpingography, hysterotubography, metrosalpingography, uterotubography.

Hysterosalpingo-oophorektomie *f gyn.* hysterosalpingo-oophorectomy.

Hy•ste•ro•sal•pin•go•ova•ri•ek•to•mie *f gyn.* hysterosalpingo-oophorectomy.

Hy•ste•ro•sal•pin•go•sto•mie *f gyn.* hysterosalpingostomy.

Hy•ste•ro•sko•pie *f gyn.* hysteroscopy [hɪstə'raskəpɪ], uteroscopy [,juːtə'raskəpɪ].

Hy•ste•ro•to•mie *f gyn.* hysterotomy [hɪstə'ratəmɪ], uterotomy, metrotomy. **transabdominelle Hysterotomie** abdominal hysterotomy, abdominouterotomy, laparohysterotomy.

Hy•ste•ro•tu•bo•gra•phie *f* → Hysterosalpingographie.

Hy•ste•ro•ze•le *f gyn.* uterine hernia, hysterocele, metrocele.

Hy•ste•ro•zy•sto•klei•sis *f gyn.* Bozeman's operation, hysterocystocleisis.

Hy•ste•ro•zy•sto•pe•xie *f gyn.* hysterocystopexy.

I

ia•tro•gen *adj clin.* iatrogenic.
I-Bande *f anat.* I band, isotropic band.
Ich *nt psycho.* ego, self.
Ich•be•zo•gen•heit *f* self-centeredness, egocentricity.
Ich-Ideal *nt psycho.* ego-ideal.
Ich•sucht *f psycho.* selfishness, egotism ['iːɡətɪzəm], egoism ['iːɡəʊɪzəm].
Ich•thy•is•mus *m patho.* ichthyotoxism [ˌɪkθɪəˈtɑksɪzəm], ichthyism [ˈɪkθɪɪzəm].
Ich•thyo•sis *f derm.* ichthyosis, crocodile skin, fish skin, sauriderma, sauriasis.
Ichthyosis congenita gravis/universalis *ped.* harlequin fetus.
Ich•thyo•to•xin *nt patho.* ichthyotoxin, ichthyotoxicon.
Ich•thyo•to•xis•mus *m patho.* ichthyotoxism [ˌɪkθɪəˈtɑksɪzəm], ichthyism [ˈɪkθɪɪzəm].
Ide•al•ge•wicht *nt* ideal weight.
idea•to•risch *adj* ideational, ideatory.
Idee *f* idea, brainstorm, brain wave; (*Vorstellung*) idea, conception (*von* of). **fixe Idee** *psychia.* fixed idea, fixation.
Ide•en•flucht *f psychia.* flight of ideas.
Ide•en•ver•knüp•fung *f psycho.* association of ideas.
iden•tisch *adj* identical (*mit* with).
Iden•ti•tät *f psycho.* identity.
Iden•ti•täts•re•ak•ti•on *f immun.* reaction of identity.
ideo•ki•ne•tisch *adj neuro.* ideomotor, ideokinetic.
Ideo•mo•to•rik *f neuro.* ideomotion.
ideo•mo•to•risch *adj* → ideokinetisch.
Idio•gramm *nt genet.* idiogram, karyogram.
idio•mus•ku•lär *adj physiol.* idiomuscular.
idio•no•dal *adj card.* idionodal.
idio•pa•thisch *adj patho.* idiopathic, protopathic; essential, primary.
Idio•re•flex *m physiol.* idioreflex.
Idio•syn•kra•sie *f* **1.** *immun.* idiosyncrasy. **2.** *psychia.* idiosyncrasy.
Idio•tie *f patho.* profound mental retardation; *inf.* idiocy. **amaurotische Idiotie** *neuro.* amaurotic idiocy, cerebral sphingolipidosis.
Idio•top *nt genet.* idiotope, idiotypic determinant.
Idio•ty•pie *f genet.* idiotypy.

idio•ven•tri•ku•lär *adj card.* idioventricular.
Id-Reaktion *f immun.* id, id reaction.
IgA-Mangel *m immun.* IgA deficiency.
IgA-Nephropathie *f patho.* Berger's focal glomerulonephritis, IgA nephropathy [nəˈfrɑpəθɪ].
ik•te•risch *adj patho.* icteric, icteritious, jaundiced.
ik•te•ro•gen *adj patho.* icterogenic.
Ik•te•rus *m patho.* icterus, jaundice.
cholestatischer Ikterus cholestatic jaundice.
extrahepatischer Ikterus extrahepatic jaundice.
familiärer hämolytischer Ikterus Minkowski-Chauffard syndrome, congenital familial icterus, congenital hemolytic icterus.
hämolytischer Ikterus hemolytic icterus, hemolytic jaundice, hematogenous jaundice.
hepatischer/hepatogener Ikterus hepatogenic jaundice, hepatogenous jaundice.
hepatozellulärer Ikterus hepatocellular jaundice.
intrahepatischer Ikterus intrahepatic jaundice.
latenter Ikterus latent jaundice, occult jaundice.
mechanischer Ikterus mechanical jaundice, obstructive jaundice.
nicht-hämolytischer Ikterus nonhemolytic jaundice.
okkulter Ikterus latent jaundice, occult jaundice.
posthepatischer Ikterus posthepatic icterus.
prähepatischer Ikterus prehepatic jaundice.
toxischer Ikterus toxic jaundice, toxemic jaundice.
Ile•ek•to•mie *f chir.* ileectomy.
Ilei•tis *f patho.* ileitis. **Ileitis regionalis/terminalis** Crohn's disease, regional enteritis, regional ileitis, terminal ileitis.
Ileo•co•li•tis *f patho.* ileocolitis.
Ileo•ileo•sto•mie *f chir.* ileoileostomy.
Ileo•je•ju•no•sto•mie *f chir.* ileojejunostomy.
Ileo•ko•li•tis *f patho.* ileocolitis.
Ileo•ko•lo•sto•mie *f chir.* ileocolostomy.

Immunelektrophorese

Ileo·ko·lo·to·mie *f chir.* ileocolotomy.
Ileo·pe·xie *f chir.* ileopexy.
Ileo·rek·to·sto·mie *f chir.* ileorectostomy, ileoproctostomy.
Ileor·rha·phie *f chir.* ileorrhaphy.
Ileo·sig·mo·ido·sto·mie *f chir.* ileosigmoidostomy.
Ileo·sto·ma *nt chir.* ileal stoma, ileostomy [ɪlɪˈɑstəmɪ].
Ileo·sto·mie *f chir.* ileostomy [ɪlɪˈɑstəmɪ].
Ileo·to·mie *f chir.* ileotomy [ɪlɪˈɑtəmɪ].
Ileo·trans·ver·so·sto·mie *f chir.* ileotransversostomy, ileotransverse colostomy [kəʊˈlɑstəmɪ].
Ileo·zä·kal·fi·stel *f patho.* ileocecal fistula.
Ileo·zä·kal·klap·pe *f* → Ileozökalklappe.
Ileo·zä·ko·sto·mie *f chir.* ileocecostomy.
Ileo·zä·kum *nt anat.* ileocecum.
Ileo·zö·kal·klap·pe *f anat.* Bauhin's valve, ileocecal valve.
Ile·um *nt anat.* ileum.
Ile·um·an·hef·tung *f chir.* ileopexy.
Ile·um·atre·sie *f patho.* ileal atresia.
Ile·um·aus·schal·tung *f chir.* ileal bypass, ileal shunt, jejunoileal bypass, jejunolileal shunt.
Ile·um·bla·se *f urol.* Bricker's ileal conduit, ileourethrostomy.
Ile·um·ent·zün·dung *f* → Ileitis.
Ile·um·fi·ste·lung *f chir.* ileostomy [ɪlɪˈɑstəmɪ].
Ile·um·naht *f chir.* ileorrhaphy.
Ile·us *m chir.* ileus, intestinal obstruction, bowel obstruction.
adynamischer Ileus → Ileus paralyticus.
mechanischer Ileus mechanical ileus.
Ileus paralyticus adynamic ileus, paralytic ileus, enteroplegia.
spastischer Ileus dynamic ileus, hyperdynamic ileus, spastic ileus.
ile·us·ar·tig *adj patho.* ileac.
Ilio·fe·mo·ral·drei·eck *nt ortho.* iliofemoral triangle, Bryant's triangle.
Ilio·sa·kral·ge·lenk *nt anat.* iliosacral joint.
Ili·um *nt anat.* ilium, iliac bone.
Il·lu·si·on *f* illusion.
il·lu·sio·när *adj* illusional, illusionary.
ima·gi·när *adj psycho.* imaginary, phantasmic.
Ima·gi·na·ti·on *f psycho.* imagination.
im·be·zil *adj psychia.* imbecile.
Im·be·zi·li·tät *f psychia.* imbecility, severe mental retardation.
Imerslund-Gräsbeck: Imerslund-Gräsbeck-Syndrom *nt hema.* Imerslund-Graesbeck syndrome, familial megaloblastic anemia.
Im·ma·tu·ri·tät *f ped., gyn.* immaturity.
im·mo·bil *adj* immobile, immovable.
Im·mo·bi·li·sa·ti·on *f ortho.* immobilization. **Immobilisation im Gipsverband** cast immobilization.
Im·mo·bi·li·sa·ti·ons·osteo·po·ro·se *f ortho.* immobilization osteoporosis.
Im·mo·bi·li·sa·ti·ons·ver·band *m ortho.* immobilizing bandage.
im·mo·bi·li·sie·ren *vt ortho.* immobilize.
im·mun *adj immun.* immune (*vor, gegen* against, to), insusceptible, resistant (*gegen* to).
Im·mun·ad·hä·renz *f immun.* immune adherence, adhesion phenomenon [fɪˈnɑməˌnɑn].
Immunadhärenz-Hämagglutinationstest *m immun.* immune adherence hemagglutination assay.
Im·mun·ad·ju·vans *nt immun.* immunoadjuvant, adjuvant.
Im·mun·ad·sorp·ti·on *f immun.* immune adsorption, immunoadsorption.
Im·mun·ag·glu·ti·na·ti·on *f immun.* immunoagglutination.
Im·mun·an·ti·kör·per *m immun.* immune antibody.
Im·mun·ant·wort *f immun.* immune reaction, immune response, immunological response, immunoreaction.
humorale Immunantwort humoral immune response.
zelluläre Immunantwort cellular immune response.
Im·mun·che·mo·the·ra·pie *f immun., clin.* immunochemotherapy.
Im·mun·de·fekt *m immun.* immunodeficiency, immune deficiency, immunodeficiency syndrome, immunological deficiency.
kombinierter Immundefekt combined inmmunodeficiency, combined inmmunodeficiency syndrome.
schwerer kombinierter Immundefekt severe combined immunodeficiency (disease), thymic alymphoplasia, leukopenic agammaglobulinemia.
variabler nicht-klassifizierbarer Immundefekt common variable immunodeficiency, common variable unclassifiable immunodeficiency.
Im·mun·de·fekt·syn·drom *nt* → Immundefekt. **Immundefektsyndrom mit IGM-Überproduktion** immunodeficiency with elevated IGM, immunodeficiency with hyper-IGM.
Im·mun·de·fi·zi·enz *f* → Immundefekt.
Im·mun·de·pres·si·on *f immun.* immunosuppression, immune system suppression, immunodepression.
im·mun·de·pres·siv *adj immun.* immunosuppressive, immunodepressive.
Im·mun·de·pres·si·vum *nt immun., pharm.* immunodepressant, immunodepressive, immunodepressor, immunosuppressant, immunosuppressive.
Im·mun·de·via·ti·on *f immun.* immunodeviation, immune deviation.
Im·mun·dif·fu·si·on *f* → Immundiffusion.
im·mun·do·mi·nant *adj immun.* immunodominant.
Im·mun·do·mi·nanz *f immun.* immunodominance.
Im·mun·elek·tro·pho·re·se *f immun.*

Immunfluoreszenz 608

immunoelectrophoresis.
Im•mun•fluo•res•zenz *f immun.* immunofluorescence.
Im•mun•ge•ne•tik *f immun.* immunogenetics *pl.*
im•mun•ge•ne•tisch *adj immun.* immunogenetic.
Im•mun•glo•bu•lin *nt immun.* immunoglobulin, immune globulin.
membrangebundenes Immunglobulin membrane-bound immunoglobulin.
monoklonales Immunglobulin monoclonal immunoglobulin.
Im•mun•hä•mo•ly•se *f immun.* immunohemolysis, immune hemolysis [hɪˈmɑləsɪs].
im•mun•in•kom•pe•tent *adj immun.* immunoincompetent, immunologically incompetent.
Im•mun•in•kom•pe•tenz *f immun.* immunoincompetence, immunologic incompetence.
Im•mun•in•ter•fe•ron *nt immun.* interferon-γ, immune interferon.
Im•mu•ni•sa•ti•on *f immun.* immunization.
im•mu•ni•sie•ren *vt immun.* immunize (*gegen* to), render immune (*gegen* to, against).
Im•mu•ni•sie•rung *f immun.* immunization.
aktive Immunisierung active immunization.
passive Immunisierung passive immunization.
Im•mu•ni•tät *f immun.* immunity (*gegen* from, against, to).
aktive Immunität active immunity.
angeborene Immunität familial immunity, genetic immunity, inherent immunity, natural immunity, natural resistance.
begleitende Immunität relative immunity, concomitant immunity, premunition.
erworbene Immunität acquired immunity, adaptive immunity.
humorale Immunität humoral immunity.
intrauterin-erworbene Immunität intrauterine immunity.
natürliche Immunität → angeborene Immunität.
passive Immunität passive immunity.
spezifische Immunität specific immunity.
zelluläre/zellvermittelte Immunität cellular immunity, T cell-mediated immunity.
im•mun•kom•pe•tent *adj immun.* immunocompetent.
Im•mun•kom•pe•tenz *f immun.* immunocompetence, immunologic competence.
Im•mun•kom•plex *m immun.* immunocomplex, immune complex, antigen-antibody complex.
Im•mun•kom•plex•glo•me•ru•lo•ne•phri•tis *f immun.* immune complex glomerulonephritis.
Im•mun•kom•plex•krank•heit *f immun.* immune-complex disorder/disease.
Im•mun•kom•plex•ne•phri•tis *f immun.* immune complex nephritis.
Im•mun•kom•plex•pur•pu•ra *f* → Immunkomplexvaskulitis.
Im•mun•kom•plex•vas•ku•li•tis *f immun.* Henoch's purpura, Henoch-Schönlein purpura, acute vascular purpura, allergic purpura, hypersensitivity vasculitis.
Im•mun•man•gel•krank•heit *f* → Immundefekt.
Im•mun•mo•du•la•ti•on *f immun.* immunomodulation.
Im•mu•no•ad•ju•vans *nt immun.* immunoadjuvant, adjuvant.
Im•mu•no•as•say *m immun.* immune assay, immunoassay.
Im•mu•no•blast *m immun.* immunoblast.
Im•mu•no•che•mo•the•ra•pie *f immun., pharm.* immunochemotherapy.
Im•mu•no•de•pres•si•on *f* → Immundepression.
im•mu•no•de•pres•siv *adj immun., pharm.* immunosuppressive, immunodepressive.
Im•mu•no•de•pres•si•vum *nt* → Immundepressivum.
Im•mu•no•dif•fu•si•on *f immun.* diffusion, immunodiffusion.
im•mu•no•do•mi•nant *adj immun.* immunodominant.
Im•mu•no•do•mi•nanz *f immun.* immunodominance.
Im•mu•no•elek•tro•pho•re•se *f immun.* immunoelectrophoresis.
Im•mu•no•fil•tra•ti•on *f immun.* immunofiltration.
Im•mu•no•fluo•res•zenz *f immun.* immunofluorescence.
Im•mu•no•fluo•res•zenz•tech•nik *f* → Immunfluoreszenz.
im•mu•no•gen *adj immun.* immunogenic.
Im•mu•no•ge•ni•tät *f immun.* immunogenicity.
Im•mu•no•glo•bu•lin *nt* → Immunglobulin.
Im•mu•no•hä•mo•ly•se *f immun.* immunohemolysis.
Im•mu•no•lo•gie *f* immunology [ˌɪmjəˈnɑlədʒɪ].
im•mu•no•lo•gisch *adj* immunologic.
Im•mu•no•pa•tho•lo•gie *f immun.* immunopathology [ˌɪmjənəʊpəˈθɑlədʒɪ].
im•mu•no•pro•li•fe•ra•tiv *adj immun.* immunoproliferative.
im•mu•no•re•ak•tiv *adj immun.* immunoreactive.
Im•mu•no•sor•bens *nt immun.* immunosorbent.
Im•mu•no•sup•pres•si•on *f* → Immundepression.
im•mu•no•sup•pres•siv *adj immun.* immunosuppressive, immunodepressive.
Im•mu•no•sup•pres•si•vum *nt* → Immundepressivum.
im•mu•no•sup•pri•miert *adj immun., pharm.* immunosuppressed.
Im•mu•no•trans•fu•si•on *f immun.* immunotransfusion.
Im•mu•no•zyt *m immun.* immunocyte.

Im•mu•no•zy•tom *nt hema.* plasmacytoid lymphocytic lymphoma, immunocytoma.
Im•mun•pa•ra•ly•se *f immun.* immunotolerance, immune paralysis, immunologic paralysis [pəˈrælɪsɪs].
Im•mun•pa•tho•ge•ne•se *f immun.* immunopathogenesis.
Im•mun•pa•tho•lo•gie *f immun.* immunopathology [ˌɪmjənəʊpəˈθɑlədʒɪ].
Im•mun•pro•phy•la•xe *f immun.* immunoprophylaxis.
Im•mun•re•ak•ti•on *f immun.* immune reaction, immune response, immunoreaction.
Immunreaktion vom Soforttyp immediate immune response.
Immunreaktion vom verzögerten Typ delayed immune response.
Im•mun•re•gu•la•ti•on *f immun.* immunoregulation.
Im•mun•re•si•stenz *f immun.* immunologic resistance.
Im•mun•se•rum *nt immun.* serum, immune serum, antiserum.
Im•mun•sti•mu•lans *nt immun.* immunostimulant, immunostimulatory agent.
Im•mun•sti•mu•la•ti•on *f immun.* immunostimulation.
Im•mun•sup•pres•si•on *f* → Immundepression.
im•mun•sup•pres•siv *adj immun.* immunosuppressive, immunodepressive.
Im•mun•sup•pres•si•vum *nt* → Immundepressivum.
Im•mun•sur•veil•lan•ce *f immun., clin.* immunosurveillance, immune surveillance.
Im•mun•sy•stem *nt immun.* immune system.
Im•mun•szin•ti•gra•phie *f radiol.* immunoscintigraphy.
Im•mun•the•ra•pie *f immun., clin.* immunotherapy.
Im•mun•to•le•ranz *f immun.* immunologic tolerance, immunotolerance, immune tolerance.
Im•mun•trans•fu•si•on *f immun.* immunotransfusion.
Im•mun•über•wa•chung *f immun.* immunosurveillance, immune surveillance.
im•pak•tiert *adj ortho.* impacted.
Im•pak•ti•on *f ortho.* impaction.
Im•pe•ti•ge•ni•sa•ti•on *f derm.* impetiginization.
im•pe•ti•gi•nös *adj derm.* impetigo-like, impetiginous.
Im•pe•ti•go *f derm.* crusted tetter, impetigo.
Impetigo bullosa bullous impetigo of the newborn, staphylococcal impetigo.
Impetigo follicularis Bockhart's impetigo, follicular impetigo.
imp•fen *vt epidem.* inoculate, vaccinate (*gegen* against).
Impf•en•ze•pha•li•tis *f neuro.* postvaccinal encephalitis, acute disseminated encephalitis.
Impf•fie•ber *nt epidem.* vaccinal fever.

Impf•ling *m epidem.* vaccinee.
Impf•stoff *m epidem.* vaccine.
Impf•fung *f epidem.* inoculation, vaccination; *inf.* jab.
Impf•vi•rus *nt epidem.* vaccine virus.
Im•plan•tat *nt chir.* implant.
Im•plan•ta•ti•on *f* 1. *chir.* implantation, grafting. 2. *embryo.* implantation, nidation.
Im•plan•ta•ti•ons•me•ta•sta•se *f patho.* implantation metastasis [məˈtæstəsɪs].
Im•plan•ta•ti•ons•zy•ste *f patho.* implantation cyst.
im•plan•tie•ren *vt chir.* implant.
im•po•tent *adj* not potent, impotent.
Im•po•tenz *f* impotence, impotency.
Im•pres•si•on *f* 1. *anat.* impression. 2. *physiol., fig.* impression.
Im•pres•si•ons•frak•tur *f ortho.* (*Schädel*) depressed fracture (of the skull).
Im•pres•si•ons•to•no•me•ter *nt ophthal.* impression tonometer, indentation tonometer.

in•ak•tiv *adj* inactive, anergic; *histol.* inactive, resting; *patho.* inactive, resting, healed; *immun.* inactive, uncomplemented.
in•ak•ti•vie•ren *vt immun., micro.* inactivate, deactivate.
In•ak•ti•vi•täts•atro•phie *f ortho.* disuse atrophy [ˈætrəfɪ].
In•ak•ti•vi•täts•osteo•po•ro•se *f ortho.* disuse osteoporosis.
In•ani•ti•on *f patho.* inanition.
in•ap•pa•rent *adj patho.* not apparent, inapparent, latent.
In•ap•pe•tenz *f psychia.* lack of desire, lack of appetite, inappetence, inappetency.
In•cli•na•tio pelvis *f gyn.* angle of pelvis, pelvic inclination.
In•con•ti•nen•tia *f patho.* incontinence, incontinency.
Incontinentia alvi incontinence of feces, rectal incontinence.
Incontinentia urinae incontinence of urine, urinary incontinence.
Incontinentia urinae paradoxa paradoxical incontinence, overflow incontinence.
In•cus *m anat.* anvil, incus.
In•dex *m* 1. *anat.* index, index finger. 2. *stat.* index, indicator. 3. (*Verzeichnis*) index, register. **therapeutischer Index** *pharm.* therapeutic index, chemotherapeutic index.
In•dex•ame•tro•pie *f ophthal.* index ametropia.
in•dif•fe•rent *adj* indifferent, neutral (*gegenüber* to).
In•dif•fe•renz *f* indifference.
In•dif•fe•renz•typ *m card.* intermediate heart.
In•di•ge•sti•on *f patho.* indigestion, cacochylia.
In•di•gi•ta•ti•on *f chir.* indigitation, introsusception, intussusception, invagination.
In•di•ka•ti•on *f clin.* indication, indicant.
In•di•vi•dua•li•tät *f psycho.* individualism [ˌɪndəˈvɪdʒuəlɪzəm], individuality.

Individualpsychologie 610

In•di•vi•du•al•psy•cho•lo•gie *f psycho.* individual psychology, adlerian psychology [ˌsaɪˈkɑlədʒɪ].
In•di•vi•du•al•the•ra•pie *f psychia.* individual treatment.
in•di•vi•du•ell *adj* individual. **individuell behandeln** individualize, treat individually.
In•diz *nt* indication, sign.
in•di•zie•ren *vt (Therapie)* indicate.
in•di•ziert *adj (Therapie)* indicated.
in•do•lent *adj* painless, indolent; inactive, sluggish.
In•do•lenz *f* indolence, painlessness.
In•duk•ti•ons•pha•se *f anes.* induction, inductive phase.
In•du•ra•ti•on *f patho.* induration, hardening.
in•du•ra•tiv *adj patho.* indurative.
In•du•ra•tiv•pneu•mo•nie *f,* **chronische** *pulmo.* indurative pneumonia [n(j)uːˈməʊnɪə].
in•du•riert *adj patho.* indurate, indurated; hardened.
in•du•zie•ren *vt (Narkose, Schlaf)* induce.
In•er•tia *f patho., psychia.* inertia, inactivity, sluggishness. **Inertia uteri** *gyn.* uterine inertia.
in•fan•til *adj* infantile, childlike, immature; *psychia.* infantile.
In•fan•ti•lis•mus *m* **1.** *patho.* infantilism [ˈɪnfəntlɪzəm]. **2.** *psychia.* infantilism [ˈɪnfəntlɪzəm], childishness.
In•fan•ti•li•tät *f ped.* infantility.
In•farkt *m* **1.** *patho.* infarct, infarction. **2.** *card.* heart attack, myocardial infarction, cardiac infarction.
anämischer Infarkt anemic infarct, white infarct, ischemic infarct.
anterolateraler Infarkt anterolateral myocardial infarction.
blander Infarkt bland infarct.
blasser Infarkt → anämischer Infarkt.
diaphragmaler Infarkt → inferiorer Infarkt.
embolischer Infarkt embolic infarct.
hämorrhagischer Infarkt hemorrhagic infarct, red infarct.
inferiorer Infarkt inferior myocardial infarction, diaphragmatic myocardial infarction.
inferolateraler Infarkt inferolateral myocardial infarction.
ischämischer Infarkt → anämischer Infarkt.
posterolateraler Infarkt posterolateral myocardial infarction.
rezidivierender Infarkt recurrent infarction, recurrent myocardial infarction.
roter Infarkt → hämorrhagischer Infarkt.
septischer Infarkt septic infarct.
stummer Infarkt silent myocardial infarction.
subendokardialer Infarkt subendocardial myocardial infarction.
thrombotischer Infarkt thrombotic infarct.
transmuraler Infarkt transmural myocardial infarction, through-and-through myocardial infarction.
weißer Infarkt → anämischer Infarkt.
In•farkt•re•zi•div *nt card.* recurrent infarction, recurrent myocardial infarction.
In•farkt•ul•kus *nt patho.* hypertensive ischemic ulcer.
In•far•zie•rung *f patho.* infarction.
in•faust *adj* infaust, unfavorable.
In•fekt *m epidem.* **1.** infection. **2.** infection, infectious disease.
In•fekt•im•mu•ni•tät *f immun.* infection-immunity, concomitant immunity, premunition.
In•fek•ti•on *f epidem.* infectious disease, infection.
aerogene Infektion airborne infection.
hämatogene Infektion blood-borne infection.
iatrogene Infektion iatrogenic infection.
inapparente Infektion inapparent infection, subclinical infection.
klinisch-manifeste Infektion apparent infection.
kryptogene Infektion cryptogenic infection.
latente Infektion latent infection.
nosokomiale Infektion hospital-acquired infection, nosocomial infection.
opportunistische Infektion opportunistic infection.
persistierende Infektion persistent infection.
spezifische Infektion specific disease.
In•fek•ti•ons•im•mu•ni•tät *f* → Infektimmunität.
In•fek•ti•ons•ket•te *f epidem.* chain of infection.
In•fek•ti•ons•krank•heit *f epidem.* infectious disease, infective disease, infection.
In•fek•ti•ons•pro•phy•la•xe *f epidem.* prophylaxis. **medikamentöse Infektionsprophylaxe** drug prophylaxis, chemical prophylaxis, chemoprophylaxis.
In•fek•ti•ons•quel•le *f epidem.* source of infection.
In•fek•ti•ons•trä•ger *m epidem.* carrier.
in•fek•ti•ös *adj epidem.* infectious, infective, contagious.
In•fek•tio•si•tät *f epidem.* infectiosity, infectivity.
in•fer•til *adj gyn., andro.* infertile, barren, sterile.
In•fer•ti•li•tät *f gyn., andro.* infertility, barrenness, sterility.
In•fe•sta•ti•on *f epidem., derm.* infestation.
In•fil•trat *nt patho.* infiltrate, infiltration.
entzündliches Infiltrat inflammatory infiltrate, inflammatory infiltration.
leukämisches Infiltrat leukemic infiltration.
In•fil•tra•ti•on *f patho.* **1.** infiltration; invasion. **2.** *(Prozeß, Methode)* infiltration.
In•fil•tra•ti•ons•an•äs•the•sie *f anes.* infiltration anesthesia [ˌænəsˈθiːʒə], infiltration analgesia [ˌænlˈdʒiːzɪə].
in•fil•trie•ren *vt, vi patho.* infiltrate.

Inkubationszeit

in•fi•zie•ren I *vt* 1. *epidem.* infect. 2. *hyg.* contaminate, poison. II *vr* **sich infizieren** get infected, be infected, catch an infection.
in•fi•ziert *adj epidem.* infected (*mit* with); (*Wunde*) contaminated, dirty; *hyg.* contaminated, poisoned.
In•flek•ti•on *f ortho.* inflection, inflexion.
In•flu•en•za *f epidem.* influenza; *inf.* flu.
in•flu•en•za•ähn•lich *adj* influenza-like, flu-like, influenzal.
In•flu•en•za•en•ze•pha•li•tis *f neuro.* influenzal encephalitis.
In•flu•en•za•pneu•mo•nie *f pulmo.* influenza pneumonia, influenza virus pneumonia [n(j)uːˈməʊnɪə].
In•flu•en•za•vak•zi•ne *f epidem.* influenza virus vaccine.
In•flu•en•za•vi•rus *nt micro.* influenza virus, influenzal virus.
In•fra•rot•ka•ta•rakt *f ophthal.* infrared cataract, heat cataract, glassblower's cataract.
In•fra•rot•licht *nt* infrared, infrared light, ultrared.
In•fra•rot•strah•len *pl phys.* infrared rays, heat rays.
in•fun•di•bu•lär *adj anat.* infundibular.
In•fun•di•bul•ek•to•mie *f HTG* infundibulectomy. **transventrikuläre Infundibulektomie** Brock's infundibulotomy, Brock's operation.
In•fun•di•bu•lum *nt* [S.U. INFUNDIBULUM]
In•fun•di•bu•lum•re•sek•tion *f HTG* infundibulectomy.
In•fun•di•bu•lum•ste•no•se *f card.* infundibular pulmonary stenosis, infundibular stenosis.
in•fun•die•ren *vt clin.* infuse.
In•fu•si•on *f* 1. infusion. 2. infusion, infusum.
intravenöse Infusion intravenous infusion.
subkutane Infusion subcutaneous infusion.
In•fu•si•ons•che•mo•the•ra•pie *f clin.* infusion chemotherapy.
In•fu•si•ons•chol•an•gio•gra•phie *f radiol.* infusion cholangiography.
In•fu•si•ons•flüs•sig•keit *f pharm.* infusion fluid, infusion.
In•fu•si•ons•ka•nü•le *f clin.* infusion cannula.
In•fu•si•ons•lö•sung *f pharm.* infusion solution, infusion.
In•fu•si•ons•the•ra•pie *f clin.* infusion therapy.
In•fu•si•ons•uro•gra•phie *f radiol.* infusion urography [jʊəˈrɑgrəfɪ].
In•ge•sti•on *f* ingestion.
in•gui•nal *adj* inguinal [ˈɪŋgwɪnl].
In•gui•nal•ho•den *m urol.* inguinal testis, orchiocele.
In•gui•nal•lymph•kno•ten *pl anat.* inguinal lymph nodes.
In•ha•lat *nt* 1. *physiol.* inhalant, inspirate. 2. *clin., pharm.* inhalant.
In•ha•la•ti•on *f* 1. *physiol.* inhalation, inspiration. 2. *clin.* inhalation.

In•ha•la•ti•ons•al•ler•gie *f pulmo.* inhalation allergy.
In•ha•la•ti•ons•ap•pa•rat *m clin.* inhalator, inhaler.
In•ha•la•ti•ons•mit•tel *nt pharm.* inhalation, inhalant.
In•ha•la•ti•ons•nar•ko•se *f anes.* inhalation anesthesia [ˌænəsˈθiːʒə].
In•ha•la•ti•ons•nar•ko•ti•kum *nt anes.* inhalation anesthetic.
In•ha•la•ti•ons•prä•pa•rat *nt pharm.* inhalant, inhalation.
In•ha•la•ti•ons•the•ra•pie *f clin.* inhalation therapy.
In•ha•la•tor *m clin., pharm.* inhalator, inhaler.
in•ha•lie•ren *vt, vi physiol., pharm.* inhale, inspire.
in•hi•bie•ren *vt biochem.* inhibit.
In•hi•bi•ti•on *f biochem.* inhibition; *psycho.* inhibition, restraining.
In•hi•bi•tor *m biochem.* inhibitor; paralyzer, paralysor.
in•hi•bi•to•risch *adj biochem.* inhibitory, inhibitive, restraining.
In•iti•al•do•sis *f pharm.* initial dose, loading dose.
In•iti•al•herd *m patho.* initial focus.
In•jek•ti•on *f* 1. *clin.* injection; *inf.* jab. 2. *patho.* injection; congestion. **subkutane Injektion** hypodermic injection, hypodermic, subcutaneous injection.
In•jek•ti•ons•prä•pa•rat *nt pharm.* injection, injectable.
In•jek•ti•ons•sprit•ze *f clin.* injection syringe, syringe [səˈrɪndʒ].
in•ji•zier•bar *adj pharm.* injectable.
in•ji•zie•ren *vt clin.* inject.
In•kar•ze•ra•ti•on *f patho.* incarceration.
in•kar•ze•riert *adj patho.* incarcerated, trapped, confined.
In•klu•si•on *f patho.* inclusion.
in•ko•hä•rent *adj* incoherent, disjointed, confused.
in•kom•pa•ti•bel *adj* (*a. immun.*) incompatible (*mit* with).
In•kom•pa•ti•bi•li•tät *f* (*a. immun.*) incompatibility, incompatibleness.
in•kom•pe•tent *adj patho.* incompetent, insufficient.
In•kom•pe•tenz *f patho.* incompetence, incompetency, insufficiency.
in•kon•ti•nent *adj patho.* incontinent.
In•kon•ti•nenz *f patho.* incontinence, incontinency.
In•kru•sta•ti•on *f patho.* incrustation.
In•ku•bat *nt micro.* incubate.
In•ku•ba•ti•on *f* 1. *micro.* incubation. 2. *ped.* incubation.
In•ku•ba•ti•ons•pe•ri•ode *f* → Inkubationszeit.
In•ku•ba•ti•ons•zeit *f* 1. *patho.* incubative stage, incubation period. 2. *micro.* incubative stage, incubation period, latency period, latent period.

Inkubator 612

In•ku•ba•tor *m* 1. *micro.* incubator. 2. *ped.* incubator.

in•ku•bie•ren *vt micro.* incubate.

in•ku•ra•bel *adj (Krankheit)* not curable, incurable.

In•ku•ra•bi•li•tät *f (Krankheit)* incurability.

In•nen•band *nt anat. (Knie)* medial ligament (of knee).

In•nen•knö•chel *m anat.* medial malleolus, internal malleolus.

In•nen•knö•chel•band *nt anat.* deltoid/medial ligament of ankle.

In•nen•knö•chel•frak•tur *f ortho.* medial malleolar fracture.

In•nen•me•nis•kus *m anat. (Kniegelenk)* medial meniscus.

In•nen•ohr *nt anat.* inner ear, internal ear, labyrinth.

In•nen•ohr•ent•zün•dung *f HNO* labyrinthitis.

In•nen•ohr•la•by•rinth *nt anat.* labyrinth.

In•nen•ohr•schä•di•gung *f HNO* inner ear lesion.

In•nen•ohr•schne•cke [k•k] *f anat.* cochlea.

In•nen•ohr•taub•heit *f HNO* inner ear deafness, labyrinthine deafness.

In•nen•ohr•ver•let•zung *f HNO* inner ear trauma, inner ear injury.

In•nen•ro•ta•ti•on *f anat.* internal rotation.

Innere Medizin *f* internal medicine, medicine.

In•ner•va•ti•on *f anat., physiol.* innervation.

In•ni•da•ti•on *f patho.* innidiation, indenization.

In•oku•la•ti•on *f epidem., micro.* inoculation.

In•oku•la•ti•ons•lym•pho•re•ti•ku•lo•se (benigne) *f epidem.* cat-scratch disease, benign inoculation reticulosis, nonbacterial regional lymphadenitis.

in•oku•lier•bar *adj epidem.* inoculable.

in•oku•lie•ren *vt epidem.* inoculate.

In•oku•lum *nt epidem.* inoculum.

in•ope•ra•bel *adj chir.* inoperable.

In•sekt *nt* insect; *inf.* bug.

In•sek•ten•biß *m derm.* insect bite, bite; insect sting.

In•sek•ten•der•ma•ti•tis *f derm.* insect dermatitis, moth dermatitis.

In•sek•ten•schutz•mit•tel *nt derm.* insect-repellent, insectifuge.

In•sek•ten•stich *m* insect bite, bite, prick, insect sting.

In•sel *f* 1. *histol.* island, islet. 2. → Inselrinde.

In•sel•hy•per•pla•sie *f patho.* islet cell hyperplasia, islet hyperplasia.

In•sel•lap•pen *m chir.* island flap.

In•sel•or•gan *nt histol.* islands/islets of Langerhans, endocrine part of pancreas, islet tissue.

In•sel•rin•de *f anat.* insular area, insular cortex.

In•sel•zell•ade•nom *nt patho.* islet cell adenoma, langerhansian adenoma, nesidioblastoma.

In•sel•zel•le *f histol. (Pankreas)* islet cell, nesidioblast.

In•sel•zell•hy•per•pla•sie *f patho.* islet cell hyperplasia, islet hyperplasia.

In•sel•zell•kar•zi•nom *nt patho.* islet carcinoma, islet cell carcinoma.

In•sel•zell•tu•mor *m patho.* islet cell tumor.

In•se•mi•na•ti•on *f embryo.* insemination.
 artifizielle Insemination artificial insemination, artificial fecundation.
 heterologe Insemination donor insemination, heterologous insemination.
 homologe Insemination husband artifical insemination, homologous insemination.

in•se•rie•ren *vt anat. (Muskel)* insert.

In•ser•tio *f* → Insertion. **Insertio velamentosa** *gyn.* velamentous insertion, parasol insertion.

In•ser•ti•on *f* 1. *anat. (Muskel)* insertion. 2. *gyn.* insertion. 3. *genet.* insertion

in-situ-carcinoma *nt patho.* cancer in situ, carcinoma in situ, preinvasive carcinoma.

In•som•nie *f* sleeplessness, insomnia, vigilance, wakefulness.

In•spi•rat *nt physiol.* inspirate, inspired air, inhalant, inhaled air.

In•spi•ra•ti•on *f* 1. *physiol.* inspiration, inhalation. 2. *fig., psycho.* inspiration.

In•spi•ra•ti•ons•ka•pa•zi•tät *f physiol.* inspiratory capacity.

In•spi•ra•ti•ons•zen•trum *nt physiol.* inspiratory center.

in•spi•ra•to•risch *adj* inspiratory.

In•stil•la•ti•on *f clin.* instillation, instillment.

in•stil•lie•ren *vt* instill, instil (*in* into).

In•stru•ment *nt (a. fig.)* instrument; implement, tool.

In•stru•men•ta•ri•um *nt chir.* instrumentarium, instruments *pl*; *(Praxis)* armamentarium, armarium.

in•stru•men•tell *adj* instrumental.

In•stru•men•ten•be•steck *nt* set.

in•stru•men•tie•ren *vt* instrument.

In•stru•men•tier•schwe•ster *f chir.* scrub nurse.

In•stru•men•tie•rung *f chir., ortho.* instrumentation.

In•su•dat *nt patho.* insudation.

In•su•da•ti•on *f patho.* insudation.

in•suf•fi•zi•ent *adj patho.* insufficient; incompetent.

In•suf•fi•zi•enz *f patho.* insufficiency; incompetence, incompetency; failure.
 akute respiratorische Insuffizienz respiratory failure.
 mukoziliäre Insuffizienz *(Lunge)* mucociliary insufficiency.
 respiratorische Insuffizienz pulmonary insufficiency, respiratory insufficiency.
 vertebrobasiläre Insuffizienz vertebrobasilar insufficiency.
 zerebrovaskuläre Insuffizienz cerebrovascular insufficiency.

In•suf•fla•ti•on *f* 1. *clin.* insufflation. 2. *gyn.* pertubation.

Intertarsalgelenk

In•suf•fla•ti•ons•an•äs•the•sie *f anes.* insufflation anesthesia [ˌænəsˈθiːʒə].

In•suf•fla•ti•ons•nar•ko•se *f anes.* insufflation anesthesia [ˌænəsˈθiːʒə].

in•suf•flie•ren *vt clin.* insufflate.

In•su•lin *nt endo.* insulin. **mit Insulin behandeln** insulinize.

In•su•lin•ämie *f endo.* insulinemia, hyperinsulinemia.

In•su•lin•ant•ago•nist *m endo.* insulin antagonist.

in•su•lin•ant•ago•ni•stisch *adj endo.* insulin-antagonistic.

In•su•lin•an•ti•kör•per *m immun.* anti-insulin antibody, insulin antibody.

In•su•li•na•se *f biochem.* insulinase.

In•su•lin•ein•heit *f endo.* insulin unit.

Insulin-Glukagon-System *nt endo.* insulin-glucagon system.

In•su•lin•li•po•dys•tro•phie *f patho.* insulinlipodystrophy.

In•su•lin•man•gel *m endo.* hypoinsulinemia.

In•su•lin•man•gel•dia•be•tes *m endo.* insulin-dependent diabetes (mellitus), growth-onset diabetes (mellitus), juvenile-onset diabetes.

In•su•li•nom *nt endo.* insulinoma, insuloma.

In•su•lin•re•si•stenz *f clin.* insulin resistance.

In•su•lin•re•zep•tor *m endo.* insulin receptor.

In•su•lin•schock *m patho.* insulin shock, hyperinsulinism.

In•su•lin•schock•the•ra•pie *f clin.* insulin shock therapy, insulin coma therapy.

In•su•li•tis *f patho.* insulitis.

In•sult *m,* **apoplektischer** *neuro.* cerebral apoplexy, stroke syndrome, apoplectic stroke, cerebrovascular accident.

In•te•gral•do•sis *f radiol.* integral dose, integral absorbed dose.

in•tel•li•gent *adj* intelligent, intellectual.

In•tel•li•genz *f* intelligence, understanding.

In•tel•li•genz•al•ter *nt psycho.* mental age.

In•tel•li•genz•quo•ti•ent *m psycho.* intelligence quotient, mental ratio.

In•tel•li•genz•test *m psycho.* intelligence test, completion test.

in•ten•diert *adj (Motorik)* intended.

In•ten•si•tät *f* intensity, intenseness; *(Schmerz)* acuteness.

in•ten•siv *adj* intensive, intense.

In•ten•siv•pfle•ge *f clin.* intensive care.

In•ten•siv•sta•ti•on *f clin.* intensive care unit, critical care unit. **kardiologische Intensivstation** coronary care unit.

In•ten•ti•ons•spas•mus *m neuro.* intention spasm.

In•ten•ti•ons•tre•mor *m neuro.* intention tremor, volitional tremor, action tremor.

In•ter•di•gi•tal•raum *m anat.* interdigit, web space.

In•ter•fe•renz *f psycho., card.* interference.

In•ter•fe•ron *nt immun.* interferon.

α-**Interferon** interferon-α, leukocyte interferon.

β-**Interferon** epithelial interferon, fibroblast interferon, interferon-β.

γ-**Interferon** interferon-γ, immune interferon.

In•ter•kar•pal•ge•len•ke *pl anat.* carpal joints, intercarpal joints.

In•ter•ko•stal•an•äs•the•sie *f anes.* intercostal block, intercostal anesthesia [ˌænəsˈθiːʒə].

In•ter•ko•stal•ar•te•rien *pl anat.* intercostal arteries.

In•ter•ko•stal•mem•bran *f anat.* intercostal membrane.

In•ter•ko•stal•mus•keln *pl anat.* intercostal muscles.

In•ter•ko•stal•ner•ven *pl anat.* intercostal nerves.

In•ter•ko•stal•neur•al•gie *f neuro.* intercostal neuralgia.

In•ter•ko•stal•raum *m anat.* intercostal space.

In•ter•ko•stal•ve•nen *pl anat.* intercostal veins.

in•ter•kri•tisch *adj patho.* intercritical.

in•ter•kur•rent *adj patho.* intercurrent, intervening.

In•ter•leu•kin *nt immun.* interleukin.

In•ter•lo•bär•pleu•ri•tis *f pulmo.* interlobular pleurisy, interlobitis.

In•ter•men•stru•al•pha•se *f* → Intermenstruum.

In•ter•men•stru•al•schmerz *m gyn.* midpain, intermenstrual pain, midcycle pain.

In•ter•men•stru•um *nt gyn.* intermenstruum, intermenstrual stage.

In•ter•me•ta•kar•pal•ge•len•ke *pl anat.* intermetacarpal joints.

In•ter•me•ta•tar•sal•ge•len•ke *pl anat.* intermetatarsal joints.

in•ter•mit•tie•rend *adj* intermittent.

In•ter•nist *m* internist, physician.

In•ter•ni•stin *f* internist, physician.

in•ter•ni•stisch *adj* medical, medicinal.

In•ter•pha•lan•ge•al•ge•len•ke *pl anat.* interphalangeal joints, digital joints.

distale Interphalangealgelenke distal interphalangeal joints, DIP joints.

proximale Interphalangealgelenke proximal interphalangeal joints, PIP joints.

In•ter•po•nat *nt chir.* interposition, interposition graft.

In•ter•po•si•ti•ons•shunt *m chir.* interposition graft. **portokavaler Interpositionsshunt** interposition H graft, H graft.

In•ter•pu•pil•lar•di•stanz *f ophthal.* interpupillary distance.

In•ter•sti•ti•al•ge•we•be *nt histol.* interstitial tissue, interstitium.

in•ter•sti•ti•ell *adj histol.* interstitial.

In•ter•sti•ti•um *nt histol.* interstice, interstitium, interstitial space.

In•ter•tar•sal•ge•lenk *nt anat.* intertarsal joint, tarsal joint.

in·ter·tri·gi·nös *adj derm.* intertriginous.
In·ter·tri·go *f derm.* intertrigo, eczema intertrigo.
in·ter·tro·chan·tär *adj anat.* intertrochanteric.
In·ter·vall *nt* interval; *card.* interval, period.
in gleichmäßigen Intervallen at regular intervals.
In·ter·ven·tri·ku·lar·ar·te·rie *f anat.* interventricular artery.
In·ter·ven·tri·ku·lar·fur·che *f anat.* interventricular sulcus, longitudinal sulcus of heart.
In·ter·ven·tri·ku·lar·sep·tum *nt anat.* interventricular septum, ventricular septum.
In·ter·ver·te·bral·an·ky·lo·se *f ortho.* intervertebral ankylosis.
In·ter·ver·te·bral·schei·be *f anat.* intervertebral disk, intervertebral cartilage.
In·te·sti·nal·gra·nu·lo·ma·to·se *f,* **lipophage** *patho.* Whipple's disease, intestinal lipodystrophy, lipophagic intestinal granulomatosis.
in·tim *adj* intimate, close; *(sexuell)* intimate.
In·ti·ma *f histol.* intima, endangium.
In·ti·ma·ein·riß *m patho.* intimal tear.
In·ti·ma·ent·zün·dung *f* → Intimitis.
In·ti·ma·nar·be *f patho.* intimal scar.
In·ti·ma·ödem *nt patho.* intimal edema.
In·ti·ma·riß *m patho.* intimal tear.
In·ti·ma·schä·di·gung *f patho.* intimal damage.
In·ti·ma·skle·ro·se *f patho.* intimal arteriosclerosis.
In·tim·ek·to·mie *f chir.* endarterectomy.
In·ti·mi·tis *f patho.* intimitis.
in·to·le·rant *adj (a. patho.)* intolerant (*gegen, gegenüber* of).
In·to·le·ranz *f (a. patho.)* intolerance (*gegen* of).
In·tor·si·on *f ophthal.* intorsion.
In·to·xi·ka·ti·on *f patho.* poisoning, intoxication.
in·tra·der·mal *adj* intracutaneous, intradermal, intradermic.
In·tra·der·mal·test *m derm.* intracutaneous test, intradermal test.
in·tra·de·zi·du·al *adj gyn.* intradecidual.
In·tra·fe·ta·ti·on *f embryo.* intrafetation.
in·tra·kar·di·al *adj* intracardiac, endocardiac.
in·tra·kra·ni·al *adj anat.* intracranial, endocranial.
in·tra·kra·ni·ell *adj anat.* → intrakranial.
in·tra·ku·tan *adj* intracutaneous, intradermal, intradermic.
In·tra·ku·tan·naht *f chir.* subcuticular suture.
In·tra·ku·tan·re·ak·ti·on *f derm.* intradermal reaction, intracutaneous reaction.
In·tra·ku·tan·test *m derm.* intracutaneous test, intradermal test.
in·tra·mus·ku·lär *adj* intramuscular.
In·tra·na·sal·an·äs·the·sie *f anes.* intranasal block, intranasal anesthesia [‚ænəs-'θiːʒə].
in·tra·ope·ra·tiv *adj chir.* intraoperative.
in·tra·par·tal *adj gyn.* intrapartum.
In·tra·ute·rin·pes·sar *nt gyn.* intrauterine contraceptive device, intrauterine device, coil.
in·tra·ve·nös *adj* intravenous, endovenous.
in·tra·ven·tri·ku·lar *adj anat.* intraventricular.
in·tra·zel·lu·lär *adj histol.* intracellular, endocellular.
in·tra·zer·vi·kal *adj gyn.* intracervical.
Intrinsic-Asthma *nt pulmo.* intrinsic asthma.
in·trin·sisch *adj (a. psycho.)* intrinsic, inherent; endogenous.
In·tu·ba·ti·on *f clin., anes.* intubation.
  endobronchiale Intubation endobronchial intubation.
  endotracheale Intubation endotracheal intubation, intratracheal intubation.
  nasale Intubation nasal intubation.
  nasopharyngeale Intubation nasopharyngeal intubation.
  nasotracheale Intubation nasotracheal intubation, nasal-tracheal intubation.
  orale Intubation oral intubation.
  oropharyngeale Intubation oropharyngeal intubation.
  orotracheale Intubation orotracheal intubation.
In·tu·ba·tor *m anes.* introducer, intubator.
In·tu·bie·ren *nt anes.* intubation.
in·tu·bie·ren *vt anes.* intubate.
In·tu·mes·zenz *f anat.* intumescence, swelling, enlargement.
In·tus·sus·zep·ti·on *f chir.* intussusception, introsusception, invagination.
In·tus·sus·zep·tum *nt chir.* intussusceptum.
In·tus·sus·zi·pi·ens *nt chir.* intussuscipiens.
In·va·gi·nans *nt chir.* intussuscipiens.
In·va·gi·nat *nt chir.* intussusceptum.
In·va·gi·na·ti·on *f chir.* intussusception, introsusception, invagination.
in·va·gi·niert *adj patho.* invaginate, invaginated.
In·vak·zi·na·ti·on *f epidem.* invaccination.
in·va·lid *adj* invalid, disabled.
In·va·li·di·tät *f* invalidity, invalidism ['ɪnvəlɪdɪzəm], disability, disablement.
In·va·si·on *f patho., epidem.* invasion; *(Tumor)* invasion.
In·va·si·ons·test *m gyn.* Miller-Kurzrok test, Kurzrok-Miller test.
in·va·siv *adj patho.* invasive; *chir.* invasive.
In·va·si·vi·tät *f patho., chir.* invasiveness.
In·ver·si·on *f patho.* inversion; *genet.* inversion; *psycho.* inversion.
In-vitro-Fertilisation *f gyn.* in vitro fertilization.
In·vo·lu·ti·on *f histol.* involution; *psychia.* involution.
In·vo·lu·ti·ons·osteo·po·ro·se *f ortho.*

involutional osteoporosis. **präsenile Involutionsosteoporose** postmenopausal osteoporosis.
In•vo•lu•ti•ons•psy•cho•se f gyn. climacteric melancholia, involutional psychosis.
In•vo•lu•ti•ons•zy•ste f gyn. involution cyst.
in•zi•die•ren vt chir. incise, cut.
In•zi•si•on f chir. incision, cut.
In•zi•si•ons•bi•op•sie f clin. incisional biopsy.
In•zi•si•ons•fo•lie f chir. incise drape.
In•zi•sur f **1.** physiol. incisura. **2.** anat. incisure, incision, cleft, notch.
Iod nt chem. iodine.
Io•did nt chem. iodide.
Ion nt chem. ion, ionized atom.
Io•nen•do•sis f radiol. exposure dose.
Ionescu: Ionescu-Klappe f HTG Ionescu valve.
Ion•to•pho•re•se f clin. iontophoresis, ionotherapy, iontotherapy.
IP-Gelenke pl anat. interphalangeal joints, digital joints.
ip•si•la•te•ral adj homolateral, ipsilateral.
Irid•al•gie f ophthal. iridalgia.
Irid•ek•to•mie f ophthal. iridectomy [ˌaɪrə-'dektəmɪ], corectomy [kəʊr'ektəmɪ], corotomy [kə'rɑtəmɪ].
Irid•ek•tro•pi•um nt ophthal. iridectropium.
Irid•en•klei•sis f ophthal. iridencleisis, corecleisis, Holth's operation.
Irid•en•kli•sis f → Iridenkleisis.
Irid•en•tro•pi•um nt ophthal. iridentropium.
Irid•ere•mie f ophthal. iridermia.
Iri•de•sis f ophthal. iridesis, iridodesis.
Iri•do•cho•rio•idi•tis f ophthal. iridochoroiditis.
Iri•do•de•sis f ophthal. iridesis, iridodesis.
Iri•do•dia•gno•se f clin. iridodiagnosis, iridiagnosis.
Iri•do•dia•ly•se f ophthal. iridodialysis, corediaclysis, detached iris.
Iri•do•dia•sta•se f ophthal. iridodiastasis.
Iri•do•do•ne•sis f ophthal. iridodonesis, tremulous iris.
Iri•do•ke•ra•ti•tis f ophthal. iridokeratitis, keratoiritis.
Iri•do•ki•ne•se f ophthal. iridokinesis, iridokinesia.
iri•do•ki•ne•tisch adj iridokinetic, iridomotor.
Iri•do•kor•ne•al•win•kel m anat. iridocorneal angle, iridal angle, filtration angle.
Iri•do•ly•se f ophthal. corelysis.
iri•do•mo•to•risch adj → iridokinetisch.
Iri•do•pa•re•se f → Iridoplegie.
Iri•do•pa•thie f ophthal. iridopathy [aɪrɪ-'dapəθɪ].
Iri•do•ple•gie f ophthal. iridoplegia, iridoparalysis.
Irid•op•sie f ophthal. irisopsia.
Irid•op•to•se f ophthal. prolapse of the iris, iridoptosis.
Iri•dor•rhe•xis f ophthal. iridorhexis.

Iri•do•schi•sis f ophthal. iridoschisis [ˌaɪrɪ-'daskəsɪs].
Iri•do•skle•ro•to•mie f ophthal. iridosclerotomy.
Iri•do•to•mie f ophthal. iridotomy [ˌaɪrɪ-'datəmɪ], coretomy.
Iri•do•zy•klek•to•mie f ophthal. iridocyclectomy.
Iri•do•zy•kli•tis f ophthal. iridocyclitis.
Iri•do•zyst•ek•to•mie f ophthal. iridocystectomy.
Iris f anat. iris.
Iris•ab•lö•sung f ophthal. corediaclysis, detached iris.
Iris•ab•riß m ophthal. iridoavulsion, iridorhexis.
Iris•apla•sie f ophthal. iridermia.
Iris•atro•phie f ophthal. iridoleptynsis.
Iris•aus•dün•nung f ophthal. iridoleptynsis.
Iris•aus•schnei•dung f ophthal. iridectomy [ˌaɪrə'dektəmɪ], corectomy.
Iris•blin•zeln nt neuro. hippus, pupillary athetosis.
Iris•blu•tung f ophthal. iridemia.
Iris•durch•tren•nung f ophthal. iridotomy [ˌaɪrɪ'datəmɪ], coretomy.
Iris•ein•klem•mung f → Iridenkleisis.
Iris•ent•fer•nung f → Iridektomie.
Iris•häk•chen nt ophthal. iris hook.
Iris•her•nie f ophthal. iridocele, myiocephalon.
Iris•ko•lo•bom nt ophthal. coloboma of iris, iridocoloboma.
Iris•kryp•ten pl histol. crypts of Fuchs, crypts of iris.
Iris•lö•sung f ophthal. corelysis.
Iris•pla•stik f ophthal. coreoplasty, corodiastasis.
Iris•pro•laps m ophthal. iridocele, iridoptosis.
Iris•re•sek•ti•on f ophthal. iridectomy [ˌaɪrə'dektəmɪ], corectomy [kəʊr'ektəmɪ], corotomy [kə'rɑtəmɪ].
Iris•riß m ophthal. iridorhexis.
Iris•schlot•tern nt ophthal. tremulous iris, iridodonesis.
Iri•tis f ophthal. iritis.
  diabetische Iritis diabetic iritis.
  follikuläre Iritis follicular iritis.
  hämorrhagische Iritis hemorrhagic iritis.
  sympathische Iritis sympathetic iritis.
Iri•to•mie f ophthal. iridotomy [ˌaɪrɪ-'datəmɪ], iritomy, irotomy.
Ir•ra•dia•ti•on f (Schmerz) irradiation; radiol. irradiation.
ir•re•gu•lär adj card., patho. not regular, irregular.
Ir•ren•an•stalt f mental home, mental institution, mental hospital.
ir•re•pa•ra•bel adj irreparable.
ir•re•po•ni•bel adj chir., ortho. not reducible, irreducible.
Ir•ri•ga•ti•on f clin. irrigation, lavage, washing out.
Ir•ri•ga•tor m clin. irrigator; douche.

ir•ri•ta•bel *adj physiol.* irritable.
Ir•ri•ta•bi•li•tät *f physiol.* irritability.
Ir•ri•tans *nt physiol., patho.* irritant, irritant agent.
Isch•ämie *f patho.* ischemia.
  kalte Ischämie cold ischemia.
  warme Ischämie warm ischemia.
Isch•ämie•re•flex *f patho.* ischemic reflex.
Isch•ämie•to•le•ranz *f patho.* ischemic tolerance.
isch•ämisch *adj patho.* ischemic.
Is•chi•al•gie *f neuro.* ischialgia, sciatica, sciatic neuralgia.
Is•chi•as *f/m/nt* → Ischiassyndrom.
Is•chi•as•nerv *m anat.* sciatic nerve, ischiadic nerve.
Is•chi•as•syn•drom *nt neuro.* sciatica, sciatic neuralgia, ischialgia.
Isch•uria *f urol.* ischuria. **Ischuria paradoxa** overflow incontinence, paradoxical incontinence.
Ishihara-Test *m ophthal.* Ishihara's test.
Iso•an•ti•gen *nt immun.* isoantigen, isogeneic antigen.
Iso•an•ti•kör•per *m immun.* alloantibody; isoantibody.
Iso•cor•tex *m* → Isokortex.
Iso•do•se *f radiol.* isodose.
Iso•do•sen•kur•ve *f radiol.* isodose curve.
Iso•en•zym *nt biochem.* isoenzyme, isozyme.
Iso•im•mu•ni•sie•rung *f immun.* isoimmunization.
Iso•im•mun•se•rum•be•hand•lung *f immun.* isoserum treatment.
Iso•ko•rie *f ophthal.* isochoria.
Iso•kor•tex *m histol.* isocortex, homotypical cortex.
Iso•la•ti•on *f* 1. *epidem.* isolation, sequestration. 2. *techn., electr.* insulation.
Iso•lier•ab•tei•lung *f* → Isolierstation.
iso•lie•ren *vt* 1. *epidem.* isolate, quarantine, separate. 2. *techn., electr.* insulate.
Iso•lier•sta•ti•on *f epidem.* isolation ward, quarantine, lazaret.
Iso•pho•rie *f ophthal.* isophoria.
Iso•pie *f ophthal.* isopia.
Iso•se•rum•be•hand•lung *f immun.* isoserum treatment.
iso•ton *adj physiol.* isotonic; (*Blut*) hemisotonic.
Iso•to•nie *f physiol.* isotonia, isotonicity.
Iso•top *nt phys.* isotope. **radioaktives Isotop** radioisotope, radioactive isotope.
Iso•trans•plan•tat *nt chir.* isograft, isotransplant, isologous graft, isoplastic graft, syngeneic graft, syngraft.
Iso•trans•plan•ta•ti•on *f chir.* isotransplantation, syngeneic transplantation, isologous transplantation.
Iso•typ *m immun.* isotype.
Iso•ty•pie *f immun.* isotypy.
Iso•vol•ämie *f physiol.* isovolumia.
Iso•zym *nt biochem.* isozyme, isoenzyme.
Isthm•ek•to•mie *f chir.* isthmectomy.
Isth•mi•tis *f HNO* isthmitis.
Isth•mo•ple•gie *f HNO* isthmoplegia, faucial paralysis.
Isth•mus *m* [S.U. ISTHMUS]
Is•urie *f urol.* isuria.
Ito: Nävus *m* Ito *derm.* Ito's nevus.
Ivemark: Ivemark-Syndrom *nt patho.* Ivemark's syndrome, asplenia syndrome.
i.v.-Galle *f radiol.* intravenous cholecystogram.
i.v.-Infusion *f* intravenous infusion.
i.v.-Pyelogramm *nt urol.* intravenous pyelogram.
I-Zellen *pl histol.* I cells, inclusion cells.
I-Zellen-Krankheit *f patho.* I-cell disease, inclusion cell disease, mucolipidosis II.

J

Jaboulay: Jaboulay-Operation f ortho. Jaboulay's operation, interpelviabdominal amputation.
Pyloroplastik f nach Jaboulay chir. Jaboulay's pyloroplasty.
Jaccoud: Jaccoud-Zeichen nt card. Jaccoud's sign, Jaccoud's syndrome.
Jacket•kro•ne [k•k] f dent. jacket crown.
Jackson: Jackson-Epilepsie f neuro. jacksonian epilepsy, Bravais-jacksonian epilepsy.
Jackson-Lähmung f neuro. ambiguo-accessorius-hypoglossal paralysis [pəˈrælɪsɪs], Jackson's sign.
Jacod: Jacod-Trias f neuro. Jacod's syndrome.
Jadassohn: Talgdrüsennävus m **Jadassohn** derm. sebaceous nevus, nevus sebaceus of Jadassohn.
Jadassohn-Lewandowsky: Jadassohn-Lewandowsky-Syndrom nt derm. Jadassohn-Lewandowsky syndrome.
Jadassohn-Tièche: Jadassohn-Tièche-Nävus m derm. blue nevus, Jadassohn-Tièche nevus.
Jaffé-Lichtenstein: Jaffé-Lichtenstein-Krankheit f ortho. Jaffé-Lichtenstein syndrome, fibrous dysplasia of bone.
Jahr nt year; (Lebensjahr) year. **im Alter von 36 Jahren** at the age of 36, 36 years of age. **mit 42 Jahren** at the age of 42, 42 years of age. **mit wieviel Jahren?** at what age?
Jakob-Creutzfeldt: Jakob-Creutzfeldt-Erkrankung f neuro. Creutzfeldt-Jakob syndrome/disease, Jakob-Creutzfeldt disease.
Jak•ta•ti•on f neuro. jactitation, jactation.
James: James-Bündel nt card. James fibers.
Jansky-Bielschowsky: Jansky-Bielschowsky-Krankheit f neuro. Jansky-Bielschowsky disease, early juvenile type of cerebral sphingolipidosis.
Jarisch-Herxheimer: Jarisch-Herxheimer-Reaktion f immun. Herxheimer's reaction, Jarisch-Herxheimer reaction.
je•ju•nal adj anat. jejunal.
Je•ju•nal•atre•sie f patho. jejunal atresia.
Je•ju•nal•fi•stel f chir. jejunostomy [ˌdʒɪdʒuːˈnɑstəmɪ].
Je•ju•nal•ul•kus nt patho. jejunal ulcer.
Je•ju•nal•ve•nen pl anat. jejunal veins.

Je•ju•ni•tis f patho. jejunitis.
Je•ju•no•ile•itis f patho. jejunoileitis.
Je•ju•no•ileo•sto•mie f chir. ileojejunostomy, jejunoileostomy.
Je•ju•no•je•ju•no•sto•mie f chir. jejunojejunostomy.
Je•ju•no•ko•lo•sto•mie f chir. jejunocolostomy.
Je•ju•nor•rha•phie f chir. jejunorrhaphy.
Je•ju•no•sto•mie f chir. jejunostomy [ˌdʒɪdʒuːˈnɑstəmɪ].
Je•ju•no•to•mie f chir. jejunotomy [ˌdʒɪdʒuːˈnɑtəmɪ].
Je•ju•num nt anat. jejunum.
Je•ju•num•atre•sie f patho. jejunal atresia.
Je•ju•num•er•öff•nung f chir. jejunotomy [ˌdʒɪdʒuːˈnɑtəmɪ].
Je•ju•num•fi•stel f chir. jejunostomy [ˌdʒɪdʒuːˈnɑstəmɪ].
Je•ju•num•naht f chir. jejunorrhaphy.
Je•ju•num•pla•stik f chir. jejunoplasty.
Je•ju•num•re•sek•ti•on f chir. jejunectomy.
Je•ju•num•ul•kus nt patho. jejunal ulcer.
Je•ju•num•ve•nen pl anat. jejunal veins.
Jellinek: Jellinek-Zeichen nt derm. Jellinek's sign, Jellinek's symptom.
Jendrassik: Jendrassik-Zeichen nt endo. Jendrassik's sign.
Joch•bein nt anat. cheekbone, zygomatic bone.
Joch•bein•bo•gen m → Jochbogen.
Joch•bo•gen m anat. zygomatic arch, malar arch, zygoma.
Jod nt chem. iodine.
Jod•ak•ne f derm. iodide acne.
Jod•aus•schlag m derm. iododerma.
Jod•ba•se•dow m endo. iod-Basedow, jodbasedow.
Jo•did nt chem. iodide.
Jo•dis•mus m patho. iodine poisoning, iodism [ˈaɪədɪzəm].
Jod•man•gel•stru•ma f endo. endemic goiter.
Jod•stru•ma f endo. iodide goiter.
Jolly: Jolly-Körperchen pl hema. Howell-Jolly bodies, Jolly's bodies, nuclear particles.
Jones: Jones-Fraktur f ortho. Jones fracture.
Joule nt phys. joule.
Jucken [k•k] nt itchiness, itch, itching, pru-

ritus.
jucken [k•k] **I** *vt, vi* itch. **II** *vr* **sich jucken** scratch o.s.
Juck•reiz *m* pruritus, itch, itchiness, itching.
Ju•gend *f* youth, early years *pl.*
ju•gend•lich *adj* young, adolescent, juvenile.
Ju•gend•li•che *m/f* juvenile, adolescent, youth.
ju•gu•lar *adj anat.* jugular.
Ju•gu•la•ris *f* [S.U. VENA JUGULARIS]
Ju•gu•la•ris•puls *m physiol.* jugular pulse.
Ju•gu•lar•ve•ne *f anat.* jugular, jugular vein.
Ju•gu•lar•ve•nen•stau•ung *f patho.* jugular venous distension.

jung *adj, adv* young, juvenile, infant.
Jun•ge *m* boy, male child.
Jung•fern•häut•chen *nt gyn.* hymen, hymenal membrane; *inf.* maidenhead.
Jung•fern•schaft *f gyn.* maidenhood, virginity.
Jüngling: Jüngling-Krankheit *f ortho.* Jüngling's disease.
Junk•ti•ons•nä•vus *m derm.* epidermic-dermic nevus, junctional nevus.
Junk•ti•ons•zy•ste *f patho.* junctional cyst.
ju•ve•nil *adj* juvenile, young, immature.

K

kach•ek•tisch *adj patho.* cachectic; cadaverous.

Kach•exie *f patho.* cachexia, cachexy.

Ka•da•ver *m* dead body, corpse, cadaver; (*Tier*) cadaver, carrion, carcass.

Ka•da•ver•trans•plan•tat *nt chir.* cadaveric transplant.

Ka•da•ver•trans•plan•ta•ti•on *f chir.* cadaveric transplantation.

Kaf•fee•satz•er•bre•chen *nt patho.* coffee-ground vomit.

kahl *adj derm.* bald, baldheaded, hairless.

Kahler: Kahler-Krankheit *f hema.* Kahler's disease, multiple myeloma, plasmocytoma.

Kahl•heit *f derm.* baldness, baldheadedness, hairlessness, alopecia, calvities [kæl'vɪʃɪ-ˌiːz].

kahl•köp•fig *adj derm.* bald, baldheaded, calvous.

Kahn•bein *nt anat.* **1.** (*Hand*) scaphoid bone, navicular. **2.** (*Fuß*) navicular bone, scaphoid bone of foot.

Kahn•bein•frak•tur *f ortho.* scaphoid fracture.

Kahn•bein•ne•kro•se *f ortho.* necrosis of the scaphoid.

Kai•ser•schnitt *m gyn.* cesarean operation, cesarean section.

Ka•li•ämie *f physiol.* kalemia, kaliemia.

Ka•lik•ek•ta•sie *f urol.* calicectasis, caliectasis.

Ka•lik•ek•to•mie *f urol.* caliectomy, calicectomy.

Ka•li•ko•pla•stik *f urol.* calicoplasty, calioplasty.

Ka•li•kor•rha•phie *f urol.* caliorrhaphy.

Ka•li•ko•to•mie *f urol.* calicotomy, caliotomy.

Ka•lio•pe•nie *f patho.* kaliopenia.

ka•lio•pe•nisch *adj patho.* kaliopenic.

Ka•li•or•rha•phie *f urol.* caliorrhaphy.

Ka•li•um *nt chem.* potassium, kalium.

Ka•li•um•haus•halt *m physiol.* potassium balance.

Ka•li•um•man•gel *m patho.* kaliopenia, potassium depletion.

Ka•li•um•ver•lust•nie•re *f urol.* potassium-losing nephritis, potassium-losing nephropathy [nəˈfrɑpəθɪ].

Kal•ka•nei•tis *f ortho.* calcaneitis.

Kal•ka•neo•dy•nie *f ortho.* calcaneodynia, calcanodynia.

Kal•ka•neo•ku•bo•id•ge•lenk *nt anat.* calcaneocuboid joint.

Kal•ka•ne•us•frak•tur *f ortho.* calcaneal fracture, heel bone fracture.

Kalk•ein•la•ge•rung *f patho.* calcification.

Kalk•gicht *f patho.* calcium gout, Profichet's disease.

Kalk•in•fil•tra•ti•on *f patho.* calcareous infiltration.

Kalk•milch•gal•le *f patho.* milk of calcium bile, limy bile.

Kalk•star *m ophthal.* calcareous cataract.

Kalk•staub•lun•ge *f pulmo.* flint disease, chalicosis.

Kalk•stein *m chem.* chalk, limestone.

kal•ku•lös *adj* calculary, calculous, lithous.

Kal•li•din *nt endo.* lysyl-bradykinin, kallidin.

Kal•li•kre•in *nt endo.* kallikrein.

Kallmann: Kallmann-Syndrom *nt embryo.* Kallmann's syndrome, olfactogenital dysplasia.

kal•lös *adj derm., patho.* hard, callous.

Kal•lus *m* **1.** *derm.* callus, callosity, keratoma. **2.** *ortho.* bony callus, callus, fracture callus.

Ka•lo•rie *f phys.* calorie, calory.

  kleine Kalorie gram calorie, small calorie, standard calorie.

  große Kalorie large calorie, kilogram calorie, kilocalorie.

ka•lo•ri•en•arm *adj* (*Nahrung*) low in calories, low-caloric, low-energy.

ka•lo•ri•en•reich *adj* (*Nahrung, Diät*) caloric, rich in calories, high-calorie.

ka•lo•risch *adj phys.* caloric.

Ka•lot•te *f anat.* calvarium, calvaria, cranial vault, skull cap.

kalt *adj* **1.** cold; (*kühl*) chilly, frosty; (*eisig*) icy. **2.** *patho.* (*Abszeß, Knoten*) cold.

Käl•te•ag•glu•ti•nin•krank•heit *nt immun.* cold agglutinin disease, cold hemagglutinin disease.

Käl•te•al•ler•gie *f* cold allergy.

Käl•te•an•äs•the•sie *f anes.* regional hypothermia, cryogenic block, refrigeration anesthesia [ˌænəsˈθiːʒə], cryoanesthesia.

Käl•te•an•ti•kör•per *m immun.* cold antibody, cold-reactive antibody.

Kältebehandlung

Käl•te•be•hand•lung *f* → Kältetherapie.
Käl•te•chir•ur•gie *f chir.* cryosurgery.
Käl•te•in•to•le•ranz *f neuro.* cold intolerance.
Käl•te•schmerz *m neuro.* cryalgesia, crymodynia.
Käl•te•schock *m patho.* cold shock.
Käl•te•son•de *f* cryoprobe, cryode.
Käl•te•the•ra•pie *f clin.* frigotherapy, cryotherapy, crymotherapy, psychrotherapy.
Käl•te•über•emp•find•lich•keit *f neuro.* cryesthesia, cold allergy.
Käl•te•ur•ti•ka•ria *f derm.* cold urticaria, congelation urticaria.
Kalt•kau•stik *f chir.* electrocoagulation, electric coagulation.
kal•zi•fi•ziert *adj patho.* calcified.
Kal•zi•fi•zie•rung *nt patho.* calcification, calcareous infiltration.
Kal•zi•no•se *f patho.* calcium gout, calcinosis.
Kal•zi•pe•nie *f patho.* calcipenia.
Kal•zi•phy•la•xie *f patho.* calciphylaxis.
kal•zi•priv *adj patho.* calciprivic.
Kal•zi•to•nin *nt endo.* calcitonin, thyrocalcitonin.
Kal•zi•to•nin•ämie *f endo.* hypercalcitoninemia.
Kal•zi•um *nt chem.* calcium.
Kal•zi•um•ant•ago•nist *m* → Kalziumblocker.
Kal•zi•um•blocker [k•k] *m pharm.* calcium antagonist, calcium-blocking agent, calcium channel blocker.
Kal•zi•um•haus•halt *m physiol.* calcium balance.
Kal•zi•um•hun•ger *m patho.* bone hunger, calcium hunger.
Kal•zi•um•ka•nal *m physiol.* calcium channel, Ca-channel.
Kal•zi•um•kar•bo•nat•stein *m patho.* calcium carbonate calculus/stone.
Kal•zi•um•man•gel *m patho.* calcium deficiency, calcipenia.
Kal•zi•um•oxa•lat•stein *m patho.* calcium oxalate calculus/stone.
Kal•zi•um•phos•phat•stein *m patho.* calcium phosphate calculus/stone.
Kal•zi•um•urat•stein *m patho.* calcium urate calculus/stone.
Kal•zi•urie *f physiol.* calciuria.
Kamm *m* 1. *anat.* pecten, crest, ridge. 2. comb.
Kam•mer *f* 1. *anat.* chamber, cavity, ventricle. 2. (*Herz*) chamber of (the) heart, ventricle.
Kam•mer•ar•rest *m card.* ventricular standstill.
Kam•mer•au•to•ma•tie *f card.* idioventricular rhythm.
Kam•mer•bi•ge•mi•nie *f card.* ventricular bigeminy, paired ventricular beats.
Kam•mer•bra•dy•kar•die *f card.* ventricular bradycardia.
Kam•mer•dia•sto•le *f card.* ventricular diastole.
Kam•mer•di•la•ta•ti•on *f card.* ventricular dilatation.
Kam•mer•druck *m card.* intraventricular pressure, ventricular pressure.
Kam•mer•er•re•gung *f card.* ventricular excitation.
Kam•mer•ex•tra•sy•sto•le *f card.* ventricular extrasystole, premature ventricular beat, premature ventricular systole, premature ventricular contraction.
Kam•mer•flat•tern *nt card.* ventricular flutter.
Kam•mer•flim•mern *nt card.* ventricular fibrillation.
Kam•mer•kom•plex *m (EKG)* ventricular complex.
Kam•mer•mus•ku•la•tur *f (Herz)* ventricular musculature.
Kam•mer•myo•kard *nt (Herz)* ventricular myocardium.
Kam•mer•re•zep•to•ren *pl (Herz)* ventricular receptors.
Kam•mer•rhyth•mus *m card.* ventricular rhythm.
Kam•mer•sep•tum *nt anat.* interventricular septum, ventricular septum.
Kam•mer•sep•tum•de•fekt *m card.* ventricular septal defect.
Kam•mer•still•stand *m card.* ventricular standstill.
Kam•mer•sy•sto•le *f physiol.* ventricular beat, ventricular systole, ventricular contraction.
Kam•mer•vor•hof *m anat.* atrium (of heart).
Kam•mer•wand•an•eu•rys•ma *nt card.* myocardial aneurysm, ventricular aneurysm.
Kam•mer•was•ser *nt anat.* aqueous humor, intraocular fluid.
Kam•mer•win•kel *m anat.* iridocorneal angle, filtration angle.
Kam•mer•win•kel•punk•ti•on *f ophthal.* goniopuncture.
Kam•pi•me•trie *f ophthal.* campimetry.
Ka•nal *m* 1. *anat.* canal, channel, duct, tube. 2. *allg., fig.* channel.
Kan•di•da *f micro.* Candida, Monilia.
Kan•di•do•se *f epidem.* moniliasis, candidiasis, candidosis.
Kan•kro•id *nt patho.* cancroid.
kan•kro•id *adj patho.* cancriform, cancroid.
Kanner: Kanner-Syndrom *nt psychia.* Kanner's syndrome, autism, infantile autism ['ɔːtɪzəm].
Ka•no•nen•schlag *m card.* cannon beat, cannon sound.
Kanth•ek•to•mie *f ophthal.* canthectomy.
Kan•thi•tis *f ophthal.* canthitis.
Kan•tho•ly•se *f ophthal.* cantholysis, canthoplasty.
Kan•tho•pla•stik *f ophthal.* canthoplasty.
Kan•thor•rha•phie *f ophthal.* canthorrhaphy.
Kan•tho•to•mie *f ophthal.* canthotomy.
Kan•thus *m anat.* angle of the eye, canthus.

Kardiomyopathie

Kantor: Kantor-Zeichen *nt radiol.* Kantor's sign, string sign.
Ka•nü•le *f clin.* cannula, canula, tube.
Ka•nü•len•ent•fer•nung *f clin.* decannulation.
ka•nü•lie•ren *vt clin.* cannulate.
Ka•nü•lie•rung *f clin.* cannulation, cannulization.
Kan•zer•ämie *f patho.* canceremia.
kan•ze•ro•gen *adj patho.* cancer-causing, cancerigenic, cancerogenic.
Kan•ze•ro•ge•ne•se *f patho.* carcinogenesis.
kan•ze•rös *adj patho.* cancerous.
ka•pil•lar *adj* capillary.
Ka•pil•lar•blu•tung *f patho.* capillary hemorrhage ['hemərɪdʒ].
Ka•pil•lar•druck *m physiol.* capillary pressure. **pulmonaler Kapillardruck** pulmonary artery wedge pressure, pulmonary capillary wedge pressure.
Ka•pil•la•re *f histol.* capillary, capillary vessel.
Ka•pil•lar•ek•ta•sie *f patho.* capillarectasia.
Ka•pil•lar•em•bo•lie *f patho.* capillary embolism ['embəlɪzəm].
Ka•pil•lar•per•mea•bi•li•tät *f physiol.* capillary permeability.
Ka•pil•lar•puls *m physiol.* Quincke's sign, Quincke's pulse, capillary pulse.
Ka•pil•lar•punk•ti•on *f clin.* micropuncture.
Ka•pil•lar•re•si•stenz•prü•fung *f hema.* tourniquet test, capillary fragility test.
Kaposi: Kaposi-Dermatitis *f derm.* Kaposi's varicelliform eruption, eczema herpeticum.
Pseudosarcoma *nt* **Kaposi** *derm.* pseudo-Kaposi sarcoma.
Kaposi-Sarkom *nt derm.* Kaposi's sarcoma, angioreticuloendothelioma, multiple idiopathic hemorrhagic sarcoma.
Kappeler: Kappeler-Handgriff *m anes., clin.* Kappeler's maneuver.
Kap•sel *f anat.* capsule; *micro.* capsule; *pharm.* cachet, capsule.
Kap•sel•an•ti•gen *nt immun.* capsular antigen, K antigen.
Kap•sel•er•öff•nung *f ophthal., ortho.* capsulotomy [kæpsjə'lɑtəmɪ], capsotomy.
Kap•sel•flie•te *f ophthal.* cystitome, cystotome.
Kap•sel•häut•chen•glau•kom *nt ophthal.* capsular glaucoma.
Kap•sel•in•zi•si•on *f ophthal.* cystitomy [sɪs'tɪtəmɪ], capsulotomy [kæpsjə'lɑtəmɪ].
Kap•sel•naht *f ortho.* capsulorrhaphy.
Kap•sel•phleg•mo•ne *f ortho.* capsular abscess.
Kap•sel•pla•stik *f ortho.* capsuloplasty.
Kap•sel•sche•re *f ortho.* capsulotomy scissors.
Kap•sel•spal•tung *f ophthal., ortho.* capsulotomy [kæpsjə'lɑtəmɪ].
Kap•sel•star *m ophthal.* capsular cataract.
Kap•si•tis *f ophthal.* capsitis, capsulitis.

Kap•sul•ek•to•mie *f chir.* capsulectomy.
Kap•su•li•tis *f* capsulitis.
Kap•su•lor•rha•phie *f ortho.* capsulorrhaphy.
Kap•su•lo•to•mie *f ophthal., ortho.* capsulotomy [kæpsjə'lɑtəmɪ], capsotomy.
Kar•bo•lis•mus *m patho.* phenol poisoning, carbolism ['kɑːrbəlɪzəm].
Kar•bol•säu•re *f chem.* carbolic acid, phenic acid, phenol.
Kar•bon•säu•re *f chem.* carboxylic acid.
Kar•bun•kel *m patho.* carbuncle.
Kar•dia *f anat.* cardiac part of stomach, cardia.
Kar•dia•acha•la•sie *f patho.* cardiospasm.
Kar•dia•di•la•ta•ti•on *f chir.* cardiodiosis.
Kar•dia•di•la•ta•tor *m chir.* cardiodilator.
Kar•dia•krampf *m patho.* esophageal achalasia, achalasia, cardiospasm.
kar•di•al *adj anat.* cardiac.
Kar•di•al•gie *f* **1.** *card.* cardialgia, cardiodynia. **2.** *patho.* heartburn, cardialgia.
Kar•dia•pla•stik *f chir.* cardioplasty, esophagogastroplasty.
Kar•dia•re•sek•ti•on *f chir.* cardiectomy [ˌkɑːrdɪ'ektəmɪ].
Kar•dia•ste•no•se *f patho.* cardiostenosis.
Kar•di•ek•to•mie *f chir.* cardiectomy [ˌkɑːrdɪ'ektəmɪ].
Kar•di•nal•sym•ptom *nt clin.* cardinal symptom.
Kar•dio•dy•na•mik *f physiol.* cardiodynamics *pl.*
Kar•dio•dy•nie *f card.* cardiodynia, cardialgia.
kar•dio•gen *adj card.* cardiogenic.
Kar•dio•gra•phie *f physiol.* cardiography [kɑːrdɪ'ɑgrəfɪ].
kar•dio•gra•phisch *adj physiol.* cardiographic.
kar•dio•ki•ne•tisch *adj card.* cardiokinetic, cardiocinetic.
Kar•dio•ky•mo•gra•phie *f card.* cardiokymography.
Kar•dio•lith *m card.* cardiac calculus, cardiolith.
Kar•dio•lo•ge *m* cardiologist.
Kar•dio•lo•gie *f* cardiology [kɑːrdɪ'ɑlədʒɪ].
Kar•dio•lo•gin *f* cardiologist.
Kar•dio•ly•se *f HTG* cardiolysis.
Kar•dio•me•ga•lie *f card.* cardiomegaly, megalocardia.
Kar•dio•myo•pa•thie *f* cardiomyopathy [ˌkɑːrdɪəʊmaɪ'əpəθɪ].
 alkoholische/alkohol-toxische Kardiomyopathie alcoholic cardiomyopathy.
 dilatative Kardiomyopathie congestive cardiomyopathy.
 hypertrophische Kardiomyopathie hypertrophic cardiomyopathy.
 kongestive Kardiomyopathie congestive cardiomyopathy.
 obliterative Kardiomyopathie restrictive cardiomyopathy.
 postpartale Kardiomyopathie postpartal

Kardiomyopexie 622

cardiomyopathy.
restriktive Kardiomyopathie restrictive cardiomyopathy.
Kar•dio•myo•pe•xie *f HTG* cardiomyopexy.
Kar•dio•myo•to•mie *f chir.* cardiomyotomy, cardiotomy [kɑːrdɪˈɑtəmɪ].
Kar•dio•pal•mus *m card.* cardiopalmus, palpitation of the heart.
Kar•dio•pa•thie *f card.* heart disease, heart disorder, cardiopathy [kɑːrdɪˈɑpəθɪ].
arteriosklerotische Kardiopathie arteriosclerotic cardiopathy.
hypertensive Kardiopathie hypertensive cardiopathy.
Kar•dio•pe•ri•kar•di•tis *f card.* cardiopericarditis.
Kar•dio•pla•stik *f chir.* cardioplasty, esophagogastroplasty.
kar•dio•pleg *adj card.* cardioplegic.
Kar•dio•pto•se *f* Wenckebach's disease, drop heart, cardioptosis.
kar•dio•pul•mo•nal *adj* cardiopulmonary.
Kar•di•or•rha•phie *f HTG* cardiorrhaphy.
kar•dio•se•lek•tiv *adj pharm.* cardioselective.
Kar•dio•sko•pie *f card.* electrocardioscopy [ɪˌlektrəʊkɑːrdɪˈɑskəpɪ].
Kar•dio•spas•mus *m patho.* esophageal achalasia, achalasia, cardiospasm.
Kar•dio•ta•cho•me•trie *f card.* cardiotachometry.
Kar•dio•to•ko•gramm *nt gyn.* cardiotocogram.
Kar•dio•to•ko•gra•phie *f gyn.* cardiotocography, cardiotokography.
Kar•dio•to•mie *f chir.* esophagocardiomyotomy, cardiotomy [kɑːrdɪˈɑtəmɪ].
Kar•dio•to•ni•kum *nt pharm.* cardiotonic.
kar•dio•to•nisch *adj pharm.* cardiotonic.
kar•dio•to•xisch *adj card.* cardiotoxic.
Kar•dio•val•vu•lo•to•mie *f HTG* cardiovalvotomy, cardiovalvulotomy.
kar•dio•vas•ku•lär *adj* vasculocardiac, cardiovascular.
Kar•dio•ver•si•on *f card.* cardioversion, electroversion.
Kar•dio•zen•te•se *f card.* cardiocentesis, cardiopuncture.
Kar•di•tis *f card.* carditis.
Ka•ri•es *f* 1. *ortho., patho.* caries. 2. *dent.* dental caries, tooth decay.
kar•mi•na•tiv *adj pharm.* carminative.
Kar•mi•na•ti•vum *nt pharm.* carminative.
Ka•ro•ti•do•dy•nie *f card.* carotodynia, carotidynia.
Ka•ro•tin•ämie *f patho.* carotenemia, carotinosis, carotinemia.
Ka•ro•tin•gelb•sucht *f patho.* aurantiasis, carotenoderma, carotenodermia.
Ka•ro•tis *f* [S.U. ARTERIA CAROTIS]
Ka•ro•tis•an•gio•gra•phie *f radiol.* carotid angiography [ˌændʒɪˈɑgrəfɪ].
Karotis-Anzapfsyndrom *nt card.* external carotid steal syndrome.
Ka•ro•tis•ga•bel *f anat.* carotid bifurcation.

Ka•ro•tis•ka•nal *m anat.* carotid canal.
Karotis-Kavernosus-Fistel *f patho.* cavernous-carotid aneurysm.
Ka•ro•tis•puls *m physiol.* carotid pulse.
Ka•ro•tis•puls•kur•ve *f physiol.* carotid pulse curve.
Ka•ro•tis•si•nus *m anat.* carotid bulbus, carotid sinus.
Ka•ro•tis•si•nus•re•flex *m*, **hyperaktiver** → Karotissinussyndrom.
Ka•ro•tis•si•nus•syn•drom *nt card.* Charcot-Weiss-Baker syndrome, carotid sinus syndrome, pressoreceptor reflex.
Karotis-Steal-Syndrom *nt card.* external carotid steal syndrome.
Ka•ro•tis•ste•no•se *f card.* carotid occlusive disease, carotid stenosis.
Ka•ro•tis•syn•drom *nt card.* external carotid steal syndrome.
kar•pal *adj anat.* carpal.
Kar•pal•kno•chen *pl anat.* carpal bones, bones of wrist, carpals.
Kar•pal•tun•nel•syn•drom *nt neuro.* carpal tunnel syndrome, tardy median palsy [ˈpɔːlzɪ].
Karp•ek•to•mie *f ortho.* carpectomy.
Kar•po•me•ta•kar•pal•ge•lenk *nt anat.* carpometacarpal joint, CMC joint.
Kar•po•pe•dal•spas•mus *m neuro.* carpopedal contraction, carpopedal spasm.
Kar•pus *m anat.* wrist, carpus.
Ka•ryo•gramm *nt genet.* karyogram, idiogram.
Ka•ryo•typ *m genet.* karyotype.
Kar•zi•no•gen *nt patho.* carcinogen.
kar•zi•no•gen *adj patho.* cancer-causing, cancerogenic, carcinogenic.
Kar•zi•no•ge•ne•se *f patho.* carcinogenesis.
Kar•zi•no•ge•ni•tät *f patho.* carcinogenicity.
Kar•zi•no•id *nt patho.* carcinoid, carcinoid tumor.
Kar•zi•no•id•flush *m patho.* carcinoid flush.
Kar•zi•nom *nt patho.* carcinoma, cancer; malignant epithelioma, epithelial cancer.
familiär gehäuft auftretendes Karzinom familial cancer, familial carcinoma.
hypernephroides Karzinom Grawitz's tumor, clear cell carcinoma of kidney, hypernephroma, hypernephroid carcinoma.
intraepitheliales Karzinom → präinvasives Karzinom.
kolorektales Karzinom colorectal cancer, colorectal carcinoma.
latentes Karzinom latent carcinoma, latent cancer.
lymphoepitheliales Karzinom Schmincke tumor, lymphoepithelial carcinoma, lymphoepithelioma.
metastatisches Karzinom → sekundäres Karzinom.
mikroinvasives Karzinom microinvasive carcinoma.
oberflächliches Karzinom superficial carcinoma.

okkultes Karzinom occult carcinoma, occult cancer.
präinvasives Karzinom cancer in situ, carcinoma in situ, intraepithelial carcinoma, preinvasive carcinoma.
primäres Karzinom primary carcinoma.
rezidivierendes Karzinom recurrent carcinoma.
sekundäres Karzinom metastatic carcinoma, metastatic cancer, secondary cancer.
Kar•zi•nom•ab•sied•lung *f* → Karzinommetastase.
kar•zi•no•ma•tös *adj patho.* cancerous, carcinomatoid, carcinomatous.
Kar•zi•no•ma•to•se *f patho.* carcinomatosis, carcinosis.
Kar•zi•nom•me•ta•sta•se *f patho.* carcinomatous metastasis [mə'tæstəsɪs], metastatic cancer.
Kar•zi•nom•re•zi•div *nt patho.* recurrent carcinoma.
Kar•zi•no•sar•kom *nt patho.* carcinosarcoma.
Kar•zi•no•se *f patho.* carcinomatosis, carcinosis.
Kasabach-Merritt: Kasabach-Merritt-Syndrom *nt hema.* Kasabach-Merritt syndrome, hemangioma-thrombocytopenia syndrome.
Kä•se•schmie•re *f ped.* vernix caseosa.
Kä•se•ver•gif•tung *f patho.* cheese poisoning, tyrotoxicosis.
kä•sig *adj patho.* caseous, tyroid, cheesy.
Kas•ka•den•ma•gen *m radiol.* waterfall stomach, cascade stomach.
Ka•stra•ti•on *f gyn., andro.* castration.
ka•strie•ren *vt gyn., andro.* castrate.
Ka•sui•stik *f clin.* casuistry.
ka•ta•bol *adj biochem.* catabolic.
Ka•ta•bo•lis•mus *m biochem.* catabolism [kə'tæbəlɪzəm].
Ka•ta•bo•lit *m biochem.* catabolite.
Ka•ta•di•krot *adj card.* catadicrotic.
Ka•ta•di•kro•tie *f card.* catadicrotism, catadicrotic pulse.
ka•ta•krot *adj card.* catacrotic.
Ka•ta•mne•se *f clin.* catamnesis; follow-up history.
ka•ta•mne•stisch *adj clin.* catamnestic.
Ka•ta•pho•rie *f ophthal.* cataphoria, katophoria.
Ka•ta•phy•la•xie *f immun.* cataphylaxis.
Ka•ta•pla•sie *f histol., patho.* cataplasia, retrogression.
Ka•ta•ple•xie *f neuro., psychia.* cataplexy, cataplexis.
Ka•ta•rakt *f ophthal.* cataract, cataracta.
harte Katarakt hard cataract.
juvenile Katarakt juvenile cataract.
metabolische Katarakt metabolic cataract.
nutritive Katarakt nutritional cataract, nutritional deficiency cataract.
perinukleäre Katarakt perinuclear cataract.
postentzündliche Katarakt postinflammatory cataract.
präsenile Katarakt presenile cataract.
ringförmige Katarakt life-belt cataract, umbilicated cataract.
sternförmige Katarakt stellate cataract.
subkapsuläre Katarakt subcapsular cataract.
toxische Katarakt toxic cataract.
Ka•ta•rakt•ex•trak•ti•on *f ophthal.* cataract extraction.
Ka•ta•rakt•glas *nt ophthal.* cataract lens.
ka•ta•rak•to•gen *adj ophthal.* cataract-producing, cataractogenic.
Ka•tarrh *m patho.* catarrh, catarrhal inflammation.
ka•tar•rha•lisch *adj patho.* catarrhal.
Ka•tar•rhal•pha•se *f (Entzündung)* catarrhal stage.
Ka•tarrh•pha•se *f (Entzündung)* catarrhal stage.
ka•ta•tri•krot *adj card.* catatricrotic.
Ka•ta•tri•kro•tie *f card.* catatricrotism, catatricrotic pulse.
Katayama: Katayama-Fieber *nt epidem.* Katayama syndrome, Katayama fever.
Ka•te•chol•amin *nt biochem.* catecholamine.
ka•te•chol•amin•erg *adj physiol.* catecholaminergic.
Kat•gut *nt chir.* catgut, catgut suture.
Ka•thar•ti•kum *nt pharm.* cathartic, evacuant, eccoprotic.
Ka•the•ter *m clin.* catheter ['kæθɪtər].
doppelläufiger Katheter double-channel catheter, double-current catheter.
gebogener Katheter elbowed catheter.
großlumiger Katheter large-bore catheter.
Ka•the•ter•an•gio•gra•phie *f radiol.* catheter angiography [ˌændʒɪ'ɑgrəfɪ].
Ka•the•ter•ar•te•rio•gra•phie *f radiol.* catheter arteriography [ɑːrˌtɪəri'ɑgrəfɪ].
Ka•the•ter•aspi•ra•ti•on *f clin.* catheter aspiration.
Ka•the•ter•blocka•de [k•k] *f clin.* catheter blockade.
Ka•the•ter•drai•na•ge *f clin.* catheter drainage.
Ka•the•ter•em•bo•li•sa•ti•on *f clin.* catheter embolization, therapeutic embolization.
Ka•the•ter•fie•ber *nt patho.* urinary fever, urethral fever, catheter fever.
ka•the•te•ri•sie•ren *vt* catheterize.
Ka•the•te•ri•sie•rung *f clin.* catheterization ['kæθɪterɪzəm], catheterization.
Ka•the•te•ris•mus *m clin.* catheterism ['kæθɪterɪzəm], catheterization.
Ka•the•ter•klem•me *f clin.* catheter clamp.
ka•the•tern *vt* catheterize.
Ka•the•ter•sep•sis *f patho.* catheter sepsis.
Ka•the•ter•spit•ze *f* catheter tip.
Ka•tho•den•strah•len *pl radiol.* cathode rays.
Ka•tho•den•strahl•röh•re *f radiol.* cathode-ray tube.
Ka•tho•den•strah•lung *f radiol.* cathode rays.

Katzenauge 624

Kat·zen·au·ge *nt*, amaurotisches *ophthal.* amaurotic cat's eye, cat's eye amaurosis.
Kat·zen·biß·fie·ber *nt epidem.* cat-bite fever, cat-bite disease.
Kat·zen·kratz·krank·heit *f epidem.* cat-scratch disease, benign inoculation reticulosis, benign lymphoreticulosis.
Kat·zen·schrei·syn·drom *nt embryo.* cri-du-chat syndrome, cat's cry syndrome.
Kau·ap·pa·rat *m physiol.* masticatory system, masticatory apparatus.
Kau·da *f anat.* cauda, cauda equina.
Kauda-equina-Syndrom *nt neuro.* cauda equina syndrome.
Kau·da·ka·nal *m anat.* caudal canal.
kau·dal *adj anat.* caudal.
Kau·dal·an·äs·the·sie *f anes.* caudal block, caudal anesthesia [ˌænəsˈθiːʒə].
Kau·dal·ka·nal *m anat.* caudal canal.
Kaud·ek·to·mie *f neurochir.* caudectomy.
kau·en *vt, vi* chew, masticate.
Kau·mus·kel·krampf *m neuro.* masticatory spasm.
Kau·mus·keln *pl anat.* muscles of mastication, masticatory muscles.
Kau·mus·ku·la·tur *f anat.* muscles of mastication, masticatory muscles.
kau·sal *adj (Ursache)* causal, etiogenic, causative (of); *(Therapie)* causal, etiotropic.
Kau·sal·be·hand·lung *f clin.* causal treatment.
Kaus·al·gie *f neuro.* causalgia.
Kau·stik *f chir.* cauterization, cautery.
Kau·sti·kum *nt pharm.* caustic, cauterant, cautery.
kau·stisch *adj chir.* caustic, cauterant, cauterizing.
Kau·ter *m chir.* cautery.
kau·te·ri·sie·ren *vt chir.* cauterize.
Ka·va *f* [S.U. VENA CAVA]
Ka·va·ana·sto·mo·se *f HTG* vena caval anastomosis.
Ka·va·kom·pres·si·ons·syn·drom *nt gyn.* Mengert's shock syndrome.
Ka·ver·ne *f* cavern, cavity.
Ka·ver·nen·at·men *nt clin.* cavernous respiration, Austin Flint respiration.
Ka·ver·nen·blu·tung *f pulmo.* cavity hemorrhage [ˈhemərɪdʒ].
Ka·ver·nen·ge·räusch *nt clin.* cavernous resonance, amphoric resonance.
Ka·ver·nen·juch·zen *nt clin.* cavernous rhonchi, cavernous rales.
Ka·ver·nen·kar·zi·nom *nt patho. (Lunge)* cavity carcinoma.
Ka·ver·ni·tis *f urol.* cavernitis, cavernositis.
ka·ver·nös *adj anat., patho.* cavernous, cavitary.
Ka·ver·no·sko·pie *f clin.* cavernoscopy [ˌkævərˈnɑskəpɪ].
Ka·ver·no·sto·mie *f chir.* cavernostomy.
Ka·ver·no·to·mie *f chir.* cavernotomy.
Ka·vo·gramm *nt radiol.* venacavogram, cavogram.
Ka·vo·gra·phie *f radiol.* cavography [keɪˈvɑgrəfɪ], venacavography.
Kawasaki: Kawasaki-Syndrom *nt patho.* Kawasaki syndrome, mucocutaneous lymph node syndrome.
Kayser-Fleischer: Kayser-Fleischer-Ring *m ophthal.* Kayser-Fleischer ring.
Kehl·deckel [k·k] *m anat.* epiglottis, epiglottic cartilage.
Kehl·deckel·ent·zün·dung [k·k] *f HNO* epiglottiditis, epiglottitis.
Kehl·deckel·re·sek·ti·on [k·k] *f HNO* epiglottidectomy, epiglottectomy.
Keh·le *f anat.* throat, gullet.
keh·lig *adj (Stimme)* throaty, guttural, deep-voiced.
Kehl·kopf *m anat.* larynx, voice box.
Kehl·kopf·ar·te·rie *f anat.* laryngeal artery.
Kehl·kopf·atre·sie *f HNO* laryngeal atresia.
Kehl·kopf·blu·tung *f HNO* laryngorrhagia.
Kehl·kopf·diph·the·rie *f HNO* laryngotracheal diphtheria, pseudomembranous croup.
Kehl·kopf·di·ver·ti·kel *nt HNO* laryngeal diverticulum.
Kehl·kopf·drü·sen *pl anat.* laryngeal glands.
Kehl·kopf·ent·zün·dung *f HNO* laryngitis.
Kehl·kopf·er·kran·kung *f HNO* laryngopathy [ˌlærɪnˈgɑpəθɪ].
Kehl·kopf·er·öff·nung *f HNO* laryngotomy [ˌlærɪnˈgɑtəmɪ].
Kehl·kopf·ex·stir·pa·ti·on *f HNO* laryngectomy [ˌlærɪnˈdʒektəmɪ].
Kehl·kopf·fi·stel *f HNO* laryngostomy.
Kehl·kopf·frak·tur *f HNO* laryngeal fracture.
Kehl·kopf·knor·pel *pl anat.* laryngeal cartilages.
Kehl·kopf·krampf *m HNO* laryngismus.
Kehl·kopf·krebs *m HNO* laryngeal carcinoma.
Kehl·kopf·läh·mung *f HNO* laryngoparalysis, laryngoplegia.
Kehl·kopf·mus·ku·la·tur *f anat.* muscles of larynx, laryngeal musculature.
Kehl·kopf·ob·struk·ti·on *f HNO* laryngeal obstruction.
Kehl·kopf·ödem *nt HNO* laryngeal edema.
Kehl·kopf·pa·pil·lo·ma·to·se *f HNO* laryngeal papillomatosis.
Kehl·kopf·pla·stik *f HNO* laryngoplasty.
Kehl·kopf·schleim·haut *f histol.* laryngeal mucosa, mucosa of larynx.
Kehl·kopf·ske·lett *nt anat.* laryngeal skeleton.
Kehl·kopf·spal·tung *f HNO* laryngotomy [ˌlærɪnˈgɑtəmɪ].
Kehl·kopf·spie·ge·lung *f HNO* laryngoscopy [ˌlærɪnˈgɑskəpɪ].
Kehl·kopf·ta·sche *f anat.* Morgagni's ventricle, laryngeal ventricle.
Kehl·kopf·tu·ber·ku·lo·se *f HNO* laryngeal tuberculosis, tuberculous laryngitis.
Kehl·kopf·ven·tri·kel *m* → Kehlkopftasche.
Kehr: Kehr-Zeichen *nt chir.* Kehr's sign.
Kehrer: Kehrer-Zeichen *nt neuro.* Kehrer's

sign, external auditory meatus reflex.
Keil•bein *nt anat.* **1.** (*Schädel*) sphenoid, sphenoid bone. **2.** (*Fuß*) cuneiform bone, cuneiform.
Keil•bein•flü•gel *m anat.* wing of sphenoid bone, ala of sphenoid bone.
Keil•bein•höh•le *f anat.* sphenoidal sinus.
Keil•bi•op•sie *f clin.* wedge biopsy.
Keil•ex•zi•si•on *f clin.* wedge biopsy.
Keil•osteo•to•mie *f ortho.* wedge osteotomy [ˌɑstɪˈatəmɪ].
Keil•wir•bel *m ortho.* wedge shaped vertebra.
Keim *m* **1.** *epidem.* germ, bug, bacillus. **2.** *fig.* germ, bud, seed.
keim•ab•tö•tend *adj hyg.* disinfectant.
Keim•drü•se *f gonad,* genital gland.
männliche **Keimdrüse** male gonad, testis, testicle.
weibliche **Keimdrüse** female gonad, ovary, ovarium, oophoron.
keim•frei *adj hyg.* aseptic, germ-free; sterile, sterilized; (*Wunde*) clean.
Keim•frei•heit *f hyg.* asepsis; sterility.
Keim•trä•ger *m hyg.* carrier, germ carrier.
Keim•zel•le *f embryo.* germ cell, germinocyte.
Keim•zell•tu•mor *m patho.* germinoma, germ cell tumor.
Keim•zen•trum *nt immun.* germinal center, Flemming center.
Keith-Flack: Keith-Flack-Bündel *nt anat.* Keith-Flack's bundle, Keith's bundle, sinoatrial bundle.
Keith-Flack-Knoten *m anat.* sinoatrial node, sinuatrial node, sinus node, Keith-Flack's node.
Kelly: Kelly-Arytänoidopexie *f HNO* Kelly's operation, arytenoidopexy.
Kelly-Operation *f* **1.** *gyn.* Kelly's operation. **2.** → Kelly-Arytänoidopexie.
Ke•lo•id *nt derm.* keloid, cheloid, cheloma.
Ke•lo•id•bla•sto•my•ko•se *f derm.* keloidal blastomycosis, Lobo's disease, lobomycosis.
Ke•lo•ido•se *f derm.* keloidosis, multiple keloids.
Kennedy: Kennedy-Syndrom *nt ophthal.* Foster Kennedy syndrome, Kennedy's syndrome.
Kent: Kent-Bündel *nt card.* Kent's bundle.
Ke•phal•al•gie *f neuro.* headache, cephalea, cephalgia, cephalodynia.
Ke•phal•gie *f* → Kephalalgie.
Ke•phal•hä•ma•tom *nt ped.* cephalhematoma, cephalematoma, cephalohematoma.
Ke•phal•hä•ma•to•ze•le *f ped.* cephalhematocele, cephalohematocele.
Ke•phal•ödem *nt neuro.* edema of the head, cephaledema.
Ke•pha•lo•dy•nie *f* → Kephalalgie.
Ke•pha•lo•me•trie *f radiol.* cephalometry. sonographische **Kephalometrie** ultrasonographic cephalometry.
Ke•pha•lo•to•mie *f gyn.* cephalotomy.

Ke•pha•lo•trip•sie *f gyn.* cephalotripsy.
Ke•rat•al•gie *f ophthal.* painkeratalgia.
Ke•rat•ek•ta•sie *f ophthal.* corneal ectasia, keratectasia.
Ke•rat•ek•to•mie *f ophthal.* keratectomy, kerectomy.
Ke•ra•ti•ni•sa•ti•on *f histol.* keratinization, cornification.
Ke•ra•ti•no•zyt *m histol.* keratinocyte, malpighian cell.
Ke•ra•ti•tis *f ophthal.* keratitis, keratoiditis, corneitis.
bandförmige **Keratitis** band-shaped keratitis, zonular keratitis.
Keratitis dendrica dendriform keratitis, dendritic keratitis, furrow keratitis.
Keratitis e lagophthalmo desiccation keratitis, exposure keratitis, lagophthalmic keratitis.
Keratitis nummularis Dimmer's keratitis.
Keratitis superficialis punctata superficial punctate keratitis, Thygeson's disease.
Ke•ra•to•akan•thom *nt derm.* keratoacanthoma, multiple self-healing squamous epithelioma.
Ke•ra•to•atro•pho•der•mie *f derm.* porokeratosis, Mibelli's disease, keratoatrophoderma.
Ke•ra•to•con•junc•ti•vi•tis *f ophthal.* keratoconjunctivitis.
Keratoconjunctivitis epidemica epidemic keratoconjunctivitis, shipyard.
Keratoconjunctivitis herpetica herpetic keratoconjunctivitis.
Keratoconjunctivitis photoelectrica actinic conjunctivitis, flash keratoconjunctivitis, snow conjunctivitis.
Ke•ra•to•glo•bus *m ophthal.* keratoglobus, anterior megalophthalmus.
Ke•ra•to•iri•do•zy•kli•tis *f ophthal.* keratoiridocyclitis.
Ke•ra•to•iri•tis *f ophthal.* keratoiritis, iridokeratitis.
Ke•ra•to•kon•junk•ti•vi•tis *f* → Keratoconjunctivitis.
Ke•ra•to•ko•nus *m ophthal.* keratoconus, conical cornea.
Ke•ra•to•ly•se *f derm.* keratolysis. **grübchenförmige Keratolysen** *pl* pitted keratolysis, plantar pitting.
Ke•ra•to•ly•ti•kum *nt pharm.* keratolytic.
ke•ra•to•ly•tisch *adj derm.* keratolytic.
Ke•ra•to•ma *nt derm.* keratoma; keratoderma.
Keratoma hereditarium mutilans Vohwinkel's syndrome, mutilating keratoderma.
Keratoma palmare et plantare hereditarium Unna-Thost syndrome, diffuse palmoplantar keratoderma.
Ke•ra•to•ma•la•zie *f ophthal.* xerotic keratitis, keratomalacia.
Ke•ra•to•me•trie *f ophthal.* keratometry, ophthalmometry.
Ke•ra•to•my•ko•se *f ophthal.* keratomy-

cosis.
Ke•ra•to•ny•xis *f ophthal.* keratonyxis, aqueous paracentesis.
Ke•ra•to•pa•thie *f ophthal.* keratopathy [kerə'tɑpəθɪ].
Ke•ra•to•pla•stik *f ophthal.* keratoplasty, corneal graft.
Ke•ra•to•pro•the•se *f ophthal.* keratoprosthesis [prɑs'θiːsɪs].
Ke•ra•to•se *f derm.* keratosis, keratiasis.
aktinische Keratose senile keratosis, solar keratosis, actinic keratosis.
seborrhoische Keratose seborrheic wart, seborrheic keratosis, senile wart.
Ke•ra•to•skle•ri•tis *f ophthal.* keratoscleritis.
Ke•ra•to•sko•pie *f ophthal.* keratoscopy [kerə'tɑskəpɪ].
Ke•ra•to•to•mie *f ophthal.* keratotomy [kerə'tɑtəmɪ].
Ke•ra•to•ze•le *f ophthal.* keratocele, descemetocele.
Ke•ra•to•zyt *m histol.* keratocyte.
Ker•ek•ta•sie *f ophthal.* keratectasia, keratoectasia.
Ker•ek•to•mie *f ophthal.* keratectomy.
Ke•ri•on *nt derm.* kerion.
Kern *m* 1. *histol.* nucleus, karyon. 2. *anat.* nucleus.
Kern•an•ti•gen *nt immun.* nuclear antigen.
extrahierbare Kernantigene *pl* extractable nuclear antigens.
Kern•ik•te•rus *m patho.* bilirubin/biliary encephalopathy [en,sefə'lɑpəθɪ].
Kern•spin•re•so•nanz•to•mo•gra•phie *f radiol.* nuclear resonance scanning, magnet resonance imaging.
Kern•star *m ophthal.* nuclear cataract.
Ke•to•azid•ämie *f patho.* ketoacidemia.
Ke•to•azi•do•se *f patho.* ketoacidosis. **diabetische Ketoazidose** diabetic ketoacidosis.
Ke•to•azid•urie *f patho.* ketoaciduria.
Ke•to•kör•per *pl* → Ketonkörper.
Ke•ton *nt chem.* ketone.
Ke•ton•ämie *f patho.* ketonemia, acetonemia.
ke•ton•ämisch *adj patho.* ketonemic, acetonemic.
Ke•ton•kör•per *pl patho.* ketone bodies, acetone bodies.
Ke•ton•kör•per•bil•dung *f biochem.* ketogenesis, ketoplasia.
Ke•ton•urie *f patho.* ketonuria, acetonuria.
17-Ke•to•ste•ro•id *nt* 17-ketosteroid.
Ke•tos•urie *f patho.* ketosuria.
ke•to•tisch *adj patho.* ketotic.
Ket•te *f (a. biochem.)* chain.
leichte Kette *biochem.* light chain, L chain.
schwere Kette *biochem.* H chain, heavy chain.
α-Ket•ten•krank•heit *f immun.* alpha chain disease.
γ-Kettenkrankheit *f immun.* gamma chain disease.
Keu•chen *nt* gasping, puffing, panting, wheeze, heavy breathing.
keu•chen *vi* pant, puff, gasp, breathe heavily, wheeze, heave, whoop.
Keuch•hu•sten *m epidem.* whooping cough, pertussis.
Keuch•hu•sten•bak•te•ri•um *nt micro.* Bordet-Gengou bacillus, Bordetella pertussis.
Keuchhusten-Immunglobulin *nt immun.* pertussis immune globulin.
Keuch•hu•sten•vak•zi•ne *f epidem.* whooping-cough vaccine, pertussis vaccine.
Kie•fer *m anat.* jaw, jawbone.
Kiefer-Gaumen-Spalte *f embryo.* gnathopalatoschisis.
Kie•fer•ge•lenk *nt anat.* mandibular joint, temporomandibular joint.
Kie•fer•höh•le *f anat.* maxillary antrum, maxillary sinus.
Kie•fer•höh•len•ent•zün•dung *f HNO* siagonantritis, maxillary sinusitis.
Kie•fer•höh•len•fen•ste•rung *f HNO* antrostomy [æn'trɑstəmɪ].
Kie•fer•höh•len•spü•lung *f HNO* lavage of the maxillary sinus, antral lavage.
Kie•fer•kno•chen *m anat.* jawbone, jaw.
Kie•fer•or•tho•pä•die *f* orthodontics *pl*, orthodontology [,ɔːrθəʊdɑn'tɑlədʒɪ].
Kie•fer•spal•te *f embryo.* cleft jaw, gnathoschisis [næ'θɑskəsɪs].
Kiel•brust *f ortho.* chicken breast, keeled chest, pigeon chest.
Kienböck: Kienböck-Krankheit *f ortho.* Kienböck's disease, avascular necrosis of lunate.
Kienböck-Zeichen *nt radiol.* Kienböck's phenomenon [fɪ'nɑməˌnɑn].
Kiesselbach: Kiesselbach-Ort *m anat.* Kiesselbach's area, Little's area.
Kil•ler•zel•len *pl immun.* killer cells. **natürliche Killerzellen** natural killer cells, NK cells.
Killian: Killian-Nasenspekulum *nt HNO* Killian's nasal speculum.
Kimmelstiel-Wilson: Kimmelstiel-Wilson-Syndrom *nt patho.* Kimmelstiel-Wilson disease, diabetic glomerulosclerosis, diabetic nephrosclerosis.
Kind *nt* child; small child, baby, infant. **von Kind an** from a child, from childhood.
Kind•bett *nt gyn.* lying-in, childbed, confinement.
Kind•bett•fie•ber *nt gyn.* childbed fever, puerperal fever, lochiopyra.
Kin•der•arzt *m ped.* pediatrician, pediatrist.
Kin•der•ärz•tin *f ped.* pediatrician, pediatrist.
Kin•der•be•treu•ung *f* childcare.
Kin•der•chir•ur•gie *f chir.* pediatric surgery.
Kin•der•für•sor•ge *f* child welfare, childcare.
Kin•der•heil•kun•de *f* pediatrics *pl*, pediatry.
Kin•der•heim *nt* children's home.
Kin•der•kli•nik *f* pediatric clinic, children's

Klebsiellenpneumonie

clinic.
Kin•der•kran•ken•haus *nt* children's hospital.
Kin•der•krank•heit *f* childhood disease, children's disease.
Kin•der•läh•mung *f neuro.* acute anterior poliomyelitis, anterior spinal paralysis [pə-'rælɪsɪs], Heine-Medin disease. **zerebrale Kinderlähmung** infantile spastic paralysis, infantile cerebral palsy ['pɔːlzɪ].
Kin•der•pfle•ge *f* child care.
Kin•der•pfle•ger *m* nurse, children's nurse.
Kin•der•schwe•ster *f* nurse, children's nurse.
Kin•der•sta•ti•on *f* children's ward.
Kin•der•sterb•lich•keit *f* infant mortality.
Kin•des•al•ter *nt* childhood.
Kin•des•miß•hand•lung *f forens.* child abuse, maltreatment. **körperliche Kindesmißhandlung** child-battering.
Kin•des•ver•nach•läs•si•gung *f ped.* child neglect.
Kind•heit *f* childhood, infancy. **von Kindheit an** from a child.
kind•lich *adj* childlike, childish, puerile, infantile.
Kinds•be•we•gun•gen *pl gyn.* fetal movements. **erste Kindsbewegungen** quickening.
Kinds•la•ge *f gyn.* fetal presentation, presentation. **anomale Kindslage** malpresentation.
Kinds•pech *nt ped.* meconium.
Kinds•tod *m*, **plötzlicher** *ped.* cot death, crib death, sudden infant death syndrome.
Ki•ne•an•gio•gra•phie *f radiol.* cineangiography.
Ki•ne•an•gio•kar•dio•gra•phie *f radiol.* cineangiocardiography.
Ki•ne•pla•stik *f chir.* kineplasty, kineplastic amputation, kineplastics *pl.*
Ki•ne•si•al•gie *f neuro.* (*Muskel*) kinesialgia, cinesalgia.
Ki•ne•sio•the•ra•pie *f clin.* kinesitherapy, kinesiatrics *pl*, kinesiotherapy.
Ki•ne•skop *nt ophthal.* kinescope.
ki•ne•tisch *adj* kinetic.
Ki•ne•to•se *f neuro.* kinetosis, motion sickness.
Ki•ne•to•sko•pie *f physiol., neuro.* kinetoscopy [ˌkaɪnɪ'tɒskəpɪ].
Kinn *nt* chin, mental protuberance.
Kinn•la•de *f* lower jaw, mandible.
Kinn•pla•stik *f chir.* mentoplasty, genioplasty.
Kinsbourne: Kinsbourne-Syndrom *nt ped.* Kinsbourne syndrome, myoclonic encephalopathy of childhood [enˌsefə'lɒpəθɪ].
Kipp•schei•ben•pro•the•se *f HTG* tilting-disk valve.
Kirschner: Kirschner-Draht *m ortho.* Kirschner's wire, Kirschner's apparatus.
Kit•tel *m* (*Arzt*) coat; (*Chirurg*) gown; (*Arbeitskittel*) overall.
Kitz•ler *m anat.* clitoris, nympha of Krause.
klaf•fen *vi* (*Wunde*) dehisce, yawn, gape.

klaf•fend *adj* (*Wunde*) dehiscent, gaping, yawning.
Kla•ge *f* complaint (*über* about).
kla•gen *vi* complain (*über* about, of); mourn (*über* at, over).
klamm *adj* (*Haut*) clammy.
Klam•mer *f chir., techn.* clamp, clip; *dent.* brace.
klam•mern *vt* clamp, clip, clasp.
Klapp: Klapp-Kriechübungen *pl ortho.* Klapp's method.
Klap•pe *f anat.* valve, valva; *techn.* valve.
Klap•pen•de•fekt *m card.* valvular defect.
Klap•pen•ent•zün•dung *f card* valvulitis.
Klap•pen•er•kran•kung *f card.* valvular disease, valvular heart disease.
Klap•pen•feh•ler *m card.* valvular defect.
Klap•pen•in•suf•fi•zi•enz *f card.* valvular regurgitation, valvular insufficiency.
Klap•pen•pla•stik *f HTG* valvoplasty, valvuloplasty.
Klap•pen•se•gel *nt anat.* cusp.
Klap•pen•spal•tung *f HTG* valvotomy [væl'vɒtəmɪ], valvulotomy.
Klap•pen•ste•no•se *f card.* stenotic valvular disease, valvular stenosis.
Klap•pen•ta•sche *f anat.* valve cusp.
Klap•pen•ver•let•zung *f card.* cardiac valvular injury, valvular injury.
Klapp•mes•ser•phä•no•men *nt neuro.* clasp-knife phenomenon [fɪ'nɒməˌnɒn], clasp-knife rigidity [rɪ'dʒɪdətɪ].
Klapp•mes•ser•po•si•ti•on *f chir.* jack-knife position, Kraske position.
klar *adj* **1.** clear, translucent; (*Augen, Stimme*) clear; (*Haut*) clear; (*Flüssigkeit*) clear, limpid. **2.** *fig.* apparent, obvious, clear; (*Kopf*) clear, clear-headed; (*bei Bewußtsein*) conscious; (*Hinweis*) broad, evident.
Klar•zel•len•kar•zi•nom *nt patho.* clear cell carcinoma, clear carcinoma.
Klas•se *f bio., socio.* class.
Klas•si•fi•ka•ti•on *f* classification.
klas•si•fi•zie•ren *vt* classify (*in* into, *nach* by); categorize, grade, group, range.
Klau•en•fuß *m ortho.* claw foot, clawfoot.
Klau•en•hand *f ortho.* claw hand, clawhand, griffin claw.
Klau•en•hohl•fuß *m ortho.* claw foot, clawfoot, gampsodactyly.
Klau•stro•pho•bie *f psychia.* claustrophobia.
Kla•vi•kel *f* → Klavikula.
Kla•vi•ku•la *f anat.* clavicle, collar bone.
Kla•vi•ku•la•frak•tur *f ortho.* fracture of the clavicle, fractured clavicle.
Kla•vus *m derm.* clavus, corn.
Kle•be•strei•fen *m* tape, adhesive strip, adhesive tape, adhesive plaster.
Kleb•si•el•la *f micro.* Klebsiella. **Klebsiella pneumoniae** Friedländer's bacillus, pneumobacillus, Klebsiella pneumoniae.
Kleb•si•el•len•pneu•mo•nie *f pulmo.* Friedländer's pneumonia, Klebsiella pneumonia [n(j)uː'məʊnɪə].

Klebs-Löffler: **Klebs-Löffler-Bazillus** *m micro.* Klebs-Löffler bacillus, diphtheria bacillus, Corynebacterium diphtheriae.
Kleid•agra *f patho.* cleidagra, clidagra.
Klei•der *pl* clothes, clothing *sing.*
Klei•der•laus *f micro.* clothes louse, body louse, Pediculus humanus corporis.
Klei•der•laus•be•fall *m epidem.* pediculosis corporis, pediculosis vestimentorum.
Klei•do•to•mie *f gyn.* cleidotomy [klaɪ-ˈdɑtəmɪ], clavicotomy.
Klei•dung *f* clothing, clothes *pl*, garments *pl.*
kleie•för•mig *adj histol.* pityroid, branny, furfuraceous.
Klei•en•flech•te *f* → Kleienpilzflechte.
Klei•en•pilz•flech•te *f derm.* pityriasis versicolor, tinea versicolor, tinea furfuracea.
klein *adj* small, little; (*Gestalt*) short, small; (*Kind*) small, young, little, infant; (*gering*) slight, little, small; (*unbedeutend*) insignificant, trivial, petty.
Klein•fin•ger *m* little finger, fifth finger.
Klein•fin•ger•bal•len *m anat.* hypothenar eminence, antithenar eminence.
Klein•heit *f* smallness, littleness; (*Gestalt*) shortness; (*Bedeutungslosigkeit*) insignificance, triviality, pettiness.
Klein•hirn *nt anat.* cerebellum.
Klein•hirn•ab•szeß *m neuro.* cerebellar abscess.
Klein•hirn•apo•ple•xie *f neuro.* cerebellar apoplexy.
Klein•hirn•ar•te•rien *pl anat.* cerebellar arteries.
Klein•hirn•bah•nen *pl physiol.* cerebellar tracts.
Klein•hirn•blu•tung *f neuro.* cerebellar apoplexy.
Kleinhirnbrückenwinkel-Syndrom *nt neuro.* cerebellopontine angle syndrome, Cushing's syndrome.
Klein•hirn•ent•zün•dung *f neuro.* cerebellitis.
Klein•hirn•he•mi•sphä•re *f anat.* cerebellar hemisphere, hemispherium.
Klein•hirn•syn•drom *nt neuro.* cerebellar syndrome.
Klein•hirn•ve•nen *pl anat.* cerebellar veins, veins of cerebellum.
Klein•hirn•win•dun•gen *pl anat.* gyri of cerebellum, cerebellar folia.
Klein•hirn•zy•ste *f neuro.* cerebellar cyst.
Klein-Waardenburg: **Klein-Waardenburg-Syndrom** *nt embryo.* Klein-Waardenburg syndrome, acrocephalosyndactyly type IV.
Klein•wuchs *m patho.* nanocormia, microsomia.
Klein•ze•he *f* little toe.
Klem•me *f chir.* clamp, clip, forceps. **atraumatische Klemme** atraumatic clamp, noncrushing clamp.
Klick *m chir.* click. **systolischer Klick** *card.* systolic click.
klicken [k•k] *vi (a. card.)* click.

Klick-Syndrom *nt card.* Barlow syndrome, mitral valve prolapse syndrome, click syndrome.
Kli•ma *nt (a. fig.)* climate, clime.
kli•mak•te•risch *adj physiol.* climacterial, climacteric.
Kli•mak•te•ri•um *nt physiol.* change of life, climacterium.
Kli•ma•the•ra•pie *f clin.* climatotherapy, climatotherapeutics.
Kli•max *f* **1.** → Klimakterium. **2.** *physiol.* orgasm, climax. **3.** *patho.* climax, crisis, acme.
Klinefelter: **Klinefelter-Syndrom** *nt genet.* Klinefelter's syndrome, XXY syndrome,
Klin•ge *f chir.* blade.
Klin•gen•hal•ter *m chir.* blade holder.
Klin•gen•rücken [k•k] *m chir. (Skalpell)* blunt.
Kli•nik *f* **1.** hospital, clinic, infirmary. **2.** clinical picture, clinical signs *pl*, symptoms *pl.*
Kli•ni•ker *m* clinician.
kli•nisch *adj* clinic, clinical.
klinisch-anatomisch *adj* clinicoanatomical.
klinisch-diagnostisch *adj* clinical-diagnostic.
klinisch-pathologisch *adj* clinicopathological.
Kli•no•skop *nt ophthal.* clinometer, clinoscope.
kli•no•sta•tisch *adj clin.* clinostatic.
Kli•no•the•ra•pie *f clin.* clinotherapy.
Klipp *m chir.* clip.
Klippel-Feil: **Klippel-Feil-Syndrom** *nt patho.* Klippel-Feil syndrome, cervical fusion syndrome, hemiangiectatic hypertrophy [haɪˈpɜrtrəfɪ].
Kli•stier *nt clin.* clysma, clyster, enema [ˈɛnəmə].
Kli•stier•sprit•ze *f clin.* enemator, rectal syringe [səˈrɪndʒ].
Kli•to•rid•ek•to•mie *f gyn.* clitoridectomy, clitorectomy, female circumcision.
Kli•to•ri•do•to•mie *f gyn.* clitoridotomy.
Kli•to•ris *f anat.* clitoris.
Kli•to•ris•ek•to•mie *f* → Klitoridektomie.
Kli•to•ris•ent•fer•nung *f* → Klitoridektomie.
Kli•to•ris•hy•per•tro•phie *f gyn.* clitoridauxe, clitorism [ˈklɪtərɪzəm].
Kli•to•ris•in•zi•si•on *f gyn.* clitoridotomy, clitorotomy.
Kli•to•ris•pla•stik *f gyn.* clitoroplasty.
Kli•to•ris•re•sek•ti•on *f gyn.* clitoridectomy, clitorectomy.
Kli•to•ris•schaft *m anat.* body of clitoris.
Kli•to•ris•schen•kel *m anat.* crus of clitoris.
Kli•to•ris•schwell•kör•per *m anat.* cavernous body of clitoris.
Kli•to•ris•schwel•lung *f*, **schmerzhafte** *gyn.* clitorism [ˈklɪtərɪzəm].
Kli•to•ris•spal•tung *f gyn.* clitoridotomy, clitorotomy.
Kli•to•ris•spit•ze *f anat.* glans of clitoris.

Kli•to•ris•ver•grö•ße•rung f gyn. clitorimegaly, clitoromegaly.
Kli•to•ris•vor•haut f anat. prepuce of clitoris.
Kli•to•ri•tis f gyn. clitoritis, clitoriditis.
Kli•to•ro•to•mie f gyn. clitoridotomy, clitorotomy.
Kloa•ke f **1.** embryo. cloaca. **2.** patho. cloaca, vent.
Kloa•ken•ek•stro•phie f urol. cloacal exstrophy, exstrophy of cloaca.
Klon m clone.
klo•nal adj clonal.
klo•nen vt clone.
klo•nisch adj physiol. clonic.
klonisch-tonisch adj physiol. clonicotonic.
Klo•nus m physiol. clonus, clonic spasm.
Klopf•blätt•chen nt clin. plessimeter, pleximeter, plexometer.
Klop•fen nt beat, throb, beating, throbbing.
klop•fen vi knock (auf, an at on); (Puls, Herz) beat; (stärker) pound, throb.
klop•fend adj (Puls, Herz) beating; (stärker) throbbing, pounding, palpitating. **rhythmisch klopfend** pulsatile, pulsative, pulsatory.
Klopf•mas•sa•ge f percussion, tapotement, tapping.
Klopf•schall m clin. resonance.
gedämpfter Klopfschall hypophonesis.
hypersonorer Klopfschall vesiculotympanic resonance, wooden resonance.
tympanischer/tympanitischer Klopfschall tympanic resonance, tympanitic resonance.
Klopf•schmerz m clin. pain on percussion.
klum•pen vi, vr form lumps; patho. cake; hema. clot.
Klump•fuß m ortho. clubfoot, clump foot, talipes equinovarus.
Klump-Hackenfuß m ortho. talipes calcaneovarus.
Klump•hand f ortho. clubhand, talipomanus.
Klumpke: Klumpke-Lähmung f neuro. Klumpke's palsy ['pɔːlzɪ], Klumpke-Déjérine paralysis [pəˈræləsɪs], lower arm type of brachial palsy.
Klumpke-Déjérine: Klumpke-Déjérine-Lähmung f → Klumpke-Lähmung.
Klys•ma nt clysma, clyster, enema ['enəmə].
Knall•trauma nt HNO (Ohr) blast injury, explosion trauma.
Knar•ren nt clin. grating, crepitation, crepitus.
knar•ren vi clin. crepitate, grate.
Knäu•el•fi•la•rie f micro. blinding worm, nodular worm, Onchocerca volvulus.
Knaus-Ogino: Knaus-Ogino-Methode f gyn. Ogino-Knaus method, rhythm method.
Kne•ten nt → Knetmassage.
kne•ten vt (a. Muskel) knead, malaxate, massage.
Knet•mas•sa•ge f (Muskel) kneading, pétrissage, malaxation, massage.
Knick•fuß m ortho. talipes valgus, pes valgus.

Knochen

Knick•hacken•fuß [k•k] m ortho. talipes calcaneovalgus.
Knick•platt•fuß m ortho. talipes planovalgus, pes planovalgus.
Knie nt **1.** anat. knee. **die Knie beugen/anziehen** bend/pull up one's knees. **2.** → Kniegelenk.
Knie•ent•zün•dung f ortho. gonitis, goneitis, gonarthritis.
Knie•ge•lenk nt anat. knee joint, knee. **oberhalb des Kniegelenks** above-knee. **unterhalb des Kniegelenks** below-knee.
Knie•ge•lenks•ar•thro•se f ortho. gonarthrosis.
Knie•ge•lenks•ent•zün•dung f ortho. gonarthritis, gonitis, goneitis.
Knie•ge•lenks•er•guß m ortho. water on the knee.
Knie•ge•lenks•ex•ar•ti•ku•la•ti•on f ortho. disarticulation of the knee.
Knie•ge•lenks•lu•xa•ti•on f ortho. dislocation of the knee joint.
Knie-Hacken-Versuch m neuro. heel-knee test.
Knie•keh•le f anat. popliteal fossa, popliteal space.
Knie•keh•len•ar•te•rie f anat. popliteal artery.
Knie•keh•len•ve•ne f anat. popliteal vein.
Knie•la•ge f gyn. knee presentation.
kni•en I vi kneel, be on one's knees. **II** vr **sich knien** kneel down.
Knie•schei•be f anat. knee cap, patella.
Knie•schei•ben•band nt anat. patellar tendon, patellar ligament.
Knie•schei•ben•bruch m ortho. fracture of the patella, fractured patella.
Knie•ver•let•zung f ortho. knee injury, knee trauma.
Knir•schen nt ortho. grating, crepitation, crepitus.
knir•schen vi ortho. grate, crepitate.
Kni•stern nt crackling, crepitation, crepitus; (Lunge) crepitation, crepitus.
kni•sternd adj crackling, creaking, crepitant; (Lunge) crepitant.
Kni•ster•ras•seln nt pulmo. crepitation, crepitus, crackling, crackling rales.
feinblasiges Knisterrasseln crepitant rales, vesicular rales.
trockenes Knisterrasseln cellophane rales.
Knö•chel m (Fuß) ankle, malleolus; (Hand) knuckle.
Knö•chel•ar•te•rie f anat. malleolar artery.
Knö•chel•bruch m → Knöchelfraktur.
Knö•chel•frak•tur f ortho. ankle fracture, malleolar fracture.
bimalleoläre Knöchelfraktur bimalleolar fracture.
trimalleoläre Knöchelfraktur trimalleolar fracture.
Knö•chel•ödem nt patho. swollen ankle.
Knö•chel•re•gi•on f malleolar region, ankle.
Kno•chen m bone; anat. os.

Knochenabszeß

Kno·chen·ab·szeß *m ortho.* bone abscess.
Kno·chen·al·ter *nt ped.* bone age.
Kno·chen·atro·phie *f ortho.* bone atrophy ['ætrəfɪ].
Kno·chen·bank *f ortho.* bone bank.
Kno·chen·ba·sis·frak·tur *f ortho.* base fracture.
Kno·chen·bau *m histol.* bone structure.
Kno·chen·bil·dung *f histol.* bone formation, osteogenesis, ossification.
Kno·chen·bi·op·sie *f* bone biopsy.
Kno·chen·blu·tung *f ortho.* intraosseous bleeding, intraosseous hemorrhage ['hemərɪdʒ].
Kno·chen·bruch *m ortho.* bone fracture, fracture, break; crack, fissure. [S.A. FRAKTUR]
abgeknickter Knochenbruch angulated fracture.
direkter Knochenbruch direct fracture.
dislozierter Knochenbruch displaced fracture.
einfacher Knochenbruch closed fracture, simple fracture.
eingestauchter Knochenbruch impacted fracture.
geschlossener Knochenbruch → einfacher Knochenbruch.
indirekter Knochenbruch indirekt fracture.
komplizierter Knochenbruch → offener Knochenbruch.
monokondylärer Knochenbruch unicondylar fracture.
neurogener Knochenbruch neurogenic fracture.
nicht-dislozierter Knochenbruch nondisplaced fracture, undisplaced fracture.
offener Knochenbruch compound fracture, open fracture.
pathologischer Knochenbruch pathologic fracture, spontaneous fracture [spɑn-'teɪnɪəs].
stabiler Knochenbruch stable fracture.
subkapitaler Knochenbruch subcapital fracture, neck fracture.
suprakondylärer Knochenbruch supracondylar fracture.
transkondylärer Knochenbruch diacondylar fracture, transcondylar fracture.
traumatischer Knochenbruch traumatic fracture.
unkomplizierter Knochenbruch → einfacher Knochenbruch.
unvollständiger Knochenbruch incomplete fracture.
vollständiger Knochenbruch complete fracture.
Kno·chen·chip *m ortho.* bone chip, chip.
Kno·chen·dich·te *f radiol.* bone density.
Kno·chen·dys·pla·sie *f ortho.* dysplasia of bone. **fibröse Knochendysplasie** fibrous dysplasia of bone, Jaffé-Lichtenstein syndrome.
Kno·chen·dys·tro·phie *f ortho.* osteodystrophy.
Kno·chen·ein·blu·tung *f ortho.* intraosseous bleeding/hemorrhage ['hemərɪdʒ].
Kno·chen·ent·wick·lung *f histol.* osteogenesis, osteogeny, ossification.
Kno·chen·ent·zün·dung *f ortho.* bone inflammation, osteitis, ostitis.
Kno·chen·epi·phy·se *f anat.* osteoepiphysis, epiphysis.
Kno·chen·er·kran·kung *f ortho.* osteopathology [ˌɑstɪəpə'θɑlədʒɪ], osteopathy [ˌɑstɪ'ɑpəθɪ].
Kno·chen·ex·ten·si·on *f ortho.* skeletal traction, bony traction.
Kno·chen·faß·zan·ge *f ortho.* bone holder, bone-holding forceps.
Kno·chen·fis·sur *f ortho.* infraction, fissured fracture, hair-line fracture.
Kno·chen·frag·ment *nt ortho.* bone fragment, fracture fragment.
Kno·chen·frak·tur *f* → Knochenbruch.
Kno·chen·ge·rüst *nt anat.* skeleton, bony skeleton.
Kno·chen·ge·schwulst *f ortho.* osteoma, bone tumor.
Kno·chen·ge·we·be *nt histol.* bone tissue.
Kno·chen·ha·ken *m ortho.* bone hook.
Kno·chen·haut *f anat.* bone skin, periosteum.
Kno·chen·haut·ent·zün·dung *f ortho.* cortical osteitis, periostitis.
Kno·chen·herd *m patho. (Entzündung)* bony focus.
Kno·chen·hy·per·tro·phie *f ortho.* hyperostosis, osteohypertrophy.
Kno·chen·in·farkt *m ortho.* bone infarct.
Kno·chen·in·fek·ti·on *f ortho.* bone infection.
Kno·chen·kal·lus *m ortho.* bony callus, callus.
Kno·chen·keim *m* → Knochenkern.
Kno·chen·kern *m embryo.* ossification nucleus, ossification center.
diaphysärer Knochenkern → primärer Knochenkern.
epiphysärer Knochenkern → sekundärer Knochenkern.
primärer Knochenkern primary ossification center, diaphysial center.
sekundärer Knochenkern secondary ossification center, epiphysial center.
Knochen-Knorpel-Entzündung *f ortho.* osteochondritis.
Knochen-Knorpel-Erkrankung *f ortho.* osteochondropathy, osteochondropathia.
Kno·chen·krebs *m ortho.* osteocarcinoma.
Kno·chen·mark *nt anat.* bone marrow, medulla.
gelbes Knochenmark yellow marrow, fat marrow, fatty marrow.
rotes Knochenmark red marrow, myeloid tissue.
weißes Knochenmark gelatinous bone marrow.
Kno·chen·mark·ab·szeß *m ortho.* bone marrow abscess.

Kno•chen•mark•apla•sie *f hema.* bone marrow aplasia.
Kno•chen•mark•aus•strich *m hema.* bone marrow smear.
Kno•chen•mark•bi•op•sie *f hema.* bone marrow biopsy.
Kno•chen•mark•de•pres•si•on *f hema.* myelosuppression.
Kno•chen•mark•ent•zün•dung *f ortho.* medullitis, myelitis, osteomyelitis.
Kno•chen•mark•fi•bro•se *f hema.* osteomyelofibrosis, osteomyelosclerosis, myelofibrosis, myelosclerosis.
Kno•chen•mark•hem•mung *f hema.* myelosuppression.
Kno•chen•mark•punk•ti•on *f hema.* bone marrow puncture.
Kno•chen•mark•rie•sen•zel•le *f* → Knochenmarksriesenzelle.
Kno•chen•marks•ent•zün•dung *f* → Knochenmarkentzündung.
Kno•chen•marks•er•kran•kung *f hema.* myelopathy [maɪəˈlɑpəθɪ].
Kno•chen•marks•kul•tur *f hema.* bone marrow culture.
Kno•chen•marks•ne•kro•se *f hema.* marrow necrosis, bone marrow necrosis.
Kno•chen•marks•rie•sen•zel•le *f hema.* giant cell of bone marrow, bone marrow giant cell.
Kno•chen•marks•schäd•lich•keit *f hema.* bone marrow toxicity, myelotoxicity.
Kno•chen•marks•schwund *m hema.* myelophthisis, panmyelophthisis.
Kno•chen•mark•trans•plan•ta•ti•on *f hema.* bone marrow transplantation.
Kno•chen•mark•zel•le *f hema.* marrow cell, myeloid cell.
Kno•chen•me•ta•sta•se *f patho.* bone metastasis, bony metastasis, osseous metastasis [məˈtæstəsɪs].
osteoklastische Knochenmetastase osteoclastic bone metastasis.
osteoplastische Knochenmetastase osteoplastic bone metastasis.
Kno•chen•naht *f* **1.** *anat.* bony suture, suture. **2.** *ortho.* bone suture, osteorrhaphy.
Kno•chen•ne•kro•se *f ortho.* bone necrosis, osteonecrosis.
aseptische Knochennekrose spontaneous osteonecrosis [spɑnˈteɪnɪəs], avascular necrosis of bone, aseptic bone necrosis.
post-traumatische Knochennekrose traumatic bone necrosis, post-traumatic bone necrosis.
spontane Knochennekrose → aseptische Knochennekrose.
Kno•chen•neur•al•gie *f ortho.* osteoneuralgia.
Kno•chen•pla•stik *f ortho.* osteoplasty.
Kno•chen•rei•ben *nt ortho.* bony crepitus, crepitus, crepitation.
Kno•chen•sä•ge *f ortho.* bone saw.
Kno•chen•sar•kom *nt ortho.* osteogenic sarcoma, osteosarcoma.

Knorpelgewebe

Kno•chen•scan *m radiol.* bone scan, bone scanning.
Kno•chen•schä•di•gung *f ortho.* bony lesion.
Kno•chen•schaft *m anat.* shaft, diaphysis.
Kno•chen•schmerz *m ortho.* bone pain, ostealgia, osteodynia.
Kno•chen•se•que•ster *nt ortho.* sequestrum, bony sequestrum.
Kno•chen•span *m ortho.* bone chip, chip.
Kno•chen•sporn *m ortho.* bone spur, bony spur.
Kno•chen•szin•ti•gramm *nt radiol.* bone scan.
Kno•chen•szin•ti•gra•phie *f radiol.* bone scan, bone scanning.
Kno•chen•trans•plan•tat *nt ortho.* bone graft, osseous graft.
Kno•chen•trans•plan•ta•ti•on *f ortho.* bone grafting, osteoplasty.
heterologe Knochentransplantation hetero-osteoplasty.
homologe Knochentransplantation homeo-osteoplasty.
Kno•chen•tu•mor *m ortho.* bone tumor.
Kno•chen•vor•sprung *m ortho.* bony excrescence, bony outgrowth.
Kno•chen•wachs•tum *nt ortho.* bone growth.
Kno•chen•zel•le *f histol.* bone cell, osseous cell, osteocyt.
Kno•chen•ze•ment *m ortho.* bone cement.
Kno•chen•zug *m ortho.* bony traction, skeletal traction.
Kno•chen•zy•ste *f ortho.* bone cyst, osteocystoma.
einfache Knochenzyste solitary bone cyst, simple bone cyst.
juvenile Knochenzyste juvenile bone cyst.
Knopf *m* (*a. techn.*) button.
Knopf•loch•de•for•mi•tät *f ortho.* buttonhole deformity, boutonnière deformity.
Knopf•loch•schnitt *m chir.* buttonhole incision, buttonhole.
Knopf•loch•ste•no•se *f card.* (*Mitralis*) buttonhole mitral stenosis, mitral buttonhole.
Knopf•naht *f chir.* over-and-over suture.
Knor•pel *m anat.* cartilage.
elastischer Knorpel elastic cartilage, yellow cartilage.
fetaler Knorpel fetal cartilage.
fibröser Knorpel fibrous cartilage, fibrocartilage.
hyaliner Knorpel hyaline cartilage, glass-like cartilage.
zellulärer Knorpel cellular cartilage, parenchymatous cartilage.
Knor•pel•de•ge•ne•ra•ti•on *f patho.* degeneration of cartilage.
Knor•pel•durch•tren•nung *f ortho.* chondrotomy [kɑnˈdrɑtəmɪ].
Knor•pel•ent•zün•dung *f ortho.* chondritis.
Knor•pel•er•wei•chung *f patho.* chondromalacia.
Knor•pel•ge•we•be *nt histol.* cartilage, car-

Knorpelnekrose

tilaginous tissue.

Knor•pel•ne•kro•se f patho. cartilage necrosis, chondronecrosis.

Knor•pel•re•sek•ti•on f ortho. chondrectomy.

Knor•pel•schmerz m patho. chondrodynia, chondralgia.

Knor•pel•span m ortho. cartilage chip, chip.

Knor•pel•zel•le f histol. chondrocyte, cartilage cell.

Knöt•chen nt anat., patho. nodosity, nodule, tubercle, node; derm. papule.

Knöt•chen•kopf•schmerz m neuro. nodular headache.

Kno•ten m (a. chir.) knot; anat. node, nodule; patho. lump, nodosity, node, nodule.

chirurgischer Knoten chir. surgeon's knot, surgical knot.

doppelter Knoten chir. double knot, friction knot.

falscher Knoten chir. false knot, granny knot.

heißer Knoten (Schilddrüse) hot nodule.

kalter Knoten (Schilddrüse) cold nodule.

richtiger Knoten chir. square knot, reef knot.

kno•ten vt knot, tie in a knot, make a knot.

Kno•ten•bi•ge•mi•nie f card. nodal bigeminy, atrioventricular nodal bigeminy.

Kno•ten•bra•dy•kar•die f card. nodal bradycardia.

Kno•ten•fi•la•rio•se f epidem. river blindness, blinding filarial disease, onchocerciasis.

Kno•ten•kropf m → Knotenstruma.

Kno•ten•rhyth•mus m physiol. atrioventricular nodal rhythm, atrioventricular rhythm, AV rhythm, nodal rhythm.

mittlerer Knotenrhythmus midnodal nodal rhythm, midnodal rhythm.

oberer Knotenrhythmus upper nodal rhythm.

unterer Knotenrhythmus lower nodal rhythm.

Kno•ten•ro•se f derm. nodal fever, erythema nodosum.

Kno•ten•stru•ma f endo. nodular goiter.

hyperthyreote Knotenstruma toxic nodular goiter, Parry's disease.

multinoduläre Knotenstruma multinodular goiter.

Knüpf•pin•zet•te f chir. suture forceps, suture-tying forceps.

Ko•agel nt hema. clot, coagulum.

Ko•agu•lans nt hema. coagulant.

Ko•agu•la•ti•on f hema. blood clotting, coagulation. **disseminierte intravasale Koagulation** diffuse intravascular coagulation, consumption coagulopathy [kəʊˌægjə'lɑpəθɪ], disseminated intravascular coagulation.

Ko•agu•la•ti•ons•fak•tor m hema. blood clotting factor.

Ko•agu•la•tor m chir. coagulator.

ko•agu•lier•bar adj coagulable.

Ko•agu•lier•bar•keit f coagulability.

ko•agu•lie•ren vi (Blut) clot, coagulate, curdle.

Ko•agu•lo•pa•thie f hema. coagulopathy [kəʊˌægjə'lɑpəθɪ].

Ko•ark•ta•ti•on f patho. coarctation, constriction, stricture.

Ko•ark•to•to•mie f chir. coarctotomy.

Ko•balt•be•strah•lung f radiol. cobalt irradiation, cobalt radiation.

Köbner: Köbner-Krankheit f derm. Goldscheider's disease.

Kocher: Kocher-Duodenalmobilisierung f chir. kocherization, Kocher's maneuver.

Kocher-Klemme f chir. Kocher's clamp, Kocher's forceps.

Kocher-Rippenbogenrandschnitt m chir. Kocher's incision.

Koch•le•itis f HNO cochleitis, cochlitis.

Koch•leo•pal•pe•bral•re•flex m physiol. cochleo-orbicular reflex, cochleopalpebral reflex.

Koch•leo•pu•pil•lar•re•flex m physiol. cochleopupillary reflex.

Koch•salz nt common salt, table salt, chem. sodium chloride.

Koch•salz•lö•sung f saline, salt solution, sodium chloride solution.

isotone Kochsalzlösung isotonic saline, isotonic sodium chloride solution.

physiologische Kochsalzlösung normal saline, normal salt solution, physiologic salt solution, physiologic sodium chloride solution.

Koch-Weeks: Koch-Weeks-Bazillus m micro. Weeks' bacillus, Koch-Week's bacillus Haemophilus aegyptius.

Koch-Weeks-Konjunktivitis f ophthal. Koch-Week conjunctivitis, acute contagious conjunctivitis, acute epidemic conjunctivitis.

ko•do•mi•nant adj genet. codominant.

Ko•don nt genet. codon, triplet.

Koebner: Koebner-Phänomen nt derm. Koebner's phenomenon [fɪ'nɑmə,nɑn], isomorphic effect.

Ko•en•zym nt biochem. coenzyme, coferment.

Ko•fak•tor m biochem. cofactor.

kog•ni•tiv adj cognitive.

Koh•len•di•oxid nt carbonic anhydride, carbon dioxide.

Koh•len•di•oxid•bad nt clin. carbon dioxide bath.

Koh•len•di•oxid•la•ser m carbon dioxide laser.

Koh•len•di•oxid•par•ti•al•druck m physiol. carbon dioxide partial pressure.

Koh•len•di•oxid•span•nung f physiol. carbon dioxide tension.

Koh•len•hy•drat nt chem. carbohydrate, saccharide.

Koh•len•hy•drat•mal•ab•sorp•ti•on f patho. carbohydrate malabsorption.

Koh•len•hy•drat•me•ta•bo•lis•mus m biochem. carbohydrate metabolism [mə'tæbəlɪzəm].

Kolon

Koh•len•mon•oxid *nt chem.* carbon monoxide.
Koh•len•mon•oxid•hä•mo•glo•bin *nt patho.* carbon monoxide hemoglobin, carboxyhemoglobin.
Koh•len•mon•oxid•ver•gif•tung *f patho.* carbon monoxide poisoning.
Koh•len•säu•re•nar•ko•se *f patho.* carbon dioxide narcosis.
Koh•len•staub•lun•ge *f pulmo.* pulmonary anthracosis, collier's lung.
Koh•len•stoff *m chem.* carbon.
Köhler: Köhler-Krankheit *f ortho.* Köhler's disease, Köhler's bone disease, tarsal scaphoiditis.
Morbus *m* **Köhler II** *ortho.* Köhler's second disease, juvenile deforming metatarsophalangeal osteochondritis.
Köhlmeier-Degos: Köhlmeier-Degos-Syndrom *nt derm.* Köhlmeier-Degos disease, malignant atrophic papulosis.
Ko•hor•ten•stu•die *f stat.* cohort study.
Koil•ony•chie *f derm.* spoon nail, koilonychia.
ko•ital *adj* coital.
Ko•itus *m* coitus, intercourse, sex act, copulation.
Kojewnikow: Kojewnikow-Epilepsie *f neuro.* Koshevnikoff's epilepsy, Koschewnikow's epilepsy, chronic focal epilepsy.
Ko•ka•in *nt pharm.* cocaine.
Ko•ka•in•ab•hän•gig•keit *f pharm.* cocaine abusus.
ko•kai•ni•sie•ren *vt* cocainize.
Ko•kai•ni•sie•rung *f* (*a. anes.*) cocainization.
Ko•kai•nis•mus *m forens.* cocaine abusus, cocaine intoxication, cocainism [kəʊ-'keɪnɪzəm].
Ko•kar•den•ery•them *nt derm.* Hebra's disease, Hebra's prurigo.
Ko•kar•zi•no•gen *nt patho.* cocarcinogen.
Ko•kar•zi•no•ge•ne•se *f patho.* cocarcinogenesis.
Kok•ke *f micro.* coccus.
Kok•zi•die *f micro.* coccidium, coccidian.
Kokzidioidin-Hauttest *m immun.* coccidioidin test, coccidioidin skin test.
Kok•zi•dio•idom *nt epidem.* coccidioidoma.
Kok•zi•dio•ido•my•ko•se *f epidem.* coccidioidomycosis, Posada-Wernicke disease, desert fever, coccidioidal granuloma.
Kok•zi•dio•se *f epidem.* coccidiosis, coccidial disease.
kok•zy•ge•al *adj anat.* coccygeal.
Kok•zyg•ek•to•mie *f chir.* coccygectomy.
Kok•zy•go•dy•nie *f* coccygodynia, coccyodynia, coccygalgia, coccyalgia.
Kok•zy•go•to•mie *f chir.* coccygotomy.
Kol•ben *m pharm.* ampul, ampoule, ampule; flask; (*Thermometer*) bulb; *chem.* flask, retort.
Kol•ek•ta•sie *f patho.* colectasia.
Kol•ek•to•mie *f chir.* colectomy [kə-'lektəmɪ].
Ko•li•bak•te•ri•ämie *f patho.* colibacillemia.
Ko•li•bak•te•ri•en *pl micro.* coliform bacteria, coliforms.
Ko•li•ba•zill•ämie *f patho.* colibacillemia.
Ko•li•ba•zil•lo•se *f epidem.* colibacillosis.
Ko•li•ba•zill•urie *f patho.* colibacilluria, coliuria.
Ko•li•ba•zil•lus *m micro.* Escherich's bacillus, colibacillus, Escherichia coli.
ko•li•form *adj* coliform.
Ko•lik *f patho.* colic; gripe, gripes *pl.*
ko•lik•ar•tig *adj* colicky, colic.
Ko•li•ne•phri•tis *f patho.* colinephritis.
ko•lisch *adj anat.* colic.
Ko•li•tis *f patho.* colonic inflammation, colonitis, colitis.
Antibiotika-assoziierte Kolitis antibiotic-associated colitis, antibiotic-associated diarrhea.
ischämische Kolitis ischemic colitis.
pseudomembranöse Kolitis necrotizing enterocolitis, pseudomembranous colitis.
Ko•li•tox•ämie *f patho.* colitoxemia.
Ko•li•to•xi•ko•se *f patho.* colitoxicosis.
Ko•li•urie *f patho.* colibacilluria, coliuria.
Ko•li•zy•sti•tis *f urol.* colicystitis.
kol•la•bie•ren *vi* (*psychisch, physisch*) collapse, break down, (*Organ*) collapse.
Kol•la•gen *nt biochem.* collagen.
Kol•la•gen•krank•heit *f* → Kollagenose.
Kol•la•ge•no•pa•thie *f* → Kollagenose.
Kol•la•ge•no•se *f patho.* collagen disease, collagen-vascular disease, collagenosis.
Kol•laps *m patho., psychia.* collapse, breakdown. **kardiovaskulärer Kollaps** cardiovascular collapse.
Kol•la•te•ral•kreis•lauf *m physiol., card.* collateral circulation, compensatory circulation.
Kol•li•kul•ek•to•mie *f urol.* colliculectomy.
Kol•li•ku•li•tis *f urol.* colliculitis, verumontanitis.
Kol•li•si•ons•tu•mor *m patho.* collision tumor.
Kol•lo•id•ade•nom *nt patho.* (*Schilddrüse*) colloid adenoma, macrofollicular adenoma.
Kol•lo•id•kar•zi•nom *nt patho.* mucinous cancer, colloid cancer, colloid carcinoma.
Kol•lo•id•kno•ten *m patho.* colloid nodule.
Kol•lo•id•stru•ma *f patho.* colloid goiter.
Kol•lo•id•zy•ste *f* colloid cyst.
Kol•lum *nt anat.* neck, collum; cervix.
Kol•lum•kar•zi•nom *nt gyn.* cervical carcinoma (of uterus), carcinoma of uterine cervix.
Ko•lo•bom *nt ophthal.* coloboma.
Ko•lo•fi•xa•ti•on *f chir.* colofixation.
Ko•lon *nt anat.* colon.
absteigendes Kolon descending colon.
aufsteigendes Kolon ascending colon.
braunes Kolon *patho.* brown colon.
glattes Kolon *radiol.* (*Colitis ulcerosa*) lead pipe colon.

Kolonalgie

irritables/spastisches **Kolon** irritable bowel, irritable bowel syndrome, irritable colon, spastic colon.
Ko•lon•al•gie *f patho.* colonalgia.
Ko•lon•ana•sto•mo•se *f chir.* colonic anastomosis.
Ko•lon•an•hef•tung *f chir.* colopexy, colopexia, colofixation.
Ko•lon•atre•sie *f patho.* colonic atresia.
Ko•lon•blu•tung *f patho.* colorrhagia, colonorrhagia.
Ko•lon•di•ver•ti•kel *nt patho.* colonic diverticulum.
Ko•lon•di•ver•ti•ku•lo•se *f patho.* colonic diverticulosis, diverticulosis of the colon.
Ko•lon•ein•lauf *m clin.* cycloclyster.
Ko•lon•ek•ta•sie *f patho.* colectasia, ectacolia.
Ko•lon•ent•zün•dung *f patho.* colonic inflammation, colonitis, colitis.
Ko•lon•er•kran•kung *f patho.* colonic disease, colonopathy [ˌkəʊləˈnɑpəθɪ], colopathy.
Ko•lon•er•öff•nung *f chir.* colotomy [kəˈlɑtəmɪ].
Ko•lon•fi•stel *f chir.* colostomy [kəʊˈlɑstəmɪ], colonic fistula.
Ko•lon•fi•xa•ti•on *f chir.* colofixation, colopexy.
Ko•lon•fle•xur *f anat.* colic flexure, flexure of colon.
Ko•lon•hau•stren *pl anat.* haustra of colon.
Ko•lo•nie *f micro.* colony.
Ko•lon•in•ter•po•si•ti•on *f chir.* colonic interposition, colon interposition.
Ko•lon•in•va•gi•na•ti•on *f chir.* colic intussusception.
Ko•lon•isch•ämie *f patho.* colonic ischemia.
Ko•lon•kar•zi•nom *nt patho.* colon carcinoma.
Ko•lon•klys•ma *nt clin.* cycloclyster.
Ko•lon•kryp•ten *pl anat.* colonic crypts.
Ko•lon•naht *f chir.* colorrhaphy.
Ko•lon•neu•ro•se *f* irritable bowel, irritable bowel syndrome, irritable colon, spastic colon.
Ko•lon•ob•struk•ti•on *f chir.* colon obstruction, colonic obstruction.
Ko•lo•no•sko•pie *f clin.* colonoscopy [kəʊləˈnɑskəpɪ], coloscopy [kəˈlɑskəpɪ].
Ko•lon•per•fo•ra•ti•on *f chir.* colonic perforation.
Ko•lon•po•lyp *m patho.* colonic polyp.
Ko•lon•punk•ti•on *f chir.* colipuncture, colocentesis, colopuncture.
Kolon-Rektum-Fistel *f chir.* coloproctostomy, colorectostomy.
Ko•lon•re•sek•ti•on *f chir.* colonic resection, colon resection, colectomy [kəˈlektəmɪ].
Ko•lon•rohr *nt clin.* colon tube.
Ko•lon•schleim•haut *f histol.* mucosa of colon, colonic mucosa.
Ko•lon•sen•kung *f patho.* coloptosis, coloptosia, coleoptosis.
Kolon-Sigma-Fistel *f chir.* colosigmoidostomy.
Ko•lon•son•de *f clin.* colon tube.
Ko•lon•spie•ge•lung *f clin.* colonoscopy [kəʊləˈnɑskəpɪ], coloscopy [kəˈlɑskəpɪ].
Ko•lon•strik•tur *f chir.* colonic stricture.
Ko•lon•tä•ni•en *pl* ligaments of colon, colic taeniae.
Ko•lon•ver•let•zung *f patho.* colonic injury, colon injury.
Ko•lo•pe•xie *f chir.* colopexy.
Ko•lo•pli•ka•ti•on *f chir.* coloplication, coliplication.
Ko•lo•prok•ti•tis *f patho.* coloproctitis, colorectitis.
Ko•lo•pto•se *f patho.* coloptosis, coleoptosis.
ko•lo•rek•tal *adj anat.* colorectal.
Ko•lo•rek•to•sto•mie *f chir.* coloproctostomy, colorectostomy.
Ko•lo•rek•tum *nt anat.* colorectum.
Ko•lor•rha•gie *f patho.* colorrhagia, colonorrhagia.
Ko•lor•rha•phie *f chir.* colorrhaphy.
Ko•lo•sig•mo•ido•sto•mie *f chir.* colosigmoidostomy.
Ko•lo•sko•pie *f clin.* colonoscopy [kəʊləˈnɑskəpɪ], coloscopy [kəˈlɑskəpɪ].
Ko•lo•sto•ma *nt chir.* colostomy [kəʊˈlɑstəmɪ].
doppelläufiges **Kolostoma** loop colostomy.
endständiges **Kolostoma** end colostomy.
Ko•lo•sto•mie *f chir.* colostomy [kəʊˈlɑstəmɪ].
feuchte **Kolostomie** wet colostomy.
trockene **Kolostomie** dry colostomy.
Ko•lo•strum *nt gyn.* colostrum, foremilk.
Ko•lo•to•mie *f chir.* colotomy [kəˈlɑtəmɪ].
Ko•lo•zä•ko•sto•mie *f chir.* colocecostomy, cecocolostomy.
Ko•lo•zen•te•se *f chir.* colipuncture, colocentesis.
Kolp•al•gie *f gyn.* vaginal pain, vaginodynia, colpalgia, colpodynia.
Kolp•ek•ta•sie *f gyn.* colpectasis, colpectasia.
Kolp•ek•to•mie *f gyn.* colpectomy [kɑlˈpektəmɪ], vaginectomy, vaginalectomy.
Kol•pi•tis *f gyn.* vaginitis, colpitis, coleitis.
Kol•po•hy•ste•ro•pe•xie *f gyn.* colpohysteropexy.
Kol•po•klei•sis *f gyn.* colpocleisis.
Kol•po•pa•thie *f gyn.* vaginopathy [ˌvædʒɪˈnɑpəθɪ], colpopathy [kɑlˈpɑpəθɪ].
Kol•po•pe•ri•ne•or•rha•phie *f gyn.* colpoperineorrhaphy, vaginoperineorrhaphy.
Kol•po•pla•stik *f gyn.* colpoplasty, vaginoplasty.
Kol•po•pto•se *f gyn.* colpoptosis, colpoptosia.
Kol•por•rha•gie *f gyn.* vaginal hemorrhage [ˈhemərɪdʒ], colporrhagia.
Kol•por•rha•phie *f gyn.* colporrhaphy.
Kol•por•rhe•xis *f gyn.* vaginal laceration,

colporrhexis.
Kol·po·sko·pie *f gyn.* colposcopy [kɑl-ˈpaskəpɪ].
kol·po·sko·pisch *adj gyn.* colposcopic.
Kol·po·to·mie *f gyn.* colpotomy [kɑl-ˈpatəmɪ], vaginotomy [ˌvædʒɪˈnatəmɪ].
Kol·po·ze·le *f gyn.* vaginal hernia, colpocele, vaginocele.
Kol·po·zy·sti·tis *f gyn.* coleocystitis, colpocystitis.
Kol·po·zy·sto·to·mie *f gyn.* colpocystotomy.
Kol·po·zy·sto·ze·le *f gyn.* colpocystocele, cystocele.
Ko·lum·no·to·mie *f neurochir.* rachiotomy [ˌreɪkɪˈatəmɪ], spondylotomy.
Ko·ma *nt* **1.** *patho.* coma. **2.** *ophthal.* coma.
arzneimittelinduziertes Koma drug-induced coma.
diabetisches Koma Kussmaul's coma, diabetic coma.
drohendes Koma precoma.
hepatisches Koma hepatic coma.
hyperglykämisches Koma → diabetisches Koma.
hyperosmolares Koma hyperosmolar nonketotic coma.
hypoglykämisches Koma hypoglycemic coma, hypoglycemic shock.
thyreotoxisches Koma thyrotoxic coma.
urämisches Koma uremic coma.
ko·ma·tös *adj patho.* comatose; exanimate.
Ko·ma·zy·lin·der *m patho.* (*Harn*) Külz's cast, coma cast.
Kom·bi·na·ti·ons·an·äs·the·sie *f anes.* mixed anesthesia [ˌænəsˈθiːʒə].
Kom·bi·na·ti·ons·be·hand·lung *f clin.* combination therapy.
Kom·bi·na·ti·ons·nar·ko·se *f anes.* mixed anesthesia [ˌænəsˈθiːʒə].
Kom·bi·na·ti·ons·nä·vus *m derm.* compound nevus.
Kom·bi·na·ti·ons·prä·pa·rat *nt* **1.** *pharm.* compound. **2.** *gyn.* combination oral contraceptive.
Kom·bi·na·ti·ons·stein *m urol.* alternating calculus, combination calculus.
Kom·bi·na·ti·ons·sy·sto·le *f card.* combination beat, mixed beat.
Kom·bi·na·ti·ons·the·ra·pie *f clin.* combination therapy.
Ko·me·do·kar·zi·nom *nt gyn.* (*Brust*) comedocarcinoma, comedo carcinoma.
Ko·me·do·ma·sti·tis *f gyn.* plasma cell mastitis, comedomastitis.
Kom·mi·nu·tiv·frak·tur *f ortho.* comminuted fracture.
Kom·mis·su·ror·rha·phie *f HTG* commissurorrhaphy.
Kom·mis·su·ro·to·mie *f HTG* commissurotomy.
Kom·mo·ti·ons·syn·drom *nt neuro.* cerebral concussion, concussion of/on the brain, concussion syndrome, commotion.
Kom·part·ment·syn·drom *nt ortho.* compartment syndrome.
kom·pa·ti·bel *adj* (*a. immun.*) compatible (*mit* with).
Kom·pa·ti·bi·li·tät *f* (*a. immun.*) compatibility, compatibleness (*mit* with).
kom·pen·sa·to·risch *adj* compensative, compensatory.
Kom·ple·ment *nt immun.* complement.
Kom·ple·ment·bin·dungs·re·ak·ti·on *f immun.* complement binding reaction, complement fixation reaction.
Kom·ple·ment·fak·to·ren *pl immun.* complement factors, complement components.
Kom·ple·ment·in·ak·ti·vie·rung *f immun.* complement inactivation.
Kom·ple·ment·sy·stem *nt immun.* complement system.
Kom·plex *m* complex, group; *psycho.* complex, fixed idea, fixation.
abnormaler Komplex (*EKG*) anomalous complex.
diphasischer Komplex (*EKG*) diphasic complex.
monophasischer Komplex (*EKG*) monophasic complex.
pathologischer Komplex (*EKG*) anomalous complex.
Kom·plex·bild·ner *m chem.* chelating agent, complexing agent.
Kom·pli·ka·ti·on *f* (*a. patho.*) complication, complicacy.
kom·pli·ziert *adj* complicated, complex, involute; (*Fraktur*) compound.
Kom·pres·se *f* compress; pad.
Kom·pres·si·on *f* (*a. techn.*) compression.
(externe) pneumatische Kompression external pneumatic compression.
Kom·pres·si·ons·atel·ek·ta·se *f pulmo.* compression atelectasis [ˌætəˈlektəsɪs].
Kom·pres·si·ons·at·men *nt pulmo.* (*Auskultation*) egophony, tragophony.
Kom·pres·si·ons·frak·tur *f ortho.* compression fracture, crush fracture.
Kom·pres·si·ons·läh·mung *f neuro.* compression paralysis, pressure paralysis [pəˈrælɪsɪs].
Kom·pres·si·ons·mye·lo·pa·thie *f neuro.* compression myelitis, compression myelopathy [maɪəˈlɑpəθɪ].
Kom·pres·si·ons·ver·band *m clin.* pressure bandage, pressure pack.
Kom·pres·so·ri·um *nt chir.* compressor, compressorium.
Konch·ek·to·mie *f HNO* turbinectomy.
Con·chi·tis *f HNO* conchitis.
Kon·cho·to·mie *f HNO* conchotomy [kɑŋˈkatəmɪ].
Kon·di·tio·nie·rung *f physiol., psycho.* conditioning.
Kon·dom *m/nt* condom, sheath.
Kon·dy·le *f anat.* condyle.
Kon·dyl·ek·to·mie *f ortho.* condylectomy [kɑndəˈlektəmɪ].
Kon·dy·len·frak·tur *f ortho.* condylar fracture.

Kondylenspaltung

Kon·dy·len·spal·tung f ortho. condylotomy [ˌkɑndəˈlɑtəmɪ].
Kon·dy·lom nt derm. condyloma.
breites Kondylom flat condyloma, broad condyloma, syphilitic condyloma.
spitzes Kondylom fig wart, genital wart, pointed condyloma, acuminate condyloma.
kon·dy·lo·ma·tös adj derm. condylomatous.
Kon·dy·lo·ma·to·se f derm. condylomatosis.
Kon·dy·lo·to·mie f ortho. condylotomy [ˌkɑndəˈlɑtəmɪ].
kon·fus adj (Person, Gedanken) confused, mixed-up, muddled.
Kon·ge·la·ti·on f patho. congelation, frostbite.
kon·ge·ni·tal adj congenital, innate.
Kon·ge·sti·on f patho. congestion.
kon·ge·stiv adj patho. congestive.
Kon·glu·ti·na·ti·on f hema. conglutination.
Kon·glu·ti·na·ti·ons·throm·bus m hema. conglutination-agglutination thrombus, pale thrombus, white clot.
Königsbeck-Barber: Psoriasis f **pustulosa Typ Königsbeck-Barber** derm. localized pustular psoriasis, Barber's psoriasis.
Ko·ni·ko·to·mie f HNO coniotomy [kəʊnɪˈɑtəmɪ], cricothyrotomy.
Ko·nio·to·mie f **1.** HNO coniotomy [kəʊnɪˈɑtəmɪ], cricothyrotomy. **2.** gyn. Sturmdorf's operation.
Ko·ni·sa·ti·on f chir. conization.
Kon·junk·ti·va f anat. conjunctiva.
kon·junk·ti·val adj anat. conjunctival.
Kon·junk·ti·val·ab·strich m ophthal. conjunctival swab.
Kon·junk·ti·val·drü·sen pl anat. conjunctival glands, Krause's glands.
Kon·junk·ti·val·ödem nt ophthal. conjunctival edema.
Kon·junk·ti·val·pro·be f immun. ophthalmic test, conjunctival test, ophthalmoreaction.
Kon·junk·ti·val·test m → Konjunktivalprobe.
Kon·junk·ti·val·va·ri·ze f ophthal. conjunctival varix, varicula.
Kon·junk·ti·vi·tis f ophthal. conjunctivitis, blennophthalmia. [S.A. CONJUNCTIVITIS]
akute Konjunktivitis acute catarrhal conjunctivitis, simple conjunctivitis.
akute kontagiöse Konjunktivitis Koch-Week conjunctivitis, acute contagious conjunctivitis, acute epidemic conjunctivitis.
allergische/atopische Konjunktivitis allergic conjunctivitis, anaphylactic conjunctivitis, atopic conjunctivitis.
kruppöse/pseudomembranöse Konjunktivitis croupous conjunctivitis, pseudomembranous conjunctivitis.
Kon·kre·ment nt patho. concrement, calculus, concretion.
kon·na·tal adj connatal, connate.
kon·sen·su·ell adj consensual; reflex.

kon·ser·va·tiv adj conservative; (Therapie) conservative.
Kon·ser·ve f (Blut) banked blood.
kon·ser·vie·ren vt preserve; (Blut, Gewebe) bank.
Kon·si·li·ar·arzt m consultant.
Kon·si·li·ar·ärz·tin f consultant.
Kon·si·li·um nt consultation, council.
Kon·so·li·die·rung f patho. consolidation; ortho. (Fraktur) bony union.
Kon·sti·pa·ti·on f constipation, costiveness, obstipation.
kon·sti·piert adj constipated, costive.
Kon·sti·tu·ti·on f (Körperbau) physique, build, frame, habitus; psycho. constitution.
kon·sti·tu·tio·nell adj constitutional.
kon·strik·tiv adj patho. constrictive.
Kon·sul·ta·ti·on f consultation.
kon·sul·tie·ren vt consult, call in.
Kon·sump·ti·on f patho. consumption.
kon·sump·tiv adj patho. consumptive.
kon·ta·gi·ös adj epidem. contagious, communicable.
Kon·ta·gio·si·tät f epidem. contagiosity, communicableness.
Kon·ta·gi·um nt epidem. contagion, contagium.
Kon·takt·ak·ne f derm. contact acne.
Kon·takt·al·ler·gen nt immun. contact allergen.
Kon·takt·al·ler·gie f immun. contact allergy, contact hypersensitivity.
Kon·takt·der·ma·ti·tis nt derm. contact dermatitis, contact eczema.
allergische Kontaktdermatitis allergic contact dermatitis, allergic dermatitis.
berufsbedingte Kontaktdermatitis industrial dermatitis, occupational dermatitis.
nicht-allergische Kontaktdermatitis irritant dermatitis.
photoallergische Kontaktdermatitis photoallergic contact dermatitis, photocontact dermatitis.
Kon·takt·ek·zem nt → Kontaktdermatitis.
Kon·takt·in·fek·ti·on f epidem. contact infection.
Kon·takt·lin·se f ophthal. contact lens, adherent lens, contact glasses.
Kon·takt·me·ta·sta·se f patho. contact metastasis [məˈtæstəsɪs].
Kon·takt·per·son f epidem. contact.
Kon·takt·scha·le f → Kontaktlinse.
Kon·takt·ur·ti·ka·ria f derm. contact urticaria.
Kon·ta·mi·na·ti·on f patho. contamination.
kon·ta·mi·niert adj contaminated.
Kon·ti·nenz f physiol. continence, continency.
kon·tra·hiert adj contracted, shortened.
Kon·tra·in·di·ka·ti·on f clin., pharm. contraindication.
kon·tra·in·di·ziert adj clin., pharm. contraindicated.
Kon·tra·in·zi·si·on f chir. contraincision.
kon·trak·til adj physiol. contractile, con-

tractible.
Kon•trak•ti•on *f* **1.** *physiol.* contraction. **2.** *neuro., patho.* contraction. **3.** *gyn.* contraction.
Kon•trak•ti•ons•ring *m gyn.* retraction ring.
Kon•trak•tur *f patho.* contracture [kən-ˈtræktʃər], contraction.
arthrogene Kontraktur arthrogenic contracture.
dermatogene Kontraktur dermatogenic contracture.
fasziogene Kontraktur fasciogenic contracture.
hysterische Kontraktur → psychogene Kontraktur.
ischämische Kontraktur ischemic contracture.
kapsuläre Kontraktur capsular contracture.
muskuläre/myogene Kontraktur muscular contracture, myogenic contracture.
neurogene Kontraktur neurogenic contracture.
psychogene Kontraktur hysteric contracture, hysterical contracture.
schmerzbedingt-reflektorische Kontraktur pain-induced reflex contracture.
kon•tra•la•te•ral *adj neuro.* contralateral, heterolateral.
Kon•trast *m* (*a. radiol.*) contrast (*zwischen* between; *zu* to, with).
Kon•trast•auf•nah•me *f radiol.* contrast roentgenogram.
Kon•trast•dar•stel•lung *f radiol.* **1.** contrast radiography [ˌreɪdɪˈɑɡrəfɪ]. **2.** contrast roentgenogram.
kon•tra•sti•mu•lie•rend *adj clin.* contrastimulant.
Kon•trast•mit•tel *nt radiol.* contrast medium, contrast dye.
Kon•trast•mit•tel•al•ler•gie *f clin.* allergy to contrast medium.
Kon•tra•zep•ti•on *f gyn.* contraception.
kon•tra•zep•tiv *adj gyn.* anticonceptive, contraceptive.
Kon•tra•zep•ti•vum *nt gyn.* anticoncipiens, contraceptive device, contraceptive. **orales Kontrazeptivum** oral contraceptive.
Kon•troll•auf•nah•me *f radiol.* check x-ray.
Kon•trol•le *f* **1.** (*Prüfung*) control, check, checkup, check-over, test. **2.** (*Überwachung*) control, monitoring, supervision; *techn.* inspection; (*Regelung*) control. **außer Kontrolle** out of control. **außer Kontrolle geraten** get out of control. **bei jdm./etw. eine Kontrolle durchführen** make a check on s.o./sth. **unter ärztlicher Kontrolle** under medical supervision. **jdn. unter Kontrolle halten** keep a check (up)on s.o. **etw. unter Kontrolle halten** keep a check (up)on sth., keep sth. under control.
kon•trol•lie•ren *vt* **1.** (*prüfen*) control, check, check over. **2.** (*überwachen*) control, supervise, monitor; (*regeln*) control. **jdn./etw. kontrollieren** keep a check (up)on sth./s.o.

Kopfschmerzen

Kon•troll•rönt•gen•auf•nah•me *f radiol.* check x-ray.
Kon•troll•ver•such *m* control, control experiment.
Kon•tu•si•on *f patho.* contusion, bruise.
Kon•tu•si•ons•ka•ta•rakt *f ophthal.* contusion cataract.
Kon•tu•si•ons•lun•ge *f pulmo.* lung contusion, pulmonary contusion.
Kon•tu•si•ons•star *m ophthal.* contusion cataract.
Ko•nus•bi•op•sie *f clin.* cone biopsy.
Kon•ver•genz•fern•punkt *m ophthal.* far point of convergence.
Kon•ver•genz•nah•punkt *m ophthal.* near point of convergence.
Kon•ver•genz•re•ak•ti•on *f physiol., ophthal.* convergence response, accommodation reflex, near-point reaction, near reaction.
Kon•ver•si•on *f* conversion, change; *psycho.* conversion.
Kon•ver•si•ons•hy•ste•rie *f* → Konversionsreaktion.
Kon•ver•si•ons•re•ak•ti•on *f psychia.* conversion reaction, hysterical neurosis, conversion disorder, conversion type.
Kon•ver•si•ons•syn•drom *nt,* **klassisches** → Konversionsreaktion.
Kon•vul•si•on *f neuro.* convulsion; spasm.
kon•vul•siv *adj neuro.* convulsive.
Kon•vul•si•vum *nt neuro., pharm.* convulsant, convulsivant.
Kon•zen•trat *nt* concentrate.
Kon•zen•tra•ti•on *f* **1.** concentration. **2.** concentration; (*Alkohol, etc.*) level.
maximal zulässige Konzentration maximal allowance concentration.
minimale bakterizide Konzentration minimal bactericidal concentration, minimal lethal concentration.
Kon•zep•ti•on *f gyn.* conception.
kon•zep•ti•ons•fä•hig *adj gyn.* conceptive.
Kon•zep•ti•ons•ver•hü•tung *f gyn.* contraception.
Kopf *m* head; *anat.* caput.
Kopf•grind *m derm.* favus, crusted ringworm, honeycomb ringworm, tinea favosa.
Kopf•haa•re *pl derm.* scalp hairs, hair(s) of the head.
Kopf•haut *f* scalp.
Kopf•haut•apo•neu•ro•se *f* epicranial aponeurosis.
Kopf•haut•in•fek•ti•on *f derm.* scalp infection.
Kopf•kar•zi•nom *nt patho.* (*Pankreas*) carcinoma of head of pancreas.
Kopf•la•ge *f gyn.* cephalic presentation, head presentation.
Kopf•laus *f micro.* head louse, Pediculus humanus capitis.
Kopf•laus•be•fall *m epidem.* head lice infestation, pediculosis capitis.
Kopf•müt•zen•ver•band *m ortho.* capline bandage.
Kopf•schmer•zen *pl* headache, cerebralgia,

Kopfschuppen

encephalalgia, encephalodynia, cephalgia.
einseitige Kopfschmerzen brow pang, hemicephalalgia, hemicrania.
klopfende Kopfschmerzen throbbing headache.
pochende Kopfschmerzen throbbing headache.
psychogene Kopfschmerzen functional headache.
reflektorische/symptomatische Kopfschmerzen symptomatic headache, reflex headache.
vasomotorische Kopfschmerzen vasomotor headache.
Kopf•schup•pen *pl derm.* dandruff, dandriff, branny tetter.
Kopf•schwar•te *f anat.* galea, galea aponeurotica.
Kopf•ver•let•zung *f ortho.* head trauma, head injury.
Kopf•weh *nt* → Kopfschmerzen.
Koplik: Koplik-Flecken *pl epidem.* Koplik's sign, Koplik spots.
Kopr•eme•sis *f patho.* copremesis, fecal vomiting.
Ko•pro•lith *m patho.* coprolith, fecalith, stercolith.
Ko•prom *nt patho.* fecal tumor, fecaloma, coproma, stercoroma.
Ko•ral•len•star *m ophthal.* coralliform cataract.
Ko•ral•len•stein *m urol.* coral calculus, staghorn calculus.
Korb•hen•kel•riß *m ortho.* (*Meniskus*) bucket-handle deformity, bucket-handle tear.
Ko•re•dia•sta•sis *f ophthal.* corediastasis, corodiastasis.
Kor•ek•ta•sie *f ophthal.* corectasis, corectasia.
Kor•ek•to•mie *f ophthal.* corectomy [kəʊr-'ektəmɪ], corotomy [kɔ'rɒtəmɪ].
Kor•ek•to•pie *f ophthal.* corectopia.
Ko•re•ly•se *f ophthal.* corelysis.
Ko•ren•kli•sis *f ophthal.* corenclisis, coreclisis.
Ko•reo•pra•xie *f ophthal.* corepraxy, corepexy.
Ko•re•to•to•mie *f ophthal.* coretomy.
Ko•rio•me•trie *f ophthal.* coreometry.
Ko•ri•um *nt anat.* corium, dermis, derma.
Korn•äh•ren•ver•band *m ortho.* spica, spica bandage.
Kor•nea *f anat.* cornea.
Kor•nea•epi•thel *nt anat.* corneal epithelium.
Kor•ne•al•lin•se *f ophthal.* corneal lens, corneal contact lens.
Kor•ne•al•re•flex *m physiol.* blink reflex, corneal reflex.
Kor•neo•iri•tis *f ophthal.* corneoiritis.
Kor•neo•skle•ra *f histol.* corneosclera.
kor•neo•skle•ral *adj histol.*, corneoscleral, sclerocorneal.
Kor•neo•skle•ri•tis *f ophthal.* sclerokeratitis, sclerokeratosis.

Kor•neo•to•mie *f ophthal.* keratotomy [kerə'tɒtəmɪ].
ko•ro•nar *adj anat.* coronary.
Ko•ro•nar•an•gi•itis *f* → Koronaritis.
Ko•ro•nar•an•gio•gra•phie *f radiol.* coronary angiography [,ændʒɪ'ɑgrəfɪ].
Ko•ro•nar•ar•te•rie *f anat.* coronary, coronary artery.
Ko•ro•nar•ar•te•ri•en•ent•zün•dung *f* → Koronaritis.
Ko•ro•nar•ar•te•ri•en•re•flex *m physiol.* coronary reflex.
Ko•ro•nar•ar•te•ri•en•skle•ro•se *f card.* coronary arteriosclerosis, coronary sclerosis.
Ko•ro•nar•ar•te•ri•en•throm•bo•se *f card.* coronary thrombosis.
Ko•ro•nar•ar•te•ri•en•ver•let•zung *f card.* coronary artery injury.
Ko•ro•nar•ar•te•ri•en•ver•schluß *m card.* coronary occlusion, coronary.
Ko•ro•nar•di•la•ta•tor *m pharm.* coronary dilatator, coronary dilator.
Ko•ro•nar•durch•blu•tung *f card.* coronary perfusion, coronary blood flow.
Ko•ro•nar•er•kran•kung *f,* **degenerative** *card.* coronary heart disease, coronary artery disease.
Ko•ro•nar•in•suf•fi•zi•enz *f card.* coronarism ['kɔːrənærɪzəm], coronary insufficiency. **akute Koronarinsuffizienz** acute coronary insufficiency, coronary failure.
Ko•ro•na•ri•tis *f card.* coronaritis, coronary arteritis.
Ko•ro•nar•kreis•lauf *m physiol.* coronary circulation.
Ko•ro•na•ro•gra•phie *f radiol.* coronary angiography [,ændʒɪ'ɑgrəfɪ].
Ko•ro•nar•per•fu•si•on *f physiol.* coronary perfusion, coronary blood flow.
Ko•ro•nar•re•flex *m physiol.* coronary reflex.
Ko•ro•nar•re•ser•ve *f physiol.* coronary reserve.
Ko•ro•nar•skle•ro•se *f card.* coronary arteriosclerosis, coronary sclerosis. **stenosierende Koronarsklerose** coronary heart disease, coronary artery disease.
Ko•ro•nar•throm•bo•se *f card.* coronary thrombosis.
Ko•ro•nar•ver•schluß *m card.* coronary occlusion.
Ko•ro•sko•pie *f ophthal.* koroscopy [kə-'rɒskəpɪ].
Korotkow: auskultatorische Blutdruckmessung nach Korotkow *f clin.* auscultatory method, Korotkoff's method.
Korotkow-Geräusche *pl* Korotkoff's sounds.
Korotkow-Test *m card.* Korotkoff's test.
Kör•per *m* **1.** *allg.* body; *phys.* body. **2.** *anat.* body, corpus; soma; *histol.* corpuscle.
Kör•per•ach•se *f anat.* axis (of the body), body axis.
Kör•per•bau *m* anatomy[ə'nætəmɪ]; frame, physique, build, mold.

Kör•per•be•hin•der•te *m/f* disabled person, handicapped; *sl.* cripple.
Kör•per•be•hin•de•rung *f* physical handicap, disability, disablement.
Kör•per•funk•ti•on *f physiol.* bodily function.
Kör•per•ge•ruch *m* body odor.
Kör•per•ge•wicht *nt physiol.* body weight, weight.
Kör•per•grö•ße *f* height, size.
Kör•per•hal•tung *f* posture, habitus, bearing. **aufrechte Körperhaltung** erect position, standing position, upright position.
Kör•per•höh•le *f anat.* body cavity.
Kör•per•kreis•lauf *m physiol.* systemic circulation, greater circulation.
Kör•per•laus *f micro.* clothes louse, body louse, Pediculus humanus corporis.
kör•per•lich *adj* **1.** physical, bodily, somatic; (*Erkrankung*) somatopathic. **2.** *phys.* material, physical. **körperlich gesund** in good physical condition.
Kör•per•mas•se•in•dex *m physiol.* Quetelet index, body mass index.
Kör•per•ober•flä•che *f physiol.* body surface, body surface area.
Kör•per•öff•nung *f* body orifice.
Kör•per•pfle•ge *f* personal hygiene, toilet.
Kör•per•schmerz *m* pain in the body, somatalgia.
Kör•per•schwä•che *f* physical weakness, debility.
Kör•per•teil *m* part (of the body).
Kör•per•tem•pe•ra•tur *f physiol.* body heat, body temperature. **basale Körpertemperatur** basal body temperature.
Kör•per•zel•le *f histol.* body cell, somatic cell.
kor•pu•lent *adj* corpulent, obese, fat, thick; (*Gestalt*) stout; bulky; (*Person*) large.
Kor•pu•lenz *f* obesity, obeseness, corpulence; (*Person*) stoutness, bulkiness.
Kor•pus•kar•zi•nom *nt gyn.* corpus carcinoma, carcinoma of body of uterus.
Kor•pus•ver•wach•sun•gen *pl gyn.* corporeal adhesions.
Kor•rek•tur•osteo•to•mie *f ortho.* corrective osteotomy [‚ɑstɪ'ɑtəmɪ].
Kor•ri•gens *nt pharm.* corrigent, corrective.
Korsakow: Korsakow-Syndrom *nt psychia.* Korsakoff's syndrome, amnestic-confabulatory syndrome, amnestic psychosis.
Kor•sett *nt ortho.* corset, brace.
Kor•tex *m anat.* **1.** cortex. **2.** (*Großhirn*) cerebral cortex.
motorischer Kortex motor cortex, motor region, rolandic area.
sensibler/sensorischer Kortex postcentral area, postrolandic area, sensory cortex.
somatosensorischer Kortex somatosensory cortex, somatic sensory cortex, somatosensory area, somatic sensory area.
visueller Kortex visual cortex, visual area.
Kor•tex•au•dio•me•trie *f HNO* cortical audiometry.

kor•ti•kal *adj anat.* cortical.
Kor•ti•ka•lis *f histol.* cortical bone, cortical substance of bone.
Kor•ti•ka•lis•schrau•be *f ortho.* corticalis screw.
Kor•tik•ek•to•mie *f neurochir.* corticectomy.
Kor•ti•ko•id *nt endo.* corticoid.
Kor•ti•ko•li•be•rin *nt endo.* corticotropin releasing factor, corticoliberin.
Kor•ti•ko•ste•ro•id *nt endo.* corticosteroid.
Kor•ti•ko•ste•ron *nt endo.* corticosterone.
kor•ti•ko•trop *adj endo.* corticotropic, corticotrophic.
Kor•ti•ko•tro•phin *nt* → Kortikotropin.
Kor•ti•ko•tro•pin *nt endo.* adrenocorticotropin, corticotropin.
Kor•ti•sol *nt endo.* hydrocortisone, cortisol.
Kor•ti•son *nt endo.* cortisone.
Kor•ti•son•glau•kom *nt ophthal.* corticosteroid-induced glaucoma.
Ko•ry•za *f HNO* coryza, rhinitis, acute catarrhal rhinitis.
Kosmetika-Akne *f derm.* acne cosmetica.
Kos•me•ti•kum *nt* cosmetic.
kos•me•tisch *adj* cosmetic; *chir.* esthetic.
Kost *f* food, diet.
ausgewogene/balancierte Kost balanced diet.
ballaststoffreiche Kost high fiber diet.
energiearme Kost → kalorienarme Kost.
kalorienarme Kost low-calorie diet, low-caloric diet, low-energy diet, low diet.
leichte Kost light fare.
Kost•al•gie *f neuro.* costalgia.
Kost•be•schnei•dung *f* diet restriction.
Kost•ek•to•mie *f ortho.* costectomy [kɑs-'tɛktəmɪ], costatectomy.
Kostmann: Kostmann-Syndrom *nt hema.* Kostmann's syndrome, infantile genetic agranulocytosis.
Ko•sto•bra•chi•al•syn•drom *nt ortho.* costoclavicular syndrome.
Ko•sto•chon•dri•tis *f ortho.* costal chondritis, costochondritis.
Ko•sto•kla•vi•ku•lar•syn•drom *nt ortho.* costoclavicular syndrome.
Ko•sto•to•mie *f chir.* costotomy [kɑs-'tɑtəmɪ].
Ko•sto•trans•ver•sal•ge•lenk *nt anat.* costotransverse joint.
Ko•sto•trans•vers•ek•to•mie *f ortho.* costotransversectomy.
Ko•sto•ver•te•bral•ge•len•ke *pl anat.* costovertebral joints.
Kot *m* feces, fecal matter, excrement, stool; *Brit.* faeces.
Kot•ab•szeß *m patho.* fecal abscess, stercoral abscess, stercoraceous abscess.
kot•ar•tig *adj* fecaloid, feculent, excrementitious, stercoraceous, stercoral.
Kot•ein•klem•mung *f patho.* fecal impaction, coprostasis.
Kot•er•bre•chen *nt* fecal vomiting, copremesis.
Kot•fi•stel *f patho.* fecal fistula, stercoral

Kotgeschwulst

fistula.
Kot•ge•schwulst *f patho.* fecal tumor, coproma, fecaloma, stercoroma.
ko•tig *adj* fecal, feculent, excremental, stercoraceous, stercoral.
Kot•in•kon•ti•nenz *f patho.* fecal incontinence, coprocrasia.
Kot•stau•ung *f patho.* fecal impaction, coprostasis.
Kot•stein *m patho.* coprolith, fecalith, stercolith.
Kot•ver•hal•tung *f* → Kotstauung.
Kox•al•gie *f ortho.* coxalgia, coxodynia, hip pain.
Kox•ar•thri•tis *f* → Koxitis.
Kox•ar•thro•pa•thie *f ortho.* coxarthropathy, hip-joint disease.
Kox•ar•thro•se *f ortho.* degenerative arthritis of hip joint, coxarthrosis.
Ko•xi•tis *f ortho.* coxitis, coxarthritis.
Ko•xi•tis•becken [k•k] *nt ortho.* coxalgic pelvis.
Krabbe: Krabbe-Syndrom *nt patho.* Krabbe's disease, globoid cell leukodystrophy.
Kraft *f (a. fig.)* strength, force, power; *(Energie)* energy; *(Wirksamkeit)* energy, potence; *(Widerstandskraft)* resistance. **am Ende seiner Kraft sein** have reached/be at breaking point, be at the end of his tether. **wieder zu Kräften kommen** regain one's strength.
Kräf•te•schwund *m* loss of strength, wasting.
kräf•tig *adj* **1.** strong, robust, sturdy; *(Körperbau)* husky, muscular. **2.** *(aktiv)* vigorous, energetic; *(wirkungsvoll)* powerful; *(Händedruck)* firm; *(Schlag)* heavy, hard, hefty. **3.** *(Nahrung)* nourishing, rich, solid. **4.** *(Stimme)* full.
kräf•ti•gen I *vt* strengthen; *(beleben)* invigorate, vitalize, tonicize; *(erfrischen)* refresh; *(Muskeln)* tone up. **seine Gesundheit kräftigen** build up one's health. **II** *vr* **sich kräftigen** strengthen, gain strength.
Kräf•ti•gung *f* strengthening, invigoration, vitalization.
Kräf•ti•gungs•mit•tel *nt pharm.* tonic, invigorant, roborant; reconstituent.
kraft•los *adj* weak, feeble, hypodynamic, asthenic, atonic.
Kraft•lo•sig•keit *f* weakness, feebleness, adynamia, asthenia.
Kraft•re•ser•ven *pl* reserve of energy, reserve of strength.
Kra•gen *m* collar.
Kra•gen•knopf•ab•szeß *m patho.* collar-button abscess, shirt-stud abscess.
Kra•gen•knopf•re•li•ef *nt radiol.* collar-button ulcers.
Kra•gen•knopf•ul•ze•ra•tio•nen *pl radiol.* collar-button ulcers.
Kral•len•hand *f ortho.* claw hand, griffin claw.
Kral•len•hohl•fuß *m ortho.* claw foot.
Kral•len•na•gel *m derm.* onychogryposis, onychogryphosis.
Kral•len•ze•he *f ortho.* claw toe.
Krampf *m neuro.* cramp; (painful) spasm, convulsion.
epileptiformer Krampf epileptiform convulsion.
epileptischer Krampf epileptic spasm.
tonischer Krampf tonic spasm.
tonisch-klonischer Krampf tonoclonic spasm, tetanic seizure.
Krampf•ader *f patho.* varicose vein, varix, varicosity.
Krampf•ader•bruch *m patho.* varicocele, pampinocele.
Krampf•ader•ent•zün•dung *f patho.* variphlebitis.
Krampf•ader•kno•ten *m patho.* varix, varication, varicosity.
Krampf•an•fall *m neuro.* seizure, convulsions *pl.* **epileptiformer Krampfanfall** epileptiform convulsions *pl.*
krampf•ar•tig *adj neuro.* spastic, spasmodic, convulsive, cramping.
krampf•aus•lö•send *adj neuro.* convulsant, convulsivant, spasmogenic.
krampf•lö•send *adj pharm.* spasmolysant, spasmolytic, anticonvulsive.
Krampf•lö•sung *f neuro.* spasmolysis.
Krampf•po•ten•ti•al *nt neuro.* seizure potential.
krampf•ver•hin•dernd *adj neuro.* anticonvulsant, anticonvulsive.
kra•ni•al *adj anat.* cranial, cephalic.
Kra•ni•ek•to•mie *f neurochir.* craniectomy [kreɪnɪˈektəmɪ], detached craniotomy [ˌkreɪnɪˈatəmɪ].
Kra•nio•me•nin•go•ze•le *f neuro.* craniomeningocele.
Kra•nio•pa•thie *f ortho.* craniopathy [ˌkreɪnɪˈapəθɪ].
Kra•nio•pha•ryn•ge•om *nt patho.* craniopharyngioma, craniopharyngeal duct tumor.
Kra•nio•pla•stik *f neurochir.* cranioplasty.
Kra•nio•schi•sis *f embryo.* cranioschisis [ˌkreɪnɪˈɒskəsɪs].
Kra•nio•ste•no•se *f ortho.* craniostenosis.
Kra•ni•osto•se *f ortho.* craniostosis.
Kra•nio•syn•osto•se *f ortho.* craniosynostosis.
Kra•nio•to•mie *f* **1.** *gyn.* cranioclasty, craniotomy [ˌkreɪnɪˈatəmɪ], encephalotomy. **2.** *ortho.* craniotomy.
Kra•nio•ze•le *f neuro.* craniocele, encephalocele.
Kra•ni•um *nt anat.* skull, cranium.
krank *adj* sick, ill, ailing, invalid; sick (*an* with, of), ill (*an* with, of), suffering (*an* from); *(befallen)* diseased, bad. **krank aussehen** to look ill. **s. krank fühlen** feel ill. **s. krank melden** request sick leave, report o.s. sick. **jdn. krank schreiben** certify s.o. as sick. **krank werden** come down (*an* with), fall sick, fall ill.
Kran•ke *m/f* **1.** sick person, patient; (*Fall*)

case. **2. die Kranken** *pl* the sick.
krän•keln *vi* ail, be ill/poorly, be unwell, be in poor health.
Kran•ken•ak•te *f* medical record(s *pl*), dossier.
Kran•ken•bett *nt* sick bed.
Kran•ken•blatt *nt* medical record, clinical record.
Kran•ken•ge•schich•te *f* case history, medical history, history; (*Patient*) anamnesis.
Kran•ken•gym•na•stik *f* physical therapy, physicotherapy, physiotherapy, physiatry.
Kran•ken•haus *nt* hospital; (*spezialisierte Einheit*) clinic. **allgemeines Krankenhaus** general hospital.
Kran•ken•haus•auf•ent•halt *m* hospitalization, stay in (a) hospital.
Kran•ken•haus•ein•wei•sung *f* hospitalization.
Kran•ken•haus•pfle•ge *f* hospital care.
Kran•ken•haus•schwe•ster *f* hospital nurse.
Kran•ken•kost *f* diet.
Kran•ken•la•ger *nt* sick bed.
Kran•ken•pfle•ge *f* sick-nursing, nursing, nursing care.
Kran•ken•pfle•ger *m* orderly, male nurse, medical attendant.
Kran•ken•pfle•ge•rin *f* nurse, medical attendant.
Kran•ken•schwe•ster *f* nurse, hospital nurse.
Kran•ken•tra•ge *f* stretcher.
Kran•ken•ver•si•che•rung *f* sick insurance, health insurance.
Kran•ken•wa•gen *m* ambulance.
krank•haft *adj* pathologic, sickly, diseased, morbid; (*krankmachend*) unhealthy, peccant.
Krank•heit *f* illness, sickness, disorder, disease; (*Leiden*) malady, ailment, ill, complaint, trouble.
anlagebedingte Krankheit → **konstitutionelle Krankheit**.
ansteckende Krankheit communicable disease, contagious disease, contagion.
anzeigepflichtige Krankheit notifiable disease, reportable disease.
endemische Krankheit endemia, endemic disease.
epidemische Krankheit epidemic, epidemic disease.
exogene Krankheit exogenous disease.
funktionelle Krankheit functional disorder, functional disease.
genetische/genetisch-bedingte Krankheit genetic disorder, genetic disease.
interkurrente Krankheit intercurrent disease.
konstitutionelle Krankheit constitutional disease.
meldepflichtige Krankheit notifiable disease, reportable disease.
molekulare Krankheit molecular disease.
schwer(er)e Krankheit major illness.
sexuell übertragene Krankheit sexually transmitted disease.
spezifische Krankheit specific disease.
übertragbare Krankheit → **ansteckende Krankheit**.
venerische Krankheit venereal disease.
Krank•heits•at•test *nt* sick certificate.
Krank•heits•bild *nt* clinical picture.
Krank•heits•ent•ste•hung *f* pathogenesis, etiopathology [ˌɪtɪəʊpəˈθɑlədʒɪ].
krank•heits•er•re•gend *adj* pathogenetic, pathogenic, morbigenous.
Krank•heits•er•re•ger *m* patho. pathogen, germ.
Krank•heits•fall *m* case, clinical case.
Krank•heits•pro•zeß *m* disease process.
Krank•heits•re•zi•div *nt* palindromia, relapse, recurrence.
Krank•heits•über•tra•gung *f* infection, communication (of a disease).
Krank•heits•ver•lauf *m* course of (a) disease, disease process.
kränk•lich *adj* invalid, sickly, in poor health, ailing, poorly, weak.
Kränk•lich•keit *f* sickliness, weakness, infirmity.
Krank•mel•dung *f* sick certificate.
Krank•schrei•bung *f* sick certificate.
Kranz•ar•te•rie *f anat*. **1.** coronary artery, circumflex artery. **2.** (*Herz*) coronary, coronary artery of heart.
Kranz•fur•che *f anat*. coronary sulcus of heart, atrioventricular groove/sulcus.
Kranz•schlag•ader *f* → **Kranzarterie**.
Kranz•star *m ophthal*. coronary cataract.
Kra•ter *m patho*. (*Ulkus*) crater.
Krät•ze *f derm*. scabies.
krat•zen I *vt* scratch, scrape; (*jucken*) make sth. itch. **II** *vi* scratch, scrape; (*reiben, jucken*) scratch, itch; (*im Hals*) tickle. **III** *vr* **sich kratzen** scratch o.s.
Kratz•test *m derm*. scratch test, scarification test.
Kratz•wun•de *f derm*. scratch, scratch mark, excoriation.
Krau•ro•sis *f derm*. kraurosis. **Kraurosis vulvae** *gyn*. kraurosis vulvae, Breisky's disease.
Krause-Wolfe: Krause-Wolfe-Lappen *m chir*. Krause-Wolfe graft, Wolfe-Krause graft.
Kra•wat•ten•ver•band *m ortho*. cravat bandage, cravat.
Krea•tin *nt biochem*. creatine, kreatin.
Krea•tin•ämie *f patho*. creatinemia; hypercreatinemia.
Krea•ti•nin *nt biochem*. creatinine.
Krea•ti•nin•clea•ran•ce *f physiol*. creatinine clearance.
Krea•tin•ki•na•se *f biochem*. creatine kinase, creatine phosphokinase.
Krea•tin•urie *f patho*. creatinuria.
Krebs: Krebs-Zyklus *m biochem*. Krebs cycle, citric acid cycle.
Krebs *m patho*. cancer, carcinoma, malignant

krebsartig 642

epithelioma.
krebs•ar•tig *adj patho.* cancriform, cancroid.
krebs•aus•lö•send *adj* → krebserregend.
Krebs•chir•ur•gie *f chir.* cancer surgery.
Krebs•ek•zem *nt* **der Brust** *gyn.* Paget's disease of the breast/nipple.
krebs•er•re•gend *adj patho.* cancer-causing, cancerogenic, carcinogenic.
Krebs-Henseleit: Krebs-Henseleit-Zyklus *m biochem.* Krebs-Henseleit cycle, urea cycle, ornithine cycle.
Krebs•me•ta•sta•se *f patho.* carcinomatous metastasis, metastasis [mə'tæstəsɪs].
Krebs•pa•ti•ent *m* cancer patient.
Krebs•pa•ti•en•tin *f* cancer patient.
Krebs•re•zi•div *nt* recurrent carcinoma.
Krebs•ri•si•ko *nt* cancer risk.
Krebs•zel•le *f patho.* cancer cell.
Krei•sel•ge•räusch *nt card.* jugular bruit, humming-top murmur, venous hum.
Kreis•kran•ken•haus *nt* district hospital.
Kreis•lauf *m physiol.* circulation, circulatory system. **den Kreislauf anregen** stimulate the circulation.
enterohepatischer Kreislauf (*Gallensäuren*) biliary cycle, enterohepatic circulation.
extrakorporaler Kreislauf extracorporeal circulation.
fetaler Kreislauf fetal circulation.
großer Kreislauf systemic circulation, greater circulation.
intraembryonaler Kreislauf intraembryonic circulation.
kindlicher Kreislauf fetal circulation.
kleiner Kreislauf pulmonary circulation, lesser circulation.
maternaler Kreislauf maternal circulation.
mütterlicher Kreislauf maternal circulation.
uteroplazentarer Kreislauf uteroplacental circulation.
Kreis•lauf•kol•laps *m card.* circulatory collapse.
Kreis•lauf•lei•den *nt* → Kreislaufstörung.
Kreis•lauf•schock *m card.* cardiac shock, cardiovascular shock, circulatory shock.
Kreis•lauf•still•stand *m card.* circulatory arrest, acyclia.
Kreis•lauf•stö•rung *f card.* circulatory disturbance.
Kreis•lauf•ver•sa•gen *nt* → Kreislaufkollaps.
Kreis•lauf•zen•trum *nt physiol.* cardiovascular center, circulatory center.
krei•ßen *vi gyn.* be in labor, labor, travail.
Krei•ßen•de *f* parturient woman, woman in labor.
Kreiß•saal *m gyn.* delivery room.
Krem *f pharm.* cream, cremor.
Kre•ma•ster *m anat.* cremaster muscle.
Kre•ma•ster•re•flex *m physiol.* cremasteric reflex.
Kre•ma•to•ri•um *nt* crematorium, crematory.

Kre•pi•ta•ti•on *f pulmo.* crepitation, crepitus, crackling; *ortho.* (*Fraktur*) crepitation, (bony) crepitus.
Kreuz•ag•glu•ti•na•ti•on *f immun.* cross agglutination.
Kreuz•band *nt anat.* cruciate ligament.
hinteres Kreuzband posterior cruciate ligament (of knee).
vorderes Kreuzband anterior cruciate ligament (of knee).
Kreuz•bein *nt anat.* sacrum, sacral bone, os sacrum.
Kreuz•bein•flü•gel *m anat.* sacral ala.
Kreuz•bein•frak•tur *f ortho.* fracture of the sacrum, fractured sacrum.
Kreuz•bein•ka•nal *m anat.* sacral canal.
Kreuz•bein•ner•ven *pl anat.* sacral nerves.
Kreuz•bein•re•gi•on *f anat.* sacral region.
Kreuz•bein•re•sek•ti•on *f ortho.* sacrectomy [seɪ'krektəmɪ].
Kreuz•bein•schmerz *m* sacralgia, sacrodynia.
kreu•zen *vt* 1. *anat.* cross, decussate, intersect. 2. *hema.* cross-match.
Kreuz•im•mu•ni•tät *f immun.* cross-immunity.
Kreuz•in•fek•ti•on *f epidem.* cross infection.
Kreuz•pro•be *f hema.* crossmatch, cross matching.
kreuz•rea•gie•rend *adj immun.* cross-reacting, cross-reactive.
Kreuz•re•ak•ti•on *f immun.* cross-reaction, cross reaction.
Kreuz•re•si•stenz *f pharm.* cross-resistance.
Kreuz•schmer•zen *pl* low back pain, lower back pain.
Kreuz•sen•si•bi•li•sie•rung *f immun.* cross-sensitization.
Kreuz•sen•si•bi•li•tät *f immun.* cross-sensitivity.
Kreuz•stich *m chir.* cross-stitch.
Kreu•zungs•phä•no•men *nt ophthal.* Gunn's crossing sign, Marcus Gunn's sign.
Kreuz•wir•bel *pl anat.* sacral vertebrae.
Kri•ko•id•ek•to•mie *f chir.* cricoidectomy.
Kri•ko•id•knor•pel *m anat.* cricoid, cricoid cartilage.
Kri•ko•thy•reo•to•mie *f HNO* cricothyrotomy, cricothyreotomy, coniotomy [kəʊnɪ'ɑtəmɪ].
Kri•ko•thy•ro•idal•ge•lenk *nt anat.* cricothyroid articulation, cricothyroid joint.
Kri•ko•thy•ro•ido•to•mie *f chir., HNO* cricothyroidotomy, cricothyrotomy.
Kri•ko•to•mie *f chir., HNO* cricotomy [kraɪ'kɑtəmɪ].
Kri•ko•tra•cheo•to•mie *f chir.* cricotracheotomy.
Krip•pen•tod *m ped.* cot death, crib death, sudden infant death syndrome.
Kri•se *f* (*a. allg.*) crisis; *patho.* critical stage, turning point.
aplastische Krise *hema.* aplastic crisis.
glaukomatozyklitische Krise *ophthal.* glau-

Kugelventilprothese

comatocyclitic crisis.
hämoklastische Krise *hema.* hemoclastic crisis.
hämolytische Krise *hema.* hemolytic crisis.
hyperkalzämische Krise *endo.* hypercalcemic crisis, hyperparathyroid crisis.
hyperparathyreoide Krise → hyperkalzämische Krise.
hyperthyreote Krise *endo.* thyrotoxic crisis, thyroid storm.
therapeutische Krise *psychia.* therapeutic crisis.
thyreotoxische Krise → hyperthyreote Krise.
Kri•stel•lern *nt gyn.* Kristeller's method, Kristeller's expression.
Kro•ne *f* **1.** *anat.* crown. **2.** *dent.* dental crown; (*künstliche*) crown, cap.
Krönig: Krönig-Schallfelder *pl pulmo.* Krönig fields.
Krönlein: Krönlein-Hernie *f chir.* Krönlein's hernia, inguinoperitoneal hernia.
Kropf *m endo.* goiter, goitre, struma.
kropf•ar•tig *adj endo.* goitrous.
Krö•ten•haut *f derm.* toadskin, follicular hyperkeratosis, phrynoderma.
Kro•zi•dis•mus *m psychia., neuro.* carphology [kɑːrˈfɑlədʒɪ], crocidismus, floccilegium.
Krücke [k•k] *f ortho.* crutch. **an/auf Krücken gehen** go/walk on crutches.
Krücken•läh•mung [k•k] *f neuro.* crutch paralysis [pəˈrælɪsɪs], crutch palsy [ˈpɔːlzɪ].
Krug•at•men *nt pulmo.* amphoric respiration.
Krukenberg: Krukenberg-Tumor *m gyn.* Krukenberg's tumor.
krüm•men I *vt* bend, crook. **II** *vr* **sich krümmen** bend. **s. vor Schmerzen krümmen** writhe with pain.
Krumm•na•gel *m derm.* onychogryposis, onychogryphosis.
Krüm•mungs•ame•tro•pie *f ophthal.* curvature ametropia.
Krüm•mungs•hy•per•opie *f ophthal.* curvature hyperopia.
Krüm•mungs•myo•pie *f ophthal.* curvature myopia.
Kru•or *m hema.* blood clot, coagulated blood, cruor.
Krupp *m patho.* croup, exudative angina, angina trachealis, laryngostasis.
diphtherischer/echter Krupp croup, diphtheritic croup.
falscher Krupp pseudocroup, crowing convulsion, false croup.
krupp•ar•tig *adj patho.* croupy, croupous.
Krüp•pel *m derm.* cripple, defective. **zum Krüppel machen** maim, cripple.
krup•pös *adj patho.* croupy, croupous.
Kru•ste *f derm.* scab, crust.
Kru•sten•flech•te *f derm.* crusted tetter, streptococcal impetigo.
Kry•al•ge•sie *f neuro.* cryalgesia, crymodynia.

Kry•an•äs•the•sie *f neuro.* cryanesthesia.
Kryo•an•al•ge•sie *f neuro., clin.* cryoanalgesia.
Kryo•an•äs•the•sie *f anes.* refrigeration anesthesia [ˌænəsˈθiːʒə], cryogenic block, regional hypothermia.
Kryo•chir•ur•gie *f chir.* cryosurgery.
Kryo•ex•trak•ti•on *f ophthal.* cryoextraction.
kryo•gen *adj* cryogenic.
Kryo•kar•dio•ple•gie *f HTG* cryocardioplegia.
Kryo•kau•ter *m clin.* cryocautery, cold cautery.
Kryo•ko•ni•sa•ti•on *f gyn.* cryoconization.
Kryo•pe•xie *f ophthal.* cryopexy.
Kryo•prä•zi•pi•ta•ti•on *f hema.* cryoprecipitation.
Kryo•pro•stat•ek•to•mie *f urol.* cryoprostatectomy.
Kryo•re•ti•no•pe•xie *f ophthal.* cryopexy.
Kryo•sko•pie *f phys.* cryoscopy [kraɪˈɑskəpɪ].
Kryo•stab *m clin.* cryoprobe, cryode.
Kryo•the•ra•pie *f clin.* cryotherapy, crymotherapeutics *pl*, frigotherapy, psychotherapy.
Kryp•te *f anat.* crypt.
Kryp•ten•ab•szeß *m patho.* crypt abscess.
Kryp•ten•ent•zün•dung *f* → Kryptitis.
Kryp•ten•ex•zi•si•on *f chir.* cryptectomy.
Kryp•ten•stein *m patho.* cryptolith.
Kryp•ten•ton•sil•li•tis *f HNO* spotted sore throat, follicular tonsillitis.
kryp•tisch *adj patho.* cryptic, hidden, occult, larvate.
Kryp•ti•tis *f patho.* cryptitis.
kryp•to•gen *adj patho.* cryptogenic, cryptogenetic.
Kryp•to•kok•ken•me•nin•gi•tis *f neuro.* cryptococcal meningitis.
Kryp•to•kok•ko•se *f epidem.* Busse-Buschke disease, Buschke's disease, European blastomycosis, torulosis, cryptococcosis.
Kryp•to•kok•kus *m micro.* Cryptococcus, Torula.
Kryp•to•me•nor•rhoe *f gyn.* cryptomenorrhea.
Krypt•oph•thal•mus *m ophthal.* cryptophthalmos, cryptophthalmus.
krypt•or•chid *adj urol.* cryptorchid.
Krypt•or•chis•mus *m* cryptorchidism [krɪpˈtɔːrkədɪzəm], cryptorchism, undescended testicle/testis.
Ku•bi•tal•tun•nel•syn•drom *nt neuro.* cubital tunnel syndrome.
Kugelberg-Welander: Kugelberg-Welander-Krankheit *f neuro.* Kugelberg-Welander disease, juvenile muscular atrophy [ˈætrəfɪ].
Ku•gel•blu•tung *f patho.* ball bleeding, ball hemorrhage [ˈhemərɪdʒ].
Ku•gel•herz *nt card.* round heart.
Ku•gel•ven•til•pro•the•se *f HTG* ball

Kugelzellanämie

valve, caged-ball valve.
Ku•gel•zell•an•ämie *f* (konstitutionelle hämolytische) *hema.* Minkowski-Chauffard syndrome, spherocytic anemia, constitutional hemolytic anemia.
Ku•gel•zel•le *f hema.* microspherocyte, spherocyte.
Ku•gel•zell•ik•te•rus *m* → Kugelzellanämie.
Kuhnt-Junius: Kuhnt-Junius-Krankheit *f ophthal.* Kuhnt-Junius degeneration, disciform degeneration of macula retinae.
Kul•do•sko•pie *f gyn.* culdoscopy [kʌl-'dɑskəpɪ].
Kul•do•to•mie *f gyn.* culdotomy [kʌl'dɑt-əmɪ], posterior colpotomy [kɑl'pɑtəmɪ].
Kul•do•zen•te•se *f gyn.* culdocentesis.
Kulenkampff: Kulenkampff-Plexusanästhesie *f anes.* Kulenkampff's anesthesia [ˌænəs'θiːʒə].
Ku•lis•sen•schnitt *m chir.* pararectal incision, pararectus incision.
Kultschitzky: Kultschitzky-Tumor *m patho.* Kulchitsky-cell carcinoma.
Kul•tur *f socio., micro.* culture.
Kul•tur•me•di•um *nt micro.* culture medium.
Kul•tur•plat•te *f micro.* culture plate.
Kul•tur•röhr•chen *nt micro.* culture tube.
Ku•ma•rin *nt pharm.* cumarin, coumarin.
Kümmell-Verneuil: Kümmell-Verneuil-Krankheit *f ortho.* Kümmell-Verneuil disease, traumatic spondylopathy [ˌspɑndɪ-'lɑpəθɪ].
Ku•neo•ku•bo•id•ge•lenk *nt anat.* cuneocuboid joint.
Ku•neo•na•vi•ku•lar•ge•lenk *nt anat.* cuneonavicular joint.
Kunst•af•ter *m chir.* preternatural anus, artificial anus.
Kunst•glied *nt ortho.* artificial limb, prosthesis [prɑs'θiːsɪs].
Kunst•herz *nt HTG* artificial heart.
künst•lich I *adj* artifical, factitious; (*Zähne, Haare*) false. II *adv* artificially. **jdn. künstlich ernähren** feed s.o. artificially.
Kunst•stoff•gips *m ortho.* fiberglass cast.
Kunst•stoff•pro•the•se *f ortho.* plastic prosthesis [prɑs'θiːsɪs].
Kunst•stoff•scha•le *f ortho.* brace.
Küntscher: Küntscher-Marknagelung *f ortho.* Küntscher nailing.
Küntscher-Nagel *m ortho.* Küntscher nail.
Kup•fer *nt* copper; *chem.* cuprum.
Kup•fer•saum *m patho.* copper line.
Kup•fer•star *m ophthal.* copper cataract.
ku•pie•ren *vt* (*Krankheitsverlauf*) check, suppress, jugulate, stop.
Kup•pel•raum *m anat.* epitympanum, attic (of middle ear); tympanic attic.
Kup•pel•raum•cho•le•stea•tom *nt HNO* attic cholesteatoma, epitympanic cholesteatoma.
Kup•pel•raum•ent•zün•dung *f HNO* atticitis.
Ku•pu•lo•li•thia•sis *f HNO* cupulolithiasis.
Kur *f clin.* cure, remedy (*gegen* for, against); course of treatment, treatment.
ku•ra•bel *adj clin.* curable; treatable.
Ku•ra•bi•li•tät *f clin.* curability.
Ku•ra•re *nt pharm.* curare.
Ku•ra•re•ant•ago•nist *m pharm.* anticurare.
ku•ra•ri•sie•ren *vt anes.* curarize.
Ku•ra•ri•sie•rung *f anes.* curarization.
ku•ra•tiv *adj clin.* curative, remediable, remedial, therapeutic, sanatory.
Kü•ret•ta•ge *f chir.* curettage, curettement, curetment.
Kü•ret•te *f chir.* curet, curette.
scharfe Kürette sharp curet.
stumpfe Kürette blunt curet.
Kü•ret•te•ment *nt chir.* curettage, curetment, curettement.
kü•ret•tie•ren *vt chir.* curette, curet.
ku•rie•ren *vt* cure, heal, remedy (*von* of).
Kur•ort *m* spa, health resort, sanatorium.
Kur•ve *f mathe.* graph, curve; *clin.* chart, profile. **zweigipf(e)lige Kurve** *clin.* dromedary curve.
Kur•ven•blatt *nt* graph, chart, curve.
kurz I *adj* (*räumlich*) short; (*Gestalt*) short; (*zeitlich*) short, brief. **kürzer machen** shorten, make shorter. **kürzer werden** shorten, get shorter. **seit kurzem** for some time. **bis vor kurzem** until recently, until a short while ago. II *adv* (*räumlich*) short; (*zeitlich*) short, brief, for a short time.
kurz•at•mig *adj* short-winded, short of breath, puffy.
Kurz•at•mig•keit *f* shortness of breath, puffiness, breathlessness; dyspnea, dyspnoea.
Kurz•darm•syn•drom *nt chir.* short-bowel syndrome, short-gut syndrome.
kurz•le•big *adj* short-lived, ephemeral, fugitive.
Kurzrok-Miller: Kurzrok-Miller-Test *m gyn.* Miller-Kurzrok test, Kurzrok-Miller test.
kurz•sich•tig *adj ophthal.* shortsighted, nearsighted, myopic, blear-eyed.
Kurz•sich•tig•keit *f ophthal.* myopia, shortsightedness, nearsightedness.
Kurz•wel•len•be•hand•lung *f clin.* radiothermy, short wave therapy.
Kurz•wel•len•dia•ther•mie *f clin.* neodiathermy, short-wave diathermy.
kurz•wir•kend *adj pharm.* short-acting.
Kurz•zeit•be•hand•lung *f clin.* short-term treatment.
Kurz•zeit•ge•dächt•nis *nt neuro.* short-term memory.
Kurz•zeit•lei•stung *f physiol.* short-term performance.
Kuß•hand *f neuro.* drop hand, wristdrop, carpoptosis.
Kussmaul: Kussmaul-Aphasie *f neuro.* Kussmaul's aphasia.
Kussmaul-Atmung *f patho.* Kussmaul breathing, Kussmaul-Kien breathing, air hunger.

Kussmaul-Koma *nt patho.* Kussmaul's coma, diabetic coma.
Kussmaul-Kien: Kussmaul-Kien-Atmung *f patho.* Kussmaul breathing, Kussmaul-Kien breathing, air hunger.
Kußmaul-Maier: Kußmaul-Maier-Krankheit *f patho.* Kussmaul-Meier disease, Kussmaul's disease, arteritis nodosa.
ku•tan *adj* dermal, dermatic, dermic, cutaneous.
Ku•ti•re•ak•ti•on *f immun.* cutireaction, cutaneous reaction.
Ku•tis *f anat.* skin, cutis.
Ku•tis•lap•pen *m chir.* cutis graft.
Küttner: Küttner-Tumor *m patho.* Küttner's tumor.
Kveim: Kveim-Antigen *nt immun.* Kveim antigen.
Kveim-Hauttest *m immun.* Nickerson-Kveim test, Kveim test.
Ky•pho•se *f ortho.* kyphosis, gibbosity, hunchback, hump back. **traumatische Kyphose** Kümmell's spondylitis, Kümmell-Verneuil disease, traumatic spondylopathy [ˌspʌndɪˈlɑpəθɪ].
Ky•pho•se•becken [k•k] *nt ortho.* kyphotic pelvis.
Ky•pho•se•win•kel *m ortho.* kyphotic angle.
Ky•pho•sko•lio•se *f ortho.* kyphoscoliosis.
Ky•pho•sko•lio•se•becken [k•k] *nt ortho.* kyphoscoliotic pelvis.
ky•pho•sko•lio•tisch *adj ortho.* kyphoscoliotic.
ky•pho•tisch *adj ortho.* kyphotic, gibbous.
Kyrle: Kyrle-Krankheit *f derm.* Kyrle's disease.
Kyst•ade•no•fi•brom *nt patho.* cystadenofibroma.
Kyst•ade•nom *nt patho.* adenocystoma, cystadenoma.
Kyst•kar•zi•nom *nt patho.* cystadenocarcinoma.
Ky•stom *nt patho.* cystoma, cystic tumor.

L

la•bi•al *adj anat.* labial.
la•bil *adj allg.* labile, unstable; *phys.* labile; *psycho.* labile, unstable, weak.
La•bi•li•tät *f (a. fig., psycho.)* lability, instability.
La•bio•pla•stik *f HNO* labioplasty.
La•bi•um *nt* [S.U. LABIUM]
La•bor *nt* laboratory, *inf.* lab.
La•bor•kul•tur *f micro.* laboratory culture.
La•bor•nähr•bo•den *m micro.* laboratory medium.
La•bor•wert *m* laboratory value.
La•by•rinth *nt* [S.U. LABYRINTHUS]
la•by•rin•thär *adj anat.* labyrinthine, labyrinthian, labyrinthic.
La•by•rinth•ent•zün•dung *f* → Labyrinthitis.
La•by•rinth•er•öff•nung *f HNO* labyrinthotomy.
La•by•rin•thi•tis *f HNO* labyrinthitis, otitis interna.
La•by•rin•tho•to•mie *f HNO* labyrinthotomy.
La•by•rinth•prü•fung *f HNO* labyrinthine testing. **kalorische/thermische Labyrinthprüfung** caloric labyrinthine testing.
La•by•rinth•re•ak•ti•on *f HNO* labyrinthine reaction. **kalorische/thermale Labyrinthreaktion** thermal labyrinthine reaction.
Lach•gas *nt anes.* gas, laughing gas, nitrous oxide.
β-Lactam-Antibiotikum *nt pharm.* β-lactam antibiotic.
β-Lac•ta•ma•se *f micro.* β-lactamase, betalactamase.
Lac•ta•se *f* → Laktase.
Lac•tat *nt* → Laktat.
Lac•to•se *f biochem.* lactose, milk sugar.
Lac•tu•lo•se *f pharm.* lactulose.
La•cu•na *f* [S.U. LACUNA]
La•ge *f* **1.** (*Schicht*) layer, stratum. **2.** *chir., gyn.* position.
  mentoanteriore Lage *gyn.* mentoanterior position.
  mentoposteriore Lage *gyn.* mentoposterior position.
  mentotransverse Lage *gyn.* mentotransverse position.
la•ge•ab•hän•gig *adj clin.* position-dependent.

la•gern **I** *vt* lay, place; lay down; (*Bein*) rest (*auf* on. **II** *vi* rest, lie. **auf Luftkissen lagern** *IC* levitate.
La•ge•rungs•drai•na•ge *f chir.* postural drainage.
La•ge•rungs•schwin•del *m neuro.* benign paroxysmal positional vertigo.
Lag•oph•thal•mus *m ophthal.* lagophthalmos, lagophthalmia.
Lagrange: Lagrange-Operation *f ophthal.* Lagrange's operation, sclerectoiridectomy.
lahm *adj ortho.* lame; crippled, disabled.
läh•men *vt* **1.** *neuro.* palsy ['pɔːlzɪ], paralyze; *patho.* lame, cripple. **2.** *fig.* paralyze, numb.
Läh•mung *f neuro.* palsy ['pɔːlzɪ], paralysis [pəˈrælɪsɪs].
  funktionelle Lähmung functional paralysis.
  geburtstraumatische Lähmung birth palsy, obstetric paralysis.
  ischämische Lähmung ischemic palsy, ischemic paralysis.
  motorische Lähmung motor paralysis.
  neurogene Lähmung organic paralysis, neuroparalysis.
  organische Lähmung → neurogene Lähmung.
  periphere Lähmung peripheral paralysis.
  reflektorische Lähmung reflex paralysis.
  schlaffe Lähmung flaccid paralysis.
  sensorische Lähmung sensory paralysis.
  spastische Lähmung spastic paralysis.
  zentrale Lähmung central paralysis.
Läh•mungs•schie•len *nt ophthal.* paralytic strabismus, muscular strabismus.
Lai•en•me•di•zin *f* folk medicine.
Laki-Lorand: Laki-Lorand-Faktor *m hema.* factor XIII, Laki-Lorand factor.
La•kri•mo•to•mie *f ophthal.* lacrimotomy.
Lakt•ago•gum *nt pharm.* galactagogue, lactagogue.
β-Laktam-Antibiotikum *nt pharm.* β-lactam antibiotic.
β-Lak•ta•ma•se *f micro.* β-lactamase, betalactamase.
Lak•ta•se *f biochem.* lactase, β-galactosidase.
Lak•ta•se•hem•mer *m biochem.* antilactase.
Lak•ta•se•man•gel *m patho.* congenital lactose malabsorption, lactase deficiency.

Lak·tat *nt biochem.* lactate.
Lak·tat·azi·do·se *f patho.* lactic acidosis.
Lak·tat·azid·urie *f patho.* lactaciduria, lactic aciduria.
Lak·ta·ti·on *f gyn.* lactation.
Laktations-Amenorrhoe-Syndrom *nt gyn.* lactation-amenorrhea syndrome.
Lak·ta·ti·ons·fie·ber *nt gyn.* milk fever, galactopyra.
Lak·ta·ti·ons·zy·ste *f gyn.* lacteal cyst, milk cyst.
Lakt·azid·ämie *f patho.* lactacidemia, lacticacidemia.
Lakt·azi·do·se *f patho.* lactic acidosis.
Lakt·azid·urie *f patho.* lactaciduria, lactic aciduria.
Lak·to·ge·ne·se *f gyn.* milk production, lactogenesis.
Lak·to·se *f biochem.* lactose, milk sugar.
Lak·to·se·in·to·le·ranz *f patho.* lactose intolerance.
Lak·tos·urie *f patho.* lactosuria.
Lak·to·the·ra·pie *f clin.* lactotherapy, galactotherapy.
lak·to·trop *adj gyn.* lactotropic.
la·ku·när *adj anat.* lacunar, lacunal, lacunary.
Lambert-Eaton: Lambert-Eaton-Syndrom *nt patho.* Lambert-Eaton syndrome, myasthenic syndrome.
La·mi·na *f* [S.U. LAMINA]
La·min·ek·to·mie *f neurochir.* rachiotomy [ˌreɪkɪˈɑtəmɪ], laminectomy.
La·mi·no·to·mie *f neurochir.* laminotomy [læmɪˈnɑtəmɪ].
Lancisi: Lancisi-Zeichen *nt card.* Lancisi's sign.
Landouzy-Déjérine: Landouzy-Déjérine-Syndrom *nt neuro.* Landouzy-Déjérine atrophy, facioscapulohumeral (muscular) atrophy [ˈætrəfɪ].
Landry: Landry-Paralyse *f neuro.* Landry's palsy [ˈpɔːlzɪ], acute ascending (spinal) paralysis [pəˈrælɪsɪs].
lang·an·hal·tend *adj clin., pharm.* long-acting, long-lasting.
Langenbeck: Langenbeck-Amputation *f ortho.* Langenbeck's amputation.
Langenbeck-Haken *m chir.* Langenbeck's retractor.
Langenbeck-Nadelhalter *m chir.* Langenbeck's needle holder.
Langenbeck-Operation *f chir.* Langenbeck's operation.
Langer: Langer-Linien *pl derm.* Langer's lines.
Langerhans: Langerhans-Inseln *pl histol.* islands/islets of Langerhans, endocrine part of pancreas, pancreatic islands/islets, islet tissue.
Langhans: Langhans-Struma *f endo.* Langhans' proliferating goiter, organoid thyroid carcinoma.
lang·sam *adj (a. phys.)* slow; *(Puls)* slow; *(allmählich).* **langsam wirkend** slow-acting.

Längs·bruch *m ortho.* longitudinal fracture.
Längs·ge·wöl·be *nt ortho. (Fuß)* longitudinal arch of foot.
lang·wir·kend *adj clin., pharm.* long-acting, long-lasting.
Lang·zeit·ge·dächt·nis *nt neuro.* long-term memory.
La·nu·go *f embryo.* lanugo, lanugo hair, down.
Lanz: Lanz-Punkt *m chir.* Lanz's point.
Lan·zet·te *f chir.* lancet, lance.
lan·zi·nie·rend *adj (Schmerz)* lancinating.
La·par·ek·to·mie *f chir.* laparectomy [læpəˈrektəmɪ].
La·pa·ro·en·te·ro·sto·mie *f chir.* laparoenterostomy.
La·pa·ro·en·te·ro·to·mie *f chir.* laparoenterotomy, celioenterotomy.
La·pa·ro·hy·ster·ek·to·mie *f gyn.* abdominal hysterectomy, laparohysterectomy.
La·pa·ro·hy·ste·ro·to·mie *f gyn.* abdominal hysterotomy [hɪstəˈrɑtəmɪ], laparohysterotomy.
La·pa·ror·rha·phie *f chir.* laparorrhaphy, celiorrhaphy.
La·pa·ro·skop *nt clin.* laparoscope, celoscope.
La·pa·ro·sko·pie *f clin.* celioscopy [ˌsiːlɪˈɑskəpɪ], laparoscopy [ˌlæpəˈrɑskəpɪ].
La·pa·ro·ze·le *f chir.* abdominal hernia, ventral hernia, laparocele.
La·pa·ro·zy·sto·to·mie *f* **1.** *gyn.* laparocystotomy. **2.** *urol.* suprapubic cystotomy, laparocystotomy.
Läpp·chen *nt* **1.** *anat.* lobule. **2.** *chir.* patch. **3.** *(Ohr)* lobe, lap.
Lap·pen *m* **1.** *anat.* lobe. **2.** *chir.* patch, flap; *(Haut)* flap, tag.
freier Lappen *chir.* free flap.
gestielter Lappen *chir.* pedicle graft, pedicle flap.
kombinierter Lappen *chir.* composite flap, compound flap.
zweigestielter Lappen *chir.* bipedicle flap, double pedicle flap.
Lap·pen·atel·ek·ta·se *f pulmo. (Lunge)* lobar atelectasis [ˌætəˈlektəsɪs].
Lap·pen·ex·trak·ti·on *f ophthal.* flap extraction.
Lap·pen·pla·zen·ta *f gyn.* lobed placenta, furcate placenta.
Lap·pen·pneu·mo·nie *f pulmo.* lobar pneumonia [n(j)uːˈməʊnɪə].
Lap·pen·re·sek·ti·on *f chir.* lobectomy [ləʊˈbektəmɪ].
Lärm *nt* noise, loudness, loud noise; *(Krach)* din, row.
Lärm·schwer·hö·rig·keit *f HNO* loud noise deafness, noise deafness. **chronische Lärmschwerhörigkeit** occupational hearing loss, industrial deafness.
Lar·ve *f micro.* larva.
lar·viert *adj (Krankheit, Symptom)* larvaceous, larvated, masked, concealed.
La·ryng·al·gie *f HNO* laryngalgia.

laryngeal 648

la•ryn•ge•al *adj anat.* laryngeal.
La•ryng•ek•to•mie *f HNO* laryngectomy [ˌlærɪnˈdʒektəmɪ].
La•ryn•gi•tis *f HNO* laryngitis.
La•ryn•go•gra•phie *f radiol.* laryngography.
La•ryn•go•lo•gie *f* laryngology [ˌlærɪnˈɡɑlədʒɪ].
La•ryn•go•pa•ra•ly•se *f HNO* laryngoparalysis, laryngoplegia.
La•ryn•go•pa•thie *f HNO* laryngopathy [ˌlærɪnˈɡɑpəθɪ].
La•ryn•go•pha•ryn•gi•tis *f HNO* laryngopharyngitis.
La•ryn•go•pha•rynx *m anat.* laryngopharynx, laryngopharyngeal cavity, hypopharynx.
La•ryn•go•ple•gie *f HNO* laryngoparalysis, laryngoplegia.
La•ryn•gor•rha•gie *f HNO* laryngorrhagia.
La•ryn•gor•rhoe *f HNO* laryngorrhea.
La•ryn•go•skop *nt HNO* laryngoscope.
La•ryn•go•sko•pie *f HNO* laryngoscopy [ˌlærɪnˈɡɑskəpɪ].
La•ryn•go•spas•mus *m HNO* laryngeal spasm, laryngospasm.
La•ryn•go•ste•no•se *f HNO* laryngostenosis.
La•ryn•go•sto•mie *f HNO* laryngostomy [ˌlærɪnˈɡɑstəmɪ].
La•ryn•go•to•mie *f HNO* laryngotomy [ˌlærɪnˈɡɑtəmɪ].
la•ryn•go•tra•che•al *adj anat.* laryngotracheal, tracheolaryngeal.
La•ryn•go•tra•che•itis *f HNO* laryngotracheitis.
La•ryn•go•tra•cheo•to•mie *f HNO* laryngotracheotomy.
La•ryn•go•ze•le *f HNO* laryngocele.
La•ryn•go•zen•te•se *f HNO* laryngocentesis.
La•rynx *m anat.* larynx, voice box.
La•rynx•ent•zün•dung *f* → Laryngitis.
La•rynx•frak•tur *f HNO* laryngeal fracture.
La•rynx•kar•zi•nom *nt HNO* laryngeal carcinoma.
La•rynx•krampf *m* → Laryngospasmus.
La•rynx•läh•mung *f HNO* laryngoparalysis, laryngoplegia.
La•rynx•ödem *nt HNO* laryngeal edema.
La•rynx•pla•stik *f HNO* laryngoplasty.
La•rynx•po•lyp *m HNO* laryngeal polyp.
La•rynx•ste•no•se *f HNO* laryngostenosis.
Lasègue: **Lasègue-Zeichen** *nt neuro.* Lasègue's sign.
La•ser *m phys.* laser. **mit Laser bestrahlen** lase.
La•ser•chir•ur•gie *f chir.* laser surgery.
Lä•si•on *f patho.* lesion; *ortho.* wound, injury, lesion.
Las•sa•fie•ber *nt epidem.* Lassa fever.
Las•sa•vi•rus *nt micro.* Lassa virus.
la•tent *adj patho.* latent, dormant, quiescent.
La•tenz•pe•ri•ode *f micro.* **1.** incubation period, latency stage, incubative stage. **2.** lag period, lag phase.
La•te•ral•in•farkt *m card.* lateral myocardial infarction.
La•te•ra•li•sa•ti•on *f neuro.* lateralization.
La•te•ral•skle•ro•se *f neuro.* lateral sclerosis, lateral spinal sclerosis. **amyotrophe/myatrophische Lateralsklerose** Charcot's disease, Charcot's sclerosis, amyotrophic lateral sclerosis.
La•te•ro•pul•si•on *f neuro.* lateropulsion.
La•te•ro•ver•si•on *f gyn.* lateroversion.
La•tex•ag•glu•ti•na•ti•ons•test *m immun.* latex agglutination test, latex fixation test.
La•tex•test *m* → Latexagglutinationstest.
Lauenstein: **Lauenstein-Technik** *f radiol.* Lauenstein technique.
Lauf•band•er•go•me•ter *nt physiol.* treadmill ergometer.
lau•fen **I** *vt* run, go for/take a run; *(gehen)* walk. **s. Blasen laufen** get blisters from walking. **II** *vi* **1.** run; *(gehen)* walk. **unsicher laufen** be unsteady on one's feet. **2.** *(auslaufen)* leak, drip; *(fließen)* run, flow; *(Wunde)* fester.
Lau•ge *f chem.* lye, alkaline solution, caustic.
Lau•gen•ver•ät•zung *f ortho.* base injury, base trauma.
Laugier: **Laugier-Hernie** *f chir.* Laugier's hernia.
Laugier-Zeichen *nt ortho.* Laugier's sign.
Laurence-Moon: **Laurence-Moon-Syndrom** *nt patho.* Laurence-Moon syndrome, Biedl's syndrome.
Laurence-Moon-Bardet-Biedl: **Laurence-Moon-Bardet-Biedl-Syndrom** *nt patho.* Laurence-Moon-Bardet-Biedl syndrome, Laurence-Biedl syndrome.
Laus *f micro.* louse, pediculus.
Läu•se•be•fall *m hyg.* lousiness, pediculation, pediculosis.
Läu•se•ei *nt* nit.
Läu•se•fleck•fie•ber *nt epidem.* louse-borne typhus, fleckfieber, classic typhus.
Läu•se•rück•fall•fie•ber *nt epidem.* louse-borne relapsing fever, epidemic relapsing fever.
La•va•ge *f clin.* lavage, irrigation, washing out.
Lä•vo•gramm *nt card.* levogram.
Lä•vo•kar•die *f embryo.* levocardia, sinistrocardia.
Lä•vo•kar•dio•gramm *nt card.* levocardiogram.
Lä•vu•lo•se *f biochem.* fructose, fruit sugar, levulose.
Lawrence: **Lawrence-Syndrom** *nt patho.* Lawrence-Seip syndrome, lipoatrophic diabetes.
lax *adj (Gelenk, Band)* lax, loose.
La•xans *nt pharm.* laxative.
La•xan•zi•en•ab•usus *m clin.* laxative abuse.
La•xa•tiv *nt* → Laxans.
la•xa•tiv *adj pharm.* laxative.
La•za•rett *nt* hospital.

La•ze•ra•ti•on *f derm.* laceration.
la•ze•riert *adj* lacerated, lacerate; torn, mangled.
LDL-Rezeptordefekt *m patho.* LDL-receptor disorder, familial hyperbetalipoproteinemia.
Le•ben *nt* life; (*Spanne*) lifetime, life span, life; (*Weise*) way of life; (*Kraft*) vitality. **am Leben** alive. **am Leben bleiben** survive. **am Leben erhalten** keep alive. **fürs (ganze) Leben** for life. **s. das Leben nehmen** commit suicide, kill o.s. **ums Leben kommen** be killed, lose one's life.
le•ben I *vt* live. II *vi* live, be alive; live, exist (*von* on, upon); (*wohnen*) live, dwell (*bei* with).
Le•bend•ge•burt *f gyn.* live birth.
le•ben•dig *adj* living, live, alive; *fig.* (*Person*) lively, full of life, alert, active, vital.
Le•bend•impf•stoff *m immun.* live vaccine.
Le•bend•vak•zi•ne *f immun.* live vaccine.
le•bens•be•dro•hend *adj* life-threatening, menacing; vital.
le•bens•be•droh•lich *adj* → lebensbedrohend.
le•bens•er•hal•tend *adj clin.* life-sustaining.
Le•bens•er•war•tung *f stat.* life expectancy, expectancy of life.
Le•bens•ge•fahr *f* danger to life, serious danger. **in Lebensgefahr schweben** be in danger of one's life.
le•bens•ge•fähr•lich *adj* dangerous to life, perilous; (*Zustand, Verletzung*) life-threatening, critical, serious.
Le•bens•lauf *m* 1. course of life, life. 2. (*Bewerbung*) personal history, curriculum vitae.
Le•bens•mit•tel *nt* (*meist pl*) food, foodstuff.
Le•bens•mit•tel•to•xin *nt patho.* bromatotoxin.
Le•bens•mit•tel•ver•gif•tung *f patho.* food poisoning.
le•bens•mü•de *adj* weary of life.
le•bens•not•wen•dig *adj* indispensable to life, vital, essential.
Le•bens•qua•li•tät *f* quality of life.
le•bens•ret•tend *adj clin.* life-saving.
Le•bens•ret•tung *f clin.* life-saving.
le•bens•wich•tig *adj* vital, essential (*für* to).
Le•bens•wil•le *m* will to live.
Leber: Leber-Optikusatrophie *f ophthal.* Leber's optic atrophy ['ætrəfɪ], Leber's disease.
Le•ber *f* liver.
Le•ber•ab•szeß *m patho.* liver abscess, hepatic abscess.
Le•ber•atro•phie *f patho.* liver atrophy ['ætrəfɪ], hepatatrophy.
Le•ber•aus•falls•ko•ma *nt patho.* exogenous hepatic coma.
Le•ber•bi•op•sie *f clin.* liver biopsy.
Le•ber•blu•tung *f patho.* hemorrhage from the liver ['heməridʒ], hepatorrhagia.

Leberverfettung

Le•ber•dys•tro•phie *f patho.* hepatic dystrophy.
Le•ber•egel *m micro.* liver fluke.
Le•ber•ent•fer•nung *f chir.* liver resection, hepatectomy [ˌhepə'tektəmɪ].
Le•ber•ent•zün•dung *f patho.* hepatitis. [S.A. HEPATITIS]
Le•ber•er•kran•kung *f patho.* liver disease, liver complaint, hepatopathy [hepə'tɑpəθɪ].
Le•ber•fleck *m derm.* lentigo; mole, spot; liver spot.
Le•ber•funk•ti•ons•test *m clin.* hepatic function test, liver function test.
Le•ber•in•suf•fi•zi•enz *f patho.* hepatic insufficiency, liver insufficiency, liver failure, hepatic failure. **terminale Leberinsuffizienz** end-stage liver disease.
Le•ber•kar•zi•nom *nt patho.* liver carcinoma, liver cancer.
Le•ber•ko•ma *nt* hepatic coma.
Le•ber•krebs *m patho.* liver carcinoma, liver cancer.
Le•ber•lap•pen *m anat.* hepatic lobe, lobe of liver.
Le•ber•lap•pen•re•sek•ti•on *f chir.* hepatic lobectomy [ləʊ'bektəmɪ].
Le•ber•lei•den *nt patho.* hepatopathy [hepə'tɑpəθɪ], liver disease, liver complaint.
Le•ber•me•ta•sta•se *f patho.* hepatic metastasis, liver metastasis [mə'tæstəsɪs].
Le•ber•ne•kro•se *f patho.* hepatic necrosis, hepatocellular necrosis.
Le•ber•par•en•chym *nt histol.* liver parenchyma.
Le•ber•pfor•te *f histol.* hepatic portal, portal fissure.
Le•ber•puls *m clin.* hepatic pulse.
Le•ber•punk•ti•on *f clin.* liver biopsy.
Le•ber•re•sek•ti•on *f chir.* liver resection, hepatic resection, hepatectomy [ˌhepə'tektəmɪ]. **radikale Leberresektion** radical hepatic resection, major hepatic resection, right trisegmentectomy.
Le•ber•riß *m patho.* liver rupture, hepatic laceration, hepatorrhexis.
Le•ber•rup•tur *f* → Leberriß.
le•ber•schä•di•gend *adj patho.* hepatopathic, hepatotoxic, hepatotoxic.
Le•ber•schmerz *m patho.* hepatalgia, hepatodynia.
Le•ber•schwel•lung *f patho.* hepatomegaly, megalohepatia.
Le•ber•sen•kung *f patho.* wandering liver, floating liver, hepatoptosis.
Le•ber•stau•ung *f patho.* congestion of liver, hepatohemia.
Le•ber•szin•ti•gra•phie *f radiol.* liver scan.
Le•ber•trans•plan•tat *nt chir.* hepatic transplant, liver transplant.
Le•ber•trans•plan•ta•ti•on *f chir.* hepatic transplantation, liver transplantation.
Le•ber•tu•mor *m patho.* liver tumor, hepatic tumor, hepatoma.
Le•ber•ve•nen *pl anat.* hepatic veins.
Le•ber•ver•fet•tung *f patho.* fatty metamor-

Lebervergrößerung

phosis of liver, fatty degeneration of liver.
Le•ber•ver•grö•ße•rung *f patho.* hepatomegaly, megalohepatia.
Le•ber•ver•let•zung *f patho.* hepatic injury, liver injury, liver trauma, hepatic trauma.
Le•ber•ver•pflan•zung *f* → Lebertransplantation.
Le•ber•ver•sa•gen *nt patho.* hepatic insufficiency, liver insufficiency, liver failure.
Le•ber•zell•ade•nom *nt patho.* hepatocellular adenoma, liver cell adenoma.
Le•ber•zel•le *f histol.* parenchymal liver cell, hepatocyte.
Le•ber•zell•kar•zi•nom, primäres *nt patho.* malignant hepatoma, hepatocellular carcinoma, liver cell carcinoma, hepatocarcinoma.
Le•ber•zell•ne•kro•se *f patho.* hepatic necrosis, hepatocellular necrosis, hepatonecrosis.
Le•ber•zer•falls•ko•ma *nt patho.* endogenous hepatic coma.
Le•ber•zir•rho•se *f patho.* hepatic cirrhosis, liver cirrhosis, cirrhosis. **primär biliäre Leberzirrhose** primary biliary cirrhosis, Hanot's disease. S.A. ZIRRHOSE
Le•ber•zy•ste *f patho.* hepatic cyst, liver cyst.
leb•los *adj* lifeless, dead, exanimate; (*Bewußtsein*) unconscious.
Le•ci•thin *nt biochem.* lecithin, phosphatidylcholine.
Le•ci•thin•ämie *f* lecithinemia.
Lecithin-Cholesterin-Acyltransferase *f biochem.* lecithin-cholesterol acyltransferase, phosphatidylcholine-cholesterol acyltransferase.
Ledderhose: Ledderhose-Syndrom *nt* Ledderhose's disease, plantar fibromatosis.
Le•der•haut *f* **1.** *anat.* corium, derma, dermis. **2.** *anat.* (*Auge*) sclera, sclerotic coat.
Le•der•haut•ent•zün•dung *f ophthal.* scleritis, scleratitis, sclerotitis, leucitis.
Le•der•knar•ren *nt pulmo.* pleural crackles.
le•dig *adj* single, unmarried.
leer *adj* **1.** empty; (*Magen*) empty. **leer machen** empty. **leer werden** empty. **2.** (*Gesichtsausdruck*) blank, vacant, empty.
Leer•auf•nah•me *f radiol.* plain film, plain x-ray, plain radiograph.
lee•ren I *vt* **1.** empty, drain, clear. **2.** (*Darm*) evacuate. II *vr* **sich leeren** empty, become empty.
le•gal *adj* legal, lawful.
Leg•asthe•nie *f neuro.* dyslexia.
le•gen I *vt* put, lay (down), place. **jdn. ins Bett legen** put s.o. to bed. II *vr* **1. sich ins Bett legen** go to bed. **sich auf die Seite legen** lie on one's side. **2.** *fig.* (*Fieber*) drop, go down; (*Schmerz*) abate, ease up, pass.
Legg-Calvé-Perthes: Legg-Calvé-Perthes-Krankheit *f ortho.* Perthes' disease, Legg-Calvé-Perthes syndrome, quiet hip disease, osteochondrosis of capital femoral.
Le•gio•närs•krank•heit *f epidem.* legionnaires' disease, legionellosis.
Le•gio•nel•la *f micro.* legionella, Legionella. **Legionella micdadei** Legionella micdadei, Pittsburgh pneumonia agent. **Legionella pneumophila** legionnaire's bacillus, Legionella pneumophila.
Le•gio•nel•lo•se *f epidem.* legionellosis.
Leib *m* body; (*Stamm*) truncus, trunk; (*Bauch*) belly, abdomen.
leib•lich *adj anat.* corporeal, corporal, bodily, physical, somatic.
Leib•schmer•zen *pl* abdominal pain, abdominalgia.
Leich•dorn *m derm.* clavus, corn.
Lei•che *f* dead body, body, corpse, cadaver.
Lei•chen•bläs•se *f* deadly pallor.
Lei•chen•er•öff•nung *f* autopsy, postmortem, postmortem examination.
Lei•chen•flecke [к•к] *pl patho.* cadaveric ecchymoses, suggillation.
Lei•chen•ge•rinn•sel *nt patho.* postmortem clot.
Lei•chen•gift *nt patho.* ptomaine, cadaveric alkaloid.
Lei•chen•hal•le *f* deadhouse, mortuary.
Lei•chen•öff•nung *f* → Leicheneröffnung.
Lei•chen•schau•haus *nt* deadhouse, morgue.
Lei•chen•spen•der *m chir.* cadaver donor.
Lei•chen•star•re *f patho.* death rigor, cadaveric rigidity [rɪˈdʒɪdətɪ].
Lei•chen•trans•plan•tat *nt chir.* cadaveric transplant.
Leich•nam *m* → Leiche.
leicht *adj* **1.** (*Gewicht*) light, lightweight. **2.** (*Schlaf*) light, hypohypnotic; (*Atmen*) light; (*Kost*) bland, light; (*Krankheit*) slight, mild; (*Fieber*) low-grade; (*Berührung*) light.
Leichte-Kettenkrankheit *f immun.* L-chain disease, Bence-Jones myeloma.
Leichtenstern: Leichtenstern-Phänomen *nt neuro.* Leichtenstern's phenomenon [fɪ-ˈnɑmə,nɑn], Leichtenstern's sign.
Leicht•ver•letz•te *m/f* slightly injured, slightly injured person, light casualty.
Leicht•ver•wun•de•te *m/f* → Leichtverletzte.
Lei•den *nt* complaint, ailment, condition, illness, trouble, disease. [S.A. ERKRANKUNG]
lei•den I *vt* suffer, endure, bear. II *vi* suffer (*an* from, *unter* from).
Leiner: Leiner-Dermatitis *f derm.* Leiner's disease.
Leio•der•ma *nt derm.* leiodermia.
Leio•my•om *nt patho.* leiomyoma.
leio•myo•ma•tös *adj patho.* leiomyomatous.
Leio•myo•ma•to•se *f patho.* leiomyomatosis.
Leio•myo•sar•kom *nt patho.* leiomyosarcoma.
lei•se *adj* (*Geräusch*) soft, low, faint; (*Stimme*) low, soft; (*Herztöne*) low; (*ruhig*) quiet.
Leish•ma•nia *f micro.* leishmania, Leish-

mania.
Leish•ma•nia•se *f epidem.* leishmaniasis, leishmaniosis.
amerikanische Leishmaniase nasopharyngeal leishmaniasis, American leishmaniasis, mucocutaneous leishmaniasis.
kutane Leishmaniase cutaneous leishmaniasis, Aleppo boil, Oriental sore.
kutane Leishmaniase Südamerikas South American cutaneous leishmaniasis, chiclero ulcer, chicle ulcer.
leproide Leishmaniase anergic/diffuse cutaneous leishmaniasis, pseudolepramatous leishmaniasis.
mukokutane Leishmaniase → amerikanische Leishmaniase.
mukokutane Leishmaniase Südamerikas naso-oral leishmaniasis, espundia.
Post-Kala-Azar dermale Leishmaniase post-kala-azar dermal leishmaniasis, dermal leishmanoid.
Leish•ma•nid *nt immun.* leishmanid.
Leish•ma•ni•en•in•fek•ti•on *f epidem.* leishmaniasis, leishmaniosis.
Leish•ma•nin *nt immun.* leishmanin.
Leishmanin-Test *m immun.* leishmanin test, Montenegro test.
Leish•ma•nio•se *f* → Leishmaniase.
Leish•ma•no•id *nt epidem.* leishmanoid.
Post-Kala-Azar dermale Leishmanoide *pl* post-kala-azar dermal leishmaniasis, dermal leishmanoid.
Lei•ste *f anat.* **1.** inguinal region ['ɪŋgwɪnl], groin. **2.** ridge, crest.
Lei•sten•band *nt anat.* inguinal ligament, inguinal arch ['ɪŋgwɪnl].
Lei•sten•bu•bo *m epidem.* inguinal bubo.
Lei•sten•bruch *m chir.* inguinal hernia.
angeborener Leistenbruch congenital inguinal hernia.
äußerer Leistenbruch → indirekter Leistenbruch.
direkter Leistenbruch direct inguinal hernia, medial inguinal hernia.
erworbener Leistenbruch acquired inguinal hernia.
indirekter Leistenbruch external inguinal hernia, indirect inguinal hernia.
innerer Leistenbruch → direkter Leistenbruch.
Lei•sten•ge•gend *f anat.* groin, inguinal region.
Lei•sten•gru•be *f anat.* inguinal fovea, inguinal fossa.
Lei•sten•her•nie *f* → Leistenbruch.
Lei•sten•ho•den *m andro.* inguinal testis, orchiocele.
Lei•sten•ka•nal *m anat.* inguinal canal, abdominal canal.
Lei•sten•lymph•kno•ten *pl anat.* inguinal lymph nodes.
Lei•sten•re•flex *m physiol.* Geigel's reflex, inguinal reflex.

Lei•sten•re•gi•on *f anat.* groin, inguinal region.
Lei•sten•ring *m anat.* inguinal ring.
Lei•sten•schmerz *m patho.* inguinodynia, bubonalgia.
Lei•stung *f* performance; (*Bemühungen*) effort(s *pl*); (*Ergebnis*) result(s *pl*); (*geleistete Arbeit*) work; *techn.* output, performance.
Lei•stungs•puls•in•dex *m physiol.* performance pulse index.
Leit•sym•ptom *nt clin.* cardinal symptom, chief complaint.
Lei•tungs•an•äs•the•sie *f anes.* conduction anesthesia [,ænəs'θiːʒə], block anesthesia, nerve block, regional anesthesia, block.
Lei•tungs•apha•sie *f neuro.* conduction aphasia, associative aphasia.
Lei•tungs•block *m* **1.** *card.* conduction block. **2.** *anes.* conduction anesthesia [,ænəs'θiːʒə], block anesthesia.
L.E.-Körper *pl derm., patho.* LE bodies.
Len•de *f anat.* lumbar region, loin.
Len•den•bruch *m chir.* dorsal hernia, lumbar hernia.
Len•den•lor•do•se *f anat.* lumbar lordosis.
Len•den•mark *nt anat.* lumbar part of spinal cord, lumbar segments *pl* of spinal cord.
Len•den•ple•xus *m* lumbar plexus.
Len•den•schmerz *m* → Lumbago.
Len•den•schnitt *m chir.* flank incision.
Len•den•sko•lio•se *f ortho.* lumbar scoliosis.
Len•den•wir•bel *pl anat.* lumbar vertebrae, abdominal vertebrae.
Len•den•wir•bel•säu•le *f anat.* lumbar spine.
Lennert: Lennert-Lymphom *nt hema.* Lennert's lesion, Lennert's lymphoma.
Lennox: Lennox-Syndrom *nt neuro.* Lennox syndrome.
Lens (cristallina) *f anat.* lens, crystalline lens, lens of the eye.
len•ti•gi•nös *adj derm.* lentiginous.
Len•ti•gi•no•se *f derm.* lentiginosis, multiple lentigines.
Len•ti•glo•bus *m ophthal.* lentiglobus.
Len•ti•go *f derm.* lentigo, lenticula. **Lentigo maligna** circumscribed precancerous melanosis of Dubreuilh, malignant lentigo.
Lentigo-maligna-Melanom *nt derm.* lentigo maligna melanoma, malignant lentigo melanoma.
Len•ti•ko•nus *m ophthal.* lenticonus.
Leopold: Leopold-Handgriffe *pl gyn.* Leopold's maneuvers.
Leopold-Regel *f gyn.* Leopold's law.
LE-Phänomen *nt derm.* L.E. phenomenon [fɪ'nɑmə,nɑn], LE phenomenon.
Le•pi•do•sis *f derm.* lepidosis.
Le•pra *f epidem.* leprosy, lepra, Hansen's disease.
dimorphe Lepra borderline leprosy, dimorphous leprosy.
indeterminierte Lepra indeterminate leprosy, uncharacteristic leprosy.

Leprabazillus 652

lepromatöse Lepra lepromatous leprosy.
tuberkuloide Lepra tuberculoid leprosy, cutaneous leprosy, nodular leprosy.
Le•pra•ba•zil•lus *m micro.* Hansen's bacillus, Mycobacterium leprae.
Le•pra•hos•pi•tal *nt epidem.* leper hospital, leprosarium, leprosary.
Le•pra•kno•ten *m patho.* leproma.
Le•pra•re•ak•ti•on *f immun.* lepra reaction.
Le•pra•sta•ti•on *f epidem.* lazaret, lazaretto, leprosary, leprosery.
Le•pra•zel•len *pl patho.* lepra cells, Virchow's cells.
Le•prid *nt patho.* leprid, lepride.
Le•prom *nt patho.* leproma.
le•pro•ma•tös *adj patho.* lepromatous.
Le•pro•min *nt immun.* lepromin, Mitsuda antigen.
Le•pro•min•re•ak•ti•on *f immun.* lepromin reaction, Mitsuda reaction.
le•prös *adj epidem.* leprous, leprose, leprotic.
Le•pro•sta•ti•kum *nt pharm.* leprostatic.
le•pro•sta•tisch *adj pharm.* leprostatic.
lep•to•me•nin•ge•al *adj anat.* leptomeningeal.
Lep•to•me•nin•gi•om *nt neuro.* leptomeningioma.
Lep•to•me•nin•gi•tis *f neuro.* leptomeningitis, pia-arachnitis.
Lep•to•me•ninx *f anat.* leptomeninx, pia-arachnoid.
Lep•to•spi•ra *f micro.* leptospire, Leptospira.
Lep•to•spi•ro•sis *f epidem.* leptospiral disease, leptospirosis. **Leptospirosis icterohaemorrhagica** Weil's disease, leptospiral jaundice.
Lep•to•spir•urie *f patho.* leptospiruria.
Lep•to•tri•cho•se *f epidem.* leptotrichosis, leptothricosis.
Lep•to•zyt *m hema.* leptocyte, planocyte.
Lep•to•zy•to•se *f hema.* leptocytosis.
Leriche: Leriche-Operation *f neurochir.* Leriche's operation, periarterial sympathectomy.
Leriche-Syndrom *nt card.* Leriche's syndrome, aorticoiliac occlusive disease.
Léri-Weill: Léri-Weill-Syndrom *nt ortho.* Léri-Weill syndrome, dyschondrosteosis.
Lesch-Nyhan: Lesch-Nyhan-Syndrom *nt patho.* Lesch-Nyhan syndrome, hypoxanthine guanine phosphoribosyltransferase deficiency.
Le•se•bril•le *f* reading glasses.
Le•se•pro•ben•ta•fel *f ophthal.* reading chart.
Le•se•schwä•che *f neuro.* dyslexia.
Le•se•stö•rung *f neuro.* dyslexia, paralexia.
Le•se•ta•fel *f ophthal.* reading chart.
le•tal *adj* lethal, deadly, fatal.
Le•tal•do•sis *f pharm.* lethal dose.
Le•ta•li•tät *f* lethality.
Le•thar•gie *f patho., psychia.* lethargy.
le•thar•gisch *adj patho., psychia.* lethargical, lethargic.

Letterer-Siwe: Letterer-Siwe-Krankheit *f patho.* Letterer-Siwe disease, non-lipid histiocytosis.
Leu•ci•no•se *f patho.* leucinosis.
Leu•co•der•ma *nt derm.* leukoderma, leukopathy [luːˈkɑpəθɪ].
Leu•co•ma *nt ophthal.* leukoma, albugo.
Leu•co•ny•chia *f derm.* leukonychia.
Leuk•ämid *nt hema.* leukemid.
Leuk•ämie *f hema.* leukemia, leukocythemia, leukosis.
akute Leukämie acute leukemia.
akute undifferenzierte Leukämie stem cell leukemia, blast cell leukemia, undifferentiated cell leukemia.
aleukämische Leukämie aleukemic leukemia, aleukocythemic leukemia.
chronische Leukämie chronic leukemia.
granulozytäre Leukämie → myeloische Leukämie.
lymphatische/lymphozytische Leukämie lymphocytic leukemia, lymphatic leukemia, lymphogenous leukemia, lymphoid leukemia.
myeloische Leukämie myelocytic leukemia, granulocytic leukemia, myelogenic leukemia, myelogenous leukemia, myeloid leukemia, myeloid granulocytic leukemia.
promyelozytäre Leukämie promyelocytic leukemia.
subleukämische Leukämie subleukemic leukemia, leukopenic leukemia.
undifferenzierte Leukämie hemoblastic leukemia, hemocytoblastic leukemia.
leuk•ämisch *adj hema.* leukemic.
Leuk•ämo•id *nt hema.* leukemoid, leukemoid reaction, leukemic reaction.
Leu•ko•ag•glu•ti•nin *nt immun.* leukoagglutinin, leukocyte agglutinin.
Leu•ko•ag•glu•ti•nin•re•ak•ti•on *f immun.* (*Transfusion*) leukoagglutinin reaction.
Leu•ko•blast *m hema.* leukoblast, leukocytoblast.
Leu•ko•bla•sto•se *f hema.* leukoblastosis.
Leu•ko•derm *nt derm.* leukoderma, leukopathia, leukopathy [luːˈkɑpəθɪ].
Leu•ko•dia•pe•de•se *f hema.* leukocytic diapedesis, leukopedesis.
Leu•ko•dys•tro•phie *f neuro.* leukodystrophy. **orthochromatische Leukodystrophie** Pelizaeus-Merzbacher disease, orthochromatic leukodystrophy.
Leu•ko•en•ze•pha•li•tis *f neuro.* leukoencephalitis, leukencephalitis.
Leu•ko•en•ze•pha•lo•pa•thie *f neuro.* leukoencephalopathy [ˌluːkən̩sefəˈlɑpəθɪ].
Leu•ko•ery•thro•bla•sto•se *f hema.* leukoerythroblastosis, leukoerythroblastic anemia.
Leu•ko•gramm *nt hema.* leukogram.
Leu•ko•ko•rie *f ophthal.* leukokoria.
Leu•ko•krit *nt hema.* leukocrit.
Leu•kom *nt ophthal.* leukoma, albugo.
Leu•ko•mye•lo•pa•thie *f neuro.* leukomyelopathy.
Leu•ko•ny•chie *f derm.* leukonychia.

Lichtheim

Leu·ko·pa·thie *f* → Leukoderm.
Leu·ko·pe·de·se *f hema.* leukopedesis, leukocytic diapedesis.
Leu·ko·pe·nie *f hema.* leukopenia, leukocytopenia.
leu·ko·pe·nisch *adj hema.* leukopenic.
Leu·ko·phleg·ma·sie *f* milkleg, leukophlegmasia, thrombotic phlegmasia.
Leu·ko·pla·kie *f HNO* leukoplakia. **Leukoplakie der Mundschleimhaut** smoker's patches, oral leukoplakia.
Leu·ko·poe·se *f hema.* leukopoiesis, leukocytopoiesis.
leu·ko·poe·tisch *adj hema.* leukopoietic.
Leu·kor·rha·gie *f gyn.* leukorrhagia, profuse leukorrhea.
Leu·kor·rhoe *f gyn.* leukorrhea.
Leu·ko·sar·kom *nt hema.* leukocytic sarcoma, leukosarcoma.
Leu·ko·se *f hema.* leukosis.
Leu·ko·to·mie *f neurochir.* leukotomy, lobotomy [ləʊ'bɒtəmɪ].
Leu·ko·to·xin *nt immun.* leukotoxin, leukocytotoxin.
Leu·ko·tri·cho·sis *f derm.* leukotrichia.
Leu·ko·zyt *m hema.* leukocyte, white blood cell.
basophiler Leukozyt basophilic leukocyte, polymorphonuclear basophil leukocyte.
eosinophiler Leukozyt eosinophilic leukocyte, polymorphonuclear eosinophil leukocyte.
granulärer Leukozyt granulocyte, granular leukocyte, polynuclear leukocyte.
neutrophiler Leukozyt neutrophilic leukocyte, polymorphonuclear neutrophil leukocyte.
polymorphkerniger Leukozyt polymorphonuclear, polynuclear leukocyte.
leu·ko·zy·tär *adj hema.* leukocytic, leukocytal.
Leu·ko·zy·ten·an·ti·ge·ne *pl immun.* leukocyte antigens. **humane Leukozytenantigene** human leukocyte antigens, major histocompatibility antigens.
Leu·ko·zy·ten·in·ter·fe·ron *nt immun.* interferon-α, leukocyte interferon.
Leu·ko·zy·ten·zahl *f hema.* leukocyte count, white blood count, white cell count.
Leu·ko·zy·ten·zy·lin·der *m urol.* leukocyte cast, pus cast.
Leu·ko·zy·to·pe·nie *f hema.* leukopenia, leukocytopenia.
Leu·ko·zy·to·poe·se *f hema.* leukopoiesis, leukocytopoiesis.
leu·ko·zy·to·poe·tisch *adj hema.* leukopoietic.
Leu·ko·zy·to·se *f hema.* leukocytosis, leucocytosis, hypercytosis.
Leu·ko·zyt·urie *f patho.* leukocyturia.
Le·va·tor *m* [S.U. MUSCULUS LEVATOR]
Levator-ani-Syndrom *nt patho.* levator syndrome.
Le·va·tor·her·nie *f chir.* levator hernia, pudendal hernia.

LeVeen: LeVeen-Shunt *m clin.* LeVeen shunt, LeVeen peritoneovenous shunt.
Lewandowsky-Lutz: Lewandowsky-Lutz-Syndrom *nt derm.* Lewandowsky-Lutz disease, epidermodysplasia verruciformis.
Leyden-Möbius: Leyden-Möbius-Krankheit *f neuro.* Leyden-Möbius syndrome, limb-girdle muscular dystrophy, pelvifemoral muscular dystrophy.
Leydig: Leydig-Zellen *pl histol.* Leydig cells, interstitial glands, interstitial cells.
Leydig-Zelltumor *m urol.* Leydig cell tumor.
L.E.-Zellen *pl patho.* LE cells, lupus erythematosus cells.
L.E.-Zellphänomen *nt patho.* LE cell phenomenon [fɪ'nɑmə,nɑn].
Le·zi·thin *nt biochem.* lecithin, phosphatidylcholine.
Le·zi·thin·ämie *f* lecithinemia.
Le·zi·thi·na·se *f biochem.* lecithinase, phospholipase.
Lezithin-Sphingomyelin-Quotient *m neuro.* L/S ratio, lecithin-sphingomyelin ratio.
LGL-Syndrom *nt card.* Lown-Ganong-Levine syndrome.
Li·bi·do *f psycho.* libido, sexual desire.
Li·bi·do·ver·lust *m* loss of libido.
Libman-Sacks: Libman-Sacks-Syndrom *nt card.* Libman-Sacks endocarditis, atypical verrucous endocarditis, nonbacterial verrucous endocarditis.
Li·chen *m derm.* lichen.
Lichen sclerosus et atrophicus white-spot disease, Csillag's disease.
Lichen simplex chronicus Vidal's disease, localized/circumscribed neurodermatitis.
Li·che·ni·fi·ka·ti·on *f derm.* lichenification, lichenization.
Li·che·ni·sa·ti·on *f derm.* lichenification, lichenization.
li·che·no·id *adj derm.* lichenoid.
Licht·al·ler·gie *f derm.* photoallergy.
Licht·aus·schlag *m,* **polymorpher** *derm.* polymorphic light eruption, light sensitive eruption, Hutchinson's syndrome, summer prurigo.
Licht·der·ma·to·se *f derm.* photodermatosis. **Lupus-erythematodes-artige Lichtdermatose** → polymorpher Lichtausschlag.
licht·durch·läs·sig *adj* translucent, transparent.
Licht·ek·zem *nt* → polymorpher Lichtausschlag.
licht·emp·find·lich *adj derm.* light-sensitive, photosensitive.
Licht·emp·find·lich·keit *f* light sensitivity, photosensitivity.
Licht·ery·them *nt derm.* photoerythema.
Lichtheim: Lichtheim-Flecken *pl patho.* Lichtheim's plaques [plæk].
Lichtheim-Syndrom *nt neuro.* Lichtheim's syndrome, combined sclerosis, combined system disease.

Lichtkoagulation

Licht·ko·agu·la·ti·on *f clin.* photocoagulation.

Licht·mi·kro·skop *nt histol.* optical microscope, light microscope.

Licht·re·ak·ti·on *f physiol.* light reflex, pupillary reflex, iris contraction reflex.
direkte Lichtreaktion direct light response.
konsensuelle Lichtreaktion consensual light response, consensual light reaction.

Licht·re·flex *m* **1.** → Lichtreaktion. **2.** *HNO* light reflex, Politzer's cone.

Licht·re·zep·tor *m physiol.* light receptor.

Licht·the·ra·pie *f clin.* light therapy, phototherapy, solarization.

Licht·ur·ti·ka·ria *f derm.* light urticaria, solar urticaria.

Lid *nt* lid, eyelid; *anat.* palpebra.

Lid·ar·te·ri·en *pl anat.* palpebral arteries.

Lid·ent·zün·dung *f ophthal.* blepharitis, palpebritis.

Lid·ex·zi·si·on *f ophthal.* blepharectomy.

Lid·hal·ter *m ophthal.* blepharostat, eye speculum.

Lid·knor·pel *m anat.* tarsus, palpebral cartilage, tarsal plate.

Lid·knor·pel·ent·zün·dung *f ophthal.* tarsitis.

Lid·knor·pel·plat·te *f* → Lidknorpel.

Lid·ko·lo·bom *nt ophthal.* palpebral coloboma.

Lid·krampf *m ophthal.* blepharospasm, blepharism ['blefərɪzəm].

Lid·läh·mung *f ophthal.* blepharoplegia.

Li·do·ca·in *nt anes.* lidocaine, lignocaine.

Lid·ödem *nt ophthal.* lid edema, blepharedema.

Lid·pla·stik *f ophthal.* tarsoplasty, blepharoplasty.

Lid·plat·te *f* → Lidknorpel.

Lid·pto·se *f ophthal.* palpebral ptosis, blepharoptosis.

Lid-Pupillen-Reflex *m* Westphal's pupillary reflex, orbicularis pupillary reflex.

Lid·rand·ent·zün·dung *f ophthal.* blear eye, marginal blepharitis.

Lid·rand·pla·stik *f ophthal.* marginoplasty, tarsocheiloplasty.

Lid·re·flex *m* **1.** *ophthal.* lid reflex, corneal reflex. **2.** *physiol.* blink reflex, corneal reflex, lid reflex.

Lid·schwel·lung *f ophthal.* lid swelling, blepharoncus.

Lid·ve·nen *pl anat.* palpebral veins.

Lid·ver·wach·sung *f ophthal.* ankyloblepharon, blepharosynechia.

Lie·ge·kur *f* rest cure.

lie·nal *adj anat.* lienal, splenic.

Lie·ni·tis *f patho.* lienitis, splenitis.

Li·en·te·rie *f patho.* lientery.

lif·ten *vt chir.* face-lift.

Li·ga·ment *nt anat.* ligament, band.

li·ga·men·tär *adj anat.* ligamentous.

Li·ga·men·tum *nt* [S.U. LIGAMENTUM]

Li·ga·tur *f chir.* ligation; ligature.

Lightwood-Albright: Lightwood-Albright-Syndrom *nt patho.* Lightwood's syndrome, Lightwood-Albright syndrome.

li·gie·ren *vt chir.* ligate, ligature, apply a ligature.

Lignac-Fanconi: Lignac-Fanconi-Krankheit *f patho.* Lignac-Fanconi syndrome, Lignac's syndrome, cystinosis.

Li·la·krank·heit *f derm.* dermatomyositis.

Li·mit *nt* limit, boundary.

Linc·tus *m pharm.* linctus, electuary.

Lindau: Lindau-Tumor *m patho.* Lindau's tumor, angioblastoma.

lin·dern *vt* (*Schmerzen, Beschwerden*) relieve, allay, soothe, palliate, assuage, ease, reduce.

lin·dernd *adj* (*Schmerzen, Beschwerden*) soothing, palliative, alleviative, mitigatory.

Lin·de·rung *f* (*Schmerzen, Beschwerden*) soothing, alleviation, palliation, abatement, mitigation, reduction.

lin·gu·al *adj anat.* glossal, lingual.

Lin·gul·ek·to·mie *f HTG* lingulectomy.

Lin·guo·pa·pil·li·tis *f HNO* linguopapillitis.

Links·ap·pen·di·zi·tis *f patho.* left-sided appendicitis, L-sided appendicitis.

links·fü·ßig *adj* left-footed, sinistropedal.

links·hän·dig *adj* left-handed, sinistromanual.

Links·herz *nt physiol.* left heart, systemic heart.

Links·herz·di·la·ta·ti·on *f card.* left heart dilatation, left-ventricular dilatation.

Links·herz·er·wei·te·rung *f* → Linksherzdilatation.

Links·herz·hy·per·tro·phie *f card.* left heart hypertrophy, left-ventricular hypertrophy [haɪˈpɜrtrəfɪ].

Links·herz·in·suf·fi·zi·enz *f card.* left-sided heart failure, left-ventricular failure.

Linkshypoplasie-Syndrom *nt card.* hypoplastic left-heart syndrome.

Links·in·suf·fi·zi·enz *f* → Linksherzinsuffizienz.

Links-Rechts-Shunt *m card.* left-to-right shunt.

Links·re·sek·ti·on *f chir.* (*Pankreas*) Whipple procedure, distal/caudal pancreatectomy.

Links·schen·kel·block *m card.* left bundle-branch (heart) block.

links·ven·tri·ku·lär *adj* (*Herz*) left-ventricular.

Links·ver·sa·gen *nt card.* left-sided heart failure, left-ventricular failure.

Links·ver·schie·bung *f hema., physiol.* deviation to the left, leftward shift.

Lin·se *f* **1.** *phys.* lens, glass. **2.** *anat.* lens, crystalline lens.

Lin·sen·ach·se *f anat.* axis of lens.

Lin·sen·astig·ma·tis·mus *m ophthal.* lenticular astigmatism [əˈstɪɡmətɪzəm].

Lin·sen·di·op·trie *f ophthal.* lens diopter.

Lin·sen·ent·zün·dung *f ophthal.* phakitis, phacitis, phacoiditis.

Lin·sen·ex·trak·ti·on *f ophthal.* phaco-

eresis.
Lin•sen•kap•sel *f anat.* lens capsule, crystalline capsule.
Lin•sen•kap•sel•re•sek•ti•on *f ophthal.* phacocystectomy.
Lin•sen•kern *m anat.* **1.** (*Auge*) nucleus of lens. **2.** (*ZNS*) lenticular nucleus, lentiform nucleus.
Lin•sen•ko•lo•bom *nt ophthal.* coloboma of lens.
lin•sen•los *adj ophthal.* without lense, aphakic.
Lin•sen•lu•xa•ti•on *f ophthal.* dislocation of the lens, luxation of lens.
Lin•sen•mal *nt derm.* lentigo.
Lin•sen•pro•the•se *f ophthal.* lenticulus.
Lin•sen•rand *m anat.* equator of lens.
Lin•sen•rin•de *f anat.* cortex of lens, cortical substance of lens.
Lin•sen•skle•ro•sie•rung *f ophthal.* nuclear sclerosis.
Lin•sen•star *m ophthal.* lenticular cataract.
Lin•sen•trü•bung *f ophthal.* clouding of the lense, phacoscotasmus.
Lin•sen•ver•här•tung *f ophthal.* phacosclerosis.
Lin•sen•vor•fall *m ophthal.* phacocele.
Linton-Nachlas: Linton-Nachlas-Sonde *f clin.* Linton-Nachlas tube.
Lip•ämie *f patho.* lipemia, hyperlipemia.
Li•pa•ro•ze•le *f patho.* lipocele, liparocele.
Li•pa•se *f biochem.* lipase, fat-splitting enzyme.
Li•pas•urie *f* lipasuria.
Lip•atro•phie *f patho.* Lawrence-Seip syndrome, lipoatrophic diabetes.
Lip•azid•ämie *f patho.* lipacidemia.
Lip•azid•urie *f patho.* lipaciduria.
Lip•ek•to•mie *f chir.* lipectomy [lɪˈpektəmɪ], adipectomy.
Li•pid *nt biochem.* lipid, lipide.
Lipid aus gesättigten Fettsäuren saturated lipid.
Lipid mit mehrfach ungesättigten Fettsäuren polyunsaturated lipid.
Lipid mit ungesättigten Fettsäuren unsaturated lipid.
Li•pid•ämie *f patho.* lipidemia, hyperlipidemia.
Li•pid•ne•phro•se *f patho.* lipoid nephrosis, lipid nephrosis.
Li•pi•do•se *f patho.* lipid storage disease, lipidosis.
Li•pid•pneu•mo•nie *f pulmo.* pneumolipoidosis, lipid pneumonia [n(j)uːˈməʊnɪə].
Li•pid•sen•ker *m pharm.* antilipemic.
Li•pid•spei•cher•krank•heit *f* → Lipidose.
Li•pid•stoff•wech•sel *m biochem.* lipid metabolism [məˈtæbəlɪzəm].
Li•pid•urie *f patho.* lipiduria, lipoiduria.
Li•po•chon•dro•dys•tro•phie *f patho.* lipochondrodystrophy, Pfaundler-Hurler syndrome, α-L-iduronidase deficiency.
Li•po•chon•drom *nt patho.* lipochondroma.
Lip•ödem *nt patho.* lipedema.

Li•po•dys•tro•phie *f patho.* lipodystrophy. **intestinale Lipodystrophie** Whipple's disease, intestinal lipodystrophy.
Li•po•gra•nu•lo•ma•to•se *f patho.* lipogranulomatosis. **disseminierte Lipogranulomatose** Farber's syndrome, disseminated lipogranulomatosis.
li•po•id *adj biochem.* lipoid, lipoidic.
Li•po•id•gra•nu•lom *nt patho.* lipoid granuloma.
Li•po•id•ne•phro•se *f patho.* minimal (change) glomerulonephritis, lipoid nephrosis.
Li•po•ido•se *f patho.* lipid storage disease, lipoidosis.
Li•pom *nt patho.* lipoma, fatty tumor.
li•po•ma•tös *adj patho.* lipomatoid, lipomatous.
Li•po•ma•to•se *f patho.* lipomatosis, liposis.
Li•po•mu•ko•po•ly•sac•cha•ri•do•se *f patho.* lipomucopolysaccharidosis.
Li•po•pro•te•in *nt biochem.* lipoprotein.
Lipoprotein mit geringer Dichte β-lipoprotein, low-density lipoprotein.
Lipoprotein mit hoher Dichte α-lipoprotein, high-density lipoprotein.
Lipoprotein mit mittlerer Dichte intermediate-density lipoprotein.
Lipoprotein mit sehr geringer Dichte prebeta-lipoprotein, very low-density lipoprotein.
α-Lipoprotein *nt biochem.* α-lipoprotein, high-density lipoprotein.
β-Lipoprotein *nt biochem.* β-lipoprotein, low-density lipoprotein.
Li•po•pro•te•in•ämie *f patho.* lipoproteinemia.
Li•po•pro•te•in•li•pa•se *f biochem.* lipoprotein lipase, diacylglycerol lipase.
Li•po•sar•kom *nt patho.* adipose sarcoma, liposarcoma.
Li•po•ze•le *f chir.* liparocele, lipocele.
Li•po•zyt *m histol.* lipocyte, fat cell, adipocyte.
Lip•pe *f* lip, *anat.* labium (oris). **von den Lippen ablesen** lipread.
Lip•pen•bänd•chen *nt anat.* labial frenulum.
Lip•pen•drü•sen *pl anat.* labial glands.
Lip•pen•ent•zün•dung *f HNO* cheilitis, chilitis.
Lip•pen•ex•zi•si•on *f HNO* cheilectomy, chilectomy.
Lip•pen•im•pe•ti•go *f HNO* impetiginous cheilitis.
Lip•pen•kar•zi•nom *nt HNO* carcinoma of the lip, cheilocarcinoma.
Lippen-Kiefer-Gaumen-Spalte *f embryo.* cheilognathopalatoschisis.
Lippen-Kiefer-Spalte *f embryo.* cheilognathoschisis.
Lip•pen•krebs *m* → Lippenkarzinom.
Lip•pen•naht *f chir.* cheilorrhaphy, chilorrhaphy.
Lip•pen•pla•stik *f HNO* cheiloplasty, chilo-

Lippenrot

plasty, labioplasty.
Lip•pen•rot *nt* red margin (of lip).
Lip•pen•schmer•zen *pl* chilalgia, cheilalgia.
Lip•pen•spal•te *f embryo.* cleft lip, harelip, cheiloschisis [kaɪ'lɑskəsɪs].
Lip•pi•tu•do *f ophthal.* blear eye, lippitude, marginal blepharitis.
Lip•urie *f patho.* adiposuria, lipuria.
Li•que•fak•ti•on *f patho.* liquefaction.
li•quid *adj* liquid, flowing, fluid.
Li•quor *m* [S.U. LIQUOR]
Li•quor•block *m neuro.* dynamic block, spinal subarachnoid block.
Li•quor•blocka•de [K•K] *f neuro.* dynamic block, spinal subarachnoid block.
Li•quor•druck *m physiol.* cerebrospinal pressure, CFS pressure.
Li•quor•man•gel *m neuro.* hypoliquorrhea.
Li•quor•rhoe *f patho.* liquorrhea.
Lisfranc: Lisfranc-Amputation *f ortho.* Lisfranc's amputation, Lisfranc's operation.
Lisfranc-Gelenklinie *f anat.* Lisfranc's articulation, Lisfranc's joint.
Lisfranc-Luxation *f ortho.* Lisfranc's dislocation.
Lis•peln *nt* lisping, lisp.
lis•peln *vi* lisp, have a lisp.
Li•ste•ria *f micro.* Listeria, Listerella.
Li•ste•rio•se *f epidem.* circling disease, listeriosis.
Li•thia•sis *f patho.* lithiasis, calculosis.
Li•thi•um *nt chem.* lithium.
Li•tho•frak•tor *m urol.* lithotriptor, lithotripter, lithotrite.
li•tho•gen *adj patho.* lithogenic, lithogenous.
Li•tho•ge•ne•se *f patho.* lithogenesis, lithogeny.
Li•tho•kla•sie *f urol.* lithotripsy, lithotrity.
Li•tho•klast *m* → Lithotripter.
Li•thol•apa•xie *f urol.* litholapaxy, lithocenosis.
Li•tho•ly•se *f urol.* litholysis.
li•tho•ly•tisch *adj urol.* litholytic.
Li•tho•to•mie *f urol.* lithotomy [lɪ'θɑtəmɪ], lithectomy.
Li•tho•trip•sie *f urol.* lithotripsy, lithotrity.
Li•tho•trip•ter *m urol.* lithotriptor, lithoclast, lithotripter, lithotrite.
Li•tho•trip•to•sko•pie *f urol.* lithotriptoscopy [,lɪθətrɪp'tɑskəpɪ].
Li•tho•zy•sto•to•mie *f urol.* lithocystotomy.
Lith•ure•se *f urol.* lithuresis.
Lith•urie *f patho.* lithuria.
Little: Little-Krankheit *f neuro.* Little's disease, spastic diplegia.
Little-Syndrom *nt derm.* Graham Little syndrome.
Littre: Littre-Drüsen *pl anat.* Littre's glands, urethral glands of male urethra.
Littre-Hernie *f chir.* Littre's hernia, parietal hernia.
Lit•tri•tis *f urol.* littritis.
Li•ve•do *f derm.* livedo, suggillation. **Livedo reticularis** marble skin.

li•vi•de *adj patho.* livid.
Li•vor *m patho.* **1.** lividity, livor. **2.** postmortem lividity, postmortem livedo, livor mortis.
L-Ket•ten•krank•heit *f immun.* L-chain disease, Bence-Jones myeloma.
lo•bär *adj anat.* lobar.
Lo•bär•bron•chus *m anat.* lobar bronchus.
Lo•bär•pneu•mo•nie *f pulmo.* lobar pneumonia, croupous pneumonia [n(j)u:-'məʊnɪə].
Lob•ek•to•mie *f chir.* lobectomy [ləʊ-'bektəmɪ].
Lo•bi•tis *f patho.* lobitis.
Lo•bo•to•mie *f* **1.** *chir.* lobotomy [ləʊ-'bɑtəmɪ]. **2.** *neurochir.* lobotomy, leukotomy.
Lobstein: Lobstein-Syndrom *nt ortho.* Lobstein's syndrome, osteogenesis imperfecta tarda.
Lo•bu•lus *m* [S.U. LOBULUS]
Lo•bus *m* [S.U. LOBUS]
Loch *nt* hole; *anat.* foramen, cavity; (*Öffnung*) aperture, opening; (*Lücke*) hole, gap; (*Einstich*) puncture; (*undichte Stelle*) leak.
Lo•chi•en *pl gyn.* lochia.
Lo•chi•en•stau•ung *f gyn.* lochiostasis, lochioschesis.
Lo•chio•kol•pos *m gyn.* lochiocolpos.
Lo•chio•me•tra *f gyn.* lochiometra.
Lo•chior•rha•gie *f gyn.* lochiorrhagia.
Lo•chior•rhoe *f gyn.* lochiorrhea, lochiorrhagia.
Lo•chio•sta•se *f gyn.* lochiostasis, lochioschesis.
Loeffler-Priesel: Loeffler-Priesel-Tumor *m gyn.* Priesel tumor, thecoma, theca cell tumor.
Löf•fel *m* spoon; *chir.* spoon, scoop.
Löf•fel•fuß *m ortho.* spatula foot, spoon--shaped foot.
Löf•fel•hand *f ortho.* spoon-shaped hand.
Löf•fel•na•gel *m derm.* spoon nail, koilonychia, celonychia.
Löffler: Löffler-Bazillus *m micro.* Klebs-Löffler bacillus, Löffler's bacillus, diphtheria bacillus, Corynebacterium diphtheriae.
Löffler-Endokarditis *f* Löffler's endocarditis, eosinophilic endomyocardial disease.
Löffler-Syndrom *nt* **1.** → Löffler-Endokarditis. **2.** Löffler's syndrome, Löffler's pneumonia, Löffler's eosinophilia, chronic eosinophilic pneumonia [n(j)u:'məʊnɪə].
Log•asthe•nie *f neuro.* logasthenia.
Lo•go•pä•de *m* speech therapist, logopedist.
Lo•go•pä•die *f* speech therapy, logopedics *pl*, logopedia.
Lo•go•pä•din *f* speech therapist, logopedist.
Lo•go•pa•thie *f HNO* speech disorder, logopathy [ləʊ'gɑpəθɪ].
Löhlein: Löhlein-Herdnephritis *f patho.* Löhlein's focal embolic nephritis, Löhlein-Baehr lesion, focal embolic glomerulonephritis.

lo•kal *adj* local, topical, regional.
Lo•kal•an•äs•the•sie *f anes.* local anesthesia [,ænəs'θiːʒə].
Lo•kal•an•äs•the•ti•kum *nt anes.* topic anesthetic, local anesthetic.
Lo•kal•be•hand•lung *f clin.* local treatment.
Lo•ka•li•sa•ti•on *f (a. patho.)* localization.
lo•ka•li•siert *adj (begrenzt)* limited, localized; *(a. anat.)* situated.
Lo•kal•re•ak•ti•on *f patho.* local reaction.
Lo•kal•re•zi•div *nt patho.* local recurrence, local relapse.
Lo•kal•sym•ptom *nt clin.* local symptom.
Lo•ko•mo•ti•on *f physiol.* locomotion, movement.
lo•ko•mo•to•risch *adj physiol.* locomotive, locomotor, locomotory.
Lombard: Lombard-Leseversuch *m HNO* Lombard's voice-reflex test, Lombard's test.
Longhi-Avellis: Longhi-Avellis-Syndrom *nt neuro.* Avellis' paralysis, ambiguo-spinothalamic paralysis [pə'rælɪsɪs].
Longmire: Longmire-Operation *f chir.* Longmire's operation.
Looser-Milkman: Looser-Milkman-Syndrom *nt patho.* Milkman's syndrome, Looser-Milkman syndrome.
Lor•do•se *f* 1. *anat.* backward curvature, lordosis. 2. *ortho.* hollow back, saddle back, lordosis.
Lor•do•se•becken [K•K] *nt ortho.* lordotic pelvis.
Lor•do•sko•lio•se *f ortho.* lordoscoliosis.
lor•do•tisch *adj anat., ortho.* lordotic.
Lorenz: Lorenz-Gips *m ortho.* Lorenz's brace.
Lorenz-Umstellungsosteotomie *f ortho.* Lorenz's operation, Lorenz's osteotomy [,ɑstɪ'ɑtəmɪ].
lö•sen I *vt* 1. *(Griff)* loosen; *(Muskeln, Körper)* loosen up; *(Krampf)* relax; *(Schleim)* loosen; *(Husten)* ease. 2. *(Knoten)* open, undo, untie. 3. free *(aus, von* from); *chir. (entfernen)* remove, separate, detach *(von* from), take off/out; *(herauslösen)* get out *(aus* of). **manuell lösen** *gyn. (Plazenta)* deliver. 4. *fig. (Problem etc.)* solve, resolve; *(Frage)* answer. **II** *vr* **sich lösen 5.** *(Knoten)* come undone, come loose, get loose. 6. *(s. ablösen)* detach itself *(von* from), come off; *(Haut)* peel, peel off. 7. *(Husten)* ease, loosen; *(Schleim)* loosen; *(Muskeln)* loosen up; *(Spannung)* ease, relax.
Los•laß•schmerz *m chir.* Blumberg's sign, rebound tenderness.
Lö•sung *f* 1. *allg.* solution (of); key, answer (to). 2. *pharm.* aqueous solution; *derm.* paint; *pharm.* solution, irrigation. 3. *patho.* detachment *(von* from); solution, lysis ['laɪsɪs]. 4. *chir.* lysis, removal, mobilization.
hypertone Lösung hypertonic solution.
hypotone Lösung hypotonic solution.
ionische Lösung ionic solution.

manuelle Lösung *gyn. (Plazenta)* delivery.
Louis-Bar: Louis-Bar-Syndrom *nt neuro.* Louis-Bar syndrome, ataxia-teleangiectasia syndrome.
Low-dose-Heparin *nt clin.* low-dose heparin.
Lown-Ganong-Levine: Lown-Ganong-Levine-Syndrom *nt card.* Lown-Ganong-Levine syndrome.
L/S-Quotient *m embryo.* L/S ratio, lecithin-sphingomyelin ratio.
Lücke [K•K] *f* break, gap, interstice; *(a. anat.)* space, opening; hiatus, lacune; *(Spalte)* crack, gap, fissure; *(Zahn)* gap. **auskultatorische Lücke** *card.* silent gap, auscultatory gap.
Ludloff: Ludloff-Zeichen *nt ortho.* Ludloff's sign.
Ludwig: Ludwig-Angina *f HNO* Ludwig's angina.
Luer: Luer-Knochenzange *f ortho.* Luer forceps, Luer rongeur.
Luer-Spritze *f clin.* Luer syringe [sə'rɪndʒ].
Lu•es *f* **(venerea)** *epidem.* syphilis, lues, treponemiasis.
Lues II secondary syphilis, mesosyphilis.
Lues III late syphilis, tertiary syphilis.
Lues IV quaternary syphilis, parasyphilis.
Lues congenita/connata congenital syphilis, heredolues, heredosyphilis.
lue•tisch *adj epidem.* luetic, syphilitic, syphilous.
Luft *f* air; atmosphere; *physiol. (Atem)* breath.
die Luft anhalten hold one's breath. **wieder Luft bekommen** get one's breath back. **tief Luft holen** take a deep breath. **durch die Luft übertragen/verbreitet** *epidem.* airborne.
freie Luft im Bauchraum *radiol.* extraintestinal air.
retroperitoneale Luft *radiol.* retroperitoneal air.
Luft•bla•se *f* air bubble, bubble.
Luft•druck *m* air pressure, atmospheric pressure, barometric pressure.
Luft•du•sche *f HNO* air douche.
Luft•ein•schluß *m radiol.* air trapping.
Luft•em•bo•lie *f patho.* air embolism ['embəlɪzəm], aeroembolism.
Luft•feuch•tig•keit *f phys.* humidity.
Luft•har•nen *nt urol.* pneumaturia.
luft•ho•len *vi* breathe.
Luft•hun•ger *m patho.* Kussmaul breathing, Kussmaul-Kien breathing, air hunger.
Luft•röh•re *f anat.* windpipe, trachea.
Luft•röh•ren•blu•tung *f patho.* tracheorrhagia.
Luft•röh•ren•bruch *m pulmo.* tracheal hernia, tracheocele.
Luft•röh•ren•di•la•ta•ti•on *f pulmo.* tracheaectasy.
Luft•röh•ren•di•ver•ti•kel *pl pulmo.* tracheal diverticula.
Luft•röh•ren•ent•zün•dung *f pulmo.* tracheal catarrh, tracheitis, trachitis.

Luft·röh·ren·er·wei·te·rung f pulmo. tracheaectasy.
Luft·röh·ren·ga·be·lung f anat. bifurcation of trachea.
Luft·röh·ren·kom·pres·si·on f pulmo. compression of the trachea.
Luft·röh·ren·mus·ku·la·tur f anat. tracheal musculature.
Luft·röh·ren·naht f HNO tracheorrhaphy.
Luft·röh·ren·ob·struk·ti·on f pulmo. tracheal obstruction.
Luft·röh·ren·pla·stik f HNO tracheoplasty.
Luft·röh·ren·schmerz m trachealgia.
Luft·röh·ren·schnitt m HNO tracheotomy [ˌtreɪkɪˈɑtəmɪ].
Luft·röh·ren·ver·let·zung f tracheal injury, tracheal trauma.
Luft·tem·pe·ra·tur f air temperature.
Luft·ther·mo·me·ter nt air thermometer.
Luft·ver·schmut·zung f air pollution.
Luft·we·ge pl anat. air passages, airways, respiratory tract. **die Luftwege freimachen** clear the airways.
obere Luftwege upper respiratory tract, upper airways.
untere Luftwege lower respiratory tract.
Lu·li·be·rin nt endo. luliberin, lutiliberin, luteinizing hormone releasing hormone/factor.
Lum·ba·go f lumbago, lumbar pain, lumbar rheumatism [ˈruːmətɪzəm].
lum·bal adj anat. lumbar.
Lum·bal·an·äs·the·sie f anes. lumbar anesthesia [ˌænəsˈθiːʒə], lumbar epidural anesthesia.
Lumb·al·gie f → Lumbago.
Lum·bal·ple·xus m anat. lumbar plexus.
Lum·bal·punk·ti·on f clin. lumbar puncture, spinal puncture.
Lum·bal·schnitt m chir. flank incision.
Lum·bal·wir·bel pl anat. lumbar vertebrae, abdominal vertebrae.
Lum·bar·ko·lo·to·mie f chir. lumbocolotomy.
Lum·bo·sa·kral·ge·lenk nt anat. lumbosacral joint.
Lump·ek·to·mie f gyn. segmental/partial mastectomy [mæsˈtektəmɪ], lumpectomy [lʌmˈpektəmɪ].
Lu·na·tum·lu·xa·ti·on f ortho. Kienböck's dislocation, dislocation of the lunate.
Lu·na·tum·ma·la·zie f ortho. Kienböck's disease (of the lunate), lunatomalacia.
Lun·ge f lung, anat. pulmo.
eiserne Lunge iron lung.
künstliche Lunge artificial lung.
Lun·gen·ab·szeß m pulmo. lung abscess, pulmonary abscess.
Lun·gen·ade·no·ma·to·se f pulmo. alveolar cell carcinoma, pulmonary adenomatosis, bronchioloalveolar carcinoma.
Lun·gen·al·ve·olen pl anat. pulmonary alveoli, pulmonary vesicles, alveoli.
Lun·gen·an·thra·ko·se f pulmo. black lung, pulmonary anthracosis, coal miner's lung.
Lun·gen·atel·ek·ta·se f pulmo. pulmonary atelectasis [ˌætəˈlektəsɪs].
Lun·gen·aus·kul·ta·ti·on f clin. pulmonary auscultation.
Lun·gen·ba·sis f anat. base of lung.
Lun·gen·bi·op·sie f pulmo. lung biopsy.
Lun·gen·blä·hung f → Lungenemphysem.
Lun·gen·bläs·chen pl anat. pulmonary alveoli, pulmonary vesicles, alveoli.
Lun·gen·blu·tung f pulmo. pulmonary hemorrhage [ˈhemərɪdʒ], pneumorrhagia.
Lun·gen·em·bo·lie f pulmo. pulmonary embolism [ˈembəlɪzəm].
Lun·gen·em·bo·lus m patho. pulmonary embolus.
Lun·gen·em·phy·sem nt pulmo. pulmonary emphysema, pneumonectasis.
alveoläres Lungenemphysem alveolar emphysema.
bullöses Lungenemphysem bullous emphysema.
chronisch-destruktives Lungenemphysem destructive emphysema.
kompensatorisches Lungenemphysem compensatory emphysema.
konstitutionelles Lungenemphysem senile emphysema, constitutional emphysema.
obstruktives Lungenemphysem obstructive emphysema.
seniles Lungenemphysem → konstitutionelles Lungenemphysem.
Lun·gen·ent·zün·dung f pulmo. pneumonia [n(j)uːˈməʊnɪə], pneumonitis. [S.A. PNEUMONIE]
Lun·gen·er·kran·kung f pulmo. pulmonary disease, lung disease, pneumopathy [n(j)uːˈmɑpəθɪ].
chronisch-obstruktive Lungenerkrankung chronic obstructive lung disease, chronic obstructive pulmonary disease.
obstruktive Lungenerkrankung obstructive lung disease, obstructive pulmonary disease.
restriktive Lungenerkrankung restrictive lung disease, restrictive pulmonary disease.
Lun·gen·fell nt anat. pulmonary pleura, visceral pleura.
Lun·gen·fell·ent·zün·dung f patho. pulmonary pleurisy, visceral pleurisy.
Lun·gen·fi·bro·se f pulmo. pulmonary fibrosis. **diffuse progressive interstitielle Lungenfibrose** Hamman-Rich syndrome.
Lun·gen·fi·stel f patho. pulmonary fistula.
Lun·gen·flü·gel m anat. lung.
Lun·gen·funk·ti·ons·prü·fung f pulmo. pulmonary function study/test.
Lun·gen·ge·fä·ße pl anat. pulmonary vessels.
Lun·gen·hä·mo·si·de·ro·se f pulmo. pulmonary hemosiderosis. **idiopathische/primäre Lungenhämosiderose** Ceelen-Gellerstedt syndrome, primary/idiopathic pulmonary hemosiderosis.
Lun·gen·hi·lus m anat. pulmonary hilum,

hilus of lung.
Lun·gen·hy·po·sta·se *f patho.* pulmonary hypostasis.
Lun·gen·in·farkt *m pulmo.* pulmonary infarction.
Lun·gen·in·fil·trat *nt pulmo.* pulmonary infiltration. **eosinophiles Lungeninfiltrat** Löffler's eosinophilia, chronic eosinophilic pneumonia [n(j)uːˈməʊnɪə].
Lun·gen·kal·zi·no·se *f pulmo.* pulmonary calcinosis. **metastatische Lungenkalzinose** pumice lung, metastatic pulmonary calcinosis.
Lun·gen·kar·zi·nom *nt pulmo.* lung cancer, bronchogenic carcinoma, pulmonary carcinoma.
Lun·gen·ka·ver·ne *f pulmo.* pulmonary cavity.
Lun·gen·kol·laps *m pulmo.* pulmonary collapse, atelectasis [ˌætəˈlektəsɪs].
Lun·gen·kon·tu·si·on *f pulmo.* pulmonary contusion, lung contusion.
Lun·gen·krank·heit *f pulmo.* lung disease, pulmonal disease.
Lun·gen·krebs *m* → Lungenkarzinom.
Lun·gen·kreis·lauf *m physiol.* pulmonary circulation, lesser circulation.
Lun·gen·lap·pen *m anat.* lobe of lung, pulmonary lobe.
Lun·gen·lei·den *nt pulmo.* lung disease, pulmonary disease.
Lun·gen·lymph·kno·ten *pl anat.* pulmonary lymph nodes.
Lun·gen·me·ta·sta·se *f patho.* pulmonary metastasis [məˈtæstəsɪs].
Lun·gen·ödem *nt pulmo.* wet lung, pulmonary edema, pneumoedema.
Lun·gen·per·fu·si·on *f physiol.* pulmonary perfusion, lung perfusion.
Lun·gen·punk·ti·on *f pulmo.* pneumonocentesis, pneumocentesis.
Lun·gen·quet·schung *f pulmo.* lung contusion, pulmonary contusion.
Lun·gen·re·sek·ti·on *f HTG* pulmonary resection, pneumonectomy, pneumoresection.
Lun·gen·schlag·ader *f anat.* pulmonary artery.
Lun·gen·schwind·sucht *f pulmo.* phthisis [ˈθaɪsɪs], pulmonary phthisis.
Lun·gen·seg·men·te *pl anat.* bronchopulmonary segments.
Lun·gen·si·de·ro·se *f pulmo.* arcwelder lung, pulmonary siderosis.
Lun·gen·si·li·ko·se *f pulmo.* pneumosilicosis.
Lun·gen·skle·ro·se *f pulmo.* pulmonary sclerosis.
Lun·gen·spit·ze *f anat.* apex of lung.
Lun·gen·spit·zen·ab·szeß *m patho.* apical abscess.
Lun·gen·spit·zen·tu·ber·ku·lo·se *f pulmo.* apical tuberculosis, apical pulmonary tuberculosis.
Lun·gen·stau·ung *f card.* pulmonary congestion, pneumonemia.
Lun·gen·stein *m pulmo.* pneumolith, pulmolith.
Lun·gen·trans·plan·tat *nt HTG* lung transplant, pulmonary transplant.
Lun·gen·trans·plan·ta·ti·on *f HTG* lung transplantation, pulmonary transplantation.
Lun·gen·tu·ber·ku·lo·se *f pulmo.* pulmonary tuberculosis.
exsudative Lungentuberkulose exudative pulmonary tuberculosis.
offene Lungentuberkulose open tuberculosis.
produktive Lungentuberkulose productive pulmonary tuberculosis.
Lun·gen·tu·mor *m pulmo.* lung tumor.
Lun·gen·ve·nen *pl anat.* pulmonary veins.
Lun·gen·ver·let·zung *f pulmo.* lung injury, lung trauma.
Lun·gen·ver·pflan·zung *f HTG* lung transplantation, pulmonary transplantation.
Lun·gen·zir·rho·se *f pulmo.* pulmonary cirrhosis, pneumonocirrhosis.
Lu·pe *f* loupe, magnifying glass.
lu·po·id *adj derm.* lupoid, lupiform, lupous.
Lu·pom *nt derm.* lupoma.
Lu·pus *m derm.* lupus.
Lupus erythematodes lupus erythematosus, lupus erythematosus.
Lupus erythematodes chronicus discoides discoid lupus erythematosus, chronic discoid lupus erythematosus.
Lupus erythematodes integumentalis cutaneous lupus erythematosus.
Lupus erythematodes integumentalis et visceralis → systemischer Lupus erythematodes.
Lupus erythematodes profundus lupus panniculitis, LE panniculitis.
Lupus erythematodes visceralis → systemischer Lupus erythematodes.
Lupus erythematosus → Lupus erythematodes.
Lupus erythematosus pemphigoides Senear Usher syndrome.
Lupus pernio chilblain lupus, chilblain lupus erythematosus.
systemischer Lupus erythematodes systemic lupus erythematosus, disseminated lupus erythematosus, SLE-like syndrome.
Lu·pus·an·ti·ko·agu·lans *nt immun.* lupus anticoagulant.
Lupus-erythematodes-Körper *pl patho.* LE bodies.
Lupus-erythematodes-Phänomen *nt patho.* L.E. phenomenon [fɪˈnɑməˌnɑn], LE phenomenon.
Lupus-erythematodes-Zellen *pl patho.* LE cells, lupus erythematosus cells.
Lu·pus·knöt·chen *nt derm.* lupoma.
Lu·pus·ne·phri·tis *f patho.* lupus nephritis.
Lu·te·al·de·fekt *m* → Lutealphasedefekt.
Lu·te·al·pha·se *f gyn.* luteal phase, progestional phase, secretory phase, gestagenic phase.

Lu·te·al·pha·se·de·fekt *m gyn.* luteal phase deficiency, luteal phase defect.
Lu·tei·ni·sa·ti·on *f gyn.* luteinization.
Lu·tei·ni·sie·rungs·hor·mon *nt gyn.* luteinizing hormone, interstitial cell stimulating hormone.
Lu·tei·nom *nt* → Luteoma.
Lu·te·in·zy·ste *f gyn.* lutein cyst.
Lutembacher: Lutembacher-Komplex *m card.* Lutembacher's complex/syndrome.
Lu·teo·ly·se *f gyn.* luteolysis.
Lu·teo·ma *nt gyn.* luteinoma, luteoma.
lu·teo·trop *adj gyn.* luteotropic, luteotrophic.
Lu·ti·li·be·rin *nt gyn.* luteinizing hormone releasing hormone/factor, luliberin, lutiliberin.
Lutz-Splendore-Almeida: Lutz-Splendore-Almeida-Krankheit *f epidem.* Lutz-Splendore-Almeida disease, Brazilian blastomycosis, paracoccidioidomycosis.
Lu·xa·ti·on *f ortho.* luxation, dislocation.
  einfache/geschlossene Luxation closed dislocation, simple dislocation.
  habituelle Luxation habitual dislocation.
  komplette Luxation complete dislocation.
  komplizierte Luxation complicated dislocation.
  offene Luxation compound dislocation, open dislocation.
  pathologische Luxation pathologic dislocation.
  traumatische Luxation traumatic dislocation.
Lu·xa·ti·ons·frak·tur *f ortho.* fracture-dislocation, fractured dislocation.
lu·xie·ren *vt ortho.* put out of joint, luxate, dislocate.
Lyell: (medikamentöses) Lyell-Syndrom *nt derm.* Lyell's syndrome, non-staphylococcal scalded skin syndrome, toxic epidermal necrolysis.
  staphylogenes Lyell-Syndrom *nt derm.* staphylococcal scalded skin syndrome.
Lyme-Disease *nt epidem.* Lyme disease, Lyme arthritis.
Lymph·ab·fluß *m* lymphatic drainage.
Lymph·aden·ek·ta·sie *f patho.* lymphadenectasis, lymphadenectasia.
Lymph·aden·ek·to·mie *f chir.* lymphadenectomy.
Lymph·ade·ni·tis *f patho.* lymphadenitis, lymphnoditis, adenolymphitis.
  akute unspezifische Lymphadenitis acute nonspecific lymphadenitis, sinus catarrh.
  Lymphadenitis mesenterialis acuta acute mesenteric lymphadenitis, Masshoff's lymphadenitis.
  zervikonuchale Lymphadenitis Piringer's lymphadenitis.
Lymph·ade·no·gra·phie *f radiol.* lymphadenography.
lymph·ade·no·id *adj histol.* lymphadenoid.
Lymph·ade·nom *nt patho.* lymphadenoma.
Lymph·ade·no·pa·thie *f patho.* lymphadenopathy [lɪmˌfædɪ'nɑpəθɪ], adenopathy [ˌædə'nɑpəθɪ].
Lymph·ade·no·pa·thie·syn·drom *nt patho.* lymphadenopathy syndrome. **akutes febriles mukokutanes Lymphadenopathiesyndrom** Kawasaki syndrome, mucocutaneous lymph node syndrome.
Lymph·ade·no·se *f patho.* lymphadenosis.
Lymph·ade·no·sis *f patho.* lymphadenosis.
  Lymphadenosis benigna cutis Bäfverstedt's syndrome, cutaneous lymphoplasia, Spiegler-Fendt sarcoid.
Lymph·ade·no·to·mie *f chir.* lymphadenotomy.
Lymph·ade·no·ze·le *f patho.* lymphadenocele, adenolymphocele.
Lymph·an·gi·ek·ta·sie *f patho.* lymphangiectasis, lymphangiectasia.
lymph·an·gi·ek·ta·tisch *adj patho.* lymphangiectatic.
Lymph·an·gi·ek·to·mie *f chir.* lymphangiectomy.
Lymph·an·gi·itis *f patho.* lymphangitis, lymphangeitis, lymphangiitis.
Lymph·an·gio·en·do·the·li·om *nt patho.* lymphangioendothelioma, lymphangioendothelioblastoma.
Lymph·an·gio·gra·phie *f radiol.* lymphography [lɪm'fɑɡrəfɪ], lymphangiography.
Lymph·an·gi·om *nt patho.* lymphangioma.
lymph·an·gio·ma·tös *adj patho.* lymphangiomatous.
Lymph·an·gio·ma·to·se *f patho.* lymphangiomatosis.
Lymphangiomyomatosis-Syndrom *nt gyn.* lymphangiomyomatosis.
Lymph·an·gio·sar·kom *nt patho.* lymphangiosarcoma.
Lymph·an·gio·sis *f patho.* lymphangiosis.
  Lymphangiosis carcinomatosa lymphangitis carcinomatosa, carcinomatous lymphangiosis.
Lymph·an·gi·tis *f* → Lymphangiitis.
lym·pha·tisch *adj* lymphatic, lymphoid.
Lymph·drai·na·ge *f* lymphatic drainage.
Lymph·drü·se *f* → Lymphknoten.
Lym·phe *f anat.* lymph, lympha.
Lymph·fi·stel *f patho.* lymphatic fistula.
Lymph·fol·li·kel *m anat.* lymph follicle, lymphatic follicle, lymphonodulus.
Lymph·ge·fäß *nt histol.* lymphatic, lymph vessel, lymphatic vessel.
Lymph·ge·fäß·ent·zün·dung *f* → Lymphangiitis.
Lymph·ge·fäß·ple·xus *m anat.* lymphatic plexus.
Lymph·ka·pil·la·re *f anat.* lymphocapillary vessel, lymph capillary, lymphatic capillary.
Lymph·knöt·chen *nt histol.* lymph follicle, lymphatic follicle, lymphonodulus.
Lymph·kno·ten *m anat.* lymph node, lymph gland, lymphatic gland, lymphonodus.
Lymph·kno·ten·be·fall *m patho.* (*Tumor*) lymph node disease, nodal disease. **regio-**

naler Lymphknotenbefall regional nodal disease.

Lymph•kno•ten•dis•sek•ti•on f → Lymphknotenentfernung.

Lymph•kno•ten•ent•fer•nung f chir. nodal dissection, lymphadenectomy, lymph node dissection.

Lymph•kno•ten•ent•zün•dung f patho. lymphadenitis, lymphnoditis, adenolymphitis.

Lymph•kno•ten•er•kran•kung f patho. lymphadenopathy [lɪmˌfædɪˈnɑpəθɪ], lymphadenia.

Lymph•kno•ten•ex•stir•pa•ti•on f chir. lymphadenectomy.

Lymph•kno•ten•hy•per•tro•phie f patho. lymphadenhypertrophy, lymphadenia.

Lymph•kno•ten•me•ta•sta•se f patho. lymph node disease, nodal disease.

Lymph•kno•ten•me•ta•sta•sie•rung f patho. lymph node disease, nodal disease.

Lymph•kno•ten•schwel•lung f patho. lymphadenosis, lymphadenoma.

Lymph•kno•ten•syn•drom nt, **mukokutanes** patho. Kawasaki syndrome, mucocutaneous lymph node syndrome.

Lymph•kno•ten•tu•ber•ku•los•e f epidem. lymph node tuberculosis, tuberculous lymphadenitis, tuberculous lymphadenopathy [lɪmˌfædɪˈnɑpəθɪ].

Lymph•kno•ten•ver•grö•ße•rung f patho. lymphadenectasis, adenopathy [ˌædəˈnɑpəθɪ].

Lym•pho•bla•sten•leuk•ämie f hema. lymphoblastic leukemia.

Lym•pho•bla•stom nt hema. lymphoblastoma. **großfollikuläres Lymphoblastom** Brill-Symmers disease, Symmers' disease, giant follicular lymphoma.

Lym•pho•bla•sto•se f hema. lymphoblastosis.

Lymph•ödem nt patho. lymphedema, lymphatic edema.

Lym•pho•epi•the•li•om nt patho. Schmincke tumor, lymphoepithelioma.

lym•pho•gen adj hema. lymphogenous, lymphogenic.

Lym•pho•gra•nu•lo•ma nt patho. lymphogranuloma. **Lymphogranuloma inguinale/venereum** Durand-Nicolas-Favre disease, lymphogranuloma venereum/inguinale.

Lym•pho•gra•nu•lo•ma•to•sa be•nig•na f patho. sarcoidosis, sarcoid, Boeck's sarcoid, Besnier-Boeck disease, benign lymphogranulomatosis.

Lym•pho•gra•nu•lo•ma•to•se f hema. lymphogranulomatosis. **maligne Lymphogranulomatose** Hodgkin's lymphoma, malignant lymphogranulomatosis, malignant lymphoma.

Lym•pho•gra•phie f radiol. lymphography [lɪmˈfɑɡrəfɪ], lymphangiography.

lym•pho•hä•ma•to•gen adj lymphohematogenous.

Lym•pho•id•ek•to•mie f chir. lymphoidectomy.

Lym•pho•ly•se f hema. lympholysis. **zellvermittelte Lympholyse** cell-mediated lympholysis, cell-mediated lympholysis assay.

Lym•phom nt hema. lymphoma, lymphadenoma.
B-lymphoblastisches Lymphom → epidemisches Lymphom.
epidemisches Lymphom Burkitt's lymphoma, African lymphoma.
großfollikuläres Lymphom Brill-Symmers disease, Symmers' disease, giant follicular lymphoma.
immunoblastisches Lymphom immunoblastic lymphoma, immunoblastic sarcoma.
lymphoepitheliodes Lymphom Lennert's lesion, Lennert's lymphoma.
plasmozytisches Lymphom Kahler's disease, multiple myeloma, plasma cell myeloma, plasmocytoma.

lym•pho•ma•to•id adj hema. lymphomatoid.

lym•pho•mat•ös adj hema. lymphomatous.

Lym•pho•ma•to•se f hema. lymphomatosis.

Lym•pho•pa•thie f patho. lymphopathy [lɪmˈfɑpəθɪ].

Lym•pho•pe•nie f hema. lymphopenia, lymphocytopenia.

Lym•pho•poe•se f hema. lymphocytopoiesis, lymphopoiesis.

lym•pho•poe•tisch adj hema. lymphopoietic, lymphocytopoietic.

Lym•pho•sar•kom nt patho. lymphosarcoma, diffuse lymphoma, lymphatic sarcoma.

Lym•pho•sar•kom•zel•len•leuk•ämie f hema. lymphosarcoma cell leukemia, leukolymphosarcoma.

Lym•pho•ze•le f patho. lymphocele.

Lym•pho•zyt m hema. lymph cell, lymphoid cell, lymphocyte.

lym•pho•zy•tär adj hema. lymphocytic.

Lym•pho•zy•ten•kul•tur f hema. lymphocyte culture. **gemischte Lymphozytenkultur** → Lymphozytenmischkultur.

Lym•pho•zy•ten•man•gel m → Lymphopenie.

Lym•pho•zy•ten•misch•kul•tur f hema. lymphocyte proliferation test, mixed lymphocyte culture, mixed lymphocyte reaction.

Lym•pho•zy•ten•trans•for•ma•ti•on f immun. lymphocyte transformation.

Lym•pho•zy•to•ly•se f hema. lympholysis. **zellvermittelte Lymphozytolyse** cell-mediated lympholysis, cell-mediated lympholysis assay.

Lym•pho•zy•to•pe•nie f → Lymphopenie.

Lym•pho•zy•to•se f hema. lymphocytosis, lymphocythemia, lymphocytic leukocytosis.

lym•pho•zy•to•to•xisch adj patho. lymphocytotoxic.

Lymph•stau•ung f patho. lymphostasis.

Ly•se f **1.** patho. (Fieber) lysis [ˈlaɪsɪs]. **2.** chir. lysis, mobilization.

Ly•sin•in•to•le•ranz f patho. lysine dehy-

Lysosom 662

drogenase deficiency, lysine intolerance.
Ly·so·som *nt histol.* lysosome.
ly·so·so·mal *adj histol.* lysosomal.
Lys·sa *f epidem.* lyssa, lytta, rabies.

Lys·sa·vi·rus *nt micro.* Lyssavirus; rabies virus.
ly·tisch *adj patho.* lytic.

M

Mackenrodt: Mackenrodt-Schnitt *m gyn.* Mackenrodt's incision.

Ma•cu•la *f* **1.** *anat.* [S.U. MACULA] **2.** *derm.* macule, spot, patch; stain.

Mäd•chen *nt* young girl, girl; female. **kleines Mädchen** baby girl.

Madelung: Madelung-Deformität *f ortho.* Madelung's disease, Madelung's deformity.

Ma•den•krank•heit *f patho.* myiasis, myiosis, myasis.

Ma•den•wurm *m micro.* threadworm, pinworm, Enterobius/Oxyuris vermicularis.

Ma•den•wurm•be•fall *m epidem.* enterobiasis.

Madlener: Madlener-Operation *f gyn.* Madlener's operation.

Ma•don•nen•fin•ger *pl ortho.* Madonna fingers.

Ma•du•ra•fuß *m patho.* Madura foot, fungous foot.

Ma•du•ra•my•ko•se *f derm.* mycetoma, maduromycosis.

Ma•gen *m* stomach, belly, *inf.* tummy. **auf nüchternen Magen** on an empty stomach. **mit vollem Magen** on a full stomach. **s. den Magen verderben** upset one's stomach.

Ma•gen•an•azi•di•tät *f* → Magensäuremangel.

Ma•gen•an•hef•tung *f chir.* gastropexy.

Ma•gen•ar•te•rien *pl anat.* gastric arteries.

Ma•gen•ato•nie *f* gastroatonia, gastric atonia.

Ma•gen•atro•phie *f* gastric atrophy ['ætrəfɪ].

Ma•gen•aus•gang *m anat.* gastric outlet, pylorus.

Ma•gen•aus•gangs•ste•no•se *f* gastric outlet stenosis, pyloric stenosis.

Ma•gen•be•schwer•den *pl* stomach trouble.

Ma•gen•bi•op•sie *f clin.* gastric biopsy.

Ma•gen•bla•se *f radiol.* gastric bubble, stomach bubble.

Ma•gen•blu•tung *f patho.* gastric hemorrhage ['hemərɪdʒ], gastrorrhagia.

Magen-Darm-Blutung *f patho.* gastrointestinal bleeding, upper intestinal bleeding.

Magen-Darm-Bypass *m chir.* gastrointestinal bypass.

Magen-Darm-Entzündung *f patho.* gastroenteritis, enterogastritis.

Magen-Darm-Erkrankung *f patho.* gastroenteropathy.

Magen-Darm-Fistel *f patho.* gastrointestinal fistula.

Magen-Darm-Kanal *m anat.* gastrointestinal canal, gastrointestinal tract.

Magen-Darm-Katarrh *m* → Magen-Darm-Entzündung.

Magen-Darm-Plastik *f chir.* gastroenteroplasty.

Magen-Darm-Trakt *m anat.* gastrointestinal tract.

Ma•gen•deh•nung *f patho.* gastric dilatation, gastrectasia, gastrectasis.

Ma•gen•di•la•ta•ti•on *f patho.* gastric dilatation, gastrectasia. **myopathische Magendilatation** myopathic dilation of stomach, Bouchard's disease.

Ma•gen•drü•sen *pl anat.* gastric glands, gastric follicles, acid glands, fundic glands.

Ma•gen•ent•fer•nung *f chir.* gastrectomy; total gastrectomy [gæs'trɛktəmɪ].

Ma•gen•ent•lee•rung *f physiol.* gastric emptying, stomach emptying.

Ma•gen•ent•zün•dung *f patho.* gastritis.

Ma•gen•er•kran•kung *f patho.* gastropathy [gæ'strɑpəθɪ].

Ma•gen•er•öff•nung *f chir.* gastrotomy [gæs'trɑtəmɪ].

Ma•gen•fi•stel *f patho., chir.* gastric fistula.

Ma•gen•früh•kar•zi•nom *nt patho.* early cancer of stomach, early gastric cancer.

Ma•gen•fun•dus *m anat.* fundus of stomach, gastric fundus.

Ma•gen•fun•dus•va•ri•zen *pl patho.* gastric varices.

Ma•gen•ge•schwür *nt patho.* gastric ulcer, ventricular ulcer.

Ma•gen•gru•be *f anat.* pit of stomach, epigastric fossa.

Ma•gen•kar•zi•nom *nt* gastric cancer, gastric carcinoma.

Ma•gen•ka•tarrh *m patho.* gastritis, catarrhal gastritis

Ma•gen•ko•lik *f patho.* gastric colic, gastric spasm, gastrospasm.

Ma•gen•krebs *m patho.* gastric cancer, gastric carcinoma.

Ma•gen•kup•pel *f anat.* gastric fornix, for-

Magenleiden 664

nix of stomach.
Ma•gen•lei•den *nt patho.* gastropathy [gæ-'strɑpəθɪ].
Ma•gen•mund *m anat.* cardiac part of stomach, cardia.
Ma•gen•pla•stik *f chir.* gastroplasty.
Ma•gen•po•lyp *m patho.* gastric polyp.
Ma•gen•pum•pe *f* stomach pump.
Ma•gen•re•sek•ti•on *f chir.* gastric resection, partial gastrectomy [gæs'trɛktəmɪ].
Ma•gen•saft *m physiol.* gastric juice, stomach secrete.
Ma•gen•saft•man•gel *m patho.* gastric achylia; oligochylia, hypochylia.
Ma•gen•säu•re *f* gastric acid.
Ma•gen•säu•re•man•gel *m patho.* gastric anacidity, achlorhydria.
Ma•gen•schleim•haut *f anat.* mucosa of stomach, mucous membrane of stomach.
Ma•gen•schleim•haut•atro•phie *f patho.* gastric atrophy ['ætrəfɪ].
Ma•gen•schleim•haut•bar•rie•re *f* gastric mucosal barrier.
Ma•gen•schleim•haut•blu•tung *f patho.* gastric mucosal bleeding.
Ma•gen•schleim•haut•ent•zün•dung *f patho.* endogastritis, gastritis.
Ma•gen•schleim•haut•ge•schwür *nt patho.* gastric mucosal ulcer, gastric mucosal ulceration.
Ma•gen•schmer•zen *pl patho.* gastralgia, gasteralgia, gastrodynia.
Ma•gen•se•kre•ti•on *f* gastric secretion.
ma•gen•se•lek•tiv *adj* gastroselective.
Ma•gen•sen•kung *f patho.* gastroptosis, ventroptosis.
Ma•gen•son•de *f clin.* stomach tube.
Ma•gen•spei•chel *m* gastric juice.
Ma•gen•spie•ge•lung *f clin.* gastroscopy [gæ'trɑskəpɪ].
Ma•gen•spü•lung *f clin.* gastrolavage.
Ma•gen•stein *m patho.* gastrolith.
Ma•gen•ste•no•se *f patho.* gastrostenosis.
Ma•gen•stra•ße *f anat.* gastric canal, ventricular canal.
Ma•gen•stumpf•kar•zi•nom *nt chir.* gastric stump cancer.
Ma•gen•szir•rhus *m patho.* cirrhotic gastritis, gastric cirrhosis, Brinton's disease.
Ma•gen•über•blä•hung *f patho.* gastrotympanitis.
Ma•gen•über•deh•nung *f patho.* gastric dilatation, gastrectasis.
Ma•gen•ul•kus *m patho.* gastric ulcer, ventricular ulcer.
Ma•gen•va•ri•zen *pl patho.* gastric varices.
Ma•gen•ver•stim•mung *f* upset stomach, indigestion.
ma•ger *adj* **1.** (*Person*) thin, skinny, lean, haggard; (*abgemagert*) emaciated. **2.** (*Milch*) skimmed; (*Kost*) low-fat, low in fat; (*fettarm*) lean, fatless.
Ma•ger•kost *f* low-energy diet, low diet, low-calorie diet, low-caloric diet.
Ma•ger•milch *f* skim milk, skimmed milk.

Ma•ger•sucht *f psychia.* anorexia nervosa.
Mag•nes•ämie *f patho.* magnesemia; hypermagnesemia.
Mag•ne•si•um *nt chem.* magnesium.
Mahaim: Mahaim-Bündel *nt card.* Mahaim fibers.
Mahl *nt* meal.
Mahler: Mahler-Zeichen *nt clin.* Mahler's sign.
Mahl•zeit *f* meal; *ped.* (*Säugling*) feed, feeding.
Maissoneuve: Maissoneuve-Zeichen *nt ortho.* Maissoneuve's sign.
Ma•jor•ag•glu•ti•nin *nt immun.* chief agglutinin, major agglutinin.
Ma•jor•kur•ve *f ortho.* (*Skoliose*) major curve.
Ma•jor•pro•be *f immun.* major test.
Ma•kro•al•bu•min•ag•gre•gat *nt biochem.* macroaggregated albumin.
Ma•kro•en•ze•pha•lie *f neuro.* macrencephaly, macroencephaly.
Ma•kro•ge•ni•ta•lis•mus *m patho.* macrogenitosomia.
Ma•kro•glia *f histol.* macroglia, astroglia.
Ma•kro•glo•bu•lin *nt biochem.* macroglobulin.
Ma•kro•glo•bu•lin•ämie *f patho.* macroglobulinemia.
Ma•kro•glos•sie *f HNO* macroglossia, megaloglossia, pachyglossia.
Ma•kro•hä•mat•urie *f patho.* macroscopic hematuria, gross hematuria.
Ma•kro•mye•lo•blast *m hema.* macromyeloblast.
ma•kro•no•du•lär *adj histol., patho.* macronodular.
Ma•kro•ny•chie *f derm.* macronychia, megalonychia.
Ma•kro•per•fo•ra•ti•on *f chir.* macroperforation.
Ma•kro•pha•ge *m histol.* macrophage, macrophagocyte.
Ma•krop•sie *f neuro.* macropsia, megalopia, megalopsia.
ma•kro•sko•pisch *adj* macroscopic, macroscopical, gross.
Ma•kro•zy•ste *f patho.* macrocyst.
Ma•kro•zyt *m hema.* macrocyte, macroerythrocyte.
ma•kro•zy•tisch *adj hema.* macrocytic.
Ma•kro•zy•to•se *f patho.* macrocytosis, macrocythemia, megalocytosis.
Ma•ku•la *f* **1.** *anat.* (*Auge*) yellow spot, macula lutea. **2.** *derm.* macule, spot, patch; stain.
Ma•ku•la•ar•te•rio•le *f anat.* macular arteriole.
Ma•ku•la•de•ge•ne•ra•ti•on *f ophthal.* macular degeneration. **disziforme senile feuchte Makuladegeneration** Kuhnt-Junius disease, disciform macular degeneration.
Ma•ku•la•ko•lo•bom *nt ophthal.* macular coloboma.
Ma•ku•la•ödem *nt ophthal.* macular edema.

ma•ku•lär *adj derm.* macular.
ma•ku•lo•pa•pu•lös *adj derm.* maculopapular.
ma•ku•lös *adj derm.* macular.
ma•ku•lo•ve•si•ku•lär *adj derm.* maculovesicular.
Mal *nt derm.* mark, mole, stain, nevus, spot, patch.
Mal•ab•sorp•ti•on *f patho.* malabsorption.
Ma•la•ria *f epidem.* malaria, malarial fever, jungle fever, swamp fever.
Malaria quartana malariae malaria, quartan fever, quartan malaria.
Malaria quotidiana quotidian fever, quotidian malaria, quotidian.
Malaria tertiana tertian malaria, vivax malaria, benign tertian malaria.
Malaria tropica falciparum malaria, malignant tertian malaria, pernicious malaria.
Malariae-Malaria *f epidem.* malariae malaria, quartan fever, quartan malaria.
Ma•la•ria•er•re•ger *m micro.* malaria parasite, malarial parasite.
Ma•la•ria•mücke [K·K] *f micro.* Anopheles.
Ma•la•ria•plas•mo•di•um *nt micro.* malaria parasite, malarial parasite.
Ma•la•ria•zy•klus *m epidem.* malaria cycle.
Mal•as•si•mi•la•ti•on *f patho.* malassimilation.
Malatesta: Malatesta-Syndrom *nt neuro.* Malatesta's syndrome, orbital apex syndrome.
Ma•la•zie *f patho.* softening, malacia.
Mal•des•cen•sus tes•tis *m andro.* undescended testicle, retained testicle, cryptorchism.
Mal•di•ge•sti•on *f patho.* maldigestion.
Mal•for•ma•ti•on *f embryo.* malformation.
Malherbe: Epithelioma calcificans Malherbe *nt derm.* calcifying epithelioma of Malherbe, pilomatricoma.
Ma•li•as•mus *m micro.* glanders, maliasmus, malleus.
ma•lig•ne *adj patho.* malignant, malign.
nicht maligne (*Tumor*) benignant, benign.
Ma•lig•ni•tät *f patho.* malignancy, malignity.
Ma•lig•nom *nt patho.* malignancy, malignant tumor, malignity.
Mal•leo•lar•frak•tur *f ortho.* ankle fracture, malleolar fracture.
Mal•leo•lus *m* [S.U. MALLEOLUS]
Mal•leo•to•mie *f HNO* malleotomy.
Mal•le•us *m* 1. *anat.* (*Ohr*) hammer, malleus. 2. *micro.* glanders, malleus, maliasmus.
Mallory-Weiss: Mallory-Weiss-Syndrom *nt patho.* Mallory-Weiss syndrome.
Mal•nu•tri•ti•on *f patho.* faulty nutrition, malnutrition.
Maloney: Maloney-Bougie *f chir.* Maloney bougie.
Mal•po•si•ti•on *f embryo.* malposition.
Mal•ro•ta•ti•on *f embryo.* malrotation.
ma•mil•lär *adj anat.* mammillary, mamillary.
Ma•mil•le *f anat.* nipple, teat, mamilla (of the breast), mammary papilla.

Ma•mil•len•pla•stik *f gyn.* mamilliplasty, mammillaplasty.
Ma•mil•li•tis *f gyn.* mamillitis, mammillitis, thelitis.
Mam•ma *f anat., gyn.* breast, mamma.
Mammae *pl* **aberrantes/accessoriae** accessory breasts, accessory mammae.
Mamma masculina male breast.
Mam•ma•am•pu•ta•ti•on *f gyn.* mammectomy [mə'mektəmɪ], mastectomy, Halsted's mastectomy [mæs'tektəmɪ].
Mam•ma•dys•pla•sie *f gyn.* fibrocystic disease (of the breast), mammary dysplasia, benign mastopathia, cystic mastopathia, shotty breast.
Mam•ma•kar•zi•nom *nt gyn.* breast cancer, mammary cancer, mammary (gland) carcinoma.
Mam•ma•pla•stik *f gyn.* mammaplasty, mammoplasty, mastoplasty.
Mam•mo•gra•phie *f radiol.* mammography [mə'mɑgrəfɪ], mastography.
Mam•mo•pla•sie *f gyn.* mammoplasia, mammiplasia, mastoplasia.
mam•mo•trop *adj* mammotropic, mammotrophic.
Man•del *f anat.* tonsil, tonsilla.
Man•del•ent•zün•dung *f HNO* tonsillitis.
Man•del•er•kran•kung *f HNO* tonsillopathy [,tɑnsɪ'lɑpəθɪ].
Man•del•kap•sel *f anat.* tonsillar capsule.
Man•del•kryp•ten *pl anat.* tonsillar pits, tonsillar crypts.
Man•di•bel *f* → Mandibula.
Man•di•bu•la *f anat.* mandible, mandibula, lower jaw.
man•di•bu•lär *adj anat.* mandibular.
Man•di•bul•ek•to•mie *f HNO* mandibulectomy.
Man•drin *m clin.* mandrin, mandrel.
Man•gel *m* 1. (*Fehlen*) absence, lack (*an* of); (*Knappheit*) shortage, shortness (*an* of). 2. *patho.* deficiency (*an* of), poverty (*an* of, in). **an etw. Mangel leiden** be in need of sth., lack sth., have a lack of sth. be short of sth. 3. (*Fehler*) fault, defect; shortcoming.
Man•gel•an•ämie *f hema.* deficiency anemia, nutritional anemia.
Man•gel•durch•blu•tung *f patho.* hypoperfusion.
Man•gel•er•näh•rung *f patho.* malnutrition, undernutrition.
Man•gel•er•schei•nung *f patho.* deficiency symptom.
Man•gel•krank•heit *f patho.* insufficiency disease, deficiency disease.
Ma•nie *f psychia.* mania.
ma•ni•fest *adj* manifest, apparent.
Ma•ni•fe•sta•ti•on *f patho.* manifestation; *genet.* manifestation.
Ma•ni•pu•la•ti•ons•the•ra•pie *f ortho.* chiropractic; manipulation.
ma•nisch *adj psychia.* manic, maniac.
Mann *m* man, male; (*Ehemann*) husband.
Män•ner•heil•kun•de *f* andrology [æn-

männlich

['drɑləd31].

männ•lich *adj andro.* male, masculine, manly, virile.

Ma•no•me•ter *nt* manometer, pressure gage/gauge.

ma•no•me•trisch *adj* manometric.

Ma•nö•ver *nt clin., ortho.* maneuver.

Man•schet•te *f techn., clin.* tourniquet, cuff.
pneumatische Manschette pneumatic cuff, pneumatic tourniquet, cuff.

Manson: Manson-Bilharziose *f epidem.* Manson's disease, intestinal bilharziasis/schistosomiasis.

Man•so•nel•la *f micro.* Mansonella. **Mansonella ozzardi** Ozzard's filaria, Mansonella ozzardi.

Man•so•nel•lia•sis *f epidem.* mansonellosis, mansonelliasis.

Man•tel•feld•be•strah•lung *f radiol.* mantle field technique.

Ma•nu•brio•ster•nal•ge•lenk *nt anat.* manubriosternal joint.

Ma•nu•bri•um (sterni) manubrium of sternum.

ma•nu•ell *adj, adv* manual.

MAO-Hemmer *m pharm.* monoamine oxidase inhibitor.

ma•ran•tisch *adj patho.* marasmic, marantic, marasmatic.

Ma•ras•mus *m patho.* marasmus, marantic atrophy ['ætrəfı]; *ped.* infantile atrophy, pedatrophy.

ma•ra•stisch *adj* → marantisch.

Marchesani: Marchesani-Syndrom *nt patho.* Weill-Marchesani syndrome, Marchesani's syndrome, spherophakia-brachymorphia syndrome.

Marchiafava-Micheli: Marchiafava-Micheli-Anämie *f patho.* Marchiafava-Micheli anemia, paroxysmal nocturnal hemoglobinuria.

Marfan: Marfan-Syndrom *nt patho.* Marfan's disease/syndrome, arachnodactyly.

mar•fa•no•id *adj patho.* marfanoid.

Mar•gi•nal•si•nus *m gyn.* marginal sinus, subcapsular sinus.

Mar•gi•na•ti•on *f patho.* margination.

Marie: Marie-Krankheit *f* **1.** *neuro.* Marie's ataxia, hereditary cerebellar ataxia, heredodegeneration. **2.** → Marie-Syndrom.
Marie-Syndrom *nt ortho.* Marie's disease, acromegaly.

Marie-Bamberger: Marie-Bamberger-Syndrom *nt patho.* Marie-Bamberger disease, Bamberger-Marie disease, hyperplastic osteoarthritis.

Marie-Strümpell: Marie-Strümpell-Krankheit *f ortho.* Bekhterev's disease, Bechterew's disease, Marie-Strümpell disease, ankylosing spondylitis, poker back.

Marinesco-Sjögren: Marinesco-Sjögren-Syndrom *nt patho.* Marinesco-Sjögren syndrome, cataract-oligophrenia syndrome.

Mark *nt anat., histol.* marrow, medulla, (*Organ*) pulp.

666

gelbes Mark (*Knochen*) yellow marrow, fatty marrow.
rotes Mark (*Knochen*) red marrow, myeloid tissue.
verlängertes Mark medulla oblongata, medulla, myelencephalon.

Mar•ker *m* (*a. phys.*) marker. **radioaktiver Marker** radioactive tracer.

Marker-X-Syndrom *nt genet.* fragile X syndrome.

mark•frei *adj histol.* unmyelinated, unmedullated, nonmyelinated, nonmedullated.

mark•hal•tig *adj histol.* myelinated; *anat.* medullary, medullated.

Mark•höh•le *f anat.* (*Knochen*) bone marrow cavity, marrow cavity, medullary cavity.

Mark•höh•len•skle•ro•se *f ortho.* (*Knochen*) centrosclerosis, centro-osteosclerosis.

mark•los *adj histol.* unmyelinated, unmedullated, nonmyelinated, nonmedullated.

Mark•na•gel *m ortho.* marrow nail, medullary nail, intramedullary nail.

Mark•na•ge•lung *f ortho.* intramedullary nailing, marrow nailing, medullary nailing.
gedeckte Marknagelung blind intramedullary nailing, blind intramedullary nailing.
offene Marknagelung open intramedullary nailing.

Mark•schei•de *f histol.* myelin sheath, medullary sheath.

mark•schei•den•frei *adj histol.* unmyelinated, unmedullated, nonmyelinated, nonmedullated.

mark•schei•den•los *adj* → markscheidenfrei.

mar•mo•riert *adj* marbled, marble, veined; (*Haut*) marmorated.

Mar•mo•rie•rung *f* (*Haut*) marmoration, marbleization.

Mar•mor•kno•chen•krank•heit *f ortho.* Albers-Schönberg disease, marble bone disease, osteopetrosis.

Maroteaux-Lamy: Maroteaux-Lamy-Syndrom *nt patho.* Maroteaux-Lamy, mucopolysaccharidosis VI.

Marsch•al•bu•min•urie *f* athletic proteinuria, effort proteinuria.

Marsch•frak•tur *f ortho.* Deutschländer's disease, march fracture.

Marsch•hä•mo•glo•bin•urie *f* march hemoglobinuria.

Marsch•pro•te•in•urie *f* athletic proteinuria, effort proteinuria.

Mar•su•pia•li•sa•ti•on *f chir.* marsupialization.

Martorell: Martorell-Syndrom *nt patho.* Martorell's syndrome, Takayasu's syndrome, pulseless disease, reversed coarctation.

Ma•schen•trans•plan•tat *nt chir.* mesh graft, accordion graft.

Ma•schi•nen•ge•räusch *nt card.* machinery murmur.

Ma•sern *pl epidem.* measles, morbilli, rubeola.

ma•sern•ähn•lich *adj epidem.* morbil-

liform.
Ma•sern•an•ti•gen *nt immun.* measels antigen.
Ma•sern•en•ze•pha•li•tis *f neuro.* measles encephalitis.
Ma•sern•ex•an•them *nt epidem.* measles exanthema, measles rash.
Ma•sern•le•bend•vak•zi•ne *f epidem.* measles virus live vaccine, live measles virus vaccine.
Ma•sern•oti•tis *f HNO* measles otitis.
Ma•sern•pneu•mo•nie *f pulmo.* giant cell pneumonia, Hecht's pneumonia [n(j)u:-'məʊnɪə].
Masern-Vakzine *f epidem.* measles vaccine.
Ma•sern•vi•rus *nt micro.* measles virus.
Mas•ke *f* 1. mask, face mask. **eine Maske tragen** wear a mask. **eine Maske aufsetzen** put on a mask. 2. *fig.* (*maskenhaftes Gesicht*) mask.
Mas•ken•ge•sicht *neuro.* Parkinson's facies, masklike face.
mas•kiert *adj* (*a. fig.*) masked; (*Krankheit, Symptom*) masked, larvaceous, larvated.
mas•ku•lin *adj andro.* masculine, male; virile.
Mas•ku•li•ni•sie•rung *f andro.* masculinization; *patho.* virilization, virilescence.
Mas•sa•ge *f* massage.
Maß•band *nt* measuring tape, tape measure.
Mas•sen•blu•tung *f patho.* massive hemorrhage ['hemərɪdʒ], massive bleeding.
Mas•sen•pro•laps *m ortho.* (*Bandscheiben*) mass prolapse.
Mas•se•ter•re•flex *m physiol.* masseter reflex, jaw reflex.
Mas•seur *m* masseur.
Mas•seu•rin *f* masseuse.
Masshoff: Masshoff-Lymphadenitis *f patho.* Masshoff's lymphadenitis, acute mesenteric lymphadenitis/adenitis.
Mas•sie•ren *nt* massaging, massage, tripsis.
mas•sie•ren *vt* massage, knead.
Mast•ade•ni•tis *f* → Mastitis.
Mast•al•gie *f gyn.* mastalgia, mastodynia, mammalgia.
Mast•atro•phie *f gyn.* mastatrophy.
Mast•darm *m anat.* rectum.
Mast•darm•atre•sie *f patho.* rectal atresia.
Mast•darm•blu•tung *f patho.* hemoproctia, rectal hemorrhage ['hemərɪdʒ].
Mast•darm•ent•zün•dung *f patho.* proctitis, rectitis.
Mast•darm•fi•stel *f patho.* rectal fistula.
Mast•darm•pro•laps *m* → Mastdarmvorfall.
Mastdarm-Scheiden-Fistel *f patho.* rectovaginal fistula.
Mast•darm•spe•ku•lum *nt clin.* proctoscope, rectoscope.
Mast•darm•spie•ge•lung *f clin.* proctoscopy [prak'taskəpɪ], rectoscopy [rek-'taskəpɪ].
Mast•darm•ver•let•zung *f patho.* rectal injury, rectal trauma.

Masugi

Mast•darm•vor•fall *m patho.* rectal prolapse, prolapse of the rectum.
Mast•ek•to•mie *f gyn.* mastectomy [mæs-'tektəmɪ], mammectomy [mə'mektəmɪ].
einfache Mastektomie simple mastectomy, total mastectomy.
erweiterte radikale Mastektomie extended radical mastectomy.
modifizierte radikale Mastektomie modified radical mastectomy, Patey's operation.
radikale Mastektomie Halsted's mastectomy, radical mastectomy, Meyer mastectomy.
superradikale Mastektomie extended radical mastectomy.
Master: Master-Test *m card.* Master's test, two-step exercise test.
Ma•sti•tis *f gyn.* mastitis, mastadenitis, mammitis.
Mastitis neonatorum mastitis in the newborn, mastitis neonatorum.
Mastitis puerperalis puerperal mastitis.
Ma•sto•dy•nie *f gyn.* mastalgia, mastodynia, mammalgia.
Ma•sto•id *nt anat.* mastoid, mastoid process.
Ma•sto•id•ab•szeß *m HNO* mastoid abscess.
Ma•sto•id•al•gie *f HNO* mastoidalgia.
Ma•sto•id•ek•to•mie *f HNO* mastoid operation, mastoidectomy.
Ma•sto•idi•tis *f HNO* mastoiditis, mastoid empyema.
Ma•sto•ido•to•mie *f HNO* mastoidotomy.
Ma•sto•me•nie *f gyn.* mastomenia.
Ma•sto•pa•thie *f gyn.* mastopathy [mæs-'tɑpəθɪ].
einfache nicht-proliferative Mastopathie nonproliferative disease of the breast.
fibrös-zystische Mastopathie fibrocystic disease (of the breast), cystic mastopathia, shotty breast, mammary dysplasia, benign mastopathia.
proliferative Mastopathie proliferative disease (of the breast), Schimmelbusch's disease.
Ma•sto•pe•xie *f gyn.* mastopexy, mazopexy.
Ma•sto•pto•se *f gyn.* mastoptosis.
Ma•stor•rha•gie *f gyn.* mastorrhagia.
Ma•sto•sto•mie *f gyn.* mastostomy [mæs-'tɑstəmɪ], mammostomy.
Ma•sto•to•mie *f gyn.* mastotomy [mæs-'tɑtəmɪ], mammotomy.
Ma•sto•zyt *m histol.* mastocyte, mast cell.
Ma•sto•zy•tom *nt* mast cell tumor, mastocytoma.
Ma•sto•zy•to•se *f derm.* mastocytosis.
kutane Mastozytose Nettleship's disease, mastocytosis syndrome.
Ma•stur•ba•ti•on *f* onanism ['əʊnənɪzəm], masturbation.
ma•stur•bie•ren *vt* masturbate.
Mast•zel•le *f histol.* mastocyte, mast cell.
Mast•zell•tu•mor *m patho.* mast cell tumor, mastocytoma.
Masugi: Masugi-Nephritis *f patho.*

Masugi's nephritis, nephrotoxic serum nephritis.

ma•ter•nal *adj gyn.* maternal.

Ma•trat•ze *f* mattress.

Ma•trat•zen•naht *f chir.* mattress suture, quilted suture.

ma•tri•ar•chal *adj* → matriarchalisch.

ma•tri•ar•cha•lisch *adj* matriarchal, matriarchic.

matt *adj* **1.** *(schwach)* weary *(vor* with); tired, exhausted; *(Bewegungen)* limp, feeble; *(Stimme)* feeble, weak, faint. **2.** *(Augen)* dull, dim.

Matt•heit *f* **1.** *(Schwäche)* weariness *(vor* with); tiredness, lack of energy, exhaustion; *(Bewegungen)* limpness, feebleness; *(Stimme)* feebleness, weakness. **2.** *(Augen)* dimness.

Ma•tu•ra•ti•on *f histol.* maturation, ripening.

Ma•tu•ri•tät *f (a. fig.)* ripeness, maturity, maturateness.

Ma•xil•la *f anat.* maxilla, upper jaw bone, upper jaw.

ma•xil•lär *adj anat.* maxillary.

Ma•xill•ek•to•mie *f HNO* maxillectomy [mæksɪˈlektəmɪ].

Ma•xil•li•tis *f HNO* maxillitis.

Ma•xil•lo•to•mie *f HNO* maxillotomy [mæksɪˈlɑtəmɪ].

Ma•xi•mal•do•sis *f* **1.** *pharm.* maximum dose. **2.** *radiol.* maximal permissible dose.

Maydl: Maydl-Operation *f urol.* Maydl's operation.

Mayer: Mayer-Wellen *pl card.* Mayer's waves.

Mayer-Rokitansky-Küster: Mayer-Rokitansky-Küster-Syndrom *nt gyn.* Mayer-Rokitansky-Küster-Hauser syndrome, Rokitansky-Küster-Hauser syndrome.

May-Hegglin: May-Hegglin-Anomalie *f hema.* Hegglin's syndrome, May-Hegglin anomaly.

Mayo: Mayo-Hernienoperation *f chir.* Mayo's operation.

Mayo-Magenresektion *f chir.* Mayo's operation.

Mayo-Operation *f* **1.** → Mayo-Hernienoperation. **2.** → Mayo-Magenresektion. **3.** → Mayo-Venenexhärese.

Mayo-Venenexhärese *f chir.* Mayo's operation.

Mayo-Robson: Mayo-Robson-Lagerung *f chir.* Mayo-Robson's position.

Mayo-Robson-Punkt *m chir.* Mayo-Robson point.

McArdle: McArdle-Krankheit *f patho.* McArdle's disease, McArdle-Schmid-Pearson disease, muscle phosphorylase deficiency, type V glycogen storage disease.

McBurney: McBurney-Operation *f chir.* McBurney's operation.

McBurney-Punkt *m chir.* McBurney's point.

Schräginzision *f* **nach McBurney** *chir.* McBurney's incision, gridiron incision.

McBurney-Zeichen *nt chir.* McBurney's sign.

McCune-Albright: McCune-Albright-Syndrom *nt patho.* McCune-Albright syndrome, Albright's disease, polyostotic fibrous dysplasia.

McGinn-White: McGinn-White-Syndrom *nt card.* McGinn-White sign.

mea•tal *adj anat.* meatal.

Mea•to•ma•sto•id•ek•to•mie *f HNO* meatomastoidectomy.

Mea•to•me•ter *nt urol.* meatometer.

Mea•tor•rha•phie *f urol.* meatorrhaphy.

Mea•to•sko•pie *f urol.* meatoscopy [ˌmɪəˈtɑskəpɪ].

Mea•to•to•mie *f HNO, urol.* meatotomy [mɪəˈtɑtəmɪ], porotomy.

Mea•tus *m* [S.U. MEATUS]

me•cha•nisch *adj (a. fig.)* mechanical, mechanic.

Me•cha•nis•mus *m (a. techn., psycho.)* mechanism [ˈmekənɪzəm]. **kompensatorischer Mechanismus** compensatory mechanism.

Me•cha•no•kar•dio•gra•phie *f card.* mechanocardiography.

Me•cha•no•re•zep•tor *m* mechanoreceptor, mechanicoreceptor.

Me•cha•no•the•ra•pie *f clin.* mechanotherapy, mechanicotherapeutics *pl.*

Meckel: Meckel-Divertikel *nt patho.* ileal diverticulum, Meckel's diverticulum.

Meckel-Syndrom *nt ped.* Meckel's syndrome, Meckel-Gruber syndrome.

Me•co•ni•um *nt gyn., ped.* meconium.

Me•dia•ne•kro•se *f patho.* medial necrosis, medionecrosis.

Me•dia•skle•ro•se *f patho.* medial arteriosclerosis, medial calcification.

me•dia•sti•nal *adj anat.* mediastinal.

Me•dia•sti•nal•em•phy•sem *nt pulmo.* mediastinal emphysema, pneumomediastinum.

Me•dia•sti•nal•flat•tern *nt pulmo.* mediastinal flutter.

Me•dia•sti•nal•lymph•kno•ten *pl anat.* mediastinal lymph nodes.

Me•dia•sti•nal•pleu•ra *f anat.* mediastinal pleura.

Me•dia•sti•nal•raum *m* [S.U. MEDIASTINUM]

Me•dia•sti•nal•tu•mor *m pulmo.* mediastinal tumor.

Me•dia•sti•nal•ver•schie•bung *f* mediastinal shift.

Me•dia•sti•ni•tis *f pulmo.* mediastinitis.

Me•dia•sti•no•gra•phie *f radiol.* mediastinography.

Me•dia•sti•no•sko•pie *f HTG* mediastinoscopy [ˌmɪdɪˌæstɪˈnɑskəpɪ].

Me•dia•sti•no•to•mie *f HTG* mediastinotomy.

Me•dia•sti•num *nt* [S.U. MEDIASTINUM]

Me•di•ka•ment *nt* medicament, medicine, remedy, medication, drug, physic.

nicht-steroidale antiinflammatorisch-wir-

kende Medikamente *pl* non-steroidal anti-inflammatory drugs, nonsteroidals.
rezeptpflichtiges Medikament prescription drug; *Brit.* prescription only medicine.
me•di•ka•men•ten•ab•hän•gig *adj pharm.* drug-dependent.
Me•di•ka•men•ten•ab•hän•gig•keit *f pharm.* drug dependence.
Me•di•ka•men•ten•miß•brauch *m pharm.* drug abuse.
Me•di•ka•men•ten•schrank *m* medicine chest, cabinet.
Me•di•ka•men•ten•sucht *f pharm.* drug addiction.
me•di•ka•men•ten•süch•tig *adj pharm.* drug-addicted.
me•di•ka•men•tös *adj pharm.* medicinal, medical, medicamentous.
Me•di•ka•ti•on *f pharm.* **1.** medication, medicating. **2.** medication, remedy, drug.
Me•di•na•wurm *m micro.* Medina worm, Guinea worm, Dracunculus medinensis.
Me•di•na•wurm•in•fek•ti•on *f epidem.* Guinea worm disease, dracunculiasis, dracunculosis.
Me•dio•ne•cro•sis *f patho.* medial necrosis, medionecrosis.
Me•di•um *nt allg., phys.* medium; *micro.* culture medium, medium.
Me•di•zin *f* **1.** medicine, medical science. **2.** → Medikament.
innere Medizin internal medicine.
klinische Medizin clinical medicine.
me•di•zi•nal *adj pharm.* medicative, medicinal, medicated, curative.
Me•di•zi•ner *m* doctor, physician, medic.
Me•di•zi•ne•rin *f* doctor, physician, medic.
me•di•zi•nisch *adj* **1.** medical, iatric, medicinal. **2.** → medizinal.
Me•di•zin•stu•dent *m* medical student, medic, medico.
Me•di•zin•stu•den•tin *f* medical student, medic, medico.
Me•di•zin•stu•di•um *nt* medical studies *pl.*
klinischer Abschnitt des Medizinstudiums clinical studies.
vorklinischer Abschnitt des Medizinstudiums preclinical studies.
Me•dul•la *f* [S.U. MEDULLA]
me•dul•lär *adj anat.* medullary, medullar.
Me•dull•ek•to•mie *f chir.* medullectomy.
Me•dul•lo•bla•stom *nt neuro.* medulloblastoma.
Me•dul•lo•gra•phie *f radiol.* osteomyelography.
Me•du•sen•haupt *nt patho.* Medusa's head, cirsomphalos.
Me•ga•co•lon *nt patho.* giant colon, megacolon. **Megacolon congenitum** Hirschsprung's disease, congenital megacolon, aganglionic megacolon.
Me•ga•ka•ryo•zyt *m hema.* megakaryocyte, bone marrow giant cell.
me•ga•ka•ryo•zy•tär *adj hema.* megakaryocytic.

Me•ga•ka•ryo•zy•ten•leuk•ämie *f hema.* megakaryocytic leukemia, hemorrhagic thrombocythemia, idiopathic thrombocythemia.
Me•ga•ka•ryo•zy•to•se *f hema.* megakaryocytosis.
Me•ga•ko•lon *nt patho.* giant colon, megacolon, macrocolon.
aganglionäres Megakolon → kongenitales Megakolon.
akutes Megakolon acute megacolon, toxic megacolon.
kongenitales Megakolon Hirschsprung's disease, congenital megacolon, aganglionic megacolon.
toxisches Megakolon → akutes Megakolon.
Me•ga•kor•nea *f ophthal.* megalocornea, macrocornea.
Me•gal•ery•the•ma *nt derm.* megaloerythema, megalerythema. **Megalerythema epidemicum/infectiosum** *ped.* Sticker's disease, erythema infectiosum.
Me•ga•lo•blast *m hema.* megaloblast.
me•ga•lo•bla•stisch *adj hema.* megaloblastic.
Me•ga•lo•kor•nea *f ophthal.* megalocornea, macrocornea.
Me•ga•lo•ma•nie *f psychia.* megalomania, expansive delusion.
Me•gal•op•sie *f neuro.* macropsia, megalopia, megalopsia.
Me•ga•lo•ze•pha•lie *f patho.* megalocephaly, megacephaly.
Me•ga•lo•zyt *m hema.* megalocyte.
Me•ga•throm•bo•zyt *m hema.* megathrombocyte.
Me•ga•ure•thra *f urol.* megaurethra, megalourethra.
Me•ga•volt•strah•lung *f radiol.* megavoltage radiation.
Me•ga•volt•the•ra•pie *f radiol.* megavoltage therapy, supervoltage radiotherapy.
Mehl•asth•ma *nt pulmo.* miller's asthma.
Mehr•eta•gen•frak•tur *f ortho.* multiple fracture.
Mehr•ge•bä•ren•de *f gyn.* multipara, pluripara.
Mehr•lings•ge•burt *f gyn.* multiple labor, multiple birth.
Mehr•lings•schwan•ger•schaft *f gyn.* multiple pregnancy, plural pregnancy, polycyesis.
eineiige Mehrlingsschwangerschaft monovular multiple pregnancy.
mehreiige Mehrlingsschwangerschaft polyovular multiple pregnancy.
Mehr•or•gan•trans•plan•tat *nt chir.* composite transplant, composite graft.
mehr•wer•tig *adj immun.* multivalent, polyvalent.
Meibom: Meibom-Drüsen *pl anat.* Meibom's glands, tarsal glands, palpebral glands.
Mei•bo•mi•tis *f ophthal.* meibomianitis, meibomitis.
Meige: Meige-Syndrom *nt patho.* Meige's

disease, congenital trophedema.
Meigs: Meigs-Syndrom nt gyn. Meigs' syndrome.
Meio•se f histol. meiosis, meiotic division, miosis.
meio•tisch adj histol. meiotic, miotic.
Mei•ßel•frak•tur f ortho. (Radiusköpfchen) chisel fracture.
Me•ko•ni•um nt gyn., ped. meconium.
Me•ko•ni•um•as•pi•ra•ti•on f ped. meconium aspiration.
Me•ko•ni•um•ile•us m ped. meconium ileus.
Me•ko•ni•um•kör•per•chen pl ped. meconium corpuscles.
Me•ko•ni•um•pe•ri•to•ni•tis f ped. meconium peritonitis.
Me•ko•ni•um•pfropf•syn•drom nt ped. meconium blockage syndrome, meconium plug syndrome.
Me•ko•ni•um•zy•ste f ped. meconium cyst.
Me•lae•na f patho. melena, tarry stool.
Melaena neonatorum vera hemorrhagic disease of the newborn.
Meläna f → Melaena.
Me•la•nin nt histol. melanotic pigment, melanin.
Me•la•no•bla•sto•se f derm. melanoblastosis.
Me•la•no•der•mie f derm. melanoderma.
Me•la•no•glos•sie f HNO melanoglossia, black tongue.
Me•la•no•leu•ko•der•mie f derm. marbled skin, marmorated skin, melanoleukoderma.
Me•la•no•li•be•rin nt endo. melanocyte stimulating hormone releasing factor.
Me•la•nom nt derm. melanoma.
akrolentiginöses Melanom acral-lentiginous melanoma.
amelanotisches Melanom amelanotic melanoma.
benignes juveniles Melanom Spitz nevus, Spitz-Allen nevus, benign juvenile melanoma.
malignes Melanom malignant melanoma, melanocarcinoma, melanotic cancer.
noduläres Melanom nodular melanoma.
superfiziell spreitendes Melanom superficial spreading melanoma.
me•la•no•ma•tös adj derm. melanomatous.
Me•la•no•ma•to•se f derm. melanomatosis.
Me•la•no•ny•chie f derm. melanonychia.
Me•la•no•pho•ren•nae•vus m derm. chromatophore nevus of Naegeli, Naegeli syndrome.
Me•la•no•pla•kie f HNO melanoplakia.
Me•la•no•se f patho. melanosis. **prämaligne Melanose** Hutchinson's freckle, precancerous melanosis of Dubreuilh, malignant lentigo.
Me•la•no•sis f patho. melanosis.
Melanosis coli brown colon.
Melanosis naeviformis Becker's nevus, pigmented hairy epidermal nevus.
Melanosis toxica lichenoides Riehl's melanosis.
me•la•no•tisch adj derm. melanotic.
Me•la•no•tri•chie f derm. melanotrichia.
Me•la•no•zyt m histol. melanocyte.
me•la•no•zy•tär adj histol. melanocytic.
Me•la•no•zy•ten•nä•vus m derm. melanocytic nevus.
Me•la•no•zy•tom nt ophthal. melanocytoma.
Me•la•no•zy•to•se f derm. melanocytosis.
deltoideo-akromiale Melanozytose Ito's nevus.
okulodermale Melanozytose Ota's nevus, oculocutaneous/oculodermal melanocytosis.
Me•lan•urie f patho. melanuria, melanuresis.
Me•la•to•nin nt endo. melatonin.
mel•den vt (Krankheit) report, notify, give notice.
mel•de•pflich•tig adj (Krankheit) notifiable, reportable.
Meleney: Meleney-Geschwür nt derm. Meleney's ulcer, undermining burrowing ulcer.
Me•lio•ido•se f epidem. Whitmore's disease, melioidosis, pseudoglanders.
Mel•lit•urie f patho. melituria, mellituria.
Me•lo•no•pla•stik f HNO meloplasty, melonoplasty.
Me•lo•ny•chie f derm. melanonychia.
Me•lo•pla•stik f HNO meloplasty, melonoplasty.
Me•lo•schi•sis f embryo. oblique facial cleft, meloschisis [mɪˈlɒskəsɪs].
Mem•bran f **1.** anat. membrane, layer, lamina. **2.** phys. membrane, diaphragm, film.
Mem•bra•na f [S.U. MEMBRANA]
Mem•bran•an•griffs•kom•plex m immun. (Komplement) membrane attack complex.
Mem•bran•an•ti•gen nt immun. membrane antigen. **lymphozyten-determiniertes Membranantigen** lymphocyte-determined membrane antigen.
Mem•bran•ek•to•mie f chir. membranectomy.
mem•bra•nös adj histol. membranous, membraneous.
Mem•bran•oxy•ge•na•ti•on f **extrakorporale** HTG, IC extracorporeal membrane oxygenation.
Mem•bran•oxy•ge•na•tor m physiol. membrane oxygenator.
Mem•bran•syn•drom nt (**der Früh- u. Neugeborenen**) ped. hyaline membrane syndrome, hyaline membrane disease (of the newborn).
Memory-Zelle f immun. memory cell.
Me•na•di•ol nt biochem. menadiol, vitamin K_4.
Me•na•di•on nt biochem. menadione, menaphthone, vitamin K_3.
Men•ak•me f gyn. menacme.
Men•ar•che f gyn. menarche.
Ménard-Shenton: Ménard-Shenton-Linie f radiol. Ménard-Shenton line, Shenton's line.

Mendel-Bechterew: Mendel-Bechterew-Reflex *m physiol.* Mendel's reflex, Bekhterev-Mendel reflex, dorsum pedis reflex, back-of-foot reflex.
Mendelson: Mendelson-Syndrom *nt gyn.* Mendelson's syndrome, pulmonary acid aspiration syndrome.
Ménétrier: Ménétrier-Syndrom *nt patho.* Ménétrier's syndrome, giant hypertrophic gastritis.
Men•hi•dro•sis *f gyn.* menhidrosis, menidrosis.
Ménière: Ménière-Anfall *m neuro.* Ménière's attack.
Ménière-Krankheit *f neuro.* Ménière's disease, endolymphatic hydrops.
Ménière-Trias *f neuro.* Ménière's triad.
me•nin•ge•al *adj anat.* meningeal.
Me•nin•ge•al•blu•tung *f neuro.* meningeal hemorrhage ['hemərɪdʒ], meningeal bleeding.
Me•nin•ge•al•kar•zi•no•se *f neuro.* carcinomatous meningitis.
Me•nin•gen *pl anat.* meninges.
Me•nin•gi•om *nt neuro.* meningioma, meningeoma,.
Me•nin•gio•ma•to•se *f neuro.* meningiomatosis.
Me•nin•gio•sis leu•cae•mi•ca *f neuro.* leukemic meningitis, meningeal leukemia.
Me•nin•gis•mus *m neuro.* meningism [mɪ-'nɪndʒɪzəm], pseudomeningism.
Me•nin•gi•tis *f neuro.* meningitis, pachyleptomeningitis.
Meningitis carcinomatosa carcinomatous meningitis.
Meningitis cerebralis cerebral meningitis, cephalomeningitis.
Meningitis cerebrospinalis cerebrospinal meningitis, tetanoid fever.
Meningitis cerebrospinalis epidemica meningococcal meningitis, epidemic cerebrospinal meningitis.
Meningitis leucaemica leukemic meningitis, meningeal leukemia.
lymphozytäre Meningitis lymphocytic meningitis, acute aseptic meningitis.
Meningitis purulenta purulent meningitis.
Meningitis spinalis spinal meningitis.
Meningitis tuberculosa tubercular meningitis, tuberculous meningitis.
virale Meningitis viral meningitis.
me•nin•gi•tisch *adj neuro.* meningitic.
Me•nin•go•coc•cus *m micro.* meningococcus, Neisseria meningitidis.
Me•nin•go•en•ze•pha•li•tis *f neuro.* meningoencephalitis, meningocephalitis.
Me•nin•go•en•ze•pha•lo•mye•li•tis *f neuro.* meningoencephalomyelitis, meningomyeloencephalitis.
Me•nin•go•en•ze•pha•lo•mye•lo•pa•thie *f neuro.* meningoencephalomyelopathy.
Me•nin•go•en•ze•pha•lo•pat•hie *f neuro.* meningoencephalopathy.
Me•nin•go•en•ze•pha•lo•ze•le *f neuro.* meningoencephalocele.
Me•nin•go•kokk•ämie *f* meningococcemia.
Me•nin•go•kok•ken•in•fek•ti•on *f epidem.* meningococcosis.
Me•nin•go•kok•ken•kon•junk•ti•vi•tis *f ophthal.* meningococcus conjunctivitis.
Me•nin•go•kok•ken•me•nin•gi•tis *f neuro.* epidemic cerebrospinal meningitis, meningococcal meningitis.
Me•nin•go•kok•ken•sep•sis *f patho.* meningococcemia.
Me•nin•go•mye•li•tis *f neuro.* meningomyelitis, myelomeningitis.
Me•nin•go•mye•lo•ze•le *f neuro.* meningomyelocele, myelomeningocele.
Me•nin•go•pa•thie *f neuro.* meningopathy [ˌmenɪn'ɡɑpəθi].
Me•nin•go•ra•di•ku•li•tis *f neuro.* meningoradiculitis.
Me•nin•gor•rha•gie *f neuro.* meningorrhagia.
Me•nin•gor•rhö *f neuro.* meningorrhea.
Me•nin•go•ze•le *f neuro.* meningocele.
kraniale Meningozele cranial meningocele.
spinale Meningozele spinal meningocele.
traumatische Meningozele traumatic meningocele, Billroth's disease.
Me•ninx *f* → Meningen.
Me•nisk•ek•to•mie *f ortho.* meniscectomy.
Me•nis•ki•tis *f ortho.* meniscitis.
Me•nis•kus *m* **1.** *anat.* meniscus, articular meniscus. **2.** *phys.* (*Flüssigkeit*) meniscus; *ophthal.* meniscus lens, meniscus. **diskoider Meniskus** *ortho.* (*Kniegelenk*) discoid meniscus.
Me•nis•kus•ent•fer•nung *f ortho.* meniscectomy.
Me•nis•kus•ent•zün•dung *f* → Meniskitis.
Me•nis•kus•ex•zi•si•on *f ortho.* meniscectomy.
Me•no•me•tror•rha•gie *f gyn.* menometrorrhagia.
me•no•pau•sal *adj gyn.* menopausal.
Me•no•pau•se *f gyn.* menopause, change of life, turn of life.
Me•no•pau•sen•go•na•do•tro•pin *nt* (**humanes**) → Menotropin.
Me•no•pau•sen•syn•drom *nt gyn.* climacteric syndrome, menopausal syndrome.
Me•nor•rha•gie *f gyn.* menorrhagia, hypermenorrhagia, flooding.
Me•nor•rhal•gie *f gyn.* menorrhalgia, dysmenorrhea, difficult menstruation.
Me•nor•rhoe *f gyn.* menorrhea. **schmerzhafte Menorrhoe** dysmenorrhea.
Me•no•sche•sis *f gyn.* menoschesis, menischesis.
Me•no•tro•pin *nt gyn.* menotropin, human menopausal gonadotropin.
Mensch *m* man, homo; (*einzelner Mensch*) man, human being, human; (*Person*) person, individual.
Men•schen•floh *m micro.* human flea, common flea, Pulex irritans.
Men•schen•laus *f micro.* human louse,

Menschenleben

Pediculus humanus.
Men•schen•le•ben *nt* life, human life.
Men•schen•wür•de *f* human dignity, dignity of man.
Mensch•heit *f* mankind, the human race, the species.
mensch•lich *adj* human; *(human)* humane, humanitarian. **die menschliche Gesellschaft** the human community. **der menschliche Geist** the human mind. **der menschliche Körper** the human body. **das menschliche Leben** the human life.
Men•ses *pl* → Menstruation.
men•stru•al *adj gyn.* menstrual, emmenic.
Men•stru•al•blu•tung *f gyn.* menstrual bleeding.
Men•stru•al•zy•klus *m* → Menstruationszyklus.
Men•strua•ti•on *f gyn.* period, flow, course, menses, menstruation.
  anovulatorische Menstruation anovular menstruation, anovulatory menstruation.
  schmerzhafte Menstruation difficult menstruation.
  verzögerte Menstruation delayed menstruation.
  vikariierende Menstruation vicarious menstruation.
Men•strua•ti•ons•zy•klus *m gyn.* menstrual cycle, genital cycle, sex cycle, rhythm.
men•stru•ie•ren *vi* menstruate, flow, undergo menstruation.
men•su•al *adj physiol., gyn.* mensual, monthly.
men•tal *adj* **1.** *psycho.* mental, psychic. **2.** *anat.* mental, chin, genial.
Men•to•pla•stik *f HNO* mentoplasty.
Mercier: Mercier-Katheter *m urol.* Mercier's sound.
Merk•mal *nt* **1.** sign, mark; feature, characteristic. **2.** *patho.* symptom, sign.
Mer•ku•ria•lis•mus *m patho.* mercury poisoning, mercurialism.
Me•ro•ze•le *f chir.* femoral hernia, merocele, femorocele.
Mer•se•bur•ger Tri•as *f endo.* Merseburg triad, Basedow's triad.
Mes•aor•ti•tis *f patho.* mesaortitis. **Mesaortitis luetica** Döhle-Heller disease, luetic/syphilitic mesaortitis.
Mes•ar•te•ri•tis *f patho.* mesarteritis.
Mes•en•ce•pha•li•tis *f neuro.* mesencephalitis.
Mes•en•ce•pha•lon *nt anat.* mesencephalon, midbrain.
Mes•en•chym *nt embryo.* mesenchymal tissue, mesenchyma.
mes•en•chy•mal *adj embryo.* mesenchymal.
Mes•en•ter•ek•to•mie *f chir.* mesenterectomy.
mes•en•te•ri•al *adj anat.* mesenteric.
Mes•en•te•ri•al•ar•te•ri•en•throm•bo•se *f patho.* mesenteric arterial thrombosis.
Mes•en•te•ri•al•ge•fä•ße *pl anat.* mesenteric vessels.
Mes•en•te•ri•al•in•farkt *m patho.* acute mesenteric ischemia, mesenteric infarction.
Mes•en•te•ri•al•lymph•kno•ten *pl anat.* mesenteric lymph nodes.
Mes•en•te•ri•al•ve•nen *pl anat.* mesenteric veins.
Mes•en•te•rio•pe•xie *f chir.* mesenteriopexy, mesopexy.
Mes•en•te•ri•or•rha•phie *f chir.* mesenteriorrhaphy, mesorrhaphy.
Mes•en•te•ri•pli•ka•ti•on *f chir.* mesenteriplication.
mes•en•te•risch *adj* → mesenterial.
Mes•en•te•ri•tis *f patho.* mesenteritis.
Mes•en•te•ri•um *nt anat.* mesentery, mesenterium.
Mes•en•te•ri•um•fi•xa•ti•on *f chir.* mesenteriopexy, mesopexy.
Mes•en•te•ri•um•naht *f chir.* mesenteriorrhaphy, mesorrhaphy.
Mes•en•te•ri•um•re•sek•ti•on *f chir.* mesenterectomy.
Mes•en•ze•pha•li•tis *f neuro.* mesencephalitis.
Mes•en•ze•pha•lon *nt anat.* mesencephalon, midbrain.
Mesh-Graft *f/nt chir.* mesh graft, accordion graft.
Mesh-Transplantat *nt* → Mesh-Graft.
Me•so•ap•pen•di•zi•tis *f patho.* mesoappendicitis.
Me•so•derm *nt embryo.* mesoblast, mesoderm.
me•so•der•mal *adj embryo.* mesoblastic, mesodermal.
me•so•dia•sto•lisch *adj card.* mesodiastolic, middiastolic.
Me•so•ko•lon *nt anat.* mesocolon.
Me•so•ko•lon•fi•xa•ti•on *f chir.* mesocolopexy.
Me•so•ko•lo•pe•xie *f chir.* mesocolopexy.
Me•so•ko•lo•pli•ka•ti•on *f chir.* mesocoloplication.
Me•so•phle•bi•tis *f patho.* mesophlebitis.
Me•sor•rha•phie *f chir.* mesenteriorrhaphy, mesentorrhaphy, mesorrhaphy.
Me•so•sig•ma *nt anat.* mesosigmoid, sigmoid mesocolon.
Me•so•sig•mo•ido•pe•xie *f chir.* mesosigmoidopexy.
me•so•sy•sto•lisch *adj card.* mesosystolic, midsystolic.
Me•so•the•li•om *nt patho.* mesothelioma.
Me•so•tym•pa•num *nt anat.* mesotympanum.
mes•sen I *vt* measure; *techn.* gage, gauge; *biochem.* assay; *(Zeit)* time. **jdn. messen** measure s.o., take s.o.'s measurements. **jds. Fieber messen** take s.o.'s temperature. **jds. Blutdruck messen** take s.o.'s blood pressure. **II** *vi* measure.
Mes•ser[1] *nt* knife; *chir.* knife, scalpel.
Mes•ser[2] *m (Gerät)* meter, measuring instrument.

Mes·ser·griff *m* knife handle.
Mes·ser·klin·ge *f* knife blade.
Mes·ser·schnei·de *f* knife-edge, edge.
Mes·ser·spit·ze *f* knife point, point.
Mes·ser·stich *m* stab, thrust; (*Wunde*) stab wound, knife wound.
Meß·ge·rät *nt* measuring instrument, instrument; (*Meter*) meter; gauge, gage.
Mes·sung *f* **1.** (*Messen*) measuring; (*Ablesen*) reading; (*Temperatur, Blutdruck*) taking; test, testing. **2.** (*Ergebnis*) measurement; reading.
Meß·ver·fah·ren *nt* method of measuring, measuring method/technique.
Meß·wert *m* **1.** measured value. **2.** **Meßwerte** *pl techn.* data.
me·ta·bo·lisch *adj physiol.* metabolic.
me·ta·bo·li·sie·ren *vt, vi physiol.* metabolize.
Me·ta·bo·lis·mus *m physiol.* metabolism [mə'tæbəlɪzəm].
Me·ta·bo·lit *m physiol.* metabolite, metabolin.
Me·ta·fe·ma·le *f genet.* metafemale, triple-X.
me·ta·in·fek·ti·ös *adj patho.* metainfective.
me·ta·kar·pal *adj anat.* metacarpal.
Me·ta·kar·pal·kno·chen *pl anat.* metacarpals, metacarpal bones, knucklebones.
Me·ta·kar·pal·kno·chen·re·sek·ti·on *f ortho.* metacarpectomy.
Me·ta·kar·pal·köpf·chen *nt anat.* metacarpal head, head of metacarpal bone.
Me·ta·kar·po·pha·lan·ge·al·ge·len·ke *pl anat.* knuckle joints, metacarpophalangeal joints, MCP joints.
Me·ta·kar·pus *m anat.* metacarpus.
me·tal·lisch *adj metallic;* (*Klang*) metallic.
Me·tall·klang *m* (*Auskultation*) metallic tinkles.
Metall-Metall-Prothese *f ortho.* metal-on-metal prosthesis [prɑs'θiːsɪs].
Me·tall·pro·the·se *f ortho.* metal prosthesis [prɑs'θiːsɪs].
Me·ta·mor·phop·sie *f neuro.* metamorphopsia.
Me·ta·mor·pho·se *f histol., patho.* metamorphosis, transformation.
Me·ta·mye·lo·zyt *m hema.* metamyelocyte, juvenile form.
me·ta·phy·sär *adj anat.* metaphyseal, metaphysial.
Me·ta·phy·se *f anat.* metaphysis.
Me·ta·phy·sen·ent·zün·dung *f* → Metaphysitis.
Me·ta·phy·si·tis *f ortho.* metaphysitis.
Me·ta·pla·sie *f patho.* metaplasia, metaplasis.
me·ta·pla·stisch *adj patho.* metaplastic.
Me·ta·sta·se *f patho.* metastasis [mə'tæstəsɪs].

direkte Metastase direct metastasis.
gekreuzte Metastase crossed metastasis.
hämatogene Metastase hematogenous metastasis.

Methämoglobinurie

ossäre Metastase bone metastasis, osseous metastasis.
osteolytische Metastase osteolytic metastasis.
osteoplastische Metastase osteoblastic metastasis.
osteoplastische-osteolytische Metastase osteoblastic-osteolytic metastasis.
paradoxe/retrograde Metastase retrograde metastasis, paradoxical metastasis.
me·ta·sta·sie·ren *vi* metastasize.
Me·ta·sta·sie·rung *f patho.* metastasis [mə'tæstəsɪs], metastatic disease. **disseminierte Metastasierung** disseminated metastatic disease.
Me·ta·sta·sie·rungs·mu·ster *nt patho.* metastatic pattern.
me·ta·sta·tisch *adj patho.* metastatic.
me·ta·tar·sal *adj anat.* metatarsal.
Me·ta·tar·sal·frak·tur *f ortho.* metatarsal fracture.
Me·ta·tar·sal·gie *f ortho.* metatarsalgia.
Me·ta·tar·sal·kno·chen *pl anat.* metatarsals, metatarsal bones.
Me·ta·tar·sal·kno·chen·re·sek·ti·on *f ortho.* metatarsectomy.
Me·ta·tar·sal·köpf·chen *nt anat.* metatarsal head, head of metatarsal bone.
Me·ta·tar·sal·tu·mor *m ortho.* Deutschländer's disease.
Me·ta·tars·ek·to·mie *f ortho.* metatarsectomy.
Me·ta·tar·so·pha·lan·ge·al·ge·len·ke *pl anat.* metatarsophalangeal joints, MTP joints.
Me·ta·tar·sus *m anat.* metatarsus.
Met·en·ce·pha·lon *nt anat.* metencephalon, afterbrain.
Met-Enkephalin *nt biochem.* met-enkephalin, methionine enkephalin.
Me·teo·ris·mus *m patho.* meteorism ['miːtɪərɪzəm], tympanites.
Me·teo·ro·pa·thie *f patho.* meteoropathy.
Me·teo·ro·pa·tho·lo·gie *f patho.* meteoropathology [ˌmiːtɪˌɔːrəpə'θɑlədʒɪ].
me·teo·ro·trop *adj clin.* meteorotropic.
Me·teo·ro·tro·pie *f clin.* meteorotropism.
Me·teo·ro·tro·pis·mus *m clin.* meteorotropism.
Me·ter I *nt* meter. **II** *nt, m* meter.
Met·häm·al·bu·min *nt hema.* methemalbumin, pseudomethemoglobin.
Met·häm·al·bu·min·ämie *f hema.* methemalbuminemia.
Met·häm·o·glo·bin *nt hema.* methemoglobin, ferrihemoglobin.
Met·häm·o·glo·bin·ämie *f hema.* methemoglobinemia. **enzymopathische Methämoglobinämie** congenital methemoglobinemia, hereditary methemoglobinemic cyanosis.
met·häm·o·glo·bin·ämisch *adj hema.* methemoglobinemic.
Met·häm·o·glo·bin·urie *f patho.* methemoglobinuria.

Met•hä•mo•glo•bin•zya•nid nt hema. cyanide methemoglobin, cyanmethemoglobin.

Me•tha•nol nt chem. methanol, methyl alcohol.

Methionin-Enkephalin nt biochem. metenkephalin, methionine enkephalin.

Me•tho•de f method, system, technique, maneuver. **empirische Methode** trial and error.

me•tho•disch adj methodic, methodical, systematic.

Me•tra f anat. uterus, womb, metra.

Metr•al•gie f gyn. uterine pain, metralgia, metrodynia, uterodynia, hysteralgia.

me•trisch adj metric.

Me•tri•tis f gyn. metritis, uteritis.

Metritis dissecans dissecting metritis.

Metritis puerperalis puerperal metritis, lochiometritis.

Me•tro•dy•nie f → Metralgie.

Me•tro•en•do•me•trit•is f gyn. metroendometritis.

Me•tro•me•nor•rha•gie f gyn. metromenorrhagia.

Me•tro•pa•thie f gyn. hysteropathy [hɪstə-'rɑpəθi], metropathy. **hämorrhagische Metropathie** hemorrhagic metropathy, essential uterine hemorrhage ['hemərɪdʒ].

Me•tro•pe•ri•to•ni•tis f gyn. metroperitonitis, permetritis.

Me•tro•phle•bi•tis f gyn. metrophlebitis.

Me•tro•pto•se f gyn. prolapse of the uterus, metroptosis, hysteroptosis.

Me•tror•rha•gie f gyn. metrorrhagia.

Me•tror•rhe•xis f gyn. metrorrhexis, hysterorrhexis.

Me•tror•rhoe f gyn. metrorrhea.

Me•tro•sal•pin•gi•tis f gyn. metrosalpingitis.

Me•tro•sal•pin•go•gra•phie f radiol. metrosalpingography, metrotubography, uterosalpingography, hysterosalpingography.

Me•tro•sta•xis f gyn. metrostaxis.

Me•tro•ste•no•se f gyn. metrostenosis.

Me•tro•tu•bo•gra•phie f → Metrosalpingographie.

Metz•ger•pem•phi•gus m derm. bullous fever.

Meulengracht: Meulengracht-Krankheit f patho. familial nonhemolytic jaundice, constitutional hyperbilirubinemia, familial cholemia.

Meyenburg-Altherr-Uehlinger: Meyenburg-Altherr-Uehlinger-Syndrom nt patho. von Meyenburg-Altherr-Uehlinger syndrome, relapsing polychondritis.

Mibelli: Angiokeratoma nt **Mibelli** derm. Mibelli's angiokeratoma.

Mibelli-Krankheit f derm. Mibelli's disease, porokeratosis.

Mi•cel•le f chem. micelle, micella.

Mi•grai•ne f neuro. sick headache, vascular headache, migraine, migraine headache.

ophthalmoplegische Migraine ophthalmoplegic migraine, Möbius' disease.

Mi•grä•ne f → Migraine.

mi•grä•ne•ar•tig adj neuro. migranoid, migrainous.

Mi•kro•ab•zeß m patho. microabscess.

Mi•kro•ade•nom nt patho. microadenoma.

Mi•kro•ana•sto•mo•se f patho., chir. microanastomosis.

Mi•kro•ana•to•mie f microanatomy, microscopic anatomy [ə'nætəmɪ].

Mi•kro•an•eu•rys•ma nt patho. microaneurysm.

Mi•kro•an•gio•pa•thie f patho. microangiopathy.

diabetische Mikroangiopathie diabetic microangiopathy.

thrombotische Mikroangiopathie Moszkowicz's disease, thrombotic thrombocytopenic purpura.

Mi•kro•be f bio. microbe.

Mi•kro•bid nt derm. microbid.

mi•kro•bi•ell adj micro. microbial, microbian.

Mi•kro•bio•lo•gie f microbiology [ˌmaɪkrəbaɪ'ɑlədʒi].

mi•kro•bio•lo•gisch adj microbiologic.

mi•kro•bi•zid adj pharm. microbicidal, microbicide.

Mi•kro•blast m hema. microblast, microerythroblast.

Mi•kro•ble•pha•ron nt ophthal. microblepharia, microblepharon.

Mi•kro•blu•tung f patho. microhemorrhage.

Mi•kro•chir•ur•gie f chir. microsurgery.

mi•kro•chir•ur•gisch adj chir. microsurgical.

Mi•kro•dre•pa•no•zy•ten•krank•heit f hema. microdrepanocytic anemia, microdrepanocytosis, sickle-cell thalassemia.

Mi•kro•elek•tro•de f microelectrode.

Mi•kro•em•bo•lus m patho. microembolus.

Mi•kro•en•ze•pha•lie f embryo. microencephaly, microencephalon.

Mi•kro•frak•tur f ortho. microfracture.

Mi•kro•glia f histol. microglia cells, microglia.

Mi•kro•in•farkt m patho. microinfarct.

Mi•kro•in•jek•ti•on f clin. microinjection.

Mi•kro•in•va•si•on f patho. microinvasion.

mi•kro•in•va•siv adj patho. microinvasive.

Mi•kro•kar•zi•nom nt patho. microcarcinoma.

Mi•kro•ko•rie f ophthal. microcoria.

Mi•kro•kor•nea f ophthal. microcornea.

Mi•kro•la•ryn•go•sko•pie f HNO microlaryngoscopy [ˌmaɪkrəˌlærɪn'gɑskəpɪ].

Mi•kro•lä•si•on f patho. microlesion.

Mi•kro•ma•ni•pu•la•ti•on f chir. micromanipulation.

Mi•kro•me•ta•sta•se f patho. micrometastasis.

Mi•kro•neu•ro•chir•ur•gie f neurochir. microneurosurgery.

Mi•kro•or•ga•nis•mus m micro. microorganism [ˌmaɪkrəʊːˈrɡə'nɪzəm].

Mi•kro•pa•ra•sit m micro. microparasite.

Mi·kro·pa·tho·lo·gie *f patho.* micropathology [ˌmaɪkrəpəˈθɑlədʒɪ].
Mi·kro·per·fo·ra·ti·on *f chir.* microperforation.
Mi·kro·pha·ge *m histol.* microphage, microphagocyte.
Mi·kro·pha·kie *f ophthal.* microphakia.
Mikr·oph·thal·mus *m ophthal.* microphthalmos, microphthalmus.
Mi·kro·pro·lak·ti·nom *nt patho.* microprolactinoma.
Mi·krop·sie *f neuro.* micropsia.
Mi·kro·punk·ti·on *f clin.* micropuncture.
Mi·kro·skop *nt* microscope.
Mi·kro·sko·pie *f* microscopy [maɪˈkrɑskəpɪ].
mi·kro·sko·pisch *adj* microscopic.
Mi·kro·son·de *f chir.* microprobe.
Mi·kro·throm·bus *m patho.* microthrombus.
Mi·kro·trans·fu·si·on *f gyn.* microtransfusion.
Mi·kro·trau·ma *nt patho.* microtrauma.
Mi·kro·ze·pha·lie *f embryo.* microcephaly [ˌmaɪkrəʊˈsefəlɪ], microcephalism.
Mi·kro·ze·pha·lus *m embryo.* microcephalus, nanocephalus.
Mi·kro·zir·ku·la·ti·on *f physiol.* microcirculation.
Mi·kro·zy·ste *f patho.* microcyst.
Mi·kro·zyt *m hema.* microcyte, microerythrocyte.
mi·kro·zy·tär *adj hema.* microcytic.
Mi·kro·zy·to·se *f hema.* microcytosis, microcythemia.
Mik·ti·on *f* urination, miction, micturition.
Mik·ti·ons·zy·sto·gra·phie *f urol.* voiding cystography [sɪsˈtɑgrəfɪ].
Mik·ti·ons·zy·sto·ure·thro·gra·phie *f urol.* voiding cystourethrography.
Mikulicz: Mikulicz-Aphthen *pl patho.* Mikulicz's aphthae, recurrent benign aphthosis.
Mikulicz-Klemme *f chir.* Mikulicz's (peritoneal) clamp.
Mikulicz-Krankheit *f ortho.* Mikulicz's disease.
Mikulicz-Operation *f chir.* Mikulicz's colostomy [kəʊˈlɑstəmɪ], Mikulicz's operation.
Mil·be *f micro.* mite, acarus; acarid, acaridan.
Mil·ben·der·ma·ti·tis *f derm.* acarodermatitis.
Mil·ben·fleck·fie·ber *nt epidem.* mite-borne typhus, scrub typhus.
Mil·ben·gang *m derm. (Skabies)* cuniculus.
Milch *f* 1. milk, lac; *gyn.* milk. 2. *pharm.* milk.
Milch-Alkali-Syndrom *nt patho.* milk-alkali syndrome, Burnett's syndrome.
Milch·bank *f ped., gyn.* milk bank.
Milch·bil·dung *f gyn.* milk production, lactation, lactogenesis.
Milch·di·ät *f* milk cure, milk diet, lactotherapy.

Milch·ejek·ti·ons·re·flex *m gyn.* milk let-down reflex, milk-ejection reflex.
Milch·fie·ber *nt gyn.* milk fever, galactopyra.
Milch·fi·stel *f patho.* lacteal fistula, mammary fistula.
Milch·fluß *m gyn.* galactorrhea, lactorrhea.
Milch·gän·ge *pl anat.* mammary ducts, mamillary ducts, milk ducts, lactiferous ducts.
Milch·gang·ent·zün·dung *f gyn.* galactophoritis.
Milch·gangs·fi·stel *f patho.* lacteal fistula, mammary fistula.
Milch·gangs·kar·zi·nom *nt patho.* ductal breast carcinoma.
Milch·gangs·pa·pil·lom *nt gyn.* ductal breast papilloma.
Milch·ge·biß *nt dent.* primary dentition, milk teeth, baby teeth.
Milch·grind *m* → Milchschorf.
Milch·kur *f clin.* milk cure, milk diet, lactotherapy.
Milch·lei·ste *f embryo.* mammary line, milk line.
Milch·pul·ver *nt* dry milk, dried milk, milk powder, powdered milk.
Milch·schorf *m derm., ped.* milk crust, milk scall, milk tetter, milky tetter.
Milch·stau·ung *f gyn.* galactostasis, galactostasia.
Milch·zahn *m* 1. baby tooth, milk tooth. 2. **Milchzähne** *pl* milk teeth, baby teeth.
Milch·zucker [k·k] *m* milk sugar, lactose.
Milch·zy·ste *f gyn.* lacteal cyst, milk cyst, lactocele.
mil·dern **I** *vt (Schmerz)* ease, relieve, alleviate, allay, soothe; *(Wirkung)* tone down. **II** *vr* **sich mildern** *(Schmerz)* ease, ease off.
Mil·de·rung *f (Schmerz)* relief, mitigation, palliation, alleviation, assuagement.
Miles: Miles-Operation *f chir.* Miles' resection, abdominoperineal rectal resection.
mi·li·ar *adj histol., patho.* miliary.
Mi·li·ar·ab·szeß *m patho.* miliary abscess.
Mi·li·ar·an·eu·rys·ma *nt patho.* miliary aneurysm.
Mi·lia·ria *pl derm.* miliaria, miliary fever. **apokrine Miliaria** apocrine miliaria, Fox-Fordyce disease, Fox's disease.
Mi·li·ar·kar·zi·no·se *f patho.* miliary carcinosis.
Mi·li·ar·tu·ber·kel *m patho.* miliary tubercle.
Mi·li·ar·tu·ber·ku·lo·se *f patho.* disseminated tuberculosis, miliary tuberculosis.
Mi·lie *f derm.* whitehead, sebaceous tubercle, milium.
Mi·li·eu *nt (a. micro., physiol.)* environment, milieu, medium. **keimfreies Milieu** life island.
Millard-Gubler: Millard-Gubler-Syndrom *nt neuro.* Millard-Gubler syndrome, Gubler's hemiplegia.
Miller-Abbott: Miller-Abbott-Sonde *f clin.* Abbott-Miller tube, Miller-Abbott tube.

Milroy: Milroy-Syndrom *nt patho.* Milroy's edema, Nonne-Milroy-Meige syndrome, congenital trophedema.

Milz *f anat.* spleen, lien.

Milz•ab•szeß *m patho.* splenic abscess.

Milz•ar•te•rie *f anat.* splenic artery, lienal artery.

Milz•atro•phie *f patho.* splenatrophy, splenic atrophy ['ætrəfɪ].

Milz•blu•tung *f patho.* splenic hemorrhage ['hemərɪdʒ], splenic bleeding, splenorrhagia.

Milz•brand•ba•zil•lus *m micro.* anthrax bacillus, Bacillus anthracis.

Milz•brand•sep•sis *f patho.* anthrax sepsis.

Milz•brand•spo•re *f micro.* anthrax spore.

Milz•brand•to•xin *nt epidem.* anthrax toxin, bacillus anthracis toxin.

Milz•ent•fer•nung *f chir.* lienectomy [laɪə-'nektəmɪ], splenectomy [splɪ'nektəmɪ].

Milz•ent•zün•dung *f patho.* lienitis, splenitis.

Milz•er•kran•kung *f patho.* splenopathy, [splɪ'napəθɪ], lienopathy.

Milz•ex•stir•pa•ti•on *f chir.* lienectomy [laɪə'nektəmɪ], splenectomy [splɪ'nektəmɪ].

Milz•fol•li•kel *pl anat.* splenic follicles, splenic nodules.

Milz•hi•lus *m anat.* hilum of spleen.

Milz•in•farkt *m patho.* splenic infarct, splenic infarction.

Milz•knöt•chen *pl anat.* splenic corpuscles, splenic follicles.

Milz•lymph•kno•ten *pl anat.* splenic lymph nodes, lienal lymph nodes.

Milz•pul•pa *f anat.* red pulp, splenic pulp, splenic tissue.

Milz•punk•ti•on *f clin.* splenic puncture.

Milz•riß *m patho.* splenic rupture.

Milz•rup•tur *f patho.* splenic rupture.

Milz•schwel•lung *f patho.* enlarged spleen, splenic tumor, splenomegaly.

Milz•sen•kung *f patho.* splenoptosis, splenoptosia.

Milz•stau•ung *f patho.* splenemia, splenemphraxis.

Milz•tu•mor *m patho.* 1. spleen tumor, splenic tumor. 2. → Milzschwellung.

Milz•ve•ne *f anat.* splenic vein, lienal vein.

Milz•ve•nen•throm•bo•se *f patho.* splenic vein thrombosis.

Milz•ver•grö•ße•rung *f* → Milzschwellung.

Milz•ver•let•zung *f patho.* splenic trauma, splenic injury.

Min•der•be•lüf•tung *f pulmo.* hypoventilation, underventilation.

Min•der•durch•blu•tung *f patho.* hypoperfusion.

min•der•jäh•rig *adj* under age, minor, infant.

Min•der•jäh•rig•keit *f* infancy, nonage, minority.

Min•der•ven•ti•la•ti•on *f pulmo.* underventilation, hypoventilation.

Min•der•wer•tig•keits•ge•fühl *nt psycho.* inferiority feeling.

Min•der•wer•tig•keits•kom•plex *m psycho.* inferiority complex.

Min•der•wuchs *m patho.* microplasia, nanism ['neɪnɪzəm], nanosomia.
hypophysärer Minderwuchs pituitary infantilism, hypophysial infantilism.
proportionierter Minderwuchs universal infantilism, proportionate infantilism.

Mi•ne•ra•lo•kor•ti•ko•id *nt endo.* mineralocorticoid, mineralocoid.

Mi•ne•ral•was•ser *nt* water, mineral water.

Mi•ni•mal•do•sis *f pharm.* minimal dose, minimum dose.

Mi•ni•mal•he•pa•ti•tis *f patho.* minimal hepatitis, reactive hepatitis.

Mi•ni•mal•kar•zi•nom *nt gyn.* minimal breast carcinoma, minimal mammary carcinoma.

Mi•ni•pil•le *f gyn.* minipill.

Minkowski-Chauffard: Morbus *m* **Minkowski-Chauffard** *hema.* Minkowski-Chauffard syndrome, hereditary spherocytosis, constitutional hemolytic anemia.

Mi•nor•ag•glu•ti•nin *nt immun.* minor agglutinin, partial agglutinin.

Mi•nor•pro•be *f immun.* minor test.

Mi•nu•ten•vo•lu•men *nt* 1. *card.* minute output, minute volume. 2. *physiol.* minute ventilation, minute volume.

Mi•nu•ten•vo•lu•men•hoch•druck *m card.* cardiac-output hypertension.

Mio•sis *f ophthal.* miosis, myosis.

mio•tisch *adj ophthal.* miotic.

Misch•in•fek•ti•on *f epidem.* mixed infection.

Misch•kol•la•ge•no•se *f patho.* mixed connective tissue disease.

Misch•kul•tur *f micro.* mixed culture.

Misch•tu•mor *m patho.* mixed tumor.

Miß•bil•dung *f embryo.* malformation, deformity, anomaly; monster, monstrosity.

Miß•brauch *m forens.* abuse; *(falsche Anwendung)* misuse, improper use. **sexueller Mißbrauch** sex abuse, assault.

miß•brau•chen *vt* 1. *forens.* abuse. **sexuell mißbrauchen** abuse, assault. 2. *(falsch anwenden)* misuse.

Miß•hand•lung *f forens.* abuse, battering, maltreatment, ill-treatment.

Mitchell-Gerhardt: Mitchell-Gerhardt-Syndrom *nt derm.* Gerhardt's disease, Weir-Mitchell's disease, red neuralgia, erythromelalgia.

Mi•tel•la *f ortho.* arm sling, mitella.

Mit•es•ser *m derm.* comedo, blackhead.

mi•ti•giert *adj* mitigated.

mi•to•chon•dri•al *adj histol.* mitochondrial.

Mi•to•chon•drie *f histol.* mitochondrion, chondriosome.

Mi•to•chon•dri•en•an•ti•kör•per *pl immun.* antimitochondrial antibodies, mitochondrial antibodies.

Mi•to•chon•dri•on *nt* → Mitochondrie.

Mi•to•se *f* mitosis, mitotic division, karyokinesis.
Mi•to•se•gift *nt patho.* mitotic poison.
Mi•to•se•hem•mer *m patho.* antimitotic.
Mi•to•se•in•dex *m histol.* mitotic index.
mi•to•tisch *adj histol.* mitotic, karyokinetic.
mi•tral *adj anat.* mitral.
Mi•tral•atre•sie *f card.* mitral atresia.
Mi•tral•ge•räusch *nt card.* mitral murmur.
Mi•tral•ge•sicht *nt card.* mitral facies, mitrotricuspid facies.
Mi•tral•in•suf•fi•zi•enz *f card.* mitral insufficiency, mitral incompetence, mitral regurgitation.
Mi•tra•lis *f* → Mitralklappe.
Mi•tra•li•sa•ti•on *f card.* mitralization.
Mi•tra•lis•aus•kul•ta•ti•ons•punkt *m card.* mitral area.
Mi•tral•klap•pe *f anat.* left atrioventricular valve, bicuspid valve, mitral valve.
Mi•tral•klap•pen•atre•sie *f card.* mitral atresia.
Mi•tral•klap•pen•ge•räusch *nt card.* mitral murmur.
Mi•tral•klap•pen•in•suf•fi•zi•enz *f* → Mitralinsuffizienz.
Mi•tral•klap•pen•pro•laps•syn•drom *nt card.* mitral valve prolapse syndrome, floppy mitral valve syndrome, Barlow syndrome.
Mi•tral•klap•pen•ste•no•se *f card.* mitral stenosis. **angeborene Mitralklappenstenose** Duroziez's disease, congenital mitral stenosis, congenital stenosis of mitral valve.
Mi•tral•ste•no•se *f* → Mitralklappenstenose.
Mit•tel *nt* **1.** (*Hilfsmittel*) means. **2.** (*Heilmittel*) medicine, drug; cure, remedy (*gegen* for); *pharm.* preparation; agent. **3.** (*Methode, Maßnahme*) method, way, measure.
Mit•tel•fin•ger *m* middle finger, third finger.
Mit•tel•fuß *m anat.* metatarsus, midfoot.
Mit•tel•fuß•ar•te•ri•en *pl anat.* metatarsal arteries.
Mit•tel•fuß•bruch *m ortho.* metatarsal fracture.
Mit•tel•fuß•kno•chen *pl anat.* metatarsals, metatarsal bones.
Mit•tel•fuß•schmerz *m ortho.* metatarsalgia.
Mit•tel•fuß•ve•nen *pl anat.* metatarsal veins.
Mit•tel•hand *f anat.* metacarpus.
Mit•tel•hand•ar•te•ri•en *pl anat.* metacarpal arteries.
Mit•tel•hand•bruch *m ortho.* metacarpal fracture.
Mit•tel•hand•kno•chen *pl anat.* metacarpals, metacarpal bones, knucklebones.
Mit•tel•hand•ve•nen *pl anat.* metacarpal veins.
Mit•tel•hirn *nt anat.* mesencephalon, midbrain.
Mit•tel•hirn•ar•te•ri•en *pl anat.* mesencephalic arteries.
Mit•tel•hirn•ve•nen *pl anat.* veins of midbrain, mesencephalic veins.
Mit•tel•lap•pen *m anat.* **1.** (*Lunge*) middle pulmonary lobe. **2.** (*Prostata*) median lobe of prostate, middle lobe of prostate.
Mit•tel•lap•pen•syn•drom *nt pulmo.* Brock's syndrome, middle lobe syndrome.
Mit•tel•meer•an•ämie *f hema.* thalassemia, thalassanemia.
Mit•tel•meer•fie•ber *nt epidem.* Malta fever, Mediterranean fever, brucellosis. **familiäres Mittelmeerfieber** familial Mediterranean fever, familial recurrent polyserositis.
Mit•tel•ohr *nt* middle ear.
Mit•tel•ohr•cho•le•stea•tom *nt HNO* middle ear cholesteatoma.
Mit•tel•ohr•drai•na•ge *f HNO* drainage of the middle ear.
Mit•tel•ohr•ei•te•rung *f HNO* purulent otitis media.
Mit•tel•ohr•ent•zün•dung *f HNO* otitis media, tympanitis.
Mit•tel•ohr•kar•zi•nom *nt patho.* middle ear carcinoma.
Mit•tel•ohr•ka•tarrh *m,* **akuter** *HNO* acute otitis media.
Mit•tel•ohr•kno•chen *pl anat.* middle ear bones, ear bones.
Mit•tel•ohr•schä•di•gung *f HNO* middle ear lesion.
Mit•tel•ohr•schwer•hö•rig•keit *f HNO* middle ear deafness, middle ear hearing loss.
Mit•tel•ohr•taub•heit *f* → Mittelohrschwerhörigkeit.
Mit•tel•ohr•ver•let•zung *f HNO* middle ear injury, middle ear trauma.
Mit•tel•schmerz *m gyn.* midpain, midcycle pain, middle pain.
Mit•tel•schnitt *m chir.* epigastric incision.
M-Mode *m radiol.* time-motion, TM-mode, M-mode.
MMR-Lebendvakzine *f immun.* live measles mumps and rubella vaccine.
Mo•bi•li•sa•ti•on *f chir.* mobilization.
mo•bi•li•sie•ren *vt chir.* mobilize.
Mobitz: Mobitz-Typ *m card.* Mobitz block, Mobitz heart block.
Moebius: Moebius-Krankheit *f neuro.* Möbius' disease, ophthalmoplegic migraine.
Moebius-Syndrom *nt neuro.* Möbius' syndrome, nuclear agenesia.
Moebius-Zeichen *nt ophthal.* Möbius' sign.
Moeller-Hunter: Moeller-Hunter-Glossitis *f patho.* Moeller's glossitis, Hunter's glossitis, atrophic glossitis.
Mo•gi•gra•phie *f neuro.* mogigraphia, writer's cramp/spasm.
Mo•la *f patho., gyn.* mole.
Mola bothryoides grape mole.
Mola carnosa blood mole, carneous mole, fleshy mole.
Mola hydatidosa hydatidiform mole, vesicular mole, cystic mole.
Mo•lar *m anat.* molar tooth, molar, cheek tooth. **dritter Molar** wisdom tooth, third molar.

Molekulargenetik

Mo•le•ku•lar•ge•ne•tik f genet. molecular genetics.

Mo•le•ku•lar•krank•heit f patho. molecular disease.

Mo•le•ku•lar•pa•tho•lo•gie f patho. molecular pathology [pəˈθɑlədʒɪ].

Mo•li•mi•na pl patho., gyn. molimina.

Mol•lus•cum nt derm. molluscum. **Molluscum contagiosum** molluscum contagiosum.

Mol•lus•kum•kör•per•chen pl patho. molluscum bodies, molluscum corpuscles.

Mon•ar•thri•tis f ortho. monarthritis.

mon•ar•ti•ku•lär adj ortho. monarthritic, monoarticular, uniarticular.

Mo•nats•bin•de f hyg. menstrual towel/pad, sanitary towel.

Mo•nats•blu•tung f gyn. period, flow, course, menses, menstruation.

Mo•nats•zy•klus m gyn. rhythm, menstrual cycle, genital cycle, sex cycle.

Mönckeberg: Mönckeberg-Mediasklerose f patho. Mönckeberg's sclerosis, Mönckeberg's medial calcification.

Mond•ge•sicht nt clin. moon-shaped face, moon face.

Mondini: Mondini-Syndrom nt Mondini's syndrome.

Mon•go•len•fal•te f anat. palpebronasal fold, epicanthal fold, mongolian fold, epicanthus.

Mon•go•len•fleck m derm. mongolian spot, sacral spot, blue spot.

Mon•go•lis•mus m genet. Down's syndrome, trisomy 21 syndrome.

mon•go•lo•id adj genet. mongoloid, mongolian.

Mon•go•loi•dis•mus m → Mongolismus.

Mo•ni•le•thri•chie f derm. beaded hair, moniliform hair, monilethrix.

Mo•ni•lia f micro. Monilia, Candida.

Mo•ni•lio•se f epidem. moniliasis, candidiasis.

Mo•ni•tor m monitor; screen.

Mo•ni•to•ring nt clin. monitoring.

Monoaminooxidase-Hemmer m pharm. monoamine oxidase inhibitor.

mo•no•ar•ti•ku•lär adj → monartikulär.

Mo•no•chro•ma•sie f ophthal. monochromatism [ˌmɑnəʊˈkrəʊmətɪzəm], color blindness, achromatic vision, achromatism [eɪˈkrəʊmətɪzəm], achromatopsy.

mo•no•chro•ma•tisch adj **1.** ophthal. monochromatic, monochroic. **2.** phys. monochromatic, monochroic, monochromic.

Mo•no•in•fek•ti•on f epidem. monoinfection.

mo•no•klo•nal adj immun. monoclonal.

mo•no•kon•dy•lär adj ortho. unicondylar.

mo•no•krot adj card. monocrotic.

Mo•no•kro•tie f card. monocrotism [məˈnɑkrətɪzəm], monocrotic pulse.

mon•oku•lar adj ophthal. monocular, uniocular; (Mikroskop) monocular.

Mo•no•nu•kleo•se f epidem. **1.** mononuclear leukocytosis, mononucleosis. **2.** (**infektiöse Mononukleose**) glandular fever, Pfeiffer's disease, infectious mononucleosis.

Mo•no•pa•ra•ly•se f neuro. monoplegia.

Mo•no•pa•re•se f neuro. monoparesis.

Mo•no•ple•gie f neuro. monoplegia.

Mon•or•chi•die f andro. monorchism, monorchidism.

Mo•no•sac•cha•rid nt chem. simple sugar, monosaccharide.

mo•no•spe•zi•fisch adj immun. monospecific.

mo•no•sym•pto•ma•tisch adj clin. monosymptomatic.

mo•no•ton adj (Arbeit) monotonous, repetitious.

mo•no•va•lent adj immun. monovalent, univalent.

mon•ovu•lär adj embryo. monovular, uniovular, unioval.

Mo•no•zyt m hema. monocyte, blood macrophage.

mo•no•zy•tär adj hema. monocytic.

Mo•no•zy•ten•an•gi•na f epidem. glandular fever, Pfeiffer's disease, infectious mononucleosis, monocytic angina.

Mo•no•zy•ten•leuk•ämie f (akute) hema. medium-cell histiocytosis, monocytic leukemia, histiocytic leukemia, leukemic reticulosis.

Mo•no•zy•to•pe•nie f hema. monocytic leukopenia, monocytopenia.

Mo•no•zy•to•se f hema. monocytosis, monocytic leukocytosis.

Monro-Richter: Monro-Richter-Linie f chir. Monro's line, Monro-Richter line, Richter-Monro line.

Monteggia: Monteggia-Fraktur f ortho. Monteggia's fracture, Monteggia's fracture-dislocation.

Monteggia-Hüftluxation f ortho. Monteggia's dislocation.

Montezumas Rache f epidem. traveler's diarrhea, turista.

Moor•bad nt moor bath, mud bath.

Morax-Axenfeld: Diplobakterium nt **Morax-Axenfeld** micro. diplococcus/diplobacillus of Morax-Axenfeld, Moraxella lacunata.

Mo•ra•xel•la f micro. Moraxella. **Moraxella lacunata** diplococcus/diplobacillus of Morax-Axenfeld, Moraxella lacunata.

mor•bid adj patho. morbid, diseased, pathologic; psycho. morbid, abnormal, deviant.

Mor•bi•di•tät f epidem. morbidity, morbidity rate, sickness rate.

Mor•bil•li pl epidem. rubeola, morbilli, measles.

mor•bil•li•form adj epidem. morbilliform.

Mor•bil•li•vi•rus nt micro. Morbillivirus; measles virus.

Mor•bus m morbus, disease, illness, sickness. **Morbus Basedow** Graves' disease, Basedow's disease, exophthalmic goiter.

Morbus Bechterew Bekhterev's disease, Marie-Strümpell disease, poker back.

Morbus Boeck Boeck's disease, Besnier-Boeck disease, sarcoid, benign lymphogranulomatosis.

Morbus Crohn Crohn's disease, regional enteritis, regional enterocolitis, terminal enteritis.

Morbus Cushing Cushing's disease, Cushing's basophilism, pituitary basophilism.

Morbus haemolyticus neonatorum fetal erythroblastosis, hemolytic anemia of the newborn, hemolytic disease of the newborn.

Morbus haemorrhagicus neonatorum hemorrhagic disease of the newborn.

Morbus Hirschsprung Hirschsprung's disease, congenital megacolon, aganglionic megacolon.

Morbus Hodgkin Hodgkin's lymphoma, malignant lymphogranulomatosis, lymphogranuloma, malignant lymphoma.

Morbus Ménière Ménière's disease, endolymphatic hydrops, labyrinthine vertigo.

Morbus Paget 1. Paget's disease (of bone). **2.** Paget's disease of the breast/nipple.

Morbus Perthes *ortho.* Perthes' disease, Legg-Calvé-Perthes disease, quiet hip disease.

Morgagni: Morgagni-Hernie *f chir.* Morgagni's hernia.

Morgagni-Katarakt *f ophthal.* Morgagni's cataract, sedimentary cataract.

Morgagni-Kügelchen *pl ophthal.* Morgagni's globules, Morgagni's spheres.

Morgagni-Syndrom *nt ortho.* Morgagni's hyperostosis, Morgagni-Stewart-Morel syndrome.

Morgagni-Morel-Stewart: Morgagni-Morel-Stewart-Syndrom *nt ortho.* Morgagni's hyperostosis, Morgagni-Stewart-Morel syndrome.

mo•ri•bund *adj* moribund, dying, at the point of death.

Moro: Moro-Reflex *m ped.* Moro's reflex, embrace reflex, startle reflex.

Mor•phin *nt pharm.* morphine, morphium.

Mor•phi•nis•mus *m pharm.* morphinism ['mɔːrfənɪzəm], morphine addiction.

Mor•phin•sucht *f pharm.* morphinism ['mɔːrfənɪzəm], morphine addiction.

Mor•phin•süch•ti•ge *m/f pharm.* morphinist, morphine addict.

Mor•phi•um *nt* → Morphin.

Morquio: Morquio-Syndrom *nt patho.* Morquio's syndrome, Morquio-Ullrich syndrome, mucopolysaccharidosis IV.

Morquio-Ullrich: Morquio-Ullrich-Syndrom *nt* → Morquio-Syndrom.

Mor•ta•li•tät *f stat.* mortality, death rate, mortality rate.

maternale Mortalität maternal mortality rate, puerperal mortality rate.

neonatale Mortalität neonatal mortality rate.

operative Mortalität operative mortality.

perinatale Mortalität perinatal mortality rate.

postoperative Mortalität postoperative mortality.

Mor•ta•li•täts•zif•fer *f* → Mortalität.

Morton: Morton-Neuralgie *f neuro.* Morton's toe, Morton's neuralgia.

Mo•ru•la•zel•le *f hema.* morula cell, berry cell.

Mo•sai•zis•mus *m genet.* mosaicism.

Moschcowitz: Moschcowitz-Kollateralzeichen *nt chir.* Moszkowicz's sign.

Moschcowitz-Operation *f chir.* Moszkowicz's operation.

Moschcowitz-Syndrom *nt derm.* Moszkowicz's disease, thrombotic thrombocytopenic purpura.

Mos•ki•to *m* mosquito.

Mos•ki•to•klem•me *f chir.* mosquito clamp, mosquito forceps.

Mo•to•kor•tex *m anat.* motor cortex, motor area, excitomotor area, psychomotor area.

Mo•to•neu•ron *nt histol.* motoneuron, motor neuron.

Mo•to•neu•ron•er•kran•kung *f neuro.* motor neuron disease.

mo•to•risch *adj physiol.* motor, motorial, motoric.

Mot•ten•fraß•ne•kro•se *f patho.* piecemeal necrosis.

Mounier-Kuhn: Mounier-Kuhn-Syndrom *nt embryo.* Mounier-Kuhn syndrome, tracheobronchomegaly.

MP-Gelenke *pl anat.* knuckle joints, metacarpophalangeal joints, MCP joints.

MR-Lebendvakzine *f immun.* live mumps and rubella vaccine.

MR-Tomographie *f radiol.* nuclear resonance scanning, magnet resonance imaging.

M-Scan *m radiol.* time-motion, TM-mode.

MT-Gelenke *pl anat.* metatarsophalangeal joints, MTP joints.

Mucha-Habermann: Mucha-Habermann-Syndrom *nt derm.* Mucha-Habermann disease, acute lichenoid pityriasis, acute parapsoriasis.

Mu•ci•no•sis *f derm., patho.* mucinosis.

Mücken•se•hen [ĸ·ĸ] *nt ophthal.* muscae volitantes, vitreous floaters.

Muckle-Wells: Muckle-Wells-Syndrom *nt patho.* Muckle-Wells syndrome.

Mu•cor•my•ko•se *f epidem.* mucormycosis.

Mu•cus *m histol.* mucus.

mü•de *adj* tired; *(schläfrig)* sleepy, drowsy; *(erschöpft)* exhausted, worn out; *(ermattet)* weary *(von, vor* with). **müde werden** get tired, get sleepy.

Mü•dig•keit *f* tiredness; *(Schläfrigkeit)* sleepiness, drowsiness; *(Erschöpfung)* exhaustion, weariness.

Mühl•rad•ge•räusch *nt card.* water-wheel sound, bruit de moulin.

mu•ko•id *adj histol.* mucous, muciform, mucoid.

Mu•ko•kol•pos *m gyn.* mucocolpos.

mu•ko•ku•tan *adj* mucocutaneous.

Mu•ko•li•pid *nt biochem.* mucolipid.

Mukolipidose

Mu•ko•li•pi•do•se *f patho.* mucolipidosis.
Mukolipidose I mucolipidosis I, lipomucopolysaccharidosis.
Mukolipidose II mucolipidosis II, I-cell disease, inclusion cell disease.
Mukolipidose III mucolipidosis III, pseudo-Hurler polydystrophy.
Mu•ko•ly•ti•kum *nt pharm.* mucolytic, mucolytic agent.
mu•ko•ly•tisch *adj pharm.* mucolytic.
Mu•ko•pep•tid *nt biochem.* mucopeptide, murein, peptidoglycan.
Mu•ko•po•ly•sac•cha•rid *nt biochem.* mucopolysaccharide.
Mu•ko•po•ly•sac•cha•ri•do•se *f patho.* mucopolysaccharidosis.
Mukopolysaccharid-Speicherkrankheit *f* → Mukopolysaccharidose.
Mu•ko•pro•te•in *nt biochem.* mucoprotein.
mu•ko•pu•ru•lent *adj patho.* mucopurulent, purumucous.
Mu•kor•my•ko•se *f epidem.* mucormycosis.
mu•kös *adj histol.* mucoid, mucous, mucinoid.
Mu•ko•sa *f histol.* mucous coat, mucous tunic, mucosa.
Mu•ko•sa•ent•zün•dung *f* → Mukositis.
Mu•ko•sa•in•vo•lu•ti•on *f* (*Magen*) mucosal involution.
Mu•ko•sa•pro•laps *m patho.* mucosal prolapse, mucous membrane prolapse.
mu•ko•se•rös *adj histol., patho.* mucoserous, seromucous, seromucoid.
Mu•ko•si•tis *f patho.* mucosal inflammation, mucositis, mucitis.
Mu•ko•vis•zi•do•se *f patho.* cystic fibrosis (of the pancreas), fibrocystic disease of the pancreas, mucoviscidosis.
Mu•ko•ze•le *f patho.* mucocele, mucous cyst.
Mull *m* gauze, dressing gauze, dressing mull.
Mull•bin•de *f* gauze bandage, mull bandage.
mul•ti•ar•ti•ku•lär *adj ortho.* multiarticular, polyarticular, polyarthric.
Mul•ti•en•zym•kom•plex *m biochem.* multienzyme complex.
mul•ti•fak•to•ri•ell *adj patho.* multifactorial; *genet.* multifactorial.
mul•ti•fo•kal *adj (a. patho.)* multifocal.
mul•ti•glan•du•lär *adj* pluriglandular, multiglandular.
Mul•ti•gra•vi•da *f gyn.* multigravida, plurigravida, multigesta.
Mul•ti•in•farkt•de•menz *f neuro.* multi-infarct dementia.
Mul•ti•in•farkt•en•ze•pha•lo•pa•thie *f neuro.* multi-infarct dementia.
Mul•ti•mor•bi•di•tät *f patho.* polypathia.
Mul•ti•or•gan•spen•de *f chir.* multiorgan donation.
mul•ti•par *adj gyn.* multiparous.
Mul•ti•pa•ra *f gyn.* multipara, pluripara.
Mul•ti•punk•tur•test *m immun.* tine test, tine tuberculin test.
mul•ti•va•lent *adj immun.* polyvalent, multivalent.

Mu•mi•fi•ka•ti•on *f patho.* mummification necrosis.
mu•mi•fi•ziert *adj patho.* mummified.
Mumps *m/f epidem.* mumps, epidemic parotitis.
Mumps-Meningoenzephalitis *f neuro.* mumps meningoencephalitis.
Mumps-Orchitis *f andro.* mumps orchitis.
Mumps-Röteln-Lebendvakzine *f immun.* live mumps and rubella vaccine.
Mumps•vak•zi•ne *f immun.* mumps virus vaccine.
Mumps•vi•rus *nt micro.* mumps virus.
Mumps•vi•rus•le•bend•vak•zi•ne *f immun.* live mumps virus vaccine.
Mumps•vi•rus•vak•zi•ne *f immun.* mumps virus vaccine.
Mund *m* mouth; *anat.* os; orifice, opening.
Mund•at•mung *f* mouth respiration, mouth breathing.
Mund•bo•den•phleg•mo•ne *f HNO* phlegmon of the floor of the mouth.
Mund•fäu•le *f HNO* aphthous stomatitis.
Mund•flo•ra *f micro.* oral flora.
Mund•ge•ruch *m* bad breath, ozostomia, halitosis.
Mund•höh•le *f anat.* oral cavity, proper oral cavity.
Mund•höh•len•tem•pe•ra•tur *f clin.* oral temperature, sublingual temperature.
Mund•pfle•ge *f* dental hygiene, oral hygiene.
Mund•pla•stik *f HNO* stomatoplasty.
Mund•schleim•haut *f anat.* oral mucosa, mucous membrane of mouth.
Mund•schutz *m chir.* face mask.
Mund•soor *m HNO* oral candidiasis, thrush.
Mund•spa•tel *m clin.* tongue depressor.
Mund•spie•gel *m HNO* mouth mirror, dental mirror.
Mün•dung *f anat.* mouth, opening, os, orifice, aperture.
Mund•win•kel•chei•li•tis *f HNO* angular cheilitis, angular cheilosis, perlèche.
Mund•win•kel•rha•ga•den *pl* → Mundwinkelcheilitis.
Mund-zu-Mund-Beatmung *f* mouth-to-mouth resuscitation, transanimation.
Munro: Munro-Mikroabszeß *m patho.* Munro abscess, Munro microabscess.
Munro-Punkt *m clin.* Munro's point.
Mün•zen•klir•ren *nt pulmo.* anvil sound, bellmetal resonance, bell sound, coin test.
Mün•zen•zäh•len *nt neuro.* pill-rolling, coin-counting.
Mu•schel *f anat.* concha.
Mu•schel•re•sek•ti•on *f HNO* conchotomy [kɑŋˈkɑtəmɪ].
Mus•cu•la•ris *f anat.* muscularis, muscular coat/tunic.
Mus•cu•lus *m* [S.U. MUSCULUS]
Mus•kel *m anat.* muscle.
Mus•kel•an•satz *m anat.* muscle insertion.
Mus•kel•ar•beit *f* muscle work.
Mus•kel•an•span•nung *f* muscle tension.
Mus•kel•ap•pa•rat *m physiol.* musculature.

Mus•kel•atro•phie f neuro. muscular atrophy ['ætrəfɪ], muscle wasting, amyotrophy.
infantile spinale Muskelatrophie → spinale Muskelatrophie, infantile Form.
myelopathische Muskelatrophie myelopathic muscular atrophy.
myogene Muskelatrophie myopathic atrophy.
myopathische Muskelatrophie myopathic atrophy.
neurogene Muskelatrophie neuropathic atrophy, neural atrophy.
spinale Muskelatrophie spinal muscular atrophy, progressive muscular atrophy.
spinale Muskelatrophie, adult-distale Form → spinale progressive Muskelatrophie.
spinale Muskelatrophie, adult-proximale Form → spinale Muskelatrophie, skapulohumerale Form.
spinale Muskelatrophie, adult-skapulohumerale Form → spinale Muskelatrophie, skapulohumerale Form.
spinale Muskelatrophie, infantile Form Hoffmann's muscular atrophy, Hoffmann-Werdnig syndrome, infantile progressive spinal muscular atrophy.
spinale Muskelatrophie, juvenile Form juvenile muscular atrophy, Kugelberg-Welander disease.
spinale Muskelatrophie, skapulohumerale Form Vulpian's atrophy, scapulohumeral atrophy, scapulohumeral type of spinal muscular atrophy.
spinale progressive Muskelatrophie Duchenne-Aran disease, Aran-Duchenne muscular atrophy, progressive spinal muscular atrophy.
Mus•kel•bauch m anat. belly, muscle belly.
Mus•kel•bün•del nt anat. fasciculus, muscle bundle.
Mus•kel•de•ge•ne•ra•ti•on f patho. myolysis, myodegeneration.
Mus•kel•deh•nungs•re•flex m physiol. muscular reflex, myotatic reflex, stretch reflex.
Mus•kel•durch•blu•tung f physiol. muscle perfusion.
Mus•kel•dys•to•nie f myodystony, dysmyotonia.
Mus•kel•dys•tro•phie f neuro. muscular dystrophy, myodystrophy.
fazio-skapulo-humerale Muskeldystrophie Déjérine-Landouzy dystrophy, Landouzy's dystrophy, Landouzy-Déjérine dystrophy, facioscapulohumeral muscular dystrophy.
fazioskapulohumeraler Typ der Muskeldystrophie Erb-Landouzy disease.
progressive Muskeldystrophie progressive muscular dystrophy, idiopathic muscular atrophy ['ætrəfɪ].
Mus•kel•ent•zün•dung f neuro. myositis, myitis.
Mus•kel•er•kran•kung f neuro. myopathy [maɪ'ɑpəθɪ].
Mus•kel•er•mü•dung f patho. muscular fatigue.
Mus•kel•er•schlaf•fung f muscle relaxation.
Mus•kel•fa•ser f histol. muscle fibril, muscle fiber, myofibril.
rote Muskelfaser red muscle fiber, red muscle.
tonische Muskelfaser tonus fiber, tonic fiber.
weiße Muskelfaser white muscle fiber, white muscle.
Mus•kel•ge•we•be nt histol. muscle tissue, muscular tissue.
Mus•kel•her•nie f ortho. myocele.
Mus•kel•hy•per•äs•the•sie f neuro. hypermyesthesia.
Mus•kel•hy•per•pla•sie f patho. myohyperplasia.
Mus•kel•hy•per•tro•phie f patho. myohypertrophia, hypermyotrophy.
Mus•kel•hy•po•to•nie f neuro. muscular hypotonia, hypotonicity, hypotonus.
Mus•kel•isch•ämie f patho. myoischemia.
Mus•kel•ka•ter m inf. charley horse, muscle ache.
Mus•kel•kon•trak•ti•on f physiol. muscle contraction, contraction.
Mus•kel•kopf m anat. head of muscle.
Mus•kel•kraft f muscular force, muscular strength.
Mus•kel•krampf m neuro. muscular spasm, muscle spasm, myospasm.
Mus•kel•läh•mung f neuro. muscular paralysis [pə'rælɪsɪs], myoparalysis.
Mus•kel•mas•sa•ge f muscle massage.
Mus•kel•naht f chir. myorrhaphy, myosuture.
Mus•kel•ne•kro•se f patho. myolysis, myonecrosis.
Mus•kel•neur•al•gie f neuro. muscular pain, myoneuralgia, myalgia, myodynia.
Mus•kel•per•fu•si•on f physiol. muscle perfusion.
Mus•kel•phos•pho•fruk•to•ki•na•se•in•suf•fi•zi•enz f patho. Tarui disease, muscle phosphofructokinase deficiency.
Mus•kel•phos•pho•ry•la•se•man•gel m patho. McArdle-Schmid-Pearson disease, McArdle's syndrome, muscle phosphorylase deficiency.
Mus•kel•pla•stik f chir., ortho. myoplasty.
Mus•kel•re•la•xans nt pharm., anes. muscle relaxant, neuromuscular blocking agent.
depolarisierendes Muskelrelaxans depolarizing muscle relaxant, depolarizer.
nicht-depolarisierendes Muskelrelaxans → nicht-polarisierendes Muskelrelaxans.
nicht-polarisierendes Muskelrelaxans nondepolarizing muscle relaxant, nondepolarizer.
stabilisierendes Muskelrelaxans → nicht-polarisierendes Muskelrelaxans.

Muskelrelaxation

Mus·kel·re·la·xa·ti·on *f* muscle relaxation.
Mus·kel·re·zep·tor *m* muscle receptor, myoreceptor.
Mus·kel·rheu·ma·tis·mus *m patho.* muscular rheumatism ['ruːmətɪzəm].
Mus·kel·riß *m ortho.* myorrhexis.
Mus·kel·schmer·zen *pl neuro.* muscular pain, myoneuralgia, myalgia, myodynia.
Mus·kel·schwä·che *f neuro.* muscle weakness, myoparesis, amyosthenia.
Mus·kel·schwund *m patho.* muscle wasting, muscular atrophy ['ætrəfɪ], amyotrophy.
Mus·kel·seh·ne *f anat.* muscle tendon, sinew.
Muskel-Sehnen-Manschette *f anat.* musculotendinous cuff.
Mus·kel·span·nung *f* muscular tension, muscular tone, myotony.
Mus·kel·spas·mus *m neuro.* muscular spasm, muscle spasm, myospasm.
Mus·kel·spin·del *f histol.* neuromuscular spindle, muscle spindle.
Mus·kel·steif·heit *f patho.* muscle stiffness.
Mus·kel·to·nus *m* muscular tension, muscular tone, myotony.
Mus·kel·ver·här·tung *f patho.* myosclerosis.
Mus·kel·zel·le *f histol.* muscle cell, myocyte.
Mus·kel·zer·falls·syn·drom *nt patho.* crush syndrome, compression syndrome.
Mus·kel·zer·rung *f* pulled muscle.
Mus·kel·zucken [K·K] *nt neuro.* twitch, muscular twitching.
Mus·kel·zuckung [K·K] *f* muscle twitching, twitch contraction.
mus·ku·lär *adj anat., histol.* muscular.
Mus·ku·la·tur *f anat., physiol.* muscular system, muscles *pl*, musculature.
glatte Muskulatur smooth musculature, nonstriated muscles *pl.*
mimische Muskulatur facial muscles *pl,* muscles *pl* of (facial) expression.
oberflächliche Muskulatur superficial muscles *pl.*
quergestreifte Muskulatur skeletal muscles *pl,* striated muscles *pl,* striped muscles *pl.*
tiefe Muskulatur deep muscles *pl.*
unwillkürliche Muskulatur involuntary muscles *pl.*
willkürliche Muskulatur → quergestreifte Muskulatur.
Musset: Musset-Zeichen *nt card.* de Musset's sign, Musset's sign.
Mu·ta·gen *nt genet.* mutagen, mutagenic agent.
mu·ta·gen *adj* mutagenic.
Mu·ta·ge·ne·se *f* mutagenesis.
Mu·ta·ge·ni·tät *f* mutagenicity.
mu·tant *adj genet.* mutant.
Mu·tan·te *f genet.* mutant.
Mu·ta·ti·on *f genet.* mutation.
Mu·ta·ti·ons·ra·te *f genet.* mutation rate.

Mu·tis·mus *m psychia.* mutism ['mjuːtɪzəm].
akinetischer Mutismus agrypnodal coma, akinetic autism ['ɔːtɪzəm].
elektiver Mutismus elective mutism, voluntary mutism.
Mu·ti·sur·di·tas *f HNO* deaf-muteness, deaf-mutism ['mjuːtɪzəm].
Mut·ter *f (a. fig.)* mother.
leibliche Mutter biological mother, biological parent.
werdende Mutter mother-to-be, expectant mother.
Mut·ter·in·stinkt *m psycho.* motherly instinct, maternal instinct.
Mut·ter·ku·chen *m gyn.* placenta.
müt·ter·lich *adj* motherly, maternal.
Mut·ter·mal *nt derm.* mole, nevus, birthmark.
Mut·ter·milch *f gyn.* mother's milk, breast milk.
Mut·ter·milch·ik·te·rus *m ped.* Lucey-Driscoll syndrome.
Mut·ter·mund *m anat.* opening of uterus.
äußerer Muttermund external mouth of uterus, external orifice of uterus.
Mut·ter·mund·di·la·ta·ti·on *f gyn.* hystereurysis.
Mut·ter·schaft *f* maternity, motherhood.
Mut·ter·schafts·geld *nt* maternity allowance, maternity benefit.
Mut·ter·schafts·ur·laub *m* maternity leave.
Mut·ter·schafts·vor·sor·ge·un·ter·su·chung *f* prenatal examination.
Mu·zin *nt biochem.* mucin.
Mu·zin·ge·rinn·sel *nt patho.* mucin clot.
mu·zi·nös *adj histol.* mucinous, mucoid.
Mu·zi·no·se *f derm., patho.* mucinosis.
My·al·gia *f neuro.* muscular pain, myoneuralgia, myalgia, myodynia. **Myalgia epidemica** Bornholm disease, epidemic pleurodynia, epidemic myalgia.
My·as·the·nia *f neuro.* muscular weakness, myasthenia, amyosthenia. **Myasthenia gravis pseudoparalytica** Erb-Goldflam disease, Goldflam's disease, myasthenia gravis.
My·ato·nie *f neuro.* myatonia, myatony, amyotonia.
My·atro·phie *f neuro.* muscle wasting, muscular atrophy ['ætrəfɪ], myoatrophy.
My·ce·to·ma *nt derm.* mycetoma, maduromycosis.
My·co·bac·te·ri·um *nt micro.* mycobacterium, Mycobacterium.
Mycobacterium avium Battey's bacillus, Mycobacterium avium
Mycobacterium leprae leprosy bacillus, Hansen's bacillus, Mycobacterium leprae.
Mycobacterium tuberculosis tubercle bacillus, Koch's bacillus, Mycobacterium tuberculosis.
My·co·plas·ma *nt micro.* mycoplasma.
Mycoplasma pneumoniae Eaton ‚agent, Mycoplasma pneumoniae.

Mycoplasma-pneumoniae-Pneumonie f pulmo. Mycoplasma pneumoniae pneumonia, Eaton agent pneumonia.
My•co•sis f epidem. mycosis, fungal infection, mycotic infection.
My•dria•sis f physiol. dilation of the pupil, mydriasis.
Mydriasis alternans leaping mydriasis, springing mydriasis, alternating mydriasis.
Mydriasis paralytica paralytic mydriasis.
Mydriasis spastica spastic mydriasis, spasmodic mydriasis.
My•dria•ti•kum nt pharm. mydriatic.
my•dria•tisch adj physiol., pharm. mydriatic.
My•ek•to•mie f chir. myectomy [maɪ-'ɛktəmɪ], myomectomy.
Myel•en•ze•pha•lon nt anat. medulla oblongata, bulbus, myelencephalon.
Mye•lin nt biochem., histol. myelin.
mye•lin•arm adj histol. poorly-myelinated.
mye•lin•frei adj histol. unmyelinated, unmedullated, nonmyelinated, nonmedullated.
Mye•li•ni•sa•ti•on f histol. myelination, myelinization, myelinogenesis, myelinogeny.
mye•lin•los adj → myelinfrei.
Mye•li•no•ly•se f patho. myelinolysis, myelolysis.
Mye•li•no•pa•thie f patho. myelinopathy.
mye•lin•reich adj histol. richly-myelinated.
Mye•lin•schei•de f histol. myelin sheath, medullary sheath.
Mye•lin•ver•lust m patho. demyelination, demyelinization.
Mye•lin•zer•stö•rung f patho. myelinoclasis.
Mye•li•tis f 1. neuro. myelitis, medullitis. 2. → Osteomyelitis.
mye•li•tisch adj neuro. myelitic.
Mye•lo•blast m hema. myeloblast, granuloblast.
Mye•lo•blast•ämie f hema. myeloblastemia.
Mye•lo•bla•sten•leuk•ämie f hema. myeloblastic leukemia.
Mye•lo•bla•stom nt hema. myeloblastoma.
Mye•lo•bla•sto•se f hema. myeloblastosis.
mye•lo•de•pres•siv adj hema., pharm. myelosuppressive.
Mye•lo•dys•pla•sie f neuro. myelodysplasia.
Mye•lo•en•ze•pha•li•tis f neuro. encephalomyelitis, myeloencephalitis.
Mye•lo•fi•bro•se f hema. myelofibrosis, myelosclerosis, osteomyelofibrotic syndrome, osteomyelofibrosis, osteomyelosclerosis.
Mye•lo•gramm nt 1. radiol. myelogram. 2. hema. myelogram.
Mye•lo•gra•phie f radiol. myelography.
mye•lo•id adj 1. anat. myeloid. 2. → myeloisch.
mye•lo•isch adj hema. myeloid.
Mye•lom nt hema. myeloma.

endotheliales Myelom Ewing's sarcoma, endothelial myeloma.
multiples Myelom Kahler's disease, multiple myeloma, plasma cell myeloma, plasmocytoma.
Mye•lo•me•nin•gi•tis f neuro. myelomeningitis.
Mye•lo•me•nin•go•ze•le f embryo. myelomeningocele, meningomyelocele.
Mye•lom•gra•di•ent m immun. M component.
Mye•lom•nie•re f patho. myeloma kidney.
mye•lo•mo•no•zy•tär adj hema. myelomonocytic.
Mye•lo•mo•no•zy•ten•leuk•ämie f hema. myelomonocytic leukemia, Naegeli leukemia.
Mye•lo•pa•thie f 1. neuro. myelopathy. 2. hema. myelopathy [maɪə'lɑpəθɪ].
mye•lo•pa•thisch adj neuro., hema. myelopathic.
Mye•lo•poe•se f hema. myelopoiesis.
mye•lo•poe•tisch adj hema. myelopoietic.
mye•lo•pro•li•fe•ra•tiv adj hema. myeloproliferative.
Mye•lo•ra•di•ku•li•tis f neuro. myeloradiculitis.
Mye•lo•ra•di•ku•lo•pa•thie f neuro. myeloradiculopathy.
Mye•lo•schi•sis f embryo. myeloschisis [maɪə'lɑskəsɪs].
Mye•lo•se f 1. neuro. myelosis. 2. hema. myelosis, myelocytosis.
akute erythrämische Myelose hema. Di Guglielmo syndrome, acute erythremic myelosis.
chronische Myelose hema. chronic myelocytic leukemia, mature cell leukemia.
funikuläre Myelose neuro. Putnam-Dana syndrome, Lichtheim's syndrome, funicular myelosis, combined system disease.
Mye•lo•skle•ro•se f hema. osteomyelofibrotic syndrome, myelofibrosis, myelosclerosis, osteomyelofibrosis, osteomyelosclerosis.
Mye•lo•szin•ti•gra•phie f radiol. myeloscintigraphy.
Mye•lo•to•mie f neurochir. myelotomy [maɪə'lɑtəmɪ].
Mye•lo•to•mo•gra•phie f radiol. myelotomography, tomography [tə'mɑgrəfɪ].
mye•lo•to•xisch adj hema. myelotoxic.
Mye•lo•to•xi•zi•tät f hema. myelotoxicity.
Mye•lo•ze•le f embryo. myelocele.
Mye•lo•zy•sto•me•nin•go•ze•le f embryo. myelocystomeningocele.
Mye•lo•zy•sto•ze•le f embryo. myelocystocele.
Mye•lo•zyt m hema. myelocyte, myelomonocyte.
Mye•lo•zyt•ämie f hema. myelocythemia.
Mye•lo•zy•ten•kri•se f hema. myelocytic crisis.
Mye•lo•zy•tom nt hema. myelocytoma.
Mye•lo•zy•to•se f hema. myelocytosis,

myelemia, myelosis.
Myia•sis *f patho.* myiasis, myiosis, myasis.
Myk•ämie *f patho.* mycethemia, fungemia.
My•kid *nt immun.* mycid.
My•ko•bak•te•ri•en *pl micro.* mycobacteria.
  atypische Mykobakterien mycobacteria other than tubercle bacilli, atypical mycobacteria.
  nicht-tuberkulöse Mykobakterien → atypische Mykobakterien.
  nicht-chromogene Mykobakterien nonphotochromogens, nonchromogens.
  photochrome/photochromogene Mykobakterien photochromogens.
  schnellwachsende (atypische) Mykobakterien rapidly growing mycobacteria.
  skotochromogene Mykobakterien scotochromogens.
My•ko•bak•te•rio•se *f epidem.* mycobacteriosis, atypical tuberculosis.
My•ko•lo•gie *f micro.* mycology [maɪ-ˈkɑlədʒɪ].
My•ko•plas•ma•in•fek•ti•on *f epidem.* mycoplasmosis.
My•ko•plas•ma•pneu•mo•nie *f pulmo.* mycoplasmal pneumonia, Mycoplasma pneumoniae pneumonia, Eaton agent pneumonia [n(j)uːˈməʊnɪə].
My•ko•se *f* **1.** *epidem.* mycotic infection, fungal infection, mycosis. **2.** *biochem.* mycose.
  oberflächliche Mykose superficial mycosis.
  tiefe Mykose deep mycosis, systemic mycosis.
my•ko•tisch *adj epidem.* mycotic.
My•ko•to•xi•ko•se *f patho.* mycotoxicosis.
My•ko•to•xin *nt micro.* mycotoxin.
Myo•car•di•tis *f* → Myokarditis.
Myo•dy•nie *f neuro.* muscular pain, myodynia, myalgia.
Myo•fi•bril•le *f histol.* muscle fibril, muscular fibril, myofibril.
Myo•fi•bro•se *f patho.* myofibrosis.
Myo•fi•bro•si•tis *f patho.* myofibrositis, perimysiitis.
Myo•fi•la•ment *nt histol.* myofilament.
Myo•glo•bin *nt biochem.* myoglobin.
Myo•glo•bin•prä•zi•pi•tat *nt urol.* myoglobin precipitate, myoglobin cast.
Myo•glo•bin•urie *f patho.* myoglobinuria.
  familiäre/idiopathische Myoglobinurie Meyer-Betz disease, familial/idiopathic myoglobinuria.
myo•glo•bin•urisch *adj patho.* myoglobinuric.
Myo•glo•bin•zy•lin•der *m urol.* myoglobin precipitate, myoglobin cast.
Myo•glo•bu•lin•ämie *f patho.* myoglobulinemia.
Myo•glo•bu•lin•urie *f patho.* myoglobulinuria.
Myo•kard *nt anat.* myocardium, cardiac muscle.
Myo•kard•ab•szeß *m patho.* myocardial abscess, cardiac muscle abscess.

Myo•kard•an•oxie *f card.* myocardial anoxia.
Myo•kard•atro•phie *f card.* myocardial atrophy [ˈætrəfɪ].
Myo•kard•de•ge•ne•ra•ti•on *f card.* myocardial degeneration.
Myo•kard•ent•zün•dung *f* → Myokarditis.
Myo•kard•hy•per•tro•phie *f card.* myocardial hypertrophy [haɪˈpɜrtrəfɪ].
Myo•kard•hyp•oxie *f card.* myocardial hypoxia.
myo•kar•di•al *adj anat.* myocardial, myocardiac.
Myo•kard•in•farkt *m card.* myocardial infarction, cardiac infarction.
  anterolateraler Myokardinfarkt anterolateral myocardial infarction.
  anteroseptaler Myokardinfarkt anteroseptal myocardial infarction.
  diaphragmaler Myokardinfarkt inferior myocardial infarction, diaphragmatic myocardial infarction.
  inferiorer Myokardinfarkt → diaphragmaler Myokardinfarkt.
  inferolateraler Myokardinfarkt inferolateral myocardial infarction.
  posterolateraler Myokardinfarkt posterolateral myocardial infarction.
  rezidivierender Myokardinfarkt recurrent (myocardial) infarction.
  stummer Myokardinfarkt silent myocardial infarction.
  subendokardialer Myokardinfarkt subendocardial myocardial infarction.
  transmuraler Myokardinfarkt transmural myocardial infarction, through-and-through myocardial infarction.
Myo•kard•in•suf•fi•zi•enz *f card.* heart failure, cardiac insufficiency, myocardial insufficiency.
Myo•kar•dio•pa•thie *f* myocardiopathy [ˌmaɪəʊkɑːrdɪˈɑpəθɪ], cardiomyopathy [ˌkɑːrdɪəʊmaɪˈɑpəθɪ].
Myo•kar•di•tis *f card.* myocardial inflammation, myocarditis.
  akute bakterielle Myokarditis acute bacterial myocarditis.
  idiopathische Myokarditis idiopathic myocarditis, Fiedler's myocarditis.
  infektallergische/infektiös-allergische Myokarditis infectious-allergic myocarditis.
  rheumatische Myokarditis rheumatic myocarditis.
Myo•kard•me•ta•sta•se *f patho.* myocardial metastasis [məˈtæstəsɪs].
Myo•kard•naht *f HTG* myocardiorrhaphy.
Myo•kard•nar•be *f card.* myocardial scar.
Myo•kard•ne•kro•se *f card.* cardiac muscle necrosis, myocardial necrosis.
Myo•kard•prel•lung *f card.* myocardial contusion.
Myo•kard•rup•tur *f card.* myocardial rupture, cardiac rupture.
Myo•kard•schwie•le *f card.* myocardial scar.

Myo•kard•ver•kal•kung *f card.* myocardial calcification.

Myo•kard•ver•let•zung *f card.* myocardial injury, myocardial trauma.

myo•klo•nisch *adj neuro.* myoclonic.

Myo•klo•nus *m neuro.* myoclonus.

Myo•klo•nus•epi•lep•sie *f neuro.* Lafora's disease, myoclonus epilepsy.

Myo•ly•se *f patho.* myolysis.

My•om *nt patho.* muscular tumor, myoma.

myo•ma•tös *adj patho.* myomatous.

Myo•ma•to•se *f patho.* myomatosis.

My•om•ek•to•mie *f chir., gyn.* myomectomy, myomatectomy.
 abdominale/transabdominelle Myomektomie abdominal myomectomy, laparomyomectomy, celiomyomectomy.
 transvaginale Myomektomie vaginal myomectomy, colpomyomectomy.

My•om•ent•fer•nung *f* → Myomektomie.

Myo•me•tri•tis *f gyn.* myometritis.

Myo•me•tri•um *nt anat.* myometrium.

Myo•mo•to•mie *f gyn.* myomotomy.

Myo•ne•kro•se *f patho.* myonecrosis.

my•op *adj ophthal.* myopic, shortsighted, nearsighted.

Myo•pa•ra•ly•se *f neuro.* muscular paralysis [pəˈrælɪsɪs], myoparalysis.

Myo•pa•re•se *f neuro.* myoparesis, muscle weakness.

Myo•pa•thie *f neuro.* myopathy [maɪˈɑpəθɪ].

Myo•phos•pho•ry•la•se•in•suf•fi•zi•enz *f patho.* McArdle's syndrome, McArdle-Schmid-Pearson disease, myophosphorylase deficiency.

Myo•pie *f ophthal.* myopia, shortsightedness, short sight, nearsightedness, near sight.
 bösartige/maligne Myopie pathologic myopia, pernicious myopia, malignant myopia.
 progressive Myopie progressive myopia.

Myo•pla•stik *f chir.* myoplasty.

Myor•rha•phie *f chir.* myorrhaphy, myosuture.

Myor•rhe•xis *f patho.* myorrhexis.

Myo•sar•kom *nt patho.* myosarcoma.

Myo•si•tis *f neuro.* myositis, myitis, initis.

Myo•spas•mus *m neuro.* muscular spasm, muscle spasm, myospasm.

Myo•te•no•to•mie *f ortho.* myotenotomy.

Myo•tom *nt* **1.** *embryo.* myotome, muscle plate. **2.** *ortho.* myotome.

Myo•to•mie *f ortho.* myotomy [maɪˈɑtəmɪ].

Myo•to•nia *f neuro.* myotonia; myotonus, myotone, myotony.
 Myotonia acquisita Talma's disease.
 Myotonia congenita Thomsen's disease, congenital atonic pseudoparalysis.

myo•to•nisch *adj neuro.* myotonic.

Myo•ze•le *f ortho.* myocele.

Myo•zyt *m histol.* myocyte, muscle cell.

Myo•zy•to•ly•se *f patho.* myocytolysis.

Myo•zy•tom *nt patho.* myocytoma.

My•ring•ek•to•mie *f HNO* myringectomy, myringodectomy.

My•rin•gi•tis *f HNO* myringitis, tympanitis.

My•rin•go•my•ko•se *f HNO* myringomycosis, mycomyringitis.

My•rin•go•pla•stik *f HNO* myringoplasty.

My•rin•go•sta•pe•dio•pexie *f HNO* myringostapediopexy.

My•rin•go•to•mie *f HNO* myringotomy [mɪrənˈɡɑtəmɪ], tympanocentesis.

Myx•ade•ni•tis *f patho.* myxadenitis.

Myx•ade•nom *nt patho.* myxadenoma, myxoadenoma.

Myx•ödem *nt patho.* mucous edema, myxedema.

myx•öde•ma•tös *adj patho.* myxedematous.

My•xom *nt patho.* myxoma, mucous tumor.

my•xo•ma•tös *adj patho.* myxomatous.

My•xo•ma•to•se *f patho.* multiple myxomas, myxomatosis.

My•xo•my•ze•ten *pl micro.* slime fungi, Myxomycetes.

My•xor•rhoe *f patho.* myxorrhea, blennorrhea.

My•xo•sar•kom *nt patho.* myxosarcoma.

My•zel *nt micro.* mycelium.

My•zet•ämie *f patho.* mycethemia, fungemia.

My•ze•ten *pl micro.* mycetes, fungi, Mycophyta, Fungi.

My•ze•tis•mus *m patho.* mycetismus, mycetism, mushroom poisoning.

My•ze•tom *nt epidem.* mycetoma, maduromycosis.

N

Na•bel *m* bellybutton, navel; *anat.* omphalus, umbilicus; (*Trommelfell*) umbo.
Na•bel•ar•te•rie *f anat.* umbilical artery.
Na•bel•blu•tung *f patho.* omphalorrhagia.
Na•bel•bruch *m embryo.* umbilical hernia, exomphalos, omphalocele.
Na•bel•ent•zün•dung *f ped.* omphalitis.
Na•bel•ex•zi•si•on *f chir.* omphalectomy.
Na•bel•fi•stel *f patho.* umbilical sinus, umbilical fistula.
Na•bel•ge•fä•ße *pl anat.* umbilical vessels.
Na•bel•gra•nu•lom *nt patho.* umbilical granuloma.
Na•bel•her•nie *f embryo.* umbilical hernia, exomphalos, omphalocele.
Na•bel•ring *m anat.* umbilical ring.
Na•bel•schnur *f anat.* umbilical cord, cord, umbilical.
Na•bel•schnur•blut *nt ped.* cord blood.
Na•bel•schnur•bruch *m ped.* congenital umbilical hernia, amniocele.
Na•bel•schnur•ge•fä•ße *pl embryo., ped.* umbilical vessels.
Na•bel•schnur•ka•the•ter *m ped.* umbilical vessel catheter ['kæθɪtər].
Na•bel•schnur•kno•ten *m gyn., ped.* knot of umbilical cord.
Na•bel•schnur•kreis•lauf *m embryo.* allantoic circulation, umbilical circulation.
Na•bel•schnur•riß *m gyn., ped.* omphalorrhexis.
Na•bel•schnur•vor•fall *m gyn.* funis presentation.
Na•bel•strang *m* → Nabelschnur.
Na•bel•ul•ze•ra•ti•on *f patho.* omphalelcosis.
Na•bel•ve•ne *f embryo.* umbilical vein.
Na•bel•ve•nen•ent•zün•dung *f ped.* omphalophlebitis.
Na•bel•ve•nen•ka•the•ter *m ped.* umbilical vessel catheter ['kæθɪtər].
Na•bel•zy•ste *f patho.* umbilical cyst, vitellointestinal cyst.
Nach•be•hand•lung *f clin.* aftercare, aftertreatment, follow-up.
Nach•be•strah•lung *f radiol.* postoperative radiation, postoperative irradiation.
Nach•be•treu•ung *f clin.* follow-up, aftercare.
Nach•blu•tung *f patho.* secondary hemorrhage ['hemərɪdʒ], secondary bleeding.
Nach•ge•burt *f gyn.* afterbirth, secundina, secundines *pl.*
Nach•ge•burts•pe•rio•de *f gyn.* **1.** placental stage, third stage of labor. **2.** postnatal period.
Nach•kom•men *pl* offspring (*sing, pl*), progeny.
Nach•las•sen *nt* (*Krankheit*) catabasis; (*Gesundheit*) weakening; (*Funktion*) failure; (*Sehvermögen, Gehör, Gedächtnis*) deterioration; (*Kraft*) decline.
nach•las•sen *vi* (*Gesundheit*) become weaker, fail, break; (*Schmerz*) ease, go off; (*Wirkung*) wear off; (*Fieber*) go down; (*Leistungskraft*) slow up, drop off, fall off; (*Funktion*) fail; (*Sehvermögen, Gehör, Gedächtnis*) deteriorate; (*Kraft*) decline, go, degrade, weaken; (*Anspannung*) ease off, slacken off.
Nach•na•me *m* surname, family name.
Nach•sor•ge *f clin.* aftercare, aftertreatment, follow-up.
Nach•star *m ophthal.* secondary cataract.
Nacht *f* night; night-time. **bei Nacht** at night/by night. **die ganze Nacht (dauernd)** all night (long), nightlong. **heute/letzte nacht** last night. **in der Nacht** in/during the night, (late) at night, in the night-time, by night; nocturnal. **jede Nacht** night after night, nightly. **Nacht für Nacht** night after night. **Tag und Nacht** night and day. **über Nacht** overnight, over night. **während der Nacht** → in der Nacht.
Nacht•angst *f ped.* sleep terror disorder, night terror(s *pl*).
Nacht•ar•beit *f* night work.
nacht•blind *adj ophthal.* night-blind.
Nacht•blind•heit *f ophthal.* night blindness, day sight, nyctalopia, nyctanopia.
Nacht•dienst *m* night duty. **Nachtdienst haben** be on nights, be on night duty.
Nacht•kli•nik *f* night hospital.
Nacht•per•so•nal *nt* (*Klinik*) night staff.
Nacht•ru•he *f* rest, night's rest, night's sleep.
Nacht•schicht *f* night shift. **Nachtschicht haben/arbeiten** be/work on night shift, be/work on nights.
Nacht•schie•ne *f ortho.* night splint.
Nacht•schweiß *m* night sweat.

Nacht•schwe•ster *f* night nurse.
Nacht•se•hen *nt physiol.* scotopic vision, night vision, scotopia, rod vision.
Nacht•wan•deln *nt neuro.* sleepwalking disorder, noctambulism, somnambulism [sɑm-'næmbjəlɪzəm].
nacht•wan•deln *vi neuro.* sleepwalk, walk in one's sleep.
Nacht•wä•sche *f* sleep wear, nightclothes *pl.*
nach•un•ter•su•chen *vt clin.* reexamine.
Nach•un•ter•su•chung *f clin.* follow-up examination.
Nach•we•hen *pl gyn.* afterpains.
Nach•weis *m* proof (*für, über* of); evidence; *lab.* test. **den Nachweis für etw. erbringen** proof sth., show sth., furnish proof/evidence of sth.
nach•weis•bar *adj* provable, detectable, identifiable, verifiable, traceable.
Nach•weis•me•tho•de *f lab.* assay, assay technique, test.
Nach•wir•kung *f* after-effect, result.
Nacken [K•K] *m* nape, back of the neck, neck; *anat.* nucha.
Nacken•band [K•K] *nt anat.* nuchal ligament, neck ligament.
Nacken•hä•ma•tom [K•K] *nt patho.* trachelematoma.
Nacken•mus•ku•la•tur [K•K] *f anat.* neck muscles, muscles of neck.
Nacken•schmer•zen [K•K] *pl* neck pain, cervicodynia, trachelodynia.
Nacken•stei•fig•keit [K•K] *f* neck stiffness.
nackt *adj* **1.** naked, nude; (*bloß*) bare. **mit nacktem Oberkörper** bare to the waist. **sich nackt ausziehen** take off one's clothes. **2.** *fig.* bare, naked; (*Tatsachen*) bare.
Na•del *f allg., chir.* needle; (*Spritze*) needle; (*Stecknadel*) pin. **atraumatische Nadel** *chir.* swaged needle, atraumatic needle.
Na•del•aspi•ra•ti•on *f clin.* needle aspiration.
Na•del•aspi•ra•ti•ons•bi•op•sie *f clin.* needle aspiration biopsy, needle aspiration.
Na•del•bi•op•sie *f clin.* needle biopsy.
Na•del•hal•ter *m chir.* needle holder.
Na•del•öhr *nt* eye (of a needle).
Na•del•spit•ze *f* point, pinpoint.
Na•del•stich *m* prick, pinprick; *chir.* stitch.
Naegele: Naegele-Becken *nt ortho.* Naegele's pelvis.
Naegele-Regel *f gyn.* delivery date rule, Naegele's rule.
Naegeli: Naegeli-Syndrom *nt derm.* chromatophore nevus of Naegeli, Naegeli syndrome.
Naegeli-Typ *m* **der Monozytenleukämie** *hema.* myelomonocytic leukemia, Naegeli leukemia.
Nae•vo•ba•sa•lio•ma•to•se *f derm.* Gorlin-Goltz syndrome, Gorlin's syndrome, nevoid basal cell carcinoma syndrome, nevoid basalioma syndrome.
Nae•vo•xan•tho•en•do•the•li•om *nt derm.* juvenile xanthogranuloma, nevoxanthoendothelioma.
Nae•vus *m* mole, nevus. [S.A. NÄVUS]
Naevus acromiodeltoideus Ito's nevus.
Naevus araneus spider nevus, stellar nevus, vascular spider, spider mole.
Naevus caeruleus blue nevus, Jadassohn-Tièche nevus.
Naevus deltoideoacromialis Ito's nevus.
Naevus flammeus flammeous nevus, port-wine nevus/mark/stain.
Naevus fuscocoeruleus Ito's nevus.
Naevus fuscocoeruleus ophthalmomaxillaris Ota's nevus, oculocutaneous melanosis.
Naevus naevocellularis nevus cell nevus, nevocellular nevus, nevocytic nevus.
Naevus pigmentosis pigmented nevus, pigmented mole, mole.
Naevus pilosus hairy mole, hairy nevus.
Naevus sebaceus sebaceous nevus, nevus sebaceus of Jadassohn.
Naevus vasculosus vascular nevus, strawberry nevus, capillary angioma.
Nae•vus•zel•le *f derm.* nevus cell, nevocyte.
Naffziger: Naffziger-Operation *f ophthal.* Naffziger's operation.
Naffziger-Syndrom *nt neuro.* Naffziger's syndrome, cervical rib syndrome.
Naffziger-Test *m neuro.* Naffziger's test.
Na•gel *m* **1.** *anat.* nail, nail plate, unguis. **2.** *allg., ortho.* nail; (*Stift*) pin.
Na•gel•atro•phie *f derm.* onychatrophy.
Na•gel•bett *nt histol.* nail bed; nail matrix.
Na•gel•bett•ent•zün•dung *f derm.* onychia, onychitis, onyxitis.
Na•gel•bett•ge•schwulst *f derm.* onychoma.
Na•gel•dys•tro•phie *f derm.* onychodystrophy.
Na•gel•er•kran•kung *f derm.* onychopathy [ɑnɪ'kɑpəθɪ], onychonosus, onychosis.
Na•gel•er•wei•chung *f derm.* onychomalacia.
Na•gel•ex•ten•si•on *f ortho.* nail extension.
Na•gel•ex•zi•si•on *f chir.* onychectomy.
Na•gel•falz *m histol.* nail fold, sulcus of nail matrix.
Na•gel•falz•ent•zün•dung *f derm.* perionychia, perionyxis, paronychia.
Na•gel•haut *f histol.* nail skin, eponychium.
Na•gel•häut•chen *nt histol.* quick, cuticle, eponychium.
Na•gel•hy•per•tro•phie *f derm.* onychophyma, hyperonychia.
Na•gel•in•fek•ti•on *f derm.* nail infection.
Na•gel•my•ko•se *f derm.* onychomycosis, tinea unguium.
Na•geln *nt ortho.* nailing.
na•geln *vt* nail (*an* to); *ortho.* nail, pin.
Nagel-Patella-Syndrom *nt patho.* nail-patella syndrome, arthro-onychodysplasia.
Na•gel•plat•te *f histol.* nail plate, nail.
Na•gel•puls *m clin.* nail pulse.
Na•gel•ta•sche *f histol.* nail sinus.
Na•ge•lung *f ortho.* nailing, pinning.

Nagelwurzel

Na•gel•wur•zel *f histol.* nail root.
Nah•ak•kom•mo•da•ti•on *f physiol.* positive accommodation.
Nah•ein•stel•lungs•re•ak•ti•on *f physiol.* near-point reaction, near-vision response, convergence response, accommodation reflex, pupillary accommodation reflex.
nä•hen *vt chir.* suture, stitch (up), sew (up).
Nah•punkt *m ophthal.* near point.
Nähr•lö•sung *f* **1.** *clin.* clysis, nutrient solution. **2.** *micro.* culture solution.
Nähr•me•di•um *nt micro.* nutrient medium, nutritive medium, medium.
Nähr•stoff *m* **1.** nutrient, nutriment. **2.** **Nährstoffe** *pl* foodstuff, food.
Nähr•stoff•be•darf *m* nutrient needs *pl*, nutritive needs *pl*, nutrient requirement(s *pl*).
Nähr•stoff•ge•halt *m* nutrient content.
Nähr•stoff•man•gel *m patho.* nutrient deficiency, nutritional deficiency, nutritive deficiency.
Nah•rung *f* food, nutriment, nutrition, nourishment; *(Kost)* diet. **Nahrung zu s. nehmen** eat, take food. **ohne Nahrung** *unfed.* **die Nahrung verweigern** refuse food.
ballaststoffreiche Nahrung crude fiber, dietary fiber.
feste Nahrung solids.
pflanzliche Nahrung vegetable food.
tierische Nahrung animal food.
Nah•rungs•auf•nah•me *f* food ingestion, food intake, food consumption.
Nah•rungs•be•darf *m* food requirements *pl*.
Nah•rungs•ka•the•ter *m* feeding catheter ['kæθɪtər].
Nah•rungs•man•gel *m* lack of food, food shortage.
Nah•rungs•mit•tel *nt* food, foodstuff, aliment, nutriment.
Nah•rungs•mit•tel•al•ler•gie *f* food allergy, gastrointestinal allergy.
Nah•rungs•mit•tel•ver•gif•tung *f* food poisoning.
Nah•rungs•mit•tel•zu•satz *m* food additive.
Nah•rungs•ver•wei•ge•rung *f* refusal of food, refusal to eat.
Nähr•wert *m* nutritive value, nutrtional value.
Nah•se•hen *nt ophthal.* close vision.
Naht *f* **1.** *anat.* suture. **2.** *chir.* suture, stitch; suture, stitching (up), suture repair, repair; *(Nahtmaterial)* suture, suture material.
absorbierbare Naht *chir.* absorbable suture.
atraumatische Naht *chir.* atraumatic suture.
fortlaufende/kontinuierliche Naht *chir.* continuous suture, uninterrupted suture.
monofile Naht *chir.* monofilament suture.
nicht-absorbierbare Naht *chir.* non-absorbable suture.
perkutane Naht *chir.* percutaneous suture.
primäre Naht *chir.* primary suture.
resorbierbare Naht *chir.* absorbable suture.
sekundäre Naht *chir.* secondary suture.
synthetische Naht *chir.* synthetic suture.

Naht•ab•szeß *m chir.* suture abscess, stitch abscess.
Naht•in•suf•fi•zi•enz *f chir.* breakdown of suture.
Naht•ma•te•ri•al *nt chir.* suture, suture material.
Naht•ver•schluß *m chir.* suture, stitching (up), suture repair, repair.
Na•nis•mus *m* → Nanosomie.
Na•no•so•mie *f* nanism ['neɪnɪzəm], nanosomia, dwarfism ['dwɔːrfɪzəm].
Narath: Narath-Hernie *f chir.* Narath's hernia.
Nar•be *f patho.* scar, cicatrix; *fig., psycho.* scar. **voller Narben** scarred, full of scars.
Nar•ben•aus•schnei•dung *f chir.* cicatrectomy.
Nar•ben•bil•dung *f patho.* scar formation, scarring.
Nar•ben•bruch *m chir.* incisional hernia.
Nar•ben•durch•tren•nung *f chir.* cicatricotomy, cicatrisotomy.
Nar•ben•em•phy•sem *nt pulmo.* scar emphysema, paracicatricial emphysema.
Nar•ben•ex•zi•si•on *f chir.* cicatrectomy; keloplasty.
Nar•ben•fi•bro•ma•to•se *f patho.* fibrous scarring.
Nar•ben•ge•we•be *nt patho.* scar tissue, cicatrix.
Nar•ben•her•nie *f chir.* incisional hernia.
Nar•ben•kar•zi•nom *nt patho.* scar carcinoma.
Nar•ben•ke•lo•id *nt patho.* cicatricial keloid, keloid.
Nar•ben•kon•trak•tur *f ortho.* cicatricial contracture [kən'træktʃər].
Nar•ben•re•vi•si•on *f chir.* cicatricotomy, cicatrisotomy.
Nar•ben•sko•li•o•se *f ortho.* cicatricial scoliosis.
Nar•ben•strik•tur *f scar* stricture, cicatricial stricture.
Nar•ben•zug *m chir.* cicatricial pull.
nar•big *adj* cicatricial, scarred, epulotic.
Nar•ko•lep•sie *f neuro.* paroxysmal sleep, sleeping disease, narcolepsy.
nar•ko•lep•tisch *adj neuro.* narcoleptic.
Nar•ko•se *f anes.* anesthesia [,ænəs'θiːʒə], general anesthesia, narcosis.
Nar•ko•se•arzt *m anes.* anesthesiologist, anesthetist.
Nar•ko•se•ärz•tin *f anes.* anesthesiologist, anesthetist.
Nar•ko•se•gas *nt anes.* gaseous anesthetic.
Nar•ko•se•mit•tel *nt anes.* anesthetic, anesthetic agent.
Nar•ko•se•ver•fah•ren *nt anes.* anesthetic procedure, anesthesia [,ænəs'θiːʒə].
Nar•ko•ti•kum *nt* **1.** *pharm.* opiate, narcotic, narcotic agent. **2.** → Narkosemittel.
nar•ko•tisch *adj anes.* anesthetic, narcotic.
nar•ko•ti•sie•ren *vt anes.* anesthetize, narcotize.
na•sal *adj anat.* nasal, rhinal.

Na•se *f* nose. seine Nase blutet his nose is bleeding, he's got a nosebleed. **s. die Nase putzen** blow one's nose, wipe one's nose.
Na•sen•ab•strich *m HNO* nasal swab.
Na•sen•at•mung *f* nasal breathing, nasal respiration.
Na•sen•atre•sie *f HNO* atretorrhinia.
Na•sen•aus•fluß *m HNO* nasal hydrorrhea, rhinorrhea.
Na•sen•bein *nt anat.* nasal bone.
Na•sen•blu•ten *nt HNO* nasal bleeding, nosebleed, nasal hemorrhage ['hemərɪdʒ], epistaxis. **starkes Nasenbluten** rhinorrhagia.
Na•sen•brücke [k•k] *f anat.* bridge of nose, nasal bridge.
Na•sen•du•sche *f HNO* nasal douche, collunarium.
Na•sen•ein•gang *m anat.* nasal vestibule, vestibule of nose.
Nasen•ein•gangs•ste•nose *f* stenosis of the nostrils.
Na•sen•en•do•sko•pie *f HNO* nasal endoscopy [en'dɑskəpɪ].
Na•sen•ent•zün•dung *f HNO* nasitis.
Na•sen•er•kran•kung *f HNO* rhinopathy [raɪ'nɑpəθɪ], rhinopathia.
Na•sen•flü•gel *m HNO* nasal wing, wing of nose.
Na•sen•gang *m anat.* nasal meatus, meatus of nose.
Na•sen•gangs•atre•sie *f* atretorrhinia.
Na•sen•haa•re *pl anat.* hairs of nose, vibrissae.
Na•sen•höh•le *f anat.* nasal chamber, nasal cavity.
Na•sen•höh•len•spie•ge•lung *f HNO* rhinoscopy [raɪ'nɑskəpɪ].
Na•sen•ka•tarrh *m HNO* nasal catarrh, acute rhinitis, rhinitis.
Na•sen•knor•pel *pl anat.* nasal cartilages. **akzessorische Nasenknorpel** accessory nasal cartilages.
Nasen-Lid-Falte *f anat.* palpebronasal fold, epicanthal fold, mongolian fold.
Na•sen•loch *nt anat.* nostril, naris.
Nasen-Magen-Sonde *f clin.* NG tube, nasogastric tube.
Na•sen•mu•schel *f anat.* nasal concha, turbinate bone, turbinate.
Na•sen•mu•schel•re•sek•ti•on *f HNO* turbinectomy.
Na•sen•ne•ben•höh•len *pl anat.* paranasal sinuses, nasal sinuses.
Na•sen•ne•ben•höh•len•ent•zün•dung *f HNO* paranasal sinusitis, sinusitis.
Nasen-Ohren-Heilkunde *f HNO* otorhinology [ˌoʊtərɑɪ'nɑlədʒɪ].
Na•sen•pla•stik *f HNO* rhinoplasty.
Na•sen•po•lyp *m HNO* rhinopolypus, nasal polyp.
Na•sen•ra•chen *m anat.* nasal pharynx, rhinopharynx, epipharynx, nasopharynx.
Nasen-Rachen-Katarrh *m HNO* rhinolaryngitis.
Na•sen•ra•chen•raum *m* → Nasenrachen.
Na•sen•rücken [k•k] *m anat.* dorsum of nose.
Na•sen•sal•be *f HNO* nasal ointment.
Na•sen•schei•de•wand *f anat.* nasal septum, septum of nose.
Na•sen•schleim•haut *f histol.* nasal mucosa.
Na•sen•schleim•haut•drü•sen *pl anat.* nasal glands.
Na•sen•schleim•haut•ent•zün•dung *f HNO* rhinitis.
Na•sen•schleim•haut•ödem *nt HNO* rhinedema.
Na•sen•schmer•zen *pl HNO* rhinodynia, rhinalgia.
Na•sen•sep•tum *nt* → Nasenscheidewand.
Na•sen•son•de *f clin.* NG tube, nasogastric tube, nasal probe.
Na•sen•spe•ku•lum *nt HNO* → Nasenspiegel.
Na•sen•spie•gel *m HNO* nasal speculum, rhinoscope.
Na•sen•spie•ge•lung *f HNO* rhinoscopy [raɪ'nɑskəpɪ].
Na•sen•spit•ze *f* nasal tip, tip of nose.
Na•sen•spray *m/nt pharm.* nasal spray, nose spray.
Na•sen•spü•lung *f HNO* nasal douche.
Na•sen•stein *m HNO* nasal concrement, rhinolith.
Na•sen•tam•pon *m HNO* nasal tampon, nasal plug.
Na•sen•trop•fen *pl pharm.* nose drops, nasal drops. **abschwellende Nasentropfen** decongestant nose drops.
Na•sen•vor•hof *m anat.* nasal vestibule, vestibule of nose.
Na•sen•wur•zel *f anat.* nasal root, root of nose.
Na•so•pha•ryn•ge•al•kar•zi•nom *nt HNO* nasopharyngeal carcinoma.
Na•so•pha•ryn•ge•al•tu•bus *m clin.* nasopharyngeal airway, nasopharyngeal tubus.
Na•so•pha•ryn•gi•tis *f HNO* nasopharyngitis, epipharyngitis, rhinopharyngitis.
Na•so•pha•ryn•go•skop *nt HNO* nasopharyngoscope.
Na•so•pha•rynx *m anat.* nasal pharynx, rhinopharynx, epipharynx, nasopharynx.
Na•so•tra•che•al•tu•bus *m clin.* nasotracheal airway, nasotracheal tubus.
Na•so•zi•lia•ris•neur•al•gie *f neuro.* nasociliary neuralgia.
naß *adj* wet (*von* with); (*feucht*) damp, moist; (*durchnäßt*) soaked, drenched.
Näs•se *f* wet, wetness; (*Feuchtigkeit*) dampness, moisture, humidity.
näs•sen I *vt* wet. II *vi* (*Wunde*) discharge, ooze, weep.
na•tal *adj gyn.* natal.
Na•ta•li•tät *f gyn.* natality, birth rate.
Na•tri•um *nt chem.* sodium, natrium.
Na•tri•um•chlo•rid *nt chem.* sodium chloride, table salt, common salt.

Na•tri•um•haus•halt *m physiol.* sodium balance.

Na•tri•um•hy•dro•xid *nt chem.* sodium hydroxide, caustic soda.

Na•tri•um•pum•pe *f physiol.* sodium pump, Na+ pump.

Na•tri•um•re•ten•ti•on *f patho.* sodium retention.

Na•tri•ure•se *f physiol.* natriuresis, natruresis.

Na•tur *f* 1. nature. 2. nature, character; (*Wesensart*) nature, disposition. **von Natur aus** by nature. **gegen/wider die Natur** against nature.

Natural-Killer-Zellen *pl immun.* natural killer cells, NK cells.

Na•tur•heil•kun•de *f* naturopathy [ˌneɪtʃə'rɑpəθɪ], physical medicine, physiatrics *pl.*

Na•tur•heil•ver•fah•ren *nt* nature cure, naturopathy [ˌneɪtʃə'rɑpəθɪ].

na•tür•lich *adj* 1. natural. 2. (*physiologisch*) normal, natural, physiologic. **eines natürlichen Todes sterben** die of a natural cause, die a natural death. 3. (*kongenital*) inborn, congenital, natural, innate.

Na•tur•wis•sen•schaft *f* (*meist* **Naturwissenschaften** *pl*) science, natural science, physical science.

Na•tur•wis•sen•schaft•ler *m* natural scientist, physical scientist.

Na•tur•wis•sen•schaft•le•rin *f* natural scientist, physical scientist.

na•tur•wis•sen•schaft•lich *adj* scientific.

Nau•sea *f patho.* sickness (in the stomach), nausea.

Nausea gravidarum morning sickness (of pregnancy).

Nausea marina sea sickness, naupathia.

Na•vi•ku•la•re•frak•tur *f ortho.* scaphoid fracture.

Na•vi•ku•la•re•gips *m ortho.* scaphoid cast.

Nä•vo•bla•stom *nt,* **malignes** → Nävokarzinom.

nä•vo•id *adj derm.* nevoid, nevose, nevous.

Nä•vo•kar•zi•nom *nt derm.* malignant melanoma, melanoblastoma, melanocarcinoma.

Nä•vo•li•pom *nt derm.* lipomatous nevus, nevolipoma.

Nä•vo•zyt *m derm.* nevus cell, nevocyte.

nä•vo•zy•tisch *adj derm.* nevocytic.

Nä•vus *m derm.* nevus, mole. [S.A. NAEVUS]
  amelanotischer Nävus amelanotic nevus.
  blauer Nävus blue nevus, Jadassohn-Tièche nevus.
  dermaler Nävus dermal nevus, intradermal nevus.
  dysplastischer Nävus dysplastic nevus.
  epidermaler Nävus epidermal nevus, epithelial nevus.
  intradermaler Nävus → dermaler Nävus.
  junktionaler Nävus junction nevus, junctional nevus, epidermic-dermic nevus.
  korialer Nävus → dermaler Nävus.
  melanozytärer Nävus melanocytic nevus.
  organoider Nävus organoid nevus.
  vaskulärer Nävus vascular nevus, strawberry nevus, capillary angioma.

nä•vus•ar•tig *adj derm.* nevoid, nevose, nevous.

Nä•vus•zel•le *f derm.* nevus cell, nevocyte.

Nä•vus•zell•nä•vus *m derm.* nevus cell nevus, nevocellular nevus, nevocytic nevus.

Ne•ar•thro•se *f ortho.* new joint, nearthrosis, neoarthrosis.

Ne•ben•ho•den *m anat.* epididymis, parorchis.

Ne•ben•ho•den•ent•fer•nung *f urol.* epididymectomy, epididymidectomy.

Ne•ben•ho•den•ent•zün•dung *f urol.* epididymitis.

Ne•ben•ho•den•kopf *m anat.* head of epididymis.

Ne•ben•ho•den•kör•per *m anat.* body of epididymis.

Ne•ben•ho•den•schwanz *m anat.* tail of epididymis.

Ne•ben•höh•len *pl anat.* (*Nase*) paranasal sinuses, nasal sinuses.

Ne•ben•höh•len•blocka•de [K•K] *f HNO* sinus block.

Ne•ben•höh•len•ent•zün•dung *f HNO* nasosinusitis, sinusitis, paranasal sinusitis.

Ne•ben•höh•len•la•va•ge *f HNO* lavage of the sinuses, sinus lavage.

Ne•ben•höh•len•spü•lung *f* → Nebenhöhlenlavage.

Ne•ben•nie•re *f anat.* adrenal, adrenal gland, suprarenal, suprarenal gland.

Ne•ben•nie•ren•ade•nom *nt patho.* adrenal adenoma.

Ne•ben•nie•ren•apo•ple•xie *f patho.* adrenal apoplexy.

Ne•ben•nie•ren•ar•te•rien *pl anat.* suprarenal arteries.

Ne•ben•nie•ren•blu•tung *f patho.* adrenal bleeding, adrenal hemorrhage ['hemərɪdʒ].

Ne•ben•nie•ren•ent•fer•nung *f chir.* suprarenalectomy, adrenalectomy.

Ne•ben•nie•ren•er•kran•kung *f patho.* adrenalopathy, adrenopathy [ædrə'nɑpəθɪ].

Ne•ben•nie•ren•hy•per•pla•sie *f patho.* adrenal hyperplasia.

Ne•ben•nie•ren•in•suf•fi•zi•enz *f endo.* hypoadrenalism, adrenal insufficiency.
  akute Nebenniereninsuffizienz addisonian crisis, acute adrenocortical insufficiency.
  primäre chronische Nebenniereninsuffizienz Addison's disease, chronic adrenocortical insufficiency, bronzed disease.

Ne•ben•nie•ren•kar•zi•nom *nt patho.* adrenal carcinoma.

Ne•ben•nie•ren•mark *nt anat.* adrenal medulla, adrenal marrow, suprarenal medulla.

Ne•ben•nie•ren•mark•hor•mon *nt endo.* adrenomedullary hormone, AM hormone.

Ne•ben•nie•ren•me•ta•sta•se *f patho.* adrenal metastasis [mə'tæstəsɪs].

Ne•ben•nie•ren•re•sek•ti•on *f chir.* suprarenalectomy, adrenalectomy.

Ne•ben•nie•ren•rin•de *f anat.* adrenal cortex, suprarenal cortex.
Ne•ben•nie•ren•rin•den•ade•nom *nt patho.* adrenocortical adenoma, adrenal cortical adenoma.
Ne•ben•nie•ren•rin•den•atro•phie *f patho.* adrenocortical atrophy ['ætrəfɪ].
Ne•ben•nie•ren•rin•den•hor•mon *nt endo.* adrenocortical hormone, cortical hormone.
Ne•ben•nie•ren•rin•den•hy•per•pla•sie *f patho.* adrenocortical hyperplasia, adrenal hyperplasia, adrenocorticohyperplasia. **kongenitale Nebennierenrindenhyperplasie** congenital adrenal hyperplasia, adrenogenital syndrome.
Ne•ben•nie•ren•rin•den•in•suf•fi•zi•enz *f endo.* adrenocortical insufficiency, adrenal cortical insufficiency, hypoadrenocorticism, hypocorticalism, hypocorticism.
Ne•ben•nie•ren•rin•den•kar•zi•nom *nt patho.* adrenal cortical carcinoma, adrenocortical carcinoma.
Ne•ben•nie•ren•tu•mor *m patho.* adrenal tumor, paranephroma.
Ne•ben•nie•ren•ve•nen *pl anat.* suprarenal veins, adrenal veins..
Ne•ben•nie•ren•ver•grö•ße•rung *f patho.* adrenomegaly.
Ne•ben•pla•zen•ta *f gyn.* succenturiate placenta, supernumerary placenta.
Ne•ben•schild•drü•se *f anat.* parathyroid, parathyroid gland, epithelial body.
Ne•ben•schild•drü•sen•ade•nom *nt patho.* parathyroid adenoma, parathyroidoma.
Ne•ben•schild•drü•sen•ent•fer•nung *f chir.* parathyroidectomy.
Ne•ben•schild•drü•sen•hy•per•pla•sie *f patho.* parathyroid hyperplasia.
Ne•ben•schild•drü•sen•in•suf•fi•zi•enz *f endo.* hypoparathyroidism.
Ne•ben•schild•drü•sen•kar•zi•nom *nt patho.* parathyroid carcinoma, parathyroidoma.
Ne•ben•schild•drü•sen•tu•mor *m patho.* parathyroid tumor.
Ne•ben•schluß *m* shunt, bypass.
Ne•ben•sym•ptom *nt clin.* concomitant symptom, accessory sign, accessory symptom, asident sign, asident symptom.
Ne•ben•ur•sache *f* secondary cause.
Ne•ben•wir•kung *f (Therapie, Medikament)* side effect, side-effect, by-effect; *(negativ)* untoward effect, undesirable effect.
Neck-Odelberg: Neck-Odelberg-Syndrom *nt ortho.* Neck's disease, van Neck's disease.
Ne•ga•tiv *nt photo., radiol.* negative.
ne•ga•tiv *adj clin.* negative, without results.
nei•gen I *vt (Körper)* incline, bend; *(verbeugen)* bow; *(kippen)* tip, tilt. **II** *vi* **neigen zu** *fig. (tendieren zu)* tend to, be inclined to, be apt to; *(anfällig)* be prone to, be susceptible to. **III** *vr* **sich neigen** *(Person)* bend; bend down *(zu jdm.* towards s.o.). **s. nach vorne/hinten neigen** lean/bend forward/backwards. **s. über jdn. neigen** bend over s.o.
Nei•gung *f* **1.** *(Körper)* inclination, bow; *(Gefälle)* incline, slant, slope; *anat.* inclination; *(a. ophthal.)* declination. **2.** *(Schräglage)* tilt. **3.** *fig.* tendency, inclination, aptitude *(zu* to). **4.** *fig. (Anfälligkeit)* proneness, susceptibility, predisposition *(zu* to).
Neis•se•ria *f micro.* neisseria, Neisseria.
Neisseria gonorrhoeae diplococcus of Neisser, gonococcus, Neisseria gonorrhoeae.
Neisseria meningitidis meningococcus, Neisseria meningitidis.
Ne•kro•ly•se *f patho.* necrolysis.
Ne•krop•sie *f forens.* postmortem, postmortem examination, necropsy, autopsy.
Ne•kro•se *f patho.* necrosis, sphacelation.
aseptische Nekrose aseptic necrosis, avascular necrosis.
avaskuläre Nekrose avascular necrosis.
eitrige Nekrose suppurative necrosis.
feuchte Nekrose moist necrosis.
gangränöse Nekrose gangrenous necrosis.
ischämische Nekrose ischemic necrosis.
purulente Nekrose suppurative necrosis.
septische Nekrose septic necrosis.
trockene Nekrose dry necrosis.
verkäsende Nekrose caseation necrosis, caseous necrosis, cheesy necrosis.
ne•kro•tisch *adj patho.* necrotic, sphacelated, dead.
ne•kro•ti•sie•rend *adj patho.* necrotic, necrotizing.
Ne•kro•to•mie *f chir.* necrotomy [nɪ'krɑtəmɪ].
Nélaton: Nélaton-Katheter *m clin.* Nélaton's catheter ['kæθɪtər].
Nélaton-Linie *f ortho.* Nélaton's line, Roser's line.
Nelson: Nelson-Test *m immun.* TPI test, Treponema pallidum immobilization test.
Nelson-Tumor *m endo.* Nelson's tumor.
Ne•ma•thel•minth *m micro.* nemathelminth, aschelminth.
Ne•ma•to•de *f micro.* nematode, nema, roundworm.
Ne•ma•to•den•in•fek•ti•on *f* → Nematodiasis.
Ne•ma•to•dia•sis *f epidem.* nematodiasis, nematization, nematosis.
Neo•an•ti•gen *nt immun.* neoantigen.
Neo•ce•re•bel•lum *nt anat.* neocerebellum, corticocerebellum.
Neo•cor•tex *m histol.* neocortex, homogenetic cortex.
neo•na•tal *adj ped.* neonatal, newborn.
Neo•na•to•lo•gie *f* neonatology [,niːəneɪ-'tɑlədʒɪ].
Neo•pla•sie *f patho.* neoplasia, neoformation.
cervicale intraepitheliale Neoplasie *gyn.* cervical dysplasia, cervical intraepithelial neoplasia.

Neoplasma

multiple endokrine Neoplasie multiple endocrine neoplasia, multiple endocrine adenomatosis, endocrine polyglandular syndrome.
Neo•plas•ma nt patho. neoplasm, new growth, tumor, neoformation.
neo•pla•stisch adj patho. neoplastic.
Ne•phral•gie f patho. nephralgia.
Ne•phrek•to•mie f urol. nephrectomy [nɪ-'frektəmɪ].
Ne•phri•tis f urol. nephritis.
arteriosklerotische Nephritis arteriosclerotic nephritis.
chronische Nephritis Bright's disease.
chronisch interstitielle destruierende Nephritis chronic pyelonephritis, chronic destructive interstitial nephritis.
Nephritis gravidarum nephritis of pregnancy.
ne•phri•tisch adj urol. nephritic.
Ne•phro•an•gio•pa•thie f patho. nephroangiopathy.
Ne•phro•an•gio•skle•ro•se f patho. nephroangiosclerosis.
Ne•phro•bla•stom nt patho. Wilms' tumor, nephroblastoma, embryonal nephroma.
ne•phro•gen adj 1. embryo. renogenic, nephrogenic. 2. patho. nephrogenous.
Ne•phro•gra•phie f radiol. nephrography, renography.
Ne•phro•kal•zi•no•se f patho. nephrocalcinosis.
Ne•phro•lith m urol. renal calculus, renal stone, kidney stone, nephrolith.
Ne•phro•li•thi•a•sis f urol. nephrolithiasis.
Ne•phro•li•tho•to•mie f urol. nephrolithotomy, lithonephrotomy.
Ne•phro•me•ga•lie f urol. nephromegaly, nephrauxe.
Ne•phron nt physiol. nephron, nephrone.
Ne•phro•no•phthi•se f patho., urol. 1. nephronophthisis, nephrophthisis. 2. tuberculosis of the kidney, nephrotuberculosis, nephrophthisis.
Ne•phro•pa•thie f urol. kidney disease, nephropathy [nə'frɑpəθɪ], renopathy.
hypokaliämische Nephropathie hypokalemic nephrosis/nephropathy.
kaliumverlierende Nephropathie potassium-losing nephritis/nephropathy.
salzverlierende Nephropathie salt-losing nephropathy.
ne•phro•pa•tho•gen adj patho. nephropathogenic.
Ne•phro•phthi•sis f → Nephronophthise.
Ne•phro•pto•se f patho. nephroptosis, nephroptosia.
Ne•phro•pye•lo•gra•phie f radiol. nephropyelography.
Ne•phror•rha•gie f urol. nephrorrhagia, nephremorrhagia.
Ne•phror•rha•phie f urol. nephrorrhaphy.
Ne•phro•se f urol. nephrosis, nephrotic syndrome.
Ne•phro•skle•ro•se f patho. nephrosclerosis. **maligne Nephrosklerose** hyperplastic arteriolar nephrosclerosis, malignant nephrosclerosis, Fahr-Volhard disease.
Ne•phro•so•ne•phri•tis f patho. nephrosonephritis.
Ne•phro•sto•mie f urol. nephrostomy [nə-'frɑstəmɪ].
ne•phro•tisch adj patho. nephrotic.
Ne•phro•to•mie f urol. nephrotomy [nə-'frɑtəmɪ].
Ne•phro•to•mo•gra•phie f radiol. nephrotomography.
ne•phro•to•xisch adj patho. nephrotoxic.
Ne•phro•to•xi•zi•tät f patho. nephrotoxicity, renal toxicity.
Ne•phro•ure•ter•ek•to•mie f urol. nephroureterectomy, ureteronephrectomy.
Ne•phro•ure•te•ro•zyst•ek•to•mie f urol. nephroureterocystectomy.
Ne•phro•ze•le f patho. nephrocele.
Nerv m anat. nerve.
gemischter Nerv mixed nerve.
motorischer Nerv motor nerve.
parasympathischer Nerv parasympathetic nerve.
peripherer Nerv peripheral nerve.
sensibler Nerv sensory nerve.
sympathischer Nerv sympathetic nerve.
ner•val adj anat. neural, nervous.
Ner•ven•block m → Nervenblockade.
Ner•ven•blocka•de [к•к] f anes. nerve block, neural blockade, nerve block anesthesia [,ænəs'θiːʒə].
Ner•ven•deh•nung f neuro. neuragmia. **therapeutische Nervendehnung** nerve stretching, neurectasy, neurotony, neurotension.
Ner•ven•de•kom•pres•si•on f neurochir. nerve decompression, neurolysis.
Ner•ven•durch•tren•nung f neurochir. neurotomy [njʊə'rɑtəmɪ].
Ner•ven•ent•zün•dung f → Neuritis.
Ner•ven•er•kran•kung f neuro. neuropathy [njʊə'rɑpəθɪ].
Ner•ven•fa•ser f anat. neurofiber, neurofibra, nerve fiber.
afferente Nervenfasern pl afferent fibers, afferent neurofibers.
efferente Nervenfasern pl efferent fibers, efferent neurofibers.
markhaltige Nervenfaser myelinated fiber, medullated fiber.
marklose Nervenfasern pl nonmedullated fibers, nonmyelinated fibers, gray fibers.
motorische Nervenfasern pl motor fibers.
myelinfreie Nervenfasern pl → marklose Nervenfasern.
myelinisierte Nervenfaser → markhaltige Nervenfaser.
somatische Nervenfasern pl somatic fibers, somatic neurofibers.
viszerale Nervenfasern pl visceral fibers, visceral neurofibers.
Ner•ven•ge•flecht nt anat. nerve plexus, neuroplexus. **autonomes/vegetatives Nervengeflecht** autonomic plexus, visceral -

plexuses.
Ner•ven•ge•we•be *nt histol.* nerve tissue, nervous tissue.
Ner•ven•kom•pres•si•ons•syn•drom *nt neuro.* entrapment neuropathy [njʊə-'rɑpəθɪ].
Ner•ven•lei•den *nt neuro.* neuropathy [njʊə'rɑpəθɪ].
Ner•ven•naht *f neurochir.* nerve suture, neurorrhaphy, neurosuture.
Ner•ven•pla•stik *f neurochir.* neuroplasty.
Ner•ven•ple•xus *m anat.* neuroplexus, nerve plexus. **autonomer/vegetativer Nervenplexus** autonomic plexus, visceral plexus.
Ner•ven•re•sek•ti•on *f neurochir.* neurectomy [njʊə'rektəmɪ], neuroectomy.
Ner•ven•schä•di•gung *f neuro.* nerve damage, nerve injury, nerve lesion.
Ner•ven•schmerz *m neuro.* nerve pain, neuralgia, neurodynia.
Ner•ven•stamm *m anat.* nerve trunk, trunk, truncus.
Ner•ven•sti•mu•la•ti•on *f neuro.* nerve stimulation. **transkutane elektrische Nervenstimulation** transcutaneous electrical nerve stimulation.
Ner•ven•strang *m anat.* nerve cord; nerve trunk, trunk.
Ner•ven•sy•stem *nt anat.* nervous system, systema nervosum.
autonomes Nervensystem autonomic nervous system, vegetative nervous system.
parasympathisches Nervensystem parasympathetic nervous system, craniosacral system.
peripheres Nervensystem peripheral nervous system.
sympathisches Nervensystem sympathetic nervous system, thoracolumbar system.
vegetatives Nervensystem → autonomes Nervensystem.
zentrales Nervensystem central nervous system.
Ner•ven•trans•plan•tat *nt neurochir.* nerve graft.
Ner•ven•trans•plan•ta•ti•on *f neurochir.* nerve graft, nerve grafting.
Ner•ven•ver•let•zung *f neuro.* nerve damage, nerve injury, nerve lesion.
Ner•ven•wur•zel *f anat.* nerve root, radix.
Ner•ven•zel•le *f histol.* neurocyte, neuron, nerve cell.
Ner•ven•zu•sam•men•bruch *m* nervous breakdown, nervous collapse, mental breakdown.
ner•vös *adj* **1.** *anat.* nervous, neural. **2.** *allg.* nervous, tense; restless; irritable, excitable.
Ner•vo•si•tät *f* nervosity, nervousness, restlessness, irritability, excitability.
Ner•vus *m* [S.U. NERVUS]
Ne•si•dio•bla•stom *nt patho.* nesidioblastoma, islet cell adenoma.
Nes•sel•sucht *f patho.* nettle rash, urticaria, hives (*pl, sing*).

Nettleship: Nettleship-Syndrom *nt derm.* Nettleship's disease.
Netz *nt anat.* epiploon, omentum; network, net, web, plexus.
großes Netz greater epiploon, greater omentum.
kleines Netz lesser epiploon, lesser omentum.
Netz•beu•tel *m anat.* omental bursa, omental sac, epiploic sac.
Netz•bruch *m chir.* epiplocele.
Netz•deckung [K•K] *f chir.* omental patch closure.
Netz•haut *f anat.* retina, nervous tunic of eyeball.
Netz•haut•ab•lö•sung *f ophthal.* detached retina, retinal detachment.
Netz•haut•adap•ta•ti•on *f ophthal.* retinal adaptation.
Netz•haut•an•gio•ma•to•se *f patho.* Lindau-von Hippel disease, von Hippel-Lindau disease, cerebroretinal/retinocerebral angiomatosis.
Netz•haut•apla•sie *f ophthal.* retinal aplasia.
Netz•haut•ar•te•rie *f* → Netzhautarteriole.
Netz•haut•ar•te•rio•le *f anat.* arteriole of retina.
Netz•haut•atro•phie *f ophthal.* neurodeatrophia.
Netz•haut•bild *nt physiol., ophthal.* retinal image.
Netz•haut•dys•pla•sie *f ophthal.* retinal aplasia, retinal dysplasia.
Netz•haut•ent•zün•dung *f ophthal.* retinitis.
Netz•haut•er•kran•kung *f ophthal.* retinopathy [ˌretɪ'nɑpəθɪ], retinosis.
Netz•haut•ge•fä•ße *pl anat.* blood vessels of retina.
Netz•haut•in•fil•tra•ti•on *f,* **leukämische** *ophthal.* leukemic retinopathy [ˌretɪ-'nɑpəθɪ], leukemic retinitis.
Netz•haut•ko•lo•bom *nt ophthal.* coloboma of retina.
Netz•haut•re•zep•tor *m physiol.* retinal receptor.
Netz•haut•ri•va•li•tät *f ophthal.* retinal rivalry, binocular rivalry.
Netz•haut•schlag•ader *f,* **zentrale** *anat.* central artery of retina, Zinn's artery.
Netz•haut•spal•te *f ophthal.* retinoschisis [ˌretɪ'nɑskəsɪs].
Netz•haut•ve•ne *f anat.* venule of retina.
Netz•läpp•chen *nt chir.* omental patch.
Netz•lap•pen *m chir.* omental graft.
Netz•pla•stik *f chir.* omentoplasty, epiploplasty.
Netz•zy•ste *f patho.* omental cyst.
Neu•auf•nah•me *f* (*Patienten*) **1.** new admission. **2.** Neuaufnahmen *pl* intake.
Neu•bil•dung *f patho.* neoplasm, new growth, tumor, neoformation.
neu•ge•bo•ren *adj* newborn, neonate.
Neu•ge•bo•re•ne *nt* newborn, newly born

Neugeborenenakne

baby, newborn infant, neonate.
Neu•ge•bo•re•nen•ak•ne *f ped.* neonatal acne.
Neu•ge•bo•re•nen•apo•ple•xie *f ped.* neonatal apoplexy, apoplexy of the newborn.
Neu•ge•bo•re•nen•asphy•xie *f ped.* asphyxia of the newborn, neonatal asphyxia [æs'fɪksɪə], respiratory failure in the newborn.
Neu•ge•bo•re•nen•hy•per•bi•li•ru•bin•ämie *f ped.* neonatal hyperbilirubinemia.
Neu•ge•bo•re•nen•ik•te•rus *m ped.* jaundice of the newborn.
Neu•ge•bo•re•nen•in•ten•siv•sta•ti•on *f* neonatal intensive care unit.
Neu•ge•bo•re•nen•ma•sti•tis *f ped.* mastitis neonatorum.
Neu•ge•bo•re•nen•sterb•lich•keit *f ped.* neonatal mortality.
Neu•ge•bo•re•nen•te•ta•nie *f ped.* neonatal tetany.
Neu•ge•bo•re•nen•tod *m ped.* neonatal death.
neu•ral *adj* **1.** *anat., neuro.* nervous, neural. **2.** *embryo., anat.* neural.
Neur•al•gia *f neuro.* nerve pain, neuralgia, neurodynia.
Neuralgia geniculata geniculate neuralgia, Ramsey Hunt syndrome, Hunt's neuralgia, herpes zoster auricularis, herpes zoster oticus.
Neuralgia mammalis Cooper's irritable breast.
Neuralgia sphenopalatina Sluder's syndrome, sphenopalatine neuralgia.
Neuralgia trigeminalis trigeminal neuralgia, facial neuralgia, Fothergill's neuralgia.
Neur•al•gie *f neuro.* nerve pain, neuralgia, neurodynia.
neur•al•gi•form *adj neuro.* neuralgiform.
neur•al•gisch *adj neuro.* neuralgic.
Neu•ral•lei•ste *f embryo.* neural crest, ganglionic crest.
Neu•ral•rin•ne *f embryo.* neural groove.
Neu•ral•rohr *nt embryo.* neural tube, cerebromedullary tube, medullary tube.
Neur•asthe•nie *f psychia.* neurasthenia, nervous exhaustion, fatigue neurosis, Beard's disease.
Neur•axon *nt histol.* axon, neuraxon.
Neur•ek•to•mie *f neurochir.* neurectomy [njʊə'rektəmɪ], neuroectomy.
Neur•ek•to•pie *f patho.* neurectopia, neurectopy.
Neu•ri•lemm *nt histol.* Schwann's sheath, neurilemma, neurolemma.
Neu•ri•lem•mi•tis *f neuro.* neurilemmitis, neurolemmitis.
Neu•ri•lem•mom *nt* → Neurinom.
Neu•ri•nom *nt neuro.* Schwann-cell tumor, schwannoma, neurilemoma.
Neu•rit *m* → Neuraxon.
Neu•ri•tis *f neuro.* neuritis.
Neuritis nervi optici optic neuritis, neuropapillitis, papillitis.

Neuritis optica retrobulbaris retrobular neuritis, orbital optic neuritis.
neu•ri•tisch *adj neuro.* neuritic.
Neu•ro•al•ler•gie *f immun.* neuroallergy.
Neu•ro•ar•thro•pa•thie *f ortho.* neuroarthropathy, neurarthropathy.
Neu•ro•bla•stom *nt patho.* neuroblastoma.
Neu•ro•chir•urg *m* neurosurgeon.
Neu•ro•chir•ur•gie *f* neurosurgery.
Neu•ro•chir•ur•gin *f* neurosurgeon.
neu•ro•chir•ur•gisch *adj* neurosurgical.
Neu•ro•der•mi•tis *f derm.* neurodermatitis, neurodermatosis.
Neurodermitis atopica → Neurodermitis disseminata.
Neurodermitis circumscriptus Vidal's disease, localized/circumscribed neurodermatitis.
Neurodermitis disseminata atopic dermatitis, atopic eczema, allergic dermatitis, endogenous eczema, allergic eczema, disseminated neurodermatitis.
Neu•ro•dia•gno•se *f neuro.* neurodiagnosis.
neu•ro•dia•gno•stisch *adj neuro.* neurodiagnostic.
Neu•ro•en•do•kri•ni•um *nt endo., neuro.* neuroendocrine system.
Neu•ro•epi•thel *nt histol.* neuroepithelial cells, neuroepithelium.
Neu•ro•fi•brom *nt neuro.* neurofibroma, fibroneuroma.
Neu•ro•fi•bro•ma•to•sis ge•ne•ra•li•sa•ta *f neuro* von Recklinghausen's disease, multiple neurofibroma, neurofibromatosis.
Neu•ro•glia *f histol.* neuroglia, glia.
Neu•ro•gli•om *nt neuro.* neuroglioma, neurogliocytoma.
Neu•ro•hor•mon *nt neuro.* neurohormone.
neu•ro•hy•po•phy•sär *adj anat.* neurohypophyseal, neurohypophysial.
Neu•ro•hy•po•phy•se *f anat.* neurohypophysis, posterior pituitary, posterior lobe of hypophysis.
Neu•ro•hy•po•phys•ek•to•mie *f neurochir.* neurohypophysectomy.
Neu•ro•hy•po•phy•sen•hor•mon *nt endo.* posterior pituitary hormone, neurohypophysial hormone.
Neu•ro•im•mu•no•lo•gie *f immun.* neuroimmunology [,njʊərə,ɪmjə'nɑlədʒɪ].
neu•ro•im•mu•no•lo•gisch *adj immun.* neuroimmunologic.
Neu•ro•kra•ni•um *nt anat.* neurocranium, cerebral cranium.
neu•ro•krin *adj endo.* neuroendocrine, neurocrine.
Neu•ro•lemm *nt* → Neurilemm.
Neu•ro•lem•mi•tis *f* → Neurilemmitis.
Neu•ro•lept•an•al•ge•sie *f anes.* neuroleptanalgesia.
Neu•ro•lept•an•äs•the•sie *f anes.* neuroleptanesthesia, balanced anesthesia [,ænəs'θiːʒə].
Neu•ro•lep•ti•kum *nt pharm.* neuroleptic, major tranquilizer, antipsychotic drug.

neu•ro•lep•tisch *adj neuro., pharm.* neuroleptic.

Neu•ro•lept•nar•ko•se *f anes.* → Neuroleptanästhesie.

Neu•ro•lo•ge *m* neurologist.

Neu•ro•lo•gie *f* neurology [njʊəˈrɑlədʒɪ].

Neu•ro•lo•gin *f* neurologist.

neu•ro•lo•gisch *adj* neurologic.

Neu•ro•ly•se *f* 1. *neurochir.* neurolysis. 2. *neuro., patho.* neurolysis.

Neu•rom *nt neuro.* neuroma.

neu•ro•mus•ku•lär *adj* neuromuscular, neuromyal, myoneural.

Neu•ro•my•asthe•nie *f neuro.* neuromyasthenia.

Neu•ro•mye•li•tis *f neuro.* myeloneuritis, neuromyelitis. **Neuromyelitis optica** Devic's disease, optic neuromyelitis.

Neu•ron *nt histol.* neuron, nerve cell, neurocyte.

neu•ro•nal *adj histol.* neuronal.

Neu•ro•ni•tis *f neuro.* 1. neuronitis. 2. Guillain-Barré syndrome, neuronitis, infective polyneuritis, acute ascending spinal paralysis [pəˈrælɪsɪs].

Neu•ro•no•gra•phie *f neuro.* neuronography.

Neu•ro•pa•ra•ly•se *f neuro.* neuroparalysis.

Neu•ro•pa•thie *f neuro.* neuropathy [njʊəˈrɑpəθɪ].

absteigende Neuropathie descending neuritis, descending neuropathy.

alkoholische/alkoholtoxische Neuropathie alcoholic neuropathy, alcoholic neuritis.

aufsteigende Neuropathie ascending neuropathy, ascending neuritis.

diabetische Neuropathie diabetic neuropathy.

ischämische Neuropathie ischemic neuropathy.

periphere Neuropathie peripheral neuropathy.

Neu•ro•pa•tho•lo•gie *f* neuropathology [ˌnjʊərəpəˈθɑlədʒɪ].

Neu•ro•phar•ma•ko•lo•gie *f pharm.* neuropharmacology [ˌnjʊərəˌfɑːrməˈkɑlədʒɪ].

Neu•ro•pla•stik *f neurochir.* neuroplasty.

neu•ro•ple•gisch *adj neuro.* neuroplegic.

Neu•ro•psy•chia•trie *f* neuropsychiatry.

Neu•ro•psy•cho•lo•gie *f* neuropsychology [ˌnjʊərəsaɪˈkɑlədʒɪ].

Neu•ro•ra•dio•lo•gie *f* neuroradiology [ˌnjʊərəreɪdɪˈɑlədʒɪ], neuroroentgenography.

Neu•ro•re•ti•ni•tis *f ophthal.* neuroretinitis.

Neu•ro•re•ti•no•pa•thie *f ophthal.* neuroretinopathy.

Neu•ror•rha•phie *f neurochir.* nerve suture, neurorrhaphy, neurosuture.

Neu•ro•se *f psycho.* neurosis, psychoneurosis.

depressive Neurose depressive neurosis, neurotic depression, dysthymia.

hysterische Neurose conversion disorder, hysterical neurosis, conversion hysteria.

posttraumatische Neurose posttraumatic neurosis, traumatic neurosis, accident neurosis.

Neu•ro•se•kre•ti•on *f histol.* neurosecretion.

neu•ro•se•kre•to•risch *adj histol.* neurosecretory.

Neu•ro•the•ra•pie *f* neurotherapeutics *pl*, neurotherapy.

neu•ro•tisch *adj psycho.* neurotic.

Neu•ro•to•mie *f neurochir.* neurotomy [njʊəˈrɑtəmɪ]. **retroganglionäre Neurotomie** Frazier-Spiller operation, retrogasserian neurotomy, retrogasserian rhizotomy [raɪˈzɑtəmɪ].

Neu•ro•to•mo•gra•phie *f radiol.* neurotomography.

Neu•ro•to•nie *f neurochir.* nerve stretching, neurotony, neurectasy.

Neu•ro•to•xin *nt patho.* neurotoxin.

neu•ro•to•xisch *adj patho.* neurotoxic.

Neu•ro•to•xi•zi•tät *f neuro.* neurotoxicity.

Neu•ro•trans•mit•ter *m biochem.* neurotransmitter.

Neu•ro•trip•sie *f neurochir.* neurotripsy.

neu•ro•trop *adj* neurotropic, neurophilic.

Neu•ro•tro•pie *f* neurotropism, neurotropy.

Neu•ro•va•ri•ko•se *f neuro.* neurovaricosis, neurovaricosity.

Neu•ro•zyt *m histol.* neuron, neurone, nerve cell.

Neu•tra•li•sa•ti•ons•test *m micro.* neutralization test, serum neutralization test.

neu•tra•li•sie•ren *vt chem.* neutralize, render neutral; (*Säure*) deacidify, disacidify; (*Wirkung*) kill, neutralize, negative.

Neu•tro•pe•nie *f hema.* neutropenia, neutrocytopenia, neutrophilic leukopenia. **maligne/perniziöse Neutropenie** agranulocytosis, agranulocytic angina, Schultz's disease, malignant neutropenia.

neu•tro•phil *adj histol.* neutrophil, neutrophile, neutrophilic.

Neu•tro•phi•lie *f* 1. *hema.* neutrophilic leukocytosis, neutrophilia. 2. *histol.* neutrophilia.

Neu•tro•zy•to•pe•nie *f* → Neutropenie.

Neu•tro•zy•to•se *f hema.* neutrophilic leukocytosis, neutrophilia, neutrocytosis.

Neu•zu•gang *m* (*Patient*) 1. new admission. 2. **Neuzugänge** *pl* intake.

Nia•cin *nt biochem.* nicotinic acid, niacin.

Nicht•aus•schei•der *m immun.* nonsecretor.

nicht•ent•zünd•lich *adj patho.* noninflammatory.

nicht-essentiell *adj physiol.* nonessential.

nicht-infektiös *adj patho.* noninfectious.

nicht-invasiv *adj patho.* noninvasive.

nicht-selektiv *adj patho.* nonselective.

nicht•über•trag•bar *adj* nontransferable; avirulent.

Nick•krampf *m neuro.* nodding spasm, salaam attack, salaam spasm.

Nicoladoni: **Nicoladoni-Sehnennaht** *f*

Nicole

ortho. Nicoladoni's technique, Nicoladoni's suture.
Nicole: Pseudoembolie Nicole *f patho.* blue phlebitis.
Ni•co•tin *nt biochem.* nicotine.
Ni•co•tin•amid *nt biochem.* nicotinamide, niacinamide.
Nicotinamid-adenin-dinucleotid *nt biochem.* nicotinamide-adenine dinucleotide.
Nicotinamid-adenin-dinucleotid-phosphat *nt biochem.* nicotinamide-adenine dinucleotide phosphate.
ni•co•tin•erg *adj* nicotinic.
Ni•co•tin•säure *f biochem.* niacin, nicotinic acid.
Ni•co•tin•säu•re•amid *nt biochem.* nicotinamide, niacinamide.
Ni•da•ti•on *f embryo.* nidation, implantation.
intradeziduale Nidation intradecidual implanation.
Ni•dus *m patho.* nidus, nest.
Nie•der•druck•glau•kom *nt ophthal.* low-tension glaucoma.
nie•der•kom•men *vi gyn.* give birth (*mit* to), have a child, deliver, be confined.
Nie•der•kunft *f gyn.* birth, childbearing, childbirth, lying-in, confinement.
Niemann-Pick: Niemann-Pick-Krankheit *f patho.* Niemann-Pick disease, sphingomyelinase deficiency, sphingolipidosis.
Nie•re *f* kidney; *anat.* ren.
künstliche Niere artificial kidney, kidney machine, hemodialyzer.
polyzystische Nieren *pl patho.* polycystic kidney disease, polycystic disease of kidneys, polycystic renal disease, polycystic kidneys.
Nie•ren•ade•nom *nt patho.* nephradenoma.
Nie•ren•an•gio•gra•phie *f radiol.* renal angiography, renal artery angiography [ˌændʒɪˈɑgrəfɪ].
Nie•ren•ano•ma•lie *f urol.* renal anomaly.
Nie•ren•apo•ple•xie *f patho.* renal apoplexy.
Nie•ren•ar•te•rie *f anat.* **1.** renal artery, emulgent artery. **2. Nierenarterien** *pl* renal arteries.
Nie•ren•ar•te•ri•en•em•bo•lie *f urol.* renal artery embolism [ˈembəlɪzəm].
Nie•ren•ar•te•ri•en•ste•no•se *f patho.* renal artery stenosis.
Nie•ren•ar•te•ri•en•throm•bo•se *f patho.* renal artery thrombosis.
Nie•ren•ar•te•ri•en•ver•let•zung *f urol.* renal artery injury, renal artery trauma.
Nie•ren•atro•phie *f urol.* renal atrophy [ˈætrəfɪ].
Nie•ren•becken [K•K] *nt anat.* renal pelvis.
Nie•ren•becken•aus•guß•stein [K•K] *m urol.* pelvic cast calculus.
Nie•ren•becken•ent•zün•dung [K•K] *f urol.* pyelonephritis, pyelitis, nephropyelitis.
Nie•ren•becken•er•kran•kung [K•K] *f urol.* pyelopathy [paɪəˈlɑpəθɪ].
Nie•ren•becken•er•wei•te•rung [K•K] *f urol.* pyelectasis, pyelocaliectasis.
Nie•ren•becken•pa•pil•lom [K•K] *nt* renal pelvic papilloma.
Nie•ren•becken•pla•stik [K•K] *f urol.* nephropyeloplasty, pyeloplasty, pelvioplasty.
Nie•ren•bi•op•sie *f clin.* kidney biopsy, renal biopsy.
Nie•ren•blu•tung *f urol.* renal hemorrhage [ˈheməridʒ], nephrorrhagia.
Nie•ren•dia•ly•se *f clin.* renal dialysis [daɪˈæləsɪs].
Nie•ren•di•la•ta•ti•on *f urol.* nephrectasis, nephrectasy.
Nie•ren•durch•blu•tung *f physiol.* renal perfusion.
Nie•ren•ein•blu•tung *f urol.* nephremorrhagia, nephrorrhagia.
Nie•ren•ek•to•pie *f embryo.* renal ectopia.
Nie•ren•ent•fer•nung *f urol.* nephrectomy [nɪˈfrektəmɪ].
Nie•ren•ent•zün•dung *f* → Nephritis.
Nie•ren•er•kran•kung *f urol.* kidney disease, renal disease, nephropathy [nəˈfrɑpəθɪ].
Nie•ren•ex•stir•pa•ti•on *f chir.* nephrectomy [nɪˈfrektəmɪ].
Nie•ren•fehl•bil•dung *f urol.* renal anomaly.
nie•ren•för•mig *adj* kidney-shaped, nephroid, reniform.
Nie•ren•funk•ti•on *f physiol.* kidney function, renal function.
Nie•ren•funk•ti•ons•prü•fung *f clin.* renal function test, kidney function test.
Nie•ren•ge•fä•ße *pl anat.* renal vessels.
Nie•ren•ge•schwulst *f urol.* nephroma, nephroncus.
Nie•ren•hy•per•tro•phie *f urol.* nephrohypertrophy.
Nie•ren•hy•po•pla•sie *f urol.* renal hypoplasia.
Nie•ren•in•farkt *m patho.* renal infarct.
Nie•ren•in•suf•fi•zi•enz *f urol.* kidney insufficiency, renal insufficiency. **terminale Niereninsuffizienz** end-stage renal disease.
Nie•ren•isch•ämie *f patho.* renal ischemia.
Nie•ren•kap•sel *f anat.* renicapsule, capsule of kidney.
Nie•ren•kar•zi•nom *nt urol.* carcinoma of kidney. **hypernephroides Nierenkarzinom** hypernephroid carcinoma, Grawitz's tumor, adenocarcinoma of kidney, renal cell carcinoma.
Nie•ren•kel•che *pl anat.* infundibula of kidney, renal calices.
Nie•ren•ko•lik *f urol.* nephric colic, renal colic, nephrocolic.
Nie•ren•lei•den *nt urol.* kidney disease, renal disease, renal disorder, kidney condition.
Nie•ren•mark *nt anat.* medulla of kidney, renal medulla.
Nie•ren•naht *f urol.* nephrorrhaphy.
Nie•ren•pa•pil•len *pl anat.* renal papillae.
Nie•ren•par•en•chym *nt histol.* renal paren-

chyma.
Nie•ren•per•fu•si•on *f physiol.* renal perfusion.
Nie•ren•plas•ma•fluß *m physiol.* renal plasma flow.
Nie•ren•punk•ti•on *f clin.* kidney biopsy, renal biopsy.
Nie•ren•rin•de *f anat.* renal cortex, cortical substance of kidney.
Nie•ren•rin•den•ade•nom *nt urol.* renal cortical adenoma, cortical adenoma.
Nie•ren•schä•di•gung *f urol.* nephropathy [nəˈfrɑpəθɪ], renal injury.
Nie•ren•schlag•ader *f anat.* renal artery, emulgent artery.
Nie•ren•schmer•zen *pl urol.* nephralgia, renal pain.
Nie•ren•schwel•le *f physiol.* renal threshold.
Nie•ren•sen•kung *f patho.* nephroptosis, nephroptosia.
Nie•ren•so•no•gra•phie *f radiol.* nephrosonography.
Nie•ren•stein *m urol.* renal calculus, renal stone, kidney stone, nephrolith.
Nie•ren•stein•ent•fer•nung *f urol.* lithonephrotomy, nephrolithotomy.
Nie•ren•stein•lei•den *nt urol.* nephrolithiasis.
Nie•ren•stiel *m anat.* renal pedicle, kidney pedicle.
Nie•ren•szin•ti•gra•phie *f radiol., urol.* renal scintigraphy [sɪnˈtɪɡrəfɪ].
Nie•ren•trans•plan•tat *nt urol.* kidney transplant, renal transplant.
Nie•ren•trans•plan•ta•ti•on *f urol.* kidney transplantation, renal transplantation.
Nie•ren•trau•ma *nt urol.* renal trauma, renal injury.
Nie•ren•tu•ber•ku•lo•se *f urol.* renal tuberculosis, nephrotuberculosis.
Nie•ren•tu•bu•li *pl anat.* renal tubules, uriniferous tubules, uriniparous tubules.
Nie•ren•tu•mor *m urol.* renal tumor, nephroma, nephroncus.
Nie•ren•ve•ne *f anat.* **1.** renal vein. **2. Nierenvenen** *pl* veins of kidney, renal veins.
Nie•ren•ve•nen•throm•bo•se *f patho.* thrombosis of the renal vein, renal vein thrombosis.
Nie•ren•ve•nen•ver•let•zung *f urol.* renal vein injury, renal vein trauma.
Nie•ren•ver•grö•ße•rung *f urol.* nephromegaly, nephrauxe.
Nie•ren•ver•let•zung *f urol.* renal trauma, renal injury.
Nie•ren•ver•pflan•zung *f urol.* kidney transplantation, renal transplantation.
Nie•ren•ver•sa•gen *nt urol.* kidney failure, renal failure.
nicht-oligurisches Nierenversagen non-oliguric kidney failure, non-oliguric renal failure.
oligurisches Nierenversagen oliguric renal failure, oliguric kidney failure.

polyurisches Nierenversagen polyuric kidney failure, high-output kidney failure, polyuric renal failure, high-output renal failure.
Nie•ren•zy•ste *f urol.* renal cyst.
Nies•krampf *m HNO* spasmodic sneezing, ptarmus.
Nies•re•flex *m physiol.* sneezing reflex.
Ni•ko•tin *nt* nicotine.
ni•ko•tin•erg *adj* nicotinic.
Ni•ko•ti•nis•mus *m patho.* nicotine poisoning, nicotinism [ˈnɪkətɪnɪzəm].
Ni•ko•tin•säu•re *f biochem.* niacin, nicotinic acid.
Ni•ko•tin•ver•gif•tung *f* → Nikotinismus.
Nik•ta•ti•on *f ophthal.* nictitation, nictation, winking.
Ni•sche *f* (*a. radiol.*) niche; *anat.* fossa, recess.
Nis•se *f micro.* nit.
Nissen: Fundoplikation nach Nissen *f chir.* Nissen total fundoplication, fundoplication.
Nissl: Nissl-Degeneration *f patho.* Nissl degeneration.
NK-Zellen *pl immun.* natural killer cells, NK cells.
NMR-Tomographie *f radiol.* nuclear resonance scanning, magnet resonance imaging.
NNM-Hormon *nt endo.* adrenomedullary hormone, AM hormone.
NNR-Adenom *nt patho.* adrenocortical adenoma, adrenal cortical adenoma.
NNR-Atrophie *f patho.* adrenocortical atrophy [ˈætrəfɪ].
NNR-Hormon *nt endo.* adrenocortical hormone, cortical hormone.
NNR-Hyperplasie *f patho.* adrenocortical hyperplasia, adrenocorticohyperplasia.
NNR-Insuffizienz *f endo.* hypoadrenocorticism, hypocorticalism, hypocorticism, adrenocortical insufficiency, adrenal cortical insufficiency.
NNR-Karzinom *nt patho.* adrenal cortical carcinoma, adrenocortical carcinoma.
no•du•lär *adj histol., patho.* nodular, nodulous, nodose.
No•du•lus *m* [S.U. NODULUS]
Nodulus rheumaticus *patho.* rheumatic nodule, rheumatoid nodule.
Nodulus valvularum semilunarium nodules of Arantius, nodules of semilunar valves.
No•dus *m* [S.U. NODUS]
No•kar•dio•se *f epidem.* nocardiosis, nocardiasis.
Nokt•am•bu•lis•mus *m neuro.* sleepwalking disorder, noctambulism, somnambulism [sɑmˈnæmbjəlɪzəm], somnambulance, somnambulation.
Non-A-Non-B-Hepatitis *f epidem.* non-A,non-B hepatitis.
Non-A-Non-B-Hepatitis-Virus *nt micro.* non-A,non-B hepatitis virus.
Non-Cholera-Vibrionen *pl micro.* non-cholera vibrios, paracholera vibrios.

Non-Hodgkin-Lymphom

Non-Hodgkin-Lymphom *nt hema.* non-Hodgkin's lymphoma, malignant lymphoma.
Nonne-Marie: **Nonne-Marie-Krankheit** *f neuro.* Nonne's syndrome, Marie's ataxia, hereditary cerebellar ataxia, heredodegeneration.
Nonne-Milroy-Meige: **Nonne-Milroy-Meige-Syndrom** *nt patho.* Milroy's edema, Nonne-Milroy-Meige syndrome, congenital trophedema.
Non•nen•sau•sen *nt card.* jugular bruit, venous hum, humming-top murmur, nun's murmur.
non-REM-Schlaf *m physiol.* non-REM sleep, non-rapid eye movement sleep, orthodox sleep, synchronized sleep.
Non-Responder *m* non-responder.
Non•se•kre•tor *m immun.* nonsecretor.
non•self *adj immun.* nonself.
Noonan: **Noonan-Syndrom** *nt genet.* Noonan's syndrome, Ullrich-Turner syndrome.
Nor•adre•na•lin *nt endo.* norepinephrine, noradrenalin.
nor•adren•erg *adj physiol.* noradrenergic.
Nor•epi•ne•phrin *nt* → Noradrenalin.
nor•mal *adj* **1.** *physiol.* normal, physiologic. **2.** *(geistig)* sane, sound.
Nor•mal•ge•wicht *nt* standard weight, normal weight.
nor•ma•li•sie•ren I *vt* normalize. **II** *vr* **sich normalisieren** return to normal.
Nor•ma•li•sie•rung *f* normalization.
Nor•mal•kost *f* full diet.
nor•mal•sich•tig *adj ophthal.* orthoscopic; *(Farbensehen)* trichromic, trichromatic.
Nor•mal•sich•tig•keit *f ophthal.* orthoscopy [ɔːrˈθɑskəpɪ].
Nor•mal•typ *m physiol., card.* intermediate heart.
Nor•mal•wert *m* **1.** *physiol.* normal value, normal. **2.** *lab.* standard, standard value.
Nor•mo•cho•le•ste•rin•ämie *f physiol.* normocholesterolemia.
nor•mo•chrom *adj histol.* normochromic; *hema.* normochromic; isochromic.
Nor•mo•glyk•ämie *f physiol.* normoglycemia.
nor•mo•glyk•ämisch *adj physiol.* normoglycemic, euglycemic.
Nor•mo•kal•ämie *f physiol.* normokalemia, normokaliemia.
Nor•mo•ka•li•ämie *f* → Normokalämie.
Nor•mo•kalz•ämie *f physiol.* normocalcemia.
Nor•mo•kal•zi•ämie *f* → Normokalzämie.
Nor•mo•kap•nie *f physiol.* normocapnia.
Nor•mo•to•nie *f physiol.* normotonia.
Nor•mo•ven•ti•la•ti•on *f physiol.* normoventilation.
Nor•mo•vol•ämie *f physiol.* normovolemia.
Nor•mo•zyt *m hema.* normocyte, normoerythrocyte.
nor•mo•zy•tär *adj hema.* normocytic.
Norm•wert *m* norm, normal value.

Norrie-Warburg: **Norrie-Warburg-Syndrom** *nt patho.* Norrie's disease.
Norum: **Norum-Krankheit** *f patho.* Norum-Gjone disease, familial lecithin-cholesterol acyltransferase deficiency.
no•so•ko•mi•al *adj* nosocomial; hospital-acquired.
No•so•ko•mi•al•in•fek•ti•on *f epidem.* hospital-acquired infection, nosocomial infection.
No•so•lo•gie *f* nosology [nəʊˈsɑlədʒɪ], nosonomy, nosotaxy.
no•so•lo•gisch *adj* nosologic.
Not•auf•nah•me *f clin.* **1.** emergency ward, emergency room. **2.** emergency admission.
Not•aus•gang *m* emergency door, emergency exit.
Not•be•hand•lung *f* emergency treatment.
Not•fall *m* emergency, emergency case. **im Notfall** in case of emergency.
Not•fall•be•hand•lung *f* emergency treatment.
Not•fall•me•di•zin *f* emergency medicine.
Not•fall•re•ak•ti•on *f physiol.* emergency reaction.
Not•fall•si•tua•ti•on *f* emergency situation.
Not•fall•wa•gen *m* resuscitation cart, crash cart.
Not•maß•nah•me *f* emergency measure.
Not•ope•ra•ti•on *f* emergency operation.
Not•ruf *m* emergency call, distress call.
Not•si•tua•ti•on *f* emergency situation.
Not•stands•ame•nor•rhoe *f gyn.* dietary amenorrhea, nutritional amenorrhea.
No•xe *f patho.* noxious substance, noxa.
No•zi•re•zep•ti•on *f physiol.* nociperception.
no•zi•re•zep•tiv *adj physiol.* nociceptive.
No•zi•re•zep•tor *m physiol.* nociceptor, nocireceptor, nocisensor.
NREM-Schlaf *m physiol.* non-REM sleep, non-rapid eye movement sleep, orthodox sleep, synchronized sleep.
nüch•tern *adj* **1.** *(Magen)* empty; *(Patient)* with an empty stomach. **etw. auf nüchtern Magen einnehmen** take sth. on an empty stomach. **2.** *(nicht betrunken)* sober, dry. **nüchtern werden** sober up. **jdn. nüchtern machen** sober s.o. up.
Nu•cle•in•säu•re *f biochem.* nucleic acid, nucleinic acid.
Nu•cle•us *m* [S.U. NUCLEUS]
Nucleus-pulposus-Vorfall *m neuro.* herniation of nucleus pulposus.
nu•kle•ar *adj phys.* nuclear.
nu•kle•är *adj histol.* nuclear.
Nu•kle•ar•me•di•zin *f* nuclear medicine.
Nu•kle•in *nt biochem.* nuclein.
Nu•kle•in•säu•re *f biochem.* nucleic acid, nucleinic acid.
Nu•kleo•lus *m histol.* nucleolus, micronucleus.
Nu•kleo•ly•se *f neurochir.* chemonucleolysis.
Nu•kleo•to•mie *f neurochir.* diskectomy,

disk removal, discoidectomy.
Nu•kle•us *m histol.* nucleus; cell nucleus, karyon, karyoplast.
Nu•klid *nt chem.* nuclide. **radioaktives Nuklid** radionuclide, radioactive nuclide.
Null•di•ät *f* starvation diet.
Nul•li•gra•vi•da *f gyn.* nulligravida.
nul•li•par *adj gyn.* nulliparous, nonparous.
Nul•li•pa•ra *f gyn.* nullipara, nulliparous woman.
Null-Linien-EEG *nt neuro.* isoelectroencephalogram, isoelectric electroencephalogram, electrocerebral silence.
nu•tri•tiv *adj* nutritive, nutritious, nutrimental.

Nykt•al•gie *f patho.* night pain, nyctalgia.
Nykt•al•opie *f ophthal.* night sight, day blindness, hemeralopia, hemeranopia.
Nyk•ter•al•opie *f ophthal.* night sight, day blindness, hemeralopia, hemeranopia.
Nykt•urie *f patho.* nycturia, nocturia.
Nymph•ek•to•mie *f gyn.* nymphectomy [nɪmˈfektəmɪ].
Ny•stag•mo•graph *m* nystagmograph.
ny•stag•mo•id *adj* nystagmiform, nystagmoid.
Ny•stag•mus *m* nystagmus, ocular ataxia.
ny•stag•tisch *adj* nystagmic.

O

O-Agglutinin *nt immun.* O agglutinin, somatic agglutinin.
O-Antigen *nt immun.* somatic antigen, O antigen.
Ob•duk•ti•on *f forens.* postmortem, postmortem examination, obduction, dissection.
ob•du•zie•ren *vt forens.* autopsy, perform a postmortem/an autopsy (*jdn.* on s.o.).
O-Bein *nt ortho.* bowleg, out knee, genu varum.
Ober•arm *m* upper arm, arm.
Ober•arm•am•pu•ta•ti•on *f ortho.* above-elbow amputation.
Ober•arm•ar•te•rie *f anat.* brachial artery.
Ober•arm•frak•tur *f ortho.* fracture of the humerus, fractured humerus.
Ober•arm•gips *m ortho.* above-elbow cast, long arm cast.
Ober•arm•gips•ver•band *m ortho.* above-elbow cast, long arm cast.
Ober•arm•kno•chen *m anat.* humerus.
Ober•arm•kopf *m anat.* head of humerus.
Ober•arm•schaft•bruch *m ortho.* humeral shaft fracture.
Ober•arm•schlag•ader *f anat.* brachial artery.
Ober•arm•stumpf *m embryo.* upper arm stub.
Ober•arm•ve•nen *pl anat.* brachial veins.
Ober•bauch *m* → Oberbauchgegend.
Ober•bauch•ge•gend *f anat.* epigastric region, epigastric zone, epigastrium.
Ober•bauch•schmer•zen *pl clin.* epigastralgia, epigastric pain, upper abdominal pain.
Ober•flä•chen•an•äs•the•sie *f anes.* surface anesthesia [ˌænəsˈθiːʒə], permeation anesthesia.
Ober•flä•chen•an•ti•gen *nt immun.* cell-surface antigen, surface antigen.
Ober•flä•chen•an•ti•kör•per *m immun.* cell-surface antibody.
Ober•flä•chen•bi•op•sie *f clin.* surface biopsy.
Ober•flä•chen•ga•stri•tis *f patho.* superficial gastritis.
Ober•flä•chen•kar•zi•nom *nt patho.* carcinoma in situ, preinvasive carcinoma.
Ober•flä•chen•schmerz *m clin.* superficial pain.

Ober•haut *f histol.* outer skin, epidermis.
Ober•kie•fer *m anat.* upper jaw, maxilla, maxillary bone.
Ober•kie•fer•ar•te•rie *f anat.* maxillary artery.
Ober•kie•fer•ent•zün•dung *f HNO* maxillitis.
Ober•kie•fer•höh•le *f anat.* maxillary sinus.
Ober•kie•fer•kno•chen *m* → Oberkiefer.
Ober•kie•fer•re•sek•ti•on *f HNO* maxillectomy [mækˌsɪˈlektəmɪ].
Ober•kie•fer•ve•nen *pl anat.* maxillary veins.
Ober•kör•per *m* upper part of the body; chest. **mit nacktem Oberkörper** bare to the waist.
Ober•lid *nt anat.* upper eyelid, upper palpebra.
Ober•lid•pto•se *f ophthal.* ptosis (of the upper eyelid).
Ober•lip•pe *f anat.* upper lip, superior lip.
Ober•lip•pen•ar•te•rie *f anat.* superior labial artery.
Ober•lip•pen•ve•ne *f anat.* superior labial vein.
Ober•schen•kel *m anat.* thigh, upper leg, femur.
Ober•schen•kel•am•pu•ta•ti•on *f ortho.* above-knee amputation.
Ober•schen•kel•ar•te•rie *f anat.* femoral artery.
Ober•schen•kel•bruch *m* → Oberschenkelfraktur.
Ober•schen•kel•frak•tur *f ortho.* femoral fracture, fractured femur.
   distale Oberschenkelfraktur distal femoral fracture.
   hüftgelenksnahe Oberschenkelfraktur → proximale Oberschenkelfraktur.
   interkondyläre Oberschenkelfraktur intercondylar femoral fracture, intercondylar fracture of the femur.
   intertrochantäre Oberschenkelfraktur intertrochanteric fracture, basal neck fracture, basal femoral fracture.
   intrakondyläre Oberschenkelfraktur intracondylar fracture of femur.
   monokondyläre Oberschenkelfraktur unicondylar femoral fracture.
   perkondyläre Oberschenkelfraktur per-

Ohrenerkrankung

condylar femoral fracture.
pertrochantäre Oberschenkelfraktur pertrochanteric femoral fracture, pertrochanteric fracture.
proximale Oberschenkelfraktur hip fracture, proximal fracture of the femur.
subtrochantäre Oberschenkelfraktur subtrochanteric fracture of the femur.
suprakondyläre Oberschenkelfraktur supracondylar fracture of the femur.
Ober•schen•kel•gips *m ortho.* long leg cast.
Ober•schen•kel•gips•ver•band *m ortho.* long leg cast.
Ober•schen•kel•hals *m anat.* neck of femur, femoral neck.
Ober•schen•kel•kno•chen *m anat.* femur, thigh bone, femoral bone.
Ober•schen•kel•kon•dy•le *f anat.* condyle of femur, femoral condyle.
Ober•schen•kel•kopf *m anat.* head of femur, femoral head.
Ober•schen•kel•kranz•ar•te•rie *f anat.* circumflex femoral artery, femoral circumflex artery.
Ober•schen•kel•pro•the•se *f ortho.* above-knee prosthesis [prɑsˈθiːsɪs].
Ober•schen•kel•schaft *m anat.* femoral shaft, shaft of femur.
Ober•schen•kel•schaft•frak•tur *f ortho.* femoral shaft fracture.
Ober•schen•kel•schlag•ader *f* → Oberschenkelarterie.
Ober•schen•kel•stumpf *m ortho.* above-knee stump.
Ober•schen•kel•ve•ne *f anat.* femoral vein.
Oberst: Oberst-Anästhesie *f anes.* Oberst's method.
Ob•jekt•glas *nt (Mikroskop)* object slide.
Ob•jek•tiv *nt opt.* object glass/lens, objective.
ob•jek•tiv *adj* objective; factual, clinic; actual.
Ob•jekt•tisch *m (Mikroskop)* microscope stage, stage.
Ob•jekt•trä•ger *m (Mikroskop)* slide, mount, microscopic slide.
ob•li•ga•to•risch *adj* obligatory (*für* on, upon); mandatory, compulsory (*für* for).
Ob•li•te•ra•ti•on *f patho., clin.* obliteration.
ob•li•te•rie•ren *vt patho.* obliterate.
ob•ses•siv *adj psychia.* obsessive, obsessional.
obsessiv-kompulsiv *adj psychia.* obsessive-compulsive, anancastic.
Ob•ste•trik *f gyn.* tocology [təʊˈkɑlədʒɪ], obstetrics *pl.*
Ob•sti•pa•ti•on *f clin.* obstipation, severe constipation.
ob•sti•piert *adj* constipated, costive.
Ob•struk•ti•on *f patho.* obstruction, blockage, clogging.
Ob•struk•ti•ons•an•urie *f urol.* obstructive anuria.
Ob•struk•ti•ons•atel•ek•ta•se *f pulmo.* obstructive atelectasis, reabsorption atelectasis [ˌætəˈlektəsɪs].
Ob•struk•ti•ons•ik•te•rus *m patho.* obstructive icterus.
Ob•struk•ti•ons•ile•us *m chir.* obstructive ileus.
ob•struk•tiv *adj patho.* obstructive, obstructing, blocking, clogging.
Ob•tu•ra•ti•on *f patho.* obturation, occlusion, obstruction.
Ob•tu•ra•tor•her•nie *f chir.* obturator hernia.
Ob•tu•ra•tor•zei•chen *nt chir. (Appendizitis)* obturator sign.
Oc•ci•put *nt anat.* back of the head, occiput.
Och•sen•herz *nt card.* ox heart, bovine heart, bucardia.
Ödem *nt patho.* edema; (*Haut*) cutaneous dropsy.
angioneurotisches Ödem angioneurotic edema, Quincke's edema.
entzündliches Ödem inflammatory edema.
hepatogenes Ödem hepatic edema.
idiopathisches Ödem idiopathic edema.
interstitielles Ödem interstitial edema.
malignes Ödem malignant edema, clostridial myonecrosis, gas gangrene, gaseous gangrene.
nephrogenes Ödem nephredema, nephremia.
nephrotisches Ödem nephrotic edema.
periorbitales Ödem periorbital edema.
perivaskuläres Ödem perivascular edema.
renales Ödem renal edema.
vasogenes Ödem vasogenic edema.
öde•ma•tös *adj patho.* edematous, tumid.
Oeso•pha•gus *m anat.* gullet, esophagus.
of•fen *adj allg.* open; (*Zugang*) clear (*von* of); (*Tuberkulose*) open; (*Wunde*) open, raw.
Of•fen•win•kel•glau•kom *nt ophthal.* Donders' glaucoma.
of•fi•zi•nal *adj pharm.* officinal; official.
öff•nen *vt chir.* open, open up; (*Knoten*) undo, untie.
Öff•nung *f* **1.** (*Lücke*) gap, slit; (*Austritt*) outlet; (*Eingang*) inlet; (*Durchgang*) passage. **2.** *anat.* opening, orifice, mouth, foramen; (*Spalte*) gap, hiatus.
Ohn•macht *f neuro.* unconsciousness, faint, swoon; (*kurze*) blackout. **aus der Ohnmacht erwachen** regain consciousness, come round. **in Ohnmacht fallen** faint; pass out.
ohn•mäch•tig *adj* unconscious, fainting, swooning. **ohnmächtig werden** faint (*vor* with, from), go off, lose consciousness, become unconscious.
Ohnmachtsanfall *m* faint, swoon, syncope.
Ohr *nt* ear.
Ohr•blu•tung *f HNO* otorrhagia.
Oh•ren•arzt *m* otologist.
Oh•ren•ärz•tin *f* otologist.
Oh•ren•aus•fluß *m HNO* aural discharge, otorrhea.
Oh•ren•ent•zün•dung *f* → Otitis.
Oh•ren•er•kran•kung *f* → Ohrenleiden.

Ohrenklappe

Oh•ren•klap•pe *f* earpiece, earflap.
Oh•ren•klin•gen *nt* → Ohrensausen.
Oh•ren•lei•den *nt HNO* ear complaint, ear diease, otopathy [əʊˈtɑpəθɪ].
Oh•ren•sau•sen *nt HNO* ringing/buzzing/whistling in the ears, tinnitus (aurium).
Oh•ren•schmalz *m* → Ohrschmalz.
Oh•ren•schmer•zen *pl* earache, otalgia, otagra, otodynia.
Oh•ren•schüt•zer *m* ear protector, ear flaps *pl*.
Oh•ren•spe•ku•lum *nt HNO* ear speculum, otoscope.
Oh•ren•spie•gel *m* → Ohrenspekulum.
Oh•ren•trop•fen *pl HNO* ear drops.
Ohr•ent•zün•dung *f* → Otitis.
Ohr•klin•gen *nt* → Ohrensausen.
Ohr•läpp•chen *nt anat.* ear lobe, earlobe, lobe, lobule.
Ohr•mu•schel *f* ear concha, auricle; *anat.* auricula.
Ohr•mus•keln *pl anat.* ear muscles, auricular muscles.
Ohr•pla•stik *f HNO* otoplasty.
Ohr•po•lyp *m HNO* aural polyp.
Ohr•schmalz *nt histol.* earwax, wax, cerumen.
Ohr•schmalz•pfropf *m HNO* impacted cerumen, impacted earwax, ceruminal plug.
Ohr•schmer•zen *pl* → Ohrenschmerzen.
Ohr•spei•chel•drü•se *f anat.* parotic, parotid, parotid gland.
Ohr•spe•ku•lum *nt HNO* ear speculum, otoscope.
Ohr•spie•gel *m* → Ohrspekulum.
Ohr•spie•ge•lung *f HNO* otoscopy [əʊˈtɑskəpɪ].
Ohr•trich•ter *m HNO* ear speculum, otoscope.
Ohr•trom•pe•te *f anat.* auditory tube, eustachian tube, eustachium, otopharyngeal tube.
Ok•klu•si•on *f patho.* occlusion.
Ok•klu•si•ons•ile•us *m patho.* occlusive ileus.
ok•klu•siv *adj* occlusive.
ok•kult *adj clin.* occult, hiden, concealed; silent.
Oku•lar *nt phys.* ocular, eyepiece, ocular lens.
oku•lär *adj* ocular, ophthalmic; optical, optic.
Oku•lo•gra•phie *f ophthal.* oculography.
Oku•lo•mo•to•ri•us *m* [S.U. NERVUS OCULOMOTORIUS]
Oku•lo•mo•to•ri•us•läh•mung *f neuro.* oculomotor paralysis [pəˈrælɪsɪs].
Oku•lo•ure•thro•syn•ov•i•tis *f patho.* Reiter's syndrome, Fiessinger-Leroy-Reiter syndrome, venereal arthritis.
ok•zi•pi•tal *adj anat.* occipital.
Ok•zi•pi•tal•lap•pen *m anat.* occipital lobe.
Ok•zi•pi•tal•re•gi•on *f anat.* occipital region.
Ok•zi•put *nt anat.* back of the head, occiput.
Öl *nt* oil; *pharm.* oleum.
Öl•aspi•ra•ti•ons•pneu•mo•nie *f pulmo.* oil-aspiration pneumonia, lipid pneumonia [n(j)uːˈməʊnɪə], pneumolipoidosis.
Ole•kra•non *nt anat.* olecranon process of ulna, olecranon.
Ole•kra•non•frak•tur *f ortho.* fractured olecranon, fracture of the olecranon.
ol•fak•to•risch *adj physiol.* osmatic, olfactory.
Olig•akis•urie *f urol.* oligakisuria.
Olig•ämie *f hema.* oligemia, oligohemia.
Oli•go•am•ni•on *nt gyn.* oligoamnios, oligohydramnios.
Oli•go•cho•lie *f patho.* oligocholia, hypocholia.
Oli•go•chy•lie *f patho.* oligochylia, hypochylia.
Oli•go•den•dro•glia *f histol.* oligoglia, oligodendroglia, oligodendria.
Oli•go•den•dro•gli•om *nt neuro.* oligodendroblastoma, oligodendroglioma.
Oli•go•hydr•am•nie *f* → Oligoamnion.
Oli•go•hy•per•me•nor•rhoe *f gyn.* oligohypermenorrhea.
Oli•go•hy•po•me•nor•rhoe *f gyn.* oligohypomenorrhea.
Oli•go•me•nor•rhoe *f gyn.* oligomenorrhea, infrequent menstruation.
Oli•go•pnoe *f patho.* oligopnea; hypoventilation.
Oli•go•sac•cha•rid *nt* oligosaccharide.
Oli•go•sia•lie *f HNO* oligosialia, oligoptyalism.
oli•go•sym•pto•ma•tisch *adj* having few symptoms, oligosymptomatic.
Oli•go•zyt•hä•mie *f hema.* oligocythemia, oligocytosis.
Olig•urie *f urol.* oliguria, oliguresia, oliguresis.
olig•urisch *adj urol.* oliguric.
Oliver-Cardarelli: Oliver-Cardarelli-Zeichen *nt clin.* Oliver's sign, tracheal tugging.
Ollier: Ollier-Syndrom *nt patho.* Ollier's disease, skeletal enchondromatosis.
Öl•pneu•mo•nie *f pulmo.* oil pneumonia [n(j)uːˈməʊnɪə].
Öl•re•ten•tions•zy•ste *f* steatocystoma, steatoma.
Öl•zy•ste *f patho.* oil cyst.
Om•al•gie *f ortho.* omalgia, omodynia.
Om•ar•thri•tis *f ortho.* omarthritis, omitis.
omen•tal *adj anat.* omental, epiploic.
Omen•tal•zy•ste *f patho.* omental cyst.
Oment•ek•to•mie *f chir.* epiploectomy, omentectomy.
Oment•i•tis *f patho.* epiploitis, omentitis.
Omen•to•en•te•ro•ze•le *f chir.* epiploenterocele.
Omen•to•pe•xie *f chir.* epiplopexy, omentopexy.
Omen•to•pla•stik *f chir.* omentoplasty, epiploplasty.
Omen•tor•rha•phie *f chir.* epiplorrhaphy, omentorrhaphy.
Omen•to•to•mie *f chir.* omentotomy [ˌəʊmenˈtɑtəmɪ].
Omen•tum *nt* [S.U. OMENTUM]

Omen•tum•lap•pen *m chir.* omental graft.
Omen•tum•naht *f chir.* omentorrhaphy.
Omen•tum•pla•stik *f chir.* omentoplasty, epiploplasty.
Omen•tum•re•sek•ti•on *f chir.* epiploectomy, omentectomy.
Omi•tis *f* → Omarthritis.
Om•phal•ek•to•mie *f chir.* omphalectomy.
Om•pha•li•tis *f patho.* omphalitis.
Om•pha•lo•ce•le *f ped.* omphalocele, exomphalos, amniocele.
Om•pha•lo•phle•bi•tis *f ped.* omphalophlebitis.
Om•pha•lor•rha•gie *f ped.* omphalorrhagia.
Om•pha•lor•rhe•xis *f ped.* omphalorrhexis.
Om•pha•lor•rhoe *f ped.* omphalorrhea.
Om•pha•lo•to•mie *f gyn.* omphalotomy [ɑmfəˈlɑtəmɪ].
Om•pha•lo•ze•le *f ped.* omphalocele, exomphalos.
On•cho•cer•ca *m micro.* Onchocerca. **Onchocerca volvulus** blinding worm, nodular worm, Onchocerca volvulus.
On•cho•zer•ko•se *f* blinding filarial disease, onchocercosis, river blindness.
on•ko•fe•tal *adj* oncofetal.
On•ko•gen *nt genet.* oncogene, transforming gene.
on•ko•gen *adj patho.* oncogenous, oncogenic.
On•ko•ge•ne•se *f patho.* oncogenesis. **virale/virusinduzierte Onkogenese** viral oncogenesis.
on•ko•ge•ne•tisch *adj patho.* oncogenetic.
On•ko•ge•ni•tät *f patho.* oncogenicity.
On•ko•lo•gie *f* oncology [ɑŋˈkɑlədʒɪ].
on•ko•lo•gisch *adj* oncologic.
On•ko•se *f patho.* oncosis.
On•ko•the•ra•pie *f clin.* oncotherapy.
on•ko•tisch *adj* oncotic.
on•ko•trop *adj clin.* oncotropic, tumoraffin.
On•ko•zy•tom *nt patho.* Hürthle cell tumor, oncocytoma.
Onych•al•gie *f derm.* onychalgia.
Onych•atro•phie *f derm.* onychatrophia, onychatrophy.
Onych•au•xis *f derm.* onychauxis; hyperonychia.
Onych•ek•to•mie *f chir.* onychectomy [ɑnɪˈkektəmɪ].
Ony•chia *f derm.* onychia, onychitis.
Ony•cho•dys•tro•phie *f derm.* onychodystrophy.
Ony•cho•gry•po•se *f derm.* onychogryposis, onychogryphosis.
Ony•cho•kla•sie *f derm.* onychoclasis.
Ony•cho•kryp•to•sis *f derm.* ingrown nail, onychocryptosis, onyxis.
Ony•cho•ly•se *f derm.* onycholysis.
Ony•cho•ma•la•zie *f derm.* onychomalacia.
Ony•cho•my•ko•se *f derm.* onychomycosis, dermatophytic onychomycosis, tinea unguium.
Ony•cho•pa•thie *f derm.* onychopathy [ɑnɪˈkɑpəθɪ], onychonosus, onychosis.
Ony•cho•pha•gie *f psychia.* nailbiting, onychophagy, onychophagia.
Ony•cho•schi•sis *f derm.* onychoschizia.
Ony•cho•se *f* → Onychopathie.
Ony•cho•to•mie *f derm.* onychotomy [ɑnɪˈkɑtəmɪ].
Onyx *m* 1. *anat.* nail, unguis, onyx. 2. *ophthal.* onyx.
Ony•xi•tis *f* → Onychia.
Oo•ge•ne•se *f embryo.* oogenesis, ovigenesis, ovogenesis.
Oo•ge•nie *f* → Oogenese.
Oo•phor•ek•to•mie *f gyn.* oophorectomy, ovariectomy [əʊˌveərɪˈektəmɪ].
Oo•pho•ri•tis *f gyn.* oophoritis, oaritis, ovaritis.
Oo•pho•ro•hy•ster•ek•to•mie *f gyn.* oophorohysterectomy, ovariohysterectomy.
Oo•pho•rom *nt gyn.* oophoroma, ovarioncus.
Oo•pho•ro•pa•thie *f gyn.* oophoropathy [əʊˌɑfəˈrɑpəθɪ], ovariopathy [əʊˌveərɪˈɑpəθɪ].
Oo•pho•ro•sal•ping•ek•to•mie *f gyn.* ovariosalpingectomy, oophorosalpingectomy.
Oo•pho•ro•sal•pin•gi•tis *f gyn.* ovariosalpingitis, oophorosalpingitis, salpingo-oophoritis.
Oo•pho•ro•sto•mie *f gyn.* oophorostomy, ovariostomy [əʊˌveərɪˈɑstəmɪ].
Oo•pho•ro•zyst•ek•to•mie *f gyn.* oophorocystectomy.
Oo•zy•te *f embryo.* oocyte, ovocyte, egg cell.
Opa•ki•fi•ka•ti•on *f ophthal.* opacification.
opa•les•zent *adj* opalescent.
ope•ra•bel *adj chir.* operable.
Ope•ra•bi•li•tät *f chir.* (*Tumor*) operability; (*Patient*) operability.
Ope•ra•teur *m chir.* operator, operating surgeon.
Ope•ra•teu•rin *f chir.* operator, operating surgeon.
Ope•ra•ti•on *f chir.* operation, surgery; surgical procedure, operation, technique. **eine Operation vornehmen** perform/carry out an operation. **s. einer Operation unterziehen** undergo an operation.
Ope•ra•ti•ons•as•si•stent *m* surgical assistant, assisting surgeon.
Ope•ra•ti•ons•as•si•sten•tin *f* surgical assistant, assisting surgeon.
Ope•ra•ti•ons•be•steck *nt chir.* surgical kit, set, instruments *pl.*
ope•ra•ti•ons•fä•hig *adj* operable.
Ope•ra•ti•ons•hand•schuh *m* surgical glove.
Ope•ra•ti•ons•mes•ser *nt* scalpel, operating knife.
Ope•ra•ti•ons•mi•kro•skop *nt* operating microscope.
Ope•ra•ti•ons•raum *m* → Operationssaal.
Ope•ra•ti•ons•ri•si•ko *nt* operative risk.
Ope•ra•ti•ons•saal *m* operating room, *Brit.* operating theatre, *inf.* theatre, theater.
Ope•ra•ti•ons•schwe•ster *m* theater nurse.

Operationsteam 704

Ope·ra·ti·ons·team *nt* operating team.
Ope·ra·ti·ons·tech·nik *f chir.* surgical procedure, operation, technique.
Ope·ra·ti·ons·tisch *m* operating table, table.
Ope·ra·ti·ons·wun·de *f chir.* wound.
ope·ra·tiv *adj* surgical, operative.
ope·rier·bar *adj chir.* operable. **nicht operierbar** inoperable.
ope·rie·ren *vt chir.* operate, perform an operation (*jdn.* upon/on s.o.).
Op·fer *nt forens.* victim; (*Todesopfer*) casualty, fatality.
Oph·thalm·al·gie *f* → Ophthalmodynie.
Oph·thal·mia *f* → Ophthalmie.
Ophthalmia nodosa nodular conjunctivitis, caterpillar ophthalmia.
Ophthalmia photoelectrica actinic conjunctivitis, electric ophthalmia, flash ophthalmia.
Oph·thal·mie *f ophthal.* ophthalmia; ophthalmitis. **sympathische Ophthalmie** sympathetic ophthalmia, transferred ophthalmia, metastatic ophthalmia, migratory ophthalmia.
Oph·thal·mo·blen·nor·rhoe *f ophthal.* ophthalmoblennorrhea.
Oph·thal·mo·dy·nie *f ophthal.* ophthalmalgia, ophthalmodynia.
Oph·thal·mo·lo·ge *f* ophthalmologist, oculist, eye doctor.
Oph·thal·mo·lo·gie *f* ophthalmology [ˌɑfθæl'mɑlədʒɪ].
Oph·thal·mo·lo·gin *f* ophthalmologist, oculist, eye doctor.
oph·thal·mo·lo·gisch *adj* ophthalmologic, ophthalmological.
Oph·thal·mo·me·trie *f ophthal.* ophthalmometry, keratometry.
Oph·thal·mo·my·ko·se *f ophthal., epidem.* ophthalmomycosis.
Oph·thal·mo·myo·to·mie *f ophthal.* ophthalmomyotomy.
Oph·thal·mo·pa·thie *f ophthal.* ophthalmopathy [ˌɑfθæl'mɑpəθɪ], oculopathy [ɑkjə'lɑpəθɪ]. **endokrine Ophthalmopathie** endocrine ophthalmopathy.
Oph·thal·mo·ple·gie *f ophthal.* ophthalmoplegia. **exophthalmische Ophthalmoplegie** exophthalmic ophthalmoplegia.
Oph·thal·mo·pto·se *f ophthal.* protrusion of the bulb, exophthalmus, ophthalmoptosis.
Oph·thal·mo·re·ak·ti·on *f immun.* ophthalmic test, conjunctival test, ophthalmic reaction, conjunctival reaction, ophthalmoreaction.
Oph·thal·mor·rha·gie *f ophthal.* ophthalmorrhagia.
Oph·thal·mor·rhe·xis *f ophthal.* ophthalmorrhexis.
Oph·thal·mor·rhoe *f ophthal.* ophthalmorrhea.
Oph·thal·mo·skop *nt ophthal.* ophthalmoscope, funduscope.
Oph·thal·mo·sko·pie *f ophthal.* ophthalmoscopy [ɑf'θæl'mɑskəpɪ], funduscopy [fʌn'dəskəpɪ].
Oph·thal·mo·stat *m ophthal.* ophthalmostat.
Oph·thal·mo·test *m* → Ophthalmoreaktion.
Oph·thal·mo·to·mie *f ophthal.* ophthalmotomy [ɑmfə'lɑtəmɪ].
Oph·thal·mo·to·no·me·trie *f ophthal.* ophthalmotonometry, tonometry.
Opi·at *nt pharm.* opiate.
Opi·at·an·al·ge·sie *f anes.* opiate analgesia [ˌænl'dʒiːzɪə].
Opi·at·an·al·ge·ti·ka *pl pharm.* opiate analgesics, opiate analgetics.
Opi·at·re·zep·tor *m* opiate receptor.
Opi·at·ver·gif·tung *f patho.* opium poisoning, meconism ['miːkəʊnɪzəm].
Opio·id *nt pharm.* opioid.
Opitz: Opitz-Krankheit *f patho.* Opitz's disease, thrombophlebitic splenomegaly.
Opi·um *nt pharm.* opium, laudanum, meconium.
Opi·um·sucht *f* addiction to opium, opiomania.
Opi·um·ver·gif·tung *f patho.* opium poisoning, meconism ['miːkəʊnɪzəm].
Oppenheim: Oppenheim-Syndrom *nt ped.* Oppenheim's syndrome, congenital atonic pseudoparalysis.
Oppenheim-Zeichen *nt neuro.* Oppenheim's reflex, Oppenheim's sign.
Op·so·nin *nt immun.* opsonin, tropin.
Op·so·ni·sie·rung *f immun.* opsonization.
Op·tik *f* optics *pl*.
Op·ti·kus *m* [S.U. NERVUS OPTICUS]
Op·ti·kus·atro·phie *f ophthal.* Behr's disease, optic atrophy ['ætrəfɪ].
Op·ti·kus·gli·om *nt ophthal.* optic glioma.
Op·ti·kus·neu·ri·tis *f ophthal.* optic neuritis, neuropapillitis, papillitis.
Op·ti·mal·do·sis *f pharm., radiol.* optimal dose, optimum dose.
op·tisch *adj* optical, optic.
Op·to·ty·pe *f ophthal.* test type, test letter, optotype.
oral *adj* oral.
Oral·vak·zi·ne *f immun.* oral vaccine.
Oran·gen·haut *f derm.* peau d'orange, orange skin.
Or·bi·ta *f anat.* orbital cavity, eye socket, eyepit, orbit.
Or·bi·ta·ab·szeß *m patho.* orbital abscess.
Or·bi·ta·bo·den *m anat.* orbital floor.
Or·bi·ta·dach *nt anat.* roof of orbit.
or·bi·tal *adj anat.* orbital.
Or·bi·tal·ab·szeß *m patho.* orbital abscess.
Or·bi·tal·phleg·mo·ne *f patho.* orbital phlegmone.
Or·bi·ta·ödem *nt ophthal.* orbital edema.
Or·bi·ta·phleg·mo·ne *f* orbital phlegmone.
Or·bi·ta·spit·zen·frak·tur *f ophthal.* orbital apex fracture.
Or·bi·ta·spit·zen·syn·drom *nt ophthal.* orbital apex syndrome, Malatesta's syndrome.

Or·bi·ta·ver·let·zung f ophthal. orbital injury, orbital trauma.
Or·bi·ta·wand·frak·tur f ophthal. orbital wall fracture.
Or·bi·to·gra·phie f radiol. orbitography.
Or·bi·to·pa·thie f, **endokrine** ophthal. endocrine ophthalmopathy.
Or·bi·to·to·mie f ophthal. orbitotomy [ɔːrbɪˈtɑtəmɪ].
Or·chi·al·gie f andro. orchialgia, orchiodynia, orchioneuralgia, testalgia.
Or·chid·ek·to·mie f urol. orchiectomy [ˌɔːrkɪˈektəmɪ], testectomy [tesˈtektəmɪ].
Or·chi·do·epi·di·dym·ek·to·mie f urol. orchidoepididymectomy.
Or·chi·do·pa·thie f urol. orchiopathy [ˌɔːrkɪˈɑpəθɪ], orchidopathy.
Or·chi·do·pe·xie f urol. orchiopexy, orchidopexy.
Or·chi·do·pto·se f urol. orchidoptosis.
Or·chi·ek·to·mie f → Orchidektomie.
Or·chi·epi·di·dy·mi·tis f urol. orchiepididymitis.
Or·chio·pa·thie f → Orchidopathie.
Or·chio·pe·xie f → Orchidopexie.
Or·chio·to·mie f urol. orchiotomy [ˌɔːrkɪˈɑtəmɪ], orchidotomy.
Or·chis m andro. testis, testicle, orchis.
Or·chi·tis f urol. orchitis, orchiditis, didymitis.
Orf f derm. orf, contagious ecthyma, sore mouth.
Or·gan nt organ; anat. organum, organon.
Or·gan·emp·fän·ger m chir. organ recipient.
Or·gan·ent·fer·nung f chir. exenteration.
or·ga·nisch adj 1. (a. fig.) organic, structural; patho. organic; (Erkrankung) somatopathic. 2. chem. organic.
Or·gan·kap·sel f anat. capsule, organ capsule.
Or·gan·kul·tur f histol. organ culture, organ culture medium.
Or·ga·no·ge·ne·se f embryo. organogenesis, organogeny.
or·ga·no·id adj anat. organoid; patho. organoid.
Or·ga·no·the·ra·pie f clin. organotherapy.
or·ga·no·trop adj organotropic, organophilic.
Or·ga·no·tro·pie f organotropism, organophilism, organotropy.
Or·gan·spen·de f chir. organ donation. **Organspende durch Verwandte** related donation.
Or·gan·spen·der m organ donor, donor, donator.
Or·gan·spen·der·aus·weis m donor card.
Or·gan·spen·de·rin f organ donor, donor, donator.
or·gan·spe·zi·fisch adj tissue-specific, organ-specific.
Or·gan·to·le·ranz·do·sis f radiol. organ tolerance dose.
Or·gan·trans·plan·ta·ti·on f chir. organ transplantation, transplantation.
Or·gan·ver·pflan·zung f → Organtransplantation.
Or·gan·ver·sa·gen nt patho. organ failure. **multiples Organversagen** multiple organ failure, multiorgan failure.
Or·gas·mus m physiol. climax, orgasm, acme.
Ori·en·tie·rungs·stö·rung f neuro. disturbance of orientation.
Ormond: Ormond-Syndrom nt patho. Ormond's syndrome, retroperitoneal fibrosis.
Or·ni·thin·ämie f patho. ornithinemia.
Or·ni·thin·urie f patho. ornithinuria.
Or·ni·thin·zy·klus m biochem. Krebs cycle, Krebs-Henseleit cycle, ornithine cycle, urea cycle.
Or·ni·tho·se f epidem. parrot fever, parrot disease, ornithosis, psittacosis.
oro·fa·zi·al adj orofacial.
Oro·pha·ryn·ge·al·tu·bus m clin. oropharyngeal tube, oropharyngeal airway.
Oro·pha·rynx m anat. oral pharynx, oropharynx, pharyngo-oral cavity.
Or·the·se f ortho. orthesis, orthosis, brace.
Or·tho·chro·mie f hema. orthochromia.
Or·tho·pä·de m orthopedist, orthopod, orthopedic surgeon.
Or·tho·pä·die f orthopedic surgery, orthopedics pl.
Or·tho·pä·din f orthopedist, orthopod, orthopedic surgeon.
or·tho·pä·disch adj orthopedic, orthopaedic.
Or·tho·pnoe f card. orthopnea.
or·tho·pno·isch adj card. orthopneic.
Orth·op·tik f ophthal. orthoptics pl.
Or·tho·sko·pie f ophthal. orthoscopy [ɔːrˈθɑskəpɪ].
Or·tho·sta·se f orthostatism [ˈɔːrθəstætɪzəm], erect position, standing position, upright position.
or·tho·sta·tisch adj orthostatic.
Or·tho·volt·the·ra·pie f radiol. orthovoltage therapy.
Ortner: Ortner-Syndrom nt card. Ortner's disease, abdominal angina, intestinal angina.
Ortolani: Ortolani-Click m ortho. Ortolani's sign, Ortolani's click.
Os¹ nt [s.u. Os¹]
Os² nt [s.u. Os²]
Osgood-Schlatter: Osgood-Schlatter-Syndrom nt ortho. Osgood-Schlatter disease, rugby knee, apophyseopathy.
Osler: Osler-Knötchen pl chir. Osler's nodes, Osler's sign.
Osler-Krankheit f hema. Osler's disease, Vaquez-Osler disease, erythremia, primary polycythemia.
Osler-Rendu-Weber: Osler-Rendu-Weber-Krankheit f patho. Rendu-Osler-Weber syndrome, Osler's disease, hereditary hemorrhagic telangiectasia.
Osler-Vaquez: Osler-Vaquez-Krankheit f → Osler-Krankheit.

Osmolarität

Os·mo·la·ri·tät *f phys., physiol.* osmolarity.
Os·mo·re·gu·la·ti·on *f physiol.* osmoregulation.
Os·mo·re·zep·tor *m physiol.* **1.** (*Geruch*) osmoreceptor, osmoceptor. **2.** (*Druck*) osmoreceptor, osmoceptor.
Os·mo·se *f* osmosis.
Os·mo·the·ra·pie *f clin.* osmotherapy.
os·mo·tisch *adj* osmotic.
öso·pha·ge·al *adj anat.* esophageal.
Öso·pha·ge·al·kar·dio·gramm *nt card.* esophageal cardiogram.
Öso·phag·ek·to·mie *f chir.* esophagectomy.
Öso·pha·gi·tis *f patho.* esophagitis.
 chronisch peptische Ösophagitis reflux esophagitis, chronic peptic esophagitis.
 peptische Ösophagitis peptic esophagitis.
 ulzerative/ulzerierende Ösophagitis ulcerative esophagitis.
Öso·pha·go·an·tro·sto·mie *f chir.* esophagoantrostomy.
Öso·pha·go·dy·nie *f patho.* esophagodynia, esophagalgia.
Öso·pha·go·en·te·ro·sto·mie *f chir.* esophagoenterostomy.
Öso·pha·go·fun·do·pe·xie *f chir.* esophagofundopexy.
öso·pha·go·ga·stral *adj* esophagogastric, gastroesophageal.
Öso·pha·go·ga·stro·pla·stik *f chir.* esophagogastroplasty, cardioplasty.
Öso·pha·go·ga·stro·sko·pie *f clin.* esophagogastroscopy [ɪˌsɑfəgəʊgæˈstrɑskəpɪ].
Öso·pha·go·ga·stro·sto·mie *f chir.* esophagogastrostomy, esophagogastroanastomosis.
Öso·pha·go·gra·phie *f radiol.* esophagography.
öso·pha·go·kar·di·al *adj* cardioesophageal.
Öso·pha·go·kar·dio·myo·to·mie *f chir.* esophagocardiomyotomy, esophagogastromyotomy, esophagomyotomy.
Öso·pha·go·kar·dio·pla·stik *f chir.* esophagocardioplasty.
Öso·pha·go·myo·to·mie *f* → Ösophagokardiomyotomie.
Öso·pha·go·skop *nt clin.* esophagoscope.
Öso·pha·go·sko·pie *f clin.* esophagoscopy [ɪˌsɑfəˈgɑskəpɪ].
Öso·pha·go·spas·mus *m patho.* esophagospasm, esophageal spasm.
Öso·pha·go·ste·no·se *f patho.* esophageal stenosis, esophagus stenosis, esophagostenosis.
Öso·pha·go·sto·ma *nt chir.* esophageal fistula, esophagostoma.
Öso·pha·go·sto·mie *f chir.* esophagostomy [ɪˌsɑfəˈgɑstəmɪ].
Öso·pha·go·to·mie *f chir.* esophagotomy [ɪˌsɑfəˈgɑtəmɪ].
Öso·pha·go·tra·che·al·fi·stel *f patho.* esophagotracheal fistula, tracheoesophageal fistula.
Öso·pha·go·ze·le *f chir.* esophagocele.
Öso·pha·gus *m anat.* esophagus, gullet.
Öso·pha·gus·acha·la·sie *f patho.* achalasia, esophageal achalasia, cardiospasm.
Öso·pha·gus·atre·sie *f embryo.* esophageal atresia, esophagus atresia.
Öso·pha·gus·deh·nung *f* **1.** *chir.* esophageal dilatation. **2.** *patho.* esophagectasis.
Öso·pha·gus·di·la·ta·ti·on *f* → Ösophagusdehnung.
Öso·pha·gus·di·ver·ti·kel *nt patho.* esophageal diverticulum.
Öso·pha·gus·ero·si·on *f patho.* esophageal erosion.
Öso·pha·gus·er·satz·stim·me *f HNO* alaryngeal speech, esophageal speech.
Öso·pha·gus·kar·dio·gramm *nt card.* esophageal cardiogram.
Öso·pha·gus·kar·zi·nom *nt patho.* esophageal carcinoma, esophageal cancer.
Öso·pha·gus·ma·no·me·trie *f clin.* esophageal manometry.
Öso·pha·gus·mün·dung *f anat.* cardiac opening, cardia, cardiac orifice.
Öso·pha·gus·ob·struk·ti·on *f patho.* esophageal obstruction.
Öso·pha·gus·per·fo·ra·ti·on *f patho.* esophageal perforation.
Öso·pha·gus·pla·stik *f chir.* esophagoplasty.
Öso·pha·gus·pli·ka·ti·on *f chir.* esophagoplication.
Öso·pha·gus·pli·ka·tur *f chir.* esophagoplication.
Öso·pha·gus·re·flux *m patho.* esophageal reflux.
Öso·pha·gus·re·sek·ti·on *f chir.* esophageal resection, esophagectomy.
Öso·pha·gus·rup·tur *f* esophageal rupture.
 emetogene/spontane Ösophagusruptur Boerhaave's syndrome, postemetic/spontaneous esophageal rupture [spɑnˈtɛɪnɪəs].
Öso·pha·gus·schleim·haut *f anat.* esophageal mucosa, mucous membrane of esophagus.
Öso·pha·gus·schmerz *m* → Ösophagodynie.
Öso·pha·gus·son·de *f clin.* esophageal sound.
Öso·pha·gus·spas·mus *m patho.* esophageal spasm. **idiopathischer diffuser Ösophagusspasmus** symptomatic idiopathic diffuse esophageal spasm.
Öso·pha·gus·sphink·ter *m physiol.* esophageal sphincter.
Öso·pha·gus·spra·che *f HNO* esophageal speech, alaryngeal speech.
Öso·pha·gus·ste·no·se *f patho.* esophagus stenosis, esophagostenosis.
Öso·pha·gus·strik·tur *f patho.* esophageal stricture.
Öso·pha·gus·tem·pe·ra·tur *f clin.* esophageal temperature.
Öso·pha·gus·ul·kus *nt patho.* esophageal

ulcer.
Öso•pha•gus•va•ri•zen *pl patho.* esophageal varices.
Öso•pha•gus•va•ri•zen•blu•tung *f patho.* esophageal variceal bleeding.
Öso•pha•gus•ve•nen *pl anat.* esophageal veins.
Öso•pha•gus•ver•let•zung *f patho.* esophageal trauma, esophageal injury.
os•sär *adj* bone-like, osseous, osteal, bony.
Os•si•fi•ka•ti•on *f* **1.** *histol.* bone formation, ossification. **2.** *patho.* ossification.
Os•si•kul•ek•to•mie *f HNO* ossiculectomy.
Os•si•ku•lo•to•mie *f HNO* ossiculotomy.
Oste•al•gie *f ortho.* bone pain, ostealgia, ostalgia, osteodynia.
Oste•itis *f* → Ostitis.
Osteo•ar•thri•tis *f* → Osteoarthrose.
Osteo•ar•thro•se *f ortho.* osteoarthritis, degenerative joint disease.
osteo•bla•stisch *adj histol.* osteoblastic.
Osteo•bla•stom *nt patho.* osteoblastoma, osteogenic fibroma, giant osteoid osteoma.
Osteo•chon•dri•tis *f ortho.* osteochondritis.
Osteochondritis deformans juveniles Scheuermann's disease, juvenile kyphosis, vertebral epiphysitis.
Osteo•chon•drom *nt ortho.* osteocartilaginous exostosis, osteochondroma.
Osteo•chon•dro•pa•thia *f ortho.* osteochondropathy. **Osteochondropathia deformans coxae juvenilis** Perthes' disease, Legg-Calvé-Perthes disease, quiet hip disease.
Osteo•chon•dro•sar•kom *nt patho.* osteochondrosarcoma.
Osteo•chon•dro•sis *f ortho.* osteochondrosis.
Osteochondrosis deformans juveniles Scheuermann's disease, juvenile kyphosis.
Osteochondrosis deformans tibiae Blount-Barber disease, nonrachitic bowleg.
Osteochondrosis dissecans osteochondritis dissecans, osteochondrosis dissecans.
Osteochondrosis ischiopubica Neck's disease, van Neck's disease.
Osteo•dy•nie *f ortho.* bone pain, ostealgia, ostalgia, osteodynia.
Osteo•dys•tro•phia *f ortho.* osteodystrophy.
Osteodystrophia deformans Paget's disease of bone, Paget's disease.
Osteodystrophia fibrosa cystica generalisata Engel-Recklinghausen disease, von Recklinghausen's disease of bone.
Osteodystrophia fibrosa unilateralis Jaffé-Lichtenstein syndrome, fibrous dysplasia of bone, cystic osteofibromatosis.
Osteo•fi•brom *nt histol., patho.* osteofibroma. **nicht-ossifizierendes juveniles Osteofibrom** Jaffé-Lichtenstein syndrome, fibrous dysplasia of bone, cystic osteofibromatosis.
Osteo•fi•bro•se *f patho.* osteofibrosis.
osteo•gen *adj* osteogenetic, osteogenic, osteogenous.
Osteo•ge•ne•sis *f anat.* osteogenesis, osteogeny, ossification.
Osteogenesis imperfecta brittle bones, hereditary fragility of bone.
Osteogenesis imperfecta congenita Vrolik's disease.
Osteogenesis imperfecta tarda Lobstein's disease, osteogenesis imperfecta with blue sclerae.
Osteo•id•oste•om *nt patho.* osteoid osteoma.
Osteo•kla•se *f* **1.** *ortho.* osteoclasis, osteoclasty. **2.** *patho.* osteoclasis, osteoclasia.
Osteo•kla•sie *f* → Osteoklase.
Osteo•klast *m* **1.** *histol.* osteoclast, osteophage. **2.** *ortho.* osteoclast.
osteo•kla•stisch *adj histol.* osteoclastic.
osteo•ly•tisch *adj patho.* osteolytic.
Oste•om *nt patho.* osteoma.
Osteo•ma•la•zie *f patho.* Miller's disease, osteomalacia. **renal-tubuläre Osteomalazie** renal tubular osteomalacia.
Osteo•ma•to•se *f ortho.* osteomatosis.
Osteo•mye•li•tis *f ortho.* osteomyelitis, myelitis, medullitis, acute osteitis.
chronisch-rezidivierende Osteomyelitis chronic relapsing osteomyelitis.
nicht-eitrige Osteomyelitis Garré's osteitis/osteomyelitis, sclerosing nonsuppurative osteomyelitis, sclerosing osteitis.
Osteo•mye•lo•fi•bro•se *f hema.* osteomyelofibrosis, osteomyelosclerosis, myelofibrosis, myelosclerosis, osteomyelofibrotic syndrome.
Osteo•mye•lo•gra•phie *f radiol.* osteomyelography.
Osteo•mye•lo•skle•ro•se *f* → Osteomyelofibrose.
Osteo•ne•kro•se *f ortho.* bone necrosis, osteonecrosis.
Osteo•neur•al•gie *f ortho.* osteoneuralgia.
Osteo•ony•cho•dys•pla•sie *f patho.* nail-patella syndrome, onycho-osteodysplasia.
Osteo•path *m* osteopath.
Osteo•pa•thia *f ortho.* osteopathology [ˌɑstɪəpəˈθɑlədʒɪ], osteopathy [ˌɑstɪˈɑpəθɪ].
Osteopathia condensans disseminata disseminated condensing osteopathy, osteopoikilosis.
Osteopathia hyperostotica multiplex infantilis Camurati-Engelmann disease, Engelmann's disease, diaphyseal dysplasia.
Osteopathia patellae juvenilis Larsen-Johansson disease, Larsen's disease.
Osteopathia striata Voorhoeve's disease.
Osteo•pa•thie *f* **1.** *ortho.* osteopathology [ˌɑstɪəpəˈθɑlədʒɪ], osteopathy [ˌɑstɪˈɑpəθɪ]. **2.** (*Therapie*) osteopathy. **alimentäre/nutritive Osteopathie** hunger osteopathy, alimentary osteopathy.
osteo•pa•thisch *adj* osteopathic.
Osteo•pe•ri•osti•tis *f ortho.* osteoperiostitis, periostosteitis.

Osteopetrosis 708

Osteo•pe•tro•sis f ortho. osteopetrosis, Albers-Schönberg disease, marble bone disease.

Osteo•phyt m ortho. osteophyte, osteophyma.

Osteo•pla•stik f ortho. osteoplasty.

osteo•pla•stisch adj ortho. osteoplastic; histol. osteoblastic.

Osteo•poi•ki•lo•se f ortho. disseminated condensing osteopathy [ˌɑstɪˈɑpəθɪ], osteopoikilosis.

Osteo•po•ro•se f ortho. osteoporosis, brittle bones pl, brittle bone syndrome.

  endokrine Osteoporose endocrine osteoporosis.

  hormonale Osteoporose endocrine osteoporosis.

  idiopathische Osteoporose idiopathic osteoporosis.

  klimakterische Osteoporose → postmenopausale Osteoporose.

  pathologische Osteoporose pathologic osteoporosis.

  postmenopausale Osteoporose postmenopausal osteoporosis.

  präsenile Osteoporose presenile osteoporosis.

  senile Osteoporose senile osteoporosis.

osteo•po•ro•tisch adj ortho. osteoporotic.

Osteo•ra•dio•ne•kro•se f radiol. osteoradionecrosis, radiation osteonecrosis.

Osteo•sar•kom nt ortho. osteogenic sarcoma, osteoid sarcoma, osteosarcoma.

Osteo•skle•ro•se f ortho. bone sclerosis, osteosclerosis, eburnation.

Osteo•to•mie f ortho. osteotomy [ˌɑstɪˈɑtəmɪ].

Osteo•zyt m histol. osseous cell, bone cell, osteocyte.

Osti•tis f bone inflammation, osteitis, ostitis.

  Ostitis deformans Paget's disease of bone, Paget's disease.

  Ostitis fibrosa cystica (generalisata) Engel-Recklinghausen disease, von Recklinghausen's disease of bone, parathyroid osteitis.

  Ostitis multiplex cystoides Jüngling's disease.

Os•ti•um nt [S.U. OSTIUM]

Ostium-primum-Defekt m card. ostium primum defect.

Ostium-secundum-Defekt m card. ostium secundum defect.

Östro•gen nt endo. estrogen, estrin.

östro•gen adj estrogenic, estrogenous.

Östro•gen•ant•ago•nist m pharm. antiestrogen.

Östro•gen•er•satz•the•ra•pie f pharm. estrogen (replacement) therapy.

Östro•gen•hem•mer m pharm. antiestrogen.

Östro•gen•re•zep•tor m endo. estrogen receptor.

Östro•gen•re•zep•tor•bin•dungs•ka•pa•zi•tät f lab. estrogen-receptor activity.

Östro•gen•the•ra•pie f pharm. estrogen (replacement) therapy.

Os•zil•lop•sie f ophthal. oscillopsia, oscillating vision.

Ota: Nävus m Ota derm. Ota's nevus.

Ot•al•gie f HNO earache, otalgia, otodynia.

ot•al•gisch adj HNO otalgic.

Ot•hä•ma•tom nt HNO auricular hematoma, othematoma.

Oti•tis f HNO otitis.

  Otitis barotraumatica otitic barotrauma, aviation otitis, barotitis.

  Otitis externa otitis externa, swimmer's ear.

  Otitis externa furunculosa furuncular otitis, circumscribed otitis externa, meatal furuncle.

  Otitis interna otitis interna, labyrinthitis.

  Otitis media otitis media, tympanitis.

  Otitis media (chronica), adhäsive HNO middle ear fibrosis, adhesive otitis media.

oti•tisch adj HNO otitic.

Oto•dy•nie f → Otalgie.

oto•gen adj otogenic, otogenous.

Oto•ko•ni•en pl → Otolithen.

Oto•li•quor•rhoe f neuro. cerebrospinal fluid otorrhea, otorrhea.

Oto•li•then pl physiol. ear crystals, otoliths, otoconia.

Oto•li•then•ap•pa•rat m physiol. otolith apparatus, otolith organ.

Oto•li•thia•sis f HNO otolithiasis.

Oto•lo•gie f otology [əʊˈtɑlədʒɪ].

Oto•my•ko•se f HNO otomycosis.

Oto•pa•thie f HNO otopathy [əʊˈtɑpəθɪ].

Oto•rhi•no•la•ryn•go•lo•gie f HNO ear, nose, and throat, otorhinolaryngology [ˌəʊtəˌraɪnəʊlærɪnˈɡɑlədʒɪ].

Otor•rha•gie f HNO otorrhagia.

Otor•rhoe f HNO aural discharge, otorrhea.

Oto•skop nt HNO ear speculum, otoscope, auriscope.

Oto•sko•pie f HNO otoscopy [əʊˈtɑskəpɪ].

oto•to•xisch adj patho. ototoxic.

Ovalär•schnitt m chir. oblique incision, oval incision.

Ovale-Malaria f epidem. ovale malaria, ovale tertian malaria.

Ova•lo•zyt m hema. ovalocyte, elliptocyte, cameloid cell.

Ova•lo•zy•to•se f hema. Dresbach's anemia, elliptocytosis, elliptocytic anemia, ovalocytosis.

Ovar nt gyn. ovary, ovarium, oophoron. **polyzystisches Ovar** polycystic ovary.

Ovar•ek•to•mie f gyn. ovariectomy [əʊˌveərɪˈektəmɪ], oophorectomy.

ova•ri•al adj gyn. ovarian.

Ova•ri•al•blu•tung f gyn. ovarian hemorrhage [ˈhemərɪdʒ], ovarian bleeding.

Ova•ri•al•en•do•me•trio•se f gyn. ovarian endometriosis, endosalpingiosis.

Ova•ri•al•fi•brom nt gyn. ovarian fibroma.

Ova•ri•al•fol•li•kel m histol. ovarian follicle.
  atretischer Ovarialfollikel atretic follicle.

Ova•ri•al•gie f gyn. ovarian pain, oophoral-

gia, ovarialgia.
Ova•ri•al•gra•vi•di•tät *f gyn.* ovarian pregnancy, oocyesis, ovariocyesis.
Ova•ri•al•kar•zi•nom *nt gyn.* ovarian carcinoma.
Ova•ri•al•ko•lik *f gyn.* ovarian colic.
Ova•ri•al•ky•stom *nt gyn.* ovarian cystadenoma, ovarian cystoma.
Ova•ri•al•schwan•ger•schaft *f* → Ovarialgravidität.
Ova•ri•al•tu•mor *m gyn.* ovarian tumor, oophoroma, ovarioncus.
Ova•ri•al•zy•ste *f gyn.* ovarian cyst, oophoritic cyst.
Ova•ri•ek•to•mie *f gyn.* oophorectomy, ovariectomy [əʊˌveərɪˈektəmɪ].
ova•ri•ell *adj* → ovarial.
Ovarika-Syndrom *nt gyn.* ovarian vein syndrome.
Ova•rio•hy•ster•ek•to•mie *f gyn.* ovariohysterectomy, oophorohysterectomy.
Ova•rio•pa•thie *f gyn.* ovariopathy [əʊˌveərɪˈapəθɪ], oophoropathy [əʊˌafəˈrɑpəθɪ].
Ova•rio•pe•xie *f gyn.* ovariopexy, oophoropeliopexy, oophoropexy.
Ova•rior•rhe•xis *f gyn.* ovariorrhexis.
Ova•rio•sal•ping•ek•to•mie *f gyn.* ovariosalpingectomy, oophorosalpingectomy.
Ova•rio•sal•pin•gi•tis *f gyn.* ovariosalpingitis, oophorosalpingitis.
Ova•rio•sto•mie *f gyn.* oophorostomy, ovariostomy [əʊˌveərɪˈɑstəmɪ].
Ova•rio•to•mie *f gyn.* ovariotomy [əʊˌveərɪˈɑtəmɪ], oariotomy, oophorotomy.
Ova•rio•ze•le *f gyn.* ovariocele, ovarian hernia.
Ova•rio•zen•te•se *f gyn.* ovariocentesis.
Ova•ri•to•mie *f gyn.* ovariotomy [əʊˌveərɪˈɑtəmɪ], oophorotomy.
Ova•ri•um *nt* → Ovar.

Ovi•dukt *m anat.* tube, uterine tube, fallopian tube, oviduct.
Ovo•ge•ne•se *f embryo.* maturation of ovum, oogenesis, ovogenesis.
Ovo•zyt *m embryo.* oocyte, ovocyte, egg.
Ovu•la•ti•on *f gyn.* ovulation, follicular rupture.
ovu•la•ti•ons•hem•mend *adj pharm.* antiovulatory.
Ovu•la•ti•ons•hem•mer *m pharm.* ovulation inhibitor.
ovu•la•to•risch *adj gyn.* ovulatory.
Ov•um *nt embryo.* ovum, egg, egg cell.
Owren: Owren-Syndrom *nt hema.* Owren's disease, hypoproaccelerinemia.
Oxal•ämie *f patho.* oxalemia.
Oxa•lat *nt chem.* oxalate.
Oxa•lat•plas•ma *nt hema.* oxalate plasma.
Oxal•säu•re *f biochem.* oxalic acid, ethanedioic acid.
Oxid *nt chem.* oxide, oxid.
Oxi•da•ti•on *f chem.* oxidation, oxidization; combustion.
Oxi•da•ti•ons•mit•tel *nt chem.* oxidant, oxidizer, oxidizing agent.
Oxy•ge•na•ti•on *f physiol.* oxygenation. **hyperbare Oxygenation** hyperbaric oxygen therapy, high-pressure oxygen.
Oxy•ge•na•tor *m clin.* oxygenator, artificial lung.
Oxy•hä•mo•glo•bin *nt physiol.* oxyhemoglobin, oxidized/oxygenated hemoglobin.
Oxy•opie *f ophthal.* oxyopia.
Oxy•to•cin *nt endo.* oxytocin, ocytocin.
Oxy•uria•sis *f epidem.* oxyuriasis, oxyuria, oxyuriosis, enterobiasis.
Oxy•uris vermicularis *f micro.* pinworm, threadworm, Oxyuris/Enterobius vermicularis.
Ozon *nt* ozone.
Ozon•schicht *f* ozone layer.

P

Pace•ma•ker *m card.* pacemaker of heart, (artificial) cardiac pacemaker.
Pa•chy•ble•pha•ron *nt ophthal.* pachyblepharon, pachyblepharosis.
Pa•chy•der•mia *f derm.* abnormally thick skin, pachyderma.
Pa•chy•der•mo•pe•ri•osto•se *f patho.* Touraine-Solente-Golé syndrome, pachydermoperiostosis.
Pa•chy•lep•to•me•nin•gi•tis *f neuro.* pachyleptomeningitis.
Pa•chy•me•nin•gi•tis *f neuro.* pachymeningitis, perimeningitis.
Pa•chy•me•nin•go•pa•thie *f neuro.* pachymeningopathy.
Pa•chy•me•ninx *f anat.* dura mater, pachymeninx.
Pa•chy•ony•chie *f derm.* pachyonychia; onychauxis.
Pa•chy•pe•ri•to•ni•tis *f patho.* productive peritonitis, pachyperitonitis.
Packung [k•k] *f clin., pharm.* (*Umschlag*) pack, packing.
   feuchte Packung wet pack, wet sheet pack.
   heiße Packung hot pack.
   trockene Packung dry pack.
Päd•ia•ter *m* pediatrician, pediatrist.
Päd•ia•trie *f* pediatrics *pl*, pediatry, pedonosology.
Paget: Paget-Krebs *m gyn.* Paget's disease of the breast/nipple.
   Paget-Sarkom *nt patho.* Paget's sarcoma.
   Paget-Syndrom *nt ortho.* Paget's disease of bone, Paget's disease.
   Paget-Zelle *f patho.* Paget's cell.
pa•ge•to•id *adj patho., ortho.* pagetoid.
PA-Intervall *nt card.* P-A interval, P-A conduction time.
pa•la•tal *adj anat.* palatal, palatine.
Pa•la•to•pla•stik *f HNO* palatoplasty, staphyloplasty, uranoplasty.
Pa•la•to•schi•sis *f embryo.* cleft palate, palatoschisis [pælə'tɑskəsɪs], uranoschisis [ˌjʊərə'nɑkəsɪs].
Pa•la•tum *nt* [S.U. PALATUM]
Pa•lin•äs•the•sie *f anes.* palinesthesia.
pa•lin•dro•misch *adj* palindromic, recurring, relapsing.
Pa•lin•op•sie *f ophthal.* palinopsia, visual perseveration.

Pall•an•äs•the•sie *f neuro.* pallanesthesia, palmanesthesia, apallesthesia.
Pal•lia•ti•on *f clin.* palliation.
Pal•lia•tiv *nt pharm.* palliative, alleviation medicine.
pal•lia•tiv *adj clin., pharm.* palliative, alleviative, alleviatory, mitigating.
Pal•lia•tiv•be•hand•lung *f clin.* palliative therapy, palliative treatment.
Pal•lia•tiv•the•ra•pie *f clin.* palliative therapy, palliative treatment.
Pal•lia•ti•vum *nt pharm.* palliative, alleviation medicine.
Pal•lid•ek•to•mie *f neurochir.* pallidectomy [ˌpælɪ'dɛktəmɪ].
Pal•li•do•to•mie *f neurochir.* pallidotomy [pælɪ'dɑtəmɪ].
Pal•li•dum *nt anat.* pallidum, globus pallidus.
Pal•li•dum•atro•phie *f neuro.* pallidal degeneration.
Pal•li•dum•ex•zi•si•on *f neurochir.* pallidectomy [ˌpælɪ'dɛktəmɪ].
Pal•li•dum•syn•drom *nt neuro.* juvenile paralysis agitans of Hunt, pallidal syndrome.
Pal•li•um *nt anat.* brain mantle, pallium.
Pal•lor *m* paleness, pallor, pallescence.
pal•mar *adj anat.* palmar, volar.
Pal•mar•apo•neu•ro•se *f anat.* palmar aponeurosis, Dupuytren's fascia.
Pal•mar•ery•them *nt patho.* palmar erythema.
Pal•mar•fi•bro•ma•to•se *f patho.* palmar fibromatosis.
Pal•mo•plan•tar•ke•ra•to•se *f derm.* hyperkeratosis of palms and soles.
pal•pa•bel *adj* palpable.
Pal•pa•ti•on *f clin.* palpation; touching, feeling.
pal•pa•to•risch *adj clin.* palpatory.
pal•pe•bral *adj anat.* palpebral.
pal•pier•bar *adj* → palpabel.
Pal•pie•ren *nt clin.* palpation.
pal•pie•ren *vt clin.* palpate.
Pal•pi•ta•ti•on *f card.* palpitation; palmus.
Pan•ag•glu•ti•na•ti•on *f immun.* panagglutination.
Pan•ag•glu•ti•nin *nt immun.* panagglutinin.
Pa•na•ri•ti•um *nt derm.* panaris. **Panaritium analgicum** Morvan's syndrome, analgesic

panaris.
Pan•ar•te•ri•itis *f patho.* panarteritis. **Panarteriitis nodosa** Kussmaul-Meier disease, arteritis nodosa.
Pan•ar•thri•tis *f ortho.* panarthritis.
Pan•car•di•tis *f card.* pancarditis.
Pancoast: Pancoast-Naht *f chir.* Pancoast's suture.
Pancoast-Syndrom *nt patho.* Pancoast's syndrome, superior sulcus tumor syndrome.
Pancoast-Tumor *m patho.* Pancoast's tumor, superior sulcus tumor.
Pan•cre•as *nt anat.* pancreas.
Pan•crea•ti•tis *f* → Pankreatitis.
Pan•de•mie *f epidem.* pandemia, pandemic disease.
pan•de•misch *adj epidem.* pandemic.
pan•dia•sto•lisch *adj card.* holodiastolic.
Pan•en•ze•pha•li•tis *f neuro.* panencephalitis.
 einheimische Panenzephalitis Pette-Döring disease, nodular panencephalitis.
 subakute sklerosierende Panenzephalitis van Bogaert's encephalitis, subacute inclusion body encephalitis, subacute sclerosing panencephalitis.
Pan•ge•rie *f patho.* Werner syndrome.
Pan•hy•per•ämie *f patho.* panhyperemia.
Pa•nik *f* panic; scare. **in Panik geraten** panic, get into a panic.
pa•nik•ar•tig *adj* panicky, panic-like.
Pa•nik•at•tacke [к•к] *f psychia.* panic attack.
Pan•im•mu•ni•tät *f immun.* panimmunity.
pa•nisch *adj* panic.
Pan•kar•di•tis *f card.* pancarditis.
Pan•kol•ek•to•mie *f chir.* pancolectomy.
Pan•ko•li•tis *f patho.* pancolitis.
Pan•kre•al•gie *f patho.* pancreatalgia, pancrealgia.
Pan•kre•as *nt anat.* pancreas.
 endokrines Pankreas *histol.* endocrine part of pancreas, islets/islands *pl* of Langerhans, islet tissue, pancreatic islands/islets *pl.*
 exokrines Pankreas *histol.* exocrine part of pancreas.
Pan•kre•as•ade•nom *nt* pancreatic adenoma.
Pan•kre•as•apo•ple•xie *f patho.* pancreatic apoplexy.
Pan•kre•as•drai•na•ge *f chir.* pancreatic drainage.
Pan•kre•as•ek•to•pie *f embryo.* ectopic pancreas, abberrant pancreas.
Pan•kre•as•ent•fer•nung *f chir.* pancreatectomy, pancreectomy.
Pan•kre•as•ent•zün•dung *f* → Pankreatitis.
Pan•kre•as•er•kran•kung *f patho.* pancreatopathy, pancreopathy [ˌpænkrɪˈɑpəθɪ].
Pan•kre•as•fi•bro•se *f patho.* pancreatic fibrosis, pancreatic cirrhosis. **zystische Pankreasfibrose** cystic fibrosis (of the pancreas), mucoviscidosis.
Pan•kre•as•fi•stel *f patho.* pancreatic fistula.
Pan•kre•as•funk•ti•ons•dia•gno•stik *f lab.* pancreatic function tests.
Pan•kre•as•gang *m anat.* Wirsung's duct, hepatopancreatic duct, pancreatic duct.
Pan•kre•as•hor•mo•ne *pl endo.* pancreatic hormones.
Pan•kre•as•in•seln *pl histol.* endocrine part of pancreas, islets/islands *pl* of Langerhans, islet tissue, pancreatic islands *pl,* pancreatic islets *pl.*
Pan•kre•as•in•suf•fi•zi•enz *f patho.* pancreatic insufficiency.
Pan•kre•as•kap•sel *f anat.* capsule of pancreas, pancreatic capsule.
Pan•kre•as•kar•zi•nom *nt patho.* pancreatic carcinoma.
Pan•kre•as•kon•tu•si•on *f patho.* pancreatic contusion.
Pan•kre•as•kopf *m anat.* head of pancreas.
Pan•kre•as•kopf•kar•zi•nom *nt patho.* carcinoma of head of pancreas.
Pan•kre•as•kör•per *m anat.* body of pancreas.
Pan•kre•as•links•re•sek•ti•on *f chir.* Whipple procedure, distal/caudal pancreatectomy. **subtotale Pankreaslinksresektion** Child's procedure, subtotal distal pancreatectomy.
Pan•kre•as•li•pa•se *f biochem.* pancreatic lipase.
Pan•kre•as•ne•kro•se *f patho.* pancreatic necrosis, enzymatic pancreatitis.
Pan•kre•as•ödem *nt patho.* edematous pancreatitis, pancreatic edema.
Pan•kre•as•phleg•mo•ne *f patho.* pancreatic phlegmon.
Pan•kre•as•pseu•do•zy•ste *f patho.* pancreatic pseudocyst.
Pan•kre•as•re•sek•ti•on *f chir.* pancreatectomy, pancreectomy. **distale Pankreasresektion** Whipple procedure, distal/caudal pancreatectomy.
Pan•kre•as•saft *m physiol.* pancreatic juice.
Pan•kre•as•schmerz *m* → Pankreatalgie.
Pan•kre•as•schwanz *m anat.* tail of pancreas.
Pan•kre•as•schwanz•kar•zi•nom *nt* carcinoma of tail of pancreas.
Pan•kre•as•se•kret *nt physiol.* pancreatic secretion.
Pan•kre•as•se•kre•ti•on *f physiol.* pancreatic secretion.
Pan•kre•as•spei•chel *m physiol.* pancreatic juice.
Pan•kre•as•stein *m patho.* pancreatic stone, pancreatolith, pancreolith.
Pan•kre•as•stumpf *m chir.* pancreatic stump.
Pan•kre•as•trans•plan•tat *nt chir.* pancreas transplant.
Pan•kre•as•trans•plan•ta•ti•on *f chir.* pancreas transplantation, pancreatic transplantation.
Pan•kre•as•ve•nen *pl anat.* pancreatic

Pankreasverletzung 712

veins.
Pan•kre•as•ver•let•zung *f patho.* pancreatic injury, pancreatic trauma.
Pan•kre•as•zir•rho•se *f patho.* pancreatic cirrhosis.
Pan•kre•as•zy•ste *f patho.* pancreatic cyst.
Pan•kre•at•al•gie *f patho.* pancreatalgia, pancrealgia.
Pan•kre•at•ek•to•mie *f chir.* pancreatectomy, pancreectomy.
distale/linksseitige Pankreatektomie Whipple procedure, distal/caudal pancreatectomy.
subtotale distale/linksseitige Pankreatektomie Child's procedure, subtotal distal pancreatectomy.
Pan•krea•ti•ko•duo•den•ek•to•mie *f chir.* pancreatoduodenectomy, Whipple procedure.
Pan•krea•ti•ko•en•te•ro•sto•mie *f chir.* pancreaticoenterostomy, pancreatoenterostomy.
Pan•krea•ti•ko•gra•phie *f radiol.* pancreatography.
pan•krea•tisch *adj anat.* pancreatic.
Pan•krea•ti•tis *f patho.* pancreatitis.
akut-hämorrhagische Pankreatitis acute hemorrhagic pancreatitis.
alkoholische Pankreatitis alcoholic pancreatitis.
chronisch-rezidivierende Pankreatitis chronic recurrent pancreatitis.
hämorrhagisch-nekrotisierende Pankreatitis hemorrhagic necrotizing pancreatitis.
Pan•krea•to•en•te•ro•sto•mie *f chir.* pancreaticoenterostomy, pancreatoenterostomy.
pan•krea•to•gen *adj* pancreatogenous, pancreatogenic.
Pan•krea•to•gra•phie *f radiol.* pancreatography. **endoskopische retrograde Pankreatographie** endoscopic retrograde pancreatography.
Pan•krea•to•lith *m patho.* pancreatic stone, pancreatolith, pancreolith.
Pan•krea•to•li•tho•to•mie *f chir.* pancreatolithotomy, pancreolithotomy.
Pan•krea•to•ly•se *f patho.* pancreolysis, pancreatolysis.
Pan•krea•to•pa•thie *f patho.* pancreatopathy, pancreopathy [,pæŋkrɪ'ɑpəθɪ].
Pan•krea•to•to•mie *f chir.* pancreatotomy, pancreatomy [pæŋkrɪ'ætəmɪ].
Pan•kreo•pa•thie *f patho.* pancreatopathy, pancreopathy [,pæŋkrɪ'ɑpəθɪ].
Pan•kreo•zy•min *nt biochem.* pancreozymin, cholecystokinin.
Pan•mye•lo•pa•thie *f hema.* panmyelopathy.
konstitutionelle infantile Panmyelopathie Fanconi's syndrome, constitutional infantile panmyelopathy.
Pan•ni•kul•ek•to•mie *f chir.* panniculectomy.
Pan•ni•ku•li•tis *f patho.* panniculitis.
Pan•nus *m* pannus. **Pannus corneae** *oph-*
thal. corneal pannus, pannus.
Pan•oph•thal•mi•tis *f ophthal.* panophthalmitis, panophthalmia.
Pan•ora•ma•auf•nah•me *f radiol.* panoramic radiograph, pantomogram.
Pan•ora•ma•tech•nik *f radiol.* pantomography, panoramic radiography [,reɪdɪ-'ɑgrəfɪ].
Pan•osti•tis *f ortho.* panostitis, panosteitis, periosteomyelitis.
pan•sy•sto•lisch *adj card.* pansystolic, holosystolic.
Pan•to•mo•gra•phie *f radiol.* pantomography, panoramic radiography [,reɪdɪ'ɑgrəfɪ].
Pant•oph•thal•mie *f ophthal.* panophthalmitis, panophthalmia.
Pan•zer•herz *nt card.* armored heart, armour heart.
Pan•zer•krebs *m patho.* corset cancer, jacket cancer.
Pan•zy•to•pe•nie *f hema.* pancytopenia, panhematopenia, hematocytopenia.
Papanicolaou: Papanicolaou-Abstrich *m gyn.* Papanicolaou's smear.
Papanicolaou-Färbung *f histol.* Papanicolaou's stain, Pap stain.
Papanicolaou-Test *m gyn.* Papanicolaou's test, Pap test.
Pa•pel *f derm.* papule, papula.
Pap-Färbung *f inf.* → Papanicolaou-Färbung.
Pa•pil•lar•mus•kel *m anat.* papillary muscle.
Pa•pil•lar•mus•kel•ab•riß *m card.* rupture of the papillary muscles.
Pa•pil•lar•mus•kel•rup•tur *f card.* rupture of the papillary muscles.
Pa•pil•lar•syn•drom *nt card.* papillary muscle dysfunction, papillary muscle syndrome.
Pa•pil•le *f anat.* 1. papilla. 2. optic nerve papilla, optic nerve disk.
Pa•pill•ek•to•mie *f chir.* papillectomy [,pæpɪ'lektəmɪ].
Pa•pil•len•ent•zün•dung *f* → Papillitis.
Pa•pil•len•ex•zi•si•on *f chir.* papillectomy [,pæpɪ'lektəmɪ].
Pa•pil•len•kar•zi•nom *nt patho.* carcinoma of the papilla of Vater.
Pa•pil•len•ne•kro•se *f patho.* (*Niere*) necrotizing papillitis, renal papillary necrosis.
Pa•pil•len•ödem *nt ophthal.* choked disk, edema of optic disk, papilledema.
Pa•pil•len•ste•nose *f* stenosis of the papilla of Vater.
Pa•pil•li•tis *f* 1. *patho.* (*Niere*) papillitis. 2. *ophthal.* papillitis.
Papillitis necroticans (*Niere*) necrotizing papillitis, renal papillary necrosis.
Papillitis stenosans stenosis of the papilla of Vater.
Pa•pil•lom *nt patho.* papilloma, papillary tumor, villous papilloma.
Pa•pil•lo•ma•vi•rus *nt micro.* papilloma virus, Papillomavirus.

Pa·pil·lo·re·ti·ni·tis *f ophthal.* papilloretinitis, retinopapillitis.

Pa·pil·lo·sphink·te·ro·to·mie *f* → Papillotomie.

Pa·pil·lo·to·mie *f chir.* papillosphincterotomy, papillotomy [pæpɪˈlɑtəmɪ].

Pa·po·va·vi·ren *pl micro.* Papovaviridae.

Pa·pu·la *f derm.* papule, papula.

pa·pu·lo·id *adj derm.* papuloid; papular.

pa·pu·lo·ne·kro·tisch *adj derm.* papulonecrotic.

pa·pu·lo·pu·stu·lös *adj derm.* papulopustular.

pa·pu·lös *adj derm.* papular; papuloid.

pa·pu·lo·squa·mös *adj derm.* papulosquamous.

pa·pu·lo·ve·si·ku·lär *adj derm.* papulovesicular.

Pa·ra·ami·no·sa·li·zyl·säu·re *f pharm.* *p*-aminosalicylic acid, para-aminosalicylic acid.

Pa·ra·an·al·ge·sie *f neuro.* paranalgesia, para-analgesia [ˌænlˈdʒiːzɪə].

Pa·ra·an·äs·the·sie *f neuro.* para-anesthesia, paracervical block anesthesia [ˌænəsˈθiːʒə].

Pa·ra·blep·sie *f ophthal.* false vision, perverted vision, parablepsia.

Par·acet·amol *nt pharm.* paracetamol, acetaminophen.

Par·acu·sis *f HNO* impaired hearing, paracusis, paracousis.

pa·ra·fo·ve·al *adj ophthal.* parafoveal.

Pa·ra·funk·ti·on *f patho.* perverted function, parafunction.

Pa·ra·gan·gli·om *nt patho.* paraganglioma, chromaffin tumor.

Pa·ra·gan·gli·on *nt histol.* paraganglion, chromaffin body, pheochrome body.

Pa·ra·hä·mo·phi·lie *f hema.* Owren's disease, parahemophilia, hypoproaccelerinemia.

Pa·ra·in·flu·en·za·vi·rus *nt micro.* parainfluenza virus.

Pa·ra·ke·ra·to·se *f derm.* parakeratosis.

pa·ra·ke·ra·to·tisch *adj derm.* parakeratotic.

Pa·ra·ki·ne·se *f neuro.* parakinesia, parakinesis.

pa·ra·kli·nisch *adj clin.* paraclinical.

Pa·ra·kok·zi·dio·ido·my·ko·se *f epidem.* paracoccidioidomycosis, paracoccidioidal granuloma, South American blastomycosis, Lutz-Splendore-Almeida disease.

Pa·ra·kol·pi·tis *f gyn.* paracolpitis, paravaginitis, Maher's disease.

Pa·ra·kye·se *f gyn.* paracyesis.

Par·al·ge·sie *f neuro.* painful paresthesia, paralgesia.

Par·al·ler·gie *f immun.* parallergy.

par·al·ler·gisch *adj immun.* parallergic.

Pa·ra·ly·se *f neuro.* paralysis [pəˈrælɪsɪs], palsy [ˈpɔːlzɪ].

ischämische Paralyse ischemic palsy, ischemic paralysis.

postanästhetische Paralyse anesthesia paralysis.

progressive Paralyse general paresis, general paralysis of the insane.

Pa·ra·ly·sis *f neuro.* paralysis [pəˈrælɪsɪs], palsy [ˈpɔːlzɪ].

Paralysis agitans shaking palsy, parkinsonism [ˈpɑːrkɪnsənɪzəm], Parkinson's disease.

Paralysis agitans juvenilis juvenile paralysis agitans of Hunt, pallidal syndrome.

Paralysis spinalis ascendens acuta Landry's paralysis, acute ascending paralysis.

pa·ra·ly·tisch *adj neuro.* paralytic, paralyzed.

Pa·ra·ma·sto·idi·tis *f HNO* paramastoiditis.

Pa·ra·me·di·an·schnitt *m chir.* paramedian incision.

Pa·ra·me·nie *f gyn.* paramenia.

Pa·ra·me·tri·tis *f gyn.* parametritis, pelvic cellulitis.

Pa·ra·me·tro·pa·thia spa·sti·ca *f gyn.* parametrismus.

Par·amy·lo·ido·se *f patho.* paramyloidosis, primary/idiopathic amyloidosis.

Pa·ra·myo·klo·nus *m neuro.* paramyoclonus.

Pa·ra·myo·to·nie *f neuro.* paramyotonia, paramyotone, paramyotonus.

Par·an·al·ge·sie *f neuro.* para-analgesia [ˌænlˈdʒiːzɪə], paranalgesia.

Par·an·äs·the·sie *f neuro.* para-anesthesia, paranesthesia.

pa·ra·neo·pla·stisch *adj patho.* paraneoplastic, paracarcinomatous.

Pa·ra·ne·phri·tis *f patho.* paranephritis.

Pa·ra·pem·phi·gus *m derm.* pemphigoid, bullous pemphigoid.

Pa·ra·per·tus·sis *f epidem.* parapertussis.

Pa·ra·phi·mo·se *f urol.* paraphimosis, capistration.

Pa·ra·ple·gie *f neuro.* paraplegia.

pa·ra·ple·gisch *adj neuro.* paraplegic, paraplectic.

Pa·ra·pleu·ri·tis *f pulmo.* parapleuritis.

Pa·ra·pneu·mo·nie *f pulmo.* parapneumonia.

pa·ra·pneu·mo·nisch *adj pulmo.* parapneumonic.

Pa·ra·prok·ti·tis *f patho.* paraproctitis.

Pa·ra·pro·sta·ti·tis *f urol.* paraprostatitis, extraprostatitis.

Pa·ra·pro·te·in *nt immun.* paraprotein.

Pa·ra·pro·te·in·ämie *f immun.* paraproteinemia.

Pa·ra·pso·ria·sis *f derm.* parapsoriasis.

Parapsoriasis en plaques Brocq's disease, chronic superficial dermatitis.

Pa·ra·re·fle·xie *f neuro.* parareflexia.

Pa·ra·rek·tal·schnitt *m chir.* pararectal incision, pararectus incision.

Pa·ra·rhyth·mie *f card.* pararrhythmia.

Pa·ra·sa·kral·an·äs·the·sie *f anes.* parasacral block.

Parascarlatina

Pa•ra•scar•la•ti•na *f epidem.* parascarlatina.
Pa•ra•sit *m* **1.** *micro., patho.* parasite. **2.** *embryo.* parasite.
Pa•ra•sit•ämie *f epidem., patho.* parasitemia.
pa•ra•si•tär *adj micro.* parasitic, parasital, parasitary, parasitical.
Pa•ra•si•ten•be•fall *m epidem.* parasitism ['pærəsaıtızm], parasitic infestation.
Pa•ra•si•ten•in•fek•ti•on *f epidem.* parasitism ['pærəsaıtızm], parasitic disease.
Pa•ra•si•ten•zy•ste *f patho.* parasitic cyst.
pa•ra•si•tisch *adj* parasitic, parasitary.
pa•ra•si•to•gen *adj epidem.* parasitogenic.
Pa•ra•si•to•se *f epidem.* parasitosis, parasitism ['pærəsaıtızm].
Pa•ra•spa•die *f urol.* paraspadias, paraspadia.
Pa•ra•spa•stik *f neuro.* paraspasm, paraspasmus.
Par•äs•the•sie *f neuro.* paresthesia, paraesthesia.
par•äs•the•tisch *adj neuro.* paresthetic.
Pa•ra•sym•pa•thi•ko•mi•me•ti•kum *nt* → Parasympathomimetikum.
pa•ra•sym•pa•thi•ko•mi•me•tisch *adj* → parasympathomimetisch.
Pa•ra•sym•pa•thi•ko•to•nie *f* → Parasympathotonie.
Pa•ra•sym•pa•thi•kus *m anat.* parasympathetic nervous system, craniosacral system.
pa•ra•sym•pa•thisch *adj anat.* parasympathetic.
Pa•ra•sym•pa•tho•ly•ti•kum *nt pharm.* parasympatholytic, parasympathoparalytic.
pa•ra•sym•pa•tho•ly•tisch *adj pharm.* parasympatholytic, parasympathoparalytic.
Pa•ra•sym•pa•tho•mi•me•ti•kum *nt pharm.* parasympathomimetic.
pa•ra•sym•pa•tho•mi•me•tisch *adj pharm.* parasympathomimetic.
Pa•ra•sym•pa•tho•to•nie *f neuro.* sympathetic imbalance, parasympathotonia.
Pa•ra•sy•sto•lie *f card.* parasystole, parasystolic rhythm, parasystolic beat.
pa•ra•sy•sto•lisch *adj card.* parasystolic.
Pa•rat•hor•mon *nt endo.* parathormone, parathyroid hormone.
pa•ra•thy•reo•idal *adj* → parathyroidal.
Pa•ra•thy•reo•id•ek•to•mie *f chir.* parathyroidectomy.
Pa•ra•thy•reo•pa•thie *f patho.* parathyropathy.
pa•ra•thy•reo•priv *adj endo.* parathyroprival, parathyroprivic.
pa•ra•thy•ro•idal *adj* parathyroid, parathyroidal.
Pa•ra•thy•ro•idea *f anat.* parathyroid, parathyroid gland, epithelial body.
Pa•ra•thy•ro•id•ek•to•mie *f chir.* parathyroidectomy.
Pa•ra•top *nt immun.* paratope.
Pa•ra•tra•chom *nt ophthal.* paratrachoma.
Pa•ra•ty•phus *m epidem.* paratyphoid, paratyphoid fever.

Pa•ra•va•gi•nal•schnitt *m gyn.* vaginiperineotomy, vaginoperineotomy.
Pa•ra•va•gi•ni•tis *f gyn.* paravaginitis, paracolpitis, Maher's disease.
Pa•ra•ver•te•bral•an•äs•the•sie *f* → Paravertebralblock.
Pa•ra•ver•te•bral•block *m anes.* paravertebral anesthesia [ˌænəs'θiːʒə], paravertebral block.
Pa•ra•zen•te•se *f* **1.** *clin.* paracentesis, tapping, nyxis. **2.** *HNO* paracentesis, tympanocentesis, tympanotomy [tımpə-'nɑtəmı], myringotomy [mırən'gɑtəmı].
Pa•ra•zer•vi•kal•an•äs•the•sie *f* → Parazervikalblock.
Pa•ra•zer•vi•kal•block *m anes.* paracervical block, paracervical block anesthesia [ˌænəs-'θiːʒə].
Pa•ra•zy•sti•tis *f urol.* paracystitis.
Par•en•chym *nt histol.* parenchymatous tissue, parenchyma.
par•en•chy•ma•tös *adj histol.* parenchymal, parenchymatous.
Par•en•chym•ik•te•rus *m patho.* hepatocellular jaundice.
Par•en•chym•schä•di•gung *f patho.* parenchymal damage, parenchymal injury.
par•en•te•ral *adj clin.* parenteral.
Pa•re•se *f neuro.* incomplete paralysis [pə-'rælısıs], partial paralysis, paresis [pə-'riːsıs].
pa•re•tisch *adj neuro.* paretic.
pa•rie•tal *adj anat.* parietal.
Pa•rie•tal•throm•bus *m patho.* mural thrombus, parietal thrombus.
Parinaud: Parinaud-Konjunktivitis *f ophthal.* Parinaud's oculoglandular syndrome, Parinaud's conjunctivitis.
Parinaud-Syndrom *nt ophthal.* **1.** Parinaud's syndrome. **2.** Parinaud's ophthalmoplegia.
Parkinson: Parkinson-Krankheit *f neuro.* Parkinson's disease, shaking palsy ['pɔːlzı], parkinsonism ['pɑːrkınsənızəm].
Parkinson-Syndrom *nt neuro.* postencephalitic parkinsonism, parkinsonian syndrome.
Par•kin•so•no•id *nt neuro.* parkinsonism ['pɑːrkınsənızəm].
Par•ony•chie *f derm.* paronychia, perionychia, perionyxis.
Par•op•sie *f ophthal.* paropsis, paropia.
Par•otid•ek•to•mie *f HNO* parotidectomy.
Par•otis *f anat.* parotid gland, parotic, parotid.
Par•otis•ab•szeß *m HNO* parotid abscess.
Par•otis•ent•fer•nung *f HNO* parotidectomy.
Par•otis•ent•zün•dung *f* → Parotitis.
Par•otis•gang *m anat.* Stensen's duct, parotid duct.
Par•otis•lo•ge *f anat.* parotid space.
Par•otis•ple•xus *m anat.* parotid plexus of facial nerve, anserine plexus.
Par•otis•spei•chel *m physiol.* parotid saliva.

Par•otis•ve•nen pl anat. parotid veins.
Par•oti•tis f HNO parotitis, parotiditis.
  Parotitis epidemica mumps, epidemic parotitis.
par•oxys•mal adj patho. paroxysmal.
Par•oxys•mus m patho. paroxysm.
Parrot: Parrot-Knoten m patho. Parrot's node, Parrot's sign.
  Parrot-Krankheit f patho. Parrot's disease, achondroplasia.
  Parrot-Lähmung f neuro. Parrot's disease, Parrot's pseudoparalysis.
  Parrot-Syndrom nt → Parrot-Krankheit.
Par•ti•al•an•ti•gen nt immun. partial antigen.
Par•ti•kel nt (a. phys.) particle. **kontagiöses Partikel** contagion, contagium.
Par•tus m gyn. delivery, childbirth, birth.
  Partus praecipitatus precipitate labor.
Pascheff: Pascheff-Konjunktivitis f ophthal. Pascheff's conjunctivitis, necrotic infectious conjunctivitis.
Pasini-Pierini: Pasini-Pierini-Syndrom nt derm. Pasini's syndrome, albopapuloid epidermolysis bullosa dystrophica [ˌɛpɪdɜr-ˈmɑləsɪs].
Pa•ste f pharm. pasta, paste.
pa•stös adj (Haut) pasty, puffed, puffy, swollen.
Patau: Patau-Syndrom nt genet. Patau's syndrome, trisomy D syndrome, trisomy 13 syndrome.
Patch•graft f/nt chir. patch graft.
Patch-Test m derm. patch test.
Pa•tel•la f anat. knee cap, cap, patella.
  gleitende Patella ortho. slipping patella.
  tanzende Patella ortho. floating patella, patellar tap.
Pa•tel•la•frak•tur f ortho. fracture of the patella, fractured patella.
Pa•tel•la•klo•nus m → Patellarklonus.
Pa•tel•la•lu•xa•ti•on f ortho. dislocation of the patella.
  angeborene Patellaluxation congenital dislocation of the patella.
  chronisch-rezidivierende Patellaluxation → habituelle Patellaluxation.
  habituelle Patellaluxation recurrent dislocation of the patella.
Pa•tel•la•re•sek•ti•on f ortho. patellectomy [ˌpætəˈlɛktəmɪ].
Pa•tel•lar•klo•nus m neuro. patellar clonus, trepidation sign.
Pa•tel•lar•re•flex m → Patellarsehnenreflex.
Pa•tel•lar•seh•nen•re•flex m physiol. patellar tendon reflex, patellar reflex, knee jerk, knee reflex, quadriceps reflex, quadriceps jerk.
Pa•tel•lek•to•mie f ortho. patellectomy [ˌpætəˈlɛktəmɪ].
Paterson-Brown: Paterson-Brown-Syndrom nt patho. Plummer-Vinson syndrome, Paterson-Brown-Kelly syndrome, sideropenic dysphagia.
Patey: Patey-Operation f gyn. Patey's operation, modified radical mastectomy [mæsˈtɛktəmɪ].
pa•tho•gen adj patho. pathogenic, nosogenic, morbific.
Pa•tho•ge•ne•se f patho. pathogenesis, pathogeny, nosogenesis.
pa•tho•ge•ne•tisch adj patho. pathogenetic.
Pa•tho•ge•ni•tät f patho. pathogenicity.
pa•tho•gno•mo•nisch adj characteristic, indicative, pathognomonic.
pa•tho•gno•stisch adj → pathognomonisch.
Pa•tho•lo•ge m pathologist.
Pa•tho•lo•gie f pathology [pəˈθɑlədʒɪ].
Pa•tho•lo•gin f pathologist.
pa•tho•lo•gisch adj pathological, pathologic, morbid, diseased.
Pa•ti•ent m patient; stat. case.
  ambulanter Patient outpatient.
  gehfähiger Patient ambulatory patient.
  stationärer Patient inpatient.
  traumatisierter/unfallverletzter Patient traumatized patient, trauma patient.
Pa•ti•en•ten•füh•rung f patient management.
Pa•ti•en•tin f patient; stat. case.
  ambulante Patientin outpatient.
  gehfähige Patientin ambulatory patient.
  stationäre Patientin inpatient.
  traumatisierte/unfallverletzte Patientin traumatized patient, trauma patient.
Pau•ken•drai•na•ge f HNO drainage of the middle ear.
Pau•ken•fi•bro•se f HNO adhesive otitis media, middle ear fibrosis.
Pau•ken•höh•le f anat. tympanic cavity, cavity of middle ear, eardrum, tympanum.
Pau•ken•höh•len•fi•bro•se f → Paukenfibrose.
Pau•ken•höh•len•pla•stik f HNO tympanoplasty.
Pau•ken•höh•len•punk•ti•on f HNO paracentesis, myringotomy [ˌmɪrənˈɡɑtəmɪ], tympanotomy [ˌtɪmpəˈnɑtəmɪ].
Pau•ken•höh•len•skle•ro•se f HNO tympanosclerosis.
Pau•ken•röhr•chen nt HNO grommet, grommet tube, myringotomy tube.
Pau•ken•skle•ro•se f HNO tympanosclerosis.
Paul-Bunnell: Paul-Bunnell-Test m immun. Paul-Bunnell test, heterophil antibody test.
Pau•se f break, intermission, interval; (Arbeitspause) recess, break; (Ruhepause) rest. **eine Pause machen** pause, take/have/make a break; (ausruhen) take/have a rest.
  kompensatorische Pause card. compensatory pause.
  postextrasystolische Pause card. postextrasystolic pause.
P biatriale nt → P cardiale.
P cardiale nt card. P cardiale, P biatriale, P congenitale.

P congenitale *nt* → P cardiale.
P dextroatriale/dextrocardiale *nt* → P pulmonale.
Péan: Péan-Klemme *f chir.* Péan's clamp, Péan's forceps.
Pe•di•cu•lo•sis *f epidem.* lice infestation, pediculation, pediculosis.
Pediculosis capitis head lice, head lice infestation.
Pediculosis corporis body lice infestation, clothes lice infestation.
Pediculosis pubis crab lice infestation, pubic lice infestation, phthiriasis.
Pediculosis vestimentorum → Pediculosis corporis.
Pe•di•cu•lus[1] *m anat.* pedicle, stalk, pediculus.
Pe•di•cu•lus[2] *m micro.* pediculus, Pediculus.
Pediculus capitis head louse, Pediculus humanus capitis.
Pediculus corporis body louse, clothes louse, Pediculus humanus corporis.
Pediculus humanus human louse, Pediculus humanus.
Pediculus pubis crab louse, pubic louse, Pediculus pubis, Phthirus pubis.
Pediculus vestimenti → Pediculus corporis.
Pe•di•ku•li•zid *nt pharm.* pediculicide, lousicide.
pe•di•ku•li•zid *adj pharm.* pediculicide, lousicide.
Pe•di•ku•lo•se *f* → Pediculosis.
Pe•dun•ku•lo•to•mie *f neurochir.* pedunculotomy.
Pein *f* pain, suffering, agony, anguish; (*physisch, psychisch*) distress.
pei•ni•gen *vt* torment, distress, tantalize, afflict.
Peit•schen•wurm *m micro.* whipworm, Trichuris trichiura.
Peit•schen•wurm•be•fall *m epidem.* trichuriasis, trichocephaliasis, trichocephalosis.
pek•to•ral *adj anat.* pectoral.
Pektoralis-major-Lappen *m chir.* pectoralis major flap.
Pektoralis-major-Reflex *m physiol.* costopectoral reflex, pectoral reflex.
Pe•la•de *f derm.* pelade, Celsus' alopecia, Jonston's area.
Pelger-Huët: Pelger-Huët-Kernanomalie *f hema.* Pelger's nuclear anomaly, Pelger-Huët nuclear anomaly.
Pe•lio•ma *nt derm.* pelidnoma, pelioma.
Pelizaeus-Merzbacher: Pelizaeus-Merzbacher-Krankheit *f patho.* Pelizaeus-Merzbacher disease, hereditary cerebral leukodystrophy.
Pell•agra *f patho.* Alpine scurvy, pellagra.
Pellegrini: Pellegrini-Schatten *pl ortho.* Pellegrini-Stieda disease, Köhler-Pellegrini-Stieda disease, Stieda's disease.
Pel•vi•gra•phie *f radiol.* pelviradiography, pelviography.
Pel•vi•me•trie *f gyn.* pelvimetry.
pel•vin *adj anat.* pelvic.

Pel•vio•pe•ri•to•ni•tis *f patho.* pelvic peritonitis, pelvioperitonitis.
Pel•vio•to•mie *f gyn.* pelviotomy [ˌpelvɪ-ˈatəmɪ], pelvitomy.
pel•vi•rek•tal *adj anat.* pelvirectal.
Pel•vis *f anat.* pelvis.
Pelvis major greater pelvis, false pelvis, large pelvis.
Pelvis minor lesser pelvis, true pelvis, small pelvis.
Pelvis renalis renal pelvis, pelvis of ureter.
Pelvis spondylolisthetica *ortho.* spondylolisthetic pelvis, Rokitansky's pelvis.
Pel•vi•skop *nt clin.* pelviscope.
Pel•vi•to•mie *f* → Pelviotomie.
Pem•phi•go•id *nt derm.* pemphigoid.
bullöses Pemphigoid bullous pemphigoid, pemphigoid.
Pemphigoid der Neugeborenen pemphigus neonatorum, staphylococcal impetigo.
Pemphigoid der Säuglinge Ritter's disease, staphylococcal scalded skin syndrome.
vernarbendes Pemphigoid ocular pemphigoid, cicatricial pemphigoid.
pem•phi•go•id *adj derm.* pemphigoid.
Pem•phi•gus *m derm.* pemphigus.
Pemphigus acutus neonatorum pemphigus neonatorum, staphylococcal impetigo.
Pemphigus erythematosus Senear Usher disease, Senear Usher syndrome.
familiärer gutartiger Pemphigus Hailey-Hailey disease, benign familial pemphigus.
kongenitaler nicht-syphilitischer Pemphigus Herlitz's disease, junctional epidermolysis bullosa [ˌepɪdɜrˈmaləsɪs].
Pemphigus neonatorum pemphigus neonatorum, impetigo.
okulärer Pemphigus ocular pemphigoid, cicatricial pemphigoid.
Pemphigus vegetans Neumann's disease.
Pen•del•gips *m ortho.* hanging cast, hanging arm cast.
Pen•del•osteo•to•mie *f ortho.* pendular osteotomy [ˌɑstɪˈatəmɪ].
Pen•del•rhyth•mus *m card.* tic-tac rhythm, fetal rhythm, pendulum rhythm, embryocardia.
Pen•ek•to•mie *f urol.* penectomy [pɪˈnektəmɪ], peotomy, phallectomy.
Pe•ni•cil•lin *nt pharm.* penicillin.
Penicillin F penicillin F, penicillin I.
Penicillin G penicillin G, benzylpenicillin.
Penicillin K penicillin K, penicillin IV.
Penicillin N penicillin N, cephalosporin N.
Penicillin O allylmercaptomethylpenicillin, penicillin O.
Penicillin IV → Penicillin K.
Penicillin V penicillin V, phenoxymethyl penicillin.
Penicillin X penicillin X, p-hydroxybenzylpenicillin.
Pe•ni•cil•li•na•se *f micro.* penicillinase.
pe•ni•cil•li•na•se•fest *adj pharm.* penicillinase-resistent.
pe•ni•cil•lin•fest *adj pharm.* penicillin-fast.

Perikardverwachsung

pe·ni·cil·lin·re·si·stent *adj pharm.* penicillin-resistant.
Pe·nis *m* penis, member; (*erigiert*) phallus.
Pe·nis·blu·tung *f urol.* phallorrhagia.
Pe·nis·ent·zün·dung *f* → Penitis.
Pe·nis·pla·stik *f urol.* phalloplasty.
Pe·nis·schmerz *m urol.* phallodynia, phallalgia.
Pe·nis·schwell·kör·per *m anat.* cavernous body of penis, spongy body of penis.
Pe·nis·spal·te *f embryo.* penischisis [pɪ-ˈnɪskəsɪs].
Pe·nis·tu·mor *m urol.* phalloncus.
Pe·ni·tis *f andro.* priapitis, penitis, phallitis.
Pe·ni·zil·lin *nt* → Penicillin.
Pe·ni·zil·li·na·se *f* → Penicillinase.
pe·no·skro·tal *adj anat.* penoscrotal.
pe·no·to·xisch *adj anat.* penotoxic.
Pep·sin *nt biochem.* pepsin.
Pep·tid *nt biochem.* peptide. **vasoaktives intestinales Peptid** vasoactive intestinal peptide, vasoactive intestinal polypeptide.
pep·tisch *adj biochem.* peptic, pepsic.
per·akut *adj* (*Verlauf, Reaktion*) peracute, superacute, hyperacute, fulminant.
Per·fo·rans·ve·nen *pl anat.* perforating veins, communicating veins.
Per·fo·ra·ti·on *f patho., chir.* perforation; *gyn.* perforation.
 freie Perforation *chir.* free perforation.
 gedeckte Perforation *chir.* covered perforation, walled-of perforation.
 intramurale Perforation *chir.* intramural perforation.
per·fo·riert *adj* perforate, perforated, pierced.
per·fun·die·ren *vt* perfuse, pour through.
Per·fu·sat *nt* perfusate.
Per·fu·si·on *f physiol.* perfusion; flow, blood flow.
Per·fu·si·ons·che·mo·the·ra·pie *f clin.* perfusion chemotherapy.
Per·fu·si·ons·ka·nü·le *f* perfusion cannula.
Pe·ri·anal·fi·stel *f patho.* perianal fistula.
Pe·ri·ap·pen·di·zi·tis *f patho.* periappendicitis, perityphlitis.
Pe·ri·ar·te·ri·itis *f patho.* periarteritis. **Periarteriitis nodosa** Kussmaul-Meier disease, Kussmaul's disease, arteritis nodosa.
Pe·ri·ar·thri·tis *f ortho.* periarthritis. **Periarthritis humeroscapularis** frozen shoulder, adhesive peritendinitis, periarthritis of shoulder.
pe·ri·ar·ti·ku·lär *adj ortho.* periarticular, circumarticular.
Pe·ri·bron·chi·tis *f pulmo.* peribronchitis.
Pe·ri·car·di·tis *f card.* pericarditis.
 Pericarditis adhaesiva adhesive pericarditis, adherent pericardium.
 Pericarditis constrictiva constrictive pericarditis.
 Pericarditis exsudativa serous pericarditis.
 Pericarditis fibrinosa fibrinous pericarditis, fibrous pericarditis.
 Pericarditis haemorrhagica hemorrhagic pericarditis.
 Pericarditis obliterans obliterating pericarditis.
 Pericarditis purulenta purulent pericarditis, suppurative pericarditis.
 Pericarditis rheumatica rheumatic pericarditis.
 Pericarditis sicca dry pericarditis.
 Pericarditis tuberculosa tuberculous pericarditis.
 Pericarditis uraemica uremic pericarditis.
Pe·ri·car·di·um *nt anat.* pericardium, pericardial sac, heart sac.
Pe·ri·di·dy·mis *f andro.* peridydimis.
Pe·ri·di·dy·mi·tis *f urol.* perididymitis.
Pe·ri·di·ver·ti·ku·li·tis *f patho.* peridiverticulitis.
pe·ri·du·ral *adj* peridural, epidural.
Pe·ri·du·ral·an·äs·the·sie *f anes.* epidural anesthesia [ˌænəsˈθiːʒə], peridural anesthesia.
Pe·ri·fol·li·ku·li·tis *f derm.* perifolliculitis.
pe·ri·he·pa·tisch *adj anat.* perihepatic, parahepatic.
Pe·ri·he·pa·ti·tis *f patho.* perihepatitis, hepatic capsulitis.
pe·ri·her·ni·al *adj chir.* perihernial.
Pe·ri·kard *nt anat.* pericardium, pericardial sac, heart sac.
 parietales Perikard parietal pericardium.
 viszerales Perikard visceral pericardium.
Pe·ri·kard·ek·to·mie *f HTG* pericardiectomy, pericardectomy.
Pe·ri·kard·ent·zün·dung *f* → Perikarditis.
Pe·ri·kard·er·guß *m card.* pericardial effusion.
Pe·ri·kard·er·öff·nung *f HTG* pericardiotomy, pericardotomy.
Pe·ri·kard·ex·zi·si·on *f HTG* pericardiectomy, pericardectomy.
Pe·ri·kard·fen·ste·rung *f HTG* pericardiostomy.
Pe·ri·kard·höh·le *f anat.* pericardial cavity.
pe·ri·kard·i·al *adj anat.* pericardial, pericardiac.
Pe·ri·kar·dio·ly·se *f HTG* pericardiolysis.
Pe·ri·kar·di·or·rha·phie *f HTG* pericardiorrhaphy.
Pe·ri·kar·dio·sto·mie *f HTG* pericardiostomy.
Pe·ri·kar·dio·to·mie *f HTG* pericardiotomy, pericardotomy.
Pe·ri·kar·di·tis *f card.* pericarditis. [S.A. PERICARDITIS]
pe·ri·kar·di·tisch *adj* pericarditic.
Pe·ri·kard·kar·zi·no·se *f patho.* pericardial carcinomatosis, carcinous pericarditis.
Pe·ri·kard·naht *f HTG* pericardiorrhaphy.
Pe·ri·kard·punk·ti·on *f card.* pericardiocentesis, pericardicentesis.
Pe·ri·kard·rei·ben *nt card.* pericardial rub, pericardial friction sound.
Pe·ri·kard·tam·po·na·de *f card.* pericardial tamponade, cardiac tamponade.
Pe·ri·kard·ver·wach·sung *f card.* pericar-

dial adhesion.

Pe•ri•kol•pi•tis *f gyn.* perivaginitis, pericolpitis.

Pe•ri•ma•sti•tis *f gyn.* perimastitis.

pe•ri•me•tral *adj gyn.* periuterine, perimetric.

Pe•ri•me•trie *f ophthal.* perimetry, perioptometry.

Pe•ri•me•tri•tis *f gyn.* perimetritis.

Pe•ri•na•tal•pe•ri•ode *f ped.* perinatal period.

Pe•ri•na•to•lo•gie *f ped.* perinatology [ˌperɪneɪˈtɑlɪdʒɪ].

pe•ri•ne•al *adj anat.* perineal.

Pe•ri•neo•pla•stik *f gyn.* perineoplasty.

Pe•ri•ne•or•rha•phie *f gyn.* perineorrhaphy.

Pe•ri•neo•to•mie *f chir., gyn.* perineotomy.

Pe•ri•neo•ze•le *f chir.* perineal hernia, ischiorectal hernia, perineocele.

Pe•ri•ode *f* 1. *allg.* period, phase, stage. 2. *gyn.* period, menstruation, menses.

pe•ri•oku•lar *adj ophthal.* periocular, circumocular.

Pe•ri•ony•chi•um *nt derm.* eponychium, perionychium, quick.

pe•ri•ope•ra•tiv *adj chir.* perioperative.

Pe•ri•oph•thal•mi•tis *f ophthal.* periophthalmitis, periophthalmia.

pe•ri•oral *adj anat.* perioral, peristomal, peristomatous, circumoral.

Pe•ri•ost *nt anat.* bone skin, periosteum, periost.

pe•ri•ostal *adj anat.* periosteal, periosteous, parosteal.

Pe•ri•ost•ent•zün•dung *f* → Periostitis.

Pe•ri•osteo•mye•li•tis *f ortho.* periosteomyelitis, periosteomedullitis, periostomedullitis.

Pe•ri•osteo•to•mie *f chir., ortho.* periosteotomy, periostotomy.

Pe•ri•osti•tis *f ortho.* periostitis, periosteitis, cortical osteitis.

Pe•ri•ost•ödem *nt ortho.* periosteoedema, periosteodema.

Pe•ri•osto•pa•thie *f patho.* periosteopathy.

pe•ri•par•tal *adj gyn.* peripartal, peripartum.

pe•ri•pher *adj* (a. *anat.*) peripheral, peripheric; circumferential.

Pe•ri•phe•rie *f* circumference, periphery.

Pe•ri•phle•bi•tis *f patho.* periphlebitis.
Periphlebitis retinae *ophthal.* Eales' disease.

Pe•ri•por•tal•feld *nt histol.* (*Leber*) portal tract, portal triad.

Pe•ri•prok•ti•tis *f patho.* periproctitis, perirectitis.

Pe•ri•rek•tal•ab•szeß *m patho.* perirectal abscess.

Pe•ri•rek•tal•fi•stel *f patho.* perirectal fistula.

Pe•ri•sal•pin•gi•tis *f gyn.* perisalpingitis.

Pe•ri•sal•pin•go•ova•ri•tis *f gyn.* perisalpingo-ovaritis, perioophorosalpingitis.

Pe•ri•sal•pinx *f histol., gyn.* perisalpinx.

Pe•ri•stal•tik *f physiol.* peristaltic movement, peristalsis, enterokinesia.

pe•ri•stal•tisch *adj physiol.* peristaltic, enterokinetic, peristatic.

pe•ri•to•ne•al *adj anat.* peritoneal.

Pe•ri•to•ne•al•ab•szeß *m patho.* peritoneal abscess, encysted peritonitis.

Pe•ri•to•ne•al•dia•ly•se *f clin.* peritoneal dialysis [daɪˈæləsɪs]. **kontinuierliche ambulante Peritonealdialyse** continuous ambulatory peritonal dialysis.

Pe•ri•to•ne•al•drai•na•ge *f chir.* peritoneal drainage.

Pe•ri•to•ne•al•kar•zi•no•se *f patho.* peritoneal carcinomatosis, peritoneal carcinosis.

Pe•ri•to•ne•al•la•va•ge *f clin.* peritoneal lavage.

Pe•ri•to•ne•al•me•ta•sta•se *f patho.* peritoneal metastasis [məˈtæstəsɪs].

Pe•ri•to•ne•al•rei•zung *f patho.* peritoneal irritation.

Pe•ri•to•ne•al•sep•sis *f patho.* peritoneal sepsis.

Pe•ri•to•ne•al•spü•lung *f clin.* peritoneal lavage.

Pe•ri•to•neo•pa•thie *f patho.* peritoneopathy.

Pe•ri•to•neo•pe•xie *f chir., gyn.* peritoneopexy.

Pe•ri•to•neo•pla•stik *f chir.* peritoneoplasty, peritonization.

Pe•ri•to•neo•sko•pie *f clin.* peritoneoscopy [perɪˌtəʊnɪˈɒskəpɪ].

Pe•ri•to•neo•to•mie *f chir.* peritoneotomy.

Pe•ri•to•neo•zen•te•se *f clin.* peritoneocentesis, celiocentesis, abdominocentesis [æbˌdɑmɪnəʊsenˈtiːsɪs].

Pe•ri•to•ne•um *nt anat.* peritoneum, abdominal membrane.

Pe•ri•to•nis•mus *m patho.* pseudoperitonitis, peritonism ['perɪtəʊnɪzəm].

Pe•ri•to•ni•tis *f patho.* peritonitis.
adhäsive Peritonitis adhesive peritonitis.
asymptomatische Peritonitis silent peritonitis, asymptomatic peritonitis.
Peritonitis carcinomatosa peritoneal carcinomatosis, peritoneal carcinosis.
Peritonitis circumscripta localized peritonitis, circumscribed peritonitis.
Peritonitis diffusa diffuse peritonitis, general peritonitis.
fäkulente Peritonitis fecal peritonitis.
fibrinöse Peritonitis fibrinous peritonitis.
gallige Peritonitis bile peritonitis, biliary peritonitis, choleperitonitis.
hämorrhagische Peritonitis hemorrhagic peritonitis.
septische Peritonitis septic peritonitis.

Pe•ri•ton•sil•lar•ab•szeß *m HNO* circumtonsillar abscess, peritonsillar abscess, quinsy.

Pe•ri•ton•sil•li•tis *f HNO* peritonsillitis.

pe•ri•tro•chan•tär *adj anat.* peritrochanteric.

pe•ri•um•bi•li•kal *adj anat.* periomphalic, periumbilical.

pe·ri·un·gu·al *adj derm.* periungual.
Pe·ri·va·gi·ni·tis *f gyn.* perivaginitis, pericolpitis.
Pe·ri·zy·sti·tis *f urol.* pericystitis.
Pe·ri·zyt *m histol.* hemangiopericyte, pericapillary cell, pericyte.
Per·kus·si·on *f clin.* percussion.
  auskultatorische Perkussion auscultatory percussion.
  direkte Perkussion direct percussion, immediate percussion.
  indirekte Perkussion mediate percussion.
  instrumentelle Perkussion instrumental percussion.
  palpatorische Perkussion palpatory percussion, plessesthesia.
  vergleichende Perkussion comparative percussion.
Per·kus·si·ons·ge·räusch *nt clin.* percussion sound.
Per·kus·si·ons·ham·mer *m clin.* plexor, plessor, percussor.
per·kus·siv *adj clin.* percussive.
per·ku·tan *adj* percutaneous, transcutaneous, transdermal, transdermic.
Per·ku·tie·ren *nt clin.* percussion.
per·ku·tie·ren *vt clin.* percuss.
Per·lèche *f derm.* perlèche, angular stomatitis, angular cheilitis.
per·ma·nent *adj* permanent, perpetual, constant.
per·mea·bel *adj* (*a. phys.*) permeable, pervious (*für* to).
Per·mea·bi·li·tät *f phys.* permeability.
Per·mea·bi·li·täts·bar·rie·re *f physiol.* permeability barrier.
Per·nio *m patho.* pernio, chilblain, perniosis.
Per·nio·sis *f* → Pernio.
per·ni·zi·ös *adj patho.* pernicious; destructive.
Per·ni·zio·sa *f hema.* Addison's anemia, Addison-Biermer anemia, Biermer's disease.
Pe·ro·nä·us·läh·mung *f neuro.* peroneal paralysis [pɔˈrælɪsɪs].
per·oral *adj* through the mouth, peroral, per os.
Per·oxid *nt chem.* peroxide; superoxide, hyperoxide.
Per·oxi·da·se·test *m histol.* peroxidase test.
Per·si·stenz *f* persistency, persistence.
Per·si·ster *m pharm., micro.* persister.
Per·son *f* person, individual; personality, identity.
Per·so·nal *nt* personnel, staff, employees *pl*.
  ärztliches Personal medical staff.
Per·sön·lich·keit *f* personality, identity, character; *psychia.* personality, personality disorder, character.
Per·sön·lich·keits·ana·ly·se *f psycho.* personal audit.
Per·sön·lich·keits·ent·wick·lung *f psycho.* personality development.
Per·sön·lich·keits·merk·mal *nt psycho.* personality trait.
Per·sön·lich·keits·stö·rung *f psychia.* character disorder, personality disorder, personality.
  anankastische Persönlichkeitsstörung → zwanghafte Persönlichkeitsstörung.
  antisoziale Persönlichkeitsstörung antisocial personality, sociopathic personality.
  histrionische Persönlichkeitsstörung → hysterische Persönlichkeitsstörung.
  hysterische Persönlichkeitsstörung histrionic personality, hysterical personality.
  narzißtische Persönlichkeitsstörung narcissistic personality.
  paranoide Persönlichkeitsstörung paranoid personality.
  passiv-aggressive Persönlichkeitsstörung passive-aggressive personality.
  schizoide Persönlichkeitsstörung seclusive personality, shut-in personality, schizoid personality.
  schizotypische Persönlichkeitsstörung schizotypal personality.
  zwanghafte Persönlichkeitsstörung compulsive personality, obsessive-compulsive personality.
Per·sön·lich·keits·struk·tur *f psycho.* personality structure.
Per·sön·lich·keits·test *m psycho.* personal audit, personality test.
Per·sön·lich·keits·ver·än·de·rung *f psychia.* personality change, change of personality.
Per·spi·ra·ti·on *f* sudation, perspiration, sweating.
per·spi·ra·to·risch *adj* perspiratory.
per·spi·rie·ren *vi* perspire, sweat.
Per·suf·fla·ti·on *f* → Pertubation.
Perthes: Morbus *m* **Perthes** *ortho.* Perthes' disease, Legg-Calvé-Perthes disease, pseudocoxalgia, coxa plana, quiet hip disease.
  Perthes-Versuch *m clin.* tourniquet test, Perthes' test.
Perthes-Jüngling: Perthes-Jüngling-Krankheit *f ortho.* Jüngling's disease.
Perthes-Legg-Calvé: Perthes-Legg-Calvé-Krankheit *f* → Morbus Perthes.
Per·tu·ba·ti·on *f gyn.* pertubation, perflation, insufflation.
Per·tus·sis *f epidem.* pertussis, whooping cough.
Per·tus·sis·to·xin *nt epidem.* whooping cough toxin, pertussis toxin.
Per·tus·sis·vak·zi·ne *f immun.* pertussis vaccine, whooping-cough vaccine.
Per·tus·so·id *m epidem.* pertussoid.
Pe·ru·bal·sam *m pharm.* Peruvian balsam, balsam of Peru.
per·vers *adj psychia.* perverse, perverted, abnormal, paraphiliac.
Per·ver·si·on *f psychia.* perversion, sexual deviation, paraphilia.
Pes *m anat.* foot, pes.
  Pes abductus *ortho.* pes abductus, talipes valgus.
  Pes adductus *ortho.* pes adductus, talipes varus.

Pes calcaneocavus *ortho.* pes calcaneocavus, talipes calcaneocavus.

Pes calcaneovalgus *ortho.* talipes calcaneovalgus.

Pes calcaneovarus *ortho.* talipes calcaneovarus.

Pes calcaneus *ortho.* talipes calcaneus, pes calcaneus, calcaneus, calcaneum.

Pes calcaneus congenitus *ortho.* congenital pes calcaneus, congenital talipes calcaneus.

Pes cavus *ortho.* talipes cavus, pes cavus, cavus.

Pes equinocavus *ortho.* talipes equinocavus.

Pes equinoexcavatus *ortho.* pes equinocavus.

Pes equinovalgus *ortho.* pes equinovalgus; talipes equinovalgus, equinovalgus.

Pes equinovarus (excavatus et adductus) *ortho.* equinovarus, clump foot, congenital clubfoot, talipes equinovarus, pes equinovarus.

Pes equinus *ortho.* talipes equinus, pes equinus, equinus.

Pes metatarsus *ortho.* pes metatarsus.

Pes planovalgus *ortho.* pes planovalgus, talipes planovalgus.

Pes planus *ortho.* flat-foot, talipes planus, pes planus.

Pes transversus *ortho.* spread foot, broad foot, pes transversus.

Pes valgus *ortho.* pes valgus, pes abductus, talipes valgus.

Pes•sar *nt gyn.* diaphragm, diaphragm pessary ['pesərı], contraceptive diaphragm, vaginal diaphragm.

Pes•sar•form *f hema.* (*Erythrozyt*) pessary corpuscle, pessary cell ['pesərı].

Pest *f epidem.* plague [pleɪg], pest, pestilence, pestis.

Pest•bak•te•ri•um *nt micro.* plague bacillus [pleɪg], Yersinia pestis.

Pest•floh *m micro.* Pulex cheopsis, Xenopsylla cheopis.

Pe•stik•ämie *f* → Pestsepsis.

Pe•sti•lenz *f epidem.* plague [pleɪg], pestilence.

Pe•sti•zid *nt pharm.* pesticide.

pe•sti•zid *adj pharm.* pesticidal.

Pest•pneu•mo•nie *f pulmo.* pulmonic plague, plague pneumonia [n(j)uː'məʊnɪə], pneumonic plague [pleɪg].

Pest•sep•sis *f patho.* plague septicemia, pesticemia, septicemic plague, septic plague [pleɪg].

Pest•sep•tik•ämie *f* → Pestsepsis.

pe•te•chi•al *adj derm.* petechial.

Pe•te•chie *f derm.* petechial bleeding, petechial hemorrhage ['hemərɪdʒ], petechia.

pe•te•chi•en•ar•tig *adj derm.* petechial.

Peters: Peters-Anomalie *f ophthal.* anterior chamber cleavage syndrome, Peters' anomaly.

Petit: Petit-Hernie *f chir.* Petit's hernia.

Petit-mal *nt neuro.* petit mal, petit mal epilepsy, absence, absence seizure.

Petit-mal-Epilepsie *f* → Petit-mal.

Pe•tri•fi•ka•ti•on *f patho.* petrifaction.

Pé•tris•sa•ge *f clin.* pétrissage.

Pe•tro•si•tis *f HNO* petrositis, petrousitis.

Pette-Döring: Enzephalitis Pette-Döring *f neuro.* Pette-Döring panencephalitis, nodular panencephalitis.

Peutz-Jeghers: Peutz-Jeghers-Syndrom *nt patho.* Peutz' syndrome, Peutz-Jeghers intestinal polyposis, Peutz-Jeghers syndrome.

Peyer: Peyer-Plaques *pl anat.* Peyer's plaques/glands [plæk], aggregated follicles.

Peyronie: Peyronie-Krankheit *f urol.* Peyronie's disease, penile/fibrous cavernitis.

Pezzer: Pezzer-Katheter *m urol.* de Pezzer's catheter, Pezzer's catheter ['kæθɪtər].

Pfan•nen•dach•win•kel *m ortho.* acetabular index.

Pfan•nen•dys•pla•sie *f ortho.* acetabular dysplasia.

Pfannenstiel: Pfannenstiel-Schnitt *m gyn.* Pfannenstiel's incision.

Pfaundler-Hurler: Pfaundler-Hurler-Syndrom *nt patho.* Hurler's syndrome, Pfaundler-Hurler syndrome, mucopolysaccharidosis I H, lipochondrodystrophy.

Pfeffer-und-Salzfundus *m ophthal.* pepper and salt fundus, salt and pepper fundus.

Pfei•fen *nt clin.* (*Geräusch*) wheeze, sibilant rhonchi *pl.*

pfei•fend *adj clin.* (*Geräusch*) wheezing, sibilant.

Pfeiffer: Pfeiffer-Bazillus *m micro.* Pfeiffer's bacillus, influenza bacillus, Haemophilus influenzae.

Pfeiffer-Drüsenfieber *nt epidem.* glandular fever, Pfeiffer's disease, kissing disease, infectious mononucleosis.

Pfeiffer-Phänomen *nt immun.* Pfeiffer's phenomenon [fɪ'nɑməˌnɑn].

Pfeiffer-Syndrom *nt patho.* Pfeiffer's syndrome, acrocephalosyndactyly type V.

Pfeiffer-Versuch *m immun.* Pfeiffer's reaction.

Pflan•zen•der•ma•ti•tis *f derm.* grass dermatitis, meadow-grass dermatitis, phytophototoxic dermatitis, phytophotodermatitis.

Pflan•zen•to•xin *nt patho.* plant toxin.

Pfla•ster *nt* tape, plaster, adhesive tape, adhesive plaster, patch.

Pfla•ster•pro•be *f derm.* patch test.

Pfla•ster•stein•re•li•ef *nt patho.* (*Schleimhaut*) cobblestone mucosa.

Pfle•ge *f* care; (*Körperpflege*) toilet; (*Krankenpflege*) nursing, care, nursing treatment; (*Obhut*) charge, care. **jdn. in Pflege nehmen** look after s.o.

pfle•ge•be•dürf•tig *adj* in need of care.

Pfle•ge•be•hand•lung *f* nursing treatment.

Pfle•ge•dienst *m* nursing service, hospital service.

Pfle•ge•el•tern *f* foster parents.

Pfle•ge•heim *nt* nursing home; rest home.

Pfle•ge•kind *nt* nurse child, nursling, nurse-

Pharmakon

ling, foster child.
Pfle•ge•mut•ter f nursing mother; foster mother.
pfle•gen I vt care for, attend to, look after, tend; (*Patient*) nurse; (*Kind*) nurse, drynurse. II vr **sich pflegen** look after o.s.
Pfle•ge•per•so•nal nt nursing personal, nursing staff.
Pfle•ger m (male) nurse.
Pfle•ge•rin f nurse, sick nurse.
pfle•ge•risch adj nursing.
Pfle•ge•sta•ti•on f ward, sick ward, unit.
Pfle•ge•va•ter m nursing father; foster father.
Pfort•ader f anat. portal vein (of liver), portal.
Pfort•ader•blut nt clin. portal blood.
Pfort•ader•di•la•ta•ti•on f patho. pylephlebectasia, pylephlebectasis.
Pfort•ader•druck m clin. portal pressure, portal vein pressure.
Pfort•ader•ent•zün•dung f patho. pylephlebitis.
Pfort•ader•kreis•lauf m → Pfortadersystem.
Pfort•ader•sy•stem nt physiol. portal circulation, portal system.
Pfort•ader•throm•bo•se f patho. portal vein thrombosis, pylethrombosis.
Pfropf m (*Gefäß*) embolus, clot, thrombus; (*Furunkel*) core.
Pfund•na•se f → Rhinophym.
Pha•ci•tis f → Phakitis.
Pha•ge m micro. bacteriophage, bacterial virus, phage, lysogenic factor.
Pha•gen•kon•ver•si•on f micro. lysogenic conversion, conversion.
Pha•go•zyt m histol. phagocyte. **mononukleärer Phagozyt** blood macrophage, monocyte.
pha•go•zy•tär adj histol. phagocytic.
pha•go•zy•tisch adj histol. phagocytic, phagocytotic.
Pha•ki•tis f ophthal. phakitis, phacitis, phacoiditis.
Pha•ko•emul•si•fi•ka•ti•on f ophthal. phacoemulsification.
Pha•ko•ere•sis f ophthal. phacoerysis.
Pha•ko•ly•se f ophthal. phacolysis.
Pha•kom nt derm. phakoma, phacoma.
Pha•ko•ma•to•se f patho. phakomatosis, phacomatosis, neurocutaneous syndrome.
Pha•ko•sko•pie f ophthal. phacoscopy [fæ-'kɑskəpɪ].
pha•ko•to•xisch adj ophthal. phacotoxic.
Pha•ko•ze•le f ophthal. phacocele.
Pha•ko•zyst•ek•to•mie f ophthal. phacocystectomy.
Pha•ko•zy•sti•tis f ophthal. phacocystitis, phacohymenitis.
pha•lan•ge•al adj anat. phalangeal.
Pha•lang•ek•to•mie f ortho. phalangectomy.
Pha•lan•gen•apla•sie f embryo. aphalangia.

Pha•lan•gen•ex•zi•si•on f ortho. phalangectomy.
Pha•lan•gen•frak•tur f ortho. phalangeal fracture.
Pha•lan•gi•tis f ortho. phalangitis.
Pha•lanx f [S.U. PHALANX]
Phall•ek•to•mie f urol. penectomy [pɪ-'nektəmɪ], peotomy, phallectomy.
phal•lisch adj penile, penial, phallic.
Phal•li•tis f urol. penitis, phallitis.
Phal•lo•dy•nie f phallodynia, phallalgia.
Phal•lo•pla•stik f urol. phalloplasty.
Phal•lo•to•mie f urol. phallotomy [fæ-'lɑtəmɪ], penotomy.
Phal•lus m andro. penis, virile member, member, phallus.
Phal•lus•blu•tung f urol. phallorrhagia.
Pha•ne•ro•sko•pie f derm. phaneroscopy [fænə'rɑskəpɪ].
Phä•no•ge•ne•tik f genet. phenogenetics pl.
Phä•no•men nt clin. phenomenon [fɪ'nɑmə-,nɑn]; (*Krankheitsverlauf*) pattern. **Phänomen der komplementären Opposition** neuro. complementary opposition sign, Grasset-Gaussel phenomenon, Grasset's phenomenon.
Phä•no•me•no•lo•gie f clin. phenomenology [fɪ,nɑmə'nɑlədʒɪ].
phä•no•me•no•lo•gisch adj clin. phenomenologic, phenomenological.
Phä•no•typ m genet. phenotype.
phä•no•ty•pisch adj genet. phenotypic, endocrinologic.
Phan•tom•emp•fin•den nt 1. → Phantomgefühl. 2. → Phantomschmerz.
Phan•tom•ge•fühl nt neuro. autosomatognosis.
Phan•tom•glied nt neuro. pseudomelia, phantom limb.
Phan•tom•hand f neuro. phantom hand.
Phan•tom•schmerz m neuro. pseudesthesia, phantom limb pain.
Phan•tom•tu•mor m radiol. phantom tumor.
phäo•chrom adj histol. pheochrome; chromaffin.
Phäo•chro•mo•zy•tom nt patho. pheochromocytoma, pheochromoblastoma, medullary chromaffinoma.
Phar•ma•ko•dia•gno•stik f clin. pharmacodiagnosis.
Phar•ma•ko•dy•na•mik f pharm. pharmacodynamics pl; drug action.
phar•ma•ko•dy•na•misch adj pharm. pharmacodynamic.
Phar•ma•ko•ge•ne•tik f pharm., genet. pharmacogenetics pl.
Phar•ma•ko•ki•ne•tik f pharm. pharmacokinetics pl.
phar•ma•ko•ki•ne•tisch adj pharm. pharmacokinetic.
Phar•ma•ko•lo•gie f pharmacology [,fɑːrmə'kɑlədʒɪ].
phar•ma•ko•lo•gisch adj pharmacologic.
Phar•ma•kon nt pharm. pharmacon, drug.

Pharmakotherapie

Phar•ma•ko•the•ra•pie *f pharm.* pharmacotherapy.

Phar•ma•zeut *m* pharmacist, pharmaceutist, drugist, apothecary.

Phar•ma•zeu•tik *f* pharmaceutics *pl;* pharmacy.

Phar•ma•zeu•ti•kum *nt* pharmaceutical, pharmaceutic, drug.

Phar•ma•zeu•tin *f* pharmacist, pharmaceutist, drugist, apothecary.

phar•ma•zeu•tisch *adj* pharmaceutic, pharmacal, pharmaceutical.

Phar•ma•zie *f* pharmaceutics *pl,* pharmacy.

Pha•ryng•al•gie *f* → Pharyngodynie.

pha•ryn•ge•al *adj anat.* pharyngeal; faucial.

Pha•ryng•ek•to•mie *f HNO* pharyngectomy.

Pha•ryn•gis•mus *m HNO* pharyngism ['færɪndʒɪzəm], pharyngospasm.

Pha•ryn•gi•tis *f HNO* pharyngitis.

Pharyngitis herpetica benign croupous angina.

kruppöse/pseudomembranöse Pharyngitis membranous pharyngitis, croupous pharyngitis.

Pha•ryn•go•dy•nie *f HNO* pharyngalgia, pharyngodynia.

Pha•ryn•go•la•ryn•gi•tis *f HNO* pharyngolaryngitis.

Pha•ryn•go•lith *m HNO* pharyngeal calculus, pharyngolith.

Pha•ryn•go•pa•thie *f HNO* pharyngopathy [færɪn'gɑpəθɪ], pharyngopathia.

Pha•ryn•go•pla•stik *f HNO* pharyngoplasty.

Pha•ryn•go•ple•gie *f HNO, neuro.* pharyngoparalysis, pharyngoplegia.

Pha•ryn•go•rhi•ni•tis *f HNO* pharyngorhinitis.

Pha•ryn•go•rhi•no•sko•pie *f HNO* pharyngorhinoscopy [fə,rɪŋgəʊraɪ'nɑskəpɪ].

Pha•ryn•gor•rha•gie *f HNO* pharyngorrhagia.

Pha•ryn•gor•rhoe *f HNO* pharyngorrhea.

Pha•ryn•go•sko•pie *f HNO* pharyngoscopy [færɪn'gɑskəpɪ].

Pha•ryn•go•spas•mus *m HNO* pharyngism ['færɪndʒɪzəm], pharyngospasm.

Pha•ryn•go•ste•no•se *f HNO* pharyngostenosis.

Pha•ryn•go•to•mie *f HNO* pharyngotomy.

Pha•ryn•go•ton•sil•li•tis *f HNO* pharyngotonsillitis.

Pha•rynx *m anat.* pharynx, throat.

Pha•rynx•blu•tung *f HNO* pharyngorrhagia.

Pha•rynx•di•ver•ti•kel *nt HNO* pharyngocele, pharyngectasia.

Pha•rynx•fi•stel *f HNO* pharyngeal fistula.

Pha•rynx•mus•ku•la•tur *f anat.* pharyngeal muscles *pl,* pharyngeal musculature.

Pha•rynx•ob•struk•ti•on *f HNO* pharyngeal obstruction, pharyngemphraxis.

Pha•rynx•ödem *nt HNO* pharyngeal edema.

Pha•rynx•phleg•mo•ne *f HNO* phlegmonous pharyngitis.

Pha•rynx•pla•stik *f HNO* pharyngoplasty.

Pha•rynx•schleim•haut *f histol.* mucous membrane of pharynx.

Pha•rynx•schmerz *m* → Pharyngodynie.

Pha•rynx•ste•no•se *f HNO* pharyngostenosis.

Pha•se *f* phase, stadium, stage; phase, period; *phys.* phase.

anale Phase *psycho.* anal stage, anal phase.

antidiuretische Phase *patho.* antidiuretic phase.

genitale Phase *psycho.* genital stage/phase.

gestagene Phase *gyn. (Uterus)* gestagenic phase, luteal phase, progestional phase, secretory phase.

Phase der isometrischen Anspannung *card.* period of isometric contraction, presphygmic interval, isometric period, presphygmic period.

Phase der isometrischen Entspannung *card.* postsphygmic interval, postsphygmic period, period of isometric relaxation.

katarrhalische Phase *patho. (Entzündung)* catarrhal stage.

latente Phase *psycho.* latency period, latency phase, latency.

ödipale Phase *psycho.* oedipal phase, oedipal period.

orale Phase *psycho.* oral period, oral phase, oral stage.

östrogene Phase *gyn. (Uterus)* proliferative phase, estrin phase, estrogenic phase, follicular phase, follicle-maturation phase.

phallische Phase *psycho.* phallic phase, phallic stage.

polyurische Phase *patho.* polyuric phase.

prägenitale Phase *psycho.* pregenital phase.

präödipale Phase *psychia.* pre-oedipal phase.

proliferative Phase → östrogene Phase.

sekretorische Phase → gestagene Phase.

Phen•ace•tin•ne•phro•pa•thie *f patho.* analgesic kidney, phenacetin kidney, analgesic nephropathia, analgesic nephropathy [nə-'frɑpəθɪ], analgesic nephritis.

Phen•ace•tin•nie•re *f* → Phenacetinnephropathie.

Phe•nol *nt* **1.** *pharm.* phenol, carbolic acid. **2.** *chem.* phenol, aromatic alcohol.

Phe•nol•ämie *f patho.* phenolemia.

Phe•no•li•sie•ren *nt clin.* phenolization, carbolization.

Phe•nol•urie *f patho.* phenoluria, carboluria.

Phe•nol•ver•gif•tung *f patho.* carbolism ['kɑːrbəlɪzəm], phenol poisoning.

Phe•nyl•ala•nin *f* phenylalanine.

Phe•nyl•ala•nin•ämie *f patho.* phenylalaninemia, hyperphenylalaninemia.

Phe•nyl•ke•ton•urie *f patho.* phenylketonuria, Folling's disease, type I hyperphenylalaninemia.

Philadelphia-Chromosom *nt genet.* Ph[1] chromosome, Philadelphia chromosome.

Phi•mo•se *f urol.* phimosis; capistration.

PH-Intervall *nt card.* P-H conduction time.
Phleb·al·gie *f patho.* phlebalgia.
Phleb·ar·te·ri·ek·ta·sie *f patho.* phlebarteriectasia, vasodilation.
Phleb·ek·ta·sie *f patho.* phlebectasia, phlebectasis, venectasia.
Phleb·ek·to·mie *f chir.* phlebectomy [flɪ-'bektəmɪ], venectomy [vɪ'nektəmɪ].
Phleb·ex·hai·re·se *f chir.* phlebexairesis.
Phle·bi·tis *f patho.* phlebitis.
phle·bi·tisch *adj patho.* phlebitic.
phle·bo·gen *adj patho.* phlebogenous.
Phle·bo·gra·phie *f radiol.* phlebography, venography; *card.* phlebography, venography.
Phle·bo·lith *m patho.* vein stone, phlebolith, calcified thrombus.
Phle·bo·li·thia·sis *f patho.* phlebolithiasis.
Phle·bo·me·tri·tis *f gyn.* phlebometritis.
Phle·bor·rha·phie *f HTG* phleborrhaphy, venesuture, venisuture.
Phle·bor·rhe·xis *f patho.* phleborrhexis.
Phle·bo·skle·ro·se *f patho.* phlebosclerosis, productive phlebitis, venosclerosis.
Phle·bo·throm·bo·se *f patho.* venous thrombosis, phlebothrombosis.
Phleg·ma·sia *f patho.* phlegmasia; inflammation. **Phlegmasia alba dolens** milkleg, whiteleg, thrombotic phlegmasia, leukophlegmasia.
Phleg·mo·ne *f patho.* phlegmon, phlegmonous cellulitis, phlegmonous abscess.
phleg·mo·nös *adj patho.* phlegmonous.
Phlyk·tä·ne *f ophthal.* phlyctena, phlycten.
Pho·bie *f psychia.* phobia, phobic neurosis, irrational fear, morbid fear, morbid dread.
pho·bisch *adj psychia.* phobic.
Phon·as·the·nie *f HNO* weakness of the voice, vocal fatigue, phonasthenia.
Phon·en·do·skop *nt clin.* phonendoscope.
Pho·no·an·gio·gra·phie *f card.* phonoangiography.
Pho·no·aus·kul·ta·ti·on *f clin.* phonoauscultation.
Pho·no·kar·dio·gra·phie *f card.* phonocardiography.
Pho·no·ka·the·ter *m card.* phonocatheter.
Pho·no·sko·pie *f card.* phonoscopy [fəʊ-'nɑskəpɪ].
Pho·ro·me·trie *f ophthal.* phorometry.
Phos·phat *nt chem.* phosphate; orthophosphate.
Phos·phat·ämie *f patho.* phosphatemia.
Phos·phat·dia·be·tes *m patho.* phosphate diabetes.
Phos·pha·ti·dyl·cho·lin *nt biochem.* phosphatidylcholine, choline phosphoglyceride, lecithin.
Phos·phat·puf·fer *m physiol.* phosphate buffer.
Phos·phat·stein *m urol.* phosphate calculus, phosphatic calculus.
Phos·phat·urie *f patho.* phosphaturia, phosphoruria, phosphuria.
Phos·phen *nt ophthal., neuro.* phosphene.

Phos·pho·krea·tin *nt biochem.* phosphocreatine, creatine phosphate.
Phos·pho·li·pid *nt biochem.* phosphoglyceride, phospholipid.
Phos·pho·pro·te·in *nt biochem.* phosphoprotein.
Phos·phor *m chem.* phosphorus.
Phos·phor·man·gel *m patho.* phosphopenia, phosphorpenia.
Phos·phor·ne·kro·se *f patho.* phosphonecrosis.
Phos·phor·ver·bren·nung *f patho.* phosphorus burn.
Phos·phor·ver·gif·tung *f patho.* phosphorus poisoning.
Pho·to *nt* photo, photograph.
pho·to·ak·ti·nisch *adj* photoactinic.
Pho·to·al·ler·gie *f immun.* photoallergy.
pho·to·al·ler·gisch *adj immun.* photoallergic.
Pho·to·che·mo·the·ra·pie *f clin.* photochemotherapy.
Pho·to·der·ma·ti·tis *f derm.* photodermatitis. **Photodermatitis phytogenica** grass dermatitis, meadow-grass dermatitis, phytophototoxic dermatitis, phytophotodermatitis.
Pho·to·der·ma·to·se *f derm.* photodermatosis.
Pho·to·dy·nie *f* photodynia, photalgia.
Pho·to·dys·pho·rie *f psychia.* extreme photophobia, photodysphoria.
Pho·to·ery·them *nt derm.* photoerythema.
pho·to·gen *adj derm.* produced by light, photogenic.
Pho·to·gra·phie *f* photo, photograph, picture; photography [fə'tɑgrəfɪ].
pho·to·gra·phie·ren *vt, vi* photograph, take a photograph/picture (*von* of).
Pho·to·koa·gu·la·ti·on *f clin.* photocoagulation.
Pho·to·kon·takt·al·ler·gie *f derm.* photoallergic contact dermatitis, photocontact dermatitis.
Pho·to·pa·thie *f patho.* photopathy [fəʊ-'tɑpəθɪ], photonosus.
Pho·top·sie *f ophthal.* photopsia, photopsy.
Pho·top·to·me·ter *nt ophthal.* photoptometer, Förster's photoptometer.
Pho·top·to·me·trie *f ophthal.* photoptometry.
Pho·to·the·ra·pie *f clin.* phototherapy, light therapy, light treatment.
pho·to·to·xisch *adj patho.* phototoxic.
Phren *f* **1.** *anat.* diaphragm, phren. **2.** mind.
Phren·al·gie *f patho.* phrenalgia, phrenodynia.
Phren·ek·to·mie *f chir.* phrenectomy.
Phre·nik·ek·to·mie *f* → Phrenikusexhärese.
Phre·ni·ko·dy·nie *f* → Phrenalgie.
Phre·ni·ko·kar·die *f card.* phrenocardia, DaCosta's syndrome, effort syndrome, neurocirculatory asthenia, irritable heart, cardiophrenia.
Phre·ni·ko·to·mie *f neurochir.* phrenicotomy [frenɪ'kɑtəmɪ].

Phrenikotripsie

Phre•ni•ko•trip•sie *f neurochir.* phrenicotripsy, phrenemphraxis, phreniclasis.
Phre•ni•kus *m anat.* phrenic nerve, diaphragmatic nerve.
Phre•ni•kus•druck•punkt *m anat.* phrenic pressure point.
Phre•ni•kus•durch•tren•nung *f chir., neurochir.* phrenicotomy [frenɪ'kɑtəmɪ].
Phre•ni•kus•ex•hai•re•se *f* → Phrenikusexhärese.
Phre•ni•kus•ex•hä•re•se *f HTG* phrenicectomy, phrenicoexairesis, phreniconeurectomy.
Phre•ni•kus•quet•schung *f* → Phrenikotripsie.
Phre•ni•kus•re•sek•ti•on *f* → Phrenikusexhärese.
Phry•no•derm *nt derm.* toad skin, follicular hyperkeratosis, phrynoderma.
Phthi•ria•sis *f epidem.* crab lice infestation, pubic lice infestation, phthiriasis, pediculosis pubis.
Phthi•rus *m micro.* Phthirus. **Phthirus pubis** crab louse, pubic louse, Phthirus pubis.
Phthi•sis *f patho.* **1.** phthisis ['θaɪsɪs], wasting atrophy ['ætrəfɪ]. **2.** → Phthisis pulmonum. **3.** tuberculosis.
Phthisis bulbi *ophthal.* ophthalmophthisis.
Phthisis pulmonum phthisis, pulmonary phthisis, consumption.
pH-Wert *m chem.* pH, pH value.
Phy•co•my•ce•tes *pl* → Phykomyzeten.
Phy•ko•my•ko•se *f epidem.* phycomycosis.
Phy•ko•my•ze•ten *pl bio.* algal fungi, Phycomycetes, Phycomycetae.
Phy•ko•my•ze•tes *pl* → Phykomyzeten.
Phy•ko•my•ze•to•se *f epidem.* phycomycetosis.
Phys•ia•ter *m* physiatrist, physiatrician.
Phys•ia•te•rin *f* physiatrist, physiatrician.
Phys•ia•trie *f* physiatrics *pl,* naturopathy [‚neɪtʃə'rʊpəθɪ], physical medicine, physiatry.
Phy•sik *f* physics *pl.*
phy•si•ka•lisch *adj* physical.
Phy•sio•lo•gie *f* physiology [‚fɪzɪ'ɑlədʒɪ].
phy•sio•lo•gisch *adj* **1.** physiologic, physiological. **2.** not pathologic, physiologic, physiological, normal.
Phy•sio•the•ra•peut *m* physical therapist, physiotherapist, physiotherapist.
Phy•sio•the•ra•peu•tin *f* physical therapist, physiotherapeutist, physiotherapist.
Phy•sio•the•ra•pie *f* physicotherapy, iatrophysics *pl,* physical therapy, physiatry.
phy•sisch *adj* physical, bodily, body, corporeal.
Phy•so•me•tra *f gyn.* physometra, uterine tympanitis.
Phy•so•stig•min *nt pharm.* physostigmine, eserine.
Phy•so•stig•mi•nis•mus *m patho.* physostigminism.
Phyt•ag•glu•ti•nin *nt immun.* phytagglutinin.

Phy•to•be•zo•ar *m patho.* phytobezoar, hortobezoar, food ball.
Phy•to•der•ma•ti•tis *f derm.* phytophotodermatitis, grass dermatitis, meadow-grass dermatitis, phytophototoxic dermatitis.
Phy•to•me•na•di•on *nt biochem.* phytomenadione, vitamin K₁.
Phy•to•no•se *f patho.* phytonosis.
Phy•to•pho•to•der•ma•ti•tis *f* → Phytodermatitis.
Phy•to•the•ra•pie *f clin.* phytotherapy.
Phy•to•to•xin *nt patho.* phytotoxin, plant toxin.
Pia *f* → Pia mater.
Pia•ent•zün•dung *f neuro.* piitis.
Pia-Glia-Schranke *f physiol.* pia-glial barrier.
pial *adj anat.* pial, piamatral.
Pia ma•ter *f anat.* pia, pia mater.
Pia mater cranialis/encephali cranial pia mater.
Pia mater spinalis spinal pia mater.
Pica-Syndrom *nt gyn., psychia.* parorexia, pica.
Pick: Pick-Hirnatrophie *f neuro.* Pick's disease, circumscribed cerebral atrophy, convolutional atrophy ['ætrəfɪ].
Pick-Zirrhose *f patho.* Pick's cirrhosis, Pick's disease.
Pickel [ᴋ•ᴋ] *m derm.* spot, pimple, pustule.
Pickwickier-Syndrom *nt patho.* pickwickian syndrome.
Pie•bal•dis•mus *m derm.* localized albinism ['ælbənɪzəm], circumscribed albinism, piebaldism.
Pie•dra *f derm.* piedra, Beigel's disease, tinea nodosa.
Pierre Marie: Pierre Marie-Krankheit *f neuro.* Marie's ataxia/disease, Nonne's syndrome, hereditary cerebellar ataxia, heredodegeneration.
Pierre Robin: Pierre Robin-Syndrom *nt patho.* Pierre Robin syndrome, Robin's anomalad.
Pie•zo•kar•dio•gramm *nt card.* piezocardiogram.
Pig•ment *nt histol.* pigment.
Pig•ment•ano•ma•lie *f derm.* chromopathy [krəʊ'mɑpəθɪ], chromatopathy, chromatodermatosis.
pig•men•tär *adj* pigmentary, pigmental.
Pig•ment•auf•lö•sung *f patho.* pigmentolysis.
Pig•ment•de•ge•ne•ra•ti•on *f patho.* pigmentary degeneration, pigmental degeneration.
Pig•ment•fleck *m derm.* mole.
Pig•ment•glau•kom *nt ophthal.* pigmentary glaucoma.
Pig•men•tie•rung *f bio., histol.* pigmentation, chromatosis, coloration.
Pig•ment•man•gel *m patho.* achromia, achromasia, achromatosis, depigmentation.
Pig•ment•me•ta•sta•se *f patho.* pigment metastasis [mə'tæstəsɪs].

Pig•ment•nä•vus *m* pigmented mole, pigmented nevus.
Pig•ment•pur•pu•ra *f*, **progressive** *derm.* Schamberg's dermatitis, progressive pigmentary dermatosis.
Pig•ment•stein *m patho.* pigment calculus.
Pig•ment•tu•mor *m patho.* pigmented tumor.
Pig•ment•zir•rho•se *f patho.* pigment cirrhosis, pigmentary cirrhosis.
Pi•ka•zis•mus *m gyn., psychia.* parorexia, pica.
pi•lär *adj* pilar, pilary, hairy.
Pil•le *f pharm.* **1.** pill. **2.** *inf.* oral contraceptive, birth-control pill, pill. **die Pille nehmen** be/go on the pill.
Pil•len•dre•hen *nt neuro., psychia.* pill-rolling, coin-counting.
Pi•lo•ma•tri•kom *nt derm.* Malherbe's disease, Malherbe's calcifying epithelioma, pilomatrixoma, pilomatricoma.
Pi•lon•frak•tur *f ortho.* intra-articular fracture of distal tibia.
Pi•lo•ni•dal•fi•stel *f* → Pilonidalsinus.
Pi•lo•ni•dal•si•nus *m patho.* pilonidal sinus, sacrococcygeal sinus, pilonidal fistula.
Pi•lo•ni•dal•zy•ste *f patho.* piliferous cyst, pilonidal cyst.
Pi•lus *m* **1.** *anat.* hair, pilus. **2.** *micro.* pilus, fimbria.
Pili *pl* **anulati** ringed hairs.
Pili *pl* **incarnati/recurvati** ingrown hairs; pseudofolliculitis.
Pili *pl* **torti** twisted hairs.
Pilz *m* **1.** *bio., micro.* fungus. **Pilze** *pl* fungi, mycetes, mycota, Fungi, Mycophyta. **2.** *(eßbar)* mushroom.
echte Pilze *pl* true fungi, proper fungi, Eumycetes, Eumycophyta.
unvollständige Pilze *pl* imperfect fungi, Deuteromycetes, Deuteromyces, Deuteromycetae, Deuteromycotina.
pilz•ar•tig *adj patho.* fungoid, fungous.
Pilz•en•do•kar•di•tis *f card.* fungal endocarditis, mycotic endocarditis.
Pilz•er•kran•kung *f patho.* fungal infection, mycotic infection, mycosis, nosomycosis.
Pilz•fa•den *m micro.* hypha, fungal filament.
Pilz•grind *m derm.* honeycomb ringworm, crusted ringworm, tinea, tinea favosa.
Pilz•in•fek•ti•on *f* → Pilzerkrankung.
Pilz•krank•heit *f* → Pilzerkrankung.
Pilz•me•nin•gi•tis *f neuro.* fungal meningitis.
Pilz•pneu•mo•nie *f pulmo.* fungal pneumonia [n(j)u:'mǝʊnɪǝ].
Pilz•sep•sis *f patho.* mycethemia, fungemia.
Pilz•to•xin *nt patho.* mycotoxin.
Pilz•ver•gif•tung *f patho.* mushroom poisoning, mycetismus, mycetism.
Pinard: Pinard-Handgriff *m gyn.* Pinard's maneuver.
Pi•nea *f anat.* pineal body, cerebral apophysis, pineal, pinus.
Pi•ne•al•ek•to•mie *f neurochir.* pinealectomy.
Pi•nea•lom *nt neuro.* pinealoma, pinealocytoma.
Pink puffer *m pulmo., patho.* pink puffer.
Pinkus: Pinkus Alopezie *f* follicular mucinosis.
Pinkus-Tumor *m patho.* Pinkus tumor, premalignant fibroepithelioma.
Pins: Pins-Zeichen *nt card., pulmo.* Ewart's sign, Pins' sign.
Pin•zet•te *f* pincers *pl*, forceps, tweezers *pl*, pair of tweezers.
Pi•pet•te *f lab.* pipette, pipet.
PIP-Gelenk *nt anat.* proximal interphalangeal joint, PIP joint.
Piringer-Kuchinka: Piringer-Kuchinka-Syndrom *nt patho.* Piringer's lymphadenitis.
Pirquet: Pirquet-Tuberkulinprobe *f immun.* Pirquet's test/cutireaction, von Pirquet's reaction, dermotuberculin reaction.
Pitres: Pitres-Zeichen *nt pulmo.* Pitres's sign.
pi•tui•tär *adj anat.* pituitary, hypophysial, hypophyseal.
Pi•tui•ta•ris•mus *m endo.* pituitarism [pɪ-'t(j)u:ǝterɪzǝm], pituitary dysfunction.
Pi•ty•ria•sis *f derm.* pityriasis.
Pityriasis amiantacea asbestos-like tinea, tinea amiantacea.
Pityriasis lichenoides et varioliformis acuta acute lichenoid pityriasis, acute parapsoriasis, Mucha-Habermann disease.
Pityriasis simplex capitis dandruff, dandriff, seborrhoic dermatitis of the scalp, branny tetter.
Pityriasis versicolor tinea versicolor, tinea furfuracea, pityriasis versicolor.
Pi•ty•ro•spo•ron *nt micro.* Pityrosporum, Pityrosporon, Malassezia.
Pla•ce•bo *nt clin., pharm.* placebo, dummy.
Pla•ce•bo•ef•fekt *m* placebo effect.
Pla•cen•ta *f gyn.* placenta. [S.A. PLAZENTA]
Placenta accessoria accessory placenta, supernumerary placenta.
Placenta adhaerens adherent placenta.
Placenta anularis annular placenta, zonary placenta, zonular placenta.
Placenta bidiscoidea bidiscoidal placenta.
Placenta bilobata bilobate placenta, bilobed placenta, bipartite placenta.
Placenta bipartita → Placenta bilobata.
Placenta circumvallata circumvallate placenta.
Placenta cirsoidea cirsoid placenta.
Placenta deciduata deciduate placenta, deciduous placenta.
Placenta discoidea discoplacenta, discoid placenta, disk-shaped placenta.
Placenta duplex dimediate placenta, duplex placenta.
Placenta fenestrata fenestrated placenta.
Placenta foetalis fetal component of placenta, fetal placenta.
Placenta fundalis fundal placenta.
Placenta incarcerata incarcerated placenta.

Placentitis

Placenta labyrinthina labyrinthine placenta.
Placenta lobata lobed placenta, furcate placenta.
Placenta multilobata multilobate placenta, multilobed placenta.
Placenta panduraformis panduriform placenta.
Placenta praevia placental presentation, placenta previa.
Placenta praevia centralis central placenta previa, complete placenta previa, total placenta previa.
Placenta praevia marginalis marginal placenta previa, lateral placenta previa.
Placenta praevia partialis partial placenta previa, incomplete placenta previa.
Placenta reniformis kidney-shaped placenta.
Placenta succenturiata succenturiate placenta, supernumerary placenta.
Placenta trilobata trilobate placenta, tripartite placenta.
Placenta velamentosa velamentous placenta.
Placenta villosa villous placenta.
Placenta zonaria → Placenta anularis.
Pla•cen•ti•tis *f gyn.* placentitis.
Pla•cen•to•ma *nt gyn.* placentoma, deciduoma.
Placido: Placido-Scheibe *f ophthal.* Placido's disk, keratoscope.
Pla•ni•gra•phie *f radiol.* planigraphy, planography, tomography [tə'mɑgrəfɪ].
Plant•al•gie *f ortho.* plantalgia.
plan•tar *adj anat.* plantar.
Plan•tar•apo•neu•ro•sen•kon•trak•tur *f ortho.* plantar fibromatosis, Ledderhose's disease, Dupuytren's disease of the foot.
Plan•tar•fle•xo•ren *pl anat.* plantar flexors.
Plan•tar•mus•kel•re•flex *m neuro.* plantar muscle reflex, Rossolimo's reflex.
Pla•que *f* 1. *derm., patho.* plaque [plæk]. 2. *immun.* plaque, bacteriophage plaque. **atherosklerotische Plaque** *patho. (Gefäß)* atheromatous degeneration, atheroma.
Pla•que•tech•nik *f immun.* Jerne plaque assay, plaque assay, hemolytic plaque assay [plæk].
Plas•ma *nt* 1. *histol.* plasma, plasm. 2. blood plasma, plasma.
Plas•ma•al•bu•min *nt* plasma albumin.
Plas•ma•aus•tausch *m hema.* plasma exchange.
Plas•ma•bi•kar•bo•nat *nt* plasma bicarbonate, blood bicarbonate.
Plas•ma•elek•tro•lyt *m* plasma electrolyte.
Plas•ma•er•satz *m hema.* plasma substitute, blood substitute.
Plas•ma•ex•pan•der *m hema.* plasma expander, plasma volume expander.
Plas•ma•lemm *nt histol.* cell membrane, plasma membrane, plasmalemma.
Plas•ma•li•po•pro•tei•ne *pl* plasma lipoproteins.

Plas•ma•phe•re•se *f hema.* plasmapheresis.
Plas•ma•pro•te•in *nt* plasma protein.
Plas•ma•the•ra•pie *f hema.* plasmatherapy.
Plas•ma•throm•bin•zeit *f hema.* thrombin time, thrombin clotting time.
Plas•ma•throm•bo•pla•stin•an•te•ce•dent *m hema.* plasma thromboplastin antecedent, factor XI.
Plas•ma•zel•len•leuk•ämie *f hema.* plasma cell leukemia, plasmacytic leukemia.
Plas•ma•zell•gra•nu•lom *nt hema.* plasma cell granuloma.
Plas•ma•zell•ma•sti•tis *f gyn.* mammary duct ectasia, plasma cell mastitis.
Plas•ma•zell•pneu•mo•nie *f,* **interstitielle** *pulmo.* interstitial plasma cell pneumonia [n(j)u:'məʊnɪə], pneumocystosis, pneumocystis carinii pneumonitis.
Plas•ma•zell•tu•mor *m hema.* plasma cell tumor, plasmacytoma, plasmocytoma, plasmoma.
plas•ma•zel•lu•lär *adj hema.* plasmacellular, plasmacytic.
Plas•mid *nt genet.* plasmid; extrachromosomal element.
Plas•min *nt hema.* plasmin, fibrinolysin, fibrinase.
Plas•mi•no•gen *nt hema.* plasminogen, proplasmin, profibrinolysin.
Plas•mo•di•un *nt micro.* plasmodium, malaria parasite, Plasmodium.
Plasmodium falciparum malignant tertian parasite, Plasmodium falciparum.
Plasmodium malariae quartan parasite, Plasmodium malariae.
Plasmodium ovale ovale parasite, Plasmodium ovale.
Plasmodium vivax vivax parasite, Plasmodium vivax.
Plas•mo•di•zid *nt pharm.* plasmodicide.
plas•mo•di•zid *adj pharm.* plasmodicidal, malariacidal.
Plas•mo•zyt *m hema.* plasmocyte, plasmacyte, plasma cell.
Plas•mo•zy•tom *nt hema.* Kahler's disease, plasma cell tumor, plasmacytoma, multiple myeloma.
Plas•mo•zy•to•se *f hema.* plasmacytosis.
Pla•stik *f chir.* plastic operation, plastic surgery, plasty; repair.
pla•stisch *adj chir.* plastic; *chem.* plastic; *histol.* plastic.
Pla•teau•puls *m card.* plateau pulse.
Pla•thel•minth *m micro.* flat worm, platyhelminth.
Plät•scher•ge•räusch *nt clin.* shaking sound, succussion sound.
Plätt•chen *nt* 1. *hema.* platelet, blood platelet, thrombocyte. 2. *histol.* platelet, lamella, lamina.
Plätt•chen•ad•hä•si•on *f hema.* platelet adhesion.
Plätt•chen•ag•glu•ti•na•ti•on *f hema.* platelet agglutination.
Plätt•chen•ag•gre•gat *nt hema.* platelet

aggregate.
Plätt•chen•ag•gre•ga•ti•on *f hema.* platelet aggregation.
Plätt•chen•ag•gre•ga•ti•ons•hem•mer *m pharm.* platelet inhibitor.
Plätt•chen•ag•gre•ga•ti•ons•test *m hema.* platelet aggregation test.
Plätt•chen•an•ti•kör•per *m immun.* antiplatelet antibody.
Plätt•chen•fak•tor *m hema.* platelet factor.
Plätt•chen•man•gel *m hema.* thrombocytopenia, thrombopenia, thrombopeny.
Plätt•chen•sturz *m hema.* platelet drop.
Plätt•chen•throm•bus *m hema.* blood platelet thrombus, plate thrombus.
Plat•te *f* plate; *anat.* plate; *ortho.* bone plate.
Plat•ten•epi•thel *nt histol.* squamous epithelium.
Plat•ten•epi•thel•dys•pla•sie *f, zervikale gyn.* dysplasia of cervix, cervical dysplasia, cervical intraepithelial neoplasia.
Plat•ten•epi•thel•kar•zi•nom *nt patho.* squamous cell carcinoma, squamous carcinoma, squamous epithelial carcinoma, epidermoid cancer.
Plat•ten•epi•thel•me•ta•pla•sie *f patho.* squamatization, squamous metaplasia.
Plat•ten•kul•tur *f micro.* plate culture.
Platt•fuß *m ortho.* flat-foot, vertical talus, pes planus, talipes planus.
Platt•hand *f ortho.* flat hand.
Platt•wir•bel *m* → Platyspondylie.
Platt•wurm *m micro.* flatworm, platyhelminth.
Pla•ty•pnoe *f pulmo.* platypnea.
Pla•tys•ma *nt anat.* platysma, tetragonus.
Pla•ty•spon•dy•lie *f ortho.* flat vertebra, platyspondylisis, platyspondylia.
plat•zen *vi* burst; *(Appendix)* rupture; *(explodieren)* explode; *(aufspringen)* split, crack, break. **zum Platzen bringen** burst.
Platz•wun•de *f ortho.* laceration.
Plaut-Vincent: **Plaut-Vincent-Angina** *f HNO* Vincent's angina, Plaut's angina, necrotizing ulcerative gingivitis/gingivostomatitis, fusospirillosis, pseudomembranous angina.
Pla•ze•bo *nt clin., pharm.* placebo, dummy.
Pla•ze•bo•ef•fekt *m* placebo effect.
Pla•zen•ta *f* placenta. [S.A. PLACENTA]
akzessorische Plazenta accessory placenta, supernumerary placenta.
diskoide Plazenta discoplacenta, discoid placenta, disk-shaped placenta.
eingeklemmte Plazenta incarcerated placenta.
fötale Plazenta fetal component of placenta, fetal placenta.
gelappte Plazenta lobed placenta, furcate placenta.
kindlicher Teil der Plazenta fetal placenta.
maternale Plazenta maternal placenta, maternal component of placenta.
mütterlicher Teil der Plazenta maternal placenta, maternal component of placenta.
scheibenförmige Plazenta → diskoide Plazenta.
Pla•zen•ta•bar•rie•re *f gyn.* placental barrier.
Pla•zen•ta•ent•zün•dung *f* → Plazentitis.
Pla•zen•ta•in•suf•fi•zi•enz•syn•drom *nt gyn.* yellow vernix syndrome, placental dysfunction syndrome.
Pla•zen•ta•kreis•lauf *m gyn.* placental circulation.
pla•zen•tal *adj* → plazentar.
Pla•zen•ta•lak•to•gen *nt,* **humanes** *endo.* choriomammotropin, human placental lactogen.
Pla•zen•ta•lö•sung *f gyn.* detachment of the placenta. **vorzeitige Plazentalösung** premature detachment of the placenta.
Pla•zen•ta•ödem *nt gyn.* placental edema.
Pla•zen•ta•po•lyp *m gyn.* placental polyp.
pla•zen•tar *adj gyn.* placental, placentary.
Pla•zen•ta•re•ten•ti•on *f gyn.* retained placenta.
Pla•zen•ta•rie•sen•zel•le *f histol.* placental giant cell.
Pla•zen•ta•scan *m gyn.* placentascan.
Pla•zen•ta•schran•ke *f gyn.* placental barrier.
Pla•zen•ta•szin•ti•gra•phie *f gyn.* placentascan.
Pla•zen•ta•ti•on *f gyn.* placentation.
Pla•zen•ta•zot•te *f gyn.* placental villus.
Pla•zen•ta•zy•ste *f gyn.* placental cyst.
Pla•zen•ti•tis *f gyn.* placentitis.
Pla•zen•to•gra•phie *f radiol.* placentography.
Pla•zen•to•pa•thie *f gyn.* placentopathy.
Ple•gie *f neuro.* paralysis [pə'rælɪsɪs], paralyzation, palsy ['pɔːlzɪ], paresis [pə'riːsɪs].
Ple•optik *f ophthal.* pleoptics *pl,* Bangerter's method.
Pleo•zy•to•se *f hema.* pleocytosis.
Ples•si•me•ter *nt clin.* plessimeter, pleximeter, plexometer.
Plessimeter-Perkussion *f clin.* pleximetric percussion.
Ples•si•me•trie *f clin.* pleximetry.
ples•si•me•trisch *adj clin.* plessimetric, pleximetric.
Ple•tho•ra *f patho.* plethora.
Pleu•ra *f* [S.U. PLEURA]
Pleu•ra•em•py•em *nt pulmo.* pleural empyema, thoracic empyema.
Pleu•ra•er•guß *m pulmo.* pleural effusion, pleurorrhea, hydrothorax.
Pleu•ra•ge•räu•sche *pl* → Pleurareibegeräusche.
Pleu•ra•höh•le *f anat.* pleural sac, pleural cavity, pleural space.
Pleu•ra•kar•zi•no•se *f patho.* pleural carcinomatosis, pleural carcinosis.
Pleu•ra•kup•pel *f anat.* cupula of pleura, dome of pleura.
pleu•ral *adj anat.* pleural.
Pleu•ral•fre•mi•tus *m clin.* pleural fremitus.
Pleur•al•gie *f* → Pleurodynie.
Pleu•ra•lö•sung *f HTG* pleurolysis.

Pleuramesotheliom 728

Pleu•ra•me•so•the•li•om *nt patho.* pleural mesothelioma.
Pleu•ra•punk•ti•on *f clin.* pleuracentesis, pleurocentesis, thoracocentesis.
Pleu•ra•raum *m* → Pleurahöhle.
Pleu•ra•rei•be•ge•räu•sche *pl clin.* pleural rales, pleural rub, pleuritic rub.
Pleu•ra•rei•ben *nt* → Pleurareibegeräusche.
Pleu•ra•re•sek•ti•on *f HTG* pleurectomy [plʊəˈrɛktəmɪ].
Pleu•ra•schmerz *m* → Pleurodynie.
Pleu•ra•schwar•te *f patho.* pleural fibrosis, pleural peel.
Pleu•ra•schwie•le *f patho.* pleural fibrosis, pleural peel.
Pleu•ra•spalt *m* → Pleurahöhle.
Pleu•ra•ver•nar•bung *f patho.* pleural scarring.
Pleu•ra•ver•wach•sung *f patho.* pleural adhesion.
Pleur•ek•to•mie *f HTG* pleurectomy [plʊəˈrɛktəmɪ].
Pleu•ri•tis *f pulmo.* pleurisy, pleuritis.
  adhäsive Pleuritis adhesive pleurisy, adhesive pleuritis.
  basale Pleuritis diaphragmatic pleurisy.
  diffuse Pleuritis diffuse pleurisy.
  eitrige Pleuritis → Pleuritis purulenta.
  exsudative Pleuritis exudative pleurisy/pleuritis, wet pleurisy.
  fibrinöse Pleuritis fibrinous pleurisy, fibrinous pleuritis.
  hämorrhagische Pleuritis hemorrhagic pleurisy.
  parapneumonische Pleuritis parapneumonic pleurisy, parapneumonic pleuritis.
  postpneumonische Pleuritis metapneumonic pleurisy.
  proliferative Pleuritis plastic pleurisy.
  Pleuritis purulenta purulent pleurisy, suppurative pleurisy, thoracic empyema, pyothorax.
  serofibrinöse Pleuritis serofibrinous pleurisy, serofibrinous pleuritis.
  seröse Pleuritis serous pleurisy.
pleu•ri•tisch *adj pulmo.* pleuritic.
Pleu•ro•bron•chi•tis *f pulmo.* pleurobronchitis.
Pleu•ro•de•se *f HTG* pleurodesis.
Pleu•ro•dy•nie *f pulmo.* painpleuralgia, pleurodynia. **epidemische Pleurodynie** Bornholm disease, epidemic benign dry pleurisy, epidemic pleurodynia.
pleu•ro•gen *adj* of pleurogenous, pleurogenic.
Pleu•ro•gra•phie *f radiol.* pleurography.
Pleu•ro•lith *m pulmo.* pleural calculus, pleurolith.
Pleu•ro•ly•se *f HTG* pleurolysis, pneumonolysis, pneumolysis.
Pleu•ro•pe•ri•kar•di•tis *f patho.* pleuropericarditis.
Pleu•ro•pe•ri•to•ne•al•fi•stel *f patho.* pleuroperitoneal fistula.
Pleu•ro•pneu•mo•nie *f pulmo.* pleuropneumonia, pneumonopleuritis, pleuritic pneumonia [n(j)uːˈməʊnɪə].
Pleu•ro•pneu•mo•no•ly•se *f HTG* pleuropneumonolysis.
Pleu•ror•rhoe *f pulmo.* pleurorrhea; hydrothorax.
Pleu•ro•sko•pie *f clin.* pleuroscopy [plʊəˈrɑskəpɪ].
Pleu•ro•to•mie *f HTG* pleurotomy [plʊəˈrɑtəmɪ], pleuracotomy.
Plex•ek•to•mie *f neurochir.* plexectomy [plɛkˈsɛktəmɪ].
Ple•xi•glas•lin•se *f ophthal.* acrylic lens.
Ple•xo•pa•thie *f neuro.* plexopathy [plɛkˈsɑpəθɪ].
Ple•xus *m* [S.U. PLEXUS]
Ple•xus•an•äs•the•sie *f anes.* plexus anesthesia [ˌænəsˈθiːʒə].
Ple•xus•blu•tung *f neuro.* chorioid plexus bleeding, plexus hemorrhage [ˈhɛmərɪdʒ].
Ple•xus•er•kran•kung *f neuro.* plexopathy [plɛkˈsɑpəθɪ].
Ple•xus•pa•pil•lom *nt neuro.* (*ZNS*) plexus papilloma.
Ple•xus•re•sek•ti•on *f chir.* plexectomy [plɛkˈsɛktəmɪ].
Pli•ca *f* [S.U. PLICA]
Pli•ka•ti•on *f chir.* plication, plicature.
Pli•ko•to•mie *f HNO* plicotomy.
Plummer-Vinson: Plummer-Vinson-Syndrom *nt patho.* Plummer-Vinson syndrome, Paterson-Brown-Kelly syndrome, sideropenic dysphagia.
plu•ri•glan•du•lär *adj* pluriglandular, multiglandular.
Plu•ri•gra•vi•da *f gyn.* multigravida, multigesta, plurigravida.
plu•ri•kau•sal *adj patho.* pluricausal.
Plu•ri•pa•ra *f gyn.* pluripara, multipara.
P mitrale *nt card.* P mitrale, P sinistroatriale, P sinistrocardiale.
Pneum•ar•thro•gra•phie *f radiol.* air arthrography [ɑːrˈθrɑgrəfɪ], pneumoarthrography.
Pneum•ar•thro•se *f ortho.* pneumarthrosis.
pneu•ma•tisch *adj* **1.** *phys.* pneumatic, air. **2.** *physiol.* pneumatic, respiratory.
Pneu•ma•to•sis *f patho.* pneumatosis.
Pneumatosis cystoides intestini interstitial emphysema, intestinal emphysema, intestinal pneumatosis.
Pneu•ma•to•ze•le *f pulmo.* pneumatocele, pneumocele, pneumonocele.
Pneu•ma•to•ze•pha•lus *m neuro.* pneumocephalus, pneumatocephalus, intracranial pneumatocele.
Pneu•mat•urie *f patho.* pneumaturia, pneumatinuria, pneumouria.
Pneum•ek•to•mie *f HTG* pulmonary resection, pneumonectomy, pneumectomy, pulmonectomy.
Pneum•en•ze•pha•lo•gra•phie *f radiol.* pneumoencephalography, pneumencephalography.
Pneum•en•ze•pha•lo•mye•lo•gra•phie *f*

radiol. pneumoencephalomyelography.
Pneu•mo•ar•thro•gra•phie *f* → Pneumarthrographie.
Pneu•mo•bi•lie *f patho.* pneumobilia.
Pneu•mo•coc•cus *m* pneumococcus, Diplococcus pneumoniae, Streptococcus pneumoniae.
Pneu•mo•cy•stis *f micro.* Pneumocystis.
Pneumocystis carinii Pneumocystis carinii.
Pneumocystis-Pneumonie *f pulmo.* interstitial plasma cell pneumonia, pneumocystis carinii pneumonitis, pneumocystosis, Pneumocystis pneumonia [n(j)uːˈməʊnɪə].
Pneu•mo•en•ze•pha•lo•gra•phie *f radiol.* pneumoencephalography, pneumencephalography.
Pneu•mo•en•ze•pha•lo•mye•lo•gra•phie *f radiol.* pneumoencephalomyelography.
Pneu•mo•gra•phie *f radiol.* pneumography, pneumoradiography.
Pneu•mo•hä•mo•pe•ri•kard *nt card.* pneumohemopericardium, hemopneumopericardium.
Pneu•mo•hä•mo•tho•rax *m patho.* pneumohemothorax, hemopneumothorax.
Pneu•mo•hy•dro•pe•ri•kard *nt card.* pneumohydropericardium, hydropneumopericardium.
Pneu•mo•hy•dro•pe•ri•to•ne•um *nt patho.* pneumohydroperitoneum, hydropneumoperitoneum.
Pneu•mo•hy•dro•tho•rax *m patho.* pneumohydrothorax, hydropneumothorax.
Pneu•mo•kok•kämie *f patho.* pneumococcemia.
Pneu•mo•kok•ken•an•gi•na *f HNO* pneumococcal angina.
Pneu•mo•kok•ken•in•fek•ti•on *f epidem.* pneumococcosis, pneumococcal infection.
Pneu•mo•kok•ken•me•nin•gi•tis *f neuro.* pneumococcal meningitis.
Pneu•mo•kok•ken•pneu•mo•nie *f pulmo.* pneumococcal pneumonia [n(j)uːˈməʊnɪə].
Pneu•mo•kok•ken•sep•sis *f patho.* pneumococcemia.
Pneu•mo•kok•ken•vak•zi•ne *f immun.* pneumococcal vaccine.
Pneu•mo•kok•ko•se *f* → Pneumokokkeninfektion.
Pneu•mo•kok•kos•urie *f patho.* pneumococcosuria.
Pneu•mo•kok•kus *m* → Pneumococcus.
Pneu•mo•ko•nio•se *f pulmo.* anthracotic tuberculosis, pneumoconiosis.
Pneu•mo•lith *m pulmo.* pulmonary calculus, lung stone, pneumolith.
Pneu•mo•li•thia•sis *f pulmo.* pneumolithiasis.
Pneu•mo•lo•gie *f* pneumology [n(j)uːˈmɑlədʒɪ], pulmonology [ˌpʌlməˈnɑlədʒɪ].
Pneu•mo•ly•se *f HTG* pneumonolysis, pneumolysis.
Pneu•mo•me•dia•sti•no•gra•phie *f radiol.* pneumomediastinography.
Pneu•mo•me•dia•sti•num *nt pulmo.* pneumomediastinum, Hamman's syndrome, mediastinal emphysema.
Pneu•mo•mye•lo•gra•phie *f radiol.* pneumomyelography.
Pneu•mo•my•ko•se *f pulmo.* pneumomycosis, pneumonomycosis.
Pneu•mon•ek•to•mie *f HTG* pulmonary resection, pneumonectomy, pneumectomy, pulmonectomy.
Pneu•mo•nie *f pulmo.* pneumonia [n(j)uːˈməʊnɪə]; pulmonitis, pneumonitis.
abakterielle Pneumonie nonbacterial pneumonia, nonbacterial pneumonitis.
abszedierende Pneumonie abscess-forming pneumonia.
atypische Pneumonie atypical pneumonia, acute interstitial pneumonitis.
bakterielle Pneumonie bacterial pneumonia.
eitrige Pneumonie purulent pneumonia, suppurative pneumonia.
embolische Pneumonie embolic pneumonia.
eosinophilzellige Pneumonie eosinophilic pneumonia.
hämorrhagische Pneumonie hemorrhagic pneumonia.
hypostatische Pneumonie hypostatic pneumonia.
interstitielle Pneumonie interstitial pneumonia, pneumonitis, pulmonitis.
interstitielle plasmazelluläre Pneumonie interstitial plasma cell pneumonia, pneumocystis carinii pneumonitis, pneumocystosis, plasma cell pneumonia.
käsige Pneumonie Buhl's desquamative pneumonia, caseating/caseous pneumonia.
lobuläre Pneumonie lobular pneumonia, bronchial pneumonia, catarrhal pneumonia, bronchopneumonia.
metastatische Pneumonie metastatic pneumonia.
postembolische Pneumonie embolic pneumonia.
postoperative Pneumonie postoperative pneumonia.
posttraumatische Pneumonie traumatic pneumonia, contusion pneumonia.
primär-atypische Pneumonie primary atypical pneumonia, acute interstitial pneumonitis.
traumatische Pneumonie traumatic pneumonia, contusion pneumonia.
tuberkulöse Pneumonie tuberculous pneumonia.
urämische Pneumonie uremic pneumonia, uremic pneumonitis.
verkäsende Pneumonie → käsige Pneumonie.
pneu•mo•nisch *adj pulmo.* pneumonic.
Pneu•mo•ni•tis *f pulmo.* interstitial pneumonia [n(j)uːˈməʊnɪə], pneumonitis, pulmonitis.
Pneu•mo•no•lo•gie *f* pneumology [n(j)uːˈmɑlədʒɪ], pulmonology [ˌpʌlməˈnɑlədʒɪ].

Pneumonomykose

Pneu•mo•no•my•ko•se f pulmo. pneumomycosis, pneumonomycosis.
Pneu•mo•no•pe•xie f HTG pneumonopexy, pneumopexy.
Pneu•mo•pa•thie f pulmo. pneumonopathy, pneumopathy [n(j)uː'mɑpəθɪ].
Pneu•mo•pe•ri•kard nt card. pneumopericardium.
Pneu•mo•pe•ri•to•ne•um nt patho. pneumoperitoneum.
Pneu•mo•pe•ri•to•ni•tis f patho. pneumoperitonitis.
Pneu•mo•pe•xie f HTG pneumonopexy, pneumopexy.
Pneu•mo•pleu•ri•tis f pulmo. pleuritic pneumonia [n(j)uː'maʊnɪə], pneumopleuritis, pneumonopleuritis.
Pneu•mo•pye•lo•gra•phie f radiol. pneumopyelography, air pyelography [paɪə'lɑgrəfɪ].
Pneu•mo•ra•dio•gra•phie f radiol. pneumoradiography, pneumography.
Pneu•mor•rha•chis f neuro. pneumorrhachis, pneumatorrhachis.
Pneu•mor•rha•gie f pulmo. severe hemoptysis, pneumorrhagia, pneumonorrhagia.
Pneu•mor•rha•phie f HTG pneumonorrhaphy.
Pneu•mo•tho•rax m patho. pneumothorax, pneumatothorax.
  geschlossener Pneumothorax closed pneumothorax.
  offener Pneumothorax blowing wound, open pneumothorax.
Pneu•mo•to•mie f HTG pneumonotomy, pneumotomy [n(j)uː'mɑtəmɪ].
pneu•mo•trop adj pneumotropic.
Pneu•mo•tro•pie f pulmo. pneumotropism.
Pneu•mo•tym•pa•num nt HNO pneumotympanum.
Pneu•mo•ure•thro•sko•pie f urol. aerourethroscopy [ˌeərəjuərə'θrɑskəpɪ].
Pneu•mo•ven•tri•ku•lo•gra•phie f radiol. pneumoventriculography.
Pneu•mo•ze•le f pulmo. pneumatocele, pneumocele.
Pneu•mo•zen•te•se f pulmo. pneumonocentesis, pneumocentesis.
Pneu•mo•ze•pha•lus m neuro. pneumocephalus, pneumatocephalus, intracranial pneumatocele.
Pneu•mo•zi•ster•no•gra•phie f radiol. pneumocisternography.
Pneu•mo•zy•sto•gra•phie f radiol. pneumocystography.
Pneu•mo•zyt m histol. pneumocyte, alveolar cell.
Po•chen nt pulsation, throbbing, beating, knock, throb, beat.
po•chen vi knock, tap (gegen, an on, at); (Herz) beat; (Schmerz) throb; (heftig) thumb, bang, pound; (rhythmisch) pulsate, pulse.
po•chend adj pulsatile, pulsative, pulsatory, pulsating, throbbing, beating.
pocken•ar•tig [κ•κ] adj epidem. varioliform, varioloid.
Pocken•fleck•fie•ber [κ•κ] nt epidem. vesicular rickettsiosis, rickettsial pox, Kew Gardens fever.
Pod•agra f patho. podagra; gout.
Pod•al•gie f ortho. podalgia, pododynia.
Pod•ar•thri•tis f ortho. podarthritis.
Po•do•dy•nie f → Podalgie.
Po•do•spas•mus m neuro. podospasm, podismus.
Poi•ki•lo•blast m hema. poikiloblast.
Poi•ki•lo•der•ma nt derm. poikiloderma.
Poi•ki•lo•der•mie f derm. poikiloderma.
Poi•ki•lo•zyt m hema. poikilocyte.
Poi•ki•lo•zy•to•se f hema. poikilocytosis, poikilocythemia.
Po•li•kli•nik f clinic, policlinic, city hospital, city infirmary, city clinic.
Po•lio•en•ze•pha•li•tis f neuro. polioencephalitis, poliencephalitis, cerebral poliomyelitis.
Po•lio•en•ze•pha•lo•me•nin•go•mye•li•tis f neuro. polioencephalomeningomyelitis.
Po•lio•en•ze•pha•lo•mye•li•tis f neuro. polioencephalomyelitis, poliencephalomyelitis.
Po•lio•en•ze•pha•lo•pa•thie f neuro. polioencephalopathy [ˌpəʊlɪəʊenˌsefə'lɑpəθɪ].
Po•lio•mye•li•tis f neuro. poliomyelitis, polio.
Poliomyelitis anterior acuta Heine-Medin disease, acute atrophic paralysis, anterior spinal paralysis, atrophic spinal paralysis, acute anterior poliomyelitis, infantile paralysis [pə'rælɪsɪs].
aparalytische Poliomyelitis nonparalytic poliomyelitis.
Poliomyelitis epidemica anterior acuta → Poliomyelitis anterior acuta.
Po•lio•mye•li•tis•vak•zi•ne f → Poliovakzine.
Poliomyelitis-Virus nt micro. poliovirus, poliomyelitis virus.
Po•lio•mye•lo•en•ze•pha•li•tis f neuro. poliomyelencephalitis, poliomyeloencephalitis.
Po•lio•mye•lo•pa•thie f neuro. poliomyelopathy [ˌpəʊlɪəʊˌmaɪə'lɑpəθɪ].
Po•lio•se f derm. poliosis.
Po•lio•vak•zi•ne f immun. poliomyelitis vaccine, poliovirus vaccine. **trivalente orale Poliovakzine** trivalent oral poliovirus vaccine.
Po•lio•vi•rus nt micro. poliovirus, poliomyelitis virus.
Politzer: Politzer-Ballon m HNO Politzer's bag, Politzer's air bag.
Politzer-Luftdusche f HNO politzerization, Politzer's method.
Politzer-Ohrtrichter m HNO Politzer's ear speculum, Politzer's speculum, Politzer's otoscope.
Politzer-Versuch m HNO Politzer's test.
Pol•la•kis•urie f urol. pollakiuria, pollakisuria, sychnuria.

Polyphalangie

Pol•la•ki•urie *f* → Pollakisurie.
Pol•len *m bio., immun.* pollen.
Pol•len•al•ler•gen *nt immun.* pollen allergen, pollen antigen.
Pol•len•al•ler•gie *f immun.* pollinosis, pollenosis.
Pol•len•an•ti•gen *nt* → Pollenallergen.
Pol•lex *m anat.* thumb, first finger, pollex.
Pol•li•no•se *f* → Pollenallergie.
Pol•star *m ophthal.* polar cataract.
Pol•ster•mil•be *f micro.* food mite, Glycyphagus domesticus.
Po•ly•ar•te•ri•itis *f patho.* polyarteritis.
Polyarteriitis nodosa Kussmaul-Meier disease, Kussmaul's disease, arteritis nodosa.
Po•ly•ar•thri•tis *f ortho.* polyarthritis.
juvenile Form der chronischen Polyarthritis Still's disease, Chauffard-Still syndrome, Still-Chauffard syndrome.
primär chronische Polyarthritis rheumatoid arthritis, chronic articular rheumatism, Beauvais' disease.
Polyarthritis rheumatica acuta rheumatic fever, acute articular rheumatism, acute rheumatic arthritis, inflammatory rheumatism ['ruːmətɪzəm].
po•ly•ar•ti•ku•lär *adj* multiarticular, polyarticular, polyarthric.
Po•ly•äs•the•sie *f neuro.* polyesthesia; Remak's symptom.
Po•ly•avit•ami•no•se *f patho.* polyavitaminosis.
Po•ly•che•mo•the•ra•pie *f clin.* polychemotherapy.
Po•ly•chon•dri•tis *f ortho.* polychondritis.
rezidivierende Polychondritis Meyenburg-Altherr-Uehlinger syndrome, polychondropathy, relapsing polychondritis.
Po•ly•cyt•hae•mia *f hema.* polycythemia, erythrocythemia.
Polycythaemia (rubra) hypertonica Gaisböck's syndrome, benign polycythemia.
Polycythaemia (rubra) vera Osler-Vaquez disease, Vaquez-Osler disease, erythrocythemia, myelopathic polycythemia.
Po•ly•dak•ty•lie *f embryo.* polydactyly, polydactylism, hyperdactyly.
Po•ly•en•do•kri•no•pa•thie *f endo., patho.* polyendocrinopathy.
po•ly•glan•du•lär *adj* polyadenous, polyglandular, pluriglandular.
Po•ly•glo•bu•lie *f hema.* hyperglobulia, hyperglobulism.
Po•ly•hi•dro•se *f derm.* polyhidrosis, polyidrosis, hyperhidrosis, hyperidrosis, sudorrhea.
Po•ly•hydr•am•ni•on *nt gyn.* polyhydramnios.
Po•ly•hy•per•me•nor•rhoe *f gyn.* polyhypermenorrhea.
Po•ly•hy•po•me•nor•rhoe *f gyn.* polyhypomenorrhea.
po•ly•klo•nal *adj immun.* polyclonal.
Po•ly•ko•rie *f ophthal.* polycoria.
po•ly•krot *adj card.* polycrotic.
Po•ly•kro•tie *f card.* polycrotism, polycrotic pulse.
Po•ly•ma•stie *f gyn.* polymastia, polymasty.
Po•ly•me•nor•rhoe *f gyn.* polymenorrhea, polymenia, plurimenorrhea.
po•ly•morph *adj histol.* polymorphic, polymorphous, pleomorphic, pleomorphous.
Po•ly•my•al•gie *f neuro.* polymyalgia.
Po•ly•myo•pa•thie *f neuro.* polymyopathy [,pɑlɪmaɪ'ɑpəθɪ].
Po•ly•myo•si•tis *f neuro.* polymyositis, multiple myositis.
Po•ly•neur•al•gie *f neuro.* polyneuralgia.
Po•ly•neu•ri•tis *f neuro.* multiple neuritis, polyneuritis, disseminated neuritis.
Po•ly•neu•ro•ni•tis *f neuro.* polyneuronitis.
Po•ly•neu•ro•pa•thie *f neuro.* polyneuropathy [,pɑlɪnjʊə'rɑpəθɪ].
Po•ly•neu•ro•ra•di•ku•li•tis *f neuro.* polyneuroradiculitis.
Po•ly•nu•kleo•tid *nt biochem.* polynucleotide.
Po•ly•ony•chie *f derm.* polyonychia, polyunguia.
Po•ly•opie *f ophthal.* multiple vision, polyopia, polyopsia, polyopy.
Po•ly•op•sie *f* → Polyopie.
Po•ly•or•chi•die *f* → Polyorchie.
Po•ly•or•chie *f andro.* polyorchidism, polyorchism.
po•ly•osto•tisch *adj ortho.* polyostotic.
po•ly•ovu•lär *adj embryo.* polyovular, polyzygotic.
Po•ly•ovu•la•ti•on *f embryo.* polyovulation.
po•ly•ovu•la•to•risch *adj embryo.* polyovulatory, polyzygotic.
Po•lyp *m patho.* polyp, polypus.
adenomatöser Polyp adenomatous polyp, cellular polyp.
entzündlicher Polyp inflammatory polyp; pseudopolyp.
fibröser Polyp fibropolypus, fibrous polyp.
gestielter Polyp pedunculated polyp.
hyperplastischer Polyp hyperplastic polyp.
muköser Polyp mucous polyp, mucocele.
sessiler Polyp sessile polyp.
zystischer Polyp hydatid polyp, cystic polyp.
Po•lyp•ek•to•mie *f chir.* polypectomy.
endoskopische Polypektomie endoscopic polypectomy.
Po•ly•pep•tid *nt biochem.* polypeptide.
gastrisches inhibitorisches Polypeptid glucose dependent insulinotropic peptide, gastric inhibitory polypeptide.
pankreatisches Polypeptid pancreatic polypeptide.
vasoaktives intestinales Polypeptid vasoactive intestinal polypeptide, vasoactive intestinal peptide.
Po•ly•pep•tid•ämie *f patho.* polypeptidemia; hyperpolypeptidemia.
Po•ly•pep•tid•hor•mon *nt endo.* polypeptide hormone, proteohormone.
Po•ly•pha•lan•gie *f embryo.* hyperphalan-

gism, polyphalangia, polyphalangism.

Po•ly•ple•gie *f neuro.* polyplegia.

po•ly•plo•id *adj genet.* polyploid, polypiform.

Po•ly•ploi•die *f genet.* polyploidy.

po•ly•pös *adj* polypoid, polypous, polypiform.

Po•ly•po•se *f patho.* polyposis.

entzündliche Polypose pseudopolyposis.

familiäre Polypose adenomatosis of the colon, familial polyposis syndrome, familial intestinal polyposis.

gastrointestinale Polypose intestinal polyposis, small bowel polyposis.

Po•ly•prag•ma•sie *f clin., pharm.* polypharmacy, polypragmasy.

Po•ly•ra•di•ku•li•tis *f neuro.* polyradiculitis.

Po•ly•ra•di•ku•lo•myo•pa•thie *f neuro.* polyradiculomyopathy.

Po•ly•ra•di•ku•lo•neu•ri•tis *f neuro.* Guillain-Barré syndrome, polyradiculoneuritis, postinfectious polyneuritis, acute ascending spinal paralysis [pə'rælɪsɪs].

Po•ly•ri•bo•som *nt biochem.* polyribosome, polysome, ergosome.

Po•ly•sac•cha•rid *nt chem.* polysaccharide, polysaccharose, glycan.

Po•ly•se•mie *f andro.* polyspermia, polyspermism.

Po•ly•se•ro•si•tis *f patho.* polyserositis, multiple serositis.

familiäre rekurrente Polyserositis familial recurrent polyserositis, familial Mediterranean fever.

progressive maligne Polyserositis Bamberger's disease, Concato's disease, progressive multiple hyaloserositis.

Po•ly•sia•lie *f HNO* ptyalism ['taɪəlɪzəm], ptyalorrhea, sialism ['saɪəlɪzəm], sialorrhea, sialosis.

Po•ly•sper•mie *f andro.* polyspermia, polyspermism, polyspermy.

Po•ly•the•lie *f embryo.* polythelia, polythelism, hyperthelia, accessory nipples *pl.*

Po•ly•to•mo•gra•phie *f radiol.* polytomography.

Po•ly•tri•chie *f derm.* excessive hairness, polytrichia, polytrichosis.

Po•ly•urie *f urol.* polyuria, hydruria, hydrouria.

po•ly•urisch *adj urol.* hydruric, polyuric.

po•ly•va•lent *adj immun.* polyvalent, multivalent.

Po•ly•vas•ku•li•tis *f patho.* polyangiitis.

Po•ly•zoo•sper•mie *f andro.* polyspermia, polyspermism.

Po•ly•zyt•hä•mie *f* → Polycythaemia.

Po•ma•den•ak•ne *f derm.* pomade acne.

Pomeroy: Pomeroy-Methode *f gyn.* Pomeroy's operation.

Pompe: Pompe-Krankheit *f patho.* Pompe's disease, generalized glycogenosis, α-1,4-glucosidase deficiency, type II glycogen storage disease.

Pom•pho•lyx *f derm.* dyshidrosis, dysidrosis, pompholyx.

pon•tin *adj anat.* pontine, pontil, pontile.

Pool: Pool-Armphänomen *nt neuro.* Pool's phenomenon [fɪˈnɑmə‚nɑn].

Pool-Beinphänomen *nt neuro.* Pool's phenomenon [fɪˈnɑmə‚nɑn], Pool-Schlesinger sign, leg phenomenon.

poo•len *vt hema.* pool.

Poo•ling *nt physiol., hema.* pooling. **venöses Pooling** venous pooling.

Pool-Schlesinger: Pool-Schlesinger-Phänomen *nt neuro.* Pool's phenomenon [fɪˈnɑmə‚nɑn], Pool-Schlesinger sign, leg phenomenon.

Pop•li•tea•ab•riß *m patho.* popliteal artery disruption.

pop•li•te•al *adj anat.* popliteal.

Por•ade•ni•tis *f patho.* poradenitis, poradenia. **Poradenitis inguinalis** lymphogranuloma venereum/inguinale, lymphopathia venereum, Durand-Nicolas-Favre disease, Favre-Durand-Nicolas disease, pudendal ulcer.

Po•re *f anat., histol.* pore, porosity, porousness; *anat.* porus.

Por•en•ze•pha•lie *f neuro.* cerebral porosis, porencephaly.

Por•en•ze•pha•li•tis *f neuro.* porencephalitis.

po•rig *adj* → porös.

Po•rom *nt derm.* 1. poroma. 2. poroma, callus, callosity.

po•rös *adj histol.* porous; spongy, spongeoid, spongioid, spongiose; *patho.* cavernous, cavitary.

Po•ro•se *f patho.* porosis, porosity.

Por•pho•bi•li•no•gen *nt biochem.* porphobilinogen.

Por•pho•bi•li•no•gen•urie *f* porphobilinogenuria.

Por•phy•rie *f patho.* porphyria, porphyrism ['pɔːrfərɪzəm], hematoporphyria.

akute intermittierende Porphyrie Swedish genetic porphyria, acute intermittent porphyria, acute porphyria.

erythropoetische Porphyrie erythropoietic porphyria.

gemischte (hepatische) Porphyrie variegate/mixed porphyria, South African genetic porphyria.

hepatische Porphyrie hepatic porphyria.

kongenitale erythropoetische Porphyrie Günther's disease, congenital erythropoietic porphyria, congenital photosensitive porphyria, hematoporphyria.

Por•phy•rin *nt biochem.* porphyrin.

Por•phy•rin•ämie *f patho.* porphyrinemia.

Por•phy•ri•no•pa•thie *f patho.* porphyrinopathy.

Por•phy•rin•urie *f patho.* porphyrinuria, porphyruria.

Por•phy•ris•mus *m clin., patho.* porphyrismus.

Por•phyr•milz *f patho.* porphyry spleen.

Por•ri•go *m derm.* porrigo.

por•tal *adj anat.* portal.
Por•tal•ge•fä•ße *pl histol.* portal vessels.
Por•tal•kreis•lauf *m* → Portalsystem.
Por•tal•sy•stem *nt physiol.* portal circulation, portal system. **hypophysärer Portalsystem** hypophysioportal circulation/system, pituitary portal system.
Por•tio *f anat.* vaginal part of cervix uteri, vaginal part of uterus.
Por•tio•ek•to•pie *f gyn.* cervical ectropion.
Por•tio•kap•pe *f gyn.* cup pessary ['pesərɪ].
Por•tio•kar•zi•nom *nt gyn.* exocervical carcinoma.
Por•tio•ko•ni•sa•ti•on *f gyn.* conization.
Por•to•gra•phie *f radiol.* portography, portal venography, portovenography.
por•to•ka•val *adj* portosystemic, portocaval.
Por•zel•lan•gal•len•bla•se *f patho.* porcelain gallbladder.
Posada: Posada-Mykose *f epidem.* Posada's mycosis, Posada-Wernicke disease, coccidioidomycosis, coccidioidosis, coccidioidal granuloma, desert fever.
Po•si•tio *f anat.* position, posture; *gyn.* position.
Po•si•ti•on *f* **1.** *chir.* position, posture. **2.** *gyn.* position.
Po•si•ti•ons•agno•sie *f neuro.* position agnosia.
Po•si•ti•ons•ame•tro•pie *f ophthal.* position ametropia.
Po•si•tron•emis•si•ons•to•mo•gra•phie *f radiol.* positron-emission tomography [tə-'mɑgrəfɪ].
Post•ado•les•zenz *f psycho.* postadolescence.
Post•ag•gres•si•ons•stoff•wech•sel *m physiol.* postaggression metabolism [mə-'tæbəlɪzəm].
post•an•äs•the•tisch *adj anes.* postanesthetic.
post•apo•plek•tisch *adj neuro.* postapoplectic.
Postcholezystektomie-Syndrom *nt chir.* postcholecystectomy syndrome.
post•dia•sto•lisch *adj physiol.* postdiastolic.
post•di•krot *adj card.* postdicrotic.
post•epi•lep•tisch *adj neuro.* postepileptic.
post•ex•po•si•tio•nell *adj epidem.* postexposure.
Post•ex•po•si•ti•ons•pro•phy•la•xe *f epidem.* postexposure prophylaxis.
post•ex•tra•sy•sto•lisch *adj card.* postextrasystolic.
Post•ga•strek•to•mie•syn•drom *nt chir.* postgastrectomy syndrome.
post•hä•mor•rha•gisch *adj patho.* posthemorrhagic.
post•he•pa•tisch *adj physiol., anat.* posthepatic.
Post-Herpes-Neuralgie *f neuro.* postherpetic neuralgia.
Pos•thi•tis *f urol.* posthitis, acrobystitis, acroposthitis.

Pos•tho•lith *m urol.* preputial concretion/calculus, postholith.
post•in•fek•ti•ös *adj patho.* postinfectious, postinfective.
Postkardiotomie-Syndrom *nt HTG* postcardiotomy syndrome, postcardiotomy psychosis syndrome.
Postkommissurotomie-Syndrom *nt neurochir.* postcommissurotomy syndrome.
post•kon•vul•siv *adj neuro.* postconvulsive.
post•me•nin•gi•tisch *adj neuro.* postmeningitic.
post•me•no•pau•sal *adj gyn.* postmenopausal.
Post•me•no•pau•sen•atro•phie *f gyn.* postmenopausal atrophy ['ætrəfɪ].
post•men•stru•al *adj gyn.* postmenstrual.
Post•men•stru•al•pha•se *f* → Postmenstruum.
post•men•stru•ell *adj gyn.* postmenstrual.
Post•men•stru•um *nt gyn.* postmenstrual stage, postmenstruum.
post•mor•tal *adj* postmortem, after death, postmortal.
Post-mortem-Thrombus *m patho.* postmortem thrombus.
Post•myo•kard•in•farkt•syn•drom *nt card.* postmyocardial infarction syndrome, Dressler's syndrome.
post•na•tal *adj ped.* postnatal.
Post•na•tal•pe•ri•ode *f ped.* postnatal life.
post•ope•ra•tiv *adj chir.* postoperative, postsurgical.
post•par•tal *adj gyn.* postpartal, postpartum.
Post•per•fu•si•ons•syn•drom *nt epidem.* post-transfusion mononucleosis, postperfusion syndrome, post-transfusion syndrome.
Postperikardiotomie-Syndrom *nt HTG* postpericardiotomy syndrome.
Post•pneu•mon•ek•to•mie•em•py•em *nt HTG* postpneumonectomy empyema.
post•pneu•mo•nisch *adj pulmo.* postpneumonic, metapneumonic.
post•pran•di•al *adj physiol.* postprandial, postcibal.
Post•pri•mär•sta•di•um *nt epidem.* (Tuberkulose) postprimary stage.
post•pu•ber•tal *adj* → postpubertär.
post•pu•ber•tär *adj psycho.* postpubertal, postpuberal, postpubescent.
Post•pu•ber•tät *f psycho.* postadolescence, postpuberty, postpubescence.
Post-Splenektomiesepsis *f patho.* overwhelming post-splenectomy sepsis syndrome, overwhelming post-splenectomy infection [splɪ'nɛktəmɪ].
Post•strep•to•kok•ken•er•kran•kun•gen *pl patho.* poststreptococcal diseases.
Post•strep•to•kok•ken•glo•me•ru•lo•ne•phri•tis *f patho.* poststreptococcal glomerulonephritis.
post•throm•bo•tisch *adj patho.* postthrombotic.
Post•trans•fu•si•ons•he•pa•ti•tis *f epidem.* post-transfusion hepatitis, transfusion

hepatitis.
Post•trans•fu•si•ons•syn•drom *nt epidem.* post-transfusion mononucleosis, post-perfusion syndrome, post-transfusion syndrome.
post•trau•ma•tisch *adj patho.* post-traumatic, traumatic.
Post•va•go•to•mie•syn•drom *nt neurochir.* postvagotomy diarrhea.
Po•ten•ti•al *nt physiol.* potential; *allg.* potential, capabilities *pl.*
akustisch evoziertes Potential auditory evoked potential.
ereigniskorreliertes Potential event-related potential.
evoziertes Potential evoked potential.
somatisch evoziertes Potential somatic evoked potential.
visuell evoziertes Potential visual evoked potential.
Po•tenz *f physiol.* potence, potency; sexual potency, virile power, virility.
Po•ten•zie•rung *f pharm., phys.* potentiation, potentialization.
Pott: Pott-Abszeß *m ortho.* Pott's abscess.
Pott-Buckel *m ortho.* Pott's curvature, angular curvature.
Pott-Lähmung *f neuro.* Pott's paraplegia, Pott's paralysis [pəˈrælɪsɪs].
Pott-Trias *f ortho.* Pott's trias.
Potts: Potts-Anastomose *f HTG* Potts' anastomosis, Potts' operation.
PPD-Tuberkulin *nt immun.* purified protein derivate tuberculin, P.P.D. tuberculin.
p.p.-Heilung *f ortho.* primary healing, primary adhesion, healing by first intention.
PP-Intervall *nt (EKG)* P-P interval.
PP-Typ *m pulmo.* pink puffer.
P pulmonale *nt card.* P pulmonale, P dextroatriale, P dextrocardiale.
PQ-Intervall *nt (EKG)* P-Q interval, atrioventricular interval, A-V interval.
PQ-Segment *nt (EKG)* PQ segment.
PQ-Strecke *f (EKG)* PQ segment.
Prä•ado•les•zenz *f psycho.* preadolescence.
Prä•be•ta•li•po•pro•te•in *nt biochem.* prebeta-lipoprotein, very low-density lipoprotein.
Prader-Willi: Prader-Willi-Syndrom *nt patho.* Prader-Willi syndrome.
Prä•dia•be•tes *m patho.* prediabetes, preclinical diabetes.
Prä•dia•sto•le *f physiol.* prediastole, peridiastole, late systole.
prä•dia•sto•lisch *adj physiol.* prediastolic, peridiastolic.
prä•di•krot *adj card.* predicrotic.
prä•dis•po•nie•ren *vt* predispose (*für* to).
Prä•dis•po•si•ti•on *f* predisposition. **erblich-bedingte/hereditäre Prädisposition** heredodiathesis.
Präek•lamp•sie *f gyn.* preeclampsia, preeclamptic toxemia.
Prae•pu•ti•um *nt anat.* prepuce, preputium.
Praeputium clitoridis prepuce of clitoris.

Praeputium penis prepuce of penis, foreskin, prepuce, preputium.
prä•ex•po•si•tio•nell *adj epidem.* preexposure.
Prä•ex•po•si•ti•ons•pro•phy•la•xe *f epidem.* preexposure prophylaxis.
Prä•ex•zi•ta•ti•on *f card.* preexcitation.
prä•he•pa•tisch *adj physiol.* prehepatic.
Prä•im•mu•ni•tät *f immun.* premunition, concomitant immunity, relative immunity.
Präinfarkt-Syndrom *nt card.* preinfarction syndrome.
prä•in•va•siv *adj patho.* preinvasive.
prä•kan•ze•rös *adj patho.* precancerous, precarcinomatous, premalignant.
Prä•kan•ze•ro•se *f patho.* precancer, precancerosis, precancerous lesion. **melanotische Präkanzerose** Hutchinson's freckle, circumscribed precancerous melanosis of Dubreuilh, malignant lentigo.
prä•kar•di•al *adj anat.* precardiac, precordial.
prä•kar•zi•no•ma•tös *adj* → präkanzerös.
prä•ka•val *adj anat.* precaval.
prä•kli•mak•te•risch *adj gyn.* premenopausal.
prä•kli•nisch *adj* preclinical.
Prä•ko•ma *nt neuro.* precoma.
prä•kor•di•al *adj anat.* precardiac, precordial.
Prä•kor•di•al•re•gi•on *f anat.* precordium, precardium.
Prä•kor•di•al•schmerz *m card.* precordialgia.
prak•ti•zie•ren **I** *vt* practice, put into practice, apply, use. **II** *vi (Arzt)* practice, be in practice.
Prä•leuk•ämie *f hema.* preleukemia.
prä•leuk•ämisch *adj hema.* preleukemic.
prall *adj* bursting, bulging, full; (*geschwollen*) swollen; (*straff*) tight. **prall gefüllt** filled to bursting.
prä-β-Lipoprotein *nt biochem.* very low-density lipoprotein, prebeta-lipoprotein.
prä•ma•lig•ne *adj patho.* precancerous, precarcinomatous, premalignant.
Prä•ma•tu•ri•tät *f psycho., patho.* prematurity, prematureness.
Prä•me•di•ka•ti•on *f anes.* premedication, preanesthetic medication.
prä•me•no•pau•sal *adj gyn.* premenopausal.
prä•men•stru•al *adj gyn.* premenstrual.
Prä•men•stru•al•pha•se *f* → Prämenstruum.
prä•men•stru•ell *adj gyn.* premenstrual.
Prä•men•stru•um *nt gyn.* premenstrual stage, premenstruum.
Prä•mo•lar *m dent.* premolar, premolar tooth, bicuspid.
prä•mo•ni•to•risch *adj clin.* premonitory.
prä•mor•bid *adj patho.* premorbid.
prä•mor•tal *adj* premortal, before death.
Prä•mu•ni•tät *f* → Prämunition.
Prä•mu•ni•ti•on *f immun.* premunition, con-

Primärheilung

comitant immunity, relative immunity.
Prä•mye•lo•blast *m hema.* premyeloblast.
Prä•nar•ko•se *f anes.* prenarcosis.
prä•nar•ko•tisch *adj anes.* prenarcotic.
prä•na•tal *adj embryo.* prenatal, antenatal.
Prä•na•tal•pe•ri•ode *f embryo.* prenatal life.
prä•ope•ra•tiv *adj chir.* preoperative, presurgical.
prä•ovu•la•to•risch *adj gyn.* preovulatory.
Prä•pa•rat *nt pharm.* preparation; *histol., patho.* preparation, specimen.
Prä•pa•rie•ren *nt chir., anat.* preparation, dissection.
  scharfes Präparieren sharp dissection.
  stumpfes Präparieren blunt dissection.
prä•pa•rie•ren *vt* prepare; *patho., chir.* dissect, prepare.
Prä•pa•rier•sche•re *f chir.* dissecting scissors.
prä•pu•ber•tal *adj* → präpubertär.
prä•pu•ber•tär *adj psycho.* prepubertal, prepuberal, prepubescent.
Prä•pu•ber•tät *f psycho.* prepuberty, prepubescence.
prä•pu•ti•al *adj anat.* preputial.
Prä•pu•ti•al•drü•sen *pl anat.* preputial glands, crypts of Littre, glands of Tyson.
Prä•pu•ti•al•stein *m urol.* preputial concretion/calculus, postholith.
Prä•pu•ti•um *nt anat.* **1.** prepuce, preputium. **2.** prepuce of penis, foreskin, preputium.
prä•re•nal *adj physiol.* prerenal.
Prä•sa•kral•an•äs•the•sie *f* → Präsakralblock.
Prä•sa•kral•block *m anes.* presacral anesthesia [ˌænəs'θiːʒə], presacral block.
prä•se•nil *adj* presenile.
Prä•se•ni•li•tät *f neuro.* premature old age, presenility.
Prä•se•ni•um *nt* presenium.
Prä•ser•va•tiv *nt* condom, sheath.
Pras•seln *nt clin.* crackle.
pras•seln *vi clin.* crackle.
Prä•sy•sto•le *f physiol.* presystole, perisystole.
prä•sy•sto•lisch *adj physiol.* presystolic, late diastolic.
prä•ti•bi•al *adj anat.* pretibial.
Prä•va•lenz *f epidem.* prevalence.
Prä•ven•ti•on *f clin.* prevention.
prä•ven•tiv *adj clin.* preventive, preventative, prophylactic.
Prä•ven•tiv•be•hand•lung *f clin.* preventive treatment; prophylaxis.
Prä•ven•tiv•maß•nah•me *f* preventive measure.
Prä•ven•tiv•mit•tel *nt clin.* preventive, preventative, prophylactic.
Pra•xis *f* **1.** (*Ausübung*) practice; (*Erfahrung*) practice, experience; (*Praktik*) use, custom. **in der Praxis** in practice. **in die Praxis umsetzen** put into practice. **2.** (*Sprechstunde*) surgery. **3.** (*Sprechzimmer*) practice, consulting room, surgery.
pra•xis•be•zo•gen *adj* practice-orientated.

Prä•zi•pi•tat *nt immun.* precipitate.
Prä•zi•pi•ta•ti•on *f immun.* precipitation.
Prä•zi•pi•ta•ti•ons•test *m immun.* precipitin test.
prä•zi•pi•tie•ren *vt immun.* precipitate.
Prä•zi•pi•tin *nt immun.* precipitin, precipitating antibody.
Prä•zi•pi•tin•ant•ago•nist *m immun., pharm.* antiprecipitin.
Prä•zi•pi•ti•no•gen *nt immun.* precipitinogen, precipitogen.
prä•zi•se *adj* precise, exact, definite; (*Test, Diagnose*) accurate.
Prä•zi•si•on *f* precision, preciseness, exactness; (*Test, Diagnose*) accuracy.
Pre•di•ger•hand *f neuro.* benediction hand, preacher's hand.
Prehn: Prehn-Zeichen *nt urol.* Prehn's sign.
Preiser: Preiser-Krankheit *f ortho.* Preiser's disease.
Preisz-Nocard: Preisz-Nocard-Bazillus *m micro.* Preisz-Nocard bacillus, Corynebacterium pseudotuberculosis.
pre•kär *adj* precarious, critical, delicate.
prel•len *vt* bruise, contuse, hit.
Prel•lung *f patho.* contusion, bruise.
Pres•by•aku•sis *f HNO* presbycusis, presbyacusis.
Pres•by•atrie *f* presbyatrics *pl,* geriatrics *pl,* geriatric medicine.
Pres•by•kar•die *f card.* presbycardia.
pres•by•op *adj ophthal.* presbyopic.
Pres•by•ope *m/f ophthal.* presbyope.
Pres•by•opie *f ophthal.* old sight, presbyopia, presbytia, presbytism ['prezbətɪzəm].
Pres•sen *nt gyn.* bearing-down.
pres•sen I *vt* press; (*zusammendrücken*) squeeze, compress. **II** *vi* (*bei der Geburt*) bear down, push; (*bei Stuhlgang*) strain, press.
Pria•pis•mus *m andro.* priapism.
Price-Jones: Price-Jones-Kurve *f hema.* Price-Jones method, Price-Jones curve.
prickeln *vi* tingle; (*kitzeln*) tickle; (*jucken*) itch.
Prick•test *m derm.* prick test.
Priesel: Priesel-Tumor *m gyn.* Priesel tumor, thecoma, theca cell tumor.
pri•mär *adj* primary, first; main, principal; *clin.* primary, protopathic, essential, idiopathic, autopathic.
Pri•mär•af•fekt *m patho.* primary lesion.
  syphilitischer Primäraffekt hard chancre, hard sore, true chancre ['ʃæŋkər].
Pri•mär•ant•wort *f immun.* primary reaction, primary response.
Pri•mär•er•kran•kung *f clin.* primary disease.
Pri•mär•fol•li•kel *m* **1.** *gyn.* primary ovarian follicle, primary follicle. **2.** *immun.* primary lymph follicle, primary follicle.
Pri•mär•ge•schwulst *f patho.* primary tumor.
Pri•mär•hei•lung *f ortho.* primary healing, primary adhesion, healing by first intention.

Primärkontakt 736

Pri•mär•kon•takt *m immun.* primary contact.
Pri•mär•naht *f chir.* primary suture.
Pri•mär•sym•ptom *nt clin.* cardinal symptom, chief complaint.
Pri•mär•the•ra•pie *f clin.* primary therapy.
Pri•mär•tu•ber•ku•lo•se *f epidem.* childhood tuberculosis, primary tuberculosis.
Pri•mär•tu•mor *m patho.* primary tumor.
Pri•mär•ver•sor•gung *f ortho.* primary wound closure. **aufgeschobene Primärversorgung** delayed primary wound closure.
Pri•mi•gra•vi•da *f gyn.* primigravida, unigravida.
pri•mi•par *adj gyn.* primiparous, uniparous.
Pri•mi•pa•ra *f gyn.* I-para, primipara, unipara.
pri•mor•di•al *adj (a. embryo.)* primordial; primitive, primal.
Pri•mor•di•al•fol•li•kel *m gyn.* primordial follicle, unilaminar follicle.
Primum-Defekt *m card.* ostium primum defect.
Pringle: Naevus *m* **Pringle** *derm.* Pringle's disease, sebaceous adenoma.
Pringle-Bourneville: Pringle-Bourneville-Syndrom *nt* Pringle-Bourneville syndrome, Bourneville-Pringle syndrome.
PR-Intervall *nt card.* P-R interval.
Prinzmetal: Prinzmetal-Angina *f card.* Prinzmetal's angina, variant angina pectoris.
Pri•on *nt micro.* prion.
Pris•ma *nt phys., opt.* prism ['prɪzəm].
Pris•men•di•op•trie *f* prism diopter.
pri•vat *adj* private; (*vertraulich*) confidential.
Pri•vat•kli•nik *f* private clinic, private hospital.
Pri•vat•pa•ti•ent *m* private patient.
Pri•vat•pa•ti•en•tin *f* private patient.
Pri•vat•pra•xis *f* private practice.
Pro•ac•ce•le•rin *nt hema.* proaccelerin, factor V, accelerator globulin.
Pro•ak•ze•le•rin *nt* → Proaccelerin.
Pro•band *m* candidate, proband.
Pro•ban•din *f* candidate, proband.
Pro•be *f* **1.** experiment; trial, test, try-out. **2.** *histol., lab.* specimen, sample, assay sample; *stat.* sampling, sample. **3.** *lab.* test, assay.
Pro•be•be•la•stung *f* test load.
Pro•be•bi•op•sie *f clin.* diagnostic biopsy.
Pro•be•ex•zi•si•on *f clin.* excisional biopsy.
Pro•be•glas *nt ophthal.* trial lens.
Pro•be•in•zi•si•on *f clin.* incisional biopsy.
Pro•be•la•pa•ro•to•mie *f clin.* explorative laparotomy [læpə'rɑtəmɪ].
Pro•be•lin•se *f ophthal.* trial lens.
Pro•be•mahl *nt clin.* test meal.
Pro•be•ma•te•ri•al *nt* assay sample, sample, specimen.
Pro•ben•ent•nah•me *f* sampling; (*Punktion*) withdrawal of a specimen.
Pro•be•tho•ra•ko•to•mie *f HTG* exploratory thoracotomy [ˌθɔːrəˈkɑtəmɪ].
Pro•ces•sus *m* [S.U. PROCESSUS]
Pro•con•ver•tin *nt hema.* proconvertin, factor VII, serum prothrombin conversion accelerator.
Proct•al•gia *f patho.* rectalgia, proctalgia, proctagra.
Proc•ti•tis *f patho.* proctitis, rectitis.
Pro•drom *nt clin.* early symptom, premonitory symptom, prodrome, precursor, antecedent sign.
pro•dro•mal *adj clin.* premonitory, prodromal, prodromic, prodromous.
Pro•dro•mal•er•schei•nung *f* → Prodrom.
Pro•dro•mal•pha•se *f clin.* prodromal period, prodromal phase, prodromal stage.
Pro•dro•mal•sta•di•um *nt* → Prodromalphase.
Pro•dro•mal•sym•ptom *nt* → Prodrom.
pro•duk•tiv *adj patho.* productive.
Pro•ery•thro•blast *m hema.* proerythroblast, pronormoblast.
Pro•fi•bri•no•ly•sin *nt hema.* plasminogen, profibrinolysin.
Profichet: Profichet-Krankheit *f patho.* Profichet's disease, calcium gout.
Pro•fun•da•pla•stik *f HTG* profundaplasty, profundoplasty.
pro•fus *adj* in great amount, profuse, abundant.
Pro•ge•ni•tur *f* progeny, offspring, descendents *pl.*
Pro•ge•ria *f patho.* **1.** progeria. **2.** → Progeria infantilis.
Progeria adultorum Werner syndrome.
Progeria infantilis Hutchinson-Gilford syndrome, progeria syndrome, premature senility syndrome.
Pro•ge•rie *f* → Progeria.
Pro•ge•sta•gen *nt endo.* progestogen, progestagen.
Pro•ge•ste•ron *nt endo.* progestational hormone, progesterone, corpus luteum hormone.
Pro•ge•ste•ron•re•zep•tor *m endo.* progesterone receptor.
Pro•ge•ste•ron•re•zep•tor•bin•dungs•ka•pa•zi•tät *f endo.* progesterone receptor activity.
Pro•glot•tid *m micro.* proglottid, proglottis.
Pro•gno•se *f* prognosis, prognostication, forecast.
pro•gno•stisch *adj clin.* prognostic.
pro•gno•sti•zie•ren *clin. vt, vi* prognosticate, prognose.
pro•gres•siv *adj* progressive, advancing.
Pro•hor•mon *nt biochem.* prohormone, hormonogen.
Pro•kal•lus *m ortho.* procallus.
Pro•kon•ver•tin *nt hema.* proconvertin, factor VII, serum prothrombin conversion accelerator.
Prokt•al•gie *f patho.* proctalgia, proctagra, rectalgia, proctodynia.
Prokt•ek•ta•sie *f patho.* proctectasia.
Prokt•ek•to•mie *f chir.* proctectomy, rectectomy.
Prok•ti•tis *f patho.* proctitis, rectitis.

aktinische Proktitis radiation proctitis, radiation rectitis.
ischämische Proktitis ischemic proctitis.
ulzerative Proktitis ulcerative proctitis.
Prok•to•dy•nie f → Proktalgie.
Prok•to•kol•ek•to•mie f chir. proctocolectomy, coloproctectomy.
Prok•to•ko•li•tis f patho. proctocolitis, coloproctitis, colorectitis.
Prok•to•ko•lo•sko•pie f clin. proctocolonoscopy [ˌpraktəˌkəʊləˈnɒskəpɪ].
Prok•to•pla•stik f chir. rectoplasty; proctoplasty.
Prok•to•sig•mo•id•ek•to•mie f chir. proctosigmoidectomy.
Prok•to•sig•mo•ideo•sko•pie f clin. proctosigmoidoscopy [ˌpraktəˌsɪgmɔɪˈdɒskəpɪ].
Prok•to•sig•mo•idi•tis f patho. proctosigmoiditis.
Prok•to•skop nt clin. rectal speculum, rectoscope, proctoscope.
Prok•to•sko•pie f clin. rectoscopy [rekˈtɒskəpɪ], proctoscopy [prakˈtɒskəpɪ].
Prok•to•spas•mus m patho. proctospasm.
Prok•to•ste•no•se f patho. proctencleisis, proctenclisis, proctostenosis.
Prok•to•sto•mie f chir. proctostomy, rectostomy [rekˈtɒstəmɪ].
Prok•to•to•mie f chir. proctotomy, rectotomy [rekˈtɒtəmɪ].
Prok•to•ze•le f chir. rectocele, proctocele.
pro•kur•siv adj neuro. procursive.
pro•la•bie•ren vi patho. prolapse, fall down, slip down, slip out of place.
Pro•lac•tin nt endo. prolactin, galactopoietic factor, lactogenic hormone.
Pro•lak•tin nt → Prolactin.
Pro•lak•ti•nom nt endo. prolactin-producing tumor, prolactinoma.
Pro•laps m → Prolapsus.
Pro•lap•sus m patho. prolapse, falling down, sinking.
Prolapsus ani prolapse of the anus, anal prolapse.
Prolapsus recti prolapse of the rectum, rectal prolapse.
Prolapsus uteri prolapse of the uterus.
Pro•li•fe•ra•ti•on f histol., patho. proliferation.
Pro•li•fe•ra•ti•ons•pha•se f gyn. (Uterus) proliferative phase, estrogenic phase, follicular phase, follicle-maturation phase.
pro•li•fe•ra•tiv adj histol., patho. proliferative, proliferous.
Pro•me•ga•ka•ryo•zyt m hema. promegakaryocyte.
Pro•me•ga•lo•blast m hema. promegaloblast, erythrogone, erythrogonium.
Pro•mis•kui•tät f promiscuity, sexual promiscuity.
pro•mis•ku•ös adj promiscuous.
Pro•mo•no•zyt m hema. promonocyte, premonocyte.
Pro•mye•lo•zyt m hema. promyelocyte, progranulocyte, premyelocyte, granular leukoblast.
pro•mye•lo•zy•tär adj hema. promyelocytic.
Pro•mye•lo•zy•ten•leuk•ämie f, **akute hema.** promyelocytic leukemia, acute promyelocytic leukemia.
Pro•na•tio do•lo•ro•sa f ortho. pulled elbow, nursemaid's elbow, Malgaigne's luxation.
Pro•na•ti•on f pronation.
Pronator-teres-Syndrom nt ortho. pronator teres syndrome.
Pro•nor•mo•blast m hema. proerythroblast, pronormoblast.
Pro•per•din nt immun. properdin, factor P.
Properdin-System nt immun. properdin system.
Pro•phy•lak•ti•kum nt clin., pharm. prophylactic.
pro•phy•lak•tisch adj clin. prophylactic, preventive.
Pro•phy•la•xe f clin., epidem. prophylaxis, prevention, preventive treatment.
postexpositionelle Prophylaxe postexposure prophylaxis.
präexpositionelle Prophylaxe preexposure prophylaxis.
Pro•pio•ni•bac•te•ri•um nt micro. Propionibacterium. **Propionibacterium acnes** acne bacillus, Propionibacterium acnes.
Pro•pto•sis bul•bi f ophthal. exophthalmos, exophthalmus, exorbitism, protrusion of the bulb/eyeball, ophthalmocele, ophthalmoptosis, proptosis.
Pro•pul•si•on f **1.** neuro. propulsion, festination. **2.** phys. propulsion.
pro•pul•siv adj (a fig.) propulsive.
Pro•sop•al•gie f neuro. facial neuralgia, prosopalgia, prosoponeuralgia.
Pro•so•po•di•ple•gie f neuro. prosopodiplegia.
Pro•so•po•ple•gie f neuro. facial paralysis [pəˈrælɪsɪs], facial nerve palsy [ˈpɔːlzɪ], facial palsy, facioplegia, prosopoplegia.
Pro•so•po•schi•sis f embryo. facial cleft, prosoposchisis [prɒsəˈpɒskɪsɪs].
Pro•spek•tiv•stu•die f stat. prospective study, prospective trial.
Pro•sta•cy•clin nt physiol. prostacyclin, prostaglandin I$_2$.
Pro•sta•glan•din nt physiol. prostaglandin, epoprostenol.
Pro•sta•ta f anat. prostate, prostate gland.
Pro•sta•ta•ade•nom nt urol. prostatic adenoma, adenomatous prostatic hypertrophy, benign prostatic hypertrophy [haɪˈpɜːtrəfɪ].
Pro•sta•ta•drü•se f → Prostata.
Pro•sta•ta•ent•fer•nung f urol. prostatectomy.
Pro•sta•ta•ent•zün•dung f → Prostatitis.
Pro•sta•ta•hy•per•pla•sie f → Prostataadenom.
Pro•sta•ta•hy•per•tro•phie f → Prostata-

Prostatakapsel 738

adenom.
Pro•sta•ta•kap•sel f anat. prostatic capsule.
chirurgische **Prostatakapsel** surgical prostatic capsule, pseudocapsule of prostate.
Pro•sta•ta•kar•zi•nom nt urol. prostatic carcinoma.
Pro•sta•ta•kon•kre•ment nt → Prostatolith.
Pro•sta•ta•krebs m urol. prostatic carcinoma.
Pro•sta•ta•schmerz m → Prostatodynie.
Pro•sta•ta•se•kret nt prostatic secretion.
Pro•sta•ta•stein m → Prostatolith.
Pro•sta•ta•ver•grö•ße•rung f prostatauxe, prostatomegaly.
Pro•stat•ek•to•mie f urol. prostatectomy.
perineale **Prostatektomie** perineal prostatectomy.
retropubische prävesikale **Prostatektomie** retropubic prevesical prostatectomy.
suprapubische transvesikale **Prostatektomie** suprapubic transvesical prostatectomy.
transurethrale **Prostatektomie** transurethral prostatectomy.
pro•sta•tisch adj anat. prostatic, prostate.
Pro•sta•ti•tis f urol. prostatitis.
Pro•sta•to•dy•nie f urol. prostatodynia, prostatalgia.
Pro•sta•to•lith m urol. prostatic calculus/stone, prostatolith.
Pro•sta•to•li•tho•to•mie f urol. prostatolithotomy.
Pro•sta•tor•rhoe f urol. prostatorrhea.
Pro•sta•to•to•mie f urol. prostatotomy, prostatomy [prɑsˈtætəmɪ].
Pro•sta•to•zy•sti•tis f urol. prostatocystitis.
Pro•sta•to•zy•sto•to•mie f urol. prostatocystotomy.
Pro•stra•ti•on f prostration, extreme exhaustion.
prot•ano•mal adj ophthal. protan, protanomalous.
Prot•ano•ma•lie f ophthal. protanomaly.
prot•an•op adj ophthal. protan, protanopic.
Prot•an•opie f ophthal. protanopia, protanopsia, red blindness.
Prot•an•op•sie f → Protanopie.
Pro•te•in nt biochem. protein, proteid, protide.
Pro•te•in•ämie f patho. proteinemia.
Pro•tei•nat•puf•fer m → Proteinpuffer.
Pro•te•in•bi•lanz f physiol. protein balance.
Protein-Energie-Mangelsyndrom nt patho. protein-caloric malnutrition.
Pro•te•in•haus•halt m physiol. protein balance.
Pro•te•in•mal•ab•sorp•ti•on f patho. protein malabsorption.
Pro•te•in•man•gel•er•kran•kung f patho. hypoproteinosis.
Pro•te•in•me•ta•bo•lis•mus m biochem. proteometabolism, protein metabolism [məˈtæbəlɪzəm].
Pro•tei•no•se f patho. proteinosis.
Pro•te•in•puf•fer m physiol. proteinate buffer, protein buffer.
Pro•te•in•stoff•wech•sel m biochem. proteometabolism, protein metabolism [məˈtæbəlɪzəm].
Pro•te•in•urie f patho. proteinuria, albuminuria.
akzidentelle **Proteinurie** accidental albuminuria, accidental proteinuria.
diätetische **Proteinurie** dietetic albuminuria, dietetic proteinuria, digestive proteinuria, digestive albuminuria.
echte **Proteinurie** → intrinsische Proteinurie.
essentielle **Proteinurie** essential albuminuria, essential proteinuria.
febrile **Proteinurie** febrile albuminuria, febrile proteinuria.
funktionelle/intermittierende **Proteinurie** functional albuminuria, functional proteinuria, physiologic albuminuria, physiologic proteinuria, intermittent albuminuria, intermittent proteinuria.
intrinsische **Proteinurie** intrinsic albuminuria, intrinsic proteinuria, true albuminuria, true proteinuria.
kardial-bedingte **Proteinurie** cardiac proteinuria, cardiac albuminuria.
lordotische/orthostatische **Proteinurie** lordotic albuminuria, lordotic proteinuria, orthostatic albuminuria, orthostatic proteinuria.
palpatorische **Proteinurie** palpatory albuminuria, palpatory proteinuria.
paroxysmale **Proteinurie** paroxysmal albuminuria, paroxysmal proteinuria, transitory functional albuminuria, transitory functional proteinuria.
physiologische **Proteinurie** → funktionelle Proteinurie.
postrenale **Proteinurie** postrenal proteinuria, postrenal albuminuria.
prärenale **Proteinurie** prerenal albuminuria, prerenal proteinuria.
renale **Proteinurie** → intrinsische Proteinurie.
transiente **Proteinurie** → funktionelle Proteinurie.
pro•te•in•urisch adj patho. proteinuric, albuminuric.
Pro•te•in•zy•lin•der m urol. protein cast.
Pro•the•se f 1. ortho. replacement, prosthesis [prɑsˈθiːsɪs], artificial limb. 2. dent. denture, artificial teeth pl, false teeth pl.
Pro•the•tik f ortho. prosthetics pl.
pro•the•tisch adj ortho. prosthetic.
Pro•throm•bin nt hema. prothrombin, factor II.
Pro•throm•bin•ak•ti•va•tor m hema. thrombokinase, thromboplastin.
Pro•throm•bi•na•se•kom•plex m hema. prothrombinase complex.
Prothrombin-Konsumptionstest m hema. prothrombin-consumption test.
Pro•throm•bin•zeit f hema. prothrombin test, prothrombin time, thromboplastin time,

Quick test, Quick's value.

pro•to•dia•sto•lisch *adj card.* protodiastolic, early diastolic.

Pro•to•nen•strahl•the•ra•pie *f radiol.* proton beam radiotherapy.

pro•to•pa•thisch *adj physiol.* protopathic.

Pro•to•por•phy•rie *f patho., derm.* protoporphyria. **erythrohepatische/erythropoetische Protoporphyrie** erythrohepatic protoporphyria, erythropoietic protoporphyria.

Pro•to•por•phy•rin *nt biochem.* protoporphyrin.

Pro•to•por•phy•rin•urie *f* protoporphyrinuria.

Pro•to•zo•en *pl micro.* Protozoa.

Pro•to•zo•en•dys•en•te•rie *f epidem.* protozoal dysentery.

Pro•tra•hie•ren *nt* protraction.

pro•tra•hiert *adj* protracted, prolonged.

Pro•trak•ti•on *f (a. dent.)* protraction.

Pro•trip•ty•lin *nt pharm.* protriptyline.

Pro•tru•sio *f anat., patho.* protrusion, projection.

Protrusio acetabuli *ortho.* intrapelvic protrusion, protusion of the acetabulum, Otto's pelvis.

Protrusio bulbi *ophthal.* exophthalmos, exophthalmus, exorbitism, protrusion of the bulb/eyeball, proptosis, ophthalmoptosis.

Pro•tru•si•ons•becken [ᴋ·ᴋ] *nt ortho.* intrapelvic protrusion, protusion of the acetabulum, Otto's pelvis.

Pro•vit•amin *nt biochem.* provitamin.

Pro•vo•ka•ti•ons•ny•stag•mus *m neuro.* provoked nystagmus.

Pro•vo•ka•ti•ons•pro•be *f endo.* provocative test.

Pro•vo•ka•ti•ons•test *m endo.* provocative test.

prü•fen *vt* 1. *(überprüfen)* test, check *(auf* for); check out/over, check up on, verify, look at,; *(untersuchen)* examine *(auf* for), inquire into, investigate, look into; *(im Detail)* scrutinize. 2. *(erproben)* test, assay, control.

Prüf•ge•rät *f* tester, testing apparatus, testing equipment.

Prü•fung *f* 1. examination; *inf.* exam. **eine Prüfung ablegen/machen** take an exam(ination), sit (for) an examination. **eine Prüfung bestehen** pass an exam. 2. *(Überprüfung)* test, check *(auf* for); check-over, check-up on, verification, look-over; *(Untersuchung)* examination *(auf* for); inquiry into, investigation, analysis [ə-'næləsɪs]; *(im Detail)* scrutiny. 3. *(Erprobung)* test, trial, assay, control.

pru•ri•gi•nös *adj derm.* pruriginous.

Pru•ri•go *f derm.* prurigo.

Prurigo aestivalis Hutchinson's syndrome, summer prurigo of Hutchinson, light sensitive eruption, polymorphic light eruption, summer prurigo.

Prurigo gestationis/gravidarum Besnier prurigo of pregnancy, prurigo gestationis of Besnier.

Pru•ri•tus *m neuro., patho.* pruritus, itch, itchiness, itching.

Pruritus ani anal pruritus.

Pruritus genitalis genital pruritus.

Pruritus hiemalis winter itch, frost itch.

Pruritus scroti scrotal pruritus.

Pruritus senilis senile pruritus.

Psam•mo•kar•zi•nom *nt patho.* psammocarcinoma.

Psam•mom *nt patho.* psammoma, sand tumor, Virchow's psammoma.

Psam•mo•sar•kom *nt patho.* psammosarcoma.

Psam•mo•the•ra•pie *f clin.* psammotherapy.

Pseud•aku•sie *f HNO* pseudacousma, pseudacousis.

Pseud•an•ky•lo•se *f ortho.* fibrous ankylosis, pseudankylosis.

Pseud•ar•thro•se *f ortho.* false joint, pseudarthrosis, pseudoarthrosis, neoarthrosis.

Pseud•ar•thro•sen•bil•dung *f ortho.* fracture non-union, nonunion.

Pseu•do•ag•glu•ti•na•ti•on *f hema.* pseudoagglutination [,suːdəuə,gluːtə'neɪʃn], pseudohemagglutination, rouleaux formation.

Pseu•do•al•ler•gie *f immun.* pseudoallergic reaction.

pseu•do•al•ler•gisch *adj immun.* pseudoallergic.

Pseu•do•alo•pe•zie *f derm.* pseudo-alopecia areata.

Pseu•do•an•ämie *f hema.* false anemia, pseudoanemia.

Pseu•do•an•eu•rys•ma *nt patho.* false aneurysm, pseudoaneurysm.

Pseu•do•an•gi•na *f card.* pseudoangina, pseudangina.

Pseu•do•apo•ple•xie *f neuro.* pseudoapoplexy, pseudoplegia.

Pseu•do•ap•pen•di•zi•tis *f chir.* pseudoappendicitis.

Pseu•do•ar•thro•se *f →* Pseudarthrose.

Pseu•do•bul•bär•pa•ra•ly•se *f neuro.* pseudobulbar palsy ['pɔːlzɪ], pseudobulbar paralysis [pə'rælɪsɪs].

Pseu•do•cho•le•zy•sti•tis *f chir.* pseudocholecystitis.

Pseu•do•cho•lin•este•ra•se *f biochem.* pseudocholinesterase, nonspecific cholinesterase, cholinesterase.

Pseu•do•cho•lin•este•ra•se•man•gel *m patho.* pseudocholinesterase deficiency.

Pseu•do•co•arc•ta•tio aor•tae *f radiol.* pseudocoarctatioin (of the aorta), kinked aorta, buckled aorta.

Pseu•do•de•menz *f psychia.* 1. pseudodementia. 2. Ganser's syndrome, pseudopsychosis, pseudodementia, syndrome of approximate relevant answers. **psychogene Pseudodemenz** hysterical pseudodementia.

Pseu•do•dex•tro•kar•die *f card.* pseudo-

dextrocardia.
pseu•do•dia•sto•lisch *adj card.* pseudodiastolic.
Pseu•do•diph•the•rie *f epidem.* diphtheroid.
Pseu•do•di•ver•ti•kel *nt patho.* pseudodiverticulum.
Pseu•do•em•phy•sem *nt pulmo.* pseudoemphysema.
Pseu•do•en•do•kri•no•pa•thie *f endo.* pseudoendocrinopathy.
Pseu•do•ero•si•on *f gyn.* pseudoerosion.
Pseu•do•ery•si•pel *nt derm.* pseudoerysipelas, erysipeloid, Rosenbach's disease.
Pseu•do•exo•pho•rie *f ophthal.* pseudoexophoria.
Pseu•do•fol•li•ku•li•tis *f derm.* pseudofolliculitis, barber's itch/rash.
Pseu•do•frak•tur *f radiol.* pseudofracture.
Pseu•do•ge•lenk *nt* → Pseudarthrose.
Pseu•do•gicht *f patho.* pseudogout, articular chondrocalcinosis, calcium pyrophosphate dihydrate (crystal deposition) disease.
Pseu•do•gli•om *nt ophthal.* pseudoglioma.
Pseu•do•gra•vi•di•tät *f gyn.* false pregnancy, phantom pregnancy, spurious pregnancy, pseudocyesis, pseudopregnancy, pseudogestation.
Pseu•do•gy•nä•ko•ma•stie *f patho.* pseudogynectomasia.
Pseu•do•häm•ag•glu•ti•na•ti•on *f hema.* pseudoagglutination, pseudohemagglutination.
Pseu•do•hä•mat•urie *f urol.* false hematuria, pseudohematuria.
Pseu•do•hä•mo•phi•lie *f hema.* false hemophilia, pseudohemophilia. **hereditäre/vaskuläre Pseudohämophilie** von Willebrand's disease, Minot-von Willebrand syndrome, vascular hemophilia, constitutional thrombopathy [θrɑmˈbɑpəθɪ].
Pseu•do•hä•mo•ptoe *f patho.* pseudohemoptysis.
Pseu•do•hau•strie•rung *f radiol.* pseudohaustration.
pseu•do•he•re•di•tär *adj genet.* pseudohereditary.
Pseu•do•herm•aphro•dis•mus *m* → Pseudohermaphroditismus.
Pseu•do•herm•aphro•di•tis•mus *m patho.* false hermaphroditism, spurious hermaphroditism, pseudohermaphroditism, pseudohermaphrodism.
Pseu•do•her•nie *f chir.* pseudohernia.
Pseudo-Hurler-Dystrophie *f patho.* pseudo-Hurler polydystrophy, mucolipidosis III.
Pseu•do•hy•per•pa•ra•thy•reo•idis•mus *m endo.* ectopic hyperparathyroidism, paraneoplastic hyperparathyroidism, pseudohyperparathyroidism.
Pseu•do•hy•per•tro•phie *f patho.* false hypertrophy [haɪˈpɜrtrəfɪ], pseudohypertrophy.
pseu•do•hy•per•tro•phisch *adj patho.* pseudohypertrophic.

Pseu•do•hy•po•al•do•ste•ro•nis•mus *m endo.* pseudohypoaldosteronism.
Pseu•do•hy•po•pa•ra•thy•reo•idis•mus *m endo.* pseudohypoparathyroidism, Seabright bantam syndrome.
Pseu•do•hy•po•thy•reo•idis•mus *m endo.* pseudohypothyroidism.
Pseu•do•ik•te•rus *m patho.* pseudoicterus, pseudojaundice.
Pseu•do•ile•us *m chir.* pseudoileus.
Pseu•do•in•farkt *m card.* pseudoinfarction.
Pseudo-Kaposi-Syndrom *nt patho.* pseudo-Kaposi sarcoma.
Pseu•do•ko•lo•bom *nt ophthal.* pseudocoloboma.
Pseu•do•kri•se *f patho.* (*Fieber*) pseudocrisis, false crisis.
Pseu•do•krupp *m patho.* pseudocroup, false croup, spasmodic croup.
Pseu•do•kye•sis *f* → Pseudogravidität.
Pseu•do•le•ber•zir•rho•se *f,* **perikarditische** *patho.* Pick's cirrhosis, pericardial pseudocirrhosis of the liver.
Pseu•do•leuk•ämie *f hema.* pseudoleukemia, hyperleukocytosis.
Pseu•do•lu•xa•ti•on *f ortho.* pseudoluxation, incomplete dislocation.
Pseu•do•mal•le•us *m epidem.* Whitmore's disease, melioidosis, pseudoglanders.
Pseu•do•mem•bran *f patho.* false membrane, croupous membrane, pseudomembrane.
pseu•do•mem•bra•nös *adj patho.* pseudomembranous, croupous.
Pseu•do•men•strua•ti•on *f gyn.* pseudomenstruation.
Pseu•do•mo•nas *f micro.* Pseudomonas.
Pseudomonas aeruginosa blue pus bacillus, Pseudomonas aeruginosa.
Pseudomonas mallei glanders bacillus, Pseudomonas mallei.
Pseudomonas pseudomallei Whitmore's bacillus, Pseudomonas pseudomallei.
Pseu•do•my•opie *f ophthal.* pseudomyopia.
Pseu•do•my•xo•ma *nt patho.* pseudomyxoma. **Pseudomyxoma peritonei** peritoneal pseudomyxoma, gelatinous ascites, pseudomyxoma peritonei.
Pseu•do•neu•ri•tis *f ophthal.* pseudoneuritis.
Pseu•do•neu•rom *nt neuro.* traumatic neuroma, pseudoneuroma.
Pseu•do•ob•struk•ti•on *f chir.* pseudoobstruction.
Pseu•do•ob•struk•ti•ons•ile•us *m chir.* Ogilvie's syndrome.
Pseu•do•ödem *nt patho.* pseudoedema.
Pseu•do•ok•klu•si•on *f chir.* pseudoobstruction.
Pseu•do•pa•ra•ly•se *f neuro.* false paralysis [pəˈrælɪsɪs], pseudoparalysis, pseudoparesis, pseudoplegia.
Pseu•do•pa•re•se *f* → Pseudoparalyse.
Pseu•do•pe•la•de *f derm.* pseudopelade.
Pseu•do•pe•ri•to•ni•tis *f patho.* pseudo-

peritonitis, peritonism ['perɪtəʊnɪzəm].
Pseud•opie *f ophthal.* pseudopsia, pseudoblepsia, pseudoblepsis.
Pseu•do•po•ly•glo•bu•lie *f hema.* pseudopolycythemia.
Pseu•do•po•lyp *m patho.* inflammatory polyp, pseudopolyp.
Pseud•op•sie *f ophthal.* pseudopsia, pseudoblepsia, pseudoblepsis.
Pseu•do•pto•se *f ophthal.* false ptosis, pseudoptosis.
Pseu•do•pu•ber•tas *f patho.* pseudopuberty. **Pseudopubertas praecox** precocious pseudopuberty.
Pseu•do•pu•ber•tät *f patho.* pseudopuberty.
Pseu•do•rotz *m epidem.* pseudoglanders, Whitmore's disease, melioidosis.
Pseu•do•ru•bel•la *f epidem.* pseudorubella, roseola infantum, exanthema subitum.
Pseu•do•stau•ungs•pa•pil•le *f ophthal.* pseudopapilledema.
Pseu•do•stra•bis•mus *m ophthal.* pseudostrabismus.
Pseu•do•tu•ber•ku•lo•se *f epidem.* pseudotuberculosis, paratuberculosis, paratuberculous lymphadenitis, caseous lymphadenitis.
Pseu•do•tu•mor *m patho.* pseudotumor, false tumor.
Pseudo-Ullrich-Turner-Syndrom *nt genet.* Noonan's syndrome, male Turner syndrome, Ullrich-Turner syndrome.
Pseu•do•wut *f epidem.* pseudorabies, Aujeszky's disease.
Pseu•do•xan•tho•ma ela•sti•cum *nt derm.* Grönblad-Strandberg syndrome, pseudoxanthoma elasticum.
Pseu•do•zya•no•se *f patho.* false cyanosis.
Pseu•do•zy•lin•der *m patho.* (*Harn*) false cast, mucous cast, spurious cast, pseudocast, cylindroid.
Pseu•do•zy•ste *f patho.* pseudocyst, adventitious cyst, false cyst, cystoid.
p.s.-Heilung *f ortho.* healing by second intention, healing by granulation, secondary adhesion, second intention.
P sinistroatriale *nt* → P mitrale.
P sinistrocardiale *nt* → P mitrale.
Psit•ta•ko•se *f epidem.* parrot disease, parrot fever, psittacosis, ornithosis.
Pso•as•ab•szeß *m patho.* psoas abscess.
Pso•as•schat•ten *m radiol.* psoas shadow.
Pso•as•zei•chen *nt chir.* Cope's sign, iliopsoas sign, psoas sign.
pso•ria•si•form *adj derm.* psoriasiform.
Pso•ria•sis *f derm.* psoriasis, psora.
 Psoriasis anularis annular psoriasis, circinate psoriasis.
 Psoriasis discoidea discoid psoriasis.
 Psoriasis erythrodermica exfoliative psoriasis, erythrodermic psoriasis.
 Psoriasis figurata figurate psoriasis.
 Psoriasis generalisata generalized psoriasis.
 Psoriasis guttata guttate psoriasis.
 Psoriasis gyrata gyrate psoriasis.
 Psoriasis inversa flexural psoriasis, inverse psoriasis, seborrheic psoriasis.
 Psoriasis nummularis nummular psoriasis.
 Psoriasis ostracea ostraceous psoriasis.
 Psoriasis palmarum volar psoriasis, palmar psoriasis.
 Psoriasis pustulosa pustular psoriasis.
 Psoriasis pustulosa generalisata von Zumbusch's psoriasis, generalized pustular psoriasis.
 Psoriasis rupoides → Psoriasis ostracea.
 Psoriasis universalis generalized psoriasis.
Psoriasis-artig *adj derm.* psoriasiform, psoriatic.
Pso•ria•ti•ker *m derm.* psoriatic.
Pso•ria•ti•ke•rin *f derm.* psoriatic.
pso•ria•tisch *adj derm.* psoriatic, psoriasic.
P-Staging *nt patho.* pathologic staging.
Psych•al•gie *f neuro., psychia.* psychogenic pain, psychalgia.
Psy•che *f* psyche ['saɪkiː], psychology [saɪ-'kɑlədʒɪ], mind, soul.
Psych•ia•ter *m* psychiatrist [saɪ'kaɪətrɪst].
Psych•ia•te•rin *f* psychiatrist.
Psych•ia•trie *f* psychiatry, psychiatrics *pl*, psychiatric medicine.
psych•ia•trisch *adj* psychiatric.
psy•chisch *adj* psychic, psychical, psychogenic, psychogenetic, mental.
Psy•cho•ana•lep•ti•kum *nt pharm.* psychoanaleptic.
psy•cho•ana•lep•tisch *adj pharm.* psychoanaleptic.
Psy•cho•ana•ly•se *f psychia.* psychoanalysis, analysis [ə'næləsɪs].
psy•cho•ana•ly•sie•ren *vt* psychoanalyze.
Psy•cho•ana•ly•ti•ker *m* psychoanalyst, analyst, analyzer.
Psy•cho•ana•ly•ti•ke•rin *f* psychoanalyst, analyst, analyzer.
psy•cho•ana•ly•tisch *adj* psychoanalytical, analytic.
Psy•cho•chir•ur•gie *f neurochir.* psychosurgery.
Psy•cho•dia•gno•stik *f psychia.* psychodiagnosis, psychodiagnostics *pl*.
psy•cho•gen *adj* psychic, psychogenic, psychogenetic, mental.
Psy•cho•lo•ge *m psycho.* psychologist [saɪ-'kɑlədʒɪst].
Psy•cho•lo•gie *f psycho.* psychology [saɪ-'kɑlədʒɪ].
Psy•cho•lo•gin *f psycho.* psychologist.
psy•cho•lo•gisch *adj* psychologic, psychological.
Psy•cho•mi•me•ti•kum *nt pharm.* psychodysleptic, psychotomimetic, psychosomimetic.
psy•cho•mi•me•tisch *adj pharm.* psychodysleptic, psychotomimetic, psychosomimetic.
psy•cho•mo•to•risch *adj* ideomotor, ideokinetic, ideomuscular, psychomotor.

Psychopathie 742

Psy•cho•pa•thie f psychia. psychopathy [saɪˈkɑpəθɪ], personality, personality disorder.

psy•cho•pa•thisch adj psychia. psychopathic.

Psy•cho•pa•tho•lo•gie f psychopathology [ˌsaɪkəupəˈθɑlədʒɪ].

Psy•cho•phar•ma•ka pl pharm. psychoactive drugs, psychotropic drugs, psychoactive substances.

Psy•cho•phar•ma•ko•lo•gie f pharm. psychopharmacology [ˌsaɪkəˌfɑːrməˈkɑlədʒɪ], neuropsychopharmacology [ˌnjuərəˌsaɪkəˌfɑːrməˈkɑlədʒɪ].

Psy•cho•se f psychia. psychosis; folie.
affektive Psychose affective psychosis, mood disorder, affective disorder.
manisch-depressive Psychose bipolar disorder, manic-depressive disorder, cyclophrenia, circular psychosis.
organische Psychose organic psychosis, organic mental disorder, pathopsychosis.
paranoide Psychose paranoid disorder.
postoperative Psychose postoperative psychosis.
posttraumatische Psychose post-traumatic psychosis, traumatic psychosis.
schizoaffektive Psychose schizoaffective psychosis, schizoaffective disorder.
senile Psychose senile psychosis.
symbiotische Psychose symbiotic psychosis, symbiotic infantile psychosis.
symptomatische Psychose → organische Psychose.
toxische Psychose toxic psychosis.

Psy•cho•se•da•ti•vum nt pharm. psychosedative.

psy•cho•so•ma•tisch adj psychosomatic, psychophysical, somatopsychic.

Psy•cho•syn•drom nt psychia. neuropsychologic disorder, mental syndrome, brain syndrome.
chronisch-organisches Psychosyndrom chronic brain syndrome, chronic organic brain syndrome.
hirnorganisches/organisches Psychosyndrom organic brain syndrome, organic mental syndrome.

Psy•cho•the•ra•peut m psychia. psychotherapist.

Psy•cho•the•ra•peu•tik f → Psychotherapie.

Psy•cho•the•ra•peu•tin f psychia. psychotherapist.

psy•cho•the•ra•peu•tisch adj psychia. psychotherapeutic.

Psy•cho•the•ra•pie f psychia. psychotherapy, psychotherapeutics pl.

psy•cho•tisch adj psychia. psychotic.

Pte•ry•gi•um nt ophthal. pterygium, web eye. **angeborenes Pterygium** ophthal. epitarsus, congenital pterygium.

Pterygium-Syndrom nt genet. Bonnevie-Ullrich syndrome, pseudo-Turner's syndrome, pterygium colli syndrome.

Pti•lo•sis f ophthal. ptilosis.

Pto•se f 1. patho. ptosis, sinking down, prolapse, lapse. 2. **Ptose palpebrae** ophthal. ptosis, palpebral ptosis, blepharoptosis.

pto•tisch adj ptosed, ptotic.

PTT-Bestimmung f hema. PTT test, partial thromboplastin time test.

Ptya•lis•mus m patho. ptyalism [ˈtaɪəlɪzəm], ptyalorrhea, sialism [ˈsaɪəlɪzəm], sialorrhea, sialosis, hypersalivation.

Pub•ar•che f gyn., andro. pubarche.

Pu•beo•pla•stik f chir., gyn. pubioplasty.

Pu•beo•to•mie f gyn., chir. pubiotomy [ˌpjuːbɪˈɑtəmɪ]; ortho. pelviotomy [ˌpelvɪˈɑtəmɪ].

pu•be•ral adj → pubertär.

pu•ber•tär adj puberal, pubertal, hebetic.

Pu•ber•tas f physiol. puberty, pubertas.
Pubertas praecox precocious puberty.

Pu•ber•tät f physiol. puberty, pubertas.

Pu•ber•täts•al•bu•min•urie f physiol. adolescent albuminuria, adolescent proteinuria.

Pu•ber•täts•in•vo•lu•ti•on f physiol. puberty involution, juvenile involution.

Pu•ber•täts•kri•se f psycho. adolescent crisis.

Pu•ber•täts•ma•ger•sucht f psychia. anorexia nervosa.

Pu•ber•täts•pro•te•in•urie f physiol. adolescent albuminuria, adolescent proteinuria.

pu•ber•tie•rend adj puberal, pubertal.

Pu•bes f anat. 1. pubic hair(s pl), pubes. 2. pubic region, pubes.

Pu•bio•pla•stik f chir., gyn. pubioplasty.

Pu•bio•to•mie f gyn., chir. pubiotomy [ˌpjuːbɪˈɑtəmɪ].

pu•bisch adj anat. pubic, pudendal.

pu•den•dal adj pudendal, pudic.

Pu•den•dus•an•äs•the•sie f → Pudendusblock.

Pu•den•dus•block m anes. pudendal block, pudendal anesthesia [ˌænəsˈθiːʒə].

Pu•der m powder; pharm. pulvis; epipastic.

pue•ril adj ped. puerile, childish.

Pue•ri•lis•mus m psychia. puerilism, childishness.

Pue•ri•li•tät f → Puerilismus.

Pu•er•pe•ra f gyn. puerpera, puerperant.

pu•er•pe•ral adj gyn. puerperal, puerperant.

Pu•er•pe•ral•fie•ber nt → Puerperalsepsis.

Pu•er•pe•ral•psy•cho•se f gyn. puerperal psychosis, postpartum psychosis.

Pu•er•pe•ral•sep•sis f gyn. puerperal sepsis, puerperal septicemia, puerperal fever, childbed fever, lochiopyra, lechopyra.

Pu•er•pe•ri•um nt gyn. puerperium, childbed, lying-in.

Puff m genet. puff, chromosome puff.

Puf•fer m chem., fig. buffer.

Pu•lex m micro. flea, Pulex. **Pulex irritans** human flea, common flea, Pulex irritans.

Pu•li•zid nt pharm. pulicide, pulicicide.

Pul•mo m anat. lung, pulmo.

Pul•mo•lith m pulmo. pulmonary calculus, lung stone, pneumolith, pulmolith.

Pul•mo•lo•gie f pneumology, pulmonology.
pul•mo•nal adj pulmonary, pulmonal, pulmonic, pneumal, pneumonic.
Pul•mo•nal•ar•te•ri•en•druck m clin. pulmonary artery pressure, pulmonary pressure.
Pul•mo•nal•ar•te•ri•en•ka•the•ter m clin. pulmonary artery catheter [ˈkæθɪtər].
Pul•mo•nal•atre•sie f pulmo. pulmonary atresia.
Pul•mo•nal•ge•räusch nt clin. pulmonary murmur, pulmonic murmur.
Pul•mo•nal•in•suf•fi•zi•enz f → Pulmonalisinsuffizienz.
Pul•mo•na•lis•aus•kul•ta•ti•ons•punkt m card. pulmonary area.
Pul•mo•na•lis•druck m card. pulmonary artery pressure, pulmonary pressure.
Pul•mo•na•lis•in•suf•fi•zi•enz f card. pulmonary regurgitation, pulmonic incompetence, pulmonic regurgitation, pulmonary incompetence, pulmonary insufficiency.
Pul•mo•na•lis•klap•pe f → Pulmonalklappe.
Pul•mo•na•lis•ste•no•se f → Pulmonalstenose.
Pul•mo•nal•klap•pe f anat. pulmonary valve, pulmonary trunk valve.
Pul•mo•nal•klap•pen•ge•räusch nt card. pulmonary murmur, pulmonic murmur.
Pul•mo•nal•klap•pen•in•suf•fi•zi•enz f → Pulmonalisinsuffizienz.
Pul•mo•nal•klap•pen•ste•no•se f → Pulmonalstenose.
Pul•mo•nal•skle•ro•se f card. sclerosis of the pulmonary artery. **primäre Pulmonalsklerose** Ayerza's disease, plexogenic pulmonary arteriopathy [ˌɑːrtərɪˈɑpəθɪ].
Pul•mo•nal•ste•no•se f card. pulmonary stenosis.
infundibuläre Pulmonalstenose Dittrich's stenosis, infundibular pulmonary stenosis, infundibular stenosis, subvalvular pulmonary stenosis.
subvalvuläre Pulmonalstenose → infundibuläre Pulmonalstenose.
supravalvuläre Pulmonalstenose supravalvular pulmonary stenosis.
valvuläre Pulmonalstenose valvular pulmonary stenosis.
Pul•mo•no•lo•gie f pneumology [n(j)uːˈmɑlədʒɪ], pulmonology [ˌpʌlməˈnɑlədʒɪ].
Pul•pa f [S.U. PULPA]
Pul•pa•hy•per•pla•sie f patho. (*Milz*) splenadenoma.
Puls m physiol., card. pulse, pulsus; phys. pulse, impulse.
anadikroter Puls anadicrotic pulse.
anakroter Puls anacrotic pulse.
anatrikroter Puls anatricrotic pulse.
dikroter Puls dicrotic pulse.
dünner Puls filiform pulse, thready pulse.
elastischer Puls elastic pulse.
fadenförmiger Puls filiform pulse, thready pulse.
fehlender Puls absent pulse.
frequenter Puls frequent pulse.
gespannter Puls tense pulse.
harter Puls hard pulse.
hoher Puls strong pulse.
intermittierender Puls intermittent pulse, dropped-beat pulse.
katadikroter Puls catadicrotic pulse.
katakroter Puls catacrotic pulse.
katatrikroter Puls catatricrotic pulse.
kleiner Puls weak pulse, microsphygmy.
kurzer Puls quick pulse, short pulse.
labiler Puls labile pulse.
langsamer Puls infrequent pulse, rare pulse, slow pulse.
monokroter Puls monocrotic pulse.
paradoxer Puls paradoxical pulse, Kussmaul's (paradoxical) pulse.
polykroter Puls polycrotic pulse.
regelmäßiger Puls regular pulse, eurhythmia.
schleichender Puls long pulse.
schneller Puls frequent pulse, quick pulse.
starker Puls strong pulse.
trikroter Puls tricrotic pulse.
undulierender Puls undulating pulse.
unregelmäßiger Puls irregular pulse.
weicher Puls soft pulse.
Puls•ader f artery.
pul•sa•til adj pulsatile, pulsative, pulsatory, throbbing, beating, sphygmoid.
Pul•sa•ti•on f pulsation, throb, throbbing, rhythmical beating.
Pulsbeschleunigung f tachycardia.
Puls•de•fi•zit nt card. pulse deficit.
Puls•druck m card. pulse pressure.
pul•sen vi → pulsieren.
Puls•fre•quenz f card. pulse rate.
pul•sie•ren vi pulsate, pulse, throb, beat; fig. vibrate (*von* with).
pul•sie•rend adj → pulsatil.
Pul•si•ons•di•ver•ti•kel nt patho. pulsion diverticulum, pressure diverticulum.
Pul•si•ons•her•nie f patho. pulsion hernia.
Puls•kur•ve f physiol. pulse curve, sphygmogram.
Puls•lo•sig•keit f card. pulselessness, acrotism [ˈækrətɪzəm].
Pulslos-Krankheit f card. Takayasu's syndrome, reversed coarctation, pulseless disease.
Puls•mes•ser m physiol. energometer, pulsimeter, pulsometer.
Puls•pal•pa•ti•on f clin. sphygmopalpation.
Puls•qua•li•tät f card. pulse quality.
Puls•schlag m physiol. pulse, pulse beat, pulsation, rhythm, heartbeat.
Pul•sus m physiol., card. pulse, pulsus.
 Pulsus abdominalis abdominal pulse, epigastric pulse.
 Pulsus alternans alternating pulse.
 Pulsus anacrotus anacrotic pulse.
 Pulsus anadicrotus anadicrotic pulse.
 Pulsus anatricrotus anatricrotic pulse.
 Pulsus bigeminus bigeminal pulse, coupled pulse, bigemina, coupled rhythm.

Pulsus bisferiens bisferious pulse, biferious pulse.
Pulsus catacrotus catacrotic pulse.
Pulsus catadicrotus catadicrotic pulse.
Pulsus catatricrotus catatricrotic pulse.
Pulsus celer short pulse.
Pulsus celer et altus Corrigan's pulse, cannonball pulse, collapsing pulse, piston pulse, trip-hammer pulse.
Pulsus dicrotus dicrotic pulse.
Pulsus durus hard pulse.
Pulsus filiformis filiform pulse, thready pulse.
Pulsus frequens frequent pulse.
Pulsus inaequalis unequal pulse.
Pulsus intermittens intermittent pulse, dropped-beat pulse.
Pulsus irregularis irregular pulse.
Pulsus magnus strong pulse.
Pulsus mollis soft pulse.
Pulsus monocrotus monocrotic pulse.
Pulsus myurus mousetail pulse.
Pulsus paradoxus paradoxical pulse, Kussmaul's (paradoxical) pulse.
Pulsus parvus weak pulse.
Pulsus polycrotus polycrotic pulse.
Pulsus quadrigeminus quadrigeminal pulse.
Pulsus rarus infrequent pulse, rare pulse, slow pulse.
Pulsus regularis regular pulse.
Pulsus tardus long pulse.
Pulsus tricrotus tricrotic pulse.
Pulsus trigeminus trigeminal pulse.
Pulsus undulosus undulating pulse.
Pulsus venosus venous pulse.
Puls•wel•le *f physiol.* pulse wave.
Puls•wel•len•ge•schwin•dig•keit *f physiol.* pulse wave velocity.
Punk•tat *nt clin.* aspirate.
Punkt•blu•tung *f patho.* punctate bleeding, petechial bleeding, petechia.
punkt•för•mig *adj (Blutung)* petechial.
punk•tie•ren *vt* puncture, tap; *(Gelenk)* aspirate; needle, prick.
Punk•ti•on *f clin.* puncture, tap, piqûre; *(Gelenk)* aspiration.
Punk•ti•ons•bi•op•sie *f clin.* puncture biopsy.
Punk•ti•ons•ka•nü•le *f clin.* aspiration cannula.
Punk•ti•ons•na•del *f clin.* aspiration needle.
Punk•ti•ons•sprit•ze *f clin.* aspiration syringe [sə'rɪndʒ].
Punkt•mu•ta•ti•on *f genet.* single-point mutation, point mutation.
Punkt•schmerz *m patho.* point tenderness.
Punk•tur *f* → Punktion.
pu•pil•lär *adj anat.* oculopupillary.
Pu•pil•lar•di•stanz *f ophthal.* interpupillary distance.
Pu•pil•le *f anat.* pupil (of the eye), pupilla.
fixierte/starre Pupille *ophthal.* fixed pupil.
Pu•pil•len•atre•sie *f ophthal.* atretopsia.
Pu•pil•len•dif•fe•renz *f ophthal.* anisocoria.
Pu•pil•len•di•la•ta•ti•on *f ophthal.* pupil dilation, mydriasis, corediastasis, corectasis.
Pu•pil•len•eng•stel•lung *f physiol., ophthal.* myosis, miosis.
Pu•pil•len•er•wei•te•rung *f* → Pupillendilatation.
Pu•pil•len•ex•ka•va•ti•on *f ophthal.* optic cup, depression of optic disk.
Pu•pil•len•kon•strik•ti•on *f ophthal.* corestenoma.
Pu•pil•len•pla•stik *f ophthal.* coreoplasty, corodiastasis.
Pu•pil•len•re•ak•ti•on *f* → Pupillenreflex.
Pu•pil•len•re•flex *m physiol.* **1.** iris contraction reflex, light reflex, pupillary reflex, pupillary reaction, pupillary phenomenon [fɪ'namə,nan]. **2.** pupillary reflex.
abnormer Pupillenreflex dyscoria, discoria.
paradoxer Pupillenreflex paradoxical pupillary phenomenon, paradoxical pupillary reflex, reversed pupillary reflex.
Pu•pil•len•star•re *f ophthal.* fixed pupil.
Pu•pil•len•ver•en•gung *f ophthal.* myosis, miosis; corestenoma.
Pu•pil•len•ver•grö•ße•rung *f* → Pupillendilatation.
Pu•pil•len•ver•la•ge•rung *f ophthal.* corectopia.
Pu•pil•len•ver•schluß *m ophthal.* coreclisis, corecleisis.
Pu•pil•len•zit•tern *nt neuro.* pupillary athetosis, hippus.
Pu•pil•lo•gra•phie *f ophthal.* pupillography.
Pu•pil•lo•me•trie *f ophthal.* pupillometry, coreometry.
pu•pil•lo•mo•to•risch *adj physiol.* pupillomotor.
Pu•pil•lo•to•nie *f ophthal.* pupilloplegia, pupilotonia, tonic pupil, Adie's pupil.
Pup•pen•au•gen•phä•no•men *nt ped.* doll's eye reflex, doll's head phenomenon [fɪ'namə,nan], Cantelli's sign.
pur *adj* pure; *radiol. (Radioisotop)* carrier-free; *pharm.* fine, unadulterated, unblended, undiluted, unmixed.
pur•ga•tiv *adj* → purgierend.
Pur•ga•ti•vum *nt pharm.* purgative, cathartic, eccoprotic.
pur•gie•rend *adj pharm.* eccoprotic, cathartic, purgative, laxative.
pu•ri•form *adj patho.* puriform, puruloid.
Pu•rin *nt biochem.* purine.
Pu•rin•ämie *f* purinemia.
Purkinje: Purkinje-Fasern *pl histol.* Purkinje's fibers, impulse-conducting fibers.
Purkinje-Nachbilder *pl neuro.* Purkinje's afterimages, Purkinje's figures.
Purkinje-Phänomen *nt ophthal.* Purkinje's effect, Purkinje's phenomenon [fɪ'namə,nan].
Pur•pu•ra *f derm.* purpura, peliosis.
Purpura allergica allergic purpura, anaphylactoid purpura.

Purpura anaphylactoides Schönlein-Henoch disease, Henoch-Schönlein purpura, Henoch's disease, anaphylactoid purpura, allergic purpura.
anaphylaktoide Purpura 1. → Purpura allergica. **2.** → Purpura anaphylactoides.
Purpura anularis teleangiectodes (atrophicans) Majocchi's disease, Majocchi's purpura.
Purpura cerebri brain purpura, cerebral toxic pericapillary bleeding, cerebral purpura.
ekzematidartige Purpura disseminated pruritic angiodermatitis, itching purpura.
Purpura hyperglobulinaemica Waldenström's purpura, hyperglobulinemic purpura.
idiopathische thrombozytopenische Purpura idiopathic thrombocytopenic purpura, Werlhof's disease.
infektiöse Purpura infectious purpura.
lichenoide Purpura Gougerot-Blum syndrome, pigmented purpuric lichenoid dermatitis.
posttransfusionelle Purpura post-transfusion purpura.
Purpura rheumatica Purpura anaphylactoides.
Purpura thrombotica (thrombocytopenica) Moschcowitz disease, Moszkowicz's disease, microangiopathic hemolytic anemia, thrombotic thrombocytopenic purpura.
thrombozytopenische Purpura thrombocytopenic purpura, thrombopenic purpura.
Purtscher: Purtscher-Netzhautschädigung *f ophthal.* Purtscher's disease, Purtscher's angiopathic retinopathy [ˌretɪˈnɑpəθɪ].
pu•ru•lent *adj patho.* purulent, suppurative, ichorous.
Pu•stel *f derm.* pustule, pustula.
Pu•stel•flech•te *f derm.* crusted tetter, streptococcal impetigo, streptococcal pyoderma.
pu•ste•lig *adj derm.* pustular; pimpled, pimply.
pu•stu•lös *adj derm.* pustular.
Pu•stu•lo•se *f derm.* pustulosis. **subkorneale Pustulose** Sneddon-Wilkinson disease, subcorneal pustular dermatosis.
Put•re•fak•ti•on *f patho.* putrefaction, decay.
pu•trid *adj patho.* putrid, rotten.
P-Welle *f (EKG)* P wave, atrial complex, auricular complex.
Py•ämie *f patho.* pyemia, pyogenic fever, metastatic infection.
py•ämisch *adj patho.* pyemic.
Py•arthro•se *f ortho.* purulent synovitis, (acute) suppurative arthritis, bacterial arthritis, suppurative synovitis, pyarthrosis.
Pyel•ek•ta•sie *f urol.* pyelectasis, pyelectasia, pyelocaliectasis.
Pye•li•tis *f urol.* pyelitis.
pye•li•tisch *adj urol.* pyelitic.
Pye•lo•gramm *nt radiol.* pyelogram, pyelograph. **intravenöses Pyelogramm** intravenous pyelogram.
Pye•lo•gra•phie *f radiol.* pyelography [paɪəˈlɑgrəfɪ].
Pye•lo•ka•li•ek•ta•sie *f urol.* calicectasis, caliectasis, pyelocaliectasis.
Pye•lo•li•tho•tom•ie *f urol.* pyelolithotomy, pelvilithotomy.
Pye•lo•ne•phri•tis *f urol.* pyelonephritis, nephropyelitis. **abszedierende Pyelonephritis** abscess-forming pyelonephritis.
pye•lo•ne•phri•tisch *adj urol.* pyelonephritic.
Pye•lo•ne•phro•se *f urol.* pyelonephrosis.
Pye•lo•pa•thie *f urol.* pyelopathy [paɪəˈlɑpəθɪ].
Pye•lo•phle•bi•tis *f urol.* pyelophlebitis.
Pye•lo•pla•stik *f urol.* pyeloplasty, pelvioplasty.
Pye•lo•sko•pie *f urol.* pyeloscopy [paɪəˈlɑskəpɪ], pelvioscopy [ˌpelvɪˈɑskəpɪ].
Pye•lo•sto•mie *f urol.* pyelostomy [paɪəˈlɑstəmɪ], pelviostomy.
Pye•lo•to•mie *f urol.* pyelotomy [paɪəˈlɑtəmɪ], pelviotomy [ˌpelvɪˈɑtəmɪ].
Pye•lo•ure•ter•ek•ta•sie *f urol.* pyeloureterectasis.
Pye•lo•ure•te•ro•pla•stik *f urol.* pyeloureteroplasty.
Pye•lo•zy•sti•tis *f urol.* pyelocystitis.
Pyk•no•zyt *m hema.* pyknocyte.
Pyk•no•zy•to•se *f hema.* pyknocytosis.
Pyle: Pyle-Krankheit *f ortho.* Pyle's disease, familial metaphyseal dysplasia.
Py•le•phle•bi•tis *f patho.* pylephlebitis.
Py•le•throm•bo•phle•bi•tis *f patho.* pylethrombophlebitis.
Py•lor•ek•to•mie *f chir.* pylorectomy, pylorogastrectomy.
py•lo•risch *adj anat.* pyloric.
Py•lo•ri•tis *f patho.* pyloritis.
Py•lo•ro•myo•to•mie *f chir.* Fredet-Ramstedt operation, Weber-Ramstedt operation, pyloromyotomy.
Py•lo•ro•pla•stik *f chir.* pyloroplasty.
Py•lo•ro•spas•mus *m patho.* pylorospasm.
Py•lo•ro•sto•mie *f chir.* pylorostomy.
Py•lo•ro•to•mie *f chir.* **1.** pylorotomy. **2.** → Pyloromyotomie.
Py•lo•rus *m anat.* pylorus.
Py•lo•rus•hy•per•tro•phie *f patho.* pyloric hypertrophy [haɪˈpɜrtrəfɪ], hypertrophy of pylorus. **idiopathische benigne Pylorushypertrophie** Billroth hypertrophy, idiopathic benign hypertrophy of pylorus.
Py•lo•rus•kar•zi•nom *nt patho.* pyloric carcinoma.
Py•lo•rus•re•sek•ti•on *f* → Pylorektomie.
Py•lo•rus•ste•no•se *f patho.* pyloric stenosis, pyloristenosis, pylorostenosis.
hypertrophe Pylorusstenose hypertrophic pylorostenosis, hypertrophic pyloric stenosis.
kongenitale Pylorusstenose congenital pylorostenosis, congenital pyloric stenosis.
Pylorusstenose der Säuglinge → kongenitale Pylorusstenose.
Pyo•der•mie *nt derm.* pyoderma, pyoder-

matitis, pyodermatosis, pyodermia. **maligne Pyodermie** malignant pyoderma, malignant pyodermia.

pyo•gen *adj patho.* pus-forming, pyogenic, pyogenous, pyopoietic.

Pyo•ge•ne•se *f patho.* pus formation, pyogenesis, pyopoiesis, suppuration.

Pyo•hä•mo•tho•rax *m patho.* pyohemothorax.

Pyo•hy•dro•ne•phro•se *f urol.* pyohydronephrosis.

Pyo•kol•pos *m gyn.* pyocolpos.

Pyo•kol•po•ze•le *f gyn.* pyocolpocele.

Pyo•me•tra *f gyn.* pyometra, pyometrium.

Pyo•me•tri•tis *f gyn.* pyometritis.

Pyo•ne•phri•tis *f urol.* pyonephritis.

Pyo•ne•phro•se *f urol.* pyonephrosis.

Pyo•ovar *nt gyn.* pyo-ovarium.

Pyo•pe•ri•kard *nt card.* pyopericardium, empyema of pericardium.

Pyo•pe•ri•to•ne•um *nt patho.* pyocelia, pyoperitoneum.

Pyo•pe•ri•to•ni•tis *f patho.* pyoperitonitis.

Py•oph•thal•mie *f ophthal.* pyopthalmia, pyophthalmitis.

Pyo•pneu•mo•tho•rax *m pulmo.* pyopneumothorax, pneumoempyema.

Pyo•pty•se *f patho.* purulent expectoration, pyoptysis, spitting of pus.

Py•or•rhoe *f patho.* pyorrhea.

Pyo•sal•pin•gi•tis *f gyn.* purulent salpingitis, pyosalpingitis.

Pyo•sal•pinx *f gyn.* pyosalpinx, pus tube.

Pyo•sep•sis *f patho.* pyosepticemia.

Pyo•sep•tik•ämie *f patho.* pyosepticemia.

Pyo•sis *f patho.* pyosis, suppuration.

Pyo•tho•rax *m pulmo.* pyothorax, thoracic empyema.

Pyo•ure•ter *m urol.* pyoureter.

Py•ovar *nt gyn.* pyo-ovarium; ovarian abscess.

Pyo•ze•le *f urol.* pyocele.

Pyo•zya•ne•us *m micro.* blue pus bacillus, Pseudomonas aeruginosa.

Pyozyaneus-Infektion *f epidem.* infection with Pseudomonas aeruginosa, pyocyanosis.

Pyo•zy•ste *f patho.* pyocyst.

Py•ra•mi•den•bahn *f anat.* corticospinal tract, pyramidal tract.

direkte Pyramidenbahn Türck's column, anterior/direct corticospinal tract.

gekreuzte Pyramidenbahn crossed corticospinal tract, lateral corticospinal tract, crossed pyramidal tract, lateral pyramidal tract.

Py•ra•mi•den•bahn•kreu•zung *f anat.* pyramidal decussation, motor decussation.

Py•ra•mi•den•bahn•lä•si•on *f neuro.* pyramidal-tract lesion.

Py•ra•mi•den•bahn•schä•di•gung *f neuro.* pyramidal-tract lesion.

Py•ra•mi•den•bahn•zei•chen *pl neuro.* pyramidal signs, pyramid signs.

Py•ra•mi•den•star *m ophthal.* pyramidal cataract.

Py•ra•mi•do•to•mie *f neurochir.* pyramidotomy.

Py•re•ti•kum *nt pharm.* pyretic, pyrectic, pyretogen.

py•re•tisch *adj pharm.* pyretic, pyrectic, febricant, febrific.

py•re•to•gen *adj patho.* pyretogenic, pyretogenetic, pyretogenous, pyrexiogenic, pyrogenetic, pyrogenic, pyrogenous.

Py•re•to•ge•ne•se *f patho.* pyretogenesis.

Pyr•exie *f patho.* fever, pyrexia, pyrexy, fire, febris.

Py•ro•gen *nt patho.* pyrogen, febrifacient, febricant.

endogenes Pyrogen endogenous pyrogen, leukocytic pyrogen.

exogenes Pyrogen exogenous pyrogen.

py•ro•gen *adj patho.* febrifacient, febricant, febrific, pyretogenic, pyretogenetic, pyretogenous, pyrexiogenic, pyrogenetic, pyrogenic, pyrogenous.

Py•ru•vat *nt biochem.* pyruvate.

Py•ru•vat•carb•oxy•la•se•man•gel *m patho.* pyruvate carboxylase deficiency, PC deficiency.

Py•ru•vat•de•hy•dro•ge•na•se•de•fekt *m patho.* pyruvate dehydrogenase complex deficiency, PDHC deficiency.

Py•ru•vat•de•hy•dro•ge•na•se•man•gel *m* → Pyruvatdehydrogenasedefekt.

Py•ru•vat•ki•na•se•man•gel *m patho.* pyruvate kinase deficiency, PK deficiency.

Py•urie *f urol.* pyuria.

P-Zacke *f (EKG)* P wave, atrial complex, auricular complex.

Q

Q-Bande *f genet.* (*Chromosom*) Q band.
Q-Fieber *nt epidem.* Q fever, nine-mile fever, Australian Q fever.
QR-Intervall *nt* (*EKG*) Q-R interval.
QRS-Intervall *nt* (*EKG*) QRS interval.
QRS-Komplex *m* (*EKG*) QRS complex.
QT-Intervall *nt* (*EKG*) QRST interval, Q-T interval.
QT-Syndrom *nt card.* QT syndrome.
Quad•del *f derm.* nettle, wheal, hive, urtica.
Quad•del•bil•dung *f derm.* urtication.
Qua•dran•ten•an•opie *f* → Quadrantenanopsie.
Qua•dran•ten•an•op•sie *f ophthal.* quadrant hemianopia, quadrantanopia, quadrantanopsia, quadrant hemianopsia.
Qua•dran•ten•he•mi•an•opie *f* → Quadrantenanopsie.
Qua•dran•ten•he•mi•an•op•sie *f* → Quadrantenanopsie.
Qua•dran•ten•re•sek•ti•on *f gyn.* tylectomy [taɪˈlɛktəmɪ], segmental mastectomy [mæsˈtɛktəmɪ], lumpectomy [lʌmˈpɛktəmɪ].
Qua•dran•ten•sko•tom *nt ophthal.* quadrantic scotoma.
Qua•dri•ge•mi•nus *m card.* quadrigeminy, quadrigeminal rhythm.
Qua•dri•ge•mi•nus•puls *m card.* quadrigeminal pulse.
Qua•dri•ge•mi•nus•rhyth•mus *m* → Quadrigeminus.
Qua•dri•ple•gie *f neuro.* tetraplegia, quadriplegia.
Qua•dri•ple•gi•ker *m neuro.* quadriplegic, tetraplegic.
Qua•dri•ple•gi•ke•rin *f neuro.* quadriplegic, tetraplegic.
qua•dri•ple•gisch *adj neuro.* quadriplegic, tetraplegic.
Qua•dri•zeps•seh•nen•re•flex *m physiol.* knee reflex/jerk, patellar reflex, patellar tendon reflex, quadriceps reflex/jerk.
Qual *f* pain, agony, discomfort; (*seelisch*) anguish, agony, distress, worry. **unter Qualen** in great pain, in agony. **Qualen erdulden** suffer agony/great pain.
quä•len *vt* torment, torture; (*seelisch*) distress, agonize, tantalize. **von Hunger/Durst gequält** pinched with hunger/thirst. **von Schmerzen gequält** tormented by pain.
quä•lend *adj* painful, tantalizing; (*Hunger*) gnawing; (*Durst*) raging; (*Schmerz*) excruciating; (*seelisch*) tormenting.
Qua•li•tät *f* quality.
qua•li•ta•tiv **I** *adj* qualitative, qualitive. **II** *adv* qualitatively, in quality.
Quan•ti•tät *f* quantity.
quan•ti•ta•tiv **I** *adj* quantitative, quantitive. **II** *adv* quantitatively, in quantity.
Qua•ran•tä•ne *f epidem.* quarantine. **unter Quarantäne (sein/stehen)** (be) in quarantine. **unter Quarantäne stellen** quarantine, put in quarantine.
Qua•ran•tä•ne•sta•ti•on *f epidem.* quarantine, lazaret, lazaretto.
Quarz•lun•ge *f pulmo.* grinder's disease, silicosis.
Quarz•staub•lun•ge *f* → Quarzlunge.
qua•si•do•mi•nant *adj genet.* quasidominant, pseudodominant.
Queckenstedt: Queckenstedt-Zeichen *nt neuro.* Queckenstedt's phenomenon/sign, jugular sign.
Queck•sil•ber *nt* mercury; *chem.* hydrargyrum.
Queck•sil•ber•säu•le *f phys.* mercury column, column of mercury.
Queck•sil•ber•ther•mo•me•ter *nt phys.* mercurial thermometer.
Queck•sil•ber•ver•gif•tung *f patho.* mercury poisoning, mercurial poisoning, mercurialism, hydrargyrism [haɪˈdrɑːrdʒərɪzəm], hydrargyrosis.
Queens•land•zecken•fie•ber [κ·κ] *nt epidem.* Queensland tick typhus, North Queensland tick fever.
Quel•lungs•ne•kro•se *f patho.* edematous necrosis, swelling necrosis.
Quer•bruch *m ortho.* transverse fracture.
Quer•dis•pa•ra•ti•on *f ophthal.* horizontal disparity.
Quer•ko•lon *nt anat.* transverse colon.
Quer•la•ge *f gyn.* (*Fetus*) oblique presentation, oblique transverse lie, transverse presentation, trunk presentation. **Querlage des Herzens** *card.* horizontal heart, horizocardia.
Quer•schnitt•läh•mung *f* → Querschnittslähmung.

quer•schnitts•ge•lähmt *adj neuro.* paraplegic, paraplectic.
Quer•schnitts•ge•lähm•te *m/f neuro.* paraplegic, paraplectic.
Quer•schnitts•läh•mung *f neuro.* paraplegia.
  hohe Querschnittslähmung *neuro.* tetraplegia, quadriplegia.
  tiefe Querschnittslähmung paraplegia.
Quer•schnitts•mye•li•tis *f neuro.* transverse myelitis.
Quer•schnitts•mye•lo•pa•thie *f neuro.* transverse myelopathy [maɪəˈlɒpəθɪ].
Quer•schnitts•puls *m physiol.* cross-sectional pulse, volume pulse.
Quet•schung *f patho.* bruise, crush injury, crush trauma, contusion.
Quet•schungs•syn•drom *nt patho.* crush syndrome, compression syndrome.
Quet•schungs•ver•let•zung *f ortho.* crush injury, crush trauma.
Quetsch•wun•de *f ortho.* contused wound, bruise, contusion.
Queyrat: Queyrat-Syndrom *nt patho.* erythroplasia of Queyrat.
Quick•wert *m hema.* Quick's method, Quick's value, prothrombin test/time, thromboplastin time.

Quick•zeit *f* → Quickwert.
Quincke: hereditäres Quincke-Ödem *nt immun.* hereditary angioedema, hereditary angioneurotic edema, C1 inhibitor deficiency.
Quincke-Ödem *nt immun.* Quincke's disease/edema, Milton's edema, angioedema, angioneurotic edema, giant edema.
Quincke-Zeichen *nt clin.* Quincke's sign, Quincke's pulse, capillary pulse.
Qui•ni•di•ne *nt pharm.* quinidine, conquinine.
Qui•ni•ne *nt pharm.* quinine.
Quinquaud: Quinquaud-Krankheit *f derm.* Quinquaud's disease.
Quinton-Scribner: Quinton-Scribner-Shunt *m chir.* Scribner shunt, Quinton and Scribner shunt.
Quo•ti•ent *m* quotient, ratio.
  kalorischer Quotient caloric quotient.
  respiratorischer Quotient respiratory quotient, expiratory exchange ratio, respiratory coefficient, respiratory exchange ratio.
Q-Welle *f (EKG)* Q wave.
Q-Zacke *f (EKG)* Q wave.

R

Ra•bi•es *f epidem.* rabies, lyssa.
Ra•bi•es•an•ti•gen *nt immun.* rabies antigen.
Ra•bi•es•im•mun•glo•bu•lin *nt* (**humanes**) *immun.* human rabies immune globulin.
Ra•bi•es•vak•zi•ne *f immun.* rabies vaccine.
Ra•bi•es•vi•rus *nt micro.* rabies virus.
Ra•chen *m anat.* throat, pharynx.
Ra•chen•ab•strich *m HNO* throat swab.
Ra•chen•blu•tung *f HNO* pharyngorrhagia.
Ra•chen•diph•the•rie *f HNO* pharyngeal diphtheria, diphtheritic pharyngitis.
Ra•chen•en•ge *f anat.* oropharyngeal isthmus, pharyngo-oral isthmus.
Ra•chen•fi•stel *f patho.* pharyngeal fistula.
Ra•chen•höh•le *f anat.* pharyngeal cavity, faucial cavity.
Ra•chen•man•del *f anat.* pharyngeal tonsil, adenoid tonsil.
Ra•chen•man•del•hy•per•pla•sie *f HNO* adenoid disease, adenoid vegetation.
Ra•chen•man•del•kryp•ten *pl anat.* tonsillar crypts of pharyngeal tonsil.
Ra•chen•pla•stik *f HNO* pharyngoplasty.
Ra•chen•ring *m,* **lymphatischer** *anat.* Waldeyer's ring, tonsillar ring, lymphoid ring.
Ra•chen•schleim•haut•ent•zün•dung *f HNO* pharyngitis.
Ra•chi•schi•sis *f embryo.* rachischisis [rə-ˈkɪskəsɪs], schistorachis.
Ra•chi•tis *f patho.* rickets *pl,* English disease, rachitis.
refraktäre Rachitis familial hypophosphatemia, vitamin D resistant rickets, vitamin D refractory rickets, pseudodeficiency rickets.
renale Rachitis pseudorickets, renal rickets.
renale glykosurische Rachitis renal glycosuric rickets, Fanconi's syndrome.
ra•chi•tisch *adj patho.* rickety, rachitic.
Racket•schnitt [ĸ•ĸ] *m chir.* racket cut, racket incision.
ra•di•al *adj* **1.** *anat.* radial. **2.** (*Strahlen*) radial, radiate, radiating.
Ra•di•al•ab•duk•ti•on *f anat.* radial abduction, radial deviation.
Ra•dia•lis•läh•mung *f neuro.* radial palsy [ˈpɔːlzɪ], radial paralysis [pəˈrælɪsɪs].
Ra•dia•lis•pa•re•se *f* → Radialislähmung.

Ra•dia•lis•phä•no•men *nt physiol.* radial phenomenon [fɪˈnɑmə‚nɑn].
Ra•dia•lis•puls *m physiol.* radial pulse.
Ra•dia•lis•rin•ne *f anat.* radial sulcus, spiral sulcus, musculospiral groove.
ra•di•kal *adj clin., chir.* radical, drastic, root-and-branch.
Ra•di•kal•kur *f clin.* radical cure, drastic cure.
Ra•di•kal•ope•ra•ti•on *f chir.* radical operation.
ra•di•ku•lär *adj anat* radicular.
Ra•di•kul•ek•to•mie *f* → Radikulotomie.
Ra•di•ku•li•tis *f neuro.* radiculitis, radicular neuritis, radiculoneuritis.
Ra•di•ku•lo•gan•glio•ni•tis *f neuro.* radiculoganglionitis.
Ra•di•ku•lo•me•nin•go•mye•li•tis *f neuro.* radiculomeningomyelitis, rhizomeningomyelitis.
Ra•di•ku•lo•mye•lo•pa•thie *f neuro.* radiculomyelopathy, myeloradiculopathy.
Radikuloneuritis *f neuro.* Guillain-Barré syndrome, radiculoneuritis, infective polyneuritis, acute ascending spinal paralysis [pəˈrælɪsɪs].
Ra•di•ku•lo•neu•ro•pa•thie *f neuro.* radiculoneuropathy.
Ra•di•ku•lo•pa•thie *f neuro.* radiculopathy [rə‚dɪkjəˈlɑpəθɪ].
Ra•di•ku•lo•to•mie *f neurochir.* rhizotomy [raɪˈzɑtəmɪ], radicotomy, radiculectomy.
ra•dio•ak•tiv *adj phys.* radioactive; (*künstlich*) labeled. **nicht radioaktiv** clean, inactive.
Ra•dio•ak•ti•vi•tät *f psychia.* radioactivity, nuclear radiation. **künstliche Radioaktivität** induced radioactivity, artificial radioactivity.
Radio-Allergen-Sorbent-Test *m immun.* radioallergosorbent test.
Ra•dio•bio•lo•gie *f bio.* radiobiology ‚reɪdɪəʊbaɪˈɑlədʒɪ, radiation biology [baɪ-ˈɑlədʒɪ].
Ra•dio•der•ma•ti•tis *f radiol.* radiodermatitis, radiation dermatitis, x-ray dermatitis.
Ra•dio•dia•gno•se *f clin.* radiodiagnosis.
Ra•dio•dia•gno•stik *f clin.* radiodiagnostics *pl.*
Ra•dio•elek•tro•kar•dio•gra•phie *f card.*

Radioenzephalographie

radioelectrocardiography.
Ra•dio•en•ze•pha•lo•gra•phie *f neuro.* radioencephalography.
Ra•dio•gramm *nt radiol.* radiogram, radiograph.
Ra•dio•gra•phie *f radiol.* radiography [ˌreɪdɪˈɑgrəfɪ].
ra•dio•gra•phisch *adj radiol.* radiographic, roentgenographic.
Ra•dio•im•mun•dif•fu•si•on *f immun.* radioimmunodiffusion, radial immunodiffusion.
Ra•dio•im•mun•lo•ka•li•sa•ti•on *f immun.* radioimmunolocalization.
Ra•dio•im•mu•no•as•say *m immun.* radioimmunoassay.
Ra•dio•im•mu•no•dif•fu•si•on *f immun.* radioimmunodiffusion.
Ra•dio•im•mu•no•elek•tro•pho•re•se *f immun.* radioimmunoelectrophoresis.
Ra•dio•im•mu•no•sor•bent•test *m immun.* radioimmunosorbent test.
Ra•dio•iso•top *nt chem.* radioisotope, radioactive isotope.
Ra•dio•jod•test *m endo.* ^{131}I uptake test, radioactive iodide uptake test, RAI test.
Ra•dio•jod•the•ra•pie *f radiol.* radioiodine therapy, radioactive iodine therapy.
Ra•dio•kar•dio•gra•phie *f card.* radiocardiography.
Ra•dio•kar•pal•ge•lenk *nt anat.* radiocarpal joint, wrist joint.
Ra•dio•lo•ge *m* radiologist.
Ra•dio•lo•gie *f* radiology [ˌreɪdɪˈɑlədʒɪ].
Ra•dio•lo•gin *f* radiologist.
ra•dio•lo•gisch *adj* radiologic, radiological.
Ra•dio•me•trie *f radiol.* radiometry.
Ra•dio•ne•kro•se *f radiol.* radionecrosis.
Ra•dio•neu•ri•tis *f radiol.* radioneuritis, radiation neuritis.
Ra•dio•nu•klid•an•gio•gra•phie *f radiol.* radionuclide angiography [ˌændʒɪˈɑgrəfɪ].
Radionuklid-Scan *m radiol.* radionuclide scan, isotopic scan.
Radionuklid-Scanning *nt radiol.* radionuclide scanning.
Ra•dio•osteo•ne•kro•se *f radiol.* radiation osteonecrosis, osteoradionecrosis.
Ra•dio•phar•ma•ka *pl radiol.* radiopharmaceuticals.
Ra•dio•te•le•me•trie *f radiol.* radiotelemetry.
Ra•dio•the•ra•pie *f radiol.* radiotherapy, radiotherapeutics *pl,* radiation therapy, radiation treatment.
Ra•dio•ul•nar•ge•lenk *nt anat.* radioulnar articulation/joint.
Ra•dio•zy•sti•tis *f radiol.* radiocystitis.
Ra•di•um *nt chem.* radium.
Ra•di•um•der•ma•ti•tis *f* → Radiodermatitis.
Ra•di•us *m* 1. *anat.* radial bone, radius. 2. *mathe.* radius; *fig.* range.
Ra•di•us•apla•sie *f embryo.* radial aplasia, radius aplasia.

Radiusaplasie-Thrombozytopenie-Syndrom *nt embryo.* radial aplasia-thrombocytopenia syndrome, thrombocytopenia-absent radius syndrome.
Ra•di•us•frak•tur *f ortho.* radial fracture, fractured radius.
Ra•di•us•hals *m anat.* neck of radius.
Ra•di•us•köpf•chen *nt anat.* head of radius.
Ra•di•us•köpf•chen•frak•tur *f ortho.* radial head fracture.
Ra•di•us•köpf•chen•pro•the•se *f ortho.* radial head prosthesis [prɑsˈθiːsɪs].
Ra•di•us•köpf•chen•re•sek•ti•on *f ortho.* excision of the radial head.
Ra•di•us•pe•ri•ost•re•flex *m physiol.* radial reflex, radioperiostal reflex, brachioradial reflex.
Ra•di•us•re•flex *m* → Radiusperiostreflex.
Ra•di•us•schaft *m anat.* shaft of radius, body of radius.
Ra•dix *f* [S.U. RADIX]
Ra•go•zyt *m hema.* ragocyte, RA cell.
Raman: Raman-Effekt *m radiol.* Raman effect.
Ra•mi•ko•to•mie *f neurochir.* ramisection, ramicotomy, ramisectomy.
Ra•mi•sek•ti•on *f* → Ramikotomie.
Ramsey Hunt: Ramsey Hunt-Syndrom *nt neuro.* Ramsey Hunt syndrome, Hunt's neuralgia, herpes zoster auricularis, herpes zoster oticus, geniculate neuralgia.
Ramstedt: Ramstedt-Operation *f chir.* Ramstedt's operation, Weber-Ramstedt operation, pyloromyotomy.
Ra•mus *m* [S.U. RAMUS]
Rand•em•phy•sem *nt pulmo.* marginal emphysema, marginal pulmonary emphysema.
Rand•ke•ra•ti•tis *f ophthal.* annular keratitis, marginal keratitis.
ran•do•mi•sie•ren *vt stat.* randomize.
Ran•do•mi•sie•rung *f stat.* randomization.
Rand•ul•kus *nt chir.* marginal ulcer, stomal ulcer, stoma ulcer.
Rand•zy•ste *f ortho. (Gelenk)* marginal bone cyst, marginal cyst.
R-Antigen *nt immun.* R antigen.
Ra•nu•la *f HNO* ranula, sublingual ptyalocele, sublingual cyst.
Ra•phe *f* [S.U. RAPHE]
ra•pi•de *adj* rapid, fast.
Rapoport: Rapoport-Test *m urol.* Rapoport test.
Ra•re•fi•zie•rung *f patho.* rarefaction.
Rash *nt derm.* rash.
Rasmussen: Rasmussen-Aneurysma *nt patho.* Rasmussen's aneurysm.
Ras•se *f bio.* race, breed; *micro., genet.* variety; *micro.* strain.
Ras•sel•ge•räu•sche *pl clin., pulmo.* rales, rhonchi.
  amphorische Rasselgeräusche amphoric rales.
  brummende Rasselgeräusche sonorous rhonchi.

feuchte Rasselgeräusche moist rales.
giemende Rasselgeräusche sibilant rhonchi.
großblasige Rasselgeräusche gurgling rales.
metallische Rasselgeräusche consonating rales, metallic rales.
pfeifende Rasselgeräusche sibilant rhonchi, whistling rales, sibilant rales, wheezing.
trockene Rasselgeräusche dry rales.
Ras•seln *nt* → Rasselgeräusche.
Rastelli: Rastelli-Operation *f HTG* Rastelli's operation, Rastelli's procedure.
Ra•ster•blen•de *f radiol.* grid.
Ra•ster•punkt *m radiol.* pixel.
Ra•ster•ver•schie•bung *f genet.* frameshift mutation.
rast•los *adj neuro.* restless.
Rast•lo•sig•keit *f neuro.* restlessness.
Ra•ti•zid *nt hyg.* ratizide.
Rat•ten•be•kämp•fung *f* deratization.
Rat•ten•biß•fie•ber *nt epidem.* rat-bite fever, rat-bite disease.
Rat•ten•biß•krank•heit *f* → Rattenbißfieber.
Rat•ten•fleck•fie•ber *nt epidem.* endemic typhus, flea-borne typhus, murine typhus.
Rat•ten•floh *m micro.* rat flea, Nosopsyllus fasciatus.
Rat•ten•gift *nt* rat poison, ratsbane.
Rat•ten•ver•til•gung *f* deratization.
Rat•ten•ver•til•gungs•mit•tel → Rattengift.
Raub•wan•zen *pl micro.* kissing bugs, assassin bugs, cone-nose bugs, Reduviidae.
Rau•chen *nt* smoking. **passives Rauchen** passive smoking.
rau•chen I *vt* smoke. **II** *vi* smoke; *chem., techn.* fume.
Rau•cher•hu•sten *m* smoker's cough.
räu•chern *vt hyg.* fumigate.
Rau•cher•re•spi•ra•ti•ons•syn•drom *nt pulmo.* smoker's respiratory syndrome.
Räu•che•rung *f hyg.* fumigation.
R-auf-T-Phänomen *nt card.* R-on-T phenomenon [fɪˈnɑməˌnɑn].
rauh *adj* rough; (*grob*) coarse; (*uneben*) uneven; (*Hände*) chapped; (*Haut*) rough, coarse; (*Stimme*) rough, coarse, husky, guttural, hoarse, throaty; (*Hals*) sore; (*Klima*) rough, harsh, intemperate, severe.
Rau•heit *f* roughness; (*Grobheit*) coarseness; (*Unebenheit*) unevenness; (*Haut*) roughness, coarseness; (*Hals*) soreness; (*Klima*) roughness, harshness, intemperance.
Raum *m* **1.** room; area, zone, region; *anat.* space, cavity, chamber, compartment. **2.** (*Zimmer*) room; (*Kammer*) chamber.
dritter Raum *physiol.* third space.
extrazellulärer Raum *physiol.* extracellular space.
intrazellulärer Raum *physiol.* intracellular space.
transzellulärer Raum *physiol.* third space.
Raum•fahrt•me•di•zin *f* space medicine.

Rau•pen•der•ma•ti•tis *f derm.* caterpillar dermatitis.
Rau•pen•haar•der•ma•ti•tis *f derm.* caterpillar dermatitis.
Rau•pen•haar•kon•junk•ti•vi•tis *f ophthal.* caterpillar-hair ophthalmia, pseudotuberculous ophthalmia, nodular conjunctivitis.
Rau•pen•kon•junk•ti•vi•tis *f* → Raupenhaarkonjunktivitis.
Rausch *m patho.* intoxication, drunkenness, inebriation.
Rau•schen *nt clin.* murmur; *techn.* noise.
Rauschgift *nt* narcotic, drug, intoxicant.
Rauschgift•ab•hän•gig *adj* drug-dependent, drug-addicted.
Rauschgift•ab•hän•gi•ge *m/f* narcotic addict, drug addict.
Rauschgift•ab•hän•gig•keit *f* drug dependence, narcotic addiction, drug addiction.
Rauschgift•sucht *f* → Rauschgiftabhängigkeit.
rauschgift•süch•tig *adj* → rauschgiftabhängig.
Rauschgift•süch•ti•ge *m/f* → Rauschgiftabhängige.
Rauschmit•tel *nt* → Rauschgift.
Rau•ten•gru•be *f anat.* rhomboid fossa, ventricle of Arantius.
Rayleigh: Rayleigh-Test *m ophthal.* Rayleigh test.
Raymond: Raymond-Apoplexie *f patho.* Raymond's apoplexy, Raymond's type of apoplexy.
Raymond-Cestan: Raymond-Cestan-Syndrom *nt neuro.* Raymond-Cestan syndrome, Cestan-Raymond syndrome.
Raynaud: Raynaud-Krankheit *f*, **echte/essentielle/primäre** → Raynaud-Phänomen.
Raynaud-Krankheit *f*, **sekundäre** → Raynaud-Syndrom.
Raynaud-Phänomen *nt patho.* Raynaud's disease, Raynaud's phenomenon [fɪˈnɑməˌnɑn].
Raynaud-Syndrom *nt patho.* Raynaud's syndrome, Raynaud's disease, secondary Raynaud's disease.
RA-Zelle *f hema.* ragocyte, RA cell.
R-Bande *f genet.* R-band.
re•ab•sor•bie•ren *vt* resorb, reabsorb.
Re•ab•sorp•ti•on *f* resorption, resorbence, reabsorption.
Rea•genz *nt* reagent; agent.
Rea•genz•glas *nt* test tube.
Rea•genz•röhr•chen *nt* test tube.
rea•gie•ren *vi* (*a. physiol.*) respond, react, answer (*auf* to); *chem.* react (*mit* with; *auf* on).
Re•ak•ti•on *f* **1.** *physiol., psycho., immun.* response, reaction, answer (*auf* to; *gegen* against). **2.** *chem., lab.* reaction, test.
allergische Reaktion *immun.* allergic reaction, allergic inflammation.
anamnestische Reaktion *immun.* anamnes-

tic reaction, anamnestic response.
anaphylaktoide Reaktion *immun.* anaphylactoid reaction, anaphylactoid crisis, anaphylactoid shock, pseudoanaphylaxis.
automatische Reaktion telergy, automatism [ɔː'tɑmətɪzəm], automatic behavior.
chemische Reaktion *chem.* chemical reaction.
depressive Reaktion *psychia.* reactive depression, situational depression.
falsch-negative Reaktion false-negative reaction, false-negative.
falsch-positive Reaktion false-positive reaction, false-positive.
hormonelle Reaktion *physiol.* hormonal response.
hormongesteuerte Reaktion → hormonelle Reaktion.
hysterische Reaktion *psychia.* conversion hysteria, conversion hysteric neurosis, hysterical neurosis.
immunologische Reaktion *immun.* immunoreaction, immune reaction, immune response, immunological reaction, immunological response.
kardiovaskuläre Reaktion *physiol.* cardiovascular response.
konditionierte Reaktion *psycho.* conditioned response.
konsensuelle Reaktion *physiol.* consensual reaction.
konstitutionelle Reaktion constitutional reaction.
leukämische/leukämoide Reaktion leukemoid, leukemoid reaction, leukemic reaction.
lokale Reaktion local reaction.
obsessiv-kompulsive Reaktion *psychia.* obsessive-compulsive neurosis, obsessional neurosis, compulsion neurosis, compulsive neurosis.
örtliche Reaktion local reaction.
parallergische Reaktion *immun.* parallergy.
pseudoallergische Reaktion *immun.* pseudoallergic reaction.
symptomatische Reaktion symptomatic reaction.
unbedingte Reaktion *physiol.* unconditioned response.
unwillkürliche Reaktion telergy, automatism [ɔː'tɑmətɪzəm], automatic behavior.
zwiebelschalenartige Reaktion *radiol.* (*Periost*) onion-peel appearance, onion-peel reaction, onion-skin appearance, onion-skin reaction.
zytotoxische Reaktion *immun.* cytotoxic reaction.
Re•ak•ti•ons•bil•dung *f psycho.* reaction-formation.
re•ak•ti•ons•fä•hig *adj immun., physiol.* responsive, sensitive; *chem.* reactive.
Re•ak•ti•ons•fä•hig•keit *f immun., physiol.* responsiveness (*für* to); *chem.* reactivity.
Real-time-Technik *f radiol.* real-time sonographic examination.

Re•ani•ma•ti•on *f clin.* resuscitation, restoration to life. **kardiopulmonale Reanimation** cardiopulmonary resuscitation.
Re•ani•ma•ti•ons•the•ra•pie *f* resuscitation.
Re•ani•ma•ti•ons•wa•gen *m clin.* resuscitation cart, crash cart.
Re•ani•ma•tor *m clin.* resuscitator.
re•ani•mie•ren *vt clin.* resuscitate, revive.
re•ani•mie•rend *adj* resuscitative.
Re•bound *nt pharm., neuro.* rebound.
Re•bound•phä•no•men *nt neuro.* rebound phenomenon [fɪ'nɑmə,nɑn], Holmes' phenomenon, Stewart-Holmes sign.
Re•ces•sus *m* [S.U. RECESSUS]
rechts *adv* right, at the right, on the right, to the right, on the right side. **von rechts** from the right. **von rechts nach links** from right to left.
Rechts•by•pass *m HTG* right heart bypass.
rechts•fü•ßig *adj* fight-footed, dextropedal.
Rechts•hän•der *m* right-handed person, right-hander.
Rechts•hän•de•rin *f* right-handed person, right-hander.
rechts•hän•dig *adj* right-handed, dextral, dextromanual, dexterous, dextrous.
Rechts•hän•dig•keit *f* right-handedness, dextrality, dexterity.
Rechts•herz *nt physiol.* pulmonary heart, right heart, right ventricle.
Rechts•herz•di•la•ta•ti•on *f card.* right heart dilatation, right ventricular dilatation.
Rechts•herz•er•wei•te•rung *f* → Rechtsherzdilatation.
Rechts•herz•hy•per•tro•phie *f card.* right heart hypertrophy, right ventricular hypertrophy [haɪ'pɜrtrəfɪ].
Rechts•herz•in•suf•fi•zi•enz *f card.* right-sided heart failure, right-ventricular failure.
Rechts•hy•per•tro•phie *f* → Rechtsherzhypertrophie.
Rechts•in•suf•fi•zi•enz *f* → Rechtsherzinsuffizienz.
Rechts-Links-Shunt *m card.* reversed shunt, right-to-left shunt.
Rechts•me•di•zin *f* forensic medicine, legal medicine.
rechts•me•di•zi•nisch *adj* medicolegal, forensic.
Rechts•schen•kel•block *m* right bundle-branch heart block, right bundle-branch block.
Rechts•ver•la•ge•rung *f embryo., patho.* dextroposition.
Rechtsverlagerung der Aorta dextroposition of aorta.
Rechtsverlagerung des Herzens dextrocardia, dexiocardia.
Rechtsverlagerung des Magens dextrogastria.
Rechts•ver•schie•bung *f physiol., hema.* deviation/shift to the right, rightward shift.
Recklinghausen: halbseitige von Recklinghausen-Krankheit *f* Jaffé-Lichtenstein

Refraktionsanomalien

syndrome.
Recklinghausen-Krankheit *f* **1.** *derm.* von Recklinghausen's disease, multiple neurofibroma, neurofibromatosis, neuromatosis. **2.** *ortho.* Engel-Recklinghausen disease, von Recklinghausen's disease of bone.
Recklinghausen-Appelbaum: Recklinghausen-Appelbaum-Krankheit *f patho.* Recklinghausen-Applebaum disease, von Recklinghausen-Applebaum disease.
Reclus: Reclus-Krankheit *f gyn.* Reclus' disease.
Rec•tum *nt anat.* straight intestine, rectum.
Re•don•drain *m chir.* redon drain.
Red•ox•en•zym *nt biochem.* redox enzyme, oxidation-reduction enzyme.
Red•ox•re•ak•ti•on *f chem.* redox, redox reaction, oxidation-reduction reaction.
Red•ox•sy•stem *nt chem.* redox system, oxidation-reduction system, O-R system.
Re•dres•se•ment *nt ortho.* redressement.
Re•dres•si•on *f ortho.* redressement.
Re•duk•ta•se *f biochem.* reductase, reducing enzyme.
Re•duk•ti•on *f* **1.** *chem.* reduction; *mathe.* reduction. **2.** *chir., ortho.* reduction, repositioning. **3.** *allg.* reduction (*in* to); (*Leistung*) vitiation, diminution.
Re•duk•ti•ons•mit•tel *nt chem.* reductant, reducing agent, reductive.
Red•un•danz *f phys., genet.* redundancy, redundance.
Re•du•vi•idae *pl micro.* kissing bugs, assassin bugs, cone-nose bugs, Reduviidae.
Re•du•vi•iden *pl* → Reduviidae.
Re•en•try *nt* → Reentry-Mechanismus.
Reentry-Mechanismus *m card.* reentry, reentry phenomenon [fɪ'nɑməˌnɑn], re-entrant mechanism ['mekənɪzəm].
Reentry-Theorie *f card.* reentry theory.
Re•epi•the•li•sie•rung *f patho.* reepithelialization.
re•flek•tiert *adj* (*Licht*) reflex.
Re•flex *m* **1.** *physiol., neuro.* reflex, jerk, response. **2.** *opt.* reflex, reflection, reflexion.
angeborener Reflex → unbedingter Reflex.
antagonistischer Reflex antagonistic reflex.
bedingter Reflex → erworbener Reflex.
diagonaler Reflex → gekreuzter Reflex.
einfacher Reflex simple reflex.
erlernter Reflex → erworbener Reflex.
erworbener Reflex conditioned reflex, acquired reflex, behavior reflex, learned reflex.
gekreuzter Reflex indirect reflex, consensual reflex, consensual reaction, crossed reflex, crossed jerk.
konsensueller Reflex → gekreuzter Reflex.
monosynaptischer Reflex monosynaptic reflex.
motorischer Reflex motor reflex.
multisynaptischer Reflex polysynaptic reflex, multisynaptic reflex.
paradoxer Reflex inverted reflex, paradoxical reflex.
pathologischer Reflex pathologic reflex.
polysynaptischer Reflex multisynaptic reflex, polysynaptic reflex.
propriozeptiver Reflex proprioceptive reflex.
spinaler Reflex spinal reflex.
statischer Reflex static reflex.
tonischer Reflex tonic reflex.
unbedingter Reflex unconditioned reflex, innate reflex, inborn reflex.
vegetativer Reflex autonomic reflex.
viszeraler Reflex visceral reflex.
viszerogener Reflex viscerogenic reflex.
viszeromotorischer Reflex visceromotor reflex.
viszerosensorischer Reflex viscerosensory reflex.
Re•flex•bahn *f physiol.* reflex path, reflex tract.
Re•flex•bla•se *f neuro.* automatic bladder, cord bladder, reflex bladder, spastic bladder.
Re•flex•bo•gen *m physiol.* reflex arc, reflex circuit, reflex arch.
Re•flex•epi•lep•sie *f neuro.* reflex epilepsy.
Re•flex•hand•lung *f physiol.* reflex act, reflex action.
Re•flex•hu•sten *m HNO* reflex cough.
Re•flex•krampf *m, saltatorischer neuro.* Bamberger's disease, dancing spasm, saltatory spasm.
Re•flex•lo•sig•keit *f neuro.* areflexia.
re•fle•xo•gen *adj neuro.* reflexogenic, reflexogenous.
Re•flex•stei•ge•rung *f neuro.* hyperreflexia.
Re•flex•stö•rung *f neuro.* dysreflexia, parareflexia.
Re•flex•the•ra•pie *f clin.* reflex therapy, reflexotherapy.
Re•flex•to•nus *m physiol.* reflex tonus.
Re•flex•zen•trum *nt neuro.* reflex center.
Re•flux *m phys., patho.* reflux, backward flow, return flow; *card.* regurgitation.
gastroösophagealer Reflux *patho.* gastroesophageal reflux, chalasis, esophageal reflux.
hepatojugulärer Reflux *card.* hepatojugular reflux, abdominojugular reflux.
intrarenaler Reflux *urol.* intrarenal reflux.
vesiko-ureteraler Reflux *urol.* vesicoureteral regurgitation, vesicoureteric reflux.
Re•flux•ga•stri•tis *f patho.* reflux gastritis.
alkalische Refluxgastritis alkaline reflux gastritis.
Re•flux•öso•pha•gi•tis *f patho.* reflux esophagitis, chronic peptic esophagitis.
Re•flux•ul•kus *nt patho.* reflux ulcer.
Re•form•haus *nt* health food store.
Re•form•kost *f* health food.
re•frak•tär *adj clin., patho.* refractory, resistant to treatment, intractable, obstinate.
Re•frak•tär•pe•ri•ode *f physiol.* refractory period, refractory state.
Re•frak•tär•pha•se *f* → Refraktärperiode.
Re•frak•ti•ons•ano•ma•li•en *pl ophthal.*

refractive anomalies.
Re•frak•ti•ons•kraft *f phys., physiol.* refringence, refractive power, refractivity.
Re•frak•ti•ons•mes•sung *f ophthal.* refractometry.
Re•frak•ti•ons•oph•thal•mo•skop *nt* refractometer.
re•frak•tiv *adj phys.* refractive, refringent.
Re•frak•to•me•trie *f ophthal.* refractometry.
Re•frak•tu•ie•rung *f ortho.* refracture.
Re•frak•tur *f ortho.* refracture.
Re•fri•ge•ra•ti•on *f (Therapie)* refrigeration.
Refsum: Refsum-Syndrom *nt patho.* Refsum syndrome, phytanic acid storage disease.
Re•fu•si•on *f chir.* refusion.
Re•gel *f* **1.** rule, norm, principle, law, code. **in der Regel** usually, as a rule. **gegen die Regel** unorthodox, against the rules. **2.** *gyn.* → Regelblutung.
Re•gel•blu•tung *f gyn.* period, flow, course, menses, menstrual flow, menstruation. **schmerzhafte Regelblutung** difficult menstruation, dysmenorrhea.
re•gel•mä•ßig *adj* regular, at regular intervals; *(häufig)* frequent; rhythmic; *(wiederkehrend)* periodic; *(Zähne)* regular; *(Atmung, Puls)* regular.
Re•gen•bo•gen•far•ben•se•hen *nt ophthal.* irisopsia.
Re•gen•bo•gen•haut *f anat.* iris.
Re•gen•bo•gen•haut•ent•zün•dung *f* → Iritis.
Re•ge•ne•ra•ti•on *f (a. bio., patho.)* regeneration, reconstitution, reproduction.
re•ge•ne•ra•tiv *adj* regenerative.
Re•ge•ne•rat•kno•ten *m patho.* regenerative node.
re•ge•ne•rie•ren I *vt (a. patho.)* regenerate. **II** *vr* **sich regenerieren** regenerate; *(gesundheitlich)* recover, revitalize o.s.
Re•gi•on *f* **1.** *anat.* region, area, zone, field, space. **2.** region, area, district.
re•gio•nal *adj* regional; local.
Re•gio•nal•an•äs•the•sie *f anes.* conduction anesthesia [ˌænəsˈθiːʒə], block anesthesia, nerve block, regional anesthesia, block, local anesthesia. **intravenöse Regionalanästhesie** intravenous regional anesthesia, vein anesthesia, Bier's block.
re•gio•när *adj* → regional.
Re•gres•si•on *f* **1.** *patho.* regress, regression; retrogression. **2.** *psycho.* regression.
re•gres•siv *adj patho., psycho.* regressive; retrogressive.
Re•gung *f* movement, motion; *(Gefühl)* emotion, feeling.
re•gungs•los *adj* motionless, still, stockstill.
Re•gungs•lo•sig•keit *f* motionlessness, stillness.
Re•gur•gi•ta•ti•on *f card.* backward flow, regurgitation; *chir.* regurgitation.
Re•ha•bi•li•ta•ti•on *f* rehabilitation, restoration.
Re•ha•bi•li•ta•ti•ons•zen•trum *nt* halfway house, rehabilitation center.
re•ha•bi•li•tie•ren *vt* rehabilitate, restore.
Re•ha•bi•li•tie•rung *f* rehabilitation, restoration.
Rehfuss: Rehfuss-Sonde *f clin.* Rehfuss' stomach tube, Rehfuss' tube.
Rehfuss-Test *m clin.* Rehfuss' method, Rehfuss' test.
Re•hy•dra•ta•ti•on *f* rehydration.
Re•hy•drie•rung *f* rehydration.
Rei•be•ge•räusch *nt* **1.** *ortho. (Fraktur)* crepitation, crepitus. **2.** *card., pulmo.* friction murmur, friction sound, friction rub, rub.
Rei•ben *nt* → Reibegeräusch.
rei•ben I *vt* **1.** rub, give sth. a rub; *(kratzen)* scratch; massage. **sich die Augen reiben** rub one's eyes. **2.** *(zerreiben)* grate, grind, triturate; *(fein reiben)* pulverize. **II** *vi (wund reiben)* rub, chafe, scratch, gall. **III** *vr* **sich an etw. reiben** scratch/rub o.s. against/on sth. **sich an etw. wund reiben** scrape o.s. on, gall.
Reichmann: Reichmann-Syndrom *nt patho.* Reichmann's syndrome, gastrosuccorrhea.
reif *adj allg., fig.* mature, matured, ripe; fully developed; *epidem. (voll ausgeprägt)* full-blown. **reif werden** mature.
Rei•fe *f allg., fig.* maturity, matureness, ripeness.
rei•fen *vi allg., fig.* mature, ripen; *(Abzeß)* point, maturate; develop *(zu* into).
Reifenstein: Reifenstein-Syndrom *nt andro.* Reifenstein's syndrome.
Rei•fe•stö•rung *f patho.* dysmaturity.
Rei•fe•zei•chen *pl ped.* signs of maturity.
Reif•ge•bo•re•ne(s) *nt ped.* mature infant.
Rei•fung *f embryo., physiol.* maturation; *(Abszeß)* maturation.
Rei•fungs•hem•mung *f patho., hema.* anakmesis, anacmesis.
Rei•he *f* **1.** line, row. **2.** *(Reihenfolge)* turn. **der Reihe nach** in turns. **3.** *(Anzahl)* number, series, array, battery. **eine Reihe von Jahren** a number of years. **eine Reihe von Tests** a battery of tests.
Rei•hen•fol•ge *f* sequence, succession, order, course. **chronologische Reihenfolge** chronological order.
Rei•hen•un•ter•su•chung *f* serial examination, mass examination; *stat.* survey.
Reilly: Reilly-Granulationsanomalie *f hema.* Reilly granulations.
Re•im•plan•tat *nt chir.* reimplant, replant.
Re•im•plan•ta•ti•on *f chir.* reimplantation, replantation.
re•im•plan•tie•ren *vt* reimplant, replant.
rein *adj* **1.** clean; *(Haut)* clear; *(Wunde)* clean; *(Flüssigkeit)* clear. **rein halten** keep clean. **2.** *pharm. (unverdünnt)* undiluted; *(vermischt)* pure, unadulterated, unblended; *radiol. (Radioisotop)* carrier-free. **3.** *(Ton)* clear.
Re•in•fekt *m epidem., patho.* reinfection. **apikaler Reinfekt** apical reinfection.

tuberkulöser Reinfekt tuberculous reinfection.
Re•in•fek•ti•on f epidem., patho. reinfection.
autogene Reinfektion autoreinfection.
endogene Reinfektion endogenous reinfection.
exogene Reinfektion exogenous reinfection.
Rein•heit f **1.** (a. Wunde) cleanness, cleanliness; (Haut, Flüssigkeit) clearness. **2.** pharm. purity. **3.** (Ton) clearness, clarity.
rei•ni•gen vt clean; wash; (abspülen) rinse; (Haut) cleanse (von of, from; mit with); (Darm) purge, cleanse; (Wunde) deterge, débride.
Rei•ni•gung vt cleaning; rinse; ablution; (Haut) cleansing; (Darm) purge, purgation; (Wunde) detergency, débridement.
Rein•kul•tur f micro. pure culture, axenic culture.
Re•in•ner•va•ti•on f → Reinnervierung.
Re•in•ner•vie•rung f physiol., neuro. reinnervation.
Re•in•oku•la•ti•on f epidem. reinoculation.
Rein•ton•au•dio•me•trie f HNO pure tone audiometry.
Re•in•tu•ba•ti•on f clin. reintubation.
Rei•se•di•ar•rhö f epidem. traveler's diarrhea, turista.
Rei•se•krank•heit f neuro. motion sickness, kinetosis.
rei•ßen I vt (zerreißen) tear, tear up, rip up. **II** vi break, come apart, snap, split, crack; (platzen) burst, rupture; (Haut) chap; (Wunde) break.
Reis•was•ser•stüh•le pl patho. rice-water stools.
Reiter: Reiter-Krankheit f ortho. Reiter's disease, venereal arthritis, Fiessinger-Leroy-Reiter syndrome.
Reiter-Spirochäte f micro. Reiter's spirochete, Treponema forans.
Rei•ter•sporn m ortho. rider's spur.
Reit•ho•sen•an•äs•the•sie f neuro. saddle anesthesia [ˌænəsˈθiːʒə].
Reit•kno•chen m ortho. rider's bone.
Reiz m **1.** physiol., psycho. stimulation, stimulus. **2.** (Reizung) irritation. **3.** (Anreiz) stimulus, incentive.
äußere Reize pl environmental stimuli.
bedingter Reiz conditioned stimulus.
exterorezeptive/exterozeptive Reize pl environmental stimuli.
mechanischer Reiz mechanical stimulation, mechanical stimulus.
pathologischer Reiz pathologic stimulus.
unbedingter Reiz unconditioned stimulus.
unterschwelliger Reiz subthreshold stimulus, subliminal stimulus, inadequate stimulus.
Reiz•ant•wort f physiol., psycho. response (auf to).
reiz•bar adj physiol. irritable, irritative, excitable; psycho., psychia. erethistic, excitable; fig. touchy, edgy, short-tempered, quick-tempered.

Reiz•bar•keit f physiol. irritability, excitability; psycho., psychia. erethism; fig. touchiness, edginess, short-temperedness.
Reiz•bla•se f urol. irritable bladder.
Reiz•ef•fekt m, **isomorpher** derm. Koebner's phenomenon [fɪˈnɑmə‚nɑn], isomorphic effect.
Reiz•elek•tro•de f clin. stimulating electrode.
Reiz•emp•find•lich•keit f physiol. susceptibility, sensitivity, sensitiveness (für to).
rei•zen vt **1.** (Nerv) stimulate, excite; (Haut) irritate. **2.** (anregen) attract, tempt, fascinate.
Reiz•hu•sten m dry cough.
Reiz•ko•lon nt patho. spastic colon, irritable bowel syndrome, irritable colon syndrome.
Reiz•lei•tungs•sy•stem nt conduction system, conducting system.
reiz•lin•dernd adj pharm. soothing, demulcent, abirritant, abirritative.
reiz•mil•dernd adj → reizlindernd.
Reiz•mit•tel nt pharm. stimulant, stimulator, excitor, excitant, excitant drug.
Reiz•pe•ri•to•ni•tis f patho. chemical peritonitis.
Reiz•the•ra•pie f clin. irritation therapy, stimulation therapy.
Reiz•über•flu•tung f psychia. flooding, overstimulation.
Rei•zung f physiol. stimulation, irritation; patho. irritation; fig. irritation, excitement, excitation, stimulus.
Re•kal•zi•fi•ka•ti•on f histol., hema. recalcification.
Re•kal•zi•fi•zie•rungs•zeit f hema. recalcification time.
Re•ka•na•li•sa•ti•on f patho., chir. recanalization.
Re•kli•na•ti•ons•kor•sett nt ortho. reclining brace.
Re•kom•bi•na•ti•on f genet. recombination.
Re•kon•va•les•zent m convalescent.
re•kon•va•les•zent adj convalescent.
Re•kon•va•les•zen•ten•se•rum nt hema. convalescent serum, convalescence serum.
Re•kon•va•les•zen•tin f convalescent.
Re•kon•va•les•zenz f recovery, convalescence.
Re•kon•va•les•zenz•aus•schei•der m epidem. convalescent carrier.
Re•kru•tie•rungs•phä•no•men nt physiol., HNO recruiting response, recruitment.
rek•tal adj anat. rectal.
Rek•tal•ab•strich m clin. rectal swab, rectal smear.
Rek•tal•drai•lna•ge f clin. rectal drainage.
Rek•tal•fi•stel f patho. rectal fistula.
Rek•tal•tem•pe•ra•tur f clin. rectal temperature.
Rek•ti•tis f patho. rectitis, proctitis.
rek•to•ab•do•mi•nal adj rectoabdominal.
Rek•to•ko•li•tis f patho. rectocolitis, proctocolitis, coloproctitis.
rek•to•pe•ri•ne•al adj rectoperineal.
Rek•to•sig•ma nt anat. rectosigmoid.

rektosigmoidal

rek·to·sig·moi·dal *adj* rectosigmoid.
Rek·to·sig·mo·id·ek·to·mie *f chir.* rectosigmoidectomy.
Rek·to·sig·moi·deo·sko·pie *f clin.* rectoromanoscopy [ˌrektəʊrəʊməˈnʌskəpɪ], proctosigmoidoscopy [ˌprʌktəʊˌsɪgmɔɪˈdʌskəpɪ].
Rek·to·skop *nt clin.* proctoscope, rectoscope.
Rek·to·sko·pie *f clin.* proctoscopy [prʌkˈtʌskəpɪ], rectoscopy [rekˈtʌskəpɪ].
Rek·to·sto·mie *f chir.* proctostomy, rectostomy [rekˈtʌstəmɪ].
Rek·to·to·mie *f chir.* proctotomy, rectotomy [rekˈtʌtəmɪ].
Rek·to·ure·thral·fi·stel *f patho.* rectourethral fistula.
rek·to·ute·rin *adj* rectouterine, uterorectal.
Rek·to·va·gi·nal·fi·stel *f patho.* rectovaginal fistula.
Rek·to·ve·si·kal·fi·stel *f patho.* rectovesical fistula.
Rek·to·ve·sti·bu·lär·fi·stel *f patho.* rectovestibular fistula, rectofourchette fistula.
rek·to·vul·vär *adj* rectovulvar.
Rek·to·ze·le *f gyn.* rectocele, rectovaginal hernia, proctocele.
Rek·tum *nt anat.* rectum, straight intestine.
Rek·tum·ab·strich *m clin.* rectal swab, rectal smear.
Rek·tum·ade·nom *nt patho.* rectal adenoma.
Rek·tum·am·pul·le *f anat.* rectal ampulla.
Rek·tum·am·pu·ta·ti·on *f chir.* rectal resection, rectectomy, proctectomy.
Rek·tum·atre·sie *f patho.* rectal atresia.
Rek·tum·bi·op·sie *f clin.* rectal biopsy.
Rek·tum·blu·tung *f patho.* rectal hemorrhage [ˈhemərɪdʒ], proctorrhagia, hemoproctia.
Rektum-Damm-Naht *f gyn.* rectoperineorrhaphy, proctoperineorrhaphy.
Rektum-Damm-Plastik *f gyn.* proctoperineoplasty.
Rek·tum·deh·nung *f patho.* proctectasia.
Rek·tum·ent·zün·dung *f* → Rektitis.
Rek·tum·naht *f chir.* rectorrhaphy, proctorrhaphy.
Rek·tum·pla·stik *f chir.* proctoplasty, rectoplasty.
Rek·tum·po·lyp *m patho.* proctopolypus.
Rek·tum·pro·laps *m patho.* prolapse of the rectum, rectal prolapse, exania.
Rek·tum·re·sek·ti·on *f* → Rektumamputation.
Rektum-Scheiden-Plastik *f gyn.* proctocolpoplasty, proctoelytroplasty.
Rek·tum·schleim·haut *f anat.* mucosa of rectum, mucous membrane of rectum.
Rek·tum·son·de *f clin.* rectal tube.
Rek·tum·ste·no·se *f patho.* rectostenosis, proctencleisis, proctostenosis.
Rek·tum·ve·nen *pl anat.* rectal veins, hemorrhoidal veins.
Rek·tum·ver·let·zung *f patho.* rectal

756

injury, rectal trauma.
Rek·tum·vor·fall *m* → Rektumprolaps.
Rektum-Vulva-Fistel *f patho.* rectovulvar fistula.
Re·kur·rens *m* [S.U. NERVUS RECURRENS]
Re·kur·rens·läh·mung *f* → Rekurrensparese.
Re·kur·rens·pa·re·se *f neuro.* recurrent laryngeal paralysis [pəˈrælɪsɪs], recurrent laryngeal nerve palsy [ˈpɔːlzɪ], recurrent nerve palsy.
re·kur·rent *adj* recurrent.
Re·laps *m patho.* relapse, recurrence.
Re·la·xans *nt pharm.* relaxant.
Re·la·xa·ti·on *f* relaxation, loosening.
re·la·xie·rend *adj* relaxant, relaxing.
Re·lea·sing·fak·tor *m endo.* releasing factor.
Re·lea·sing·hor·mon *nt endo.* releasing hormone.
Remak: Remak-Symptom *nt neuro.* Remak's symptom.
Re·me·di·um *nt pharm.* remedy (*gegen* for, against).
Re·mi·ne·ra·li·sa·ti·on *f ortho.* remineralization.
Re·mis·si·on *f clin., oncol.* remission.
 komplette **Remission** complete remission.
 partielle **Remission** partial remission.
re·mit·tie·rend *adj* remittent.
REM-Schlaf *neuro.* REM sleep, active sleep, dreaming sleep, fast wave sleep, paradoxical sleep, rapid eye movement sleep.
Ren *m anat.* kidney, ren, nephros.
 Ren arcuatus horseshoe kidney.
 Ren migrans/mobilis floating kidney, wandering kidney.
re·nal *adj* renal, renogenic, nephric, nephrogenous, nephrogenic.
Rendu-Osler-Weber: Rendu-Osler-Weber-Krankheit *f patho.* Rendu-Osler-Weber disease, Osler-Weber-Rendu disease, Osler's disease, hereditary hemorrhagic telangiectasia.
re·ni·form *adj* kidney-shaped, nephroid, reniform.
Re·nin *nt biochem.* renin.
Renin-Angiotensin-Aldosteron-System *nt endo.* renin-angiotensin-aldosterone system.
Renin-Angiotensin-System *nt endo.* renin-angiotensin system.
Re·no·gra·phie *f radiol.* renography.
Re·no·pa·thie *f urol.* renopathy [rɪˈnɑpəθɪ].
re·no·priv *adj urol.* renoprival.
re·no·re·nal *adj urol.* renorenal.
Re·no·szin·ti·gra·phie *f radiol.* renal scintigraphy [sɪnˈtɪgrəfɪ].
re·no·trop *adj urol.* renotropic.
re·no·vas·ku·lär *adj* renovascular.
Re·no·va·so·gra·phie *f radiol.* renal angiography, renal artery angiography [ˌændʒɪˈɑgrəfɪ].
Ren·ten·be·geh·ren *nt* → Rentenneurose.
Ren·ten·neu·ro·se *f psycho.* pension neu-

rosis, compensation neurosis.
Ren•ten•ten•denz *f* → Rentenneurose.
Re•ope•ra•ti•on *f chir.* reoperation.
Re•pa•ra•tur *f* **1.** repair(s *pl*). **2.** (*Reparieren*) repair, repairing, mending, fixing.
re•pa•rie•ren *vt* repair, mend, fix.
Re•per•fu•si•on *f chir.* refusion.
Re•plan•tat *nt chir.* replant, reimplantat.
Re•plan•ta•ti•on *f chir.* replantation, reimplantation.
re•plan•tie•ren *vt chir.* replant, reimplant.
re•po•ni•bel *adj chir., ortho.* reducible.
re•po•nier•bar *adj chir., ortho.* reducible.
re•po•nie•ren *vt chir. ortho.* reduce; (*Bruch*) set.
Re•po•si•ti•on *f chir., ortho.* reduction, repositioning.
 geschlossene Reposition closed reduction.
 offene Reposition open reduction.
Re•pro•duk•ti•on *f* **1.** *embryo.* reproduction, generation. **2.** *psycho., neuro.* reproduction.
Re•pro•duk•ti•ons•or•ga•ne *pl anat.* genital organs, generative organs, reproductive organs.
re•pro•duk•tiv *adj* reproductive.
Rep•ti•la•se•test *m hema.* reptilase test.
Rep•ti•la•se•zeit *f hema.* reptilase clotting time.
Re•rou•ting *nt chir.* rerouting.
Re•sek•ti•on *f chir.* resection, partial excision, excision, exeresis. **kurative Resektion** curative resection.
Re•sek•ti•ons•zy•sto•skop *nt urol.* resectoscope.
Re•sek•to•skop *nt urol.* resectoscope.
Re•ser•ve *f* (*a. physiol.*) reserve(s *pl*), bank (*an* of). **etw. in Reserve haben** have sth. in reserve.
Re•ser•ve•vo•lu•men *nt physiol.* **1.** (*Herz*) reserve volume. **2.** (*Lunge*) reserve volume, residual volume, residual air.
 exspiratorisches Reservevolumen expiratory reserve volume.
 inspiratorisches Reservevolumen inspiratory reserve volume.
re•se•zier•bar *adj chir.* resectable.
Re•se•zier•bar•keit *f chir.* resectability.
re•se•zie•ren *vt chir.* resect, remove, excise, cut off.
Re•si•du•al•ab•szeß *m patho.* residual abscess.
Re•si•du•al•ka•pa•zi•tät *f, funktionelle physiol.* functional residual capacity.
Re•si•du•al•luft *f* → Residualvolumen.
Re•si•du•al•vo•lu•men *nt physiol.* (*Lunge*) reserve volume, residual volume, residual air.
Re•si•stan•ce *f physiol.* resistance, airway resistance.
re•si•stent *adj immun., pharm.* resistant (*gegen* to).
Re•si•stenz *f immun.* resistance; *micro., pharm.* resistance.
Re•si•stenz•fak•tor *m* → Resistenzplasmid.
Re•si•stenz•plas•mid *nt micro.* resistance factor, R factor, resistance plasmid, R plasmid.
Re•so•lu•ti•on *f opt.* optical resolution, resolution; *patho.* resolution.
Re•sol•ven•ti•um *nt pharm.* resolvent.
re•so•nant *adj* resonant, echoing, resounding; *clin.* sonorous.
Re•so•nanz *f phys., clin.* resonance.
re•sor•bier•bar *adj* (*a. chir.*) absorbable.
Re•sorp•ti•on *f physiol.* resorption, resorbence, reabsorption, absorption.
Re•sorp•ti•ons•atel•ek•ta•se *f pulmo.* absorption atelectasis [ˌætəˈlektəsɪs].
re•spi•ra•bel *adj physiol.* respirable.
Re•spi•ra•ti•on *f physiol.* respiration, breathing, pulmonary respiration.
Re•spi•ra•ti•ons•sy•stem *nt* → Respirationstrakt.
Re•spi•ra•ti•ons•trakt *m anat.* respiratory tract, respiratory system, respiratory apparatus.
Re•spi•ra•tor *m anes., IC* respirator.
Re•spi•ra•tor•hirn *nt patho.* respiratory brain.
re•spi•ra•to•risch *adj* respiratory; ventilatory.
Respiratory-distress-Syndrom *nt* **des Neugeborenen** *ped.* respiratory distress syndrome (of the newborn), idiopathic respiratory distress of the newborn.
re•spi•rie•ren *vt, vi* respire, breathe.
Re•spi•ro•me•ter *nt physiol.* respirometer.
Re•sponse *f physiol., psycho.* response, reaction, answer (*auf* to).
Re•ste•no•se *f patho.* restenosis.
Rest•harn *m urol.* residual urine.
Re•sti•tu•tio *f patho.* restitution, restoration.
 Restitutio ad integrum full recovery, complete recovery.
Re•strik•ti•on *f patho., pulmo.* restriction; *genet.* restriction.
re•strik•tiv *adj* (*a. patho., biochem.*) restrictive.
Rest•vo•lu•men *nt physiol.* (*Herz*) reserve volume. **endsystolisches Restvolumen** endsystolic volume.
Re•tar•da•ti•on *f patho., psychia.* delayed development, retardation, delay, hindrance.
re•tar•diert *adj* retarded.
Re•te *nt* [S.U. RETE].
Re•ten•tio *f patho.* retention.
 Retentio placentae retained placenta.
 Retentio testis retained testicle/testis, undescended testicle/testis, cryptorchidism [krɪpˈtɔːrkədɪzəm], cryptorchidy, cryptorchism.
Re•ten•ti•on *f patho., psycho.* retention.
Re•ten•ti•ons•to•xi•ko•se *f patho.* retention toxicosis.
Re•ten•ti•ons•zy•ste *f patho.* distention cyst, retention cyst, secretory cyst.
re•ti•ku•lär *adj histol.* reticular, reticulate, reticulated.
Re•ti•ku•lo•an•gio•ma•to•se *f patho.* Kaposi's sarcoma, idiopathic multiple pig-

retikuloendothelial 758

mented hemorrhagic sarcoma, angioreticuloendothelioma, endotheliosarcoma.
re•ti•ku•lo•en•do•the•li•al *adj histol.* reticuloendothelial, retothel.
Re•ti•ku•lo•en•do•the•lio•se *f patho.* reticuloendotheliosis, hemohistioblastic syndrome.
leukämische Retikuloendotheliose *hema.* hairy cell leukemia, leukemic reticuloendotheliosis.
re•ti•ku•lo•hi•stio•zy•tär *adj histol.* reticulohistiocytic.
Re•ti•ku•lo•hi•stio•zy•tom *nt patho.* reticulohistiocytoma, reticulohistiocytic granuloma.
Re•ti•ku•lo•hi•stio•zy•to•se *f patho.* reticulohistiocytosis.
Re•ti•ku•lo•id *nt patho.* reticuloid.
Re•ti•ku•lo•pe•nie *f hema.* reticulocytopenia, reticulopenia.
Re•ti•ku•lo•se *f patho., hema.* reticulosis.
pagetoide Retikulose Woringer-Kolopp disease, pagetoid reticulosis.
Re•ti•ku•lo•zyt *m hema.* reticulocyte, skein cell.
Re•ti•ku•lo•zy•to•pe•nie *f hema.* reticulopenia, reticulocytopenia.
Re•ti•ku•lo•zy•to•se *f hema.* reticulocytosis.
Re•ti•ku•lum *nt anat., histol.* reticulum, network; reticular tissue.
agranuläres endoplasmatisches Retikulum → glattes endoplasmatisches Retikulum.
endoplasmatisches Retikulum endoplasmic reticulum.
glattes endoplasmatisches Retikulum smooth endoplasmic reticulum, agranular reticulum, agranular endoplasmic reticulum, smooth reticulum.
granuläres endoplasmatisches Retikulum → rauhes endoplasmatisches Retikulum.
rauhes endoplasmatisches Retikulum rough endoplasmic reticulum, granular endoplasmic reticulum, ergastoplasm, ergoplasm.
sarkoplasmatisches Retikulum sarcoplasmic reticulum.
Re•ti•ku•lum•fa•ser *f histol.* reticular fiber, argentaffin fiber, argentophil fiber.
Re•ti•ku•lum•zell•sar•kom *nt hema.* immunoblastic sarcoma, reticulum cell sarcoma, reticulocytic sarcoma, reticuloendothelial sarcoma, retothelial sarcoma, immunoblastic lymphoma, histiocytic lymphoma.
Re•ti•na *f anat.* retina, nervous tunic of eyeball.
Re•ti•na•cu•lum *nt* [s.u. RETINACULUM]
Re•ti•nal *nt* retinal.
re•ti•nal *adj anat.* retinal.
Re•ti•ni•tis *f ophthal.* retinitis.
aktinische Retinitis actinic retinitis.
Retinitis arteriosclerotica arteriosclerotic retinopathy [ˌretɪˈnɑpəθɪ].
Retinitis centralis serosa central serous retinopathy, central angiospastic retinitis.
Retinitis circinata circinate retinitis, circinate retinopathy.
Retinitis exsudativa (externa) Coats' disease, exudative retinitis, exudative retinopathy.
Retinitis haemorrhagica hemorrhagic retinopathy.
Retinitis pigmentosa pigmentary retinopathy.
Retinitis proliferans proliferating retinitis.
septische Retinitis metastatic retinitis, septic retinitis.
Retinitis serosa serous retinitis, simple retinitis.
urämische Retinitis uremic retinitis.
Re•ti•no•bla•stom *nt ophthal.* retinoblastoma.
Re•ti•no•cho•rio•idi•tis *f ophthal.* retinochoroiditis, chorioretinitis, choroidoretinitis.
Re•ti•no•gra•phie *f ophthal.* retinography.
Re•ti•no•ma•la•zie *f ophthal.* retinomalacia.
Re•ti•no•pa•pil•li•tis *f ophthal.* retinopapillitis, papilloretinitis.
Re•ti•no•pa•thia *f ophthal.* retinopathy [ˌretɪˈnɑpəθɪ], retinosis.
Retinopathia angiospastica angiospastic retinopathy.
Retinopathia circinata circinate retinitis, circinate retinopathy.
Retinopathia diabetica diabetic retinitis, diabetic retinopathy.
Retinopathia diabetica exsudativa exudative diabetic retinitis, exudative diabetic retinopathy.
Retinopathia diabetica haemorrhagica proliferans proliferative retinopathy, hemorrhagic proliferating diabetic retinitis, hemorrhagic proliferating diabetic retinopathy.
Retinopathia diabetica hypertensiva (angiospastica) hypertensive angiospastic diabetic retinitis, hypertensive angiospastic diabetic retinopathy.
Retinopathia diabetica simplex simple diabetic retinitis, simple diabetic retinopathy.
Retinopathia eclamptica gravidarum eclamptic retinopathy, toxemic retinopathy of pregnancy, gravidic retinitis, gravidic retinopathy.
Retinopathia haemorrhagica hemorrhagic retinopathy.
Retinopathia hypertensiva (maligna) hypertensive retinopathy, hypertensive retinitis.
Retinopathia pigmentosa pigmentary retinopathy.
Retinopathia praematurorum Terry's syndrome, retinopathy of prematurity, retrolental fibroplasia.
Re•ti•no•pa•thie *f ophthal.* retinopathy [ˌretɪˈnɑpəθɪ], retinosis.
Re•ti•no•schi•sis *f ophthal.* retinoschisis [ˌretɪˈnɑskəsɪs].
Re•ti•no•se *f ophthal.* retinopathy [ˌretɪˈnɑpəθɪ], retinosis.

Re·ti·no·sko·pie f ophthal. retinoscopy [ˌretɪ'nɑskəpɪ], pupilloscopy [ˌpjuːpɪ-'lɑskəpɪ], shadow test, skiascopy [skaɪ-'ɑskəpɪ], scotoscopy [skəʊ'tɑskəpɪ].
re·ti·no·top adj ophthal. retinotopic.
re·ti·no·to·xisch adj ophthal. retinotoxic.
Re·tor·te f chem. retort.
Re·tor·ten·ba·by nt embryo. test-tube baby.
Re·trak·ti·on f hema., patho. retraction, retractation.
Re·trak·ti·ons·ny·stag·mus m neuro. retraction nystagmus, Koerber-Salus-Elschnig syndrome, sylvian aqueduct syndrome.
Re·trans·plan·ta·ti·on f chir. retransplantation.
re·tro·ak·tiv adj retroactive.
re·tro·au·ri·ku·lär adj behind the auricle, retroauricular.
Re·tro·bul·bär·neu·ri·tis f neuro. retrobulbar neuritis, orbital optic neuritis, postocular neuritis.
Re·tro·bul·bär·raum m anat. retrobulbar space, retro-ocular space.
re·tro·duo·de·nal adj retroduodenal.
Re·tro·fle·xi·on f backward bending, retroflexion, retroflection. **Retroflexion des Uterus** gyn. retroflexion, retroflection.
re·tro·grad adj moving backward, retrograde; patho. degenerating.
Re·tro·gres·si·on f patho. retrogression, catagenesis, involution; cataplasy.
re·tro·gres·siv adj histol., patho. retrogressive.
Re·tro·in·fek·ti·on f gyn. retroinfection.
Re·tro·in·gui·nal·raum m anat. retroinguinal space, Bogros's space.
Re·tro·jek·ti·on f clin. retrojection.
Re·tro·kar·di·al·raum m anat. retrocardiac space, Holzknecht's space, prevertebral space.
re·tro·ka·val adj postcaval.
re·tro·ko·lisch adj retrocolic.
re·tro·kur·siv adj neuro. retrocursive.
re·tro·len·tal adj retrolental.
re·tro·mam·mär adj gyn. retromammary.
re·tro·öso·pha·ge·al adj retroesophageal.
Re·tro·pe·ri·to·ne·al adj anat. retroperitoneal.
Re·tro·pe·ri·to·ne·al·raum m anat. retroperitoneal space, retroperitoneum.
Re·tro·pe·ri·to·ni·tis f patho. retroperitonitis.
Re·tro·pha·ryn·ge·al·ab·szeß m HNO hippocratic angina, retropharyngeal abscess.
Re·tro·pha·ryn·gi·tis f HNO retropharyngitis.
Re·tro·pla·sie f patho. retrograde metaplasia, retroplasia.
re·tro·pla·zen·tar adj gyn. retroplacental.
Re·tro·pneu·mo·pe·ri·to·ne·um nt patho. pneumoretroperitoneum.
Re·tro·po·si·ti·on f anat., patho. retroposition. **Retroposition des Uterus** gyn. retroposition of uterus.
re·tro·pu·bisch adj anat. retropubic.

Re·tro·pul·si·on f neuro. retropulsion.
Re·tro·spek·ti·on f psycho., clin. retrospection.
re·tro·spek·tiv adj psycho., clin. retrospective.
Re·tro·spon·dyl·oli·sthe·se f ortho. retrospondylolisthesis.
re·tro·ster·nal adj retrosternal, substernal.
re·tro·ton·sil·lär adj HNO retrotonsillar.
Re·tro·ton·sil·lar·ab·szeß m HNO retrotonsilar abscess.
Re·tro·ver·sio·fle·xi·on f gyn. retroversioflexion.
Re·tro·ver·si·on f anat. retroversion. **Retroversion des Uterus** retroversion (of uterus).
re·tro·ver·tiert adj anat., gyn. retroverted, retroverse.
re·tro·zä·kal adj retrocecal.
re·tro·zer·vi·kal adj gyn. retrocervical.
Re·tro·zes·si·on f epidem. retrocession, retrocedence.
Rett: Rett-Syndrom nt patho. Rett syndrome, cerebroatrophic hyperammonemia.
ret·ten vt save, rescue (vor, aus from).
Ret·tung f rescue (vor, aus from).
Ret·tungs·ak·ti·on f rescue operation(s pl).
Ret·tungs·dienst m ambulance service.
Ret·tungs·ver·such m rescue attempt.
Ret·tungs·wa·gen m ambulance.
Ret·tungs·we·sen nt ambulance service.
Re·vak·zi·na·ti·on f immun. revaccination.
Re·vas·ku·la·ri·sa·ti·on f patho. revascularization; chir. revascularization.
Re·vas·ku·la·ri·sie·rung f patho. revascularization; chir. revascularization.
Reverdin: Reverdin-Läppchen nt chir. Reverdin graft, pinch graft, epidermic graft.
re·ver·si·bel adj reversible.
Re·ver·si·bi·li·tät f reversibility.
Re·ver·si·on f genet., immun. reversion.
Re·vul·si·on f clin. revulsion.
re·vul·siv adj clin. revulsive, revulsant.
Reye: Reye-Syndrom nt patho. Reye's syndrome.
Reynier-Nager: Reynier-Nager-Syndrom nt patho. Nager's acrofacial dysostosis.
Re·zept nt 1. clin., pharm. prescription. **ein Rezept ausstellen** write out a prescription, prescribe. 2. chem., pharm. recipe, formula.
Re·zept·block m prescription pad.
re·zept·frei adj available without prescription, over-the-counter.
Re·zept·ge·bühr f prescription charge.
re·zep·tie·ren vt clin., pharm. prescribe.
re·zep·tiv adj responsive to stimulus, receptive.
Re·zep·tor m physiol. receptor; sensor.
   adrenerger Rezeptor adrenergic receptor, adrenoceptor, adrenoreceptor.
   alpha Rezeptor alpha receptor, α receptor, α-adrenergic receptor.
   alphaadrenerger Rezeptor → alpha Rezeptor.
   beta Rezeptor β receptor, β-adrenergic

α-Rezeptor

receptor, beta-adrenergic receptor.
betaadrenerger Rezeptor → beta Rezeptor.
cholinerger Rezeptor cholinergic receptor, cholinoreceptor, cholinoceptor.
katecholaminerger Rezeptor catecholamine receptor, catecholaminergic receptor.
muskarinartiger Rezeptor muscarinic receptor.
nikotinerger Rezeptor nicotinic receptor.
α-Rezeptor *m physiol.* alpha receptor, α receptor, α-adrenergic receptor.
β-Rezeptor *m physiol.* β receptor, β-adrenergic receptor, beta-adrenergic receptor.
Re•zep•tor•block *m pharm.* receptor blockade.
Re•zep•tor•blocka•de [K·K] *f pharm.* receptor blockade.
re•zept•pflich•tig *adj pharm.* available on prescription only, prescription, prescription-only-medicine, ethical.
Re•zep•tur *f pharm.* recipe, formula.
re•zes•siv *adj genet.* recessive.
Re•zes•si•vi•tät *f genet.* recessiveness.
Re•zi•div *nt patho.* relapse, recidivation; recrudescence, recurrence, palindromia.
re•zi•di•vie•rend *adj patho.* relapsing, recrudescent, recurrent, palindromic.
Re•zi•div•ul•kus *nt patho.* recurrent ulcer disease, recurrent ulcer.
Re•zi•pi•ent *m phys., immun.* receiver.
Re•zir•ku•la•ti•on *f patho., chir.* recirculation.
Rhab•do•myo•ly•se *f patho.* rhabdomyolysis.
Rhab•do•my•om *nt patho.* rhabdomyoma.
Rhab•do•myo•sar•kom *nt patho.* rhabdomyoblastoma, rhabdomyosarcoma, rhabdosarcoma.
Rha•chi•al•gie *f neuro.* rachialgia, rachiodynia.
Rha•chi•ly•se *f ortho.* rachilysis.
Rha•chio•al•gie *f* → Rhachialgie.
Rha•chio•dy•nie *f* → Rhachialgie.
Rha•chio•ly•se *f ortho.* rachilysis.
Rha•chio•to•mie *f neurochir.* rachiotomy [‚reɪkɪ'ɑtəmɪ], rachitomy, spondylotomy.
Rha•chi•schi•sis *f embryo.* rachischisis [rə-'kɪskəsɪs], schistorachis.
Rhachischisis partialis merorrhachischisis, mesorrhachischisis.
Rhachischisis posterior spondyloschisis, cleft spine.
Rha•chi•to•mie *f neurochir.* rachiotomy [‚reɪkɪ'ɑtəmɪ], rachitomy, spondylotomy.
Rha•ga•de *f (Haut)* fissure, chap, crack, fissure.
Rh-Agglutinin *nt immun.* anti-Rh agglutinin.
Rha•go•zyt *m hema.* ragocyte, RA cell.
Rh-Antigen *nt immun.* Rh antigen, rhesus antigen.
Rh-Antikörper *pl immun.* Rh antibodies, rhesus antibodies.
Rheo•en•ze•pha•lo•gra•phie *f neuro.* rheoencephalography.

Rheo•kar•dio•gra•phie *f card.* rheocardiography.
Rheo•sto•se *f radiol.* rheostosis.
Rhe•sus•af•fe *m bio.* rhesus monkey, Macaca mulatta.
Rhesus-Agglutinin *nt immun.* anti-Rh agglutinin.
Rhesus-Antigen *nt immun.* Rh antigen, rhesus antigen.
Rhesus-Antikörper *pl immun.* Rh antibodies, rhesus antibodies.
Rhesus-Blutgruppenunverträglichkeit *f hema.* Rh incompatibility.
Rhe•sus•fak•tor *m hema.* rhesus factor, Rh factor.
Rhesus-Inkompatibilität *f hema.* Rh incompatibility.
Rhesus-System *nt hema.* rhesus system, Rh system.
Rheu•ma *nt* → Rheumatismus.
rheu•ma•ähn•lich *adj patho.* resembling rheumatism, rheumatoid.
Rheu•ma•fak•to•ren *pl immun.* rheumatoid factors.
Rheu•ma•knöt•chen *nt patho.* rheumatic nodule, rheumatoid nodule.
Rheu•ma•mit•tel *nt pharm.* antirheumatic, antirheumatic agent, antirheumatic drug.
Rheu•ma•schmer•zen *pl patho.* rheumatic pain, rheumatalgia.
Rheu•ma•test *m immun.* rheumatoid arthritis test.
Rheu•ma•tid *nt derm., patho.* rheumatid.
Rheu•ma•ti•ker *m* rheumatic.
Rheu•ma•ti•ke•rin *f* rheumatic.
rheuma•tisch *adj patho.* rheumatic, rheumatismal, rheumatoid.
Rheu•ma•tis•mus *m patho.* rheumatic disease, rheumatism ['ru:mətɪzəm].
rheu•ma•to•gen *adj patho.* rheumatogenic.
Rheu•ma•to•id *nt patho.* rheumatoid disease.
rheu•ma•to•id *adj patho.* rheumatoid.
Rheu•ma•to•lo•ge *m* rheumatologist.
Rheu•ma•to•lo•gie *f* rheumatology [‚ru:mə'talədʒɪ].
Rheu•ma•to•lo•gin *f* rheumatologist.
Rhe•xis *f patho.* rhexis, bursting, rupture.
Rhin•al•gie *f* → Rhinodynie.
Rhin•al•ler•go•se *f* → Rhinitis allergica.
Rhi•ni•tis *f HNO* rhinitis, nasal catarrh.
Rhinitis acuta cold in the head, coryza, acute rhinitis, acute catarrhal rhinitis.
Rhinitis allergica rhinallergosis, pollen coryza, allergic rhinitis, allergic rhinopathy [raɪ'nɑpəθɪ].
Rhinitis atrophicans atrophic rhinitis.
Rhinitis hyperplastica/hypertrophicans hyperplastic rhinitis, hypertrophic rhinitis.
perenniale Rhinitis perennial rhinitis, nonseasonal allergic rhinitis, nonseasonal hay fever, perennial hay fever.
Rhinitis pseudomembranacea pseudomembranous rhinitis, croupous rhinitis, membranous rhinitis.

Rhinitis vasomotorica vasomotor rhinitis.
Rhinitis vasomotorica nonallergica nonallergic vasomotor rhinitis.
Rh-Inkompatibilität *f hema.* Rh incompatibility.
Rhi•no•da•kryo•lith *m HNO* rhinodacryolith.
Rhi•no•dy•nie *f HNO* rhinalgia, rhinodynia.
Rhi•no•en•do•sko•pie *f HNO* nasal endoscopy [en'dɑskəpɪ].
rhi•no•gen *adj HNO* rhinogenous, rhinogenic.
Rhi•no•la•lia *f HNO* nasalized speech, rhinolalia, rhinophonia.
Rhi•no•la•ryn•gi•tis *f HNO* rhinolaryngitis.
Rhi•no•la•ryn•go•lo•gie *f HNO* rhinolaryngology [ˌraɪnəʊˌlærɪn'gɑlədʒɪ].
Rhi•no•lith *m HNO* nasal calculus/stone, rhinolith, rhinolite.
Rhi•no•li•thia•sis *f HNO* rhinolithiasis.
Rhi•no•lo•gie *f HNO* rhinology [raɪ-'nɑlədʒɪ].
Rhi•no•ma•no•me•trie *f HNO* rhinomanometry.
Rhi•no•my•ko•se *f HNO* rhinomycosis.
Rhi•no•pa•thia *f HNO* rhinopathy [raɪ-'nɑpəθɪ].
Rhinopathia allergica rhinallergosis, pollen coryza, allergic rhinitis, allergic rhinopathy, allergic vasomotor rhinitis, anaphylactic rhinitis.
Rhinopathia chronica hyperplastica hyperplastic rhinitis, hypertrophic rhinitis, chronic hyperplastic rhinitis.
Rhinopathia medicamentosa drug-induced rhinitis.
Rhinopathia vasomotorica allergica → Rhinopathia allergica.
Rhi•no•pa•thie *f HNO* rhinopathy [raɪ-'nɑpəθɪ], rhinopathia. **allergische Rhinopathie** → Rhinopathia allergica.
Rhi•no•pha•ryn•gi•tis *f HNO* rhinopharyngitis, nasopharyngitis.
Rhi•no•pha•ryn•go•lith *m HNO* rhinopharyngolith.
Rhi•no•pha•ryn•go•ze•le *f HNO* rhinopharyngocele.
Rhi•no•pha•rynx *m anat.* rhinopharynx, nasopharyngeal space, epipharynx, nasopharynx.
Rhi•no•pha•sie *f HNO* open rhinolalia, rhinophonia.
Rhi•no•pho•nie *f* → Rhinophasie.
Rhi•no•phym *nt HNO* rhinophyma, hammer nose, rum nose, bulbous nose, copper nose, potato nose.
Rhi•no•pla•stik *f HNO* rhinoplasty.
indische Rhinoplastik Indian operation, Indian rhinoplasty, Carpue's rhinoplasty.
italienische Rhinoplastik tagliacotian rhinoplasty, Italian operation, Italian rhinoplasty.
Rhi•nor•rha•gie *f HNO* nosebleed, epistaxis, rhinorrhagia.
Rhi•nor•rha•phie *f HNO* rhinorrhaphy.

Rhi•nor•rhoe *f HNO* rhinorrhea, nasal hydrorrhea.
Rhi•no•sal•pin•gi•tis *f HNO* rhinosalpingitis.
Rhi•no•skop *nt HNO* nasal speculum, rhinoscope, nasoscope.
Rhi•no•sko•pie *f HNO* rhinoscopy [raɪ-'nɑskəpɪ].
rhi•no•sko•pisch *adj HNO* rhinoscopic.
Rhi•no•to•mie *f HNO* rhinotomy [raɪ-'nɑtəmɪ].
Rhi•no•tra•chei•tis *f HNO* rhinotracheitis.
Rhi•zo•ly•se *f neurochir.* rhizolysis.
Rhi•zo•to•mia *f neurochir.* rhizotomy [raɪ-'zɑtəmɪ], radicotomy, radiculectomy.
Rhizotomia anterior anterior rhizotomy.
Rhizotomia posterior Dana's operation, posterior rhizotomy, dorsal rhizotomy.
Rho•dop•sin *nt biochem.* rhodopsin, visual purple, erythropsin.
Rhomb•en•ce•pha•lon *nt anat.* rhombencephalon, hindbrain.
Rhon•chus *m clin.* rhonchus, rale.
Rh-System *nt hema.* rhesus system, Rh system.
Rhus•der•ma•ti•tis *f derm.* rhus dermatitis.
Rhy•pia *f derm.* rupia.
rhyth•misch *adj physiol.* rhythmic, regular.
Rhyth•mo•ge•ne•se *f physiol.* rhythmogenesis.
Rhyth•mus *m physiol.* rhythm.
biologischer Rhythmus biorhythm, biological rhythm, body rhythm.
parasystolischer Rhythmus *card.* parasystole, parasystolic rhythm/beat.
tagesperiodischer/tageszyklischer Rhythmus diurnal rhythm.
zirkadianer Rhythmus circadian rhythm.
α-Rhythmus *m neuro.* alpha rhythm, Berger's rhythm, alpha wave.
β-Rhythmus *m neuro.* beta rhythm, beta wave.
δ-Rhythmus *m neuro.* delta rhythm, delta wave.
θ-Rhythmus *m neuro.* theta rhythm, theta wave.
Rhyth•mus•bil•dung *f physiol.* rhythmogenesis.
rhyth•mus•hem•mend *adj card., neuro.* rhythm-inhibiting.
Rhyth•mus•stö•rung *f card.* dysrhythmia.
Rhy•tid•ek•to•mie *f chir.* face-lift, rhytidectomy, rhytidoplasty.
Ri•bo•fla•vin *nt biochem.* riboflavin, lactoflavin, vitamin B_2.
Ri•bo•nu•kle•in•säu•re *f biochem.* ribonucleic acid, ribose nucleic acid.
Ri•bo•nu•kleo•sid *nt biochem.* ribonucleoside.
Ri•bo•nu•kleo•tid *nt biochem.* ribonucleotide.
Ri•bo•som *nt histol.* ribosome.
ri•bo•so•mal *adj histol.* ribosomal.
Ricard: Ricard-Amputation *f ortho.* Ricard's amputation.

Richner-Hanhart: Richner-Hanhart-Syndrom *nt patho.* Richner-Hanhart syndrome, tyrosine aminotransferase deficiency, type II tyrosinemia.

Richter: Richter-Syndrom *nt hema.* Richter's syndrome.

Rickett·sia [K•K] *f micro.* rickettsia, Rickettsia.

Rickett·si·en·en·do·kar·di·tis [K•K] *f card.* rickettsial endocarditis.

Rickett·si·en·in·fek·ti·on [K•K] *f* → Rickettsiose.

Rickett·si·en·pocken [K•K] *pl epidem.* vesicular rickettsiosis, rickettsialpox, Kew Gardens spotted fever.

Rickett·si·en·sep·sis [K•K] *f patho.* rickettsemia.

Rickett·si·en·to·xin [K•K] *nt patho.* rickettsial toxin.

Rickett·sio·se [K•K] *f epidem.* rickettsiosis, rickettsial infection, rickettsial disease.

Rickett·sio·sta·ti·kum [K•K] *nt pharm.* rickettsiostatic.

rickett·si·zid [K•K] *adj pharm.* rickettsicidal.

Rideal-Walker: Rideal-Walker-Methode *f hyg.* Rideal-Walker method.

Rideal-Walker-Test *m hyg.* Rideal-Walker test.

Riech·bahn *f physiol.* olfactory tract.

Rie·chen *nt physiol.* smell, olfaction, osmesis.

rie·chen I *vt* smell. **II** *vi* **1.** smell, take a small (*an* at). **2.** smell, have a smell, have a scent (*nach* of). **aus dem Mund riechen** have a bad breath. **schlecht riechen** smell bad, have a bad smell; (*stärker*) reek. **stark riechen** smell strong, have a strong smell.

Riech·fä·den *pl anat.* olfactory fibers, olfactory nerves, first nerves.

Riech·hirn *nt anat.* rhinencephalon, olfactory brain, smell brain.

Riech·kol·ben *m anat.* olfactory knob, olfactory bulb, Morgagni's tubercle.

Riech·ner·ven *pl* → Riechfäden.

Riech·schleim·haut *f anat.* olfactory mucosa.

Riech·zel·len *pl histol.* olfactory cells, Schultze's cells.

Riech·zent·ren *pl physiol.* olfactory centers.

Riedel: eisenharte Struma *f* Riedel → Riedel-Struma.

Riedel-Struma *f endo.* Riedel's disease/thyroiditis, chronic fibrous thyroiditis, ligneous thyroiditis, iron-hard thyroiditis.

Rieder: Rieder-Form *f hema.* Rieder's cell.

Rieger: Rieger-Anomalie *f ophthal.* iridocorneal mesodermal dysgenesis, Rieger's anomaly.

Rieger-Syndrom *nt ophthal.* Rieger's syndrome.

Riehl: Riehl-Melanose *f derm.* Riehl's melanosis.

Rie·se *m* giant.

Rie·sen·axon *nt histol.* giant axon.

Rie·sen·chro·mo·som *nt genet.* giant chromosome, polytene chromosome.

Rie·sen·fal·ten·ga·stri·tis *f patho.* Ménétrier's disease, giant hypertrophic gastritis.

Rie·sen·pig·ment·nä·vus *m,* **kongenitaler** *derm.* giant congenital pigmented nevus, giant hairy nevus.

Rie·sen·throm·bo·zyt *m hema.* macrothrombocyte.

Rie·sen·wuchs *m ortho.* gigantism [dʒaɪ-'gæntɪzəm], giantism ['dʒaɪəntɪzəm], gigantosoma, somatomegaly, hypersomia.

akromegaler Riesenwuchs acromegalic gigantism.

echter/einfacher Riesenwuchs simple gigantism, true gigantism.

endokriner/endokrinbedingter Riesenwuchs endocrine gigantism.

eunuchoider Riesenwuchs eunuchoid gigantism.

hypophysärer Riesenwuchs hyperpituitary gigantism, pituitary gigantism, Launois's syndrome.

partieller Riesenwuchs partial gigantism.

proportionierter Riesenwuchs normal gigantism.

Rie·sen·zell·aor·ti·tis *f patho.* giant cell aortitis.

Rie·sen·zell·ar·te·ri·itis (senile) *f patho.* Horton's arteritis/disease, temporal arteritis, cranial arteritis, granulomatous arteritis, giant-cell arteritis.

Rie·sen·zell·bil·dung *f histol., patho.* giant cell formation.

Rie·sen·zell·gra·nu·lom *nt patho.* giant cell granuloma.

Rie·sen·zell·he·pa·ti·tis (neonatale) *f patho.* neonatal giant cell hepatitis, giant cell hepatitis, neonatal hepatitis.

Rie·sen·zell·his·tio·zy·tom *nt patho.* reticulohistiocytic granuloma, reticulohistiocytoma.

Rie·sen·zell·kar·zi·nom *nt patho.* giant cell carcinoma.

Rie·sen·zell·myo·kar·di·tis *f card.* tuberculoid myocarditis, giant cell myocarditis.

Rie·sen·zell·pneu·mo·nie *f pulmo.* giant cell pneumonia, Hecht's pneumonia [n(j)uː-'məʊnɪə].

Rie·sen·zell·sar·kom *nt patho.* giant cell sarcoma.

Rie·sen·zell·thyreo·idi·tis *f patho.* de Quervain's thyroiditis, giant follicular thyroiditis, subacute granulomatous thyroiditis.

Rie·sen·zell·tu·mor *m patho.* giant cell tumor.

aneurysmatischer Riesenzelltumor aneurysmal bone cyst, aneurysmal giant cell tumor.

Riesenzelltumor des Knochens giant cell tumor of bone, giant cell myeloma, osteoclastoma.

Riesenzelltumor der Sehnenscheide giant cell tumor of tendon sheath, pigmented villonodular synovitis.

Rieux: Rieux-Hernie *f chir.* retrocecal her-

nia, Rieux's hernia.
ri•gid *adj (a. fig.)* rigid, stiff, inflexible.
Ri•gi•di•tät *f* **1.** → Rigor. **2.** *psychia., psycho.* rigidity [rɪ'dʒɪdətɪ], inflexibility.
Rigler: Rigler-Zeichen *nt radiol.* Rigler's sign.
Ri•gor *m patho., neuro.* rigidity [rɪ'dʒɪdətɪ], stiffness, rigor.
  Rigor mortis postmortem rigidity, cadaveric rigidity, death rigor.
  plastischer Rigor lead-pipe rigidity.
Riley-Day: Riley-Day-Syndrom *nt neuro.* Riley-Day syndrome, familial autonomic dysfunction, familial dysautonomia.
Ri•ma *f* [S.U. RIMA]
Rin•de *f* **1.** *anat.* cortex. **2.** skin, shell, crust, peeling, cortex. **3.** *pharm.* bark.
  agranuläre Rinde agranular cortex, agranular isocortex.
  granuläre Rinde granular cortex, granular isocortex.
  limbische Rinde limbic cortex.
  motorische Rinde Betz's cell area, excitomotor area, motor cortex, psychomotor area, motor area, motor region, rolandic area.
  präfrontale Rinde prefrontal area, prefrontal cortex.
  prämotorische Rinde premotor area, premotor cortex.
  präzentrale Rinde precentral cortex, precentral area.
  sensible/sensorische Rinde sensory cortex, postcentral area, postrolandic area.
  sensorisch-motorische Rinde sensorimotor area, sensorimotor cortex.
  somatosensorische Rinde somatosensory area, somatic sensory area, somesthetic area, somatosensory cortex, somatic sensory cortex, somesthetic cortex.
Rin•den•atro•phie *f patho.* cortical atrophy ['ætrəfɪ].
Rin•den•blind•heit *f ophthal.* cortical blindness.
Rin•den•ent•fer•nung *f chir.* decortication.
Rin•den•epi•lep•sie *f neuro.* cortical epilepsy.
Rin•den•re•gi•on *f (ZNS)* cortical region.
Rin•den•star *m ophthal.* cortical cataract.
Rin•der•band•wurm *m micro.* beef tapeworm, unarmed tapeworm, hookless tapeworm, Taenia saginata, Taeniarhynchus saginata.
Rin•der•ery•thro•zy•ten *pl hema.* beef erythrocytes.
Rin•der•fin•nen•band•wurm *m* → Rinderbandwurm.
Rin•der•wahn•sinn *m micro.* mad cow disease, bovine spongiform encephalopathy [en,sefə'lɒpəθɪ].
Ring•blu•tung *f patho.* ring bleeding, ring hemorrhage ['hemərɪdʒ].
Rin•gel•rö•teln *pl ped.* Sticker's disease, erythema infectiosum.
Ringer: Ringer-Bikarbonat *nt* Ringer's bicarbonate, Ringer's bicarbonate solution.

Rippenknochen

  Ringer-Glukose *f* Ringer's glucose, Ringer's glucose solution.
  Ringer-Laktat *nt* Ringer's lactate, Ringer's lactate solution.
  Ringer-Lösung *f* Ringer's mixture, Ringer's solution, Ringer's irrigation.
Ring•fin•ger *m* ring finger, fourth finger.
Ring•form *f hema.* (*Erythrozyt*) pessary corpuscle, pessary cell ['pesərɪ].
Ring•knor•pel *m anat.* cricoid cartilage, cricoid, annular cartilage.
Ring•knor•pel•bo•gen *m anat.* arch of cricoid (cartilage).
Ring•knor•pel•ex•zi•si•on *f HNO* cricoidectomy.
Ring•knor•pel•plat•te *f anat.* lamina of cricoid cartilage.
Ring•knor•pel•spal•tung *f HNO* cricotomy [kraɪ'kɒtəmɪ].
Ring•nie•re *f patho.* doughnut kidney.
Ring•pes•sar *m gyn.* ring pessary ['pesərɪ].
Ring•pla•zen•ta *f gyn.* annular placenta, zonary placenta, zonular placenta.
Ring•sko•tom *nt ophthal.* annular scotoma, ring scotoma.
Ring•sta•phy•lom *nt ophthal.* annular staphyloma.
Ring•strik•tur *f patho.* annular stricture.
Rinne: Rinne-Versuch *m HNO* Rinne's test.
Rip•pe *f* rib; *anat.* costa.
  echte Rippen *pl* true ribs, sternal ribs, vertebrosternal ribs.
  falsche Rippen *pl* false ribs, asternal ribs, spurious ribs.
Rip•pen•bo•gen *m anat.* costal arch.
Rip•pen•bo•gen•rand•schnitt *m chir.* subcostal incision.
Rip•pen•bo•gen•re•flex *m physiol.* costal arch reflex.
Rip•pen•bruch *m ortho.* rib fracture, fractured rib.
Rip•pen•buckel [K•K] *m ortho.* rib hump, rib prominence.
Rip•pen•durch•tren•nung *f ortho.* costotomy [kɒs'tɒtəmɪ].
Rip•pen•ex•zi•si•on *f ortho.* costectomy [kɒs'tektəmɪ], costatectomy.
Rip•pen•fell *nt anat.* costal pleura.
Rip•pen•fell•ent•zün•dung *f pulmo.* costal pleurisy, pleurisy, pleuritis.
  exsudative Rippenfellentzündung exsudative pleurisy, exudative pleuritis.
  fibrinöse Rippenfellentzündung fibrinous pleurisy, fibrinous pleuritis.
  serofibrinöse Rippenfellentzündung serofibrinous pleurisy, serofibrinous pleuritis.
  trockene Rippenfellentzündung dry pleurisy, dry pleuritis.
Rip•pen•fell•re•sek•ti•on *f HTG* pleurectomy [pluə'rektəmɪ].
Rip•pen•fell•tu•mor *m pulmo.* pleural tumor.
Rip•pen•frak•tur *f ortho.* rib fracture, fractured rib.
Rip•pen•kno•chen *m anat.* bony rib, cos-

tal bone.
Rip·pen·knor·pel *m anat.* rib cartilage, costal cartilage, costicartilage.
Rip·pen·knor·pel·ent·zün·dung *f pulmo.* costal chondritis, costochondritis.
Rip·pen·kopf·ge·lenk *nt anat.* capitular articulation (of rib), capitular joint (of rib).
Rip·pen·re·sek·ti·on *f ortho.* costectomy [kɑsˈtɛktəmɪ], costatectomy.
Rip·pen·ru·di·ment *nt embryo.* rib rudiment.
Rip·pen·schmerz *m pulmo.* costalgia.
Rip·pen·se·ri·en·frak·tur *f ortho.* multiple rib fractures.
Rippen-Sternum-Plastik *f ortho.* costosternoplasty.
Ri·si·ko *nt* risk; danger.
erhöhtes Risiko aggravated risk.
kalkuliertes Risiko calculated risk.
perioperatives Risiko perioperative risk.
Ri·si·ko·fak·tor *m* risk factor.
Ri·si·ko·pa·ti·ent *m* high-risk patient.
Ri·si·ko·pa·ti·en·tin *f* high-risk patient.
Riß *m* tear, crack, cleft, fissure; (*Haut*) chap, scratch; (*Knochen*) crack, fracture, break; (*Gefäß*) rupture, rhexis. **seromuskulärer Riß** *chir.* (*Darm*) seromuscular tear.
Risser: Risser-Gipskorsett *nt ortho.* Risser's jacket, Risser's wedging jacket.
Risser-Operation *f ortho.* Risser's technique, Risser's operation.
Riß·ver·let·zung *f ortho.* laceration.
Riß·wun·de *f ortho.* laceration.
Rist *m anat.* (*Fuß*) instep.
Ritgen: Ritgen-Handgriff *m gyn.* Ritgen's maneuver, Ritgen's method.
Ritter: Ritter-Bougie *f* Ritter's bougie.
Ritter-Dermatitis *f derm.* Ritter's disease, staphylococcal scalded skin syndrome.
Rit·ze *f* slit; *anat.* rima, hiatus, fissure; (*Spalte*) gap, cleft; (*Sprung*) crack, crevice, fissure; (*Schramme*) scratch.
rit·zen *vt* (*Haut*) scratch, excoriate; *immun.* (*Haut*) scarify.
Riva-Rocci: Blutdruckmessung *f* **nach Riva-Rocci** *clin.* Riva-Rocci method.
rob·ben·glied·rig *adj embryo.* phocomelic.
Rob·ben·glied·rig·keit *f embryo.* phocomelia, phocomely.
Robert: Robert-Becken *nt ortho.* Robert's pelvis.
Robert-Syndrom *nt patho.* Robert's syndrome.
Robertson: Robertson-Translokation *f genet.* centric fusion, robertsonian translocation.
Robertson-Zeichen *nt neuro.* Robertson's pupil, Robertson's sign.
Robin: Robin-Syndrom *nt patho.* Pierre Robin anomalad, Robin's anomalad.
Robinow: Robinow-Syndrom *nt patho.* Robinow's dwarfism/syndrome, fetal face syndrome.
Ro·bo·ran·ti·um *nt pharm.* roborant, reconstituent.

Rocky Mountain spotted fever *nt epidem.* Rocky Mountain spotted fever, tick fever, blue fever, mountain fever.
Roederer: Roederer-Selbstentwicklung *f gyn.* Roederer's spontaneous evolution [spɑnˈteɪnɪəs].
Roemheld: Roemheld-Symptomenkomplex *m patho.* gastrocardiac syndrome.
Roger: Roger-Geräusch *nt card.* Roger's murmur, Roger's bruit.
Roger-Syndrom *nt card.* Roger's disease, maladie de Roger.
roh *adj* **1.** raw; (*Essen*) uncooked, raw. **2.** (*Schätzung*) rough; (*Fleischwunde*) raw.
Roh·kost *f* vegetarian food; uncooked/raw food.
Rohr *nt* pipe; duct, canal; *anat., chir.* tube, duct, canal, conduit, channel.
Röhr·chen *nt* tubule, small tube; *anat.* tube, tubule; *forens.* breathalyzer.
Rohr·zucker [kˑk] *m chem.* cane sugar, sucrose, saccharose.
Rokitansky: Rokitansky-Divertikel *nt patho.* Rokitansky's diverticulum.
Rokitansky-Küster: Rokitansky-Küster-Syndrom *nt gyn.* Mayer-Rokitansky-Küster-Hauser syndrome, Rokitansky-Küster-Hauser syndrome.
Rolleston: Rolleston-Regel *f card.* Rolleston's rule.
Roll·stuhl *m* wheelchair. **an den Rollstuhl gefesselt** confined to a wheelchair.
Romano-Ward: Romano-Ward-Syndrom *nt card.* Romano-Ward syndrome, Ward-Romano syndrome.
Romberg: Romberg-Phänomen *nt* → Romberg-Zeichen.
Romberg-Syndrom *nt neuro.* Parry-Romberg syndrome, Romberg's syndrome, facial hemiatrophy, facial trophoneurosis.
Romberg-Trophoneurose *f* → Romberg-Syndrom.
Romberg-Versuch *m clin.* Romberg's test, station test.
Romberg-Zeichen *nt neuro.* Howship-Romberg sign, Romberg's sign, rombergism.
Romberg-Parry: Romberg-Parry-Syndrom *nt* → Romberg-Syndrom.
Rönt·gen *nt radiol.* **1.** roentgen. **2.** roentgenography [ˌrɛntɡəˈnɑɡrəfɪ], radiography [ˌreɪdɪˈɑɡrəfɪ].
rönt·gen *vt radiol.* radiograph, take an x-ray, x-ray.
Rönt·gen·an·la·ge *f radiol.* x-ray unit.
Rönt·gen·ap·pa·rat *m* x-ray apparatus.
Rönt·gen·arzt *m* → Röntgenologe.
Rönt·gen·ärz·tin *f* → Röntgenologin.
Rönt·gen·auf·nah·me *f radiol.* roentgenogram, roentgenograph, radiogram, radiograph, x-ray.
Rönt·gen·be·hand·lung *f radiol.* x-ray therapy, roentgenotherapy.
Rönt·gen·be·strah·lung *f* → Röntgenbehandlung.
Rönt·gen·bild *nt* → Röntgenaufnahme.

rönt•gen•dicht *adj radiol.* radiopaque, roentgenopaque.
Rönt•gen•dia•gno•se *f* radiodiagnosis.
Rönt•gen•durch•leuch•tung *f radiol.* fluoroscopy [fluə'rɑskəpɪ], radioscopy [ˌreɪdɪ'ɑskəpɪ], roentgenoscopy [ˌrentgə'nɑskəpɪ].
Rönt•gen•film *m radiol.* roentgenographic film, x-ray film.
Rönt•gen•ki•ne•ma•to•gra•phie *f radiol.* cineradiography, cinefluorography, cinematography, cinematoradiography.
Rönt•gen•kon•trast•dar•stel•lung *f radiol.* contrast radiography [ˌreɪdɪ'ɑgrəfɪ], contrast roentgenography [ˌrentgə'nɑgrəfɪ].
Rönt•gen•kon•trast•mit•tel *nt radiol.* contrast medium.
Rönt•gen•ky•mo•gra•phie *f card.* roentgenkymography, radiokymography.
Rönt•ge•no•gramm *nt radiol.* radiogram, radiograph, roentgenogram.
Rönt•ge•no•gra•phie *f radiol.* radiography [ˌreɪdɪ'ɑgrəfɪ], roentgenography [ˌrentgə'nɑgrəfɪ].
Rönt•ge•no•lo•ge *m* roentgenologist.
Rönt•ge•no•lo•gie *f* roentgenology [ˌrentgə'nɑlədʒɪ].
Rönt•ge•no•lo•gin *f* roentgenologist.
rönt•ge•no•lo•gisch *adj* roentgenological, roentgenologic.
Rönt•ge•no•sko•pie *f radiol.* fluoroscopy [fluə'rɑskəpɪ], roentgenoscopy [ˌrentgə'nɑskəpɪ], radioscopy [ˌreɪdɪ'ɑskəpɪ], cryptoscopy [krɪp'tɑskəpɪ].
rönt•ge•no•sko•pisch *adj radiol.* fluoroscopic, radioscopic, radioscopical.
Rönt•gen•röh•re *f radiol.* x-ray tube.
Rönt•gen•spek•trum *nt* x-ray spectrum.
Rönt•gen•ste•reo•gra•phie *f radiol.* stereoradiography, stereoroentgenography, stereoskiagraphy.
Rönt•gen•strahl *m radiol.* x-ray, roentgen ray, x-ray beam.
rönt•gen•strah•len•durch•läs•sig *adj radiol.* radiable.
Rönt•gen•strah•lung *f radiol.* roentgen rays *pl*, x-rays *pl*, x-radiation.
energiearme Röntgenstrahlung → weiche Röntgenstrahlung.
energiereiche Röntgenstrahlung → harte Röntgenstrahlung.
harte Röntgenstrahlung hard x-rays, hard rays.
weiche Röntgenstrahlung soft rays.
Rönt•gen•the•ra•peut *m radiol.* radiotherapist.
Rönt•gen•the•ra•peu•tin *f radiol.* radiotherapist.
Rönt•gen•the•ra•pie *f radiol.* x-ray therapy, roentgenotherapy, roentgen therapy.
Rönt•gen•un•ter•su•chung *f radiol.* roentgenography [ˌrentgə'nɑgrəfɪ], radiography [ˌreɪdɪ'ɑgrəfɪ], x-ray examination.
Rooming-in *nt gyn.* rooming-in.

Rorschach: Rorschach-Test *m psycho.* Rorschach test.
Ro•sa•cea *f derm.* rosacea, acne rosacea.
Ro•sa•krank•heit *f derm.* Feer's disease, Swift-Feer disease, trophodermatoneurosis, acrodynia, acrodynic erythema, dermatopolyneuritis.
Ro•sa•zea *f derm.* rosacea, acne rosacea.
lupoide Rosazea rosacea-like tuberculid, lupoid rosacea, papular rosacea.
Rosazea-Keratitis *f ophthal.* rosacea keratitis, acne rosacea keratitis.
Ro•se *f derm.* rose, erysipelas, rose disease.
Rosenbach: Rosenbach-Krankheit *f derm.* Rosenbach's disease, erysipeloid, crab hand, pseudoerysipelas, swine rotlauf, swine erysipelas.
Rosenbach-Syndrom *nt card.* Rosenbach's syndrome.
Rosenbach-Semon: Rosenbach-Semon-Gesetz *nt clin.* Rosenbach-Semon law, Semon-Rosenbach law, Semon's law.
Ro•sen•kranz *m*, **rachitischer** *patho.* rachitic beads, rachitic rosary.
Rosenthal-Ferré: Rosenthal-Ferré-Ganglion *nt anat.* vestibular ganglion, Scarpa's ganglion.
Ro•seo•la *f derm.* macular erythema, roseola. **Roseola infantum** exanthema subitum, Zahorsky's disease, pseudorubella, roseola infantum.
Ro•set•te *f immun., hema.* roset, rosette.
Ro•set•ten•test *m immun., hema.* rosette assay.
Rose-Waaler: Rose-Waaler-Test *m immun.* Rose-Waaler test, Waaler-Rose test.
ro•sig *adj (Wangen)* rosy.
Roß•kur *f* radical cure, drastic cure.
Rossolimo: Rossolimo-Reflex *m neuro.* Rossolimo's sign/reflex, plantar muscle reflex.
Ro•ta•ti•ons•fehl•stel•lung *f ortho. (Fraktur)* rotatory deformity.
Ro•ta•ti•ons•lap•pen *m chir.* rotation flap.
rot•bäckig [K•K] *adj* red-cheeked, rosy-cheeked.
rot•blind *adj ophthal.* red-blind, protan, protanopic.
Rot•blind•heit *f ophthal.* red blindness, protanopia, protanopsia.
Rö•te *f* red, red color, redness; *(Gesicht)* blush; *(Wangen)* ruddiness.
Rö•teln *pl epidem.* German measles, rubella, roeteln. **kongenitale Röteln** congenital rubella syndrome, rubella syndrome.
Rö•teln•em•bryo•pa•thie *f embryo.* rubella embryopathy [embrɪ'ɑpəθɪ].
Rö•teln•imp•fung *f immun.* rubella vaccination.
Röteln-Lebendimpfstoff *m immun.* rubella vaccine, rubella virus live vaccine.
Rö•teln•pan•en•ze•pha•li•tis *f,* **progressive** *neuro.* progressive rubella panencephalitis.
Rö•teln•schutz•imp•fung *f immun.* rubella

Rötelnsyndrom 766

vaccination.
Rötelnsyndrom *nt, kongenitales embryo.* congenital rubella syndrome, rubella syndrome.
Rö•teln•vi•rus *nt micro.* rubella virus, German measles virus.
Rötelnvirus-Lebendimpfstoff *m* → Röteln-Lebendimpfstoff.
rö•ten I *vt* redden, color red, make red. II *vr* **sich röten** redden, turn/go/become red.
Roter Hund *m derm.* tropical lichen, prickly heat, heat rash, summer rash.
Rot•grün•ano•ma•lie *f ophthal.* deuteranomaly, daltonism ['dɔːltnɪzəm].
Rot•grün•blind•heit *f ophthal.* red-green blindness, deuteranopia, deuteranopsia, daltonism ['dɔːltnɪzəm].
Rot-Grün-Dichromasie *f* → Rotgrünblindheit.
rot•haa•rig *adj* red, red-haired, erythristic.
Rot•haa•rig•keit *f derm.* erythrism [ɪ-'rɪθrɪzəm].
Rothmann-Makai: Rothmann-Makai-Syndrom *nt patho.* Rothmann-Makai syndrome.
Rothmund: Rothmund-Syndrom *nt patho.* Rothmund's syndrome, Rothmund-Thomson syndrome.
Rothmund-Thomson: Rothmund-Thomson-Syndrom *nt patho.* Rothmund's syndrome, Rothmund-Thomson syndrome.
ro•tie•ren *vi* rotate, turn around, turn over, revolve.
Rot•lauf *m derm.* rotlauf, erysipeloid, Rosenbach's disease, crab hand.
Rotor-Syndrom *nt* Rotor's syndrome.
Rot•schwä•che *f ophthal.* red blindness, protanomaly.
Rot•se•hen *nt ophthal.* red vision, erythropsia, erythropia.
Rö•tung *f derm., patho.* reddening, redness, rubeosis.
rot•wan•gig *adj* → rotbäckig.
Rotz *m micro.* glanders, malleus, maliasmus.
Rouleau-Bildung *f hema.* impilation, rouleaux formation.
Roussy-Lévy: Roussy-Lévy-Syndrom *nt neuro.* Roussy-Lévy disease, hereditary areflexic dystasia, hereditary ataxic dystasia.
Roux: Roux-Haken *m chir.* Roux retractor.
Roux-Y-Anastomose *f chir.* Roux's anastomosis, Roux-en-Y operation.
Rovsing: Rovsing-Symptom *nt chir.* Rovsing's sign.
Rovsing-Syndrom *nt patho.* Rovsing's syndrome.
Rovsing-Zeichen *nt chir.* Rovsing's sign.
RPR-Test *m hema., immun.* rapid plasma reagin test, RPR test.
RR-Intervall *nt card.* R-R interval.
RS-Virus *nt micro.* respiratory syncytial virus, RS virus.
RS-Virus-Infektion *f epidem.* RS virus infection.
Ru•be•fa•ci•ens *nt pharm.* rubefacient.

Ru•bel•la *f* → Rubeola.
Rü•ben•zucker [K•K] *m chem.* saccharose, sucrose, beet sugar.
Ru•beo•la *f epidem.* rubella, German measles, roeteln. **Rubeola scarlatinosa** Dukes' disease, Filatov-Dukes disease, parascarlatina, scarlatinella.
Ru•beo•la•em•bryo•pa•thie *f embryo., ped.* rubella embryopathy [embrɪ'ɑpəθɪ].
Ru•beo•se *f derm.* redness, reddening, rubeosis.
ru•bi•gi•nös *adj (Sputum)* rusty, rubiginous, rubiginose.
Rubinstein-Taybi: Rubinstein-Taybi-Syndrom *nt patho.* Rubinstein's syndrome, Rubinstein-Taybi syndrome.
Rück•at•mungs•me•tho•de *f anes.* rebreathing technique, rebreathing, rehalation.
Rück•bil•dung *f physiol., psycho.* involution, catagenesis; *patho.* retrogrossion, catagenesis, involution; cataplasis; degeneration; atrophy ['ætrəfɪ].
Rücken [K•K] *m* 1. *anat.* back, dorsum. 2. back; *(Skalpell)* blunt; *(Messer)* back.
Rücken•la•ge [K•K] *f clin.* dorsal decubitus, supine position, dorsal position. **in der Rückenlage** lying on one's back.
Rücken•mark [K•K] *nt anat.* spinal marrow, spinal medulla, spinal cord, pith.
Rücken•mark•atro•phie [K•K] *f* → Rückenmarksatrophie.
Rücken•mark•de•kom•pres•si•on [K•K] *f neurochir.* spinal decompression, decompression of spinal cord.
Rücken•mark•durch•tren•nung [K•K] *f neurochir.* spinal cord transection.
Rücken•mark•ent•zün•dung [K•K] *f* → Rückenmarksentzündung.
Rücken•mark•er•kran•kung [K•K] *f neuro.* myelopathy [maɪə'lɑpəθɪ].
Rücken•mark•er•wei•chung [K•K] *f neuro.* myelomalacia.
Rücken•mark•kom•pres•si•on [K•K] *f neuro.* spinal compression, spinal cord compression.
Rücken•mark•ner•ven [K•K] *pl anat.* spinal nerves.
Rücken•mark•quet•schung [K•K] *f* → Rückenmarkkompression.
Rücken•marks•apla•sie [K•K] *f embryo.* amyelia.
Rücken•marks•apo•ple•xie [K•K] *f neuro.* spinal apoplexy, hematomyelia, hemorrhachis, intramedullary hemorrhage ['hemərɪdʒ].
Rücken•marks•atro•phie [K•K] *f neuro.* amyelotrophy, myelatrophy.
Rücken•marks•au•to•ma•tis•mus [K•K] *m physiol., patho.* spinal cord automatism [ɔː'tɑmətɪzəm].
Rücken•marks•blu•tung [K•K] *f* → Rückenmarksapoplexie.
Rücken•marks•schwel•lung [K•K] *f neuro.* spinal cord swelling, cord swelling.
Rücken•marks•de•kom•pres•si•on [K•K]

f neurochir. spinal decompression, decompression of spinal cord.
Rücken•marks•durch•tren•nung [K•K] *f neurochir.* spinal cord transection.
Rücken•marks•ein•blu•tung [K•K] *f* → Rückenmarksapoplexie.
Rücken•marks•ent•zün•dung [K•K] *f neuro.* myelitis, rachiomyelitis, medullitis.
Rücken•marks•er•kran•kung [K•K] *f neuro.* myelopathy [maɪəˈlɒpəθɪ].
Rücken•marks•er•schüt•te•rung [K•K] *f neuro.* spinal concussion, concussion of the spinal cord.
Rücken•marks•er•wei•chung [K•K] *f patho.* myelomalacia.
Rücken•marks•fehl•bil•dung [K•K] *f embryo.* myelodysplasia.
Rücken•marks•haut [K•K] *f anat.* spinal meninx.
harte Rückenmarkshaut dura mater of spinal cord, pachymeninx.
weiche Rückenmarkshaut pia mater of spinal cord, leptomeninx.
Rücken•marks•kom•pres•si•on [K•K] *f* → Rückenmarkkompression.
Rücken•marks•ner•ven [K•K] *pl anat.* spinal nerves.
Rücken•marks•quet•schung [K•K] *f* → Rückenmarkkompression.
Rücken•marks•schwel•lung [K•K] *f neuro.* spinal cord swelling, cord swelling.
Rücken•marks•seg•men•te [K•K] *pl anat.* segments of spinal cord.
Rücken•marks•ver•let•zung [K•K] *f neuro.* spinal injury, spinal trauma, spinal cord injury.
Rücken•mus•ku•la•tur [K•K] *f anat.* back muscles *pl.*
Rücken•schmer•zen [K•K] *pl* dorsalgia, dorsodynia, backalgia, backache, back pain.
Rück•ent•wick•lung *f physiol., psycho.* involution, catagenesis; *patho., psychia.* regress, regression.
Rück•fall *m clin.* recurrence, relapse, recrudescence, recidivism, palindromia.
Rück•fall•fie•ber *nt epidem.* recurrent fever, relapsing fever.
endemisches Rückfallfieber endemic relapsing fever, tick-borne relapsing fever.
epidemisches (europäisches) Rückfallfieber epidemic relapsing fever, cosmopolitan relapsing fever, European relapsing fever, louse-borne relapsing fever.
Rück•fluß *m patho.* backflow, backward flow, reflux.
Rück•grat *nt anat.* spinal column, spine, vertebral column, backbone, back.
Rück•kopp•lung *f physiol., psycho.* feedback.
Rück•kopp•lungs•sy•stem *nt biochem., physiol.* feedback system.
rück•läu•fig *adj* declining, receding, retrogressive, dropping; *physiol.* reverse, retrograde, regressive.
Ruck•sack•läh•mung *f neuro.* rucksack paralysis [pəˈrælɪsɪs].
Rück•schlag•phä•no•men *nt neuro.* rebound phenomenon [fɪˈnɒməˌnɒn], Holmes' phenomenon, Stewart-Holmes sign.
Rück•schritt *m* change for the worse, regression, retrogression.
Rück•sei•te *f (a. anat.)* back, reverse, backside; *anat.* dorsum.
Rück•stoß•phä•no•men *nt* → Rückschlagphänomen.
Rück•strom *m* backflow, backward flow, reflux. **venöser Rückstrom** venous return.
rück•wärts *adv* backwards, backward, rearwards, rearward; *(Bewegung)* reverse.
Rück•wärts•hem•mung *f biochem., physiol.* feedback inhibition, feedback mechanism [ˈmekənɪzəm].
Rück•wärts•ver•la•ge•rung *f anat., patho.* retroposition.
Rück•wärts•ver•sa•gen *nt card.* backward failure, backward heart failure.
rück•wir•kend *adj physiol.* retroactive, retrograde, reactive.
Rück•wir•kung *f* reaction *(auf* on); retroaction.
Ructus *m* ructus, eructation, belch, belching, burp.
Rud: Rud-Syndrom *nt patho.* Rud's syndrome.
ru•di•men•tär *adj embryo., anat.* vestigial, elementary, rudimentary, rudimental.
Ru•he *f* **1.** rest; *(Bettruhe)* rest, bed rest; *phys.* rest, inaction. **in Ruhe** at rest. **jdn./etw. in Ruhe lassen** let sb./sth. alone. **zur Ruhe bringen** put at rest. **zur Ruhe kommen** come to rest. **2.** calm, calmness, tranquility; *(Gelassenheit)* serenity, composure, calmness. **Ruhe bewahren** keep cool, keep calm. **seine Ruhe verlieren** lose one's composure. **seine Ruhe wiederfinden** regain one's composure.
Ru•he•at•mung *f,* **normale** *physiol.* eupnea, normal breathing, normal respiration, easy breathing, easy respiration.
Ru•he•be•din•gun•gen *pl physiol.* resting conditions.
ru•he•be•dürf•tig *adj* in need of rest.
Ru•he•blut•druck *m physiol.* basal blood pressure, resting blood pressure.
Ru•he•fol•li•kel *m gyn.* resting follicle.
Ru•he•kur *f* rest cure.
Ru•he•la•ge *f* recumbency, rest, resting position, reclining position. **s. in Ruhelage befinden** be at rest.
ru•he•los *adj (a. neuro.)* restless, wakeful, uneasy, unrestful.
Ru•he•lo•sig•keit *f (a. neuro.)* wakefulness, unrest, restlessness.
Ru•hen *nt* rest, resting, repose; standstill; *patho.* inactivity.
ru•hen *vi* **1.** rest, have/take a rest *(von* from); *(schlafen)* sleep; *(liegen)* lie; *techn.* stand idle, stop. **2.** *(liegen auf)* rest on, be supported by.
ru•hend *adj* resting, at rest, asleep; recum-

Ruhetonus   768

bent (*auf* on); *patho.* inactive, resting.
Ru•he•to•nus *m physiol.* resting tone.
Ru•he•tre•mor *m neuro.* rest tremor, passive tremor.
Ru•he•um•satz *m physiol.* metabolic rate at rest.
ru•hig•stel•len *vt ortho.* (*Glied*) immobilize, fix.
Ru•hig•stel•lung *f ortho.* (*Glied*) immobilization, fixation.
Ruhr *f epidem.* dysentery. **bakterielle Ruhr** bacillary dysentery, Flexner's dysentery.
Ruiter-Pompen-Weyers: Ruiter-Pompen-Weyers-Syndrom *nt patho.* glycosphingolipidosis, Fabry's disease, ceramide trihexosidase deficiency.
Ruk•ta•ti•on *f* eructation, ructus, belch, belching.
Ru•mi•na•ti•on *f psychia.* rumination; *ped.* rumination.
ru•mi•nie•ren *vt, vi psychia.* ruminate; *ped.* ruminate.
Rumpel-Leede: Rumpel-Leede-Phänomen *nt clin.* Rumpel-Leede phenomenon [fɪ-'nɑmə,nɑn], Rumpel-Leede sign, bandage sign.
Rumpel-Leede-Test *m clin.* Hess' test, Rumpel-Leede test.

Rumpf *m* (*a. anat.*) body, truncus, trunk.
Rumpf•ata•xie *f neuro.* truncal ataxia, trunk ataxia.
Rund•rücken [k•ĸ] *m ortho.* round back.
Rund•stiel•lap•pen *m chir.* rope flap, roped flap, tubed flap, tubed pedicle flap, tube flap.
Rund•wurm *m* **1.** *micro.* roundworm, nemathelminth, nematode, aschelminth. **2.** **Rundwürmer** *pl micro.* Nemathelminthes, Nematoda, Aschelminthes.
Rund•zel•len *pl histol., patho.* round cells.
Rund•zel•len•sar•kom *nt patho.* round cell sarcoma.
Runt-Krankheit *f immun.* runt disease.
Runyon: Runyon-Einteilung *f micro.* Runyon classification.
Runyon-Gruppe *f micro.* Runyon group.
Run•zel *f anat.* ruga, rugosity, fold, ridge, crease; (*Haut*) wrinkle.
Ru•pia *f derm.* rupia.
Rup•tur *f patho., ortho.* rupture, tear, break.
rup•tu•rie•ren *vi* rupture, tear, break, burst.
Rush: Rush-Nagel *m ortho.* Rush pin.
Ru•ti•lis•mus *m derm.* erythrism [ɪ'rɪ-θrɪzəm].
Ryle: Ryle-Sonde *f clin.* Ryle's tube.
R-Zacke *f* (*EKG*) R wave.

S

Sä•bel•schei•den•ti•bia *f ortho.* saber shin.
Sä•bel•schei•den•tra•chea *f patho.* scabbard trachea.
Sabin: Sabin-Vakzine *f immun.* Sabin's vaccine, live oral poliovirus.
SA-Block *m card.* sinuatrial block, sinus block, S-A block, sinoatrial block.
Sac•cha•rid *nt chem.* saccharide, carbohydrate.
Sac•cha•ros•ämie *f patho.* sucrosemia.
Sac•cha•ro•se *f chem.* sucrose, cane sugar, saccharose.
Sac•cha•ros•urie *f patho.* sucrosuria, saccharosuria.
Sack•lun•ge *f pulmo.* saccular lung.
Sack•nie•re *f patho.* sacciform kidney, saccular kidney, nephrectasy.
Sa•crum *nt anat.* sacrum, os sacrum.
Saenger: Saenger-Methode *f gyn.* Saenger's operation.
Saft *m* juice; *histol.* succus, juice.
Sä•ge *f ortho.* saw.
sä•gen *vt, vi* saw.
sa•git•tal *adj anat.* sagittal.
Sa•go•le•ber *f patho.* sago liver.
Sa•go•milz *f patho.* sago spleen.
Saint: Saint-Trias *f chir.* Saint's triad.
SA-Knoten *m anat.* sinoatrial node, sinuatrial node, sinus node, Keith-Flack's node.
sa•kral *adj anat.* sacral.
Sa•kral•an•äs•the•sie *f anes.* sacral block, sacral anesthesia [ˌænəs'θiːʒə].
Sa•kral•blocka•de [ĸ•ĸ] *f anes.* sacral block, sacral anesthesia [ˌænəs'θiːʒə].
Sa•kral•gan•gli•en *pl anat.* sacral ganglia.
Sakr•al•gie *f* → Sakrodynie.
Sa•kral•mark *nt anat.* sacral segments *pl* of spinal cord, sacral part of spinal cord.
Sa•kral•ner•ven *pl anat.* sacral nerves, sacral spinal nerves.
Sa•kral•ple•xus *m anat.* ischiadic plexus, sacral plexus.
Sa•kral•seg•men•te *pl* → Sakralmark.
Sa•kral•wir•bel *pl anat.* sacral vertebrae.
Sakr•ek•to•mie *f ortho.* sacrectomy [seɪ-'krektəmɪ].
Sa•kro•dy•nie *f ortho.* sacralgia, sacrodynia.
Sa•kro•kok•zy•ge•al•ge•lenk *nt anat.* sacrococcygeal articulation/joint.
Sa•kro•kox•al•gie *f ortho.* sacrocoxalgia.
Sa•kro•ko•xi•tis *f ortho.* sacrocoxitis, sacroiliitis.
Sa•kro•to•mie *f ortho.* sacrotomy [seɪ-'krɑtəmɪ].
Sa•krum *nt anat.* sacrum, os sacrum.
Sa•laam•krampf *m neuro.* nodding spasm, salaam attack, salaam convulsion, salaam spasm.
Sal•be *f pharm.* ointment, salve, unction, unguent; paste.
Sal•ben•grund•la•ge *f pharm.* ointment base.
Sa•li•cyl•amid *nt pharm.* salicylamide, 2-hydroxybenzamide.
Sa•li•cyl•ämie *f* salicylemia.
Sa•li•cy•lat *nt pharm.* salicylate.
Sa•li•cy•lis•mus *m patho.* salicylism.
Sa•li•cyl•säu•re *f pharm.* salicylic acid, 2-hydroxybenzoic acid.
Sa•li•cyl•säu•re•ver•gif•tung *f patho.* salicylism.
Sa•li•di•ure•se *f physiol.* saluresis.
sa•li•nisch *adj* salt-containing, saline, salty.
Sa•li•va *f anat.* saliva, spittle.
Sa•li•va•ti•on *f* **1.** *physiol.* salivation. **2.** *patho.* sialism ['saɪəlɪzəm], sialorrhea, hypersalivation.
Salk: Salk-Vakzine *f immun.* Salk vaccine, poliovirus vaccine inactivated.
Sal•mo•nel•la *f micro.* salmonella, Salmonella.
Salmonella enteritidis Gärtner's bacillus, Salmonella enteritidis.
Salmonella schottmuelleri Schottmüller bacillus, Salmonella schottmuelleri, Salmonella paratyphi B.
Salmonella typhi Eberth's bacillus, typhoid bacterium, Salmonella typhi.
Sal•mo•nel•le *f micro.* salmonella.
Sal•mo•nel•len•en•te•ri•tis *f epidem.* enteric fever, paratyphoid.
Sal•mo•nel•len•er•kran•kung *f* → Salmonellose.
Sal•mo•nel•lo•se *f epidem.* salmonellosis; salmonellal infection. **enterische Salmonellose** enteric fever, paratyphoid.
Sal•ping•ek•to•mie *f gyn.* salpingectomy, tubectomy [t(j)uː'bektəmɪ]. **abdominale/transabdominelle Salpingektomie** abdominal salpingectomy, laparosalpin-

Salpingitis

gectomy.
Sal•pin•gi•tis f 1. gyn. salpingitis. 2. HNO syringitis, salpingitis, eustachian salpingitis.
sal•pin•gi•tisch adj gyn., HNO salpingitic.
Sal•pin•go•gra•phie f radiol. salpingography.
Sal•pin•go•li•thia•sis f gyn. salpingolithiasis.
Sal•pin•go•ly•se f gyn. salpingolysis.
Sal•pin•go•ly•sis f gyn. salpingolysis.
Salpingo-Oophorektomie f gyn. salpingo-oophorectomy, salpingo-ovariectomy.
Salpingo-Oophoritis f gyn. salpingo-oophoritis, salpingo-oothecitis, tubo-ovaritis.
Salpingo-Oophorozele f gyn. salpingo-oophorocele, salpingo-oothecocele.
Salpingo-Ovariektomie f → Salpingo-Oophorektomie.
Sal•pin•go•pe•ri•to•ni•tis f gyn. salpingoperitonitis.
Sal•pin•go•pe•xie f gyn. salpingopexy.
Sal•pin•go•pla•stik f gyn. salpingoplasty, tuboplasty.
Sal•pin•gor•rha•gie f gyn. salpingorrhagia.
Sal•pin•gor•rha•phie f gyn. salpingorrhaphy.
Sal•pin•go•sko•pie f 1. gyn. salpingoscopy. 2. HNO salpingoscopy [ˌsælpɪŋˈgɑskəpɪ].
Sal•pin•go•to•mie f gyn. salpingotomy [ˌsælpɪŋˈgɑtəmɪ]. **abdominale/transabdominelle Salpingotomie** abdominal salpingotomy, laparosalpingotomy.
Sal•pin•go•ze•le f gyn. salpingocele.
sal•ta•to•risch adj physiol. saltatory, saltatorial, saltatoric.
Sal•ure•se f physiol. saluresis.
Sal•ure•ti•kum nt pharm. saluretic.
sal•ure•tisch adj physiol. saluretic.
Salz nt chem., pharm. sal.
Salz•ag•glu•ti•na•ti•on f immun. salt agglutination.
salz•arm adj (Diät) salt-free, low-salt.
Salz•ein•la•ge•rung f patho. salt retention.
Salz•fie•ber nt ped., patho. salt fever.
salz•frei adj (Diät) salt-free, saltless.
Salz•hun•ger m patho., gyn. salt-craving.
sal•zig adj salt, saline, salty, briny.
Salz•in•to•xi•ka•ti•on f patho. salt intoxication.
salz•los adj saltless, salt-free.
Salz•lö•sung f clin., pharm. salt solution, saline, saline solution. **isotone Salzlösung** isotonic saline, isotonic saline solution.
Salz•man•gel m patho. salt depletion.
Salz•man•gel•syn•drom nt patho. salt-depletion syndrome, low salt syndrome, low sodium syndrome, salt-depletion crisis.
Salz•re•ten•ti•on f patho. salt retention.
Salz•säu•re f patho. hydrochloric acid.
Salz•ver•gif•tung f patho. salt intoxication.
salz•ver•lie•rend adj patho. salt-losing.
Salz•ver•lust m patho. salt depletion, salt loss, salt wasting.
Salz•ver•lust•ne•phri•tis f patho. salt-losing nephritis, Thorn's syndrome.
Salz•ver•lust•syn•drom nt patho. salt-losing defect, salt-losing syndrome. **renales Salzverlustsyndrom** salt-losing nephropathy [nəˈfrɑpəθɪ].
Salz•was•ser nt sea water, salt water.
Sa•men m andro. semen, seminal fluid, sperm.
Sa•men•bank f sperm bank.
Sa•men•bläs•chen nt anat. seminal vesicle/gland, vesicular gland, gonecyst.
Sa•men•bla•se f → Samenbläschen.
Sa•men•bla•sen•ent•fer•nung f urol. spermatocystectomy, vesiculectomy.
Sa•men•bla•sen•ent•zün•dung f urol. seminal vesiculitis, spermatocystitis, gonecystitis.
Sa•men•bla•sen•stein m urol. gonecystolith.
Sa•men•bruch m urol. spermatocele, spermatocyst.
Sa•men•er•guß m physiol. ejaculation. **nächtlicher Samenerguß** nocturnal emission.
Sa•men•fa•den m andro. sperm, spermatozoon, spermium.
Sa•men•fluß m andro. gonacratia, spermatorrhea.
Sa•men•flüs•sig•keit f sperm, semen, spermatic fluid, seminal fluid.
Sa•men•gra•nu•lom nt urol. sperm granuloma.
Sa•men•hü•gel•ent•zün•dung f urol. verumontanitis, colliculitis.
Sa•men•lei•ter m anat. deferent duct, deferens canal, spermatic duct, testicular duct.
Sa•men•lei•ter•ab•szeß m urol. spermatic abscess.
Sa•men•lei•ter•durch•tren•nung f urol. vasotomy [væˈsɑtəmɪ], vasosection.
Sa•men•lei•ter•ent•zün•dung f urol. spermatitis, vasitis, deferentitis.
Sa•men•lei•ter•er•öff•nung f urol. vasotomy [væˈsɑtəmɪ], vasosection.
Sa•men•strang m anat. spermatic cord, testicular cord.
Sa•men•strang•ent•zün•dung f urol. funiculitis, corditis, spermatitis.
Sam•mel•lin•se f phys. focusing lens, collecting lens, convex lens, converging lens.
Sanarelli-Shwartzman: **Sanarelli-Shwartzman-Phänomen** nt immun. Sanarelli's phenomenon [fɪˈnɑmə,nɑn], Sanarelli-Shwartzman phenomenon.
Sa•na•to•ri•um nt sanitarium, health resort, sanatorium.
Sand•uhr•gal•len•bla•se f patho. hourglass gallbladder.
Sand•uhr•ma•gen m patho. hourglass stomach, bilocular stomach.
Sandwich-Technik f immun. indirect fluorescence antibody test, indirect fluorescent antibody test.
Sanfilippo: **Sanfilippo-Syndrom** nt patho. Sanfilippo's syndrome, polydystrophic oligophrenia, mucopolysaccharidosis III.

Sän•ger•knöt•chen nt HNO singer's node, vocal nodule.
san•gui•no•lent adj sanguinolent, bloody.
sa•ni•tär adj sanitary, hygienic, healthful.
Sa•ni•ta•ti•on f hyg. sanitization.
Sa•ni•ti•zing nt hyg. sanitization.
San-Joaquin-Valley-Fieber nt epidem. San Joaquin Valley fever, primary coccidioidomycosis, desert fever, desert rheumatism ['ruːmətɪzəm].
Sa•phe•na f [S.U. VENA SAPHENA]
Sa•phen•ek•to•mie f chir. saphenectomy.
Sar•co•car•ci•no•ma nt patho. sarcocarcinoma.
Sar•co•ma nt patho. sarcoma. **Sarcoma idiopathicum multiplex haemorrhagicum** Kaposi's sarcoma, angioreticuloendothelioma, endotheliosarcoma, idiopathic multiple pigmented hemorrhagic sarcoma, multiple idiopathic hemorrhagic sarcoma.
Sar•co•ma•to•sis f patho. sarcomatosis.
Sarg•deckel•kri•stal•le [K•K] pl urol. knife rest crystals, coffin lid crystals.
Sar•ko•hy•dro•ze•le f urol. sarcohydrocele.
Sar•ko•id nt patho. sarcoid. **multiples Sarkoid** Spiegler-Fendt pseudolymphoma, Bäfverstedt's syndrome, cutaneous lymphoplasia.
sar•ko•id adj patho. sarcoma-like, sarcoid.
Sar•koi•do•se f patho. sarcoidosis, Boeck's sarcoid, Besnier-Boeck-Schaumann syndrome, benign lymphogranulomatosis.
Sar•ko•lemm nt histol. sarcolemma, myolemma.
Sar•ko•ly•se f patho. sarcolysis.
Sar•kom nt patho. sarcoma.
B-Zellen-immunoplastisches Sarkom B-cell immunoplastic sarcoma.
osteogenes Sarkom osteoid sarcoma, osteogenic sarcoma, osteosarcoma.
periostales/perossales Sarkom periosteal sarcoma, juxtacortical ossifying sarcoma, periosteal osteosarcoma, peripheral osteosarcoma.
spindelzelliges Sarkom spindle cell sarcoma, fascicular sarcoma.
T-Zellen-immunoblastisches Sarkom T-cell immunoblastic sarcoma.
sar•ko•ma•tös adj patho. sarcomatoid, sarcoma-like, sarcomatous.
Sar•ko•ma•to•se f patho. sarcomatosis.
Sar•ko•ze•le f urol. sarcocele.
Sat•tel•block m anes. saddle block, saddle block anesthesia [ˌænəs'θiːʒə].
Sat•tel•block•an•äs•the•sie f → Sattelblock.
Sat•tel•em•bo•lie f patho. saddle embolism, pantaloon embolism ['embəlɪzəm].
Sat•tel•em•bo•lus m patho. saddle embolus, pantaloon embolus, riding embolus.
Sat•tel•na•se f HNO swayback nose, saddleback nose, saddle nose.
sät•ti•gen I vt **1.** (a. fig.) satisfy, satiate; (Essen) be filling. **2.** chem. saturate, impregnate. **II** vr **sich sättigen** chem. become/get saturated.
Sät•ti•gung f repletion, satiety, fullness; chem. saturation, impregnation.
Sät•ti•gungs•de•fi•zit nt saturation deficit.
Sät•ti•gungs•ef•fekt m saturation effect.
Sät•ti•gungs•in•dex m hema. mean corpuscular hemoglobin concentration.
Sa•tur•nis•mus m patho. lead poisoning, saturnine poisoning, saturnism [sætər'nɪzəm].
sau•ber adj cleanly, clean; hygienic; (Wunde) clean; (Wasser, Luft) clean, pure.
säu•bern vt (Wunde) clean, cleanse (von of, from; mit with).
Säu•be•rung f cleaning, cleansing; clearing, purge.
Sau•er•stoff m chem. oxygen. **mit Sauerstoff anreichern/beladen** aerate. **mit Sauerstoff angereichert/beladen** aerated, oxygen-enriched.
sau•er•stoff•arm adj poor in oxygen, lacking in oxygen; (Blut) anoxemic.
Sau•er•stoff•aus•nut•zungs•ko•ef•fi•zi•ent m physiol. oxygen utilization coefficient.
Sau•er•stoff•bad nt clin. oxygen bath.
Sau•er•stoff•bin•dungs•ka•pa•zi•tät f physiol. oxygen capacity.
Sau•er•stoff•bin•dungs•kur•ve f physiol. oxygen dissociation curve, oxygen-hemoglobin dissociation curve, oxyhemoglobin dissociation curve.
Sau•er•stoff•de•fi•zit nt physiol. oxygen deficit.
Sau•er•stoff•dis•so•zia•ti•ons•kur•ve f → Sauerstoffbindungskurve.
Sau•er•stoff•ge•rät nt breathing apparatus, oxygen apparatus.
sau•er•stoff•hal•tig adj oxygen-containing, oxygenic.
Sau•er•stoff•man•gel m lack of oxygen, oxygen deficit, oxygen deficiency.
Sau•er•stoff•mas•ke f oxygen mask.
Sau•er•stoff•not f → Sauerstoffmangel.
Sau•er•stoff•par•ti•al•druck m physiol. O_2 partial pressure, oxygen partial pressure.
Sau•er•stoff•the•ra•pie f clin. oxygen therapy. **hyperbare Sauerstofftherapie** hyperbaric oxygen therapy, high-pressure oxygen, hyperbaric oxygen, hybaroxia.
Sau•er•stoff•über•druck•the•ra•pie f clin. hyperbaric oxygen therapy, high-pressure oxygen, hyperbaric oxygen, hybaroxia.
Sau•er•stoff•uti•li•sa•ti•on f physiol. oxygen utilization.
Sau•er•stoff•ver•brauch m physiol. oxygen consumption.
Sau•er•stoff•ver•brauchs•in•dex m physiol. oxygen consumption index.
Sau•er•stoff•ver•gif•tung f patho. oxygen poisoning.
Sau•er•stoff•zelt nt oxygen tent.
Sau•er•stoff•zu•fuhr f oxygen supply; aeration.
Saug•bi•op•sie f clin. aspiration biopsy.
Saug•drai•na•ge f chir. suction drainage.

Säugen *nt gyn., ped.* nursing.
sau•gen I *vt* suck (*an* from, out of); suck up. **II** *vi* suck (*an* at); (*an der Brust*) suck.
säu•gen *vt* (*Säugling*) suckle, nurse, breastfeed; (*als Amme*) wet-nurse.
Saug•ka•the•ter *m* suction catheter ['kæθɪtər].
Saug•kü•ret•ta•ge *f gyn.* suction curettage, vacuum aspiration, vacuum curettage.
Säug•ling *m ped.* suckling, newborn, nursling, nurseling, baby, child, infant.
reifer Säugling mature infant.
übertragener Säugling postmature infant, post-term infant.
zyanotischer Säugling blue baby.
Säug•lings•al•ter *nt* infancy, babyhood.
Säug•lings•bo•tu•lis•mus *m ped.* infant botulism ['bɒtʃəlɪzəm].
Säug•lings•dys•pep•sie *f,* **infektiöse** *ped.* epidemic diarrhea of newborn, neonatal diarrhea.
Säug•lings•dys•tro•phie *f ped.* infantile atrophy ['ætrəfɪ], marantic atrophy, pedatrophy, athrepsy.
Säug•lings•ek•zem *nt,* **konstitutionelles** *ped.* milk crust, milk scall, milk tetter, milky tetter.
Säug•lings•en•te•ri•tis *f,* **infektiöse** *ped.* epidemic diarrhea of newborn, neonatal diarrhea.
Säug•lings•glat•ze *f ped.* infantile pressure alopecia.
Säug•lings•ko•xi•tis *f ortho.* infantile coxitis.
Säug•lings•nah•rung *f ped.* baby food.
industrielle/künstliche Säuglingsnahrung formula, commercial formula.
Säug•lings•pfle•ge *f ped.* baby care, infant care.
Säug•lings•re•ti•ku•lo•se *f,* **akute** *ped.* Letterer-Siwe disease, acute histiocytosis of the newborn.
Säug•lings•schwe•ster *f* baby nurse, dry nurse, nurse.
Säug•lings•sko•lio•se *f ortho., ped.* infantile scoliosis.
Säug•lings•sterb•lich•keit *f ped.* infant mortality, infant mortality rate.
Säug•lings•tod *m ped.* infant death.
Säug•lings•waa•ge *f* baby scales *pl.*
Saug•re•flex *m physiol.* sucking reflex.
Säu•re *f* **1.** *chem.* acid. **2.** sourness, acidity, acidness, acor.
Säure-Basen-Haushalt *m physiol.* acid-base balance.
Säure-Basen-Indikator *m* acid-base indicator.
Säure-Basen-Status *m physiol.* acid-base status.
Säu•re•elu•ti•ons•test *m hema.* acid elution test.
Säu•re•ge•halt *m* acid value, acidity, acor.
säu•re•la•bil *adj* acid-labile.
Säu•re•man•gel *m patho.* hypoacidity.
Säu•re•re•flux *m patho.* acid reflux.

Säu•re•schä•di•gung *f* → Säureverätzung.
Säu•re•se•kre•ti•on *f physiol.* (*Magen*) acid secretion, acid output.
basale Säuresekretion basal acid output.
maximale Säuresekretion maximal acid output.
säu•re•sta•bil *adj* acid-stable.
Säu•re•ver•ät•zung *f patho.* acid injury, acid-induced injury, acid-induced trauma.
Säu•re•ver•let•zung *f* → Säureverätzung.
Sau•ria•sis *f derm.* sauriderma, sauriasis, alligator skin, crocodile skin, fish skin.
Sau•ri•er•haut *f* → Sauriasis.
Sca•bi•es *f derm.* scabies, itch. **Scabies crustosa/norvegica** norwegian scabies, norwegian itch, crusted scabies.
Scalenus-anterior-Syndrom *nt neuro.* Naffziger's syndrome, scalenus anticus syndrome.
Scalenus-Syndrom *neuro.* cervical rib syndrome, cervicobrachial syndrome.
Scan *m radiol.* scan, scintiscan, scintigram.
scan•nen *vt radiol.* scan.
Scan•ner *m radiol.* scanner, scintiscanner.
Scan•ning *nt radiol.* scintiscanning, scintillation scanning, scanning.
Scanzoni: Scanzoni-Manöver *nt gyn.* Scanzoni's maneuver, Scanzoni's operation.
Sca•pu•la *f anat.* scapula, shoulder blade.
Scar•la•ti•na *f epidem.* scarlatina, scarlet fever.
Scarlatina anginosa Fothergill's disease, Fothergill's sore throat, anginose scarlatina.
Scarlatina puerperalis puerperal scarlatina.
Schä•del•ba•sis *f anat.* base of skull/cranium, cranial base.
äußere Schädelbasis external cranial base, external base of cranium.
innere Schädelbasis internal cranial base, internal base of cranium.
Schä•del•ba•sis•ar•te•rie *f anat.* basilar artery, basal artery.
Schä•del•ba•sis•bruch *m ortho.* basal skull fracture, basilar skull fracture.
Schä•del•ba•sis•frak•tur *f* → Schädelbasisbruch.
Schä•del•boh•rer *m neurochir.* trephine, trepan.
Schä•del•boh•rung *f neurochir.* trepanation.
Schä•del•bruch *m* → Schädelfraktur.
Schä•del•dach *nt anat.* skullcap, skullpan, calvarium.
Schä•del•dach•frak•tur *f ortho.* skull fracture, fractured skull.
geschlossene Schädeldachfraktur closed skull fracture, simple skull fracture.
offene Schädeldachfraktur compound skull fracture, open skull fracture.
Schä•del•de•kom•pres•si•on *f neurochir.* cerebral decompression.
Schä•del•er•öff•nung *f neurochir.* craniotomy [ˌkreɪnɪ'ɑtəmɪ].
Schä•del•fon•ta•nel•len *pl anat.* cranial fontanelles.

Schä•del•frak•tur *f ortho.* skull fracture, fractured skull.
geschlossene Schädelfraktur closed skull fracture, simple skull fracture.
offene Schädelfraktur compound skull fracture, open skull fracture.
Schä•del•gru•be *f anat.* cranial fossa.
Schä•del•höh•le *f anat.* intracranial cavity, cranial cavity.
Schä•del•im•pres•si•ons•frak•tur *f ortho.* depressed skull fracture, depressed fracture.
Schä•del•kno•chen *pl anat.* cranial bones, cranialia.
Schä•del•la•ge *f gyn.* head presentation, cephalic presentation.
Schä•del•näh•te *pl anat.* cranial sutures, skull sutures.
Schä•del•pla•stik *f neurochir.* cranioplasty.
Schä•del•punk•tur *f neurochir.* craniopuncture.
Schä•del•schet•tern *nt neuro.* Macewen's sign, Macewen's symptom.
Schä•del•spal•te *f embryo.* craniorrhachischisis, cranioschisis [ˌkreɪnɪˈɑskəsɪs].
Schä•del•trau•ma *nt ortho.* head injury, skull injury, head trauma, skull trauma.
geschlossenes Schädeltrauma closed skull injury, closed skull trauma.
offenes Schädeltrauma open skull injury, open head injury, open skull trauma, open head trauma.
Schä•del•tre•pa•na•ti•on *f neurochir.* craniotrypesis.
Schä•del•trüm•mer•frak•tur *f ortho.* comminuted skull fracture.
Schä•del•ver•let•zung *f* → Schädeltrauma.
Scha•den *m patho.* damage, injury, traumatic injury (*an* to); (*Gebrechen*) defect.
scha•den *vi* damage, do damage (to), cause damage (to), injure, hurt, harm, do harm (to).
schä•di•gen *vt* injure, damage, do damage (to), cause damage (to), injure, hurt, harm; (*Gesundheit*) impair, damage; (*a. psycho.*) traumatize.
schä•di•gend *adj* → schädlich.
Schä•di•gung *f* damage, harm; traumatic injury, injury, trauma, lesion (*an* to); (*Gesundheit*) impairment, injury.
anoxische/anoxie-bedingte Schädigung anoxic injury, anoxic trauma.
iatrogene Schädigung iatrogenic trauma, iatrogenic injury.
ischämie-bedingte Schädigung injury from ischemia, ischemic injury.
schäd•lich *adj* harmful, damaging (*für* to); (*gesundheitsschädlich*) noxious, injurious, damaging, destructive, malignant, malign, peccant; (*nachteilig*) deleterious, detrimental (*für* to); bad (*für* for).
Schäd•ling *m* parasite, pest.
Schäd•lings•be•fall *m* pest infestation.
Schäd•lings•be•kämp•fung *f* pest control.
Schäd•lings•be•kämp•fungs•mit•tel *nt chem.* pesticide, biocide.
Schad•stoff *m patho.* noxious substance, noxa; *chem.* pollutant.
Schaf•ery•thro•zy•ten•ag•glu•ti•na•ti•on s•test *m immun.* sheep cell agglutination test.
Schaf•haut *f gyn.* amnion.
Schaft *m* shaft; (*Knochen*) diaphysis.
Schaft•bruch *m ortho.* diaphyseal fracture.
Schäl•bla•sen•aus•schlag *m derm.* pemphigus neonatorum, staphylococcal impetigo.
Scha•le¹ *f* **1.** *anat.* skin, peel, peeling; capsule, shell. **2.** *ortho.* brace.
Scha•le² *f* basin, bowl, dish; (*flache*) pan.
schä•len I *vt derm.* (*Haut*) excuviate, peel, skin, scale. **II** *vr* **sich schälen** (*Haut*) exuviate, scale, peel, peel off, come off.
Schall *m* resonance, reverberation, echo; *phys.* sound.
Schall•dämp•fung *f* sound absorption; *clin.* hypophonesis.
schall•dicht *adj* sound-proof.
Schall•druck•pe•gel *m phys.* sound pressure level.
schall•durch•läs•sig *adj phys.* transaudient; *radiol.* sonolucent, echolucent.
Schallei•tung [LL•L] *f phys., physiol.* sound conduction.
Schallei•tungs•ap•pa•rat [LL•L] *m physiol.* sound conducting apparatus.
Schallei•tungs•schwer•hö•rig•keit [LL•L] *f HNO* transmission deafness, transmission hearing loss, conduction deafness, middle ear hearing loss, middle ear deafness.
Schallei•tungs•stö•rung [LL•L] *f HNO* **1.** disorder of sound conduction, disturbance of sound conduction. **2.** → Schalleitungsschwerhörigkeit.
Schall•emp•fin•dungs•schwer•hö•rig•keit *f HNO* sensorineural deafness, sensorineural hearing loss, sensory deafness, perceptive hearing loss.
Schall•emp•fin•dungs•stö•rung *f* → Schallempfindungsschwerhörigkeit.
Schall•schat•ten *m radiol.* (*Ultraschall*) acoustic shadow.
Schall•trich•ter *m* (*Stethoskop*) bell.
Schall•wahr•neh•mungs•stö•rung *f HNO* disorder of sound perception.
Scham *f anat.* external genitalia *pl,* pudendum. **weibliche Scham** female pudendum, vulva, cunnus.
Scham•bein *nt anat.* pubic bone, pubis, os pubis.
Scham•bein•ast *m anat.* pubic ramus, ramus of pubis.
oberer Schambeinast ascending ramus of pubis, superior pubic ramus.
unterer Schambeinast descending ramus of pubis, inferior pubic ramus.
Scham•bein•ast•frak•tur *f ortho.* fracture of the pubic ramus.
Scham•bein•frak•tur *f* → Schambeinastfraktur.
Scham•bein•re•gi•on *f anat.* pubic region, hypogastric region, hypogastrium, pubes.

Schamberg

Schamberg: Morbus *m* Schamberg *derm.* Schamberg's dermatosis/dermatitis, progressive pigmentary dermatosis.

Scham•berg *m anat.* mons pubis, mons veneris.

Scham•bo•gen *m anat.* pubic arch.

Scham•bo•gen•frak•tur *f* fracture of the pubic arch.

Scham•fu•ge *f anat.* pubic symphysis, pubic synchondrosis.

Scham•ge•fühl *nt* sense of shame.

Scham•ge•gend *f anat.* pubic region, hypogastric region, hypogastrium, pubes.

Scham•haa•re *pl* pubic hair(s *pl*), pubes.

Scham•hü•gel *m anat.* mons pubis, mons veneris.

Scham•lip•pe *f anat.* lip of pudendum, pudendal lip, labium.

große Schamlippe greater lip of pudendum, large pudendal lip.

kleine Schamlippe nympha, lesser lip of pudendum, small pudendal lip.

Scham•lip•pen•naht *f gyn.* episiorrhaphy.

Scham•lip•pen•ödem *nt gyn.* labial edema.

Scham•spal•te *f anat.* vulval cleft, urogenital cleft, pudendal cleavage.

Schan•ker *m epidem.* chancre ['ʃæŋkər].

harter Schanker hard chancre/sore, chancre, hunterian chancre, treponemiasis, lues, syphilis, hard ulcer, syphilitic ulcer.

weicher Schanker soft chancre/sore, soft ulcer, chancroidal ulcer, venereal sore, venereal ulcer, chancroid.

schan•krös *adj epidem.* chancriform, chancrous.

scharf *adj* (*Messer*) sharp; (*Zähne*) sharp; (*Augen, Gehör*) sharp, quick; (*Verstand*) keen, sharp; (*Kälte*) sharp, biting; (*Schmerz*) acute; shooting; (*Kontraste*) sharp, sharply defined; (*Geschmack, Geruch*) sharp, acrid, pungent. **scharf machen** sharpen, put an edge to, edge.

Schar•lach *m epidem.* scarlatina, scarlet fever. **puerperaler Scharlach** puerperal scarlatina.

Schar•lach•ex•an•them *nt epidem.* scarlet fever rash.

Schar•lach•fie•ber *nt epidem.* scarlet fever, scarlatina.

Schar•lach•myo•kar•di•tis *f card.* scarlet fever myocarditis.

Schar•lach•ne•phri•tis *f patho.* scarlatinal nephritis.

Schar•lach•to•xin *nt epidem.* erythrogenic toxin, Dick test toxin, streptococcal erythrogenic toxin.

Schat•ten *m* (*a. radiol.*) shadow; shade.

Schat•ten•zel•le *f hema.* shadow, ghost, red cell ghost.

Schatzki: Schatzki-Ring *m HNO* Schatzki's ring, esophageal web.

Schau•kel•fuß *m ortho.* rocker bottom flat foot, rocker bottom foot.

Schaum *m* foam; (*Seife*) lather; (*Getränk*) froth.

Schauta: Schauta-Operation *f gyn.* Schauta's operation, Schauta's vaginal operation.

Schauta-Stoeckel: Schauta-Stoeckel-Operation *f gyn.* Schauta's operation, Schauta's vaginal operation.

Scheck•haut *f derm.* vitiligo, piebald skin.

Scheibe: Scheibe-Schwerhörigkeit *f HNO* Scheibe's deafness.

Schei•ben•me•nis•kus *m ortho.* (*Kniegelenk*) discoid meniscus.

Schei•ben•nie•re *f patho.* disk kidney.

Schei•ben•oxy•ge•na•tor *m clin.* disk oxygenator, rotating disk oxygenator.

Schei•de *f* 1. *anat.* vagina, sheath. 2. *gyn.* vagina.

Schei•den•ab•strich *m gyn.* vaginal smear, vaginal swab.

Schei•den•an•hef•tung *f gyn.* colpopexy, vaginofixation, vaginopexy.

Schei•den•atre•sie *f gyn.* vaginal atresia, colpatresia, ankylocolpos.

Scheiden-Blasen-Fistel *f patho.* vaginovesical fistula.

Schei•den•blu•tung *f gyn.* vaginal hemorrhage ['hemərɪdʒ], colporrhagia.

Schei•den•bruch *m gyn.* vaginal hernia, colpocele, vaginocele, coleocele.

Scheiden-Damm-Fistel *f patho.* perineovaginal fistula.

Scheiden-Damm-Naht *f gyn.* vaginoperineorrhaphy, colpoperineorrhaphy.

Scheiden-Damm-Plastik *f gyn.* vaginoperineoplasty, colpoperineoplasty.

Schei•den•damm•schnitt *m gyn.* episiotomy [ə,pɪzɪ'atəmɪ].

Schei•den•dia•phrag•ma *nt gyn.* diaphragm, diaphragm pessary ['pesərɪ], contraceptive diaphragm.

Schei•den•ein•gang *m gyn.* vaginal introitus, vaginal opening.

Schei•den•ent•zün•dung *f gyn.* coleitis, vaginitis, colpitis.

Schei•den•er•kran•kung *f gyn.* vaginopathy [,vædʒɪ'nɑpəθɪ], vaginosis, colpopathy [kɑl'pɑpəθɪ].

Schei•den•fis•tel *f gyn.* vaginal fistula.

Schei•den•flo•ra *f gyn.* vaginal flora.

Schei•den•ge•wöl•be *nt anat.* fornix of vagina, fundus of vagina.

Schei•den•ka•nal *m gyn.* vaginal canal, vulvouterine canal.

Schei•den•krampf *m gyn.* vaginal spasm, colpismus, colpospasm, vaginism ['vædʒɪnɪzəm].

Schei•den•my•ko•se *f gyn.* colpomycosis, vaginomycosis.

Schei•den•naht *f gyn.* colporrhaphy.

Schei•den•pla•stik *f gyn.* colpoplasty, vaginoplasty.

Schei•den•raf•fung *f gyn.* colporrhaphy.

Schei•den•re•ten•ti•ons•zy•ste *f gyn.* hydrocolpos, hydrocolpocele.

Schei•den•ring *m* → Scheidendiaphragma.

Schei•den•riß *m gyn.* vaginal laceration,

Schielen

colporrhexis.
Schei•den•schmerz *m gyn.* vaginal pain, colpalgia, colpodynia, vaginodynia.
Schei•den•schnitt *m gyn.* coleotomy, vaginotomy [ˌvædʒɪˈnɑtəmɪ], colpotomy [kɑlˈpɑtəmɪ].
Schei•den•spe•ku•lum *nt gyn.* vaginal speculum, vaginoscope.
Schei•den•spie•ge•lung *f gyn.* vaginoscopy [ˌvædʒɪˈnɑskəpɪ].
Schei•den•un•ter•su•chung *f gyn.* vaginoscopy [ˌvædʒɪˈnɑskəpɪ].
Schei•den•ver•schluß *m,* **operativer** *gyn.* colpocleisis.
Schei•den•vor•fall *m gyn.* colpoptosis, colpocele.
Schei•den•vor•hof *m anat.* vestibule of vagina, vestibulum of vulva.
Schei•de•wand *f anat.* septum, diaphragm; *phys.* diaphragm; *allg.* partition.
Scheie: Scheie-Syndrom *nt patho.* Scheie's syndrome, mucopolysaccharidosis I S.
Schein•emp•fin•dung *f neuro.* pseudesthesia, pseudoesthesia.
Schein•er•bre•chen *nt patho.* pseudovomiting.
Schein•frak•tur *f ortho.* pseudofracture.
Schein•ge•lenk *nt ortho.* pseudarthrosis, false joint.
Schein•ge•schwulst *f radiol.* phantom tumor, pseudotumor.
Schein•kap•sel *f anat., chir.* pseudocapsule.
Schein•läh•mung *f neuro.* pseudoparalysis, pseudoparesis, pseudoplegia.
Schein•schie•len *nt ophthal.* pseudostrabismus.
Schein•schwan•ger•schaft *f gyn.* false pregnancy, phantom pregnancy, spurious pregnancy, pseudopregnancy, pseudogestation. **psychogene Scheinschwangerschaft** hysteric pregnancy, nervous pregnancy.
Schein•tod *m patho.* suspended animation, apparent death.
schein•tod *adj patho.* apparently dead, in a state of suspended animation.
Schein•zwit•ter *m* pseudohermaphrodite.
Schein•zwit•ter•tum *nt patho.* false hermaphroditism, spurious hermaphroditism, pseudohermaphrodism.
Scheitel-Fersen-Länge *f gyn., embryo.* crown-heel length, C.H. length.
Schei•tel•lap•pen *m anat.* parietal lobe.
Scheitel-Steiß-Länge *f gyn., embryo.* crown-rump length, C.R. length.
Schellong: Schellong-Phänomen *nt card.* Schellong-Strisower phenomenon [frˈnɑməˌnɑn].
Schellong-Test *m card.* Schellong test.
Schen•kel *m anat.* limb, leg, crus; *(Oberschenkel)* thigh, femur; *(Unterschenkel)* lower leg, leg.
Schen•kel•block *m card.* bundle-branch block, bundle-branch heart block, interventricular block, interventricular heart block.
Schen•kel•bruch *m* **1.** → Schenkelhernie.
2. → Schenkelhalsfraktur.
Schen•kel•hals *m anat.* neck of femur, femoral neck.
Schen•kel•hals•bruch *m* → Schenkelhalsfraktur.
Schen•kel•hals•frak•tur *f ortho.* femoral neck fracture, fractured neck of femur.
intermediäre Schenkelhalsfraktur → mediale Schenkelhalsfraktur.
laterale Schenkelhalsfraktur lateral fracture of the neck of femur, transcervical femoral neck fracture.
mediale Schenkelhalsfraktur medial fracture of the neck of femur, midcervical fracture of neck of femur.
subkapitale Schenkelhalsfraktur → mediale Schenkelhalsfraktur.
Schen•kel•her•nie *f chir.* crural hernia, femoral hernia, merocele, femorocele. **retrovaskuläre Schenkelhernie** Serafini's hernia, retrovascular hernia.
Schen•kel•schaft *m anat.* femoral shaft, shaft of femur.
Sche•re *f (a. chir.)* scissors *pl,* a pair of scissors, shears *pl.*
gebogene Schere *chir.* curved scissors.
gerade Schere *chir.* straight scissors.
stumpfe Schere *chir.* blunt scissors.
Sche•ren•gang *m neuro.* scissor gait.
Scheuermann: Scheuermann-Krankheit *f ortho.* Scheuermann's disease/kyphosis, vertebral epiphysitis, juvenile kyphosis.
Schicht *f* **1.** *anat.* layer, lamina, coat, stratum; *(dünn)* membrane, film. **2.** layer; *techn.* skin, coat, coating, film; *socio.* class, stratum. **3.** *(Arbeit)* shift.
Schicht•ar•beit *f* shift work, shift.
Schicht•auf•nah•me *f radiol.* tomogram, laminagram, laminogram.
Schicht•auf•nah•me•tech•nik *f radiol.* sectional roentgenography [ˌrentgəˈnɑgrəfɪ], tomography [təˈmɑgrəfɪ], laminography, laminagraphy.
Schicht•rönt•gen *nt* → Schichtaufnahmetechnik.
Schicht•star *m ophthal.* lamellar cataract, zonular cataract.
Schick: Schick-Probe *f immun.* Schick reaction.
Schick-Test *m immun.* Schick's method, Schick's test.
Schick-Testtoxin *nt immun.* Schick test toxin, diagnostic diphtheria toxin.
Schief•hals *m ortho.* wryneck, stiffneck, torticollis.
Schie•len *nt ophthal.* cast, squint, squinting, strabismus, deviation, manifest deviation, heterotropia, heterotropy, anorthopia. [S.A. STRABISMUS]
alternierendes Schielen alternating strabismus, bilateral strabismus.
einseitiges Schielen monolateral strabismus, unilateral strabismus.
intermittierendes Schielen intermittent strabismus.

schielen

latentes Schielen latent strabismus, latent deviation.
leichtes Schielen cast.
manifestes Schielen manifest strabimus.
unilaterales Schielen → einseitiges Schielen.
schie•len vi ophthal. squint, have a squint, be cross-eyed, have a cast (in one eye), skew.
schie•lend adj ophthal. cross-eyed, squint-eyed, strabismal, strabismic.
Schiel•ope•ra•ti•on f ophthal. strabotomy [strə'batəmɪ].
Schiel•win•kel m ophthal. squint angle, angle of strabismus.
Schien•bein nt anat. shin, shinbone, shin bone, tibia.
Schien•bein•bruch m ortho. tibial fracture, fractured tibia.
Schien•bein•ent•zün•dung f ortho. cnemitis.
Schien•bein•frak•tur f ortho. tibial fracture, fractured tibia.
Schien•bein•kopf•frak•tur f ortho. fracture of tibial plateau.
Schien•bein•schaft•frak•tur f ortho. tibial shaft fracture.
Schien•bein•schmerz m ortho. tibialgia.
Schienbein-Wadenbein-Gelenk nt anat. tibiofibular joint/articulation.
Schie•ne f ortho. splint; brace.
Schie•nen nt ortho. splinting.
schie•nen vt splint, put on/in a splint.
Schie•nen•ap•pa•rat m ortho. brace.
Schie•nung f ortho. splinting.
Schieß•schei•ben•zel•le f hema. target erythrocyte, target cell, Mexican hat cell.
Schif•fer•kno•ten m chir. square knot, reef knot.
Schild m anat. shield, plate; radiol. shield, screen.
Schild•drü•se f anat. thyroid, thyroid gland.
Schild•drü•sen•ade•nom nt endo., patho. thyroid adenoma.
metastasierendes Schilddrüsenadenom follicular cancer of thyroid, malignant thyroid adenoma, metastasizing thyroid adenoma.
mikrofollikuläres Schilddrüsenadenom microfollicular adenoma.
oxyphiles Schilddrüsenadenom oxyphil cell tumor, Hürthle cell adenoma, oncocytoma.
Schild•drü•sen•an•ti•kör•per m immun. antithyroid antibody, thyroid antibody.
Schild•drü•sen•ar•te•rien pl anat. thyroid arteries.
Schild•drü•sen•bi•op•sie f clin. thyrotomy [θaɪ'ratəmɪ], thyroidotomy.
Schild•drü•sen•ent•fer•nung f chir. thyroidectomy.
Schild•drü•sen•ent•zün•dung f patho. thyroiditis, thyroadenitis, strumitis. **granulomatöse Schilddrüsenentzündung** giant cell thyroiditis, granulomatous thyroiditis.
Schild•drü•sen•er•kran•kung f patho. thyroid disease, thyropathy [θaɪ'rapəθɪ].
Schild•drü•sen•fol•li•kel pl histol. thyroid follicles, follicles of thyroid gland.
Schild•drü•sen•ge•schwulst f endo., patho. thyroid tumor.
Schild•drü•sen•hor•mon nt endo. thyroid hormone.
Schild•drü•sen•kar•zi•nom nt patho. thyroid malignant disease, malignant goiter, thyroid carcinoma. **follikuläres/metastasierendes Schilddrüsenkarzinom** follicular thyroid carcinoma, metastasizing thyroid adenoma, follicular cancer of thyroid.
Schild•drü•sen•kno•ten m patho. thyroid nodule.
heißer Schilddrüsenknoten hot thyroid nodule.
kalter Schilddrüsenknoten cold thyroid nodule.
Schild•drü•sen•krebs m → Schilddrüsenkarzinom.
Schild•drü•sen•pa•pil•lom nt patho. papillary thyroid carcinoma.
Schild•drü•sen•re•sek•ti•on f chir. thyroidectomy.
Schild•drü•sen•szin•ti•gra•phie f radiol. thyroid scan.
Schild•drü•sen•tu•mor m patho. thyrocele, thyroid tumor.
Schild•drü•sen•über•funk•ti•on f endo. thyroid overactivity, thyrotoxicosis, thyrointoxication, hyperthyroidism, hyperthyreosis, hyperthyroidosis.
Schild•drü•sen•un•ter•funk•ti•on f endo. hypothyroidism, hypothyrea, hypothyreosis, hypothyroidea, hypothyrosis.
Schild•drü•sen•ver•grö•ße•rung f patho. thyrocele, thyroid enlargement, thyromegaly.
Schilder: Schilder-Krankheit f neuro. diffuse inflammatory sclerosis of Schilder, Flatau-Schilder disease, diffuse periaxial encephalitis.
Schild•knor•pel m anat. thyroid cartilage, scutiform cartilage.
Schild•krö•ten•ver•band m ortho. figure-of-eight bandage.
Schild•zecken [K•K] pl micro. hard ticks, hard-bodied ticks, Ixodidae.
schil•fern vi (Haut) peel, peel off, exfoliate.
Schilling: Schilling-Test m lab. Schilling test.
Schilling-Typ m **der Monozytenleukämie** hema. Schilling's leukemia.
Schim•mel m micro. mold; mildew.
Schimmelbusch: Schimmelbusch-Krankheit f gyn. Schimmelbusch's disease, proliferative disease (of the breast), proliferative fibrocystic disease (of the breast).
Schiötz: Schiötz-Tonometer nt ophthal. Schiötz tonometer.
Schirm m radiol., techn. screen; shield.
Schirm•bild•ver•fah•ren nt radiol. photofluorography, fluororoentgenography, fluorography.
schir•men vt screen, shield, protect (vor

from); guard, safeguard (*vor* against).
Schirmer: Schirmer-Syndrom *nt patho.* Schirmer's syndrome.
Schirmer-Test *m ophthal.* Schirmer's test.
Schi•sto•so•ma *nt micro.* blood fluke, bilharzia worm, Schistosoma, Bilharzia.
Schistosoma haematobium vesicular blood fluke, Schistosoma haematobium.
Schistosoma japonicum Japanese blood fluke, Schistosoma japonicum.
Schistosoma mansoni Manson's blood fluke, Schistosoma mansoni.
Schi•sto•so•men•der•ma•ti•tis *f derm.* cutaneous schistosomiasis, swimmer's itch, swimmer's dermatitis, cercarial dermatitis.
Schi•sto•so•men•gra•nu•lom *nt patho.* schistosome granuloma, bilharzial granuloma.
Schi•sto•so•mia•sis *f epidem.* snail fever, bilharziasis, bilharziosis, schistosomiasis.
hepatolienale Schistosomiasis hepatic schistosomiasis.
Schistosomiasis intestinalis → Schistosomiasis mansoni.
Schistosomiasis japonica Japanese schistosomiasis, Oriental schistosomiasis.
Schistosomiasis mansoni Manson's disease/schistosomiasis, intestinal bilharziasis, intestinal schistosomiasis.
Schistosomiasis pulmonalis pulmonary schistosomiasis.
Schistosomiasis urogenitalis endemic hematuria, urinary/genitourinary schistosomiasis.
Schistosomiasis visceralis visceral schistosomiasis.
Schi•sto•so•mi•zid *nt pharm.* schistosomicide, schistosomacide.
schi•sto•so•mi•zid *adj pharm.* schistosomicidal, schistosomacidal.
Schi•sto•zy•stis *f embryo.* schistocystis.
Schi•sto•zyt *m hema.* helmet cell, schistocyte, schizocyte.
Schi•sto•zy•to•se *f hema.* schistocytosis, schizocytosis.
Schiz•aku•sis *f HNO* schizacusis.
schi•zo•af•fek•tiv *adj psychia.* schizoaffective.
schi•zo•id *adj psychia.* schizophrenia-like, schizoid, schizophreniform.
Schi•zo•my•ce•tes *pl micro.* fission fungi, Schizomycetes.
Schi•zon•ti•zid *nt pharm.* schizonticide.
Schiz•ony•chie *f derm.* schizonychia.
schi•zo•phren *adj psychia.* schizophrenic.
Schi•zo•phre•nie *f psychia.* schizophrenia, parergasia.
ambulatorische Schizophrenie ambulatory schizophrenia.
hebephrene Schizophrenie hebephrenic schizophrenia, hebephrenia.
katatone Schizophrenie catatonic schizophrenia, catatonia.
latente Schizophrenie latent schizophrenia, borderline schizophrenia, prepsychotic schizophrenia.
schizophrenie-ähnlich *adj* → schizoid.
Schi•zo•ster•nia *f embryo.* schistosternia, schistothorax.
Schi•zo•tho•rax *m embryo.* schistosternia, schistothorax.
Schi•zo•thy•mie *f psychia.* schizothymia.
Schi•zo•tri•chie *f derm.* schizotrichia.
Schlaf *m* (*a. physiol.*) sleep. **einen leichten/festen Schlaf haben** be a light/heavy sleeper. **im Schlaf** in one's sleep. **im tiefsten Schlaf** dead asleep.
desynchronisierter Schlaf → paradoxer Schlaf.
fester Schlaf fast sleep.
künstlich erzeugter Schlaf induced sleep.
leichter Schlaf light sleep.
mittlerer Schlaf intermediate sleep.
orthodoxer Schlaf non-REM sleep, nonrapid eye movement sleep, NREM sleep, orthodox sleep, quiet sleep, slow wave sleep, synchronized sleep.
paradoxer Schlaf REM sleep, active sleep, desynchronized sleep, dreaming sleep, fast wave sleep, paradoxical sleep, rapid eye movement sleep.
synchronisierter Schlaf → orthodoxer Schlaf.
tiefer Schlaf deep sleep, fast sleep.
Schlaf•apnoe•syn•drom *nt patho.* sleep apnea syndrome, sleep apnea, sleep-induced apnea.
Schlä•fe *f anat.* temple.
schla•fen *vi* sleep, be asleep. **fest/tief schlafen** be fast/sound asleep. **gut schlafen** have a good night('s sleep). **schlecht schlafen** have a bad night('s sleep). **sich gesund schlafen** sleep off, sleep o.s. back to health. **sich schlafen legen** go to bed. **ein wenig schlafen** get some sleep.
Schlä•fen•bein *nt anat.* temporal bone, temporal.
Schlä•fen•bein•bruch *m* → Schläfenbeinfraktur.
Schlä•fen•bein•frak•tur *f ortho.* temporal bone fracture.
Schlä•fen•bein•osteo•mye•li•tis *f ortho.* osteomyelitis of temporal bone.
schla•fend *adj* sleeping, asleep; *clin.* dormant.
Schlä•fen•gru•be *f anat.* temporal fossa.
Schlä•fen•hirn *nt anat.* temporal brain.
Schlä•fen•lap•pen *m anat.* temporal lobe.
Schlä•fen•lap•pen•ab•szeß *m neuro.* temporal lobe abscess.
Schlä•fen•lap•pen•epi•lep•sie *f neuro.* temporal lobe epilepsy.
Schlä•fen•lap•pen•win•dun•gen *pl anat.* temporal gyri.
Schlä•fen•re•gi•on *f anat.* temple, temporal region.
Schlaf•epi•lep•sie *f neuro.* sleep epilepsy.
schlaf•er•re•gend *adj* → schlaferzeugend.
schlaf•er•zeu•gend *adj* sleep-inducing, hypnogenic, hypnogenous, hypnagogic, hyp-

schlaff

notic.

schlaff *adj (Haut)* loose, flabby; *(Muskel)* flabby; *(kraftlos)* limp; *(erschöpft)* exhausted, worn out, tired; *(energielos)* listless.

Schlaff•haut *f derm.* lax skin, loose skin, chalazodermia, cutis laxa, dermatochalasis.

Schlaf•krank•heit *f epidem., patho.* sleeping sickness.

afrikanische Schlafkrankheit African trypanosomiasis, African sleeping sickness.

europäische Schlafkrankheit von Economo's disease/encephalitis, epidemic encephalitis, lethargic encephalitis, Vienna encephalitis.

ostafrikanische Schlafkrankheit Rhodesian trypanosomiasis, East African sleeping sickness, East African trypanosomiasis.

westafrikanische Schlafkrankheit West African sleeping sickness, West African trypanosomiasis, Gambian trypanosomiasis.

Schlaf•kur *f* sleeping cure, hypnotherapy.

schlaf•los *adj* sleepless, restless, wakeful, unsleeping, insomniac.

Schlaf•lo•sig•keit *f* sleeplessness, wakefulness, insomnia, restlessness.

Schlaf•man•gel *m* lack of sleep.

Schlaf•mit•tel *nt* hypnagogue, hypnotic, somnifacient, *inf.* sleeping medicine, sleeping pill.

schläf•rig *adj* full of sleep, sleepy, drowsy, somnolent, somnolescent, heavy.

Schläf•rig•keit *f* sleepiness, drowsiness, somnolence, heaviness. **krankhafte Schläfrigkeit** somnolence, sleep drunkenness, unnatural drowsiness.

Schlaf•schmerz *m neuro.* hypnalgia, dream pain.

Schlaf•stö•rung *f neuro.* sleep disturbance, disturbed sleep, hyposomnia, dyssomnia.

Schlaf•ta•blet•te *f pharm.* sleeping pill, sleeping tablet.

Schlaf•the•ra•pie *f clin.* hypnotherapy.

Schlaf•trunk *m pharm.* sleeping draught.

Schlaf•trun•ken•heit *f neuro.* sleep drunkenness, somnolentia.

Schlaf-Wach-Rhythmus *m physiol.* sleeping-waking rhythm.

Schlaf•wan•deln *nt neuro.* sleepwalking, noctambulation, noctambulism, somnambulism [sɑm'næmbjəlɪzəm], somnambulance, somnambulation.

schlaf•wan•deln *vi* walk in one's sleep, sleepwalk, somnambulate.

Schlaf•zim•mer *nt* sleeping room, bedroom.

Schlag *m* **1.** blow, knock; *(mit der Hand)* smack, slap; *(mit der Faust)* punch, blow; *(leichter)* tap. **2.** → Schlaganfall. **3.** *(Puls, Herz)* beat. **4.** *(Rhythmus)* cadence, cadency.

Schlag•ader *f anat.* artery.

Schlag•an•fall *m neuro.* cerebrovascular accident, cerebral apoplexy, stroke syndrome, apoplectic fit, apoplectic stroke.

schlag•ar•tig *adj* sudden; *patho.* foudroyant, fulminant.

schla•gen I *vt* knock, hit, strike, batter, pound, beat; *(mit der Hand)* smack, slap; *(mit der Faust)* punch. **II** *vi* **1.** knock, hit, strike, beat. **um sich schlagen** lash out. **2.** knock, bump, bump *(gegen* against, into; *auf* on). **3.** *(Puls, Herz)* beat; *(fest)* pound, throb; *(rhythmisch)* pulse, pulsate, palpitate.

Schlag•fre•quenz *f physiol.* beat frequency.

Schlag•vo•lu•men *nt (Herz)* stroke volume, systolic discharge.

Schlamm•bad *nt clin.* mud bath.

Schlamm•fie•ber *nt epidem.* mud fever, marsh fever, swamp fever, seven-day fever.

Schlan•ge *f bio.* snake, serpent.

Schlan•gen•biß *m patho.* snakebite.

Schlan•gen•gang *m ortho.* spiral bandage.

Schlan•gen•gift *nt patho.* snake venom, snake poison.

schlank *adj* slim, slender.

Schlatter-Osgood: Schlatter-Osgood-Syndrom *nt ortho.* Schlatter's disease, Osgood-Schlatter disease, rugby knee, apophyseopathy.

Schlauch•bin•de *f ortho.* stockinette.

Schlauch•pil•ze *pl micro.* ascomycetes, sac fungi, Ascomycetes, Ascomycetae, Ascomycotina.

schlecht I *adj fig.* poor; bad, bad *(für* for); *(Prognose)* bad; ill. **II** *adv* poorly. **schlechter werden** to take a turn for the worse.

schlei•chend *adj (Wirkung)* slow, slow-acting; *patho.* insidious.

Schlei•er *m (vor den Augen)* blur, haze, film.

Schlei•er•zel•len *pl immun.* veil cells, veiled cells.

Schlei•fe *f anat.* loop, ansa; *techn.* loop.

Schlei•fen•di•ure•ti•kum *nt pharm.* loop diuretic, high-ceiling diuretic.

Schleim *m histol.* mucus, phlegm.

Schleim•beu•tel *m anat.* bursa, mucous bursa, synovial bursa.

subfaszialer Schleimbeutel subfascial bursa, subfascial synovial bursa.

subkutan liegender Schleimbeutel subcutaneous bursa, subcutaneous synovial bursa.

submuskulärer Schleimbeutel submuscular bursa, submuscular synovial bursa.

Schleim•beu•tel•ent•fer•nung *f ortho.* bursectomy [bɜr'sεktəmɪ].

Schleim•beu•tel•ent•zün•dung *f ortho.* bursitis, bursal synovitis.

Schleim•beu•tel•er•kran•kung *f ortho.* bursopathy [bɜr'sɑpəθɪ].

Schleim•beu•tel•er•öff•nung *f ortho.* bursotomy.

Schleim•beu•tel•re•sek•ti•on *f ortho.* bursectomy [bɜr'sεktəmɪ].

Schleim•beu•tel•re•ten•ti•ons•zy•ste *f ortho.* bursal cyst.

Schleim•beu•tel•zy•ste *f ortho.* bursal cyst.

schleim•bil•dend *adj histol.* mucous-producing, blennogenic, blennogenous, mucous.

Schleim•drü•se *f histol.* mucous gland, muciparous gland.

Schleim•drü•sen•ent•zün•dung *f patho.*

myxadenitis.
Schleim•er•bre•chen nt patho. blennemesis.
Schleim•fluß m patho. myxorrhea, blennorrhea.
Schleim•haut f anat. mucous membrane, mucous coat, mucosa.
Schleim•haut•atro•phie f patho. mucosal atrophy ['ætrəfɪ].
Schleim•haut•aus•schlag m patho. enanthema, enanthem.
Schleim•haut•bar•rie•re f physiol. mucous membrane barrier, mucosal barrier.
Schleim•haut•de•fekt m patho. mucous membrane defect.
Schleim•haut•ein•riß m patho. mucosal tear.
Schleim•haut•ent•fer•nung f chir. demucosation.
Schleim•haut•ent•zün•dung f patho. mucositis, mucitis, mucosal inflammation.
Schleim•haut•ery•them nt patho. mucosal erythema.
Schleim•haut•ex•zi•si•on f chir. demucosation.
Schleim•haut•fal•te f anat. mucosal fold, mucous fold.
Schleim•haut•fi•stel f patho. mucosal fistula.
Schleim•haut•ge•schwür nt patho. mucosal ulcer.
Schleim•haut•in•farkt m patho. mucous membrane infarct.
Schleim•haut•in•vo•lu•ti•on f patho. (Magen) mucosal involution.
Schleim•haut•isch•ämie f patho. mucosal ischemia.
Schleim•haut•kar•zi•nom nt patho. mucous membrane carcinoma.
Schleim•haut•ka•tarrh m patho. mucosal catarrh.
Schleim•haut•krebs m patho. mucous membrane cancer.
Schleim•haut•nä•vus m, weißer derm. white sponge nevus, congenital leukokeratosis, oral epithelial nevus, familial white folded (mucosal) dysplasia.
Schleim•haut•ödem nt patho. mucosal edema.
Schleim•haut•pa•ra•sit m micro. mucosal parasite.
Schleim•haut•pem•phi•go•id nt, benignes patho. cicatricial pemphigoid, benign mucosal pemphigoid, benign mucous membrane pemphigoid, ocular pemphigoid.
Schleim•haut•pro•laps m patho. mucosal prolapse, mucous membrane prolapse.
Schleim•haut•riß m patho. mucosal tear.
Schleim•haut•rö•tung f patho. mucosal erythema.
Schleim•haut•ul•kus nt patho. mucosal ulcer.
Schleim•haut•ul•ze•ra•ti•on f patho. mucosal ulceration.
Schleim•haut•ver•dickung [K•K] f patho. pachymenia, pachyhymenia.
Schleim•haut•vo•rfall m patho. mucosal prolapse, mucous membrane prolapse.
Schleim•haut•war•ze f patho. mucous membrane wart.
Schleim•kar•zi•nom nt patho. mucinous cancer/carcinoma, mucous cancer/carcinoma.
Schleim•krebs m → Schleimkarzinom.
schleim•lö•send adj pharm. mucolytic, expectorant.
Schleim•pfropf m patho. mucous plug.
Schleim•pil•ze pl micro. slime fungi, slime molds, Myxomycetes.
Schleim•re•ten•ti•ons•zy•ste f patho. mucous cyst, mucous retention cyst.
Schleim•zy•ste f patho. mucocele, mucous cyst.
Schleu•der•trau•ma nt ortho. whiplash, whiplash trauma, whiplash injury.
Schließ•mus•kel m anat. sphincter, sphincter muscle.
schlimm adj bad, severe; (entzündet) bad, sore; (Schmerz) severe; (Wunde) nasty; (Krankheit) serious, severe.
Schlin•ge f loop; (a. chir.) snare; ortho. sling; anat. loop, ansa.
Schlin•gen•ob•struk•ti•on f chir. (Darm) loop obstruction.
Schlitz m slit, aperture, rift, cleft; (Riß) crack, fissure.
Schlot•ter•ge•lenk nt ortho. flail joint.
schlot•tern vi shake, tremble; ortho. (Gelenk) wobble.
Schluck•auf m hiccup, hic-cough, singultus. **krampfartiger Schluckauf** spasmolygmus, spasmodic hiccup.
Schlucken [K•K] nt deglutition, swallow, swallowing.
schlucken [K•K] **I** vt swallow, swallow down; (Arznei) take down. **II** vi swallow.
Schluck•imp•fung f immun. oral vaccination, endovaccination.
Schluck•re•flex m pharyngeal reflex, swallowing reflex, deglutition reflex.
Schluck•stö•rung f HNO dysphagia, dysphagy.
Schluck•zen•trum nt physiol. deglutition center, swallowing center.
Schlund m anat. pharynx, throat, gullet.
Schlund•en•ge f anat. oropharyngeal isthmus, pharyngo-oral isthmus.
Schlund•krampf m HNO pharyngismus, pharyngism ['færɪndʒɪzəm], pharyngospasm.
Schlund•läh•mung f HNO faucial paralysis [pə'rælɪsɪs], pharyngoparalysis, pharyngoplegia, isthmoplegia, isthmoparalysis.
Schlund•mus•kel•läh•mung f → Schlundlähmung.
Schlupf•war•ze f gyn. inverted nipple, retracted nipple.
Schluß m **1.** end, close, termination. **2.** (Schlußfolgerung) deduction, conclusion. **zu dem Schluß gelangen/kommen** conclude;

Schlußbeurteilung

come to the conclusion (*daß* that). **einen Schluß ziehen aus** make/draw a conclusion from.

Schluß•be•ur•tei•lung *f clin.* epicrisis.

Schlüs•sel•bein *nt anat.* collar bone, clavicle, clavicula.

Schlüs•sel•bein•bruch *m ortho.* fracture of the clavicle, fractured clavicle.

Schlüs•sel•bein•durch•tren•nung *f ortho.* cleidorrhexis, cleidotomy [klaɪ-'dɑtəmɪ], clavicotomy.

Schlüs•sel•bein•frak•tur *f ortho.* fracture of the clavicle, fractured clavicle.

Schlüs•sel•bein•ge•lenk *nt anat.*: **äußeres Schlüsselbeingelenk** acromioclavicular joint, AC joint.

inneres Schlüsselbeingelenk sternoclavicular articulation, sternoclavicular joint.

Schlüs•sel•bein•re•sek•ti•on *f ortho.* cleidorrhexis, cleidotomy [klaɪ'dɑtəmɪ], clavicotomy.

Schlüs•sel•loch•pu•pil•le *f ophthal.* keyhole pupil.

schmäch•tig *adj* (*Körper*) thin, small; frail.

schmal *adj* narrow; (*Person*) thin, slender; (*Becken*) narrow; (*Lippen*) thin.

schma•rot•zen *vi micro.* parasitize, be parasitic.

Schma•rot•zer *m micro.* parasite.

Schmatz•au•to•ma•tis•men *pl neuro.* lip-smacking automatisms [ɔː'tɑmətɪzəm].

Schmecken [ᴋ•ᴋ] *nt* taste, degustation, gustation.

schmecken [ᴋ•ᴋ] **I** *vt* taste. **II** *vi* taste (*nach* of).

Schmerz *m* **1.** pain, ache, dolor; (*leichter*) tenderness. **2.** (*psychischer*) distress, grief, pain, anguish. **Schmerzen haben** be in pain. **unter großen Schmerzen** in great pain.

akuter Schmerz acute pain.

anhaltender Schmerz persistent pain, ache.

bohrender Schmerz boring pain, terebrant pain, terebrating pain.

brennender Schmerz burning pain, thermalgia, sting.

chronischer Schmerz chronic pain.

dumpfer Schmerz dull pain, obtuse pain.

episodenartiger/episodischer Schmerz episodic pain.

Schmerz während der Eröffnungsphase *gyn.* dilating pains.

erster Schmerz initial pain.

Schmerzen unter der Geburt *gyn.* labor pains.

gürtelförmiger Schmerz girdle pain.

heftiger Schmerz severe pain, throe.

heller Schmerz bright pain.

heller stechender Schmerz sharp pain.

Schmerzen *pl* **beim Husten** pain on coughing.

immer wiederkehrender Schmerz recurrent pain.

intermittierender Schmerz intermittent pain.

klopfender Schmerz pounding pain, throbbing pain, thumping pain.

kolikartiger Schmerz colicky pain, gripe(s *pl*).

konversionsneurotischer Schmerz conversion-neurotic pain.

krampfartiger/krampfender Schmerz cramping pain.

lanzinierender Schmerz → **stechender Schmerz**.

nächtlicher Schmerz night pain, nyctalgia.

neuralgischer Schmerz neuralgic pain; neuralgia.

Schmerzen *pl* **beim Niesen** pain on sneezing.

phlebogener Schmerz phlebalgia.

pleuritischer Schmerz pleuritic pain.

plötzlicher stechender Schmerz pang, stab.

pochender Schmerz → **klopfender Schmerz**.

postprandialer Schmerz postprandial pain.

projizierter Schmerz projected pain.

psychogener Schmerz psychic pain, psychogenic pain, psychalgia.

pulsierender Schmerz pulsating pain.

qualvolle Schmerzen *pl* agonizing pain.

radikulärer Schmerz (*Nerv*) radicular pain.

retrosternaler Schmerz substernal pain.

schießender Schmerz shooting pain, fulgurant pain, lightning pain.

schneidender Schmerz incisional pain.

somatischer Schmerz somatalgia, somatic pain.

starker Schmerz severe pain; throe.

stechender Schmerz lancinating pain, piercing pain, stabbing pain, terebrant pain, terebrating pain, twinge.

subakuter Schmerz subacute pain.

übertragener Schmerz referred pain.

unerträglich starker Schmerz excruciating pain, agony.

Schmerz mit Vernichtungsgefühl excruciating pain.

verzögerter Schmerz → **zweiter Schmerz**.

viszeraler Schmerz visceral pain.

wiederkehrender Schmerz recurrent pain.

zentraler Schmerz central pain.

ziehender Schmerz drawing pain, tearing pain.

zweiter Schmerz delayed pain.

schmerz•aus•lö•send *adj* pain-producing, algogenic, algesiogenic, dolorific, dolorogenic.

Schmerz•aus•strah•lung *f* radiation of pain.

schmerz•emp•find•lich *adj* sensitive to pain.

Schmerz•emp•find•lich•keit *f physiol.* sensitivity to pain, pain sensitivity, algesia, algesthesia.

gesteigerte Schmerzempfindlichkeit hyperalgesia, hyperalgia.

verminderte Schmerzempfindlichkeit hypalgesia, hypalgia, hypoalgesia.

Schmerz•emp•find•sam•keit *f* → **Schmerzempfindlichkeit**.

Schmerz•emp•fin•dung f (*Gefühl*) pain sensation, algesthesis, algesthesia.
Schmer•zen pl → Schmerz.
schmer•zen I vt hurt, pain, ache, ail. II vi hurt, cause pain, give pain, ache; twinge, sting.
schmer•zen•aus•lö•send adj pain-producing, algogenic, dolorific, dolorogenic.
schmer•zend adj aching, algesic, algetic, painful.
schmerz•er•re•gend adj → schmerzenauslösend.
schmerz•frei adj free from pain, pain-free, without pain.
Schmerz•gren•ze f threshold of pain, pain threshold.
schmerz•haft adj painful, algesic, algetic, sore, tender.
Schmerz•haf•tig•keit f painfulness, algesia, soreness, tenderness.
Schmerz•in•ten•si•tät f pain intensity.
schmerz•lin•dernd adj relieving/alleviating pain, antalgic, antalgesic, anodyne.
Schmerz•lin•de•rung f pain relief, relief from pain.
schmerz•los adj painless, indolent.
Schmerz•lo•sig•keit f painlessness, analgesia [ˌænlˈdʒiːzɪə], analgia, indolence.
Schmerz•mit•tel nt pharm. painkiller, antalgic, antalgesic, analgesic, analgetic.
Schmerz•re•ak•ti•on f pain reaction.
Schmerz•reiz m pain stimulus.
Schmerz•schwel•le f physiol. threshold of pain, pain threshold.
schmerz•stil•lend adj pain-relieving, painkilling, analgesic, analgetic, anodyne.
Schmerz•stil•lung f pain relief, relief from pain.
Schmerz•ta•blet•te f → Schmerzmittel.
Schmerz•the•ra•pie f clin. pain therapy.
Schmerz•to•le•ranz•schwel•le f pain-tolerance threshold.
schmerz•un•emp•find•lich adj indolent, analgesic, analgetic, analgic.
Schmerz•un•emp•find•lich•keit f indolence, analgesia [ˌænlˈdʒiːzɪə], alganesthesia.
Schmet•ter•lings•bruch m ortho. (*Becken*) butterfly fracture, quadrilateral fracture.
Schmet•ter•lings•frak•tur f → Schmetterlingsbruch.
Schmet•ter•lings•wir•bel m ortho. butterfly-shaped vertebra.
Schmidt: Schmidt-Syndrom nt 1. neuro ambiguo-accessorius paralysis [pəˈrælɪsɪs], vagoaccessory syndrome, Schmidt's syndrome. 2. endo. Schmidt's syndrome.
Schmier•blu•tung f gyn. spotting.
Schmincke: Schmincke-Tumor m patho. Schmincke tumor, Regaud's tumor, lymphoepithelial tumor, lymphoepithelioma.
Schmorl: Schmorl-Knötchen nt patho. Schmorl's node, Schmorl's body.
Schmutz m dirt; (*stark*) filth, muck; (*Verunreinigung*) impurity, impureness.

Schnupfen

schmut•zig adj (a. fig.) dirty; (*stark*) filthy, mucky; (*verunreinigt*) impure.
Schna•bel•form f ortho. (*Becken*) beaked pelvis.
Schna•bel•tas•se f feeding cup, spout cup.
Schnapp•at•mung f patho. gasp, gasping.
Schnar•chen nt snore, sonorous breathing, stertorous breathing, stertor.
schnar•chen vi snore.
Schnau•fen nt pant, puff, gasping, gasp.
schnau•fen vi pant, puff, gasp, breathe heavily, wheeze.
Schnau•zen•re•flex m snout reflex.
Schnecke [K•K] f anat. cochlea.
Schnecken•ach•se [K•K] f anat. modiolus, central pillar of cochlea.
Schnecken•ba•sis [K•K] f anat. base of cochlea.
Schnecken•dys•pla•sie [K•K] f, **isolierte** *HNO* Mondini's syndrome.
Schnecken•fen•ster [K•K] nt anat. cochlear window, round window.
Schnecken•gang [K•K] m anat. cochlear canal/duct, membranous cochlea.
Schnecken•la•by•rinth [K•K] nt anat. labyrinth of cochlea, cochlear labyrinth.
Schnecken•loch [K•K] nt anat. helicotrema, Breschet's hiatus.
Schnecken•spin•del [K•K] f anat. modiolus, central pillar of cochlea.
Schnecken•spit•ze [K•K] f anat. apex of cochlea, cupula of cochlea.
Schnee•blind•heit f ophthal. snow blindness, chionablepsia.
Schnee•flocken•ka•ta•rakt [K•K] f ophthal. snowflake cataract, snowstorm cataract.
Schnei•de f (*Messer*) edge, cutting edge; (*Schere*) bill; techn. lip, cutter.
Schnei•de•kan•te f (*Zahn*) cutting edge, incisal edge, incisal margin.
schneiden I vt cut; (*mit der Schere*) scissor. **jdn. schneiden** cut s.o. open; (*verletzen*) cut s.o. **in zwei Teile schneiden** bisect. II vi cut, operate. III vr **sich schneiden** 1. cut o.s. 2. intersect, decussate, cross.
Schnei•de•zahn m dent. incisor, incisive tooth, foretooth.
schnel•lend adj (*Puls*) caprizant, bounding, leaping.
schnell•wir•kend adj clin., pharm. quick-acting, fast-acting.
Schnitt m 1. chir. cut, incision, section. 2. → Schnittwunde.
Schnitt•ent•bin•dung f gyn. cesarean operation, cesarean section.
abdominale extraperitoneale Schnittentbindung extraperitoneal cesarean section.
abdominale interperitoneale Schnittentbindung transperitoneal cesarean section.
klassische Schnittentbindung classic cesarean section, corporeal cesarean section.
Schnitt•ver•let•zung f → Schnittwunde.
Schnitt•wun•de f ortho. cut, incision, incised wound, laceration; (*tiefe*) gash.
Schnup•fen m common cold, cold, coryza,

Schnupfenviren

cold in the head, acute rhinitis, acute catarrhal rhinitis. **(einen) Schnupfen haben** have a cold.

Schnup•fen•vi•ren *pl micro.* cold viruses, common cold viruses.

Schnür•fur•che *f embryo.* ligature groove, strangulation mark.

Schnur•ren *nt card.* (*Auskultation*) purr.

Schock *m patho., psycho.* shock; trauma, traumatism ['trɔːmətɪzəm]. **unter Schock stehen** be in (a state of) shock, be shocked.

allergischer/anaphylaktischer Schock allergic shock, anaphylactic shock, anaphylaxis, systemic anaphylaxis, generalized anaphylaxis.

elektrischer Schock electric shock, electroshock.

hämorrhagischer Schock hemorrhagic shock.

hypoglykämischer Schock hypoglycemic shock; insulin shock.

hypovolämischer Schock hematogenic shock, hypovolemic shock, oligemic shock.

irreversibler Schock → refraktärer Schock.

kalter Schock cold shock.

kardialer/kardiogener Schock cardiac shock, cardiogenic shock, cardiovascular shock.

kardiovaskulärer Schock → kardialer Schock.

neurogener Schock neurogenic shock.

osmotischer Schock osmotic shock.

paralytischer Schock irreversible shock.

refraktärer Schock irreversible shock, refractory shock.

roter Schock red shock, warm shock.

septischer Schock septic shock.

spinaler Schock spinal shock.

traumatischer Schock traumatic shock.

vasogener Schock vasogenic shock.

verzögerter Schock delayed shock, deferred shock.

warmer Schock red shock, warm shock.

Schock•be•hand•lung *f clin.* shock therapy, shock treatment.

schocken [K•K] *vt clin.* shock, give s.o. shock treatment.

Schock•lun•ge *f patho., pulmo.* shock lung, wet lung, adult respiratory distress syndrome, pulmonary fat embolism syndrome ['embəlɪzəm].

Schock•nie•re *f patho.* shock kidney; trauma-shock kidney.

Schock•re•ak•ti•on *f patho., psycho.* shock.

Schock•syn•drom *nt,* **toxisches** *patho.* toxic shock syndrome.

Schock•the•ra•pie *f clin.* shock therapy, shock treatment.

Schock•zu•stand *m patho., psycho.* shock, state of shock.

Schoenlein-Henoch: anaphylaktoide Purpura Schoenlein-Henoch *f immun.* Schönlein-Henoch disease, Henoch-Schönlein purpura, Henoch's purpura, Schönlein's purpura, acute vascular purpura, allergic vascular purpura, anaphylactoid purpura.

Scho•ko•la•den•zy•ste *f gyn.* chocolate cyst.

Scholz: Scholz-Syndrom *nt neuro.* Scholz's disease, juvenile form of metachromatic leukodystrophy.

Scholz-Bielschowsky-Henneberg: Scholz-Bielschowsky-Henneberg-Sklerosetyp *m neuro.* Scholz's disease, juvenile form of metachromatic leukodystrophy.

scho•nen I *vt* nurse, take care of, look after, be gentle on. **II** *vr* **sich schonen** take care of o.s., look after o.s.; (*s. ausruhen*) rest, take a rest, relax, save one's energy.

Schön•heits•chir•ur•gie *f* esthetic surgery, cosmetic surgery.

Schon•kost *f* diet, bland diet, light diet.

Scho•nung *f* care; rest, relaxation.

Schorf *m patho.* scab, slough, crust, incrustation, scall; (*Verbrennung*) eschar.

Schräg•bruch *m ortho.* oblique fracture.

Schramm: Schramm-Sphinkterphänomen *nt urol.* Schramm's phenomenon [fɪ'nɑməˌnɑn].

Schram•me *f* scratch; abrasion.

Schrau•be *f ortho.* screw; (*mit Mutter*) bolt.

Schrau•ben•osteo•syn•the•se *f ortho.* screw fixation.

Schrau•ben•zie•her *m* screw driver.

Schrei *m* cry (*nach* for); scream, yell; shout.

Schreib•krampf *m neuro.* scriveners' palsy ['pɔːlzɪ], writer's cramp, graphospasm.

Schreib•stö•rung *f neuro.* dysgraphia.

Schreib•un•fä•hig•keit *f neuro.* agraphia.

schrei•en *vt, vi* cry, cry out; scream, yell, screech; shout.

Schritt *m* step, pace; *fig.* move, measure; act.

Schritt•ma•cher *m physiol., card.* pacemaker.

ektoper/ektopischer Schrittmacher ectopic pacemaker.

künstlicher Schrittmacher artificial pacemaker.

primärer Schrittmacher primary pacemaker.

sekundärer Schrittmacher secondary pacemaker.

tertiärer Schrittmacher tertiary pacemaker.

ventrikulärer Schrittmacher ventricular pacemaker.

wandernder Schrittmacher wandering pacemaker, shifting pacemaker.

Schritt•ma•cher•po•ten•ti•al *nt physiol.* pacemaker potential.

schrump•fen *vi patho.* shrink, contract; atrophy ['ætrəfɪ].

Schrumpf•ne•kro•se *f patho.* shrinkage necrosis.

Schrumpf•nie•re *f patho.* shrunken kidney, contracted kidney.

arteriosklerotische Schrumpfniere arteriosclerotic kidney.

narbige Schrumpfniere cicatricial kidney, scarred kidney.

vaskuläre Schrumpfniere Goldblatt's

kidney.
Schrun•de *f (Haut)* fissure, crack, chap.
schrun•dig *adj (Haut)* fissured, cracked, chapped.
Schub *m clin.* episode, incident; *(Anfall)* attack, fit, paroxysm, turn; *(leicht)* bout; *psychia.* episode. **in mehreren Schüben (verlaufend)** *(Krankheit)* polyleptic, periodic, periodical, in waves, intermittent.
Schub•la•den•phä•no•men *nt ortho.* drawer test/sign/phenomenon, Rocher's sign.
Schub•la•den•zei•chen *nt* → Schubladenphänomen.
schub•wei•se *adv* in waves, periodic, periodical; *clin.* polyleptic.
Schuchardt: Schuchardt-Operation *f gyn.* Schuchardt's operation.
Schuchardt-Schnitt *m gyn.* Schuchardt's incision, paravaginal incision.
Schuh *m* **1.** shoe; *(Stiefel)* boot. **2. Schuhe** *pl* footgear *sing,* footwear *sing.* **orthopädischer Schuh** orthopedic shoe, surgical shoe.
Schuh•form *f radiol., card.* boat shaped heart.
Schuh•ma•cher•brust *f ortho.* shoemaker's breast.
Schüller: Aufnahme *f* **nach Schüller** *HNO* Schüller's view, Schüller's x-ray view.
Schüller-Krankheit *f* → Schüller-Hand-Christian-Krankheit.
Schüller-Hand-Christian: Schüller-Hand-Christian-Krankheit *f patho.* Schüller's disease, Schüller-Christian disease, Hand-Schüller-Christian, cholesterol lipoidosis.
Schul•ter *f anat.* shoulder.
Schulter-Arm-Syndrom *nt neuro.* Steinbrocker's syndrome, hand-shoulder syndrome, shoulder hand syndrome.
Schul•ter•blatt *nt anat.* scapula, shoulder blade.
Schul•ter•blatt•fi•xie•rung *f ortho.* scapulopexy.
Schul•ter•blatt•grä•te *f anat.* spine of scapula, scapular spine.
Schul•ter•blatt•hoch•stand *m ortho.* elevation of the scapula. **kongenitaler Schulterblatthochstand** Sprengel's deformity, congenital elevation of the scapula.
Schul•ter•eck•ge•lenk *nt anat.* acromioclavicular joint, AC joint.
Schul•ter•ent•zün•dung *f ortho.* omitis.
Schul•ter•ge•lenk *nt anat.* shoulder, shoulder joint, glenohumeral joint.
Schul•ter•ge•lenk•ent•zün•dung *f ortho.* omarthritis, omitis.
Schul•ter•ge•lenk•ex•ar•ti•ku•la•ti•on *f ortho.* shoulder disarticulation.
Schul•ter•ge•lenk•lu•xa•ti•on *f ortho.* shoulder dislocation.
Schul•ter•ge•lenks•ex•ar•ti•ku•la•ti•on *f* → Schultergelenkexartikulation.
Schul•ter•gür•tel *m anat.* thoracic girdle, shoulder girdle, pectoral girdle.

schützend

Schul•ter•gür•tel•mus•ku•la•tur *f* shoulder girdle muscles.
Schul•ter•la•ge *f gyn.* acromion presentation, shoulder presentation.
Schul•ter•lu•xa•ti•on *f ortho.* shoulder dislocation.
Schul•ter•re•po•si•ti•on *f* **nach Hippokrates** *ortho.* Hippocrates manipulation.
Schul•ter•schmer•zen *pl ortho.* shoulder pain, omodynia, omalgia.
Schul•ter•stei•fe *f ortho.* shoulder stiffness. **schmerzhafte Schultersteife** periarthritis of shoulder, adhesive bursitis, adhesive capsulitis, frozen shoulder.
Schultz-Charlton: Schultz-Charlton-Auslöschphänomen *nt immun.* Schultz-Charlton phenomenon [fɪˈnɑməˌnɑn], Schultz-Charlton reaction.
Schultz-Dale: Schultz-Dale-Versuch *m immun.* Schultz-Dale reaction.
Schultze: Schultze-Mechanismus *m gyn.* Schultze's mechanism [ˈmekənɪzəm].
Schultze-Plazenta *f gyn.* Schultze placenta.
Schup•pe *f* **1.** *derm.* dandruff, dandriff; scale, squama. **2.** *anat.* squama, scale.
Schup•pen 1. *pl derm. (Kopf)* scurf, branny tetter, dandruff. **2.** *nt (Haut)* scaling, peeling.
schup•pen *vr* sich schuppen *(Haut)* scale, desquamate, peel, peel off.
Schup•pen•flech•te *f derm.* psoriasis, psora.
schuppig *adj derm.* squamous, squamosal, squamose, squamate, scaly, lepidic.
Schup•pung *f (Haut)* peeling, scaling, desquamation.
Schuß•ver•let•zung *f ortho.* gunshot, gunshot wound, bullet wound.
Schuß•wun•de *f* → Schußverletzung.
Schu•ster•brust *f ortho.* cobbler's chest.
Schutt *m patho.* detritus, debris.
Schüt•tel•frost *m* chill, chills *pl,* chills and fever, shaking chill(s *pl*), shakes *pl.*
Schüt•tel•krank•heit *f epidem.* kuru, laughing disease.
schüt•teln *vt* agitate, shake.
Schutz *m* protection *(vor* from; *gegen* against); *(Bewahrung)* preservation *(vor* from); *(Obhut)* care; *(Schutzvorrichtung)* cover, protector; *(Abwehr)* defense; *(Abschirmung)* screen, shield; *(Zuflucht)* shelter.
Schutz•bril•le *f* protective goggles *pl,* protective spectacles *pl,* safety lens, industrial spectacles *pl,* goggles *pl,* safety glasses *pl,* safety spectacles *pl.*
schüt•zen I *vt* protect *(vor* from); *(bewahren)* preserve, keep *(vor* from); *(behüten)* guard, secure; *(abschirmen)* screen, shield; *(abdecken)* cover; *(abwehren)* defend; *(Zuflucht gewähren)* shelter from. **II** *vi* give protection *(vor* against); give shelter *(vor* from). **III** *vr* **sich schützen vor** protect o.s. from/against.
schüt•zend *adj* protective, preservative, phylactic.

Schutz•hand•schuh *m* protective glove.
schutz•imp•fen *vt* immunize, inoculate, vaccinate.
Schutz•imp•fung *f immun.* vaccination.
Schutz•klei•dung *f* protective clothing.
Schutz•mas•ke *f* mask, protecting mask, face mask.
Schutz•schild *m* → Schutzschirm.
Schutz•schirm *m radiol.* protective shield, shield, screen.
Schwabach: Schwabach-Versuch *m HNO* Schwabach's test.
schwach *adj* weak, feeble; (*gebrechlich*) infirm, frail; (*matt*) faint, weary, adynamic, hypodynamic, hyposthenic; (*Gesundheit*) weak, frail, delicate; (*Stimme*) faint, feeble, thin; (*Nerven*) weak; (*Augen, Gehör*) poor; (*Leistung*) poor; (*Gedächtnis*) weak; (*Puls*) thready, low.
Schwä•che *f* weakness, feebleness; (*Gebrechlichkeit*) infirmity, frailty, debility; (*Mattheit*) faintness, weariness, adynamia, asthenia, atony; (*Nerven*) weakness; (*Augen, Gehör*) poorness.
schwä•chen *vt* weaken, debilitate; (*abschwächen*) reduce, tone down, soften, depress; (*beeinträchtigen*) impair; (*vermindern*) lessen, diminish, devitalize; *immun.* attenuate.
Schwä•che•zu•stand *m* weak condition, feeble condition, weakness, asthenia, adynamia.
schwäch•lich *adj* weakly, feebly, puny; (*kränklich*) sickly, infirm, ailing.
schwach•sich•tig *adj ophthal.* weak-sighted.
Schwach•sich•tig•keit *f ophthal.* weak-sightedness.
Schwach•sinn *m inf., psychia.* mental retardation, hypophrenia, feeble-mindedness.
schwach•sin•nig *adj* retarded, imbecile, weak-minded, hypophrenic, defective.
Schwä•chung *f* weakening, debilitation; (*Beeinträchtigung*) impairment; (*Abschwächung*) reduction, degradation, depression.
schwamm•ar•tig *adj histol.* spongiform, spongy, sponge-like.
schwam•mig *adj* **1.** → schwammartig. **2.** (*aufgedunsen*) puffy, bloated.
Schwamm•nie•re *f patho.* Cacchi-Ricci disease, sponge kidney, medullary sponge kidney.
Schwa•nen•hals•de•for•mi•tät *f ortho.* swan neck deformity.
schwan•ger *adj gyn.* pregnant, with child, expectant, expecting, gravid, quick, impregnate.
Schwan•ge•re *f gyn.* gravida, pregnant woman.
Schwan•ge•ren•be•ra•tungs•stel•le *f gyn.* prenatal clinic, antenatal clinic.
Schwan•ge•ren•be•treu•ung *f gyn.* maternity care.
Schwan•ge•ren•sprech•stun•de *f gyn.* prenatal clinic, antenatal clinic.
schwän•gern *vt* impregnate, make pregnant.
Schwan•ger•schaft *f gyn.* pregnancy, fetation, gestation, gravidity.
abdominale Schwangerschaft abdominal pregnancy, intraperitoneal pregnancy, abdominocyesis.
ektope/ektopische Schwangerschaft extrauterine pregnancy, ectopic pregnancy, eccyesis.
eutopische Schwangerschaft intrauterine pregnancy, eutopic pregnancy, uterine pregnancy, uterogestation, encyesis.
extrauterine Schwangerschaft → ektope Schwangerschaft.
interstitielle/intramurale Schwangerschaft parietal pregnancy, interstitial pregnancy, intramural pregnancy.
intrauterine Schwangerschaft → eutopische Schwangerschaft.
ovarioabdominale Schwangerschaft ovarioabdominal pregnancy.
tuboabdominale/tuboabdominelle Schwangerschaft tuboabdominal pregnancy.
uterine Schwangerschaft → eutopische Schwangerschaft.
Schwan•ger•schafts•ab•bruch *f gyn.* termination of pregnancy, interruption of pregnancy, induced abortion, artificial abortion, voluntary abortion. **illegaler/krimineller Schwangerschaftsabbruch** criminal abortion.
Schwan•ger•schafts•al•bu•min•urie *f gyn.* gestational proteinuria.
Schwan•ger•schafts•ame•nor•rhoe *f gyn.* amenorrhea of pregnancy.
Schwan•ger•schafts•be•treu•ung *f gyn.* maternity care.
Schwan•ger•schafts•cho•rea *f gyn.* chorea in pregnancy.
Schwan•ger•schafts•dau•er *f gyn.* gestation period, gestation time.
Schwan•ger•schafts•en•do•me•tri•um *nt gyn.* decidua, caduca, decidual membrane.
Schwan•ger•schafts•er•bre•chen *nt gyn.* vomiting of pregnancy; morning sickness.
Schwan•ger•schafts•gym•na•stik *f gyn.* prenatal exercises, antenatal exercises.
Schwan•ger•schafts•nach•weis *m gyn.* pregnancy test.
Schwan•ger•schafts•ne•phro•pa•thie *f gyn.* nephritis of pregnancy.
Schwan•ger•schafts•ödem *nt gyn.* gestational edema.
Schwan•ger•schafts•osteo•ma•la•zie *f gyn.* pregnancy osteomalacia.
Schwan•ger•schafts•pro•tein•urie *f gyn.* gestational proteinuria.
Schwan•ger•schafts•psy•cho•se *f gyn.* gestational psychosis.
Schwan•ger•schafts•pye•li•tis *f gyn.* encyopyelitis.
Schwan•ger•schafts•strei•fen *pl gyn.* stretch marks.

Schwan•ger•schafts•test *m gyn.* pregnancy test.
Schwan•ger•schafts•to•xi•ko•se *f gyn.* eclamptogenic toxemia, gestational toxicosis, gestosis, eclamptic toxemia.
Schwan•ger•schafts•un•ter•bre•chung *f* → Schwangerschaftsabbruch.
Schwan•ger•schafts•ute•rus *m gyn.* gravid uterus.
Schwan•ger•schafts•vor•sor•ge *f gyn.* prenatal care.
Schwan•ken *nt (Person)* staggering, tottering, swaying.
schwan•ken *vi* **1.** *lab. (Werte)* vary, fluctuate, range from... to...; *(Meßgerät)* oscillate, flicker. **2.** *(Person)* stagger, sway, totter, wobble.
schwan•kend *adj* **1.** *lab.* variable, varying, fluctuant; *phys.* oscillating, oscillatory, flickering. **2.** *(Person)* staggering, swaying, tottering.
Schwanz *m anat.* tail, cauda.
Schwanz•kar•zi•nom *nt patho. (Pankreas)* carcinoma of tail of pancreas.
Schwanz•throm•bus *m patho.* coagulation thrombus, red thrombus.
Schwar•te *f patho.* thickening.
schwar•tig *adj patho.* thickened.
Schwartz-Bartter: Schwartz-Bartter-Syndrom *nt endo.* syndrome of inappropriate antidiuretic hormone.
Schwarz•fär•bung *f derm.* black pigmentation, nigrities.
schwarz•haa•rig *adj derm.* black-haired, melanotrichous.
Schwe•fel *m chem.* sulfur.
Schwei•ne•band•wurm *m micro.* armed tapeworm, pork tapeworm, Taenia solium.
Schwei•ne•fin•nen•band•wurm *m* → Schweinebandwurm.
Schwei•ne•hü•ter•krank•heit *f epidem.* swineherd's disease, Bouchet-Gsell disease.
Schwei•ne•rot•lauf *m derm.* erysipeloid, swine rotlauf, swine erysipelas, Rosenbach's disease, crab hand, pseudoerysipelas.
Schweiß *m* sweat, perspiration, sudor, transpiration. **in Schweiß ausbrechen** come out in a sweat. **kalter Schweiß** cold sweat.
Schweiß•aus•bruch *m* sweat, fit of perspiration.
schweiß•be•deckt *adj* sweating profusely, bathed in perspiration.
Schweiß•bläs•chen *pl derm.* heat spots, miliaria, sudamina.
Schweiß•drü•sen *pl anat.* Boerhaave's glands, sweat glands.
Schweiß•drü•sen•ab•szeß *m derm.* sudoriparous abscess, sweat gland abscess, spiradenitis, apocrinitis.
Schweiß•drü•sen•ade•nom *nt derm.* sweat gland adenoma, spiradenoma, spiroma, syringoma, hidradenoma, hydradenoma.
Schweiß•drü•sen•ent•zün•dung *f derm.* hidradenitis, hidrosadenitis, hydradenitis.

Schwerhörigkeit

Schweiß•drü•sen•ge•schwulst *f derm.* sweat gland tumor.
Schweiß•drü•sen•kar•zi•nom *nt derm.* syringocarcinoma.
Schweiß•drü•sen•tu•mor *m derm.* sweat gland tumor.
Schweiß•drü•sen•zy•ste *f derm.* hidrocystoma, syringocystoma.
Schweiß•frie•seln *pl* → Schweißbläschen.
schweiß•ge•ba•det *adj* → schweißbedeckt.
Schweiß•pro•be *f derm.* sweat test.
Schweiß•re•ten•ti•ons•syn•drom *nt derm.* sweat retention syndrome.
schweiß•trei•bend *adj* diaphoretic, hidrotic, sudorific, sweaty.
Schweizer-Typ *m* **der Agammaglobulinämie** *immun.* Swiss type agammaglobulinemia, lymphopenic agammaglobulinemia, severe combined immunodeficiency disease.
Schwel•le *f physiol., psycho.* threshold, limen.
Schwel•len•ab•wan•de•rung *f HNO* threshold shift.
Schwel•len•au•dio•me•trie *f HNO* threshold audiometry.
Schwel•len•do•sis *f radiol.* threshold dose.
Schwel•len•schwund•test *m HNO* Carhart's test, tone decay test.
Schwel•len•wert•per•kus•si•on *f clin.* threshold percussion.
Schwell•ge•we•be *nt histol.* erectile tissue.
Schwell•kör•per *m anat.* cavernous body of penis, spongy body of penis.
Schwell•kör•per•ka•ver•nen *pl anat.* caverns of cavernous bodies, cavities of corpora cavernosa, cavities of corpora cavernosa.
Schwel•lung *f patho.* swelling, lump, tumor, enlargement. **diffuse Schwellung** tumescence, tumefaction.
Schwenk•lap•pen *m chir.* interpolated flap, Indian flap.
Schwenk•lap•pen•pla•stik *f chir.* interpolated flap, Indian flap.
Schwer•ar•beit *f* hard work, heavy work.
Schwe•re•ket•ten•krank•heit *f immun.* heavy-chain disease, Franklin's disease.
schwer•hö•rig *adj HNO* hard of hearing, deaf.
Schwer•hö•rig•keit *f HNO* hearing loss, hearing difficulty, deafness.
beidseitige/bilaterale Schwerhörigkeit bilateral deafness, bilateral hearing loss.
einseitige Schwerhörigkeit unilateral hearing loss, unilateral deafness.
fluktuierende Schwerhörigkeit fluctuation hearing loss, fluctuation deafness.
geringgradige Schwerhörigkeit slight deafness.
hochgradige Schwerhörigkeit severe deafness, severe hearing loss.
Schwerhörigkeit für hohe Frequenzen high-frequency deafness.
kochleoneurale Schwerhörigkeit cochleoneural hearing loss, cochleoneural deafness.

schwerkrank

kortikale Schwerhörigkeit *HNO* cortical deafness.
mittelgradige Schwerhörigkeit moderate deafness.
Schwerhörigkeit für niedrige Frequenzen bass deafness.
organisch-bedingte Schwerhörigkeit organic deafness.
Schwerhörigkeit bei Osteitis deformans pagetoid deafness.
psychogene Schwerhörigkeit functional hearing loss, hysterical hearing loss, hysterical deafness, functional deafness.
retrokochleäre Schwerhörigkeit nerve/neural deafness, retrocochlear hearing loss, retrochochlear deafness.
toxische Schwerhörigkeit toxic deafness.
zentrale Schwerhörigkeit central deafness, central hearing loss.
schwer•krank *adj* seriously ill.
Schwer•kran•ke *m/f* seriously ill person.
Schwer•me•tall•ver•gif•tung *f patho.* heavy metal poisoning.
schwer•ver•letzt *adj* seriously injured.
Schwer•ver•letz•te *m/f* seriously injured person, casualty.
schwer•ver•wun•det *adj* → schwerverletzt.
Schwer•ver•wun•de•te *m/f* → Schwerverletzte.
Schwe•ster *f* 1. sister. 2. (*Krankenhaus*) nurse; (*Oberschwester*) sister.
Schwe•ster•chro•ma•ti•den *pl genet.* sister chromatids.
Schwe•stern•hel•fer *m* nurse's aid.
Schwe•stern•hel•fe•rin *f* nurse's aid.
Schwie•ger•mut•ter *f* mother-in-law.
Schwie•ger•va•ter *m* father-in-law.
Schwie•le *f derm.* callus, callosity, keratoma, tyloma.
Schwie•len•bil•dung *f derm.* tylosis.
Schwimm•bad•gra•nu•lom *nt derm.* swimming pool granuloma.
Schwimm•bad•kon•junk•ti•vi•tis *f ophthal.* inclusion conjunctivitis, swimming pool conjunctivitis, swimming pool blennorrhea.
Schwimm•haut•bil•dung *f patho.* webbing.
Schwimm•ho•sen•nä•vus *m derm.* bathing trunk nevus, giant pigmented nevus.
Schwin•del *m neuro.* 1. vertigo, giddiness, dizziness. 2. → Schwindelanfall.
arteriosklerotischer Schwindel arteriosclerotic vertigo, angiopathic vertigo.
kardialer Schwindel cardiac vertigo.
objektiver Schwindel objective vertigo.
psychogener Schwindel hysterical vertigo.
toxischer Schwindel toxic vertigo, toxemic vertigo.
zentraler Schwindel central vertigo.
zerebraler Schwindel cerebral vertigo.
Schwin•del•an•fall *m neuro.* attack of vertigo, dizzy spell, giddiness, dizziness.
schwin•de•lig *adj* dizzy, vertiginous, giddy (*von* with).

schwin•den *vi* decline, decrease, go down, run low; (*Kräft*) dwindle; (*Wirkung*) wear off; *patho.* atrophy ['ætrəfɪ], waste, wane, decay, shrink.
Schwir•ren *nt* buzzing, buzz, whirr, whirring; *clin.*, *card.* thrill, fremitus.
diastolisches Schwirren diastolic thrill.
präsystolisches Schwirren presystolic thrill.
systolisches Schwirren systolic thrill.
Schwitz•bad *nt* sweat bath, sudarium.
Schwitz•bläs•chen *pl derm.* heat spots, miliaria, sudamina.
Schwit•zen *nt* sweating, sensible perspiration, sudoresis, diaphoresis.
schwit•zen I *vt* sweat, sweat out. II *vi* sweat, perspire.
Schwitz•kur *f* sweat cure, sweating cure.
Schwitz•ur•ti•ka•ria *f derm.* cholinergic urticaria.
Schwund *m* decrease, drop, loss; *patho.* atrophy ['ætrəfɪ], wasting, shrinkage, phthisis ['θaɪsɪs].
Scle•ra *f anat.* (*Auge*) sclera, sclerotic coat, white of the eye.
Scle•re•ma *nt patho.* sclerema. **Sclerema adiposum neonatorum** Underwood's disease, subcutaneous fat necrosis of the newborn.
Scle•ri•tis *f ophthal.* scleritis, scleratitis, sclerotitis, leucitis.
Scle•ro•der•mia *f derm.* scleroderma, dermatosclerosis, skinbound disease.
Scle•ro•ma•la•cia *f ophthal.* scleromalacia.
Scler•ony•chia *f derm.* scleronychia.
Scle•ro•sis *f patho.* sclerosis; induratuin, hardening].
Sclerosis fibrosa penis Peyronie's disease, van Buren's disease, fibrous cavernitis, penile induration.
Sclerosis multiplex multiple sclerosis, disseminated sclerosis.
Sco•le•cia•sis *f patho.* scoleciasis.
Sco•lex *m micro.* scolex.
Sco•to•ma *nt ophthal.* scotoma.
Scotoma auris *HNO* aural scotoma.
Scotoma scintillans scintillating scotoma, flittering scotoma.
Scratch•test *m derm.*, *immun.* scratch test.
Screen *nt radiol.* screen.
Scree•ning *nt* screening.
Scree•ning•test *m* screening, screening test.
Scribner: Scribner-Shunt *m* Scribner shunt, Quinton and Scribner shunt.
Scro•fu•lo•sis *f patho.* scrofula.
Scro•ti•tis *f urol.* scrotitis.
Scro•tum *nt anat.* scrotum, testicular bag.
Scu•tu•lum *nt derm.* scutulum.
Se•bo•lith *m patho.* sebolith.
Se•bor•rhia•sis *f derm.* seborrhiasis, inverse psoriasis.
Se•bor•rhoe *f derm.* seborrhea; hypersteatosis.
se•bor•rho•isch *adj derm.* seborrheal, seborrheic.

Se•bum *nt histol.* sebum; smegma. **Sebum cutaneum** cutaneous sebum.
Seckel: Seckel-Syndrom *nt patho.* Seckel's syndrome.
Sec•tio *f* **1.** *chir.* incision, cut. **2.** *gyn.* → Sectio caesarea.
Sectio alta suprapubic lithotomy, high lithotomy [lɪ'θɑtəmɪ].
Sectio caesarea cesarean operation, cesarean section.
Sectio caesarea abdominalis extraperitonealis extraperitoneal cesarean section.
Sectio caesarea abdominalis interperitonealis transperitoneal cesarean section.
Sectio caesarea classica classic cesarean section, corporeal cesarean section.
Sectio caesarea vaginalis vaginal cesarean section.
Se•cun•di•gra•vi•da *f gyn.* secundigravida.
se•cun•di•par *adj gyn.* secundiparous.
Se•cun•di•pa•ra *f gyn.* secundipara.
Secundum-Defekt *m card.* ostium secundum defect.
se•da•tiv *adj pharm.* sedative, calming, quieting, tranquilizing, calmative.
Se•da•ti•vum *nt pharm.* sedative agent, sedative, tranqilizer, contrastimulant, calmative.
Se•die•ren *nt clin.* sedation.
se•die•ren *vt clin.* sedate; tranquilize.
se•die•rend *adj* → sedativ.
Se•die•rung *f clin.* sedation; tranquilization.
See•kli•ma *nt* maritime climate.
See•krank•heit *f patho.* mal de mer, seasickness, naupathia.
see•lisch *adj* mental, emotional, psychic, psychogenic.
seelisch-körperlich *adj* psychosomatic, psychophysical, somatopsychic.
See•manns•haut *f derm.* farmer's skin, sailor's skin.
See•was•ser *nt* seawater, salt water.
See•was•ser•bad *nt* sea bath, sea-water bath.
Se•gel•klap•pe *f anat.* atrioventricular valve.
Seg•ment *nt anat.* segment, section, part, portion.
Seg•ment•ate•lek•ta•se *f pulmo. (Lunge)* segmental atelectasis [ˌætə'lektəsɪs].
Seg•ment•bron•chus *m anat.* segmental bronchus, segment bronchus.
Seg•ment•re•sek•ti•on *f gyn. (Brust)* segmental mastectomy, partial mastectomy [mæs'tektəmɪ], tylectomy [taɪ'lektəmɪ], lumpectomy [lʌm'pektəmɪ].
Seh•ach•se *f* **1.** *anat.* optic axis (of eye), sagittal axis of eye. **2.** *physiol.* visual axis, line of vision, visual line.
Seh•bahn *f anat.* optic tract, optic pathway, visual pathway.
Seh•ebe•ne *f ophthal.* Broca's plane, visual plane.
Se•hen *nt physiol.* sight, vision; eyesight.
binokulares Sehen binocular vision.

Sehnentransplantat

direktes Sehen central vision, direct vision.
indirektes Sehen indirect vision, eccentric vision, peripheral vision.
peripheres Sehen → indirektes Sehen.
photopisches Sehen day vision, daylight vision, photopic vision, cone vision, photopia.
skotopes Sehen scotopic vision, night vision, twilight vision, scotopia, rod vision.
stereoskopisches Sehen stereoscopic vision, stereopsis.
trichromatisches Sehen trichromasy, trichromatism, trichromatopsia, trichromatic vision.
zentrales Sehen → direktes Sehen.
se•hen I *vt* see; *(anschauen)* look at, have a look at; *(merken)* see, realize, notice; *(observieren)* observe, watch. **II** *vi* see. **gut sehen** have good sight/eyes, see well. **schlecht sehen** have bad/poor sight/eyes, see badly.
Seh•gren•ze *f ophthal.* horopter.
Seh•gru•be *f anat.* Soemmering's foramen, central pit, central fovea.
Seh•hil•fe *f* vision aid.
Seh•kraft *f ophthal.* sight, eyesight, vision.
Seh•kraft•mes•sung *f ophthal.* optometry.
Seh•ne *f anat.* muscle tendon, tendon, sinew.
Seh•nen•durch•tren•nung *f ortho.* tenotomy [te'nɑtəmɪ], tendotomy.
Seh•nen•ent•zün•dung *f patho.* tendinitis, tendonitis, tenonitis, tenositis.
Seh•nen•ex•zi•si•on *f ortho.* tenectomy [tə'nektəmɪ], tenonectomy.
Seh•nen•ge•schwulst *f ortho.* tendon tumor.
Seh•nen•lö•sung *f ortho.* tenolysis, tendolysis.
Seh•nen•naht *f ortho.* tenorrhaphy, tenosuture, tendon repair, tendon suture.
Seh•nen•pla•stik *f ortho.* tendon graft, tendon grafting, tendoplasty, tenoplasty.
Seh•nen•re•flex *m physiol.* tendon reflex/jerk, T-reflex, deep reflex.
Seh•nen•rup•tur *f ortho.* tendon rupture.
Seh•nen•schei•de *f anat.* synovial sheath (of tendon), tendon sheath.
Seh•nen•schei•den•ent•zün•dung *f ortho.* vaginal synovitis, tendinous synovitis, tenosynovitis, tendosynovitis, tendovaginitis, tenosynitis, tenovaginitis.
Seh•nen•schei•den•ex•zi•si•on *f ortho.* tenosynovectomy, tendon synovectomy.
Seh•nen•schei•den•ge•schwulst *f ortho.* tendon sheath tumor.
Seh•nen•schei•den•phleg•mo•ne *f ortho.* acute suppurative tenosynovitis.
Seh•nen•schei•den•re•sek•ti•on *f ortho.* tenosynovectomy, tendon synovectomy.
Seh•nen•schei•den•tu•mor *m ortho.* tendon sheath tumor.
Seh•nen•schmerz *m ortho.* tenalgia, teinodynia, tenodynia, tenontodynia.
Seh•nen•trans•fer *m ortho.* tendon transfer.
Seh•nen•trans•plan•tat *nt ortho.* tendon graft.

Sehnentransplantation

Seh·nen·trans·plan·ta·ti·on f ortho. tendon graft, tendon grafting.
einzeitige Sehnentransplantation one-stage tendon graft.
freie Sehnentransplantation free tendon graft.
zweizeitige Sehnentransplantation two-stage tendon graft.
Seh·nen·tu·mor m ortho. tendon tumor
Seh·nen·ver·knö·che·rung f ortho. tenostosis, tenonostosis.
Seh·nen·ver·pflan·zung f ortho. tendon transfer.
Seh·nen·xan·thom nt ortho. tendinous xanthoma.
Seh·nen·zer·rung f ortho. pulled tendon.
Seh·nerv m anat. optic nerve, second nerve.
Seh·ner·ven·ko·lo·bom nt ophthal. coloboma of optic disk, coloboma of optic nerve.
Seh·ner·ven·kreu·zung f anat. optic chiasm, optic decussation.
Seh·ner·ven·pa·pil·le f anat. optic nerve papilla, optic papilla, optic disk.
Seh·pro·be f ophthal. test type, test letter.
Seh·pro·ben·ta·fel f ophthal. test card, eye chart, vision-testing chart.
Seh·prüf·ta·fel f → Sehprobentafel.
Seh·prü·fung f ophthal. eyesight test, eye test.
Seh·schär·fe f ophthal. visual acuity, vision, acuity.
Seh·schär·fen·prü·fung f ophthal. eyesight test, eye test.
Seh·schwä·che f ophthal. amblyopia, dimness of vision.
Seh·stö·rung f ophthal. visual disturbance, impaired sight/vision, dysopia, dysopsia.
Seh·strah·lung f anat. radiation of Gratiolet, optic radiation, visual radiation.
Seh·ta·fel f ophthal. → Sehprobentafel.
Seh·test m ophthal. eyesight test, visual test.
Seh·ver·mö·gen nt ophthal. sight, eyesight, vision.
Seh·wei·te f ophthal. distance of vision, range of vision, visual distance.
Seh·win·kel m ophthal. visible angle, visual angle, optic angle.
Seh·zei·chen nt ophthal. optotype, test type, test letter.
Seh·zen·trum nt physiol. visual center.
Seidel: Seidel-Skotom nt ophthal. Seidel's scotoma.
Sei·fe f chem. soap; pharm. sapo.
sei·fen·ar·tig adj saponaceous, soapy.
Sei·te f side; fig. side, aspect, feature; (Körper) side, (Buch) page, leaf. **auf der Seite liegen** lie on one's side. **auf der rechten Seite** at the right, on the right, to the right, on the right side, to the right side (von of).
Sei·ten·an·sicht f (a. radiol.) lateral view, side view; profile.
Sei·ten·auf·nah·me f radiol. lateral view, side view.
Sei·ten·band nt anat. collateral ligament, lateral ligament.
Sei·ten·ge·wöl·be nt gyn. (Vagina) lateral fornix, lateral part of fornix of vagina.
Sei·ten·la·ge f lateral decubitus, side position.
Sei·ten·lap·pen m anat. (Prostata) lateral lobe of prostate.
Sei·ten·lap·pen·hy·per·pla·sie f urol. (Prostata) lateral lobe hyperplasia.
Sei·ten·strang·bah·nen pl anat. tracts of lateral funiculus.
Sei·ten·wand·in·farkt m card. lateral myocardial infarction.
Seit-zu-End-Anastomose f chir. lateroterminal anastomosis, side-to-end anastomosis.
Seit-zu-Seit-Anastomose f chir. laterolateral anastomosis, side-to-side anastomosis.
Se·kret nt histol. secretion; patho. discharge.
Se·kre·ta·go·gum nt pharm. secretagogue, secretogogue.
Sekretin-Pankreozymin-Test m endo. pancreocymin-secretin test.
Sekretin-Test m endo. secretin test.
Se·kre·ti·on f histol. secretion.
Se·kre·ti·ons·pha·se f gyn. gestagenic phase, luteal phase, progestional phase, secretory phase.
Se·kre·tor m genet. secretor.
se·kre·to·risch adj secretive, secretory.
Sek·ti·on f forens. postmortem, postmortem examination, obduction, dissection.
se·kun·där adj clin. (Krankheit, Symptom) secondary, acquired, deuteropathic.
Se·kun·där·ant·wort f immun. secondary reaction, secondary response.
Se·kun·där·er·kran·kung f clin. secondary disease, deuteropathy.
Se·kun·där·fol·li·kel m 1. immun. secondary lymph follicle, secondary follicle. 2. gyn. secondary ovarian follicle, enlarging follicle, secondary follicle.
Se·kun·där·hei·lung f patho. healing by second intention, healing by granulation, secondary adhesion, second intention.
Se·kun·där·in·fekt m epidem. secondary infection.
Se·kun·där·in·fek·ti·on f epidem. secondary infection.
Se·kun·där·kon·takt m immun. secondary contact.
Se·kun·där·krank·heit f hema. secondary disease.
Se·kun·där·lei·den nt → Sekundärerkrankung.
Se·kun·där·naht f chir. secondary suture.
Se·kun·där·re·ak·ti·on f immun. secondary reaction, secondary response.
Se·kun·där·ver·schluß m chir. secondary repair.
Se·kun·där·ver·sor·gung f chir. secondary repair.
se·kun·di·par adj gyn. secundiparous.
Selbstanalyse f psycho. self-analysis.

Septektomie

selb•stän•dig adj self-sufficient, free, independent; (Funktion) autonomic, autonomous; patho. idiopathic, protopathic, autopathic.
Selbst•an•steckung [K•K] f epidem. self-infection.
Selbst•auf•lö•sung f patho. autolysis, isophagy.
Selbst•be•frie•di•gung f masturbation, onanism [ˈəʊnənɪzəm].
Selbst•be•hand•lung f self-treatment.
selbst•be•herrscht adj self-possessed, self-controlled.
Selbst•be•herr•schung f self-control, self-possession, self-restraint, control.
selbst•bei•ge•bracht adj (Verletzung etc.) self-induced, self-inflicted.
Selbst•be•ob•ach•tung f psychia. introspection, self-observation.
selbst•be•wußt adj self-assured, self-confident, confident.
Selbst•be•wußt•sein nt self-affirmation, self-confidence, confidence, self-awareness.
Selbst•ein•schät•zung f self-assessment.
Selbst•ent•wick•lung f gyn. spontaneous evolution [spɒnˈteɪnɪəs].
Selbst•er•hal•tungs•trieb m psycho. self-preservative instinct, survival instinct.
Selbst•hil•fe•grup•pe f self-help group.
Selbst•mord m self-destruction, suicide, voluntary death.
Selbst•sucht f psycho. egoism [ˈiːɡəʊɪzəm], self-centeredness. **krankhafte Selbstsucht** psychia. egomania, extreme egotism.
selbst•süch•tig adj egoistic, egoistical, selfish, self-centered.
Selbst•ver•dau•ung f patho. autodigestion, autolysis, self-digestion.
Selbst•ver•stüm•me•lung f patho. self-mutilation, autotomy [ɔːˈtɒtəmɪ].
Selbst•ver•trau•en nt self-confidence, confidence, self-assurance.
Selbst•wen•dung f gyn. spontaneous version [spɒnˈteɪnɪəs].
Seldinger: Seldinger-Technik f clin. Seldinger technique.
se•lek•tiv adj clin. selective.
Selter-Swift-Feer: Selter-Swift-Feer-Krankheit f derm. Feer's disease, Swift-Feer disease, acrodynia, acrodynic erythema, dermatopolyneuritis, trophodermatoneurosis.
Selye: Selye-Syndrom nt Selye syndrome, general-adaptation syndrome.
Se•ma•sio•lo•gie f semantics pl, semasiology [sɪˌmeɪsɪˈɒlədʒɪ].
Se•men m andro. semen, seminal fluid, sperm.
se•mi•ko•ma•tös adj neuro. semicomatose.
Se•mi•lu•nar•klap•pe f anat. semilunar cusp.
se•mi•ma•lig•ne adj patho. semimalignant.
Se•mi•nom nt patho. seminoma; spermatocytoma, spermocytoma.
Se•min•urie f urol. spermaturia, semenuria, seminuria.
Se•mio•gra•phie f semiography, semeiography.
Se•mio•lo•gie f semeiology [ˌsiːmaɪˈələdʒɪ], semeiotics pl, symptomatology [ˌsɪmptəməˈtɒlədʒɪ], semiology [ˌsiːmaɪˈələdʒɪ].
Senear-Usher: Senear-Usher-Syndrom nt derm. Senear Usher disease/syndrome.
Sengstaken-Blakemore: Sengstaken-Blakemore-Sonde f clin. Sengstaken-Blakemore tube.
se•nil adj physiol., patho. senile.
Se•ni•lis•mus m patho. premature senility, senilism [ˈsiːnɪlɪzəm].
Se•ni•li•tät f **1.** physiol. senility, old age, senium. **2.** (geistige) senility, dotage, dotardness. **3.** → Senilismus.
Se•ni•um nt old age, senium, senility.
sen•ken I vt lower, reduce; cut down (um to; auf to); (Arme) drop; (Stimme) drop, lower, deepen; (Augen) lower, cast down; (Kopf) bow; (Temperatur, Druck) lower, bring down, reduce. **II** vr sich senken go down, sink, drop, fall; (Stimme) drop.
Senk•nie•re f patho. nephroptosis, nephroptosia.
Sen•kung f **1.** allg. reduction, lowering, cut; (Temperatur, Druck) reduction; (Organ) ptosis, descent; (Symptome) abatement, decline; (Kurve) dip. **2.** hema. erythrocyte sedimentation reaction, erythrocyte sedimentation rate, sedimentation time, sedimentation reaction.
Sen•kungs•ab•szeß m patho. hypostatic abscess, gravidation abscess, gravity abscess, migrating abscess, wandering abscess.
Sen•kungs•schmerz m gyn. bearing-down pain.
Senk•we•hen pl gyn. false labor sing, false pains.
sen•si•bel adj physiol. sensitive; (Nerv) sensory.
Sen•si•bi•li•sie•ren nt → Sensibilisierung.
sen•si•bi•li•sie•ren vt immun. sensitize.
Sen•si•bi•li•sie•rung f immun. sensitization, sensibilization, immunization.
Sen•si•bi•li•tät f **1.** physiol. sensibility, sensitivity, susceptibility. **2.** neuro. sensitivity, sensitiveness; tenderness.
Sen•si•bi•li•täts•stö•rung f neuro. impaired sensibility; dysesthesia.
Sen•si•bi•li•täts•ver•lust m neuro. loss of sensibility, anesthesia [ˌænəsˈθiːʒə].
sen•si•tiv adj immun. sensitive; psycho., fig. sensitive, susceptible.
Sen•si•ti•vie•rung f sensitization.
sen•so•mo•to•risch adj physiol. sensorimotor, sensomotor.
sen•so•risch adj physiol. sensitive, sensory, sensorial.
sen•su•ell adj physiol. sensual, sensible, sensory.
Sep•sis f patho. sepsis, septicemia, septic intoxication, blood poisoning.
Sept•ek•to•mie f chir., HNO septectomy.

Septigravida

Sep•ti•gra•vi•da *f gyn.* septigravida.
Sep•tik•ämie *f* → Sepsis.
sep•tik•ämisch *adj* → septisch.
sep•ti•ko•py•ämisch *adj patho.* septicopyemic.
Sep•ti•me•tri•tis *f gyn.* septimetritis.
Sep•ti•pa•ra *f gyn.* septipara.
sep•tisch *adj patho.* septic, septicemic; (*Wunde*) infected, dirty.
Sep•to•sto•mie *f HTG* septostomy [sep-'tɑstəmɪ].
Sep•to•to•mie *f HNO* septotomy [sep-'tɑtəmɪ].
Sep•tum *nt* [S.U. SEPTUM]
Sep•tum•de•fekt *m card.* septal defect. **aortopulmonaler Septumdefekt** aorticopulmonary fenestration, aorticopulmonary septal defect, aortic septal defect.
Sep•tum•de•via•ti•on *f HNO* (*Nase*) septal deviation.
Sep•tum•dorn *m HNO* septal spur.
Sep•tum•ex•zi•si•on *f HNO* septectomy.
Sep•tum•in•farkt *m card.* septal myocardial infarction.
Sep•tum•knor•pel *m anat.* cartilage of nasal septum, septal cartilage of nose.
Sep•tum•pla•stik *f HNO* (*Nase*) septoplasty.
Sep•tum•re•sek•ti•on *f HNO* septectomy.
Se•quenz•prä•pa•rat *nt pharm.* sequential oral contraceptive.
Se•que•ster *nt patho.* sequestrum.
Se•que•ster•bil•dung *f patho.* sequestration.
Se•que•ste•ro•to•mie *f chir.* necrotomy [nɪ'krɑtəmɪ].
Se•que•stra•ti•on *f patho.* sequestration.
Se•que•strek•to•mie *f ortho.* sequestrectomy, sequestrotomy.
se•que•striert *adj patho.* sequestered.
Serafini: Serafini-Hernie *f chir.* Serafini's hernia, retrovascular hernia.
Se•ro•dia•gno•stik *f clin.* serodiagnosis, serum diagnosis, diagnostic serology [sɪ-'rɑlədʒɪ].
se•ro•dia•gno•stisch *adj clin.* serodiagnostic.
Se•ro•epi•de•mio•lo•gie *f* seroepidemiology [ˌsɪərəʊepɪˌdiːmɪ'ɑlədʒɪ].
Se•ro•kon•ver•si•on *f immun.* seroconversion.
Se•ro•lo•gie *f* serology [sɪ'rɑlədʒɪ].
se•ro•lo•gisch *adj* serologic, serological.
Se•ro•ly•sin *nt immun.* serolysin.
Se•rom *nt patho.* seroma.
Se•ro•mu•ko•tym•pa•non *nt HNO* glue ear, chronic seromucinous otitis media.
Se•ro•pneu•mo•tho•rax *m pulmo.* seropneumothorax.
se•ro•po•si•tiv *adj immun.* serologically positive, seropositive.
Se•ro•po•si•ti•vi•tät *f immun.* seropositivity.
se•ro•pu•ru•lent *adj patho.* seropurulent.
Se•ro•re•ak•ti•on *f immun.* seroreaction, serological reaction, serum reaction.
Se•ro•re•si•stenz *f immun.* seroresistance.
se•rös *adj histol., patho.* serous.
Se•ro•sa *f anat.* serous coat, serous membrane, serosa.
Se•ro•sa•ent•zün•dung *f* → Serositis.
Se•ro•sa•flicken [к•к] *m chir.* serosal patch.
Se•ro•sa•riß *m patho.* serosal tear.
Se•ro•sa•zy•ste *f patho.* serosal cyst.
se•ro•se•rös *adj* seroserous.
Se•ro•si•tis *f patho.* serositis, oromeningitis.
serös-membranös *adj histol.* seromembranous.
Se•ro•the•ra•pie *f clin.* serum therapy, serotherapy.
Se•ro•tho•rax *m pulmo.* serothorax, hydrothorax.
se•ro•ton•erg *adj* → serotoninerg.
Se•ro•to•nin *nt endo.* serotonin, 5-hydroxytryptamine.
Se•ro•to•nin•ant•ago•nist *m pharm.* serotonin antagonist.
se•ro•to•nin•erg *adj physiol.* serotoninergic, serotonergic.
Se•ro•tym•pa•num *nt HNO* acute tubal occlusion.
Se•ro•typ *m immun.* immunotype.
Se•ro•vak•zi•na•ti•on *f immun.* serovaccination.
Sertoli: Sertoli-Zellen *pl histol.* Sertoli's cells, nurse cells, foot cells.
Sertoli-Zell-Hyperplasie *f urol.* Sertoli cell hyperplasia.
Sertoli-Zell-Syndrom *nt urol.* Sertoli-cell-only syndrome, Del Castillo syndrome.
Sertoli-Zell-Tumor *m urol.* Sertoli cell tumor.
Sertoli-Leidig: Sertoli-Leidig-Zelltumor *m urol.* Sertoli-Leydig cell tumor, androblastoma, androma, arrhenoblastoma, arrhenoma.
Se•rum *nt* 1. *histol.* serum, serous fluid. 2. *hema.* blood serum, serum. 3. *immun.* immune serum, serum; antiserum.
Se•rum•dia•gno•stik *f immun., clin.* immunodiagnosis, serum diagnosis, serodiagnosis.
Se•rum•he•pa•ti•tis *f epidem.* hepatitis B, serum hepatitis, type B viral hepatitis.
Se•rum•krank•heit *f immun.* serum sickness, serum disease.
Se•rum•läh•mung *f immun.* serum paralysis [pə'rælɪsɪs].
Se•rum•ne•phri•tis *f immun.* serum nephritis, induced glomerulonephritis.
Se•rum•neu•ro•pa•thie *f immun.* serum neuropathy [njʊə'rɑpəθɪ], serum neuritis, serum sickness neuropathy.
Se•rum•the•ra•pie *f clin.* serum therapy, serotherapy.
Se•sam•bein *nt* → Sesamknochen.
Se•sam•kno•chen *m* sesamoid, sesamoid bone.
Se•sam•knor•pel *m anat.* sesamoid cartilage of vocal ligament, Luschka's cartilage.
Seu•che *f* (*a. fig.*) epidemic; pest, pestilence, pestis, plague [pleɪg].

Sever: Sever-Krankheit *f ortho.* Sever's disease, epiphysitis of calcaneus.
Sex•chro•ma•tin *nt histol.* sex chromatin, Barr body.
Sex•chro•mo•som *nt genet.* gonosome, sex chromosome, heterologous chromosome.
Sex•ti•gra•vi•da *f gyn.* sextigravida.
Sex•ti•pa•ra *f gyn.* sextipara.
se•xu•al *adj* → sexuell.
Se•xua•li•tät *f psycho.* sexuality, sex.
Se•xu•al•or•ga•ne *pl anat.* genitals, genital organs, reproductive organs; sex organs.
Se•xu•al•pa•thie *f* sexopathy.
Se•xu•al•psy•cho•pa•thie *f* sexopathy [sek'sɑpəθɪ].
Se•xu•al•trieb *m* libido, sex, sexual instinct, sex drive, life instinct.
Se•xu•al•ver•kehr *m* sexual intercourse, sex act, sex, intercourse, coitus, copulation.
Se•xu•al•zy•klus *m gyn.* menstrual cycle, genital cycle, sex cycle, rhythm.
se•xu•ell *adj* sexual, venereal.
Sézary: Sézary-Syndrom *nt derm.* Sézary erythroderma, Sézary syndrome.
Sézary-Zelle *f hema.* Sézary cell.
Se•zer•nie•ren *nt histol.* secretion.
se•zer•nie•ren *vt histol.* secrete; excrete.
se•zie•ren *vt chir.* dissect, cut apart.
Sharp: Sharp-Syndrom *nt patho.* mixed connective tissue disease.
Sheehan: Sheehan-Syndrom *nt endo.* Sheehan syndrome, postpartum pituitary necrosis.
Shenton: Shenton-Linie *f radiol.* Shenton's arc, Skinner's line.
Shepherd: Shepherd-Fraktur *f ortho.* Shepherd fracture.
Shiga-Kruse: Shiga-Kruse-Ruhrbakterium *nt micro.* Shiga bacillus, Shiga-Kruse bacillus, Shigella dysenteriae type 1, Shigella shigae.
Shi•gel•la *f micro.* shigella, Shigella.
Shi•gel•la•in•fek•ti•on *f epidem.* shigellosis.
Shi•gel•lo•se *f epidem.* shigellosis.
Shirodkar: Shirodkar-Operation *f gyn.* Shirodkar's operation.
Shoemaker: Shoemaker-Linie *f ortho.* Shoemaker's line, Schoemaker's line.
Shunt *m chir.* shunt, anastomosis, fistula, bypass; *patho.* shunt, anastomosis, fistula.
arteriovenöser Shunt arteriovenous shunt, A-V shunt.
biliodigestiver/biliointestinaler Shunt *chir.* biliary-enteric bypass, biliary-intestinal bypass, biliodigestive anastomosis, biliary-enteric anastomosis.
extrakranial-intrakranialer Shunt *neurochir.* extracranial-intracranial bypass.
intrapulmonaler Shunt *physiol., patho.* intrapulmonary shunt.
jejunaler/jejunoilealer Shunt *chir.* jejunal bypass, jejunal shunt, jejunoileal bypass, jejunoileal shunt, ileal bypass, ileal shunt.
mesoatrialer Shunt *chir.* mesoatrial shunt.

mesokavaler Shunt *chir.* mesocaval shunt.
peritoneovenöser Shunt *chir.* peritoneovenous shunt.
portokavaler Shunt *chir.* portacaval shunt, portosystemic shunt, postcaval shunt, portosystemic anastomosis.
splenorenaler Shunt *chir.* splenorenal shunt.
ventrikuloperitonealer Shunt *neurochir.* ventriculoperitoneal shunt.
ventrikulovenöser Shunt *neurochir.* ventriculovenostomy, ventriculovenous shunt.
Shunt•an•le•gung *f chir.* shunt surgery.
shun•ten *vt chir.* shunt, bypass; *phys.* shunt.
Shunt-Fraktion *f physiol., patho.* shunt fraction.
Shunt-Gefäß *nt anat., physiol.* shunt vessel.
Shunt-Zyanose *f clin.* shunt cyanosis.
Shwachman: Shwachman-Syndrom *nt patho.* Shwachman syndrome, Shwachman-Diamond syndrome, congenital lipomatosis of pancreas.
Shwartzman-Sanarelli: Shwartzman-Sanarelli-Phänomen *nt immun.* Shwartzman phenomenon [fɪ'nɑmə,nɑn], generalized Shwartzman phenomenon, Shwartzman reaction.
Shy-Drager: Shy-Drager-Syndrom *nt card.* Shy-Drager syndrome, chronic idiopathic hypotension.
Si•al•aden•ek•to•mie *f HNO* sialoadenectomy, sialadenectomy.
Si•al•ade•ni•tis *f HNO* sialadenitis, sialadenosis, sialoadenitis.
Si•al•ade•no•gra•phie *f HNO, radiol.* sialadenography.
Si•al•ade•no•se *f HNO* sialadenosis.
Si•al•ade•no•to•mie *f HNO* sialoadenotomy, sialadenotomy.
Si•al•an•gi•itis *f HNO* sialoangiitis, sialoangitis, sialodochitis, sialoductitis.
Si•al•do•chi•tis *f* → Sialangitis.
Si•al•ek•ta•se *f HNO* ptyalectasis, sialectasis, sialectasia.
Si•al•ek•ta•sie *f* → Sialektase.
Si•al•eme•sis *f patho.* sialemesis, sialemesia.
Sia•li•tis *f HNO* sialitis.
Sia•lo•aden•ek•to•mie *f HNO* sialoadenectomy, sialadenectomy.
Sia•lo•ade•ni•tis *f* → Sialadenitis.
Sia•lo•ade•no•to•mie *f HNO* sialoadenotomy, sialadenotomy.
Sia•lo•an•gi•ek•ta•sie *f HNO* sialoangiectasis.
Sia•lo•an•gio•gra•phie *f radiol.* sialoangiography.
Sia•lo•an•gi•tis *f* → Sialangitis.
Sia•lo•do•chi•tis *f* → Sialangitis.
Sia•lo•do•cho•pla•stik *f HNO* sialodochoplasty.
Sia•lo•gra•phie *f radiol.* sialography, ptyalography.
Sia•lo•lith *m HNO* salivary calculus, salivary stone, sialolith, ptyalolith.

Sialolithiasis 792

Sia•lo•li•thia•sis *f HNO* ptyalolithiasis, sialolithiasis, salivolithiasis.

Sia•lo•li•tho•to•mie *f HNO* sialolithotomy, ptyalolithotomy.

Sia•lom *nt HNO* salivary tumor, sialoma.

Sia•lor•rhoe *f HNO* sialism ['saɪəlɪzəm], sialorrhea, hypersalivation, ptyalorrhea.

Sia•lo•ste•no•se *f HNO* sialostenosis.

Sicard: Sicard-Syndrom *nt neuro.* Collet-Sicard syndrome, Sicard's syndrome.
Sicard-Zeichen *nt chir.* Sicard's sign.

Sicca-Syndrom *nt HNO.* sicca syndrome, Sjögren's disease.

Si•chel•fuß *m ortho.* talipes varus, pes adductus, strephenopodia.

Si•chel•zell•an•ämie *f hema.* sickle cell anemia, crescent cell anemia, drepanocytic anemia, drepanocytemia, Herrick's anemia.

Si•chel•zell•an•la•ge *f genet.* sickle-cell trait.

Si•chel•zell•bil•dung *f hema.* sickling.

Si•chel•zell•dak•ty•li•tis *f hema.* sickle cell dactylitis, hand-and-foot syndrome.

Si•chel•zel•le *f hema.* sickle cell, crescent cell, drepanocyte.

Sichelzellen-Hämoglobin-C-Krankheit *f hema.* sickle cell-hemoglobin C disease.

Sichelzellen-Hämoglobin-D-Krankheit *f hema.* sickle cell-hemoglobin D disease.

Si•chel•zel•len•tha•lass•ämie *f hema.* sickle-cell thalassemia, microdrepanocytic anemia, microdrepanocytosis.

Si•chel•zell•er•kran•kung *f hema.* sickle cell syndrome, sickle cell disease.

Si•chel•zell•hä•mo•glo•bin *nt hema.* hemoglobin S, sickle-cell hemoglobin.

Si•chel•zell•kri•se *f hema.* sickle-cell crisis.

Si•chel•zell•tha•lass•ämie *f* → Sichelzellenthalassämie.

Sicker•blu•tung [k•k] *f patho.* hemorrhagic oozing, hyporrhea, apostaxis, staxis.

sickern [k•k] *vi* trickle, drip, leak, permeate; (*Blut*) ooze; hemorrhage ['hemərɪdʒ], bleed.

Sick-Sinus-Syndrom *nt card.* sick sinus syndrome.

si•de•ro•achre•stisch *adj* sideroachrestic.

Si•de•ro•blast *m hema.* sideroblast.

Si•de•ro•der•mie *f derm.* sideroderma.

Si•de•ro•pe•nie *f patho.* sideropenia.

si•de•ro•pe•nisch *adj patho.* sideropenic, hypoferric.

Si•de•ro•phi•lie *f patho.* hemochromatosis, bronze diabetes.

Si•de•ro•se *f patho.* siderosis.

Si•de•ro•si•li•ko•se *f pulmo.* silicosiderosis, siderosilicosis.

Si•de•ro•sis *f patho.* siderosis. **Siderosis pulmonum** *pulmo.* arcwelder lung, pulmonary siderosis.

Si•de•ro•skop *nt ophthal.* sideroscope.

Si•de•ro•zyt *m hema.* siderocyte.

Sieb•bein *nt anat.* ethmoid, ethmoid bone, cribriform bone.

Sieb•bein•aus•räu•mung *f HNO* ethmoidectomy.

Sieb•bein•ent•zün•dung *f HNO* ethmoiditis.

Sieb•bein•plat•te *f anat.* cribriform lamina of ethmoid bone, sieve plate.

Sieb•bein•zel•len *pl anat.* ethmoidal sinuses, ethmoidal cells.

Sie•ben•ling *m ped.* **1.** septuplet. **2. Siebenlinge** *pl* septuplets.

Sieb•test *m* screening, screening test.

Sie•gel•ring•zel•le *f histol.* signet-ring cell.

Sie•gel•ring•zell•kar•zi•nom *nt patho.* signet-ring cell carcinoma.

Siegle: Siegle-Otoskop *nt HNO* Siegle's otoscope, Siegle's speculum.

Sig•ma *nt* → Sigmoid.

Sig•ma•af•ter *m chir.* sigmoidostomy.

Sig•ma•an•hef•tung *f chir.* sigmoidopexy.

Sig•ma•di•ver•ti•kel *nt patho.* sigmoid colon diverticulum.

Sig•ma•ent•zün•dung *f* → Sigmoiditis.

Sig•ma•er•öff•nung *f chir.* sigmoidotomy.

Sig•ma•kar•zi•nom *nt patho.* carcinoma of sigmoid colon.

Sig•ma•re•sek•ti•on *f chir.* sigmoidectomy.

Sig•ma•tis•mus *m HNO* sigmatism ['sɪgmətɪzəm], lisp, lisping.

Sig•ma•vol•vu•lus *m chir.* sigmoid volvulus.

Sig•mo•id *nt anat.* sigmoid colon, sigmoid. **hypermobiles Sigmoid** *chir.* omega loop.

Sig•mo•id•ek•to•mie *f chir.* sigmoidectomy.

Sig•mo•idi•tis *f patho.* sigmoiditis.

Sig•mo•ido•pe•xie *f chir.* sigmoidopexy.

Sig•mo•ido•prok•to•sto•mie *f chir.* sigmoidoproctostomy, sigmoidorectostomy.

Sig•mo•ido•rek•to•sko•pie *f clin.* sigmoidorectoscopy [sɪg,mɔɪdərek'tɑskəpɪ], sigmoidoproctoscopy [sɪg,mɔɪdəprɑk'tɑskəpɪ].

Sig•mo•ido•rek•to•sto•mie *f* → Sigmoidoproktostomie.

Sig•mo•ido•sig•mo•ido•sto•mie *f chir.* sigmoidosigmoidostomy.

Sig•mo•ido•skop *nt clin.* sigmoidoscope, sigmoscope.

Sig•mo•ido•sko•pie *f clin.* sigmoidoscopy [sɪgmɔɪ'dɑskəpɪ].

Sig•mo•ido•sto•mie *f chir.* sigmoidostomy [sɪgmɔɪ'dɑstəmɪ].

Sig•mo•ido•to•mie *f chir.* sigmoidotomy [sɪgmɔɪ'dɑtəmɪ].

Sig•na•tur *f pharm.* signature.

sig•nie•ren *vt* sign; (*mit Anfangsbuchstaben*) initial.

Sik•ka•tiv *nt* siccative, siccant.

Sil•ber *nt* silver; *chem.* argentum.

Sil•ber•in•to•xi•ka•ti•on *f patho.* silver poisoning, argyria, argyriasis, argyrism, argyrosis.

Si•li•ka•to•se *f pulmo.* silicatosis.

Si•li•ko•an•thra•ko•se *f pulmo.* silicoanthracosis.

Si•li•ko•ar•thri•tis *f pulmo.* rheumatoid pneumoconiosis, Caplan's syndrome.

Si•li•ko•se *f pulmo.* silicosis, grinder's dis-

ease, pneumosilicosis.
Si•li•ko•si•de•ro•se *f pulmo.* siderosilicosis, silicosiderosis.
si•li•ko•tisch *adj pulmo.* silicotic.
Si•li•ko•tu•ber•ku•lo•se *f pulmo.* silicotuberculosis, infective silicosis.
Simmonds: Simmonds-Kachexie *f endo.* Simmonds' disease, hypophysial cachexia.
Simmonds-Syndrom *nt endo.* Simmonds' syndrome, hypopituitarism.
Simon: Simon-Lage *f chir.* Simon's position, Edebohls' position.
Simon-Spitzenherd *m pulmo.* Simon's apical focus, Simon's focus.
Simonart: Simonart-Bänder *pl gyn.* Simonart's bands, amniotic bands, amniotic.
Simons: Simons-Syndrom *nt patho.* Simons' disease, progressive partial lipodystrophy.
Sim•plex•glau•kom *nt ophthal.* simple glaucoma, open-angle glaucoma, wide-angle glaucoma, chronic glaucoma, noncongestive glaucoma.
Simpson: Simpson-Sonde *f gyn.* Simpson's sound.
Sims: Sims-Lage *f gyn.* Sims' position, lateral recumbent position, obstetrical position.
Sims-Sonde *f gyn.* Sims uterine sound.
Sims-Huhner: Sims-Huhner-Test *m gyn.* Huhner test, Sims' test.
Si•mu•lant *m* simulator, malingerer.
Si•mu•lan•tin *f* simulator, malingerer.
Si•mu•la•ti•on *f* → Simulieren.
Si•mu•lie•ren *nt psychia., patho.* simulation, pretending, feigning, malingering.
si•mu•lie•ren *vt* simulate, malinger, pretend, feign.
Si•mul•tan•imp•fung *f immun.* serovaccination.
Sin•gul•tus *m* hiccup, hic-cough, singultus, singultation.
Si•ni•stro•kar•die *f embryo., card.* sinistrocardia.
sinken *vi* sink, go down, come down, fall, drop, dip, decrease, decline; (*Temperatur, Druck*) go down, come down, fall, drop.
Sinn *m* 1. *physiol.* sense; feeling, sensation. 2. *meist* **Sinne** *pl* mind, consciousness. 3. (*Gefühl*) sense, feeling (*für* of); (*Bedeutung*) meaning, significance, sense; (*Zweck*) purpose, point, sense.
Sin•nes•or•ga•ne *pl physiol.* sense organs, sensory organs, senses.
Sin•nes•täu•schung *f* false perception, illusion, hallucination.
sinn•lich *adj physiol.* sensational, sensate, sensual, sensory, sensorial.
Si•no•bron•chi•tis *f* → Sinubronchitis.
Si•no•gra•phie *f HNO* sinography; *radiol.* sinography.
si•nu•atri•al *adj physiol.* sinoatrial, sinoauricular, sinuatrial, sinuauricular.
Si•nu•atri•al•bün•del *nt physiol.* Keith-Flack's bundle, Keith's bundle, sinoatrial bundle.

Sitzbeinhöcker

Si•nu•atri•al•kno•ten *m* → Sinusknoten.
si•nu•au•ri•ku•lär *adj* → sinuatrial.
si•nu•bron•chi•al *adj* → sinupulmonal.
Si•nu•bron•chi•tis *f pulmo.* sinobronchial syndrome, sinopulmonary syndrome, bronchosinusitis, sinobronchitis.
Si•nui•tis *f* → Sinusitis.
si•nu•pul•mo•nal *adj* sinopulmonary, sinobronchial.
Si•nus *m* 1. *anat.* [S.U. SINUS] 2. *patho.* sinus, fistula, tract.
Si•nus•ar•rest *m card.* sinus arrest, sinus standstill.
Si•nus•ar•rhyth•mie *f card.* sinus arrhythmia.
Si•nus•bra•dy•kar•die *f card.* sinoatrial bradycardia, sinus bradycardia.
Sinus-cavernosus-Fistel *f neuro.* cavernous sinus fistula.
Sinus-cavernosus-Syndrom *nt neuro.* cavernous sinus syndrome.
Sinus-cavernosus-Thrombose *f neuro.* cavernous sinus thrombosis.
Si•nus•hi•stio•zy•to•se *f hema.* acute nonspecific lymphadenitis, sinus catarrh, sinus histiocytosis.
Si•nu•si•tis *f HNO* nasosinusitis, paranasal sinusitis, sinusitis.
Sinusitis ethmoidalis ethmoidal sinusitis, ethmoiditis.
Sinusitis frontalis frontal sinusitis.
Sinusitis maxillaris maxillary sinusitis.
Sinusitis sphenoidalis sphenoidal sinusitis, sphenoiditis.
Si•nus•ka•tarrh *m* → Sinushistiozytose.
Si•nus•kno•ten *m anat.* sinus node, sinoatrial node, sinuatrial node, Keith-Flack's node.
Si•nus•kno•ten•syn•drom *nt card.* sick sinus syndrome.
Si•nu•sko•pie *f HNO* sinoscopy [saɪ-'nɑskəpɪ].
Si•nu•la•va•ge *f HNO* sinus lavage.
Si•nu•so•to•mie *f HNO* sinusotomy.
Si•nus•rhyth•mus *m physiol.* SA rhythm, sinus rhythm.
Si•nus•spü•lung *f HNO* sinus lavage.
Si•nus•ta•chy•kar•die *f card.* sinus tachycardia.
Si•nus•throm•bo•se *f neuro.* sinus thrombosis.
Sipple: Sipple-Syndrom *nt endo.* Sipple's syndrome, multiple endocrine neoplasia IIa.
Sitz•bad *nt* hip bath, sitz bath.
Sitz•ba•de•wan•ne *f* hip bath, sitz bath.
Sitz•bein *nt anat.* ischial bone, ischium.
Sitz•bein•ast *m anat.* ischial ramus, ramus of ischium.
Sitz•bein•ast•frak•tur *f ortho.* fracture of the ischial ramus.
Sitz•bein•ent•zün•dung *f ortho.* ischionitis.
Sitz•bein•frak•tur *f ortho.* fracture of the ischial ramus.
Sitz•bein•höcker [K•K] *m anat.* ischial

tuberosity, tuberosity of ischium.
Sjögren: Sjögren-Syndrom *nt patho.* Sjögren's disease, sicca syndrome.
Sjögren-Larsson: Sjögren-Larsson-Syndrom *nt patho.* Sjögren-Larsson syndrome.
Ska•bi•es *f derm.* scabies, itch.
ska•bi•ös *adj derm.* scabietic, scabetic, scabious.
Ska•len•ek•to•mie *f ortho.* scalenectomy.
Ska•le•no•to•mie *f ortho.* scalenotomy.
Skalenus-anterior-Syndrom *nt neuro.* scalenus anticus syndrome, Naffziger's syndrome.
Ska•le•nus•bi•op•sie *f* scalene node biopsy.
Ska•le•nus•re•sek•ti•on *f ortho.* scalenectomy.
Skalenus-Syndrom *nt neuro.* scalenus syndrome, cervical rib syndrome.
Skalp *m anat.* scalp.
Skal•pell *nt chir.* scalpel, surgical knife, knife.
skal•pie•ren *vt* scalp s.o.
Ska•pu•la *f anat.* scapula, shoulder blade.
Ska•pul•al•gie *f* → Skapulodynie.
Ska•pul•ek•to•mie *f ortho.* scapulectomy.
Ska•pu•lo•dy•nie *f* scapulodynia, scapulalgia.
Ska•pu•lo•pe•xie *f ortho.* scapulopexy.
Ska•ri•fi•ka•ti•on *f immun.* scarification.
Ska•ri•fi•ka•ti•ons•test *m immun.* scratch test, scarification test.
ska•ri•fi•zie•ren *vt immun.* (*Haut*) scarify.
Ske•lett *nt anat.* skeleton, bony skeleton.
Ske•let•tie•rung *f chir.* skeletization; *patho.* skeletization.
Ske•lett•mus•keln *pl anat.* skeletal muscles, somatic muscles.
Ske•lett•mus•ku•la•tur *f anat.* skeletal muscles.
Ske•lett•szin•ti•gra•phie *f radiol.* bone scan, bone scanning.
Ske•ni•tis *f gyn.* skenitis, skeneitis.
Ske•no•skop *nt gyn.* skenoscope.
Skia•skop *nt ophthal.* skiascope, retinoscope.
Skia•sko•pie *f ophthal.* retinoscopy [ˌretɪ-ˈnɑskəpɪ], shadow test, skiametry, skiascopy [skaɪˈɑskəpɪ], scotoscopy [skəʊ-ˈtɑskəpɪ].
Ski•dau•men *m ortho.* skier's thumb, gamekeeper's thumb.
Skillern: Skillern-Fraktur *f ortho.* Skillern's fracture.
Skle•ra *f anat.* (*Auge*) sclera, sclerotic coat, white of the eye. **blaue Skleren** *pl* blue sclerae.
Skler•ade•ni•tis *f patho.* scleradenitis.
Skle•ra•ent•zün•dung *f* → Skleritis.
Skle•ra•er•wei•chung *f ophthal.* scleromalacia.
skle•ral *adj anat.* scleral, sclerotic.
Skle•ral•lin•se *f ophthal.* scleral contact lens.

Skle•ra•punk•ti•on *f ophthal.* puncture of the sclera, scleronyxis.
Skle•ra•sporn *m ophthal.* scleral spur.
Skle•ra•sta•phy•lom *nt ophthal.* scleral staphyloma.
Skler•ek•ta•sie *f ophthal.* sclerectasia, scleral ectasia.
Skler•ek•to•irid•ek•to•mie *f ophthal.* sclerectoiridectomy, Lagrange's operation.
Skler•ek•to•mie *f ophthal.* sclerectomy [sklɪˈrektəmɪ].
Skle•ria•sis *f derm.* scleriasis.
Skler•iri•to•mie *f ophthal.* scleriritomy.
Skle•ri•tis *f ophthal.* scleritis, scleratitis, sclerotitis, leucitis.
Skle•ro•cho•rio•idi•tis *f ophthal.* sclerochoroiditis, scleroticochoroiditis.
Skle•ro•dak•ty•lie *f derm.* sclerodactyly, sclerodactylia.
Skle•ro•der•ma•ti•tis *f derm.* sclerodermatitis.
Skle•ro•der•mie *f derm.* dermatosclerosis, skinbound disease.
Skle•ro•iri•tis *f ophthal.* scleroiritis.
Skle•ro•ke•ra•ti•tis *f ophthal.* sclerosing keratitis, sclerokeratitis, sclerokeratosis.
Skle•ro•ke•ra•to•iri•tis *f ophthal.* sclerokeratoiritis.
skle•ro•kon•junk•ti•val *adj* scleroconjunctival.
Skle•ro•kon•junk•ti•vi•tis *f ophthal.* scleroconjunctivitis.
Skle•ro•kor•nea *f ophthal.* sclerocornea.
Sklerom *nt patho., derm.* scleroma.
Skle•ro•ma•la•zie *f ophthal.* scleromalacia.
Skle•ro•myx•ödem *nt derm.* scleromyxedema, Arndt-Gottron syndrome.
Skler•ony•chie *f derm.* scleronychia.
Skle•ro•ny•xis *f ophthal.* scleronyxis.
Skler•oph•thal•mie *f ophthal.* sclerophthalmia.
Skle•ro•se *f patho.* sclerosis, induration, hardening.
konzentrische Sklerose Baló's disease, concentric periaxial encephalitis.
multiple Sklerose multiple sclerosis, disseminated sclerosis.
systemische Sklerose systemic sclerosis, diffuse systemic sclerosis, systemic scleroderma.
tuberöse Sklerose Bourneville's disease, epiloia, tuberous sclerosis (of brain).
skle•ro•sie•rend *adj patho.* sclerosing, hardening, indurating.
Skle•ro•sie•rung *f* → Sklerotherapie.
Skle•ro•ste•no•se *f patho.* sclerostenosis.
Skle•ro•sto•mie *f ophthal.* sclerostomy [sklɪˈrɑstəmɪ].
Skle•ro•the•ra•pie *f clin.* sclerotherapy, sclerosing therapy.
skle•ro•tisch *adj patho.* sclerotic, scleroid, sclerosal, sclerous, sclerosed.
Skle•ro•to•mie *f ophthal.* sclerotomy [sklɪ-ˈrɑtəmɪ].
Sko•lio•ky•pho•se *f ortho.* scoliokyphosis.

Solitärknoten

Sko•lio•se f ortho. scoliosis, lateral curvature, rachioscoliosis.
haltungsbedingte Skoliose postural scoliosis.
idiopathische Skoliose idiopathic scoliosis.
ischialgie-bedingte Skoliose sciatic scoliosis, sciatica-induced scoliosis.
kompensatorische Skoliose compensatory scoliosis.
neuromuskuläre Skoliose neuromuscular scoliosis.
okuläre Skoliose ophthalmic scoliosis, ocular scoliosis.
osteopathische Skoliose osteopathic scoliosis.
paralytische Skoliose paralytic scoliosis.
posttraumatische Skoliose post-traumatic scoliosis.
psychogene Skoliose hysterical scoliosis.
rheumatische Skoliose rheumatic scoliosis.
statische Skoliose static scoliosis.
strukturelle Skoliose structural scoliosis.
thorakale Skoliose thoracic scoliosis.
thorakolumbale Skoliose thoracolumbar scoliosis.
Sko•lio•se•becken [K•K] nt ortho. scoliotic pelvis.
sko•lio•tisch adj ortho. scoliotic.
Sko•tom nt ophthal. scotoma.
absolutes Skotom absolute scotoma.
hemianopes Skotom hemianopic scotoma.
negatives Skotom negative scotoma.
objektives Skotom negative scotoma.
parazentrales Skotom paracentral scotoma.
peripapilläres Skotom peripapillary scotoma.
peripheres Skotom peripheral scotoma.
perizentrales Skotom pericentral scotoma.
physiologisches Skotom physiologic scotoma, physiological scotoma, blind spot.
positives Skotom positive scotoma.
relatives Skotom relative scotoma.
subjektives Skotom → positives Skotom.
zentrales Skotom central scotoma.
zentrozäkales Skotom cecocentral scotoma, centrocecal scotoma.
Sko•to•me•trie f ophthal. scotometry.
Skot•opie f → Skotopsie.
Skot•op•sie f physiol. scotopic vision, night vision, twilight vision, scotopia, rod vision.
skro•fu•lös adj patho. scrofulous, scrofular.
Skro•fu•lo•se f patho. scrofula.
Skro•phu•lo•derm nt patho. scrofuloderma.
skro•tal adj anat. oscheal, scrotal.
Skro•tal•gan•grän f urol. Fournier's disease/gangrene.
Skro•tal•her•nie f urol. scrotal hernia, oscheocele, orchiocele, scrotocele.
Skro•tal•naht f → Skrotalraphe.
Skro•tal•ödem nt urol. scrotal edema.
Skro•tal•ra•phe f anat. raphe of scrotum, scrotal raphe.
Skro•tal•re•flex m physiol. scrotal reflex.
Skro•tal•schwel•lung f urol. oscheoncus.
Skrot•ek•to•mie f urol. scrotectomy.

Skro•ti•tis f urol. scrotitis, oscheitis, oschitis.
Skro•tum nt anat. scrotum, testicular bag.
Skro•tum•ent•zün•dung f → Skrotitis.
Skro•tum•ex•zi•si•on f urol. scrotectomy.
Skro•tum•kar•zi•nom nt urol. carcinoma of scrotum.
Skro•tum•ödem nt urol. scrotal edema.
Skro•tum•pla•stik f urol. oscheoplasty, scrotoplasty.
Sku•tu•lum nt derm. scutulum.
Slow-Virus nt micro. slow virus.
Slow-Virus-Infektion f epidem. slow virus disease, slow virus infection.
Sluder: Sluder-Neuralgie f neuro. Sluder's neuralgia/syndrome, sphenopalatine neuralgia.
Sludge nt hema. sludge.
Sludge-Phänomen nt hema. sludging (of blood).
Sludging nt hema. sludging (of blood).
Sly: Sly-Syndrom nt patho. Sly syndrome, β-glucuronidase deficiency, mucopolysaccharidosis VII.
Smeg•ma nt histol. smegma.
Smeg•ma•lith m urol. preputial calculus, postholith, smegmalith.
Smellie: Smellie-Handgriff m gyn. Smellie's method.
Smith: Smith-Fraktur f ortho. Smith's fracture, reverse Colles' fracture.
Smith-Lemli-Opitz: Smith-Lemli-Opitz-Syndrom nt patho. Smith-Lemli-Opitz syndrome.
Smith-Petersen: Smith-Petersen-Nagel m ortho. Smith-Petersen nail.
Snedden-Wilkinson: Snedden-Wilkinson-Syndrom nt derm. Sneddon-Wilkinson disease, subcorneal pustular dermatosis.
Snellen: Snellen-Farbentest m ophthal. Snellen's test.
Snellen-Haken pl ophthal. Snellen's test types.
Snellen-Sehproben pl ophthal. Snellen's test types.
Snellen-Sehprobentafeln pl ophthal. Snellen's charts.
Snellen-Sehschärfentest m ophthal. Snellen's test.
Snellen-Tabellen pl ophthal. Snellen's charts.
Snellen-Zeichen nt ophthal. Snellen's sign.
Sod•bren•nen nt patho. heartburn, brash, pyrosis, cardialgia.
Soh•len•war•ze f derm. plantar wart, plantar verruca.
Sohn m son; (Neugeborenes) baby boy, boy.
Sohval-Soffer: Sohval-Soffer-Syndrom nt patho. Sohval-Soffer syndrome.
so•lar adj solar.
Sol•da•ten•herz nt card. DaCosta's syndrome, effort syndrome, cardiophrenia, functional cardiovascular disease, phrenocardia, irritable heart, soldier's heart.
So•li•tär•kno•ten m patho. (Schilddrüse) solitary thyroid nodule, solitary nodule.

Solitärläsion 796

So•li•tär•lä•si•on *f patho.* solitary lesion.
So•li•tär•me•ta•sta•se *f patho.* solitary metastasis [mə'tæstəsɪs].
So•li•tär•zy•ste *f ortho.* solitary bone cyst, unicameral bone cyst.
Sol•vens *nt pharm.* solvent, menstruum.
So•ma *nt anat.* body, soma; *histol.* cell body, soma.
So•mat•agno•sie *f neuro.* somatagnosia.
So•mat•al•gie *f neuro.* bodily pain, somatalgia.
so•ma•tisch *adj anat.* somatic, somal, physical, bodily; (*Erkrankung*) somatopathic, organic.
So•ma•to•li•be•rin *nt endo.* somatoliberin, somatotropin releasing factor/ hormone.
So•ma•to•mam•mo•tro•pin *nt endo.* somatomammotropine.
So•ma•to•me•ga•lie *f ortho.* somatomegaly, gigantism [dʒaɪ'gæntɪzəm].
So•ma•to•sko•pie *f clin.* somatoscopy [,səʊmə'tɒskəpɪ].
So•ma•to•sta•tin *nt endo.* somatostatin, somatotropin inhibiting factor, somatotropin release inhibiting factor/hormone.
So•ma•to•sta•ti•nom *nt endo.* somatostatinoma, delta cell tumor, D-cell tumor.
So•ma•to•the•ra•pie *f clin., psychia.* somatotherapy.
So•ma•to•tro•pin *nt endo.* somatotropin, somatotropic hormone, growth hormone.
so•ma•to•vis•ze•ral *adj* somaticovisceral, somaticosplanchnic, somatovisceral.
Som•mer•cho•le•ra *f patho.* cholera morbus, summer cholera, summer complaint.
Som•mer•di•ar•rhö *f* → Sommercholera.
Som•mer•grip•pe *f* summer minor illness.
Som•mer•pru•ri•go *f derm.* summer eruption, summer prurigo of Hutchinson, polymorphic light eruption.
Som•mer•spros•sen *pl derm.* freckles, ephelides.
Som•mer•ur•ti•ka•ria *f derm.* light urticaria, solar urticaria.
Som•nam•bu•lis•mus *m neuro.* sleepwalking, somnambulism [saɪ'næmbjəlɪzəm], somnambulance, somnambulation, noctambulation, noctambulism.
Som•ni•fe•rum *nt pharm.* soporific, somnifacient.
som•no•lent *adj neuro.* somnolent, sleepy, drowsy, sleep-drunken.
Som•no•lenz *f neuro.* unnatural drowsiness, somnolence, sleepiness, sleep drunkenness.
Son•de *f* sound, probe, searcher; tube; (*kleine Sonde*) style, stylet.
Son•den•er•näh•rung *f* feeding by stomach tube, gavage, gastrogavage.
son•die•ren *vt* explore, probe, sound.
So•ni•fi•ka•ti•on *f clin.* sonication.
So•ni•ka•ti•on *f clin.* sonication.
So•ni•tus *m HNO* sonitus.
Son•nen•be•strah•lung *f derm., clin.* insolation.
Son•nen•blu•men•star *m ophthal.* sunflower cataract.
Son•nen•brand *m derm.* sunburn, solar dermatitis.
Son•nen•stich *m patho.* sunstroke, heat stroke, solar fever, insolation, heliosis.
Son•nen•strah•len•pro•tu•be•ran•zen *pl radiol.* (*Knochen*) sunray pattern.
Son•nen•un•ter•gangs•phä•no•men *nt neuro.* setting-sun sign.
Son•nen•ur•ti•ka•ria *f derm.* solar urticaria, light urticaria.
So•no•gramm *nt radiol.* sonogram, echogram, ultrasonogram.
So•no•gra•phie *f radiol.* sonography [sə-'nɑgrəfɪ], echography [e'kɑgrəfɪ], ultrasonography.
so•no•gra•phisch *adj radiol.* ultrasonographic, sonographic.
so•nor *adj clin.* sonorous.
Soor•gra•nu•lom *nt patho.* candida granuloma, monilial granuloma.
Soor•my•ko•se *f epidem.* moniliasis, moniliosis, candidiasis, candidosis.
So•por *m neurol.* sopor, unnaturally deep sleep.
Sor•bin•säu•re *f pharm.* sorbic acid.
Sorsby: Sorsby-Syndrom *nt ophthal.* Sorsby's syndrome.
Sotos: Sotos-Syndrom *nt patho.* Sotos' syndrome (of cerebral gigantism), cerebral gigantism [dʒaɪ'gæntɪzəm].
So•zi•al•ar•beit *f* welfare work, social work.
So•zi•al•ar•bei•ter *m* welfare worker, social worker.
So•zi•al•ar•bei•te•rin *f* welfare worker, social worker.
So•zi•al•fall *m* welfare case.
So•zi•al•für•sor•ge *f* social welfare.
So•zi•al•hil•fe *f* welfare.
So•zi•al•hil•fe•emp•fän•ger *m* welfare recipient.
So•zi•al•hil•fe•emp•fän•ge•rin *f* welfare recipient.
So•zi•al•me•di•zin *f* social medicine.
So•zi•al•psy•cho•lo•gie *f* social psychology [saɪ'kɑlədʒɪ].
So•zio•lo•gie *f* sociology [,səʊsɪ'ɑlədʒɪ].
so•zio•lo•gisch *adj* sociological.
So•zio•path *m* psychopath, antisocial personality.
So•zio•pa•thie *f* personality disorder.
Spalding: Spalding-Zeichen *nt gyn.* Spalding's sign, Horner's sign.
Spalt *m* (*a. histol.*) crack; (*Lücke*) gap, hiatus; (*Schlitz*) slit; (*Riß*) rift, split; (*Öffnung*) opening, space; (*Spalte*) cleft, crevice, fissure.
Spalt•becken [k•k] *nt ortho.* split pelvis.
Spalt•bil•dung *f patho.* cleft formation.
Spalt•bla•se *f urol.* bladder exstrophy, schistocystis.
Spal•te *f* → Spalt.
spal•ten **I** *vt* split, cleave, crack; (*aufteilen*) divide, partition, separate (*in* into); *phys.* fission. **II** *vr* **sich spalten** split; *chem.* break down, decompose.

Spalt•fuß *m ortho.* cleft foot, split foot.
Spalt•hand *f ortho.* cleft hand, split hand, lobster-claw.
Spalt•haut•lap•pen *m chir.* split-skin graft, split-thickness graft, split thickness flap.
Spalt•haut•trans•plan•tat *nt* → Spalthautlappen.
Spalt•impf•stoff *m* → Spaltvakzine.
Spalt•lam•pe *f ophthal.* slitlamp.
Spalt•lam•pen•mi•kro•skop *nt ophthal.* slit lamp microscope.
Spalt•li•ni•en *pl anat.* (*Haut*) cleavage lines.
Spalt•rip•pe *f ortho.* bifid rib.
Spal•tung *f* split, splitting, cleavage; *genet.* segregation; *anat.* division, dichotomy [daɪ-ˈkɑtəmɪ]; *embryo.* cleavage.
Spalt•vak•zi•ne *f immun.* split-protein vaccine, split-virus vaccine, subunit vaccine.
Spalt•wir•bel *m ortho.* cleft vertebra.
Span *m* (*a. ortho.*) splinter, chip.
Span•nung *f* (*a. fig.*) tension, tenseness, strain; *phys.* tension, (*Gas*) tension; *physiol.* tone; *electr.* potential, voltage.
Span•nungs•bla•se *f* **1.** *ortho.* fracture blister. **2.** *patho.* (*Lunge*) tension cavity.
Span•nungs•hy•dro•tho•rax *m pulmo.* tension hydrothorax.
Span•nungs•kopf•schmerz *m neuro.* tension headache.
Span•nungs•pneu•mo•tho•rax *m pulmo.* pressure pneumothorax, tension pneumothorax.
Span•nungs•syn•drom *nt,* **prämenstruelles** *gyn.* premenstrual syndrome, premenstrual tension syndrome, premenstrual tension.
spas•misch *adj* → spasmodisch.
spas•mo•disch *adj neuro.* spasmodic.
Spas•mo•lyg•mus *m neuro.* spasmolygmus, spasmodic hiccup.
Spas•mo•ly•se *f neuro., clin.* spasmolysis.
Spas•mo•ly•ti•kum *nt pharm.* antispasmodic agent, spasmolysant, antispasmodic.
spas•mo•ly•tisch *adj pharm.* checking spasms, antispasmodic, spasmolytic.
spas•mo•phil *adj neuro.* spasmophilic, spasmophile.
Spas•mo•phi•lie *f neuro.* spasmophilia, spasmophilic diathesis.
Spas•mus *m neuro.* spasm, cramp; muscle cramp.
Spasmus nictitans nictitating spasm, winking spasm.
Spasmus nutans nodding spasm, salaam attack, salaam convulsion, salaam spasm.
Spa•stik *f neuro.* spasticity.
Spa•sti•ker *m neuro.* spastic.
Spa•sti•ke•rin *f neuro.* spastic.
spa•stisch *adj neuro.* spastic.
Spa•sti•zi•tät *f* → Spastik.
Spät•ab•ort *m gyn.* late abortion.
Spät•apo•ple•xie *f neuro.* delayed apoplexy, traumatic late apoplexy.
Spät•de•ze•le•ra•ti•on *f gyn.* late deceleration, type II dip.

Speichelfistel

Spät-Dumping *nt chir.* late postprandial dumping (syndrome), reactive hypoglycemia.
Spa•tel *m chir.* spatula.
Spät•epi•lep•sie *f neuro.* tardy epilepsy, delayed epilepsy.
Spät•ge•sto•se *f gyn.* preeclampsia. **Spätgestose im Wochenbett** puerperal convulsions, puerperal eclampsia.
Spät•kom•pli•ka•ti•on *f clin.* late complication, delayed complication.
Spät•la•tenz *f epidem., patho.* late latent syphilis.
Spät•mor•bi•di•tät *f clin.* late morbidity.
Spät•re•ak•ti•on *f immun.* late reaction.
Spät•scha•den *m patho.* late injury, late trauma.
Spät•syn•drom *nt,* **postalimentäres** *chir.* reactive hypoglycemia, late postprandial dumping (syndrome).
Spät•tief *nt gyn.* type II dip, late deceleration.
Spät-Typ (der Überempfindlichkeitsreaktion) *m immun.* delayed-type hypersensitivity, delayed allergy, delayed hypersensitivity, cell-mediated hypersensitivity, delayed hypersensitivity reaction.
Speck•haut•ge•rinn•sel *nt patho.* baconrind clot, chicken fat clot, chicken fat thrombus.
Speck•nie•re *f patho.* amyloid kidney, Rokitansky's kidney, waxy kidney.
Spec•ti•no•my•cin *nt pharm.* spectinomycin.
Spe•cu•lum *nt clin.* speculum.
Spei•che *f* **1.** (*Rad*) spoke. **2.** *anat.* old radius, radial bone.
Spei•chel *m* saliva, spittle.
Spei•chel•amy•la•se *f biochem.* salivary amylase.
Spei•chel•drü•se *f anat.* salivary gland, sialaden.
große Speicheldrüsen *pl* large salivary glands, major salivary glands.
kleine Speicheldrüsen *pl* small salivary glands, minor salivary glands.
Spei•chel•drü•sen•ent•zün•dung *f HNO* sialadenitis, sialadenosis, sialoadenitis.
Spei•chel•drü•sen•er•kran•kung *f HNO* sialadenosis.
Spei•chel•drü•sen•ex•zi•si•on *f HNO* sialoadenectomy, sialadenectomy.
Spei•chel•drü•sen•ge•schwulst *f HNO* salivary tumor, sialoma.
Spei•chel•drü•sen•gra•nu•lom *nt HNO* salivary gland granuloma.
Spei•chel•drü•sen•misch•tu•mor *m HNO* salivary gland mixed tumor, pleomorphic adenoma.
Spei•chel•drü•sen•schwel•lung *f HNO* sialadenoncus.
Spei•chel•drü•sen•tu•mor *m HNO* salivary gland tumor, sialoma.
Spei•chel•er•bre•chen *nt patho.* sialemesis, sialemesia.
Spei•chel•fi•stel *f HNO* sialosyrinx, salivary

fistula.
Spei•chel•fluß *m HNO* sialism ['saɪəl-ɪzəm], sialorrhea, sialosis, salivation, hyperptyalism, hypersalivation, ptyalism ['taɪə-lɪzəm], ptyalorrhea.
Spei•chel•se•kre•ti•on *f* secretion of saliva, salivation.
Spei•chel•stein *m HNO* salivary calculus/stone, sialolith.
Spei•chen•bruch *m ortho.* radial fracture, fractured radius.
Spei•cher•fett *nt biochem.* depot fat, storage fat.
Spei•cher•koh•len•hy•drat *nt biochem.* reserve carbohydrate, storage carbohydrate.
Spei•cher•krank•heit *f patho.* storage disease, accumulation disease, thesaurismosis.
spei•chern *vt (a. techn.)* store, store up, accumulate; *(Computer)* store.
Spei•che•rung *f (a. techn.)* storage, accumulation. **pathologische/übermäßige Speicherung** → Speicherkrankheit.
Spei•che•rungs•dys•tro•phie *f patho.* storage dystrophy.
Spei•cher•zel•le *f histol.* storage cell.
Spei•se *f (Nahrung)* food, nutriment, nutrition; *(Gericht)* dish, meal.
Spei•se•brei *m physiol.* chyme, chymus.
Spei•se•röh•re *f anat.* esophagus, gullet.
Spei•se•röh•ren•atre•sie *f patho.* esophagus atresia.
Spei•se•röh•ren•deh•nung *f* 1. → Speiseröhrendilatation. 2. → Speiseröhrenektasie.
Spei•se•röh•ren•di•la•ta•ti•on *f chir.* e-sophageal dilatation.
Spei•se•röh•ren•di•ver•ti•kel *nt patho.* esophageal diverticulum.
Spei•se•röh•ren•drü•sen *pl anat.* esophageal glands.
Spei•se•röh•ren•ek•ta•sie *f patho.* esophagectasia, esophagectasis.
Spei•se•röh•ren•ent•zün•dung *f patho.* esophagitis.
Spei•se•röh•ren•er•wei•chung *f patho.* esophagomalacia.
Speiseröhren-Kardia-Plastik *f chir.* e-sophagocardioplasty.
Spei•se•röh•ren•kar•zi•nom *nt patho.* esophageal cancer, esophageal carcinoma.
Spei•se•röh•ren•krampf *m patho.* esophagospasm, esophagism, esophageal spasm.
Spei•se•röh•ren•krebs *m* → Speiseröhrenkarzinom.
Spei•se•röh•ren•läh•mung *f patho.* lemoparalysis.
Spei•se•röh•ren•my•ko•se *f patho.* esophagomycosis.
Spei•se•röh•ren•ne•kro•se *f patho.* esophageal necrosis.
Spei•se•röh•ren•ob•struk•ti•on *f patho.* esophageal obstruction.
Spei•se•röh•ren•per•fo•ra•ti•on *f patho.* esophageal perforation.
Spei•se•röh•ren•pla•stik *f chir.* esophagoplasty.
Spei•se•röh•ren•pli•ka•tur *f chir.* esophagoplication.
Spei•se•röh•ren•re•flux *m patho.* esophageal reflux.
Spei•se•röh•ren•re•sek•ti•on *f chir.* esophageal resection, esophagectomy.
Spei•se•röh•ren•riß *m patho.* esophageal rupture.
Spei•se•röh•ren•rup•tur *f patho.* esophageal rupture.
Spei•se•röh•ren•schleim•haut *f anat.* esophageal mucosa, mucous membrane of esophagus.
Spei•se•röh•ren•schmerz *m patho.* esophagodynia, esophagalgia.
Spei•se•röh•ren•schnitt *m chir.* esophagotomy [ɪˌsɑfəˈgɑtəmɪ].
Spei•se•röh•ren•sen•kung *f patho.* esophagoptosis.
Spei•se•röh•ren•spie•ge•lung *f clin.* esophagoscopy [ɪˌsɑfəˈgɑskəpɪ].
Spei•se•röh•ren•ste•no•se *f patho.* esophageal stenosis, esophagus stenosis, esophagostenosis.
Spei•se•röh•ren•strik•tur *f patho.* esophageal stricture.
Spei•se•röh•ren•ul•kus *nt patho.* esophageal ulcer.
Spei•se•röh•ren•ve•nen *pl anat.* esophageal veins.
Spei•se•röh•ren•ver•en•gung *f* → Speiseröhrenstenose.
Spei•se•röh•ren•ver•let•zung esophageal injury, esophageal trauma.
Spek•trum *nt phys., fig.* spectrum.
Spe•ku•lum *nt* speculum.
Spen•de *f (Blut, Organ)* donation.
spen•den *vt (Blut, Organ)* donate.
Spen•der[1] *m (Blut, Organ)* donor, donator.
Spen•der[2] *m pharm.* dispenser.
Spen•der•an•ti•gen *nt immun.* donor antigen.
Spen•der•blut *nt hema.* donor blood.
Spender-Empfänger-Matching *nt immun.* donor-recipient matching.
Spen•de•rin *f (Blut, Organ)* donor, donator.
Spen•der•or•gan *nt* donor organ.
Spen•der•se•rum *nt* donor serum.
Spen•der•zel•le *f* donor cell.
Sper•ma *nt* sperm, sperma, semen, seminal fluid.
Sperma•aus•schei•dung *f* **(im Harn)** *patho.* seminuria, semenuria.
Sperm•ag•glu•ti•na•ti•on *f immun.* spermagglutination.
Sper•ma•kom•pa•ti•bi•li•täts•test *m*, **postkoitaler** *gyn.* Huhner test, Sims' test.
sper•ma•tisch *adj andro.* spermatic, seminal.
Sper•ma•ti•tis *f urol.* spermatitis, deferentitis, funiculitis.
Sper•ma•to•ge•ne•se *f andro.* spermatogenesis, spermatogeny.
Sper•ma•to•ly•se *f patho.* spermatolysis,

spermolysis.
Sper•ma•to•ly•sin *nt immun.* spermatolysin, spermolysin.
sper•ma•to•ly•tisch *adj patho.* spermatolytic, spermolytic.
Sper•ma•to•pa•thie *f urol.* spermatopathy [ˌspɜrməˈtɑpəθɪ], spermatopathia.
Sper•ma•tor•rhoe *f* spermatorrhea, polyspermia, polyspermism.
Sper•ma•to•to•xin *nt immun.* spermotoxin, spermatotoxin, spermatoxin.
Sper•ma•to•ze•le *f urol.* spermatocele, spermatocyst, gonocele.
Sper•ma•to•zo•en•zahl *f andro.* sperm count.
Sper•ma•to•zo•on *nt andro.* sperm cell, spermatozoon, sperm, spermium.
Sper•ma•to•zyst•ek•to•mie *f urol.* spermatocystectomy, vesiculectomy.
Sper•ma•to•zy•sti•tis *f urol.* seminal vesiculitis, gonecystitis, spermatocystitis.
Sper•ma•to•zy•sto•lith *m urol.* gonecystolith.
Sper•ma•to•zy•sto•to•mie *f urol.* spermatocystotomy.
Sper•ma•to•zyt *m andro.* spermatocyte.
sper•ma•to•zy•tisch *adj andro.* spermatocytal, spermatocytic.
Sper•ma•to•zy•to•ge•ne•se *f andro.* spermatocytogenesis.
Sper•mat•urie *f patho.* spermaturia, seminuria, semenuria.
Sper•mie *f* → Spermatozoon.
sper•mi•en•ab•tö•tend *adj* spermicidal, spermatocidal.
Sper•mi•en•aus•schei•dung *f* (im Harn) → Spermaturie.
Sper•mi•en•hals *m andro.* neck of spermatozoon.
Sper•mi•en•kopf *m andro.* head of spermatozoon.
Sper•mi•en•schwanz *m andro.* tail of spermatozoon.
Sper•mi•en•zahl *f andro.* sperm count.
Sper•mio•ge•ne•se *f andro.* spermiogenesis, spermateliosis, spermioteleosis.
Sper•mio•gramm *nt andro.* spermiogram.
Sper•mi•um *nt* → Spermatozoon.
Sper•mi•zid *nt* spermicide, spermaticide, spermatocide, spermatozoicide.
sper•mi•zid *adj* spermicidal, spermatocidal.
Sper•mo•lith *m urol.* spermolith.
Sper•mo•me *pl andro.* Peter's subcutaneous spermatic granulomas, spermomas.
Sper•re *f allg., physiol., patho.* barrier, block, blockage, blocking; *psycho.* block, blockage, mental block.
Spe•zi•es *f bio.* species.
spe•zi•es•spe•zi•fisch *adj immun.* species-specific.
Spe•zi•es•spe•zi•fi•tät *f immun.* species specificity.
spe•zi•fisch *adj immun.* specific; (*Krankheit*) specific, phanerogenic.
Sphä•ro•lith *m ped.* spherolith.

Sphä•ro•pha•kie *f ophthal.* spherophakia.
Sphä•ro•zyt *m hema.* spherocyte, microspherocyte.
Sphä•ro•zy•to•se *f hema.* spherocytosis, microspherocytosis. **hereditäre Sphärozytose** Minkowski-Chauffard syndrome, congenital hemolytic icterus, constitutional hemolytic anemia, globe cell anemia, hereditary spherocytosis, spherocytic anemia.
Sphe•no•idi•tis *f* sphenoidal sinusitis, sphenoiditis.
Sphe•no•ido•sto•mie *f HNO, neurochir.* sphenoidostomy.
Sphe•no•ido•to•mie *f HNO, neurochir.* sphenoidotomy.
Sphin•go•li•pi•do•se *f patho.* sphingolipidosis, sphingolipodystrophy.
Sphin•go•li•pid•spei•cher•krank•heit *f* → Sphingolipidose.
Sphin•go•mye•lin *nt biochem.* sphingomyelin.
Sphin•go•mye•lin•li•pi•do•se *f* → Sphingomyelinose.
Sphin•go•mye•li•no•se *f patho.* Niemann-Pick disease, sphingomyelinase deficiency, sphingomyelin lipidosis, sphingomyelinosis.
Sphink•ter *m* sphincter, sphincter muscle.
Sphink•ter•acha•la•sie *f patho.* sphincteral achalasia.
Sphink•ter•al•gie *f patho.* sphincteralgia.
Sphink•ter•deh•nung *f clin.* sphincter dilatation.
Sphink•ter•ent•zün•dung *f* → Sphinkteritis.
Sphink•te•ri•tis *f patho.* sphincteritis.
Sphink•ter•mus•ku•la•tur *f histol.* sphincteric musculature.
Sphink•te•ro•ly•se *f ophthal.* sphincterolysis.
Sphink•te•ro•sko•pie *f clin.* sphincteroscopy [ˌsfɪŋktəˈrɑskəpɪ].
Sphink•te•ro•to•mie *f chir.* sphincterotomy.
Sphink•ter•pla•stik *f chir.* sphincteroplasty.
Sphinx•ge•sicht *nt neuro.* myopathic facies.
Sphyg•mo•bo•lo•me•trie *f card.* sphygmobolometry.
Sphyg•mo•gramm *nt card.* sphygmogram, pulse curve.
Sphyg•mo•gra•phie *f card.* sphygmography.
Sphyg•mo•kar•dio•gramm *nt card.* sphygmocardiogram.
Sphyg•mo•kar•dio•skop *nt card.* sphygmocardioscope.
Sphyg•mo•ma•no•me•ter *nt card.* sphygmomanometer, sphygmometer.
Sphyg•mo•me•ter *nt card.* sphygmometer.
Sphyg•mo•sko•pie *f card.* sphygmoscopy [sfɪgˈmɑskəpɪ].
Sphyg•mo•to•no•gramm *nt card.* sphygmotonogram.
Sphyg•mo•to•no•me•ter *nt card.* sphygmotonometer.
Sphyg•mo•vis•ko•si•me•trie *f card.*

Spica

sphygmoviscosimetry.
Spi•ca *f ortho.* spica, spica bandage. **Spica coxae** hip spica.
Spick•draht *m ortho.* pin.
Spickung [K•K] *f ortho.* pinning. **perkutane Spickung** percutaneous pinning.
Spi•der nae•vus *m derm.* spider angioma, spider, spider nevus, vascular spider.
Spie•gel *m* 1. mirror, glass; *clin.* speculum, reflector. 2. *radiol.* air-fluid level. 3. *lab.* (*Alkohol, etc.*) level. **therapeutischer Spiegel** *pharm.* therapeutic level.
Spie•ge•lung *f* 1. *opt.* reflection, reflexion, reflex. 2. *clin.* endoscopy [en'dɑskəpɪ].
Spieghel: Spieghel-Hernie *f chir.* spigelian hernia.
Spieghel-Linie *f chir.* Spieghel's line, spiegelian line.
Spi•ku•lae•bil•dung *f radiol.* spiculation, sunray pattern.
Spin *m phys.* spin, torque impulse.
Spina *f* [S.U. SPINN]
  Spina bifida *ortho.* spina bifida, cleft vertebra.
  Spina bifida occulta *ortho.* spina bifida occulta, cryptomerorachischisis.
  Spina ventosa *ortho., ped.* spina ventosa.
spi•nal *adj anat.* spinal.
Spi•nal•an•äs•the•sie *f anes.* spinal anesthesia [,ænəs'θi:ʒə], *inf.* spinal, spinal block, subarachnoid block, intraspinal anesthesia, subarachnoid anesthesia.
  hohe Spinalanästhesie high spinal anesthesia.
  hyperbare Spinalanästhesie hyperbaric spinal anesthesia.
  hypobare Spinalanästhesie hypobaric spinal anesthesia.
  isobare Spinalanästhesie isobaric spinal anesthesia.
  kontinuierliche Spinalanästhesie continuous spinal anesthesia, fractional spinal anesthesia.
  tiefe Spinalanästhesie low spinal anesthesia.
  totale Spinalanästhesie total spinal anesthesia.
Spi•na•le *f inf.* → Spinalanästhesie.
Spi•nal•er•kran•kung *f, funikuläre neuro.* Lichtheim's disease/syndrome, Putnam-Dana syndrome, combined system disease, subacute combined degeneration of the spinal cord.
Spi•nal•gan•gli•on *nt anat.* spinal ganglion, dorsal root ganglion, sensory ganglia.
Spi•nal•ka•nal *m anat.* neurocanal, vertebral canal, neural canal, spinal canal.
Spi•nal•ner•ven *pl anat.* spinal nerves.
Spi•nal•ner•ven•wur•zel *f anat.* root of spinal nerve.
Spi•nal•pa•ra•ly•se *f neuro.* spinal paralysis [pə'rælɪsɪs], rachioplegia, myeloplegia.
  spastische Spinalparalyse spastic spinal paralysis, spastic diplegia, Erb-Charcot disease.

Spin•del *f* 1. *physiol.* spindle. 2. → Spindelapparat.
Spin•del•ap•pa•rat *m histol.* spindle, nuclear/mitotic spindle, spindle apparatus.
Spin•del•haa•re *pl derm.* moniliform hair *sing,* beaded hair *sing,* monilethrix.
Spin•del•star *m ophthal.* fusiform cataract, spindle cataract.
spin•del•zel•lig *adj histol.* spindle-celled, fusocellular, fusicellular.
Spin•del•zell•kar•zi•nom *nt patho.* spindle cell carcinoma, sarcomatoid carcinoma.
Spin•del•zell•nä•vus *m derm.* Spitz nevus, Spitz-Allen nevus, spindle cell nevus, juvenile melanoma.
Spin•del•zell•sar•kom *nt patho.* spindle cell sarcoma, fascicular sarcoma.
Spin•del•zell•tu•mor *m patho.* spindle cell tumor.
Spin•nen•fin•grig•keit *f ortho.* spider fingers *pl,* dolichostenomelia, arachnodactyly.
Spinn•webs•ge•rinn•sel *nt neuro.* spiderweb clot.
Spin•the•ris•mus *m* → Spintheropie.
Spin•ther•opie *f ophthal.* spintherism, spintheropia.
Spir•ade•nom *nt derm.* spiradenoma, spiroma.
Spi•ral•bruch *m ortho.* spiral fracture, helical fracture, torsion fracture.
Spi•ra•le *f* 1. *allg.* helix, coil, spiral, volute. 2. *gyn.* coil, loop.
Spi•ral•frak•tur *f* → Spiralbruch.
Spi•ral•gang *m ortho.* spiral bandage.
Spi•ril•li•zid *nt pharm.* spirillicide.
spi•ril•li•zid *adj pharm.* spirillicidal, spirillicide.
Spi•ril•lo•se *f epidem.* spirillosis.
Spi•ril•lum *nt micro.* spirillum, Spirillum.
Spirillum-Sepsis *f epidem., patho.* spirillemia.
Spi•ro•chä•te *f micro.* spirochete.
Spi•ro•chä•ten•in•fek•ti•on *f epidem.* spirochetosis.
Spi•ro•chä•ten•sep•sis *f epidem., patho.* spirochetemia.
spi•ro•chä•ti•zid *adj pharm.* spirocheticidal.
Spi•ro•chä•to•se *f epidem.* spirochetosis.
Spi•ro•chät•urie *f patho.* spirocheturia.
Spi•ro•gra•phie *f physiol.* spirography.
Spi•ro•me•trie *f physiol.* spirometry, pneumatometry.
Spitz: Spitz-Nävus *m* Spitz nevus, Spitz-Allen nevus, spindle cell nevus, juvenile melanoma.
Spitz•buckel [K•K] *m ortho.* gibbus.
Spit•ze *f allg.* point, tip; (*Finger*) tip; (*Katheter*) beak, tip; *anat.* top, apex, extremity.
Spit•zen•ab•szeß *m pulmo.* (*Lunge*) periapical abscess, apical abscess.
Spit•zen•pneu•mo•nie *f pulmo.* apex pneumonia, apical pneumonia [n(j)u:'məʊnɪə].
Spit•zen•seg•ment *nt anat.* (*Lunge*) apical segment, superior segment.

Spit•zen•tu•ber•ku•lo•se *f pulmo.* apical tuberculosis, apical pulmonary tuberculosis.
Spitze-Wellen-Komplex *m neuro.* spike and waves complex.
Spitz•fuß *m ortho.* equinus, pes equinus, talipes equinus.
Splanch•nik•ek•to•mie *f neurochir.* splanchnic neurectomy [njʊəˈrektəmɪ], splanchnicectomy.
Splanch•ni•ko•to•mie *f neurochir.* splanchnicotomy.
Splanch•ni•kus *m* [S.U. NERVUS SPLANCHNICUS]
Splanch•ni•kus•an•äs•the•sie *f anes.* splanchnic anesthesia [ˌænəsˈθiːʒə].
Splanch•ni•kus•block *m anes.* splanchnic block.
Splanch•ni•kus•re•sek•ti•on *f* → Splanchnikektomie.
Splanch•no•lith *m patho.* intestinal calculus, splanchnolith.
Splanch•no•me•ga•lie *f embryo.* splanchnomegaly, visceromegaly.
Splanch•no•pa•thie *f patho.* splanchnopathy [splæŋkˈnɑpəθɪ].
Splanch•no•pto•se *f patho.* splanchnoptosis, visceroptosis, enteroptosis.
splanch•no•so•ma•tisch *adj* splanchnosomatic, viscerosomatic.
Splanch•no•ze•le *f patho.* splanchnocele.
Splen *m anat.* spleen, lien, splen. **Splen accessorius** accessory spleen, splenculus, splenulus.
Splen•ade•nom *nt patho.* splenadenoma.
Splen•al•gie *f patho.* splenodynia, splenalgia.
Splen•atro•phie *f patho.* splenatrophy.
Splen•ek•to•mie *f chir.* lienectomy [laɪəˈnektəmɪ], splenectomy [splɪˈnektəmɪ].
Splen•ek•to•pie *f embryo.* splenectopia, splenectopy.
sple•nisch *adj anat.* splenic, lienal.
Sple•ni•tis *f patho.* lienitis, splenitis.
Sple•no•dy•nie *f* → Splenalgie.
sple•no•gen *adj patho.* splenogenous.
Sple•no•gra•phie *f radiol.* splenography, lienography.
Sple•no•he•pa•to•me•ga•lie *f patho.* splenohepatomegaly, splenohepatomegalia.
Sple•nom *nt patho.* splenoma, splenocele, splenoncus, lienocele.
Sple•no•ma•la•zie *f patho.* lienomalacia, splenomalacia.
Sple•no•me•ga•lie *f patho.* splenic enlargement, enlarged spleen, spleen tumor, splenomegaly.
  hämolytische Splenomegalie hemolytic splenomegaly.
  siderotische Splenomegalie Gandy-Nanta disease, Gandy-Gamna spleen, siderotic splenomegaly.
  thrombophlebitische Splenomegalie thrombophlebitic splenomegaly, Opitz's disease.
Sple•no•pa•thie *f patho.* lienopathy, splenopathy [splɪˈnɑpəθɪ].
Sple•no•pe•xie *f chir.* splenopexy, splenopexia.
Sple•no•por•to•gra•phie *f radiol.* splenic portography/venography, splenoportography.
Sple•no•pto•se *f patho.* splenoptosis.
sple•no•re•nal *adj* splenorenal, splenonephric, lienorenal.
Sple•nor•rha•gie *f patho.* splenorrhagia.
Sple•nor•rha•phie *f chir.* splenorrhaphy.
Sple•no•to•mie *f chir.* splenotomy [splɪˈnɑtəmɪ].
Split•ter•bruch *m ortho.* comminuted fracture, splintered fracture.
Spon•dyl•al•gie *f ortho.* spondylalgia, spondylodynia.
Spon•dyl•ar•thri•tis *f patho.* spondylarthritis. **Spondylarthritis ankylopoetica/ankylosans** Bechterew's disease, Bekterev's disease, Marie-Strümpell disease, ankylosing spondylitis, poker back.
Spon•dyl•ar•thro•se *f ortho.* degenerative spondylarthritis, spondylarthritis.
Spon•dy•li•tis *f ortho.* spondylitis.
  Spondylitis ankylopoetica/ankylosans → Spondylarthritis ankylopoetica.
  Spondylitis tuberculosa Pott's disease, David's disease, spinal tuberculosis, tuberculous spondylitis.
spon•dy•li•tisch *adj ortho.* spondylitic.
Spon•dy•lo•de•se *f ortho.* vertebra fusion, spinal fusion, spondylosyndesis.
Spon•dy•lo•dy•nie *f* → Spondylalgie.
Spon•dyl•oli•sthe•se *f ortho.* slipping of vertebrae, spondylolisthesis.
spon•dyl•oli•sthe•tisch *adj ortho.* spondylolisthetic.
Spon•dy•lo•ly•se *f ortho.* spondylolysis.
Spon•dy•lo•ma•la•zie *f patho.* spondylomalacia.
Spon•dy•lo•pa•thia *f ortho.* rachiopathy, spondylopathy [ˌspɑndɪˈlɑpəθɪ]. **Spondylopathia traumatica** Kümmell-Verneuil disease, Kümmell's spondylitis, traumatic spondylopathy.
Spon•dy•lo•schi•sis *f embryo.* spondyloschisis [ˌspɑndɪˈlɑskəsɪs], cleft spine.
Spon•dy•lo•sis *f ortho.* spondylosis.
  Spondylosis deformans deforming spondylopathy [ˌspɑndɪˈlɑpəθɪ], deforming spondylosis.
  Spondylosis intervertebralis intervertebral spondylosis, uncovertebral spondylosis.
spon•dy•lo•tisch *adj ortho.* spondylotic.
Spon•gi•itis *f urol.* spongiitis, spongiositis, periurethritis.
spon•gi•ös *adj histol.* (*Knochen*) spongelike, spongy, spongiose, cancellate, cancellous.
Spon•gio•sa•pla•stik *f ortho.* spongiosaplasty.
Spon•gio•sa•schrau•be *f ortho.* cancellous screw.
Spon•gi•itis *f* → Spongiitis.

spon•tan *adj* spontaneous [spɑn'teɪnɪəs]; *physiol.* voluntary, impulsive, automatic.

Spon•tan•ab•ort *m gyn.* spontaneous abortion [spɑn'teɪnɪəs], miscarriage.

Spon•tan•ag•glu•ti•na•ti•on *f immun.* spontaneous agglutination [spɑn'teɪnɪəs].

Spon•tan•am•pu•ta•ti•on *f patho.* spontaneous amputation[spɑn'teɪnɪəs].

Spon•tan•at•mung *f physiol.* spontaneous breathing, spontaneous respiration [spɑn'teɪnɪəs]. **assistierte Spontanatmung** assist-control ventilation, assisted spontaneous breathing.

Spon•tan•be•we•gung *f physiol.* spontaneous movement [spɑn'teɪnɪəs].

Spon•tan•blu•tung *f patho.* spontaneous hemorrhage ['hemərɪdʒ].

Spon•tan•ent•bin•dung *f gyn.* spontaneous delivery, spontaneous labor.

Spon•tan•ent•wick•lung *f gyn.* spontaneous evolution.

Spon•tan•frak•tur *f ortho.* pathologic fracture, secondary fracture, spontaneous fracture.

Spon•tan•ge•burt *f gyn.* spontaneous delivery, spontaneous labor.

Spon•tan•hei•lung *f clin.* autotherapy.

Spon•tan•mo•to•rik *f physiol.* motion, movement, spontaneous movement.

Spon•tan•pneu•mo•tho•rax *m pulmo.* spontaneous pneumothorax.

Spo•re *f micro.* spore.

Spo•ren•bild•ner *pl micro.* spore-forming bacilli.

spo•ri•zid *adj pharm.* sporicidal.

Sporn *m anat.* spur, calcar; *ortho.* spur, bone spur.

Spo•ro•tri•cho•se *f epidem.* sporotrichosis, Schenck's disease.

Spo•ro•tri•chum *nt micro.* Sporotrichum.

Spo•ro•zo•en•in•fek•ti•on *f epidem.* sporozoosis.

Sport•ler•fuß *m derm.* ringworm of the feet, athlete's foot, tinea pedis.

Sport•ler•herz *nt card.* athletic heart.

Sport•me•di•zin *f* sports medicine.

Sprach•au•dio•me•trie *f HNO* speech audiometry.

Sprach•be•hin•de•rung *f* → Sprachstörung.

Spra•che *f* speech; language, tongue.
 explosive Sprache explosive speech, logospasm.
 inkohärente Sprache incoherent speech.
 monotone Sprache plateau speech.
 näselnde Sprache rhinolalia, rhinophonia.
 skandierende Sprache scanning speech.
 verlangsamte Sprache bradyphemia, bradyphasia.
 verwaschene Sprache slurred speech, clipped speech.
 unzusammenhängende Sprache incoherent speech.

Sprach•ent•wick•lung *f* development of speech.

Sprach•feh•ler *m HNO* speech defect, speech impediment.

Sprach•heil•kun•de *f* logopedics *pl,* logopedia.

Sprach•kli•nik *f* speech clinic.

Sprach•läh•mung *f HNO* laloplegia.

Sprach•stö•rung *f HNO* speech impediment, speech disorder, speech disturbance.

Sprach•test *m HNO* speech test.

Sprach•the•ra•peut *m* speech therapist.

Sprach•the•ra•peu•tin *f* speech therapist.

Sprach•the•ra•pie *f* speech therapy, logopedics *pl,* logopedia.

Sprach•trai•ning *f* speech training.

Sprach•ver•mö•gen *nt* speech, faculty of speech.

Sprach•ver•sa•gen *nt neuro.* failure of speech, aphasia.

Sprach•ver•ständ•nis *nt* speech comprehension, lalognosis, understanding of speech.

Sprach•zen•trum *nt physiol.* speech center, speech area, speech field.
 akustisches Sprachzentrum Wernicke speech center, temporal speech area.
 motorisches Sprachzentrum Broca's motor speech center, frontal speech area, motor speech area.

spre•chen I *vt* speak, say sth. **II** *vi* speak, talk *(über, von* about, of). **leise sprechen** speak in a low voice.

Sprech•stun•de *f* surgery, surgery hours, consultation hour.

Sprech•ver•mö•gen *nt* faculty of speech, speech.

Sprech•zim•mer *nt* surgery, consulting room.

sprei•zen *vt* spread, spread out, open wide, straddle.

Sprei•zer *m chir.* spreader.

Spreiz•fuß *m ortho.* splay foot, spread foot, broad foot, pes metatarsus.

Sprengel: **Sprengel-Deformität** *f ortho.* Sprengel's deformity.

Sprit•ze *f* syringe [sə'rɪndʒ], injection syringe; *(Injektion)* injection, injectio.

sprit•zen *vt clin.* inject, syringe.

prö•de *adj (Knochen, Haar)* brittle; *(Gefäß)* fragile.

Sprö•dig•keit *f (Knochen, Haar)* brittleness; *(Gefäß)* fragility, fragileness.

Sproß•pilz *m micro.* yeast, yeast-like fungus, blastomycete.

Sprue *f patho.* psilosis, sprue, catarrhal dysentery.
 einheimische Sprue nontropical sprue, celiac disease.
 einheimische Sprue, Erwachsenenform adult celiac disease, Gee-Thaysen disease.
 einheimische Sprue, infantile Form infantile celiac disease, gluten enteropathy [entə-'rɑpəθɪ], Gee-Herter-Heubner disease, Heubner-Herter disease, Herter-Heubner disease.
 tropische Sprue Cochin China diarrhea,

tropical diarrhea, tropical sprue.
Sprung *m ortho., patho.* split, crack, fissure, crevice. **einen Sprung bekommen** crack.
Sprung•bein *nt anat.* ankle bone, ankle, talus.
Sprung•bein•frak•tur *f ortho.* talar fracture, fractured talus.
Sprung•ge•lenk (oberes) *nt anat.* ankle joint, ankle, talocrural joint.
 unteres Sprunggelenk, hintere Abteilung subtalar joint, talocalcaneal joint.
 unteres Sprunggelenk, vordere Abteilung talocalcaneonavicular joint.
Spucke [k•k] *f* spit, spittle, sputum.
spü•len I *vt (Wunde)* wash, wash out, flush out, lavage, irrigate, rinse; *(Scheide)* douche, bathe. II *vi* rinse, irrigate.
Spül•gläs•chen *nt ophthal.* undine.
Spül•kan•ne *m clin.* irrigator.
Spül•ka•nü•le *f clin.* lavage cannula.
Spül•sprit•ze *f clin.* irrigation syringe [sə-'rɪndʒ].
Spü•lung *f* irrigation, lavage, rinse, rinsing; *(Magen)* wash; *(Scheide)* douche, wash.
Spul•wurm *m micro.* ascaris, maw worm, umbricoid, Ascaris lumbricoides.
Spul•wurm•in•fek•ti•on *f epidem.* lumbricosis, ascariasis, ascariosis.
spür•bar *adj* noticeable, perceptible; *physiol.* sensible, appreciable, perceptible.
spü•ren *vt physiol.* sense, feel; *(wahrnehmen)* perceive, notice; *(bemerken)* be conscious of.
Spu•tum *nt* sputum, sputamentum, expectoration.
 Sputum globosum globular sputum.
 Sputum nummulare nummular sputum.
 Sputum rubiginosum rusty sputum.
Spu•tum•pro•be *f clin.* sputum sample.
Spu•tum•zy•to•lo•gie *f clin.* sputum cytology [saɪ'tɑlədʒɪ].
Squa•ma *f* 1. *anat.* [s.u. SQUAMA] 2. *derm., histol.* epidermic scale, scale, squama.
Squat•ting *nt card.* squatting.
Stäb•chen[1] *nt micro.* rod-shaped bacterium, rod bacterium.
Stäb•chen[2] *pl histol. (Auge)* retinal rods, rod cells, rods.
Stäb•chen•blind•heit *f ophthal.* rod monochromasy, rod achromatopsy.
Stäb•chen•zel•len *pl histol. (Auge)* retinal rods, rod cells, rods.
sta•bi•li•sie•ren I *vt* stabilize. II *vr* **sich stabilisieren** stabilize, become stabilized, become stable.
Stab•sich•tig•keit *f ophthal.* astigmia, astigmatism [ə'stɪgmətɪzəm].
Sta•chel *m (Dorn)* thorn; *(Insekt)* sting; *anat.* spine.
Sta•chel•war•ze *f derm.* common verruca, common wart, infectious wart, seed wart.
Sta•chel•zel•le *f histol. (Haut)* spine cell, prickle cell, heckle cell.
Sta•chel•zell•kar•zi•nom *nt* → Stachelzellkrebs.

Sta•chel•zell•krebs *m patho.* epidermoid cancer/carcinoma, prickle cell carcinoma, squamous cell carcinoma. **selbstheilender Stachelzellkrebs** *derm.* multiple self-healing squamous epithelioma, keratoacanthoma.
Stacke: Stacke-Operation *f HNO* Stacke's operation.
Stader: Stader-Schiene *f ortho.* Stader splint.
Sta•di•um *nt* phase, stage, period, state, stadium.
 akutes Stadium acute stage, acuteness.
 analgetisches Stadium *(Narkose)* analgesic state.
 antidiuretisches Stadium antidiuretic phase.
 fortgeschrittenes Stadium einer Krankheit advanced stage.
 hyperdynamisches Stadium hyperdynamic phase.
 hypodynamisches Stadium hypodynamic phase.
 kritisches Stadium critical stage.
 paralytisches Stadium *anes.* paralytic stage; paralytic phase.
Sta•ging *nt patho., clin.* staging.
 chirurgisches Staging surgical staging.
 klinisches Staging clinical staging.
 pathologisches Staging pathologic staging.
Stag•na•ti•ons•an•oxie *f patho.* stagnant anoxia, ischemic anoxia.
Stag•na•ti•ons•hyp•oxie *f patho.* stagnant hypoxia, ischemic hypoxia.
stag•nie•ren *vi patho.* stagnate, be stagnant, be at a standstill.
Stähli: Stähli-Linie *f ophthal.* Stähli's pigment line, pigmented line of the cornea.
Stak•ka•to•spra•che *f neuro.* staccato speech, syllabic speech.
Stamm *m* 1. *anat.* body, trunk; *(Stiel)* stem, stalk, peduncle; *(Schaft)* shaft. 2. *socio.* tribe; *micro., genet.* variety.
Stamm•bron•chus *m anat.* primary bronchus, main bronchus, stem bronchus.
Stam•meln *nt HNO* stammer, stammering.
stam•meln *vt, vi* stammer; stutter.
Stamm•fett•sucht *f patho.* truncal obesity, centripetal obesity.
Stamm•hirn *nt anat.* encephalic trunk, brain stem, brainstem.
Stamm•hirn•funk•ti•on *f physiol.* brain stem function.
Stamm•hirn•re•flex *m physiol.* brainstem reflex.
Stamm•zel•le *f hema.* hemopoietic stem cell, stem cell, hemocytoblast.
Stamm•zel•len•leuk•ämie *f hema.* stem cell leukemia, blast cell leukemia, undifferentiated cell leukemia, hemoblastic leukemia, hemocytoblastic leukemia.
Stamm•zel•len•tu•mor *m hema.* hemocytoblastoma.
Stanz•bi•op•sie *f clin.* punch biopsy, trephine biopsy.
Stanz•läpp•chen *nt chir.* punch graft.

Sta•ped•ek•to•mie *f HNO* stapedectomy.
Sta•pe•dio•ly•se *f HNO* stapediolysis.
Sta•pe•dio•te•no•to•mie *f HNO* stapediotenotomy.
Sta•pe•di•us *m anat.* stapedial nerve, stapedius nerve.
Sta•pe•di•us•re•flex *m physiol.* cochleostapedial reflex, stapedial reflex, stapedius reflex, acoustic reflex.
Sta•pe•di•us•re•flex•schwel•le *f physiol.* threshold of stapedius reflex.
Sta•pes *m anat.* stirrup bone, stirrup, stapes.
Sta•pes•an•ky•los•e *f HNO* stapedial ankylosis.
Sta•pes•pla•stik *f HNO* stapedioplasty.
Sta•pes•pro•the•se *f HNO* stapes prosthesis [prɑsˈθiːsɪs].
Sta•pes•re•sek•ti•on *f HNO* stapedectomy.
Sta•phy•li•tis *f HNO* staphylitis, uvulitis.
Sta•phy•lo•coc•cin *nt immun.* staphylococcin.
Sta•phy•lo•coc•cus *m micro.* staphylococcus, Staphylococcus.
Sta•phy•lo•der•ma *nt derm.* staphyloderma.
Staphyloderma follicularis Bockhart's impetigo, follicular impetigo, superficial pustular perifolliculitis.
Sta•phy•lo•hä•mo•ly•sin *nt immun.* staphylohemolysin.
Sta•phy•lo•kokk•ämie *f* → Staphylokokkensepsis.
Sta•phy•lo•kok•ken•bron•chi•tis *f pulmo.* staphylococcal bronchitis.
Sta•phy•lo•kok•ken•en•te•ro•to•xin *nt patho.* staphylococcal enterotoxin.
Sta•phy•lo•kok•ken•in•fek•ti•on *f* → Staphylokokkose.
Sta•phy•lo•kok•ken•me•nin•gi•tis *f neuro.* staphylococcal meningitis.
Sta•phy•lo•kok•ken•pneu•mo•nie *f pulmo.* staphylococcal pneumonia [n(j)uːˈməʊnɪə].
Sta•phy•lo•kok•ken•sep•sis *f epidem.* staphylococcal sepsis, staphylococcemia.
Sta•phy•lo•kok•ko•se *f epidem.* staphylococcosis, staphylococcal infection.
Sta•phy•lo•kok•kus *m* → Staphylococcus.
Sta•phy•lo•kok•zin *nt immun.* staphylococcin.
Sta•phy•lo•ly•sin *nt immun.* staphylolysin, staphylococcolysin.
Sta•phy•lo•ma *nt ophthal.* staphyloma.
Staphyloma corneae corneal staphyloma, projecting staphyloma.
Staphyloma verum posticum Scarpa's staphyloma, posterior staphyloma.
Sta•phy•lo•pla•stik *f HNO* staphyloplasty, uranoplasty, palatoplasty.
Sta•phy•lo•pto•se *f HNO* staphylodialysis, staphyloptosis, uvuloptosis.
Sta•phy•lor•rha•phie *f HNO* staphylorrhaphy, uranorrhaphy, palatorrhaphy.
Sta•phy•lo•schi•sis *f HNO* staphyloschisis [ˌstæfɪˈlɒskəsɪs].
Sta•phy•lo•to•mie *f* **1.** *HNO* uvulotomy [ˌjuːvjəˈlɒtəmɪ], staphylotomy. **2.** *ophthal.* staphylotomy [stæfɪˈlɒtəmɪ].
Sta•phy•lo•ura•nor•rha•phie *f HNO* palatopharyngorrhaphy.
Star *m ophthal.* cataract, cataracta. [S.A. CATARACTA]
beginnender Star incipient cataract, immature cataract.
grauer Star cataract, cataracta.
grüner Star glaucoma.
kompletter Star complete cataract, total cataract.
komplizierter Star complicated cataract, secondary cataract.
posttraumatischer Star traumatic cataract.
reifer Star mature cataract, ripe cataract.
überreifer Star hypermature cataract, overripe cataract.
vollständiger Star → kompletter Star.
Stargardt: Stargardt-Syndrom *nt ophthal.* Stargardt's disease.
stark *adj (a. fig.)* strong, potent, powerful; *(kräftig)* muscular, masculine; *(dick)* fat, stout, corpulent; *(Fieber)* high; *(Blutung)* profuse, heavy; *(Schmerz)* intense, intensive, severe; *(Kälte, Hitze)* intense, great; *(Aroma)* rich; *(Geruch)* penetrating; *(Raucher, Trinker)* heavy; *(Alkohol)* heavy; *(Lösung)* concentrated, strong; *(Diurese)* brisk; *(Abführmittel)* drastic.
Stär•ke[1] *f* strength, power; *(a. fig.)* potence, potency, power, force; *(Männlichkeit)* muscularity, masculinity; *(Korpulenz)* fatness, stoutness, corpulency; *(Dicke)* thickness; *(Schmerz, Verlangen)* intensity, severity, intenseness.
Stär•ke[2] *f chem.* starch, amylum
Stär•kungs•mit•tel *nt pharm.* strengthener, restorative, roborant, invigorant, tonic, reconstituent, cordial.
starr *adj* stiff, rigid; motionless; *(Augen)* glassy; *(Gesicht)* frozen.
Starr-Edwards: Starr-Edwards-Prothese *f HTG* Starr-Edwards valve.
Starr•heit *f* stiffness, rigidity [rɪˈdʒɪdətɪ]; *(Augen)* glassiness, stare.
Sta•se *f patho.* stasis, stagnation, stoppage.
Sta•ti•on *f* ward; unit. **auf Station** in/on the ward.
sta•tisch *adj* static.
Sta•ti•stik *f stat.* statistics *pl.*
sta•ti•stisch *adj stat.* statistical.
Sta•to•co•nia *pl* → Statokonien.
sta•to•ki•ne•tisch *adj* statokinetic.
Sta•to•ko•ni•en *pl anat.* ear crystals, otoconia, otoliths, statoconia, statoliths.
Sta•to•li•then *pl* → Statokonien.
Sta•to•li•then•mem•bran *f anat.* statolithic membrane, otolithic membrane.
Sta•to•li•then•or•gan *nt anat.* macula organ, statolithic organ.
Sta•tur *f* figure, build, stature, physique.
Sta•tus *m* state, condition, status; *clin., patho.* status, physical status, clinical status.
Status anginosus preinfarction angina, sta-

Steinauflösung

tus anginosus.
Status epilepticus epileptic state, status epilepticus.
kardiovaskulärer Status cardiovascular status.
klinischer Status clinical status.
Status lymphaticus lymphatism, status lymphaticus.
Status marmoratus syndrome of corpus striatum, marble state, Vogt's syndrome.
Staub m dust; *pharm.* powder.
Staub•ab•la•ge•rungs•krank•heit f *patho.* coniosis.
Staub•der•ma•to•se f *derm.* dermatoconiosis.
Staub•krank•heit f *patho.* coniosis.
Staub•lun•ge f *pulmo.* pneumoconiosis, pneumonoconiosis, pneumonokoniosis.
Staub•lun•gen•er•kran•kung f → Staublunge.
Staub•par•ti•kel m dust particle. **durch Staubpartikel übertragen** *epidem.* dustborne.
Stau•chungs•bruch m *ortho.* compression fracture.
stau•en I vt stop; (*Arterie*) compress; (*a. psycho.*) accumulate. **II** vr **sich stauen** accumulate, collect, pile up; *patho.* congest.
Stau•ung f (*a. psycho.*) accumulation, accretion; *patho.* congestion, stasis, stagnation, stagnancy, stoppage. **venöse/passive Stauung** venous stasis, venostasis, venous congestion, venous hyperemia, passive congestion, passive hyperemia.
Stau•ungs•blu•tung f *patho.* congestive hemorrhage ['hemərɪdʒ].
Stau•ungs•bron•chi•tis f *pulmo.* congestive bronchitis.
Stau•ungs•cho•le•sta•se f *patho.* obstructive cholestasis.
Stau•ungs•der•ma•ti•tis f → Stauungsekzem.
Stau•ungs•ek•zem nt *derm.* stasis eczema, stasis dermatitis.
Stau•ungs•gan•grän f *patho.* static gangrene, venous gangrene.
Stau•ungs•ga•stri•tis f *patho.* congestive gastritis.
Stau•ungs•in•du•ra•ti•on f (**der Leber**) *patho.* cardiac cirrhosis, stasis cirrhosis (of liver), cyanotic atrophy of liver ['ætrəfɪ], cardiac liver.
Stau•ungs•kopf•schmerz m *neuro.* congestive headache, hyperemic headache.
Stau•ungs•le•ber f *patho.* congested liver, stasis liver.
Stau•ungs•lun•ge f *pulmo.* congested lung.
Stau•ungs•ma•sti•tis f *gyn.* stagnation mastitis, caked breast.
Stau•ungs•milz f *patho.* congested spleen, splenemia.
Stau•ungs•nie•re f *patho.* congested kidney, large red kidney, nephredema.
Stau•ungs•ödem nt *derm.* stasis edema.
Stau•ungs•pa•pil•le f *ophthal.* choked disk, papilledema.
Stau•ungs•ul•kus nt *patho.* gravitational ulcer, stasis ulcer.
Stau•ungs•zir•rho•se f → Stauungsinduration.
Steal-Effekt m *card.* steal phenomenon [fɪ-'namə,nan], steal.
Steato•ma•to•sis f *patho.* steatocystoma multiplex, steatomatosis.
Stea•to•ne•kro•se f *patho.* fat necrosis, steatonecrosis.
Stea•tor•rhö f fatty diarrhea, pimelorrhea, steatorrhea, stearrhea.
Stech•ap•fel•form f *hema.* burr cell, crenated erythrocyte, crenocyte, echinocyte; (*Harnsediment*) thorn apple crystal.
Stech•ap•fel•ver•gif•tung f *patho.* daturism.
Ste•chen nt pricking; (*Schmerz*) stabbing, shooting; (*Geruch*) pungency; (*Seitenstechen*) stitches pl.
ste•chen I vt stick; (*niederstechen*) stab; (*Insekt*) bite, sting; (*durchstechen*) pierce; (*einstechen*) prick; (*aufstechen*) lance. **II** vi sting, prick; (*Insekt*) bite, sting; (*Schmerz*) shoot, stab. **III** vr **sich stechen** prick o.s.
ste•chend adj (*Schmerz*) sharp, penetrating, penetrative, shooting, stabbing, piercing, acute, lancinating, terebrating, terebrant; (*Geruch*) pungent, acrid, sharp.
Stech•mücke [k•k] **I** f mosquito, gnat. **II Stechmücken** pl Culicidae.
Steck•do•se f socket, wall socket.
Stecker [k•k] m plug.
Steck•na•del f pin.
Steck•na•del•pu•pil•le f *ophthal.* pinhole pupil.
Steele-Richardson-Olszewski: Steele-Richardson-Olszewski-Syndrom nt *neuro.* Steele-Richardson-Olszewski syndrome, Steele-Richardson-Olszewski disease.
Steell: Steell-Geräusch nt *card.* Graham Steell's murmur, Steell's murmur.
ste•hend adj standing; (*aufrecht*) upright, erect.
steif adj stiff, rigid; (*Gelenk*) stiff, unmoveable.
Steif•heit f rigidity [rɪ'dʒɪdətɪ], stiffness. **morgendliche Steifheit** *ortho.* morning stiffness.
Steig•bü•gel m *anat.* stirrup bone, stirrup, stapes.
Steig•bü•gel•kopf m *anat.* head of stapes.
Steig•bü•gel•plat•te f *anat.* base of stapes.
Steig•bü•gel•schen•kel m *anat.* crus of stapes.
Stei•gen nt (*Fieber*) rise, increase.
stei•gen vi rise, go up, move up, climb, increase; (*Fieber*) rise, go up.
Steil•typ m *physiol.* vertical heart.
Stein m *patho.* stone, calculus, concrement, concretion.
stein•auf•lö•send adj litholytic.
Stein•auf•lö•sung f *clin.* lithodialysis, litholysis.

Steinbildung

Stein•bil•dung *f patho.* calculus formation, lithogenesis, calculogenesis.

Stein•ex•pul•si•on *f patho.* lithecbole.

Stein•ex•trak•ti•on *f chir.* stone extraction.

Stein•fän•ger *m chir.* stone-retrieving basket.

Stein•faß•zan•ge *f chir.* stone forceps, stone clamp, stone-grasping forceps.

Stein•körb•chen *nt chir.* stone-retrieving basket.

Stein•lei•den *nt patho.* lithiasis, calculosis.

Stein-Leventhal: Stein-Leventhal-Syndrom *nt gyn.* Stein-Leventhal syndrome, polycystic ovary syndrome/disease.

Steinmann: Steinmann-Nagel *m ortho.* Steinmann's pin.

Stein•schnitt *m urol.* lithotomy [lɪˈθɑtəmɪ], lithectomy.

Stein•schnitt•la•ge *f chir.* dorsosacral position, lithotomy position [lɪˈθɑtəmɪ].

Stein•staub•lun•ge *f pulmo.* silicosis, grinder's disease.

Stein•zer•trüm•me•rung *f urol.* lithotripsy, lithotrity.

Steiß *m* → Steißbein.

Steiß•bein *nt anat.* coccygeal bone, tailbone, coccyx.

Steiß•bein•bruch *m ortho.* fracture of the coccyx, fractured coccyx.

Steiß•bein•fi•stel *f patho.* coccygeal fistula.

Steiß•bein•frak•tur *f ortho.* fracture of the coccyx, fractured coccyx.

Steiß•bein•grüb•chen *nt anat.* coccygeal foveola/dimple, postanal pit, postnatal dimple.

Steiß•bein•lö•sung *f chir.* coccygotomy.

Steiß•bein•ple•xus *m anat.* coccygeal plexus.

Steiß•bein•re•sek•ti•on *f chir.* coccygectomy.

Steiß•bein•schmerz *m* coccygodynia, coccygalgia, coccydynia, coccyalgia.

Steiß•bein•wir•bel *pl anat.* coccygeal vertebrae, caudal vertebrae.

Steiß-Fuß-Lage *f gyn.* complete breech presentation, double breech presentation.

Steiß•ge•burt *f gyn.* breech delivery, breech.

Steiß•la•ge *f gyn.* pelvic presentation, breech presentation.

einfache Steißlage frank breech presentation, single breech presentation.

unvollkommene Steißlage incomplete breech presentation.

vollkommene Steißlage complete breech presentation, double breech presentation.

Steiß•wir•bel *pl* → Steißbeinwirbel.

Stel•la•tum•blocka•de [K•K] *f anes.* stellate block.

Stel•la•tum•re•sek•ti•on *f neurochir.* stellectomy, stellate ganglionectomy.

Stel•lung *f* position; (*Haltung*) posture, pose, attitude; *gyn.* position, engagement, presentation; *chir.* position.

Stel•lungs•agno•sie *f neuro.* position agnosia.

Stellwag: Stellwag-Phänomen *nt clin.* Stellwag's sign, Stellwag's symptom.

Stenger: Stenger-Versuch *m HNO* Stenger test.

Ste•no•kar•die *f card.* stenocardia, angina pectoris, angor, sternalgia, sternodynia, Heberden's disease/angina, heart stroke, coronarism.

Ste•no•se *f patho.* stenosis, narrowing, stricture, stenochoria. **idiopathische hypertrophische subaortale Stenose** idiopathic hypertrophic subaortic stenosis, muscular subaortic stenosis.

Ste•no•se•ge•räusch *nt card.* stenosal murmur.

ste•no•sie•rend *adj patho.* stenosing.

ste•no•siert *adj patho.* stenosed.

ste•no•tisch *adj patho.* stenotic, stenosal, narrowed.

Ste•no•to•mie *f chir.* stenotomy [stɪˈnɑtəmɪ].

Stenvers: Stenvers-Aufnahme *f radiol.* Stenvers view, Stenvers projection.

Step•per•gang *m neuro.* steppage gait, drop-foot gait, equine gait, high steppage gait.

Ster•be•bett *nt* deathbed.

Ster•ben *nt* dying; (*Tod*) death. **im Sterben (liegend)** terminal, moribund, be on one's deathbed.

ster•ben *vi* die, decease, expire, pass away, go, breathe one's last; be killed.

ster•bend *adj* dying, moribund.

Ster•ben•de *m/f* dying person.

Ster•be•ort *m* deathplace; place of death.

Ster•be•ra•te *f* → Sterbeziffer.

Ster•be•re•gi•ster *nt* register of deaths.

Ster•be•stun•de *f* hour of death.

Ster•be•tag *m* deathday, day of death.

Ster•be•ur•kun•de *f* death certificate.

Ster•be•zif•fer *f stat.* mortality, death rate, fatality rate, mortality rate.

sterb•lich *adj* mortal.

Sterb•lich•keit *f* 1. mortality. 2. → Sterbeziffer.

maternale Sterblichkeit maternal mortality rate, puerperal mortality rate.

neonatale Sterblichkeit neonatal mortality rate.

perinatale Sterblichkeit perinatal mortality, perinatal mortality rate.

Sterb•lich•keits•ta•bel•le *f* mortality table, life table.

Sterb•lich•keits•zif•fer *f* → Sterbeziffer.

Ste•reo•agno•sie *f neuro.* tactile agnosia, atereoagnosis, stereoagnosis.

Ste•reo•an•äs•the•sie *f neuro.* stereoanesthesia.

Ste•reo•auf•nah•me *f radiol.* stereoscopic view, stereogram, stereograph.

Ste•reo•aus•kul•ta•ti•on *f clin.* stereoauscultation.

Ste•reo•en•ze•pha•lo•to•mie *f neurochir.* stereoencephalotomy, stereotaxy.

Ste•reo•gno•sie *f physiol.* stereognosis, stereocognosy.

Ste•reo•kam•pi•me•ter *nt ophthal.* stereocampimeter.

Ste•reo•mi•kro•skop *nt* stereoscopic microscope.

Ste•re•oph•thal•mo•skop *nt ophthal.* binocular ophthalmoscope, stereo-ophthalmoscope.

Ste•reo•ra•dio•gra•phie *f radiol.* stereoradiography, stereoskiagraphy.

Ste•reo•sko•pie *f* stereoscopy [ˌsterɪ-'askəpɪ].

ste•reo•tak•tisch *adj neurochir.* stereotactic, stereotaxic.

ste•ril *adj* **1.** *hyg.* sterile, aseptic. **2.** *andro., gyn.* sterile, infecund, infertile, barren.

Ste•ri•li•sa•ti•on *f* **1.** *hyg.* sterilization, asepsis. **2.** *gyn.* sterilization.

Ste•ri•li•sa•tor *m hyg.* sterilizer.

Ste•ri•li•sier•ap•pa•rat *m hyg.* sterilizer.

ste•ri•li•sie•ren *vt* **1.** *hyg.* sterilize, render sterile; sanitize. **2.** *gyn., andro.* sterilize.

Ste•ri•li•sie•rung *f* **1.** → Sterilisation. **2.** sterilizing.

Ste•ri•li•tät *f* **1.** *hyg.* sterility. **2.** *andro., gyn.* sterility, infertility, barrenness; infecundity.

ster•ko•ral *adj* stercoraceous, stercoral, stercorous.

Ster•ko•ral•ap•pen•di•zi•tis *f patho.* stercoral appendicitis.

Ster•ko•ral•ul•kus *nt patho.* stercoral ulcer, stercoraceus ulcer.

Ster•ko•rom *nt patho.* fecal tumor, fecaloma, coproma, stercoroma.

Ster•nal•bi•op•sie *f clin.* sternal biopsy.

Stern•al•gie *f ortho.* sternodynia, sternalgia.

Ster•nal•punk•ti•on *f clin.* sternal puncture.

Sternberg: Sternberg-Riesenzelle *f hema.* Dorothy Reed cell, Sternberg's giant cell, Sternberg-Reed cell.

Sternberg-Zeichen *nt patho.* Sternberg's sign.

Sternberg-Reed: Sternberg-Reed-Riesenzelle *f hema.* Dorothy Reed cell, Sternberg-Reed giant cell, Sternberg-Reed cell.

Stern•nä•vus *m derm.* vascular spider, spider nevus, stellar nevus, spider.

Ster•no•dy•nie *f* → Sternalgie.

Ster•no•ko•stal•ge•len•ke *pl anat.* sternocostal joints, costosternal joints.

Ster•no•schi•sis *f embryo.* sternal cleft, sternoschisis [stɜr'nɑskəsɪs].

Ster•no•to•mie *f ortho.* sternotomy [stɜr-'nɑtəmɪ].

Ster•num *nt anat.* breast bone, sternum.

Ster•num•frak•tur *f ortho.* sternal fracture, fractured sternum.

Ster•num•punk•ti•on *f clin.* sternal puncture.

Ster•num•spal•te *f* → Sternoschisis.

Ste•ro•id *nt* **1.** *biochem., endo.* steroid. **2.** *pharm.* steroid.

Ste•ro•id•dia•be•tes *m endo.* steroid diabetes, steroidogenic diabetes.

Ste•ro•id•ent•zugs•syn•drom *nt patho.* steroid withdrawal syndrome.

Ste•ro•id•er•satz•the•ra•pie *f clin., pharm.* replacement steroid therapy.

Ste•ro•id•fie•ber *nt patho.* steroid fever.

Ste•ro•id•hor•mon *nt endo.* steroid, steroid hormone.

Ste•tho•phon *nt clin.* stethophone.

Ste•tho•skop *nt clin.* stethoscope.

Ste•tho•sko•pie *f clin.* stethoscopy [ste-'θaskəpɪ].

ste•tho•sko•pisch *adj clin.* stethoscopic.

Stevens-Johnson: Stevens-Johnson-Syndrom *nt derm.* Johnson-Stevens disease, Stevens-Johnson syndrome.

Stewart-Treves: Stewart-Treves-Syndrom *nt patho.* Stewart-Treves syndrome.

Stich *m* prick, puncture; (*Insekt*) bite, sting; (*mit dem Messer*) stab; (*Schmerz*) twitch, sting, stitch, stab, twinge; *chir.* stitch.

Stich•pro•be *f clin.* test, spot test, spot check; *stat.* random check, random sample, sample.

Stich•test *m derm.* prick test.

Stich•ver•let•zung *f* → Stichwunde.

Stich•wun•de *f* stab, stab wound.

Sticker: Sticker-Krankheit *f epidem.* Sticker's disease, erythema infectiosum.

Stickler: Stickler-Syndrom *nt patho.* Stickler's syndrome, hereditary progressive arthro-ophthalmopathy [ˌɑfθæl'mɑpəθɪ].

Stick•stoff *m chem.* azote, nitrogen.

Stick•stoff•bi•lanz *f physiol.* nitrogen balance, nitrogen equilibrium.

Stieda: Stieda-Fraktur *f* Stieda's fracture.

Stieda-Pellegrini: Stieda-Pellegrini-Schatten *m ortho.* Pellegrini-Stieda syndrome, Pellegrini-Stieda disease.

Stief•bru•der *m* stepbrother.

Stief•el•tern *pl* stepparents.

Stief•kind *nt* step child.

Stief•mut•ter *f* stepmother.

Stief•schwe•ster *f* stepsister.

Stief•sohn *m* step son.

Stief•toch•ter *f* stepdaughter.

Stief•va•ter *m* stepfather.

Stiel•lap•pen *m chir.* gauntlet flap, pedicle graft, pedicle flap.

Stiel•war•ze *f derm.* skin tag, cutaneous tag, soft tag/wart.

Stier•höcker [Kˑk] *m* → Stiernacken.

Stierlin: Stierlin-Zeichen *nt radiol.* Stierlin's sign, Stierlin's symptom.

Stier•nacken [Kˑk] *m neuro.* buffalo neck, buffalo hump.

Stier•ny•stag•mus *m neuro.* stare nystagmus.

stif•ten *vt* (*Blut, Organ*) donate, give.

Stig•ma *nt* **1.** *patho.* stigma, mark, sign. **2.** *gyn.* stigma, follicular stigma.

Sti•lett *nt chir.* style, stylet, stylette, stylus.

Still: Still-Geräusch *nt card.* Still's murmur.

Still-Syndrom *nt ortho.* Still's disease, Still-Chauffard syndrome, juvenile rheumatoid arthritis.

Stil•len *nt gyn.* breast-feeding, nursing.

stil•len *vt* **1.** *gyn.* breast-feed, nurse, give the breast to a baby, feed at the breast, suckle. **2.** (*Verlangen*) allay, satiate, satisfy; (*Durst*) quench; (*Hunger*) assuage, appease, satisfy; (*Schmerz*) soothe, alleviate, kill; (*Blutung*) suppress, stem, stop, staunch.

Stilling-Türk-Duane: Stilling-Türk-Duane-Syndrom *nt ophthal.* Stilling-Türk-Duane syndrome, Stilling's syndrome, retraction syndrome.

Still•stand *m* standstill, stop; (*Herz*) standstill, arrest; (*Entwicklung*) standstill, arrest, stagnation, cessation, stop.

still•stehen *vt* (*Herz*) stand still, come to a standstill, stall, stop; (*Entwicklung*) stagnate, be/come to a standstill.

Still•zeit *f gyn.* nursing period, lactation period, lactation.

Stimm•band *nt anat.* vocal ligament; *clin.* vocal cord, true vocal cord.

Stimm•band•aus•schnei•dung *f HNO* chordectomy [kɔːr'dektəmɪ].

Stimm•band•ent•zün•dung *f HNO* chorditis.

Stimm•band•fi•xie•rung *f HNO* chordopexy.

Stimm•band•läh•mung *f HNO* cord paralysis [pə'rælɪsɪs], vocal cord paralysis/paresis.

Stimm•band•po•lyp *m HNO* vocal cord polyp.

Stimm•band•re•sek•ti•on *f HNO* chordectomy [kɔːr'dektəmɪ].

Stimm•bil•dung *f* vocalisation, voice production, phonation.

Stimm•bil•dungs•stö•rung *f HNO* dysphonia.

Stimm•bruch *m HNO* change/breaking of the voice, puberty vocal change.

Stim•me *f* voice; vox.

Stimm•fal•te *f* → Stimmlippe.

Stimm•fre•mi•tus *m clin.* pectoral fremitus, vocal fremitus.

Stimm•ga•bel•prü•fung *f HNO* tuning fork test.

Stimm•lip•pe *f anat.* vocal cord, true vocal cord, vocal fold.

Stimm•lip•pen•durch•tren•nung *f HNO* cordotomy [kɔːr'dɑtəmɪ].

stimm•los *adj HNO* voiceless, aphonic, aphonous.

Stimm•rit•ze *f anat.* true glottis, aperture/fissure of glottis.

Stimm•rit•zen•krampf *m HNO* glottic spasm, laryngeal spasm, laryngospastic reflex, laryngospasm.

Stimm•schwä•che *f HNO* phonasthenia, hypophonia.

Stimm•stö•rung *f HNO* voice disorder, dysphonia.

Stimm•the•ra•pie *f HNO* logopedics *pl*, logopedia.

Stimmus•kel [MM•M] *m anat.* vocalis (muscle), vocal muscle.

Stimmus•kel•ent•zün•dung [MM•M] *f HNO* myochorditis.

Stimm•ver•lust *m HNO* aphonia. **psychogener Stimmverlust** *psychia.* apsithyria.

Stimm•wech•sel *m* → Stimmbruch.

Sti•mu•lans *nt pharm.* stimulant, stimulating drug, stimulator.

Sti•mu•la•ti•on *f physiol.* stimulation, stimulating.

sti•mu•lie•ren *vt* stimulate; excite.

sti•mu•lie•rend *adj* stimulating, stimulant, stimulative, excitant, exciting.

Stink•na•se *f HNO* ozena.

Stipp•chen•gal•len•bla•se *f patho.* gallbladder cholesteatosis/cholesterolosis/lipoidosis, strawberry gallbladder.

Stipp•chen•zun•ge *f patho.* stippled tongue, dotted tongue.

Stirn *f* brow, forehead; *anat.* frons.

Stirn•ge•gend *f anat.* frontal region.

Stirn•hirn *nt anat.* frontal brain.

Stirn•hirn•ab•szeß *m neuro.* frontal-lobe abscess.

Stirn•hirn•lä•si•on *f neuro.* frontal-lobe lesion.

Stirn•hirn•win•dung *f anat.* frontal gyrus, frontal convolution.

Stirn•höcker [K•K] *m anat.* frontal tuber, frontal eminence.

Stirn•höh•le *f anat.* frontal sinus, frontal antrum.

Stirn•höh•len•ent•zün•dung *f HNO* frontal sinusitis.

Stirn•höh•len•spü•lung *f HNO* frontal sinus lavage.

Stirn•la•ge *f gyn.* brow presentation.

Stirn•lap•pen *m anat.* frontal lobe.

Stirn•spie•gel *m clin.* frontal mirror, head mirror.

Stock-Vogt-Spielmeyer: Stock-Vogt-Spielmeyer-Syndrom *nt* Spielmeyer-Vogt disease, Vogt-Spielmeyer disease, neuronal ceroid lipofuscinosis.

Stoff•wech•sel *m physiol.* metabolism [mə-'tæbəlɪzəm], metabolic activity, tissue change.

Stoff•wech•sel•ant•ago•nist *m biochem.* metabolic antagonist.

Stoff•wech•sel•block *m biochem.* metabolic block.

Stoff•wech•sel•ener•gie *f* metabolic energy.

Stoff•wech•sel•er•kran•kung *f* → Stoffwechselstörung.

Stoff•wech•sel•gift *nt patho.* metabolic poison.

Stoff•wech•sel•pro•dukt *nt biochem.* metabolic product, metabolite.

Stoff•wech•sel•stö•rung *f patho.* metabolic disorder, metabolic disease, dysmetabolism.

Stokes: Stokes-Kragen *m card.* collar of Stokes.

Stokvis-Talma: Stokvis-Talma-Syndrom *nt patho.* Stokvis-Talma syndrome, autotoxic cyanosis/enterogenous cyanosis.

Sto•ma *nt* **1.** *anat.* stoma, opening, orifice. **2.** *chir.* stoma, ostomy; preternatural anus, artificial anus. **3.** *patho.* stoma.

Sto•ma•ka•ke *f HNO* ulcerative stomatitis, stomatocace, stomacace.

Sto•ma•ope•ra•ti•on *f chir.* ostomy.

Sto•mat•al•gie *f HNO* stomatalgia, stomalgia, stomatodynia.

Sto•ma•ti•tis *f HNO* stomatitis.

Stomatitis angularis angular stomatitis/cheilitis, migrating, perlèche.

aphthöse Stomatitis → Stomatitis herpetica.

Stomatitis gangraenosa gangrenous stomatitis, corrosive ulcer, noma.

Stomatitis herpetica aphthous stomatitis, herpetic gingivostomatitis, herpetic stomatitis, vesicular stomatitis.

rezidivierende aphthöse Stomatitis recurrent aphthous stomatitis, aphthae, aphthous stomatitis.

Stomatitis ulcerosa ulcerative stomatitis, stomatocace, stomacace.

urämische Stomatitis uremic stomatitis.

Sto•ma•to•dy•nie *f* → Stomatalgie.

Sto•ma•to•glos•si•tis *f HNO* stomatoglossitis.

Sto•ma•to•mie *f gyn.* stomatomy [stəʊ-ˈmætəmɪ], stomatotomy.

Sto•ma•to•my•ko•se *f HNO* stomatomycosis.

Sto•ma•to•pa•thie *f HNO* stomatopathy [ˌstəʊməˈtɑpəθɪ].

Sto•ma•to•pla•stik *f HNO* stomatoplasty.

Sto•ma•tor•rha•gie *f HNO* stomatorrhagia.

Sto•ma•to•schi•sis *f embryo.* stomatoschisis [ˌstəʊməˈtɑskəsɪs], stomoschisis [stəʊˈmɑskəsɪs].

Sto•ma•to•to•mie *f gyn.* stomatomy [stəʊ-ˈmætəmɪ], stomatotomy.

Sto•ma•ul•kus *nt chir.* stomal ulcer, stoma ulcer, marginal ulcer.

Stor•chen•biß *m derm.* Unna's nevus, nape nevus, nuchal nevus.

Stö•rung *f patho.* failure, disturbance, disorder, impairment; *allg.* disturbance; interference.

dissoziative Störung *neuro.* dissociative disorder, dissociative reaction.

funktionelle Störung functional disorder, functional disease.

motorische Störung *neuro.* motor disorder.

psychosomatische Störung psychosomatic illness, psychosomatic disorder.

Stoß•stan•gen•frak•tur *f ortho.* bumper fracture.

Stoß•wel•len•li•tho•trip•sie *f,* extrakorporale *urol.* extracorporeal shock wave lithotripsy.

Stot•tern *nt* stutter, stuttering, lingual titubation, psellism, stammer, stammering.

stot•tern *vt, vi* stutter, stammer.

Stra•bis•mo•me•trie *f ophthal.* strabismometry, strabometry, ophthalmotropometry.

Stra•bis•mo•to•mie *f ophthal.* strabotomy [strəˈbɑtəmɪ].

Stra•bis•mus *m ophthal.* strabismus, squint, cast, deviation, manifest deviation, heterotropia, heterotropy.

Strabismus accommodativus accommodative strabismus.

Strabismus alternans alternating strabismus, bilateral strabismus.

Strabismus concomitans concomitant strabismus, comitant squint, comitant.

Strabismus convergens crossed eyes, convergent strabismus, internal strabismus, esotropia, esodeviation.

Strabismus convergens latens esophoria, esodeviation.

Strabismus deorsum vergens hypotropia.

Strabismus divergens walleye, divergent strabismus, external strabismus, exotropia.

Strabismus internus → Strabismus convergens.

Strabismus latens latent strabismus, latent deviation.

manifester Strabismus manifest strabimus.

Strabismus paralyticus paralytic strabismus, muscular strabismus, incomitant strabismus, nonconcomitant strabismus.

Strabismus rotatorius cyclotropia.

Strabismus unilateralis monolateral strabismus, unilateral strabismus.

Strabismus verticalis vertical strabismus, hypertropia.

Stra•bo•me•trie *f* → Strabismometrie.

Stra•bo•to•mie *f ophthal.* strabotomy [strəˈbɑtəmɪ].

Strahl *m* (*Licht*) ray, beam, shaft; *phys.* ray, beam; (*Wasser*) stream, jet.

strah•len *vi phys.* ray, emit rays, radiate, irradiate.

Strah•len•am•pu•ta•ti•on *f ortho.* (*Hand*) ray resection.

Strah•len•an•ämie *f hema.* radiation anemia.

Strah•len•be•hand•lung *f radiol.* ray treatment, radiation therapy/treatment, radiation, irradiation.

Strah•len•be•la•stung *f radiol.* radiation load; exposure to radiation.

Strah•len•bio•lo•gie *f bio.* radiobiology ˌreɪdɪəʊbaɪˈɑlədʒɪ, radiation biology [baɪ-ˈɑlədʒɪ].

Strah•len•der•ma•ti•tis *f derm.* radiation dermatitis, x-ray dermatitis, radiodermatitis.

Strah•len•der•ma•to•se *f derm.* radiation dermatosis.

strah•len•dicht *adj radiol.* radiopaque, radiodense.

Strah•len•dich•te *f radiol.* radiodensity, radiopacity.

Strah•len•do•sis *f radiol.* radiation dose, dose. kumulierte Strahlendosis cumulative dose, cumulative radiation dose.

Strah•len•do•sis•mes•sung *f radiol.* dosimetry.

strah•len•durch•läs•sig *adj radiol.* radiable, radioparent, radiolucent, radiotrans-

Strahlendurchlässigkeit 810

parent.
Strah•len•durch•läs•sig•keit *f radiol.* radiability, radiolucency, radiotransparency, radioparency.
strah•len•emp•find•lich *adj* radiosensitive.
Strah•len•emp•find•lich•keit *f* radiosensibility, radiosensitiveness, radiosensitivity.
Strah•len•en•te•ri•tis *f patho.* radiation enteritis.
Strah•len•ex•po•si•ti•on *f radiol.* exposure to radiation; radiation load.
Strah•len•ko•li•tis *f patho.* radiation colitis.
Strah•len•krank•heit *f radiol.* radiation sickness/illness, radiation syndrome, x-ray sickness.
Strah•len•mye•li•tis *f neuro.* radiation myelitis.
Strah•len•ne•kro•se *f patho.* radiation necrosis.
Strah•len•neu•ri•tis *f neuro.* radioneuritis, radiation neuritis, actinoneuritis.
Strah•len•osteo•ne•kro•se *f* → Strahlungsosteonekrose.
Strah•len•pa•tho•lo•gie *f patho.* radiopathology [ˌreɪdɪoʊpəˈθɑlədʒɪ].
Strah•len•pilz *m micro.* Actinomyces israelii.
Strah•len•pilz•dru•sen *pl patho.* drusen, sulfur granules.
Strah•len•pilz•krank•heit *f epidem.* actinomycosis, actinophytosis.
Strah•len•pneu•mo•nie *f pulmo.* radiation pneumonitis.
Strah•len•prok•ti•tis *f patho.* radiation proctitis/rectitis, factitial proctitis/rectitis.
Strah•len•quel•le *f radiol.* radiation source.
strah•len•re•si•stent *adj patho.* radioresistant.
Strah•len•re•si•stenz *f patho.* radioresistance.
Strah•len•scha•den *m radiol.* radiation trauma, radiation injury.
Strah•len•schä•di•gung *f* → Strahlenschaden.
Strah•len•schutz *m radiol.* radiation protection.
Strah•len•schutz•pla•ket•te *f radiol.* film badge.
Strah•len•star *m ophthal.* radiation cataract.
Strah•len•syn•drom *nt,* **akutes** *radiol.* acute radiation syndrome.
Strah•len•the•ra•peut *m* radiotherapist.
Strah•len•the•ra•peu•tin *f* radiotherapist.
Strah•len•the•ra•pie *f radiol.* radiation therapy, radiation treatment, roentgen therapy, ray treatment, radiotherapy, therapeutic radiation, irradiation, radiotherapeutics *pl.* **durch Strahlentherapie heilbar** radiocurable.
strah•len•un•durch•läs•sig *adj radiol.* radiopaque, roentgenopaque.
Strah•len•un•durch•läs•sig•keit *f radiol.* radiodensity, radiopacity.
strah•len•un•emp•find•lich *adj patho.* radioresistant, insensitive to radiation.
Strah•len•un•emp•find•lich•keit *f patho.* radioresistance.
Strah•len•ver•bren•nung *f radiol.* radiation burn.
strah•len•ver•seucht *adj radiol.* contaminated with radiation.
Strah•len•ver•seu•chung *f radiol.* radioactive pollution.
Strah•len•zy•sti•tis *f urol.* radiocystitis.
Strah•lung *f phys.* radiation, rays *pl.*
Strah•lungs•bio•lo•gie *f bio.* radiobiology [ˌreɪdɪoʊbaɪˈɑlədʒɪ], radiation biology [baɪˈɑlədʒɪ].
Strah•lungs•ener•gie *f phys.* radiant energy, radiation energy.
Strah•lungs•mes•ser *m phys.* radiometer, roentgenometer.
Strah•lungs•ne•kro•se *f patho.* radiation necrosis.
Strah•lungs•osteo•ne•kro•se *f* post-traumatic bone necrosis, radiation osteonecrosis, osteoradionecrosis.
Strang *m anat.* cord, chord, band, bundle. **amniotische Stränge** *pl* Simonart's ligaments, Streeter's bands, amniotic bands, amniotic adhesions.
Stran•gu•la•ti•on *f forens.* strangulation; *patho., chir.* strangulation.
Stran•gu•la•ti•ons•ile•us *m chir.* strangulation ileus, strangulated bowel obstruction.
stran•gu•lie•ren *vt patho., forens.* strangle, strangulate.
Strang•urie *f urol.* stranguria, strangury.
Stra•tum *nt* [S.U. STRATUM]
Stre•blo•dak•ty•lie *f ortho.* streblodactyly.
strecken [K•K] **I** *vt* stretch, stretch out, extend; *(verlängern)* elongate, lengthen; *(verdünnen)* dilute, water down; *(Arme)* extend, stretch; *ortho.* extend, apply traction. **II** *vr* **sich strecken** stretch o.s. out, have a stretch.
Strecker•seh•ne [K•K] *f anat.* extensor tendon.
Streck•re•flex *m physiol.* extensor reflex. **gekreuzter Streckreflex** crossed extensor reflex.
Streckung [K•K] *f ortho.* extension; traction.
Streck•ver•band *m ortho.* extension bandage.
Strei•fen *m* stripe, streak; *(Pflaster)* strip; *anat.* stripe, streak, ribbon.
Stre•pi•tus *m clin.* strepitus, noise, sound.
Strep•to•ba•zil•len•rat•ten•biß•fie•ber *nt* epidemic arthritic erythema, Haverhill fever, rat-bite fever/disease.
Strep•to•ba•zil•lus *m micro.* streptobacillus, Streptobacillus. **Streptobazillus des weichen Schankers** Ducrey's bacillus, Haemophilus ducreyi.
Strep•to•coc•cus *m micro.* streptococcus, Streptococcus.
Streptococcus haemolyticus Streptococcus pyogenes, Streptococcus hemolyticus.
Streptococcus pneumoniae pneumococcus, Diplococcus pneumoniae/lanceolatus,

Streptococcus pneumoniae.
Streptococcus pyogenes → Streptococcus haemolyticus.
Streptococcus viridans Streptococcus viridans, Aerococcus viridans; viridans streptococci.
Strep•to•der•mia *f derm.* streptoderma.
Strep•to•dor•na•se *f* streptococcal deoxyribonuclease, streptodornase.
Strep•to•ki•na•se *f* streptokinase, streptococcal fibrinolysin.
Streptokinase-Streptodornase *f* streptokinase-streptodornase, streptodornase-streptokinase.
Strep•to•kokk•ämie *f* → Streptokokkensepsis.
Strep•to•kok•ken *pl micro.* streptococci.
A-Streptokokken group A streptococci.
alpha-hämolytische Streptokokken alpha streptococci, α-hemolytic streptococci.
beta-hämolytische Streptokokken beta streptococci, β-hemolytic streptococci.
gamma-hämolytische Streptokokken → nicht-hämolysierende Streptokokken.
hämolytische Streptokokken hemolytic streptococci.
nicht-hämolysierende Streptokokken anhemolytic streptococci, gamma streptococci, gamma-hemolytic streptococci.
vergrünende/viridans Streptokokken viridans streptococci, Streptococcus viridans.
Strep•to•kok•ken•an•gi•na *f HNO* epidemic streptococcal sore throat, septic sore throat, streptococcal sore throat.
Strep•to•kok•ken•bron•chi•tis *f pulmo.* streptococcal bronchitis.
Strep•to•kok•ken•gan•grän *f patho.* streptococcal gangrene.
Strep•to•kok•ken•in•fek•ti•on *f epidem.* streptococcal infection, streptococcosis.
Strep•to•kok•ken•kar•di•tis *f card.* streptococcal carditis.
Strep•to•kok•ken•me•nin•gi•tis *f neuro.* streptococcal meningitis.
Strep•to•kok•ken•pha•ryn•gi•tis *f* → Streptokokkenangina.
Strep•to•kok•ken•pneu•mo•nie *f pulmo.* streptococcal pneumonia [n(j)uːˈməʊnɪə].
Strep•to•kok•ken•sep•sis *f patho.* streptosepticemia, streptococcemia, strepticemia.
Strep•to•kok•ken•to•xin *nt neuro.* streptococcal toxin.
Strep•to•ly•sin *nt immun.* streptolysin, streptococcolysin, streptohemolysin.
Strep•to•my•ces *m micro.* streptomycete, streptomyces.
Strep•to•my•ko•se *f epidem.* streptomycosis.
Strep•to•my•zet *m* → Streptomyces.
Stress *m* → Streß.
Streß *m patho., psycho.* stress; (*a. fig.*) strain, tension, pressure.
Streß•dia•be•tes *m endo.* hyperglycemia of injury, stress diabetes.
stres•sen *vt* stress, put under stress, strain.

Stromstärke

Streß•ero•sio•nen *pl patho.* (*Magen*) stress erosions.
Streß•fak•tor *m patho.* stressor.
Streß•frak•tur *f ortho.* fatigue fracture, stress fracture.
Streß•in•kon•ti•nenz *f urol.* stress incontinence.
Streß•krank•heit *f patho.* stress disease.
Streß•leu•ko•zy•to•se *f hema.* emotional leukocytosis.
Stres•sor *m patho.* stressor.
Streß•re•ak•ti•on *f physiol., patho.* stress reaction. **akute Streßreaktion** acute situational reaction, acute stress reaction, transient situational disturbance.
Streß•syn•drom *nt patho.* stress syndrome.
Streß•ul•kus *nt patho.* stress ulcer, stress ulceration.
streu•en *vt* spread; *phys.* (*Licht*) scatter, disperse; *patho.* spread, disseminate.
Streu•lin•se *f opt.* dispersing lens, concave lens.
Streu•ung *f stat.* spread, dispersion; *patho.* dissemination, spread.
Stria *f anat.* stria, striation, stripe, band, streak, line. **Striae** *pl* **gravidarum** *gyn.* stretch marks.
Strich•gang *m neuro.* walking on straight line.
Strich•kul•tur *f micro.* streak culture.
Stri•dor *m patho.* stridor.
Stridor congenitus/connatus congenital laryngeal stridor.
exspiratorischer Stridor expiratory stridor.
inspiratorischer Stridor inspiratory stridor.
Stridor laryngealis laryngeal stridor.
stri•do•rös *adj patho.* stridulous.
stri•du•lös *adj HNO* stridulous.
Stri•du•lus *m HNO* congenital laryngeal stridor.
Strik•tur *f patho.* stricture, narrowing, constriction.
funktionelle Striktur → spastische Striktur.
narbige Striktur scar stricture.
peptische Striktur peptic stricture.
permanente Striktur permanent stricture, organic stricture.
spastische Striktur functional stricture, temporary stricture, spastic stricture, spasmodic stricture.
Strik•tu•ro•to•mie *f chir.* stricturotomy, coarctotomy.
strip•pen *vt chir.* (*Vene*) strip.
Strip•per *m chir.* stripper.
Strip•ping *nt chir.* stripping.
stroboskopisch *adj* stroboscopic.
Strom *m* (*a. fig.*) flow, current, stream; *electr.* current, electric current, electricity, power.
Stro•ma•en•do•me•trio•se *f gyn.* stromal endometriosis, stromatosis, stromal adenomyosis.
Stro•ma•in•fil•tra•ti•on *f patho.* stromal invasion.
strö•men *vi* flow, stream, run.
Strom•stär•ke *f electr.* amperage.

Strom•stoß *m electr.* impulse, current pulse; *patho.* electric shock.
Stron•gy•loi•des *m micro.* threadworm, Strongyloides.
Stron•gy•loi•do•se *f epidem.* strongyloidiasis, strongyloidosis.
Stron•gy•lo•sis *f epidem.* strongylosis, strongyliasis.
Stron•gy•lus *m micro.* palisade worm, strongylid, Strongylus.
Struk•tur *f* structure, texture, framework, frame, make, make-up; *histol.* structure, histology [hɪs'tɑlədʒɪ], make; (*Krankheitsverlauf*) course.
Stru•ma *f endo.* goiter, goitre, thyrocele, struma.
Struma aberrans aberrant goiter.
Struma adenomatosa adenomatous goiter.
Struma adolescentium juvenile goiter.
Struma basedowiana Basedow's goiter.
blande Struma nontoxic goiter, simple goiter.
Struma colloides colloid goiter.
Struma diffusa diffuse goiter.
endemische Struma endemic goiter.
euthyreote Struma euthyroid goiter.
intrathorakale Struma intrathoracic goiter.
Struma juvenilis juvenile goiter.
Struma lymphomatosa lymphadenoid goiter, Hashimoto's disease/thyroiditis, lymphocytic thyroiditis, autoimmune.
mikrofollikuläre Struma microfollicular goiter.
multinodulare Struma multinodular goiter.
Struma nodosa nodular goiter.
organoide Struma Langhans' proliferating goiter, organoid thyroid carcinoma.
Struma parenchymatosa parenchymatous goiter, follicular goiter.
retrosternale Struma substernal goiter.
Struma vasculosa neonatorum vascular goiter of the newborn.
Stru•ma•re•sek•ti•on *f chir.* strumectomy [stru:'mektəmɪ].
Strum•ek•to•mie *f chir.* strumectomy [stru:'mektəmɪ].
stru•mi•gen *adj endo.* goitrogenic, goitrogenous.
Stru•mi•tis *f endo.* strumitis; thyroiditis.
Strümpell: Strümpell-Krankheit *f neuro.* Strümpell's disease, acute primary hemorrhagic meningoencephalitis.
Strümpell-Tibialiszeichen *nt neuro.* Strümpell's phenomenon/sign, tibialis sign.
ST-Segment *nt* (*EKG*) ST segment.
ST-Strecke *f* (*EKG*) ST segment.
Stuart-Prower: Stuart-Prower-Faktor *m hema.* Stuart-Prower factor, factor X.
Stu•dent *m* student.
Stu•den•tin *f* student.
Stu•die *f* study (*über* of, in); trial. **klinische Studie** clinical study, clinical trial.
Stu•die•ren *nt* study, studying.
stu•die•ren **I** *vt* study, read. **II** *vi* study, be a student.
Stu•di•um *nt* study, studies *pl.*
Stuhl *m* **1.** bowel movement, bowel evacuation; feces, stool, excrement. **2.** chair.
Stuhl•drang *m,* **schmerzhafter** *patho.* tenesmus, rectal tenesmus.
Stuhl•er•wei•chungs•mit•tel *nt pharm.* fecal softener.
Stuhl•flo•ra *f micro.* fecal flora.
Stuhl•fre•quenz *f clin.* bowel habits *pl.*
Stuhl•gang *m* bowel movement, bowel evacuation, eccrisis, evacuation, motion, movement.
Stuhl•ge•wohn•hei•ten *pl clin.* bowel habits.
Stuhl•in•kon•ti•nenz *f patho.* fecal incontinence, rectal incontinence.
Stuhl•kul•tur *f micro.* stool culture.
Stuhl•un•ter•su•chung *f lab.* stool examination.
stumm *adj* dumb, mute; (*sprachlos*) voiceless, silent, speechless.
Stumm•heit *f* dumbness, muteness.
Stumpf *m ortho.* stump; stub.
stumpf *adj* (*Messer*) dull, blunt; (*Augen*) dead; *neuro.* torpid, torpent, dull, aphathetic, lethargic.
Stumpf•heit *f* (*Messer*) bluntness; *neuro.* torpidness, torpidity, torpor, dullness, apathy ['æpəθɪ], lethargy.
Stumpf•kar•zi•nom *nt patho.* (*Magen*) stump cancer.
Stumpf•kon•trak•tur *f chir.* stump contracture [kən'træktʃər].
Stumpf•neur•al•gie *f neuro.* stump neuralgia.
Stumpf•ödem *nt patho.* stump edema.
Stumpf•schmerz *m neuro.* stump pain.
Stun•de *f* hour. **alle zwei Stunden** two-hourly, every two hours, every other hour. **alle vier Stunden** at four-hourly intervals.
24-Stunden-Rhythmus *m physiol.* circadian rhythm.
Stu•por *m psychia.* stupor.
stu•po•rös *adj psychia.* stuporous, narcose, narcous.
Sturge-Weber: Sturge-Weber-Krankheit *f patho.* Sturge-Weber syndrome, Sturge-Kalischer-Weber syndrome, encephalofacial/encephalotrigeminal angiomatosis.
Sturge-Weber-Krabbe: Sturge-Weber-Krabbe-Krankheit *f* → Sturge-Weber-Krankheit.
Sturmdorf: Sturmdorf-Operation *f gyn.* Sturmdorf's operation.
Sturz *m* (*a. ortho.*) fall; (*Fieber*) fall, drop.
stür•zen *vi* fall, fall over, have a fall.
Sturz•ge•burt *f gyn.* rapid parturition, oxytocia.
Stütz•kor•sett *nt ortho.* corset, support corset.
Stütz•mo•to•rik *f physiol.* postural motor system.
Stütz•strumpf *m clin.* elastic stocking.
Stütz•ver•band *m ortho.* cast.
Sty•lo•idi•tis *f ortho.* styloiditis.

Sty•lus *m pharm.* stylus.

Styp•ti•kum *nt* styptic, staltic, hemostatic, hemostyptic.

styp•tisch *adj* arresting hemorrhage ['hemərɪdʒ], styptic, staltic, hemostatic, hemostyptic.

sub•akut *adj clin., patho.* subacute.

Sub•aor•ten•ste•no•se *f card.* muscular subaortic stenosis.

Sub•arach•noi•dal•blu•tung *f neuro.* subarachnoid hemorrhage ['hemərɪdʒ], subarachnoid bleeding.

Sub•arach•noi•dal•raum *m anat.* subarachnoid cavity, subarachnoid space.

Sub•arach•noi•dal•spalt *m* → Subarachnoidalraum.

Sub•arach•noi•dal•zi•ster•nen *pl anat.* subarachnoidal sinuses, subarachnoidal cisterns.

sub•areo•lar *adj gyn.* subareolar.

sub•chro•nisch *adj clin., patho.* subchronic.

Subclavian-Steal-Syndrom *nt card.* subclavian steal, subclavian steal syndrome.

sub•dia•phrag•mal *adj* subphrenic, subdiaphragmatic, infradiaphragmatic.

sub•du•ral *adj anat.* subdural.

Sub•du•ral•blu•tung *f neuro.* subdural hemorrhage ['hemərɪdʒ], subdural bleeding.

Sub•du•ral•hä•ma•tom *nt neuro.* subdural hematoma.

Sub•du•ral•raum *m anat.* subdural cavity, subdural space.

Sub•du•ral•spalt *m* → Subduralraum.

sub•epi•der•mal *adj histol.* subcuticular, subepidermal, subepidermic.

sub•fe•bril *adj clin.* subfebrile.

Sub•fer•ti•li•tät *f andro., gyn.* subfertility.

Sub•glos•si•tis *f HNO* subglossitis.

sub•glot•tisch *adj* subglottal, subglottic, infraglottic.

sub•he•pa•tisch *adj anat.* subhepatic, infrahepatic.

sub•ik•te•risch *adj clin.* subicteric, slightly jaundiced.

Sub•in•fek•ti•on *f epidem.* subinfection.

Sub•in•vo•lu•ti•on *f gyn., patho.* incomplete involution, subinvolution.

Subklavia-Anzapfsyndrom *nt card.* subclavian steal, subclavian steal syndrome.

Sub•kla•via•ver•let•zung *f patho.* subclavian artery injury, subclavian artery trauma.

sub•ku•tan *adj histol.* subcutaneous, hypodermal, hypodermatic, hypodermic.

Sub•ku•tan•ge•we•be *nt histol.* subcutaneous tissue.

Sub•ku•tan•naht *f chir.* subcutaneous suture.

Sub•ku•tis *f anat.* subcutis, hypoderm, superficial fascia, subcutaneous fascia.

sub•le•thal *adj patho.* sublethal.

sub•leuk•ämisch *adj hema.* subleukemic.

Sub•lin•gu•al•tem•pe•ra•tur *f clin.* oral temperature, sublingual temperature.

Sub•lin•gui•tis *f HNO* sublinguitis.

Sub•lu•xa•tio *f patho.* partial dislocation, incomplete dislocation, subluxation, semiluxation.

Subluxatio lentis *ophthal.* subluxation of lens.

Subluxatio radii peranularis nursemaid's elbow, pulled elbow, Goyrand's injury, Malgaigne's luxation.

sub•lu•xie•ren *vt ortho.* subluxate.

sub•ma•mil•lär *adj gyn.* inframamillary.

sub•mam•mär *adj gyn.* inframammary, submammary.

Sub•ma•xil•la•ri•tis *f HNO* submaxillaritis, submaxillitis.

Sub•ma•xil•li•tis *f* → Submaxillaritis.

sub•mu•kös *adj anat.* submucosal, submucous.

sub•nar•ko•tisch *adj anes.* subnarcotic, slightly narcotic.

Sub•ok•zi•pi•tal•punk•ti•on *f neuro.* cisternal puncture, suboccipital puncture.

sub•phre•nisch *adj* subphrenic, infradiaphragmatic, subdiaphragmatic.

sub•pla•zen•tar *adj gyn.* subplacental.

sub•pleu•ral *adj pulmo.* subpleural.

Sub•pleu•ral•blu•tung *f pulmo.* subpleural hemorrhage ['hemərɪdʒ], subpleural bleeding.

sub•pu•bisch *adj anat.* subpubic.

Substanz *f (a. anat., histol.)* substance, mass, material, matter; *chem.* substance, body.

graue Substanz *anat.* gray, gray matter/substance, nonmyelinated matter/substance.

immun(o)depressive/immun(o)suppressive Substanz immunodepressant, immunodepressive, immunodepressor, immunosuppressant.

immun(system)stimulierende Substanz immunostimulant, immunostimulatory agent.

psychotrope Substanzen *pl pharm.* psychotropic drugs, psychoactive substances.

weiße Substanz *anat.* white matter, myelinated matter, white substance, myelinated substance.

Sub•stanz•ab•hän•gig•keit *f psychia.* dependence, dependance, substance dependence, psychoactive substance dependence.

Sub•sti•tu•ti•on *f clin., endo.* substitution; *psycho.* substitution.

Sub•sti•tu•ti•ons•the•ra•pie *f* replacement therapy.

Sub•ta•lar•ge•lenk *nt anat.* subtalar joint, talocalcaneal joint.

Sub•trak•ti•ons•an•gio•gra•phie *f,* **digitale** *radiol.* digital subtraction angiography.

sub•un•gu•al *adj* subungual, subunguial, hyponychial.

sub•val•vu•lär *adj* subvalvulär.

Suc•ci•nyl•cho•lin *nt pharm., anes.* succinylcholine, suxamethonium.

Suc•ci•nyl•cho•lin•chlo•rid *nt pharm., anes.* suxamethonium chloride, succinylcho-

line chloride, diacetylcholine.
Sucht *f psycho.* craving (*nach* for), obsession (*nach* with); *psychia.* addiction (*nach* to), dependence, dependance, habit.
sucht•er•re•gend *adj* → suchterzeugend.
sucht•er•zeu•gend *adj* habit-forming, addictive.
Such•test *m clin.* screening, screening test.
süch•tig *adj* addicted (*von* to).
Süch•ti•ge *m/f* addict, dependent, dependant.
Süch•tig•keit *f* → Sucht.
Sudeck: Sudeck-Syndrom *nt ortho.* Sudeck's syndrome/atrophy, post-traumatic osteoporosis, acute reflex bone atrophy ['ætrəfɪ], reflex sympathetic dystrophy.
Sudeck-Syndrom *nt* **mit Vasospasmen** *ortho.* Sudeck-Leriche syndrome.
Su•do•mo•to•rik *f physiol.* sudomotor function.
Su•do•mo•tor•sy•stem *nt physiol.* sudomotor system.
suf•fi•zi•ent *adj* sufficient.
Suf•fi•zi•enz *f* sufficiency.
Suf•fu•si•on *f path.* suffusion.
sug•ge•rie•ren *vt* (*Idee*) suggest; *psycho.* suggest.
sug•ge•sti•bel *adj psycho.* suggestible.
sug•ge•stiv *adj psycho.* suggestive.
Sug•gil•la•ti•on *f patho.* 1. suggillation, ecchymosis, bruise. 2. postmortem lividity, postmortem hypostasis, postmortem suggillation, livor mortis, livor.
Sui•zid *m/nt* suicide, voluntary death.
sui•zi•dal *adj* suicidal, self-destructive.
Sul•cus *m* [S.U. SULCUS]
Sul•fat *nt chem.* sulfate.
Sulf•hä•mo•glo•bin *nt patho.* sulfhemoglobin, sulfmethemoglobin.
Sulf•hä•mo•glo•bin•ämie *f patho.* sulfhemoglobinemia.
Sul•fon•amid *nt pharm.* sulfonamide.
Sul•kus•tu•mor *m,* **apikaler** *pulmo.* Pancoast's tumor, superior sulcus tumor, pulmonary sulcus tumor.
Sum•ma•ti•on *f physiol.* summation.
binokulare Summation binocular summation.
räumliche Summation spatial summation.
zeitliche Summation temporal summation.
Sum•ma•ti•ons•ga•lopp *m card.* summation gallop.
Sum•men *nt clin.* (*Auskultation*) buzzing, purr, hum.
sum•men *vi clin.* hum, buzz.
Sumpf•fie•ber *nt epidem.* 1. malaria, malarial fever, swamp fever, marsh fever. 2. marsh fever, swamp fever, mud fever, autumn fever, field fever.
su•per•azid *adj patho.* hyperacid, superacid.
Su•per•ci•li•um *nt anat.* 1. supercilium, eyebrow. 2. **Supercilia** *pl* hairs of eyebrow, eyebrow.
Su•per•fe•kun•da•ti•on *f embryo.* superfecundation.
Su•per•fe•ma•le *f genet.* superfemale.

Su•per•fe•ta•tion *f embryo.* superfetation, superimpregnation, hypercyesis, hypercyesia.
su•per•fi•zi•ell *adj* superficial.
Su•per•in•fek•ti•on *f epidem.* superinfection.
su•per•in•fi•ziert *adj epidem.* superinfected.
Su•per•in•vo•lu•ti•on *f gyn.* superinvolution, hyperinvolution.
su•pe•ri•or *adj anat.* superior.
Su•pe•rio•ri•täts•kom•plex *m psycho.* superiority complex.
Su•per•lak•ta•ti•on *f gyn.* hyperlactation, superlactation.
su•per•le•thal *adj* superletal.
Su•per•ovu•la•ti•on *f gyn.* superovulation.
Su•pi•na•ti•on *f* supination.
su•pi•nie•ren *vt* supinate.
Sup•pe *f* broth, soup, bouillon; *micro.* broth.
Sup•po•si•to•ri•um *nt pharm.* suppository.
Sup•pres•sor *m pharm.* suppressant, suppressor.
sup•pri•mie•ren *vt biochem., psycho.* suppress.
Sup•pu•ra•ti•on *f patho.* pus formation, suppuration, pyesis, pyogenesis, pyosis.
sup•pu•ra•tiv *adj patho.* pus-forming, purulent, suppurative.
su•pra•he•pa•tisch *adj* suprahepatic.
su•pra•ma•mil•lär *adj* supramamillary.
su•pra•mam•mär *adj* supramammary.
Supraorbitalis-Reflex *m neuro.* McCarthy's reflex, supraorbital reflex.
Su•pra•or•bi•tal•neur•al•gie *f neuro.* supraorbital neuralgia, brow pang.
Su•pra•pa•tel•lar•re•flex *m physiol.* suprapatellar reflex.
su•pra•pel•vin *adj* suprapelvic.
su•pra•pu•bisch *adj* suprapubic.
su•pra•re•nal *adj* suprarenal.
Su•pra•spi•na•tus•syn•drom *nt ortho.* supraspinatus syndrome.
su•pra•ster•nal *adj* suprasternal, episternal.
su•pra•val•vu•lär *adj* supravalvular, supravalvar.
su•pra•ven•tri•ku•lär *adj* supraventricular.
Su•pra•ver•genz *f ophthal.* supravergence, sursumvergence.
Su•pra•ver•si•on *f ophthal.* supraversion.
Su•pra•vi•tal•fär•bung *f histol.* supravital staining.
Sur•di•tas *f* deafness, surdity, surditas.
Sur•do•mu•ti•tas *f* deaf-muteness, deafmutism ['mjuːtɪzəm], surdimutism, surdimutitis.
Sur•sum•ver•si•on *f ophthal.* sursumversion.
Sus•pen•so•ri•um *nt anat., clin.* suspensory.
süß *adj* sweet, sugary, sugared.
sü•ßen *vt* sweeten, sugar, saccharify.
süß•lich *adj* sweet, sweetish.
Süß•stoff *m* sweetener, sweetening.
sus•zep•ti•bel *adj* susceptible (*für* to).
Sus•zep•ti•bi•li•tät *f* susceptibility (*für* to).

Sutton: Sutton-Nävus *m derm.* Sutton's nevus, Sutton's disease, halo nevus.

Su•tu•ra *f* [S.U. SUTURA]

Su•xa•me•tho•ni•um *nt pharm., anes.* suxamethonium, succinylcholine.

Su•xa•me•tho•ni•um•chlo•rid *nt pharm., anes.* suxamethonium chloride, succinylcholine chloride, diacetylcholine.

Swan-Ganz: Swan-Ganz-Katheter *m card.* Swan-Ganz catheter ['kæθɪtər].

Sweet: Sweet-Syndrom *nt derm.* Sweet's syndrome, acute febrile neutrophilic dermatosis.

Swenson: Swenson-Operation *f chir.* Swenson's operation.

Swift: Swift-Syndrom *nt derm.* Swift's disease, Swift-Feer disease, acrodynia, acrodynic erythema, dermatopolyneuritis, trophodermatoneurosis.

Swyer-James: Swyer-James-Syndrom *nt radiol.* Swyer-James syndrome, Macleod's syndrome.

Sy•co•sis *f derm.* sycosis, ficosis, mentagra.

Sydenham: Sydenham-Chorea *f neuro.* Sydenham's chorea, acute/rheumatic/simple chorea.

Sy•ko•se *f derm.* ficosis, sycosis, mentagra.

sy•ko•si•form *adj derm.* sycosiform.

syl•va•tisch *adj epidem.* sylvan, sylvatic.

Sym•bio•se *f micro., psycho.* symbiosis.

sym•bio•tisch *adj micro., psycho.* symbionic, symbiotic.

Sym•ble•pha•ron *nt ophthal.* symblepharon, blepharosynechia.

Sym•ble•pha•ro•pte•ry•gi•um *nt ophthal.* symblepharopterygium.

Sym•bol *nt* symbol, sign.

Sym•bo•li•sa•ti•on *f psycho.* symbolization.

Syme: Syme-Amputation *f ortho.* Syme's operation, Syme's amputation.

Sym•path•ek•to•mie *f neurochir.* sympathectomy, sympathetectomy, sympathicectomy.

  dorsale Sympathektomie dorsal sympathectomy.
  lumbale Sympathektomie lumbar sympathectomy.
  periarterielle Sympathektomie Leriche's operation, periarterial sympathectomy.
  pharmakologische Sympathektomie chemical sympathectomy.
  thorakale Sympathektomie thoracic sympathectomy.
  thorakolumbale Sympathektomie thoracolumbar sympathectomy.
  zervikale Sympathektomie cervical sympathectomy.

sym•pa•thi•ko•adre•nal *adj physiol.* sympathicoadrenal, sympathoadrenal.

sym•pa•thi•ko•adren•erg *adj physiol.* sympathicoadrenergic.

Sym•pa•thi•ko•mi•me•ti•kum *nt pharm.* sympathomimetic, sympathicomimetic.

sym•pa•thi•ko•mi•metisch *adj physiol., pharm.* sympathomimetic, sympathicomimetic.

Sym•pa•thi•ko•pa•thie *f neuro.* sympathicopathy.

Sym•pa•thi•ko•to•nie *f neuro.* sympatheticotonia, sympathicotonia.

Sym•pa•thi•ko•to•nus *m* → Sympathikotonie.

Sym•pa•thi•ko•trip•sie *f neurochir.* sympathicotrypsy.

sym•pa•thi•ko•trop *adj* sympathicotropic, sympathicotrope.

Sym•pa•thi•kus *m anat.* sympathetic nervous system, sympathicus, thoracolumbar system.

Sym•pa•thi•kus•blocka•de [k•k] *f anes.* sympathetic block.

Sym•pa•thi•kus•gan•gli•on *nt anat.* sympathetic ganglion.

sym•pa•thisch *adj* 1. *physiol.* sympathetic, sympathic. 2. *allg.* likeable, likable, nice.

Sym•pa•tho•ly•ti•kum *nt pharm.* sympatholytic, sympathicolytic, antisympathetic.

sym•pa•tho•ly•tisch *adj physiol., pharm.* sympatholytic, sympathicolytic, antisympathetic.

Sym•pa•tho•mi•me•ti•kum *nt* → Sympathikomimetikum.

Sym•pa•tho•pa•thie *f neuro.* sympathicopathy.

sym•pa•tho•trop *adj neuro.* sympathicotropic, sympathicotrope.

Sym•phy•se *f* [S.U. SYMPHYSIS]

Sym•phy•sen•naht *f ortho.* symphysiorrhaphy, symphyseorrhaphy.

Sym•phy•sen•rup•tur *f ortho.* rupture of the symphysis pubis.

Sym•phy•sen•spren•gung *f gyn.* symphysiotomy, symphyseotomy, pelviotomy [‚pɛlvɪ'atəmɪ].

Sym•phy•seo•to•mie *f* → Symphysensprengung.

Sym•phy•sio•ly•se *f ortho.* symphysiolysis.

Sym•phy•si•or•rha•phie *f ortho.* symphysiorrhaphy, symphyseorrhaphy.

Sym•phy•sio•to•mie *f* → Symphysensprengung.

Sym•phy•sis *f* [S.U. SYMPHYSIS]

Sym•ptom *nt clin.* symptom, sign (*für, von* of); complaint, manifestation, phenomenon [fɪ'namə‚nan].

  charakteristisches Symptom characteristic symptom.
  Symptome *pl* **ersten Ranges** *psychia.* Schneider's first rank symptoms, first rank symptoms.
  führendes Symptom chief complaint.
  objektives Symptom objective symptom, phenomenon.
  pathognomonisches Symptom pathognomonic symptom.
  subjektives Symptom subjective symptom.

sym•ptom•arm *adj clin.* without symptoms, asymptomatic, inapparent.

Sym•pto•ma•tik *f* 1. *clin.* symptomatology [‚sɪmptəmə'taləd͡ʒɪ]. 2. → Symptomato-

symptomatisch 816

logie.
sym·pto·ma·tisch *adj* symptomatic, endeictic, characteristic (*für* of).
Sym·pto·ma·to·lo·gie *f* symptomatology [ˌsɪmptəməˈtɑlədʒɪ], semeiology [ˌsiːmaɪˈɑlədʒɪ], semeiology [ˌsiːmaɪˈɑlədʒɪ], semeiotics *pl*.
Sym·ptom·bil·dung *f psycho.* symptom formation, symptom substitution.
Sym·pto·men·kom·plex *m clin., patho.* symptom complex; syndrome. **postthrombotischer Symptomenkomplex** postphlebitic syndrome, post-thrombotic syndrome.
sym·ptom·los *adj clin.* without symptoms, asymptomatic, inapparent.
Sym·ptom·mil·de·rung *f clin.* palliation.
Sym·ptom·tri·as *f clin.* triad of symptoms.
Syn·al·gie *f neuro.* referred pain, synalgia.
Syn·an·them *nt derm.* synanthema, synanthem.
Syn·ap·se *f physiol., histol.* synapse.
Syn·ap·sen·spalt *m histol.* synaptic gap, synaptic cleft.
syn·ap·tisch *adj physiol., histol.* synaptic, synaptical.
Syn·ar·thro·se *f anat.* synarthrosis, synarthrodia, synarthrodial joint.
Syn·äs·the·si·al·gie *f neuro.* painful synesthesia, synesthesialgia.
Syn·äs·the·sie *f neuro.* synesthesia. **schmerzhafte Synästhesie** painful synesthesia, synesthesialgia.
Syn·chei·lia *f embryo.* syncheilia, synchilia.
Syn·chi·lia *f* → Syncheilia.
Syn·chi·sis *f ophthal.* synchysis, synchesis. **Synchisis scintillans** spintherism, spintheropia.
Syn·chondr·ek·to·mie *f ortho.* synchondrectomy.
Syn·chon·dro·seo·to·mie *f ortho.* synchondroseotomy.
Syn·chon·dro·to·mie *f ortho.* synchondrotomy.
syn·chron *adj* synchronous, homochronous (*mit* with).
Syn·chron·de·fi·bril·la·ti·on *f card.* electroversion.
syn·chro·ni·sie·ren *vt* synchronize (*mit* with).
Syn·dak·ty·lie *f embryo.* syndactyly, syndactylia, syndactylism.
Syn·des·mi·tis *f ortho.* syndesmitis.
Syn·des·mo·pe·xie *f ortho.* syndesmopexy.
Syn·des·mo·phyt *m patho., ortho.* syndesmophyte.
Syn·des·mo·pla·stik *f ortho.* syndesmoplasty.
Syn·des·mor·rha·phie *f ortho.* syndesmorrhaphy.
Syn·des·mo·to·mie *f ortho.* syndesmotomy.
Syndrom *nt clin., patho.* syndrome, symptom complex.
Syndrom der abführenden Schlinge *chir.* efferent loop syndrome.

adrenogenitales Syndrom adrenogenital syndrome, congenital adrenal hyperplasia.
angio-osteo-hypertrophisches Syndrom Klippel-Trénaunay syndrome, Klippel-Trénaunay-Weber syndrome, angio-osteohypertrophy syndrome.
apallisches Syndrom apallic syndrome.
aurikulotemporales Syndrom Frey's syndrome, auriculotemporal syndrome, gustatory sweating syndrome.
Syndrom der blinden Schlinge *chir.* blind-loop syndrome.
Syndrom der blutenden Kapillaren leaking capillary syndrome.
Syndrom der brennenden Füße Gopalan's syndrome, burning feet syndrome.
chronisches psychoorganisches Syndrom chronic brain syndrome, chronic organic brain syndrome, chronic neuropsychologic disorder.
Syndrom der eingedickten Galle inspissated bile syndrome.
Syndrom der ektopischen ACTH-Bildung ectopic ACTH syndrome.
extrapyramidales Syndrom extrapyramidal syndrome, extrapyramidal disease.
Syndrom der gelben Fingernägel yellow nail syndrome.
Syndrom der geschlagenen Eltern battered parents syndrome.
Syndrom des geschlagenen Kindes battered child syndrome.
hämolytisch-urämisches Syndrom Gasser's syndrome, hemolytic-uremic syndrome.
hepatorenales Syndrom hepatonephric/hepatorenal syndrome, liver-kidney syndrome.
hepatozerebrales Syndrom hepatic encephalopathy, portal-systemic encephalopathy [enˌsefəˈlɑpəθɪ].
hyperkinetisches Syndrom des Kindesalters hyperactive child syndrome, minimal brain dysfunction, hyperkinetic syndrome, attention-deficit hyperactivity disorder.
Syndrom der inadäquaten ADH-Sekretion syndrome of inappropriate antidiuretic hormone.
kardiopulmonales Syndrom der Adipösen pickwickian syndrome.
Syndrom der kaudalen Regression caudal dysplasia syndrome, caudal regression syndrome, sacral agenesis.
Syndrom des zu kleinen Restmagens small stomach syndrome.
myeloproliferatives Syndrom myeloproliferative syndrome, myeloproliferative disease.
nephritisches Syndrom nephritic syndrome.
nephrotisches Syndrom nephrosis, nephrotic syndrome, Epstein's syndrome.
neurokutanes Syndrom phacomatosis, neurocutaneous syndrome.
okuloaurikuläres/okulo-aurikulo-verte-

brales Syndrom oculoauriculovertebral dysplasia, oculoauricular dysplasia, Goldenhar's syndrome.

okulodentodigitales Syndrom Meyer-Schwickerath and Weyers syndrome, oculodentodigital syndrome.

okulokutanes Syndrom Vogt-Koyanagi syndrome, oculocutaneous syndrome, uveocutaneous syndrome.

okulopharyngeales Syndrom oculopharyngeal syndrome.

okulovertebrales Syndrom oculovertebral syndrome, Weyers-Thier syndrome.

okulo-zerebro-renales Syndrom oculocerebrorenal syndrome, Lowe's syndrome, Lowe-Terrey-MacLachlan syndrome.

olfakto-genitales Syndrom Kallmann's syndrome, olfactogenital dysplasia, hypogonadotropic eunuchoidism.

orofaziodigitales Syndrom Papillon-Léage and Psaume syndrome, orofaciodigital syndrome, oral-facial-digital syndrome.

paraneoplastisches Syndrom paraneoplastic syndrome.

paranoide Syndrome *pl* delusional disorders, delusional paranoid disorders.

petrosphenoidales Syndrom Jacod's syndrome, petrosphenoidal syndrome.

Syndrom der polyzystischen Ovarien Stein-Leventhal syndrome, polycystic ovary disease/syndrome.

postkommotionelles Syndrom post-traumatic brain syndrome, postconcussional syndrome.

postthrombotisches Syndrom postphlebitic syndrome, post-thrombotic syndrome.

posttraumatisches Syndrom post-traumatic syndrome.

prämenstruelles Syndrom premenstrual tension, premenstrual syndrome.

psychoorganisches Syndrom organic brain syndrome, organic mental syndrome.

SIADH-ähnliches Syndrom SIADH-like syndrome.

sinubronchiales/sinupulmonales Syndrom sinobronchial syndrome, sinopulmonary syndrome, bronchosinusitis, sinobronchitis.

temporomandibuläres Syndrom Costen's syndrome, pain dysfunction syndrome, temporomandibular joint syndrome.

thyreosuprarenales Syndrom Schmidt's syndrome, vagoaccessory syndrome.

tödliches kutaneointestinales Syndrom Degos' syndrome, Köhlmeier-Degos disease, malignant atrophic papulosis.

Syndrom des toxischen Schocks toxic shock syndrome.

Syndrom der unruhigen Beine Ekbom syndrome, restless legs syndrome.

urethro-okulo-synoviales Syndrom Reiter's syndrome, Fiessinger-Leroy-Reiter syndrome.

Syndrom der verbrühten Haut Lyell's syndrome, toxic epidermal necrolysis, toxic bullous epidermolysis [ˌepɪdərˈmɑləsɪs], non-staphylococcal scalded skin syndrome.

Syndrom der verlängerten Beatmungsabhängigkeit syndrome of prolonged ventilator dependence.

zerebrohepatorenales Syndrom Zellweger syndrome, cerebrohepatorenal syndrome.

Syndrom der zuführenden Schlinge *chir.* gastrojejunal loop obstruction syndrome, afferent loop syndrome.

Syndrom des zu kleinen Restmagens *chir.* early satiety.

Syn•echie *f patho.* synechia, adhesion.

Syn•echio•to•mie *f ophthal.* synechiotomy, synechotomy, corelysis.

Syn•echo•to•mie *f* → Synechiotomie.

syn•er•ge•tisch *adj physiol.* synergetic, synergic.

Syn•er•gie *f physiol.* synergy, synergia.

Syn•er•gis•mus *m pharm.* synergism [ˈsɪnərdʒɪzəm], synergy, synergia.

Syn•er•gist *m pharm.* synergist.

syn•er•gi•stisch *adj pharm.* synergistic.

Syn•ize•sis *f ophthal.* synizesis, synezesis.

Syn•ko•pe *f* syncope, swoon, faint, fainting, swooning.

kardiale Synkope cardiac syncope.

vasovagale Synkope vasovagal syncope/attack, Gowers' syndrome, pressure syncope, vagal attack, vasodepressor syncope.

syn•ko•pisch *adj* syncopal, syncopic.

Syn•oph•thal•mie *f embryo.* synophthalmia, cyclopia.

Syn•op•to•phor *m ophthal.* synoptophore.

Syn•or•chi•die *f urol.* synorchism [ˈsɪnɔːrkɪzəm], synorchidism.

Syn•ov•ek•to•mie *f ortho.* synovectomy, villusectomy.

Syn•ovia *f anat.* synovia, synovial fluid.

syn•ovi•al *adj anat.* synovial.

Syn•ovi•al•ek•to•mie *f* → Synovektomie.

Syn•ovia•lis *f anat.* synovium, synovial layer/membrane.

Syn•ovia•lis•di•ver•ti•kel *nt ortho.* synovial diverticulum.

Syn•ovia•lis•ent•fer•nung *f* → Synovektomie.

Syn•ovia•lis•ex•zi•si•on *f* → Synovektomie.

Syn•ovia•li•tis *f* → Synovitis.

Syn•ovia•lom *nt* → Synoviom.

Syn•ovi•al•pro•laps *m ortho.* arthrocele.

Syn•ovi•al•sar•kom *nt ortho.* synoviosarcoma, synovial sarcoma, synovial cell sarcoma.

Syn•ovi•al•zel•le *f histol.* synovial cell.

Syn•ovi•al•zot•ten *pl histol.* synovial villi, haversian glands, synovial glands.

Syn•ovi•al•zy•ste *f ortho.* myxoid cyst, synovial cyst.

Syn•ovi•itis *f* → Synovitis.

Syn•ovi•om *nt ortho.* synovioma, synovialoma.

Syn•ovi•or•the•se *f radiol., ortho.* synoviorthesis, synoviorthese.

Synovitis

Syn•ovi•tis *f ortho.* synovitis, arthrosynovitis.
chronische hypertrophische Synovitis des Kniegelenks Brodie's disease, Brodie's knee.
pigmentierte villonoduläre Synovitis pigmented villonodular synovitis, nodular tenosynovitis, chronic hemorrhagic villous synovitis.
proliferative Synovitis proliferative synovitis.
rheumatoide Synovitis rheumatoid synovitis.
villonoduläre/villöse Synovitis villous synovitis, villonodular synovitis, dendritic synovitis.
syn•tak•tisch *adj ortho.* syntactical.
Syn•ta•xis *f ortho.* syntaxis.
Syn•te•xis *f patho.* syntexis, emaciation, wasting.
Syn•the•se *f chem., chir.* synthesis.
syn•the•tisch *adj* synthetic, artificial.
syn•zy•ti•al *adj histol.* syncytial.
Syn•zy•ti•um *nt histol.* syncytium.
Sy•phi•lid *nt epidem.* syphilid, syphilide, syphiloderm.
Sy•phi•lis *f epidem.* syphilis, lues, treponemiasis.
Syphilis congenita/connata congenital syphilis, heredolues, heredosyphilis.
endemische Syphilis endemic syphilis, nonvenereal syphilis, bejel.
kardiovaskuläre Syphilis cardiovascular syphilis.
Syphilis latens latent syphilis.
Syphilis latens seronegativa late latent syphilis.
Syphilis latens seropositiva early latent syphilis.
Sy•phi•lis•diag•no•stik *f immun.* tests *pl* for syphilis. **serologische Syphilisdiagnostik** serologic tests for syphilis.
Sy•phi•lis•spi•ro•chä•te *f micro.* Treponema pallidum.
Sy•phi•lis•tests *pl* → Syphilisdiagnostik.
sy•phi•li•tisch *adj patho.* luetic, syphilitic, syphilous.
Sy•phi•lo•id *nt, posterosives ped.* diaper erythema, diaper rash, diaper dermatitis.
sy•phi•lo•id *adj patho.* syphiloid.
Sy•phi•lom *nt patho.* gumma, gummatous syphilid, luetic granuloma, syphiloma.
Sy•ring•ek•to•mie *f chir.* fistulectomy, syringectomy.
Sy•rin•gi•tis *f HNO* eustachian salpingitis, syringitis, eustachitis.
Sy•rin•go•bul•bie *f neuro.* syringobulbia, pontobulbia.
Sy•rin•go•en•ze•pha•lo•mye•lie *f neuro.* syringoencephalomyelia.
Sy•rin•gom *nt derm.* syringoma, hidradenoma, sweat gland adenoma.
Sy•rin•go•mye•lie *f neuro.* Morvan's disease, syringomyelia, syringomyelic syndrome. **(post-)traumatische Syringomyelie** traumatic syringomyelia, Kienböck's disease.
Sy•rin•go•mye•li•tis *f neuro.* syringomyelitis, cavitary myelitis.
Sy•rin•go•mye•lo•ze•le *f neuro.* syringomeningocele, syringomyelocele.
Sy•rin•go•pon•tia *f neuro.* syringopontia.
Sy•rin•go•to•mie *f chir.* fistulotomy, syringotomy.
Sy•rin•go•ze•le *f neuro.* syringocele.
Sy•rinx *f* **1.** *anat.* syrinx, tube. **2.** *patho.* fistula.
Sy•stem *nt allg., physiol.* system; *techn.* system, network.
arterielles System arterial system, arterial high-pressure system.
biologisches System biological system.
extrapyramidal-motorisches System extrapyramidal system, extrapyramidal motor system, extracorticospinal system, nonpyramidal system.
hypothalamisch-neurohypophysäres System hypothalamic-posterior pituitary system.
hypothalamo-hypophysäres System Meynert's tract, hypothalamohypophysial tract.
kardiovaskuläres System cardiovascular system.
lymphatisches System absorbent system, lymphatic system.
pyramidales/pyramidal-motorisches System pyramidal system.
retikuloendotheliales/retikulohistiozytäres System reticuloendothelial system, reticulohistiocytic system.
uropoetisches System urinary system, uropoietic system, urinary tract, urinary organs.
vasomotorisches System vasomotorium, vasomotor system.
viszeromotorisches System visceromotor system.
sy•ste•ma•tisch *adj* systematic, methodic; scientific.
Sy•stem•atro•phie *f patho.* systemic atrophy ['ætrəfɪ].
Sy•stem•can•di•do•se *f patho.* systemic candidiasis.
Sy•stem•er•kran•kung *f patho.* systemic disease.
Sy•stem•ery•the•ma•to•des *m derm.* systemic lupus erythematosus, disseminated lupus erythematosus, SLE-like syndrome.
sy•ste•misch *adj physiol., patho.* systemic.
Sy•stem•my•ko•se *f patho.* deep mycosis, systemic mycosis.
Sy•stem•skle•ro•se *f patho.* systemic scleroderma, systemic sclerosis, diffuse sclerosis, diffuse systemic sclerosis.
Sy•sto•le *f physiol.* systole, miocardia.
Sy•sto•li•kum *nt card.* systolic bruit, systolic murmur.
sy•sto•lisch *adj physiol.* systolic.
S-Zacke *f (EKG)* S wave.
Szin•ti•gramm *nt radiol.* scan, scintiscan,

scintigram, gammagram.
Szin•ti•gra•phie *f radiol.* scintiscanning, scintillation scanning, scanning, radioisotope scanning, radionuclide imaging.
szin•ti•gra•phisch *adj radiol.* scintigraphic.
Szin•til•la•ti•on *f neuro., ophthal.* scintillation; *phys.* scintillation.

Szin•ti•scan•ner *m radiol.* scintiscanner, scanner, scintillation scanner.
szir•rhös *adj patho.* scirrhous, hard.
Szir•rhus *m* **1.** *patho.* scirrhous cancer, scirrhous carcinoma, hard cancer, scirrhus. **2.** *gyn.* (*Brust*) scirrhous breast carcinoma, carcinoma simplex of breast, mastoscirrhus.

T

Ta•bak•am•bly•opie *f ophthal.* tobacco amblyopia.
Ta•baks•beu•tel•naht *f chir.* pursestring suture.
Ta•bak•ver•gif•tung *f patho.* tobaccoism, tabacosis.
ta•bel•la•risch *adj* tabular, tabulate.
Ta•bel•le *f* table, chart, schedule. **in eine Tabelle eintragen** table, chart. **in einer Tabelle zusammenstellen** table, tabulate.
Ta•bes *f patho.* tabes, wasting, emaciation. **Tabes dorsalis** posterior spinal sclerosis, tabes dorsalis, Duchenne's disease.
Ta•bes•zenz *f patho.* tabescence.
Tab•let•te *f pharm.* tablet, tabule; tabella.
Ta•bo•pa•ra•ly•se *f neuro.* taboparalysis, taboparesis.
Tache *f French derm.* tache, spot, blemish. **Taches bleues** *pl* blue spots.
Ta•chy•ar•rhyth•mie *f card.* cardiac tachyarrhythmia, tachyarrhythmia.
ta•chy•kard *adj card.* tachycardiac, tachycardic.
Ta•chy•kar•die *f card.* tachycardia, tachysystole, polycardia.
  atriale Tachykardie atrial tachycardia, auricular tachycardia.
  heterotope Tachykardie ectopic tachycardia.
  lageabhängige/orthostatische Tachykardie postural tachycardia.
  paroxysmale Tachykardie paroxysmal tachycardia, Bouveret's syndrome.
  supraventrikuläre Tachykardie supraventricular tachycardia.
  ventrikuläre Tachykardie ventricular tachycardia.
Ta•chy•phy•la•xie *f physiol., pharm.* tachyphylaxis.
Ta•chy•pnoe *f* rapid breathing, tachypnea.
Ta•chy•rhyth•mie *f card.* tachyrhythmia.
Tae•nia[1] *f anat.* [s.u. TAENIA]
Tae•nia[2] *f micro.* taenia, tenia.
  Taenia saginata beef tapeworm, unarmed tapeworm, Taenia saginata, Taeniarhynchus saginata.
  Taenia solium armed tapeworm, pork tapeworm, Taenia solium.
Tae•nia•fu•gum *nt pharm.* taeniafuge, teniafuge, tenifuge.

Tae•nia•rhyn•chus sa•gi•na•tus → Taenia saginata.
Tae•nia•sis *f epidem.* taeniasis, teniasis.
Tae•ni•zid *nt pharm.* taeniacide, teniacide, tenicide.
tae•ni•zid *adj pharm.* taeniacide, teniacide, tenicide.
Ta•fel•salz *nt* salt, common salt, table salt.
Ta•fel•was•ser *nt* mineral water, table water.
Tag *m* 1. day. **am nächsten Tag** the day after. **von Tag zu Tag** from day to day. **jeden zweiten Tag** on alternate days, every other day. 2. (*Tageszeit*) day, daytime. **während des Tages** in the daytime. **Tag und Nacht** night and day. **den ganzen Tag** all day (long).
Tag•angst *f ped.* pavor diurnus, day terrors *pl*.
Tag•blind•heit *f ophthal.* day blindness, hemeralopia, hemeranopia.
Ta•ges•be•darf *m* daily requirement.
Ta•ges•do•sis *f pharm.* daily dose.
Ta•ges•durch•schnitt *m* daily average, per diem average.
Ta•ges•kli•nik *f clin.* day hospital.
Ta•ges•licht•lam•pe *f* daylamp.
Ta•ges•licht•se•hen *nt physiol.* day vision, daylight vision, photopic vision.
Ta•ges•ryth•mus *m physiol.* diurnal rhythm, circadian rhythm.
T-Ag•glu•ti•nin *nt immun.* T agglutinin.
täg•lich *adj* day-to-day, daily, diurnal. **zweimal täglich** *pharm.* twice a day, bis in die.
Takahara: Takahara-Krankheit *f patho.* Takahara's disease, acatalasemia.
Takayasu: Takayasu-Syndrom *nt card.* Takayasu's disease, pulseless disease, reversed coarctation.
Takt *m* rhythm, beat.
tak•til *adj physiol.* tactile, tactual, haptic.
Tal•al•gie *f ortho.* talalgia.
ta•lar *adj anat.* talar.
Talg *m histol.* sebum, smegma; *pharm.* tallow, suet.
talg•ar•tig *adj histol.* sebaceous, suety.
Talg•drü•sen *pl histol.* sebaceous glands, oil glands.
Talg•re•ten•ti•ons•zy•ste *f patho.* atheromatous cyst, epidermal cyst, epidermoid cyst, sebaceous cyst.
Talg•zy•ste *f* → Talgretentionszyste.

Tal•ko•se *f pulmo.* talcosis, pulmonary talcosis.
Tal•kum *nt pharm.* talc, talcum.
Tal•kum•staub•lun•ge *f* → Talkose.
Talma: Talma-Operation *f chir.* Talma's operation.
Talma-Syndrom *nt neuro.* Talma's disease.
ta•lo•kal•ka•ne•al *adj anat.* talocalcaneal, talocalcanean.
Ta•lo•kal•ka•neo•na•vi•ku•lar•ge•lenk *nt anat.* talocalcaneonavicular articulation/joint.
ta•lo•kru•ral *adj anat.* talocrural, crurotalar.
Ta•lo•kru•ral•ge•lenk *nt anat.* ankle, ankle joint, crurotalar joint, talocrural joint.
Ta•lo•na•vi•ku•lar•ge•lenk *nt anat.* talonavicular articulation/joint.
Ta•lus *m anat.* talus, ankle, ankle bone.
Ta•lus•frak•tur *f ortho.* fractured talus, talar fracture.
Ta•lus•hals *m anat.* neck of talus, neck of ankle bone.
Ta•lus•hals•frak•tur *f ortho.* talar neck fracture.
Ta•lus•kopf *m anat.* head of talus.
Ta•lus•re•sek•ti•on *f ortho.* astragalectomy.
Ta•lus•rin•ne *f anat.* talar sulcus.
Ta•lus•rol•le *f anat.* trochlea of talus.
Tam•pon *m* tampon, stype; tent, pack, plug.
Tam•po•na•de *f* tamponade, tamponage.
Tam•po•nie•ren *nt* tamponade, tamponage, tamponing, tamponment.
tam•po•nie•ren *vt* tampon, pack, plug.
Tangier: Tangier-Krankheit *f patho.* Tangier disease, familial HDL deficiency.
Tä•nie *f anat.* [S.U. TAENIA]
Tank•re•spi•ra•tor *m anes., IC* iron lung.
Tanner: Tanner-Operation *f chir.* Tanner's operation.
T-Antigen *nt immun.* tumor antigen, T antigen.
Ta•pe•to•re•ti•no•pa•thie *f ophthal.* tapetoretinopathy.
Tapia: Tapia-Syndrom *nt neuro.* Tapia's syndrome, ambiguo-hypoglossal paralysis [pəˈrælɪsɪs].
T-Areal *nt* (*Lymphknoten*) thymus-dependent zone, deep cortex, paracortex.
Tar•get•zel•le *f hema.* Mexican hat cell, target cell.
tar•sal *adj anat.* tarsal.
Tars•al•gie *f ortho.* tarsalgia.
Tar•sal•ka•nal *m anat.* tarsal sinus.
Tarsaltunnel-Syndrom *nt neuro.* tarsal tunnel syndrome.
Tars•ek•to•mie *f* **1.** *ortho.* tarsectomy. **2.** *ophthal.* tarsectomy [tɑːrˈsɛktəmɪ].
Tar•si•tis *f ophthal.* tarsitis; blepharitis.
Tar•so•me•ta•tar•sal•ge•len•ke *pl anat.* tarsometatarsal joints/articulations.
Tar•sor•rha•phie *f ophthal.* blepharorrhaphy, tarsorrhaphy.
Tar•so•to•mie *f* **1.** *ophthal.* tarsotomy. **2.** *ortho.* tarsotomy [tɑːrˈsɑtəmɪ].

Tar•sus *m* [S.U. TARSUS]
Tar•sus•ent•zün•dung *f ophthal.* tarsitis.
Tar•sus•ex•zi•si•on *f ophthal.* tarsectomy [tɑːrˈsɛktəmɪ].
Tar•sus•schwel•lung *f ophthal.* tarsophyma.
Tarui: Tarui-Krankheit *f patho.* Tarui disease, type VII glycogen storage disease.
Ta•schen•band *nt anat.* vestibular ligament, ventricular ligament (of larynx).
Ta•schen•fal•te *f anat.* ventricular fold, vestibular fold, false vocal cord.
Ta•schen•klap•pe *f anat.* (*Herz*) semilunar cusp, semilunar valve, flap valve.
Ta•schen•mes•ser•phä•no•men *nt neuro.* clasp-knife effect, clasp-knife phenomenon [fɪˈnɑməˌnɒn].
Tas•se *f cup.* eine Tasse (voll) a cupful.
tast•bar *adj* touchable, palpable, tactile, tangible.
ta•sten *vt* touch, feel, pat, tap, palpate.
Tast•ge•fühl *nt* → Tastsinn.
Tast•ha•ken *m chir.* examining hook.
Tast•per•kus•si•on *f clin.* palpatory percussion, plessesthesia.
Tast•sinn *m physiol.* tactile sense, sense of touch.
taub *adj* **1.** deaf. **taub machen** deafen, make deaf. **taub werden** grow deaf. **2.** (*Glied*) numb, benumbed, dead, asleep.
Tau•be *m/f* deaf person. **die Tauben** *pl* the deaf.
Tau•ben•züch•ter•lun•ge *f pulmo.* bird-breeder's lung, pigeon-breeder's lung.
Taub•heit *f* **1.** *HNO* hearing loss, deafness. **2.** (*Fuß, Hand*) numbness.
  organisch-bedingte Taubheit organic deafness.
  pankochleäre Taubheit pancochlear deafness.
  psychogene Taubheit functional hearing loss, psychogenic hearing loss, functional deafness.
  retrokochleäre Taubheit retrochochlear deafness, nerve deafness, neural deafness.
  völlige Taubheit total deafness, anacusis.
Taub•heits•ge•fühl *nt* numbness.
taub•stumm *adj HNO* surdimute, deaf-mute, deaf-and-dumb.
Taub•stum•me *m/f HNO* deaf-mute, surdimute.
Taub•stumm•heit *f HNO* deaf-muteness, deaf-mutism [ˈmjuːtɪzəm], surdimutism, surdimutitis.
Tauch•kropf *m patho.* intrathoracic goiter, diving goiter, wandering goiter.
Taug•lich•keit *f* fitness, aptness, aptitude; suitability, usefulness.
Taug•lich•keits•test *m* aptitude test.
Tau•mel•gang *m* staggering, reeling.
tau•me•lig *adj* **1.** staggering, reeling. **2.** (*schwindelig*) giddy, dizzy, groggy.
tau•meln *vi* stagger, reel, sway, titubate.
Täu•schung *f* delusion, deception; (*Sinnestäuschung*) illusion.

Taussig-Bing: Taussig-Bing-Syndrom *nt card.* Taussig-Bing syndrome, partial transposition of great vessels.
Tawara: Tawara-Schenkel *m physiol.* leg of av-bundle, bundle branch.
Tay: Tay-Fleck *m ophthal.* Tay's sign/spot, cherry-red spot.
Tay-Sachs: Tay-Sachs-Erkrankung *f patho.* Tay-Sachs disease, Sachs' disease, infantile amaurotic (familial) idiocy.
TB-Bazillus *m micro.* Koch's bacillus, tubercle bacillus, Mycobacterium tuberculosis.
TB-Erreger *m* → TB-Bazillus.
T-Drain *m chir.* T tube drainage.
Teale: Teale-Amputation *f ortho.* Teale's operation, Teale's amputation.
Tech•nik *f* **1.** *techn.* technique, technic, procedure; *chir.* (*Verfahren*) technique, technic, operation, procedure, method; (*Handgriff*) maneuver; (*Eingriff*) operation, surgical procedure, process. **2.** technology [tek-'nɑlədʒɪ], technics *pl*.
Tech•ni•ker *m* technician, engineer.
Tech•ni•ke•rin *f* technician, engineer.
Tee *m* (*Teebätter*) tea; (*Aufguß*) tea, thea; *pharm.* infusion, decoction.
Tee•löf•fel *m* teaspoon. **ein Teelöffel voll** a teaspoonful.
tee•löf•fel•wei•se *adj* by the teaspoonful.
Teer•ak•ne *f derm.* tar acne.
Teer•ke•ra•to•se *f derm.* tar keratosis.
Teer•krebs *m patho.* tar cancer.
Teer•stuhl *m patho.* tarry stool, melena.
Teer•war•zen *pl derm.* tar keratosis.
Teer•zy•ste *f gyn.* chocolate cyst, tarry cyst.
T-Effektorzelle *f immun.* T effector cell.
teg•men•tal *adj anat.* tegmental.
Teich•op•sie *f* → Teichoskopie.
Tei•cho•sko•pie *f ophthal.* fortification spectrum, teichopsia.
tei•gig *adj* (*Haut*) pasty.
Teil *m/nt* **1.** part, portion; *anat.* part, portion, division, segment. **2.** (*Bestandteil*) component, constituent, element.
Teil•an•ti•gen *nt immun.* partial antigen, hapten.
Teil•chen *nt* (*a. phys.*) particle; corpuscle.
Teil•chen•be•schleu•ni•ger *m phys.* particle accelerator.
Teil•chen•strah•lung *f phys.* corpuscular radiation, particulate radiation.
Teil•ent•fer•nung *f chir.* partial excision, resection, exeresis.
Teil•ge•biß *nt dent.* dental prosthesis [prɑs-'θiːsɪs], denture, partial denture.
teil•nahms•los *adj* passive, indifferent; apathetic, impassive, lethargic; unresponsive, lifeless.
Teil•nahms•lo•sig•keit *f* passiveness, indifference, apathy ['æpəθɪ], impassivity, lethargy.
Teil•pro•the•se *f* → Teilgebiß.
Teil•re•mis•si•on *f oncol.* partial remission, incomplete remission.
Tel•an•gi•ek•ta•sie *f patho.* telangiectasia, telangiectasis. **hereditäre Telangiektasie** Osler-Weber-Rendu disease, Osler's disease, hereditary hemorrhagic telangiectasia.
Teleangiektasie-Ataxie-Syndrom *nt patho.* ataxia-teleangiectasia (syndrome).
te•le•an•gi•ek•ta•tisch *adj patho.* telangiectatic.
Te•le•cu•rie•the•ra•pie *f radiol.* telecurietherapy.
Te•le•elek•tro•kar•dio•gramm *nt card.* telecardiogram, telelectrocardiogram.
Te•le•elek•tro•kar•dio•gra•phie *f card.* telecardiography, telelectrocardiography.
Te•le•gam•ma•the•ra•pie *f radiol.* telecurietherapy.
Te•le•kar•dio•gramm *nt* → Teleelektrokardiogramm.
Te•le•kar•dio•gra•phie *f* → Teleelektrokardiographie.
Te•le•ko•balt *nt radiol.* telecobalt.
Te•le•me•trie *f clin.* telemetry.
Te•le•me•trie•kap•sel *f clin.* telemetering capsule, radiotelemetering capsule, radiopill.
Tel•en•ce•pha•lon *nt anat.* telencephalon, endbrain.
Te•le•op•sie *f ophthal.* teleopsia.
Te•le•ra•di•um *nt radiol.* teleradium.
Te•le•re•zep•tor *m physiol.* telereceptor, teloreceptor.
Te•le•rönt•gen•gra•phie *f radiol.* teleroentgenography, teleradiography.
Te•le•rönt•gen•the•ra•pie *f radiol.* teleroentgentherapy.
Te•le•sthe•to•skop *nt clin.* telesthetoscope.
Te•le•strah•len•the•ra•pie *f radiol.* teletherapy.
Te•le•the•ra•pie *f clin., radiol.* teletherapy.
Tem•pe•ra•ment *nt* temperament, temper, disposition.
Tem•pe•ra•tur *f* temperature. **(erhöhte) Temperatur haben** have/run a temperature.
Tem•pe•ra•tur•an•stieg *m* rise in temperature; *patho.* fervescence.
tem•pe•ra•tur•emp•find•lich *adj* temperature-sensitive.
Tem•pe•ra•tur•emp•find•lich•keit *f* temperature sensitivity, thermosensitivity.
Tem•pe•ra•tur•er•hö•hung *f* → Temperaturanstieg.
Tem•pe•ra•tur•gra•di•ent *m* temperature gradient.
Tem•pe•ra•tur•kur•ve *f* temperature curve.
tem•pe•ra•tur•un•emp•find•lich *adj neuro.* temperature-insensitive.
Tem•pe•ra•tur•un•emp•find•lich•keit *f neuro.* thermic anesthesia [ˌænəsˈθiːʒə], thermal anesthesia, thermoanesthesia.
tem•po•ral *adj anat.* temporal.
Tem•po•ral•hirn *nt anat.* temporal brain.
Tem•po•ral•lap•pen *m anat.* temporal lobe.
Tem•po•ral•lap•pen•ab•szeß *m neuro.* temporal lobe abscess.
Tem•po•ral•lap•pen•epi•lep•sie *f neuro.* temporal lobe epilepsy.
Tem•po•ral•re•gi•on *f anat.* temporal

region.

Tem·po·ro·man·di·bu·lar·ge·lenk *nt anat.* temporomandibular articulation/joint.

Ten·al·gie *f* → Tendodynie.

Te·na·zi·tät *f phys., allg.* tenacity, tenaciousness; *psycho.* tenacity, tenaciousness.

Ten·denz *f* trend, tendency; *(Neigung)* tendency, inclination *(zu* towards).

Ten·di·ni·tis *f ortho.* tendinitis, tendonitis, tenonitis.

Ten·do *m* [S.U. TENDO]

Ten·do·dy·nie *f ortho.* tenalgia, tenodynia.

Ten·do·ly·se *f ortho.* tenolysis, tendolysis.

Ten·do·ni·tis *f* tendinitis, tendonitis.

Ten·do·pla·stik *f ortho.* tenoplasty, tendoplasty.

Ten·do·syn·ovi·tis *f ortho.* tenosynovitis, vaginal synovitis, tendosynovitis, tendovaginitis.

Ten·do·va·gi·ni·tis *f* → Tendosynovitis. **Tendovaginitis sclerosans/stenosans** de Quervain's disease, radial styloid tendovaginitis, stenosing tenosynovitis.

Te·nes·mus *m patho.* tenesmus.

ten Horn: ten Horn-Zeichen *nt chir.* Horn's sign, ten Horn's sign.

Ten·nis·el·len·bo·gen *m ortho.* radiohumeral epicondylitis, lawn tennis arm, tennis elbow.

Te·no·de·se *f ortho.* tenodesis.

Te·no·dy·nie *f* → Tendodynie.

Te·no·ly·se *f ortho.* tenolysis, tendolysis.

Te·no·myo·pla·stik *f ortho.* tenomyoplasty, tenontomyoplasty, myotenontoplasty.

Te·no·myo·to·mie *f ortho.* tenomyotomy, tenontomyotomy.

Tenon: Tenon-Kapsel *f anat.* Tenon's capsule, sheath of eyeball, bulbar sheath.

Te·non·ek·to·mie *f ortho.* tenectomy [tə-ˈnektəmɪ], tenonectomy.

Te·no·ni·tis *f ophthal.* tenonitis.

Te·no·pla·stik *f ortho.* tenoplasty, tenontoplasty.

Te·nor·rha·phie *f ortho.* tendon suture, tenorrhaphy, tenosuture.

Ten·osto·se *f ortho.* tenostosis, tenonostosis.

Te·no·syn·ov·ek·to·mie *f ortho.* tenosynovectomy, tendon synovectomy.

Te·no·syn·ovi·al·ek·to·mie *f* → Tenosynovektomie.

Te·no·syn·ovi·tis *f* → Tendosynovitis.

Te·no·to·mie *f* **1.** *ortho.* tendon release, tenotomy [teˈnɑtəmɪ], tendotomy. **2.** *ophthal.* tenotomy, tendotomy.

Te·no·va·gi·ni·tis *f* → Tendosynovitis.

Ten·sa·cho·le·stea·tom *nt HNO* tensa cholesteatoma.

Tensilon-Test *m neuro.* tensilon test.

Ten·to·ri·um *nt anat.* tentorium. **Tentorium cerebelli** tentorium of cerebellum.

Ten·to·ri·um·riß *m neuro.* tentorial laceration.

Ten·to·ri·um·schlitz *m anat.* tentorial notch.

Te·ra·to·gen *nt embryo.* teratogen.

te·ra·to·gen *adj embryo.* teratogenic.

Te·ra·to·ge·ne·se *f embryo.* teratogenesis, teratogeny.

Te·ra·to·kar·zi·no·ge·ne·se *f patho.* teratocarcinogenesis.

Te·ra·to·kar·zi·nom *nt patho.* teratocarcinoma.

Te·ra·tom *nt* **1.** *patho.* teratoma, teratoid tumor. **2.** *gyn.* benign cyst of ovary, cystic teratoma, dermoid tumor, dermoid.

ter·mi·nal *adj* terminal, final; *anat.* terminal.

Ter·mi·nal·bron·chio·len *pl anat.* lobular bronchioles, terminal bronchioles.

Ter·mi·nal·haar *nt histol.* terminal hair.

Ter·mi·nal·sul·kus *m anat.* terminal sulcus of tongue, V-shaped line (of tongue).

ter·min·ge·recht *adj, adv gyn. (Geburt)* at term, full-term.

ter·mi·no·la·te·ral *adj chir.* terminolateral, end-to-side.

ter·mi·no·ter·mi·nal *adj chir.* terminoterminal, end-to-end.

Terry: Terry-Syndrom *nt ped.* Terry's syndrome, retrolental fibroplasia, retinopathy of prematurity [ˌretɪˈnɑpəθɪ].

ter·ti·är *adj* tertiary, ternary.

Ter·ti·är·fol·li·kel *pl gyn.* graafian follicles, tertiary ovarian follicles, tertiary follicles.

Ter·ti·gra·vi·da *f gyn.* tertigravida.

Ter·ti·pa·ra *f gyn.* tertipara.

Test *m* test, examination, trial; *lab.* test, assay, reaction.

 klinischer Test clinical test.

 psychologischer Test mental test, psychological test.

te·sten *vt* test; *(probieren)* try, try out; *lab.* test *(auf* for), assay.

Test·er·geb·nis *nt* test result.

Te·sti·kel *m* → Testis.

te·sti·ku·lär *adj anat.* testicular.

Te·stis *m anat.* testis, testicle, orchis.

Te·sto·ste·ron *nt endo.* testicular hormone, testosterone.

Test·per·son *f* testee, proband.

Test·ver·fah·ren *nt* testing method, test procedure.

Te·ta·nie *f neuro.* tetany, benign tetanus, intermittent cramp. **parathyreoprive Tetanie** parathyprival tetany, hypoparathyroid tetany.

Te·ta·nie·star *m ophthal.* tetany cataract.

te·ta·ni·form *adj neuro.* tetaniform, tetanoid.

te·ta·nisch *adj* **1.** *physiol.* tetanic. **2.** *epidem.* tetanic.

Te·ta·nus *m* **1.** *physiol.* tetanus, tonic spasm. **2.** *epidem.* tetanus.

Te·ta·nus·an·ti·to·xin *nt immun.* tetanus antitoxin.

Te·ta·nus·ba·zil·lus *m micro.* tetanus bacillus, Clostridium tetani.

Te·ta·nus·er·re·ger *m* → Tetanusbazillus.

Te·ta·nus·im·mun·glo·bu·lin *nt immun.* tetanus immunoglobulin, tetanus immune globulin.

Te•ta•nus•pro•phy•la•xe *f immun.* tetanus prophylaxis, antitetanic prophylaxis.
Te•ta•nus•se•rum *nt immun.* antitetanic serum.
Te•ta•nus•to•xin *nt micro.* tetanus toxin.
Te•ta•nus•to•xo•id *nt immun.* tetanus toxoid.
Te•ta•nus•vak•zi•ne *f immun.* tetanus vaccine.
Te•tra•cy•clin *nt pharm.* tetracycline.
Te•tra•dak•ty•lie *f embryo.* tetradactyly.
Te•tra•de *f genet.* tetrad; *patho.* tetralogy, tetrad.
Te•tra•hy•dro•fol•säu•re *f biochem.* tetrahydrofolic acid.
Te•tra•jod•thy•ro•nin *nt endo.* thyroxine, thyroxin, tetraiodothyronine.
te•tra•krot *adj card.* tetracrotic.
Te•tra•lo•gie *f patho.* tetralogy, tetrad.
Te•tra•ma•stie *f embryo.* tetramastia, tetramazia.
Te•tra•ple•gie *f neuro.* tetraplegia, quadriplegia.
Te•tra•ple•gi•ker *m* tetraplegic, quadriplegic.
Te•tra•ple•gi•ke•rin *f* tetraplegic, quadriplegic.
te•tra•ple•gisch *adj neuro.* tetraplegic, quadriplegic.
Te•tra•ploi•die *f genet.* tetraploidy.
Te•tra•so•mie *f genet.* tetrasomy.
Te•tra•zy•klin *nt pharm.* tetracycline.
T-Gedächtniszelle *f immun.* T memory cell.
tha•la•misch *adj anat.* thalamic.
tha•la•mo•kor•ti•kal *adj* thalamocortical.
Tha•la•mo•to•mie *f neurochir.* thalamotomy [θæləˈmɑtəmɪ], thalamectomy.
Tha•la•mus *m anat.* thalamus, optic thalamus.
Tha•la•mus•ker•ne *pl anat.* thalamic nuclei, nuclei of thalamus.
Tha•la•mus•stiel *m anat.* thalamic peduncle.
Tha•la•mus•syn•drom *nt neuro.* Déjérine-Roussy syndrome, thalamic syndrome.
Tha•lass•aemia *f hema.* thalassemia, thalassanemia.
Thalassaemia major thalassemia major, Cooley's anemia, primary erythroblastic anemia, Mediterranean anemia, homozygous β-thalassemia, homozygous form of β-thalassemia.
Thalassaemia minor familial erythroblastic anemia, thalassemia minor, heterozygous form of β-thalassemia, heterozygous β-thalassemia.
Tha•lass•ämie *f hema.* thalassemia, thalassanemia.
α-**Thalassämie** α-thalassemia, hemoglobin H disease.
β-**Thalassämie** β-thalassemia.
heterozygote β-Thalassämie → Thalassaemia minor.
homozygote β-Thalassämie → Thalassaemia major.

Tha•las•so•the•ra•pie *f clin.* thalassotherapy.
Tha•li•do•mid•em•bryo•pa•thie *f embryo.* thalidomide embryopathy [embrɪˈɑpəθɪ], dysmelia syndrome.
Thei•le•ria•in•fek•ti•on *f* → Theileriose.
Thei•le•rio•se *f epidem.* theileriasis, theileriosis. **bovine Theileriose** East Coast fever, African Coast, bovine theileriasis, bovine theileriosis.
The•ka *f* 1. *histol.* theca, sheath, coat. 2. *gyn.* theca of follicle.
Theka-Granulosazelltumor *m gyn.* granulosa-theca cell tumor.
the•kal *adj histol.* thecal.
Theka-Luteinzelle *f histol.* theca-lutein cell, paraluteal cell.
Theka-Lutein-Zyste *f gyn.* theca-lutein cyst.
The•ka•zel•le *f histol.* theca cell.
The•ka•zel•len•hy•per•pla•sie *f gyn.* hyperthecosis.
The•ka•zell•tu•mor *m gyn.* thecoma, Priesel tumor, theca cell tumor.
The•kom *nt* → Thekazelltumor.
The•ko•ma•to•se *f gyn.* ovarian stromal hyperplasia, thecomatosis.
Thel•al•gie *f gyn.* thelalgia.
Thel•ar•che *f gyn.* thelarche, telarche.
T-Helfer/Induktor-Zelle *f immun.* T helper/inductor cell.
T-Helfer-Zelle *f immun.* helper cell, T helper cell.
The•li•tis *f gyn.* thelitis, mamillitis.
The•lor•rha•gie *f gyn.* thelorrhagia.
The•nar *nt anat.* thenar eminence, thenar, ball of thumb.
The•nar•atro•phie *f neuro.* thenar atrophy [ˈætrəfɪ].
Theo•phyl•lin *nt pharm.* theophylline.
theo•re•tisch I *adj* theoretical, theoretic. II *adv* theoretically, in theory.
Theo•rie *f* theory.
The•ra•peut *m* therapist, therapeutist.
The•ra•peu•tik *f* therapeutics *pl*, therapeusis.
The•ra•peu•tin *f* therapist, therapeutist.
the•ra•peu•tisch *adj* therapeutic, therapeutical; curative.
The•ra•pie *f* therapy, treatment, cure, therapeutics *pl*.
antibiotische Therapie antibiotic therapy.
intravenöse Therapie intravenous therapy.
medikamentöse Therapie drug therapy.
physikalische Therapie physical treatment, physical therapy, physicotherapy.
unspezifische Therapie paraspecific therapy, nonspecific therapy.
the•ra•pie•re•frak•tär *adj (Krankheit)* resistant to treatment, refractory, intractable.
Therm•al•ge•sie *f neuro.* thermalgesia, thermoalgesia.
Therm•al•gie *f neuro.* burning pain, thermalgia, causalgia.
Therm•an•al•ge•sie *f neuro.* thermanalgesia, thermoanalgesia.

Ther•ma•to•lo•gie f clin. thermatology [ˌθɜrməˈtɑlədʒɪ].
Ther•mo•an•al•ge•sie f neuro. thermanalgesia, thermoanalgesia.
Ther•mo•an•äs•the•sie f neuro. thermic anesthesia [ˌænəsˈθiːʒə], thermoanesthesia.
ther•mo•gen adj thermogenic.
Ther•mo•gramm nt radiol. thermogram, thermograph.
Ther•mo•gra•phie f radiol. thermography.
ther•mo•gra•phisch adj radiol. thermographic.
Ther•mo•hyp•äs•the•sie f neuro. diminished heat perception, thermohypesthesia.
Ther•mo•hy•per•al•ge•sie f neuro. thermohyperalgesia.
Ther•mo•hy•per•äs•the•sie f neuro. thermohyperesthesia, thermhyperesthesia.
Ther•mo•kau•te•ri•sa•ti•on f chir. thermocautery.
Ther•mo•koa•gu•la•ti•on f chir. thermocoagulation.
Ther•mo•mam•mo•gra•phie f radiol. thermomastography.
Ther•mo•me•ter nt thermometer.
Thermometer mit Celsius-Skala Celsius thermometer.
Thermometer mit Fahrenheit-Skala Fahrenheit thermometer.
Thermometer mit Kelvin-Skala Kelvin thermometer.
Ther•mo•me•ter•ska•la f thermometer scale.
Ther•mo•pal•pa•ti•on f clin. thermopalpation.
Ther•mo•pe•ne•tra•ti•on f clin. thermopenetration, transthermia, medical diathermy.
Ther•mo•per•zep•ti•on f physiol. heat perception, thermoperception.
Ther•mo•ple•gie f patho. thermoplegia, thermic fever, heatstroke, heat apoplexy.
Ther•mo•prä•zi•pi•ta•ti•on f immun. thermoprecipitation.
Ther•mo•ra•dio•the•ra•pie f radiol. thermoradiotherapy.
Ther•mo•re•gu•la•ti•on f physiol. temperature control, thermoregulation.
ther•mo•re•gu•la•to•risch adj physiol. thermoregulatory, thermoregulator.
Ther•mo•the•ra•pie f clin. thermotherapy.
The•sau•ris•mo•se f patho. thesaurismosis, accumulation disease, storage disease.
The•sau•ro•se f patho. thesaurosis.
The•ta•rhyth•mus m neuro. theta rhythm.
Thi•amin nt biochem. thiamine, thiamin, vitamin B_1.
Thi•amin•man•gel•krank•heit f patho. beriberi, rice disease, endemic neuritis.
Thi•amin•py•ro•phos•phat nt biochem. thiamine pyrophosphate.
Thi•azid nt pharm. thiazide, thiadiazine.
Thi•azid•dia•be•tes m endo. thiazide diabetes.
Thibierge-Weissenbach: Thibierge-Weissenbach-Syndrom nt derm. Thibierge-Weissenbach syndrome.
Thiemann: Thiemann-Krankheit f ortho. Thiemann's disease, familial osteoarthropathy of fingers.
Thiersch: Thiersch-Lappen m chir. Thiersch's graft, Ollier-Thiersch graft, thin-split graft.
Thiersch-Technik f chir. Thiersch's operation.
Thomas: Thomas-Schiene f ortho. Thomas' splint.
Thoma-Zeiss: Thoma-Zeiss-Kammer f hema. Thoma-Zeiss counting cell, Thoma-Zeiss counting chamber, Thoma-Zeiss hemocytometer.
Thompson: Thompson-Probe f urol. Thompson's test, two-glass test.
Thompson-Prothese f ortho. Thompson prosthesis [prɑsˈθiːsɪs].
Thomsen: Thomsen-Phänomen nt immun. Hübener-Thomsen-Friedenreich phenomenon [frˈnɑməˌnɑn], Thomsen phenomenon.
Thomsen-Syndrom nt neuro. Thomsen's disease, congenital myotonia.
Thomson: Thomson-Syndrom nt derm. Thomson's disease, Thomson's syndrome.
tho•ra•kal adj anat. thoracic, thoracal, pectoral.
Tho•ra•kal•aor•ta f anat. thoracic aorta.
Tho•ra•kal•ner•ven pl anat. thoracic nerves, thoracic spinal nerves.
Tho•ra•kal•syn•drom nt patho. thoracic syndrome.
Tho•ra•kal•wir•bel pl anat. thoracic vertebrae, dorsal vertebrae.
Tho•ra•ko•dy•nie f patho. thoracodynia, thoracalgia.
Tho•ra•ko•la•pa•ro•to•mie f chir. thoracolaparotomy.
tho•ra•ko•lum•bal adj anat. thoracolumbar, thoracicolumbar.
Tho•ra•ko•pa•gus m embryo. thoracopagus, synthorax.
Tho•ra•ko•pla•stik f HTG thoracoplasty.
Tho•ra•ko•schi•sis f embryo. thoracoschisis [ˌθɔːrəˈkɑskəsɪs].
Tho•ra•ko•sko•pie f clin. thoracoscopy [ˌθɔːrəˈkɑskəpɪ].
Tho•ra•ko•sto•mie f HTG thoracostomy [ˌθɔːrəˈkɑstəmɪ].
Tho•ra•ko•to•mie f HTG thoracotomy [ˌθɔːrəˈkɑtəmɪ], pleurotomy, pleurotomy.
Tho•ra•ko•zen•te•se f HTG thoracocentesis, pleurocentesis.
Tho•rax m anat. thorax, chest. **faßförmiger/tonnenförmiger Thorax** barrel chest, barrel-shaped thorax.
Tho•rax•aper•tur f anat. thoracic aperture, aperture of thorax.
obere Thoraxapertur superior aperture of thorax, upper thoracic aperture.
untere Thoraxapertur inferior aperture of thorax, lower thoracic aperture.
Tho•rax•auf•nah•me f chest x-ray,

chest film.
Tho•rax•aus•gang *m anat.* inferior aperture of thorax, lower thoracic aperture.
Tho•rax•chir•ur•gie *f HTG* thoracic surgery.
Tho•rax•drain *m chir.* chest tube.
Tho•rax•ein•gang *m anat.* superior aperture of thorax, upper thoracic aperture.
Tho•rax•em•py•em *nt pulmo.* thoracic empyema, suppurative pleurisy, pyothorax.
Tho•rax•fi•stel *f pulmo.* thoracic fistula.
Tho•rax•höh•le *f anat.* thoracic cavity, pectoral cavity.
Tho•rax•pla•stik *f HTG* thoracoplasty.
Tho•rax•rönt•gen•auf•nah•me *f radiol.* chest x-ray, chest film.
Tho•rax•ske•lett *nt anat.* thoracic cage, thoracic skeleton, rib cage.
Tho•rax•trau•ma *nt ortho.* thorax injury, chest injury, chest trauma.
Tho•rax•ver•let•zung *f* → Thoraxtrauma.
Tho•rax•wand•flat•tern *nt ortho.* flail chest.
Thorn: Thorn-Syndrom *nt patho.* Thorn's syndrome, salt-losing nephritis.
Thorn-Test *m endo.* Thorn test.
Thromb•ag•gre•go•me•trie *f hema.* aggregometry.
Thromb•an•gi•itis *f patho.* thromboangitis.
Thrombangiitis obliterans Winiwarter-Buerger disease, Buerger's disease, thromboangiitis obliterans.
Thromb•an•gi•tis *f* → Thrombangiitis.
Thromb•ar•te•ri•itis *f patho.* thromboarteritis.
Thromb•as•the•nie *f hema.* thrombasthenia, Glanzmann's disease, hereditary hemorrhagic thrombasthenia, constitutional thrombopathy [θrɑm'bɑpəθɪ].
Thromb•ek•to•mie *f HTG* thrombectomy [θrɑm'bɛktəmɪ].
Thromb•ela•sto•gramm *nt hema.* thromboelastogram, thrombelastogram.
Thromb•ela•sto•gra•phie *f hema.* thromboelastography, thrombelastography.
Thromb•end•an•gi•itis *f* → Thrombangiitis.
Thromb•end•ar•te•ri•ek•to•mie *f chir., HTG* thromboendarterectomy.
Thromb•en•do•kar•di•tis *f card.* thromboendocarditis.
Throm•bin *nt hema.* thrombin, thrombase.
Throm•bin•man•gel *m hema.* hypothrombinemia.
Throm•bin•zeit *f hema.* thrombin time, thrombin clotting time.
Throm•bo•ag•glu•ti•nin *nt immun.* thromboagglutinin.
Throm•bo•an•gi•itis *f* → Thrombangiitis.
Throm•bo•em•bol•ek•to•mie *f HTG* thromboembolectomy.
Throm•bo•em•bo•lie *f patho.* thromboembolism.
Throm•bo•end•ar•te•ri•ek•to•mie *f HTG* thromboendarterectomy.

Throm•bo•en•do•kar•di•tis *f card.* thromboendocarditis.
throm•bo•gen *adj patho.* thrombogenic.
Throm•bo•ge•ne•se *f patho.* thrombogenesis.
Throm•bo•ki•na•se *f* → Thromboplastin.
Throm•bo•ly•se *f* thrombolysis [θrɑm-'bɑləsɪs], thromboclasis.
Throm•bo•ly•ti•kum *nt pharm.* thrombolytic, thromboclastic.
throm•bo•ly•tisch *adj* thrombolytic, thromboclastic.
Throm•bo•pa•thie *f hema.* thrombopathy [θrɑm'bɑpəθɪ], thrombocytopathy. **konstitutionelle Thrombopathie** von Willebrand's disease, pseudohemophilia, constitutional thrombopathy, angiohemophilia.
throm•bo•pa•thisch *adj patho.* thrombocytopathic.
Throm•bo•pe•nie *f hema.* thrombocytopenia, thrombopenia.
Thrombopenie-Hämangiom-Syndrom *nt hema.* Kasabach-Merritt syndrome, hemangioma-thrombocytopenia syndrome.
Throm•bo•phle•bi•tis *f patho.* thrombophlebitis.
throm•bo•phle•bi•tisch *adj patho.* thrombophlebitic.
Throm•bo•pla•stin *nt hema.* thrombokinase, thromboplastin, platelet tissue factor.
Throm•bo•pla•stin•ge•ne•ra•ti•ons•test *m hema.* thromboplastin generation test.
Throm•bo•pla•stin•zeit *f hema.* prothrombin time, Quick's time, Quick value, thromboplastin time, prothrombin test. **partielle Thromboplastinzeit** partial thromboplastin time.
throm•bo•pla•stisch *adj hema.* thromboplastic.
Throm•bo•poe•se *f hema.* thrombocytopoiesis, thrombopoiesis.
Throm•bo•poe•tin *nt hema.* thrombopoietin.
throm•bo•poe•tisch *adj hema.* thrombocytopoietic.
Throm•bo•se *f patho.* thrombosis.
Throm•bo•se•nei•gung *f patho.* thrombotic tendency, thrombophilia.
throm•bo•siert *adj patho.* thrombosed.
Throm•bo•si•nu•si•tis *f* thrombosinusitis.
Throm•bo•sta•se *f patho.* thrombostasis.
Throm•bo•test *m hema.* thrombotest.
throm•bo•tisch *adj patho.* thrombotic.
thrombotisch-thrombozytopenisch *adj hema.* thrombotic thrombocytopenic.
throm•bo•ul•ze•rös *adj patho.* thromboulcerative.
Throm•bo•zyt *m hema.* blood platelet, platelet, blood disk, thrombocyte.
throm•bo•zy•tär *adj hema.* thrombocytic.
Throm•bo•zy•ten•ad•hä•si•on *f hema.* thrombocyte adhesion, platelet adhesion.
Throm•bo•zy•ten•ag•glu•ti•na•ti•on *f hema.* platelet agglutination.
Throm•bo•zy•ten•ag•glu•ti•nin *nt immun.*

platelet agglutinin, thromboagglutinin.
Throm•bo•zy•ten•ag•gre•gat *nt hema.* platelet aggregate.
Throm•bo•zy•ten•ag•gre•ga•ti•on *f hema.* platelet aggregation, thrombocyte aggregation.
Throm•bo•zy•ten•ag•gre•ga•ti•ons•test *m hema.* platelet aggregation test.
Throm•bo•zy•ten•an•ti•kör•per *m immun.* antiplatelet antibody, anti-platelet antibody.
Throm•bo•zy•ten•auf•lö•sung *f hema.* thrombocytolysis.
Throm•bo•zy•ten•bil•dung *f hema.* thrombocytopoiesis, thrombopoiesis.
Throm•bo•zy•ten•pfropf *m patho.* platelet plug.
Throm•bo•zy•ten•throm•bus *m patho.* platelet thrombus, blood platelet thrombus.
Throm•bo•zy•ten•wachs•tums•fak•tor *m hema.* platelet-derived growth factor.
Throm•bo•zy•ten•zahl *f hema.* platelet count.
Throm•bo•zyt•hä•mie *f hema.* thrombocythemia. **essentielle Thrombozythämie** primary thrombocythemia, essential thrombocythemia.
Throm•bo•zy•to•ly•se *f hema.* thrombocytolysis.
Throm•bo•zy•to•pa•thie *f hema.* thrombocytopathy, thrombopathy [θrɑm'bɑpəθɪ].
throm•bo•zy•to•pa•thisch *adj hema.* thrombocytopathic.
Throm•bo•zy•to•pe•nie *f hema.* thrombocytopenia, thrombopenia. **essentielle/idiopathische Thrombozytopenie** idiopathic thrombocytopenic purpura, Werlhof's disease, thrombocytopenic purpura.
Thrombozytopenie-Hämangiom-Syndrom *nt hema.* Kasabach-Merritt syndrome, hemangioma-thrombocytopenia syndrome
throm•bo•zy•to•pe•nisch *adj hema.* thrombocytopenic, thrombopenic.
Throm•bo•zy•to•poe•se *f hema.* thrombocytopoiesis, thrombopoiesis.
throm•bo•zy•to•poe•tisch *adj hema.* thrombocytopoietic.
Throm•bo•zy•to•se *f hema.* thrombocytosis.
Throm•bus *m patho.* thrombus, clot, blood clot.
arterieller Thrombus arterial thrombus.
grauer Thrombus → weißer Thrombus.
hyaliner Thrombus hyaline thrombus.
infektiöser Thrombus infective thrombus.
organisierter Thrombus organized thrombus.
parietaler Thrombus parietal thrombus.
roter Thrombus red thrombus, coagulation thrombus.
wandständiger Thrombus parietal thrombus.
weißer Thrombus pale thrombus, plain thrombus, washed clot, white thrombus, white clot.
Throm•bus•ent•fer•nung *f HTG* thrombectomy [θrɑm'bɛktəmɪ].
Thym•ek•to•mie *f chir.* thymectomy [θaɪ'mɛktəmɪ], thymusectomy.
Thy•mi•tis *f patho.* thymitis.
Thy•mom *nt patho.* thymoma.
Thy•mo•pa•thie *f patho.* thymopathy [θaɪ'mɑpəθɪ].
Thy•mo•po•ie•tin *nt immun.* thymopoietin, thymic lymphopoietic factor.
thy•mo•priv *adj patho.* thymoprivous, thymoprival, thymoprivic.
Thy•mo•sin *nt immun.* thymosin.
Thy•mo•zyt *m immun.* thymocyte.
Thy•mus *m anat.* thymus, thymus gland.
thy•mus•ab•hän•gig *adj* thymus-dependent.
Thy•mus•apla•sie *f immun.* thymic aplasia, DiGeorge syndrome.
Thy•mus•ent•fer•nung *f chir.* thymectomy [θaɪ'mɛktəmɪ], thymusectomy.
Thy•mus•hy•per•pla•sie *f patho.* thymus hyperplasia.
Thy•mus•per•si•stenz *f patho.* persistent thymus.
Thy•mus•rin•de *f anat.* thymic cortex.
thy•mus•un•ab•hän•gig *adj immun.* thymus-independent.
Thy•reo•apla•sia *f embryo.* thyroaplasia.
Thy•reo•cal•ci•to•nin *nt endo.* thyrocalcitonin, calcitonin.
Thy•reo•chon•dro•to•mie *f chir.* thyrochondrotomy, thyrotomy [θaɪ'rɑtəmɪ], thyroidotomy.
thy•reo•gen *adj* thyrogenous, thyrogenic.
Thy•reo•glo•bu•lin *nt* thyroglobulin, thyroprotein, iodothyroglobulin.
Thy•reo•glo•bu•lin•an•ti•kör•per *pl immun.* antithyroglobulin antibodies.
Thy•reo•idea *f* → Thyroidea.
Thy•reo•id•ek•to•mie *f chir.* thyroidectomy.
Thy•reo•idi•tis *f patho.* thyroiditis, thyroadenitis, strumitis.
chronische hypertrophische Thyreoiditis Riedel's disease, chronic fibrous thyroiditis, ligneous struma.
granulomatöse Thyreoiditis de Quervain's thyroiditis, subacute granulomatous thyroiditis, giant cell thyroiditis.
Thy•reo•kar•dio•pa•thie *f card.* thyroid cardiomyopathy [ˌkɑːrdɪəʊmaɪ'ɑpəθɪ], thyrocardiac disease, thyrotoxic heart disease, cardiothyrotoxicosis.
Thy•reo•kri•ko•to•mie *f chir.* thyrocricotomy.
Thy•reo•li•be•rin *nt* → Thyroliberin.
Thy•reo•pa•ra•thy•reo•id•ek•to•mie *f chir.* thyroparathyroidectomy.
Thy•reo•pa•thie *f patho.* thyropathy [θaɪ'rɑpəθɪ].
thy•reo•priv *adj patho.* thyroprival, thyroprivic, thyroprivous.
Thy•reo•pto•se *f patho.* thyroptosis.
Thy•reo•to•mie *f chir.* thyrochondrotomy, thyrotomy [θaɪ'rɑtəmɪ], thyroidotomy.
Thy•reo•to•xi•ko•se *f endo.* thyroid toxico-

thyreotoxisch

sis, thyrotoxicosis, thyrotoxemia, triiodothyronine toxicosis.

thy•reo•to•xisch *adj endo.* thyrotoxic.

Thy•reo•tro•pin *nt endo.* thyrotropin, thyrotrophin, thyroid-stimulating hormone.

Thyreotropin-releasing-Faktor *m* → Thyroliberin.

Thyreotropin-releasing-Hormon *nt* → Thyroliberin.

Thy•ro•glos•sus•fi•stel *f patho.* thyroglossal fistula.

Thy•ro•idea *f anat.* thyroid gland, thyroidea.

Thyroidea-stimulierendes Immunglobulin *nt endo.* thyroid-stimulating immunoglobulin, thyroid-binding inhibitory immunoglobulin.

Thy•ro•id•ek•to•mie *f chir.* thyroidectomy.

Thy•ro•idi•tis *f* → Thyreoiditis.

Thy•ro•li•be•rin *nt endo.* thyroliberin, thyrotropin releasing factor/hormone.

Thy•ro•pa•ra•thy•ro•id•ek•to•mie *f chir.* thyroparathyroidectomy.

Thy•ro•pto•se *f patho.* thyroptosis.

Thy•ro•to•xin *nt patho.* thyrotoxin.

thy•ro•trop *adj physiol.* thyrotropic, thyrotrophic.

Thy•ro•tro•pin *nt* → Thyreotropin.

Thyr•oxin *nt* thyroxine, thyroxin, tetraiodothyronine.

Ti•bia *f anat.* tibia, shinbone. **Tibia vara** *ortho.* Blount's disease.

Ti•bia•dia•phy•se *f* → Tibiaschaft.

Ti•bia•ent•zün•dung *f ortho.* cnemitis.

Ti•bia•frak•tur *f ortho.* tibial fracture, fractured tibia.

Ti•bia•kon•dy•le *f anat.* condyle of tibia.

Ti•bia•kopf *m anat.* tibial plateau.

Ti•bia•kopf•frak•tur *f ortho.* fracture of tibial plateau.

ti•bi•al *adj anat.* tibial.

Tibialis-anterior-Syndrom *nt ortho.* anterior tibial compartment syndrome.

Tibialis-anterior-Zeichen *nt patho.* anterior tibial sign.

Ti•bia•schaft *m anat.* body of tibia, shaft of tibia.

Ti•bia•schaft•frak•tur *f ortho.* tibial shaft fracture.

Ti•bia•schmerz *m ortho.* pain in the shin, tibialgia.

Ti•bio•fi•bu•lar•ge•lenk *nt anat.* tibiofibular articulation, tibiofibular joint.

Tic *m neuro.* tic, habit spasm, twitching.
   Tic convulsif/facial convulsive tic, facial spasm, Bell's spasm.
   Tic impulsif Gilles de la Tourette's syndrome, Tourette's disorder, jumping disease.

Tick *m* → Tic.

Tick-Tack-Rhythmus *m card.* fetal rhythm, pendulum rhythm, embryocardia, tic-tac rhythm.

tief *adj (Wunde)* deep; *(Schlaf)* deep, heavy, sound; *(Atemzug)* deep; *(Temperatur)* low; *(Stirn)* low; *(Stimme)* deep, low, low-pitched.

Tie•fen•do•sis *f radiol.* depth dose.

Tie•fen•sen•si•bi•li•tät *f physiol.* deep sensation, kinesthetic sensibility, proprioceptive sense.

tief•sit•zend *adj (Husten)* chesty; *(a. fig.)* deep-seated, deep-rooted.

Tier *nt (a. fig.)* animal.

Tier•ka•da•ver *m* carcase, carcass.

Tietz: Tietz-Syndrom *nt patho.* Tietz's syndrome.

Tietze: Tietze-Syndrom *nt ortho.* Tietze's syndrome, costal chondritis.

Tiffeneau: Tiffeneau-Test *m physiol.* Tiffeneau's test, forced expiratory volume.

Ti•ge•rung *f patho. (Herzmuskel)* tabby cat striation, tigroid striation, tiger heart.

Time-motion-Verfahren *nt radiol.* time-motion, TM-mode.

Ti•nea *f derm.* ringworm, tinea, serpigo, tetter.
   Tinea amiantacea/asbestina tinea amiantacea, asbestos-like tinea.
   Tinea barbae ringworm of the beard, barber's itch.
   Tinea capitis ringworm of the scalp, tinea capitis.
   Tinea capitis favosa honeycomb ringworm, crusted ringworm, favus.
   Tinea capitis profunda Celsus' kerion, tinea kerion.
   Tinea circinata/corporis ringworm of the body, tinea corporis, tinea circinata.
   Tinea faciei ringworm of the face, tinea faciale, tinea faciei.
   Tinea favosa → Tinea capitis favosa.
   Tinea inguinalis ringworm of the groin, tinea inguinalis, jock itch.
   Tinea manus ringworm of the hand, tinea manus.
   Tinea pedis athlete's foot, ringworm of the feet, tinea pedis.
   Tinea unguium ringworm of the nail, tinea unguium, onychomycosis.

Tinel-Hoffmann: Tinel-Hoffmann-Klopfzeichen *nt clin.* Tinel's sign, formication sign.

Tine-Test *m immun.* tine test, tine tuberculin test.

Tink•tur *f pharm.* tincture, tinctura.

Tin•ni•tus (aurium) *m HNO* tinnitus (aurium).

T-Katheter *m chir.* T tube catheter ['kæθɪtər].

T-Killerzelle *f immun.* T killer cell, cytotoxic T-cell, cytotoxic T-lymphocyte.

T-Lymphozyt *m immun.* T-lymphocyte, T-cell, thymus-dependent lymphocyte. **zytotoxischer T-Lymphozyt** cytotoxic T-cell, cytotoxic T-lymphocyte, T killer cell.

TM-Scan *m radiol.* time-motion, TM-mode.

TNM-Klassifikation *f patho.* TNM classification.

TNM-Staging *nt patho.* TNM staging.

TNM-System *nt patho.* TNM system, TNM staging system.

Tobey-Ayer: Tobey-Ayer-Test *m neuro.*

Ayer-Tobey test, Tobey-Ayer test.
Toch•ter *f (a. fig.)* daughter; baby girl, baby daughter.
Toch•ter•chro•mo•som *nt genet.* daughter chromosome.
Toch•ter•ge•schwulst *f patho.* metastasis [mə'tæstəsɪs].
Toch•ter•ko•lo•nie *f micro.* daughter colony.
Toch•ter•zy•ste *f patho.* daughter cyst, secondary cyst.
To•co•phe•rol *nt biochem.* tocopherol. α-Tocopherol vitamin E, α-tocopherol.
Tod *m* death, exitus, ending, end. **nach dem Tode** postmortem, postmortal. **vor dem Tod** premortal. **bei jdn. den Tod feststellen** pronounce s.o. dead. **eines natürlichen Todes sterben** die in one's bed, die a natural death. **biologischer Tod** cerebral death, irreversible coma.
Tod durch elektrischen Strom electrocution, electrothanasia.
Tod durch Erschöpfung death from exhaustion.
Tod durch Ersticken death by asphyxia [æs'fɪksɪə].
Tod durch Ertrinken death from drowning.
frühzeitiger Tod premature death.
gewaltsamer Tod violent death.
klinischer Tod clinical death.
leichter Tod painless death, easy death.
natürlicher Tod natural death.
plötzlicher Tod sudden death.
sanfter/schmerzloser Tod → leichter Tod.
Tod durch Unfall death by accident.
unnatürlicher Tod unnatural death.
Todd: Todd-Lähmung *f neuro.* Todd's palsy ['pɔːlzɪ], Todd's postepileptic paralysis [pə'rælɪsɪs].
To•des•angst *f* 1. *fig.* mortal fear (*vor* of). 2. fear of death.
To•des•bläs•se *f* deadly pallor, deathly pallor.
To•des•fall *m* death, case of death.
To•des•kampf *m* death agony, agony.
To•des•op•fer *nt* fatality, casualty, death.
To•des•qua•len *pl* agony *sing*, pangs of death.
To•des•rö•cheln *nt* death rattle.
To•des•stun•de *f* hour of death.
To•des•tag *m* deathday.
To•des•ur•sa•che *f* cause of death.
tod•krank *adj* mortally ill.
töd•lich *adj* deadly, fatal, lethal.
Toi•let•te *f* 1. toilet, lavatory. 2. (*Hygiene*) toilet.
To•ko•dy•na•mo•me•ter *nt* → Tokometer.
To•ko•gra•phie *f gyn.* tokography [təʊ'kɑgrəfɪ], tocography.
To•ko•ly•se *f gyn.* tocolysis [təʊ'kɑləsɪs].
To•ko•me•ter *nt gyn.* tokodynamometer, tocodynamometer, tocometer.
To•ko•me•trie *f gyn.* tokography [təʊ'kɑgrəfɪ], tocography.
to•le•rant *adj* (*a. immun., pharm.*) tolerant (*gegen* of).
To•le•ranz *f pharm.* tolerance; *immun.* immunologic tolerance, immunotolerance, immune tolerance.
To•le•ranz•do•sis *f radiol.* tolerance dose.
To•le•ranz•in•duk•ti•on *f immun.* tolerogenesis.
To•le•ranz•test *m immun.* tolerance test.
to•le•ro•gen *adj immun.* tolerogenic.
Toll•wut *f epidem.* rabies, lyssa, lytta, hydrophobia.
Toll•wut•an•ti•gen *nt immun.* rabies antigen.
toll•wut•ar•tig *adj patho.* rabiform, lyssoid.
toll•wü•tig *adj epidem.* rabid, mad.
Tollwut-Immunglobulin *nt immun.* rabies immune globulin.
Tollwut-Immunserum *nt immun.* antirabies serum.
Toll•wut•vak•zi•ne *f immun.* rabies vaccine.
Toll•wut•vi•rus *nt micro.* rabies virus.
Tolosa-Hunt: Tolosa-Hunt-Syndrom *nt ophthal.* Tolosa-Hunt syndrome.
To•mo•gramm *nt radiol.* laminagram, tomogram.
To•mo•gra•phie *f radiol.* laminagraphy, laminography, tomography [tə'mɑgrəfɪ].
to•nisch *adj physiol.* tonic.
tonisch-klonisch *adj physiol.* tonicoclonic, tonoclonic.
To•no•gra•phie *f ophthal.* tonography [təʊ'nɑgrəfɪ].
To•no•me•ter *nt* 1. *physiol.* tonometer, tenonometer. 2. *ophthal.* ophthalmotonometer, tonometer, tenonometer.
To•no•me•trie *f* 1. *physiol.* tonometry. 2. *ophthal.* ophthalmotonometry, tonometry.
Ton•sil•la *f* [S.U. TONSILLA]
ton•sil•lär *adj anat.* tonsillar, tonsillary.
Ton•sil•le *f* [S.U. TONSILLA]
Ton•sill•ek•to•mie *f HNO* tonsillectomy [,tɑnsə'lektəmɪ].
Ton•sil•len•ent•fer•nung *f HNO* tonsillectomy [,tɑnsə'lektəmɪ].
Ton•sil•len•kryp•ten *pl anat.* tonsillar pits, tonsillar crypts.
Ton•sil•len•ni•sche *f anat.* tonsillar sinus, tonsillar fossa.
Ton•sil•len•stein *m* → Tonsillolith.
Ton•sil•li•tis *f HNO* tonsillitis.
Tonsillitis catarrhalis catarrhal tonsillitis.
hypertrophische Tonsillitis hypertrophic tonsillitis.
Tonsillitis lacunaris caseous tonsillitis, lacunar tonsillitis, lacunar angina.
Ton•sil•lo•ade•no•id•ek•to•mie *f HNO* tonsilloadenoidectomy.
Ton•sil•lo•lith *m HNO* tonsillar calculus, tonsillolith.
Ton•sil•lo•pa•thie *f HNO* tonsillopathy [,tɑnsɪ'lɑpəθɪ].
Ton•sil•lo•to•mie *f HNO* tonsillotomy [,tɑnsɪ'lɑtəmɪ].
To•nus *m physiol.* tone, tension, tonicity, tonus.

To·nus·er·hö·hung f patho. hypertonia, hypertonus.
To·nus·man·gel m patho. lack of tone, atony.
To·nus·ver·min·de·rung f patho. hypotension, hypotonia, hypotonus.
To·phus m patho. tophus; (*Gicht*) gouty tophus, arthritic tophus.
to·pisch adj anat. topic, topistic, topical.
To·po·dia·gno·se f clin. topographical diagnosis.
Torkildsen: Torkildsen-Operation f neurochir. Torkildsen's operation, ventriculocisternostomy.
Tornwaldt: Tornwaldt-Abszeß m patho. Tornwaldt's abscess.
Tornwaldt-Bursa f patho. Tornwaldt's cyst.
Tornwaldt-Krankheit f patho. Tornwaldt's disease, Tornwaldt's cyst.
tor·pid adj neuro. inactive, sluggish, torpid, torpent, comatose.
Tor·pi·di·tät f → Torpor.
Tor·por m neuro. inactivity, sluggishness, torpidness, torpidity, torpor.
Torre: Torre-Syndrom nt patho. Torre's syndrome.
Tor·si·on f torsion, twisting, turning, rotating.
Tor·si·ons·bruch m ortho. spiral fracture, helical fracture, torsion fracture.
Tor·si·ons·frak·tur f → Torsionsbruch.
Tor·ti·col·lis m ortho. stiffneck, wryneck, torticollis.
Tor·ti·pel·vis f ortho. twisted pelvis, tortipelvis.
Tor·tuo·si·tas f ophthal. tortuosity.
To·ru·lom nt epidem. cryptococcoma, toruloma.
To·rul·op·si·do·se f epidem. torulopsosis.
To·rul·op·sis f micro. Torulopsis.
To·ru·lo·se f epidem. torulosis, cryptococcosis, Busse-Buschke disease, Buschke's disease.
tot adj dead, deceased; lifeless.
To·tal·am·ne·sie f neuro. generalized amnesia.
To·tal·an·äs·the·sie f neuro. total anesthesia [,ænəsˈθiːʒə].
To·tal·apha·sie f neuro. global aphasia, total aphasia.
To·tal·en·do·pro·the·se f ortho. total endoprosthesis, total joint replacement.
To·tal·ent·fer·nung f chir. total excision, total extirpation, ectomy.
To·tal·ex·tir·pa·ti·on f → Totalentfernung.
To·tal·ka·pa·zi·tät f physiol. (*Lunge*) total capacity, total lung capacity.
To·tal·ope·ra·ti·on f → Totalentfernung.
To·tal·pro·the·se f ortho. total endoprosthesis, total joint replacement.
To·tal·star m ophthal. complete cataract, total cataract.
To·te m/f 1. dead person, dead man, dead woman. 2. (*Leichnam*) corpse, body, dead body.

tö·ten vt kill; (*Tiere*) destroy, kill; (*Nerv*) deaden; (*Gefühle*) kill.
To·ten·bah·re f bier.
To·ten·bett nt deathbed.
To·ten·flecke [ĸ·ĸ] pl forens. postmortem lividity, postmortem livedo.
To·ten·schein m death certificate.
To·ten·star·re f forens. death rigor, postmortem rigidity [rɪˈdʒɪdətɪ], cadaveric rigidity.
To·ten·wa·che f deathwatch, wake.
Tot·ge·bo·re·ne nt → Totgeburt.
tot·ge·bo·ren adj stillborn, born dead.
Tot·ge·burt f gyn. stillbirth, stillborn.
Tot·impf·stoff m immun. inactivated vaccine, killed vaccine.
Tot·schlag m forens. manslaughter, homicide.
Tö·tung f forens. homicide, killing.
Tot·vak·zi·ne f immun. inactivated vaccine, killed vaccine.
Touraine-Solente-Golé: Touraine-Solente-Golé-Syndrom nt patho. Touraine-Solente-Golé syndrome, pachydermoperiostosis.
Tourette: Tourette-Syndrom nt neuro. Gilles de la Tourette's syndrome, Tourette's disorder, jumping disease.
Tournay: Tournay-Zeichen nt ophthal. Tournay's sign.
Tour·ni·quet nt clin. tourniquet.
Touton: Touton-Riesenzellen pl patho. Touton's giant cells.
Tox·ämie f → Toxikämie.
to·xi·gen adj micro. toxigenic, toxicogenic, toxinogenic.
To·xik·ämie f patho. toxemia, toxicemia, toxinemia.
to·xik·ämisch adj patho. toxemic.
To·xi·ko·lo·gie f toxicology [,tɑksɪ-ˈkɑlədʒɪ].
To·xi·ko·se f patho. toxicosis; intoxication.
To·xin nt patho. toxin, poison, bane.
To·xin·ämie f patho. toxinemia, toxemia, toxicemia.
To·xin·an·ti·kör·per m immun. antitoxin, antitoxinum, antitoxic serum.
to·xin·bil·dend adj micro. toxigenic, toxicogenic, toxinogenic.
to·xisch adj patho. toxic, toxicant, poisonous.
To·xi·zi·tät f patho. toxicity.
to·xo·gen adj → toxigen.
To·xo·id nt immun. toxoid, anatoxin.
to·xo·id adj toxicoid.
To·xo·plas·ma gondii nt micro. Toxoplasma gondii.
Toxoplasma-Enzephalomyelitis f neuro. toxoplasmic encephalomyelitis.
To·xo·plas·ma·in·fek·ti·on f → Toxoplasmose.
To·xo·plas·min nt immun. toxoplasmin.
To·xo·plas·mo·se f epidem. toxoplasmosis.
Toxoplasmose-Chorioretinitis f ophthal. toxoplasmic chorioretinitis, toxoplasmic

retinochorioiditis, ocular toxoplasmosis.
Toxoplasmose-Enzephalitis *f neuro.* toxoplasmic encephalitis.
Toynbee: Toynbee-Otoskop *nt HNO* Toynbee's otoscope.
Toynbee-Versuch *m HNO* Toynbee's experiment.
TPHA-Test *m immun.* Treponema pallidum hemagglutination test, TPHA test.
TPI-Test *m immun.* Treponema pallidum immobilization test, TPI test.
T-Platte *f ortho.* T-plate.
Tra•be•kel•bla•se *f urol.* trabecular bladder, trabeculated bladder.
Tra•be•kul•ek•to•mie *f ophthal.* trabeculectomy.
Tra•be•ku•lo•pla•stik *f ophthal.* trabeculoplasty.
Tra•be•ku•lo•to•mie *f ophthal.* Barkan's operation, trabeculectomy, goniotomy.
Tra•cer *m chem.* tracer; *phys.* radioactive tracer, radiotracer.
Tra•chea *f anat.* windpipe, trachea.
Tra•chea•ana•sto•mo•se *f* tracheal anastomosis.
Tra•chea•bi•fur•ka•ti•on *f anat.* bifurcation of trachea.
Tra•chea•blu•tung *f pulmo.* tracheorrhagia.
Tra•chea•di•la•ta•ti•on *f pulmo.* tracheaectasy.
Tra•chea•di•ver•ti•kel *pl pulmo.* tracheal diverticula.
Tra•chea•ent•zün•dung *f* → Tracheitis.
Tra•chea•fi•stel *f patho.* tracheal fistula.
Tra•chea•kom•pres•si•on *f pulmo.* compression of the trachea.
tra•che•al *adj anat.* tracheal.
Tra•che•al•gie *f pulmo.* tracheoalgia.
Tra•che•al•her•nie *f patho.* tracheal hernia, tracheocele, trachelocele.
Tra•che•al•ka•nü•le *f clin.* tracheal cannula.
Tra•che•al•schleim•haut *f anat.* mucosa of trachea, tracheal mucosa.
Tra•chea•mus•ku•la•tur *f anat.* tracheal musculature.
Tra•chea•naht *f HNO, HTG* tracheorrhaphy.
Tra•chea•ne•kro•se *f patho.* tracheal necrosis.
Tra•chea•ob•struk•ti•on *f pulmo.* tracheal obstruction.
Tra•chea•riß *m patho.* tracheal transection.
Tra•chea•ver•let•zung *f patho.* tracheal injury, tracheal trauma.
Tra•chei•tis *f pulmo.* tracheal catarrh, tracheitis, trachitis.
Tra•che•lis•mus *m neuro.* trachelismus, trachelism ['treɪkəlɪzəm].
Tra•che•lo•cy•sti•tis *f urol.* trachelocystitis.
Tra•che•lo•pe•xie *f gyn.* trachelopexy.
Tra•che•lor•rha•phie *f gyn.* Emmet's operation, trachelorrhaphy [ˌtreɪkɪˈlɔrəfɪ].
Tra•che•lo•schi•sis *f embryo.* tracheloschisis [ˌtreɪkɪˈlɑskəsɪs].
Tra•che•lo•to•mie *f gyn.* trachelotomy [ˌtreɪkɪˈlɑtəmɪ], cervicotomy [ˌsɜrvɪ-ˈkɑtəmɪ].
Tra•che•lo•zy•sti•tis *f* → Trachelocystitis.
tra•cheo•bron•chi•al *adj anat.* tracheobronchial, bronchotracheal.
Tra•cheo•bron•chi•al•baum *m* tracheobronchial tree.
Tra•cheo•bron•chi•al•di•ver•ti•kel *nt embryo.* tracheobronchial diverticulum.
Tra•cheo•bron•chi•tis *f pulmo.* tracheobronchitis.
Tra•cheo•bron•cho•me•ga•lie *f pulmo.* tracheobronchomegaly, Mounier-Kuhn syndrome.
Tra•cheo•bron•cho•sko•pie *f clin.* tracheobronchoscopy [ˌtreɪkɪəʊbrɒŋˈkɒskəpɪ].
Tra•cheo•dy•nie *f* → Trachealgie.
tra•cheo•gen *adj pulmo.* tracheogenic.
Tra•cheo•ma•la•zie *f patho.* tracheomalacia.
Tra•cheo•öso•pha•ge•al•fi•stel *f patho.* esophagotracheal fistula, tracheoesophageal fistula.
Tra•cheo•pa•thie *f pulmo.* tracheopathy [ˌtreɪkɪˈɑpəθɪ].
Tra•cheo•pho•nie *f clin.* tracheophony.
Tra•cheo•pla•stik *f HTG* tracheoplasty.
Tra•che•or•rha•gie *f patho.* tracheorrhagia.
Tra•che•or•rha•phie *f HTG* tracheorrhaphy [ˌtreɪkɪˈɔrəfɪ].
Tra•cheo•schi•sis *f embryo.* tracheoschisis [ˌtreɪkɪˈɑskəsɪs].
Tra•cheo•skop *nt clin.* tracheoscope.
Tra•cheo•sko•pie *f clin.* tracheoscopy [ˌtreɪkɪˈɑskəpɪ].
Tra•cheo•ste•no•se *f pulmo.* tracheostenosis.
Tra•cheo•sto•ma *nt chir.* tracheostoma, tracheostomy [ˌtreɪkɪˈɑstəmɪ].
Tra•cheo•sto•mie *f chir.* tracheostomy [ˌtreɪkɪˈɑstəmɪ].
Tra•cheo•sto•mie•ka•nü•le *f HNO* tracheostomy tube.
Tra•cheo•to•mie *f chir.* tracheotomy [ˌtreɪkɪˈɑtəmɪ].
tra•cheo•to•mie•ren *vt chir.* tracheotomize.
Tra•cheo•ze•le *f patho.* tracheal hernia, tracheocele.
Tra•chom *nt ophthal.* trachoma, trachomatous conjunctivitis, granular conjunctivitis.
tra•cho•ma•tös *adj ophthal.* trachomatous.
Tra•chy•pho•nie *f HNO* hoarseness, trachyphonia.
Trac•tus *m* [S.U. TRACTUS]
Trag•bah•re *f* stretcher, litter.
Tra•ge *f* stretcher, litter.
trä•ge *adj* indolent, slow, slow-acting, torpid, inactive, lethargic, phlegmatic; *psycho.* passive, inactive, inert.
Trä•ger *m epidem.* carrier, carrier state; *biochem.* vehicle, carrier; *genet.* carrier; *pharm.* medium, vehicle, excipient.
Träg•heit *f* indolence, inertia, inactivity, lethargy, slowness; *psycho.* passiveness, passivity, inactivity; *phys.* inertia.
Tra•gi *pl anat.* tragi, hairs of external acoustic

meatus.
Tra•gus *m anat.* **1.** tragus, antilobium, hircus. **2.** → Tragi.
Trai•ning *nt* training.
Trakt *m anat.* tract, passage.
Trak•ti•on *f* traction; *ortho.* traction.
Trak•ti•ons•an•eu•rys•ma *nt patho.* traction aneurysm.
Trak•ti•ons•di•ver•ti•kel *nt patho.* traction diverticulum.
Trak•to•to•mie *f neurochir.* tractotomy [træk'tɑtəmɪ].
Trä•ne *f* teardrop, tear, lacrima.
trä•nend *adj (Augen)* running, watery, streaming.
Trä•nen•drü•se *f anat.* lacrimal gland.
Trä•nen•drü•sen•ent•zün•dung *f ophthal.* dacryoadenitis, dacryadenitis.
Trä•nen•fluß *m ophthal.* lacrimation, delacrimation
Trä•nen•flüs•sig•keit *f physiol.* tear fluid, lacrimal secretion.
Trä•nen•gang *m* → Tränenröhrchen.
Trä•nen•gangs•am•pul•le *f anat.* ampulla of lacrimal duct.
Trä•nen•gangs•er•öff•nung *f ophthal.* lacrimotomy.
Trä•nen•gangs•fi•stel *f ophthal.* lacrimal fistula, dacryosyrinx.
Trä•nen•gangs•son•de *f ophthal.* lacrimal sound.
Trä•nen•gangs•ste•no•se *f ophthal.* dacryostenosis.
Trä•nen•na•sen•gang *m anat.* nasolacrimal duct, tear duct.
Trä•nen•pünkt•chen *nt anat.* lacrimal point.
Trä•nen•re•flex *m physiol.* lacrimal reflex.
Trä•nen•röhr•chen *nt anat.* lacrimal canaliculus, lacrimal duct.
Trä•nen•röhr•chen•ent•zün•dung *f ophthal.* dacryocanaliculitis, dacryosolenitis.
Trä•nen•röhr•chen•in•zi•si•on *f ophthal.* dacryocystitomy.
Trä•nen•röhr•chen•ver•ei•te•rung *f ophthal.* dacryopyosis.
Trä•nen•röhr•chen•ver•schluß *m ophthal.* dacryagogatresia.
Trä•nen•sack *m anat.* lacrimal sac, tear sac, dacryocyst, dacryocystis.
Trä•nen•sack•ab•szeß *m ophthal.* lacrimal abscess.
Trä•nen•sack•di•la•ta•ti•on *f ophthal.* dacryocystectasia.
Trä•nen•sack•ei•te•rung *f ophthal.* dacryocystoblennorrhea, dacryopyosis.
Trä•nen•sack•ent•fer•nung *f ophthal.* dacryocystectomy.
Trä•nen•sack•ent•zün•dung *f ophthal.* dacryocystitis, dacrycystitis.
Trä•nen•sack•er•öff•nung *f ophthal.* Ammon's operation, Mosher-Toti operation, dacryocystotomy, lacrimotomy.
Trä•nen•sack•fi•stel *f ophthal.* lacrimal fistula.
Trä•nen•sack•in•zi•si•on *f* → Tränensackeröffnung.
Trä•nen•sack•re•sek•ti•on *f ophthal.* dacryocystectomy.
Trä•nen•sack•ste•no•se *f ophthal.* dacryocystostenosis.
Trä•nen•sack•ver•ei•te•rung *f ophthal.* dacryopyosis.
Trä•nen•se•kre•ti•on *f physiol.* secretion of tears, lacrimation. **übermäßige Tränensekretion** → Tränenfluß.
Trä•nen•stein *m ophthal.* lacrimal calculus, tear stone, dacryolith.
Trä•nen•träu•feln *nt ophthal.* watery eye, tearing, dacryorrhea, epiphora.
Trä•nen•wärz•chen *nt anat.* lacrimal caruncle.
Trä•nen•wegs•zin•ti•gra•phie *f ophthal.* dacryoscintigraphy.
Tran•qui•li•zer *m pharm.* tranquilizer, psychosedative, tranquilizing agent.
trans•ab•do•mi•nal *adj* transabdominal.
trans•aor•tal *adj* transaortic.
trans•atri•al *adj* transatrial.
Trans•cor•tin *nt biochem.* transcortin, cortisol-binding/corticosteroid-binding globulin.
trans•der•mal *adj* percutaneous, transcutaneous, transdermal.
Trans•duk•ti•on *f genet.* transduction.
trans•duo•de•nal *adj* transduodenal.
trans•du•ral *adj* transdural.
Trans•fek•ti•on *f epidem.* transfection.
Trans•fer•rin *nt biochem.* transferrin, siderophilin.
Trans•for•ma•ti•on *f* **1.** *(a. electr.)* transformation. **2.** *physiol.* transduction. **3.** *genet.* transformation.
Trans•fu•si•on *f hema.* transfusion.
direkte Transfusion immediate transfusion, direct transfusion.
fetofetale Transfusion placental transfusion syndrome, intrauterine parabiotic syndrome.
fetomaternale Transfusion fetomaternale transfusion, fetomaternal hemorrhage ['hemərɪdʒ].
indirekte Transfusion mediate transfusion, indirect transfusion.
intraperitoneale Transfusion intraperitoneal transfusion.
intrauterine Transfusion intrauterine transfusion.
spenderspezifische Transfusion donor-specific transfusion.
Trans•fu•si•ons•im•mu•no•lo•gie *f immun.* transfusion immunology [ˌɪmjə-ˈnɑlədʒɪ].
Trans•fu•si•ons•ne•phro•pa•thie *f patho.* transfusion nephritis.
Trans•fu•si•ons•the•ra•pie *f hema.* hemotherapy, hematotherapy.
Trans•fu•si•ons•zwi•schen•fall *m immun.* transfusion reaction, incompatible blood transfusion reaction.
trans•he•pa•tisch *adj* transhepatic.
tran•si•ent *adj* transient, transitory,

ephemeral.
Trans•il•lu•mi•na•ti•on *f radiol.* transillumination, diaphanoscopy [daɪˌæfəˈnɑskəpɪ].
tran•si•to•risch *adj* transitory, transient.
trans•ka•pil•lär *adj* transcapillary.
trans•kon•dy•lär *adj* transcondylar, transcondyloid, diacondylar.
Trans•kor•tin *nt* → Transcortin.
Trans•krip•ta•se *f biochem.* transcriptase, DNA-directed RNA polymerase. **reverse Transkriptase** reverse transcriptase, RNA-directed DNA polymerase.
trans•ku•tan *adj* → transdermal.
Trans•la•ti•on *f* **1.** *genet.* translation. **2.** *ophthal.* translation.
Trans•lo•ka•ti•on *f* **1.** *genet.* translocation, transposition, interchange. **2.** *chir.* translocation, transposition.
  balancierte Translokation balanced translocation.
  reziproke Translokation reciprocal translocation.
Trans•mis•si•on *f epidem., genet.* transmission, transfer, passage.
  horizontale Transmission horizontal transmission.
  vertikale Transmission vertical transmission.
Trans•mit•ter *m physiol.* transmitter.
trans•mu•ral *adj* transmural.
trans•na•sal *adj* transnasal.
Tran•so•nanz *f clin.* transonance.
trans•or•bi•tal *adj* transorbital.
trans•pa•rent *adj* transparent, clear, pellucid.
Trans•pa•renz *f* transparency, transparence.
Trans•pi•ra•ti•on *f physiol.* transpiration, sensible perspiration, glandular water loss.
trans•pi•rie•ren *vi physiol.* transpire, perspire.
trans•plan•ta•bel *adj chir.* transplantable.
Trans•plan•tat *nt chir.* transplant, graft.
  allogenes/allogenetisches Transplantat → homologes Transplantat.
  autogenes/autologes Transplantat autograft, autoplast, autotransplant, autologous graft, autogenous graft.
  freies Transplantat free graft.
  gemischtes Transplantat composite graft, composite transplant.
  heterogenes Transplantat heterogenous graft, heterograft, heterologous graft, heteroplastid, heterotransplant, xenogeneic graft, xenograft.
  heterologes Transplantat → heterogenes Transplantat.
  homologes Transplantat homograft, homologous transplant, homologous graft, homotransplant, allograft, allogeneic transplant, allogeneic graft.
  isogenes/isogenetisches/isologes Transplantat → syngenes Transplantat.
  syngenes Transplantat isotransplant, isograft, isogeneic graft, isologous graft, isoge-
neic homograft, syngraft, syngeneic homograft, syngeneic graft.
  syngenetisches Transplantat → syngenes Transplantat.
  xenogenes/xenogenetisches Transplantat → heterogenes Transplantat.
Trans•plan•tat•ab•sto•ßung *f immun.* transplant rejection, graft rejection.
Trans•plan•tat•emp•fän•ger *m chir.* transplant recipient.
Trans•plan•tat•emp•fän•ge•rin *f chir.* transplant recipient.
Trans•plan•ta•ti•on *f chir.* transplantation, transplant, graft, grafting.
  allogene/allogenetische Transplantation → homologe Transplantation.
  aufgeschobene Transplantation delayed graft, delayed grafting.
  autogene/autologe Transplantation autografting, autotransplantation, autologous transplantation.
  heterogene/heterologe Transplantation heterotransplantation, heteroplasty, xenotransplantation, heterologous transplantation, heteroplastic transplantation, xenogeneic transplantation.
  heterotope Transplantation heterotopic transplantation.
  homologe Transplantation allograft, allotransplantation, allogeneic transplantation, homologous transplantation, homotransplantation.
  isogene/isogenetische/isologe Transplantation → syngene Transplantation.
  Transplantation von Leichenorganen cadaveric transplantation.
  orthotope Transplantation homotopic transplantation, orthotopic transplantation.
  syngene Transplantation isotransplantation, isogenetic transplantation, isologous transplantation, syngeneic transplantation.
  syngenetische Transplantation → syngene Transplantation.
  verzögerte Transplantation → aufgeschobene Transplantation.
  xenogene/xenogenetische Transplantation → heterogene Transplantation.
Trans•plan•ta•ti•ons•an•ti•ge•ne *pl immun.* transplantation antigens, human leukocyte antigens.
Trans•plan•ta•ti•ons•im•mu•no•bio•lo•g ie *f immun.* transplantation immunobiology [ˌɪmjənəʊbaɪˈɑlədʒɪ].
Trans•plan•ta•ti•ons•me•ta•sta•se *f patho.* transplantation metastasis [məˈtæstəsɪs].
Transplantat-Wirt-Reaktion *f immun.* graft-versus-host reaction, GVH reaction.
Trans•plan•tat•zer•stö•rung *f immun.* graft destruction.
trans•plan•tier•bar *adj chir.* transplantable.
Trans•plan•tier•bar•keit *f chir.* transplantability.
trans•plan•tie•ren *vt chir.* transplant, graft.
trans•pla•zen•tar *adj embryo.* transpla-

cental.
trans•pleu•ral *adj* transpleural.
trans•port•fä•hig *adj clin.* fit for transport, transportable.
Trans•port•fä•hig•keit *f clin.* transportability.
Trans•po•si•ti•on *f* **1.** *genet.* transposition, translocation. **2.** *chir., anat.* transposition.
Transposition der großen Arterien/Gefäße *card.* transposition of great vessels, transposition of great arteries.
trans•pu•bisch *adj* transpubic.
trans•pul•mo•nal *adj* transpulmonary.
trans•sa•kral *adj* transsacral.
trans•sep•tal *adj* transseptal.
trans•ster•nal *adj* transsternal.
Trans•su•dat *nt patho.* transudate, transudation.
Trans•su•da•ti•on *f patho.* transudation.
trans•tho•ra•kal *adj* transthoracic.
trans•tra•che•al *adj* through the trachea, transtracheal.
trans•ure•thral *adj* transurethral.
trans•va•gi•nal *adj* transvaginal.
trans•ven•tri•ku•lär *adj* transventricular.
Trans•vers•ek•to•mie *f neurochir.* transversectomy.
Trans•ver•so•ko•lo•sto•mie *f chir.* transverse colostomy [kəʊ'lɒstəmɪ].
Trans•ver•so•to•mie *f neurochir.* transversotomy.
trans•ve•si•kal *adj* transvesical.
trans•zel•lu•lär *adj* transcellular.
trans•zer•vi•kal *adj gyn.* transcervical.
Traube: Traube-Doppelton *m card.* Traube's double tone, Traube's sign, pistol-shot sound.
Traube-Raum *m clin.* Traube's space, Traube's semilunar space.
Trau•ben•an•eu•rys•ma *nt patho.* racemose aneurysm, diffuse arterial ectasia.
Trau•ben•mo•le *f gyn.* grape mole.
Trau•ben•zel•le *f hema.* berry cell, morula cell.
Trau•ben•zucker [к•к] *m chem.* grape sugar, glucose, dextrose.
Trau•ben•zucker•aus•schei•dung [к•к] *f* **im Harn** *patho.* glucosuria, glycosuria, glycuresis.
Trau•ma *nt* trauma, traumatism ['trɔːmətɪzəm], wound, traumatic injury, injury.
Trau•ma•pa•ti•ent *m* traumatized patient, trauma patient.
Trau•ma•pa•ti•en•tin *f* traumatized patient, trauma patient.
Trau•ma•the•ra•pie *f* traumatherapy, traumatotherapy.
trau•ma•tisch *adj* traumatic, post-traumatic.
trau•ma•ti•siert *adj* traumatized, injured, wounded.
Trau•ma•tis•mus *m* traumatosis, traumatism ['trɔːmətɪzəm].
trau•ma•to•gen *adj* **1.** traumatogenic. **2.** → traumatisch.
Trau•ma•to•lo•gie *f* traumatology [ˌtrɔːmə-'tɒlədʒɪ].

Trau•ma•to•pnoe *f pulmo.* traumatopnea.
träu•men I *vt* dream. **II** *vi* dream (*von* about, of); (*tagträumen*) dream, daydream, fantasize.
Träu•me•rei *f* **1.** dreaming, dreams *pl.* **2.** daydream, fantasy, phantasy.
träu•me•risch *adj* dreaming, dreamy.
Traum-Schlaf *m physiol.* dreaming sleep, REM sleep, active sleep, desynchronized sleep, rapid eye movement sleep.
Treacher-Collins: Treacher-Collins-Syndrom *nt patho.* Treacher-Collins-Franceschetti syndrome, Treacher-Collins syndrome, mandibulofacial dysostosis/dysplasia.
Treitz: Treitz-Grube *f anat.* Treitz's fossa, superior duodenal fossa.
Treitz-Hernie *f chir.* Treitz's hernia, duodenojejunal hernia, retroperitoneal hernia.
Tre•ma•to•de *f micro.* trematode, trematoid, fluke.
Tre•ma•to•dia•sis *f epidem.* trematodiasis.
Tre•mor *m neuro.* tremor, involuntary trembling, quivering.
essentieller Tremor essential tremor, familial tremor, hereditary essential tremor.
grobschlägiger Tremor coarse tremor.
intermittierender Tremor intermittent tremor.
kontinuierlicher Tremor continuous tremor, persistent tremor.
seniler Tremor senile tremor.
Trendelenburg: Trendelenburg-Hinken *nt* Duchenne gait, Trendelenburg's gait, Trendelenburg's limp.
Trendelenburg-Lagerung *f chir.* Trendelenburg's position.
Trendelenburg-Operation *f chir.* Trendelenburg's operation.
Trendelenburg-Versuch *m clin.* Trendelenburg's test, Trendelenburg's sign.
Trendelenburg-Zeichen *nt ortho.* Trendelenburg's test, Trendelenburg's sign.
Trendelenburg-Duchenne: Trendelenburg-Duchenne-Hinken *nt* → Trendelenburg-Hinken.
Tre•pan *m neurochir.* trepan, trephine.
Tre•pa•na•ti•on *f* **1.** *chir.* trepanation, trephination. **2.** *ophthal.* corneoscleral trephination, Elliot's operation.
tre•pa•nie•ren *vt neurochir.* trepan, trephine.
Tre•phi•na•ti•on *f* → Trepanation.
Tre•phi•ne *f* → Trepan.
Tre•po•ne•ma *nt micro.* treponeme, treponema, Treponema. **Treponema pallidum** Treponema pallidum.
Tre•po•ne•ma•in•fek•ti•on *f epidem.* treponematosis, treponemiasis.
Treponema-pallidum-Hämagglutinationstest *m immun.* Treponema pallidum hemagglutination assay/test, TPHA test.
Treponema-Pallidum-Immobilisationstest *m immun.* Treponema pallidum immobilization test, TPI test.
Tre•po•ne•ma•to•se *f epidem.* treponema-

tosis, treponemiasis.
tre•po•ne•ma•zid *adj pharm.* antitreponemal, treponemicidal.
Tre•po•ne•men•mit•tel *nt pharm.* antitreponemal.
tre•po•ne•mi•zid *adj* → treponemazid.
Trep•pen•phä•no•men *nt physiol.* staircase phenomenon [frˈnɑmə‚nɑn], treppe.
Trevor: Trevor-Erkrankung *f ortho.* Trevor's disease, tarsoepiphyseal aclasis.
TRH-Test *m endo.* TRH test, TRH stimulation test.
Tria•de *f anat.* triad; *patho.* triad, trilogy.
Tria•ge *f clin.* triage.
Tri•as *f patho.* triad, trilogy.
Tri•car•bon•säu•re•zy•klus *m biochem.* citric acid cycle, Krebs cycle, tricarboxylic acid cycle.
TRIC-Gruppe *f micro.* TRIC group, Chlamydia trachomatis.
Trich•al•gie *f patho.* trichalgia, trichodynia.
Tri•chia•sis *f derm.* trichoma, trichomatosis, trichiasis.
Tri•chi•lem•mal•zy•ste *f patho.* trichilemmal cyst.
Tri•chi•lem•mom *nt derm.* trichilemmoma.
Tri•chi•ne *f* → Trichinella spiralis.
Tri•chi•nel•la *f micro.* trichina worm, Trichinella, Trichina. **Trichinella spiralis** pork worm, trichina worm, Trichinella spiralis.
Tri•chi•nel•lo•se *f* → Trichinose.
Tri•chi•nen•be•fall *m* → Trichinose.
tri•chi•nen•hal•tig *adj epidem.* trichiniferous, trichinous.
Tri•chi•no•se *f epidem.* trichinosis, trichinellosis, trichiniasis.
Tri•chi•tis *f derm.* trichitis.
Tri•cho•ade•nom *nt patho.* trichoma, trichomatosis.
Tri•cho•an•äs•the•sie *f neuro.* trichoanesthesia.
Tri•cho•be•zo•ar *m patho.* trichobezoar, hairball, pilobezoar.
Tri•cho•epi•the•li•om *nt* 1. *derm.* trichoepithelioma. 2. **(Trichoepithelioma papulosum multiplex)** *derm.* Brooke's disease, hereditary multiple trichoepithelioma.
Tri•cho•fol•li•ku•lom *nt derm.* trichofolliculoma.
Tri•chom *nt* 1. *derm.* trichoma, trichomatosis. 2. → Trichiasis.
Tri•cho•mo•na•de *f micro.* trichomonad.
Tri•cho•mo•na•den•in•fek•ti•on *f epidem.* trichomoniasis.
Tri•cho•mo•nas *f micro.* trichomonad, Trichomonas.
Tri•cho•mo•nas•in•fek•ti•on *f epidem.* trichomoniasis.
Tri•cho•mo•na•sis *f epidem.* trichomoniasis.
Tri•cho•mo•na•zid *nt pharm.* trichomonacide, antitrichomonal.
tri•cho•mo•na•zid *adj pharm.* trichomonacidal, antitrichomonal.

Tri•cho•my•ko•se *f epidem.* trichomycosis, trichomycetosis.
Tri•cho•my•ze•ten *pl micro.* Trichomycetes.
Tri•cho•no•car•dio•sis *f derm.* trichonocardiosis, lepothrix, Paxton's disease.
Tri•cho•no•do•se *f derm.* knotted hair, trichonodosis.
Tri•cho•no•sis *f* → Trichopathie.
Tri•cho•pa•thie *f derm.* trichopathy [trɪ-ˈkɑpəθɪ], trichonosis, trichosis.
Tri•cho•phy•tia *f derm.* trichophytosis, tinea, ringworm.
  Trichophytia barbae barber's itch, ringworm of the beard, tinea barbae.
  Trichophytia capillitii ringworm of the scalp, tinea capitis.
  Trichophytia corporis ringworm of the body, tinea corporis/circinata.
  Trichophytia corporis superficialis Oriental ringworm, scaly ringworm, tinea imbricata.
  Trichophytia profunda Celsus' kerion, tinea kerion.
Tri•cho•phy•tid *nt immun.* trichophytid.
Tri•cho•phy•tin *nt immun.* trichophytin.
Tri•cho•phy•to•be•zo•ar *m patho.* trichophytobezoar, phytotrichobezoar.
Tri•cho•phy•ton *nt micro.* Trichophyton, Sabouraudia, Achorion.
Tri•chor•rhe•xis *f derm.* trichorrhexis, trichoschisis [trɪkˈɑskəsɪs]. **Trichorrhexis nodosa** knotted hair, trichonodosis, trichorrhexis nodosa.
Tri•cho•schi•sis *f derm.* trichoptilosis, trichoschisis [trɪkˈɑskəsɪs].
Tri•cho•se *f derm.* 1. trichopathy [trɪ-ˈkɑpəθɪ], trichonosis, trichosis. 2. → Trichiasis.
Tri•cho•sko•pie *f derm.* trichoscopy [trɪ-ˈkɑskəpɪ].
Tri•cho•spo•ron *nt micro.* Trichosporon, Trichosporum.
Tri•cho•spo•ron•in•fek•ti•on *f* → Trichosporose.
Tri•cho•spo•ro•se *f derm.* trichosporosis.
Tri•cho•sta•sis *f derm.* trichostasis.
tri•chrom *adj ophthal.* trichromic, trichromatic.
Tri•chro•ma•sie *f ophthal.* trichromatic vision, trichromasy, trichromatopsia.
Trich•ter *m* funnel; (*Stethoskop*) bell.
Trich•ter•becken [K•K] *nt ortho.* funnel-shaped pelvis.
Trich•ter•brust *f ortho.* funnel breast, funnel chest, foveated chest.
Trich•uri•a•sis *f epidem.* trichuriasis, trichocephaliasis.
Trich•uris *f micro.* Trichuris, Trichocephalus. **Trichuris trichiura** whipworm, Trichuris trichiura.
Trich•uris•in•fek•ti•on *f* → Trichuriasis.
Tri•dak•ty•lie *f embryo.* tridactylism.
Trieb *m psycho.* instinct, drive, impulse, impulsion, urge, compulsion.
trieb•haft *adj* → triebmäßig.

triebmäßig

trieb•mä•ßig *adj psycho.* instinctive, instinctual, impulsive.
Trief•au•ge *nt ophthal.* blear eye, ciliary blepharitis, lippitude.
trief•äu•gig *adj* bleary-eyed.
Tri•fo•kal•glas *nt* trifocal glass, trifocal lens.
Tri•fo•kal•lin•se *f* → Trifokalglas.
Tri•fur•ka•ti•on *f anat.* trifurcation; *radiol.* popliteal trifurcation.
tri•ge•mi•nal *adj anat.* trifacial, trigeminal.
Tri•ge•mi•nie *f card.* trigeminy, trigeminal rhythm, trigeminal pulse.
Tri•ge•mi•nus *m* 1. *anat.* trigeminus, trigeminal nerve, fifth nerve. 2. → Trigeminie.
Tri•ge•mi•nus•hyp•äs•the•sie *f neuro.* trigeminal hypoesthesia.
Tri•ge•mi•nus•läh•mung *f neuro.* trigeminal paralysis [pəˈrælɪsɪs].
Tri•ge•mi•nus•neur•al•gie *f neuro.* trigeminal neuralgia, trifacial neuralgia, prosopalgia, prosoponeuralgia.
Tri•ge•mi•nus•pa•ra•ly•se *f neuro.* trigeminal paralysis [pəˈrælɪsɪs].
Tri•ge•mi•nus•puls *m* → Trigeminie.
Tri•ge•mi•nus•re•flex *m physiol.* oculopupillary reflex, trigeminus reflex.
Tri•ge•mi•nus•rhyth•mus *m* → Trigeminie.
Trig•ger *m physiol.* trigger.
Trigger-Finger *m ortho.* trigger finger, lock finger, snapping finger.
trig•gern *vt physiol.* trigger off, trigger.
Trig•ger•punkt *m neuro.* trigger area, trigger point.
Trig•ger•zo•ne *f neuro.* trigger area, trigger zone.
Tri•gly•ze•rid *nt chem.* triacylglycerol, triglyceride.
Tri•gly•ze•rid•ämie *f patho.* hypertriglyceridemia.
Tri•gon•ek•to•mie *f urol.* trigonectomy.
Tri•go•ni•tis *f urol.* trigonitis.
Tri•go•num *nt* [S.U. TRIGONUM]
Tri•jod•thy•ro•nin *nt* triiodothyronine.
Tri•kot•schlauch *m ortho.* stockinette.
Tri•kot•strumpf *m ortho.* stockinette.
tri•krot *adj card.* tricrotic.
Tri•kro•trie *f card.* tricrotic pulse, tricrotism [ˈtraɪkrətɪzəm].
Tri•kus•pi•dal•atre•sie *f card.* tricuspid atresia, tricuspid valve atresia.
Tri•kus•pi•dal•ge•räusch *nt card.* tricuspid murmur.
Tri•kus•pi•dal•in•suf•fi•zi•enz *f card.* tricuspid regurgitation, tricuspid insufficiency.
Tri•kus•pi•da•lis *f* → Trikuspidalklappe.
Tri•kus•pi•da•lis•aus•kul•ta•ti•ons•punkt *m card.* tricuspid area.
Tri•kus•pi•da•lis•in•suf•fi•zi•enz *f* → Trikuspidalinsuffizienz.
Tri•kus•pi•dal•klap•pe *f anat.* right atrioventricular valve, tricuspid valve.
Tri•kus•pi•dal•klap•pen•atre•sie *f card.* tricuspid atresia, tricuspid valve atresia.
Tri•kus•pi•dal•klap•pen•ge•räusch *nt card.* tricuspid murmur.

836

Tri•kus•pi•dal•klap•pen•in•suf•fi•zi•enz *f* → Trikuspidalinsuffizienz.
Tri•kus•pi•dal•klap•pen•ste•no•se *f card.* tricuspid stenosis.
Tri•kus•pi•dal•ste•no•se *f card.* tricuspid stenosis.
Tri•lo•gie *f patho.* trilogy, triad.
tri•mal•leo•lär *adj ortho.* trimalleolar.
tri•men•su•ell *adj* trimensual.
Tri•me•ster *nt gyn.* trimenon, trimester.
trink•bar *adj* potable, fit to drink, drinkable. **nicht trinkbar** undrinkable.
trin•ken I *vt* drink, have a drink. II *vi* drink; (*an der Brust*) suck.
Trink•was•ser *nt* drinking water, potable water, fresh water. **durch Trinkwasser übertragen** *epidem.* water-borne.
Tri•pa•re•se *f neuro.* triparesis.
Tri•pel•ar•thro•de•se *f ortho.* triple arthrodesis.
Tri•pel•phos•phat•stein *m* struvite calculus, magnesium ammonium phosphate calculus.
Tri•pel•sko•lio•se *f ortho.* triple scoliosis.
Tri•pha•lan•gie *f ortho.* triphalangism, triphalangia.
Tripier: Tripier-Amputation *f ortho.* Tripier's operation, Tripier's amputation.
Tri•ple•gie *f neuro.* triplegia.
Tri•ploi•die *f genet.* triploidy.
Tripl•opie *f ophthal.* triple vision, triplopia.
Triplo-X-Syndrom *nt genet.* triple-X, metafemale.
Trip•per *m epidem.* gonorrhea, *inf.* the clap.
Tris•mus *m neuro.* trismus, lockjaw.
tri•som *adj genet.* trisomic.
Tri•so•mie *f genet.* trisomy, trisomia.
Trisomie-Syndrom *nt genet.* trisomy syndrome.
Trisomie 8-Syndrom *nt genet.* trisomy 8 syndrome, trisomy C syndrome.
Trisomie 13-Syndrom *nt genet.* Patau's syndrome, trisomy D syndrome, trisomy 13 syndrome.
Trisomie 14-Syndrom *nt genet.* trisomy 14 syndrome.
Trisomie 18-Syndrom *nt genet.* Edwards' syndrome, trisomy E syndrome, trisomy 18 syndrome.
Trisomie 21-Syndrom *nt genet.* Down's syndrome, trisomy 21 syndrome.
trit•ano•mal *adj ophthal.* tritanomalous.
Trit•ano•ma•le *m/f ophthal.* tritanomal.
Trit•ano•ma•lie *f ophthal.* tritanomaly, blue-yellow blindness.
trit•an•op *adj ophthal.* tritanopic.
Trit•an•ope *m/f ophthal.* tritanope.
Trit•an•opie *f ophthal.* tritanopia, tritanopsia, blue blindness.
Trit•an•op•sie *f* → Tritanopie.
Tri•ti•um *nt chem.* tritium, hydrogen-3.
Tri•zeps *m anat.* triceps muscle.
Trizeps brachii triceps muscle of arm, triceps brachii (muscle).
Trizeps surae triceps muscle of calf, triceps

surae (muscle).
Tri•zeps•seh•nen•re•flex *m physiol.* triceps reflex, elbow reflex.
tri•zy•klisch *adj pharm.* tricyclic.
tro•chan•tär *adj anat.* trochanteric, trochanterian.
Tro•chan•ter *m* [S.U. TROCHANTER]
Tro•chan•ter•pla•stik *f ortho.* trochanterplasty.
Tro•chan•ter•re•flex *m physiol.* trochanter reflex.
Troch•lea *f* [S.U. TROCHLEA]
Tro•cho•kar•die *f card.* trochocardia.
trocken [K•K] *adj* dry; *patho.* xerotic.
Trocken•eis [K•K] *nt* dry ice, carbon dioxide snow.
Trocken•heit *f* dryness; *patho.* xerosis.
Trocken•milch [K•K] *f* dry milk, dried milk, milk powder, powdered milk.
Trocken•plas•ma [K•K] *nt hema.* dried plasma.
trock•nen I *vt* dry (*an* on); (*vollständig*) dehydrate, desiccate. II *vi* dry, become dry, get dry.
T-Röhrchen *nt chir.* T tube.
Troi•cart *m chir.* trocar.
Troisier: Troisier-Knoten *m patho.* Troisier's node, Troisier's ganglion.
Troisier-Syndrom *nt patho.* Troisier's syndrome.
Tro•kart *m chir.* trocar.
Tröltsch: Tröltsch-Taschen *pl HNO* Tröltsch's recesses, Tröltsch's spaces.
Trom•mel•fell *nt anat.* tympanic membrane, eardrum, myrinx.
Trom•mel•fell•ent•zün•dung *f HNO* tympanitis, myringitis.
Trom•mel•fell•na•bel *m anat.* umbo of tympanic membrane.
Trom•mel•fell•per•fo•ra•ti•on *f HNO* tympanic membrane perforation.
Trom•mel•fell•pla•stik *f HNO* tympanoplasty, myringoplasty.
Trom•mel•fell•re•flex *m HNO* Politzer's cone, light reflex.
Trom•mel•fell•rup•tur *f HNO* myringorupture.
Trom•mel•schle•gel•fin•ger *pl patho.* drumstick fingers, clubbed digits.
Trömmer: Trömmer-Fingerzeichen *nt neuro.* Trömmer's reflex, Hoffmann's sign, digital reflex, snapping reflex.
Tro•pen•fie•ber *nt epidem.* falciparum malaria, malignant tertian malaria, pernicious malaria.
Tro•pen•ge•schwür *nt epidem.* phagedenic ulcer, tropical ulcer.
Tro•pen•kli•ma *nt* tropical climate.
Tro•pen•me•di•zin *f* tropical medicine.
Tropf *m inf.* → Tropfinfusion.
Tropf•ap•pa•rat *m pharm.* instillator.
Tröpf•chen *nt* droplet; (*Schweiß*) bead.
Tröpf•chen•in•fek•ti•on *f epidem.* aerosol infection, droplet infection.
tröp•feln I *vt* drop, drip (*auf* on to). II *vi* dribble, drip, trickle, drop.
Trop•fen 1. *m* drop; (*Schweiß*) bead. **2.** *pl pharm.* drops, guttae. **hängender Tropfen** *micro.* hanging drop, hanging drop technique.
trop•fen I *vt* → tröpfeln I. II *vi* drip, drop; (*sickern*) ooze; (*lecken*) leak, drip.
Trop•fen•herz *nt* pendulous heart.
trop•fen•wei•se *adv* dropwise, by drops, drop by drop.
Trop•fen•zäh•ler *m pharm.* dropper, medicine dropper.
Trop•fer *m pharm.* dropper, medicine dropper.
Tropf•in•fu•si•on *f clin.* drip, instillation, instillment.
tro•phisch *adj* trophic.
Troph•ödem *nt* trophedema, trophoedema.
Tro•pho•lo•gie *f* trophology [trəʊˈfɒlədʒɪ].
Tro•pho•neu•ro•se *f patho.* trophoneurosis, trophoneurotic atrophy [ˈætrəfɪ].
tro•pho•neu•ro•tisch *adj patho.* trophoneurotic.
Tro•pho•pa•thie *f patho.* trophopathy [trəʊˈfɒpəθɪ], trophopathia.
Trousseau: Trousseau-Punkt *m neuro.* Trousseau's point, apophyseal point.
Trousseau-Syndrom *nt patho.* Trousseau's syndrome.
Trousseau-Zeichen *nt patho.* Trousseau's sign, Trousseau's phenomenon [fɪˈnɑməˌnɑn].
trü•be *adj* (*Flüssigkeit*) cloudy, turbid; (*Augen*) filmy, dull, dim.
Trüb•heit *f* (*Flüssigkeit*) cloudiness, turbidity, opaqueness; (*Augen*) dimness, dullness; (*Harn*) nubecula, nebula.
Trü•bung *f* **1.** → Trübheit. **2.** (*Verstand*) clouding (of consciousness), somnolence.
Trug•bild *nt* → Trugwahrnehmung.
Trug•wahr•neh•mung *f psychia.* false perception, illusion, hallucination.
Trüm•mer *pl patho.* debris, detritus.
Trüm•mer•bruch *m ortho.* comminuted fracture.
Trüm•mer•feld•zo•ne *f radiol.* Trümmerfeld line.
Trüm•mer•zy•ste *f ortho.* (*Knochen*) ganglionic cyst, subchondral cyst.
Trun•cus *m* [S.U. TRUNCUS]
Trun•ken•heit *f* alcohol intoxication, drunkenness, inebriety, intoxication.
Trunk•sucht *f psychia.* alcoholism [ˈælkəhɒlɪzəm], alcohol addiction, alcohol dependence.
trunk•süch•tig *adj* alcoholic, dipsomaniac.
Trun•kus *m* [S.U. TRUNCUS]
Trun•kus•bi•fur•ka•ti•on *f anat.* bifurcation of pulmonary trunk.
Try•pa•no•mia•sis *f* → Trypanosomiasis.
Try•pa•no•so•ma *nt micro.* Trypanosoma.
Try•pa•no•so•ma•in•fek•ti•on *f* → Trypanosomiasis.
Try•pa•no•so•men•in•fek•ti•on *f* → Trypanosomiasis.

Trypanosomenmittel 838

Try•pa•no•so•men•mit•tel *nt* → Trypanosomizid.

Try•pa•no•so•mia•sis *f epidem.* trypanosomiasis.
amerikanische Trypanosomiasis Chagas' disease, Chagas-Cruz disease, South American trypanosomiasis.
ostafrikanische Trypanosomiasis acute sleeping sickness, Rhodesian trypanosomiasis, East African sleeping sickness.
westafrikanische Trypanosomiasis chronic sleeping sickness, West African sleeping sickness, Gambian trypanosomiasis.

Try•pa•no•so•mid *nt immun.* trypanosomid, trypanid, trypanosomal chancre ['ʃæŋkər].
Try•pa•no•so•mi•zid *nt pharm.* antitrypanosomal, trypanocide, trypanosomicide.
try•pa•no•so•mi•zid *adj pharm.* trypanosomicidal, trypanocidal, trypanosomicide.
Tryp•sin *nt biochem.* trypsin.
tryp•tisch *adj biochem.* tryptic.
Tse•tse•flie•ge *f bio.* tsetse, tsetse fly, Glossina.
TSH-Stimulationstest *m endo.* TSH test, thyroid-stimulating hormone test.
TSH-Test *m* → TSH-Stimulationstest.
T-Suppressorzelle *f immun.* T suppressor cell, suppressor cell.
T-System *nt histol.* transverse system, T system, triad system, system of transverse tubules.
T-Tubulus *m histol.* T tubule, transverse tubule.
Tu•ba *f* [S.U. TUBA]
tu•bar *adj* tubal.
Tu•bar•ab•ort *m gyn.* tubal abortion.
Tu•bar•gra•vi•di•tät *f* → Tubenschwangerschaft.
Tu•bar•rup•tur *f gyn.* tubal rupture.
Tu•bar•schwan•ger•schaft *f* → Tubenschwangerschaft.
Tubbs: Tubbs-Dilatator *m HTG* Tubbs' dilator.
Tu•be *f* 1. [S.U. TUBA] 2. (*Creme*) tube.
Tu•ben•ab•szeß *m gyn.* tubal ovarian abscess.
Tu•ben•ade•no•my•om *nt gyn.* endosalpingoma.
Tu•ben•am•pul•le *f gyn.* ampulla of (uterine) tube.
Tu•ben•blocka•de [k•k] *f HNO* tubal block, ear block.
Tu•ben•dre•hung *f HNO* tubotorsion, tubatorsion.
Tu•ben•durch•läs•sig•keit *f HNO* (*Ohr*) tubal patency.
Tu•ben•en•do•me•trio•se *f gyn.* endosalpingosis, endosalpingiosis.
Tu•ben•en•ge *f anat.* 1. isthmus of auditory tube, isthmus of eustachian tube. 2. isthmus of uterine tube, isthmus of fallopian tube.
Tu•ben•ent•zün•dung *f HNO* eustachian salpingitis, eustachitis.
Tu•ben•fal•ten *pl anat.* tubal folds (of uterine tube), folds of uterine tube.

Tu•ben•fim•bri•en *pl anat.* fimbriae of uterine tube.
Tu•ben•in•fek•ti•on *f HNO* tubal infection.
Tu•ben•isth•mus *m* → Tubenenge.
Tu•ben•kar•zi•nom *nt* 1. *HNO* (*Ohr*) tubal carcinoma. 2. *gyn.* tubal carcinoma, carcinoma of fallopian tube.
Tu•ben•ka•tarrh *m* → Tubenentzündung.
Tu•ben•ka•the•ter *m HNO* eustachian catheter ['kæθɪtər].
Tu•ben•knor•pel *m anat.* (*Ohr*) eustachian cartilage, tubal cartilage.
Tu•ben•ko•lik *f gyn.* tubal colic.
Tu•ben•man•del *f anat.* eustachian tonsil, tubal tonsil.
Tu•ben•mo•le *f gyn.* tubal mole.
Tu•ben•mu•ko•sa *f* endosalpinx.
Tu•ben•mün•dung *f anat.* uterine opening of uterine tube.
Tu•ben•naht *f gyn.* salpingorrhaphy.
Tu•ben•per•fla•ti•on *f gyn.* pertubation, perflation, insufflation.
Tu•ben•pla•stik *f gyn.* salpingoplasty, tuboplasty.
Tu•ben•pol *m anat.* tubal extremity (of ovary).
Tu•ben•rup•tur *f gyn.* tubal rupture.
Tu•ben•schleim•haut *f gyn.* mucosa of uterine tube, endosalpinx.
Tu•ben•schwan•ger•schaft *f gyn.* tubal pregnancy, fallopian pregnancy, oviductal pregnancy, salpingocyesis. **ampulläre Tubenschwangerschaft** ampullar pregnancy.
Tu•ben•trich•ter *m anat.* infundibulum of uterine tube.
Tu•ben•ver•schluß *m HNO* tubal occlusion.
Tu•ber *nt* [S.U. TUBER]
Tu•ber•cu•lin *nt* → Tuberkulin.
Tu•ber•cu•lo•ma *nt patho.* tuberculoma.
Tu•ber•cu•lo•sis *f epidem.* tuberculosis. [S.A. TUBERKULOSE]
Tuberculosis cutis cutaneous tuberculosis, dermal tuberculosis.
Tuberculosis miliaris miliary tuberculosis, disseminated tuberculosis, general tuberculosis.
Tu•ber•cu•lum *nt* [S.U. TUBERCULUM]
Tuber-Gelenkwinkel *m radiol.* tuber angle.
Tu•ber•kel *m patho.* tubercle. **verkäsender Tuberkel** *patho.* yellow tubercle, caseous tubercle, soft tubercle.
Tu•ber•kel•bak•te•ri•um *nt* → Tuberkelbazillus.
Tu•ber•kel•ba•zil•lus *m micro.* Koch's bacillus, tubercle bacillus, Mycobacterium tuberculosis.
Tu•ber•kel•bil•dung *f patho.* tuberculation, tuberculization.
Tu•ber•ku•lid *nt derm.* tuberculid. **nodöses Tuberkulid** Bazin's disease, nodular tuberculid.
Tu•ber•ku•lin *nt immun.* tuberculin. **gereinigtes Tuberkulin** purified protein derivate of tuberculin, P.P.D. tuberculin.

Tumorhistologie

Tu•ber•ku•lin•an•ti•kör•per *m immun.* antituberculin.

Tu•ber•ku•lin•ein•heit *f immun.* tuberculin unit.

Tuberkulin-Original-Alt *nt immun.* old tuberculin, Koch's tuberculin.

Tu•ber•ku•lin•re•ak•ti•on *f immun.* tuberculin reaction.

Tu•ber•ku•lin•sen•si•bi•li•tät *f immun.* tuberculin sensitivity.

Tuberkulin-Test *m immun.* tuberculin test.

Tuberkulin-Typ der Überempfindlichkeitsreaktion *m immun.* delayed-type hypersensitivity, delayed allergy, cell-mediated hypersensitivity, T cell-mediated hypersensitivity, tuberculin-type hypersensitivity.

Tu•ber•ku•lo•derm *nt derm.* tuberculoderma.

tu•ber•ku•lo•id *adj* **1.** *patho.* tuberculoid. **2.** *anat., patho.* tubercular, tuberculate, tuberculated, tuberculoid

Tu•ber•ku•lom *nt patho.* tuberculoma.

tu•ber•ku•lös *adj epidem.* tuberculous, tuberculotic.

Tu•ber•ku•lo•se *f patho.* tuberculosis.
  disseminierte Tuberkulose disseminated tuberculosis.
  hämatogene postprimäre Tuberkulose hematogenous tuberculosis.
  inaktive Tuberkulose healed tuberculosis, inactive tuberculosis.
  kavernöse Tuberkulose cavitary tuberculosis.
  miliare Tuberkulose miliary tuberculosis, disseminated tuberculosis, general tuberculosis.
  offene Tuberkulose open tuberculosis.
  postprimäre Tuberkulose postprimary tuberculosis, reinfection tuberculosis, adult tuberculosis, secondary tuberculosis.
  verheilte/vernarbte Tuberkulose → inaktive Tuberkulose.

Tu•ber•ku•lo•se•ba•zil•lus *m* → Tuberkelbazillus.

Tu•ber•ku•lo•se•sep•sis *f patho.* tuberculous sepsis.

Tu•ber•ku•lo•si•li•ko•se *f pulmo.* tuberculosilicosis.

Tu•ber•ku•lo•sta•ti•kum *nt pharm.* tuberculostat, antituberculotic.

tu•ber•ku•lo•sta•tisch *adj pharm.* antituberculotic, antituberculous, tuberculostatic.

tu•ber•ku•lo•zid *adj pharm.* tuberculocidal.

tu•be•rös *adj patho.* tuberous, tuberose, tuberiferous.

tu•bo•ab•do•mi•nal *adj* tuboabdominal.

Tu•bo•cu•ra•rin *nt pharm., anes.* tubocurarine.

Tu•bo•ova•ri•al•ab•szeß *m gyn.* tubo-ovarian abscess.

Tu•bo•ova•ri•al•gra•vi•di•tät *f gyn.* tubo-ovarian pregnancy.

Tu•bo•ova•ri•al•schwan•ger•schaft *f gyn.* tubo-ovarian pregnancy.

tu•bo•pe•ri•to•ne•al *adj gyn.* tuboperitoneal.

Tu•bor•rhoe *f HNO* tuborrhea.

Tu•bo•tor•si•on *f gyn.* tubotorsion, tubatorsion; *HNO* tubotorsion, tubatorsion.

tu•bo•tym•pa•nal *adj anat.* tubotympanic, tubotympanal.

Tu•bo•tym•pa•num *nt anat.* tubotympanum.

tu•bo•ute•rin *adj gyn.* tubouterine, uterotubal.

tu•bo•va•gi•nal *adj gyn.* tubovaginal.

tu•bu•lär *adj* tube-shaped, tubular, tubuliform.

Tu•bu•lo•ne•phro•se *f patho.* tubular nephrosis.

Tu•bu•lo•pa•thie *f patho.* (*Niere*) tubulopathy [t(j)u:bjə'lɑpəθɪ].

Tu•bu•lor•rhe•xis *f patho.* (*Niere*) tubulorrhexis.

Tu•bu•lus *m anat.* tubule.

Tu•bu•lus•atro•phie *f patho.* (*Niere*) tubular atrophy ['ætrəfɪ].

Tu•bu•lus•ek•ta•sie *f patho.* (*Niere*) tubular ectasia.

Tu•bu•lus•ne•kro•se *f patho.* (*Niere*) tubular necrosis.
  akute Tubulusnekrose acute tubular necrosis, lower nephron nephrosis.
  akute ischämische Tubulusnekrose acute ischemic tubular necrosis.

Tu•bu•lus•ne•phro•se *f patho.* tubular nephrosis.

Tu•bu•lus•zy•ste *f patho.* (*Niere*) tubular cyst, tubulocyst.

Tu•bus *m* **1.** *anat.* tube, canal. **2.** *clin.* tube.

Tuch *nt chir.* towel; drape, cloth.

Tuch•klem•me *f chir.* towel clamp, towel clip, towel forceps.

Tuff•stein•lun•ge *f pulmo.* pumice lung, metastatic pulmonary calcinosis, tufa lung.

Tu•lar•ämie *f epidem.* tularemia, Francis disease, Ohara's disease, deer-fly disease.

Tu•mes•zenz *f patho.* tumescence, tumefaction, turgescence.

Tu•mor *m patho.* **1.** (*Schwellung*) tumor, swelling, lump, tumescence, tumefaction. **2.** (*Neubildung*) tumor, new growth, growth, neoplasm, swelling.
  benigner Tumor innocent tumor, benign tumor.
  maligner Tumor malignant tumor; cancer.
  nicht-reserzierbarer Tumor unresectable tumor.

Tu•mor•an•ti•gen *nt immun.* tumor antigen, T antigen.

tu•mor•bil•dend *adj patho.* tumorigenic, blastomogenic, blastomogenous.

Tu•mor•bil•dung *f patho.* oncogenesis, blastomatosis, tumorigenesis.

Tu•mor•em•bo•lus *m patho.* tumor embolus.

Tu•mor•ent•ste•hung *f* → Tumorbildung.

Tu•mor•ge•ne•se *f* → Tumorbildung.

Tu•mor•gra•ding *nt patho.* tumor grading.

Tu•mor•hi•sto•lo•gie *f patho.* tumor histol-

Tumorimmunität 840

ogy [hɪs'tɑlədʒɪ].
Tu•mor•im•mu•ni•tät *f immun.* tumor immunity.
Tu•mor•im•mu•no•lo•gie *f immun.* tumor immunology [ˌɪmjəˈnɑlədʒɪ].
tu•mo•ri•zid *adj pharm.* tumoricidal.
Tu•mor•mar•ker *m patho.* tumor marker.
Tu•mor•me•ta•sta•se *f patho.* metastatic tumor, metastasis [məˈtæstəsɪs].
Tumor-Nekrose-Faktor *m* cachectin, tumor necrosis factor.
tu•mo•rös *adj patho.* tumor-like, tumorous.
Tu•mor•re•gres•si•on *f patho.* tumor regression.
tu•mor•spe•zi•fisch *adj patho.* tumor-specific.
Tu•mor•sta•ging *nt patho.* tumor staging.
Tu•mor•the•ra•pie *f clin.* treatment of tumors, oncotherapy.
Tu•mor•vi•ren *pl micro.* tumor viruses.
Tu•mor•zel•le *f patho.* tumor cell, cancer cell.
Tu•mor•zer•falls•syn•drom *nt patho.* tumor lysis syndrome ['laɪsɪs].
Tu•ni•ca *f* [s.u. TUNICA].
Tun•nel•se•hen *nt ophthal.* tubular vision, tunnel vision.
Tup•ek•to•mie *f neurochir.* corticectomy.
Tüp•fe•lung *f histol.* punctation, stippling; *derm.* mottling.
tup•fen *vt* swap, dap.
Tup•fer *m* swab, sponge, pledget.
Tup•fer•klem•me *f chir.* sponge forceps.
T₃-uptake-Test *m* triiodothyronine uptake test, T₃ uptake test.
Tur•ban•tu•mor *m derm.* (*Kopfhaut*) turban tumor, cylindroma.
Türck: Türck-Bündel *nt anat.* Türck's bundle, temporopontine tract.
Turcot: Turcot-Syndrom *nt patho.* Turcot syndrome, glioma-polyposis syndrome.
Turek: Turek-Operation *f urol.* Turek's operation.
Tur•ges•zenz *f patho.* turgescence, tumescence, swelling.
Tur•gor *m histol.* turgor.
Türk: Türk-Reizformen *pl hema.* Türk's cells, Türk's irritation leukocytes.
Turm•schä•del *m embryo.* tower skull, steeple head, acrocephaly, oxycephaly.
Turner: Turner-Zeichen *nt clin.* Grey Turner's sign, Turner's sign.
Tur•ri•ze•pha•lie *f* → Turmschädel.
tus•si•gen *adj* causing cough, tussigenic.
tus•si•par *adj* → tussigen.
Tus•sis *f* cough, tussis. **Tussis convulsiva** whooping cough, pertussis.
T₃U-Test *m* triiodothyronine uptake test, T₃ uptake test.
TWAR-Chlamydien *pl micro.* TWAR chlamydiae, TWAR strains.
T-Welle *f physiol.* (*EKG*) T wave.
Twort-d'Herelle: Twort-d'Herelle-Phänomen *nt immun.* Twort-d'Herelle phenomenon, d'Herelle phenomenon, Twort phenomenon [fɪˈnɑməˌnɑn].

Tyl•ek•to•mie *f gyn.* (*Brust*) partial mastectomy, segmental mastectomy [mæsˈtektəmɪ], lumpectomy [lʌmˈpektəmɪ], tylectomy [taɪˈlektəmɪ].
Ty•lo•ma *nt derm.* tyloma, callus, callosity.
tym•pa•nal *adj anat.* tympanal, tympanic.
Tym•pan•ek•to•mie *f HNO* tympanectomy.
Tym•pa•nia *f patho.* flatulent colic, tympanites, tympania, meteorism. **Tympania uteri** *gyn.* uterine tympanitis, physometra.
tym•pa•nisch *adj* (*Schall*) tympanic, tympanitic.
tym•pa•ni•tisch *adj* → tympanisch.
tym•pa•no•gen *adj HNO* tympanogenic.
Tym•pa•no•ma•sto•idi•tis *f HNO* tympanomastoiditis.
Tym•pa•no•me•trie *f HNO* tympanometry.
Tym•pa•non *nt* → Tympanum.
Tym•pa•no•pho•nie *f HNO* autophony, tympanophonia, tympanophony.
Tym•pa•no•pla•stik *f HNO* tympanoplasty.
Tym•pa•no•skle•ro•se *f HNO* tymposclerosis.
Tym•pa•no•to•mie *f HNO* tympanotomy [tɪmpəˈnɑtəmɪ], myringotomy.
Tym•pa•num *nt anat.* tympanum, tympanic cavity, drum.
Typ *m* 1. *genet.* type, variety. 2. *psycho., allg.* type. 3. *immun.* type.
Ty•pen•spe•zi•fi•tät *f immun.* type specificity.
Typhl•ek•to•mie *f chir.* typhlectomy [tɪfˈlektəmɪ], cecectomy [sɪˈsektəmɪ].
Ty•phli•tis *f patho.* typhlitis, typhloenteritis, cecitis.
Ty•phlo•ko•li•tis *f patho.* typhlocolitis.
Ty•phlo•li•thia•sis *f patho.* typhlolithiasis.
Ty•phlo•me•ga•lie *f patho.* typhlomegaly.
Ty•phlo•pe•xie *f chir.* typhlopexy, cecopexy.
Ty•phlo•pto•se *f patho.* typhloptosis, cecoptosis.
Ty•phlo•sto•mie *f chir.* typhlostomy [tɪfˈlɑstəmɪ], cecostomy.
Ty•phlo•to•mie *f chir.* cecotomy, typhlotomy [tɪfˈlɑtəmɪ].
ty•phös *adj patho.* typhus-like, typhoid, typhous.
Ty•phus (**abdominalis**) *m epidem.* typhoid fever, enteric fever, typhoid, abdominal typhoid.
Typhus ambulatorius ambulatory typhoid, latent typhoid, walking typhoid.
Typhus exanthematicus classic typhus, epidemic typhus, European typhus.
ty•phus•ar•tig *adj* → typhös.
Ty•phus•bak•te•ri•um *nt* → Typhusbazillus.
Ty•phus•ba•zil•lus *m micro.* typhoid bacillus, Eberth's bacillus, Bacillus typhi, Salmonella typhi.
Ty•phus•impf•stoff *m immun.* typhoid vaccine.
Ty•phus•pneu•mo•nie *f pulmo.* typhoid pneumonia [n(j)uːˈməʊnɪə].

Ty•phus•vak•zi•ne *f immun.* typhoid vaccine.
ty•pisch *adj* typical, characteristic (*für* of); classic.
Tyrode: Tyrode-Lösung *f clin.* Tyrode's solution.
ty•ro•gen *adj patho.* tyrogenous.
Ty•rom *nt patho.* caseous tumor, tyroma.
Ty•ro•sin•ämie *f patho.* tyrosinemia, hypertyrosinemia. **hereditäre/hepatorenale Tyrosinämie** → Tyrosinose.
Ty•ro•si•no•se *f patho.* tyrosinosis, hereditary tyrosinemia, hepatorenal tyrosinemia.
Ty•ro•sin•urie *f patho.* tyrosinuria.
Ty•ro•sis *f patho.* tyrosis, caseation.
Ty•ro•to•xi•ko•se *f patho.* cheese poisoning, tyrotoxicosis, tyrotoxism.
Tyson: Tyson-Drüsen *pl anat.* glands/crypts of Tyson, preputial glands, glands of Haller, crypts of Littre.
T-Zacke *f physiol.* (*EKG*) T wave.
Tzanck: Tzanck-Test *m derm.* Tzanck test.
Tzanck-Zelle *f derm.* Tzanck cell.

T-Zellantigen *nt immun.* T cell antigen.
T-Zellantigenrezeptor *m immun.* T cell antigen receptor, T3/T cell receptor.
T-Zelle *f immun.* thymic lymphocyte, T-lymphocyte, T cell. **zytotoxische T-Zelle** cytotoxic T-cell, cytotoxic T-lymphocyte, T killer cell.
T-Zellen-abhängig *adj immun.* T cell-dependent.
T-Zellenlymphom *nt immun.* T-cell lymphoma.
T-Zellen-unabhängig *adj immun.* T cell-independent.
T-Zell-Immundefekt *m immun.* cellular immunodeficiency.
T-Zell-Lymphom *nt hema.* T-cell lymphoma.
T-Zell-Pseudolymphom *nt hema.* lymphomatoid papulosis.
T-Zell-Rezeptor *m immun.* T cell receptor.
T-Zell-System *nt immun.* T-cell system.
T-Zonenlymphom *nt hema.* T-zone lymphoma.

U

übel *adj* (*schlecht fühlen*) sick, queasy, ill; (*schlimm*) bad, nasty. **mir ist übel** I feel sick/queasy/squeamish/ill.

Übel•keit *f* sickness, queasiness, nausea. **Übelkeit erregend** causing nausea, nauseating, sickening. **Übelkeit verursachen** sicken, nauseate. **morgendliche Übelkeit der Schwangeren** morning sickness (of pregnancy).

Übel•sein *nt* → Übelkeit.

über•ak•tiv *adj patho., psychia.* hyperactive, overactive.

Über•ak•ti•vi•tät *f patho., psychia.* hyperactivity, overactivity.

über•an•stren•gen I *vt* overexert, overstrain, strain. **II** *vr* **sich überanstrengen** overexert o.s., overstrain o.s.

über•an•strengt *adj* overstrained, strained.

Über•an•stren•gung *f* overexertion, overfatigue, overstrain, strain.

über•ar•bei•tet *adj* (*überanstrengt*) overworked, overwrought.

Über•ar•bei•tung *f* (*Überanstrengung*) overwork.

über•be•an•spru•chen *vt* overstrain, overstress, overuse; (*überbelasten*) overload.

Über•be•an•spru•chung *f* overstrain, overstress, overuse; (*Überbelastung*) overload.

Über•be•at•mung *f* overventilation.

Über•bein *nt ortho.* synovial cyst, ganglion.

über•be•la•sten *vt* overburden, overload, overstrain.

Über•be•la•stung *f* overburden, overload, overstrain.

über•deh•nen *vt* (*Gelenk*) overextend, hyperextend; (*Muskel*) overstretch, strain.

über•dehnt *adj* (*Gelenk*) overextended, hyperextended; (*Muskel*) strained.

über•do•sie•ren *vt clin.* overdose.

Über•do•sie•rung *f clin.* overdosage.

Über•do•sis *f clin.* overdose. **eine Überdosis verabreichen** overdose.

Über•druck *m* positive pressure, hyperbaric pressure.

Über•druck•an•äs•the•sie *f anes.* hyperbaric anesthesia [ˌænəsˈθiːʒə].

Über•druck•be•at•mung *f anes., IC* positive pressure ventilation.

intermittierende Überdruckbeatmung intermittend positive pressure breathing, intermittent positive pressure ventilation, intermittent positive pressure respiration.

kontinuierliche assistierte Überdruckbeatmung continuous positive pressure ventilation.

Über•druck•kam•mer *f clin.* hyperbaric chamber.

Über•druck•nar•ko•se *f anes.* hyperbaric anesthesia [ˌænəsˈθiːʒə].

über•emp•find•lich *adj* (*a. psycho.*) irritable, sensitive, hypersensitive (*gegen* to); (*Magen*) queasy; *patho.* intolerant (*gegen* to); *immun.* hypersensitive, allergic (*gegen* to).

Über•emp•find•lich•keit *f* (*a. psycho.*) irritability, sensitiveness, sensitivity, hypersensitivenes (*gegen* to); (*Magen*) queasiness; *patho.* intolerance (*gegen* to); *immun.* hypersensitivity, hypersensitiveness, allergy (*gegen* to).

Über•emp•find•lich•keits•re•ak•ti•on *f immun.* hypersensitivity reaction, allergic reaction, hypersensitivity, allergy.

Typ I type I hypersensitivity, anaphylactic hypersensitivity, immediate hypersensitivity, immediate hypersensitivity reaction.

Typ II type II hypersensitivity, cytotoxic hypersensitivity.

Typ III type III hypersensitivity, Arthus-type reaction, immune complex hypersensitivity.

Typ IV type IV hypersensitivity, delayed-type hypersensitivity, delayed hypersensitivity reaction, T cell-mediated hypersensitivity, cell-mediated hypersensitivity, tuberculin-type hypersensitivity.

über•ent•wickelt [κ•κ] *adj patho.* overdeveloped, hypertrohic.

Über•er•näh•rung *f* overnourishment, overnutrition, overfeeding.

Über•er•reg•bar•keit *f neuro., psycho.* overexcitability, hyperexcitability.

nervöse Übererregbarkeit Beard's disease, neurasthenia, nervous exhaustion.

Über•funk•ti•on *f patho.* overactivity, hyperfunction, hyperfunctioning.

Über•gangs•nä•vus *m derm.* junction nevus, epidermic-dermic nevus, junctional nevus.

Über•gangs•sta•di•um *nt* transition period, transitional stage.

über•ge•ben *vr* sich übergeben vomit, be sick, bring up, throw up.
Über•ge•wicht *nt* overweight.
über•ge•wich•tig *adj* overweight.
Über-Ich *nt psycho.* superego.
über•imp•fen *vt epidem.* inoculate.
Über•imp•fung *f epidem.* inoculation.
Über•kopf•ver•ti•kal•ex•ten•si•on *f ortho.* gallows traction, overhead traction, Bryant's traction.
Über•la•stungs•syn•drom *nt patho.* overloading syndrome.
Über•lauf•al•bu•min•urie *f patho.* overflow proteinuria.
Über•lauf•bla•se *f,* neurogene *urol.* uninhibited neurogenic bladder.
Über•lauf•pro•te•in•urie *f patho.* overflow proteinuria.
Über•le•ben *nt* survival.
über•le•ben *vt* survive.
Über•le•ben•de *m/f* survivor.
Über•le•bens•chan•ce *f* chance of survival.
Über•le•bens•ra•te *f* survival rate.
Über•le•gen•heit *f* (*geistige, körperliche*) superiority.
Über•le•gen•heits•kom•plex *m psycho.* superiority complex.
Über•lei•tung *f physiol.* transmission (*zu* to). atrioventrikuläre Überleitung *physiol.* A-V conduction, atrioventricular conduction.
Über•lei•tungs•zeit *f card.* conduction time.
Über•mü•dung *f* fatigue, overfatigue.
über•prü•fen *vt clin., lab.* check, check out, check over; (*untersuchen*) examine, study, investigate.
Über•prü•fung *f* check, check-over, check-up, inspection; (*Untersuchung*) examination, study, investigation.
über•reif *adj patho.* overmature, hypermature; *gyn.* postmature.
Über•rei•fe *f ped.* overmaturity, overdevelopment, postmaturity.
über•rei•tend *adj card.* (*Aorta*) overriding.
über•reizt *adj* overexcited, overstrained.
Über•sichts•stu•die *f clin.* surveillance study.
über•ste•hen *vi* (*Krankheit*) get over, overcome; (*überleben*) survive, come through.
über•streck•bar *adj* (*Gelenk*) hyperextendible, hyperextendable.
Über•streck•bar•keit *f ortho.* (*Gelenk*) hyperextendibility, hyperextendability.
über•strecken [k•k] *vt* (*Gelenk*) overextend, hyperextend.
Über•streckung [k•k] *f* (*Gelenk*) overextension, hyperextension.
über•trag•bar *adj* (*Krankheit*) transmittable, infectious, infective, contagious, communicable (*auf* to).
Über•trag•bar•keit *f* (*Krankheit*) contagiosity, communicableness, communicability, infectiosity, infectiousness, infectiveness, infectivity; *psycho.* transferability, transmissibility.

über•tra•gen[1] *adj* 1. *gyn.* (*Schwangerschaft*) post-term, postmature. 2. (*Schmerz*) referred.
über•tra•gen[2] I *vt* (*Krankheit*) carry over, pass on, transmit (*auf* to); (*Organ*) transplant, graft (*auf* to); (*Blut*) transfuse; (*Schall, Licht*) propagate, carry. II *vr* sich auf jdn. übertragen (*Krankheit*) be passed on to s.o., be communicated to s.o.
durch die Luft übertragen airborne. durch Nahrung(smittel) übertragen food-borne. durch Staub(partikel) übertragen dust-borne. durch Wasser übertragen water-borne.
Über•trä•ger *m* 1. *biochem.* transmitter; carrier. 2. *micro.* vector, carrier; *epidem.* carrier, carrier state.
Über•tra•gung *f* (*Krankheit*) transmission (*auf* to); (*Organ*) transplantation, grafting (*auf* to); (*Blut*) transfusion; (*Schall, Licht*) propagation.
Über•ven•ti•la•ti•on *f patho., IC* overventilation, hyperventilation.
Über•wär•mung *f* (*therapeutische*) hyperthermia, hyperthermy.
Über•wäs•se•rung *f patho.* hyperhydration.
über•wei•sen *vt* (*Patient*) refer (*an* to).
Über•wei•sung *f* (*Patient*) referral.
ubi•qui•tär *adj* ubiquitous.
Übung *f* practice; (*Erfahrung*) experience. in Übung sein be in practice. aus der Übung sein be out of practice. in Übung bleiben keep in practice.
Uehlinger: Uehlinger-Syndrom *nt patho.* Uehlinger's syndrome.
U-Gips *m ortho.* sugar tong plaster splint, U-slab.
Uhl: Uhl-Anomalie *f card.* (*Herz*) Uhl's anomaly.
Uhr *f* clock; (*Armbanduhr*) watch. rund um die Uhr around-the-clock, round-the-clock. biologische/innere Uhr *physiol.* internal clock, body clock, biological clock.
Ul•cus *nt patho.* ulcer, ulceration.
Ulcus callosum callus ulcer.
Ulcus corneae *ophthal.* corneal ulcer.
Ulcus corneae serpens *ophthal.* serpiginous corneal ulcer, Saemisch's ulcer, creeping ulcer, serpiginous ulcer.
Ulcus cruris varicosum varicose ulcer, stasis ulcer.
Ulcus cruris venosum gravitational ulcer, stasis ulcer.
Ulcus dendriticum *ophthal.* dendriform ulcer, dendritic ulcer.
Ulcus duodeni duodenal ulcer.
Ulcus durum *epidem.* hard ulcer, syphilitic ulcer, hard chancre [ˈʃæŋkər].
Ulcus jejuni jejunal ulcer.
Ulcus molle *epidem.* soft chancre [ˈʃæŋkər], soft sore, soft ulcer, venereal sore, venereal ulcer, chancroidal ulcer, chancroid.
Ulcus pepticum peptic ulcer.
Ulcus pyloricum pyloric ulcer.
Ulcus rodens rodent ulcer, rodent cancer.

Ulkus

Ulcus serpens serpiginous ulcer, creeping ulcer.
Ulcus simplex simple ulcer.
Ulcus trophoneuroticum neurotrophic ulcer, trophoneurotic ulcer.
Ulcus varicosum varicose ulcer, stasis ulcer.
Ulcus venosum gravitational ulcer, stasis ulcer.
Ulcus ventriculi gastric ulcer, ventricular ulcer, ulcer of the stomach.
Ulcus ventriculi ad pylorum pyloric ulcer.
Ulcus ventriculi simplex gastric mucosal ulcer, gastric mucosal ulceration.
Ul•kus *nt patho.* ulcer, ulceration.
entzündetes Ulkus inflamed ulcer.
gummöses Ulkus gummatous ulcer.
hypodermitisches Ulkus gummatous ulcer.
ischämisches Ulkus hypertensive ischemic ulcer.
neurogenes Ulkus neurogenic ulcer, neuropathic ulcer.
penetrierendes Ulkus penetrating ulcer.
peptisches Ulkus peptic ulcer.
perforiertes Ulkus perforated ulcer.
präpylorisches Ulkus prepyloric ulcer.
symptomatisches Ulkus symptomatic ulcer, constitutional ulcer.
trophisches Ulkus trophic ulcer.
trophoneurotisches Ulkus neurotrophic ulcer, trophoneurotic ulcer.
verheiltes Ulkus healed ulcer.
Ul•kus•kar•zi•nom *nt patho.* ulcer carcinoma, ulcerocarcinoma.
Ul•kus•krank•heit *f patho.* peptic ulcer disease, ulcer disease.
Ul•kus•pla•stik *f chir.* helcoplasty.
Ul•kus•the•ra•pie *f clin.* antiulcer therapy.
Ullrich-Feichtiger: Ullrich-Feichtiger-Syndrom *nt patho.* Ullrich-Feichtiger syndrome.
Ullrich-Scheie: Ullrich-Scheie-Syndrom *nt patho.* Scheie's syndrome, mucopolysaccharidosis I S.
Ullrich-Turner: Ullrich-Turner-Syndrom *nt genet.* Turner's syndrome, XO syndrome.
Ul•na *f anat.* ulna, elbow bone.
Ul•na•dia•phy•se *f anat.* body of ulna, shaft of ulna.
Ul•na•frak•tur *f ortho.* ulnar fracture, fractured ulna.
Ul•na•köpf•chen *nt anat.* head of ulna.
ul•nar *adj anat.* ulnar, cubital.
Ul•na•ris•throm•bo•se *f patho.* ulnar artery thrombosis.
Ul•nar•tun•nel *m* Goyon's canal, ulnar tunnel.
Ul•nar•tun•nel•syn•drom *nt neuro.* ulnar tunnel syndrome.
Ul•na•schaft *m anat.* body of ulna, shaft of ulna.
Ul•tra•hoch•fre•quenz•dia•ther•mie *f clin.* ultrashort-wave diathermy.
Ul•tra•kurz•wel•len•dia•ther•mie *f clin.* ultrashort-wave diathermy.
ul•tra•kurz•wir•kend *adj pharm.* ultrashort acting.
Ul•tra•mi•kro•sko•pie *f histol.* ultramicroscopy [ˌʌltrəmaɪˈkrɑskəpɪ].
Ul•tra•mi•kro•tom *nt histol.* ultramicrotome.
Ul•tra•rot *nt phys.* infrared, infrared light, ultrared, ultrared light.
ul•tra•rot *adj* infrared, ultrared.
Ul•tra•rot•licht *nt* → Ultrarot.
Ul•tra•schall *m phys.* ultrasound.
Ul•tra•schall•dia•gno•stik *f radiol.* echography [eˈkɑgrəfɪ], ultrasonography, sonography.
ul•tra•schall•durch•läs•sig *adj radiol.* sonolucent.
Ul•tra•schall•durch•läs•sig•keit *f radiol.* sonolucency.
Ul•tra•schall•ge•rät *nt radiol.* sonograph, ultrasonograph.
Ul•tra•schall•kar•dio•gra•phie *f card.* echocardiography, ultrasonic cardiography, ultrasound cardiography [kɑːrdɪˈɑgrəfɪ].
Ul•tra•schall•mam•mo•gra•phie *f gyn.* ultrasound mammography [məˈmɑgrəfɪ].
Ul•tra•schall•mi•kro•skop *nt* ultrasonic microscope.
Ul•tra•schall•pho•no•kar•dio•gra•phie *f card.* echophonocardiography.
Ul•tra•schall•ver•ne•be•lung *f clin.* ultrasonic atomization, ultrasonic nebulization.
Ul•tra•schall•ver•neb•ler *m clin.* ultrasonic nebulizer.
Ul•tra•schall•wel•len *pl phys.* ultrasound, ultrasonic waves.
Ul•tra•vio•lett *nt phys.* ultraviolet, ultraviolet light.
ul•tra•vio•lett *adj* ultraviolet.
Ul•tra•vio•lett•lam•pe *f* ultraviolet lamp.
Ul•tra•vio•lett•licht *nt* → Ultraviolett.
Ul•tra•vio•lett•mi•kro•skop *nt histol.* ultraviolet microscope.
Ul•tra•vio•lett•strah•len *pl phys.* ultraviolet rays.
Ul•tra•vio•lett•strah•lung *f phys.* ultraviolet rays *pl*, ultraviolet radiation.
Ul•ze•ra•ti•on *f patho.* ulcer formation, ulceration.
ul•ze•ra•tiv *adj patho.* ulcerative, ulcerous.
ul•ze•rie•ren *vi patho.* form an ulcer, ulcerate.
ul•ze•ro•gen *adj patho.* ulcerative, ulcerous, ulcerogenic.
Ul•ze•ro•ge•ne•se *f patho.* ulcer formation, ulcerogenesis.
ul•ze•ro•mem•bra•nös *adj patho.* ulceromembranous.
ul•ze•ro•phleg•mo•nös *adj patho.* ulcerophlegmonous.
ul•ze•rös *adj patho.* ulcerative, ulcerous.
um•bi•li•kal *adj anat.* umbilical, omphalic.
Um•bi•li•kal•ar•te•rie *f embryo.* umbilical artery.
Um•bi•li•kal•kreis•lauf *m embryo.* allantoic circulation, umbilical circulation.
Um•bi•li•kal•ve•ne *f embryo.* umbili-

cal vein.
um•brin•gen *forens.* **I** *vt* murder, kill. **II** *vr* **sich umbringen** kill o.s., commit suicide, take one's own life.
Um•ge•hungs•ana•sto•mo•se *f chir.* bypass, shunt.
Um•ge•hungs•pla•stik *f chir.* bypass, shunt.
Um•kehr *f* (*a. genet.*) reversion, reversal (*zu* to). **pharmakologische Umkehr** pharmacologic reversal.
Um•kehr•ex•tra•sy•sto•le *f card.* return extrasystole, retrograde extrasystole.
Um•klei•de•ka•bi•ne *f* changeroom, changing room, cubicle.
Um•klei•de•raum *m* changeroom, changing room, cubicle.
um•kom•men *vi forens.* be killed, die. **in den Flammen umkommen** burn.
Um•krüm•mungs•gips•lie•ge•scha•le *f ortho.* corrective plaster shell.
Um•lauf *m derm.* paronychia, perionychia, perionyxis.
Um•schlag *m clin., pharm.* compress, pack. **einen kalten Umschlag machen** cold-pack. **mit feucht-warmen Umschlägen behandeln** foment.
feuchter Umschlag wet compress, wet pack, wet sheet pack.
feucht-warmer Umschlag fomentation, stupe.
kalter Umschlag cold pack.
warmer Umschlag warm pack.
um•schnei•den *vt chir.* circumcise.
Um•schnei•dung *f chir.* circumcision.
Um•ste•chungs•li•ga•tur *f chir.* suture ligature.
Um•ste•chungs•naht *f chir.* suture ligature.
um•stel•len *vt* change, reorganize, rearrange; (*Lebensweise, Diät*) adapt, adjust (*auf* to).
Um•stel•lung *f* change, reorganization, rearrangement; (*Lebensweise, Diät*) adaption, adjustment (*auf* to).
Um•stel•lungs•osteo•to•mie *f ortho.* displacement osteotomy [ˌɒstɪˈɒtəmɪ].
um•stül•pen *vt ophthal.* (*nach außen*) ectropionize; (*nach innen*) entropionize.
Um•welt *f* (*a. bio.*) environment.
Um•welt•be•din•gun•gen *pl* environmental conditions.
Um•welt•be•la•stung *f* environmental load.
Um•welt•ein•fluß *m* environmental factor.
Um•welt•fak•tor *m* environmental factor.
Um•welt•me•di•zin *f* environmental medicine.
Um•welt•rei•ze *pl physiol.* environmental stimuli.
Um•welt•ver•schmut•zung *f* pollution, environmental pollution.
Um•welt•zer•stö•rung *f* ecocide.
um•wickeln [k·k] *vt* (*verbinden*) wrap, wrap up, bandage, swaddle, swathe.
un•ab•hän•gig *adj* independent (*von* of); *physiol.* autonomic, autonomous, autonomous.
un•ab•sicht•lich *adj physiol.* (*Bewegung*) involuntary, unintended, unintentional.
un•an•ge•nehm *adj* disagreeable, unpleasant; (*Geruch*) offensive.
un•auf•hör•lich *adj* (*a. physiol., patho.*) incessant, ceaseless, continued, continuous, perpetual; (*nicht-saisongebunden*) perennial.
un•aus•ge•reift *adj* (*a. patho.*) immature.
un•be•ab•sich•tigt *adj physiol.* (*Bewegung*) involuntary, unintended, unintentional.
un•be•haart *adj derm.* without hair, hairless; (*kahl*) bald.
Un•be•ha•gen *nt* discomfort.
un•be•hag•lich *adj* uncomfortable.
Un•be•hag•lich•keits•schwel•le *f physiol.* discomfort threshold.
un•be•han•delt *adj* (*Patient*) unattended, untreated.
un•be•herrscht *adj* uncontrolled, unrestrained, intemperate.
Un•be•herrscht•heit *f* intemperance, lack of self-control.
un•be•wußt *adj* unconscious, instinctive; *physiol.* involuntary, mechanic; *psycho.* unconscious, deep, subconscious, infrapsychic.
un•bieg•sam *adj* (*a. ortho.*) inflexible, rigid.
Un•bieg•sam•keit *f* (*a. ortho.*) inflexibility, inflexibleness, rigidity [rɪˈdʒɪdətɪ].
un•blu•tig *adj chir.* bloodless.
un•cha•rak•te•ri•stisch *adj clin.* (*Symptom*) characterless.
Underwood: Underwood-Krankheit *f ped.* Underwood's disease, sclerema, subcutaneous fat necrosis of the newborn.
un•deut•lich *adj* unclear, indistinct; (*Sprache*) inarticulated; (*Gedanken*) confused, cloudy, dim, blurred.
Un•di•ne-Syndrom *nt patho.* sleep apnea syndrome, sleep apnea, sleep-induced apnea, Ondine's curse.
Undritz: Undritz-Anomalie *f hema.* Undritz's anomaly, hereditary hypersegmentation of neutrophils.
un•emp•fäng•lich *adj* (*a. physiol., fig.*) unreceptive, unresponsive, insensate, insusceptible, insensitive, insensible (*für* to).
un•emp•find•lich *adj* (*a. physiol., fig.*) impervious, insensitive, insusceptible, insentient, insensible (*gegen* to); (*Schmerz*) indolent (*gegen* to); *physiol.* refractory.
un•er•träg•lich *adj* (*Schmerz*) excruciating, beyond endurance, unendurable, unbearable.
un•er•wünscht *adj* unwanted, undesirable, untoward.
un•fä•hig *adj* unable, incompetent (*zu tun* to do), unfit (*zu* for), incapable (*zu* of).
Un•fä•hig•keit *f* inability, incompetence, incapacity, incapability.
Un•fall *m* accident, (*Verkehr*) crash. **einen Unfall haben** have an accident.
häuslicher Unfall domestic accident.
tödlicher Unfall fatal, fatality.
Un•fall•op•fer *nt* casualty, victim (*of an ac-*

Unfalltod

cident).
Un•fall•tod *m* accidental death, death by accident.
un•fall•ver•letzt *adj* injured, traumatized.
Un•fall•ver•let•zung *f* accidental injury, accidental trauma, casualty.
Un•fall•ver•si•che•rung *f* accident insurance.
un•frei•wil•lig *adj* (*a. physiol.*) involuntary.
un•frucht•bar *adj andro., gyn.* sterile, infecund, infertile, barren.
Un•frucht•ba•rkeit *f andro., gyn.* sterility, infecundity, infertility, barrenness.
un•ge•bo•ren *adj* unborn. **das Ungeborene** the unborn.
un•ge•nieß•bar *adj* infit for consumption, inedible, unpalatable.
un•ge•rinn•bar *adj hema.* incoagulable.
un•ge•sund *adj* unhealthy, insalubrious, sickly; (*Ernährung*) unwholesome; (*schädigend*) bad, noxious (*für* to).
un•ge•wollt *adj* (*Kind*) unwanted; (*a. physiol.*) involuntary, unintentional, unintended.
Un•ge•zie•fer *nt hyg.* vermin, bugs *pl*.
Un•ge•zie•fer•be•kämp•fung *f hyg.* disinsectization, disinsection.
un•gif•tig *adj* nonpoisonous, atoxic, nontoxic.
Un•glück *nt* (*Unfall*) accident.
Un•gu•is *m anat.* nail, nail plate, unguis.
un•gün•stig *adj* (*Prognose*) unfavorable, bad, infaust, ill.
un•heil•bar *adj* (*Krankheit*) incurable, immedicable, untreatable, terminal.
Un•heil•bar•keit *f* (*Krankheit*) incurability.
un•hy•gie•nisch *adj* insanitary, unhygienic, unsanitary.
Uni•form *f* uniform.
Uni•ver•sal•emp•fän•ger *m immun.* universal recipient, general recipient.
Uni•ver•sal•spen•der *m immun.* universal donor, general donor.
un•ko•or•di•niert *adj neuro.* uncoordinated, atactic, out of phase.
Un•ko•to•mie *f neurochir.* uncotomy [ʌŋ-ˈkɑtəmi].
Un•ko•ver•te•bral•ar•thro•se *f ortho.* uncovertebral spondylosis, intervertebral spondylosis, uncarthrosis.
un•mit•tel•bar *adj* (*zeitlich, räumlich*) immediate, direct.
Unna: Unna-Krankheit *f derm.* Unna's disease, seborrhea, seborrheic eczema, seborrheic dermatitis.
Nävus Unna *m derm.* Unna's nevus, nape nevus, nuchal nevus.
Unna-Pastenschuh *m derm.* Unna's boot, Unna's paste boot.
Unna-Thost: Morbus Unna-Thost *m derm.* Unna-Thost syndrome, diffuse palmoplantar keratoderma.
un•na•tür•lich *adj* abnormal, unnatural.
un•re•gel•mä•ßig *adj* (*Atmung, Puls*) irregular; (*Bewegung*) erratic, unsteady, atactic; (*Zähne*) uneven.

Un•re•gel•mä•ßig•keit *f* irregularity; unsteadiness; unevenness.
un•reif *adj* not ripe, immature, unripe; *ped.* dysmature, immature.
Un•rei•fe *f* immaturity, unripeness.
Un•ru•he *f* unrest, restlessness, uneasiness; (*ängstliche*) anxiety, agitation.
un•ru•hig *adj* restless, uneasy; anxious, agitated.
un•sau•ber *adj* unclean, impure; (*ungepflegt*) untidy.
un•schäd•lich *adj* harmless, innocuous, innoxious.
Un•schäd•lich•keit *f* harmlessness, innocuousness, innoxiousness, innocuity.
un•si•cher *adj* (*Gang*) wobbly, unsteady; (*instabil*) insecure, unsafe, unstable; *psycho.* self-conscious, unsure, insecure.
Un•si•cher•heit *f* (*Gang*) unsteadiness; (*instabil*) insecurity, unsafety, instability; *psycho.* self-consciousness, insecurity.
un•spe•zi•fisch *adj patho.* unspecific, nonspecific, (*Behandlung*) nonspecific.
un•still•bar *adj* (*Erbrechen, Blutung*) uncontrollable; (*Durst, Hunger*) insatiable, insatiate.
Un•still•bar•keit *f* (*Durst, Hunger*) insatiability, insatiableness.
Un•ter•arm *m anat.* forearm, antebrachium.
Un•ter•arm•am•pu•ta•ti•on *f ortho.* below-elbow amputation, amputation of/through the forearm.
Un•ter•arm•gips *m ortho.* below-elbow cast.
Un•ter•arm•gips•ver•band *m ortho.* below-elbow cast.
Un•ter•arm•schaft•frak•tur *f ortho.* forearm fracture.
Un•ter•bauch *m anat.* hypogastric region, pubic region, hypogastrium.
Un•ter•bauch•ge•gend *f* → Unterbauch.
Un•ter•bauch•schmer•zen *pl* lower abdominal pain.
Un•ter•be•la•stung *f patho.* underload, underloading.
un•ter•be•lich•ten *vt radiol.* underexpose, undertime.
un•ter•be•wer•ten *vt clin.* underrate, underestimate, undervalue.
Un•ter•be•wer•tung *f clin.* underestimate, underestimation, underrating.
un•ter•be•wußt *adj* subconscious. **das Unterbewußte** the subconscious.
Un•ter•be•wußt•sein *nt* subconscious, subconsciousness.
un•ter•bin•den *vt* (*Zufuhr*) cut off; *chir.* ligate, ligature, tie up.
Un•ter•bin•dung *f chir.* ligation, ligature.
un•ter•do•sie•ren *vt clin., pharm.* underdose.
Un•ter•do•sie•rung *f clin., pharm.* underdose.
Un•ter•druck *m* **1.** negative pressure, suction. **2.** *card.* hypotension, arterial hypotension, hypopiesia, hypopiesis, low blood

pressure.

un•ter•ent•wickelt [K·K] *adj* underdeveloped, badly developed, undersized; *psychia.* infantile, backward; *radiol.* underdeveloped.

Un•ter•ent•wick•lung *f* underdevelopment; *patho.* hypotrophy [haɪˈpɑtrəfɪ], hypoplasia, hypoplasty.

un•ter•er•nährt *adj* undernourished, underfed; malnourished.

Un•ter•er•näh•rung *f* undernourishment, undernutrition, hypoalimentation; malnutrition.

Un•ter•funk•ti•on *f patho.* impaired function, insufficient function, hypofunction.

Un•ter•ge•wicht *nt* underweight.

un•ter•ge•wich•tig *adj* underweight.

Un•ter•haut *f anat.* subcutis, hypodermis, subcutaneous fascia.

Un•ter•haut•bin•de•ge•we•be *nt histol.* subcutaneous tissue.

Un•ter•haut•fett•ge•we•be *nt histol.* subcutaneous fat, pannus.

Un•ter•kie•fer *m anat.* mandible, lower jaw, lower jaw bone.

Un•ter•kie•fer•ar•te•rie *f anat.* inferior alveolar artery, mandibular artery.

Un•ter•kie•fer•ent•fer•nung *f chir.* mandibulectomy.

Un•ter•kie•fer•ge•lenk *nt anat.* mandibular articulation/joint, temporomandibular articulation/joint.

Un•ter•kie•fer•ka•nal *m anat.* mandibular canal, inferior dental canal.

Un•ter•kie•fer•kno•chen *m* → Unterkiefer.

Un•ter•kie•fer•köpf•chen *nt anat.* mandibular condyle, condylar process.

Un•ter•kie•fer•re•flex *m physiol.* chin jerk, chin reflex, mandibular reflex, jaw reflex.

Un•ter•küh•lung *f patho.* hypothermia, hypothermy.

Un•ter•leib *m* belly, abdomen, lower abdomen.

Un•ter•leibs•schmer•zen *pl patho.* lower abdominal pain.

Un•ter•lid *nt anat.* lower eyelid, lower lid, lower palpebra.

Un•ter•lid•plat•te *f anat.* inferior tarsus, tarsal plate of lower eyelid.

Un•ter•lip•pe *f anat.* inferior lip, lower lip.

Un•ter•lip•pen•ar•te•rie *f anat.* inferior labial artery.

Un•ter•lip•pen•ve•nen *pl anat.* inferior labial veins.

Un•ter•schen•kel *m anat.* lower leg, leg.

Un•ter•schen•kel•am•pu•ta•ti•on *f ortho.* below-knee amputation, amputation of/through the leg, amputation of/through the lower leg.

Un•ter•schen•kel•ar•te•ri•en *pl anat.* arteries of (lower) leg.

Un•ter•schen•kel•fas•zie *f anat.* crural fascia, fascia of leg, crural aponeurosis.

Un•ter•schen•kel•gips *m ortho.* below-knee cast, short leg cast.

Un•ter•schen•kel•pro•the•se *f ortho.* below-knee prosthesis [prɑsˈθiːsɪs].

Un•ter•schen•kel•stumpf *m ortho.* below-knee stump.

Un•ter•stüt•zung *f* help, aid, assistance, support; *(finanzielle)* support; *(Ermutigung)* encouragement; *(Förderung)* promotion.

un•ter•su•chen *vt* **1.** *lab.* analyze, assay; test *(auf* for). **2.** *clin.* examine, inspect, investigate. **3.** *(wissenschaftlich)* examine, study, investigate, explore, research. **4.** *(überprüfen)* examine *(auf* for), check upon, check on, look into, go into. **erneut untersuchen** reexamine.

Un•ter•su•chung *f* **1.** *lab.* analysis [əˈnæləsɪs], assay, test. **2.** *clin. (Patient)* examination, assessment, inspection, investigation. **3.** *(wissenschaftliche)* examination *(einer Sache of,* into sth.), study *(über* of), investigation (into, of), research *(nach* after, for; *über* into, on), research work *(über* into, on). **4.** *(Überprüfung)* examination, checkover, check, check-up; probe, inquiry (of, into).

abdominelle Untersuchung abdominal examination.

ärztliche Untersuchung medical examination, medical.

äußerliche Untersuchung inspection.

chirurgische Untersuchung surgical exploration.

digitale Untersuchung digital examination.

erneute Untersuchung reexamination.

gründliche Untersuchung go-over, checkover, check-up, close investigation, work-up.

klinische Untersuchung clinical examination.

körperliche Untersuchung physical examination, physical.

rektale Untersuchung rectal examination.

vaginale Untersuchung vaginal examination.

Un•ter•su•chungs•be•fund *m* findings *pl.* **körperlicher Untersuchungsbefund** physical findings.

Un•ter•su•chungs•ka•bi•ne *f* cubicle.

Un•ter•su•chungs•ma•te•ri•al *nt* specimen.

Un•ter•tem•pe•ra•tur *f clin.* hypothermia, hypothermy.

Un•ter•wä•sche *f* underwear, underclothes *pl,* underclothing.

Un•ter•was•ser•gym•na•stik *f heilgymn.* hydrogymnastics *pl.*

Un•ter•was•ser•mas•sa•ge *f heilgymn.* underwater massage, hydromassage.

un•ver•än•dert *adj (Zustand, Befinden)* unchanged.

un•ver•dau•lich *adj* indigestible, undigestible.

un•ver•daut *adj* undigested.

un•ver•dünnt *adj pharm.* unadulterated, undiluted.

un•ver•hei•ra•tet *adj* not married, single, unmarried.

un•ver•letzt *adj* uninjured, unhurt, un-

Unverricht

harmed, unwounded; intact, whole.
Unverricht: Unverricht-Syndrom *nt neuro.* Unverricht's syndrome, Lafora's disease, myoclonus epilepsy.
un•ver•sehrt *adj* whole, intact; undamaged, uninjured, unbroken, unharmed.
un•ver•sorgt *adj* (*Wunde*) unattended.
un•ver•träg•lich *adj immun.* incompatible (*mit* with); *pharm.* intolerable, intolerant.
Un•ver•träg•lich•keit *f immun.* incompatibility, incompatibleness; *pharm.* intolerability, intolerance.
Un•ver•träg•lich•keits•re•ak•ti•on *f immun.* incompatibility reaction.
un•ver•wun•det *adj* uninjured, unwounded, unhurt, unharmed.
un•will•kür•lich *adj physiol.* involuntary; instinctive, unconscious; automatic, consensual.
un•wirk•sam *adj* ineffective, ineffectual.
Un•wirk•sam•keit *f* ineffectiveness, ineffectuality.
un•wohl *adj* sich unwohl fühlen be/feel unwell, feel sickish, be poorly.
Un•wohl•sein *nt* indisposition, unwellness, malaise.
un•zu•rech•nungs•fä•hig *adj* unsound of mind, of unsound mind, insane, lunatic.
Un•zu•rech•nungs•fä•hig•keit *f* diminished responsibility, insanity.
un•zu•rei•chend *adj* insufficient.
un•zu•sam•men•hän•gend *adj neuro.* not coherent, incoherent, disjointed.
Ura•chus *m embryo.* urachus.
Ura•chus•fal•te *f anat.* median umbilical fold.
Ura•chus•fi•stel *f patho.* urachal fistula.
Ura•chus•si•nus *m embryo.* urachal sinus.
Ura•chus•strang *m anat.* median umbilical ligament.
Ura•chus•zy•ste *f patho.* allantoic cyst, urachal cyst.
Ur•ämie *f patho.* uremia, azotemia, urinemia.
ur•ämisch *adj patho.* uremic, uremigenic.
Ura•ni•tis *f HNO* uransiconitis, palatitis.
Ura•no•pla•stik *f HNO* palatoplasty, staphyloplasty, uranoplasty.
Ura•nor•rha•phie *f HNO* uranorrhaphy, palatorrhaphy, staphylorrhaphy.
Ura•no•schi•sis *f embryo.* cleft palate, palatoschisis [pælə'tɑskəsɪs], uranoschisis [ˌjʊərə'nɑkəsɪs].
Ura•no•sta•phy•lo•pla•stik *f HNO* uranostaphyloplasty, uranostaphylorrhaphy.
Ura•no•sta•phy•lo•schi•sis *f embryo.* uranostaphyloschisis, uranoveloschisis.
Urat•ne•phro•pa•thie *f patho.* urate nephropathy [nə'frɑpəθi], gout nephropathy.
Urat•nie•re *f patho.* gout kidney, urate kidney.
Urat•stein *m patho.* urate calculus, urate stone.
Urat•urie *f patho.* uraturia.
Urbach-Wiethe: Urbach-Wiethe-Syndrom *nt patho.* Urbach-Wiethe disease, lipoid proteinosis, lipoidproteinosis.
Urea *f biochem.* urea, carbamide.
Ure•se *f* urinating, urination, uresis, miction.
Ure•ter *m anat.* ureter.
Ure•ter•al•gie *f urol.* ureteralgia.
Ure•ter•di•ver•ti•kel *nt urol.* ureteral diverticulum.
Ure•ter•ek•ta•sie *f urol.* ureterectasis, ureterectasia.
Ure•ter•ek•to•mie *f urol.* ureterectomy.
Ure•ter•er•öff•nung *f urol.* ureterotomy [jəˌriːtər'ɑtəmi].
Ure•ter•fi•stel *f patho.* ureteral fistula, ureterostoma; *urol.* ureterostoma.
ure•te•risch *adj anat.* ureteric, uretal, ureteral.
Ure•te•ri•tis *f urol.* ureteritis.
Ure•ter•klap•pe *f urol.* ureteral valve.
Ure•ter•ob•struk•ti•on *f urol.* ureteral obstruction.
Ure•te•ro•en•te•ro•sto•mie *f urol.* ureteroenterostomy, ureteroenteroanastomosis.
Ure•te•ro•gra•phie *f radiol.* ureterography.
Ure•te•ro•hy•dro•ne•phro•se *f urol.* ureterohydronephrosis.
Ure•te•ro•ko•lo•sto•mie *f urol.* ureterocolostomy.
Ure•te•ro•ku•ta•neo•sto•mie *f urol.* cutaneous ureterostomy, ureterocutaneostomy.
Ure•te•ro•lith *m urol.* ureterolith.
Ure•te•ro•li•thia•sis *f urol.* ureterolithiasis, lithureteria.
Ure•te•ro•li•tho•to•mie *f urol.* ureterolithotomy.
Ure•te•ro•ly•se *f urol.* ureterolysis.
Ure•te•ro•mea•to•to•mie *f urol.* ureteromeatotomy.
Ure•te•ro•nephr•ek•to•mie *f urol.* ureteronephrectomy.
Ure•te•ro•pa•thie *f urol.* ureteropathy [jəˌriːtə'rɑpəθi].
Ure•te•ro•pla•stik *f urol.* ureteroplasty.
Ure•te•ro•pye•li•tis *f urol.* ureteropyelitis, ureteropyelonephritis.
Ure•te•ro•pye•lo•gra•phie *f radiol.* ureteropyelography.
Ure•te•ro•pye•lo•ne•phri•tis *f* → Ureteropyelitis.
Ure•te•ro•pye•lo•sto•mie *f urol.* ureteropyeloneostomy, ureteroneopyelostomy, ureteropelvioneostomy, ureteropyelostomy, pelvioneostomy.
Ure•te•ror•rha•gie *f urol.* ureterorrhagia.
Ure•te•ror•rha•phie *f urol.* ureterorrhaphy.
Ure•te•ro•ste•no•se *f urol.* ureterostenosis, ureterostegnosis, ureterostenoma.
Ure•te•ro•sto•ma *nt urol.* ureterostoma.
Ure•te•ro•sto•mie *f urol.* ureterostomy [jəˌriːtər'ɑstəmi].
Ure•te•ro•to•mie *f urol.* ureterotomy [jəˌriːtər'ɑtəmi].
ure•te•ro•ure•te•ral *adj urol.* ureteroureteral.
Ure•te•ro•ure•te•ro•sto•mie *f urol.* ureteroureterostomy.

Ureter-Ovarika-Kompressionssyndrom *nt patho.* ovarian vein syndrome.
Ure•te•ro•ve•si•ko•pla•stik *f urol.* ureterovesicoplasty.
Ure•te•ro•ve•si•ko•sto•mie *f urol.* ureterovesicostomy.
Ure•te•ro•ze•le *f urol.* ureterocele.
Ure•te•ro•zy•sto•neo•sto•mie *f urol.* ureteroneocystostomy, ureterocystostomy.
Ure•te•ro•zy•sto•skop *nt urol.* ureterocystoscope.
Ure•ter•pa•pil•lom *nt urol.* papilloma of the ureter.
Ure•ter•pla•stik *f urol.* ureteroplasty.
Ure•ter•re•flex *m physiol.* ureteral reflex.
Ure•ter•rup•tur *f urol.* ureterolysis, ureterodialysis.
Ure•ter•ver•let•zung *f urol.* ureteral injury, ureteral trauma.
Ure•thra *f* urethra, urethral.
Ure•thra•ab•riß *m urol.* urethral disruption.
Ure•thra•ab•szeß *m urol.* urethral abscess.
Ure•thra•klap•pe *f* urethral valve.
ure•thral *adj anat.* urethral.
Ure•thral•fie•ber *nt clin.* urinary fever, urethral fever, catheter fever ['kæθɪtər].
Ure•thral•gie *f urol.* urethralgia, urethrodynia.
Ure•thra•naht *f urol.* urethrorrhaphy.
Ure•thra•ob•struk•ti•on *f urol.* urethral obstruction, urethrophraxis, urethremphraxis.
Ure•thra•pla•stik *f urol.* urethroplasty.
Ure•thra•re•sek•ti•on *f urol.* urethrectomy [ˌjʊərə'rɛktəmɪ].
Ure•thra•ste•no•se *f urol.* urethrostenosis.
Ure•thra•strik•tur *f urol.* urethral stricture.
Ure•thra•syn•drom *nt urol.* urethral syndrome.
Ure•thra•ver•let•zung *f urol.* urethral injury, urethral trauma.
Ure•thris•mus *m urol.* urethrism ['jʊərəθrɪzəm], urethrismus, urethrospasm.
Ure•thri•tis *f urol.* urethritis.
  chronisch gonorrhoische Urethritis gleet.
  Urethritis gonorrhoica gonococcal urethritis, gonorrheal urethritis, specific urethritis.
  gonorrhoische Urethritis → Urethritis gonorrhoica.
  nicht-gonorrhoische Urethritis simple urethritis, nongonococcal urethritis, pseudogonorrhea.
  postgonorrhoische Urethritis postgonococcal urethritis.
  unspezifische Urethritis → nicht-gonorrhoische Urethritis.
Ure•thro•blen•nor•rhoe *f urol.* urethroblennorrhea.
Ure•thro•dy•nie *f* → Urethralgie.
Ure•thro•gra•phie *f radiol.* urethrography.
Ure•thro•me•trie *f urol.* urethrometry.
Ure•thro•pe•xie *f urol.* urethropexy.
Ure•thro•pla•stik *f urol.* urethroplasty.
Ure•thror•rha•gie *f urol.* urethrorrhagia, urethremorrhagia.
Ure•thror•rha•phie *f urol.* urethrorrhaphy.
Ure•thror•rhoe *f urol.* urethrorrhea, medorrhea.
Ure•thro•skop *nt urol.* urethroscope, urethrascope.
Ure•thro•sko•pie *f urol.* urethroscopy [ˌjʊərɪ'θrɑskəpɪ]; meatoscopy [ˌmɪə'tɑskəpɪ].
Ure•thro•sto•mie *f urol.* urethrostomy [jʊərɪ'θrɑstəmɪ].
Ure•thro•to•mie *f urol.* urethrotomy [jʊərɪ'θrɑtəmɪ]. **endourethrale Urethrotomie** internal urethrotomy.
Ure•thro•ve•si•ko•pe•xie *f urol.* urethrovesicopexy.
Ure•thro•ze•le *f urol.* urethrocele; *gyn.* urethrocele.
Ure•thro•zy•sti•tis *f urol.* urethrocystitis.
Ure•thro•zy•sto•gramm *nt radiol.* urethrocystogram.
Ure•thro•zy•sto•gra•phie *f radiol.* urethrocystography, urethrocystrography.
Ure•thro•zy•sto•me•trie *f urol.* urethrocystometry, urethrocystometrography.
Ure•thro•zy•sto•pe•xie *f urol.* urethrocystopexy.
Ure•thro•zy•sto•skop *nt urol.* cystourethroscope.
Ure•thro•zy•sto•sko•pie *f urol.* cystourethroscopy [ˌsɪstəˌjʊərɪ'θrɑskəpɪ].
Ur•hirn *nt* primitive brain, old brain, paleoencephalon.
Uri•kos•urie *f patho.* uricosuria.
Uri•ko•su•ri•kum *nt pharm.* uricosuric, uricosuric agent.
uri•kos•urisch *adj patho.* uricosuric; *pharm.* uricosuric.
Urin *m* urine.
  chylöser Urin milky urine, chylous urine.
  getrübter Urin nebulous urine, cloudy urine.
Uri•nal *nt lab.* urinal, urodochium.
Urin•ana•ly•se *f lab.* urinalysis, urine analysis [ə'næləsɪs].
Urin•fla•sche *f* urinal, urodochium.
Uri•nie•ren *nt* urination, uresis, miction, micturition.
uri•nie•ren *vi* micturate, urinate, pass urine.
Urin•kul•tur *f micro.* urine culture.
Urin•pro•be *f* urine specimen.
Urin•un•ter•su•chung *f lab.* urinalysis, urine analysis [ə'næləsɪs].
Uro•bi•lin *nt biochem.* urobilin, urohematoporphyrin, urohematin.
Uro•bi•li•no•gen *nt biochem.* urobilinogen.
Uro•che•zie *f patho.* urochezia, urochesia.
Uro•dy•nie *f urol.* urodynia.
uro•ge•ni•tal *adj* urogenital, genitourinary.
Uro•ge•ni•tal•re•gi•on *f anat.* urogenital region, genitourinary region.
Uro•ge•ni•tal•sy•stem *nt* → Urogenitaltrakt.
Uro•ge•ni•tal•trakt *m anat.* urogenital tract, genitourinary tract, genitourinary system, urogenital system, urogenital apparatus,

Urogenitaltuberkulose

genitourinary apparatus.
Uro•ge•ni•tal•tu•ber•ku•lo•se *f urol.* genitourinary tuberculosis.
Uro•gramm *nt radiol.* urogram.
Uro•gra•phie *f radiol.* urography [jʊə-'rɑgrəfɪ].
Uro•lith *m urol.* urinary calculus, urinary stone, urolith.
Uro•li•thia•sis *f urol.* urolithiasis.
Uro•lo•ge *m* urologist, urinologist.
Uro•lo•gie *f urology* [jə'rɑlədʒɪ], urinology [‚jʊərɪ'nɑlədʒɪ], uronology [‚jʊərə-'nɑlədʒɪ].
Uro•lo•gin *f* urologist, urinologist.
uro•lo•gisch *adj* urologic, urological.
Uro•pa•thie *f urol.* uropathy [jə'rɑpəθɪ].
Uro•por•phy•rie *f patho.* uroporphyria.
Uro•por•phy•rin *nt biochem.* uroporphyrin.
Uro•pyo•ure•ter *m urol.* uropyoureter.
uro•rek•tal *adj* urorectal.
Uro•rek•tal•fi•stel *f urol.* urorectal fistula.
Uro•rek•tal•sep•tum *nt embryo.* urorectal septum.
Uro•sep•sis *f patho.* urosepsis.
Uro•ze•le *f urol.* urocele, uroscheocele.
Ur•sa•che *f (a. patho.)* cause.
ur•säch•lich *adj* causal.
Ur•sprung *m (a. anat.)* origin.
Ur•sprungs•apo•neu•ro•se *f anat.* aponeurosis of origin.
Ur•ti•ka *f derm.* nettle, urtica.
Ur•ti•ka•ria *f derm.* nettle rash, hives *pl*, urticaria, urtication.
  bullöse Urtikaria bullous urticaria.
  cholinergische Urtikaria cholinergic urticaria.
  chronische Urtikaria chronic urticaria.
  photoallergische Urtikaria light urticaria, solar urticaria.
ur•ti•ka•ri•ell *adj derm.* urticarial, urticarious.
Usher: Usher-Syndrom *nt patho.* Usher's syndrome.
ute•rin *adj anat.* uterine.
ute•ro•ab•do•mi•nal *adj* uteroabdominal, uteroventral.
Ute•ro•gra•phie *f radiol.* uterography [‚juːtə'rɑgrəfɪ], metrography, hysterography.
Ute•ro•lith *m gyn.* uterine calculus, womb stone, uterolith.
Ute•ro•pa•thie *f gyn.* hysteropathy [hɪstə-'rɑpəθɪ].
Ute•ro•pe•xie *f gyn.* hysteropexy, hysterorrhaphy, uterofixation, uteropexy.
ute•ro•pla•zen•tar *adj* uteroplacental.
Ute•ro•sal•pin•go•gra•phie *f* → Uterotubographie.
Ute•ro•spas•mus *m gyn.* hysterospasm.
ute•ro•tu•bal *adj* uterotubal.
Ute•ro•tu•bo•gra•phie *f radiol.* uterosalpingography, uterotubography, hysterosalpingography, hysterotubography.
ute•ro•va•gi•nal *adj* uterovaginal.
ute•ro•ve•si•kal *adj* uterovesical, hysterocystic.
ute•ro•zer•vi•kal *adj* uterocervical.
Ute•rus *m anat.* womb, uterus, metra.
  Uterus arcuatus saddle-shaped uterus, arcuate uterus.
  Uterus bicornis bicornate uterus, bifid uterus.
  Uterus biforis double-mouthed uterus.
  Uterus bilocularis/bipartitus bipartite uterus.
  Uterus cordiformis heart-shaped uterus.
  Uterus duplex duplex uterus.
  Uterus septus septate uterus.
  Uterus unicornis unicorn uterus, one-horned uterus.
Ute•rus•apla•sie *f gyn.* uterine aplasia, ametria.
Ute•rus•apo•ple•xie *f gyn.* Couvelaire syndrome/uterus, uterine apoplexy, uteroplacental apoplexy.
Ute•rus•ato•nie *f gyn.* metratonia.
Ute•rus•atro•phie *f gyn.* metratrophia.
Ute•rus•blu•tung *f gyn.* uterine hemorrhage ['hemərɪdʒ], uterine bleeding, metrorrhagia.
Ute•rus•en•ge *f gyn.* lower uterine segment.
Ute•rus•ent•fer•nung *f gyn.* removal of the uterus, hysterectomy [hɪstə'rektəmɪ], uterectomy, metrectomy. [S.A. HYSTEREKTOMIE]
Ute•rus•ent•zün•dung *f gyn.* metritis.
Ute•rus•er•kran•kung *f* metropathy, hysteropathy [hɪstə'rɑpəθɪ].
Ute•rus•ex•stir•pa•ti•on *f* → Uterusentfernung.
Ute•rus•faß•zan•ge *f gyn.* uterine forceps, uterine-holding forceps.
Ute•rus•fun•dus *m anat.* fundus of uterus.
Ute•rus•hals *m anat.* cervix (of uterus), neck of uterus.
Ute•rus•höh•le *f anat.* uterine cavity, uterine canal.
Ute•rus•hy•po•pla•sie *f gyn.* uterine hypoplasia.
Ute•rus•in•vo•lu•ti•on *f gyn.* involution of uterus.
Ute•rus•isth•mus *m anat.* isthmus of uterus.
Ute•rus•ka•nal *m anat.* uterine canal.
Ute•rus•kar•zi•nom *nt gyn.* uterine carcinoma.
Ute•rus•kör•per *m anat.* corpus of uterus, body of uterus.
Ute•rus•kreis•lauf *m gyn.* uterine circulation.
Ute•rus•kup•pe *f anat.* fundus of uterus.
Ute•rus•läh•mung *f gyn.* metroparalysis.
Ute•rus•leio•my•om *nt* → Uterusmyom.
Ute•rus•mus•ku•la•tur *f anat.* muscular coat of uterus, myometrium.
Ute•rus•my•om *nt gyn.* uterine leiomyoma, hysteromyoma.
Ute•rus•naht *f gyn.* hysterorrhaphy.
Ute•rus•pla•stik *f gyn.* uteroplasty, metroplasty.
Ute•rus•po•lyp *m gyn.* uterine polyp.
Ute•rus•pro•laps *m gyn.* prolapse of the uterus.

Ute•rus•rup•tur *f gyn.* hysterorrhexis, metrorrhexis.
Ute•rus•schleim•haut *f histol.* uterine mucosa, endometrium.
Ute•rus•stein *m gyn.* uterine calculus, womb stone, uterolith, hysterolith.
Ute•rus•tym•pa•nie *f gyn.* uterine tympanitis, physometra.
Ute•rus•ve•nen *pl anat.* uterine veins.
Ute•rus•ver•kle•bun•gen *pl gyn.* uterine adhesions.
Ute•rus•ver•wach•sun•gen *pl gyn.* uterine adhesions.
Ute•rus•zy•klus *m gyn.* uterine cycle.
UV-Bestrahlung *f clin.* ultraviolet irradiation, UV irradiation.
Uvea *f anat.* vascular coat of eye, uveal coat, uvea.
Uvea•ent•zün•dung *f* → Uveitis.
uve•al *adj anat.* uveal, uveous.
Uve•itis *f ophthal.* uveitis.
   granulomatöse Uveitis granulomatous uveitis.
   phakoantigene Uveitis phacoantigenic uveitis.
   phakogene Uveitis lens-induced uveitis.
   phakotoxische Uveitis phacotoxic uveitis.
   sympathische Uveitis sympathetic uveitis.
Uve•itis•ka•ta•rakt *f ophthal.* choroidal cataract.
UV-empfindlich *adj* sensitive to ultraviolet rays, uviosensitive.
Uveo•par•oti•tis *f patho.* uveoparotitis.
Uveo•skle•ri•tis *f ophthal.* uveoscleritis.
UV-Lampe *f* ultraviolet lamp.
UV-Licht *nt phys.* ultraviolet, ultraviolet light.
UV-Mikroskop *nt* ultraviolet microscope.
UV-resistent *adj* uvioresistant, uviofast.
UV-Strahlen *pl phys.* ultraviolet rays.
UV-Strahlung *f phys.* ultraviolet radiation.
Uvu•la *f* [s.u. UVULA] **Uvula bifida** bifid uvula, forked uvula, split uvula, staphyloschisis [ˌstæfɪˈlɑskəsɪs].
uvu•lär *adj* uvular, staphyline.
Uvu•la•re•sek•ti•on *f* → Uvulektomie.
Uvu•la•spal•te *f embryo.* bifid uvula, forked uvula, split uvula, staphyloschisis [ˌstæfɪˈlɑskəsɪs].
Uvul•ek•to•mie *f HNO* cionectomy, uvulectomy [ˌjuːvjəˈlɛktəmɪ], staphylectomy.
Uvu•li•tis *f HNO* uvulitis, staphylitis, cionitis.
Uvu•lo•pto•se *f HNO* staphylodialysis, staphyloptosis, uvuloptosis.
Uvu•lor•rha•phie *f HNO* staphylorrhaphy, uranorrhaphy, palatorrhaphy.
Uvu•lo•tom *nt HNO* uvulotome, staphylotome.
Uvu•lo•to•mie *f HNO* staphylotomy [stæfɪˈlɑtəmɪ], uvulotomy [ˌjuːvjəˈlɑtəmɪ].
U-Welle *f physiol.* (*EKG*) U wave.
U-Zacke *f physiol.* (*EKG*) U wave.

V

Vac•ci•nia *f immun.* vaccinia, vaccina.
Vac•ci•nia•vi•rus *nt immun.* vaccinia virus.
Va•ga•bun•den•haut *f derm.* vagabond's disease, vagrant's disease.
va•gal *adj* vagal.
Va•gan•ten•haut *f* → Vagabundenhaut.
Vag•ek•to•mie *f neurochir.* vagectomy [veɪ-'dʒektəmɪ].
Va•gi•na *f* [S.U. VAGINA]
va•gi•nal *adj anat., gyn.* vaginal; intravaginal.
Va•gi•nal•ab•strich *m gyn.* vaginal smear, vaginal swab.
Va•gi•nal•atre•sie *f gyn.* vaginal atresia, colpatresia.
Va•gi•nal•er•kran•kung *f gyn.* vaginopathy [ˌvædʒɪ'napəθɪ], colpopathy [kɑl'papəθɪ].
Va•gi•na•li•tis *f urol.* vaginalitis, periorchitis.
Va•gi•nal•kan•di•do•se *f gyn.* vaginal candidiasis.
Va•gi•nal•krampf *m* vaginal spasm, colpismus, colpospasm.
Va•gi•nal•my•ko•se *f gyn.* colpomycosis.
Va•gi•nal•naht *f gyn.* colporrhaphy.
Va•gi•nal•pla•stik *f gyn.* colpoplasty, vaginoplasty.
Va•gi•nal•se•kret *nt histol.* vaginal secretion.
Va•gi•nal•sup•po•si•to•ri•um *nt gyn.* vaginal suppository, pessary ['pesərɪ].
Va•gi•nal•zäpf•chen *nt* → Vaginalsuppositorium.
Va•gi•nal•zy•klus *m gyn.* vaginal cycle.
Va•gi•nal•zy•to•lo•gie *f gyn.* colpocytology [ˌkɑlpəsaɪ'tɑlədʒɪ].
Va•gi•na•schleim•haut *f histol.* mucosa of vagina, vaginal mucosa.
Va•gi•na•se•kret *nt histol.* vaginal secretion.
Va•gi•nis•mus *m gyn.* colpismus, vaginism ['vædʒɪnɪzəm].
Va•gi•ni•tis *f gyn.* vaginitis, colpitis.
Va•gi•no•dy•nie *f gyn.* vaginal pain, vaginodynia, colpodynia.
Va•gi•no•fi•xa•ti•on *f gyn.* vaginofixation, vaginopexy, colpopexy.
Va•gi•no•gra•phie *f radiol.* vaginography.
Va•gi•no•my•ko•se *f gyn.* vaginomycosis.
Va•gi•no•pa•thie *f gyn.* vaginopathy [ˌvædʒɪ'napəθɪ], colpopathy [kɑl'papəθɪ].
Va•gi•no•pe•ri•ne•or•rha•phie *f gyn.* vaginoperineorrhaphy, colpoperineorrhaphy.
Va•gi•no•pe•xie *f gyn.* vaginofixation, vaginopexy, colpopexy.
Va•gi•no•se *f gyn.* vaginosis.
Va•gi•no•skop *nt gyn.* vaginal speculum, vaginoscope.
Va•gi•no•sko•pie *f gyn.* vaginoscopy [ˌvædʒɪ'naskəpɪ].
Va•gi•no•to•mie *f gyn.* vaginotomy [ˌvædʒɪ'natəmɪ], colpotomy [kɑl'patəmɪ].
va•gi•no•ve•si•kal *adj* vaginovesical.
va•gi•no•zer•vi•kal *adj gyn.* cervicovaginal.
Va•go•gramm *nt physiol.* vagogram, electrovagogram.
Va•go•ly•se *f neurochir.* vagolysis.
Va•go•ly•ti•kum *nt pharm.* vagolytic, vagolytic agent.
va•go•ly•tisch *adj* **1.** *chir.* vagolytic. **2.** *pharm.* vagolytic.
Va•go•mi•me•ti•kum *nt pharm.* vagomimetic.
va•go•mi•me•tisch *adj pharm.* vagomimetic.
Va•go•to•mie *f chir.* vagotomy [veɪ'gɑtəmɪ].
  bilaterale Vagotomie bilateral vagotomy.
  selektiv gastrale Vagotomie selective vagotomy.
  selektive proximale Vagotomie parietal cell vagotomy.
  supraselektive Vagotomie highly selective vagotomy.
  trunkuläre Vagotomie truncal vagotomy.
Va•go•to•nie *f neuro.* vagotony, sympathetic imbalance.
Va•go•to•nus *m* → Vagotonie.
va•go•trop *adj neuro.* vagotropic, vagotrope.
va•go•va•gal *adj* vagovagal.
Va•gus *m anat.* vagus, vagus nerve, tenth nerve.
Va•gus•block *m anes.* vagal block, vagus nerve block, medical vagotomy [veɪ'gɑtəmɪ].
Va•gus•blocka•de [K•K] *f* → Vagusblock.
Va•gus•durch•tren•nung *f neurochir.* vagotomy [veɪ'gɑtəmɪ].
Va•gus•gan•gli•on *nt anat.* vagal ganglion.
Va•gus•neur•al•gie *f neuro.* vagus neuralgia.

Va•gus•puls *m card.* vagus pulse.
Va•gus•re•flex *m physiol.* vagus reflex.
Va•gus•re•sek•ti•on *f neurochir.* vagectomy [veɪˈdʒektəmɪ].
Va•gus•stamm *m* vagal trunk.
Va•ku•um•ex•trak•ti•on *f gyn.* vacuum extraction.
Va•ku•um•ex•trak•tor *m gyn.* vacuum extractor.
Va•ku•um•glocke [k•k] *f phys.* bell jar.
Va•ku•um•kü•ret•ta•ge *f gyn.* vacuum curettage, evacuation, suction curettage.
vak•zi•nal *adj immun.* vaccinal, vaccine.
Vak•zi•na•ti•on *f immun.* vaccination.
Vak•zi•na•ti•ons•en•ze•pha•li•tis *f immun.* acute disseminated encephalitis, postinfectious encephalitis, postvaccinal encephalitis.
Vak•zi•ne *f immun.* vaccine.
Vak•zi•ne•vi•rus *nt immun.* vaccinia virus.
vak•zi•nie•ren *vt* vaccinate.
Val•gus•osteo•to•mie *f ortho.* valgus osteotomy [ˌɒstɪˈatəmɪ].
Va•lin•ämie *f patho.* valinemia, hypervalinemia.
Valin-Leucin-Isoleucinurie *f patho.* maple syrup urine disease, maple syrup disease, branched-chain ketoaciduria.
Valleix: Valleix-Punkte *pl neuro.* Valleix's points, painful points, tender points.
Valsalva: Valsalva-Preßdruckversuch *m HNO* Valsalva's experiment, Valsalva's maneuver.
Valsalva-Versuch *m card.* Valsalva's test, Valsalva's maneuver.
Val•va *f* [s.u. VALVA]
Val•vo•pla•stik *f HTG* valvoplasty, valvuloplasty.
Val•vo•tom *nt HTG* valvotome, valvulotome.
Val•vo•to•mie *f HTG* valvotomy [vælˈvɒtəmɪ], valvulotomy. **transventrikuläre Valvotomie** Brock's operation.
Val•vu•la *f* [s.u. VALVULA]
Val•vu•li•tis *f card., patho.* valvulitis.
Val•vu•lo•pla•stik *f HTG* valvoplasty, valvuloplasty.
Val•vu•lo•to•mie *f HTG* valvotomy [vælˈvɒtəmɪ], valvulotomy.
van Bogaert: subakute sklerosierende Leukenzephalitis *f van Bogaert neuro.* subacute sclerosing panencephalitis, subacute inclusion body encephalitis, van Bogaert's sclerosing leukoencephalitis.
van Bogaert-Bertrand: van Bogaert-Bertrand-Syndrom *nt neuro.* Canavan-van Bogaert-Bertrand disease, Canavan's disease, spongiform leukodystrophy.
van Buchem: van Buchem-Syndrom *nt ortho.* van Buchem's syndrome, generalized cortical hyperostosis.
van Creveld-von Gierke: van Creveld-von Gierke-Krankheit *f patho.* von Gierke's disease, glucose-6-phosphatase deficiency, hepatorenal glycogenosis.
van der Hoeve: van der Hoeve-Syndrom *nt patho.* van der Hoeve's syndrome, Adair-Dighton syndrome.
van Neck-Odelberg: van Neck-Odelberg-Syndrom *nt ortho.* Neck's disease, van Neck's disease.
Vanzetti: Vanzetti-Zeichen *nt neuro.* Vanzetti's sign.
Va•po•ri•sa•ti•on *f pharm.* vaporization.
va•po•ri•sie•ren *vt pharm.* vaporize, vapor.
Va•po•ri•zer *m pharm.* vaporizer.
Vaquez-Osler: Vaquez-Osler-Syndrom *nt hema.* Osler-Vaquez disease, Osler's disease, Vaquez-Osler disease, erythremia.
Va•ria•ti•on *f genet.* variation.
Va•ri•cel•la *f epidem.* chickenpox, waterpox, varicella.
Varicella-Vakzine *f immun.* varicella vaccine.
Varicella-Zoster-Immunglobulin *nt immun.* varicella-zoster immune globulin.
Varicella-Zoster-Virus *nt micro.* varicella-zoster virus, chickenpox virus.
Va•ri•ko•ble•pha•ron *nt ophthal.* varicoblepharon.
Va•ri•ko•gra•phie *f radiol.* varicography.
Va•rik•om•pha•lus *m ped.* varicomphalus.
Va•ri•ko•phle•bi•tis *f patho.* varicophlebitis.
va•ri•kös *adj patho.* varicose, variciform, varicoid.
Va•ri•ko•se *f patho.* varicosis, varicose condition.
Va•ri•ko•si•tät *f patho.* varicosity, varication.
Va•ri•ko•to•mie *f chir.* varicotomy [ˌværɪˈkɒtəmɪ].
Va•ri•ko•ze•le *f urol.* varicocele, cirsocele.
Va•ri•ko•ze•len•ex•zi•si•on *f urol.* varicocelectomy.
Va•rix *f patho.* varix, varication, varicosity.
Va•rix•bil•dung *f patho.* varication.
Va•rix•kno•ten *m patho.* variceal node, varix, varicosity.
Va•ri•ze *f* → Varizen.
Va•ri•zel•len *pl* → Varicella.
Varizellen-Enzephalitis *f neuro.* varicella encephalitis.
Varizellen-Pneumonie *f pulmo.* varicella pneumonia [n(j)uːˈməʊnɪə].
Va•ri•zen *pl patho.* varicose veins, varices.
Va•ri•zen•blu•tung *f patho.* varix hemorrhage [ˈhemərɪdʒ], variceal bleeding, varix bleeding.
Va•ri•zen•ent•fer•nung *f chir.* cirsectomy [sərˈsektəmɪ].
Va•ri•zen•ent•zün•dung *f* → Varikophlebitis.
Va•ri•zen•ex•zi•si•on *f chir.* cirsectomy [sərˈsektəmɪ].
Va•ri•zen•li•ga•ti•on *f chir.* variceal ligation, cirsodesis.
Va•ri•zen•li•ga•tur *f* → Varizenligation.
Va•ri•zen•um•sprit•zung *f chir.* paravariceal injection.
Va•rus•fehl•stel•lung *f ortho.* varus malposition.
Va•rus•osteo•to•mie *f ortho.* varus osteot-

omy [ˌɒstɪˈɑtəmɪ].
Vas *nt* [S.U. VAS]
Vas•al•gie *f patho.* vasalgia.
Vas•cu•li•tis *f patho.* vasculitis, angiitis, angitis. **Vasculitis allergica** allergic vasculitis, hypersensitivity vasculitis.
Vas•ek•to•mie *f urol.* vasectomy [væ-ˈsektəmɪ], vasoresection, deferentectomy.
vas•ku•lär *adj* vascular.
Vas•ku•la•ri•sa•ti•on *f histol., chir.* vascularization, arterialization.
vas•ku•la•ri•sie•ren *vt histol., chir.* vascularize.
Vas•ku•li•tis *f patho.* vasculitis, angiitis, angitis.
Vas•ku•lo•pa•thie *f patho.* vasculopathy [ˌvæskjəˈlɑpəθɪ].
va•so•ak•tiv *adj physiol.* vasoactive.
va•so•de•pres•siv *adj physiol.* vasodepressor.
Va•so•di•la•tans *nt pharm.* vasodilator, vasohypotonic.
Va•so•di•la•ta•ti•on *f physiol.* vasodilation, vasodilatation.
Va•so•di•la•ta•tor *m pharm.* vasodilator, vasohypotonic.
va•so•di•la•ta•to•risch *adj physiol., pharm.* vasodilative, vasodilator, vasohypotonic.
Va•so•dy•nie *f* → Vasalgie.
Va•so•gra•phie *f radiol.* vasography [væ-ˈsɑɡrəfɪ].
Va•so•kon•ge•sti•on *f patho.* vasocongestion.
Va•so•kon•strik•ti•on *f physiol., patho.* vasoconstriction.
Va•so•kon•strik•tor *m pharm.* vasoconstrictor, vasohypertonic.
va•so•kon•strik•to•risch *adj physiol., pharm.* vasoconstrictor, vasohypertonic, vasoconstrictive.
Va•so•li•ga•tur *f chir.* vasoligation.
Va•so•mo•to•ren•sy•stem *nt physiol.* vasomotor system, vasomotorium.
Va•so•mo•to•ren•to•nus *m physiol.* vasomotor tone.
va•so•mo•to•risch *adj physiol.* angiokinetic, vasomotor.
Va•so•neu•ro•se *f patho.* vasoneurosis, angioneurosis.
Va•so•pa•re•se *f patho.* vasoparesis, angioparesis, vasomotor paralysis [pəˈrælɪsɪs].
Va•so•pres•sin *nt endo.* vasopressin, antidiuretic hormone.
Va•so•pres•sor•re•fle•xe *pl physiol.* vasopressor reflexes.
Va•so•punk•tur *f clin., urol.* vasopuncture.
Va•so•re•sek•ti•on *f urol.* vasectomy [væ-ˈsektəmɪ], vasoresection, deferentectomy.
Va•sor•rha•phie *f urol.* vasorrhaphy.
Va•so•spas•mus *m patho.* vasospasm, angiospasm.
va•so•spa•stisch *adj patho.* angiospastic, vasospastic.
Va•so•sto•mie *f urol.* vasostomy [væ-ˈsɑstəmɪ].

Va•so•to•mie *f urol.* vasotomy [væˈsɑtəmɪ], vasosection.
Va•so•to•ni•kum *nt pharm.* vasotonic.
va•so•va•gal *adj* vasovagal.
Va•so•va•so•sto•mie *f urol.* vasovasostomy.
Vater: Vater-Ampulle *f anat.* hepatopancreatic ampulla, Vater's ampulla, duodenal ampulla.
Vater-Papille *f anat.* Vater's papilla, Santorini's papilla, major duodenal papilla.
Va•ter *m* father. **leiblicher Vater** biological father, biological parent.
vä•ter•lich *adj* fatherly, paternal.
Va•ter•schaft *f* fatherhood, paternity.
Va•ter•schafts•nach•weis *m* paternity test.
Va•ter•schafts•test *m* paternity test.
VDRL-Antigen *nt immun.* VDRL antigen.
VDRL-Test *m immun.* VDRL test.
Ve•ge•ta•ti•on *f patho.* vegetation. **adenoide Vegetationen** *pl* Meyer's disease, adenoid disease, adenoids, adenoid vegetation.
ve•ge•ta•tiv *adj* **1.** *physiol.* vegetative. **2.** *histol.* vegetative, resting.
Ve•hi•kel *nt biochem., micro.* vehicle, carrier; *pharm.* vehicle, excipient, menstruum.
Veits•tanz *m neuro.* chorea, saltation.
Vek•ti•on *f epidem.* vection.
Vek•tor *m genet.* vector; *micro.* vector, vehicle, carrier, carrier state. **durch einen Vektor übertragen** vector-borne.
vek•to•ri•ell *adj* vectorial.
Vek•tor•in•sekt *nt epidem.* insect vector.
Vek•tor•kar•dio•gramm *nt card.* vector-cardiogram.
Vek•tor•kar•dio•gra•phie *f card.* vector-cardiography.
Vel•lus•haar *nt* vellus.
Velpeau: Velpeau-Hernie *f chir.* Velpeau's hernia.
Ve•na *f* [S.U. VENA]
Vena-cava-Anastomose *f chir.* vena caval anastomosis.
Vena-cava-superior-Syndrom *nt patho.* superior vena cava syndrome.
Ve•nae•sec•tio *f chir., clin.* venesection, venotomy [vɪˈnɑtəmɪ], phlebotomy [fləˈbɑtəmɪ].
Ve•ne *f anat.* vein.
oberflächliche Vene superficial vein.
tiefe Vene deep vein.
Ven•ek•ta•sie *f patho.* venectasia, phlebectasia, phlebectasis.
Ven•ek•to•mie *f chir.* venectomy [vɪˈnektəmɪ], phlebectomy [flɪˈbektəmɪ].
Ve•nen•an•eu•rys•ma *nt patho.* venous aneurysm.
Ve•ne•na•ti•on *f patho.* venenation, poisoning.
Ve•nen•blut•ent•nah•me *f clin.* venous sampling. **perkutane transhepatische Venenblutentnahme** (*Pankreas*) percutaneous transhepatic venous sampling.
Ve•nen•druck *m clin.* venous pressure. **zentraler Venendruck** central venous pressure.

Ve•nen•druck•mes•sung f clin. measurement of the venous pressure, phlebopiezometry.
Ve•nen•ek•to•pie f patho. phlebectopy.
Ve•nen•ent•zün•dung f patho. phlebitis.
Ve•nen•er•öff•nung f chir. venesection, venotomy [vɪ'natəmɪ], phlebotomy [flə-'batəmɪ].
Ve•nen•er•wei•te•rung f patho. venectasia, phlebectasia, phlebectasis.
Ve•nen•ex•hä•re•se f chir. phlebexairesis.
Ve•nen•flicken [k·k] m HTG vein patch, venous patch.
Ve•nen•ge•flecht nt → Venenplexus.
Ve•nen•ge•räusch nt clin. venous murmur.
Ve•nen•in•suf•fi•zi•enz f patho. venous insufficiency.
Ve•nen•in•ter•po•si•ti•on f HTG interpositional vein grafting.
Ve•nen•ka•the•ter m clin. venous catheter ['kæθɪtər], venous line. **zentraler Venenkatheter** central line, central venous catheter.
Ve•nen•klap•pe f anat. venous valve.
Ve•nen•klap•pen•in•suf•fi•zi•enz f patho. venous insufficiency.
Ve•nen•naht f chir. venesuture, venisuture, phleborrhaphy.
Ve•nen•patch m HTG vein patch, venous patch.
Ve•nen•pla•stik f chir. phleboplasty.
Ve•nen•ple•xus m anat. venous network, venous plexus.
Ve•nen•puls m clin. venous pulse.
Ve•nen•punk•ti•on f clin. venipuncture, venepuncture.
Ve•nen•re•sek•ti•on f chir. venectomy [vɪ-'nektəmɪ], phlebectomy [flɪ'bektəmɪ].
Ve•nen•rup•tur f patho. phleborrhexis.
Ve•nen•stau•ung f patho. phlebostasis, phlebostasia.
Ve•nen•stein m patho. vein stone, phlebolith.
Ve•nen•ste•no•se f patho. phlebostenosis.
Ve•nen•strip•per m HTG stripper, vein stripper.
Ve•nen•strip•ping nt HTG stripping, vein stripping.
Ve•nen•throm•bo•se f patho. venous thrombosis. **tiefe Venenthrombose** deep vein thrombosis.
Ve•nen•trans•plan•tat nt HTG vein graft, venous graft.
Ve•nen•trans•plan•ta•ti•on f HTG vein grafting.
Venen-Venen-Anastomose f → Venovenostomie.
Ve•nen•ver•let•zung f patho. venous injury, venous trauma.
Ve•nen•ver•pflan•zung f HTG vein grafting.
Ve•nen•ver•schluß m patho. venous occlusion.
ve•ne•risch adj venereal.
Ve•ne•ro•lo•gie f venereology [və‚nɪərɪ-'alədʒɪ].
ve•no•atri•al adj venoatrial, venoauricular.
Ve•no•gramm nt radiol. venogram.
Ve•no•gra•phie f radiol. venography, phlebography.
ve•nös adj venous, veinous.
Ve•no•sta•se f patho. venous stasis, venostasis, phlebostasis.
ve•no•ve•nös adj venovenous.
Ve•no•ve•no•sto•mie f HTG venovenostomy, phlebophlebostomy.
Ven•til nt valve; (a. fig.) vent, outlet.
Ven•ti•la•ti•on f 1. (a. techn.) ventilation, aeration. 2. physiol., anes. ventilation, respiration. **alveoläre Ventilation** (Lunge) alveolar ventilation.
Ven•ti•la•ti•ons•stö•rung f pulmo. (Lunge) ventilation disorder. **obstruktive Ventilationsstörung** obstructive ventilation disorder. **restriktive Ventilationsstörung** restrictive ventilation disorder.
ven•ti•lie•ren vt ventilate.
Ven•til•ste•no•se f (**respiratorische**) pulmo. ventilatory stenosis.
ven•tral adj ventral; anterior.
Ven•tri•cu•lus m [S.U. VENTRICULUS]
Ven•tri•fi•xa•ti•on f gyn. ventrofixation, ventrohysteropexy.
Ven•tri•kel m anat. ventricle.
dritter Ventrikel third ventricle (of brain/cerebrum).
linker Ventrikel left ventricle (of heart), aortic ventricle (of heart).
rechter Ventrikel right ventricle (of heart).
vierter Ventrikel fourth ventricle (of brain/cerebrum).
Ven•tri•kel•blocka•de [k·k] f neuro. (ZNS) ventricular block.
Ven•tri•kel•blu•tung f neuro. intraventricular bleeding, intraventricular hemorrhage ['hemərɪdʒ].
Ven•tri•kel•bra•dy•kar•die f card. ventricular bradycardia.
Ven•tri•kel•dar•stel•lung f radiol. (Gehirn) ventriculography.
Ven•tri•kel•dia•sto•le f card. ventricular diastole.
Ven•tri•kel•di•la•ta•ti•on f card. ventricular dilatation.
Ven•tri•kel•druck m neuro. intraventricular pressure.
Ven•tri•kel•ein•blu•tung f neuro. intraventricular hemorrhage ['hemərɪdʒ], intraventricular bleeding.
Ven•tri•kel•ent•zün•dung f neuro. (Gehirn) ventriculitis.
Ven•tri•kel•er•re•gung f card. ventricular excitation.
Ven•tri•kel•ga•lopp m card. protodiastolic gallop.
Ven•tri•kel•hy•per•tro•phie f card. ventricular hypertrophy [haɪ'pɜrtrəfɪ].
Ven•tri•kel•myo•kard nt anat. (Herz) ventricular myocardium.

Ventrikelpunktion 856

Ven•tri•kel•punk•ti•on *f neuro.* ventricular puncture, ventriculopuncture.

Ven•tri•kel•sep•tum *m anat.* (*Herz*) interventricular septum (of heart), ventricular septum.

Ven•tri•kel•sep•tum•de•fekt *m card.* ventricular septal defect.

Ven•tri•kel•sy•sto•le *f card.* ventricular systole.

Ven•tri•kel•tam•po•na•de *f card.* ventricular tamponade.

Ventrikel-Vorhof-Shunt *m* → Ventrikuloaurikulostomie.

Ven•tri•kel•wand•an•eu•rys•ma *nt card.* cardiac aneurysm, ventricular aneurysm.

ven•tri•ku•lär *adj* ventricular.

Ven•tri•ku•li•tis *f neuro.* (*Gehirn*) ventriculitis.

ven•tri•ku•lo•atri•al *adj* (*Herz*) ventriculoatrial.

Ven•tri•ku•lo•au•ri•ku•lo•sto•mie *f neurochir.* ventriculoatrial shunt, ventriculoatriostomy.

Ven•tri•ku•lo•gra•phie *f card.* ventriculography; *radiol.* (*Gehirn*) ventriculography.

Ven•tri•ku•lo•me•trie *f neuro.* ventriculometry.

Ven•tri•ku•lo•myo•to•mie *f HTG* ventriculomyotomy.

Ven•tri•ku•lo•sko•pie *f neuro.* ventriculoscopy [ven͵trɪkjəˈlɑskəpɪ].

Ven•tri•ku•lo•sto•mie *f neurochir.* ventriculostomy. **Ventrikulostomie des II. Ventrikels** Dandy operation.

Ven•tri•ku•lo•to•mie *f neurochir.* ventriculotomy.

ven•tri•ku•lo•ve•nös *adj* ventriculovenous.

Ven•tri•ku•lo•ve•no•sto•mie *f neurochir.* ventriculovenostomy, ventriculovenous shunt.

Ven•tri•ku•lo•zi•ster•no•sto•mie *f neurochir.* ventriculocisternostomy, Torkildsen's operation. **Ventrikulozisternostomie des III. Ventrikels** Dandy operation.

Ven•tro•zy•stor•rha•phie *f chir.* ventrocystorrhaphy.

Ve•nu•la *f* [S.U. VENULA]

Ve•nu•le *f anat.* venule, capillary vein, veinlet, veinule.

ver•ab•rei•chen *vt* (*Medikament*) give, administer (*jdm.* to sb.).

Ver•ab•rei•chung *f* (*Medikament*) administration, application.

Ver•an•la•gung *f* 1. *clin.* disposition, predisposition, proneness (*zu* to); diathesis, strain. 2. (*Talent*) talent, bent, inclination. **erblich-bedingte Veranlagung** heredodiathesis.

Ver•at•mungs•pye•lo•gra•phie *f urol.* respiratory pyelography [paɪəˈlɑgrəfɪ].

ver•ät•zen *vt* 1. *patho.* burn, corrode, bite, erode. 2. *chir.* cauterize.

Ver•ät•zung *f patho.* caustic burn, chemical burn, chemical injury, corrosive trauma, corrosive burn.

Ver•band *m* 1. bandage, dressing, band, swathe. 2. (*Verein*) organization, association.

Ver•band•mull *m* gauze, absorbent gauze.

Ver•bands•ma•te•ri•al *nt* dressing, dressing material.

Ver•bands•wa•gen *m* dressing cart, dressing trolley.

Ver•bands•wat•te *f* absorbent cotton, surgical cotton.

Ver•bands•wech•sel *m* change of dressing, dressing change.

Ver•bands•zeug *nt* → Verbandsmaterial.

ver•bes•sern I *vt* (*Situation*) improve, better, ameliorate. II *vr* **sich verbessern** improve, grow better, better, ameliorate.

Ver•bes•se•rung *f* (*Zustand*) amelioration, improvement, change for the better.

ver•bin•den I *vt* 1. *clin.* (*Wunde*) dress, bandage, bandage up. 2. (*a. techn.*) connect, join, link, couple (*mit* with); attach (*mit* to), associate (*mit* with). II *vr* **sich verbinden** connect, join, link, combine (*mit* with).

Ver•blu•ten *nt patho.* exsanguination.

ver•blu•ten *vi patho.* bleed to death, exsanguinate.

ver•bor•gen *adj clin.* hidden, concealed, dormant, latent, occult, masked, cryptic.

Ver•brauchs•koa•gu•lo•pa•thie *f hema.* disseminated intravascular coagulation, consumption coagulopathy [kəʊ͵æɡjəˈlɑpəθɪ].

Ver•brei•tung *f epidem., patho.* spread, dissemination, distribution.

ver•bren•nen I *vt* burn; (*veraschen*) incinerate; (*Leichnam*) cremate; (*versengen*) scorch. II *vi* burn, burn away. III *vr* **sich verbrennen** burn o.s.

Ver•bren•nung *f* 1. *patho.* burn, burn injury, burn trauma, burn wound. 2. (*a. chem.*) burning, combustion; (*Veraschung*) incineration; (*Leichnam*) cremation.

elektrische/elektro-thermische Verbrennung electrical burn, electric burn.

Verbrennung im Gesicht facial burn.

Verbrennung 1. Grades superficial burn, first degree burn.

Verbrennung 2. Grades partial-thickness burn, second degree burn.

Verbrennung 3. Grades full-thickness burn, third degree burn.

Verbrennung durch (offene) Flammen flame burn.

Verbrennung durch Reibung(shitze) mat burn, rope burn, friction burn, brush burn.

Ver•bren•nungs•be•hand•lung *f clin.* burn care.

Ver•bren•nungs•pa•ti•ent *m* burn patient.

Ver•bren•nungs•pa•ti•en•tin *f* burn patient.

Ver•bren•nungs•schock *m patho.* burn shock.

Ver•bren•nungs•schorf *m patho.* eschar, burn eschar.

Ver•bren•nungs•sta•ti•on *f clin.* burn unit.

Ver•bren•nungs•ver•let•zung *f patho.* burn injury, burn trauma.

Ver•bren•nungs•ver•sor•gung *f clin.*

burn care.
ver•brü•hen *vr* **sich verbrühen** scald o.s. (*mit* with).
Ver•brü•hung *f patho.* scald, scald injury, scald trauma, ambustion.
Ver•brü•hungs•ver•let•zung *f* → Verbrühung.
Ver•dachts•dia•gno•se *f clin.* presumption diagnosis.
ver•dau•bar *adj* digestible.
ver•dau•en *vt* (*a. fig.*) digest.
ver•dau•lich *adj* digestible.
Ver•dau•lich•keit *f* digestibility, digestibleness.
Ver•dau•ung *f* (*a. fig.*) digestion.
Ver•dau•ungs•ap•pa•rat *m physiol.* digestive apparatus, digestive system, alimentary system, alimentary tract.
Ver•dau•ungs•be•schwer•den *pl* → Verdauungsstörung.
ver•dau•ungs•för•dernd *adj* peptic, digestive.
ver•dau•ungs•hem•mend *adj* colypeptic, kolypeptic.
Ver•dau•ungs•stö•rung *f patho.* indigestion.
Ver•dau•ungs•trakt *m* → Verdauungsapparat.
Ver•dickung [k•k] *f patho.* thickening, thickness, swelling.
ver•drän•gen *vt psycho.* (*unbewußt*) repress; (*bewußt*) suppress.
Ver•drän•gung *f* displacement; *psycho.* (*unbewußte*) repression; (*bewußte*) suppression.
Ver•dün•nungs•an•ämie *f hema.* dilution anemia, polyplasmia, hydremia.
Ver•dün•nungs•koa•gu•lo•pa•thie *f hema.* dilution coagulopathy [kəʊˌægjəˈlɑpəθɪ].
ver•dur•sten *vi* die of thirst.
ver•ei•sen *vt clin.* freeze.
Ver•ei•sung *f clin.* freezing; *anes.* regional hypothermia, cryogenic block, refrigeration anesthesia [ˌiːənəsˈθiːʒə], crymoanesthesia, cryoanesthesia.
ver•ei•tern *vi patho.* suppurate, fester, matter, discharge (pus *or* matter).
ver•ei•tert *adj patho.* puriform, purulent, suppurative, ulcerated.
Ver•ei•te•rung *f patho.* pyesis, suppuration, purulence, purulency, ulceration.
Ver•en•ge•rung *f patho.* stenosis, coarctation, constriction.
ver•engt *adj* constricted, stenosed, strictured.
Ver•en•gung *f* → Verengerung.
ver•erb•bar *adj* inheritable, heritable, hereditable.
Ver•erb•bar•keit *f* hereditability, heredity.
Ver•er•bung *f* hereditary transmission, heredity, inheritance. **durch Vererbung** by inheritance.
autosomale Vererbung autosomal heredity.
dominante Vererbung dominant inheritance.
geschlechtsgebundene Vererbung sex-linked inheritance, sex-linked heredity.
kodominante Vererbung codominant inheritance.
rezessive Vererbung recessive inheritance.
X-chromosomale Vererbung X-linked inheritance.
Y-gebundene Vererbung Y-linked inheritance, holandric inheritance.
Ver•fah•ren *nt* way, method; (*Behandlung*) treatment; *chir.* procedure, method, intention, operation, manipulation. **bildgebendes Verfahren** *radiol.* imaging procedure, imaging method.
Ver•fall *m patho.* decay, decline, marasmus, waste, wasting; *psychia.* degeneration, degeneracy, depravation, depravity.
ver•fal•len **I** *adj* decayed, decomposed, degenerate, marasmic, marantic. **II** *vi* (*a. körperlich*) decay, decline, deteriorate, waste away, be failing; (*zerfallen*) decompose, disintegrate.
ver•fär•ben **I** *vt* discolor, color, stain. **II** *vr* **sich verfärben** discolor; (*Haut*) change color.
Ver•fär•bung *f* discoloration, staining.
Ver•fas•sung *f* (*körperliche*) state, condition, form, shape; (*seelische*) frame of mind, disposition. **in guter Verfassung** in good condition. **in schlechter Verfassung** in bad condition.
geistige Verfassung mental condition, mental state, state of mind.
körperliche Verfassung physical condition, form, shape.
mentale Verfassung → geistige Verfassung.
physische Verfassung → körperliche Verfassung.
psychische Verfassung → geistige Verfassung.
Ver•fet•tung *f patho.* adiposis, steatosis, liposis. **degenerative Verfettung** adipose degeneration, fatty degeneration.
ver•formt *adj patho.* deformed.
ver•früht (*a. patho.*) **I** *adj* precocious, premature. **II** *adv* prematurely, too early.
Ver•füg•bar•keit *f* (*a. physiol.*) availability. **biologische Verfügbarkeit** *pharm.* bioavailability.
Ver•gan•gen•heit *f* past. **in der Vergangenheit** in the past.
Ver•genz *f ophthal.* vergence, vergency.
ver•ge•wal•ti•gen *vt forens.* rape, violate.
Ver•ge•wal•ti•gung *f forens.* rape, violation.
ver•gif•ten I *vt* poison, intoxicate; (*Umwelt*) contaminate, pollute. **II** *vr* **sich vergiften** poison o.s.
Ver•gif•tung *f patho.* poisoning, intoxication; (*Umwelt*) contamination, pollution.
ver•grei•sen *vi* become senile.
Ver•grei•sung *f physiol.* senilism [ˈsiːnɪlɪzəm], senility; senescence.
ver•grö•ßern I *vt* **1.** (*a. patho.*) extend, increase, enlarge, expand. **2.** (*vergrößern*) increase. **3.** (*verstärken*) amplify, magnify,

vergrößert 858

enhance. **II** *vr* **sich vergrößern** enlarge, extend, expand; (*s. vermehren*) increase; hypertrophy [haɪˈpɜrtrəfɪ], dilate.
ver•grö•ßert *adj* extended, enlarged; hypertrophied, dilated.
Ver•grö•ße•rung *f allg.* enlargement, extension, expansion; increase; *patho.* enlargement, hypertrophy [haɪˈpɜrtrəfɪ].
Ver•hal•ten[1] *nt* (*a. psycho.*) behavior (*gegenüber, zu* to, towards), conduct, demeanor; (*Haltung*) attitude (*zu, gegenüber* to, towards). **asoziales Verhalten** antisocial behavior.
Ver•hal•ten[2] *nt* (*Harn, Stuhl*) retention.
ver•hal•ten I *adj* contained, restrained. **II** *vt* restrain, contain; (*Atem*) hold; (*Harn, Stuhl*) retain, suppress, keep back. **III** *vr* **sich verhalten** conduct o.s., behave (*gegenüber* to, towards).
ver•hal•tens•ge•stört *adj* disturbed.
Ver•hal•tens•merk•mal *nt* behavior trait.
Ver•hal•tens•mu•ster *nt* behavior pattern, pattern.
Ver•hal•tens•stö•rung *f psycho.* behavior disorder, behavioral disturbance, emotional disturbance.
Ver•hal•tens•the•ra•pie *f psycho.* behavior therapy, behavior modification, conditioning therapy. **kognitive Verhaltenstherapie** cognitive (behavior) therapy.
Ver•hält•nis *nt* **1.** relation, relationship (*mit, zu* to). **2. Verhältnisse** *pl* circumstances, conditions, situation *sing.* **in ärmlichen Verhältnissen** in poor circumstances. **in bescheidenen Verhältnissen** in reduced circumstances. **in gesicherten Verhältnissen** in easy circumstances. **die sozialen Verhältnisse** the social circumstances, background *sing.* **persönliches Verhältnis** rapport.
ver•här•tet *adj* hardened, callous, indurate, sclerosal.
Ver•här•tung *f patho.* induration, hardening, callosity.
ver•hei•len *vi* heal, heal up, heal over.
Ver•hei•lung *f ortho.* (*Fraktur*) union.
ver•hornt *adj patho.* keratinous, cornified, callous.
Ver•hor•nung *f patho.* keratinization, cornification.
Ver•hor•nungs•stö•rung *f derm.* keratosis, dyskeratosis.
ver•hun•gern *vi* starve, die of hunger, die of starvation.
ver•hü•ten *vt* prevent.
Ver•hü•tung *f* prevention, prophylaxis; *gyn.* birth control, contraception.
Ver•hü•tungs•mit•tel *nt* **1.** preventive, prophylactic. **2.** *gyn.* contraceptive, anticoncipiens, contraceptive device. **orales Verhütungsmittel** oral contraceptive.
ver•kalkt *adj patho.* calcified.
Ver•kal•kung *f patho.* calcification. **metastatische Verkalkung** metastatic calcification, metastatic calcinosis.

ver•kappt *adj* masked; (*Krankheit, Symptom*) larvate, larvaceous, larval.
ver•kap•selt *adj* encapsulated, encapsuled, capsulate, capsular.
Ver•kaps•lung *f pharm.* capsulation.
ver•kä•sen *vt patho.* caseate.
ver•käst *adj patho.* caseating, caseous, cheesy.
Ver•kä•sung *f patho.* caseous degeneration, cheesy degeneration, caseation.
Ver•kehrs•un•fall *m* vehicular accident.
ver•keilt *adj ortho.* (*Fraktur*) impacted.
Ver•kei•lung *f ortho.* (*Fraktur*) impaction.
Ver•kle•bung *f patho.* adhesion (*mit* to).
ver•klumpt *adj patho.* clumpy, cakey, caky.
ver•knö•chern *vi patho.* ossify.
Ver•knö•che•rung *f patho.* ossification.
ver•krüp•peln I *vt* cripple, deform, disable. **II** *vi* become crippled.
ver•krüp•pelt *adj* deformed, disabled, crippled.
Ver•kru•stung *f patho.* crust, incrustation, encrustation.
ver•küm•mert *adj embryo., patho.* atrophied, vestigial, rudimentary.
ver•la•gern I *vt* shift, transfer (*auf* to); displace. **II** *vr* **sich verlagern** shift; become displaced. **nach außen verlagern 1.** *chir.* (*Organ*) exteriorize, externalize. **2.** *psychia.* (*Konflikte, Schuldgefühle*) exteriorize, externalize.
Ver•la•ge•rung *f* shift, transfer (*auf* to); *chir.* translocation, transposition; *patho.* dystopia, dystopy, transposition; *ortho.* dislocation, dislocatio, displacement. **Verlagerung nach außen 1.** *chir.* (*Organ*) exteriorization, externalization, eversion. **2.** *psychia.* (*Konflikte, Schuldgefühle*) exteriorization, externalization.
Ver•lan•gen *nt* (*a. fig.*) desire, appetite, hunger (*nach* for); thirst (*nach* for, after); (*starkes*) craving (*nach* for).
ver•lang•sa•men I *vt* (*a. physiol.*) decelerate, slow, slow down. **II** *vr* **sich verlangsamen** decelerate, slow, slow down.
Ver•lauf *m* process, progression, progress, development; (*Krankheit*) course, go, run; (*Tendenz*) turn, trend; (*Zeit*) lapse. **im Verlauf** in the course of. **klinischer Verlauf** (*Krankheit*) clinical course.
ver•laust *adj hyg.* full of lice, lousy.
ver•le•gen *vt* (*Patient*) transfer (*nach, zu* to; *in* in, into).
Ver•le•gung *f* **1.** (*Patient*) transfer (*nach, zu* to; *in* in, into). **2.** *patho.* obstruction, blockage, clogging. **mechanische Verlegung** mechanical obstruction.
ver•let•zen I *vt* wound, injure, hurt, damage, traumatize; (*Gefühle*) hurt, injure. **II** *vr* **sich verletzen** hurt o.s., injure o.s., get hurt.
ver•letzt *adj* injured, hurt, wounded; *fig.* upset (*über* about).
Ver•letz•te *m/f* injured, casualty.
Ver•let•zung *f* **1.** wound, injury, traumatic injury, trauma, lesion (*an* to; *durch, von*

from). **2.** *fig.* (*Gefühle*) hurt, injury.
Verletzung der großen Gefäße great vessel trauma, great vessel injury.
iatrogene Verletzung iatrogenic trauma, iatrogenic injury.
innere Verletzung internal injury, internal trauma.
okkulte Verletzung occult trauma, occult injury.
penetrierende/perforierende Verletzung penetrating injury, penetrating trauma.
Verletzung eines peripheren Nerven peripheral nerve trauma, peripheral nerve injury.
selbst-verursachte Verletzung self-inflicted injury, self-inflicted trauma, autolesion.
stumpfe Verletzung blunt trauma.
Ver•lust *m* (*a. patho.*) loss.
Ver•lust•hy•po•na•tri•ämie *f patho.* depletional hyponatremia.
Ver•männ•li•chung *f andro.* masculinization; *endo.* virilization, virilescence.
ver•mi•fug *adj pharm.* vermifugal, anthelmintic.
Ver•mi•fu•gum *nt pharm.* vermifuge, anthelmintic.
Ver•mi•zid *nt pharm.* helminthicide, vermicide.
ver•mi•zid *adj pharm.* vermicidal.
ver•nä•hen *vt chir.* suture, sew up, stitch up.
ver•nar•ben *vi patho.* cicatrize, scar over.
ver•narbt *adj patho.* cicatricial, scarred, epulotic.
ver•ne•beln *vt pharm.* nebulize, vaporize, vapor.
Ver•neb•ler *m pharm.* nebulizer.
Verner-Morrison: Verner-Morrison-Syndrom *nt endo.* Verner-Morrison syndrome, pancreatic cholera.
Vernet: Vernet-Syndrom *nt neuro.* Vernet's syndrome, jugular foramen syndrome.
ver•nich•ten *vt hyg.* (*ausrotten*) exterminate, extinguish, destroy, wipe out; (*Hoffnung*) kill.
Ver•nix ca•seo•sa *f ped.* vernix caseosa.
ver•öden *vt patho.* obliterate; *clin.* sclerose.
Ver•ödung *f patho.* obliteration; *clin.* sclerotherapy, sclerosing therapy.
ver•ord•nen *vt pharm.* prescribe. **jdm. etw. verordnen** prescribe sth. for s.o.
Ver•ord•nung *f pharm.* prescription, medication.
ver•pflan•zen *vt chir.* transplant, graft.
Ver•pflan•zung *f chir.* transplantation, graft, grafting.
ver•ren•ken *vt ortho.* disjoint, dislocate, put out of joint; (*Handgelenk*) strain; (*verdrehen*) twist.
ver•renkt *adj ortho.* displaced, dislocated, out of joint.
Ver•ren•kung *f ortho.* dislocation, dislocatio, luxation, luxatio, displacement.
Ver•ren•kungs•bruch *m ortho.* fracture-dislocation, fractured dislocation.
ver•rin•gern I *vt* reduce, cut down (*um* by; *auf* to), decrease, diminish; (*Fieber*) lower; (*Druck*) ease; (*Schmerz*) allay, alleviate, ease. **II** *vr* **sich verringern** decrease, diminish; (*Fieber*) go down, lower.
Ver•ru•ca *f derm.* wart, verruca.
Verruca necrogenica postmortem wart, prosector's wart, anatomical tubercle.
Verruca plana (juvenilis) flat verruca, fugitive verruca, plane verruca, juvenile verruca, fugitive wart, flat wart, juvenile wart, plane wart.
Verruca plantaris plantar wart, plantar verruca.
Verruca seborrhoica/senilis senile wart, seborrheic keratosis, seborrheic verruca.
Verruca vulgaris infectious wart, common wart, common verruca, seed wart.
Ver•ru•co•sis *f derm.* verrucosis. **Verrucosis generalisata** Lewandowsky-Lutz disease.
ver•ru•kös *adj derm.* verrucous, verrucose.
Ver•sa•gen *nt patho.* failure.
ver•sa•gen *vi* fail; (*Nerven*) give; (*Stimme, Nieren*) give out; (*Funktion*) fail, break down, go.
Ver•schie•be•lap•pen *m chir.* advancement flap, sliding flap.
Ver•schie•be•pla•stik *f chir.* advancement flap, sliding flap.
ver•schlech•tern I *vt* deteriorate, worsen, aggravate. **II** *vr* **sich verschlechtern** (*Zustand*) deteriorate, worsen, decline, go backward(s), become worse, change for the worse.
Ver•schlech•te•rung *f* (*Zustand*) change for the worse, worsening, decline, deterioration.
Ver•schleiß *m patho.* wear, wear and tear, attrition.
ver•schlei•ßen *patho.* **I** *vt* wear out, attrite. **II** *vi* wear out, become worn.
Ver•schleiß•er•schei•nun•gen *pl patho.* wear and tear.
ver•schlep•pen *vt* **1.** *epidem.* (*verbreiten*) spread, convey, transmit. **2.** (*Krankheit*) protract, neglect.
Ver•schlep•pung *f* **1.** *epidem.* spreading, conveyance, transmission. **2.** (*Krankheit*) protraction.
ver•schlim•mern I *vt* (*Krankheit, Schmerzen*) deteriorate, worsen, aggravate, make worse. **II** *vr* **sich verschlimmern** (*Krankheit, Schmerzen*) get worse, worsen; (*Zustand*) deteriorate, worsen, change for the worse, take a turn for the worse.
Ver•schlim•me•rung *f* (*Krankheit, Schmerzen*) aggravation, worsening, exacerbation; (*Zustand*) deterioration, change for the worse.
Ver•schlin•gung *f patho.* volvulus.
ver•schlucken [k•k] **I** *vt* swallow, swallow down. **II** *vr* **sich verschlucken** choke, swallow sth. the wrong way.
Ver•schluß *m* **1.** *patho.* occlusion, obliteration, obstruction, blockage, clogging. **2.** (*Deckel*) cover, cap, lid.
angeborener Verschluß *embryo.* atresia,

Verschlußikterus 860

imperforation.
kindersicherer Verschluß child-resistant closure, childproof closure.
Ver·schluß·ik·te·rus *m patho.* obstructive icterus, obstructive jaundice, mechanical jaundice.
Ver·schluß·krank·heit *f*: **arterielle Verschlußkrankheit** arterial occlusive disease, arterial obstruction disease.
periphere Verschlußkrankheit peripheral occlusive disease, peripheral vascular disease.
zerebrovaskuläre Verschlußkrankheit cerebrovascular (occlusive) disease.
Ver·schmel·zungs·nie·re *f patho.* fused kidney.
ver·schmutzt *adj* (*Umwelt*) polluted, contaminated; (*Wunde*) dirty, contaminated.
Ver·schmut·zung *f* (*Umwelt*) pollution, contamination; (*Wunde*) contamination.
ver·schnupft *adj* verschnupft sein have a cold.
ver·schor·fen *vi* scab, scab over.
ver·schrei·ben *vt pharm.* prescribe. **jdm. etw. verschreiben** prescribe sth. for s.o. **etw. verschreiben** prescribe (to, for).
Ver·schrei·bung *f pharm.* prescription.
ver·schrei·bungs·pflich·tig *adj pharm.* available on presciption only.
Ver·schüt·tungs·syn·drom *nt patho.* crush syndrome, compression syndrome.
ver·schwim·men *vi ophthal.* become blurred.
ver·schwom·men *adj* blurred; *fig.* (*Erinnerung*) vague, blurred, dim.
ver·seu·chen *vt micro.* (*Parasit*) infest; *radiol.* contaminate; (*Umwelt*) pollute, contaminate.
ver·seucht *adj* (*Parasit*) infested; *radiol.* contaminated; (*Umwelt*) polluted, contaminated.
Ver·seu·chung *f* (*Parasit*) infestation; *radiol.* contamination; (*Umwelt*) pollution, contamination.
Ver·sio *f gyn.* version. **Versio spontanea** *gyn.* spontaneous version [spɑn'teɪnɪəs].
Ver·si·on *f ophthal.* version.
ver·sor·gen *vt* look after, take care of, care for; (*Wunde*) dress, tend; (*Patient*) attend to.
Ver·sor·gung *f clin.* attendance, attention, care.
ärztliche Versorgung medical care, attendance.
medizinische Versorgung health care.
operative Versorgung *chir.* repair, operative repair.
Ver·sor·gungs·ge·biet *nt* (*Krankenhaus*) catchment area.
Ver·stand *m* mind, intellect; intelligence, brain(s *pl*); (*Verständnis*) understanding, comprehension. **bei (vollem) Verstand sein** be of sound mind. **den Verstand verlieren** lose one's mind/senses, go mad.
ver·stär·ken I *vt* strengthen, enhance, build up, augment; *pharm.* potentiate, boost;

(*erhöhen*) increase, intensify, augment; (*a. fig., psycho.*) strengthen, reinforce. **II** *vr* **sich verstärken** intensify, increase; strengthen, grow stronger.
Ver·stär·kung *f* strengthening, enhancement, build-up, augmentation; *pharm.* boost; (*Erhöhung*) increase, augmentation; (*a. fig., psycho.*) strengthening, reinforcement; *immun.* booster, enhancement, boost. **immunologische Verstärkung** *immun.* immunologic enhancement.
ver·stau·chen *vt ortho.* (*Gelenk*) sprain.
ver·staucht *adj* sprained.
Ver·stau·chung *f ortho.* (*Gelenk*) sprain, distortion.
ver·steckt *adj* (*Krankheit, Symptom*) masked, concealed, hidden, larvate, larvaceous, larval.
ver·stei·fen I *vt* ankylose, stiffen, make stiff. **II** *vr* **sich versteifen** ankylose, stiffen, get stiff.
ver·steift *adj ortho.* (*Gelenk*) ankylosed, ankylotic, stiffened, unmoveable.
Ver·stei·fung *f ortho.* **1.** ankylosis, stiffening, fixation, synarthrophysis. **2. operative Versteifung** artificial ankylosis, arthrodesis, syndesis.
ver·ster·ben *vi* decease, pass away, die.
Ver·stop·fung *f* **1.** *patho.* (*Gefäß*) obstruction, occlusion, obturation, block, blockage. **2.** (*Stuhl*) constipation, costiveness, obstipation.
Ver·stop·fungs·durch·fall *m patho.* stercoral diarrhea, paradoxical diarrhea.
ver·stor·ben *adj* late, deceased.
Ver·stor·be·ne *m/f* the deceased.
ver·stüm·meln *vt patho.* mutilate, maim.
Ver·stüm·me·lung *f patho.* mutilation.
Ver·such *m* **1.** attempt (*etw. zu tun* to do/doing sth.), go, try, effort. **einen Versuch haben mit** have a try at sth. **einen Versuch machen** try, try out. **den Versuch wagen** attempt (to do/doing sth.). **2.** experiment, test, testing, trial. **einen Versuch anstellen mit** experiment on, make a test with.
ver·suchen *vt* **1.** attempt (*etw. zu tun* to do/doing sth.), try. **etwas versuchen** have a go at (doing) sth., have a try at sth. **2.** (*schmecken*) taste, try.
Ver·suchs·da·ten *pl* data.
Ver·suchs·ob·jekt *nt* test object.
Ver·suchs·per·son *f* test subject, test person, proband, candidate.
Ver·suchs·rei·he *f* series of experiments, battery of tests.
Ver·suchs·se·rie *f* series of experiments, battery of tests.
Ver·suchs·tier *nt* experimental animal, test animal.
Ver·suchs·wer·te *pl* data.
Ver·te·bra *f* [S.U. VERTEBRA]
ver·te·bral *adj anat.* vertebral.
Ver·te·bra·lis·an·gio·gra·phie *f radiol.* vertebral angiography [ˌændʒɪ'ɑgrəfɪ].
Ver·te·bral·ka·nal *m anat.* medullary canal,

vertebral canal, spinal canal.
Ver•te•bral•re•gi•on *f anat.* vertebral region.
ver•ti•gi•nös *adj* vertiginous, dizzy, giddy.
Ver•ti•go *f neuro.* vertigo, giddiness, dizziness.
Ver•ti•kal•ex•ten•si•on *f ortho.* overhead traction.
ver•til•gen *vt (Ungeziefer etc.)* exterminate, eradicate.
Ver•til•gung *f (Ungeziefer etc.)* extermination, eradication.
ver•tra•gen *vt pharm.* tolerate, be able to take.
ver•träg•lich *adj* digestible; *pharm.* well-tolerated.
Ver•träg•lich•keit *f* digestibility; *pharm.* tolerance.
Ver•trau•ens•arzt *m* medical examiner.
Ver•trau•ens•ärz•tin *f* medical examiner.
Ver•trau•ens•ver•hält•nis *nt* confidential relationship, mutual trust.
ver•trau•ens•voll *adj* tustful, trusting.
ver•trau•lich *adj* confidential.
ver•trock•net *adj patho.* mummified.
ver•un•glücken [K•K] *vi* have an accident.
tödlich verunglücken die in an accident.
Verunglückte *m/f* injured person; casualty, victim.
ver•un•rei•nigt *adj* → verschmutzt.
ver•un•rei•ni•gung *f* → Verschmutzung.
ver•un•stal•ten *vt* disfigure, deform.
ver•ur•sa•chen *vt (Krankheit)* bring on, bring about, cause; *(Schmerzen)* arouse, cause, give.
Ver•wach•sung *f patho.* adhesion, concrescence, synechia, concretion.
Ver•wach•sungs•strang *m chir., patho.* adhesive band.
ver•wandt *adj* related *(mit* to, with); *fig.* congenial, connected, associate *(mit* with).
Ver•wand•te *m/f* relative, relation.
Ver•wand•ten•nie•re *f chir.* related kidney transplant, related renal transplant.
Ver•wand•ten•nie•ren•trans•plan•tat *nt* → Verwandtenniere.
Ver•wand•ten•or•gan•spen•de *f chir.* related donation.
Ver•wand•ten•spen•de *f chir.* related donation.
Ver•wand•ten•trans•plan•tat *nt chir.* related transplant.
Ver•wandt•schaft *f* relation, relationship *(mit* to).
Ver•weib•li•chung *f andro., patho.* feminism ['fɛmənɪzəm], feminization, effemination; *psycho.* effemination, effeminacy, effeminateness.
Ver•weil•ka•the•ter *m clin.* indwelling catheter ['kæθɪtər].
ver•we•sen *vi patho.* decay, decompose, fester, rot, putrefy.
Ver•we•sung *f patho. (Prozeß)* rot, decomposition, decay, putrefaction.
ver•wirrt *adj (Person)* confused, bewildered.
Ver•wirrt•heit *f* confusion, bewilderment.
Ver•wir•rung *f* → Verwirrtheit.
ver•wit•wet *adj* widowed.
ver•wun•den *vt* wound, injure.
Ver•wun•de•te *m/f* injured person, casualty, wounded.
Ver•zwei•gungs•block *m card.* arborization heart block, arborization block.
Ve•si•ca *f* [S.U. VESICA]
Ve•si•cu•la seminalis *f* seminal vesicle, gonecyst, vesicular gland, spermatocyst.
Ve•si•cu•li•tis *f urol.* vesiculitis, gonecystitis, spermatocystitis.
ve•si•kal *adj anat.* vesical.
Ve•si•ka•ti•on *f derm.* vesication, blistering, vesiculation.
ve•si•ko•ab•do•mi•nal *adj* vesicoabdominal, abdominovesical.
ve•si•ko•in•te•sti•nal *adj* vesicointestinal, vesicoenteric.
Ve•si•ko•sto•mie *f urol.* vesicostomy.
ve•si•ko•ure•te•risch *adj* vesicoureteric, vesicoureteral.
ve•si•ko•ure•thral *adj* vesicourethral.
Ve•si•ko•va•gi•nal•fi•stel *f patho.* vaginovesical fistula, vesicovaginal fistula.
ve•si•ku•lär *adj* vesicular, vesical, vesiculous, vesiculate.
Ve•si•ku•lär•at•men *nt clin.* vesicular breath sounds *pl*, vesicular breathing, vesicular murmur, vesicular respiration.
Ve•si•ku•la•ti•on *f* → Vesikation.
Ve•si•kul•ek•to•mie *f urol.* vesiculectomy.
Ve•si•ku•li•tis *f* → Vesiculitis.
ve•si•ku•lo•bron•chi•al *adj clin.* vesiculobronchial.
Ve•si•ku•lo•gra•phie *f radiol.* vesiculography.
Ve•si•ku•lo•to•mie *f urol.* vesiculotomy.
ve•sti•bu•lär *adj anat.* vestibular.
Ve•sti•bu•lar•ap•pa•rat *m anat.* vestibular apparatus.
Ve•sti•bu•la•ris•neu•ro•ni•tis *f neuro.* vestibular neuronitis, acute vestibular paralysis [pə'rælɪsɪs].
Ve•sti•bu•la•ris•schwin•del *m neuro.* vestibular vertigo, peripheral vertigo.
Ve•sti•bu•la•ris•stö•rung *f neuro.* vestibular disorder.
Ve•sti•bu•lo•pla•stik *f HNO* vestibuloplasty.
Ve•sti•bu•lo•to•mie *f HNO* vestibulotomy.
Ve•sti•bu•lum *nt* [S.U. VESTIBULUM]
Ve•te•ri•när *m* veterinarian; *inf.* vet.
ve•te•ri•när *adj* veterinary.
Ve•te•ri•när•me•di•zin *f* veterinary medicine.
Vi•bex *f derm.* vibex.
Vi•bra•ti•on *f neuro.* vibration, fremitus.
vi•brie•rend *adj* vibratile, vibratory.
Vi•brio *m micro.* vibrio, Vibrio.
Vibrio cholerae Koch's bacillus, cholera bacillus, comma bacillus, Vibrio cholerae.
Vibrio comma → Vibrio cholerae.
Vibrio El-tor El Tor vibrio, Celebes vibrio,

Vibrio eltor.
Vi•brio•in•fek•ti•on *f epidem.* vibriosis.
vi•brio•zid *adj pharm.* vibriocidal.
Vi•bris•sae *pl anat.* vibrissae, hairs of nose, hairs of vestibule of nose.
Vidal: Vidal-Krankheit *f derm.* Vidal's disease, localized/circumscribed neurodermatitis.
Viel•ge•bä•ren•de *f gyn.* pluripara, multipara.
Vier•fin•ger•fur•che *f embryo.* simian crease, simian line.
vier•fin•grig *adj embryo.* tetradactylous, quadridigitate.
Vier•fin•grig•keit *f embryo.* tetradactyly.
Vier•ge•fäß•an•gio•gra•phie *f radiol.* four-vessel angiography [,ændζɪˈɑgrəfɪ].
Vier•ling *m embryo.* **1.** quadrigeminus, quadruplet. **2. Vierlinge** *pl* quadruplets.
vier•stünd•lich *adv* at four-hourly intervals.
Vieth-Müller: Vieth-Müller-Kreis *m ophthal.* Vieth-Müller circle, Vieth-Müller horopter.
Vi•gil•am•bu•lis•mus *m neuro.* vigilambulism.
vi•gi•lant *adj neuro.* vigilant.
Vi•gi•lanz *f neuro.* vigilance, wakefulness, watchfulness, arousal.
vi•ka•ri•ie•rend *adj patho.* vicarious.
Villaret: Villaret-Syndrom *nt neuro.* Villaret's syndrome, syndrome of retroparotid space.
vil•lo•no•du•lär *adj ortho.* villonodular.
vil•lös *adj anat., gyn.* villous, villose, shaggy.
Vil•lo•si•tis *f gyn.* villositis.
Vil•lus *m* [S.U. VILLUS]
Vim-Silverman: Vim-Silverman-Nadel *f clin.* Vim-Silverman needle.
Vincent: Vincent-Angina *f HNO* Vincent's disease, Plaut's angina, acute necrotizing ulcerative gingivitis, acute ulceromembranous gingivitis, trench mouth.
vi•ral *adj* viral.
Vir•ämie *f patho.* viremia, virusemia.
Virchow: Virchow-Drüse *f patho.* Virchow's gland, Virchow's node, signal node.
Virchow-Granula *pl patho.* Virchow's granulations.
Virchow-Knoten *m* → Virchow-Drüse.
Vir•gi•ni•tät *f gyn.* virginity.
Viridans-Endokarditis *f card.* viridans endocarditis.
Viridans-Streptokokken *pl micro.* viridans streptococci, Streptococcus viridans.
vi•ril *adj andro.* virile, masculine.
Vi•ri•li•sie•rung *f gyn.* virilization, masculinization.
Vi•ri•lis•mus *m gyn.* virilism [ˈvɪrəlɪzəm].
Vi•ri•li•tät *f andro.* virility, maleness.
Vi•ri•on *nt micro.* virion, virus particle, viral particle.
vi•ro•gen *adj epidem.* virogenetic.
Vi•ro•id *nt micro.* viroid.
Vi•ro•lo•gie *f* virology [vaɪˈrɑlədʒɪ].
vi•ro•lo•gisch *adj* virological.
Vi•ro•se *f epidem.* viral disease, virosis.
Vi•ro•sta•ti•kum *nt pharm.* virostatic.
vi•ro•sta•tisch *adj pharm.* virostatic, antiviral, antivirotic, virustatic.
Vi•ru•ko•prie *f patho.* virucopria.
vi•ru•lent *adj epidem.* virulent. **nicht virulent** avirulent.
Vi•ru•lenz *f epidem.* virulence.
Vir•urie *f patho.* viruria.
Vi•rus *nt micro.* virus.
attenuiertes Virus attenuated virus.
bakterienpathogenes Virus phage, lysogenic factor, bacteriophage, bacterial virus.
Lymphadenopathie-assoziiertes Virus human immunodeficiency virus, AIDS virus, Aids-associated virus, lymphadenopathy-associated virus.
neurotropes Virus neurotropic virus.
onkogene Viren *pl* oncogenic viruses, tumor-inducing viruses.
Vi•rus•an•ti•gen *nt immun.* viral antigen.
Vi•rus•an•ti•se•rum *nt immun.* viral antiserum.
Vi•rus•di•ar•rhö *f patho.* virus diarrhea.
Vi•rus•dys•en•te•rie *f patho.* viral dysentery.
Vi•rus•en•ze•pha•li•tis *f neuro.* viral encephalitis, virus encephalitis.
Vi•rus•en•ze•pha•lo•mye•li•tis *f neuro.* viral encephalomyelitis, virus encephalomyelitis.
Vi•rus•en•ze•pha•lo•pa•thie *f,* **subakute spongiforme** *neuro.* subacute spongiform virus encephalopathy, transmissible spongiform encephalopathy [enˌsefəˈlɑpəθɪ].
Vi•rus•er•kran•kung *f epidem.* virosis, viral disease; *inf.* virus.
Vi•rus•ex•an•them *nt derm.* viral exanthema.
Vi•rus•he•pa•ti•tis *f epidem.* viral hepatitis, virus hepatitis. [S.A. HEPATITIS]
Vi•rus•hül•le *f micro.* envelope, envelop.
Vi•rus•impf•stoff *m immun.* viral vaccine.
Vi•rus•in•fek•ti•on *f epidem.* viral infection; *inf.* virus.
Vi•rus•in•ter•fe•renz *f immun.* virus interference, interference, virus blockade.
Vi•rus•krank•heit *f epidem.* virosis, viral disease; *inf.* virus.
Vi•rus•me•nin•gi•tis *f neuro.* viral meningitis.
Vi•rus•per•si•stenz *f epidem.* virus persistence.
Vi•rus•pneu•mo•nie *f pulmo.* viral pneumonia [n(j)uːˈməʊnɪə].
Vi•rus•schnup•fen *m* coryza, cold in the head, acute rhinitis.
Vi•rus•sta•ti•kum *nt pharm.* virostatic.
vi•rus•sta•tisch *adj pharm.* virostatic, antiviral, antivirotic, virustatic.
Vi•rus•vak•zi•ne *f immun.* viral vaccine.
Vi•ru•zid *nt pharm.* virucide, viricide.
vi•ru•zid *adj pharm.* virucidal, viricidal, antiviral, antivirotic.
Vi•si•on *f* visual hallucination.

Vi•si•te *f* ward round, round.
vi•su•ell *adj physiol.* visual, optic; (*Gedächtnis*) iconic.
Vi•sus *m* **1.** *physiol.* eyesight, sight, vision. **2.** *ophthal.* acuity, vision, visual acuity.
Vis•ze•ra *pl anat.* internal organs, viscera.
vis•ze•ral *adj anat.* visceral.
Vis•zer•al•gie *f patho.* visceral pain, visceralgia.
Vis•ze•ral•schmerz *m* → Viszeralgie.
Vis•ze•ro•me•ga•lie *f patho.* visceromegaly, splanchnomegaly.
Vis•ze•ro•mo•to•rik *f physiol.* visceromotor system.
vis•ze•ro•mo•to•risch *adj physiol.* visceromotor, viscerimotor.
Vis•ze•ro•pto•se *f patho.* visceroptosis, splanchnoptosis.
Vis•ze•ro•re•zep•tor *m physiol.* visceroreceptor.
vis•ze•ro•sen•so•risch *adj physiol.* viscerosensory.
Vis•ze•ro•to•mie *f chir.* viscerotomy [vɪsə-ˈrɑtəmɪ].
vi•tal *adj* vital; vigorous, energetic. **nicht vital** nonvital.
Vi•tal•ka•pa•zi•tät *f physiol.* (*Lunge*) respiratory capacity, vital capacity.
Vit•amin *nt biochem.* vitamin, vitamine.
 Vitamin A vitamin A.
 Vitamin A$_1$ vitamin A$_1$, retinol.
 Vitamin A$_2$ vitamin A$_2$, dihydroretinol.
 Vitamin B$_1$ vitamin B$_1$, thiamine, thiamin.
 Vitamin B$_2$ vitamin B$_2$, lactoflavin, riboflavin.
 Vitamin B$_3$ pantothenic acid, pantothen.
 Vitamin B$_6$ vitamin B$_6$, pyridoxine.
 Vitamin B$_{12}$ vitamin B$_{12}$, extrinsic factor, LLD factor, cyanocobalamin.
 Vitamin B$_{12b}$ Vitamin B$_{12b}$, aquacobalamin, hydroxocobalamin.
 Vitamin B$_c$ Vitamin B$_c$, pteroylglutamic acid.
 Vitamin C vitamin C, antiscorbutic vitamin, cevitamic acid, ascorbic acid.
 Vitamin D vitamin D, antirachitic factor, calciferol.
 Vitamin D$_2$ vitamin D$_2$, ergocalciferol, activated ergosterol.
 Vitamin D$_3$ vitamin D$_3$, cholecalciferol.
 Vitamin D$_4$ vitamin D$_4$, dihydrocalciferol.
 Vitamin E vitamin E, alpha-tocopherol.
 Vitamin H vitamin H, biotin.
 Vitamin K vitamin K, antihe(morrhagic factor.
 Vitamin K$_1$ vitamin K$_1$, phytonadione, phytomenadione.
 Vitamin K$_2$ vitamin K$_2$, farnoquinone, menaquinone.
 Vitamin K$_3$ vitamin K$_3$, menaphthone.
 Vitamin K$_4$ vitamin K$_4$, menadiol.
Vitamin A-Mangel *m patho.* vitamin A deficiency.
Vitaminantagonist *m* vitagonist, antivitamin.
Vitamin B-Komplex *m biochem.* vitamin B complex.
Vitamin B$_1$-Mangel *m patho.* beriberi, dietetic neuritis, endemic neuritis.
Vitamin B$_6$-Mangelanämie *f hema.* vitamin B$_6$ deficiency anemia.
Vitamin-B$_{12}$-Mangelanämie *f hema.* vitamin B$_{12}$ deficiency anemia, Biermer's disease, Addison's anemia, pernicious anemia.
Vitamin-B$_2$-Mangelsyndrom *nt patho.* pellagra, Alpine scurvy, maidism.
Vitamin C-Mangelanämie *f hema.* vitamin C deficiency anemia, scorbutic anemia.
Vitamin D-Mangel *m patho.* vitamin D deficiency.
vit•ami•nie•ren *vt* (*Lebensmittel*) vitaminize.
vit•ami•ni•sie•ren *vt* (*Lebensmittel*) vitaminize.
Vitamin K-abhängig *adj* vitamin K-dependent.
Vitamin K-Antagonist *m biochem.* vitamin K antagonist.
Vitamin K-Mangel *m patho.* vitamin K deficiency.
Vit•amin•kon•zen•trat *nt* vitamin concentrate.
Vit•amin•man•gel *m patho.* **1.** vitamin deficiency. **2.** → Vitaminmangelkrankheit.
Vit•amin•man•gel•krank•heit *f patho.* vitamin deficiency, vitamin-deficiency disease.
Vit•amin•ta•blet•te *f* vitamin tablet.
vi•ti•li•gi•nös *adj derm.* vitiliginous.
Vi•ti•li•go *f derm.* vitiligo, piebald skin, acquired leukoderma. **Vitiligo circumnaevalis** Sutton's disease, Sutton's nevus, halo nevus.
Vi•ti•um *nt* (**cordis**) *card.* heart defect, organic heart defect, vitium.
Vitr•ek•to•mie *f ophthal.* vitrectomy.
Vi•treo•kap•su•li•tis *f ophthal.* vitreocapsulitis.
vi•treo•re•ti•nal *adj* vitreoretinal.
Vi•tro•nek•tin *nt immun.* vitronectin, membrane attack complex inhibitor.
Vivax-Malaria *f epidem.* vivax malaria, benign tertian malaria, vivax fever.
Vi•vi•dia•ly•se *f clin.* vividialysis.
Voelcker: Voelcker-Probe *f urol.* Voelcker's test.
Vo•gel•züch•ter•lun•ge *f pulmo.* bird-breeder's lung, pigeon-breeder's lung.
Vogt: Vogt-Erkrankung *f neuro.* Vogt's disease, marble state.
Vogt-Koyanagi: Vogt-Koyanagi-Syndrom *nt patho.* Vogt-Koyanagi syndrome, oculocutaneous syndrome, uveocutaneous syndrome.
Vogt-Waardenburg: Vogt-Waardenburg-Syndrom *nt patho.* Waardenburg's syndrome.
Vohwinkel: Vohwinkel-Syndrom *nt derm.* Vohwinkel's syndrome, progressive dystrophic hyperkeratosis.

vo•lar *adj anat.* volar, palmar.
Volkmann: Volkmann-Cheilitis *f HNO* Volkmann's cheilitis, apostematous cheilitis.
Volkmann-Deformität *f ortho.* Volkmann's deformity, Volkmann's subluxation.
Volkmann ischämische Kontraktur *f* → Volkmann-Kontraktur.
Volkmann-Kontraktur *f patho.* Volkmann's ischemic contracture [kənˈtræktʃər], Volkmann's ischemic paralysis [pəˈrælɪsɪs], Volkmann's contracture, ischemic muscular atrophy [ˈætrəfɪ].
Volkmann-Lähmung *f* → Volkmann-Kontraktur.
Volks•me•di•zin *f* folk medicine.
Voll•an•ti•gen *nt immun.* complete antigen, holoantigen.
Voll•blut *nt hema.* whole blood, whole human blood. **konserviertes Vollblut** banked blood.
Völ•le•ge•fühl *nt* fullness, sensation of fullness. **epigastrisches Völlegefühl** epigastric fullness.
Voll•haut•lap•pen *m chir.* full thickness flap, full-thickness graft.
Voll•haut•trans•plan•tat *nt* → Vollhautlappen.
Voll•kost *f* full diet.
Voll•mond•ge•sicht *nt clin.* moon facies, moon-shaped face, moon face.
Voll•nar•ko•se *f anes.* general anesthesia [ˌænəsˈθiːʒə], narcosis, narcotism [ˈnɑːrkətɪzəm], anesthesia state.
Voll•re•mis•si•on *f oncol.* complete remission.
Vo•lu•men *nt* volume; (*Inhalt*) content, capacity. **enddiastolisches Volumen** end-diastolic volume. **endsystolisches Volumen** end-systolic volume.
Vo•lu•men•be•la•stung *f card.* volume load.
Vo•lu•men•er•satz *m clin., hema.* volume replacement.
Vo•lu•men•man•gel•schock *m patho.* oliguric shock, hematogenic shock, hypovolemic shock, oligemic shock.
Vol•vu•lus *m chir.* volvulus.
Vo•mer *m anat.* vomer, vomer bone.
Vo•mi•tus *m* vomit, vomition, vomitus, vomiting. **Vomitus biliosus** bilious vomiting, cholemesis. **Vomitus cruentus** blood vomiting, hematemesis.
von Aaron: von Aaron-Symptom *nt chir.* Aaron's sign.
von Bergmann: von Bergmann-Inzision *f* Bergmann's incision.
von Bischoff: von Bischoff-Korona *f* (*Ovum*) corona radiata.
von Economo: von Economo-Enzephalitis *f neuro.* von Economo's disease, epidemic encephalitis, lethargic encephalitis, Vienna encephalitis.
von Gierke: von Gierke-Krankheit *f patho.* von Gierke's disease, glucose-6-phosphatase deficiency, hepatorenal glycogenosis.
von Graefe: von Graefe-Fleck *m ophthal.* Graefe's spot.
von Graefe-Linsenextraktion *f ophthal.* Graefe's operation.
von Graefe-Operation *f* 1. → von Graefe-Linsenextraktion. 2. → von Graefe-Schielkorrektur.
von Graefe-Schielkorrektur *f ophthal.* Graefe's operation.
von Graefe-Syndrom *nt ophthal.* Graefe's disease.
von Graefe-Versuch *m ophthal.* Graefe's test.
von Graefe-Zeichen *nt ophthal.* Graefe's sign, von Graefe's sign.
von Hippel-Lindau: von Hippel-Lindau-Syndrom *nt patho.* von Hippel's disease, von Hippel-Lindau disease, Hippel-Lindau disease, retinocerebral angiomatosis.
von Jaksch-Hayem: von Jaksch-Hayem-Anämie *f hema.* von Jaksch's anemia, anemia pseudoleukemica infantum.
von Meyenburg-Altherr-Uehlinger: von Meyenburg-Altherr-Uehlinger-Syndrom *nt patho.* von Meyenburg's disease, Meyenburg-Altherr-Uehlinger syndrome, polychondropathy, systemic chondromalacia.
von Pfaundler-Hurler: von Pfaundler-Hurler-Krankheit *f patho.* Hurler's syndrome, Pfaundler-Hurler syndrome, lipochondrodystrophy, mucopolysaccharidosis I H.
von Recklinghausen: von Recklinghausen-Krankheit *f* 1. *patho.* von Recklinghausen's disease, multiple neurofibroma, neurofibromatosis. 2. *ortho.* Recklinghausen's disease of bone, Engel-Recklinghausen disease.
von Recklinghausen-Appelbaum: von Recklinghausen-Appelbaum-Krankheit *f patho.* Recklinghausen-Appelbaum disease, von Recklinghausen-Applebaum disease.
von Rosen: von Rosen-Schiene *f ortho.* von Rosen splint.
von Strümpell: von Strümpell-Tibialiszeichen *nt neuro.* Strümpell's phenomenon/sign, tibialis sign, tibial phenomenon [fɪˈnɑmə,nɑn].
von Willebrand: von Willebrand-Faktor *m hema.* von Willebrand factor, factor VIII-associated antigen.
von Willebrand-Jürgens: von Willebrand-Jürgens-Syndrom *nt hema.* von Willebrand's disease, Minot-von Willebrand syndrome, constitutional thrombopathy [θrɑmˈbɑpəθɪ], pseudohemophilia.
Voorhoeve: Voorhoeve-Syndrom *nt ortho.* Voorhoeve's disease.
Vor•be•strah•lung *f radiol.* preoperative irradiation, preoperative radiation.
vor•beu•gen *vi clin.* prevent, guard against,

take precautions against.

vor•beu•gend *adj clin.* precautionary, preventive, preventative, prophylactic.

Vor•beu•gung *f* prophylaxis, prevention (*gegen* of), precaution (*gegen* against).

Vor•bo•te *m clin.* precursor, early sign, early symptom.

Vor•der•arm *m anat.* forearm, antebrachium.

Vor•der•horn *nt:* Vorderhorn des Rükkenmarks anterior horn of spinal cord, ventral horn of spinal cord, ventricornu.

Vorderhorn des Seitenventrikels anterior horn of lateral ventricle, frontal horn of lateral ventricle, precornu.

Vor•der•horn•syn•drom *nt neuro.* anterior cornual syndrome.

Vor•der•horn•zel•le *f histol.* anterior horn cell.

Vor•der•kam•mer *f anat.* anterior chamber of eye.

Vor•der•kam•mer•punk•ti•on *f ophthal.* keratonyxis.

Vor•der•säu•le *f* des Rückenmarks *anat.* anterior/ventral column of spinal cord.

Vor•der•strang•syn•drom *nt neuro.* anterior cord syndrome.

Vor•der•wand•in•farkt *m card.* anterior myocardial infarction.

Vor•der•wand•spit•zen•in•farkt *m card.* anteroinferior myocardial infarction.

Vor•der•wur•zel *f* (der Spinalnerven) *anat.* anterior root (of spinal nerves).

Vor•ex•an•them *nt derm.* rash.

Vor•fall *m patho.* prolapse, falling down, sinking, descent.

vor•fal•len *vi patho.* prolapse, fall down, slip down, slip out of place.

Vor•fuß *m* forefoot.

Vor•fuß•am•pu•ta•ti•on *f ortho.* forefoot amputation.

Vor•ge•schich•te *f* (*Patient*) anamnesis; *psycho.* case history, history.

Vor•haut *f anat.* 1. prepuce, preputium. 2. prepuce of penis, foreskin, prepuce.

Vor•haut•apla•sie *f urol.* aposthia.

Vor•haut•drü•sen *pl anat.* preputial glands, crypts of Littre, crypts of Tyson, glands of Haller, glands of Tyson.

Vor•haut•ent•zün•dung *f urol.* acroposthitis, posthitis.

Vor•haut•pla•stik *f urol.* posthioplasty.

Vor•haut•stein *m urol.* preputial calculus, preputial concretion, postholith.

Vor•haut•talg *m histol.* smegma (of prepuce).

Vor•hof *m anat.* 1. atrium, vestibule. 2. (*Herz*) atrium (of heart), auricle.

Vor•hof•ar•rhyth•mie *f card.* atrial arrhythmia.

Vor•hof•bi•ge•mi•nie *f card.* atrial bigeminy.

Vor•hof•dia•sto•le *f card.* atrial diastole.

Vor•hof•di•la•ta•ti•on *f card.* atriomegaly.

Vor•hof•dis•so•zia•ti•on *f card.* atrial dissociation.

Vor•hof•er•öff•nung *f HTG* atriotomy [eɪtrɪˈɑtəmɪ].

Vor•hof•er•re•gung *f card.* atrial excitation.

Vor•hof•ex•tra•sy•sto•le *f card.* premature atrial contraction, atrial premature contraction, premature atrial systole, premature atrial beat, atrial extrasystole, auricular extrasystole.

Vor•hof•fak•tor *m,* natriuretischer *physiol.* atrial natriuretic factor, atrial natriuretic hormone, atriopeptin.

Vor•hof•flat•tern *nt card.* atrial flutter, auricular flutter.

Vor•hof•flim•mern *nt card.* atrial fibrillation, auricular fibrillation.

Vor•hof•fül•lungs•druck *m card.* atrial filling pressure.

Vor•hof•ga•lopp *m card.* presystolic gallop, atrial gallop.

Vor•hof•ga•lopp•rhyth•mus *m* → Vorhofgalopp.

Vor•hof•kam•mer•sep•tum *nt anat.* atrioventricular septum (of heart).

Vor•hof•kom•plex *m physiol.* (*EKG*) atrial complex, auricular complex.

Vor•hof•sep•tum *nt anat.* interatrial septum (of heart), interauricular septum.

Vor•hof•sep•tum•de•fekt *m card.* atrial septal defect, atrioseptal defect.

hochsitzender Vorhofseptumdefekt ostium secundum defect.

Vorhofseptumdefekt vom Primumtyp ostium primum defect.

Vorhofseptumdefekt vom Sekundumtyp ostium secundum defect.

tiefsitzender Vorhofseptumdefekt ostium primum defect.

Vor•hof•sep•tum•pla•stik *f HTG* atrioseptoplasty.

Vor•hof•still•stand *m card.* atrial standstill, auricular standstill.

Vor•hof•sy•sto•le *f card.* atrial systole, atrial beat, auricular systole.

Vor•hof•ta•chy•kar•die *f card.* atrial tachycardia, auricular tachycardia.

Vor•hof•ton *m card.* atrial sound, fourth sound.

Vor•hof•wel•le *f card.* a wave.

Vor•hof•ve•nen *pl anat.* atrial veins.

vor•kli•nisch *adj* preclinical.

Vor•milch *f gyn.* foremilk, colostrum.

Vor•mund *m* guardian.

Vor•na•me *m* forename, Christian name, first name. zweiter Vorname middle name.

Vor•schie•be•lap•pen *m chir.* advancement flap, French flap, sliding flap.

Vor•schie•be•pla•stik *f* → Vorschiebelappen.

Vor•sor•ge *f* precaution, providence, provision.

Vor•sor•ge•me•di•zin *f* preventive medicine.

vor•sor•gen *vi* take precautions, make provisions.

Vor•sor•ge•un•ter•su•chung *f* check-up,

Voruntersuchung

medical check-up, preventive examination.
eine Vorsorgeuntersuchung machen lassen have a check-up, go for a check-up.
Vor•un•ter•su•chung *f* preliminary examination.
Vorverlagerung *f ortho. (Sehne, Muskel)* advancement.
vor•ver•le•gen *vt ortho. (Sehne, Muskel)* advance.
Vor•wärts•ver•sa•gen *nt card.* forward heart failure, forward failure.
Vor•was•ser *nt gyn.* forewaters *pl.*
Vor•we•hen *pl gyn.* false pains.
Vor•zei•chen *nt* sign, first sign; *clin.* precursor, prodrome.
vor•zei•tig *adj* early; *patho.* precocious; *gyn. (Geburt)* before term, premature.
Vor•zei•tig•keit *f patho., gyn.* precocity, precociousness, prematurity, prematureness.
Vrolik: Vrolik-Krankheit *f embryo.* Vrolik's disease, osteogenesis imperfecta congenita.
Vulpian: Vulpian-Atrophie *f neuro.* Vulpian's disease/atrophy, scapulohumeral atrophy ['ætrəfɪ].
Vul•va *f anat.* vulva, female pudendum, trema, cunnus.
Vul•va•ent•zün•dung *f* → Vulvitis.
Vul•va•ex•zi•si•on *f gyn.* vulvectomy [vʌl-'vektəmɪ].
Vul•va•pla•stik *f gyn.* episioplasty.
Vulv•ek•to•mie *f gyn.* vulvectomy [vʌl-'vektəmɪ].
Vul•vi•tis *f gyn.* vulvitis. **Vulvitis diabetica** diabetic vulvitis.
Vul•vo•pa•thie *f gyn.* vulvopathy [vʌl-'vɑpəθɪ].
vul•vo•rek•tal *adj* vulvorectal.
vul•vo•ute•rin *adj* vulvouterine.
vul•vo•va•gi•nal *adj* vulvovaginal, vaginovulvar.
Vul•vo•va•gi•ni•tis *f gyn.* vulvovaginitis. **Vulvovaginitis diabetica** diabetic vulvitis.
v-Welle *f card.* v wave.
V-Y-Lappen *m chir.* → V-Y-Plastik.
V-Y-Plastik *f chir.* V-Y plasty, V-Y procedure, V-Y flap.

W

Waa•ge *f* (a pair of) scales *pl.*
Waaler-Rose: Waaler-Rose-Test *m immun.* Rose-Waaler test, Waaler-Rose test.
Waardenburg: Waardenburg-Syndrom *nt embryo.* Klein-Waardenburg syndrome, Waardenburg's syndrome, acrocephalosyndactyly type IV.
Wa•ben•lun•ge *f pulmo.* honeycomb lung.
wach *adj* awake. **wach bleiben** stay awake, awake. **wach werden** wake, wake up.
Wa•che *f clin.* watch, vigil.
wa•chen *vi clin.* keep vigil, hold vigil, watch, keep watch (*bei* over).
wach•sam *adj* watchful, alert, vigilant.
Wach•sam•keit *f* watch, watchfulness, alertness, vigilance.
wach•sen *vi* grow; (*Person*) grow; *fig.* (*anwachsen*) augment, come on, grow, increase.
wach•send *adj* growing, increasing.
wäch•sern *adj* (*Gesicht*) waxen, waxy.
Wach•sta•ti•on *f clin.* critical care unit; intensive care unit. **kardiologische Wachstation** coronary care unit.
Wachs•tum *nt* (*a. fig.*) growth, growing; development; increase, augmentation.
Wachs•tums•fak•tor *m* growth factor, augmentation factor. **insulinähnliche Wachstumsfaktoren** *pl* insulin-like activity, insulin-like growth factors, nonsuppressible insulin-like activity.
Wachs•tums•fu•ge *f histol.* epiphysial disk, growth plate, growth disk.
Wachs•tums•ge•schwin•dig•keit *f* growth rate.
Wachs•tums•hor•mon *nt* growth hormone, human growth hormone, somatotropic hormone.
Wachs•tums•kur•ve *f* growth curve.
Wachs•tums•schmer•zen *pl* (*a. fig.*) growing pains.
Wachs•tums•still•stand *m* arrest of growth, cessation of growth.
Wachs•tums•ver•zö•ge•rung *f* growth retardation.
Wachs•tums•zo•ne *f,* **epiphysäre** → Wachstumsfuge.
wacke•lig [K•K] *adj* (*Gang*) wobbly, unsteady; shaky; (*Zahn*) wobbly, loose.
Wa•de *f anat.* calf, sural region, sura.

Wa•den•ar•te•ri•en *pl anat.* sural arteries.
Wa•den•atro•phie *f patho.* acnemia.
Wa•den•bein *nt anat.* calf bone, fibular bone, fibula.
Wa•den•bein•ar•te•rie *f anat.* peroneal artery, fibular artery.
Wa•den•bein•bruch *m ortho.* fibula fracture, fractured fibula.
Wa•den•bein•frak•tur *f ortho.* fibula fracture, fractured fibula.
Wa•den•bein•hals *m anat.* neck of fibula.
Wa•den•bein•köpf•chen *nt anat.* head of fibula.
Wa•den•bein•ve•nen *pl anat.* fibular veins, peroneal veins.
Wa•den•krampf *m neuro.* systremma.
Wa•den•mus•kel•atro•phie *f patho.* acnemia.
Wa•den•mus•kel•krampf *m neuro.* systremma.
Wa•den•re•gi•on *f anat.* sura, sural region, calf.
Wagner: Wagner-Krankheit *f ophthal.* Wagner's dystrophy/disease, vitreoretinal dystrophy.
Wahl•ein•griff *m chir.* elective surgical procedure, elective procedure.
Wahl•ope•ra•ti•on *f* → Wahleingriff.
Wahn *m psychia.* delusion.
  depressiver Wahn depressive delusion.
  expansiver Wahn delusion of grandeur, expansive delusion, megalomania.
  paranoider Wahn paranoid delusion.
  persekutorischer Wahn persecution mania, persecutory delusion.
  systematisierter Wahn systematized delusion.
wahn•haft *adj psychia.* delusional, delusive, delusory, paranoid.
Wahn•idee *f psychia.* delusion, delusional idea.
Wahn•sinn *m* (*a. fig.*) madness, insanity, insaneness, lunacy.
wahn•sin•nig *adj* mad, insane, lunatic, demented, maniac.
Wahr•neh•mung *f physiol.* perception, percipience; sensation; reception.
Wahr•neh•mungs•schwel•le *physiol.* detection threshold, perception threshold.
Wahr•neh•mungs•ver•mö•gen *nt* percep-

tion, perceptiveness, perceptivity.
Wahr•schein•lich•keits•dia•gno•se *f clin.* presumption diagnosis.
Wai•se *m/f* orphan.
Walcher: **Walcher-Hängelage** *f gyn.* Walcher's position.
Waldenström: **Waldenström-Krankheit** *f hema.* Waldenström's macroglobulinemia.
Wallace: **Wallace-Neunerregel** *f clin.* Wallace's rule of nine.
Wallenberg: **Wallenberg-Syndrom** *nt neuro.* Wallenberg's syndrome, lateral medullary syndrome.
Waller: **Waller-Degeneration** *f neuro.* wallerian degeneration, orthograde degeneration.
Waller-Gesetz *nt neuro.* Waller's law, wallerian law.
Wal•lun•gen *pl gyn.* hot flushes.
Wan•der•herz *nt card.* drop heart, Wenckebach's disease, cardioptosis.
Wan•der•lap•pen *m chir.* jump flap.
Wan•der•lap•pen•pla•stik *f chir.* jump flap.
Wan•der•le•ber *f patho.* wandering liver, floating liver, hepatoptosis.
Wan•der•milz *f patho.* floating spleen, movable spleen, wandering spleen.
wan•dernd *adj* (*Zelle*) migratory, vagrant; *patho.* wandering, floating.
Wan•der•nie•re *f urol.* floating kidney, hypermobile kidney, wandering kidney.
Wan•der•phlyk•tä•ne *f ophthal.* fascicular keratitis.
Wan•der•pla•ques *pl HNO* benign migratory glossitis, geographic tongue, wandering rash.
Wan•der•rö•te *f derm.* erythema chronicum migrans.
Wan•ge *f* cheek; *anat.* mala, bucca.
Wan•gen•bein *nt anat.* cheek bone, zygomatic bone, malar bone.
Wan•gen•fett•pfropf *m anat.* fatty ball of Bichat, buccal fat pad, sucking pad.
Wan•gen•mus•kel *m anat.* buccinator muscle.
Wan•gen•pla•stik *f HNO* meloplasty, melonoplasty.
Wan•gen•re•gi•on *f anat.* buccal region, cheek region, cheek area.
Wan•gen•schleim•haut *f histol.* buccal mucosa.
Wan•gen•spal•te *f embryo.* meloschisis [mɪˈlɒskəsɪs].
Wangensteen: **Wangensteen-Drainage** *f chir.* Wangensteen's tube, Wangensteen's apparatus.
Röntgenaufnahme nach Wangensteen *f radiol.* Wangensteen-Rice roentgenogram.
wan•ken *vi* stagger, totter, reel, wobble; (*schwanken*) sway.
Wan•ne *f* tub; bath, bath tub.
Wan•ze *f micro.* 1. bug. 2. **Wanzen** *pl micro.* Heteroptera.
War•fa•rin *nt pharm.* warfarin.
warm *adj* warm; hot. s. **warm halten** keep warm. **warm werden** warm up.
Wär•me *f* (*a. fig.*) warmth, warmness; (*a. phys.*) heat.
Wär•me•ag•glu•ti•nin *nt immun.* warm agglutinin.
Wär•me•an•ti•kör•per *m immun.* warm antibody, warm-reactive antibody.
Wär•me•an•wen•dung *f clin.* thermotherapy.
Wär•me•be•hand•lung *f clin.* thermotherapy.
Wär•me•be•la•stung *f patho.* heat stress.
wär•me•be•stän•dig *adj* heatproof, heat-resistant, thermoresistant, thermostable.
Wär•me•be•stän•dig•keit *f* thermoresistance, thermostability.
Wär•me•bi•lanz *f physiol.* heat balance.
Wär•me•bild *nt radiol.* thermogram, thermograph.
Wär•me•bil•dung *f physiol.* heat production, thermogenesis.
wär•me•emp•find•lich *adj* heat-sensitive, thermolabile.
Wär•me•haus•halt *m physiol.* heat balance, thermal balance.
Wär•me•strah•len•be•hand•lung *f radiol.* radiothermy.
Wär•me•strah•lung *f phys.* heat radiation, thermal spectrum.
Wär•me•the•ra•pie *f clin.* thermotherapy.
wär•me•un•be•stän•dig *adj* thermolabile.
Wär•me•ur•ti•ka•ria *f derm.* heat urticaria.
Wär•me•ver•lust *m phys.* heat loss.
Wärm•fla•sche *f* hot-water bottle.
Warm•luft•be•hand•lung *f clin.* thermaerotherapy.
Wartenberg: **Wartenberg-Daumenzeichen** *nt neuro.* Wartenberg's symptom.
Wartenberg-Reflex *m neuro.* Wartenberg's symptom.
Wartenberg-Syndrom *nt neuro.* Wartenberg's symptom, Wartenberg's disease.
War•te•li•ste *f* waiting list.
War•te•raum *m* waiting room.
War•te•zim•mer *nt* waiting room.
Warthin: **Warthin-Tumor** *m patho.* Warthin's tumor, adenolymphoma.
War•ze *f* 1. *derm.* wart, verruca. [S.A. VERRUCA]. 2. (*Brustwarze*) papilla of the breast, mammary papilla, nipple, mamilla. **gemeine/gewöhnliche Warze** common verruca, common wart, infectious wart, seed wart, viral wart.
war•zen•ar•tig *adj derm.* wart-shaped, verrucous, verruciform.
War•zen•ein•zie•hung *f gyn.* nipple inversion.
War•zen•fort•satz *m anat.* mastoid process, mastoid.
War•zen•hof•rand•schnitt *m gyn.* circumareolar incision, periareolar incision.
War•zen•vor•hof *m anat.* areola of mammary gland, areola of nipple.
War•zen•vor•hof•drü•sen *pl anat.* areolar glands, Montgomery's tubercles.

War•zen•vor•hof•ent•zündung f gyn. areolitis.
war•zig adj derm. warty, verrucous, verrucose.
Wasch•becken [K•K] nt washbasin, washbowl, bowl.
Wä•sche f **1.** wash, washing. **2.** clothes pl, linen.
Wa•schen nt wash, washing; chir. lavage.
wa•schen I vt wash, lavage, flush out; clean. **etw. waschen** give sth. a wash. **s. die Hände waschen** wash one's hands, rinse one's hands. **II** vr **sich waschen** wash o.s., have a wash.
Wasch•raum m washroom.
Was•ser nt **1.** water; pharm. aqua. **löslich in Wasser** water-soluble. **unlöslich in Wasser** water-insoluble. **mit Wasser mischbar** water-miscible. **mit Wasser verdünnen** water down. **durch Wasser übertragen** epidem. water-borne. **2.** inf. → Wassersucht. **3.** inf. → Urin. **4.** → Mineralwasser.
destilliertes Wasser distilled water.
extrazelluläres Wasser physiol. extracellular water.
intrazelluläres Wasser physiol. intracellular water.
keimfreies Wasser sterile water.
sterilisiertes Wasser sterile water.
Was•ser•be•la•stungs•ver•such m ophthal. drinking test.
Was•ser•bla•se f derm. water blister, blister, vesicle.
Was•ser•bruch m urol. hydrocele.
Was•ser•dampf m water vapor, steam.
Was•ser•di•ure•se f physiol. water diuresis, hydrodiuresis.
Was•ser•dunst m → Wasserdampf.
was•ser•durch•läs•sig adj phys. permeable to water, porous.
Was•ser•hahn m tap.
Was•ser•ham•mer•puls m card. water-hammer pulse, cannonball pulse, collapsing pulse, pistol-shot pulse, piston pulse, triphammer pulse.
Was•ser•haus•halt m physiol. water balance.
Was•ser•heil•kun•de f clin. hydriatrics pl, hydrotherapy, hydrotherapeutics pl.
Was•ser•heil•ver•fah•ren nt water cure, hydrotherapy, hydrotherapeutics pl.
Was•ser•in•to•xi•ka•ti•on f patho. water intoxication.
Was•ser•klo•sett nt closet, water closet.
Was•ser•kopf m neuro. dropsy of the brain, dropsy of the head, hydrocephalus.
Was•ser•krebs m patho. gangrenous stomatitis, corrosive ulcer, water canker, noma.
Was•ser•kur f clin. water cure, hydrotherapy, hydrotherapeutics pl.
Was•ser•las•sen nt urination, uresis, miction, micturition.
was•ser•las•sen vi pass urine, micturate, urinate.
Was•ser•lun•ge f pulmo. fluid lung. **urämische Wasserlunge** uremic pneumonia [n(j)uːˈməʊnɪə], uremic pneumonitis, fluid lung.
Was•ser•man•gel m patho. water deficiency, hydropenia, dehydration, hypohydration.
Wassermann: Wassermann-Antikörper m immun. Wassermann antibody.
Wassermann-Reaktion f immun. compluetic reaction, Wassermann test, Wassermann reaction.
Was•ser•pocken [K•K] pl epidem. chickenpox, waterpox, varicella.
Was•ser•sack•nie•re f urol. nephrohydrosis, nephrydrosis, hydronephrosis, uronephrosis.
Was•ser•stoff m hydrogen.
Was•ser•sucht f patho. hydrops, dropsy.
Was•ser•ta•blet•te f pharm. water pill, diuretic.
was•ser•trei•bend adj diuretic.
was•ser•un•lös•lich adj water-insoluble, insoluble in water.
Was•ser•ver•such m ophthal. drinking test.
Waterhouse-Friderichsen: Waterhouse-Friderichsen-Syndrom nt patho. Waterhouse-Friderichsen syndrome, Friderichsen-Waterhouse syndrome, acute fulminating meningococcemia.
Waterstone: Waterstone-Anastomose f HTG Waterstone operation.
Wat•schel•gang m neuro. waddle, waddling gait, dystrophic gait.
Wat•scheln nt → Watschelgang.
wat•scheln vi waddle.
Wat•te f absorbent cotton, cotton wool, cotton. **medizinische Watte** medicated cotton (wool).
Wat•te•bausch m cotton pad, cotton swab, cotton wool pad, cotton wool swab, swab.
Wat•te•stäb•chen nt cotton buds.
Wat•te•trä•ger m chir. cotton applicator, cotton wool probe, cotton probe.
Weber: Weber-Syndrom nt neuro. Weber's sign/symptom, alternating oculomotor hemiplegia.
Weber-Versuch m HNO Weber's test.
Weber-Christian: Weber-Christian-Syndrom nt patho. Weber-Christian syndrome, Christian-Weber disease, nodular nonsuppurative panniculitis.
Weber-Cockayne: Weber-Cockayne-Syndrom nt derm. localized epidermolysis bullosa simplex [ˌepɪdɜːrˈmɑləsɪs], Weber-Cockayne syndrome.
Weber-Ramstedt: Weber-Ramstedt-Operation f chir. Fredet-Ramstedt operation, Weber-Ramstedt operation, pyloromyotomy.
Wech•sel•bad nt heilgymn. contrast bath, alternate hot and cold bath.
Wech•sel•druck•be•at•mung f anes., IC positive-negative pressure breathing, positive-negative pressure ventilation.
Wech•sel•fie•ber nt epidem. **1.** malaria, jun-

gle fever, swamp fever. **2.** intermittent fever, intermittent malarial fever, intermittent malaria.
Wech•sel•jah•re *pl physiol.* turn of life *sing,* climaterium *sing,* climacteric *sing,* climax *sing.*
wech•seln I *vt* change, exchange (*gegen* for); (*Verband*) change. **II** *vi* change, vary.
wecken [k•k] *vt* awaken, waken, wake, wake s.o. up.
Weg *m path,* pathway; *anat.* passage; *chir.* approach (*zu* to), avenue (*zu* of, to).
weg•bren•nen *vt* (*Haut*) burn away.
Wegener: Wegener-Granulomatose *f patho.* Wegener's granulomatosis, Wegener's syndrome.
weg•schnei•den *vt chir.* abscise, cut away.
Weg•zieh•re•flex *m physiol.* withdrawal reflex.
weh *adj* (*wund*) sore, bad; (*schmerzend*) painful, aching.
We•hen *pl gyn.* uterine contractions, contractions, labor pains, pains. **Wehen bekommen** go into labor, enter labor. **in (den) Wehen liegen** labor, be in labor, travail.
we•hen•för•dernd *adj gyn.* ecbolic, oxytocic, parturifacient.
We•hen•hem•mung *f gyn.* tocolysis [təʊ-ˈkɑləsɪs].
We•hen•mes•ser *m gyn.* tokodynamometer, tocodynamometer, tocometer.
We•hen•mes•sung *f gyn.* tokography [təʊ-ˈkɑgrəfɪ], tocography.
We•hen•mit•tel *nt gyn.* parturifacient, oxytocic, ecbolic.
We•hen•schmer•zen *pl gyn.* throe *sing,* labor pains, pains.
We•hen•schwä•che *f gyn.* tedious labor, uterine inertia, bradytocia.
Weh•weh•chen *pl inf.* aches and pains, complaints.
Wei•ber•kno•ten *m chir.* false knot, granny knot.
weib•lich *adj* (*a. bio.*) female; woman-like, womanly, feminine; *psycho.* effeminate.
Weib•lich•keit *f* femininity, feminity, womanliness; (*Gesamtheit*) womanhood, womankind.
Wei•che *f anat.* flank, side.
Weich•teil•drai•na•ge *f chir.* soft tissue drainage.
Weich•tei•le *pl* soft parts, soft tissue *sing.*
Weich•teil•lap•pen *m chir.* soft tissue flap.
Weich•teil•me•ta•sta•se *f patho.* soft-tissue metastasis [məˈtæstəsɪs].
Weich•teil•rheu•ma•tis•mus *m patho.* soft tissue rheumatism, muscular rheumatism [ˈruːmətɪzəm], fibrositis, fibrofascitis.
Weich•teil•sar•kom *nt patho.* soft tissue sarcoma.
Weich•teil•schwel•lung *f patho.* soft tissue swelling.
Weich•teil•ver•kal•kung *f* soft tissue calcification.
Weich•teil•ver•let•zung *f patho.* soft tissue injury, soft tissue trauma.
Weil: Weil-ähnliche-Erkrankung *f epidem.* Weil's disease.
Weil-Krankheit *f epidem.* Weil's disease/syndrome, infectious jaundice, leptospiral jaundice, icterogenic spirochetosis.
Weil-Leptospire *f micro.* Leptospira icterohaemorrhagiae.
Weil-Felix: Weil-Felix-Reaktion *f immun.* Weil-Felix reaction, Felix-Weil reaction.
Weill-Marchesani: Weill-Marchesani-Syndrom *nt patho.* Marchesani's syndrome, Weill-Marchesani syndrome, spherophakia-brachymorphia syndrome.
Wein•fleck *m derm.* salmon patch, flammeous nevus, port-wine mark/stain.
Weingrow: Weingrow-Reflex *m physiol.* Weingrow's reflex, sole tap reflex, aponeurotic reflex.
Weir-Mitchell: Weir-Mitchell-Krankheit *f derm.* Mitchell's disease, Weir-Mitchell's disease, Gerhardt's disease, erythromelalgia.
Weis•heits•zahn *m dent.* wisdom tooth, third molar.
Weiß•brot *nt* white bread.
Weiß•flecken•krank•heit [k•k] *f derm.* vitiligo, white-spot disease.
Weiß•fluß *m gyn.* leukorrhea.
weiß•haa•rig *adj* white-haired, white-headed.
Weiß•haa•rig•keit *f derm.* whiteness, leukotrichia, canities.
Weiß•kör•per *m gyn.* white body of ovary.
Weiß•schwie•len•krank•heit *f derm.* leukoplakia.
Weiß•sucht *f derm.* congenital leukoderma, albinism [ˈælbənɪzəm].
wei•ter•ge•ben *vt* (*a. epidem.*) pass on (*an* to), transmit.
Weit•sicht *f* far vision.
weit•sich•tig *adj ophthal.* farsighted, long-sighted, hyperopic, hypermetropic.
Weit•sich•ti•ge *m/f ophthal.* hyperope, hypermetrope.
Weit•sich•tig•keit *f ophthal.* far sight, long sight, farsightedness, long-sightedness, hyperopia, hypermetropia.
  absolute Weitsichtigkeit absolute hyperopia.
  latente Weitsichtigkeit latent hyperopia.
  manifeste Weitsichtigkeit manifest hyperopia.
  relative Weitsichtigkeit relative hyperopia.
  totale Weitsichtigkeit total hyperopia.
Weit•win•kel•glau•kom *nt ophthal.* simple glaucoma, wide-angle glaucoma, Donders' glaucoma.
Wei•zen•brot *nt* white bread.
Wei•zen•grieß *m* semolina.
Welch-Fränkel: Welch-Fränkel-Bazillus *m* Welch's bacillus, gas bacillus, Clostridium perfringens.
Wel•le *f phys.* wave. **elektromagnetische Wellen** *pl* electromagnetic waves.
Wel•len•län•ge *f phys.* wavelength.

Wenckebach: Wenckebach-Periode *f card.* Wenckebach block, Wenckebach period.
Wenckebach-Phänomen *nt card.* Wenckebach phenomenon [fɪˈnɑmə,nɑn].
Wen•dung *f* turn; *gyn.* version.
äußere Wendung abdominal version, external version.
bimanuelle Wendung bipolar version, bimanual version, combined version.
innere Wendung internal version.
kombinierte Wendung → bimanuelle Wendung.
Werdnig-Hoffmann: Werdnig-Hoffmann-Krankheit *f neuro.* Werdnig-Hoffmann paralysis [pəˈrælɪsɪs], Werdnig-Hoffmann spinal muscular atrophy, infantile progressive spinal muscular atrophy [ˈætrəfɪ].
Werlhof: Morbus Werlhof *m hema.* Werlhof's disease, idiopathic thrombocytopenic purpura, essential thrombocytopenia.
Wermer: Wermer-Syndrom *nt endo.* Wermer's syndrome, multiple endocrine neoplasia I.
Wernicke: Wernicke-Aphasie *f neuro.* Wernicke's aphasia, sensory aphasia.
Wernicke-Enzephalopathie *f neuro.* Wernicke's syndrome/encephalopathy [en,sefəˈlɑpəθɪ], superior hemorrhagic polioencephalitis.
Wernicke-Phänomen *nt neuro.* Wernicke's reaction/symptom, hemiopic pupillary reaction.
Wernicke-Prädilektionsparese *f neuro.* Wernicke-Mann hemiplegia.
Wernicke-Sprachregion *f physiol.* Wernicke's speech area, temporal speech area.
Wernicke-Syndrom *nt* → Wernicke-Enzephalopathie.
Wernicke-Korsakoff: Wernicke-Korsakoff-Syndrom *nt neuro.* Wernicke-Korsakoff syndrome, cerebral beriberi.
Wernicke-Mann: Hemiplegie Typ Wernicke-Mann *f neuro.* Wernicke-Mann hemiplegia, Wernicke-Mann type.
Wertheim: Wertheim-Klemme *f chir.* Wertheim clamp.
Wertheim-Operation *f gyn.* Wertheim's operation.
We•sen *nt* manner, character, nature; mold, temper, temperament.
We•sens•art *f* (*Person*) nature, character, mentality.
We•sens•ver•än•de•rung *f neuro.* change of personality, personality change.
West: West-Syndrom *nt neuro.* West's syndrome.
Westergren: Westergren-Methode *f hema.* Westergren method.
Westergren-Röhrchen *nt hema.* Westergren tube.
Western-Blot-Technik *f immun.* Western blot technique.
Westphal: Westphal-Reflex *m neuro.* Westphal's phenomenon/symptom, Westphal-Erb sign.

Wiederbelebung

Westphal-Piltz: Westphal-Piltz-Phänomen *nt neuro.* Westphal-Piltz phenomenon/pupil, Westphal's pupillary reflex, orbicularis pupillary reflex, tonic pupil.
Westphal-Strümpell: Westphal-Strümpell-Pseudosklerose *f neuro.* Westphal-Strümpell pseudosclerosis/disease, pseudosclerosis.
Wetz•stein•for•men *pl urol.* (*Harn*) whetstone crystals.
Weyers: Weyers-Syndrom *nt embryo.* acrofacial dysostosis, acrofacial syndrome.
Weyers-Thier: Weyers-Thier-Syndrom *nt patho.* Weyers-Thier syndrome.
Wheeler: Wheeler-Operation *f ophthal.* Wheeler method.
Whipple: Whipple-Krankheit *f patho.* Whipple's disease, intestinal lipodystrophy.
Whipple-Operation *f chir.* Whipple procedure/operation, pancreatoduodenectomy.
Whipple-Trias *f endo.* Whipple's triad.
Whitehead: Whitehead-Operation *f chir.* Whitehead's operation.
Wickel [K•K] *m* pack, compress, stupe. **einen kalten Wickel machen** cold-pack. **mit feucht-warmen Wickel behandeln** foment.
feuchter Wickel wet compress, wet pack, wet sheet pack.
kalter Wickel cold pack.
warmer Wickel warm pack.
wickeln [K•K] *vt clin.* wrap, wrap up, bandage.
Widal: Widal-Anämie *f hema.* Widal's syndrome, Hayem-Widal syndrome, acquired hemolytic icterus, icteroanemia.
Widal-Reaktion *f immun.* Widal's serum test, Gruber-Widal test.
Wi•der•stand *m physiol., psycho.* resistance (*gegen* to).
elektrischer Widerstand electrical resistance.
peripherer Widerstand *physiol.* peripheral resistance.
totaler peripherer Widerstand *physiol.* total peripheral resistance.
wi•der•stands•fä•hig *adj immun., pharm.* refractory, resistant, tolerant, fast (*gegen* to).
Wi•der•stands•fä•hig•keit *f immun., pharm.* refractoriness, resistance, tolerance, fastness (*gegen* to).
Wi•der•stands•hoch•druck *m card.* resistance hypertension.
Wi•der•stands•hy•per•to•nie *f card.* resistance hypertension.
Wi•der•wil•le *f* aversion (*gegen, vor* to, for), disgust (*gegen* for, at), loathing (*gegen* for).
wie•der•auf•bre•chen *vt* exacerbate.
Wie•der•auf•nah•me *f* (*ins Krankenhaus*) readmission, readmittance.
wie•der•be•le•ben *vt clin., IC* resuscitate, revive.
Wie•der•be•le•bung *f clin., IC* resuscitation, restoration to life. **kardiopulmonale Wiederbelebung** cardiopulmonary resuscitation.

Wie·der·be·le·bungs·zeit f clin., IC resuscitation limit.
Wie·der·durch·blu·tung f patho., chir. refusion.
Wie·der·ein·lie·fe·rung f (ins Krankenhaus) readmission, readmittance.
Wie·der·ein·glie·de·rung f rehabilitation.
Wie·der·ein·wei·sung f (ins Krankenhaus) readmission, readmittance.
wie·der·er·lan·gen vt (Bewußtsein) recover, regain, come around, come round.
Wie·der·er·lan·gung f (Bewußtsein) recovery.
wie·der·her·stel·len vt (Gesundheit) restore, cure; reconstruct, reconstitute.
wie·der·her·stel·lend adj restorative; ortho. reconstructive.
Wie·der·her·stel·lung f (Heilung) restitution, restoration, recovery; chir. repair, restoration, reconstruction, reconstitution.
 gesundheitliche Wiederherstellung restoration of health, restoration from sickness, recovery.
 komplette/vollständige Wiederherstellung complete recovery, full recovery.
Wie·der·ho·lungs·imp·fung f immun. revaccination.
Wie·der·imp·fung f immun. revaccination.
Wie·der·ver·schlim·me·rung f clin. recrudescence.
wie·gen vt, vi weigh, sich wiegen weigh o.s.
Wie·sen·gras·der·ma·ti·tis f derm. meadow dermatitis, meadow-grass dermatitis, phytophotodermatitis.
Wigand: Wigand-Handgriff m gyn. Wigand's maneuver, Wigand's version.
Wildervanck: Wildervanck-Syndrom nt neuro. Wildervanck syndrome, cervicooculo-acustic syndrome.
Wil·le m physiol., psycho. will, volition; (Absicht) intention.
Willebrand: Willebrand-Faktor m hema. von Willebrand factor, factor VIII-associated antigen.
Willebrand-Jürgens: Willebrand-Jürgens-Syndrom nt hema. von Willebrand's syndrome, constitutional thrombopathy [θrɑmˈbɑpəθɪ], pseudohemophilia.
Williams: Williams-Syndrom nt patho. Williams' syndrome, elfin facies syndrome.
Williams-Campbell: Williams-Campbell-Syndrom nt pulmo. Williams-Campbell syndrome.
will·kür·lich adj random; physiol. voluntary, volitional.
Will·kür·mo·to·rik f physiol. voluntary movements pl, autokinesis, autocinesis.
Wilms: Wilms-Tumor m patho. Wilms' tumor, embryoma of kidney, renal carcinosarcoma.
Wilson: Wilson-Block m card. Wilson's block.
 Brustwandableitungen nach Wilson pl physiol. (EKG) Wilson's precordial leads.
 Wilson-Krankheit f **1.** derm. Wilson's disease, exfoliative dermatitis. **2.** → Wilson-Syndrom.
 Wilson-Syndrom nt patho. Wilson's syndrome/degeneration, hepatolenticular disease/degeneration.
Wim·pern pl anat. eyelashes, cilia.
Win·del f diaper, swaddle, napkin; Brit. nappy.
Win·del·der·ma·ti·tis f derm., ped. diaper dermatitis/rash, nappy rash, napkin dermatitis, ammonia dermatitis.
Wind·pocken [K·K] pl epidem. varicella sing, waterpox sing, chickenpox sing.
Winiwarter-Buerger: Winiwarter-Buerger-Krankheit f patho. Winiwarter-Buerger disease, Buerger's disease, thromboangiitis obliterans.
Win·kel m (a. mathe.) angle; anat. angulus.
 in einem Winkel von ... at an angle of ... **im Winkel zu** at an angle to. **im rechten Winkel** at right angles, square (zu to). **epigastrischer Winkel** anat. infrasternal angle, epigastric angle.
Win·kel·block·glau·kom nt (akutes) ophthal. angle-closure glaucoma, narrow-angle glaucoma, acute congestive glaucoma, pupillary block glaucoma, congestive glaucoma.
 intermittierendes Winkelblockglaukom intermittent angle-closure glaucoma.
 latentes Winkelblockglaukom latent angle-closure glaucoma, prodromal glaucoma.
Winter: Winter-Syndrom nt patho. Winter's syndrome.
Wintrich: Wintrich-Schallwechsel m pulmo. Wintrich's sign.
Wintrobe: Wintrobe-Hämatokritröhrchen nt hema. Wintrobe hematocrit.
 Wintrobe-Methode f hema. Wintrobe method.
Wir·bel m anat. vertebra.
Wir·bel·ar·te·rie f anat. vertebral artery.
Wir·bel·bo·gen m anat. neural arch of vertebra, vertebral arch.
Wir·bel·bo·gen·durch·tren·nung f ortho. laminotomy [læmɪˈnɑtəmɪ].
Wir·bel·bo·gen·plat·te f anat. lamina of vertebra, lamina of vertebral arch.
Wir·bel·bo·gen·re·sek·ti·on f ortho. laminectomy.
Wir·bel·ent·fer·nung f ortho. vertebrectomy.
Wir·bel·ent·zün·dung f ortho. spondylitis.
Wir·bel·ex·zi·si·on f ortho. vertebrectomy.
Wir·bel·gleit·becken [K·K] nt ortho. spondylolisthetic pelvis, Prague pelvis.
Wir·bel·glei·ten nt ortho. slipping of vertebrae, spondylolisthesis.
Wir·bel·ka·nal m anat. medullary canal, vertebral canal, spinal canal.
Wir·bel·kör·per m anat. body of vertebra, vertebral body.
Wir·bel·kör·per·fehl·bil·dung f ortho. vertebral anomaly.
Wir·bel·kör·per·kom·pres·si·ons·frak·tur f ortho. crush fracture.

Wir•bel•kör•per•ve•nen *pl anat.* basivertebral veins.
Wir•bel•loch *nt anat.* vertebral foramen, spinal foramen.
Wir•bel•plat•te *f anat.* lamina of vertebra, lamina, lamina of vertebral arch.
Wir•bel•säu•le *f anat.* spine, spinal column, dorsal spine, vertebral column, backbone.
Wir•bel•säu•len•bruch *m* → Wirbelsäulenfraktur.
Wir•bel•säu•len•ein•stei•fung *f ortho.* spinal stiffness.
Wir•bel•säu•len•fehl•bil•dung *f ortho.* spinal anomaly.
Wir•bel•säu•len•frak•tur *f ortho.* fractured spine, fracture of the spinal column.
Wir•bel•säu•len•ka•nal *m* → Wirbelkanal.
Wir•bel•säu•len•schmer•zen *pl ortho.* spondylalgia, spondylodynia, rachialgia, rachiodynia.
Wir•bel•säu•len•spal•te *f embryo.* cleft spine, rrhachischisis, spondyloschisis [ˌspɑndɪˈlɑskəsɪs].
Wir•bel•säu•len•tu•ber•ku•lo•se *f ortho.* spinal tuberculosis, tuberculosis of the spine.
Wir•bel•säu•len•ver•krüm•mung *f ortho.* spinal curvature.
Wir•bel•säu•len•ver•stei•fung *f ortho.* vertebral ankylosis, spinal stiffness, spondylosis. **operative Wirbelsäulenversteifung** spinal fusion, vertebra fusion, spondylosyndesis.
Wir•bel•schlag•ader *f anat.* vertebral artery.
Wir•bel•schmer•zen *pl ortho.* spondylalgia, spondylodynia.
Wir•bel•spalt *m embryo.* cleft vertebra, spondyloschisis [ˌspɑndɪˈlɑskəsɪs].
Wir•bel•tu•ber•ku•lo•se *f ortho.* David's disease, Pott's disease, tuberculous spondylitis.
Wirk•do•sis *f pharm.* effective dose.
wir•ken *vi* be effective, take effect, have effect. **wirken auf** have an effect on, act on.
wirk•sam *adj* effective, effectual, efficient (*gegen* against).
Wirk•sam•keit *f* effectiveness, effectivity, effectuality, effectualness, efficaciousness, efficacy, efficiency; action (*auf* on). **relative biologische Wirksamkeit** *radiol.* relative biological effectiveness.
Wirk•stoff *m pharm.* agent, active principle, active ingredient, pharmacon.
Wir•kung *f* effect, effectiveness, effectivity, impact (*auf* on); (*a. pharm.*) potency, potency, activity; action (*auf* on); result. **unerwünschte Wirkung** *pharm.* untoward effect, undesirable effect.
Wir•kungs•dau•er *f* duration of effect.
wir•kungs•los *adj* of no effect, without effect, inefficient, ineffective, useless.
wirr *adj fig.* (*Gedanken*) loose, confused; (*Person*) confused.
Wirt *m micro.* host. **als Wirt dienen** act as a host.

Wirt-anti-Transplantat-Reaktion *f immun.* host-versus-graft reaction, HVG reaction.
Wirts•spek•trum *nt bio.* host range.
wirts•spe•zi•fisch *adj bio.* host-specific.
Wiskott-Aldrich: Wiskott-Aldrich-Syndrom *nt immun.* Wiskott-Aldrich syndrome, Aldrich's syndrome, immunodeficiency with thrombocytopenia and eczema.
Wis•sen•schaft *f* science.
Wis•sen•schaft•ler *m* scientist.
Wis•sen•schaft•le•rin *f* scientist.
wis•sen•schaft•lich *adj* scientific; academic, scholarly, learned.
Wittmaack-Ekbom: Wittmaack-Ekbom-Syndrom *nt neuro.* Ekbom syndrome, restless legs syndrome.
Wit•we *f* widow.
Wit•wer *m* widower.
Witzel: Witzel-Fistel *f chir.* Witzel's gastrostomy, Witzel's operation.
Wo•chen•bett *nt gyn.* childbed, lying-in, puerperium.
Wo•chen•bett•fie•ber *nt gyn.* childbed fever, puerperal sepsis, puerperal fever, lochiopyra.
Wo•chen•bett•psy•cho•se *f gyn.* postpartum psychosis, puerperal psychosis.
Wo•chen•fluß *m gyn.* lochia.
Wöch•ne•rin *f* puerpera, puerperant.
Wohl *nt* welfare; well-being.
wohl *adj* well. **sich wohl fühlen** be well, feel well. **sich nicht wohl fühlen** be unwell.
Wohl•be•fin•den *nt* well-being.
woh•nen *vi* live (*bei* with).
Woh•nungs•mil•be *f micro.* food mite, Glycyphagus domesticus.
Wohn•ver•hält•nis•se *pl* living conditions, housing conditions.
Wolf *m derm.* intertrigo.
Wolfe-Krause: Wolfe-Krause-Lappen *m chir.* Wolfe's graft, Wolfe-Krause graft.
Wolff-Parkinson-White: Wolff-Parkinson-White-Syndrom *nt card.* Wolff-Parkinson-White syndrome, preexcitation syndrome, ventricular preexcitation.
Wölfler: Wölfler-Operation *f chir.* Wölfler's operation.
Wolfs•ra•chen *m embryo.* cheilognathopalatoschisis, cheilognathoprosoposchisis.
Woll•haar *nt ped.* lanugo, down, lanugo hair.
Woll•haar•kleid *nt* → Wollhaar.
Woll•haar•nä•vus *m derm.* woolly-hair nevus.
Woll•sor•tie•rer•krank•heit *f epidem.* anthrax pneumonia, pulmonary anthrax, inhalational anthrax, woolsorter's pneumonia [n(j)uːˈməʊnɪə].
Wolman: Wolman-Krankheit *f patho.* Wolman's disease, Wolman's xanthomatosis, primary familial xanthomatosis.
Wood: Wood-Lampe *f derm.* Wood's lamp.
Wood-Licht *nt derm.* Wood's light.
Wood-Zeichen *nt anes.* Wood's sign.
Woringer-Kolopp: Morbus Woringer-

Kolopp *m patho.* Woringer-Kolopp disease, Woringer-Kolopp syndrome, pagetoid reticulosis.

Wort•fin•dungs•stö•rung *f neuro.* amnesic aphasia, amnestic aphasia, anomic aphasia.

Wort•taub•heit *f neuro.* word deafness, auditory/acoustic aphasia.

Wort•ver•ges•sen•heit *f neuro.* amnesic aphasia, amnestic aphasia.

W-Plastik *f chir.* W-plasty.

WPW-Syndrom *nt card.* Wolff-Parkinson-White syndrome, preexcitation syndrome, ventricular preexcitation.

wu•chernd *adj patho.* proliferative, proliferous; exuberant.

Wu•che•rung *f patho.* overgrowth, growth, proliferation; vegetation.

Wuchs *m* 1. growth. 2. (*Statur*) figure, build, stature, physique.

Wulst•bruch *m ortho.* folding fracture, torus fracture.

Wulst•nar•be *f patho.* keloid, cheloid, cheloma.

wund *adj* sore, raw.

Wund•ab•deckung [K•K] *f* wound coverage.

Wund•ab•szeß *m* wound abscess.

Wund•aus•schnei•dung *f* surgical toilet, surgical débridement.

Wund•be•hand•lung *f* wound care, wound management.

Wund•bla•se *f* blister.

Wund•de•his•zenz *f* wound dehiscence.

Wund•drai•na•ge *f* wound drainage.

Wund•dys•tro•phie *f patho.* wound dystrophy.

Wun•de *f patho.* wound, injury, trauma, traumatic injury, lesion; *chir.* wound, cut, incision.

aseptische Wunde aseptic wound, clean wound.

eiternde Wunde running sore, fester.

infizierte Wunde → septische Wunde.

klaffende Wunde gaping wound, slash, gash.

kontaminierte Wunde contaminated wound.

offene Wunde open wound.

penetrierende Wunde penetrating wound.

perforierende Wunde perforating wound.

saubere Wunde → aseptische Wunde.

septische Wunde dirty wound, septic wound.

verschmutzte Wunde dirty wound.

Wund•fie•ber *nt patho.* traumatopyra, traumatic fever, wound fever.

Wund•frak•tur *f ortho.* compound fracture, open fracture.

Wund•ha•ken *m chir.* retractor.

Wund•hä•ma•tom *nt* wound hematoma.

Wund•hei•lung *f patho.* wound healing, intention.

primäre Wundheilung healing by first intention, primary healing, primary adhesion.

sekundäre Wundheilung healing by second intention, healing by granulation, secondary adhesion.

Wund•in•fek•ti•on *f patho.* wound infection.

Wund•kon•trak•ti•on *f patho.* wound contraction.

Wund•lie•gen *nt patho.* pressure sore/gangrene, hospital gangrene, decubital ulcer, decubitus, bedsore.

Wund•naht *f chir.* wound closure, suture, wound suture. **verzögerte Wundnaht** delayed suture.

Wund•rand *m* wound edge, lip.

Wund•rand•aus•schnei•dung *f chir.* avivement.

Wund•rei•ni•gung *f* → Wundtoilette.

Wund•ro•se *f derm.* rose, rose disease, fire, erysipelas.

Wund•schorf *m patho.* scab, crust.

Wund•sein *nt derm.* soreness, intertrigo, eczema intertrigo.

Wund•sep•sis *f patho.* wound sepsis.

Wund•sprei•zer *m chir.* retractor, écarteur.

Wund•star *m ophthal.* traumatic cataract.

Wund•starr•krampf *m epidem.* tetanus.

Wund•starr•krampf•er•re•ger *m micro.* tetanus bacillus, Clostridium tetani.

Wund•toi•let•te *f chir.* wound toilet, débridement. **chirurgische Wundtoilette** surgical débridement, surgical toilet.

Wund•ver•schluß *m chir.* wound closure, wound suture, suture.

primär verzögerter Wundverschluß delayed primary wound closure.

schichtweiser Wundverschluß *chir.* closure in (anatomic) layers, suture in anatomic layers.

Wund•ver•sor•gung *f chir.* wound care, wound management.

Wund•zu•sam•men•zie•hung *f patho.* wound contraction.

Wür•gen *nt* 1. choke, retching, heaving. 2. *forens.* strangling, choking.

würgen I *vt forens.* strangle, throttle, choke, suffocate. **II** *vi* choke, retch, heave.

Wür•ge•re•flex *m physiol.* gag reflex, pharyngeal reflex, retching reflex.

Wurm *m* 1. *micro.* worm. 2. *anat.* worm of cerebellum, vermis cerebelli. 3. *inf.* → Wurmfortsatz. 4. **Würmer** *pl inf.* → Wurmbefall.

Wurm•ab•szeß *m patho.* helminthic abscess.

wurm•ab•trei•bend *adj pharm.* vermifugal, anthelmintic, antihelmintic.

Wurm•be•fall *m epidem.* helminthic disease, verminosis, helminthism, helminthiasis, worms *pl*.

Wür•mer•er•bre•chen *nt patho.* helminthemesis.

Wurm•er•kran•kung *f* → Wurmbefall.

Wurm•fort•satz *m anat.* (*Blinddarm*) vermiform appendix/appendage, appendix, vermix.

Wurm•fort•satz•ent•zün•dung *f patho.* typhlitis, appendicitis.

Wurm•krank•heit f → Wurmbefall.
Wurm•mit•tel nt pharm. vermifuge, helminthagogue, anthelmintic, anthelminthic.
Wurst•ver•gif•tung f patho. sausage poisoning, allantiasis.
Wur•zel f anat. root, radix, radicula, radicle.
Wur•zel•neu•ral•gie f neuro. radicalgia.
Wur•zel•neu•ri•tis f neuro. radiculitis, radicular neuritis.
Wur•zel•re•sek•ti•on f neurochir. radiculectomy.
Wur•zel•schei•de f histol. (Haar) root sheath, hair sheath.
Wur•zel•syn•drom nt neuro. radicular syndrome.

Wü•sten•fie•ber f epidem. **1.** coccidioidomycosis, coccidioidosis, Posada-Wernicke disease, Posada's mycosis, desert fever. **2.** → Wüstenrheumatismus.
Wü•sten•ge•schwür nt epidem. Malabar ulcer, tropical ulcer, phagedenic ulcer.
Wü•sten•rheu•ma•tis•mus m epidem. primary coccidioidomycosis, desert fever, desert rheumatism [ˈruːmətɪzəm], San Joaquin Valley fever, valley fever.
Wut f rage, anger, fury, furor.
Wut•an•fall m tantrum, fit of temper, fit of anger, rage.
wü•ten vi rage, fume; fig. (Krankheit) rage.

X

Xanth•elas•ma *nt* (**palpebrarum**) *ophthal.* xanthelasma.
Xan•thin•oxi•da•se•hem•mer *m pharm.* xanthine oxidase inhibitor.
Xan•thin•stein *m patho.* xanthic stone, xanthine stone, xanthic calculus, xanthine calculus.
Xan•thin•urie *f patho.* lithoxiduria, xanthinuria, xanthiuria, xanthuria.
Xan•tho•chro•mie *f neuro.* xanthochromia, xanthopathy [zæn'θαpəθɪ].
Xan•tho•der•mie *f derm.* xanthochromia, xanthopathy [zæn'θαpəθɪ], xanthoderma.
Xan•tho•ery•thro•der•mia *f derm.* xanthoerythrodermia.
Xan•tho•gra•nu•lom *nt patho.* xanthogranuloma.
Xan•thom *nt derm.* xanthoma, xanthelasma, vitiligoidea.
Xan•tho•ma•to•se *f patho.* xanthomatosis, xanthelasmatosis, lipoid granulomatosis.
Xanth•opie *f* → Xanthopsie.
Xanth•op•sie *f ophthal.* yellow vision, xanthopsia, xanthopia.
Xan•tho•se *f patho.* xanthosis.
X-Bein *nt ortho.* knock-knee, in knee, genu valgum.
X-beinig *adj ortho.* knock-kneed.
X-Chromosom *nt genet.* X chromosome.
Xe•no•an•ti•gen *nt immun.* xenoantigen.
Xe•no•an•ti•kör•per *m immun.* heteroantibody.
Xe•no•dia•gno•se *f epidem.* xenodiagnosis.
Xe•no•dia•gno•stik *f epidem.* xenodiagnosis.
xe•no•dia•gno•stisch *adj epidem.* xenodiagnostic.
xe•no•gen *adj immun.* xenogeneic, xenogenous, xenogenic.
xe•no•ge•ne•tisch *adj* → xenogen.

Xen•oph•thal•mie *f ophthal.* xenophthalmia.
Xe•no•pla•stik *f* → Xenotransplantation.
Xe•no•trans•plan•tat *nt chir.* xenograft, heterologous graft, heteroplastic graft, heterogenous graft, heterospecific graft, heterograft, heteroplastid, heterotransplant.
Xe•no•trans•plan•ta•ti•on *f chir.* xenotransplantation, heterologous transplantation, heteroplastic transplantation, xenogeneic transplantation, heterotransplantation.
Xe•ro•chei•lie *f derm.* xerochilia.
Xe•ro•der•ma *nt* → Xerodermie.
Xe•ro•der•mie *f derm.* xeroderma, xerodermia.
Xe•ro•gra•phie *f radiol.* xeroradiography, xerography.
Xe•ro•mam•mo•gra•phie *f radiol.* xeromammography.
Xe•ro•me•nie *f gyn.* xeromenia.
Xer•oph•thal•mie *f ophthal.* xerophthalmia, xeroma, xerophthalmus.
Xe•ro•ra•dio•gra•phie *f radiol.* xeroradiography, xerography.
Xe•ro•se *f patho.* xerosis.
Xe•ro•sto•mie *f patho.* xerostomia; aptyalism [æp'taɪəlɪzəm].
xe•ro•tisch *adj patho.* dry, xerotic.
Xe•ro•to•kie *f gyn.* dry labor, xerotocia.
X-gebunden *adj genet.* X-linked.
X-Großzehe *f ortho.* hallux valgus.
Xip•amid *nt pharm.* xipamide.
Xiph•al•gie *f* xiphodynia, xiphoidalgia.
Xi•pho•id *nt anat.* ensiform appendix, xiphoid process.
Xi•pho•id•al•gie *f* → Xiphalgie.
Xi•pho•idi•tis *f ortho.* xiphoiditis.
Xi•pho•pa•gus *m embryo.* xiphopagus, xiphodidymus, xiphodymus.
XXX-Syndrom *nt genet.* metafemale, triple-X.

Y

Y-Anastomose *f* → Y-Roux-Anastomose.
Yaws *f epidem.* yaws, frambesia, Breda's disease.
Y-Band *nt anat.* cruciate ligament of ankle (joint), inferior extensor retinaculum of foot.
Y-Chromosom *nt genet.* Y chromosome.
Yer•si•nia *f micro.* Yersinia. **Yersinia pestis** plague bacillus [pleɪg], Kitasato's bacillus, Yersinia pestis.
Yer•si•nio•se *f epidem.* yersiniosis.
Y-Fuge *f anat.* hypsiloid cartilage.
Y-Platte *f ortho.* y-plate.

Ypsilon-Bestrahlung *f,* **umgekehrte** *radiol.* inverted Y field technique, inverted Y technique.
Ypsilon-Feld *nt,* **umgekehrtes** *radiol.* inverted Y field.
Y-Roux-Anastomose *f chir.* Roux's anastomosis, Roux-en-Y anastomosis, Roux-en-Y operation.
Y-Roux-Schlinge *f* → Y-Roux-Anastomose.
Y-Schlinge *f* → Y-Roux-Anastomose.
Y-V-Plastik *f chir.* Y-V flap, Y-V plasty.

Z

Zacke [ᴋ•ᴋ] *f* point; (*Kurve*) peak; (*Kerbe*) notch, indentation; (*Säge*) tooth.
Zacken•se•hen [ᴋ•ᴋ] *nt ophthal.* fortification spectrum, teichopsia.
Zähl•kam•mer *f lab.* counting chamber, counting cell; *hema.* hemocytometer, hematocytometer.
Zahn: Zahn-Infarkt *m patho.* Zahn's infarct.
Zahn-Linien *pl patho.* Zahn's lines, Zahn's striae.
Zahn *m anat., dent.* tooth, dens.
 bleibende Zähne *pl* secondary dentition, permanent dentition, succedaneous dentition, succedaneous teeth, second teeth, permanent teeth.
 erste Zähne *pl* primary dentition, deciduous dentition, deciduous teeth, baby teeth.
 künstliche Zähne *pl* artificial teeth.
 Zähne *pl* **des Oberkiefers** upper teeth, maxillary teeth.
 Zähne *pl* **des Unterkiefers** lower teeth, mandibular teeth.
 zweite Zähne *pl* → bleibende Zähne.
Zahn•al•veo•len *pl anat.* dental alveoli, tooth sockets.
Zahn•arzt *m* dentist, odontologist.
Zahn•er•satz *f* dentist, odontologist.
zahn•ärzt•lich *adj* dental.
Zahn•be•lag *m dent.* dental plaque, plaque [plæk].
Zahn•bür•ste *f* toothbrush.
Zahn•brü•cke [ᴋ•ᴋ] *f dent.* bridge, bridgework.
Zahn•cre•me *f* toothpaste.
Zäh•ne *pl* → Zahn.
Zah•nen *nt dent., ped.* teething, odontiasis, dentition.
zah•nen *vi dent., ped.* teethe, cut one's teeth, cut.
Zahn•ent•fer•nung *f* → Zahnextraktion.
Zahn•er•satz *m dent.* denture, dental prosthesis [prɑs'θiːsɪs], artificial dentition.
Zahn•ex•trak•ti•on *f dent.* tooth extraction, extraction.
Zahn•fäu•le *f dent.* tooth decay, dental caries, caries.
Zahn•fee *f ped.* tooth fairy.
Zahn•fleisch *nt* gum, gingiva.
Zahn•fleisch•ab•szeß *m HNO* gumboil, gingival abscess.
Zahn•fleisch•blu•tung *f HNO* gingival hemorrhage ['hemərɪdʒ], ulorrhagia.
Zahn•fleisch•ent•zün•dung *f* gingivitis.
Zahn•fül•lung *f dent.* filling.
Zahn•heil•kun•de *f* oral medicine, odontology [ˌəʊdɑnˈtɑlədʒɪ], dentistry.
Zahn•hy•gie•ne *f dent.* dental hygiene, oral hygiene.
Zahn•ka•ri•es *f dent.* dental caries, tooth decay, caries.
Zahn•klam•mer *f dent.* brace(s *pl*).
Zahn•kro•ne *f* dental crown, dental corona.
zahn•los *adj dent.* toothless.
Zahn•lü•cke [ᴋ•ᴋ] *f dent.* gap (in one's teeth).
Zahn•me•di•zin *f* → Zahnheilkunde.
Zahn•pa•sta *f* toothpaste.
Zahn•pfle•ge *f* dental care.
Zahn•pla•que *f dent.* dental plaque, plaque, bacterial plaque [plæk].
Zahn•plom•be *f dent.* filling.
Zahn•pro•the•se *f dent.* dental prosthesis [prɑs'θiːsɪs], artificial dentition, denture, artificial teeth.
Zahn•rad•phä•no•men *nt neuro.* cogwheel phenomenon/rigidity [rɪˈdʒɪdətɪ], Negro's phenomenon [fɪˈnɑmə,nɑn], Negro's sign.
Zahn•rei•he *f* dental arch, natural dentition, dentition.
Zahn•schmer•zen *pl* toothache, dentalgia, odontalgia, odontodynia.
Zahn•sei•de *f* dental floss, dental silk.
Zahn•span•ge *f dent.* brace(s *pl*).
Zahn•stein *m dent.* tartar, scale, dental calculus.
Zah•nung *f dent., ped.* teething, dentition, odontiasis.
Zahn•weh *nt* → Zahnschmerzen.
Zahorsky: Zahorsky-Syndrom *nt HNO* herpangina.
zä•kal *adj anat.* cecal, caecal.
Zä•kal•vol•vu•lus *m patho.* cecal volvulus.
Zäk•ek•to•mie *f chir.* cecectomy [sɪ-ˈsektəmɪ], typhlectomy [tɪfˈlektəmɪ].
Zä•ko•ileo•sto•mie *f chir.* cecoileostomy, ileocecostomy.
zä•ko•ko•lisch *adj* cecocolic.
Zä•ko•ko•lon *nt* cecocolon.
Zä•ko•ko•lo•pe•xie *f chir.* cecocolopexy.
Zä•ko•ko•lo•sto•mie *f chir.* colocecostomy, cecocolostomy.

Zä•ko•li•thia•sis *f patho.* typhlolithiasis.
Zä•ko•pe•xie *f chir.* typhlopexy, cecopexy.
Zä•ko•rek•to•sto•mie *f chir.* cecorectostomy.
Zä•kor•rha•phie *f chir.* cecorrhaphy, typhlorrhaphy.
Zä•ko•sto•mie *f chir.* cecostomy, typhlostomy [tɪf'lɑstəmɪ].
Zä•ko•to•mie *f chir.* typhlotomy [tɪf-'lɑtəmɪ], cecotomy.
Zä•ko•ze•le *f chir.* cecocele.
Zä•kum *nt anat.* blind gut, blind intestine, cecum, typhlon.
Zä•kum•an•hef•tung *f* → Zäkopexie.
Zä•kum•ent•zün•dung *f patho.* typhlitis, typhloenteritis, cecitis.
Zä•kum•er•öff•nung *f* → Zäkotomie.
Zä•kum•fi•stel *f* → Zäkostomie.
Zä•kum•fi•ste•lung *f* → Zäkostomie.
Zä•kum•fi•xa•ti•on *f* → Zäkopexie.
Zäkum-Ileum-Fistel *f* → Zäkoileostomie.
Zäkum-Kolon-Fistel *f* → Zäkokolostomie.
Zä•kum•naht *f chir.* cecorrhaphy, typhlorrhaphy.
Zäkum-Rektum-Fistel *f* → Zäkorektostomie.
Zä•kum•re•sek•ti•on *f chir.* cecectomy [sɪ-'sektəmɪ], typhlectomy [tɪf'lektəmɪ].
Zan•ge *f* nippers *pl,* pliers *pl,* pincers *pl; chir.* forceps, a pair of forceps; *gyn.* forceps, extractor.
Zan•gen•ent•bin•dung *f gyn.* forceps delivery.
Zangenentbindung aus der Beckenmitte midforceps delivery.
hohe Zangenentbindung high forceps delievery.
tiefe Zangenentbindung low forceps delivery, outlet forceps delivery.
Zan•gen•ex•trak•ti•on *f* → Zangenentbindung.
Zan•gen•ge•burt *f gyn.* 1. → Zangenentbindung. 2. forceps baby.
Zäpf•chen[1] *nt anat.* palatine uvula, pendulous palate, uvula.
Zäpf•chen[2] *nt pharm.* suppository, globulus.
Zäpf•chen•ent•zün•dung *f HNO* staphylitis, uvulitis, cionitis.
Zäpf•chen•naht *f HNO* staphylorrhaphy, palatorrhaphy.
Zäpf•chen•ödem *nt HNO* staphyledema, staphyloedema.
Zäpf•chen•schwel•lung *f HNO* staphyloncus.
Zäpf•chen•sen•kung *f HNO* staphyloptosis, uvuloptosis.
Zäpf•chen•spal•te *f embryo.* split uvula, forked uvula, bifid uvula.
Zäpf•chen•spal•tung *f HNO* uvulotomy [,juːvjə'lɑtəmɪ], staphylotomy [stæfɪ-'lɑtəmɪ].
Zäpf•chen•tief•stand *m* → Zäpfchensenkung.
Zap•fen *pl histol.* (*Auge*) retinal cones, cones, cone cells.

Zap•fen•blind•heit *f ophthal.* cone achromatopsy, cone monochromasy.
Zap•fen•zel•len *pl histol.* (*Auge*) retinal cones, cones, cone cells.
Zecke [k•k] *f micro.* 1. tick, acarine. 2. **Zecken** *pl* Ixodides. **durch Zecken übertragen** *epidem.* tick-borne.
Zecken•be•fall [k•k] *m epidem.* ixodiasis, ixodism ['ɪksədɪzəm].
Zecken•biß•fie•ber [k•k] *nt epidem.* tick typhus, tick-borne typhus, tick fever.
Zecken•en•ze•pha•li•tis [k•k] *f epidem.* tick-borne encephalitis.
russische Zeckenenzephalitis Russian spring-summer encephalitis, forest-spring encephalitis.
zentraleuropäische Zeckenenzephalitis Central European encephalitis, Central European tick-borne fever.
Zecken•rück•fall•fie•ber [k•k] *nt epidem.* endemic relapsing fever, tick fever, tick-borne relapsing fever.
Zeh *m* → Zehe.
Ze•he *f anat.* toe, digit.
Ze•hen•ar•te•ri•en *pl anat.* digital arteries (of foot).
Ze•hen•beu•ger *m anat.* flexor muscle of toes, flexor digitorum pedis (muscle).
Ze•hen•beu•ge•re•flex *m neuro.* Rossolimo's sign/reflex, plantar muscle reflex.
Ze•hen•ent•zün•dung *f ortho.* dactylitis.
Ze•hen•glied *nt anat.* toe bone, phalanx.
Ze•hen•grund•ge•lenk *nt anat.* metatarsophalangeal articulation/joint, MTP joint.
Ze•hen•klo•nus *m neuro.* toe clonus, toe reflex.
Ze•hen•kno•chen *pl anat.* toe bones, phalangeal bones of foot.
Ze•hen•na•gel *m anat.* toenail, nail.
Ze•hen•re•flex *m neuro.* Babinski's toe sign, toe phenomenon [fɪ'nɑmə,nɑn], great-toe reflex.
Ze•hen•rücken•ar•te•ri•en [k•k] *pl anat.* dorsal digital arteries of foot.
Ze•hen•spit•ze *f* tiptoe, tip of the toe.
Ze•hen•strecker [k•k] *m anat.* extensor muscle of toes.
Zei•chen *nt* sign, signal, symbol (*für* of); *clin.* sign, symptom (*für, von* of), phenomenon [fɪ'nɑmə,nɑn], characteristic, mark.
objektives Zeichen physical sign, objective sign.
pathognomonisches Zeichen pathognomonic symptom.
subjektives Zeichen subjective sign.
Zeich•nen *nt gyn.* show.
Zei•ge•fin•ger *m* index, index finger, second finger, forefinger.
Zei•ger *m* (*Uhr*) hand, index; (*Waage*) needle; (*Meßgerät*) pointer, finger.
Zeiss: Zeiss-Zählkammer *f hema.* Thoma-Zeiss counting cell, Thoma-Zeiss counting chamber.
Zeit *f* time. **seit langer Zeit bestehend** long-standing, long-time. **die ganze Zeit** all the

Zeitabschnitt

time. **von Zeit zu Zeit** from time to time. **zur Zeit** at the present time. **zur selben Zeit** at the same time.
Zeit•ab•schnitt *m* time, period, term.
Zeit•dau•er *f* period, time, duration.
Zeit•raum *m* period (of time).
zeit•wei•lig *adj* (*vorübergehend*) temporary; (*gelegentlich*) intermittent, occasional.
Zell•ana•ly•sa•tor *m lab.* cytoanalyzer.
Zell•an•ti•kör•per *m immun.* cell antibody.
zell•arm *adj patho.* hypocellular.
Zell•atro•phie *f patho.* cell atrophy ['ætrəfɪ].
Zell•aus•strich *m lab.* smear.
Zell•dia•gno•stik *f patho.* cytodiagnosis, cytology [saɪ'tɑlədʒɪ].
Zel•le *f histol.* cell; *electr.* cell, element.
α-Zelle 1. (*Pankreas*) alpha cell, A cell. **2.** (*Adenohypophyse*) A cell, acidophil cell, acidophilic cell.
β-Zellen *pl* **1.** (*Pankreas*) beta cells (of pancreas), B cells. **2.** (*HVL*) beta cells (of adenohypophysis), B cells, basophilic cells, basophil cells.
δ-Zellen *pl* (*Pankreas*) delta cells, D cells.
enterochromaffine Zellen *pl* enteroendocrine cells, enterochromaffin cells, EC cells.
enteroendokrine Zellen *pl* → enterochromaffine Zellen.
γ-Zellen *pl* **1.** (*Adenohypophyse*) chromophobe cells, chromophobic cells. **2.** (*Pankreas*) C cells.
monozytoide Zellen *pl hema.* Downey's cells.
parafollikuläre Zellen *pl* (*Schilddrüse*) parafollicular cells, light cells, C cells.
Zelleib [LL·L] *m histol.* cell body, cytoplasm, soma.
Zell•ex•trakt *m histol.* cell extract.
Zell•im•mu•ni•tät *f immun.* cell immunity.
Zell•kern *m* nucleus, cell nucleus, karyon, karyoplast.
Zell•kul•tur *f histol.* cell culture. **humane diploide Zellkultur** human diploid cell culture.
Zell•mem•bran *f histol.* cell membrane, plasmalemma, cytomembrane.
Zell•ne•kro•se *f patho.* cell necrosis, cytonecrosis.
Zell•ober•flä•chen•an•ti•gen *nt immun.* cell-surface antigen.
Zell•ober•flä•chen•an•ti•kör•per *m immun.* cell-surface antibody.
Zell•ober•flä•chen•mar•ker *m immun.* cell-surface marker.
Zell•ödem *nt patho.* cellular edema.
Zell•pa•tho•lo•gie *f* cellular pathology [pə-'θɑlədʒɪ], cytopathology [,saɪtəpə-'θɑlədʒɪ].
Zell•schä•di•gung *f patho.* cellular injury, cellular trauma.
Zell•stoff•wech•sel *m* cell metabolism, cellular metabolism [mə'tæbəlɪzəm].
Zell•sus•pen•si•on *f histol.* cell dispersion, cell suspension.

Zell•tei•lung *f embryo.* cell division, division, cellular fission, fission.
Zell•tod *m patho.* cell death, cytonecrosis, necrocytosis, necrosis, sphacelation.
Zell•trüm•mer *pl patho.* detritus, débris.
zel•lu•lär *adj histol.* cellular, cellulous.
Zel•lu•li•tis *f patho.* cellulitis.
Zell•un•ter•gang *m* → Zelltod.
Zell•ver•band *m histol.* cell aggregate, cell aggregation.
Zell•wand•an•ti•gen *nt immun.* cell wall antigen.
Zellweger: Zellweger-Syndrom *nt patho.* Zellweger syndrome, cerebrohepatorenal syndrome.
Zell•zahl *f lab.* cell count.
Zenker: Zenker-Degeneration *f patho.* Zenker's necrosis, Zenker's degeneration.
Zenker-Divertikel *nt patho.* Zenker's diverticulum/pouch, pharyngoesophageal diverticulum.
Zen•tral•ar•te•ri•en•em•bo•lie *f ophthal.* retinal embolism ['embəlɪzəm].
Zen•tral•ar•te•ri•en•throm•bo•se *f ophthal.* apoplectic retinitis.
Zen•tral•ne•kro•se *f patho.* central necrosis.
Zen•tral•ner•ven•sy•stem *nt anat.* central nervous system, neural axis, cerebrospinal axis.
Zen•tral•sko•tom *nt ophthal.* central scotoma.
Zen•tral•star *m ophthal.* central cataract.
Zen•tro•blast *m hema.* centroblast, noncleaved follicular center cell, germinoblast.
zentroblastisch-zentrozytisch *adj hema.* centroblastic-centrocytic.
Zen•tro•zyt *m hema.* centrocyte, cleaved follicular center cell, germinocyte.
Zen•trum *nt* center, area, field, centrum. **kreislaufregulatorisches Zentrum** cardiac center.
Ze•phal•al•gie *f neuro.* headache, cephalalgia, cephalgia, cephalodynia.
Ze•phal•gie *f* → Zephalalgie.
Ze•pha•lo•cen•te•se *f neurochir.* cephalocentesis.
Ze•pha•lo•ödem *nt neuro.* cephaledema.
Ze•pha•lo•ze•le *f neuro.* cephalocele, encephalocele.
Ze•pha•lo•zen•te•se *f neurochir.* cephalocentesis.
ze•re•bel•lar *adj anat.* cerebellar.
Ze•re•bel•li•tis *f neuro.* cerebellitis.
ze•re•bel•lo•pon•tin *adj* cerebellopontile, cerebellopontine.
ze•re•bel•lo•spi•nal *adj* cerebellospinal.
Ze•re•bel•lum *nt anat.* cerebellum.
ze•re•bral *adj anat.* cerebral.
Ze•re•bral•an•gio•gra•phie *f radiol.* cerebral angiography [,ændʒɪ'ɑgrəfɪ].
Ze•re•bral•ar•te•ri•en•skle•ro•se *f patho.* cerebral arteriosclerosis.
Ze•re•bral•ar•te•rio•gra•phie *f radiol.* cerebral arteriography [ɑːr,tɪɔrɪ'ɑgrəfɪ].
Ze•re•bral•pa•ra•ly•se *f* → Zerebralparese.

Zervixresektion

Ze•re•bral•pa•re•se f neuro. cerebral paralysis [pəˈrælɪsɪs], cerebral palsy [ˈpɔːlzɪ].
infantile Zerebralparese infantile cerebral palsy, infantile cerebral paralysis, infantile spastic paralysis.
Ze•re•bral•skle•ro•se f patho. cerebrosclerosis.
Ze•re•bral•spas•mus m neuro. cerebral spasm.
Ze•re•bri•tis f neuro. cerebritis.
Ze•re•bro•pa•thie f neuro. cerebropathy [serəˈbrɒpəθɪ], cerebropathia.
Ze•re•bro•se f brain sugar, cerebrose.
Ze•re•bro•sid nt cerebroside, galactocerebroside, glucocerebroside.
Ze•re•bro•sid•li•pi•do•se f patho. Gaucher's splenomegaly/disease, cerebroside lipidosis.
Ze•re•bro•si•do•se f patho. cerebrosidosis.
Ze•re•bro•sid•spei•cher•krank•heit f patho. cerebrosidosis.
ze•re•bro•spi•nal adj anat. cerebrospinal, cerebromedullary.
Ze•re•bro•to•mie f neurochir. cerebrotomy [serəˈbrɒtəmɪ].
ze•re•bro•vas•ku•lär adj cerebrovascular.
ze•re•bro•ze•re•bel•lär adj cerebrocerebellar.
Ze•re•brum nt anat. cerebrum; brain.
Zer•fall m (a. fig., phys.) disintegration, decay, fragmentation, breakup.
physischer/psychischer Zerfall breakup.
radioaktiver Zerfall phys. nuclear decay, radioactive decay, radioactive disintegration.
zer•fal•len vi (a. fig., phys.) decay, disintegrate; dissolve; dissociate.
Zer•falls•kon•stan•te f phys. decay constant, disintegration constant, radioactive constant.
Zer•falls•pro•dukt nt phys. disintegration product, decay product.
Zer•falls•rei•he f phys. radioactive series, radioactive chain.
Zer•ka•rie f micro. cercaria.
Zer•ka•ri•en•der•ma•ti•tis f epidem. cercarial dermatitis, schistosome dermatitis, clam digger's itch.
Zer•kla•ge f chir., gyn. cerclage.
zer•le•gen vt **1.** patho., chir. dissect, cut up, (Präparat) tease. **2.** take to pieces, take apart; fig. dissect, analyze.
Ze•ro•id•li•po•fus•zi•no•se f patho. ceroid lipofuscinosis.
zer•rei•ßen patho. **I** vt tear up/apart/in two, disrupt, break, rupture, burst. **II** vi tear, rupture, break, burst.
zer•ren vt (Band) sprain, tear; (Muskel) pull, strain.
Zer•rung f (Muskel, Band) strain, sprain.
zer•schnei•den vt cut, cut up, dissect.
zer•split•tert adj ortho. (Fraktur) comminuted, comminute.
Zer•stäu•ber m pharm. spray, sprayer, atomizer; nebulizer.
Zer•stäu•bung f pharm. spraying, atomization.
Zer•trüm•me•rung f ortho. (Fraktur) comminution; fragmentation.
Ze•ru•men nt cerumen, earwax, wax.
Ze•ru•mi•nal•drü•sen pl histol. ceruminous glands.
Ze•ru•mi•nal•pfropf m HNO impacted cerumen, impacted earwax, ceruminal impaction.
angetrockneter Zeruminalpfropf hard cerumen, inspissated cerumen.
Ze•ru•mi•no•ly•se f pharm. ceruminolysis.
Ze•ru•mi•nom nt HNO ceruminoma.
zer•vi•kal adj anat. cervical, trachelian.
Zer•vi•kal•ka•nal m gyn. cervical canal (of uterus), endocervix.
Zer•vi•kal•lymph•kno•ten pl anat. cervical lymph nodes.
Zer•vi•kal•ner•ven pl anat. cervical nerves.
Zer•vi•kal•syn•drom nt neuro. cervical syndrome. **posttraumatisches Zervikalsyndrom** post-traumatic cervical syndrome.
Zer•vi•kal•ul•kus nt gyn. Clarke's ulcer.
Zer•vi•ko•bra•chi•al•gie f neuro. cervicobrachialgia.
Zer•vi•ko•dy•nie f neuro. neck pain, cervicodynia, trachelodynia.
Zer•vi•ko•kol•pi•tis f gyn. cervicovaginitis, cervicocolpitis.
Zer•vi•ko•pe•xie f gyn. cervicopexy, trachelopexy, trachelopexia.
Zer•vi•kor•rha•phie f gyn. trachelorrhaphy.
Zer•vi•ko•to•mie f gyn. cervicotomy [ˌsɜrvɪˈkɒtəmɪ], trachelotomy [ˌtreɪkɪˈlɒtəmɪ].
zer•vi•ko•va•gi•nal adj gyn. cervicovaginal.
Zer•vi•ko•va•gi•ni•tis f gyn. cervicovaginitis, cervicocolpitis.
zer•vi•ko•ve•si•kal adj gyn. cervicovesical.
Zer•vix f **1.** anat. neck, cervix, collum. **2.** gyn. cervix uteri, uterine neck, collum.
Zer•vix•ab•strich m gyn. cervical smear.
Zer•vix•atre•sie f gyn. cervical atresia.
Zer•vix•deh•nung f gyn. hysterotrachelectasia.
Zer•vix•drü•sen pl histol. cervical glands (of uterus).
Zer•vix•dys•to•kie f gyn. cervical dystocia.
Zer•vix•ent•zün•dung f gyn. cervicitis, trachelitis.
Zer•vix•fi•stel f patho. cervical fistula.
Zer•vix•höh•len•kar•zi•nom nt gyn. endocervical carcinoma.
Zer•vix•ka•nal m gyn. utercervical canal, uterine canal.
Zer•vix•kar•zi•nom nt gyn. cervical carcinoma (of uterus), carcinoma of uterine cervix.
Zer•vix•ko•ni•sa•ti•on f gyn. conization.
Zer•vix•naht f gyn. hysterotrachelorrhaphy, trachelorrhaphy.
Zer•vix•pla•stik f gyn. hysterotracheloplasty, tracheloplasty, cervicoplasty.
Zer•vix•po•lyp m gyn. cervical polyp.
Zer•vix•re•sek•ti•on f gyn. cervicectomy, trachelectomy.

Zervixschleim

Zer•vix•schleim *m gyn.* cervical mucus.
Zer•vix•schleim•haut *f gyn.* cervical mucosa.
Zer•vix•schnitt *m gyn.* trachelotomy [ˌtreɪ-kɪ'lɑtəmɪ], cervicotomy [ˌsɜrvɪ'kɑtəmɪ].
Zer•vix•ver•kle•bun•gen *pl gyn.* cervical adhesions, cervical uterine adhesions.
Zer•vix•ver•wach•sun•gen *pl* → Zervixverklebungen.
Zer•vix•zy•to•lo•gie *f gyn.* cervical cytology [saɪ'tɑlədʒɪ].
Zer•vi•zi'tis *f* → Zervixentzündung.
Zeu•gungs•or•ga•ne *pl* genital organs, generative organs, reproductive organs.
zeu•gungs•un•fä•hig *adj embryo.* impotent; sterile.
Zeu•gungs•un•fä•hig•keit *f embryo.* impotence, impotency, impotentia generandi.
Zeu•gungs•un•ver•mö•gen *nt* → Zeugungsunfähigkeit.
ZHR-Syndrom *nt patho.* Zellweger syndrome, cerebrohepatorenal syndrome.
Zickel: Zickel-Nagel *m ortho.* Zickel nail.
Zick•zack•pla•stik *f chir.* zigzagplasty.
Zick•zack•schnitt *m chir.* zigzagplasty.
Zie•gen•meckern [K•K] *nt clin. (Auskultation)* egophony, capriloquism, tragophony.
Zie•gen•milch•an•ämie *f hema.* goat's milk anemia.
Zie•gen•pe•ter *m epidem.* epidemic parotiditis, epidemic parotitis, mumps.
Zie•hen *nt (Schmerz)* drawing pain, tearing pain, twinge.
zie•hen **I** *vt* **1.** draw, pull; *(Fäden)* take out. **2.** *(Blasen)* blister. **II** *vi (schmerzen)* draw, tear, twinge.
zie•hend *adj (Schmerz)* drawing, tearing.
Ziehen-Oppenheim: Ziehen-Oppenheim-Krankheit *f neuro.* Ziehen-Oppenheim disease, progressive torsion spasm of childhood.
Ziel•be•reich *m radiol.* target area.
Ziel•ge•biet *nt radiol.* target area.
Ziel•ge•we•be *nt pharm.* target tissue.
ziel•los *adj* aimless; *(Bewegung)* erratic.
Ziel•mo•to•rik *f physiol.* goal-directed motion, goal-directed motor system.
Ziel•or•gan *nt pharm.* target organ.
Ziel•zel•le *f pharm.* target cell.
Zieve: Zieve-Syndrom *nt patho.* Zieve syndrome.
zi•ka•tri•zi•ell *adj patho.* epulotic, cicatricial.
zi•li•ar *adj anat.* ciliary.
Zi•li•ar•ap•pa•rat *m anat.* ciliary body, ciliary apparatus.
Zi•li•ar•ar•te•ri•en *pl anat.* ciliary arteries.
Zi•li•ar•block•glau•kom *nt ophthal.* malignant glaucoma.
Zi•li•ar•kör•per *m anat.* ciliary apparatus, ciliary body.
Zi•li•ar•kör•per•durch•tren•nung *f ophthal.* ciliarotomy [ˌsɪliə'rɑtəmɪ].
Zi•li•ar•kör•per•ent•fer•nung *f ophthal.* cyclectomy.

Zi•li•ar•kör•per•ent•zün•dung *f ophthal.* cyclitis.
Zi•li•ar•mus•kel *m anat.* Bowman's muscle, ciliary muscle.
Zi•li•ar•ner•ven *pl anat.* ciliary nerves.
Zi•li•a•ro•to•mie *f ophthal.* ciliarotomy [ˌsɪliə'rɑtəmɪ].
Zi•li•ar•re•flex *m physiol.* ciliary reflex.
Zi•li•ar•ve•nen *pl anat.* ciliary veins.
Zi•lie *f* **1.** *histol.* cilium, kinocilium. **2.** → Zilien.
Zi•li•ek•to•mie *f ophthal.* ciliectomy, cyclectomy.
Zi•li•en *pl anat.* eyelashes, cilia.
Zi•li•en•ab•szeß *m ophthal.* sty, stye, hordeolum.
Zi•lio•to•mie *f ophthal.* ciliotomy [ˌsɪli-'atəmɪ].
Zimmerlin: Zimmerlin-Typ *m neuro.* Zimmerlin's type, Zimmerlin's atrophy ['ætrəfɪ].
Zim•mer•tem•pe•ra•tur *f* room temperature.
Zinn: Zinn-Gefäßkranz *m anat.* Zinn's corona, circle of Haller, vascular circle of optic nerve.
Zinn-Sehnenring *m anat.* common tendinous ring, Zinn's ring.
Zinn-Strahlenzone *f* zone of Zinn, zonule of Zinn, lens zonule, ciliary zonule.
Zinsser-Cole-Engman: Zinsser-Cole-Engman-Syndrom *nt derm.* Zinsser-Cole-Engman syndrome, congenital dyskeratosis.
Zir•bel•drü•se *f anat.* pineal body/gland, pineal, epiphysis.
Zir•ka•di•an•pe•rio•dik *f physiol.* circadian periodicity.
Zir•kel•schnitt *m chir.* circular incision, circular cut.
zir•ku•lär *adj* circular, annular, circinate, orbicular.
Zir•ku•lär•ver•band *m* circular bandage.
Zir•ku•la•ti•on *f* circulation; *physiol.* circulation.
assistierte Zirkulation assisted circulation.
extrakorporale Zirkulation extracorporeal circulation.
zir•ku•la•to•risch *adj* circulatory.
zir•ku•lie•ren *vi physiol.* circulate, flow.
zir•ku•lie•rend *adj physiol.* flowing, circulating, circulatory.
zir•kum•anal *adj* perianal, circumanal.
zir•kum•oral *adj* perioral, circumoral.
zir•kum•or•bi•tal *adj* periorbital, circumorbital.
zir•kum•skript *adj* circumscribed, limited, confined.
Zir•kum•zi•si•on *f urol.* circumcision, peritomy [pə'rɪtəmɪ], posthetomy; *chir.* circumcision.
zir•rhös *adj patho.* cirrhotic.
Zir•rho•se *f patho.* cirrhosis, fibroid induration, granular induration.
biliäre Zirrhose biliary cirrhosis.
kryptogene Zirrhose cryptogenic cirrhosis.

primär biliäre Zirrhose primary biliary cirrhosis, Hanot's cirrhosis, progressive nonsuppurative cholangitis.
sekundär biliäre Zirrhose secondary biliary cirrhosis.
Zir•rho•ti•ker *m* cirrhotic, cirrhotic patient.
Zir•rho•ti•ke•rin *f* cirrhotic, cirrhotic patient.
zir•rho•tisch *adj* → zirrhös.
zi•schend *ad clin. (Geräusch)* sibilant, hissing.
Zisch•laut *m clin.* hiss, sibilant.
Zi•ster•nen•punk•ti•on *f neurochir.* cranial puncture, cisternal puncture.
Zi•ster•no•gra•phie *f radiol.* cisternography.
Zi•trat *nt chem.* citrate.
Zi•trat•plas•ma *nt hema.* citrated plasma.
Zi•tro•nen•säu•re•zy•klus *m biochem.* citric acid cycle, Krebs cycle, tricarboxylic acid cycle.
Zit•tern *nt* shake, shiver, quiver, tremble, tremor, trepidation.
erregtes Zittern tingling, nervous chill.
grobschlägiges Zittern *neuro.* flap.
nervöses Zittern tingling, nervous chill.
unwillkürliches Zittern tremor.
zit•tern *vi* shake, shiver, quiver, tremble *(vor with)*; vibrate.
Zi•vi•li•sa•ti•ons•krank•hei•ten *pl* diseases of civilization.
Z-Linie *f histol.* Z disk, Z line, Z band, Amici's disk.
ZNS-Erkrankung *f neuro.* CNS disease.
ZNS-Metastase *f neuro.* CNS metastasis [mə'tæstəsɪs].
zö•kal *adj* cecal, caecal.
Zö•kum *nt anat.* blind gut, blind intestine, cecum.
Zö•lia•kie *f patho.* celiac disease, gluten enteropathy [entə'rɑpəθɪ], Gee-Herter-Heubner disease, Heubner-Herter disease, Herter-Heubner disease. **Erwachsenenform der Zöliakie** Gee-Thaysen disease, adult celiac disease.
Zö•lia•kie•kri•se *f ped.* celiac crisis.
Zö•lia•ko•gra•phie *f radiol.* celiac angiography [,ændʒɪ'ɑgrəfɪ], celiac arteriography [ɑːr,tɪərɪ'ɑgrəfɪ].
Zö•lio•ga•stro•sto•mie *f chir.* laparogastrostomy, celiogastrostomy.
Zö•lio•ga•stro•to•mie *f chir.* celiogastrotomy, laparogastrotomy.
Zö•lio•hy•ste•ro•to•mie *f gyn.* abdominal hysterotomy [hɪstə'rɑtəmɪ], celiohysterotomy, laparohysterotomy.
Zö•li•or•rha•phie *f chir.* laparorrhaphy, celiorrhaphy.
Zö•lio•skop *nt clin.* celoscope, celioscope.
Zö•lio•sko•pie *f clin.* celoscopy [sɪ'lɑskəpɪ], celioscopy [,siːlɪ'ɑskəpɪ].
Zö•lio•to•mie *f chir.* abdominal section, celiotomy [,siːlɪ'ɑtəmɪ], ventrotomy [ven'trɑtəmɪ].
Zö•lio•zen•te•se *f clin.* celiocentesis, celioparacentesis, peritoneocentesis.

Zollinger-Ellison: Zollinger-Ellison-Syndrom *nt endo.* Zollinger-Ellison syndrome, Z.-E. syndrome.
Zo•na *f* [S.U. ZONA]
Zo•ne *f* zone, area, region.
Zone des Antigenüberschusses *immun.* zone of antigen excess, postzone.
Zone des Antikörperüberschusses *immun.* zone of antibody excess, prezone, prozone.
epileptogene Zone epileptogenous zone, epileptogenic zone.
erogene Zone erogenous zone, erotogenic zone.
parakortikale Zone *(Lymphknoten)* deep cortex, thymus-dependent area, paracortical zone.
reflexogene Zone reflexogenic zone.
thymusabhängige Zone → parakortikale Zone.
Zo•ning *nt immun.* zoning.
Zo•nu•la *f anat.* zonule. **Zonula ciliaris** ciliary zonule, lens zonule, zone of Zinn, zonule of Zinn.
Zo•nu•la•fa•sern *pl anat.* zonular fibers, aponeurosis of Zinn.
Zo•nu•li•tis *f ophthal.* zonulitis.
Zo•nu•lo•ly•se *f ophthal.* zonulysis, zonulolysis.
Zo•nu•lo•to•mie *f ophthal.* zonulotomy [,zəʊnjə'lɑtəmɪ].
Zoo•an•thro•po•no•se *f epidem.* zooanthroponosis, anthropozoonosis.
Zoon: Balanitis chronica circumscripta benigna plasmacellularis Zoon *urol.* Zoon's erythroplasia, balanitis of Zoon, plasma cell balanitis.
Vulvitis circumscripta chronica plasmacellularis Zoon *gyn.* plasma cell vulvitis.
Zoo•no•se *f epidem.* zoonosis.
Zoo•prä•zi•pi•tin *nt immun.* zooprecipitin.
Zoo•sper•mie *f andro.* zoospermia.
Zöpfel: Zöpfel-Ödem *nt patho.* edematous pancreatitis, pancreatic edema.
Zo•ster *m epidem.* acute posterior ganglionitis, herpes zoster, zoster, shingles *pl*.
Zoster ophthalmicus ophthalmic zoster, gasserian ganglionitis, herpes zoster ophthalmicus.
Zoster oticus herpes zoster auricularis/oticus, Ramsey Hunt syndrome, Hunt's disease/neuralgia, geniculate neuralgia, otic neuralgia.
zo•ster•ar•tig *adj epidem.* zosteriform, zosteroid.
Zo•ster•bläs•chen *pl patho.* zoster vesicles.
Zoster-Enzephalitis *f neuro.* zoster encephalitis.
Zoster-Enzephalomyelitis *f neuro.* zoster encephalomyelitis.
Zoster-Meningitis *f neuro.* zoster meningitis.
Zot•te *f histol.* villus.
Zot•ten•ge•fäß *nt embryo.* villous vessel, villous blood vessel.
Zot•ten•glat•ze *f gyn.* smooth chorion, cho-

Zottenhaut

rion laeve.
Zot•ten•haut *f embryo.* chorionic sac, chorion sac, chorion.
Zot•ten•herz *nt card.* hairy heart, trichocardia, cor villosum.
Zot•ten•krebs *m patho.* villous cancer, villous carcinoma.
Zot•ten•plat•te *f embryo.* shaggy chorion, chorionic plate, bushy chorion.
Z-Plastik *f chir.* Z-plasty, Z-flap.
Z-Streifen *m* → Z-Linie.
züch•ten *vt micro.* culture.
Zucken [K•K] *nt* tic, twitch, jerk, twitching, jerking. **nervöses Zucken** habit spasm, tic.
zucken [K•K] *vi* twitch, jerk.
Zucker [K•K] *m* **1.** *chem.* sugar, saccharid. **2.** *inf.* saccharose, sucrose, beet sugar. **3.** *inf.* → Zuckerkrankheit.
Zucker•aus•schei•dung [K•K] *f* **im Harn** *patho.* glucosuria, mellituria, glycosuria, saccharuria.
Zucker•guß•le•ber [K•K] *f patho.* Curschmann's disease, sugar-icing liver.
Zucker•guß•milz [K•K] *f patho.* sugar-icing spleen.
zucker•krank [K•K] *adj patho.* diabetic.
Zucker•kran•ke [K•K] *m/f* diabetic.
Zucker•krank•heit [K•K] *f patho.* diabetes mellitus, diabetes.
Zucker•rohr•fie•ber [K•K] *nt epidem.* canefield fever, field fever.
Zucker•spie•gel [K•K] *m lab.* glucose level, glucose value.
Zucker•star [K•K] *m ophthal.* diabetic cataract.
Zucker•test [K•K] *m lab.* sugar test, glucose test.
Zucker•wert [K•K] *m lab.* glucose level, glucose value.
Zuckung [K•K] *f* twitch, jerk, twitching, contraction. **faszikuläre Zuckungen** *pl* fasciculation.
Zu•fall *m* chance, accident, coincidence.
Zu•falls•be•fund *m clin.* incidental finding.
Zu•gang *m* **1.** (*a. fig.*) entry, access, gate, gateway (*zu* to); *anat.* aditus, inlet, opening; *chir.* access, approach (*zu* to); *clin.* access, line. **2. Zugänge** *pl* (*Patienten*) intake *sing,* new admissions.
zu•ge•hen *vi* (*Wunde*) close, close up.
zu•ge•las•sen *adj pharm.* approved, licensed; (*Arzt/Ärztin*) registered.
Zug•gur•tung *f ortho.* tension band wiring.
Zug•gur•tungs•osteo•syn•the•se *f ortho.* tension band wiring.
Zug•schrau•be *f ortho.* compression screw.
Zug•ver•band *m ortho.* extension bandage.
zu•hei•len *vi* heal, heal up, heal over.
zu•las•sen *vt* register, allow, permit; *pharm.* approve, license; (*Arzt/Ärztin*) license, qualify.
Zu•las•sung *f* registration, permission; *pharm.* approval, license; (*Arzt/Ärztin*) license.
Zu•nah•me *f* increase (*an* in); growth, rise.

zu•neh•men I *vt* (*Gewicht*) gain, put on. **II** *vi* **1.** (*Gewicht*) put on, gain. **2.** increase, gain (*an* in), grow, augment.
Zun•ge *f* **1.** *anat.* tongue. **s. auf die Zunge beißen** bite one's tongue. **die Zunge herausstrecken** put one's tongue out. **2.** (*Waage*) index, needle.
belegte Zunge *clin.* coated tongue.
gespaltene Zunge *embryo.* cleft tongue, double tongue, bifid tongue, split tongue.
rote Zunge *clin.* red strawberry tongue, raspberry tongue.
Zun•gen•am•pu•ta•ti•on *f HNO* glossectomy [glɑˈsektəmɪ], glossosteresis, elinguation, lingulectomy.
Zun•gen•ar•te•rie *f anat.* lingual artery.
Zun•gen•bänd•chen *nt anat.* lingual frenulum, lingual frenum.
Zun•gen•bein *nt anat.* hyoid, hyoid bone, lingual bone.
Zun•gen•bein•horn *nt anat.* horn of hyoid bone.
Zun•gen•bein•kör•per *m anat.* body of hyoid bone, basihyoid, basihyal.
Zun•gen•be•lag *m* coat (of the tongue).
Zun•gen•bren•nen *nt neuro.* burning tongue, glossalgia, glossodynia, glossopyrosis.
Zun•gen•drü•sen *pl anat.* lingual glands, glands of tongue.
Zun•gen•ent•zün•dung *f HNO* glossitis.
Zun•gen•grund•stru•ma *f patho.* lingual goiter.
Zun•gen•kar•zi•nom *nt HNO* carcinoma of tongue.
Zun•gen•kör•per *m anat.* body of tongue.
Zun•gen•krebs *m HNO* carcinoma of tongue.
Zun•gen•mus•keln *pl anat.* muscles of tongue, lingual muscles.
Zun•gen•naht *f chir.* glossorrhaphy.
Zun•gen•pa•pil•len *pl anat.* lingual papillae, gustatory papillae.
Zun•gen•pla•stik *f chir.* glossoplasty.
Zun•gen•rücken [K•K] *m anat.* dorsum of tongue.
Zun•gen•schlag•ader *f anat.* lingual artery.
Zun•gen•schleim•haut *f anat.* lingual mucosa, mucosa of tongue.
Zun•gen•schmer•zen *pl HNO* glossalgia, glossodynia.
Zun•gen•spa•tel *m clin.* tongue depressor, lingual spatula.
Zun•gen•spit•ze *f anat.* tip of tongue, apex of tongue, proglossis.
Zun•gen•tu•mor *m patho.* tumor of tongue.
Zun•gen•ve•ne *f anat.* lingual vein.
Zun•gen•ver•wach•sung *f HNO* tonguetie, adherent tongue, ankyloglossia.
Zun•gen•wur•zel *f anat.* root of tongue.
zu•rech•nungs•fä•hig *adj forens.* sane, sound of mind.
Zu•rech•nungs•fä•hig•keit *f forens.* soundness of mind, sanity, mental capacity.
zu•rück•bil•den *vr* **sich zurückbilden**

regress, involute, degenerate.
Zu•rück•bil•dung *f* regression, involution, degeneration.
zu•rück•blei•ben *vi ped.* lag behind; (*physisch od. psychisch*) be retarded.
zu•rück•entwickeln [K•K] *vr* **sich zurückentwickeln** retrogress, involute, regress.
zu•rück•ge•hen *vi* (*Schwellung*) retrocede, retrogress, go back; (*Temperatur*) fall, drop; (*Fieber*) go down, abate, fall.
zu•sam•men•bre•chen *vi* (*psychisch, physisch*) break, break down, collapse; *inf.* (*Person*) go to pieces.
zu•sam•men•brin•gen *vt* unite; *chir.* (*Wundränder*) approximate.
Zu•sam•men•bruch *m* (*psychischer, physischer*) breakdown, collapse. **kurz vor dem Zusammenbruch stehen** have reached breaking point, be at breaking point.
zu•sam•men•hangs•los *adj* (*Sprache, Gedanken*) incoherent.
Zu•sam•men•hangs•lo•sig•keit *f* (*Sprache, Gedanken*) incoherence, incoherency.
zu•sam•men•hei•len *vi* heal, heal up.
zu•sam•men•wach•sen *vi* grow together, coalesce; (*Bruch*) set, unite; (*Wundränder*) unite.
Zu•stand *m* **1.** condition, state, status; shape. **in gutem Zustand** in a good state. **in schlechtem Zustand** in a bad state. **2.** **Zustände** *pl* conditons *pl*, situation.
körperlicher Zustand physical state.
kritischer Zustand *clin.* critical condition.
seelischer Zustand mental state.
Zuviel-Haut-Syndrom *nt derm.* chalazodermia, lax skin, loose skin, dermatochalasis, cutis laxa.
zu•wach•sen *vi* close, heal, heal up, heal over.
zu•zie•hen *vt* **sich eine Krankheit zuziehen** catch/contract a disease.
Zwang *m* (*a. psycho., psychia.*) compulsion, coercion, constraint; (*moralischer*) constraint, restraint. **unter Zwang** under compulsion.
zwang•haft *adj psycho., psychia.* compulsive, obsessional, obsessive, anancastic.
Zwangs•cha•rak•ter *m psychia.* obsessive-compulsive personality, compulsive personality.
zwangs•ein•wei•sen *vt* (*Patient*) certify.
Zwangs•ein•wei•sung *f* involuntary hospitalization, commitment, committal, certification.
zwangs•er•näh•ren *vt* feed by force, force-feed.
Zwangs•er•näh•rung *f* forced alimentation, forced feeding, forcible feeding.
Zwangs•idee *f* → Zwangsvorstellung.
Zwangs•jacke [K•K] *f psychia.* strait jacket, straight jacket.
Zwangs•neu•ro•se *f psychia.* compulsion neurosis, compulsive neurosis, obsessive-compulsive neurosis, obsessional neurosis.
Zwangs•vor•stel•lung *f psycho.* obsession, complex, forced attitude, fixed idea, fixation.
zwangs•wei•se *adj* compulsory; enforced, forced.
Zweck•psy•cho•se *f psychia.* nonsense syndrome, Ganser's syndrome, pseudopsychosis.
Zwei-Ebenen-Mammogramm *nt radiol.* biplane mammogram.
zwei•ei•ig *adj embryo.* dizygotic, dizygous, fraternal, binovular.
Zwei•eta•gen•frak•tur *f ortho.* double fracture, segmental fracture.
Zwei•glä•ser•pro•be *f urol.* Thompson's test, two-glass test.
zwei•mal *adv* twice. **zweimal täglich** twice a day; *pharm.* bis in die.
Zwei•stär•ken•bril•le *f ophthal.* bifocals *pl*, bifocal glasses *pl*.
Zwei•stär•ken•glas *nt* bifocal, bifocal glass, bifocal lens.
Zwei•stär•ken•lin•se *f* → Zweistärkenglas.
Zwei•stu•fen•test *m card.* two-step exercise test, Master's two-step exercise test.
zwei•stünd•lich *adv* two-hourly, every two hours.
Zweit•er•kran•kung *f clin.* secondary disease.
zweit•ge•bä•rend *adj gyn.* secundiparous.
Zweit•ge•bä•ren•de *f gyn.* secundipara.
Zweit•krank•heit *f clin.* secondary disease.
Zwerch•fell *nt anat.* diaphragm, midriff, phren, muscular diaphragm.
Zwerch•felläh•mung [LL•L] *f neuro.* phrenoplegia, diaphragmatic paralysis [pə-ˈrælɪsɪs].
Zwerch•fell•ar•te•ri•en *pl anat.* phrenic arteries, diaphragmatic arteries.
Zwerch•fell•at•mung *f physiol.* diaphragmatic breathing, diaphragmatic respiration.
Zwerch•fell•be•we•gung *f physiol.* diaphragmatic excursion.
Zwerch•fell•de•fekt *m patho.* diaphragmatic defect.
Zwerch•fell•ent•zün•dung *f patho.* diaphragmitis, diaphragmatitis, phrenitis.
Zwerch•fell•flat•tern *nt patho.* diaphragmatic flutter.
Zwerch•fell•her•nie *f chir.* diaphragmatic hernia, diaphragmatocele.
Zwerch•fell•hoch•stand *m patho.* diaphragmatic eventration.
Zwerch•fell•krampf *m patho.* phrenospasm.
Zwerch•fell•kup•pel *f* dome of diaphragm.
Zwerch•fell•pa•ra•ly•se *f* → Zwerchfellähmung.
Zwerch•fell•pleu•ra *f anat.* diaphragmatic pleura.
Zwerch•fell•re•sek•ti•on *f chir.* phrenectomy, phrenicectomy.
Zwerch•fell•schen•kel *m anat.* crus of diaphragm, diaphragmatic crus.
Zwerch•fell•schmerz *m patho.* phrenalgia, phrenodynia, diaphragmalgia, diaphragmodynia.
Zwerch•fell•sen•kung *f patho.* phrenop-

Zwerchfellspasmus

tosia.
Zwerch•fell•spas•mus *m patho.* phrenospasm.
Zwerch•fell•tief•stand *m patho.* phrenoptosia.
Zwerch•fell•trau•ma *nt patho.* diaphragmatic injury, diaphragmatic trauma.
Zwerch•fell•ve•nen *pl anat.* phrenic veins.
Zwerch•fell•ver•let•zung *f patho.* diaphragmatic injury, diaphragmatic trauma.
Zwerg•becken [K•K] *nt ortho.* dwarf pelvis.
zwer•gen•haft *adj patho.* dwarf, dwarfish, nanoid, nanous, lilliputian.
Zwerg•nie•re *f patho.* dwarf kidney.
pyelonephritische Zwergniere pyelonephritic dwarf kidney.
Zwerg•wuchs *m patho.* dwarfism ['dwɔːrfɪzəm], dwarfishness, microplasia, nanism, nanosomia.
disproportionierter Zwergwuchs disproportionate dwarfism.
greisenhafter Zwergwuchs progeria, Hutchinson-Gilford syndrome, premature senility syndrome.
hypophysärer Zwergwuchs hypophysial dwarfism, hypophysial infantilism ['ɪnfəntlɪzəm], pituitary infantilism, pituitary dwarfism.
proportionierter Zwergwuchs universal infantilism, proportionate infantilism.
Zwerg•wüch•sig•keit *f* → Zwergwuchs.
Zwie•bel•scha•len•lä•si•on *f patho.* (*Milz*) onion-scale lesion.
Zwie•bel•scha•len•pe•ri•osti•tis *f radiol.* onion-skin periostitis.
Zwie•bel•scha•len•struk•tur *f radiol.* onion-peel appearance, onion-peel reaction, onion-skin appearance.
Zwil•ling *m* → Zwillinge.
Zwil•lin•ge *pl* twins, gemini.
binovuläre/dissimilare/dizygote Zwillinge → zweieiige Zwillinge.
eineiige Zwillinge enzygotic twins, uniovular twins, monochorionic twins, monovular twins, monozygotic twins.
erbgleiche Zwillinge → eineiige Zwillinge.
erbungleiche/heteroovuläre Zwillinge → zweieiige Zwillinge.
identische/monovuläre/monozygote/monozygotische Zwillinge → eineiige Zwillinge.
siamesische Zwillinge Siamese twins.
zweieiige Zwillinge dizygotic twins, dichorial twins, nonidentical twins, false twins, dichorionic twins, heterologous twins, hetero-ovular twins.
Zwil•lings•bru•der *m* twin brother.
Zwil•lings•for•schung *f* gemellology [ˌdʒeməˈlɑlədʒɪ].
Zwil•lings•miß•bil•dung *f embryo.* didymus.
Zwil•lings•schwan•ger•schaft *f gyn.* bigeminal pregnancy, twin pregnancy.
Zwil•lings•schwe•ster *f* twin sister.
Zwi•schen•wirt *m micro.* intermediate host, secondary host.

Zwit•ter *m patho.* hermaphrodite, gynander, gynandroid.
zwitt•rig *adj patho.* hermaphroditic, hermaphrodite.
Zwölf•fin•ger•darm *m anat.* duodenum, dodecadactylon.
Zwölf•fin•ger•darm•en•do•sko•pie *f clin.* duodenoscopy [ˌd(j)uːədɪˈnɑskəpɪ].
Zwölf•fin•ger•darm•ent•fer•nung *f chir.* duodenectomy.
Zwölf•fin•ger•darm•er•öff•nung *f chir.* duodenotomy.
Zwölf•fin•ger•darm•ge•schwür *nt patho.* duodenal ulcer.
Zya•nid•ver•gif•tung *f patho.* cyanide poisoning.
Zy•an•met•hä•mo•glo•bin *nt hema.* cyanide methemoglobin, cyanmethemoglobin.
Zya•no•co•bal•amin *nt biochem.* vitamin B_{12}, cyanocobalamin, Castle's factor, LLD factor.
Zy•an•op•sie *f ophthal.* blue vision, cyanopsia, cyanopia.
Zya•no•se *f patho.* cyanosis, cyanoderma.
autotoxische Zyanose Stokvis-Talma syndrome, autotoxic cyanosis.
falsche Zyanose false cyanosis.
periorale Zyanose circumoral cyanosis.
periphere Zyanose peripheral cyanosis.
pulmonale/pulmonal-bedingte Zyanose pulmonary cyanosis.
zentrale Zyanose central cyanosis.
zirkumorale Zyanose circumoral cyanosis.
zya•no•tisch *adj patho.* cyanotic, cyanosed.
Zy•an•urie *f patho.* cyanuria.
Zy•go•my•ko•se *f epidem.* zygomycosis.
Zy•go•te *f embryo.* zygote, spermatoovum.
zy•go•tisch *adj embryo.* zygotic.
Zykl•ek•to•mie *f ophthal.* cyclectomy, ciliectomy.
zy•klisch *adj* 1. cyclic, circular, periodic. 2. *chem.* cyclic.
Zy•kli•tis *f ophthal.* cyclitis.
Zyklo-AMP *nt biochem.* cyclic AMP, cyclic adenosine monophosphate.
Zy•klo•cho•rio•idi•tis *f ophthal.* cyclochoroiditis.
Zy•klo•dia•ly•se *f ophthal.* cyclodialysis.
Zy•klo•dia•ther•mie *f ophthal.* cyclodiathermy.
Zy•klo•duk•ti•on *f ophthal.* cycloduction, circumduction.
Zy•klo•elek•tro•ly•se *f ophthal.* cycloelectrolysis.
Zyklo-GMP *nt biochem.* cyclic GMP, cyclic guanosine monophosphate.
Zy•klo•ke•ra•ti•tis *f ophthal.* cyclokeratitis, Dalrymple's disease.
Zy•klo•kryo•the•ra•pie *f ophthal.* cyclocryotherapy.
Zy•klop *m embryo.* cyclops, cyclocephalus, monops.
Zy•klo•pho•rie *f ophthal.* periphoria, cyclophoria.
Zy•klo•pho•ro•me•ter *nt ophthal.* cyclo-

phorometer.

Zy•klo•pho•to•koa•gu•la•ti•on *f ophthal.* cyclophotocoagulation.

Zy•klo•phre•nie *f psychia.* bipolar disorder, manic-depressive disorder, cyclophrenia.

Zy•klo•pie *f embryo.* cyclopia, cyclocephaly, monopia, synophthalmia.

Zy•klo•ple•gie *f ophthal.* cycloplegia.

zy•klo•ple•gisch *adj ophthal.* cycloplegic.

Zy•klo•spas•mus *m ophthal.* cyclospasm.

zy•klo•thym *adj psychia.* cyclothymic, cyclothymiac.

Zy•klo•thy•mie *f psychia.* cyclothymia, cyclothymic personality, cycloid personality disorder, affective personality, cycloid personality, affective personality disorder.

Zy•klo•to•mie *f ophthal.* cyclotomy [saɪ-ˈklɑtəmɪ], cyclicotomy.

Zy•klo•tro•pie *f ophthal.* cyclotropia.

Zy•klo•ze•pha•lie *f* → Zyklopie.

Zy•klo•ze•pha•lus *m* → Zyklop.

Zy•klo•zoo•no•se *f epidem.* cyclozoonosis.

Zy•klus *m gyn.* menstrual cycle, genital cycle, sex cycle, sexual cycle, rhythm.

anovulatorischer Zyklus *gyn.* anovulatory cycle.

biologischer Zyklus biocycle.

ovarieller Zyklus *gyn.* ovarian cycle, oogenetic cycle.

Zy•klus•pha•sen *pl gyn.* phases of menstrual cycle.

Zy•lin•der *m* **1.** *urol.* cast, cylinder. **2.** (*Spritze*) barrel. **3.** → Zylinderglas.

fibrinöser Zylinder *urol.* fibrinous cast.

granulierter Zylinder *urol.* granular cast.

hyaline Zylinder *urol.* hyaline casts.

Zy•lin•der•glas *nt ophthal.* cylinder, cylindrical lens, astigmatic lens.

Zy•lin•dro•id *nt urol.* false cast, pseudocast, spurious cast, cylindroid.

Zy•lin•drom *nt patho.* cylindroma, cylindroadenoma.

Zy•lin•dru•rie *f urol.* cylindruria.

Zyst•ade•no•kar•zi•nom *nt patho.* cystadenocarcinoma.

Zyst•ade•nom *nt patho.* cystadenoma, cystic adenoma.

Zyst•al•gie *f urol.* cystalgia, cystodynia.

Zyst•atro•phie *f urol.* atrophy of the bladder [ˈætrəfɪ], cystatrophia.

Zy•ste *f patho.* cyst; *micro.* cyst.

blutgefüllte Zyste → hämorrhagische Zyste.

dermale Zyste *derm.* cutaneous cyst, dermatocyst, dermal cyst.

echte Zyste *patho.* true cyst.

endotheliale Zyste *derm.* endothelial cyst.

enterogene Zyste *patho.* enteric cyst, enterogenous cyst, enterocystoma, enterocyst.

ependymale Zyste *neuro.* ependymal cyst.

epidermale Zyste *derm.* epidermal cyst, implantation cyst, implantation dermoid, sequestration dermoid.

epitheliale Zyste *patho.* epithelial cyst.

falsche Zyste *patho.* adventitious cyst, false cyst, pseudocyst.

gestielte Zyste *patho.* cystic polyp, hydatid polyp.

hämorrhagische Zyste *patho.* blood cyst, hemorrhagic cyst, sanguineous cyst, hematocyst.

intraepitheliale Zyste *derm.* intraepithelial cyst.

kutane Zyste → dermale Zyste.

nävoide Zyste *patho.* nevoid cyst.

nekrotische Zyste *patho.* necrotic cyst.

parasitäre Zyste *patho.* parasitic cyst.

primäre Zyste *epidem.* mother cyst, parent cyst.

proliferierende Zyste *epidem.* proliferation cyst, proliferative cyst, proliferous cyst.

sekundäre Zyste *epidem.* daughter cyst, secondary cyst.

seröse Zyste *patho.* hydrocyst, serous cyst.

sterile Zyste *epidem.* sterile cyst.

subchondrale Zyste *ortho.* subchondral bone cyst.

subsynoviale Zyste *ortho.* subsynovial cyst.

tertiäre Zyste *epidem.* granddaughter cyst.

trichilemmale Zyste *derm.* trichilemmal cyst.

Zyst•ek•ta•sie *f urol.* cystectasy, cystectasia.

Zyst•ek•to•mie *f* **1.** *chir.* removal of a cyst, cystectomy [sɪsˈtektəmɪ]. **2.** *urol.* excision of the bladder, cystectomy. **transabdominelle Zystektomie** *chir.* laparocystectomy.

Zy•sten•aus•schnei•dung *f chir.* cystectomy [sɪsˈtektəmɪ].

Zy•sten•drai•na•ge *f chir.* drainage of a cyst.

Zy•sten•er•öff•nung *f chir.* cystotomy [sɪsˈtɑtəmɪ].

zy•sten•hal•tig *adj patho.* cystophorous, cystigerous, cystiphorous, cystiferous.

Zy•sten•hy•grom *nt patho.* cystic hygroma.

Zy•sten•le•ber *f patho.* polycystic disease of the liver, cystic disease of the liver.

Zy•sten•lun•ge *f pulmo.* cystic disease of the lung, cystic lung, pseudocysts *pl* of lung, pulmonary pseudocysts *pl*.

Zy•sten•mam•ma *f gyn.* cystic disease of the breast, fibrocystic disease (of the breast), cystic mastopathia, shotty breast.

Zy•sten•nie•re *f patho.* cystonephrosis, cystic kidney.

Zy•sti•ko•lith•ek•to•mie *f chir.* cysticolithectomy.

Zy•sti•ko•li•tho•trip•sie *f chir.* cysticolithotripsy.

Zy•sti•kor•rha•phie *f chir.* cysticorrhaphy.

Zy•sti•ko•to•mie *f chir.* cysticotomy [sɪstəˈkɑtəmɪ].

Zy•sti•kus *m anat.* cystic duct, duct of gallbladder.

Zy•sti•kus•er•öff•nung *f chir.* cysticotomy [sɪstəˈkɑtəmɪ].

Zy•sti•kus•kar•zi•nom *nt patho.* carcinoma of cystic duct.

Zy•sti•kus•naht *f chir.* cysticorrhaphy.

Zy•sti•kus•ob•struk•ti•on *f chir.* cystic duct obstruction.

Zy•sti•kus•stein *m chir.* cystic duct stone.
Zy•sti•kus•ver•schluß *m patho.* cystic duct obstruction.
Zy•stin•ämie *f physiol.* cystinemia.
Zy•sti•no•se *f patho.* cystinosis, cystine disease, cystine storage disease.
Zy•stin•spei•cher•krank•heit *f* → Zystinose.
Zy•stin•stein *m* cystine calculus, cystine stone.
Zy•stin•urie *f patho.* cystinuria.
zy•stisch *adj patho.* cystic, cystigerous, cystous.
Zy•sti•tis *f urol.* bladder inflammation, cystitis, urocystitis.
  akute katarrhalische Zystitis acute catarrhal cystitis.
  chronisch interstitielle Zystitis chronic interstitial cystitis, submucous cystitis.
  fibrinöse Zystitis fibrinous cystitis.
  gangränöse Zystitis gangrenous cystitis.
  hämorrhagische Zystitis hemorrhagic cystitis.
  mechanische Zystitis mechanical cystitis.
  nekrotisierende Zystitis necrotizing cystitis.
  ulzerierende Zystitis ulcerative cystitis.
  zystische Zystitis cystic cystitis.
Zy•sti•to•mie *f ophthal.* cystitomy [sɪs-'tɪtəmɪ], cibisotome, kibisotome.
Zy•sti•zer•ko•se *f epidem.* cysticercus disease, cysticercosis.
Zy•sti•zer•kus *m micro.* bladder worm, cysticercus.
Zy•sto•dia•pha•no•sko•pie *f urol.* cystodiaphanoscopy [ˌsɪstədaɪˌæfə'nɑskəpɪ].
Zy•sto•dy•nie *f urol.* cystalgia, cystodynia.
Zy•sto•en•te•ro•sto•mie *f chir.* cystoenterostomy.
Zy•sto•gramm *nt radiol.* cystogram.
Zy•sto•gra•phie *f radiol.* cystography [sɪs-'tɑgrəfɪ].
zy•sto•id *adj patho.* cystiform, cystomorphous, cystoid.
Zy•sto•kar•zi•nom *nt patho.* cystocarcinoma.
Zy•sto•kol•li•tis *f urol.* cystauchenitis.
Zy•sto•lith *m urol.* bladder calculus, bladder stone, cystolith.
Zy•sto•lith•ek•to•mie *f urol.* cystolithectomy, cystolithotomy.
Zy•sto•li•thia•sis *f urol.* cystolithiasis, vesicolithiasis.
Zy•stom *nt patho.* cystoma, cystic adenoma, cystic tumor.
Zy•sto•ma•no•me•trie *f urol.* cystometry.
Zy•sto•me•trie *f urol.* cystometry.
Zy•sto•me•tro•gra•phie *f urol.* cystometrography.
Zy•sto•ne•phro•se *f patho.* cystonephrosis.
Zy•sto•pe•xie *f urol.* cystopexy, vesicofixation.
Zy•sto•pla•stik *f urol.* cystoplasty.
Zy•sto•ple•gie *f urol.* cystoplegia, cystoparalysis.

Zy•sto•pye•li•tis *f urol.* cystopyelitis.
Zy•sto•pye•lo•gra•phie *f radiol.* cystopyelography.
Zy•sto•pye•lo•ne•phri•tis *f urol.* cystopyelonephritis.
Zy•sto•ra•dio•gra•phie *f radiol.* cystoradiography.
Zy•stor•rha•gie *f urol.* cystorrhagia, cystirrhagia.
Zy•stor•rha•phie *f urol.* cystorrhaphy.
Zy•sto•schi•sis *f patho.* cystoschisis [sɪs-'tɑskəsɪs].
Zy•sto•skop *nt urol.* cystoscope.
Zy•sto•sko•pie *f urol.* cystoscopy [sɪs-'tɑskəpɪ].
zy•sto•sko•pisch *adj urol.* cystoscopic.
Zy•sto•sto•ma *nt urol.* cystostomy [sɪs-'tɑstəmɪ].
Zy•sto•sto•mie *f urol.* cystostomy [sɪs-'tɑstəmɪ].
  perkutane Zystostomie percutaneous cystostomy.
  suprapubische Zystostomie epicystotomy.
Zy•sto•to•mie *f chir.* cystotomy; *urol.* vesicotomy, cystotomy [sɪs'tɑtəmɪ].
  suprapubische Zystotomie Franco's operation, suprapubic cystotomy.
  transabdominelle Zystotomie laparocystidotomy, laparocystotomy.
  transrektale Zystotomie proctocystotomy, rectocystotomy.
  transvaginale Zystotomie colpocystotomy.
Zy•sto•ure•te•ri•tis *f urol.* cystoureteritis.
Zy•sto•ure•te•ro•gra•phie *f radiol.* cystoureterography.
Zy•sto•ure•te•ro•pye•li•tis *f urol.* cystoureteropyelitis.
Zy•sto•ure•thri•tis *f urol.* cystourethritis.
Zy•sto•ure•thro•gra•phie *f radiol.* cystourethrography.
Zy•sto•ure•thro•skop *nt urol.* cystourethroscope.
Zy•sto•ure•thro•sko•pie *f urol.* cystourethroscopy [ˌsɪstəˌjʊərɪ'θrɑskəpɪ].
Zy•sto•ze•le *f urol.* vesical hernia, vesicocele, cystocele.
Zy•to•ana•ly•sa•tor *m lab.* cytoanalyzer.
Zy•to•bio•lo•gie *f* cytobiology [ˌsaɪtəbaɪ-'ɑlədʒɪ], cell biology [bɑr'ɑlədʒɪ].
Zy•to•dia•gno•stik *f lab.* cytodiagnosis, cytologic diagnosis, cytohistologic diagnosis. **exfoliative Zytodiagnostik** exfoliative cytodiagnosis, exfoliative cytology [saɪ-'tɑlədʒɪ].
zy•to•dia•gno•stisch *adj lab.* cytodiagnostic.
Zy•to•ge•ne•tik *f genet.* cytogenetics *pl.*
Zy•to•gramm *nt histol., patho.* cytogram.
Zy•to•hi•sto•lo•gie *f* cytohistology [ˌsaɪtə-hɪs'tɑlədʒɪ].
zy•to•hi•sto•lo•gisch *adj* cytohistologic.
Zy•to•kin *nt immun.* cytokine.
Zy•to•ki•nin *nt immun.* cytokinin.
Zy•to•lo•gie *f* cytology [saɪ'tɑlədʒɪ].
zy•to•lo•gisch *adj* cytologic, cytological.

Zy•to•ly•se f patho. cytolysis [saɪ'tɑləsɪs], cell lysis ['laɪsɪs].
Zy•to•ly•sin nt immun. cytolysin.
zy•to•ly•tisch adj patho. cytolytic.
Zy•tom nt patho. cytoma.
Zy•to•me•ga•lie f epidem. cytomegalovirus infection, cytomegalic inclusion disease, inclusion body disease, salivary gland disease.
Zytomegalie-Syndrom nt → Zytomegalie.
Zy•to•me•ga•lie•vi•rus nt micro. cytomegalovirus, salivary gland virus.
Zy•to•me•ga•lie•vi•rus•he•pa•ti•tis f patho. cytomegalovirus hepatitis.
Zy•to•me•ga•lie•vi•rus•im•mu•no•glo•bu•lin nt immun. cytomegalovirus immune globulin.
Zy•to•me•ga•lie•vi•rus•in•fek•ti•on f → Zytomegalie.
Zytomegalievirus-Mononukleose f patho. cytomegalovirus mononucleosis.
Zytomegalievirus-Pneumonie f pulmo. cytomegalovirus pneumonia [n(j)uː'məʊnɪə].
Zy•to•me•ga•lie•zel•le f patho. cytomegalic inclusion cell.
Zy•to•me•ter nt lab., hema. cytometer.
Zy•to•me•trie f lab., hema. cytometry.
Zy•to•ne•kro•se f patho. cell death, cytonecrosis, necrocytosis, cell necrosis.
zy•to•pa•thisch adj patho. cytopathic.
zy•to•pa•tho•gen adj patho. cytopathogenic.
Zy•to•pa•tho•ge•ne•se f patho. cytopathogenesis.
zy•to•pa•tho•ge•ne•tisch adj patho. cytopathogenetic.
Zy•to•pa•tho•lo•gie f cellular pathology [pə'θɑlədʒɪ], cytopathology [ˌsaɪtəpə'θɑlədʒɪ].
zy•to•pa•tho•lo•gisch adj cytopathologic, cytopathological.
Zy•to•pe•nie f hema. cytopenia.
Zy•to•pho•to•me•trie f lab. cytophotometry, microfluorometry.
Zy•to•sta•se f immun. cytostasis.
Zy•to•sta•ti•kum nt pharm. cytostatic, cytostatic agent.
zy•to•sta•tisch adj immun., pharm. cytostatic.
Zy•to•to•xin nt immun. cytotoxin.
zy•to•to•xisch adj immun. cytotoxic, cellulotoxic.
Zy•to•to•xi•zi•tät f immun. cytotoxicity. **antikörperabhängige zellvermittelte Zytotoxizität** antibody-dependent cell-mediated/cellular cytotoxicity.
Zy•to•to•xi•zi•täts•test m immun. lymphocytotoxic cross-match.
zy•to•trop adj cytotropic, cytophilic.
Zy•to•tro•pis•mus m cytotropism [saɪ'tɑtrəpɪzəm].
zy•to•zid adj patho. cytocidal, cellulicidal.
Zyt•urie f patho. cyturia.

A 1

Appendix	page / Seite	**Anhang**
Contents Appendix	A 1	Inhaltsverzeichnis Anhang
Weights and Measures	A 2	**Maße und Gewichte**
I. Linear Measures	A 2	I. Längenmaße
II. Measures of Capacity	A 2	II. Hohlmaße
III. Weights	A 3	III. Gewichte
Conversion Tables for Temperature	A 3	**Umrechnungstabellen für Temperaturen**
Anatomical Table	A 5 - A 75	**Anatomische Tabelle**

Weights and Measures — Maße und Gewichte

I. Linear Measures — Längenmaße

1. American Linear Measure — Amerikanische Längenmaße

1 (statute) mile = 1760 yards = 1, 6093 km

1 yard = 3 feet = 0,9144 m = 91,44 cm

1 foot = 12 inches = 0,3048 m = 30,48 cm

1 inch = 2,54 cm = 25,4 mm

2. German Linear Measure — Deutsche Längenmaße

1 km = 1000 m

1 m = 100 cm = 1.0936 yards = 3.2808 feet

1 cm = 10 mm = 0.3937 inch

3. Conversion Table — Umrechnungstabelle
Feet and Inches into Centimeters — Feet und Inches in Zentimeter

inches →

feet	0	1	2	3	4	5	6	7	8	9	10	11
3↓	91,44	93,98	96,52	99,06	101,60	104,14	106,68	109,22	111,76	114,30	116,84	119,38
4	121,92	124,46	127,00	129,54	132,08	134,62	137,16	139,70	142,24	144,78	147,32	149,86
5	152,40	154,94	157,48	160,02	162,56	165,50	167,64	170,18	172,72	175,26	177,80	180,34
6	182,88	185,42	187,96	190,50	193,04	195,58	198,12	200,66	203,20	205,74	208,28	210,82

II. Measures of Capacity — Hohlmaße

1. American Liquid Measure — Amerikanische Flüssigkeitsmaße

1 barrel = 31.5 gallons = 119,228 l

1 gallon = 4 quarts = 8 pints = 3,7853 l

1 quart = 2 pints = 0,9464 l = 946,4 ml

1 pint = 4 gills = 0,4732 l = 473,2 ml

2. British Liquid Measure — Britische Flüssigkeitsmaße

1 barrel = 36 (imperial) gallons = 163,656 l

1 (imperial) gallon = 4 quarts = 8 pints = 4,5459 l

1 quart = 2 pints = 1,136 l = 1136 ml

1 pint = 4 gills = 20 fluid ounces = 0,568 l = 568 ml

1 fluid ounce = 28,4 ml

A 3

3. German Measures of Capacity   Deutsche Hohlmaße

1 l = 10 dl = 2.113 pints (US) = 1.76 pints (British)
1 dl = 10 cl = 100 ml = 3.38 fluid ounces (US) = 3.52 fluid ounces (British)
1 cl = 10 ml = 0.338 fluid ounce (US) = 0.352 fluid ounce (British)

III. Weights   Gewichte

1. American Avoirdupois Weight   Amerikanische Handelsgewichte

1 pound = 16 ounces = 453,59 g
1 ounce = 16 drams = 28,35 g
1 dram = 1,772 g

2. German Weight   Deutsche Handelsgewichte

1 kg = 1000 g = 2.205 pounds
100 g = 3.5273 ounces
1 g = 0.564 dram

3. Conversion Table   Umrechnungstabelle
Pounds into Kilograms   Pfund in Kilogramm

pounds	0	1	2	3	4	5	6	7	8	9
0		0,45	0.91	1,36	1,81	2,27	2,72	3,18	3,63	4,08
10	4,54	4,99	5,44	5,90	6,35	6,80	7,26	7,71	8,16	8,62
20	9,07	9,53	9,98	10,43	10,89	11,34	11,79	12,25	12,70	13,15
30	13,61	14,06	14,51	14,97	15,42	15,88	16,33	16,78	17,24	17,69
40	18,14	18,60	19,05	19,50	19,96	20,41	20,87	21,32	21,77	22,23
50	22,68	23,13	23,59	24,04	24,49	24,95	25,40	25,85	26,31	26,76
60	27,22	27,67	28,12	28,58	29,03	29,48	29,94	30,39	30,84	31,30
70	31,75	32,21	32,66	33,11	33,57	34,02	34,47	34,93	35,38	35,83
80	36,29	36,74	37,19	37,65	38,10	38,56	39,01	39,46	39,92	40,37
90	40,82	41,28	41,73	42,18	42,64	43,09	43,54	44,00	44,45	44,91
100	45,36	45,81	46,27	46,72	47,17	47,63	48,08	48,53	48,99	49,44
110	49,90	50,35	50,80	51,26	51,71	52,16	52,62	53,07	53,52	53,98
120	54,43	54,88	55,34	55,79	56,25	56,70	57,15	57,61	58,06	58,51
130	58,97	59,42	59,87	60,33	60,78	61,23	61,69	62,14	62,60	63,05
140	63,50	63,96	64,41	64,86	65,32	65,77	66,22	66,68	67,13	67,59
150	68,04	68,49	68,95	69,40	69,85	70,31	70,76	71,21	71,67	72,12
160	72,57	73,03	73,48	73,94	74,39	74,84	75,30	75,75	76,20	76,66
170	77,11	77,56	78,02	78,47	78,93	79,38	79,83	80,29	80,74	81,19
180	81,65	82,10	82,55	83,01	83,46	83,91	84,37	84,82	85,28	85,37
190	86,18	86,64	87,09	87,54	88,00	88,45	88,90	89,36	89,81	90,26
200	90,72	91,17	91,63	92,08	92,53	92,99	93,44	93,89	94,35	94,80
210	95,25	95,71	96,16	96,62	97,07	97,52	97,98	98,43	98,88	99,34
220	99,79	100,24	100,70	101,15	101,60	102,06	102,51	102,97	103,42	103,87
230	104,33	104,78	105,23	105,69	106,14	106,59	107,05	107,50	107,96	108,41
240	108,86	109,32	109,77	110,22	110,68	111,13	111,58	112,04	112,49	112,94
250	113,40	113,85	114,31	114,76	115,21	115,67	116,12	116,57	117,03	117,48
260	117,93	118,39	118,84	119,29	119,75	120,20	120,66	121,66	121,56	122,02
270	122,47	122,92	123,38	123,83	124,28	124,74	125,19	125,65	126,10	126,55
280	127,01	127,46	127,91	128,37	128,82	129,27	129,73	130,18	130,63	131,09
290	131,54	132,00	132,45	132,90	133,36	133,81	134,26	134,72	135,17	135,62
300	136,08	136,53	136,98	137,44	137,89	138,35	138,80	139,25	139,71	140,16

A 4

Conversion Tables
for Temperatures

Degrees Fahrenheit
into Degrees Celsius

Grad Fahrenheit
in Grad Celsius

Umrechnungstabellen
für Temperaturen

Degrees Celsius
into Degrees Fahrenheit

Grad Celsius
in Grad Fahrenheit

Fahrenheit	Celsius
110	43,3
109	42,8
108	42,2
107	41,7
106	41,1
105	40,6
104	40,0
103	39,4
102	38,9
101	38,3
100	37,8
99	37,2
98	36,7
97	36,1
96	35,6
95	35,0
94	34,4
93	33,9
92	33,3
91	32,8
90	33,2
85	29,4
80	26,7
70	21,1
60	15,6
50	10,0
40	4,4
32	0
20	- 6,7
10	- 12,2
0	- 17,8

Celsius	Fahrenheit
50	122,0
45	113.0
44	111.2
43	109.4
42	107.6
41	105.8
40	104.0
39	102.2
38	100.4
37	98.6
36	96.8
35	95.0
34	93.2
33	91.4
32	89.6
31	87.8
30	86.0
29	84.2
28	82.4
27	80.6
26	78.8
25	77
20	68
15	59
10	50
5	41
0	32
- 5	23
- 10	14
- 15	5
- 20	- 4

Nomina Anatomica	English - Englisch	German - Deutsch
Abdomen	belly, abdomen, venter	Bauch, Unterleib, Abdomen
Acetabulum	acetabulum, acetabular cavity, socket of hip (joint)	Hüft(gelenks)pfanne, Azetabulum, Acetabulum
Acromion	acromion, acromial process	Akromion
Adenohypophysis	adenohypophysis, anterior pituitary, anterior lobe of hypophysis/pituitar	Adenohypophyse, Hypophysenvorderlappen
Aditus pl **Aditus**	aditus, opening, aperture	Zugang, Eingang, Aditus
Aditus laryngis	aperture of larynx	Kehlkopfeingang
Aditus orbitalis	orbital opening, orbital aperture	Aditus orbitalis
Ala pl **Alae**	wing, ala	Flügel, Ala
Ala major	great(er) wing of sphenoid bone	großer Keilbeinflügel
Ala minor	lesser/small wing of sphenoid bone	kleiner Keilbeinflügel
Alae nasi	nasal wings, wings of nose	Nasenflügel
Ala ossis ilii	wing of ilium, ala of ilium	Beckenschaufel, Darmbeinschaufel
Ala sacralis	wing of sacrum, sacral ala	Ala sacralis
Alveolus pl **Alveoli**	alveolus	Alveole
Alveoli dentales	dental alveoli, tooth sockets	Zahnfächer
Alveoli pulmonis	air vesicles, pulmonary alveoli, alveoli	Lungenalveolen, Lungenbläschen
Ampulla pl **Ampullae**	ampulla	Ampulle
Ampulla canaliculi lacrimalis	ampulla of lacrimal canaliculi/duct	Tränengangsampulle
Ampulla ductus deferentis	ampulla of deferent duct	Samenleiterampulle
Ampulla hepatopancreatica	hepatopancreatic ampulla, Vater's ampulla	Vater-Ampulle
Ampulla recti	rectal ampulla	(Rektum-)Ampulle
Ampulla tubae uterinae	ampulla of (uterine) tube	Tubenampulle
Angulus	angle	Winkel
Angulus iridocornealis	iridocorneal angle, filtration angle	Iridokornealwinkel, Kammerwinkel
Angulus oris	angle of mouth	Mundwinkel
Angulus subpubicus	subpubic angle, pubic angle	Schambeinwinkel
Antrum	antrum	Höhle, Hohlraum, Antrum
Antrum mastoideum	mastoid antrum/cavity	Warzenfortsatzhöhle
Antrum pyloricum	gastric antrum, pyloric antrum	Antrum (pyloricum)
Anulus pl **Anuli**	ring, annulus, anulus	Ring
Anulus femoralis	femoral ring, crural ring	Anulus femoralis
Anulus inguinalis profundus	abdominal/deep inguinal ring	innerer Leistenring
Anulus inguinalis superficialis	superficial/external inguinal ring	äußerer Leistenring

Nomina Anatomica	English - Englisch	German - Deutsch
Apertura	aperture, opening, orifice	Öffnung, Eingang, Apertur
Apertura pelvica inferior	inferior aperture/opening of pelvis, pelvic outlet	Beckenausgang
Apertura pelvica superior	superior aperture/opening of pelvis, pelvic inlet	Beckeneingang
Apertura thoracis inferior	lower/inferior thoracic aperture, thoracic outlet	Brustkorbausgang, untere Thoraxapertur
Apertura thoracis superior	upper/superior thoracic aperture, thoracic inlet	obere Thoraxapertur, Brustkorbeingang
Apex pl / **Apices**	apex	Spitze, Gipfel, Scheitel, Apex
Apex cordis	apex of heart	Herzspitze
Apex nasi	nasal tip, tip of nose	Nasenspitze
Apex pulmonalis	apex of lung	Lungenspitze
Apex vesicae/vesicalis	apex/vortex of urinary bladder	(Harn-)Blasenspitze
Aponeurosis	aponeurosis, aponeurotic membrane	Sehnenhaut, Sehnenplatte, Aponeurose
Aponeurosis bicipitalis	bicipital aponeurosis	Bizepsaponeurose
Aponeurosis palmaris	palmar aponeurosis/fascia	Palmaraponeurose
Aponeurosis plantaris	plantar aponeurosis/fascia	Fußsohlenaponeurose, Plantaraponeurose
Apparatus pl / **Apparatus**	apparatus	Organsystem, Apparat
Apparatus digestorius	digestive apparatus/system, alimentary apparatus/system	Verdauungsapparat, Digestitionssystem
Apparatus respiratorius	respiratory apparatus/tract/system	Atmungsorgane, Atemwege, Respirationstrakt
Apparatus urogenitalis	urogenital tract, genitourinary tract, urogenital apparatus	Urogenitalsystem, Urogenitaltrakt
Appendix pl / **Appendices**	appendix, appendage	Anhang, Anhängsel, Fortsatz
Appendices epiploicae/ omentales	epiploic/omental appendices	Appendices epiploicae/omentales
Appendix vermiformis	vermiform appendage, vermiform appendix, appendix	Wurmfortsatz des Blinddarms, *inf.* Wurm, Appendix
Aquaeductus cerebri	aqueduct of mesencephalon, cerebral aqueduct	Aquaeductus cerebri/mesencephalici
Arachnoidea	arachnoid, arachnoid membrane	Spinnwebenhaut, Arachnoidea
Arachnoidea mater encephali	cranial arachnoid, arachnoid of brain	kranielle Spinnwebenhaut
Arachnoidea mater spinalis	spinal arachnoid, arachnoid of spine	spinale Spinnwebenhaut
Arcus pl / **Arcus**	arch, bow	Bogen, Wölbung, Gewölbe
Arcus alveolaris	alveolar border	Arcus alveolaris
Arcus anterior atlantis	anterior arch of atlas	vorderer Atlasbogen
Arcus aortae	aortic arch, arch of aorta	Aortenbogen
Arcus costalis	costal arch, arch of ribs	Rippenbogen
Arcus palatoglossus	palatoglossal arch	vorderer Gaumenbogen
Arcus palatopharyngeus	palatopharyngeal arch	hinterer Gaumenbogen
Arcus palmaris	palmar arch	Hohlhandbogen
Arcus posterior atlantis	posterior arch of atlas	hinterer Atlasbogen

Nomina Anatomica	English - Englisch	German - Deutsch
Arcus pubicus	pubic arch	Schambogen
Arcus venae azygos	arch of azygos vein	Azygosbogen
Arcus vertebrae/vertebralis	neural arch, vertebral arch	Wirbelbogen
Arcus zygomaticus	zygomatic arch	Jochbogen
Area pl **Areae**	area; field, region, zone	Region, Gegend, Gebiet
Areae gastricae	gastric areas, gastric fields	Magenschleimhautfelder
Area intercondylaris	intercondylar area/fossa of tibia	Area intercondylaris
Areola mammae	areola of mammary gland, areola of nipple	Warzenvorhof
Arteria pl **Arteriae**	artery, arteria	Schlagader, Pulsader, Arterie
Arteria angularis	angular artery	Augenwinkelarterie
Arteria appendicularis	appendicular artery, vermiform artery	Appendixarterie, Appendikularis
Arteria axillaris	axillary artery	Achselschlagader, Axillaris
Arteria basilaris	basilar artery, basal artery	Schädelbasisarterie, Basilaris
Arteria brachialis	brachial artery	Oberarmschlagader, Brachialis
Arteria carotis	carotid artery	Karotis
Arteria carotis communis	common carotid, common carotid artery	Halsschlagader, Karotis communis
Arteria carotis externa	external carotid, external carotid artery	Karotis externa
Arteria carotis interna	internal carotid, internal carotid artery	Karotis interna
Arteria centralis retinae	central artery of retina, Zinn's artery	zentrale Netzhautarterie
Arteriae cerebrales	cerebral arteries, arteries of cerebrum	Hirnschladadern, Zerebralarterien
Arteria cerebri anterior	anterior cerebral artery	Cerebri anterior
Arteria cerebri media	middle cerebral artery	Cerebri media, *inf.* Media
Arteria cerebri posterior	posterior cerebral artery	Cerebri posterior
Arteriae ciliares	ciliary arteries	Ziliararterien
Arteria circumflexa	circumflex artery	Kranzarterie
Arteria colica	colic artery	Kolonschlagader
Arteria comitans	accompanying artery	Begleitarterie
Arteria communicans	communicating artery	Verbindungsarterie
Arteriae conjunctivales	conjunctival arteries	Bindehautarterien
Arteria coronaria	1. coronary artery of heart, coronary	1. Herzkranzarterie, Koronararterie, Koronarie
	2. coronary artery	2. Kranzarterie
Arteria coronaria dextra	right coronary artery of heart	rechte Herzkranzarterie
Arteria coronaria sinistra	left coronary artery of heart	linke Herzkranzarterie
Arteria cystica	cystic artery	Gallenblasenarterie, Zystika

Nomina Anatomica	English - Englisch	German - Deutsch
Arteriae digitales manus	digital arteries of hand	Fingerarterien
Arteriae digitales pedis	digital arteries of foot	Zehenarterien
Arteria dorsalis pedis	dorsal artery of foot	Fußrückenarterie, Dorsalis pedis
Arteria ductus deferentis	deferential artery, artery of deferent duct	Samenleiterarterie
Arteria epigastrica inferior	inferior epigastric artery	Epigastrica inferior
Arteria epigastrica superficialis	superficial epigastric artery	Epigastrica superficialis
Arteria epigastrica superior	superior epigastric artery	Epigastrica superior
Arteria facialis	facial artery	Gesichtsschlagader, Facialis
Arteria femoralis	femoral artery, crural artery	Oberschenkelschlagader, Femoralis
Arteria fibularis	peroneal artery, fibular artery	Wadenbeinschlagader, Fibularis
Arteriae gastrici breves	short gastric arteries	kurze Magenarterien
Arteria hepatica communis	common hepatic artery	Hepatica communis
Arteria hepatica propria	proper hepatic artery, hepatic artery	Leberarterie, Hepatica propria
Arteriae ileales	ileal arteries	Ileumarterien
Arteria iliaca communis	common iliac artery	Iliaka communis
Arteria iliaca externa	external iliac artery, anterior iliac artery	Iliaka externa
Arteria iliaca interna	internal iliac artery, hypogastric artery	Hypogastrika, Iliaka interna
Arteria interossea	interosseous artery	A. interossea
Arteriae jejunales	jejunal arteries	Jejunalarterien, Jejunumarterien
Arteria labialis inferior	inferior labial artery	Unterlippenschlagader, Labialis inferior
Arteria labialis superior	superior labial artery, superior coronary artery	Oberlippenschlagader, Labialis superior
Arteria lienalis	→ Arteria splenica	
Arteria lingualis	lingual artery	Zungenschlagader, Lingualis
Arteria maxillaris	maxillary artery	Oberkieferschlagader, Maxillaris
Arteria meningea media	middle meningeal artery	mittlere Hirnhautarterie, Meningea media
Arteria meningea posterior	posterior meningeal artery	Meningea posterior
Arteria mesenterica inferior	inferior mesenteric artery	Mesenterica inferior
Arteria mesenterica superior	superior mesenteric artery	Mesenterica superior
Arteriae metacarpales	metacarpal arteries	Mittelhandarterien
Arteriae metatarsales	metatarsal arteries	Mittelfußarterien
Arteria ophthalmica	ophthalmic artery	Augenschlagader, Ophthalmika
Arteria ovarica	ovarian artery	Eierstockarterie, Ovarica
Arteria poplitea	popliteal artery	Kniekehlenarterie, Poplitea
Arteria profunda femoris	deep femoral artery, deep artery of thigh	tiefe Oberschenkelarterie, Profunda femoris

Nomina Anatomica	English - Englisch	German - Deutsch
Arteria pulmonalis	pulmonary artery	Lungenschlagader, Pulmonalis
Arteria radialis	radial artery	Radialis
Arteriae renales	renal arteries	Nierenarterien
Arteria renalis	renal artery	Nierenschlagader, Renalis
Arteriae sigmoideae	sigmoid arteries	Sigmaarterien, Aa. sigmoideae
Arteria spinalis	spinal artery	Rückenmarksarterie
Arteria splenica	splenic artery, lienal artery	Milzarterie, Lienalis
Arteria subclavia	subclavian artery	Subklavia
Arteria supraorbitalis	supraorbital artery	Supraorbitalis
Arteria suprarenalis	suprarenal artery	Nebennierenarterie
Arteriae tarsales	tarsal arteries	Fußwurzelarterien
Arteria testicularis	testicular artery	Hodenarterie, Testikularis
Arteria thoracica interna	internal thoracic artery	Thoracica interna
Arteria thyroidea	thyroid artery	Schilddrüsenarterie
Arteria tibialis anterior	anterior tibial artery	Tibialis anterior
Arteria tibialis posterior	posterior tibial artery	Tibialis posterior
Arteria ulnaris	ulnar artery	Ulnaris
Arteria umbilicalis	umbilical artery	Nabelarterie, Umbilikalarterie
Arteria vertebralis	vertebral artery	Wirbelarterie, Vertebralis
Arteriae vesicales	vesical arteries	Blasenarterien
Arteriola pl Arteriolae	arteriole, arteriola	kleine Arterie, Arteriole
Arteriola glomerularis afferens	afferent arteriole of glomerulus, afferent glomerular arteriole	zuführende/afferente Glomerulusarterie, zuführende/afferenteGlomerulusarteriole
Arteriola glomerularis efferens	efferent arteriole of glomerulus, efferent glomerular arteriole	abführende/efferente Glomerulusarterie, abführende/efferente Glomerulusarteriole
Arteriola macularis	macular arteriole	Makulaarteriole
Arteriola retinae	arteriole of retina	Netzhautarteriole
Articulatio pl Articulationes	articulation, joint	Gelenk, Verbindung
Articulatio acromioclavicularis	acromioclavicular articulation/joint, AC joint	Akromioklavikulargelenk, Schultereckgelenk
Articulatio atlanto-axialis	atlantoaxial articulation/joint	Atlantoaxialgelenk
Articulatio atlanto-occipitalis	atlanto-occipital articulation/joint	Atlantookzipitalgelenk
Articulatio calcaneocuboidea	calcaneocuboid articulation/joint	Kalkaneokuboidgelenk
Articulationes carpi	carpal articulations/joints	Interkarpalgelenke
Articulationes carpometacarpales	carpometacarpal articulations/joints, CMC joints	Karpometakarpalgelenk, CM-Gelenk

A 9

Nomina Anatomica	English - Englisch	German - Deutsch
Articulatio coxae	femoral articulation/joint, hip joint, thigh joint, *inf.* hip	Hüftgelenk
Articulatio cubitalis/cubiti	cubital articulation/joint, elbow joint, elbow	Ell(en)bogengelenk
Articulatio cuneonavicularis	cuneonavicular articulation/joint	Artic. cuneonavicularis
Articulatio genualis/genus	knee joint, knee	Kniegelenk
Articulatio glenohumeralis/humeri	glenohumeral articulation/joint, shoulder joint	Schultergelenk
Articulatio humeroradialis	humeroradial articulation/joint	Humeroradialgelenk
Articulatio humeroulnaris	humeroulnar articulation/joint	Humeroulnargelenk
Articulatio iliofemoralis	→ Articulatio coxae	
Articulationes intercarpales	intercarpal articulations/joints	Interkarpalgelenke
Articulationes intermetacarpales	intermetacarpal articulations/joints	Intermetakarpalgelenke
Articulationes intermetatarsales	intermetatarsal articulations/joints	Intermetatarsalgelenke
Articulationes interphalangeales	interphalangeal articulations/joints, digital joints	Interphalangealgelenke, IP-Gelenke
Articulatio lumbosacralis	lumbosacral articulation/joint	Lumbosakralgelenk
Articulationes manus	articulations/joints of hands	Handgelenke, Articc. manus
Articulationes metacarpophalangeales	knuckle joints, metacarpophalangeal joints, MCP joints	Fingergrundgelenke, Metakarpophalangealgelenke
Articulationes metatarsophalangeales	metatarsophalangeal joints, MTP joints	Zehengrundgelenke, Metatarsophalangealgelenke
Articulationes pedis	articulations/joints of foot	Fußgelenke, Articc. pedis
Articulatio radiocarpalis	radiocarpal articulation/joint, wrist joint, *inf.* wrist	proximales Handgelenk, Radiokarpalgelenk
Articulatio radio-ulnaris	radioulnar articulation/joint	Radioulnargelenk
Articulatio sacro-iliaca	sacrococcygeal articulation/joint	Sakrokozygealgelenk
Articulatio sacro-iliaca	iliosacral articulation/joint, sacroiliac articulation/joint	Iliosakralgelenk
Articulatio sternoclavicularis	sternoclavicular articulation/joint	inneres Schlüsselbeingelenk, Sternoklavikulargelenk
Articulationes sternocostales	sternocostal articulations/joints	Sternokostalgelenke
Articulatio subtalaris/talocalcanea	subtalar articulation/joint, talocalcaneal joint	Subtalargelenk
Articulatio talocalcaneonavicularis	talocalcaneonavicular articulation/joint	Talokalkaneonavikulargelenk
Articulatio talocruralis	ankle joint, ankle, talocrural articulation/joint	oberes Sprunggelenk, Talokruralgelenk
Articulatio tarsi transversa	Chopart's joint, transverse tarsal joint	Chopart-Gelenklinie
Articulationes tarsometatarsales	Lisfranc's joints, tarsometatarsal articulations/joints	Tarsometatarsalgelenke
Articulatio temporomandibularis	mandibular joint, temporomandibular joint	Kiefergelenk, Temporomandibulargelenk
Articulatio tibiofibularis	tibiofibular joint	Tibiofibulargelenk
Atrium	atrium, chamber	Vorhof, Atrium
Atrium cordis	atrium (of heart)	Vorhof, Kammervorhof
Auricula *pl* **Auriculae**	auricle, pinna (of ear)	Ohrmuschel, Aurikel
Auricula atrialis	atrial auricle, atrial auricula, auricle of heart, auricle	Herzohr

Nomina Anatomica	English - Englisch	German - Deutsch
Auris	auris, ear	Ohr
Auris externa	external ear, outer ear	äußeres Ohr
Auris interna	inner ear, internal ear	Innenohr
Auris media	middle ear	Mittelohr
Axis	axis	Achse
Axis bulbi	axis of bulb, axis of eye	Augenachse
Axis lentis	axis of lens	Linsenachse
Axis opticus	optic axis (of eye), sagittal axis of eye	optische Augenachse, Sehachse
Axis pelvis	pelvic axis, plane of pelvic canal	Beckenführungslinie, Beckenachse
Basis	base, basis	Basis
Basis cochleae	base of cochlea	Schneckenbasis
Basis cordis	base of heart	Herzbasis
Basis cranii	base of skull, cranial base	Schädelbasis
Basis pulmonis/pulmonalis	base of lung	Lungenbasis
Bifurcatio	bifurcation, forking	Gabelung, Gabel, Bifurkation
Bifurcatio aortae	bifurcation of aorta	Aortengabel
Bifurcatio carotidis	carotid bifurcation	Karotisgabel
Bifurcatio tracheae/trachealis	bifurcation of trachea	Luftröhrengabelung, Trachealbifurkation
Bifurcatio trunci pulmonalis	bifurcation of pulmonary trunk	Trunkusbifurkation
Bronchiolus pl/ **Bronchioli**	bronchiole, bronchiolus	Bronchiole, Bronchiolus
Bronchioli alveolarii/respiratorii	alveolar bronchioles, respiratory bronchioles	Alveolarbronchiolen
Bronchus pl/ **Bronchi**	bronchus	Luftröhrenast, Bronchus
Bronchus lobaris	lobar bronchus	Lappenbronchus, Lobarbronchus
Bronchus principalis	main bronchus, principal bronchus, stem bronchus	Primärbronchus, Hauptbronchus, Stammbronchus
Bronchus segmentalis	segmental bronchus, segment bronchus	Segmentbronchus
Bulbus	bulb	Bulbus
Bulbus aortae	aortic bulb, arterial bulb	Aortenbulbus
Bulbus caroticus	carotid bulbus, carotid sinus	Karotissinus, Carotissinus
Bulbus medullae spinalis	medulla oblongata, medulla, bulbus	Markhirn, verlängertes Mark, Bulbus (medullae spinalis)
Bulbus oculi	eyeball, bulb of eye, ocular bulb	Augapfel
Bursa pl/ **Bursae**	bursa	Beutel, Tasche, Bursa
Bursa bicipitoradialis	bicipitoradial bursa	Bursa bicipitoradialis
Bursa infrahyoidea	infrahyoid bursa	Bursa infrahyoidea

Nomina Anatomica	English - Englisch	German - Deutsch
Bursa infrapatellaris profunda	deep infrapatellar bursa, subligamentous bursa	Bursa infrapatellaris profunda
Bursa intratendinea olecrani	intratendinous bursa of olecranon, Monro's bursa	Bursa intratendinea olecrani
Bursa omentalis	omental bursa, omental sac, epiploic sac	Netzbeutel, Bauchfelltasche
Bursa pharyngealis	Tornwaldt's cyst/bursa, pharyngeal bursa	Tornwaldt-Zyste, Tornwaldt-Bursa
Bursa subacromialis	subacromial bursa, deltoid bursa	Bursa subacromialis
Bursa subcutanea	→ Bursa synovialis subcutanea	
Bursa subcutanea acromialis	subcutaneous acromial bursa, bursa of the acromion	Bursa subcutanea acromialis
Bursa subcutanea calcanea	subcutaneous calcaneal bursa, subcalcaneal bursa	Bursa subcutanea calcanea
Bursa subcutanea infrapatellaris	subcutaneous infrapatellar bursa, infrapatellar bursa	Bursa subcutanea infrapatellaris
Bursa subcutanea olecrani	olecranon bursa, subcutaneous bursa of olecranon	Bursa subcutanea olecrani
Bursa subcutanea praepatellaris	(subcutaneous) prepatellar bursa	Bursa subcutanea prepatellaris
Bursa subcutanea prominentiae laryngealis	hyoid bursa, laryngeal bursa	Bursa subcutanea prominentiae laryngealis
Bursa subcutanea tuberositatis tibiae	pretibial bursa, subcutaneous bursa of tuberosity of tibia	Bursa subcutanea tuberositatis tibiae
Bursa subdeltoidea	subdeltoid bursa, acromial bursa	Bursa subdeltoidea
Bursa subfascialis	→ Bursa synovialis subfascialis	
Bursa subfascialis praepatellaris	subfascial prepatellar bursa, middle patellar bursa	Bursa subfascialis praepatellaris
Bursa submuscularis	→ Bursa synovialis submuscularis	
Bursa subtendinea	→ Bursa synovialis subtendinea	
Bursa subtendinea praepatellaris	subtendinous prepatellar bursa, deep patellar bursa	Bursa subtendinea praepatellaris
Bursa suprapatellaris	suprapatellar bursa, subcrural bursa	Bursa suprapatellaris
Bursa synovialis	mucous bursa, synovial bursa, *inf.* bursa	Schleimbeutel, Bursa synovialis
Bursa synovialis subcutanea	subcutaneous (synovial) bursa	subkutaner Schleimbeutel
Bursa synovialis subfascialis	subfascial (synovial) bursa	subfaszialer Schleimbeutel
Bursa synovialis submuscularis	submuscular (synovial) bursa	submuskulärer Schleimbeutel
Bursa synovialis subtendinea	subtendinous (synovial) bursa	Bursa (synovialis) subtendinea
Bursa tendinis calcanei	bursa of Achilles (tendon), bursa of calcaneal tendon	Bursa tendinis calcanei
Caecum	blind gut, cecum, typhlon	Blinddarm, Zäkum, Caecum
Calcaneus	heel bone, calcaneal bone, calcaneus	Fersenbein, Kalkaneus, Calcaneus
Calix *pl* Calices	calix, calyx	Kelch, Calix
Calices renales	renal calices	Nierenkelche
Camera	chamber, camera	Kammer, Camera
Camera anterior	anterior chamber of eye	vordere Augenkammer
Camera posterior	posterior chamber of eye	hintere Augenkammer
Camera vitrea	vitreous chamber	Glaskörperraum

Nomina Anatomica	English - Englisch	German - Deutsch
Canaliculus pl Canaliculi	canaliculus, canal	Kanälchen, Gang, Röhre, Kanal
Canaliculus lacrimalis	lacrimal canaliculus, lacrimal duct	Tränengang, Tränenkanal
Canalis pl Canales	canal, channel, duct	Kanal, Rinne, Röhre, Gang
Canalis adductorius	adductor canal, Hunter's canal	Adduktorenkanal
Canalis alimentarius	digestive tract, alimentary canal/tract, digestive canal	Verdauungskanal, Verdauungstrakt
Canales alveolares	alveolar canals of maxilla, alveolodental canals	Alveolarkanälchen
Canalis analis	anal canal	Analkanal
Canalis caroticus	carotid canal	Karotiskanal
Canalis carpalis/carpi	flexor canal, carpal tunnel	Handwurzelkanal, Karpaltunnel
Canalis centralis	central canal (of spinal cord)	Zentralkanal des Rückenmarks
Canalis cervicis uteri	cervical canal (of uterus)	Zervikalkanal
Canales diploici	diploic canals, Breschet's canals	Breschet-Kanäle, Diploekanäle
Canalis facialis	facial canal, canal for facial nerve, fallopian aqueduct	Fazialiskanal
Canalis femoralis	femoral canal, crural canal	Canalis femoralis
Canalis gastricus	gastric canal, ventricular canal	Magenstraße
Canalis infraorbitalis	infraorbital canal	Infraorbitalkanal
Canalis inguinalis	inguinal canal, abdominal canal	Leistenkanal
Canalis obturatorius	obturator canal	Obturatorkanal
Canalis opticus	optic canal, optic foramen	Optikuskanal
Canalis pudendalis	Alcock's canal, pudendal canal	Alcock-Kanal
Canalis pyloricus	pyloric canal	Pyloruskanal
Canalis sacralis	sacral canal	Kreuzbeinkanal
Canalis semicircularis	semicircular canal	Bogengang
Canalis spiralis cochleae	spiral duct, spiral canal of cochlea	Schneckengang
Canalis spiralis modioli	spiral canal of modiolus, Rosenthal's canal	Rosenthal-Kanal, Schneckenspindelkanal
Canalis ventricularis	→ Canalis gastricus	
Canalis vertebralis	vertebral canal, spinal canal, neural canal	Wirbelkanal, Spinalkanal, Vertebralkanal
Capitulum (humeri)	capitulum, little head of humerus, capitulum	Humerusköpfchen
Capsula pl Capsulae	capsule	Organkapsel, Kapsel
Capsula adiposa	adipose/fatty capsule of kidney, renal capsule	Nierenfettkapsel, perirenale Fettkapsel
Capsula articularis	joint/articular capsule, capsular membrane	Gelenkkapsel
Capsula fibrosa perivascularis	Glisson's capsule, perivascular fibrous capsule	Glisson-Kapsel
Capsula lentis	lens capsule, lenticular capsule, crystalline capsule	Linsenkapsel
Capsula prostatica	capsule of prostate, prostatic capsule	Prostatakapsel

A 13

Nomina Anatomica	English - Englisch	German - Deutsch
Caput	head, caput	Kopf, Haupt, Caput
Caput breve musculi bicipitis brachii	short head of biceps brachii muscle	kurzer Bizepskopf
Caput costae	head of rib	Rippenköpfchen
Caput femoris	head of femur, femoral head	Femurkopf, Oberschenkelkopf
Caput fibulae/fibulare	head of fibula	Wadenbeinköpfchen, Fibulaköpfchen
Caput humerale/humeri	head of humerus	Humeruskopf, Oberarmkopf
Caput laterale musculi tricipitis brachii	lateral head of triceps brachii muscle	lateraler/äußerer Trizepskopf
Caput longum musculi bicipitis brachii	long head of biceps brachii muscle	langer Bizepskopf
Caput longum musculi tricipitis brachii	long head of triceps brachii muscle	langer Trizepskopf
Caput mallei	head of malleus	Hammerkopf
Caput mandibulae	head of mandible	Caput mandibulae
Caput mediale musculi tricipitis brachii	medial head of triceps brachii muscle	medialer/innerer Trizepskopf
Caput metacarpale	metacarpal head	Metakarpalköpfchen
Caput metatarsale	metatarsal head	Metatarsalköpfchen
Caput pancreatis	head of pancreas	Pankreaskopf
Caput radiale/radii	head of radius	Speichenkopf, Radiuskopf
Caput stapedis	head of stapes	Steigbügelkopf, Caput stapedis
Caput talare/tali	head of talus	Taluskopf
Caput ulnae	head of ulna, capitulum ulnae	Ellenköpfchen, Ulnaköpfchen
Cartilago *pl* **Cartilagines**	cartilage, cartilago	Knorpel, Knorpelgewebe
Cartilagines alares	alar cartilages	Nasenflügelknorpel
Cartilago articularis	articular cartilage, joint cartilage	Gelenkknorpel
Cartilago arytaenoidea	arytenoid, arytenoid cartilage	Stellknorpel, Aryknorpel
Cartilago auricularis	auricular cartilage, cartilage of auricle	Ohrmuschelknorpel
Cartilago costalis	costal cartilage, rib cartilage	Rippenknorpel
Cartilago cricoidea	cricoid cartilage, cricoid	Ringknorpel, Krikoidknorpel
Cartilago cuneiformis	cuneiform cartilage, Wrisberg's cartilage	Wrisberg-Knorpel
Cartilago epiphysialis	cartilage plate, epiphyseal cartilage	Epiphysenknorpel, Epiphysenfugenknorpel
Cartilagines nasales/nasi	nasal cartilages	Nasenknorpel
Cartilago thyroidea	thyroid cartilage	Schildknorpel
Cartilagines tracheales	tracheal cartilages	Trachealknorpel
Cartilago triticea	triticeal cartilage	Weizenknorpel
Cartilago tubae auditoriae	cartilage of auditory tube, tubal cartilage	Tubenknorpel, Ohrtrompetenknorpel
Caruncula	caruncle, caruncula	Karunkel, Caruncula

Nomina Anatomica	English - Englisch	German - Deutsch
Caruncula lacrimalis	lacrimal caruncle	Tränenwärzchen, Karunkel
Caruncula sublingualis	sublingual papilla/caruncle	Karunkel
Cauda	cauda, tail	Schwanz, Kauda, Cauda
Cauda epididymidis	tail of epididymis	Nebenhodenschwanz
Cauda equina	cauda equina, cauda	Kauda, Cauda equina
Cauda pancreatis	tail of pancreas	Pankreasschwanz
Cavitas	cavity, cavitation, cavum	Höhle, Höhlung, Raum
Cavitas abdominalis	abdominal cavity	Bauchraum, Bauchhöhle
Cavitas articularis	articular cavity, joint cavity, joint space	Gelenkhöhle, Gelenkraum, Gelenkspalt
Cavitas cranii	cranial cavity	Schädelhöhle, Hirnhöhle
Cavitas glenoidalis	glenoid cavity, glenoid fossa	Cavitas glenoidalis
Cavitas medullaris	bone marrow cavity, medullary canal, medullary cavity	Markhöhle
Cavitas nasalis/nasi	nasal cavity, nasal chamber	Nasenhöhle
Cavitas oris	oral cavity, mouth	Mundhöhle
Cavitas pelvica/pelvis	pelvic cavity	Beckenhöhle
Cavitas pericardialis	pericardial cavity	Perikardhöhle
Cavitas peritonealis	peritoneal cavity	Peritonealhöhle, Bauchfellhöhle
Cavitas pharyngis	pharyngeal cavity	Schlundhöhle, Rachenhöhle
Cavitas thoracica/thoracis	thoracic cavity, pectoral cavity	Brusthöhle
Cavitas tympanica	tympanic cavity, tympanum	Paukenhöhle, Tympanon
Cavitas uteri	uterine cavity	Gebärmutterhöhle, Uterushöhle
Cellula pl **Cellulae**	cellula, cellule, cell	Zelle, Cellula
Cellulae ethmoidales	ethmoidal cells	Siebbeinzellen
Cellulae mastoideae	mastoid cells, mastoid sinuses	Warzenfortsatzzellen
Cellulae pneumaticae	tubal air cells	Tubenbuchten, Tubenzellen
Cellulae tympanicae	tympanic cells	Cellulae tympanicae
Centrum	center, centrum	Zentrum, Centrum
Centrum ossificationis	ossification center/nucleus/point	Verknöcherungskern, Knochenkern
Centrum tendineum	tendinous center, central tendon of diaphragm	Zentralfläche des Zwerchfells
Cerebellum	cerebellum	Kleinhirn, Zerebellum, Cerebellum
Cerebrum	cerebrum, brain	Großhirn, Zerebrum, Cerebrum
Cervix	collum, neck, cervix	Hals, Nacken, Zervix, Kollum
Cervix uteri	cervix, cervix of uterus, neck of uterus, uterine neck	Uterushals, Gebärmutterhals, Zervix, Cervix uteri
Cervix vesicae	bladder neck, neck of urinary bladder	Blasenhals, Harnblasenhals

A 15

Nomina Anatomica	English - Englisch	German - Deutsch
Chiasma	chiasma, chiasm	Kreuzung, Überkreuzung, Chiasma
Chiasma opticum	optic chiasm, optic decussation	Sehnervenkreuzung
Chiasma tendinum	Camper's chiasm, crossing of the tendons	Camper-Kreuzung
Chorda pl Chordae	cord, chorda; ligament	Strang, Band, Chorda, Schnur
Chorda obliqua	oblique cord, Weitbrecht's ligament	Chorda obliqua
Chordae tendineae	tendinous cords of heart	Chordae tendineae
Chorda tympani	cord of tympanum, chorda tympani	Chorda tympani
Circulus	circle; ring, circulus	Kreis, Ring
Circulus arteriosus	arterial circle	arterieller Anastomosenring
Circulus arteriosus cerebri	circle of Willis, arterial circle of cerebrum	Willis-Anastomosenkranz
Circulus arteriosus iridis	arterial circle of iris	Arteriengeflecht der Iris
Circulus vasculosus	vascular circle	Circulus vasculosus
Circulus vasculosus nervi optici	circle of Zinn, circle of Haller	Haller-Gefäßkranz, Zinn-Gefäßkranz
Cisterna pl Cisternae	cistern, cisterna	Zisterne
Cisterna ambiens	ambient cistern	Cisterna ambiens
Cisterna cerebellomedullaris	cerebellomedullary cistern, great cistern	Cisterna magna, Cisterna cerebellomedullaris
Cisterna chiasmatica	chiasmatic cistern	Cisterna chiasmatica
Cisterna chyli	chyle cistern	Cisterna chyli
Cisterna interpeduncularis	Tarin's space, interpeduncular cistern, basal cistern	Cisterna basalis, Cisterna interpeduncularis
Cisterna magna	→ Cisterna cerebellomedullaris	
Cisterna pontocerebellaris	pontine/pontocerebellar cistern	Cisterna pontocerebellaris
Cisternae subarachnoideae	subarachnoidal/subarachnoid cisterns	Subarachnoidalzisternen
Collum	neck, collum, cervix	Hals, Nacken, Zervix, Kollum
Collum anatomicum	anatomical neck of humerus, true neck of humerus	anatomischer Humerushals
Collum chirurgicum	false neck of humerus, surgical neck of humerus	chirurgischer Humerushals
Collum femoris	neck of femur, femoral neck	Schenkelhals, Oberschenkelhals
Collum fibulae	neck of fibula	Wadenbeinhals
Collum radii	neck of radius	Radiushals
Collum vesicae biliaris	neck of gallbladder	Gallenblasenhals
Colon	colon	Kolon, Colon
Colon ascendens	ascending colon	aufsteigendes Kolon
Colon descendens	descending colon	absteigendes Kolon
Colon sigmoideum	sigmoid colon, sigmoid	Sigma, Sigmoid
Colon transversum	transverse colon	Querkolon

Nomina Anatomica	English - Englisch	German - Deutsch
Columna *pl* **Columnae**	column, columna	Columna
Columnae anales	anal columns, rectal columns, columns of Morgagni	Analsäulen, Morgagni-Papillen
Columna anterior	anterior column, ventral column	Vordersäule
Columna lateralis	lateral column	Seitensäule
Columna posterior	dorsal column, posterior column	Hintersäule
Columnae renales	renal columns, columns of Bertin	Bertin-Säulen
Columna vertebralis	vertebral column, spine, spinal column, backbone	Wirbelsäule, Rückgrat
Commissura *pl* **Commissurae**	commissure, commissura	Naht, Verbindung, Kommissur
Commissura labiorum	commissure of lips	Commissura labiorum
Commissura palpebralis	commissure of eyelid, palpebral commissure	Augenlidkommissur
Commissura supraoptica dorsalis	dorsal supraoptic commissure, Ganser's commissure	Ganser-Kommissur
Commissura supraoptica ventralis	ventral supraoptic commissure, Gudden's commissure	Gudden-Kommissur
Concha	concha, shell	Muschel, Concha
Concha nasalis inferior	inferior nasal concha, inferior concha, inferior turbinate bone	untere Nasenmuschel
Concha nasalis media	middle turbinate bone, middle nasal concha, middle concha	mittlere Nasenmuschel
Concha nasalis superior	superior nasal concha, superior turbinate bone, superior concha	obere Nasenmuschel
Concha nasalis suprema	suprema concha, supreme turbinate bone	oberste Nasenmuschel
Condylus *pl* **Condyli**	condyle, condylus	Gelenkkopf, Kondyle
Condylus humeri	condyle of humerus	Humeruskondyle
Condylus lateralis femoris	lateral/external/fibular condyle of femur	äußere/laterale/fibulare Femurkondyle
Condylus lateralis tibiae	lateral/external condyle of tibia	äußere/laterale Tibiakondyle
Condylus medialis femoris	medial/internal/tibial condyle of femur	innere/mediale/tibiale Femurkondyle
Condylus medialis tibiae	medial condyle of tibia, internal condyle of tibia	innere/mediale Tibiakondyle
Condylus occipitalis	occipital condyle	Hinterhauptskondyle
Conus	cone, conus	Konus, Conus
Conus arteriosus	arterial cone, pulmonary cone, infundibulum	Infundibulum, Conus arteriosus
Conus elasticus	elastic cone (of larynx), cricovocal membrane	Conus elasticus, Membrana cricovocalis
Conus medullaris	medullary cone	Conus medullaris
Cornu	horn, cornu	Horn, Cornu
Cornu anterius	anterior/ventral horn (of spinal cord)	Vorderhorn des Rückenmarks
Cornu anterius/frontale	anterior/frontal horn of lateral ventricle	Vorderhorn des Seitenventrikels

A 17

Nomina Anatomica	English - Englisch	German - Deutsch
Cornu inferius	→ Cornu temporale	
Cornu occipitale	→ Cornu posterius (ventriculi lateralis)	
Cornu posterius (medullae spinalis)	dorsal horn of spinal cord, posterior horn of spinal cord	Hinterhorn (des Rückenmarks)
Cornu posterius (ventriculi lateralis)	occipital/posterior horn of lateral ventricle	Hinterhorn des Seitenventrikels
Cornu temporale	inferior/temporal horn of lateral ventricle	Unterhorn des Seitenventrikels
Cornu uteri	uterine horn, horn of uterus	Gebärmutterzipfel
Corona	corona, crown	Kranz, Corona
Corona ciliaris	ciliary crown	Strahlenkranz des Ziliarkörpers
Corona radiata	radiate crown	Corona radiata
Corpus p/ Corpora	body, corpus	Körper, Corpus
Corpus adiposum	fatty body, fat body	Fettkörper
Corpus adiposum buccae	fatty ball of Bichat, fat body of cheek, buccal fat pad	Wangenfettpropf, Bichat-Fettpropf
Corpus adiposum infrapatellare	infrapatellar fat body	Hoffa-Fettkörper
Corpus adiposum orbitae	adipose/fat body of orbit	Corpus adiposum orbitae
Corpus adiposum pararenale	paranephric fat body, pararenal fat body, pararenal body	pararenales Fettpolster, pararenaler Fettkörper
Corpus albicans	white body of ovary	Corpus albicans
Corpus callosum	callosum	Balken
Corpus cavernosum clitoridis	cavernous body of clitoris	Klitorisschwellkörper
Corpus cavernosum penis	cavernous body of penis, spongy body of penis	Penisschwellkörper
Corpus ciliare	ciliary body, ciliary apparatus	Strahlenapparat, Ziliarkörper, Ziliarapparat
Corpus femoris	body/shaft of femur	Femurschaft
Corpus fibulae	body/shaft of fibula	Fibulaschaft
Corpus humeri	body/shaft of humerus	Humerusschaft
Corpus luteum	yellow body (of ovary)	Gelbkörper
Corpus mamillare	mamillary body	Corpus mamillare
Corpus pancreatis	body of pancreas	Pankreasköper
Corpus pineale	pineal gland, pineal, epiphysis	Zirbeldrüse, Epiphyse
Corpus radii	body/shaft of radius	Radiusschaft
Corpus sterni	body of sternum	Brustbeinkörper
Corpus tibiae/tibiale	body/shaft of tibia	Tibiaschaft
Corpus ulnae	body/shaft of ulna	Ulnaschaft
Corpus vertebrae/vertebrale	vertebral body, body of vertebra	Wirbelkörper
Corpus vesicae	body of (urinary) bladder	Harnblasenkörper
Corpus vesicae biliaris	body of gall bladder	Gallenblasenkörper

Nomina Anatomica	English - Englisch	German - Deutsch
Corpus vitreum	hyaloid body, vitreous body	Glaskörper
Cortex	cortex	Rinde, Kortex, Cortex
Cortex cerebellaris	cerebellar cortex, cortical substance of cerebellum	Kleinhirnrinde
Cortex cerebralis	cerebral cortex, pallium	Großhirnrinde, Großhirnmantel, Pallium
Cortex glandulae suprarenalis	suprarenal/adrenal cortex	Nebennierenrinde
Cortex lentis	cortex of lens	Linsenrinde
Cortex renalis	renal cortex	Nierenrinde
Costa pl Costae	rib, costa	Rippe
Costa cervicalis	cervical rib	Halsrippe
Costae spuriae	false ribs, abdominal ribs, spurious ribs	falsche Rippen
Costae verae	true ribs, sternal ribs	echte Rippen
Crista pl Cristae	ridge, crest	Leiste, Kamm, Grat
Cristae cutis	skin ridges, dermal ridges	Hautleisten
Crista iliaca	crest of ilium, iliac crest	Darmbeinkamm
Crista pubica	pubic crest	Crista pubica
Crus pl Crura	leg, limb, crus	Schenkel, Crus
Crus dextrum diaphragmatis	right crus of diaphragm	rechter Zwerchfellschenkel
Crus dextrum fasciculi atrioventricularis	right bundle branch, right branch/leg of av-bundle	rechter Tawara-Schenkel
Crus sinistrum diaphragmatis	left crus of diaphragm	linker Zwerchfellschenkel
Crus sinistrum fasciculi atrioventricularis	left leg/branch of av-bundle, left bundle branch	linker Tawara-Schenkel
Crypta pl Cryptae	crypt, pit	Krypte, Grube
Cryptae tonsillares tonsillae palatinae	tonsillar crypts of palatine tonsil	Gaumenmandelkrypten
Crypta e tonsillares tonsillae pharyngeae	tonsillar crypts of pharyngeal tonsil	Rachenmandelkrypten
Cupula	cupula, cupola	Kuppel
Cupula pleurae	cupula of pleura, cervical pleura	Pleurakuppel
Curvatura	curvature, bend, flexure	Krümmung, Biegung, Wölbung, Beugung, Flexur
Curvatura gastrica/ventricularis major	greater gastric curvature, greater curvature of stomach	große Kurvatur, große Magenkurvatur
Curvatura gastrica/ventricularis minor	lesser gastric curvature, lesser curvature of stomach	kleine Kurvatur, kleine Magenkurvatur
Decussatio pl Decussationes	decussation, crossing	Kreuzung, Überkreuzung
Decussatio motoria/pyramidum	pyramidal decussation, motor decussation, decussation of pyramids	Pyramidenkreuzung, Pyramidenbahnkreuzung
Decussationes tegmenti/tegmentales	tegmental decussations, decussations of tegmentum	Haubenkreuzungen
Dens pl Dentes	tooth, dens	Zahn, Dens
Dens axis	dens axis, dentoid/odontoid process of axis	Dens axis, Dens

Nomina Anatomica	English - Englisch	German - Deutsch
Dens caninus	eyetooth, canine tooth	Eckzahn, Reißzahn
Dentes decidui	deciduous dentition, deciduous teeth, baby teeth	Milchzähne, Milchgebiß
Dens incisivus	incisor tooth, incisive tooth	Schneidezahn, Incisivus
Dens molaris	molar tooth, molar, cheek tooth	Mahlzahn, großer Backenzahn, Molar
Dentes permanentes	permanent dentition, second teeth, permanent teeth	bleibende/zweite Zähne, Dauergebiß
Dens praemolaris	premolar, premolar tooth, bicuspid tooth	vorderer/kleiner Backenzahn, Prämolar
Dens serotinus	wisdom tooth, third molar (tooth)	Weisheitszahn, dritter Molar
Diaphragma	diaphragm, Diaphragma	Zwerchfell, Diaphragma
Diaphragma pelvis	pelvic diaphragm	Diaphragma pelvicum
Diaphragma urogenitale	urogenital diaphragm, Camper's ligament	Urogenitaldiaphragma
Digitus *pl* **Digiti**	digit; finger, toe	Finger, Zeh, Zehe
Digitus anularis	ring finger, fourth finger	Ringfinger
Digitus medius	middle finger, third finger	Mittelfinger
Digitus minimus manus	fifth finger, little finger	Kleinfinger
Digitus minimus pedis	little toe	Kleinzehe
Digitus primus manus	thumb, first finger, pollex	Daumen, Pollex
Digitus primus pedis	big toe, great toe, hallux	Großzehe, Hallux
Digitus quartus	→ Digitus anularis	
Digitus secundus	index finger, second finger, index	Zeigefinger, Index
Digitus tertius	→ Digitus medius	
Discus *pl* **Disci**	disk, disc	Scheibe
Discus articularis	articular disk, interarticular disk, interarticular cartilage	Gelenkzwischenscheibe, Diskus
Discus interpubicus	interpubic disk, interpubic ligament	Discus interpubicus
Discus intervertebralis	intervertebral disk/cartilage, disk, disc	Zwischenwirbelscheibe, Bandscheibe
Discus nervi optici	blind spot, optic disk, optic papilla	Papille, Sehnervenpapille
Dorsum	dorsum, back	Rücken, Rückseite
Dorsum manus	dorsum of hand, back of hand	Handrücken, Handrückenseite
Dorsum nasi	dorsum of nose	Nasenrücken
Dorsum pedis	dorsum of foot, back of foot	Fußrücken
Ductulus *pl* **Ductuli**	ductule	kleiner Gang, Ductulus
Ductuli biliferi	biliary ductules, bile ductules	Gallenkanälchen
Ductus *pl* **Ductus**	duct, canal	Röhre, Kanal, Gang
Ductus biliaris/choledochus	choledochal duct, common bile duct, common duct	Hauptgallengang, Choledochus
Ductus cochlearis	Löwenberg's canal, cochlear duct/canal	(häutiger) Schneckengang

Nomina Anatomica	English - Englisch	German - Deutsch
Ductus cysticus	cystic duct, cystic gall duct, duct of gallbladder	Gallenblasengang, Zystikus, Cysticus
Ductus deferens	deferent duct, deferent canal	Samenleiter
Ductus ejaculatorius	ejaculatory duct	Ejakulationsgang
Ductus epididymitis	duct/canal of epididymis	Nebenhodengang
Ductus excretorius	excretory duct of seminal vesicle	Ductus excretorius
Ductus hepaticus communis	common hepatic duct, hepatocystic duct	Hepatikus
Ductus hepaticus dexter	right hepatic duct	rechter (Leber-)Gallengang
Ductus hepaticus sinister	left hepatic duct	linker (Leber-)Gallengang
Ductus lactiferi	galactophorous/lactiferous ducts, milk ducts	Milchgänge
Ductus lymphatici	lymphatic ducts	Hauptlymphgänge
Ductus nasolacrimalis	nasolacrimal duct, nasal duct, tear duct	Tränen-Nasen-Gang
Ductus pancreaticus	Wirsung's canal, hepatopancreatic duct	Wirsung-Gang, Pankreasgang
Ductus pancreaticus accessorius	Santorini's duct, accessory hepatopancreatic duct	Santorini-Gang
Ductus parotideus	Stensen's canal, parotid duct	Parotisgang, Stenon-Gang
Ductus semicirculares	semicircular ducts	Bogengang
Ductus sublinguales minores	lesser/minor sublingual ducts, Walther's ducts	Ductus sublinguales minores
Ductus sublingualis major	major/greater sublingual duct, Bartholin's duct	Ductus sublingualis major
Ductus submandibularis	submandibular duct, Wharton's duct	Wharton-Gang
Ductus sudoriferus	sudoriferous duct, sweat duct	Ductus sudoriferus
Ductus thoracicus	thoracic duct, chyliferous duct	Brustmilchgang
Dura mater	dura mater, dura, pachymeninx	Dura
Dura mater cranialis/encephali	dura mater of brain	harte Hirnhaut
Dura mater spinalis	dura mater of spinal cord	harte Rückenmarkshaut
Eminentia p/ Eminentiae	eminence	Vorsprung, Erhöhung, Höcker
Eminentia frontalis	frontal eminence, frontal tuber, frontal prominence	Stirnhöcker, Tuber frontale
Eminentia hypothenaris	hypothenar eminence, antithenar eminence, hypothenar	Kleinfingerballen, Hypothenar
Eminentia intercondylaris	intercondylar tubercle, intercondylar eminence	Eminentia intercondylaris
Eminentia thenaris	thenar, ball of thumb, thenar eminence	Daumenballen, Thenar
Epicondylus p/ Epicondyli	epicondyle, epicondylus	Gelenkhöcker, Epikondyle
Epicondylus lateralis femoris	lateral/external epicondyle of femur	äußere/laterale Femurepikondyle
Epicondylus lateralis humeri	lateral/external epicondyle of humerus	äußere/laterale Humerusepikondyle
Epicondylus medialis femoris	medial/internal epicondyle of femur	innere/mediale Femurepikondyle
Epicondylus medialis humeri	medial/internal epicondyle of humerus	innere/mediale Humerusepikondyle
Epiphysis	epiphysis	Epiphyse, Knochenepiphyse

Nomina Anatomica	English - Englisch	German - Deutsch
Epiphysis cerebri	epiphysis, pineal body, pineal gland	Zirbeldrüse, Pinea, Epiphyse
Epithelium	epithelial tissue, epithelium	Deckgewebe, Epithelialgewebe, Epithel
Epithelium anterius	corneal epithelium, anterior epithelium of cornea	(äußeres) Hornhautepithel
Epithelium lentis	epithelium of lens, subcapsular epithelium	Linsenepithel
Epithelium pigmentosum	pigmented epithelium of iris	pigmenthaltiges Irisepithel
Epithelium posterius	posterior epithelium of cornea, corneal endothelium	inneres Korneaepithel, Korneaendothel
Excavatio	excavation, pouch, recess	Aushöhlung, Höhle, Vertiefung, Exkavation
Excavatio disci	depression of optic disk, physiologic cup, optic cup	Pupillenexkavation
Excavatio recto-uterina	rectouterine excavation/pouch, Douglas's space	Douglas-Raum
Excavatio rectovesicalis	Proust's space, rectovesical pouch/excavation	Proust-Raum
Excavatio vesico-uterina	vesicouterine excavation/pouch, uterovesical pouch	vorderer Douglas-Raum
Facies *pl* **Facies**	1. face, facies 2. *(Oberfläche)* surface, facies	1. Gesicht, Facies 2. Außenfläche, Vorderseite
Facies antebrachialis	antebrachial region	Unterarmregion
Facies articularis	articular surface	Gelenkfläche
Facies auricularis	auricular surface	Facies auricularis
Facies brachialis	brachial region, brachial surface	Oberarmregion
Facies lunata	articular surface of acetabulum, lunate surface	Facies lunata
Facies patellaris (femoris)	patellar surface/fossa of femur	Facies patellaris
Falx	falx	Sichel, Falx
Falx cerebelli	falx of cerebellum, falciform process of cerebellum	Kleinhirnsichel
Falx cerebri	falciform process of cerebrum, falx of cerebrum	Hirnsichel, Großhirnsichel
Falx inguinalis	Henle's ligament, inguinal falx	Leistensichel
Fascia *pl* **Fasciae**	fascia	Band, Faszie
Fascia antebrachii	antebrachial fascia, fascia of forearm	Unterarmfaszie
Fascia axillaris	axillary fascia	Fascia axillaris
Fascia brachialis/brachii	brachial fascia, fascia of arm	Oberarmfaszie
Fascia cervicalis	cervical fascia, fascia of neck	Halsfaszie
Fascia colli media	pretracheal fascia, pretracheal layer of fascia	mittlere Halsfaszie
Fascia colli profunda	prevertebral layer of fascia, prevertebral fascia	tiefe Halsfaszie
Fascia cremasterica	cremasteric fascia, Cooper's fascia	Fascia cremasterica
Fascia cribrosa	cribriform fascia, cribriform membrane	Fascia cribrosa
Fascia cruris	crural fascia, fascia of leg	oberflächliche Unterschenkelfaszie
Fascia diaphragmatis pelvis inferior	inferior fascia of pelvic diaphragm, anal fascia	Fascia diaphragmatis pelvis inferior
Fascia diaphragmatis pelvis superior	superior fascia of pelvic diaphragm, rectal fascia	Fascia diaphragmatis pelvis superior

Nomina Anatomica	English - Englisch	German - Deutsch
Fascia diaphragmatis urogenitalis inferior	inferior fascia of urogenital diaphragm, Colles' fascia	Fascia diaphragmatis urogenitalis inferior
Fascia dorsalis manus	dorsal fascia of hand	Handrückenfaszie
Fascia dorsalis pedis	dorsal fascia of foot	Fußrückenfaszie
Fascia iliaca	iliac fascia, Abernethy's fascia	Fascia iliaca
Fascia lata	broad fascia, deep fascia of thigh, femoral fascia	Oberschenkelfaszie
Fascia nuchae/nuchalis	nuchal fascia, fascia of nape	Fascia nuchae/nuchalis
Fascia parotidea	parotid fascia	Faszienhülle der Parotis
Fascia pectoralis	pectoral fascia	Pektoralisfaszie
Fascia pelvis	pelvic fascia, hypogastric fascia	Beckenfaszie
Fascia penis profunda	deep fascia of penis, Buck's fascia	tiefe Penisfaszie, Buck-Faszie
Fascia perinei superficialis	superficial perineal fascia, Cruveilhier's fascia	Fascia perinei superficialis
Fascia profunda	deep fascia, aponeurotic fascia	tiefe Körperfaszie
Fascia prostatae	prostatic fascia, pelviprostatic fascia	Prostatafaszie
Fascia renalis	renal fascia, Gerota's fascia	Gerota-Faszie, Gerota-Kapsel
Fascia superficialis	superficial fascia, subcutaneous fascia	oberflächliche Unterhautfaszie
Fascia temporalis	temporal fascia, temporal aponeurosis	Fascia temporalis
Fascia thoracica	thoracic fascia	Fascia thoracica
Fascia thoracolumbalis	thoracolumbar fascia, deep fascia of back	Fascia thoracolumbalis
Fascia transversalis	transverse fascia, endoabdominal fascia	Fascia transversalis
Fasciculus pl Fasciculi	fascicle, fasciculus; band, cord, bundle, tract	(Faser-)Bündel, Strang, Faszikel, Band, Bündel
Fasciculus atrioventricularis	His' band/bundle, atrioventricular band, atrioventricular bundle, av-bundle	His-Bündel, AV-Bündel
Fasciculus cuneatus	cuneate fasciculus, Burdach's tract, cuneate funiculus	Burdach-Strang
Fasciculus gracilis	fasciculus of Goll, fasciculus gracilis of spinal cord	Goll-Strang
Fasciculus interfascicularis	interfascicular fasciculus, comma tract of Schultze	Schütz-Komma
Fasciculus longitudinalis dorsalis	dorsal longitudinal fasciculus, Schütz' bundle	Schütz-Längsbündel, dorsales Längsbündel
Fasciculus longitudinalis inferior	inferior longitudinal fasciculus (of cerebrum)	unteres Längsbündel
Fasciculus longitudinalis medialis	medial longitudinal fasciculus, Collier's tract	mediales Längsbündel
Fasciculus longitudinalis superior	superior longitudinal fasciculus of cerebrum	oberes Längsbündel
Fasciculus mamillotegmentalis	mamillotegmental fasciculus/tract	Gudden-Haubenbündel
Fasciculus mamillothalamicus	mamillothalamic fasciculus/tract, bundle of Vicq d'Azyr	Vicq d'Azyr-Bündel
Fasciculi proprii	Flechsig's fasciculi, proper fasciculi of spinal cord, fundamental bundles, basic fasciculi, ground bundles	Binnen-, Elementar-, Grundbündel
Fasciculus septomarginalis	septomarginal fasciculus/tract, Bruce's tract	Fasciculus septomarginalis

Nomina Anatomica	English - Englisch	German - Deutsch
Fasciculus subthalamicus	subthalamic fasciculus	subthalamisches Bündel
Fasciculus tegmentalis ventralis	ventral tegmental fasciculus, Spitzer's fasciculus	Spitzer-Faserbündel
Fasciculus thalamicus	thalamic fasciculus	Forel-Bündel
Fasciculus uncinatus	uncinate fasciculus, unciform fasciculus	Hakenbündel
Femur	1. femur, thigh bone, femoral bone	1. Oberschenkelknochen, Femur, Os femoris
	2. thigh, femur, femoral region	2. Oberschenkel, Oberschenkelregion
Fenestra *pl* **Fenestrae**	window, fenestra	Fenster
Fenestra cochleae	cochlear window, round window	rundes Fenster, Schneckenfenster
Fenestra vestibuli	oval window, vestibular window	Vorhofsfenster, ovales Fenster
Fibra *pl* **Fibrae**	fiber, fibre	Faser, Fibra
Fibrae arcuatae cerebri	arcuate fibers of cerebrum	Bogenfasern
Fibrae circulares	Müller's muscle, circular fibers of ciliary muscle	Müller-Muskel
Fibrae corticospinales	corticospinal fibers	kortikospinale Fasern, Pyramidenbahnfasern
Fibrae lentis	lens fibers, fibers of lens	Linsenfasern
Fibrae longitudinales	Brücke's fibers, longitudinal fibers of ciliary muscle	Brücke-Fasern
Fibrae meridionales	meridional fibers of ciliary muscle	Fibrae meridionales
Fibrae pontocerebellares	pontocerebellar fibers	pontocerebelläre Fasern
Fibrae radiales	radial/oblique fibers of ciliary muscle	radiäre Ziliarmuskelfasern
Fibrae zonulares	zonular fibers	Zonularfasern
Filum *pl* **Fila**	filum, filament, thread	Faden, Faser
Fila radicularia	root filaments of spinal nerves	Wurzelfasern, Spinalwurzelfasern
Filum spinale/terminale	terminal filament, meningeal filament, terminal meningeal thread, terminal thread of spinal cord	Filum terminale, Filum spinale
Fimbria *pl* **Fimbriae**	fimbria, fringe, border, edge	Franse, Fimbrie
Fimbria ovarica	ovarian fimbria	Ovarialfimbrie
Fimbriae tubae	fimbriae of uterine tube, Richard's fringes	Tubenfimbrien
Fissura *pl* **Fissurae**	fissure, notch, cleft, slit	Spalt, Spalte, Furche, Rinne, Fissur, Kerbe, Einschnitt
Fissurae cerebelli	cerebellar fissures	Kleinhirnfurchen
Fissura choroidea	choroid fissure, Schwalbe's fissure	Fissura choroidea
Fissura horizontalis	horizontal fissure of right lung, secondary fissure of lung	horizontaler Interlobärspalt
Fissura obliqua	oblique fissure of lung, primary fissure of lung	schräger Interlobärspalt
Fissura orbitalis inferior	inferior orbital fissure, inferior sphenoidal fissure	Augenhöhlenbodenspalte, untere Orbitaspalte
Fissura orbitalis superior	superior orbital fissure, superior sphenoidal fissure	Augenhöhlendachspalte, obere Orbitaspalte

Nomina Anatomica	English - Englisch	German - Deutsch
Flexura	flexure, bend, bending	Biegung, Beugung, Krümmung, Flexur
Flexura coli dextra	right colic flexure, hepatic colic flexure	rechte Kolonflexur
Flexura coli sinistra	splenic colic flexure, left colic flexure	linke Kolonflexur
Flexura duodeni inferior	inferior duodenal flexure, inferior flexure of duodenum	untere Duodenalflexur
Flexura duodeni superior	superior duodenal flexure, superior flexure of duodenum	obere Duodenalflexur
Flexura duodenojejunalis	duodenojejunal flexure, duodenojejunal angle	Duodenojejunalflexur
Folium pl **Folia**	folium	Folium
Folia cerebelli	convolutions/gyri of cerebellum, cerebellar folia	Kleinhirnwindungen
Folium vermis	folium vermis	Folium vermis
Folliculus pl **Folliculi**	follicle; gland, sac	Follikel, Drüse
Folliculi linguales	lingual follicles, lymphatic follicles of tongue	Zungenbalg
Folliculi lymphatici aggregati	Peyer's plaques/patches, aggregated follicles/glands	Peyer-Plaques
Folliculi ovarici primarii	primary ovarian follicles, primary follicle	Primärfollikel
Folliculi ovarici secundarii	secondary ovarian follicles, enlarging follicles	Sekundärfollikel, wachsende Follikel
Folliculi ovarici vesiculosi	graafian follicles, tertiary ovarian follicles, vesicular ovarian follicles, tertiary follicles, vesicular follicles	Graaf-Follikel, Tertiärfollikel, reife Follikel
Fonticulus pl **Fonticuli**	fontanelle, fontanel	Fontanelle
Fonticulus anterior	anterior/bregmatic/frontal fontanelle → Fonticulus sphenoidalis	vordere/große Fontanelle, Stirnfontanelle
Fonticulus anterolateralis	Fonticulus sphenoidalis	
Fonticuli cranii	cranial fontanelles	Schädelfontanellen
Fonticulus mastoideus	mastoid fontanelle, posterolateral fontanelle	hintere Seitenfontanelle, Warzenfontanelle
Fonticulus posterior	posterior/occipital/triangular fontanelle → Fonticulus mastoideus	kleine/hintere Fontanelle, Hinterhauptsfontanelle
Fonticulus posterolateralis	Fonticulus mastoideus	
Fonticulus sphenoidalis	anterolateral fontanelle, sphenoidal fontanelle	Keilbeinfontanelle
Foramen pl **Foramina**	foramen, meatus, aperture	Öffnung, Loch, Foramen, Gang, Eingang
Foramen caecum	cecal foramen (of frontal bone), Vicq d'Azyr's foramen	For. caecum
Foramen caecum linguae	glandular/cecal foramen of the tongue, Morgagni's foramen → Foramen omentale	For. caecum linguae
Foramen epiploicum		
Foramen frontale	frontal foramen, frontal incisure, frontal notch	For. frontale, Inc. frontalis
Foramen incisivum	Stensen's foramen, incisive foramen, incisor foramen	For. incisivum
Foramen infraorbitale	infraorbital foramen, suborbital foramen	For. infraorbitale
Foramen interventriculare	interventricular foramen, Monro's foramen	Monro-Foramen

Nomina Anatomica	English - Englisch	German - Deutsch
Foramen intervertebrale	intervertebral foramen	Zwischenwirbelloch
Foramen ischiadicum majus	→ Foramen sciaticum majus	
Foramen ischiadicum minus	→ Foramen sciaticum minus	
Foramen jugulare	jugular foramen, posterior lacerate foramen	For. jugulare
Foramen lacerum	lacerated foramen, middle lacerate foramen	For. lacerum
Foramen magnum	great foramen, great occipital foramen	großes Hinterhauptsloch
Foramen obturatorium/obturatum	obturator foramen, ring foramen	For. obturatorium
Foramen omentale	epiploic foramen, omental foramen, Winslow's foramen	Winslow-Foramen, Winslow-Loch
Foramen ovale	oval foramen of sphenoid bone	For. ovale
Foramen rotundum	round foramen (of sphenoid bone)	For. rotundum
Foramina sacralia	sacral foramina	Forr. sacralia
Foramen sciaticum majus	greater sciatic foramen, greater ischiadic foramen	For. ischiadicum/sciaticum majus
Foramen sciaticum minus	lesser sciatic foramen, lesser ischiadic foramen	For. ischiadicum/sciaticum minus
Foramen supraorbitale	supraorbital foramen/incisure/notch	Inc. supraorbitalis, For. supraorbitale
Foramen venae cavae	vena caval foramen, venous foramen	For. venae cavae
Foramen venosum	venous foramen, Vesalius' foramen	For. venosum
Foramen vertebrale	vertebral foramen, spinal foramen	Wirbelloch
Fornix pl Fornices	fornix, fundus, vault	Gewölbe, Kuppel, Dach, Bogen, Fornix
Fornix cerebri	fornix, fornix of cerebrum	Hirngewölbe
Fornix gastricus	gastric fornix, fornix of stomach	Magenkuppel
Fornix pharyngis	vault of pharynx, fornix of pharynx	Pharynxkuppel
Fornix vaginae	fornix of vagina, fundus of vagina	Scheidengewölbe
Fornix ventricularis	→ Fornix gastricus	
Fossa pl Fossae	fossa, fovea, pit, space, hollow, depression	Grube, Höhle, Mulde, Nische, Fossa
Fossa acetabuli/acetabularis	acetabular fossa	Fossa acetabuli/acetabularis
Fossa axillaris	axillary fossa/space, axilla, armpit	Achselhöhlengrube, Axilla
Fossa condylaris	condylar fossa, condyloid fossa	Fossa condylaris
Fossa coronoidea	coronoid fossa (of humerus), fossa of coronoid process	Fossa coronoidea
Fossa cranialis/cranii anterior	anterior cranial fossa	vordere Schädelgrube
Fossa cranialis/cranii media	middle cranial fossa	mittlere Schädelgrube
Fossa cranialis/cranii posterior	posterior cranial fossa	hintere Schädelgrube
Fossa cubitalis	cubital fossa, antecubital fossa	Ellenbeugengrube
Fossa hypophysialis	hypophyseal/hypophysial/pituitary fossa	Hypophysengrube
Fossa iliaca	iliac fossa	Fossa iliaca

Nomina Anatomica	English - Englisch	German - Deutsch
Fossa infraclavicularis	Mohrenheim's fossa, infraclavicular triangle/fossa	Mohrenheim-Grube
Fossa inguinalis lateralis	external/lateral inguinal fossa	äußere/seitliche Leistengrube
Fossa inguinalis medialis	internal/medial inguinal fossa	innere/mittlere Leistengrube
Fossa intercondylaris	intercondylar fossa of femur	Fossa intercondylaris
Fossa navicularis urethrae	navicular fossa of (male) urethra, fossa of Morgagni	Fossa navicularis urethrae
Fossa olecrani	olecranon fossa, anconeal fossa	Fossa olecrani
Fossa ovalis	oval fossa (of heart)	Fossa ovalis
Fossa poplitea	popliteal cavity/fossa/space	Kniekehle
Fossa radialis	radial fossa (of humerus), radial depression	Fossa radialis
Fossa rhomboidea	rhomboid fossa, ventricle of Arantius	Rautengrube
Fossa supraclavicularis major	greater supraclavicular fossa	große Schlüsselbeingrube
Fossa supraclavicularis minor	lesser/minor supraclavicular fossa	kleine Schlüsselbeingrube
Fossa supratonsillaris	supratonsillar fossa, supratonsillar recess	Fossa supratonsillaris
Fossa temporalis	temporal fossa	Schläfengrube
Fossa tonsillaris	tonsillar fossa/sinus, amygdaloid fossa, tonsillar sinus	Gaumenmandelnische, Tonsillennische
Fossa vesicae biliaris	gallbladder fossa, gallbladder bed	Gallenblasengrube, Gallenblasenbett, Leberbett
Fossula *pl* **Fossulae**	little fossa, fossula	kleine Grube, Grübchen
Fossulae tonsillares	tonsillar fossulae, tonsillar pits, tonsillar crypts	Tonsillenkrypten, Mandelkrypten
Fovea *pl* **Foveae**	fovea, depression, pit, fossa	Fovea, Grube, Höhle, Mulde, Nische, Fossa
Fovea articularis	articular fovea/fossa/pit of radial head	Fovea articularis
Fovea capitis femoris	fossa/fovea/pit of head of femur	Fovea capitis femoris
Fovea centralis	central fovea of retina, Soemmering's foramen	Sehgrube
Foveola *pl* **Foveolae**	foveola, (small) pit	Grübchen, Foveola
Foveola coccygea	postanal pit, coccygeal foveola, coccygeal dimple	Steißbeingrübchen
Foveolae gastricae	gastric foveolae, gastric pits	Magengrübchen
Foveolae granulares	granular pits, pacchionian foveolae, granular foveolae	Foveolae granulares
Frenulum *pl* **Frenula**	frenulum, small bridle, small frenum	Bändchen, Frenulum
Frenulum labii inferioris	inferior labial frenulum, frenulum of lower lip	Unterlippenbändchen
Frenulum labii superioris	superior labial frenulum, frenulum of upper lip	Oberlippenbändchen
Frenulum linguae	lingual frenum/frenulum, frenum/frenulum of tongue	Zungenbändchen
Fundus *pl* **Fundi**	fundus, base, bottom	Basis, Grund, Hintergrund, Boden, Fundus
Fundus gastricus/ventricularis	fundus of stomach, fundus, gastric fundus	Magenfundus
Fundus vesicae	fundus of urinary bladder, fundus of bladder	Blasengrund, Harnblasengrund
Fundus vesicae biliaris/felleae	fundus of gallbladder	Gallenblasenkuppel

Nomina Anatomica	English - Englisch	German - Deutsch
Galea aponeurotica	galea, epicranial aponeurosis, galea aponeurotica	Kopfschwarte
Ganglion p/ Ganglia	neural ganglion, ganglion, nerve ganglion	Knoten, Nervenknoten, Ganglion
Ganglia autonomica	autonomic ganglia, visceral ganglia	vegetative/autonome Grenzstrangganglien
Ganglia cardiaca	cardiac ganglia, Wrisberg's ganglia	Wrisberg-Ganglien
Ganglion ciliare	ciliary ganglion, Schacher's ganglion	Schacher-Ganglion, Ziliarganglion
Ganglion cochleare	cochlear ganglion, Corti's ganglion, spiral ganglion	Corti-Ganglion
Ganglia craniospinalia	craniospinal/encephalospinal/sensory ganglia	Spinalganglien der Hirn- u. Rückenmarksnerven
Ganglia encephalica	→ Ganglia sensoria neurium cranialium	
Ganglia encephalospinalia	→ Ganglia craniospinalia	
Ganglion geniculatum/geniculi	geniculate ganglion, ganglion of facial nerve	Fazialisganglion, Fazialiskniegangion
Ganglion impar	Walther's ganglion, coccygeal ganglion	Ggl. impar
Ganglion inferius nervi vagi	caudal/inferior ganglion of vagus nerve	unteres Vagusganglion
Ganglia lumbalia/lumbaria	lumbar ganglia	Lumbalganglien
Ganglion oticum	Arnold's ganglion, otic ganglion	Ggl. oticum
Ganglion parasympatheticum/parasympathicum	parasympathetic ganglion	parasympathisches Ganglion, Parasympathikusganglion
Ganglia pelvica	pelvic ganglia	Beckenganglien
Ganglion pterygopalatinum	pterygopalatine ganglion, Meckel's ganglion	Meckel-Ganglion
Ganglia sacralia	sacral ganglia	Sakralganglien des Grenzstrangs
Ganglia sensoria	→ Ganglia craniospinalia	
Ganglia sensoria neurium cranialium	sensory ganglia of cranial/encephalic nerves	Ggll. encephalica, Ggll. sensoria neurium cranialium
Ganglion sensorium/spinale	spinal ganglion, dorsal root ganglion	Spinalganglion
Ganglion spirale cochleae	→ Ganglion cochleare	
Ganglion stellatum	cervicothoracic ganglion, stellate ganglion	Ggl. cervicothoracicum, Ggl. stellatum
Ganglion submandibulare	submandibular ganglion, submaxillary ganglion	Faesebeck-Ganglion, Blandin-Ganglion
Ganglion superius nervi vagi	superior/rostral ganglion of vagus nerve	oberes Vagusganglion
Ganglion sympatheticum/sympathicum	sympathetic ganglion	sympathisches Ganglion, Sympathikusganglion
Ganglia thoracica	thoracic ganglia	thorakale Grenzstrangganglien
Ganglion trigeminale	Gasser's ganglion, trigeminal ganglion	Gasser-Ganglion
Ganglia trunci sympathetici	ganglia of sympathetic trunk, sympathetic trunk ganglia	Grenzstrangganglien
Ganglion vestibulare	vestibular ganglion, Scarpa's ganglion	Scarpa-Ganglion
Ganglia visceralia	→ Ganglia autonomica	
Geniculum	knee, genu, geniculum	Knie, Knick, Abknickung
Geniculum canalis facialis	genu of facial canal, geniculum of facial canal	Fazialisknie

Nomina Anatomica	English - Englisch	German - Deutsch
Geniculum nervi facialis	external genu of facial nerve, geniculum of facial nerve	äußeres Fazialisknie
Genu	genu, knee	Knie, Knick, Abknickung
Genu nervi facialis	internal genu of facial nerve, genu of facial nerve	inneres Fazialisknie
Glandula *pl* Glandulae	gland	Drüse
Glandula adrenalis	→ Glandula suprarenalis	
Glandulae areolares	areolar glands, Montgomery's glands/tubercles	Montgomery-Knöchen, Warzenvorhofdrüsen
Glandulae bronchiales	bronchial glands	Bronchialdrüsen
Glandulae buccales	buccal glands	Bukkaldrüsen
Glandula bulbourethralis	bulbourethral gland, Cowper's gland	Cowper-Drüsen, Bulbourethraldrüsen
Glandulae cervicales	cervical glands (of uterus)	Zervixdrüsen
Glandulae ciliares	Moll's glands, ciliary glands (of conjunctiva)	Moll-Drüsen
Glandulae conjunctivales	conjunctival glands, Krause's glands	Krause-Drüsen, Konjunktivaldrüsen
Glandulae duodenales	duodenal glands, Brunner's glands	Brunner-Drüsen, Duodenaldrüsen
Glandulae endocrinae	endocrine glands, ductless glands, incretory glands	endokrine Drüsen
Glandulae intestinales	Lieberkühn's glands, intestinal follicles/glands	Lieberkühn-Drüsen, Lieberkühn-Krypten, Darmdrüsen
Glandulae labiales	labial glands	Lippenspeicheldrüsen
Glandulae lacrimales accessoriae	accessory lacrimal glands, Ciaccio's glands	Nebentränendrüsen
Glandula lacrimalis	lacrimal gland	Tränendrüse
Glandulae laryngeales	laryngeal glands	Kehlkopfdrüsen, Larynxdrüsen
Glandulae linguales	lingual glands, glands of tongue	Zungenspeicheldrüsen
Glandula lingualis anterior	anterior lingual gland, Blandin's gland	Blandin-Nuhn-Drüse
Glandula mammaria	mammary gland, milk gland, breast	Brustdrüse
Glandulae olfactoriae	Bowman's glands, olfactory glands	Bowman-Spüldrüsen
Glandula parathyroidea	epithelial body, parathyroid, parathyroid gland	Nebenschilddrüse, Epithelkörperchen
Glandula parotidea	parotid gland, parotic, parotid	Ohrspeicheldrüse, Parotis
Glandulae pharyngis	pharyngeal glands	Rachenspeicheldrüsen, Pharynxdrüsen
Glandula pinealis	pineal gland, epiphysis, pineal body, pineal	Zirbeldrüse, Pinea, Epiphyse
Glandula pituitaria	pituitary, pituitary gland, hypophysis	Hirnanhangdrüse, Hypophyse
Glandulae praeputiales	preputial glands, glands of Tyson	präputiale Talgdrüsen, Präputialdrüsen
Glandulae salivariae	salivary glands	Speicheldrüsen
Glandulae sebaceae	sebaceous glands, oil glands	Talgdrüsen
Glandulae sebaceae conjunctivales	glands of Zeis, sebaceous glands of conjunctiva	Zeis-Drüsen
Glandula sublingualis	sublingual gland, Rivinus gland	Unterzungenspeicheldrüse

Nomina Anatomica	English - Englisch	German - Deutsch
Glandula submandibularis	submandibular gland, mandibular gland	Unterkieferdrüse
Glandula suprarenalis	suprarenal, adrenal gland	Nebenniere
Glandulae tarsales	tarsal glands, Meibom's glands, palpebral glands	Meibom-Drüsen
Glandula thyroidea	thyroid gland, thyroid, thyroidea	Schilddrüse, Thyr(e)oidea
Glandulae tracheales	tracheal glands	Luftröhrendrüsen, Tracheadrüsen
Glandulae urethrales urethrae masculinae	Littre's glands, urethral glands of male urethra	Littre-Drüsen, Urethraldrüsen
Glandulae uterinae	uterine glands	Gebärmutterdrüsen, Uterusdrüsen
Glandula vestibularis major	Bartholin's gland, greater vestibular gland	Bartholin-Drüse
Glans	glans	Eichel, Glans
Glans clitoridis	glans of clitoris	Klitorisspitze
Glans penis	glans, glans of penis, head of penis	Eichel, Glans
Glomus	glomus; glomus body	Gefäßknäuel, Nervenknäuel, Glomus
Glomus caroticum	carotid body, carotid glomus	Karotisdrüse
Glomus coccygeum	coccygeal glomus, coccygeal body, Luschka's body	Steißknäuel, Steißbeinknäuel
Gyrus pl Gyri	gyrus, convolution	Windung, Hirnwindung, Gyrus
Gyri cerebrales	convolutions of cerebrum, gyri of cerebrum	Hirnwindungen, Großhirnwindungen
Gyrus cinguli/cingulatus	cingulate convolution, cingulate gyrus	Gyrus cinguli/cingulatus
Gyrus frontalis	frontal gyrus, frontal convolution	Stirnhirnwindung
Gyrus hippocampi	parahippocampal gyrus, hippocampal gyrus	Gyrus hippocampi/parahippocampalis
Gyri insulae	gyri of insula	Inselwindungen
Gyrus parahippocampalis	→ Gyrus hippocampi	
Gyrus postcentralis	postcentral gyrus, posterior central convolution	Gyrus postcentralis
Gyrus praecentralis	precentral gyrus, anterior central gyrus	Gyrus praecentralis
Gyrus rectus	straight gyrus	Gyrus rectus
Gyri temporales	temporal gyri/convolutions	Schläfenwindungen
Haustra coli	sacculations of colon, haustra of colon	Dickdarmhaustren, Kolonhaustren
Hiatus pl Hiatus	hiatus, aperture, opening, fissure, gap, cleft	Spalte, Spalt, Ritze, Hiatus, Apertur, Mündung, Fissur
Hiatus adductorius	→ Hiatus tendineus	
Hiatus aorticus	aortic hiatus, aortic opening in/of diaphragm	Hiatus aorticus
Hiatus oesophageus	esophageal opening in diaphragm, esophageal hiatus	Hiatus oesophageus
Hiatus sacralis	sacral hiatus	Hiatus sacralis
Hiatus saphenus	saphenous hiatus, saphenous opening	Hiatus saphenus
Hiatus tendineus	adductor hiatus	Hiatus tendineus/adductorius
Hilum pl Hili	hilum, hilus	Hilus, Hilum

Nomina Anatomica	English - Englisch	German - Deutsch
Hilum ovarii	hilum of ovary, hilus of ovary	Eierstockhilus
Hilum pulmonis	hilum of lung, hilus of lung, pulmonary hilum	Lungenhilus
Hilum renale	hilum of kidney, hilus of kidney	Nierenhilus
Hilum splenicum	hilum of spleen	Milzhilus
Ilium	iliac bone, flank bone, ilium	Darmbein, Ilium
Incisura pl Incisurae	incisure, notch, incision, cut, cleft	Einschnitt, Inzisur, Schnitt, Fissur, Furche, Rinne
Incisura acetabularis/acetabuli	incisure of acetabulum, acetabular notch	Inc. acetabuli/acetabularis
Incisura angularis	angular notch of stomach, angular sulcus, gastric notch	Magenknieeinschnitt
Incisura apicis cordis	notch/incisure of the apex of the heart	Herzspitzeninzisur
Incisura clavicularis	clavicular notch of sternum	Inc. clavicularis
Incisura frontalis	frontal foramen, frontal incisure, frontal notch	For. frontale, Inc. frontalis
Incisura jugularis	jugular notch, jugular incisure	Inc. jugularis
Incisura mandibulae	incisure of mandible, mandibular notch	Inc. mandibulae
Incisura radialis	radial notch (of ulna)	Inc. radialis
Incisura scapulae/scapularis	incisure of scapula, scapular notch	Inc. scapularis/scapulae
Incisura supraorbitalis	supraorbital foramen/incisure/notch	Inc. supraorbitalis, For. supraorbitale
Incisura tentorii	incisure of tentorium, tentorial notch	Inc. tentorii
Incisura trochlearis	trochlear notch (of ulna)	Inc. trochlearis
Incisura ulnaris	ulnar notch (of radius)	Inc. ulnaris
Incisura vertebralis inferior	greater vertebral notch, inferior vertebral notch	Inc. vertebralis inferior
Incisura vertebralis superior	lesser vertebral notch, superior vertebral notch	Inc. vertebralis superior
Infundibulum pl Infundibula	1. infundibulum	1. Infundibulum 2. Conus arteriosus, Infundibulum
	2. pulmonary/arterial cone, infundibulum of heart	
Infundibulum hypothalami	infundibular stalk, hypophyseal/hypophysial stalk	Hypophysenstiel
Infundibulum tubae uterinae	infundibulum of uterine tube	Tubentrichter, Tubeninfundibulum
Isthmus pl Isthmi	isthmus	Verengung, Enge, Isthmus
Isthmus aortae	isthmus of aorta, aortic isthmus	Aortenisthmus, Isthmus aortae
Isthmus faucium	isthmus of fauces, oropharyngeal isthmus	Schlundenge, Rachenenge
Isthmus glandulae thyroideae	isthmus of thyroid (gland)	Schilddrüsenisthmus
Isthmus prostatae	isthmus of prostate (gland)	Prostataisthmus
Isthmus tubae auditoriae	isthmus of auditory tube, isthmus of eustachian tube	Tubenenge, Tubenisthmus
Isthmus tubae uterinae	isthmus of uterine tube, isthmus of fallopian tube	Tubenisthmus, Tubenenge
Isthmus uteri	isthmus of uterus, lower uterine segment	Gebärmutteristhmus, Uterusisthmus
Labium pl Labia	labium, lip	Lippe

Nomina Anatomica	English - Englisch	German - Deutsch
Labium inferius	inferior lip, lower lip	Unterlippe
Labium majus pudendi	greater lip of pudendum, large pudendal lip	große Schamlippe
Labium minus pudendi	lesser lip of pudendum, small pudendal lip	kleine Schamlippe
Labium superius	superior lip, upper lip	Oberlippe
Labrum	lip, edge, brim	Lippe, Rand
Labrum acetabulare	acetabular lip, acetabular labrum	Pfannenlippe
Labrum articulare	articular lip	Gelenklippe
Labrum glenoidale	glenoid lip, glenoid labrum	Labrum glenoidale
Labyrinthus	1. labyrinth 2. inner ear, internal ear, labyrinth	1. Labyrinth 2. Innenohr, Innenohrlabyrinth, Labyrinth
Labyrinthus cochlearis	labyrinth of cochlea, cochlear labyrinth	Schneckenlabyrinth
Labyrinthus membranaceus	membranous labyrinth, endolymphatic labyrinth	häutiges/membranöses Labyrinth
Labyrinthus osseus	bony labyrinth, osseous labyrinth	knöchernes/ossäres Labyrinth
Labyrinthus vestibularis	vestibular labyrinth	Vorhoflabyrinth
Lacuna p/ **Lacunae**	lacune, pit, cavity, lake	Hohlraum, Spalt, Spalte, Lücke, Lakune, Grube
Lacuna musculorum	muscular compartment, lacuna of muscles	Lacuna musculorum
Lacunae urethrales	lacunae of urethra, urethral lacunae	Urethrallakunen, Urethralbuchten
Lacuna vasorum	vascular compartment, vascular lacuna, lacuna of vessels	Lacuna vasorum
Lamina p/ **Laminae**	lamina, layer, plate, stratum	Schicht, Überzug, Blättchen, Lage, Blatt, Lamina
Lamina arcus vertebrae/vertebralis	lamina of vertebra, lamina of vertebral arch	Wirbelplatte, Wirbelbogenplatte
Lamina basalis	basal lamina, basal plate	Lamina basalis
Lamina basalis choroideae	basal complex/lamina of choroid, Bruch's membrane	Bruch-Membran
Lamina basilaris	basilar lamina/membrane of cochlear duct	Basilarmembran
Lamina cartilaginis cricoideae	lamina of cricoid cartilage	Ringknorpelplatte
Lamina choroidocapillaris	choriocapillary layer/lamina, choriocapillaris	Choriocapillaris
Lamina externa	outer table of skull, external layer/lamina of skull	Lamina externa
Lamina interna	inner table of skull, internal lamina/layer of skull	Lamina interna
Lamina limitans anterior	Bowman's lamina, anterior limiting lamina	Bowman-Membran, vordere Basalmembran
Lamina limitans posterior	Descemet's membrane, posterior limiting lamina	Descemet-Membran, hintere Basalmembran
Lamina muscularis mucosae	muscular layer of mucosa	Lamina muscularis mucosae
Lamina parietalis pericardii	parietal layer of serous pericardium, parietal pericardium	parietales Perikard
Lamina praetrachealis	pretracheal fascia, pretracheal layer/lamina of fascia	mittlere Halsfaszie
Lamina praevertebralis	prevertebral fascia, prevertebral lamina/layer of fascia	tiefe Halsfaszie

Nomina Anatomica	English - Englisch	German - Deutsch
Lamina tectalis	tectal lamina/plate, quadrigeminal plate	Vierhügelplatte
Lamina vasculosa	vascular lamina of choroid, Haller's membrane	Haller-Membran
Lamina visceralis	visceral layer of pericardium, epicardium, visceral pericardium	Epikard, viszerales Perikard
Ligamentum *pl* **Ligamenta**	ligament, band	Band, Ligament
Ligamentum acromioclaviculare	acromioclavicular ligament	Lig. acromioclaviculare
Ligamenta alaria	alar ligaments, Mauchart's ligaments	Flügelbänder
Ligamentum anulare radii	anular ligament of radius, anular radial ligament	Lig. anulare radii
Ligamentum arcuatum laterale	lateral arcuate ligament	Quadratusarkade
Ligamentum arcuatum mediale	medial arcuate ligament	Psoasarkade
Ligamentum arcuatum medianum	median arcuate ligament, aortic arcade	Aortenarkade
Ligamentum arcuatum pubis	arcuate ligament of pubis, pubic arcuate ligament	Lig. arcuatum pubis
Ligamentum arteriosum	ligament of Botallo, ligamentum arteriosum	Lig. arteriosum
Ligamentum calcaneocuboideum	calcaneocuboid ligament	Lig. calcaneocuboideum
Ligamentum calcaneofibulare	calcaneofibular ligament, triquetral ligament of foot	Lig. calcaneofibulare
Ligamentum calcaneonaviculare	calcaneonavicular ligament	Lig. calcaneonaviculare
Ligamentum capitis femoris	ligament of head of femur, internal capsular ligament	Lig. capitis femoris
Ligamenta capsularia	capsular ligaments	Kapselbänder
Ligamentum carpi radiatum	radiate carpal ligament, Mayer's ligament	Lig. carpi radiatum
Ligamenta carpometacarpalia	carpometacarpal ligaments	Ligg. carpometacarpalia
Ligamentum collaterale	lateral ligament, collateral ligament	Seitenband, Kollateralband
Ligamentum collaterale fibulare	fibular collateral ligament, lateral ligament of knee	Außenband
Ligamentum collaterale tibiale	tibial collateral ligament, medial ligament of knee	Innenband
Ligamentum coraco-acromiale	coracoacromial ligament, acromiocoracoid ligament	Lig. coracoacromiale
Ligamentum coracoclaviculare	coracoclavicular ligament, Caldani's ligament	Lig. coracoclaviculare
Ligamentum coracohumerale	coracohumeral ligament	Lig. coracohumerale
Ligamentum cricopharyngeum	cricopharyngeal ligament, Santorini's ligament	Santorini-Band
Ligamentum cricotracheale	cricotracheal ligament	Lig. cricotracheale
Ligamenta cruciata genus/genualia	cruciate ligaments of knee, oblique ligaments of knee	Kreuzbänder, Ligg. cruciata genus/genualia
Ligamentum cruciatum anterius	anterior cruciate ligament (of knee)	vorderes Kreuzband
Ligamentum cruciatum posterius	posterior cruciate ligament (of knee)	hinteres Kreuzband
Ligamentum deltoideum	deltoid/medial ligament of ankle (joint)	Deltaband, Innenknöchelband
Ligamenta flava	yellow ligaments, flaval ligaments	gelbe Bänder
Ligamenta glenohumeralia	glenohumeral ligaments	Ligg. glenohumeralia

Nomina Anatomica	English - Englisch	German - Deutsch
Ligamentum iliofemorale	iliofemoral ligament, Bigelow's ligament	Bigelow-Band
Ligamentum inguinale	inguinal ligament/arch	Leistenband
Ligamenta intercuneiformia	intercuneiform ligaments	Ligg. intercuneiformia
Ligamentum interfoveolare	interfoveolar ligament, Hesselbach's ligament	Lig. interfoveolare
Ligamenta interspinalia	interspinous ligaments, interspinous ligaments	Ligg. interspinalia
Ligamentum lacunare	lacunar ligament, Gimbernat's ligament	Lig. lacunare
Ligamentum laterale	lateral ligament, collateral ligament	Außenband, Lateralband
Ligamentum longitudinale anterius	anterior longitudinal ligament	vorderes Längsband
Ligamentum longitudinale posterius	posterior longitudinal ligament	hinteres Längsband
Ligamentum mediale	medial ligament	Innenband, mediales Ligament
Ligamentum mediale artic. talocruralis	deltoid/medial ligament of ankle (joint)	Deltaband, Innenknöchelband
Ligamenta metacarpalia	metacarpal ligaments, intermetacarpal ligaments	Lig. metacarpale
Ligamenta metatarsalia	metatarsal ligaments, intermetatarsal ligaments	Lig. metatarsale
Ligamentum nuchae	nuchal ligament, neck ligament	Nackenband
Ligamenta palmaria	palmar ligaments	Ligg. palmaria
Ligamentum palpebrale laterale	canthal ligament, lateral palpebral ligament	Lig. palpebrale laterale
Ligamentum palpebrale mediale	medial palpebral ligament	Lig. palpebrale mediale
Ligamentum patellae	patellar tendon, patellar ligament	Kniescheibenband
Ligamentum pectinatum	pectinal ligament of iris, Hueck's ligament	Hueck-Band
Ligamentum pectineale	pectineal ligament, Cooper's ligament	Lig. pectineale
Ligamenta plantaria	Cruveilher's ligaments	Lig. plantaria
Ligamentum popliteum arcuatum	popliteal arch, arcuate popliteal ligament	Lig. popliteum arcuatum
Ligamentum popliteum obliquum	oblique popliteal ligament, Bourgery's ligament	Lig. popliteum obliquum
Ligamentum pubicum superius	superior pubic ligament	Lig. pubicum superius
Ligamentum quadratum	quadrate ligament, Denucé's ligament	Lig. quadratum
Ligamentum reflexum	reflected ligament, reflex ligament of Gimbernat	Lig. reflexum
Ligamenta sacroiliaca	iliosacral ligaments	Ligg. sacroiliaca
Ligamentum suspensorium	suspensory ligament	Stützband, Halteband
Ligamentum talocalcaneum	talocalcaneal ligament	Lig. talocalcaneum
Ligamentum talofibulare	talofibular ligament	Lig. talofibulare
Ligamenta tarsi	intertarsal ligaments, ligaments of tarsus	Ligg. tarsi
Ligamenta tarsometatarsalia	tarsometatarsal ligaments	Ligg. tarsometatarsalia
Ligamentum tibiofibulare	tibiofibular ligament	Lig. tibiofibulare
Ligamentum venosum	venous ligament of liver, Arantius' ligament	Lig. venosum

Nomina Anatomica	English - Englisch	German - Deutsch
Ligamentum vestibulare	vestibular ligament, ventricular ligament (of larynx)	Taschenband
Ligamentum vocale	vocal ligament	Stimmband
Limbus pl Limbi	edge, border, fringe, hem	Saum, Rand, Kante, Grenze, Grenzlinie
Limbus acetabuli	margin/border of acetabulum, acetabular edge/limbus	Pfannenrand, Azetabulumrand
Limbus corneae	limbus of cornea, corneal margin, corneoscleral junction	Perikornealring
Limbi palpebrales	edges of eyelids	Lidkanten
Linea	line, strip, streak, mark	Linie, Strich, Streifen
Linea alba	Hunter's line, white line of abdomen	Linea alba
Linea anorectalis	anorectal junction, anorectal line	Anorektalübergang, anorektale Übergangszone
Linea aspera	rough crest/line of femur	Linea aspera
Linea axillaris anterior	anterior axillary line, preaxillary line	vordere Axillarlinie
Linea axillaris media	median axillary line, midaxillary line	mittlere Axillarlinie
Linea axillaris posterior	posterior axillary line, postaxillary line	hintere Axillarlinie
Linea epiphysialis	epiphyseal line, epiphysial line	Epiphysenlinie
Linea intercondylaris	intercondylar line, intercondyloid line	Linea intercondylare
Linea intertrochanterica	intertrochanteric line, oblique line of femur	Linea intertrochanterica
Linea mamillaris	papillary line, mamillary line, nipple line	Mamillarlinie
Linea medioclavicularis	medioclavicular line, midclavicular line	Medioklavikularlinie
Linea parasternalis	parasternal line, costoclavicular line	Parasternallinie
Linea paravertebralis	paravertebral line	Paravertebrallinie
Linea pectinea	pectineal crest of femur	Linea pectinea
Linea postaxillaris	postaxillary line	hintere Axillarlinie
Linea praeaxillaris	preaxillary line	vordere Axillarlinie
Linea scapularis	scapular line	vordere Axillarlinie
Linea semilunaris	semilunar line, Spieghel's line	Spieghel-Linie
Linea sternalis	sternal line	Sternallinie
Liquor pl Liquores	liquor, fluid	Körperflüssigkeit, Liquor
Liquor amnii	amniotic fluid	Fruchtwasser, Amnionflüssigkeit
Liquor cerebrospinalis	cerebrospinal fluid	Liquor cerebrospinalis
Lobulus pl Lobuli	lobule	Läppchen, Organläppchen
Lobulus auricularis	lobule, ear lobule, tip of ear	Ohrläppchen
Lobuli corticales	cortical lobules of kidney	Rindenläppchen, Nierenrindenläppchen
Lobuli glandulae mammariae	lobules of mammary glands	Brustdrüsenläppchen
Lobuli hepatis	hepatic lobules, lobules of liver	Leberläppchen

Nomina Anatomica	English - Englisch	German - Deutsch
Lobus pl **Lobi**	lobe	Organlappen, Lappen
Lobus anterior hypophyseos	anterior lobe of hypophysis, anterior lobe of pituitary (gland), adenohypophysis	Hypophysenvorderlappen, Adenohypophyse
Lobus caudatus	caudate lobe of liver, Spigelius' lobe	Spieghel-Leberlappen
Lobi cerebrales	cerebral lobes, lobes of cerebrum	Hirnlappen
Lobus frontalis	frontal lobe	Frontallappen, Stirnlappen
Lobi glandulae mammariae	lobes of mammary gland	Brustdrüsenlappen
Lobus hepatis	lobe of liver, hepatic lobe	Leberlappen
Lobus inferior	inferior pulmonary lobe, inferior lobe of lung	Unterlappen
Lobus insularis	insula, insular area, insular cortex, insular lobe	Insel, Inselrinde
Lobus medius	middle pulmonary lobe, middle lobe of right lung	Mittellappen
Lobus occipitalis	occipital lobe	Okzipitallappen, Hinterhauptslappen
Lobus parietalis	parietal lobe	Parietallappen, Scheitellappen
Lobus posterior hypophyseos	neurohypophysis, posterior lobe of hypophysis, posterior lobe of pituitary (gland)	Neurohypophyse, Hypophysenhinterlappen
Lobus pulmonis	lobe of lung, pulmonary lobe	Lungenlappen
Lobus pyramidalis	Morgagni's appendix, pyramidal lobe of thyroid (gland)	Pyramidenlappen der Schilddrüse
Lobus quadratus	quadrate lobe of liver	viereckiger Leberlappen
Lobus superior	superior pulmonary lobe, lobe of lung	Oberlappen
Lobus temporalis	temporal lobe	Temporallappen, Schläfenlappen
Macula pl **Maculae**	yellow spot, Soemmering's spot, macula lutea, macula	gelber Fleck, Makula, Macula
Macula sacculi	macula of sacculus, saccular spot	Macula sacculi
Macula utriculi	macula of utricle, utricular spot	Macula utriculi
Malleolus pl **Malleoli**	malleolus, ankle	Knöchel, Fußknöchel, Malleolus
Malleolus lateralis	lateral/outer/fibular malleolus	Außenknöchel
Malleolus medialis	medial/tibial malleolus	Innenknöchel
Mamma pl **Mammae**	breast, mamma	(weibliche) Brust, Brustdrüse
Mamma masculina	male breast	männliche Brust, männliche Brustdrüse
Margo pl **Margines**	margin, border, edge, boundary	Rand, Saum, Kante, Grenze
Margo acetabularis	margin/border of acetabulum, acetabular edge/limbus	Azetabularand, Pfannenrand
Margo anterior	anterior border, ventral border, anterior margin	Vorderkante, Vorderrand
Margo interosseus	interosseous margin	Margo interosseus
Margo lateralis	lateral margin, lateral border	Außenrand
Margo lateralis pedis	lateral margin of foot, lateral border of foot	Fußaußenrand

Nomina Anatomica	English - Englisch	German - Deutsch
Margo medialis	medial margin, medial border	Innenrand
Margo medialis pedis	medial border of foot, medial margin of foot	Fußinnenrand
Margo orbitalis	orbital margin, orbital crest	Orbitarand
Margo posterior	posterior margin, posterior border	Hinterkante, hinterer Rand
Margo superior	superior margin, superior border	Oberkante, oberer Rand
Margo supraorbitalis	supraorbital margin	oberer Augenhöhlenrand
Meatus pl **Meatus**	meatus, opening, passage, channel	Gang, Kanal, Öffnung, Mündung, Spalt, Lücke, Loch
Meatus acusticus externus	external auditory canal, external acoustic/auditory meatus	äußerer Gehörgang
Meatus acusticus internus	internal auditory canal, internal acoustic/auditory meatus	innerer Gehörgang
Meatus nasi inferior	inferior nasal meatus	unterer Nasengang
Meatus nasi medius	middle nasal meatus	mittlerer Nasengang
Meatus nasi superior	superior nasal meatus	oberer Nasengang
Mediastinum pl **Mediastina**	median septum, mediastinum	Mittelfell, Mediastinum
Mediastinum anterius	anterior mediastinal cavity, anterior mediastinum	vorderer Mediastinalraum, vorderes Mediastinum
Mediastinum inferius	inferior mediastinal cavity, inferior mediastinum	unterer Mediastinalraum, unteres Mediastinum
Mediastinum medium	middle mediastinal cavity, middle mediastinum	mittlerer Mediastinalraum, mittleres Mediastinum
Mediastinum posterius	posterior mediastinal cavity, posterior mediastinum	hinterer Mediastinalraum, hinteres Mediastinum
Mediastinum superius	superior mediastinal cavity, superior mediastinum	oberer Mediastinalraum, oberes Mediastinum
Mediastinum testis	septum of testis, body of Highmore	Mediastinum testis
Medulla	1. medulla, marrow 2. → Medulla glandulae suprarenalis	Mark, Medulla
Medulla glandulae suprarenalis	adrenal medulla/marrow, suprarenal marrow/medulla	Nebennierenmark
Medulla oblongata	medulla oblongata, bulbus	Markhirn, verlängertes Mark
Medulla ossium	bone marrow, marrow, medulla	Knochenmark
Medulla ossium flava	yellow bone marrow, fatty bone marrow, fat marrow	gelbes/fetthaltiges Knochenmark
Medulla ossium rubra	red bone marrow, red marrow	rotes/blutbildendes Knochenmark
Medulla ovarii	ovarian medulla, medulla of ovary	Ovarialmark
Medulla renalis	medulla of kidney, renal medulla	Nierenmark
Medulla spinalis	spinal medulla, spinal marrow, spinal cord	Rückenmark
Membrana	membrane, layer	Häutchen, Membran, Membrane, Schicht, Lage, Blatt
Membrana atlanto-occipitalis	atlantooccipital membrane	Membrana atlanto-occipitalis anterior
Membrana cricovocalis	cricovocal membrane, elastic cone (of larynx)	Conus elasticus, Membrana cricovocalis
Membrana fibro-elastica laryngis	fibroelastic membrane of larynx	Kehlkopfmembran
Membrana fibrosa	fibrous membrane of articular capsule, fibrous articular capsule	Fibrosa, Membrana fibrosa, Stratum fibrosum

A 37

Nomina Anatomica	English - Englisch	German - Deutsch
Membrana intercostalis	intercostal membrane	Zwischenrippenmembran, Interkostalmembran
Membrana interossea	interosseous membrane	Membrana interossea
Membrana pupillaris	pupillary membrane, capsulopupillary membrane	Membrana pupillaris
Membrana suprapleuralis	suprapleural membrane, Sibson's fascia	Sibson-Membran, Sibson-Faszie
Membrana synovialis	synovial layer/membrane of articular capsule, synovium	Synovialis, Membrana synovialis, Stratum synoviale
Membrana tectoria	tectorial membrane	Membrana tectoria
Membrana tectoria ductus cochlearis	tectorial membrane of cochlear duct, Corti's membrane	Corti-Membran
Membrana thyrohyoidea	thyrohyoid membrane, hyothyroid membrane	Membrana thyrohyoidea
Membrana tympanica	tympanic membrane, eardrum, drum membrane	Trommelfell
Membrana vitrea	vitreous membrane, hyaloid membrane	Glaskörpermembran
Meniscus pl Menisci	→ Meniscus articularis	
Meniscus articularis	meniscus, articular meniscus, joint meniscus	Meniskus, Meniscus articularis
Meniscus lateralis	lateral meniscus of knee	Außenmeniskus
Meniscus medialis (artic. genus)	medial meniscus (of knee)	Innenmeniskus
Musculus pl Musculi	muscle	Muskel, Muskelgewebe
Musculi abdominis	muscles of abdomen	Bauchmuskeln, Bauchmuskulatur
Musculus abductor	abductor muscle, abductor	Abduktionsmuskel, Abduktor
Musculus abductor hallucis	abductor hallucis (muscle), abductor muscle of great toe	Abduktor hallucis, Abduktor hallucis
Musculus abductor pollicis brevis	abductor pollicis brevis (muscle), short abductor muscle of thumb	Abduktor pollicis brevis
Musculus abductor pollicis longus	abductor pollicis longus (muscle), long abductor muscle of thumb	Abduktor pollicis longus
Musculus adductor	adductor muscle, adductor	Adduktionsmuskel, Adduktor
Musculus adductor brevis	adductor brevis (muscle), short adductor muscle	Adduktor brevis
Musculus adductor hallucis	adductor hallucis (muscle), adductor muscle of great toe	Adduktor hallucis
Musculus adductor longus	adductor longus (muscle), long adductor muscle	Adduktor longus
Musculus adductor magnus	adductor magnus (muscle), great adductor muscle	Adduktor magnus
Musculus adductor pollicis	adductor pollicis (muscle), adductor muscle of thumb	Adduktor pollicis
Musculus anconeus	anconeus (muscle)	Ankoneus
Musculus arytaenoideus obliquus	arytaenoideus obliquus (muscle), oblique arytenoid muscle	Arytänoideus obliquus
Musculus arytaenoideus transversus	arytaenoideus transversus (muscle), transverse arytenoid muscle	Arytänoideus transversus

Nomina Anatomica	English - Englisch	German - Deutsch
Musculi auriculares	auricular muscles	Ohrmuschelmuskeln
Musculus biceps brachii	biceps brachii (muscle), biceps muscle of arm	Bizeps (brachii)
Musculus biceps femoris	biceps femoris (muscle), biceps muscle of thigh	Bizeps femoris
Musculus brachialis	brachialis (muscle), brachial muscle	Brachialis
Musculus brachioradialis	brachioradialis (muscle), brachioradial muscle	Brachioradialis
Musculi bulbi	eye muscles, ocular muscles, oculorotatory muscles	(äußere) Augenmuskeln
Musculus bulbospongiosus	bulbospongiosus (muscle)	Bulbospongiosus
Musculi capitis	muscles of head	Kopfmuskeln, Kopfmuskulatur
Musculi cervicis	cervical muscles, neck muscles	Halsmuskeln, Halsmuskulatur
Musculus ciliaris	ciliaris (muscle), Bowman's muscle, ciliary muscle	Ciliaris, Ziliarmuskel
Musculi colli	neck muscles, cervical muscles	Halsmuskeln, Halsmuskulatur
Musculus constrictor pharyngis	constrictor pharyngis (muscle), constrictor muscle of pharynx	Constrictor pharyngis, Konstriktor pharyngis
Musculus coracobrachialis	coracobrachialis (muscle), coracobrachial muscle	Korakobrachialis
Musculus cremaster	cremaster (muscle), Riolan's muscle	Kremaster
Musculus crico-arytaenoideus lateralis	cricoarytenoideus lateralis (muscle)	Lateralis, Cricoarytänoideus lateralis,
Musculus crico-arytaenoideus posterior	cricoarytenoideus posterior (muscle)	Postikus, Cricoarytänoideus posterior
Musculus cricothyroideus	cricothyroideus (muscle), cricothyroid muscle	Krikothyroideus
Musculus deltoideus	deltoid, deltoideus (muscle), deltoid muscle	Deltoideus
Musculus detrusor vesicae	detrusor vesicae (muscle), detrusor muscle of bladder	Blasenwandmuskulatur, Detrusor vesicae
Musculus digastricus	digastricus (muscle), digastric muscle, digastric	Digastrikus
Musculus dilator pupillae	dilatator pupillae (muscle), dilator muscle of pupil	Pupillenöffner, Dilatator pupillae
Musculi dorsi	back muscles, muscles of the back	Rückenmuskeln, Rückenmuskulatur
Musculus extensor	extensor muscle, extensor	Strecker, Streckmuskel, Extensor
Musculus extensor carpi	extensor carpi (muscle), extensor muscle of wrist	Handstrecker, Extensor carpi
Musculus extensor digitorum	extensor digitorum (muscle), extensor muscle of fingers/toes	Fingerstrecker, Zehenstrecker, Extensor digitorum
Musculus extensor hallucis brevis	extensor hallucis brevis (muscle)	Extensor hallucis brevis
Musculus extensor hallucis longus	extensor hallucis longus (muscle)	Extensor hallucis longus
Musculus extensor indicis	extensor indicis (muscle), extensor muscle of index	Extensor indicis
Musculus extensor pollicis brevis	extensor pollicis brevis (muscle)	Extensor pollicis brevis
Musculus extensor pollicis longus	extensor pollicis longus (muscle)	Extensor pollicis longus
Musculi faciales	facial muscles, muscles of (facial) expression	Gesichtsmuskulatur, mimische Muskulatur
Musculus flexor	flexor muscle, flexor	Beuger, Beugemuskel, Flexor

Nomina Anatomica	English - Englisch	German - Deutsch
Musculus flexor carpi radialis	flexor carpi radialis (muscle), radial flexor muscle of wrist	radialer Handbeuger, Flexor carpi radialis
Musculus flexor digitorum brevis	flexor digitorum brevis (muscle)	kurzer Zehenbeuger, Flexor digitorum brevis
Musculus flexor digitorum longus	flexor digitorum longus (muscle)	langer Zehenbeuger, Flexor digitorum longus
Musculus flexor digitorum profundus	flexor digitorum profundus (muscle)	tiefer Fingerbeuger, Flexor digitorum profundus
Musculus flexor digitorum superficialis	flexor digitorum superficialis (muscle)	oberflächlicher Fingerbeuger, Flexor digitorum superficialis
Musculus flexor hallucis brevis	flexor hallucis brevis (muscle)	Flexor hallucis brevis
Musculus flexor hallucis longus	flexor hallucis longus (muscle)	Flexor hallucis longus
Musculus flexor pollicis brevis	flexor pollicis brevis (muscle), short flexor muscle of thumb	kurzer Daumenbeuger, Flexor pollicis brevis
Musculus flexor pollicis longus	flexor pollicis longus (muscle), long flexor muscle of thumb	langer Daumenbeuger, Flexor pollicis longus
Musculus gastrocnemius	gastrocnemius (muscle)	Gastrocnemius, Gastrocnemius
Musculus glutaeus maximus	gluteus maximus (muscle), greatest gluteus muscle	Glutäus maximus
Musculus glutaeus medius	gluteus medius (muscle), middle gluteus muscle	Glutäus medius
Musculus glutaeus minimus	gluteus minimus (muscle), least gluteus muscle	Glutäus minimus
Musculus iliopsoas	iliopsoas (muscle)	Iliopsoas
Musculi infrahyoidei	infrahyoid muscles	infrahyoidale Muskulatur
Musculi intercostales	intercostal muscles	Interkostalmuskeln, Interkostalmuskulatur
Musculi interossei	interossei muscles, interosseous muscles	Interossärmuskeln
Musculus ischiocavernosus	ischiocavernous (muscle), ischiocavernous muscle	Ischiokavernosus, Ischiocavernosus
Musculi laryngis	muscles of larynx, laryngeal muscualture	Kehlkopfmuskeln, Kehlkopfmuskulatur
Musculus latissimus dorsi	latissimus dorsi (muscle)	Latissimus dorsi
Musculus levator	elevator, levator; levator muscle	Hebemuskel, Levator
Musculus levator ani	levator ani (muscle)	Levator ani
Musculi linguae	lingual muscles, muscles of tongue	Zungenmuskeln, Zungenmuskulatur
Musculi lubricales	lumbrical muscles, lumbricales muscles	Lumbrikalmuskeln
Musculus masseter	masseter, masseter muscle	Kaumuskel, Masseter
Musculi masticatorii	muscles of mastication, masticatory muscles	Kaumuskeln, Kaumuskulatur
Musculus obturator externus	obturator externus (muscle), obturatorius externus muscle	Obturatorius externus
Musculus obturator internus	obturator internus (muscle), obturatorius internus muscle	Obturatorius internus
Musculus occipitofrontalis	occipitofrontalis (muscle), occipitofrontal muscle	Okzipitofrontalis
Musculus opponens pollicis	opponens pollicis (muscle), opposing muscle of thumb	Opponens pollicis

Nomina Anatomica	English - Englisch	German - Deutsch
Musculus orbicularis oculi	orbicularis oculi (muscle), orbicular muscle of eye	Orbikularis okuli
Musculus orbicularis oris	orbicularis oris (muscle), orbicular muscle of mouth	Orbikularis oris
Musculus orbitalis	orbitalis (muscle), Müller's muscle, orbital muscle	Müller-Muskel, Orbitalis
Musculus palmaris brevis	palmaris brevis (muscle), short palmar muscle	Palmaris brevis
Musculus palmaris longus	palmaris longus (muscle), long palmar muscle	Palmaris longus
Musculi papillares	papillary muscles	Papillarmuskeln
Musculus pectineus	pectineus (muscle), pectineal muscle	Pektineus
Musculus pectoralis major	pectoralis major (muscle), greater pectoral muscle	Pektoralis major
Musculus pectoralis minor	pectoralis minor (muscle), smaller pectoral muscle	Pektoralis minor
Musculi perinei/perineales	perineal muscles, muscles of perineum	Dammuskulatur, Dammuskeln
Musculus peronaeus brevis	peroneus brevis (muscle), short peroneal muscle	Peronäus brevis
Musculus peronaeus longus	peroneus longus (muscle), long peroneal muscle	Peronäus longus
Musculus peronaeus quartus	peroneus quartus (muscle)	Peronäus quartus
Musculus peronaeus tertius	peroneus tertius (muscle), third peroneal muscle	Peronäus tertius
Musculus piriformis	piriformis (muscle), piriform muscle	Piriformis
Musculus plantaris	plantaris (muscle), plantar muscle	Plantaris
Musculus pronator quadratus	pronator quadratus (muscle), quadrate pronator muscle	Pronator quadratus
Musculus pronator teres	pronator teres (muscle), round pronator muscle	Pronator teres
Musculus psoas major	psoas major (muscle), greater psoas muscle	Psoas major
Musculus psoas minor	psoas minor (muscle), smaller psoas muscle	Psoas minor
Musculus quadratus femoris	quadratus femoris (muscle), quadrate muscle of thigh	Quadratus femoris
Musculus quadratus lumborum	quadratus lumborum (muscle), quadrate lumbar muscle	Quadratus lumborum
Musculus quadriceps femoris	quadriceps femoris (muscle), quadriceps muscle (of thigh)	Quadrizeps
Musculus rectus abdominis	rectus abdominis (muscle), straight abdominal muscle	Rektus abdominis
Musculus rectus femoris	rectus femoris (muscle)	Rektus femoris
Musculus scalenus anterior	scalenus anterior (muscle), anterior scalene muscle	Skalenus anterior
Musculus scalenus medius	scalenus medius (muscle), middle scalene muscle, Albinus' muscle	Skalenus medius
Musculus scalenus minimus	scalenus minimus (muscle), smallest scalene muscle, Sibson's muscle	Skalenus minimus
Musculus scalenus posterior	scalenus posterior (muscle), posterior scalene muscle	Skalenus posterior
Musculus semimembranosus	semimembranosus (muscle), semimembranous muscle	Semimembranosus
Musculus semitendinosus	semitendinosus (muscle), semitendinous muscle	Semitendinosus

Nomina Anatomica	English - Englisch	German - Deutsch
Musculus serratus anterior	serratus anterior (muscle)	Serratus anterior
Musculus soleus	soleus (muscle)	Soleus
Musculus sphincter	sphincter, sphincter muscle	Schließmuskel, Sphinkter
Musculus sphincter ampullae hepatopancreaticae	sphincter ampullae hepatopancreaticae (muscle), sphincter of hepatopancreatic ampulla, Oddi's sphincter	Sphinkter Oddii, Sphinkter ampullae
Musculus sphincter ani externus	sphincter ani externus (muscle), external sphincter muscle of anus	äußerer Afterschließmuskel, Sphinkter ani externus
Musculus sphincter ani internus	sphincter ani internus (muscle), internal sphincter muscle of anus	innerer Afterschließmuskel, Sphinkter ani internus
Musculus sphincter ductus choledochi	sphincter ductus choledochi (muscle), sphincter muscle of bile duct, Giordano's sphincter, Boyden's sphincter	Sphinkter ductus choledochi
Musculus sphincter ductus pancreatici	sphincter ductus pancreatici (muscle), sphincter muscle of pancreatic duct	Sphinkter ductus pancreatici
Musculus sphincter pupillae	sphincter pupillae (muscle), sphincter muscle of pupil	Pupillenschließer, Sphinkter pupillae
Musculus sphincter pyloricus	sphincter pylori (muscle), sphincter muscle of pylorus	Schließmuskel des Magenausgangs, Sphinkter pylori
Musculus sphincter urethrae	sphincter urethrae (muscle), sphincter muscle of urethra	Harnröhrensphinkter, Urethralsphinkter, Sphinkter urethrae
Musculus stapedius	stapedius (muscle)	M. stapedius
Musculus sternalis	sternalis (muscle), sternal muscle	Sternalis
Musculus sternocleidomastoideus	sternocleidomastoideus (muscle), sternocleidomastoid muscle	Sternokleidomastoideus
Musculus supinator	supinator (muscle), supinator	Supinator
Musculi suprahyoidei	suprahyoid muscles	Suprahyoidalmuskulatur
Musculus tarsalis inferior	tarsalis inferior (muscle), inferior tarsal muscle	Tarsalis inferior
Musculus tarsalis superior	tarsalis superior (muscle), superior tarsal muscle	Tarsalis superior
Musculus temporalis	temporalis (muscle), temporal muscle	Temporalis
Musculus tensor fasciae latae	tensor fasciae latae (muscle), tensor muscle of fascia lata	Tensor fasciae latae
Musculus tensor tympani	tensor tympani (muscle), tensor muscle of tympanum	Trommelfellspanner, Tensor tympani
Musculus tensor veli palatini	tensor veli palatini (muscle), tensor muscle of palatine velum	Tensor veli palatini
Musculi thoracis	thoracic muscles	Brustmuskeln, Brustkorbmuskeln, Brustkorbmuskulatur

Nomina Anatomica	English - Englisch	German - Deutsch
Musculus tibialis anterior	tibialis anterior (muscle), anterior tibial muscle	Tibialis anterior
Musculus tibialis posterior	tibialis posterior (muscle), posterior tibial muscle	Tibialis posterior
Musculus trachealis	tracheal muscle	M. trachealis
Musculus tragicus	tragicus (muscle), muscle of tragus, Valsalva's muscle	M. tragicus
Musculus transversus abdominis	transversus abdominis (muscle), transverse muscle of abdomen	Transversus abdominis
Musculus trapezius	trapezius (muscle)	Trapezius
Musculus triceps brachii	triceps brachii (muscle), triceps muscle of arm, triceps	Trizeps (brachii)
Musculus triceps surae	triceps surae (muscle), triceps muscle of calf	Trizeps surae
Musculus vocalis	vocalis (muscle), vocal muscle	Stimmbandmuskel, Vokalis
Nervus *pl* **Nervi**	nerve	Nerv
Nervus abducens	abducent nerve, abducens, sixth nerve	Abduzens, Abducens, VI. Hirnnerv
Nervus accessorius	accessory nerve, spinal accessory nerve, eleventh nerve	Akzessorius, XI. Hirnnerv
Nervus acusticus	→ Nervus vestibulocochlearis	
Nervi alveolares superiores	superior alveolar nerves	Nn. alveolares superiores
Nervus alveolaris inferior	inferior alveolar nerve, inferior dental nerve	Unterkiefernerv, Alveolaris inferior
Nervi anales inferiores	inferior rectal nerves, inferior anal nerves	untere Rektalnerven, untere Analnerven
Nervi autonomicus	autonomic nerve, visceral nerve	Eingeweidenerv, Viszeralnerv
Nervus axillaris	axillary nerve, circumflex nerve	Axillaris
Nervi cervicales	cervical nerves, cervical spinal nerves	Halsnerven, Zervikalnerven
Nervi ciliares	ciliary nerves	Ziliarnerven
Nervus coccygeus	coccygeal nerve	kokzygealer Spinalnerv, Kokzygeus
Nervus cochlearis	cochlear nerve	Hörnerv, Cochlearis
Nervi craniales	cerebral nerves, cranial nerves, encephalic nerves	Kopfnerven, Hirnnerven
Nervus cutaneus	cutaneous nerve	Hautnerv
Nervi digitales pedis	digital nerves of foot	Zehennerven
Nervi digitales manus	digital nerves of hand	Fingernerven
Nervi encephalici	→ Nervi craniales	
Nervus facialis	facial nerve, intermediofacial nerve, seventh nerve	Fazialis, VII. Hirnnerv
Nervus femoralis	femoral nerve	....
Nervus fibularis communis	common fibular nerve, common peroneal nerve	Fibularis communis, Peronäus communis
Nervus fibularis profundus	deep fibular nerve, deep peroneal nerve	Fibularis profundus, Peronäus profundus
Nervus fibularis superficialis	superficial fibular nerve, superficial peroneal nerve	Fibularis superficialis, Peronäus superficialis
Nervus frontalis	frontal nerve	Frontalis

A 43

Nomina Anatomica	English - Englisch	German - Deutsch
Nervus genitofemoralis	genitofemoral nerve	Genitofemoralis
Nervus glossopharyngeus	glossopharyngeal nerve, ninth nerve	Glossopharyngeus, IX. Hirnnerv
Nervus hypoglossus	hypoglossal nerve, hypoglossus, twelfth nerve	Hypoglossus, XII. Hirnnerv
Nervus infraorbitalis	infraorbital nerve	Infraorbitalis
Nervi intercostales	intercostal nerves, anterior branches of thoracic nerves	Zwischenrippennerven, Interkostalnerven
Nervus intermedius	intermediate nerve, intermediary nerve, Wrisberg's nerve	Intermedius
Nervus ischiadicus	sciatic nerve, ischiadic nerve	Ischiasnerv
Nervus laryngealis recurrens	recurrent laryngeal nerve, recurrent nerve	Rekurrens
Nervus laryngealis superior	superior laryngeal nerve	N. laryngealis superior
Nervi lumbales/lumbares	lumbar nerves, lumbar spinal nerves	lumbale Spinalnerven, Lendennerven
Nervus mandibularis	mandibular nerve	Mandibularis
Nervus maxillaris	maxillary nerve	Maxillaris
Nervus medianus	median nerve	Medianus
Nervus mixtus	mixed nerve	gemischter Nerv
Nervus motorius	motor nerve	motorischer Nerv
Nervus obturatorius	obturator nerve	Obturatorius
Nervus occipitalis major	greater occipital nerve	Okzipitalis major
Nervus occipitalis minor	lesser occipital nerve	Okzipitalis minor
Nervus occipitalis tertius	third occipital nerve, least occipital nerve	Okzipitalis tertius
Nervus oculomotorius	oculomotor nerve, third nerve, oculomotorius	Okulomotorius, III. Hirnnerv
Nervi olfactorii	olfactory nerves/fibers, first nerves, nerves of smell	Riechfäden
Nervus ophthalmicus	ophthalmic nerve	Ophthalmikus
Nervus opticus	optic nerve, second nerve	Sehnerv, Optikus
Nervi perineales	perineal nerves	Dammnerven
Nervus phrenicus	phrenic nerve, diaphragmatic nerve	Phrenikus
Nervus pudendus	pudendal nerve, pudic nerve	Pudendus
Nervus radialis	radial nerve	Radialis
Nervus recurrens	→ Nervus laryngealis recurrens	
Nervi sacrales	sacral nerves, sacral spinal nerves	sakrale Spinalnerven, Sakralnerven, Kreuzbeinnerven
Nervus saphenus	saphenous nerve	N. saphenus
Nervus sciaticus	sciatic nerve, ischiadic nerve	Ischiasnerv
Nervus sensorius	sensory nerve	sensibler Nerv, sensorischer Nerv
Nervi spinales	spinal nerves	Spinalnerven, Rückenmarksnerven
Nervi splanchnici	splanchnic nerves	Eingeweidenerven, Nn. splanchnici

Nomina Anatomica	English - Englisch	German - Deutsch
Nervus splanchnicus	splanchnic nerve	Eingeweidenerv, Splanchnicus
Nervus splanchnicus major	greater splanchnic nerve, major splanchnic nerve	großer Eingeweidenerv, Splanchnikus major
Nervus splanchnicus minor	lesser splanchnic nerve, minor splanchnic nerve	kleiner Eingeweidenerv, Splanchnikus minor
Nervus suboccipitalis	suboccipital nerve, infraoccipital nerve	N. suboccipitalis
Nervi subscapulares	subscapular nerves	Nn. subscapulares
Nervi supraclaviculares	supraclavicular nerves	supraklavikuläre Hautnerven
Nervus supraorbitalis	supraorbital nerve	N. supraorbitalis
Nervus suprascapularis	suprascapular nerve	Supraskapularis
Nervus supratrochlearis	supratrochlear nerve	Supratrochlearis
Nervus suralis	sural nerve	Suralis
Nervi thoracici	thoracic nerves, thoracic spinal nerves	thorakale Spinalnerven, Brustnerven
Nervus thoracicus longus	long thoracic nerve, Bell's nerve	N. thoracicus longus
Nervus thoracodorsalis	thoracodorsal nerve	N. thoracodorsalis
Nervus tibialis	tibial nerve	Tibialis
Nervus transversus colli	transverse cervical nerve, transverse nerve of neck	N. transversus colli
Nervus trigeminus	trigeminal nerve, fifth nerve, trigeminal	Trigeminus, V. Hirnnerv
Nervus trochlearis	trochlear nerve, fourth nerve	Trochlearis, IV. Hirnnerv
Nervus tympanicus	tympanic nerve, Andersch's nerve, Jacobson's nerve	N. tympanicus
Nervus ulnaris	ulnar nerve, cubital nerve	Ulnaris
Nervus vagus	vagus nerve, tenth nerve, vagus	Vagus, X. Hirnnerv
Nervus vertebralis	vertebral nerve	N. vertebralis
Nervus vestibularis	vestibular nerve	Gleichgewichtsnerv, Vestibularis
Nervus vestibulocochlearis	vestibulocochlear nerve, acoustic/auditory nerve, eighth nerve	Akustikus, Vestibulokochlearis, VIII. Hirnnerv
Nervus visceralis	autonomic nerve, visceral nerve	Eingeweidenerv, Viszeralnerv
Neurofibra *pl* **Neurofibrae**	neurofiber, nerve fiber	Nervenfaser
Neurofibrae afferentes	afferent nerve fibers, afferent neurofibers	afferente Nervenfasern
Neurofibrae automaticae	→ Neurofibrae viscerales	
Neurofibrae efferentes	efferent nerve fibers, efferent neurofibers	efferente Nervenfasern
Neurofibrae somaticae	somatic nerve fibers, somatic neurofibers	somatische Nervenfasern
Neurofibrae viscerales	visceral nerve fibers, visceral neurofibers	viszerale Nervenfasern
Nodulus *pl* **Noduli**	1. node, nodule 2. nodule of cerebellum, nodule of vermis	1. Knoten, Knötchen 2. medialer Kleinhirnhöcker, Nodulus
Nodulus lymphaticus	lymph follicle, lymphatic follicle, lymphoid follicle	Lymphfollikel, Lymphknötchen

Nomina Anatomica	English - Englisch	German - Deutsch
Nodulus pl Noduli	node, nodosity	Knoten, Knötchen
Nodulus valvularum semilunarium	nodules of Arantius, Bianchi's nodules	Arantius-Knötchen
Nodus pl Nodi	node, nodosity	Knoten, Knötchen
Nodus atrioventricularis	Aschoff-Tawara's node, Aschoff's node, atrioventricular node, AV-node	Atrioventrikularknoten, AV-Knoten, Aschoff-Tawara-Knoten
Nodi lymphatici abdominis	abdominal lymph nodes	abdominelle Lymphknoten, Bauchlymphknoten
Nodi lymphatici aortici	aortic lymph nodes	Aortenlymphknoten
Nodi lymphatici appendiculares	appendicular lymph nodes	Appendixlymphknoten
Nodi lymphatici axillares	axillary lymph nodes, axillary glands	Achsellymphknoten
Nodi lymphatici brachiales	brachial lymph nodes, brachial axillary lymph nodes	Oberarmlymphknoten
Nodi lymphatici bronchopulmonales	bronchopulmonary lymph nodes, hilar lymph nodes	Hiluslymphknoten
Nodi lymphatici cervicales	cervical lymph nodes	Halslymphknoten, Zervikallymphknoten
Nodi lymphatici cervicales profundi	deep cervical lymph nodes	tiefe Halslymphknoten
Nodi lymphatici cervicales superficiales	superficial cervical lymph nodes	oberflächliche Halslymphknoten
Nodi lymphatici cubitales	cubital lymph nodes, brachial glands	kubitale Lymphknoten
Nodi lymphatici faciales	facial lymph nodes	Gesichtslymphknoten
Nodi lymphatici hilares	bronchopulmonary lymph nodes, hilar lymph nodes	Hiluslymphknoten
Nodi lymphatici inguinales	inguinal lymph nodes	Leistenlymphknoten, Inguinallymphknoten
Nodi lymphatici inguinales profundi	deep inguinal lymph nodes, Rosenmüller's nodes	tiefe Leistenlymphknoten
Nodi lymphatici inguinales superficiales	superficial inguinal lymph nodes	oberflächliche Leistenlymphknoten
Nodi lymphatici intercostales	intercostal lymph nodes	Interkostallymphknoten
Nodi lymphatici jugulares	jugular lymph nodes	jugulare Lymphknoten
Nodi lymphatici lienales	splenic lymph nodes, lienal lymph nodes	Milzlymphknoten
Nodi lymphatici mastoidei	mastoid lymph nodes, retroauricular lymph nodes	retroaurikuläre Lymphknoten
Nodi lymphatici mediastinales	mediastinal lymph nodes	Mediastinallymphknoten
Nodi lymphatici mesenterici	mesenteric lymph nodes	Mesenteriallymphknoten
Nodi lymphatici mesocolici	mesocolic lymph nodes	mesokolische Lymphknoten
Nodi lymphatici occipitales	occipital lymph nodes	okzipitale Lymphknoten
Nodi lymphatici paramammarii	paramammary lymph nodes	seitliche Brustdrüsenlymphknoten
Nodi lymphatici parasternales	parasternal lymph nodes	parasternale Lymphknoten
Nodi lymphatici paratracheales	paratracheal lymph nodes, tracheal lymph nodes	paratracheale Lymphknoten
Nodi lymphatici parietales iliaci externi	external iliac lymph nodes	Lymphknoten der A. iliaca externa
Nodi lymphatici parietales iliaci interni	internal iliac lymph nodes	Lymphknoten der A. iliaca interna
Nodi lymphatici parietales phrenici	phrenic lymph nodes	Zwerchfellymphknoten
Nodi lymphatici parotidei	parotid lymph nodes	Parotislymphknoten

Nomina Anatomica	English - Englisch	German - Deutsch
Nodi lymphatici pelvis	pelvic lymph nodes	Beckenlymphknoten
Nodi lymphatici postaortici	postaortic lymph nodes, retroaortic lymph nodes	retroaortale Lymphknoten
Nodi lymphatici postcavales	postcaval lymph nodes	retrokavale Lymphknoten
Nodi lymphatici prae-aortici	preaortic lymph nodes	präaortale Lymphknoten
Nodi lymphatici praecaecales	prececal lymph nodes	präzikale Lymphknoten
Nodi lymphatici praetracheales	pretracheal lymph nodes	prätracheale Lymphknoten
Nodi lymphatici praevertebrales	prevertebral lymph nodes	prävertebrale Lymphknoten
Nodi lymphatici pulmonales	pulmonary lymph nodes	Lungenlymphknoten
Nodi lymphatici regionales	regional lymph nodes	regionale Lymphknoten
Nodi lymphatici retro-auriculares	mastoid lymph nodes, retroauricular lymph nodes	retroaurikuläre Lymphknoten
Nodi lymphatici retrocaecales	retrocecal lymph nodes	retrozäkale Lymphknoten
Nodi lymphatici retropharyngeales	retropharyngeal lymph nodes	retropharyngeale Lymphknoten
Nodi lymphatici submandibulares	submandibular lymph nodes	submandibuläre Lymphknoten
Nodi lymphatici submentales	submental lymph nodes	Kinnlymphknoten
Nodi lymphatici supraclaviculares	supraclavicular lymph nodes	supraklavikuläre Lymphknoten
Nodi lymphatici thyroidei	thyroid lymph nodes	Schilddrüsenlymphknoten
Nodi lymphatici tracheobronchiales	tracheobronchial lymph nodes	tracheobronchiale Lymphknoten
Nodi lymphatici viscerales anorectales	pararectal lymph nodes, anorectal lymph nodes	pararektale Lymphknoten, anorektale Lymphknoten
Nodi lymphatici viscerales hepatici	hepatic lymph nodes	Leberlymphknoten, Leberhiluslymphknoten
Nodi lymphatici viscerales pancreatici	pancreatic lymph nodes	Pankreaslymphknoten
Nodi lymphatici viscerales pararectales	pararectal lymph nodes, anorectal lymph nodes	pararektale Lymphknoten, anorektale Lymphknoten
Nodi lymphatici viscerales para-uterini	parauterine lymph nodes	parauterine Lymphknoten
Nodi lymphatici viscerales paravaginales	paravaginal lymph nodes	paravaginale Lymphknoten
Nodi lymphatici viscerales paravesiculares	paravesicular lymph nodes	paravesikale Lymphknoten
Nodus lymphaticus	lymph node, lymphatic gland, lymphonodus	Lymphknoten
Nodus mandibularis	mandibular lymph node	Unterkieferlymphknoten
Nodi regionales	regional lymph nodes	regionale Lymphknoten
Nodus sinu-atrialis	sinoatrial node, sinuatrial node, sinus node, Keith-Flack's node	Sinusknoten, Sinuatrialknoten, SA-Knoten, Keith-Flack-Knoten
Nucleus pl Nuclei	nucleus	Kern, Zellkern, Nukleus, Nucleus
Nuclei basales	basal nuclei, basal ganglia	Basalganglien, Ncc. basales
Nuclei cerebellares	nuclei of cerebellum, intracerebellar nuclei, roof nuclei	Kleinhirnkerne
Nuclei cochleares	cochlear nuclei, nuclei of cochlear nerve	Cochleariskerne
Nuclei hypothalamici	hypothalamic nuclei, nuclei of hypothalamus	Hypothalamuskerne

Nomina Anatomica	English - Englisch	German - Deutsch
Nuclei nervorum cranialium/encephalicorum	cranial nerve nuclei, nuclei of cranial nerves	Hirnnervenkerne
Nuclei pontis	nuclei of pons, pontine nuclei	Brückenkerne
Nucleus thoracicus	Clarke's nucleus, thoracic nucleus, dorsal nucleus (of Clarke), Stilling's nucleus, thoracic column, Clarke's column, Stilling column	Clarke-Säule, Clarke-Stilling-Säule, Stilling-Kern
Omentum	omentum, epiploon	Netz, Bauchnetz, Omentum
Omentum majus	greater omentum, greater epiploon	großes Netz
Omentum minus	lesser omentum, lesser epiploon, Willis' pouch	kleines Netz
Organum pl **Organa**	organ, organum, organon	Organ
Organa genitalia feminina externa	external female genitalia	äußere weibliche Geschlechtsorgane
Organa genitalia feminina interna	internal female genitalia	innere weibliche Geschlechtsorgane
Organa genitalia masculina externa	external male genitalia	äußere männliche Geschlechtsorgane
Organa genitalia masculina interna	internal male genitalia	innere männliche Geschlechtsorgane
Organum spirale	Corti's organ, acoustic organ, spiral organ	Corti-Organ
Organa urinaria	urinary organs	harnproduzierende u. harnausscheidende Organe, Harnorgane
Organum vestibulocochleare	vestibulocochlear organ, organ of hearing and balance, organ of hearing and equilibrium	Gehör- u. Gleichgewichtsorgan
Os[1] pl **Ossa**	bone, os	Knochen, Bein
Os capitatum	capitate bone, capitate	Kapitatum
Ossa carpi	carpal bones, carpals, bones of wrist	Handwurzelknochen, Karpalknochen
Os centrale	central bone	Os centrale
Os coccygis	coccygeal bone, coccyx, tailbone	Steißbein, Coccyx
Os coxae	hip bone, coxal bone, pelvic bone, coxa	Hüftbein, Hüftknochen
Ossa cranii	cranial bones	Schädelknochen
Os cuboideum	cuboid bone, cuboid	Kuboid
Os cuneiforme	cuneiform	Keilbein
Os ethmoidale	ethmoid bone, cribriform bone, ethmoid	Siebbein, Ethmoid
Ossa faciei	facial bones	Gesichtsknochen
Os femoris	thigh bone, femoral bone, femur	Oberschenkelknochen, Femur
Os frontale	frontal bone, frontal	Stirnbein
Os hamatum	hamate bone, hooked bone, hamatum	Hamatum
Os hyoideum	hyoid, hyoid bone, tongue bone	Zungenbein

Nomina Anatomica	English - Englisch	German - Deutsch
Os iliacum/Ilii	iliac bone, flank bone, ilium	Darmbein, Ilium
Os ischii	ischial bone, ischium	Sitzbein, Ischium
Os lacrimale	lacrimal bone	Tränenbein
Os lunatum	lunate bone, lunate	Mondbein, Lunatum
Ossa manus	bones of the hand	Handknochen
Ossa metacarpi	metacarpal bones, metacarpals, metacarpalia	Mittelhandknochen, Metakarpalknochen
Ossa metatarsi	metatarsal bones, metatarsal, metatarsalia	Mittelfußknochen, Metatarsalknochen
Os nasale	nasal bone	Nasenbein
Os naviculare	navicular bone, scaphoid bone of foot	Kahnbein
Os occipitale	occipital bone, occipital	Hinterhauptsbein
Os palatinum	palate bone, palatine bone	Gaumenbein
Os parietale	parietal bone, bregmatic bone	Scheitelbein
Ossa pedis	bones of the foot	Fußknochen
Os pelvicum	→ Os coxae	
Os pisiforme	pisiform bone, lentiform bone	Erbsenbein
Os pubis	pubic bone, pubis	Schambein, Pubis
Os sacrale/sacrum	os sacrum, sacral bone, sacrum	Kreuzbein, Sakrum, Sacrum
Os scaphoideum	scaphoid, scaphoid bone (of hand)	Kahnbein
Ossa sesamoidea	sesamoid bones, sesamoids	Sesambein, Sesamknochen
Os sphenoidale	sphenoid bone, sphenoid, alar bone	Keilbein, Flügelbein
Ossa tarsi	tarsal bones, tarsalia	Fußwurzelknochen, Tarsknochen
Os temporale	temporal bone, temporal	Schläfenbein
Os trapezium	trapezium bone	Trapezium
Os trapezoideum	trapezoid bone, trapezoid	Trapezoideum
Os triquetrum	triquetrum, triquetral bone	Dreiecksbein, Os triquetrum
Os zygomaticum	cheek bone, zygomatic bone, malar bone	Jochbein, Os zygomaticum
Os² pl Ora	mouth, opening	Mund, Mündung, Öffnung
Ostium pl Ostia	ostium, opening, mouth, orifice	Mündung, Eingang, Ostium, Mund, Öffnung
Ostium abdominale tubae uterinae	abdominal opening of uterine tube	abdominelle Tubenöffnung
Ostium aortae	aortic opening, aortic ostium, aortic orifice	Aortenostium/Aortenöffnung des linken Ventrikels
Ostium atrioventriculare dextrum	tricuspid orifice, right atrioventricular opening	Ostium atrioventriculare dextrum
Ostium atrioventriculare sinistrum	mitral orifice, left atrioventricular opening	Ostium atrioventriculare sinistrum
Ostium cardiacum	cardiac opening, cardia, cardiac orifice, esophagogastric orifice	Speiseröhreneinmündung, Speiseröhrenmündung, Ösophagusmündung, Cardia

A 49

Nomina Anatomica	English - Englisch	German - Deutsch
Ostium trunci pulmonalis	opening of pulmonary trunk	Pulmonalisöffnung des rechten Ventrikels
Ostium ureteris	ureteric orifice, orifice of ureter	Harnleitermündung, Harnleitereinmündung
Ostium urethrae externum	external urethral opening, external urethral orifice	äußere Harnröhrenöffnung, Harnröhrenmündung
Ostium urethrae internum	internal urethral orifice, internal urethral opening	innere Harnröhrenöffnung
Ostium uteri	opening of uterus, external mouth of uterus	(äußerer) Muttermund
Ostium uterinum tubae	uterine opening of uterine tube	Tubenmündung
Ostium vaginae	vaginal introitus, (external) vaginal orifice, vaginal opening	Scheidenöffnung, Scheideneingang, Ostium vaginae
Ostium venae cavae inferioris	opening of inferior vena cava	Mündung der unteren Hohlvene
Ostium venae cavae superioris	opening of superior vena cava	Mündung der oberen Hohlvene
Palatum	roof of mouth, palate	Gaumen
Palatum durum	hard palate	harter Gaumen, Palatum durum
Palatum molle	soft palate	weicher Gaumen, Gaumensegel
Palatum osseum	bony palate, osseous palate	knöcherner Gaumen
Palpebra *pl* **Palpebrae**	eyelid, lid, palpebra	Lid, Augenlid
Palpebra inferior	lower lid, lower eyelid	Unterlid
Palpebra superior	upper lid, upper eyelid	Oberlid
Papilla *pl* **Papillae**	papilla	Wärzchen, Papille
Papilla ductus parotidei	parotid papilla	Papilla ductus parotidei
Papilla duodeni major	Vater's papilla, major duodenal papilla, bile papilla	Vater-Papille, Papilla duodeni major
Papilla duodeni minor	Santorini's minor caruncle, minor duodenal papilla	Papilla duodeni minor
Papilla ilealis	ileocecal papilla, ileal papilla	Papilla ilealis
Papilla lacrimalis	lacrimal papilla	Tränenpapille
Papilla mammaria	mammary papilla, nipple, mamilla	Brustwarze, Mamille
Papilla nervi optici	optic nerve papilla, optic disk, optic nerve head	Papille, Sehnervenpapille
Papillae renales	renal papillae	Nierenpapillen
Pars *pl* **Partes**	part, portion	Teil, Abschnitt, Anteil
Pars abdominalis aortae	abdominal aorta, abdominal part of aorta	Bauchschlagader, Abdominalaorta
Pars abdominalis autonomica	abdominal/lumbar part of autonomic nervous system	Bauchabschnitt des vegetativen Nervensystems
Pars anterior fornicis vaginae	anterior part of fornix of vagina, anterior fornix	vorderes Scheidengewölbe
Pars ascendens aortae	ascending part of aorta, ascending aorta	aufsteigende Aorta, Aorta ascendens
Pars ascendens duodeni	ascending part of duodenum	aufsteigender Duodenumabschnitt
Pars autonomica systematis nervosi	autonomic nervous system, sympathetic nervous system, vegetative nervous system, visceral nervous system	autonomes/vegetatives Nervensystem

Nomina Anatomica	English - Englisch	German - Deutsch
Pars cardiaca	cardiac part of stomach, cardia	Mageneingang, Magenmund, Kardia
Pars centralis systematis nervosi	central nervous system, cerebrospinal system, neural axis	Zentralnervensystem, Gehirn u. Rückenmark
Pars cerebralis (arteriae carotidis internae)	cerebral part of internal carotid artery	intraduraler/zerebraler Abschnitt der A. carotis interna
Pars cervicalis arteriae carotidis internae	cervical part of internal carotid artery	Halsabschnitt der A. carotis interna
Pars cervicalis medullae spinalis	cervical part of spinal cord, cervical segments of spinal cord, cervicalia	Zervikalsegmente, Halsmark, Halsabschnitt des Rückenmarks
Pars coccygea (medullae spinalis)	coccygeal part of spinal cord, coccygeal segments of spinal cord, coccygea	Kokzygealsegmente, Steißbeinabschnitt des Rückenmarks
Pars convoluta	convoluted part of renal cortex	Rindenlabyrinth
Pars descendens aortae	descending aorta, descending part of aorta	absteigende Aorta, Aorta descendens
Pars descendens duodeni	descending part of duodenum	absteigender Duodenumabschnitt
Pars endocrina (pancreatis)	endocrine part of pancreas, islands/islets of Langerhans, islet tissue, pancreatic islands/islets	Pankreasinseln, Langerhans-Inseln, Inselorgan, endokrines Pankreas
Pars exocrina (pancreatis)	exocrine part of pancreas	exokrines Pankreas(teil)
Pars flaccida (membranae tympanicae)	flaccida, Shrapnell's membrane	Flaccida
Pars horizontalis/inferior (duodeni)	horizontal part of duodenum, inferior part of duodenum	unterer/horizontaler Duodenumabschnitt
Pars intermedia adenohypophyseos	intermediate part/lobe (of hypophysis)	Hypophysenmittellappen
Pars laryngea pharyngis	laryngopharyngeal cavity, hypopharynx, laryngopharynx	Hypopharynx, Laryngopharynx
Pars lateralis fornicis vaginae	lateral part of fornix of vagina, lateral fornix	Seitengewölbe
Pars lumbaris (medullae spinalis)	lumbar part of spinal cord, lumbar segments of spinal cord, lumbaria	Lumbalsegmente, Lendenmark, Lendenabschnitt des Rückenmarks
Pars nasalis pharyngis	nasopharynx, epipharynx, rhinopharynx, nasopharyngeal space	Nasenrachen, Nasenrachenraum, Epipharynx, Nasopharynx, Rhinopharynx
Pars oralis pharyngis	oral pharynx, oral part of pharynx, oropharynx	Mesopharynx, Oropharynx
Pars palpebralis glandulae lacrimalis	palpebral part of lacrimal gland	Rosenmüller-Drüse
Pars parasympath(et)ica systematis nervosi autonomici	parasympathetic nervous system, craniosacral system, parasympathetic part of autonomic nervous system	parasympathisches (Nerven-)System, Parasympathikus, parasympathischer Teil des vegetativen Nervensystems
Pars peripherica systematis nervosi	peripheral nervous system	peripheres Nervensystem
Pars petrosa arteriae carotidis internae	petrosal part of internal carotid artery	Felsenbeinabschnitt der A. carotis interna
Pars petrosa ossis temporalis	petrous part of temporal bone, petrous pyramid, petrosal bone, petrous bone	Felsenbein, Felsenbeinpyramide
Pars posterior fornicis vaginae	posterior fornix, posterior part of fornix of vagina	hinteres Scheidengewölbe
Pars prostatica	prostatic part of urethra	Prostataabschnitt der Harnröhre

Nomina Anatomica	English - Englisch	German - Deutsch
Pars sacralis (medullae spinalis)	sacral part of spinal cord, sacral segments of spinal cord, sacral cord, sacralia	Sakralabschnitt des Rückenmarks, Sakralmark, Kreuzbeinsegmente
Pars spongiosa urethrae masculinae	spongy/cavernous part of male urethra	spongiöser Urethraabschnitt
Pars squamosa ossis temporalis	squamous bone	Schläfenbeinschuppe, Pars squamosa ossis temporalis
Pars superior duodeni	superior part of duodenum, duodenal bulb, duodenal cap	oberer horizontaler Duodenumabschnitt
Pars sympath(et)ica systematis nervosi autonomici	sympathetic nervous system, thoracolumbar system, sympathicus	sympathisches Nervensystem, Sympathikus, sympathischer Teil des autonomen Nervensystems
Pars tensa (membranae tympanicae)	pars tensa	Pars tensa
Pars thoracica aortae	thoracic part of aorta, thoracic aorta	Brustschlagader, Aorta thoracica
Pars thoracica autonomica	thoracic part of autonomic nervous system	Thorakalabschnitt des vegetativen Nervensystems
Pars thoracica medullae spinalis	thoracic segments of spinal cord, thoracic part of spinal cord, thoracica	Thorakalsegmente, Brustmark, Brustabschnitt des Rückenmarks
Pedunculus *pl* **Pedunculi**	peduncle, stalk, stem	Stiel, Stamm
Pedunculi cerebellares	cerebellar peduncles, peduncles of cerebellum	Kleinhirnstiele
Pedunculus cerebralis/cerebri	peduncle of cerebrum, cerebral peduncle	Hirnstiel
Pelvis	pelvis	Becken
Pelvis major	greater pelvis, false pelvis, large pelvis	großes Becken
Pelvis minor	lesser pelvis, true pelvis, small pelvis	kleines Becken, echtes Becken
Pelvis renalis	renal pelvis, pelvis of ureter	Nierenbecken, Pyelon
Phalanx *pl* **Phalanges**	phalanx, toe bone; finger bone	Phalanx, Fingerglied, Zehenglied
Phalanx distalis	distal phalanx, ungual phalanx	distales Glied, Endglied, Endphalanx, Nagelglied
Phalanx media	middle phalanx	mittleres Glied, Mittelglied, Endphalanx
Phalanx proximalis	proximal phalanx	proximales Glied, Grundglied, Grundphalanx
Pia mater	pia, pia mater	Pia, Pia mater
Pia mater cranialis/encephali	cranial pia mater	Pia mater cranialis/encephali
Pia mater spinalis	spinal pia mater	Pia mater spinalis
Pleura *pl* **Pleurae**	pleura	Brustfell, Pleura
Pleura costalis	costal pleura	Rippenfell
Pleura diaphragmatica	diaphragmatic pleura	Zwerchfellpleura
Pleura mediastinalis	mediastinal pleura	Mediastinalpleura
Pleura parietalis	parietal pleura	Parietalpleura
Pleura pericardiaca	pericardial pleura	Perikardpleura
Pleura pulmonalis/visceralis	pulmonary pleura, visceral pleura	Lungenfell

Nomina Anatomica	English - Englisch	German - Deutsch
Plexus *pl* **Plexus**	plexus; network, net	Plexus, Geflecht, Netz, Netzwerk, Geflecht
Plexus aorticus	aortic plexus	vegetativer Plexus der Aorta, Plexus aorticus
Plexus autonomicus	autonomic plexus, visceral plexus	autonomer/vegetativer Plexus
Plexus brachialis	brachial plexus	Armgeflecht, Armplexus
Plexus cardiacus	cardiac plexus	vegetativer Herzplexus
Plexus caroticus communis	common carotid plexus	vegetatives Geflecht der A. carotis communis
Plexus caroticus externus	external carotid plexus	vegetatives Geflecht der A. carotis externa
Plexus caroticus internus	carotid plexus, internal carotid plexus	vegetatives Geflecht der A. carotis interna
Plexus cavernosi concharum	cavernous plexuses of concha	Venenplexus der Nasenmuschel
Plexus cervicalis	cervical plexus	Halsgeflecht, Halsplexus
Plexus choroideus	choroid plexus	Plexus choroideus
Plexus coccygeus	coccygeal plexus	Steißbeinplexus, Kokzygealplexus
Plexus coeliacus	celiac plexus, solar plexus	Sonnengeflecht, Plexus solaris
Plexus hypogastricus inferior	pelvic plexus, inferior hypogastric plexus	Beckengeflecht, Beckenplexus
Plexus hypogastricus superior	presacral nerve, superior hypogastric plexus	N. praesacralis, Plexus hypogastricus superior
Plexus lumbalis/lumbaris	lumbar plexus	Lendenplexus, Lumbalplexus
Plexus lymphaticus	lymphatic plexus	Lymphgefäßnetz, Plexus lymphaticus
Plexus mesentericus inferior	inferior mesenteric plexus	Plexus mesentericus inferior
Plexus mesentericus superior	superior mesenteric plexus	Plexus mesentericus superior
Plexus myentericus	Auerbach's plexus, myenteric plexus	Auerbach-Plexus
Plexus nervosus	nerve plexus	Nervengeflecht, Nervenplexus
Plexus oesophagealis	esophageal plexus	vegetatives Speiseröhrengeflecht
Plexus pampiniformis	pampiniform plexus, spermatic plexus	Venengeflecht des Samenstranges
Plexus pelvicus	inferior hypogastric plexus, pelvic plexus	Beckenplexus
Plexus prostaticus	prostatic plexus, Santorini's plexus	Prostataplexus
Plexus sacralis	sacral plexus, ischiadic plexus	Kreuzbeinplexus, Sakralplexus
Plexus solaris	→ Plexus coeliacus	
Plexus submucosus	Meissner's plexus, submucosal/submucous plexus	Meissner-Plexus
Plexus testicularis	testicular plexus, spermatic plexus	Plexus testicularis
Plexus tympanicus	tympanic plexus, Jacobson's plexus	Jacobson-Plexus
Plexus uretericus	ureteric plexus	Harnleitergeflecht
Plexus uterovaginalis	uterovaginal plexus	Plexus uterovaginalis
Plexus vascularis	vascular plexus	Gefäßgeflecht, Gefäßplexus
Plexus vasculosus	vascular plexus	Gefäßgeflecht, Gefäßplexus

Nomina Anatomica	English - Englisch	German - Deutsch
Plexus venosus	venous plexus	venöser Plexus, Venenplexus
Plexus venosus areolaris	areolar venous plexus, areolar plexus	Venenplexus der Brustwarze
Plexus venosus rectalis	rectal venous plexus, hemorrhoidal venous plexus, hemorrhoidal plexus	rektaler Venenplexus, Hämorrhoidalplexus
Plexus venosus vertebralis externus anterior	vertebral venous plexus	Venengeflecht der Wirbelsäule
Plexus vesicalis	vesical plexus	Harnblasengeflecht
Plexus visceralis	→ Plexus autonomicus	
Plica *pl* Plicae	plica, fold, ridge, ligament	Falte, Band, Ligament, Grat, Kante, Leiste
Plicae alares	alar ligaments of knee, alar folds	Plicae alares
Plica ary-epiglottica	aryepiglottic fold, aryteneopiglotidean fold	aryepiglottische Falte
Plicae ciliares	ciliary folds	Plicae ciliares
Plicae circulares	circular folds, Kerckring's circular folds	Kerckring-Falten
Plicae gastricae	gastric plicae, gastric folds	Magenschleimhautfalten
Plica interureterica	interureteric fold, Mercier's valve/bar	Plica interureterica
Plica iridis	iridial folds	Irisfalten
Plica lacrimalis	lacrimal fold, Hasner's fold/valve	Hasner-Klappe
Plicae mucosae	mucosal folds of gallbladder	Schleimfalten, Schleimrelief
Plica nervi laryngei	fold of laryngeal nerve	Plica nervi laryngei
Plicae palmatae	palmate folds	Plicae palmatae
Plica palpebronasalis	palpebronasal fold, mongolian fold, epicanthus	Nasen-Lid-Spalte, Mongolenfalte, Epikanthus
Plica recto-uterina	rectouterine fold, Douglas' fold	Plica recto-uterina
Plica salpingopalatina	salpingopalatine fold, nasopharyngeal fold	Tubenwulst
Plica spiralis	Heister's fold/valve, spiral fold	Heister-Klappe
Plica stapedialis	stapedial fold	Plica stapedialis
Plica synovialis	synovial fold	Synovialfalte
Plicae transversae recti	horizontal folds of rectum, Kohlrausch's folds	Plicae transversales recti
Plica triangularis	aryepiglottic fold of Collier, triangular fold	Plica triangularis
Plicae tubales/tubariae	tubal folds (of uterine tube)	Tubenfalten
Plica umbilicalis lateralis	lateral umbilical fold, epigastric fold	epigastrische Falte
Plica umbilicalis mediana	median umbilical fold, suspensory ligament of bladder	Urachusfalte
Plica vestibularis	vestibular fold, false vocal cord	Taschenfalte
Plica vocalis	vocal fold, vocal cord, true vocal cord	Stimmlippe, Stimmfalte, Stimmband
Portio vaginalis cervicis	vaginal part of cervix uteri, vaginal part of uterus	Portio, Portio vaginalis cervicis

Nomina Anatomica	English - Englisch	German - Deutsch
Porus	pore, meatus, foramen	Öffnung, Pore, Gang, Kanal, Loch
Porus acusticus	acoustic pore, auditory pore, acoustic meatus	Gehörgang
Porus gustatorius	gustatory pore, taste pore	Geschmackspore
Processus *pl* **Processus**	process, prominence, projection, outgrowth	Fortsatz, Vorsprung, Vorwölbung
Processus articularis	articular process	Gelenkfortsatz
Processus axillaris glandulae mammariae	axillary process of mammary gland, axillary tail of mammary gland	Achselfortsatz der Brustdrüse
Processus ciliares	ciliary processes	Ziliarfortsätze
Processus condylaris	condylar process, condyle of mandible	Unterkieferköpfchen
Processus coracoideus	coracoid process, coracoid	Rabenschnabelfortsatz, Proc. coracoideus
Processus costalis	costal process	Lendenwirbelquerfortsatz
Processus frontalis maxillae	frontal process	Stirnfortsatz
Processus lateralis glandulae mammariae	axillary tail of mammary gland, axillary process of mammary gland	Achselfortsatz der Brustdrüse
Processus mamillaris	mamillary tubercle	Proc. mamillaris
Processus mastoideus	mastoid process, mastoid bone, mastoid	Warzenfortsatz, Mastoid
Processus spinosus	spinous process, spine of vertebra, spinal crest of Rauber	Dornfortsatz
Processus styloideus	styloid process	Griffelfortsatz, Proc. styloideus
Processus styloideus radii	styloid process of radius, radial malleolus	Griffelfortsatz des Radius, Proc. styloideus radii
Processus styloideus ulnae	styloid process of ulna, ulnar malleolus	Griffelfortsatz der Ulna, Proc. styloideus ulnae
Processus transversus	transverse process	Querfortsatz
Processus uncinatus pancreatis	uncinate process of pancreas, lesser/small/uncinate pancreas	Proc. uncinatus pancreatis
Processus vocalis	vocal process of arytenoid cartilage	Stimmbandfortsatz des Aryknorpels, Proc. vocalis
Processus xiphoideus	xiphoid process, ensiform appendix, xiphoid	Schwertfortsatz
Pulpa	pulp	(*Organ*) Mark, Parenchym, Pulpa
Pulpa splenica/lienis	red pulp, pulp of spleen, splenic pulp	rote Pulpa, Milzpulpa
Pyramis *pl* **Pyramides**	pyramid, pyramids	Pyramide
Pyramis medullae oblongatae	pyramid of medulla oblongata	Pyramide, Pyramis medullae oblongatae
Pyramides renales	pyramids of Malpighi, renal pyramids	Nierenpyramiden
Pyramis vermis	cerebellar pyramid, pyramid of vermis	Pyramis vermis
Radiatio *pl* **Radiationes**	radiation	Strahlung, Radiatio
Radiatio acustica	acoustic radiation, auditory radiation	Hörstrahlung

Nomina Anatomica	English - Englisch	German - Deutsch
Radiatio corporis callosi	radiation of corpus callosum	Balkenstrahlung
Radiatio optica	radiation of Gratiolet, optic radiation, visual radiation	Gratiolet-Sehstrahlung
Radiatio thalamica	thalamic radiation, radiation of thalamus	Thalamusstrahlung
Radix *pl* **Radices**	root	Wurzel
Radix anterior	anterior root (of spinal nerves), motor root (of spinal nerves), ventral root (of spinal nerves)	vordere/motorische Spinalnervenwurzel, Vorderwurzel
Radix linguae	root of tongue	Zungenwurzel
Radix mesenterii	root of mesentery	Mesenterialwurzel, Gekrösewurzel, Radix mesenterii
Radix motoria	→ Radix anterior	
Radix nasalis/nasi	nasal root, root of nose	Nasenwurzel
Radix penis	root of penis	Peniswurzel, Radix penis
Radix posterior	dorsal root (of spinal nerves), posterior root (of spinal nerves), sensory root (of spinal nerves)	hintere/sensible Spinalwurzel, hintere/sensible Spinalnervenwurzel
Radix pulmonis	root of lung, pedicle of lung	Lungenwurzel
Radix sensoria	→ Radix posterior	
Ramus *pl* **Rami**	ramus, branch; division, twig	Ast, Zweig, Abzweigung, Verzweigung
Ramus anastomoticus	anastomotic branch	Ramus anastomoticus
Ramus anterior	anterior branch	vorderer Ast
Rami anteriores nervorum cervicalium	anterior branches of cervical nerves, ventral branches of cervical nerves	vordere/ventrale Halsnervenäste
Rami anteriores nervorum lumbalium	anterior branches of lumbar nerves, ventral branches of lumbar nerves	vordere/ventrale Äste der Lumbalnerven
Rami anteriores nervorum sacralium	anterior branches of sacral nerves, ventral branches of sacral nerves	ventrale Äste der Sakralnerven
Rami anteriores nervorum thoracicorum	anterior branches of thoracic nerves, ventral branches of thoracic nerves, intercostal nerves	Interkostalnerven
Ramus anterior nervorum spinalium	anterior branch of spinal nerves, ventral branch of spinal nerves	vorderer Ast *od.* Bauchast der Spinalnerven
Rami articulares	articular branches	Rami articulares
Rami atriales	atrial branches	Vorhofäste
Rami autonomici	autonomic branches	Rami autonomici
Rami brochiales aortae thoracicae	bronchial branches of thoracic aorta	Bronchienäste der Aorta thoracica, Bronchialarterien
Rami bronchiales arteriae thoracicae internae	bronchial branches of internal thoracic artery	Bronchialäste der A. thoracica interna

Nomina Anatomica	English - Englisch	German - Deutsch
Rami bronchiales nervi vagi	bronchial branches of vagus nerve	Vagusäste zum Lungenhilus
Rami capsulare	capsular branches of renal artery	Kapseläste der Nierenarterie, Aa. capsulares
Rami cardiaci cervicales inferiores	inferior cervical cardiac branches of vagus nerve, inferior cardiac branches of recurrent laryngeal nerve	untere Vagusäste zum Plexus cardiacus
Rami cardiaci cervicales superiores	superior cervical cardiac branches of vagus nerve	obere Vagusäste zum Plexus cardiacus
Rami cardiaci thoracici nervi vagi	thoracic cardiac branches of vagus nerve	thorakale Herzäste des N. vagus
Ramus carpalis	carpal branch	Handwurzelast
Ramus circumflexus	circumflex branch of left coronary artery	Ramus circumflexus a. coronariae sinistrae
Rami coeliaci	celiac branches of vagus nerve, celiac nerves	Vagusäste zum Plexus coeliacus
Ramus communicans	communicating branch	Verbindungsast, Ramus communicans
Ramus communicans albus	white communicating branch, communicans white ramus	Ramus communicans albus
Rami cutanei	cutaneous branches	Hautäste, Rami cutanei
Rami dorsales	dorsal branches	Rückenäste, Rami
Rami dorsales linguae	dorsal lingual branches of lingual artery, dorsal arteries of tongue	Zungenrückenarterien
Rami dorsales nervorum cervicalium	dorsal branches of cervical nerves, posterior branches of cervical nerves	hintere/dorsale Halsnervenäste
Rami dorsales nervorum lumbalium	dorsal branches of lumbar nerves, posterior branches of lumbar nerves	Rückenäste der Lendennerven
Rami dorsales nervorum sacralium	dorsal branches of sacral nerves, posterior branches of sacral nerves	dorsale/hintere Äste der Sakralnervendorsale/hintere Äste der Sakralnerven
Rami dorsales nervorum thoracicorum	dorsal branches of thoracic nerves, posterior branches of thoracic nerves	Rückenäste der Brustnerven/Thorakalnerven
Ramus dorsalis nervorum spinalium	dorsal branch of spinal nerves, posterior branch of spinal nerves	hinterer Ast od. Rückenast der Spinalnerven
Ramus frontalis	frontal branch	Stirnast
Rami gastrici anteriores	anterior gastric branches of vagus nerve, anterior gastric plexus	vordere Magenäste des N. vagus
Rami gastrici posteriores	posterior gastric branches of vagus nerve, posterior gastric plexus	hintere Magenäste des N. vagus
Rami hepatici (nervi vagi)	hepatic branches of vagus nerve	Leberäste des N. vagus
Ramus inferior ossis pubis	descending ramus of pubis, inferior ramus of pubis, inferior pubic ramus	unterer Schambeinast
Rami interganglionares	interganglionic branches	Verbindungsäste der Grenzstrangganglien

Nomina Anatomica	English - Englisch	German - Deutsch
Ramus interventricularis anterior	anterior interventricular branch of left coronary artery, anterior interventricular artery	vordere Interventrikulararterie
Ramus interventricularis posterior	posterior interventricular branch of right coronary artery, posterior interventricular artery	hintere Interventrikulararterie
Rami linguales nervi glossopharyngei	lingual branches of glossopharyngeal nerve	Zungenäste des N. glossopharyngeus
Rami linguales nervi hypoglossi	lingual branches of hypoglossal nerve	Zungenäste des N. hypoglossus
Rami linguales nervi lingualis	lingual branches of lingual nerve	Zungenäste des N. lingualis
Ramus lingualis (nervi facialis)	lingual branch of facial nerve	Zungenast des N. facialis
Ramus mandibulae	ramus of mandible	Unterkieferast
Rami mediastinales aortae thoracicae	posterior mediastinal arteries, mediastinal branches of thoracic aorta	Mediastinumäste der Aorta thoracica
Rami mediastinales arteriae thoracicae internae	mediastinal branches of internal thoracic artery, anterior mediastinal arteries	Mediastinumäste der A. thoracica interna, vordere Mediastinalarterien
Ramus meningeus	meningeal branch	Hirnhautast, Meningealast, Ramus meningeus
Ramus muscularis	muscular branch	Muskelast, Ramus muscularis
Rami oesophageales	esophageal branches	Ösophagusäste
Rami orbitales	orbital branches	Orbitaäste
Ramus ossis ischii	ischial ramus, ramus of ischium	Sitzbeinast
Ramus ossis pubis	pubic ramus, ramus of pubis	Schambeinast
Ramus palmaris nervi mediani	palmar branch of median nerve	Hohlhandast/Palmarast des N. medianus
Ramus palmaris nervi ulnaris	palmar branch of ulnar nerve, volar branch of ulnar nerve	Hohlhandast/Palmarast des N. ulnaris
Ramus palmaris profundus	deep palmar branch of ulnar artery, deep volar metacarpal artery	tiefer Hohlhandast der A. ulnaris
Ramus palmaris superficialis	superficial palmar branch of radial artery	oberflächlicher palmarer Handwurzelast der A. radialis
Rami palpebrales	palpebral branches	Augenlidäste
Rami pancreatici	pancreatic branches	Pankreasäste
Rami parotidei	parotid branch	Parotisast
Rami perforantes	perforating branches	Perforansäste
Rami pharyngeales	pharyngeal branches	Pharynxäste
Rami posteriores nervorum cervicalium	dorsal branches of cervical nerves, posterior branches of cervical nerves	hintere/dorsale Halsnervenäste,
Rami posteriores nervorum lumbalium	dorsal branches of lumbar nerves, posterior branches of lumbar nerves	Rückenäste der Lendennerven

Nomina Anatomica	English - Englisch	German - Deutsch
Rami posteriores nervorum sacralium	dorsal branches of sacral nerves, posterior branches of sacral nerves	dorsale/hintere Äste der Sakralnerven
Rami posteriores nervorum thoracicorum	dorsal branches of thoracic nerves, posterior branches of thoracic nerves	Rückenäste der Brustnerven/Thorakalnerven,
Ramus posterior nervorum spinalium	dorsal branch of spinal nerves, posterior branch of spinal nerves	hinterer Ast od. Rückenast der Spinalnerven
Ramus profundus	deep branch	tiefer Ast, Ramus profundus
Rami prostatici	prostatic branches of inferior vesical artery	Prostataäste der A. vesicalis inferior
Rami pulmonales	pulmonary branches of autonomic nervous system	Lungenfasern des autonomen Nervensystems
Ramus spinalis	spinal branch	Rückenmarksast, Ramus spinalis
Ramus superficialis	superficial branch	oberflächlicher Ast
Ramus superior	superior branch	oberer Ast
Ramus superior ossis pubis	ascending ramus of pubis, superior ramus of pubis, superior pubic ramus	oberer Schambeinast
Rami tracheales	tracheal branches	Tracheaäste
Rami ureterici	ureteral branches, ureteric branches	Ureteräste
Rami vaginales	vaginal branches	Vaginaäste
Raphe	raphe, rhaphe, seam	Naht, Verwachsungsnaht
Raphe palati	raphe of palate, palatine raphe	Gaumenleiste
Raphe penis	raphe of penis, raphe penis	Penisnaht, Penisraphe
Raphe perinealis	perineal raphe, raphe of perineum	Perinealraphe, Perinealnaht
Raphe scrotalis/scroti	raphe of scrotum, scrotal raphe	Skrotalnaht, Skrotalraphe
Recessus *pl* Recessus	recess, space, hollow, pouch, cavity	Ausbuchtung, Höhlung, Nische, Lücke, Höhle
Recessus anterior	anterior recess of tympanic membrane, anterior pouch of Tröltsch	vordere Schleimhauttasche des Trommelfells
Recessus costodiaphragmaticus	phrenicocostal recess, costodiaphragmatic recess, costodiaphragmatic sinus, phrenicocostal sinus	Kostodiaphragmalsinus, Kostodiaphragmalspalte
Recessus costomediastinalis	costomediastinal recess, costomediastinal sinus	Kostomediastinalsinus, Kostomediastinalspalte
Recessus epitympanicus	Hyrtl's recess, epitympanic recess, tympanic attic, epitympanum, attic of middle ear	Kuppelraum, Attikus, Epitympanum
Recessus pharyngeus	Rosenmüller's recess, pharyngeal recess	Rosenmüller-Grube
Recessus phrenicomediastinalis	phrenicomediastinal sinus, phrenicomediastinal recess	Phrenikomediastinalsinus, Phrenikomediastinalspalte
Recessus pleurales	pleural sinuses, pleural recesses	Pleurasinus, Pleurabuchten

A 59

Nomina Anatomica	English - Englisch	German - Deutsch
Recessus posterior	posterior pouch of Tröltsch, posterior recess of tympanic membrane	hintere Schleimhauttasche des Trommelfells
Recessus retrocaecalis	retrocecal recess, cecal recess, retrocecal fossa	Retrozäkalgrube
Recessus superior	superior recess of tympanic membrane, Prussak's space, Prussak's pouch	Prussak-Raum
Rete	rete, network, net	Netz, Netzwerk, Maschenwerk, Geflecht
Rete arteriosum	arterial network, arterial rete, arterial rete mirabile	Arteriengeflecht
Rete carpale dorsale	dorsal carpal network, dorsal carpal rete	Arteriennetz des Handwurzelrückens
Rete lymphocapillare	lymphocapillary rete, lymphocapillary network	Lymphkapillarennetz
Rete malleolare laterale	lateral malleolar network, lateral malleolar rete	Arteriengeflecht am Außenknöchel
Rete malleolare mediale	medial malleolar network, medial malleolar rete	Arteriengeflecht des Innenknöchels
Rete patellare	rete of patella, arterial network of patella	patelläres Arteriengeflecht
Rete testis	rete of Haller	Haller-Netz
Rete venosum	venous rete, venous network	Venennetz
Rete venosum dorsale manus	dorsal network of hand, dorsal venous network of hand, dorsal venous plexus of hand	Venengeflecht des Handrückens
Rete venosum dorsale pedis	dorsal rete of foot, dorsal venous rete of foot, dorsal network of foot, dorsal venous network of foot	Venengeflecht des Fußrückens Venengeflecht des Fußrückens
Retinaculum pl Retinacula	retinaculum, band, ligament	Halteband, Retinakulum, Band
Retinacula cutis	retinacula of skin	Retinacula cutis
Retinaculum extensorum	extensor retinaculum of hand	Strecksehnenband der Hand
Retinaculum flexorum	carpal retinaculum, flexor retinaculum of hand	Retinaculum flexorum, Lig. carpi transversum
Retinaculum musculorum extensorum	inferior extensor retinaculum of foot, cruciate ligament of ankle (joint)	Y-Band
Retinaculum musculorum extensorum inferius		
Retinaculum musculorum extensorum superius	superior extensor retinaculum of foot, transverse ligament of ankle (joint)	oberes Strecksehnenband, oberes Retinakulum
Retinaculum musculorum flexorum	flexor retinaculum of foot, internal annular ligament of ankle, laciniate ligament	Halteband der Plantarflexoren
Rima pl Rimae	slit, fissure, cleft	Ritze, Spalt, Spalte, Furche
Rima glottidis	fissure of glottis, true glottis, aperture of glottis	Stimmritze
Rima oris	oral fissure, orifice of mouth	Mundspalte
Rima palpebrarum	palpebral fissure	Lidspalte
Rima pudendi	vulval cleft, vulvar slit, pudendal cleft/slit	Schamspalte

Nomina Anatomica	English - Englisch	German - Deutsch
Rima vestibuli	false glottis, fissure of laryngeal vestibule, fissure of vestibule	Vorhofspalte, Vorhofritze
Segmentum pl. **Segmenta**	segment, section, part, portion	Teil, Abschnitt, Segment
Segmentum anterius	(Lunge) anterior segment (of lung)	Vordersegment
Segmentum apicale	apical segment, superior segment (of lung)	Spitzensegment, Apikalsegment
Segmentum apicoposterius	apicoposterior segment (of lung)	apikoposteriores Segment
Segmentum basale anterius	anterior basal segment (of lung)	vorderes Basalsegment
Segmentum basale laterale	lateral basal segment (of lung)	seitliches Basalsegment
Segmentum basale mediale	cardiac segment (of lung), medial basal segment (of lung)	mediales Basalsegment, medial-basales Segment
Segmentum basale posterius	posterior basal segment (of lung)	hinteres Basalsegment
Segmenta bronchopulmonalia	bronchopulmonary segments, lobules of lung	Lungensegmente
Segmentum cardiacum	→ Segmentum basale mediale	
Segmenta hepatis	hepatic segments, segments of liver	Lebersegmente
Segmentum laterale	lateral segment (of lung)	laterales Segment
Segmentum lingulare inferius	inferior lingular segment (of lung)	unteres Lingularsegment
Segmentum lingulare superius	superior lingular segment (of lung)	oberes Lingularsegment
Segmentum mediale	medial segment (of lung)	mediales Segment des Mittellappens
Segmentum posterius	posterior segment (of right lung)	Dorsalsegment des rechten Oberlappens
Segmenta renalia	segments of kidney, renal segments	Nierensegmente
Segmentum superius	superior segment (of lung)	Spitzensegment des Unterlappens
Septum pl. **Septa**	septum, partition	Trennwand, Scheidewand, Septum
Septum atrioventriculare (cordis)	atrioventricular septum (of heart)	Vorhofkammerseptum
Septum femorale	Cloquet's septum, crural septum, femoral septum	Cloquet-Septum
Septa interalveolaria	interalveolar septa, alveolar septa	(Lunge) Alveolarsepten, Interalveolarsepten
Septum interatriale (cordis)	interatrial septum (of heart), interauricular septum	Vorhofseptum
Septum intermusculare	intermuscular ligament, intermuscular septum	Septum intermusculare
Septum interventriculare	interventricular septum (of heart), ventricular septum	Kammerseptum, Interventrikularseptum, Ventrikelseptum
Septum nasale/nasi	nasal septum	Nasenscheidewand, Nasenseptum
Septum nasi osseum	osseous nasal septum, bony septum of nose	knöcherner Abschnitt/Teil des Nasenseptums
Septum orbitale	orbital septum, tarsal membrane	Orbitaseptum
Septum rectovaginale	rectovaginal septum	rektovaginale Scheidewand, rektovaginales Septum
Septum rectovesicale	Denonvilliers' aponeurosis/fascia, rectovesical septum	rektovesikales Septum
Septum scrotale/scroti	septum of scrotum, scrotal septum	Skrotalseptum, Medianseptum des Skrotums

Nomina Anatomica	English - Englisch	German - Deutsch
Sinus *pl* **Sinus**	sinus, cavity, canal	Sinus, Höhle, Höhlung, Raum
Sinus anales	rectal sinuses, anal sinuses/crypts, crypts of Morgagni	Morgagni-Krypten, Analkrypten
Sinus aortae	aortic sinus, Petit's sinus	Aortensinus
Sinus caroticus	carotid bulbus, carotid sinus	Karotissinus, Carotissinus
Sinus cavernosus	cavernous sinus	Sinus cavernosus
Sinus coronarius	coronary sinus	Sinus coronarius
Sinus durae matris	sinuses of dura mater, cranial sinuses	Durasinus, Hirnsinus
Sinus ethmoidales	ethmoidal sinuses, ethmoidal cells, ethmoidal aircells	Sinus ethmoidales
Sinus frontalis	frontal sinus, frotal antrum	Stirnhöhle
Sinus intercavernosi	intercavernous sinuses	Sinus intercavernosi
Sinus marginalis	marginal sinus	Randsinus, Marginalsinus
Sinus maxillaris	maxillary sinus/antrum, antrum of Highmore	Kieferhöhle, Oberkieferhöhle
Sinus paranasales	paranasal sinuses, nasal sinuses, air sinuses	Nasennebenhöhlen, Nebenhöhlen
Sinus prostaticus	prostatic sinus	Prostatasinus, Prostatarinne
Sinus sagittalis inferior	inferior sagittal sinus, inferior longitudinal sinus	Sinus sagittalis inferior
Sinus sagittalis superior	superior sagittal sinus, superior longitudinal sinus	Sinus sagittalis superior
Sinus sigmoideus	sigmoid sinus	Sinus sigmoideus
Sinus sphenoidalis	sphenoidal sinus	Keilbeinhöhle
Sinus tarsi	tarsal sinus, tarsal canal	Tarsalkanal
Sinus transversus (durae matris)	transverse sinus (of dura mater)	Sinus transversus (durae matris)
Sinus transversus pericardii	transverse sinus of pericardium, Theile's canal	Sinus transversus pericardii
Sinus venarum cavarum	sinus of venae cavae	Venensinus des rechten Vorhofs
Sinus venosus sclerae	Lauth's canal, Schlemm's canal, venous sinus of sclera	Schlemm-Kanal
Spatium *pl* **Spatia**	space	Raum, Platz, Zwischenraum, Abstand, Lücke, Spalt
Spatia anguli iridocornealis	spaces of Fontana, spaces of iridocorneal angle	Fontana-Räume
Spatium epidurale	epidural space, extradural space, epidural cavity	Epiduralraum, Epiduralspalt
Spatium episclerale	episcleral space, Tenon's space	Tenon-Raum
Spatium extraperitoneale	extraperitoneal space	Extraperitonealraum
Spatium intercostale	intercostal space	Zwischenrippenraum, Interkostalraum
Spatium peridurale	→ Spatium epidurale	
Spatium retroperitoneale	retroperitoneal space, retroperitoneum	Retroperitonealraum
Spatium retropharyngeum	retropharyngeal space	retropharyngealer Raum, Retropharyngealraum
Spatium retropubicum	retropubic space, Retzius' space	Retzius-Raum
Spatium subarachnoideum	subarachnoid space, subarachnoid cavity	Subarachnoidalraum, Subarachnoidalspalt

Nomina Anatomica	English - Englisch	German - Deutsch
Spatium subdurale	subdural cavity, subdural space	Subduralraum, Subduralspalt
Spatia zonularia	Petit's canals, zonular spaces	Petit-Kanal
Spina pl **Spinae**	spine, process, projection	Dorn, Fortsatz, Stachel
Spina ischiadica/ischialis	ischial spine, sciatic spine, spine of ischium	Spina ischiadica, Spina ischialis
Spina scapulae	spine of scapula, scapular spine	Schulterblattgräte
Squama pl **Squamae**	squama, squame, scale plate	Schuppe, Squama
Squama frontalis	squama of frontal bone, frontal squama	Stirnbeinschuppe
Squama occipitalis	occipital squama	Hinterhauptsschuppe
Squama ossis temporalis	temporal squama, squamous bone, squamous portion of temporal bone	Schläfenbeinschuppe
Stratum pl **Strata**	stratum, layer, lamina	Lage, Schicht, Blatt, Lamina
Stratum fibrosum	fibrous layer of articular capsule, fibrous membrane of articular capsule, fibrous articular capsule	Fibrosa, Membrana fibrosa, Stratum fibrosum
Stratum synoviale	synovial layer of articular capsule, synovium, synovial membrane (of articular capsule)	Synovialis, Membrana synovialis, Stratum synoviale
Substantia pl **Substantiae**	substance, matter, material	Substanz, Stoff, Materie, Masse
Substantia alba	white matter, myelinated matter, white substance	weiße Hirn- u. Rückenmarkssubstanz
Substantia alba medullae spinalis	white substance of spinal cord, myelinated substance of spinal cord, white matter of spinal cord	weiße Rückenmarkssubstanz
Substantia compacta	compact substance of bone, compact bone	Kompakta
Substantia corticalis	cortical substance of bone, cortical bone	Kortikalis
Substantia grisea	gray substance, nonmyelinated substance, gray matter, nonmyelinated matter, gray	graue Gehirn- u. Rückenmarkssubstanz, graue Substanz
Substantia grisea centralis	central gray, central gray substance	zentrales Höhlengrau
Substantia grisea medullae spinalis	gray matter of spinal cord, nonmyelinated matter of spinal cord, gray substance of spinal cord	graue Rückenmarkssubstanz
Substantia grisea peri-aquaeductalis	periaqueductal gray	zentrales Höhlengrau
Substantia muscularis	muscular substance of prostate	glatte Prostatamuskulatur
Substantia spongiosa/trabecularis	cancellated/cancellous bone, spongy bone	Spongiosa
Sulcus pl **Sulci**	sulcus, groove, furrow, trench, depression	Furche, Rinne, Sulkus, Vertiefung, Mulde
Sulcus anterolateralis	anterolateral sulcus, anterolateral groove	Vorderseitenfurche
Sulci arteriales	arterial grooves, arterial sulci, arterial impressions	arteriales
Sulcus bicipitalis	bicipital fissure, bicipital groove	Bizepsrinne
Sulcus carpi	carpal sulcus	Sulcus carpi

Nomina Anatomica	English - Englisch	German - Deutsch
Sulcus centralis (cerebri)	central sulcus of cerebrum, fissure of Rolando	Rolando-Fissur, Zentralfurche des Großhirns
Sulci cerebrales	sulci of cerebrum	Großhirnfurchen
Sulcus coronarius	coronary sulcus of heart, atrioventricular sulcus	Herzkranzfurche, Kranzfurche
Sulci cutis	skin grooves, sulci of skin, skin furrows	Hautfurchen, Sulci cutis
Sulcus intertubercularis (humeri)	intertubercular sulcus (of humerus), bicipital groove of humerus	Bizepsrinne des Humerus
Sulcus interventricularis anterior	anterior interventricular groove, anterior interventricular sulcus	vordere Interventrikularfurche
Sulcus interventricularis posterior	posterior interventricular sulcus, posterior interventricular groove	hintere Interventrikularfurche
Sulcus intraparietalis	Pansch's fissure, intraparietal sulcus	Sulcus intraparietalis
Sulcus medianus posterior medullae spinalis	dorsal median sulcus of spinal cord, posterior median sulcus of spinal cord	hintere Rückenmarksfurche
Sulcus nervi radialis	radial sulcus, spiral sulcus, radial groove, groove for radial nerve, spiral groove	Radialisrinne
Sulcus nervi ulnaris	sulcus of ulnar nerve, ulnar groove, groove of ulnar nerve	Sulcus n. ulnaris
Sulcus posterolateralis	dorsolateral groove, posterolateral groove, dorsolateral sulcus	Hinterseitenfurche
Sulcus praecentralis	precentral sulcus, prerolandic sulcus	Sulcus praecentralis
Sulcus praechiasmaticus	prechiasmatic sulcus, chiasmatic sulcus, optic sulcus	Chiasma opticum-Rinne
Sulcus radialis	→ Sulcus nervi radialis	
Sulcus sinus sagittalis superioris	sagittal sulcus, sagittal groove	Sinus sagittalis superior-Rinne
Sulcus sinus sigmoidei	sulcus of sigmoid sinus, sigmoid groove	Sinus-sigmoideus-Rinne
Sulcus sinus transversi	sigmoid fossa, sulcus of transverse sinus	Sulcus sinus transversi
Sulcus tali	talar sulcus, sulcus of talus	Talusrinne
Sulcus terminalis linguae	terminal sulcus of tongue, V-shaped line (of tongue)	Terminalsulkus, V-Linguae
Sutura pl Suturae	suture, bony suture, suture joint	Naht, Knochennaht, Verwachsungslinie, Sutura
Sutura coronalis	arcuate suture, coronal suture	Kranznaht
Suturae craniales/cranii	cranial sutures, skull sutures	Schädelnaht
Sutura frontalis	frontal suture, metopic suture	Sutura frontalis, Sutura metopica
Sutura lambdoidea	lambdoid suture	Lambdanaht
Sutura metopica	frontal suture, metopic suture	Sutura frontalis, Sutura metopica
Sutura sagittalis	longitudinal suture, biparietal suture, sagittal suture	Pfeilnaht
Sutura serrata	serrate suture, serrated suture	Zackennaht

Nomina Anatomica	English - Englisch	German - Deutsch
Sutura squamosa	squamosal suture, squamous suture	Schuppennaht
Symphysis pl **Symphyses**	symphysis, fibrocartilaginous joint	Knorpelfuge, Symphyse
Symphysis mandibulae	mental symphysis, mandibular symphysis	Symphysis mandibulae, Symphysis mentalis
Symphysis manubriosternalis	manubriosternal symphysis, manubriosternal joint	Manubriosternalgelenk
Symphysis pubica	pubic symphysis, pubic synchondrosis	Schambeinfuge, Schamfuge
Systema	system	Organsystem, System
Systema alimentarium	digestive apparatus/system, alimentary apparatus	Verdauungsapparat, Digestitionssystem
Systema cardiovasculare	cardiovascular system	Herz-Kreislauf-System, Kreislauf, kardiovaskuläres System
Systema conducens cordis	cardiac conducting system, cardiac conduction system	Erregungsleitungssystem des Herzens
Systema lymphaticum	lymphatic system, absorbent system	lymphatisches System, Lymphsystem
Systema nervosum	nervous system	Nervensystem
Systema nervosum autonomicum	autonomic nervous system, sympathetic nervous system, vegetative nervous system	autonomes/vegetatives Nervensystem
Systema nervosum centrale	neural axis, central nervous system	Zentralnervensystem, Gehirn u. Rückenmark
Systema nervosum periphericum	peripheral nervous system	peripheres Nervensystem
Systema repiratorium	respiratory system/tract, respiratory passages	Luftwege, Atemwege, Respirationstrakt
Systema urogenitale	urogenital apparatus, genitourinary apparatus, urogenital tract, genitourinary tract	Urogenitalsystem, Urogenitaltrakt, Harn- u. Geschlechtsorgane
Taenia pl **Taeniae**	taenia, tenia, band	Tänie, Band
Taeniae coli	colic taeniae, longitudinal bands of colon	Kolontänien
Taenia libera coli	free taenia of colon, free band of colon	freie Kolontänie
Taenia mesocolica	mesocolic taenia, mesocolic band	mesokolische Tänie
Taenia omentalis	omental band, omental taenia	omentale Tänie
Tarsus	root of the foot, tarsus, bony tarsus, instep	Fußwurzel, Tarsus
Tarsus inferior	inferior tarsus, tarsal plate of lower eyelid	Unterlidplatte
Tarsus superior	superior tarsus, tarsal plate of upper eyelid	Oberlidplatte
Tela pl **Telae**	tela, tissue, web	Gewebe, Tela
Tela choroidea ventriculi quarti	tela choroidea of fourth ventricle	Tela choroidea ventriculi quarti
Tela choroidea ventriculi tertii	tela choroidea of third ventricle	Tela choroidea ventriculi tertii
Tela subcutanea	superficial/subcutaneous fascia, subcutis, hypoderm	Unterhautzellgewebe, Subkutis, Hypodermis
Tela submucosa	submucous layer, submucosa, submucous coat, submucous membrane, vascular membrane of viscera	Submukosa, Tela submucosa
Tela subserosa	subserous layer, subserosa, subserous coat	Subserosa, Tela subserosa

Nomina Anatomica	English - Englisch	German - Deutsch
Tendo pl Tendines	tendon, tendo	Sehne, Tendo
Tendo calcaneus	heel tendon, Achilles tendon, calcaneal tendon	Achillessehne
Tonsilla pl Tonsillae	tonsil	Mandel, Tonsille
Tonsilla adenoidea	pharyngeal tonsil, adenoid tonsil, Luschka's tonsil	Rachenmandel
Tonsilla cerebelli	tonsil of cerebellum, cerebellar tonsil	Kleinhirnmandel
Tonsilla lingualis	lingual tonsil	Zungenmandel, Zungengrundmandel
Tonsilla palatina	faucial tonsil, palatine tonsil, tonsil	Gaumenmandel
Tonsilla pharyngealis	→ Tonsilla adenoidea	
Tonsilla tubaria	tonsil of torus tubarius, tubal tonsil	Tubenmandel
Trabecula pl Trabeculae	trabecula	Bälkchen, Trabekel
Trabeculae carneae	fleshy trabeculae of heart, muscular trabeculae of heart	Herztrabekel, Muskelbälkchen
Trabeculae septomarginalis	septomarginal band, septomarginal trabecula	Trabecula septomarginalis
Trabeculae splenicae	splenic trabeculae, Billroth's strands/cords	Milzbalken, Milztrabekel
Tractus pl Tractus	tract, path, fascicle	Trakt, System, Strang, Bahn, Weg
Tractus alimentarius	digestive tract, alimentary tract, alimentary canal	Verdauungskanal, Verdauungtrakt
Tractus corticospinalis anterior	Türck's column, anterior/direct corticospinal tract, anterior/direct pyramidal tract	direkte/vordere Pyramidenbahn
Tractus corticospinalis lateralis	crossed/lateral corticospinal tract, crossed/lateral pyramidal tract	seitliche/gekreuzte Pyramidenbahn
Tractus dorsolateralis	Lissauer's tract/bundle, dorsolateral tract	Lissauer-Bündel, Lissauer-Randbündel
Tractus frontopontinus	Arnold's bundle, frontopontine tract	Arnold-Bündel
Tractus habenulo-interpeduncularis	Meynert's bundle/tract, habenulointerpeduncular tract	Meynert-Bündel
Tractus iliotibialis	iliotibial tract, iliotibial band, Maissiat's band/ligament	Maissiat-Streifen, Maissiat -Band
Tractus olfactorius	olfactory tract	Riechbahn
Tractus olivospinalis	Helweg's bundle/tract, olivospinal tract, triangular tract	Helweg-Dreikantenbahn
Tractus opticus	optic tract	Tractus opticus
Tractus rubrospinalis	Monakow's tract/bundle, rubrospinal tract	Monakow-Bündel
Tractus spinocerebellaris anterior	Gowers' tract/column, anterior spinocerebellar tract	Gowers-Bündel
Tractus spinocerebellaris posterior	Flechsig's tract, direct/posterior spinocerebellar tract	Flechsig-Bündel
Tractus tectospinalis	tectospinal tract, Löwenthal's tract	Löwenthal-Bahn
Tractus tegmentalis centralis	central tegmental tract, Bekhterev's tract	zentrale Haubenbahn
Tractus vestibulospinalis	Held's bundle, vestibulospinal tract	Held-Bündel
Trigonum pl Trigona	triangle, trigon, trigone	Dreieck, Trigonum
Trigonum caroticum	carotid triangle, carotid trigone, Malgaigne's triangle	Karotisdreieck

Nomina Anatomica	English - Englisch	German - Deutsch
Trigonum cervicale anterius	anterior cervical triangle, anterior cervical region	vorderes Halsdreieck
Trigonum cervicale posterius	posterior cervical triangle, lateral cervical region	hinteres Halsdreieck
Trigonum femorale	femoral triangle/trigone, Scarpa's triangle	Schenkeldreieck, Scarpa-Dreieck
Trigonum inguinale	inguinal trigone/triangle, Hesselbach's triangle	Trigonum inguinale
Trigonum lumbale	lumbar triangle/trigone, Petit's triangle/trigone	Lumbaldreieck, Petit-Dreieck
Trigonum omoclaviculare	omoclavicular triangle, subclavian triangle	große Schlüsselbeingrube
Trigonum pontocerebellare	pontocerebellar trigone	Kleinhirnbrückenwinkel
Trigonum submandibulare	submandibular triangle, submandibular trigone	Unterkieferdreieck
Trigonum vesicae	vesical triangle/trigone, Lieutaud's triangle	Harnblasendreieck, Blasendreieck, Lieutaud-Dreieck
Trochanter	trochanter	Trochanter
Trochanter major	greater trochanter	Trochanter major
Trochanter minor	lesser trochanter, small trochanter	Trochanter minor
Trochlea pl Trochleae	trochlea	Walze, Rolle, Trochlea
Trochlea fibularis	peroneal/fibular trochlea (of calcaneus)	Trochlea peronaealis/fibularis
Trochlea humeri	trochlea of humerus	Trochlea humeri
Trochlea peronaealis	→ Trochlea fibularis	
Trochlea talare/tali	trochlea of talus	Talusrolle
Truncus pl Trunci	trunk, stem, body	Stamm, Rumpf, Leib
Truncus brachiocephalicus	brachiocephalic trunk, brachiocephalic artery	Truncus brachiocephalicus
Truncus bronchomediastinalis	bronchomediastinal trunk	Truncus bronchomediastinalis
Truncus coeliacus	celiac axis, celiac trunk	Truncus coeliacus
Truncus costocervicalis	costocervical trunk, costocervical axis	Truncus costocervicalis
Truncus encephali	encephalic trunk, brain stem, brainstem, brain axis	Hirnstamm
Trunci intestinales	intestinal trunks	intestinale Lymphstämme
Truncus jugularis	jugular trunk	Truncus jugularis
Truncus lumbaris	lumbar trunk	Truncus lumbaris
Truncus lumbosacralis	lumbosacral trunk, lumbosacral cord	Truncus lumbosacralis
Trunci lymphatici	lymphatic trunks	Lymphstämme, Hauptlymphgefäße
Trunci plexus brachialis	trunks of brachial plexus	Primärstränge/Primärfaszikel des Plexus brachialis
Truncus pulmonalis	pulmonary trunk, pulmonary artery, arterial vein	Truncus pulmonalis
Truncus subclavius	subclavian trunk	Truncus subclavius
Truncus sympatheticus/sympathicus	sympathetic chaintrunk, gangliated/ganglionated cord	Grenzstrang
Truncus thyrocervicalis	thyrocervical trunk, thyroid axis	Truncus thyrocervicalis
Truncus vagalis anterior	anterior vagal trunk, anterior vagal nerve	vorderer Vagusstamm

Nomina Anatomica	English - Englisch	German - Deutsch
Truncus vagalis posterior	posterior vagal trunk, posterior vagal nerve	hinterer Vagusstamm
Tuba pl. Tubae	tube, canal	Röhre, Kanal, Tube
Tuba auditiva/auditoria	auditory tube, eustachian tube, salpinx	Ohrtrompete, Tube, Eustach-Röhre
Tuba uterina	ovarian canal, fallopian tube, uterine tube, salpinx	Eileiter, Salpinx, Tube
Tuber pl. Tubera	tuber, tuberosity, swelling, protuberance	Höcker, Wulst, Vorsprung, Schwellung
Tuber calcanei	calcaneal tuber, calcaneal tuberosity	Fersenbeinhöcker
Tuber frontale	frontal tuber, frontal eminence, frontal prominence	Stirnhöcker
Tuber ischiadicum/ischiale	ischial tuberosity, sciatic tuber	Sitzbeinhöcker
Tuberculum pl. Tubercula	tubercle	Höcker, Schwellung, Knoten, Knötchen
Tuberculum auriculare	auricular tubercle, Darwin tubercle, darwinian tubercle	Darwin-Höcker
Tuberculum costae	tubercle of rib	Rippenhöcker
Tuberculum cuneiforme	cuneiform tubercle, Wrisberg's tubercle	Wrisberg-Höckerchen, Wrisberg-Knötchen
Tuberculum epiglotticum	epiglottic tubercle	Epiglottishöckerchen
Tuberculum majus	greater tuberosity, greater tubercle	Tuberculum majus
Tuberculum minus	lesser tuberosity, lesser tubercle	Tuberculum minus
Tuberositas	tuberosity, tubercle, protuberance, elevation	Vorsprung, Protuberanz, Höcker, Knoten, Knötchen
Tuberositas deltoidea	deltoid tuberosity of humerus, deltoid ridge, deltoid tubercle	Tuberositas deltoidea
Tuberositas radii	radial tuberosity, bicipital tuberosity	Tuberositas radii
Tuberositas tibiae	tuberosity of tibia	Tuberositas tibiae
Tuberositas ulnae	tuberosity of ulna	Tuberositas ulnae
Tunica pl. Tunicae	tunic, coat, covering	Hülle, Haut, Tunica, Schicht, Decke
Tunica adventitia	adventitia, external coat, adventitial coat	Adventitia, Tunica externa
Tunica albuginea ovarii	albuginea of ovary, albugineous coat/tunic	Eierstockkapsel
Tunica albuginea testis	albuginea, albugineous coat/tunic	bindegewebige Hodenhülle, Albuginea (testis)
Tunica conjunctiva	conjunctiva	Augenbindehaut, Bindehaut, Konjunktiva, Conjunctiva
Tunica dartos	dartos fascia of scrotum	Muskelhaut des Skrotums
Tunica externa	external coat	Tunica externa
Tunica fibrosa	fibrous tunic, fibrous coat	Tunica fibrosa
Tunica fibrosa bulbi	fibrous tunic of eye ball, fibrous coat of eyeball	äußere Augenhaut
Tunica interna bulbi	internal nervous tunic of eye	innere Augenhaut
Tunica intima	Bichat's tunic, intima, endangium	Intima, Tunica intima
Tunica media	media, elastica	Media, Tunica media

Nomina Anatomica	English - Englisch	German - Deutsch
Tunica mucosa	mucous coat, mucous membrane, mucosa	Schleimhaut, Mukosa
Tunica mucosa bronchiorum	bronchial mucosa	Bronchialschleimhaut
Tunica mucosa coli	mucosa of colon, colonic mucosa	Kolonschleimhaut
Tunica mucosa gastris	mucosa of stomach, mucous membrane of stomach	Magenschleimhaut
Tunica mucosa intestini tenuis	mucous membrane of small intestine, mucosa of small intestine	Dünndarmschleimhaut
Tunica mucosa laryngis	laryngeal mucosa, mucosa of larynx	Kehlkopfschleimhaut
Tunica mucosa nasi	nasal mucosa, pituitary membrane (of nose)	Nasenschleimhaut
Tunica mucosa oesophagi	esophageal mucosa, mucosa of esophagus	Speiseröhrenschleimhaut, Ösophagusschleimhaut
Tunica mucosa oris	mucosa of mouth, oral mucosa	Mundschleimhaut
Tunica mucosa pharyngis	mucous membrane of pharynx	Pharynxschleimhaut
Tunica mucosa recti	mucous membrane of rectum, mucosa of rectum	Rektumschleimhaut
Tunica mucosa uteri	uterine mucosa, mucosa of uterus, endometrium	Gebärmutterschleimhaut, Endometrium
Tunica mucosa vaginae	mucosa of vagina, vaginal mucosa	Vaginaschleimhaut, Vaginalschleimhaut
Tunica mucosa ventriculi	→ Tunica mucosa gastris	
Tunica mucosa vesicae biliaris/felleae	mucosa of gallbladder, mucous membrane of gallbladder	Gallenblasenschleimhaut
Tunica mucosa vesicae urinariae	mucosa of urinary bladder, mucosa of bladder, mucous membrane of urinary bladder	Harnblasenschleimhaut, Blasenschleimhaut
Tunica muscularis	muscular coat, muscular tunic, muscularis	Muskularis, Tunica muscularis
Tunica serosa	serous tunic, serous coat, serous membrane, serosa	seröse Haut, Serosa
Tunica vaginalis testis	vaginal coat of testis, vaginal tunic of testis	Tunica vaginalis testis
Tunica vasculosa bulbis	vascular tunic/coat of eye, uveal tract, uvea	mittlere Augenhaut, Uvea
Uvula	uvula	Zäpfchen, Uvula
Uvula palatina	palatine uvula, pendulous palate, uvula	Gaumenzäpfchen, Zäpfchen
Uvula vermis	uvula of cerebellum	Kleinhirnzäpfchen
Uvula vesicae	Lieutaud's uvula, uvula of bladder	Blasenzäpfchen
Vagina pl **Vaginae**	1. vagina, sheath 2. vagina	1. Scheide, Hülle, Vagina 2. Scheide, Vagina
Vagina bulbi	vagina of bulb, bulbar fascia/sheath, Tenon's capsule	Tenon-Kapsel
Vagina carotica	carotid sheath	Karotisscheide
Vagina fibrosa tendinis	fibrous tendon sheath	fibröse Sehnenscheide
Vagina musculi recti abdominis	rectus sheath, sheath of rectus abdominis muscle	Rektusscheide
Vagina synovialis tendinis	synovial sheath (of tendon), mucous sheath of tendon	(inneres Blatt der) Sehnenscheide
Vagina tendinis	tendon sheath	Sehnenscheide, Vagina tendinis
Valva pl **Valvae**	valve	Klappe

Nomina Anatomica	English - Englisch	German - Deutsch
Valva aortae	aortic valve	Aortenklappe
Valva atrioventricularis dextra	→ Valva tricuspidalis	
Valva atrioventricularis sinistra	→ Valva mitralis	
Valva ilealis/ileocaecalis	Bauhin's valve, ileocecal valve, ileocolic valve	Bauhin-Klappe, Ileozökalklappe, Ileozäkalklappe
Valva mitralis	left atrioventricular valve, bicuspid valve, mitral valve	Mitralklappe, Mitralis, Bicuspidalis
Valva tricuspidalis	right atrioventricular valve, tricuspid valve	Trikuspidalklappe, Tricuspidalis
Valva trunci pulmonalis	pulmonary valve, pulmonary trunk valve	Pulmonalklappe, Pulmonalisklappe
Valvula pl **Valvulae**	valvule, valve	Klappe
Valvulae anales	anal valves, Ball's valves, Morgagni's valves	Valvulae anales
Valvula lymphatica	lymphatic valve	Lymphklappe, Lymphgefäßklappe
Valvula semilunaris	semilunar cusp	Taschenklappe, Semilunarklappe
Valvula sinus coronarii	coronary valve, thebesian valve	Thebesius-Klappe, Sinusklappe
Valvula venae cavae inferioris	eustachian valve, valve of inferior vena cava, valve of Sylvius	Eustachio-Klappe, Sylvius-Klappe
Valvula venosa	valve of veins, venous valve	Venenklappe
Vas pl **Vasa**	vas, vessel	Gefäß, Ader
Vas afferens	afferent vessel of glomerulus, afferent arteriole of glomerulus	zuführende/afferente Glomerulusarterie, zuführende/afferente Glomerulusarteriole
Vas capillare	capillary vessel, capillary	Kapillargefäß
Vas collaterale	collateral vessel	Kollateralgefäß
Vas efferens (glomeruli)	efferent vessel of glomerulus, efferent arteriole of glomerulus	abführende/efferente Glomerulusarterie, abführende/efferente Glomerulusarteriole
Vas lymphaticum	lymphatic vessel, lymphoduct, lymphatic	Lymphgefäß
Vas lymphaticum profundum	deep lymph vessel	tiefes Lymphgefäß
Vas lymphaticum superficiale	superficial lymph vessel	oberflächliches Lymphgefäß
Vas lymphocapillare	lymphocapillary vessel, lymph/lymphatic capillary	Lymphkapillare
Vas sinusoideum	sinusoidal vessel, sinusoid, sinusoidal capillary	Sinusoid, Sinusoidgefäß
Vasa vasorum	vessels of vessels	Vasa vasorum
Velum pl **Vela**	velum	Segel, Velum
Velum medullare	medullary velum	Marksegel
Velum palatinum	soft palate	weicher Gaumen, Gaumensegel
Vena pl **Venae**	vein	Blutader, Ader, Vene
Vena anastomotica inferior	inferior anastomotic vein, Labbé's vein	Labbé-Vene
Vena anastomotica superior	superior anastomotic vein, Trolard's vein	Trolard-Vene

Nomina Anatomica	English - Englisch	German - Deutsch
Vena angularis	angular vein	Augenwinkelvene
Vena appendicularis	appendicular vein	Appendixvene
Venae arcuatae	arcuate veins of kidney, arciform veins of kidney	(Niere) Bogenvenen
Venae atriales cordis	atrial veins	Vorhofvenen, Venenäste der Vorhofwand
Venae atrioventriculares	atrioventricular veins	Atrioventrikularvenen
Vena axillaris	axillary vein	Achselvene, V. axillaris
Vena azygos	azygos vein, azygos, azygous	Azygos
Vena basalis	basal vein, Rosenthal's vein	Rosenthal-Vene, Basalis
Vena basilica	basilic vein, ulnar cutaneous vein	Basilika
Venae basivertebrales	basivertebral veins	Wirbelkörpervenen
Venae brachiales	brachial veins	Oberarmvenen
Vena brachiocephalica	brachiocephalic vein	V. brachiocephalica
Venae bronchiales	bronchial veins	Bronchialvenen
Venae capsulares	capsular veins of kidney	Vv. capsulares
Venae cardiacae minimae	smallest cardiac veins, thebesian veins	Thebesi-Venen, kleinste Herzvenen
Vena cava	cava, vena cava	Hohlvene, Kava, Cava
Vena cava inferior	inferior vena cava	Kava inferior, Cava inferior
Vena cava superior	superior vena cava	Kava superior, Cava superior
Venae cavernosae	cavernous veins (of penis)	Schwellkörpervenen
Venae centrales	central veins of liver, Krukenberg's veins	Zentralvenen
Vena centralis retinae	central vein of retina	Zentralvene der Netzhaut
Vena cephalica	cephalic vein	Cephalica
Vena cephalica accessoria	accessory cephalic vein	Cephalica accessoria
Venae cerebelli	veins of cerebellum, cerebellar veins	Kleinhirnvenen
Venae cerebri	cerebral veins	Großhirnvenen
Venae ciliares	ciliary veins	Ziliarvenen
Vena comitans	accompanying vein	Begleitvene, V. comitans
Venae conjunctivales	conjunctival veins	Bindehautvenen
Venae cordis	cardiac veins	Herzvenen
Vena coronaria	coronary vein	V. coronaria
Vena cutanea	cutaneous vein	Hautvene
Vena cystica	cystic vein	Gallenblasenvene
Venae diploicae	diploic veins, Breschet's veins	Diploevenen, Breschet-Venen
Vena emissaria	emissary vein, emissarium, emissary	Emissarium

Nomina Anatomica	English - Englisch	German - Deutsch
Venae epigastricae	epigastric veins	Bauchwandvenen
Venae episclerales	episcleral veins	Episkleralvenen
Venae ethmoidales	ethmoidal veins	Siebbeinvenen, Ethmoidalvenen
Vena femoralis	femoral vein	Oberschenkelvene
Venae fibulares	fibular veins, peroneal veins	Wadenbeinvenen
Venae gastricae breves	short gastric veins	kurze Magenvenen
Venae geniculares	genicular veins	Knievenen, Kniegelenksvenen
Vena hemiazygos	hemiazygos vein, hemiazygous vein, left azygos vein	Hemiazygos
Vena hemiazygos accessoria	accessory hemiazygos vein	Hemiazygos accessoria
Venae hepaticae	hepatic veins	Lebervenen, Leberbinnenvenen
Venae ileales	ileal veins	Ileumvenen
Vena iliaca communis	common iliac vein	V. iliaca communis
Vena iliaca externa	external iliac vein	V. iliaca externa
Vena iliaca interna	internal iliac vein, hypogastric vein	V. iliaca interna
Venae inferiores cerebri	inferior cerebral veins	Hirnbasisvenen
Venae insulares	insular veins	Inselvenen
Venae intercostales	intercostal veins	Interkostalvenen
Venae interlobares renis	interlobar veins of kidney	Zwischenlappenvenen, Interlobarvenen
Venae interlobulares hepatis	interlobular veins of liver	Interlobularvenen
Venae interlobulares renis	interlobular veins of kidney	Interlobularvenen
Venae internae cerebri	internal cerebral veins	innere Hirnvenen
Vena interventricularis	interventricular vein	V. interventricularis
Vena intervertebralis	intervertebral vein	Intervertebralvene
Venae jejunales	jejunal veins	Jejunumvenen
Vena jugularis	jugular vein, jugular	Drosselvene, Jugularvene, Jugularis
Vena jugularis anterior	anterior jugular vein	Jugularis anterior
Vena jugularis externa	external jugular vein	Jugularis externa
Vena jugularis interna	internal jugular vein	Jugularis interna
Venae labiales inferiores	inferior labial veins	Unterlippenvenen
Vena labialis superior	superior labial vein	Oberlippenvene
Vena laryngea inferior	inferior laryngeal vein	untere Kehlkopfvene
Vena laryngealis superior	superior laryngeal vein	obere Kehlkopfvene
Vena lingualis	lingual vein	Zungenvene
Vena magna cerebri	great cerebral vein, Galen's vein	Galen-Vene, Cerebri magna

Nomina Anatomica	English - Englisch	German - Deutsch
Venae maxillares	maxillary veins	Oberkiefervenen
Vena mediana antebrachii	median antebrachial vein, median vein of forearm	Intermedia antebrachii, Mediana antebrachii
Vena mediana basilica	intermedian basilic vein, median basilic vein	Intermedia basilica, Mediana basilica
Vena mediana cephalica	intermedian cephalic vein, median cephalic vein	Cephalica intermedia, Cephalica mediana
Vena mediana cubiti	intermedian cubital vein, median cubital vein	Intermedia cubiti, Mediana cubiti
Venae mediastinales	mediastinal veins	Mediastinumvenen
Venae medullae spinalis	veins of spinal cord	Rückenmarksvenen
Venae meningeae	meningeal veins	Hirnhautvenen, Duravenen
Venae metacarpales	metacarpal veins	Mittelhandvenen
Venae metatarsales	metatarsal veins	Mittelfußvenen
Venae nuclei caudati	veins of caudate nucleus	Kaudatusvenen
Vena obliqua atrii sinistri	oblique vein of left atrium, Marshall's oblique vein	Marshall-Vene
Vena occipitalis	occipital vein	Hinterhauptsvene
Venae oesophageales	esophageal veins	Speiseröhrenvenen, Ösophagusvenen
Vena orbitae	orbital veins	Vv. orbitae
Vena ovarica	ovarian vein	Eierstockvene
Venae palpebrales inferiores	inferior palpebral veins	Unterlidvenen
Venae palpebrales superiores	superior palpebral veins	Oberlidvenen
Venae pancreaticae	pancreatic veins	Pankreasvenen
Venae para-umbilicales	paraumbilical veins, veins of Sappey	Sappey-Venen
Venae parotideae	parotid veins	Parotisvenen
Venae perforantes	perforating veins, communicating veins	Verbindungsvenen, Perforansvenen
Venae pericardiacae	pericardiac veins	Perikardvenen
Venae pharyngeales	pharyngeal veins	Pharynxvenen
Venae phrenicae	phrenic veins	Zwerchfellvenen
Vena portae hepatis	portal vein (of liver), portal	Pfortader, Porta
Venae profundae penis	deep veins of penis	tiefe Penisvenen
Vena profunda femoris	deep femoral vein	tiefe Oberschenkelvene
Venae pulmonales	pulmonary veins	Lungenvenen
Venae radiales	radial veins	Vv. radiales
Venae rectales	rectal veins, hemorrhoidal veins	untere Mastdarmvenen/Rektumvenen
Venae renales	veins of kidney, renal veins	Nierenvenen
Vena saphena	saphenous vein	V. saphena
Vena saphena accessoria	accessory saphenous vein	Saphena accessoria

Nomina Anatomica	English - Englisch	German - Deutsch
Vena saphena magna	great saphenous vein	Saphena magna, Magna
Vena saphena parva	small saphenous vein	Saphena parva, Parva
Venae sclerales	scleral veins	Skleravenen
Venae sigmoideae	sigmoid veins	Sigmavenen
Venae spinales	spinal veins	Rückenmarksvenen
Vena splenica	splenic vein, lienal vein	Milzvene, Lienalis
Vena subclavia	subclavian vein	Subklavia, V. subclavia
Vena sublingualis	sublingual vein	Unterzungenvene
Venae superficialis	superficial vein	oberflächliche Vene
Vena suprarenalis	suprarenal vein, adrenal vein	Nebennierenvene
Vena testicularis	testicular vein, spermatic vein	Hodenvene
Venae thoracicae internae	internal thoracic veins	innere Brust(wand)venen
Venae thyroideae	thyroid veins	Schilddrüsenvenen
Venae tibiales	tibial veins	Schienbeinvenen
Venae tracheales	tracheal veins	Luftröhrenvenen, Tracheavenen
Venae trunci encephalici	veins of midbrain, veins of encephalic trunk	Mittelhirnvenen, Hirnstammvenen
Venae uterinae	uterine veins	Gebärmuttervenen, Uterusvenen
Venae ventriculares	ventricular veins	Ventrikelvenen
Vena vertebralis	vertebral vein	V. vertebralis
Venae vesicales	vesical veins	Blasenvenen
Venae vorticosae	Ruysch's veins, posterior ciliary veins, vorticose veins	hintere Ziliarvenen
Ventriculus pl Ventriculi	1. stomach, ventricle 2. ventricle, cavity, chamber	1. Magen 2. Kammer, Ventrikel
Ventriculus cerebri	ventricle of brain, ventricle of cerebrum	Hirnventrikel
Ventriculus dexter	right ventricle (of heart)	rechte Herzkammer, rechter Ventrikel
Ventriculus laryngis	laryngeal ventricle, laryngeal sinus, ventricle of Galen, Morgagni's ventricle	Kehlkopfventrikel, Galen-Ventrikel, Morgagni-Ventrikel
Ventriculus lateralis	lateral ventricle (of brain/cerebrum)	Seitenventrikel
Ventriculus quartus	fourth ventricle (of brain/cerebrum)	vierter (Hirn-)Ventrikel
Ventriculus sinister	left ventricle (of heart), aortic ventricle (of heart)	linke Herzkammer, linker Ventrikel
Ventriculus tertius	third ventricle (of brain/cerebrum)	dritter (Hirn-)Ventrikel
Venula pl Venulae	venule, capillary vein, veinlet, veinule, veinulet	Äderchen, kleine Vene, Venole, Venule
Venula macularis	macular venule	Makulavene
Venula retinae	venule of retina	Netzhautvene
Vertebra pl Vertebrae	vertebra	Wirbel, Vertebra

Nomina Anatomica	English - Englisch	German - Deutsch
Vertebrae Vertebrae cervicales	cervical vertebrae	Halswirbel
Vertebrae coccygeae	coccygeal vertebrae, caudal vertebrae	Steiß(bein)wirbel
Vertebrae lumbales	lumbar vertebrae, abdominal vertebrae	Lendenwirbel, Lumbalwirbel
Vertebrae sacrales	sacral vertebrae	Kreuzwirbel, Kreuzbeinwirbel, Sakralwirbel
Vertebrae thoracicae	thoracic vertebrae, dorsal vertebrae	Thorakalwirbel, Brustwirbel
Vesica biliaris/fellea	gallbladder, gall bladder, bile cyst, cholecyst	Gallenblase, *inf.* Galle
Vesica urinaria	urinary bladder, bladder, urocyst	Harnblase, Blase
Vestibulum *pl* **Vestibula**	vestibule, vestibulum	Vorhof, Eingang, Vestibulum
Vestibulum laryngis	laryngeal vestibule, vestibulum of larynx	Kehlkopfvorhof
Vestibulum nasale/nasi	nasal vestibule, vestibule of nose	Nasenvorhof, Naseneingang
Vestibulum oris	oral vestibule, vestibulum of mouth	Mundvorhof
Vestibulum vaginae	vestibule of vagina, vestibulum of vulva	Scheidenvorhof
Villus *pl* **Villi**	villus	Zotte, Villus
Villi intestinales	intestinal villi, villi of small intestine	Darmzotten
Villi synoviales	synovial villi, haversian glands, synovial fringes	Synovialzotten
Zona	zone, area, region	Bereich, Region
Zona orbicularis	Weber's zone, orbicular zone of hip joint	Zona orbicularis

Abbreviations / Abkürzungen

English	Abk.	Deutsch
arteria, arteriae	A., Aa.	Arteria, Arteriae
also	a.	auch
adjective	adj	Adjektiv
adverb	adv	Adverb
general	allg.	allgemein
anatomy	anat.	Anatomie
andrology	andro.	Andrologie
anesthesiology	anes.	Anästhesiologie
articulatio, articulationes	Artic., Articc.	Articulatio, Articulationes
Bacterium	Bact.	Bacterium
relating to (in German)	betr.	betreffend
biology	bio.	Biologie
biochemistry	biochem.	Biochemie
British	Brit.	britisch
respectively, or (in German)	bzw.	beziehungsweise
carcinoma	Ca.	Carcinoma
cardiology	card.	Kardiologie
chemistry	chem.	Chemie
(general) surgery	chir.	(Allgemein-)Chirurgie
clinical medicine	clin.	Klinische Medizin
dentistry, odontology	dent.	Zahnheilkunde, Odontologie
dermatology and venereology	derm.	Dermatologie und Venerologie
electricity	electr.	Elektrizitätslehre
embryology	embryo.	Embryologie
emergency medicine	emerg.	Notfallmedizin
endocrinology	endo.	Endokrinologie
epidemiology	epidem.	Epidemiologie
et cetera	etc.	et cetera
something (in German)	etw.	etwas
feminine	f	Femininum; weiblich
figurative(ly)	fig.	figurativ, übertragen
foramen, foramina	For., Forr.	Foramen, Foramina
forensic medicine	forens.	Rechtsmedizin, forensische Medizin
French	French	Französisch
gastroenterology	GE	Gastroenterologie
genetics	genet.	Genetik
ganglion, ganglia	Ggl., Ggll.	Ganglion, Ganglia
glandula, glandulae	Gl., Gll.	Glandula, Glandulae
general practice, general medicine	GP	Allgemeinmedizin
gynecology and obstetrics	gyn.	Gynäkologie und Geburtshilfe
physiotherapy	heilgymn.	Heil-, Krankengymnastik
hematology	hema.	Hämatologie
histology	histol.	Histologie
historical	histor.	geschichtlich, historisch
ear, nose and throat (ENT)	HNO	Hals-Nasen-Ohrenheilkunde
heart, thorax and vascular surgery	HTG	Herz-, Thorax- und Gefäßchirurgie
hygiene	hyg.	Hygiene
intensive care medicine	IC	Intensivmedizin, -pflege
immunology, allergology	immun.	Immunologie, Allergologie
incisura, incisurae	Inc., Incc.	Incisura, Incisurae
informal	inf.	umgangssprachlich
someone, to someone, someone, of someone (in German)	jd., jdm., jdn., jds	jemand, jemandem, jemanden, jemandes
chemical/clinical pathology, clinical biochemistry	lab.	Labormedizin, Klinische Chemie
ligamentum, ligamenta	Lig., Ligg.	Ligamentum, Ligamenta
musculus, musculi	M., Mm.	Musculus, Musculi
masculine	m	Masculinum; männlich